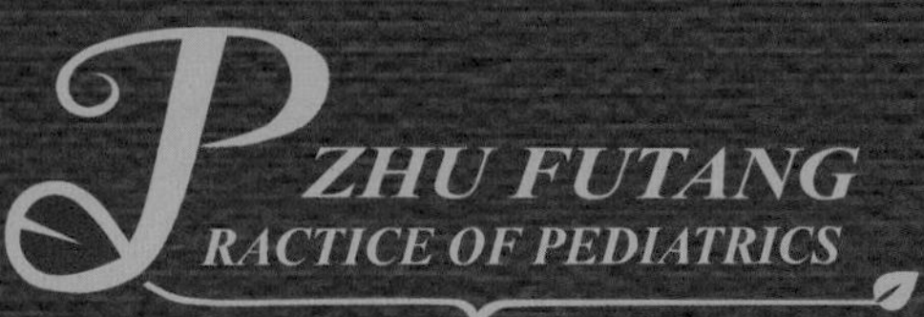
ZHU FUTANG
PRACTICE OF PEDIATRICS

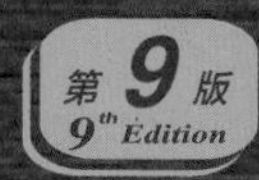
第 9 版
9th Edition

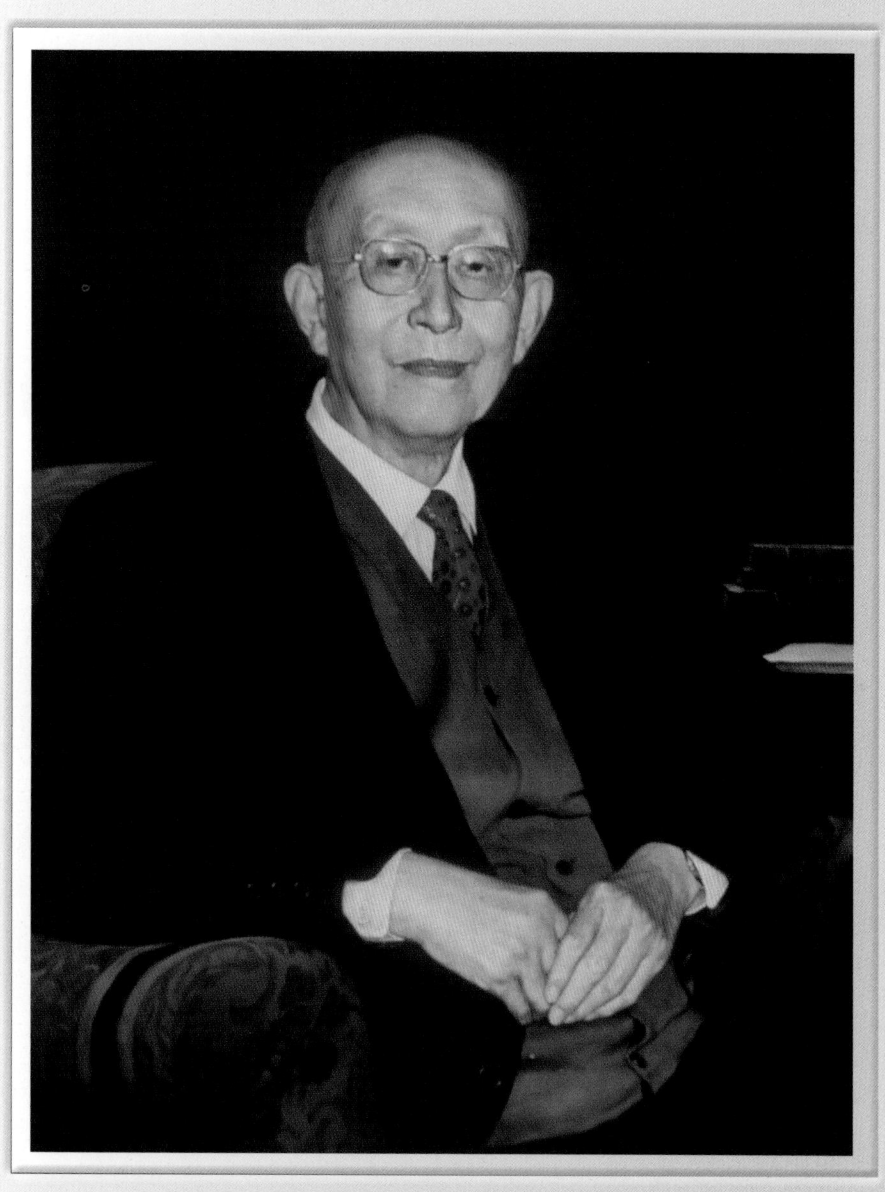

中国科学院**诸福棠**院士　（1899—1994）

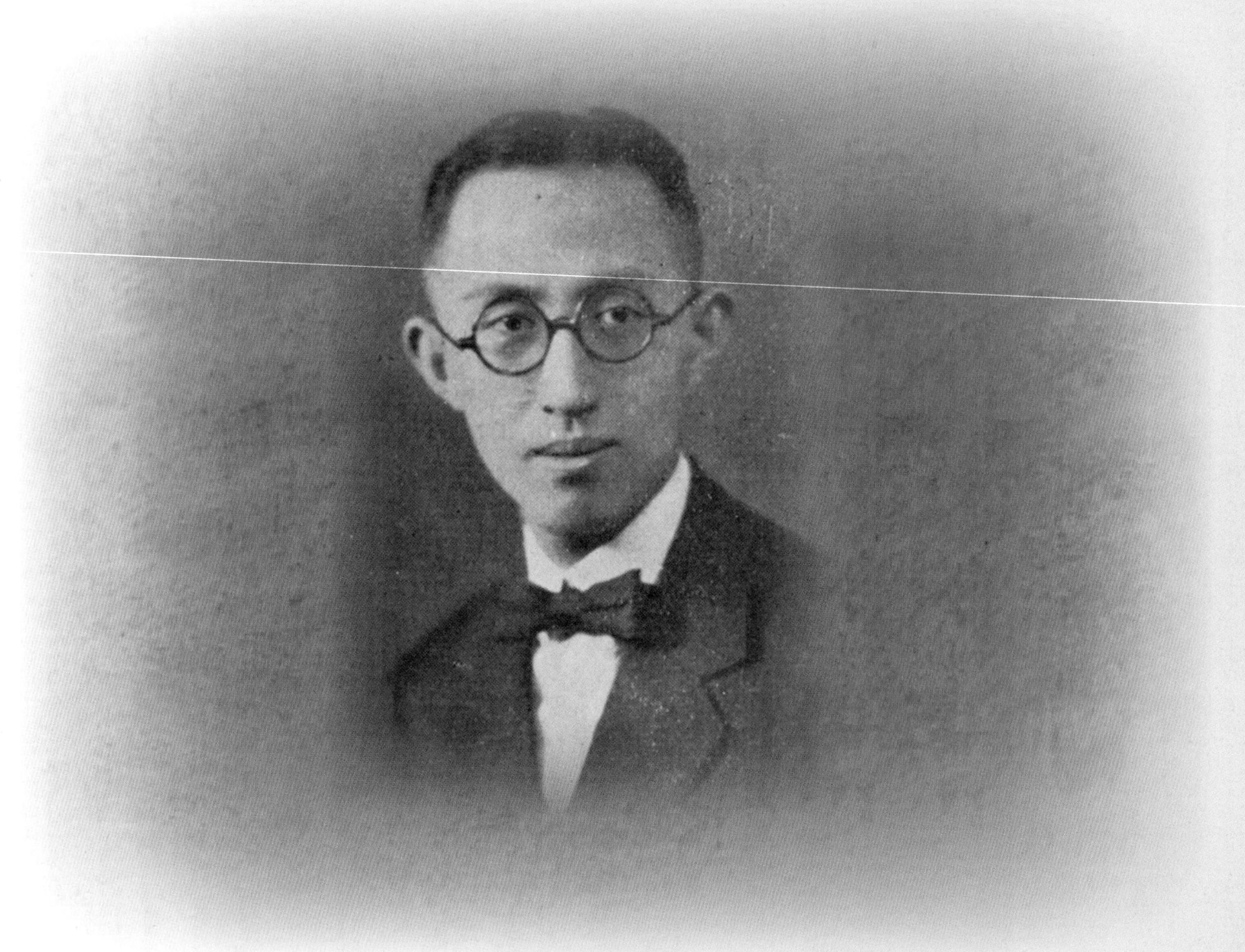

年轻时代的诸福棠教授

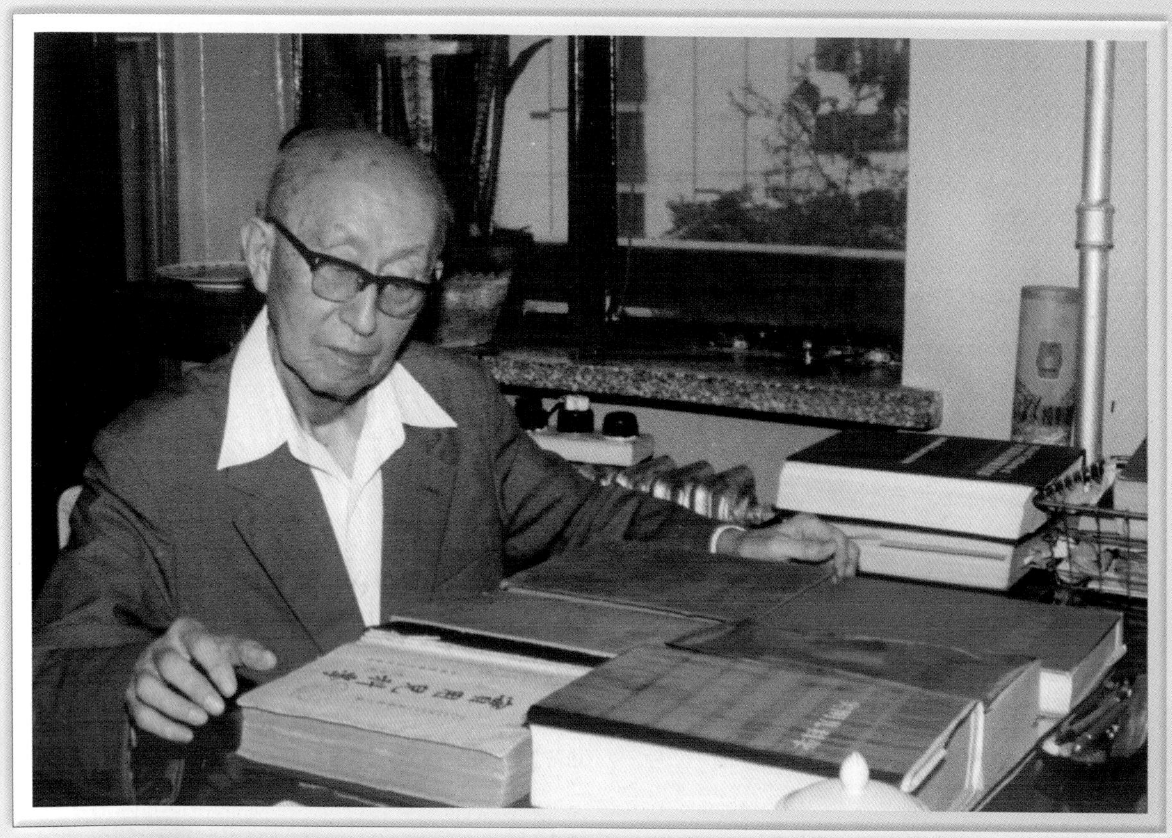

诸福棠院士翻阅各版次《实用儿科学》，准备修订再版

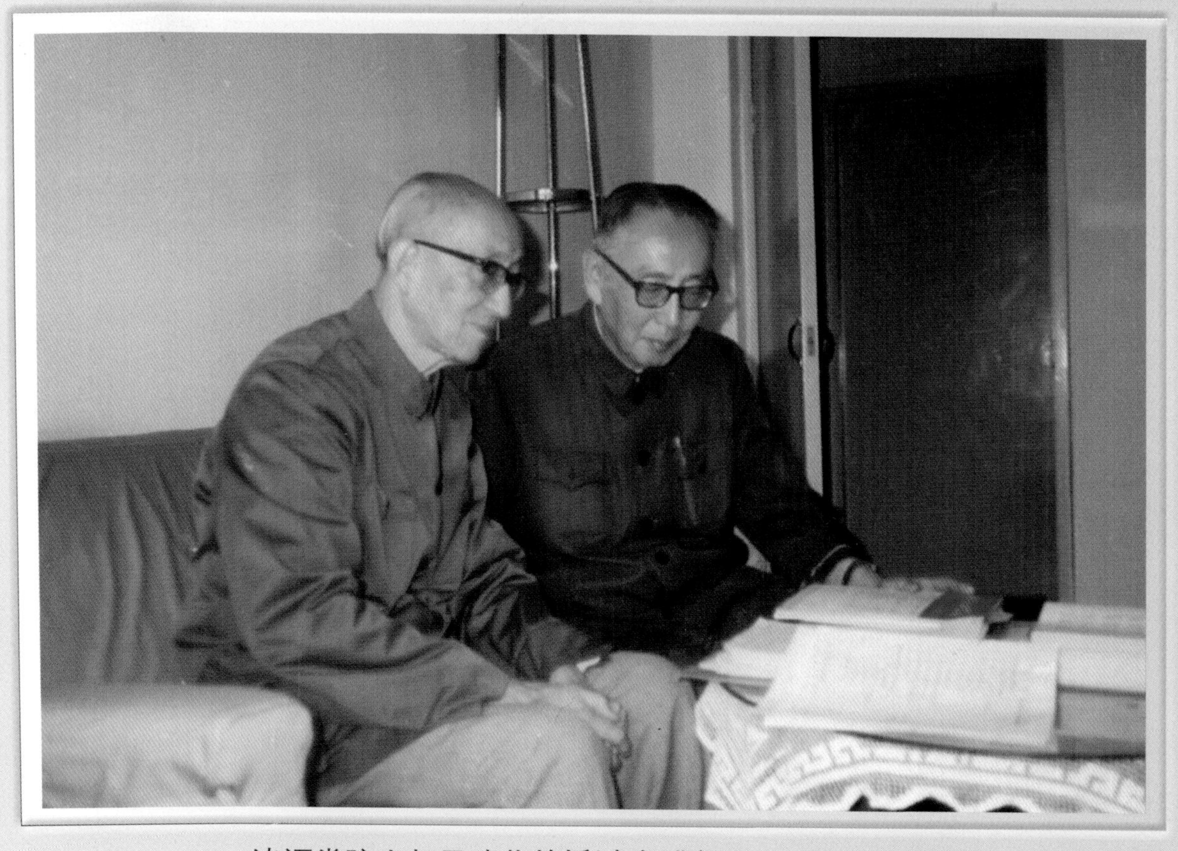

诸福棠院士与吴瑞萍教授讨论《实用儿科学》书稿

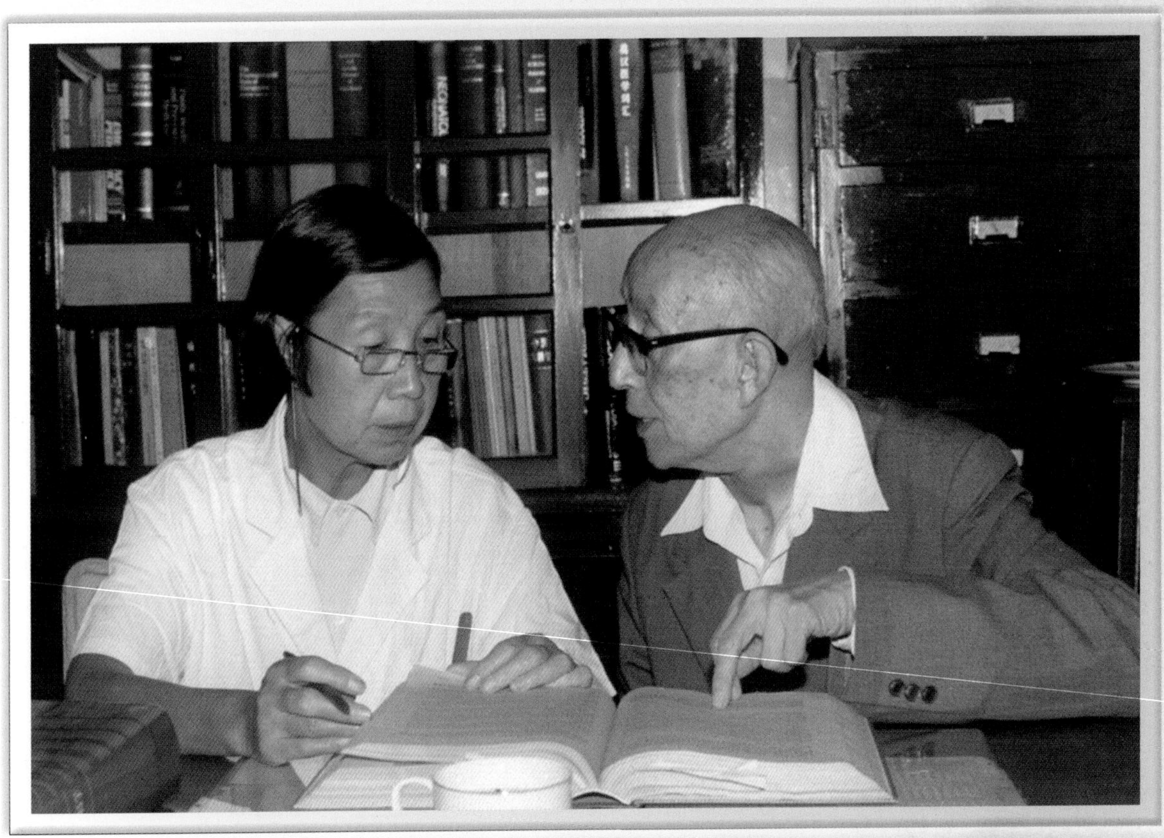

诸福棠院士与胡亚美院士探讨《实用儿科学》的修订细节

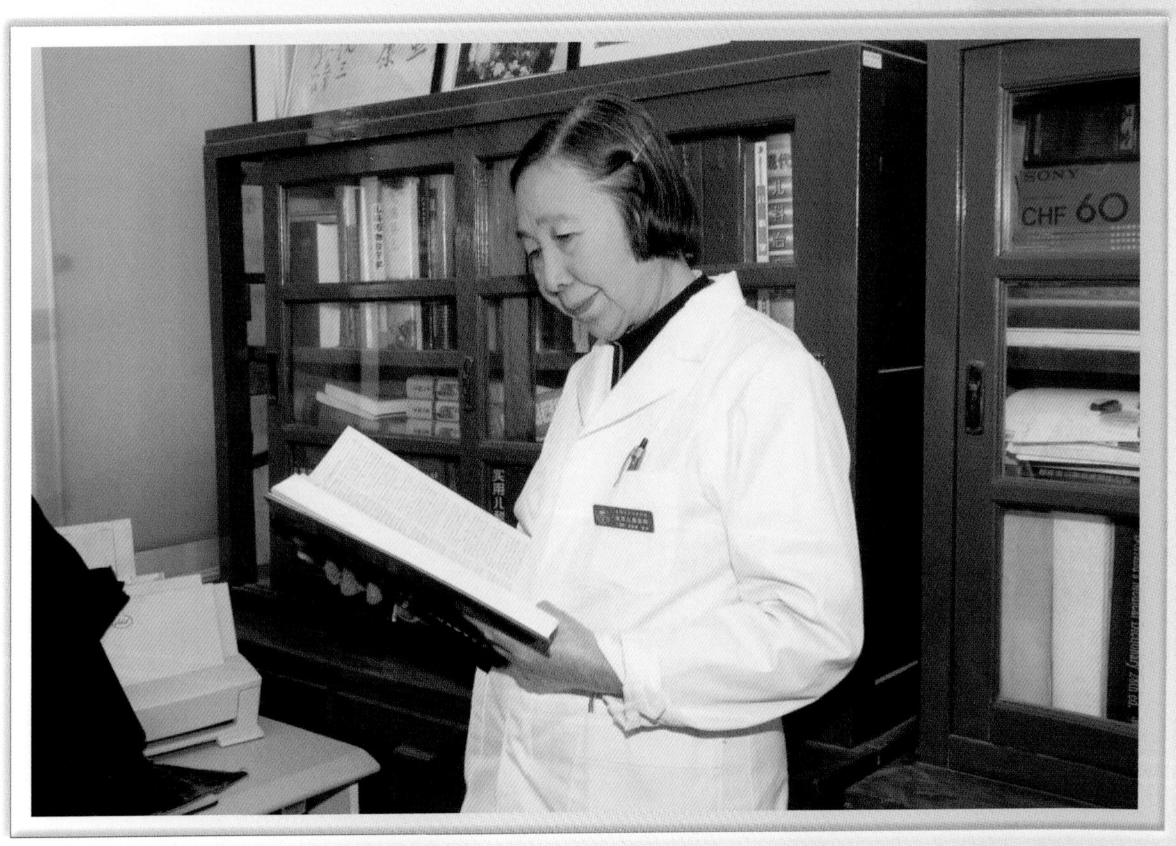

胡亚美院士查阅《诸福棠实用儿科学》

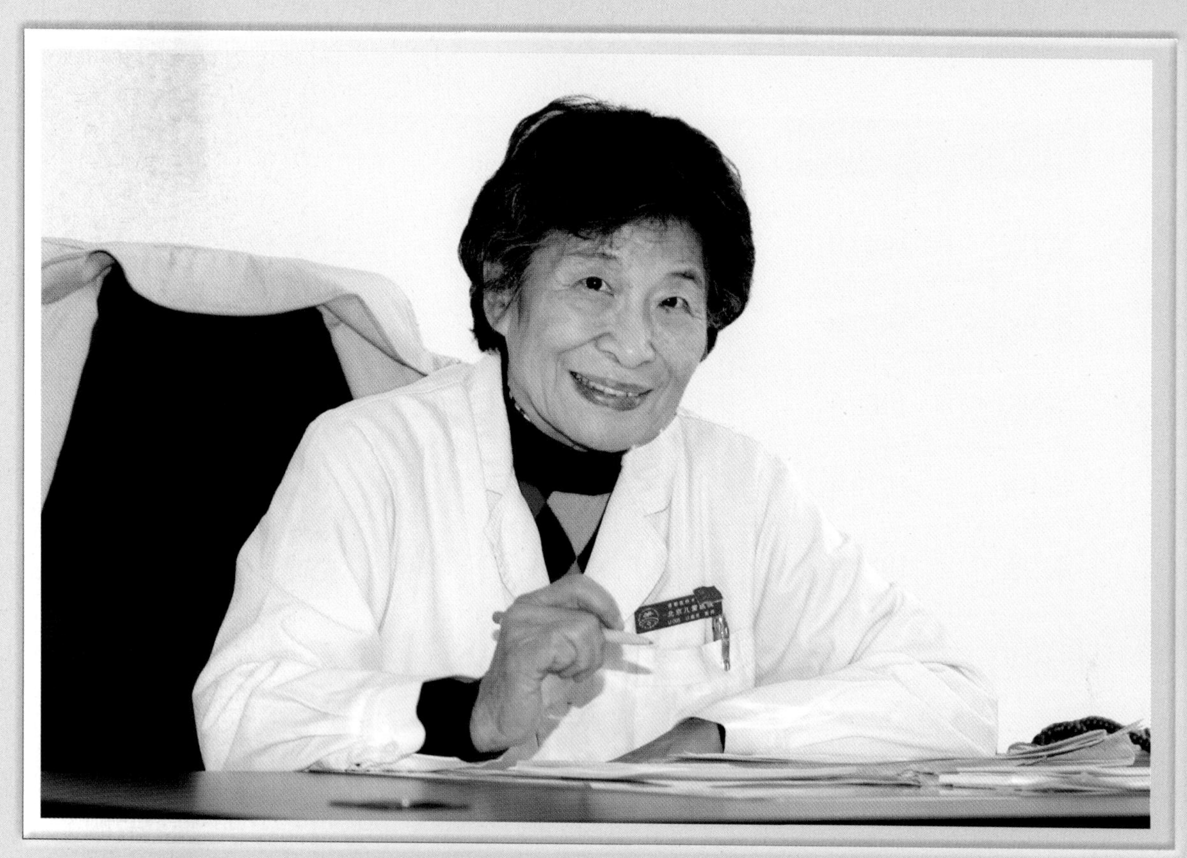

江载芳教授审阅《诸福棠实用儿科学》书稿

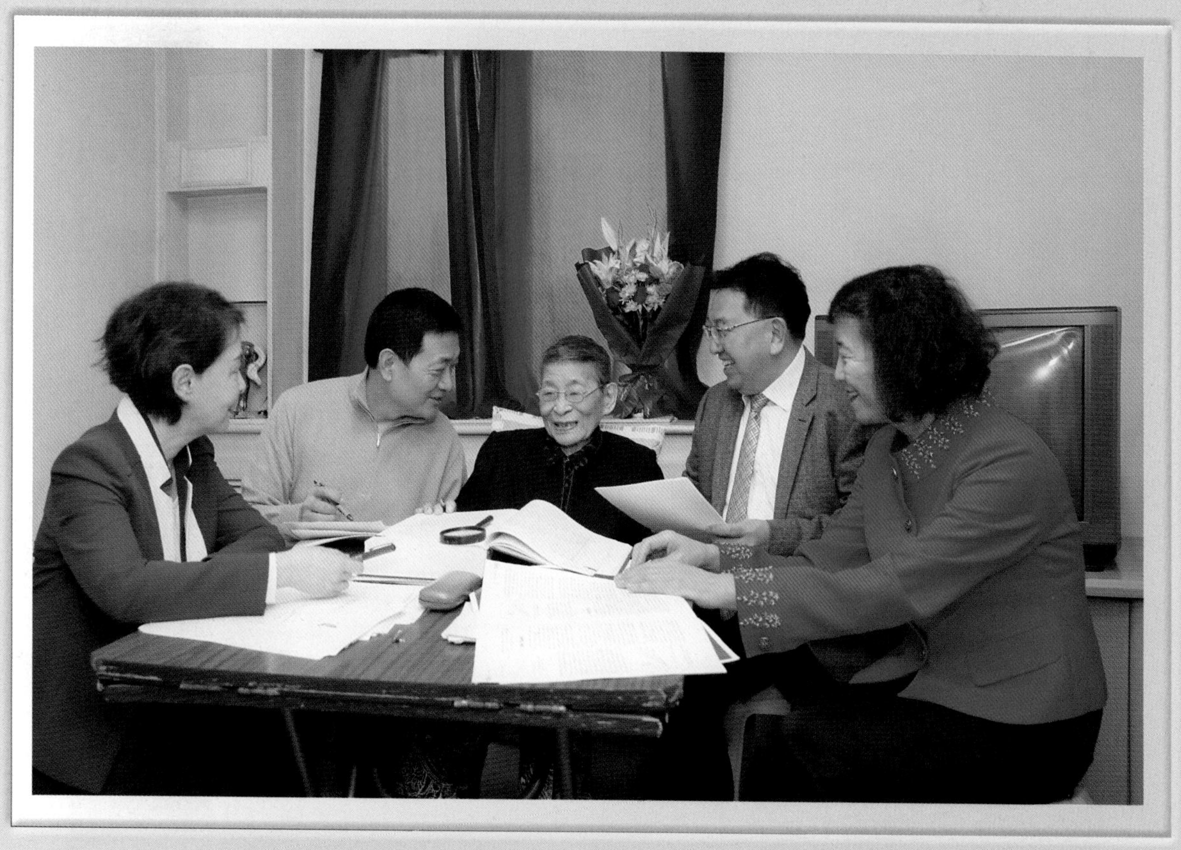

《诸福棠实用儿科学》（第9版）主编团队审议书稿

《诸福棠实用儿科学》版次记录

版次	出版时间	主编
第1版	1943年	诸福棠
第2版	1957年	诸福棠
第3版	1965年	诸福棠
第4版	1973年	《实用儿科学》编辑组
第5版	1985年	诸福棠　吴瑞萍　胡亚美

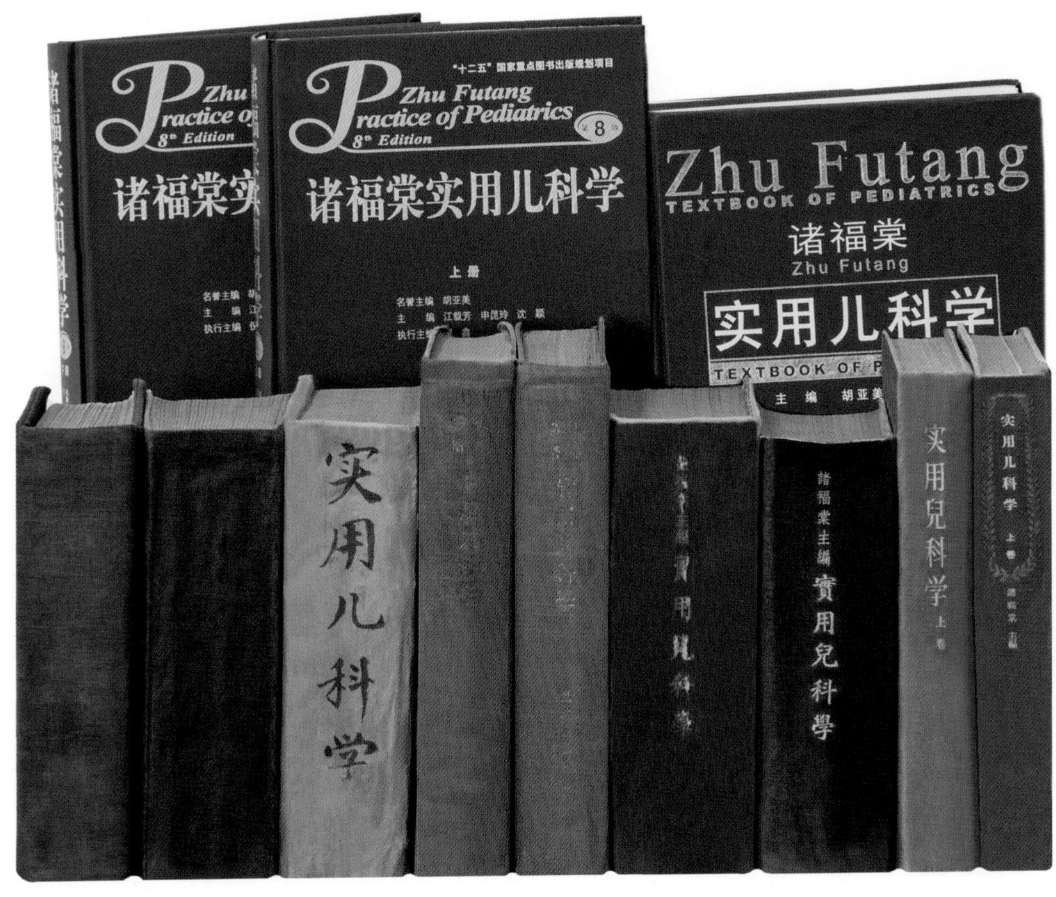

版次	出版时间	主编
第6版	1995年	吴瑞萍　胡亚美　江载芳
第7版	2002年	胡亚美　　江载芳
第8版	2015年	名誉主编　胡亚美 主　　编　江载芳　申昆玲　沈　颖 执行主编　倪　鑫
第9版	2022年	名誉主编　江载芳 主　　编　王天有　申昆玲　沈　颖 执行主编　倪　鑫

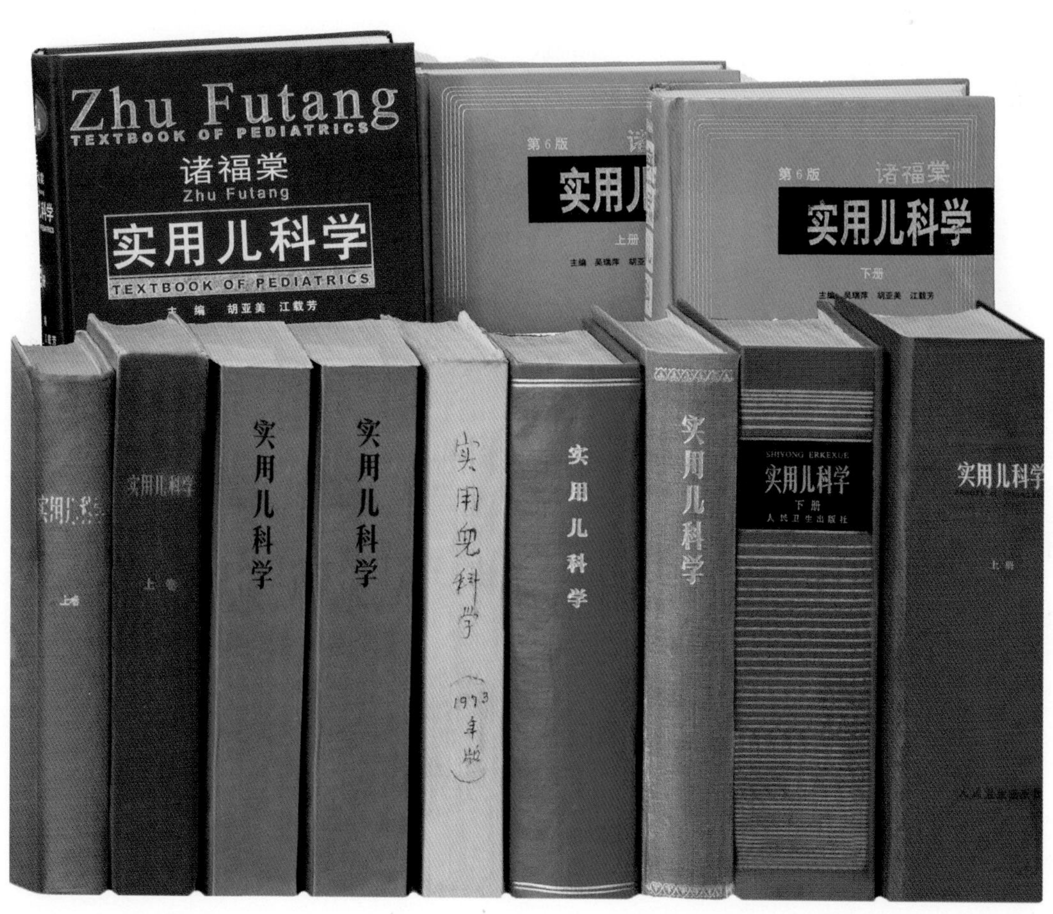

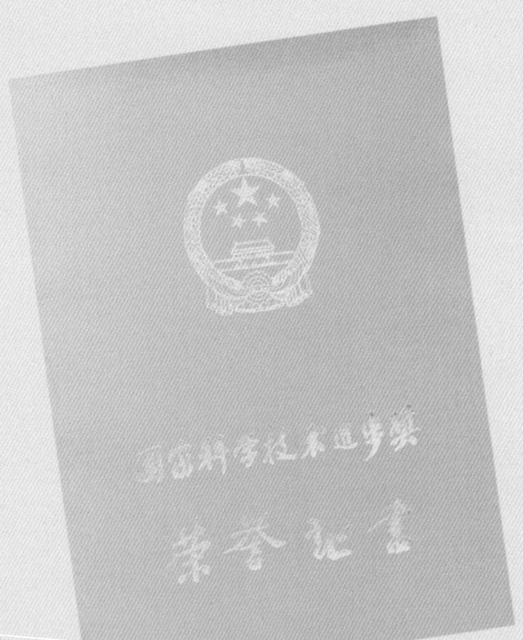

国家科学技术进步奖

荣誉证书

科技進步獎

証書

为表彰在促进科学技术进步工作中做出重大贡献者，特颁发国家科技进步奖证书，以资鼓励。

获奖项目：《实用儿科学》

获奖单位：人民卫生出版社

奖励等级：二等奖

奖励时间：一九九六年十二月

证书号：33-2-001-01

中华人民共和国

国家科学技术委员会主任 宋健

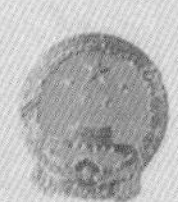

国家图书奖

获奖证书

中华人民共和国新闻出版署

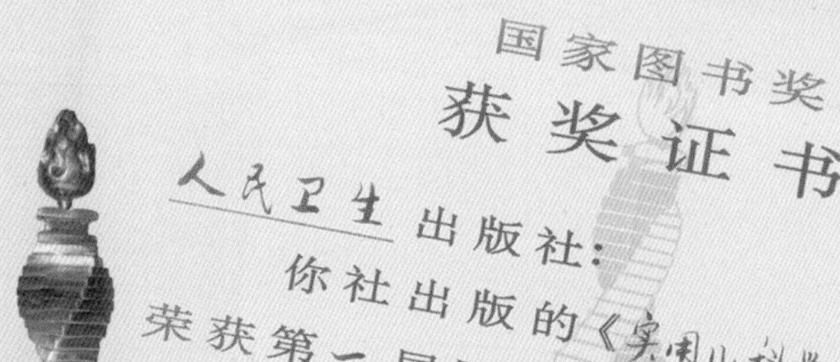

国家图书奖

获奖证书

人民卫生出版社：

你社出版的《实用儿科学（第4版）》一书荣获第一届国家图书奖。特颁此证。

中华人民共和国新闻出版署

一九九四年一月

全国优秀畅销书评选证书

人民卫生出版社：

你社出版的《诸福棠实用儿科学（上下册）》一书，于一九九八年十二月十一日被我会评选委员会评为第十一批全国优秀畅销书（科技类），特此发给证书。

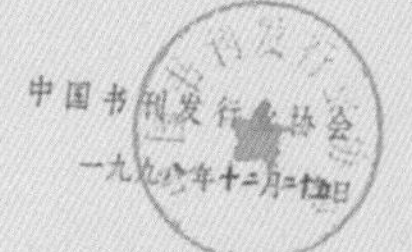

中国书刊发行业协会

一九九八年十二月十一日

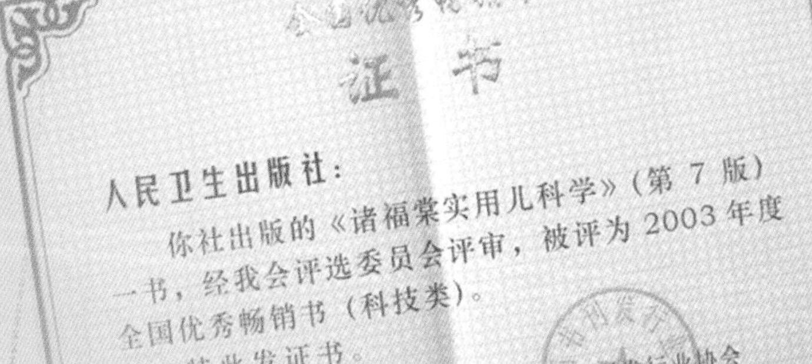

全国优秀畅销书

证书

人民卫生出版社：

你社出版的《诸福棠实用儿科学》（第7版）一书，经我会评选委员会评审，被评为2003年度全国优秀畅销书（科技类）。

特此发证书。

中国书刊发行业协会

二○○三年十二月

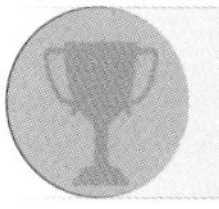

此书荣获

第四届全国优秀图书一等奖

(1988)

第一届国家图书奖

(1994)

国家级科技进步二等奖

(1996)

卫生部科技进步一等奖

(1996)

北京市科技进步一等奖

(1996)

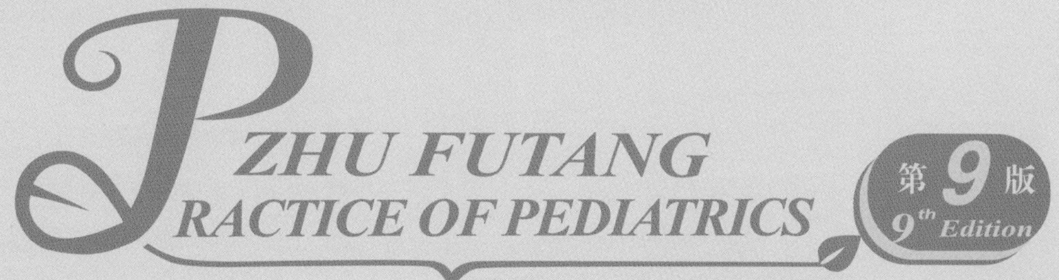

诸福棠 实用儿科学

下册

■ 名誉主编　江载芳

■ 主　　编　王天有　申昆玲　沈　颖

■ 执行主编　倪　鑫

■ 主编助理　刘小梅

■ 编　　委（按姓氏笔画排序）

马　琳　马晓莉　王天有　王晓玲　王爱华　毛　萌　方　方
申昆玲　巩纯秀　吕忠礼　向　莉　刘　钢　刘秀云　齐可民
闫慧敏　江载芳　汤静燕　孙　宁　孙　琳　阮　焱　杜军保
李　莉　李　辉　李廷玉　李兴旺　李彩凤　杨永弘　杨艳玲
吴润晖　辛德莉　沈　颖　宋文琪　张　杰　张　晶　张金哲
张学军　张琳琪　陈　超　陈　静　罗小平　郑　毅　郑胡镛
赵顺英　赵晓东　姜玉武　祝益民　袁　越　钱素云　倪　鑫
倪桂臣　徐　秀　徐保平　奚益群　龚四堂　崔永华　彭　芸
葛立宏　谢正德　照日格图　潘　虹　潘少川

人民卫生出版社
·北　京·

编 者

（按姓氏笔画排序）

丁　洁　北京大学第一医院

丁小燕　中山大学中山眼科中心

丁昌红　国家儿童医学中心　首都医科大学附属北京儿童医院

丁桂聪　深圳市儿童医院

于　洁　重庆医科大学附属儿童医院

马　骏　国家儿童医学中心　上海交通大学医学院附属上海儿童医学中心

马　琳　国家儿童医学中心　首都医科大学附属北京儿童医院

马晓莉　国家儿童医学中心　首都医科大学附属北京儿童医院

王　艺　国家儿童医学中心　复旦大学附属儿科医院

王　刚　重庆医科大学附属儿童医院

王　华　重庆医科大学附属儿童医院

王　珊　重庆医科大学附属儿童医院

王　荃　国家儿童医学中心　首都医科大学附属北京儿童医院

王　维　安徽医科大学基础医学院

王　强　国家儿童医学中心　首都医科大学附属北京儿童医院

王　勤　国家儿童医学中心　首都医科大学附属北京儿童医院

王　磊　首都医科大学附属北京友谊医院

王大勇　国家儿童医学中心　首都医科大学附属北京儿童医院

王天有　国家儿童医学中心　首都医科大学附属北京儿童医院

王亚娟　首都儿科研究所附属儿童医院

王宝西　空军军医大学唐都医院

王晓玲　国家儿童医学中心　首都医科大学附属北京儿童医院

王晓曼　国家儿童医学中心　首都医科大学附属北京儿童医院

王焕民　国家儿童医学中心　首都医科大学附属北京儿童医院

王爱华　国家儿童医学中心　首都医科大学附属北京儿童医院

王朝霞　北京大学第一医院

王惠珊　中国疾病预防控制中心妇幼保健中心

王媛媛　北京大学口腔医院

王榴慧　国家儿童医学中心　复旦大学附属儿科医院

牛晓辉　北京积水潭医院

毛　萌　四川大学华西第二医院

毛华伟　重庆医科大学附属儿童医院

文昭明　北京协和医院

方　方　国家儿童医学中心　首都医科大学附属北京儿童医院
方　峰　华中科技大学同济医学院附属同济医院
方建培　中山大学孙逸仙纪念医院
方鹤松　首都儿科研究所附属儿童医院
尹　飞　中南大学湘雅医院
邓　莉　首都儿科研究所附属儿童医院
邓江红　国家儿童医学中心　首都医科大学附属北京儿童医院
卢　海　首都医科大学附属北京同仁医院
卢秀兰　湖南省儿童医院
卢美萍　浙江大学医学院附属儿童医院
申昆玲　国家儿童医学中心　首都医科大学附属北京儿童医院
田　军　国家儿童医学中心　首都医科大学附属北京儿童医院
田　新　昆明市儿童医院
邝伟英　国家儿童医学中心　首都医科大学附属北京儿童医院
邢　嬛　国家儿童医学中心　首都医科大学附属北京儿童医院
巩纯秀　国家儿童医学中心　首都医科大学附属北京儿童医院
吕忠礼　国家儿童医学中心　首都医科大学附属北京儿童医院
吕俊兰　国家儿童医学中心　首都医科大学附属北京儿童医院
朱　红　国家儿童医学中心　首都医科大学附属北京儿童医院
朱丹江　国家儿童医学中心　首都医科大学附属北京儿童医院
朱易萍　四川大学华西第二医院
任晓暾　国家儿童医学中心　首都医科大学附属北京儿童医院
向　莉　国家儿童医学中心　首都医科大学附属北京儿童医院
向　娟　重庆医科大学附属儿童医院
刘　军　国家儿童医学中心　首都医科大学附属北京儿童医院
刘　钢　国家儿童医学中心　首都医科大学附属北京儿童医院
刘小梅　国家儿童医学中心　首都医科大学附属北京儿童医院
刘文君　西南医科大学附属医院
刘玉峰　郑州大学第一医院
刘丽丽　国家儿童医学中心　首都医科大学附属北京儿童医院
刘秀云　国家儿童医学中心　首都医科大学附属北京儿童医院
刘春峰　中国医科大学附属盛京医院
刘玺诚　国家儿童医学中心　首都医科大学附属北京儿童医院
齐可民　国家儿童医学中心　首都医科大学附属北京儿童医院

闫慧敏　国家儿童医学中心　首都医科大学附属北京儿童医院
江　华　广州市妇女儿童医疗中心
江米足　浙江大学医学院附属儿童医院
江载芳　国家儿童医学中心　首都医科大学附属北京儿童医院
汤建萍　湖南省儿童医院
汤静燕　国家儿童医学中心　上海交通大学医学院附属上海儿童医学中心
祁新禹　国家儿童医学中心　首都医科大学附属北京儿童医院
许　峰　重庆医科大学附属儿童医院
许志飞　国家儿童医学中心　首都医科大学附属北京儿童医院
阮　焱　首都医科大学附属北京妇产医院
孙　宁　国家儿童医学中心　首都医科大学附属北京儿童医院
孙　利　国家儿童医学中心　复旦大学附属儿科医院
孙　希　中山大学中山医学院
孙　琳　国家儿童医学中心　首都医科大学附属北京儿童医院
孙　锟　上海交通大学附属新华医院
孙　嫱　国家儿童医学中心　首都医科大学附属北京儿童医院
孙吉萍　首都儿科研究所附属儿童医院
苏　雁　国家儿童医学中心　首都医科大学附属北京儿童医院
杜军保　北京大学第一医院
李　兰　深圳市儿童医院
李　丽　国家儿童医学中心　首都医科大学附属北京儿童医院
李　莉　国家儿童医学中心　首都医科大学附属北京儿童医院
李　浩　国家儿童医学中心　首都医科大学附属北京儿童医院
李　萍　深圳市儿童医院
李　辉　首都儿科研究所
李　巍　国家儿童医学中心　首都医科大学附属北京儿童医院
李长钢　深圳市儿童医院
李亚蕊　山西省儿童医院
李在玲　北京大学第三医院
李廷玉　重庆医科大学附属儿童医院
李兴旺　首都医科大学附属北京地坛医院
李明磊　国家儿童医学中心　首都医科大学附属北京儿童医院
李晓南　南京医科大学附属儿童医院

李晓艳　上海市儿童医院
李彩凤　国家儿童医学中心　首都医科大学附属北京儿童医院
李惠民　国家儿童医学中心　首都医科大学附属北京儿童医院
杨　军　深圳市儿童医院
杨永弘　国家儿童医学中心　首都医科大学附属北京儿童医院
杨吉刚　首都医科大学附属北京友谊医院
杨绍敏　北京大学第三医院
杨艳玲　北京大学第一医院
肖政辉　湖南省儿童医院
肖媛媛　国家儿童医学中心　首都医科大学附属北京儿童医院
吴　迪　国家儿童医学中心　首都医科大学附属北京儿童医院
吴　晔　北京大学第一医院
吴中兴　江苏省寄生虫病防治研究所
吴沪生　国家儿童医学中心　首都医科大学附属北京儿童医院
吴润晖　国家儿童医学中心　首都医科大学附属北京儿童医院
吴敏媛　国家儿童医学中心　首都医科大学附属北京儿童医院
邱晓光　首都医科大学附属北京天坛医院
何乐建　国家儿童医学中心　首都医科大学附属北京儿童医院
何振娟　上海交通大学医学院附属新华医院
邹　洋　首都医科大学附属北京友谊医院
邹丽萍　中国人民解放军总医院第一医学中心
辛德莉　首都医科大学附属北京友谊医院
沈　颖　国家儿童医学中心　首都医科大学附属北京儿童医院
宋文琪　国家儿童医学中心　首都医科大学附属北京儿童医院
宋红梅　北京协和医院
宋宏程　国家儿童医学中心　首都医科大学附属北京儿童医院
宋国维　首都儿科研究所附属儿童医院
宋宝健　国家儿童医学中心　首都医科大学附属北京儿童医院
张　尧　北京大学第一医院
张　杰　国家儿童医学中心　首都医科大学附属北京儿童医院
张　雁　中国康复研究中心北京博爱医院
张　晶　国家儿童医学中心　首都医科大学附属北京儿童医院
张　蕊　国家儿童医学中心　首都医科大学附属北京儿童医院
张大伟　国家儿童医学中心　首都医科大学附属北京儿童医院
张永红　国家儿童医学中心　首都医科大学附属北京儿童医院
张亚梅　国家儿童医学中心　首都医科大学附属北京儿童医院
张会丰　河北医科大学第二医院
张冰花　国家儿童医学中心　上海交通大学医学院附属上海儿童医学中心
张金哲　国家儿童医学中心　首都医科大学附属北京儿童医院
张学军　国家儿童医学中心　首都医科大学附属北京儿童医院
张建立　北京积水潭医院
张建敏　国家儿童医学中心　首都医科大学附属北京儿童医院
张俊梅　国家儿童医学中心　首都医科大学附属北京儿童医院
张艳玲　首都儿科研究所附属儿童医院
张艳菊　国家儿童医学中心　首都医科大学附属北京儿童医院
张鸿飞　中国人民解放军总医院第五医学中心
张琳琪　国家儿童医学中心　首都医科大学附属北京儿童医院
张惠文　上海交通大学附属新华医院
张潍平　国家儿童医学中心　首都医科大学附属北京儿童医院
陆　方　四川大学华西医院
陆　妹　福建省厦门市妇幼保健院
陆　斌　浙江大学医学院附属儿童医院
陆晓茜　四川大学华西第二医院
陈　立　重庆医科大学附属儿童医院
陈　超　国家儿童医学中心　复旦大学附属儿科医院
陈　戟　国家儿童医学中心　上海交通大学医学院附属上海儿童医学中心
陈　静　国家儿童医学中心　上海交通大学医学院附属上海儿童医学中心
陈天明　国家儿童医学中心　首都医科大学附属北京儿童医院
陈永卫　国家儿童医学中心　首都医科大学附属北京儿童医院
陈永兴　河南省儿童医院
陈亚军　国家儿童医学中心　首都医科大学附属北京儿童医院
陈志国　首都医科大学宣武医院
陈志海　首都医科大学附属北京地坛医院
陈育智　首都儿科研究所附属儿童医院
陈树宝　国家儿童医学中心　上海交通大学医学院附属上海儿童医学中心
陈晓红　武汉儿童医院

陈晓波　首都儿科研究所附属儿童医院
郎　隽　国家儿童医学中心　首都医科大学附属北京儿童医院
林　利　国家儿童医学中心　首都医科大学附属北京儿童医院
尚　清　河南省儿童医院
罗小平　华中科技大学同济医学院附属同济医院
季庆英　国家儿童医学中心　上海交通大学医学院附属上海儿童医学中心
金　玲　国家儿童医学中心　首都医科大学附属北京儿童医院
金　眉　国家儿童医学中心　首都医科大学附属北京儿童医院
金红芳　北京大学第一医院
金星明　国家儿童医学中心　上海交通大学医学院附属上海儿童医学中心
周　红　国家儿童医学中心　首都医科大学附属北京儿童医院
周　涛　暨南大学附属深圳市宝安区妇幼保健院
周　萍　复旦大学公共卫生学院
周　颖　北京大学第一医院
周水珍　国家儿童医学中心　复旦大学附属儿科医院
周文浩　国家儿童医学中心　复旦大学附属儿科医院
周志轩　首都儿科研究所附属儿童医院
庞　琳　首都医科大学附属北京地坛医院
郑　杰　国家儿童医学中心　首都医科大学附属北京儿童医院
郑　毅　首都医科大学附属北京安定医院
郑胡镛　国家儿童医学中心　首都医科大学附属北京儿童医院
郑铁华　国家儿童医学中心　首都医科大学附属北京儿童医院
郑葵阳　徐州医科大学基础医学院
赵　卫　南方医科大学公共卫生学院
赵　宇　首都医科大学北京宣武医院
赵　强　天津医科大学肿瘤医院
赵军阳　国家儿童医学中心　首都医科大学附属北京儿童医院
赵顺英　国家儿童医学中心　首都医科大学附属北京儿童医院
赵晓东　重庆医科大学附属第二医院
郝国平　山西省儿童医院
胡　冰　国家儿童医学中心　首都医科大学附属北京儿童医院
胡　群　华中科技大学同济医学院附属同济医院
胡　瑾　首都儿科研究所附属儿童医院
胡仪吉　国家儿童医学中心　首都医科大学附属北京儿童医院
胡利华　国家儿童医学中心　首都医科大学附属北京儿童医院
胡绍燕　苏州大学附属儿童医院
胡惠丽　国家儿童医学中心　首都医科大学附属北京儿童医院
柳　静　国家儿童医学中心　首都医科大学附属北京儿童医院
段彦龙　国家儿童医学中心　首都医科大学附属北京儿童医院
俞　蕙　国家儿童医学中心　复旦大学附属儿科医院
姜玉武　北京大学第一医院
洪思琦　重庆医科大学附属儿童医院
祝益民　湖南师范大学附属第一医院
姚子明　国家儿童医学中心　首都医科大学附属北京儿童医院
姚开虎　国家儿童医学中心　首都医科大学附属北京儿童医院
姚志荣　上海交通大学附属新华医院
贺建新　国家儿童医学中心　首都医科大学附属北京儿童医院
秦茂权　国家儿童医学中心　首都医科大学附属北京儿童医院
袁　越　国家儿童医学中心　首都医科大学附属北京儿童医院
贾立群　国家儿童医学中心　首都医科大学附属北京儿童医院
贾苍松　四川大学华西第二医院
贾鑫磊　国家儿童医学中心　首都医科大学附属北京儿童医院
顾学范　上海交通大学医学院附属新华医院
钱　渊　首都儿科研究所
钱素云　国家儿童医学中心　首都医科大学附属北京儿童医院
倪　鑫　国家儿童医学中心　首都医科大学附属北京儿童医院
倪桂臣　国家儿童医学中心　首都医科大学附属北京儿童医院
徐　秀　国家儿童医学中心　复旦大学附属儿科医院
徐　虹　国家儿童医学中心　复旦大学附属儿科医院
徐　哲　国家儿童医学中心　首都医科大学附属北京儿童医院
徐子刚　国家儿童医学中心　首都医科大学附属北京儿童医院
徐保平　国家儿童医学中心　首都医科大学附属北京儿童医院
徐樨巍　国家儿童医学中心　首都医科大学附属北京儿童医院
奚益群　上海市儿童医院
高　路　国家儿童医学中心　首都医科大学附属北京儿童医院
高恒妙　国家儿童医学中心　首都医科大学附属北京儿童医院

郭增柱　首都医科大学附属北京友谊医院
唐　燕　上海市儿童医院
唐湘凤　中国人民解放军总医院第六医学中心
黄　敏　上海市儿童医院
黄　瑛　国家儿童医学中心　复旦大学附属儿科医院
黄国英　国家儿童医学中心　复旦大学附属儿科医院
黄建萍　中国人民解放军陆军总医院附属八一儿童医院
曹　云　国家儿童医学中心　复旦大学附属儿科医院
曹　隽　国家儿童医学中心　首都医科大学附属北京儿童医院
曹兰芳　上海交通大学医学院附属仁济医院
龚四堂　广州市妇女儿童医疗中心
崔永华　国家儿童医学中心　首都医科大学附属北京儿童医院
梁　源　国家儿童医学中心　首都医科大学附属北京儿童医院
梁爱民　国家儿童医学中心　首都医科大学附属北京儿童医院
彭　芸　国家儿童医学中心　首都医科大学附属北京儿童医院
葛　明　国家儿童医学中心　首都医科大学附属北京儿童医院
葛文彤　国家儿童医学中心　首都医科大学附属北京儿童医院
葛立宏　北京大学口腔医院
董　萍　国家儿童医学中心　复旦大学附属儿科医院
蒋　莉　重庆医科大学附属儿童医院
蒋　慧　上海市儿童医院
韩晓锋　国家儿童医学中心　首都医科大学附属北京儿童医院
黑明燕　国家儿童医学中心　首都医科大学附属北京儿童医院
程喻力　首都医科大学基础医学院
焦安夏　国家儿童医学中心　首都医科大学附属北京儿童医院
焦莉平　国家儿童医学中心　首都医科大学附属北京儿童医院
曾　玫　国家儿童医学中心　复旦大学附属儿科医院
曾　骐　国家儿童医学中心　首都医科大学附属北京儿童医院
曾健生　国家儿童医学中心　首都医科大学附属北京儿童医院
曾赛珍　湖南省人民医院
温廷桓　复旦大学上海医学院
谢正德　国家儿童医学中心　首都医科大学附属北京儿童医院
谢利娟　上海交通大学医学院附属新华医院
照日格图　中华医学杂志（英文版）编辑部
鲍秀兰　北京协和医院
廖　莹　北京大学第一医院
熊　晖　北京大学第一医院
潘　虹　北京大学第一医院
潘少川　国家儿童医学中心　首都医科大学附属北京儿童医院
魏　华　重庆医科大学附属儿童医院
魏爱华　首都医科大学附属北京同仁医院

第1版序言

比年以来，国人渐知儿童之健康关系于未来文化者至深且巨。儿童之身体、器官，以及性格习惯，无日不在滋生演进，以至于成熟，若其身心之发育不全，非但一人之缺憾，且使社会国家均受其不良影响。是以儿科学乃医学中一种最切实际之专门学问，在我国现状之下，其需要之迫切更无待言。同人等以本国医籍中尚乏合宜之儿科教本，余就现代儿科学之重要部分择其切近实用者，勉为陈述，传国人之习是科者，稍得取精抉要，追踪时代之进步，庶岁怀幼保婴，略有准绳可循。

此书之著，原为国人应用，故于本国地方病，记录较详。举凡历史之事实，病因之探讨，以及各地之病发指数，必尽绵力所及，征引录用。所有国内最近发表有关儿科之论文，其有参考之价值者，亦均摘要叙述，以冀符合国情。不过我国新医方在萌芽时代，对于当地之种种经验，以科学方法整理与研究者尚不多见，是以同人等编述之际，辄感文献不足之苦。

此书以切合临床者用为主旨，故于组织病理学之探讨，病因之臆说，以及幽境历史之追述，力求简略。至于诊断及治疗方面，则取材较丰，叙述稍详。

我国儿童之疾病率及死亡率，远过于先进诸邦，推原其故，最大原因乃系预防知识未能普及，医界乏倡导之热诚，政府无推行之决心，遂致疫病流行，死亡枕藉，其影响于家庭幸福，社会经济者，曷可胜言。同人等有鉴于此，对于防病方面再三注意，提倡免疫方法以杜绝传染，侧重饮食问题以避免营养缺乏症，但经免疫学及营养化学在近年之种种贡献，得由我儿科医师之介绍，全国孩童咸蒙实惠。

此书之成，全赖儿科同志各就所长，贡献其宏论。鄙人除自著之一部外，对于他部亦稍加修订，务求前后相符，如出一辙。此种分工合作之方式，在吾国医学著述界中，尚寥若晨星，我儿科同志毅然先试，显示团体服务之精神，是至可庆幸者。惟仓卒成篇，错误难免，但愿异日再版之时，有多数之儿科专家联袂而起，能一一加以订正，是则非仅本书之幸矣，不禁拭目俟之。

付梓之前，曾蒙中国儿科学会热忱赞助，李涛医师校阅全书，刘士豪、谢少文、胡传揆、朱忠彝、钟惠澜、王叔咸、施锡恩、卞万年、张纪正、邓家栋，秦振庭、安儒等医师及刘静和女士校阅各篇，佟赋敏先生润色文词，编辑索引，复承中华医学会编译部之盛意，于百忙之中负责出版，再书中各种病案照片以及统计等大都得自协和医院各系，特此一并致谢。

诸福棠

1941年冬

第2版序言

首先，作者感觉到非常兴奋能够在社会主义的新中国重新校订这本儿科用书，增加它的内容，改正原有的缺点，使它成为一本结合我国实际情况的儿科参考书。这几年来，作者深深体会中国共产党和人民政府对儿童无微不至的关怀和爱护，见到“母亲和儿童受国家的保护”的《中华人民共和国宪法》，还看见了全国人民在改进儿童健康及儿童教育中日新月异的具体措施。在“向科学进军”及“团结中西医”的号召下，又亲眼看到全国的儿科工作者都能提高政治思想的觉悟，为了人民的需要兢兢业业地致力于儿童医疗预防事业的发展。这些新时代的优越条件鼓舞了各地的儿科同志来修订这本儿科书，希望它能够在我国儿童保健事业的发展中起着它应有的作用。参加撰写的全体同志都感觉到在进步的社会中著作者责任的重大，同时也认为只有在读者们经常不断的批评和鞭策下才能更好地完成这种任务。

无疑地，我国儿科事业已经开始向着无限光辉的前途迈进。但我国医学科学的基础比较薄弱，就是保健实施工作也只好说正在培养时期。要这一门有关第二代健康的重要学科赶上世界水平，我们愿意加倍努力，非但要加强临床观察和科学研究，还需要十分谦虚，善于学习各种各样的先进经验，只要是有利于我国社会主义建设的有关儿童保健工作的一切医学理论、组织经验、教学方法、操作技术，我们都要认真学习。但是，我们对于各种先进知识了解很不全面，介绍时一定会有遗漏或者错误，还待补充和改正。

《实用儿科学》的体裁与学校教本有些不同之处，因为这本书的主要对象是一般儿科医生。我们希望这本书的内容对于他们的实际工作能够有所帮助。医学院校的师生在儿科教学过程中也可以用它作为参考用书的一种。因此，著述的范围既不限于教学大纲所规定的内容，也不一定尽是精要的部分。各篇章节里的内容和字数，更没有严格的限制，主要是根据各位著作者自己的经验和看法来充分地说明具体和重要的问题。书中征引文献时，尽量在人名之下注明出版年份，以便读者检阅参考材料。

在党和人民政府的领导下，我国正在大力推动科学研究工作。在不久的将来，儿科学方面一定会有新的成就，也就有可能更广泛地应用国内的材料来充实所有的儿科书籍。这是作者对于儿科著述前途的瞻望。

此书将分装两册刊出，上册包括儿科学总的问题、儿童营养、新生儿与早产儿和各种儿童传染病，下册包括各系统疾病、中毒和其他问题。在各系统疾病章中，增添了必要的小儿外科知识，并加入了眼科和耳科疾病两章。

此书的完成是由全国各地的儿科同志们在医疗预防任务和教学工作非常繁忙的时候执笔，上官悟尘同志负责审校，高正权同志编辑索引，以及人民卫生出版社各部门同志的集体努力。对于他们的热诚帮助，一并致以感谢。

诸福棠

1957年6月1日

第3版序言

《实用儿科学》(第2版)发行以来，已经过了7年。在此期间，全国的儿科工作者在党的领导下，自力更生、奋发图强，克服了许多困难，推动了小儿保健和医疗工作的前进，使儿科事业欣欣向荣，呈现一片大好景象。但不足之处仍然很多，还远远赶不上全国工农业生产阔步前进的形势。我们必须继续埋头苦干，进一步贯彻革命热情与科学精神相结合，医疗与预防相结合，普及与提高相结合，领导、专家与群众相结合的原则，才能有所作为，有所前进，迎头赶上儿科先进的水平。

从这样的愿望出发，我们对《实用儿科学》作了全面的修订和补充，拟于一年之内仍分上下两卷陆续出版。在上卷中新增医学遗传学、地段儿童保健具体方法、体液疗法及肠道病毒等章；下卷增加了胶原性疾病和变态反应性疾病二篇，以及细胞脂肪代谢紊乱、网状内皮细胞增生症、耳的检查法，克山病等章。其他章节也尽力引用了较新材料予以充实，对普通治疗法、新生儿疾病、杆菌痢疾、胸外结核病、钩端螺旋体病、寄生虫病以及肺炎、心病、肾病、内分泌病等章作了较多的增订。附录二十二项列于上卷之末，以备参考之用；全部索引则附于下卷书后。由于我们的水平有限，编辑工作不深不透，错误及疏漏之处一定很多，希同道们随时指正。

我们在编订此书的过程中，一边学习、一边修订，深深感到我们的责任非常重大。为了确保我国第二代的健康成长，我们儿科工作者必须学习和运用辩证唯物主义的科学方法，实事求是地进行调查研究，有步骤、有重点地针对小儿常见疾病进行日积月累的防治和科学研究工作。经过反复的实践、分析和总结，不断提高我们的科学水平，力争在不太长的时间内，能够解决儿科事业中许多悬而未决的问题，更好地为全国二亿多儿童服务，更多地为广大农村儿童的健康服务。如果全国儿科同志都这样做，等到下一次再修订这部书的时候，一定会有更丰富、更结合国情的科学研究成果，会有较完整的本国儿科文献，供读者们参考应用。这是我们衷心的祝愿!

在本书修订期间，承各地同道们寄来评语，指出缺点和错误，给我们帮助很大，深致谢意。

主编者

1964年12月

第4版前言

为了适应全国医务工作的新形势，在上级党组织和我院党委领导下，在有关单位党组织的大力支持下，由全国各地三十多个医疗单位参加，以马列主义、毛泽东思想为指导，对第3版《实用儿科学》（上、下册）作了全面修订，合为一册重新出版。

在这次修订中，遵照毛主席关于“中国医药学是一个伟大的宝库，应当努力发掘，加以提高”的教导，注意增加了中西医结合的内容，并设专篇介绍儿科临床工作中常用的中医辨证施治的理论和方法，以便于西医学习中医。

对当前国内外医学理论和治疗方法有较大发展的部分，本书都作了较多的增删，特别对新生儿疾病，呼吸、消化、心、肾、血液等系统疾病以及中毒等篇章，有较多的补充，并新增了常见症状的鉴别诊断，危重情况的急救处理等篇章。此次修订，虽然重点是常见病、多发病，但对一些少见病，由于诊断水平不断提高，也用适当篇幅作了介绍。

本书是一本临床儿科参考书。对内容的取舍，着眼于既便于普及又利于提高；对一些不常用的专业名词，大多作了必要的解释，以便于读者能尽量利用本书解决儿科临床上可能遇到的问题。注意到“赤脚医生”的需要，以及公社卫生院和其他基层医务人员的实际情况，本书在语言文字上，尽量做到深入浅出。

为了贯彻执行毛主席关于“好生保育儿童”的伟大指示，我们医务工作者必须大力开展科学研究，普及儿科知识，为提高儿童的健康水平贡献力量。

本书在修订期间，承各地医务工作者提供有关材料，提出修改意见，对我们帮助很大，谨致谢意。由于编者业务水平有限，缺点错误在所难免，希望广大读者批评指正。

编者

1973年8月

第5版序言

我国人口众多，冠于全球，小儿数量在三亿以上。毋庸置疑，加强婴幼儿童保健事业的建设至关重要，特别是当前大力提倡计划生育，少生、优生、优育是党和政府的一项具有深远意义的国策，也是广大人民群众的共同愿望。我们儿科工作者深刻意识到自己责任的重大，更应加强婴幼儿的抚育工作，保证青少年的健康成长，使党的保护儿童的宪章成为现实，开花结果，放射光芒。

《实用儿科学》于1943年初刊。新中国成立以来，为了适应时代的需要，曾于1957、1965、1973年三次增订新版，增加了医疗预防工作的新知识，对培养儿科人才、提高下一代的健康素质起到了一定的协助作用。回顾前几版的内容，可以从一个侧面看到我国儿科医学的不断进步：从多讲治疗扩大到防治兼施；从多讲体格发育发展到兼顾智力发育，从婴幼儿的防治工作提早到新生儿、胎儿疾病的诊断、治疗和预防。这些进展都是在党的领导下全国儿科工作者共同努力取得的成果。继往开来，推陈出新，继承祖国儿科医学的精华，吸取世界先进国家的儿科经验，以便读者增进新知，更好地为小儿健康服务，是这次改编、增订新版的主要目的。新版如能对全国儿科医务工作者有所裨益，则编者将感到莫大的欣慰。

瞻望我国儿科医学全面发展的远景，我们试图从以下几个方面进行增订：第一，确认预防小儿疾病是一个非常广阔、大有可为的领域，必须总结经验，努力钻研，争取成果；第二，鼓励建立新的优生学，防止先天、遗传疾患，以便提高新生儿素质，为增进全国人民的身心健康奠定良好基础；第三，不断介绍古今中外的儿科诊疗方法，以期将“难治之症”的范围日益缩小；第四，设法使儿科的医疗预防工作与边缘学科如遗传学、免疫学、物理化学工程、心理学、社会学等密切联系，进行科研大协作，向世界先进水平看齐；第五，要向全国基层特别是广大农村，大力宣传和推广有关儿童教养方面的好经验和新成就，把我们的理想变为现实，使广大儿童得到更大的幸福。但是，目前在这些方面所做的工作还很不够，仅仅是开端，又因增订范围较广，编写者经验有限，定有遗漏及错误之处，希望读者本着爱护本书的精神，不断提出宝贵意见，以便继续修订、充实，使之适应儿科工作者的需要。

《实用儿科学》(第4版)共34篇，224万字，这次新版增订为42篇，近370万字；新辟了胎儿诊断及处理、免疫学与小儿临床、免疫缺陷病等新篇章；专设和加强了健康小儿的营养、儿童保健、诊断技术、护理方法、物理疗法及针灸疗法、药物疗法、液体疗法、神经系统疾病、精神疾患、口腔疾病等篇。在其他篇章中对常见病都增加了新内容，对少见病亦增加了项目，重点扼要地叙述以便查阅。

此外，新版中摘用了中国国际单位制推行委员会新颁发的《中华人民共和国计量单位名称与符号方案(试行)》中所规定的单位符号，并在附录中增设计量单位名称与单位符号的中外文对照表以备查阅；重订了索引，可从主题首字的汉语拼音和字体笔画两种方法查找页数；并在各章节之后初次试列有关新文献以便深入钻研。文献不分中外来源，均按年代先后排列。

这次增订，由北京儿童医院《实用儿科学》编辑组负责，承蒙全国四十多个医疗、保健、教学、科研单位的协助，一百五十多名儿科专业和其他医务人员参加了写作、校阅和审改工作，特别承谢少文、朱宪彝、范权、池芝盛、丁文祥、王世真、薛沁冰、顾又芬、周华康、汪民、诸君龙、华复一、吴中兴等专家协助审阅，极为感谢。编辑组工作人员多次誊写；绘图人员精心制作；摄影及X线制片人员认真摄制；又承人民卫生出版社编辑同志的细致审校，多方协作，在此一并致以衷心的谢意。

主编者

1983年6月1日

第6版序言

诸福棠教授主编的《实用儿科学》最初于1943年问世。新中国成立后，曾于1957年、1965年、1973年及1985年4次修订再版，而以1957年本为第1版。本版修订过程中，我国儿科学奠基人、《实用儿科学》创始人诸福棠教授不幸辞世，为了纪念他，缅怀他对我国儿科事业的巨大贡献，我们将1943年本定为第1版，此次再版为第6版。

50年代以前，国内医学参考书多是翻译国外的著作。诸福棠教授早在1937年即立志编撰一本中国的儿科学专著。在繁忙的医疗、教学工作之余，他广泛收集资料，参阅国内外大量文献，并结合我国丰富的临床实践，于1943年首次出版了我国第一部系统的儿科学专著《实用儿科学》。该书面世后，受到儿科界热烈赞扬，普遍称其为优秀而有完整体系的儿科学巨著，对提高我国儿科医疗水平大有裨益。在宋庆龄女士倡导下，当时的解放区也翻印了此书。

新中国成立后，党和政府对全国儿童给予了无微不至的关怀和爱护，广泛开展对儿童传染病的预防，建立儿科医疗与保健网络，并对儿科医疗水平的提高寄予极大期望，加之全国儿科工作者热切要求增订再版《实用儿科学》，诸福棠、吴瑞萍、邓金鍌教授遂与各地儿科同道一起进行了修订，原有篇章除大幅度增加了内容外，还增添了外科、眼科及耳科等篇章，分上下两册，于1957年由人民卫生出版社再版，1965年又第2次修订再版。

“文革”期间，诸福棠教授处境极为困难，为了我国儿科事业的发展，克服重重艰难和干扰，付出全部心血与精力，坚持修订《实用儿科学》。当时的卫生界领导深为这种无私无畏的精神所感动，对该书的出版给予了支持。在广泛征求广大读者意见的基础上，1973年《实用儿科学》（第4版）再版问世。1985年的第5版则充分反映了国内外儿科学的新进展。内容大幅度扩充，深受国内外儿科界好评，并于1988年获第四届全国优秀科技图书一等奖。1993年获首届国家图书奖。

直至1994年春，身患癌症的诸福棠教授，虽已94岁高龄，仍亲自主持并指导《实用儿科学》的修订工作。本版即将脱稿前，他却不幸逝世，这无疑是我国儿科界及《实用儿科学》的巨大损失。本版编写人员在诸老崇高精神的激励与鼓舞下，终于1994年底脱稿，完成了诸老未竟的事业。

本版汲取了国内外儿科学的新进展，并增写了部分诊断检测技术、脏器移植及常用新药等章节与内容，阐明了一些原因不明疾病的病因，希望本书出版后，能有助于儿科医生更新知识，提高诊治水平。

本书的出版是参加编写本书的全国35个医疗、保健、教学及科研单位的104名儿科专业同道共同努力的结果，在修订过程中，承蒙周华康教授提出宝贵意见；人民卫生出版社有关领导及编辑人员给予鼎力支持及细致审校，在此谨表深切谢忱。本版内容定有诸多不足之处，切望读者批评指正，以使本书日臻完善。

深感遗憾的是多次参加本书编写的宋名通、钟世藩、祝寿河、张晓楼、王懿、杨士元等专家、教授亦先后逝世，《实用儿科学》（第6版）的出版，将是对他们最好的缅怀与纪念。

胡亚美

1995年2月

第7版序言

《实用儿科学》于1943年问世，于1992年开始第6次修订，在修订过程中《实用儿科学》的创始人不幸逝世。为了缅怀和纪念我国儿科医学奠基人诸福棠院士，第6版已将此书更名为《诸福棠实用儿科学》。

本书是一部医、教、研、防紧密结合的儿科学著作，对提高儿科医师水平大有裨益。医学科学从20世纪，尤其是21世纪以来在基础理论与临床实践方面迅速发展，特别是遗传与分子生物学、免疫和心理医学进展极快；心理性疾病得到医学界的高度重视。因此，本版《诸福棠实用儿科学》在原有章节中增加了“儿童和青少年期常见的心理障碍”章，包括儿童孤独症、学校恐怖症、神经性厌食与贪食等；在青少年健康的特殊问题中也增加了吸烟、吸毒和性卫生等内容。先天性畸形和代谢缺陷也增添了较多内容，因而划分为“遗传与染色体疾病”和“先天代谢性疾病”两章。

新中国成立以来，由于党和政府对儿童疾病与健康的关注，我国儿童传染性疾病的预防接种率已超过世界卫生组织要求的水平。20世纪以来，我国儿童传染性疾病的发病率与死亡率明显下降；而小儿肿瘤与意外损伤已成为儿童的主要死亡原因，故本版的肿瘤性疾病增加了一些新的内容，如中枢神经系统肿瘤及造血干细胞移植；对意外损伤也作了新的论述；在病毒感染性疾病中增添了有关病毒学研究以及抗病毒治疗的新进展。而在保健工作章节中将新生儿保健工作扩大为儿童保健工作；对智力发育监测及早期教育等都作了阐述。本版由第6版的42章增加至44章。在原有的章节中都增加了新的诊断检测技术和治疗进展。希望本书出版后能有助于儿科医生更新知识，提高儿科疾病的诊治水平。

此次修订承蒙北京、上海、天津、广东、安徽、江苏、四川等地医疗、保健、科研、教学单位的协助，106位儿科专家参加了写作、校阅和审改工作。需要说明的是，本版正处于新老交替的特殊时期，增加了不少新的作者，鉴于作者人数过多，经慎重研究决定，部分作者只能暂时在章节之后署名，还望予以充分理解。

深感遗憾的是第6版主编之一——吴瑞萍教授于第7版即将问世时不幸辞世；此外，多次参加本书编写的苏祖斐、孙润玉、朱师晦、李家宜、欧阳宗仁、唐泽媛和詹振刚等专家、教授也先后逝世。本书再版之时对他们表示深深的怀念！

本版内容不足之处，希望读者批评指正，以便再版时增修。

胡亚美

2002年6月

第8版序言

《实用儿科学》(第1版)诞生于1943年，是中国第一部系统介绍儿科医学技术的专业学术著作，至今已经走过了70多个春秋。这本医学巨著的创始人是中国儿科的奠基人诸福棠教授，他是中国第一位儿科学巨擘，也是中国唯一一位儿科医学两院院士。70余年间，儿科医学技术有了飞速发展，《实用儿科学》也几经修改和拓展，已经出版了7版(自第6版更名为《诸福棠实用儿科学》)，至今依然是儿科医生必备的案头经典教材。

《诸福棠实用儿科学》是一部医、教、研、防紧密结合的儿科学大型专业参考书，从某种程度上说寄托着儿科医师的梦想。儿科素称哑科，古时中医有"望、闻、问、切"四部诊疗法，但是儿童甚至其父母都无法准确回答问诊，所以，儿科是一门难度系数较高的经验科学。为"猜透"患儿病因，掌握患儿疾病规律，自诸福棠、胡亚美、江载芳等老一辈专家开始，一代又一代的儿科医师用毕生的精力积累了丰富的临床经验和研究成果，并毫无保留地予以传承。在他们心中，儿童是祖国的未来，儿童健康是中国梦的起点，呵护儿童健康成长是全体儿科医师义不容辞的责任和义务。因此，《诸福棠实用儿科学》是他们用毕生的心血和汗水浇筑的硕果，也是他们播种梦想、实现梦想的沃土。《诸福棠实用儿科学》(第8版)筹备于北京儿童医院建院七十周年，既是对诸福棠老院长的一种缅怀与纪念，也是对诸老献身儿科医学事业精神的一种传承与发扬，更是全体儿科医师对儿童健康梦想的憧憬与寄托。

今天，儿科学已经发展成拥有自身的知识体系与专业划分的综合学科，为适应当前医学科学日新月异、疾病谱不断变化的客观形势，时隔十几年，再次修订和扩充该书内容，作为第8版即将付梓出版。本版力求具备实用性与前瞻性，希望将继续成为儿科医生全面的、经典的案头必备书籍。

本版作者以中年学者为主，汇集全国儿科各个专业的领军人物，他们具有深厚的理论知识和丰富的临床经验，紧跟国内外儿科医疗领域的前沿动态与先进技术，在此向他们表示诚挚的谢意！本书的再版得到了张金哲、江载芳等老一辈儿科专家的大力支持，也向他们表示衷心的感谢！

本书内容涉及面甚广，难免有不妥之处，欢迎读者批评指正。

2015年1月

第8版前言

1937年，不惑之年的诸福棠先生，目睹我国儿科医学的滞后，决心将平生所学著书立说。经其潜心钻研、借鉴创新、昼思夜书，几易其稿，1943年《实用儿科学》（第1版）终于付梓印刷，出版发行。《实用儿科学》的问世不啻为国内外医学界的平地惊雷，成为我国第一部由国人编著的大型儿科医学专著，标志着中国现代儿科学的建立，也奠定了诸福棠先生中国现代儿科学奠基人的社会地位。

医学技术日新月异，《实用儿科学》亦日益丰富和完善，几经再版，已经由第1版的80万字扩展到第7版的500多万字，彰显着多少代儿科医师们维护儿童健康的追求和梦想。巨星陨落，医界恸哀。在第6版修订过程中，一代巨擘诸福棠先生不幸仙逝，为纪念和缅怀诸福棠为儿科医学所做的贡献，自第6版始，此书更名为《诸福棠实用儿科学》。为传承儿科医师案头经典的教材，为延续儿科医师的健康梦想，《诸福棠实用儿科学》（第8版）于2012年提上了编委会的重要日程。

“公慈勤和”的四字院训浓缩了诸福棠老院长的办院宗旨，是诸老为儿童身心健康呕心沥血一生的真实写照，也是《诸福棠实用儿科学》（第8版）再版的动力源泉与思想精髓。《诸福棠实用儿科学》（第8版）博采了全国儿科医师医技之所长，吸纳了全体儿科医师智慧之精华，为“公慈勤和”赋予了新的时代内涵，更是一部属于全体儿科医师的宝贵财富。

《诸福棠实用儿科学》（第8版）共43章，600余万字，730余幅图。这次修改以“新、深、精”为原则，更新和修订了约30%的内容，涵盖了儿科医学新疾病谱的变化与世界儿科前沿知识等内容，查缺补漏，推陈出新，重点突出了新理论、新进展、新经验；在传承原著风格的基础上，更加注重理论与临床医学相结合，增强应用技术的临床指导性和前瞻性，力争展示我国当代儿科医学的理论水平。

本书编写汇集了全国儿科各专业的领军人物，在此感谢所有作者的努力与付出。同时也得到了人民卫生出版社的大力支持，一并致以由衷的感谢！为维护本书版权，本版统一在封底贴防伪标识，读者可输密码发短信辨识真伪。

本版内容难免存在不足之处，望专家和读者批评斧正，以便再版时继续完善。

江载芳

2015年1月

第9版序言

《实用儿科学》初版于1943年问世，它是由中国现代儿科学奠基人诸福棠院士主编完成。煌煌八十万言巨著，乃首部由国人自著的大型儿科医学专著，更是第一部系统介绍儿科医学技术的专业学术著作。初版在民族危亡的抗战时期刊印，饱含了老一辈儿科医务工作者为救亡雪耻，为守护儿童健康，创建中国现代儿科事业竭尽所能的热忱。宋庆龄先生见到刚出版的《实用儿科学》后，立即将它寄往解放区广为翻印，对指导解放区儿童医疗工作发挥了重要作用。为紧跟现代医学理念更新，刊载医学研究进展，推动医疗诊疗技术不断创新进步，《实用儿科学》几经修订再版。为纪念诸福棠院士对我国儿科事业的巨大贡献，自第6版起，本书更名为《诸福棠实用儿科学》，并沿用至今。

《实用儿科学》是首倡集体著述、各扬所长的医学专著典范。正如初版序言中诸福棠教授写道："此书之成，全赖儿科同志各就所长，贡献其宏论……此种分工合作之方式，在吾国医学著述界中，尚寥若晨星，我儿科同志毅然先试，显示团体服务之精神，是至可庆幸者"。也正因如此，这本书不仅记载和汇集着诸福棠院士、吴瑞萍教授、胡亚美院士、张金哲院士、江载芳教授等老一代儿科前辈们毕生积累的宝贵经验和研究成果，更彰显了他们研精致思、创新求实的治学理念与科学精神。它已是我国儿科医师精研技术的必备宝典，也是一代代儿科医师修行道路上的引航灯塔。

与其他医学学科相比，儿科医学涉及生命科学内涵更多，也更复杂，因为它包含全身所有脏器和系统，覆盖从新生儿期到18岁——这一生命周期变化最多也最关键的时期。《实用儿科学》从第1版付梓至今已近80年，是迄今为止中国儿科界最系统地介绍儿科实用诊疗技术的临床医学专著，力求严谨和实用，紧密贴近临床实践。

儿童健康是推动健康中国战略实施的重点工作，培养优秀的儿科医师更是守护儿童健康、实现中华民族永续发展的重中之重。相信本书能继续体现中国现阶段儿科临床医学的科学性、实用性、先进性、前瞻性，对我国儿科学的事业繁荣、卓越儿科医师的培养，以及健康中国的建设起到巨大的推动作用。在此向本版的名誉主编江载芳教授，主编王天有教授、申昆玲教授、沈颖教授以及全体编写人员表示诚挚的敬意和感谢！本书的再版得到了人民卫生出版社的大力支持，在此表示衷心的感谢！深感遗憾的是，担任本书多版主编的胡亚美院士于2019年辞世，《诸福棠实用儿科学》第9版的出版，将是对她最好的致敬和缅怀。本书2022年付梓刊印，正值北京儿童医院建院80周年之际，谨以此书作为院庆献礼。

纸上得来终觉浅，绝知此事要躬行。《诸福棠实用儿科学》的理论知识源自丰富的科研和临床工作，还需要广大儿科医务工作者去临证检验和深入实践，博观约取，兼收并蓄。科学与医学技术在飞速发展，对疾病的研究和认识也会日新月异，不断拓展更新，本书虽力争与时俱进，但难免挂一漏万，最终呈现敬请读者批评指正。

2022年5月

第9版前言

1943年，第1版《实用儿科学》出版问世，标志着中国现代儿科学的建立。新中国成立后，《实用儿科学》也在不断地修订、更新、丰富和完善，至今已刊行8版（自第6版起更名为《诸福棠实用儿科学》）。此部巨著传承了诸福棠先生学贯中西、倾囊相授的大家风范，凝结了数代儿科医学领域开山鼻祖、宏儒硕学的经验和心血，彰显了历代儿科医师呵护儿童健康的追求和梦想，奠定了中国儿科医学事业的科技自信和文化自信，是广大儿科医师临床工作道路上的指南经典和宝贵财富。

近10年来，医学科技发展日新月异，临床新技术、新的研究成果不断呈现，尤其在基因诊断、新药研发及新诊疗技术转化应用等方面飞速发展的前提下，迫切需要《诸福棠实用儿科学》（第9版）的修订出版。本版编纂工作于2019年12月启动，由首都医科大学附属北京儿童医院组织发起，邀请全国儿科界老、中、青儿科专家共同修订，汇集了全国儿科各亚专业的领军人物，编写团队实力雄厚。这部儿科学术经典巨作的编著与出版恰逢中国共产党建党100周年和北京儿童医院建院80周年，这将赋予《诸福棠实用儿科学》（第9版）光荣的使命和神圣的意义。同时，为新一代儿科医学工作者继续传承前辈们严谨治学、精益求精的科学精神，秉承诸福棠院士“公慈勤和”的行医宗旨提供丰富的行为指南。

《诸福棠实用儿科学》（第9版）以“传承、创新、融合”为主导原则。传承《实用儿科学》注重基础理论和临床实用相结合的著书传统，传承《实用儿科学》一丝不苟、丰富充实的著书理念，传承《实用儿科学》润物无声、开卷有益的著书水准。在此基础上加以创新，内容更新近30%，调整目录框架，新增“儿科伦理与医学人文”“院前转运与急救”“造血干细胞移植”等章节，着重更新发展较快的新理论、新技术、新指南，紧密契合临床诊疗需求，指导临床实践。除此之外，本书采用融合出版形式，在有限书稿之外延伸拓展了更多的医学知识信息，以满足广大医师临床工作需求。修订力求“高、精、尖、新、深、实、全、典”，将该书打造成代表目前国内儿科高水平的、全面的、临床实用性强的经典儿科学术专著。

谨以《诸福棠实用儿科学》（第9版）的成功出版致敬诸福棠院士、胡亚美院士、张金哲院士、江载芳教授以及全体编者。感谢代表全国儿科领域学术权威的编者们对《诸福棠实用儿科学》（第9版）所付出的努力和辛勤工作，感谢人民卫生出版社一直以来对本书的修订和出版给予的指导和大力支持。

本书汇集了全国众多医者的经验和认识，覆盖广博精深，内容丰富完善，章节精雕细琢。然而医学在不断发展和进步，人类对生命的探索也将永无止境，本版内容不妥或有争议之处敬请各界读者批评指正。

王天有

2022年5月

《诸福棠实用儿科学》（第9版）

获取图书配套增值内容步骤说明

1 扫描封底红标二维码，获取图书“使用说明”。

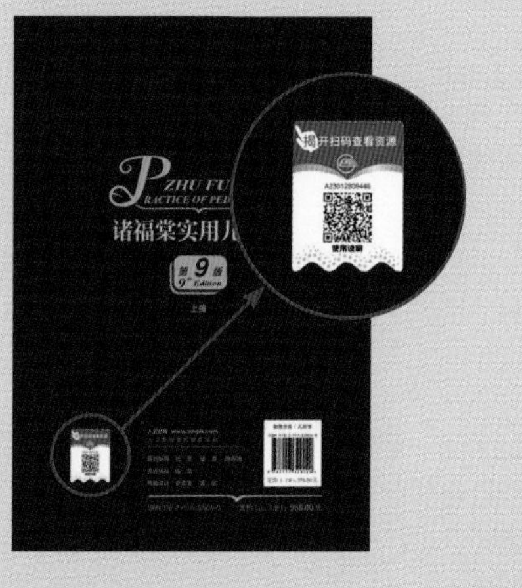

2 揭开红标，扫描绿标激活码，注册/登录人卫账号获取数字资源。

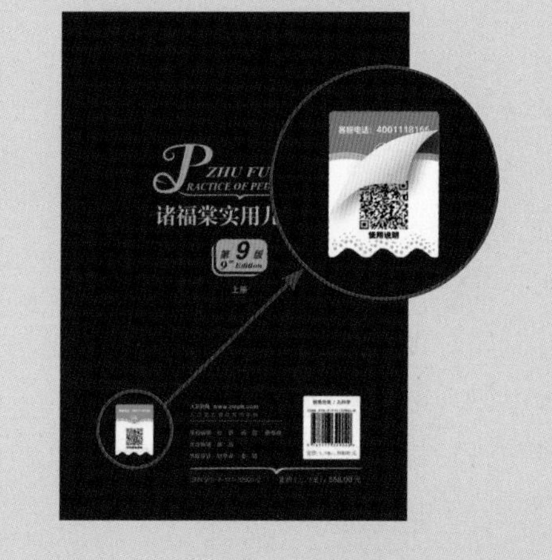

3 扫描书内二维码或封底绿标激活码随时查看数字资源。

人卫图书增值

人卫 打开APP

数字资源 简介

目录 全部(189)

4 登录 zengzhi.ipmph.com 或下载应用体验更多功能和服务。

扫描下载应用

客户服务热线 400-111-8166

目录

上 册

下 册

视频资源目录

以下视频需下载“人卫图书增值”客户端，扫码方法见目录前说明

27 第二十七章 心血管系统疾病

第 1 节　心血管系统的解剖生理特点

心血管系统由心脏、动脉、静脉及毛细血管组成，其中，心脏是心血管系统的枢纽。小儿心血管系统经历了发育完善的过程[1,2]。初生时期，心肌的肌纤维束很细，排列较松，间质与结缔组织、弹力纤维发育差，不含脂肪细胞，但血管网较丰富。随着年龄的增长，到青春期时肌纤维变粗长，弹力纤维及结缔组织也逐渐发育完善。心脏传导系统在初生时也尚未完全发育成熟，随年龄增长而逐渐成熟健全。

一、解剖特点

1. 心脏位置　新生儿心脏位置较高并呈横位，心尖冲动在第 4 肋间隙锁骨中线外，心尖部分主要为右心室。2 岁以后，心脏由横位逐渐变成斜位，心尖冲动下移至第 5 肋间隙，心尖部分主要为左心室。

2. 心脏大小　新生儿心脏相对比成人大，其重量为 20～25g，占体重的 0.8%，而成人只占 0.5%。在整个小儿时期，心脏重量的增长速度并非均等，出生后 6 周内心脏增长不多；1 岁时心脏重量为出生时的 2 倍；5 岁时为出生时的 4 倍；9 岁时为 6 倍；青春期后为 12～14 倍，达到成人水平。

3. 心腔容积　四个心腔的容积出生时为 20～22ml，出生后第一年增长最快，1 岁时达到出生时的 2 倍；2.5 岁时达到 3 倍；7 岁时达到 5 倍，约 100～120ml；其后增长缓慢，至青春期开始，其容积约 140ml；之后增长又渐迅速，18～20 岁时达 240～250ml，为出生时的 12 倍。

4. 房室发育　婴儿时期心房相对较大。心室增长除婴儿时期较慢外，以后逐渐赶上并超过心房的增长速度。胎儿时期，右心室和左心室阻力负荷相近，故新生儿期两心室厚度几乎相等，约 5mm。出生以后，左心室负荷明显增加，而肺循环的阻力在生后明显下降，故左心室壁增长快于右心室壁，6 岁时其厚度达 10mm，而此时右心室壁厚度小于 6mm。15 岁时左心室壁厚度增长到出生时的 2.5 倍，而右心室壁厚度仅较出生时增加 1/3；左室壁的厚度可超过右室壁的 1 倍。

5. 血管特点　成人的静脉内径较动脉大 1 倍，而小儿的动、静脉内径相差较小。在大血管方面，10 岁以前肺动脉内径较主动脉宽；至青春期主动脉的直径开始超过肺动脉。儿童血管壁的弹力纤维较少，至 12 岁时才达到成人水平。在婴儿期，心、肺、肾及皮肤供血较好，主要是因为该时期这些器官的微血管较粗。

6. 心脏传导系统　新生儿期窦房结起搏细胞原始，过渡细胞较少。房室结区相对较大。心房、心室之间可残留心肌细胞的连续。大约 1 岁以后开始发育成熟。

二、生理特点

心脏通过其有节律的收缩和舒张，将静脉血从上、下腔静脉吸纳入右心房，经右心室泵入肺动脉，血液在肺循环进行气体交换转化为氧合血之后，通过肺静脉回流入左心房，经左心室泵入主动脉，供应全身组织器官。一般地说，年龄愈小，代谢水平相对较高，故心率愈快，血流速度也愈快。但新生儿期自主神经系统发育不完善，故心率极不稳定。至 5 岁时，心脏神经装置开始具有成人的特征，10 岁时完全成熟。婴儿血液循环时间平均需 12 秒，学龄前期需 15 秒，年长儿则需 18～20 秒。按照体重或体表面积，小儿每分钟心排血量相对较成人大，新生儿期约 400～500ml/(kg·min)，婴儿约 180～240ml/(kg·min)，以后逐渐降低至成人水平，约 100ml/(kg·min)。

（黄国英）

参考文献

[1] 杨思源，陈树宝. 小儿心脏病学. 4 版. 北京：人民卫生出版社，2012：93-106.

[2] SIMCHA Y，NORMAN HS，ULRICH G. Fetal cardiology (embryology，genetics，physiology，echocardiographic evaluation，diagnosis and perinatal management of cardiac disease). 2nd ed. London：Informa Healthcare，2008：131-149.

27 章

第2节 心血管系统检查方法

一、病史询问

小儿时期的心血管疾病以先天性心脏病(简称先心病)最为常见,常见症状包括发绀、喂养困难、声音嘶哑、反复呼吸道感染或发现心脏杂音,病史询问重点内容包括:是否有发绀、发绀发生的时间、程度以及与哭闹的关系,仔细了解何时发现心脏杂音、体格发育情况、体力活动范围、有无呼吸困难、既往健康情况,是否有反复呼吸道感染,特别是肺炎。

儿童常见的后天性心脏病包括川崎病合并冠状动脉病变、心肌病、心肌炎、心包炎、风湿性心脏病和心律失常等,病史询问时应注意了解患儿的相关病史,如川崎病和风湿热的症状,包括持续高热、皮肤黏膜改变、咽痛、关节痛、舞蹈症等病史;病毒性心肌炎呼吸道和消化道的前驱感染症状;心包炎患儿其他部位感染的病史;心律失常患儿的心慌、胸闷、晕厥等症状。此外,应注意面色苍白、多汗、呼吸困难、水肿和尿量多少,以判断心功能。

在询问家族史时应了解家族成员中有无相关疾病的患者。先心病患儿的一、二、三级亲属成员发生先心病的风险为一般人群的3~6倍;而且常伴有其他先天性畸形[1,2],故还应了解家族成员中有无相关的病史。

二、体格检查

(一)一般检查方法

除观察体格和运动功能发育外,应着重观察皮肤黏膜(口唇、结膜、甲床等)是否有发绀、水肿、呼吸困难症状、杵状指/趾、颈静脉怒张或搏动,并应仔细检查四肢脉搏的强弱和是否对称。此外,应注意皮疹、环形红斑、皮下结节、肝脏大小。应常规测量血压,必要时测下肢血压。应观察是否合并心外畸形,如唇裂,外耳畸形,神经管、消化道和尿道畸形,是否有特殊面容,如唐氏综合征等。

(二)心脏检查

1. 望诊 首先注意心前区有无膨隆,观察心尖冲动强弱和范围。正常情况下,小儿不易见到心尖冲动;但消瘦小儿较易见到。正常心尖冲动2岁以上位于左侧第5肋间隙,2岁以下则位于左侧第4肋间隙,在锁骨中线上或内侧,范围不超过2~3cm^2。心尖冲动增强、范围广泛,反映心室扩大或肥厚。若心肌收缩力弱或心脏压塞(积液或出血),虽然心脏扩大但心尖冲动微弱。左或右心室明显增大时,心前区膨隆。注意心尖冲动最强点,可估计左心室或右心室增大。此点偏向左下侧,则很可能是左心室增大。而如果最强点在剑突下或胸骨左缘下部,则可能是右心室增大。如果最强点在右侧第4或第5肋间,则可能是右位心。心尖冲动可因肺不张或胸腔积液而移位。

2. 触诊 可进一步确定心尖冲动位置、强弱及范围,并检查有无震颤,注意震颤的时相、强度、部位和范围。在胸骨左缘第3~4肋间和剑突下都触及心脏抬举冲击感者,提示右心室肥大,在左侧第5~6肋间锁骨中线外有抬举冲击感者提示为左心室肥厚。震颤的强度和范围可反映异常分流或反流量。较响的收缩期杂音多伴有震颤。

3. 叩诊 小儿胸壁较薄,叩诊手法应较轻,才能叩出较真实的心界。小儿心界应着重记录心左界,一般以锁骨中线或乳线为标准,记录最大左界,必要时叩出心右界。正常1岁以下婴儿因横膈高位,且心脏相对较大,故心左界可在乳线外1cm左右。到儿童期心左界在乳线以内。

4. 听诊 听诊应兼用膜型和钟型听诊器的胸件,分别听取高、低音频的杂音,给婴儿听诊所用胸件直径宜较小(约2~2.5cm)。听诊应包括心率、心律、心音、杂音和摩擦音。必要时在安静或运动后对比观察。

(1)心率及心律:年龄越小,心率越快,且易加速。体力活动、哭闹时或精神紧张,心率也可明显增加。因此,小儿心率测定最好在安静时进行。各年龄心率参阅表27-1。

检查脉搏的性质及强弱,比较上、下肢动脉搏动的强弱及胸骨上窝有无过强的搏动。先天性主动脉缩窄时,上肢动脉搏动很强,而股动脉及足背动脉搏动很弱或消失;但如果缩窄部位靠近左锁骨下动脉,则左上肢动脉搏动也减弱。胸骨上窝强烈的搏动见于主动脉瓣关闭不全、动脉导管未闭或主动脉缩窄。如可触及震颤提示主动脉瓣狭窄或肺动脉瓣狭窄。水冲脉见于动脉导管未闭和主动脉瓣关闭不全,常同时有毛细血管搏动。脉搏细弱见于充血性心力衰竭或严重主动脉瓣狭窄。

表 27-1　各年龄心率平均值及范围

年龄	平均值/（次·min^{-1}）	最小～最大值/（次·min^{-1}）
出生～	127.9	88～158
2 天～	116.5	85～162
8 天～	146.0	115～172
1 个月～	139.5	111～167
4 个月～	130.0	105～158
7 个月～	124.8	109～154
1 岁～	119.2	85～187
3 岁～	108.8	75～133
4 岁～	100.8	71～133
6 岁～	91.7	68～125
8 岁～	88.9	64～123
11 岁～	82.3	52～115
男 12～14 岁	77.4	58～102
女 12～14 岁	87.3	55～109

资料来源：湖南医科大学。

（2）心音：新生儿第一心音和第二心音性质相仿，舒张期因心率快而缩短，故近似胎儿心音。此后，心尖部第一心音较第二心音强，而心底部第二心音较第一心音强。肺动脉瓣区第二心音较主动脉瓣区第二心音响，吸气时可有分裂。心尖部可出现第三心音。小儿胸壁较薄，心音较成人响。

第一心音：由房室瓣的关闭产生，在心尖部最清楚，为心脏收缩期开始的标志。第一心音增强见于高热、贫血、甲状腺功能亢进、左向右分流的先心病及高血压等。第一心音减弱见于心肌炎、心包积液、肺气肿及二尖瓣关闭不全等。患左向右分流型先心病时，第一心音可被响亮的收缩期杂音所掩盖。

第二心音：由大动脉瓣的关闭产生，应在胸骨左缘上部听诊，为心脏舒张期开始的标志。第二心音的改变对先心病的诊断十分重要。肺动脉瓣区第二心音亢进提示肺循环血量增多及肺动脉压力增高，常见于左向右分流的先心病，特别是肺动脉压力升高者如艾森门格综合征。肺动脉瓣区第二心音减弱见于肺动脉狭窄及法洛四联症。主动脉瓣区第二心音亢进见于高血压，而主动脉瓣狭窄则减弱。肺动脉瓣区第二心音分裂在正常小儿吸气时可出现。若呼气及吸气时均能听到第二心音分裂，称固定分裂，为病理性，见于房间隔缺损、肺静脉异位回流及完全性右束支传导阻滞。

第三心音：为左心室开始舒张后急速充盈所引起，出现在第二心音之后 0.10～0.16 秒，在心尖部较易听到，为一低音调的心音。部分正常儿童可听到第三心音，仰卧位清楚，而立位时消失。若第三心音增强，不随体位而变化，则为病理现象，称为舒张早期奔马律，见于心力衰竭及心肌疾患患儿。

第四心音：为心房收缩所产生。正常儿童偶可听到。心室顺应性降低时如心室肥厚、心肌纤维化及先天性三尖瓣下移畸形，心房收缩加强，易听到第四心音。

喷射音或收缩期喀喇音：是高频率的，在收缩早期心底部最清楚。喷射音分为肺动脉喷射音及主动脉喷射音，与肺、主动脉瓣开放或血流急骤充盈大动脉有关。肺动脉喷射音在胸骨左缘第 2 肋间最清楚，呼气时加强，吸气时减弱，肺动脉瓣狭窄或大量左向右分流的先心病时常可听到。主动脉喷射音在胸骨右缘第 2 肋间、胸骨左缘下部最清楚，见于升主动脉扩张的情况，如主动脉瓣狭窄或关闭不全。收缩中期喀喇音在心尖部及其内侧听诊最清楚，吸气、站立位更为清楚。此种收缩期喀喇音多见于二尖瓣脱垂综合征。

（3）杂音：心脏杂音（cardiac murmur）是发现心脏畸形和瓣膜疾病的重要体征。听诊杂音应注意以下几点。①部位：注意哪一瓣膜区，胸骨左缘或右缘，听得最响、最清楚的部位。②时相：分收缩期和舒张期，并注意杂音时限的长短，有收缩期或舒张期的早、中、晚期，或占全收缩期或全舒张期，或两期连续出现。③性质：取决于杂音的响度及音调，如吹风样、隆隆样、机械样、乐音样杂音。④响度：可分为六级，Ⅰ级杂音最轻，若不仔细听诊，易被忽略；Ⅱ级杂音稍响，易于听到；Ⅲ级杂音中度响，但不一定伴有震颤；Ⅳ级杂音更响，伴有震颤；Ⅴ级杂音很响，听诊器胸件稍靠胸壁即可听到；Ⅵ级杂音最响，听诊器胸件离胸壁 1cm 也可听到。⑤传导方向和范围：小婴儿胸壁薄，杂音传导较广泛，传导方向有助于鉴别诊断，如动脉导管未闭的杂音可向锁骨下或颈部传导，二尖瓣关闭不全的杂音向左腋下传导等。

收缩期杂音：依据血流动力学改变，收缩期杂音可分为喷射性杂音及反流性杂音两种。喷射性杂音开始于第一心音稍后，收缩中期加强，终止于第二心音之前。见于肺动脉瓣或主动脉瓣狭窄及部分左向右分流的先心病如房间隔缺损，后者因经肺动脉瓣口的血液量增多，产生相对性狭窄，但杂音性质较器质性狭窄者柔和。

反流性收缩期杂音开始于第一心音，占全收缩期，音响一致。见于二尖瓣或三尖瓣关闭不全。室间隔缺损分流量较大时也可听到类似杂音。

舒张期杂音：可分为房室瓣狭窄性杂音及半月瓣关闭不全性杂音。前者多由二尖瓣狭窄产生，为隆隆样舒张期杂音，由舒张中期开始延续至第一心音，心尖部最清楚，并向腋下传导。后者常因主动脉瓣关闭不全引起，为高调的舒张期杂音，于胸骨左缘第3、4肋间最清楚。另外，在大量左向右分流的先心病中，心尖部常出现舒张期杂音，乃是由于大量血流通过房室瓣所引起；在主动脉瓣关闭不全时，由于从主动脉反流至左心室的血液冲击二尖瓣主瓣，使之在舒张期不能很好地开放，因而在心尖部有时也可听到舒张期隆隆样杂音，均系相对性二尖瓣狭窄。

连续性杂音：杂音连续于收缩期及舒张期，由同一血流动力学所产生，如动脉导管未闭的机械样连续性杂音。

无害性杂音：又称功能性杂音，健康儿童约半数有此杂音。无害性杂音不稳定，随体位或运动可暂时性增加或减弱，其性质柔和，并不传导。常听到的有两种，①乐音样收缩期杂音，位于胸骨左缘第3～4肋间，心尖部或胸骨左缘与心尖部之间，时限占收缩期的前半部或前、中部，大多为Ⅱ级，偶尔达Ⅲ级，仰卧时较响，而直立位时减轻，发热、运动或情绪激动时亦较响，性质如弹弦样或音叉振动样。3～8岁最多见，至青春期后消失。②肺动脉瓣区无害性杂音，位于胸骨左缘第2肋间，为一收缩早期或中期的喷射性杂音，响度为Ⅱ级，于仰卧位、发热、运动或情绪激动时变响，而坐位时变弱。儿童及青春期多见。近年来，由于二维超声心动图的广泛应用，儿童左心室假腱索检出率甚高。左心室假腱索是左心室内的一种正常结构，有左心室假腱索而无器质性心脏病的儿童中常出现心前区收缩期Ⅱ级杂音，可为乐音性或喷射性。一般认为左心室假腱索可产生无害性杂音。

（4）心包摩擦音：反映心包炎症及较少量积液，若心包积液过多则听不到摩擦音，小儿胸壁薄，较成人更易听出摩擦音。摩擦音是一种较表浅的类似皮革摩擦的粗糙的声音，多为往复性，出现于收缩期和舒张期，有时限于收缩期。用听诊器胸件加压于胸壁，摩擦音增强。心包摩擦音消失较快，可持续几小时或几天，此点与杂音不同。摩擦音最易听取的部位是胸骨左缘第3～4肋间下部。

（5）静脉哼鸣（venous hum）：于锁骨下第1、2肋间及颈前锁骨内端最易听到，为一连续性中度响的杂音，由心室快速充盈期静脉回流速度增快而引起。多见于右颈部。令患儿颈部转向对侧并抬举下颏，可使静脉哼鸣明显，压迫同侧颈内静脉可使之消失；坐位或深吸气时静脉哼鸣增强，卧位消失或减弱。健康儿童多数可听到，并无病理意义。应与动脉导管未闭之连续性杂音相鉴别。

（6）颈动脉血管杂音：健康儿童于锁骨上可听到一收缩早、中期杂音，右侧较左侧明显，由于血流快速喷射至头臂动脉而产生，如将听诊器胸件略压于颈动脉上，则杂音变响，若重压则消失。取坐位头向前时较响，而双肩过度伸展时则减弱。此杂音只限于收缩早期，并不伴有震颤，可与主动脉瓣狭窄相鉴别。

（三）动脉血压

动脉血压简称血压（blood pressure），其高低取决于心排血量和外周血管阻力。因此，凡影响心排血量和外周血管阻力的因素均可影响血压。测量血压时患儿必须安静放松。采用水银柱台式血压计。袖带宽度以相当于上臂长的2/3为宜，过窄测的血压偏高，过宽测的血压偏低。一般1个月～1岁袖带宽度约为5cm，1～8岁为9cm，8岁以上为12cm。袖带的长度应为上臂周径的一倍以上。测量时上臂应与心脏在同一水平，袖带应压在肱动脉上。血压计的汞柱应垂直位，通常测量坐位右上肢血压。测量下肢血压所用袖带的宽度及长度应相应增加。

测量血压通常采用听诊法：将听诊器胸件按在肘窝有动脉搏动处，使袖带迅速充气，至动脉音消失，然后缓慢放气，约每秒下降2～5mmHg，记录出现第一个动脉音时的毫米汞柱数，即为收缩压。继续放气，动脉音变为响亮，然后突然变弱，最后消失。舒张压为突然变调时的读数。若婴儿用听诊法测量血压有一定困难，则可采用触诊法：先以指按诊袖带远端之动脉，然后使袖带充气至脉搏消失，再缓慢放气，再一次触到搏动，此时汞柱上的数字即为收缩压。新生儿血压的测量较困难，使用听诊法及触诊法均不易获得满意结果，可用潮红法测血压。另外，多普勒超声法测定血压，对新生儿及婴儿较为适宜。近年来，采用电子血压计测量血压，对于观察血压的动态变化有参考价值。

小儿年龄越小，血压越低，不同年龄血压不同，参阅表27-2。一般收缩压低于75～80mmHg为低血压，收缩压120mmHg、舒张压80mmHg以上为高血压。正常情况下，1岁以上小儿下肢血压比上肢约高20～40mmHg。婴儿上肢血压可略比下肢高。

表 27-2 各年龄平均血压

年龄	平均收缩压/mmHg	平均舒张压/mmHg	年龄	平均收缩压/mmHg	平均舒张压/mmHg
新生儿	80±16	46±16	7岁	102±15	56±8
6个月	89±19	60±10	8岁	105±16	57±9
1岁	96±30	66±25	9岁	107±16	57±9
2岁	99±25	64±25	10岁	111±17	58±10
3岁	100±25	67±23	11岁	113±18	59±10
4岁	99±20	65±20	12岁	115±19	59±10
5岁	94±14	55±9	13岁	118±19	60±10
6岁	100±15	56±8			

资料来源:上海第二医学院．小儿内科学．北京:人民卫生出版社,1980:288(1mmHg=133.322Pa)。

脉压即收缩压与舒张压之差,正常为30~40mmHg。脉压增大常伴有水冲脉,见于心排血量增多的情况,如高热、贫血、甲状腺功能亢进及剧烈运动等;亦可见于主动脉瓣关闭不全、动脉导管未闭、动静脉瘘及完全性房室传导阻滞。脉压过小见于休克、严重主动脉瓣或二尖瓣狭窄、心脏压塞、缩窄性心包炎及充血性心力衰竭。

(四)静脉压

正常小儿取坐位或立位时,不应看到饱满的颈静脉,如见颈静脉饱满提示静脉压增高。测量静脉压,可用穿刺针接有刻度的细玻璃管,内充以生理盐水,穿刺针进入静脉时,使玻璃管垂直,任管内盐水流入静脉内,至停止流入时,水柱高出右心房水平(卧位时取腋中线)的高度即为静脉压。学龄前儿童一般约为40mmH$_2$O,学龄儿童约为60mmH$_2$O。静脉压升高见于右心衰竭、心包积液、缩窄性心包炎等情况。静脉压下降见于血容量不足或休克而微血管扩张时。

三、特殊检查方法

(一)心电图检查

心电图(electrocardiogram,ECG)为心血管系统检查的重要方法之一(图27-1)[3]。常用的导联除Ⅰ、Ⅱ、Ⅲ、aVR、aVL、aVF和$V_{1\sim6}$外,小儿还可加用V_1R、V_2R、V_3R、V_4R等。小儿胸导联探查电极的直径一般用1~1.5cm。小儿心电图与成人有所不同,表现为心率快,各间期及各波形的时间较短,QRS波振幅尤其是心前区导联振幅较高,新生儿及婴儿期右心室占优势,心电轴右偏,新生儿生后5天内T_{V1}直立;小儿心室肥厚的心电图特点与成人不同,尤其在婴幼儿期差别更大。随着年龄增长,这些变化逐渐消失,至学龄期心电图接近于成人。心电图对心律失常的诊断有特异性(详见"心律失常"章节);对电解质紊乱及药物中毒可提供重要的依据;对判断先心病患儿的心房、心室增大情况有很大参考价值。

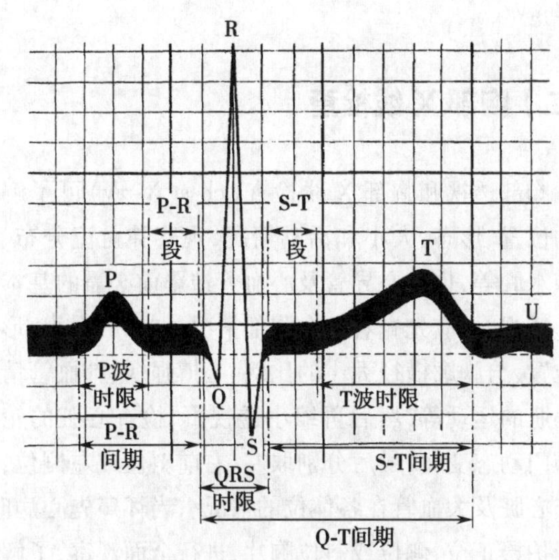

图27-1 正常心电图的剖析

1. 右心房增大的心电图表现 P波形态高尖,肢导联振幅≥0.25mV,胸导联振幅≥0.15mV。

2. 左心房增大的心电图表现 肢导联P波时限增宽≥0.09s,或有切迹;V_1导联P波以负向波为主,其时间≥0.04s,振幅≥1mm。

3. 右心室肥厚的心电图表现

(1)胸导联:①3个月以上R_{V1}>1.7mV,V_1呈rsR′型,R′>1.5mV;②V_3R、V_1为qR型;③V_1导联R/S比值超过正常上限,1岁>5;3岁>2.5;3~5岁>2.0;5~12岁>1.5;12岁以上>1.0;④生后5天~4岁T_{V1}直立;⑤3岁以内S_{V5}>1.5mV,3岁以上S_{V5}>0.9mV,3个月以后V_5

导联 R/S<1。

(2) 肢导联:①心电轴新生儿>+180°,1个月以后>+120°;②Ⅰ、Ⅱ、Ⅲ导联S波较深。

(3) 加压肢导联:aVR 导联 R/S 或 R/Q>1。

(4) 年长儿右心室肥厚心电图诊断可参考下列成人诊断数据:①R_{V1}>1.0mV,R_{V1}+S_{V5}>1.2mV,R_{aVR}>0.5mV,V_1导联R/S>1,V_5导联R/S<1;②心电轴>+110°。

4. 左心室肥厚的心电图表现

(1) 胸导联:①$R_{V5,6}$在3岁以内>3.0mV,3岁以上>3.5mV;②$S_{V1,2}$>2.0mV;③R_{V1}+S_{V5}在3岁以内>4.5mV,3岁以上>5.0mV;④V_5导联ST段下降,T波倒置;⑤V_5导联Q波较深>0.45mV,T波高而对称。

(2) 肢导联:①$R_Ⅰ$+$R_Ⅱ$>4.5mV;②$R_Ⅰ$+$S_Ⅲ$>3.0mV;③心电轴<0°。

(3) 加压肢导联:①R_{aVL}>2.0mV;②R_{aVF}>2.5mV。

(4) 年长儿左心室肥厚心电图诊断可参考下列成人数据:R_{V5}>2.5mV,R_{V5}+S_{V1}>3.5(女)或4.0mV(男),R_{aVL}>1.2mV,R_{aVF}>2.0mV,$R_Ⅰ$+$R_Ⅲ$>2.5mV,$R_Ⅱ$+$R_Ⅲ$>4.0mV。

(二)胸部X线检查

胸部透视和胸部X线检查(chest X-ray)可了解心脏的位置、形态、大小和活动情况,观察肺血流分布、有无肺水肿等,也是心导管及心血管造影前必需的基本步骤。透视时,应先查看整个胸部情况,如心脏大小、形态和位置,与胸廓横径大小的比例、心搏强弱、肺血管情况及膈肌的运动等,然后再缩小透视野,检查心脏的轮廓及肺门动态变化,最后分别取左、右前斜位或左侧位,以详查心脏及大血管在各体位的情况。当怀疑先心病时,应予拍摄正位、侧位或斜位胸片,进行全面观察,了解心脏位置,肺血管多少和分布,心脏的部位、形态、大小及主动脉结、肺动脉段和各个房室增大情况。正常情况下,心胸比例一般小于0.50,但1岁以内的婴儿有时可达0.55。肺野的血管影增多提示肺循环血流量增多;当进入肺循环的血流量减少时,肺门血管影缩小,肺野透亮度增高。

(三)超声心动图检查

超声心动图(echocardiography)是一种自20世纪50年代起始,80年代以后发展极为迅速的无创性心血管检查技术。目前除彩色多普勒二维超声心动图得到广泛应用之外,经食管超声心动图和三维超声心动图诊断也较多地应用于临床。一般以二维超声心动图为基础,采用多种超声方法相结合进行检查。由于超声心动图具有无创伤、操作简便、可重复性等优点,适于儿科应用,已经成为小儿心血管疾病诊断不可或缺的重要手段[4]。小儿体积小,胸壁薄,肺组织遮盖少,图像往往较成人更清楚。

1. 常用的超声心动图检查方法[5]

(1) M型超声心动图:是最早的超声心动图诊断技术,将超声单晶体探头放在心前区对心脏进行探测,超声波的回声在示波屏上形成光点群,通过辨认波型和回声返回时间的先后,对心脏各腔室和血管的内径进行定量测定。目前,由于超声探头均为多晶片探头,可以很好地显示心脏的二维甚至三维结构,故单独使用M型超声心动图检查者极少,而通常是在二维显像的基础上对需要测量的部位启动M型超声心动图检查。目前一般用于测量心腔大小,特别是测量左心室收缩末期和舒张末期内径,计算左室射血分数、每搏输出量、心排血指数等各项心功能指标。

(2) 二维超声心动图:二维超声心动图是通过多条声束的回声,显示出类似心脏解剖切面的图像,能对心脏各个部分的形态、活动状况及与其他结构之间的关系进行实时动态的观察,是其他类型超声心动图的图像基础。将探头放置于剑突下、心尖部、胸骨旁和胸骨上窝等透声窗,可以获得一系列切面观,常用的有下列切面观。

1) 胸骨旁左室长轴切面观(图27-2):探头置于胸

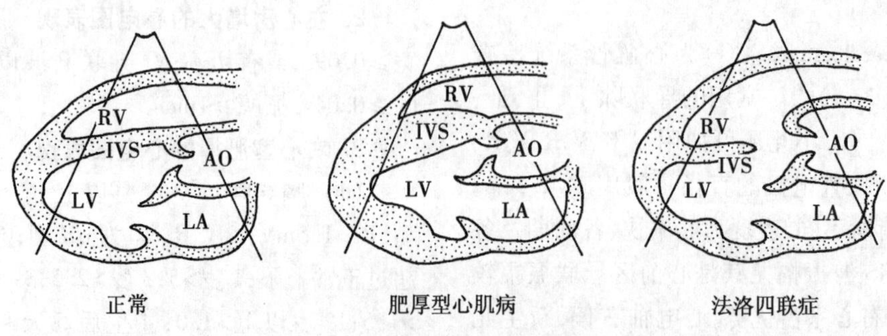

图27-2 胸骨旁左室长轴切面观

骨旁第 3、4 肋间，探头方向与右心房到左肋角连线平行。可显示右心室前壁、右心室腔、室间隔前部、左心室、左心室流出道、主动脉瓣、二尖瓣及其部分腱索和乳头肌以及左心室后壁。正常情况下，室间隔膜部与主动脉前壁相延续，二尖瓣前叶与主动脉后壁通过纤维组织延续。

2）胸骨旁主动脉短轴切面观（图 27-3）：将探头沿左室长轴顺时针旋转 90°，使声束作角度散开的始端指向被检查者的左侧（或前方），声束大致与左肩右腹的连线平行，并稍向上倾斜。可显示主动脉根部横断面、主动脉瓣三个瓣叶、左心房、房间隔、右心房、三尖瓣、右心室、右心室流出道、肺动脉瓣、主肺动脉、左右肺动脉。此切面上还可显示左、右冠状动脉主干。可观察主、肺动脉的位置和关系；右心室流出道及肺动脉有无增宽或狭窄，肺动脉与降主动脉间有无开放的动脉导管，冠状动脉有无扩张等。

3）胸骨旁心室短轴切面观：在胸骨旁主动脉短轴切面观基础上，将探头声束向下倾斜并沿左室长轴向下移行可得一系列心室短轴观。

二尖瓣口水平切面观：左心室内显示二尖瓣，前后叶镜向运动，于舒张期呈鱼口样张开，有足够的开放面积，收缩期关闭合一。左心室壁、左心室腔及室间隔呈圆形结构，于收缩期呈向心性收缩，右心室腔及右心室壁呈新月形状，位于左心室上方。

乳头肌水平切面观：显示左心室腔切面，约在时钟 3 点和 8 点位置上有 2 个突起的前外侧乳头肌与后内侧乳头肌。

4）心尖四腔心切面观（图 27-4）：探头置于心尖部，将探头斜对着被检查者右肩胛骨，声束指向心底部。心尖冲动若在右侧，则为右心尖位检查。可显示各房室大小、形态、比例，房、室间隔与二、三尖瓣形成的心内十字交叉结构以及左上、左下和右上肺静脉连接至左房。此切面可观察心脏形态，确定房室大小，二、三尖瓣情况，室间隔有无肥厚、缺损等，均为重要的观察指标。房间隔在此切面易表现为假性回声缺失。

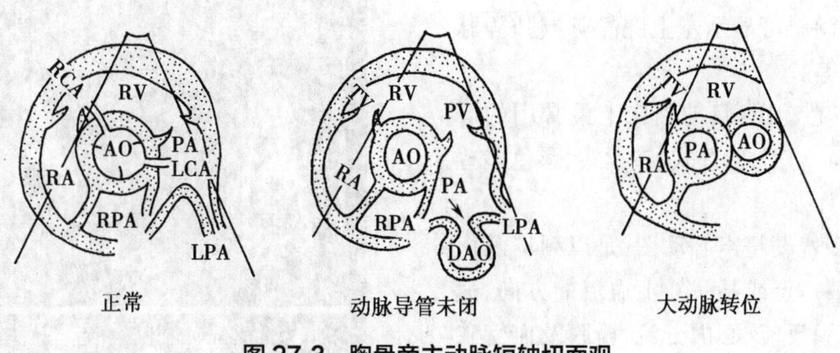

图 27-3　胸骨旁主动脉短轴切面观

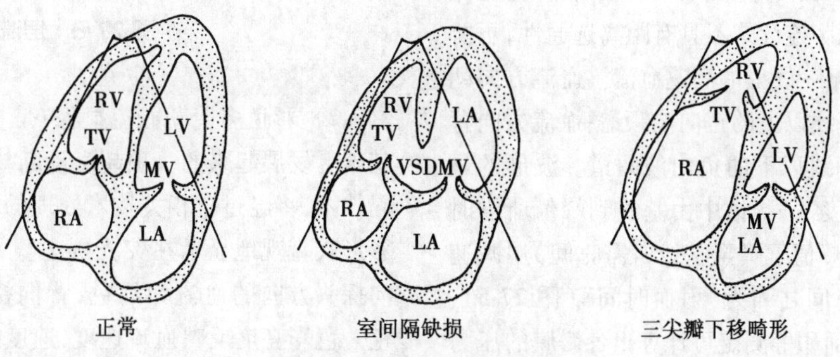

图 27-4　心尖四腔心切面观

5）心尖五腔心切面观：在心尖四腔切面观基础上，将探头向前上抬，可显示左室流出道与主动脉根部回声。如果将探头向下倾斜尚可显示窦口与右心房相通的冠状静脉窦长轴回声。

6）心尖左心长轴切面观：在心尖四腔切面观基础上将探头旋转 90°或在胸骨旁左室长轴切面观基础上将探头由胸骨旁移行至心尖部，声束指向心底得到与胸骨旁左心长轴切面观相似的结构可显示整个左心包括心尖部及主动脉，便于观察室间隔和左心室后壁的心肌活动及室间隔完整性等。

7）心尖两腔心切面观：在心尖左心长轴切面观基础上，将探头稍做顺时针旋转，避开主动脉后可获得，可较完整显示左心室前壁和下壁,估测左心室容积和心功能。

8）剑突下四腔心切面观:探头置于剑突下,声束水平指向左上方即可获得。可显示右心室、右心房、左心室、左心房、室间隔、房间隔、右心室下壁(后壁)。因房间隔与声束近于垂直,房间隔显露较完整,很少出现假性回声中断,是判定房间隔缺损的重要切面。

9）胸骨上窝主动脉弓长轴切面观:探头置于胸骨上窝,声束方向朝向左颈部。该切面可显示升主动脉、主动脉弓、降主动脉、右肺动脉的横断面,头臂动脉在主动脉弓的开口由右向左依次为无名动脉、左颈总动脉、左锁骨下动脉。此切面对主动脉缩窄、主动脉弓离断等诊断十分重要。

10）胸骨上窝主动脉弓短轴切面观:在探查主动脉弓长轴切面的基础上将探头顺时针旋转90°。该切面可显示主动脉横断面、肺动脉主干、右肺动脉、无名静脉及其汇入上腔静脉情况。探头稍向左后或左前,可显示主、肺动脉及其分叉处,可较好地显示动脉导管交通。右肺动脉下方为左心房,婴幼儿可见4支肺静脉回流入左心房。探头再向左倾斜可显示左上腔静脉或肺静脉异位引流的垂直静脉等。

(3）多普勒超声心动图:目前临床上最常用的有三种类型多普勒超声心动图,脉冲式、连续式、彩色多普勒血流显像。

1）脉冲及连续多普勒超声心动图:是以频谱及声音方式,反映心脏内某一点或某一线上血流的方向、速度及异常血流。对瓣膜反流、心内分流、瓣膜及血管狭窄、动脉导管未闭等诊断十分重要。脉冲式具有距离选通性,可定点测量,但受脉冲重复频率的影响,所测血流速度范围会受到限制。连续式不具有距离选通性,不能定点测量,但可测量某一线上的高速血流。血流方向朝向探头的显示为在基线以上的正向波频谱;血流方向背向探头的显示为在基线以下的负向波频谱。波形的最高点为"峰值血流速度"。频谱中由基线到峰值所需时间为"加速时间",由峰值下降至基线所需时间为"减速时间",加速与减速时间之和为"射血时间"(图27-5),通过血流速度、瓣口面积等测定可计算出各瓣膜的压力阶差、血流量等。①层流。正常情况下,心内血流通常均为层流。显示其频谱窄,光点密集,不充填。频谱包络较为光滑的图形,多普勒音频输出可闻及平滑且悦耳的血流声(图27-6)。②湍流。由于血流速度加快和紊乱而产生的异常血流。其频谱增宽,光点疏散,被充填频谱包络为毛糙的图形。多普勒音频输出可闻及嘈杂刺耳的血流声。③涡流。本质上也是湍流,由于红细胞呈多方向无规则的运动,而得到双向的湍流频谱。

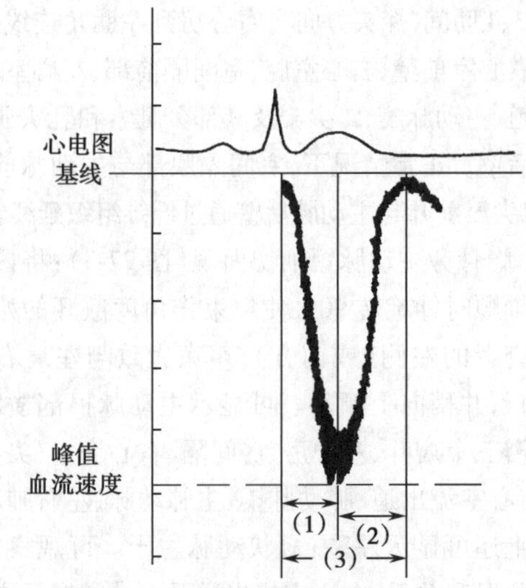

图27-5 多普勒频谱测量示意图

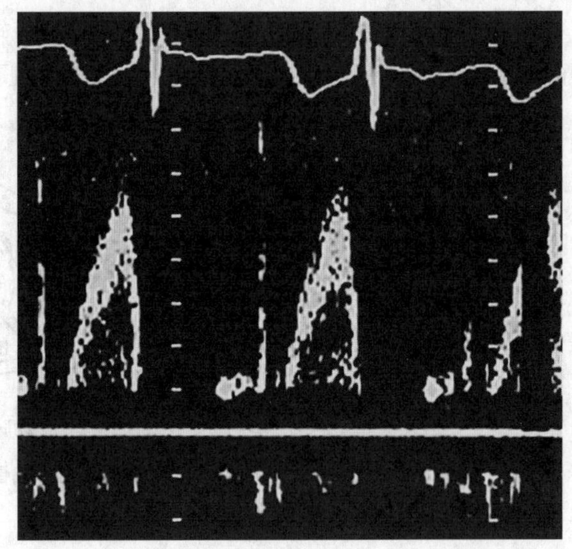

图27-6 层流

2）彩色多普勒血流显像:是在脉冲多普勒技术的基础上发展起来的一项超声诊断技术,它采用了彩色编码技术,将经过自相关技术处理的多普勒频移信号以色彩形式直观地显示在荧光屏上。将血流色彩规定为朝向探头方向的血流为红色,背向探头方向的血流为蓝色。色彩亮度反映血流速度,速度越快亮度越大。高速血流超越最大限度时,出现色彩混叠。湍流和涡流时呈多彩镶嵌状。彩色多普勒超声心动图对心脏或大血管内分流、瓣上狭窄或反流的诊断有着十分重要的价值。它可同时显示心脏某一断面上全部正常与异常血流讯号的分布情况,可协助选择置放脉冲及连续多普勒取样的位置,使测量更迅速、准确。

(4）实时三维超声心动图:近年来,由矩阵晶片发射锥形超声束的实时三维超声心动图(real-time three-dimensional echocardiography,RT-3DE),采用了超矩阵探头、高通量数据处理系统和三维空间定位系统三种先进技术,探头晶片由 3 000 多个阵元组成,以矩阵排列,探头在沿晶片矩阵 X 轴同步发射多条声束构成若干帧二维图像的同时,可沿矩阵 Y 轴依次发射声束构成若干二维图像,最后形成立体发射和立体接收的"金字塔"形三维图像。不仅可以实时从多个角度动态显示心脏的解剖结构,还可进行心脏容量、心肌重量、瓣膜反流、心内分流等定量测量。一般在二维显像基础上,对所感兴趣的区域启动三维显像,目前在显示瓣膜病变、间隔缺损等方面具有较大优势,也可应用于先心病介入治疗的病例筛选、术中监测和术后疗效评估。

2. 心功能测定　应用超声心动图的方法评价心功能(cardiac function)已得到肯定。而且已成为临床测量心功能最常用的无创性技术。

(1) 左心室收缩功能

1) 左心室短轴缩短百分率(fraction shortening,FS,%):将 M 型超声心动图取样线置于左心室腱索水平,分别测量左心室舒张期末径(Dd,与心电图 QRS 波群 R 波顶点对应)和收缩期末径(Ds,与心电图 QRS 波群 T 波终点对应)。FS%=(Dd-Ds)/Dd×100%,正常值为 28%~38%。

2) 射血分数(ejection fraction,EF,%):根据左心室 Dd 和 Ds,测算出左心室舒张末期容积(LVEDV)和左心室收缩末期容积(LVESV)。EF=(LVEDV-LVESV)/LVEDV×100%,正常值为 45%~75%。

3) 多普勒超声心动图评价左心室功能:假设主动脉内的血液流动状态为一种圆柱体状态,圆柱体体积=面积×高,主动脉内血流量应当是,流量=主动脉瓣口面积(AVA)×血液流动距离。血液流动距离又称血流速度积分(flow velocity integral,FVI),FVI=血液流动时间(ET)×血流速度(V),由此可知左心室每搏输出量(LVSV)=AVA×FVI。

(2) 左心室舒张功能

1) 左心室等容舒张时间(IRT):用双导 M 型超声心动图同步记录主动脉瓣和二尖瓣曲线,测量从二尖瓣关闭到主动脉瓣开放的时间;或用脉冲多普勒将取样点置于左心室流出道和二尖瓣前叶之间,由左心室流出道血流频谱结束点至二尖瓣血流频谱起点的时间,即为左心室等容舒张时间。等容舒张时间越长,说明左心室主动舒张功能越差。正常值为(0.07±0.01)秒。

2) 二尖瓣舒张期血流频谱:①二尖瓣 E 峰与 A 峰比值(EV/AV)。正常情况下,舒张早期左心室充盈量大于心房收缩期左心室充盈量,EV/AV>1。正常值为 1.6±0.5。当左心室松弛性降低时 EV/AV<1;但当舒张早期左心房压力及左心室僵硬度增高时,可出现假性正常化的 EV/AV>1。②舒张早期充盈分数(RFF):系指二尖瓣舒张早期频谱血流的速度积分(VTIE)与二尖瓣全舒张期血流速度积分(VTIT)的比率。即 RFF=VTIE/VTIT×100%。正常值为 55%~63%。当心肌舒张功能减低时,此值明显减低。

(3) 右心室收缩功能

1) 右心室舒张末期容积(RVEDV)和右心室收缩末期容积(RVESV):RVEDV 是与心电图 QRS 波顶点对应的右心室容积。RVESV 是与心电图 T 波终点对应的右心室容积。

2) 右心室射血分数(RVEF):RVEF=(RVEDV-RVESV)/RVEDV×100%。

3) 右心室射血前期与右心室射血期比值(RVPEP/RVET):RVPEP 是自心电图 R 波至肺动脉开放时间的间期。RVET 是肺动脉瓣自开放至关闭的时间间期。正常值为 0.16~0.30。心肌收缩力减低或肺动脉压力增高时,该比值增大。

(4) 右心室舒张功能

1) 三尖瓣 E 峰和 A 峰速度比值(VE/VA):正常情况下,右心室舒张早期充盈量大于心房收缩期充盈量,EV/EA>1,正常值为 1.5±0.3。当右心室松弛性减低时,EV/EA<1;但当右心室僵硬度升高明显时,右心房舒张早期压力增高,可出现假性正常化的 EV/EA>1。

2) 三尖瓣舒张早期充盈分数(EFF):采用三尖瓣舒张期血流频谱测量舒张早期血流速度积分(VTIE),将其与三尖瓣全舒张期血流速度积分(VTIT)相比。EFF=VTIE/VTIT×100%,正常值约为 54%。右心室舒张功能不良时,此值减低。

(四)心导管检查

自 1929 年 Forssmann 开始应用以来,迅速在临床医学中得到广泛的应用,提高了心血管疾病尤其是先心病的诊断水平,促进了心脏病学的发展。近二十几年来,心脏超声检查对心脏瓣膜病及先心病诊断的高准确性已经在很大程度上可以替代心导管检查,但在较复杂的先心病患儿中,特别是需要观察大血管及其分支、肺动脉血管床发育、冠状动脉和侧支循环情况等时,心导管造影检查仍然具有重要价值。另一方面,心导管术逐渐应用于治疗领域,介入性治疗取得了令人瞩目的进展[6]。

1. 适应证及禁忌证　在充分准备及细致熟练的操

作下,心导管术不失为一项较安全的检查及治疗方法,但术中可引起各种并发症,严重者可导致死亡,故必须严格掌握。

(1) 适应证

1) 复杂型先心病及某些后天性心脏病,其临床无创伤性检查资料尚不足以肯定诊断者。

2) 评价肺动脉压力及阻力:大型室间隔缺损伴重度肺动脉高压或肺血多的发绀型先心病患儿,除进一步明确诊断外,通过心导管检查了解肺血管病变程度以确定手术指征、术式并判断预后。

3) 主动脉弓病变:包括血管环、主动脉弓中断、主动脉缩窄等。

4) 其他血管病变:包括冠状动脉病变、肺动脉分支发育异常、肺静脉回流异常、主-肺动脉侧支循环、动静脉瘘等。

5) 评价外科手术后的效果,指导今后的治疗。

6) 心脏电生理检查及心肌活检。

7) 介入治疗。

(2) 禁忌证:感染性心内膜炎、活动性风湿病或心肌炎、严重心律失常、重度心力衰竭、急性或慢性化脓性感染病灶及出血倾向等。

2. 检查方法 术前禁食、备皮、应用镇静剂使患儿处于安静状态。常用肌内注射冬眠合剂(哌替啶 1mg/kg,氯丙嗪及盐酸异丙嗪各 0.5mg/kg)。1 岁以下婴儿因哌替啶抑制呼吸可改用地西泮肌内注射(0.2mg/kg)。手术麻醉均用 0.5%普鲁卡因局麻,不合作者临时加用氯胺酮静脉注射(1mg/kg)。

血管入口通常选用股动脉、股静脉,初生数天的新生儿可用脐动脉、脐静脉。用经皮穿刺法插入 4~7F 导管,在透视下推送至心脏。根据导管插入途径可分为右心导管检查和左心导管检查。按检查内容又可分为单纯心导管检查、附加试验及选择性心血管造影。

(1) 右心导管检查:心导管由周围静脉插入至右侧房室及肺动脉,直至嵌入肺小动脉并分别在各部位取血测血氧含量及压力。常用于评价肺动脉压力及阻力。

(2) 左心导管检查:心导管由周围动脉插入,逆行于主动脉至左心室。导管也可自静脉插入至右心房,通过卵圆孔进入左心房、左心室。除测各部位血氧及压力外,通常可进行选择性造影检查。

(3) 选择性心血管造影:将心导管顶端置于心脏或大血管指定部位,经心导管快速注入造影剂并连续快速摄片或电影造影。使欲观察的部位显影更清晰,除常规正侧位外,有针对性地选用长轴位、四腔位或起坐位等造影,多用于诊断与鉴别诊断复杂型先心病,特别有助于观察主动脉弓病变、冠状动脉病变、肺动脉分支发育、肺静脉回流异常、主-肺动脉侧支循环、动静脉瘘等。

检查完毕后撤出导管,穿刺部位加压 15~20 分钟直至止血。检查过程中进行心电、血压及经皮动脉血氧饱和度等监护。

3. 并发症 最常见的并发症为心导管对心肌的直接刺激而引起的各种心律失常。其中以室性及房性期前收缩、短阵的室性及房性心动过速最为常见。绝大多数于停止导管操作或调整导管位置后迅速消失,个别需用药物治疗。较少见而严重的心律失常有重度房室传导阻滞、心室颤动及停搏等。麻醉后呼吸抑制、低氧血症常为其诱因,并可加重病情。如不及时积极抢救,可造成患儿死亡。其他并发症有心脏及大血管穿孔、气栓、血栓、心力衰竭、急性肺水肿及术后感染等。

心导管检查平均死亡率为 0.1%~1%,多发生于新生儿及病情严重患儿。故对重症患儿必须严格把握适应证,术前必须全面评估病情,有缺氧、脱水、急性心力衰竭者积极抢救,待病情稍平稳后再进行检查。部分危重患儿需插管机械通气以避免低氧血症并支持心脏功能。术中尽量减少心导管对心脏的刺激,缩短检查时间,备好抢救措施,对小婴儿尤应注意保暖,注意酸碱平衡,适当控制补液量,必要时输血,严密心电监护,以进一步降低死亡率。

4. 资料分析 通过心导管检查可获得各个部位的血氧、压力等数据,可计算心排血量、心内或大血管之间分流量、肺循环阻力和体循环阻力等,有助于诊断、鉴别诊断和病情评估,指导制订合理的治疗方案。

5. 介入性治疗 近 30 年来,介入性导管术(interventional cardiac catheterization)发展迅速,在儿科临床中也得到广泛应用。

(1) 球囊瓣膜成形术:将带球囊的导管置于狭窄瓣口,利用稀释造影剂迅速充盈球囊时所产生的张力撕裂狭窄粘连的肺动脉瓣,扩张瓣口。对肺动脉瓣狭窄病例效果良好,可使血流动力学显著改善,已被公认为相当安全而有效的治疗方法,目前已成为该病的首选治疗方案。临床上对主动脉瓣狭窄患儿也有不少应用成功的报道,尤其是对主动脉瓣叶薄、活动较好、瓣环发育良好者,效果较好。但可导致主动脉瓣关闭不全及主动脉撕裂、局部动脉损伤等严重并发症。

(2) 球囊血管成形术:多应用于主动脉缩窄病例,尤其是手术后再缩窄者,近期疗效良好,远期有发生动脉瘤或再缩窄的报道。此外,血管成形术可应用于外科手术难以到达的周围肺动脉狭窄。对局限性肾动脉狭窄,成形术也能取得满意疗效。

(3) 球囊房间隔造口术：是对完全型大动脉转位、三尖瓣闭锁、左心发育不良综合征等伴严重低氧血症新生儿的一项急救措施。用球囊导管将原有房间通道加以扩大，使体、肺循环血流更好地混合，可迅速改善低氧血症，从而使患儿能有较好的术前状况以接受心脏手术治疗。

(4) 动脉导管未闭封堵术：自1967年Porstmann等首先采用经股动脉推注泡沫塑料封堵未闭动脉导管成功后，封堵动脉导管的材料及手术方法不断改进，如Rashkind双面伞、弹簧圈、Amplatzer蘑菇伞及各种封堵器等。弹簧圈适用于封堵较小的未闭导管，其他封堵器可封堵较粗大的未闭导管。由于封堵器是由股静脉侧推入，避免了损伤股动脉的危险，此外其具有创伤小、操作相对简便及可适用于小婴儿等优越性，目前此项治疗已越来越多替代了开胸手术闭合动脉导管。并发症包括少数患儿术中出现封堵器脱落及少量残余分流等。

(5) 房间隔缺损封堵术：近年来国内已有较多患儿应用封堵器经导管成功地封堵了房间隔缺损，疗效满意，残余分流及其他严重并发症很少，适用于<30mm的中央型房间隔缺损，房缺上、下边缘均要有足够房间隔组织，以支撑封堵伞。术中最好有食管超声或经胸超声监测，有助于封堵器置放位置准确、避免损伤腱索和瓣膜。

(6) 室间隔缺损封堵术：经导管封堵室间隔缺损适用于大多数肌部或部分膜部室间隔缺损。近年来国内报告成功的病例很多，技术日臻成熟。严重并发症包括房室传导阻滞、瓣膜损伤、封堵器脱落等。

(7) 异常血管的封堵：多用于复杂型先心病，如法洛四联症、肺动脉闭锁患儿的侧支循环及各种动静脉瘘的治疗。

(8) 血管支架：主要适用于手术难以到达的部位，如肺动脉分支狭窄、肾动脉分支狭窄及外科手术后再狭窄，如主动脉缩窄及川崎病并发冠状动脉狭窄等。

(9) 取出心内异物：用导管引导圈套器套住异物的游离端拉出体外，也可应用带钩的导管、内镜钳或心肌活检钳取异物。

(10) 放置起搏导管：完全性房室传导阻滞患儿合并心源性晕厥(阿-斯综合征)时需紧急通过导管置入右心室内膜起搏导管临时起搏心脏，常能挽救垂危患儿。是重症心肌炎患儿安全而有效的抢救措施。在慢性心肌病合并病态窦房结综合征或完全性房室传导阻滞时则需安置永久性心脏起搏装置。

(11) 射频导管消融术治疗快速性心律失常：20世纪90年代以来，以消除局部病灶，切断折返途径为目的的射频消融术已成为简捷有效的治疗快速心律失常的方法。小儿某些快速心律失常有自愈性，其发生机制与成人也有一定区别，且小儿心脏、血管相对小，增加了操作难度及相关并发症发生风险。虽国内样本量较大的多个病例报告中严重并发症发生率明显低于国外多中心注册登记的平均水平，但其严重并发症如完全性房室传导阻滞、心脏及主动脉穿孔、主动脉瓣反流等对小儿的终身致残性比成人影响要更大。因此应严格掌握适应证。

(五) 运动试验

机体的运动与循环、呼吸及血液系统的功能有关。运动试验是在控制条件下，逐步增加运动负荷量，以测定受检者的做功能力，为无创性检查方法，用于辅助心血管疾病的诊断。

正常儿童剧烈运动时，机体氧耗量随运动负荷量增大而增加，当到达最大运动极限时，氧耗量达到最大值而不再继续增加或反而略有下降。测定最大氧耗量可反映极量运动负荷。正常儿童氧耗量到极量运动时较静息时增加4~8倍，年龄较大者更为明显。心排血量及心率随运动负荷量增大而增加，心排血量的增加主要由于心率的加快。达极量运动时，最大心率可达200次/min左右，年龄及性别无差异。心率随运动负荷量增加而逐渐上升，并与氧耗量呈线性关系。由于氧耗量测定较复杂，需要一定设备，故临床多应用心率推算运动负荷量。运动时收缩压因每搏输出量的增加而升高，舒张压变化不大。此外，正常儿童极量运动时约12%~17%出现心电图Ⅱ、Ⅲ、aVF及V_5导联T波改变，呈平坦、双向或倒置，ST段下移0.5~1mm。停止运动后10分钟均可恢复，一般不发生心律失常。心血管疾病患儿静息时血流动力学检查结果可为正常或接近正常，无明显症状，运动时心功能降低，氧耗量及心排血量降低，心率不能达到最高水平，而出现心肌缺血表现，并引起心律失常。

1. 运动试验 进行运动试验需要特制仪器、专业人员(包括一名心血管疾病专科医生)及良好的环境，并应有心肺复苏的设备，以防不测。运动中监测受检者心电图、心率及血压。有条件的单位应设有呼吸气体交换分析，氧耗量测定等。目前常用的多级运动试验有两种：

(1) 活动平板运动试验：通过调节平板移动的速度及坡度，使受检者从行走到跑步不停地运动，并不断增加运动负荷量。速度及坡度的更换，儿科多采用修改的 Bruce 方案(表 27-3),分级连续递增,每 3 分钟增加 1 级,速度固定(如 3.5 英里/h)(1 英里=1.609km),坡度从 0 开始,每分钟递增 2%。近年来 Balke 方案建议每分钟增加 1 级,速度固定 3.5 英里/h,坡度从 0 开始,第 1 分钟坡度增加 2%,以后每分钟递增 1%。一般 4 岁以上儿童可接受这种运动。运动中上肢活动,心电图及血压测定易受干扰。

(2) 踏车运动试验:应用安装有功量计的脚踏车做踏车运动。根据受检者体重或体表面积决定开始功量及每级递增的功量。通常儿童从 25(kg·m)/min 起始,青少年从 50(kg·m)/min 起始,踏车速度为 60~70 圈/min,每 3 分钟为 1 级,每级增加功量 10、25 或 50(kg·m)/min,逐级递增,达到预计心率时停止。儿童踏车运动功量选择标准见表 27-4。踏车运动试验可用于 4 岁以上小儿。其优点是坐位较为安全,血压及心电图监测伪差少。

表 27-3 改良的 Bruce 分级活动平板试验方案(儿科范围)

级别	速度/(英里·h^{-1})	坡度/%	总时间/min
静息		0	
1	1.7	0	3
2	1.7	5	6
3	1.7	10	9
4	2.5	12	12
5	3.4	14	15
6	3.4	16	18
7	3.4	18	21
8	3.4	20	24
9	3.4	22	27

表 27-4 儿童踏车运动功量选择标准

体重/kg	≤30 (kg·m)/min	31~40 (kg·m)/min	41~50 (kg·m)/min	51~60 (kg·m)/min	>60 (kg·m)/min	预计心率/(次·min^{-1})
1 级	50	50	100	100	100	120
2 级	100	100	200	200	200	150
3 级	150	200	300	300	400	160
4 级	200	350	400	500	600	170
5 级	300	500	600	700	800	190-年龄

多级动态运动根据运动负荷量的不同可分为极量及亚极量运动试验。极量运动是运动负荷量达到生理极限,氧耗量达到最大值而不再增加。极量运动的标准为:①受检者经多方鼓励及自己努力再也无力继续运动;②氧耗量曲线不再上升;③血乳酸达到 65mg%或呼吸商>1.0;④心率达到运动前的 2 倍左右或达到儿童最大心率范围 190~200 次/min。极量运动适用于:①健康儿童做功能力的测定;②运动员的训练及筛选;③术后心功能良好患儿的随访;④评估 QTc 正常的健康儿童偶发期前收缩的意义。亚极量运动的标准通常为达到 80%最大氧耗量或心率达极量运动心率的 85%~90%,或心率达到 170 次/min。有症状的心血管疾病患儿多采用亚极量运动。

多级运动试验终止运动的指征:

1) 达到预计心率。

2) 未达到预计心率以前终止运动的指征:①患儿要求终止运动;②已取得运动试验的诊断目的;③出现明显的胸痛、头晕、头痛、呼吸困难、面色苍白等症状;④血压过度升高,收缩压≥230mmHg,舒张压≥120mmHg,或血压下降 10mmHg 或以上;⑤ST 段降低≥3mm;⑥诱发严重心律失常,如频发室性期前收缩、室上性或室性心动过速,或心脏传导阻滞,如房室传导阻滞、束支传导阻滞;⑦器械或心电图监护系统故障。

在缺乏多级运动设备条件时,可采用马氏二阶梯运动试验。按受检者年龄、性别及体重,参照马氏二阶梯运动试验登梯次数表(表 27-5),令其在二阶梯进行上下往返运动,用节拍器控制登梯速率,秒表计时,运动 3 分钟。运动前做卧位心电图,运动后即刻躺下,描记即刻、2、4、6 分钟心电图,进行运动心电图分析。此方法设备简单,操作方便,较安全,但运动量小,假阴性率高,目前很少应用。

(3) 6 分钟步行试验:6 分钟步行试验(six minutes walk test,6MWT)是一项简便、安全的亚极量运动试验。在 20 世纪 80 年代中期开始用于评估心力衰竭患者的心功能。该试验操作简便易行，不需要极量运动试验所需的昂贵仪器和设备，更重要的是可以比较客观真实地反映患者日常活动状态下的病理生理状况，现已成为成人领域临床评估患者心功能及运动耐量的客观指标之一。

表 27-5　马氏二阶梯运动试验登梯次数表（儿科范围）

体重/kg	5～9 岁		10～14 岁	
	男	女	男	女
18～22	35	35	36	35
23～27	33	33	35	33
28～31	31	31	33	32
32～36	28	28	32	30
37～40	26	26	30	28
41～45	24	24	29	27
46～49	22	22	27	25
50～54	20	20	26	23
55～59	18	18	24	22
60～63	16	16	23	20
64～68			21	18
69～72			20	17
73～77			18	15
78～81				13

1）试验环境及设备：试验场地要求宽敞、安静、通风良好、温度适宜。试验中备有听诊器、血压计、脉搏血氧饱和度仪、心电图仪、秒表、座椅、氧气及输送系统、硝酸甘油、肾上腺素等急救物品。

2）试验方法：受试者沿平坦地面上长约 30.5m（100 英尺）的直线尽可能快速行走直到 6 分钟结束，以检查人员喊"停"的最后一步作为终点测量步行距离。试验前测量受试者的身高、体重。记录试验前后受试者的呼吸频率、心率、血压、经皮动脉血氧饱和度，并描记心电图。试验后要求受试者家长对受试者本次活动量与其平时运动量进行比较，评估等级分为"本次试验运动量小于平时运动量""本次试验运动量近似于平时运动量"和"本次试验运动量大于平时运动量"。

3）试验要求：①试验前 2 小时内避免剧烈运动；②试验前告知受试者"本次试验的目的为观察你 6 分钟内最多能走多远。试验中如果必要，你可以减速步行甚至停止休息（停止或在两端座椅上休息），但需尽快继续步行至 6 分钟结束"，同时指导受试者避免快速转身和走环形路线；③试验中医生仅定时使用固定、平稳的鼓励性语言，如"你走得很好""继续走"；④试验中每隔 1 分钟提醒一次受试者剩余时间，按以下标准语言进行，1 分钟后提醒受试者"你走得很好，还剩 5 分钟"；2 分钟后提醒受试者"继续走，你还有 4 分钟"；依此类推，直到 6 分钟结束时告知受试者"停止步行，站在你所停止的地方"，并做好标记。

4）试验终止标准：6 分钟内患儿出现疲乏、气促、呼吸困难、胸闷、胸痛、冷汗、颜面苍白等症状则终止试验。

2. 运动试验的适应证　1994 年美国心脏协会制订的小儿运动试验指南提示运动试验适应证包括评估心脏病及非心脏病患儿的治疗效果、预后判断和建立康复计划，并对健康儿童的体格良好水平及功能耐力进行评估。临床心血管疾病患儿进行运动试验的适应证如下：

（1）心肌缺血的评估：川崎病并发冠状动脉瘤及狭窄、冠状动脉起源异常及大动脉错位进行动脉转换术后冠状动脉灌注不良的患儿，静息心电图改变轻微或正常，运动可诱发心绞痛、缺血性 ST-T 改变及心律失常等。

（2）心律失常的诊断及预后估计：运动可激发心律失常或使之改变或消失，对心律失常的诊断、评估预后及治疗有重要意义。

1）期前收缩：运动后心率增快至 150 次/min 时，期前收缩消失，提示良性期前收缩。相反，随心率增快期前收缩增多、呈联律性、成对出现或为多形性，则为病理性期前收缩，应用药物控制。运动试验可用于筛选抗心律失常药及判断疗效。

2）完全性传导阻滞：运动后心室率提高 10 次/min 以上，提示阻滞在房室束以上，预后较好。宽 QRS 波者运动后出现室性期前收缩，易发生严重室性心律失常，可致猝死。

3）病态窦房结综合征：运动试验为窦房结功能激发试验之一，运动后最大心率成人<90 次/min，小儿<100 次/min，或运动后出现窦房传导阻滞、窦性停搏或异位心动过速亦可确诊。

4）室上性心动过速：静息及动态心电图未能确诊，运动试验可能发现室上性心动过速。

5）长 QT 间期综合征：运动可使 QT 间期延长，并出现异常宽大的 T 波。疑为长 QT 间期综合征患儿可行运动试验，但应注意运动可诱发室性心动过速致晕厥发作。

6）先心病术后心律失常：心律失常为先心病术后猝死的主要原因。法洛四联症术后数年发生猝死与室性心律失常有关,如运动试验诱发室性期前收缩,应及时用药物控制。完全性大动脉转位术后常发生病态窦房结综合征,应做运动试验了解窦房结功能,必要时安装起搏器治疗。

(3) 其他心脏病的评估:如先天性主动脉瓣狭窄患儿运动试验可诱发心电图 ST 段下降和 T 波倒置,收缩压较正常降低,舒张压反而升高。ST 段下降>2mm 者,提示压力阶差 50~100mmHg。

(4) 评估运动诱发原因不明的症状:运动试验可用于鉴定病因,如胸痛可能为运动诱发支气管痉挛所致,发作性晕厥可因运动诱发特发性室性心动过速引起等。

(5) 评估心脏病患儿内、外科治疗效果。

(6) 评估心脏病患儿心功能状态,协助制订治疗干预、限制活动及康复计划。

(7) 评估起搏器的效能。

3. 运动试验的禁忌证

(1) 绝对禁忌证:①急性心脏炎性疾病,如急性感染性心肌炎、急性心包炎、感染性心内膜炎、川崎病急性期及亚急性期等;②急性心肌梗死;③严重高血压病;④心力衰竭。

(2) 相对禁忌证:①严重左或右心室流出道梗阻疾病;②严重二尖瓣狭窄;③肺血管梗阻性疾病,如艾森门格综合征;④缺血性冠状动脉疾病;⑤严重室性心律失常;⑥梗阻性肥厚型心肌病。

4. 运动试验的并发症 运动试验引起的并发症较少见。曾报道 1 730 例小儿踏车运动试验检查中并发症发生率为 1.8%,主要并发症有胸痛、头晕、晕厥、低血压及严重心律失常,如室上性心动过速、室性心动过速、多形性期前收缩等。尚未见死亡病例报道。

(六) 磁共振成像

磁共振成像(magnetic resonance imaging,MRI)的优点包括:无电离辐射损伤;具有多剖面成像能力;有多种技术选择,包括自旋回波技术(SE)、电影 MRI(cine-MRI)、磁共振血管造影(MRA)及磁共振三维成像技术等[4]。MRI 的主要缺点是成像速度较慢;对钙化灶不敏感;不适于体内有金属异物(包括心脏起搏器)的患儿。目前认为,MRI 综合技术可用于各种先心病的诊断,但较常用于诊断主动脉弓病变,如主动脉缩窄、主动脉弓离断、主动脉环、肺动脉分支狭窄等(图 27-7),对永存动脉干、肺动脉闭锁、大动脉转位和右心室双出口等也有较高的诊断价值。此外,MRA 可很好地显示肺血管发育情况,此为优越于超声心动图诊断方法之处。目前,动态 MRA 也已开始应用于先心病的诊断,将在一定范围内取代心导管造影检查。

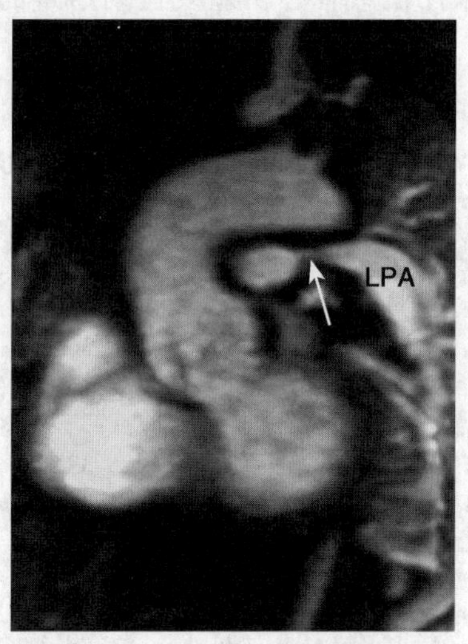

图 27-7 MRI 显示左肺动脉狭窄

(七) 计算机断层扫描

近年来,计算机断层扫描(computed tomography,CT)包括电子束 CT 和螺旋 CT 的应用使 CT 技术对先心病的无创伤性诊断获得了很大突破。电子束 CT 是应用电子枪的电子束进行扫描,取代了普通 CT 的机械性旋转,时间分辨率显著提高,可在多个心脏搏动之间进行连续扫描,消除了心脏搏动和呼吸对成像的影响。目前,随着其时间分辨率和空间分辨率不断提高,且已实现了电影 CT,可进行心脏的动态 CT 检查。螺旋 CT 则是在普通 CT 的基础上将扫描结构改进为滑环式的螺旋型扫描,即扫描器向一个方向做连续 360°的旋转运动,同时检查床同步等速滑动,机架上固定部位与旋转部位之间用滑环结构传递片子和信号,从而可在短时间内实现无间断的长段扫描。目前该技术在心血管领域的应用主要是 CT 血管造影,并可进行三维重建,用于诊断大、中血管及其分支的病变(图 27-8)。目前认为,CT 技术在诊断心脏瓣膜病变、心包和血管壁的钙化、心血管腔内血栓和肿块、大动脉及其分支病变、冠状动脉病变、心包缩窄、心肌病等方面具有较高的价值[7,8]。

(八) 核素心血管造影

应用 γ 照相机、单光子发射计算机体层摄影(single photon emission computed tomography,SPECT)或正电子发射体层成像(positron emission tomography,PET)进行

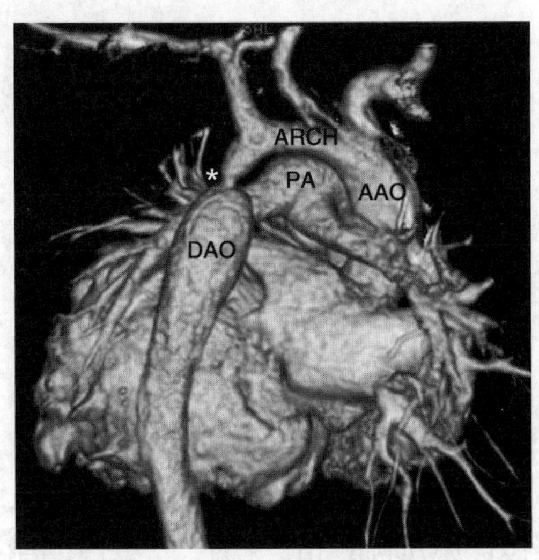

图27-8　三维CT显示主动脉缩窄

放射性核素心血管造影，目前γ照相机技术已经很少应用。放射性核素包括心血池显像剂和心肌灌注显像剂两大类。^{99m}Tc（锝）标记化合物是应用最广泛的心血池显像剂，可观察其通过上腔静脉、右心房、右心室、肺动脉和左心房、左心室的动态变化，于极短期内连续摄影，观察心脏各房室和大血管的动态情况，目前主要应用于心功能测定、分流量定量分析等。^{99m}Tc剂量小（15mCi/m^2），半衰期短，故甚为安全，并可重复检查，检查时间只需10余分钟，对新生儿、小婴儿及心脏术后患儿较为方便。

放射性铊-201（^{201}Tl）是最常用的心肌灌注显像剂，^{201}Tl静脉注射后能迅速地被心肌摄取，而且摄取量与心肌灌注成正比，一般在注射后1~2小时心肌内浓度达到高峰，是显像的最佳时间窗。可观察局部心肌血供状况和心肌细胞活性，目前应用于川崎病冠状动脉病变或先心病手术后的心肌缺血和心肌存活情况以及病毒性心肌炎的辅助诊断。

（黄国英）

参考文献

[1] YUAN Y, CHEN W, MA X, et al. Pedigree-based analysis of inherited and noninherited risk factors of congenital heart defects. Early Hum Dev, 2015, 91(12): 713-718.

[2] ZHAO QM, LIU F, WU L, et al. Prevalence of congenital heart disease at live birth in China. J Pediatr, 2019, 204: 53-58.

[3] 张乾忠，马沛然，于宪一，等. 心电图监测技术新进展及心电图在儿科临床应用中的若干实际问题. 中国实用儿科杂志，2011，26(2)：81-96.

[4] 马晓静，胡喜红，黄国英. 先天性心脏病影像学诊断进展（专家论坛）. 中华实用儿科临床杂志，2019，34(13)：976-979.

[5] 黄国英. 小儿超声心动图学. 上海：上海科学技术出版社，2015：48-86.

[6] FELTES TF, BACHA E, BEEKMAN RH, et al. Indications for cardiac catheterization in pediatric cardiac disease a scientific statement from the American Heart Association. Circulation, 2011, 123(22): 2607-2652.

[7] 胡喜红，黄国英，帕米尔，等. 多排螺旋CT对儿童主动脉缩窄的诊断价值. 中国医学影像技术，2009，25(2)：177-179.

[8] HU XH, HUANG GY, PA M, et al. Multidetector CT angiography and 3D reconstruction in young children with coarctation of the aorta. Pediatr Cardiol, 2008, 29(4): 726-731.

第3节　先天性心脏病

一、概述

（一）发病情况

新生婴儿先天性心脏病（简称先心病）的发病率至少为8‰，其中1/4~1/3为危重症先心病，后者如得不到及时治疗，大多在生后数周或数月内死亡。我国学者新近报道[1]，2011年8月至2012年12月对我国9个省18家医院中连续出生的122 765名新生儿进行先心病发病情况调查，显示我国新生儿先心病发病率为8.98‰，危重症先心病为2.93‰，与西方报道的数据相近，说明我国也是先心病高发病率的国家。病种结构按发病率高低依次为：室间隔缺损（3.3‰），房间隔缺损（1.7‰），动脉导管未闭（0.78‰），肺动脉瓣狭窄（0.73‰），法洛四联症（0.47‰），完全型大动脉转位（0.35‰），肺动脉闭锁（0.33‰），单心室（0.25‰），完全性房室隔缺损（0.23‰），主动脉缩窄（0.18‰），全肺静脉异位引流（0.18‰）和右心室双出口（0.16‰）。

（二）病因

先心病病因研究近年来有了重要进展[2,3]。心血管畸形主要由遗传和环境因素及其相互作用所致。由单基因和染色体异常所导致的各类型先心病约占10%。如40%的唐氏综合征患儿合并有心血管畸形，以室间隔缺损为最多见；13、15和18三体综合征大多合并室间隔缺损、房间隔缺损和动脉导管未闭等畸形；在动脉单干、肺动脉狭窄和法洛四联症等多种畸形患儿中，存在第22对染色体长臂11带区微缺失；心脏流出道畸形与染色体9q34～35区域相关，房、室间隔缺损与*GATA-4*转录因子基因突变有关等。单基因突变与先心病也有密切关系，如主动脉瓣狭窄可能与*Elastin*基因突变有关；马方综合征与*Fibrillin*基因突变有关。但目前仍认为多数先心病是由多基因和环境因素共同作用所致，其发病机制更为复杂。环境因素主要为：①妊娠早期宫内感染，如风疹、流行性感冒、腮腺炎及柯萨奇病毒感染等；②孕妇有大剂量放射线接触或服用药物史（抗癌药、降糖药、抗癫痫药物等）；③孕妇代谢紊乱性疾病（糖尿病、高钙血症等）；④引起子宫内缺氧的慢性疾病；⑤妊娠早期酗酒、吸食毒品等；⑥其他，近年来围孕期关键营养素如叶酸缺乏也引起关注。

虽然引起先心病的病因迄今尚未完全明确，但加强对孕妇的保健，特别是在妊娠早期积极预防病毒感染，避免与发病有关的一些高危因素，对预防先心病的发生具有重要意义。

（三）胎儿期至新生儿期心脏血液循环的变化

1. 胎儿期心脏发育过程 心脏的胚胎发育主要在胎儿期3～8周完成。胚胎12～14天时，原始心脏是一对纵行管道。至胚胎第3周，心管曲折成S形，并发生了两个收缩环。心房转至心室的后上方，心室向前向左，然后向右转成心球（图27-9）。胚胎第4周以后，心室及心球开始形成间隔。胚胎第5周心房间隔形成。胎儿第8周时，心室间隔发育完成（图27-10）。在心房间隔形成过程中，二尖瓣及三尖瓣也在此时形成。心球及心室嵴消失，主动脉开口到左心室。

伴随心脏本身发育的同时，血管也进行发育。动脉干的分隔由动脉干隆起及主动脉与肺动脉的间隔发育完成。当心球并入心室时，肺动脉瓣口由左侧向前旋转，连接右心室，而主动脉瓣口由右侧向后旋转，与左心室相连。

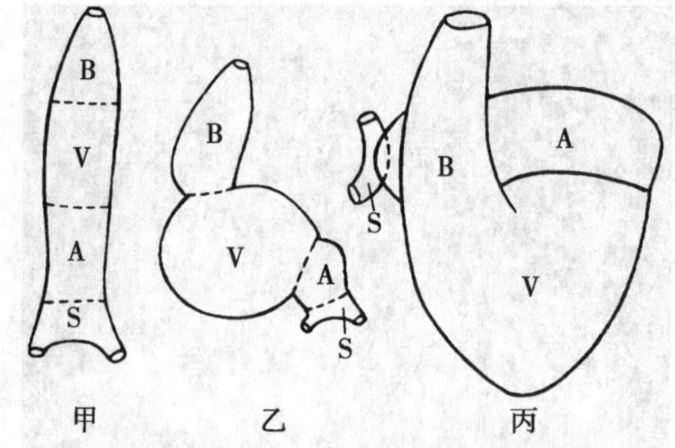

图27-9 胎儿心脏的早期发育模式图

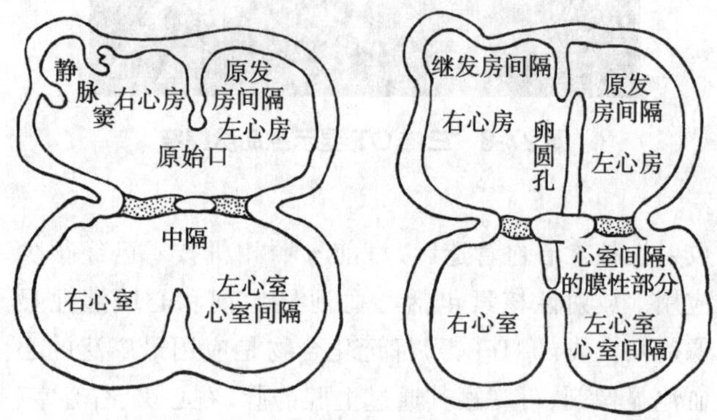

图27-10 心房与心室间隔的发育模式图

在胚胎5～7周时发生6对动脉弓，其腹侧连接于腹主动脉而背侧连接于背主动脉。第1、2、5对动脉弓的右侧形成无名动脉及右锁骨下动脉的一部分；左侧与左背主动脉合成主动脉弓。第6对动脉弓两弓的内侧形成肺动脉，左弓的外侧形成动脉导管与降主动脉交通。背主动脉干形成降主动脉。主动脉弓的各种畸形是由原始动脉弓的发育或退化上的各种变异而成。若右侧第4弓保留，而左侧消失，则产生右位主动脉弓。动脉单干是由于动脉干间隔的发育异常。大动脉转位是由于动脉干间隔和心球间隔的方向异常，或两者相连时扭转错误所致（图27-11）。

2. 正常胎儿的血液循环 胎儿心脏在解剖上和功能上都与成人不同。营养和代谢产物的交换，氧与二氧化碳的交换靠胎盘进行。胎儿的肺尚无功能，处于萎缩状态，肺循环阻力高于体循环，胎儿心脏的结构和功能就适合于这种要求。流经肺内的血量极少；卵圆孔及动脉导管都正常地开放着（图27-12）。

胎儿的血液循环是由在胎盘中氧饱和的动脉血经脐静脉进入体内，其中一个分支进入肝脏与门静脉吻合后经肝静脉流入下腔静脉；另一分支直接经静脉导管流入下腔静脉，其中的混合血进入右心房以后约1/3～1/2流入左心房，而上腔静脉的血回流至右心房后几乎完全进入右心室，然后注入肺动脉，其中只有少量进入肺，大

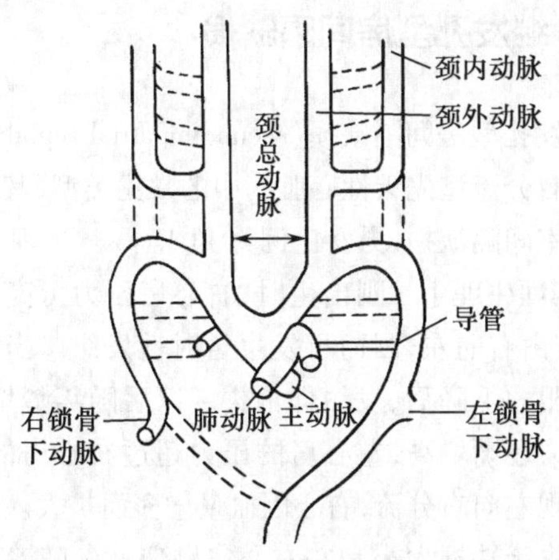

图27-11　由腮弓发展出来的血管模式图

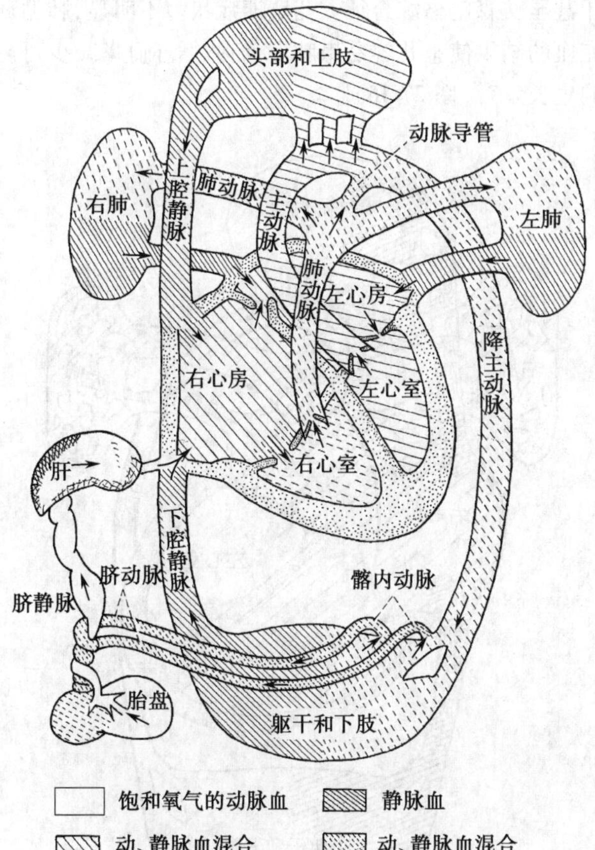

图27-12　正常胎儿血循环模式图

部分经动脉导管进入降主动脉,流至全身。降主动脉的血一部分至躯体下部及内脏后经下腔静脉入右心房,其余的血经过腹主动脉,至脐动脉流回胎盘,血液经过氧合后回流至右心房。由此可见胎儿的左、右两侧心脏都向全身输送血液,相当于只有体循环而无肺循环。右心室负荷高于左心室,因此新生儿的右心室与左心室的厚度几乎相等,心电图也显示电轴右偏。

3. **出生时血液循环的改变**　出生后呼吸建立,肺开始进行气体交换,因此由一个循环变成了两个循环,即体循环与肺循环。由于肺的扩张、肺内阻力降低,结扎脐带后,体循环阻力升高,因此肺动脉的血流入肺,回到左心房的血量增多,左心房压力随之增高,使卵圆孔关闭。同样,由于呼吸的建立,肺循环的阻力小于体循环,而使动脉导管内的血流方向逆转,因动脉血氧含量升高,促使动脉导管收缩而闭合。

（四）诊断

先心病的诊断过程,包括病史采集、体格检查和辅助检查。病史采集对于发现先心病的线索、初步判断先心病的类型和评估病情有重要价值。新生儿和小婴儿如果有以下表现,应考虑严重先心病的可能性:①持续有心脏、呼吸功能不良的症状;②持续或反复出现发绀;③喂奶困难,体重不增,易激惹不安;④肺部反复感染;⑤其他先天畸形等。进一步的诊断需借助于全面的体格检查以及X线、心电图和超声心动图检查,必要时可做心血管CT、MRI、心导管或心血管造影等检查(图27-13、图27-14)。由于超声心动图等影像学技术的进步,大多数先心病已经不需要通过创伤性检查来明确诊断和评估病情[4],但对于少部分复杂先心病,有时候还需要借助心导管检查、心血管造影,以全面评估先心病的类型、程度,制订最佳的治疗方案。

二、房间隔缺损

（一）概述

房间隔缺损(atrial septal defect)是由于胚胎发育异

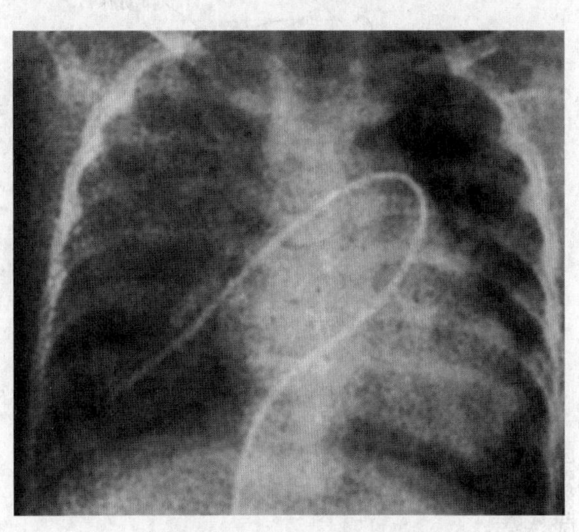
图27-13　心导管经路X线片

图 27-14 选择性心血管造影 X 线片

常导致心房间隔上存在中断。由于心房间压力的差别，该缺损可以导致左右心房血流的交通。根据胚胎发育和解剖位置，房间隔缺损分为原发孔型、继发孔型、静脉窦型和冠状窦型。原发孔型缺损位于房间隔的下部，呈半月形，紧邻房室瓣，常伴有二尖瓣或三尖瓣裂缺（图 27-15、数字资源 27-1）。继发孔型是最常见的房间隔缺损类型，常位于卵圆窝附近，可以单个或呈筛孔样。静脉窦型发生于上腔静脉和右心房连接处，常合并右上肺静脉异位引流，偶可发生于下腔静脉开口处。冠状窦型为冠状窦与左心房之间的直接交通，常合并左上腔静脉回流入冠状窦或左上腔静脉回流入左心房。房间隔缺损偶尔合并二尖瓣狭窄，引起右心房、右心室及肺动脉的明显扩大，而左心室及主动脉则较正常为小。这种联合称为卢氏（Lutembacher）综合征。

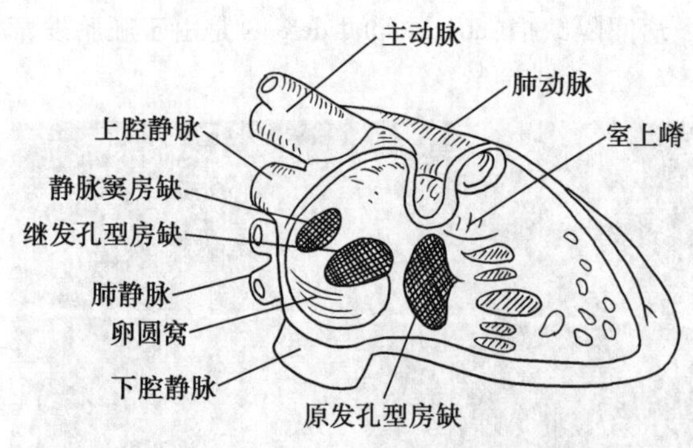

图 27-15 房间隔缺损的各种类型

数字资源 27-1 各种类型房间隔缺损超声心动图

（二）继发孔型房间隔缺损

继发孔型房间隔缺损（secundum atrial septal defect）为左向右分流型先天性心脏病中的常见类型，其发病率仅次于室间隔缺损，男女比例为 1∶2。

【病理生理】 刚出生时，右心房压力可高于左心房，血流由右向左，因而可发生暂时性发绀。当肺动脉压力和阻力下降后，发绀即消失。以后随年龄增长，体循环压力逐渐增高，左心房的压力超过右心房的压力，血液出现左向右分流，右心因血量增多而扩大。分流量大小取决于缺损大小和左右心室顺应性。随着年龄增长，患儿可出现房性心律失常、右心功能不全、肺动脉高压甚至艾森门格综合征。儿童期症状多不明显，肺循环充血的结果使患儿容易患肺炎，而体循环血量减少可影响生长发育（图 27-16）。

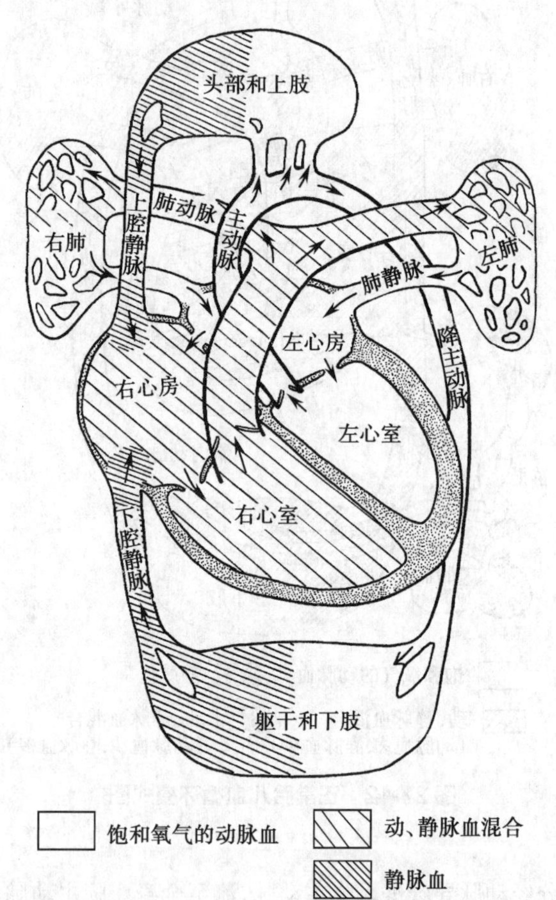

图 27-16 房间隔缺损（继发孔缺损）血循环模式图

【临床表现与诊断】 患儿女多于男，比例约为 2∶1，可合并唐氏综合征或有蜘蛛样指/趾。

1. 一般症状 房间隔缺损的症状依年龄及缺损大小而异。一般继发孔型缺损患儿在初生后及婴儿期大多无症状。随年龄增大，症状渐渐明显，患儿发育可迟缓，易感疲乏，活动耐量减低，有劳累后气促、多咳等症状，少数可以有心前区隆起，青春期常延迟。

2. 心脏检查　典型的继发孔型房间隔缺损病例，因右心室增大，使胸部向前隆起。胸骨右缘心浊音界增大。心前区搏动强烈。大多数病例在胸骨左缘第2肋间闻及Ⅱ级收缩期喷射性杂音，少数病例杂音可达Ⅲ级。杂音因右心室搏出量增加、肺动脉口相对狭窄而产生。肺动脉瓣区第二心音分裂明显且固定，在呼气及吸气期改变不明显。因右心室搏出量增多致使肺动脉及其分支扩大都较显著，搏动增强，肺门跳动（"舞蹈征"）明显，肺野充血。因体循环容量减少，主动脉影较小（图27-17）。

3. 心电图检查　电轴右偏，常显示不完全性右束支传导阻滞及右心室肥大。部分病例尚有右心房肥大，偶见一度房室传导阻滞（图27-18）。

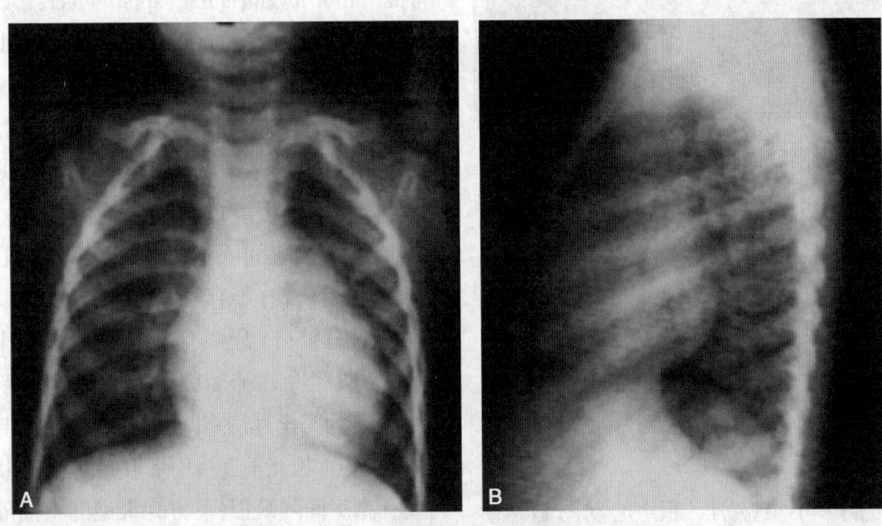

图27-17　房间隔继发孔缺损的X线片

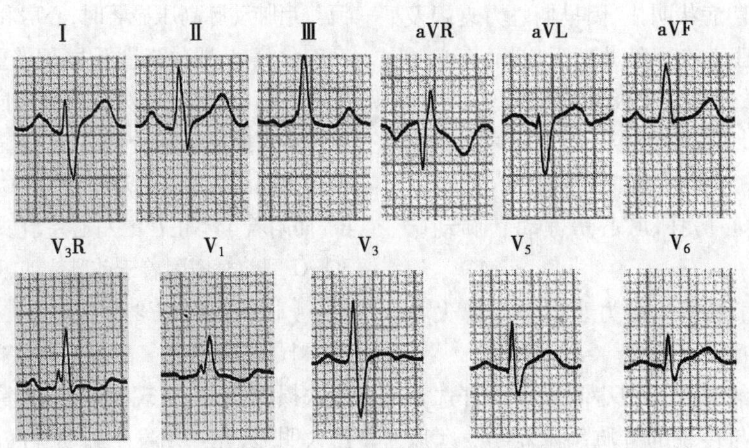

图27-18　房间隔继发孔缺损的心电图

4. 超声心动图检查　超声心动图可见右心房、右心室室舒张末期增大。分流量很大、右心室显著扩大时，室间隔与左心室后壁呈同向活动。二维及多普勒超声心动图可直接见到缺损的位置、分流的方向，且能估测分流的大小。三维超声心动图可直接见到缺损的位置和形状（图27-19、数字资源27-2）。

5. 心导管检查　心导管检查目前已不是常规，通常当对肺动脉压力或怀疑合并器质性肺动脉高压进行介入治疗时，才行心导管检查。若右心房平均血氧含量较上、下腔静脉血氧含量增高达2%容积时，一般可诊断为本畸形，但需注意是否有部分肺静脉畸形回流存在。房间隔缺损时右心房、右心室及肺动脉压力可以正常或升高，通过血氧做指示剂，可以计算肺动脉的阻力和体、肺循环容量比值。

【鉴别诊断】　成人应与风湿性心脏病相鉴别，病史、心脏检查及病程可有助于鉴别。在婴儿期，与高位室间隔缺损及动脉导管未闭不易鉴别。儿童期需与肺动脉瓣狭窄、原发性肺动脉扩张或室间隔缺损相鉴别，

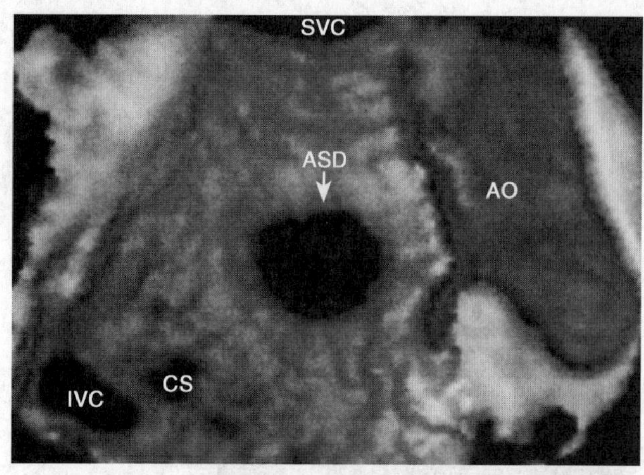

图 27-19 房间隔缺损的三维超声图像

数字资源 27-2 继发孔型房间隔缺损超声心动图（四腔心切面）

通过体征、心电图或胸片不难鉴别。超声心动图是确诊的重要工具。

【预后】 本病一般预后较好，平均可活到 40 多岁。偶见出生后及婴儿期症状明显，因早期心力衰竭及肺炎而死亡。绝大部分患儿在婴幼儿期无症状，至学龄期才出现活动耐力降低、劳累后呼吸急促等现象。小型缺损有自发关闭的可能，多发生于生后第 1 年内。常见的并发症为肺炎，至青中年期可合并心律失常（如期前收缩、阵发性心动过速、心房扑动、心房颤动）、肺动脉高压及心力衰竭等。

【治疗】 内科治疗包括抗心力衰竭和心律失常等。需注意预防和治疗呼吸道感染。

有血流动力学改变的继发孔型房间隔缺损首选介入封堵术治疗。其效果与传统的开胸手术相仿[5]。原发孔型、静脉窦型及无顶的冠状窦型房间隔缺损目前仍需施行手术治疗[6]。小型房间隔缺损，左向右分流量很小，即肺循环血流量与体循环血流量之比≤1.5 倍者，不一定需要治疗。有重度肺动脉梗阻性病变，出现发绀者失去关闭缺损的机会，预后不良。部分房间隔缺损边缘少或位置不良者仍需要外科手术治疗，手术时应注意在心房内探查，如发现有部分肺静脉异位回流，可在修补房缺时一并予以纠正。经研究发现，在学龄期和学龄期以后接受治疗的患儿，即便治疗顺利，经随访，其右心室容积和室间隔活动等均难以完全恢复正常，故治疗于学龄前期进行为妥。

三、房室间隔缺损

房室间隔缺损（atrioventricular septal defects，AVSD）是由于心内膜垫融合过程中发育异常而形成的一组以原发孔缺损、房室瓣发育异常以及房室瓣下室间隔缺损为特征的先天性心血管畸形。根据房室间隔组织发育程度和房室瓣畸形的不同可分为部分性房室间隔缺损（partial atrioventricular septal defect，PAVSD）和完全性房室间隔缺损（complete atrioventricular septal defect，CAVSD），旧称心内膜垫缺损（endocardial cushion defect）。半数房室间隔缺损合并唐氏综合征。

【病理生理】 部分性房室间隔缺损存在原发孔缺损，合并不同程度的二尖瓣前叶裂缺。前、后桥叶相互连接附着于室间隔上，形成两个房室孔。房室瓣与室间隔之间无缺损，不存在心室水平分流。除在心房水平有左向右分流外，常伴有二尖瓣关闭不全，故左心室可扩大，心肌肥厚。肺动脉压力可正常或有轻至中度增高。

若为完全性房室间隔缺损，前桥叶与后桥叶均骑跨在室间隔上，相互不连接而形成共同房室孔，房室瓣上方是原发孔型房间隔缺损，下方为大型的室间隔缺损。心房与心室水平均可有左向右分流，肺动脉高压和肺血管床阻力增加较常见。房室瓣的关闭不全引起心室至心房的血液反流。当肺动脉高压显著时，心房和心室水平均可产生右向左的分流，一般分流量不大，但严重时也可出现发绀。根据前桥叶骑跨的程度、房室瓣和室间隔的关系，Rastelli 将完全性房室间隔缺损分为 A、B、C 三型。A 型前桥瓣紧密连接于室间隔顶端，占 50%~70%；B 型前桥瓣未附着于室间隔，而附着于不正常的右心室乳头肌，具有右心优势，约占 3%；C 型前桥瓣附着于前乳头肌，可自由活动，约占 30%。

【临床表现与诊断】

1. 一般症状 部分性房室间隔缺损症状与继发孔型缺损相似，但出现较早且较重。体格发育落后，心脏扩大明显，儿童期发生肺动脉高压较多见。完全性房室间隔缺损者，症状尤为严重，于婴儿期反复发生呼吸道感染，肺动脉高压或心力衰竭极为常见。

2. 心脏检查 心脏扩大常较显著，震颤及收缩期杂音的位置位于胸骨左缘第 2~4 肋间，杂音性质粗糙。三尖瓣区可伴有舒张中期隆隆样杂音。并发二尖瓣关闭不全者，在心尖部可听到Ⅲ级响亮的吹风样收缩期杂音。心底部第二心音增强，分裂明显且固定。在合并有肺动脉高压时，肺动脉瓣区第二心音亢进。常可听到收缩早期喷射音。

3. 胸部 X 线检查 由于左、右心室均扩大，心影明显增大。肺动脉段膨隆，肺血管影增加，肺门“舞蹈征”较常见。主动脉弓影多较小。

4. **心电图检查**　电轴左偏为其重要特征。多见于左、右心室合并肥大，在 V_1 导联上可见右束支传导阻滞的图形。P 波增高和一度房室传导阻滞均较常见。

5. **超声心动图检查**　超声心动图可见心腔的扩大，原发孔缺损，共同房室瓣，室间隔缺损。剑突下长轴位左心室流出道见"鹅颈"状，与右前斜位左心室造影所见相似。多普勒超声可以显示分流的方向以及瓣膜反流的程度（图 27-20、图 27-21，数字资源 27-3、数字资源 27-4）。

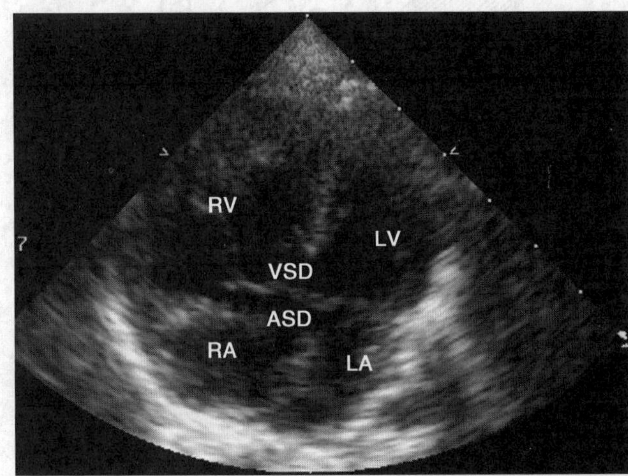

图 27-20　完全性房室间隔缺损的二维超声心动图表现
心尖四腔心切面观显示右心房、右心室内径增大、原发孔型房间隔缺损和膜周部室间隔缺损。注：LA. 左心房；LV. 左心室；RA. 右心房；RV. 右心室；ASD. 房间隔缺损；VSD. 室间隔缺损。

数字资源 27-3　房室间隔缺损二维超声心动图

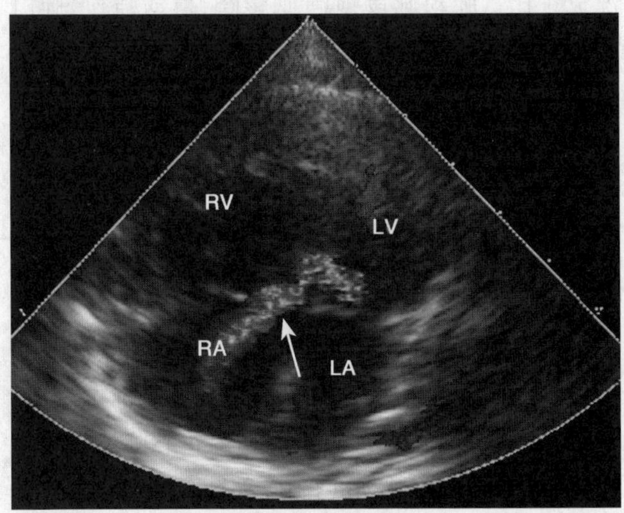

图 27-21　完全性房室间隔缺损的二维彩色多普勒超声心动图表现
心尖四腔心切面观显示共同房室瓣重度反流。注：LA. 左心房；LV. 左心室；RA. 右心房；RV. 右心室；白色箭头所指处为共同房室瓣反流束。

数字资源 27-4　房室间隔缺损彩色多普勒超声心动图

6. **心导管检查**　心导管检查主要用于评估肺动脉高压的性质和程度。部分性房室间隔缺损时，可见右心房血氧增高，肺动脉压力可以轻度增高。而完全性房室间隔缺损时肺动脉压力多明显增高，伴肺血管床阻力增加。当发生严重肺动脉高压而产生右向左分流时，则体循环血氧含量降低。

【预后】　主要决定于左向右分流量、肺血管床阻力的增高情况以及房室瓣关闭不全的程度。部分性房室间隔缺损，在 20 岁以前可无明显症状或仅显示心脏稍有增大。完全性房室间隔缺损畸形大多比较严重，症状明显，体格发育欠佳，儿童期常出现心力衰竭，一旦发生心脏即进行性扩大，病情每况愈下。于婴儿期即合并心力衰竭者，预后更差。如发生心律失常，预后亦不良。

【治疗】　部分性房室间隔缺损，可在体外循环下做直视手术，二尖瓣裂缺可经房间隔缺损予以缝合，缺损较大者需予以补片，缝补时需警惕损伤房室传导组织，以免术后发生Ⅲ度房室传导阻滞。一旦发生，则需安置永久性起搏器。

完全性房室间隔缺损由于心衰症状明显，容易产生器质性肺动脉高压，手术干预应于婴儿期施行，以 3～4 个月时为宜。手术时房室间隔缺损给予补片，同时重建房室瓣。由于内科诊断治疗、外科手术技术及术后处理的不断改进，各类房室间隔缺损的术后早期存活率已达到 90% 以上。

四、室间隔缺损

室间隔缺损（ventricular septal defect）是心室之间残留的异常通道，大多单独存在，但亦可合并其他畸形。根据我国学者新近报道[1]，室间隔缺损在小儿各类先天性心血管畸形的发病率中占第 1 位。

室间隔缺损按照缺损部位可以分为膜周型、肌部型、双动脉下型（嵴上型）、邻近三尖瓣型以及左室右房通道型，位于流入道。小型缺损位置多较低，常见于肌部；中、大型缺损位置多较高，常见于膜周部或双动脉下（图 27-22）。

【病理生理】　在胎儿时期由于左、右心室压力相

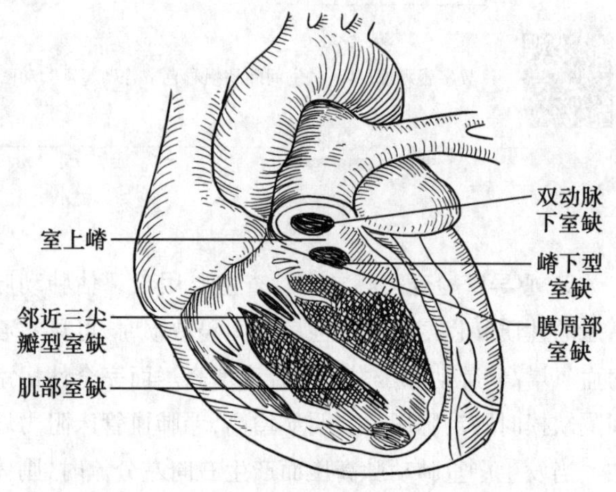

图 27-22 室间隔缺损的常见部位(自右室剖视)

近,室间隔缺损的存在对胎心并无负担,所以出生时心脏大小正常。生后卵圆孔及动脉导管正常关闭,肺循环阻力逐渐降低,肺动脉压力亦随之下降。血液自左心室经缺损流入右心室。若缺损位置较高,则左心室的血可直接经缺损进入肺动脉,使肺动脉内血量大大增加。左心容量增加,心脏逐渐扩大(图 27-23)。对于大型室间隔缺损,随年龄增长,肺动脉压力受分流的影响逐渐明显,肺小动脉管壁逐渐增厚,管腔逐渐梗阻,肺动脉高压由动力型逐渐转变为阻力型。当出现严重肺动脉高压时,右心室压力可超过左心室,故血流自右向左分流而呈现发绀,即艾森门格(Eisenmenger)综合征。

【临床表现与诊断】

1. 一般症状 小型室间隔缺损常无症状,或仅在剧烈运动时发生呼吸急促,生长发育多为正常。往往在体格检查时偶然发现心脏杂音。如缺损较大,左向右分流可超过肺循环量的50%以上,使体循环内血量显著减少,而肺循环内明显充血。故患儿体重增加迟缓,喂养困难,发育不良、多汗、呼吸急促、易患呼吸道感染及心力衰竭。

2. 心脏检查 小型室间隔缺损心脏大小多为正常或轻度扩大,心尖冲动并不强烈。多数患儿在胸骨左缘第3、4肋间听到粗糙、响亮的全收缩期杂音,向心前区和背部传导,震颤与杂音部位相同,少数病例杂音在Ⅲ级以下时可无震颤。杂音多从初生时即存在,个别患儿出生数周后才较响亮。分流量较大,当肺循环量超过体循环量一倍以上时,几乎所有病例均可于心尖区听到舒张中期隆隆样杂音,此乃肺静脉回流入左心房血量过多而引起相对性二尖瓣狭窄所致。肺动脉瓣区第二心音增强。

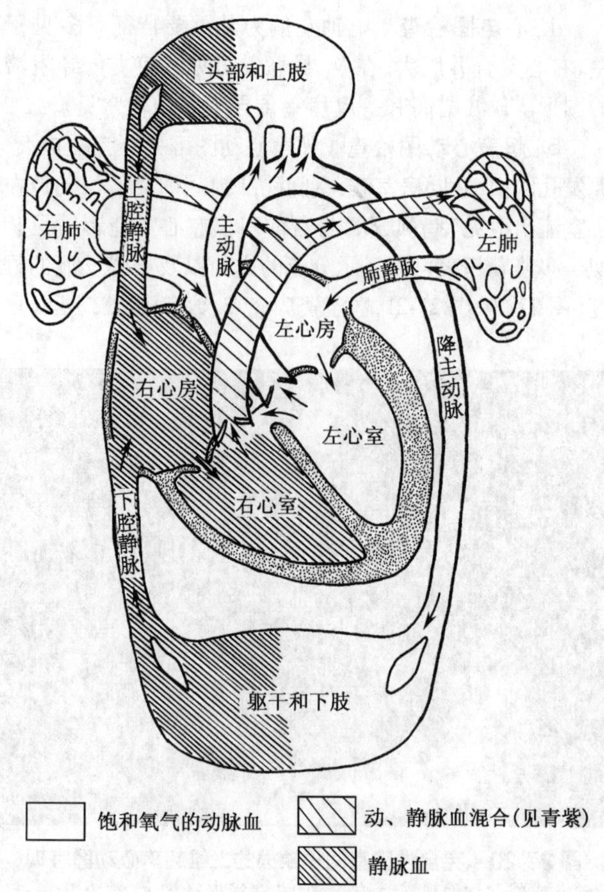

图 27-23 室间隔缺损血循环模式图

3. 胸部X线检查 小型室间隔缺损心脏形态及大小正常或稍增大。较大室间隔缺损心脏有中度或中度以上扩大,呈球状或烧瓶状,扩大以左心室为主,有时见左心房增大,其增大程度与肺部充血情况成正比。肺动脉段饱满或膨隆、搏动强烈、肺门阴影扩大、可见搏动,主动脉弓影常较正常为小(图 27-24)。

4. 心电图检查 往往正常或表现为轻度左心室肥大。若肺动脉压力增高不明显,血液分流方向为左向右,则左心室负担加重而出现肥大。若肺动脉压增高,同时伴较大的左向右分流,则心电图呈现左、右心室合并肥大。

5. 超声心动图检查 左心房和左心室出现扩大,大型缺损合并肺动脉高压时,右心室内径亦可扩大,室间隔活动正常。二维超声心动图在心脏长轴和四腔切面上常可显示缺损的存在,如结合叠加彩色多普勒心动图,还可以明确分流方向和速度。在无肺动脉口狭窄的病例,尚可利用多普勒技术无创性估测肺动脉压力(图 27-25~图 27-27,数字资源 27-5~数字资源 27-7)。

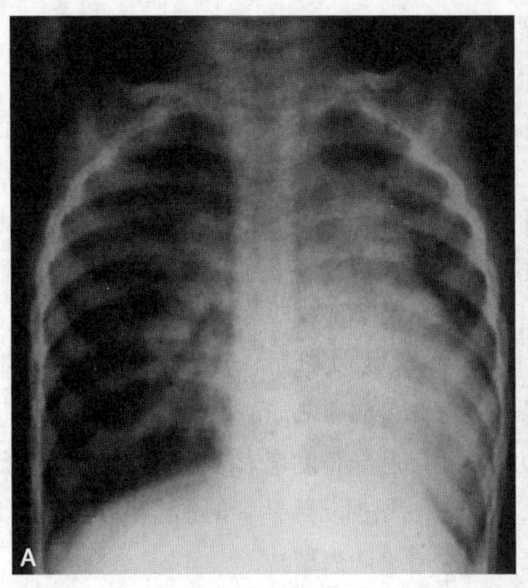

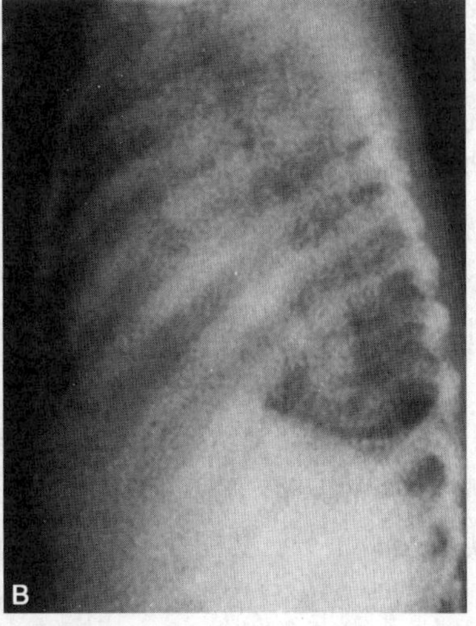

图 27-24 大型室间隔缺损的 X 线片

A. 正位；B. 侧位。

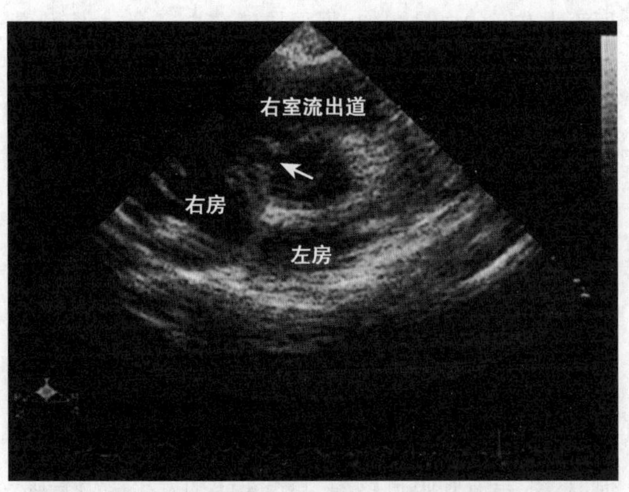

图 27-25 室间隔缺损（膜周部）的二维超声心动图

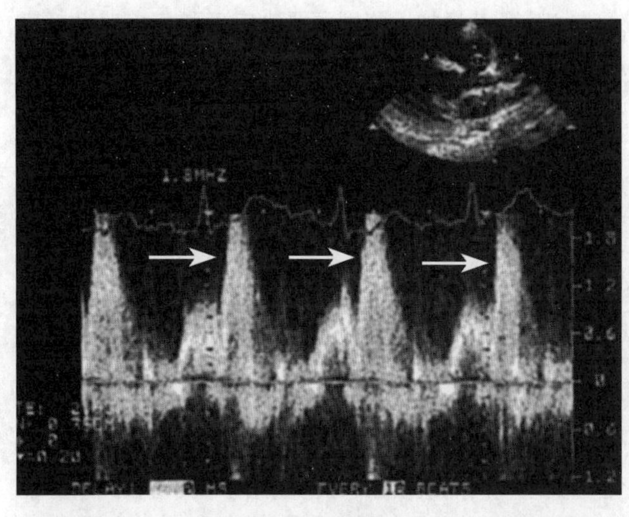

图 27-27 室间隔缺损（主动脉瓣下）的多普勒超声心动图

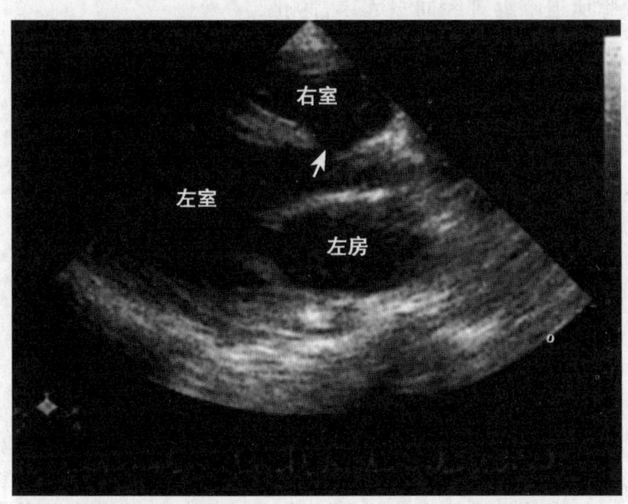

图 27-26 室间隔缺损（主动脉瓣下）的二维超声心动图

数字资源 27-5 膜周部室间隔缺损二维及彩色多普勒超声心动图表现（左室长轴切面）

数字资源 27-6 膜周部室间隔缺损二维超声心动图（胸骨旁左室长轴切面）

数字资源 27-7 膜周部室间隔缺损彩色多普勒超声心动图（心尖部五腔心切面）

6. 心导管检查 如右心室的血氧含量比右心房高1.0%容积以上,即有诊断意义。若缺损位置较高,位于漏斗部,肺动脉血氧含量可高于右心室,此时需与动脉导管未闭相鉴别。若缺损很小,则右侧房、室血氧含量差别不显著。部分病例导管可自右心室直接插入主动脉,或经缺损入左心室。肺动脉及右心室压力有不同程度的增高,肺循环阻力也可高于正常。一般室间隔缺损不需造影检查。

【鉴别诊断】 本病在婴儿期与动脉导管未闭容易混淆,但后者不久出现连续性杂音,则不难辨别。贫血性杂音在贫血治愈后杂音即消失。功能性杂音无震颤,且杂音性质较柔和。主动脉瓣狭窄常需与本病相鉴别,因杂音位置相似,且均较粗糙,心电图上都可表现为左心室肥大。肺动脉瓣狭窄杂音与室间隔缺损杂音类似,但肺动脉瓣狭窄时肺动脉第二心音减弱而且心电图显示右心室负荷增加。鉴别主要决定于彩色多普勒超声心动图。

【预后】 小型室间隔缺损预后良好,但可能合并感染性心内膜炎。约20%~50%的膜部和肌部室间隔缺损随年龄增长而自动闭合,一般发生于5岁以下,尤其是1岁以内。双动脉下的室间隔缺损罕见有自然闭合。室间隔缺损较大如不及时治疗,则临床症状明显,患儿可因合并肺炎或心力衰竭而死亡。部分患儿因大量左向右分流引起肺动脉高压,后者使分流量减少,肺部充血症状减轻,但右室压力增高可导致漏斗部肌肉肥厚,造成肺动脉口狭窄,临床出现发绀,类似法洛四联症。大型室间隔缺损如未获治疗,随年龄增长肺动脉压力不断增高,造成肺血管病变,最终发展成艾森门格综合征。

【治疗】 患有膜部和肌部室间隔缺损的儿童和青少年,左心房、左心室超负荷,或Qp/Qs>2者,宜采用经皮导管介入治疗封堵缺损,亦可施行手术矫治。手术后如有残余分流,宜施行介入治疗[7]。位于肺动脉下的缺损,无论大小,应于婴儿期施行手术治疗,以免继发主动脉瓣脱垂,而且该型室间隔缺损几乎没有自行闭合的可能。

小婴儿有血流动力学意义的肌部室间隔缺损,可采用经心室的室间隔缺损堵闭术,属镶嵌治疗,可避免外科手术所需的体外循环和经皮介入治疗的高风险。新生儿、婴幼儿患有小型或中型的膜部或肌部缺损(没有肺动脉高压症状),则缺损有可能变小或自然闭合,不应急于干预。

室间隔缺损如合并感染性心内膜炎,应予以积极治疗后再给予适当处理。

五、动脉导管未闭

由于胎儿循环的特点,胎儿时期肺动脉的大部分血液经开放的动脉导管流至降主动脉。出生后呼吸建立,动脉血氧升高,使动脉导管收缩,又因肺动脉压力下降、通过动脉导管的血流减少,动脉导管逐渐关闭。动脉导管的收缩或扩张尚受到血管活性物质的调节,尤其是前列腺素。如果动脉导管未按正常程序关闭,即成为动脉导管未闭(patent ductus arteriosus)。早产儿的动脉导管未闭是由动脉导管发育未成熟而缺乏导管关闭的正常机制所致。

根据动脉导管的形态不同,可分为漏斗型、管型及窗型等不同类型。

【病理生理】 出生后,由于主动脉的压力较高,血液经动脉导管分流至肺动脉。分流量主要取决于导管的粗细和主、肺动脉之间的压差。左向右分流使肺静脉回流入左心的血量增加,因而导致左心房、左心室负荷增加,如未得到及时治疗,易出现左心衰竭。分流量很大时易导致肺动脉高压,此为动力性肺高压。到晚期肺小动脉管壁增厚,管腔狭窄、阻塞,肺循环阻力增高,产生阻力性肺高压。当肺动脉压力超过主动脉压力时,血流即从肺动脉分流至降主动脉,使下半身出现轻度发绀,而上半身不紫,称差异性青紫。

【临床表现与诊断】

1. 一般症状 患儿女多于男,比例为(2~3):1。临床症状与导管粗细有关。大多数患儿导管较细,症状很轻,在健康检查时方被发现。重症患儿常有呼吸急促、心悸,易有呼吸道感染,甚至早年即发生心力衰竭,体循环血量减少则引起发育迟缓。一般无发绀,但若合并肺动脉高压,则可出现下半身发绀。偶因扩张的肺动脉压迫喉返神经而引起声音嘶哑。

2. 心脏检查 响亮的机器样连续性杂音为本病的特点(图27-28)。杂音贯穿收缩期及舒张期,而收缩后期更为响亮,在胸骨左缘第2肋间最明显,向锁骨下和颈部传导。收缩期杂音可布满心前区,亦可传至背部肩胛间区。在杂音最响处可扪及震颤。若分流量超过肺循环量50%以上,则往往在心尖区听到低频的舒张中期杂音,心尖冲动弥散。

脉压增大为本病临床诊断重要依据之一。收缩压多正常,而舒张压很低,因而脉压增大,一般可>40mmHg。导管直径越大,自主动脉漏出的血量越多,舒张压越低,可见毛细血管搏动,与主动脉瓣关闭不全类似。

当动脉导管未闭伴有肺动脉高压时,患儿发育营养往往较差,呼吸急促。可出现差异性青紫,发绀多限于左上肢及下半身。心脏物理征主要表现为剑突下及心

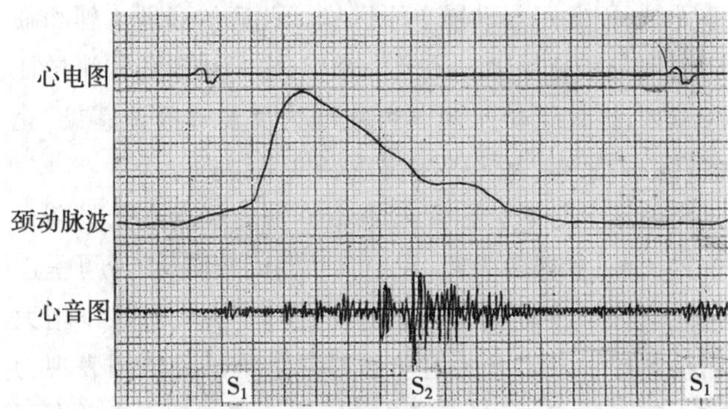

图 27-28　动脉导管未闭的心音图显示连续性杂音

尖区搏动强烈。胸骨左缘上方连续性杂音变短、减轻。少数病例仅有收缩期杂音。

3. 胸部X线检查　导管直径较小者，心脏大小形态正常，亦可表现为左心房、左心室轻度增大，肺动脉段膨隆，致使心脏左缘第2弓显著。分流量大的病例肺门阴影扩大，透视下可见搏动，肺野充血。升主动脉及主动脉弓影增宽，搏动增强。若伴有肺动脉高压，则右心室也增大，肺门处近端血管阴影增宽明显，肺野远端血管狭窄细小，显示肺动脉压增高(图27-29)。

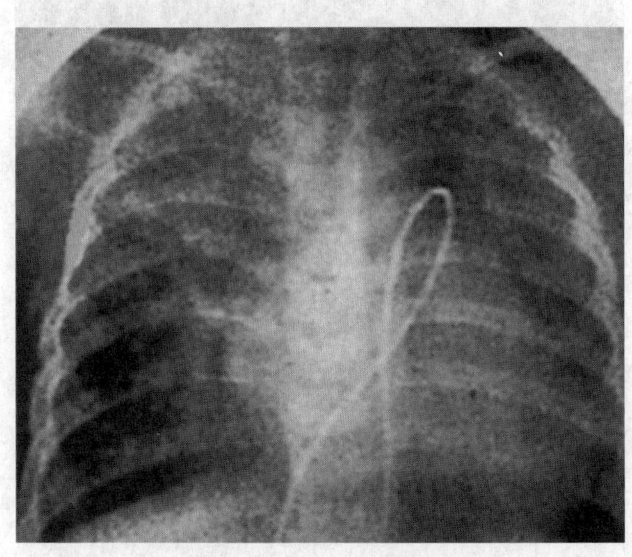

图 27-29　动脉导管未闭的X线片

4. 心电图检查　大部分患儿心电图正常，分流量较大的有左心室肥大、电轴左偏。若心电图呈双心室肥大或右心室肥大，说明肺动脉压力已增高。

5. 超声心动图检查　左侧心房和心室有不同程度的增大。二维超声心动图可直接探查到未闭合的动脉导管及其形态，并可测量其宽度和长度。通常选用胸骨旁肺动脉长轴观或胸骨上主动脉长轴观。脉冲多普勒在动脉导管开口处也可探测到典型的收缩期与舒张期连续性湍流频谱，并可见红色流柱出自降主动脉，通过未闭导管沿肺动脉外侧壁流动(图27-30、数字资源27-8)。当肺动脉压超过主动脉时，可见蓝色流柱自肺动脉经未闭导管进入降主动脉。

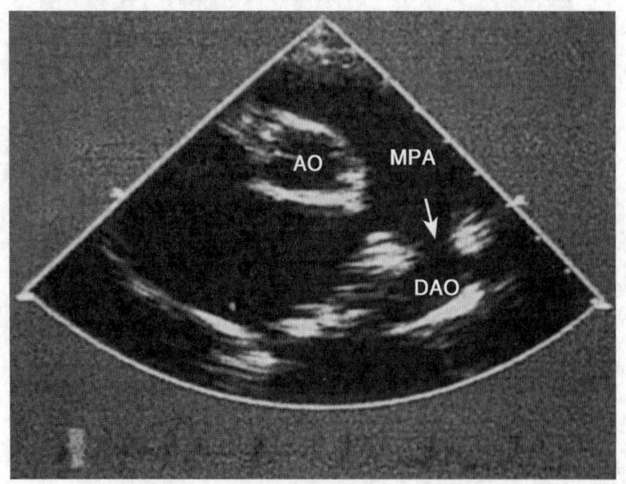

图 27-30　动脉导管未闭的二维超声心动图

数字资源27-8　动脉导管未闭二维及彩色多普勒超声心动图表现（胸骨旁大动脉短轴切面）

6. 心导管检查　一般患儿根据典型的连续性杂音、X线、心电图以及超声心动图表现即可明确诊断，不需做心导管检查。如果临床杂音不典型，或疑合并其他畸形时，应做右心导管检查和造影，可进一步明确分流的部位，是否有肺动脉高压以及观察动脉导管的粗细和形态。当肺动脉压力超过主动脉压力时，可产生自肺动脉到主动脉的反向分流，使主动脉血氧不饱和。近半数病例中，心导管可经动脉导管插入降主动脉，小儿较成人插入的机会更多。

【鉴别诊断】

1. 主、肺动脉隔缺损　其临床症状、体征及各种X线所见均与动脉导管未闭很相似，仅杂音位置偏低。X线片显示主动脉弓形不增宽。右心导管检查在主、肺动脉间隔缺损时，导管常进入升主动脉，有诊断意义。而在动脉导管未闭时，导管则进入降主动脉。升主动脉造影能确切地证实有缺损存在。

2. 室间隔缺损　其杂音虽为收缩期，但与婴幼儿期的动脉导管未闭不易鉴别。如有脉压增大和周围血管征阳性，则支持动脉导管未闭的诊断。在X线上两者心脏的大小和形状、肺动脉段膨隆以及肺野充血等方面均很相似，唯室间隔缺损患儿的主动脉弓多较小。彩色多普勒超声心动图可明确诊断。

3. **静脉杂音** 常见于小儿，为连续性，但常有舒张期的加强，在右锁骨上窝及锁骨下较清楚，也可两侧均听到。当采取仰卧位或压迫颈静脉时，颈部杂音可消失为其特点。

【预后】 预后取决于导管的粗细及分流量的大小。导管口径较细、分流量较小者，预后良好，但可并发亚急性感染性动脉内膜炎。导管口径较粗、分流量较大者，婴儿期容易患肺部感染及心力衰竭。若患儿能渡过婴儿期，临床症状常逐渐好转。如未获治疗，可发展为肺动脉高压，甚至出现反向分流，产生发绀及右心衰竭。因此，本症一旦确诊，宜早期给予治疗。

【治疗】 中型或大型动脉导管未闭伴左向右分流、生长发育落后及肺循环充血（伴或不伴肺动脉高压），如解剖和体重合适，均适宜采用导管介入治疗，封堵动脉导管。介入治疗可代替传统的手术切断或结扎导管。其明显优点是避免了开胸创伤。当动脉导管未闭合并严重肺动脉高压，出现右向左分流时，介入治疗或手术均属禁忌。

合并感染性动脉内膜炎者，在感染控制 3 个月后即可施行手术治疗。若感染无法控制，手术结扎或切断动脉导管，然后应用抗生素，可视为治疗感染性动脉内膜炎方法之一。

早产儿动脉导管未闭的发生率高达 10%～15%，常有典型连续性杂音。分流较大时，可致心脏扩大、特发性呼吸困难、肺水肿或合并呼吸窘迫综合征和充血性心力衰竭，此时除内科积极抗心力衰竭治疗外，可试用吲哚美辛关闭动脉导管。口服剂量为每次 0.1～0.2mg/kg，经胃管喂入或保留灌肠，无效时可间隔 8～12 小时重复 1～2 次，总剂量不超过 0.3～0.6mg/kg。静脉注射应用的效果较口服更好。1 200g 以下的早产儿效果不佳。使用时必须密切观察尿量、黄疸及出血倾向，口服吲哚美辛时偶尔出现肠穿孔。有坏死性小肠炎、胃肠道或其他部位出血、高胆红素血症（未结合胆红素>171μmol/L）、氮质血症（尿素氮>8.9μmol/L）与肌酐血症（血清肌酐>106μmol/L）者均属禁忌。早产儿动脉导管药物治疗效果不佳时可以选择介入或手术关闭动脉导管。

六、主、肺动脉隔缺损

主动脉与肺动脉在胎儿时期由一根动脉总干分隔而成，如分隔不全即成主、肺动脉隔缺损（aorticopulmonary septal defect）；但两根动脉的半月瓣和室间隔仍完整无缺，因此可与动脉单干区别。此病的病理生理和临床表现与动脉导管未闭极为相似，由于缺损和分流量往往较大，因此于婴儿期即可表现为反复呼吸道感染、充血性心力衰竭，甚至偶尔出现轻度发绀。

临床上与动脉导管未闭相鉴别的要点在于其杂音位置稍低，且偏向内侧，在第 3、4 肋间较响，杂音可呈连续性或仅于收缩期听到。在 X 线片上主动脉弓不增大而动脉导管未闭患儿主动脉弓常扩大。心电图表现为左心室肥厚或左、右心室合并肥厚。二维超声心动图可显示缺损的部位，彩色多普勒可示左向右分流（图 27-31、数字资源 27-9）。心导管检查可证实肺动脉水平有左向右分流，多伴有不同程度的肺动脉高压。心导管的走向可能对诊断具有决定意义。动脉导管未闭时，心导管容易自肺动脉通过畸形进入降主动脉，而主、肺动脉隔缺损时，则心导管可能通过缺损而插入升主动脉。逆行主动脉造影可见造影剂由升主动脉根部进入肺总动脉而主动脉的弓部和降部则完好如常。

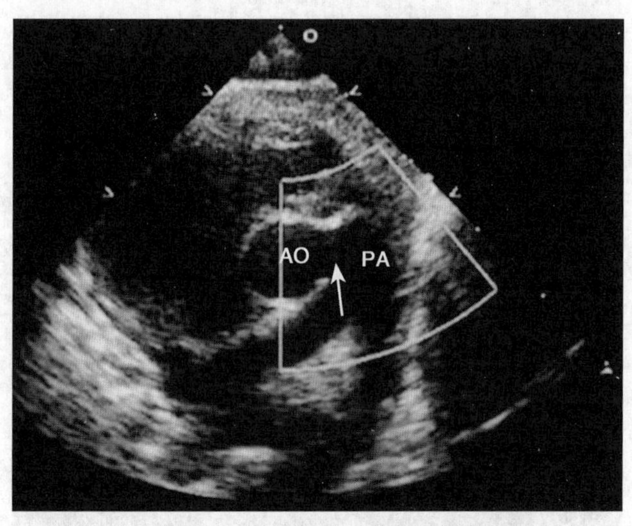

图 27-31 主肺动脉窗的超声心动图表现

数字资源 27-9 主、肺动脉隔缺损彩色多普勒超声（胸骨旁大动脉短轴切面）

此病可施行手术治疗，需于体外循环下切开肺动脉，用补片修补缺损。

七、法洛四联症

法洛四联症（tetralogy of Fallot）的主要病理特点有

下列四项。①肺动脉狭窄：最多见的是右心室漏斗部狭窄，其次是瓣膜合并漏斗部狭窄；在狭窄之间可形成第3心室；单纯瓣膜狭窄少见。肺动脉狭窄是此症的主要畸形，对患儿病理生理及临床表现有重要影响。②主动脉骑跨：主动脉起自左心室，但横跨室间隔，同时接受来自左心室及右心室的血液。③室间隔缺损：多为大型膜周部缺损。④右心室肥厚。此外，25%病例可合并右位主动脉弓，约20%病例可有左侧上腔静脉畸形。

【病理生理】 胎儿时期对于胎心的负担不大，出生时心脏大小正常，出生后卵圆孔正常闭合。由于生理上的需要，动脉导管可能开放一个时期，使较多的血液进入肺内氧合，因而发绀可不明显或较轻。动脉导管关闭后，在室间隔缺损的部位，左心室血液的全部和右心室血液的一部分同时进入主动脉，主动脉内血量增多，故右心室必须增加工作才能将血液输入狭窄的肺动脉，右心室内压力增高使右心室肥厚。室间隔缺损部位的血流取决于肺动脉狭窄程度及右心室压力高低，如肺动脉严重狭窄，右心室压力超过左心室，则有右向左分流，同时由于肺内血循环量减少，氧合血量不足，加以主动脉内有混合血，故形成发绀（图27-32）。

【临床表现与诊断】

1. 一般症状 婴儿时期动脉导管关闭之前，症状往往不明显。一般在3~6个月出现发绀，其程度因肺动脉狭窄的程度和主动脉骑跨的程度而有所不同。由于动脉血氧含量下降，活动耐力降低，活动时出现呼吸困难。婴儿期常见阵发性呼吸困难及发绀加重，乃因漏斗部肌肉痉挛，致使流经肺动脉的血量骤然下降所致；重者可因脑部供血不足而发生阵发性神志不清，甚至惊厥或昏厥。指/趾呈杵状。患儿每于行走不远即主动采取蹲踞的姿势或取胸膝位，使体循环的阻力增高，从而减少右向左的分流，使缺氧程度有所改善。严重的法洛四联症，在动脉导管关闭后症状极为严重，待侧支循环形成后可有所减轻，患儿发绀极重，杵状指/趾发生早。

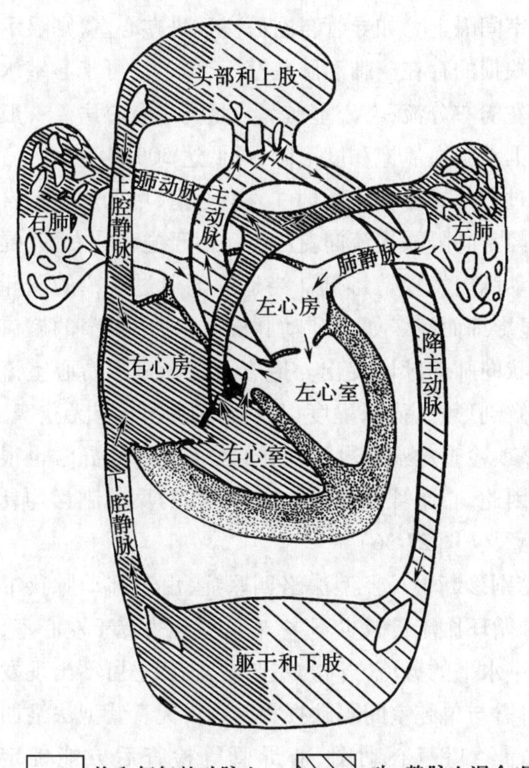

图27-32 法洛四联症（动脉导管闭合后）血循环模式图

体格发育常较差，肌肉及皮下组织松软，四肢冷，脉弱，脉压小。血液中血红蛋白增加，红细胞增多，血细胞比容增高，可达60%~80%。血小板计数及血内纤维蛋白原含量降低，有出血倾向。

2. 心脏检查 心脏大小多正常。有时由于右心室肥大而致心前区稍隆起，胸骨左缘第2~4肋间可听到粗糙的喷射性收缩期杂音，伴有收缩期震颤，若为肺动脉瓣狭窄，杂音的位置较高；若仅有漏斗部狭窄，则位置较低。杂音的响度与肺动脉狭窄程度有关，如肺动脉重度狭窄，则杂音较轻。动脉导管未闭时，胸骨左缘第2肋间可听到连续性杂音。年长儿支气管动脉的侧支循环丰富，胸骨左、右缘及背部有时亦可听到轻度连续性杂音。第一心音往往正常，肺动脉第二心音减弱，但因主动脉第二心音增强，且主动脉位置前移，易传至胸骨左侧，此时第二心音有单一感。主动脉扩张显著者，胸骨左缘第3、4肋间可能听到收缩早期喀喇音。严重的法洛四联症，肺动脉可接近完全闭锁，心前区杂音很轻或听不到。

3. 胸部X线检查 心脏随年龄增长可渐扩大，典型的心外形呈靴型。肺动脉段凹陷或平直，因右心室肥大而使心尖圆钝上翘，右心房正常或稍大，心底部主动脉影增宽。有时可见右位主动脉弓。肺门血管细少，肺野透明度增高。左侧位可见右心室增大，主动脉位置偏前，较正常时接近胸壁，主动脉窗明亮。较大的患儿可因侧支循环互相交织使肺野呈网状，以肺门附近及肺底为著（图27-33）。

4. 心电图检查 电轴偏右，右心室肥大，Ⅱ导联P波高而尖，显示右心房肥大。

5. 超声心动图检查 可见主动脉根部增宽，位置前移骑跨于室间隔上。肺动脉狭窄严重时，肺动脉瓣很难见到。彩色多普勒血流显像常可见室间隔缺损处多呈双向分流，右心室将血流直接注入骑跨的主动脉（图27-34、图27-35）。

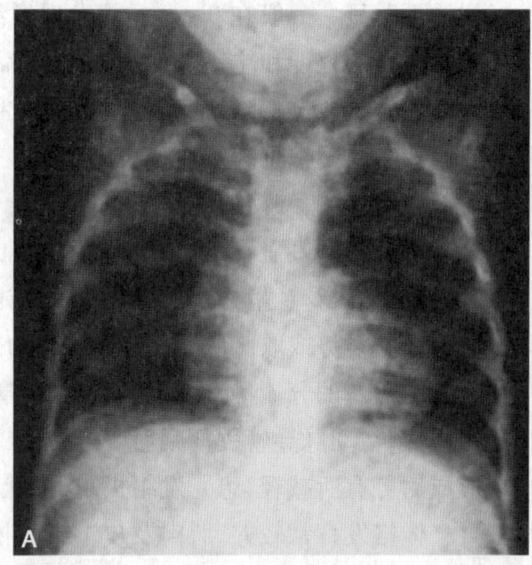

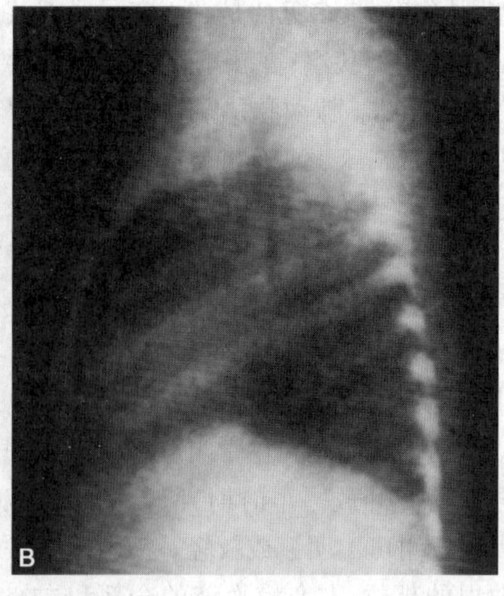

图 27-33 法洛四联症的 X 线胸片

A. 正位；B. 侧位。

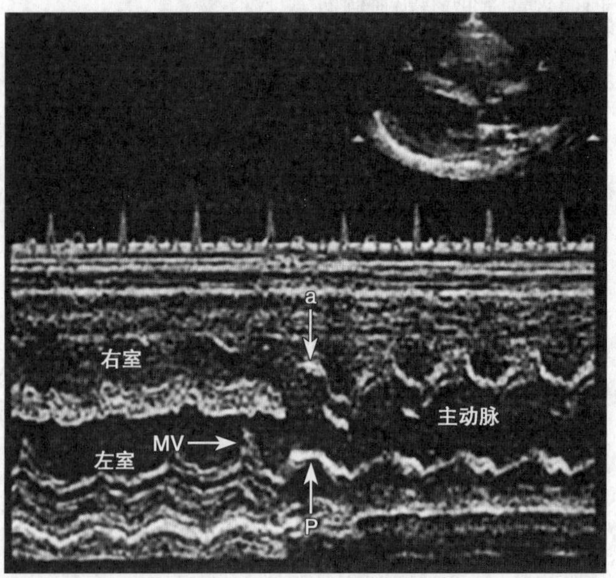

图 27-34 法洛四联症的超声心动图

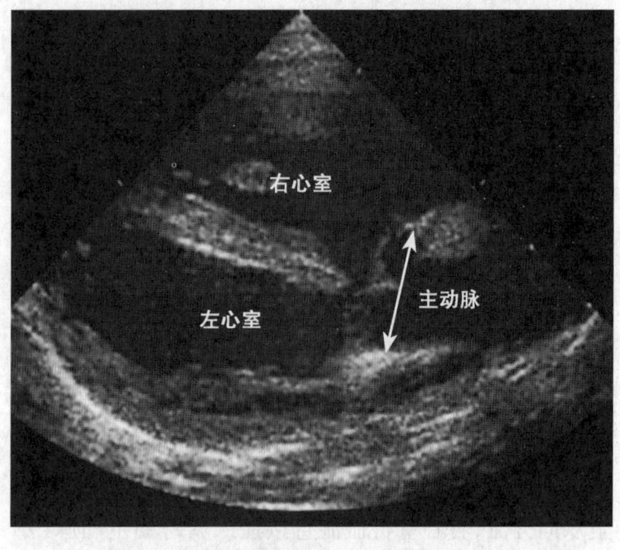

图 27-35 法洛四联症的二维超声心动图

6. 心导管检查 患儿右心室压力增高，一般为 60~90mmHg，少数可高达 160mmHg 以上，肺动脉压力降低，一般为 5~10mmHg。右心房压力往往在正常范围内。当心导管自肺动脉撤回至右心室时，如收缩压突然增高而舒张压降低，则为肺动脉瓣狭窄的表现；如收缩压逐渐增高，而舒张压降低，在肺动脉及右心室压力曲线之间有过渡型压力曲线存在，则显示漏斗部狭窄。若导管自右心室直接插进主动脉，即能证明主动脉右移，骑跨在室间隔上。如导管自右心室插进左心室，则显示室间隔缺损的存在。肺动脉狭窄不严重者，可于心室水平测得左向右分流，右心室血氧含量高于右心房。一般病例周围动脉血氧饱和度下降，可低达 50%~80%。

通过右心导管将造影剂注入右心室，可见造影剂自右心室经室间隔缺损流向左心室。由于主动脉右移，提早于主动脉内发现造影剂。当造影剂通过狭窄的漏斗部时，显影细而浅。如为肺动脉瓣狭窄，则狭窄的瓣口呈鱼口状向肺动脉内突出。造影可清晰显示右心室流出道的解剖形态、狭窄程度以及肺动脉分支有无狭窄。此外，该项检查对鉴别冠状动脉的分布是否有异常也很重要。因此，心血管造影对诊断和手术方案的制订均具有重要意义（图 27-36）。

【鉴别诊断】 轻型法洛四联症，由于肺动脉狭窄不重，肺循环血流量减少不多，右心室压力低于左心室，故在心室水平的分流方向为左向右，临床上可不出现发绀，此时需与单纯室间隔缺损相鉴别。无青紫型法洛四联症常需经超声心动图、心导管等检查后方能确定诊断。

法洛四联症还需与肺动脉闭锁伴室间隔缺损、大动脉转位、动脉单干以及艾森门格综合征等其他青紫型心

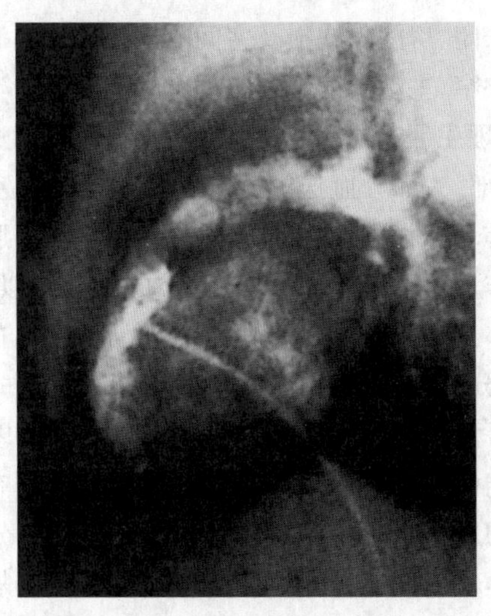

图 27-36 法洛四联症的心血管造影 X 线片

脏病相鉴别。

【治疗与预后】 本病为青紫型先心病中预后较好的一种。肺动脉狭窄越重,预后越差,轻症者可活至成年。最常见的并发症是感染性心内膜炎、脑血管血栓形成及脑脓肿。

治疗方面,除平时注意预防感染外,应摄入足够水分,如遇高热、呕吐、腹泻等情况,更需注意及时补液,防止血液过于浓缩而发生脑栓塞等并发症。贫血者应补充铁剂。婴幼儿则需特别注意合理护理,以免引起阵发性脑缺氧发作。

目前大多数病例可以采用心内直视手术(根治术),即在体外循环下切开右心室,解除肺动脉狭窄,修补室间隔缺损,一次解除全部畸形,是理想的手术方法。

对于婴儿期缺氧严重、尚未具备根治术条件者,可以考虑体、肺循环分流手术,传统的为左锁骨下动脉与同侧肺动脉端侧吻合(Blalock-Taussig 手术,B-T 分流术),目前常用的为改良 B-T 分流术,即用人造血管连接无名动脉与同侧肺动脉。此类手术的目的在于增加肺循环血流量,使缺氧现象有所改善,等待患儿成长至合适年龄再做根治手术。分流术后部分病例可发生人造血管阻塞;如果人造血管过大,则可因分流量过多而发生心力衰竭,甚至肺水肿,应加以注意[8]。

近年来,介入治疗与外科手术镶嵌技术(hybrid procedure)也应用于一些较复杂的法洛四联症的治疗,例如,伴有较大的侧支血管时,如侧支的血管与肺动脉相通,可行介入封堵侧支血管后再手术治疗。如侧支与肺动脉分别供血,则不能封堵侧支,否则有发生肺梗死的危险。如肺动脉或其分支有狭窄,则可在外科手术中置放支架予以扩大。由于手术方法的不断改进和导管介入治疗的合并应用,手术成功率很高,效果良好。对于接受心外科根治术后留下的肺动脉分支狭窄问题,可施行支架(stenting)植入术或应用球囊扩张术以避免再次开胸手术。

八、右心室双出口

右心室双出口(double outlet of right ventricle, DORV)是指主动脉和肺动脉全部或绝大部分发自于右心室,为胚胎时期大动脉下的圆锥未能正常吸收和扭转,使主动脉瓣未能与左心室及二尖瓣完全连接而造成两大血管主要从右心室发出,通常合并室间隔缺损,其与动脉瓣的关系有以下几种:①主动脉瓣下(50%~75%),常合并肺动脉狭窄;②肺动脉瓣下(20%~25%);③双动脉干下(约 3%);④远离两大动脉开口(嵴下型,7%)。还可合并其他畸形,如房间隔缺损、动脉导管未闭、冠状动脉起源异常等。

【病理生理】 取决于不同的病理类型,如果无肺动脉狭窄,则左心室的唯一出路为通过室间隔缺损而入右心室,其血流动力学改变与室间隔缺损伴有大量左向右分流颇为相似,多数患儿早期出现肺动脉高压。如果合并肺动脉狭窄,则血流动力学改变类似法洛四联症,患儿出现低氧血症。如果还合并其他心脏畸形,则有相应的病理生理变化。

【临床表现与诊断】

1. **一般症状** 无肺动脉狭窄者,临床症状与大量左向右分流的室间隔缺损相似,患儿生长发育迟缓、多汗、气促及反复呼吸道感染。如室间隔缺损位于主动脉瓣下,则患儿无或轻微发绀;如室间隔缺损位于肺动脉瓣下,常存在明显的发绀。伴肺动脉狭窄者,临床表现似法洛四联症,狭窄越严重,发绀越明显。

2. **心脏检查** 无肺动脉狭窄者,有典型的室间隔缺损杂音和震颤,肺动脉第二心音亢进。伴有肺动脉狭窄者,则在肺动脉瓣听诊区闻及收缩期喷射性杂音,肺动脉第二心音减弱;但有时因主动脉瓣前移,则可闻及响亮的第二心音,是主动脉瓣关闭所产生的。

3. **心电图检查** 无肺动脉狭窄时,心电图示右心室肥厚,也可合并左心室肥厚,P-R 间期延长,可有完全性右束支传导阻滞。伴有肺动脉狭窄时,电轴可明显右偏,右心房及右心室肥厚,一度房室传导阻滞或完全性右束支传导阻滞。

4. **胸部 X 线检查** 不伴有肺动脉狭窄时,表现为肺血管增多、肺动脉扩张等;伴有肺动脉狭窄时,胸片表现与法洛四联症相似。

5. **超声心动图检查** 可见肺动脉和主动脉均出自

右心室,主动脉壁与二尖瓣不连续,两根大动脉位于同一水平(图27-37),同时,可以显示肺动脉狭窄情况以及室间隔缺损的解剖位置,与肺动脉瓣及主动脉瓣的距离。

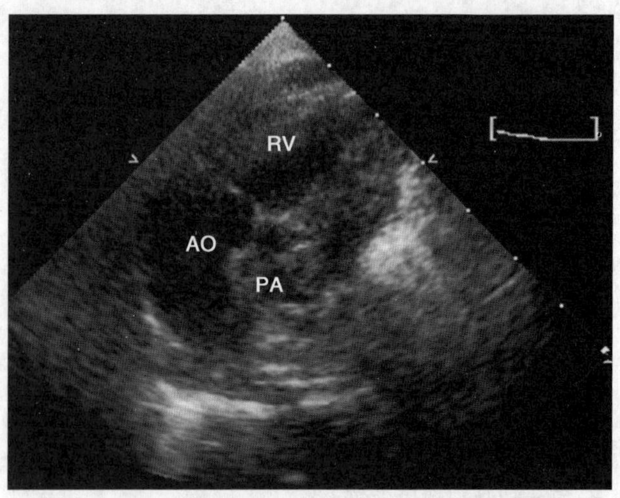

图27-37 右室双出口的二维超声心动图表现

6. **心导管检查** 选择性右心室造影可见肺动脉与主动脉根部在同一水平,主动脉大部分或全部发自右心室,也能进一步证明两根大动脉位于同一水平、肺动脉狭窄及室间隔缺损的解剖位置。

【鉴别诊断】 本病临床上需要与室间隔缺损、法洛四联症和完全型大动脉转位进行鉴别。

【治疗与预后】 治疗取决于病例类型,特别是室间隔缺损与大动脉的解剖位置。如室间隔缺损位于主动脉瓣下,则可在体外循环下将左心室血液通过心内隧道全部引进主动脉;如室间隔缺损位于肺动脉瓣下,可将左心室血液全部引进肺动脉,同时改造房间隔,使体、肺循环回流血在心房内左、右易位,或修补室间隔缺损后做大动脉调转术。如无根治条件,可环扎肺动脉,防止肺高压引起肺血管病变。手术效果与室间隔缺损的解剖位置以及是否合并其他畸形有很大关系。

九、完全型大动脉转位

大动脉转位(transposition of great arteries,TGA)是由于胚胎期大动脉起始部发育异常而引起的先心病,主动脉出自右心室,肺动脉出自左心室。在多数情况下,主动脉瓣口位于肺动脉瓣口之前,主动脉位于肺动脉的右侧,故又称右型大动脉转位(D-TGA)。此型在完全型大动脉转位中占大多数。完全型大动脉转位是主动脉和肺动脉的位置互相转换,形成两个隔绝的循环系统。如果能维持生命,必须在体、肺循环之间建立交通,如动脉导管未闭、房间隔缺损及室间隔缺损等。本病可合并肺动脉狭窄、主动脉缩窄和主动脉弓离断等。

【病理生理】 患儿在胎儿时期右心室输送血液到上肢、头部,一部分血送到躯干和下肢。左心室则输送血液到肺动脉,又经动脉导管输送到躯干和下肢。两心室的工作量几乎相等,所以与正常的胎心相似,初生时心脏大小正常。如果合并其他畸形,形成左、右心的交通,即有分流存在,则体循环尚能保持一定量的氧合血红蛋白。但是,分流血液的堆积总偏于一侧,即向左分流的血仍回到左心;如为向右分流,则仍回到右心。如某一侧的压力逐渐增加,另一侧的压力下降,分流的方向会发生改变,血液就会开始堆积于另一侧。故临床上可能发生某心室的周期性扩大和缩小的现象。无论分流的途径在何处,两侧心室的工作量都增加,引起两心室的扩张和肥厚(图27-38)。动脉血氧饱和度显著降低时,患儿胸腺发育受到影响,其体积往往小于正常,造成胸部X线正位片中上纵隔较窄。大动脉转位纠正后胸腺发育可恢复正常。

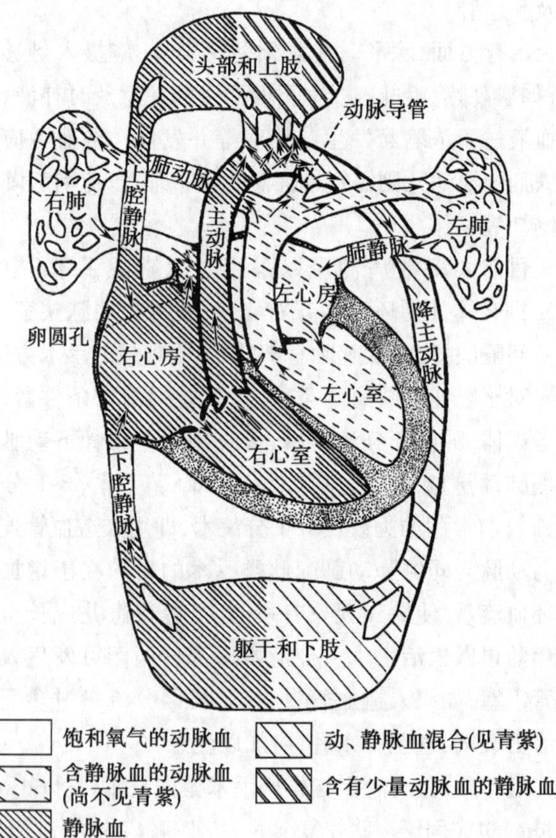

图27-38 大动脉转位合并房间隔缺损和动脉导管未闭血循环模式图

【临床表现与诊断】

1. **一般症状** 本病以男性较多见,男女比例约3:1。

完全型大动脉转位不合并其他畸形时，因肺循环与体循环的血液截然分隔，主动脉内完全充满静脉血，出生后即发生严重发绀，呼吸困难，甚至昏厥，迅速导致缺氧和心力衰竭，只能存活数天。合并室间隔缺损时，在缺损部位有血液的混合和分流，其方向视体、肺两循环的压力对比而异。开始因体循环压力较高，右心室的静脉血分流至肺动脉，经肺循环回入左心房及左心室，使左心压力增高；达到一定程度后，分流方向即发生改变。患儿生后发绀或轻或重，但以后逐渐加重。发育不良，早年出现杵状指/趾，心脏迅速扩大，最终发生严重缺氧和心力衰竭。

2. 心脏检查 初生时心脏大小正常，以后两侧心室很快增大。心脏搏动在剑突下较强烈。心率往往增快，且心音增强，心搏出量增加，如室间隔完整可无心脏杂音或沿胸骨左缘听到轻度收缩期喷射性杂音。如有室间隔缺损，则可听到响亮的收缩期杂音。合并肺动脉口狭窄时，则于胸骨左缘上方听到响亮的收缩期喷射性杂音，向颈部传导。

3. 胸部X线检查 心脏外形呈椭圆形，向两侧扩大。后前位可见肺动脉段稍凹陷，胸腺影一般较小，大血管影较窄。侧位则见两心室均扩大，主动脉与肺动脉并列，故大血管阴影明显增宽。这是由于大动脉转位时，主动脉的位置较正常时偏向前方，而肺动脉则偏后。有时可发现右心室的周期性扩大及缩小，系因血液分流方向改变所致。半数以上病例肺野血管纹理增多，但合并肺动脉狭窄的患儿肺纹理减少(图27-39)。

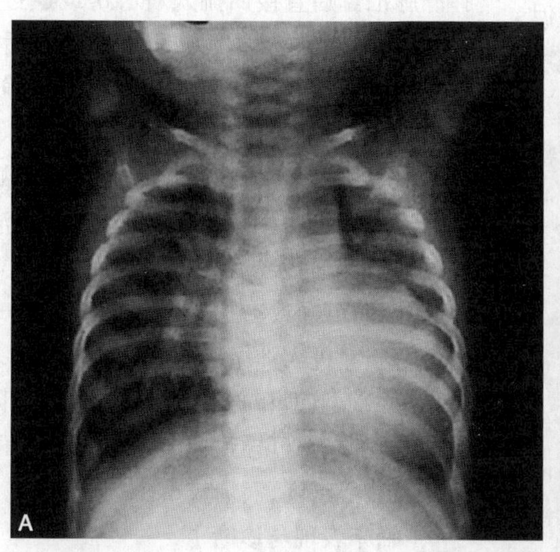

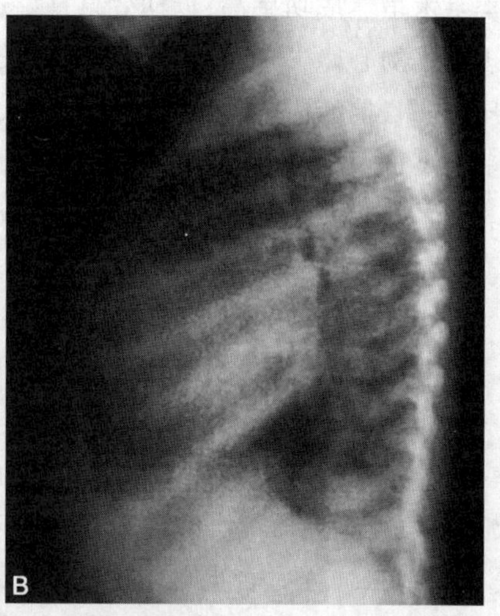

图27-39 完全性大动脉转位的X线片
A. 正位；B. 侧位。

4. 心电图检查 电轴右偏，右心室肥大，有时尚有右心房肥大。如室间隔缺损较大及合并肺动脉高压时，可出现左、右心室合并肥厚。

5. 超声心动图检查 主动脉位于肺动脉的右前方，两者平行排列，而正常的交叉斜行的空间关系消失(图27-40)。二尖瓣和三尖瓣的位置多正常。二尖瓣与后方肺动脉的后缘相连续，而室间隔与其前缘相接。超声心动图还可以发现伴随畸形，例如室间隔缺损、肺动脉瓣下狭窄、冠状动脉畸形等情况。

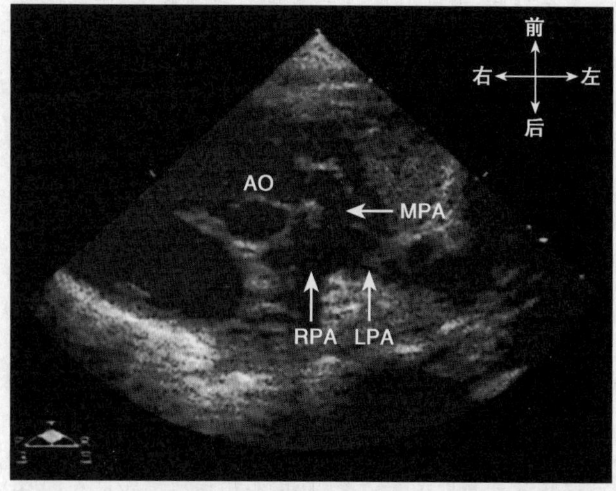

图27-40 完全性大动脉转位(D-TGA)的二维超声心动图

6. 心导管检查 显示右心室高压，导管可由右心室直接进入主动脉，但不能进入肺动脉。部分病例中导管可经室间隔缺损插入左心室，再入肺动脉。肺动脉血含氧量超过主动脉。反复测量心脏各部血氧含量，可确定分流的方向。肺动脉压力可与主动脉压力相似。如将造影剂通过导管注入右心室进行摄片，造影剂很快由右心室充盈了前置的主动脉，但肺动脉不显影或仅在晚期显影。此外，尚可了解动脉导管是否关闭、有无室间隔缺损及其大小。左心室造影可观察有无流出道梗阻以及冠状动脉的分布[9]。

【鉴别诊断】 本病应与右肺动脉起源于升主动脉以及动脉单干等先心病鉴别。仔细观察主动脉和肺动脉的起源、走向以及根部是否有冠状动脉等可以做出鉴别诊断。

【治疗与预后】 完全型大动脉转位伴室间隔完整的患儿如不及时治疗，多在新生儿或小婴儿期死于缺氧或心力衰竭；合并房间隔或室间隔缺损者，存活时间较长。手术治疗的预后良好。

出生后如发绀严重，需尽力改善缺氧、酸中毒和可能存在的低血糖等情况。传统的治疗方法是在新生儿期应用球囊导管撕裂房间隔，使左、右心房之间有血液交换。然后于6个月左右施行 Mustard 或 Senning 房间隔改造术。此类手术虽然成功率高，近期效果良好，但长大后容易出现顽固的心律失常和右心室不适应长期承受主动脉的压力。目前，首选 Jatene 手术（或称大动脉调转术），即将错位的主动脉和肺动脉纠正过来，恢复其正常位置。该手术能保存左心室的功能，并防止心律失常的产生，远期效果良好。

【附】左型大动脉转位

左型大动脉转位（L-TGA）是大动脉转位引起的异常血流，为心室转位所矫正，右心房连接位于右侧的解剖左心室，肺动脉出自解剖左心室，接受来自体循环的静脉血，也就是错误的血流方向在生理上已被矫正，即右心房→左心室→肺动脉；同时，左侧的左心房接受来自肺静脉的动脉血，进入位于左侧的解剖右心室，然后注入主动脉，即左心房→右心室→主动脉，故临床上无发绀。由于主动脉在左侧，常位于肺动脉的前方，往往两者是并列的，故传统上称之为左型大动脉转位。由于腔静脉的血进入肺动脉，而肺静脉的血最终进入主动脉，血液循环在生理上接近正常，因此又称矫正型大动脉转位（corrected transposition of the great arteries）。患儿常伴有其他畸形，如室间隔缺损、肺动脉瓣或瓣下狭窄以及房室传导阻滞等。

临床症状和体征差别很大。如果合并室间隔缺损，则临床表现和室间隔缺损相似；如果同时合并肺动脉狭窄，则其表现类似法洛四联症。胸部 X 线检查提示大动脉位置异常。心脏左缘上方见升主动脉影。心电图除不同程度房室传导阻滞外，Q 波异常出现在Ⅲ、aVR、aVF 和 V_1 导联；V_6 导联 Q 波消失。心前区各导联 T 波均直立。

治疗需矫治合并畸形，如修补室间隔缺损和肺动脉狭窄。近年来采用双调转术（double-switch operation），即在心房水平做 Mustard 或 Senning 手术，同时做 Jatene 手术，其优点为恢复解剖左心室向主动脉供血，同时三尖瓣得到保护。

十、全肺静脉异位引流

全肺静脉异位引流（total anomalous pulmonary venous drainage，TAPVD）是指肺静脉不回流入左心房，而是通过不同途径回流至腔静脉系统或右心房，可分为四型。①心上型：最为常见，四支肺静脉汇合成一支共同静脉干后通过垂直静脉汇入无名静脉再流入上腔静脉，少数病例直接进入上腔静脉或奇静脉；②心内型：四肢肺静脉汇合后直接回流入右心房或通过冠状静脉窦进入右心房；③心下型：四肢肺静脉汇合后回流入膈肌以下的门静脉、静脉导管、肝静脉或下腔静脉；④混合型：各肺静脉分别回流到上述不同部位。

【病理生理】 肺静脉的血流直接或借道体循环静脉回流入右心房，与来自全身静脉的血液汇合，一部分通过未闭卵圆孔或房间隔缺损而入左心房、左心室、主动脉，因而可导致动脉血氧含量降低、出现发绀。同时，通过右心室进入肺循环的血流量显著增多，可引起肺动脉高压。心上型和心下型肺静脉异位引流因路径较长较易发生梗阻，可导致逆向性肺动脉高压，进展较快，进而引发右心衰竭，病情较重。

【临床表现与诊断】

1. 一般症状 发育落后，体格瘦小，劳累后气急，易乏力，可有轻度发绀。

2. 心脏检查 心前区多隆起，心尖冲动强烈，杂音位于左侧第2肋间，为收缩期喷射性杂音，常伴三尖瓣区舒张期杂音，肺动脉第二心音增强、明显分裂，可有奔马律等右心衰竭征象。

3. 胸部X线检查 右心房、室均增大，肺动脉段饱满，肺血多。属心上型者，心脏及增宽的上腔静脉影常呈“雪人样”（8字形）或“半8字”征，侧位胸片在气管前出现锤形阴影，对本型的早期诊断价值很大。心内型心影似房间隔缺损，但同时又伴有肺淤血。心下型者两肺出现严重的肺静脉高压，X线钡餐检查，可见食管下段前侧方有一弧形压迹（为扩张的肺静脉共干的压迫），有助于诊断。

4. 心电图检查 右心房、右心室肥大。

5. 超声心动图检查 可显示肺静脉未汇入左心房，而是形成共同静脉干，探查时可跟踪其走向及异常连接的部位，从而做出诊断（图27-41）。

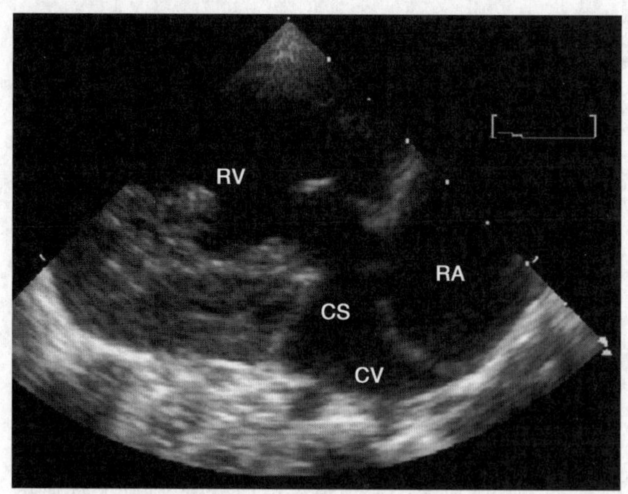

图27-41 完全性肺静脉异位引流（心内型）的二维超声心动图表现

6. **心导管检查** 显示上腔静脉或右心房血氧含量显著增高，肺动脉压力增高，肺动脉造影可显示肺静脉异常回流的路径，有助于明确诊断。

【鉴别诊断】 全肺静脉异位引流解剖结构较复杂，有时候可分别回流至不同部位，诊断时应仔细判别每一支肺静脉的走行。需要与房间隔缺损、三房心、肺动脉高压等鉴别。

【治疗与预后】 治疗可在体外循环下，做肺静脉与左心房吻合术纠正畸形，手术效果良好。有时候可发生吻合口狭窄。如有肺静脉回流梗阻者，多在生后不久即心力衰竭、肺淤血及水肿，可在数月内死亡，故需要尽早手术。

十一、动脉单干

动脉单干（truncus arteriosus）是指只有一个大血管出自心室。由于在胚胎发育时主动脉与肺动脉未分隔而保留了胚胎期的一根总干的形式。动脉瓣有2~6个不等，多为3~4个。两支冠状动脉由此动脉总干的基底分出。肺动脉由总动脉干分出，目前大多分为三种类型：Ⅰ型由总动脉干根部分出主肺动脉；Ⅱ型由总干背部分出左、右肺动脉；Ⅲ型左、右肺动脉各自从总干的侧面分出。一般伴有室间隔缺损。

【病理生理】 肺动脉从动脉单干发出，故压力与主动脉相似（图27-42），因肺内微血管和小动脉阻力很低，故有大量血液流入肺循环，左心室容量负荷过重、扩张，可发生心力衰竭。以后由于肺小动脉硬化，肺循环阻力增高而发生梗阻性肺动脉高压，右心室阻力负荷加重，右心室肥厚，失代偿后则右心室扩张、右心衰竭。

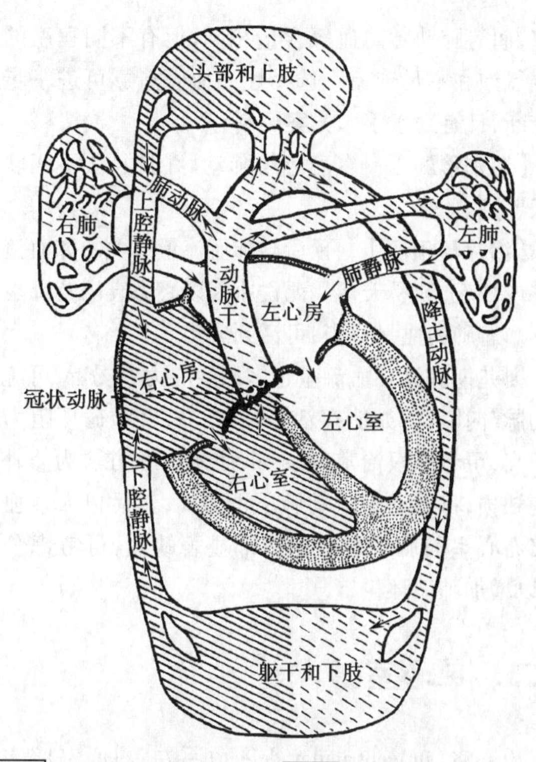

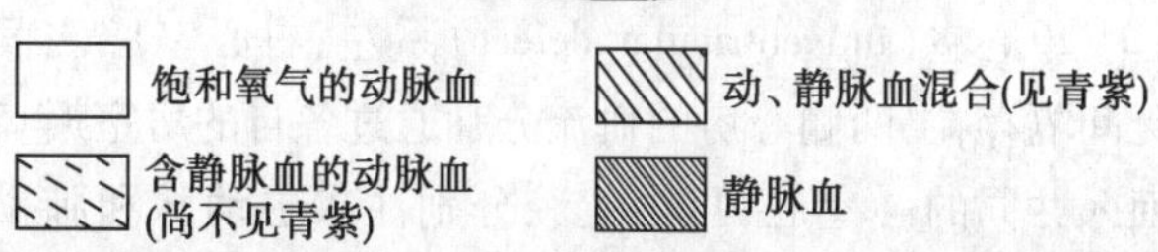

图27-42 总动脉干（血流由肺动脉至肺）血循环模式图

【临床表现与诊断】

1. **一般症状** 取决于肺循环的血流量，如果有大量血液流入肺内，可导致心力衰竭，临床上出现呼吸急促、易劳累、多咳、发育不良等。此时发绀很轻或无明显发绀。以后由于肺动脉高压，肺内血流量逐渐减少，发绀逐渐加重，发生右心衰竭后症状更加严重。

2. **心脏检查** 左胸常隆起，多数患儿于胸骨左缘第3、4肋间听到粗糙的收缩期杂音，并可扪及震颤。胸骨左缘或右缘第2肋间有时可听到舒张早期杂音，系因总动脉干瓣膜关闭不全引起。因总动脉干仅有一组瓣膜而无主、肺动脉瓣之分，故第二心音大多单一、响亮。

3. **胸部X线检查** 心脏中度或重度扩大，左心室或左、右心室均增大。肺动脉段较直。约1/4患儿可见右位主动脉弓。肺野及肺门血管阴影增多或减少，以增多多见。

4. **心电图检查** 多数显示双侧心室肥大，偶见单独的右心室或左心室肥大，也见于左心房肥大者。

5. **超声心动图检查** 室间隔与大动脉不连续，动脉单干骑跨于室间隔上，此点与法洛四联症相似；但其前方不再有大血管，且见不到肺动脉瓣。

6. **心导管检查** 导管易自右心室插入动脉干，右心室和动脉干内的收缩压相等。动脉干内血氧高于右心室，而与肺动脉内血氧含量相同，但有不同程度的动脉血氧饱和不足现象。选择性心血管造影可进一步证实诊断，且有助于手术方案的制订。

【鉴别诊断】 本病应与肺动脉闭锁、法洛四联症等相鉴别。

【治疗与预后】 预后与肺血流量有关。如血流量过多或缺乏，均易夭折。死亡原因以心力衰竭及肺炎最多见。若肺内血量适当，可活到成年。

婴儿期肺循环血流量过多而致心力衰竭者，可施行肺动脉环扎术。如能存活至4~5岁，且肺循环阻力不是很高，可考虑根治术（Rastelli 手术），其方法为修补室间隔缺损，将肺动脉与动脉单干分离，然后以人造血管连接右心室与肺动脉。如肺部显著缺血，可考虑分流术，以增加肺循环量。

十二、单心室

单心室（univentricular defect）系左、右心室腔之间无间隔存在，两侧心房的血流分别通过各自的房室瓣口而入共同的心室腔，再由此腔分别注入主动脉和肺动脉。此病较少见，常合并其他心血管畸形。最常见的畸形组合为：①单心室、大动脉转位、主动脉起源于残存的流出腔；②单心室伴肺动脉口狭窄（图27-43）。

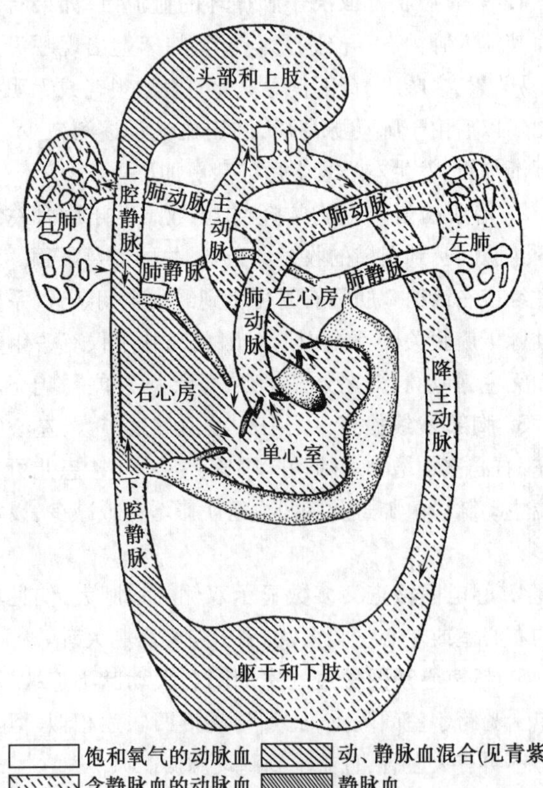

图27-43 单心室血循环模式图

【病理生理】 取决于是否伴有肺动脉瓣狭窄、房室瓣关闭不全等。有明显肺动脉瓣狭窄者，肺循环血流少，可出现低氧血症。不合并肺动脉瓣狭窄者，则肺循环血流增多，呈现肺充血、充血性心力衰竭，后期出现肺血管阻力增高、肺动脉高压。长期心室容量负荷过重、心室扩大或房室瓣先天性发育异常可导致房室瓣关闭不全，随着房室瓣关闭不全的加重和心功能恶化，充血性心力衰竭的表现也逐步加重。

【临床表现与诊断】

1. 一般症状 患儿有气促及乏力，合并肺动脉口狭窄者，于婴儿期即出现发绀，且日益加重，伴杵状指/趾。如主动脉血流因流出道狭窄而减少，则肺循环血量增加，患儿气促，消瘦，易患呼吸道感染及心力衰竭，发绀则较轻。

2. 心脏检查 心脏有轻至重度增大，搏动于胸骨左缘下方最明显，心底部可听到响亮的收缩期喷射音，可扪及震颤。第二心音单一。

3. 胸部X线检查 心脏增大，后前位于心左缘上方，见残存的流出腔膨出，肺门及肺野的血管影增多。如有肺动脉口狭窄，则肺纹理减少。

4. 心电图检查 示左或右心室一侧或两侧合并肥厚，常见胸导联的波形无大差别，从 V_1~V_6 均为大的RS型，同时也可以发生异常的房室传导。

5. 超声心动图检查 可显示两组房室瓣或共同的房室瓣开口到一个大室腔或一个主室腔和一个残腔以及心室和大动脉的关系。多普勒可显示房室瓣有无反流。

6. 心导管检查 心室腔压力为体循环压力，如果残存流出腔，则之间有一压力阶差。如无肺动脉口狭窄，则肺循环血流量增加，主动脉的血氧含量降低不明显。如有肺动脉口狭窄，则肺循环血流量减少，主动脉的血氧饱和度降低。将造影剂注入心室腔内可见左、右心室共腔，主、肺动脉同时显影，并可看到有无肺动脉口狭窄及残存流出腔的存在。

【鉴别诊断】 本病需与大室间隔缺损、完全性房室隔缺损、右心室双出口、大动脉转位伴室间隔缺损等相鉴别。

【治疗与预后】 单心室具有流出腔同时合并肺动脉狭窄或发育不良者，宜先做体、肺分流术。后者适合于残余心室腔很小、肥厚而流出腔口狭窄或伴有其他心血管畸形者。如肺血增多，合并充血性心力衰竭，则可先做肺动脉环扎术，以后再进一步做心室分隔手术。后者手术难度较大，术后易发生房室传导阻滞。

十三、右位心

右位心(dextrocardia)是指心脏的大部或全部位于右侧胸腔,其心底至心尖的轴线指向右,可分为两种:①心腔如"镜影"样左右易位,为矢状位的镜影,前后关系不变,心尖指向右方,心房和心室的左右关系颠倒;常伴有内脏完全转位;很少伴有其他心脏畸形。②非"镜影",心脏的左右关系不颠倒,而可能有前后位的颠倒,即左心房、左心室位于前,右心房、右心室位于后。大多无内脏转位。如有转位,通常是不完全的。常合并其他心脏畸形,如完全型大动脉转位、主动脉右位以及单心室等(图27-44)。

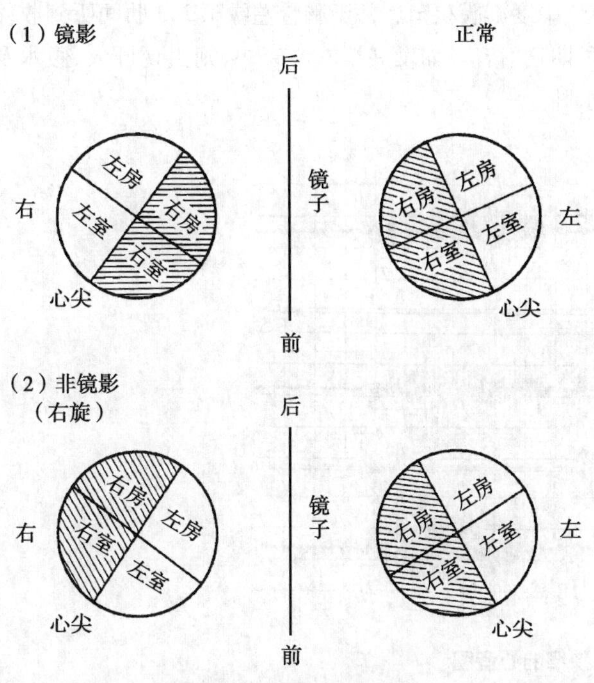

图27-44　右位心的图解

【病理生理】　合并的心血管畸形不同,病理生理改变也不同。

【临床表现与诊断】

1. 一般症状　"镜影"右位心单独存在时,无症状。如合并其他心血管畸形,则可表现相应症状,如呼吸道感染、心力衰竭、缺氧等。

2. 心脏检查　应注意各脏器的位置,即肝和阑尾在左,胃和脾在右。心尖冲动位于右侧第4或第5肋间,"镜影"右位心单独存在时,心音正常,但位置在右侧,无杂音或震颤。

3. 胸部X线检查　"镜影"右位心单独存在时,除心脏位于右侧外,余皆正常。

4. 心电图检查　典型表现为:Ⅰ导联各波形态为正常时的"镜影",P波和T波倒置;Ⅱ与Ⅲ导联,aVR与aVL导联的波形互换;V_{3R}、V_{5R}导联波形类似正常时的V_3、V_5导联,代表左心室波形;V_2、V_1导联代表右心室波形(图27-45)。

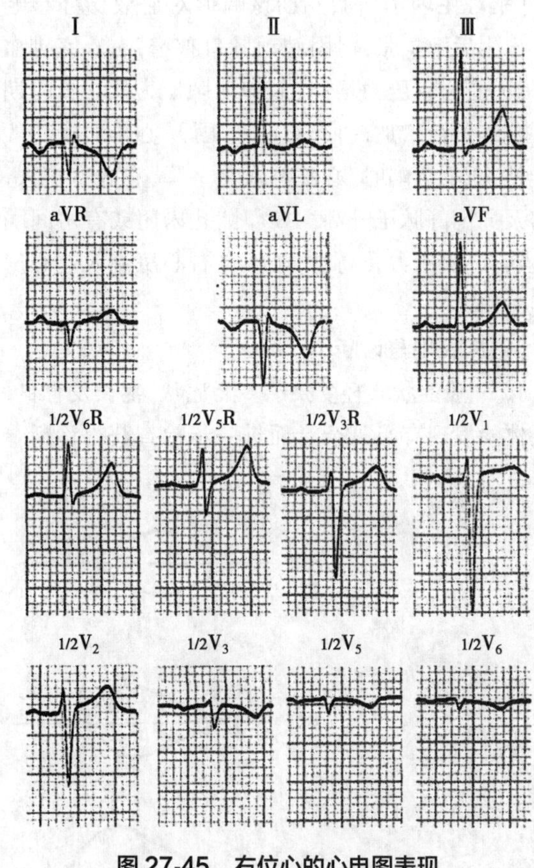

图27-45　右位心的心电图表现

5. 超声心动图检查　心脏的大部或全部位于右侧胸腔,心底至心尖的轴线指向右,心尖指向右侧。镜像右位心时解剖右心房位于左侧,解剖左心房位于右侧即下腔静脉位于椎体左前方、腹主动脉位于椎体右前方。应采用顺序分段诊断,判断心房、心室和大动脉的位置及其之间的连接关系,并注意观察是否合并心内畸形。

6. 心导管检查　根据是否合并其他心血管畸形选择心导管检查和造影,有助于全面评估病情。

【鉴别诊断】　右位心必须与因肺部病变如膈疝、肺不张、胸腔积液等所引起的心脏移位相鉴别。

【治疗与预后】　单纯"镜影"右位心无需特殊治疗。合并心血管畸形者则根据情况给予相应处理。有内脏异位伴复杂心血管畸形者预后较差。

十四、肺动脉瓣狭窄

肺动脉瓣狭窄(pulmonary stenosis,PS)为右心室流

出道梗阻性先心病中最常见的畸形。肺动脉三个瓣叶在靠近瓣环的游离缘发生粘连，使瓣口呈鱼嘴状。后者可位于中央或偏于一侧。瓣叶可增厚或僵硬。肺动脉常呈现狭窄后扩张。

【病理生理】 胎儿期该畸形对血液循环影响不大。出生后肺扩张，但因肺动脉口狭窄，右心室排血受阻，因而右心室压力增高，而肺动脉压力低。长时期的右心收缩负荷增加，引起右心室肥厚，心排血量一般尚能维持，右心衰竭时，心脏排血量下降，右心室扩大，右心房及周围静脉压升高。如卵圆孔未闭或有房间隔缺损，当右心房压力升高时，血液自右心房流入左心房而出现发绀。

【临床表现与诊断】

1. **一般症状** 轻度狭窄多无症状，生长发育良好，常因体检发现有心脏杂音而进一步检查获得诊断。中度狭窄可有心悸，劳累后呼吸困难。重度狭窄者常因伴有卵圆孔未闭，除有呼吸困难外，尚可有发绀、杵状指/趾及心力衰竭等症状。

2. **心脏检查** 轻度狭窄时心脏大小往往正常，中度及重度狭窄时因右心室增大，可形成心前区膨隆。肺动脉瓣狭窄者在胸骨左缘第2肋间有收缩期震颤，并可听到粗糙而较长的喷射性收缩期杂音。杂音的响度随狭窄程度加重而渐加强。杂音的最大响度则随狭窄程度的加重而逐渐自收缩早期移向中期及后期。当狭窄极为严重时，因通过狭窄处的血流量锐减，故杂音反而减弱。肺动脉第二心音减低及分裂程度亦随轻、中、重度狭窄而逐渐明显（图27-46）。此外，轻、中度瓣膜狭窄者常于胸骨左缘第2、3肋间听到收缩早期喷射音。如发展至右心衰竭，则出现肝大、腹水及水肿。

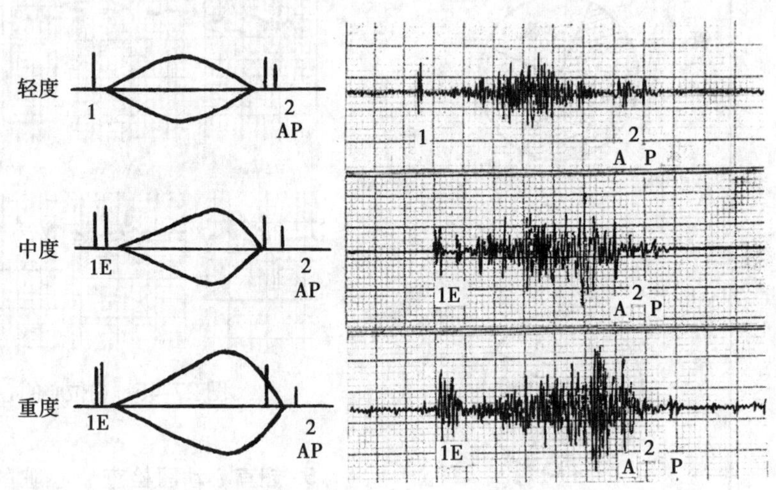

图27-46 肺动脉口狭窄的心音图

3. **胸部X线检查** 心脏一般在轻度狭窄时可不增大，如有增大则以右心室增大为主，右心房也可稍大，但左心室不大。另外，肺动脉段隆起，肺动脉主干及左肺动脉因狭窄后的扩张而伴有较明显的搏动，而肺野内肺纹理减少，两者之间形成鲜明对比，此为本病的特征。但在漏斗部狭窄的病例中，肺动脉主干反见凹陷（图27-47）。

4. **心电图检查** 对狭窄程度的判断很有意义。除轻度狭窄心电图可正常外，一般均显示右心室肥大，电轴偏右或出现不完全性右束支传导阻滞。右心室肥大程度与狭窄轻重往往成正比。在重度狭窄时，右心室压力超过100mmHg者，心电图至少有下列三点之一：①V_1导联心室波呈qR型或R型，R>20mV；②P波高尖，示右心房肥大；③各导联ST段偏移，Ⅱ、aVF以及V_1~V_4导联T波低平或倒置，显示心肌劳损。

5. **超声心动图检查** 轻度狭窄者肺动脉瓣活动接近正常。中度以上狭窄时，应用二维超声心动图合并连续波式多普勒，可以精确评估狭窄严重程度。右心房和右心室的内径增宽。右心室游离壁及室间隔增厚，肺动脉瓣增厚，开放受限成圆隆状，严重狭窄者可见肺动脉瓣于收缩期提前开放。主、肺动脉及其左、右分支的直径亦可测量。此外，应用连续多普勒还可估测跨瓣压差，判断狭窄程度。

6. **心导管检查** 对诊断有很大帮助。肺动脉狭窄部位的远端压力降低，但狭窄部近端的右心室压力显著增高。将心导管自肺动脉撤回右心室时，压力曲线中收缩压突然增高，舒张压多属正常范围，显示肺动脉瓣膜

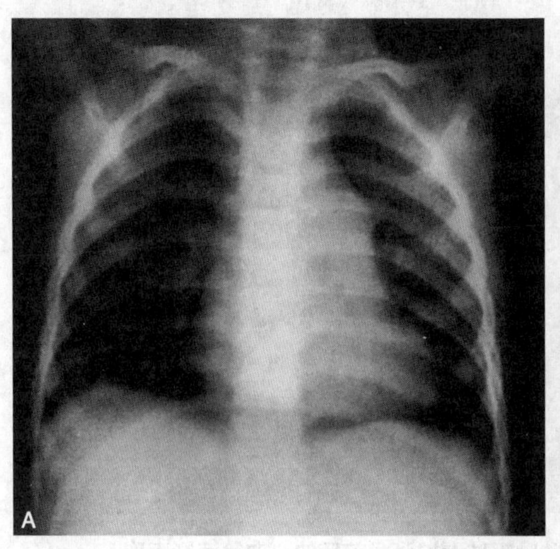

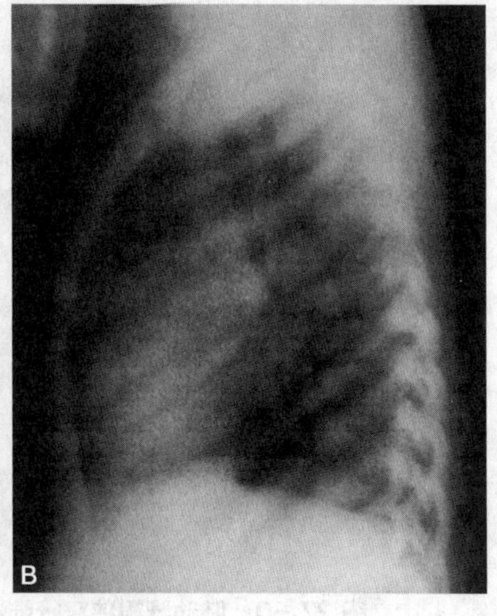

图 27-47　肺动脉瓣狭窄的 X 线片
A. 正位；B. 侧位。

部有狭窄（图 27-48）；若肺动脉与右心室之间有第 3 种压力波型，其收缩压同肺动脉而舒张压与右心室相等，则说明为漏斗部狭窄（图 27-49）。在重度狭窄时右心房压力也可增高。心脏内各房室及大血管血氧含量属正常范围。若卵圆孔未闭，导管自右心房可经未闭的卵圆孔进入左心房。

右心室选择性造影可显示肺动脉狭窄部位及其严重程度。若为瓣膜部狭窄，则狭窄的瓣膜口呈鱼口状，并有肺动脉狭窄后的扩张，有时可见右肺动脉扩张。重度肺动脉瓣狭窄常伴有继发的右心室漏斗部收缩期狭窄。近年来，很少将心导管检查和心血管造影单纯用于诊断肺动脉瓣狭窄，而大多是准备进行球囊扩张术或疑有肺动脉或其分支有狭窄时才使用。

【鉴别诊断】　单纯肺动脉瓣狭窄经超声心动图检查大多可以明确诊断。伴有发绀的重度肺动脉瓣狭窄临床上需与法洛四联症相鉴别，前者发绀出现较晚，肺动脉区收缩期杂音较强，第二心音有分裂，X 线片上可见肺动脉段扩张。

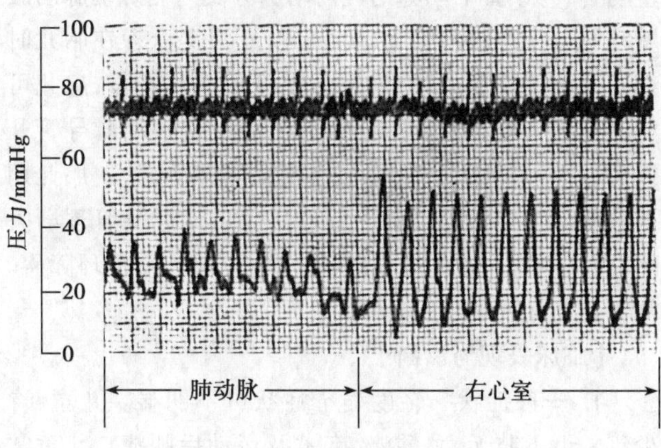

图 27-48　右心导管压力曲线

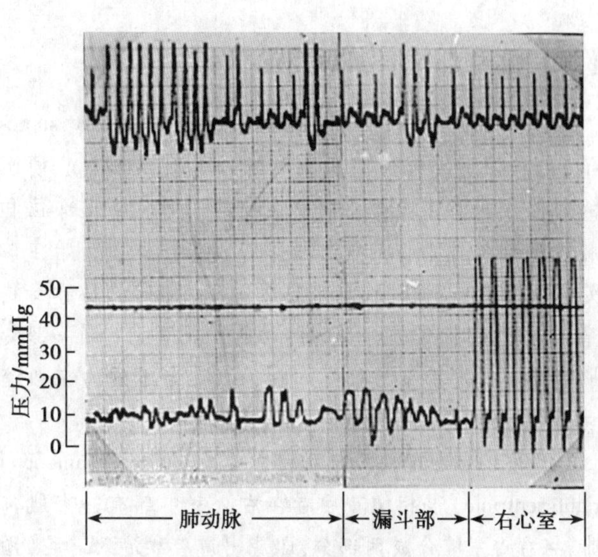

图 27-49　右心导管压力曲线

【治疗与预后】　重度肺动脉狭窄如未获及时治疗常早期发生心力衰竭。轻度狭窄预后良好，可活至成年。常见并发症为感染性心内膜炎。

经皮球囊导管扩张术为各年龄段肺动脉瓣狭窄、跨瓣压差>40mmHg 患儿的首选治疗方法（图 27-50）。可以获得满意的近期和远期疗效，其安全性和效果与传统手术治疗相仿。合并漏斗部狭窄者，球囊导管扩张效果不佳。婴儿右心室压力高达 150~200mmHg 者，提示严重梗阻，如果病情不允许介入治疗，则应紧急施行手术，切开狭窄的瓣膜，以免延误时间。

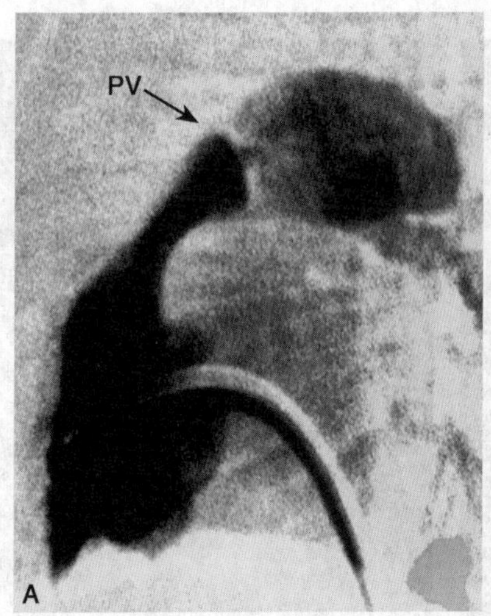

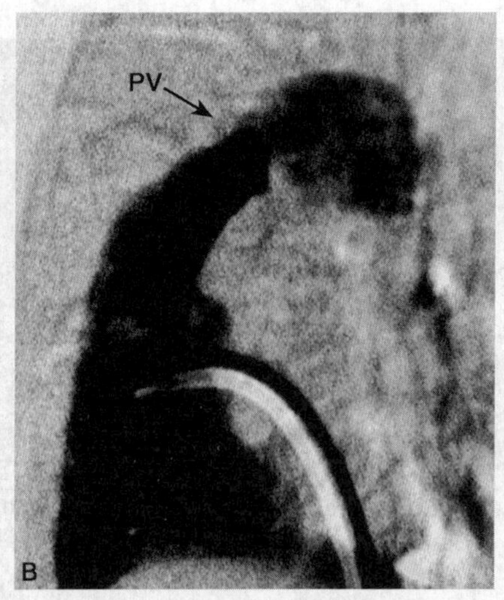

图 27-50 肺动脉瓣狭窄行肺动脉瓣球囊扩张术前后的心血管造影表现
A. 扩张前；B. 扩张后。

【附】漏斗部狭窄和双腔右心室

漏斗部肺动脉狭窄（infundibular pulmonary stenosis）由右心室流出道的肌性和纤维性梗阻形成。梗阻的部位可能接近肺动脉瓣或在它的下方。梗阻部位和肺动脉瓣之间可形成一个漏斗腔。部分病例开始在该处室间隔有一个缺损，以后自然闭合。当与肺动脉瓣狭窄同时存在时，常被分类为肺动脉瓣狭窄继发漏斗部心肌肥厚。原发漏斗部狭窄的临床表现与继发的在血流动力学上非常相似。

原发的漏斗部狭窄与双腔右心室（double chamber of right ventricle）很相像。后者在右心室中部有一束肌肉带，将右心室腔分成两部分，即流出道腔和流入道腔（图 27-51）。患儿幼年时并无症状，以后逐渐出现梗阻症状。

心电图系列检查可发现右心室肥大逐渐加重。超声心动图可明确诊断。选择性心血管造影可清楚见到漏斗部狭窄或右心室双腔的具体形态改变。

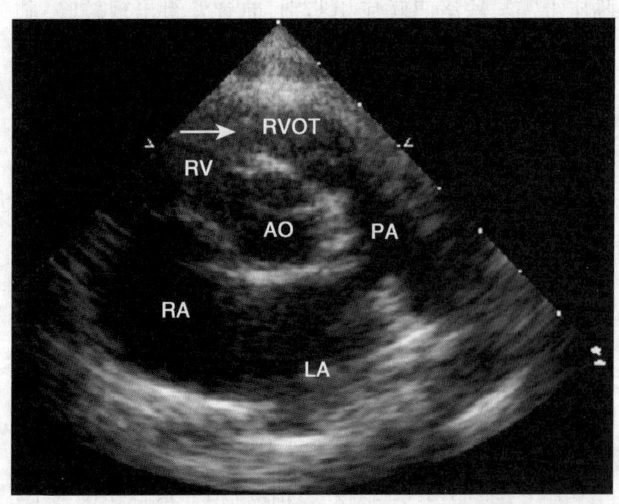

图 27-51 双腔右室的二维超声心动图表现

中度以上的漏斗部狭窄和双腔右心室形成的梗阻均有手术指征。狭窄解除后，前后压差消失，预后良好。

十五、主动脉缩窄

主动脉缩窄（coarctation of aorta）可发在主动脉弓和降主动脉的任何部位，但绝大多数发生于动脉导管开口附近。多见于男性，男女比例为 2∶1。常见的合并畸形有主动脉瓣二瓣畸形、二尖瓣畸形及主动脉瓣下狭窄等。

【病理生理】 主动脉缩窄部位多在动脉导管开口的远端（成人型），常较局限（图 27-52）。缩窄部位近端主动脉扩张。缩窄严重时血液通过侧支循环到达下肢，其主要途径为：①锁骨下动脉的上肋间分支在胸部吻合；②锁骨下动脉的肩胛分支与主动脉的肋间分支在胸壁吻合；③锁骨下动脉的乳内动脉分支与髂外动脉的腹壁动脉分支在腹部吻合。由于以上侧支血管在胎儿时期即开始逐渐形成，出生后下半身缺血不严重，患儿可能活至成人期。主动脉缩窄部位如发生在动脉导管开口的近端（婴儿型），狭窄往往较长（图 27-53）。胎儿期下肢血液主要依靠动脉导管。出生后动脉导管逐渐关闭，而其侧支血管尚未及时建立，易引起严重循环障碍。常于婴儿期死亡。

【临床表现与诊断】

1. 一般症状 轻度缩窄症状可不明显。儿童、青少年常诉下肢无力、酸痛、麻木及运动后腿痛。儿童常因体检发现高血压就医。

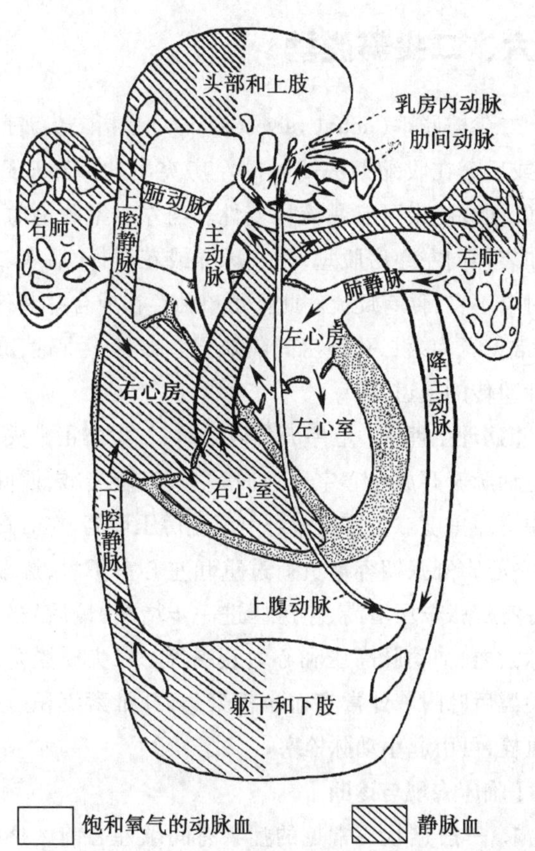

图27-52　成人型主动脉缩窄血循环模式图

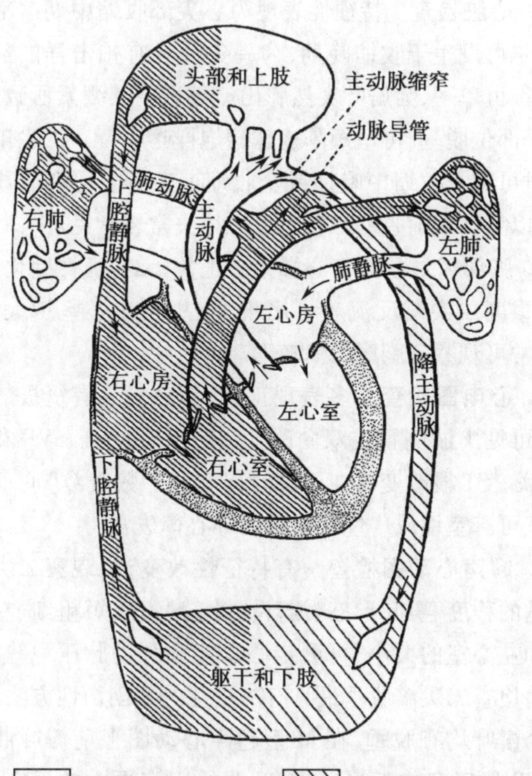

图27-53　婴儿型主动脉缩窄血循环模式图

2. 心脏检查　心脏大小多为正常。但可由于高血压而致心脏扩大,心尖冲动强烈,心底部沿胸骨左缘直至心前区可听到中等响度的收缩期杂音,并向背部、脊椎或沿侧支循环的血管传导,在任何侧支循环的血管上都可能听到连续性杂音。上、下肢脉搏的差别明显,上肢脉搏强,下肢脉搏弱,足背动脉搏动不明显。上述症状是本病的诊断要点。有时右侧桡动脉搏动较左侧为强,可能由缩窄部累及左锁骨下动脉所致。上、下肢血压差别较大,上肢血压高于下肢。正常时下肢血压较上肢高20mmHg左右。

3. 胸部X线检查　X线表现有赖于年龄、高血压程度及侧支血管情况。婴儿重度缩窄时心脏增大,肺充血。儿童期多左心增大,左锁骨下动脉扩大致左上纵隔影增大。升主动脉正常,或有轻度增宽。儿童期可见肋骨下缘有切迹,由扩大的侧支血管长期侵蚀压迫而引起。多数患儿可见主动脉缩窄后扩张。

4. 心电图检查　1岁以内的心电图可以正常或显示左心室肥大。随后逐渐出现右心室肥大或左、右心室合并肥大。

5. 超声心动图检查　二维超声心动图胸骨上或胸骨旁切面可直接见到缩窄的位置、形态及其长度。缩窄后的主动脉搏动减弱。多普勒还可探测到通过狭窄部位的高速血流。连续波可测定缩窄部位前后的压差(图27-54)。

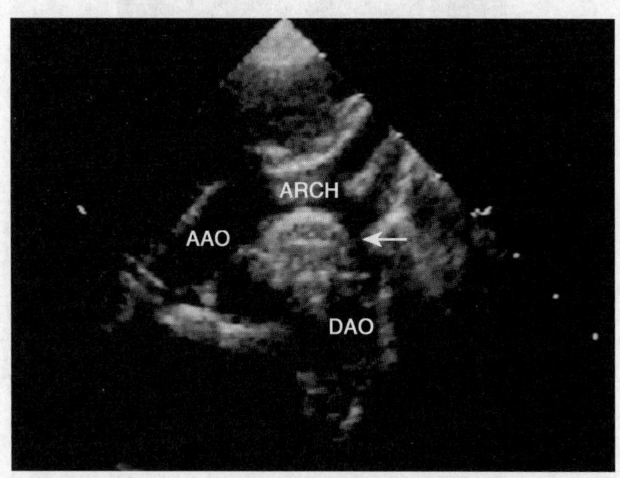

图27-54　主动脉缩窄的二维超声心动图表现

6. 心导管检查　通过逆行左心导管可测定缩窄段前后压差,选择性造影可将缩窄段狭窄程度及长短显影。如二维超声心动图已明确诊断,可免除心导管检查。

7. 其他检查　计算机断层扫描(CT)和磁共振(MRI)检查对主动脉缩窄的诊断有独特优势,可清楚显示缩窄的位置、形态及其长度，磁共振还可显示侧支循环的存在（图 27-55、图 27-56）。

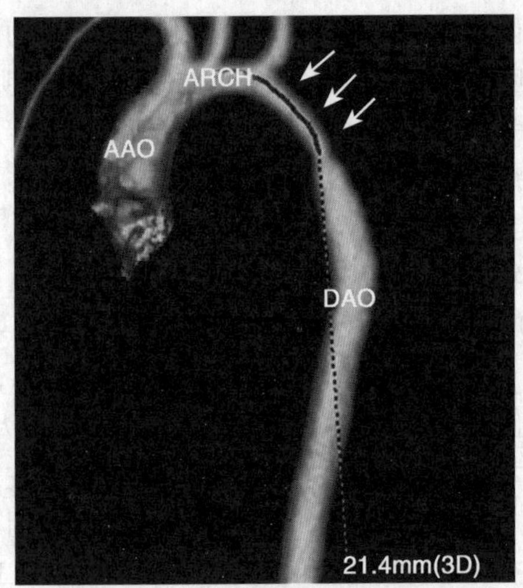

图 27-55　主动脉缩窄的 CT 表现

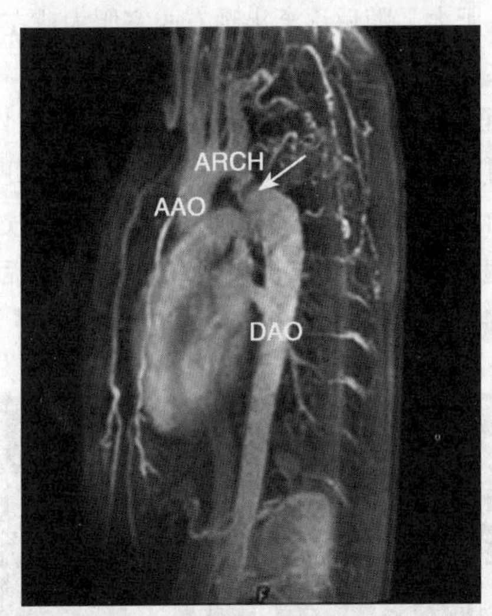

图 27-56　主动脉缩窄伴侧支循环的 MRI 表现

【治疗与预后】　轻度缩窄不治疗也可成活到成年。单纯主动脉缩窄不合并主动脉弓发育不良者，如收缩期缩窄前后压差>20mmHg，宜在 4~6 个月行球囊导管扩张术，效果良好，而且安全[10]。婴儿期可施行左锁骨下动脉带瓣主动脉成形术，如手术后再狭窄，宜做球囊导管扩张术。婴幼儿经介入或外科手术治疗后，如仍有复杂的主动脉弓梗阻，可考虑行支架置入术。学龄期应用支架置入术治疗主动脉缩窄，成功率很高，远期效果良好，并发症比球囊导管扩张术少。本病严重的并发症主要是由于高血压而引起的脑血管意外、高血压脑病以及心力衰竭等，亦可并发感染性心内膜炎。

十六、二尖瓣脱垂

二尖瓣脱垂（mitral valve prolapse）是指二尖瓣前瓣和/或后瓣在收缩期关闭时向左房突出的一种病理状态，叶面或腱索可有黏液样变性。当左心室收缩时，瓣叶如袋样向左心房脱垂，呈气球样或花瓣样，后者二尖瓣对合不良，伴有反流。此征可单独存在或合并其他畸形，常见者为第二孔型房间隔缺损。多见于女性，亦有显性遗传的报道。

【病理生理】　心室开始收缩时，二尖瓣正常关闭，当主动脉瓣开放左心室射血时，左室容量突减，瓣叶突向左房。重度二尖瓣反流可引起左房压增高、左心房增大、左心室舒张期容量负荷过重和左心室扩大，逐渐导致左室舒张末压增高、左房压进一步增高，最后发生肺静脉淤血、肺动脉高压和心力衰竭等。二尖瓣脱垂时，二尖瓣后叶附着处常有血小板聚集、纤维素沉积，形成微血栓，可引起小动脉栓塞。

【临床表现与诊断】

1. 一般症状　常见的症状有间歇性心前区疼痛、心悸、气短和疲乏，偶有晕厥，多与体力活动无关。约 1/4~1/5 病人无症状，仅在体格检查时发现。

2. 心脏检查　特征性表现为心尖部收缩中期喀喇音，偶尔可发生于收缩晚期，为一尖锐具有拍击样的额外心音，可单一，为瓣叶突然膨出或腱索突然绷紧所致；如多个部位脱垂，可呈短阵连珠鞭炮样喀喇音。二尖瓣反流时可闻及收缩中晚期或全收缩期杂音。可有心律失常，以室性期前收缩和室上性心律失常较常见。

3. 胸部 X 线检查　心影大多正常，无特征性变化。伴中、重度二尖瓣反流者可出现左心房、左心室扩大。此外，常可观察到胸廓骨骼畸形。

4. 心电图检查　多表现正常，部分病人有复极的改变，可见 T 波倒置或双向改变，常见于Ⅱ、Ⅲ、aVF 和 V_6 导联。ST 段改变常在运动时出现。少数有 QT 间期延长。可有室性或房性期前收缩等心律失常。

5. 超声心动图检查　有特征性改变，可观察二尖瓣脱垂的程度、瓣叶形态、瓣环大小、腱索长短粗细、左心房和左心室的大小，可测定心功能和肺动脉压力等，是目前检查二尖瓣脱垂最具有决定性的无创伤性方法。如两个瓣叶均有脱垂，在 M 型超声心动图上前瓣叶曲线在 CD 段后突成弧形，后瓣叶曲线则有更大的后突，两瓣叶曲线在该处分离。二维超声心动图胸骨旁长轴切面上可看到二尖瓣关闭时，瓣叶超过二尖瓣环水平（图 27-57）。

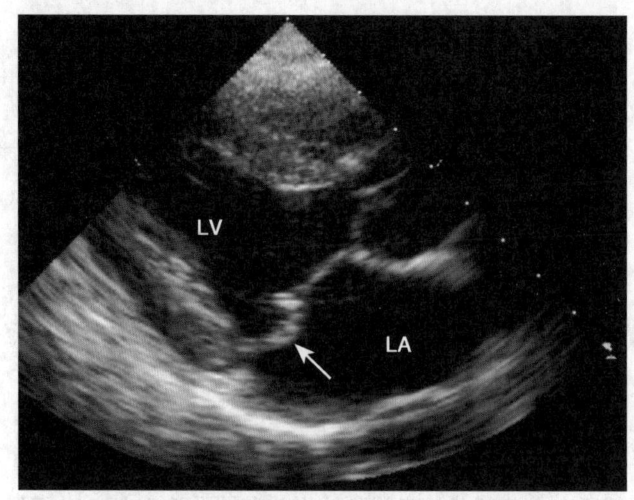

图 27-57　二尖瓣脱垂的二维超声心动图表现

6. **心导管检查**　不作为二尖瓣脱垂的常规诊断手段。当需要了解伴随畸形或寻找原发性病因，如冠状动脉病变等情况时，可做该项检查，进行选择性造影。

【鉴别诊断】　临床上需与二尖瓣裂缺、拱形二尖瓣、双孔二尖瓣、吊床型二尖瓣以及腱索断裂、乳头肌功能失调等影响二尖瓣关闭活动的疾病相鉴别。

【治疗与预后】　本病发展缓慢，需定期随访，及时防治心律失常、感染性心内膜炎、腱索断裂和血栓栓塞等并发症。偶有猝死报道，多发生于女性、反复晕厥、持续室上性心动过速或复杂心律失常以及有猝死家族史者。儿童期无症状者大多不需要特殊治疗。若合并心律失常，则可选择普萘洛尔等β受体阻滞剂治疗。常诉胸痛者除了耐心解说免除其思想紧张外，应避免服用咖啡因、吸烟和酗酒，鼓励适当的体格锻炼，适当服用β受体阻滞剂可能有所帮助。严重二尖瓣反流、心力衰竭者可采用外科手术治疗，如修复过长的腱索或采用瓣膜矩形切除缝合术等。

十七、三尖瓣闭锁

三尖瓣闭锁（tricuspid atresia）为三尖瓣先天性闭合，不存在瓣孔，常伴右心室发育不良。本畸形系由胎儿期房室通道发育畸形所致，常合并其他畸形，如房间隔缺损、室间隔缺损、动脉导管未闭、肺动脉发育不良或大动脉转位等。本畸形常见以下病理改变：①三尖瓣口闭合留一小窝；②左心室肥厚且增大；③右心室腔变小，仅由流出道组成。

【病理生理】　腔静脉的血流进入右心房后全部通过房间隔缺损或未闭卵圆孔而入左心房，与来自肺静脉的氧合血混合，然后进入左心室和主动脉。左心室的血液部分经室间隔缺损进入右心室，再注入肺动脉。如果室间隔缺损较大，则右心室发育往往较好，肺循环血流量可增多；如果室间隔缺损较小和右心室发育不良，则肺循环量往往不足，动脉血氧饱和度降低而呈现发绀（图 27-58）。

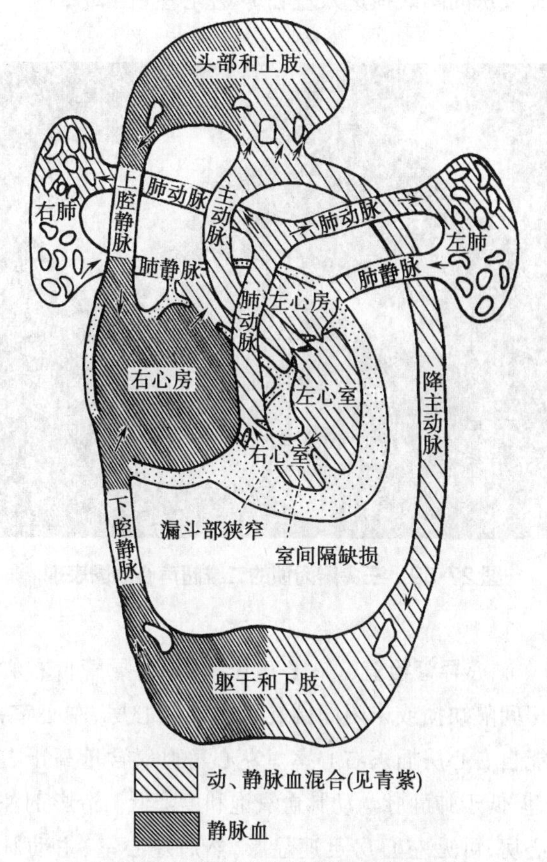

图 27-58　三尖瓣闭锁血循环模式图

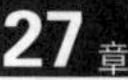

【临床表现与诊断】

1. **一般症状**　在婴儿时期即有发绀、气促，甚或发作性缺氧晕厥，生长发育迟缓，半数以上于1岁内死亡，存活稍长者则见有杵状指/趾等。

2. **心脏检查**　患儿生长发育较差，多数患儿于胸骨左缘可听到收缩期或连续性杂音，肺动脉瓣区第二心音减低，但也可单一、响亮，为主动脉瓣关闭音。

3. **胸部X线检查**　心脏大小正常（肺血流减少）或增大（肺血流增加）。在后前位心脏右缘平直或可见增大的右心房影，肺动脉总干凹陷，肺野血管影减少，心尖位置较高，左前斜位见心脏后缘与脊柱重叠，示左心房、左心室增大。

4. **心电图检查**　电轴左偏，P 波高尖，有时见双峰，前峰较高。V_1 导联心室波呈 rS 型，S 波较深；V_5、

V_6 导联心室波呈 qR 型，R 波较高，T 波低平、双相或倒置。

5. **超声心动图检查** 显示右心室很小，甚至看不到，左心室和主动脉增大。在所有部位都检查不到三尖瓣回波。多数有室间隔缺损和动脉导管未闭存在。多普勒超声显示右心房血流不回流入右心室，而是通过卵圆孔或房间隔缺损进入左心房、左心室（图 27-59）。

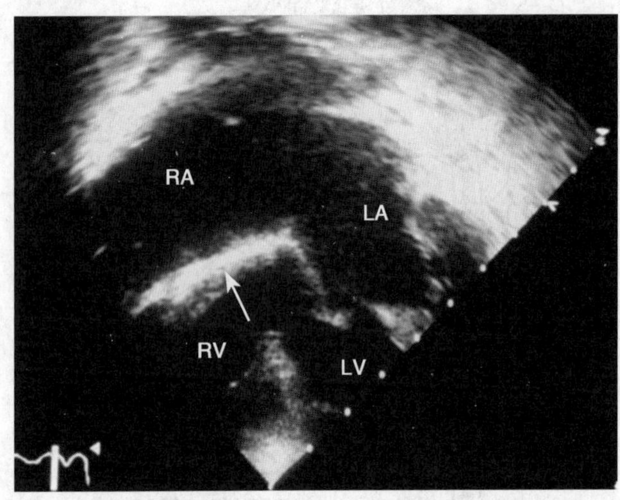

图 27-59 三尖瓣闭锁的二维超声心动图表现

6. **心导管检查** 右心房压力增高，导管自右心房经房间隔缺损或未闭卵圆孔可进入左心房、左心室，但不能自右心房插入右心室。左心房血氧含量高于右心房，但低于肺静脉。动脉血氧饱和度降低。造影剂注于右心房，可见左心房迅速显影，然后左心室、主动脉显影，造影剂可自左心室经室间隔缺损进入右心室和肺动脉，有时右心室不能显影，致使位于正位片上有一尖端向上的三角形透亮区称为右心室“窗洞”，对诊断有意义。

【鉴别诊断】 应与极重型肺动脉狭窄伴右室发育不良、三尖瓣狭窄伴室间隔缺损相鉴别，当室间隔缺损较大、肺血增多时，应注意与室间隔缺损、单心室相鉴别。

【治疗与预后】 发绀严重者可施行上腔静脉与右肺动脉或体循环动脉与肺动脉吻合术，6 个月以上患儿手术效果好。Fontan 术可将带有瓣膜的人造血管连接右心房和肺动脉，同时关闭房间隔缺损，使腔静脉回流的血液全部进入肺循环，因而使血循环从生理上得到矫治，取得较好效果。施行该手术必须具备肺血管阻力正常、平均肺动脉压力小于 20mmHg、肺动脉有足够大小以及左心功能良好的条件。

十八、埃布斯坦综合征

埃布斯坦综合征（Ebstein anomaly）又称三尖瓣下移畸形，指三尖瓣畸形，其后瓣及隔瓣位置低于正常，不在房室环水平而下移至右心室壁近心尖处，其前瓣位置大多正常。下移的三尖瓣将右心室分为两部分，一部分为房化右心室，与右心房相延续，致使右心房明显增大，另一部分为功能右心室，较正常小，大多有三尖瓣关闭不全。此类畸形常合并卵圆孔开放或房间隔缺损，有时合并肺动脉狭窄。

【病理生理】 由于右心房内血量较多，压力增高，其所含血液部分经房间隔缺损或卵圆孔流入左心房，部分仍经三尖瓣入右心室，因右室腔容量较小，加上三尖瓣反流，故进入肺循环的血量减少，回入左心房的血量也少，此时再与自右心房分流来的静脉血混合，经二尖瓣而入左心室及体循环，导致低氧血症（图 27-60）。

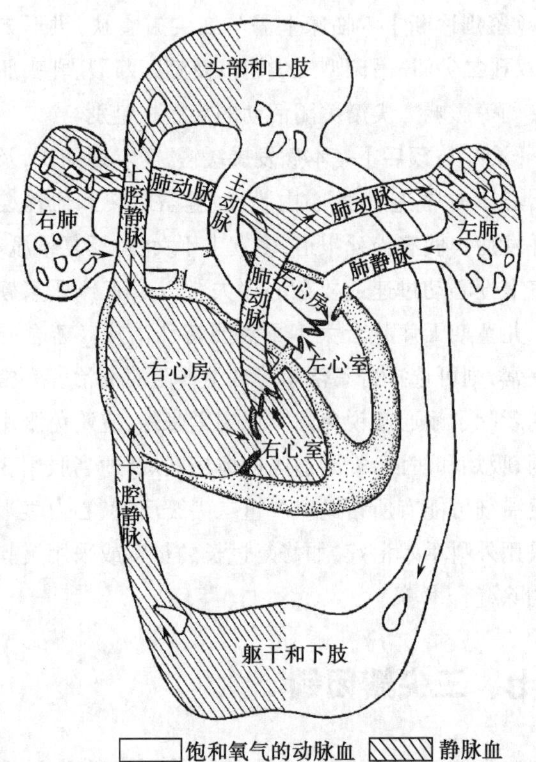

图 27-60 埃布斯坦综合征血循环模式图

【临床表现与诊断】

1. **一般症状** 轻者可无任何症状，或仅有易疲劳、气短和心悸等。重者生长发育差，可有发绀、气急、乏力及右心衰竭，在婴儿时即可出现。

2. **心脏检查** 心前区隆起，但搏动微弱，胸骨左下缘可有收缩期震颤及较长而粗糙的收缩期杂音（三尖瓣关闭不全所产生），有时可听到舒张期杂音，第一心音明显分裂,有时闻及第三心音,故心音常呈现三音律或四音律。常有肝大,有心力衰竭体征。

3. 胸部X线检查 显示心脏扩大,以右心房增大为主,肺血减少,肺动脉段不膨隆,心脏搏动弱。有些病例心脏大小亦可正常。

4. 心电图检查 P波高大,有右束支传导阻滞,右胸前导联r及s波均异常低。此外,常见有预激综合征,且因此而产生阵发性房性心动过速或心房颤动。

5. 超声心动图检查 二维超声心动图可清楚显示三尖瓣下移的程度,具有确诊价值。心脏舒张开始时三尖瓣出现迅速向前的开放活动;在整个舒张期,三尖瓣停留在异常的前位,而向后活动缓慢,三尖瓣关闭延迟,瓣叶活动幅度大以及室间隔出现矛盾性运动。彩色血流显像可见三尖瓣反流情况。

6. 心导管检查 右心房压力增高,导管不易进入右心室,但却容易经房间隔缺损入左心房。右心房造影显示下移的三尖瓣和巨大的右心房可确诊本病。

【鉴别诊断】 需注意与其他引起三尖瓣关闭不全的疾病相鉴别;当右心室射入肺动脉的血流很少时,肺动脉瓣开放幅度很小,此时应注意与肺动脉闭锁相鉴别。

【治疗与预后】 此病轻者可发育至成人,重者常见心律失常及心力衰竭,需药物控制。右心室功能不良或右心室流出道梗阻者可施行Blalock-Taussig或Glenn分流手术,以增加肺循环血流量。针对右心房增大和三尖瓣畸形,可将房化的右心室壁折叠和做三尖瓣成形术。必要时可考虑做三尖瓣置换术。

(黄国英 孙锟)

参考文献

[1] ZHAO QM, LIU F, WU L, et al. Prevalence of congenital heart disease at live birth in China. J Pediatr, 2019, 204: 53-58.

[2] 张婧,黄国英. 先天性心脏病病因和预防的研究进展. 中国循证儿科杂志, 2012, 7(3): 231-238.

[3] 李烁林,黄国英. 综合征型先天性心脏病的研究进展. 中华儿科杂志, 2015, 53(6): 472-475.

[4] 马晓静,胡喜红,黄国英. 先天性心脏病影像学诊断进展. 中华实用儿科临床杂志, 2019, 34(13): 976-979.

[5] PAWELEC-WOJTALIK M, WOJTALIK M, MROWCZYNSKI W, et al. Comparison of cardiac functionin children after surgical and Amplatzer occluder closure of secundum atrial septal defects. Eur J Cardiothorac Surg, 2006, 29(1): 89-92.

[6] AI-AUANI SJ, WEBER H, HIJAZI ZM. Atrioventricular block after transcatheter ASD closure using the Amplatzer septal occluder: risk factors and recommendations. Catheter Cardiovasc Interv, 2010, 75(5): 67-72.

[7] 蒋世良,徐仲英,赵世华,等. 先天性心脏病介入治疗并发症分析. 中华心血管病杂志, 2009, 37(11): 976-980.

[8] 艾陈晨,贾兵. 新生儿危重先天性心脏病的早期干预. 中华胸心血管外科杂志, 2016, 32(2): 76-79.

[9] ALLEN HD, DRISCOLL DJ, SHADDY RE. Moss and Adams' heart disease in infants, children and adolescents. 7th ed. Philadelphia: Walters Klewer, 2008: 503-506.

[10] HE L, LIU F, WU L, et al. Percutaneous balloon angioplasty for severe native aortic coarctation in young infants less than 6 months: medium-to long-term follow-up. Chin Med J (Engl), 2015, 128(8): 1021-1025.

第4节 心律失常

正常心脏激动起源于窦房结,通过心脏传导系统,按一定的频率、顺序及速度播散,使心脏进行收缩和舒张活动,称为正常窦性心律;如果心脏激动的形成、自律或传导不正常,均可形成心律失常(arrhythmia)。近年来,由于儿童心电图及动态心电图等检查手段的广泛应用、诊断技术的改进、心脏监护的推广以及心内电生理手术的发展,小儿心律失常的发病率及诊断率均明显增高。

一、概述

(一)心律失常的解剖生理基础

1. 心肌细胞的生理性能 心肌细胞(myocardial cells)具有两种:一种是工作心肌细胞,具有收缩功能;另一种是心脏传导系统,包括窦房结、结间束、房室交界区、房室束(希氏束)、左右束支及浦肯野纤维(图27-61)。心脏传导系统有形成心脏激动的功能,即自律性(autorhythmicity)。两种心肌细胞均有接受及传播心脏激动的功能,分别称为应激性及传导性。工作心肌细胞在生理情况下无自律性，但在病理条件下，也可形成激动。心肌的自律性、应激性及传导性的改变，均可导致心律失常。

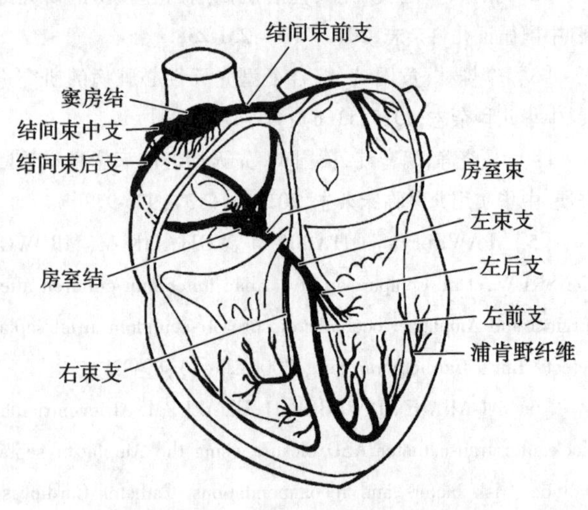

图 27-61 心脏传导系统示意图

(1) 自律性：自律性来源于心脏传导系统的起搏细胞（pacemaker cells），其电生理特性与一般心肌细胞不同，静息电位不稳定，发生自动缓慢除极，一旦达到阈电位，即可发生自发的除极过程而产生激动。

正常情况下，窦房结产生激动的频率最高，控制整个心脏活动，为心脏的起搏点，形成窦性心律。当窦房结起搏功能发生障碍时，则下一级的传导系统，通常是交界区可代替窦房结作为心脏的起搏点，以维持心脏收缩和舒张活动，形成逸搏或逸搏心律。如窦房结以外的起搏点自律性增高，超过了窦房结而控制部分或整个心脏活动，即形成期前收缩或异位心动过速。近年来心肌电生理的研究，房室交界区自上而下可分为三部分：房结区、结区及结束区。结区无自律性。

(2) 应激性：心肌对一定强度的刺激引起反应称为应激性（excitability），表现为电活动及机械性收缩。心肌在接受刺激后其应激性发生一系列变化，在一次激动之后，对接踵而来的刺激不产生反应，此期称为不应期。在不应期的初始阶段，不产生任何反应，称为绝对不应期，其后一段很短的间期内，只有强的刺激才能引起微弱的反应，称为相对不应期。心脏不同部位的不应期长短不一，房室结区最长，心室肌次之，心房最短，右束支较左束支长。正常情况下，心室肌的不应期大致相当于心电图中的 QT 间期，T 波顶峰之前为绝对不应期，其后为相对不应期。心率愈慢，不应期愈长，心率愈快，不应期愈短。于心室相对不应期开始，大约相当于 T 波顶峰，其应激性可异常增强，较弱的刺激可导致很强的反应，称为易损期。如室性期前收缩发生在 T 波顶峰，易引起尖端扭转性室性心动过速或心室颤动。在不应期之后的一段很短时间为超常期，此期发生反应所需阈电位较低。

(3) 传导性：心肌可将冲动传导到邻近组织的特性称为传导性（conductivity）。心脏各部位的传导速度不同，房室交界区最慢为 50～200mm/s，浦肯野纤维最快 4 000mm/s，房室束 1 000～1 500mm/s，心室肌 300～400mm/s。心肌的传导性与应激性密切关联，在心肌的绝对不应期中传导中断，在相对不应期传导速度明显减慢，这种生理现象称为干扰。不应期异常延长，则发生传导阻滞。

2. 心肌细胞的电生理特性 心肌细胞的电活动（electrical activity）是各种离子在细胞内外分布不同和转运造成的。在静息时，K^+ 离子浓度在细胞内高于细胞外，而 Na^+ 离子则相反。带正电的 K^+ 离子向细胞外渗出，而带负电的蛋白质和 Cl^- 离子被留在细胞内。因而形成细胞膜内带负电、细胞膜外带正电的极化状态。多数心肌细胞膜内外电位差为（-90～-80）mV，称为膜静息电位。当心肌细胞应激时，极化状态转入除极过程，膜电位减低（按绝对数值计算，即负值变小），一旦降到阈电位水平即触发动作电位而激动。心肌细胞膜有不同离子的各自通道，在激动过程中通道开闭，形成离子转运。离子的不平衡分布造成一个电位变化的全过程称为动作电位（action potential），动作电位的发生与传导是引起细胞功能改变的电生理基础。将微电极插入心肌细胞内，在心肌细胞激动过程中可记录到动作电位曲线。按曲线变化的顺序可分为五个相，以心室肌工作细胞动作电位曲线为例（图 27-62）。

(1) 0 相（除极化期）：膜电位 -90mV 减低至 -60mV（阈电位）时，膜的钠通道（快通道）开放，Na^+ 快速涌入细胞，细胞内负电位迅速消失，并转至 +20mV，除极曲线迅速上升。钠通道开放 1～2ms 后即关闭。

(2) 1 相（快速复极期）：0 相结束前，膜电位达 0mV 时，氯通道开放，Cl^- 迅速内流及 K^+ 外流引起复极，膜电位降低，曲线较快下降。

(3) 2 相（缓慢复极期）：钙通道（慢通道）开放，有缓慢的 Ca^{2+}、Na^+ 内流和缓慢 K^+ 外流，膜电位较持久地

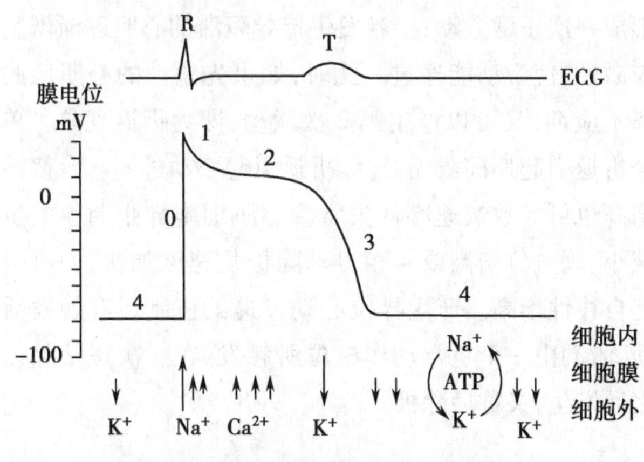

图 27-62　心室肌动作电位曲线示意图

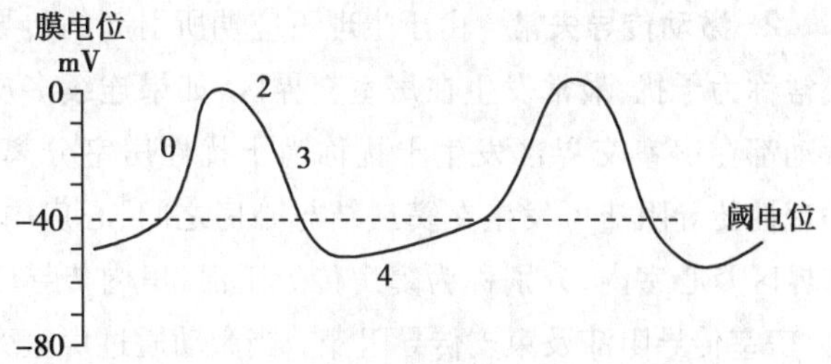

图 27-63　窦房结细胞动作电位曲线示意图

保留在 0mV,形成曲线平台。随后钙通道关闭。

(4) 3 相(终末复极期):钾通道开放,大量 K^+ 从细胞内向外流,膜电位迅速恢复到静息电位水平,曲线迅速下降,心肌细胞恢复到极化状态。

从 0 相开始到 3 相结束的过程称为动作电位时程,共约 300~500ms。

(5) 4 相(静息期):细胞膜上的离子泵(Na^+-K^+-ATP 酶)主动运转,排出 Na^+、Ca^{2+} 而摄入 K^+,使细胞内外各种离子浓度恢复到激动前的水平,曲线维持在一水平线上,亦称电舒张期。

上述心室肌细胞动作电位曲线各相与常规体表心电图对照,则 QRS 波相当于 0 相,J 点相当于 1 相,ST 段相当于 2 相,T 波相当于 3 相,QT 间期相当于动作电位时程。在窦房结和房室结区有自律性的心肌细胞中,4 相尚有 K^+ 的缓慢流出和 Ca^{2+}、Na^+ 的缓慢流入,当 K^+ 流出减少时,舒张期电位水平逐渐减低,曲线逐渐上升,形成一个坡度,称为舒张期自动除极化。当达到阈电位水平可触发新的动作电位,是这类心肌细胞自律性的电生理基础。窦房结和房室交界区细胞静息电位低,为(−70~−40)mV,当除极化达到阈电位水平(−40~−30)mV 时,只有钙通道开放,Ca^{2+} 缓慢流入细胞内,除极缓慢,因此 0 相曲线上升速度慢而振幅小,1 相、2 相界限不清,激动传导也慢,易发生传导阻滞,但自律性高,称为慢反应细胞(slow reacting cell)(图 27-63)。

心房肌细胞和浦肯野细胞的动作电位曲线和心室肌相同,膜静息电位约为−90mV,阈电位(−70~−60)mV,0 相快通道开放,大量 Na^+ 迅速流入细胞内,除极快速,故 0 相上升速度快而振幅大,激动传导快,不易发生传导阻滞,但自律性很低,称为快反应细胞(fast reacting cell)。

3. 神经体液因素对心肌生理功能的影响　心脏的神经调节(neuroregulation)主要通过迷走神经和交感神经。迷走神经对心脏的作用:①抑制窦房结的自律性,使其激动形成减慢甚至暂停,对房室交界区的抑制作用较轻;②延长房室交界区的不应期,缩短心房的不应期;③使房室交界区的传导减慢,心房传导加快。交感神经兴奋对心脏的作用与迷走神经相反:①提高窦房结的自律性,使其发放激动的频率增加;②对房室交界区及束支的自律性也有加强作用;③使心肌的不应期缩短。

电解质及酸碱平衡紊乱、缺氧及儿茶酚胺等均可影响心肌电生理功能。低钾血症、缺氧及肾上腺素增多时,引起心肌自律性增强;而高钾血症、低温的作用则相反。低钾血症、低钙血症时心肌应激性及传导性均增高,而高钾血症时则应激性及传导性均减弱。

(二)心律失常的分类及产生机制

心律失常(arrhythmia)即心脏活动的起源和/或传导障碍导致心脏搏动的频率和/或节律异常,按其发生原因主要可分为三大类:

1. 激动形成失常　可分为两类:窦性心律失常及异位心律。窦性心律失常(sinus arrhythmia)包括窦性心动过速、窦性心动过缓、窦性心律不齐、游走心律及窦性静止。异位心律(ectopic rhythm)指激动发自窦房结以外的异位起搏点。如窦房结自律性降低或激动传导受阻,次级起搏点发出激动,防止心脏停搏,称为被动异位心律,发生 1~2 次者称逸搏,3 次以上者为逸搏心律。如次级起搏点的自律性增高,发出激动的频率超过窦房结的频率,抢先一步在窦房结之前发出激动,称为主动性异位心律,发生 1~2 次者称为期前收缩,连续 3 次以上者称心动过速,其频率更快而有规律者称扑动,更迅速而无规律者称颤动。异位心律根据起搏点的不同,可分为房性、交界性及室性。

2. 激动传导失常 由于生理不应期所引起的传导失常称为干扰，最常发生在房室交界区，如果连续多次激动都在房室交界区发生干扰称为干扰性房室分离。病理性传导阻滞可发生在窦房结与心房之间、心房内、交界区及心室内，分别称为窦房传导阻滞、房内传导阻滞、房室传导阻滞及束支传导阻滞。当激动通过房室旁路使部分心室先激动，称为预激综合征，此属于传导途径异常。

3. 触发活动 异位激动的产生是由一个动作电位的触发所形成的，是以后除极为基础的心电活动。小儿心律失常(pediatric arrhythmia)以窦性心律失常最为常见。其中以窦性心动过速居首位，其次为窦性心律不齐，仅此两项占心律失常心电图的 78.6%，两者多数为生理现象。首都医科大学附属北京儿童医院[1]心电图室 1969—1974 年检出心律失常 1 039 份，共有各种心律失常 1 196 例(不包括窦性心动过速及窦性心律不齐)，比较各种心律失常发病的百分比(表 27-6)，可见期前收缩的发病最高，其中室性最多，房室传导阻滞次之，以一度多见。小儿心律失常发病数与成人不同之处主要在于心房颤动显著减少，只占 0.6%，而成人心房颤动仅次于室性期前收缩，居第二位。

表 27-6 1 196 例小儿各种心律失常发病百分比

分类	例数	%
窦性心律失常	131	11.0
期前收缩	452	37.8
阵发性心动过速	45	3.7
扑动、颤动	11	0.9
窦房传导阻滞	7	0.6
房室阻滞	384	32.1
束支阻滞	86	7.2
预激综合征	14	1.2
逸搏	19	1.6
逸搏心律	29	2.4
房室分离	18	1.5
合计	1 196	100

异位性快速心律失常主要由折返现象(reentrant phenomenon)引起。即冲动在传导过程中，某一局部发生传导延缓或单向阻滞，从而通过另一部分正常心肌，形成一次正常激动；接着发生传导阻滞的心肌逐渐恢复应激性，使激动能通过。此时，如果先激动的心肌已脱离不应期，又可以产生第 2 次激动，即为折返现象。单个折返引起期前收缩，连续折返引起心动过速。自律性增高也可导致快速心律失常。心肌细胞舒张期膜电位减小、阈电位增高或 4 相自动除极化速度加快，均可引起自律性增高。产生异位心动过速的机制还有触发活动，激动由一个正常动作电位所触发，在一次正常除极之后发生，又称后除极。

(三)心律失常的病因及诱因

心律失常的病因及诱因(etiology and predisposition)繁多而复杂，可继发于心脏病。先天性心脏病中如三尖瓣下移常易并发室上性心律失常，如房性期前收缩、阵发性室上性心动过速、心房扑动。大血管错位常并发完全性房室传导阻滞。房间隔缺损常发生一度房室传导阻滞及不完全性右束支传导阻滞等。先天性心脏病术后可后遗严重心律失常，如完全性房室传导阻滞、室性心动过速、病态窦房结综合征等。后天性心脏病中以风湿性心脏病、风湿性心脏瓣膜病、感染性心肌炎最多见。长 QT 间期综合征及二尖瓣脱垂常发生室性心律失常。由于心律失常对于血流动力学的影响，可导致心力衰竭、休克、晕厥以及脑栓塞等，使原有心脏病加重。心脏以外引起心律失常最常见的原因有电解质紊乱、药物反应或中毒、内分泌及代谢性疾病、自主神经失调及情绪激动等。在电解质紊乱中以低钾血症、低镁血症及高钾血症最常见；在药物反应所引起的心律失常中以洋地黄类制剂中毒最为重要，在低钾血症或低镁血症时更易诱发洋地黄类药物中毒的心律失常。抗心律失常药物多有致心律失常的副作用。急性中枢神经系统疾病如颅内出血也可发生心律失常。心脏手术、心导管检查及麻醉过程中常有心律失常。新生儿及婴儿早期心律失常可与母妊娠期疾病、用药及分娩合并症有关，患有全身性红斑狼疮病的母亲，其新生儿多有房室传导阻滞。婴儿阵发性室上性心动过速常因呼吸道感染而诱发。有些心律失常，尤其是期前收缩常找不到明显的原因。新生儿心脏传导系统未发育成熟，至 2 岁时始完善。新生儿期窦房结的起搏细胞结构原始，窦房结动脉搏动弱，不能调节窦房结激动的发放，故窦性心率波动范围大。另外，房室结区在塑形过程中，自律性增高，传导功能不均一，以及残留的束室副束(Mahaim 束)，均易导致室上性期前收缩及心动过速，可随年龄增长而自愈。

（四）心律失常的诊断

心律失常主要通过心电图检查来确定诊断，但大部分病例通过病史及物理检查可做出初步诊断。

1. 病史　心律失常时由于心率过快、过慢以及房室收缩不协调等而引起血流动力学的改变，对血流动力学影响的程度视心脏是否正常及心脏代偿功能如何而定。常见的症状有心悸、乏力、头昏，严重的可发生晕厥、休克、心力衰竭。婴儿可突然出现面色苍白、拒食、呕吐、嗜睡等。阵发性心动过速的患儿常有反复发作的病史。

2. 物理诊断　正常窦性心率婴儿 100~140 次/min，1~6 岁 80~120 次/min，6 岁以上 60~100 次/min。根据心脏听诊及脉搏的节律及频率，可初步做出以下判断：

（1）心率快而齐者：窦性心动过速、室上性心动过速、室性心动过速、心房扑动伴 1∶1或 2∶1房室传导。

（2）心率快而不齐者：心房颤动、心房扑动伴有不规则的房室传导、窦性心动过速伴有期前收缩。

（3）心率慢而齐：窦性心动过缓、完全性房室传导阻滞、病态窦房结综合征。

（4）心率慢而不齐者：窦性心动过缓及不齐、窦性心动过缓伴有期前收缩、二度房室传导阻滞。

（5）心率正常而不齐者：窦性心律不齐、频发性期前收缩、一度房室传导阻滞。

心音（heart sound）指由心肌收缩、心脏瓣膜关闭和血液撞击心室壁、大动脉壁等引起的振动所产生的声音。有些心律失常可出现心音的改变。一度房室传导阻滞时，第一心音常减弱。阵发性室上性心动过速时第一心音加强。心房颤动时心音强弱不一，完全性房室传导阻滞时第一心音有时很响称为“大炮音”。

试用刺激颈动脉窦的方法可协助鉴别快速性心律失常。令患儿平卧、侧颈，首先在胸锁乳突肌前触及颈动脉的搏动，在下颌角水平的搏动点向颈椎方向按压和按摩，先按右侧，约 5~15 秒，同时监听心率，如心率无变化，可换按左侧，但不可同时按压两侧。窦性心动过速经按压颈动脉窦可使心率轻度减慢，但放松后即恢复原有心率；阵发性室上性心动过速则可终止发作或毫无改变；心房扑动在刺激颈动脉后加重房室传导阻滞，故心率可减为原有的 1/2。

3. 常规心电图检查　12 导联心电图（12-lead electrocardiogram）是利用心电图机从体表记录心脏每一心动周期所产生的电活动变化图形的技术，是诊断心律失常的主要方法。首先在心电图各导联中找出一个 P 波比较明显的导联，测量 P-P 间隔，决定心房率。观察 P 波的规律、P 波的形态是否正常，P-P 间隔是否一致，找出形态异常者、过早发生者、过缓者、窦房传导阻滞或停搏。其次了解 QRS 波的规律及形态。QRS 时间不宽，形态正常，说明激动起源于房室束分支以上，来自窦房结、心房或交界区，统称为室上性；如 QRS 增宽，形态奇异，则来自房室束分支以下，为室性。测量 R-R 间隔是否相等，找出期前收缩或逸搏。然后分析 P 波与 QRS 波的关系，每一个 P 波之后，是否均跟随 QRS 波，PR 间期是否固定。通过以上心电图分析确定主要节律，是窦性心律或异位心律。异位心律应了解是主动性还是被动性，来自心房、交界区还是心室。同时注意是否有干扰或传导阻滞等。在分析心电图时尚需注意有无基线不稳等，以免将伪差误认为心律失常。

对复杂的心律失常，应选择 P 波较明显的Ⅱ或 aVF 导联描记。如常规心电图 P 波均不明显，可加描记 S_5 或 CR_1 导联，以显示 P 波。前者负极（红色）置于胸骨柄，正极（黄色）置于胸骨右缘第 5 肋间，将导联选择钮拨至Ⅰ导联位置描记；后者将负极（红色）置于右前臂，正极（黄色）置于胸骨右缘第 4 肋间，也取Ⅰ导联位置描记（图 27-64）。

4. 24 小时动态心电图　又称 Holter 监测，是一种在活动情况下连续 24~72 小时记录心电图的方法，可提高心律失常的检出率。目前已广泛应用于心律失常的诊断及观察药物治疗效果。曾报道常规心电图正常的 62 例患儿，经 24 小时动态心电图监测，30 例（48%）发现有各种心律失常。有心悸、头晕、晕厥等与心律失常有关症状的患儿，常规心电图未发现心律失常，如以动态心电图监测 24 小时，可能检出频发期前收缩、阵发性心动过速、间歇出现的传导阻滞等心律失常。动态心电图还可进行定量分析，确定异常心律出现的次数；各种期前收缩的总数及占 24 小时内全部心搏的百分比；出现阵发性心动过速的次数；以及每次持续的心搏数。此外，还可以发现无症状的心律失常；观察自觉症状与心律失常的关系；以及心律失常是否因活动而诱发或于安静中出现。儿科多用于以下情况：①预防先天性心脏病术后心律失常所致的猝死。曾报道大动脉错位术后 11 例患儿进行动态心电图监测，7 例有病态窦房结综合征，及时应用起搏器治疗可预防术后猝死。②诊断病态窦房结综合征。通过动态心电图可证实存在严重窦性心动过缓或室上性心动过速，从而避免窦房结功能检查。③寻找晕厥原因。心动过缓或心动过速均可引起晕厥，原因不明的晕厥患儿经动态心电图检查，发现 10%~25% 系心律失常引起。④评价抗心律失常药的疗效。室性期前收缩自身变异很大,常规心电图不能反映真实情况。一般认为通过24小时动态心电图检查,服药后室性期前收缩较用药前减少50%以上为有效,达90%以上为显效。此外,尚可指导合理投药时间、剂量等。⑤检查起搏器故障。起搏器发生间歇性功能障碍,需动态心电图监测才能发现。

不同年龄健康儿童24小时动态心电图监测结果如表27-7,供参考[1]。

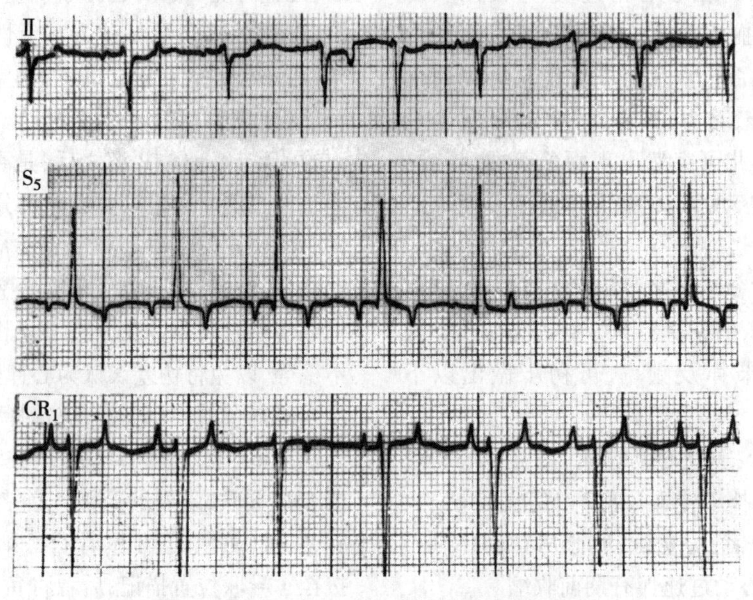

图27-64　Ⅱ、S_5及CR_1导联描出的P波

表27-7　不同年龄儿童24小时动态心电图的心率及节律改变

年龄	最低心率/(次·min^{-1})	最高心率/(次·min^{-1})	窦性心律不齐/%	窦性停搏/%	结性心律/%	房性期前收缩/%	室性期前收缩/%	一度及二度Ⅰ型房室阻滞/%
未成熟儿	73~109	211	100	11	18~70	2~33	6~17	4~6
足月儿	55~75	230	100	72	28	10~35	1~13	25
7~10岁	50~62	147~181	100	65	45	20	1	3~8
10~13岁								
(睡)	40~70	60~110	100	8	13	13	26	8.4~10.7
(醒)	45~80	100~200						
14~16岁								
(睡)	43	95	100	16	5	—	41	11~20
(醒)	45	200						

5. 运动心电图　运动可诱发安静时未能出现的心律失常,或使静息时的心律失常加重。运动试验(exercise test)一般用亚极量运动试验,运动后心率增快达170次/min。多用于下列心律失常的诊断:①检查窦房结功能:病态窦房结综合征患儿即使安静时心率不慢,但运动后心率不能增加到正常水平。②评估完全性房室传导阻滞的部位:完全性房室传导阻滞患儿运动后心室率提高低于10次/min,提示阻滞部位在房室束以下;如运动诱发室性期前收缩,则为发生晕厥的征兆,均需用起搏器治疗。③评价室性期前收缩的性质:心脏正常,安静时出现频发、单源性室性期前收缩,运动后随心率增快而消失,运动停止后又立即出现,并可较运动前增多,这种期前收缩为良性,无需用抗心律失常药。相反,随心率增加,期前收缩频繁出现,或呈多形性为病理

期前收缩，应及时治疗。④诊断长QT间期综合征：安静时QT间期正常的患儿，运动后可致QT间期明显延长，并有T波畸形。有时运动可诱发室性心动过速，引起晕厥，应加注意。

6. 经食管心房调搏检查（transesophageal atrial pacing） 食管下端贴近左房，故该方法为间接左房调搏。近年儿科已广泛应用于心脏电生理检查。临床应用于下列情况：①检查窦房结功能；可测定窦房结恢复时间，校正窦房结恢复时间及窦房传导时间。儿童正常值分别为（913.3±139.7）ms、（247.7±51.3）ms及（102.5±18.6）ms。②评价房室传导功能：可测定文氏阻滞点、2∶1阻滞点、房室功能不应期和有效不应期。③检测房室结双径路：正常儿童23.6%存在房室结双径路。④研究室上性心动过速的折返机制：经食管心房调搏可诱发窦房结、房内、房室交界区及房室旁路折返性室上性心动过速。同步描记食管心电图及V_1导联心电图，可分辨P波形态、心房激动顺序，测定RP、PR间期及房室传导曲线，明确室上性心动过速的不同折返机制，并选择有效的药物治疗。⑤对预激综合征可进行以下检查：检出房室旁道，确诊隐性预激综合征；测定旁道不应期，初筛高危患儿。儿童旁道不应期<220ms者，房颤发生率高时，易致室颤，为高危患儿。⑥应用食管心房调搏超速抑制方法终止室上性心动过速发作。⑦研究抗心律失常药的电生理作用，并观察疗效。

7. 希氏束电图检查 系创伤性检查。希氏束电图（His bundle electrogram）采用电极导管经静脉插入右心腔，直接接触房室束，记录其激动电波。希氏束电图各间期的意义及测定见图27-65。

（1）P-A间期：从体表心电图P波的开始时相至希氏束电图A波的高大转折波的起点之间的距离称为P-A间期，反映激动从右房上部至右房下部靠近房室结处的传导时间，正常值为20~40ms。

（2）A-H间期：从A波的高大转折波的起点至H波的起点之间的距离称为A-H间期，反映激动从右心房下部靠近房室结至希氏束的传导时间。正常值为60~140ms。

（3）H波：为狭窄的双向或三向波，历时20ms，反映希氏束内传导时间。

（4）H-V间期：从H波起点至V波或体表心电图QRS波起点之间的距离，称为H-V间期，反映激动自希氏束经房室束分支、浦肯野纤维至心室肌的传导时间，正常值为35~55ms，H-V间期即为希浦系传导时间。

希氏束电图用于：①确定房室传导阻滞的位置。根据希氏束电图特征将房室传导阻滞的定位诊断分为希氏束以上（主要房室结水平）、希氏束内和希氏束以下三类。②判断异位搏动和异位心律的起源。③鉴别室上性心动过速伴室内差异性传导和室性心动过速。

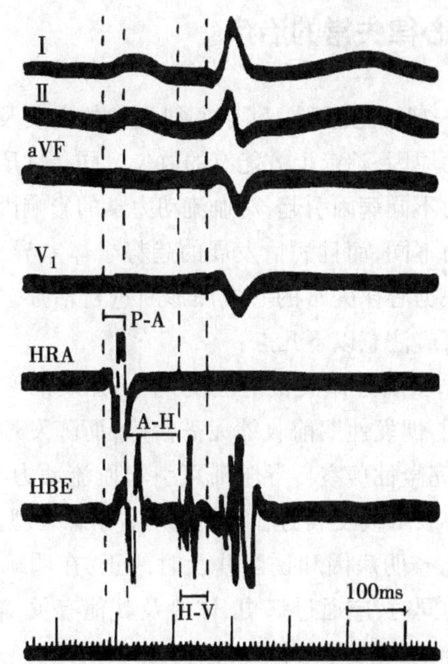

图27-65 正常希氏束电图与测量方法

上四行为体表心电图Ⅰ、Ⅱ、aVF、V_1导联，第五行为高位右心房电图（HRA）。第六行为希氏束电图。

8. 心内电生理检查（intracardiac electrophysiologic study） 采用电极导管插入心腔内记录和/或刺激心脏不同部位，进行电生理研究。可判断传导阻滞的精确位置和心动过速的发生机制。目前多用于结合心动过速的射频消融治疗及其发生机制的确切诊断。

心内电生理检查的适应证为：①明确室上性心动过速和室性心动过速的发病机制，了解折返环路、异常旁路或自律病灶，有利于治疗。房室折返及房室结折返型室上性心动过速、折返引起的心房扑动、异位性房性心动过速和特发性室性心动过速均可采用射频消融治愈。②评估猝死或严重心律失常的高危患儿。先心病术后数年发生猝死，多因严重室性心律失常引起。如法洛四联症患儿术后康复良好，血流动力学检查正常，经心内电生理检查可诱发室性心动过速，易发生猝死，应用药物及时治疗。③评估预激综合征的高危患儿。预激综合征旁路前传有效不应期≤220ms，或发生房颤时，心室率达200次/min以上，可预示猝死或心搏骤停事件。④原因不明的晕厥患儿经心内电生理检查，可能提示严重心动过缓或心动过速，从而指导特异治疗。⑤研究抗心律失常药的电生理作用并观察疗效。

心内电生理检查虽然相对安全，但实验室应有一切急救药物及设备，包括心肺复苏、电除颤器等，以防不测。

（五）心律失常的治疗

1. 一般治疗原则 了解心律失常的性质及发生心律失常的原因，治疗上方能有的放矢。同一性质的心律失常可由不同病因引起，对血流动力学的影响因患儿具体情况而不同，而且病情发展的趋势个体差异大，绝不能单纯根据心律失常的心电图诊断进行治疗。处理心律失常时应注意以下几点：

（1）明确心律失常的性质：不同性质的心律失常治疗不同，偶发性期前收缩无需治疗，而阵发性室性心动过速、完全性房室传导阻滞可引起血流动力学改变，发生心力衰竭或发展为心室颤动则需紧急处理。

（2）查明病因和诱因并及时纠正：在明确心律失常性质的同时，应通过病史、体检及其他有关实验室资料的分析，了解发生心律失常的病因及诱因。心律失常为心脏病的常见症状，但也可由一些心外因素所引起，如感染、洋地黄等药物中毒、过多应用儿茶酚胺药物、低钾血症、代谢性酸中毒、低氧血症及心导管检查等。单纯治疗这些病因，心律失常即可消除。风湿热发生期前收缩或房室传导阻滞，经用抗风湿药治疗后，心律失常可随风湿热的控制而消除。有些心律失常在临床上找不到明确的病因，心脏检查正常，此类心律失常预后较好，不一定应用抗心律失常药物，有时不适当的治疗反而加重患儿的思想负担，使症状加重，或发生严重的副作用，应做好解释工作，并定期随访。新生儿期及婴儿期由于心脏传导系统尚未发育完善，易出现心律失常如期前收缩、室上性心动过速，往往可以自愈。

（3）了解心律失常对血流动力学的影响：同一类型的心律失常造成血流动力学的影响因患儿基本情况而异。阵发性室上性心动过速发生在健康的年长儿往往只有头晕、心慌等症状，如发生在婴儿或风湿性心脏病的患儿，则常导致充血性心力衰竭。因此，应全面观察患儿情况，如面色、呼吸、血压、肺部音、肝脏大小及有无水肿等。心律失常引起明显血流动力学改变者应及时治疗。

（4）了解抗心律失常药：如药理作用、用法、剂量、药效出现时间、维持时间、适应证以及副作用，合理使用才能恰到好处。

（5）注意及时对症治疗：如给氧、纠正酸碱平衡失调、升压、控制心力衰竭及抗感染等。

（6）严重心律失常：如完全性房室传导阻滞、室性心动过速、心室颤动等，病情重、变化快，应监测心电图，密切观察病情变化，并做好急救准备。如人工呼吸、胸外心脏按压、电击复律及人工心脏起搏器等。

2. 抗心律失常药物的应用

（1）抗心律失常药（antiarrhythmics）：这类药物均能抑制心肌的自律性，对传导性及应激性的影响则程度不同。抗心律失常药狭义上只包括这类药，主要用于快速性心律失常。根据药物对心肌细胞动作电位的作用可分为四类（表 27-8）。

表 27-8 抗心律失常药的分类

类别		作用	药物
Ⅰ钠通道阻滞	ⅠA	中度抑制 0 相，中度传导减慢，复极延长	奎尼丁、普鲁卡因胺
	ⅠB	轻度抑制 0 相，缩短复极	利多卡因、苯妥英钠、美西律、莫雷西嗪
	ⅠC	明显抑制 0 相及减慢传导，轻度复极延长	普罗帕酮、氟卡尼、恩卡尼、氯卡尼
Ⅱ		β 肾上腺素能阻滞剂	普萘洛尔、阿替洛尔
Ⅲ		动作电位时程延长剂延长复极	胺碘酮
Ⅳ		钙通道阻滞剂	维拉帕米

1）Ⅰ类为钠通道阻滞剂（sodium channel blockers）：按对 0 相除极化与复极过程抑制的程度，Ⅰ类药可分为三组，ⅠA、ⅠB 及ⅠC。ⅠA 对 0 相抑制及传导减慢的作用为中度，并使复极延长，如奎尼丁等；ⅠB 对 0 相抑制作用弱，并缩短复极，如利多卡因等；ⅠC 对 0 相抑制及减慢传导作用均强，对复极影响甚微，如普罗帕酮等。Ⅰ类药抑制钠离子内流，降低 0 相上升速度及幅度，从而减慢传导，延长有效不应期，并降低 4 相坡度，故可抑制异位起搏点的自律性，并终止折返，对室上性及室性快速心律失常均有效。

2）Ⅱ类为 β 肾上腺素能阻滞剂（β-blockers）：抑制心肌细胞对肾上腺素激动剂的应激作用，高浓度也有抑制钠通道作用，从而减慢 4 相上升速度，抑制心肌细胞自律性，并有减慢传导及延长有效不应期的作用，使折返现象中断。因此可消除自律性增高和折返引起的快速心律失常，对窦房结及房室结区的作用较为明显，如普萘洛尔等。

3）Ⅲ类药延长心肌细胞动作电位时程：使心房、

心室、房室交界区、希浦系统及房室旁路的有效不应期延长，有很强的阻断折返作用，对室上性及室性快速心律失常均有效，如胺碘酮、索他洛尔等。

4）Ⅳ类药为钙通道阻滞剂（calcium channel blocker）：以维拉帕米为代表，可阻滞钙通道，降低窦房结、房室交界区动作电位4相坡度，抑制其自律性，并可减慢传导速度，延长有效不应期，用于终止室上性心动过速发作。

治疗快速心律失常往往要求能迅速见效，而抗心律失常药的治疗量与中毒量常较接近，因此临床医生应熟悉这类药物的药代动力学（pharmacokinetics）即定量研究药物在生物体内吸收、分布、代谢和排泄规律（表27-9），必要时监测血药浓度，有助于提高疗效，减少副作用。除ⅠB类药外，其他抗心律失常药均有不同程度抑制心肌的功能，快速心律失常并发心力衰竭、休克或严重传导阻滞时应禁用或慎用。近年来抗心律失常药的致心律失常作用引发关注，其发生率为6%~36%，导致原有心律失常加重或出现新的快速心律失常。以下情况应考虑为抗心律失常药的致心律失常副作用：①用药后出现用药前不存在的或更重的室性心律失常，并能排除其他因素；②用药后原有心律失常加重或恶化，如室性期前收缩频度增加，室性心动过速频率加快，由非持续性变为持续性；③停药后致心律失常的表现消失。影响致心律失常副作用的因素很多，如药量过大、药物的相互作用、存在电解质紊乱、严重心脏病及左心功能不全等。

表27-9　抗心率失常药的药代动力学

类别	药名	生物应用度/%	峰值时间/h	有效血浓度/（μg·ml⁻¹）	中毒血浓度/（μg·ml⁻¹）	半衰期/h	蛋白结合体/%	代谢及消除途径	
								肝	肾
ⅠA	奎尼丁	70~90	1~4	2~7	>7	7~8	50~95	++	20%
	普鲁卡因胺	75~95	1~2	4~10	>10	3~6	15	++	++
	丙吡胺	50~80	1~1.5	2~4	>7	6~9	40~90	++	++
ⅠB	利多卡因	≤35	<1分	1~5	>6	0.5~2	50~70	++	10%
	美西律	88	2~4	0.5~2	>3	6~11	70	++	3%~5%
	苯妥英钠	90	6~12	10~20	>20	20~30	70~95	++	<15%
	莫雷西嗪	30~40	1~2	0.25~1.3	—	3~4	95	++	+
ⅠC	普罗帕酮	13~55	2~3	0.09~1.0	—	4~6	97	++	<1%
	氟卡尼	90	5~6	0.2~1.0	>1.0	12~27	40	++	+
	恩卡尼	25~90	1~1.5	0.02~0.38	—	2~6	—	++	-
Ⅱ	普萘洛尔	30~40	1~2	0.05~1.0	—	2~4	93	++	-
	阿替洛尔	50~60	3	0.2~0.5	1	6~9	10	-	++
Ⅲ	胺碘酮	20~80	5~7	0.5~2.0	>3.0	40~55天	62.1	++	-
	溴苄胺	<50		0.5~1.5	—	4~7	70	+	++
	索他洛尔	90~100	2~4	—	—	7~18	1~30	++	90%
Ⅳ	维拉帕米	10~20	2	0.05~0.2	>0.3	2~7	90	++	+
	地尔硫䓬	低	0.5	—	>0.2	2~6	78	+	+

注：+. 文献中提及部分可经肾脏或肝脏代谢，但是无相关具体数值；++. 文献中提及大部分经肝脏或肾脏代谢，但是无相关具体数值；-. 不经肝脏或肾脏代谢；—. 无相关参考数据。

抗心律失常药的应用原则为先用一种药物，如无效再换用另一种药。也可联合用两种或三种药，一般认为作用机制相同的药物合用，由于作用相同，可减少各自用量并减少各自副作用；作用机制不同的药物合用，可能增强疗效，但副作用也可能增加；作用机制相反的药物合用，则可能减低疗效。但联合用药在体内的互相作用是一个复杂的过程，联合用药时要注意以下情况：①普萘洛尔与维拉帕米均有负性变力、变时效应，抑制窦房结及房室结。前者通过抑制β受体，后者解除兴奋收缩偶联作用，致血压下降、心力衰竭、心脏停搏，禁忌联合使用。②奎尼丁与胺碘酮合用，致QT间期延长，发生扭转型室性心动过速。③普罗帕酮避免与维拉帕米、胺碘酮、普萘洛尔合用。④ⅠA类药避免与ⅠC类药合用。⑤奎尼丁、维拉帕米或胺碘酮与地高辛联合用药时，使后者血药浓度升高，易发生洋地黄中毒。如需联合用药，地高辛用量宜减少1/3~1/2。

常用抗心律失常药的用量及用法见表27-10。

表 27-10 治疗心律失常常用药物的剂量及用法

药名	用法及剂量			起始作用时间	适应证	禁忌证	副作用及注意事项
	用药途径	治疗量	维持量				
奎尼丁	口服	试验量 2mg/kg;无不良反应，2 小时后开始治疗量，每日 30mg/kg，分 4~5 次，至恢复正常心律	每日 10mg/kg，分 3 次	1h	心房颤动，心房扑动，室上性及室性心动过速，期前收缩	Ⅱ度以上房室传导阻滞，束支传导阻滞，奎尼丁过敏，严重心力衰竭	恶心，呕吐，厌食，耳鸣，血小板减少，过敏反应，QRS 及 QT 间期延长，房室阻滞，心脏停搏。致心律失常作用，扭转型室性心动过速。有增强洋地黄作用
普鲁卡因胺	口服 肌内 静脉	每日 15~50mg/kg，分 4 次 5~8mg/kg，每 8 小时注射一次 2~3mg/kg，缓慢注射	 20~50μg /(kg · min)	30~60min 5~30min 1~5min	室性心动过速，室性期前收缩，室上性心动过速	高度房室传导阻滞，束支传导阻滞，严重心力衰竭	厌食，恶心，呕吐，粒细胞减少，红斑狼疮综合征，PR、QRS 及 QT 延长。致心律失常作用，扭转型室性心动过速
双异丙吡胺	口服 静脉	每日 3~6mg/kg，分 4 次 1.5~2.5mg/kg，缓慢注射		2~4h 5~10min	同上	高度房室传导阻滞，心力衰竭，青光眼	口干，排尿困难，视物模糊，加重心力衰竭，QRS 及 QT 间期延长。致心律失常作用，扭转型室性心动过速
利多卡因	静脉	1mg/kg，每 10~15 分钟一次，总量不超过 5mg/kg	20~50μg/(kg · min)静脉滴注	15~30s	室性心动过速，室性期前收缩，心室颤动，由于洋地黄中毒引起者更为适用	高度房室传导阻滞，利多卡因过敏者	嗜睡，神志混乱，过敏反应，剂量过大抑制呼吸，心动过缓，房室传导阻滞
苯妥英钠	口服 静脉	2~5mg/kg 每日 3 次 2~4mg/kg，缓慢注射，用生理盐水稀释		2~4h 5~10min	同上	高度房室传导阻滞，严重心动过缓	皮疹，齿龈增生，嗜睡，眩晕，运动失调，巨细胞性贫血，静脉注射过快抑制呼吸
美西律	口服 静脉	每日 10~15mg/kg，分 3 次 1~3mg/kg，缓慢注射	20~40μg/(kg · min)静脉滴注	3~4h 1~2min	同上	严重心动过缓，房室或束支传导阻滞	眩晕，恶心，视力模糊，震颤，心动过缓，低血压
安搏律定	口服 静脉	每日 1~3mg/kg，分 3 次 2~4mg/kg，1 小时以上滴注	每日 0.5~1.5mg/kg，分 3 次	2~3h 5~10min	同上	严重心动过缓，传导阻滞，癫痫	眩晕，震颤，癫痫样发作，粒细胞减少
莫雷西嗪	口服 静脉	6~12mg/(kg · d)，分 3 次 1.5~2mg/(kg · 次)		1~2h	室上性及室性心律失常	严重房室传导阻滞	恶心，呕吐，头晕，PR 及 QRS 时间延长，致心律失常作用约 3%
普萘洛尔	口服 静脉	每日 1~4mg/kg，分 3 次 0.05~0.15mg/kg，缓慢注射，一次不超过 3mg	1~2mg/(kg · d)，分 3 次	30~60min 2~5min	室上性心动过速，房性及室性期前收缩，窦性心动过速	心动过缓，心力衰竭，二度以上房室传导阻滞，休克，哮喘	心力衰竭，低血压，心动过缓，窦房及房室传导阻滞，低血糖，哮喘，恶心，倦怠。不宜与维拉帕米合用

续表

药名	用法及剂量			起始作用时间	适应证	禁忌证	副作用及注意事项
	用药途径	治疗量	维持量				
阿替洛尔	口服	0.8~1.5mg/(kg·d),分 3 次			室上性及室性心动过速、心房扑动、心房颤动	同上	同上
心得舒	口服 静脉	每日 2.5~5mg/kg,分 3 次 0.2mg/kg,缓慢注射		2~3h 5~10min	同上	严重心动过缓,高度房室传导阻滞,严重心力衰竭,哮喘	同上,但较轻
普罗帕酮	口服 静脉	5~6mg/kg,每日 3~4 次 1~2mg/kg,20 分钟后再用	2~3mg,每日 3~4 次	1h 数分钟	室上性及室性期前收缩,快速性心律失常,预激综合征并发心律失常	高度房室传导阻滞,束支传导阻滞,心力衰竭,低血压,严重心动过缓,病态窦房结综合征	头痛,头晕,口干,恶心,呕吐,手颤,轻度血压下降,PR 及 QT 间期延长,加重心力衰竭,致心律失常作用,室性心律失常
氟卡胺	口服 静脉	2mg/(kg·d),分 2 次 1~2mg/kg 缓慢注射		1~3h 数分钟	同上	高度房室传导阻滞,束支传导阻滞,重度心力衰竭	恶心,呕吐,眩晕,视力模糊,皮疹,轻度抑制心肌收缩力,致心律失常作用,室性心动过速,室上性心动过速伴束支传导阻滞
英卡胺	口服 静脉	1~2mg/(kg·d),分 3 次 0.5~1mg/kg,缓慢注射		1~1.5h 数分钟	同上	高度房室传导阻滞,束支传导阻滞	恶心,呕吐,头痛,视力障碍,QRS 增宽,致心律失常作用,室性心律失常,室上性心动过速伴束支传导阻滞
胺碘酮	口服 静脉	每日 10~15mg/kg,分 3 次 2.5~5mg/kg,缓慢注射	3~5mg/(kg·d),分 2 次	4~6h 5~10min	难治性室上性及室性心动过速,心房颤动,心房扑动,期前收缩,预激综合征合并室上性快速性心律失常更为有效	二度以上房室传导阻滞,窦性心动过缓,心力衰竭,甲状腺功能低下或亢进	日光性皮炎,周围神经炎,甲状腺功能亢进或减退,角膜药物微粒沉着,长期服用导致肺纤维化,PR 或 QT 间期延长、心动过缓,房室传导阻滞,致心律失常作用、扭转型室性心动过速。与地高辛合用致后者血浓度升高发生中毒反应
溴苄胺	静脉 肌内	3~5mg/kg,缓慢注射,室性颤动可 15~20 分钟后重复一次 5~10mg/kg 2~3mg/kg,每 8 小时注射一次		数分钟	室性心动过速,心室颤动	直立性低血压,恶心,呕吐,腹泻	低血压,加重洋地黄中毒反应的心律失常,忌与洋地黄同用,应卧位用药

27 章

续表

药名	用法及剂量			起始作用时间	适应证	禁忌证	副作用及注意事项
	用药途径	治疗量	维持量				
索他洛尔	口服 静脉	2~8mg/(kg·d),分2次,每12小时一次,从小剂量开始,如无效逐渐加量,最大量8mg/(kg·d) 0.5~1.5mg/kg,缓慢注射		1h 数分钟	室性心动过速,心房扑动,异位房性、交接性心动过速,室性心动过速	房室传导阻滞,心动过缓,心力衰竭,哮喘,长QT间期综合征	倦怠,头晕,抑郁,心动过缓,房室传导阻滞,加重支气管痉挛,有致心律失常作用,QTc延长,扭转型室性心动过速,严重窦性心动过缓
维拉帕米	口服 静脉	每日3~5mg/kg,分3次 0.1~0.2mg/kg,缓慢注射,每分钟不超过1mg,一次量不超过5mg		30~60min 数分钟	室上性心动过速,室上性期前收缩	心力衰竭,低血压房室传导阻滞,病态窦房结综合征	低血压,心力衰竭,房室传导阻滞,忌与普萘洛尔联合应用,备用氯化钙拮抗副作用
三磷酸腺苷	静脉	0.04~0.05mg/kg,2秒内快速静注,3~5分钟后加倍剂量重复用1~2次		数秒内	室上性心动过速	病态窦房结综合征,心力衰竭,低血压,哮喘	短暂潮红,窦性停搏,窦性心动过缓,房室传导阻滞,忌与维拉帕米或普萘洛尔合用
氯化钾	口服 静脉	每日75~125mg/kg,分3次 0.3%氯化钾葡萄糖液每小时40mg/kg,缓慢滴注			低钾血症或洋地黄中毒引起异位心律	二度以上房室传导阻滞,肾功能衰竭高血钾	口服胃肠道反应,静脉滴注浓度不超过0.3%,过量致室内传导阻滞,心脏停搏
西地兰	静脉	新生儿0.02~0.03mg/kg 1月龄~2岁0.03~0.04mg/kg 2岁以上0.02~0.04mg/kg 首次量为总量的1/2,余分2次,4小时一次		5~30min	室上性心动过速,心房颤动,心房扑动,心力衰竭	严重窦性心动过缓,二度房室传导阻滞	厌食,恶心,呕吐,房室传导阻滞,室性期前收缩,房性或室上性心动过速,室上性心动过速,结自律过速
硫酸镁 2.5g/10ml	静脉	15~30mg/kg稀释为2.5%浓度缓慢注射,减量滴注	(成人量2g稀释40ml慢注射,8mg/min,静脉滴注)		扭转型室性心动过速伴QT间期延长		血压下降,呼吸抑制,PR延长,QRS增宽

续表

药名	用法及剂量			起始作用时间	适应证	禁忌证	副作用及注意事项
	用药途径	治疗量	维持量				
地高辛	口服	早产儿 0.025mg/kg 新生儿 0.03mg/kg 1 个月~2 岁 0.04~0.06mg/kg 2 岁以上 0.02~0.04mg/kg 首次量为总量的 1/2,余量分 2 次,6 小时一次	总量的 1/4 ~1/5,分 2 次	1~2h	室上性心动过速,心房颤动,心房扑动,心力衰竭	严重窦性心动过缓、二度房室传导阻滞	厌食,恶心,呕吐,房室传导阻滞,室性期前收缩,房性或室上性心动过速,结性自律过速
	静脉	为口服量的 75%~80%,首次量为总量的 1/3~1/2,余分 2 次,每 6 小时一次		5~30min			
阿托品	口服 皮下 静脉	0.01mg/kg 日 3~4 次 0.01mg/kg 0.01mg/kg,最大量 0.03~0.05mg/kg,单剂不超过 0.04mg/kg,用于感染性休克早期,必要时 15 分钟一次,直至面色潮红,眼底血管痉挛缓解、血压稳定			心动过缓、三度房室传导阻滞	青光眼	口干,皮肤潮红,灼热,烦躁,高热,腹胀,心动过速,瞳孔散大
麻黄素	口服 静脉	0.5~1mg/kg,每日 3 次 10~20μg/kg,每 4~6 小时一次 0.1~1μg/(kg · min),静脉滴注			心动过缓、三度房室传导阻滞,室上性心动过速合并低血压	高血压、甲亢	失眠,震颤,眩晕,头痛,出汗,心动过速,室性心律失常
异丙基肾上腺素	舌下 肌内 静脉	5~10mg/次,每日 3 次 0.02~0.15mg/次 0.05~2μg/(kg · min),静脉滴注,开始量为 0.05μg/(kg · min),每 5~10 分钟增量一次,直至疗效满意			心动过缓、高度及三度房室传导阻滞,QT 间期延长并发尖端扭转型室性心动过速	高血压、甲亢	心悸,头昏,恶心,心肌耗氧量增加,心动过速,室性心律失常

（2）治疗缓慢心律失常药：见表 27-10。

3. 心律失常的非药物治疗 虽然抗心律失常药物不断创新，取得一定疗效，但多有减弱心肌收缩力和致心律失常的作用。心律失常的非药物治疗包括电击复律、电起搏、射频消融术及外科治疗，其中射频消融术已广泛应用于室上性心动过速的根治，成功率达 90%。现分别叙述如下：

（1）电击复律（electrical cardioversion）：利用短暂的电击，使心脏所有起搏点同时除极，从而消除异位起搏点并中断各折返途径，可有效地终止各种快速心律失常，使窦房结重新控制心律。一般采用体外同步直流电击术，除颤器于心电图 R 波触发时放电，在 R 波顶峰后的 20 毫秒内，避免电刺激落在心室的易损期，而促发室性心动过速或心室颤动。在病情允许的情况下，电击复律前禁食 12 小时，给予适当镇静，并做好复苏准备，检查机器同步性能，纠正低血钾、酸中毒等电解质紊乱，接受洋地黄治疗的患儿，进行电击复律可引起严重的心律失常，故电击复律术前应停服洋地黄 1~4 天。小儿采用的电功率大小如下：新生儿 5~10J/s，最大 20J/s；婴儿 10~20J/s，最大 50J/s；儿童 20~50J/s，最大 100J/s。一次治疗中，重复电击不宜超过 2~3 次。

电击复律的适应证：①心室颤动；②室性心动过速；③室上性心动过速合并严重心功能障碍或用药无效者；④心电图无法分辨的快速异位心律，病情危重者；⑤心房扑动伴有心功能不全，洋地黄及奎尼丁治疗无效者；⑥心房颤动伴有心功能不全，药物治疗失败者。洋地黄或电解质紊乱引起的快速心律失常忌用电击复律。电击复律可引起心律失常，复律后常立即出现房性期前收缩、窦性心动过缓、交界性心律或室性期前收缩，约 1~2 分钟自行消失。少数出现室性心动过速或心室颤动，多由机器同步装置失灵、用电量过大，或由洋地黄中毒或低血钾引起。前者可再次电击复律；后者应用利多卡因、苯妥英钠及氯化钾治疗。偶有发生心脏停搏，多为原有窦房结功能障碍者，应采用电起搏治疗。慢性心房颤动者转复后约有 1%~2% 发生栓塞。还可出现一过性心肌损伤及局部皮肤充血刺痛等并发症。复律后应密切观察 1~2 小时（图 27-66）。

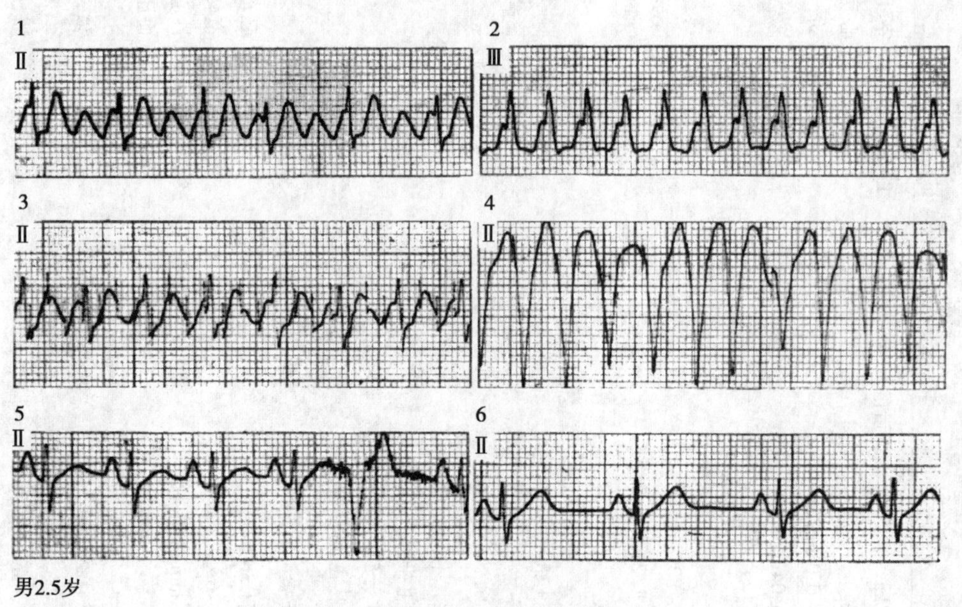

图 27-66 心房扑动电击复律前后的心电图

（2）起搏治疗：又称人工心脏起搏（cardiac pacing），是用起搏器发放脉冲电流刺激心脏，代替心脏起搏，带动心脏搏动。起搏系统包括起搏器、电池、导线及电极。可分为暂时起搏或永久起搏。前者采用经皮静脉插入起搏电极导管至右心室，而导管另一端在体外连接起搏器，亦可于心脏手术中，在心外膜固定起搏电极。永久起搏时起搏器埋藏在体内，多位于锁骨下方胸壁或腹壁的皮下组织内。目前埋藏式起搏器体积小，锂电池可使用 10 年以上，应用方便。

起搏器种类繁多，国际通用三个字母表示其性能。第一个字母表示起搏的心腔，第二个字母表示感知的心腔，第三个字母表示反应的形式为触发或抑制型。字母 A 代表心房，V 代表心室，I 代表抑制，T 代表触发，D 代表双腔或抑制兼触发，O 代表无该性能。例如 VOO 表示心室起搏、不感知，即固定频率型心室起搏器；VVI 表示心室起搏、心室感知、抑制型，即心室抑制型按需起搏器；DVI代表双腔起搏、心室感知、抑制型，即房室顺序起搏器，较VVI具有更良好的生理性能。随着程序可控性起搏器的出现，已再加两个字母，第四个字母表示程序可控功能，一般功能P，多功能M。第五个字母表示抗心律失常方式，超速抑制D、期前收缩P、短阵快速起搏B或扫描S。例如，DVIPB表示房室顺序起搏器，具有一般功能程序，可控制和发放短阵快速起搏频率抗快速心律失常的功能。临床应用VVI最多，用于高度或完全性房室传导阻滞及病态窦房结综合征。

临时起搏的适应证为：①各种心律失常所致的阿-斯综合征；②急性心肌炎合并高度或三度房室传导阻滞；③心脏手术时或术后发生三度房室传导阻滞；④为永久性起搏做准备；⑤顽固性室上性或室性心动过速用药物及电击复律治疗无效，可行超速抑制以控制心律失常。亦可在床边进行食管心房调搏，为无创性方法。

永久性起搏的适应证为：①先天性三度房室传导阻滞，其心室率低于40次/min，新生儿低于55次/min，有阿-斯综合征发作；②病态窦房结综合征有严重心动过缓，或屡发快慢综合征，药物治疗无效；③心脏手术后发生严重三度房室传导阻滞，经暂时性起搏4周以上未恢复；④预防阿-斯综合征发作。

近年使用的埋藏式心脏自动复律除颤器，具有除颤、复律、抗心动过速和起搏作用。用于恶性室性心律失常，反复晕厥发作，易致猝死的高危患儿。

应用心脏起搏器可并发静脉炎，局部感染，起搏器埋藏处感染、出血或坏死，损伤三尖瓣，感染性心内膜炎、败血症及肺梗死等。由于电极脱位，导线松脱或断裂、起搏器原件失灵或电池耗竭，可造成起搏故障。另外，按需起搏器的感知灵敏度下降，可发生竞争心律，甚至导致心室颤动(图27-67)。

(3) 射频消融术(radiofrequency catheter ablation)：射频消融术是目前唯一能够达到根本有效的治疗目的，同时具有创伤小、治愈率高、并发症少的特点的方法，目前已广泛应用于治疗儿童快速性心律失常。室上性心动过速的成功率可达95%以上，室性心律失常成功率略低于室上性心动过速[2]。治疗成功的关键在于心电标测，确定心动过速的部位，消融之前必须用电生理检查找到准确的靶点。由于小儿血管细、心脏小、心肌薄，实施射频消融术难度高、有可能合并并发症出现，对于婴幼儿的快速性心律失常，尽量考虑药物治疗；如果药物治疗效果不佳，或患儿不能接受长期抗心律失常药物治疗者，可以考虑积极选择射频消融手术治疗。射频消融必须具备有一组专业人员和设备条件，并认真掌握适应证。

适应证为：①房室折返型心动过速；②房室结折返型心动过速；③心房扑动；④房性心动过速；⑤室性期前收缩；⑥室性心动过速(室速)等，心动过速发作超过2次，或临床上发作时有血流动力学改变者。

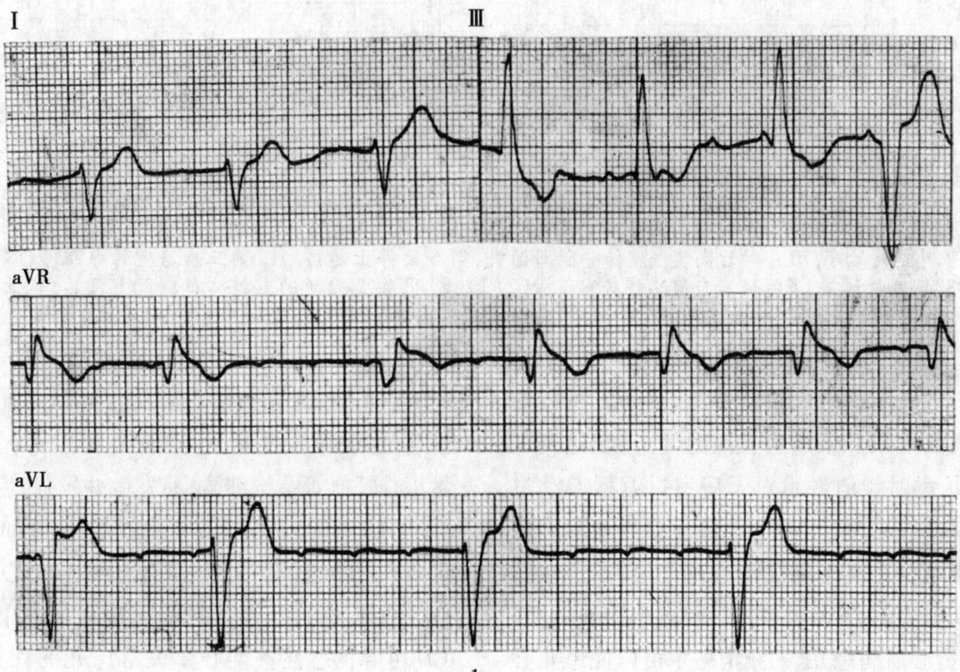

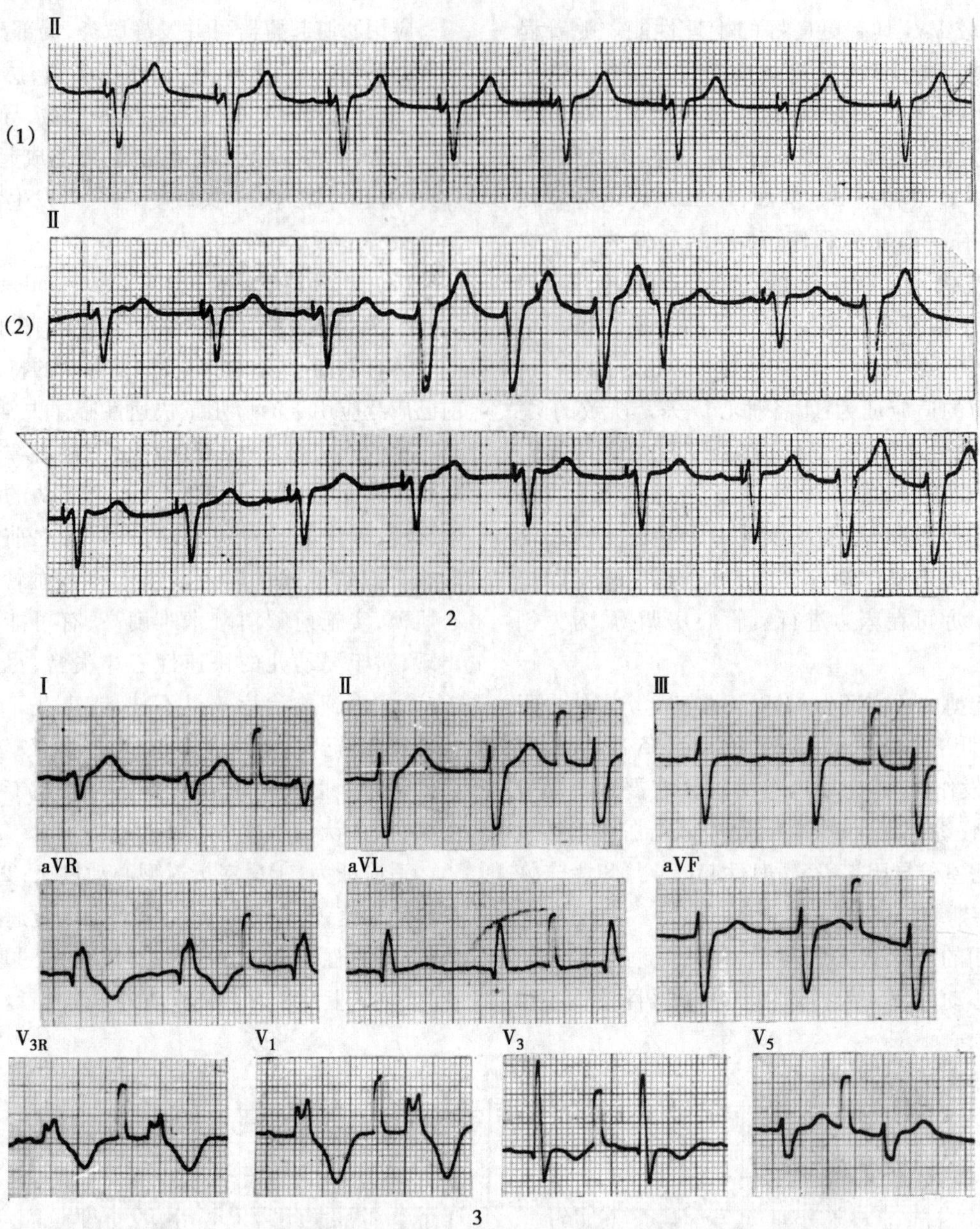

图 27-67 高度房室传导阻滞、阿-斯综合征发作电起搏治疗前后的心电图

14 岁,男。临床诊断:病毒性心肌炎,高度房室传导阻滞。发病第 3 天反复阿-斯综合征发作,经大隐静脉电极起搏导管暂时起搏治疗,70 小时后高度房室传导阻滞消失,第 6 天停止起搏。1. 为三度房室传导阻滞,心电轴右偏(+108°),室性逸搏,多源性室自律速伴房室阻滞(2∶1),ST-T 改变;2. (1)起搏心律;(2)1 天后,窦性心律与起搏心律竞争;3. 恢复窦律,一度房室传导阻滞,完全性右束支传导阻滞,心电轴显著右偏(+261°)。

近年来,心内电生理技术逐年提高,随着三维标测系统应用成熟,大大减少了放射投照时间,甚至达到了"零曝光"[3];儿童射频消融术对于房室折返型心动过速、房室结折返型心动过速、典型心房扑动治愈率均较高;并发症越来越少。对于局灶性心律失常,如房性心动过速、室性期前收缩、室性心动过速治愈率明显升高。对于存在预激型心肌病患儿,射频消融术可以使患儿心脏功能明显改善[4]。

常见的并发症如下:①急性心脏压塞;②完全性房室传导阻滞;③完全性右束支传导阻滞;④穿刺部位的感染;⑤动静脉血栓;⑥心脏瓣膜损伤;⑦气胸、血胸。婴儿心脏血管结构细微,易发生并发症,应谨慎操作。

(4) 植入型心律转复除颤器(implantable cardioverter-defibrillator,ICD):为控制恶性室性心律失常,预防心脏性猝死,近年来大量临床实践及多中心研究表明,ICD 可降低恶性室性心律失常患儿的死亡率。但由于其价格昂贵,尚未在患儿中得到广泛应用。

(5) 外科治疗:开胸切割或心肌内注射无水乙醇

消除预激综合征房室旁路。手术成功主要依靠：①熟悉局部解剖；②术前和术中做详尽的电生理检查，明确旁道定位。国内资料显示手术成功率达 90%～95%。由于手术痛苦，不易为患儿所接受，故近年来手术治疗心动过速已为射频消融术所代替，但对一些同时存在心内畸形或病变需行手术处理者，可同时进行手术。右侧旁路射频消融不易成功，应酌情选用外科治疗。

婴儿室性心动过速因心室错构瘤引起者应手术切除肿瘤。先天性长 QT 间期综合征药物治疗无效，有频繁晕厥发作，可行左侧交感神经节切除。

二、心律失常类型

（一）窦性心动过速

窦性心动过速（sinus tachycardia）患儿每分钟心率在 140 次以上，1～6 岁每分钟 120 次以上，6 岁以上每分钟在 100 次以上，P 波为窦性，为窦性心动过速（图 27-68A）。窦性心动过速可以是一种正常的生理反应，出现在哭闹、运动、喝茶、喝咖啡或情绪紧张时。也可以是一种病理状态，如在发热、贫血、失血、感染、休克、先天性心脏病、心肌炎、风湿热、心力衰竭及甲状腺功能亢进等疾病中出现，以及应用肾上腺素、阿托品、异丙肾上腺素等药物诱发。婴儿在烦躁、哭闹时，窦性心动过速可达每分钟 220 次，心电图可出现 T 波与 P 波重叠或融合，需与阵发性室上性心动过速相鉴别。但窦性心动过速的频率是逐渐增快的，PP 间隔略有不匀齐，刺激迷走神经、压迫颈动脉窦可使心率稍减慢，而阵发性室上性心动过速有突发、突止的特点，P-QRS-T 单元间隔十分匀齐，压迫颈动脉窦则终止发作或无效。如能见到心动过速发作时的异位房波，其形态与窦性 P 波不同，可资鉴别。根据不同病因和临床症状进行治疗：可给予镇静；对心力衰竭所致的窦性心动过速，洋地黄类药物可控制心力衰竭而减慢心率，而对其他原因所引起的窦性心动过速则需积极治疗原发病，如原发病控制后仍持续出现窦性心动过速，不伴有心力衰竭，可酌情应用 β 受体阻滞剂；普萘洛尔对甲状腺功能亢进所致的心动过速效果较好。

（二）窦性心动过缓

婴儿心率每分钟在 100 次以下，1～6 岁每分钟 80 次以下，6 岁以上每分钟在 60 次以下即可认为窦性心动过缓（sinus bradycardia）。严重过缓常出现交界性逸搏。窦性心动过缓可见于健康小儿、运动员，睡眠状态，由迷走神经张力增高所致，为生理状态。病理状态可见于克汀病、伤寒、阻塞性黄疸病等；颅内压增高的疾病，如脑出血、脑肿瘤及结核性脑膜炎；在缺氧、低温、神经性厌食以及应用洋地黄、利血平、β 受体阻滞剂、胺碘酮等药物时，心率也可缓慢（图 27-68B）。对于窦性心动过缓，应首先区分是生理性还是病理性，生理性或无症状者一般无需治疗；病理性的窦性心动过缓应积极治疗原发病，并根据情况酌情给予阿托品或异丙肾上腺素治疗。对于持久性心动过缓可为病态窦房结综合征之早期症状，应密切观察，必要时可给予心脏起搏器植入治疗。

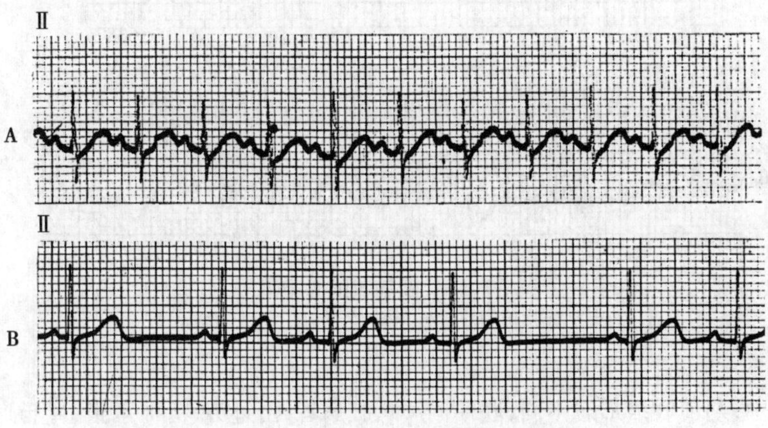

图 27-68　窦性心律失常的心电图

A. 窦性心动过速；B. 窦性心动过缓。

（三）窦性心律不齐及游走心律

窦性心律不齐（sinus arrhythmia）是小儿心率在吸气时加速而在呼气时减慢的常见的生理现象（图 27-68B）。尤其早产儿伴有周期性呼吸暂停者。此现象在心动过缓时较多见，但在发热、运动或服用阿托品之后，就会消失。少数病例心律不齐较明显，可疑为二度房室（窦房）传导阻滞或期前收缩，应做心电图鉴别。游走心律在儿科多见，为窦房结起搏点在窦房结内或窦房结与房室结之间游走不定，P 波形态及 P-R 间期呈周期性改变，常伴有窦性心律不齐。其临床意义同窦性心律不齐。

（四）期前收缩

期前收缩（extrasystole）是小儿最常见的心律失常，占各种心律失常的 37.7%。按其起搏点的部位，可分为房性、房室交界性及室性，其中以室性最多，房性次之，交界性较少见。常规心电图检查健康学龄儿童中有 2.2%发生期前收缩，而心脏病患儿为 4.3%。24 小时动态心电图检查 18%~50%健康儿童有室性期前收缩，新生儿期及少年期（13~15 岁）最多见。

心电图可区分房性、交界性及室性期前收缩。

1. **房性期前收缩**（atrial premature beat） ①期前出现的房性异位 P 波，其形态与窦性 P 波不同；②P-R 间期在正常范围（>0.10s）或有干扰性 P-R 间期延长；③异位 P 波之后的 QRS 波与窦性 QRS 波相同，如发生差异性传导，则 QRS 波形态有变异，如异位 P 波发生过早，房室交界区尚处于绝对不应期，则 P 波之后无 QRS 波，称为未下传的房性期前收缩；④代偿间歇多为不完全性。

2. **交界性期前收缩**（junctional premature contraction） ①期前出现的 QRS 波，其形态与窦性 QRS 波相同。②逆行性 P 波，$P_{Ⅱ、Ⅲ、aVF}$ 倒置，P_{aVR} 直立。逆行 P 波可出现在 QRS 波之前，其 P-R 间期<0.10s；如在 QRS 波之后，则 R-P 间期<0.20s；也可嵌入 QRS 波之中，而无逆行 P 波。③代偿间歇多为完全性。

3. **室性期前收缩**（ventricular premature beat） ①提前出现的 QRS 波，其前无 P 波。②期前的 QRS 波增宽（年长儿>0.12s；婴幼儿>0.10s）、畸形，其后的 T 波方向与之相反。如起搏点在房室束邻近，则 QRS 波接近正常。③代偿间歇为完全性（图 27-69）。

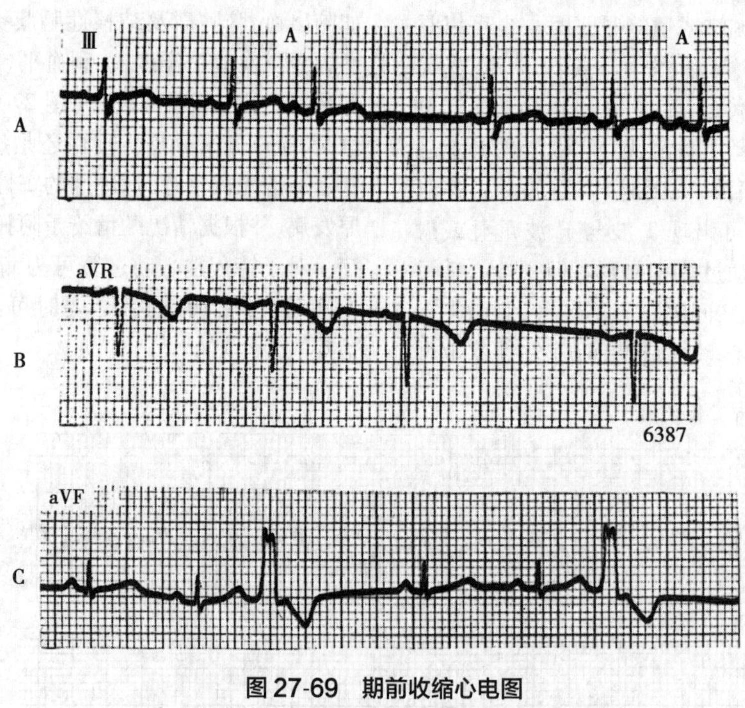

图 27-69 期前收缩心电图

A. 房性期前收缩；B. 结性期前收缩；C. 室性期前收缩。

在心电图同一导联中，期前收缩形态不同，联律间期不等，为多形性期前收缩。每间隔一个窦性搏动之后出现一个期前收缩称二联律，每隔 2 个窦性波动之后出现一个期前收缩为三联律，如此类推，四、五联律等。期前收缩每分钟在 5 次以上称为频发期前收缩，5 次以下为偶发。

【病因】 期前收缩可见于健康小儿或无器质性心脏病者，由过劳、精神紧张、胃肠道疾病、胆道感染或自主神经紊乱等所引起。部分无明显病因。心脏病患儿更易发生期前收缩，如风湿性心脏病、各种心肌炎、原发性心肌病、先天性心脏病及心力衰竭等。长 QT 间期综合征、二尖瓣脱垂及左室假腱索常发生室性期前收缩，洋地黄类药物中毒常出现室性期前收缩。其他药物如奎尼丁、肾上腺素、锑剂中毒、低钾血症及缺氧等也可引起期前收缩。心导管检查、心脏手术及麻醉过程中常出现期前收缩。多形性、成对或连续出现 3 个室性期前收缩，多见于严重心脏病患儿。

【临床表现】 多数患儿无明显症状。年长儿可有心悸，心前区不适，心跳不规则或感到胸前撞击，心脏突然下沉或停顿。心脏病患儿发生期前收缩时症状多明显。心脏听诊发现两次距离很近的心搏之后有较长的间歇，与脉搏间歇一致。期前收缩的第一心音多数增强，第二心音减弱。

【诊断】 期前收缩的诊断主要依靠心电图检查。室性期前收缩在健康儿童较常见。仅有室性期前收缩，并非有心脏病。为评估室性期前收缩的临床意义，应了解患儿有无伴随症状，如心慌、头晕或晕厥发作，以及有无心脏病，需进行必要的检查。根据常规心电图及 24 小时动态心电图检查，室性期前收缩按 Lown 分级标准可分为 6 级。①0 级：无期前收缩；②1 级：期前收缩<2 次/min 或<30 次/h；③2 级：期前收缩>2 次/min 或>30 次/h；④3 级：多形性期前收缩；⑤4 级 A：联律性期前收缩或连续 2 个期前收缩；⑥4 级 B：连续性期前收缩在 3 个以上；⑦5 级：R 波落在 T 波，即室性期前收缩发生在心室的易损期，易引起室性心动过速或心室颤动。健康儿童发生的室性期前收缩形态一致，联律间期相等，多数属于 1 级、2 级，偶有 4 级 A，不易导致室性心动过速，多为良性期前收缩。多形性、成对发生或连续 3 个 R 波落在 T 波上的期前收缩为复杂性室性期前收缩，可能发生室性心动过速，多见于器质性心脏病患儿。常规心电图检查注意心肌损伤型 ST-T 波改变，心室肥厚的电压标准及 QT 间期测定，校正 QT 间期应<0.44s。超声心动图观察心腔大小、室壁及瓣膜情况、心功能改变，有助于诊断二尖瓣脱垂、左室假腱索、扩张型及肥厚型心肌病、致心律失常性右室心肌病等。运动试验观察运动后室性期前收缩减少、消失或增多，或诱发室性心动过速；有无 ST-T 波改变，随心率增快后 QT 间期有无延长。形态单一的室性期前收缩，包括联律或并行性期前收缩，运动后期前收缩消失或减少，经上述检查均未见异常者，预后良好，经过一段时间，期前收缩可自行消失。复杂性的室性期前收缩则尚应进一步检查 24 小时动态心电图，心导管检查及心血管造影，可获得更为精细的心脏血流动力学改变及形态学变化，以了解轻微的心肌疾病。

【治疗】 应针对不同病因进行治疗，去除引起期前收缩的各种病因。良性期前收缩无自觉症状者，应做好解释工作，消除家长及患儿不必要的顾虑，并定期随访，常持续多年方能消失或减少。多数不需要应用抗心律失常药，因抗心律失常药有致心律失常副作用，宜权衡利弊。复杂性室性期前收缩及发生于心脏病者应及时控制，一般选用ⅠB 及Ⅱ类抗心律失常药，心功能正常者可用普罗帕酮。对难治型或发生血流动力学障碍者可用胺碘酮。洋地黄中毒引起期前收缩应立即停服洋地黄，并分 3 次口服氯化钾 75~100mg/(kg·d)或静脉滴注 0.3%氯化钾葡萄糖溶液。苯妥英钠及利多卡因对洋地黄中毒引起的室性期前收缩效果较好。扩张型或肥厚型心肌病和致心律失常右室心肌病引起室性期前收缩可服用阿替洛尔[1~2mg/(kg·d)，分 2 次口服]、酒石酸美托洛尔、胺碘酮等控制室性心律失常。二尖瓣脱垂综合征及长 QT 间期综合征发生期前收缩用普萘洛尔治疗，并避免用延长 QT 间期的药物如奎尼丁、胺碘酮等。频发室上性期前收缩有发生室上速倾向者可服用酒石酸美托洛尔、普萘洛尔、维拉帕米或地高辛。病毒性心肌炎期前收缩可在正规治疗后的随访中逐渐减少至消失，一般不需用抗心律失常药，仅对下列情况适当用一段时间：①室早频发，成对、成串出现；②并行性期前收缩或期前收缩发生在心室舒张早期，因而联律间期过短，以防发生 R 波落在 T 波上；③频发期前收缩而影响心排血量者。

（五）阵发性室上性心动过速

阵发性室上性心动过速(paroxysmal supraventricular tachycardia，PSVT)简称室上速，狭义概念为阵发性折返性室上性心动过速；广义概念是一组异位冲动形成或折返环路位于房室束分支以上的快速心律失常；临床表现及心电图特点相似，统称室上性心动过速。

【病因】 阵发性折返性室上性心动过速常见于无器质性心脏病患儿，预激综合征患儿易发生室上性心动过速，并易反复发作。急性感染、心情激动、剧烈活动、劳累等可为诱因。也可发生于器质性心脏病，如风湿性心脏病、三尖瓣下移、房间隔缺损等，洋地黄中毒、心导管检查、心脏手术也可发生室上性心动过速。

【发病机制】 心脏电生理研究提示，室上速多为折返(reentry)引起，少数因自律性增高所致。折返可发生在窦房结、心房内、房室结及房室旁路，其中以房室旁路及房室结折返最常见。首都医科大学附属北京儿童医院 2002—2013 年对近 600 例室上速患儿进行电生理检查和射频消融术，结果证明房室旁路折返者占 40%左右，房室结折返者占 30%左右，室性心律失常者占 20%左右，房性心律失常者占 10%左右，与文献报道相符[4]。

1. 折返机制 发生折返者必须具备单向传导阻

滞、传导延缓及折返环路三个因素。

（1）房室结折返（atrioventricular nodal reentry，AVNRT）：图 27-70 示房室结纵向分离为双径路（dual pathway），慢径（α 径）传导慢，不应期短；快径（β 径）传导快，不应期长。在正常窦性心律时，心房冲动同时经快、慢径传播，由快径下传产生 QRS 波，因经慢径传至房室束时后者处于快径下传的心室不应期而无法产生激动。如有房性期前收缩，快径不应期长，尚处于不应期中，发生单向阻滞，冲动经慢径下传产生 QRS 波，并沿快径逆传产生心房回波。如房性期前收缩更为提前发生，产生心房回波传至慢径时，后者已脱离不应期，则形成房室结折返性室上速（AVNRT）。由慢径下传、快径逆传者称慢-快型（S-F AVNRT），较为多见。由快径下传、慢径逆传者称快-慢型（F-S AVNRT），较罕见。

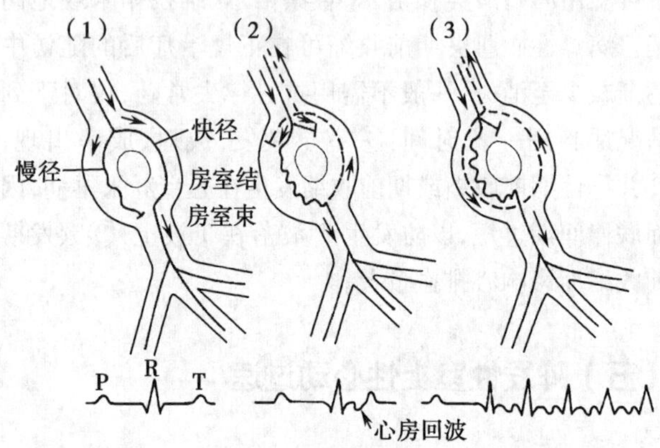

图 27-70 房室结双径路形折返性心动过速示意图
（1）正常窦性心律；（2）单个心房回波；（3）慢-快型 AVNRT。

（2）房室折返（atrioventricular reentry，AVRT）：即预激旁道引起的室上速。预激（pre-excitation）是一种房室传导的异常现象，冲动经旁路下传，提早兴奋心室的一部分或全部，引起部分心室肌提前激动，在心电图上呈现预激图形，常合并室上性心动过速，称为预激综合征（pre-excitation syndrome/Wolff-Parkinson-White syndrome）。房室结为慢径，房室旁路为快径，折返环路包括房室结、心室肌、房室旁路及心房肌。房室折返性室上速（AVRT）通常由适时的房性期前收缩激发，冲动在旁路阻滞，沿房室结前传，抵达心室时又经旁路逆行折返，循环不已，形成房室折返性室上速。由房室结前传、旁路逆传者称顺传型房室折返性室上速。由旁路下传、房室结逆传者称逆传型房室折返性室上速，极为少见。如预激综合征的房室旁路只有单向逆传功能，则心电图无心室预激的表现（P-R 间期正常，无 δ 波），但仍可通过旁路形成顺传型房室折返性室上速，称为隐匿性预激综合征（concealed pre-excitation syndrome）。文献报道 AVRT 中隐匿性预激旁道约占 31%。

（3）窦房结折返及房内折返：两者均较少见。窦房结折返多发生于病态窦房结综合征患儿；房内折返见于心房扩大的器质性心脏病患儿。

2. 自律性增高 由于心房或房室结区 4 相自动除极坡度升高，形成异位冲动，多发生于器质性心脏病患儿。缺氧、儿茶酚胺及洋地黄副作用等因素，均可使心房及房室结区自律性增强。小儿自律性房性心动过速可能由于心房肌残留具有自律性的胚胎细胞引起。

【临床表现】 临床特点为阵发性发作，突然发作及突然停止。可见于任何年龄，婴儿较多见，新生儿及胎儿期最后 1 个月也可发生。婴儿以房室折返多见，较大儿童以房室结折返为多。4 个月以内男婴多见。发作时心率加速，儿童可达每分钟 160 次以上，婴儿可达 250~325 次，频率基本恒定，一次发作可持续数秒钟乃至数天之久。发作时患婴儿常有拒食、呕吐、不安、气促、出汗、苍白、四肢凉与发绀等心源性休克的表现，儿童患儿自诉心悸、心前区不适、心绞痛及头晕等。如发作持续较久，达 24 小时以上，则可出现心力衰竭。6 个月以内的婴儿心率超过 200 次/min 者更易并发急性心力衰竭，其症状为呼吸困难、心脏扩大、肝大、肺部出现喘鸣音等。X 线检查心影轻度扩大及肺淤血，也可有发热、白细胞增多及呼吸急促，可误诊为重症肺炎。但发作一停止，心力衰竭多快速好转。心动过速骤发骤停为本病特点，胎儿室上速可致严重心力衰竭，胎儿水肿。预激综合征者常反复持续发作，易致心动过速性心肌病。

【诊断】

1. 心电图诊断

（1）R-R 间隔绝对匀齐，心室率婴儿 250~325 次/min，儿童 160~200 次/min。

（2）QRS 波形态正常。若伴有室内差异性传导，则 QRS 波增宽，呈右束支阻滞型；若为逆传型旁路折返，则呈预激综合征图形。

（3）大约半数病例可见逆行 P 波（$P_{Ⅱ、Ⅲ、aVF}$ 倒置，P_{avR} 直立），紧随 QRS 波之后。

（4）ST-T 波可呈缺血型改变，发作终止后仍可持续 1~2 周（图 27-71）。

2. 食管心房调搏检查 可明确室上速的产生机制及各类型的诊断。食管电极贴近左房，食管导联心电图 P 波（P_E）清晰易辨认，有利于室上速时测定室房间期（RP_E）。如同步描记 V_1 导联心电图，可分辨心房激动顺序，PE 的起点为左房激动开始，P_{V1} 的起点为右房激动开始，测量 P_{V1}-P_E 时距，可鉴别房室交界区折返和房

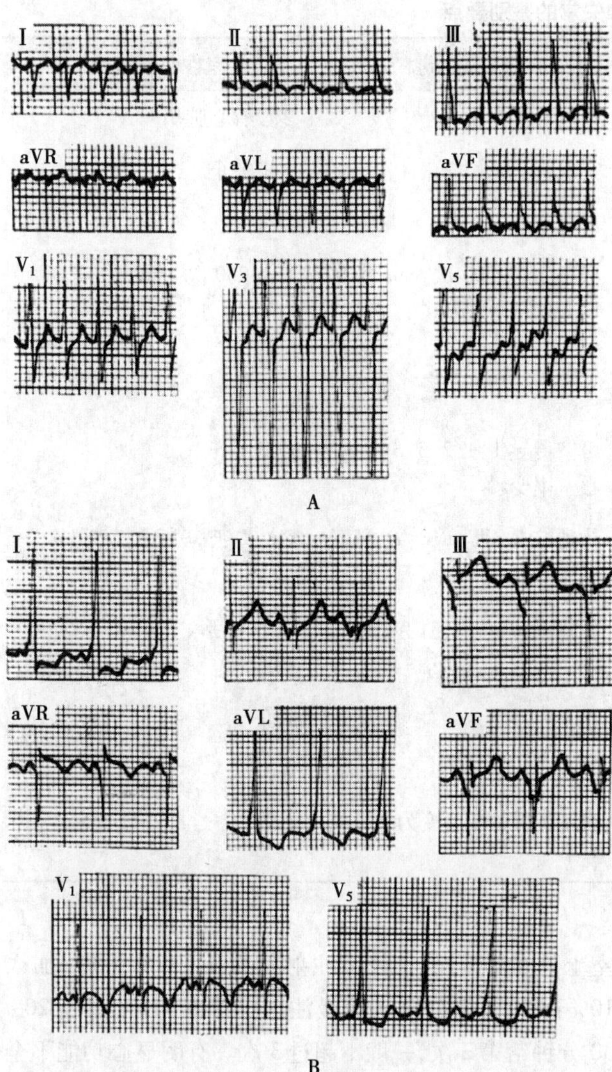

图 27-71　阵发性室上性心动过速合并预激综合征心电图
2个月,女婴。因喘憋、口周发青、拒奶、呕吐半天于2010年11月16日入院(超声心动心脏结构功能正常)。A. 心电图为室上性心动过速,心率265次/min;B. 经ATP治疗后转为窦性心律,出现典型预激综合征(P-R间期缩短,QRS波在起始部位有预激波,QRS波增宽)。

室旁道折返性室上速,并可估计旁路的部位。房室交界区折返性室上速:$RP_E<70ms$,P_{V1}、P_E 同步发生,$P_{V1}-P_E$ 时距近于零。房室旁道折返性室上速:$RP_E>70ms$,$P_{V1}-P_E$ 时距>30ms,左侧旁道,P_E 率先除极,$P_{V1}-P_E$ 时距为负值;右侧旁道,P_{V1} 率先除极,$P_{V1}-P_E$ 时距为正值。各型室上速食管心房调搏的电生理特点如下:

(1) 房室交界区折返性室上速:①食管心房调搏可诱发及终止发作。②房室传导曲线中断。③慢-快型,$RP_E<70ms$,$P_ER/RP_E>1$;快-慢型,$RP_E>70ms$,$P_ER/RP_E<1$。④$P_{V1}-P_E$ 时距近于零。

(2) 房室旁道折返性室上速:①食管心房调搏可诱发及终止。②房室传导曲线无中断。③随心房调搏频率递增,预激波逐渐明显。④$RP_E>70ms$,顺向型 $P_ER/RP_E>1$;逆向型 $P_ER/RP_E<1$。⑤$P_{V1}-P_E$ 时距>30ms,左侧旁道为负值,右侧旁道正值。

(3) 自律性房性心动过速:①食管心房调搏不能终止和诱发。②$P_ER/RP_E<1$,$RP_E>70ms$。

【鉴别诊断】　典型病例诊断不困难,但在婴儿期需与窦性心动过速相鉴别,其心率亦可达200次/min以上,但R-R间隔非绝对匀齐。室上速伴有室内差异性传导或为逆向型旁路折返,则QRS波宽大、畸形,需与阵发性室性心动过速鉴别。心率增快明显,需与心房扑动鉴别。鉴别要点见表27-11。

阵发性室上性心动过速尚应与慢性房性心动过速、紊乱性房性心动过速及非阵发性交界性心动过速相鉴别。后者又称结自律过速(node self tachycardia)。心电图特点:①心室率70~130次/min;②心房激动表现为无P波,逆行P波或与QRS波形成脱节的窦性P波;③可发生房室脱节及窦性激动夺获心室。由于心率不快或加快不严重,不引起血流动力学改变,多无症状。合并房室脱节者多因洋地黄中毒、心肌炎、心肌梗死、房间隔缺损或心内手术引起。无房室脱节者多因迷走神经对窦房结选择性抑制所致,心脏正常,预后较好。治疗以针对原发病为主。

慢性房性心动过速及紊乱性房性心动过速详见下文。婴儿室上速并发心力衰竭时,因呼吸急促,肺部音及肝大,可误诊为肺炎,应予注意。

【治疗】　包括终止发作、预防复发及射频消融、手术根治等。

1. 终止发作　应根据病因、患儿心功能状态及心律失常的机制,选择适当的方法及药物。并注意消除病因及纠正血流动力学改变。

(1) 房室交界区折返及顺向型房室旁道折返性室上速:绝大多数室上速属于这两型。

1) 兴奋迷走神经:通过血管压力感受器反射性增强迷走神经张力,延缓房室传导从而终止发作。兴奋迷走神经有致血压下降、心搏骤停的可能,应监测心电图及血压。心动过速终止,立即停用。适用于发病早期,心功能正常,无器质性心脏病及窦房结功能正常者。可采用以下方法,①按压颈动脉窦,较大儿童有效。患儿仰卧位,头略后仰、侧颈。按压部位为下颌角水平,触及颈动脉搏动,向颈椎横突方向用力,每次5~10秒,先按压右侧,无效可再压左侧,不可同时按压两侧。②屏气法,用于较大儿童,令患儿吸气后用力屏气10~20秒。③冰袋法,对小婴儿和新生儿效果较好。用装有4~5℃的冰水袋或以冰水浸湿的毛巾敷整个面部,引起潜水反

表 27-11 快速性心律失常的鉴别要点

	窦性心动过速	室上性心动过速	心房扑动	室性心动过速
临床	发热、休克、感染	多数心脏正常	多数心脏正常	多数有心脏病
发作与终止	逐渐发生与终止	突发突止	突发突止	突发突止
复发	无	常有	可有	可有
心率	通常<230 次/min	60%>230 次/min 平均 240 次/min 婴儿 260~325 次/min	房率 250~500 次/min,室率 1:1或 4:1传导	通常 230 次/min
心电图				
节律	轻度不齐	绝对匀齐	房室传导 1:1、2:1、3:1 心室率变动	轻度不齐
P 波	正常窦性	半数可见逆行 P 波,紧接 QRS 波后	扑动波Ⅱ、Ⅲ、aVF、V_1 导联明显	窦性 P 波,房室脱节
QRS 波	正常窦性	多数正常,室内差传及逆向型房室旁路折返则增宽	多数正常,可有室内差传	宽大、畸形、呈 R、RS、QS 等
室性融合波	无	无	无	常有
等电位线	有	有	无	有
刺激迷走神经	心率稍减慢	终止发作或不变	房室传导由 1:1变为 2:1或 3:1	无效

射,强烈兴奋迷走神经。每次 10~15 秒,1 次无效,隔 3~5 分钟可再用,一般不超过 3 次。较大儿童可令其屏气,并将面部浸入冰水盆中。④静脉注射升压药:适用于并发低血压及上述方法无效者。常用去氧肾上腺素 0.01~0.1mg/kg,加生理盐水 10ml 缓慢静脉注射,如血压较用药前上升一倍或发作终止,立即停用。也可用甲氧明 0.05~0.1mg/kg 缓慢静注。

2）抗心律失常药:静脉用药应监测心电图,复律后改为静脉滴注或口服维持疗效。可选用下列药物,①三磷酸腺苷(ATP),首选,快速静脉注射有强烈兴奋迷走神经的作用,并可减慢房室传导,抑制窦房结、心房及浦肯野纤维的自律性。静脉注射每次 0.1~0.3mg/kg,于 2 秒内快速注射。ATP 起效快,平均复律时间在 20 秒内。首剂无效,3~5 分钟后可加倍剂量,重复应用 1~2 次。有效率达 85%~90%。副作用有面潮红、呼吸急促、恶心、呕吐、头痛、窦性心动过缓、交界性心律、完全性房室传导阻滞及室性期前收缩,但持续数秒钟即自行消失;如有发生即刻心外按压数次。有传导阻滞及窦房结功能不全者慎用。ATP 后发生房室阻滞可明确房性快速心律失常,房性心动过速、心房扑动。②普罗帕酮,是 IC 类药,复律高,起效快,有效率达 83%,是目前治疗室上速的常用药。静脉注射每次 1~1.5mg/kg,加入 10%葡萄糖溶液 10ml 缓慢注入。首剂无效,间隔 20~30 分钟给第 2 次,一般不超过 3 次。有明显心功能不全及传导阻滞者禁忌。③维拉帕米,为钙通道阻滞剂。对房室结有显著的抑制作用,但可增进旁道前向传导,加快心室率,故不宜用于逆传型房室旁道折返性心动过速。静脉注射每次 0.1~0.2mg/kg,一次量不超过 5mg,加入葡萄糖溶液中缓慢注入,15~20 分钟后未复律者,可再给一剂。并发心力衰竭、低血压及传导阻滞者禁用。严禁与β受体阻滞剂合用。疗效与普罗帕酮相近,但对新生儿及小婴儿易致血压下降、心脏停搏,不宜应用。应备拮抗剂(10%葡萄糖酸钙)以应急需。以上②、③应用于心功能及血压尚且正常的 PSVT。④洋地黄制剂,室上速并发心力衰竭者药物复律首选毛花苷 C 或地高辛静脉注射。有增强心脏收缩力,抑制房室传导的作用。首剂用饱和量的 1/2,余量分 2 次,每 4~6 小时一次。起效慢,需 2 小时以上,转复率约 70%。毛花苷 C 饱和量为新生儿 0.02~0.04mg/kg,1 个月至 2 岁 0.04~0.06mg/kg,2 岁以上 0.02~0.04mg/kg。地高辛饱和量新生儿为 0.02~0.03mg/kg,1 个月至 2 岁 0.03~0.04mg/kg,2 岁以上 0.02~0.03mg/kg。⑤其他药物,普萘洛尔、丙吡胺或胺碘酮在上述药物治疗无效时也可试用。近来报道索他洛尔(sotalol)治疗折返性室上性心动过速疗效高达89%,无严重副作用。

3) 电学治疗:①同步直流电击复律,用于并发心力衰竭,心源性休克或心电图示宽大QRS波,不易与室性心动过速鉴别者。电能量0.5~1.0J/kg,如未复律,可加大量重复电击,一般不宜超过3次。电击复律作用迅速,效果好,较安全。②心房调搏复律,食管心房调搏或右房内调搏,以快速起搏或程序刺激法终止发作。作用迅速,效果好。食管调搏较简便、安全。

(2) 逆传型房室旁道折返室上速:较为少见。药物首选普罗帕酮,其次为胺碘酮。禁用维拉帕米、洋地黄制剂。洋地黄类药可使旁路前传不应期缩短,如<220ms,易引起室性心动过速或心室颤动,发生猝死。如并发心功能不全时,应立即采用同步直流电击复律或心房调搏治疗。

(3) 房内折返及自律性室上速:均罕见。上述药物治疗往往无效。近来报道IC类药氟卡尼效果较好。静脉注射及口服均为2mg/kg,该药半衰期长,日服2次。副作用有眩晕、视力模糊、头痛、恶心、皮疹、室性心律失常、室上速伴束支传导阻滞及轻度抑制心肌收缩力。有心功能不全者慎用。

(4) 窦房结折返室上速:见于病态窦房结综合征或原因不明的不适当窦性心动过速。可试用抗心律失常药物、洋地黄等治疗;对于窦房结功能障碍者禁止电击复律,可采用心房调搏或起搏器治疗。

2. 预防复发 对于反复发作或并发严重心功能障碍者,终止发作后应继续口服药物预防复发。常用地高辛、普萘洛尔或普罗帕酮维持量6~12个月。

3. 射频消融术 对室上速反复发作2次以上,或药物难于控制,或发作时并发严重血流动力学障碍,或心动过速影响学习和工作,可以建议患儿家长首先考虑选择射频消融治疗;对于部分没有心动过速发作的预激图形的患儿,合并心脏扩大者,建议行射频消融术,可以改善心肌功能,使心脏大小恢复正常。术前应进行心脏电生理检查,明确室上速产生的机制,并准确标测折返径路。射频消融术创伤小,并发症少,应用日趋广泛,对预激综合征患儿旁路及房室交界区慢径的消融,均取得非常满意的效果,文献报道成功率达到95%~100%。首都医科大学附属北京儿童医院自2003—2019年共完成折返性室上性心动过速射频消融治疗537例,成功521例,成功率为97.02%。

4. 外科手术治疗 旁道切割术需开胸进行。先天性心脏病并发旁道折返性室上速者,可于心脏手术中,同时进行心外膜旁道标测定位,切断或注射无水乙醇阻断旁道。

【附】

胎儿室上性心动过速(fetal supraventricular tachycardia):可通过胎儿超声心动图确诊。持续时间较长可致胎儿心力衰竭,胎儿水肿。明确诊断后应予治疗。如胎龄已达28周,肺发育已高度成熟,可予引产,经阴道分娩可兴奋迷走神经,终止室上速发作。若条件不成熟,通过给孕妇用地高辛,经胎盘进入胎儿循环。先用地高辛在12~24小时分次静脉注射或口服,然后用0.25mg每天1~2次维持,可复律胎儿室上速。孕妇地高辛有效血药浓度为0.8~1.0ng/ml。出生后继续用地高辛维持量3~6个月,以防心动过速发作。

(六)房性心动过速

房性心动过速(atrial tachycardia),主要包括局灶性房性心动过速(ectopic atrial tachycardia,EAT)又称自律性房性心动过速(automatic atrial tachycardia,AAT),及折返性房性心动过速(intra-atrial reentrant tachycardia,IART)。占小儿室上性心动过速的6%~18%。其临床特点多为心动过速呈持续发作,达数月至数年之久,故又称慢性房性心动过速。其中IART几乎仅见于心脏外科手术后的患儿。儿童较成人多见,婴幼儿起病隐匿常被漏诊,易导致心动过速性心肌病,发生心力衰竭。

【病因与发病机制】 EAT多见于心脏结构正常的患儿,少数有心脏病。由心房异位病灶4相舒张期除极速率加快所致,异位病灶可在左房或右房,可能由于心房肌残留具有自律性的胚胎细胞引起。电生理机制分为自律性增高、房内折返、触发激动。

【临床表现】 发病年龄多在学龄前期,患儿可有烦躁、气促、多汗、心悸等症状。心率150次/min以上,但不恒定,受自主神经影响明显。入睡或安静时减慢,醒后或活动时加快,相差可在50次/min以上。心动过速多数呈持续发作,部分为短阵发作,心动过速初始和结束时均有一个缓慢起步和缓慢终止的过程,称之为温醒和冷却现象。无休止的心动过速可持续数月至数年,容易导致快速心律失常性心肌病(tachycardia cardiomyopathy),左室舒张末期内径增大,射血分数及短轴缩短率下降，约50%患儿并发充血性心力衰竭，婴儿期更为明显。转为窦性心律后，心功能及心脏扩大恢复正常。无器质性心脏病患儿，持续数年，多数于3~5岁内自行缓解，预后较好。

【心电图特点】 房性心动过速的心电图特点见图27-72。

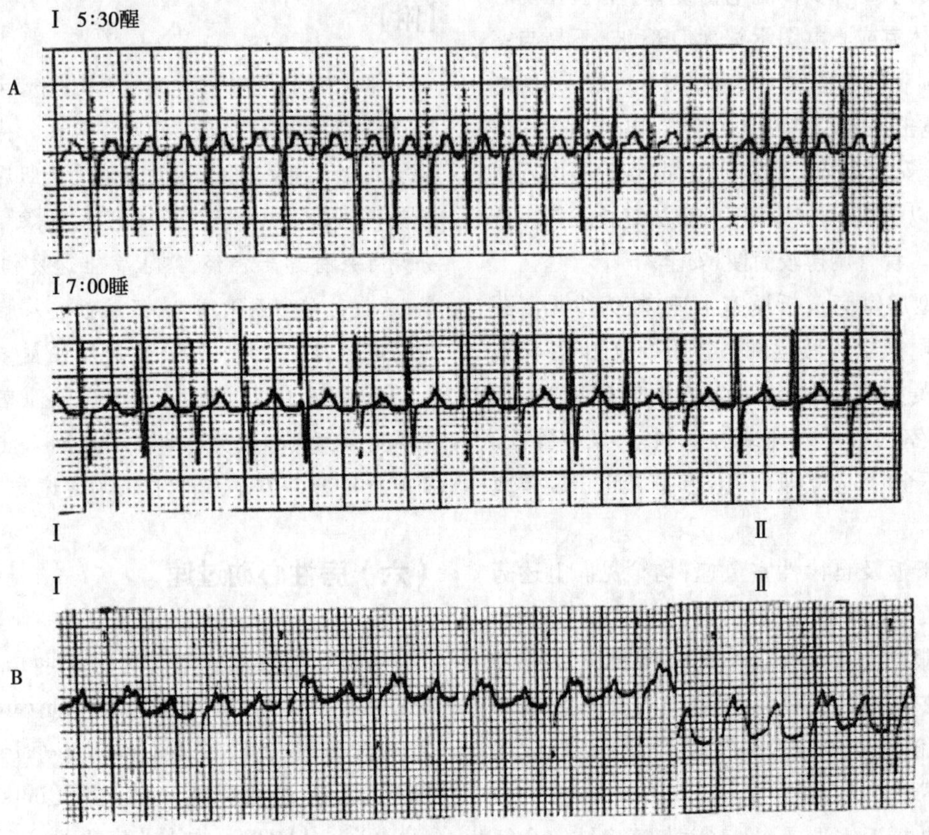

图27-72 自律性房性心动过速心电图

男婴，8个月，心脏重度扩大，LVEF 37%，心力衰竭。A. 清醒心率310次/min，PT重叠；B. 口服地高辛及胺碘酮维持量，转为窦性心律，心脏大小及功能恢复正常。

1. 房性心动过速多数持续存在，按心动过速发作情况分两型。①持续型：持续发作，其间无窦性搏动。②反复型：短阵房性心动过速反复发作，在发作之间出现1个、2个或3个窦性搏动。此两型可互相转变。

2. 异位P波清晰易见，P波电轴多数0°~90°，异位灶位于高右房，Ⅰ、Ⅱ、aVF导联P波直立；少数在左房，P波Ⅰ导联倒置，Ⅱ、Ⅲ、aVF导联直立；位于低右房者仅3%，Ⅰ、Ⅱ、Ⅲ、aVF导联P波倒置。

3. 心房率增快，但不恒定，多数为115~250次/min。坐位、紧张、烦躁时加快，而平卧、安静、入睡时减慢。昼夜差别可在50次/min以上。

4. QRS形态正常，伴有室内差异性传导时可见宽大的QRS。

5. P-QRS关系可有一度和/或二度房室传导阻滞，以前者多见。

6. 自律性增高的房性心动过速具有典型的温醒、冷却现象；触发和折返机制的房性心动过速具有突发突止的特点。

【鉴别诊断】 应与下列室上性心动过速相鉴别。

1. 阵发性折返性室上性心动过速有突发突止的特点，心动过速的频率多匀齐。

2. 自律性交界性心动过速多为持续发作，心电图呈房室分离。

3. 持久性交界性反复心动过速（persistent junctional reciprocating tachycardia，PJRT）是特殊的房室折返心动过速，逆传支为具有递减传导的隐性旁路（多为位于后间隔区的旁路），呈持久发作。但心电图RP/PR>1。PR间期正常或缩短，P波Ⅱ、Ⅲ、aVF倒置。

【治疗】　药物复律成功率相对低。心率较快、心功能正常者，通常用β受体阻滞剂和/或地高辛，减慢心室率，改善临床症状，定期随访，数月至数年后可望自行缓解。无明显症状，心室率在正常范围，可暂观察，不应用抗心律失常药。抗心律失常的药物包括倍他乐克、普罗帕酮、胺碘酮、莫雷西嗪、索他洛尔等，可使部分病例转为窦性心律或减慢心房率，改善心功能。并发心力衰竭时，首先加用地高辛，其用量宜减少30%~50%。胺碘酮副作用较大，故不应列为第一线抗心律失常药。近年报道[2]认为婴儿及儿童长期用胺碘酮副作用较成人轻，尚未发现肺部病变，不影响生长发育，对顽固性快速心律失常效果较好，对通常抗心律失常药无效的病例，可酌情选用胺碘酮治疗。

射频消融术是根本成功地治愈AAT的方法。首都医科大学附属北京儿童医院[5]心脏中心自2003年开展射频消融手术以来，完成房性心动过速射频消融共152例，术后房性心动过速消失、窦性心律恢复者，即刻成功146例；术前心功能障碍者66例，随访半年均全部恢复正常。对于反复发作，药物治疗无效，并出现左室扩大、心功能障碍者，射频消融术已成为首选的治疗方案。

（七）紊乱性房性心动过速

紊乱性房性心动过速（chaotic atrial tachycardia，CAT）多发生于婴儿期，通常心脏结构正常，呈持久发作，药物复律困难，多数于1岁左右缓解，预后较好。成人病例发生于老年人，常伴有慢性阻塞性肺疾病，病情严重，预后差。两者存在明显不同。

【病因与发病机制】　本病常见于心脏结构正常的围产期、新生儿期及婴儿期患儿，其发病原因不很清楚，可能与在发育中的心房肌动作电位及自律性变异有关。动物实验提示新生动物心房肌动作电位时限较短，最大舒张期电位降低及平台期短，而且心房肌的易损性增高，对外界刺激可引起反复反应。上述所见与临床观察到的新生儿与成人相比，心房肌不应期较短和传导速度更快相一致。此外，小婴儿自主神经系统（autonomic nervous system）发育不平衡，心脏副交感神经支配占优势，而交感神经支配不完善，也可导致心房肌的易损性。随着心脏组织及其自主神经系统发育日渐完善，婴儿紊乱性房性心动过速常可自行恢复。

各种先天性心脏病、心肌疾病、风湿性瓣膜病及高原性心脏病均可发生紊乱性房性心动过速。曾有洋地黄中毒引起伴有不同程度房室传导阻滞的紊乱性房性心动过速的报道，也有先天性颈、胸腔淋巴管瘤患儿术前常规心电图检查发现一过性紊乱性房性心动过速的报道。

紊乱性房性心动过速的产生机制尚不明，发作机制可能为心房内多个异位节律点自律性增高，或由于心房肌生理性或病理性的不应期不匀衡致激动在心房内形成微折返。也有人提出触发活动可在发生紊乱性房性心动过速时起作用。

【临床表现】　发病年龄小，多在婴儿期，少数在胎儿期内发生，易误诊为胎儿窘迫。心脏正常的患儿常无任何症状，可因定期健康检查或呼吸道感染就诊时发现心率快，节律不齐。常持续数月至数年，通常于1~3岁时自行缓解，预后较好。部分婴儿因持久心动过速导致快速心律失常性心肌病，出现心脏扩大、心力衰竭。伴发于心脏病的患儿，其症状与基础心脏病有关。由于持久性心动过速可使心力衰竭加重，预后取决于原发心脏病的严重程度。

【心电图特点】　心电图表现（图27-73）均符合紊乱性房性心动过速的诊断标准（diagnostic criteria of CAT）[1]：①在同一导联上至少有3种或3种以上不同形态的P波；②看不到主导起搏点；③PR之间有等电位线；④PR间期、RR间期及PP间期不等；⑤心房率快，小儿为140~300次/min，平均210次/min。除上述心电图特异表现外，小儿紊乱性房性心动过速尚有以下特点：①常伴短阵心房扑动（心房率350~450次/min）、心房颤动（心房率400~700次/min）和房性期前收缩（单形和多形性）。紊乱性房性心动过速与上述三种房性心律失常的出现无明显顺序关系。②心室率110~200次/min，平均130次/min，心率快时可有室内差异性传导或蝉联现象。③因快速异位房律引起超速抑制，常见心搏暂停达1~2秒。

【治疗】　治疗主要是针对伴随疾病及原有心脏病。一般认为抗心律失常药物常不易复律为窦性心律，无心脏病的患儿可不用抗心律失常药物，或仅用小剂量的β受体阻滞剂，或小剂量洋地黄类制剂［维持量3~5μg/(kg·d)］，持续数月或数年后紊乱性房性心动过速可复律为窦性心律。当紊乱性房性心动过速合并心房颤动、心房扑动或持久性心动过速所致心肌病和/或发生心力衰竭或心脏扩大时，可在加用地高辛的同时，试用胺碘酮治疗。曾有成功复律为窦性心律的病例报

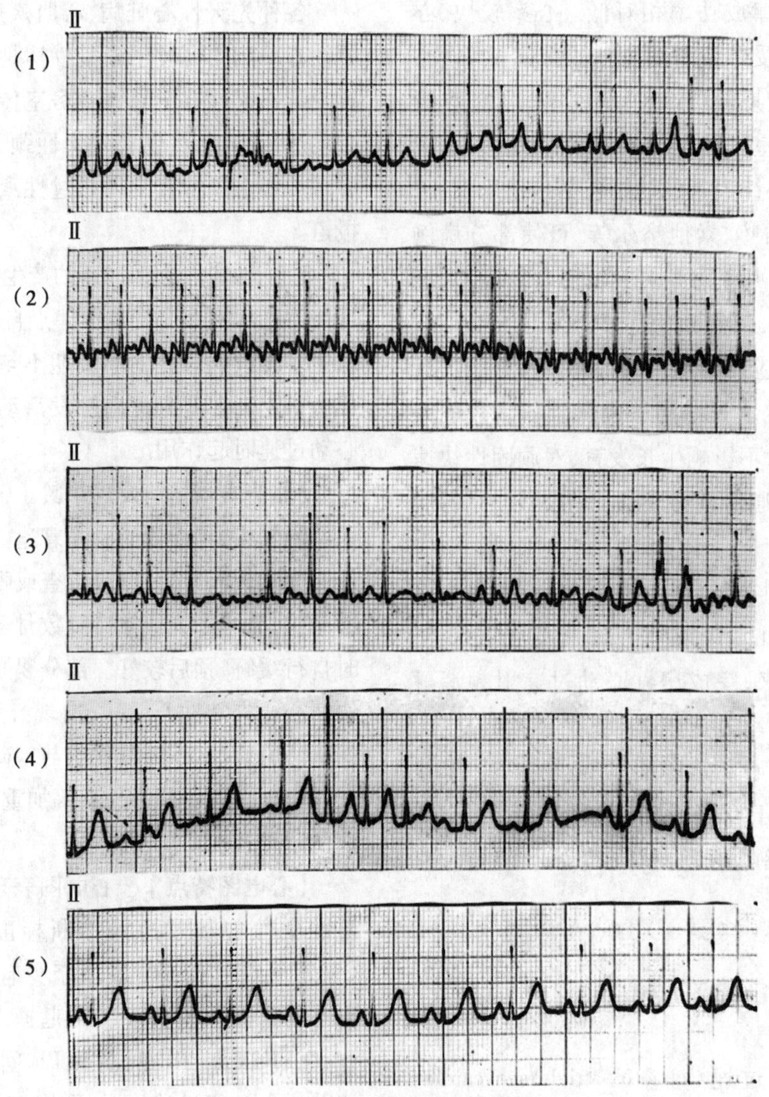

图 27-73 紊乱性房性心动过速心电图

女性4个月,因支气管炎就诊,发现心律失常,心大,心力衰竭,用地高辛及胺碘酮转复,心脏恢复正常。(1)紊乱性房性心动过速;(2)心房扑动,2∶1房室传导;(3)心房颤动,伴室内差异性传导;(4)短阵紊乱性房性心动过速;(5)窦性心律。

告。胺碘酮有延长心房组织动作电位时限及有效不应期的作用,可终止折返激动,可能对紊乱性房性心动过速有一定效果。胺碘酮与地高辛合用可使地高辛血浓度升高而引起中毒反应,故地高辛用量应将原剂量减少1/3。

(八)心房扑动

心房扑动(atrial flutter,AF)简称房扑,从胎儿期到各年龄组均可发病,虽不多见,但由于部分患儿的心室率可达200~300次/min,导致病情较重,应及时治疗。与成人不同,小儿心房扑动较心房颤动多见。

【病因与发病机制】 心房扑动是由于激动在心房内快速环形运动所产生的一种主动性的或继发于病态窦房结综合征基础上的被动性快速而规则的心律失常。多数心房扑动患儿有器质性心脏病(structural heart disease),以先天性心脏病为主,尤其多见于大动脉转位经Mustard或Senning手术后的患儿。部分可发生在心脏结构正常的小儿,尤其是婴儿、新生儿甚至胎儿,其产生机制可能因心房肌及传导系统发育不完善,冲动在心房肌内或偶可经房室旁路产生折返引起。其他病因还有心肌炎、扩张型心肌病、风湿性心脏病、病态窦房结综合征以及心外因素,如洋地黄中毒、低钾血症等电解质紊乱。Garson等报道由11所医院协作研究的AF 380例,发病年龄1.1~25岁(中位10.3岁),先天性心脏病占81%,主要有大动脉错位、单心室复杂畸形、房间隔缺损、法洛四联症、房室通道等,其中75%的患儿在发生AF之前至少做过一次心脏手术。心外科的手术创伤,瘢痕组织的形成,均可成为折返激动形成的原因。

【临床表现】 正常心脏新生儿及婴儿AF常呈持续发作,少数为阵发性。房室传导可为1:1,心室率极快,达250次/min以上,易致快速心律失常性心肌病,发生心力衰竭。如房室传导为2:1或3:1,患儿常可耐受,症状不明显,多于1岁之内自行消退,预后良好。AF伴有器质性心脏病者,多有头晕、心悸、乏力,严重者发生心力衰竭、晕厥或心脏性猝死,预后取决于心脏病的严重程度、左房大小及药物治疗能否控制AF发作。Garson报告的AF 380例,经随访0~13年,病死率高达16.6%,大多数为猝死,并认为扩张型心肌病和心脏复杂畸形、左房扩大内径达正常高值的150%及AF难于控制的患儿病死率高。

【心电图特点】

1. **F波** 频率350~500次/min,呈波浪状或锯齿状,F波间无等电位线,Ⅱ、Ⅲ、aVF、V_{3R}、V_1导联的F波较明显,少数婴儿病例F波不明显,只要一个导联呈现F波,即可诊断房扑。可做食管心房电图协助诊断。

2. **房室传导比例** 婴儿AF可出现1:1房室传导,多数为2:1~3:1传导。4:1房室传导较少见,多发生于使用地高辛或普萘洛尔后。

3. **QRS波** 形状多属正常,偶有室内差异性传导,QRS波宽大畸形(图27-74)。

【治疗】 由于洋地黄中毒、电解质紊乱引起的AF,首先应消除病因。

1. **药物治疗** 心脏正常的新生儿或婴儿AF,1:1房室传导,心室率极快,或持续发作,易致心肌病,发生心力衰竭,选用地高辛可减慢心室率并加强心肌收缩力,使症状改善并控制心力衰竭,偶有复律为窦性心律。未复律者加用其他抗心律失常药物并预防复发。如房室传导为2:1~3:1,心室率在150次/min以下,患儿无明显症状,则无需用药,多数有望于1岁左右自行缓解。

伴有心脏病或AF呈持续性的患儿,应及时终止发作,除选用地高辛外,尚可用普萘洛尔、维拉帕米、普罗帕酮、索他洛尔、胺碘酮等,但疗效较差。预激综合征并发AF禁用地高辛及维拉帕米,有导致严重室性心律失常,发生心脏性猝死的危险。病态窦房结综合征并发AF用药物复律,可致心脏停搏,这点也需注意。

2. **电击复律** 同步直流电击复律效果好,用于新生儿、小婴儿无明显心脏病者更佳。接受地高辛治疗的患儿,进行电击复律可引起严重室性心律失常,术前1天宜停服地高辛。如需紧急电击复律,应于术前静脉注射利多卡因1mg/kg,以预防发生室性心动过速。电击能量1.0~2.0J/kg。新生儿5~10J,最大量不超过20J,婴幼儿10~20J,最大量不超过50J,儿童20~50J,最大量不超过100J。每次治疗,电击不宜超过3次。复律后,用地高辛和/或奎尼丁维持量6~12个月,以防复发。病态窦房结综合征患儿不宜电击复律,如必需电

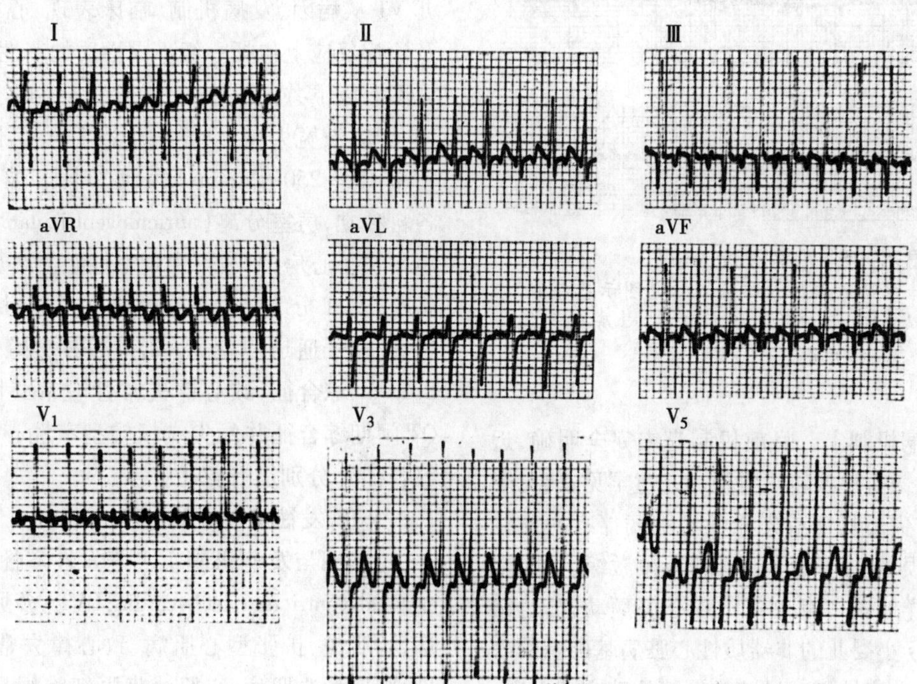

图27-74 心房扑动心电图

男性,4个月,先天性心脏病。房率400次/min,Ⅱ、Ⅲ、aVF、V_1锯齿样F波,2:1~4:1房室传导。

复律,应尽量在心脏起搏保驾下进行(心腔内、食管、体外)。

3. **心房起搏** 右房内起搏或经食管心房起搏,以超速抑制法(overdrive inhibit)或短阵快速刺激(burst)终止 AF。开始起搏周长为心房扑动周长的 90%,随后每次重复起搏周长以 10%递减,直至心律复律或出现心房不应期,每次起搏时间 5~20 秒。如未复律,可延长起搏时间再重复。经食管心房起搏设备简单,安全易行,除起搏期间患儿诉前胸烧灼感外,无不良反应,据报道成功率达 73%。

4. **射频消融术** 可用于难治病例。

(九)心房颤动

心房颤动(atrial fibrillation)简称房颤,是室上性心律失常最严重的类型。心电图示 P 波消失,代以不规则的心房颤动波(f 波),Ⅱ、Ⅲ、aVF 及 V_1 导联最明显。各波间无等电位线。心房率 300~700 次/min,心室率极不规则,100~150 次/min,QRS 波正常(图 27-75)。

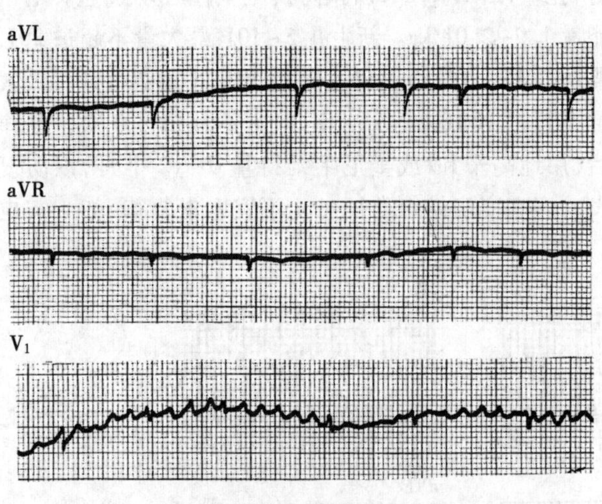

图 27-75 心房颤动心电图

12 岁,男。临床诊断风湿性心脏病。心电图示各导联 P 波消失,代以 f 波,R-R 间期极不匀齐,心房率 310 次/min,心室率 75 次/min。

【病因与发病机制】 目前机制尚未完全明确,近年来倾向于多灶微折返或转子学说。儿童罕见,偶见于严重的风湿性二尖瓣病变或先天性心脏病伴有心房扩大,如房间隔缺损、埃布斯坦综合征等;预激综合征、甲状腺功能亢进、洋地黄中毒也可出现心房颤动;窦房结功能不良;发生于小婴儿的非器质性心脏病基础上的心房颤动多与紊乱性房性心动过速及心房扑动交替出现。

【临床表现】 患儿自觉心悸、气短、胸闷、头晕,心跳不规则,心室率较快时,症状更为明显,常引起心力衰竭。体检可发现心律完全不规则,心音强弱也时有变异,原有心脏杂音也可减弱或消失,心室率每分钟 100~150 次。由于心律不规则,每次心室收缩每搏量均有显著差别,其中部分心搏血量甚少,以致桡动脉扪不到,故脉搏强弱不一,且脉搏次数较心率少,有脉搏短绌现象。心率愈快,脉搏短绌愈大。心脏病并发心房颤动,一般预示病情较重,特别是心室率快时易导致心力衰竭。

【治疗】 心室率快或伴有心力衰竭者均应用洋地黄治疗。洋地黄治疗的目的为减慢心室率并控制心力衰竭,少数可恢复窦性心律。必须纠正心律时,可在继续使用洋地黄维持量的情况下,加用其他抗心律失常药物纠正心律,纠正心律后,其他抗心律失常药物维持量至少要用 6 个月。应用普罗帕酮、氟卡尼、胺碘酮、索他洛尔及 β 受体阻滞剂等也可转复为窦性心律。如上述方法无效,可采用同步直流电击复律治疗,电击复律效果较好,但仍需考虑应用抗心律失常药物预防。

(十)室性心动过速

室性心动过速(ventricular tachycardia,VT)是一种严重的快速心律失常,可发展为心室颤动,引起心脏性猝死。既往认为小儿 VT 不多见,近年由于心内电生理检查的开展及其他诊断技术改善,发病率明显升高。小儿 VT 从病因、发病机制、临床表现、心电图特点、预后及治疗反应上包括一组不同性质的室性心动过速,而心电图有以下共同的改变:①连续 3 次以上的室性期前收缩、QRS 波宽大畸形、婴儿 QRS 时间可不超过 0.08s,心室率 150~250 次/min;②可见窦性 P 波,P 波与 QRS 波各自独立,房室分离(auriculoventricular dissociation),心室率快于心房率;③可出现室性融合波及心室夺获。现将小儿 VT 分为阵发性室性心动过速、特发性室性心动过速、离子通道病室速(儿茶酚胺敏感性多形性室速、Brugada 综合征、致心律失常性右室心肌病、遗传性长 QT 间期综合征并发尖端扭转型室性心动过速及短 QT 综合征),分别进行叙述。

1. **阵发性室性心动过速**

【病因与发病机制】 阵发性室性心动过速(paroxysmal ventricular tachycardia,PVT)多见于严重心肌疾病,心肌炎、扩张型心肌病、致心律失常性右室发育不良、肥厚型心肌病、心肌浦肯野细胞瘤是婴儿室性心动过速的常见病因。心室切开术后,特别是年长儿法洛四联症根治术后晚期,可发生室速,甚至猝死。PVT 偶见于完全性房室传导阻滞、冠状动脉起源异常及川崎病并发心肌梗死患儿。药物中毒(洋地黄、锑剂、肾上腺素等)、抗心律失常药物(奎尼丁、氟卡尼、胺碘酮等)的致心律失常作用、酸中毒、缺氧及先天性肾上腺皮质增生症引起的高钾血症等心外因素均可导致室性心动过速。此类 PVT 多数起自折返激动,少数可能由于晚期后除极引起的自主活动。

【临床表现】 患儿在心脏病的基础上发生 PVT,呈持续发作,婴儿心肌浦肯野细胞瘤(myocardial Purkinje cell tumor)往往引起无休止的室性心动过速。曾报告心肌浦肯野细胞瘤 20 例,发病年龄<26 个月,平均 10 个月,均呈无休止性 VT,15 例发生心搏骤停或心力衰竭。PVT 患儿心率加快,150~250 次/min,婴儿可达 300 次/min 以上。多有烦躁不安、心悸、胸闷、头晕等症状,重者发生心力衰竭、心源性休克、晕厥甚至猝死。预后取决于基础心脏病的严重程度。

新生儿 PVT 与窒息、感染及母亲用药有关,消除病因多数可自行恢复,预后较好。

【心电图特点】 除上述 VT 心电图改变外,QRS 波形态一致,偶有多形性。洋地黄中毒呈双向性室性心动过速。婴儿 VT 心率可达 300 次/min 或更快,QRS 波可不增宽,但形状与窦性 QRS 波不同(图 27-76)。

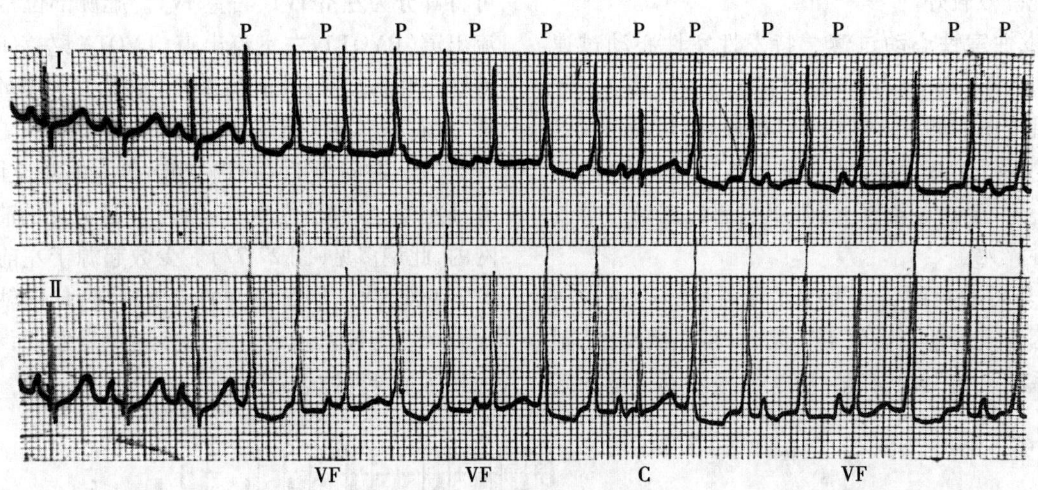

图 27-76　阵发性室性心动过速

男性 4 岁,疑似病毒性心肌炎 QRS 波增宽 0.08s,与窦性 QRS 波不同,心室率 176 次/min,心房率 125 次/min,房室分离,室性融合波(VF),心室夺获(C)。

【鉴别诊断】 阵发性室性心动过速应与非阵发性室性心动过速相鉴别,后者是一种加速的室性自主心律,其心室率与窦性心律接近或略快于窦性心律,多不引起血流动力学改变,患儿常无症状。PVT 与 PSVT 伴宽 QRS 波的鉴别见前已述及的 PSVT 节内。

【治疗】 应了解病因及患儿的心功能状态。药物中毒等心外因素引起者,首先治疗病因,并选用适当抗心律失常药。

(1) 终止发作:发生于器质性心脏病者可致心室颤动,应及时终止室速。

1) 有血流动力学障碍者:首选体外同步直流电击复律,电能量 2J/kg。婴儿用电击能量 25J,儿童 50J。无效时,隔 20~30 分钟可重复应用,一般不超过 3 次。洋地黄中毒者禁忌。如无电击复律条件,可在纠正异常血流动力学状态的同时用药物复律。

2) 无血流动力学障碍者:用药物复律,药物选择如下。

A. 利多卡因:1~2mg/kg 稀释后缓慢静脉注射,每隔 10~15 分钟可重复使用,总量不超过 5mg/kg。PVT 控制后以 20~50μg/(kg·min)静脉滴注维持。

B. 普罗帕酮:1~2mg/kg 稀释后缓慢静脉注射,每隔 20 分钟可重复使用,但不超过 3 次。复律后以 5~10μg/(kg·min)静脉滴注维持。

C. 美西律:1~3mg/kg 稀释后缓慢静脉注射,有效后可 20~40μg/(kg·min)静脉滴注维持。

D. 苯妥英钠:2~4mg/kg 稀释后缓慢静脉注射,本品为强碱性,不可溢出静脉外,并避免长期静脉用药,以免导致静脉炎。

E. 普萘洛尔:0.05~0.15mg/kg 稀释后缓慢静脉注射,1 次量不超过 3mg。

F. 胺碘酮:2.5~5mg/kg 稀释后缓慢静脉注射,可重复 2~3 次。

一般首选利多卡因,无效时换用上述其他药物。近年用索他洛尔终止室速发作,也可考虑使用。

3）纠正伴随因素：如低钾血症、缺氧、酸中毒、心力衰竭等。

4）婴儿心肌浦肯野细胞瘤并发无休止的室性心动过速，内科治疗往往无效，必要时需行手术切除肿瘤或射频消融手术。致心律失常性右室发育不良并发室性心动过速药物治疗无效者，可行病灶切除。据报道，某些病例采用射频导管消融术可获成功。

（2）预防复发：肥厚型心肌病患儿服用普萘洛尔或维拉帕米可预防室性心律失常。心肌炎、扩张型心肌病及缺血性心肌病患儿可服用普罗帕酮、美西律、莫雷西嗪或胺碘酮预防复发。苯妥英钠和胺碘酮对先心病发生的室速疗效较好。

2. 特发性室性心动过速 特发性室性心动过速（idiopathic ventricular tachycardia，IVT）是一种发生于无明显器质性心脏病的VT，排除了其他原因，如代谢或电解质异常以及长QT间期综合征的VT。约占VT的10%～15%。一般预后较好，通常不引起血流动力学改变或心脏性猝死。

【病因与发病机制】 发生于无器质性心脏病患儿。精神因素或运动可诱发IVT发作，可能因交感、副交感神经系统平衡失调引起。有文献报告IVT呈家族性发病，可能与遗传有关。电生理研究发现其发病机制可能为浦肯野纤维网微折返或触发活动[2]。

【临床表现】 多发生于学龄期儿童[6]。一般心脏检查包括体格检查、胸部X线检查、常规心电图、二维超声心动图及磁共振检查，均无异常。非持续性IVT可无症状或感心悸、头晕。较长时间持续发作，心率快者，则可出现血流动力学改变、心脏扩大、心力衰竭或晕厥。长期随访结果表明，绝大部分IVT患儿预后良好，可有复发，经抗心律失常药治疗后，可满意控制。罕有猝死发生。

【心电图特点】 室性心动过速发作均为单形性。根据IVT发作诱因、心电图表现和对药物治疗的反应，可将其分为左室IVT、右室IVT。起源部位常见于右室流出道（RVOT）、左室流出道（LVOT）、左室间隔部、主动脉窦和肺动脉；其他起源部位包括二尖瓣环或三尖瓣环、左右心室乳头肌等。

（1）左室IVT（LIVT）：QRS波呈右束支阻滞型，伴电轴左偏，多数异位冲动起源于左后分支的浦肯野纤维网内，此型多见（图27-77）。少数起源于左前分支的浦肯野纤维网内，QRS波呈右束支阻滞，伴电轴右偏。维拉帕米能有效控制IVT发作并预防复发，而利多卡因、普萘洛尔等药物无效。

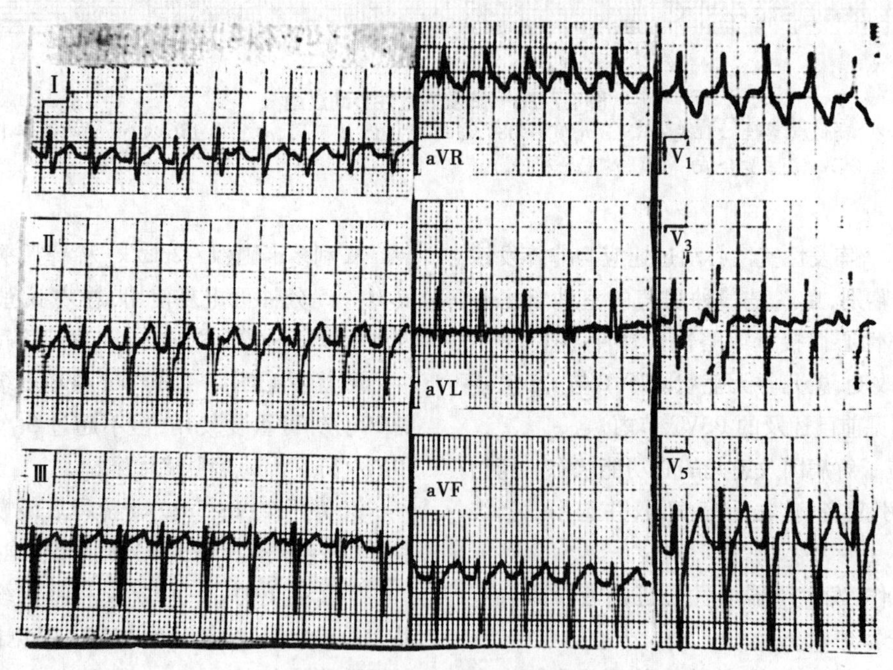

图27-77 特发性室性心动过速

男性，8岁，心脏检查正常。QRS波呈右束支阻滞型，电轴左偏，心室率183次/min，心房率113次/min，房室分离。静脉注射普罗帕酮复律。

（2）右室IVT（RIVT）：QRS波呈左束支阻滞型，伴电轴向上（180°～360°），多数异位冲动起源于右室流出道。对抗心律失常药物的反应个体差异较大。

【鉴别诊断】 运动诱发IVT可突然发生晕厥，应与癫痫相鉴别，后者晕厥发作时心电图正常而脑电图异常。

【治疗】

(1) 导管射频消融治疗:导管消融技术成功率高(达 90%以上)且操作风险低,是 IVT 患儿唯一的根本有效的治疗方法,目前已成为年长儿童 IVT 的首选治疗措施。

(2) 药物治疗:发作时应用抗心律失常药物及时终止,不主张长期服用抗心律失常药物。

1) 左室 IVT:用维拉帕米治疗有终止发作和预防复发的良好效果。普罗帕酮也有一定效果。利多卡因等其他抗心律失常药多无效。

2) 右室 IVT:首选 β 受体阻滞剂或普罗帕酮,其他抗心律失常药物可试用维拉帕米、索他洛尔或普萘洛尔等,药物作用的个性差异较大。

仅有短阵发作,患儿无症状,不需用药,可定期随访,进行心脏超声及动态心电图检查。

3. 儿茶酚胺敏感性多形性室速　儿茶酚胺敏感性多形性室速(catecholaminergic polymorphy ventricular tachycardia,CPVT)是一种少见而严重的遗传性心律失常,特征为无器质性心脏病的个体在运动或激动时发生双向性、多形性 VT 导致发作性晕厥或猝死。平板运动可重复诱发室性心律失常[7]。

【病因与发病机制】　CPVT 相关的基因突变(gene mutation)为常染色体显性遗传的 *RyR2*(位于 1q42.1~q43)和常染色体隐性遗传的 *CASQ2*(位于 1p13.3~p11)[8]。CPVT 患儿的基因突变使 RyR2 通道对肾上腺素能刺激(如情感或物理刺激)管腔钙激活的敏感程度上升,导致电基质的不稳定,继而出现延迟后除极(DAD)和触发激动,产生多形性 VT。

【临床表现】　无器质性心脏病的个体在运动或激动时发生双向性、多形性 VT 导致发作性晕厥;当心律失常自止时,神志可自行恢复。如室速转为心室颤动而未及时心肺复苏,可导致猝死。

【心电图特点】　典型表现为双向性、多形性 VT。

【诊断与鉴别诊断】　平板运动可重复诱发 VT,另一特征是心电图表现为双向性、多形性的 VT。应与致心律失常性右室心肌病(右心室扩大,纤维脂肪浸润),长 QT 间期综合征 1 型(基因诊断)鉴别。

【治疗】

(1) 药物治疗:β 受体阻滞剂(β-blockers)可用于治疗有临床症状的患儿并可预防晕厥发生。

(2) 电击复律:用于终止双向性、多形性 VT 发作。

(3) 植入心律转复除颤器(ICD):β 受体阻滞剂无效或反复心搏骤停患儿需植入 ICD。

(4) 左心交感神经切除术:β 受体阻滞剂、ICD 仍不能全面预防原发症状,可考虑行左心交感神经切除术。

(5) 射频消融手术治疗:有报道应用射频消融术可治疗部分 CPVT 患儿。

4. Brugada 综合征　Brugada 综合征(Brugada syndrome,Brs)是由于编码心脏 Na^+通道的基因,如 *SCN5A*、甘油-3-磷酸脱氢酶 1 基因等突变引起离子通道功能异常而导致的一组综合征[9]。心电图上以 V_1~V_3 导联 ST 段抬高,伴或不伴右束支传导阻滞为特征。患儿反复发作晕厥、多形性室速和室颤,可导致猝死。

【病因与发病机制】　Brs 属于常染色体显性遗传。心律失常产生的机制是动作电位 1 相复极末期内外离子流平衡偏移,导致右心室心外膜某些部位动作电位平台期消失,跨膜复极电位离散度增加,产生易损窗口。室性期前收缩落在易损窗口,导致室速、室颤发生。

【临床表现】　晕厥和猝死多为首发症状,常无先兆。猝死多发生在夜间睡眠和静息状态时。

【心电图特点】　Brugada 综合征心电图分为 3 个亚型:

(1) 一型:突出的"穹窿型"ST 段抬高大于 2mm(0.2mV)伴有 T 波倒置。

(2) 二型:J 波幅度抬高 2mm 或右侧胸前导联 ST 段逐渐下斜型抬高(在基线上方仍然≥1mm),形成"马鞍型"(saddle back)ST 段图型,伴有直立 T 波或双相 T 波。

(3) 三型:J 波幅度抬高 2mm,或右侧胸前导联 ST 段顶点抬高<1mm,伴有直立 T 波。

三种亚型可以在同一患儿中顺序出现或由特殊药物(如普罗帕酮)引发(图 27-78)。

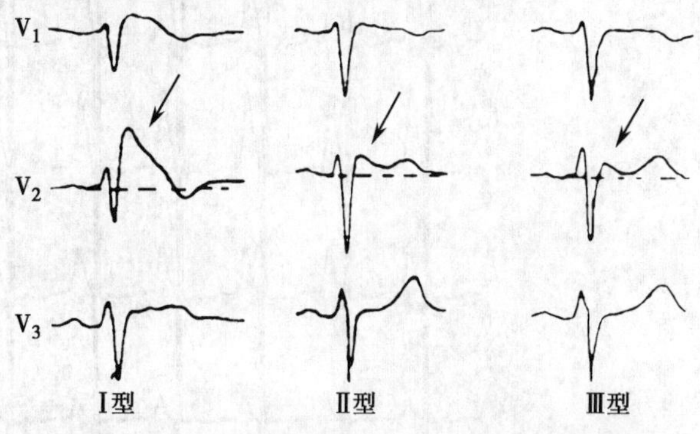

图 27-78　Brugada 综合征的 3 种亚型心电图图形

【诊断与鉴别诊断】　2005 年欧洲心脏学会第二次 Brugada 综合征的专家共识制定了 Brugada 综合征的诊断标准(diagnostic criteria of Brugada syndrome)[9]。

27 章

(1) 基线状态或应用钠离子通道阻滞剂后,至少1个右侧胸前导联($V_1 \sim V_3$)出现典型的一型Brugada综合征的心电图表现。同时伴有以下至少一项的临床表现:

1) 心室颤动(简称室颤,可自行终止)。

2) 多形性室性心动过速。

3) 心脏猝死的家族史(<45岁)。

4) 家族成员中有"穹窿型"ST段抬高的患儿。

5) 心电生理检查诱发室性心律失常。

6) 晕厥以及夜间濒死样呼吸困难。

若仅有一型Brugada综合征的心电图特征,则称为"特发性Brs样ECG改变"。

(2) 二型和三型Brugada综合征的心电图表现不能作为诊断的依据。只有在基线状态时,右侧胸前导联($V_1 \sim V_3$)至少有一个导联呈现二型和三型的Brugada综合征心电图表现,并且应用钠离子通道阻滞剂后转变为一型Brugada综合征的心电图,同时伴有上述的临床症状,才可诊断为Brugada综合征。

鉴别诊断方面应注意以下疾病:右束支传导阻滞、长QT间期综合征、早期复极综合征、致心律失常性右室心肌病、急性心肌炎、急性肺栓塞、高钙血症、高钾血症等。

【治疗】

(1) 药物治疗:尚无明显效果,可试用。

1) 奎尼丁:目前成为治疗BrS的首选药物。

2) 异丙肾上腺素:可使异常抬高的ST段回落。低剂量静脉注射对Brs继发的心律失常有较好的预防和治疗作用。

(2) 非药物治疗

1) 植入型心律转复除颤器(ICD):是治疗Brs和预防室颤猝死的有效方法。有症状的一型患儿或无症状但电生理检查诱发出VT者,均应接受ICD治疗。

2) 射频消融手术:对于预防和控制Brs继发的恶性心律失常具有潜在价值,但还需大量临床研究验证。

5. 短QT综合征 短QT综合征(short QT syndrome,SQTS)定义为特发性的,具有遗传特性,心电图上QT间期持续性或慢频率依赖性(矛盾性)短于正常范围(一般≤300ms),伴阵发性心房扑动、心房颤动、心室颤动和/或室性心动过速及心源性猝死而心脏结构正常的心电紊乱综合征[10]。

【病因与发病机制】 既往研究认为[10]部分SQTS患儿是由于编码钾离子通道的相关基因(*KCNH2*、*KCNQ1*及*KCNJ2*)发生突变,导致心肌细胞复极过程中外向钾离子流强度、密度增加或动力学过程加快,或是内向钾离子流强度、密度降低或动力学过程减慢,引起QT间期缩短,心肌跨壁复极离散度增大,从而增加心房和心室肌的电易损性,产生多种心律失常。

【临床表现】 临床常伴有头晕、心悸、晕厥等症状,严重者可发生猝死。家族史尤其是猝死的家族史常为阳性。

【心电图特点】 除QT间期缩短外,心电图多为快速心律失常,如频发房性期前收缩、室性期前收缩、房性心动过速、心房扑动、心房颤动和室性心动过速、心室颤动等,也有缓慢心律失常的报道。一般以一种心律失常为主,常有多种心律失常并存(图27-79)。

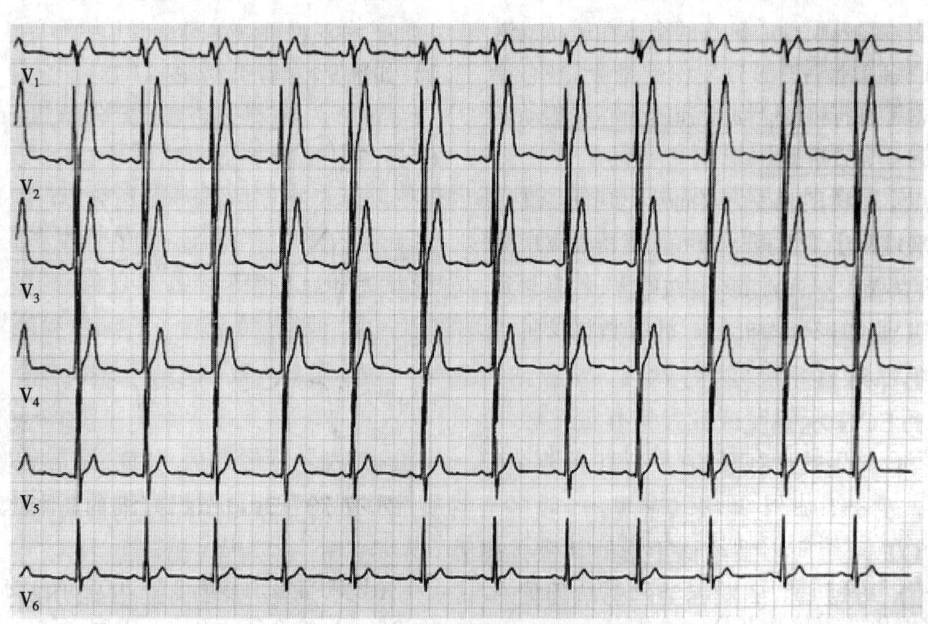

图27-79 短QT综合征心电图

【诊断与鉴别诊断】 根据Bazett心率校正公式得到QTc,QTc≤300ms判为短QT间期。诊断SQTS不能仅凭心电图上的短QT间期,还需结合快速心律失常这一指标。

SQTS应与继发性(获得性)短QT间期综合征鉴别[11]。后者系指由后天病因或诱因引起的短暂性QT间期缩短,亦可诱发严重心律失常。在去除相关病因或诱因后,QT间期即可恢复正常,无猝死家族史及相关的基因突变。常见病因有洋地黄中毒、高钙血症、高钾血症、低温、急性心肌梗死超急性期等。少见原因有高温、甲状腺功能亢进症、心动过速、变异型心绞痛、脑血管意外、酸中毒、有机磷农药中毒、服用激素类药物(乙酰胆碱、儿茶酚胺、雄激素等)以及自主神经张力失衡等。

【治疗】

(1) 去除诱因。

(2) 抗心律失常治疗:目前缺乏大规模临床治疗的循证医学报道。

1) 安装植入型心律转复除颤器(ICD):是公认最有效的治疗手段,但是存在窦性心律下对T波过分感知而不适当放电,导致患儿心理抑郁以及费用昂贵等缺点,使用受到一定限制。

2) 射频消融术治疗:主要针对快速性心律失常,疗效尚不明确。

3) 药物治疗:奎尼丁或索他洛尔可考虑用于治疗不能植入ICD或有心搏骤停家族史的无症状患儿。被认为能够延长QT间期,减少恶性心律失常的发生。

6. 遗传性长QT间期综合征并发尖端扭转型室性心动过速 长QT间期综合征(long QT syndrome, LQTS)是以体表心电图QT间期延长,多形性室性心动过速、心脏性晕厥和猝死为特征的一组综合征。遗传性长QT间期综合征由于遗传因素发病。按照是否伴有耳聋分为两种形式:Romano-Ward综合征(RWS)和Jervell-Lange-Nielsen综合征(JLNS)。

【病因与发病机制】 分子遗传学研究证实LQTS与编码心肌细胞离子通道蛋白的基因突变有关。至今已发现15个突变基因亚型[12],其中13个引起RWS,2个引起JLNS。RWS最多见,为常染色体显性遗传,后代患病率50%。JLNS相对少见,为常染色体隐性遗传,临床表现除与RWS相同外,还伴有神经性耳聋。LQTS至今已发现1 700多种基因突变。

遗传性LQTS QT间期延长机制:由于基因突变导致离子通道失活或功能下降,使复极外向电流减少和/或内向电流增加,动作电位时程(APD)及QT间期延长。导致后电位的形成,易触发室性心动过速。特定的基因突变或药物选择性作用引起某些心肌层(通常是M细胞)动作电位时程延长,即可增加复极离散度,易形成折返激动,出现尖端扭转型室性心动过速(torsade de pointes, TdP),此为一种严重的室性心律失常,发作时呈室性心动过速特征,QRS波的尖端围绕基线扭转,典型者多伴有QT间期延长。常反复发作,易致昏厥,可发展为室颤致死。

另外,交感神经不平衡亦为本病发病机制之一。

【临床表现】 发病者多见于幼儿和青少年,甚至围产期新生儿。其临床特点为突然发生晕厥、抽搐,甚至心搏骤停。多数在情绪激动(激怒、惊吓)或运动时发生。呈反复发作。临床上分为三型:①Jervell-Lange-Nielsen综合征,伴先天性耳聋,为常染色体隐性遗传;②Romano-Ward综合征,听力正常,为常染色体显性遗传;③散发型,无家族史和听力障碍。并根据相关联基因及其所在染色体上位置不同分为不同亚型,如LQT1、LQT2等。一项287例小儿LQTS的国际研究,患儿平均年龄(6.8±5.6)岁,45%有严重症状,其中晕厥发作占26%,抽搐占10%,9%为心搏骤停。多数症状出现与应激和情绪激动有关。家族成员中39%有长QT间期,31%发生猝死,4.5%伴有耳聋。常规心电图检查QTc正常(<0.44s)占6%,余均≥0.44s,其中13%>0.60秒。15例(5%)有房室传导阻滞,其中二度房室传导阻滞13例,完全房室传导阻滞2例。首次心电图检查16%有室性心律失常,其中单形室性期前收缩占4%,多形室性期前收缩占5%,单形室性心动过速占1%,尖端扭转形室性心动过速占6%。经平均(5.0±4)年随访后,8%发生猝死,QTc>0.60秒及接受治疗不佳者易致猝死。

【心电图特点】 LQTS心电图特点见图27-80。

(1) 心动过缓,常为窦性心动过缓,5%可有二度以上房室传导阻滞,出现交界性逸搏心律。

(2) QT间期延长,按Bazett公式QTc>0.44s。

(3) T波宽大畸形,LQT1具有平滑、基底部较宽的T波;LQT2 T波低幅有切迹;LQT3特点为T波高尖并延迟出现,可有T波交替现象。

(4) 可见单形或多形室性期前收缩。

(5) 晕厥发作时出现尖端扭转型室性心动过速,可发展为心室扑动或颤动。

【诊断与鉴别诊断】 1985年,Schwartz提出LQTS的诊断标准,将其症状分为两大类。①主要症状三项:QTc>0.44s,应激引发晕厥及家族中有LQTS患儿。②次要症状四项:先天耳聋,T波交替改变,小儿心率减慢及心室复极异常。患儿有两项主要症状或一项主要症状和两项次要症状即可诊断LQTS。1993年又提出LQTS诊断标准评分法(diagnostic criteria)(表27-12)。2015

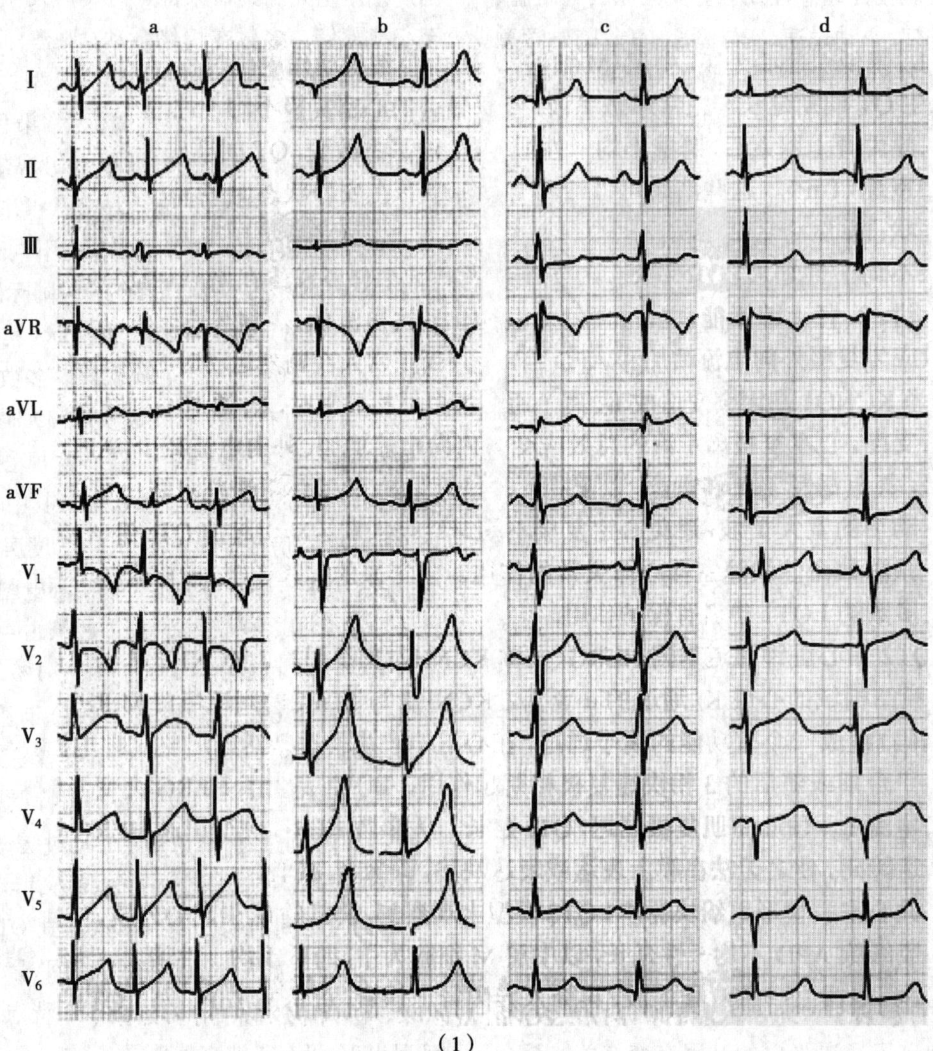

（1）

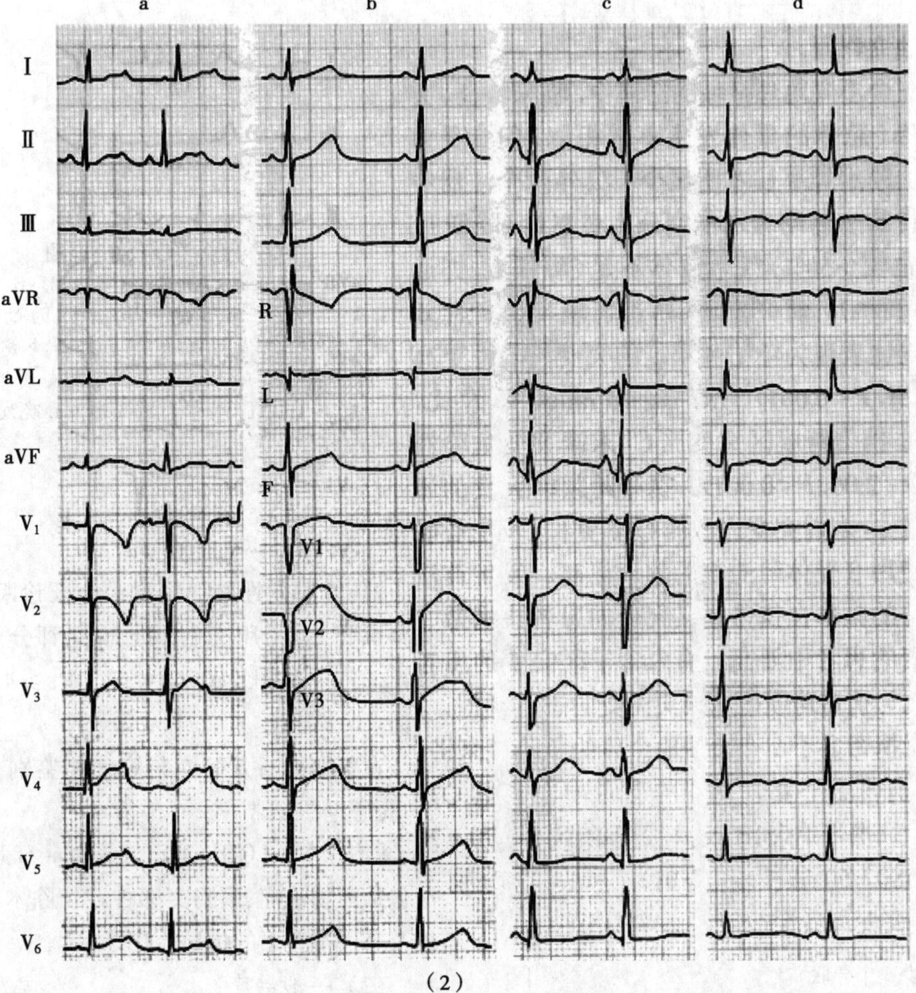

（2）

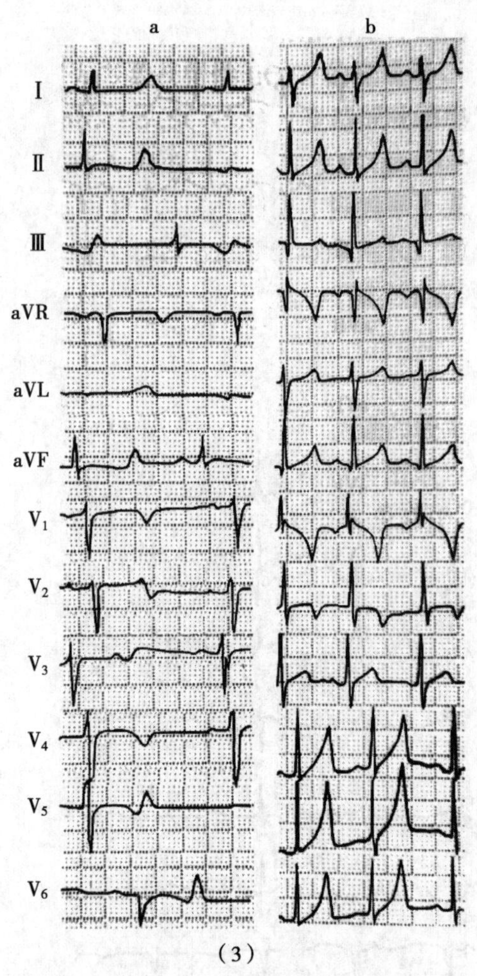

图 27-80 LQTS 心电图

(1)LQT1 的心电图。a. 婴儿型 ST-T 波形;b. 宽大 T 波;c. 正常 T 波;d. 晚发正常 T 波。(2)LQT2 的心电图。a. 明显型双峰 T 波;b. 表浅型双峰 T,第二峰构成 T 波顶部;c. 表浅型双峰 T,第二峰位于 T 波的下降支顶部;d. 低血钾型双峰 T 波。(3)LQT3 的心电图图形。a. 晚发尖锐/双相 T 波;b. 非对称高尖 T 波。

表 27-12 遗传性 LQTS 的诊断标准

临床表现	计分
心电图标准(无影响 ECG 的药物服用史及疾病史)	
A. QTc/ms	
>480	3
460~470	2
>450(男)	1
B. 尖端扭转性室性心动过速	2
C. T 波电交替	1
D. T 波切迹(至少 3 个导联)	1
E. 静息心率低于同龄人群心率的第二百分位数	0.5
临床病史	
A. 晕厥	
与应激事件相关	2
与应激事件无关	1
B. 先天性耳聋	0.5
家族史	
A. 家族成员中有确定 LQTS	1
B. 直系亲属 30 岁内发生无法解释的心脏性猝死	0.5

注:≤1 分,可能性小;2~3 分,可能为 LQTS;≥4 分,可能性大。

年"遗传性原发性心律失常综合征诊断与治疗中国专家共识"[13] 亦沿用这个标准,其中评分≤1 分,LQTS 可能性低;2~3 分,LQTS 中度可能;≥4 分,LQTS 高度可能。

在鉴别诊断方面应与癫痫相鉴别,后者脑电图异常,无心电图异常。

【治疗】 LQTS 治疗(treatment of LQTS)的主要方法包括药物治疗、颈胸交感神经切除术、心脏起搏治疗以及基因类型下的指导治疗等[14]。

(1) 一般治疗

1) 避免使用延长 QT 间期的药物。

2) 纠正因腹泻、呕吐或代谢性疾病引起的电解质紊乱(低钾、低镁、低钙等)。

3) 避免情绪激动及体力劳动,以防引发晕厥,导致心源性猝死。

(2) 药物治疗

1) β 受体阻滞剂:普萘洛尔 2mg/(kg·d),分 3 次,必要时可增大至 3~4mg/kg,可减少晕厥发作及心脏性猝死。

2) 钾/镁补充剂:针对某些种类的 LQTS 有效,例如 LQT2 与 LQT7。

3）美西律：可明显缩短 LQT3 型患儿的 QT 间期。

（3）左心交感神经切除术（LCSD）：对于高危的 LQTS 患儿可起到显著的保护作用。切除范围包括左侧星状神经节下半部与左胸 1～5 交感神经节。

（4）永久起搏器植入术：用于有严重心动过缓、窦房结功能障碍或因为心动过缓不能耐受 β 受体阻滞剂治疗，为保证药物疗效的 LQTS 患儿。

（5）埋藏式心脏复律除颤器（ICD）：伴有反复晕厥的 LQTS 患儿推荐采用 ICD 结合 β 受体阻滞剂治疗。

（6）LQTS 并发尖端扭转型室速应及时终止发作，可采用以下方法。

1）镇静后给予体外非同步直流电击复律。

2）β 受体阻滞剂，普萘洛尔缓慢静脉注射，一次量不超过 3mg。

3）用阿托品或心房、心室起搏，提高基础心率 >110 次/min。

4）静脉同时补充氯化钾及硫酸镁，用 0.3%氯化钾缓慢静脉滴注，硫酸镁 15～30mg/kg 稀释为 2.5%浓度溶液缓慢静脉注射，并监测血钾及血镁水平。

5）禁忌用儿茶酚胺类及ⅠA、ⅠC 及Ⅲ类抗心律失常药。

（袁越　王勤　高路）

参考文献

[1] 梁翊常. 实用小儿心电图学. 2 版，北京：人民卫生出版社，1998：21-265.

[2] 陈新. 临床心律失常学. 2 版. 北京：人民卫生出版社，2009：552-567.

[3] 林利，高路，崔烺，等. 三维标测系统引导下射频消融治疗儿童阵发性心动过速. 中华心律失常杂志，2010，17（4）：294-297.

[4] 李小梅，张宴，刘海菊，等. 射频导管消融治疗小儿不同类型快速心律失常 1 000 例. 中华实用儿科临床杂志，2013，28（6）：420-425.

[5] 高路，袁越，林利，等. 儿童房性心动过速的电生理标测和射频消融治疗. 中华心律失常杂志，2010，14（2）：143-145.

[6] 王勤，袁越. 儿童特发性室性心动过速 36 例. 实用儿科临床杂志，2007，13（22）：980-981.

[7] 蒲介麟，张开滋，李翠兰，等. 遗传性心律失常. 北京：人民卫生出版社，2010：137-286.

[8] 刘茜蒨. 儿茶酚胺敏感性室性心动过速诊治新进展. 心血管病学进展，2010，31（1）：10-12.

[9] 郭荣，徐亚伟. Brugada 综合征的研究现况. 中国心脏起搏与心电生理杂志，2010，24（2）：105-107.

[10] MALULI HA，MESHKOV AB. A short story of the short QT syndrome. Cleve Clin J Med，2013，80（1）：41-47.

[11] 鲁端. 短 Q-T 间期与继发性短 Q-T 间期综合征. 心电学杂志，2008，27（2）：181-185.

[12] BHUIYAN ZA，AL-SHAHRANI S，AL-AAMA J，et al. Congenital Long QT Syndrome：an update and present perspective in Saudi Arabia. Front Pediatr，2013，20（1）：39.

[13] 中华心血管病杂志编辑委员会心律失常循证工作组. 遗传性原发性心律失常综合征诊断与治疗中国专家共识. 中华心血管病杂志，2015，43（1）：5-21.

[14] 中华医学会心电生理和起搏分会，中国医师协会心律学专业委员会. 室性心律失常中国专家共识. 中国心脏起搏与心电生理杂志，2016，30（4）：283-325.

第 5 节　心力衰竭

心力衰竭（heart failure）为儿科常见急症，是心室收缩和/或舒张功能障碍导致心排血量不足，组织的血液灌注减少，不能满足机体需要，造成神经-内分泌系统过度激活，导致一系列病理生理改变，是各种心脏病的严重阶段。心力衰竭是一个综合征，由四部分组成：心功能障碍，运动耐力减低，肺、体循环充血，以及后期出现心律失常。心功能障碍是构成心力衰竭的必备条件，其他三部分是心功能不全代偿机制的临床表现[1]。

【病因】 根据病理生理变化特点可将心力衰竭病因分为三大类[2]。

1. 心肌病变

（1）原发性心肌病变：心肌炎、心肌病、心内膜弹力纤维增生症等。

（2）心肌代谢障碍：新生儿重度窒息、休克、严重贫血、高原病、维生素 B_1 缺乏等。

2. 心室压力负荷过重 指心脏在收缩时承受的阻抗负荷增加。左室压力负荷过重见于主动脉瓣狭窄、主动脉缩窄、高血压等。右室压力负荷过重见于肺动脉瓣狭窄、肺动脉高压、新生儿持续性肺动脉高压等。

3. 心室容量负荷过重 指心脏舒张期承受的容量

负荷过大。左室容量负荷过重见于动脉导管未闭、室间隔缺损、主动脉瓣或二尖瓣关闭不全等。右室容量负荷过重见于房间隔缺损、全肺静脉异位引流、三尖瓣或肺动脉瓣关闭不全等。严重贫血、甲状腺功能亢进、肾脏疾病引起水钠潴留等则引起左、右室容量负荷过重。

新生儿和婴儿心力衰竭的病因与年长儿不尽相同。新生儿期,危重先天性心脏病是心力衰竭的主要原因,常见的有完全型大动脉转位、左心发育不良综合征、主动脉弓离断、严重主动脉缩窄、重度主动脉瓣狭窄、重度肺动脉瓣狭窄、肺动脉闭锁、全肺静脉异位引流等。此外,早产儿动脉导管未闭、新生儿呼吸窘迫综合征、新生儿持续性肺动脉高压、肺炎、肺不张等也是常见原因。

婴儿期,除先天性心脏病仍是常见原因外,心肌病变如心内膜弹力纤维增生症、心糖原贮积症、病毒性心肌炎、心肌病等引起的心力衰竭增多。

近年来川崎病发病数增多,其冠状动脉病变为婴幼儿心力衰竭病因之一。

4 岁以后儿童心力衰竭的原因主要为风湿热及心肌病。

克山病为我国地方性心肌病,分布于我国东北到西南 18 个省,1980 年以来发病趋于少见,为流行地区心力衰竭的病因之一。

高原性心脏病多见于海拔 3 000 米及以上的高原地区,低氧性毛细血管前肺小动脉收缩所致血管阻力增高可能是本病的发病原因,导致肺动脉高压和右室压力负荷过重。

一些因素可诱发或加重心力衰竭,包括肺炎、输液过快或钠摄入量过多、电解质紊乱和酸碱平衡失调、停用洋地黄过早或洋地黄过量、过度劳累、情绪激动和贫血等。

【病理生理】 心力衰竭的病理生理变化不仅是血流动力学障碍,而且是一组神经体液因子参与调节、导致心室重塑的分子生物学改变过程。

1. 血流动力学障碍

(1) 心室容量负荷过重:通常用舒张末压表示。依照斯塔林(Starling)定律,在一定范围内心肌收缩力与心肌纤维长度成正比;但容量超过临界水平,则心排血量反而减低,心室舒张末压升高,随后心房压升高,发生肺静脉淤血、肺水肿或体循环淤血、肝大。

(2) 心室压力负荷过重:可用血压表示。在心肌收缩力和前负荷恒定时,后负荷下降,心排血量增加;反之则减少。

(3) 心肌收缩力减退:指心肌本身的收缩力,与心肌分子结构及兴奋-收缩偶联过程有关。受交感神经系统调节,β 受体兴奋时,心肌收缩力增强,心排血量增加。心肌病变时心肌收缩力下降,心排血量减少。

(4) 心率异常:心排血量等于心率乘以每搏量,心率变化可影响每搏量及心排血量。在一定范围内增快心率可提高心排血量。当心动过速,心率>150 次/min,心室舒张充盈期短,充盈量不足,每搏量减少,心排血量反而下降。心动过缓,心率<40 次/min,舒张期充盈已达极限,不能提高每搏量,因而心排血量随之下降。

(5) 心室收缩运动不协调:心室收缩时,室壁运动协调可维持最大的每搏量。心肌缺血、发生炎症,可致室壁矛盾运动;心律失常可使房室运动不协调,均可导致每搏量下降。

2. 循环内分泌系统激活 心肌损伤早期迅速激活循环内分泌系统,包括交感神经和肾素血管紧张素醛固酮系统等,心功能得到代偿,临床可无心力衰竭征象,但上述内稳定调节机制继续进行,并激活心脏、血管和其他组织的自分泌和旁分泌。前者为局部分泌作用于自身细胞,后者为局部分泌作用于邻近细胞。在心力衰竭不断进展恶化过程中,自分泌和旁分泌起着重要作用。

(1) 交感神经系统:心排血量下降反射性兴奋交感神经,大量去甲肾上腺素(norepinephrine,NE)和肾上腺素由交感神经末梢和肾上腺髓质释放到血循环中,血中儿茶酚胺水平升高,使未受损的心肌收缩力增强,心率加快,外周血管收缩,在心力衰竭早期可部分代偿血流动力学异常。但长期儿茶酚胺持续过度增高,可带来明显副作用,①心肌代谢增加,氧耗加大;②心肌 β 受体密度下调,心肌收缩力下降;③外周血管收缩,致心脏后负荷过重、室壁应力增加和组织灌注不足;④直接心肌毒性作用,引起心肌变性、坏死;⑤激活肾素-血管紧张素-醛固酮系统,进一步加重外周血管收缩及水钠潴留。

(2) 肾素-血管紧张素-醛固酮系统(renin-angiotensin-aldosterone system,RAAS):RAAS 的激活是一个主要的神经体液调节过程。心力衰竭时,肾血流灌注降低及交感神经兴奋,刺激肾小球旁器释放肾素,是激活 RAAS 的主要机制,但心力衰竭患儿的低钠饮食和应用利尿剂也是 RAAS 激活的重要因素。血液中肾素使肝脏分泌的血管紧张素原催化为血管紧张素Ⅰ,后者经肺部被血管紧张素转换酶(angiotensin converting enzyme,ACE)水解为血管紧张素Ⅱ(AngⅡ)。AngⅡ具有较 NE 更强烈的收缩血管作用,并可刺激肾上腺皮质球状带增加醛固酮分泌,引起水钠潴留和排钾、镁。另外,ACE 和激肽酶Ⅱ是同一种酶,可催化缓激肽降解、失活,血浆缓激肽水平降低,使前列腺素 E 合成减少。后者有舒张血管作用,因而加重了血管收缩。AngⅡ除强烈收缩外周血管外，尚可致心肌坏死和促进动脉粥样硬化；过多醛固酮可促进钾、镁排出，致心律失常阈值下降，并有造成心肌胶原纤维沉积的作用。持续RAAS过度激活，使心力衰竭恶化。

除循环内分泌系统外，心脏、血管及脑组织等存在自身的RAAS。当心脏超负荷时，室壁应力增加，激活心肌细胞内的AngⅡ与细胞膜AngⅡ受体结合，通过一系列分子生物学和生物化学过程，致心肌细胞基因表达异常，心肌重塑，促进心力衰竭恶化。

（3）心房钠尿肽（atrial natriuretic peptide，ANP）：是心房肌合成的内分泌素，具有利钠、排尿、扩张血管和抑制RAAS作用。心力衰竭时，外周血ANP水平较正常对照组高出2~10倍。外周血ANP水平与心力衰竭严重程度呈正相关，病情好转，ANP水平迅速下降。心力衰竭时，心房钠尿肽活化可能是一种保护性神经内分泌机制，对过度的RAAS激活有对抗作用，并延缓病情进展，具有利钠排尿的作用。

此外，生长激素、内皮素、血管升压素以及一些细胞因子如肿瘤坏死因子-α、白细胞介素-2、白细胞介素-6等也参与心力衰竭的病理生理过程。

3. 心室重塑　心室重塑是心力衰竭发生发展的重要环节，由一系列分子和细胞机制导致心肌结构、功能和表型的变化。这些变化包括心肌细胞肥大、凋亡、胚胎基因和蛋白质的再表达，心肌细胞外基质量和组成的变化。其机制尚不清楚。临床表现为心肌质量、心室容量的增加和心室形状的改变。神经内分泌系统的长期、慢性激活促进心肌重塑，加重心肌损伤和功能恶化，又进一步激活神经内分泌系统，形成恶性循环。因此，治疗心力衰竭的关键环节之一是阻断神经内分泌系统，阻断心室重塑。

【诊断】　心力衰竭是一组临床综合征，临床表现是诊断的重要依据，患儿的症状及体征系代偿功能失调引起，因原发心脏病变及患儿年龄而有所不同。年长儿心力衰竭表现与成人相似。而新生儿及婴儿则迥然不同。新生儿早期表现常不典型，如嗜睡、淡漠、乏力、拒食或呕吐、体重增加不明显，有时单纯表现为烦躁不安。这些非特异症状常被忽视。婴儿心力衰竭起病较急，发展迅速，患儿可突然出现烦躁不安、呼吸困难。先天性心脏病左向右分流者，起病稍缓，喂养困难。吮奶时气促、多汗，常因呼吸困难而间断，甚至拒食。体重不增，烦躁，多汗，喜竖抱并伏于成人肩上；呼吸促，干咳；由于扩张的肺动脉或左房压迫喉返神经，患儿哭声变弱，声音嘶哑；心前区隆起，心尖冲动强，心动过速，肝大，肺部有喘鸣音；颈静脉怒张及水肿均不明显，只能通过量体重判断有无水肿存在。

1. 临床表现　心力衰竭患儿的典型临床表现可分三方面：

（1）心肌功能障碍

1）心脏扩大。

2）心动过速：是较早出现的代偿现象。每搏量下降的情况下，心动过速在一定范围内可提高心排血量，改善组织缺氧状况。

3）心音低钝：第一心音低钝，严重者出现舒张早期奔马律，后者是由心室突然扩张与快速充盈所致，提示患儿严重心功能不全。但新生儿时期很少听到。

4）末梢循环灌注不良：患儿脉搏无力，血压偏低，脉压变窄，可有交替脉。四肢末梢发凉及皮肤发花等，是急性体循环血流量减少的征象。

（2）肺循环淤血

1）呼吸急促：由于肺毛细血管压力升高，发生肺间质水肿，影响换气功能，呼吸频率加快；心力衰竭严重者，发生肺泡及细支气管水肿，呼吸困难加重，伴有三凹征。运动后呼吸困难及阵发性夜间呼吸困难，为年长儿左心衰竭的特征。新生儿和小婴儿多表现为喂养困难。

2）肺部啰音：肺水肿、肺泡渗出可出现湿啰音。小气道阻力增大产生喘鸣音，是婴儿左心衰竭的体征。

3）咳嗽：支气管黏膜充血可引起干咳。如肺泡或支气管黏膜小血管破裂，可咳泡沫血痰，但婴幼儿少见。

（3）体循环淤血

1）肝大：肝大是体静脉淤血最早、最常见的体征。正常婴幼儿肝可在肋下2cm处，心力衰竭时超过此限且边缘较钝，进行性增大则更有意义。年长儿可诉肝区疼痛或压痛。长期肝淤血，可出现轻度黄疸。

2）颈静脉怒张：年长儿右心衰竭多有颈静脉怒张；婴儿由于颈部短，皮下脂肪多，不易显示。年幼儿头皮静脉或手背静脉充盈饱满，也是体静脉淤血的常见征象。

3）水肿：成人及年长儿皮下水肿是右心衰竭的重要体征，而婴儿则因容量血管床相对较大，故水肿不明显，主要表现为眼睑或骶尾部轻度水肿，但每天测体重均有增加，是体液潴留的客观指标。腹水及全身性水肿仅见于较大儿童。

2. 心力衰竭的类型

（1）按起病缓急：分为急性心力衰竭和慢性心力衰竭。急性心力衰竭是由突然发生心脏结构和功能异常所引起，严重者发生急性肺水肿、心源性休克，多见于暴发性心肌炎、先天性心脏病手术后、川崎病冠状动脉病变引起心肌梗死等。慢性心力衰竭是逐步发生的心脏结构和功能异常，心肌重构(myocardial remodeling)是其特征，一般均有代偿性心脏扩大或心肌肥厚。急性心力衰竭可演变为慢性心力衰竭。慢性心力衰竭可因某些诱因如感染而突然加重，称为慢性心力衰竭急性发作。

(2) 按心脏受累部位：可分为左侧心力衰竭、右侧心力衰竭和全心力衰竭。左侧心力衰竭是因为左心室代偿功能不足，以肺循环淤血症状为主要表现。右侧心力衰竭是因为右心室代偿功能不足，以体循环淤血症状为主要表现。全心力衰竭是因为左、右心室代偿功能均不足。左侧心力衰竭如持续存在，终将因逆行性肺动脉高压、右心室压力负荷增加而导致全心力衰竭。

(3) 根据心排血量属绝对降低或相对不足：分为低排血量型心力衰竭和高排血量型心力衰竭。低排血量型心力衰竭的心排血指数(cardiac index，CI)<2.5L/(min·m^2)。高排血量型心力衰竭 CI 范围在 3~5L/(min·m^2)。后者心排血量虽比一般人高，但仍不能满足机体代谢的需要，属相对不足。

(4) 按心力衰竭时心肌收缩和舒张功能的改变：分为收缩性心力衰竭和舒张性心力衰竭。收缩性心力衰竭是因为心室收缩力受损，射血功能减退，表现为心室扩大、射血分数降低等。舒张性心力衰竭是因为心室松弛功能障碍，舒张期充盈减少，心室充盈压增高。有的患儿同时存在收缩性心力衰竭和舒张性心力衰竭。

3. 心力衰竭的程度 临床上一般依据病史、临床表现及劳动耐力的程度，将心脏病患儿心功能分为以下四级：

(1) Ⅰ级：患儿体力活动不受限制。学龄期儿童能够参加体育课，并且能像正常儿童一样活动。

(2) Ⅱ级：患儿体力活动轻度受限。休息时没有任何不适，但一般活动时出现症状，如疲乏、心悸和呼吸困难。学龄期儿童能够参加体育课，但活动量比同龄正常儿童小。可能存在继发性生长障碍。

(3) Ⅲ级：患儿体力活动明显受限。轻劳动时即有症状，例如步行 15 分钟即有疲乏、心悸和呼吸困难。学龄期儿童不能参加体育活动。存在继发性生长障碍。

(4) Ⅳ级：在休息状态亦有症状，完全丧失劳动力。存在继发性生长障碍。

上述心功能分级对婴儿不适用。婴儿心功能评价可参考改良 Ross 心力衰竭分级计分法(表 27-13)。

表 27-13 改良 Ross 心力衰竭分级计分方法

症状和体征	计分		
	0	1	2
病史			
出汗	仅在头部	头部及躯干(活动时)	头部及躯干(安静时)
呼吸过快	偶尔	较多	常有
体格检查			
呼吸	正常	吸气凹陷	呼吸困难
呼吸次数/(次·min^{-1})			
0~1 岁	<50	50~60	>60
1~6 岁	<35	35~45	>45
7~10 岁	<25	25~35	>35
11~14 岁	<18	18~28	>28
心率/(次·min^{-1})			
0~1 岁	<160	160~170	>170
1~6 岁	<105	105~115	>115
7~10 岁	<90	90~100	>100
11~14 岁	<80	80~90	>90
肝大(肋缘下)	<2cm	2~3cm	>3cm

注：0~2 分为无心力衰竭；3~6 分为轻度心力衰竭；7~9 分为中度心力衰竭；10~12 分为重度心力衰竭。

4. 辅助检查　辅助检查有助于进一步查明病因及并发症，指导治疗。

（1）胸部 X 线检查：可评价心脏大小、肺部情况。心胸比例>0.5 提示心脏增大；但新生儿和小婴儿的心胸比例正常可>0.55，婴儿正常的胸腺心脏影，可被误诊为心脏扩大，应予注意。急性心力衰竭或舒张性心力衰竭可无心脏增大。明显肺淤血、肺水肿提示严重左心衰竭。

（2）心电图：对心律失常及心肌缺血引起的心力衰竭有诊断价值，对应用洋地黄治疗有指导意义。

（3）超声心动图[3]：对于病因诊断及治疗前后心功能评估十分重要。二维超声心动图测定心功能的常用指标为左室射血分数（EF）即心脏每次收缩时射出血量与心室舒张末期容量之比。其计算公式为，射血分数=（心室舒张末期容量-心室收缩末期容量）/心室舒张末期容量=每搏量/心室舒张末期容量。它反映心室泵血功能。心室收缩力愈强，则每搏量愈大，心室舒张末期残余血量愈小，即射血分数增高。如低于 0.45，提示心功能不全。临床上也可测量左室舒张末期内径和收缩末期室壁应力，分别反映左心室容量负荷和压力负荷状况。

应用多普勒超声心动图检测经二尖瓣和三尖瓣的血流频谱，可清晰显示心室舒张充盈。E 峰为快速充盈血流速度，A 峰为心房收缩期血流速度。正常 E/A>1。舒张功能障碍时 A 峰代偿性升高，E/A<1。如 EF、SF 正常，E/A<1，则为舒张功能障碍。近年来也采用组织多普勒技术测量房室瓣环运动速度，分别称为 e 峰和 a 峰（与舒张期充盈的 E 峰和 A 峰相对应），计算 e/a 比值，如果该比值<1，提示心室舒张功能减退。

（4）中心静脉压：即将导管插至腔静脉接近右心房处测量压力。中心静脉压直接与右房压相关联；如右室生理及解剖均正常，则可反映右室舒张末期压力。通常以中心静脉压作为右室前负荷的指标，提示回心血量及右心功能，正常值为 6~12cmH_2O。如超过 12cmH_2O，表明血容量增多，右心衰竭或输液量过多、输液速度过快。低于 6cmH_2O 提示血容量不足。因此，中心静脉压可作为指导输液治疗的参考。右室舒张末期容量能更好地反映前负荷，除与舒张末期压力有一定关系外，心室顺应性也是决定因素之一。心室顺应性下降时，舒张末期容量减少，而压力上升。

（5）肺毛细血管楔压：采用漂浮导管测定。插管经右室进入肺动脉，至其末端，将导管前端气囊充气，即可测定肺毛细血管楔压。它可间接反映肺静脉压、左房压及左室舒张末期压力，用于评价左室前负荷及左心功能。正常值为 8~12mmHg。如上升到 20mmHg 以上，提示肺淤血、肺水肿或左心衰竭。检测肺毛细血管楔压，对指导扩容、防止肺水肿、使用扩血管及利尿药有参考意义。左室舒张末期压力与容量相关，但受心室顺应性的影响。

（6）心排血量：应用热稀释法测定心排血量（cadiac output，CO），按体表面积计算出心脏指数。正常小儿心排血指数（CI）为 3.5~5.5L/（min·m^2）。

（7）血浆脑钠肽（brain natriuretic peptide，BNP）：BNP 及其前体氨基末端脑钠肽（NT-proBNP）主要由心室肌细胞分泌，心室扩大、心室壁应力增高均可导致分泌增加，可反映心力衰竭的程度。但新生儿期、肥厚型心肌病、川崎病和肾功能不全时 BNP 也可以增高，应加以注意。

【鉴别诊断】　年长儿童心力衰竭有典型的症状和体征，一般无诊断困难。婴儿心力衰竭应与毛细支气管炎、支气管肺炎相鉴别。轻度发绀、呼吸急促、心动过速、肝大是心力衰竭和肺部感染的共性体征；肺炎合并阻塞性肺气肿使横膈下降，可出现肝下移，造成肝大假象。有时吸氧有助于肺源性或心源性发绀的鉴别诊断；吸氧后肺源性发绀可减轻或消失，血氧分压升高，氧饱和度正常；而心源性者则改善不明显。肺部满布湿啰音、胸片表现肺部有片状阴影者，支持肺部炎症改变。心脏增大、杂音明显、有肺淤血的 X 线改变，则为心力衰竭。必要时进行心脏超声检查，有助于鉴别诊断和明确病因。

【治疗】　治疗原则是消除病因及诱因，改善血流动力学状况，保护心功能[4]。

1. 一般治疗　保证患儿休息、防止躁动，必要时用镇静剂、采取半卧位、供给湿化氧，避免便秘及排便用力。婴儿吸吮费力，宜少量多次喂奶。给予营养丰富、易于消化的食物。急性心力衰竭或严重水肿者，应限制液体摄入量及食盐，大约每天入量为 1 200ml/m^2（体表面积），或 50~60ml/kg。

2. 药物治疗

（1）洋地黄类药物：洋地黄可使心肌收缩力增强，心排血量增加，心室舒张末期压力下降，改善组织灌注及静脉淤血状态。洋地黄还作用于心脏传导系统，延长房室结和希氏束的不应期，减慢心室率。用于心力衰竭伴心房颤动，效果肯定。

1）洋地黄制剂及其用法：地高辛可供口服及静脉注射；毛花苷 C 及毒毛旋花子苷 K 仅供静脉注射。儿科以地高辛为首选药物。地高辛口服后，70%~80%从肠道吸收，30~60 分钟起作用，2~3 小时达峰浓度，最大效应维持4~6小时，半衰期为36小时，每天排泄量为体存量的33%，70%~90%以原型从肾脏排泄；静脉注射5~30分钟起作用，1.5~3小时达高峰。地高辛可经过胎盘进入胎儿循环，脐血地高辛水平与母血相近。毛花苷C肌内注射吸收不良，不能达到快速起作用的效果。静脉注射3~6分钟开始起作用，1~2小时达高峰，半衰期23小时，主要由肾脏排泄。毒毛花苷K静脉注射5~10分钟起作用，0.5~2小时达高峰，半衰期21小时，主要由肾脏排泄。

洋地黄正性肌力作用与用量呈线性关系。中毒量与治疗量较接近，故计算用量时必须十分仔细，并反复核对。各种制剂用量见表27-14。早产儿和肾功能不良、心肌炎、心肌病、低血钾、酸中毒等患儿应用易致洋地黄中毒，用量宜减少。

表27-14 洋地黄制剂的剂量及用法

制剂（剂型）	给药途径	负荷量/（$mg \cdot kg^{-1}$）	维持量/（$mg \cdot kg^{-1}$）
地高辛 （0.25mg/片）	口服	早产儿0.02 足月儿0.02~0.03 婴儿及儿童0.025~0.04	1/5~1/4负荷量分2次，每12小时一次
（0.5mg/2ml）	静脉注射	75%口服量	
毛花苷C （0.4mg/2ml）	静脉注射	<2岁0.03~0.04 >2岁0.02~0.03	
毒毛花苷K（0.25mg/2ml）	静脉注射	<2岁0.006~0.012 >2岁0.005~0.010	

2）洋地黄用法

A. 负荷量法：在24小时内投以负荷量，首次用量为负荷量的1/2，余半量分2次，相隔6~12小时。负荷量12小时后，再加用维持量。对于起病迅速、病情严重的急性心力衰竭患儿，采用负荷量法，以便及时控制心力衰竭。

B. 维持量法：每日用维持量，地高辛维持量为负荷量的1/5~1/4，分2次服用。每日服用地高辛维持量，经过4~5个半衰期，即6~8天，可达到稳定的有效血药浓度。慢性心力衰竭者，可用维持量法。维持量持续多久，应视病因能否解除而定。病因短期内可消除者，往往不需用维持量，或数天即可停止；病因不能消除者，需持续用药数年。心内膜弹力纤维增生症患儿需用2年以上，并随患儿的年龄及体重增长相应增加维持量。

3）洋地黄中毒及血药浓度测定：使用洋地黄时，应了解患儿近期使用洋地黄的情况。肾功能不全、心肌疾病、低血钾、低血镁、酸中毒、缺氧等患儿对洋地黄的敏感性增强，应用时易中毒。地高辛与维拉帕米、普萘洛尔、奎尼丁、普罗帕酮、胺碘酮、卡托普利合用，可使肾清除及分布容积下降，致血药浓度升高，易发生中毒。地高辛与红霉素合用会增加地高辛吸收，致血浓度升高，可致中毒。

洋地黄中毒为一种严重并发症，可促使患儿心力衰竭加重，发生严重心律失常等，甚至造成死亡。治疗用药中发生中毒，婴儿和儿童的表现与成人不同，心律失常以窦性心动过缓、窦房传导阻滞、不完全性房室传导阻滞、交界性心律、非阵发性结性心动过速及室上性心动过速伴房室传导阻滞为多见，而室性期前收缩及室性心动过速则较成人少见，可因室颤而致死；神经系统症状如嗜睡、昏迷、视力障碍则不多见；胃肠道反应有食欲缺乏、恶心、呕吐等，多见于年长儿。急性中毒（误服、企图自杀等）者神经系统症状较重，常并发高血钾。

测定地高辛血清水平对地高辛治疗剂量是否恰当及有无中毒风险均有参考意义。应用地高辛，口服6小时或静脉注射4小时后，其心肌与血清浓度较恒定，应在此时采血测定。地高辛的有效治疗血清浓度，婴儿为2~3ng/ml，儿童为0.5~2ng/ml。采用相同的治疗剂量，婴儿血清水平明显高于儿童的原因尚未明确。可能与婴儿循环血液中的内洋地黄素含量较年长儿多有关。内洋地黄素是一种内分泌素，在放射免疫测定中与地高辛抗体有交叉免疫反应。有人报道，未接受地高辛治疗的婴儿，用放射免疫方法测定其地高辛血清浓度可达0.5~1.5ng/ml。地高辛中毒时，新生儿血药浓度大多>4ng/ml，婴儿>3~4ng/ml，儿童>2ng/ml。洋地黄中毒与药物血浓度并非绝对一致，中毒与有效治疗水平可有重叠。故仍需参考病史、心电图改变及临床表现确定。

4）洋地黄中毒的治疗：首先应立即停药，并测定患儿血清地高辛、钾、镁浓度及肾功能，建立静脉输液并监测心电图。若中毒较轻，血清钾正常，一般在停药12~24小时后中毒症状消失。若中毒较重，血清钾低或正常、肾功能正常者，可静脉滴注0.3%氯化钾，以每小时0.3~0.5mmol/kg的速度缓慢滴注，总量不超过2mmol/kg；有二度以上房室传导阻滞者禁用。窦性心动过缓、窦房传导阻滞者可用阿托品每次0.01~0.03mg/kg，口服、皮下注射或静脉注射，每天3~4次。苯妥英钠对洋地黄中毒所致的房室传导阻滞、室性期前收缩、室上性心动过速及室性心动过速疗效较好，静脉注射苯妥英钠2~3mg/kg，一次量不超过100mg，溶于生理盐水缓慢静脉注射，不应少于5分钟，必要时15分钟后可重复使用。本品碱性强，不可漏至血管外。利多卡因用于室性心律失常者，静脉注射每次1~2mg/kg，一次量不超过100mg，必要时5~10分钟重复一次，总量不超过5mg/kg。有效后改为20~50μg/(kg·min)静脉滴注维持。高度房室传导阻滞者可安装临时起搏器。

（2）利尿剂：利尿剂可减轻肺水肿，降低血容量、回心血量及心室充盈压，减轻心室前负荷，为治疗心力衰竭第一线药。常用利尿剂有三类。

1）袢利尿剂：主要作用于袢上升支，抑制钠和水再吸收，促进钠钾交换，故排钠、氯及钾。利尿作用强而迅速，用于急性心力衰竭、肺水肿及难治性心力衰竭。此类药物包括呋塞米、依他尼酸、布美他尼(bumetanide)等。后者口服吸收59%~89%，半衰期0.3~1.5小时，65%由肾排泄。利尿效应较呋塞米强40倍。袢利尿剂除引起低血钠、低血钾、代谢性碱中毒外，对听神经有毒性作用，致耳鸣、眩晕、听力低下、耳聋。多发生于药量较大及肾功能不全者。布美他尼较少发生听神经毒性反应。袢利尿剂与血管紧张素转化酶抑制剂(angiotensin converting enzyme inhibitor，ACEI)合用，可加强利尿剂作用，并预防低钾血症。

2）噻嗪类利尿剂：主要作用于远端肾曲管，抑制钠再吸收，钠与钾交换增加，促进钾排出。此类药有氯噻嗪、氢氯噻嗪、美托拉松(metolazone)等。后者作用较氢氯噻嗪强10倍，口服65%吸收，半衰期4~5小时，主要由肾排泄，口服1小时起作用，持续24小时。噻嗪类利尿剂多用于轻、中度慢性心力衰竭。

3）保钾利尿剂：此类药有螺内酯、氨苯蝶啶、阿米洛利(amiloride)等。主要作用于集合管，抑制钠与钾、氢交换，利尿作用较弱，一般不单独使用。螺内酯尚有拮抗醛固酮的作用，防止心肌纤维化。阿美洛利作用较氨苯蝶啶强10倍，口服15%~25%吸收，半衰期21小时，由肾排泄。此类药有保钾作用，肾功能不全者慎用。

急性心力衰竭、肺水肿选作用迅速的强效利尿剂，静脉注射呋塞米，首剂1~2mg/kg，多于1~2小时利尿，每6~12小时可重复使用。静脉用药数天后，可继续口服维持疗效。慢性心力衰竭口服氢氯噻嗪或美托拉松。

呋塞米与美托拉松合用有协同作用，在肾血流量下降、肾小球滤过率减低及肾前性肾功能不全时亦可发挥作用，出现大量利尿，应密切监测血压及水电解质平衡。可隔天服药或间歇治疗，服药4天，停药3天，避免电解质紊乱。保钾利尿剂通常与其他类利尿药合用，可预防低钾血症。

治疗心力衰竭出现利尿剂耐药性，多由应用利尿剂或血管扩张药造成血压下降、肾灌注不足、滤过率降低或严重心脏病心排血量过低造成。应注意是否并发低血容量、低钠、低钾血症。低钠血症通常反映水潴留。由于低血钠，袢利尿剂效应不良，应短期内提高钠盐摄入，限制输液量，但禁忌输入高渗盐水。利尿剂联合应用非甾体抗炎药，如吲哚美辛、阿司匹林，可影响利尿效果。

（3）血管扩张药

1）血管紧张素转化酶抑制剂(ACEI)：降低循环中RAAS活性，使AngⅡ减少，并参与心血管局部RAAS的调节作用。其血流动力学效应有扩张小动脉和静脉，减轻心室前、后负荷，降低心肌耗氧和冠状动脉阻力，增加冠状动脉血流和心肌供氧，改善心功能。ACEI与直接扩张血管药比较有以下优点。①疗效持久；②不激活RAAS和交感神经系统；③有保护衰竭心脏的作用，使肥厚的心肌回缩。ACEI治疗心力衰竭已取得满意效果，为治疗心力衰竭的首选药物，可延长患儿寿命，改善生活质量。儿科尚未见大量的ACEI治疗心力衰竭的临床研究，但小儿先天性左向右分流型心脏病、心内膜弹力纤维增生症及扩张型心肌病并发心力衰竭，联合应用ACEI、利尿剂和地高辛均取得满意效果。儿科常用卡托普利、依那普利和贝那普利。

A. 卡托普利：血流动力学效应有体循环和肺循环阻力下降，心脏指数、每搏指数均增加，肺毛细血管楔压下降。患儿乏力、气促等临床症状减轻，心功能提高Ⅰ~Ⅱ级，运动耐力增加，尿量增多，发生心律失常减少。后者可能是纠正低血钾和抑制交感神经活性所致。本药口服65%~75%吸收，1小时后血浆浓度达峰值，半衰期(1.9±0.5)小时，作用持续8小时，故口服每天3次为宜。主要由肾排泄，尿毒症患儿半衰期延长。与地高辛合用，可使后者血浓度升高10%左右。但地高辛中毒反应未见增加。用于心力衰竭患儿，可使体内总钾含量及血清钾浓度升高，不宜补钾。口服从小剂量开始，7~10天内逐渐增加至有效量。新生儿用量为每次

0.1~0.5mg/kg,每8~12小时一次,最大量2mg/(kg·d);>1个月为每次0.5~1mg/kg,每8~12小时一次,最大量4mg/(kg·d)。

B. 依那普利:与卡托普利比较有以下不同点:口服起效时间慢,服药后4小时达血药浓度峰值;血压下降较明显,而对水钠排泄作用不明显。口服从小剂量开始,于1~2周内逐渐加量。新生儿用量,每次0.05~0.2mg/kg,每12~24小时一次,最大量0.4mg/(kg·d);>1个月,每次0.05~0.25mg/kg,每12~24小时一次,最大量0.5mg/(kg·d)。本剂可供静脉注射,用量每次5~10μg/kg,每8~24小时一次。

C. 贝那普利:药代动力学与依那普利相近。口服用量从0.1mg/(kg·d)开始,于1周内逐渐增加至0.3mg/(kg·d),分1~2次服。

ACEI应从小剂量开始,逐渐递增,达目标量后长期维持。ACEI的副作用有低血压、咳嗽、高血钾及较少见的血管神经性水肿。咳嗽是由于缓激肽增多,刺激咽喉及气管壁引起咳嗽反射,亚裔发生风险稍高。卡托普利尚可引起胃肠不适、嗅觉不良、皮疹、蛋白尿、肾功能损伤及粒细胞减少症。依那普利可引起低血糖反应。ACEI与吲哚美辛合用可影响治疗效果。应避免与非甾体抗炎药、保钾利尿药合用,肾功能不全者慎用。

2)硝普钠:释放一氧化氮,松弛血管平滑肌。静脉输入,作用强,生效快,半衰期短。主要效应为扩张周围小动脉,减轻后负荷,而扩张静脉,使回心血量减少亦有利。对急性心力衰竭,尤其是左心力衰竭、肺水肿,伴有周围血管阻力增高者,效果显著。从小剂量开始,逐渐递增,并监测血流动力学参数。见效时心排血量增加,周围阻力及肺毛细血管楔压下降。本药有降低血压反应,应密切监测血压,原有低血压者禁用。硝普钠代谢过程产生氰化物,在肝内迅速转化为硫氰酸盐,由肾排泄。长期大量应用或肾功能障碍者,可发生氰中毒,出现恶心、呕吐、心动过速、定向障碍、呼吸急促及意识障碍。应监测血硫氰酸盐浓度,如>10g/dl为中毒。硝普钠溶液受光降解,使用及保存均应避光,随配随用。

3)硝酸甘油:代谢过程产生一氧化氮,扩张血管,主要作用于静脉。对心脏手术后低心排血量综合征伴左室充盈压升高及肺水肿者,可选用静脉输入硝酸甘油。前负荷降低时不宜应用,以免使心排血量减少,应监测血流动力学改变。儿科用硝酸酯类不多。

血管扩张药与儿茶酚胺类药物联合应用对心脏术后低心排血量心力衰竭、急性心力衰竭、严重慢性心力衰竭治疗无效者,可取得即时血流动力学改善。通常用硝普钠和多巴胺或多巴酚丁胺联合静脉输入。术后低心排血量者可联合用硝普钠与肾上腺素。

(4)非洋地黄类正性肌力药:这类药物通过增加心肌细胞内钙含量或增加心肌细胞对钙的敏感性而发挥正性肌力作用。临床常用的有以下几种。

1)β受体激动剂:又称儿茶酚胺类药物,主要包括肾上腺素、异丙肾上腺素、多巴胺、多巴酚丁胺等。通过与心肌细胞膜β受体结合,使细胞内环腺苷酸(cyclic adenosine monophosphate,cAMP)增加,促进细胞内钙浓度增加,增强心肌收缩力,但对心率、周围血管及肾血管的作用则有不同。常用于低输出量性急性心力衰竭及心脏手术后低心排血量综合征。

A. 多巴胺:通过兴奋心脏β_1受体,增强心肌收缩力,并作用于肾、肠系膜、冠状动脉和脑动脉的多巴胺受体,引起相应的血管扩张,但在高浓度时主要兴奋α肾上腺素能受体使周围血管收缩。小剂量[2~5mg/(kg·min)]输入后,心脏指数增高,尿量增多,尿钠排泄增多,而对周围血管阻力及心率无影响。在高剂量[15μg/(kg·min)]时,对肾血流量作用减弱。剂量进一步增加至20μg/(kg·min),则α肾上腺素能作用占优势,肾血流量减少,周围血管阻力增高。治疗心力衰竭开始剂量2~5μg/(kg·min),如有严重低血压可增加为5~10μg/(kg·min)。碱性液可降低多巴胺活性,宜用5%~10%葡萄糖液或生理盐水配制。漏出血管外可致组织坏死。副作用有恶心、呕吐、心动过速及心律失常,尤其多见于原有心律失常患儿或剂量超过10μg/(kg·min)时。应监测血压、中心静脉压和/或肺毛细血管楔压、心率及尿量。

B. 多巴酚丁胺:为多巴胺的衍生物。主要作用于心脏β_1受体,对血管α和β_2受体作用轻微。可增加心肌收缩力及心排血量,对周围血管阻力无明显影响。与多巴胺比较,对心率和血压影响较小,亦无扩张肾血管作用。初始量为2~3μg/(kg·min),可逐渐增加至20μg/(kg·min)。必要时监测血流动力学指标、心率及血压。

上述两药作用迅速,持续时间短,应持续静脉滴注。一般静脉输入后1~2分钟即显效,10~15分钟达高峰,但停药10~15分钟,药效即消失。通常用于急性心力衰竭、心源性休克的短期应急治疗。慢性顽固心力衰竭可采用间歇治疗,每周静脉滴注1次,患儿症状改善,住院或急诊次数减少;而长期持续用药可致死亡率提高,可能因致心律失常副作用引起。多巴胺和多巴酚丁胺联合应用,各7.5μg/(kg·min),常取得较好效果,并避免剂量较大引起周围血管收缩和心律失常的不良反应。此两药可与硝普钠合用。

2）磷酸二酯酶抑制剂：通过抑制磷酸二酯酶，减少细胞内 cAMP 降解，增加钙浓度，加强心肌收缩力。同时扩张外周血管，减轻心室前、后负荷。

A. 氨力农（amrinone）：又称氨联吡啶酮。静脉注射首剂负荷量 0.5mg/kg，继以 3～10μg/（kg·min）输入。副作用大，可引起血小板减少、低血压、晕厥、肝损伤等。

B. 米力农（milrinone）：又称甲腈吡啶酮。作用较氨联吡啶酮强 10 倍，副作用较轻。静脉注射首剂负荷量 50μg/kg，以后 0.25～1.0μg/（kg·min）静脉滴注。用于低输出量性心力衰竭、经常规治疗无效者。作为多巴胺、多巴酚丁胺的辅助治疗，短期静脉用药可改善血流动力学状况，但长期应用与安慰剂比较，死亡率增高。顽固性慢性心力衰竭采用间歇用药，每周静脉滴注 1 次。

3）左西孟旦（levosimendan）：增加心肌细胞对钙的敏感性，增强心肌收缩力。应用于治疗扩张型心肌病和心脏手术后的心力衰竭，短期效果良好。静脉注射负荷量 12μg/kg，以后 0.1～0.2μg/（kg·min），一般用 24 小时。

4）环磷酸腺苷葡甲胺（MCA）：是人工合成的环磷酸腺苷衍生物，提高心肌细胞内钙离子的浓度，改善心肌收缩力，并能扩张外周血管，减轻心脏压力负荷。使用剂量为 2～4mg/kg，溶于 10ml 葡萄糖，缓慢静脉推注，每天 1 次，注射后 10～20 分钟起效，1～2 小时达到高峰，6～8 小时消失。一般用 5～7 天。

（5）β 受体阻滞剂：慢性心力衰竭者经强心剂、利尿剂和/或 ACEI 治疗仍无好转，可维持原治疗，加用 β 受体阻滞剂。β 受体阻滞剂治疗慢性心力衰竭的机制，①阻断神经内分泌系统介导的心肌重塑；②保护心肌，防止儿茶酚胺对心肌的毒性作用，减少儿茶酚胺引起心肌钙负荷过重，减少儿茶酚胺代谢过程中产生的氧自由基对心肌的损害；③上调 β 受体密度，恢复心肌的正性肌力反应，改善心肌收缩功能；④减慢心率，延长舒张期，改善心肌血流灌注；⑤抗心律失常作用；⑥改善舒张功能。

成人用 β 受体阻滞剂治疗慢性心力衰竭取得了较多经验。20 世纪 70 年代中期以来进行过多次临床试验，应用美托洛尔（metoprolol）、比索洛尔（bisoprolol）、奈比洛尔（nebivolol）等治疗长期扩张型心肌病及冠心病并发的慢性心力衰竭，试验结果提示可改善症状，并提高左室射血分数（LVEF）。有限的研究显示，卡维地洛治疗可改善慢性心力衰竭患儿生活质量，并延长生存。曾有报道加用卡维地洛治疗扩张型心肌病及先心病慢性心力衰竭患儿，初始平均量 0.08mg/（kg·d），分 2 次，每 2 周递增，12 周后达最大耐受平均量 0.46mg/（kg·d）[0.04～0.75mg/（kg·d）]。67%患儿心功能显著改善。54%出现头晕、低血压、头痛的不良反应；30%严重反应，终至心脏移植、安置起搏器或死亡。另外报告 8 例婴儿扩张型心肌病（EF<30%），加用卡维地洛后效果显著，并易耐受。美托洛尔初始量 0.2～0.5mg/（kg·d），分 2 次，逐渐增量，最大耐受量 1～2mg/（kg·d）。用药期间应监测血压、心电图、心力衰竭征象。出现严重反应宜减量或停用。哮喘、慢性支气管炎、血压过低、心动过缓、二度以上房室传导阻滞者禁用。

（6）其他抗心力衰竭药物

1）血管紧张素Ⅱ受体拮抗剂：AngⅡ受体拮抗剂通过阻止 AngⅡ与受体结合，抑制 AngⅡ效应，从而减轻前、后负荷，保护心脏，改善心功能，常用药物有罗沙坦（losantan）、依白沙坦（irbesantan）等。有研究认为罗沙坦与 ACEI 联合应用比单用 ACEI 更能改善左室功能。

2）钙通道阻滞剂：治疗慢性严重心力衰竭，患儿在原有治疗基础上加用氨氯地平，经长期治疗观察，疗效良好。

（7）改善心肌代谢药

1）辅酶 Q10：有增强心肌细胞线粒体功能，改善心肌代谢，稳定细胞膜和抗氧自由基的作用，保护心肌。用辅酶 Q10 防治阿霉素对心肌损伤有益。用量 1mg/（kg·d），分 2 次服，长期治疗，患儿在 3 个月内显效。

2）果糖-1，6-双磷酸（fructose-1，6-bisphosphate）：可改善心肌线粒体能量代谢，稳定细胞膜，抑制中性粒细胞产生氧自由基，从而保护心肌。用量每次 100～250mg/kg，静脉输入，7～10 天为一疗程。对于慢性心力衰竭也可用口服制剂。

3. 非药物治疗

（1）心室辅助装置（ventricular assist device，VAD）：主要用于难治性、Ⅳ级心力衰竭，作为等待心脏移植的过渡方法。

（2）主动脉内球囊反搏（intra-aortic balloon counterpulsation，IABP）：用于心肌炎、心肌病和心脏手术后心力衰竭药物不能控制者。但小婴儿因主动脉顺应性较好，故 IABP 的效果较差。

（3）体外膜氧合器（extracorporeal membrane oxygenation，ECMO）：应用于心力衰竭治疗的指征与 VAD 相似，但同时也适用于肺部病变导致严重呼吸功能障碍者[5]。

（4）心脏移植：心力衰竭死亡率高，部分患儿最终需进行心脏移植。近年由于免疫抑制治疗的改进，心脏移植的存活率明显提高，10 年存活>50%。手术指征为心肌病终末期治疗无效，复杂先天性心脏病手术危险极高以及部分先天性心脏病术后心功能不全治疗无效者。心脏移植术后死亡主要原因有感染、排斥反应、移植冠状动脉病、肺动脉高压等。

4. 急性左心力衰竭（肺水肿）的治疗 急性肺水肿常发生于严重慢性心力衰竭急剧加重、急性心肌梗死、急性左室容量负荷过重（瓣膜关闭不全或室间隔缺损）及二尖瓣狭窄。患儿急性发生呼吸困难、咳粉红色泡沫痰、心动过速、大汗及发绀。肺部有喘鸣音及啰音。动脉血氧饱和度下降。紧急处理包括：①体位。患儿取坐位，双下肢下垂床边，以利呼吸，并可减少静脉回流。②吸氧。维持动脉血氧分压在60mmHg以上，严重者用机械通气。③镇静。静脉或皮下注射吗啡0.1~0.2mg/kg，必要时2~4小时再用。吗啡增加静脉容量、降低左房压，同时缓解患儿烦躁不安。④利尿。静脉注射强效利尿剂，呋塞米每次1~2mg/kg。⑤扩张血管。静脉输注硝酸甘油1~5μg/(kg·min)，降低前、后负荷。⑥增加心肌收缩力。静脉注射地高辛；心排血量降低及低血压者静脉输入快速作用正性肌力药多巴胺、多巴酚丁胺，必要时联合用硝普钠。⑦肾上腺皮质激素。改善心肌代谢，解除支气管痉挛。

5. 病因治疗 在治疗心力衰竭的同时，应初步确定病因。可消除的病因必须根治或使之减轻。小儿心力衰竭的主要病因之一为先天性心脏畸形，尤其是常见的左向右分流型先天性心脏病，应于适当时机手术根治。目前严重先天性心脏病患儿均可手术纠治，甚至在心力衰竭时进行手术，以改善供氧及减轻肺循环容量负荷，挽救患儿生命。其他病因也应积极治疗。用抗生素控制感染性心内膜炎或其他感染；输红细胞纠正严重贫血；应用抗心律失常药或电学治疗控制心律失常；对于急性风湿性心脏病或急性心肌炎患儿，给予肾上腺皮质激素也十分重要。

（黄国英）

参考文献

[1] 杨思源，陈树宝. 小儿心脏病学. 4版. 北京：人民卫生出版社，2012：645-654.

[2] 陈树宝，李万镇，马沛然. 小儿心力衰竭. 北京：人民卫生出版社，2008：26-44，69-84.

[3] 金雅丽，张倩辉，郭艺芳. 左心室射血分数保留的心力衰竭研究现状. 心血管病学进展，2010，31(1)：96-98.

[4] 中华医学会儿科学分会心血管学组，中华儿科杂志编辑委员会. 小儿心力衰竭诊断与治疗建议. 中华儿科杂志，2006，44(10)：753-757.

[5] 庄士心，张晨美，闫钢风，等. 体外膜肺氧合在儿童呼吸衰竭中应用的多中心调查. 中国小儿急救医学，2017，24(7)：523-531.

第6节 心源性休克

心源性休克（cardiogenic shock）是指心排血量减少所致的周围循环衰竭。由于心脏排血能力急剧下降，或心室充盈突然受阻，引起心排血量减少，血压下降，造成生命器官血液灌注不足，以迅速发展的休克为其临床特征[1]。

【病因】

1. 心肌弥漫性损害 病毒或细菌感染所引起的心肌炎、心肌病、川崎病冠状动脉病变、心脏手术后低心排血量综合征、冠状动脉起源异常和左心发育不良综合征等先心病均可导致急性心肌收缩力下降，心脏输出量严重不足。其中以暴发性心肌炎最常见。

2. 心室后负荷过重 体、肺循环高压，左、右心室流出道狭窄，主动脉或肺动脉狭窄等，使心室射血时阻力增高，后负荷加重，引起继发性心肌舒张、收缩功能减弱。

3. 心室前负荷过重 瓣膜关闭不全，心内或大血管间左向右分流，主动脉窦瘤破裂入心腔，心脏外伤、穿孔，输液、输血过多、过快等，可引起继发性心肌收缩力减弱。

4. 心室前负荷不足 大量心包积液、心包缩窄、限制型心肌病、二尖瓣狭窄、心房黏液瘤嵌顿、张力性气胸及急性肺栓塞等，可引起心室充盈受限，回心血量减少。

5. 严重心律失常 快速型心律（室上性、室性心动过速）、室颤、起搏器综合征（设定的室率大于房率）、严重心动过缓等，可引起心排血量不足。

6. 全身因素 缺氧、缺血、代谢障碍（低血糖）、电解质紊乱（酸中毒、低或高钾血症）、药物中毒（洋地黄、奎尼丁、维拉帕米等过量）等，可继发严重的心律失常和/或心肌收缩力下降，均可引起心排血量下降。

【病理生理】 心源性休克首要的病理机制是心排

血量急剧下降导致微循环障碍和生命器官灌注不足，继而急性细胞缺氧，细胞毒性物质生成、堆积而导致器官功能衰竭。在整个过程中，机体不断地进行自身代偿以期扭转、减缓病理改变，如果失代偿则进入不可逆状态。

1. 早期　血流低灌注发生在能承受较长时间缺血的组织器官，如皮肤、脂肪、肌肉和骨骼。通过颈动脉窦和主动脉弓压力感受器的作用，反射性兴奋交感神经、肾上腺髓质系统，血中儿茶酚胺水平增高，选择性使内脏、皮肤组织的小动脉、微动脉、终末动脉收缩，导致毛细血管前阻力显著增加；另外，肾素-血管紧张素-醛固酮系统激活及抗利尿激素分泌增多，以保证生命器官的血液供应，并维持血压。因而，在此阶段患儿血压尚可维持正常，但因周围血管收缩、舒张压增高而使脉压减小。神志清楚。代谢性酸中毒尚未出现或轻微，动脉血pH 值正常。

2. 中期　血流低灌注发生在除心脏和脑以外的生命器官，这些器官只能承受短时间的缺血，如肝、肠道和肾等。组织缺血缺氧使无氧酵解增加，乳酸增多，出现代谢性酸中毒，造成微动脉、毛细血管前括约肌松弛，此时微静脉、小静脉仍收缩，从而血液灌入多、流出少，外周阻力下降，加之缺血所致的左室做功受损、瓣膜功能及乳头肌功能异常导致每搏量的进一步减少，因而血压下降。

3. 晚期　血流低灌注波及心脏或脑。此前，机体已通过代偿机制尽可能保留这两个重要器官的灌注，如休克继续进展，则脑血管和冠状动脉灌注不良，机体呈现严重酸中毒和意识障碍。

【临床表现与诊断】　心源性休克一般进展迅速，根据其发生、发展的病理生理学特征，临床可分为三期：

1. 休克初期(代偿期)　表现为直立性低血压，即血压在坐位和立位时降低，而平卧位可以正常，收缩压变化>10mmHg。脉压减低，心率加快，神志清醒，但烦躁不安，焦虑或易激惹；患儿畏寒，面色苍白，四肢湿冷；尿量正常或稍减少。

2. 休克期(失代偿期)　出现间断平卧位低血压，收缩压降至 80mmHg 以下。脉压在 20mmHg 以下；患儿神志尚清楚，但反应迟钝，意识模糊；皮肤湿冷，呈大理石样花纹，毛细血管再充盈时间延长；心率更快，脉搏无力；浅表静脉萎陷，呼吸稍快，肠鸣音减弱；尿量减少或无尿，婴儿少于 2ml/(kg・h)，儿童少于 1ml/(kg・h)。

3. 休克晚期　血压降低且固定不变或不能测出。患儿昏迷，肢冷发绀。心率加快更为明显或转为缓慢。脉搏微弱或触不到；呼吸急促或缓慢、不整。腹胀，肠麻痹；少尿或无尿。此期可出现弥散性血管内凝血和多脏器损伤。前者表现为皮肤黏膜出血、便血、呕血及血尿，最终导致呼吸衰竭、肾衰竭以及多脏器衰竭，甚至死亡。

【诊断】　心源性休克的诊断实际上包括对休克和其心源性病因两部分的综合诊断。病因因原发病不同而异。感染性心肌炎可发生在感染的急性期或恢复期，听诊时心音低钝，有奔马律或心律失常。阵发性室上性心动过速，多有阵发性发病史，并有典型的心电图改变。急性心脏压塞，则有心包炎的病史，并有颈静脉怒张、奇脉及心音遥远等心脏压塞症状。肺栓塞则多发生于感染性心内膜炎、栓塞性静脉炎及手术后患儿，常有突然胸痛、呼吸困难及咯血等症状。

【鉴别诊断】　应与儿科常见的感染性休克、吐泻引起的电解质紊乱所致休克、过敏性休克、急性中枢神经系统疾病等相鉴别。

【监测】　对心源性休克的监测项目与其他类型休克相同，如体温、脉搏、血压、呼吸、尿量、经皮动脉血氧饱和度、血气、血生化(电解质、肝、肾功能)、中心静脉压、心电监护，并根据情况选择胸部 X 线检查、超声心动图检查，必要时进行肺毛细血管楔压、心排血量监测等。

【治疗】　应分秒必争积极治疗。治疗关键是提高心排血量，改善组织细胞氧供应及减少氧消耗。

1. 一般治疗

(1) 镇静：保持安静有助于减少耗氧量。可选用10%水合氯醛 40mg/kg 保留灌肠，地西泮 0.1~0.25mg/kg 静脉注射或苯巴比妥 6~8mg/kg 肌内注射。必要时可皮下或肌内注射吗啡 0.1~0.2mg/kg。患儿高热时应积极降温。

(2) 给氧：保持气道通畅，采用鼻塞给氧(2~5L/min)，维持动脉 $PO_2 \geq 70mmHg$，经皮动脉血氧饱和度≥90%。当吸氧难以纠正低氧血症或出现高碳酸血症呼吸性酸中毒时，需做气管插管机械通气。

(3) 纠正电解质、酸碱平衡紊乱：休克时微循环功能发生障碍，大量血液淤滞于毛细血管床内，回心血量减少，有效循环量不足。心源性休克主要由心功能不全引起，扩容往往不能使心排血量增多。输液过多或过快，反而会导致肺水肿，使病情恶化，故输液应谨慎。首次输液可给予 10% 葡萄糖生理盐水或低分子右旋糖酐，剂量为 5~10ml/kg，于 30 分钟内静脉滴注，休克状态无改善可重复 1 次。如患儿血压回升、四肢转暖、尿量增多，应减慢输液速度，并根据中心静脉压或肺毛细血管楔压再决定扩容与否。在患儿无呕吐、腹泻或其他额外体液丢失的情况下，每天入量宜控制在 1 200ml/m^2，多用 10% 葡萄糖维持液缓慢均匀静脉滴注。休克常合并代谢性酸中毒，可降低心脏收缩能力，可用碳酸氢钠纠正。另外,低钾、低镁是室性心律失常的促发因素,有可能使原有心源性休克恶化,因此应积极纠正电解质紊乱。

2. 正性肌力药物

(1) 儿茶酚胺类药物:又称拟交感胺升压药,通过心脏 β_1 受体兴奋作用,促使心脏收缩力加强。此类药物作用迅速,其药理作用常与剂量相关。由于药物半衰期短,必须持续静脉滴注,最好采用输液泵维持,以保持均匀的浓度及速度,不可快速静脉注射。此类药物同时还通过对 α 受体作用促使血管收缩,心率增快,可引起血压增高、某些器官血管过度收缩及室性心律失常,导致后负荷增加和心肌耗氧增加等不良作用。常用药物有以下几种:

1) 多巴胺:详见本章第 5 节心力衰竭。

2) 多巴酚丁胺:详见本章第 5 节心力衰竭。

3) 异丙肾上腺素:激动 β 受体,0.05~0.5μg/(kg·min)。增强心肌收缩力,血管扩张(以骨骼肌血管为主),心率增快,心肌耗氧量增加,心肌缺血区的灌注减低。因此,对心源性休克不推荐使用。仅在严重心动过缓、房室传导阻滞、应用阿托品无效及起搏器不能立即使用时应用。需注意可能产生室性心律失常。

(2) 磷酸二酯酶抑制剂:有增加心肌收缩和血管扩张的作用,常用的有氨力农(amrinone)及米力农(milrinone)。详见本章第 5 节心力衰竭。

(3) 洋地黄制剂:洋地黄类药对心源性休克的初始治疗不起作用,仅于阵发性室上性心动过速或心房纤颤电击复律无效时为控制心率才使用,并需慎重观察可能发生的副作用。详见本章第 5 节心力衰竭。

3. 血管扩张剂 在应用正性肌力药的同时,血管扩张药可减轻心脏前后负荷,提高心排血量。扩张静脉可减低前负荷,缓解过高的心充盈压,从而使扩张的心腔恢复,心肌壁张力减低,心肌耗氧减少,并可使肺血管充盈压减低,缓解肺水肿。扩张动脉则减少动脉阻力,减轻左室后负荷,改善左室射血,心排血量增加。扩张微循环血管增加营养性毛细血管血流。此类药物作用时间短,需持续静脉滴注。对于心源性休克,要注意从小剂量开始,在有创性血流动力学监测指导下,逐渐调整用量(表 27-15)。

表 27-15 心源性休克血流动力学改变及治疗建议

CVP	PCWP	CO	BP	可能原因	治疗建议
↓	↓↓	↓	↓	血容量不足	补充血容量 儿茶酚胺类药
—	↑	—或↓	—或↓	左心功能不全	儿茶酚胺类药 血管扩张剂、利尿剂
—	↑↑	↓	↓	肺水肿	儿茶酚胺类药 血管扩张剂、利尿剂 皮质激素
↑	—	—或↓	—或↓	血容量过多 右心功能不全	儿茶酚胺类药 利尿剂
↑↑	↑	↓	↓	心脏压塞	心包引流 利尿剂

注:CVP. 中心静脉压;PCWP. 肺毛细血管楔压;CO. 心排血量;BP. 血压;—. 正常;↑. 升高;↓. 降低。

4. 利尿剂 应用利尿剂可减轻肺淤血,但骤然利尿有加重低血压及减少冠脉血流灌注的危险,故危重情况下应慎用。如果利尿效果不理想时应考虑系低血容量、心排出量严重下降以及肾血流量不足的影响。

5. 皮质类固醇 可减轻炎症反应,维持细胞内线粒体和溶酶体膜正常。大剂量皮质激素具有增加心排血量、减低周围血管阻力、增加冠状动脉血流量的作用。尽管目前对合并感染的患儿应用仍有争议,但对伴有心血管功能衰竭的肾上腺皮质功能危象的患儿,应用皮质激素是必要的;对于暴发性心肌炎可短期大剂量冲击疗法,静脉输入地塞米松每次 0.5~1mg/kg,或甲泼尼龙每次 1~2mg/kg,可以 4~8 小时重复使用,症状缓解后迅速减量及停药。

6. 改善心肌代谢 可使用大剂量维生素 C,3~5g 静脉滴注,能量合剂(ATP 20mg,辅酶 A 50U,细胞色素 C 30mg,加入 10%葡萄糖 50~100ml)静脉滴注,果糖-1,6-双磷酸果糖,100~200mg/kg 加入注射水中静脉滴注,每天一次。

7. 机械辅助装置　休克时应用各种辅助装置是现代休克治疗的进展之一，主要有主动脉内球囊反搏(IABP)、心室(左室或双室)辅助装置(VAD)、体外膜氧合器(ECMO)、腹膜透析(peritoneal dialysis，PD)等。目前，ECMO 已经越来越多地得到应用并取得令人鼓舞的效果。ECMO 可减少肺血流量，减轻肺水肿，减轻心室射血所做的功及维持动脉血压；同时可用于纠正电解质紊乱。多用于急性心肌病变、双心室衰竭等引起的心源性休克[2,3]。

8. 病因治疗　在治疗休克的同时，应及时作出病因诊断，针对病因治疗。

(1) 重症心肌炎：可采用皮质类固醇等免疫抑制剂治疗[4]，静脉滴注氢化可的松 5~10mg/kg 或地塞米松 0.3~0.5mg/kg；静脉注射大剂量维生素 C 每次 200mg/kg，每 6 小时 1 次。对心肌功能(尤其舒张功能)有益的 β 受体阻滞剂、钙通道阻滞剂及血管紧张素转化酶抑制剂因可能加重心源性休克患儿的低血压，所以在病情稳定之前不能使用这些药物。

(2) 心律失常：快速性心律失常首选同步直流电击或经食管心房超速抑制恢复窦性心律。室上性心动过速可静脉注射快速洋地黄制剂或升压药(如去氧肾上腺素)。室性心动过速可选用利多卡因。缓慢心律失常或合并严重快速心律失常的治疗，尽快安装临时起搏器常可迅速改善病情。

(3) 急性心脏压塞：心包穿刺引流减压可迅速缓解症状；引流液可送病原学检查。

(4) 先天性心脏病：如严重先天性瓣膜或瓣下狭窄、腱索或乳头肌断裂所致急性严重二尖瓣反流、急性主动脉反流等需立即行心脏矫治手术，才能快速逆转严重的循环功能衰竭。

(5) 非心脏因素：如肺栓塞、张力性气胸、血胸以及药物副作用或中毒等，均应给予相应积极处理。

(黄国英)

参考文献

[1] 杨思源，陈树宝. 小儿心脏病学. 4 版. 北京：人民卫生出版社，2012：655-659.

[2] SCHLAPBACH LJ，GRIPSB M，JUSTOB R，et al. Extracorporeal membrane oxygenation as a bridge to diagnosis in a 20-month old girl with pulmonary hypertension and right ventricular failure. Interact CardioVasc Thorac Surg，2012，15(6)：1088-1089.

[3] 庄士心，张晨美，闫钢风，等. 体外膜肺氧合在儿童呼吸衰竭中应用的多中心调查. 中国小儿急救医学，2017，24(7)：523-531.

[4] 庄士心，黄国英. 儿童暴发性心肌炎早期诊断及治疗进展. 中国小儿急救医学，2019，26(10)：777-781.

第 7 节　感染性心内膜炎

感染性心内膜炎(infective endocarditis)是心脏内膜的感染性疾病，最常累及自身或人工置植的瓣膜，也可累及其他部位的心内膜、大动脉内膜、心内或血管内植入物(如补片、管道)表面。心内膜炎的临床病程经过主要与病原微生物的类型有关，现已不再应用急性及亚急性心内膜炎的名称。感染性心内膜炎在小儿较成人少见，近年有增多的趋势，新生儿感染性心内膜炎发病已较前增多。除了发病增多以外，患儿基础心脏病的种类，各种病原微生物的比例等也有变化。这些变化与先天性心脏病手术机会增多、先天性心脏病患儿寿命延长、风湿热发病率降低、心导管检查、介入治疗及静脉内置管应用增多有关。

在抗生素使用以前，感染性心内膜炎病例很少能存活。随着感染性心内膜炎的早期诊断、抗生素治疗及并发症的外科手术治疗等方面的进展，感染性心内膜炎病例的预后已有明显改善。

【病因】

1. 易感因素　感染性心内膜炎患儿中绝大多数(>90%)伴有基础心脏病变，其中以先天性心脏病最为多见(80%~90%)[1,2]，先天性心脏病中以室间隔缺损、动脉导管未闭、主动脉瓣狭窄等多见，很少见于继发型房间隔缺损。发绀型先天性心脏病或经过姑息、纠治手术后病例，特别是外科手术植入人工瓣膜、应用管道或人工修补材料，或术后存在残余分流、梗阻的病例均易发生感染性心内膜炎。室间隔缺损、动脉导管未闭、房间隔缺损术后超过 6 个月如无残余分流并不增加感染性心内膜炎的风险。随着围手术期抗生素的正规应用，术后早期感染性心内膜炎的发生率明显下降。后天性心脏病中，风湿性瓣膜病及二尖瓣脱垂综合征也可并发感染性心内膜炎。这些心脏病变常伴心室或血管内较大的压力阶差，产生高速的血液激流冲击心内膜面而产生损伤。心内膜下胶原组织暴露，血小板及纤维蛋白在此凝聚、沉积形成无菌性赘生物。当发生菌血症时，细菌在上述部位黏附、定居并繁殖，形成有菌赘生物。赘生物附着部位多在压力低的一侧，如室间隔缺损在缺损的右缘、三尖瓣隔叶及肺动脉瓣；动脉导管未闭在肺动脉端；主动脉关闭不全在瓣叶左室侧等。近年来，随着风湿热发病率降低，风湿性心脏病已不多见。但在有些地区风湿性心脏病仍是感染性心内膜炎较多见的基础心脏病。

心导管检查、经导管介入治疗、静脉内置管等也是感染性心内膜炎的易感因素。

近年来新生儿感染性心内膜炎发生率增高，一项多中心资料[3]显示儿童感染性心内膜炎在新生儿期诊断的占7.3%，这与新生儿期侵入性诊断及治疗措施（如中央静脉置管）有关。

感染性心内膜炎病原微生物多为咽喉部、消化道、皮肤部位的常居菌，拔牙、洗牙、牙周手术、扁桃体切除术等均可导致菌血症。

近年来，感染性心内膜炎见于无基础心脏病变患儿的比例增多，目前大约占8%~10%[3,4]。无基础心脏病的病例多为金黄色葡萄球菌感染，多见于2岁以下婴儿及长期应用免疫抑制剂者。

2. 病原体 大约80%以上的小儿感染性心内膜炎病例是由链球菌和葡萄球菌引起，其中链球菌约占50%，葡萄球菌约占30%[4,5]。近年来葡萄球菌的比例有增加的趋势，并超过链球菌[6]。Day等报道[7]在2000—2003年期间632例小儿感染性心内膜炎病例中，金黄色葡萄球菌占57%，草绿色链球菌占20%。国内资料显示，葡萄球菌的比例确有增加，但链球菌仍为小儿感染性心内膜炎最常见的病原菌[5,8,9]。其他病原菌还有肠球菌、肺炎双球菌及β溶血性链球菌等G^+球菌和大肠埃希菌、铜绿假单胞菌及HACEK杆菌族（嗜血菌属、放线杆菌属、人心杆菌属，埃肯菌属，金氏菌属）等G^-杆菌。肠球菌性心内膜炎在小儿较成人少见，HACEK杆菌族也不常见。真菌性心内膜炎的病原体以念珠菌属、曲霉菌属及组织胞浆菌属较多见。细胞内微生物包括巴尔通体、立克次体感染所致的心内膜炎在小儿甚罕见。人工瓣膜植入术后早期以金黄色葡萄球菌常见，而晚期以链球菌感染常见。静脉注射麻醉剂的药瘾者，以金黄色葡萄球菌、铜绿假单胞菌及念珠菌属感染多见。

【病理变化】

1. 心脏及血管 本病的基本病理（pathology）改变是心瓣膜、心内膜及大血管内膜表面附着疣状感染性赘生物（vegetation）。活动期赘生物分三层：最里层主要由血小板、纤维素、红细胞、胶原纤维、坏死组织及细菌组成；中层由细菌组成；外层由纤维素与细菌组成。愈合期最外层被纤维素所覆盖，中层及内层发生玻璃样变与钙化。心瓣膜的赘生物可造成瓣膜溃疡及穿孔等，还可累及腱索及乳头肌，使腱索缩短或断裂，甚至可侵入瓣膜环及心肌，形成窦道及心肌脓肿、室间隔穿孔、主动脉窦感染性动脉瘤。巨大的赘生物可堵塞瓣膜口，导致急性循环障碍。

赘生物受血流冲击常有细微栓子脱落。由于栓子的大小及栓塞部位的不同，可发生不同的器官栓塞并引起不同的后果。左心脱落的栓子引起肾、脑、脾、肢体和肠系膜动脉栓塞；右室的栓子引起肺栓塞。其中肺栓塞的发生率最高。微小栓子栓塞毛细血管产生皮肤瘀点，在小动脉引起内皮细胞增生及血管周围炎症反应，形成Osler结节。感染性栓子栓塞后可发生以下变化：①栓塞部位远端组织发生缺血性梗死；②栓塞部位附近炎症扩散；③栓塞部位的动脉内膜炎破坏动脉弹力层及肌层，或微小的栓子栓塞大动脉壁的营养血管，使大动脉壁坏死形成感染性动脉瘤。目前研究认为Osler结节有可能是组织针对感染所产生的免疫性血管炎表现。Janeway斑是含有细菌和中性粒细胞的感染性栓子导致的栓塞，并继发皮下出血坏死。视网膜可见视丘附近小而苍白的Roth斑，常伴有出血灶。

2. 肾 肾是体循环栓塞的最常见器官，其病理改变为：①肾动脉栓塞引起梗死病灶；②局灶性肾小球肾炎；③弥漫性肾小球肾炎。后两种可能是微小栓塞或肾小球免疫性损伤所致。

3. 中枢神经系统 病变广泛，可涉及脑动脉、脑膜、脑室膜、脑实质、脑神经及脊髓。主要病理改变为血管损伤。微小血管栓塞可造成精神异常或弥漫性脑膜脑炎，发生出血、水肿、脑软化及脑脓肿。大脑动脉感染性动脉瘤破裂后发生脑出血，脑室内或蜘蛛膜下腔出血。

在发病过程中，细胞介导免疫及体液免疫系统活性增强。多克隆B细胞和抗原特异性B细胞的激活导致高γ-球蛋白血症。肾脏病理表现为有免疫复合物沉积的局灶性和弥漫性肾小球肾炎。约有半数病例的类风湿因子和循环免疫复合物阳性，在治疗有效时其血浆水平降低。另外，抗心内膜抗体、抗肉膜（antisarcolemmal）抗体、抗肌纤维膜（antimyolemmal）抗体和抗核抗体等自身抗体水平也增高。

【临床表现】 感染性心内膜炎是累及多系统的疾病，临床表现（clinical manifestation）及相关的合并症与心内膜炎感染破坏导致的血流动力学改变、赘生物引起的栓塞及免疫反应有关,与病原微生物也有密切关系。金黄色葡萄球菌导致的心内膜炎,因其毒力、破坏力强,起病急,全身感染症状明显,常引起瓣膜穿孔、腱束断裂导致急性血流动力学障碍。草绿色链球菌心内膜炎则起病缓慢,多呈非特异性临床表现。近年来感染性心内膜炎的临床表现有向急性经过的转变。

临床表现可归纳为4个方面:①全身感染症状;②心脏症状;③栓塞及血管征象;④免疫反应征象。发热是感染性心内膜炎最常见的症状,体温在38~39℃,也有超过40℃,热型不规则或低热。部分病例有寒战、头痛、关节痛、肌痛等,约10%~15%病例体温正常。其他症状可有苍白、乏力、恶心、呕吐及腹痛等。

心功能不全也是感染性心内膜炎常见的临床表现,尤其在原有先天性心脏病或经过手术矫治后的病例中,可呈现心功能不全或原有心功能不全加重,难以控制。体温正常的感染性心内膜炎患儿多有心功能不全。感染性心内膜炎并发心功能不全主要由瓣膜破坏、腱束断裂等引起血流动力学改变所致。瓣膜损伤后可出现相应的心脏杂音,或使原有的杂音在性质、响度方面发生改变。但在原有心脏杂音基础上心脏杂音的改变较难察觉。

栓塞由败血症、免疫复合物介导血管炎及细菌性赘生物引起。栓塞事件可见于20%~50%的感染性心内膜炎病例。栓塞可累及脑、肺、肾、脾、冠状动脉及外周动脉。栓塞临床表现视累及的器官而异,一般为脾大、腹痛、便血、血尿等。肺栓塞则有胸部剧痛,频咳与咯血,可出现胸腔积液,呈血色。神经系统损害包括卒中、脑脓肿、脑出血、惊厥、广泛性血管炎及脑膜炎。这些事件发生率在感染性心内膜炎病例中可高达30%。血管征象中瘀斑可出现在球结膜、口腔黏膜及四肢皮肤。瘀斑及Janeway斑(手掌和足底红斑或无压痛的出血性瘀点病变)在小儿病例少见。

免疫反应引起的征象如指/趾甲下出血(呈暗红、线状)、Osler结节(指/趾掌面红色皮下结节)、Roth斑(眼底椭圆形出血斑,中央苍白),均不是感染性心内膜炎特有的征象,在小儿病例中非常少见,即使在成人感染性心内膜炎病例中也较前少见(<5%)[10]。免疫复合物性肾小球肾炎在感染性心内膜炎病例中少于15%,也有高达43%,呈现血尿,肾功能不全。

新生儿感染性心内膜炎(infective endocarditis in neonate)的临床表现不典型,全身中毒症状掩盖心内膜炎的症状,与脓毒血症及其他原因引起的心功能不全难以区别。常见感染性栓塞引起的骨髓炎、脑膜炎、肺炎等临床表现,也可有呼吸窘迫、心脏杂音、低血压等。新生儿感染性心内膜炎死亡率高[11]。

【辅助检查】

1. 一般化验检查 常见的血象为进行性贫血与白细胞增多,中性粒细胞升高。血沉增快,C反应蛋白阳性。当合并免疫复合物介导的肾小球肾炎、严重心力衰竭或缺氧引起红细胞增多症时可导致血沉降至正常的假象。血清球蛋白常增多,甚至白蛋白、球蛋白比例倒置。γ-球蛋白升高,循环免疫复合物增高及类风湿因子阳性。尿中有红细胞。

2. 心电图 由于心肌可以同时存在多种病理改变,因此可能出现致命的室性心律失常。房室瓣反流影响心房可导致心房颤动。完全性房室传导阻滞、右束支阻滞、左前或左后分支阻滞均有报道,提示心肌化脓灶或炎症反应加重。

3. 血培养(blood culture) 持续菌血症是感染性心内膜炎的典型表现,未用抗生素时,血培养阳性率达90%以上[12]。近期使用过抗生素是导致血培养假阴性的主要原因。对疑诊者尽量在取血培养后应用抗生素。由于菌血症是持续性的,等待体温升高时取血培养是不必要的。一般认为,对大多数病例分别取血2~3次(每次间隔至少30分钟)培养已足够。最好选择不同部位取静脉血,同时做药敏试验。感染性心内膜炎的菌血症多为低水平(<100个细菌/ml),每次采取血量:儿童5~7ml,婴幼儿1~3ml。保持血液与培养液的比例为1∶10,血量过少可能减少细菌的检出机会。分别采用需氧和厌氧培养基,必要时加做真菌培养。在心内膜炎病例中血培养阴性占2%~40%,在儿童中比例较高。血培养阴性有两种类型:同时或先前用过抗生素,或存在常规血培养生长困难的微生物,以前一种常见。曾使用抗生素可使血培养阳性率降低35%~40%。为了减少曾用抗生素对血培养的影响,在病情允许的情况下,停用抗生素≥48小时再进行血培养检查。条件致病菌生长缓慢,有特殊营养需求,培养时间较长,一般需保持3~4周。细胞内微生物包括巴尔通体、立克次体血培养困难,需应用血清学检查确诊。分子技术是通过PCR即核酸扩增试验对细菌DNA特定区域确认及扩增,还可以测序分型,用于血培养阴性患儿检测病原微生物,并可对培养获得的细菌(有时≥2种)定性及确定细菌的耐药性。PCR方法敏感,获取结果较快,但存在假阴性及假阳性问题需要注意。

4. 超声心动图检查 应用超声心动图技术有可能观察到心内膜受损的部分表现,不仅能显著地提高临床诊断的敏感性,而且也使临床确诊感染性心内膜炎成为可能。心内膜受损的超声心动图征象（echocardiographic features of endocardial involvement）主要有赘生物、心内（瓣周）脓肿、人工瓣膜或心内修补材料新的部分裂开及瓣膜穿孔等，其中赘生物最常见。赘生物在二维超声心动图中呈回声增强的团块，摆动或不摆动，附着于瓣膜、心腔壁、肺动脉壁、心腔内植入的补片、管道壁。赘生物的检出率与病原体、病程、检查者的经验等有关，一般为57%~81%[12]。太小的赘生物（<2mm）则很难被发现。因此，初次超声心动图检查阴性不能排除心内膜炎，疑似病例需要复查。有时赘生物与血栓、脱垂瓣叶、心脏肿瘤、黏液样病变很难区别。小儿感染性心内膜炎病例中心内脓肿及人工瓣膜部分裂开少见，而先天性心脏病根治术中的补片部分裂开时而可见。同时应用彩色多普勒血流显像有助发现瓣膜穿孔及瓣膜反流。虽然经食管超声心动图对感染性心内膜炎检查优于经胸超声心动图，小儿胸壁较薄，透声条件较好，经胸超声心动图对感染性心内膜炎检查已能够达到临床要求。

【诊断】 感染性心内膜炎累及全身多系统，临床表现多样化，早期诊断颇为困难。尤其是随着抗生素的广泛应用和病原学的变化，临床表现更趋不典型。最初确定诊断仅限于有病理证据者。1994 年，Durack 等提出感染性心内膜炎诊断新标准（Duke 标准），首次增加应用超声心动图检查的心内膜受累证据，并作为感染性心内膜炎临床确诊的依据。国外研究资料显示，在经过手术或病理证实的感染性心内膜炎病例中，按 Duke 标准诊断有 18%~24%病例未被确诊[13]。在 Duke 标准基础上经过研究不断完善，2010 年中华医学会儿科学分会心血管学组及中华儿科杂志编辑委员会提出“儿童感染性心内膜炎诊断标准”[14]（表 27-16）。

表 27-16 儿童感染性心内膜炎的诊断标准（2010）

一、病理学指标	1. 赘生物（包括已形成栓塞的）或心脏感染组织经培养或镜检发现微生物 2. 赘生物或心脏感染组织经病理检查证实伴活动性心内膜炎
二、临床指标	
（一）主要指标	1. 血培养阳性 分别 2 次血培养有相同的感染性心内膜炎的常见微生物（草绿色链球菌、金黄色葡萄球菌、凝固酶阴性葡萄球菌、肠球菌等） 2. 心内膜受累证据（超声心动图征象） （1）附着于瓣膜、瓣膜装置、心脏或大血管内膜、置植人工材料上的赘生物；或 （2）腱索断裂、瓣膜穿孔、人工瓣膜或缺损补片有新的部分裂开；或 （3）心腔内脓肿
（二）次要指标	1. 易感染条件 基础心脏疾病、心脏手术、心导管术、经导管介入治疗、中心静脉内置管等 2. 较长时间的发热≥38℃，伴贫血 3. 原有的心脏杂音加重，出现新的心脏杂音或心功能不全 4. 血管征象 重要动脉栓塞、感染性动脉瘤、瘀斑、脾大、颅内出血、结膜出血、Janeway 斑 5. 免疫学征象 肾小球肾炎、Osler 结节、Roth 斑、类风湿因子阳性 6. 微生物学证据 血培养阳性，但未符合主要标准中要求
三、诊断依据	1. 具备下列①~⑤项任何之一者可诊断为感染性心内膜炎：①临床主要指标 2 项；②临床主要指标 1 项和临床次要指标 3 项；③心内膜受累证据和临床次要指标 2 项；④临床次要指标 5 项；⑤病理学指标 1 项 2. 有以下情况时可以排除感染性心内膜炎诊断：①有明确的其他诊断解释心内膜炎表现；②经抗生素治疗≤4 天临床表现消除；③抗生素治疗≤4 天手术或尸检无感染性心内膜炎的病理证据 3. 临床考虑感染性心内膜炎，但不具备确诊依据时仍应进行治疗，根据临床观察及进一步的检查结果确诊或排除感染性心内膜炎

任何诊断标准均不能代替临床的分析判断。许多感染性心内膜炎的临床表现是非特异性的，需要排除其他相关疾病并结合诊断标准综合分析。血培养持续阳性获得致病微生物及超声心动图检查发现心内膜受累表现是临床确诊的关键。要注意的是，血培养结果受曾用抗生素、采血量、培养技术培养及条件的影响；超声心动图检查结果受病程、心内膜受累表现明显程度、检查者经验等因素影响。据国内报道[5]，经病理或手术确诊的感染性心内膜炎病例中，血培养阳性率尚较低（29%~67%），血培养符合诊断标准的则更低（26%），

心内膜受累超声征象检出率差异明显（60%～97%）。小儿感染性心内膜炎的诊断，特别是早期诊断存在挑战。在临床实践中，儿科医师与微生物专业及心脏超声专业人员应加强联系，共同努力改进技术才能提高诊断效果。

【预防】 感染性心内膜炎的死亡率及病残率仍然比较高，感染性心内膜炎的预防显然具有重要的意义。根据临床经验及研究资料，以往应用抗生素预防感染性心内膜炎的效果仍存在疑问，此外尚存在抗生素不良反应及产生耐药性的弊端。注意口腔卫生与及时治疗口腔疾病对预防感染性心内膜炎可能较应用抗生素预防更重要。

目前认为抗生素预防对象应限于感染性心内膜炎发生率高的人群或合并症、死亡率高的感染性心内膜炎患儿即高危病例：①曾有感染性心内膜炎病史；②使用人工瓣膜或人工材料于心脏瓣膜修复术的患儿；③未经治疗的发绀型先天性心脏病患儿、先天性心脏病姑息分流、使用管道或其他人工材料术后患儿、先天性心脏病修复术后有残留分流或瓣膜反流患儿、先天性心脏病修复术后无残留分流或梗阻患儿，术后 6 个月直到人工材料内皮化形成[15,16]。高危病例在接受涉及牙龈组织、牙齿根尖周围部位或引起口腔黏膜破损的牙科手术前需要抗生素预防。抗生素预防不推荐常规用于呼吸道（气管镜、支气管镜、喉镜）、消化道（胃镜、结肠镜、经食管超声）及泌尿道（膀胱镜）检查操作时。对青霉素或氨苄西林无过敏者，术前 30～60 分钟应用阿莫西林或氨苄西林 50mg/kg，1 次口服或静脉注射，也可换用头孢氨苄 50mg/kg，1 次口服。对阿莫西林及氨苄西林过敏者可用克林霉素 20mg/kg，1 次口服或静脉注射。

【治疗】

1. 抗生素治疗 祛除引起感染的病原体是治疗的关键。早期及有效的抗生素治疗（antibiotic treatment）可以提高本病的治愈率。抗生素的选择最好根据检出的病原微生物及其对抗生素的敏感程度。应采用杀菌型并且对组织有较好穿透性的抗生素。抑菌型抗生素疗效差，易于复发，一般不用。根据病原体对抗生素的敏感程度，选择不同作用机制的抗生素联合用药，以达到最大的杀菌协同作用。感染性心内膜炎在感染部位通常有赘生物形成，赘生物内细菌浓度高，并能抵御吞噬及其他机体防御机制，细菌的代谢率低，故需要足够剂量及比较长期的抗生素治疗。选择静脉给药以保持稳定有效的血浓度达到治疗效果。选择合适的抗生素及治疗方案后尚需要密切观察临床症状并根据血培养及炎症标志物评价治疗效果，同时监测药物血浓度，特别是氨基糖苷类抗生素和糖肽类抗生素，有利于调整剂量，预防抗生素不良反应。感染性心内膜炎治疗的指南推荐，以 β 内酰胺类抗生素（青霉素及头孢菌素类）与氨基糖苷类抗生素联合治疗可获得协同作用，为治疗感染性心内膜炎的有效药物。最近的相关指南[15]中已有所改变，不再推荐氨基糖苷类抗生素用于自体瓣膜或金黄色葡萄球菌性心内膜炎。因为没有证据显示其临床有益，而且增加肾脏毒性。氨基糖苷类药物副作用严重，在儿科病例中应慎重使用。通常抗生素治疗需要持续 4～6 周，根据临床及实验室检查的变化进行调整，有时需要更长时间的治疗。停用抗生素后 8 周内需要复查血培养，复发多数发生在该阶段[15-17]。

（1）链球菌性心内膜炎：青霉素敏感（最低抑菌浓度≤0.10μg/ml）的链球菌感染者，青霉素 20 万 U/（kg·d），分 4～6 次静脉注射，或头孢曲松（ceftriaxone）100mg/（kg·d），1 次/d，或分 2 次静脉注射，治疗 4 周。

对青霉素敏感性较差者（最低抑菌浓度≥0.20μg/ml），青霉素 20 万～30 万 U/（kg·d），分 4～6 次静脉注射 4 周，加庆大霉素 3mg/（kg·d），分 3 次静脉注射，最初 2 周。或头孢曲松（ceftriaxone）100mg/（kg·d），1 次/d，或分 2 次静脉注射 4 周，加庆大霉素 3mg/（kg·d），分 3 次静脉注射，最初 2 周。

如对青霉素或头孢曲松过敏者，万古霉素 30～40mg/（kg·d）（日总量<2g），分 2～3 次静脉注射（每次持续>1 小时），4 周。注意观察对肾、耳的毒性。

（2）肠球菌性心内膜炎：对青霉素敏感性较差，宜首选氨苄西林，300mg/（kg·d）（每天总量不超过 12g），分 4～6 次静脉注射，合并应用庆大霉素 3mg/（kg·d），分 3 次静脉注射，疗程 4～6 周。对 β-内酰胺类抗生素过敏者，万古霉素合并庆大霉素治疗 6 周，或氨苄西林/舒巴坦 300mg/（kg·d），分 4 次静脉注射，合并庆大霉素治疗 6 周。

（3）葡萄球菌性心内膜炎：很多金黄色葡萄球菌株耐青霉素，故应选用耐青霉素酶的青霉素。苯唑西林 200mg/（kg·d），分次，每 4～6 小时一次，静脉注射；或头孢唑啉 100mg/（kg·d），分次，每 8 小时一次，静脉注射，6 周。加或不加庆大霉素 3mg/（kg·d），每 8 小时一次，静脉注射，最初 3～5 天。

对青霉素过敏，苯唑西林耐药或疗效不佳者可用万古霉素，加或不加庆大霉素。

对万古霉素耐药或不耐受，达托霉素 6mg/kg，1 次/d，静脉注射。

（4）革兰氏阴性杆菌性心内膜炎：革兰氏阴性杆菌包括大肠埃希菌、铜绿假单胞菌及 HACEK 菌族等，应根据细菌学检查结果选择合适的抗生素。一般可选用第三代头孢菌素，如头孢哌酮(cefoperazone)、头孢噻肟(cefotaxime)、头孢曲松(ceftriaxone)等，并加用庆大霉素，或氨苄西林与庆大霉素联合应用，疗程至少6周。

(5) 真菌性心内膜炎：两性霉素B，1mg/(kg·d)，静脉注射，维持3~4小时，疗程≥6周，加或不加5-氟胞嘧啶，150mg/(kg·d)分次口服，每6小时一次。常需外科手术祛除赘生物及病灶。经过以上治疗后换用咪唑类药(如氟康唑、伊曲康唑、伏立康唑)长期抑制性治疗。经抗真菌药物治疗有效，但不适合手术者需长期口服咪唑类药。

对于临床确诊，血培养尚未明确病原菌或血培养阴性的感染性心内膜炎患儿选择抗生素治疗方案时需要结合临床特点、病程经过、是否用过抗生素、有否心脏手术及人工材料植入及当地细菌耐药情况等判断可能的病原菌，也称为经验治疗方案。血培养前曾用抗生素治疗，无基础心脏病，自体瓣膜感染者，急性起病，药物选择需针对金黄色葡萄球菌；临床经过呈亚急性，药物选择需同时针对金黄色葡萄球菌、链球菌、肠球菌，HACEK杆菌族，药物首选氨苄西林/舒巴坦钠或阿莫西林/克拉维酸加庆大霉素，或氯唑西林/头孢唑林；人工瓣膜或人工材料置入性心内膜炎，在心脏手术后1年内发病，治疗需针对苯唑西林耐药的葡萄球菌选用万古霉素；在心脏术后1年后发病，病原菌以苯唑西林敏感的葡萄球菌，草绿色链球菌、肠球菌多见。在治疗过程中需要密切观察，根据病情及检验结果决定是否需要调整抗生素，同时注意抗生素的不良反应。

在治疗过程中，如果有效可见发热缓解，自觉症状好转，尿中红细胞消失较慢，约需1个月或更久，白细胞恢复也较慢，血沉恢复约在1.5个月。终止治疗的依据为：体温、脉搏正常，自觉情况良好，体重增加，栓塞现象消失，血象及血沉恢复正常等，如血培养多次阴性，则更可靠。停止治疗后，应随访2年，以便对复发者及时治疗。

2. 外科手术治疗 急性心力衰竭、脑栓塞及感染持续不能被控制是感染性心内膜炎的死亡原因。很多时候抗生素治疗不足以控制病情，需要外科手术共同治疗处理。近年来早期外科治疗(surgical treatment)感染性心内膜炎取得良好效果，对心脏赘生物和污染的人工材料清创，修复或置换损害的瓣膜，挽救严重患儿生命，病死率明显降低，治愈率提高。手术指征(indications for surgery)有：①二尖瓣或主动脉瓣损坏，重度反流导致心力衰竭；②经过合适的抗生素治疗1周以上仍持续发热、血培养阳性或心内赘生物增大；③心脏瓣膜穿孔、破损、瓣周脓肿或窦道形成，呈现局部破坏性感染或感染扩散；④大型或有脱落风险的赘生物，特别是位于左心瓣膜上的赘生物；⑤真菌或抗生素耐药病原体引起的心内膜炎等。据报道，需要外科治疗的感染性心内膜炎患儿约占25%~30%。如有外科治疗指征应尽早手术。术前心力衰竭程度与术后死亡率有关，把握手术时机非常重要。术后继续用抗生素，与术前用药时间相加至少达到1个完整疗程。如果手术时取得的赘生物等病灶组织经培养为阳性，用药时间宜更长[15,17,18]。

【预后】 随着超声诊断、抗生素治疗及外科治疗技术的提高，小儿的死亡率有所下降，但仍然是危害较大的感染性疾病。顽固性充血性心力衰竭是致死的主要原因，主要由瓣膜破坏、腱索断裂所致，与人工瓣膜功能障碍及基础心脏病等也有关。有严重脑并发症者，病死率高，幸存者多有后遗症。心内膜炎的复发可在完成有效抗感染疗程后3~6个月发生。复发时的病原菌不一定与既往一致。

(陈树宝)

参考文献

[1] 感染性心内膜炎的诊断标准评价协作组. 感染性心内膜炎诊断标准的评价：附病理证实216例分析. 中华儿科杂志，2003，41(10)：738-742.

[2] 小儿感染性心内膜炎研究协作组. 小儿感染性心内膜炎治疗现状. 中华儿科杂志，2009，47(8)：388-392.

[3] PASQUALI SK, HE X, MOHAMAD Z, et al. Trends in endocarditis hospitalizations at US children's hospitals: impact of the 2007 American Heart Association antibiotic prophylaxis guidelines. Am Heart J, 2012, 163(5): 894-899.

[4] GUPTA S, SAKHUJA A, MCGRATH E, et al. Trends, microbiology, and outcomes of infective endocarditis in children during 2000—2010 in the United States. Congenital Heart Disease, 2017, 12(2): 196-201.

[5] GEWITZL MH, TAUBERT KA. Infective endocarditis// MOLLER JH, HOFFMAN JIE, BENSON WD. Pediatric cardiovenricular medicine. 2nd ed. Philadelphia: Churchill Livingstone, 2012, 871-887.

[6] TAUBERT KA, GEWITZ M. Infective endocarditis// ALLEN HD, SHADDY RE, DRISCOL DJ, et al. Moss and Adams' heart disease in infants, children, and adolescents. 7th ed. Philadelphia: Wolters Kluwer, 2008: 1299-1312.

[7] DAY MD, GAUVERAU K, SHUKMAN S, et al. Characteristics of children hospitalized with infective endocarditis. Circulation, 2009, 119(6): 865-870.

[8] 徐欣怡，郭颖，刘廷亮，等. 儿童金黄色葡萄球菌感染性心内膜炎临床分析. 中华实用儿科临床杂志，2019，34(22)：1707-1710.

[9] 陈星伟,刘亚欣,于欢,等.阜外医院感染性心内膜炎300例临床特征分析.中国循环杂志,2018,33(11):1102-1107.

[10] FERRIERI P, GEWITZ MH, GERBER MA, et al. Unique features of infective endocarditis in childhood. Circulation, 2002,105(17):2115-2127.

[11] MURDOCH DR, COREY GR, HOEN B, et al. Clinical presentation, etiology, and outcome of infective endocarditis in the 21st century. Arch Intern Med, 2009, 169(5):463-473.

[12] 陈树宝,韩玲.加强对小儿感染性心内膜炎诊治的研究.中华儿科杂志,2001,39(5):257-259.

[13] HABIB G, DERUMEAUX G, AVIERIMOS JE, et al. Value and limitations of the Duke criteria for the diagnosis of infective endocarditis. J Am Coll Cardiol, 1999, 33(7):2023-2029.

[14] 中华医学会儿科学分会心血管学组,中华儿科杂志编委会.儿童感染性心内膜炎的诊断标准建议.中华儿科杂志,2010,48(12):913-915.

[15] HABIB G, LANCELLOTTI P, ANTUNES MJ, et al. 2015 ESC Guidelines for the management of infective endocarditis. European Heart Journal, 2015, 36(44):3075-3128.

[16] BACH DS. Perspectives on the American college of cardiology/American heart association guidelines for the prevention of infective endocarditis. J Am Coll Cardiol, 2009, 53(20):1852-1854.

[17] 黄美容,陈树宝.儿童感染心内膜炎的治疗:2005年AHA/2009年ESC《感染性心内膜炎诊断、治疗及预防指南》解读.中华儿科杂志,2012,50(6):474-479.

[18] BALTIMORE RS, GEWITZ M, BADDOUR LM, et al. Infective endocarditis in childhood: 2015 update a scientific statement from the American Heart Association. Circulation, 2015, 132(15):1487-1515.

第 8 节 心肌疾病

心肌疾病包括多种病因引起的不同疾病,有的仍然病因未明。心肌疾病主要包括心肌炎(如病毒性心肌炎)、心肌病及心脏肿瘤等。

一、心肌炎

心肌炎(myocarditis)是由组织学、免疫学及免疫组化方法确认的心肌的炎症性疾病,其组织学特征是心肌局灶性或弥漫性炎性病变,心肌细胞有炎症细胞浸润,伴非缺血性的心肌变性及坏死。心肌炎与多种病因及发病因素有关(表 27-17)。感染性心肌炎可由病毒、细菌、立克次体、螺旋体、真菌及寄生虫感染引起,其中以病毒性心肌炎最多见。在南美洲,克鲁斯锥虫(*Trypanosoma cruzi*)感染引起的恰加斯病(Chagas disease)是心肌炎的常见病因。心肌炎可呈急性暴发导致死亡,而多数起病隐匿,症状不明显,部分至慢性期可形成扩张型心肌病才被发现,心脏明显扩大,发生心力衰竭和心律失常,导致死亡。免疫介导疾病、化学及物理因素均可引起心肌炎。心肌炎目前已成为儿童后天性心脏病中导致心力衰竭、心肌病及心脏移植的主要原因[1]。心肌炎常为全身性疾病的一部分,如风湿热、系统性红斑狼疮,参见第 18 章风湿性疾病。本章主要介绍病毒性心肌炎。

病毒性心肌炎(viral myocarditis)是由各种病毒引起的心肌急性或慢性炎症。临床上以肠道病毒(尤其是柯萨奇病毒)引起的心肌炎较常见,约占半数以上。新型冠状病毒 COVID-19 也可以导致心肌炎[2]。用逆转录聚合酶链反应(RT-PCR)技术检测病毒基因序列,发现病毒感染是心肌炎最常见的病因。

表 27-17 感染性心肌炎的病因和发病因素

病因分类	病因举例
病毒	柯萨奇病毒、埃可病毒、脊髓灰质炎病毒、肝炎病毒、流行性感冒病毒、腺病毒、呼吸道合胞病毒、流行性腮腺炎病毒、麻疹病毒、风疹病毒、水痘-带状疱疹病毒、牛痘病毒、单纯疱疹病毒、巨细胞病毒、人类免疫缺陷病毒、Epstein-Barr 病毒、细小病毒 B19、新型冠状病毒等
细菌	葡萄球菌、链球菌、肺炎链球菌、脑膜炎球菌、白喉杆菌、沙门菌属、流感嗜血杆菌等
其他	肺炎支原体、斑疹伤寒、恙虫病、钩端螺旋体、莱姆病、克鲁斯锥虫、念珠菌、组织胞浆菌

【病因与发病机制】 引起心肌炎的病毒种类较多,其中以柯萨奇 B_3 病毒最多见。早期对于病毒性心肌

炎的发病机制认识主要来源于柯萨奇 B_3 病毒（CVB_3）感染试验小鼠的心肌炎模型，在病毒感染初期，病毒直接侵袭心肌细胞引起急性炎症反应，出现心肌坏死、变性及细胞浸润，但严重的慢性持久的心肌病变却是自身免疫介导的。CVB_3 接种小鼠后 24～72 小时发生病毒血症，72～96 小时达高峰，7～19 天后血液中检测不到 CVB_3。感染初期可见病毒引起的心肌细胞溶解，伴有体液和细胞免疫反应。至感染 15 天后，大多数实验动物恢复，血液和心肌中检测不到 CVB_3，而遗传易感性强的小鼠心肌炎持续，T 淋巴细胞激活，病毒特异性细胞毒 T 淋巴细胞引起被感染的心肌溶解，自身反应性 T 淋巴细胞破坏未感染的心肌细胞，造成严重的心肌损伤。另外，慢性自身免疫性心肌炎的动物可产生针对心脏特异性的自身抗体，如抗肌凝蛋白重链抗体，提示心肌损伤与肌凝蛋白自身免疫反应有关。

人类病毒性心肌炎与试验小鼠心肌炎相似，大致可分为病毒感染期、急性自身免疫及炎症反应期，部分患儿可能由于遗传易感性而存在持续免疫反应，损伤心肌进入慢性扩张型心肌病期。大部分心肌炎及扩张型心肌病患儿的血液中可检测到心脏特异性和心肌炎特异性表达的抗自身抗原的抗体，而且在心肌活检组织中发现有人类白细胞抗原（human leucocyte antigen，HLA）的异常表达，这些情况都支持自身免疫在心肌炎发展中的重要作用。

【病理变化】 外观上心脏呈不同程度的扩大，心肌松软。在显微镜下可见心肌纤维之间和血管周围的结缔组织中有单核细胞、淋巴细胞及中性粒细胞的浸润。心肌纤维有不同程度的变性，横纹消失，肌浆凝固和/或溶解，呈小灶性、斑点状或大片坏死。心肌溶解，胞核和胞浆都可消失，残留细胞膜。心脏病变分布常以左心室及室间隔最重，其次为右心室，左、右心房最轻。病毒性心肌炎多伴有浆液纤维素性心包炎，渗液量较小。有的合并心内膜炎。在慢性病例中，除心肌纤维变性外，可见成纤维细胞增生及瘢痕形成、心内膜弹力纤维增生及心室附壁血栓形成，附壁血栓脱落时可引起脑、肾、肺等梗死。电镜检查可见心肌细胞破碎，肌丝丧失，肌纤蛋白结构破坏，线粒体退行性变和钙化。从死亡病例的心包、心肌或心内膜中可分离出病毒，也可应用 PCR 方法在心肌、心包或心内膜中找到特异病毒核酸。电镜检查可见病毒颗粒。

【临床表现】 心肌炎的临床表现轻重悬殊，轻者可无症状或呈亚临床经过；病情严重者则暴发心源性休克或急性充血性心力衰竭或严重心律失常，于数小时或数天内死亡，甚至猝死。心肌炎症状可发生在病毒感染的急性期或恢复期。如发生在急性期，则心肌炎的症状常被全身症状所掩盖。

1. 症状与体征 典型病例在心脏症状出现前数天或 2 周内有呼吸道或消化道感染病史，可伴有发热、咽痛、肌痛、腹泻、皮疹等症状，继之出现心脏病变相关症状。可有乏力、食欲缺乏、恶心、呕吐、发热等非特异症状，年长儿可诉心前区不适、心悸、头晕、腹痛、肌痛，小婴儿可出现拒乳、气促、面色灰白，严重者可出现呼吸困难、晕厥。查体轻症者血压正常，重症患儿可有血压下降、脉压减小，心界正常或扩大，心尖部第一心音低钝，可出现奔马律、心动过速或过缓，或有心律失常，心脏扩大时可闻及瓣膜关闭不全产生的杂音，因合并心包炎可闻及心包摩擦音，重症患儿可出现毛细血管再充盈时间（capillary refilling time，CRT）延长的体征。

心肌炎急性期病情差异较大。轻症患儿可无症状或有仅有轻微非特异症状，如精神欠佳、乏力、食欲缺乏、胸闷等，查体心界大致正常，可有一过性第一心音减弱或心动过速，经治疗于数周内痊愈，或呈亚临床经过。重症患儿除以上症状外，起病多较急，多有充血性心力衰竭。婴幼儿拒食、面色苍白、呕吐、呼吸困难。年长儿可诉胸闷、胸痛、头晕、心悸，可有急性腹痛及肌痛、呼吸困难、端坐呼吸、烦躁不安、面色发绀。查体可有呼吸急促、双肺出现湿啰音，心界扩大、心音低钝，有奔马律或心律失常，肝大伴触痛，而水肿往往不著。可并发其他脏器如神经系统及肾脏损伤。如及时治疗，多数病例经数月或数年后可获痊愈，部分患儿于急性期死于急性充血性心力衰竭，另有部分患儿迁延不愈，遗留心肌损害。少数暴发起病者，病情极重，短时间（通常指发病 48 小时内）内出现严重心律失常，如三度房室传导阻滞、室性心动过速、心室颤动，致晕厥发作或猝死；或突发心源性休克，患儿烦躁不安、呼吸困难、面色苍白、末梢发绀、皮肤湿冷、多汗、脉搏细弱、血压下降或不能测出、心动过速伴奔马律。部分患儿病情进展急剧，如抢救不及时，可于数小时或数天内死亡[3]。

部分病例可从急性转为慢性，成为炎症性心肌病，因感染或劳累，心力衰竭反复发生，迁延数年，终末期心脏明显增大，心力衰竭难于控制而死亡。慢性经过者可并发栓塞现象或心律失常。脑栓塞者有偏瘫、失语；肾栓塞有血尿等症状。

新生儿时期柯萨奇 B 组病毒感染引起的心肌炎，病情严重，可由柯萨奇病毒感染的母亲传给新生儿，在新生儿室造成流行。常同时出现其他器官的炎症如脑膜炎、胰腺炎、肝炎等，一般在生后 10 天内发病，起病突然，出现发热、拒食、呕吐、腹泻及嗜睡，有明显的呼吸困难和心动过速，迅速发生急性心力衰竭。1992年，北京某医院发生新生儿柯萨奇 B_3 病毒感染流行，发病35例，占同期新生儿12%。因急性心力衰竭死亡2例，尸检证实为 CVB_3 急性心肌炎，其中1例同时有脑膜脑炎。

2. 胸部X线检查 可见心影呈轻度至重度普遍扩大，左心室较著，心搏动减弱，肺淤血、肺水肿，少数有胸腔少量积液。

3. 心电图检查 常呈QRS波低电压，ST段偏移，T波倒置、平坦或低平，有的ST-T形成单向曲线，呈假性心肌梗死图形，QT间期延长。也可见各种心律失常，如房室传导阻滞、室内传导阻滞、阵发性异位心动过速、期前收缩、心房扑动、心房颤动及心室颤动等。慢性病例可见左心室肥厚。心电图无明显改变者可行24小时动态心电图检查。

4. 超声心动图 轻症者可完全正常。少数病例可见左室扩大，室间隔及左室后壁运动幅度降低，左室射血分数和缩短分数下降。另外，可有少量心包积液和二尖瓣关闭不全。部分急性心肌炎可见室间隔及左室壁增厚。

5. 放射性核素显像检查 ^{67}Ga心肌显像可显示心肌炎症浸润部位，提示心肌炎。有报道 ^{99m}Tc心肌灌注显像联合 ^{67}Ga心肌显像对心肌炎诊断的阳性率更高。^{111}In单克隆抗肌凝蛋白抗体心肌显像可检测心肌坏死，有助于心肌炎诊断。

6. 心脏磁共振成像（cardiac magnetic resonance，CMR） CMR诊断心肌炎具有高度灵敏度和特异度。CMR可显示心肌炎特有的改变，包括细胞内及细胞间质水肿、充血、毛细血管渗漏，严重病例还可显示心肌坏死及纤维化。T_2 加权像显示局限性或弥漫性高信号提示心肌水肿；T_1 加权像显示早期钆增强提示心肌充血及毛细血管渗漏；T_1 加权像显示至少1处非缺血区域分布的局限性晚期延迟钆增强提示心肌坏死和纤维化。Mahrholdt等报道节段反转回复梯度回波脉冲序列（IR-GRE）能显示微小心肌损伤，可用于心肌炎诊断，强化部位多在心室外膜，集中于外侧游离壁[4]。

7. 心脏生物标记物 天冬氨酸转氨酶（aspartate transferase，AST）、肌酸激酶（creatine kinase，CK）、肌酸激酶同工酶（creatine kinase-MB，CK-MB）、乳酸脱氢酶（lactate dehydrogenase，LDH）及α羟丁酸脱氢酶（α-hydroxybutyric dehydrogenase，α-HBDH）在急性期均可升高，但CK-MB质量对心肌损伤的诊断较有意义。CK-MB是心肌特异性胞质同工酶，正常血清含微量，故其水平升高可作为心肌炎的早期诊断依据。LDH在体内分布较广泛，特异性较差，而LDH同工酶血清酶谱分析价值较大，正常为 $LDH_2>LDH_1>LDH_3>LDH_4>LDH_5$，如 $LDH_1>LDH_2$ 或 $LDH_1>40\%$ 则对心肌炎的诊断较有意义。由于酶活力增高可受非心脏因素影响，故应结合临床进行综合分析。目前认为心肌肌钙蛋白对心肌梗死和心肌炎等心脏病有较高的诊断价值。肌钙蛋白（troponin，Tn）是肌肉组织的调节蛋白，参与肌肉收缩的钙激活调节过程，有三个亚单位：TnT、TnI及TnC。Tn存在于心肌和骨骼肌中，但两者的调控基因不同，用免疫方法易于区分。目前临床应用为检测血清心肌TnT（cTnT）及血清心肌TnI（cTnI）。血清cTnT不存在于骨骼肌中，其增高是心肌损伤的特异标志，≥0.2ng/ml为异常。5% cTnT分布在心肌细胞胞质内，95%与心肌细胞结构蛋白结合。心肌损伤早期，胞质中cTnT首先释放入血液，血清浓度即升高。cTnI比骨骼肌TnI多31个氨基酸，因而也具有较高的心肌特异性，cTnI以游离形式存在于心肌细胞中，心肌损伤时可早期释放入血，持续可达2周左右。因此，小儿心肌炎血清cTnT及cTnI检测心肌损伤的灵敏度和特异度均高于CK-MB及 LDH_1，而且兼有升高较早及持续时间长的特点。血浆脑钠肽（BNP）升高可能提示心力衰竭。

8. 其他实验室检查 部分患儿血清抗心肌抗体阳性。

9. 病原学检查 早期可从心包积液、咽拭子、大便分离出特异病毒。并可用RT-PCR方法检测病毒RNA。病程早期血清中特异性IgM抗体阳性；或在恢复期血清中，同型抗体滴度较第1份血清升高或降低4倍以上。死亡病例，可自其心包、心肌或心内膜中分离出病毒，或特异性荧光抗体检查阳性。电子显微镜检查心肌坏死病变附近可看到病毒颗粒。

心内膜心肌活检（endomyocardial biopsy，EMB）：通过侵入性心导管术取材，进行电镜或免疫电镜检查，可见病毒颗粒，目前认为是诊断心肌炎的金标准。EMB虽然特异度强，但灵敏度差，心肌炎的病理特点是心肌常呈点片状受累，活检阳性率有限，加之EMB有心脏穿孔的风险，限制了它在心肌炎诊断方面的临床应用。

【诊断与鉴别诊断】 病毒感染病程中或恢复期中如出现心脏扩大、心力衰竭、心源性休克或心律失常，应参考X线所见及心电图表现等进行观察，在排除其他心脏疾病后，则应考虑病毒性心肌炎的诊断。2018年，中华医学会儿科学分会心血管学组及其心肌炎协作组在既往多版小儿心肌炎诊断建议的基础上，结合当今新进展，提出了新的“儿童心肌炎诊断建议（2018版）”[5]，内容如下：

1. 心肌炎的临床诊断

（1）主要临床诊断依据

1）心功能不全、心源性休克或心脑综合征。

2）心脏扩大。

3）血清心肌肌钙蛋白T或I(cTnI或cTnT)或血清肌酸激酶同工酶(CK-MB)升高，伴动态变化。

4）显著心电图改变(心电图或24小时动态心电图)。

5）心脏磁共振成像(CMR)呈现典型心肌炎症表现。

在上述心肌炎主要临床诊断依据"4)"中，"显著心电图改变"包括：以R波为主的2个或2个以上主要导联(Ⅰ、Ⅱ、aVF、V_5)的ST-T改变持续4天以上伴动态变化，新近发现的窦房、房室传导阻滞，完全性右或左束支传导阻滞，窦性停搏，成联律、成对、多形性或多源性期前收缩，非房室结及房室折返引起的异位性心动过速，心房扑动、心房颤动，心室扑动、心室颤动，QRS低电压(新生儿除外)，异常Q波等。

在上述心肌炎主要临床诊断依据"5)"中，"CMR呈现典型心肌炎症表现"指具备以下3项中至少2项，①提示心肌水肿：T_2加权像显示局限性或弥漫性高信号；②提示心肌充血及毛细血管渗漏：T_1加权像显示早期钆增强；③提示心肌坏死和纤维化：T_1加权像显示至少1处非缺血区域分布的局限性晚期延迟钆增强。

（2）次要临床诊断依据

1）前驱感染史，如发病前1~3周内有上呼吸道或胃肠道病毒感染史。

2）胸闷、胸痛、心悸、乏力、头晕、面色苍白、面色发灰、腹痛等症状(至少2项)，小婴儿可有拒乳、发绀、四肢凉等。

3）血清乳酸脱氢酶(LDH)、α-羟丁酸脱氢酶(α-HBDH)或天冬氨酸转氨酶(AST)升高。

4）心电图轻度异常。

5）抗心肌抗体阳性。

在上述心肌炎次要临床诊断依据"3)"中，若在血清LDH、α-HBDH或AST升高的同时，亦有cTnI、cTnT或CK-MB升高，则只计为主要指标，该项次要指标不重复计算。

在上述心肌炎次要临床诊断依据"4)"中，"心电图轻度异常"指未达到心肌炎主要临床诊断依据中"显著心电图改变"标准的ST-T改变。

（3）心肌炎临床诊断标准

1）心肌炎：符合心肌炎主要临床诊断依据≥3条，或主要临床诊断依据2条加次要临床诊断依据≥3条，并除外其他疾病，可以临床诊断心肌炎。

2）疑似心肌炎：符合心肌炎主要临床诊断依据2条，或主要临床诊断依据1条加次要临床诊断依据2条，或次要临床诊断依据≥3条，并除外其他疾病，可以临床诊断疑似心肌炎。

凡未达到诊断标准者，应给予必要的治疗或随诊，根据病情变化，确诊或除外心肌炎。

在诊断标准中，应除外的其他疾病包括冠状动脉疾病、先天性心脏病、高原性心脏病以及代谢性疾病(如甲状腺功能亢进症及其他遗传代谢病等)、心肌病、先天性房室传导阻滞、先天性完全性右或左束支传导阻滞、离子通道病、直立不耐受、β受体功能亢进及药物引起的心电图改变等。

2. 病毒性心肌炎的诊断

（1）病毒性心肌炎病原学诊断依据

1）病原学确诊指标：自心内膜、心肌、心包(活体组织检查、病理)或心包穿刺液检查发现以下之一者可确诊，①分离到病毒；②用病毒核酸探针查到病毒核酸。

2）病原学参考指标：有以下之一者结合临床表现可考虑心肌炎由病毒引起，①自粪便、咽拭子或血液中分离到病毒，且恢复期血清同型抗体滴度较第1份血清升高或降低4倍以上；②病程早期血清中特异性IgM抗体阳性；③用病毒核酸探针从患儿血液中查到病毒核酸。

（2）病毒性心肌炎诊断标准

在符合心肌炎诊断的基础上：

1）具备病原学确诊指标之一，可确诊为病毒性心肌炎。

2）具备病原学参考指标之一，可临床诊断为病毒性心肌炎。

3. 心肌炎病理学诊断标准 心肌炎病理诊断主要依据心内膜心肌活检结果：活检标本取样位置至少3处，病理及免疫组织化学结果≥14个白细胞/mm^2，包含4个单核细胞/mm^2并$CD3^+$ T淋巴细胞≥7个细胞/mm^2。心内膜心肌活检阳性结果可以诊断，但阴性结果不能否定诊断。

4. 心肌炎分期

（1）急性期：新发病，症状、体征和辅助检查异常、多变，病程多在6个月以内。

（2）迁延期：症状反复出现、迁延不愈，辅助检查未恢复正常，病程多在6个月以上。

（3）慢性期：病情反复或加重，心脏进行性扩大或反复心功能不全，病程多在1年以上。

5. 鉴别诊断 病毒性心肌炎的诊断在无病毒学或

组织学依据时，主要依靠综合临床资料，缺乏特异诊断方法。故必须认真排除其他心脏疾病（参见心肌炎临床诊断标准）。在婴儿期尚需与毛细支气管炎或支气管肺炎相鉴别，此症患儿呼吸困难，心动过速明显，但心力衰竭的体征不著，心界不大，肝大不明显，而且边缘不钝。在儿童期应与急性肾炎合并循环充血相鉴别，后者常有高血压、蛋白尿及血尿，较易诊断。若以频发期前收缩为主要表现，则应与特发性期前收缩相鉴别。此外，心肌炎所致的心源性休克应与感染性休克或梗阻性休克进行鉴别。

【病程与预后】　多数患儿预后良好，经数周、数月甚至迁延数年渐痊愈。少数呈暴发起病，因心源性休克、急性心力衰竭或严重心律失常于数小时或数天内死亡。个别病例因严重心律失常猝死。部分患儿病程迁延，其中有的仅有超声心动图或心电图改变，并无临床症状，有的遗留不同程度的左室功能障碍，然而少数病例则因心力衰竭迁延不愈，导致死亡。文献报道经组织学确诊的急性重症心肌炎514例患儿的病程及预后，随访5年发现需使用体外膜氧合器（ECMO）或心室辅助装置（VAD）支持、使用血管活性药物（如米力农、多巴胺及多巴酚丁胺）是死亡及心脏移植的独立危险因素。一项纳入965例急性心肌炎患儿的随访研究发现，急性期死亡率为6.8%，室性心律失常、缓慢性心律失常及学龄期（6~14岁）将增加应用ECMO的风险。除上述因素外，暴发性病程、胃肠道症状起病、急性期较低的左室射血分数（<30%）及短轴缩短率、BNP显著升高也可能增加急性期死亡的风险。

儿童病毒性心肌炎的远期预后报道较少。在一项组织学证实的35例急性心肌炎患儿随访研究中，13年无移植生存率为97%，79%的存活者左室功能正常。心肌炎患儿仅少数可遗留左室功能障碍，这部分患儿可能发展为扩张型心肌病，有报道约40%的儿童扩张型心肌病是由组织学证实的心肌炎发展而来。

【预防】　平日应加强锻炼，增强体质，对各种病毒感染进行预防注射，并减少受冷、发热等不良因素。在治疗过程中要预防反复感冒。新生儿期的预防需防止孕妇病毒感染，并做好产院婴儿室和母婴室的消毒隔离工作。

【治疗】　病毒性心肌炎目前尚无有效治疗方法。一般多采取综合性治疗措施[5]。

1. 休息　一旦确诊心肌炎，均建议避免体育活动至少6个月。急性期尽量卧床休息以减轻心脏负担及减少耗氧量。心脏扩大及并发心力衰竭者应延长卧床休息时间至少3~6个月，病情好转、心脏缩小后可逐步开始活动。

2. 镇静及镇痛处理　患儿烦躁不安、心前区痛、腹痛及肌痛，必须及时对症处理，可用解痛镇静剂。

3. 免疫抑制治疗　目前认为自身免疫机制在心肌炎发病过程中起着重要作用，自20世纪80年代开始用免疫抑制剂治疗心肌炎的探索，主要包括单用糖皮质激素和/或硫唑嘌呤联合应用。治疗效果仍有争论。免疫抑制剂主要用于重症病例，即急性心力衰竭、心源性休克和严重心律失常（完全性房室传导阻滞、室性心动过速、心室颤动）患儿。糖皮质激素可选用泼尼松，开始用量2mg/(kg·d)，分3次口服，持续1~2周后逐渐减量，至8周左右减至0.3mg/(kg·d)，并维持此量至16~20周，然后逐渐减量至24周停药。根据患儿具体情况，疗程可相应缩短或延长。危重病例可采用冲击疗法，用甲泼尼龙10mg/kg，连续用3天，然后逐渐减量或改为口服，减量方法及疗程同上。硫唑嘌呤2mg/(kg·d)，分2次服用，疗程同糖皮质激素，同时应监测血象。

然而，近年的循证医学证据并不支持单用糖皮质激素治疗病毒性心肌炎，仅建议心肌炎为全身免疫性炎症的心脏表现时使用。最近一项关于糖皮质激素治疗儿童心肌炎的meta分析表明以左室功能、死亡率/心脏移植率为临床观察结局时，糖皮质激素疗效并不优于对照组。使用免疫抑制剂应密切观察不良反应，并注意预防和治疗继发感染。

4. 免疫球蛋白　持久的自身免疫是造成心肌严重病理改变的主要机制。免疫球蛋白是一种免疫调节剂，目前认为对小儿重症急性心肌炎具有改善病情的效果[6]。免疫球蛋白治疗对心肌炎的作用可能与以下机制有关：①提供特异病毒抗体或抗毒素，清除心肌病毒感染和损伤；②调节免疫反应，阻断自身免疫过程，减轻心肌炎性病变，并下调细胞因子，从而减弱其负性肌力作用；③降低神经内分泌活性，改善细胞外基质，有利于稳定心肌细胞结构。免疫球蛋白可选用于重症急性心肌炎病例，用法为免疫球蛋白2g/kg，单剂24小时静脉注射。静脉输入大剂量免疫球蛋白，增加心室前负荷，可促使心力衰竭加重，故必须缓慢输入。治疗中应密切观察心力衰竭症状是否恶化，以及有无过敏反应。

5. 对症治疗　并发心律失常、心源性休克、心力衰竭的治疗，参见本章，第4节心律失常、第5节心力衰竭及第6节心源性休克。急性心肌炎并发完全性房室传导阻滞通常伴发晕厥、阿-斯综合征，应及时安装临时起搏器过渡，多数病例于1周内可望恢复正常房室传导。心力衰竭可呈急性发病，正性肌力药宜选用静脉输入米力农、多巴胺和/或多巴酚丁胺，给予利尿剂，静脉输入血管扩张药及血管紧张素转化酶抑制剂等。极重病例，尤其是暴发性心肌炎，可采取体外膜氧合器（ECMO）或心室辅助装置（VAD）作为过渡。慢性期可表现为扩张型心肌病，按慢性心力衰竭管理，常根据病情选用血管紧张素转化酶抑制剂、醛固酮受体拮抗剂及β受体阻滞剂。

6. 抗病毒治疗 利巴韦林、干扰素曾用于儿童病毒性心肌炎的治疗，但研究有限，目前并无明确证据表明抗病毒治疗可令患儿获益，可能由于病毒感染期症状隐匿，诊断心肌炎时往往已进入免疫损伤为主的时期。

7. 其他治疗 辅酶Q10有保护心肌作用，口服1mg/(kg·d)，分2次，连用3个月以上。维生素C有消除氧自由基的作用，100~200mg/(kg·d)，加入葡萄糖液静脉注射，3~4周为1疗程。果糖-1,6-双磷酸可改善心肌代谢、减轻心肌细胞钙负荷并清除自由基，口服：<1岁者，一次0.5g(5ml)，一日2次；>1岁者，一次1~2g(10~20ml)，一日2~3次，或静脉注射，一日70~160mg/kg，或选用磷酸肌酸钠静脉滴注，一次0.5~1g，一日1~2次，在30~45分钟内静脉滴注。肉碱缺乏者，可选用左卡尼汀口服，儿童起始剂量为50mg/kg，根据需要和耐受性缓慢加大剂量，通常剂量为50~100mg/kg，最大剂量不超过3g/d。

二、克山病

克山病（Keshan disease）是我国一种病因未明的地方性心肌病。1935年首先发现在黑龙江省克山县，故称克山病。一般以断奶后至学龄前儿童及生育期妇女多见。新中国成立后，由于党和国家的重视、派遣医务人员至病区不断调研，人民生活水平不断提高，已使克山病的发病率和病死率都明显下降。

【流行病学】 克山病病区分布在我国东北到西南的部分地区，包括黑龙江、吉林、辽宁、内蒙古、河北、河南、山东、山西、陕西、甘肃、湖北、重庆、四川、西藏、云南等省、市和自治区。有明显地区性，多发生在山区、半山区、丘陵地区的农村。具有不同年度集中多发的特点和明显的季节性，急型和慢型急性发作多发生于我国北方地区寒冷的冬季，而亚急型多发生于西南地区的炎热夏季。整个小儿期皆可发病，但2~9岁患儿较多，小于1岁的患儿均为人工喂养儿。无明显性别差异，农业人口多发。大流行时一家可连续几名患儿发病。自1990年实施全国病情监测以来，克山病疾病谱已从急型、亚急型克山病为主转变为以慢型、潜在型克山病为主，病人数明显下降。根据2015年、2016年全国克山病病情调查，12省共检诊396 977人，检出克山病患儿2 127例，检出率为53.6/万，其中潜在型、慢型克山病检出率分别为44.1/万（1 750/396 977）、9.5/万（377/396 977）[7]。甘肃、陕西、内蒙古、山东检出病例数较高，目前已有11个省全部病区达到消除克山病的目标。

【病因】 克山病的发病原因目前尚未完全阐明。我国克山病区从东北到西南的宽带状分布，处于我国的过渡带上。过渡带地区的地质、地貌、土壤、水文和气候条件有其特点。克山病的分布与地球化学环境特征有密切关系。根据部分病区的调查，认为病区可能缺乏某些微量元素。有些病区的水质、土壤、粮食的化学分析和患儿体内微量元素硒的分析较非病区低；用病区水及粮食饲养动物可造成类似克山病的心肌病变；健康人进入病区3个月后可发病，离开病区症状可减轻或消失；改善病区人民的膳食以及应用硒盐预防本病有一定效果。因而考虑本病与某些对心肌代谢十分重要的元素（如硒、钼等）或特殊营养物质缺乏，或某些能导致心肌缺血、缺氧的物质过多（如亚硝酸盐或钡中毒等）或比例失调有关。然而比较病区和非病区的环境发现，硒缺乏并非克山病区唯一突出的特点，克山病发病有季节性及年度波动的特点，年龄特点、病理改变与病毒性心肌炎有相似之处。但至今尚未找到确切的生物病因。而一定的家族聚集性也引发了遗传学的研究，提示克山病与*HLA-DRB1*多个等位基因有关；低硒和*GPx-1*基因多态性相关，共同增加克山病的发病风险，而*SCN5A*基因突变可能是导致克山病患儿对环境因素易感性增加的因素之一。总之，经过数十年大量流行病学及实验室研究，目前关于克山病的病因有十几种假说，其中较有代表性的包括膳食单一、硒缺乏、肠道病毒感染及真菌毒素中毒，但尚未最终明确。单一因素很难解释其病因，现多数专家认为克山病是由与硒缺乏相关的多种因素综合影响导致的。

【病理变化】 心脏呈球形扩张，一般无肥厚，显著扩张者心壁变薄，乳头肌肉柱扁平。心肌实质损害为主，而间质损害较少，肉眼可见内膜下心肌病变呈斑纹状。病变以室壁的内层心肌和乳头肌肉柱最为严重，中层次之，外层较轻。左心室病变最重，但亚急型患儿右心室的病变也很严重。病变可侵犯传导系统。心内膜及外膜常无明显变化。部分病例左、右心耳及心室肉柱间有附壁血栓。心室壁切面可见正常红褐色心肌内散在的变性、坏死和瘢痕灶。严重变性和早期坏死多呈灰黄色、境界不清的灶状或片状病灶。陈旧的瘢痕病灶呈灰白色半透明，境界清楚，呈星状或树枝状条纹。这些新旧交织的病灶是克山病心脏病变的特征之一。

镜下所见主要为心肌变性、坏死和瘢痕形成。心肌变性多为颗粒变性，进而发展为心肌坏死，以肌溶解坏死为主，少数病例肌崩解也很显著，最后形成瘢痕。心肌间质病变较轻，在坏死灶内有少许炎症细胞浸润。上述新旧病变可同时并存。病灶与小血管分布一致。

电镜可见线粒体和细胞膜系统的病变。心肌线粒体的损伤最明显，出现高度肿胀，基质密度很低，嵴断裂、减少或消失，只留下一些不完整的空泡，彼此融合形成细胞内大空泡。肌膜变形和破裂。心肌细胞坏死有两种类型：①肌原纤维型，肌纤维普遍断裂成大小不同的肌丝质团块；②线粒体型，以线粒体的解体为主。

组织化学观察发现坏死灶周围心肌中碱性磷酸酶活性明显上升。受损的心肌中琥珀酸脱氢酶明显下降。

急型的患儿以心肌变性、坏死为主；慢型患儿以心肌纤维瘢痕形成为主。患克山病孕妇的胎儿心肌也可发生克山病改变，但较母体所见者轻，病变主要在右心室。此外，在有些患儿的膈肌与其他横纹肌也可见到类似克山病的心肌病变，但较轻微。

【临床表现】

1. 一般症状与体征 克山病的临床表现，根据发病的缓急及心脏功能状态可分四型：急型、亚急型、慢型、潜在型。

(1) 急型：多见于 7 岁以上的儿童。因心肌广泛变性、坏死，心排血量急剧减低，主要表现为急性心源性休克。按病情分为轻症、重症。常在某种诱因下突然发作。重症于发病前数小时至数天患儿往往有头晕、头痛、胸闷、"心难受"、全身无力，进而出现恶心、呕吐、腹痛、烦渴、出冷汗、四肢发凉、烦躁不安、颜面灰暗等休克表现，此后出现干咳、心悸、气短等急性左心衰竭的症状。有的患儿以阵发性腹痛开始发病。也有的患儿突然以阿-斯综合征反复发作开始发病。有的腓肠肌痛甚明显。在早期可见体温降低(35℃左右)，仅少数患儿有超过 37℃的微热。体检可见脉搏过快或过缓、细弱不整或触不清。血压下降，脉压缩小或完全测不出。心界扩大，心音钝，心音减弱，尤以第一心音明显，多有 2/6 级以内吹风样收缩期杂音，心律失常、心律多变和易变是其特点，可听到奔马律。肝大。此外，神经系统检查可有膝腱反射亢进、迟钝或消失，腹壁反射消失，可出现巴宾斯基征及两侧瞳孔对光反射迟钝等自主神经紊乱表现。白细胞总数及中性粒细胞较高，血沉快。心电图有心肌损伤的表现。如不适当治疗可能很快死亡。急型轻症的临床表现与重症比较只是程度较轻，变化较少，心源性休克不明显，收缩期血压在 12.0kPa (90mmHg) 以上。

(2) 亚急型：是小儿克山病主要的型别。多见于 2~6 岁的小儿，发病比急型稍慢。多在出现症状 1 周左右出现充血性心力衰竭，还可伴有不同程度的心源性休克。早期似上感，有精神萎靡、疲乏无力、不爱玩、烦躁、易哭闹、食欲缺乏。以后咳嗽、气短加剧，呼吸困难，常伴有腹痛、恶心、呕吐、四肢凉、颜面灰暗、口周苍白、双颊红紫、眼睑水肿、尿少等心功能衰竭加重的表现。体检可见发绀、颈静脉怒张、心界扩大、心律不齐、心率增快呈奔马律、肝大、血压降低、脉压缩小。两肺常有啰音。严重者可有胸腔、腹腔积液，下肢水肿。自发病起 3 个月未愈者转为慢型。

(3) 慢型(痨型)：此型无季节性，但冬春较多见。起病隐缓，既往多有急性发病史。主要表现为慢性心力衰竭。患儿呈慢性病容，生长发育落后，面色苍白或稍发绀，精神萎靡，疲乏无力，常有头晕、头痛、咳嗽、咳痰、呼吸困难、腹部膨胀、水肿及尿少等。晚期常出现四肢厥冷和口唇发绀。体检可见心界扩大、心率快、节律不齐、第一心音减弱以及体循环淤血、肝大、水肿等现象。病程中可因感冒、过劳、精神刺激等因素致使心力衰竭进展，当又出现急型临床变化时，称为慢型急性发作。

上述三型患儿有时因心腔附壁血栓脱落而引起肺梗死，发生胸痛、咯血，或引起脑梗死，发生抽搐及偏瘫。

(4) 潜在型：此型常年存在，一部分由其他各型患儿转变而来，一部分是在不知不觉中得病。自觉症状多不明显或很轻微，心脏功能代偿良好，但体检可发现心音减弱、心律失常、心脏扩大、低血压等。有的学者认为克山病患儿在肺动脉瓣区与二尖瓣听诊区连线中点附近可听到 2/6 级左右局限性收缩期杂音，对诊断有一定价值。

以上四型临床表现在一定条件下可以互相转变，急型、亚急型可转为慢型，而慢型又可出现急型或亚急型的发作。克山病小儿约 30%并存消化道、呼吸道感染及肠蛔虫症。现已连续多年未发现急型和亚急型克山病病例，以慢型及潜在型为主。

2. 胸部 X 线检查 急型及潜在型心脏大小正常或轻度增大，亚急型和慢型则多有心脏中度至重度普遍性增大，搏动弱，肺淤血、间质水肿或合并肺泡水肿。

3. 心电图检查 常有低电压、ST-T 改变、QT 间期延长、右束支传导阻滞、室性期前收缩及房室传导阻滞等改变。急型严重病例可出现 ST 段升高或下降形成单向曲线及异常 Q 波，酷似心肌梗死改变，但可于短期内恢复。慢型可见左房室肥大。潜在型常有室性期前收缩或完全性右束支传导阻滞。

4. 超声心动图检查 心脏各房室腔普遍增大，以左房、左室为著,慢型最著,亚急型次之,急型及潜在型较轻。室间隔及左室后壁无增厚,亚急型及慢型有变薄趋势。左室收缩功能减退,室间隔及左室后壁运动幅度弥漫减低、缩短分数、周边纤维缩短率及射血分数均降低。30%患儿显示左室节段性不协调运动,收缩运动减弱于左室下部腱索水平较上部突出。左室功能减退的程度慢型最著,亚急型次之,潜在型较轻,与相应的心腔扩大规律一致。各瓣膜开放幅度可有减低。部分患儿可见心腔内血栓。

5. 实验室检查 急性或亚急性发作的患儿血清心肌酶活性增高,如肌酸激酶、乳酸脱氢酶、乳酸脱氢酶同工酶、天冬氨酸转氨酶及丙氨酸转氨酶,尤以前者升高较多,反映心肌细胞损伤。部分患儿血清抗心肌抗体及循环免疫复合物阳性,提示有自身免疫现象。

【诊断】 目前对克山病的诊断尚无特异方法,主要依据流行病学特点、临床表现、心电图改变及胸部X线检查等各方面的情况进行综合判断。目前克山病最新诊断标准参考中华人民共和国卫生部2011年颁布实施的《克山病诊断》(WT/T210-2011)。

1. 诊断原则 在克山病病区连续生活六个月以上,具有克山病发病的时间、人群特点[详见《克山病诊断》(WT/T210-2011)附录A]。具有心肌病或心功能不全的临床表现或心肌组织具有克山病的病理解剖改变,能排除其他心脏疾病,尤其是心肌疾病者。

2. 诊断 符合克山病诊断原则,具备(1)~(3)中任何一条,并同时符合(4)~(8)中任何一条或其中一项表现,可诊断为克山病。

(1) 心脏增大。

(2) 急性或慢性心功能不全的症状和体征。

(3) 快速或缓慢性心律失常。

(4) 心电图改变:①房室传导阻滞;②束支传导阻滞(不完全右束支传导阻滞除外);③T波和/或ST段改变;④QT间期明显延长;⑤多发或多源性室性期前收缩;⑥阵发性室性或室上性心动过速;⑦心房颤动或心房扑动;⑧P波异常(左、右房增大或两房负荷增大)。

(5) 胸部X线改变:各型克山病的异常判定符合《克山病诊断》(WT/T210-2011)附录B中1项即为异常。

(6) 超声心动图改变:符合《克山病诊断》(WT/T210-2011)附录C中1项即为异常。

(7) 心肌损伤标志物检查:①血清心肌肌钙蛋白I或T升高;②血清心肌酶肌酸激酶同工酶(CK-MB)含量增高。

(8) 病理解剖改变:尸检心脏或移植手术置换下的心脏主要病变为心肌变性、坏死及其后的修复和重构,见《克山病诊断》(WT/T210-2011)附录D。

3. 临床分型 根据临床表现及心功能分为急型、慢型、亚急型及潜在型。对于一时尚不能确诊的疑似患儿,应先给予必要的治疗,在治疗过程中及时确定诊断。

【鉴别诊断】 慢性克山病应与风湿性心脏病、先天性心脏病、心肌炎、扩张型心肌病、心内膜弹力纤维增生症、心包炎及心脏型脚气病等相鉴别。急型则需与病毒性心肌炎、急性胃炎、胆道或肠蛔虫症、肾炎、肺炎以及感染中毒性休克等相鉴别。

【预防】 应开展群防群治,搞好环境卫生,改良水质及农作物,改善膳食和居住条件。预防发病的诱因,包括防治肠道及呼吸道感染,避免过热、过冷或过度劳累,以及防止暴食及精神刺激等。近年来有的病区曾试用口服亚硒酸钠防治本病,可减少本病的急性发作和降低病死率。用法为1~5岁每次0.5mg、6~9岁1mg、10岁以上2mg,每周1次,每年发病季节前开始服用,连续服用3~6个月。一般无不良反应。硒中毒的反应有丙氨酸转氨酶升高、造血及凝血障碍、脱发、脱甲等。亚硒酸钠对本病的预防作用未明,似与硒为谷胱甘肽氧化酶和辅酶Q10的重要组成部分可使心肌对缺氧的耐受性提高有关。有的病区采用钼酸铵、硒盐、锌盐施肥,可获预防本病和农作物增产双重效果,值得探索。

【治疗】 治疗的主要目的为抢救心源性休克,控制充血性心力衰竭,减轻心脏负担及纠正心律失常。应针对不同型患儿采取相应措施。

首先,对本病患儿应重视休息,以便减轻心脏负担。必要时镇静,同时注意保暖、吸氧。

1. 急型的治疗 对严重患儿主要是抢救心源性休克。维生素C可增加心肌对葡萄糖的利用。通过改善心肌和血管代谢,可使心肌收缩力加强,心脏输出量增加,从而纠正休克状态。可给予大量维生素C,每次100~200mg/kg,静脉注射,也可与10%葡萄糖溶液混合应用。按病情轻重,可在2~3小时或5~6小时后重复注射1次,首日量可达15~20g。随着病情好转可延长注射间隔时间。大量维生素C的静脉注射一般无副作用,对克山病引起的心源性休克、重度房室传导阻滞及阵发性心动过速均有疗效。

经大剂量维生素C治疗后,如休克仍未控制,可采用血管活性药物(详见本章第6节心源性休克)。静脉输液宜控制液量。

心律失常的治疗详见本章第4节。对三度房室传导阻滞频发阿-斯综合征者应紧急处理,用异丙肾上腺素静脉滴注或安装临时起搏器。

2. 亚急型的治疗　亚急型患儿在应用上述抢救急性心源性休克措施的同时，还要着重治疗急性心力衰竭（详见本章第 5 节心力衰竭），洋地黄类等强心剂及利尿剂均可选用。因此型患儿心肌损伤较重，功能修复需时较长，应根据具体情况用上述洋地黄类维持治疗 1~3 个月或更久，以减少复发。

3. 慢型的治疗　主要针对心力衰竭，采用地高辛治疗，持续时间有时需要 1~2 年以上。当巩固治疗一定时间以后，可在医生指导下谨慎地采用负荷与改变体位相结合的锻炼方法。如在运动后 5 分钟内呼吸、脉搏和血压能恢复正常，表示心功能代偿良好，即可逐步增加负荷量，否则应减少负荷量或暂停锻炼。曾报道用硒及维生素 E 治疗慢型克山病可改善心功能并减低病死率。

4. 潜在型的治疗　潜在型患儿在病区仍有存在，常在一些诱因的作用下引起急性、亚急性发作或发展为慢型。应加强普查工作，严防诱因。对此类患儿可改善营养及口服维生素 C。

治疗并发症，有继发感染时应选用适当抗生素。并发脑、肾栓塞治疗参见相应章节，必要时用抗凝药物。急型、亚急型患儿还可应用果糖-1,6-二磷酸、能量合剂或辅酶 Q10，以改善心肌代谢。

三、心内膜弹力纤维增生症

心内膜弹力纤维增生症（endocardial fibroelastosis，EFE）又名心内膜硬化症，其命名包含了该症的病理及组织学改变特点，其病因尚未明了，多在胎儿期及婴儿期起病或发现，又称原发性心内膜弹力纤维增生症。先天性心脏病如主动脉缩窄、主动脉瓣狭窄、主动脉瓣闭锁、左心发育不良综合征等可并发心内膜弹力纤维增生症，称继发性心内膜弹力纤维增生症，其临床意义取决于原发的心脏畸形，不包括在本节范围。随着认识的深入，“原发性 EFE”的存在已受到质疑，2019 年美国心脏病协会关于儿童心肌病分类建议中并未提及 EFE[8]，近年来关于原发性 EFE 的研究也逐渐减少。而一项儿童心脏移植中心的研究发现，因“扩张型心肌病”行心脏移植的患儿中，25%的心脏病理改变符合 EFE 且没有找到病因，提出 EFE 的发病率可能被低估。

【病因】　早在 1816 年即有人提出本病可能为宫内感染发生胎儿心内膜炎所致，1943 年首次提出 EFE 的命名，但至今病因未明。曾有以下几种病因推测。①病毒感染：胎儿期或出生后病毒感染引起心肌炎症反应所致。早期有报道柯萨奇 B 组病毒、腮腺炎病毒及埃可病毒与本病有关，心肌炎和心内膜弹力纤维增生症死亡病例的病理检查中发现两者的病理改变常共同存在，EFE 病例尸检心脏标本可检出多种病毒核酸，故认为心肌炎与心内膜弹力纤维增生症可能为同一疾病的不同时期表现，心肌炎为心内膜弹力纤维增生症的前身。②宫内缺氧致心内膜发育障碍。③遗传因素：9%病例呈家族性发病，认为本病可能通过常染色体遗传或 X 连锁遗传。曾有研究认为心内膜弹力纤维增生症与 *Nebulette* 基因突变、16q11.2 位点基因微缺失有关[9]。④遗传代谢性缺陷：有报告糖原贮积症、黏多糖贮积症、原发性肉碱缺乏症及呼吸链复合物Ⅰ、Ⅳ缺乏的患儿可发生心内膜弹力纤维增生症。⑤继发于血流动力学的改变：心室高度扩大时，心室壁承受之应力增加，血流动力学的影响使心内膜弹力纤维增生，为非特异性的改变。⑥免疫因素：国外曾有研究报道心内膜弹力纤维增生症与自身免疫相关，存在先天性心脏传导阻滞时可能发生母系自身抗体（抗 Ro 相关抗体及抗 La 相关抗体）诱导的心内膜弹力纤维增生症[9]。

【病理变化】　心脏扩大，心内膜增厚，呈乳白色或灰白色，平滑而光亮。大多数病例中累及整个心脏，但以左心室为主，左心房及右心室次之。乳头肌、腱索、二尖瓣及主动脉瓣也可受累。心室壁可有附壁血栓形成。镜下内膜下弹力纤维及胶原纤维增生，心肌细胞肥大，有时可见间质有单核细胞浸润及局灶性纤维化。根据左心室大小可分为两型：①扩张型：左心室扩大，左心室内膜弥漫性弹力纤维增生，左心室轻度肥厚。此型最多见，约占 95%。②缩窄性：左心室腔小，发育差，右心房、室扩大，心肌增厚，左、右心室内膜均增厚。此型少见，主要见于新生儿。

【临床表现】　2/3 患儿的发病年龄都在 1 岁以内。临床表现以充血性心力衰竭为主，常在呼吸道感染之后发生。

1. 一般症状　可按照症状的轻重缓急，分为三型。

（1）暴发型：起病急骤，突然出现呼吸困难、呕吐、拒食、口周发绀、面色苍白、烦躁不安、心动过速。肺部有散在性喘鸣音或干啰音，肝大，还可见水肿，均系充血性心力衰竭的体征。少数患儿呈现心源性休克，可见烦躁、面色灰白、四肢湿冷及脉搏加速而微弱等症状。此型患儿的年龄多在 6 个月以内，可致猝死。

（2）急性型：起病也较快，但充血性心力衰竭的发展不如暴发型者急剧，常并发肺炎，伴有发热，肺部出现湿啰音。有些患儿因附壁血栓的脱落而发生脑栓塞等。多数死于心力衰竭，少数经治疗可获缓解。

（3）慢性型：发病稍缓慢，年龄多在 6 个月以上。

症状如急性型，但进展缓慢，有些患儿的生长发育受影响。经治疗可获缓解，活至成人期，也可因反复发作心力衰竭而死亡。

大部分患儿属于急性型。慢性型约占1/3。新生儿期发病者较少，常为缩窄型，临床表现为左心室梗阻的症状。偶有在宫内即发生心力衰竭者，出生后数小时即死亡。

2. 体征 心脏呈中度以上扩大，慢性患儿可见心前区隆起。心尖冲动减弱，心音钝，心动过速，可有奔马律，一般无杂音或仅有轻度的收缩期杂音。少数患儿合并二尖瓣关闭不全或因心脏扩大而产生相对的二尖瓣关闭不全者，可在心尖部听到收缩期杂音，一般为2/6~3/6级。

3. 胸部X线检查 以左心室增大为明显，心影普遍增大，近似主动脉型心影，左心缘搏动减弱，特别是在透视下左前斜位观察时，左心室搏动消失而右心室搏动正常者，更有诊断意义。左心房常增大。肺纹理增多，肺淤血明显。

4. 心电图检查 多数呈左心室肥厚，左心导联高R波，广泛ST段及T波改变，部分导联可呈深Q波。长期心力衰竭，致肺动脉压力增高时，可出现右心室肥大或左、右心室同时肥大。此外，偶见期前收缩及房室传导阻滞。缩窄型呈右心室肥厚及心电轴右偏。

5. 超声心动图检查 宫内胎儿超声即可见心室壁强回声及增厚的心内膜。典型病例超声心动图检查可见左心室腔扩大，常呈球形，左心室后壁运动幅度减弱，左心室心内膜增厚、回声增强，可伴二尖瓣关闭不全。左心室收缩与舒张功能减退。

6. 心脏磁共振成像(CMR) 对于超声心动图诊断不清的病例可行CMR。可探及心内膜纤维化、增厚，评估局部心室壁运动，显示心室壁血栓，定量测量心室收缩功能。纤维化的心内膜在心肌灌注显像时呈低信号和而心肌延迟增强显像时呈高信号可协助诊断[8]

7. 心导管检查 可显示左心房、肺动脉平均压及左心室舒张末压增高。左心室选择性造影可发现左心室增大、室壁增厚，收缩与舒张时心室大小几乎固定，左心室内造影剂排空延迟。二尖瓣及主动脉瓣关闭不全常见。

【诊断与鉴别诊断】 本病的特征为：①1岁以内婴儿多数于2~6个月时突然出现心力衰竭；②胸部X线检查显示心脏扩大以左心室为主，心搏减弱；③心脏无明显杂音；④心电图表现为左心室肥厚，或$V_{5,6}$导联T波倒置；⑤超声心动图表现为左心室扩大，心内膜回声增粗，左心室收缩功能及舒张功能降低。组织学上确诊需行心内膜心肌活检。

本病需与婴儿期出现心力衰竭、无明显杂音及左心室增大为主的心脏病相鉴别，并注意排查继发性EFE可能：

1. 急性病毒性心肌炎 有病毒感染的病史，心电图表现以QRS波低电压、QT间期延长及ST-T改变为主；而心内膜弹力纤维增生症则为左心室肥厚，$RV_{5,6}$电压高，$TV_{5,6}$倒置，左心室舒张功能降低。有时需进行心内膜心肌活检方能区别。

2. 左冠状动脉异常起源于肺动脉 因心肌缺血，患儿极度烦躁不安、哭闹，心绞痛，心电图常示前壁心肌梗死图型，Ⅰ、aVL及$V_{5,6}$导联ST段上升或降低及QS波型。心脏彩超可明确诊断。

3. Ⅱ型糖原贮积症 患儿肌力低下，舌大，心电图P-R间期常缩短，骨骼肌活检可资鉴别。

4. 主动脉缩窄 下肢动脉搏动减弱或消失，上肢血压升高，脉搏增强可资鉴别。

5. 扩张型心肌病 多见于2岁以上小儿，左心室扩大、心力衰竭，但是心内膜弹力纤维增生症为左室肥厚，心内膜增厚，$RV_{5,6}$电压高，$TV_{5,6}$倒置，左心室舒张功能降低。

此外，尚需与肺炎、毛细支气管炎、心包炎及心包积液相鉴别。特别应注意本症在临床上极易误诊为肺炎，必须重视心脏检查，从而做到早期诊断和治疗。胸部X线及超声心动图检查对本病的诊断非常重要。由于巨大心脏的左心缘贴近胸壁，而易误诊被为胸腔积液或纵隔肿瘤，应予以警惕。

【治疗与预后】 主要疗法为控制心力衰竭。急性心力衰竭需静脉注射地高辛或毛花苷C快速洋地黄化，或其他正性肌力药物和强效利尿剂，并应长期服用地高辛维持量，可达2~3年或数年之久，至心脏回缩至正常，过早停药可导致病情恶化。近年提倡加用ACEI类药物长期口服，目前认为在常规治疗基础上加用长疗程ACEI对改善心功能及预后有明显效果。考虑本病发病机制可能与免疫功能失调有关，可应用免疫抑制剂治疗，主要用泼尼松1.5mg/(kg·d)，服用8周后逐渐减量，每隔2周减2.5~1.25mg，至每天0.25~0.5mg/kg作为维持量，至心电图正常，胸部X线检查心脏接近正常，逐渐停药，疗程1~1.5年。宜用抗生素控制肺部感染。合并二尖瓣关闭不全者应做瓣膜置换术，术后心功能可改善。对于心脏重度扩大、射血分数严重降低及药物治疗反应差者，考虑进行心脏移植术。

本病预后不良，病死率约20%~25%。发病年龄较大，对洋地黄治疗反应好的，预后较好，经长期服用地高辛和 ACEI(卡托普利)可获临床痊愈。治疗中应定期复查心电图、胸部 X 线检查及超声心动图,后者恢复最晚,应于各项检查均正常后方可停药。心排血指数和射血分数明显下降者,预后不良,多于发病早期死亡。

一项 75 例的长期随访研究,随访时间平均 5.7 年(6 个月~23 年),经过规律治疗 6 例死亡,治愈率 46.6%,好转率 40.6%,治疗后 1、3、5 及 10 年左室射血分数正常率分别为 42.6%、64.4%、70.7%及 84.6%。

四、扩张型心肌病

扩张型心肌病(dilated cardiomyopathy,DCM)是一组以左心室扩大、收缩功能减低为特征的心肌疾病。国外儿童心肌病流行病学调查发现,小儿心肌病发生率为 1/10 万,婴儿的发生率高于年长儿童 8~12 倍,扩张型心肌病在心肌病中最常见,约占 50%。国内两组儿童心肌病病例(339 例及 251 例)中,扩张型心肌病分别占 55%及 79%。扩张型心肌病是导致心力衰竭的常见病因,死亡率及病残率较高,也是目前心脏移植的主要病种。

【病因】 目前大部分扩张型心肌病的病因(etiology)尚不明确。通常认为扩张型心肌病与病毒感染导致心肌炎、全身免疫及遗传因素有关。随着临床诊断技术发展,心肌病病因学研究也取得很多进展[10]。国外研究报道小儿扩张型心肌病病例中能明确病因的占 34%,其中心肌炎约占 1/2,其他尚有神经肌肉疾病,家族性、遗传性代谢缺陷及畸形综合征。大多数扩张型心肌病病例的病因无法确定,特发性扩张型心肌病占 70%以上。

很多研究发现扩张型心肌病有家族发病倾向。小儿扩张型心肌病以散发为主,有家族史的占 14%~20%,遗传方式主要为常染色体显性遗传(约占 79%)、常染色体隐性遗传,X 染色体连锁遗传及线粒体遗传均少见。目前通过对家族性扩张型心肌病连锁分析发现 33 个基因突变与非综合征扩张型心肌病有关。主要致病基因为编码细胞支架蛋白及肌节蛋白基因。编码细胞支架蛋白的基因包括抗肌萎缩蛋白、结蛋白、膜蛋白基因等,肌节蛋白基因包括肌球蛋白重链、肌球结合蛋白 C、肌钙蛋白及 Z 盘蛋白基因等。编码核膜蛋白的基因(*laminA/C*,*LMNA*)突变与合并心脏传导障碍的家族性扩张型心肌病有关,X 染色体连锁遗传家族性 DCM 与抗肌萎缩蛋白(dystrophine)及 tafazzin 蛋白基因突变有关。

已有许多资料证明,炎症是扩张型心肌病发病机制的重要组成部分。可用 PCR 方法在部分扩张型心肌病患儿心肌中检出柯萨奇 B 组病毒 RNA,电镜下可见病毒样颗粒,血液中亦可查到特异病毒 RNA 或有关抗体滴度升高,提示扩张型心肌病患儿早先曾有过病毒感染。心肌炎(myocarditis)与炎症性扩张型心肌病可能是一个疾病的不同阶段。部分扩张型心肌病患儿表现免疫异常,包括体液和细胞免疫系统对心肌细胞自身免疫反应,产生多种抗心肌蛋白的抗体,如抗线粒体、抗收缩蛋白及抗心肌 β 受体抗体等。自身免疫异常可能与发生扩张型心肌病有关。心肌炎导致扩张型心肌病并持续进展发生心力衰竭的病例约占 30%。心肌炎进展为扩张型心肌病仅在部分人群中发生,可能存在遗传因素的影响。目前尚不清楚遗传因素的影响是易引起病毒感染还是病毒感染后易发生心肌病[11]。

部分遗传性代谢缺陷(inborn error of metabolism)如线粒体疾病、Barth 综合征、肉碱缺乏等可以表现为扩张型心肌病、肥厚型心肌病或心肌致密化不全,并有其他系统的临床表现。在明确病因的扩张型心肌病病例中,遗传性代谢缺陷占 11%,其中线粒体疾病常见;神经肌肉疾病占 26%,其中以 Duchenne 肌营养不良(Duchenne muscular dystrophy,DMD)常见,Becker 肌营养不良少见。

其他病因有营养缺乏、化学及物理因素、中毒、化疗药物及快速性心律失常等。

【病理改变】 心脏呈球形扩大,重量增加。各心腔均扩大,左室更为明显。左室壁常有附壁血栓形成。心内膜变薄,偶见硬化灶。心肌苍白,有的呈斑纹状。冠状动脉正常。镜下可见心肌细胞肥大、变性及纤维化,偶有少量淋巴细胞浸润灶。电镜可见线粒体、T 管及 Z 带的非特异性改变。

【病理生理】 主要为心肌收缩力减弱,心排血量下降。心室舒张末期容量增加、压力升高,左心室尤为明显。心腔扩张,室壁应力增加及运动不协调,心肌氧耗加大及功率下降。激活神经体液系统发挥代偿功能,最终代偿功能失调发生心力衰竭,出现肺循环、体循环充血(详见本章第 5 节心力衰竭)。由于心肌纤维化,导致心肌电生理变异,可引发心律失常,进一步加重心功能障碍。晚期因肺小动脉病变,发生肺动脉高压,因而右心衰竭表现更为明显;又因心肌纤维化加重,影响心室顺应性,发生舒张功能障碍。

【临床表现】

1. 症状和体征　扩张型心肌病病情轻重悬殊,临床表现(clinical manifestation)多样。多数病例病情发展缓慢,少数病例病情急剧发展。主要临床表现为慢性充血性心力衰竭,偶有以突然发生急性心力衰竭或心律失常起病的。较大儿童表现为乏力、食欲缺乏、不爱活动、腹痛、活动后呼吸困难及明显心动过速、尿少、水肿。婴儿出现喂养困难、体重不增、吮奶时呼吸困难、多汗、烦躁不安、食量减少。约10%患儿发生晕厥或晕厥前兆。患儿面色苍白,呼吸和心率加快,脉搏细弱,血压正常或偏低。心前区膨隆,心尖冲动向左下移位,心界向左扩大,第一心音减弱,常有奔马律。由于心腔扩大,发生功能性二尖瓣关闭不全,心尖部出现轻至中度吹风样收缩期杂音。左房扩大压迫左主支气管可致左下肺不张,故左背下方呼吸音减低。肝大、有压痛,下肢水肿,较大儿童可见颈静脉怒张。儿童扩张型心肌病大多在婴儿期出现心力衰竭临床表现。儿童扩张型心肌病伴心律失常比较常见,发生猝死少见。小儿扩张型心肌病病因多样,病因为遗传性代谢缺陷者往往同时有多系统临床表现,如生长发育迟缓、昏迷、惊厥及肌无力等。有时会掩盖心肌病的临床表现。应详细询问家族成员中有无相关心肌病患儿,或曾发生心力衰竭、心律失常、猝死等心脏事件者。必要时对亲属进行超声心动图检查,以便发现家族性扩张型心肌病。

2. 胸部X线检查 心脏扩大以左心室为主或普遍性扩大,心搏减弱。肺淤血明显,可有少量胸腔积液及左下肺不张。

3. 心电图检查 窦性心动过速,左心室肥厚及ST-T改变最为常见。并可有心房肥大、右心室肥厚及异常Q波。心律失常以一度房室传导阻滞、束支传导阻滞及室性期前收缩多见。动态心电图监测约半数患儿有室性及室上性心律失常。

4. 超声心动图检查 左心室扩大,可呈球形,多伴有左房扩大。左心室后壁及室间隔运动幅度减低。左心室收缩功能指标如射血分数(正常范围>55%)及缩短分数(正常范围28%~38%)明显下降。斑点追踪影像技术检测可见左心室心肌应变及应变率减低,区域室壁运动异常及运动不协调,敏感程度高于射血分数。多普勒超声检查可见二尖瓣关闭不全及反流。

5. 心脏磁共振成像 除了像超声心动图能够显示心腔大小、形状、室壁厚度及左室收缩功能改变外,心脏磁共振可显示心肌组织特征性的改变,例如心肌炎症时的充血、水肿、心肌细胞坏死及纤维化等。心肌延迟钆增强可以特异地反映不可逆的心肌损伤。炎症性心肌病心肌强化呈斑片状或条状,位于心外膜下或壁间,与缺血性心肌病不同(增强位于心内膜下或透壁,分布与病变冠状动脉一致)[10]。

6. 心内膜心肌活检 心肌组织光学显微镜检查可见心肌纤维正常排列,心肌细胞肥大,在肥大的心肌纤维束间杂有萎缩的肌束。心肌细胞核大、浓缩,肌原纤维减少、溶解,心肌细胞空泡化,心肌细胞排列紊乱,间质纤维化。免疫组化及PCR检查对炎症性扩张型心肌病诊断有帮助。

7. 遗传学检查 可确诊扩张型心肌病的基因异常及相关的遗传性代谢缺陷。

【诊断与鉴别诊断】 扩张型心肌病主要表现为心力衰竭,左心室增大(左心室舒张末期内径Z值>2)及收缩功能减低(射血分数<45%,缩短分数<25%),并且不存在异常负荷导致心脏扩大及功能不全的病因[6]。通过临床观察及超声心动图检查一般均可确诊。超声心动图检查时要注意排除也可导致左心室增大及收缩功能减低的冠状动脉起源异常及其他先天性心脏病(如主动脉缩窄等)、心脏瓣膜病、川崎病冠状动脉病变等。检查时也要注意有无心内膜增厚、回声增强及心肌致密化不全的特征性表现,有助于与心内膜弹力纤维增生症及左心室心肌致密化不全相鉴别。儿童扩张型心肌病的临床表现与心内膜弹力纤维增生症及左心室致密化不全相似。

扩张型心肌病的病因诊断(etiologic diagnosis)十分重要,部分病因经针对性治疗后有可能逆转、阻止或延缓心肌病变并改善预后。有些扩张型心肌病患儿的临床表现不仅限于心血管系统,还可以表现为神经肌病、代谢缺陷及生长发育等方面的症状和体征。早期发现及诊断与治疗必须依靠多学科合作。

详细询问病史,注意临床症状、体征检查及分析可以识别心动过速性心肌病、蒽环类药物等导致的扩张型心肌病。家族史是遗传病因的重要线索,应详细询问家族成员中有无心肌病患儿,或发生心力衰竭、心律失常或猝死等心脏事件者。通常认为有家族史患儿的基因突变检出率较高。病史中如有生长发育迟缓、昏迷、惊厥及肌无力等多系统功能障碍的临床表现,要考虑遗传性代谢缺陷,需要进行相关的实验室检查包括血糖、血乳酸、血氨、血气分析、酮体及肝肾功能等,如发现低血糖、阴离子间隙升高酸中毒、高血氨、酮症、肝酶升高等要高度怀疑遗传性代谢缺陷,需要进行针对性检查,如血串联质谱检查(血游离肉碱、血氨基酸和酰基肉碱谱)、尿气相质谱检查(有机酸分析)。肉碱水平明显降低见于肉碱缺乏症。Barth综合征(Barth syndrome)是X连锁遗传病,临床特点为肌无力、周期性中性粒细胞减少、生长迟缓及心肌病等。临床表现有先天性肌张力减低、1岁以后出现肌无力、共济失调、肌强直、血肌酸激酶明显增高等,提示神经肌肉疾病。组织活检、酶活性分析以及基因突变分析是确诊依据[12]。

心肌炎导致的扩张型心肌病与特发性扩张型心肌病在临床表现方面很难区分。心内膜心肌活检的组织病理学证据是心肌炎诊断的金标准，但诊断灵敏度及特异度低。目前在心内膜心肌组织病理基础上结合免疫组化、分子技术如 PCR，不仅提高诊断效果，还可以检测感染源，区分病毒性心肌炎及自身免疫性心肌炎。心脏磁共振成像可以显示心肌改变的组织特征，对心肌炎症及其他心肌病诊断有帮助。

目前大多数扩张型心肌病病例尚无法确定病因，对患儿及其家族成员进行基因检测可为心肌病的诊断、预后判断及治疗提供重要帮助。

【预后】　儿童扩张型心肌病预后（prognosis）差，无死亡或心脏移植事件的 5 年生存率为 50%～60%[10]。心力衰竭是儿童 DCM 死亡的主要原因，发生猝死少见。儿童扩张型心肌病的预后与病因有关。国外儿童扩张型心肌病资料（1 426 例）中，家族性扩张型心肌病 5 年生存率为 94%，病因为心肌炎者 5 年生存率为 90%，遗传性代谢缺陷者 5 年生存率为 83%，神经肌肉疾病者 5 年生存率为 57%。儿童扩张型心肌病的预后尚与诊断时年龄、心力衰竭程度有关。诊断时年龄>2 岁者的预后较<2 岁者差。心脏重度扩大（心胸比≥0.65），射血分数<0.20，发生栓塞现象及室性心律失常的预后也差。

有研究结果显示，心内膜心肌活检证实为心肌炎或可能心肌炎的扩张型心肌病患儿，经过随访观察 3 年内超声心动图检查左室内径及收缩功能（缩短分数）指标恢复正常分别占 54%及 52%。在特发性扩张型心肌病成人及儿童病例的随访过程中，部分病例（21%～37%）的左心室扩大及收缩功能减低转变为正常。这种左心室逆转重构（left ventricular reverse remodeling）现象受到临床的关注。国外研究[9]结果显示，741 例特发性扩张型心肌病儿童中在诊断后 2 年超声心动图左心室大小及收缩功能指标（缩短分数）转为正常的占 22%，诊断时年龄较小（1～10 岁组为 26%，>10 岁组为 10%）及左心室内径扩大程度较轻（左心室舒张末期内径 Z 值<4.29 为 30%，≥6.29 为 13%）病例转为正常的机会较高。左心室逆转重构的机制尚不完全清楚，特发性扩张型心肌病病例中可能包含一部分可以逆转的病因，如心肌炎。部分左室内径及收缩功能恢复到正常范围的病例可能再度发生收缩功能减低，需要长期随访。

【治疗】　虽然扩张型心肌病病例中明确病因的比例不断提高，但是目前在临床实践中可以有效针对病因治疗的心肌病并不多，如原发性肉碱缺乏症引起的心肌病、炎症性心肌病。大部分病例仅限于对症治疗，针对心力衰竭、心律失常等应用药物缓解症状、延缓病程进展及改善生活质量。部分病例可能病情反复，最终药物治疗无效或需要心脏移植。近年来心脏器械治疗有很多进展，临床应用明显降低等待心脏移植期间的死亡率或减少心脏移植的应用。干细胞移植治疗 DCM 尚处于研究及临床试验阶段。

1. 心力衰竭治疗　按照病情，如病情急重可静脉注射正性肌力药物如多巴酚丁胺或米力农，后者还有扩张血管的作用。严重水肿或肺水肿者静脉注射强效利尿剂，并监测电解质。病情平稳后可长期服用血管紧张素转化酶抑制剂（卡托普利或依那普利）、地高辛及利尿剂。对常规抗心力衰竭治疗效果不佳者，可加用β受体阻滞剂如卡维地洛（carvedilol）。卡维地洛为非选择性β受体阻滞剂及α受体阻滞剂，明显降低全身及心脏交感神经活性，尚有对抗氧自由基、保护心脏的作用（详见本章第 5 节心力衰竭）。

对药物治疗无效的心力衰竭病例，机械循环支持为重要的辅助治疗。机械循环支持主要包括体外膜氧合器（ECMO）及心室辅助装置（VAD）。过去，在儿科病例中应用 ECMO 的经验多一些，随着心室辅助装置研究发展及体积减小，在儿科病例中应用可能会增多。近来研究发现[13]，在扩张型心肌病病例中通过再同步化治疗及肺动脉环缩手术也能改善左室形态大小和功能。当心室内或心室间传导延缓，两侧心室收缩不协调会导致心室舒张及收缩效率减低，通过心脏起搏达到心脏再同步化，恢复心脏电-机械的同步性，改善心功能。有报道，超声心动图检查发现儿童扩张型心肌病中 65%的病例表现为心室收缩不同步。因心室预激导致的扩张型心肌病经过心脏再同步化治疗也能获得良好结果。

药物及其他治疗对严重难治性心力衰竭不能奏效时，心脏移植则成为最有效的措施。扩张型心肌病是心脏移植的主要病种，在不同年龄组中占 50%～70%。心脏移植后小儿扩张型心肌病的预后得到改善。心脏移植后 10 年生存率为 72%。神经肌肉疾病、畸形综合征和遗传性代谢缺陷引起扩张型心肌病者存活率较低，不宜心脏移植；家族性扩张型心肌病的存活率相对较高，更需要心脏移植。

2. 心律失常治疗　合并心律失常，并影响心功能时应选用抗心律失常药物治疗，但要注意药物对心功能的影响。胺碘酮对心功能影响较小。儿童扩张型心肌病猝死发生率较低，一般不推荐常规安置植入型心律转复除颤器。心动过缓或传导阻滞必要时起搏治疗。

3. 原发性肉碱缺乏症所致心肌病治疗　原发性肉

碱缺乏症是由于细胞膜上的肉碱转运蛋白 OCTN2 功能障碍所致,使肉碱向细胞内转运减少,肾小管再吸收减少,大量排泄导致血浆及细胞内肉碱缺乏,影响脂肪酸代谢,能量生成不足从而导致心肌、骨骼肌及中枢神经系统病变。心肌病是原发性肉碱缺乏症最常见的临床表现。治疗时应用左旋肉碱,可以静脉注射或口服,通常有急性代谢失常时静脉给药。剂量 50~300mg/(kg·d),安全有效。通常用药 6 个月左心室扩大及功能可以好转或恢复正常[5]。副作用多为消化道症状,如腹泻、恶心、呕吐、肠痉挛等,减少剂量后常可缓解。有效者需要终身用药。

4. 炎症性心肌病治疗 已有的研究支持病毒性心肌炎演变为扩张型心肌病需经过病毒损伤心肌、自身免疫损伤心肌及心肌重塑三个阶段。因此炎症性心肌病的治疗最好能够参照心内膜心肌活检免疫组化及 PCR 检查分别检测心肌炎症及病毒的结果,选择抗病毒药物(干扰素)、免疫抑制剂(泼尼松或地塞米松、泼尼松加硫唑嘌呤或环孢素 A)或免疫球蛋白(immunoglobulin)消除病毒及心肌炎症过程。有些研究结果显示病毒持续存在影响预后,炎症性心肌病合并病毒持续应抗病毒治疗,干扰素治疗安全耐受,无心脏副作用。应用大剂量免疫球蛋白治疗小儿急性重症心肌炎已取得有益效果,静脉应用免疫球蛋白可有效地消除病毒及炎症。如心内膜心肌活检无炎症表现,PCR 检查呈阴性,则针对心力衰竭治疗[11]。

研究发现在炎症性心肌病中自身抗体具有重要作用,吸附移去血浆中自身抗体,随之用 IgG 替换,对临床症状及心功能改善有帮助。

五、肥厚型心肌病

肥厚型心肌病(hypertrophic cardiomyopathy,HCM)是一组以心室肥厚但无扩大为特征的心肌疾病。儿童 HCM 在临床表现及预后等方面与成人 HCM 有许多不同。国外儿童心肌病的流行病学研究发现在≤18 岁人群中 HCM 年发生率为(0.32~0.47)/10 万,<1 岁婴儿的年发生率高于其他年龄段。在小儿心肌病中肥厚型心肌病约占 35%~50%。

【病因】 大部分成人肥厚型心肌病病例有家族史,呈常染色体显性遗传,肌节蛋白基因突变检出率约为 40%~60%。儿童肥厚型心肌病的病因比较复杂。国外儿童肥厚型心肌病流行病学研究发现,在 885 例病例中特发性肥厚型心肌病占 74.2%,遗传性代谢缺陷病因占 8.7%,畸形综合征病因占 9%,神经肌肉疾病病因占 7.5%。在<1 岁诊断的肥厚型心肌病病例中,特发性肥厚型心肌病占 69.2%,遗传性代谢缺陷病因占 14.6%,畸形综合征病因占 15.2%,神经肌肉肌病病因占 0.9%。在另一项小儿肥厚型心肌病研究中,家族性肥厚型心肌病占 21.3%,60%患儿被确认畸形综合征、代谢性缺陷或遗传病因。2019 年 AHA 科学声明儿童心肌病的分类和诊断中,儿童肥厚型心肌病按病因分为原发性肥厚型心肌病(肌节蛋白基因突变)及继发性肥厚型心肌病,后者病因包括糖原贮积症、溶酶体贮积症、畸形综合征、脂肪酸氧化障碍及线粒体病等[10]。

目前已证实肥厚型心肌病与编码心肌肌节蛋白的基因突变有关[10,12],最初包括编码肌球蛋白(MYH7、MYL2、MYL3)、肌球蛋白结合蛋白(MYBPC3)、肌钙蛋白(TNNT2、TNNI3)、原肌球蛋白(TPM1)及肌动蛋白(ACTC1)等 8 个肌丝蛋白的基因,以后扩展为包括编码 Z-盘蛋白及钙信号蛋白的基因,其中以 MYH7、MYBPC3 最为常见。儿童原发性肥厚型心肌病患儿的研究发现致病突变大多发生在 *MYBPC3*、*MHY7* 和 *TNNT2* 基因,与成人肥厚型心肌病基因检测结果一致。现在发现,基因型与表型有关。*MYH7* 突变引起的肥厚型心肌病通常表现为心肌肥厚程度重及猝死率高等恶性表型;*MYBPC3* 基因突变的肥厚型心肌病临床特点为心肌肥厚程度轻、心源性猝死少、心律失常发生率低,临床预后较好[12]。符合肥厚型心肌病标准的心脏形态功能表型,并存在致病性或可能致病的肌节蛋白基因突变称为肌节性肥厚型心肌病。

与肥厚型心肌病相关的遗传性代谢缺陷包括糖原贮积症、溶酶体贮积症及线粒体病等。糖原贮积症中 Pompe 病(Ⅱ型糖原贮积症)、Danon 病(Ⅱb 型糖原贮积症)及 PRKAG2 心肌病均可呈现肥厚型心肌病表型。溶酶体贮积症中 Fabry 病及线粒体病也有心肌肥厚表现。遗传性代谢缺陷病因中 Pompe 病最多,约占 1/3。与肥厚型心肌病相关的最常见的畸形综合征及神经肌肉疾病分别是 Noonan 综合征(占 77.9%)及 Friedreich 运动失调(占 87.5%)[10]。

如仔细评估没有发现已知遗传性或其他病因则称为特发性肥厚型心肌病,鉴于基因检测技术限制可能影响基因突变检出率,需考虑重新基因检测。

【病理改变】 特征性改变为严重左心室肥厚,心腔大小正常或狭窄变形。心室心肌肥厚可呈区域性分布,心肌肥厚程度不一。大多数为室间隔和左心室前侧壁肥厚,室间隔肥厚最严重,呈不对称肥厚,有的室间隔基底部肥厚明显,导致左室流出道狭窄。少数局限于心室特定部位,如心尖部。心室心肌肥厚呈弥漫性分布时可呈向心性肥厚。心肌肥厚也可累及右心室、乳头肌。婴儿肥厚型心肌病通常有明显的室间隔肥厚，伴左、右心室流出道梗阻。心室肥厚随年龄而增长，青春发育期尤为明显。心肌肥厚引起心脏重量增加。

此外，可见心房扩大、二尖瓣叶结构异常（瓣叶增厚、伸长，间隔腱索附着，腱索缩短，乳头肌附着前移）。室壁纤维化以及与二尖瓣前叶相对应的室间隔内膜有纤维化斑块。冠状动脉管壁内膜及中层增厚，管腔变窄。

组织学改变主要为心肌细胞肥大，排列紊乱及心肌纤维化。电镜可见肌原纤维及肌丝排列紊乱。组织化学检查有糖原贮积。

【病理生理】 心肌过度肥厚及纤维化，室壁僵硬，心室扩张受限，心肌顺应性减低导致舒张功能障碍，引起心室舒张期压升高、充盈量及速率均减低影响心排出量。病程后期心肌细胞坏死、纤维化，心肌细胞能量耗竭可导致心室收缩功能障碍，发生心力衰竭。

在静息状态下，大约 20%～30%的肥厚型心肌病患儿发生左室流出道梗阻。左室流出道梗阻通常发生在主动脉下水平，主要是由左心室内收缩期前向高速血流产生的拖曳力，使二尖瓣瓣叶向室间隔靠拢阻塞左室流出道，同时引起二尖瓣反流。因此，左室流出道梗阻与二尖瓣反流是心室形态变形引起的异常血流动力学及二尖瓣结构异常共同的功能性后果。室间隔肥厚明显更易发生左室流出道梗阻。在年轻患者中，通常左室流出道大小正常，梗阻主要由于二尖瓣瓣叶收缩期前向移动引起，这种类型梗阻是动力性的，在不同的生理情况下变化很大。

冠状动脉管腔狭窄，冠脉循环供血与心肌肥厚质量增加不匹配导致心肌缺血及心肌细胞排列紊乱和心肌纤维化均与心律失常、心绞痛、晕厥和猝死等有关。

【临床表现】

1. 症状及体征　肥厚型心肌病的临床表现具有多样性，与发病年龄及病因有关。年长儿童病例与成人相似，多数无明显症状，常因在体检时发现心脏杂音，或在家族成员中有猝死、晕厥者进一步检查被发现。有症状患儿可有活动后呼吸困难、乏力、心悸、胸痛、头晕、晕厥前兆及晕厥。有猝死的危险，但心力衰竭罕见。体征有脉搏短促、心尖冲动呈抬举样或双重性搏动。第二心音多数正常，少数因左室流出道梗阻，出现反常分裂。胸骨左缘下端及心尖部可有收缩期喷射性杂音，于运动后即时加强，蹲坐位减弱[11,14]。

婴儿肥厚型心肌病临床表现比年长儿童严重，有症状者占 60%，常发生心力衰竭。常见症状有呼吸困难、心动过速、喂养困难、发绀、心脏扩大、心脏杂音、心律失常等。罕见以猝死为初诊表现。心脏杂音、心功能不全及青紫等临床表现可酷似先天性心脏病。多于 1 岁之内死亡，死亡原因多为心力衰竭，心源性猝死（sudden death）不多见。婴儿肥厚型心肌病合并心室流出道梗阻也常见。左室流出道梗阻可见于 40%～86%婴儿肥厚型心肌病，可同时合并右室流出道梗阻，也有右室流出道梗阻程度超过左室流出道的情况。

大约 1/3 婴儿肥厚型心肌病的病因为遗传性代谢缺陷、畸形综合征及神经肌肉疾病，所以除心血管相关表现外尚可有其他系统的症状及体征，如肌无力、发育迟缓、智力障碍、全身抽搐等，畸形综合征往往有特殊外貌，如 Noonan 综合征，身材矮小、蹼颈、特殊面容（眼距宽、眼睑低垂、内眦赘皮等）。

2. 胸部 X 线检查　心脏大小正常或轻度左室增大。婴儿病例多数心脏扩大，并有肺纹理增多、肺淤血现象。晚期病例多伴左心房、右心室增大。

3. 心电图检查　可显示左室肥厚、ST 段下降、T 波倒置、左心房肥大、异常 Q 波及 QT 间期延长等。少数出现预激综合征或其他室内传导阻滞图型。婴儿病例多表现为右室肥厚。动态心电图监测可见室性期前收缩、室性或室上性心动过速、窦性心动过缓及房室传导阻滞。

4. 超声心动图检查　左室心肌肥厚（左室舒张期末后壁厚 Z 值>2），肥厚程度及分布区域不一。常见部位为室间隔及左室前侧游离壁，也可累及左室其他部位。通常室间隔与左室后壁厚度相似，室间隔厚度明显超过后壁厚度 1.3 倍则为非对称性室间隔肥厚。室间隔肥厚最严重部位常在心底部与心尖部之间。部分肥厚型心肌病病例呈左心室向心性肥厚，也有肥厚局限于心尖部。婴儿肥厚型心肌病常同时有右室肥厚。部分肥厚型心肌病病例中可见收缩期二尖瓣前叶前向运动，靠拢室间隔，彩色多普勒超声显示左室流出道血流湍流改变，可测量血流速度计算压差以估计左室流出道梗阻程度（有梗阻者≥30mmHg）。往往同时可见二尖瓣关闭不全及反流。如有右室流出道梗阻也可见类似血流改变。其他可见左室腔狭小、变形，收缩期室间隔运动减低，左室顺应性及舒张功能减弱（多普勒超声二尖瓣血流谱改变）等。

5. 心脏磁共振成像　比超声心动图更完整、准确地显示心腔大小、形态以及心肌肥厚部位、范围、程度等，更能够显示左室前壁及心尖部轻度的改变。钆延迟增强可显示肥厚节段心肌组织纤维化改变。

6. 心导管检查　可以测定血流动力学参数、压力

27 章

阶差,了解心室肥厚部位及程度、心腔变形、流出道梗阻及瓣膜反流等情况。通常在考虑手术治疗时进行心导管造影检查。

7. 遗传学检查 对患儿及家族成员进行基因检测,有助于明确诊断及遗传特点、协助判断预后及指导治疗。

【诊断与鉴别诊断】 左心室壁心肌厚度 Z 值>2 是诊断肥厚型心肌病的主要标准之一[14]。通过影像技术如超声心动图检查可以确认,并可以根据心脏形态及功能改变诊断心肌肥厚的类型及程度,是否合并心室流出道梗阻。因心室心肌肥厚确诊为肥厚型心肌病前必须排除可以导致心肌肥厚的血流动力学病因,如主动脉瓣狭窄、主动脉缩窄等。主动脉缩窄(coarctation of aorta)患儿上肢动脉搏动强,血压高,而下肢动脉搏动减弱或消失,血压低于上肢。主动脉瓣狭窄(aortic valvular stenosis)患儿具有典型的主动脉瓣区收缩期喷射性杂音和收缩期喀喇音,主动脉区第二心音减弱。胸部 X 线检查可见升主动脉段有狭窄后扩张。超声心动图检查可予以鉴别。儿童肥厚型心肌病的病因谱与成人不同,不同病因肥厚型心肌病患儿的风险、预后及治疗策略不同。因此,病因诊断很重要。

肥厚型心肌病与肌节蛋白基因突变关系密切。儿科原发性肥厚型心肌病病例肌节蛋白基因突变检出率为50%左右[12]。研究结果显示,肥厚型心肌病的基因型与表型存在一定关联。明确致病基因有助于对风险的评估。部分原发或特发性肥厚型心肌病病例中有家族史,应详细询问家族成员中有无心肌病患者,或发生心律失常或猝死等心脏事件者,如能结合超声心动图检查可能提高家族史阳性的比例。

其他如遗传性代谢缺陷、畸形综合征及神经肌肉疾病等是儿童肥厚型心肌病病因特点。婴儿期发病,并有其他系统的症状及体征,如肌无力、发育迟缓、智力障碍、全身抽搐及特殊外貌等时都要考虑上述其他病因可能。

糖原贮积症引起的心肌病多为双室肥厚、左室腔扩大,收缩功能减低、很少有心室流出道梗阻,临床表现明显肌无力,心力衰竭常见。心电图多见 P-R 间期缩短或预激综合征,QRS 波高电压。血 CK、肝酶可明显增高。糖原贮积症中 Pompe 病常见,出现症状早。PRKAG2 心肌病可有进行性传导阻滞。Danon 病为性联显性遗传肌病,男性症状重。血 α1-4-葡糖苷酶活性(Pompe 病)及基因检测可确诊。

Noonan 综合征是儿童肥厚型心肌病最常见的畸形综合征病因,Noonan 综合征中肥厚型心肌病的患病率约为 22%,其中约一半患儿在 6 个月内被确诊[10]。常合并先天性心脏病(间隔缺损、肺动脉瓣狭窄),身材矮小、蹼颈、特殊面容,确诊依赖基因检测。

其他如线粒体病及 Friedreich 运动失调也可合并心肌肥厚。

【病程与预后】 儿童肥厚型心肌病的病程及预后与发病年龄及病因相关。1 岁以内发病者的预后明显差于 1 岁以后发病者。1 岁以内诊断的特发性肥厚型心肌病患儿,诊断后 2 年死亡或需要心脏移植率为 21%,而 1 岁以后诊断的患儿仅为 3%。即使 1 岁以内发病,存活超过 1 岁后,年死亡率约为 1%,与成人患者相似。肥厚型心肌病病因为遗传性代谢缺陷患儿预后最差,诊断后 2 年死亡或需要心脏移植率为 57%,病因为畸形综合征的患儿死亡或需要心脏移植率为 23%。在 1 岁前发病的肥厚型心肌病,病因为遗传性代谢缺陷及畸形综合征患儿诊断后 5 年生存率分别为 26. 3%及 65. 8%[2]。混合功能表型的肥厚型心肌病儿童预后也差。肥厚型和扩张型心肌病患儿诊断后 2 年的死亡或需要心脏移植率为 45%,肥厚型和限制性心肌病患儿为 38%。所有儿童肥厚型心肌病死亡病例的年龄分布呈现双峰型,一个高峰在 2 岁内婴儿期,另一个小高峰在青少年时(12~16 岁)。

猝死是青少年及年轻成人肥厚型心肌病的重要风险及死亡原因。猝死风险评估及早期干预,对预防猝死、改善预后有着十分重要的意义。成人肥厚型心肌病的危险因素包括先前的心搏骤停、晕厥、室性心律失常、猝死家族史、极度左心室肥厚以及运动后血压反应迟钝等[14]。儿童肥厚型心肌病死亡原因与成人不尽相同,突然死亡占少数,非突然死亡占 2/3。1 岁以内诊断的肥厚型心肌病患儿合并心力衰竭占 36%,死亡占 41%。心脏性猝死可能不是儿童肥厚型心肌病的主要死亡原因。但有的研究发现儿童时期发病的肥厚型心肌病心脏事件发生率为 24%(年发生率 1. 5%),其中致命性心律失常占 79%,心力衰竭相关的占 21%,致命性心律失常占死亡原因的 80%[15]。应用评估成人肥厚型心肌病风险的危险因素预测儿童肥厚型心肌病预后效果不理想可能与儿童肥厚型心肌病心脏性猝死不多及病因不同有关。儿童肥厚型心肌病不良预后的危险因素在不同亚组各不相同,但通常包括在心肌病诊断时年幼、低体重、有充血性心力衰竭表现、左心室缩短分数较低及左心室舒张末期后壁厚度或室间隔壁厚度增加较严重。当存在≥2 个危险因素,死亡或心脏移植的风险显著增加,并且随着危险因素数目增加而增加。这对于儿童肥厚型心肌病伴畸形综合征或遗传性代谢缺陷,表现为 1

岁以内的特发性肥厚型心肌病，或混合型心肌病表型患儿特别重要[4]。肌钙蛋白Ⅰ或肌钙蛋白T基因突变者致命性心律失常风险增加。

肥厚型心肌病是一种进行性疾病，尤其在体格发育迅速时，心室肥厚随之加重。虽然症状无加重，如家族中有猝死者，则其猝死危险增高。部分无症状患儿，病情可保持稳定。

【治疗】 肥厚型心肌病的处理主要包括限制运动、控制症状、预防猝死。具体治疗（treatment）措施的选择需要依据有无症状及危险因素等。如能明确病因为遗传性代谢缺陷如Pompe病，可以采用酶替代治疗，临床资料证明治疗可延长生存期，心功能得到改善。

应限制患儿参加剧烈活动、竞争性体育比赛或训练，避免运动后发生猝死。在成人肥厚型心肌病中有心脏猝死高危因素病例需用植入型心律转复除颤器（ICD）预防心脏猝死。儿童肥厚型心肌病心脏猝死发生率较成人低，而且ICD在儿童应用尚有合并症等风险，因此需要考虑ICD对生命的保护与器械相关并发症之间的平衡。

1. 药物治疗 对无症状肥厚型心肌病患儿是否需要药物治疗尚存在分歧。多数主张无症状患儿不需用药。也有认为肥厚型心肌病病程呈心肌重构过程，为了延缓和逆转重构建议用小到中等剂量的β受体阻滞剂或非二氢吡啶类钙阻滞剂（如地尔硫䓬）。有明确猝死家族史或严重心室肥厚的患儿宜用药[16]。

活动后呼吸困难等症状明显或伴有心室流出道梗阻的肥厚型心肌病患儿可选用β受体阻滞剂。β受体阻滞剂具有抗交感神经作用，可减慢心率，降低左室收缩力和室壁应力，改善舒张功能，但不能降低静息时心室流出道压差。通常用普萘洛尔或美托洛尔。应用普萘洛尔治疗，约1/3患儿症状可得到缓解，但对心肌肥厚的程度和进展以及室性心律失常均无效，也不能消除猝死的危险。普萘洛尔开始剂量1.5~3mg/（kg·d），根据症状及心率调节剂量，可增加到6mg/（kg·d）。如β受体阻滞剂效果不明显可用丙吡胺（disopyramide），其负性肌力作用可缓解运动激发或静息时心室流出道梗阻。用药过程或调节剂量时监测QT间期。由于丙吡胺的迷走神抑制作用可加速房室传导，可合并用β受体阻滞剂。可能存在的促心律失常作用，应避免胺碘酮与丙吡胺、索他洛尔与丙吡胺联合用药。

对β受体阻滞剂禁忌或效果不佳，可用非二氢吡啶类钙阻滞剂如地尔硫䓬、维拉帕米。地尔硫䓬改善舒张期充盈，并可减慢心率，降低血压，使心肌氧耗下降，从而缓解临床症状，并提高运动耐力。

扩血管药物如硝苯地平（nifedipine）、硝酸甘油、血管紧张素转化酶抑制剂及血管紧张素受体阻滞剂可增加心室流出道梗阻而不宜用于心室流出道梗阻患儿。利尿剂可降低血容量，加重心室流出道梗阻症状或引起电解质紊乱致心律失常，一般不用。洋地黄类药物通常禁用。正性肌力药可增加左室流出道压差，使临床症状加重，并可引发室性心律失常。

临床呈现心力衰竭表现，如无心室流出道梗阻，左室收缩功能减低（射血分数<50%），按慢性心力衰竭用药治疗[14]。

2. 非药物治疗 经过足量合适的药物治疗，左室流出道梗阻严重（压差≥50mmHg），并伴中度-严重心功能不全和/或反复劳累性晕厥的患儿，需要考虑室间隔肥厚肌肉切除手术，如有中、重度二尖瓣反流可以同时进行瓣膜修复手术，可以有效地解除机械梗阻，降低压力阶差，明显缓解心功能不全。少数患儿可能术后复发流出道梗阻。在成人肥厚型心肌病左室流出道梗阻病例中也有应用间隔酒精消融术（septal alcohol ablation）缓解左室流出道梗阻。尚缺少资料阐明间隔酒精消融术对儿童、青少年患者的效果及安全性，手术的困难和操作潜在风险在儿童和婴儿中更大[14,16]。

六、限制型心肌病

限制型心肌病（restrictive cardiomyopathy，RCM）是一组以双侧心室容量正常或减低，合并双侧心房增大，左室壁厚度及房室瓣正常，心室充盈障碍伴限制生理，收缩功能正常或接近正常为特点的心肌疾病。大约有1/3的儿童限制型心肌病同时有肥厚型心肌病特征[10,16]。本病少见，在小儿心肌病中占比≤5%[16]。常见于儿童及青少年，诊断时年龄平均6岁，预后差。

【病因】 目前研究发现在50%的限制型心肌病患儿中检出致病或可能致病的基因变异[10]。在儿童及成人限制型心肌病病例中，发现相关的基因有肌球蛋白结合蛋白（*MYBPC3*）、β-肌球蛋白重链（*MYH7*）、肌球蛋白轻链（*MYL3*）、肌钙蛋白Ⅰ（*TNNI3*）和肌钙蛋白T（*TNNT2*）基因等，其他肌节蛋白基因突变见于儿童限制型心肌病，包括α-心脏肌动蛋白（*ACTC*）与肌钙蛋白C（*TNNC1*）基因，均发现于混合表型限制型心肌病家系；原肌球蛋白1（*TPM1*）和肌球蛋白轻链（*MYL3*和*MYL2*）基因见于孤立性限制型心肌病。在儿童限制型心肌病中尚发现非肌节蛋白基因突变，如结蛋白（*desmin*）、Filamin C（*FLNC*），均不如肌节蛋白基因突变常见。结蛋白基因突变导致限制型心肌病常伴有骨骼肌病的特征。*FLNC* 基因变异导致的限制型心肌病发病早,并伴肌病。与限制型心肌病相关的基因突变在同一家族成员可导致肥厚型心肌病、扩张型心肌病或左心室心肌致密化不全。肌节蛋白与非肌节蛋白基因突变导致的限制型心肌病称为原发性限制型心肌病。有心肌病家族史者约占 30%,呈常染色体显性或隐性遗传。

限制型心肌病可继发于浸润性疾病(如淀粉样变性)、贮积性疾病(如溶酶体贮积症 Fabry 病)、心内膜心肌病变等。心脏淀粉样变性均在成人期发病。Fabry 病系缺乏 α 半乳糖苷酶或酶的活性降低,不能分解的鞘糖脂在心脏、肾及神经组织积聚致病。心内膜心肌纤维化与寄生虫感染、自身免疫性疾病、恶性肿瘤、营养缺陷、摄入毒素等有关,嗜酸性粒细胞增多与本病关系密切[10]。限制型心肌病的继发病因与地域和年龄有关。在热带地区心内膜心肌纤维化是成人及儿童限制型心肌病的常见病因,在热带以外地区淀粉样变是成人限制型心肌病最常见的病因,而其他特殊继发病因在儿童限制型心肌病很少见。

【病理与病理生理】 病理改变因病因而有差异。原发性限制型心肌病的心室腔大小正常或接近正常,室间隔及游离壁厚度通常正常或可轻度增厚。组织学检查显示不同程度的心肌细胞肥大,间质纤维化及心肌细胞溶解,很少有心肌纤维排列紊乱。继发于心内膜心肌纤维化的限制型心肌病,心内膜纤维化增厚遍布心尖及流入道,并可累及房室瓣、乳头肌和腱索,致使心室腔变小,严重者心尖几近闭塞,室壁变硬。心室流出道和心房很少累及。右心室较左心室更易受累,多数病例左、右心室均被波及。心房明显增大,常伴附壁血栓。继发于心脏淀粉样变性的限制型心肌病,在心肌组织学检查可见淀粉样物质(不溶性纤维蛋白)在间质中沉着。Fabry 病的心肌组织中可见鞘糖脂的聚集。

心肌间质纤维化或心内膜心肌纤维化致使室壁僵硬,心室顺应性降低,心室舒张充盈受限,舒张期末压力升高,肺循环和体循环淤血。心室舒张早期及晚期均受影响。病变累及房室瓣装置者可导致明显的房室瓣反流。心房明显扩大而心室腔缩小,最终造成心室舒张功能障碍,心室充盈不足,心排血量减少。病程发展至晚期心室收缩功能也受影响。

【临床表现】

1. 症状及体征 本病常见于儿童及青少年,起病隐缓。临床表现从无症状到明显心力衰竭、晕厥、心律失常、血栓栓塞以及突然死亡。通常初始仅有乏力或活动后心悸、呼吸困难,随着病程进展而逐渐加重。病变主要累及左心室者,严重时阵发性呼吸困难、咳嗽、咯血、胸痛,有时伴有肺动脉高压的临床表现。累及右心室或双室者常以右心衰竭为主,表现为颈静脉怒张、肝大、腹水及下肢水肿,酷似缩窄性心包炎。体检可见双颊暗红或发绀,心前区膨隆,心界正常或轻度扩大,第一心音低钝,心率快,可有奔马律,多数无杂音或有收缩期杂音,血压偏低,脉搏细弱,可有奇脉。腹部胀大,有移动性浊音,肝大且质较硬,下肢水肿。部分病例合并心律失常,以心房扑动最常见,其次为不同程度的房室传导阻滞、心房颤动、房性心动过速。心律失常可为限制型心肌病首发的临床表现。心房扩大不仅会导致房性心律失常,也增加血栓形成及栓塞风险。晕厥是危险的症状,可能由缺血,心律失常或血栓栓塞引起。发病年龄愈低,通常临床表现愈严重。

2. 胸部 X 线检查 心脏中至重度增大。病变累及右心室,右房明显增大导致心影增大呈球形。部分病例因右室流出道扩张,左心缘上段肺动脉下方轻度膨凸。病变累及左心,心影轻至中度增大,左心房扩大,肺淤血或有不同程度肺循环高压表现。双室病变时综合以上改变,常以右心室病变所见为主。

3. 心电图检查 最常见的是 P 波高宽并有切迹,提示双房增大,其次为房性期前收缩,心房颤动,ST-T 改变,P-R 间期延长及低电压。少数可表现为右心室肥厚。

4. 超声心动图检查 可见左、右心房明显扩大,而左、右心室腔大小正常或变小,心室内膜增厚,超声回声增强,有时延伸至房室瓣、腱索、乳头肌。常有三尖瓣及二尖瓣关闭不全。可有少量心包积液。二尖瓣血流频谱 E 峰及其在总多普勒面积占比正常,而 A 峰及其在总多普勒面积占比减低,故 E/A 速度及面积比值增加,二尖瓣血流减速时间缩短。三尖瓣血流频谱也有类似改变。二尖瓣及三尖瓣血流减速时间缩短是限制型心肌病的特征表现,是由于心室顺应性减低,心房与心室舒张早期压力迅速达到平衡所致。腔静脉收缩期前向血流减少或缺如,大部分前向血流在舒张期,心房收缩时呈异常的高大、延长逆向血流频谱。

5. 心脏磁共振成像 可见本病的双侧心房明显增大及心室腔大小正常的特点。因分辨率高可以清晰显示心包厚度,并能够观察心壁及室间隔运动,有助于限制型心肌病诊断及与缩窄心包炎的鉴别。应用特殊序列可以观察心肌组织特征如纤维化的改变,有助于限制型心肌病及其病因的诊断。

6. 遗传学检查 家族性限制型心肌病约占 30%。

应注意了解家族史及家族成员筛查。在儿童心肌病中，限制型心肌病是致病或可能致病的基因变异检出率最高的亚型。在排除继发病因后均应进行相关基因检测。明确基因变异对诊断及预后评估有帮助。

7. **心导管检查**　腔静脉和心房压增高，心室舒张末压增高，压力曲线呈舒张早期下陷，而后在快速充盈期迅速升高呈“平方根”形波，肺动脉压及肺动脉阻力亦可增高。心血管造影显示，如为右心病变可见右心室心尖闭塞、流入道收缩变形、流出道扩张、三尖瓣关闭不全及右房巨大；左心病变可见左室轻度增大或不大，但有变形、二尖瓣关闭不全及左房中度扩大。

【诊断与鉴别诊断】　本病临床表现多样化，缺少特异性，因而诊断困难。超声心动图显示双侧心房增大而心室大小正常及心室舒张限制的特点往往是考虑临床诊断限制型心肌病的开始。但是缩窄性心包炎也可呈现相似表现，故首先需与缩窄性心包炎（constrictive pericarditis，CP）相鉴别。两者临床表现相似，血流动力学改变也有相似之处。通常需要从病因及病理生理方面考虑。缩窄性心包炎多有金黄色葡萄球菌、结核分枝杆菌感染史或心脏手术史。限制型心肌病是由于心室肌肉病变，顺应性降低限制心室充盈，而缩窄性心包炎是由于心包病变僵硬而限制心室舒张。缩窄性心包炎时，吸气使胸腔内压降低，胸腔外体静脉和胸腔内心包外腔静脉之间产生压差，增加静脉回流到胸腔内，僵硬心包影响右心充盈；但吸气对左心的影响不同，吸气减低胸腔内压影响到心包外的肺静脉，使肺静脉血流速度减低，但影响不到心包内左心房与左心室。因此，吸气会降低通过二尖瓣的血流压差，降低左心室前负荷。因僵硬的心包使总心脏容量固定，吸气减少左室充盈而使三尖瓣血流及右心室充盈相对增加，致使室间隔向左偏移，呼气时则相反。在限制型心肌病则不同，吸气使胸腔内压力变化完全可以传导到心脏内。虽然限制型心肌病的心肌顺应性差也影响心室充盈，但呼吸对心腔内血流及压力影响变化很小。应用多普勒超声检测跨房室瓣血流及肺静脉、肝静脉、腔静脉血流流速及其随呼吸的变化有助于鉴别限制型心肌病及缩窄性心包炎。在限制型心肌病，组织多普勒超声检测二尖瓣环间隔及侧壁处S波及E波速度明显低于缩窄性心包炎患儿。另外，缩窄性心包炎患儿胸部X线检查心影增大不明显，心外缘僵直；心电图以低电压及T波改变为主；超声心动图检查心内膜及瓣膜正常，无增厚或关闭不全的表现；心脏磁共振及CT检查有心包增厚或钙化等，均与限制型心肌病不同。有时临床鉴别诊断困难，需要心包或心内膜心肌活检进行鉴别。限制型心肌病与缩窄性心包炎的鉴别很重要，因后者可手术治疗。鉴别要点可参考表27-18。

表27-18　限制型心肌病与缩窄性心包炎的鉴别

	限制型心肌病（RCM）	缩窄性心包炎（CP）
查体	心尖冲动明显 有第三心音 瓣膜关闭不全杂音常有	常不明显 可有心包叩击音 无
胸部X线检查	心影正常或轻至中度增大	正常，心外缘僵直，包壳状
心电图	低电压、异常Q波、心房颤动、传导障碍常见	低电压
超声心动图	心内膜增厚，室腔变形	心包增厚
	二尖瓣血流E峰速度吸气时减低，呼气时增快不明显	明显
	三尖瓣血流E峰速度吸气时增快，呼气时减低不明显	明显
	肺静脉血流D波速度的呼吸差异不明显	明显
	二尖瓣环组织纵向移动速度减低	正常
心导管检查	左室舒张末压与右室舒张末压差>5mmHg，也可相等	压差<5mmHg
	右室收缩压>50mmHg	<50mmHg
	右室舒张末压/收缩压<0.33	>0.33
心内膜心肌活检	可显示特异病因学改变	正常或非特异性心肌细胞肥大或心肌纤维化
电脑断层/磁共振成像	心包正常	心包增厚

【预后】 本病预后不良,诊断后5年生存率为68%,单纯型限制型心肌病儿童的无移植生存率差于限制型心肌病/肥厚型心肌病混合表型儿童[17,18]。约半数限制型心肌病病例在被诊断后3年内死亡或接受心脏移植,心力衰竭及猝死是主要死亡原因。也有少数患儿未做心脏移植而存活数年甚至10年的报道。由于限制型心肌病病例数较少,限制型心肌病的异质性及确诊后较早地接受心脏移植,较难了解限制型心肌病的自然史。有些研究发现胸部X线检查中有心脏增大及肺静脉淤血征、年龄<5岁、血栓栓塞及肺血管阻力增高是预测心力衰竭预后差的危险因素。心肌缺血症状及体征,如胸痛和晕厥是发生猝死的危险因素。超声心动图示二尖瓣多普勒E/E'比值升高与死亡率增加有关。

【治疗】 目前内科治疗局限于改善症状,如抗凝、利尿等药物的应用。限制型心肌病患儿易发生血栓栓塞,除非有禁忌证,一般均需要抗凝治疗。有腹水及水肿可谨慎应用利尿剂改善症状。避免过度利尿,过分降低心脏前负荷有可能进一步降低每搏量。随病程进展,可发生心脏收缩功能不全,血管紧张素转化酶抑制剂(ACEI)也可考虑应用,ACEI也能改善心肌纤维化。针对不同心律失常可采用抗心律失常药物及器械治疗。

心脏移植(heart transplantation)是根本治疗。目前,心脏移植后1年和5年生存率为89%和77%。移植后10年总生存率类似于其他类型心肌病接受移植的儿童[17]。心脏移植后限制型心肌病患儿的存活时间明显长于未移植者。

七、致心律失常性右室心肌病

致心律失常性右室心肌病(arrhythmogenic right ventricular cardiomyopathy, ARVC),又称致心律失常性右室发育不良(arrhythmogenic right ventricular dysplasia, ARVD),为遗传性原发性心肌疾病。是运动猝死中常见的病因,占猝死患儿的20%。ARVC的病理特征为右心室内的心肌萎缩和纤维脂肪组织替代。早期以右心室受累为主,晚期可累及左心室。是以左束支阻滞图形的单形性室性心动过速为特征的、具有多种临床表型的心肌病。

【病因与发病机制】 ARVD/C是一种遗传性疾病(genetic disease),50%的病例表现为典型的常染色体显性遗传。也有常染色体隐性遗传的报道。目前已经发现了与之相关的12个基因,这些基因大多为细胞连接蛋白基因。在机械负荷下,突变细胞黏着蛋白作用减弱导致肌细胞的分离和死亡。局部还可见到炎症反应。ARVD/C纤维脂肪组织替代心肌组织呈进行性,开始于心外膜下或中层心肌,后进展为全层心肌,出现右心室壁变薄和室壁瘤。典型部位为下壁、心尖和漏斗部的"右室发育不良三角"(right ventricular dysplasia triangle)。病理特征为纤维脂肪组织替代心肌组织。

【临床表现】 可发生在胎儿期,也可至青少年期始发病。部分患儿有家族史。本病好发于男性,40岁以前诊断本病的患者中,80%以上为男性。好发年龄平均30岁。临床表现与病变范围、部位及发病年龄有关,有三类症状:①右心衰竭,以婴幼儿多见。②反复发作左束支传导阻滞型室性心律失常,患儿常因运动时出现心悸、胸闷、黑矇等不适就诊,或无任何症状,因偶然发现室性心律失常而确诊本病。反复室性心动过速可导致晕厥或猝死。部分患者以猝死为首发表现,尤多见于35岁以下者及运动员,情绪激动或竞技运动时易诱发。③心脏增大,而无症状。体检多无异常发现,部分患儿有心脏扩大,可听到第三、第四心音及第二心音固定分裂。晚期累及左心室,全心扩大,临床表现类似扩张型心肌病,出现心功能不全表现。

【心电图改变】 ①呈不完全性或完全性右束支传导阻滞。②$T_{Ⅱ、Ⅲ、aVF}$及$T_{V_1 \sim V_4}$倒置。③部分心电图QRS波后有一小分离波,尤以V_1导联明显,称为ε波(epsilon波),这种低振幅电位代表右心室某部位延迟的心室激动。④室性期前收缩呈左束支传导阻滞型。⑤少数有室上性心律失常及房室结功能障碍。室性心动过速发作时,QRS波呈左束支阻滞型,心室率平均200次/min,为持续性或非持续性。信号平均心电图多显示晚电位阳性。⑥右胸导联QRS时限延长:QRS时限$(V_1 \sim V_3)/(V_4 \sim V_6) \geqslant 1.2$。右胸导联S波≥55ms(图27-81)。

【诊断与鉴别诊断】 对伴有左束支传导阻滞型室性心律失常或无明显器质性心脏病的晕厥患儿,应怀疑ARVD/C的可能。ARVD/C的诊断较为困难,目前多采用2010年欧洲心脏病协会ARVD/C最新诊断标准[19]。应与Brugada综合征、羊皮纸样右心室相鉴别。

【治疗】 致心律失常性右室心肌病是一种进行性心肌病变,对患儿的治疗应个体化并基于仔细评估的前提下,治疗目的除了改善心脏功能、纠正心力衰竭外,应重点控制室性心律失常,预防猝死。同时避免剧烈活动,尤其是竞技性运动,以免诱发猝死。目前主要有药物治疗、植入ICD、射频消融及外科治疗等方法。

1. 药物治疗

(1) Ⅲ类抗心律失常药,如索他洛尔、胺碘酮,可联合治疗。

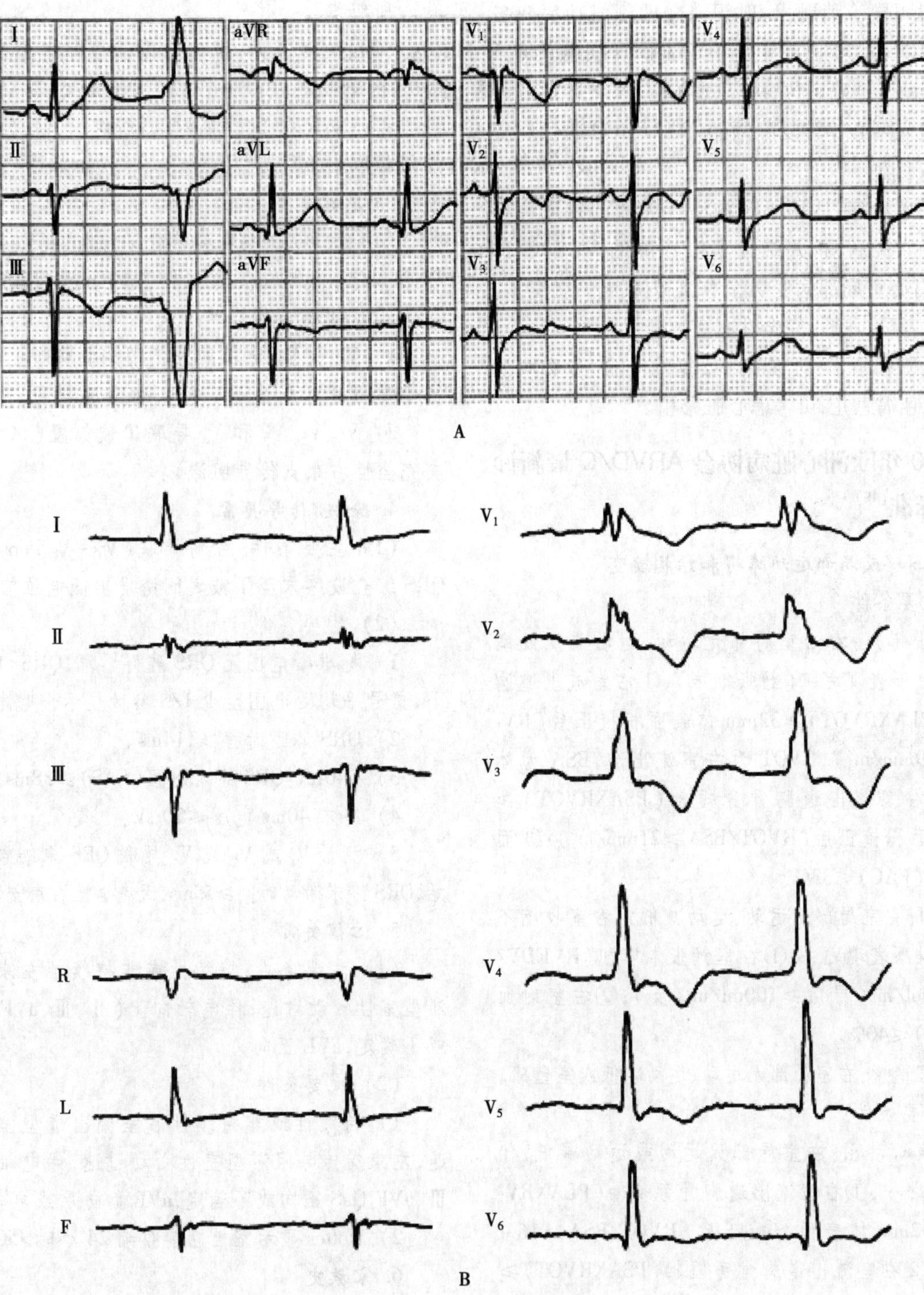

图 27-81　ARVC 心电图改变

A. ARVC 心电图 Epsilon 波；B. ARVC 心电图右胸导联 QRS 时限延长。

（2）ⅠC类（如普罗帕酮）合用β受体阻滞剂（如普萘洛尔、倍他乐克）。

（3）胺碘酮合用β受体阻滞剂。

2. 非药物治疗

（1）射频导管消融术：射频消融即刻成功率90%以上，但复发率达50%，尚不能根治本病。三维电解剖标测系统有助于准确定位，提高成功率。

（2）植入型心律转复除颤器（ICD）：ICD是预防猝死的最主要手段。

（3）手术治疗：适用于药物治疗无效的致死性心律失常患儿。视病情，并结合术中标测的VT起源部位，可施行右心室局部病变切除术、心内膜电灼剥离术。对病变广泛者可以进行完全性右室离断术。

（4）心脏移植术：对难治性反复发作的VT和顽固性慢性心力衰竭患儿，可考虑心脏移植。

【附】2010年欧洲心脏病协会ARVD/C最新诊断标准[19]

1. 整体和/或局部运动障碍和结构改变

（1）主要条件

1）二维超声：右心室局部无运动、运动减低或室壁瘤，伴有以下表现之一（舒张期末），①右室流出道胸骨旁长轴（PLAXRVOT）≥32mm体表面积校正后（RVOT/BSA≥19mm/m^2），RVOT为右室流出道，BSA为体表面积；②右室流出道胸骨旁短轴（PSAXRVOT）≥36mm体表面积校正后（RVOT/BSA≥21mm/m^2）；③面积变化分数（FAC）≤33%。

2）MRI：右室局部无运动、运动减低或右室收缩不协调，伴有以下表现之一，①右室舒张末容积（RVEDV/BSA）≥110ml/m^2（男）；≥100ml/m^2（女）；②右室射血分数（RVEF）≤40%。

3）右室造影：右室局部无运动、运动减低或室壁瘤。

（2）次要条件

1）超声心动图：右室局部无运动或运动减低，伴有以下表现之一，①右室流出道胸骨旁长轴（PLAXRVOT）≥29~32mm体表面积校正后（RVOT/BSA≥16~19mm/m^2）；②右室流出道胸骨旁短轴（PSAXRVOT）≥32~36mm体表面积校正后（RVOT/BSA≥18~21mm/m^2）；③33%<面积变化分数（FAC）≤40%。

2）MRI：右室局部无运动、运动减低或右室收缩不协调。伴有以下表现之一，①右室舒张末容积（RVEDV/BSA）≥100~110ml/m^2（男）；≥90~100ml/m^2（女）；②右室射血分数（RVEF）为40%~45%。

2. 室壁组织学特征

（1）主要条件：至少一份活检标本形态学分析显示残余心肌细胞<60%（或估计<50%），伴有纤维组织取代右心室游离壁心肌组织，伴有或不伴有脂肪组织取代心肌组织。

（2）次要条件：至少一份活检标本形态学分析显示残余心肌细胞60%~75%（或估计50%~65%），伴有纤维组织取代右心室游离壁心肌组织，伴有或不伴有脂肪组织取代心肌组织。

3. 复极障碍

（1）主要条件：右胸导联T波倒置（V_1、V_2、V_3），或14岁以上（不伴右束支传导阻滞，QRS≥120ms）。

（2）次要条件

1）V_1和V_2导联T波倒置，14岁以上（不伴右束支传导阻滞），或V_4、V_5、V_6导联T波倒置。

2）V_1、V_2、V_3和V_4导联T波倒置（14岁以上，伴有完全性右束支传导阻滞）。

4. 除极/传导异常

（1）主要条件：右胸导联（V_1~V_3）epsilon波（在QRS综合波终末至T波之间诱发出低电位信号）。

（2）次要条件

1）标准心电图无QRS波群增宽，QRS<110ms情况下，信号平均心电图至少1/3参数显示出晚电位。

2）QRS滤过时程≥114ms。

3）<40μV QRS终末时程（LAS）≥38ms。

4）终末40ms电压≤20μV。

5）测量V_1或V_2或V_3导联QRS末端包括R波初始，QRS终末激动时间≥55ms，无完全性右束支传导阻滞。

5. 心律失常

（1）主要条件：持续性或非持续性左束支传导阻滞型室性心动过速，伴电轴向上（Ⅱ、Ⅲ、aVF QRS负向或不确定，aVL正向）。

（2）次要条件

1）持续性或非持续性右室流出道型室性心动过速，左束支传导阻滞型室性心动过速，伴电轴向下（Ⅱ、Ⅲ、aVF QaS正向或不确定，aVL负向），或电轴不明确。

2）Holter显示室性期前收缩24小时>500个。

6. 家族史

（1）主要条件

1）一级亲属中按照目前诊断标准有明确诊断为ARVD/C的患儿。

2）一级亲属有尸检或手术确诊为ARVD/C的患儿。

3）经评估明确患儿具有ARVD/C致病基因的有意义的突变。

（2）次要条件

1）一级亲属中有可疑 ARVD/C 患儿但无法证实，而就诊患儿符合目前诊断标准。

2）可疑 ARVD/C 引起的早年猝死家族史（<35岁）。

3）二级亲属中有病理证实或符合目前专家组诊断标准的 ARVD/C 患儿。

7. 诊断标准

（1）明确诊断：具备2项主要条件，或1项主要条件加2项次要条件，或4项次要条件。

（2）临界诊断：具备1项主要条件和1项次要条件，或3项不同方面的次要条件。

（3）可疑诊断：具备1项主要条件或2项不同方面的次要条件。

八、心脏肿瘤

原发性心脏肿瘤甚为少见，在儿童尸检中发生率为0.027%～0.08%[20]。小儿原发性心脏肿瘤80%～90%为良性，常见的有横纹肌瘤、纤维瘤及黏液瘤。在原发恶性肿瘤中，以肉瘤最为多见。

心脏肿瘤的临床表现主要取决肿瘤所在位置及瘤体大小，与组织学类型关系相对较小。可无症状，也可表现为呼吸困难、胸痛、发绀等，1/3的患儿体检可发现心脏杂音，14.9%的患儿可出现心律失常，还可表现为心力衰竭的体征。超声心动图是最常用的辅助检查，心脏磁共振成像（CMR）及CT也可用于心脏肿瘤的定位和评估。CMR敏感性最高，也可用于辅助判断肿瘤的组织分型[2]。有创的心血管造影现已较少用于心脏肿瘤的诊断，但用于评估可疑冠脉受累的心脏肿瘤有一定优势。治疗选择主要取决于患儿症状、肿瘤的位置和大小及组织分型。有血流动力学意义的严重血流梗阻或心律失常是最常见的手术指征。不符合手术条件者可考虑心脏移植。术后复发率较高的是黏液瘤和畸胎瘤。心脏原发良性肿瘤的累积死亡率约8.2%，而恶性肿瘤可达60.3%[20]。

1. 横纹肌瘤　横纹肌瘤（rhabdomyoma）是目前儿科最常见的心脏肿瘤，几乎仅发生于儿童，为单个或多个结节，包埋于室壁。多发生于1岁以内婴儿，常有家族史，80%～90%伴有结节性硬化症。大多数幼儿的横纹肌瘤随年龄增长可自行消退。本病的治疗视肿瘤所在位置及大小而定，位于室间隔及室壁的无症状小瘤，宜定期随访。瘤体较大、有血流梗阻现象或发生室性心律失常，应手术切除。横纹肌瘤和浦肯野纤维瘤是2岁以下婴儿持久顽固室性心动过速的常见病因，药物治疗无效，只有切除肿瘤才能终止发作。横纹肌瘤还可导致预激相关心律失常。如肿瘤病变弥漫，手术切除困难，遗留正常心肌不足以维持心功能，则需行心脏移植[3]。

2. 纤维瘤　纤维瘤（fibroma）是儿科第二常见的良性心脏肿瘤。纤维瘤常源于心室肌，最常见于左心室，体积可逐渐增大，不会自行消退。瘤体因干扰瓣膜功能、引起血流梗阻或心肌功能障碍而导致心力衰竭；也可引起心律失常，以室性心律失常多见，可导致猝死。

3. 黏液瘤　黏液瘤（myxoma）是成人期最常见的心脏原发肿瘤，儿童中常见于青春期患儿。为表面光滑的实体瘤，大小约1～8cm，典型黏液瘤有蒂附着于房间隔，突出于心房腔中，邻近二、三尖瓣口，瘤体随心脏舒缩而活动，75%位于左房，多发生于年长儿，女性多见。临床表现主要有三方面：①血流障碍。左房黏液瘤可引起二尖瓣关闭不全或狭窄，出现无力、心悸、眩晕、阵发性呼吸困难以及心力衰竭。如肿瘤堵塞于二尖瓣口，每搏量突然下降，可发生晕厥，心搏骤停。右房黏液瘤则可见颈静脉怒张、肝大及水肿。②栓塞现象。黏液瘤碎片脱落，引起体、肺循环栓塞表现，以脑栓塞多见。③全身症状。发热、消瘦、关节痛、杵状指等。实验室检查可见血沉增快及血尿。上述临床所见与感染性心内膜炎、风湿热及系统性红斑狼疮相似，应予以鉴别。超声心动图检查可见心腔内肿瘤，呈块状或云雾状回声图像，来回于房室之间，收缩期回至心房，舒张期达房室瓣口，甚至进入心室腔。房室瓣呈城墙样改变。心血管造影可见心腔内占位性病变，近年已较少应用。本病有发生猝死的危险，一经确诊，尽快手术切除，瘤体周围0.5cm的心内膜全部切除，以免复发。

4. 畸胎瘤　源于心包内，常于胎儿期发现，可由于心脏压塞或压迫心脏导致胎儿宫内死亡。可能需要行胎儿肿瘤切除或在新生儿早期手术[20]。

5. 其他少见的良性心脏肿瘤　乳突状弹力纤维瘤多位于心脏瓣膜；脂肪瘤多位于心内膜下心肌，常位于室间隔，可进行性生长；良性间皮瘤多累及房室交界区，可引起房室传导阻滞。

6. 原发性恶性心脏肿瘤　在儿童非常罕见，主要为横纹肌肉瘤、纤维肉瘤和神经源性肉瘤，常位于右侧心脏、房间隔、右心房或肺动脉根部，可扩散到心腔，引起血流障碍或侵入心包发生心包积液及心脏压塞。肉瘤治疗需手术联合多药物化疗和/或放疗，但复发率仍较高，预后差[20]。其他心脏原发恶性肿瘤还有恶性生殖细胞瘤及淋巴瘤。恶性心包间皮瘤可引起心脏压塞和心包缩窄。

7. 心脏以外恶性肿瘤的心脏转移　相对于原发性

心脏恶性肿瘤,心脏转移瘤更为多见。以白血病及淋巴瘤多见,常表现为持续血性心包积液。通过X线、心电图及超声心动图可初步诊断。心导管检查可进一步了解肿瘤的解剖位置及对血流动力学的影响。预后视肿瘤的类型和手术的可能性而定。

(廖莹 陈树宝 林利)

参考文献

[1] FREY T, ARAIN N. Pediatric viral myocarditis-A review. S D Med, 2018, 71(1):29-34.

[2] DOYEN D, MOCERI P, DUCREUX D, et al. Myocarditis in a patient with COVID-19: a cause of raised troponin and ECG changes. Lancet, 2020, 395(10235):1516.

[3] KOCIOL RD, COOPER LT, FANG JC, et al. Recognition and initial management of fulminant myocarditis: a Scientific Statement From the American Heart Association. Circulation, 2020, 141(6):e69-e92.

[4] FERREIRA VM, SCHULZ-MENGER J, HOLMVANG G, et al. Cardiovascular magnetic resonance in nonischemic myocardial inflammation: expert recommendations. J Am Coll Cardiol, 2018, 72(24):3158-3176.

[5] 中华医学会儿科学分会心血管学组,中华医学会儿科学分会心血管学组心肌炎协作组,中华儿科杂志编辑委员会等. 儿童心肌炎诊断建议(2018年版). 中华儿科杂志, 2019, 57(2):87-89.

[6] LI Y, YU Y, CHEN S, et al. Corticosteroids and intravenous immunoglobulin in pediatric myocarditis: a meta-analysis. Front Pediatr, 2019, 7:342.

[7] 李丹丹,王铜,冯红旗,等. 我国克山病病情数据汇总及趋势分析. 中华地方病学杂志, 2019, 38(5):385-389.

[8] LIPSHULTZ SE, LAW YM, ASANTE-KORANG A, et al. Cardiomyopathy in children: classification and diagnosis: a scientific statement from the American Heart Association. Circulation, 2019, 140(1):e9-e68.

[9] AHERRAHROU Z, SCHLOSSAREK S, STOELTING S, et al. Knock-out of nexilin in mice leads to dilated cardiomyopathy and endomyocardial fibroelastosis. Basic Res Cardiol, 2016, 111(1):6.

[10] LIPSULTZ SE, LAW YM, ASANTE-KORANGA, et al. Cardiomyopathy in children: classification and diagnosis. A scientific statement from the American Heart Association. Circulation, 2019, 140(1):e9-e68.

[11] 陈树宝,孙锟. 小儿心脏病学前沿:新理论与新技术. 2版. 上海:科学出版社, 2015:287-299.

[12] 中华医学会儿科学分会心血管学组,《中华儿科杂志》编辑委员会. 儿童心肌病遗传代谢性病因的诊断建议. 中华儿科杂志, 2013, 51(5):385-388.

[13] COHEN JA, ALMODOVAR MC. Dilated cardiomyopathy in children: moving beyond traditional pharmacologic therapy. Curr Opin Cardiol, 2020, 35(1):52-57.

[14] ELLIOTT PM, ANASTASAKIS A, BORGER MA, et al. 2014 ESC Guidelines on diagnosis and management of hypertrophic cardiomyopathy. Eur Heart J, 2014, 35(39):2733-2779.

[15] MAURIZI N, PASSANTINO S, SPAZIANI G, et al. Long-term outcomes of pediatric-onset hypertrophic cardiomyopathy and age specific risk factors for lethal arrhythmic events. JAMA Cardiol, 2018, 3(6):520-525.

[16] CHOUDHRY S, PURI K, DENFIELD SW. An update on pediatric cardiomyopathy. Curr Treat Options Cardiovasc Med, 2019, 21(8):36.

[17] GOLDSTEIN JA, KERN MJ. Hemodynamics of constrictive pericarditis and restrictive cardiomyopathy. Catheter Cardiovasc Interv, 2020, 95(6):1240-1248.

[18] WITTEKIND SG, RYAN TD, GAO ZQ, et al. Contemporary outcomes of pediatric restrictive cardiomyopathy: a single-center experience pediatric. Cardiology, 2019, 40(4):694-704.

[19] Marcus FI, McKenna WJ, Sherrill D, et al. Diagnosis of arrhythmogenic right ventricular cardiomyopathy/dysplasia: proposed modification of the task force criteria. Circulation, 2010, 121(13):1533-1541.

[20] TZANI A, DOULAMIS IP, MYLONAS KS, et al. Cardiac tumors in pediatric patients: a systematic review. World J Pediatr Congenit Heart Surg, 2017, 8(5):624-632.

第9节 心包疾病

心包疾病可以局限于心包,也可以是全身疾病表现的一部分。在临床中可分为心包炎(急性、持续性、慢性及复发性),心包积液,心脏压塞,缩窄型心包炎及心包肿物等综合征[1],儿科以急性心包炎和缩窄性心包炎常见。心包疾病的病因见表27-19[1]。

表 27-19　心包疾病的病因

病因分类	病因举例
感染性	
病毒	柯萨奇病毒、埃可病毒、流感病毒、腺病毒、乙型肝炎病毒、EB 病毒
细菌	链球菌、肺炎球菌、葡萄球菌、脑膜炎双球菌、大肠埃希菌、结核分枝杆菌
真菌	组织胞浆菌、放线菌
其他	支原体、弓形虫、肺吸虫、包囊虫
非感染性	
自身免疫性疾病	类风湿关节炎、风湿热、系统性红斑狼疮、硬皮病、血管炎
自身炎症性疾病	家族性地中海热、肿瘤坏死因子相关周期性发热、IgG4 相关疾病
内分泌及代谢病	尿毒症、甲状腺功能减退、乳糜性心包炎
物理因素	穿透伤、心导管检查、心脏手术、心包切开术后、放射线
血液病及肿瘤	出血素质、地中海贫血，原发瘤（如间皮瘤、肉瘤等），转移瘤（如白血病、恶性淋巴瘤）
药物	普鲁卡因胺、异烟肼、肼苯哒嗪；蒽环类化疗药物
先天性疾病	心包缺如、囊肿、肌肝脑眼侏儒症（Mulibrey nanism）伴心包肥厚
其他	淀粉样变性、心力衰竭、肺动脉高压、主动脉夹层
特发性	可能与病毒感染及免疫相关

一、急性心包炎

【病因】 急性心包炎（acute pericarditis）常为全身性疾病的一部分或由邻近组织蔓延而来。在新生儿期急性心包炎的主要原发病为败血症，在婴幼儿期常为肺炎、脓胸，但也以败血症为多。先天性心脏病手术中心包切开术后亦常并发心包炎。4～5 岁以上儿童多数为结核病、化脓感染及风湿热。特发性心包炎（部分可能与病毒感染及免疫反应相关）亦多见于儿童。偶见组织胞浆菌病可致此症，以后转为缩窄性心包炎。有时并发于风湿热、幼年类风湿性关节炎及其他自身免疫性疾病、白血病、恶性淋巴瘤、尿毒症、肺吸虫病、局部创伤、食管异物等。复旦大学附属儿科医院心血管中心总结 1987—2002 年 166 例小儿心包炎病因显示[2]：小儿心包炎的病因以化脓性感染居首位（34.9%），其次为非特异性（27.1%）、风湿性（13.9%）、肿瘤性（10.2%）、结核性（6%）、病毒性（4.3%）及尿毒症（3.6%）。化脓性心包炎病原菌以金黄色葡萄球菌为主。1 岁以内 13 例，其中 11 例为化脓性[2]。首都医科大学附属北京儿童医院回顾 2010—2016 年 68 例大量心包积液患儿病因，以感染性最为多见（40%），其中结核杆菌感染居首，其次为肿瘤性、心脏手术及外伤相关、全身系统疾病相关、淋巴管相关疾病及特发性[3]。目前认为，急性心包炎在发展中国家仍以结核感染为主要病因，而发达国家以病毒感染最为常见[4]。

【病理变化】 根据病理变化可分为纤维蛋白性及渗液性心包炎。渗液可为浆液纤维蛋白性、浆液血性、出血性或化脓性等。化脓性较易发展为缩窄性心包炎。心包的脏层及壁层上出现纤维蛋白沉着，并有由纤维蛋白、白细胞及少许内皮细胞组成的渗出物。此渗出物可局限于一处，或布满整个心脏表面。风湿性心包炎产生稀薄渗出液，含有纤维素和白细胞，此液常被吸收。渗出物浓厚时，可留下疏松的粘连。有化脓性细菌感染者，心包积储脓液，其中含纤维素、多形核白细胞、红细胞及病原菌。结核性心包炎早期可见少量浆液或血性渗出液，有时很快产生大量，如不及早治疗，常引起广泛粘连。病毒性心包炎常同时有心肌炎，心包渗出液较少，一般不形成缩窄性心包炎，少数病例也可发展成缩窄性心包炎。

【病理生理】 正常心包腔压力与胸膜腔压力一致。吸气时为负压，呼气时为正压。正常小儿心包腔内有 10～15ml 液体，为浆液性，在心脏活动时起润滑剂作用。随着心包内积液增加，心包腔压力升高。急性心包炎对循环功能的影响，主要取决于心肌情况和心包渗出液的容量及发生的快慢。如心肌功能不好，同时又急骤发生 100～200ml 的心包积液，便可引起严重的循环障碍,风湿性心包炎病例中常有此种情况。反之,如心肌正常,心包液体发生缓慢,即使有数百毫升的心包积液,循环功能可无明显改变。在快速发生大量心包积液时,即使心肌正常,也可引致循环衰竭,产生心脏压塞症状,心排血量明显下降,严重影响血流动力学。

大量心包积液可引起心脏压塞(cardiac tamponade),即由于心包内渗液不断增加,心包内的压力上升,使心室在舒张期充盈不足,每搏量减少,当代偿机制衰竭,可导致心排血量显著下降而发生休克。心脏压塞时不仅导致收缩压下降,由于末梢血管收缩,还会使舒张压上升,脉压变小。另外,由于心包内压力增加,使静脉血液回流至右心受阻,故静脉压升高。如心包渗液速度极快,引起急性心脏压塞,每搏量急剧减少,可发生心源性休克;如渗液积聚较慢,引起亚急性或慢性心脏压塞,出现颈静脉怒张、肝大、水肿及奇脉等症状。

【临床表现】

1. 症状与体征 较大儿童可自诉心前区刺痛或压迫感,平卧时加重,坐起或前俯位可减轻。疼痛可向肩背及腹部放射。婴儿则表现为烦躁不安。心包炎通常为某些全身性疾病的一种表现,可见原发病症状的恶化。常有呼吸困难、咳嗽、发热等。最重要的体征为心包摩擦音,在整个心前区均可听到,以胸骨左缘下端最为清楚,其特点为声音粗糙,似于耳际摩擦皮革,和心音一致而与呼吸的节律无关。摩擦音较常出现于疾病初期,当心包积液增多时消失。但在结核病例中,虽心包膜已有大量渗液,摩擦音有时还继续存在。

心包腔积液时患儿可表现为头晕、气促和胸闷,有大量积液时可压迫食管或喉返神经,引起吞咽困难与失声。体征方面为心尖冲动微弱或消失,心界扩大,卧位与端坐时右侧第2~3肋间的心浊音区大小不同(卧位时扩大),心音遥远。可有Ewart征(Ewart's sign),即在左肩胛骨下角与胸椎之间,叩诊可得浊音,听诊可闻及管状呼吸音与捻发音,是因大量心包积液压迫左肺下叶,产生肺不张引起。肝大,可见腹水及下肢水肿。

心包积液骤增或过多时,出现心脏压塞。患儿呈急性重病容,呼吸困难,心率加快,发绀,动脉压下降,脉压变小,静脉压升高,颈静脉怒张,心界扩大,心搏消失,心音遥远。吸气时脉搏幅度减弱,即所谓奇脉(paradoxical pulse)。奇脉为心脏压塞重要体征之一,用血压计检查较为可靠。首先测量正常呼气时的收缩压,然后使气囊缓慢放气,血压计水银柱随之下降,直至吸气相及呼气相均可听到声音,再记录此收缩压,两次收缩压之差即反映奇脉的程度。正常人吸气时收缩压轻度下降,两者之差不超过1.3kPa(10mmHg),超过1.3kPa(10mmHg)即为奇脉。发生奇脉的机制为吸气时胸腔内压力降低,右心回流增加而左心室充盈降低,右心室充盈增加,使室间隔向后移位,从而限制左心室充盈;另外,吸气时胸腔内压力降低,血流相对较易流入顺应性较大的肺静脉,血流暂时滞留在肺静脉,因此左心室充盈减少,导致吸气时收缩压下降明显,脉搏减弱。有心律失常及低血压时,奇脉往往不明显。在肺气肿、哮喘症及应用正压辅助呼吸器的患儿亦可出现奇脉。如迅速发生大量心包积液,使心排血量急骤下降,可导致心源性休克。如心包渗液缓慢发生,则肝大、水肿及腹水较为明显。

2. 胸部X线检查 心影呈梨形或烧瓶状,左、右心缘各弓消失,腔静脉影增宽。卧位与立位心影显著差异,卧位时心底部变宽为心包积液另一指征。典型的胸部X线改变常出现于心包积液量大于200~300ml的患儿。透视下心搏减弱或消失。肺野大多清晰,可伴有胸腔积液。心包积液时,心影于短期内(1~4周)迅速增大,与其他心脏病之心影逐渐增大不同。

3. 心电图检查 急性心包炎时,由于心包积液及心外膜下心肌损伤,故可产生多种心电图改变,前者发生QRS低电压,后者引起ST段及T波的改变。连续观察心电图可看到以下ST-T演变的过程:①起病初始出现ST段抬高及PR段压低,除aVR及V_1导联外,其余各导联ST段均呈弓背向下型的上升,持续数天即恢复,但不出现异常Q波;②ST段恢复到基线,T波普遍性低平;③T波由平坦变为倒置,可持续数周或数月之久(图27-82)。

4. 超声心动图检查 超声心动图检查对心包积液的诊断有很大价值,比X线和心电图敏感,且操作简便,无创伤,能粗略判断积液量多少。心包积液时,在左室后壁心外膜和心包之间及右心室前壁与胸壁之间出现无回波区(图27-83A)。少量积液表现为左心室后壁心外膜与心包间无回波区,心包积液增多时,则左心室后壁心外膜与心包之间无回波区增宽,而且在右心室前壁与胸壁之间也出现无回波区。二维超声心动图可评估心包积液量的多少,由舒张末期心外膜与心包之间无回声间隙的最大宽度定性评估:少量积液仅见于心脏后方局部(<10mm),中量积液沿心脏后壁长轴分布(10~20mm),大量积液环绕心脏(>20mm)[1]。由于心包积液,心脏活动失去限制,产生心脏摇摆现象,使右心室前壁、室间隔及左心室后壁随心动周期出现异常运动,运动幅度增大,并有假性二尖瓣脱垂征。大量积液,心内结构常不能清楚显示,心尖部探查时,出现心脏荡击征,即于心脏收缩时,心尖上抬,声束穿过心尖产生回波,在心脏舒张时,心尖离开声束,则只见无回声区(图27-83B)。

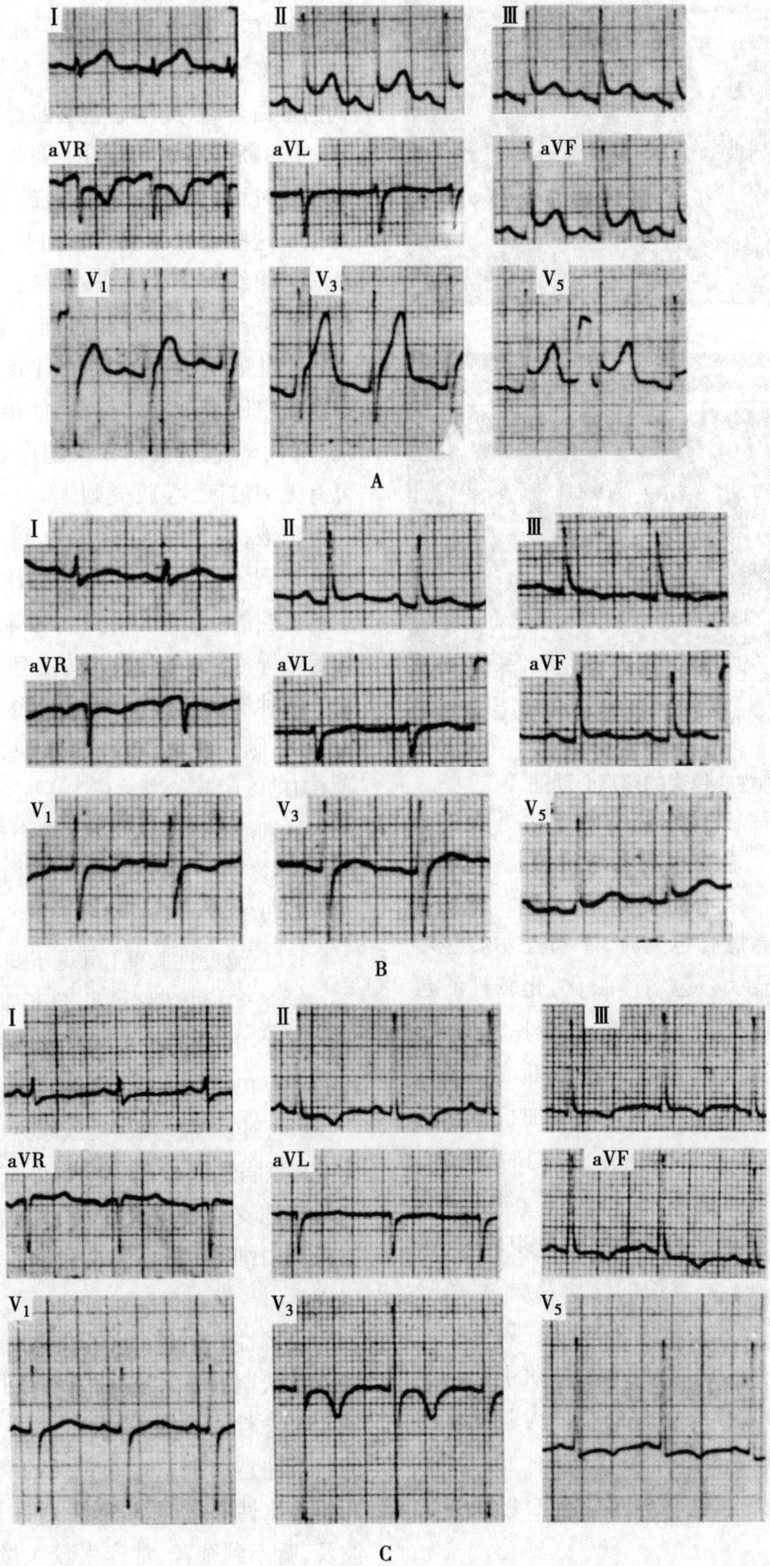

A

B

C

图27-82　急性心包炎的心电图

A. ST段抬高；B. T波低平，ST段恢复；C. T波倒置。

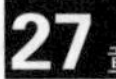

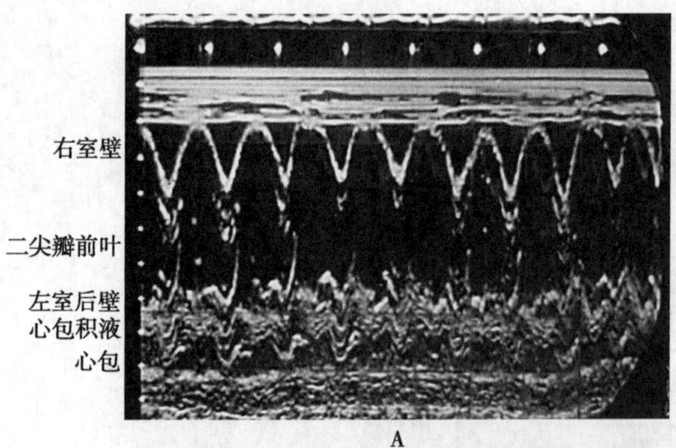

A

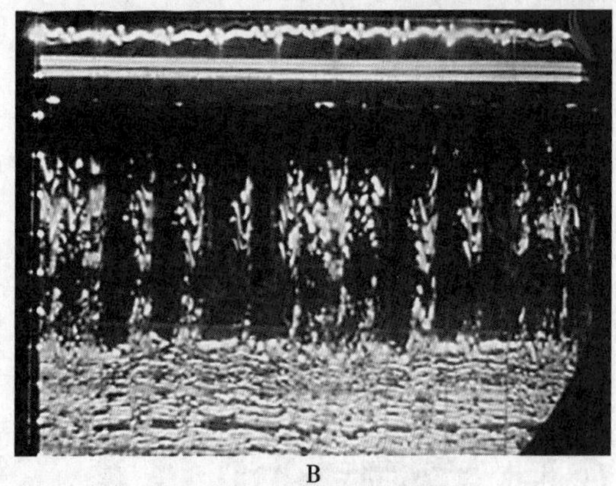

B

图 27-83 急性心包炎的超声心动图

2岁，女。心包炎，血性心包渗液。A. 左室壁与心包间无回声区；B. 心脏荡击征。

5. CT及CMR 急性心包炎时CT可显示心包增厚且无钙化，增强CT显示心包增厚强化，化脓性心包炎时心包渗出液CT值较漏出液升高。另外，胸部CT可以评估肺部、纵隔及胸膜病变，有助于判断心包炎的病因。心包炎的CMR影像包括心包在T_2加权像显示水肿及增厚，钆造影剂显像延迟强化，可同时评估心肌炎。

6. 心包穿刺 经上述检查提示有心包积液时，可进行心包穿刺，其目的为了解渗液的性质及病源、解除心脏压塞及治疗药物难治的大量积液、局部注射抗生素和引流。心包穿刺有一定危险性，可误穿心脏引起心包积血，发生心脏压塞，故应严格把握指征。为避免损伤心肌，心包穿刺可在超声心动图引导下进行，如脓液黏稠、引流不畅或渗液反复出现，可经皮穿刺心包腔并留置导管闭式引流。

7. 心脏血池扫描检查 应用^{99m}Tc或^{113}In进行心脏血池扫描，可以了解心脏大小及形态，以鉴别心包积液与心脏扩大。患儿应有近期心脏X线远达摄影进行比较。根据前后位心脏血池扫描图测量，心影最大横径(cm)为I，再测量近期心脏X线远达摄影的心脏最大横径为R，求出其比值Q，即Q=I/R，Q值在0.75以下，表现有心包积液，Q值愈小，积液量愈大。

8. 其他检查 急性期炎症的指标，如白细胞计数、血沉及C反应蛋白可升高。部分患儿可出现CK-MB及肌钙蛋白升高，提示心包心肌炎。均为非特异表现。

【诊断与鉴别诊断】 要得到早期诊断，需在某些疾病的过程中勿忘并发心包炎的可能，而随时注意病情变化。这些疾病主要是败血症、肺炎、脓胸、风湿热、结核病与组织胞浆菌病或尿毒症。在体格检查时，应将心包摩擦音与心脏杂音相鉴别。急性心包炎与急性心肌炎在小儿病例中鉴别比较困难，因两者的临床症状、X线及心电图表现均相似，但如出现心包摩擦音及奇脉，则有利于心包炎的诊断。超声心动图显示心包积液时可有无回波区，心肌炎则无。心脏血池扫描检查，如为心包积液，则Q值在0.75以下，心肌炎Q值在0.80以上，可资鉴别。纵隔肿瘤如恶性淋巴瘤或畸胎瘤等，可压迫上腔静脉、气管或支气管等，出现颈静脉怒张及呼吸困难等症状，有时误认为心包积液，但X线检查可见结节状肿瘤，心脏搏动正常。至于心包积液与胸腔积液的鉴别，则主要依靠X线透视及摄片。必要时应用CT或CMR以明确诊断。

欧洲心脏病协会2015年心包疾病诊断指南中急性心包炎诊断标准为，急性(通常指病程<4~6周)病程，并符合以下4项中至少2项[1,4]：

1. 心包炎性胸痛(可见于90%~95%儿童病例)。

2. 心包摩擦感(可见于30%儿童病例)。

3. 心电图新出现的广泛ST段抬高及PR段压低(可见于40%~50%儿童病例)。

4. 心包积液(新出现或原有积液加重，可见于70%~80%儿童病例)。

其他支持点包括炎性标志物升高(如C反应蛋白、血沉及白细胞)和心包炎症的影像学证据(包括CT及CMR)。

复发性心包炎是指急性心包炎发作后，经过4~6周无症状期后再次复发，有报道儿童复发性心包炎可见于35%急性心包炎的儿童[4]。

应注意鉴别急性心包炎的病因。发生于结核病小儿的渗出性心包炎，一般先考虑为结核性；心内膜不被波及，听不到杂音，常产生较大量的混浊黄色或血样渗液。反之，风湿性心包炎必伴有心脏病症状，可听到器质性心脏杂音，渗液量较少，一般不需心包穿刺。化脓性心包炎不但有心包渗液的症状，还可引起严重的全身感染中毒症状，或并发于肺炎、脓胸。宜做血培养以证实败血症，便于选择适宜的抗生素。此外，急性病毒性心包炎,通常与病毒感染同时发生。引起的病毒有柯萨奇病毒、流感病毒、埃可病毒及腺病毒等。可为病毒直接感染心包或机体对病毒感染的免疫反应。可同时累及心肌,发生心包心肌炎。以发热、心前区疼痛及呼吸困难为主要症状,常伴有心包摩擦音,心包渗液的症状不明显。病毒性心包炎为自限性,病程数月,预后较好,少数病例仍可复发,病程迁延数月或1~2年,积极治疗极少形成缩窄性心包炎。在心包损伤或心包切开术后1~2周,部分患儿发生心包损伤后综合征,患儿出现心前区疼痛、发热、心包摩擦音,个别病例发生心脏压塞。其发病机制可能为机体对损伤的心包膜发生免疫反应,多数患儿血清出现抗心肌抗体。少数特异病毒抗体滴度升高,而认为本病系在心包创伤的条件下,潜伏在机体内的病毒引起了心包感染。尿毒症性心包炎为尿毒症患儿的临终表现。组织胞浆菌、白念珠菌心包炎很少见。在我国四川省肺吸虫蚴性心包炎发生率较高,心包渗液为浆液性、浆液血性或脓性,鉴别诊断应予以注意。

【治疗】 患儿应卧床休息,在症状消失及急性期炎症指标恢复正常前应限制活动,合并心肌炎时应限制剧烈活动6个月[1]。呼吸困难时采取半卧位并供氧,为缓解胸痛及减少心包积液,可应用大剂量非甾体抗炎药,儿童期推荐口服布洛芬每日30~50mg/kg(每8小时1次),或口服萘普生,2岁以上儿童每日10mg/kg(分2次),疗程1~4周,复发病例可延长疗程,注意保护胃黏膜。对于自身免疫性疾病相关心包炎、尿毒症相关心包炎及复发性心包炎可考虑皮质激素。另应针对不同病因进行治疗。

1. 化脓性心包炎 治疗主要包括抗生素和心包腔引流。应及早积极静脉应用针对病原菌的抗生素,药敏结果出来之前应经验性用药。经验性治疗可选择万古霉素联合第三代头孢菌素或碳青霉烯类抗生素,之后根据药敏结果调整。抗生素疗程一般2~4周。每隔1~2天心包穿刺引流排脓,也可同时用生理盐水冲洗,并于心包腔内注入适当抗生素及醋酸氢化可的松,用生理盐水稀释20ml,慢慢注射。可用硅胶管置心包腔内,反复抽脓,避免反复心包穿刺。如经以上治疗,效果不好,应及早采用心包切开引流术。

2. 结核性心包炎 宜用抗结核疗法,肺外结核方案为利福平、异烟肼、吡嗪酰胺及乙胺丁醇至少2个月,之后继续服用利福平和异烟肼,疗程共计至少6个月,必要时进行心包穿刺抽出渗液以减轻严重症状。

上述两种心包炎发生积液时,均宜加用肾上腺皮质激素(口服或局部用),以促进渗出液或脓液的吸收,从而减少继发缩窄性心包炎。

3. 病毒性心包炎 一般采用对症治疗,症状明显者可用非甾体抗炎药,合并心肌炎时需同时处理。但遇复发时宜用秋水仙碱或肾上腺皮质激素治疗。

4. 其他心包炎 组织胞浆菌病所致的心包炎可用两性霉素B。风湿性心包炎往往自行消退,无需任何手术;大部分症状是由于心肌炎及心内膜炎引起,因此,治疗应按风湿热处理原则进行。心脏损伤后综合征宜用非甾体抗炎药及秋水仙碱对症处理。

对于复发的特发性急性心包炎,可再次应用非甾体抗炎药并延长疗程,另可考虑秋水仙碱,5岁以下儿童每日0.5mg,5岁以上儿童每日1.0~1.5mg,分2~3次。对非甾体抗炎药及秋水仙碱难以控制的复发性心包炎可考虑皮质激素,但应控制剂量,注意监测副作用。对于难治性病例,也有用白介素1受体拮抗剂治疗儿童复发性心包炎的报道[1,4]。

心脏压塞应按急症处理,需要紧急抢救,进行心包穿刺或心包切开引流术,以解除心包积液。缓解心脏压塞症状。

另外,细心护理的重要性不亚于药物治疗。应尽量使患儿安适,保证完全休息,供应足够的蛋白质及能量,维持体液平衡,给予必要的营养支持。因结核性心包炎不伴有心肌炎,急性期过后,床上活动的限制可较化脓性及风湿性病例稍放宽。如有胸痛或烦躁,给予适量的镇静剂。

二、慢性缩窄性心包炎

慢性缩窄性心包炎(chronic constrictive pericarditis)可发生在多种病因引起的急性心包炎后,在心包上留下瘢痕及钙质沉着。发展为缩窄性心包炎风险最高的是化脓性心包炎及结核性心包炎,其次为自身免疫性及肿瘤性心包炎,但不常继发于病毒性或复发性特发性心包炎[1]。部分病例由于在心包上形成弥漫坚硬的瘢痕组织,致心包失去了弹性,心脏被僵硬的心包所包围,心脏在舒张期不能充分扩张,心室不能正常充盈,影响了心脏的收缩和舒张功能,从而引起一系列的临床症状。

【病因】 慢性缩窄性心包炎多见于年长儿,以往在我国儿童病例中主要由结核病所引起及化脓性细菌感染(葡萄球菌最常见)居多,其他有创伤性心包炎,极少见于风湿病,但近年来结核感染引起的病例逐渐减少,特发性及其他病因逐渐增多。首都医科大学附属北京儿童医院总结1977—1987年共收治小儿缩窄性心包炎28例,均经手术治疗。本组病因主要为结核性和化脓性,各占32%,原因不明者占28.5%[5]。重庆医科大学附属儿童医院总结1996—2018年儿童缩窄性心包炎78例，其中61例（80%）术后心包病理提示非特异性改变，结核性为10%、化脓性为6.7%、肺吸虫性为3.3%[6]。该症心包显著增厚（98%），有时与邻近组织粘连，使心脏固定于纵隔、横膈或胸壁。增厚而失去弹性的心包限制心脏的舒张及静脉回血，尤其是上、下腔静脉入口部位的增厚缩窄较明显，影响回心血流量，从而使静脉系统充血和每搏量减低，其病理生理变化与上节所述的心脏压塞相同。心肌长期受压、缺血，产生继发性心肌纤维化，心脏功能受损，每搏量进一步减少。

【临床表现与诊断】 起病多隐匿缓慢，部分病例有急性心包炎病史。临床症状主要为慢性心脏压塞现象，患儿可有乏力，呼吸困难，轻度发绀，腹水及外周水肿。查体颈静脉怒张，于吸气时更明显。静脉压升高达250mm以上，动脉压减低，脉压小。常出现奇脉。常见明显肝大和腹水征，也可见胸腔积液体征及足部水肿。心尖冲动微弱，几乎消失，或位置固定，不随体位及呼吸而变动。心浊音界正常或稍缩小，部分病例可闻及心包叩击音。心脏固定于横膈时，则在心搏动时可见左侧下部肋骨向内牵引；心脏固定于胸壁时，则可见肋间隙凹陷。心音遥远，无杂音。X线检查证实心搏动减弱或消失，其位置固定不变，心影大小近于正常或仅轻度扩大，心缘毛糙不清、僵硬，心包钙化为本病特殊征象。心电图中，T波倒置与低电压较急性心包炎更为显著；可有期前收缩、心房扑动或颤动出现。超声心动图检查示左心室后壁心外膜与心包区回波增强，室壁舒张期受限，室间隔舒张期矛盾运动及心房增大而心室不大，并有下腔静脉和肝静脉增宽等表现。患儿蛋白质分解代谢增加，可因胃肠道淤血、渗透性异常，血浆蛋白易于漏入粪便，形成明显的低蛋白血症，直至心包手术后数月才恢复正常。淋巴细胞亦从肠道丢失，使患儿免疫功能低下。

【鉴别诊断】

1. 肝硬化 也有腹水征，但无心脏病态及上腔静脉充血征，颈静脉及上肢静脉无充盈怒张，静脉压正常。

2. 结核性腹膜炎 有发热、腹痛及结核病一般症状。腹水的性质是炎性渗出液，细胞和蛋白都较高，必要时可用豚鼠接种来证实。也无心脏异常及颈静脉怒张、奇脉等征象。

3. 慢性充血性心力衰竭 由其他心脏病引起，需做鉴别。心脏增大，常有心脏杂音，慢性充血性心力衰竭腹水常不著，而下肢水肿明显。

4. 限制型心肌病 临床表现与缩窄性心包炎极为相似，鉴别常较困难。限制型心肌病的心脏影像学检查显示心影轻度增大，心房显著扩大，多无心包钙化，但可有心内膜钙化，CT检查无心包增厚。而缩窄性心包炎则心影无增大，有心包增厚，可有心包钙化，见表27-18。

5. 营养不良性水肿 只有血清蛋白降低，无上述心脏症状及体征。但对营养低下的患儿，也要考虑缩窄性心包炎与营养不良性水肿同时存在。

【治疗】 多数缩窄性心包炎的治疗需要心包切开术，并切除一部分增厚的心包，以解除心脏的压迫及束缚。患儿应卧床休息，供应充分的蛋白质及能量，改善患儿营养状况，限制食盐并间歇使用利尿剂控制腹水及水肿。病程较久的患儿，心肌损伤亦较重，不能耐受因解除压迫及束缚后静脉回心血量增多的负担，术前可给予洋地黄化。

目前认为对于有活动性炎症证据的缩窄性心包炎患儿（如C反应蛋白升高及影像学提示心包有活动性炎症），可加用抗生素治疗，有助于病情缓解。对于化脓性病例，应追查身体各部的感染病灶，给予适当的抗感染治疗。对于活动性结核病例，必须先给予充分抗结核治疗以控制其活动性并减轻病情。然后由胸外科做心包切除手术以解除心脏的束缚。

（廖莹　杜军保）

参考文献

［1］ADLER Y，CHARRON P，IMAZIO M，et al. 2015 ESC Guidelines for the diagnosis and management of pericardial diseases：the task force for the diagnosis and management of pericardial diseases of the European Society of Cardiology（ESC）Endorsed by：The European Association for Cardio-Thoracic Surgery（EACTS）. Eur Heart J，2015，36（42）：2921-2964.

［2］孙斌，廖燕玲，侯佳，等. 小儿心包炎166例临床分析. 小儿急救医学，2004，11（1）：40-41.

［3］张晓琳，金兰中，张鑫，等. 儿童大量心包积液病因诊断及超声心动图分析. 中华实用儿科临床杂志，2017，32（13）：978-981.

［4］TOMBETTI E，GIANI T，BRUCATO A，et al. Recurrent pericarditis in children and adolescents. Front Pediatr，2019，7：419.

［5］张静，田杰，钱永如. 儿童缩窄性心包炎39例临床分析. 中国实用儿科杂志，2006，21（10）：748-750.

［6］陈蔚，李谧，易岂建，等. 儿童缩窄性心包炎78例病例系列报告. 中国循证儿科杂志，2019，14（2）：97-100.

第 10 节　血管疾病

一、高血压

高血压(hypertension)是指全身体循环动脉压升高,是临床常见的全身血管性疾病。原发性高血压占成人高血压的 90%,其患病率约 5%~7%,与人类死亡的主要疾病如冠心病、脑血管疾病等密切相关。儿童原发性高血压多见于青少年。20 世纪 70 年代以来,儿童血压流行病学研究发现成人原发性高血压可能始于儿童期,并提出在儿童时期进行干预,以预防或推迟高血压的发生。正常儿童血压从婴儿开始就有随年龄增加而逐渐升高的趋势,至 18~20 岁趋于稳定。小儿血压发育的研究表明,其血压发育的自然规律(轨迹现象),即个体血压在一定时间内持续在相应的百分位数不变。有资料证实儿童及青少年的血压超过该年龄的第 90 百分位的要比在 50 百分位的孩子多 3/4 发展成为成人高血压[1]。儿童原发性高血压患病率报道差异较大,我国各地健康儿童高血压横断面抽样调查报道,检出率为 0.5%~6.5%不等。可能与测量方法及诊断标准不一有关。1987 年,北京地区对 5 916 名健康 6~12 岁学龄儿童横断面调查,血压偏高患病率高达 9.36%。选其中 6、9 及 12 岁 3 个年龄组 1 164 名逐年纵向调查连续 8 年,结果 2 年及 3 年血压偏高检出率分别为 3.8%及 1.3%,表明儿童原发性高血压并不少见[2]。

儿童高血压的评定,目前尚缺乏统一标准。当前国际上多采用百分位法。2017 年美国儿科学会制订下列血压标准[3]:根据年龄、性别、收缩压和/或舒张压,①在 90 百分位数以下(≥13 岁者<120/80mmHg)者为正常血压;②在 90~95 百分位数之间为临界高血压(≥13 岁者血压在 120/80mmHg~129/80mmHg);③至少 3 次以上不同日血压在 95 百分位数~95 百分位数+12mmHg(≥13 岁者血压在 130/80mmHg~139/89mmHg 者为高血压 1 期;④至少 3 次以上不同日血压≥95 百分位数+12mmHg(≥13 岁者血压≥140/90mmHg 者为高血压 2 期。为便于临床判断应用,通常认为高血压值为新生儿>90/60mmHg,学龄儿童>120/80mmHg,下肢血压较上肢血压高 10~20mmHg。各年龄组血压正常值及测量小儿血压的方法见第 2 节心血管系统检查方法。儿童首次测量血压时常处于紧张状态,影响测值,应在坐位或仰卧位安静状态下测量,最好先休息 10 分钟以上再测[3]。

【病因与发病机制】 高血压分为原发性和继发性。

(一)原发性高血压病因

原发性高血压(essential hypertension,EH)又称高血压病,指病因未明且以高血压为主要表现的一种独立性疾病。目前认为原发性高血压的发病是多因素的,与发病有关的因素有:

1. 遗传因素 原发性高血压常有明显的家族史,1987—1994 年《少年儿童高血压易患儿的识别与一级预防》的调研资料表明,有高血压家族史者发生高血压是无家族史的 6.57 倍,成人高血压患儿中有家族史的高达 40%~60%,可能与遗传性钙和钠离子转运障碍(Na^+摄入过多时,细胞不能将过多的 Na^+排出,血管壁平滑肌细胞内的 Na^+潴留,经 Na^+-Ca^{2+}交换使细胞内 Ca^{2+}增加,通过膜除极化,使兴奋性增高,最终促使血管收缩,外周阻力增高)、肾素-血管紧张素系统平衡失调及胰岛素抵抗等有关,后者高胰岛素血症导致血压升高可能与改变细胞 Na^+-K^+-ATP 酶的活性,增加细胞内 Na^+的含量,刺激交感神经的活性,增加肾脏对水钠的重吸收,提高血压的敏感性,刺激生长因子(尤其是血管平滑肌)以及增加内皮素分泌等因素有关。高血压子女血压正常者有与父母相似的生理反应,如遇应激、竞赛时心率增快、血压升高明显高于无家族史者。另外,尿中儿茶酚胺代谢产物增多、钠负荷对体重增加和血压升高的反应也明显高于无家族史者。有家族史的子女,黑种人多于白种人。成人根据血浆中肾素活性水平高低,将原发性高血压分别给予不同的治疗,但在相同的大量青少年原发性高血压的研究中未见此相关报告。红细胞钠的转运、血小板和白细胞的游离钙浓度、交感神经受体等也可作为预示以后发展为高血压的指标。

2. 肥胖 肥胖是儿童高血压的主要影响因素。儿童血压与体质量及体质量指数[体重(kg)/身高^2(m^2)]呈显著正相关,其中与体质量相关最明显。北京城区 1 164 名正常儿童纵向 8 年调查,肥胖儿连续 2 年高血压检出率是非肥胖儿的 5 倍。其中 465 名 6 岁儿童在 8 年观察中发现,随肥胖度的加重,血压百分位数增高,到 13 岁肥胖儿高血压检出率高达 14.7%,而对照组同龄儿则为4%。美国2 445名年龄7~18岁学生血压调查表明体重指数持续在第90百分位以上者，至成人发生高血压的概率为体重指数在第50百分位以下的9~10倍。肥胖是小儿原发性高血压的主要影响因素已得到公认[3]。

3. 其他 膳食中食盐量过多可导致高血压，而摄盐量每天低于3g则很少发生高血压。美国芝加哥调查11~14岁儿童每天盐摄入量近8g(含钠136.7mmol)可引起高血压。但是实验室和临床研究均发现，改变摄盐量和血钠水平，只能影响一部分个体的血压水平，特别是有遗传性钠转运缺陷者，对摄盐敏感才会致病，因此，摄盐的致病是有条件的。饮食中钾含量过低，饱和脂肪酸过多及低钙可促成高血压。种族间患病率有差异，美国黑人多于白种人。此外，长期精神紧张、交感神经兴奋性过高、睡眠不足、吸烟等，由于机体产生过多的肾上腺素及去甲肾上腺素也可使血压升高。

(二)继发性高血压病因

继发性高血压(secondary hypertension，SH)又称为症状性高血压，高血压的病因明确，是某种疾病的临床表现之一。继发性高血压是婴儿和儿童最常见的高血压，可呈急性或慢性过程。新生儿高血压与应用脐动脉导管和肾动脉栓塞有关。儿童高血压与肾脏疾病、肾血管疾病、心血管疾病、内分泌疾病或药物等有关。常见病因如下：

1. 肾脏疾病 是儿童高血压的常见病因，或称肾性高血压，包括肾实质性病变(急性和慢性肾小球肾炎、慢性肾盂肾炎)；先天性肾疾病(多囊肾、肾发育不全)；肾肿瘤；继发性肾脏病变(结缔组织病、糖尿病)；肾周围病变(炎症、脓肿、肿瘤、创伤、出血)；溶血性尿毒症等。

2. 肾血管疾病 如肾动脉狭窄等。

3. 心血管疾病 如主动脉缩窄(上肢血压增高)、多发性大动脉炎等。

4. 内分泌疾病 肾上腺皮质疾病，包括皮质醇增多症(库欣综合征)、原发性醛固醇增多症、嗜铬细胞瘤、神经母细胞瘤(分泌儿茶酚胺类物质，是2岁以下婴幼儿高血压的常见病因)及肾素瘤。甲状腺功能亢进、甲状旁腺功能亢进(高血钙)。

5. 颅脑病变 颅内肿瘤、出血、水肿、脑炎等可致颅内压增高伴有高血压，或影响自主神经的稳定性使交感神经兴奋。

6. 中毒及药物 铅、汞中毒、维生素D中毒、肾上腺皮质激素、可卡因、兴奋剂等。

【临床表现】 就高血压本身而言，无论是原发性还是继发性，临床表现差异不是很大。高血压所引起的症状依高血压发生的急缓、血压增高的程度及靶器官受累的程度而临床症状差异较大。儿童原发性高血压多见于青少年，多为轻度高血压，常无明显症状，仅于体检或运动员筛查时发现，常伴有轻、中度肥胖。继发性高血压的血压升高可从轻度到重度。一般无症状，临床表现为原发病的症状和体征，如慢性肾炎小儿常因生长发育迟缓就诊。当血压升高显著时，呈持久和/或急进型高血压时，可有头晕、头痛、鼻出血、食欲下降、视力减退等，严重者出现呕吐、惊厥、共济失调、偏瘫、失语、昏迷等高血压脑病的症状。如血压急骤上升时症状加剧，伴有心绞痛、心力衰竭、肺水肿、抽搐等，称为高血压危象。这是由于暂时性小动脉痉挛导致周围血管阻力显著上升，使血压迅速上升所致，必须紧急处理以挽救生命。故婴幼儿惊厥或心衰及不能解释的烦躁、年长儿头痛均应常规测血压。

根据眼底的异常所见可将小儿高血压分为四度：Ⅰ度为正常眼底；Ⅱ度即有局灶性小动脉收缩；Ⅲ度有渗出伴有或无出血；Ⅳ度即有视盘水肿。Ⅲ度或Ⅳ度眼底改变提示恶性高血压，并可迅速进展为高血压脑病的可能。

某些疾患可有特殊的症状，如嗜铬细胞瘤可有出汗、心悸、心动过速、体重减轻等；皮质醇增多症可有软弱、肥胖、体形变化、多毛、瘀斑、生长缓慢等；原发性醛固酮增多症则有周期性肌张力低、软弱、低血钾、手足搐搦、多尿、烦渴等；先天性肾上腺皮质增生症临床特点为男性化与高血压并存等。

阳性体征因其原发病而不同。体检时必须测量四肢血压并触颈动脉及四肢脉搏。主动脉缩窄患儿上肢血压高于下肢血压20mmHg以上。严重者股动脉搏动消失，下肢血压测不到。同时必须注意腹部、腰部及颈部大血管杂音，在肾血管疾患中约半数患儿可闻及血管杂音。还应注意腹部扪诊，如发现肿块可能为肾盂积水、多囊肾、嗜铬细胞瘤、神经母细胞瘤或肾胚胎瘤等疾患。

【诊断】 原发性高血压因起病隐匿缓慢常无症状，易被忽视，故应把测量血压列为定期儿童体检的常规内容，以便早期发现。一旦疑有高血压，则需定期测血压。如血压继续升高超数周或数月，即应做其他检查以除外继发性高血压。原发性高血压可依患儿的年龄(通常为10岁以上年长儿)，血压轻度升高，体重轻到中度肥胖，阳性家族史，没有原发疾病的症状及体征等来提示诊断。

继发性高血压的诊断主要是查找原发病，根据患儿年龄、高血压的程度或症状和体征。病史中有间断发热者应注意泌尿系反复感染(反流性肾病)。身高、体重低于正常提示有慢性疾病。注意腹部两侧有无肿物或腹部血管杂音。测量四肢血压以排除主动脉缩窄,一般下肢血压较上肢高10~20mmHg。肢体血压不对称或消失多见于多发性大动脉炎。筛查应包括血、尿常规、血清电解质、血尿素氮、血肌酐、尿酸等,疑感染者应做尿培养。慢性高血压者应做超声心动图及心电图检查,注意有无左心室肥厚。

肾脏超声检查可了解肾脏大小、形态、集合管系统、肾脏病变或占位病变等。静脉肾盂造影不能查到肾灌注的差异,放射性核素肾图可鉴别肾功能或瘢痕。肾多普勒超声和血管造影可显示动脉主干或分支的病变,以及动脉、静脉的异常血流,血管造影时可自双肾静脉和下腔静脉取血查肾素活性。腹部CT或MRI对于了解腹部占位性病变有重要意义。磁共振血管成像对于了解主动脉及其分支狭窄有很好的临床价值。

末梢血查肾素活性可用于肾实质和肾血管疾病的筛查,正常值随着年龄增长而减低,各实验室的数值差异较大,过低表示盐皮质激素作用过多,过高表示肾或肾血管受累。24小时尿儿茶酚胺及香草扁桃酸(vanillylmandelic acid,VMA)含量检测对于诊断嗜铬细胞瘤具有参考意义。根据高血压的不同病因需作进一步的实验室检查(表27-20)。

表27-20　小儿高血压病因及诊断方法[2]

病因	病史和症状以外的诊断方法
1. 原发性高血压	阳性家族史、肥胖、血压轻度增高、无其他阳性体征或实验室检查所见
2. 继发性高血压	
(1) 肾实质病变	
①急慢性肾小球肾炎(包括结缔组织病的肾脏病变)	链球菌感染史、血尿常规、血生化、尿浓缩功能、血尿素氮、肌酐值、尿艾迪计数、血清免疫复合物及循环免疫复合物、抗核抗体、血红斑狼疮细胞、血清蛋白电泳,必要时肾活体组织检查
②肾盂肾炎、肾盂积水	尿常规、中段尿培养、静脉肾盂造影、尿溶菌酶、乳酸脱氢酶、尿β_2微球蛋白测定
③多囊肾、肾发育不全	肾功能试验、静脉肾盂造影、肾超声图、腹部CT、核素检查
④肾肿瘤	腹部肿物、尿常规、静脉肾盂造影、腹部B超及CT检查
⑤溶血性尿毒症	血常规、血小板、网织红细胞、血胆红素、血电解质、尿常规、肾功能试验
(2) 肾血管病变	
①肾动脉狭窄、栓塞 ②肾静脉栓塞	腹部和/或腰部血管杂音、静脉肾盂造影、放射性核素肾图、肾动脉造影、核素检查、肾静脉肾素活性测定
(3) 心血管系统疾病	
①主动脉缩窄	上肢血压高、下肢血压低、下肢较上肢脉搏微弱延迟、超声心动图检查、主动脉造影
②大动脉炎	
(4) 内分泌疾病	大血管部位杂音、周围脉搏微弱或消失、主动脉造影、其他同肾动脉狭窄
①继发于肾上腺皮质类固醇或ACTH长期药物治疗	用药病史、库欣综合征面容、肥胖、血及尿类固醇测定
②皮质醇增多症	尿17-羟类固醇及17-酮类固醇测定、血浆及尿游离皮质醇测定、地塞米松抑制试验、腹部B超及CT、MRI检查
③原发性醛固酮增多症	血电解质测定、血及尿醛固酮测定、血浆肾素活性测定、钠负荷试验、螺内酯试验、卡托普利试验、腹部B超及CT、MRI检查
④嗜铬细胞瘤	静脉肾盂造影、24小时尿VMA测定、苄胺唑啉试验、腹部B超及CT、MRI检查
⑤神经母细胞瘤	腹部或胸部肿物、贫血、骨髓穿刺、静脉肾盂造影、24小时尿多巴胺测定、腹部B超及CT、MRI检查
(5) 中枢神经系统疾患	
①颅内肿瘤、出血、水肿	脑脊液检查、眼底检查、脑CT、MRI检查
②脑炎	神经系统检查、脑脊液检查
(6) 中毒	
①铅中毒	点彩红细胞、脑脊液检查、长骨颅骨X线检查
②汞中毒	尿汞测定

27章

【病程与预后】 流行病学调查结果表明青少年原发性高血压中许多延缓到成人期发病。药物治疗可以降低充血性心力衰竭、肾衰竭和卒中的发病率。继发性高血压预后主要由原发病及特异治疗的效果而定。慢性肾脏病的患儿存活率取决于肾透析和肾移植的成功率。肾血管疾病患儿的双肾间肾静脉肾素活性差异若大于1.5∶1,则提示产生高水平的肾素是高血压的原因。主动脉缩窄外科治疗的预后部分取决于手术时的年龄,婴儿期或儿童期手术大多预后良好。但是如在青少年时期诊治,则有血压持续升高的危险[1]。

【预防】 儿童高血压的预防应视为是预防成人致死的首要病因——心血管疾病和卒中的一部分。预防高血压应从儿童期做起,预防的目的是减少高血压发病率,降低血压以减少或避免脏器受累,提高生活质量。预防应采用综合措施,血压偏高、有阳性家族史及肥胖儿童应作为重点预防对象,定期测量血压。饮食上在保证儿童正常生长发育需要的前提下,避免超重,并应从婴幼儿时期开始,避免喂哺过量牛奶或总热量过多。日常避免过多高脂高胆固醇饮食,增加不饱和脂肪酸的摄入。多食蔬菜,鼓励低盐饮食[3]。坚持体育锻炼,避免精神过度紧张的刺激,如学习负担过重、经常看富于恐怖或惊骇性内容的电视及电影等,减轻环境中的噪声,保证足够睡眠时间,避免吸烟饮酒等。

【治疗】 对原发性高血压应首先试用非药物性治疗。注意规律的生活制度,消除各种精神紧张因素,加强饮食指导,限制盐入量至2~2.5g/d,肥胖儿应减轻体重,加强体育锻炼。如坚持1/2~1年后血压仍无下降趋势或有靶器官受累现象或有潜在疾病时可试用药物治疗。对继发性高血压患儿应针对病因治疗(可参阅各疾病章节)。

1. 利尿剂 通过促进排尿降低血容量而起到降压作用,适用于低肾素型高血容量的轻、中度高血压。对于严重的高血压病,与其他降压药合用能增加其他药物的降压作用,应用过程中注意水、电解质平衡。①氢氯噻嗪:抑制髓袢升支皮质部对 Na^+ 和 Cl^- 的再吸收,促进肾排钠,并有降压作用。②呋塞米:为强袢利尿剂,适用于肾功能不全的高血压患儿,必要时静脉注射生效快。用药过程中如氮质血症及尿少加重则应停药。③螺内酯:因其为醛固酮拮抗剂,适用于肾上腺增生、肿瘤或继发性醛固酮增多症患儿。

2. 血管扩张剂 作用机制为直接扩张小动脉平滑肌,降低总外周阻力,从而发挥降压作用。由于扩张血管血压下降,继发性的交感神经兴奋可引起心率增快、心肌收缩力增强及水钠潴留的副作用,故与普萘洛尔和/或利尿剂配合应用可增强疗效。①肼苯达嗪:不引起肾血流量下降,故可用于肾衰竭。常与利尿剂和β受体阻滞剂合用治疗中、重度高血压。②二氮嗪或称低压唑(diazoxide,又名氯甲苯噻嗪):为非利尿的噻嗪类衍生物。静脉快速注入1~2分钟即起作用。一次无效时30分钟后可重复。为高血压危象的首选药物。③硝普钠:用于高血压危象,用输液泵控制下静脉滴注给药,点滴后数秒钟内起作用,停药后1~2分钟作用消失,可调整静脉滴注速度,控制血压下降速度,故治疗高血压危象较其他药物安全。药物副作用主要是硫氰酸盐中毒,故用药超过2天时需测血硫氰酸盐浓度,不得超过10mg/dl。④米诺地尔:降压作用较肼苯达嗪强,与β受体阻滞剂和利尿剂联合应用适用于其他药物无效的严重型高血压,也可应用于肾衰竭患儿。

3. 肾上腺素能受体阻滞剂 ①酚妥拉明:用于嗜铬细胞瘤术前准备阶段,尤其是高血压危象时可静脉缓慢推注或滴注。②哌唑嗪:通过降低周围血管阻力而降压,长期应用无耐药性,与利尿剂及β受体阻滞剂合用时有协同作用。常见的副作用有眩晕、无力。为减少反应性晕厥,应减少首次剂量并于睡前服用。③β受体阻滞剂的降压机制不明确,可能与血管运动中枢及肾球旁装置的β受体的抑制作用有关。适用于高搏出量高肾素性高血压患儿。与利尿剂及血管扩张剂合用可增强疗效。常用的制剂有普萘洛尔、拉贝洛尔(labetalol,又称柳胺苄心定),兼有α和β受体阻滞作用。起效迅速,疗效高,对心、脑、肾无不良影响。可用于轻、中、重度各型高血压,静脉注射可用于高血压危象的抢救,开始0.2mg/kg,无效时10分钟后0.5mg/kg缓慢静脉注射,必要时最后一次静脉注射1.0mg/kg,总剂量≤4mg/kg。静脉注射后数分钟内即起作用,降压作用平稳,有效后改为口服。

4. 血管紧张素转化酶抑制剂(ACEI) 适用于高肾素性高血压,对正常肾素性及低肾素性高血压也有效。因可增加肾血流量,也适用于肾衰竭患儿。降压作用迅速,可用于高血压急症治疗,与利尿剂合用效果更好。目前应用较广泛,已成为常用的一线降压药。①卡托普利:是最常用的药,停药时逐渐减量,避免骤停。②依那普利:对ACE的抑制作用较弱,但口服后在肝脂酶的作用下,生成二羧酸活性代谢物依那普利拉(enalaprilat),对ACE的抑制作用比卡托普利强20倍。

5. 钙通道阻滞剂 通过阻滞钙离子进入细胞内,使血管平滑肌松弛,达到扩张血管、降压的目的,降压效果较好,已用于儿科临床的有氨氯地平、硝苯地平。硝苯地平降压效果较好,舌下含疗效优于口服,可用于治疗重症高血压。降压药物的选择原则上对轻-中度高血压开始用一种药，从小剂量开始，逐渐增加剂量达到降压效果。一种药产生效果不满意时再加第2种药。

常用治疗方案为首选噻嗪类利尿剂，无效时加用β受体阻滞剂，必要时再加血管扩张剂。近年来有良好降压作用的钙通道阻滞剂及卡托普利也常被用作第一线药。用药时应考虑高血压的发病机制，有针对性地选择药物。长期血压控制不满意者，其机制常较复杂，则需不同作用方式的药物联合用药，如高肾素性高血压可用β受体阻滞剂或卡托普利，疗效不好时也可用钙通道阻滞剂与利尿剂合用。内分泌疾患中嗜铬细胞瘤分泌儿茶酚胺过多时可用酚妥拉明静脉滴注或口服哌唑嗪，有心动过速时加用普萘洛尔。

高血压危象的治疗：儿童期高血压危象常表现为高血压脑病，高血压危象的治疗应选择紧急静脉给药降压。药物首选硝普钠或拉贝洛尔，也可用二氮嗪。为保证心、脑、肾等脏器充足的血供应，降压不宜过快，最好在治疗开始后6小时内降低计划降压的1/3～1/2，在以后48～72小时内降压至接近正常。一旦高血压危象缓解，改为口服卡托普利或钙通道阻滞剂。在降压的同时必须积极迅速控制惊厥，降低颅内压，并注意心肾功能状态，尤其伴有肾功能不全时必须调节好水电解质平衡。

继发性高血压的病因治疗是根治的关键，如对因肌纤维发育不良所致肾动脉狭窄者用经皮球囊导管扩张术，50%患儿可治愈。无效者可能存在脉粥样硬化斑块，则需行血管内支架或手术治疗。

二、肺高血压

肺高血压（pulmonary hypertension，PH）是一组由不同病因引起的以肺循环血压升高为特点的临床病理生理综合征，重症患儿可因右心衰竭导致死亡。近年来PH的定义和分类不断更新，儿童期PH的病因组成和病理生理机制与成人类似，但也有自身的特点。随着对PH发病机制的研究进展，PH的诊断流程不断优化，针对发病机制的靶向治疗日趋精准，但部分病因导致的PH目前仍是无法治愈且死亡率较高的疾病。

【定义】 2018年法国尼斯世界肺高血压研讨会（World Symposium on Pulmonary Hypertension，WSPH）关于儿童PH的相关定义如下[4]。

1. 肺高血压（PH） 儿童出生3个月后，在海平面状态下、静息时右心导管检查测定的平均肺动脉压（mean pulmonary artery pressure，mPAP）≥20mmHg（1mmHg=0.133kPa）。

2. 肺动脉高压（pulmonary artery hypertension，PAH） 指肺小动脉病变所导致的肺动脉压力和阻力异常增高，而肺静脉压力正常，在血流动力学分类中属于毛细血管前PH。需同时满足：

（1）海平面状态、静息时mPAP≥20mmHg。

（2）肺动脉楔压（pulmonary artery wedge pressure，PAWP）或左室舒张末压（left ventricular end-diastolic pressure，LVEDP）≤15mmHg。

（3）肺血管阻力指数（pulmonary vascular resistance index，PVRI）>3 Wood Units（WU）×m^2。

（4）肺高血压危象（pulmonary hypertension crises，PHCs）。

3. 特发性肺动脉高压（idiopathic pulmonary artery hypertension，IPAH） 没有找到已知病因的PAH。其中，有阳性家族史或相关基因阳性的患儿称遗传性肺动脉高压（heritable PAH，HPAH）。

【病因分类】 根据2018年在尼斯举行的第六届世界肺高血压研讨会（WSPH）对PH的最新分类建议，儿童PH的病因分类及血流动力学分型见表27-21、表27-22[4,5]。儿童PH病例有88%为PAH，其中最常见的病因为IPAH、先天性心脏病相关PAH、PPHN及BPD相关PAH[6]。

【发病机制】 目前认为多种病因（如基因易感性、炎症、低氧、高肺血流致切应力增加）通过复杂的分子机制导致肺血管重构、梗阻以及肺血管床减少，进而引起肺动脉压力及肺血管阻力增加是PH的主要机制。肺血管床重构的机制不仅涉及肺动脉壁多种细胞的增生堆积，如肺动脉平滑肌细胞、内皮细胞、成纤维细胞、肌成纤维细胞以及周细胞，还包括毛细血管前动脉床丢失及血管周围炎症细胞的浸润，参与的炎症细胞有B型或T型淋巴细胞，肥大细胞，树突细胞及巨噬细胞等[7]。其中，血管内皮细胞参与的三条作用途径中，舒张血管、抑制增殖的前列环素途径、一氧化氮途径，收缩血管、促进增殖的内皮素途径是经典靶向药物治疗主要针对的机制。

血管重构机制对各级肺血管均有影响。较大的具有弹性的主肺动脉、肺叶动脉和节段性肺动脉发生动脉硬化；肺循环远端内径70～500μm的肌性动脉中膜细胞增殖并肥大、内膜和外膜纤维化，可形成原位血栓及发生丛状病变；直径20～70μm的毛细血管前肺小动脉可闭塞、异常肌化以及炎症浸润；占肺血管床面积最大比例的肺毛细血管亦可受累。左心疾病及肺部疾病相关的PH中，毛细血管后静脉系统病变也参与其中。这些改变使肺血管弹性下降，血管床容量减小，肺循环压力升高，并进一步加重肺血管病变，最终形成PH[7]。

27章

表 27-21 儿童肺高血压的病因分类

主要类别	病因分类
1. PAH	（1）特发性 PAH （2）遗传性 PAH （3）药物及毒物相关 PAH （4）疾病相关 PAH：①结缔组织病；②HIV 感染；③门静脉高压；④先天性心脏病；⑤血吸虫病 （5）对 CCB 长期有反应的 PAH （6）具有 PVOD/PCH 特征的 PAH （7）PPHN
2. 左心疾病相关 PH	（1）保留左室射血分数的心力衰竭 （2）左室射血分数减低的心力衰竭 （3）心脏瓣膜病 （4）先天性/获得性心血管因素导致的毛细血管后 PH，如肺静脉狭窄、主动脉缩窄
3. 肺部疾病和/或低氧相关 PH	（1）阻塞性肺疾病 （2）限制性肺疾病 （3）限制/阻塞混合性肺疾病 （4）不伴肺部疾病的低氧 （5）发育性肺疾病，如支气管肺发育不良、先天性膈疝等
4. 肺动脉梗阻相关 PH	（1）慢性血栓栓塞性 PH （2）其他肺动脉梗阻性疾病，如先天性心脏病术前或术后肺动脉梗阻
5. 原因不明或多种机制相关 PH	（1）血液系统疾病 （2）系统性或代谢性疾病 （3）其他疾病 （4）复杂先天性心脏病，如节段性肺高血压、单心室

注：CCB-钙离子拮抗剂；PH-肺高血压；PAH-肺动脉高压；PVOD-肺静脉闭塞病；PCH-肺毛细血管瘤病；PPHN-新生儿持续性肺动脉高压。

表 27-22 肺高血压血流动力学分类

血流动力学分类	定义	包含病因分类
毛细血管前 PH	mPAP>20mmHg PAWP≤15mmHg PVRI≥3WU×m^2	1、3、4、5
单纯毛细血管后 PH	mPAP>20mmHg PAWP>15mmHg PVRI<3WU×m^2	2、5
毛细血管前合并毛细血管后 PH	mPAP>20mmHg PAWP>15mmHg PVRI≥3WU×m^2	2、5

注：PH-肺高血压；mPAP-平均肺动脉压；PAWP-肺动脉楔压；PVRI-肺血管阻力指数；WU-Wood 单位。病因分类编号参考表 27-21。

右心室的形态及结构与左心室不同，在正常情况下适应于肺循环的低阻力，具有高顺应性的特点。在肺循环压力增加时，右心负荷加重，早期出现代偿性右心室肥厚而右心功能正常，继而右心室逐渐扩大并出现右心功能不全的表现，即收缩功能减低，舒张末容积增加及三尖瓣反流，最终右心排血量减低，中心静脉压升高，进入失代偿阶段。此外，右心负荷的加重还可以导致右心的纤维化和重构，进而损伤右心的舒张功能。右心功能的下降会影响左心的充盈，导致左心功能不全，体循环血压下降、冠脉灌注不足及心肌缺血，进一步加重对右心功能的损害。失代偿右心衰竭即指世界卫生组织功能分级（World Health Organization functional class，WHO FC）Ⅳ级，出现多脏器供血不足（如肌酐、肌钙蛋白、乳酸及转氨酶升高）和/或静脉淤血（外周水肿、腹水）表现[8]。

【临床表现】

1. 症状 儿童PH患者症状缺乏特异性，出现明显症状时往往已病情急重，容易被误诊和延误诊断。婴幼儿患者可出现纳差、生长发育迟缓、倦怠、多汗、气急、心动过速、易激惹等表现；部分患儿可出现阵发性哭闹，或在哭闹、剧烈活动后出现发绀。年长患儿症状与成人相似，最常见的是活动后气促和乏力。晕厥也较常见，主要见于 IPAH 或 HPAH 患儿，也可见于先天性心脏病术后的 PAH 患儿，但在未经手术的艾森门格综合征患儿中很少见。其他症状还包括干咳、胸痛、胸闷、咯血、头晕、腹胀等。不同病因的患儿还有原发病的表现。

2. 体征 右心室扩大可导致心前区隆起，并有抬举性波动。肺动脉压力增高可引起肺动脉瓣区第二心音亢进。三尖瓣关闭不全可引起三尖瓣区的收缩期反流杂音。肺动脉瓣关闭不全可引起肺动脉瓣区的舒张期杂音。右心衰竭时可出现颈静脉充盈或怒张、肝大、腹水及下肢水肿等体征。艾森门格综合征患儿可出现中央型发绀和/或杵状指。尽管儿童 PH 患者在出现临床症状时肺动脉压力往往已经很高，但与成人相比，较少出现水肿等右心衰竭的临床表现。

3. 心电图 可出现电轴右偏、右心房肥大、右心室肥厚等表现，PH 患儿晚期因心肌供血不足可出现广泛 ST-T 改变，也可出现房性、室性心律失常。

4. 胸部 X 线检查 PH 患儿心影呈现右心房、右心室增大，肺动脉段突出，IPAH 患儿往往肺门血管影增粗而周围血管纹理减少，有时呈枯枝样改变；左心疾病所致的 PH 患儿胸部 X 线检查常有肺淤血的征象。胸部 X 线还有助于发现原发性肺部疾病。

5. 超声心动图 是筛查 PH 的无创性检查方法。

二维超声心动图可显示右心房、右心室增大、室间隔平直或突向左心室致使左心室短轴呈 D 字形改变、右心室壁增厚及主肺动脉扩张等；在不合并肺动脉瓣狭窄、闭锁及右心室流出道梗阻时，肺动脉收缩压等于右心室收缩压，故可通过测量右心室与右心房的反流压差来估测肺动脉收缩压。超声心动图还可用于评价右心室的功能，评估 PH 的严重程度和预后，如右心室舒张期与收缩期时限比值、三尖瓣环收缩期位移、左心室偏心指数、右心大小和心包积液等都与预后相关[9]。

6. 肺功能和动脉血气分析 肺功能检查和动脉血气分析有助于发现潜在的肺实质或气道疾病。

7. 胸部 CT 及 CT 血管造影 胸部 CT 可了解有无肺部病变及其程度，CT 血管造影有助于慢性血栓栓塞性肺高血压(chronic thromboembolic pulmonary hypertension，CTEPH)和先天性心脏病及肺血管疾病的诊断。

8. 肺通气灌注扫描 对 CTEPH 有重要的诊断价值。

9. 睡眠监测 睡眠呼吸障碍儿童可合并 PH，对 PH 患儿应常规进行睡眠呼吸监测。

10. 心脏磁共振成像 可直接评价右心室形态和功能，还可用于 PH 患儿的随访研究，每搏量下降、右心室舒张末期容积增加、左心室舒张末期容积减少均提示预后不良[9]。

11. 血液学检查 进行血常规、血生化、甲状腺功能、凝血功能、自身免疫抗体检测、人类免疫缺陷病毒抗体、肝炎病毒抗体、血/尿代谢筛查等相关检查，有助于发现 PH 的潜在病因。氨基末端脑钠肽前体(NT-proBNP)是评价 PH 患儿右心功能和病情严重程度的重要指标，肌钙蛋白 T、尿酸、高密度脂蛋白胆固醇对 PH 的预后也有评估作用。

12. 腹部超声 有助于诊断或排除肝硬化、门静脉高压、肝脏血管畸形所致的 PAH。

13. 右心导管检查 是诊断 PH 的金标准，对于右心功能正常的 PH 患儿相对比较安全，但对于右心衰竭及年龄较小者(尤其新生儿及小婴儿)易出现并发症，诱发肺高血压危象，甚至导致死亡。故需谨慎术前评估，待患儿心功能稳定后再进行该项检查，并做好防治围手术期并发症的充分准备。右心导管检查获得的参数包括：①心率、体循环血压和动脉血氧饱和度；②上、下腔静脉压力和血氧饱和度；③右心房、右心室压力和血氧饱和度；④肺动脉压力和血氧饱和度；⑤PAWP；⑥心排血量、心指数；⑦全肺血管阻力指数；⑧PVRI；⑨体循环血管阻力指数。

14. 急性血管反应试验(acute vasoreactivity testing，AVT) AVT 是通过右心导管术中评价肺血管反应性的一种有效方法，有助于 PAH 治疗方法的选择及预后判断。对于 IPAH/HPAH 患儿，AVT 可用于评估患儿的预后及是否可长期服用钙通道阻滞剂(calcium channel blockers，CCBs)，对于先天性心脏病相关 PH 患儿，AVT 还可用于鉴别 PAH 的性质及评估手术治疗的可行性，从而为药物治疗或外科手术指征的选择提供参考。目前国内主要用静脉注射腺苷或雾化吸入伊洛前列素作为 AVT 的试验药物，国外成人推荐一氧化氮吸入。目前提示 IPAH/HPAH 儿童可获益于 CCB 治疗的 AVT 阳性标准参照 Sitbon 标准[4]：即试验中用药后 mPAP 下降幅度≥10mmHg 并绝对值<40mmHg，同时心排血量增加或不变；对于 mPAP 原本在 40mmHg 以下的患儿，需 mPAP 下降幅度≥10mmHg 且心排血量无下降。而目前缺乏用于先天性心脏病合并 PH 的患儿 AVT 阳性的判断标准，但指南建议通过其他指标进行术前评估(详见先天性心脏病相关章节)。

15. 肺动脉造影检查 肺动脉造影可用于 CTEPH 的确诊和外科手术指征的筛选，也有助于肺血管炎、肺动静脉瘘、肺静脉狭窄、肺动脉内肿瘤的诊断。

16. 遗传学检查 建议对有 PH 家族史或病因不明确的 IPAH 患儿进行 PH 相关基因检测，对检测阳性患儿的其他家庭成员也应该筛查和提供诊治建议。最常见的骨形态发生蛋白受体Ⅱ基因(bone morphogenetic protein receptor Ⅱ gene，*BMPR2*)突变，对有反复鼻出血、皮肤黏膜毛细血管扩张、动静脉瘘的患儿，要警惕遗传性出血性毛细血管扩张症(hereditary hemorrhagic telangiectasia，HHT)合并 PAH 可能，常伴有 *ACVRL1* 或 *ENG* 基因突变。

【诊断】 儿童 PH 病因复杂，应根据症状、体征及辅助检查确定肺高血压的诊断，尽可能查找病因，评估病情严重程度及预后，以利于制订治疗方案。

1. 诊断流程 在病因诊断思路上，应首先考虑在儿童中发生率较高的先天性心脏病相关 PAH，左心疾病相关 PH 以及呼吸系统疾病/低氧相关 PH(其中以支气管肺发育不良最为常见)，排除已知病因后，再考虑 IPAH/HPAH6。诊断流程参考图 27-84。

2. 心肺功能评估

(1) 6 分钟步行试验(6MWT)和心肺运动试验(cardiopulmonary exercise testing，CPET)：在成人 PAH 中，6MWT 已被用来评估药物的有效性。在儿科，6MWT 主要用于>6 岁的 PH 患儿治疗后的随访中评估疗效[10]。目前没有公认的儿童 6MWT 的参考距离，近期研究中多参考以下 6 分钟步行距离预测公式(适用于

27章

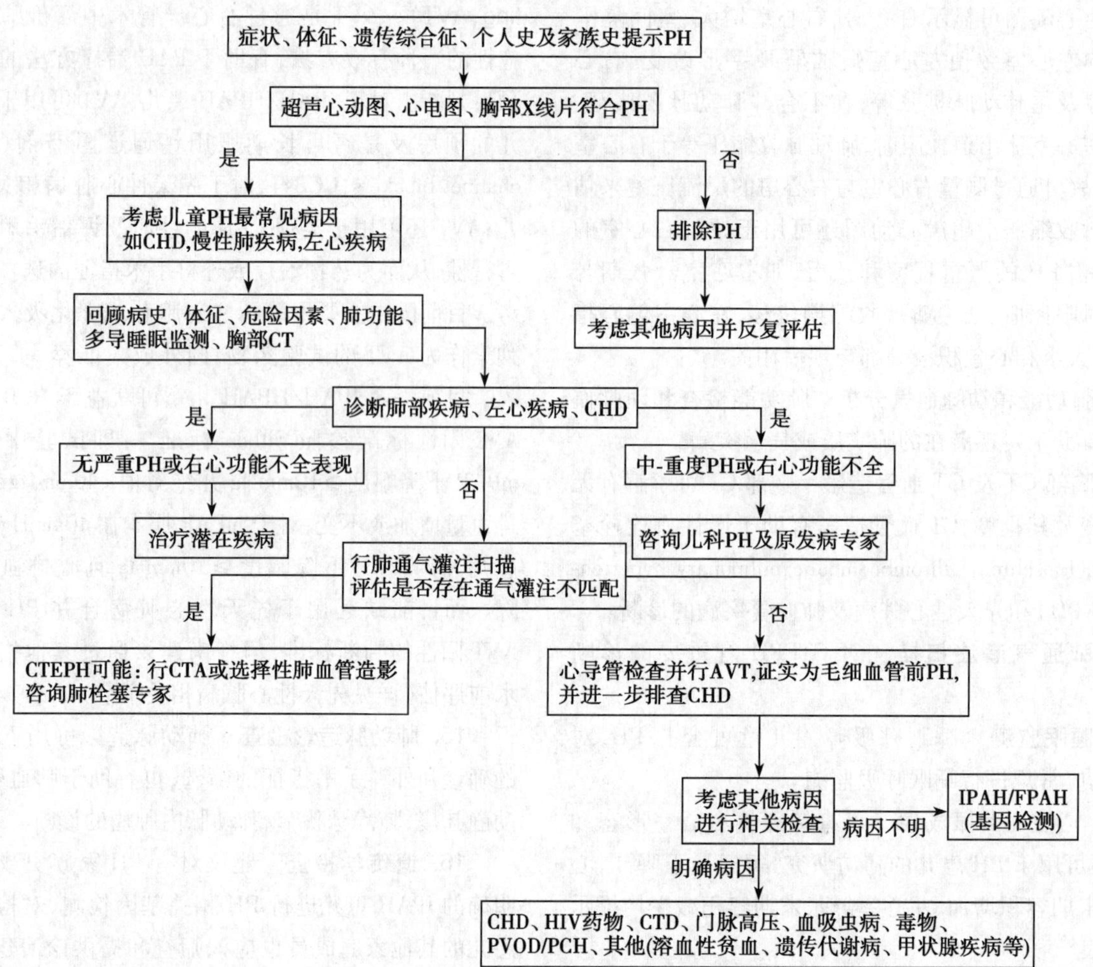

图 27-84 儿童肺高血压诊断流程

PH-肺高血压;CHD-先天性心脏病;CT-计算机断层扫描;CTA-CT 血管造影;CTEPH-慢性血栓栓塞性肺高血压;AVT-急性血管反应性试验;HIV-人类免疫缺陷病毒;CTD-结缔组织病;PVOD-肺静脉闭塞病;PCH-肺毛细血管瘤病;IPAH-特发性肺动脉高压;FPAH-家族性肺动脉高压。

5~17 岁儿童及青少年)[11]:男孩为[15.36×年龄(岁)+456.92]m,女孩为[8.623×年龄(岁)+513.7]m。

CPET 也可用于学龄后 PH 患儿心肺功能的评价,PH 患儿的氧耐量和峰值氧耗量通常明显减低,但这项试验对患儿的发育状况和技能要求更高,而且缺乏儿科参考值,从而限制了临床应用。

(2) WHO 功能分级(WHO FC):WHO FC(表 27-23)是评价 PH 患儿病情严重程度和预后的重要指标之一,有研究证实 WHO FC 可作为不同类型儿童 PH 患者病情恶化和生存率的预测指标。但 WHO FC 不太适合于婴幼儿 PH 患者,婴幼儿功能分级可参考美国肺血管研究所儿童工作组 2011 年巴拿马会议发表的标准[12]。

表 27-23 WHO 功能分级儿童参考标准

功能分级	临床表现
Ⅰ级	无症状,体力活动无限制,生长发育正常
Ⅱ级	体力活动轻微受限,休息时无症状,生长发育可稍落后,大多数情况无晕厥,校园出勤可达 75%以上
Ⅲ级	体力活动明显受限,日常活动可出现乏力及呼吸困难,生长发育明显落后,多有晕厥,校园出勤率通常<50%
Ⅳ级	不能进行体力活动,安静时有呼吸困难、乏力,常有晕厥,多有右心衰竭的症状及体征

3. 病情严重程度分级 根据病情患儿可分为低危和高危(表 27-24),以指导治疗及预后评估[4]。

【治疗】 PH 是一组多病因的疾病,故应在尽可能明确病因的基础上针对病因制订治疗方案。对于先天性心脏病相关的肺高血压,部分患儿早期外科手术可避免发生不可逆性的肺血管病变,但梗阻性的肺动脉高压

表 27-24 IPAH/HPAH 患儿风险决定因素及病情危险分层

风险决定因素	低危	高危
右心衰竭临床表现	无	有
症状进展	否	是
6MWT(>6 岁)/m	>350	<350
生长发育	正常	受限
WHO 功能分级	Ⅰ、Ⅱ级	Ⅲ、Ⅳ级
血清 BNP/NT-proBNP	轻度升高	显著升高
超声心动图	无高危表现	右心扩大,左室减小 右心/左心比例增加 三尖瓣环收缩期位移减小 右室分数面积变化下降 心包积液
血流动力学改变	体循环 CI>3.0L/(min·m^2) 体循环静脉氧饱和度>65% 急性血管反应试验阳性	体循环 CI<2.5L/(min·m^2) 平均右房压>10mmHg PVRI>20WU·m^2 体循环静脉氧饱和度<60% PACI<0.85ml(mmHg·m^2)$^{-1}$

6MWT. 6 分钟步行试验;BNP. B 型脑钠肽;NT-proBNP. N 端 B 型脑钠肽前体;CI. 心指数;PVRI. 肺血管阻力指数;PACI. 肺动脉顺应性指数。

是手术禁忌证(详见先天性心脏病相关章节);对于左心疾病相关 PH,应以治疗原发病为主;而对于存在阻塞性睡眠呼吸暂停综合征的患儿,如能找到病因并解除梗阻可以使肺循环压力恢复正常。对于明确病因的 PH 治疗参见原发病相关章节,本节主要介绍儿童常见的 IPAH 治疗方案。

1. 一般治疗 注意休息,适量的体力活动对 PAH 患儿可能是有益的,但应以患儿能耐受为宜。避免各种原因导致的低氧,在乘坐飞机时建议吸氧。积极防治肺部感染。给予心理支持。

2. 对症治疗 对于右心衰竭患儿,可考虑加用洋地黄类及利尿剂[13]。抗凝治疗存在一定争议,但对符合以下情形的 IPAH 患儿可考虑:低心排血量、长期血管内置管以及具有高凝状态者。抗凝用药可选择华法林,用药期间应密切监测凝血功能,使国际标准化比值在 1.5~2.0。对于血氧饱和度<92%的患儿应考虑氧疗。

3. 扩张肺血管药物 CCB 类药物可用于符合适应证的 PAH 患儿。另外,目前认为前列环素途径、一氧化氮途径、内皮素途径是 PAH 发生、发展的经典信号转导通路,故针对这三条通路的靶向治疗药物也已用于治疗儿童 PAH,提高了患儿的生存率。

(1) 钙通道阻滞剂:可用于 1 岁以上、AVT 阳性的患儿,但对于右心衰竭的患儿不宜再使用。硝苯地平、氨氯地平均可考虑用于儿童 PAH 治疗,治疗期间注意监测血压及心功能。

(2) 内皮素受体拮抗剂:内皮素 1 是由血管内皮细胞释放的强效血管收缩剂,内皮素受体拮抗剂可通过阻断内皮素 1 与其受体的结合从而发挥舒张血管作用。目前在中国上市的内皮素受体拮抗剂包括双重内皮素受体拮抗剂波生坦及选择性内皮素受体拮抗剂安立生坦。目前的循证医学证据支持波生坦可用于儿童 PAH 的治疗,明显改善儿童 PAH 患者的血流动力学参数,但在儿童中应用经验不足,其有效性和安全性仍待评估。而安立生坦在儿童的安全和有效性尚在评估中。

(3) 5 型磷酸二酯酶抑制剂 PDE5i:能选择性抑制 5 型磷酸二酯酶对环鸟苷酸的水解,从而提高环鸟苷酸的浓度,增强其舒张血管的作用,同时抑制肺血管平滑肌细胞增生及肺血管重构。目前,西地那非和他达拉非已被美国食品药品监督管理局批准用于成人 PAH 的治疗。欧洲及加拿大已批准口服西地那非可用于 1~17 岁 IPAH 儿童,可用于低危患儿。既往有研究表明高剂量西地那非可能导致儿童 IPAH 患者死亡率增加,最近一项关于西地那非的回顾性队列研究发现,低剂量西地那非在 1 类及 3 类病因的 PH 患儿中的安全性和耐受性良好[14]。故应避免高剂量应用。他达拉非儿童 PAH

的安全性及有效性尚待更多研究提供临床证据[15]。

（4）前列环素类似物：前列环素是强效血管扩张剂，通过上调环腺苷酸的产生而引起血管平滑肌舒张、抑制平滑肌细胞增殖及血小板聚集。前列环素类似物是PAH靶向治疗药物中最早上市的一类，伊前列醇、曲前列尼尔均可改善IPAH患儿血流动力学参数和生活质量，提高其生存率，儿童用药的安全和有效性尚在评估中。

4. 房间隔造口术 对于WHO FC Ⅲ级和Ⅳ级的患儿，多种药物联合治疗下仍反复晕厥，房间隔造口术可作为姑息治疗，也可以作为提高器官移植前患儿生存率的过渡。

5. Potts分流术 即左肺动脉-降主动脉分流术。近年研究发现Potts分流术可作为对药物联合治疗反应不佳的重症IPAH患儿肺移植前的姑息治疗。

6. 肺移植 对于WHO FC Ⅲ级和Ⅳ级的患儿，经药物治疗病情仍迅速进展者应建议咨询肺移植相关专家。

目前针对儿童PH的治疗主要源于专家建议及成人经验，根据国内外儿童肺高血压治疗指南及专家共识，针对儿童IPAH的治疗方案推荐为：建议所有确诊患儿到医疗机构接受评估治疗；在一般治疗的基础上，建议对病情相对稳定的患儿先行右心导管检查和AVT。对于1岁以上AVT阳性的患儿，可选用CCB进行治疗，服用CCB后临床改善并持续反应者，可以继续应用CCB；如治疗效果不佳，则需要再次评估并调整方案。对于AVT阴性以及服用CCBs后临床恶化或不能持续有效者，则需要根据病情危险分层制订相应的治疗方案：低危患儿可尝试口服内皮素受体拮抗剂或5型磷酸二酯酶抑制剂进行单药治疗，必要时可根据经验尝试改为吸入的前列环素类似物，对于单药治疗后临床恶化的病例，应考虑尝试联合药物治疗。对于初始评估或低危患儿治疗后转为高危的患儿，可尝试静脉滴注依前列醇或曲前列尼尔，也可考虑皮下注射曲前列尼尔，并建议早期联合药物治疗。但是以上药物在儿童中的安全性和有效性尚未确定，仍在研究。在积极药物治疗后病情仍然恶化的患儿，则可考虑房间隔造口术、Potts分流术等姑息治疗并咨询肺移植相关事宜（图27-85）。

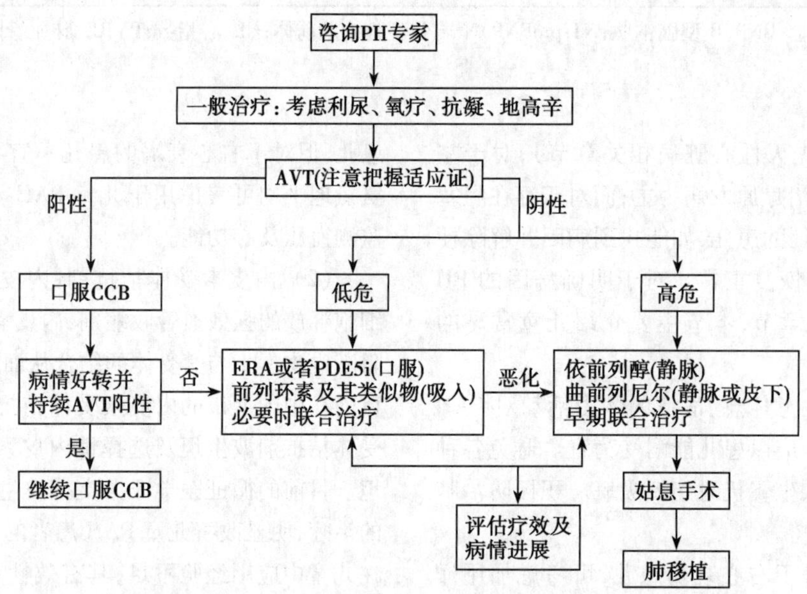

图27-85 儿童肺高血压治疗参考方案

PH-肺高血压；AVT-急性血管反应性试验；CCB-钙离子拮抗剂；ERA-内皮素受体拮抗剂；PDE5i-5型磷酸二酯酶抑制剂；在儿童病人中，以上药物正在研究中。

三、动脉硬化及动脉粥样硬化

动脉硬化（arteriosclerosis）是动脉的一种非炎症性、退行性和增生性的病变，可引起动脉的增厚、变硬、失去弹性，最终可导致管腔狭窄。大、中、小动脉均可受累。动脉粥样硬化（atherosclerosis，AS）是动脉硬化中最重要的一个类型，基本损害是动脉内膜局部呈斑块状增厚，故又称动脉粥样硬化性斑块或简称斑块。病变主要累及主动脉、冠状动脉、脑动脉、肾动脉和大、中型肌弹力型动脉，最终导致它们的管腔狭窄以至完全堵塞，使这些重要器官缺血缺氧、功能障碍以致机体死亡。以往认为动脉粥样硬化是成人尤其是老年人的疾病，但近年来认为动脉粥样硬化可能始于儿童期脂纹的形成，研究发现青少年甚至幼龄期即有动脉硬化及粥样硬化，且长期存在而无症状。美国多中心的尸检病理研究证实了儿童期的动脉硬化，2~15岁儿童中50%存在脂纹，主动脉及冠脉纤维斑块发生率约20%[16]；15~19岁受试者主动脉脂纹发生率为30%[17]。一些无创检查也被用于间接反映早期动脉粥样硬化，且与成年期发生心血管疾病相关，如血管超声测量颈动脉内中膜厚度，动脉僵硬度及血流介导的血管舒张反应[18]。

血脂分析显示血清总胆固醇、极低密度及低密度脂蛋白与动脉硬化呈正相关，而与高密度脂蛋白呈负相关。2012年，对我国7省份16 434名6~17岁儿童青少年血脂现状进行调查，发现高脂血症总检出率为28.5%[19]，较前明显升高（2004年北京地区血脂异常总检出率为9.61%）。儿童期高胆固醇水平与今后发生动脉粥样硬化及冠心病有关[20]。儿童血清胆固醇水平除了主要取决于膳食中的营养成分和饱和脂肪酸的比例外，还可继发于疾病。有些慢性病如肾病综合征、糖尿病、甲状腺功能减退、肝脏疾病等，因有长期高胆固醇血症，在大动脉的内膜层也可见散在的动脉粥样硬化的改变。早老症是儿童时期以弥漫性动脉粥样硬化及冠状动脉栓塞为特征的疾病，病因尚未明了。患儿幼年时即可发病，常因心肌梗死而死亡。儿童期家族性高胆固醇血症主要表现为低密度脂蛋白胆固醇水平显著升高。患儿早年于四肢伸侧肌腱附近或皮下可见黄色瘤，在学龄期可有心绞痛及心肌梗死症状，甚至猝死。部分药物如糖皮质激素、噻嗪类药物可使血清胆固醇及甘油三酯增高。

大量流行病学研究表明儿童动脉粥样硬化传统危险因素有：①血脂异常，包括总胆固醇水平升高、低密度脂蛋白胆固醇升高、甘油三酯升高及高密度脂蛋白降低；②肥胖/超重；③1型及2型糖尿病；④高血压；⑤早发心血管疾病家族史；⑥吸烟及被动性吸烟。除此之外，另有一些加速儿童动脉粥样硬化与早发心血管疾病风险的疾病，包括：①纯合型家族性高胆固醇血症；②终末期肾病；③儿童期肿瘤干细胞移植后；④川崎病合并持续性冠状动脉瘤；⑤实体器官移植血管病变；⑥慢性炎症性疾病，如系统性红斑狼疮；⑦青春期心理障碍等。因此，预防高胆固醇血症及动脉硬化时，应对上述儿童长期监测并干预其相关的高危因素。2019年美国儿童血脂异常临床实践推荐小于2岁的婴幼儿不限制胆固醇及脂肪的摄入量，2岁以上儿童饱和脂肪酸供热应限制在总热量的7%~10%以下；脂肪供能占总热量的20%~30%；总胆固醇摄入量<300mg/d，但不要低脂肪饮食[20]。有报道胆固醇按95mg/d摄入的儿童，低密度胆固醇水平维持良好，并不影响生长发育、体重、身高及血清铁蛋白水平。预防工作还包括重视预防肥胖症及重视体育锻炼，保证睡眠充足，建立合理卫生的生活方式（戒烟、戒酒、限制盐摄入等）。

动脉钙化偶见于小婴儿，其病因未明，可能由于原发或继发的甲状旁腺功能亢进。其病变累及全身大小不等的动脉，钙质沉着于内膜弹力层内外，引起内膜层增生增厚，管腔狭窄堵塞。冠状动脉常被累及。患儿多于1岁内因心肌梗死或急性左心衰竭而死亡。

（金红芳 孙锟）

参考文献

[1] BEHRMAN RE, KLIEGMAN RM, JENSON HB. Nelson textbook of pediatrics. 17th ed. Philadelphia: WB Saunders Co, 2003: 1454.

[2] 杜军保. 儿科心脏病学. 北京：北京大学医学出版社，2013：448-471.

[3] FLYNN JT, KAELBER DC, BAKER-SMITH CM, et al; SUBCOMMITTEE ON SCREENING AND MANAGEMENT OF HIGH BLOOD PRESSURE IN CHILDREN. Clinical practice guideline for screening and management of high blood pressure in children and adolescents. Pediatrics, 2017, 140(3): e20171904.

[4] ROSENZWEIG EB, ABMAN SH, ADATIA I. Paediatric pulmonary arterial hypertension: updates on definition, classification, diagnostics and management. Eur Respir J, 2019, 53(1): 1801916.

[5] SIMONNEAU G, MONTANI D, CELERMAJER DS, et al. Haemodynamic definitions and updated clinical classification of pulmonary hypertension. Eur Respir J, 2019, 53(1): 1801913.

[6] LI L, JICK S, BREITENSTEIN S, et al. Pulmonary arterial hypertension in the USA: an epidemiological study in a large-insured pediatric population. Pulm Circ, 2017, 7(1): 126-136.

[7] HUMBERT M, GUIGNABERT C, BONNET S, et al. Pathology and pathobiology of pulmonary hypertension: state of the art and research perspectives. Eur Respir J, 2019, 53(1): 1801887.

[8] OLSSON KM, HALANK M, EGENLAUF B, et al. Decompensated right heart failure, intensive care and perioperative management in patients with pulmonary hypertension: Updated recommendations from the Cologne Consensus Conference 2018. Int J Cardiol, 2018, 272S: 46-52.

[9] 中华医学会儿科学分会心血管学组，《中华儿科杂志》编辑委员会. 儿童肺高血压诊断与治疗专家共识. 中华儿科杂志，2015，53(1)：6-16.

[10] PATEL SS, FERNIE JC, TAYLOR AL, et al. Evaluation of predictive models for six-minute walk test among children with pulmonary hypertension. Int J Cardiol, 2017, 227: 393-398.

[11] ULRICH S, HILDENBRAND FF, TREDER U, et al. Reference values for the 6-minute walk test in healthy children and

adolescents in Switzerland. BMC Pulm Med, 2013, 13:49.

[12] LAMMERS AE, ADATIA I, CERRO MJ, et al. Functional classification of pulmonary hypertension in children: Report from the PVRI pediatric taskforce, Panama 2011. Pulm Circ, 2011, 1(2):280-285.

[13] ABMAN SH, HANSMANN G, ARCHER SL, et al. Pediatric pulmonary hypertension: guidelines from the American Heart Association and American Thoracic Society. Circulation, 2015, 132(21):2037-2099.

[14] COHEN JL, NEES SN, VALENCIA GA, et al. Sildenafil use in children with pulmonary hypertension. J Pediatr, 2019, 205:29-34. e1.

[15] YAMAZAKI H, KOBAYASHI N, TAKETSUNA M, et al. Safety and effectiveness of tadalafil in pediatric patients with pulmonary arterial hypertension: a sub-group analysis based on Japan post-marketing surveillance. Curr Med Res Opin, 2017, 33(12):2241-2249.

[16] BERENSON GS, SRINIVASAN SR, BAO W, et al. Association between multiple cardiovascular risk factors and atherosclerosis in children and young adults. The Bogalusa Heart Study. N Engl J Med, 1998, 338(23):1650-1656.

[17] MCGILL HC JR, MCMAHAN CA, ZIESKE AW, et al. Associations of coronary heart disease risk factors with the intermediate lesion of atherosclerosis in youth. The Pathobiological Determinants of Atherosclerosis in Youth (PDAY) Research Group. Arterioscler Thromb Vasc Biol, 2000, 20(8):1998-2004.

[18] DALLA POZZA R, EHRINGER-SCHETITSKA D, FRITSCH P, et al. Intima media thickness measurement in children: A statement from the Association for European Paediatric Cardiology (AEPC) Working Group on Cardiovascular Prevention endorsed by the Association for European Paediatric Cardiology. Atherosclerosis, 2015, 238(2):380-387.

[19] 王政和，邹志勇，阳益德，等. 2012年中国7省份6~17岁儿童青少年血脂异常流行情况及相关因素分析. 中华预防医学杂志，2018，52(8):798-801.

[20] ELKINS C, FRUH S, JONES L, et al. Clinical practice recommendations for pediatric dyslipidemia. J Pediatr Health Care, 2019, 33(4):494-504.

第 11 节 直立不耐受

直立不耐受（orthostatic intolerance，OI）是一组直立体位下诱发的不适症状，包括头晕、胸闷、胸痛、心悸、黑矇、震颤、恶心、呕吐，严重者可以发生晕厥。是儿童时期很常见的症状群[1]。

一、血管迷走性晕厥

血管迷走性晕厥（vasovagal syncope，VVS）是急性OI最主要的表现形式，也是儿童晕厥最常见的病因[1]。1997年，北京大学第一医院在国内首先报道了儿童VVS[2]。VVS是自主神经介导性晕厥的主要类型之一，典型表现为在精神紧张、直立体位或在闷热环境下，心率和/或血压的突然降低，导致晕厥发生。

【病因与发病机制】 VVS的病因尚不十分明确。以往认为儿茶酚胺水平增高进而引起异常Bezold-Jarish反射（Bezold-Jarish reflex，BJR）、自主神经功能失调导致不同血管床血管张力调节异常是主要的机制，而相对低循环血容量状态是该病的促发因素。其中，儿茶酚胺水平增高进而引起异常Bezold-Jarish反射机制最为经典，即VVS患儿在改变体位或持久站立等情况下，出现回心血量减少、心室充盈下降。在交感神经系统过度激活、体内儿茶酚胺水平增高的基础上，β_1受体过度激活，使心室异常强烈收缩，使左心室后下壁机械感受器受到刺激。该冲动传递至脑干迷走神经中枢，使迷走神经活性即刻加强，从而使血压和心率快速下降，脑血流骤然减少，发生晕厥。但该机制也在受到越来越多的质疑，提示VVS更可能是多因素导致的结果。

【临床表现】

1. 症状及体征 VVS主要发生于学龄期及青春期，女孩多见，以反复发生晕厥为主要表现。晕厥前多有持久站立、体位改变、见血、感到剧烈疼痛、所处环境闷热或精神紧张等诱因。晕厥前可有短暂头晕、注意力不集中、面色苍白、视/听觉下降、恶心、呕吐、大汗、站立不稳等先兆症状，有时仅表现为晕厥先兆，而无晕厥发生。VVS的发作可呈丛集性，即在一段时间内发作较为频繁，而经过一段时间后自行减少或停止。VVS的发病可有家族聚集背景。VVS患儿体格检查多无异常体征。

2. 辅助检查 常规的血生化筛查、心电图、超声心动图、脑电图及头颅影像学检查均无显著异常，确诊该病最重要的检查为直立倾斜试验(head-up tilt test,HUT)。

HUT包括基础直立倾斜试验(basic head-up tilt test,BHUT)和药物激发的HUT,北京大学第一医院在国内外最先开展儿童舌下含化硝酸甘油激发直立倾斜试验(sublingual nitroglycerin-provocated head-up tilt test,SNHUT)。BHUT:试验前3天停用一切影响自主神经功能的药物,试验前4小时禁食,试验环境要求安静、光线暗淡、温度适宜。应用多导生理监护仪监测心电图及血压变化,出现晕厥或晕厥先兆症状时连续记录。患儿仰卧10分钟,记录基础动脉血压、心率及心电图,然后再站立于倾斜床上,倾斜60°,直至出现阳性反应或完成45分钟的全过程。SNHUT:在BHUT基础上,若完成45分钟试验时,患儿的反应仍为阴性,则令患儿保持在同一倾斜角度下站立在倾斜床上并舌下含化硝酸甘油4~6μg/kg(最大量不超过300μg),再持续观察至出现阳性反应或含药20分钟,含药后动态监测动脉血压、心率,并动态描记心电图[3]。HUT在不典型VVS的诊断及与精神性假性晕厥的鉴别中有重要意义。

【诊断与鉴别诊断】

1. VVS的诊断 尚无金标准,2018年由中华医学会儿科学分会心血管学组颁布的儿童晕厥诊断和治疗国际指南,提出VVS的临床诊断标准如下[3]:

(1) 年长儿多见。

(2) 多有持久站立或体位由卧位或蹲位快速达到直立位、精神紧张或恐惧、闷热环境等诱发因素。

(3) 有晕厥表现。

(4) HUT达到阳性标准:出现晕厥或晕厥先兆并伴下述情况之一。①血压下降;②心率下降;③出现窦性停搏代之交界性逸搏心律;④一过性二度或二度以上房室传导阻滞及长达3秒的心脏停搏。其中血压下降标准为收缩压≤80mmHg,或舒张压≤50mmHg,或平均血压下降≥25%。如患儿未达到以上标准,但已出现晕厥或接近晕厥者仍为阳性。心率减慢是指心动过缓,4~6岁,心率<75次/min;7~8岁,心率<65次/min;大于8岁,心率<60次/min。若血压明显下降、心率无明显下降者称为VVS-血管抑制型,以心率骤降为主、收缩压无明显下降者称为VVS-心脏抑制型,心率与血压均有明显下降者称为VVS-混合型。需注意的是,HUT阴性并不能排除VVS的诊断,而HUT阳性也不是诊断VVS的唯一依据,必须结合临床特点仔细甄别。

(5) 除外其他导致一过性意识丧失的疾病。

2. 鉴别诊断

(1) 其他自主神经介导性晕厥:如体位性心动过速综合征、直立性低血压及直立性高血压等。2005年首次报道中国儿童体位性心动过速综合征(postural orthostatic tachycardia syndrome,POTS)病例[4],该病也是儿童晕厥的重要病因。其发病年龄及诱因与VVS类似,多表现为间断头晕、胸闷、胸痛、易疲劳,严重者亦可发生晕厥,但晕厥发生比例仅50%左右,在直立试验或HUT中患儿站立后10分钟内心率较平卧位显著上升,不伴血压下降。直立性低血压在我国儿童少见,其临床表现与VVS类似,但在直立试验或HUT中站立后3分钟内即出现血压下降(收缩压下降幅度>20mmHg,舒张压下降幅度>10mmHg)。境遇性晕厥,多在特定情境下(如排便、排尿或梳头)发生晕厥,相关病史可助鉴别。

(2) 心源性晕厥:心源性晕厥(cardiogenic syncope)在儿童晕厥病因中所占比例仅2.9%左右,但猝死风险高,且往往是病情危重的表现,是诊断VVS前必须注意鉴别的病因。主要包括严重心律失常(尤其注意先天性长QT间期综合征、儿茶酚胺敏感性室性心动过速和Brugada综合征等)、心脏流出道梗阻(如主动脉瓣狭窄、肥厚型心肌病或肺动脉高压等)及心脏本身病变(如心肌梗死)。其中以严重心律失常最为常见。心源性晕厥的特点是常由剧烈运动、情绪激动诱发,也可在安静时出现,晕厥发生突然,先兆不明显,晕厥持续时间短,可发生猝死。常规的体检、心电图、24小时动态心电图、超声心动图及心肌酶检查多能发现诊断线索[3]。

(3) 癫痫:也可表现为突然意识丧失,但发作突然,可伴有肢体的抽搐,发作后可有神经系统异常体征,脑电图检查多为异常,表27-25是儿童常见一过性意识丧失的病因鉴别要点。

(4) 精神性疾病:如癔症、抑郁-焦虑精神障碍,实际上这类患儿并未真正发生晕厥,而是表现为呼之不应。发病前多有导致情绪不稳的诱因,发作时患儿无面色改变,心率及血压平稳,发作时间偏长,可达数小时,经心理暗示可缓解。如能排除上述病因,应嘱患儿至精神科门诊进行咨询及评估。

【治疗】 根据目前的治疗专家共识及指南,儿童VVS治疗应以非药物基础治疗为主,药物治疗为辅,药物治疗应针对患儿特点制订个体化方案,慎重安装起搏器[3,5]。

1. 健康教育 诊断VVS后应向家长及患儿普及晕厥相关知识并予以健康宣教,使患儿获得自我保护的基本知识和技能。

(1) 避免诱因:如长时间站立、突然起立、闷热环境、持续运动后突然停止(如长跑后)、精神紧张(如疼痛刺激或医疗操作造成的紧张恐惧)等。另外,发生体液丢失、感染期间及应用某些可能降低血容量或血压的药物(如利尿剂)等也可能易化发作。

表 27-25 儿童常见一过性意识丧失病因的鉴别要点

病史要点	自主神经介导性晕厥	心源性晕厥	癫痫
发作前情况			
体位	立位多见	无规律	无规律
状态	体位改变、排尿、排便、精神紧张	常在运动中	无特殊
诱因	持久站立、闷热环境、饱餐	剧烈运动、情绪激动	声、光、热刺激，或无诱因
发作先兆	头晕、视物模糊、大汗、恶心、呕吐	无明显先兆，或自觉心悸	无明显先兆
发作时情况			
跌倒方式	慢慢滑倒	突然猝倒	猝倒多见，或不倒地
肤色	苍白	苍白或发绀	发绀或无变化
意识丧失持续时间	多在 5 分钟以内	数秒钟	数秒钟至数小时或无意识丧失
肢体状况	肢体发软，偶有抽动	持续时间长者可伴有抽搐	多伴肢体强直或抽搐
发作后情况			
定向力障碍	无	无	可有
外伤	少有	常见	可有
二便失禁	少有	可有	可有
其他病史			
猝死家族史	多无	可有	多无
心脏病史	多无	可有	多无
神经系统疾病史	多无	多无	可有
用药史	用于鉴别其他疾病	用于鉴别其他疾病	用于鉴别其他疾病

（2）识别晕厥先兆并进行物理抗压动作：先兆发生时应及时调整体位，如尽快调整为蹲位或坐位，有条件时可平卧休息，多数患儿能在短时间内缓解。另外，物理抗压动作可能在晕厥发生前通过增加外周静脉回流而避免晕厥或延迟晕厥发生。如长时间站立后可稍做屈膝动作、收缩腹肌或四肢肌肉等长收缩（双手紧握、屈肘、双腿交叉及足趾背屈）等。

（3）保持心理健康：家长及医护人员应关注患儿的心理健康，让患儿了解到该类疾病预后通常相对良好，应以健康的心态面对晕厥。

（4）适当体质锻炼：目前没有证据表明 VVS 患儿需要避免体育活动，适当地活动有利于锻炼患儿四肢的肌肉泵功能，以不出现不适症状的运动为宜。

2. 自主神经功能锻炼

（1）直立训练（倾斜训练）：双脚足跟离开墙壁 15cm，头枕部及后背上部靠在墙壁站立，家长看护下训练。站立时间以患儿耐受时间为佳，如从 5 分钟起，逐步增加至 20 分钟，坚持每天 2 次。

（2）干毛巾擦拭：以质地柔软的干毛巾反复擦拭患儿双前臂内侧及双小腿内侧面，一个部位 5 分钟，每天 2 次，以刺激外周神经，起到锻炼血管收缩及舒张功能的作用。

3. 增加水和盐的摄入 建议保证每日充足的饮水量，达到保持尿色清亮的效果。适当增加食盐摄入量或酌情应用口服补液盐治疗，伴有高血压、肾脏疾病或心功能不全的患儿不宜推荐应用。

4. 药物治疗

（1）药物治疗指征：反复发作者（半年内≥2 次或 1 年内≥3 次）、发作先兆不明显（不可预防）而有外伤的风险、非药物治疗疗效欠佳者。

（2）药物选择

1）盐酸米多君：起始剂量可考虑每次口服 2.5mg，每日一次或每日两次，2~4 周无效可加量至 2.5mg，每日三次，用药期间注意监测卧位血压，卧位血压出现明显升高时应停用。对于血流介导的血管舒张反应（FMD）>8.85%的患儿该药可作为首选[6]，基础血压超过同年龄同性别儿童 95 百分位者及对药物过敏者禁用。该药在儿童患者中应用经验较少，其有效性尚待进一步研究。

2）美托洛尔：HUT 中晕厥前心率较卧位心率增幅超过 30 次/min 的患儿可考虑选择美托洛尔[7]，起始剂量为 0.5mg/(kg·d)，分 2 次，2~4 周无效可逐渐加量至可耐受剂量，一般不超过 2mg/(kg·d)。显著窦性心动过缓、二度及以上房室传导阻滞、支气管哮喘及对药物过敏者禁用。该药在儿童患者中应用经验较少，其有效性尚待进一步研究。

3）其他药物：氟氢可的松、舍曲林在儿童患者中应用经验较少。

5. 起搏器治疗 多数VVS患儿的预后良好，安装起搏器需慎重。对于反复晕厥发作伴有较长时间心脏停搏（>4秒）者及心肺复苏幸存者，应在儿童心血管专科医师的建议下酌情考虑安装起搏器[5,8]。

【预后及随访】 儿童VVS多数预后良好，反复发作的症状是影响患儿生活质量的主要因素。故随访内容包括症状发作频率和程度、治疗的依从性及药物耐受情况。应以晕厥或晕厥先兆的发作频率作为主要的疗效判断指标，对于是否复查直立倾斜试验的意见尚不一致。对于治疗后反复发作的患儿，除了调整治疗方案。还应注意排查心理因素的干扰及其他病因可能。

二、体位性心动过速综合征

体位性心动过速综合征（postural orthostatic tachycardia syndrome，POTS）是直立不耐受的一种常见亚型，是指患儿由持久站立或卧位至站立体位快速变化诱发的直立不耐受症状，包括头晕或眩晕、胸闷、头痛、心悸、面色改变、视物模糊、倦怠、晨起不适，严重时可出现晕厥等，同时伴有直立后心动过速。

【病因】 目前认为体位性心动过速综合征的发病机制有血容量不足，自主神经功能异常调节或肾上腺素能亢进及血管过度舒张等方面[1]。影响血容量或血液分布、影响神经血管功能的因素（如急性脱水和失血）会导致中心性血容量改变而引起直立体位下心排血量不足而引起头部血供减少，严重时出现晕厥。POTS发病还考虑可能与自主神经过度激活有关，回心血量减少的情况下，心排血量降低，从而诱发过度的代偿反应，使交感神经过度激活，尤其是α交感神经的过度激活导致去甲肾上腺素和血管升压素升高。正常人在体位从平卧或坐位转为站立位时，也有交感神经的激活。对于POTS患儿，在相同的回心血量减少的情况下，同样反射性的刺激产生更多的去甲肾上腺素并释放，过多的去甲肾上腺素的释放引起心脏强烈收缩，促使心室后下壁心脏机械受体C纤维的激活，冲动经C纤维传递至脑干迷走神经中枢，迷走神经活动相应加强，抑制了交感神经，使得外周血管扩张，血压下降，脑部血供不足而产生晕厥或POTS的临床症状。此外，血管内皮功能障碍或血管过度舒张也参与POTS患儿的发病机制。

【诊断】

1. 年龄 年长儿童多见。

2. 诱因 常有持久站立、由卧位至站立位、精神刺激及闷热环境等。

3. 临床表现 平素常伴有长出气、胸痛、心悸、头晕、头痛、乏力、恶心或腹痛、晕厥等症状。

4. 辅助检查 在排除心源性、神经源性等疾病的基础上，需要进行直立试验或直立倾斜试验。直立试验：患儿在安静、温暖环境下平卧至少10分钟，监测平卧安静状态下心率及血压，随后站立10分钟，监测实时心率及血压。试验过程中要观察患儿的临床症状、心率、心律、血压及心电图变化。直立倾斜试验方法同血管迷走性晕厥部分。POTS诊断标准：直立试验或HUT的10分钟内，心率增加≥40次/min或13岁及以下最大心率≥130次/min，13岁以上最大心率≥125次/min，同时伴有直立后头晕或眩晕、胸闷、头痛、心悸、面色改变、视物模糊、倦怠、晨起不适，严重时可出现晕厥[3,9]。

【鉴别诊断】

1. 心源性晕厥、癫痫、低血糖及癔症等 首先需要予以鉴别。必要时行彩色超声心动图、心脏电生理检查、血生化、脑电图、头颅CT或MRI等。

2. 心肌炎 该病往往具有病初病毒感染病史，心电图及心肌酶谱升高，严重时可出现心脏扩大、心源性休克和心力衰竭等。

3. 血管迷走性晕厥 该病在晕厥发作的间歇期常不表现为直立不耐受症状，但是POTS在平素常出现直立不耐受症状；直立倾斜试验可鉴别两者；此外血浆硫化氢水平明显升高者多为POTS。

【治疗】 目前对于此类患儿的治疗主要基于以下方面：宣传教育及自主神经功能锻炼，必要时采用药物治疗[3,5]。

1. 宣传教育及自主神经功能锻炼 由于POTS症状发作的不特定性及特殊情境诱发的特点，对于患儿晕厥先兆的应对措施显得尤为重要。在出现前述的晕厥先兆时，尽可能在意识丧失之前在安全环境中保持下蹲或平躺姿势，如果有人陪在身边，可帮助将患儿转移至空旷安静、通风透气环境，保证心脏与头部同一水平面，避免脑部血流进一步下降。对于因不同诱发因素晕厥的患儿，告知患儿学会避免诱发因素，避免特殊情境的刺激。其次，建议行直立训练（tilt-training）：依据个体耐受情况，每天靠墙站立训练，时间由少至多，坚持规律训练使血管顺应性下降，避免站立时血液在下肢的聚积，对于直立不耐受有改善。直立训练长期依从性较差，四肢肌肉的等长收缩（如交叉腿及上肢肌张力增加）等对抗压力的行为可增加交感神经放电，使外周血管阻力增加，在晕厥先兆时避免或延迟晕厥发生。另外，采用干毛巾反复擦拭前臂掌侧面及双下肢内侧面，每日2次，被动训练血管收缩功能亦有助于血管自主收缩运动。

2. **口服补液盐**　口服补液盐或饮食中增加盐和液体的摄入可增加细胞外液容量，补充血容量，在晕厥先兆时发挥“抵抗重力”的作用，增加患儿对体位改变时血容量变化的耐受性，避免晕厥的发生，特别是对于24小时尿钠含量较低者，更为适用。以尿钠浓度<124mmol/24h作为患儿是否应用口服补液盐治疗的界值，治疗灵敏度和特异度分别为76.9%和93%[10]。

3. **β受体阻滞剂**　美托洛尔主要通过抑制交感神经活性，减少对心脏压力感受器的刺激和阻滞血循环中高水平儿茶酚胺的作用。POTS患儿临床症状的严重程度和直立时的心率增加情况均和其血清去甲肾上腺素浓度呈正相关，去甲肾上腺素水平可用于预测美托洛尔对POTS患儿的疗效，以3.59pg/ml作为界值的敏感性和有效性分别为76.9%和91.7%[11]。

4. **α受体激动剂**　盐酸米多君是选择性外周α受体激动剂，可有效提高外周血管张力，减少静脉血流下沉，避免脑部血流减少而引发晕厥，在临床上可考虑尝试应用。对于POTS治疗的个体化治疗近来取得了很大进展。红细胞硫化氢产率测定或可作为盐酸米多君治疗POTS的疗效预测标志物，以红细胞硫化氢产率高于27.1nmol/(min·10^8红细胞)细胞作为界值预测盐酸米多君对POTS患儿的疗效[12]；以血浆肾上腺髓质素前体中肽段浓度大于61.5pg/ml作为界值预测盐酸米多君治疗POTS有效性的灵敏度和特异度分别达到100%和71.6%[13]；以血流介导的血管舒张反应大于9.8%作为界值可较好地预测盐酸米多君的有效性。副反应主要包括皮疹、感觉异常、尿潴留及平卧位高血压等。

三、直立性低血压

直立性低血压（orthostatic hypotension，OH）是直立不耐受的一种类型，以直立后血压持续下降为主要特征，定义为收缩压下降幅度≥20mmHg和/或舒张压下降幅度≥10mmHg，伴随头晕、心悸、黑矇，甚至可以发生晕厥[3]。直立后15秒内一过性血压下降者为初始性OH，直立后3分钟内达到上述血压下降幅度者为经典OH，而直立3分钟以上才达到者为延迟性OH[1]。以往认为OH是儿童期直立不耐受相对少见的病因，随着认识的深入，目前认为OH在儿童并不少见[1]。

【发病机制】　OH的发生与直立调节机制密切相关。儿童时期的OH主要与相对容量不足有关，如禁食、腹泻导致脱水或服用利尿剂时，都可以导致血容量减少而发生OH。神经源性OH是成年期OH最主要的病因，当然也可以见于儿童。当各种疾病损害中枢或外周自主神经功能时，自主神经系统不能迅速完成对直立后血管张力、心率及心肌收缩力的调整，如出现直立后外周血管收缩不足，导致心排血量及血压下降。常见的病因包括糖尿病、淀粉样变性、外周自主神经病、帕金森病等，均可能导致神经退行性变。

【临床表现】　患儿可有脱水或服用利尿剂、扩张血管药物的病史。表现为直立后即刻或短时间（通常3分钟内）出现直立不耐受症状，如头晕、黑矇，因伴随心率加快而心悸，严重者可发生晕厥，平卧后症状可迅速缓解。查体应注意测量立卧位血压，关注有无脱水体征，心率可正常或轻度增快，无基础心脏病者心脏查体大致正常。神经源性OH患儿可有原发病的体征或自主神经功能异常的体征。

【诊断】　根据2018年我国颁布的儿童晕厥诊治指南，经典OH诊断主要依据以下标准[3]：

1. 年长儿多见。

2. 直立不耐受，可有头晕、面色苍白、视物不清、胸闷、心悸、腹痛、恶心、晕厥等。

3. 直立试验或直立倾斜试验中达到如下标准：平卧位时血压正常，直立后3分钟内血压持续下降，收缩压下降幅度≥20mmHg和/或舒张压下降幅度≥10mmHg。

4. 注意寻找潜在疾病并除外其他可导致的直立不耐受的疾病。

【治疗】　首先应避免诱因。对于有脱水的患儿应及时补液，治疗可能进一步导致脱水的疾病。避免应用或调整可能导致中心血容量下降的药物。通过健康教育告知患儿了解并避免直立不耐受的诱因，如突然体位变化等，告知患儿出现症状时应尽快下蹲或平卧以缓解，避免晕厥发生。儿童神经源性OH药物治疗研究较少，非药物治疗无效的患儿可考虑盐酸米多君。氟氢可的松被认为可增加血容量，但副作用也相对明显，较少应用[8]。

四、直立性高血压

直立性高血压（orthostatic hypertension，OHT）是儿童直立不耐受的一种类型，以直立后较平卧位血压显著升高为主要特征。1985年Streeten等首次提出OHT的概念[14]，2012年北京大学第一医院首次报道了儿童OHT[15]。在针对成人的研究中，OHT是心脑血管疾病的高危因素。

【发病机制】　儿童期OHT病因尚未明了。多种神经、体液因素均参与了立位血压的调节。成人研究发现，OHT 患儿去甲肾上腺素水平显著升高，故立位交感神经过度兴奋或高儿茶酚胺状态是可能的机制之一。近期一项儿童研究也发现 OHT 患儿直立位减压反射敏感性和心率变异性指标的变化提示患儿具有较高的立位交感神经活性和异常压力反射[16]。

【临床表现】

1. 直立不耐受　患儿可发生头晕、头痛、胸闷、大汗等 OI 表现，也可发生晕厥。

2. 与脑血管疾病的关系　研究发现，直立性高血压患儿未来发生高血压的风险显著增加。成人研究还发现 OHT 与清晨高血压有关，且发生高血压相关脑血管意外的风险增加。

【诊断】　根据 2018 年我国颁布的儿童晕厥诊治指南，OHT 诊断主要依据以下标准[3]：

1. 年长儿多见。

2. 多有持久站立或体位由卧位或蹲位快速达到直立位、精神紧张或恐惧、闷热环境等诱发因素。

3. 具有直立不耐受症状。

4. 直立试验或 HUT 达到其阳性标准　在直立试验或 HUT 中，直立性高血压阳性反应的判断标准为在直立试验或 HUT 的 3 分钟内血压升高，收缩压增加≥20mmHg 和/或舒张压较平卧位增加幅度达到标准（6～12 岁儿童增幅≥25mmHg；13～18 岁儿童增幅≥20mmHg）；或血压最大值达到标准（6～12 岁儿童≥130/90mmHg，13～18 岁儿童≥140/90mmHg）。心率无明显变化。

5. 除外其他疾病。

【治疗】　首先应避免诱因。成人有应用 α_1 受体拮抗剂及钙通道阻滞剂治疗的报道。目前无儿童相关药物治疗的推荐意见。

（杜军保　廖莹）

参考文献

[1] STEWART JM, BORIS JR, CHELIMSKY G, et al. Pediatric disorders of orthostatic intolerance. Pediatrics, 2018, 141(1): e20171673.

[2] 杜军保，李万镇，陈建军. 基础直立倾斜试验对儿童不明原因晕厥的诊断研究. 中华儿科杂志，1997，35(6)：309-312.

[3] WANG C, LI Y, LIAO Y, et al. Chinese Pediatric Cardiology Society (CPCS) guideline for diagnosis and treatment of syncope in children and adolescents. Sci Bull, 2018, 63(23): 1558-1564.

[4] 张清友，杜军保，李万镇. 儿童体位性心动过速综合征的临床特征及随访研究. 中华儿科杂志，2005，43(3)：165-169.

[5] 中华医学会儿科学分会心血管学组，《中华儿科杂志》编辑委员会，北京医学会儿科学分会心血管学组，等. 儿童血管迷走性晕厥及体位性心动过速综合征治疗专家共识. 中华儿科杂志，2018，56(1)：6-9.

[6] 张凤文，廖莹，李雪迎，陈丽，金红芳，杜军保. 血管舒张反应预测盐酸米多君治疗儿童血管迷走性晕厥疗效价值研究. 中国实用儿科杂志，2012，27(2)：102-105.

[7] 张清友，杜军保，甄京兰，李万镇，王喻丽. 血管迷走性晕厥儿童在直立倾斜试验中血流动力学变化及其对美托洛尔疗效的预测. 中华医学杂志，2007，87(18)：1260-1262.

[8] SHEN WK, SHELDON RS, BENDITT DG, et al. 2017 ACC/AHA/HRS guideline for the evaluation and management of patients with syncope: A report of the American College of Cardiology/American Heart Association Task Force on Clinical Practice Guidelines and the Heart Rhythm Society. Heart Rhythm, 2017, 14(8): e155-e217.

[9] ZHAO J, HAN Z, XI Z, et al. A cross-sectional study on upright heart rate and BP changing characteristics: basic data for establishing diagnosis of postural orthostatic tachycardia syndrome and orthostatic hypertension. BMJ Open, 2015, 5(6): e007356.

[10] ZHANG QY, LIAO Y, TANG CS. et al. Twenty-four-hour urinary sodium excretion and postural orthostatic tachycardia syndrome. J Pediatr, 2012, 161: 281-4.

[11] ZHANG Q, CHEN X, LI J, et al. Orthostatic plasma norepinephrine level as a predictor for therapeutic response to metoprolol in children with postural tachycardia syndrome. J Transl Med, 2014, 12(1): 249.

[12] YANG J, ZHAO J, DU S, et al. Postural orthostatic tachycardia syndrome with increased erythrocytic hydrogen sulfide and response to midodrine hydrochloride. J Pediatr, 2013, 163(4): 1169-1173.

[13] ZHANG FW, LI XY, OCHS T, et al. Midregional pro-adrenomedullin as a predictor for therapeutic response to midodrine hydrochloride in children with postural orthostatic tachycardia syndrome. J Am Coll Cardiol, 2012, 60(4): 315-320.

[14] STREETEN DH, RICHARDSON RL, THOMAS FD, et al. Orthostatic hypertension. Pathogenetic studies. Hypertension, 1985, 7(2): 196-203.

[15] 赵娟，杨锦艳，金红芳，等. 儿童直立性高血压的临床特征. 中华儿科杂志，2012，50(11)：839-841.

[16] HU Y, WANG Y, HE B, et al. Sympathetic overactivation from supine to upright is associated with orthostatic hypertension in children and adolescents. Front Pediatr, 2020, 8: 54.

28 第二十八章 泌尿生殖系统疾病

第1节 泌尿生殖系统的解剖生理特点及检查方法

一、肾脏解剖和组织结构特点

（一）一般解剖特点

肾脏位于腹膜后脊柱两侧，左右各一，形似蚕豆。肾脏上极约平第12胸椎，下极约平第3腰椎，右肾略低。肾脏长度和重量：足月儿分别为6cm、24g，成人分别为12cm、150g。新生儿肾脏表面凹凸不平呈分叶状，至1岁以后始渐平。婴儿肾脏相对较成人大，位置略低，腹壁肌肉松弛较易扪及。小儿肾脏长度大约为：年龄÷2+5cm。

肾脏表面有三层被膜，即肾筋膜、肾脂肪囊和肾纤维膜，纤维膜紧贴肾实质，易于剥离。

肾实质由皮质和髓质组成。皮质位于表层，包括肾小球、近曲和远曲小管、集合管；髓质位于深层，由8~18个肾锥体组成，包括肾小管直部、髓袢、直小血管和远端集合管，呈条纹状辐射延伸入皮质，锥体的尖端钝圆朝向肾小盏，称肾乳头；部分肾皮质伸入肾锥体之间为肾柱，肾脏内缘中部凹陷，称为肾门，是血管、神经和输尿管出入的门户。肾门以内是肾实质围成的腔隙，称为肾窦，包括肾盂、肾盏、肾动脉和肾静脉的主要分支及它们周围的疏松结缔组织和脂肪组织。

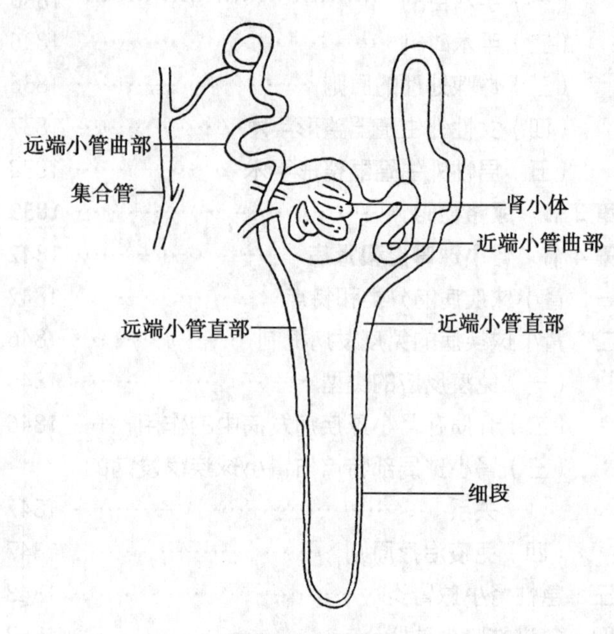

图28-1 肾单位

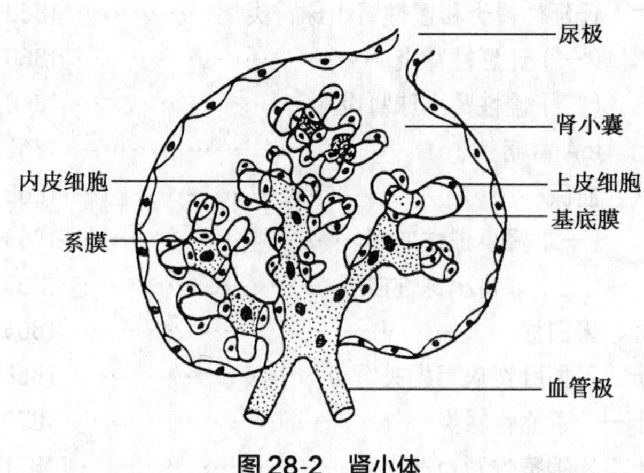

图28-2 肾小体

（二）肾脏组织结构

肾实质由肾单位和集合管组成，肾间质为少量结缔组织，内有血管、淋巴管及神经。

1. **肾单位** 是肾脏的基本结构和功能单位，每个肾脏约有100万个肾单位。肾单位由肾小体和肾小管组成（图28-1）。根据肾小体所在部位及结构特点，分为：①皮质肾单位：肾小体位于皮质浅层，髓袢短，血液供应充分；②髓旁肾单位：肾小体主要分布于皮质深层，髓袢长，血液循环较慢。

（1）肾小体：似球形，由肾小球和肾小囊组成。血管出入肾小体的一侧称血管极，另一侧与肾小管相通称尿极（图28-2）。

1）肾小囊：又称鲍曼囊，是肾小管盲端扩大并内陷所构成的双层球状囊，外层为壁层，内层为脏层，两层之间的腔隙为肾小球囊腔。壁层由肾小囊基底膜和壁层上皮细胞（单层扁平上皮细胞）组成，脏层紧贴于肾小球毛细血管基膜上，即肾小球的脏层上皮细胞，因有很多突起又称足细胞。

2）肾小球

A. 肾小球毛细血管：入球小动脉进入血管极分成5~8分支，每个分支各自形成一团毛细血管网，构成毛细血管小叶或肾小球节段，各小叶的毛细血管再汇集成出球小动脉离开血管极。入球小动脉较出球小动脉粗且直，使肾小球毛细血管内压升高，有利于肾小球的滤过功能。

肾小球毛细血管壁的结构较为复杂，由内向外分为三层：内皮细胞、基底膜和上皮细胞。内皮细胞：胞体有很多直径70~100nm的过滤孔或窗孔，使血浆可与基底膜接触。基底膜:由内疏松层、致密层和外疏松层组成,主要成分为糖蛋白和Ⅳ型胶原,具有一定的通透性,基底膜的宽度随年龄增长而加宽,初生时(169±30)nm,2岁时(245±49)nm,11岁时(285±39)nm,成人时达到310~380nm。上皮细胞:即足细胞,伸出许多足突,互相指状交叉,足突的顶端与基底膜外疏松层相接触。足突之间有40nm的滤过裂隙,裂隙上覆有一层裂隙膜。上述三层结构构成肾小球的滤过屏障或滤过膜,滤过膜对滤过的物质有严格的选择性,只有分子量在70 000D以下的物质方能通过滤过膜到肾小囊腔,成为肾小球滤液或原尿(图28-3)。

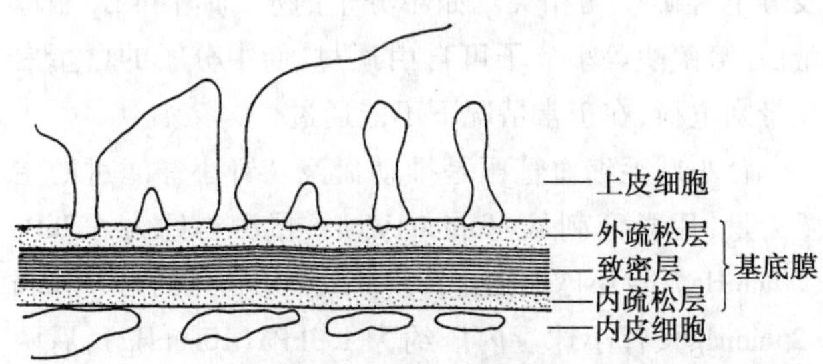

图28-3 肾小球滤过膜

另外,肾小球毛细血管的内皮细胞、上皮细胞和足突表面被覆有富含唾液酸蛋白的多阴离子表面糖蛋白,与基底膜内的富含多阴离子的硫酸类肝素糖蛋白共同构成了肾小球的电荷屏障。

B. 球内血管系膜区:简称系膜,位于肾小球毛细血管之间。系膜由系膜细胞和系膜基质组成,血管极部位系膜成分最多,其次为肾小球毛细血管袢的中枢侧,毛细血管的周边部最少。它除了单纯支持保护作用外,还具有吞噬、清除大分子蛋白质和免疫复合物的能力,参与肾小球基底膜的修复及更新,其收缩能力对肾小球血流有调节作用,系膜细胞上具有Fc及C3b受体,体外培养证实能产生多种细胞因子参与肾小球免疫炎症反应。

(2)肾小管:分为近端小管、细段、远端小管。

1)近端小管:起始于尿极,又分为曲部(近曲小管)和直部(降支粗段),在肾小管各段中最粗最长,由单层立方上皮组成,腔面有大量微绒毛,可大大增加吸收表面积,胞内含有大量的酶,有利于对肾小球滤液的吸收和代谢。

2)细段:为连接近端小管直部和远端小管直部的细直管,呈U形,包括降支细部和升支细部,与降支粗段和升支粗段共同构成髓袢,其主要功能是减慢原尿流速,是"逆流倍增"的组织基础。

3)远端小管:分为直部(升支粗段)和曲部(远曲小管),也由单层立方上皮组成,但与近曲小管相比,管径细、管腔大、上皮细胞体积小,腔面有短小的微绒毛。

2. 集合管 分为弓状集合管、直集合管和乳头管。弓状集合管汇集数个远曲小管,呈弓状走行于皮质内,进入髓放线汇合为直集合管,经髓质下行至锥体乳头,形成乳头管。集合管能浓缩小管液,最后形成终尿排至肾小盏。

3. 肾小球旁器 是远端肾小管与肾小体血管极相接触部位的一个具有内分泌功能的特殊结构,位于入球小动脉、出球小动脉及远端肾小管之间的区域,由球旁细胞、致密斑、球外系膜细胞组成(图28-4)。

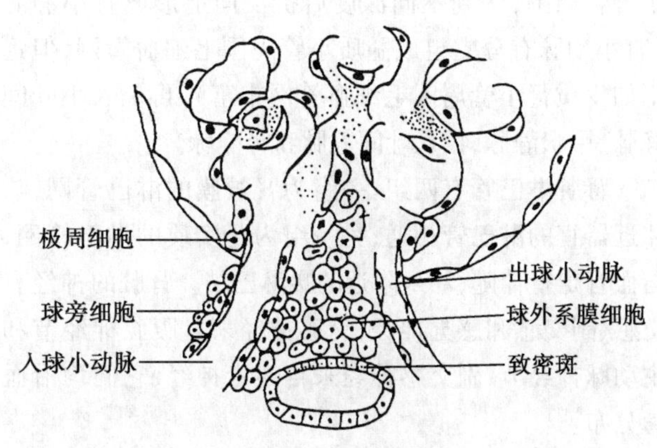

图28-4 肾小球旁器

(1)球旁细胞:入球小动脉的中层平滑肌在接近肾小球血管极处变态为上皮细胞,称球旁细胞,胞质丰富,有许多含肾素的内分泌颗粒,是肾素合成和分泌的主要细胞。

(2)致密斑:远端肾小管起始部朝向血管极一侧的上皮细胞矮小且排列致密,称致密斑,是化学感受器,可感受尿液中钠离子浓度,从而调节球旁细胞肾素的释放。

(3)球外系膜细胞:位于出、入球小动脉和致密斑三者之间的一组细胞群,与肾小球内的系膜细胞相连,可能与肾素的合成及分泌有一定关系。

4. 肾间质 位于肾单位和集合管之间的间叶组织称肾间质,由间质细胞、少量网状纤维和胶原纤维、细胞外基质组成。肾皮质含量少,髓质含量多。间质细胞包括成纤维细胞样细胞、载脂间质细胞、树突状细胞、血管周细胞和巨噬细胞,具有合成和分泌细胞外基质和纤维成分的功能,并有分泌前列腺素及其他降血压物质的功能。

5. 肾盏、肾盂 肾盏及肾乳头表面由单层立方上皮细胞被覆,肾盂及向下伸延至尿道起始部被覆移行上皮。肾盏、肾盂上皮的外方有结缔组织和平滑肌。

（三）肾脏的血管、淋巴管和神经

来自腹主动脉的肾动脉经肾门入肾，在肾窦内分支后再分为叶间动脉穿行于肾柱之间，至皮髓交界处叶间动脉分支为与肾表面平行走行的弓状动脉，后者再发出多个分支放射状伸向皮质，称小叶间动脉。小叶间动脉发出侧支至肾小体为入球小动脉，在肾小球内形成毛细血管球，再汇集成出球小动脉离开肾小体，在肾小管周围再次形成毛细血管网，包绕在皮质肾小管周围，然后汇集进入小叶间静脉、弓静脉、叶间静脉，最后形成肾静脉。此外，髓旁肾单位的出球小动脉及由弓状动脉和小叶间动脉的分支共同组成直小动脉伸入髓质的髓袢和集合管周围，达到不同深度后折反向上形成直小静脉（直小动脉有分支组成髓质小管周围毛细血管网，但远不如皮质肾小管周围毛细血管网丰富），再汇入小叶间静脉、弓状静脉，再入叶间静脉和肾静脉。

肾脏淋巴管有两组：一组为肾被膜的淋巴管网，与邻近器官的淋巴管相通；另一组为肾实质的淋巴管网，与血管走行伴随，注入附近的腰淋巴结。肾脏的神经有交感、副交感和感觉神经，交感神经来自腹腔神经节和主动脉神经节，副交感神经来自迷走神经，它们均沿血管分布。

二、肾脏的生理

肾脏的生理功能主要为排泄体内代谢产物如尿素、有机酸等；调节水和电解质平衡，维持内环境稳定以及内分泌功能如分泌肾素、前列腺素、促红细胞生成素等内分泌素和生物活性物质。胎儿5周时中肾已能形成尿，后肾在3个月时泌尿，中肾分化差可致肾发育不全或先天性肾囊肿，以及生殖器及肾上腺发育异常，后肾的重要作用是诱导形成输尿管芽，9周时后肾的肾小管开始有功能，14周时髓袢有功能，肾小管开始有重吸收作用。羊水多少主要靠胎肾分泌尿来调节。出生后，由于肾血管阻力下降及肾血流量增加，肾功能有明显进步。但新生儿期在许多肾功能方面仍有一定限制，特别是在球管不平衡方面表现较明显，因而易致水肿。新生儿和婴幼儿的肾小球及肾小管的功能均未成熟，但小管较小球更不成熟。足月新生儿肾小球直径为116μm，约为成人的1/2；肾近曲小管长1.79mm，不到成人的1/10。出生后，肾小管增长速度较肾小球快，1~2岁时小儿肾脏形态及功能已接近成人水平。

肾脏完成其生理活动，主要通过肾小球的滤过和肾小管的重吸收（即重吸收入血流）、分泌和排泄作用。

（一）肾小球滤过作用

胎儿3个月时形成20%的肾单位，5个月时形成50%，36周时已不再形成新的肾单位。足月新生儿每个肾已有85万~100万个肾单位。新生儿滤过率仅为成人的1/4。如7天的新生儿为35ml/(min·1.73m²)，到1~2岁时才达成人水平。肾血流量极大，约占全身循环量的20%~25%，约为1L/(min·1.73m²)，肾血流量中90%灌注于皮质，有利于滤过，肾脏1天的滤过率相当于人体总体液量的4倍。

各种物质是否能滤过与肾小球滤过膜的分子大小及静电屏障密切相关。如小分子的水、肌酐和β_2微球蛋白、溶菌酶等小分子可自由通过，而中分子的白蛋白又带阴电荷，在正常情况下不能通过。

肾小球毛细血管压是推动血浆从肾小球滤过的主要力量，用微穿刺从Munich Wistar鼠测得约为6.7kPa（50mmHg），肾小球毛细血管内的胶体渗透压约为3.3kPa（25mmHg），肾小球囊内压约为1.3kPa（10mmHg），后两者是阻止血浆通过滤过膜的力量。因此，正常有效滤过压=6.7-(3.3+1.3)=2.1kPa（15mmHg）。

肾小球滤过率（glomerular filtration rate，GFR）即单位时间（分）内从肾小球滤过的血浆毫升数。正常肾小球滤过率可以下列公式表示：

$$GFR=KS[P_{GC}-(\Pi_{GC}+P_{BS})]$$

K：肾小球毛细血管通透性；

S：肾小球毛细血管表面积；

P_{GC}：肾小球毛细血管静水压；

Π_{GC}：肾小球毛细血管胶体渗透压；

P_{BS}：肾小囊内静水压；

KS又可以用Kf（肾小球毛细血管超滤系数）表示。

影响肾小球滤过率的因素是：①肾小球毛细血管压明显下降，如休克、大出血时；②血浆胶体渗透压变化，如低蛋白血症时；③肾小囊内压变化，如在梗阻性尿路病时；④肾血浆流速变化，如心力衰竭及脱水时；⑤Kf的变化，如在微小病变肾病、急性肾衰竭时Kf可下降；⑥年龄因素，如新生儿及婴幼儿。新生儿滤过率低的原因是：①入球及出球小动脉阻力高；②肾小球毛细血管通透性低，新生儿滤过膜的有效孔直径为2×10^{-9}m（20Å），成人则为4×10^{-9}m（40Å）；③新生儿血压低；④滤过膜的面积较成人小，约为成人的1/8。

血液中除血细胞及大分子蛋白质外，其他一切物质均可随水无选择性地滤过至肾小囊由此形成原尿。新生儿每天原尿量约为14L，每天尿量仅为80~300ml，成人每天原尿量约为 180L，排尿量为 1.5～2.0L，由此可见，99%以上的原尿在肾小管重吸收。

（二）肾小管的生理功能

肾小管的生理功能是重吸收原尿中的水、电解质及营养物质如葡萄糖及氨基酸等，分泌 H^+、K^+及有机物质，排泄废物如尿素及有机酸等，以及参与尿的浓缩与稀释、调节液体容量。

新生儿及婴幼儿肾小管的重吸收功能较低，对水及钠的负荷调节较差，易致水肿，对营养物质的重吸收亦不充分，可有一过性生理性葡萄糖尿及氨基酸尿。

各种物质的重吸收是有选择性的，运转的方式有消耗能量的主动运转如重吸收及分泌以及被动的扩散。现将肾小管的重吸收功能，按不同的物质分述如下：

1. 钠的重吸收　成人钠的滤过量约为 14mmol/min，即 1 200g/24h，99%在肾小管重吸收（其中 65%～85%在近端小管）。婴儿及小儿生长及成骨的需要为钠的正平衡，健康婴儿无论用何种奶方均应保留 1/3 的钠摄入量。钠的重吸收首先从近端小管沿着渗透压及电化学梯度扩散至细胞内，再通过管周膜上的钠泵（Na^+-K^+-ATP 酶）主动运转至细胞间管后重吸收入血。在近曲小管钠的重吸收伴随有 Na^+-H^+交换，并与葡萄糖、氨基酸、有机酸及无机酸同时运转。在近端直小管只有钠的主动重吸收。肾脏可通过肾小管重吸收的变化来代偿肾小球滤过率（GFR）的变化，使肾脏不致因灌注量的变化而造成钠的巨大波动。调节肾脏排钠的因素有：

（1）球管平衡：主要通过肾小管周围毛细血管胶体渗透压的变化来进行调节，即滤过分数（GFR/肾脏有效血浆流量）增加时，由于滤过水增加，使出球小动脉及肾小管周围毛细血管的血浆蛋白浓度增加，促使细胞间管液进入小管周围毛细血管，钠和水的重吸收增加。反之亦然。

（2）肾血流量的重新分布：皮质肾单位由于其髓袢短，为失盐肾单位，而髓旁肾单位由于其髓袢长，有利于钠及水的重吸收，为保盐肾单位。正常肾血流量93%在皮质，7%在髓质，在急性肾衰竭或其他血容量减少的情况下，肾血流量重新分布，皮质血流量明显减少有利于钠及水的重吸收，以恢复心血容量。

（3）影响排钠的内泌素：肾素-血管紧张素-醛固酮系统起重要作用。血管紧张素Ⅱ不仅可刺激醛固酮分泌，保钠及水，影响肾的血流动力学，而且可直接增加肾小管对钠的重吸收，减少排钠。另一方面，心房肽、来自丘脑下的利钠因子、前列腺素 E_2、I_2 及激肽等均有较强的排钠、利尿作用[1]。

2. 氯的重吸收　在髓袢升支粗段氯的重吸收是主动的。由于此节段含有极丰富的 Na^+-K^+-ATP 酶，可将小管中的 Na^+、Cl^-大量运转。近年来发现在管腔侧有一特殊的转运蛋白，可将 $3Na^+$-$6Cl^-$-$3K^+$共同运转至细胞内（运转的能量来自管周膜的钠泵将钠泵出所形成的管腔内及细胞内的浓度差）。呋塞米可抑制此运转。另一方面，近来认为 Cl^-的主动重吸收是由于此节段有一高度通透的 K^+通道而继发的。在管周膜（基底侧）2 个 Cl^-随着 2 个 K^+协同运转至细胞外。此系统可为钡离子所阻抑。氯在其余节段均为被动重吸收。

3. 水的重吸收及尿的浓缩与稀释机制　原尿中 4/5 的水随着钠及氯的主动运转而被重吸收。

正常人每天从皮肤、肺及尿丢失的水约为 1 000～1 200ml/m^2。由于渗透浓度及体液容量的变化引起口渴的机制可保证足够的入量，而尿的浓缩及稀释机制可保持正常的渗透浓度。正常成人尿的渗透压为 30～1 200mOsm/L，新生儿虽也可使尿稀释至 30mOsm/L，但浓缩尿的能力较差，30～35 周未成熟儿只能达到 360mOsm/L，成熟儿 380～800mOsm/L，直到 1.5 岁时才达成人水平。

产生浓缩机制的基础是髓质渗透梯度的形成，即从皮质到髓质的浓度梯度逐渐增高。其形成的主要因素是：①肾髓质的特殊结构：如髓旁肾单位髓袢长且呈 U 形，并与此相同的 U 形结构的直血管袢以及集合管紧密排列在一起；②髓袢升支粗段氯化钠主动转运至髓质间质；③肾小管各段对水和溶质不同的通透性特点。以上形成髓质高张环境和渗透压浓度梯度的主要因素也就是肾浓缩功能的基础。

如图 28-5 所示，在髓袢升支粗段由于氯化钠的主动运转至髓质间质，又因此段对水相对不能通透而形成了管腔内渗透压的逐渐下降及周围髓质间的高渗状态，与其密切贴近的髓袢降支对水的通透性好，而对钠及尿素不能通透，从而水从管腔内渗出，而使髓袢降支细段的氯化钠及尿素越来越浓缩，渗透压因之而升高。髓袢升支细段对氯化钠高度通透，对水不能通透，尿素通透也低，使氯化钠向髓质间质扩散形成内髓层高渗。远端小管及外髓层集合管在抗利尿激素（antidiuretic hormone，ADH）的作用下水能自由通透，尿素不能通透，使小管液浓度增加，而内髓层集合管在 ADH 的作用下对水、钠、尿素均可通透，从而形成内髓层的高渗。深部髓质对尿素的通透性极高，增加了内髓层的高渗状态。有人提出由集合管而来的尿素构成髓质高渗环境的 50%，

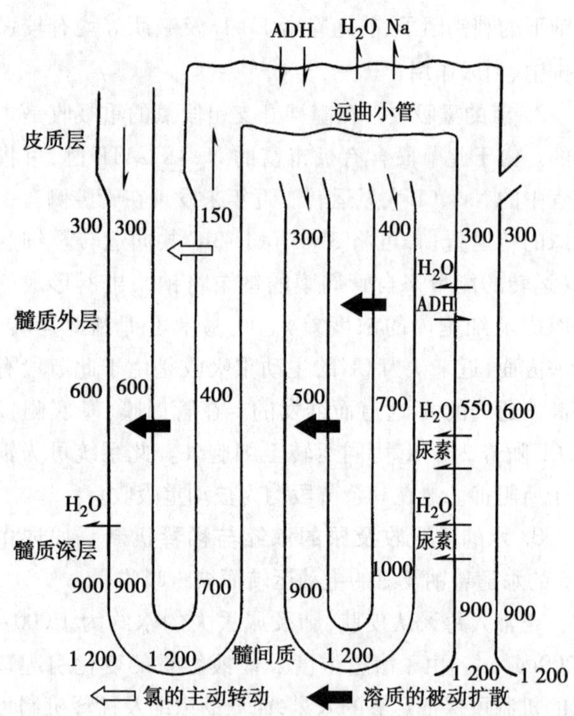

图 28-5 肾髓质渗透压浓度梯度和尿的浓缩稀释机制

如此由皮质至髓质造成了渗透压越来越高的渗透梯度，如从皮质的 300mOsm/L 增至髓质的 1 200mOsm/L。

远端小管及集合管对水及尿素的通透性受 ADH 控制。ADH 通过与髓质升支粗段及集合管基底侧的 $ADHv_2$ 受体结合后，活化腺苷酸环化酶，使 ATP 转化为 cAMP，后者再作用于细胞质内的蛋白激酶 A，使管腔侧的细胞膜对水的通透性明显增高而重吸收水。血浆渗透浓度增加及有效细胞外容量缩小可刺激 ADH 分泌，而使肾远端节段对水的通透性增加，水迅速渗入高张的髓质环境而尿浓缩。反之，当 ADH 分泌减少或肾小管对其反应降低时，则对水的通透性减少，尿仍处于稀释状态，如尿崩症时。此外，在慢性肾衰竭、高钙血症及低钾血症时，由于浓缩机制障碍也可排出大量稀释尿。

4. 排 H^+ 及碳酸氢盐的重吸收 原尿中 99% 的碳酸氢盐均被重吸收，80%~90% 在近端小管，2% 在髓袢，8% 在远端小管。HCO_3^- 的重吸收是主动的过程，与肾小管分泌 H^+ 的功能为同一过程的两个方面。近端小管细胞排 H^+ 与原尿中的 Na^+（来自 $NaHCO_3$）交换，重吸收了 $NaHCO_3$，此过程中所形成的 H_2CO_3 在近曲小管细胞膜上碳酸酐酶的催化下又形成 CO_2 及 H_2O，具有高度脂溶性的 CO_2 极易通过细胞膜又回到细胞内，故近端小管虽排出 H^+，同时重吸收了 $NaHCO_3$，但对尿液的 pH 值影响不大。

5. 排 H^+ 及尿酸化 由于远端小管管腔侧细胞膜上缺乏碳酸酐酶，不能催化 $H_2CO_3 \rightarrow CO_2 + H_2O$ 的反应，故大量 H^+（由 $H_2CO_3 \rightarrow H^+ + HCO_3^-$）在远端小管中堆积，使原尿中的缓冲盐 Na_2HPO_4 变成酸性的 NaH_2PO_4，后者为尿中可滴定酸的主要成分，因而尿液呈酸性。尿液中 H^+ 浓度可较血浆中大几十倍至几千倍，从而造成尿和血浆间极大的 H^+ 浓度梯度，此过程也是通过 H^+-Na^+ 交换机制而完成的，既排了 H^+，又为身体重新提供了碱储备。在远端肾小管酸中毒时，此过程有缺陷而使尿不能酸化，故尿 pH 值不能下降到 6.0 以下。

但远端肾小管的尿酸化功能并非均一性的。集合管在酸化中起主要作用。在集合管有富含线粒体的闰细胞（intercalated cell），内含大量碳酸酐酶（CA）及 H^+ 泵。该细胞分泌 H^+ 的 α 细胞主要在外髓质集合管，它通过细胞内大量 CA 将 $CO_2 + H_2O \rightarrow H^+ + HCO_3^-$ 而排 H^+，同时产生 HCO_3^-，再通过基底侧膜的 Cl^--HCO_3^- 交换将 HCO_3^- 排出细胞至间质入血。位于皮质集合管的 β 细胞则可分泌 HCO_3^-，通过管腔侧的 Cl^--HCO_3^- 交换分泌入管腔而重吸收 Cl^-。此外，皮质集合管尚存在一杂合细胞，具有根据酸碱平衡变化而转化为 α 或 β 细胞的功能。

6. 分泌氨（NH_3） 肾小管的各个节段均可在谷氨酰胺酶和氨基氧化酶的作用下使血中的氨基酸分解形成氨（ammonia，NH_3）。近来认为，近端小管为泌氨的主要部位，氨产生后在髓袢被重吸收，然后在集合管再分泌到较酸性的管腔液中，与小管细胞分泌的 H^+ 结合成胺离子（ammonium，NH_4^+），再与管腔中的 Cl^- 和 SO_4^- 结合成胺盐而排出。胺盐的形成不仅使尿液中的 pH 值不至于迅速下降，且有利于肾小管泌 H^+ 继续进行。

正常情况下，内源性固定酸（硫酸、磷酸及有机酸等）的排出，2/3 以铵盐形式，1/3 以可滴定酸形式排出。每天需由肾排出的此类酸在婴儿约为 2~3mmol/L(kg·d)，成人约为 50mmol/d。此量即为肾脏每天由于排 H^+ 重新再生成的碳酸氢盐量（为中和固定酸者）。肾衰竭时，由于此种排固定酸的能力减低，血中硫酸盐等固定酸浓度升高而有酸中毒；肾小管酸中毒时则是由于肾排 H^+ 障碍，使可滴定酸形式减少而有酸中毒。

7. 钾的排泄及分泌 由肾小球滤过的钾全部在近端小管中重吸收，而尿中出现的钾是由远端小管分泌及离子交换而来的，其排出量受到达远端小管的原尿的组成、醛固酮及肾小管细胞内可利用钾的多少等因素的影响。肾脏保钾的能力较差，即使在身体严重缺钾时，尿中每天仍要排出钾 5mmol 以上。

钾在肾小球滤出后，约 50% 在近端小管随着钠及水被动重吸收。在髓袢参与钾的再循环，即髓袢下行支将上行支及集合管重吸收的钾重新分泌至小管腔。一部分钾重新弥散至小管腔，另一部分与 Cl^- 一起弥散至间质，最终达到远端小管的 K^+ 约为滤过的 5%～15%。

钾的分泌主要由皮质集合管的主细胞完成。在皮质集合管有丰富的主细胞，在主细胞基底侧膜上的 Na^+-K^+-ATP 酶将 3 个 Na^+ 泵出细胞外，2 个 K^+ 泵入细胞内，进入细胞内的 K^+ 大部分由于 Na^+ 重吸收所致的管腔内负电位、细胞内 K^+ 的高浓度，以及管腔膜对 K^+ 的高通透性，又分泌至管腔，小部分由基底侧膜进入间质及血液。一般在远肾单位分泌的钾可达到滤过钾的 20%～50%。因此，在醛固酮的作用下促进钠重吸收增多时，或用利尿剂后使通过远端小管的钠量增加 K^+-H^+ 交换增多，排钾增加。此外，如在原尿中存在某些重吸收差的阴离子如 SO_4^{2-} 或 HCO_3^- 时，由于需结合等量的阳离子，也可使钾排出增加。当原尿中钠减少，如在缺钠或血容量减少时，钾的排出减少。

给 K^+（如给 KCl 或 $KHCO_3$）时可使排钾增加、排 HCO_3^- 增加，尿碱化以及血清 HCO_3^- 浓度下降。缺钾时可导致酸性尿及 HCO_3^- 浓度增加。这些变化是由于在给钾时，K^+ 向细胞内转移与 H^+ 交换所致，缺钾时则反之。

在远端小管，H^+ 和 K^+ 是通过同一机制运转，故 H^+-Na^+ 交换与 K^+-Na^+ 交换之间有竞争。如碱中毒时排 H^+ 减少，K^+ 和 Na^+ 交换增加，从而排钾增多，导致低钾；如缺钾时排 K^+ 减少，H^+-Na^+ 交换增加，则尿排 H^+ 增加而导致碱中毒。缺钾时可引起肾小管细胞功能及形态上的变化。丧失正常的浓缩功能且有近端小管上皮肿胀，对肾盂肾炎的敏感性增加。这种缺钾状态，如果持续时间不长，一般是可逆的。

8. 钙、镁及磷的排泄及维生素 D 的代谢　血浆中约 60% 的钙（游离钙及结合钙）由肾小球滤过。钙约 2/3 在近端小管、20%～25% 在髓袢升支、10% 在远端小管重吸收。正常人排出钙仅占滤过钙的 2%。钙的重吸收与钠密切相关。由小管腔重吸收至细胞内主要为被动扩散，而由细胞内通过管周膜至小管周围间隙是通过 Na^+-Ca^{2+} 交换或钙激活 ATP 酶的主动运转。在肾皮质髓袢升支粗段钙的重吸收受甲状旁腺素（parathyroid hormone，PTH）调节。酸中毒、输葡萄糖以及给予呋塞米和利尿酸类利尿剂时钙排出增加，而碱中毒、给磷酸盐及噻嗪类利尿剂时尿排钙减少。小儿每天钙排泄率 <0. 1mmol/kg（4mg/kg），一般 <0. 05/kg（2mg/kg），成人则小于 25～50mmol/d（100～200mg/d）。肾衰竭时常见到低钙血症，但较少发生手足搐搦症。这是由于：①低蛋白血症时和蛋白结合的钙减低，游离钙并不降低；②酸中毒时可使蛋白结合钙变成游离钙，并可动员骨系统中的钙。而在纠正酸中毒的过程中则可出现严重的低钙性抽搐。

镁主要为细胞内离子，仅 1% 的镁存在于细胞外。血浆镁浓度为 0. 6～1. 1mmol/L（1. 1～2. 6mg/dl），几乎无年龄差别。约 50% 的镁与蛋白结合。血浆中 80% 的镁（其中 25%～30% 为结合镁）由肾小球滤过。90% 滤过的镁由肾小管重吸收。主要重吸收部位为髓袢升支粗段（50%～70%），近端小管只吸收 25%～50%，远端小管 5%。大约 10% 的滤过镁从尿中排出。近端小管对镁的重吸收率低是因为管腔膜对 Mg^{2+} 的通透性较其他离子低之故。且微灌注证明此处重吸收为单向性，即几乎无 Mg^{2+} 反流至小管腔。髓袢升支粗段则由于 Na^+-K^+-Cl^- 共同运转所形成的管腔正电位而使 Mg^{2+} 沿着细胞旁路重吸收。高钙血症及高镁血症可使镁的重吸收减少，缺磷、袢利尿剂增加镁的排出。PTH 可增加镁的重吸收。

血浆中磷约 4. 5mmol/L（14mg/dl），其中约 2. 58～2. 91mmol/L（8～9mg/dl）与脂类结合，其余大多为无机磷。血清中无机磷浓度随年龄而不同，0～<6 个月为 1. 6～2. 51mmol/L，6 个月～<1 岁为 1. 48～2. 2mmol/L，1～<2 岁为 1. 42～2. 13mmol/L，2～<6 岁 1. 37～1. 99mmol/L，6～<12 岁为 1. 25～1. 93mmol/L，12～<15 岁为 1. 03～2. 01mmol/L，15～18 岁为 0. 84～1. 71mmol/L。血浆中的无机磷 90% 由肾小球滤过，其中 80%～90% 需要由肾小管重吸收，不同年龄机体的重吸收率不同（新生儿为 99%、婴儿为 95%、成人为 80%），由尿中排出者 <20%。磷的小管最大吸收率（Tmp）是比较不同年龄重吸收率的最好指标，它随 GFR 而不同。Tmpi = GFR×Pi（Pi 为磷的肾阈）。故 Pi = Tmp/GFR，Tmp/GFR 是较可靠的测定肾小管功能的指标。其正常值新生儿及 1～12 岁小儿为（1. 42±0. 19）mmol/L（4. 4±0. 6mg/dl）/GFR。小儿重吸收磷较成人高。约 70%～75% 滤过的磷在近端小管重吸收。髓袢及远端小管磷的重吸收对 PTH 调节敏感。肾排泄磷受饮食入量、肠道吸收、肾小球滤过率、酸碱平衡、血钙浓度、PTH 及维生素 D 入量等影响，其中特别是 PTH 控制肾小管重吸收磷酸盐的百分比。肾衰竭时由于肾小球滤过率降低，血中无机磷浓度增加而血钙降低。PTH 分泌因之增加，而使磷的重吸收减少，并促进骨脱钙，而维持血钙及血磷近于正常。

肾脏在维生素 D 代谢中起重要作用，维生素 D_3 首先在肝脏进行 25-羟化变成维生素 D_3（25-OHD_3），进一步在肾脏进行 1-羟化变成 1，25-二羟维生素［1，25-$(OH)_2D_3$］。此物质作用于肠道可促进钙磷吸收，作用于骨可动员骨钙。PTH 可刺激肾脏形成此物质。在严重损伤的肾脏，如肾衰竭可因为此种代谢转化减少而导致佝偻病及骨软化[2]。

9. 其他营养物质的重吸收

（1）葡萄糖的重吸收：由主动方式由载体介导在近端小管被全部重吸收，常与钠同时进行。近端肾小管刷状缘膜有三型载体即G（葡萄糖）、M（甘露糖）及Myo（肌醇）三种。而在基底侧膜只有一种G载体，可运转不同的糖类。葡萄糖有运转极限，成人为（364±35）mg/（min·1.73m^2），新生儿为（70±20）mg/（min·1.73m^2），婴儿为（317±71）mg/（min·1.73m^2），18个月以上小儿方接近成人。

（2）氨基酸的重吸收：原尿中的氨基酸在近端小管起始部几乎全部主动重吸收，终尿中只有<2%的氨基酸排出（但甘氨酸可达5%，组氨酸8%）。与钠同时运转。可有5种不同的载体：中性、酸性、碱性、甘氨酸和丙氨酸，以及β-氨基酸。婴儿由于重吸收不完全可有生理性高氨基酸尿。诊断氨基酸尿必须测定氨基酸清除率及肾小管重吸收百分比。

（3）有机酸及阳离子的运转：肾小管运转许多有机阳离子及阴离子，阴离子如胆盐、前列腺素、尿酸及许多药物如青霉素及依他尼酸等；阳离子包括胆碱、多巴胺及药物如阿托品、吗啡等。许多化合物为双向主动运转，既有主动重吸收及主动分泌，也可有被动的扩散，取决于其离子化的程度。

尿酸可形成肾结石及引起痛风，故较为重要。在正常生理pH值下，尿酸主要形成尿酸盐在近端小管重吸收。正常人<10%滤过的尿酸盐由尿中排出。此外，也有由肾小管分泌者。

（4）蛋白质的重吸收：虽然原尿中蛋白质的浓度低，约10~30mg/100ml，但如全部排出每天将丢失18~54g蛋白质。然而，正常小儿每天只排出<150mg蛋白质，这主要是由于近端小管对蛋白质的重吸收作用。现已证明肾小管是许多血浆蛋白重要的内源性分解器官。正常人的低分子血浆蛋白（平均分子量<50kD者）易通过肾小球，然后由肾小管细胞摄取，并在其中进行分解代谢。肾小管细胞对这类低分子血浆蛋白（如λ轻链蛋白、$β_2$微球蛋白、溶菌酶）等的摄取是通过胞饮作用，摄取后很快在小管细胞溶酶体内由水解酶分解后再回到血液循环中去。在肾小管疾病时，低分子蛋白不被小管细胞摄取、分解，从而导致小管性蛋白尿。相反，中间及高分子量的蛋白质（平均分子量>60kD者）一般不能通过肾小球的滤过膜，小管细胞对它不能分解。在单纯肾小管疾病时，一般不出现白蛋白（分子量69kD）尿，只出现上述低分子的小管性蛋白尿，而不是常规尿检查方法可以检出的。

人体内代谢产物多由尿排出，固体物质约占3%~4%，水分占96%~97%。固体物质中约50%左右为体内蛋白质的代谢产物，其中主要是尿素。此外，还有尿酸、肌酐、马尿酸等。废物排出量的多少与饮食的成分和量、肝肾功能、机体的水和电解质平衡、参与代谢的酶和内分泌激素以及药物的应用有关。

肾功能减退时，尿素排出减少而血中尿素增加。肌酐是肌酸代谢的终末产物。肌酸广泛分布于体内各脏器，肌肉中含量最多，占98%。磷酸肌酸经过自然分解，失去磷酸，即为肌酐。肌酐可由肾小球滤过，不被肾小管重吸收而全部由肾排出，故肌酐清除率可用于观察肾小球的滤过功能。肌酐的产生与饮食内蛋白质（除肉类外）的量无关，而与小儿的肌肉发达程度有关。

与肾脏排泄功能密切相关的是利尿作用。肾脏有两种主要的利尿方式，即水利尿和溶质利尿，前者见于尿崩症、大量饮水或快速输入5%葡萄糖（糖在体内代谢）时，后者见于大多数能阻止钠重吸收的利尿剂应用后，如甘露醇的利尿及糖尿病的利尿等。

（三）肾脏的内分泌功能

肾脏不仅是一个排泄器官，还是一个重要的内分泌器官。它可以通过自分泌、旁分泌和胞分泌的方式产生肾素、激肽释放酶、前列腺素、促红细胞生成素和1,25-$(OH)_2D_3$等近10种激素和生物活性物质，在调节身体的血压、水电解质平衡、钙磷代谢等许多方面起重要作用。

1. 肾素-血管紧张素 详见本章第12节“肾血管病变”。

2. 前列腺素、白三烯等花生四烯酸代谢产物 当细胞受刺激时可使磷脂酶A_2激活，而从细胞膜中游离出花生四烯酸（arachidonic acid，AA），AA经过环氧化酶、脂氧化酶及细胞色素P450单氧化酶的作用，产生前列腺素（prostaglandin，PG）、白三烯（A_4、B_4、C_4、D_4、E_4等）及表氧二十四烯酸（EETs）。几乎人和哺乳动物的各组织如肾、肺、中枢神经系统的细胞膜内均可合成PG。PG具有调节神经内分泌及心、肾、消化、呼吸、血液、生殖系统等多种生理功能，并能调节糖、脂肪、蛋白质、水盐代谢，参与各种疾病的发病机制。肾脏合成PG的主要部位是肾髓质间质细胞及集合管细胞（PGI_2主要合成于肾皮质血管及入球小动脉）。花生四烯酸经过环氧化酶作用后先形成前列腺内过氧化物（endoperoxides，PGG_2及PGH_2），再经过异构酶及合成酶作用转

化为 PGE_2、$PGF_{2\alpha}$、PGI_2(prostacyclin,前列环素)及 TXA_2(thromboxane,血栓素 A_2)。PGE_2 又可通过脱水酶及还原酶转化为 PGA_2 及 $PGF_{2\alpha}$。

PG 灭活的主要场所是肺、肝及肾皮质,血中的 PGE 及 PGF 流经肺和肝后一次能灭活 90%以上,半衰期仅为 1 分钟,故为局部激素,只 PGA_2 灭活较少(33%~64%),可作为循环激素作用于周围组织。

PG 作用主要通过受体,激活腺苷酸环化酶和磷脂酶 C,影响细胞内 Ca^{2+} 的浓度和激酶活性而起作用。PGE_2 受体现已被克隆。PGE 及 PGI_2 可扩张血管,而 $PGF_{2\alpha}$ 及 TXA_2 则使血管收缩。PGE_2 是主要的肾性前列腺素,参与肾脏血流分布的调节,使肾皮质的血流量增加、出球小动脉扩张,肾小管周围毛细血压增加,从而抑制钠的回吸收重吸收而利钠利尿,并可通过阻碍 ADH 促成 cAMP 的作用而抑制肾小管对水的回吸收重吸收。此外,尚可影响肾小球系膜细胞的功能、调节 GFR。PGE_2 及 PGI_2 可拮抗 ADH 及血管紧张素Ⅱ所引起的系膜细胞收缩。相反,$PGF_{2\alpha}$ 及 TXA_2 可使系膜细胞收缩。TXA_2 正常肾产量很小,但有报告在肾盂积水及各种急性肾衰竭时尿中排出增加。现认为各种原因所致的急性肾衰竭早期血管收缩可能与扩血管的 PG 缺乏有关。此外,TXA_2 也参与了微小病变肾病蛋白尿的发生。其他肾脏固有细胞也可产生花生四烯酸脂氧化酶产物白三烯及脂氮素。白三烯 C_4、D_4 可收缩肾出球小动脉,降低 Kf 及 GFR,而白三烯 B_4 则可扩张血管及利尿并有白细胞趋化作用。在免疫介导的肾小球疾病中,白三烯 D_4 是一使肾功能减退的恶性介质,而白三烯 B_4 由于其白细胞趋化作用则加重了 GFR 下降及蛋白尿。相反,脂氮素则有拮抗白三烯致炎症作用。

3. 肾脏激肽释放酶-激肽系统　激肽释放酶有血浆型及腺型(组织型)两种,两者均由肝脏合成。前者分子量约 100 万,从高分子量激肽原中释放缓激肽,可使Ⅻ因子激活,参与内源性凝血及纤溶、对多形核白细胞有化学趋化性、使血管扩张、参与调节血压、激活补体。血浆型激肽不存在于肾脏,故其可能对肾功能影响不大。肾脏激肽释放酶属于腺型,分子量 24~44kD,活性强。作用于激肽原后可释放赖氨酸缓激肽及缓激肽,主要以局部激素的形式通过 β_1 及 β_2 受体发挥生物效应,可使肾血管扩张及利钠利尿,故在调节肾血流分布及水盐代谢中起作用。此系统与 RAS、PG 系统有相互作用及制约,它可调节其他血管活性因子的表达及释放。高血压患儿中尿激肽酶的排出减少,故有人认为此系统可作为预测小儿高血压的指标。

4. 内皮素与一氧化氮　内皮素可在身体许多组织中合成,肾小球毛细血管细胞是其合成的一个重要来源。它可使肾血管收缩、减少肾血流量及 GFR,且可刺激产生心房肽,在急性缺血性肾衰竭及慢性肾功能不全时内皮素产生明显增多。

与内皮素作用相反的内皮源性血管舒张因子——一氧化氮(NO),分结构型及诱导型两类,前者在肾脏主要存在于髓质及皮质集合管,后者可在细胞因子的诱导下产生于近曲小管上皮细胞及内髓集合管细胞。它们参与调节肾血流量、GFR 及肾小管对钠的吸收。肾脏内皮素产生后可促使 NO 产生,NO 对内皮素的活性起负反馈作用,可使血管扩张及利钠利尿。

5. 促红细胞生成素　促红细胞生成素(erythropoietin)是一种糖蛋白,主要产生于肾脏。肾皮质产生最多,系膜细胞及肾小管周围间质细胞也可产生。当氧分压降低时由肾脏分泌促红细胞生成素。它可使骨髓中干细胞转化为原始红细胞,从而合成血红蛋白原。肾脏参与造血是通过两方面的作用:①肾缺氧时通过作用于细胞膜信使,促 Ca^{2+} 内流激活磷脂酶 A 释放花生四烯酸,并通过环氧化酶途径使 PG 释放,促使 cAMP 产生增加,刺激促红素产生;②肾脏产生的红细胞生成酶,可使血浆中促红素原形成促红素。肾衰竭时的贫血与促红素产生减少有关。在肾脏肿瘤、多囊肾、肾盂积水等病时,促红素分泌增加,可发生红细胞增多症[2]。

三、肾脏疾病的实验室检查

(一)尿液检查

尿液常规检查是小儿泌尿系统疾病最重要而又非创伤性的检查方法,是肾脏疾病诊断和疗效观察的首选项目,是用药安全监测的重要保障,也可辅助诊断其他系统疾病和进行健康普查。

1. 尿液标本的种类和收集　按检验目的,尿标本大体分为以下几种:①随机尿:随时排泄,无需患儿做任何准备的尿液称为随机尿。常用于门急诊患儿,但易受饮食、运动、用药等各种因素的影响。②清晨空腹尿:为清晨起床后,在未进餐和做其他运动之前排泄的第一次尿标本。晚间人处于睡眠状态,尿倾向于浓缩和酸化。细胞及管型等有形成分在酸性环境中较为稳定,也可避免饮食干扰,保证化学成分测定的准确性,最适用于可疑及已知有泌尿系统疾病患儿尿液的一般检查。③餐后尿:通常在午餐后 2 小时收集尿标本。此标本对病理性蛋白尿、尿胆原和糖尿的检出更为敏感。④定时尿:应以排空尿开始计算时间,将全时间段各次尿及到时间后排空膀胱中的尿全部送检。定时尿因检查目的不同，可有3、12、24小时尿。主要用于尿中有形成分和一些化学成分的定量及尿量、尿比重的观察，最常应用的是24小时尿。⑤特殊体位尿：怀疑有直立性蛋白尿时，首先在清晨起床后（不可有任何活动）立即留第一次尿，然后取站位，双脚并拢，足跟离墙15cm，枕部和双肩靠墙，挺胸站立（保持脊柱前凸）15分钟，再立位等候30~60分钟后留第二次尿。⑥其他：包括中段尿（适于尿培养）、导尿、耻骨上膀胱穿刺尿等。后两种方法尽量不用，以免发生继发感染。

2. 标本采集注意事项

①盛器应清洁、干燥，将尿标本随时留取于清洁容器内。②对于不能配合的婴幼儿，应先消毒会阴部后，使用塑料采集袋黏附于尿道外口收集尿样，但要密切观察勿使尿外溢或使粪便混入。③细菌学检查标本应根据检验要求和患儿状况采用导尿术或用1∶1 000苯扎溴铵清洗外阴后采集中段尿，收集于灭菌的容器中。④标本留取后应立即送检，以免因光照、细菌生长造成化学物质和有形成分（细胞、管型）的改变和破坏。

3. 尿液的保存与防腐 尿是一种天然的培养基，细菌生长可导致尿pH值升高，有形成分破坏；尿中化学物质分解；菌体蛋白与病理性蛋白相干扰。故尿标本采集后应于30~60分钟内完成检验。如遇特殊情况或进行特殊检查，可以采取以下措施保存与防腐：

（1）冷藏：用于不能立即进行常规检查的标本。尿置4℃冰箱6~8小时，维持在略酸性条件下（如尿为碱性，可加少许冰醋酸使呈弱酸性），可防止一般细菌生长，利于有形成分保存。注意有些标本冷藏后可有磷酸盐、尿酸盐析出，影响对有形成分的观察。

（2）加入化学防腐剂：大多数防腐剂的作用是抑制细菌生长和维持酸性pH值。常用的有以下几种：①甲苯或二甲苯；②麝香草酚；③甲醛；④盐酸；⑤冰醋酸；⑥Na_2CO_3。

4. 尿液的理学检查

（1）尿量：尿量与肾血流量、肾小球滤过率、肾小管与集合管的重吸收率直接相关，此外还受到体液入量、活动量及周围环境（温度、湿度）等因素影响。正常小儿尿量个体差异较大，表28-1可供参考。

表28-1 正常小儿尿量

年龄	<2天	3~10天	10天~2个月	2~12个月	1~3岁	3~5岁	5~8岁	8~14岁	>14岁
尿量/(ml·24h)	30~60	100~300	250~450	400~500	500~600	600~700	650~1 000	800~1 400	1 000~1 600

小儿尿量>3ml/(kg·h)或>2 000ml/24h，14岁以上24小时尿量>2.5L为多尿。饮水过多、某些药物如咖啡因（包括茶和咖啡饮料）、饮酒以及使用利尿剂或静脉输液过多等均可致尿量明显增加。精神因素，如失眠亦可见夜尿增多。病理性多尿见于：①肾脏疾病：如急性肾功能不全多尿期，慢性肾盂肾炎时肾间质受损而影响肾小管重吸收功能，慢性肾炎后期肾浓缩功能发生障碍时，肾源性尿崩症；②心血管疾病：如慢性心力衰竭、高血压肾病；③内分泌疾病：如糖尿病的溶质性利尿，糖尿病肾病，下丘脑、垂体受损引起的中枢性尿崩症，原发性高醛固酮血症所致失钾性肾病，原发性甲状旁腺功能亢进所致高血钙肾病；④精神性多尿等。小儿24小时尿量<0.8ml/(kg·h)或学龄儿童<400ml/24h、学龄前儿童<300ml/24h、婴幼儿<200ml/24h为少尿；小儿24小时尿量<30~50ml为无尿或尿闭，14岁以上24小时尿量<400ml或每小时<17ml为少尿；24小时尿量<100ml为无尿。少尿或无尿的原因可分为：①肾前性：如各种原因所致休克、严重脱水、电解质紊乱、心力衰竭、肾动脉栓塞或受压阻塞、肝肾综合征等；②肾性：如急性或急进性肾小球肾炎、慢性肾炎急性发作、急性肾衰竭少尿期、各种慢性肾病所致肾衰竭、肾移植急性排异；③肾后性：如各种原因所致尿路梗阻。

（2）外观：包括颜色和透明度。正常小儿新鲜尿可呈淡黄色或黄色、透明，尿颜色主要受代谢产物尿色素的影响，如尿胆素、尿胆原、卟啉，食物、药物成分以及尿量等。饮水少，食用胡萝卜、服用呋喃妥因、维生素B_2（核黄素）、呋喃唑酮、大黄、非那西汀等均可使尿黄色加深；基比林、酚红、刚果红、柔红霉素、利福平等可使尿呈红色，亚甲蓝或靛蓝可使尿呈蓝色，食物色素亦可使尿呈不同颜色。有临床意义的颜色变化如下：

1）红色尿：包括血尿、血红蛋白尿、肌红蛋白尿和卟啉尿。

A. 血尿：尿内含有一定量的红细胞时称为血尿。由于出血量不同可呈淡红色云雾状、洗肉水样或鲜血样，甚至混有凝血块。每升尿含血量1ml即可出现淡红色，肉眼血尿是指出血量≥1ml/L的尿。如尿外观无明显变化，但离心沉淀后镜检时可见红细胞≥3/HPF（高倍视野），称为镜下血尿。血尿通常提示泌尿系统有病变。洗肉水样外观常见于急性肾小球肾炎，肉眼血尿或镜下血尿可见于泌尿系统炎症、结核、肿瘤、结石以及出血性大肠埃希菌感染时；亦可见于出血性疾病，如血小板减少性紫癜、血友病。

B. 血红蛋白尿：外观红色透明，血管内溶血时，当血浆中游离血红蛋白>1.5g/L，超过肝结合珠蛋白结合能力时，游离血红蛋白便从肾小球滤出，形成血红蛋白尿。如尿为酸性则血红蛋白自体氧化为变性血红蛋白而呈棕色甚至酱油样外观。见于阵发性睡眠性血红蛋白尿、蚕豆病（G-6-PD 缺乏）、血型不合的输血反应、肾梗死、肾实质区域内溶血。血红蛋白尿离心沉淀后镜检时不见红细胞，但隐血试验强阳性。注意：当尿低渗（比重<1.006）时，尿中红细胞溶解，可形成假性血红蛋白尿。

C. 肌红蛋白尿：外观呈暗红色，隐血试验呈阳性反应，尿沉渣中见不到红细胞等均与血红蛋白尿相似，但可通过患儿病史、查体及辅助检查有无溶血表现等鉴别，必要时用单克隆抗体检测血或尿中的肌红蛋白明确诊断。其发生机制为某些病理过程中引起的肌肉组织广泛损伤、变性、炎症及代谢紊乱等。

D. 卟啉尿：外观呈红葡萄酒色，见于先天性卟啉代谢异常，可用化学方法加以鉴别。

2）深黄、褐色尿：最多见于胆红素尿。外观深黄色，振荡后泡沫黄染，于空气中久置后可氧化为胆绿素，使尿外观呈棕黄色至棕绿色，见于阻塞性黄疸或肝细胞性黄疸；服用动物胆红素药物如牛黄解毒丸、熊胆粉亦可排出胆红素尿。

3）黑褐色尿：除见于重症血尿、变性血红蛋白尿外，还见于酪氨酸病、酚中毒、黑尿酸症、黑色素瘤等。

4）蓝色尿：是色氨酸吸收障碍所致尿布蓝染综合征的重要症状，此外还见于某些胃肠疾病所致的尿蓝母、靛蓝生成过多。

5）淡绿色尿：见于铜绿假单胞菌败血症，还可见于应用亚甲蓝和阿米替林后。

6）乳糜尿：由于寄生虫（班氏丝虫）或非寄生虫（结核、肿瘤、创伤、手术）原因引起淋巴循环受阻，从肠道吸收的乳糜液不能经正常淋巴道引流入血而逆流进入肾淋巴管致使其破裂溢入尿中。乳糜尿于离心沉淀后外观无变化，沉渣镜检可见少量红细胞及淋巴细胞，丝虫病者偶可于尿中查见微丝蚴，为确诊乳糜尿可行乙醚提取，苏丹Ⅲ染色。

7）脓尿或菌尿：为尿中含有大量中性粒细胞等炎性渗出物或细菌所致，外观呈不同的黄白色混浊，脓尿放置后可见脓丝或有白色絮状沉淀，菌尿则呈云雾状，静置后不下沉。见于泌尿系统或其邻近器官感染，如急性肾盂肾炎、膀胱尿道炎、肾多发性脓肿、肾积脓（并发于结石或积水）等，尿沉渣镜检可见多数中性粒细胞，并且多有退行性变。

8）盐类结晶尿：结晶尿新鲜排出时外观呈颗粒状混浊，离心沉淀后上清透明，沉淀物镜检有大量盐类结晶。盐类鉴别方法是尿酸盐常因可吸附尿中色素，在浓缩的酸性尿冷却后呈粉红或砖红色混浊，加热或加碱后可溶解变清。正常新生儿出生后最初几天内因尿中含尿酸盐冷却后呈粉红色沉淀，经数天后尿色转淡。磷酸盐或碳酸盐在中性或碱性尿中呈灰白色混浊，加醋酸后溶解变清，但前者无气泡，后者有气泡产生。

（3）气味：正常小儿新鲜尿的气味来自尿内挥发性酸，久置后因尿素分解而出氨臭味。如新排出的尿即有氨臭味提示有慢性膀胱炎及慢性尿潴留；糖尿病酮症酸中毒时，尿呈烂苹果味；苯丙酮尿症时尿有鼠尿样臭味；枫糖尿症时尿有甜味。某些食物、药物可使尿有特殊气味。

（4）比重：在 4℃条件下尿与同体积纯水的重量之比为尿比重。它受尿中水分、温度、晶体和胶体性溶质的多少和性质的影响。在病理情况下还受尿蛋白、尿糖及细胞成分等影响。如无水代谢失调，尿比重测定可粗略反映肾小管的浓缩稀释功能。新生儿约为 1.012，小婴儿为 1.002~1.005，儿童为 1.001~1.035；14 岁以上：晨尿为 1.015~1.025，随意尿为 1.003~1.030。

24 小时连续多次测定比重有助于初步了解肾脏的浓缩稀释功能。高比重见于浓缩试验时具良好浓缩功能的肾脏，脱水、心功能不全、周围循环衰竭及肾病综合征等引起的少尿，也可见于糖尿病、注射含碘造影剂、右旋糖酐、甘露醇时。比重减低对临床诊断更有价值。经常排出比重近于 1.010（与肾小球滤液比重接近）的尿称为等渗尿，主要见于急、慢性肾衰竭等导致远端肾单位浓缩功能严重障碍的疾病，还见于神经性多尿、中枢或肾性尿崩症。

目前，国内常用干化学法、比重计法和折射仪法测量比重。比重计法测定时温度与比重计标定温度比较，每上升或下降 3℃，则比重应比实测值增加或减少 0.001。如尿中蛋白质每增加 10g/L，实测比重应减少 0.003，葡萄糖每增加 10g/L，实测比重应减少 0.004。干化学法最为方便，其原理为化学试带上的高分子电解质的羧基与尿中电解质（主要是 Na^+）反应释放 H^+，使指示剂变色，而被分析仪检测。该方法明显受尿 pH 值影响,随 pH 值增高,比重降低;且比重跨度大,细微的比重变化看不出来,只适用于粗筛,不能做肾功能评价。其测试范围是 1.010~1.030。当尿比重>1.030 时可用蒸馏水稀释 1 倍后复测并将结果最后 2 位数字乘以 2,即为该尿真实比重。当比重<1.010 时则测试不准,故不适用于新生儿、小婴儿的检查。由于受 pH 值影响,当 pH 值≥7 时应将测试结果加 0.005 作为 pH 值损失补偿。与比重计法和折射仪法比较,唯干化学法不受葡萄糖影响;三者都不同程度地受尿蛋白影响。随尿蛋白增加而比重测定值增加,以干化学法最明显,折射仪法次之。目前 NCCLS(美国国家临床化学实验室标准)建议折射仪法作为尿比重的参考方法,比重计法不再使用。近年来,尿比重测定有被尿渗量测定取代的趋势。

(5) 渗量:尿渗量反映尿液中溶质微粒的总数目,与溶质分子量、微粒体积无关。主要受晶体性溶质(99%是 NaCl)的影响,能真正反映肾脏的水盐代谢功能。尿渗量用渗透压测定仪检测。正常尿渗量 600~1 000mOsm/(kg·H_2O),肾可调节的变化范围是 40~1 400mOsm/(kg·H_2O),血浆渗量 275~305mOsm/(kg·H_2O),尿渗量与血浆渗量之比约为(3~4.5):1。尿渗量与尿比重之间的关系可按下式计算:尿渗量[mOsm/(kg·H_2O)]=(尿比重-1.000)×40 000。当尿渗量高于血浆渗量[≥800mOsm/(kg·H_2O)],比重常≥1.020,此为高渗尿。见于浓缩试验时具良好浓缩功能的肾脏、脱水、糖尿病、心功能不全及肾病综合征等的少尿,注射含碘造影剂、右旋糖酐、甘露醇也会呈高渗尿。尿渗量等于血浆渗量[约 400mOsm/(kg·H_2O)],比重常约为 1.010,此为等渗尿,见于急、慢性肾衰竭。尿渗量小于血浆渗量[≤200mOsm/(kg·H_2O)],比重≤1.005,为低渗尿,见于神经性多尿、中枢或肾性尿崩症。

5. 尿液的化学检查 目前尿自动化分析已广泛应用于医院临床检验。尿干化学分析仪具有快速、简便的特点,检测项目除了比重是物理量外,还包括酸度、蛋白质、葡萄糖、酮体、胆红素、尿胆原、亚硝酸盐、维生素 C 等化学项目,以及隐血、红细胞、白细胞检查。尿干化学分析仪主要用于尿液筛查试验,但它在某些方面并不能代替湿化学手工方法,下面将分别论述各项检查的意义,并进行方法学上的比较。

(1) pH 值(酸度):尿的 pH 值可反映肾脏调节体液酸碱平衡的能力。正常小儿在普通膳食条件下尿一般为弱酸性(pH 值 5.5~6.5),pH 值的变动范围是 4.5~8.0。尿的 pH 值主要由肾小管泌氢、分泌可滴定酸、铵的形成、重碳酸盐的重吸收等因素决定。尿的 pH 值受饮食种类影响很大,蛋白质类食物因其含磷、硫多,使尿呈酸性;果蔬类食物因其含钾、镁多,使尿呈碱性。每次进食后,由于胃酸分泌增加,使肾脏泌 H^+减少和 Cl^-的重吸收增加,导致尿的 pH 值一过性增高,称之为碱潮。其他如运动、饥饿、出汗等生理活动,夜间入睡后呼吸变慢,均使体内酸性代谢产物增加,尿的 pH 值降低。药物和多种疾病因素亦影响尿的 pH 值。pH 值降低可见于代谢性酸中毒、苯丙酮尿症、黑尿酸症、糖尿病酮症酸中毒、低钾血症、痛风、甲醇中毒或服用酸性药物如氯化铵、维生素 C 之后。pH 值升高可见于代谢性碱中毒、醛固酮增多症、高钾血症、尿路感染(细菌分解尿素产氨)、应用碱性药物或碳酸酐酶抑制剂。远端肾小管酸中毒时肾小管形成 H^+、排出 H^+及 H^+-Na^+交换能力下降,致体内明显酸中毒,而尿的 pH 值相对偏碱性(pH 值一般不小于 6.0)。通过酸、碱负荷试验,精确测定尿的 pH 值,有助于肾小管酸中毒的诊断及分型。监测尿酸度对调整用药尤为有用。尿路感染治疗时宜保持酸性尿,尿酸盐结石治疗时宜保持碱性尿。

(2) 蛋白质:由于肾小球滤膜具有孔径屏障和静电屏障作用,正常人肾小球滤液中含一些小分子量蛋白质(2~4g/L);但当其通过肾小管时,绝大多数又被肾小管上皮重吸收,故终尿中仅含极少量蛋白质。正常小儿在尿中可排泄微量蛋白,包括白蛋白、糖蛋白、脂蛋白、β_2 微球蛋白等,其中一半来自血浆,另一半为脱落上皮、细菌、腺体分泌物及肾小管分泌的 Tamm Horsfall 黏蛋白(THP)。小儿尿蛋白排泄量应≤4mg/(m^2·h)或 100mg/(m^2·d),随意一次尿蛋白定量试验应<0.1g/L(多为 0~80mg/L),蛋白定性试验呈阴性反应[3]。根据肾小球滤过膜对不同分子量蛋白质的通透性不同可人为地分为三组,第一组为分子量<50kD 的低分子量蛋白质。它们容易通过正常的肾小球滤过膜。但大部分被肾小管重吸收,故尿中含量极微。包括免疫球蛋白 Fc 段、α_1 微球蛋白、β_2 微球蛋白、自由轻链和溶菌酶等。第二组为分子量介于 50~90kD 之间的中分子量蛋白质。包括血浆中大部分蛋白质,但以白蛋白为主,占尿中蛋白质总量的 1/2~2/3。它们不易通过正常的肾小球滤过膜。第三组为分子量>90kD 的高分子量蛋白质。含量极微,包括各类免疫球蛋白、由肾小管分泌而来的 SIgA 和由髓袢升支及远曲小管上皮细胞所分泌的 THP。它们不能通过正常的肾小球滤过膜。

当尿蛋白含量>150mg/24h 或>4mg/(m^2·h),蛋白定性试验呈阳性反应即称为蛋白尿(proteinuria)。鉴于小儿留取 24 小时尿有困难,也可以测定随意一次尿蛋白/肌酐(UP/Cr)比值观察尿蛋白程度。此比值(以 mg/mg 计)于正常尿液应<0.2。蛋白尿包括:

1）生理性蛋白尿：也称无症状性蛋白尿，指由于各种体内外环境因素对机体的影响而导致的尿蛋白含量增多，可分为功能性蛋白尿及体位性蛋白尿。①功能性蛋白尿指机体由于剧烈运动、发热、低温刺激、精神紧张、交感神经兴奋等所致的暂时性、轻度的蛋白尿。其形成机制可能与上述原因造成肾血管痉挛或充血而使肾小球毛细血管壁的通透性增加所致。诱发因素消失后，尿蛋白也迅速消失。生理性蛋白尿的蛋白定性一般不超过（+），蛋白定量小于 0.5g/24h，多见于青少年。②体位性蛋白尿或直立性蛋白尿是指由于直立体位或腰部前突时引起的蛋白尿。其特点为卧床时尿蛋白定性为阴性，起床活动若干时间后即可出现蛋白尿，尿蛋白定性可达（++），甚至（+++），而平卧后又转成阴性，常见于青少年，可随年龄增长而消失。此种蛋白尿发生机制可能与直立时前突的脊柱压迫肾静脉，或直立位时肾的位置向下移动，使肾静脉扭曲而致肾脏处于淤血状态以及淋巴、血流受阻有关。

2）病理性蛋白尿：可分为肾前性、肾性和肾后性蛋白尿。肾前性蛋白尿多为溢出性蛋白尿，是由于血液流经肾脏前的疾病引起。这些疾病导致尿中出现大量低分子量蛋白。如 Bence-Jones 蛋白（BJP，本-周蛋白）、肌红蛋白及血红蛋白等。BJP 为免疫球蛋白轻链，为肿瘤性浆细胞过量制造，其单体和二聚体均可自由通过肾小球滤膜，当超过肾小管重吸收极限时，自尿中排出。见于多发性骨髓瘤、轻链病和原发性巨球蛋白血症。肌红蛋白于骨骼肌严重损伤或急性大面积心肌梗死时出现于尿中，血红蛋白见于各种原因引起的急性溶血患儿尿中。肾性蛋白尿见于肾小球或肾小管疾病，可因炎症、血管病、中毒等原因引起。（详见第四节“九、蛋白尿”）

尿蛋白定性试验最常用的方法有三种：①200g/L 磺基水杨酸法：灵敏度高，可检出 0.05~0.1g/L 的蛋白质，对白蛋白、球蛋白、BJP 均可发生反应；但对白蛋白反应的灵敏度比球蛋白约高 1 倍。粗略地看对选择性及非选择性蛋白尿的反应基本一致，是尿蛋白定性的首选方法。在高浓度尿酸、草酸盐、黏蛋白时，或当青霉素钾盐≥4 万 U/ml、SMZ≥200g/L、PAS≥50g/L 以及使用有机碘造影剂时可致假阳性。②50%（V/V）加热醋酸法：本法检出灵敏度为 0.15g/L，干扰因素少，对白蛋白与球蛋白反应的灵敏度基本一致，除 BJP 外，可沉淀所有蛋白质。准确性亦好，被确认为尿蛋白定性的参考方法。③干化学试带法：本法检出灵敏度为 0.15~0.3g/L，主要对白蛋白起反应，对球蛋白敏感性为白蛋白的 1/50~1/100，当球蛋白为 5.5g/L 时呈极弱阳性，故肾病晚期产生非选择性蛋白尿时可造成假阴性。必须强调干化学试带法不适用于肾脏病患儿的尿检查，肾脏患儿一定要用湿化学法检查尿蛋白。干化学法大剂量青霉素可产生假阴性，静脉点滴青霉素 240 万 U 2 小时后、320 万 U 3 小时后、480 万 U 6 小时后用干化学法测尿蛋白才不受干扰。此外，pH 值变化直接影响尿蛋白检查，pH 值偏酸（<4.5）可致假阴性，pH 值偏碱（pH 值>9）致假阳性。

由于蛋白定性只测一次尿，而且受尿浓缩或稀释的影响，常不能准确代表尿蛋白排出总量，故应以尿蛋白定量为准。尿蛋白定量对肾疾患的疗效观察有重要意义。关于尿蛋白定量的方法，双缩脲比色法对白蛋白和球蛋白反应的灵敏度一致，被认为是经典方法。此外，各种染料结合法，如考马斯亮蓝 G250 法、丽春红 S 法、邻苯三酚红法等因方法简便、灵敏，也被广泛使用。但它们对白蛋白反应的灵敏度均高于球蛋白，方法学上测定的线性也不很高，应用时应予以注意。

（3）葡萄糖：正常小儿尿中可有微量葡萄糖，定性试验阴性，含量一般<2.8mmol/L，或 0.56~5.0mmol/24h 尿。当血中葡萄糖浓度增高，超过肾糖阈（>8.88mmol/L 或>160mg/dl）时，尿葡萄糖定性为阳性，称为葡萄糖尿（glycosuria）。此外，某些糖代谢异常的遗传性疾病也可致某种糖代谢产物超过肾阈在尿中出现，形成相应的糖尿，如果糖尿、半乳糖尿、乳糖尿、甘露糖尿等。导致糖尿的原因很多，可归纳为以下几个方面：①血糖增高性糖尿；②正常血糖性糖尿；③暂时性糖尿；④其他糖尿：乳糖、半乳糖、果糖、甘露糖及一些戊糖，也在肾小管重吸收，但吸收比率比葡萄糖低。当上述糖类进食过多或某些糖代谢异常的遗传性疾病，如半乳糖血症、果糖不耐症、乳糖不耐症等，致某种糖代谢产物超过肾阈时，可形成相应的糖尿，如半乳糖尿、果糖尿、乳糖尿、甘露糖尿等。严重肝功能障碍对果糖与半乳糖的利用率下降，血中浓度增高，也可出现果糖尿或半乳糖尿，如肝硬化。

尿葡萄糖定性试验，既往采用 Benedict 法，是利用糖类的还原剂性质使试剂中铜离子还原为氧化亚铜而呈黄或红色沉淀，此法不够敏感，需葡萄糖>8.3mmol/L（150mg/dl）时才呈阳性；亦无特异性，凡尿中葡萄糖、半乳糖、乳糖、果糖、麦芽糖、甘露糖、戊糖和其他还原物质如肌酐、尿酸均可干扰试验而致结果假性偏高。大量维生素 C、链霉素及黄连、黄柏、黄芩等中药亦可致假阳性。现在普遍采用葡萄糖氧化酶干化学试带检测尿糖灵敏度高，葡萄糖含量 2.8mmol/L（50mg/dl）便可呈阳性反应；特异性强，只能测葡萄糖，对其他己糖如果糖、蔗糖、乳糖、麦芽糖等不能检测。因其反应原理是由葡萄糖氧化酶将尿中葡萄糖氧化为葡萄糖酸和 H_2O_2，并进一步在过氧化物酶作用下释放新生态氧，使色素原氧化，当尿中含有比受体对氧亲和力更强的物质时则可产生假阴性，如维生素 C、左旋多巴代谢物等。经过改进的试带加入了维生素 C 氧化酶，可不再受到干扰。尿糖定量方法与试带法原理基本相同，常用于糖尿病治疗的监测和用药调整。当怀疑其他糖尿或尿中有其他还原剂（维生素 C、谷胱甘肽、水合氯醛、水杨酸、抗结核药）时，应采用 Benedict 法检测。

尿糖定性可受尿量影响，尿少加号多，尿多加号少。有的糖尿病患儿经过治疗后血糖下降，可尿糖不见下降，这是因为经治疗后患儿不再口渴，无渗透性利尿，尿中水少了，所以加号不少。

（4）酮体：酮体包括丙酮、乙酰乙酸、β 羟丁酸，是体内脂肪酸氧化产生的中间产物。正常人产生的酮体很快被利用，在血中含量极微，其中乙酰乙酸占 20%，β 羟丁酸占 78%，丙酮占 2%。当各种原因引起糖代谢发生障碍，脂肪分解增加时，肝脏产生酮体的速度超出肝外组织利用的速度，血中酮体增加，称为酮血症。过多的酮体从尿中排出，称为酮尿（ketonuria）。因酮体中除丙酮外均为强酸，过多酮体从尿中排出时必须消耗体内碱储备，最后导致糖尿病酮症酸中毒。正常尿酮体定性阴性（<50mg/L），当糖尿病未控制或治疗不当出现酮症或酮症酸中毒时，尿酮体定性阳性。可用于与低血糖、心脑疾病乳酸酸中毒相鉴别，后类疾病尿酮体定性多为阴性。值得注意的是，严重糖尿病性肾病患儿因肾损伤而肾阈增高时，尿酮体定性可为阴性。服用双胍类降糖药，如苯乙双胍等，由于药物有抑制细胞呼吸的作用，可使脂肪代谢氧化不完全，出现血糖已降，但尿酮体阳性的现象。非糖尿病患儿，因感染性疾病发热消耗、严重腹泻、呕吐、饥饿、禁食过久、全身麻醉后等原因，导致体脂分解增加，也可发生酮症而出现尿酮体。氯仿、乙醚和磷中毒尿酮体也可阳性。

目前应用的干化学试带法与传统的酮体粉方法均采用亚硝基铁氰化钠与酮体产生紫红色化合物的原理，但两者的灵敏度略有差别。对于乙酰乙酸的检测灵敏度酮体粉法为 0.08g/L，干化学法为 0.05~0.1g/L，对丙酮检测的灵敏度酮体粉法为>1g/L，干化学法为 0.5~0.7g/L，两者均不能检出 β-羟基丁酸。由于 β-羟基丁酸占酮体总量的 78%，且在糖尿病酮症早期迅速升高，治疗恢复后迅速降低，故在糖尿病酮症的诊断、治疗中，血 β-羟基丁酸测定无疑是更灵敏、更有价值的指标。进行酮体检查的尿不可久置，否则乙酰乙酸氧化为丙酮造成假阴性。

（5）胆红素：胆红素是红细胞破坏后的代谢产物。可分为未经肝处理的未结合胆红素和经肝与葡糖醛酸结合形成的结合胆红素。未结合胆红素不溶于水，在血中与蛋白结合，不能通过肾小球滤膜。结合胆红素分子量小，溶解度高，可通过肾小球滤膜，由尿中排出。由于正常人血中结合胆红素含量很低，滤过量极少，因此尿中检不出胆红素，尿胆红素定性试验阴性（<4μmol/L）。如血中结合胆红素增加，可通过肾小球滤膜使尿中结合胆红素增加，尿胆红素定性试验呈阳性反应。血、尿胆红素及尿胆原检查常用于黄疸的病因鉴别，尿胆红素阳性常见于梗阻性黄疸和肝细胞性黄疸。

干化学试带法尿胆红素测定原理是直接胆红素在强酸介质中与 2,4-二氯苯胺重氮盐起偶联反应呈紫红色，检测灵敏度为 7~14μmol/L（4~8mg/L），与手工的 Harrison 法相似或更为敏感。被检尿必须新鲜，注意避光，否则葡糖醛酸胆红素水解为游离胆红素或氧化为胆绿素，使阳性程度减弱，甚至假阴性。尿中大量维生素 C 可致假阴性，而大量氯丙嗪、盐酸苯偶氮吡啶可致假阳性。

（6）尿胆原：尿胆原为胆红素经肠肝循环，在肠道被细菌分解形成粪胆原后，又被重新吸收入血，并从尿中排出的代谢产物。由于其分子量小，生理状态下尿中排出少量（<10mg/L）尿胆原，故干化学法尿胆原定性可呈阴性或弱阳性（0~20μmol/L）。血、尿胆红素及尿胆原检查常用于黄疸的病因鉴别，尿胆原增多主要见于各种溶血性疾病所致的溶血性黄疸、肝脏疾患、大面积烧伤等。

（7）亚硝酸盐：该干化学试带主要用于诊断泌尿系感染。正常人亚硝酸盐定性阴性，当尿中含有来自食物或蛋白质正常代谢产生的硝酸盐，而且有大肠埃希菌增殖时，可将硝酸盐还原为亚硝酸盐，并与试带中对氨基苯磺酸发生重氮化反应，此重氮盐可与 1,2,3,4-四羟基对苯喹啉-3 酚耦联使模块产生红色。检出敏感度为 0.3~0.6mg/L。对泌尿系大肠埃希菌感染检出率为 40%~80%。当符合感染细菌含硝酸盐还原酶，食物中有适量硝酸盐产生，尿标本在膀胱停留 4 小时以上，标本新鲜而未久置（污染可致假阳性）这四个条件时，阳性检出率达 80%，此时可确诊大肠埃希菌感染。但阴性并不能除外泌尿系感染，对于不含硝酸盐还原酶的大肠埃希菌、球菌、霉菌或支原体等所致菌尿标本反应阴性。

（8）隐血或红细胞：隐血试带的反应原理是血红蛋白触媒法，即血红素具有过氧化物酶样活性，可使过氧化氢茴香素或过氧化氢枯烯分解出新生态氧，氧化有关色素原使之呈色。因完整红细胞在试带上溶解释放血红蛋白,因此本试带既可检测尿中完整红细胞,又能测定游离的血红蛋白或肌红蛋白。其灵敏度为 Hb 150μg/L,RBC 5~10/μl。当 RBC<3/HPF 时,一般呈阴性反应。阳性的临床意义同红细胞显微镜检查。试带法过于敏感,当试带法阳性与显微镜检查或临床不符时应考虑以下问题:①肾脏疾病患儿,终尿中红细胞由于各种因素变形裂解,致血红蛋白溢出,有形成分不见,而使试带法与目测法有差异。根据目前的诊断学标准,肾脏患儿尿标本不宜用干化学法检查和报告。②尿中某些来自食物的不耐热酶也具有过氧化物酶样作用,可导致假阳性反应,与临床不符的隐血阳性结果宜做加热后试验。③肌红蛋白、大量维生素 C 可对试验有干扰。④有些型号试带过于敏感,使用时应注意选择。隐血法与显微镜检查法检出的尿红细胞无绝对对应关系,但两者仍具相关性。如以 RBC<10/μl 为尿红细胞正常筛选标准(镜检 RBC 为 0~2/HPF),将有 56.1%的假阳性或误诊率,但没有假阴性或漏诊率,可见干化学法过于灵敏。如以 RBC≤10/μl 为尿红细胞正常筛选标准(镜检 RBC 为 0~5/HPF),将有 30.9%的假阳性或误诊率,而仅有 0.13%的假阴性或漏诊率,尿试带法检测的目的是以不漏掉阳性病例为原则,故以 RBC≤10/μl 为尿红细胞正常筛选标准较为理想。尿分析仪对非肾脏患儿尿红细胞检测时,如能排除维生素 C 干扰,RBC≤10/μl 且尿蛋白阴性时可不经镜检认为尿红细胞正常,但只要试带法出现阳性就必须镜检。凡试带法与镜检不符者,以镜检计数为准。这个标准在工作量大的实验室可以采用。

(9) 白细胞:白细胞主要包括中性粒细胞(PMN)、淋巴细胞和单核细胞。干化学法进行白细胞检查采用酯酶法,即利用 PMN 的特异性酯酶作用于吲哚酚酯而产生吲哚酚,后者与重氮盐反应形成紫色络合物,借以得知尿液中性粒细胞的量。其灵敏度为当 PMN<25/μl 时,镜检白细胞为 0~4/HPF。必须强调干化学法进行白细胞检查实际上只能检出中性粒细胞。阳性的临床意义同白细胞显微镜检查。如干化学法阳性与镜检结果临床不符,应考虑:①尿 PMN 溶解,胞质内酯酶释放于尿中,但镜检无细胞,特别是肾脏疾病患儿容易出现此现象。②肾移植排斥反应、泌尿系结核等尿中以淋巴细胞或单核细胞为主。这两种细胞因不含特异性酯酶而致试带法阴性,但镜检可见白细胞。③尿中其他物质干扰,如尿蛋白≥750mg/L,胆红素>112.5mg/L,以及乳糜尿、深棕褐色尿均可导致假阴性。以试带“neg”(<25/μl)为标准,假阳性或误诊率为 59.8%,假阴性或漏诊率为 2.2%。鉴于筛选目的是要保证尽量不漏掉阳性患儿,故应以“neg”为筛选标准。

(10) 维生素 C:维生素 C 在人体不能自身合成,但又有重要的生理功能。如参与前胶原中赖氨酸、脯氨酸、色氨酸的羟化,具有抗氧化作用,保持许多代谢物处于还原状态。在一定条件下,L 抗坏血酸也有类似辅酶的功能。在生化反应上,如存在氢的转运过程,也需要维生素 C 的作用。正常人每天摄入 45mg 维生素 C 时,血浆水平为 6mg/L,维生素 C 的阈值为 14mg/L,此时尿中排出维生素 C 少量,如大量摄入,体内达到饱和状态时,尿中排出量与摄入量成正比。肾脏调节维生素 C 的方法与葡萄糖代谢一样,当浓度低时,肾小管上皮细胞主动重吸收维生素 C,而维生素 C 水平高时,肾小管细胞重吸收达极限,从尿排出增多。

正常人尿维生素 C 排泄量 114~171μmol(20~30mg)/d,定性试验为“neg”(<100mg/L)。口服维生素 C 500mg 后尿维生素 C 排泄量在 4 小时内达 17~57μmol(3~10mg)为正常,>57μmol(10mg)/4h 为充裕,<17μmol(3mg)/4h 为不足。尿维生素 C 的测定可反映维生素 C 的营养状态,降低见于维生素 C 摄入不足或坏血酸病,长期增高可能与肾结石形成有关。维生素 C 检查本身的病理意义不很大,在干化学试带的组合中常有维生素 C 检查,主要是因为维生素 C 为强还原剂,它干扰干化学法对蛋白、葡萄糖、隐血、胆红素、亚硝酸盐等的测定,维生素 C 阳性常提示这些试验可能受到干扰。试验证明一次口服 200mg 以下维生素 C,或静脉滴注 2g 维生素 C 5 小时后,尿中维生素 C 不足以干扰试验。目前一些厂家的试带中加入了维生素 C 氧化酶,可不同程度地抗维生素 C 干扰。

(11) 尿干化学法筛选标准:为严格避免漏诊(假阴性),我国临床检验专家组建议尿外观颜色、透明度两项理学指标正常,加上干化学法 WBC“neg”(<25/μl)、RBC“neg”(<10/μl)、蛋白定性“neg”(<25~30mg/dl)、亚硝酸盐定性“neg”四项指标同时存在,可作为免去显微镜检查的标准。必须指出这个指标不适用于肾内科和泌尿外科的患儿。另外,凡依赖显微镜检查对结石、结晶、肿瘤细胞作为诊断依据或观察疗效的尿样,也不宜使用干化学法。

6. 尿沉渣的显微镜检查 认真、精细的尿沉渣显微镜检查可以辅助对泌尿系统疾病做出诊断、定位、鉴别诊断和预后判断。在理学和化学检查中不能被发现的异常变化可通过沉渣镜检来发现。这三者结合可对绝大多数泌尿系统疾患做出实验室诊断。为提高检查的阳性率,必须强调操作的标准化。一般取新鲜混匀的尿液 10ml 于特制离心管内,置于悬垂式离心机,以 378g

(离心半径15cm,1 500r/min)离心沉淀5分钟后,弃上清留沉渣量0.2ml,混匀后置于尿沉渣定量分析板或置载玻片上,覆以18mm×18mm盖片镜检。尿沉渣的有形成分分述于下:

(1) 细胞成分

1) 红细胞:正常小儿尿中红细胞随意一次尿为0~偶见/HPF,离心沉淀后定量计数为<5/μl,离心镜检法为0~3/HPF(平均每高倍视野0.4~1.0个)。如每高倍视野可见1~2个为增多,≥3/HPF为镜下血尿,>50/HPF多为肉眼血尿。典型的红细胞为浅黄色双凹圆盘形,在浓缩尿中(渗量>800mOsm/kg H_2O)红细胞常皱缩成表面带刺、颜色较深的棘细胞。在低渗尿中,红细胞吸水涨大,血红蛋白从红细胞中脱出,成为影细胞。新鲜尿红细胞大小、形态及血红蛋白含量等的变化对鉴别肾小球源性或非肾小球源性血尿有一定价值。采用相差显微镜更易明确诊断。(详见第四节"八、血尿")

2) 白细胞:尿中白细胞来自血液,除肾移植排斥反应和急性淋巴细胞白血病时可见到大量淋巴细胞外,一般主要为中性多形核粒细胞。白细胞体积比红细胞大,呈圆球形,在中性、弱酸或弱碱性尿中均见不到细胞核,胞质为淡灰色颗粒状。炎症过程中白细胞破坏或死亡,在形态上发生变异称为脓细胞。其外形多不规则,结构不清,胞质内颗粒变粗,细胞常成堆簇集,最常见于下尿路感染时。尿标本久置室温后,因pH值、渗透压改变,白细胞也可产生退行性变,难以与脓细胞区别,故区别尿中白细胞与脓细胞并无实际意义,而其数量多少更为重要。随意一次尿白细胞为0~1/HPF,离心沉淀后定量计数法为0~20/μl,离心镜检法为0~5/HPF(平均每高倍视野0.6~2.1个),如>5/HPF为增多,称为镜下脓尿。在泌尿系细菌性炎症时,如肾盂肾炎、膀胱炎、尿道炎、前列腺炎、肾脓肿、肾结核,白细胞明显增加。在各种其他疾患如肾小球肾炎、间质性肾炎、麻疹、病毒性上呼吸道感染、系统性红斑狼疮、皮肤黏膜淋巴结综合征等时尿中白细胞也增多,但很少达到细菌性炎症的程度。在慢性肾盂肾炎伴肾小管浓缩功能障碍时,由于尿低渗可致白细胞破坏而检出率降低。尿中淋巴细胞和单核细胞增多常见于肾移植后发生排斥反应。药物性急性间质性肾炎及新月形肾小球肾炎时单核细胞增多。

3) 上皮细胞:①鳞状上皮细胞大而扁平,胞质宽阔呈多角形,含有小而明显的圆形或椭圆形核,多来自近尿道口处或阴道的表层。②移行上皮细胞形态多种多样,呈尾形者称尾状上皮,含有一个圆形或椭圆形的核,浆多核小。多来自肾盂,亦可来自输尿管及膀胱颈部。来自膀胱的移行上皮,其浅层者似鳞状上皮细胞,但核形较大,有些细胞呈圆形或椭圆形;其中层者可呈尾形;来自基底层的基底细胞有些像肾小管上皮细胞,但胞体略小,核较小,胞体外形规则呈圆形,胞质清晰无颗粒。③肾小管上皮细胞来自肾小管,比中性粒细胞大1.5~2倍,含有一个较大的圆形细胞核,核膜很厚,因此细胞核特别突出易见。此种立方上皮脱落进入尿液之后,可变为不规则形而呈钝角状,且甚易变性,故其胞质中常含有小空泡、颗粒或脂肪小滴。鉴于泌尿通路的黏膜上皮细胞脱落之后形态变异较大,难以定位,故除具有明确形态学特征的鳞状上皮、肾小管上皮之外,均可笼统地称为尿路上皮。正常小儿尿中偶见鳞状上皮和移行上皮。膀胱尿道炎、肾盂肾炎时可见较多移行上皮并伴有多量白细胞。在肾盂、输尿管结石时亦可见到。正常尿中不应见到肾小管上皮细胞,它在尿中出现说明有肾实质损害,见于急进性肾小球肾炎、肾小管损伤、急性肾小管坏死利尿期、肾移植术后排斥反应,并有助于肾病综合征单纯型和肾炎型的鉴别。

(2) 管型:是尿沉渣中最有意义的肾定位性成分。其组成对肾实质疾患的诊断和鉴别诊断有重要价值。管型一般由Tamm Horsfall蛋白、血浆蛋白、肾小管分泌物、变性的肾小管上皮细胞及其剥脱物、RBC或WBC及其崩解产物,在远曲小管内塑型而成。管型形成需以下四个条件:①有蛋白尿存在。尿中少量的白蛋白和由肾小管上皮细胞产生的Tamm Horsfall糖蛋白是构成管型的基质。②远曲小管有浓缩及酸化尿的能力。浓缩既可以提高蛋白质含量,又可以提高盐类浓度,酸化的尿还能使蛋白质沉淀。③尿流缓慢,有局部性尿积滞。因为管型的形成需要具备形成管型的尿液在肾单位的下部有足够的停滞时间,以使蛋白质浓缩、沉析并凝聚成管型。④有可供交替使用的肾单位。肾单位在休息时利于管型的形成,工作时尿液将管型冲刷下来,使之在终尿中出现。管型依其主要成分及特点分为以下几种:

1) 透明管型:主要由Tamm Horsfall蛋白组成,但尚需少量白蛋白、氯化物参与。此种管型呈规则的圆柱体状,无色半透明,质地菲薄,镜下不易察见。可有少许颗粒或少许细胞黏附在管型外或包含其中。正常尿中一般没有,偶尔见到并不表示肾实质损害,见于一过性蛋白尿的疾病如发热、直立性蛋白尿、情绪激动、剧烈运动等,病理性增多见于急性肾小球肾炎早期及恢复期、急性肾盂肾炎、慢性肾病、恶性高血压及充血性心功能不全时均常见增多,肾动脉硬化时常持续存在。

2) 细胞管型:管型内常含有细胞和细胞碎片等物质,且所含细胞量超过管型体积的1/3。根据管型基质中嵌入的细胞成分不同可分为:①红细胞管型:管型基质中嵌入不同数量的红细胞。红细胞互相粘连而无明显的细胞界限,有的甚至残损。略呈锈色或棕红色。提示肾小球有出血,如急性肾小球肾炎、过敏性紫癜肾炎、胶原病合并肾炎、亚急性细菌性心内膜炎波及肾脏,也可因肾小管坏死出血形成,见于急性肾小管坏死、肾移植术后排斥反应、肾梗死、肾静脉血栓形成、恶性高血压。若管型中红细胞已全部溶解,则成为棕红色均质性的血红蛋白管型。②白细胞管型:管型基质中嵌入来源于肾脏的中性粒细胞,多见于肾脏有细菌性炎症或免疫性炎症反应,如急性肾盂肾炎、急性肾小球肾炎、间质性肾炎、肾病综合征、狼疮性肾炎等。③肾小管上皮细胞管型:管型基质中嵌入脱落的肾小管上皮细胞(即小圆上皮),细胞大小不一,可呈瓦片状排列。此种管型的出现提示有肾小管坏死。见于各种肾脏疾病,尤其急性肾小球肾炎极期、急性肾功能不全、肾移植排异、重金属或药物所致的急性肾小管坏死及慢性肾炎晚期。

3）颗粒管型:管型内颗粒量常超过其体积的 1/3。多由变性细胞分解产物嵌入管型基质而成,随着在肾内停滞时间延长,变性细胞由粗颗粒逐渐碎化为细颗粒,故根据颗粒的粗细又进一步分为粗颗粒及细颗粒管型。前者外形较宽,易断裂,基质内颗粒粗大而浓密,可吸收色素呈黄褐色。后者基质内颗粒细小而稀疏,外形较窄,于急慢性肾小球肾炎、急性肾盂肾炎、肾病、肾动脉硬化、药物中毒性肾小管损伤、肾移植排异时易见。

4）蜡样管型:可能由细颗粒管型逐渐演变而来,是细胞崩解的最后产物;也可由淀粉样变性的上皮细胞溶解后逐渐形成。呈淡灰或蜡黄色,有折光性,质地较厚,外形宽大,边缘常见切迹,一端或略有扭曲,或断裂成切平状。此种管型常提示局部肾单位有长期阻塞、少尿或无尿现象存在,说明肾病变严重,预后较差。见于重症急性肾小球肾炎、急进性肾小球肾炎、慢性肾小球肾炎晚期、肾衰竭及肾淀粉样变性。偶尔见于肾移植后急性或慢性排斥反应。

5）脂肪管型:管型基质中嵌入脂肪滴或脂肪变性的肾小管上皮而成。脂肪滴大小不等,呈卵圆形,折光性强。见于肾病综合征、慢性肾小球肾炎肾病期。

6）宽大管型:亦称为肾衰竭管型。较一般管型宽 2~6 倍,由损坏的肾小管细胞碎屑凝聚于已经扩大的远曲小管和集合管管腔而成。出现宽大管型表示预后不良,见于慢性肾功能不全晚期。急性肾功能不全多尿期,此管型可大量出现,随着肾功能的改善而逐渐减少和消失。

7）其他管型:在急性溶血反应导致的急性肾衰竭时,尿中可出现褐色宽大的血红蛋白管型。挤压伤或大面积烧伤后的急性肾功能不全时,尿中可见带色素的肌红蛋白管型。在肾脓毒性疾病时可见细菌管型;原发或播散性真菌感染时可见真菌管型。管型基质中含有尿酸盐或草酸盐等结晶时则称为结晶管型。有时管型基质中可同时含有不同细胞和其他有形成分,称为混合管型。

8）与管型相似的物体:①类管型:形成机制、形态与透明管型相似,为透明管型在尚未完全形成时提前被冲刷入尿液中,常与透明管型并存。其一端尖细扭曲或弯曲如螺旋状。正常人晨尿中偶可见到,多见于急性肾炎患儿尿中,与肾血循环障碍或肾受刺激有关。②黏液丝:为半透明、条缕状,边缘不清,末端尖细或分叉。可见于正常尿中,如大量存在常表示尿道受刺激或有炎症反应。可使尿液外观呈淡云雾状混浊,放置后有絮状沉淀。③假管型:乃由非晶型磷酸盐或尿酸盐堆积而成,或黏附于黏液丝所致。它的直径不均一,无完整边界,两端不整齐,稍加醋酸或加热后即溶解,无病理意义。见于某些浓缩的尿液中。

正常小儿,镜检法不见或偶见透明管型/HPF。①急性肾小球肾炎时主要为透明管型及颗粒管型,急性期常见红细胞和红细胞管型,肾病期可见脂肪球和脂肪管型,肾功能不全期可见肾上皮细胞管型、蜡样管型和宽大管型。狼疮肾炎、结节性动脉炎等胶原病引起的肾脏疾病或慢性肾小球肾炎急性发作时可同时见到上述肾小球肾炎三个时期的特征管型。②慢性肾小球肾炎时管型较多,常见细、粗颗粒管型,可见透明管型,偶见脂肪管型、蜡样管型和宽大管型。③肾病综合征管型较多,常见脂肪管型,易见细、粗颗粒管型,可见透明管型。④急性肾盂肾炎少见管型。可见白细胞管型,偶见颗粒管型。⑤慢性肾盂肾炎:管型较多,可见白细胞管型、粗颗粒管型。

(3) 结晶:尿液中出现结晶取决于尿液酸度、温度、胶体状态及该结晶在尿中的浓度。碱性尿内常见结晶有:①三联磷酸盐结晶:如经常出现在尿中,有形成磷酸盐结石的可能性。②尿酸铵结晶:常见于腐败分解的尿中。新鲜尿中出现此种结晶常提示膀胱有细菌感染。③磷酸钙结晶:在慢性膀胱炎、膀胱尿潴留及慢性肾盂肾炎的尿中可大量出现。④非晶形磷酸盐:无临床意义。酸性尿内常见结晶有:①尿酸结晶:常出现于高嘌呤饮食及痛风患儿尿中。骨髓增殖性疾患如白血病、淋巴瘤、真性红细胞增多症等,由于细胞分裂增殖过盛,尤其是化疗之后,核酸分解增加,尿中常出现尿酸结晶。

尿酸结晶伴有红细胞同时出现，提示有膀胱或肾结石的可能。②草酸钙结晶：一般无临床意义，如数量增多，并伴有尿路刺激症状和红细胞，则应考虑结石可能。③非晶形尿酸盐：一般无临床意义。

在众多的盐类结晶中，病理性结晶均易在酸性尿中析出。①胱氨酸结晶：为无色六边形片状结晶，常重叠排列，折光性很强。系蛋白质分解产物，正常尿中少见，在先天性氨基酸代谢异常，如胱氨酸病时可大量出现，有形成结石的可能性。②亮氨酸结晶和酪氨酸结晶：亮氨酸结晶为浅黄色小球状，具有辐射纹与同心纹，折光性很强。酪氨酸结晶为略显黑色的细针状结晶，常成束状或羽毛样排列。此两种晶体均系蛋白质分解产物，正常人尿中不存在。当体内组织急剧破坏，肝细胞有自溶性变化时在尿中出现。见于急性肝衰竭、急性磷、氯仿、四氯化碳中毒和肝硬化。③胆红素结晶：红黄色成束的小针状或小片状结晶，溶于氢氧化钠溶液，遇硝酸可显绿色。见于阻塞性黄疸、急性肝衰竭、肝硬化、肝癌、急性磷中毒。④胆固醇结晶：呈无色缺角的方形薄片状结晶，大小不一，单个或叠层，浮于尿液表面成一薄膜，能溶于氯仿、乙醚和乙醇。见于肾淀粉样变性和脂肪变性所致乳糜尿，偶见于肾盂肾炎、膀胱炎所致脓尿中。⑤磺胺类药物结晶，目前多数磺胺类药物乙酰化率较低，在尿中不产生结晶。但磺胺嘧啶、磺胺甲基异噁唑的乙酰化率较高，易在尿中形成结晶。前者为棕黄色不对称麦杆束状或球状；后者为无色透明长方形的六面体结晶，边缘有折光阴影。在新鲜尿内大量出现并伴有红细胞时，常提示泌尿道结石、肾损伤甚至尿闭的可能，应及时停药予以积极处理。

（4）Addis 计数：传统的 Addis 计数为测定夜间 12 小时尿液中有形成分的数量，其参考值为管型 0～5 000/12h 尿，红细胞 0～50 万/12h 尿，白细胞（含小圆上皮细胞）0～100 万/12h 尿，由于留取 12 小时尿比较麻烦且影响因素较多，一般采用 1 小时细胞排泄率测定。后者不必加防腐剂，对有形成分影响小，除不能超量饮水外，不限制饮食，适用于门诊及住院患儿的连续观察。目前多采用收集清晨 3 小时尿，计算 1 小时尿有形成分排泄率。北京大学第一医院检验科 123 例 2～7 岁健康儿童 1 小时尿有形成分排泄率见表 28-2。

表 28-2 123 例小儿（2～7 岁）1 小时尿有形成分排泄率

项目	范围/（个·h）	95%单侧参考值	检出例数	检出率/%
RBC	0～94 000	82 000	118	95.9
WBC	0～127 000	87 000	113	91.9
透明管型	0～2 067		1	0.8
颗粒管型	0～2 733		1	0.8

与成人 1 小时尿中 RBC、WBC 排出率相比（成人 RBC：男<3 万/h，女<4 万/h；WBC：男<7 万/h，女<14 万/h），小儿 RBC 排出率约为成人 2 倍，WBC 较成人男性多而较成人女性低。尿路感染时白细胞排泄率增加，急性肾炎时 RBC 排泄率增加，各类肾炎患儿尿中细胞和管型均会有不同程度的升高。

目前，尿液常规检查采用定量分析板和自动尿沉渣分析仪，可以方便、准确地进行尿沉渣定量，这将是今后发展的方向。

7. 尿液的其他检查

（1）蛋白尿选择性的有关检查：1960 年，Blainly 等首先提出了蛋白尿选择性的概念，作为判断肾小球损伤严重程度的指标。蛋白尿选择性反映肾小球滤过膜对血浆大分子蛋白质能否滤过的能力，这种能力的判断是通过电泳法和免疫学法测定尿中的中分子量和高分子量蛋白质的比值来确定的。

1）尿蛋白电泳：尿蛋白电泳分析多采用醋酸纤维膜电泳、琼脂糖电泳和 SDS-PAGE 电泳，后者具有更高的分辨率。离心尿上清经透析除盐及浓缩后进行电泳。

在醋酸纤维膜电泳和琼脂糖电泳中，泳动速度按各种蛋白质分子量大小及所带电荷多少从阳极到阴极分别为白蛋白、α_1 球蛋白、α_2 球蛋白、β 球蛋白、γ 球蛋白、Tamm Horsfall 黏蛋白。正常人浓缩尿醋酸纤维膜电泳百分比均值分别为白蛋白 37.9%、α_1 球蛋白 27.3%、α_2 球蛋白 19.5%、β 球蛋白 8.8%、γ 球蛋白 3.3%、Tamm Horsfall 黏蛋白 1%～2%。在 SDS-PAGE 电泳中，泳动速度仅按各种蛋白质分子量大小排序，分子量越小泳动越快。从阳极到阴极分别为低分子量蛋白（主要是 α 球蛋白、β 球蛋白）、中分子量蛋白（主要是白蛋白）、大分子量蛋白（主要是 γ 球蛋白、Tamm Horsfall 黏蛋白）。SDS-PAGE 电泳时，约有 80%正常人可见中分子或小分子蛋白，但混合型和大分子型不会出现。因此，对于中、小分子型蛋白尿，其意义必须根据临床表现解释，而混合型和大分子型则肯定为不正常。

2）选择性蛋白尿指数（SPI）：蛋白尿选择性检查适用于 24 小时尿蛋白定量>3～5g 的肾脏病患儿。肾小球损伤较轻时，尿蛋白中以 50～90kD 的中分子量蛋白为主，为选择性蛋白尿，病变加重，大分子量蛋白如 IgG、IgA 甚至 IgM 也可漏出，称为非选择性蛋白尿。通过测定血清和尿中两种分子量不同的蛋白质浓度，再计算其肾清除值之比，称为 SPI，可用于评估肾脏损伤的严重程度。常用的两种蛋白质为转铁蛋白（transferrin，TRF）和免疫球蛋白 G（IgG）。SPI =（尿 IgG/血 IgG）/（尿 Tf/血 Tf）。SPI≤0.1 时为高选择性蛋白尿，提示病变轻微，如微小病变性肾病，对激素和免疫抑制剂疗效较好；SPI 在 0.1～0.2 为中度选择性蛋白尿，提示病情一般；SPI>0.2 为低选择性或非选择性蛋白尿，提示病变严重，如膜性肾病后期、膜增殖性肾小球肾炎、局灶性节段性肾小球硬化，对激素和免疫抑制剂反应差。

（2）乳糜尿：尿中含有淋巴液，外观呈牛奶状称为乳糜尿，由呈胶体状的乳糜微粒和蛋白质等组成。乳糜尿中如混有血液，则称为乳糜血尿。可通过乙醚提取，苏丹Ⅲ染色后显微镜下检查见到橘黄色脂肪球确定。其发生原因有以下两种情况：①胸导管阻塞，致乳糜池内压增高，乳糜液经腰干淋巴管反流至泌尿系统淋巴管，使后者内压不断增高，终致破裂而形成乳糜尿。②广泛的腹部淋巴道阻塞，如腹主动脉前淋巴结或肠干淋巴管受阻，乳糜液不能进入乳糜池，而通过主动脉腹部前淋巴结与主动脉腹部旁淋巴结之间的通路流入腰干淋巴管而至乳糜池。如腰干淋巴管同时也有阻塞，则乳糜逆流至泌尿系统淋巴管而产生乳糜尿。以上情况多见于寄生虫感染，如丝虫病，尤其是慢性期；其次如腹膜结核、肿瘤、胸腹部创伤或手术、先天性淋巴管畸形等均可引起乳糜尿。

（3）肌红蛋白尿：肌红蛋白是与血红蛋白相类似的一种色素蛋白，分子中含有血红素基团，具有过氧化物酶活性，能用联苯胺或邻联甲苯胺过氧化氢反应检出。更特异的方法是用抗肌红蛋白单克隆抗体检查。正常人虽然肌肉等组织中肌红蛋白含量丰富，但尿中甚微，一般不能从尿中检出。肌肉挤压伤（挤压综合征）时，大量肌红蛋白从肾排出，出现肌红蛋白尿。肌肉损伤的病例往往同时也有红细胞破坏，因此多伴有血红蛋白尿。见于外伤，如子弹伤、电击伤、挤压伤引起挤压综合征；原发性肌肉疾病，如皮肌炎及多发性肌炎、动脉阻塞、心肌梗死等引起的缺血性肌红蛋白尿；磷酸化酶缺乏引起的遗传性肌红蛋白尿及阵发性或行军性肌红蛋白尿。

（4）氨基酸尿的检查：血及尿中常见的氨基酸约有 17 种，大多经肾小球滤过后由近端小管细胞主动重吸收，其重吸收率由 92%（组氨酸）到 99.8%（缬氨酸）不等。氨基酸尿可分为全氨基酸尿或单个或一组氨基酸尿。前者为绝大部分滤过的氨基酸重吸收均降低，如 Lowe 综合征及范科尼综合征。一组氨基酸尿可见于胱氨酸尿症（cystinuria），主要为二碱基氨基酸（精氨酸、赖氨酸、鸟氨酸和胱氨酸）在尿中排出增加。单氨基酸尿如苯丙酮尿症。其他氨基酸尿可继发于药物及重金属中毒、肾病、维生素缺乏性佝偻病等。常用过筛或半定量法测定尿中游离氨基酸。更精确的方法是用氨基酸分析仪测定。

（5）尿电解质测定：尿钠、钾及氯浓度测定对了解某些疾病（如肾小管疾病或肾上腺疾病）的病情变化有很大意义，但分析结果时应了解饮食中电解质摄入量，是否补充过钠盐或钾盐，近期是否用过利尿剂等。

正常人尿钠排泄量和饮食摄入量有关，即使摄入钠量大至 250mmol/(m^2·d) 肾脏亦能排出，当钠摄入量不足 20mmol/(m^2·d) 时，肾脏能使尿钠排泄减少至 10mmol/L 以下，急性肾功能不全如为肾前性氮质血症，尿钠常<20mmol/L，而肾小管坏死所致的急性肾衰竭，则尿钠常>40mmol/L。低钠血症时应同时测尿钠。尿钠<10mmol/L，则常见于严重腹泻、呕吐、心力衰竭及肾病水肿期等；尿钠>20mmol/L，则提示肾上腺功能不全、水中毒、抗利尿激素不适当分泌综合征、急慢性肾衰竭等。

尿钾排泄也和入量有关，和钠相似，肾脏调节钾入量范围为 25～250mmol/(m^2·d)，但肾脏保钾能力比保钠差，在限制饮食钾入量时，尿排钾仍超过 10mmol/L。尿钾增高见于：①应用排钾利尿剂；②应用肾上腺皮质激素或见于肾上腺疾病如原发性醛固酮增多症，库欣综合征；③失钾性碱中毒；④某些肾脏疾病如 Bartter 综合征、肾小管酸中毒等。

由于氯的重吸收常和钠一致，故一般很少测尿氯，尿氯测定可用于明确代谢性碱中毒的原因，如由于血容量减少所致者，尿氯浓度一般小于 10mmol/L，此时可用盐水矫正碱中毒；如由于低钾所致尿氯增高，则需用氯化钾治疗。

高钙尿的检查：正常小儿每天摄入钙小于 0.5g 时，尿钙排泄率<0.1mmol/(kg·d)[<4mg/(kg·d)]。如尿钙>0.1mmol/(kg·d)[>4mg/(kg·d)]或尿钙(mg/dl)/肌酐(mg/dl)比值(Ca/Cr)>0.21 则称为高钙尿症。高钙

尿症分为特发性高钙尿症（idiopathic hypercalciuria，IH）和继发性高钙尿症。IH又分为肾性高钙尿症和吸收性高钙尿症，也有同一病例存在两种紊乱的报道。如24小时尿钙定量Ca>0.1mmol/(kg·d)或于早餐后查随意尿Ca/Cr>0.21即可诊断高钙尿症。分型时需做钙负荷试验，即患儿低钙饮食（<250mg/d）7天，试验前晚餐后禁食，于晚9时及午夜各饮水5～10ml/kg，试验日清晨7～9时留尿测空腹尿Ca/Cr比值，上午9时服10%氯化钙1g/1.73m^2或元素钙15～20mg/kg，收集上午9时到下午1时共4小时尿，再测Ca/Cr比值。如为吸收性IH空腹尿Ca/Cr比值正常，钙负荷后增高（>0.28）；如为肾性IH则不受钙影响，空腹尿Ca/Cr>0.21。继发性高钙尿症者如血钙正常，尿钙增高见于长期卧床、长疗程类固醇治疗、远端肾小管酸中毒及应用呋塞米的患儿；血钙和尿钙均增高者见于维生素D中毒、钙剂治疗及甲状腺或甲状旁腺功能亢进者。

（二）早期肾损伤的检查

过去肾损伤早期改变多从尿常规检查中获得信息，而有关肾功能的生化检查，因肾脏强大的贮备能力不能在早期出现变化，而只能在确诊肾脏疾患后用于疗效判断和病程预后评估。目前，早期肾损伤的检测项目可大致分为：肾小球标志物、肾小管标志物和肾组织蛋白/相关抗原三部分，后者尚处于研究阶段。

1. 肾小球标志物

（1）微量白蛋白：1982年，Viberti在研究糖尿病肾病时首先提出了微量白蛋白尿（microalbuminuria，mAlb）的概念，以区别于临床蛋白尿。其后微量白蛋白尿这一概念进一步被界定为：尿中白蛋白排出量在30～200mg/g（3.39～22.62mg/mmol）Cr，或30～300mg/24h尿，或排出率在20～200μg/min，或20～200mg/L这一范围内。即超过上述低限值，但又未达到临床蛋白尿（上述高限值）的中间阶段为微量白蛋白尿。目前，尿蛋白检测的常规方法除200g/L磺基水杨酸法可筛查出小部分微量白蛋白尿外，加热醋酸法和试带法几乎不能检出。故需用免疫学方法来检测。目前多采用透射比浊法，即尿液中的白蛋白与抗人白蛋白特异抗体反应生成抗原抗体复合物，产生浊度，通过吸光度改变来测定白蛋白含量。关于样品留取和报告方式大体有四种：①用定时留尿法计算Alb单位时间的排出率（μg/min）；②留24小时尿，计算24小时Alb排出量（mg/24h），也可根据24小时尿量换算为每升排出量（mg/L）；③任意一次尿用肌酐比值报告排出率（mg/g Cr或mg/mmol Cr）；④用晨尿报告排出量（mg/L或μg/ml）。实践证明①、②、③法结果相对稳定，变异小；而④法变异大，不可取。

mAlb的测定主要用于监测早期肾小球功能受损，已被广泛应用于糖尿病肾病、高血压肾病的早期诊断和并发症危险度评估，肾毒性药物的治疗监测。在未测出临床蛋白尿之前发现mAlb的增加，采取及时的临床治疗，可使早期肾损伤在可逆阶段得以控制。

（2）尿转铁蛋白（urinary transferrin，uTf）：转铁蛋白是679个氨基酸构成的糖蛋白，分子量76.5kD，pI 5.2。主要在肝内合成，为转运Fe^{3+}的主要蛋白。Tf的分子量与Alb接近，直径大小也相似（Tf 3.91nm，Alb 3.60nm），在生理状态下Tf所带负电荷较Alb少，肾小球滤膜发生早期损害时Tf比Alb更易漏出，故Tf是一项灵敏的指征。透射比浊法参考值为<0.173mg/mmol Cr（<1.53mg/g Cr），散射浊度法参考值为<2.0mg/L。据一些研究报告，糖尿病肾病的早期Tf排出量的增加可早于mAlb。但尿中Tf浓度与Alb相比很低，测值离散度较大，在pH值≤4的酸性尿中易降解。

（3）免疫球蛋白G（IgG）：IgG是血液中主要免疫球蛋白，多数以单体形式存在。主要由脾和淋巴结合成，IgG的分子量为150～170kD，而正常肾小球滤过膜只允许分子量<40kD的蛋白通过，故血清中IgG不能通过肾小球滤过，正常人尿中含量极低。IgG能反映肾小球滤过膜基膜受损情况。尿中IgG升高，与肾小球破坏程度正相关。

2. 肾小管标志物

（1）尿中低分子量蛋白（urinary low molecular weight protein，LMWP）：是尿中分子量低于50kD的一组蛋白质。LMWP可自由通过肾小球滤膜，95%～99%在近端小管重吸收，只有微量从终尿排出。肾小管损伤时发生重吸收障碍时尿中LMWP增加，这一反应很灵敏。但必须注意：当一种LMWP在血清中浓度异常增高，超过了肾小管重吸收阈值时，该种LMWP可出现溢出性增加。

1）尿α_1微球蛋白（α_1 microglobulin，α_1m）：分子量30kD，pI 4.3～4.8。是一种含糖量约20%的糖蛋白，由肝细胞和淋巴细胞合成。尿中排出量通常在<12.5mg/L。α_1m在酸性尿中较稳定，可能与其含糖量较高有关。尿中浓度也远高于其他LMWP组分，目前是LMWP中首选指标，取代了长期沿用的尿β_2微球蛋白。

肾小管重吸收功能损伤时α_1m即增加。与mAlb联合测定时，如mAlb不增加或只有轻度增加，而α_1m

明显增高，提示为肾小管损伤。连续测定 α_1m 可帮助观察病情的变化和评估预后。在临床应用中常与尿酶分析并用，用于糖尿病、药物或化学因子、感染等诱发的肾小管间质损伤，也用于肾移植后排斥反应的观察。

2）尿 β_2 微球蛋白（β_2 microglobulin，β_2m）：分子量 11.8kD，pI 5.7，是由 99 个氨基酸构成的肽链，不含糖基。广泛存在于有核细胞表面，尤其富含于淋巴细胞和单核细胞，在免疫应答中起重要作用。β_2m 通过肾小球滤过后在近端小管几近全部重吸收，故尿中生理浓度很低，<100μg/gCr 或<370μg/d（<0.1mg/L 或<0.2mg/gCr）。尿 pH 值≤5.5 时因尿中酸性蛋白酶的作用而迅速降解，25℃时，24 小时内 β_2m 浓度可下降约 80%。这一降解过程在膀胱中也会进行，因此待尿排出后再加入碱性试剂提高 pH 值来避免 β_2m 降解的做法并不能达到预期目的。β_2m 主要用于各种原因所致肾小管损伤、烧伤诱发急性肾小管坏死以及先天性肾小管疾患（范科尼综合征）的监测。因 β_2m 合成亢进使原尿中排出增多，见于自身免疫病（SLE、干燥综合征等）、恶性肿瘤（如多发性骨髓瘤、慢性淋巴细胞白血病、消化及呼吸系统恶性肿瘤）。

3）尿视黄醇结合蛋白（urinary retinol binding protein，RBP）：是视黄醇的结合蛋白，分子量 21kD，pI 4.4~4.8。在肝细胞合成。与视黄醇结合后成为全型 RBP 进入血液，进一步与前白蛋白结合成蛋白-蛋白复合物，到达靶细胞后全型 RBP 释放视黄醇，游离的 RBP 又回到低分子状态，通过肾小球滤过，再被近端小管重吸收。当发生肾小管损伤时，因重吸收障碍而导致尿中 RBP 排出增加。尿中浓度为 50~70μg/gCr（乳胶免疫浊度法）[（0.11±0.07）mg/L]。在糖尿病、高血压、药物或重金属毒性、感染等诸因素导致肾小管损伤时，可出现尿中 RBP 排出量的增加，据北欧用一组 LMWP 作为标记蛋白对中草药肾病的研究报道，尿 RBP 浓度可灵敏地反映此病变化。

（2）尿酶测定：尿中酶的来源可分为血液来源和尿路来源。①血液中某些低分子量的酶，如溶菌酶（MW 150kD）及蛋白酶类等，易从肾小球滤过，但绝大多数被肾小管重吸收，当出现 GBM 受损或肾小管病变时，这类酶在尿中含量增加；②某些尿酶来自肾实质，泌尿生殖道上皮细胞正常情况下活性很低，但发生炎症、中毒等损伤时即显著增高；③泌尿生殖道腺体分泌增多，或来自细菌、白细胞及红细胞等。临床测定要选择活性稳定者，要注意减少细菌及 pH 值对测定结果的影响。对肾疾病诊断来说，肾来源的大分子酶通常不通过肾小球滤过，因而尿中酶的排出量不受血中同一种酶来源的影响，可特异地反映肾实质损伤，有较重要的诊断价值。在肾单位中肾小球和肾小管上皮细胞都含有酶，但主要集中在肾小管上皮细胞的两个部位，即胞质溶酶体和胞膜刷状缘，也有一部分在胞质和线粒体、微粒体等细胞器中。溶酶体含有丰富的各种酸性水解酶，总称为溶酶体酶。刷状缘是重吸收、物质变换和活跃的部位，也含有丰富的酶，总称为刷状缘酶。

尿酶分类：①水解酶类：β-葡萄糖苷酸酶、碱性磷酸酶、酸性磷酸酶、溶菌酶、N-乙酰-β-D 氨基葡萄糖苷酶（NAG）等；②氧化还原酶类：乳酸脱氢酶、过氧化氢酶等；③肽酶类：如亮氨酸氨基肽酶（LAP）、甘氨酸氨基肽酶等；④转换酶类：如 γ-谷氨酰胺转换酶（γ-GT）；⑤蛋白酶类：如尿激酶、胰蛋白酶等；⑥裂解酶类：如透明质酸酶、醛缩酶等。文献上报道过的尿酶种类很多，经过长期的临床实践不断受到筛选，只有诊断价值较高且测定方法简便实用的酶被保留下来。

临床常用的有：①NAG：是一种溶酶体酶，分子量 130kD。一般不能从肾小球滤过，在近端肾小管上皮细胞中含量丰富，比膀胱黏膜含量高出 3 倍以上，正常人尿中含量为 8.4μg/gCr，且活性不受尿中白细胞影响。当各种攻击因子（如生物毒素、化学毒素、自由基、免疫活化因子）侵犯近端小管上皮细胞时，会迅速诱导溶酶体酶释放，尿 NAG 活性往往最早上升，故尿中 NAG 活性可灵敏地反映肾小管活动性损伤。急性肾功能不全患儿尿中 NAG 显著升高，可达正常的 40 倍以上，肾病、狼疮肾炎、间质性肾炎有 70%~80% 的患儿可见升高；肾移植排异时，常在排斥反应前 1~3 天即可增高，是最早出现异常的指标之一。但需注意应用环孢素（CsA）抗排异的患儿，由于 CsA 可引起肾小管损伤而使 NAG 增高，与排异很难鉴别。肾毒性药物特别是氨基糖苷类抗生素和顺铂等抗癌药物有明显肾毒性，尿中 NAG 活性上升早于尿蛋白和管型的出现。糖尿病、高血压肾损伤时，尿 NAG、α_1m 等有可能早于 mAlb 尿的出现，因此提倡 mAlb 和尿 NAG、α_1m 联合检测，以提高肾并发症的早期检出率。尿 NAG 还可用于尿路感染的早期诊断和病情监测，有助于上、下尿路感染的定位诊断。另外，NAG 还可用于重金属（Cd、Hg 等）的肾毒性监测。②溶菌酶（Lys）：分子量 150kD，主要存在于骨髓、中性粒细胞、巨噬细胞，正常血浓度为 5.9~9.43μg/ml，尿浓度为<3μg/ml。溶菌酶易从肾小球滤过，但 99% 以上被肾小管重吸收。肾小管上皮细胞受损时，重吸收障碍引起 Lys 明显增高，血中溶菌酶水平的增高亦可能致尿液溶菌酶检测阳性，但仅见于其血浓度较正常水平 3 倍以上增高时。临床尿中溶菌酶升高主要见于肾小管疾病

（药物、中毒、缺血等）、肾盂肾炎、白血病等。

（三）尿液细菌学检查

尿液细菌学检查对尿路感染的诊断有决定性意义，同时通过药敏试验可选择有效的抗菌药物，也可对疗效进行判断。

1. 尿标本的采集

采集方法：女童：①用硼酸洗液完全清洗尿道区域，用灭菌纱布擦干；②开始排尿，将前段尿排去，中段尿直接排入专用的无菌容器中。男童：①翻上包皮用肥皂和硼酸洗液冲洗尿道周围，用灭菌纱布或清洁纸巾擦干；②开始排尿，将前段尿排去，中段尿直接排入带有螺旋口盖的无菌容器中。

此外，还可根据病情采用导尿法、肾盂尿采集法和膀胱穿刺法。做结核分枝杆菌培养时需留24小时尿，离心沉淀部分送检。尿标本收集过程中要注意无菌操作，容器不可加防腐剂。

2. 直接细菌学检查 直接细菌学检查一般需取尿10ml，3 000r/min，离心30分钟，以沉渣涂片。

（1）革兰氏染色镜检：可以初步确定尿路感染是阳性菌还是阴性菌，是球菌、杆菌，还是真菌，以便作为使用抗菌药物参考。清晨第1次新鲜中段尿沉渣涂片，平均每油浸镜视野可见到1个以上细菌常说明尿内细菌数$>10^5$/ml，表示菌尿存在。

（2）姜-尼抗酸染色：用于检查尿中结核分枝杆菌，确诊有无泌尿系结核。该法阳性率较低，细菌达到$(1\sim10)\times10^4$/ml时方为阳性，耻垢分枝杆菌可呈假阳性，应注意鉴别。

（3）吕氏亚甲蓝染色：常用于在革兰氏染色高度怀疑淋病奈瑟球菌时的进一步检查，以辅助诊断。

3. 尿液细菌计数 采用倾注培养法、平板接种法、定量接种环涂抹法等对中段尿液进行培养和菌落计数，以鉴别是否为尿路感染。由于健康人外尿道有许多正常菌群存在，易污染尿液，当菌落数$<10^3$/ml时多为体外污染，如多次培养均为同一细菌，则可认为是感染。如菌落数$>10^5$/ml则肯定为感染，介于两者之间为可疑。但对于免疫功能相当低下者$<10^3$/ml亦应考虑感染，应该结合临床病情进行分析。此外，尿标本应及时送检，要求不超过2小时。如在室温下放置2小时，即使计数$\geqslant10^5$/ml亦认为是细菌污染。

4. 细菌培养 取离心沉淀物，按一般细菌培养、结核分枝杆菌培养或厌氧菌培养等不同要求培养，阳性者进一步做药敏试验。尿中常见致病菌有：①G^+球菌：金黄色葡萄球菌、表皮葡萄球菌、肠球菌、厌氧性链球菌等；②G^+杆菌：结核分枝杆菌；③G^-球菌：淋病奈瑟球菌；④G^-杆菌：大肠埃希菌、变形杆菌、产气肠杆菌、铜绿假单胞菌、伤寒杆菌、副伤寒杆菌、克雷伯肺炎杆菌；⑤真菌（G^+）。

（四）肾脏病的免疫学检查

1. 血清补体成分测定 正常血清中总补体CH50为50～100U/ml，补体C_3为0.79～1.52g/L，C_4为0.16～0.38g/L。补体成分参与肾小球肾炎的免疫过程并被消耗，当补体生成不足或不能代偿其消耗时，补体水平下降并提示机体存在免疫损伤。补体测定有助于诊断和监测病情变化及活动程度。补体下降可见于：①急性链球菌感染后肾炎：约90%在疾病早期有总补体CH50及C3下降，6～8周恢复正常。部分病例有C4、C2及备解素下降，说明两种途径均参与了补体活化。血清补体测定对确诊轻型及不典型病例起重要作用。②膜增殖性肾炎：约有68%的病例有持续性低补体血症，CH50、C3、备解素及B因子均降低，可检出C3肾炎因子，提示补体替代途径活化。③乙型肝炎相关性肾炎中约有1/2患儿有补体C3下降。补体水平下降还见于先天性低补体血症。

2. 尿纤维蛋白降解产物测定 凝血、纤溶系统是参与肾脏损害的主要炎症介质。正常血清中FDP<10μg/ml，尿中<0.125μg/ml。肾炎时患儿血清和尿中FDP均可增高，但尿FDP测定可能更为敏感。研究认为尿FDP阳性在肾炎型肾病、肾盂肾炎、肾衰竭、狼疮肾及家族性肾炎的阳性率较高，而单纯性肾病大多为阴性（占80%）或轻度升高（<5μg/ml）。动态观察更有意义，急剧或极度升高提示病情活动或恶化。

3. 尿C3及IgG、IgM测定 这些大分子物质出现于尿中对鉴别肾炎型肾病及单纯型肾病有帮助。前者阳性，后者多为阴性。

4. 抗中性粒细胞胞质抗体测定 抗中性粒细胞胞质抗体（antineutrophil cytoplasmic autoantibody，ANCA）是以中性粒细胞和单核细胞胞质成分为靶抗原的自身抗体，主要是IgG型，其他类型也有报道。目前已有多种中性粒细胞胞质成分被证实为ANCA的抗原，其中最主要的有蛋白酶3（PR3）、髓过氧化物酶（MPO）、杀菌/通透性增高蛋白（BPI）等，其中MPO、PR3与肾脏小血管炎关系密切。ANCA检测经典的方法是间接免疫荧光法，在镜下白细胞可产生三种荧光形态：即胞质内呈粗大颗粒、不均匀分布的胞质型ANCA（cANCA），靶抗原主要为 PF3；环细胞核呈线条状分布的环核型 ANCA（pANCA），靶抗原主要为 MPO 等；均匀细颗粒状胞质分布，有时核周重染的非典型 ANCA，靶抗原主要为 BPI。还可采用 ELISA 法测定总抗原或采用抗原特异性 ELISA 法测定特异抗原。后者对临床疾病的诊断与鉴别诊断、指导治疗和判断复发更有意义。pANCA 阳性主要见于显微镜下型多血管炎（MPA），常可累及肾脏引起坏死性新月体性肾小球肾炎（NCGN）、炎症性肠病、自身免疫性肝病和系统性红斑狼疮；cANCA 主要见于韦格纳肉芽肿（WG）、部分 MPA 和 NCGN；非典型 ANCA 见于囊性纤维化、其他感染性疾病、类风湿关节炎。

5. 抗肾小球基底膜抗体（antiglomerular basement membrane antibody）　是由肾小球毛细血管内外透明层及中间致密层构成的网状结构，以糖蛋白为主体。检测 GBM 抗体的最常用方法是以肾脏组织为抗原的 IIF 法（间接免疫荧光法），其荧光特点是在肾小球基底膜处显示典型的花瓣状或斑点状、颗粒状着染，IIF 法可出现假阳性结果。以胶原酶消化过的 GBM 粗制品为抗原的 ELISA，放射免疫法也可用，其敏感度和特异性依赖抗原的纯度。抗肾小球基底膜抗体测定（AGBM）正常值：间接免疫荧光，间接血凝法：阴性（或血清滴度<4）。抗 GBM 抗体阳性患儿占自身免疫性肾炎的 5%，肺出血肾炎综合征患儿中有 80% 的阳性检出率，伴新月体形成性肾小球肾炎患儿中有 20%～70% 的阳性检出率，增殖性肾炎中也可检出。

（五）肾功能检查

包括肾血流量、肾小球滤过率（GFR）、血生化、血浆蛋白清除率及血、尿 β_2-MG 测定等反映肾小球滤过功能的指标，现将儿科临床常用的几项检查简述如下：

1. 尿素（urea）及血肌酐（serum creatinine，Scr）　尿素及 Scr 被临床广泛用于评价肾小球滤过功能。体内蛋白质含氮的代谢产物称为非蛋白氮（NPN），尿素氮（BUN）在 NPN 中约占 50%，当肾脏有严重功能障碍时，BUN 可占到 NPN 的 80%～90% 以上。肝脏是生成尿素的主要器官，尿素经肾小球滤过，30%～40% 被近端小管重吸收，血尿素测定可反映 GFR，但两者负相关并非直线关系而呈抛物线，即只有当 GFR 下降到正常的 1/2 时，尿素才开始升高，因此它不能用于早期或轻度肾小球功能受损的评估。而且它易受到与肾小球滤过功能无关的多种因素影响，如尿流量、蛋白质入量、肝功能、肠道吸收、严重感染、利尿剂等。尿素正常值：0～<6 个月为 0.8～5.3mmol/L，6～<12 个月为 1.1～5.9mmol/L，1～<2 岁为 2.3～6.7mmol/L，2～18 岁为 2.5～7.0mmol/L。

肌酐是肌酸代谢的终末产物，肌酸 98% 存在于肌肉，每天约更新 1.6%～1.7%，肌酸在磷酸激酶的作用下转变成磷酸肌酸，再经脱水形成肌酐，分子量为 113D，不与蛋白结合自由通过肾小球而滤出，近端小管也可分泌一些肌酐。Scr 和肌肉体积有一定关系，青春期后较稳定，男性较女性高 10% 左右，新生儿稍高，2～4 周即下降，小儿正常值为 0～<2 岁为 13～33μmol/L，2～<6 岁为 19～44μmol/L，6～<13 岁为 27～66μmol/L，13～<16 岁为 33～93μmol/L，16～18 岁为 39～101μmol/L。2 岁以上儿童可参考下式计算：Scr（mg/dl）= 0.004×身高（cm）。当 GFR 下降到 40ml/（min·1.73m^2）时，Scr 仍可维持正常水平，因此它和 BUN 一样不宜作为反映肾功能减退早期的精确指标。

2. 肾小球滤过率（GFR）[4-9]　是指单位时间（分钟）内从肾脏滤过的血浆毫升数。临床常用清除率来表示 GFR，清除率即每分钟有多少血中的 X 物质被肾小球滤过清除（Cx），当 X 物质在肾小管既不被重吸收也无排泌，则 GFR = Cx，如菊酚（inulin），即 Cin = GFR，因试剂来源困难及检测程序复杂，临床普遍用内生肌酐清除率（Ccr）来代替 Cin。

内生肌酐产生及排泄量较稳定，据 Abitbol 报道尿肌酐 95% 正常值范围为 500～800mg/（m^2·24h），清晨空腹测定较稳定，既往常采取清晨取血同时留取 4 小时尿（4 小时尿量不得<200ml），分别测定血、尿肌酐浓度，用下式计算出 Ccr，再用体表面积校正：

$$Ccr = Ucr(mg/dl) \times V(ml/min) / Scr(mg/dl)$$

$$\text{校正 } Ccr = Ccr \times 1.73(m^2) / \text{小儿实测体表面积}(m^2)$$

式中，Ucr 代表尿肌酐浓度，V 代表尿流量，正常儿童校正 Ccr 为 80～120ml/min。但儿童留尿困难且不准确，目前推荐应用 Schwartz 公式进行评估：eGFR = K L/Scr 得出结果是 ml/（min·1.73m^2）。K 是常数，L 是身长（单位 cm），Scr 是血清肌酐（单位 mg/dl）。关于 K 值：1 岁以内足月婴儿 0.45，1 岁以内出生体重低于 2.5kg 的婴儿 0.33，儿童和青春期女孩 0.55，青春期男孩 0.7。对于 1～16 岁，GFR 15～75ml/（min·1.73m^2），血清肌酐由酶法测定时，可选择升级版的 Schwartz 公式：GFR = 0.413mg/dl（36.5μmol/L）× 身高（cm）/Scr（酶法）。

血肌酐过高，肾小管也排泌一定量的肌酐，且 Scr 水平越高，肾小管排泌量越大。此外，肾脏严重病变时，肠道也排出相当量的肌酐,因此 Ccr 并非十分理想的肾小球滤过率测定指标。

3. β_2 微球蛋白(β_2-MG) 分子量为 11.8kD,属低分子蛋白。它是由有核细胞包括淋巴细胞、多形核白细胞、血小板产生的,由 100 个氨基酸组成的多肽链,经肾小球滤出后,99%为肾小管重吸收。小儿 6 个月以上血中浓度稳定,约为 1.5mg/L,它的肾阈值为 4.5mg/L,尿中浓度为 100μg/gcr,或<0.2μg/ml。近年来多篇报道它和 Cr 及 GFR 有相关性,可以说明肾小球滤过和肾小管重吸收功能,有人认为血 β_2-MG 反映 GFR 比 Cr 更敏感,尿中 β_2-MG 升高说明肾小管重吸收障碍,也同时可作为低分子蛋白尿的指标。

目前首都医科大学附属北京儿童医院开展的用免疫学方法测定尿中 IgG(分子量 150~170kD)、转铁蛋白(分子量 77kD)、白蛋白(分子量 69kD)、NAG(分子量 140kD)、RBP(分子量 21kD)、β_2-MG(分子量 11.8kD)、α_1-MG(分子量 27kD)的含量,即可了解尿中高、中、低分子量蛋白排出多少,和测定 SPI 的意义相似。

四、泌尿系统的辅助检查

(一)放射学检查

主要包括传统的 X 线检查、CT 及磁共振(MR)检查[9]。

1. X 线检查 包括泌尿系 X 线平片(KUB)、静脉尿路造影(IVU)、排尿性膀胱尿道造影(VCUG)、逆行肾盂造影、腹主动脉造影、选择性肾动脉造影及经皮肾盂穿刺造影。这些检查对泌尿系外伤、结石、先天畸形、钙化、肿瘤、继发积水、肾血管病变等的诊断及鉴别诊断有重要价值[10]。

2. CT 尤其是近年来多排螺旋 CT 及其三维重建技术的发展,使得泌尿系一次扫描时间大大缩短,空间分辨率显著提高,可多方位仔细观察解剖及病变情况。对于病变准确定位、明确病变性质、肾肿瘤的显示及其分期、肾周围病变及与肾脏之间的关系、输尿管膀胱病变的显示及其与盆腔脏器的关系等均可行 CT 扫描。CT 尿路造影(CTU),除了可获得类似 IVU 的尿路形态及肾功能信息外(功能信息优于 IVU),还可清楚显示肾脏的解剖形态改变,对于 IVU 不显影的病例尤有优势。CT 血管成像(CTA)可显示管径在 2mm 以上的细小血管分支,可清楚显示肾血管畸形、肾动脉狭窄、静脉血栓及瘤栓,观察肿瘤的供血血管及肿瘤与毗邻血管的关系。目前,单纯诊断性血管造影已基本被 CTA 取代。CTU 及 CTA 的主要问题是辐射剂量偏大,尤其对于儿童。

3. MRI 成像能清楚地显示肾脏结构、泌尿系形态及功能变化,可进一步提高肾实质性病变影像学诊断的准确性。MR 检查的主要不足:一是对于钙化及结石的显示不够敏感;二是空间分辨率相对偏低;此外,成像时间相对偏长。除此之外,其他方面基本均优于 CT 检查,最大的优势是没有电离辐射。利用重 T_2 加权成像技术的 MRI 尿路造影(MRU),不使用对比剂,就可清楚显示尿路形态。排泄性 MRU 或磁共振肾图(MRR)可清楚显示尿路解剖形态的同时可评估肾脏功能情况,利用一定的数学模型,甚至可计算单侧肾脏的肾小球滤过率(GFR)。此外,功能成像序列,如扩散加权成像(DWI)以及血氧水平依赖(BOLD)成像,可方便地添加到常规的 MRI 临床检查中来,前者有助于良恶性病变的鉴别、肾功能的评估,后者可评估肾脏氧分压的变化。

(二)B 型超声检查

B 型超声检查是一种非创伤性及再现性良好的检查方法,适合于儿科应用。在小儿肾脏疾病中主要用于:

1. 先天肾脏异常 包括肾的数目、大小、位置、形态、结构等异常,如单肾缺如(孤立肾)、重肾、肾发育不全、蹄铁形肾、异位肾等。

2. 肾内囊性病变、肾盂积水 超声对有液体充盈的囊性病变具有独特的声学改变,能较准确地发现囊肿大小、部位及分布,对发现肾盂积水也较敏感。

3. 无功能肾 对各种疾病导致的无功能肾(经 X 线或放射性核素检查不显影的肾脏),超声检查不但能够确定有无肾脏,而且对病因有一定的鉴别作用。

4. 肾肿瘤 肾实性占位病变超声的表现主要为肾脏形态大小改变、内部限局性回声异常、肾窦回声改变的征象。

5. 肾结石 有特征性声学改变,较准确地估计结石大小、数量及部位,对不透 X 线的阴性结石超声也可检出。

6. 弥漫性肾脏疾病 作为辅助检查判断病变的性质及病期,一般肾实质以充血、水肿为主者肾肥大、肾实质增厚,回声无明显增强;增殖性病变为主者肾轻度肥大、回声增强,萎缩、纤维化者肾明显缩小、表面不光滑、实质变薄、回声强、结构不清。

7. 肾血管病变 如肾动脉狭窄、肾静脉血栓等均有不同的超声表现,因其无创、简便,可作为过筛检查。

8. 感染性肾脏疾病及肾外伤 如肾及肾周的脓肿、血肿,肾盂肾炎及肾结核等,均可进行超声检查。

9. 肾下垂、游走肾。

10. 肾脏定位及测量 用超声找到肾脏的位置,看清内部结构,为肾穿刺活检定位。测量肾脏大小,对连续动态观察及了解肾的发育有实用价值。

11. 胡桃夹现象 又称左肾静脉受压综合征,即左肾静脉汇入下腔静脉的行程中,在腹主动脉和肠系膜上动脉之间形成的夹角内受到挤压而引起的临床症状,主要表现为无症状血尿或直立性蛋白尿,超声是一种简单、无创的诊断胡桃夹现象的方法。

(三)放射性核素检查

儿科核医学的泌尿系统显像包括肾动态显像、肾静态显像、膀胱输尿管反流显像及睾丸、阴囊显像,不仅可以对急性肾盂肾炎、瘢痕肾、肾积水、上尿路梗阻、输尿管肾反流(VUR)及肾血管性高血压(RVH)等疾病进行协助诊断,还可以为临床提供泌尿系统功能性信息,如分肾血流灌注、肾皮质摄取功能、肾小管的排泌功能和泌尿道的动力学性能等。核医学泌尿系统的优势主要体现在以下几点:①检查前无需特殊准备,检查时无需镇静,保证在完全生理状态下进行显像;②放射性药物用量很少,全身辐射剂量低,一次照射量仅相当于X线静脉肾盂造影的5%,可短期内多次反复检查;③无过敏及其他不良反应;④对小儿肾脏疾病诊断和疗效判断的灵敏度高,特异度强。

1. 肾动态显像 肾动态显像包括反映肾血流的肾动脉灌注显像和反映肾功能、上尿路引流的肾动态显像。静脉注射由肾小球滤过或肾小管分泌型显像剂,通过快速动态采集双肾、输尿管及膀胱的放射性影像,可依次显示显像剂在肾脏的摄取、分泌和排泄的整个过程,并能提供有关肾血流灌注、实质功能和排泄功能等多项定量指标。

肾动态显像的临床应用价值为:①了解总肾、分侧肾功能和两侧肾功能[包括筛选有无肾血管性高血压,了解各种药物和疾病(肾小球肾炎、肾盂肾炎和肾性高血压病)对肾功能的影响],为临床治疗方案的选择和疗效判断提供依据;②诊断和追踪观察急、慢性尿路梗阻:肾图估计尿路梗阻肾功能受损的程度具有较高灵敏性,对于判断疗效和掌握病情的发展很有帮助;③判断上腹部肿物与肾脏的关系;④显示双肾位置、形态异常或其他先天性畸形;⑤监测移植肾功能:移植肾的肾图正常或基本正常是移植成功的证据。

利尿剂介入性肾动态显像法为放射性示踪剂注射后的20分钟或更长些时间,几乎达到最大充盈度时,进行利尿剂注射。对于动力性尿路梗阻,利尿剂介入后,尿的流速和流量明显提高,肾的功能图像和梗阻型肾图均得到恢复。而机械性尿路梗阻在利尿剂介入后,肾的功能图像和梗阻型肾图不发生变化。因此,该方法主要临床应用为:①鉴别动力性和机械性尿路梗阻;②尿路梗阻针对性治疗后的恢复评估。

巯甲丙脯酸介入肾动态显像是在注射显像剂前30分钟时口服血管紧张素转换酶(ACE)抑制剂captopril,可阻断血管紧张素Ⅱ的生成,舒张肾小球出球小动脉,减低肾小球滤过压,使肾小球滤过率降低。巯甲丙脯酸介入肾动态显像因为显像剂的潴留,加剧了患侧肾脏的功能异常。可较常规肾图和肾动态显像更灵敏、更特异地检出单侧肾动脉的狭窄,临床用于对肾血管性高血压进行辅助诊断及对经皮肾动脉成形术(PTRA)的疗效进行评价。

2. 肾静态显像 静脉注射能被有功能的肾小管上皮细胞特异摄取而清除缓慢的显像剂,使肾脏清晰显影,从而获得相关的肾脏信息,如肾脏的大小、形态、位置、分肾功能及占位性病变等。

肾静态显像的临床应用为:①诊断肾脏畸形及发育异常,如先天性肾缺如、马蹄肾、孤立肾、异位融合肾、重肾及多囊肾等;②肾内占位性病变诊断及判断;③缺血性病变和破坏性病变(包括瘢痕和外伤)的检测;④了解腹部肿物与肾脏关系。

3. 放射性核素膀胱造影(RNC) 通过直接或间接方法将放射性显像剂逐渐导入膀胱内,当膀胱充盈至受检者不能耐受时,嘱其排尿。体外动态采集全过程,获得膀胱充盈、排尿和排尿后的膀胱输尿管影像。

放射性核素膀胱造影主要适用于反复泌尿系感染、下尿路梗阻和神经性膀胱的患儿,明确诊断膀胱输尿管反流,并能定量计算逆流量及膀胱残余尿量,评价膀胱输尿管反流治疗疗效。

(四)肾活组织检查

肾活组织检查(renal biopsy)用于肾脏病的诊断已60多年,目前临床广泛采用经皮肾活检。

1. 适应证 主要用于诊断不明原因的弥漫性肾脏疾病(表28-3)。

表 28-3 肾活检适应证

临床诊断	穿刺适应证
原发性肾脏病	
孤立血尿	红细胞管型或变形红细胞提示肾小球性血尿
孤立蛋白尿	持续性蛋白尿
肾病综合征	肾炎型或激素治疗无效
急进性肾小球肾炎	原则上应进行肾活检
急性肾衰竭	除外肾前及肾后梗阻性病因，考虑肾实质因素但无法确定者
继发性或遗传性肾脏病	明确诊断 已明确者评价肾损伤程度、指导治疗和预后
随访	治疗效果评价 药物毒副作用观察
肾移植	排异、肾功能下降原因不明、疾病复发、感染、药物毒性

2. 禁忌证 出血性疾病、抗凝治疗、肾血管异常、未控制的高血压、孤立肾、异位肾、马蹄肾。此外，肾内肿瘤、大囊肿、脓肿、肾盂肾炎也应禁忌，因为穿刺可能促进恶性肿瘤细胞或感染的播散。相对禁忌证有过度肥胖、患儿不合作、肾盂积水、腹水、小肾及所有危险性增加的合并症。

3. 检查方法 仅就经皮肾活检介绍如下：

（1）术前准备

1）详细询问病史：特别注意有无出血性疾病史。

2）全面体格检查：测量血压，注意除外出血性疾病、腹部肿物、肝脾大、全身感染性疾病等。

3）化验：出凝血时间、血小板计数、凝血酶原时间、血型，必要时配血备用。同时送检血尿素氮、肌酐，了解肾功能状态。

4）术前向患儿说明操作程序、术中及术后注意事项，训练患儿俯卧状态下控制呼吸的能力，争取患儿合作。

（2）确定穿刺部位：定位是穿刺成功及避免严重并发症的关键。一般选择右肾下极外侧为穿刺点，这是因为此处与大血管、肾盂及其他器官相距较远。定位时患儿体位应与实际穿刺时完全一致，目前常用定位方法有两种：

1）体表定位法：根据体表标志进行定位，可配合 X 线或 B 超进行调整。在儿科范围多采用脊柱正中线旁开 5.5~6.5cm 与右侧第十二肋下 1.0~1.5cm 交界处为穿刺点。此法优点是操作简便、不需特殊设备，但缺点是当肾脏位置有变异时易失败及发生并发症，成功率约为 60%~70%，现已很少单独应用此法进行定位穿刺。

2）B 型超声定位：多采用附有特殊穿刺探头的 B 超定位，通过选择肾脏纵切面（一般为距右肾下极 2cm）和横切面（一般位于中心）两者的交叉点为穿刺点。本法主要优点：定位准确、安全可靠、操作简便，全部操作在 B 超监测下完成，成功率高。此外，避免了以往静脉肾盂造影电视荧光屏定位的 X 线及造影剂的损害，肾功能不全及造影剂过敏均可采用。

（3）穿刺针选择

1）Menghini 型负压吸引穿刺针：该针长度为 11cm，外径为 1.6~1.8mm，内径为 1.3~1.5mm，其内配有直径 1.0mm、长 2.5cm 的小内芯，用以阻挡吸取的组织。穿刺时主要采用负压吸引，成功率达 80%~85%。其虽然价格便宜、组织损伤小，但需由 2 名术者配合共同完成，目前儿科应用较少。

2）半自动活检针：在 Tru-cut 型穿刺针基础上推进套管针的过程改为由弹簧驱动，针芯取物槽为 1.8cm，针管较 Tru-cut 针为细，穿刺时需事先拉紧弹簧，刺入肾实质后，推进针芯，套管自动弹入完成取材。此针操作简便，成功率高，组织损伤少，在儿科应用广泛。

3）全自动活检枪，将上面提到的两步动作分别交由两个弹簧完成，操作者仅需在穿刺前分别上好两个弹簧，进入肾被膜后，按动一个开关，即可启动两个弹簧，在一瞬间完成两步动作，大大简化了操作过程，提高了成功率，减少了并发症。

（4）穿刺步骤及组织处理

1）患儿排尿后俯卧于检查台上，腹部下放置约 10cm 厚的沙袋或硬枕头，便于肾脏向背部固定。体表定位后，再用超声核实定位，同时测量肾下极表面距皮肤的深度。

2）局部皮肤常规消毒、铺巾，并逐层麻醉至肾被膜。

3）超声引导下进针，当穿刺针接近肾实质时，令患儿吸气后憋住气，再行操作，以免划伤肾脏，进入肾实质后，患儿憋气状态下取材、拔针。

4）患儿的观察及处理：由于目前肾穿刺技术的进步，安全性比以前有较大的提高，患儿的损伤也较小，因此过去常用的沙袋压迫等手段基本上已经不再需要，仅在穿刺部位覆盖纱布，儿童可以腹带固定即可。患儿可保持俯卧位用担架或平车送回病房，然后平卧在病床上 24 小时，嘱患儿不要用力活动。连续查四次尿常规，观察尿的颜色及变化。密切观察患儿的血压和心率，在病情允许的情况下，可以鼓励患儿多饮水，增加尿量，降低血块堵塞尿路的发生风险。术后可酌情予以止血药。

5）取得肾组织分别送检光镜、免疫荧光及电镜检查。标本固定分别为：光镜用 10%甲醛溶液，电镜用 3%戊二醛溶液，免疫荧光用冷生理盐水纱布。

4. 并发症　随着定位方法及穿刺针的不断改进，如能严格掌握适应证，认真做好术前准备及术后观察，肾穿刺的并发症已明显减少，常见者有[1]：

（1）血尿：镜下血尿发生率几乎为 100%，一般持续 1~2 天，因为有些肾脏病本身即存在镜下血尿，因此对于镜下血尿一般不作为肾穿刺的并发症处理；发生肉眼血尿者一般不超过 5%，大多 1~3 天内消失，少数可持续 2~3 周，仅极少数需要输血或外科手术止血。

（2）肾周血肿：发生较为普遍，其发生率为 48%~85%，但通常无临床症状，不需特殊处理；有临床症状的血肿较少见，发生率<2%，如有血压、脉搏变化者，需输血，内科保守治疗无效者，需行肾切除。

（3）动静脉瘘：无症状的小动静脉瘘发生率为 44%~75%，大多数于几个月内自发愈合；出现术后严重血尿、顽固高血压或心力衰竭者<0.5%，需积极处理，必要时手术治疗。

（4）其他：穿刺侧可有暂时性腰痛、腹部不适等，多在 1~3 天内消失；肾穿刺技术开展之初，尚可见到感染、误穿其他脏器等并发症，现在随着肾穿刺技术的进步，这些并发症已几乎见不到。

五、正常尿量、排尿次数及排尿异常

（一）婴儿膀胱发育特点

婴儿膀胱的位置比年长儿及成人高，尿液充盈时可升入腹腔，触诊时在耻骨联合上可以扪及，后随年龄增长而渐降入盆腔内。婴儿膀胱黏膜柔嫩，肌肉层及弹力纤维发育不良。输尿管膀胱连接处、埋于膀胱黏膜下斜行的一段输尿管较短而直，故防止尿液反流能力差，易发生膀胱输尿管反流。随年龄增长，此段输尿管增长、肌肉发育成熟，抗反流机制逐步增强。膀胱排尿受脊髓和大脑控制，出生后最初数月之排尿纯属反射性，5~6 个月后条件反射逐渐形成，在正确教养下，于 1~1.5 岁可养成主动控制排尿的能力。

（二）正常尿量、排尿次数及尿的性质

胚胎 12 周已知有尿液形成并释入膀胱，但整个宫内时期胎儿内环境的稳定并非依赖肾脏而主要由胎盘来维持；胎儿肾脏形成的尿液排入羊膜腔，是羊水的主要成分。故双侧无肾的胎儿在宫内并不发生内环境的紊乱，而只是羊水过少。

约 1/3 新生儿于分娩过程中或生后不久即排尿，92%的新生儿于生后 24 小时内、99%于生后 48 小时都开始排尿。如 72 小时仍无排尿应考虑有泌尿道或肾脏疾患。在无脱水情况下延迟排尿通常表示尿未能形成或尿路梗阻。尿液未能形成见于两侧肾未发育、低血容量、入量不足、肾皮质坏死、肾小管坏死、两侧肾静脉血栓形成、先天性肾病等情况。此时尿路梗阻可由于后尿道瓣膜、包皮过紧、尿道狭窄、尿道憩室、精阜肥大、输尿管囊肿、神经性膀胱等疾患。

生后最初数天每天排尿 4~6 次，1 周后可增至 20~25 次/d，到能主动控制排尿时，间隔又渐延长，1 岁时每天 15~16 次，学龄期 6~7 次。每天尿量个体差异较大，除肾脏本身外，还与液体入量、食物种类、气温、湿度、活动情况及精神因素等有关。生后最初 2 天内每天尿量 15~30ml/kg，其后 4 周内可增至每天 25~120ml/kg。一般而言，婴儿每天排尿量为 400~500ml，幼儿 500~600ml，学龄前 600~800ml，学龄儿 800~1 400ml。正常小婴儿排尿情况见表 28-4。

表 28-4　正常婴儿排尿情况

项目	婴儿年龄			
	≤3 日龄	2 周	8 周	1 岁
每天排尿（ml/kg）	20~75	25~120	80~130	40~100
液体摄入的%	40~80	50~70	45~65	40~60
每次排出尿量（ml/kg）	4~6	4~7	4~6	3~6
最大尿渗压（mOsm/kg H_2O）	600~700	800~900	1 000~1 200	1 200~1 400
肾小球滤过率[ml/（min·1.73m^2）]	15~20	35~40	75~80	90~110

出生后最初数天尿内因含较多尿酸盐而呈强酸性，后接近中性或弱酸性，pH 值为 5~7。新生儿尿浓缩差，哺乳期尿比重 1.006~1.008，随辅食添加及浓缩力加强，尿比重于 1 岁时可达 1.011~1.025，近于成人水平。3~5 天内的新生儿，尤其是未成熟儿尿中可有微量蛋白。少数未成熟儿因肾单位不成熟，在血糖低于 5.5mmol/L（100mg/dl）情况下也可出现尿糖[10-12]。

六、小儿生殖器官的解剖生理特点

1. 睾丸 足月新生儿睾丸一般已降至阴囊内，如有一个或双侧睾丸未下降到阴囊内，而停留于下降过程中的某一部位，称为隐睾。自 1~10 岁，睾丸发育很慢，其附属物相对较大。12~15 岁青春期性成熟开始、睾丸增长加快，到 20 岁结束。

2. 精囊 新生儿期已经发育完善，其中仅含有未分化的性细胞，12~15 岁时，即性成熟开始期，精囊中方含有成熟的精子。

3. 阴茎 阴茎海绵体腔较小，结缔组织束和肌肉比成人细小，纤维发育较弱。包皮包住阴茎头，包皮口狭小，包皮内板与阴茎头粘连。一般 8~10 岁时，包皮可以上翻，阴茎头可以显露。青春期前阴茎发育缓慢，在青春期性成熟阶段发育很快。

4. 前列腺 小儿的前列腺发育缓慢，肛门指诊一般不能触及。至性成熟期生长得很快，20~25 岁发育完全。

5. 卵巢 卵巢滤泡在最后数月的胚胎已经成熟，只是在性成熟之后，才开始正规排卵，并伴有周期性子宫出血，即月经。

6. 子宫 新生儿的子宫颈比子宫体长，随着小儿成长，子宫壁变厚，子宫体增大，子宫体逐渐比子宫颈大。新生儿的子宫长约 3cm，10 岁以后增长较快，15~16 岁时达到成年妇女子宫的大小。

7. 阴道 10 岁以前发育缓慢，青春期发育迅速。1 月龄时阴道的长度为 3cm，10 岁小儿为 4~5cm，13 岁时为 6~7cm。

8. 阴唇 足月新生儿的大阴唇发育很好，几乎盖住小阴唇。未成熟儿及营养不良的小儿，由于缺乏皮下脂肪，大阴唇不能完全盖住小阴唇，并且阴唇张开。

七、外生殖器的检查

对婴幼儿及儿童的外生殖器应检查其形状、大小、颜色、部位和对称性。应观察尿道口的位置，睾丸是否下降至阴囊或留在腹股沟部，小阴唇是否可以分开。阴囊或阴唇往往在新生儿时期有些水肿，臀产者尤为明显，几天之内水肿即消退。正常阴茎大小差异较多，在膀胱充盈时可以勃起。新生儿的包皮口很紧，并且包皮与阴茎头粘连，不能上翻。两侧睾丸可以大小不同。出生后数天内小阴唇较大，很快地缩小，直到青春发育期。阴道黏膜为深红色，到发育成熟后成粉红色。子宫与卵巢在青春期前体积较小，一般不能经直肠指检触及。

（沈颖 孙宁）

参考文献

[1] 王海燕. 肾脏病学. 3 版. 北京：人民卫生出版社，2008：48-105，111-219.

[2] 杨霁云，白克敏. 小儿肾脏病基础与临床. 北京：人民卫生出版社，2000：13-24.

[3] 薛辛东. 儿科学. 2 版. 北京：人民卫生出版社，2011：321-324.

[4] SCHWARTZ GJ，FURTH SL. Glomerular filtration rate measurement and estimation in chronic kidney disease. Pediatr Nephrol，2007，22（11）：1839-1848.

[5] SCHWARTZ GJ，GAUTHIER B. A simple estimate of glomerular filtration rate in adolescent boys. J Pediatr，1985，106（3）：522-526.

[6] SCHWARTZ GJ，FELD LG，LANGFORD DJ. A simple estimate of glomerular filtration rate in full-term infants during the first year of life. J Pediatr，1984，104（6）：849-854.

[7] SCHWARTZ G J，MUNOZ A，SCHNEIDER M F，et al. New Equations to Estimate GFR in Children with CKD. Journal of the American Society of Nephrology，2009，20（3）：629-637.

[8] HUI-KIM YAP，ISAAC DESHENG LIU，WOO-CHIAO TAY. Pediatric Nephrology On-The-Go. 2012.

[9] 赵孟准，叶慧钦. 实用儿科肾脏病学-最新实践进展. 北京：北京大学医学出版社，2007.

[10] 叶任高，李幼姬，刘冠贤. 临床肾脏病学. 2 版. 北京：人民卫生出版社，2007：68.

[11] 杨霁云. 小儿肾脏病基础与临床. 北京：人民卫生出版社，2000：48-54.

[12] 丛玉隆，马骏龙. 当代尿液分析技术与临床. 北京：中国科学技术出版社，1998：5-160.

第 2 节　泌尿生殖系统的先天畸形

先天泌尿生殖器官的畸形是身体各部先天畸形中发病率较高的。近年对人类基因组的研究和对小鼠基因工程试验揭露新生儿常见的肾、输尿管各类畸形是多基因疾病，即因多基因同时有缺陷所致，包括血管紧张素Ⅱ受体基因(angiotensin type 2 receptor gene，AGTR2)异常[1]。在泌尿生殖系统中可同时有多种畸形，又可与其他器官的畸形并存，如肛门闭锁、食管气管瘘及心脏畸形等，而先天性腹肌发育不全的婴儿常合并泌尿生殖系统畸形。首都医科大学附属北京儿童医院 1955—1972 年 6 900 例尸检病例中，128 例有先天性泌尿系统畸形，占 1.9%。其中以多囊肾、蹄铁形肾、肾发育异常、重肾双输尿管畸形以及输尿管狭窄和扩张较为多见。该院外科 1956—1970 年住院总数 43 913 例中，先天性泌尿生殖系统畸形 858 例，约占 2%。1972 年 8 月至 1981 年 7 月泌尿外科 9 年间共收治 1 205 例患儿，其中 789 例(65%)为先天性泌尿生殖系统畸形。1993 年 1 月 1 日至 2002 年 12 月 31 日 10 年间泌尿外科收治 4 770 例住院手术患儿，先天畸形有 4 046 例，占 84.8%，2019 年泌尿外科收治 2 800 例患儿，先天畸形有 2 493 例，占 89%，可见疾病谱变化，先天畸形的比例明显增加。

部分泌尿生殖器官畸形可以终身无症状，只是在进行泌尿系造影、手术或尸检时才被发现。有些畸形造成尿路梗阻如尿道瓣膜、输尿管囊肿，可引起严重肾损害，如合并感染、结石，则更加重肾脏的破坏，可造成肾功能不全，甚至死亡。这部分病例如能早期诊断，及时手术矫治，尚能保存或改善肾脏功能。小儿泌尿系疾病的症状在乳幼儿常以全身症状如发热、食欲缺乏、消瘦、腹胀为主，可误诊为全身性或呼吸道感染。故凡有排尿异常、下腹膨隆、反复尿路感染或慢性脓尿、生长迟滞、高血压等，均须考虑有无泌尿系畸形，进行相应的泌尿系检查。

一、肾和输尿管畸形

(一)肾不发育

1. 先天性单肾缺如　先天性单肾缺如(congenital unilateral renal agenesis)，临床多无症状，因其发病率在各作者报道中差异较大，约为 1∶450～1∶1 800。Mayo Clinic 施行静脉尿路造影的一项研究中，提示临床发生率接近 1∶1 500。男、女比为 1.8∶1，左侧多见。有家族倾向。

半数以上的患儿有同侧输尿管缺如，或常伴输尿管闭锁，无输尿管完全正常的病例。膀胱三角区一侧不发育或不对称。10%～15%的男性和 25%～50%的女性合并生殖器畸形。无论男孩女孩，性腺常是正常的，但起源于 Müllevian 管或 Wollffian 管的结构常是畸形的。在男性可有附睾尾、输精管、精囊壶腹和射精管的缺如；在女性可有单角子宫伴同侧子宫角和输卵管的缺如、双角子宫伴一个角的不全发育、双子宫或有中隔的子宫。也有报告双阴道或分隔阴道者。因此女孩有内生殖器畸形者，临床医生应做泌尿系统的检查。其他系统畸形，包括心血管系统占 30%、胃肠道占 25%、骨骼肌肉系统占 14%。单肾不发育也可发生在 Turner 综合征和 Doland 综合征等患儿中。

单侧肾不发育，因对侧肾功能正常，临床上无任何症状，可终身不被发现。体检时在男孩发现输精管、附睾体、附睾尾的缺如，在女孩有阴道发育不良或分隔，合并单角或双角子宫时，应想到单侧肾不发育的可能性。腹部 B 超和静脉尿路造影，可以显示一侧肾缺如和对侧肾代偿性增大。放射性核素扫描也有助于诊断。膀胱镜可观察不对称的膀胱三角区或半个三角区。

单侧肾不发育，对侧肾患病的机会并不增加。但如罹病则其预后要比有两个正常肾者差。其严重危险在于当孤立肾有病变或受到外伤后，不了解患儿只有一个肾而轻易施行肾切除。这种严重错误在临床工作中是发生过的。因此，进行肾切除手术前必须查明对侧肾脏的情况，孤立肾手术时尽可能保留有功能的肾单位尤为重要。

2. 双侧肾不发育　双侧肾不发育(bilateral renal agenesis)，又称 Potter 综合征，常合并面部畸形(Potter 面容、睑裂间距大、鼻宽广、耳大、位置低、小下颌)，多见于男性、早产、体重低的小儿。胎儿在子宫内发育迟缓，约 40%是死产。Potter 在 5 000 例胎儿及新生儿的连续尸体解剖研究中见到 20 例双肾缺如，即 1 000 例中有 4 例。本症常合并肺发育不全而有呼吸困难。即便活产，小儿生后几天即死于肾衰竭。

(二)肾发育不全

肾发育不全(renal hypoplasia)是指肾脏小(较正常

体积小50%以上)(图28-6),但肾单位及导管的分化及发育是正常的。肾发育不全时肾单位的数目减少,肾小叶及肾小盏的数目减少,肾小盏可少于5个而形成小肾(正常肾脏肾小盏在10个以上)。肾发育不全可单独存在或合并其他脏器异常。

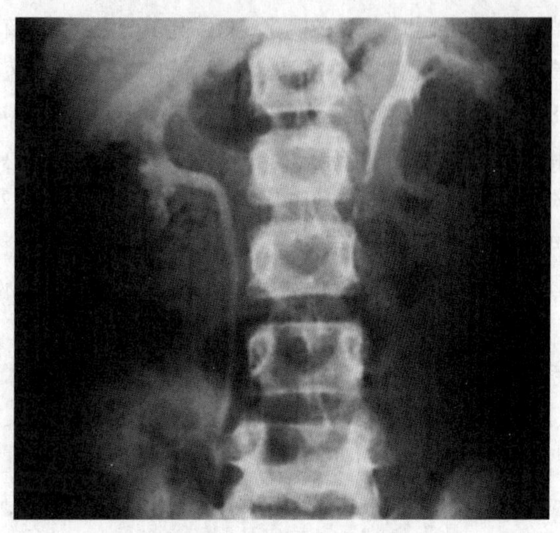

图28-6 左肾发育不全
静脉肾盂造影,左肾小,靠近脊柱。

1. 单纯肾发育不全 单纯肾发育不全(simple renal hypoplasia)是非遗传畸形,个别病例有家族性,但90%以上病例是散发的,无性别差异。本症特点是小肾含有正常肾实质。由于多数小儿是双侧肾发育不全或一侧肾发育不全、对侧肾不发育,故临床表现为肾功能不全、脱水、生长发育迟滞,也是小儿慢性肾功能不全最常见的原因之一。小儿多属早产婴儿、尿比重低。Bernstein及Meyer观察到小儿能生存3个月以上者,其中80%有中枢神经系统异常。在儿童及成人常见的单侧肾发育不全合并对侧代偿性肾肥大的病例中,可并发高血压,尿及肾功能检查一般正常,只有因高血压或其他原因做诊断性静脉尿路造影时才被发现,但若无形态学检查,就难以区别是肾发育不全还是肾发育异常。

2. 节段性肾发育不全 节段性肾发育不全(segmental hypoplasia)不常见,约1 200例尸解中有1例,多见于女性,无家族性。本症特点是小肾合并节段性及小叶区域严重皮、髓质发育不全。从肾被膜外可见肾实质薄的部位覆盖扩大的肾盏,该处表面凹入呈沟状。病变区可以单个或多发,可表现为一侧或两侧肾脏同时受累。

临床上多数病例以严重高血压为主要表现,如头痛或合并高血压脑病,其中50%有视网膜病变。高血压患儿尿常含蛋白及红细胞,肾功能变化取决于高血压及感染的严重程度,可以正常或严重受损。静脉肾盂造影见小而形态不规则的肾,并有扩大的肾盏。选择性肾动脉造影可显示节段性瘢痕。

治疗:并发高血压、感染或结石的患儿,可能需做部分或全肾切除。如系双侧病变合并肾功能不全需考虑透析疗法及肾移植。

3. 先天性肾单位减少伴代偿肥大 先天性肾单位减少伴代偿肥大(oligomeganephronia),常见于双侧先天性病变,无家族性,多见于男性,约1/3患儿出生体重小于2 500g,母亲年龄大于35周岁。

双侧肾小,苍白而硬,平均重量为20~25g。肾单位数明显减少,只有正常肾脏的1/5,但肾小球直径较正常大2倍,体积增大7~12倍,近端肾小管长度增加4倍。

临床表现主要是进行性肾功能不全、呕吐、不明原因的发热、脱水、多尿、烦渴及生长停滞,多见于新生儿及小婴儿,有中度蛋白尿,此期静脉泌尿系造影可见肾小而无肾盏变形。患儿血压正常,发生进行性尿毒症时,一般活至12~15岁。除非做透析疗法,否则最终死于肾功能不全。

治疗:在早期包括维持水电解质平衡、维持营养、矫正贫血。由于本症多不合并其他畸形,疾病进展缓慢,故是肾移植的对象。

(三)肾囊性病变

肾囊性病变(renal cystic disease)表现为肾脏出现覆有上皮细胞的囊肿,是一组不同原发病,病因不同,形态学特征及临床表现也不同,故命名混乱而复杂。有些囊肿是发育异常,与遗传有关,也有些是后天性的。可在任何年龄发病,可在肾的任何部位形成,囊肿可为单发,也可多发。近年来应用超声和CT检查能早期检出。肾囊性病变简单分类如下[3]:

多囊肾(polycystic kidney disease,PKD)

- 常染色体隐性遗传多囊肾(autosomal recessive polycystic kidney disease,ARPKD)
- 常染色体显性遗传多囊肾(autosomal dominant polycystic kidney disease,ADPKD)

髓质囊肿(cysts of the medulla)

- 少年性肾单位肾消耗病(juvenile nephronophthisis,NPN)
- 髓质囊性病(medullary cystic kidney disease)
- 髓质海绵肾(medullary sponge kidney)

肾小球囊性病(glomerulocystic kidney disease)

- 散发的肾小球囊性病（sporadic glomerulocystic kidney disease）
- 家族发育不全性肾小球囊性病（familial hypoplastic glomerulocystic kidney disease）
- 常染色体显性遗传肾小球囊性病（autosomal dominant glomerulocysticerous kidney disease）

多房囊性肾发育不良（multicystic dysplastic kidney）

单纯性肾囊肿（simple renal cysts）

肾多房性囊肿（multilocular cysts）

获得性囊性肾病（acquired cystic kidney disease）

综合征合并囊性肾病（syndromes with cystic kidneys）

- 结节性硬化（tuberous sclerosis）
- 麦克尔综合征（Meckel's syndrome）
- 希-林病（Von-Hippel-Lindau disease）

囊肿的分布及形态根据疾病种类及患儿年龄而异，有些囊性病变多见于小儿，其他则多见于成人。现将小儿常见的肾囊性疾病分述如下（图 28-7）。

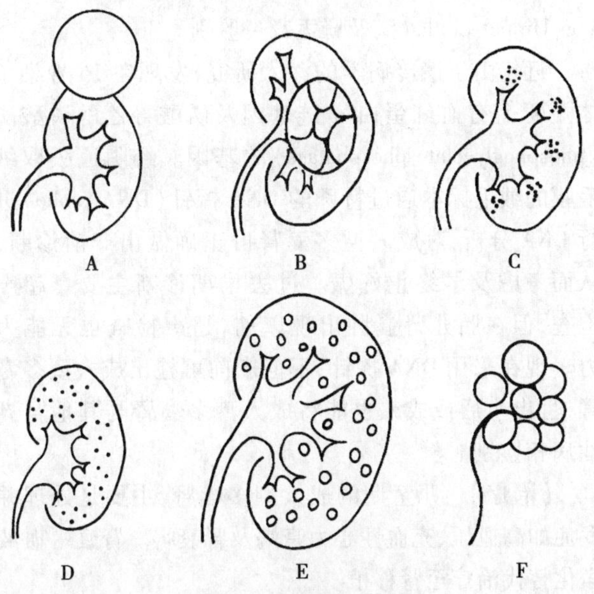

图 28-7　肾囊肿示意图

A. 单纯性肾囊肿；B. 肾多房性囊肿；C. 髓质海绵肾；D. 婴儿型多囊肾；E. 成人型多囊肾；F. 多房性肾囊性变。

1. 多房性肾囊性变　多房性肾囊性变（multicystic kidney）构成新生儿及小婴儿最常见的腹部肿物，多是单侧性，无家族倾向，无明显性别差异。患肾失去正常形态，被不规则的分叶的囊肿所占据，其大小及数目不一（图 28-8）。在大体标本看不到肾实质，常伴有输尿管畸形如输尿管缺如、输尿管呈一实性索条或是一扩张的输尿管，其盲端终止于肾下几厘米。有些病例输尿管的上下端是通畅的，但中段是闭锁的。多房性肾囊性变可累及肾的一部分，而另一部分则是正常的，或累及马蹄肾的 1/2。组织学检查囊肿被覆立方形或扁平上皮，囊肿之间的组织包含软骨灶及肾小球和曲管的初级形态（肾发育不良），但也可见正常肾小球及近曲小管。对侧肾可有代偿性肥大以及肾盂输尿管连接部梗阻所致肾积水。

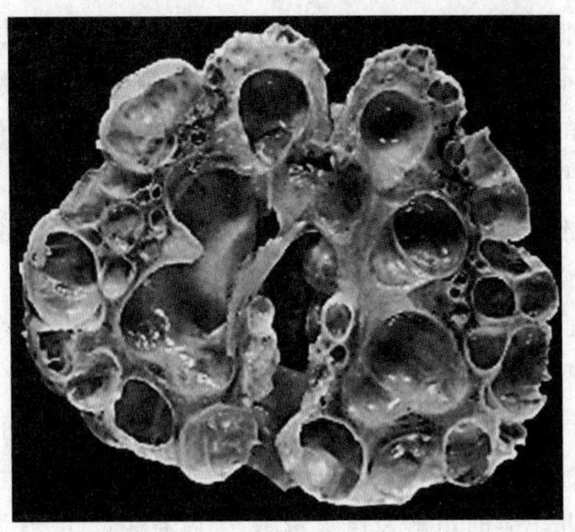

图 28-8　多房性肾囊性变

在病因上，多房性肾囊性变似乎是胎儿早期输尿管梗阻的最严重结果。90%的肾发育异常（renal dysplasia）是由于肾小球及肾小管发育不成熟及分化不良，肾小管常呈囊性扩张，常合并其他泌尿系畸形，而畸形所造成尿路梗阻越重，肾发育不良也更严重。

【临床表现与诊断】　腹部肿物是本症最常见的症状，肿物透光试验阳性。静脉肾盂造影患侧不显影，但若用大剂量造影剂，早期摄片可见肥皂泡样的肾形态，是由于造影剂位于囊肿壁的血管内。膀胱镜检查可见患侧无输尿管口，有时只有一部分输尿管在逆行造影上显影。罕见并发症，可有囊肿壁钙化，曾有作者报告多房性肾囊性变破溃入腹腔引起腹水者。

【治疗】　双侧及孤立性多房性肾囊性变无法治疗，单侧病变可做肾切除，但需了解对侧肾脏情况及首先解除对侧的尿路梗阻。

2. 多囊肾　多囊肾（polycystic kidney）根据遗传性质、临床表现及病程等特点又可分为婴儿型多囊肾及成人型多囊肾。

【病理变化】

（1）婴儿型多囊肾（infantile polycystic kidney）：本症是常染色体隐性遗传，均伴肝脏病变，虽然主要见于年幼儿，但也可发生于年龄较大的儿童及成人。

双肾显著增大，外形保持正常，表面光滑，但胎儿肾脏的分叶状态较正常肾更明显。因肾的皮髓质被小囊肿所侵犯，故切面呈海绵状或蜂窝样。组织学检查可见肾实质被多数与肾表面成直角排列的长的囊肿所代替。

在被膜下可看到少数正常的肾小球及曲管。肾功能检查显示囊肿是肾单位的功能部分,显微解剖可见囊肿为扩张的集合管。输尿管及膀胱发育正常。严重病例,由于胎儿尿少导致膀胱发育不良。

根据受累肾单位的比例和症状出现的时间,婴儿型多囊肾可分为四个临床亚型:

1）围产期型:由于婴儿腹部膨隆,产程往往长而不顺利,可见小儿循环不良及呼吸困难,呈现典型的Potter面容。有时因并发肺发育不全,纵隔积气而出现发绀,显著呼吸困难,可于出生时或生后不久死亡。有些婴儿出生时可触及巨大肾脏,生后有尿毒症、脓尿、血尿及高血压,围产期可能存活。这些婴儿肾脏的90%或更多的肾组织为囊性或发育异常。静脉泌尿系造影双肾不显影,肾超声检查可证实大而多囊的肾。排尿性膀胱尿道造影显示膀胱正常,无反流,无尿道梗阻。如出生时就有尿毒症则预后不良,死产的百分率高,绝大多数尿毒症新生儿均于围产期或生后3个月内死亡。

2）新生儿型:在新生儿期存活者,常有进行性尿毒症、高血压,并可触及双侧肾增大。经肾超声检查,囊肿病变范围广泛,约60%的肾单位发育异常,多于生后6个月内死于尿毒症。有些患儿经适当限制饮食中的蛋白质,治疗肾性酸中毒、高磷血症及高血压可使尿毒症减轻,肾功能改善,患儿可存活到儿童期,但肝脏的病变随年龄增长逐渐显现,终将危及生命。

3）婴儿型:有25%~50%的肾单位有囊性肾发育异常,临床表现为生长迟滞、进行性尿毒症以及儿童期的肝功能衰竭,在出生时难与新生儿型区别,只是婴儿型在婴儿期没有进行性尿毒症。

4）童年型:由于双侧肾囊性病变小于10%,而肝脏病变广泛,故在10~20岁时表现肝病变,只有做尸检时才偶然发现有多囊肾。

（2）成人型多囊肾(adult polycystic kidney):本症是常染色体显性遗传,约3%的病例于小儿期就开始有症状,但在小儿引起肾衰竭者罕见。

双侧肾增大,大小不规则的囊肿散在于皮质及髓质,夹杂有正常肾实质,囊肿可在肾单位或集合管的任何部位。肾小球囊肿是成人型多囊肾在早期的一个特点。成人的并发症(出血、结石及感染)不常见于小儿,也往往不严重。散在局灶性肝囊肿只占成人患儿的1/3,不产生功能障碍,脾及胰囊肿不常见。

【临床表现】 50岁前有症状的,存活时间较长,常有家族史。症状分为两方面,一方面与囊肿有关,另一方面与肾功能受损有关。与囊肿有关的症状为不适、腰痛、腰部肿物、血尿、急性感染,以及当血尿或并发结石通过输尿管时可发生绞痛。病变进展时,肾组织受压,肾功能受损则有慢性肾功能不全,最终出现尿毒症。肾衰竭出现前,常有尿浓缩能力降低,70%以上患儿有高血压,体检可触及双肾肿大,表面呈结节状[2]。

除有轻度蛋白尿及尿比重低外,尿常规检查常无异常发现。当有血尿及感染时,则尿内有红、白细胞。

【诊断与鉴别诊断】 超声、静脉尿路造影及CT检查是主要的确诊手段。肾外形增大,轮廓不规则,肾盂肾盏因被囊肿挤压而变形。肾盏可延长、弯曲呈蜘蛛腿样或呈新月状,X线影像与肾肿瘤相似,但本症病变广泛且为双侧性。上述X线表现罕见于10岁前,但B型超声检查可较早期检出囊肿。逆行肾盂造影有导致感染的危险,而肾穿刺活体组织检查则有出血的可能。

约1/3病例合并肝囊肿,但不引起肝功能障碍。其他器官如膀胱、附睾、肺、卵巢、睾丸、胰、脾、甲状腺及子宫也可有囊肿。6%患儿有脑血管意外。

本症晚期诊断无困难,早期需与肾肿瘤、肾积水、Von Hippel Lindau病及肾盂肾炎鉴别。

近年由于遗传病学的深入研究,发现在16号染色体短臂上有血红蛋白α链基因及磷酸羟乙醇磷酸酶(phosphoglycolate phosphatase)的基因。经阴道吸取绒毛膜的绒毛标本通过特殊的DNA探针(DNA probe)进行DNA分析,对成人型多囊肾可正确做出产前诊断,从而考虑及早终止妊娠。过去早期诊断主要靠超声检查,但在胎儿肾囊肿出现以前,超声检查也无能为力。现在采用DNA探针,不但产前可检出成人型多囊肾,且出生后或成人也能将成人型多囊肾与其他肾囊性病相鉴别。

【治疗】 儿童期的成人型多囊肾,主要是处理并发症如高血压、充血性心力衰竭及肾衰竭。肾衰竭血液净化替代治疗至肾移植。

（3）家族性双侧囊性肾发育异常:家族性双侧囊性肾发育异常(familial bilateral cystic dysplasia of kidneys)为肾发育异常的弥漫性囊肿型,很少波及肝脏,不伴有尿路梗阻。为常染色体隐性遗传。

严重者可见肾肥大,弥漫性囊肿,几乎全是扩大的导管及极少分化的肾单位。

本症除肾脏肿大外,常合并其他器官及系统的畸形,可并发肺发育不全而发生新生儿呼吸窘迫综合征,也可伴有中枢神经系统畸形,如脑积水或无脑畸形,这可为Meckel综合征的一部分。轻者可存活,重者早期即可有肾衰竭,往往在新生儿期死亡。

3. 肾多房性囊肿 肾多房性囊肿(multilocular cyst

of kidney）的病理特点是具有完整被膜的肿物，将正常肾组织推移并压迫引起肾组织萎缩。肿物无浸润性，切面可见由很多囊肿构成。囊肿的直径可由数毫米至数厘米，其内含草黄色或血性液体，尿素与电解质的含量与血浆相似。显微镜下囊肿被覆规则的扁平至立方形上皮细胞，其间隔为小而圆的原始细胞至长而成熟的成纤维细胞，偶见平滑肌细胞，间质为疏松组织或致密胶原纤维，并于间隔中见到胚胎性肾组织如肾小球及肾小管。

本症可见于任何年龄，多以腹部肿物为主诉，如囊肿疝入肾盂则有血尿。静脉肾盂造影可见患侧肾盂肾盏受肿物压迫而变形或不显影，选择性肾血管造影可见边缘清楚的无血管肿物，其被膜处可见血管。超声检查可发现囊性肿物。

未见有双侧肾多房性囊肿、囊肿复发及转移的报道。由于术前靠临床表现及影像学检查与囊性部分分化型肾胚胎瘤不易区分，故经腹腔入路做肾切除为好。如对侧肾也有病变，则需做肿物切除或患侧肾部分切除。

4. 肾髓质囊性病　详见本章“遗传性家族性肾脏疾病”。

5. 髓质海绵肾　髓质海绵肾（medullary sponge kidney，medullary tubular ectasia，Cacchi Ricci disease）不常具家族史，多见于 40~60 岁男性，也有报告婴儿尸检发现髓质海绵肾病例，较少于儿童期诊断。儿童期诊断患儿多有反复尿排结石病史。

病变侵及部分或全部肾髓质，圆形或梭形囊肿（1~8mm）从肾盏顶扩展到锥体，多为双侧肾病变，肾皮质正常。显微解剖见髓质集合管呈均匀弥散性扩张。肾功能一般正常，可因继发感染、结石而出现血尿等症状（图 28-9）。

肾盂造影见肾髓质显著增大，集合管呈一簇球状。主要针对并发症如感染、结石等进行治疗，而结石有时须考虑手术。

6. 单纯性肾囊肿　单纯性肾囊肿（simple renal cyst）可分为孤立性或多发性，常见于 50 岁以上成人而少见于小儿，故有可能是后天性的。多见于男性及左肾。Campbell 在 19 000 余例小儿尸检中仅见 4 例单纯性肾囊肿。囊肿常是孤立性、单侧病变，但可合并对侧肾病变。单纯肾囊肿不常产生症状，只因腹部肿物或静脉肾盂造影时偶然发现。

肾盂造影可显示肾盂肾盏受压、拉长及变形，超声及 CT 检查可与实体性肿瘤鉴别。如囊肿直径小于 4cm，超声检查呈典型肾囊肿征象者应定期观察。如囊肿直径大于 4cm，应于超声引导下，穿刺抽吸囊液，测定胆固醇和乳酸脱氢酶，对鉴别良性和恶性囊肿有指导意义。如系单纯性囊肿，抽液后可注入 0.5g 四环素加生理盐水稀释至相当于囊液的 1/10 量。也有报告用无水乙醇作为硬化剂注入囊内者。近年报道多经腹腔镜做囊肿切除或去顶术治疗。

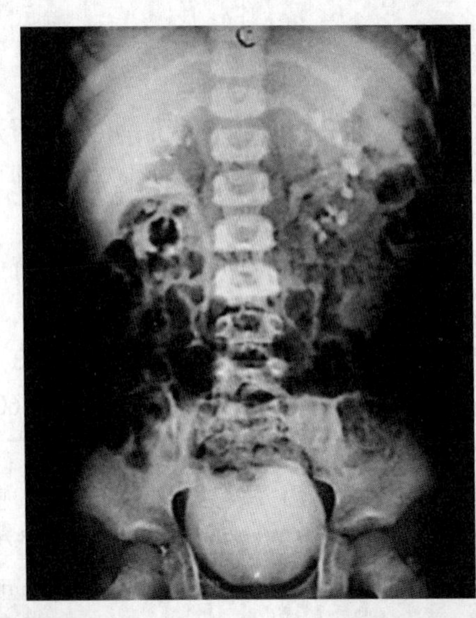

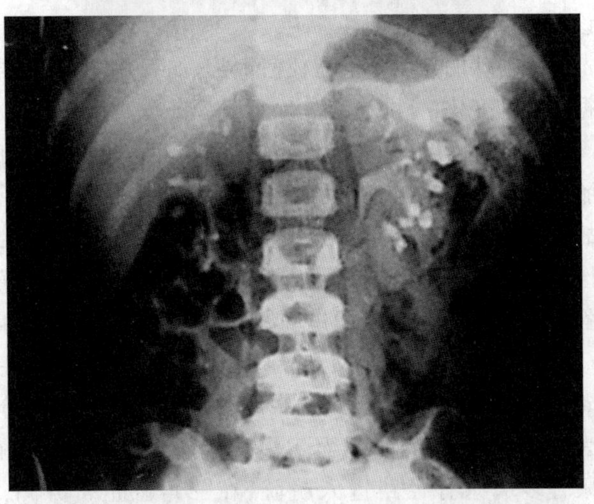

图 28-9　海绵肾并发肾结石

患儿，男，4 岁，因尿道结石就诊，经静脉肾盂造影诊为海绵肾并发肾盏结石。

7. 肾盂周围囊肿　肾盂周围囊肿（peripelvic cyst）在肾门附近，因受周围组织限制，乃向深部发展，直径小于 5cm。发生原因可有：①单纯肾囊肿生长在肾门内；②淋巴管梗阻后形成的淋巴囊肿；③由中肾管发生的，囊肿增大则挤压肾盂、肾盏使之变形，甚至积水。一般不需治疗，当有并发症时或需手术治疗。

8. 肾周囊肿　肾周囊肿（perinephric cyst）为肾盏破裂，尿液漏出，积聚在肾表面与肾包膜之间，颇像睾丸鞘膜积液。其范围可完全或部分包绕肾脏。囊内液体压力高，可造成肾性高血压。切开引流即可治愈。

（四）异位肾

胎儿期肾胚芽在盆腔内，随着胎儿生长，肾逐渐上升到正常位置，上升发生障碍或误升向对侧，即形成异位肾（ectopic kidney）或交叉异位肾。

1. 盆腔肾 盆腔肾（pelvic kidney），由于肾上升障碍，旋转亦有障碍。肾一般较小，呈扁平、球形，输尿管也较短（肾下垂或游走肾时，输尿管较正常者长），文献上报道 600～1 000 人中有 1 例，占异位肾的 60%，约 10%盆腔异位肾是孤立肾。

下腹可触及肿物，因并发尿路梗阻、结石、感染而有症状。或由于压迫血管、神经或附近器官产生下腹痛、胃肠症状以及膀胱刺激症状。肾盂造影可协助诊断。

无症状的异位肾不需任何治疗，如有并发症，则根据其病理变化，分别治疗。

2. 胸内肾 胸内肾（thoracic kidney）极少见。在胚胎第 8 周，肾继续上升，对未完全形成的膈可能有压力，故先天性胸内肾约半数合并横膈疝，多见于左侧及男性。本病多无症状，在体检或胸部 X 线检查时发现横膈上有肿物，肾盂造影可以确诊。

3. 交叉异位肾 交叉异位肾（crossed ectopic kidney），一侧肾脏由原侧跨过中线移位到对侧。又可分为融合型与非融合型。肾盂多位于肾的前面，两侧输尿管多从原有径路进入膀胱，在三角区正常开口。患儿多无症状，或有下腹痛、肿物及压迫症状，常合并其他系统畸形。超声、肾盂造影及 CT 检查可明确诊断。

（五）融合肾

融合肾（fused kidney）即两侧肾相融合，有各种类型，如蹄铁形肾、盘形肾、乙状肾、块状肾等，其中最常见的是蹄铁形肾。

蹄铁形肾（horseshoe kidney）即两侧肾的一极可在脊柱之前或腹部大血管之前互相融合，约 90%病例是下极互相融合，称蹄铁形肾（图 28-10）。其融合的部分名为峡部，为肾实质或结缔组织所构成，多位于腹主动脉及下腔静脉之前，腹主动脉分叉之上。肾可较正常位置低，肾盂因受融合的限制，不能正常旋转，输尿管则越过融合的峡部前面下行，可有引流不畅，易并发积水、感染或结石[3]。每 300～1 000 例尸检中有 1 例，多见于男性。临床上约 400 人中有 1 例。

【临床表现】 主要症状是因神经丛或输尿管受压迫而出现脐周痛或胃肠道症状，在小儿可以全无症状，亦有误诊为腹部肿瘤者。蹄铁形肾可并发其他系统的严重畸形，如心血管或神经系统畸形。

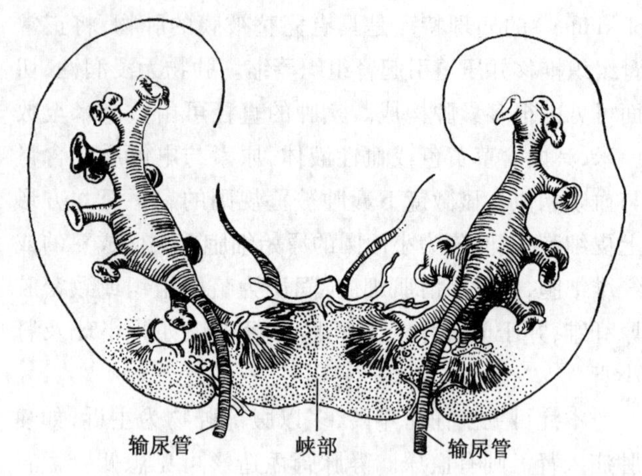

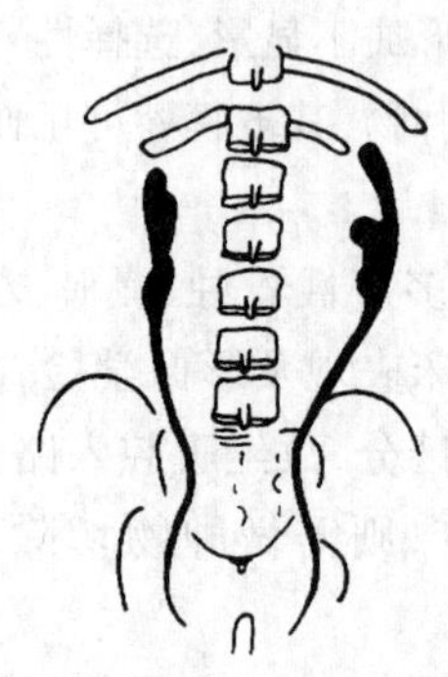

图 28-10 蹄铁形肾
两侧肾下极在脊柱之前融合。

【诊断】 下腹部触及肿物，静脉尿路造影显示肾长轴的延长线与正常肾盂相反，向尾侧汇合（见图 28-10）。

【治疗】 无症状者不必治疗，有压迫症状者可手术切断峡部，如一侧肾患严重病变如结核、肿瘤则需将患侧切除。如一侧有先天性肾积水，肾盂输尿管连接部梗阻，可做该患侧离断性肾盂成形术。

（六）肾旋转异常

肾旋转异常（malrotation of kidney）是在胚胎发育过程中（4～8 周胚胎），随肾自盆腔上升，其轴发生 90°旋转；最常见的是旋转不全，即肾盂朝向前侧；如旋转过度，则肾盂朝向后侧，较罕见。肾旋转异常可以是单侧或双侧性，常见于异位肾及蹄铁形肾。

静脉肾盂造影在前后位时因受肾盂影像掩盖而看不清肾盏影，斜位时显影较好。肾旋转不良不需要矫正。如有尿潴留、感染、结石等并发症，则根据情况进行治疗。

（七）先天性肾盂输尿管连接部梗阻

先天性肾盂输尿管连接部梗阻（ureteropelvic junction obstruction，UPJO）是先天性肾积水最常见的原因。由于梗阻妨碍尿流从肾盂进入输尿管，造成肾盏扩张、肾实质损害甚至肾衰竭。本症可见于各年龄组，但婴幼儿及男性发病更多，多见于左侧，其次是双侧病变，右侧较少。

【病因】 肾盂输尿管连接部狭窄是最多见的机械梗阻原因。然而，经电子显微镜发现肾盂输尿管连接部（PUJ）有大量胶原纤维介于肌细胞之间，使肌细胞互相分离，不能传递来自起搏细胞（pacemaker cell）的电活动。起搏细胞位于肾盂肾盏的近侧部位，是一种特殊的平滑肌细胞，接受来自尿液的刺激而产生电活动，经肌细胞传送而产生管壁的蠕动，将尿液向下输送。本病异常的胶原纤维使肌细胞失去正常的排列，阻断了正常蠕动的传送。

引起肾盂输尿管连接部梗阻的其他原因有肾下极的异位血管或纤维索压迫，高位输尿管开口于肾盂，肾盂输尿管连接部息肉，偶见输尿管腔内胎儿皱襞不消失形成瓣膜而引起梗阻。

【临床表现】 因年龄而异，腹痛、血尿或感染多见于儿童，而婴儿则以腹部肿物为主。腹痛颇像胃肠道疾患，间歇性并可伴有呕吐。血尿多见于轻度外伤后。另一特点是大量饮水后出现腰痛，系肾盂因利尿突然扩张所致。胎儿可经产前超声检出肾积水。

【诊断】 静脉泌尿系造影可见肾盏、肾盂扩张，患侧输尿管不显影。超声患侧有肾积水而输尿管不扩张。磁共振（MRI）水成像可清楚显示梗阻部位。肾核素扫描除证实梗阻外，还可了解分肾功能，利尿肾图可了解是否存在机械梗阻。

【治疗】 巨大肾积水时，外伤致血尿甚至肾破裂的风险增加，对以腹部肿物为主诉的肾积水以及有临床症状者均宜手术治疗，包括梗阻继发结石的病例。围产期经超声检出的肾积水，如不合并羊水量少，可于出生后 1~3 周做超声复查。由于新生儿肾浓缩功能差，故宜于生后 3~4 周做静脉尿路造影检查。对有轻度肾盂肾盏扩张的病例可继续随诊观察至 3~18 个月。一般生后为 3~6 个月，肾盂前后径<30mm 或肾核素扫描示分肾功能>40%时，可用超声随诊观察。如病情加重或有明显肾盂肾盏扩张的小儿，当肾盂前后径>30mm，或肾核素扫描显示分肾功能<40%时，证明患儿出现明显的肾功能损害，需及时手术干预，一般 3 周龄后手术较为理想[4]。对合并感染药物不能控制的肾积水应先做经皮肾穿刺造瘘引流。

如有肾浓缩功能不良而肾不显影时，可做^{99m}Tc-DMSA（^{99m}Tc-二巯基丁二酸）核素扫描检测分肾功能，一般患肾功能在 10%以上，需保留患肾，梗阻解除后，肾功能可望改善。肾盂成形术后，临床症状如腹痛、肿物、尿路感染等消失，即为治愈。至于影像学检查，很难见到扩张的肾盂、肾盏完全恢复正常，实际上形态能恢复正常者不到 10%。

绝大多数梗阻的肾可保存 1/3 以上的功能，一般应做离断性肾盂成形术（Anderson-Hynes 术式）切除病变部位，手术成功率达 98%以上。双侧病变可同期完成手术。临床症状消失即为治愈，已扩张的肾盂肾盏仅 10%能恢复正常。如对侧肾脏正常，而患肾功能严重丧失，经引流后患肾功能小于总肾功能的 10%或并发肾发育异常时，应做肾切除。近 20 年来腹腔镜微创外科技术不断普及与提高，开放与微创两种手术方法成功率没有显著性差异。手术入路可采用后腹膜入路和腹腔入路。经后腹膜或经腹腔入路完成的离断性肾盂成形术成功率均可达 95%以上，经腹腔入路似有更好的操作空间，便于手术操作。

三维腹腔镜可以提供更好的立体空间感，便于高难度重建手术操作。机器人手术可获得更稳定和精准的操作，各个方向的活动更灵活和随意。上述两项设备均已在小儿离断性肾盂输尿管吻合术中使用，并显示出优越性。

（八）重肾双输尿管

重肾双输尿管（duplication of kidney and ureter）指肾分为上、下两部，两部各有一肾盂，并各通入一输尿管，即双输尿管。双输尿管可以是全长的，即在膀胱各有一输尿管口，也可以在不同部位汇合为一根输尿管，即 Y 形输尿管。不完全性双输尿管的汇合，可发生于肾盂与膀胱间的任何一点，甚至可发生于膀胱壁段输尿管[5]。

重肾双输尿管是常见的肾畸形，在尸检中约占 1%，在泌尿系造影中约占 2%~3%。肾的表面可见一浅沟，一般上半肾部小，仅占全肾的 1/4~1/3。罕见具有 3~5 个肾盂输尿管的病例。约 10%~15%重肾双输尿管合并其他泌尿系畸形，如输尿管口异位、输尿管膨出。重肾双输尿管如无并发症，可终身不被发现，常因并发畸形或感染做肾盂造影而得以诊断。

重肾双输尿管如无症状，不需治疗。如有感染尚无形态及功能上的改变，则应进行较长期的药物治疗。临床表现多种多样，上半肾部如有输尿管口异位，表现为正常排尿加尿间滴尿。上半肾部如有输尿管膨出，可表现为排尿困难、尿道口肿物脱出或泌尿系感染。排尿性膀胱尿道造影可发现输尿管膨出，表现为膀胱内充盈缺损，部分患儿有下半肾部膀胱输尿管反流。治疗根据上肾部和下肾部的功能状况决定，如重肾之上半肾或下半肾因严重病变丧失功能，则做半肾切除。如果重复肾功能良好可选择输尿管膀胱吻合、上输尿管与下输尿管吻合或上输尿管下肾盂吻合。半肾切除同样可经腹腔镜完成手术，超声刀或超声剪处理切除半肾的肾蒂和肾实质可明显减少出血，并简化手术操作，缩短手术时间。

（九）腔静脉后输尿管

腔静脉后输尿管（retrocaval ureter）是由于胚胎期腔静脉发生反常，输尿管不在腔静脉的外侧而是从下腔静脉的后面绕过，再回到正常的路线。因输尿管与腔静脉交叉点尿路通过障碍，故其上侧发生肾输尿管积水。

绝大多数腔静脉后输尿管是由腹侧静脉的残留及背侧静脉消失引起，偶见腹侧及背侧的静脉都不消失，则输尿管穿过双下腔静脉之间下行。

当右肾及右上1/3段输尿管积水应考虑腔静脉后输尿管，肾盂造影可见右输尿管向中线移位。若能同时做下腔静脉造影，则可显示右输尿管与下腔静脉的关系。

根据肾功能状况决定治疗，一般选择输尿管离断复位吻合术，肾功能严重受损无功能者做患肾切除。

（十）输尿管口异位

输尿管口异位（ectopia of ureteral orifice）是常见的泌尿系畸形。正常输尿管开口于膀胱三角区，而异位输尿管口则位于三角区以外的膀胱内或膀胱外，约80%病例患侧是重复肾双输尿管，并常并发其他泌尿系畸形，如肾发育异常、蹄铁形肾、异位肾等。

在胚胎第4周，出现输尿管芽，有无副输尿管芽以及输尿管芽的位置决定了输尿管畸形的特性。

一般正常输尿管芽靠尾端，副输尿管芽靠头端，与后肾的头端相连。当中肾管下端向膀胱伸张并形成膀胱三角区时，下肾部的输尿管首先到达膀胱。由于膀胱迅速生长，故被牵引向上外，而远离中肾管的开口，上肾部的输尿管芽在后期才下降与膀胱连接，故更靠近胚胎的尾端，即靠内、靠下（Weigert-Meyer 定律），所以重复肾双输尿管多是上肾部输尿管异位开口（图28-11）。

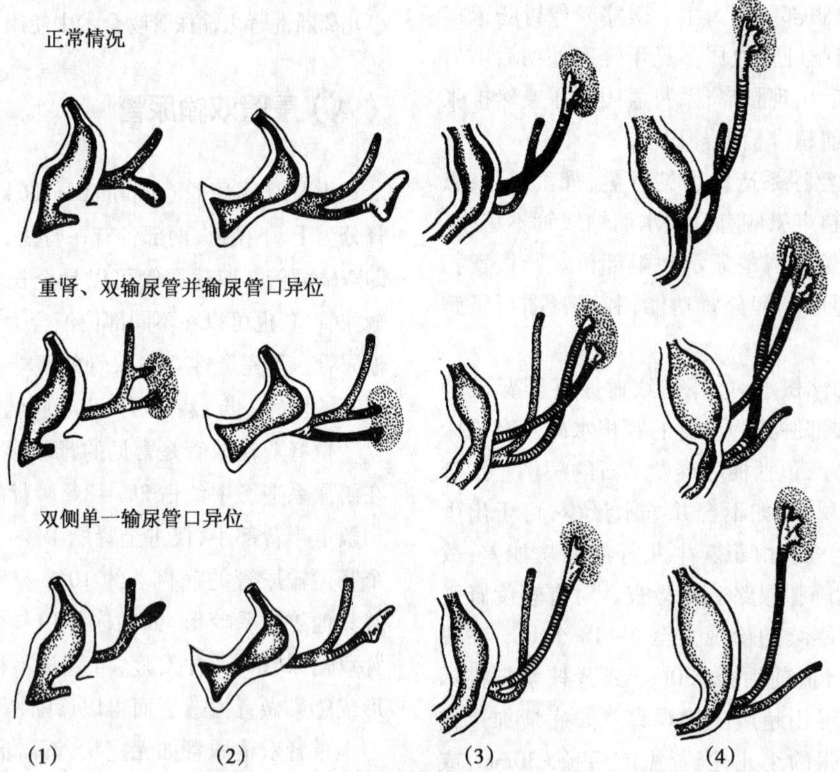

图28-11 中肾管及输尿管的胚胎发育

正常情况：(1)输尿管芽起自中肾管的肘部，距中肾管进入尿生殖窦较近部位；(2)、(3)中肾管的终末端逐渐消失，同时中肾管向尾端移位，离开输尿管口；(4)在中肾管与输尿管之间形成膀胱颈。重肾、双输尿管并输尿管口异位：(1)副输尿管芽位于正常输尿管芽的头端；(2)、(3)带副输尿管芽的中肾管向尾端移位；(4)两输尿管口的最终位置。双侧单一输尿管口异位：(1)输尿管芽较正常位置更靠头端；(2)、(3)由于输尿管芽更靠头端，故与中肾管相连，共同向尾端移位；(4)输尿管口的最终位置。由于中肾管与输尿管间无间隙，故未能形成膀胱颈。

女性异位输尿管口可位于尿道、阴道、子宫颈及前庭，常在括约肌控制之外，故有滴尿现象。男性异位输尿管口可位于尿道（低至精阜部）、射精管、精囊、输精管及附睾，仍受外括约肌的控制，多无滴尿现象。

因异位输尿管口狭窄，输尿管常有不同程度的扩张及蠕动障碍。相应引流的肾引流不畅而积水、萎缩，并有肾盂肾炎性瘢痕。一般说来，异位输尿管口距正常位置越远，肾的病理变化也越大。患部或患侧肾常见发育不全，有小囊肿或胎儿型肾结构。

【临床表现】 女孩的异位输尿管口位于膀胱尿道的远端，故以正常分次排尿后仍有持续或间断滴尿为特点，这是最多见的症状。站立活动时滴尿更为明显，入睡后外阴部并不潮湿，这是由于尿量少，平卧时少量尿液存于软而扩大的异位开口的输尿管中。男性异位于后尿道的输尿管口，在括约肌的近端，故无滴尿现象，如并发感染，则可有发热、脓尿。异位于输精管或附睾管者可引起附睾炎。而异位于精囊者可使精囊增大，于肛门指诊触及，并可经尿道注入造影剂，反流显影。

由于异位开口的输尿管引流上半肾，在常规静脉泌尿系造影中常不显影，这可通过与对侧相比，得知显影的是下半肾（显影的肾盂、肾盏因受不显影的上半肾压迫向外下移位，上缘变平并呈发育不良状），有些病例用大剂量静脉泌尿系造影剂及延缓造影，可隐约显示上肾盂影。

仔细检查女孩外阴部，有时可在正常尿道口后缘，找到间断滴尿的异位输尿管口，自此插入导管，并注入造影剂，可显示相应的肾盂及输尿管影（图 28-12）。膀胱镜检查可见膀胱内有多余的输尿管口或患侧三角区发育不良，无输尿管口。但更多见的情况是患侧输尿管口正常，如插管做逆行肾盂造影，仅见下半肾显影。

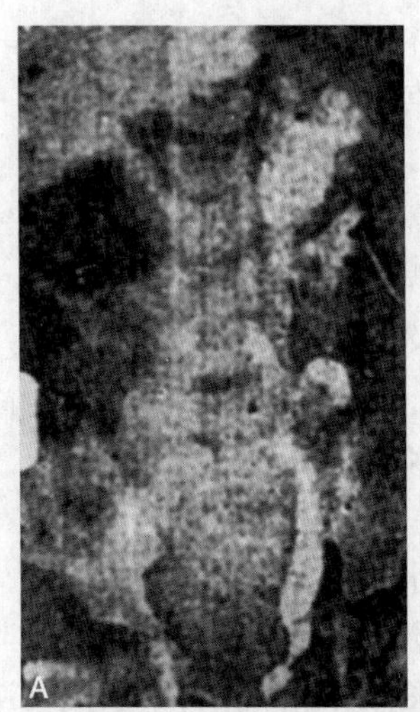

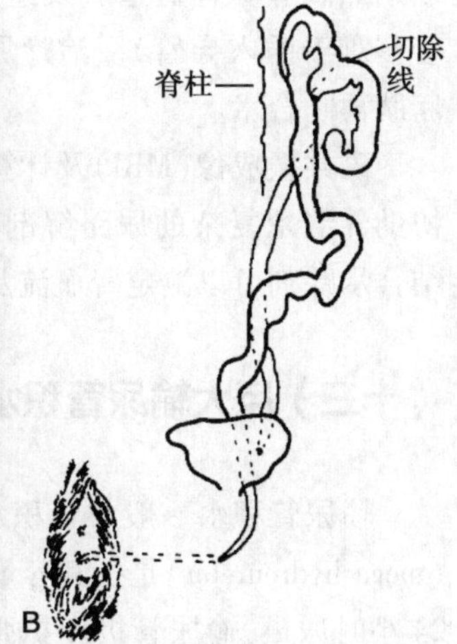

图 28-12　重肾、双输尿管肾盂造影

患儿，女，2 岁。有漏尿及正常分次排尿。A. 经膀胱内正常输尿管口及异位于前庭的输尿管口插管注药造影，显示左侧重肾、双输尿管及左上肾积水；B. 为病变示意图：上肾部较小，伴有粗大的输尿管，管口位前庭部。

【治疗】 手术方式应根据肾及输尿管情况决定。如异位开口的单一输尿管来自功能尚好的单一肾盂，则做防反流的输尿管膀胱再吻合；如来自重肾的上肾部，仅占全肾的极小部分，且又合并肾、输尿管积水，功能严重丧失者，应切除上肾部。

异位输尿管口的部位。如手术后仍有滴尿，应考虑对侧尚有输尿管口异位的可能。

双侧单一输尿管口异位多见于女孩，尿不经膀胱而持续滴出，故无正常分次排尿。静脉泌尿系造影时可见双侧输尿管不向膀胱内走行，由于患儿多仰卧摄片，故已排至尿道的造影剂可逆流至发育不良的膀胱内而显影。单纯输尿管膀胱再吻合，由于膀胱发育不良，未形成膀胱颈，无括约作用，故术后仍不能控制排尿。需按尿失禁做 Young-Dees-Leadbetter 式膀胱颈成形术，术后仍不能控制排尿应考虑可控性尿路改流术，如以阑尾为输出道的肠膀胱术（Mitrofanoff 术）并关闭膀胱出口，术后需清洁间歇导尿，可解决尿失禁问题。

（十一）输尿管膨出

输尿管膨出（ureterocele）是由于输尿管口先天性狭窄或功能性挛缩及输尿管壁发育不全，以致输尿管下端各层形成一膨出突入膀胱之内。故膨出的外层为膀胱黏膜，内层为输尿管黏膜，两者之间是极薄的输尿管肌层。

按输尿管口位置与膨出的关系分为单纯型与异位型（图 28-13）。前者输尿管口较正常位置略有偏移（orthotopic ureterocele），膨出常较小，影响少，多见于成人，又称成人型。异位型输尿管膨出较大且并发重肾双输尿管畸形，两根输尿管在通常部位穿透膀胱肌层，下肾部输尿管开口于膀胱三角区，上肾部的输尿管膨出，则位于黏膜下层，开口于膀胱颈或后尿道。临床上亦见有介于两型之间者。

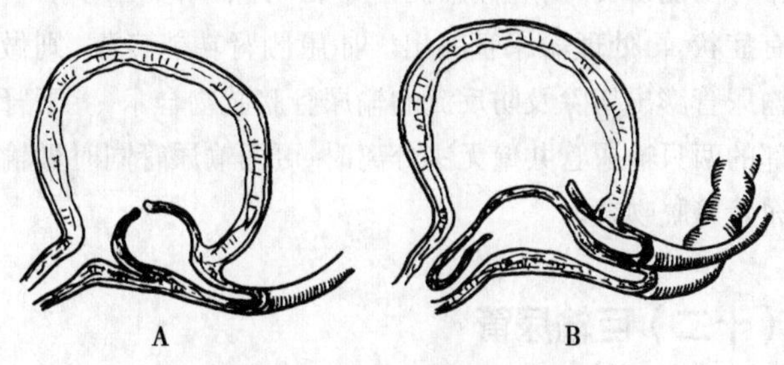

图 28-13　输尿管膨出示意图

A. 单纯型输尿管膨出；B. 异位型输尿管膨出并发重肾双输尿管。

【病理变化】 伴有重肾双输尿管的异位型输尿管膨出均发生于重肾的上肾部输尿管,上肾部因引流不畅而积水,并常伴肾盂肾炎、肾发育不良,由于胎儿期有严重尿路梗阻,以致上肾部发育不成熟。同侧下肾部则根据输尿管膨出的张力,可有梗阻及反流而造成积水,而大的异位型输尿管膨出占据膀胱出口及近端尿道,故可影响膀胱排空,也可发生对侧肾、输尿管积水。

本症常并发泌尿系统感染,膨出内可并发结石。一般多系单侧病变,双侧者占10%,多见于女性。

【临床表现】 输尿管膨出多以尿路梗阻并发感染为主要症状,表现为反复发热、脓尿及不同程度的排尿困难,甚至可致尿潴留。由于异位型输尿管膨出位于膀胱颈和/或后尿道,故在女孩排尿时,部分膨出可脱垂至尿道口外,但也偶见输尿管膨出绞窄形成一大出血性肿物者。如尿路梗阻严重,双侧肾受梗阻及感染影响,可导致肾衰竭。

【诊断】 凡婴幼儿尤以女性有反复泌尿系感染、排尿困难或尿道口有可复性小肿物脱出者,应考虑本症而进行静脉尿路造影检查。

静脉尿路造影如肾功能良好,可见膀胱内有圆形充药的输尿管膨出及比较薄的膨出壁。当伴发重肾双输尿管的上肾部因回压、积水、感染、功能不良而不显影时,可见显影的下肾部因受压向外向下移位,并呈发育不良的形态,同时膀胱颈部可见圆形光滑的充盈缺损,有时膨出局部壁过薄,则凹入似呈分叶状。

排尿性膀胱尿道造影可见膀胱三角区类圆形充盈缺损,如有膀胱输尿管反流多位于下肾部输尿管。

膀胱镜检查易于辨认圆形光滑的输尿管膨出,半透明状,被覆正常的膀胱黏膜,但多因膨出过大,不能看到全貌。

【治疗】 对于小的单纯型输尿管膨出,无尿路梗阻,也无临床症状时不需要治疗,但对于并发尿路梗阻的异位型输尿管膨出,除用抗生素控制泌尿系感染外,根据患侧肾及输尿管情况决定手术方式。如果患侧上半肾功能不良,则应做患侧上半肾切除术;如果术后仍有症状,再处理输尿管膨出。如患侧肾功能良好,则做输尿管膨出切除及防反流的输尿管膀胱吻合术,上下肾部的两只输尿管共壁无法分离时,可两输尿管同时做输尿管膀胱吻合。

(十二)巨输尿管

巨输尿管(megaloureter)是指输尿管全部或节段性扩张,有或无肾盏扩张,但膀胱及其出口正常。Johnston及McLau-ghlin将巨输尿管分为下述三类。

1. 原发性巨输尿管 原发性巨输尿管(primary megaloureter)的特点是没有机械性梗阻,输尿管远段扩张而输尿管无伸长,无屈曲。病因学说不一,如神经元性扩张,Swenson发现巨输尿管与巨结肠有共同的病变,即输尿管膀胱连接处副交感神经丛的节细胞减少,因此输尿管缺乏蠕动而有扩张;也有输尿管下段肌肉结构异常以及肾和上尿路发育异常等说法。本症多见于男性,约为女性的2.5~4倍。左侧多见,双侧占14%~24%。可合并其他尿路畸形如患侧并发肾盂输尿管连接部梗阻、肾发育异常及隐睾等。本症多并发感染及结石。症状多以感染、血尿及疼痛为主。如系单肾或两侧病变则可有尿毒症。静脉肾盂造影显示输尿管特有的扩张,膀胱镜见输尿管口正常,易于插入导管,逆行肾盂造影,延缓照片可见排空延缓。排尿性膀胱尿道造影可检查有无排尿功能异常。本症也有合并神经性膀胱疾病患儿。

对于没有感染的婴幼儿,轻症可保守观察,而自1960年以来应用裁剪输尿管远段后做防反流的输尿管膀胱吻合术,显著地提高了手术效果,对于合并肾盂输尿管连接部梗阻的病例,二期做成形术。有泌尿系感染的患儿,用药物控制感染是治疗的重要措施。

2. 反流性巨输尿管 反流性巨输尿管(refluxing megaloureter),由于高度膀胱输尿管反流,故输尿管易扩张、伸长和屈曲。本症通常是进行性发展,故原则上应早期做防反流的输尿管膀胱再吻合术[6]。

3. 机械梗阻性巨输尿管 机械梗阻性巨输尿管(mechanically obstructed megaloureter)与原发性巨输尿管不易区别,因后者并发感染,可形成远端狭窄段。诊断用点滴静脉肾盂造影及逆行输尿管造影(此时输尿管多难于插入导管)。治疗原则上用防反流的输尿管膀胱再吻合术。

磁共振成像(MRI)及计算机断层扫描(CT)可有效协助弄清楚复杂的尿路解剖异常及肾实质情况。MRI结合示踪剂可以测定肾血流及显示上尿路梗阻。

(十三)巨大输尿管积水

输尿管积水一般与肾积水并存。巨大输尿管积水(mega hydroureter)是指其容量巨大,甚至超过该患儿的24小时尿量,输尿管极度扩张、伸长和屈曲,其下端极度狭窄或闭锁,但也有不狭窄的。患侧常并发重肾双输尿管畸形。由巨大输尿管积水相应引流的肾常是积水很轻或呈发育异常的小肾,膀胱功能及容量正常(图28-14)。

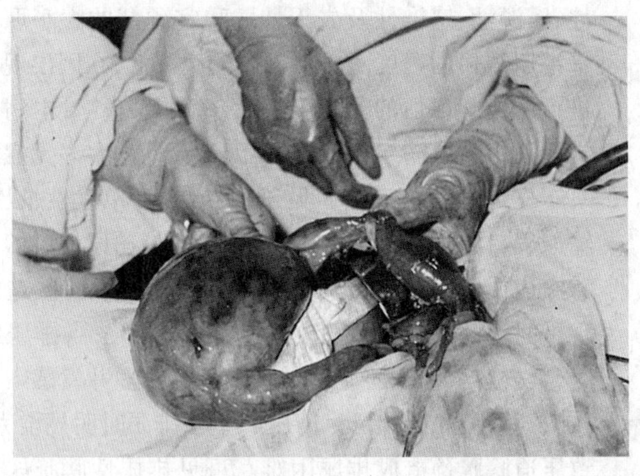

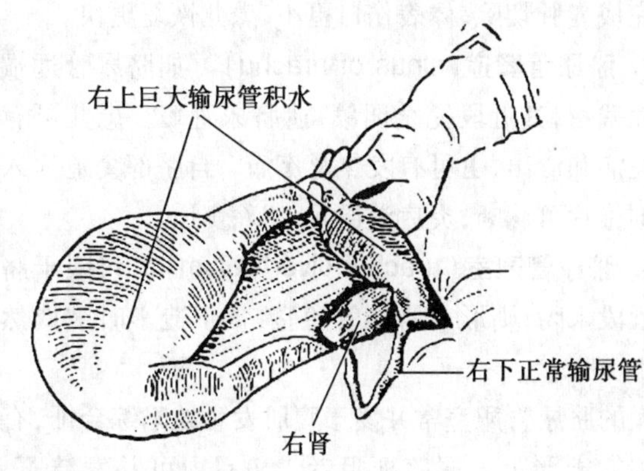

图 28-14 巨大输尿管积水

患儿，男，5岁，下腹巨大横宽形肿物。手术所见：右重肾双输尿管，右上巨大输尿管积水，做右上半肾及积水的巨大输尿管切除。

输尿管全长不同程度扩张，最宽径达8～10cm。病例表现为中下腹横宽索形囊性肿物。局限性囊性扩张的输尿管则表现为中下腹膜后囊肿。如并发感染则可有发热、脓尿。静脉肾盂造影显示病变部的肾输尿管不显影，而显影的肾、输尿管则有被推移的现象。治疗为切除巨大的输尿管与相应的部分肾脏，除单肾外，预后良好。

（十四）输尿管膀胱交界处狭窄

输尿管膀胱交界处狭窄（vesico-ureteral junction obstruction）也是先天性肾积水的一个原因。本症膀胱功能正常。

临床表现为腹部肿物或反复泌尿系感染。静脉肾盂造影时患侧不显影或显示肾及输尿管积水。如系输尿管口细小，可经膀胱镜切开输尿管口，但多数术后发生反流，可根据肾功能情况做抗反流输尿管膀胱吻合术或患侧肾切除。

二、膀胱畸形

（一）脐尿管畸形

脐尿管畸形（congenital anomaly of urachus）按照脐尿管开放部位分为脐尿管瘘、脐尿管囊肿、脐尿管窦道和脐尿管憩室（图28-15）。

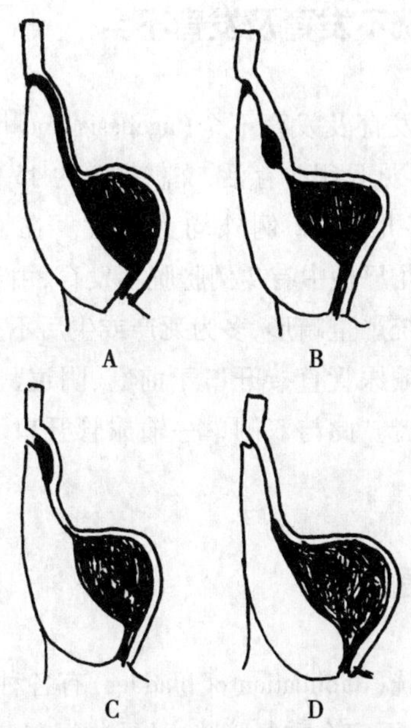

图 28-15 脐尿管畸形示意图

A. 脐尿管瘘；B. 脐尿管囊肿；C. 脐尿管窦道；D. 脐尿管憩室。

1. 脐尿管瘘（fistula of urachus） 如脐尿管残留而且未闭合，即成脐尿管瘘。表现为脐部有液体漏出，其程度视瘘管大小而定。大者脐部不断有液体流出，甚至在哭、笑、咳嗽等增加腹压时，漏出更多的尿液。瘘管细小时脐部仅有潮湿。脐部瘘口由皮肤或黏膜覆盖，经瘘口注入泛影葡胺造影或排尿性膀胱尿道影可显示瘘管。如无下尿路梗阻，则可手术切除瘘管。缝合膀胱顶部瘘口，完整切除异常组织对防止复发、预防结石及消除癌变风险很重要。如有下尿路梗阻，应先予以解除。

2. 脐尿管囊肿（urachal cyst） 在胚胎发育过程中，膀胱自脐部沿前腹壁下降。在此下降过程中，自脐有一细管即脐尿管与膀胱相连，以后退化成一纤维索。如退化不全，两端闭锁而中间有一囊腔，则形成脐尿管囊肿。脐下正中有深部肿物时应考虑本症的可能。膀胱造影可显示囊肿与膀胱顶部相连。治疗为切除囊肿，如继发感染形成脓肿，应先切开引流，待炎症消退后再行切除。还可以采用腹腔镜技术或机器人辅助手术技术来完成囊肿切除，体表伤口更小，患儿恢复更快。

3. 脐尿管窦道(sinus of urachu) 如脐尿管远端未闭而残留，其近段完全闭锁，遗脐尿管窦。患儿可有脐部炎症和渗出，也可有发热及疼痛。自脐部窦道注入造影剂摄片可诊断，炎症消退后，切除窦道。

4. 脐尿管憩室(urachal diverticulum) 仅限于脐尿管近段未闭，则形成脐尿管憩室，常于造影时被偶然发现。

大的脐尿管憩室常并发于腹肌发育缺陷综合征，有报告并发于严重下尿路梗阻者。憩室内可并发结石。如憩室小，也无症状就不需处理。大的脐尿管憩室阻碍膀胱排空应切除。

(二)膀胱不发育及发育不全

膀胱不发育及发育不全(agenesis and hypoplasia of bladder)极罕见且很少存活，文献报道的45例病例中仅16例为活产儿，除2例外均为女性。在Campbell的19 000例小儿尸检中有7例膀胱不发育，由于合并上尿路及其他系统严重畸形，多为死产或生后不久死亡。但在女性有因输尿管直接开口于前庭、阴道，呈完全性尿失禁而存活者。此与双侧单一输尿管开口于膀胱外的情况相似。

(三)重复膀胱

重复膀胱(duplication of bladder)有各种类型，如完全重复膀胱、不完全重复膀胱；又可分为左右、前后或上下两个膀胱。膀胱中部横线狭窄则形成葫芦形膀胱，此外尚有多房性膀胱。

一般膀胱重复畸形多合并上尿路或其他器官严重畸形，而致死产或生后不久死亡。膀胱重复畸形也可以是胎儿尾端重复畸形的一部分，曾有男婴因肛门闭锁入院，表现为两个肛门隐窝，手术时见重复结肠及直肠、X线腹部平片及膀胱造影显示重复骶尾椎及重复膀胱。也有重复膀胱因无症状而被偶然发现，或因合并其他尿路畸形继发感染、结石，经尿路造影或膀胱镜检查而得到诊断。手术治疗包括切除膀胱中隔，解除梗阻。

(四)膀胱憩室

膀胱憩室(diverticulum of bladder)是膀胱黏膜在逼尿肌薄弱处自肌纤维间向外膨出。病因多样，包括梗阻性、医源性、感染性及先天性。憩室颈部的大小取决于平滑肌缺损的程度。文献报道发病率低，在因出现症状进行影像学评估的儿童中发生率为1.7%[7]，本病在正常人群中的发病率很难评估，因先天性憩室多无症状。

先天性膀胱憩室多见于男性，多为单发性，以位于输尿管口附近者最常见。憩室增大时，输尿管口即位于憩室内或憩室颈部而发生反流。做排尿性膀胱造影发现平时小的膀胱憩室于排尿时显著变大，当排尿终了时，其内容又回入膀胱，呈假性剩余尿，多并发感染。

还可见先天性巨大膀胱憩室于排尿时明显增大，以致压迫膀胱颈造成排尿困难。可见排尿性膀胱尿道造影时，位于膀胱后的憩室容量大于其前侧的膀胱造成排尿不畅[7]。

另一型膀胱憩室位于顶部，可能与发育过程中脐尿管消失不全有关。

而多发的假性憩室形成常是下尿路梗阻如神经性膀胱功能障碍的结果。

治疗主要是解除下尿路梗阻，控制感染。如憩室不大、不影响膀胱排空，可观察，不必急于做憩室切除。如憩室巨大，输尿管邻近憩室或在憩室内开口，则须切除憩室并将输尿管抗反流重新移植至膀胱三角区。

(五)膀胱外翻

膀胱外翻(exstrophy of bladder)是较少见的畸形，约3万~5万出生儿中有1例，男性较女性多1.5~5倍，常伴发其他系统畸形如先天性肛门直肠畸形、腹股沟疝、脊柱裂、脐膨出等。

Gillies认为，由于泄殖腔膜向前移位，使下腹壁中胚层结构不发育。这不但说明了膀胱外翻，也解释了尿道上裂、阴蒂、阴唇和阴囊对裂等并发症。

临床上完全性膀胱外翻表现在下腹壁、膀胱前壁及尿道背壁都缺失，因此从腹壁上可以直接看到外翻的膀胱后壁和三角区。下腹部、会阴和大腿内侧皮肤受尿浸渍而潮红。上行尿路感染可能很严重而导致死亡。因骨盆发育异常，耻骨联合分离，两侧股骨外旋，患儿有摇摆步态。不完全性膀胱外翻，腹壁缺损较小，膀胱黏膜翻出不多，耻骨在中线正常联合。这种小儿无论男女，多伴有尿道上裂和外生殖器畸形。男性阴茎短而扁阔，向上翘，尿道背壁缺失，形成一浅沟，阴囊小，有时对裂，常伴隐睾。在女性，除有尿道上裂外，还有阴蒂对裂，小阴唇远离，露出阴道，可伴双阴道或双角子宫畸形。

诊断需注意其他并发畸形，做静脉尿路造影了解上尿路及耻骨联合分离情况。

手术治疗视小儿就诊时年龄、耻骨联合分离情况及膀胱、阴茎情况而定。目的是修复腹壁及膀胱、保存肾功能、控制排尿及修复外生殖器及其功能。如小儿在生后 72 小时内，呈中等度耻骨联合分离，可不做髂骨截骨，只做膀胱内翻缝合，待 2~5 岁时再修复膀胱颈及尿道上裂。如耻骨联合分离过宽或小儿就诊时已超出生后 72 小时，需做骨盆截骨及膀胱内翻缝合。因膀胱外翻是输尿管垂直开口在三角区，几乎没有膀胱壁内段，极易发生膀胱输尿管反流，在进行修复膀胱颈改进排尿控制手术的同时应进行抗反流的输尿管移植。日后膀胱容量过小的患儿需用胃或肠管扩大膀胱，膀胱扩大术后如有排空障碍，需要清洁间歇导尿。Lepor 及 Jeffs 报告 22 例经手术治疗后 19 例（86%）能控制排尿。目前多数作者认为应尽早修复膀胱，增加日后获得排尿控制的机会。然而，排尿控制与膀胱容量及顺应性、逼尿肌和括约肌活动、神经肌肉电生理、尿道压力、膀胱储尿和排空等多因素相关，对于无法获得可接受的排尿控制能力的学龄儿童，关闭膀胱出口同时肠膀胱扩大可控性尿流改道，术后清洁间歇导尿，是可以接受的选择。Maruf[8] 等追踪了 432 例膀胱外翻患者，仅 25% 患者术后可达到完全控尿。

三、尿道畸形

（一）尿道缺如及先天性尿道闭锁

尿道缺如及先天性尿道闭锁（urethral agenesis and atresia）常合并其他严重畸形。尿道缺如或闭锁时，胎儿在宫内排尿受阻，故膀胱扩张，压迫脐动脉，引起胎儿循环障碍，多为死产或生后即死亡。也有合并膀胱外翻、脐尿管瘘或直肠膀胱瘘，因而能排尿生存者。

尿道闭锁的预后取决于尿道闭锁的范围和部位。如系后尿道闭锁，与尿道缺如相同，多于胎儿期或出生后不久死亡。前尿道闭锁尤以靠近外尿道口附近时，上尿路损害较轻，可行尿道造口术，日后再考虑尿道成形术，预后可能较好。

（二）重复尿道

重复尿道（urethral duplication）除并发于膀胱重复畸形外，在男性应当是重复阴茎的附属部分，也有单独尿道重复畸形者。

完全性尿道重复，一个尿道口在正常位置，另一个尿道口则在阴茎头的背侧，后者约半数由于内外括约肌功能不全，故背侧尿道有尿失禁，这时可做失禁的尿道切除，或于膀胱颈部切断闭合背侧的尿道。也有报告将腐蚀剂注入背侧的细尿道，使之闭锁者。

不完全重复尿道，该副尿道位于尿道的背侧或腹侧，可以无症状，或因慢性感染而持续有分泌物，腹侧重复尿道可致严重尿路梗阻。诊断依靠尿道造影了解副尿道的口径、长度和正常尿道的关系（图 28-16）。

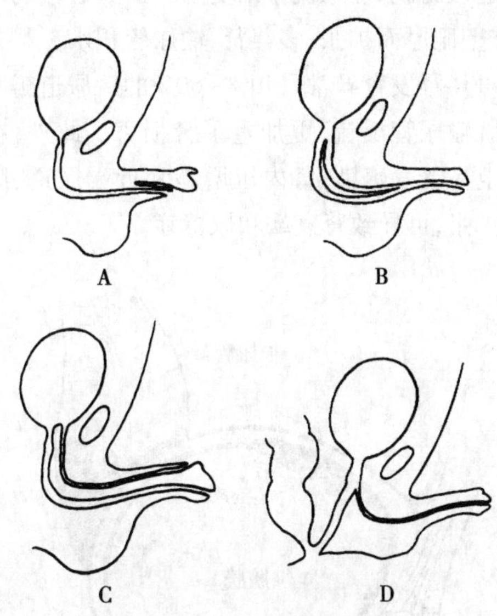

图 28-16　重复尿道畸形

A. 不完全性重复尿道，合并尿道下裂；B. 不完全性重复尿道，在阴茎阴囊部，两个管道相汇合；C. 完全重复尿道；D. 完全重复尿道，但正常位置的尿道闭锁而由一宽广管道异位开口于肛门环。

对于无症状、不影响外观的重复尿道不必处理。否则需要切除副尿道，或切开重复尿道间隔，保证正常位置的尿道通畅。对于 Y 形重复尿道的治疗很困难，需切除发育差的尿道，将会阴或肛周的尿道口经分期尿道成形术前移至阴茎头。一般应用带蒂岛状包皮瓣尿道成形术。有梗阻的重复尿道处理类似于尿道瓣膜，尤其要注意解决梗阻以后，上尿路的积水恢复情况，特别还要通过尿动力学检查了解膀胱功能。

（三）尿道瓣膜

1. 后尿道瓣膜（posterior urethral valve）　后尿道瓣膜是男性儿童先天性下尿路梗阻中最常见的疾病。由于该病多起病早，见于小婴儿、新生儿，症状常表现为呼吸困难、尿路感染、生长发育迟滞、营养不良等，经常被误诊为内科系统疾病。偶有瓣膜梗阻较轻，小儿可经过儿童期而成长。

【病理变化】 Young 等将后尿道瓣膜分为三型：①Ⅰ型：瓣膜附着于精阜远端向下、向前至尿道前壁外括约肌部两侧相汇合，形态为一对大三角帆样（图 28-17），占引起梗阻瓣膜的 95%。②Ⅱ型：瓣膜自精阜近端延至膀胱颈。不造成尿路梗阻，无临床意义。③Ⅲ型：瓣膜形似眼的虹膜，可位于精阜的头端或尾端，罕见。后尿道瓣膜一般是双侧的，凹面向近端，婴儿的瓣膜薄，大龄儿则较厚，尿道探子或导尿管能将瓣膜推开而顺利进入膀胱，但尿流排出受阻。瓣膜近端的尿道扩张，膀胱壁肥厚而扩张，多伴肾、输尿管积水。严重下尿路梗阻可伴肾发育异常。40%～60%的后尿道瓣膜患儿并发膀胱输尿管反流，更加重了肾损害。此外，在尿潴留基础上易继发感染，肾内压增高和近端尿道、膀胱及输尿管扩张，可导致肾衰竭和尿毒症。

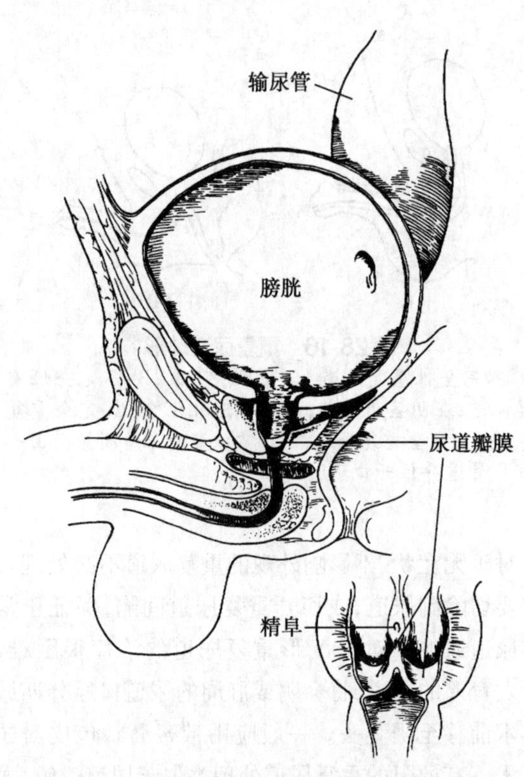

图 28-17 后尿道瓣膜（精阜水平）梗阻示意图
近端尿道、膀胱及输尿管扩张。

【临床表现及诊断】 由于产前超声检查已经普及，后尿道瓣膜可因并发双肾积水及胀大的膀胱而被检出。如胎儿期未被检出，则新生儿期可有排尿滴沥、费力，甚至急性尿潴留伴胀大的膀胱。可触及腹部肿物（膀胱、输尿管、肾）或有尿性腹水。如小儿于出生后未被诊断，则至婴儿期可有尿路败血症和/或生长发育迟滞。有些婴儿曾因呕吐及体重不增做过上消化道系列检查，这些婴儿在得到正确诊断前，往往接受了不恰当的治疗，使病情恶化。有些新生儿表现呼吸窘迫综合征和/或不能解释的气胸或纵隔气肿，常常是因后尿道瓣膜伴肺发育不良。

胎儿或新生儿腹水：新生儿腹水可有不同原因，但最多见的是尿性腹水，继发于尿路梗阻性病变，常是后尿道瓣膜。尿液多由肾实质或肾窦漏出。因膀胱穿破而致腹水罕见。适当的膀胱减压，如后尿道瓣膜留置导尿管可防止腹水的积聚。如腹部过度膨胀引起呼吸困难，则需做腹腔穿刺减压。临床上观察由于尿外渗引起尿性腹水，减轻肾内压力，可能一定程度保护了肾功能。

影像学检查：产前超声常可发现双侧肾和输尿管积水、膀胱膨胀、前列腺尿道长而扩张及羊水量减少。有上述检查所见需于小儿出生后立即复查，确诊要排尿性膀胱尿道造影。瓣膜近端的前列腺尿道伸长、扩张，膀胱肥厚、扩张，有成小梁及假性憩室形成。40%～60%的病例并发膀胱输尿管反流，梗阻远端尿道充盈不好显影极细，有些可在粗细尿道交界处见瓣膜影。静脉尿路造影可见肾、输尿管积水，肾浓缩能力差。肾核素扫描可了解分肾功能。

【治疗】 近年由于进一步了解后尿道瓣膜的病理生理及内镜应用，使后尿道瓣膜得到早期诊断及治疗，降低了死亡率。疗效与梗阻及肾发育不良的程度有密切关系。

新生儿和小婴儿有严重尿路梗阻，首要治疗是矫正水、电解质失衡，控制感染及引流下尿路。经尿道或膀胱放入导管引流，可改进患儿一般情况，利于尽快控制感染，然后经尿道或膀胱电灼瓣膜。

如小婴儿、早产儿一般情况差，或尿道细小尿道镜不能进入，可先做膀胱造口，待一般情况好转，或尿道口径增大后再电灼瓣膜。偶需做上尿路转流如输尿管皮肤造口、肾造瘘。小儿经电灼瓣膜后，需密切随访观察膀胱是否能排空，有无复发尿路感染及肾功能的恢复情况。临床上小儿一般情况的改善要比放射线造影恢复快。小儿如有尿性腹水，随着尿路梗阻的解除，尿性腹水自然消失，肾功能恢复也常较好，这可能是尿液从肾漏出后，减轻了对肾组织的回压性损害之故。

尽管及时诊断和治疗，但后尿道瓣膜患儿预后并不乐观，仅有约 10%可在青春期后有正常的肾功能和膀胱功能，相当一部分患儿在青春期身高体重迅速增长的阶段肾脏失代偿，出现肾衰竭。预后不良的原因可能与胚胎期膀胱出口严重梗阻导致肾发育不良、尿道瓣膜切开梗阻解除以后持续存在下尿路功能障碍以及膀胱输尿管反流和肾感染瘢痕形成等多种因素相关[9]。目前已知的影响预后的危险因素包括：诊断时的年龄；肾发育不良伴或不伴膀胱输尿管反流；1 岁内血肌酐最低值；反复尿路感染和膀胱功能异常。

2. 前尿道瓣膜(anterior urethral valves)　前尿道瓣膜在下尿路梗阻经广泛应用排尿性膀胱尿道造影诊断后，并不十分少见(图 28-18)，发病率是后尿道瓣膜的 1/6。

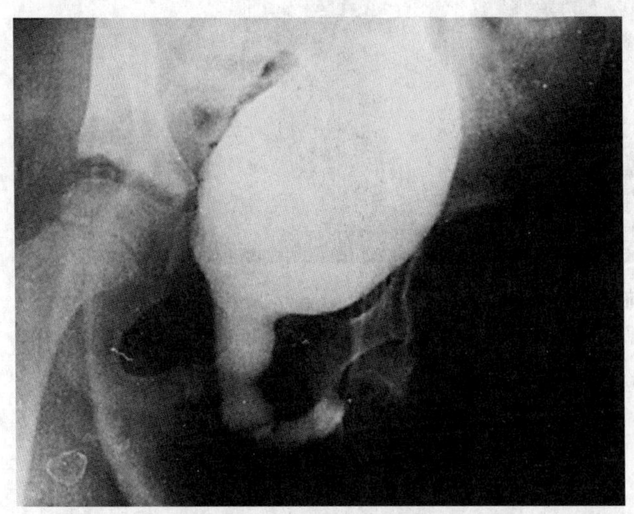

图 28-18　排尿性膀胱尿道造影

患儿，男，7 岁。排尿困难，诊断为前尿道瓣膜。排尿性膀胱尿道造影可见阴茎根部以上的尿道扩张。

【病理变化】　瓣膜位于阴茎阴囊交界处尿道的腹侧，不阻碍导尿管或尿道探子进入膀胱，但尿液排出受阻，其近端尿道扩张。如梗阻严重则膀胱成小梁和上尿路扩张积水，造成损害的机制同后尿道瓣膜。

【临床表现】　主要为排尿困难、尿滴沥、膀胱有剩余尿。婴幼儿则常伴发上尿路扩张，甚至肾衰竭。静脉肾盂造影可了解上尿路情况，排尿性膀胱尿道造影可见阴茎阴囊交界部瓣膜近端的尿道扩张，梗阻可继发膀胱输尿管反流。尿道镜检查可清晰见到瓣膜，如切开膀胱自尿道内口插入导尿管在瓣膜处受阻(图 28-18)。

【治疗】　经内镜电灼切开瓣膜，或开放手术瓣膜切除术[10]。如治疗及时，预后一般较后尿道瓣膜好。

(四)尿道憩室

尿道憩室(urethral diverticulum)首先考虑是先天性的，在尿道腹侧壁，多位于阴茎阴囊交界部，也有在膜部尿道的。一般是单发，偶有 2~3 个憩室，其大小可自豌豆到鹅卵大。根据憩室与尿道的关系，造成的尿路梗阻程度和症状不同。广口憩室有宽颈与尿道相连，但憩室的远端有瓣膜样唇，造成尿路梗阻。小口憩室由于引流不畅，可并发结石与感染(图 28-19)。

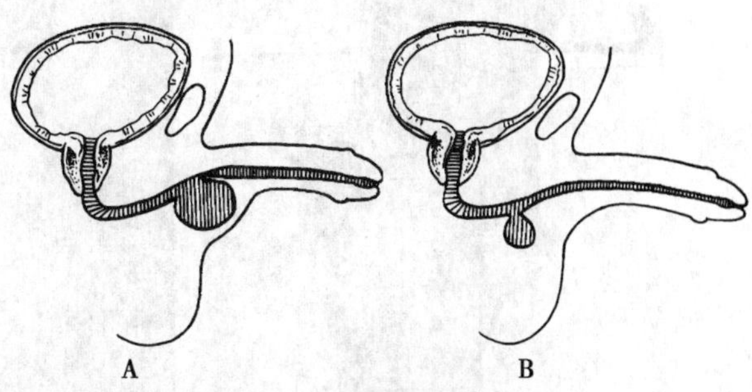

图 28-19　前尿道憩室示意图

A. 广口憩室的远端有瓣膜样唇造成尿路梗阻；B. 窄颈憩室，多无尿路梗阻。

【临床表现】　排尿时，憩室被尿液所充盈，在阴茎阴囊交界部可触及肿物，尿后仍有滴沥，如用手挤压尿道，仍可有尿排出。在憩室的远端如有瓣膜样唇时，则有排尿困难及上尿路扩张。约 15%的病例并发憩室结石，当有感染及结石时，则有脓尿及排尿痛等尿道炎表现。

望、触诊可帮助诊断，根据 X 线平片可了解有无结石，经排尿性膀胱尿道造影证实诊断，需静脉尿路造影查明上尿路情况。

无并发症的小憩室可于排尿时用手压憩室而缓解。造成尿路梗阻的广口憩室需手术切除尿道成形。新生儿或小婴儿的广口憩室，其远端有瓣膜样唇造成梗阻者，可先做憩室造瘘，日后再做憩室切除尿道成形(图 28-20)。对尿路感染须用药物控制。

(五)前尿道狭窄

前尿道狭窄(stricture of the anterior urethra)畸形多位于尿道外口(meatal stenosis)及球部尿道。球部尿道有局限性环形狭窄，虽有排尿困难，但多不显著，如合并感染则加重。在青春期至青年期，当尿道发育时，该狭窄环相对不发育，故多于此期症状明显而就诊。更多见尿道外口狭窄，细如针尖，在男孩较多，引起排尿困难，严重者可引起肾、输尿管积水。幼年时反复包皮炎可致尿道外口瘢痕性狭窄，干燥性闭塞性龟头炎可致尿道外口甚至整个前尿道狭窄。

治疗尿道外口狭窄可做尿道外口切开，干燥性闭塞性龟头炎所致尿道外口狭窄应用他克莫司有效[11]，必要时可行尿道狭窄切开造瘘配合药物治疗。而球部尿道环形狭窄，做尿道扩张常不奏效，可做狭窄环切除，尿道端端吻合，也有做狭窄部位的内切开术者。

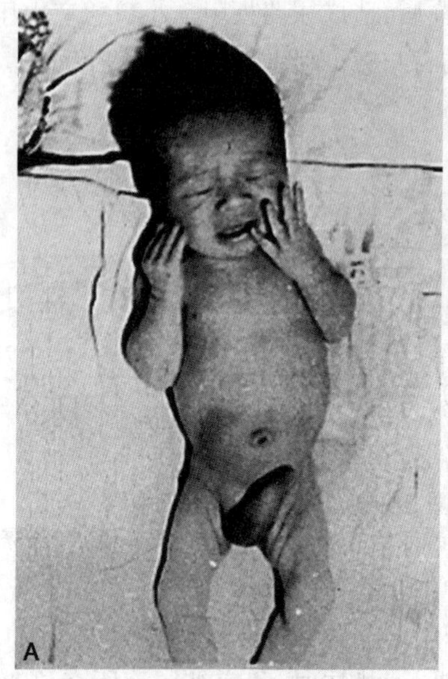

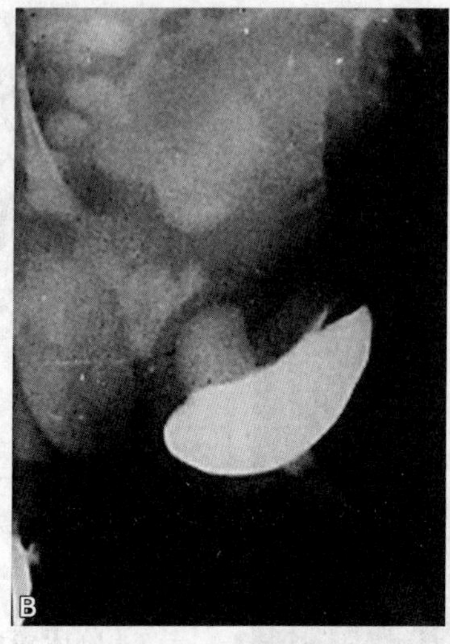

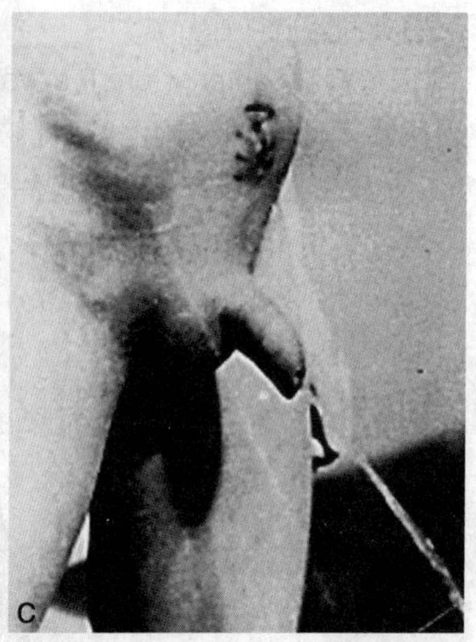

图 28-20 前尿道憩室

患儿,男,出生后 9 天,生后排尿困难。A. 阴茎部有膨出肿物,导出尿液即缩小;B. 排尿性膀胱尿道造影显示大嘴憩室,远端有瓣膜样唇,造成尿路梗阻,做憩室造瘘;C. 10 年后复诊做憩室切除修复尿道,小儿健康成长,排尿通畅。

(六)尿道上裂

尿道上裂(epispadias)表现为尿道背壁部分或全部缺如,尿道开口于阴茎背面。膀胱外翻基本上都并发尿道上裂。约 30 000 人中有 1 例尿道上裂,Campbell[12]报道在 10 700 例小儿尸检中有 3 例尿道上裂。男女之比约为 5∶1。

【临床表现】 男性尿道上裂按尿道口部位不同分为三型。

1. 阴茎头型(glandular epispadias) 此型最少见,阴茎体短小,轻度上翘,阴茎头扁平,尿道口位于冠状沟部,尿道口至阴茎头尖部有一浅沟,包皮在背侧分裂而堆积于腹面,多无尿失禁现象。

2. 阴茎体型(penile epispadias) 阴茎小而上弯,尿道口在阴茎体根部的背侧,自尿道口至阴茎头尖部有一被覆黏膜的尿道沟,包皮悬垂于阴茎腹侧,部分患儿有尿失禁现象(图 28-21)。

3. 完全型(complete epispadias)或称耻骨部上裂(pubic epispadias) 尿道背壁完全缺如,膀胱直接向外开口即尿道口位于耻骨联合部,形如漏斗状。耻骨常分离并伴有不同程度的膀胱外翻,故有尿失禁。阴茎短小,上翘,阴茎头扁平,包皮悬垂于阴茎腹侧。

女性尿道上裂分为阴蒂型、耻骨联合下型及完全型。阴蒂分裂,阴唇与耻骨分离的程度与发育异常成正比。完全型有尿失禁。

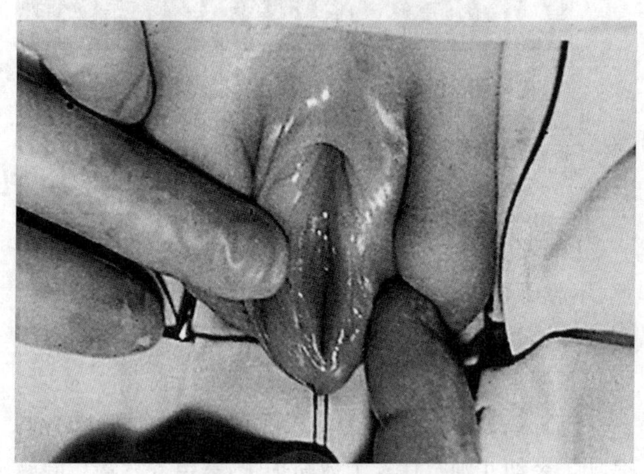

图 28-21 尿道上裂阴茎体型

【治疗】 手术于 2~5 岁进行,手术目的是矫正阴茎上弯,延长阴茎,重建尿道和控制排尿功能[12]。Leadbetter 首先发表应用输尿管口上移,裁剪膀胱颈部和三角区组织延长尿道的方法来重建膀胱尿道的排尿功能,提高了尿道上裂控制排尿的成功率。阴茎短小,发育不良,可试用 1~2 疗程绒毛膜促性腺激素治疗。

(七)尿道下裂

尿道下裂(hypospadias)是小儿泌尿生殖系最多见的畸形之一,约每 125~250 出生男婴中有 1 例,近年发病率有增高趋势。国外报道轻症型更多见,约占尿道下裂患儿的 50%，阴茎体型约 20%，阴茎阴囊型和会阴型约占 30%，但在国内就诊的患儿中以中重型多见，约占 70%。发病与遗传和环境等多种因素相关，尿道下裂的缺陷可能与以下一个或多个因素有关：①胎儿睾丸雄激素的产生异常；②发育中外生殖器的靶组织对雄激素的敏感性受限；③由于胎儿睾丸 Leydig 细胞的过早退化而引起雄激素刺激的过早终止；其他可能的原因包括睾酮和/或双氢睾酮合成不足（推测 5α 还原酶缺陷或缺乏）和/或雄激素受体的质量和/或数量缺陷。尿道下裂的病因是多因素的，病因可能包括一个或更多环境或其他内分泌干扰，如内分泌疾病、酶异常或局部组织发育停滞[13]。女性尿道下裂极罕见。

【临床表现】 按尿道口部位不同分为四型。

1. **阴茎头型**（glandular or coronal hypospadias） 尿道口位于包皮系带部，系带本身缺如。阴茎头向腹侧弯曲，腹侧无包皮，背侧包皮呈帽状覆盖，正常尿道口部位呈一小浅沟。

2. **阴茎型**（penile hypospadias） 尿道口可位于阴茎体腹侧任何部位，而以尿道口位于阴茎体中部者较多见，包皮亦呈帽状覆盖于阴茎头的背面。

3. **阴茎阴囊型**（penoscrotal hypospadias） 尿道口位于阴茎根部与阴囊交界处，阴茎向腹侧弯曲。阴囊常对裂，如并发隐睾则似女性阴唇。

4. **会阴型**（perineal hypospadias） 尿道口位于会阴部，阴茎向腹侧弯曲，发育不良的阴茎常被帽状包皮和分裂的阴囊所遮盖，外生殖器酷似女性，如合并隐睾则呈男性假两性畸形。会阴型尿道下裂常合并肛门直肠畸形（图 28-22）。

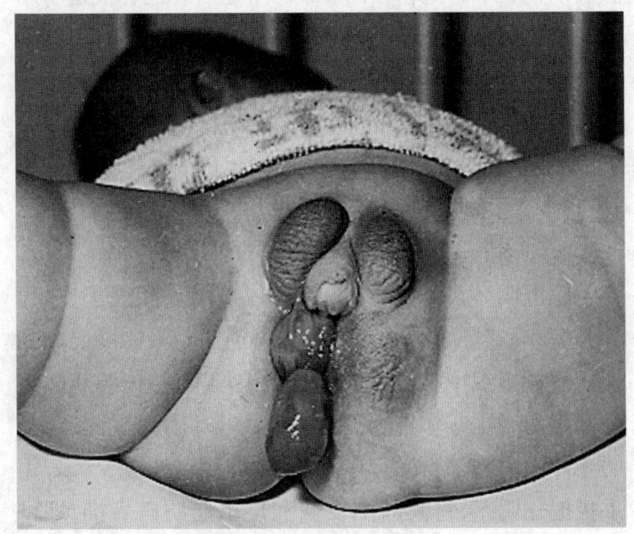

图 28-22　外阴部畸形

患儿，男，4 个月，阴茎阴囊转位；会阴型尿道下裂；会阴部肠黏膜异位。

【诊断与鉴别诊断】 诊断多靠望诊决定。有严重阴茎下弯、隐睾的患儿，需与性发育障碍相鉴别。需进一步行染色体等检查，全面的内分泌评估非常重要，腹腔镜性腺活体组织检查对明确腹腔内性腺性质最可靠。

【治疗】 患儿因有阴茎下弯及尿道口位置异常，不能站立排尿，痛性勃起及成年后不能性生活，必须手术治疗。为达到上述目的，手术基本要求是充分矫正阴茎下弯，外观接近正常，尿道口位置正常。手术应于学龄前完成，近日有些作者主张 1 岁左右即可手术，因 1~3 岁间阴茎只长大 0.8cm，早手术可减少对小儿心理的影响及家长的焦虑。Duckett 主张生后 3~8 个月就可手术。由于无论何种手术术式并发症发生率均不能令人十分满意，迄今已报道的手术方法在 300 种以上，故难有完全创新的术式，只不过某种方法上的改进或几种手术的联合应用。矫正阴茎下弯的方法主要是松解延长腹侧，从外向内包括松解皮肤、皮下浅筋膜、深筋膜、尿道板，甚至横断尿道板。彻底松解阴茎腹侧纤维瘢痕组织后可见阴茎海绵体白膜膨起，人工勃起试验用于检查是否残留阴茎下弯。如果存在阴茎海绵体发育不对称所致阴茎下弯残留，可做阴茎背侧白膜紧缩进一步矫正。笔者认为背侧白膜紧缩时将阴茎背侧血管神经束与阴茎海绵体背侧白膜分离后直接缝合紧缩阴茎海绵体白膜的方法矫正效果较为可靠。成形尿道材料包括：有血供的尿道板、阴茎腹侧皮肤、尿道口基底皮瓣和包皮岛状皮瓣。游离移植物包括：包皮、颊黏膜或膀胱黏膜。一般认为游离移植物只适用于多次手术失败、没有修复材料的病例。尽管组织工程显示了良好的应用前景，但距离临床实际应用还有大量进一步的研究工作要做。总的说来，20 世纪 80 年代前手术多分两期完成，第一期为阴茎下弯矫正术，第二期做尿道成形术。后来逐渐趋向于一期手术完成。一期完成与分期手术各有利弊，加之每个患儿条件和病理缺损不同，每个医生对不同术式的理解与掌握程度也不同，因此不能期望用一两种术式解决所有患儿的问题。尿道下裂的修复重建中有多种手术技巧，尿道下裂学家 Duckett 将尿道下裂的外科矫正定义为需要深度研究的艺术与科学，从艺术角度而言，术者个人对于疾病和手术的理解与掌握至关重要。治疗本症时应以达到最好效果为目的，同时尽量减少并发症和手术次数。治愈的标准在不断提高，从功能修复，到外形美观，进而到成年后的心理，均需要考虑，修复效果是否满意的评价不应由医生单方判定[14]。如阴茎发育不良，在内分泌评估基础上，术前可试用激素治疗。

（八）尿道直肠瘘

尿道直肠瘘（urethro-rectal fistula）的瘘口一般位于尿道膜部，最常并发于中高位肛门闭锁。处理肛门闭锁时也可造成尿道狭窄，甚或切断尿道，而有些结扎瘘管距尿道过远时，遗有憩室样腔，可导致尿液滞留继发感染或结石。尿道直肠瘘也可并发于尿道扩张或肛门扩张的医源性损伤。尿道直肠瘘时，有的患儿可有下尿路感染，如不并发上尿路畸形及膀胱输尿管反流，危害并不大。肛门流出尿液及尿道排出粪便是尿道直肠瘘的主要症状，肛门指诊于距肛门约2cm的直肠前壁可触及凹陷之瘘口。治疗为俯卧位，经直肠切除及闭合瘘管。也可经会阴切口，分别闭合尿道后壁和直肠前壁瘘口，游离直肠前壁向下脱出重新成形肛门前半周可减少尿道直肠瘘复发机会。

四、阴茎及睾丸畸形

（一）尿道口囊肿

阴茎头部的尿道口可见由粟粒至豌豆大小的囊肿，透明。一般无症状，故多不就诊。如囊肿感染可形成脓肿或瘘孔。如无症状可不予处理，也可考虑手术切除或囊肿去顶。

（二）Prune-Belly 综合征

本征又称腹肌发育缺陷综合征、三联症等，包括腹肌缺损、尿路畸形及双侧隐睾，约40 000初生儿中有1例。病因尚有争论，主要有梗阻学说和中胚层发育缺陷学说。

患儿的预后依赖于肾发育异常的程度。死产和新生儿期死亡病例中20%源于肾发育不良和肺发育不全。严重的肾发育异常往往合并尿道闭锁、巨尿道或肛门闭锁。肾结构异常包括囊状肾盏、漏斗部狭窄、不规则外形及旋转不良。三联症不常见肾盂输尿管连接部梗阻所致肾积水。腹壁发育不良的程度与肾发育异常程度无关。输尿管扩张、迂曲，远端较重。屈曲严重者，透视下可见无效蠕动，一般在小儿成长过程中输尿管似见伸直及功能改善。组织学检查见输尿管肌肉被纤维组织所代替，尤以远端输尿管为著，故输尿管远端手术如远端输尿管造瘘效果常不好。膀胱腔大、壁厚，但膀胱肌肉不肥厚，即使在尿道狭窄时也无成小梁情况。膀胱顶部常有脐尿管残留，三角区发育不良，在与扩大的前列腺尿道部连接的膀胱颈部增宽。膀胱内压低，但排尿压力及尿流正常。有些小儿有显著的剩余尿时，则说明排尿动力方面有缺陷，如无感染，膀胱的张力似可随年龄的增长有所改善。

严重病例，前列腺部尿道呈梭形扩张，即巨尿道常合并膜部、球部尿道狭窄及海绵体缺如。而缺乏前列腺组织可能是前列腺尿道扩张的原因。一般小儿泌尿外科学者认为本病无尿道瓣膜。腹肌不规则的斑块状发育不良，使腹壁呈皱褶状，随年龄增长，皮下脂肪及腹肌发育，外形可改善。除轻症外，双睾均位于腹腔内的腹后壁，尚未见到本病有生育能力的报道。此外，本征可合并马蹄内翻足、肢体缺如、多指、肠回转不良、肛门闭锁、心房或心室间隔缺损等。

【治疗】 新生儿期应首先观察除外影响生命的心、肺问题。本征除腹壁骨骼肌发育不良外，肾盂、输尿管及膀胱的平滑肌发育也不好。幼年期仅在感染用药物不能控制的情况下，做膀胱造口或肾盂、输尿管造瘘以减轻泌尿系张力，除此之外一般应选择保守观察。由于输尿管蠕动功能不良，膀胱输尿管条件差，输尿管成形术并不能消除膀胱输尿管反流或影像学检查发现的输尿管不正常形态。清洁间歇导尿在儿童常较难完成，严重病例有时可做可控性尿路改流术。腹壁折叠术不能改善尿路引流，但反复呼吸道感染的病例，腹壁折叠术后可有改善咳嗽的效果。本症隐睾由于睾丸常位于腹膜后高位，难于完成下降睾丸固定术。也有报道于新生儿期就做腹壁成形、膀胱缩小及睾丸固定术者。有作者认为新生儿期的高位隐睾做睾丸固定术，在较大孩子中易于成功。

（三）隐匿阴茎

隐匿阴茎（concealed penis）是指阴茎隐匿于皮下，外观短小。其原因认为是Camper筋膜与深筋膜之间相连的疏松组织中有异常的脂肪组织堆积，使肉膜从阴茎根部附着于阴茎体上，导致包皮似一鸟嘴包住阴茎，与阴茎体不附着，背侧短、腹侧长，内板多、外板少。若用手指握住阴茎，将其周围皮肤和皮下脂肪向后推，即可显示出隐匿在皮下的阴茎，而阴茎体直径及长度与同龄儿并无明显差异。随小儿成长，青春期或青春期后阴茎发育伸长及皮下脂肪减少，即可良好显露阴茎。多数无需干预,青春期后自愈。儿童期包皮不能上翻显露阴茎头,并且伴有包皮口严重狭窄扩张不能解决,即明显包茎时,可做成形手术。主要是消除包皮狭窄环,用包皮内板延长外板,改善包皮分布。有作者同时将阴茎腹侧阴茎阴囊交界部皮肤后移复位,浅筋膜与深筋膜缝合固定,获得更明显的外观改进。

(四)阴茎阴囊转位

阴茎阴囊转位(penoscrotal transposition)阴囊异位于阴茎上方,阴茎靠肛门侧。本症常伴发其他泌尿系畸形、肛门闭锁等。阴茎阴囊转位常伴会阴型、阴囊型尿道下裂,做尿道下裂成形时,可同期或分期矫正阴茎阴囊转位。

(五)阴茎扭转

阴茎扭转(torsion of penis)系由于海绵体发育不平衡,阴茎可顺时针或逆时针扭转,尿道口及系带转向外侧或上方。轻度阴茎扭转常并发于尿道下裂或尿道上裂。阴茎扭转少有症状。如不影响阴茎的外观及功能,可不必治疗。部分扭转度数大于 60°患者需要手术矫治,部分阴茎扭转经过阴茎皮肤脱套可解决。但对阴茎扭转大于 90°的病例效果不佳。

(六)双阴茎

双阴茎(double penis)可为平行或一前一后,如其中一个发育比较完整,可切除另一个,如重复阴茎内均无尿道,则须根据具体情况做成形手术(图 28-23)。

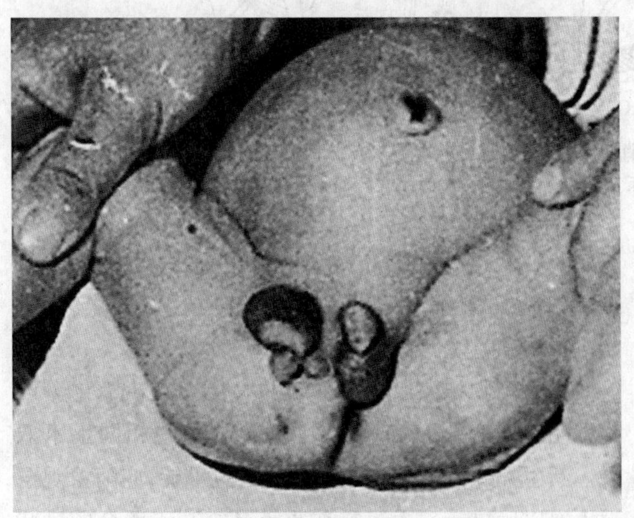

图 28-23　重复阴茎畸形

(七)巨阴茎

有内分泌功能的睾丸肿瘤、肾上腺肿瘤、垂体功能亢进症等可出现巨阴茎(megalopenis),需与注射性腺激素后的阴茎长大区别,后者停止激素后阴茎恢复正常,而前者需治愈原发病后,阴茎才会缩小。罕见的阴茎海绵体神经外胚层来源的小细胞恶性肿瘤可致阴茎均匀性明显增大(图 28-24)。

(八)小阴茎

小阴茎(micropenis)指外观正常的阴茎体长度小于正常阴茎体平均值 2.5 个标准差以上的阴茎。部分伴有阴茎海绵体发育不良以及睾丸未降或发育不良。见于垂体功能减退症、肥胖儿等。成因复杂,需做详细内分泌评估,内分泌评估基础上可试用 1~2 个疗程绒毛膜促性腺激素治疗,或针对性地选择雄激素治疗。对睾丸下降不全患儿在内分泌治疗无效后应尽快行睾丸固定术。对于雄激素受体异常患儿需考虑整形手术或变性手术。

(九)鞘膜积液

鞘膜积液(hydrocele)系胚胎期睾丸从腹膜后间隙下降时,由两层腹膜构成的盲袋,即腹膜鞘状突,经腹股沟管进入阴囊。除睾丸部鞘膜外,一般在胎儿出生前后即闭合,如闭合不全则形成不同类型的鞘膜积液(图 28-25)。

1. 精索鞘膜积液　鞘状突远端关闭而精索部开放,形成局限性囊性积液,头侧端的鞘状突未完全闭合,有极细小孔道与腹腔相通,容许液体缓慢通过并聚集。临床表现为精索部长圆形光滑肿物,透光试验阳性,睾丸可于肿物下端触及。

2. 睾丸鞘膜积液　在正常情况下,腹膜形成的鞘状突完全封闭,睾丸鞘膜囊内有极少量浆液。鞘状突没有完全闭合,遗留有极细小的孔道,腹腔内液体缓慢通过并超过睾丸鞘膜囊吸收量,逐渐聚集增多,形成睾丸鞘膜积液。患儿阴囊内有光滑肿物,透光试验阳性,多不能触及睾丸。

3. 交通性鞘膜积液　腹膜鞘状突完全开放,在精索或睾丸部有透光阳性肿物。当小儿平卧位,检查者手法挤压肿物可完全消失,而当小儿起立后,肿物又徐徐出现。此症与腹股沟斜疝不同之点是鞘膜囊与腹腔间之通路狭小,肠袢不能进入。如孔洞大者,大网膜或肠

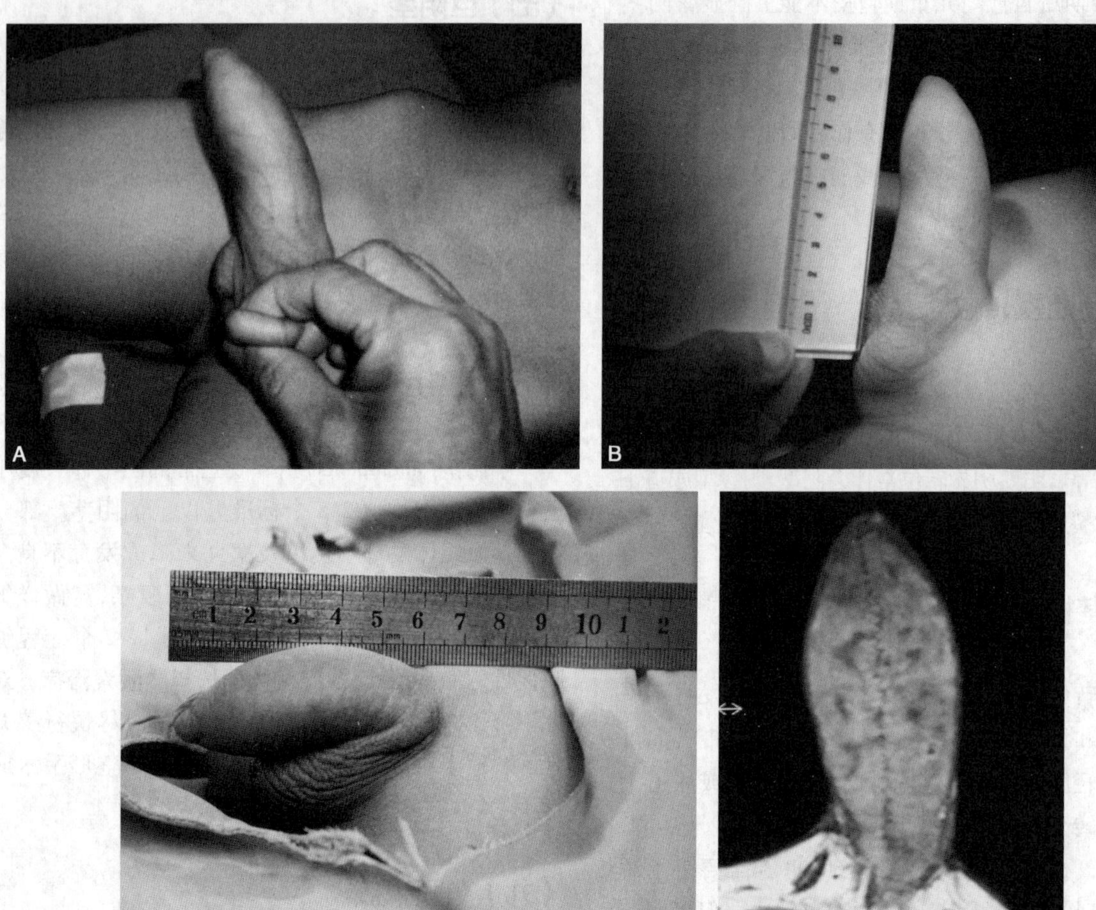

图 28-24 巨阴茎

A. 5 岁男孩，阴茎明显增大，疑性早熟就诊，睾丸为青春期前正常体积；B. 阴茎长达 9cm，如青春期儿童大小；C. 化疗半年阴茎明显缩小，接近正常；D. MR 见阴茎海绵体信号不均匀。

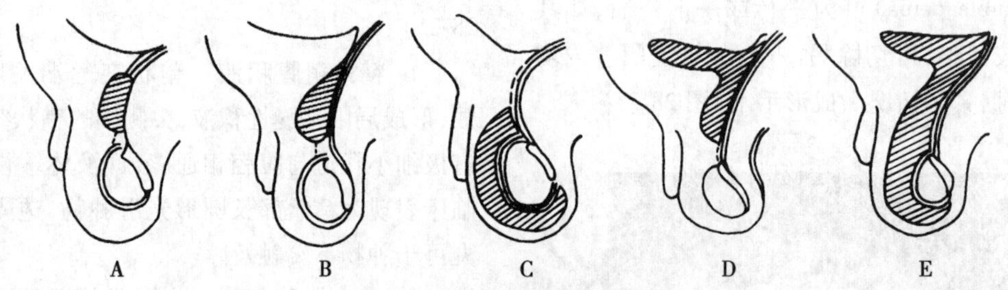

图 28-25 各型鞘膜积液示意图

A. 精索鞘膜积液；B. 精索鞘膜积液合并鞘状突未闭；C. 睾丸鞘膜积液；D. 交通性精索鞘膜积液；E. 交通性睾丸鞘膜积液。

袢也能进入鞘膜囊时即为腹股沟斜疝。女孩的腹膜鞘状突闭合不全而发生囊性肿物时，称为圆韧带囊肿。本症应与腹股沟斜疝及睾丸肿瘤相鉴别。腹股沟斜疝所构成肿物不透光，咳嗽时有冲击感，如无嵌顿甚易复位入腹腔并伴气液还纳感。如鞘膜腔与腹腔仍有管道相通，压挤鞘膜积液亦可使之缩小，但不如斜疝的骤然回复。睾丸肿瘤的肿块呈实质性，较鞘膜积液沉重，透光试验阴性，超声可协助鉴别，如不能区别，需手术探查。

治疗鞘膜积液以传统开放手术为主，近期有部分医生采用腹腔镜鞘状突高位结扎术，亦取得相同手术效果。新生儿和小婴儿鞘膜积液有自愈可能，应随诊观察至 1 岁以后决定。手术操作重点是结扎未闭合的鞘状突，非交通性的鞘状突细小壁薄，有时寻找困难，特点是位于精索之中,输精管的前内侧,横断后向上剥离到内环口水平会渐变稍宽大。如采取腹腔镜手段则观察未闭之鞘状突更为明确。

(十)隐睾

隐睾(cryptorchidism)一词来自希腊文,是指阴囊内无睾丸,包括睾丸缺如、睾丸异位以及睾丸下降不全。隐睾发生率在出生体重小于900g的早产儿约为100%,足月新生儿约为4%,1岁约为1%,成年人约为0.7%。

在胚胎期,睾丸在两侧腰部腹膜后间隙,随着胎儿发育,腹膜鞘状突在睾丸之前,首先进入腹股沟,睾丸亦随着鞘状突逐渐下降。至胎儿4~6个月时,接近腹股沟管内环处,至7~9个月时降入阴囊,腹膜鞘状突在睾丸之前,亦被带入阴囊。出生时腹膜鞘状突的近端闭锁,但远端仍开放形成睾丸鞘膜,因此睾丸下降不全者几乎均并发鞘状突未闭,个别可有腹内容物疝出形成腹股沟斜疝。隐睾分为单侧和双侧,单侧隐睾约为双侧的3倍,右侧较左侧多见。

隐睾睾丸常有不同程度的发育不良,体积小于健侧。部分合并有附睾的发育异常,包括附睾缺如、附睾头与睾丸分离等。光镜或电镜下观察,隐睾睾丸自生后第2年开始与正常睾丸间可见组织形态差别,如曲精管生长迟缓,其周围富于胶原纤维以及精原细胞数量减少等。隐睾的病理改变随年龄增大而更加明显,位置越高,病理损害越严重。目前,对于隐睾发生的原因未能肯定,包括内分泌因素和遗传因素,睾丸引带牵引作用异常,鞘状突附着异常等均可能是有些病例的原因[15]。

真性睾丸未降是指睾丸停留于正常的下降过程,而睾丸异位是睾丸循异位的睾丸引带附着,位于大腿内上侧,阴茎根部,会阴或横过异位入对侧阴囊。睾丸未降侧的阴囊小,触诊时不能触及睾丸。轻巧地用手指将睾丸推向阴囊,可以测知睾丸的活动性。如能将睾丸推入阴囊,抬手后迅速回缩,称为滑动睾丸。治疗与隐睾症相同。隐睾症中约20%睾丸不能触及,Redman报道一组208例不能触及睾丸的隐睾症中,约50%位于腹股沟部,20%~25%位于腹腔内,15%位于腹股沟外环下,10%睾丸缺如。如阴囊发育良好,以手沿腹股沟管向下推送时,可将睾丸推入阴囊,抬手后不迅速回缩,乃提睾丸肌的作用,把睾丸提到阴囊上部或腹股沟管内,这种病例是睾丸上缩,而不是隐睾,不必治疗。

虽然超声和CT可用于未触及睾丸的诊断,但敏感性和特异性均不如腹腔镜。双侧不能触及睾丸的诊断,可行激素试验。试验前应测血浆睾酮基础值,然后肌内注射绒毛膜促性腺激素(hCG)1 000~1 500IU,隔日1次,共3次,复测血浆睾酮浓度,如睾酮浓度上升,提示有睾丸。无论是哪种检查,都有一定的局限性,手术探查仍然不失为最终的确定手段,腹腔镜检查在触摸不到的隐睾最有意义。

【治疗】 隐睾诊断后应尽早治疗。生后6个月如睾丸仍未下降,则自行下降机会极少。既往曾推荐1岁之内可试行激素治疗,激素治疗无效和就诊年龄超过1岁的患儿应行睾丸固定手术治疗,但激素治疗效果不确切[16]。

手术治疗应充分游离松解精索,可至腹膜后高位,必要时达肾下极水平。横断并闭合鞘状突,将睾丸固定于阴囊底部肉膜外皮下。手术后睾丸位置是否满意,关键在于精索和输精管游离充分,做到无张力,与固定方式和术后是否牵引并无直接联系。

对于无法触及的隐睾或高位隐睾患儿,可采用腹腔镜手术方式。精索无法游离下拉睾丸时可做分期手术或Fowler-Stephen手术。

【隐睾与睾丸恶性瘤的关系】 腹腔内睾丸恶变的风险较其他部位者高6倍,睾丸固定时的患儿年龄越大,发生恶变的风险也越大,故应早期做睾丸固定,也便于检查。

五、女性外阴畸形

(一)小阴唇粘连

小阴唇粘连(adhesion of labia minora)在门诊常见,家长多以外阴畸形就诊,有的误以为阴道缺如或对性别怀疑来就诊。多见于2岁以下婴儿,可以是先天性的,也可因炎症刺激而致粘连。目前多数学者的意见认为是局部炎症和雌激素不足所致,亦有学者认为是因阴唇皱襞变异和生殖窦发育不良的结果。检查外阴时,可见两侧小阴唇在中线粘连成膜状。膜薄,灰色透明,在膜的前端近阴蒂处留有一孔,尿即由此排出。治疗简单,一般无须手术治疗,《坎贝尔-沃尔什泌尿外科学》指出治疗包括局部应用雌激素到外科手术分离粘连。目前我们的治疗经验是一般在无麻醉下用蚊氏钳的钳尖小心地插入阴蒂下方的小孔,将钳子向下轻柔地分开,暴露尿道口和阴道口，然后涂以红霉素或金霉素眼膏，持续3天。手术1~2分钟完成[12]。

（二）尿道黏膜脱垂

尿道黏膜脱垂（prolapse of urethra）指尿道外口水平的尿道黏膜的环形外翻。尿道黏膜脱垂可为部分性或者完全性，前者稍多见，大多发生于婴幼儿和8~12岁女孩。完全性尿道黏膜脱垂较为罕见。

【病因】 引起尿道黏膜脱垂的各种原因已被提出，包括雌激素过少，远端尿道的内层纵向和外层环形肌的不正常连接以及间断性增加腹压。也有学者提出与局部创伤、尿道膀胱炎症有关[17]。

【临床表现】 主要是尿道口环形红色肿物，中央有一小孔，尿液自此排出。肿物触之易出血，合并感染时局部可以出现糜烂、溃疡，表面有脓苔等。发生嵌顿时，脱垂的尿道黏膜急骤增大、水肿、青紫并伴有疼痛。

【诊断与鉴别诊断】 尿道口脱出的环形红色肿物，中央有腔隙，导尿管自此可以插入膀胱，导出尿液即可诊断。鉴别诊断包括尿道肉阜、输尿管囊肿和尿道肿瘤。

【治疗】 治疗方法包括观察等待、局部用类固醇激素和手术切除等。症状轻微可采用保守治疗。如卧床休息、温水坐浴等。局部有感染者可局部外用抗生素。有部分报道称局部外用雌激素可以取得较好的疗效。环状切除多余的黏膜后把正常的尿道缝合至前庭是一种选择，此外，其他手术方法比如经尿道插入导尿管结扎脱垂的黏膜待其自然坏死或者冷冻治疗，目前尚不被提倡。

（三）处女膜无孔

处女膜无孔（imperforate hymen）亦称处女膜闭锁（atresia of hymen），一般在青春期前多无症状，不易被发现，而到了青春期则表现为第二性征发育情况与青春期年龄相符，但无月经初潮，周期性下腹痛并逐渐加重，在阴道口膨出一触痛的球状肿块，被一层膜样组织覆盖呈紫蓝色，严重时可因积血的阴道压迫尿道引起排尿不适或排尿困难。腹部检查可发现下腹部耻骨上正中肿物，甚至可达脐水平。导尿后肿物不消失。会阴部检查可见处女膜无孔向外膨出，经用针穿刺抽出紫褐色或暗红色黏稠血液可证实诊断。治疗可将处女膜做十字切开，排出积血，即可治愈。

六、性别发育异常的外科治疗

（一）手术目的

恢复生殖器功能，完成成人后性交；如果可能，利于未来的生育功能；尽量降低泌尿生殖道异常相关的泌尿系风险，如泌尿系感染，尿失禁和泌尿系肿瘤；避免尿液、血液在阴道和子宫聚集；避免按女性抚养个体青春期发生男性化及男性个体乳腺发育；降低性腺肿瘤发生的风险；培养"独特个体"及"社会身份"；避免不典型生殖器解剖带来的耻辱；响应患者父母渴望，以可能的最好状态抚养孩子的愿望。

（二）手术时机

手术时机依赖于疾病的严重程度和性别[18]。一旦确定了患儿的认定性别，可以择期行手术治疗矫正生殖器畸形，关于手术时间争议的核心是在不知道个体最终性别身份的情况下做性别认定。主张早期手术者认为早期手术技术简单，并且可以避免因为模糊外生殖器使患儿及父母面对社会议论和心理压力，避免青春期实施生殖器手术给患儿带来的心理创伤。其他基于人权完全知情的原则主张晚期手术者提倡让患者足够大后自己选择，而不是其父母做出决定。最近，更多的学者质疑对患儿施行非医疗必需并且将影响患儿未来性功能和/或生殖能力的不可逆手术，特别是由父母决定而患儿无能力参与决定的手术。

（三）性腺处理的原则

1. 性腺活检 由于性发育障碍（disorder of sex development，DSD）具体情况的复杂性，虽然创伤性的外科直视手术或腹腔镜探查并不作为DSD诊断的常规检查，但以下情况时性腺活检必不可少。①常规检查无法探及性腺，高度怀疑腹腔内存在发育异常的性腺，尤其是睾丸，或常规检查不能明确诊断，必须依赖开放手术或腹腔镜探查的其他情况；②DSD的鉴别诊断必须依赖于性腺组织学检测的情况；③对于无法通过核型和血清检测获得准确诊断，腹腔疑似睾丸或卵睾组织，需要对性腺做纵向取样活检的情况。标准的活检通常需要取3mm×3mm×2mm，并且建议纵向切取深部组织，以避免遗漏性腺深部组织成分。

2. 性腺手术 腹腔内性腺需要移出腹腔，放在腹股沟，或最好是阴囊内，可以监测恶变。如果不能移出腹腔,需要切除性腺。关于性腺切除的时间仍存争议,主要依赖于预期恶变的风险有多大。由于临床上肿瘤多发生在青春期后,一些人主张延迟手术,但是前提是性腺可以安全监测。对于治疗合并的腹股沟疝或存在性腺相关心理问题时主张青春期前手术。青春期开始后可能出现与选择性别不一致的男性化或女性化者,故需要青春期前切除性腺。

3. 性腺切除　性别选择后,需要切除与选择性别不一致的性腺。此外,需要切除存在 Y 染色体物质的条纹性腺(Turner 综合征、46,XY 完全型性腺发育不全、混合性腺发育不全),以避免性腺恶变的发生。按女性抚养的雄激素合成障碍的患者必须在青春期前切除睾丸,以防止发生男性化。对于完全雄激素不敏感的患者,由于睾丸可产生雌二醇,而雌二醇可导致女性化表型的转变,可保留睾丸在原位直至青春期结束以利于骨骼及乳腺的发育。如果是卵睾,切除与选择性别不一致的性腺部分,需要术中冰冻确认完全切除,术后可以做 hCG/hMG 刺激试验确定睾丸或卵巢组织切除完全。对于睾丸和卵巢分界不清者,建议切除整个性腺。位于阴囊的发育不良的睾丸有恶变的风险,因此建议在青春期时行睾丸活检,如果存在原位癌或小管内生殖细胞瘤,建议保留精子后行低剂量放疗。

对于性腺切除的决定应该个体化,并考虑到心理社会因素。对于任何切除未成年人性腺的手术均应慎重。目前公认的性腺切除的指征包括:①(早期)生殖细胞肿瘤(germ cell tumor,GCC);②(预期)性腺分泌激素有相反作用;③患者自检或影像监测性腺恶变的依从性差,患者要求切除性腺;④存在 Y 染色体物质的条纹性腺(Turner 综合征、46,XY 完全型性腺发育不全、混合性腺发育不全)[19]。

(四)女性外生殖器整形手术

女性生殖器成形技术包括阴蒂成形、大小阴唇成形和阴道成形。手术目的主要是切除多余的勃起组织,保留阴蒂的性敏感,提供正常阴道开口,利于月经流出、性交及生育,预防反复泌尿系感染。

1. 阴蒂成形技术　阴蒂为性器官,因此阴蒂成形时要尽力提供很好的外观,并保留正常的阴蒂神经支配以保证性功能。阴蒂重建手术是切除部分勃起组织,保留全部或部分阴蒂头,既美观又尽量保留了阴蒂功能。2007 年 Poppas 提出了一个保留全部血管神经的技术,即在腹侧海绵体白膜下切除部分勃起组织行阴蒂成形。

2. 阴道成形技术　目前阴道成形主要包括:

(1) Cut-back 阴道成形:现在很少应用,仅适于单纯阴唇融合及 Prader 1 和 2 的患者。

(2) 会阴皮瓣阴道成形:主要用于低位合流,切开阴道和尿生殖窦的后壁,保留前壁,不改变合流位置,仅仅是扩大外口。

(3) Pull-through 阴道成形:可用于任何合流,但常常用于高位汇合,将阴道和尿生殖窦分开,尿生殖窦用于重建尿道,游离的阴道牵拉至会阴,但是常常需要联合皮瓣技术。该方法技术要求高,尿道很难从阴道分离。容易导致尿道阴道瘘、阴道狭窄和损伤尿道括约肌功能。

(4) 尿生殖窦部分移动(partial urogenital mobilization,TUM):这种方法可以利用尿生殖窦改善外阴外观,并且避免在耻骨后方过度游离,可用于大多数患者。

(5) 尿生殖窦整体移动(total urogenital mobilization,TUM):通常不需要单独游离阴道,手术时间缩短 70%,更美观,尿道阴道瘘发生风险降低。目前此方法可以用于很多畸形,包括尿生殖窦畸形、女性外翻畸形、阴茎发育不全。TUM 作为一种单独的阴道成形技术可以使阴道外口缝合在会阴,但是可能导致阴道外口环形狭窄,可能仍然需要联合会阴皮瓣及 pull-though 方法。

(6) 完全阴道替代:用于无阴道及始基阴道者。

(7) 阴道扩张术:对于会阴有盲端阴道的患者,在患者决定开始性活动时,可以通过阴道扩张技术获得足够的性功能。如果阴道扩张不成功,可以行阴道替代手术。

3. 阴唇成形术　阴唇成形技术也在不断改进。肾上腺皮质增生(CAH)和性发育异常(DSD)患者通常无小阴唇,大阴唇位于新阴道开口的上方。劈开阴茎背侧皮肤做小阴唇,大阴唇通过 Y-V 成形下移,建立一个正常的外阴形态,阴道位于阴唇之间。

4. 乳腺整形　对于选择女性性别者,青春期或青春期后可以通过应用激素或假体使乳腺变大。

5. 女性外生殖器修复

(1) 尿道阴道低位汇合:大多数 DSD 或尿生殖窦手术患者是低位汇合,可以行皮瓣阴道成形术。于包皮内外板交界处切口,保留所有的包皮内板(因其敏感性仅次于龟头),尿道板两侧做平行切口,共同开口处环形切开,会阴设计 Ω 形会阴皮瓣。大阴唇做 Y 形切口。包皮脱套,保留腹侧尿道板完整,腹侧游离至海绵体分叉水平,背侧游离至耻骨,阴蒂根部放置止血带或将分叉海绵体向耻骨方向压迫止血,在海绵体腹侧从龟头到海绵体分叉处纵向切开 buck 筋膜,暴露海绵体组织,从海绵体白膜中剔除海绵体组织，保留完整的血管神经，保留分叉处远端海绵体组织 2～3cm，结扎近端的勃起组织。行小阴唇及大阴唇成形，将阴蒂包皮背侧纵切，转移到尿道板两侧，与保留的尿道板及阴道侧方吻合，阴唇阴囊行 Y-V 整形，下移拉长，形成大阴唇。

（2）高位合流：大多数学者认为将阴道与尿生殖窦完全分离的 pull-through 阴道成形技术是治疗高位合流最好的方法。前矢状入路经肛门直肠途径分离直肠前壁（anterior sagittal transanorectal approach，ASTRA），可以为分离阴道提供很好的暴露，适合于非常高位的阴道合流。

（3）整体游离技术：先用内镜评估汇合位置，并经内镜留置 Fogarty 管在阴道，Foley 尿管在膀胱，直肠内放置海绵或凡士林纱布。先做阴蒂成形术，环形切开尿生殖窦外口，将尿生殖窦和海绵体分离，最初游离到海绵体分叉处，行阴蒂成形同前。在尿生殖窦后方中线处游离，直到腹膜反折处，然后继续在耻骨后向近端游离尿生殖窦，将尿生殖窦和耻骨之间无血管的韧带切断，整个尿生殖窦就很容易拖至会阴。此时，阴道内很容易触及 Fogarty 球囊，将阴道后壁切开，将阴道缝合至会阴或嵌入皮瓣扩大阴道外口。可以在腹侧切开游离出的尿生殖窦，用于做前庭。如果阴道位置仍然很高，可以用 pull-though 方法将阴道前壁和尿道及膀胱颈分开（俯卧位容易操作），尿道上的开口关闭两层。可以在背侧劈开尿生殖窦，向腹侧翻转修补阴道前壁，利用会阴皮瓣修复阴道后壁。

（五）男性外生殖器整形手术

包括阴茎下弯的矫正、尿道重建、阴囊成形、睾丸固定、睾丸假体植入、阴茎重建。与尿道下裂修复相似，可对 3 个月以上健康儿童进行外生殖器男性化修复，但考虑到麻醉风险、局部发育情况等因素，通常推荐在 1 岁后进行手术。部分性腺切除或缺失的患儿青春期后可行睾丸假体植入。随着阴茎再造技术的进步，对于严重的雄激素不敏感患儿可行阴茎再造手术。

1. 术前评估及激素处理 大多数医生对于阴茎发育不良的患儿会在术前进行雄激素治疗。笔者推荐对于阴茎头最大横径≤10mm 的患儿术前先使用雄激素治疗以增长阴茎体积利于手术施行，但对术后并发症发生率有无影响仍存在不少争议。通常在小青春期（出生 6 个月）结束后可考虑使用雄激素治疗。术前雄激素使用方法包括：①hCG 肌内注射，100IU/kg，1 周 2 次，为期 1 个月；②丙酸睾酮肌内注射，2mg/kg 肌内注射，每周注射 2～3 次，为期 1 个月；③口服十一酸睾酮，2～3mg/（kg · d），分 2～3 次口服，口服 3 个月；④外用 2.5% DHT 或 1%睾酮霜，每天 1～2 次，可涂抹于阴茎体（包括或不包括阴茎头），每次 0.2～0.3mg/kg，持续 1～3 个月。雄激素使用不超过 3 个月通常不会发生明显副作用，但延长治疗可能会导致骨龄提前。除了 5α-还原酶缺乏患儿只能外用 DHT 霜进行治疗外，其余阴茎发育不良的 DSD 患儿在选择男性性别后可选用上述雄激素进行治疗，促进阴茎发育。对于部分雄激素受体不敏感的患儿，可以使用超生理量的雄激素促进阴茎发育，最多可以用至常规剂量的 5 倍，或在使用 DHT 时加大频次，如每 4 小时一次。

2. 目标 男性外生殖器整形的目标是接近正常的外生殖器外观和功能，近端型尿道下裂目标重在阴茎及尿道的功能，远端型者的目标重在整体外观。功能主要包括站立排尿、尿流尿线适当、勃起时阴茎直伸或接近直伸、无勃起疼痛、有正常或接近正常的性功能。外观主要包括貌似包皮环切术后外观，或完全正常外生殖器外观。

3. 尿道重建 对于尿道重建，应用正确的组织和选择正确的操作是减少并发症的关键。决策开始时要对尿道口的位置、阴茎的大小、弯曲程度以及尿道腹侧覆盖皮肤的质量进行正确的评估。如果尿道板健康，有相当好的厚度和血供，可以沿中线纵行切开（也可能不需要纵切）后卷管（TIP/Snodgrass）；如果尿道板过于狭窄，可采用 onlay 尿道成形或 Mathieu；如果为严重的尿道下裂，如阴囊型和会阴型，或脱套后阴茎腹曲仍然大于 30°，需切断尿道板，采取 duckett 或 duckett+duplay 或 koyanagi 或采用分期手术。尿道下裂具体术式可参考尿道下裂章。阴茎重建术是针对严重小阴茎或先天无阴茎，建议青春期或青春期后手术。

4. 残存米勒管的处理原则 由于睾丸支持细胞发育不良或者抗米勒管激素（anti-Müllerian hormone，AMH）受体基因突变可导致米勒管退化不全而残存。部分学者认为无症状的残存米勒管可予以保留。但是有时米勒管残存可导致尿道修复术后反复尿路及生殖系统感染、青春期周期性血尿以及米勒管残件癌变。因此也有学者支持可在腹腔镜下进行米勒管残件的切除。是否切除前列腺小囊也存在较大争议，通常认为无症状者不宜在尿道成形同期进行，若因前列腺小囊反复引起尿路感染，可考虑在腹腔镜下或经会阴再次手术切除。

5. 男性乳房发育的处理 多种类型的 DSD 会出现乳房发育，例如克氏综合征、雄激素受体不敏感、卵睾型、17β-羟类固醇氧化还原酶缺乏症、46，XX 睾丸型等，其乳腺癌发生概率是正常男性的 8 倍。选择男性性别后，对于新生儿因胎内受到母体或自身激素刺激已发育的乳房应避免在 1 岁前进行评估和治疗。除非怀疑乳腺癌，不需要行乳房 X 线检查。对于青春期出现乳腺发育的 DSD 患儿，轻型（乳房增大小于 6cm）可以观察，半年随访一次，并给予安慰以减轻心理负担。早期药物治疗对持续存在的不同程度的乳房发育均有效。观察 1 年及以上已发育的乳房仍未消退、有明显皮肤过度扩张、药物效果不佳或复发、发育至近似女性乳房的情况，可考虑手术。

（宋宏程）

参考文献

[1] MARK WOODWARD, DAVID FRANK J. Abnormal migration and fusion of the kidneys. In: Gearhart John P, Rink Richard C, Mouriquand Pierre DE. Pediatric Urology. Second edition. London: Elsevier Inc, 2010: 213-217.

[2] CHAPMAN AB, DEVUYST O, ECKARDT KU, et al. Autosomal-dominant polycystic kidney disease (ADPKD): executive summary from a kidney disease: Improving Global Outcomes (KDIGO) Controversies Conference. Kidney Int, 2015, 88(1): 17-27.

[3] TAGHAVI K, KIRKPATRICK J, MIRJALILI SA. The horseshoe kidney: Surgical anatomy and embryology. J PediatrUrol, 2016, 12(5): 275-280.

[4] JIANG D, TANG B, XU M, et al. Functional and Morphological Outcomes of Pyeloplasty at Different Ages in Prenatally Diagnosed Society of Fetal Urology Grades 3-4 Ureteropelvic Junction Obstruction: Is It Safe to Wait? Urology, 2017, 101: 45-49.

[5] DIDIER RA, CHOW JS, KWATRA NS, et al. The duplicated collecting system of the urinary tract: embryology, imaging appearances and clinical considerations. PediatrRadiol, 2017, 47(11): 1526-1538.

[6] BRAGA LH, D'CRUZ J, RICKARD M, et al. The fate of primary nonrefluxing megaureter: a prospective outcome analysis of the rate of urinary tract infections, surgical indications and time to resolution. J Urol, 2016, 195(4 Pt 2): 1300-1305.

[7] BLANE CE, ZERIN JM, BLOOM DA. Bladder diverticula in children. Radiology, 1994, 190(3): 695-697.

[8] MARUF M, MANYEVITCH R, MICHAUD J, et al. Urinary Continence Outcomes in Classic Bladder Exstrophy: A Long-Term Perspective. J Urol, 2020, 203(1): 200-205.

[9] JALKANEN J, HEIKKILÄ J, KYRKLUND K, et al. Controlled Outcomes for Achievement of Urinary Continence among Boys Treated for Posterior Urethral Valves. J Urol, 2016, 196(1): 213-218.

[10] ROUTH JC, MCGEE SM, ASHLEY RA, et al. Predicting renal outcomesin children with anterior urethral valves: a systematic review. J Urol, 2010, 184(4 Suppl): 1615-1619.

[11] HENGGE UR, KRAUSE W, HOFMANN H, et al. Multicentre, phase Ⅱ trial on the Safety and efficacy of topical tacrolimus ointment for the treatment of lichco sclerosus. Br J Dcrmatol, 2006, 155(5): 1021-1028.

[12] WEIN AJ, KAVOUSSI LR, PARTIN AW, et al. Campbell Walsh Urology. 11th ed. Philadelphia: Elsevier, 2016.

[13] TEKGÜL S, DOGAN HS, KOCVARA ANKARA R, et al. Hypospadias, EAU Guidelines on Paediatric Urology. European Association of Urology, 2017 edition Guidelines, 21-26.

[14] 孙宁. 尿道下裂修复手术问题与再认识. 中华小儿外科杂志, 2015, 36(3): 161-162.

[15] KAPOOR S. "Pseudo-prune belly syndrome": An under-reported phenotypic variant of prune belly syndrome. J Pediatr Urol, 2017, 13(6): 656-657.

[16] KIM JK, CHUA ME, MING JM, et al. A critical review of recent clinical practice guidelines on management of cryptorchidism. J Pediatr Surg, 2018, 53(10): 2041-2047.

[17] 黄澄如. 实用小儿泌尿外科学. 北京：人民卫生出版社, 2006: 455-457.

[18] TEKGÜL S, DOGANH S, KOCVARA R, et al. Disorders of sex development. EAU Guidelines on Paediatric Urology, 2017.

[19] 中华医学会小儿外科学分会泌尿外科学组, 性别发育异常中国专家诊疗共识. 中华小儿外科杂志, 2019, 40(4): 289-297.

第 3 节 尿路梗阻

泌尿系统是一个管道系统，管腔通畅才能保持泌尿系统的正常功能，管腔发生梗阻就影响尿的分泌和排出。泌尿系统内外很多病变都会引起管腔梗阻，梗阻位置可能在肾脏内、肾盂输尿管连接部、输尿管本身、输尿管膀胱连接部、膀胱颈或尿道，梗阻愈接近肾脏则肾积水发生愈快[1]。泌尿系统梗阻在小儿泌尿系病变中占重要地位，是肾衰竭需要肾移植的最大单一病因。泌尿系统中很多病变和梗阻常互为因果，如感染和结石可以引起梗阻，不同原因的梗阻又导致感染和结石的发生，加重了病变的复杂性和肾脏的破坏。凡有泌尿系疾病时，均需注意有无梗阻问题，进行相应的检查，以便解除梗阻，引流尿液，保护肾功能。

【病因】 以梗阻的性质而言，最重要的是机械性梗阻，但神经性功能障碍在小儿泌尿系梗阻中也是一个重要因素。梗阻还需区分是先天存在还是后天获得，其对肾脏功能影响有所不同。下面简述引起小儿泌尿系统梗阻的常见原因(图 28-26)。

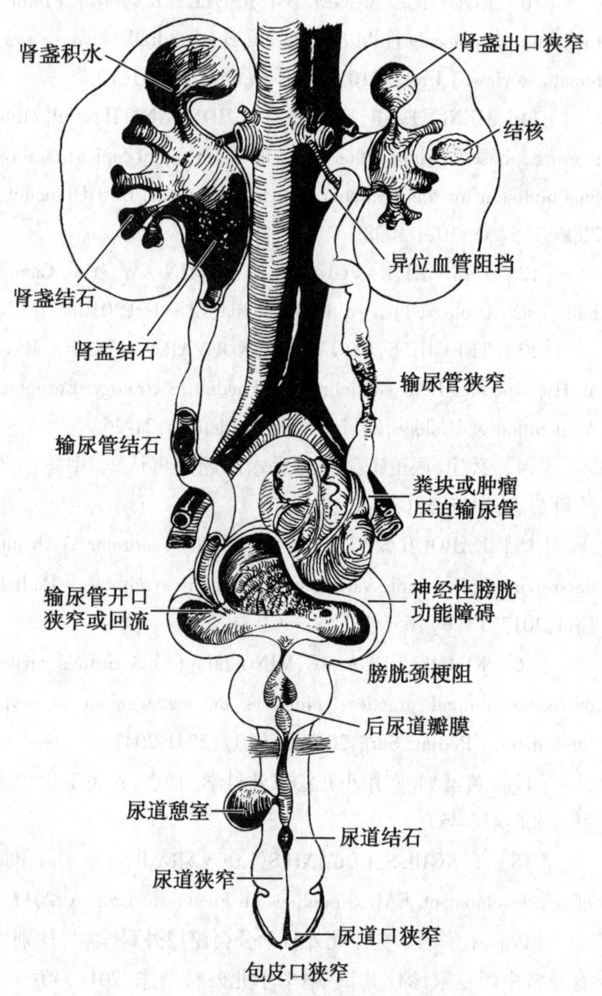

图 28-26 尿路梗阻的病因图解

1. 尿道 常见的梗阻原因是狭窄，狭窄部位可在包皮口、尿道口或尿道。尿道狭窄多由创伤或炎症所引起。而先天性前、后尿道瓣膜，前尿道憩室是小儿泌尿系梗阻的重要原因。此外，尿道结石、前列腺肿瘤、盆腔及会阴部其他肿瘤也可引起梗阻。

2. 膀胱及膀胱颈部 神经性膀胱功能障碍是较常见的原因。此外，膀胱畸形(膀胱憩室，重复膀胱)、结石、膀胱内外肿瘤都常引起梗阻。女童重复肾上肾单位的输尿管膨出也可造成膀胱出口梗阻。

3. 输尿管 狭窄的异位输尿管口、输尿管囊肿均可引起输尿管梗阻。膀胱输尿管反流在小儿较成人多见，而结石和盆腔肿瘤浸润压迫也是梗阻原因。输尿管三个解剖狭窄部位也常出现先天性狭窄梗阻，根据发病率依次为起始部、壁内段和跨越髂血管部位。

4. 肾及肾盂 最多见的是肾盂和输尿管连接部先天性狭窄，也可因该部瓣膜、异位血管压迫或息肉造成梗阻[2]。肾畸形(如蹄铁形肾)和肾异位时可出现梗阻，尿引流不畅。结石及肿瘤也可引起梗阻。一般输尿管口以上的梗阻称为上尿路梗阻，而膀胱、膀胱颈部、后尿道及前尿道等部位的梗阻称为下尿路梗阻。

【病理生理】 泌尿系统内外许多病变所引起的尿路梗阻最终都造成肾内压力升高，肾盏和肾盂尿液排出障碍，尿在肾盂内停留时间延长，肾盂扩张，肾曲管内压力逐渐升高，曲管扩张影响尿的分泌，同时压迫附近血管引起肾实质的贫血性萎缩。由于肾盂和肾盏扩张，肾实质萎缩，肾功能障碍，称为肾积水(hydronephrosis)。

肾积水在病程进展上可分为：①肾盂扩大，肾盂壁变薄；②肾乳头萎缩(此时肾盂造影表现为杯形的肾小盏逐渐变平以致终于向外层凸出)；③肾实质进行性萎缩而变薄。当肾盂为肾内型时，肾实质萎缩会出现得更早和更严重。

泌尿系统梗阻，尿从肾盂肾盏排出受阻时，部分液体可进入淋巴管和静脉(肾盂淋巴管反流、肾盂静脉反流)，这样就稍降低肾盂和肾小管内的压力，仍有继续分泌尿的能力。两侧输尿管被完全阻塞时，尿毒症常在3天内发生，如梗阻在8天内消除，肾功能常可恢复。部分梗阻或间歇性梗阻所引起的肾积水，常可达极大容积。

泌尿系统梗阻由于梗阻的部位、性质不同而后果也不同。膀胱以上梗阻(上尿路梗阻)，由于梗阻部位距肾近，肾积水发展迅速，但仅患侧受累，而对侧肾常呈代偿性增大，故总肾功能正常。膀胱及以下尿路梗阻时，膀胱肌肉增厚，加强排尿力量以克服梗阻。膀胱肌束错综交叉，如持续时间长，则膀胱黏膜从肌肉束中凸出形成小梁及假性憩室。由于膀胱逼尿肌代偿而膀胱颈部和三角区部组织肥大、突隆，如有炎症就更加重了膀胱颈部梗阻。当逼尿肌加强收缩从而增强的排尿力量仍不能克服梗阻时，每次排尿后会出现剩余尿。一般来说，剩余尿量的多少与膀胱功能不足的程度成正比。继之肾、输尿管积水，输尿管壁肌肉增厚，输尿管扩张伸长，形成曲折、粘连、固定，加重梗阻及肾积水的发展。膀胱以下泌尿系梗阻时，虽然膀胱作为缓冲区域，肾积水发展慢，但是双侧肾受累，总肾功能低下。长期膀胱出口梗阻会造成膀胱组织结构的改变，这些改变有可能进一步造成膀胱功能异常，影响膀胱的储尿与排空。在膀胱出口梗阻解除之后，继发的膀胱功能异常可以持续存在，并可能造成持续性的肾损害。下尿路梗阻解除前、后，均需要评价膀胱功能，进行对比可及时发现继发的膀胱功能障碍，有针对性的处理方能更有效地保护肾功能。综合上述下尿路梗阻进程见图28-27。

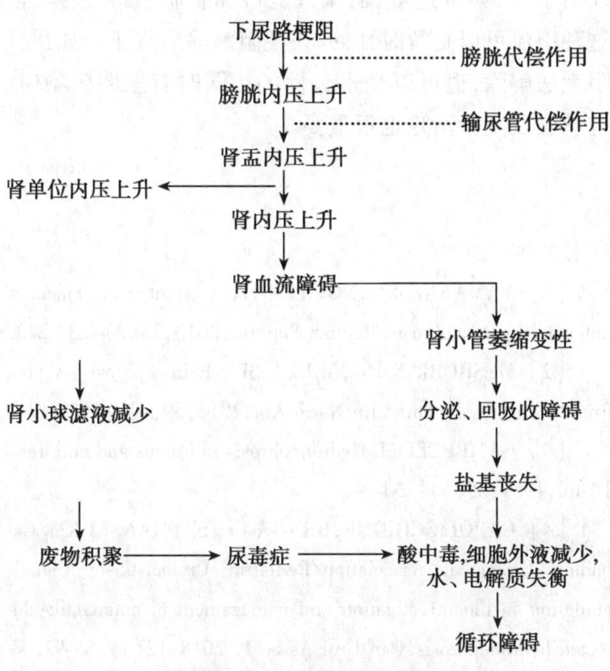

图28-27　下尿路梗阻进程

【临床表现】　由于梗阻的部位和性质及程度不同，临床表现也就不同。如果引起泌尿系梗阻的原发病比较易于发现，如泌尿系结石、肿瘤等，临床上便很少出现肾积水的表现。小儿肾盂的容量随年龄而异，1岁左右约为1~1.5ml，5岁以内小儿约每岁增加1ml，以后逐渐接近于成人约为5~7ml。故只有肾积水达到较严重程度时，才会出现腹部肿物或肾衰竭的征象。下尿路梗阻时引起排尿困难、尿频和尿不尽感，但新生儿和小婴儿很难发现上述症状，虽有双肾和输尿管积水，可无典型临床表现而且不能发现。上尿路梗阻一般并无征象，如肾盂输尿管连接部狭窄，异位血管压迫等所致肾积水小儿并无不适，达数百毫升，甚至可达1 000~2 000ml，才发现腹部肿物。肾积水的另一类表现是间歇性梗阻引起间歇性肾积水。当尿液积滞时，可有腰腹部酸痛或胀痛、恶心、呕吐和尿量减少。当梗阻缓解后，疼痛消失，排出大量尿液。腹部检查，发作期有时可触及肿物。

由于肾积水可无自觉或客观症状，潜在进行性双肾病变能引起尿毒症。表现为食欲缺乏、恶心、呕吐、消化不良和贫血等，并可伴有高血压。幼儿尿路梗阻可表现为尿失禁、夜尿。下尿路梗阻表现为充溢性尿失禁，而上尿路梗阻、巨大肾积水有大量尿排出时也可有尿失禁及夜尿。尿道狭窄并发尿道炎时，可引起慢性附睾炎，尿道感染严重时并发尿道周围脓肿，脓肿破裂形成尿瘘。

此外，肾积水最初的表现可以是急性泌尿系统感染或生长迟滞，如果没有注意到梗阻的因素，则会延误正确的治疗。Campbell（1951）分析小儿肾积水828例，其中临床诊断512例，另316例由15 919例尸检获得（表28-5）[3]。从表28-5可以看出绝大多数病例是婴幼儿。当今随着科技进步，产前超声发现胎儿肾积水已不是难题，医生能及早寻找肾积水的原因并提供合理治疗[4]。

表28-5　828例尿路梗阻年龄分布

年龄	例数
6个月以下	266
6个月~	104
1~2岁	159
3~6岁	155
7~10岁	93
11~15岁	51

【诊断与鉴别诊断】　首先应注意病史，当小儿诉说腹痛或腰痛时，需与急腹症相鉴别。如以腹部肿物为突出表现，则需与其他腹膜后肿物如肾母细胞瘤、畸胎瘤和神经母细胞瘤等相鉴别。如以膀胱颈部刺激症状如尿频、尿急和排尿困难为主诉，则需注意排尿情况，注意有无排尿细小无力，排尿时间延长，排尿后有滴尿。如膀胱内有移动性梗阻则尿流可发生突然中断。做肛诊，注意有无盆腔肿瘤和结石以及肛门括约肌情况。插入导尿管除能测剩余尿量外，还可除外尿道狭窄。

X线检查是主要的诊断方法，平片可见肾影轮廓、骨骼影、阳性结石或钙化影。静脉肾盂造影可了解双侧肾及输尿管情况。小儿常规用60%或76%泛影葡胺，新生儿8~10ml，<6个月10~12ml，6~12个月12~15ml。肾功能不良，尿素氮升高至50mg/dl，没有尿闭时，可加大剂量达2.2ml/kg，加等量葡萄糖液快速滴入，延迟摄片，多可见肾盂影。目前，高渗透压的泛影葡胺已由等渗的造影剂碘克沙醇、碘海醇或碘普罗胺替代，过敏反应及副作用明显减少。必要时还可采用肾穿刺造影，直接穿刺肾盂肾盏注入造影剂，以了解梗阻部

位，但需两侧分别进行，以免发生肾衰竭。

排尿性膀胱尿道造影是诊断儿童下尿路梗阻必要的检查。造影剂可通过三种方法注入膀胱：①静脉注药，经肾脏分泌入膀胱；②经尿道插导尿管注入膀胱；③经耻骨上区穿刺膀胱注入。排尿时摄片做排尿性膀胱尿道造影，对于婴儿有时需用手压迫膀胱排尿摄片。

排尿性膀胱尿道造影要注意下列要点：①排尿时要多次摄影，以观察有无膀胱输尿管反流。膀胱输尿管反流在排尿期易出现，而且不是在每次检查时都能见到。②将膀胱充盈至相应的正常容量，能够准确判断有无膀胱成小梁。预期膀胱容量(ml)2～16岁为[(年龄+2)×30]ml，1周内新生儿为(25±10)ml，1周龄～3月龄为(53±13)ml，3～12月龄为(70±30)ml，12～24月龄为(76±31)ml[5]。③排尿结束后注意剩余尿量的问题。摄斜位片能够清晰显示男性尿道全长，并且斜位摄片睾丸所受放射量较少。膀胱尿道造影需注意，正常的充盈缺损，即内括约肌在排尿终末时更为明显，而正常后尿道精阜部也可能见充盈缺损。

超声检查无损伤，能够准确测量尿路扩张程度，还可进行尿路梗阻的定位诊断。输尿管近端梗阻，输尿管不扩张。下尿路梗阻或输尿管远端梗阻或反流，输尿管出现扩张。

肾核素扫描除可协助梗阻定位诊断外，还可了解分肾功能。

磁共振水成像(MRU)可清楚显示上尿路梗阻的定位。

尿流动力学结合X线影像检查，对下尿路梗阻中一些问题的检出非常重要，如膀胱的顺应性、排尿期与储尿期的膀胱压力、膀胱逼尿肌与尿道括约肌的协调、膀胱输尿管反流等。

【治疗】 最理想的治疗是解除梗阻，改进或维持肾功能，需要根据梗阻的部位、性质及双侧肾的情况来决定。单纯的肾盂输尿管连接部狭窄，可做狭窄段切除吻合。如果患儿因为梗阻已经引起严重的肾损害，情况危急或是梗阻的原因不能解除，则应在梗阻之上做尿液改道引流，如肾造瘘、输尿管造口和膀胱造口/造瘘等。这种引流可以是暂时性的，在梗阻解除后终止。如果梗阻无法解除，也可以是永久性的。同时有尿路感染时，抗感染及支持治疗也很重要。

（孙宁）

参考文献

[1] YAMAAKE KG, NGUYEN HT. Current management of antenatal hydronephrosis. Pediatr Nephrol, 2013, 28(2): 237-243.

[2] MESROBIAN HG, MIRZA SP. Hydronephrosis: A view from the inside. Pediatr Clin North Am, 2012, 59(4): 839-851.

[3] CAMPBELL M. Hydronephrosis in infants and children. J Urol, 1951, 65(5): 734-747.

[4] CAPOLICCHIO JP, BRAGA LH, SZYMANSKI KM. Canadian Urological Association/Pediatric Urologists of Canada guideline on the investigation and management of antenatally detected hydronephrosis. Can Urol Assoc J, 2018, 12(4): 85-92.

[5] AUSTIN PF, BAUER SB, BOWER W, et al. The standardization of terminology of lower urinary tract function in children and adolescents: Update report from the standardization committee of the International Children's Continence Society. Neurourol Urodyn, 2016, 35(4): 471-481.

第4节 肾小球肾炎和肾病

一、肾小球疾病的分类和特点

肾小球疾病是指两侧肾脏的非化脓性疾病，病变主要发生于肾小球或始于肾小球，如多种肾炎和肾病。包括病因、发病机制、病理改变各异的多种疾病。但尚缺乏能全面反映疾病本质的统一分类方法，目前较通用者为临床分类和病理分类。

【临床分类】 目前，我国儿科临床仍沿用中华医学会儿科学分会肾脏病学组2000年11月珠海会议制定的分类方法[1]，将其分为原发、继发和遗传三大类。

1. 原发性肾小球疾病

(1) 肾小球肾炎(简称肾炎)

1) 急性肾小球肾炎：多数有前驱感染，起病急，以血尿为主，伴有不同程度的水肿和高血压。病程在1年(显著临床症状多在3个月以内好转，轻微尿改变可迁延至1年)以内。按前驱病可分为链球菌感染后和非链球菌感染后(如金黄色葡萄球菌、肺炎双球菌或病毒感染)两类[2]。

2) 急进性肾小球肾炎：起病急，除出现蛋白尿、血尿、红细胞管型尿、高血压、水肿外，常伴有持续性少尿或无尿。肾功能急性进行性恶化,若无有效控制,多于数周至数月内发展至肾衰竭,预后较差,甚而死亡。

3)迁延性肾炎:包括两类情况:①有明确急性肾小球肾炎病史,镜检血尿和/或蛋白尿迁延达1年以上,不伴肾功能不全或高血压;②无急性肾小球肾炎病史,但有持续性血尿和蛋白尿,病程已达6个月以上,不伴有肾功能不全或高血压。

4)慢性肾炎:病程超过1年,有不同程度的肾功能不全和/或持续性高血压,预后较差。目前国际上将病程3个月以上的肾脏结构或功能异常均定义为CKD(chronic kidney disease)。因此,迁延性肾小球肾炎和慢性肾小球肾炎的定义已趋少用。

(2)原发性肾病综合征:大量蛋白尿(+++~++++),24小时尿蛋白多于50mg/kg;血浆白蛋白低于25g/L[2-3];胆固醇高于5.72mmol/L(220mg/dl);水肿可轻可重。其中以大量蛋白尿及低蛋白血症为诊断必备条件,并除外其他继发性因素。

(3)孤立性血尿或蛋白尿:是指仅有血尿或蛋白尿,而无其他临床症状、化验改变及肾功能异常的病例。多数是良性的,但亦有少数可能是其他肾脏疾患的一种临床表现,应做长期的随访。

1)孤立性血尿:分为复发性和持续性。

2)孤立性蛋白尿:分为体位性和非体位性。

2. 继发性肾小球疾病 继发于全身性疾病,临床表现可为肾小球肾炎、肾病综合征、孤立性血尿或蛋白尿等。

(1)紫癜性肾炎(purpura nephritis)。

(2)狼疮性肾炎(lupus nephritis)。

(3)乙型肝炎病毒相关性肾炎(HBV-associated glomerulonephritis)。

(4)ANCA相关性小血管炎(ANCA-associated systemic vasculitis)。

(5)其他:如毒物、药物中毒或其他全身性疾患所致的肾炎或相关肾炎。

3. 遗传性肾小球疾病

(1)先天性肾病综合征:指生后3~6个月内发病,临床表现符合肾病综合征,并除外继发(如胎传梅毒、TORCH等所致者),又分为芬兰型和法国型(弥漫性系膜硬化)。

(2)遗传性进行性肾炎,即Alport综合征。

(3)家族性再发性血尿。

(4)其他:如指甲髌骨综合征等。

对肾炎患儿除应做出分类诊断外,还需做出肾脏功能诊断,具体肾功能分期目前已基本统一应用2002年美国肾脏病基金会(NKF)组织撰写的KDOQI指南中的慢性肾脏病(CKD)的分期[4],详见本章第10节"慢性肾衰竭"。

【原发性肾小球疾病的病理分类】 目前病理分类方法不一,1982年世界卫生组织(WHO)对原发性肾小球疾病的病理进行分类,1995年又进行修订,随着科学研究和检验手段的进展,病理分类也有所改变。现结合儿科常见肾小球病介绍如下。

1. 轻微的肾小球异常(minor glomerular abnormalities)

(1)微小病变(minimal change):光镜下肾小球形态正常或缺乏明显的病变;电镜下肾小球上皮细胞呈弥漫性足突融合;免疫荧光检查多为阴性。临床上多表现为单纯性肾病综合征,对肾上腺皮质激素治疗敏感(图28-28)。

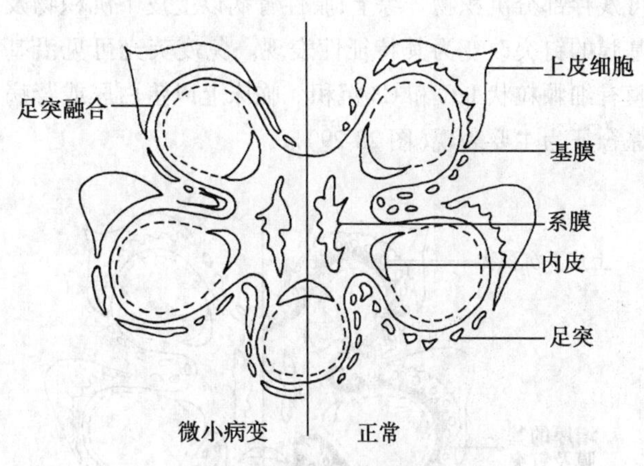

图28-28 微小病变模式图

(2)肾小球轻微病变(minor change):光镜下肾小球呈弥漫节段或局灶节段的轻微病变,一般表现为系膜细胞的轻度增生,可伴有或无基质的增多;电镜下有时在不同部位出现电子致密物,也可无特异改变;免疫荧光检查有时可在不同部位见到强弱不等、种类不一的免疫球蛋白沉积,有时为阴性。临床表现多为轻微蛋白尿、血尿。

2. 局限性/节段性病变

(1)局灶性肾小球肾炎(focal glomerulonephritis):光镜下肾小球病变呈局灶性、节段性分布,病变性质可为细胞增生、坏死及纤维化等;电镜下除上述病变外,有时在不同部位出现电子致密物;免疫荧光检查常见免疫球蛋白及补体在肾小球不同部位沉积。临床常以血尿为主要表现。

(2)局灶性节段性肾小球硬化(focal segmental glomerulosclerosis)：光镜下肾小球病变呈局灶性节段性肾小球血管袢硬化灶或玻璃样病变区，细胞可不发生明显增生，晚期可发展为球性硬化；电镜下可见弥漫的上皮细胞足突融合，并伴有系膜基质节段性增多；免疫荧光表现为局灶性巨块状或粗颗粒状 IgM 和 C3 沉积，有时为阴性。临床表现为激素不敏感的肾病综合征。

3. 弥漫性肾小球肾炎

(1) 膜性肾病(membranous nephropathy)：光镜下肾小球病变表现为弥漫的基膜增厚；电镜下可见上皮下有排列有序的电子致密物，基膜呈钉突样改变。此可描述为以下四期改变：①Ⅰ期：基膜外(上皮下)有电子致密物；②Ⅱ期：基膜有向上皮侧之钉突形成，钉突间为致密之沉积物；③Ⅲ期：钉突顶端扩大，并互相连接，使基膜呈链条状或云梯样改变，位于链间之沉积物开始部分溶解；④Ⅳ期：基膜呈不规则增厚，内部呈虫蚀状，其中可残存部分沉积物。综上，膜性肾病以上皮下沉积物及基膜的钉突改变为其特征性表现。免疫荧光可见沿基膜有细颗粒状 IgG 和 C3 沉积。临床上以蛋白尿或肾病综合征为主要表现(图 28-29)。

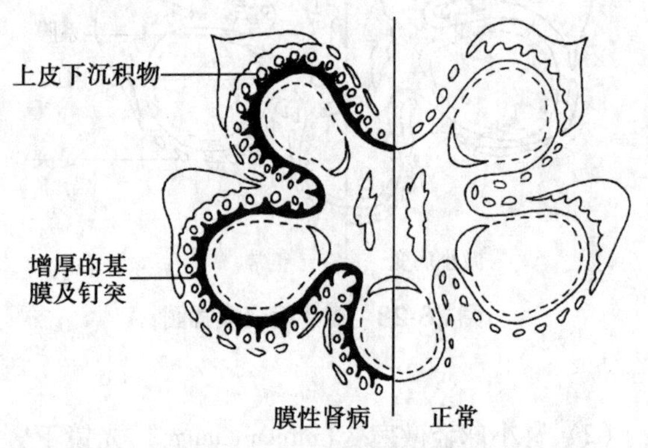

图 28-29 膜性肾病模式图

(2) 增生性肾小球肾炎

1) 系膜增生性肾小球肾炎(mesangial proliferative glomerulonephritis)：光镜下可见肾小球系膜细胞增生，伴或不伴系膜基质的增多，呈弥漫性分布，肾小球基膜正常；电镜下除系膜组织增生外，有时在系膜区出现电子致密物；免疫荧光检查在系膜区可出现某些免疫球蛋白及补体沉积。临床常以血尿及蛋白尿为主要表现，也可见肾病综合征(图 28-30)。

2) 毛细血管内增生性肾小球肾炎(endocapillary proliferative glomerulonephritis)：光镜下肾小球弥漫性肿大，内皮细胞和系膜细胞增生，有时伴有多少不等的白细胞浸润；电镜下除细胞增生外，上皮下可见为数不多

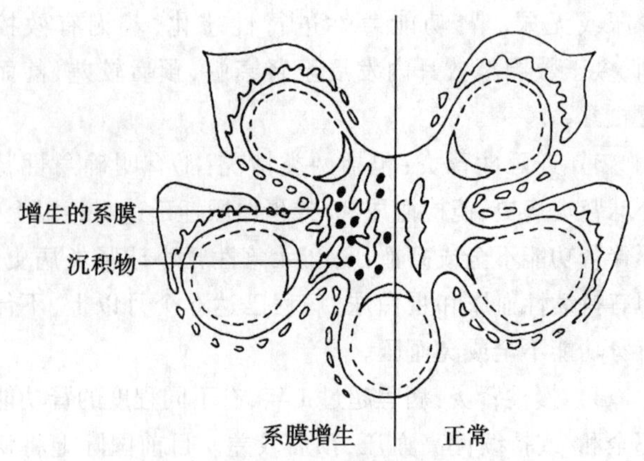

图 28-30 系膜增生性肾小球肾炎

但体积较大的丘状或驼峰状电子致密物；免疫荧光检查可见 IgG 和 C3 沿毛细血管壁呈不均匀的粗颗粒沉积。临床表现为感染后急性肾小球肾炎(图 28-31)。

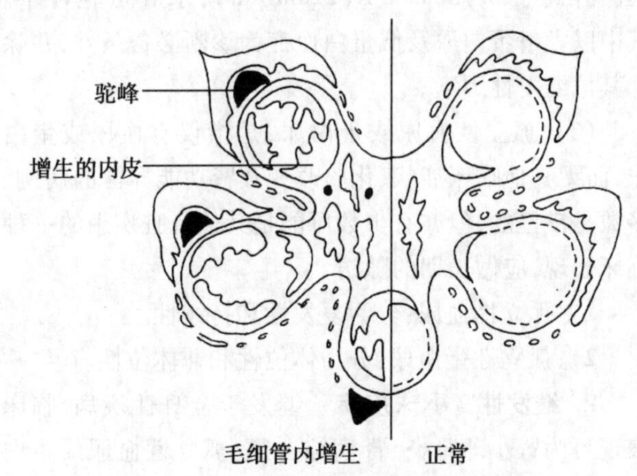

图 28-31 毛细血管内增生性肾小球肾炎

3) 膜增生性肾小球肾炎(membranoproliferative glomerulonephritis)：又称系膜毛细血管性肾小球肾炎(mesangiocapillary glomerulonephritis)，是一组以系膜细胞和系膜基质增生并伴有毛细血管基膜增厚为特征的肾小球肾炎。可分为：

Ⅰ型：系膜细胞和基质增生，肾小球呈分叶状，由于增生的系膜组织沿内皮下向毛细血管壁延伸插入，致使基膜增厚并呈双轨状；电镜下除光镜所见外，可见内皮下插入，内皮下电子致密物；免疫荧光检查可见 C3 以及较弱的 IgG、IgM 在系膜区及毛细血管壁沉积(图 28-32)。

Ⅱ型：在 1995 年 WHO 的分类中，已被独立称为致密沉积物病(dense deposit disease)[5]。光镜下与Ⅰ型相似，但增生较轻，内皮下插入不明显；以电镜下肾小球基底膜内飘带样电子致密物沉积为特点(是诊断金标准)，典型病例仅见 C3 在肾小球中沉积，但不是所有病

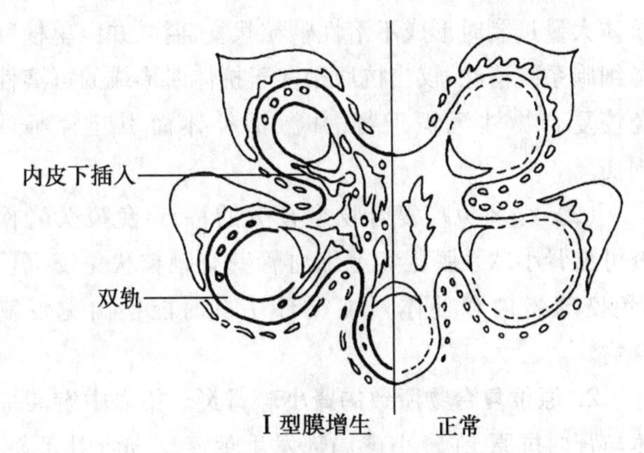

图 28-32　Ⅰ型膜增生性肾小球肾炎

例均有 C3 表达,其他依次为 IgM、IgG、IgA 及 C1q。临床为不同程度的血尿、蛋白尿,可以持续或反复的低补体血症,发病机制与Ⅰ、Ⅲ型不同,目前认为与补体旁路途径活化有关。

Ⅲ型:光镜及免疫荧光检查与Ⅰ型相似;电镜下在毛细血管壁的内皮细胞下及上皮细胞下均有大量电子致密物。

临床上膜增生性肾小球肾炎多表现为以急性肾小球肾炎综合征起病,后逐渐以肾病综合征为主要所见,病程中常伴血补体 C3 下降。并可呈慢性肾炎的进展过程。

4）新月体性肾小球肾炎(crescentic glomerulonephritis):光镜下可见大多数肾小球(超过 50%)有新月体形成,毛细血管壁常见坏死、断裂及挤压现象;电镜下有时可见电子致密物沉积于不同部位;或基膜的变性、坏死及断裂;免疫荧光于新月体处可见纤维蛋白原,此外免疫球蛋白可于毛细血管壁呈颗粒状或线性沉积。临床表现呈急进性肾小球肾炎(图 28-33)。

(3) 硬化性肾小球肾炎(sclerosing glomerulonephritis):光镜下可见多数肾小球硬化和废弃,电镜及免疫荧光检查常无特异性发现。临床表现为肾衰竭。

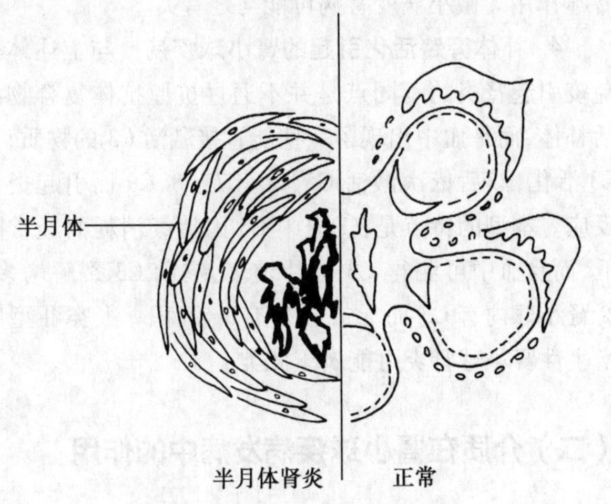

图 28-33　新月体性肾小球肾炎

以上为原发性肾小球疾病的常见病理类型。对于继发性肾小球疾病,尽管种类繁多,但基本改变如上所述,并可呈现各自特征性改变。如狼疮肾炎时可见白金耳改变、苏木素小体、内皮胞质中的微管样结构等。

【临床分型和病理分型的关系】　该两种分型间有一定的相关性,但一个具体的临床类型可有多种病理改变,而某一病理改变又可有不同的临床表现(图 28-34)。

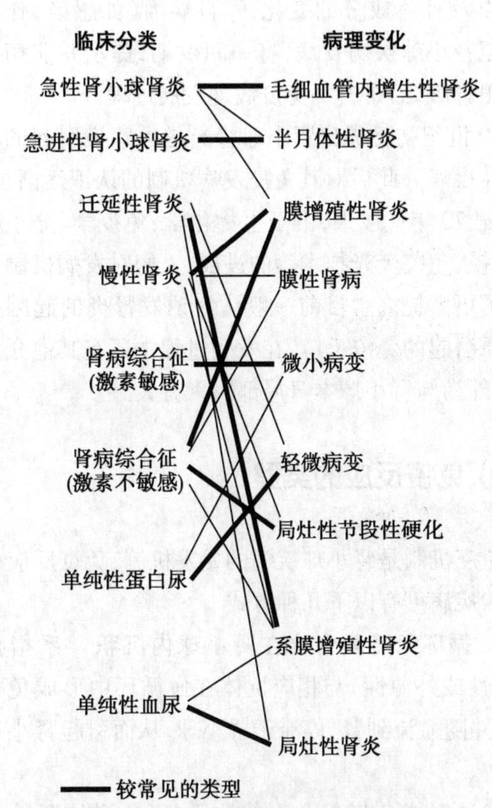

图 28-34　临床分类和病理分类的关系

此外,不同的病因和发病机制可致相似的病理改变,如多种感染原均可通过免疫机制引起毛细血管内增生性肾小球肾炎;而同一病因又可因宿主反应及肾小球局部因素不一等而表现为不同的病理改变,如狼疮肾炎即有多种病理改变。

还应注意,在疾病发展过程中,由于机体反应性的改变、治疗手段的干预等因素,还可于临床表现改变的同时,伴有相应的病理改变(如半月体形成、肾小球硬化等)。故密切结合临床和病理所见,加强随访,将有助于全面了解疾病发展过程,使临床医生对疾病的认识更为全面、深入,从而提高诊治水平。

28章

二、肾小球疾病的免疫发病机制

肾小球疾病的发病与以下几个因素有关：①免疫因素；②家族遗传因素；③感染性因素；④代谢和中毒因素；⑤循环障碍。在致病过程中以上②～⑤也常有免疫机制参与[6]。目前公认免疫机制是大多数肾小球疾病发病机制的主要环节。其直接证据有：①可用免疫学方法制出一系列病理形态与人类肾小球疾病类似的动物模型；②病变肾脏沉着有免疫球蛋白和补体成分，提示有体液免疫参与；③肾小球疾病病程中血清有免疫成分的异常，如抗核抗体、抗基底膜抗体、循环免疫复合物的出现以及补体成分的变化；④自病因（如感染）作用于机体至肾小球疾病发病，有一间歇期，提示并非病原直接侵犯肾脏，而是有一免疫病理发展过程。

20 世纪初已提出肾小球肾炎是由感染引起的免疫反应性疾病。此后对其免疫发病机制的认识逐渐加深。20 世纪 70 年代以来，由于生物化学、免疫学、分子生物学、电镜、免疫荧光技术等的进展，人们对发病机制的认识有了更大提高。目前一般认为诱发肾炎的起因是多种抗原引起的免疫反应，在发病过程中还有其他介质参与，此外尚与肾小球本身局部因素有关。

（一）免疫反应的类型

免疫机制是肾小球疾病的始发机制，免疫反应引起肾小球疾病可有以下几种方式。

1. 循环免疫复合物在肾小球内沉积　系指抗原（内源性或外源性）与相应抗体在血循环中形成免疫复合物，并随血流到肾，停滞于肾小球，从而引起肾小球免疫损伤。

（1）形成免疫复合物的抗原：可分为外源性及内源性两大类。

1）外源性抗原：包括：①医源性（血清、类毒素、药物等）；②细菌性（如链球菌、葡萄球菌、肠球菌、肺炎双球菌、伤寒杆菌等）；③病毒（乙型肝炎病毒、麻疹病毒、EB 病毒、人类免疫缺陷病毒等）；④梅毒螺旋体；⑤寄生虫、原虫（如疟原虫、弓形体等）。

2）内源性抗原：如 DNA、甲状腺球蛋白、肿瘤抗原、免疫球蛋白等。

（2）抗原与相应抗体形成免疫复合物：免疫复合物在一定条件下引起肾脏疾病。这取决于多个因素，如抗原的性质、抗体的亲和力、抗体免疫球蛋白的种类、特别是抗原抗体的比例能影响复合物的大小。当抗原大量过剩时所形成的复合物分子很小，并不沉积于肾；当抗体大量过剩时形成不溶性颗粒状复合物，并由单核巨噬细胞系统清除；仅当抗原稍多于抗体时形成的可溶性免疫复合物才沉积于肾，并激活补体而引起肾小球损伤。

（3）循环免疫复合物型肾炎的特点：免疫荧光检查可见肾小球系膜区和毛细血管壁有颗粒状免疫沉积（免疫球蛋白和补体），血循环中有时能检出免疫复合物。

2. 原位复合物所致的肾小球肾炎　指血中游离抗体与肾内抗原，在肾小球局部发生免疫反应而引起者。此种又依肾内抗原是肾组织固有抗原或系植入者而分为两种：

（1）肾内固有抗原引起的原位免疫沉积：是指机体产生能与肾小球本身固有的抗原成分相对应的抗体，并于肾小球局部该抗体与抗原相互作用引起疾病。其典型疾病为抗肾小球基膜型肾小球肾炎，人类肾炎中约5%属此类，以肺出血肾炎综合征（Goodpasture 综合征）为代表。本型特点是免疫荧光检查可见沿肾小球基膜有线形免疫沉积，血清中可检出抗肾抗体。

（2）肾小球内植入抗原所致的原位免疫沉积：非肾小球源性的抗原随血流到达肾脏时，由于免疫性或生化性或离子电荷的特点而“种植”于肾小球，即所谓“植入抗原”。机体产生的相应抗体与植入抗原在肾小球局部形成原位免疫复合物而致病。本型的特点是免疫荧光检查也呈颗粒状免疫沉积，但血中无免疫复合物。

3. 与细胞免疫相关的肾脏损伤　以往对肾炎发病机制的研究多局限于体液免疫方面，近年细胞免疫的作用日益受到重视。由 T 细胞介导的细胞免疫反应可能在以下几方面起作用：①致敏 T 细胞受刺激后释放淋巴因子，引起局部免疫损伤；②具有细胞毒性作用的 T 细胞，直接杀伤靶细胞；③吸引、激活各种吞噬细胞并加强吞噬作用。微小病变肾病可能与之有关。

4. 补体旁路活化引起的肾小球疾病　与上述体液免疫引起肾炎的不同点是并不通过抗原抗体复合物激活补体，而是血中出现了一些能直接激活 C3 的物质，使 C3 活化，然后依次激活 C5、C6、C7、C8、C9 而引起炎症反应。本型的特点是：①血中 C3 因持续消耗而经常降低，而且血中可测得 C3 碎片增多，提示 C3 裂解增多；②肾小球内有 C3 而无或极少有 Ig 沉积。人类Ⅱ型膜增生性肾小球肾炎可能属于此类。

（二）介质在肾小球疾病发病中的作用

近年注意到肾小球疾病发病中除上述免疫反应外，

常需介质参与。介质可分为可溶性和细胞性两大类(表 28-6)。

表 28-6 免疫性肾损伤的介质

介质	效应
可溶性:	
补体	趋化性(吸引多形核和单个核细胞)、改变肾小球通透性、直接细胞溶解作用
纤维蛋白原	局部凝血
前列腺素	血管舒缩及改变通透性
白三烯	趋化和血管舒缩作用
激肽	血管舒缩作用
组胺	血管舒缩作用、改变血管通透性
血管紧张素Ⅱ	血管舒缩作用
血小板活化因子	对系膜细胞促有丝分裂
白细胞介素(1、4、6、10)	激活细胞诱导增生
肿瘤坏死因子	促进白介素释放,刺激细胞收缩或增殖
转化生长因子	促进或抑制细胞增殖,促进胶原等细胞外基质积聚
细胞性:	
多形核白细胞	局部释出溶酶体酶消化组织蛋白、过氧化物产生
单个核细胞	局部释出溶酶体酶消化组织蛋白、促凝血因子、释出促有丝分裂的物质和/或细胞生长因子
血小板	促凝血因子,释出促有丝分裂原和/或细胞生长因子,血管舒缩作用
淋巴细胞	直接细胞溶解(杀伤细胞)

1. 可溶性介质 在免疫性或致炎性因子刺激下,这些介质或由其前体被激活,或自储处释出或被合成,而发挥生物效应。

补体是一组血清蛋白质,一方面它参与机体防御机制、中和毒素、促进吞噬;另一方面又作为炎症介质引起免疫病理损伤,导致组织破坏。可直接导致细胞溶解、改变膜的通透性和/或溶解或沉淀免疫复合物,并能吸引聚集多核和单个核细胞,从而引起局部免疫性损伤。

纤维蛋白原和其他凝血有关的蛋白质可造成局部血栓、产生生物活性肽而参与肾的损伤。在免疫引起的炎症中前列腺素和某些淋巴因子等被合成,并影响局部血管舒缩效应和血管通透性。此外,激肽的合成、组织胺的释放和血管紧张素的产生也参与局部血管的舒缩改变和影响通透性。

2. 细胞性介质 如表 28-6 所示,这些细胞成分作为介质参与免疫病理过程,是由于局部释出酶、促凝因子、有丝分裂原和淋巴因子等。由组织蛋白被消化或血栓形成造成组织损伤,此时常伴有细胞增生和分化,而且这些增生或分化的细胞及其产物还可参与组织修复过程,例如胶原的形成和纤维化。此外,还需指出上述由于介质引起的损伤又可释出新的抗原或改变原有抗原,从而又一次引起体液或细胞免疫的改变,使免疫损伤持续进行。

(三)肾小球局部特点与肾小球疾病发病的关系[7]

除上述免疫因素和介质在肾小球疾病的发生中有重要作用外,肾小球本身的局部因素也有一定关系。

(1) 肾血流量大、肾小球滤过压高、滤过面积大,故血流中的抗原、抗体及免疫复合物大量流经局部,有较多机会停留于局部。

(2) 肾小球的滤过膜由内皮细胞、肾小球基膜及上皮细胞组成,血流中较大的分子易被此分子筛所阻滞而停留于局部致病。

(3) 肾小球的滤过膜的电荷屏障作用,使血流中带阳电荷的抗原物质易于“植入”滤过膜,从而引起原位复合物性肾炎。

(4) 肾小球本身某些成分(如肾小球基膜)作为局部的固有抗原可引起原位免疫反应,如抗肾小球基膜肾炎。

(5) 肾小球上皮细胞和系膜细胞带有 C3b 受体,能与活化的 C3b 结合;系膜细胞还带有 IgG 的 Fc 受体,能与免疫复合物结合,从而使后者停滞于肾小球局部并引发免疫病理损伤过程。

总之,肾小球疾病的发生机制十分复杂,有多种因素参与,免疫机制是其中重要的一环。免疫发病机制的研究不仅有其理论价值,还可指导疾病防治,具有重要的临床意义。

(四)免疫治疗原则

如上所述,肾炎的免疫发病过程涉及多个环节,如抗原、抗体的形成，免疫复合物的形成及多种介质的参与等，因此肾炎的治疗应针对性消除或削弱这些环节。目前临床应用的治疗措施有些已取得较好疗效，如肾上腺皮质激素和环磷酰胺治疗微小病变型肾病综合征；有些可能有效，如抗凝治疗用于某些肾小球疾病；更多方面还需进行深入研究以找出有效的治疗方法（表 28-7）。

表 28-7 肾小球疾病的各个治疗环节和措施

治疗环节		治疗措施
针对抗原	避免抗原	预防链球菌感染
	去除抗原	清除感染灶、血浆置换、透析
	增强对抗原的耐受	环磷酰胺（杀伤巨噬细胞，影响其抗原提呈作用）
针对抗体及致敏淋巴细胞	杀伤淋巴细胞	肾上腺皮质激素
	抑制抗体形成	细胞毒药物
	去除抗体	血浆置换
针对免疫炎症及介质	阻止淋巴因子作用于靶细胞	肾上腺皮质激素
	降低补体活性	肝素、蛇毒（实验阶段）
	阻止纤维蛋白原形成	抗凝（肝素）
	阻止血小板聚集	潘生丁、阿司匹林
	抑制趋化作用、吞噬作用	肾上腺皮质激素
	抑制前列腺素	消炎痛
	去除补体和介质	血浆置换

三、急性肾小球肾炎

急性肾小球肾炎（acute glomerulonephritis）简称急性肾炎。广义上系指临床上表现为急性起病，以血尿、蛋白尿、水肿、高血压和肾小球滤过率下降为特点的肾小球疾病，故也常称为急性肾炎综合征（acute nephritic syndrome）。此综合征可由多种病因引起。概括之可分为感染性和非感染性两大类，见表 28-8。

表 28-8 急性肾炎综合征病因

（一）感染性

1. 急性链球菌感染后肾小球肾炎
2. 非链球菌感染肾小球肾炎
   细菌性感染：葡萄球菌、肺炎球菌、感染性心内膜炎、伤寒等
   病毒感染：乙型肝炎病毒、巨细胞病毒、水痘-带状疱疹病毒、EB 病毒等
   其他：梅毒、毒浆病、疟疾

（二）非感染性

1. 多系统疾病、系统性红斑狼疮、过敏性紫癜、血管炎、肺出血肾炎综合征等
2. 原发性肾小球疾病、IgA 肾病、系膜增生性肾小球肾炎、膜增生性肾小球肾炎等

临床上绝大多数属急性链球菌感染后肾小球肾炎（acute poststreptococcal glomerulonephritis，APSGN）。现对之叙述如下。

本症是小儿时期最常见的一种肾脏病。1982 年我国 105 所医院儿科 6 947 例泌尿系疾病住院病例的分析显示急性肾炎 3 732 例，占 53.7%。2005 年，Carapetis 等分析链球菌感染后肾小球肾炎的全球感染率，发现在发展中国家，儿童发病率大约为 2 例/（10 万人・年）；而在发达国家则为 0.3 例/（10 万人・年）。所有类似统计都有所低估，因为大部分研究仅仅评价了有症状的患儿，而亚临床表现患儿数量是有症状患儿的 4～19 倍。年龄以 3～8 岁多见，2 岁以下罕见。男女比例约为 2∶1。

【病因与发病机制】 流行病学、免疫学及临床方面的研究证明本症是由 β 溶血性链球菌 A 组 GAS 感染引起的一种免疫复合物性肾小球肾炎。其依据如下：①肾炎起病前先有链球菌前驱感染；②没有链球菌直接侵犯肾脏的证据；③自链球菌感染至肾炎发病有一间歇期，此期相当于抗体形成所需时间；④患儿血中可检出链球菌及其产物的抗体、免疫复合物；⑤血中补体成分下降；⑥在肾小球基膜上有 IgG 和补体成分的沉积。

在 β 溶血性链球菌 A 组中，由呼吸道感染所致肾炎的菌株以 12 型为主，少数为 1、3、4、6、25、49 型，引起肾炎的侵袭率约 5%。由皮肤感染引起的肾炎则以 49 型为主，少数为 2、55、57 和 60 型，侵袭率可达 25%。

发病机制尚未完全明确，主要有以下几种观点：①宿主抗体与已植入肾小球的抗原发生反应；②链球菌的产物同肾小球局部的抗原反应；③部分患儿肾小球基底膜存在与链球菌的交叉抗原；④链球菌抗原与宿主抗体反应形成可溶性复合物，不能被肾小球清除，沿基底膜沉积于内皮下，激发补体系统炎症反应，造成基底膜的破坏，出现一系列临床表现。目前，第 4 种机制为大多数人所接受。但 GAS 的哪些成分作为抗原参与发病

尚无定论，可能的抗原有：M蛋白、内链球菌素、链球菌致热外毒素SPE-B、肾炎菌株协同蛋白NSAP、肾炎纤维蛋白溶酶连接蛋白NPBP和肾炎相关纤维蛋白溶酶受体NAPlr等。患过APSGN的人对M蛋白的免疫具有型特异性、永久性和保护性，所以很少再次发病。

【病理】　以肾小球的病理改变为主。属弥漫性毛细血管内增生性肾小球肾炎。肾小球内皮细胞、系膜细胞及其基质增生，急性期并有多形核白细胞浸润。整个肾小球肿胀，细胞成分增多，毛细血管腔狭窄。电镜下可见电子致密物沉着，特别是上皮细胞下的结节状沉积（称“驼峰”）为本症的特征性改变。浸润和驼峰在2~3周后开始消退；2个月后常不明显。免疫荧光检查可见沿肾小球毛细管袢和/或系膜区有弥漫的颗粒状IgG、C3和备解素的沉积，偶有少量IgM、C4沉积。

【病理生理】　肾小球毛细血管的免疫性炎症使毛细血管腔变窄甚至闭塞，并损害肾小球滤过膜，可出现血尿、蛋白尿及管型尿等；并使肾小球滤过率下降，发生水钠潴留，继而引起细胞外液容量增加，因此临床上有水肿、尿少、全身循环充血状态如呼吸困难、肝大、静脉压增高等。本症时的高血压，目前认为主要是由血容量增加所致。

【临床表现】　本症在临床上表现轻重悬殊，轻者可为“亚临床型”，即除实验室检查异常外，并无具体临床表现；重者并发高血压脑病、严重循环充血和急性肾衰竭。

1. 前驱感染和间歇期　前驱病常为链球菌所致的上呼吸道感染，如急性化脓性扁桃体炎、咽炎、淋巴结炎、猩红热等；或皮肤感染，包括脓疱病、疖肿等。据我国1 886例患儿的资料，北方地区因呼吸道感染发病者占70.2%，因脓皮病发病者占14.9%；而南方地区则分别为61.2%和23%~29.9%。由前驱感染至发病有一无症状间歇期，呼吸道感染引起者约10天(6~14天)，皮肤感染引起者为20天(14~28天)。

2. 典型病例的临床表现　前驱链球菌感染后经1~3周无症状间歇期而急性起病，表现为水肿、血尿、高血压及程度不等的肾功能受累。

水肿是最常见的症状，系因肾小球滤过率减低、水钠潴留引起。一般水肿多不十分严重，初仅累及眼睑及颜面，晨起重；重者波及全身，少数可伴胸、腹腔积液；轻者仅体重增加，肢体有胀满感。急性肾炎的水肿压之不凹，与肾病综合征时明显的可凹性水肿不同。

半数患儿有肉眼血尿；镜下血尿几乎见于所有病例。肉眼血尿时尿色可呈洗肉水样、烟灰色、棕红色或鲜红色等。血尿颜色的不同与尿的酸碱度有关；酸性尿呈烟灰或棕红色，中性或碱性尿呈鲜红或洗肉水样。肉眼血尿严重时可伴排尿不适甚至排尿困难。通常肉眼血尿1~2周后即转为镜下血尿，少数持续3~4周。也可因感染、劳累而反复。镜下血尿持续1~3个月，少数延续6个月或更久，但绝大多数均可恢复。血尿同时常伴程度不等的蛋白尿，一般为轻至中度，少数可达肾病水平。尿量减少并不少见，但真正发展至少尿或无尿者为少数。

高血压见于30%~80%病例，系因水钠潴留血容量扩大所致，一般为轻或中度增高。大多于1~2周后随利尿消肿而血压降至正常，若持续不降应考虑慢性肾炎急性发作的可能。

出现上述症状的同时，患儿常有乏力、恶心、呕吐、头晕，年长儿诉腰部钝痛，年幼儿可诉腹痛。

3. 非典型病例表现　有以下几种类型：

(1) 无症状的亚临床肾炎：可全无水肿、高血压、肉眼血尿，仅于链球菌感染流行时，或急性肾炎患儿的密切接触者中行尿常规检查时，发现镜下血尿，甚至尿检正常，仅血中补体C3降低，待6~8周后恢复。

(2) 肾外症状性肾炎：临床表现有水肿、高血压，甚或有严重循环充血及高血压脑病，而尿中改变轻微或常规检查正常，此类患儿血补体C3呈急性期下降，6~8周恢复的典型规律性变化，此点有助于诊断。

(3) 具有肾病表现的急性肾炎：以急性肾炎起病，但水肿和蛋白尿突出，呈肾病综合征表现。

4. 急性期的主要并发症　急性期的严重并发症主要有严重的循环充血状态、高血压脑病和急性肾衰竭。随着近年防治工作的加强，其发生率及病死率已明显下降。

(1) 循环充血状态：因水钠潴留、血容量扩大、循环负荷过重表现为循环充血、心力衰竭，直至肺水肿。发生率各家报道不一，与病情轻重、治疗情况有关。我国20世纪50~60年代报道可于住院急性肾炎患儿的24%~27%中见到此类并发症，近年报告已降至2.4%。多发生于急性肾炎起病后1~2周内。临床表现为气急、不能平卧、胸闷、咳嗽、肺底湿啰音、肝大压痛、奔马律等左右心衰竭症状，系因血容量扩大所致，而与真正心肌泵衰竭不同。此时心搏出量常增多而并不减少、循环时间正常，动静脉血氧分压差未见加大，且洋地黄类强心剂效果不佳，而利尿剂的应用常能使其缓解。极少数重症可发展至真正的心力衰竭，于数小时至1~2天迅速出现肺水肿而危及生命。

(2) 高血压脑病：指血压(尤其是舒张压)急剧增高，出现中枢神经症状。一般儿童较成年人多见。20

世纪50~60年代,我国急性肾炎住院患儿中2%~8.7%发生此类合并症,近年已锐减,1982年1 948例住院急性肾炎患儿中仅11例发生此症(0.5%)。通常认为此症是在全身高血压基础上,脑内阻力小血管痉挛导致脑缺氧、脑水肿而致;但也有人认为是血压急剧升高时,脑血管原具备的自动舒缩调节功能失控、脑血管高度充血、脑水肿而致;此外,急性肾炎时的水钠潴留也在发病中起一定作用。多发生于急性肾炎病程早期,起病一般较急,表现为剧烈头痛、频繁恶心呕吐,继之视力障碍,眼花、复视、暂时性黑矇,并有嗜睡或烦躁,如不及时治疗则发生惊厥、昏迷,少数暂时偏瘫失语,严重时发生脑疝。神经系统多无局限体征,浅反射及腱反射可减弱或消失,踝阵挛有时阳性,也可出现病理反射,严重者可有脑疝的症状和体征。眼底检查常见视网膜小动脉痉挛,有时可见视盘水肿。脑脊液清亮,压力和蛋白正常或略增。如血压超过18.7/12.0kPa(140/90mmHg),并伴视力障碍、惊厥及昏迷三项之一项即可诊断。

(3)急性肾衰竭:急性肾炎患儿中相当部分于急性期有程度不一的氮质血症,而进展为急性肾衰竭者仅为极少数,但该症是急性肾炎死亡的主要原因。在1 948例急性肾炎住院患儿统计中,本合并症仅15例(0.7%)。临床表现为少尿或无尿、血尿素氮、血肌酐增高、高血钾、代谢性酸中毒。少尿或无尿持续3~5天或1周以上,此后尿量增加、症状消失、肾功能逐渐恢复(详见“急性肾衰竭”章节)。

【实验室检查】

1. 尿液检查 肉眼血尿或镜下血尿,尿中红细胞多为严重变形红细胞,但应用袢利尿剂时可暂为非肾小球性红细胞。部分可见红细胞管型,提示肾小球有出血渗出性炎症,是急性肾炎的重要特点。尿沉渣常见肾小管上皮细胞、白细胞、大量透明和颗粒管型。尿蛋白通常为+~++,尿蛋白多属非选择性,尿中纤维蛋白降解产物(fibrin degradation product,FDP)增多。尿比重多正常,提示小管浓缩稀释功能正常。尿常规一般在4~8周内大致恢复正常。残余镜下血尿(或爱迪计数异常)或少量蛋白尿(可表现为直立性蛋白尿)可持续6个月或更长。

2. 血常规 红细胞计数及血红蛋白可稍低,系因血容量扩大、血液稀释所致。白细胞计数可正常或增高,此与原发感染灶是否继续存在有关。血沉增快,2~3个月内可恢复正常。

3. 血生化及肾功能检查 常见一过性氮质血症、轻度稀释性低钠血症、血浆蛋白可因血液稀释而轻度下降,在蛋白尿达肾病水平者,血白蛋白下降明显,并可伴一定程度的高脂血症。肾小球滤过率(GFR)呈不同程度下降,达到急性肾衰竭程度可见血肌酐增高、高血钾及代谢性酸中毒等并发改变。

4. 细菌学和血清学检查 急性肾炎发病后从咽部或皮肤感染灶培养出β溶血性链球菌的阳性率约30%,早期接受青霉素治疗者更不易检出。链球菌感染后可产生相应抗体,常借检测抗体证实前驱的链球菌感染。如抗链球菌溶血素O抗体(ASO),其阳性率达50%~80%,通常于链球菌感染后2~3周出现,3~5周滴度达高峰,50%的患儿6个月内恢复正常。判断其临床意义时应注意,其滴度升高仅表示近期有过链球菌感染,与急性肾炎的严重性无直接相关性;经有效抗生素治疗者其阳性率降低,皮肤感染灶患儿阳性率也低。尚可检测抗脱氧核糖核酸酶B(anti DNAse B)及抗透明质酸酶(anti HAse),注意应于2~3周后复查,如滴度升高,则更具诊断价值。

5. 血补体测定 除个别病例外,肾炎病程早期血总补体及C3均明显下降,6~8周后恢复正常。此规律性变化为本症的典型表现。血补体下降程度与急性肾炎病情轻重无明显相关性,但低补体血症持续8周以上,应考虑有其他类型肾炎之可能,如膜增生性肾小球肾炎、冷球蛋白血症或狼疮肾炎等。

6. 其他检查 部分病例急性期可测得循环免疫复合物及冷球蛋白。通常典型病例不需肾活检,但如与急进性肾小球肾炎鉴别困难;持续肉眼血尿或达肾病水平蛋白尿;或病后3个月仍有高血压、持续低补体血症或肾功能损害者可考虑行肾活检以明确诊断,指导治疗。

【诊断与鉴别诊断】 典型急性肾炎不难诊断。链球菌感染后,经1~3周无症状间歇期,出现水肿、高血压、血尿(可伴不同程度蛋白尿),再加以血补体C3的动态变化即可明确诊断。但因症状轻重不一,且多种病因的肾脏疾患均可表现为急性肾炎综合征,故有时应与下列疾患相鉴别:

1. 其他病原体感染后的肾小球肾炎 已知多种病原体感染均可引起肾炎,并表现为急性肾炎综合征。可引起增生性肾小球肾炎的病原体有细菌(葡萄球菌、肺炎球菌等)、病毒(流感病毒、EB病毒、水痘-带状疱疹病毒、柯萨奇病毒、腮腺炎病毒、埃可病毒、巨细胞病毒及乙型肝炎病毒等)、肺炎支原体及原虫等。参考病史、原发感染灶及其各自特点一般均可鉴别。

2. 其他原发性肾小球疾患

(1)膜增生性肾小球肾炎:起病似急性肾炎,但常有显著蛋白尿、血补体C3持续低下,病程呈慢性过程可资鉴别,必要时行肾活检。

（2）急进性肾小球肾炎：起病与急性肾炎相同，常在3个月内病情持续进展恶化，血尿、高血压、急性肾衰竭伴少尿或无尿持续不缓解，病死率高。

（3）IgA肾病：多于上呼吸道感染后1~2天内即以血尿起病，通常不伴水肿和高血压。一般无补体下降，有时有既往多次血尿发作史。鉴别困难时需行肾活检。

（4）原发性肾病综合征肾炎型：肾炎急性期偶有蛋白尿严重达肾病水平者，与肾炎性肾病综合征易于混淆。经分析病史、补体检测，甚至经一阶段随访观察，可以区别，困难时须做肾活检。

（5）C3肾小球病：C3肾小球病是近年来新命名的疾病诊断名称，其主要病理学特征是肾组织中以补体C3沉积为主，免疫荧光以C3染色为主，电镜下系膜、内皮下和上皮间隙致密物沉积，而无基底膜沉积。根据电镜下表现可分为C3肾小球肾炎（C3 glomerulonephritis，C3GN）和致密物沉积病（dense deposit disease，DDD）。该病与链球菌感染后肾炎存在复杂关联，需结合临床表现和病理学特点，必要时进行补体旁路途径活化相关检查等进行鉴别[21]。

3. 全身性系统性疾病或某些遗传性疾患 也可以急性肾炎综合征起病，如系统性红斑狼疮、过敏性紫癜、溶血尿毒综合征、结节性多动脉炎、Goodpasture综合征、Alport综合征等。据各病之其他表现可以鉴别。

4. 急性泌尿系感染或肾盂肾炎 在小儿也可表现有血尿，但多有发热、尿路刺激症状，尿中以白细胞为主，尿细菌培养阳性可以鉴别。

5. 慢性肾炎急性发作 易误为“急性肾炎”，因两者预后不同，需予鉴别。此类患儿常有既往肾脏病史，发作常于感染后1~2天诱发，缺乏间歇期，且常有较重贫血、持续高血压、肾功能不全，有时伴心脏、眼底变化、尿比重固定，B超检查有时见两肾体积偏小。

【预后】 小儿急性肾炎预后良好。20世纪50年代住院患儿中有报告病死率可高达5%（死于肺水肿、高血压脑病、急性肾衰竭和感染）。近年由于诊治水平的提高，住院患儿病死率已降至0.5%~2.0%，某些城市已消灭了急性期死亡，其死因主要为肾衰竭。绝大多数患儿2~4周内肉眼血尿消失，利尿消肿后血压逐渐恢复，残余少量蛋白尿及镜下血尿多于6个月内消失，少数迁延1~3年，但其中多数仍可恢复。

【治疗】 目前尚缺乏直接针对肾小球免疫病理过程的特异性治疗。主要为通过对症治疗纠正其病理生理过程（如水钠潴留、血容量过大），防治急性期并发症、保护肾功能，以利其自然恢复。

1. 急性期应卧床休息 通常需2~3周。待肉眼血尿消失、血压恢复、水肿减退即可逐步增加室内活动量。对遗留的轻度蛋白尿及血尿应加强随访观察而无需延长卧床期，如有尿改变加重则需再次卧床。如无临床症状，尿常规基本正常，血沉恢复正常可开始上学，3个月内宜避免剧烈体力活动。

2. 饮食和入量 急性期宜低盐饮食60mg/(kg·d)，水肿重且尿少者限水，有氮质血症者限制蛋白质摄入，宜应用优质蛋白0.5~1g/(kg·d)，并以糖类等提供热量。

3. 感染灶的治疗 对仍有咽部、皮肤感染灶者应给予青霉素或其他敏感药物治疗7~10天。

4. 利尿剂的应用 凡经控制水、盐而仍尿少、水肿、血压高者均应给予利尿剂。可用氢氯噻嗪1~2mg/(kg·d)，分2~3次口服。无效时需用呋塞米，口服剂量2~5mg/(kg·d)，注射剂量1~2mg/(kg·次)，每天1~2次，最大量不宜大于60mg/次，静脉注射剂量过大时可有一过性耳聋。一般忌用汞利尿剂、保钾利尿剂及渗透性利尿剂。

5. 降压药的应用 凡经休息、限水盐、利尿而血压仍高者应给予降压药，临床上常用钙通道阻滞剂及血管紧张素转化酶抑制剂一种或联合应用。钙通道阻滞剂常用硝苯地平，开始剂量0.25mg/(kg·d)，最大剂量1mg/(kg·d)，分3次口服，在成人此药有增加心肌梗死发生率和死亡率的危险，目前多推荐使用硝苯地平控释片以减少副作用；血管紧张素转化酶抑制剂常用卡托普利，初始剂量为0.5mg/(kg·d)，最大剂量5~6mg/(kg·d)，分2~3次口服。ACEI有降低肾小球滤过率和引起高钾血症的不良反应，应在医生监测下使用。如联合上述药物降压效果仍然不好，可根据心率等情况选用β-受体阻滞剂、α-受体阻滞剂、血管扩张剂等。

6. 急性期并发症的治疗

（1）急性循环充血的治疗：本症主因水钠潴留、血容量扩大而致，故本症治疗重点应在纠正水钠潴留、恢复血容量，而不是应用加强心肌收缩力的洋地黄类药物。除应用利尿剂外，必要时加用酚妥拉明或硝普钠以减轻心脏前后负荷，经上述治疗仍未能控制者可行透析或血滤，以及时迅速缓解循环的过度负荷。

（2）高血压脑病的治疗：应快速给予镇静、利尿、扩血管、降压等治疗。对持续抽搐者可应用地西泮0.3mg/(kg·次)，总量不超过10mg，静脉注射，可联合使用苯巴比妥肌内注射。紧急降压可选用硝普钠，对伴肺水肿者尤宜，本药作用迅速，滴注后1分钟即见效。但维持时间短，停用后3~5分钟作用消失，需维持静脉滴注，小儿可给5~20mg溶于100ml葡萄糖液中，以

0.25μg/(kg·min)速度开始,视血压调整滴数。应注意点滴速度、需新鲜配制、输液瓶应黑纸包裹避光[8]。

(3)急性肾衰竭:详见本章第10节。

7. 其他治疗 一般不用肾上腺皮质激素。对内科治疗无效的严重少尿或无尿、高度循环充血状态及不能控制的高血压可用血液净化治疗。

【预防】 根本的预防是防治链球菌感染。平日应加强锻炼,注意皮肤清洁卫生,以减少呼吸道及皮肤感染。一旦感染则应及时彻底治疗。感染后2~3周时应检查尿常规以及时发现异常。

四、急进性肾小球肾炎

急进性肾小球肾炎(rapidly progressive glomerulonephritis,RPGN)简称急进性肾炎,是一种综合征,可由多种病因引起。急进性肾炎这一名称是Ellis在1942年根据他的少数患儿呈急性起病,临床过程发展急剧,肾功能进行性恶化,多在数月内死亡而提出的。其主要病理改变是在肾小球囊内有广泛新月体形成。因此,有的作者称之为新月体性肾小球肾炎或毛细血管外肾小球肾炎。

【病因与发病机制】 急进性肾炎是由多种不同病因引起,而且有共同临床表现和病理变化的综合征。目前将发病原因不明,而其他组织无特异病理变化者称为原发性。病因明确或全身性疾病的局部表现者称为继发性。

原发性者病因不明,分类方法较多,目前多沿用根据免疫病理分为三型:抗肾抗体型或抗肾小球基底膜型(Ⅰ型);免疫复合物型(Ⅱ型);寡免疫复合物型(Ⅲ型)。

1. 抗肾抗体型 外周血中或肾脏洗脱液中可检出抗肾小球基底膜(GBM)抗体,并与基膜结合,直接使其损伤、断裂。免疫荧光检查发现沿基膜内皮细胞侧有线状沉积。该抗体主要是IgG,有时也有IgM、IgA及备解素沉积。1/2~2/3患儿可有补体C3沉积,并可使移植肾再次发生肾炎。

抗肾抗体的产生机制不明,可能有以下几种:①与自身抗肾抗体形成有关。正常人或动物尿内存在基膜样物质,如提取浓缩注射给动物,可引起抗基膜肾炎。这种基膜样物质,可能在某些条件下暴露了其抗原性,机体对其产生抗体,引起自身免疫。②与某些内源性非肾性抗原有关。如肺泡基膜与肾基膜有交叉抗原性,当肺泡基膜受某些因素影响,抗原性发生改变时,刺激机体产生抗肺泡基膜抗体。由于交叉抗原性,此抗体也可损伤肾基膜。③某些微生物(如链球菌)与肾基膜有交叉抗原性。④某些因素使正常基膜化学结构改变产生抗原性。临床上分为伴肺出血抗基膜肾炎即Goodpasture综合征及不伴肺出血抗基膜肾炎两种。

2. 免疫复合物型 外周血中可测出循环免疫复合物和冷球蛋白。免疫荧光检查沿肾小球基膜上皮细胞侧呈颗粒状沉积,抗体多为IgG、IgM,亦可见C3沉积。

3. 寡免疫复合物型或少免疫沉积型 荧光抗体阴性或仅有微弱沉积(pauci-immune type),患儿血中查不出抗GBM抗体及免疫复合物,C3不低。肾组织免疫荧光检查阴性。此型50%~80%患儿血清抗中性粒细胞胞质抗体(ANCA)阳性,通常认为是系统性小血管炎肾损害所致,其主要类型为显微镜下多血管炎(MPA)、韦格纳肉芽肿(WG)和变应性肉芽肿性血管炎(CSS)。

ANCA是对中性粒细胞胞质构成成分的自身抗体,根据间接免疫荧光染色其形态可分为两种:

(1)细胞质染色均匀呈弥漫颗粒状分布者称为C-ANCA。

(2)细胞质中可溶性亲核蛋白呈环核性分布称为p-ANCA。

常见于以下三种疾病:①结节性多动脉炎:其ANCA多为p-ANCA;②Wegerner肉芽肿:其ANCA多为C-ANCA;③原发性急进性肾炎(坏死性新月体形成):其ANCA与结节性多动脉炎相同,多为p-ANCA,且认为其可能为结节性多动脉炎的肾限局性改变。

以上三种类型肾炎的发生频度:抗基膜抗体型约占30%,免疫复合物型约占40%,无荧光沉积型约占40%(表28-9、表28-10)。

表28-9 表现为急进性肾炎综合征的疾病

1. 原发性肾小球肾炎
(1)特发性新月体形成性肾炎
(2)抗GBM抗体肾炎
(3)IgA肾病
(4)膜性增殖性肾炎
(5)膜性肾病
2. 伴感染疾病肾小球肾炎
(1)链球菌感染后肾炎
(2)细菌性心内膜炎
(3)其他(HBV、HCV肝炎)
3. 伴系统性疾病肾炎
(1)SLE
(2)Goodpasture综合征
(3)过敏性紫癜
(4)Wegener肉芽肿
(5)结节性多动脉炎
(6)冷球蛋白血症

注:引自伊藤服部,1997。

表 28-10 新月体肾炎分类

免疫病理学分类	荧光抗体所见	肾炎
抗 GBM 抗体肾炎	线状沉积	抗 GBM 抗体肾炎 Goodpasture 综合征(伴肺出血抗 GBM 抗体肾炎)
免疫复合物肾炎	颗粒状沉积	狼疮肾炎 紫癜性肾炎 冷球蛋白血症性肾炎 链球菌感染后肾炎 IgA 肾病 膜增殖性肾炎 膜性肾病
寡免疫肾炎	免疫沉积不明显	特发性坏死性新月体肾炎 ANCA 相关肾炎

【病理】 肾脏肿大、表面光滑、苍白、可见多数出血点。镜下可见肾小囊壁层上皮细胞增生,形成新月体。病变弥散,有新月体形成的肾小球约占全部肾小球的50%以上,且新月体占肾小球面积的50%以上。严重者肾小囊被完全阻塞,毛细血管袢被压缩,但血管袢本身病变较少。病理变化发展迅速,可在短时间内(数周)出现严重肾小球硬化,使肾小球功能丧失。除新月体外,有时可见不同程度的细胞增生性改变。部分病例还存在毛细血管袢的坏死,基膜断裂、破碎。同时可见肾小管间质的改变,肾小管萎缩、纤维化及坏死,还可见淋巴细胞浸润。

电镜可见新月体内除增生的上皮细胞外,尚可见较多的纤维素及红细胞等。毛细血管袢呈屈曲萎缩状态。有的显示毛细血管基膜变性、断裂及纤维素沉积。内皮细胞下有电子致密物沉积,有时亦可见上皮细胞下或基膜内沉积。

【临床表现】 本病常见于较大儿童,男多于女。病前2~3周内可有疲乏、无力、发热、关节痛等症状。约1/3~1/2患儿可有上呼吸道前驱感染。起病多与急性肾小球肾炎相似,一般多在起病数天至2~3个月内发生少尿或无尿及肾功能不全表现。少尿多发生在疾病早期,有时亦可较晚才出现。但病初少尿不一定和预后有肯定关系。持续少尿、无尿或反复加重,多表明肾实质损害严重,病情进展,预后不好。多数患儿有血尿,约1/3患儿表现为肉眼血尿。血尿持续为本病特点。蛋白尿多为中度,少数患儿表现为大量蛋白尿,甚至达肾病水平,或肾病综合征表现。除以上症状外,还可出现各种水电解质紊乱、酸中毒、氮质血症以及由于水钠潴留引起的严重高血压和心功能不全。少数患儿病初即有明显高血压。水肿从病初就多较明显,并逐渐加重。多数患儿早期就有明显贫血,且与肾衰竭程度不相关。血沉多较快,血小板可减少。部分患儿如能度过少尿期则进入多尿期,持续时间不等。

对继发性者,除肾脏症状外,应注意全身性疾病所特有的症状,如系统性红斑狼疮、紫癜性肾炎、肺出血肾炎综合征等。可出现相应的其他症状,应引起注意。

【实验室及其他检查】

1. 尿常规检查 血尿、中度蛋白尿常见,可见肉眼血尿,少数患儿可有大量蛋白尿,甚至达肾病水平。尿沉渣检查可见大量红细胞、白细胞、各种管型和/或肾小管上皮细胞。

2. 肾功能检查 多伴肾功能损害,呈进行性加重。血尿素氮及血肌酐明显升高,肌酐清除率明显降低。尿比重恒定。病程中应注意肾功能动态监测。

3. 其他检查 大部分患儿可有不同程度的贫血。部分患儿血抗基膜抗体或ANCA阳性。补体C3可正常或降低。同时注意完善其他病因学检查如抗核抗体、抗DNA、血冷球蛋白等。尿纤维蛋白裂解产物可持续阳性。

4. B型超声检查 双肾大小正常或轻度肿大,病变弥散,皮髓质界限不清,显示肾实质病变。

5. 肾活检 对临床考虑RPGN患儿应争取早期肾活检确诊。

【诊断与鉴别诊断】

1. 诊断 目前较公认的诊断标准是:①发病3个月以内肾功能急剧恶化;②少尿或无尿;③肾实质受累,表现为蛋白尿和血尿;④既往无肾脏病史;⑤肾脏大小正常或轻度肿大;⑥肾活检显示50%以上肾小球有新月体形成。有的作者认为20%肾小球呈新月体病变即可考虑诊断。临床考虑RPGN者应争取尽早做肾活检,同时完善检查,以做出病因诊断,估计病情及指导治疗。

2. 鉴别诊断

(1) 急性链球菌感染后肾炎:起病和临床表现与急进性肾炎相似,不易鉴别。但前者病初多有链球菌感染史,抗“O”升高,少尿持续时间短,很少超过2周,肾功能不全多较轻,预后多良好,有助于鉴别。此外,急性链球菌感染后肾炎极期补体C3多下降,且随病情好转逐渐恢复,而急进性肾炎补体C3多不降低。病理改变前者主要为内皮和系膜细胞的增生,多形核白细胞渗出,而急进性肾炎主要为毛细血管外上皮细胞增生,新月体形成。

(2) 溶血尿毒综合征:主要表现为溶血性贫血,急速进展的肾功能不全,伴有少尿、无尿或血红蛋白尿,需与本病相鉴别。但贫血多较严重,网织红细胞升高,可见较大量的破碎红细胞、盔状红细胞等异常红细胞。血小板及凝血因子减少,出血倾向明显,肾脏病理改变不同,可予以鉴别。

(3) 系统性红斑狼疮:常有发热、皮疹、关节痛、多脏器损害、血清补体 C3 浓度下降、抗核抗体阳性、可找到狼疮细胞、血中白细胞减少。典型病例鉴别不难。少数病例以肾脏症状起病,病情进展迅速,肾功能急剧恶化,而全身其他系统受累症状不明显时,应注意鉴别。

(4) 肺出血肾炎综合征(Goodpasture 综合征):多见于青年人。临床特点是咯血、呼吸困难、血尿及蛋白尿,有时可出现水肿及高血压,迅速出现肾衰竭。多数患儿先出现咳嗽、咯血及呼吸困难等肺部症状,数天到数周后出现肾炎症状。部分患儿肺部症状和肾炎症状同时出现。少数患儿先有肾炎症状,继之出现肺部症状。多数患儿在 6 个月内死于咯血所致的窒息或尿毒症。胸部 X 线检查可见散在斑片状阴影。痰内有含铁血黄素细胞,有助于鉴别。

【预后】 本病预后较差,多数患儿在数月内发展为严重肾衰竭而需肾脏替代治疗,少数可在 1 年内死亡。有下列情况者多提示预后不良:①非链球菌感染后类型;②少尿持续较久,超过 3~4 周;③肾功能损害严重、血尿素氮>56.3mmol/L(150mg);④肾组织早期有明显栓塞和坏死性病变;⑤肾小球半月体形成数目超过 70%以上。

【治疗】 本病无特异治疗。近年由于皮质激素及细胞毒药物的广泛应用,疗效已明显提高,更由于早期透析治疗,预后已大为改善。

1. 一般治疗 绝对卧床休息,无盐或低盐、低蛋白饮食。保护残存肾功能。注意维持和调节水电解质平衡,纠正代谢性酸中毒。少尿早期可考虑使用利尿剂及血管扩张剂。有高血压者应积极控制高血压。避免应用对肾脏有害的药物。积极防治感染。

2. 甲基泼尼松龙冲击疗法 对无禁忌证者均建议此疗法。剂量为 15~30mg/(kg·d)(最大剂量不超过 1g/d),溶于 5%葡萄糖 100~200ml 内 1~2 小时静脉点滴。每天或隔日一次,3 次为一疗程。可用 1~3 个疗程,以后改为口服泼尼松维持。部分病例取得较满意效果。在冲击治疗前后,需积极治疗感染及控制并发症。

3. 环磷酰胺冲击疗法 与甲基泼尼松龙冲击联合应用是目前推荐的基础治疗。环磷酰胺剂量为 0.5~0.75g/m^2,每月 1 次,最大量不超过 1g/次,连用 6 次或直至病情缓解。也有应用口服环磷酰胺,起始剂量为 2mg/(kg·d)。前瞻性对照研究发现:间断静脉冲击和口服用药相比,患儿的存活率、缓解率、缓解时间、复发率和肾功能无显著性差异。但相同时期内静脉冲击用药仅为口服环磷酰服用量的 43%,同时应用静脉冲击者的白细胞减少和严重感染发生率显著减少。

4. 肾上腺皮质激素 可在以上两种冲击治疗后,继续口服泼尼松 1~2mg/(kg·d)维持,待病情稳定后,再缓慢减量。

5. 抗凝治疗 在动物实验中,抗凝和去血浆纤维蛋白治疗,能预防半月体形成。可加双嘧达莫及抗凝剂如尿激酶、肝素、华法林作为辅助治疗,与泼尼松及免疫抑制剂联合,称为四联疗法。

6. 血浆置换疗法 目前认为在疾病早期(如出现少尿之前,或肾功能下降到依赖透析之前)应用强化血浆置换并联合糖皮质激素及细胞毒药物对Ⅰ型 RPGN 患儿有一定疗效[3]。强化血浆置换指每天或隔天应用新鲜血浆或 5%白蛋白进行血浆置换,成人建议每次 2~4L,儿童常用剂量为 40~50ml/kg,直到患儿血清中的抗 GBM 抗体浓度很低或转为阴性为止。但停止治疗后,病情可能再次恶化。根据 2019 年美国血浆置换临床循证指南,对于弥漫肺泡出血的 Goodpasture 综合征,血浆置换作为一类推荐(证据等级 1C),对于 ANCA 相关性血管炎(MPA/GPA/RLV),Cr≥5.7mg/dl 时,血浆置换作为一类推荐(证据等级 1A)[9]。

7. 透析和肾移植 近年多主张早期透析,有利于病变肾脏的休息和病情的改善。如肾功能不恢复者则予长期血液透析。本病可于数月至数年内复发,因此随访免疫学指标尤为重要,可待病情稳定后进行肾移植,但抗肾抗体阳性者,需等待其转阴后再进行,否则可使移植肾再次发生病变。

五、肾病综合征

【定义】 肾病综合征(nephrotic syndrome,NS)是由于肾小球滤过膜对血浆蛋白通透性增高,大量血浆蛋白自尿中丢失,并引起一系列病理生理改变的一个临床综合征。具有以下四大特点:①大量蛋白尿,定性检查+++~++++,定量每天超过 50mg/kg;②低白蛋白血症:血清白蛋白<25g/L[10];③高胆固醇血症(高脂血症),血清胆固醇超过 5.7mmol/L(220mg/dl);④水肿。其中前两项为诊断的必备条件。

据国内统计,在因泌尿系统疾病住院的患儿中,本征仅次于急性肾炎，是小儿时期泌尿系的常见病，且部分患儿多次反复、病程迁延，严重影响小儿健康。

【分类】 根据病因和发病年龄可分为三类：①先天性肾病综合征；②原发性肾病综合征；③继发性肾病综合征：包括继发于全身性疾病（如过敏性紫癜、系统性红斑狼疮等）、临床诊断明确的肾小球肾炎（如急性链球菌感染后肾炎、急进性肾炎）以及药物、金属中毒等情况者。本节以原发性者为主叙述如下。据报道美国16岁以下小儿的年发生率为(2~2.3)/10万，累积发生率为16/10万。根据我国1982年对20个省市105所医院泌尿内科6 947例住院患儿的统计，本征1 462例，占21%，其中病程1年内的初发者占58.9%，说明每年有相当多的新发病例。1992年进行了24个省市的类似分析，在11 531例泌尿系疾病住院患儿中本征3 593例，占31%。首都医科大学附属北京儿童医院对1956—1985年间住院患儿的分析也提示，因本病而住院的患儿构成比逐年增加的趋势。

【临床分型】 目前国内临床上习惯根据临床表现、化验检查将原发性肾病综合征再分为两类：

1. **单纯性肾病**

2. **肾炎性肾病** 除具备四大特征外，还具以下四项中之一项或多项者属肾炎性肾病：①尿检查红细胞超过10个/HP（2周内离心尿检查3次以上）并证实属肾小球性血尿；②反复（或持续）出现高血压，学龄儿童超过17.3/12.0kPa（130/90mmHg），学龄前儿童超过16.0/10.7kPa（120/80mmHg），并排除因类固醇激素所致；③持续性氮质血症，血尿素氮超过10.7mmol/L（30mg/dl），或血非蛋白氮超过35.7mmol/L（50mg/dl），并排除由血容量不足所致者；④血总补体或血C3持续降低。

目前，国际上多沿用依糖皮质激素效应分型：①激素敏感型NS（steroid-sensitive NS，SSNS）：以泼尼松足量治疗≤4周尿蛋白阴转者；②激素耐药型NS（steroid-resistant NS，SRNS）：足量治疗>4周尿蛋白仍阳性者；激素耐药又可分为初始耐药和迟发耐药；③激素依赖型NS（steroid-dependent NS，SDNS）：对激素敏感，但连续2次减量或停药2周内复发者。

国内既往以泼尼松足量治疗8周尿蛋白是否转阴作为激素治疗是否敏感的指标，为避免激素无效应患儿长期激素使用带来的副作用，目前国内外推荐以激素足量使用4周尿蛋白是否转阴为标准。但在判定激素疗效时需注意一些干扰激素效应的因素，如激素是否足量应用，是否存在感染、严重高凝状态、血栓形成等。

注：复发与频复发

（1）复发（relaps）：连续3天，晨尿蛋白由阴性转为+++或++++，或24小时尿蛋白定量≥50mg/kg或尿蛋白/肌酐（mg/mg）≥2.0。

（2）频复发（frequently relaps，FR）：指肾病病程中6个月内复发≥2次，或1年内复发≥4次。

【病理分型】 小儿原发性肾病综合征可呈多种病理类型的改变，但以微小病变占大多数，各种改变所占比率报道不一，可因患儿年龄、患儿来源（即属非选择性病例或诊治困难的转诊病例）以及肾穿刺指征等因素而异（表28-11、表28-12）。

表28-11 不同年龄肾病综合征的病理类型/%

类型	小儿	成人
微小病变	76	20
膜性肾病	7	40
局灶节段硬化	8	15
系膜增生	4	7
淀粉样病	0	10
其他	5	8

表28-12 不同来源肾病综合征患儿的病理类型/%

类型	非选择病例（521例）	转诊病例（512例）
微小病变	76.4	41.0
局灶节段性硬化	6.9	17.0
膜增生肾炎	7.5	16.0
系膜增生	2.3	12.0
膜性肾病	1.5	9.0
其他	5.4	5.0

以上可看出小儿与成人不同，小儿以微小病变为主。此外，患儿来源不同其结果亦异。在非选择病例中以微小病变为主（76.4%），但转诊病例中由于多系皮质激素耐药或多次反复的难治病例，故微小病变所占比重下降，而非微小病变者增多。据我国儿科资料，以系膜增生多见。1996年我国699例病例分析显示系膜增生占37.8%，微小和轻微病变为29%，局灶节段硬化为11.6%。病理类型所见对判断预后及选择治疗方案常可提供一定帮助，但因检查受一定条件限制，且是创伤性检查，不易被广泛采用，故仍以临床分类为常用。

就临床和病理的相关而言，微小病变者常表现为单纯性，对皮质激素敏感；非微小病变者多表现为肾炎型，对激素常不敏感。熟悉各种病理类型的临床特点（表28-13），有助于对病理类型的估测；但临床和病理分类间的相关是相对的，且常有交叉和重叠，故不能互相替代。

表 28-13 各病理类型的临床特点

项目	微小病变	局灶节段硬化	膜增生肾炎	膜性肾病
好发年龄	1~6岁	各年龄组	6~16岁	1~14岁
男女比例	2∶1	3∶2	1∶1	3∶1
血尿/%	13	肉眼少见 镜下66%	肉眼20% 镜下68%	肉眼20% 镜下70%
高血压/%	9	10	25	6
血清肌酐升高/%	4	10	30	4
血清C3	正常	正常	下降者68%	正常
激素初治敏感/%	93	25	差（可引起合并症）	差
对环磷酰胺效应	好	差或尚可	差	差
预后	很好	15年病死率50%	10年病死率50%	尚可
肾移植复发	无	有	有	少见

【病因与发病机制】 尚未阐明。微小病变可能与T细胞免疫功能紊乱有关。膜性肾病和膜增生性肾炎可能与免疫复合物形成有关。

【病理生理】

1. 大量蛋白尿 为最根本的病理生理改变，也是导致本征其他三大特点的根本原因。由于肾小球滤过膜受免疫或其他原因的损伤，电荷屏障和/或分子筛的屏障作用减弱，血浆蛋白大量漏入尿中。在微小病变肾病中，主要是电荷屏障减弱或消失，使带阴电荷的白蛋白大量漏入肾小囊，形成选择性蛋白尿；而非微小病变肾病，分子筛也常受损，故不同分子量的血浆蛋白均可漏出，导致非选择性蛋白尿。

另有其他蛋白成分的丢失，可造成相应的后果，如多种微量元素的载体蛋白（如转铁蛋白丢失致小细胞性低色素性贫血，锌结合蛋白丢失致体内锌不足）、多种激素的结合蛋白（如25-羟骨化醇结合蛋白由尿中丢失致钙代谢紊乱）、免疫球蛋白（IgG、IgA的丢失致抗感染力下降）、抗凝血酶Ⅲ（易致高凝及血栓形成）等。

2. 低蛋白血症 大量血浆白蛋白自尿中丢失是低蛋白血症的主要原因；蛋白质分解的增加，为次要原因。低蛋白血症是病理生理改变中的关键环节，对机体内环境（尤其是渗透压和血容量）的稳定及多种物质代谢可产生多方面的影响。当血白蛋白低于25g/L时可出现水肿；同时因血容量缩小，在并发大量体液丢失时极易诱发低血容量性休克。此外，低蛋白血症还可影响脂类代谢。

3. 高胆固醇血症 可能由于低蛋白血症致肝脏代偿性白蛋白合成增加，有些脂蛋白与白蛋白经共同合成途径而合成增加，再加之脂蛋白脂酶活力下降等因素而出现高脂血症。一般血浆白蛋白<30g/L，即出现血胆固醇增高，如白蛋白进一步降低，则甘油三酯也增高。

4. 水肿 肾病综合征时水肿机制尚未完全阐明。传统的理论认为，由于血浆白蛋白下降，血浆胶体渗透压降低，血浆中水分由血管内转入组织间隙直接形成水肿；另一方面又导致血容量下降，通过容量和压力感受器使体内神经体液因子发生变化（如抗利尿激素、醛固酮、利钠因子等），引起水钠潴留而导致全身水肿。除上述传统理论外，近年提出原发的肾性水钠潴留，也是形成水肿的原因之一，但其机制尚不清楚。因此，肾病综合征的水肿可能是上述诸多因素共同作用的结果，而且在不同的患儿、病期可能有所不同。

【临床表现】 发病年龄和性别，以学龄前为发病高峰。单纯性发病年龄偏小，肾炎性偏大。男比女多，男∶女约为(1.5~3.7)∶1。

水肿是最常见的临床表现。常最早为家长所发现。始自眼睑、颜面，渐及四肢全身。水肿为可凹性，尚可出现浆膜腔积液如胸腔积液、腹水，男孩常有显著阴囊水肿。体重可增加30%~50%。严重水肿患儿于大腿和上臂内侧及腹壁皮肤可见皮肤白纹或紫纹。水肿严重程度通常与预后无关。水肿的同时常有尿量减少。

除水肿外，患儿可因长期蛋白质丢失出现蛋白质营养不良，表现为面色苍白、皮肤干燥、毛发干枯萎黄、指/趾甲出现白色横纹，耳郭及鼻软骨薄弱。患儿精神萎靡、倦怠无力、食欲缺乏，有时腹泻，可能与肠黏膜水肿和/或伴感染有关。病期久或反复发作者发育落后。肾炎性患儿可有血压增高和血尿。

【实验室检查】

1. 尿常规　尿蛋白明显增多，定性检查≥+++，24小时尿蛋白定量≥50mg/kg，或随机或晨尿尿蛋白/肌酐(mg/mg)≥2.0，国际小儿肾脏病研究组(ISKDC)也以>40mg/(h·m^2)为大量蛋白尿标准。

2. 血浆蛋白　血浆总蛋白低于正常，白蛋白下降更明显，常<25g/L，有时低于10g/L，并有白蛋白、球蛋白比例倒置。球蛋白中α_2、β球蛋白和纤维蛋白原增高，γ-球蛋白下降。IgG和IgA水平降低，IgE和IgM有时升高。血沉增快。

3. 血清胆固醇　多明显增高，其他脂类如甘油三酯、磷脂等也可增高。由于脂类增高，血清可呈乳白色。

4. 肾功能检查　一般正常。单纯性者尿量极少时可有暂时性氮质血症，少数肾炎性者可伴氮质血症及低补体血症。

【诊断】　凡临床具备肾病四大特点者即可诊断为肾病综合征；四项中以大量蛋白尿和低蛋白血症为诊断的必需条件。参考病史、体检及必要的化验，在除外引起继发肾病的各种病因后即诊断为原发性肾病综合征。再依据血尿、高血压、氮质血症的有无及补体是否低下而区别为单纯性或肾炎性。临床上还常根据对4周激素治疗的效应区别为完全效应、部分效应或无效应。

一般初发病例不需行肾穿刺活组织检查。对激素耐药、频复发或激素依赖的病例；或病程中病情转变而疑有间质肾炎或新月体形成者；或出现缓慢的肾功能减退时应做活检以明确病理类型，指导治疗。

【并发症】

1. 感染　是最常见的并发症及引起死亡的主要原因；据1984年国际小儿肾脏病研究组(ISKDC)统计，直接或间接因感染死亡者占肾病患儿死亡的70%。感染也常是病情反复和/或加重的诱因和先导，并可影响激素的疗效。

本征易发生感染的原因有：①体液免疫功能低下(免疫球蛋白自尿中丢失、合成减少、分解代谢增加)；②常伴有细胞免疫功能和补体系统功能不足；③蛋白质营养不良、水肿致局部循环障碍；④常同时应用皮质激素、免疫抑制剂。

细菌性感染中既往以肺炎球菌感染为主，近年杆菌所致感染亦见增加(如大肠埃希菌)。常见的有呼吸道感染、泌尿道感染、皮肤类丹毒及原发性腹膜炎。一般不主张预防性使用抗生素，因效果不可靠，又易引起耐药菌株增殖和菌群失调；但一旦发生感染应及时积极治疗。

由于此类患儿较长期应用皮质激素，故尤需注意结核病的活动或播散。

患儿对病毒感染亦较敏感，尤其在接受皮质激素和免疫抑制剂的过程中。并发水痘、麻疹、带状疱疹时病情往往较一般患儿为重；对有接触史者，激素和免疫抑制剂可暂时减量，并给予γ-球蛋白注射。

2. 高凝状态及血栓栓塞合并症　肾病时体内凝血和纤溶系统可有如下变化：①纤维蛋白原增高；②血浆中第Ⅴ、Ⅷ凝血因子增加；③抗凝血酶Ⅲ下降；④血浆纤溶酶原的活性下降；⑤血小板数量可增加，其黏附性和聚集力增高。其结果可导致高凝状态，并可发生血栓栓塞合并症，其中以肾静脉血栓形成最受临床重视。急性者表现为骤然发作的肉眼血尿和腹痛，检查有脊肋角压痛和肾区肿块，双侧者有急性肾功能减退。慢性的肾静脉血栓形成临床症状不明显，常仅为水肿加重、蛋白尿不缓解。X线检查可见患肾增大、输尿管切迹。B超有时能检出，必要时肾静脉造影以确诊。近年利用肺灌注显像技术发现一部分患儿有肺部栓塞合并症，其典型临床表现(如胸痛、呼吸困难、咯血)并不多见，故值得注意。此外，其他部位的静脉或动脉也可发生此类合并症，如股静脉、股动脉、肺动脉、肠系膜动脉、冠状动脉和颅内动脉等，并引起相应症状。

3. 钙及维生素D代谢紊乱　肾病时血中维生素D结合蛋白(VDBP，分子量59 000)由尿中丢失，体内维生素D不足，影响肠钙吸收，并反馈导致甲状旁腺功能亢进。临床表现为低钙血症、循环中维生素D不足、骨钙化不良。这些变化在生长期的小儿尤为突出。

4. 低血容量　因血浆白蛋白低下、血浆胶体渗透压降低，故本征常有血容量不足，加之部分患儿长期不恰当忌盐，当有较急剧的体液丢失(如吐、泻、大剂量利尿剂应用、大量放腹水等)时即可出现程度不等的血容量不足的症状，如体位性低血压、肾前性氮质血症，甚至出现休克。

5. 急性肾功能减退　本征急起时暂时性轻度氮质血症并不少见。病程中偶可发生急性肾功能减退。其原因为：①低血容量、不恰当地大量利尿致肾血液灌注不足，甚至可致肾小管坏死；②严重的肾间质水肿，肾小管被蛋白管型堵塞以致肾小囊及近曲小管内静水压力增高而肾小球滤过减少；③药物引起的肾小管间质病变；④并发双侧肾静脉血栓形成。

6. 肾小管功能障碍 可表现为糖尿、氨基酸尿、尿中失钾失磷、浓缩功能不足等。

7. 动脉粥样硬化 持续高脂血症患儿偶可发生。累及冠状动脉时可有胸闷、心绞痛、心电图改变,甚至猝死。

8. 患儿偶可发生头痛、抽搐、视力障碍等神经系统症状,可能系由高血压脑病、脑水肿、稀释性低钠血症、低钙血症、低镁血症等多种原因引起。

【治疗】 采用以肾上腺皮质激素为主的综合治疗。包括控制水肿、维持水电解质平衡、供给适量的营养、预防和控制伴随感染、正确使用肾上腺皮质激素。反复发作或对激素耐药者配合应用免疫抑制药。中药目前以健脾补肾、配合控制西药副作用为主要原则。

1. 一般治疗

(1) 休息和生活制度:除高度水肿、并发感染者外,一般不需绝对卧床。病情缓解后活动量逐渐增加。缓解3~6个月后可逐渐参加学习,但宜避免过劳。注意预防感染,应用皮质激素和/或免疫抑制剂的过程中应避免与水痘、麻疹等患儿接触。一旦合并感染应积极治疗。一般不常规预防性使用抗生素。

(2) 饮食:低盐、高生物价的优质蛋白饮食。水肿严重和血压高者忌盐。高度水肿和/或少尿患儿应适当限制水量,但大量利尿或腹泻、呕吐失盐时,需适当补充盐和水分。肾病状态尚未缓解时,摄入过高蛋白对提高血浆蛋白水平并无帮助,而只是尿中排出更多蛋白,且有可能加速肾小球硬化,故通常每天供给1.2~1.8g/kg即可,并应供给如乳、蛋、鱼、瘦肉优质蛋白等。此外,应补充足够的钙剂和维生素D。在应用皮质激素过程中,食欲大增,可因过度摄食体重剧增,小儿过度肥胖,有时还出现肝大和脂肪肝,故应适当限制热量摄入。

2. 水肿治疗 一般应用激素后7~14天内多数患儿开始利尿消肿,故可不用利尿剂;但高度水肿、合并皮肤感染、高血压、激素不敏感者常需用利尿剂。开始可用氢氯噻嗪1mg/kg,每天2~3次,如2天内无效可加至2mg/kg,并加用螺内酯。上述治疗效果差时可用强利尿作用的袢利尿剂如呋塞米或依他尼酸钠。对利尿剂无效且血浆蛋白过低者,可先扩容继之利尿。扩容采用低分子右旋糖酐(5~10ml/kg)以暂时改善低血容量,内加多巴胺(增加肾血流并排钠利尿)、酚妥拉明(可扩血管),控制滴速,多巴胺每分钟2~3μg/kg,滴毕静脉给予呋塞米1~2mg/kg,重症水肿可连用5~10天。至于是否给予血白蛋白或血浆输注的问题,近年注意到在疾病活动期输注后,常于24~48小时内自尿中排出,且还有报告多次输注者对肾病缓解及复发不利,故仅对血白蛋白<15g/L、一般利尿措施无效或伴低血容量者给予输注,并继之给予呋塞米;且应注意输注过程中可暂时血容量增大,偶致循环负荷加重。利尿治疗中需注意尿中失钾及可能导致低血容量,故不宜长期大量应用或骤然大量利尿。

3. 肾上腺皮质激素(以下简称激素) 肾病治疗的首选药。其作用机制尚未阐明,可能与:①免疫抑制作用;②改善肾小球滤过膜的通透性,减少尿蛋白滤出;③利尿作用(通过对肾小球滤过率及肾小管的影响)有关。

用药原则为:①药物的选择以生物半衰期12~36小时的中效制剂为宜,如泼尼松,除能较快诱导缓解外,也适用于减量时的隔日疗法。②开始治疗时应足量[11],分次服用,尽快诱导尿蛋白转阴。③尿蛋白转阴后的维持治疗阶段以隔日晨顿服为宜。因肾上腺分泌皮质醇呈晨高夜低的昼夜波动规律,隔日晨顿服法对下丘脑-垂体-肾上腺轴(HPA)的抑制作用最小;④维持治疗不宜过短,应待病情稳定再停药,以减少复发。

(1) 初发肾病的治疗

1) 诱导缓解阶段:足量泼尼松(泼尼松龙)60mg/(m^2·d)或2mg/(kg·d)(按身高的标准体重计算),总量不超过60mg,先分次口服,尿蛋白转阴后改为每晨顿服,共4~6周。

2) 巩固维持阶段:我国儿童激素敏感、复发/依赖肾病综合征诊治循证指南(2016)推荐:泼尼松2mg/kg,最大剂量60mg/d,隔日晨顿服,维持4~6周,然后逐渐减量,总疗程9~12个月。

(2) 非频复发肾病的治疗

1) 积极寻找复发诱因,积极控制感染,少数患儿控制感染后可自行缓解。

2) 激素治疗:①重新诱导缓解:泼尼松(泼尼松龙)足量口服直至尿蛋白连续转阴3天后改为40mg/m^2或1.5mg/(kg·d)隔日晨顿服4周,然后用4周以上的时间逐渐减量。②在感染时增加激素维持量:患儿在巩固维持阶段患上呼吸道感染时改隔日口服激素治疗为同剂量每天口服,可降低复发率。

(3) 频复发、糖皮质激素依赖性及激素耐药性肾病的治疗

1) 调整糖皮质激素的剂量和疗程:需参考用量及复发的病史,摸索能维持缓解的隔日剂量,长期维持,至少6个月,以后再试减量。也可在感染时增加激素维持量以减少复发。

2) 改善肾上腺皮质功能:因肾上腺皮质功能减退患儿复发率显著增高,对这部分患儿可用氢化可的松7.5~15mg/d口服或促肾上腺皮质激素(ACTH)静滴来预

防复发。对SDNS患儿可予ACTH 0.4U/(kg·d)(总量不超过25U)静滴3~5天,然后激素减量,再用1次ACTH以防复发。每次激素减量均按上述处理,直至停激素。

3）肾穿刺活检明确病理类型并加用其他免疫抑制剂。

4）还应注意有无其他影响因素:如是否存在并发感染、肾小管间质改变、肾静脉血栓形成;或同时并用了影响激素疗效的药物,如苯妥英钠或利福平等。

（4）甲基泼尼松龙静脉冲击治疗:慎用,宜在肾脏病理基础上,选择适应证。剂量为15~30mg/kg(总量不多于1 000mg),以5%~10%葡萄糖100~200ml稀释后静滴1~2小时。每天或隔日1次,3次为1疗程,必要时1周后重复。冲击后48小时,继以激素口服。大剂量静脉给药具有更强有力的免疫抑制和抗炎作用,能较快诱导尿蛋白转阴。其副作用为静滴中偶有面红、震颤、恶心、味觉改变,还可致一过性高凝状态及高血压、心律失常、消化道溃疡出血。

（5）激素治疗的疗效观察

1）近期疗效:患儿对激素是否敏感与其类型有关。据我国临床分型资料,单纯性病例78.9%呈完全效应;而肾炎性为34.3%。在病理组织类型方面,据国际小儿肾脏病研究组(ISKDC)报告,471例小儿原发肾病综合征呈现激素效应者368例(78.1%)。在激素效应的病例中微小病变占93.1%、局灶节段硬化占29.7%、系膜增生占55.6%、膜增生肾炎仅占6.9%。

2）远期疗效:对激素治疗敏感却易复发是一常见现象。国外报道仅23%的病例于初治缓解后不再复发。初治时的疗程在一定程度上似与复发有关。国外报道经4周、8周和12周疗程治疗后,12个月内的复发率分别为81%、61%和36%。复发病例多发生于2年内,但有些患儿在缓解多年后仍可复发。一般对激素敏感者,虽经多次复发,但其敏感性仍不变,少数可由对激素敏感转为对激素耐药。

（6）激素治疗的副作用和并发症有两类

1）一类是长期超生理剂量服用激素对机体的影响:如脂肪代谢紊乱,表现为肥胖、体脂分布异常、库欣面容;因蛋白质分解代谢加强出现负氮平衡、肌肉萎缩无力、伤口愈合不良;糖代谢紊乱可引起高血糖和糖尿;因水电解质紊乱,发生水钠潴留、高血压;钙磷代谢紊乱发生高尿钙及骨质疏松。胃肠道可发生消化性溃疡,甚至穿孔。神经精神方面有欣快感、兴奋、失眠,严重时发生精神病、癫痫发作。由于抑制抗体形成易发生感染或隐性感染灶(如结核病)的活动和播散。长期用药还可发生白内障、股骨头无菌坏死。生长期内的小儿生长尤其是身高可受影响。

2）另一类是激素引起的急性肾上腺皮质功能不全和戒断综合征:大量外源性皮质激素反馈抑制下丘脑-垂体-肾上腺轴,使肾上腺皮质分泌减少、功能减退,甚至腺体萎缩。如突然停药或遇感染、手术等应激状态,肾上腺皮质分泌相对或绝对不足,即可出现急性肾上腺皮质功能不全症状,表现为恶心、呕吐、腹痛、休克前期乃至休克。

4. 免疫抑制剂治疗　适应证为激素耐药、频复发、激素依赖、皮质激素副作用严重、不能耐受或有激素禁忌证者。

（1）环磷酰胺(cyclophosphamide,CTX):剂量:2~3mg/(kg·d)分次口服8周,或8~12mg/(kg·d)静脉冲击疗法,每2周连用2天,总剂量≤168mg/kg,或每月1次静脉注射,500mg/(m^2·次),共6次,应用此法时注意水化及碱化尿液,避免出血性膀胱炎。

副作用:近期可有胃肠道反应、肝功能损害、脱发、骨髓抑制、出血性膀胱炎和对细菌及病毒的易感性增高。远期对性腺的影响近年受到重视,青春期或青春前期男孩应用此药后可影响睾丸生精功能,引起不育症。性腺损伤与用药剂量相关,故应用时应掌握适应证及剂量。

（2）环孢素A(cyclosporin A,CsA):本药能特异抑制辅助T细胞和细胞毒T细胞的活化和增殖,不影响B细胞和粒细胞。剂量:4~6mg/(kg·d)或100~150mg/(m^2·d),调整剂量使血药谷浓度维持在80~120ng/ml,疗程1~2年。CsA治疗6个月时的疗效与CTX或苯丁酸氮芥(CHL)无差异,但后两者在2年时维持的缓解率明显高于CsA。CsA用药时能维持持续缓解,停药后易复发。其毒副作用中以肾毒性最受关注。急性肾毒性作用表现为肾前性氮质血症,一般为可逆性改变,与剂量相关。慢性肾毒性有肾组织结构的改变,表现为间质和小管病变。临床上有高血压、高尿酸血症、钠潴留、高血钾、肌酐清除率下降。除肾毒性外,还可致多毛、牙龈增生及低血镁等。CsA治疗时间>36个月、CsA治疗时患儿年龄<5岁及大量蛋白尿的持续时间(>30天)是CsA肾毒性(CsAN)发生的独立危险因素,发生CsAN的患儿复发率明显高于无CsAN的患儿。应对连续长时间使用CsA的患儿进行有规律的监测,包括对使用2年以上的患儿进行肾活检明确有无肾毒性的组织学证据,如果患儿血肌酐水平较基础值增高30%,即应减少CsA的用量。

（3）吗替麦考酚酯(mycophenolate mofetil,MMF):通过抑制次黄嘌呤单核苷酸脱氢酶而抑制淋巴细胞DNA合成从而发挥免疫抑制作用。初用于移植患儿,近年有用于肾病综合征的报告。剂量:20~30mg/(kg·d)或800~1 200mg/m^2,分两次口服(最大剂量每次1g,每天2次),疗程12~24个月。对CsA抵抗、依赖或CsA治疗后频复发患儿,MMF能有效减少泼尼松和CsA的用量,可替代CsA作为激素的替代剂。副作用有胃肠道反应、白细胞减少、感染,偶有发生胰腺炎、肺纤维化者。

(4) 他克莫司(tacrolimus,FK506):剂量为0.05~0.15mg/(kg·d),维持血药浓度5~10μg/L,疗程12~24个月。FK506的生物学效应是CsA的10~100倍,不良反应类似CsA。对严重SDNS治疗的效果与CsA效果相似。

(5) 利妥昔布(rituximab,RTX):剂量为每次375mg/m^2,每周1次,用1~4次。对上述治疗无反应、副作用严重的SDNS患儿,RTX能有效地诱导完全缓解,减少复发次数,能完全清除CD19细胞6个月或更长,与其他免疫抑制剂合用有更好的疗效。

(6) 其他免疫抑制剂:如长春新碱、咪唑立宾等,对部分SDNS和FRNS患儿有效。

5. 其他治疗

(1) 抗凝剂的应用:肾病综合征时常呈高凝状态,故近年有人主张应加用抗凝或抗血小板聚集剂,如肝素、双嘧达莫、活血化瘀中药丹参等。

(2) 血管紧张素Ⅱ转化酶抑制剂:可改善肾小球血流动力学状态而使尿蛋白排出减少,可用于激素辅助治疗,尤伴高血压者。且可用于激素耐药者以辅助治疗,有助于延缓或减轻肾小球硬化的发生。

6. 中医药治疗 除通过辨证治疗水肿外,还可治疗激素、免疫抑制剂引起的副作用。可请中医师会诊协同用药。

【预后】 半个世纪来,有效抗菌药物、肾上腺皮质激素和免疫抑制药相继问世,小儿肾病综合征的预后转归有了显著好转。5年病死率由无抗菌药物年代的60%~70%下降到泼尼松应用年代的10%左右,免疫抑制药应用后病死率又进一步下降,尤其是微小病变型。应指出本征预后转归与激素耐药否及其病理类型密切相关。根据Habib等1~18年追踪观察发展成慢性肾衰竭或死亡的病例中微小病变占7%、局灶节段性硬化占38%、膜性肾病及膜增生性肾炎分别占8%及41.5%。

六、迁延性肾炎和慢性肾小球肾炎

在肾小球疾病中,除较常见的急性肾小球肾炎、肾病综合征、孤立性血尿、孤立性蛋白尿外,国内儿科临床医生对一些病情迁延的肾小球肾炎,临床根据病情轻重程度不等诊断为迁延性肾炎和慢性肾小球肾炎。目前国际上将病程3个月以上的肾脏结构或功能异常均统称为慢性肾脏病(CKD),但由于CKD在具体诊疗过程中仍有一些需要明确和值得探讨的地方,结合儿科临床特点,迁延性肾小球肾炎和慢性肾小球肾炎的诊断仍然沿用。

(一)迁延性肾炎

1979年,我国儿科肾脏疾病科研协作组规定,将病程迁延6个月~1年以上,不伴肾功能不全或高血压的肾炎称为迁延性肾炎,1981年更明确将其分为两类情况:①有明确急性肾炎病史,镜检血尿和/或蛋白尿迁延1年以上,不伴肾功能不全或高血压;②无明确急性肾炎病史的持续性血尿和蛋白尿,临床观察6个月以上,不伴有肾功能不全或高血压。

【临床表现】 常表现为不伴明显临床症状的持续性蛋白尿伴镜下血尿。感染、劳累等可使尿变化暂时性加重,偶有水肿,无高血压,肾功能正常。有些病例病史中有较明确的急性肾炎病史,但尿异常持续逾一年;此外,尚有起病隐匿者,有时系偶然发现的尿异常,病程常不易估算,但经随访观察迁延6个月以上。迁延性肾炎的病理改变一般呈非特异的局灶性肾炎或单纯系膜增生肾炎;极少数为较严重的病理类型,如膜性或膜增生性肾炎。

【诊断】 根据持续6~12个月的肾炎性尿改变,但不伴明显临床症状,无高血压、肾功能正常即可诊断为迁延性肾炎。应参考病史、尿化验、肾功能、补体C3,必要时参考肾图、肾超声检查、静脉肾盂造影等鉴别,如难于鉴别,又经严密随访有进行性慢性肾炎可能时,应行肾穿刺活检以确定病理改变,从而区分是属于良性状况(如急性肾小球肾炎的恢复期)或病理变化轻微的单纯性尿改变或是预后较严重的进行性慢性肾小球肾炎早期这三类情况。

【治疗】 患儿应预防感染、避免过劳。一般无特异药物治疗,如发现进行性肾小球肾炎则应针对其进行治疗(详见“慢性肾小球肾炎”章节)。

(二)慢性肾小球肾炎

按照我国儿科肾脏疾病科研协作组的建议,将病程超过1年,伴有不同程度肾功能不全和/或持续性高血压、预后较差的肾小球肾炎称为慢性肾小球肾炎,简称慢性肾炎(chronic glomerulonephritis)。病情常缓慢进展，并多以慢性肾衰竭为最终结局。慢性肾小球肾炎包括病因、发病机制、病理改变各异的多种肾小球疾病；随着肾穿刺活检的开展，多已按病理类型进行诊断和分类；但在无条件或不适于肾穿刺者临床上“慢性肾小球肾炎”这一诊断，仍常被采用。依其病因分为原发性、继发性（继发于全身性疾病如过敏性紫癜、系统性红斑狼疮、糖尿病等）和遗传性（如 Alport 综合征、指甲髌骨综合征等）三类。现以原发性为例介绍如下。

【病理】 慢性肾小球肾炎有多种病理类型，如膜增生性肾小球肾炎、局灶性节段性肾小球硬化、膜性肾病、系膜增生性肾炎、硬化性肾小球肾炎等，病程晚期均进展为终末期固缩肾，表现为肾显著缩小，广泛的肾小球、肾小管、血管、间质的硬化和纤维化。

【临床表现】 临床上慢性肾炎的起病和进展方式有：①以急性肾小球肾炎或肾病综合征起病，病程迁延不愈，终而进入慢性肾小球肾炎；②起病隐匿，可于体检、过筛检查中发现尿异常或高血压，经进一步检查诊断为慢性肾炎；③以非特异症状如苍白、乏力、生长发育迟缓等就医时已有程度不等的肾衰竭。儿童中较多以急性起病。其后病情的发展和原发肾小球病变的性质密切相关，其次与采取的治疗措施有关，如能否及时控制并发感染及高血压等。急性起病的患儿中有些进展较迅速，水肿、高血压、少尿和肾功能不断恶化，可于 1～2 年内死亡。另一些患儿虽水肿消退，但尿异常持续，又常于感染、劳累后反复出现急性发作，肾功能不断恶化，经数年或数十年进入慢性肾功能不全。一旦出现明显的慢性肾衰竭，如不进行透析和移植，常于数月至 1～2 年内死亡。

按病理类型分类的各种慢性肾小球肾炎，其临床特点如下：

1. 膜增生性肾炎　多见于学龄儿童及青少年，女多于男。起病方式有：①急性肾炎综合征，即起病急、血尿、水肿、高血压。②反复发作的肉眼血尿。此两种常以非特异上呼吸道感染为发作之先导。③以肾病综合征起病。④少数是尿常规过筛检查中发现尿异常（蛋白尿和/或血尿）而当时全身症状尚不明显。本症临床上特点之一即补体（C3）低下，故又称低补体肾炎。贫血也相对较重，而血浆蛋白的降低和高脂血症的程度逊于微小病变。且病程迁延，虽有间断临床症状好转，最终大多出现慢性肾功能不全。病程早期即有高血压、肾功能减退者预后差。对常规皮质激素治疗常不敏感，有时还发生高血压脑病。移植后还可于移植肾上复发。但近年不少报告早期病例经较长期应用皮质激素再配合免疫抑制剂、抗血小板聚集剂等治疗，有相当病例可缓解或维持稳定。

2. 局灶性节段性肾小球硬化　多数以肾病综合征起病，部分为无症状蛋白尿。约 1/3～1/2 病例起病时即有血压高、血尿和血肌酐增高；表现为肾病者多呈激素耐药，或初为激素敏感，多次复发后转呈激素耐药。病程一般为进行性恶化，所谓恶性型患儿可于数月～3 年内进入肾衰竭，此类病理上常属萎陷型改变。肾移植后 20%～30%病例于移植肾上复发。

3. 膜性肾病　原发性者在小儿少见，多数表现为肾病综合征，少数为无症状蛋白尿。蛋白尿为非选择性，常伴镜下血尿，早期一般不伴高血压和肾功能不全。预后在小儿较成年者相对好。Habib 对 69 例患儿随访 5 年，10%进入慢性肾功能不全。

4. 硬化性肾小球肾炎　一部分有急性肾小球肾炎史，其后或迁延不愈，或经无症状阶段然后又发病，也可隐匿起病，多伴有高血压和肾功能减退。可于上呼吸道感染后急剧加重。

5. 系膜增生性肾炎　临床上或为急性肾炎后迁延不愈，或为血尿和/或蛋白尿，或肾病综合征起病。虽病程迁延但真正进入肾功能不全者为少数，多表现为迁延性肾炎。

【诊断与鉴别诊断】 根据以下三项可做出初步临床诊断：①肾炎性尿改变，包括程度不一的蛋白尿、血尿、管型尿。但改变程度不一定与病情成正比。晚期尿蛋白可反而减轻。②不同程度的肾功能不全（早期可为代偿性的）和/或高血压。③病程 1 年以上。应尽可能争取肾活检，明确病理类型，以更好地指导治疗、制订治疗方案和判断预后。病因方面还应尽可能区别为原发、继发或遗传性肾炎而来。应与下列几种疾患相鉴别：①先天性肾发育不全或畸形，伴或不伴有感染；②慢性泌尿道感染，尤其是肾盂肾炎；③慢性肾炎急性发作应与急性肾小球肾炎鉴别。

【治疗】 治疗原则是：去除已知病因、保护肾脏、避免和预防诱发因素、对症治疗。使用激素和免疫抑制剂的方法和效果，应视其病理改变而异。

1. 避免感染和过劳，因常可导致病情加重。但不宜预防性长期使用抗生素，药物选择上应注意避免用肾毒性药物。

2. 饮食方面　低盐、低磷和优质动物蛋白饮食[12]。

3. 如考虑应用皮质激素、免疫抑制剂治疗，应及时行肾活检明确病理类型及严重程度，以选择适当的治疗方案。

4. 对症治疗　ACEI 类药物如卡托普利等不仅能控制全身性高血压，而且还能控制肾小球局部的高血压，即解决其高灌注、高滤过问题，对延缓肾损伤进展有益。

七、IgA 肾病

IgA 肾病(IgA nephropathy)是指肾小球系膜区有广泛、显著的 IgA 沉着的肾小球疾患,故为一免疫病理诊断。1968 年首先由 Berger 报道,故又称 Berger 病。因系膜区 IgA 沉着可见于多种全身性疾患(如过敏性紫癜、系统性红斑狼疮、肝脏疾患等),故通常所说的 IgA 肾病是指特发性者,即排除上述已知全身性疾患后原因不明的一类肾小球疾患。

【发病情况】 本病在原发性肾小球疾病中的发生率各地区均有报道,北美约为 10%,欧洲为 20%,亚太地区可达 30%~40%。国内报告成人 IgA 肾病的发病率占原发肾小球疾病的 26%~34%。各地发病率高低不一的原因可能与种族、地区、肾穿刺指征不一等因素有关。

【病因与发病机制】 目前认为 IgA 肾病的发生与环境、免疫、遗传等多种因素有关[13]。含有异常糖基化的 IgA1 与糖基化特异性抗体形成的循环免疫复合物在肾内沉积是重要的致病机制之一。复合物中的抗原可能与呼吸道或胃肠道黏膜处感染的病毒、细菌或食物中的某些成分有关。免疫复合物能进入并停留于系膜区可能与黏膜屏障作用不良、单核巨噬细胞系统(尤其是肝脏)清除能力低下以及异常糖基化 IgA1 的免疫复合物与系膜细胞亲和力增加有关。部分情况下,补体活化也参与本病,认为主要是涉及旁路途径或凝集素途径而非经典途径。

【病理】 光镜下以系膜增生为主要表现。免疫荧光检查系膜区有显著的 IgA 弥漫性沉着为本症最特征性的改变,也是诊断的必需条件。电镜检查除系膜增生外,突出表现是系膜区有电子致密沉积物。对 IgA 肾病病理分级有多种方法,如 Lee 分型、WHO 分型、Hass 分型等,中华医学会儿科学分会肾脏病学组目前推荐将 Lee 分型作为病理分级的参考标准。2009 年最新公布的牛津分型方法主要是通过对 4 种影响肾脏预后的独立危险因素的病变程度进行评分分级,包括系膜细胞增生程度(M)、内皮细胞是否增生(E)、是否存在节段性硬化或粘连(S)及肾小管萎缩或肾间质纤维化(T)。目前该种分级正处于临床验证阶段。

【临床表现】 虽然最早 Berger 报道反复发作性血尿为本症的临床特点,但近年注意到本症可有多种临床表现。2010 年中华医学会儿科学分会肾脏病学组制定的标准中将儿童原发性 IgA 肾病根据临床表现分为 7 种类型[3]:①孤立性血尿型(包括复发性肉眼血尿型和孤立性镜下血尿型);②孤立性蛋白尿型(24 小时尿蛋白定量<50mg/kg);③血尿和蛋白尿型(24 小时尿蛋白定量<50mg/kg);④急性肾炎型;⑤肾病综合征型;⑥急进性肾炎型;⑦慢性肾炎型。儿童以发作性肉眼血尿多见,70%的患儿以此起病。多数于血尿发作前 1~2 天或同时有呼吸道感染或胃肠道感染症状。肉眼血尿 3~7 天内消失,但其后可多次反复发作。发作间歇期尿检可正常或有持续镜下血尿。一般少有其他症状,年长儿可诉腰痛,少见水肿和高血压。部分患儿潜隐起病,多在常规检查中因镜下血尿被发现。

【化验检查】 除尿改变外,21%~75%的患儿血中 IgA 升高,近年来研究发现甚至有高达 70%左右的患儿低糖基化 IgA1 升高。部分可检出 IgA 循环免疫复合物。部分补体轻度下降,此外皮肤活检于毛细血管壁可见 IgA、C3、备解素沉积。

【诊断】 反复发作的肉眼血尿、不伴水肿、高血压或其他肾功能异常,应考虑本症的可能性,确诊有赖于肾活检免疫荧光检查。血中 IgA 或低糖基化 IgA1 及免疫复合物检测和皮肤活检可提供参考。但注意需除外能引起系膜 IgA 沉积的其他疾患。

【鉴别诊断】 应除外其他能致血尿的原因,如尿路损伤、高尿钙症、结石、结核、家族性良性血尿、Alport 综合征、慢性肾炎的急性发作等。

在免疫病理上呈 IgA 沉着时应注意多种其他全身性疾病时也可呈现肾小球内 IgA 沉着(此即继发的 IgA 肾病)。其常见原因如下:

1. **全身性多系统疾病** 过敏性紫癜、系统性红斑狼疮、慢性肝病、克罗恩病、疱疹样皮炎、强直性脊柱炎等。

2. **感染性疾病** 支原体感染、弓形体病、肝炎病毒等。

3. **其他** 血小板减少、冷球蛋白血症、红细胞增多症、非霍奇金淋巴瘤、巩膜炎、某些肠道或肺部癌肿等。

上述情况多可借助其他表现予以鉴别。

【病程及预后】

最初认为本症预后良好,虽多次肉眼血尿发作,但仍可保持良好肾功能。近年随追踪时间延长,发现部分患儿可进展、恶化直至肾功能不全。日本曾对 241 名 IgA 肾病患儿进行 15 年随访,提示 11%的患儿发展成慢性肾功能不全。影响预后的因素可能有:①年龄:小儿优于成年人,有报告 10 年后存活率成人起病者为 80%~85%,小儿起病者可>90%。②病初即伴有肾功能受累、高血压、重度蛋白尿者差。③组织学上增生明显、肾小球硬化、新月体形成者、伴有中~重度小管间质病变者预后差,但与 IgA 荧光强度似无关。本症移植肾上可再发 IgA 沉积。

【治疗】 目前本症尚无特异或肯定有效的治疗手段[14-15]。一般对持续镜下血尿或反复发作的肉眼血尿患儿主张以定期监测为主,应注意控制感染,预防感染等易感因素,中药辨证治疗在临床上也取得一定疗效或可以采用。

对于蛋白尿的治疗目前达成共识的是肾素-血管紧张素转化酶抑制剂(ACEI)或受体拮抗剂(ARB)可以有效减少尿蛋白。我国原发性 IgA 肾病诊治循证指南(2016)建议:轻度蛋白尿,可考虑应用 ACEI。中度蛋白尿,建议应用 ACEI,也可联合应用 ACEI 和 ARB。注意当内生肌酐清除率<30ml/(min·1.73m^2)时慎用。肾病综合征型或伴肾病水平蛋白尿,可在应用 ACEI 和/或 ARB 的基础上,采用长程激素联合免疫抑制剂治疗。免疫抑制剂建议首选环磷酰胺。对新月体型 IgA 肾病或呈急进性肾炎表现者治疗方案可参照血管炎疾病。

对已发展至终末期肾衰竭者则需行透析治疗,有条件者应行肾移植术。但移植后可有复发。

八、血尿

血尿(hematuria)是临床最常见的症状之一,分为肉眼血尿和镜下血尿。中华医学会儿科学分会肾脏病学组在2004年全国儿童血尿暨慢性肾衰竭专题讨论会上明确我国儿科血尿的诊断与国际现行的诊断标准统一,即尿中红细胞(RBC)数目:离心尿时>3/HP 或>8 000/ml;非离心尿时>1~2/HP,且2~3周重复2、3次尿检仍异常时,可考虑具有病理意义。特别强调:尿潜血试验仅为血尿的过筛检查,不能作为确诊血尿的依据,怀疑血尿时应做尿沉渣镜检[1]。健康人尿中可有少量红细胞,当出血量>1ml/L,可见肉眼血尿。

【发病情况】 各地报道不一。根据健康人群尿筛查的资料,小儿肉眼血尿发生率为1.3/1 000,而镜下血尿更常见;美国报道,6~12岁儿童中以2、3次尿检红细胞均>5/HP 为标准,发病率为1%~2%。中华医学会儿科学分会肾脏学组对21省市224 291名3~14岁健康儿童尿筛查结果显示,确诊为无症状性血尿者占0.42%,可见其在儿童中存在一定的发生率。

【病因】 小儿血尿病因很多,根据来源分为肾小球性和非肾小球性血尿两大类。

(一)肾小球性血尿

指血尿来源于肾小球,见于:

1. 原发性肾小球疾病 如各种急性、急进性、慢性及迁延性肾小球肾炎、肾病综合征及 IgA 肾病等。

2. 继发性肾小球疾病 如系统性红斑狼疮(SLE)、紫癜性肾炎、乙型肝炎相关性肾炎及 Goodpasture 综合征等。

3. 家族遗传性肾小球疾病 如遗传性肾炎(Alport 综合征,As)、薄基底膜肾病(家族性良性血尿)等。

4. 孤立性血尿或单纯性血尿。

5. 部分剧烈运动后一过性血尿。

(二)非肾小球性血尿

1. 血尿来源于肾小球以下泌尿系统,包括:

(1)泌尿道急性或慢性感染、结核。

(2)药物致肾及膀胱损伤,如环磷酰胺、磺胺、庆大霉素。

(3)肾盂、输尿管、膀胱结石、特发性高钙尿症。

(4)特发性肾出血(左肾静脉受压综合征,LRVE)。

(5)先天性尿路畸形,如肾囊肿、积水、膀胱憩室。

(6)先天或后天性肾血管疾病,如肾静脉血栓、肾球门血管病、动静脉瘘、血管瘤。

(7)肿瘤、外伤及异物。

2. 全身性疾病引起出血,如血小板减少性紫癜、新生儿自然出血、血友病等。

【诊断流程】 一旦发现小儿血尿,可按下列步骤进行诊断。

1. 明确是否真性血尿 当小儿尿色发红时,需排除以下情况的假性血尿。

(1)非泌尿道出血:阴道或下消化道出血混入,青春期女孩应首先排除月经污染。

(2)红色尿

1)机体某些代谢产物及药物均可使尿呈红色,如卟啉尿,刚果红、氨基比林、柔红霉素、利福平等均可使尿呈红色。

2)新生儿尿中排出较多尿酸盐时可使尿布红染。

3)血红蛋白尿及肌红蛋白尿:如阵发性睡眠性血红蛋白尿、溶血性贫血等。

4)某些食物、蔬菜中的色素也使尿呈红色。

2. 定位血尿的来源 通过临床综合评价进行,应重视临床基本检查和化验在血尿来源定位中的作用。

(1)详细询问病史、药物史、家族史等:如肉眼血尿中暗红色或洗肉水样血尿多来源于肾实质,鲜红色或带有血凝块多来自下泌尿道,血块或混合黏膜样物质多来自膀胱,滴血多来自尿道。

明显的尿路刺激症状多见于泌尿系统感染,其次要注意除外肾结核累及下泌尿道、高钙尿症;肾区绞痛要考虑泌尿系结石;伴有发热、寒战等全身感染症状,应考虑肾盂肾炎、肾脓肿或肾周脓肿、膀胱输尿管反流等；伴排尿困难，多为结石、肿瘤、异物所致。

血尿在不同年龄好发疾病谱不同，新生儿期血尿常见于新生儿自然出血症、严重缺氧、窒息、肾静脉血栓、急性肾乳头坏死等；婴幼儿期最常见泌尿系感染和先天性尿路畸形，其次为肾脏肿瘤、溶血尿毒综合征、重症遗传性肾炎及部分家族性良性血尿等；儿童期最常见为急性肾炎综合征、各类原发及继发性肾炎，其次为泌尿系感染、高钙尿症及胡桃夹现象等；青少年出现的血尿，常见于肾小球肾炎，其次为肾或输尿管结石、肾结核、泌尿系感染。

（2）血尿定位试验

1）尿三杯试验：分别收集患儿持续排尿时的初、中、终各段尿液，然后进行血尿检查，非全程血尿提示非肾小球性，如初段血尿常见于尿道疾病；终末血尿见于膀胱颈、三角区、后尿道疾病；全程血尿则提示肾脏、输尿管及膀胱疾病。

2）尿红细胞形态：是定位方法中普遍采用的项目。来源于肾小球性的血尿，由于红细胞要穿过病变的肾小球基底膜被挤压受损或通过肾小管时受到管腔内渗透压、pH值及代谢物质（脂肪酸、溶血卵磷脂及胆酸等）作用，发生红细胞大小不等、形态各异及血红蛋白丢失，即以变形的红细胞为主；而来源于非肾小球性的血尿，是由尿路血管破裂出血造成，尿红细胞形态基本都是正常均一的。因此，国内外均开展用相差显微镜及扫描电镜观察尿红细胞形态变化帮助辨别血尿来源，以后又逐渐发展为采用更简便的普通光镜油镜头观察尿沉渣瑞氏染色涂片的红细胞形态变化，其结果与相差显微镜和扫描电镜结果一致，临床诊断符合率各家报道均在95%左右。检测方法不同，肾性血尿的诊断标准也不同[3]，常见的有：①尿RBC严重变形率（面包圈样、穿孔样、芽胞样）≥30%；②畸形RBC率≥60%；③多形型（尿RBC形态≥3种）；④特定单一变形率（面包圈样）≥5%，同时穿孔样RBC（即G1细胞）≥1个。同时，在某些疾病或状态下会出现“双向性血尿”，如IgA肾病、薄基底膜病、Alport综合征、肉眼血尿和利尿剂应用等。因此，不应以一次或一种尿RBC定位方法结果而武断血尿来源，应尽量采用多次或多种方法定位，以提高准确率，减少误诊、漏诊。

（3）体格检查及其他检查结果：伴蛋白尿、水肿、高血压，要考虑肾小球疾病；伴腹部肿块，单侧者应考虑为肾肿瘤、肾积水、肾下垂、异位肾等；双侧者见于多囊肾，少见病有重复肾畸形、囊性肾癌、肾软斑症、膀胱平滑肌肉瘤等；伴皮疹、贫血、黄疸等应考虑全身系统性疾病所致肾损害；伴耳聋、眼疾或其他发育异常时，应考虑先天遗传性疾病等。

3. 寻找血尿的病因 肾性血尿和非肾性血尿分别依据各自常见疾病谱、血尿表现类型、伴随症状及相关病史等进一步行相关系列临床检查等以寻找病因。

其他由肾性疾病导致的血尿已在相关章节阐述，本节着重介绍单纯性（孤立性）血尿的诊治情况。

凡尿中的红细胞数量超过正常而无明确的全身性和泌尿系疾病及其症状（如水肿、高血压、肾功能减退等）者，为单纯性血尿。在1979年我国儿科肾脏病科研协作组拟订的肾脏病分类草案中称为“无症状血尿”（asymptomatic hematuria），1981年又修订为“单纯性血尿”。此名称与国际上所谓的“孤立性血尿”（isolated hematuria）含义相似。

【临床表现】 单纯性血尿临床上有两种表现形式：复发性及持续性。两者均无水肿、高血压、肾功能不全等改变。

1. 复发性 主要表现为肉眼血尿反复发作，每次血尿持续时间一般不超过2~5天；两次发作间隔数月或数年不等。发作间期尿常规检查正常或镜下血尿。通常肉眼血尿发作前1~3天多有感染或剧烈运动史。少数患儿肉眼血尿发作时可伴有腹痛或腰痛。

2. 持续性 持续性镜下血尿多系于体检或其他疾病行尿检查时发现。尿中红细胞数量多少可有波动，不伴其他症状或体征。因多系偶然发现，故难于确定起病日期和病程。

【化验检查】 对尿中红细胞应利用相差显微镜、扫描电镜或光镜进行形态学检查，以区别肾小球性或非肾小球性血尿，以助于红细胞来源的定位诊断。肉眼血尿发作时可检得尿蛋白+~++，平常无蛋白尿，血液化学、肾功能、补体C3等免疫学检查正常。

至于此类患儿是否应行肾活检，一般认为，此类患儿多数预后好，病理上多为非特异轻微改变，故不需肾穿刺检查，而是定期随访；如血尿逐渐加重，应考虑有慢性肾脏疾病的可能，病程持续1年以上时，可有选择地进行肾穿刺检查；病程中如发现伴发蛋白尿，则提示可能有某种肾脏病理的变化，应行肾穿刺以明确诊断。

【诊断】 单纯性血尿是一症状性诊断，需在除外各种能引起血尿的疾患后，仅有病因尚不能明确的无症状、孤立性血尿（不伴蛋白尿）者方诊断为“单纯性血尿”。

病史中应详尽询问患儿及家族中的肾脏病史、血尿史、结石史，应除外尿路感染、高尿钙、结石、镰状细胞病等情况；对复发性者应注意发作的诱因。

【病程及预后】 各家报道不一。日本Hisano S等对136例随访7.4年(6~13年),无1例发生肾功能受累或高血压;其中35例于6年内尿转正常,100例仍属无症状孤立性血尿,仅1例转为血尿加蛋白尿(>1.0g/m²)。但Turi S等对341例随访2~15年,结果如下:226例(66.3%)仍有孤立性血尿,68例(19.9%)发现为高尿钙(其中49例发生结石),发现为肾小球肾炎者47例(13.8%)。这一结果也提示对单纯性血尿患儿进行长期随访的重要性。

【鉴别诊断】 诊断小儿单纯性血尿时需除外以下疾病。

1. IgA肾病 IgA肾病是以肾小球系膜区有显著IgA沉着为特点的肾小球疾病。多数患儿表现为复发性血尿,尿中红细胞除呈肾小球性严重变形外,于发作期也可呈非肾小球性。部分小儿血清IgA升高。确诊有赖于肾活检免疫荧光检查(详见本章第4节"IgA肾病"章节)。

2. 良性家族性血尿 有家族史,以良性过程的单纯性血尿为临床特点,病理学电镜检查可见肾小球基膜菲薄(详见本章第6节"遗传性家族性肾脏疾病"章节),亦称薄基底膜病。

3. Alport综合征 早期可仅见单纯性血尿,但根据家族史、神经性高频耳聋、进行性肾功能减退等特点可以鉴别。目前对X连锁遗传者,皮肤活检、检测Ⅳ型胶原α链有助诊断。

4. 特发性高尿钙症(idiopathic hypercalciuria) 是小儿单纯性血尿的重要病因之一。在Stapleton报道的83例孤立性血尿患儿中,最后有23例(27.7%)明确为高尿钙症。高尿钙症在各地检出率不一,Moore报告美国儿童中发病率为2.9%~6.2%;北京协和医院检查638例健康小儿中发现高尿钙者11例(1.7%);此差异可能与地区、种族、年龄、饮食及维生素D摄入量有关。

尿中排出的钙量超过正常(正常上限为每天<4mg/kg),可见于多种情况。依是否伴有血钙增高分为两类。一类伴有血钙增高,主要见于维生素D中毒、甲状旁腺功能亢进、婴儿特发性高钙血症等。另一类血钙正常而尿钙增高,可见于范科尼综合征、远端肾小管酸中毒,或继发于皮质激素、利尿剂应用后,或因骨疾病、烧伤而长期制动的小儿,以及病因不明的特发性高尿钙症。引起单纯性血尿者主要为特发性高尿钙症,此症病因不明,依发病机制可分为两种类型:一是肠吸收钙增加;二是肾小管对钙吸收不足。血尿是本症最常见的症状,通常为无症状镜下血尿,也可有一过性肉眼血尿,偶可持续数天。个别小儿于肉眼血尿时伴尿痛或耻骨上疼痛。血尿中红细胞形态属非肾小球性。除血尿外,本症也可引起多种泌尿系症状,如尿痛、尿频、尿急、白天尿失禁、遗尿、脓尿及反复泌尿道感染等。

对于血尿患儿,当尿中红细胞形态属非肾小球性时,应注意除外高尿钙之可能。此时可行尿初筛检查,即以随机一次尿行尿钙/尿肌酐(mg/mg)测定,当≥0.2时提示高尿钙,高尿钙的确诊需24小时尿钙测定,如≥4mg/(kg·d)即可诊断。尚应参考病史、化验(如血钙、磷、血pH值、甲状旁腺激素等)区别为继发性或特发性。

及时治疗特发性高尿钙症,不仅有助于缓解和消除所引起的症状,并可防止其后发生结石。此类患儿应给予足够的液量,适当限制钠盐摄入,避免进食含草酸过多的果汁、巧克力等,以免尿中生成草酸钙结晶。对有肉眼血尿、严重尿频、尿急者适当限制钙的摄入。针对高尿钙可给予噻嗪类利尿剂,如氢氯噻嗪1mg/(kg·d),疗程4~6周。对血磷低下者可口服无机磷(钠或钾盐)1~3g/d,也可用离子交换树脂磷酸纤维素钠以防肠钙吸收。

5. 胡桃夹现象 胡桃夹现象(nutcracker phenomenon)又称左肾静脉受压综合征(left renal vein entrapment syndrome),是指走行于腹主动脉和肠系膜上动脉所形成的夹角间的左肾静脉受压现象。通常此夹角约45°~60°,其间充以肠系膜、脂肪、淋巴结及腹膜等,故走行此夹角间的左肾静脉不致受压,但于青春期,身长速增、椎体过度伸展、体型急剧变化等情况下,夹角变窄,左肾静脉受压,引起血流动力学变化,其重要后果之一即左肾出血(还可有引流入左肾静脉的睾丸静脉或卵巢静脉淤血及精索静脉曲张)。在血尿患儿中由本征引起者所占比例不详,但有人报道[16]在31例非肾小球性血尿的患儿中(已除外结石、高尿钙、肿瘤、感染)有15例系由本症引起。此类血尿的特点是一侧性(左侧)肾出血,其尿中红细胞属非肾小球性。出血程度不一,可为无症状血尿于尿筛查中检出,也可为明显肉眼血尿,且可反复发作,有时以运动为诱因,有些伴左腰部不适或腹痛,小儿可诉腹痛并常喜俯卧位。

诊断:在非肾小球性血尿患儿中,当除外高尿钙、肿瘤、感染、结石后即应想到本症的可能[17]。可借助B型超声、血管造影及CT检查明确诊断。一般无需治疗,通常随小儿年龄增长或侧支循环的建立症状即可缓解,个别严重者可行血管再植。

九、蛋白尿

尿中蛋白含量超过正常范围时称为蛋白尿(proteinuria)。蛋白尿是肾脏疾病(尤其是肾小球疾病)中常见,有时是最早出现的临床表现;此外,也可见于某些非肾脏疾病。其临床的重要性,目前国内外学者对下述观点已达成共识[18],即蛋白尿会导致肾小球硬化、肾小管间质病变;是肾损伤持续进展至终末期肾病(end-stage renal disease,ESRD)的独立危险因素;早期减轻蛋白尿可保护肾脏,延缓进展。

临床上因蛋白尿本身无尿色改变、无明显躯体不适的感觉,故易为患儿所忽略而未能及时就医。另一方面,近年对其发病机制(特别是从分子水平探讨了从肾小球滤过到肾小管重吸收的全过程)及保护机制的研究,已有可能给予一定的干预。因此,儿科医生在提高人们对蛋白尿的知晓率及防治上应起重要作用。

【正常值】 正常人尿中有微量蛋白,小儿尿中蛋白量常以≤4mg/(m^2·h)计算。24 小时应≤0.15g/1.73m^2。一般无性别差异,但小婴儿排量较高。如以尿蛋白/尿肌酐比值计,2 岁以上为≤0.02g/mmol,出生至 2 岁则应≤0.06g/mmol。

【发生机制】 蛋白尿的发生主要取决于肾小球对血浆蛋白的滤过及肾小管处的重吸收[18-19]。

1. 肾小球对血浆蛋白的滤过 肾小球滤过膜自内而外由毛细血管内皮细胞、肾小球基膜及肾小囊脏层上皮细胞组成。肾小球毛细血管壁对流经其内的血浆蛋白具有分子屏障及电荷屏障作用(见前肾脏结构及生理部分)。近年随着细胞生物学、分子遗传学及相关技术的发展,特别是 1998 年(肾小球脏层上皮细胞,即足细胞)裂孔隔膜处 nephrin 分子结构及相关基因的发现,开启了以足细胞为核心的蛋白尿发生机制研究的新纪元。足细胞被视为防止蛋白漏入尿囊腔的最后防线。足细胞的多个部位:①顶膜区的电荷屏障作用;②裂孔隔膜区的分子屏障作用;③基膜区的黏附分子将足细胞锚定于基底膜,防其脱落的作用;④足细胞细胞骨架,借助其动态变化及信号传递作用等,都与蛋白尿发生有关。就分子屏障而言,血浆中某一蛋白成分能否滤过与其分子大小及形状有关。正常情况下,血浆蛋白质仅有极少量由肾小球毛细血管滤入原尿,但分子量小的蛋白质如溶菌酶(分子量 15kD)、β_2-微球蛋白(分子量 11.8kD)、免疫球蛋白轻链(分子量 20~25kD)则可通过;而大分子的 α_1-脂蛋白(分子量 195kD、430kD)、β-脂蛋白(分子量 3 000kD)及 α_2-巨球蛋白(分子量 820kD)则不见于原尿。

就肾小球滤过膜电荷屏障而言,由于肾小球滤过膜处的氨基多糖(硫酸类肝素)涎酸构成一阴电荷层,阻止血循环中带阴电荷的物质通过。白蛋白的等电点(pI)为 4.5~5.2,在血清 pH 值 7.42 条件下呈阴电荷状态,这样通过同性相斥的原理而难以通过滤过膜的静电屏障。

此外,蛋白质通过肾小球时滤过与否还受局部血流动力学改变的影响。如肾小球毛细血管静水压升高时,基膜对白蛋白的通透性相对提高。

2. 肾小管的重吸收 用微穿刺技术,对肾小球滤除之原尿、近曲小管内之尿液进行分析,发现其蛋白含量远高于最终排出的尿液,由此证明经肾小球滤出的少量蛋白,几乎 99% 被重吸收。重吸收主要在近曲小管进行。此为一需能量的主动吸收过程。通过胞饮作用蛋白进入肾小管上皮细胞,在胞质中水解为多肽、氨基酸,再转回入肾小管周围毛细血管中。由于肾小管重吸收,故通常尿中蛋白含量甚微。此外,尿中蛋白还可源于泌尿系本身之排泌,如分泌型 IgA、Tamm-Horsfall 蛋白及来自刷状缘、输尿管、膀胱、尿道所排泌的某些蛋白成分。由以上可以看出,当肾脏疾患时,无论是肾小球滤过蛋白过多,超过肾小管重吸收能力,或肾小管功能障碍重吸收能力下降,均可致蛋白尿。

蛋白尿致肾小管间质损伤、肾脏病持续进展的机制如下[18]。

目前,国内外对持续性尿蛋白能造成肾脏病持续进展已达成共识。蛋白尿通过对足细胞、系膜细胞的影响致肾小球硬化;特别是引发的肾小管间质损伤、肾间质纤维化构成了终末期肾病(ESRD)的组织基础。蛋白尿致肾小管间质损伤的机制可概括如下:①大量蛋白尿时,肾小管上皮细胞溶酶体活性增高,并释入细胞导致细胞损伤。②尿中的多种蛋白成分,如白蛋白及其结合成分、免疫球蛋白、Ig 的轻链、转铁蛋白、生长因子、补体等被吸收后诱导上皮细胞表达多种趋化因子、细胞因子,故吸引单核细胞发生间质浸润、间质成纤维细胞增生、基质聚变等改变,发生间质纤维化,另由之诱导的上皮细胞转分化改变也是间质纤维化的原因之一。③蛋白尿能导致肾小管细胞的增生与凋亡失调。④蛋白尿中如有补体,则于近端小管腔面经旁路途径激活形成膜攻击复合物(membrane attack complex,MAC),直接损伤小管细胞。⑤大量蛋白尿时形成管型,一方面导致上游的肾小球损伤、皱缩、塌陷;一方面导致下游小管萎缩和间质损伤。

【类型】 依前述发生机制及原生病的部位,蛋白尿可分为以下几种类型。

1. 肾小球性蛋白尿(glomerular proteinuria) 是由肾小球滤过膜对血浆蛋白通透性增强所致,是临床最多见的类型。见于多种遗传性、家族性原发或继发性肾小球疾患。由于肾小球滤过屏障的结构蛋白、调节蛋白相关的基因突变或缺血、中毒、免疫病理损伤破坏了滤过膜的完整性;或由滤过膜电荷屏障作用减弱导致。此类蛋白尿的特点:一是蛋白量常较大,排出范围1~3g/d或更多;二是其成分以白蛋白为主,或是以白蛋白及比其分子量更大的蛋白为主。其常见病种为微小病变病、局灶节段性肾小球硬化、膜增生性肾小球肾炎、急进性肾小球肾炎、膜性肾病、先天性肾病综合征;还可继发于感染后肾小球肾炎、狼疮肾炎、IgA肾病、紫癜肾炎、Alport综合征、乙型肝炎肾病或者丙型肝炎肾病、HIV肾病、淀粉样变、溶血尿毒综合征、糖尿病肾病、高血压、肾单位丧失后的高滤过、反流肾病等。

2. 肾小管性蛋白尿(tubular proteinuria) 是由于肾小管对滤出蛋白的重吸收障碍所致。见于多种肾小管间质病变,其中与遗传有关的如近端肾小管酸中毒、Dents病、胱氨酸病、半乳糖血症、酪氨酸血症Ⅰ型、遗传性果糖不耐受、Wilson病、Lowe综合征等;获得性者如肾盂肾炎、间质肾炎、药物(多种抗生素、非类固醇消炎药、青霉胺等)、重金属(汞、铅、砷、铬等)以及维生素D中毒。此类蛋白尿的特点为尿蛋白总量通常较少,一般<1g/d;且仅含少量白蛋白,并以低分子量的溶菌酶、β_2-微球蛋白、轻链蛋白、视黄醇结合蛋白等为主。

3. 溢出性蛋白尿(overflow proteinuria) 是由于血循环中某些较低分子量(<6万~7万)的蛋白质异常增多,经肾小球滤出,并超过肾小管再吸收能力而出现蛋白尿,此类蛋白尿早期并无肾本身病变。见于多发性骨髓瘤患儿(尿中有本-周蛋白)、严重挤压伤的肌红蛋白尿、骨髓瘤及单核细胞白血病时的溶菌酶尿等。此类蛋白尿的特点:①有引起异常血浆蛋白血症的原发病;②尿蛋白定性分析可检出特殊蛋白质;③早期肾小球功能正常。

4. 分泌性及组织性蛋白尿(secretary and histic proteinuria) 是由肾及泌尿道本身结构的蛋白质或其分泌排泄的蛋白质混入尿中排出而致。如由髓袢升支分泌Tamm-Horsfall蛋白、肾及尿路感染时的IgA、某些肾炎时尿中的纤维蛋白(原)及其降解产物、补体成分、肾小球基膜成分等可由尿中排出而致蛋白尿。

【少儿时期常见的间断性蛋白尿】 间断性蛋白尿(intermittent proteinuria)[18]与上述器质性病因导致的呈持续性的蛋白尿不同,少儿时期还常见间断出现的蛋白尿,也有称"一过性蛋白尿",多由于体内外某些刺激性因素使正常肾脏发生短暂血流动力学变化而发生蛋白尿。此类蛋白尿在2009年前我国沿用的肾脏病分类中列入"孤立性蛋白尿"。

目前一般将其分为姿势性(或体位性)蛋白尿与非姿势性蛋白尿两大类。

后者可见于发热、脱水、运动、精神情绪应激(stress)等情况,上述原因去除后,蛋白尿迅速消失。

姿势性或体位性蛋白尿(postoral/orthostatic proteinuria)在儿科比较常见,可见于2%~5%的青春前期的青少年,30岁以后少见。在人口普查中发现的无症状蛋白尿多属此类。

临床上此类患儿多系体检或尿筛查中偶然发现,本人无确切既往肾脏病史及阳性家族史,患儿肾功能、血生化、静脉肾盂造影等项检查均处于正常范围。其主要表现即直立位尿蛋白排出增多,但卧位正常,可借直立试验予以证实。其方法如下:夜间卧床前排尿弃出,次晨起床排尿送检,此夜间形成的尿液蛋白定性检查阴性,起床后活动2小时再排尿送检,尿蛋白+~++即为阳性。如腰椎前突位站立,有时20多分钟后可达+++以上,但24小时尿蛋白多为1g以下。

本症发病机制不详,一般认为是由直立位时肾局部血流动力学发生改变、肾静脉回流障碍而致。如由胡桃夹现象(又称左肾静脉受压综合征)引起。还有人认为系由直立位时肾素-血管紧张素系统的改变引起,近年还有人认为此类患儿常有肾小球轻微免疫损伤的基础加之直立时肾血流动力学变化而引起。此种体位性蛋白尿多属良性过程,但有直立位出现的蛋白尿也可能是某些肾脏病的早期表现或属于肾脏病恢复期,应予以鉴别。

【诊断思路及程序】[18] 尿检查中超过常量的蛋白即为蛋白尿,临床医生最重要的是判断其病因以进行针对性的治疗,为此应注意以下几点。

1. 蛋白尿为持续性或间断性 前者多有肾脏器质性病,后者多为功能性,血流动力学改变。

2. 尿蛋白的量与质 晨尿或随机尿检测后应测24时尿蛋白排出量。一般而言,尿蛋白量反映了实质损伤的程度,特别是较大量且持续存在的尿蛋白会导致肾小管间质损伤、肾功能下降。如有报告尿蛋白<1.9g/24h,其GFR每年下降3ml/min;而尿蛋白>3.9g/24h者其GFR年下降10ml/min。在注意尿的"量"的同时,还应了解其"质",即其组合(如白蛋白、球蛋白、低分子量蛋白等)。

3. 一般而言,依据病史(包括详尽的家族肾脏病史)和全面详尽的体格检查,上述尿蛋白量与质的检测及由之选择的实验室检查,进行病因分析以指导治疗。

4. 在诊断过程中,有时还随访观察尿检的动态变化,这常可提供有益线索。如病初为选择性蛋白尿,后转变为非选择性蛋白尿,提示由微小病变向局灶硬化的转变,或在随访尿检的变化时出现了原没有的低分子量蛋白,提示出现了肾小管损伤;除疾病本身的进展外,还应注意有无病原性因素(药物性肾损伤)。

【治疗】[18]

1. 病因治疗 对已明确病因者,给予相应治疗。

2. 对各种病因伴随及其引发的病理性生理改变予以治疗,如针对高血压、高脂血症、高凝状态、低白蛋白血症、水肿等给予处理,还应注意小儿时期易出现的各种感染,及时有力地控制。

3. 保护肾脏 针对蛋白尿本身及防治、延缓肾损伤持续进展的措施。

1) 膳食中蛋白摄入量的合理安排。给予该年龄段的正常所需,避免摄入过多(因后者可造成肾小球局部高灌注、高压力、高滤过的“三高”,血流动力学变化而促成病损进展)。

2) 血管紧张素转化酶抑制剂(ACE1)及血管紧张素受体拮抗剂(ARB)的应用,此类药物除熟知的降压作用外,还具有抗蛋白尿、保护肾脏、延缓或防治肾脏病持续进展的作用,已为循证医学所证实。这是由于通过血流动力学改善了肾小球局部的“三高”状态,其非血流动力学的作用包括减少细胞外基质的蓄积(减少产生、促进降解)、抗氧化应激等,从而保护肾脏。但应注意双侧肾动脉狭窄者、孤立肾伴肾动脉狭窄者、血肌酐>265μmol/L或血钾升高者禁用。孕期应用还可致畸。一般从小量开始,用药后应检测血钾及肾功能改变,及其可能的药物不良反应。至于三类药物单用或是并用,儿科尚无明确的意见。

十、乙型肝炎病毒相关肾炎

乙型肝炎病毒相关性肾炎(hepatitis B virus associated glomerulonephritis,HBV-GN)是慢性乙型肝炎病毒感染导致的免疫复合物性肾小球疾病,临床上以程度不等的蛋白尿为主要表现,可伴有血尿,是儿童常见的继发性肾脏疾病之一。

1971年,Combes首先报告1例成人患者因外伤输血继发急性血清性肝炎并累及肾脏,肾活检病理诊断为膜增生性肾炎。Brzosko首先报告了儿童HBV-GN。1979年以来,我国学者对HBV与肾炎的关系也给予较多关注。1989年,在北京召开了有关该病的专题研讨会并将此病统一命名为“乙型肝炎病毒相关性肾炎”,简称为乙肝相关性肾炎。

【发病情况】 全世界约有10亿人口感染HBV,大部分为慢性病毒携带者。HBV感染率在世界各地分布不一,我国是乙型肝炎病毒(HBV)感染高发区,人群中乙型肝炎病毒携带者达10%~15%,我国HBV感染伴肾小球肾炎的发生率约为6.8%~20.0%,HBV-GN占肾小球肾炎的16.6%~32%。自1992年原卫生部在全国推行新生儿乙型肝炎疫苗接种以来,人群HBsAg阳性率、HBV流行率均有不同程度的下降,3~12岁儿童下降更明显。城市儿童HBsAg阳性率、HBV流行率分别为2.10%、20.45%,农村儿童分别为8.25%、39.22%。随着HBV感染的流行病学变化,HBV-GN在儿童的发生率也有所下降,复旦大学附属儿科医院于2003年对727例肾脏活检患儿分析乙型肝炎疫苗计划免疫的实施对儿童HBV-GN及膜性肾病患病率的影响的一项研究表明,接种组中膜性肾病者仅6例,未接种组中膜性肾病者40例。类似研究国外也见报道,但尚缺乏大样本分析。

【病理类型】 由HBV引起的免疫复合物肾炎的病理类型较多,主要为膜性肾病、膜增生性肾炎、系膜增生性肾炎等。其中以膜性肾病最常见。有作者综合文献报告显示,由HBV所致免疫复合物肾炎135例,其中膜性肾病108例,占80%。ASRDS(亚洲小儿肾脏病研究)报告小儿HBV肾炎中66.1%为膜性肾病,其次为微小病变(16.1%),膜增生性肾炎(8.1%)。由于HBV抗原成分复杂,组织学与典型膜性肾病不同,在光镜下多为不典型改变,即光镜下,除基膜弥漫增厚外,可伴轻至中度系膜增生,上皮细胞下和基膜内多可见大块嗜复红蛋白沉积,使增厚的基膜呈不规则链环状改变,伴或不伴钉突形成。免疫荧光可见IgG、C3及FRA等多种免疫复合物多部位沉积,包括上皮下、基底膜内和系膜区。近年,国内外逐渐报道血清学HBV抗原均阴性,而肾脏有HBV抗原(HBsAg和/或HBcAg)沉积或发现有HBV病毒颗粒的病例。电镜检查可见基膜不规则增厚,部分断裂,上皮下可见电子致密物沉积,上皮细胞稍肿大,空泡变性、足突融和。

【病因与发病机制】 HBV-GN的发病机制复杂,目前认为,包括HBV抗原抗体形成循环免疫复合物(CIC)或原位免疫复合物沉积于肾脏,激活补体造成损伤;病毒直接感染肾组织;机体自身免疫反应;免疫功能缺陷以及遗传和社会因素等。

沉积在肾组织的HBV抗原抗体免疫复合物主要来源于血循环,其循环免疫复合物被动滞留在肾组织,通过激活补体及一系列细胞因子诱发Ⅲ型变态反应,导致肾脏损害为HBV-GN的主要发病机制。有研究表明,除HBsAg外,HBeAg、HBcAg复合物也参与膜性肾病的形成,尤以HBeAg更受重视。HBeAg分子量较小(3.0×10^4D),其所形成的复合物分子量也较小(2.5×10^6D),HBeAg虽带负电荷(等电点为4.3~4.8),不容易克服肾小球滤过膜阴电荷屏障到达上皮下,但抗-HBe却带有强大的正电荷，所形成的复合物的等电点为 6.4～8.4，因此可以通过基底膜沉积于上皮下引起膜性肾病（MN）。应用单克隆抗体技术也证实 HBeAg 免疫复合物是 HBV-MN 肾小球内免疫复合物的主要成分。

而病毒感染在不同患儿中所导致的结局不同则主要取决于宿主的免疫力。目前研究认为，HBV 相关膜性肾病的条件是宿主的 T 细胞和 B 细胞的免疫力存在缺陷，无法产生足够的高亲和力 IgG 抗体去中和 HBeAg。因此血循环中过剩的 HBeAg 可到达肾脏，其大小可以通过肾小球内皮细胞的孔隙，但过不了肾小球上皮细胞的裂缝而沉积于肾小球的上皮下区。后续产生的高亲和力的抗 HBeAg 的 IgG 抗体则可以与沉积的 HBeAg 结合形成免疫复合物而引起 HBV-MN。由于成人单核巨噬细胞系统清除的过程存在缺陷，以致不能有效清除含有表面抗原的免疫复合物，使其沉积在内皮下，从而引起膜增生性肾炎。因此，HBV 相关膜增生性肾炎多见于成人。

HBV-GN 发病机制复杂，其发病机制可能系病毒、宿主、病毒及宿主之间的相互作用、环境共同作用所致，而 HBV-GN 更确切的发病机制有待进一步研究。

【临床表现】

1. 年龄与性别　本病可见于任何年龄，但以学龄儿童多见。男性患儿明显高于女性。

2. 发现尿异常方式　本病起病多隐袭，约半数患儿可无自觉症状，多在普查或因其他疾病做尿检查时，发现有血尿或蛋白尿。部分患儿可以肾炎或肾病综合征起病，少数患儿在肝炎病程中发现尿异常。

3. 肾脏症状　以程度不等的蛋白尿为主要表现。可为轻至中度到大量蛋白尿，甚至达肾病水平。多数患儿可伴有血尿，其程度可由轻微显微镜下血尿至肉眼血尿，程度不等。ASRDS 报告 61.3%的患儿在病程中可表现为肾病综合征。水肿多不重。部分患儿可有高血压。肾功能一般多正常。以上表现与原发性肾小球疾病难于鉴别。但通过临床实践总结出本病有以下特点：非典型性、多变性及迁延性。如患儿可表现为肾炎或肾病综合征，但多不典型。有的病例有大量蛋白尿，颇似肾病，但水肿多不重，胆固醇升高也不明显。以血尿为主的病例与肾炎相似，但血压多不高，血沉不快。多变性指起病时以肾炎为主要表现，经过一段时间可转为肾病综合征，反之亦然。另外，病程多迁延，对激素治疗反应欠佳。因此，在临床表现不典型及多变时应想到本病，应及时做血 HBV 标志物检测，以期早期明确诊断。

4. 肝脏症状　肝脏自觉症状多不明显甚至无肝脏异常表现，约半数患儿可有肝大或肝功能异常。

【实验室检查】

1. 尿常规　可见程度不等的血尿和/或蛋白尿，偶可见管型。血尿伴蛋白尿占 74.2%，单纯血尿占 16.7%，单纯蛋白尿占 9.7%。

2. 血清 HBV 感染标志物检测　对本病的诊断有重要意义。特别是几种抗原抗体系统同时检测，动态观察和长期随访更可为诊断提供重要依据。有作者综合 13 项研究 163 例患儿检测结果：血清 HBsAg 全部阳性，其次为 HBcAb 阳性率 95.7%，HBeAg 阳性率占 72.1%，而 HBeAb、HBsAb 阳性率不高。对可疑者应及时检测。一般认为当血清 HBcAb 阳性时，表明仍有病毒复制，而当 HBeAg 阳性时，仍具传染性。对乙型肝炎高发区肾炎或肾病患儿，应常规检查血 HBV 感染标志物。需要注意的是，血清 HBV 感染标志物阴性不能作为除外乙型肝炎病毒相关肾炎的标准。随着分子生物学研究的进展，有的作者应用 HBV-DNA 探针，在肾组织切片上进行原位杂交检测 HBV-DNA 的存在，而 Shi 等人的研究认为通过免疫组化检测肾组织 PreS1/S2 以及血清 HBeAg 对于 HBV-GN 的诊断具有较高的准确性，阳性预测值 89%，阴性预测值 77%。特异性的 HBV 抗原或 HBV-DNA 检验方法尚需进一步研究。

3. 血清补体　约半数患儿可有补体 C3 或 C4 下降，随病情缓解多可恢复。因此，观察血清补体变化，对病情监测有意义。

4. 其他　约半数患儿可有肝功能异常，GPT 升高。肾功能多正常，早期少数病例可有一过性尿素氮升高。抗“O”升高者不多见。此点可与急性链球菌感染后肾炎相鉴别。

【诊断】　目前国际上仍无统一的 HBV-GN 诊断标准，确诊需依靠肾脏病理。

1989 年乙型肝炎病毒相关性肾炎座谈会拟定的诊断标准为：①血清 HBV 抗原阳性；②患肾小球肾炎，并除外狼疮性肾炎等继发性肾小球疾病；③肾组织切片中找到 HBV 抗原。其中③为最基本条件，缺此不能诊断。

2008 年中华医学会儿科学分会肾脏病学组修订的儿童乙型肝炎病毒相关性肾炎（HBV-GN）诊断治疗指南[20]，提出诊断依据：

1. 血清 HBV 标志物阳性。

2. 患肾病或肾炎，并除外其他肾小球疾病。

3. 肾小球中有 1 种或多种 HBV 抗原沉积。

4. 肾脏病理表现　为膜性肾病，也可表现为膜增生性肾炎和系膜增生性肾炎。

确诊标准为：

1. 同时具备上述 1、2、3 条依据。

2. 同时具备1、2条依据,第4条为膜性肾病。

3. 具备2、3条依据,血清学阴性也可确诊。

【治疗】 该病在成人多迁延不愈,但在儿童有一定的自然缓解倾向,因此治疗上应与成人有所区别,目前仍以抗病毒和对症治疗为主,对表现为NS的久治不愈者才能考虑免疫抑制治疗。

1. **对症治疗** 对于无抗病毒治疗指征、尿蛋白定量<1g/d的患儿,仅需对症治疗。可采用双嘧达莫、血管紧张素转化酶抑制剂(ACEI)/血管紧张素Ⅱ受体拮抗剂(ARB)及对症治疗。合并水肿、高血压患儿予相应对症处理。对肝功能不良的患儿进行护肝、降酶、退黄治疗。

2. **抗病毒治疗** 对于体内有HBV活动的乙型肝炎病毒相关性肾炎患儿,抗病毒治疗在减少尿蛋白及保护肾功能方面是有益的,拉米夫定和干扰素是经过美国FDA批准的可用于儿童慢性乙型肝炎治疗的抗病毒药物。

目前认为应用干扰素及联合使用T细胞免疫抑制剂有一定疗效。干扰素对HBeAg的转阴效果很好,但副作用大,一般由低剂量开始,逐渐增加剂量,目前国内儿童推荐剂量为每次3~6MU/m^2(≤10MU/m^2),每周皮下或肌内注射3次,疗程至少3个月。高剂量、长时间(12个月)干扰素(IFN)治疗效果好于普通剂量[20]。

对不耐受或不愿意干扰素注射治疗的儿童乙型肝炎病毒相关肾炎,可采用口服拉米夫定抗病毒治疗:国内外随机对照临床试验表明拉米夫定治疗儿童慢性乙型肝炎的疗效与成人相似,安全性良好,可明显抑制HBV-DNA水平。国内儿童推荐剂量为每天3mg/kg,一次顿服,疗程至少1年。无论治疗前HBeAg阳性或阴性患儿,于治疗1年时仍可检测到HBV-DNA,或HBV-DNA下降不到2个数量级者,应改用其他抗病毒药治疗(可先重叠用药1~3个月)[3]。

3. **激素及免疫抑制剂** 目前多数研究支持对肾病综合征表现者可在密切观察下,应用抗病毒+免疫抑制剂治疗。泼尼松治疗方案可参照原发性肾病综合征,但不建议单独使用激素类药物。吗替麦考酚酯可以选择性抑制T和B淋巴细胞增殖,具有较强的免疫抑制作用,又避免了其他免疫抑制药常见的细胞毒性和肝脏损害等副作用,已有报道应用于HBV-GN治疗并取得良好疗效。但对肝炎活动期或有HBV复制指标时,激素及免疫抑制剂的应用仍应谨慎。

【预防】 预防远重于治疗。全面的乙型肝炎疫苗接种是根本的预防方法,儿童尤其注意母婴垂直感染及加强接种治疗。1984年之前中国台湾省的HBV相关肾炎在成人继发性肾脏病中占第二位,自1984年起全面接种乙型肝炎疫苗后,HBV相关肾炎几乎已经完全消失。

十一、紫癜性肾炎

紫癜性肾炎(purpura nephritis,HSPN)又称亨-舒综合征(Henoch-Schönlein syndrome),既往被称为过敏性紫癜肾炎,2009年中华医学会儿科学分会肾脏学组统一命名为紫癜性肾炎[21]。

紫癜性肾炎指过敏性紫癜时肾实质受累,多发生于病程6个月内。本病是全身性疾病累及肾脏的常见原因之一,有迁延倾向,也是小儿慢性肾衰竭的主要病因之一。

【病因与发病机制】 过敏性紫癜是一种血管炎性病变。紫癜性肾炎的发病与遗传、免疫等因素有关。目前认为本病是由含低糖基化IgA1的免疫复合物引起的一种自身免疫性疾病。IgA1的免疫复合物形成增多或清除能力下降是含IgA1免疫复合物致病的基础,免疫复合物主要通过旁路途径激活补体并造成组织的免疫病理损伤。

本病发生可能与多种病原感染、食物或药物过敏等因素有关。

【临床表现】

1. **肾脏受累** 过敏性紫癜患儿中发生肾损害的报告率差别较大,为20%~100%。97%过敏性紫癜肾炎患儿肾脏受累的表现发生于过敏性紫癜起病后6个月内。临床可表现为:①孤立性血尿型;②孤立性蛋白尿型;③血尿和蛋白尿型;④急性肾炎型;⑤肾病综合征型;⑥急进性肾炎型;⑦慢性肾炎型。患儿急性期可因急进性肾炎致死,或转入慢性肾功能不全;或发病后缓慢进展至肾功能减退;临床表现与病理分级有一定相关,病理分级越高,其肾衰竭的危险就越大[21]。

2. **肾外症状** ①皮肤:绝大多数患儿以紫癜为首发症状,也是诊断的主要依据之一。典型表现为大小不等、微凸于皮面、对称分布的紫癜,多见于下肢伸侧、踝关节处,并可累及臀部,偶及全身。皮损初起为荨麻疹样或多形红斑样,后转呈出血性紫癜。皮损持续3~30天不等,10%的儿童可多次反复发生。②胃肠道表现:儿童2/3有胃肠道症状,以腹痛多见,常为脐周或下腹疼痛,可反复发生,虽疼痛较剧,但阳性体征不多。其次为不同程度的胃肠出血,偶有肠套叠、穿孔、坏死表现。③关节症状:1/2~2/3儿童有关节痛表现,常累及膝、踝、腕、肘关节。多为一过性症状,系关节周水肿所致,消退后不留后遗症。④其他组织器官受累:中枢神经可因血管炎或高血压脑病而有一时性偏瘫、抽搐、舞蹈病;

呼吸系统可出现肺出血、胸膜炎;心血管受累可有心律失常、心包炎;此外,还偶有累及腮腺、胆囊、肾上腺、睾丸、骨骼肌和周围神经者。

【病理类型】 过敏性紫癜的病理改变为全身性小血管炎,过敏性紫癜肾炎光镜以系膜增生为主要病理改变,易出现灶状、节段性纤维素样坏死和新月体。2009年中华医学会儿科学分会肾脏学组推荐采用1974年国际儿童肾脏病研究组(ISKDC)制定的过敏性紫癜肾炎的病理分型方法[21],病理分级为6级:①Ⅰ级:肾小球轻微异常。②Ⅱ级:单纯系膜增生,分为:局灶/节段;弥漫性。③Ⅲ级:系膜增生,伴有<50%肾小球新月体形成/节段性病变(硬化、粘连、血栓、坏死),其系膜增生可为:局灶/节段;弥漫性。④Ⅳ级:病变同Ⅲ级,50%~75%的肾小球伴有上述病变,分为:局灶/节段;弥漫性。⑤Ⅴ级:病变同Ⅲ级,>75%的肾小球伴有上述病变,分为:局灶/节段;弥漫性。⑥Ⅵ级:膜增生性肾小球肾炎。

尽管如此,应注意肾小管间质改变对肾脏病理的影响,有推荐应用肾脏病理半定量评分系统进一步评价肾小管间质的病变程度。

免疫荧光以IgA在肾小球的沉积为特点,可伴有强度较多的IgG和IgM,补体以C3为主,C1q和C4一般阴性,也可见纤维蛋白沉积。根据病变严重程度不同,沉积部位以肾小球系膜和副系膜区团块状沉积为主,也可见毛细血管壁沉积。

电镜下可见系膜细胞增生、系膜基质增多,系膜区可见高密度电子致密物沉积。

【实验室检查】 实验室检查缺少特异性,部分患儿血中IgA水平可增高,IgG、IgM一般正常,血中补体C3、C1q、C4大多正常。皮肤活检也可见IgA的沉积。

【肾活检指征】 对于无禁忌证的患儿,尤其是以蛋白尿为主要表现或表现为急性肾炎、急进性肾炎者,应尽可能早期行肾活检,根据病理分级选择治疗方案。

【诊断】 2009年中华医学会儿科学分会肾脏学组制定的紫癜性肾炎的诊治循证指南(试行)诊断标准:在过敏性紫癜病程6个月内,出现血尿和/或蛋白尿。其中血尿和蛋白尿的诊断标准分别为:血尿:肉眼血尿或镜下血尿;蛋白尿:满足以下任一项者:①1周内3次尿常规蛋白阳性;②24小时尿蛋白定量>150mg;③1周内3次尿微量白蛋白高于正常值。

极少数患儿在过敏性紫癜起病6个月后出现肾脏受累,诊断应慎重,可行肾活检协诊。以肾脏受累为首发症状,其后才出现皮肤改变者,在皮肤紫癜出现前诊断有一定困难,应注意对肾外症状的观察。

【鉴别诊断】 本病与IgA肾病在肾脏及皮肤免疫病理上相似,目前对于这两种疾病的关系尚无研究定论,临床依据过敏性紫癜的皮肤表现,两者不难鉴别。

此外,还应与兼有皮疹及肾炎性尿检改变的疾病相鉴别,如原发及继发性血管炎,如结节性多动脉炎、Wegener肉芽肿、狼疮肾炎、冷球蛋白血症等。依据各自临床特点,必要时辅以肾穿刺、皮肤活检鉴别。

【治疗】 紫癜性肾炎患儿的临床表现与肾病理损伤程度并不完全一致,后者能更准确地反映病变程度。可根据其临床分型或病理分级选择相应的治疗方案。治疗可参照原发性IgA肾病的治疗方案。

孤立性血尿或病理Ⅰ级无特异性治疗,应密切监测患儿病情变化,建议至少随访3~5年。孤立性蛋白尿、血尿和蛋白尿或病理Ⅱa级建议应用血管紧张素转化酶抑制剂(ACEI)和/或血管紧张素受体拮抗剂(ARB)类药物。既往可用雷公藤多苷治疗,但由于其副作用,现已不推荐儿童使用。我国紫癜性肾炎诊治循证指南(2016)和KDIGO(Kidney Disease Improving Global Outcomes)指南建议:非肾病水平蛋白尿或病理Ⅱb、Ⅲa级,对于持续蛋白尿>1g/(d·1.73m^2),已应用ACEI或ARB,GFR>50ml/(min·1.73m^2)的患儿,可给予糖皮质激素治疗6个月。也有激素联合免疫抑制剂治疗的报道。肾病水平蛋白尿、肾病综合征或病理Ⅲb、Ⅳ级建议采用糖皮质激素联合环磷酰胺治疗,当环磷酰胺治疗效果欠佳或患儿不能耐受时,可更换其他免疫抑制剂。急进性肾炎或病理Ⅳ、Ⅴ级常用方案为甲泼尼龙冲击治疗1~2个疗程后口服泼尼松+环磷酰胺(或其他免疫抑制剂)。

此外,有报道显示,血液灌流或血浆置换治疗可有效去除患儿血浆中抗体、补体及免疫反应介质等,从而有效缓解重症紫癜性肾炎的症状,抑制患儿病情进展,确切疗效仍有待进一步研究。

【预后】 过敏性紫癜肾炎发生肾衰竭的概率各家报道不一(2%~15%)。故本病宜加强随访,至少应随访5年。下述临床和肾脏病理所见可能与预后相关:①成人期发病者较儿童期发病者预后差;②急性期有肾功能损伤、高血压、重症尿蛋白者预后差;③病理上增生程度、新月体多少及程度、内皮下及上皮下沉积物之多寡、肾小管及间质病变均影响预后。

【预防】 糖皮质激素对过敏性紫癜患儿肾损害的预防作用仍存有争议,国内外指南不建议应用激素预防紫癜性肾炎。

十二、狼疮性肾炎

小儿系统性红斑狼疮是一种典型的自身反应性疾

病，其特征为患儿血中出现大量的抗核抗原的自身抗体，并表现为多系统损害，其中肾脏是SLE最常侵犯的脏器，称狼疮性肾炎（lupus nephritis，LN）。疾病早期有25%～50%患儿出现尿检异常或肾功能减退，以后发展至80%的患儿均出现明显肾脏损害，比成人多见，且相对较重。Ⅳ型（弥漫增殖型）为主，SLE死亡原因中1/3为肾衰竭。该病在亚洲地区女孩发病率较高，有报道20%的SLE患儿发病始于童年。因此，小儿LN是一个严重威胁我国青少年的常见疾病。

【病因与发病机制】

1. SLE的发病机制 尚未完全明了，公认SLE为自身免疫性疾病。目前研究认为SLE患儿体内存在多种自身抗体，其产生与细胞凋亡（apoptosis）异常密切相关。正常情况下，凋亡细胞在细胞死亡早期即被巨噬细胞吞噬，不会诱发炎症或免疫反应。SLE患儿单核巨噬细胞清除凋亡细胞和免疫复合物的能力异常，而SLE患儿自身反应性T、B淋巴细胞逃脱细胞凋亡而处于活化增殖状态，引起机体对自身抗原的外周耐受缺陷，产生大量致病性自身抗体而发病。促发因素包括：①遗传：小儿SLE有家族遗传倾向：13.8% SLE患儿的三代亲属中有一个或多个亲属有结缔组织病，同卵双胎一致发病的百分比高达70%，而在异卵双胞胎中仅为5%。SLE患儿的兄妹中发病风险比一般人群高10～40倍。近年来，通过大规模全基因组扫描已发现多种基因异常与狼疮发病有关，如与抗原提呈相关的HLA-DR/DQ，与免疫复合物清除相关的FcγRⅠ、Ⅱ、Ⅲ及C1q，与适应性免疫相关的CTLA4，与Toll样受体/干扰素途径相关的IRAK-4等基因。②雌激素：女性易患SLE，特别是生育年龄的妇女，提示激素水平的变化增加狼疮的风险。动物实验显示雌激素和催乳素使狼疮疾病恶化，而雄激素可改善病情。③日光：40%～70%的狼疮患儿阳光暴露后疾病加重，紫外线可诱导人类皮肤角质细胞凋亡，形成含有核抗原水疱，为自身免疫反应提供了基础。④病毒感染：理论上讲，病毒可以活化B细胞、损伤组织、释放自身抗原引发SLE，也可通过分子模仿机制（自身抗体与某些病毒成分交叉反应）触发SLE。但目前临床上尚无充分证据。⑤药物：很多芳香胺、肼类药物（如普鲁卡因、肼屈嗪）及其他药物（氯丙嗪、异烟肼、苯妥英及青霉胺等）均可诱发狼疮样综合征。

2. LN的发病机制 较为复杂，自身抗体在LN的发生、发展过程中占有非常重要的地位，其发病机制过去认为主要是：①循环免疫复合物（主要为DNA-抗DNA抗体复合物）沉积致病，即自身抗原与自身抗体在外周血中形成免疫复合物，免疫复合物随血流流经肾脏，沉积于肾脏或为肾脏所“捕获”（trapped），引发一系列炎症反应，导致LN。②种植抗原与自身抗体结合及自身抗体与肾脏固有抗原直接结合致病，即自身抗原通过理化因素等先沉积于肾脏，然后再与血中相应的自身抗体结合，或自身抗体可能通过与肾小球固有抗原交叉反应（肾小球系膜细胞、内皮细胞表面及基底膜上的蛋白分子结合），“原位”免疫复合物形成，引发炎症反应，导致LN。近些年来，随着科学技术的进步，人们对LN的发病机制有了更深刻的认识，普遍观点认为自身抗体通过核小体介导与肾脏结合而致病是其主要发病机制，即核小体在介导自身抗体与肾脏结合的过程中起重要的“桥梁”作用。细胞凋亡的产物核小体（由组蛋白与DNA两部分组成）作为自身抗原诱导机体产生自身抗体，即ANA（anti-nucleosome antibodies），是一个非常广义的概念，核小体具有多个抗原表位，可以诱导产生不同特异性的抗体，自身抗体的靶位若是DNA或组蛋白暴露于核小体表面的部分，即为我们常说的抗DNA抗体、抗组蛋白抗体，占血中ANA的25%～30%；而大部分ANA所针对的是由DNA和组蛋白共同构成的表位，而不是单独的DNA或组蛋白。近来的研究表明，在LN的病程中ANA可早于抗dsDNA抗体出现，其敏感性及特异性均优于后者，且血中抗体水平与蛋白尿、疾病活动性呈显著相关。因此，对过去认为的外周血中DNA、抗DNA抗体是导致LN发病的主要环节产生质疑。随着研究的不断深入，核小体和ANA在LN的发病机制中显示出愈来愈重要的地位。目前认为：核小体的一端通过组蛋白或DNA与肾小球基底膜、系膜细胞等相结合，另一端暴露出抗体的结合位点，从而介导自身抗体与肾脏结合，导致补体活化、炎症细胞聚集和细胞因子释放，诱发LN。核小体中组蛋白或DNA与肾小球不同成分的结合，可以导致自身抗体在不同的部位形成沉积，从而产生不同的临床表现和病理分型。

此外，有实验表明自身抗体还可与细胞表面受体和/或直接穿入细胞内与胞质或核内自身抗原结合，改变细胞功能，调节其活性，引起增殖或凋亡异常。细胞凋亡对维持肾小球内环境的稳定具有重要意义。近年来，随着对LN的深入研究，认识到细胞凋亡在其发病机制中也起重要作用，即小儿LN时除了整体水平上的淋巴细胞凋亡异常外，肾小球局部也存在着细胞凋亡调节的紊乱。在小儿LN观察到：肾小球细胞异常增殖的同时，凋亡机制不能做出相应的反应，增殖和凋亡不平衡，后者明显减低，致使增殖占绝对优势；进一步观察到：肾脏病理为Ⅳ型的LN患儿肾组织中细胞凋亡相对于细胞增殖而言更明显的不足。因此推测：在 LN 时，如果抗炎机制也就是凋亡机制损伤较轻，则肾脏病变也较轻，多表现为Ⅱ、Ⅴ型；如果凋亡机制损伤较重，则肾小球细胞增殖较重，病变较重，多表现为Ⅳ型。

【肾活检与病理分型】

1. 肾活检指征 2012 年欧洲抗风湿病联盟及美国风湿病学会 LN 指南中均指出，SLE 患儿出现任何肾脏受累表现均为进行肾活检的指征（除非有强禁忌证），特别是尿蛋白≥0.5g/24h 伴肾小球性血尿和/或细胞管型。因为从临床、血清学或实验室检查均不能准确地预测肾脏病变程度，所以肾活检是必不可少的。

2. 病理分型 世界卫生组织（WHO）于 1974 年首次推出了 LN 的病理分型，并分别于 1982 年和 1995 年修订。2003 年国际肾脏病协会（International Society of Nephrology，ISN）和肾脏病理学会（Renal Pathology Society，RPS）在此基础上进一步完善了 LN 的病理学分类，并于 2004 年正式公布，这是迄今为止最新和最具权威的有关 LN 的病理学分类（表 28-14）。新分类方案从病变范围的局灶性或弥漫性、病变分布的节段性（S）或球性（G）及病变性质的活动性或慢性指标三维角度对 LN，尤其是对Ⅲ和Ⅳ型 LN 作出评估；明确了Ⅵ型 LN 的标准为≥90%的肾小球表现为球性硬化者，而 50%～90%的肾小球出现硬化者仍属Ⅳ型 LN，这意味此类患儿仍具有药物治疗机会。上述更新使各型的界定更为明确和细化，为临床选择治疗方案、疗效及预后的评价提供更可靠的病理信息和依据。据报道儿童 LN 中Ⅰ～Ⅱ型占 25%，Ⅲ～Ⅳ型占 65%，Ⅴ型占 9%。值得注意的是，上述各型之间转型常见。

表 28-14 ISN/RPS 2003 年 LN 分类标准

分型	描述
Ⅰ型	系膜轻微病变型狼疮性肾炎 光镜下基本正常，免疫荧光可见系膜区免疫复合物沉积
Ⅱ型	系膜增生型狼疮性肾炎 光镜下任一程度的单纯系膜增生或系膜基质增多，伴系膜区免疫复合物沉积 免疫荧光或电镜下可见少量孤立的上皮下或内皮下沉积物，但光镜下不能见
Ⅲ型	局灶型狼疮性肾炎 活动或非活动性、局灶、节段或球性、毛细血管内或毛细血管外增生性肾小球肾炎，受累肾小球占全部肾小球的 50%以下
Ⅲ(A)	活动性病变：局灶增生型狼疮性肾炎
Ⅲ(A/C)	活动性伴慢性病变：局灶增生硬化性肾炎
Ⅲ(C)	局灶硬化性肾炎
Ⅳ型	弥漫型狼疮性肾炎 活动或非活动性、弥漫性、节段或球性、毛细血管内或毛细血管外增生性肾小球肾炎，受累肾小球占全部肾小球的 50%以上。典型病例常伴弥漫性内皮下免疫复合物沉积，伴或不伴系膜病变 此型分为弥漫节段型狼疮性肾炎（50%以上的受累肾小球表现为节段性病变）及弥漫性球型狼疮性肾炎（50%以上的受累肾小球表现为球性病变） 此型也包括弥漫性白金耳形成而极少伴有或不伴有球性增生
Ⅳ-S(A)	活动性病变：弥漫节段增生性狼疮性肾炎
Ⅳ-G(A)	活动性病变：弥漫球性增生性狼疮性肾炎
Ⅳ-S(A/C)	活动性伴慢性病变：弥漫节段增生硬化性狼疮性肾炎
Ⅳ-G(A/C)	活动性伴慢性病变：弥漫球性增生硬化性狼疮性肾炎
Ⅳ-S(C)	慢性非活动性病变伴肾小球纤维化：弥漫节段硬化性狼疮性肾炎
Ⅳ-G(C)	慢性非活动性病变伴肾小球纤维化：弥漫球性硬化性狼疮性肾炎
Ⅴ型	膜型狼疮性肾炎 免疫荧光或电镜下可见球性或节段性上皮下连续性免疫复合物沉积，或光镜下可见因上皮下免疫复合物沉积所导致的形态学改变，伴或不伴系膜病变 可以联合发生Ⅲ型或Ⅳ型，即在同一例中表现为Ⅴ+Ⅲ型或Ⅴ+Ⅳ型，也可表现为进行性硬化
Ⅵ型	进行性硬化型狼疮性肾炎 ≥90%肾小球呈球性硬化，非硬化肾小球不伴有活动性病变

LN 免疫荧光检查典型表现是以 IgG 为主，IgA 和 IgM 也存在，早期补体成分如 C4、C1q 通常与 C3 一起。三种免疫球蛋白加上 C3、C4、C1q 均存在时，称“满堂亮”(full house)，见于 1/4~2/3 患儿。LN 时肾小管间质损害较常见，且少数以急性肾小管间质肾炎单独存在，可表现为急性肾衰竭。此外，血管免疫沉积、透明和非炎症性坏死性病变、伴血管壁淋巴和单核细胞浸润的真性血管炎均可见，罕见肾内小动脉血栓，偶见血栓性微血管病，这些血管病变预示不良预后。

3. 活动和慢性指标 ①活动指标包括：细胞性新月体、毛细血管内增生、纤维素样坏死、核碎裂、血栓、白金耳伴内皮下免疫复合物沉积、肾小球白细胞浸润及间质单核细胞浸润，每项分为 0~3 级（其中坏死和新月体分为 0~6 级，总共 0~24 分）；②慢性指标包括：肾小球硬化（节段或球性）、纤维性新月体、纤维性粘连、肾小管萎缩及间质纤维化，此外，基底膜以外的沉积不考虑为活动病变，也属于慢性指标。这些指标的评估对决定最佳治疗方案有帮助，活动指标通常经过治疗是可逆的，慢性指标是不可逆的病变，对治疗无反应。

【临床表现】

1. 发病年龄及性别 儿童病例中以 10~14 岁最多见，5~10 岁发病者占 1/4~1/3，婴幼儿极少见。多见于女性，约占 80%~90%，女孩与男孩的比例随年龄逐渐增高，青春期前为 2∶1，青春期为 4.5∶1。

2. 肾脏损害表现

(1) 临床表现：并无特征性，从轻度的血尿到严重的肾衰竭均可见到。但以蛋白尿为最常见表现，伴不同程度水肿，50%左右表现为肾病综合征；持续镜下血尿常见但罕见单独存在的报道；40%有高血压，约 50%有肾功能下降，甚至急性肾衰竭。常有肾小管功能障碍。临床分型：无症状血尿或蛋白尿、急性肾炎、肾病综合征、急进性肾炎、急性肾衰竭、慢性肾炎、急性肾小管酸中毒等。一般临床表现蛋白尿、血尿越重，血浆白蛋白越低及需要降压药控制血压，其病理分型越重。

(2) 出现时间：①可与全身症状同时存在；②也可为首发症状；③在全身症状出现若干年后出现。但多数发生在第一年内，据统计 60%的 LN 出现在起病 3 个月内，88%~90%出现在 2~3 年内，而 27%的肾受累发生在起病后 5 年或更长时间。

3. 肾外表现

(1) 皮疹：面部蝶疹多见，日晒加剧。

(2) 关节症状：关节肌肉疼痛，可累及四肢大小关节，呈急性炎症过程。

(3) 心血管异常：病变可累及心内膜、心肌及心包，少数可有脉管炎和雷诺现象。

(4) 呼吸系统表现：可表现为间质性肺炎、胸膜炎、胸腔积液。

(5) 神经系统症状：轻度受累常见，如判断力、短期记忆力减退、行为异常、头痛；此外尚可表现为精神病、舞蹈症，惊厥相对少见。

(6) 胃肠道症状：轻度胃肠道受累常见，如恶心、食欲缺乏、腹痛，肝大或脾大占 30%~40%。

(7) 血液系统表现：贫血最常见，其次为白细胞、血小板减少。

(8) 其他：发热、不适、体重下降、光敏、脱发及淋巴结肿大等。

【实验室检查】

1. 尿常规 蛋白尿和/或血尿。

2. 血常规 可有白细胞、血小板减少，轻至中度贫血，约 25%可发生溶血性贫血。

3. 肾功能 肾损害重时可有血尿素氮、血肌酐的升高，肾小球滤过率下降。

4. 血清补体 75%有低补体血症，血 C3 下降，C4、C1q 更低，也伴随有备解素和 B 因子下降。血补体的降低结合抗 DNA 抗体滴度升高是检测疾病活动的指标，可在狼疮肾炎出现临床表现之前先下降。

5. 自身抗体 血清抗核抗体多为阳性(95%)，活动期滴度>1∶160，荧光图形有膜型、均质型、斑点型和核仁型四种，其中膜型为急性期的特征。血清抗 DNA 抗体中的抗双链 DNA 抗体（97%为阳性）及抗可提取性核抗原抗体中的抗 Sm 抗体（30%为阳性）对 SLE 的诊断较为特异。此外，有研究发现抗 C1q 抗体与 LN 关系密切，特别是Ⅳ型，阳性率高达 67.1%，并可作为活动指标；LN 中抗磷脂抗体（antiphospholipid antibody, aPL）29%~50%阳性，可帮助诊断，且与血栓形成、血小板减少及血管性肾损伤有关。抗中性粒细胞胞质抗体（anti-neutrophil cytoplasmic antibody, ANCA）为核周型抗体阳性，与肾小球坏死性新月体和间质血管炎有关，临床表现重，代表一种特殊类型 LN。

6. 其他 狼疮细胞 70%~80%为阳性，循环免疫复合物 66%~69%为阳性，高球蛋白血症（血浆 α_2 球蛋白、γ 球蛋白及 IgG 增高），血沉增快，类风湿因子阳性等。

【诊断】 凡符合 WHO 的 SLE 诊断标准，并有肾受累表现者即可诊断狼疮肾炎。2010 年我国儿科学分会肾脏病学组关于小儿 LN 的诊断指南中指出，凡符合下列任一项肾受累表现者即可诊断 LN：①24 小时尿蛋白

>0.15g，或1周3次尿蛋白定性检查阳性，或1周3次尿微量白蛋白高于正常值；②持续血尿>5个/HP（离心尿）；③肾功能异常（包括肾小球和/或肾小管功能）；④肾活检异常。2012年美国风湿病学会LN指南中，将LN的诊断标准定义为：①持续蛋白尿>0.5g/d或+++，和/或细胞管型包括红细胞、血红蛋白、颗粒管型或混合管型；②如果某点尿蛋白/肌酐比值大于0.5，可以代替24小时尿蛋白测定，及活动性尿沉渣检查：红细胞>5/HP，白细胞>5/HP（已排除感染）、红细胞管型或白细胞管型；③肾活检提示免疫复合物介导的与LN相符的肾小球肾炎；④基于风湿科或肾病科的意见得出的LN诊断。

临床中少部分LN患儿以肾脏损害为唯一表现，因此，对以肾损害为主要表现者，如存在下列异常要高度警惕LN：①低补体血症，特别是C1q、C4下降为主者；②血清抗磷脂抗体阳性，冷球蛋白血症；③肾活检：为非典型膜性肾病、膜增殖性病变或系膜增殖，免疫荧光检查示“满堂亮”、小管基底膜见免疫复合物沉积，电镜有管网状包含物者。

【治疗】 我国狼疮性肾炎诊治循证指南（2016）推荐如下。

1. 治疗原则 ①确诊为狼疮性肾炎者应尽早行肾活检，以利于依据不同肾脏病理特点制定治疗方案。②积极控制SLE的活动性。③坚持长期、正规、合理的药物治疗，并加强随访。④尽可能恢复肾功能或保护残存肾功能，避免狼疮性肾炎复发，避免或减少药物不良反应。

2. 治疗目标 ①长期保护肾功能，预防疾病复发，避免治疗相关的损害，改善生活质量和生存率。②完全缓解：尿蛋白/肌酐比值<0.2mg/mg，或24小时尿蛋白定量<150mg，镜检尿红细胞不明显，肾功能正常。③部分缓解：尿蛋白降低≥50%，非肾病范围；血肌酐稳定（±25%）或改善，但未达正常水平。④治疗目标最好在起始治疗后6个月达到，最迟不能超过12个月。

3. 治疗策略

（1）一般性治疗

1）羟氯喹：推荐作为全程用药。建议用药前及用药后每3个月进行眼科检查。

2）控制高血压和尿蛋白：对于合并有蛋白尿，伴或不伴高血压的患儿，血管紧张素转化酶抑制剂（ACEI）或血管紧张素Ⅱ受体阻滞剂均应作为首选药物。用药期间需注意监测血压、血钾和GFR水平。

（2）不同病理类型应用针对性治疗方案

1）Ⅰ型和Ⅱ型狼疮性肾炎的治疗：目前尚无大规模的RCT结果。一般认为，糖皮质激素和免疫抑制剂的使用取决于肾外狼疮的临床表现，伴有肾外症状者，予SLE常规治疗；患儿只要存在蛋白尿，就应加用泼尼松治疗，并按临床活动程度调整剂量和疗程；尽管缺乏表现为肾病水平蛋白尿的Ⅱ型狼疮性肾炎的前瞻性研究，但如果用肾素-血管紧张素系统阻断剂及泼尼松均不能有效控制尿蛋白时，大部分学者推荐加用钙调磷酸酶抑制剂。

2）增殖性（Ⅲ型和Ⅳ型）狼疮性肾炎的治疗：增殖性狼疮性肾炎是一种进展性疾病。1970年以前，弥漫增殖性狼疮性肾炎的肾脏生存和整体生存率非常低，仅为20%~25%。经过强化免疫抑制治疗，Ⅲ型和Ⅳ型狼疮性肾炎患者的生存和肾脏生存率显著提高。2003年ISN/RPS在狼疮性肾炎分型中定义了Ⅲ型和Ⅳ型狼疮性肾炎的活动性病变和慢性病变。建议主要针对活动性病变、慢性病变基础上合并活动性病变。

对于Ⅲ型和Ⅳ型狼疮性肾炎的治疗，传统分为诱导缓解治疗和维持治疗两个阶段，治疗目标是经过初始强化治疗快速控制肾脏炎症，随后进入较长时间的维持巩固治疗。诱导缓解治疗疗程为一般6个月，个别更长，若病情稳定且达到部分缓解或完全缓解，则进入维持治疗；若治疗反应差，则选择其他诱导缓解治疗的替代方案。维持治疗疗程为不少于3年，对于达到部分缓解的患儿可能需继续维持治疗更长时间。推荐Ⅲ型和Ⅳ型狼疮性肾炎应用糖皮质激素加用免疫抑制剂联合治疗。

诱导缓解治疗阶段：一般为6个月，首选糖皮质激素+环磷酰胺冲击治疗。泼尼松1.5~2.0mg/（kg·d），6~8周，依据治疗效果缓慢减量。肾脏增生病变显著时需给予甲泼尼龙联合环磷酰胺冲击治疗。甲泼尼龙冲击剂量为15~30mg/（kg·d），最大不超过1g/d，3天为1个疗程，根据病情可间隔3~5天重复1~2个疗程。环磷酰胺静脉冲击有两种方法可选择：①500~750mg/（m^2·次），每月1次，共6次。②8~12mg/（kg·d），每2周连用2天为1次，总计6~8次。环磷酰胺累计使用剂量150~250mg/kg。吗替麦考酚酯（MMF）可作为诱导缓解治疗时环磷酰胺的替代药物，在不能耐受环磷酰胺治疗、病情反复或环磷酰胺治疗6个月无效的情况下，可改用MMF 0.5~3.0g/d（成人剂量），小剂量开始，逐渐加量，持续1~3年。尚无大规模针对儿童的RCT研究证据。推荐儿童MMF剂量为20~30mg/（kg·d）。

维持治疗阶段：维持治疗的目的是维持缓解，防止复发，减少发展为肾衰竭的概率。最佳药物和最佳维持治疗的时间尚无定论。建议维持治疗时间不少于3年。

①糖皮质激素减量:目的是以合适的最小剂量维持患儿稳定的缓解状态。糖皮质激素减量不能过快,以免病情复发。糖皮质激素减量要强调个体化,要因患儿、因病情而异,减量过程要监测临床表现、糖皮质激素不良反应及实验室指标。为了避免糖皮质激素的不良反应,除了在诱导缓解期激素分次服用外(一般经过2~3个月),此后将糖皮质激素一日量早餐前空腹顿服,待病情稳定后以最小维持量(如5~10mg/d)长期服用。②免疫抑制剂的选择和疗程:在完成6个月的诱导缓解治疗后呈完全反应者,停用环磷酰胺,口服泼尼松逐渐减量至5~10mg/d维持数年;在最后一次使用环磷酰胺后2周加用其他免疫抑制剂序贯治疗,首推MMF,其次可选用硫唑嘌呤1.5~2mg/(kg·d)每日1次或分次服用。MMF可用于不能耐受硫唑嘌呤的患儿,或治疗中肾损害反复者。此外,来氟米特有可能成为狼疮性肾炎维持治疗的选择,但目前尚无针对儿童的RCT研究结果。

(3) Ⅴ型狼疮性肾炎的治疗:表现为非肾病水平蛋白尿且肾功能稳定的单纯Ⅴ型狼疮性肾炎,使用羟氯喹、ACEI及控制肾外狼疮治疗。表现为大量蛋白尿的单纯Ⅴ型狼疮性肾炎,除使用ACEI,尚需加用糖皮质激素及以下列任意一种免疫抑制剂,即MMF、硫唑嘌呤、环磷酰胺或钙调磷酸酶抑制剂。对于经肾活检确诊为Ⅴ+Ⅲ型及Ⅴ+Ⅳ型的狼疮性肾炎,治疗方案均同增殖性狼疮性肾炎(Ⅲ型和Ⅳ型狼疮性肾炎)。有报道Ⅴ+Ⅳ型的狼疮性肾炎采用泼尼松+MMF+他克莫司或泼尼松+环磷酰胺+他克莫司的多药联合治疗,但其疗效尚需进一步的RCT研究证实。肾功能恶化的患儿应该行重复肾活检,如果合并增殖性肾小球肾炎,按增殖性狼疮性肾炎治疗方案进行治疗。

(4) Ⅵ型狼疮性肾炎的治疗:具明显肾衰竭者,予以肾替代治疗(透析或肾移植),其生存率与非狼疮性肾炎的终末期肾病患者无差异。如果同时伴有SLE活动性病变,仍应给予泼尼松和免疫抑制剂(如MMF、硫唑嘌呤或环磷酰胺)治疗,注意剂量调整与不良反应监测。有研究认为狼疮性肾炎所致终末期肾病肾移植优于腹膜透析和血液透析。

(5) 狼疮性肾炎复发的治疗:及早发现和治疗复发的狼疮性肾炎至关重要,因为每次复发都可能促进狼疮性肾炎的进展和恶化,甚至进展为终末期肾脏病。狼疮性肾炎复发的治疗方案选择:急性加重时先甲泼尼龙冲击,随后口服泼尼松及逐渐减量;对完全缓解或部分缓解后复发的狼疮性肾炎患儿,建议使用原来治疗有效的诱导缓解及维持治疗方案;如重复使用原环磷酰胺冲击治疗方案将导致环磷酰胺过量,可能造成性腺损伤等不良反应,推荐使用不含环磷酰胺的初始治疗方案。

(6) 难治性狼疮性肾炎的治疗:目前对于难治性狼疮性肾炎尚无统一定义,若患儿经常规环磷酰胺治疗后无反应,且采用无环磷酰胺的方案治疗亦无效,那么可认为该患儿为难治性患儿。治疗方案推荐:①如仍为狼疮性肾炎导致的肌酐升高和/或尿蛋白增加,建议换用其他诱导缓解治疗方案重新治疗。②经多种方案治疗(如糖皮质激素加环磷酰胺冲击,或糖皮质激素加MMF等治疗3个月)后仍无效的狼疮性肾炎患儿,建议在继续使用糖皮质激素的基础上,将MMF+他克莫司联用,或使用利妥昔单抗,每次剂量375mg/m^2,采用每周静脉注射1次,可用2~4次,为预防发生过敏反应,静脉注射前给予抗组胺药,如苯海拉明、扑热息痛或氢化可的松静脉注射等。血液净化(包括持续免疫吸附和血浆置换)也是治疗选项之一。

4. 重复肾活检的指征 ①狼疮性肾炎维持治疗12个月仍未达到完全缓解者,在更换治疗方案前应先重复肾活检。②如怀疑患儿的肾脏病理类型发生变化,或不明原因蛋白尿加重时,可考虑重复肾活检。③对肾功能恶化的患儿应该重复肾活检。

5. 定期随访监测 LN患儿在治疗的诱导缓解阶段,应每月1次到专科门诊复查,维持治疗阶段,3个月复查一次。定期复查血常规、尿常规、肝功能、肾功能、红细胞沉降率、C-反应蛋白、狼疮相关抗体、补体、血清免疫球蛋白及血压等,用来确定疾病活动,评估治疗效果。

【预后】 近年来,由于加强了对LN患儿的教育以及诊疗水平的提高,儿童LN的预后与过去相比已有显著改善,10年生存率已增至78%~92%,但仍有10%~30%的LN确诊后15年内逐渐发展为终末期肾衰。影响LN预后的因素包括:社会经济地位低,持续高血压、贫血及肌酐水平升高,病理为Ⅳ型,特别是广泛的新月体形成和坏死性肾小球病变及病理上慢性指标高。有文献报道病理慢性指标小于2,10年肾存活率为100%,2~4者为70%,大于4者仅有35%。此外,治疗不及时或治疗第一年效果不佳也是影响长期预后的因素,诊断后经正规治疗,肾脏的5年存活率为44%~93%,而有报道未达到完全缓解者5年、10年肾脏存活率仅为46%、31%。故早期、及时、正规、长期坚持,是治疗LN成功的关键。

(沈颖)

参考文献

[1] 中华医学会儿科学分会肾脏病学组,小儿肾小球疾病的临床分类、诊断及治疗. 中华儿科杂志,2001,39(12):746-749.

[2] 中华医学会儿科学分会肾脏学组. 儿童激素敏感、复发/依赖肾病综合征诊治循证指南(2016). 中华儿科杂志,2017,055(010):729-734.

[3] LOMBEL RM,DS GIPSON,EM HODSON. Treatment of steroid-sensitive nephrotic syndrome:new guidelines from KDIGO. Pediatr Nephrol,2013,28(3):415-426.

[4] NATIONAL KIDNEY FOUNDATION. K/DOQI clinical practice guidelines for chronic kidney disease:evaluation,classification,and stratification. Am J Kidney Dis,2002,39(2 Suppl 1):S1-266.

[5] 黎磊石,刘志红. 中国肾脏病学. 北京:人民军医出版社,2008:276-279.

[6] 王海燕. 肾脏病学. 3版. 北京:人民卫生出版社,2008.

[7] 杨霁云. 小儿肾脏病基础与临床. 北京:人民卫生出版社,2000:154-167.

[8] 中国人民解放军医学会儿科分会肾脏病学组. 急性肾小球肾炎的循证诊治指南. 临床儿科杂志,2013,31(6):561-564.

[9] PADMANABHAN A,CONNELLY-SMITH L,AQUI N,et al. Guidelines on the Use of Therapeutic Apheresis in Clinical Practice-Evidence-Based Approach from the Writing Committee of the American Society for Apheresis:The Eighth Special Issue. Journal of Clinical Apheresis,2019,34(3):171-354.

[10] 易著文. 儿科学. 6版. 北京:人民卫生出版社,2004:367-373.

[11] HAHN D,HODSON EM,WILLIS NS,et al. Corticosteroid therapy for nephrotic syndrome in children. Cochrane Database Syst Rev. 2015,2015(3):CD001533.

[12] KDOQI Work Group. KDOQI Clinical Practice Guideline for Nutrition in Children with CKD,2008.

[13] ROBERT JW,BRUCE A. IgA Nephropathy medical progress. N Engl J Med,2013,368:2402-2414.

[14] MAN CHUN CHIU,HUI KIM YAP. Practical Paediatric Nephrology. Hong Kong:Medcom limited,2005:130-134.

[15] WHO. KDIGO Clinical Practice Guideline For Glomerulonephritis. Kidney Int,2021.

[16] 杨霁云. 胡桃夹现象的临床意义. 中华肾病杂志,1993,9(2):102.

[17] 黄建萍. 小儿血尿的评价. 实用儿科临床杂志,2007,22(17):1358-1358.

[18] 杨霁云. 更全面认识蛋白尿,提高诊治水平. 中华儿科杂志,2011,49(11):804-809.

[19] 范青锋,苗静,丁洁. 足细胞骨架蛋白相关分子网络在足细胞损伤和蛋白尿发生中的作用. 中华肾脏病杂志,2009,25(2):161-163.

[20] 中华医学会儿科学分会肾脏病学组. 儿童乙型肝炎病毒相关性肾炎(HBV-GN)诊断治疗指南. 中华儿科杂志,2010,48(8):592-595.

[21] 中华医学会儿科学分会肾脏学组. 紫癜性肾炎诊治循证指南(2016). 中华儿科杂志,2017,055(009):647-651.

第5节 溶血尿毒综合征

溶血尿毒综合征(hemolytic uremic syndrome,HUS)是由Gasser等于1955年首先报道的[1],是一组以临床表现为微血管溶血性贫血,血小板减少及急性肾损伤(acute kidney injury,AKI)为特征的综合征。与血栓性血小板减少性紫癜(thrombotic thrombocytopenic purpura,TTP)非常相似,两者均属于血栓性微血管病(thrombotic microangiopathy,TMP)。

【流行病学】 儿童HUS主要与感染相关,90%的HUS是由分泌志贺毒素的细菌感染所致,最主要的致病菌为大肠埃希菌(Escherichia coli,E)O157,常见于5岁以下儿童,但也可发生在<6个月的小婴儿。美国及西欧报道总体年发病率为0.2~2.1/10万,而小于5岁以下儿童年发病率为6/10万,畜牧业发展的国家可能更高,如阿根廷5岁以下儿童年发病率为10~17/10万[2-4]。本病常见于温暖季节,夏季常有小流行。感染常与食物污染及加工不当有关,特别是肉类、奶制品、家禽类食品,人和人之间也有传播可能。其他病原感染相对少见,如与肺炎链球菌感染相关者,0~17岁儿童的年发病率为0.015/10万[5]。在非感染病因所致HUS中,与补体旁路激活异常相关者最多见,占50%~60%,据报道20岁以下年龄的年发病率为0.26~0.75/百万,患病率为2.2~9.4/百万,0~4岁为最高峰,为3/百万[1,6]。

【分型】 目前尚未统一。随着对HUS认识的深入,按病因学分型如下[3,7-9]:

1. 感染相关性HUS(infection-associated HUS) 与

产志贺毒素的细菌感染相关，如大肠埃希菌、痢疾杆菌或空肠弯曲杆菌，称之为志贺毒素型 HUS（Shiga toxin HUS，STX-HUS），也是以往所说的典型 HUS（typical HUS）或腹泻相关型 HUS（diarrhea related HUS，D+HUS）。其中大肠埃希菌 EO157：H7 最多见，产 STX 毒力强，其他产 STX 的菌型还有 O26、O55、O80、O91、O103、O111 及 O104：H4 等，均可引起流行，近年来非 O157 型感染有增多趋势。此外，尚有肺炎链球菌、肺炎支原体、流感病毒、诺如病毒、HIV 等感染所致 HUS。

2. 不典型 HUS（atypical HUS，aHUS） 过去特指与补体系统相关蛋白基因突变或获得性自身抗体产生导致补体旁路异常活化所致的 HUS。随着基因学检测的快速发展，发现表现为 aHUS 的患者中还有其他非补体系统相关蛋白基因突变所致者，故又将 aHUS 分为补体介导 aHUS（complement-mediated aHUS）和非补体介导 aHUS（non-complement mediated aHUS）。后者如目前已报道的甘油二酯激酶（diacylglycerol kinase ε，DGKE）、血栓调节蛋白（thrombomodulin，THBD）、血纤维蛋白溶酶原（plasminogen，PLG）及甲基丙二酸尿和同型胱氨酸尿 C 蛋白（methylmalonic aciduria and homocystinuria type C protein，MMACHC）基因突变所致的 aHUS。

3. 继发性 HUS（secondary HUS） 见于：①自身免疫性疾病：如系统性红斑狼疮、抗中性粒细胞胞质抗体相关性血管炎、抗磷脂综合征、硬皮病、IgA 肾病、C3 肾病等。②药物治疗：化疗药如奎宁、丝霉素、顺铂、吉西他滨；免疫抑制药如环孢素、他克莫司、西罗莫司；抗血小板药如氯吡格雷、噻氯匹定；抗生素如青霉素、环丙沙星、磺胺异噁唑；血管内皮生长因子（vascular endothelial growth factor，VEGF）和酪氨酸激酶抑制剂如贝伐单抗、阿柏西普、舒尼替尼、索拉菲尼、西地尼布；其他如干扰素、伐昔洛韦、电离辐射、口服避孕药等。③肿瘤，如胃癌、乳腺癌、肠道肿瘤及血液恶性疾病等。④恶性高血压。⑤妊娠。⑥实体器官和骨髓移植。

4. 不明原因的 HUS。

【发病机制】 中心环节是各种病因导致的微血管内皮细胞损伤。

1. STX-HUS[2,4,8] 一般感染了产 STX 的细菌后，引起腹泻，其中 5%~15% 发展为 HUS。

（1）细菌毒素对细胞的毒性作用：STX 由两个亚单位组成，一个 32kd 的 A 亚单位和一个五聚体 B 亚单位（每个 7.7kd）。有两种主要的亚型：STX1 和 STX2，两种 STX 的 A 和 B 亚单位分别有 57% 和 60% 的核苷酸序列同源，56% 的氨基酸相同。因此，两种 STX 的生物学活性、受体结合力有显著差异，其中 STX2 与人类疾病更相关。

产 STX 的大肠埃希菌感染大肠后，引起局部致病过程，同时释放的 STX 穿过胃肠道上皮进入血液循环。STX 通过 B 亚单位与血细胞中的红细胞、血小板、单核细胞膜上球丙糖基神经酰胺（globotriosylceramide，Gb3）受体结合，也可与中性粒细胞膜上的 Toll 样受体 4（toll like receptor，TLR4）结合，转运至靶器官。与血细胞结合的 STX 也可内化，形成微泡并从血细胞中释放，到达靶器官。

到达器官的 STX 与微血管内皮细胞膜上的 Gb3 结合并内吞，或微泡直接被内皮细胞摄取，通过早期内涵体、高尔基复合体转运到内质网，在此处 A 亚单位与 B 亚单位分离，进一步 A 亚单位被剪切为 A1（27kd）和 A2，进入胞质。A1 具有酶切作用，能使一种 60S 核糖体亚单位的 28S 核糖体核糖核酸（ribonucleic acid，RNA）在高度保守区的一个腺苷脱嘌呤，抑制核糖体功能，阻止蛋白质的合成，同时激活了核糖毒性应激反应，内质网内未折叠蛋白 A1 激活了未折叠蛋白应激反应，STX 的 B 亚单位与靶细胞结合本身触发胞质转导级联反应。最终，触发了细胞一连串的促炎症、促血栓、促凋亡通路，导致内皮细胞抗黏附、抗炎、抗血栓特性的丢失，甚至凋亡。①激活重要的调节细胞因子/趋化因子基因表达的转录因子 NF-κB 和激活子蛋白-1，上调黏附分子如细胞间黏附分子-1（intercellular cell adhesion molecule-1，ICAM-1）、血管细胞黏附分子-1（vascular cell adhesion molecule-1，VCAM-1）及 P 选择素等和细胞因子/趋化因子如单核细胞趋化因子-1（monocyte chemoattractant protein-1，MCP-1）、白介素-1 和 8（interleukin-1，IL-1；interleukin-8，IL-8）及肿瘤坏死因子-α（tumor necrosis factor-α，TNF-α）等，增加白细胞的募集、与内皮细胞的黏附及激活，同时，又反过来上调内皮细胞的 Gb3 受体表达，使内皮细胞更易与 STX 结合，增强 STX 对细胞的毒性作用。②表达血管性血友病因子（von Willebrand Factor，*vWF*）增多，促进血小板聚集，同时，STX 还可直接减弱 vWF 裂解蛋白酶（a disintegrin-like and metalloproteinase with thrombospondin type 1 motif，ADAMTS13）裂解 vWF 的能力，直接与血小板上 Gb3 受体结合激活血小板。③表达组织因子增多，活化凝血因子Ⅶ与内皮细胞结合，促进凝血酶的生成和纤维蛋白多聚体的合成。④使 THBD 从细胞表面脱落、丢失（THBD 是使凝血酶由促凝转向抗凝的重要的血管内凝血抑制因子）。⑤大量 STX 时使内皮细胞凋亡和细胞脱离，暴露内皮下促血栓型组织因子和胶原。上述种种引发微血栓形成。

(2) 细菌毒素引起补体旁路系统的异常活化:补体系统是一个由 30 多种蛋白组成的先天免疫系统,提供体液免疫和炎症中的许多效应功能,可介导细胞溶解、促进吞噬细胞对微生物的吞噬以及刺激白细胞释放作用于血管的炎性介质。补体激活途径有三种:经典途径、凝集素途径和旁路途径。经典途径通过抗原抗体复合物激活,凝集素途径由细菌表面的分子激活,而旁路途径则是 C3 自身活化,裂解为 C3a(过敏毒素,促炎症因子)和 C3b,C3b 可沉积到任何与血浆接触的细胞表面,并与 B 因子相互作用产生 Bb,C3b 与 Bb 结合形成 C3 转换酶,持续激活补体 C3,同时再与一个 C3b 结合形成 C5 转换酶,其裂解 C5,促成攻膜复合物(MAC)的形成。MAC 像一个细孔样结构插入细胞膜,引起细胞激活或溶解。正常情况下,为避免旁路途径过度活化攻击自身细胞,体内存在众多补体调节蛋白对其活化进行精细调节,包括血浆中和细胞表面的一些能促进 C3b 裂解为无活性 iC3b,分解 C3/C5 转换酶,阻止 C9 组装 C5b-9 形成的因子,如血浆中的补体 H 因子、I 因子,膜结合调节蛋白 CD46 又称膜辅因子蛋白(membrane cofactor protein, MCP)、CD55 又称衰变激活因子(decay activating factor, DAF),CD59 又称膜攻击复合物抑制因子(membrane attack complex inhibitory factor, MACIF)等(图 28-35)。

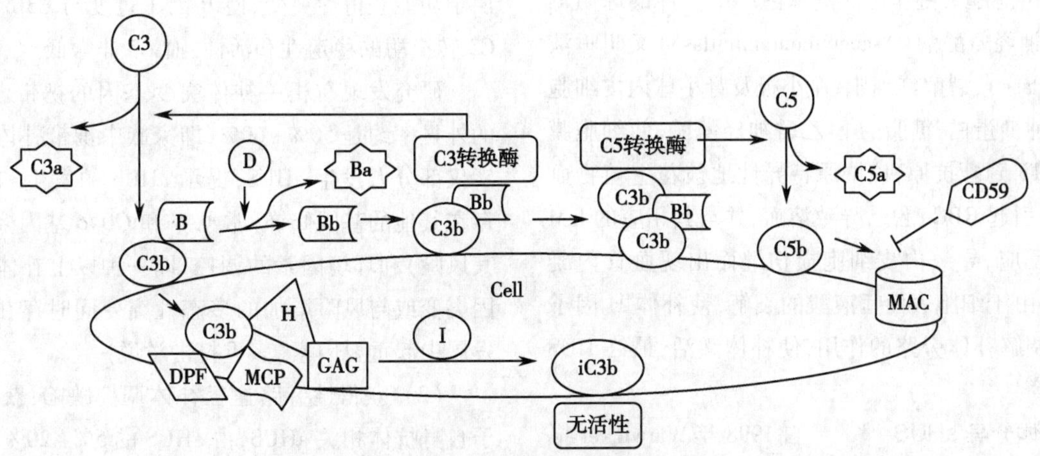

图 28-35　补体旁路途径激活及调节

在 STX-HUS 中,补体旁路途径激活参与致病的临床证据:该类患儿可出现血补体 C3 降低,C3 分解产物(C3b、C3a、C3d)、血浆 Bb 及可溶性 C5b-9 水平升高,肾脏 C3 和 C5b-9 沉积,含 STX 的血细胞微泡被覆补体成分 C3 和/或 C9,一起被转运到靶细胞,28%的 STX-HUS 儿童有血清学或基因学上的补体异常。此外,抗 C5 单克隆抗体 eculizumab 成功治疗 STX-HUS 的患儿,也从临床实践的角度进一步证实了补体活化在 STX-HUS 发病中的地位。

研究表明:①STX 能直接激活补体:STX2 直接结合 H 因子和具有类似功能的 H 因子家族中的 FHR-1、FHL-1,使其不能在细胞表面起到辅助因子的作用,导致补体激活增加,C3b 堆积;STX 还能减少 CD59 表达。②STX 引起内皮细胞表达增多的 P 选择素可与 C3b 结合,激活补体旁路途径。③STX 导致 THBD 从细胞表面丢失,同样使补体旁路激活(正常情况下 THBD 灭活 C3a、C5a,加强 I 因子介导的 C3b 灭活)。④STX 可激活补体凝集素途径,通过 C4/C2 旁路机制放大补体旁路的激活。

补体旁路激活在 STX-HUS 的微血栓形成中起关键调节作用:①补体激活成分 C3a、C5a 与内皮细胞膜上相应受体 C3aR、C5aR 结合以及 C5b-9 的形成,均具有促炎症活性,诱导黏附分子上调和细胞因子分泌,加之 C3a、C5a 本身趋化和激活的特性,加重白细胞聚集、黏附、激活和内皮损伤。②C3a 与其内皮细胞 C3aR 结合,增强 P 选择素表达及 THBD 的脱落丢失。③B 因子及补体旁路激活促进血细胞的微泡释放。

(3) 肾脏是 HUS 主要受累器官的机制:目前尚不十分清楚。首先肾脏血流丰富,增加了毒素暴露的机会。其次 Gb3 受体在体内的分布范围,决定了微血管病变的部位,受体密度决定了该细胞对 STX 的易感性,而肾小球毛细血管内皮细胞、系膜细胞和肾小管上皮细胞的细胞膜上 Gb3 受体数目均较多,特别是儿童肾脏 Gb3 表达比成人还多,可能导致儿童肾脏最易受 STX 的侵袭。此外,肾小球毛细血管结构特殊,使得表达 Gb3 的足细胞也是 STX 的靶细胞,在 STX-HUS 患儿尿中发现足细胞特征性标志 mRNA,提示足细胞确实被 STX 损害。STX 可激活足细胞表达 IL-1 和 TNF-α,上调 Gb3,增加其对 STX 的敏感性;增加足细胞血管活性肽内皮素-1 产生,引起足细胞骨架蛋白重排,改变肾小球血流动力学;减少 VEGF 表达,使内皮细胞功能异常,减少局部 H 因子的活性。循环和局部产生的 C3a 与足细胞相应受体结合,使骨架蛋白 α-actinin-4 表达减少,nephrin 下调,导致足细胞功能紊乱、脱落。

2. 肺炎链球菌相关 HUS(Streptococcus pneumoniae related HUS,Sp-HUS)[3,5] 是侵袭性肺炎球菌感染罕见但严重的并发症,首次由 Fischer 于 1971 年描述。Sp-HUS 机制尚不明确,Thomsen-Friedenreich(TF)抗原可能起关键作用。链球菌产生一种链球菌毒素 N-乙酰神经氨酸酶(N-acetylneuraminidase)又叫唾液酸酶(sialidase),裂解红细胞、血小板及肾小球内皮细胞膜上的各种糖蛋白、糖脂的 N-乙酰神经氨酸,使细胞膜表面暴露 TF 隐蔽抗原,该抗原特异性地被花生植物血凝素识别,引起 RBC 凝集,导致溶血;并与其相应的 IgM 抗体发生反应,导致内皮细胞损伤继而出现血管内凝血。此外,由于细胞表面唾液酸的裂解,使补体 H 因子不能发挥调解补体旁路的作用,使补体激活,最终 HUS 发生。

3. 补体介导 aHUS[3,8,10] 自 1998 年 Warwicker 报道 H 因子基因突变导致 aHUS,现已发现 120 种以上的补体旁路调节基因突变与 aHUS 相关。

(1)携带与补体旁路途径相关蛋白基因突变:①H 因子基因突变:最常见,检出率为 20%~30%。H 因子是旁路途径的主要调控因子,是 I 因子的辅助因子,也是与 B 因子竞争性结合 C3b 的加速衰变因子。目前在散发和家族性 aHUS 中已发现 100 种以上不同的突变,主要是杂合突变,多集中在 C 端的 C3b 结合位点 SCR19-20,突变虽然不影响血 H 因子水平,但与配体(C3b、氨基多糖、肝素)结合能力下降。此外,H 因子相关蛋白 1~5(complement factor H-related protein,CFHR 1~5)的基因紧邻 H 因子基因,CFHR 3~5 具有辅助因子活性,CFHR 1~2 可抑制 C5 转换酶、C3 转换酶形成。临床上常见的基因异常为 CFHR 与 H 因子基因发生非等位基因同源重组的融合基因出现,产生的杂交 H 因子功能丢失。目前已报道与 aHUS 相关的 6 种杂交类型。②*CD46*(*MCP*)基因突变:见于 8%~10%的 aHUS。MCP 是 I 因子介导裂解 C3b 的辅助因子,现已发现 40 种突变,多数为杂合突变,集中位于 MCP 细胞外 C3b 结合位点,导致 MCP 表达下降,与 C3b 结合减弱和辅助因子活性减低。③I 因子基因突变:见于 4%~10%的 aHUS。I 因子是重要的补体旁路调节因子,在特定的辅助因子 H 和 MCP 存在下裂解 C3b。已发现的 40 种突变均为杂合突变,主要位于编码丝氨酸蛋白酶的外显子,导致 I 因子水平减低或蛋白水解活性异常。④*C3* 基因突变:见于 4%~8%的 aHUS,但日本报道高达 31%。C3 是肝脏合成的关键补体蛋白,多为杂合突变,主要位于 H 因子结合位点,使 C3 与 H 因子、MCP 的结合减低,导致 I 因子介导的 C3b 灭活受损,属于功能获得性突变。少见的 C3p. R139W 突变增加 C3 与 B 因子的结合,形成高活性的 C3 转换酶。⑤B 因子基因突变:见于<1%~4%的 aHUS。目前已发现 4 种杂合突变,也属于功能获得性突变,使 B 因子过度与 C3b 结合,增强 C3 转换酶的稳定性和活性,血 C3 非常低。

研究发现在相关补体突变基因的携带者中,aHUS 的外显率约是 50%~60%,即家族中携带补体基因突变者仅部分人发生 aHUS,提示 aHUS 的发生和进展必须存在其他的基因修饰(常见 *H* 和 *CD46* 基因多态性修饰其风险)和环境因素的调控,即一种以上补体因子的基因突变或与风险增加的多态性突变同时存在,在 aHUS 发展中起重要因素(多重打击学说)。

(2)获得性旁路途径补体调控缺陷:获得性 H 因子自身抗体相关 aHUS,占 aHUS 的 5%~20%,印度报道更高,占 56%。多见于 5~10 岁儿童。抗 H 因子抗体 IgG 与 H 因子 SCR19 和 20 位点结合,抑制了 H 因子与 C3 在细胞表面的结合,从而抑制了 H 因子对补体旁路途径的调控作用。该抗体本身还可导致绵羊红细胞溶解,溶解程度与抗体滴度相关,可受 H 因子抑制。多数抗 H 因子阳性患儿存在 *CFHR1* 基因纯合缺失,有时也可见 CFHR3 或 CFHR4 纯合缺失,其导致自身抗体出现的机制不清,推测:H 因子存在自身抗原表位,当微生物分子靠近该区域结合时,其位点被表达,CFHR1 蛋白也存在一个结构类似的自身抗原性的表位,起到免疫耐受作用。当缺乏 CFHR1 而免疫耐受丢失时,导致自身免疫性 aHUS 发生。

4. 非补体介导 aHUS[3,10] 一些非补体系统的蛋白基因突变,同样也有 aHUS 的表现。①THBD 基因突变:2009 年首先被报道,见于 3%~5%的 aHUS。THBD 为抗凝血糖蛋白,降低凝血酶的凝血活性、增加其激活蛋白 C 的活性,同时可灭活 C3a 和 C5a、促进 I 因子介导 C3b 灭活。常见为杂合突变。②*DGKE* 基因突变:2013 年首先被报道,见于 8%的患者,有纯合突变及复合杂合突变。DGKE 是脂质激酶家族蛋白,使花生四烯酸甘油二酯磷酸化为磷脂酸，终止其介导的蛋白激酶 C 信号通路激活（该信号通路激活可促进凝血酶诱导的血小板激活及促凝因子的释放），具有抗凝血作用。③*PLG* 基因突变：目前报道了 4 例患者。PLG 是纤维蛋白溶酶的前体，降解纤维蛋白凝胶，阻止血小板聚集，并可激活 C3、C5。④*MMACHC* 基因突变：MMACHC 参与维生素 B_{12} 又称钴胺素（cobalamin，Cbl）在细胞内的代谢，其基因突变使 Cbl 不能转化为甲基钴胺素（蛋氨酸合成酶的辅酶，将同型半胱氨酸转为蛋氨酸）和腺苷钴胺素（甲基丙二酰辅酶 A 变位酶的辅酶，使甲基丙二酸单酰辅酶 A 转变为琥珀酰辅酶 A，将甲基丙二酸转为琥珀酸，参与三羧酸循环），引起伴高胱氨酸尿症的甲基丙二酸尿症，内皮细胞损伤。25%表现有 aHUS，或为首发症状。⑤其他：新近发现引起家族性常染色体显性遗传肾病综合征的反式甲酸 2（inverted formin 2，INF2）基因突变，可诱发 aHUS，阻断补体激活的药物依库利珠单抗（eculizumab）治疗无效，其机制不清。

【病理】 以多脏器微血管病变、微血栓形成为其特点，肾脏受累最重，其次为肠、脑、胰、心、脾、肾上腺等器官。急性期可见不同程度的肾小球及小动脉病变，包括内皮细胞肿胀，内皮细胞与基底膜分离，致毛细血管外周袢呈“双轨样”改变或明显分层；可伴节段袢坏死，毛细血管腔内可见微血栓及血小板，导致袢腔狭窄或完全阻塞。肾小管上皮细胞变性、坏死，肾间质水肿，可见单核细胞浸润。叶间动脉及入球小动脉往往受累，小动脉血栓形成，内皮细胞增殖呈“洋葱皮样”向心性增厚，当管腔狭窄或完全闭锁时，肾小球毛细血管袢塌陷、基底膜增厚皱缩，呈不同程度的缺血样改变。严重者可导致肾皮质坏死。病变晚期可见肾小球硬化、玻璃样变、肾小球荒废、肾小管萎缩及间质纤维化。免疫荧光：急性期肾小球毛细血管袢常见纤维素/纤维蛋白相关抗原沉积，有的病例可见 IgM、C3 分布于外周袢，IgG 少见，罕见 IgA 沉积。间质动脉和小动脉壁和/或内皮下亦可见纤维素/纤维蛋白相关抗原沉积。此外，尚可见 IgG、C3、C1q 等阳性。肾小球毛细血管袢内及动脉和小动脉内的血栓亦可见纤维素/纤维蛋白相关抗原阳性。

【临床表现】[1-3,5,11]

1. STX-HUS　发病以婴幼儿最为多见，性别无明显差异，可散发或流行。

（1）前驱期：以腹泻、呕吐、腹痛起病，自食入被污染的食物到出现腹泻的间隔期一般为 3～8 天。典型的 EO157：H7 感染后，90%的患儿开始 1～3 天为非血性腹泻，之后转为血性便，表现为出血性结肠炎。5%～20%出现发热，粪便中罕有白细胞。随着腹泻的好转，出现 HUS 的表现，一般自腹泻开始到出现 HUS 的时间为 5～13 天，平均为 1 周左右。

（2）急性期：临床表现有乏力、苍白、黄疸、少尿甚至无尿，高血压及水肿。皮肤可有少量出血点，但通常无明显的活动性出血。60%患儿少尿持续一周左右，半数患儿无尿持续 3 天左右，重症患儿进入无尿性肾衰竭。但贫血和血小板减低程度与肾功能损害程度并无相关性。

20%～50%合并有其他器官受累。如中枢神经系统受累，可表现为易激惹、意识改变、惊厥、脑卒中、偏瘫、面瘫、锥体系及锥体外系综合征、语言障碍、复视及皮层盲等，3%～5%出现脑水肿及昏迷，是急性期最常见的死亡原因之一；MRI 显示基底节、丘脑、脑干、有时累及到周围的白质的 T_2 加权像双侧高信号及 T_1 加权像低信号的改变，也可显示高血压并发症的影像，如可逆性后部白质脑病综合征和脑出血；还有研究指出 50%的 HUS 患儿有脑电图异常。40%患儿可伴肝、胰损害，如肝大和/或肝功能异常，短暂或罕见永久性糖尿病。其他如心脏缺血性功能紊乱、肺出血、严重的出血性结肠炎、肠坏死、穿孔、直肠脱垂、腹膜炎、肠套叠等。

2. Sp-HUS　常见于婴幼儿，发病高峰为 1 岁左右。前期感染绝大多数（90%）为肺炎，20%～30%有脑膜炎，其余有单独链球菌血症、鼻窦炎、急性中耳炎等。感染至出现 HUS 的时间为 1 天～2 周，但通常在 1 周内。脓胸是 Sp-HUS 最常见的肾外并发症，占 50%～70%。临床表现严重，大多数需要透析等支持治疗，死亡率高。

3. 补体及非补体介导 aHUS　任何年龄均可发病，但小于 6 个月发病者要高度警惕 H 因子、I 因子等基因突变，THBD、DGKE 也常在 1 岁内发病，*MCP*、*C3* 基因突变及抗 H 抗体阳性者发病年龄可较大。多数患儿有感染诱因存在，特别是上呼吸道感染，也可是胃肠炎，因此，不能单凭是否有腹泻排除此类疾病。起病形式常可突然发生严重高血压；少部分为逐渐发病，表现为亚临床性贫血，波动性血小板减少，肾功能尚可。肾外症状可见神经系统受累、心肌梗死及多脏器衰竭等。一般 *H*、*C3* 基因突变患儿病情相对重，发生 ESRD 风险高（5 年发展为 ESRD 者 50%～80%）；而 *MCP* 基因突变者相对较轻（5 年发展为 ESRD 者<20%），但其复发率较高（58%～90%）。

【实验室检查】

1. 血常规　由于急性溶血使血红蛋白迅速下降至

70~90g/L,严重者达30~50g/L;90%病例血小板减少,可低至10×10^9/L,通常在1~2周内恢复正常,部分患儿血小板无减低,被称为不完全型HUS;白细胞升高可达20×10^9/L以上,以中性粒细胞为主,和预后有一定关系。

2. 血管内溶血相关指标 末梢血片中可见形态异常的破碎红细胞,呈三角形、盔甲形、芒刺状等,网织红细胞增高,结合珠蛋白阴性,血乳酸脱氢酶、磷酸激酶、转氨酶及胆红素升高。

3. 凝血功能 凝血酶原时间、部分凝血活酶时间正常,纤维蛋白降解产物升高,纤维蛋白原正常范围。

4. 尿常规及肾功能 患儿几乎都有血尿及轻重不等的蛋白尿、氮质血症、高钾血症、低钙血症及代谢性酸中毒等,且随少尿而加重。

5. Coombs试验 阴性,但Sp-HUS绝大多数直接Coombs阳性。

6. 血补体C3 部分STX-HUS患儿C3减低。补体介导aHUS约30%~80%减低,特别是H因子纯合突变、补体C3及B因子基因突变者血C3水平非常低,而*MCP*基因突变绝大多数C3正常。

7. 补体旁路及其他相关基因学检测、抗H因子抗体检测。

8. 病原学检测 感染相关的HUS根据不同病因进行便、血等细菌培养,粪便STX检测,血相关抗体检测等,明确感染源。

9. 肾活检 必要时。

【诊断与临床诊断策略】

1. **HUS三联症** ①机械性、非免疫性溶血性贫血(Hb<100g/L,乳酸脱氢酶升高,结合珠蛋白检测阴性)伴有破碎的红细胞(>1%)(Sp-HUS可有免疫性溶血机制参与);②血小板减少(<150×10^9/L);③AKI(血肌酐>正常高限)。

2. **临床诊断策略**[1,12] 因STX-HUS可表现不典型(年龄或缺乏腹泻症状),故所有HUS患儿都应进行STX及产STX大肠埃希菌筛查试验;所有确定非STX-HUS患儿都应检查ADAMTS13活性,以排除TTP的可能,因为HUS与TTP的临床表现有交叉,且有H因子基因突变合并遗传性ADAMTS13缺乏患儿的报道;所有非STX-HUS患儿必须筛查维生素B_{12}(钴胺素)代谢,因为MMACHC相关的aHUS症状较轻者童年晚期发病,可无神经系统受累,维生素B12治疗有效。此外,不同年龄需要考虑:新生儿及小于6个月的发病者首先考虑补体或非补体介导aHUS,但Sp-HUS也需要迅速识别和治疗,MMACHC相关的aHUS也要考虑;6个月~5岁发病者,Sp-HUS诊断不能延误,但STX-HUS多见于该年龄组,补体或非补体介导aHUS次之;青春期前和青春期发病者最多见补体介导aHUS,特别是MCP和抗H因子抗体相关aHUS,诊断流程见图28-36。

【治疗】

1. **支持疗法**

(1) 维持机体水电解质平衡及营养支持:研究表明患儿腹泻的4天内静脉补充足够的液体,补充累积损失及继续损失,可减轻AKI,降低透析的风险。不能进食或腹泻严重者应给予胃肠道外营养支持,以免加重氮质血症或出现严重低蛋白血症。另外,如果患儿有明显水肿、少尿及高血压,应限制水、钠入量,可酌情用利尿剂呋塞米,每次2mg/kg,血钾偏高应限制钾入量,一旦血钾>6mmol/L应紧急处理。

(2) 控制高血压:一般用硝基苯吡啶口服,每次0.25~0.5mg/kg(每次<10mg),必要时硝普钠每分钟0.5~8ug/kg静脉输注,急性期后的高血压可用ACEI类降压药。

(3) 控制惊厥发作:可用地西泮每次0.2~0.3mg/kg,缓慢静脉注射。

(4) 纠正严重贫血:当血细胞比容下降到15%或Hb<70g/L时,可输注新鲜红细胞悬液5~10ml/kg。一般避免输血小板,因它可能加重微血栓,但如有严重活动性出血及外科或插管操作时需要输注。Sp-HUS如病情需要应选择洗涤的红细胞或血小板。

(5) 透析疗法:约50%的HUS患儿需要透析治疗,Sp-HUS约75%~100%需要透析治疗,是降低急性期病死率的关键方法之一。凡无尿大于24小时,氮质血症,尿毒症,对利尿剂无反应的严重液体负荷(心衰、肺水肿及顽固高血压),对药物治疗无效的高血钾(血钾>6.5mmol/L)和酸中毒(pH值<7.1)等都应尽早开始透析治疗。

对婴幼儿一般采用腹膜透析,对有严重结肠炎或腹膜炎者需采用血液透析或超滤。透析不能改变疾病的病程,但能纠正液体、电解质紊乱及营养支持,等待疾病的缓解。

2. **血浆置换** 是aHUS的一线治疗[1]。新鲜冰冻血浆(fresh frozen plasma,FFP)不但能补充正常的H、I、B、C3等成分,经过置换还能去除突变的补体成分、抗H因子抗体及可能存在的参与内皮损伤、促进血小板凝聚的炎症和血栓形成因子。一经诊断aHUS,尽快开始,FFP 1.5倍血浆量或60~75ml/kg,每天一次(至少5

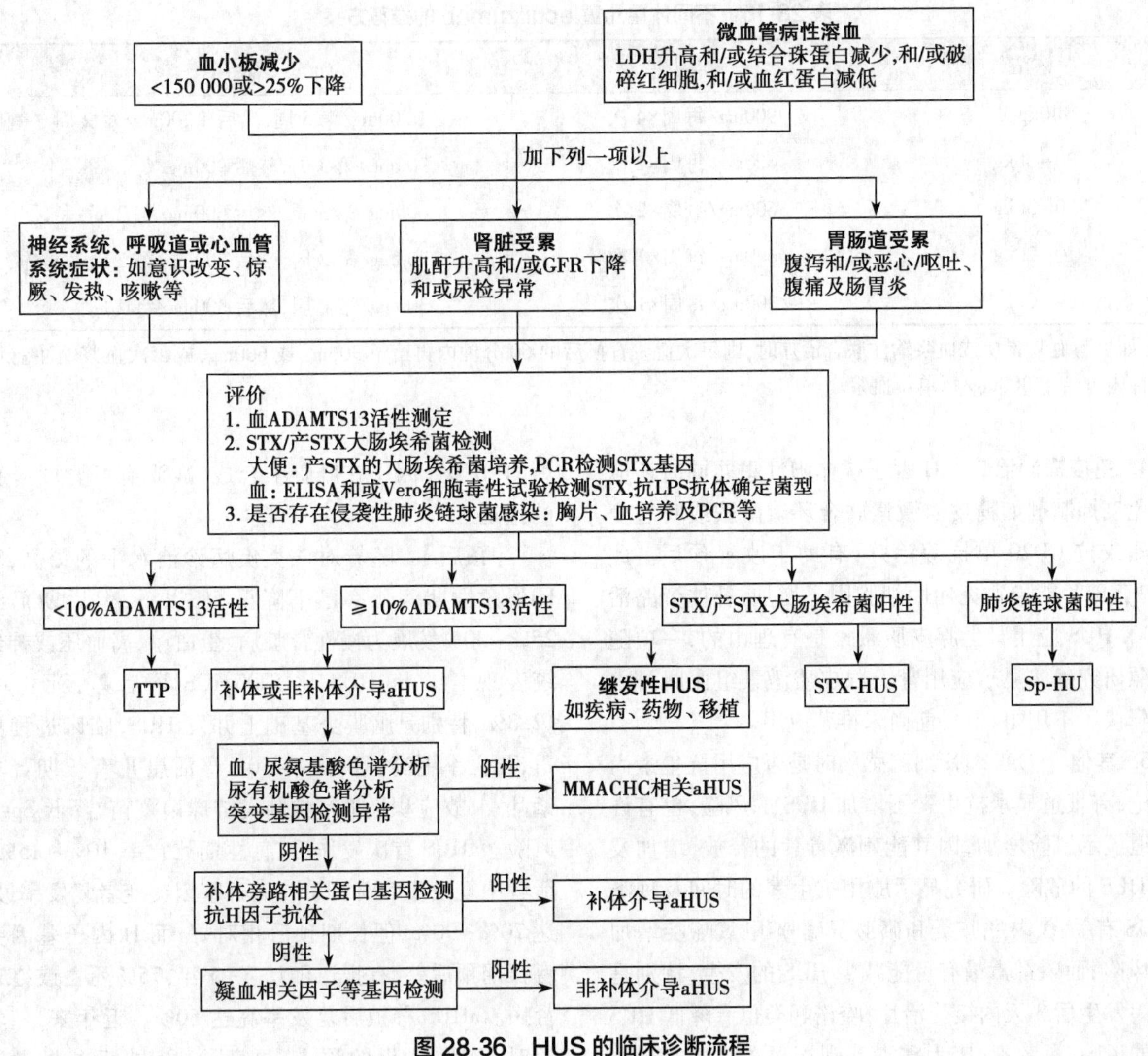

图28-36　HUS的临床诊断流程

天)至血小板正常、溶血停止(血乳酸脱氢酶和血红蛋白正常)及肾功能持续改善几天后,逐渐减少置换次数,根据病情几周或几个月后停用。常见血浆置换的并发症有管路阻塞、低血压及过敏。

如即刻没有条件进行血浆置换,可给予FFP输注10~20ml/kg,但应注意过敏、容量负荷过高、高血压、心衰及高蛋白血症等并发症。

因MCP是膜蛋白,不是循环中的血浆因子,故*MCP*基因突变患儿血浆置换无明显效果。对STX-HUS的益处证据也不足,但有些中心仍报道对严重危及生命的患儿有效[2,11],推测其可补充前列腺素I_2(prostaglandin I_2, PGI_2)生成刺激因子、补充PGI_2及补充其他抑制血小板聚集的因子,去除某些促炎症及血栓因子或毒素结合的抗体。对Sp-HUS是否给予血浆置换,也存在争议,因为成人血浆中含有针对TF抗原的IgM抗体及神经氨酸酶,故多数学者推荐避免应用,但临床中罕见给血浆或未洗涤RBC后病情加重的报道,而且血浆置换能够去除抗TF抗体和血浆神经氨酸酶活性,对重症Sp-HUS治疗可能有效[5]。对严重的新生儿或小婴儿Sp-HUS,尚可进行换血治疗,不但能够清除循环中的抗TF抗体和神经氨酸酶,还能清除TF暴露的RBC。

3. 阻断补体激活　依库利珠单抗(eculizumab)是一种抗C5单克隆抗体,与C5特异性结合,阻断其分解为C5a和C5b,从而阻止攻膜复合物C5b-9的形成,目前已作为补体介导aHUS的最佳有效治疗方法,85%可达缓解,也被推荐为一线治疗方案[1],对有补体系统参与致病的STX-HUS及Sp-HUS等重症病人,也有有效的报道[2,3]。不同体重儿童eculizumab的推荐方案见表28-15。但由于aHUS易复发,具体eculizumab需要维持用药多长时间目前尚无统一意见,该药主要的副作用为增加感染奈瑟菌脑膜炎球菌的机会,一方面建议用药前给予疫苗注射和/或青霉素、阿莫西林等抗生素预防,另一方面建议病情控制并完全恢复后逐渐停药,复发时再次给予治疗,从而减少持续用药感染的风险。

表 28-15 不同体重儿童 eculizumab 的推荐方案

体重	诱导期	维持期
>40kg	900mg/每周×4 次	1 200mg/第 5 周，然后 1 200mg/每 2 周
30~40kg	600mg/每周×2 次	900mg/第 3 周，然后 900mg/每 2 周
20~30kg	600mg/每周×2 次	600mg/第 3 周，然后 600mg/每 2 周
10~20kg	600mg/每周×1 次	300mg/第 2 周，然后 300mg/每 2 周
5~10kg	300mg/每周×1 次	300mg/第 2 周，然后 300mg/每 2 周

注：如果与血浆置换或血浆输注联合治疗时，则每次血浆置换后的 60 分钟内再给予 300mg 或 600mg，或每次血浆输注前 60 分钟内再给予 300mg/每单位血浆。

4. 免疫抑制治疗 H 因子抗体阳性患儿同时还应加用免疫抑制剂如糖皮质激素联合环磷酰胺或吗替麦考酚酯或抗 CD20 单抗等治疗，有助于改善预后。此外，基于 STX 能导致炎症性细胞因子增加，补体旁路活化，STX-HUS 应用肾上腺皮质激素是有理由的，一项随机对照研究确实显示应用肾上腺皮质激素组血肌酐水平下降快于不用组，但目前尚未推荐应用。

5. 其他 ①产 STX 细菌感染时是否应用抗生素尚有争论，有报道显示抗生素不增加 HUS 的风险，也有许多报道显示风险增加，因其能刺激毒素的释放，增加及加重 HUS 的危险。研究显示应用抗生素的时间及种类与 HUS 有关：β 内酰胺类和磺胺异噁唑-甲氧嘧啶增加 HUS 风险；而磷霉素最有可能减少 HUS 的发生，特别是在腹泻发生后 3 天内接受治疗；喹诺酮类也有降低 HUS 发生的风险，黏菌素、庆大霉素和利福平在体外实验中显示有效，但尚需临床进一步评估[13]。②Sp-HUS 时感染也较重，可能危及生命，需要充分抗感染治疗，随着青霉素耐药的增多，在缺乏药敏试验的情况下经验性选择三代头孢菌素和万古霉素治疗。早期应用特异性神经氨酸酶中和抗体 IVIG 治疗可能会明显改善预后。胸腔积液和脓胸时，给予充分引流。③MMACHC 相关的 aHUS 应尽早肠道外羟钴胺素治疗，并加口服肉碱、叶酸等药物。

6. 肾移植 HUS 导致 ESRD 可考虑肾移植。但 aHUS 因复发率较高[1,3,11]，导致移植物丧失的发生率也高，其中 H 因子基因突变者移植后复发率最高，达 68%~90%，而 *MCP* 基因突变者比较低，在 10%~20%（移植后的肾脏可表达 MCP）。供者可能没有被检测到补体突变，可能促进 aHUS 发生，故尽可能避免活体肾移植。随着基因检测技术的进步和 eculizumab 的应用（在移植前首先明确患儿的突变基因，并系统全面地进行供者的补体系统基因分析及预防性给予 eculizumab），大大提高了活体肾移植的成功率。此外，因为 H、B 及 I 因子在肝脏中合成，故尚有肝肾联合移植的报道。

【预后】 随着对该类疾病诊治水平的提高，STX-HUS 急性期病死率已下降至 5%以下，但后期仍约有 25%~30%发展为慢性肾脏病、蛋白尿、高血压或神经系统表现[2-4]。Sp-HUS 比 STX-HUS 预后差，死亡率为 12.3%，特别是脑膜炎基础上并发 HUS，临床过程更严重，死亡率更高，且 40%~50%存活患儿有长期肾功能紊乱[5]，故应积极推行抗肺炎链球菌疫苗，降低 Sp-HUS 风险。aHUS 首次发作后，急性期死亡率 10%~15%，存活者中复发率 50%，其中 *MCP* 基因突变者复发率最高，达 70%~90%，但长期预后相对好，而 H 因子基因突变者长期预后差，有报道随访 3~5 年，75%死亡或终末期肾病。aHUS 移植后复发率高达 50%。近年来，随着人们对 aHUS 认识的深入，早期诊断、早期血浆置换和 eculizumab 的应用，以及坚持长期的治疗，aHUS 的预后得到明显的改善[1,3,10]。

（黄建萍）

参考文献

[1] LEE H, KANG E, GYUNG KANG H, et al. Consensus regarding diagnosis and management of atypical hemolytic uremic syndrome. Korean J Intern Med, 2020, 35(1): 25-40.

[2] JOSEPH A, COINTE A, MARIANI KURKDJIAN P, et al. Shiga Toxin-Associated Hemolytic Uremic Syndrome: A Narrative Review. Toxins, 2020, 12(2): 67-111.

[3] SHEERIN NS, GLOVER E. Haemolytic uremic syndrome: diagnosis and management. F1000Research, 2019, 8(F1000 Faculty Rev): 1690-1700.

[4] BUELLI S, ZOJA C, REMUZZI G, et al. Complement Activation Contributes to the Pathophysiology of Shiga Toxin-Associated Hemolytic Uremic Syndrome. Microorganisms, 2019, 7(1): 15-30.

[5] GUERRA OJL, RODRÍGUEZ RSG, CAMACHO WJM,

et al. Hemolytic uremic syndrome associated with streptococcus pneumoniae in pediatrics: a case series. rev paul pediatr, 2020, 38:e2018065.

[6] YAN K, DESAI K, GULLAPALLI L, et al. Epidemiology of Atypical Hemolytic Uremic Syndrome: A Systematic Literature Review. Clinical Epidemiology, 2020, 12:295-305.

[7] AIGNER C, SCHMIDT A, GAGGL M, et al. An updated classification of thrombotic microangiopathies and treatment of complement gene variant-mediated thrombotic microangiopathy. Clin Kidney J, 2019, 12(3):333-337.

[8] BOWEN EE, COWARD RJ. Advances in our understanding of the pathogenesis of hemolytic uremic syndromes. Am J Physiol Renal Physiol, 2018, 314(3):F454-F461.

[9] BRUYAND M, MARIANI-KURKDJIAN P, LE HELLO S, et al. Paediatric Haemolytic Uraemic Syndrome Related to Shiga Toxin-Producing Escherichia coli, an Overview of 10 Years of Surveillance in France, 2007 to 2016. Euro Surveill, 2019, 24(8): 1800068-1800076.

[10] YOSHIDA Y, KATO H, IKEDA Y, et al. Pathogenesis of Atypical Hemolytic Uremic Syndrome. J Atheroscler Thromb, 2019, 26(2):99-110.

[11] CANPOLAT N. Haemolytic uremic syndrome. Turk Pediatri Ars, 2015, 50(2):73-82.

[12] ZINI G, DE CRISTOFARO R. Diagnostic Testing for Differential Diagnosis in Thrombotic Microangiopathies. Turk J Hematol, 2019, 36(4):222-229.

[13] KAKOULLIS L, PAPACHRISTODOULOU E, CHRA P, et al. Shiga toxin-induced haemolytic uraemic syndrome and the role of antibiotics: a global overview. J Infect, 2019, 79(2): 75-94.

第 6 节 遗传性家族性肾脏疾病

此类疾患可累及肾单位的各部分，临床表现可发现于出生时，甚至宫内，也可迟至成年。轻重程度不一，可为良性无症状血尿，也可发生肾衰竭。

目前部分此类疾病已可做到产前诊断（如利用 B 型超声、羊水分析）。近年具有重大突破的是分子生物学技术的应用，一些疾病已做到基因诊断，从而加深了对其本质的认识，并有助于临床诊断和检出携带者。

一、遗传性肾病综合征

遗传性肾病综合征（hereditary nephrotic syndrome）指因基因突变导致的肾病综合征，其中有明确家族史者也称为家族性肾病综合征（familial nephrotic syndrome）。随着近年分子遗传学的进展，尤其相关检测技术的发展和应用，认识了越来越多的因单基因突变导致的肾病综合征。遗传性肾病综合征儿童多见，起病年龄可于宫内、生后、儿童期以及成年期，其中生后 3 个月内起病的亦称作先天性肾病综合征（congenital nephrotic syndrome），生后 4~12 个月起病亦称作婴儿型肾病综合征（infantile nephrotic syndrome）。但从发病年龄诊断的先天性或婴儿型肾病综合征不一定是遗传性疾病，需结合家族史以及基因检测结果确定。

遗传性肾病综合征临床表现多有大量蛋白尿、水肿、低蛋白血症以及高脂血症，少数仅表现为蛋白尿。肾功能进展速度以及出现终末期肾病的年龄依不同致病基因而异。有些遗传性肾病综合征伴有眼、耳、生殖系统等肾外表现，如 Deney-Drash 综合征，Frasier 综合征等；有些表现为综合征性疾病，如 Pierson 综合征，指甲髌骨综合征等。

遗传性肾病综合征肾脏病理光镜显示可以为微小病变、弥漫系膜硬化或局灶节段性肾小球硬化，但电镜均有肾小球足细胞融合，裂孔隔膜消失。

随着科学技术的进步，尤其分子遗传学的进展，20 世纪 90 年代以来，确定了越来越多的对维系肾小球足细胞结构和功能至关重要的分子，其中很多重要的分子均是通过遗传学肾病综合征病例发现并确认的。涉及遗传学肾病综合征的基因有数十种，临床和肾脏病理表现不完全一样，下面通过常见致病基因分述相关遗传性肾病综合征临床特征和诊断。

目前尚无遗传性肾病综合征的特异治疗。糖皮质激素及免疫抑制剂无效，因此一旦确诊遗传性肾病综合征建议逐渐停用激素及免疫抑制剂，可以试用血管紧张素转化酶抑制剂（ACEI）和/或血管紧张素受体拮抗剂（ARB）减少尿蛋白，延缓肾功能减退进展。部分遗传性肾病综合征存在原发性辅酶 Q10 缺乏,应用辅酶 Q10 治疗可减少蛋白尿。对症和支持疗法包括维持营养(供足够热量及蛋白质)、限盐、利尿。有主张间断输注白蛋白以维持其血白蛋白 15g/L,则此时一般可无明显水肿并能维持一定的生长发育。防治感染。有继发甲状腺功能减退者需补甲状腺素。遗传性肾病综合征患儿肾移植后再发蛋白尿或肾病综合征的比例低于特发性肾病综合征者[1-11]。

大部分遗传性肾病综合征患者将进展至终末期肾病,需要肾移植治疗,而且与免疫因素导致的肾病综合征患者相比,移植肾在遗传性肾病综合征患者复发肾病综合征的风险较低。然而,近年来随着基因检测在临床诊断中的广泛应用,有报道发现少数由 *NPHS1*、*NPHS2*、*WT1* 等基因突变导致的遗传性肾病综合征患者在肾移植后蛋白尿复发,其机制尚不清楚。但对 *NPHS1* 基因突变且肾移植后蛋白尿复发的患者分析发现,复发率约为 25%,复发患者均具有两个 *NPHS1* 基因严重突变,即患者原来肾脏完全缺失 nephrin,而且在约 50% 复发患者中检测到抗 nephrin 抗体,提示抗 nephrin 抗体可能与蛋白尿复发相关。然而 *NPHS2* 基因突变的肾移植后蛋白尿复发的患者并没有发现抗 podocin 抗体。因此,遗传性肾病综合征患者肾移植后蛋白尿复发率和复发机制仍需要进一步研究。

二、Alport 综合征

Alport 综合征(Alport syndrome)又称遗传性进行性肾炎,以血尿、感音神经性耳聋、眼部异常以及进行性肾功能减退为临床特点。

1875 年 Dickinson 报道一家三代的血尿患儿,1902 年 Guthrie 描述了其遗传方式,1927 年 Alport 通过对该家系的研究提出其特点为肾炎性尿沉渣改变、听力下降和进行性肾功能减退,后被称为 Alport 综合征。

本症在临床上并不罕见,世界各地均有报道。据欧洲透析移植协会(EDTA)报告,1975—1982 年在该会登记的 141 000 例患儿中有本症 803 例。在美国,儿童终末期肾病中 2.5% 为本病所致,成人中为 0.3%。本症占肾移植患儿的 2%~3%。迄今我国报道的病例已有数百例。

【病因与发病机制】 本征属遗传性疾病,遗传方式有三种:主要为 X 连锁显性遗传(约占 85%),少数为常染色体隐性遗传(约占 15%)及常染色体显性遗传(极少)。20 世纪 80 年代末期已确定 X 连锁显性遗传型者为编码Ⅳ型胶原 α5 链或 α5 和 α6 链的 *COL4A5*、*COL4A6*(染色体定位 Xq22.3)基因突变,结果 α5 链异常致使 α5 链参与的Ⅳ型胶原网状结构异常。常染色体隐性遗传型者为编码Ⅳ型胶原 α3 链或 α4 链的 *COL4A3* 或 *COL4A4*(染色体定位 2q36.3)基因突变而致。

【病理】 本症肾脏的特征性病理变化为电镜下肾小球基膜致密层的改变。典型病变为肾小球基底膜薄厚不均、分层化、撕裂、呈篮网状。早期病例可仅见基底膜变薄。

光镜下早期有非特异的轻度局灶节段性系膜增生、肾小球基膜不同程度加厚。10 岁以下小儿有时可见胎儿型肾小球。随病情进展,肾小球相继发生节段性及球性硬化,并有肾小管萎缩、肾间质浸润和纤维化,40% 病例于间质中可见泡沫细胞。

免疫荧光检查多为阴性;也可有非特异的 IgM 和 C3 沉积。

【临床表现】 首发症状为血尿,可早在出生时即可检出。血尿程度不一,半数患儿有肉眼血尿。年幼者尿蛋白阴性或微量,随病情进展蛋白尿加重,30%~40% 病例尿蛋白量可达肾病水平。疾病后期多发生高血压。X 连锁显性遗传者一般男性受累重,男性患儿肾功能进行性减退,一般在 10~30 岁发展为肾衰竭。女性患儿病情较轻,常只有血尿,或仅于劳累、妊娠时发生血尿,寿命不受影响。

本症另一特点为感音神经性耳聋,需进行纯音测听以发现听力异常,尤其是累及高频的听力异常。耳聋通常于学龄期被发现,也呈进行性加重。最常见的眼部异常为晶体的变化即圆锥形晶体,可有视力减退、近视,其次为眼底黄斑周围可见明亮的白色或黄色斑点。眼部异常是有诊断价值的,但需借助眼裂隙灯(诊断前圆锥形晶状体)和眼底照相术检查确诊。根据我国对 98 例患儿的分析,66 例有耳聋(67%),36 例(37%)有眼疾。此外,还有伴发食管、支气管或生殖器弥漫平滑肌瘤者。

【诊断与鉴别诊断】 目前认为确诊 Alport 综合征主要依赖:①肾活检电镜下肾小球基底膜超微病理的典型改变;②组织(皮肤以及肾小球)基底膜Ⅳ型胶原 α 链异常表达;③*COL4A3~6* 基因突变。Flinter 等曾提出“4 项诊断指标”,如果血尿或慢性肾衰或两者均有的患儿,符合如下 4 项中的 3 项便可诊断:①血尿或慢性肾衰家族史;②肾活检电镜检查有典型病变;③进行性感觉神经性耳聋;④眼病变。由于该病兼具临床综合征、遗传性疾病、基底膜病变的特性，因此临床实践中需注意从以下几方面考虑该病的诊断以及鉴别诊断：

1. 临床综合征 当患儿出现典型的临床症状，如血尿或血尿和蛋白尿，伴有耳聋、眼部异常，考虑Alport综合征的诊断并不困难。然而，有些Alport综合征患儿就诊时表现为肾病综合征，血尿并不突出，需注意结合其他检查予以鉴别。

2. 家族史 判断家族史除了详尽询问并绘制系谱图，对于考虑可能为Alport综合征的家系，要尽量对先证者父母乃至全家系成员进行晨尿检查。另外，需要注意Alport综合征存在新发突变（de novo，有时也称作“从头突变”），即这部分患儿没有血尿、肾衰竭等肾脏病家族史。在Alport综合征中新发突变的比例为10%以上。

3. 肾脏病理 肾活检组织电镜下肾小球基底膜超微病理典型病变是诊断Alport综合征的“金标准”。但是，在疾病早期或小年龄患儿、X连锁遗传型女性患儿基底膜往往呈现弥漫或节段性变薄（可薄至100nm以下），此时需要与薄基底膜肾病相鉴别。Alport综合征肾活检组织免疫荧光学检测多为阴性，这对确诊价值不大，但有助于鉴别诊断，尤其与IgA肾病的鉴别诊断。

4. 检测组织基底膜Ⅳ型胶原α链表达 应用抗Ⅳ型胶原不同α链的单克隆抗体，在肾活检以及简单易行的皮肤活检组织进行免疫荧光学检查，可用于诊断X连锁遗传型Alport综合征的患儿，也可助于筛查基因携带者。另外，抗Ⅳ型胶原不同α链单克隆抗体与肾小球基底膜的反应结果还可用于鉴定Alport综合征的常染色体隐性遗传型（表28-16）。

表28-16 Alport综合征患儿组织基底膜中Ⅳ型胶原α链表达特点

分类	抗原	肾小球基底膜	肾小囊	远曲小管基底膜	皮肤基底膜
正常情况					
	抗α3（Ⅳ）单抗	阳性	正常无表达	阳性	正常无表达
	抗α4（Ⅳ）单抗	阳性	正常无表达	阳性	正常无表达
	抗α5（Ⅳ）单抗	阳性	阳性	阳性	阳性
XL Alport综合征男性					
	抗α3（Ⅳ）单抗	阴性	正常无表达	阴性	正常无表达
	抗α4（Ⅳ）单抗	阴性	正常无表达	阴性	正常无表达
	抗α5（Ⅳ）单抗	阴性	阴性	阴性	阴性
XL Alport综合征女性					
	抗α3（Ⅳ）单抗	间断阳性	正常无表达	间断阳性	正常无表达
	抗α4（Ⅳ）单抗	间断阳性	正常无表达	间断阳性	正常无表达
	抗α5（Ⅳ）单抗	间断阳性	间断阳性	间断阳性	间断阳性
AR Alport综合征					
	抗α3（Ⅳ）单抗	阴性	正常无表达	阴性	正常无表达
	抗α4（Ⅳ）单抗	阴性	正常无表达	阴性	正常无表达
	抗α5（Ⅳ）单抗	阴性	阳性	阳性	阳性

注：XL：X连锁遗传型；AR：常染色体隐性遗传型。

值得注意的是：①若抗α5（Ⅳ）单抗在皮肤基底膜染色为阴性，可以确诊为X连锁遗传型Alport综合征。②由于某些确诊的X连锁遗传型Alport综合征患儿或基因携带者，可有基底膜α5（Ⅳ）链的正常表达［抗α5（Ⅳ）单抗染色阳性］。因而基底膜与抗Ⅳ型胶原α5链抗体反应呈阳性时（大约30%），并不能除外Alport综合征的诊断。③无症状的基因携带者，通常皮肤的免疫荧光学检查正常。

5. **基因检测** 检测 Alport 综合征致病基因是确诊、确定遗传型、携带者的有力手段,更是产前基因诊断的必备检查。X 连锁遗传型 Alport 综合征由 *COL4A5* 基因突变或 *COL4A5* 和 *COL4A6* 两个基因突变所致。常染色体隐性遗传型 Alport 综合征由 *COL4A3* 或 *COL4A4* 基因突变所致。常染色体显性遗传型 Alport 综合征非常少见,目前研究提示该型 Alport 综合征存在 *COL4A3* 或 *COL4A4* 基因的突变。目前广泛应用的二代测序技术是通过分析外周血基因组 DNA 确定 *COL4A5* 突变,但此方法不能有效检出和明确剪切突变对 mRNA 的影响。国内研究者成功地应用从皮肤成纤维细胞或外周血淋巴细胞中提取的 RNA 及 RT-PCR 技术,对 X 连锁遗传型 Alport 综合征患儿进行 *COL4A5* 基因检测,该方法具有突变检出率较高、对检出剪切突变及明确其对 mRNA 的影响有独特优势。

【预后】 X 连锁遗传型 Alport 综合征预后与性别密切相关。男性患儿通常于 20 岁后渐进入慢性肾衰竭,据前述 EDTA 的资料,479 例男性患儿平均 24.3 岁时进入慢性肾衰竭,需行替代疗法,女性患儿较轻,很少进入肾衰竭。

【治疗】 Alport 综合征目前尚无特效治疗,激素对延缓进展无效。近年来源自 Alport 综合征小鼠和患者的研究发现抑制肾素血管紧张素醛固酮系统能够降低蛋白尿、延缓肾衰竭发生。2012 年由美国、中国、法国、德国及加拿大的专家共同研讨发表了 Alport 综合征治疗的专家共识。共识建议 Alport 综合征一线用药为血管紧张素转化酶抑制剂(ACEI),二线用药为血管紧张素受体拮抗剂(ARB)及醛固酮抑制剂螺内酯,螺内酯也可直接用作二线药物,或用于 ARB 治疗无效时的替代药物。共识认为少部分患儿联合应用 ACEI 及螺内酯控制尿蛋白程度优于 ACEI 联用 ARB,当然这些药物的联合治疗都应警惕诱发高钾血症。该共识还提出开始干预用药的指征:①家族中有 30 岁前进入 ESRD 的患者或有严重 *COL4A5* 基因突变(无义、缺失、剪接突变)的男性患儿,在微量白蛋白尿阶段即可开始治疗。②具有蛋白尿的所有患儿均建议治疗[12,13]。

Alport 综合征患儿进展至 ESRD 者,肾移植是有效的治疗措施之一。Alport 综合征患者肾移植后移植肾可能会发生"移植后抗 GBM 肾炎",即患者体内产生针对移植的正常肾脏基底膜的抗体,因而发生抗-肾小球基底膜肾炎,由此导致移植失败,发生率为 3%~5%,且大多数(约 75%)均在肾移植后一年内发生;再移植可再次发生抗-肾小球基底膜肾炎。同种肾移植是开展较早和例数最多的器官移植,目前技术已成熟。Alport 综合征肾移植时除了常规供体以外,杂合的 *COL4A5* 基因女性携带者如患儿的母亲,如果临床表现没有蛋白尿、高血压、肾功能减退和耳聋,可以作为供体。而男性 Alport 综合征不能作为供体,因为他们可能处于肾脏疾病的进展期,将导致移植肾脏的存活期下降。Alport 综合征肾移植的效果与其他疾病时的肾移植效果相似甚至更优。

三、薄基底膜肾病

薄基底膜肾病(thin basement membrane nephropathy,TBMN),既往称为良性家族性血尿(benign familial hematuria),以血尿、肾功能正常和阳性家族史为临床特点;病理特点是肾小球基底膜弥漫变薄(详见数字资源 28-1)。

数字资源 28-1 薄基底膜肾病

四、肾单位肾痨

肾单位肾痨(nephronophthisis,NPHP)属于一种肾脏纤毛病(renal ciliopathies),是最常见的导致 30 岁前出现终末期肾病的单基因遗传病。临床特点为肾脏浓缩功能下降,慢性肾小管间质病变,囊性肾脏病以及缓慢发展至终末期肾病,是遗传性进行性肾脏疾病。依据发病年龄可分为三种亚型:婴儿型,儿童型及青少年型/成人型[14]。

婴儿型肾单位肾痨症状可出现于胎儿期,表现为羊水少,胎儿肢体挛缩、肺发育不全以及面部畸形等非特异症状,可见增大的囊性肾脏,患儿多于 3 岁前发展至终末期肾病。

儿童型肾单位肾痨是最常见亚型,患儿多因多饮多尿、遗尿、贫血和生长发育落后而就诊。无明显的血尿和蛋白尿。由于多尿导致盐丢失,因此罕见血压高。由于肾小管功能障碍,有尿浓缩不足、低比重尿、多尿、小儿遗尿;尿中失盐失钾而有嗜盐癖、无力。由于肾性骨病而有骨痛、骨畸形。尿液化验:低比重尿,早期尿蛋白阴性,后可有轻度+~++蛋白尿,尿沉渣多无异常。由于肾小管功能障碍可有糖尿、氨基酸尿、尿中失盐、尿酸化缺陷等。超声检查肾脏大小正常或缩小,肾脏回声增强,皮髓质分界不清,约 50%可在皮髓交界处发现多囊病变。肾脏病理可见肾小管间质纤维化,肾小管基底膜增厚或破坏。该亚型患儿发生终末期肾病的平均年龄为 13 岁。

青少年型/成人型肾单位肾痨的临床表现与儿童型相似,但发生终末期肾病的平均年龄为 19 岁。

大多数肾单位肾痨患儿尿常规检查正常,儿童型和青少年型/成人型随疾病进展可出现蛋白尿,多数(80%~90%)没有肾外表现,少数合并肾外表现,例如视网膜损伤、脑发育障碍、骨骼异常等,有些表现为"综合征",如 Joubert 综合征、Bardet-Biedl 综合征、Jeune 综合征,伴有骨骼异常的 Meckel-Gruber 综合征、Senior-Løken 综合征、Leber 先天性黑矇等。

该病为常染色体隐性遗传性疾病,目前已经确定致病基因逾 20 个(详见数字资源 28-2),这些基因编码的蛋白均与纤毛、中心体、有丝分裂纺锤体功能相关。最常见的致病基因为 *NPHP1*,编码蛋白为 nephrocystin-1,主要在初级纤毛表达,与其中多种蛋白相互作用,参与细胞-细胞间粘连以及细胞信号传导功能。该病临床亚型与基因型有一定相关性,如婴儿型多为 *NPHP2/INVS*、*NPHP3*、*NPHP12/TTC21B/JBTS11*、*NPHP14/ZNF423*、*NPHP18/CEP83* 基因突变所致;儿童型除 *NPHP2/INVS* 基因外,几乎所有 *NPHP* 基因突变均有报道;青少年型/成人型常见致病基因为 *NPHP3*、*NPHP4*、*NPHP9/NEK8*。尽管如此,迄今临床诊断该病的患儿中仅 30%~40%可检测出致病性基因变异,而且表型与基因型的相关性尚待进一步研究[15]。由于该病起病隐匿,临床表现缺乏特异性,因此临床常易漏、误诊。建议应用分子遗传学方法确诊。

数字资源 28-2 肾单位肾痨致病基因

本症无特异治疗,主要是对症疗法。注意供给足够的热量、氨基酸、水分和盐分;纠正酸中毒;以钙剂和维生素 D 治疗骨病。在有尿失钾而低血钾者应予补钾,可改善肌肉无力和多尿。其贫血可应用促红细胞生成素治疗。虽经上述治疗但终可引起慢性肾衰竭,而需透析和移植。目前没有该病肾移植后再发的报道。对本症应做好遗传咨询,定期检测同胞尿浓缩能力以早期发现,加强指导,防治合并症。

五、常染色体隐性多囊肾病

常染色体隐性多囊肾病(autosomal recessive polycystic kidney disease,ARPKD)是儿童期最常见的遗传性囊性肾病,该病发病率高,其中活产儿的发病率为 1:20 000。该病以肾脏集合管纺锤形扩张和先天性肝纤维化为主要特点,可单独存在,也可与其他疾病共存,或表现为综合征。主要致病基因为 *PKHD1*,位于染色体 6p12.3~12.2,编码蛋白纤囊素(fibrocystin),通过调节细胞内钙通道介导的信号转导,以影响肾小管上皮细胞的分化、增殖和凋亡。也有报道位于染色体 3q22.1~q23 的 *DZIP1L* 基因突变也可导致该病[16]。

常染色体隐性多囊肾病临床表现差异大,不同发病年龄特点不同。围生期发病的常染色体隐性多囊肾病患儿常表现为双肾增大和羊水少,大约 30%的患儿在围产期死亡。新生儿期发病的患儿除有双肾增大表现外,还常表现为肺功能不全和肾功能不全。其中肺功能不全是围产期及新生儿期该病患儿最主要的死因。能度过新生儿期的患儿随着生存期的延长,主要表现为慢性肾功能不全,并因肾脏集合管受累,出现尿液浓缩障碍,多尿、烦渴、低钠血症、高血压等。青少年患者除肾脏表现外,部分患者以先天性肝纤维化引起的肝脾大及门脉系统高压为主要表现,部分患者会出现胆红素或血清肝酶(碱性磷酸酶和谷氨酰转移酶)的轻度升高。

常染色体隐性多囊肾病典型的超声表现是双肾对称性增大、强回声伴有皮髓质分界不清,早期肾囊肿并不明显,或可见微小囊性病变。随疾病进展可见肝脏纤维化。

诊断常染色体隐性多囊肾病的主要依据:影像学检查发现胎儿及新生儿期双侧肾脏增大,回声增强,皮髓质分化不清,或远端小管和集合管多个微小囊肿形成;临床或影像学证实存在肝纤维化;符合常染色体隐性遗传;基因突变检测,并建议拟诊常染色体隐性多囊肾病患儿均需基因检测以明确诊断。

目前尚无常染色体隐性多囊肾病的特异性治疗。针对患儿出现高血压、电解质紊乱等进行对症治疗。疾病最终发展至终末期肾病需要透析或肾移植,由于该病常同时有肝脏纤维化,因此若进行肾移植需要评估肝脏功能,必要时行肝肾联合移植。

六、Dent 病和眼-脑-肾综合征

（一）Dent 病

Dent 病（Dent disease）是一种罕见的 X 连锁隐性遗传型近端肾小管疾病，以男性患者为主。1964 年 Dent 和 Friedman 首次报道 2 例英国男性患儿，具有佝偻病、高钙尿、高磷酸尿、蛋白尿及氨基酸尿等症状，1990 年 Wrong 等首次将这种疾病命名为 Dent 病。约 60%的 Dent 病患者是由 *CLCN5* 基因（Xp11.23～p11.22）突变导致的 Dent 病 1 型，该基因编码电压门控氯离子通道 CLCN5，属于氯离子通道（CLC）家族；另有 15%的 Dent 病患者是由 *OCRL* 基因（Xp24～p26）突变导致的 Dent 病 2 型，该基因编码磷脂酰肌醇 4,5-二磷酸-5-磷酸酶，是一种脂类磷酸酶。目前仍有部分患者未检测到致病基因。

Dent 病特征性临床表现包括小分子蛋白尿、高钙尿、肾钙沉积症、肾结石及慢性肾脏病。佝偻病及身材矮小亦较常见，但容易被忽视。男性患者 10 岁前临床表现主要是小分子蛋白尿，伴或不伴高钙尿，约 52%患者出现肾病水平蛋白尿，随着年龄增长，约 30%～80%的患者在 30～50 岁进展为 ESRD。女性患者可以表现为高钙尿，很少出现肾脏结石和小分子蛋白尿，但也有女性携带者死于钙沉积症及肾衰竭的报道。Dent 病 2 型患者合并智力障碍等肾外表现的风险增加[17,18]。

肾脏病理表现多样，包括轻微肾小球病变，系膜增生性肾小球肾炎或 FSGS 等。

临床表现为小分子蛋白尿、高钙尿及满足以下任一条：肾脏钙沉积（弥漫性肾钙化），肾结石，血尿，低磷血症，肾小球滤过率低于同龄人群正常值范围或 X 连锁遗传的家族史，并且无其他明确原因导致的近端肾小管功能异常，即可临床诊断为 Dent 病。*CLCN5* 或 *OCRL* 基因检测到致病性变异可确诊为 Dent 病。

Dent 病早期主要是对症治疗，包括应用噻嗪类利尿剂降低尿钙，预防肾脏钙沉积和肾结石；应用血管紧张素转化酶抑制剂或血管紧张素受体拮抗剂降低尿蛋白。同时 Dent 病患者需要预防继发的骨病和生长落后。进展至 ESRD 的 Dent 病患者需要进行肾脏替代治疗。

Dent 病患者及家庭的遗传咨询十分重要，男性患者会将其致病性基因变异遗传给所有女儿（100%），但不会遗传给儿子；女性通常是携带者，会将其致病性基因变异遗传给 50%的子女（其中女儿是携带者，儿子是患者），其余 50%的子女正常。

（二）眼-脑-肾综合征或 Lowe 综合征

眼-脑-肾综合征（oculo-cerebro-renal syndrome）或 Lowe 综合征（Lowe syndrome）是一种罕见的 X 连锁隐性遗传型多系统疾病，其特征是先天性白内障、精神运动发育落后和近端肾小管功能障碍。该综合征于 1952 年被命名，多发生于白种人，但我国也有确诊病例报道。致病基因为 *OCRL* 基因，位于 Xp24～p26，编码磷脂酰肌醇 4,5-二磷酸-5-磷酸酶，参与多种细胞内过程，包括内吞运输和肌动蛋白骨架相互作用等。*OCRL* 基因突变不仅导致眼-脑-肾综合征，而且导致肾脏表型为主的 Dent 病 2 型。研究发现导致眼-脑-肾综合征的 *OCRL* 基因突变集中在外显子 8～23，而导致 Dent 病 2 型的突变位于 *OCRL* 基因前 7 个外显子[19]。但有报道兄弟两人表型不一致，一个是眼-脑-肾综合征，而另一个是 Dent 病 2 型[20]。

眼-脑-肾综合征患儿常因双侧先天性白内障就诊于眼科。患儿在新生儿期，常见的临床表现有先天性白内障、先天性肌张力低下、深肌腱反射缺失和小分子蛋白尿等；在生后 1～3 个月，可表现为范科尼综合征，但不同于范科尼综合征，几乎不出现糖尿；在婴儿期主要表现为生长发育迟缓、青光眼等；在儿童期常有佝偻病，身材矮小，多数患儿有蛋白尿，2/3 患儿甚至出现肾病水平蛋白尿，但没有肾病综合征的其他表现。该病患儿钾重吸收也常受累，有时需补钾治疗。此外，还常见近端肾小管酸中毒、多尿、尿浓缩功能减退。常有高尿钙，2/3 患儿有肾钙质沉着症或肾石症。多数患儿 10 岁前肾功能正常，GFR 缓慢下降，一般于 40 岁发展至终末期肾衰竭。肾脏病理依年龄不同而异。出生至 3 个月，肾组织形态多正常；3 个月～5 岁以肾小管病变为主，肾小球基本正常，肾小管从轻度病变至肾小管上皮萎缩、小管扩张，还可见蛋白管型、钙质沉积；5～7 岁以后可见明显的肾小球病变，肾小球出现玻璃样变、纤维化、基底膜增厚、足突融合，多灶状肾小管萎缩和间质纤维化。该病依据特征性临床表现即可临床诊断，*OCRL* 基因检测到致病性基因变异可确诊。

眼-脑-肾综合征尚无特效治疗，主要为对症处理。

（丁洁）

参考文献

［1］ SADOWSKI CE, LOVRIC S, ASHRAF S, et al. SRNS StudyGroup. A single-gene cause in 29.5% of cases of steroid-resistant nephrotic syndrome. J Am Soc Nephrol, 2015, 26: 1279-1289.

[2] WANG F, ZHANG Y, MAO J, et al. Spectrum of mutations in Chinese children with steroid-resistant nephrotic syndrome. Pediatr Nephrol, 2017, 32(7): 1181-1192.

[3] ATMACA M, GULHAN B, KORKMAZ E, et al. Follow-up results of patients with ADCK4 mutations and the efficacy of CoQ10 treatment. Pediatr Nephrol, 2017, 32(8): 1369-1375.

[4] HARITA Y, KITANAKA S, ISOJIMA T, et al. Spectrum of LMX1B mutations: from nail-patella syndrome to isolated nephropathy. Pediatr Nephrol, 2017, 32(10): 1845-1850.

[5] LIPSKA-ZIĘTKIEWICZ BS, GELLERMANN J, BOYER O, et al. Low renal but high extrarenal phenotype variability in Schimke immuno-osseous dysplasia. PLoS One, 2017, 12(8): e0180926.

[6] CARNEY EF. Nephrotic syndrome: Novel monogenic causes of Galloway-Mowat syndrome. Nat Rev Nephrol, 2017, 13(11): 661.

[7] ROSTI RO, DIKOGLU E, ZAKI MS, et al. Extending the mutation spectrum for Galloway-Mowat syndrome to include homozygous missense mutations in the WDR73 gene. Am J Med Genet A, 2016, 170A(4): 992-998.

[8] ROSTI RO, SOTAK BN, BIELAS SL, et al. Homozygous mutation in NUP107 leads to microcephaly with steroid-resistant nephrotic condition similar to Galloway-Mowat syndrome. J Med Genet, 2017, 54(6): 399-403.

[9] HYUN HS, KIM SH, PARK E, et al. A familial case of Galloway-Mowat syndrome due to a novel TP53RK mutation: a case report. BMC Med Genet, 2018, 19(1): 131.

[10] BRAUN DA, SHRIL S, SINHA A, et al. Mutations in WDR4 as a new cause of Galloway-Mowat syndrome. Am J Med Genet A, 2018, 176(11): 2460-2465.

[11] FUJITA A, TSUKAGUCHI H, KOSHIMIZU E, et al. Homozygous splicing mutation in NUP133 causes Galloway-Mowat syndrome. Ann Neurol, 2018, 84(6): 814-828.

[12] KASHTAN CE, DING J, GREGORY M, et al. Clinical practice recommendations for the treatment of Alport syndrome: a statement of the Alport Syndrome Research Collaborative. Pediatr Nephrol, 2013, 28(1): 5-11.

[13] ZHANG Y, WANG F, DING J, et al. Long-term treatment by ACE inhibitors and angiotensin receptor blockers in children with Alport syndrome. Pediatr Nephrol, 2016, 31(1): 67-72.

[14] WOLF MT. Nephronophthisis and related syndromes. Current opinion in pediatrics, 2015, 27(2): 201-211.

[15] SRIVASTAVA S, MOLINARI E, RAMAN S, et al. Many Genes-One Disease? Genetics of Nephronophthisis(NPHP) and NPHP-Associated Disorders. Front Pediatr, 2018, 5: 287.

[16] BURGMAIER K, KILIAN S, BAMMENS B, et al. Clinical courses and complications of young adults with Autosomal Recessive Polycystic Kidney Disease (ARPKD). Sci Rep, 2019, 9(1): 7919.

[17] YE Q, SHEN Q, RAO J, et al. Multicenter study of the clinical features and mutation gene spectrum of Chinese children with Dent disease. Clin Genet, 2020, 97(3): 407-417.

[18] DENG H, ZHANG Y, XIAO H, et al. Phenotypic spectrum and antialbuminuric response to angiotensin converting enzyme inhibitor and angiotensin receptor blocker therapy in pediatric Dent disease. Mol Genet Genomic Med, 2020, e1306.

[19] BÖKENKAMP A, LUDWIG M. The oculocerebrorenal syndrome of Lowe: an update. Pediatr Nephrol, 2016, 31(12): 2201-2212.

[20] HICHRI H, RENDU J, MONNIER N, et al. From Lowe syndrome to Dent disease: correlations between mutations of the OCRL1 gene and clinical and biochemical phenotypes. Hum Mutat, 2011, 32: 379-388.

第 7 节　泌尿道感染

泌尿道感染(urinary tract infection, UTI)是由细菌或真菌直接侵入尿路而引起的炎症。感染可累及上、下泌尿道,分别为肾盂肾炎和膀胱炎,统称为 UTI。UTI 是小儿常见的感染性疾病,其重要性在于它常合并膀胱输尿管反流(vesicoureteral reflux, VUR)等先天性尿路畸形(20%~40%)[1],且易反复,导致肾瘢痕形成。这些因素可能导致成人后发生高血压和终末肾衰竭,因此要及时诊断和治疗所有的 UTI 患儿,寻找其潜在的畸形,预防复发及肾瘢痕形成,改善预后。

【流行病学】 小儿 UTI 的发生率仅次于呼吸道和消化道感染,但不同年龄、性别 UTI 的发生率不同,以婴幼儿更常见,6 岁以后少见[2]。据报道 75% 的 UTI 发生在生后头 2 年,第一个感染高峰期在生后第 1 年,第二个高峰期在 2~4 岁。1 岁以内的患儿中,男孩比女孩多见,所占比例分别为 3.7% 和 2%;这种现象在 2 个月以内的婴儿中尤为明显,女孩的发病率为 5%,而未割包皮的男孩发病率高达20.3%；女孩第一次诊断UTI时的平均年龄为3岁，而男孩绝大多数发生在生后第1年。随后女孩比男孩多见，分别为3%和1%[3]。初次发生UTI后，约30%的小儿在12个月内会复发UTI[4]。

多数研究显示男孩是否进行包皮环切术对UTI的发生率有显著的影响，未做包皮环切术的男孩UTI发病率是已做环切术男孩的5~20倍，在不明原因发热的已做包皮环切的男孩中，UTI发生率仅为0.2%。

国内以往对医院儿科住院患儿泌尿系疾病调查结果也显示，UTI占住院泌尿系疾病患儿的8.5%，居第4位。

【病因与发病机制】

1. 致病菌 常见的病原菌主要是来自肠道的G^-菌，其中80%~90%是由大肠埃希菌引起，较少见的致病菌包括变形杆菌、克雷伯杆菌和腐生葡萄球菌[4]。大肠埃希菌是胃肠道的定植菌，具有坚硬的细胞壁，可抵御血清的杀菌作用、吞噬细胞的吞噬及高渗尿的破坏，它的多种菌毛能黏附在尿路上皮细胞表面的受体上，并释放脂多糖内毒素引起宿主炎症或败血症反应。因此，大肠埃希菌极易引起UTI。当其到达膀胱时，它的Ⅰ型菌毛还可黏附于浅表的尿路上皮细胞，并内化入尿路上皮细胞内，继而激活溶酶体膜蛋白TRPML3来介导含大肠埃希菌的溶酶体的胞吐过程，导致细胞内细菌的排出[5]。G^+菌特别是肠球菌、葡萄球菌占5%~7%。

某些特殊条件下，其致病菌有所不同：新出生的婴儿A、B组溶血性链球菌感染相对常见；有解剖缺陷、外科操作及长期应用抗生素的儿童容易引起假单胞菌、B组链球菌、金黄色葡萄球菌和表皮葡萄球菌、克雷伯杆菌、沙雷菌属等感染；流感嗜血杆菌少见报道，常见于伴有严重泌尿道结构异常者，因其在常规的培养基中不能生长，因此，推测有可能低估了其引起的UTI比例。近年来，腐生菌的检出率有增多趋势，但该菌的致病作用尚存在争议。

2. 感染途径

(1) 上行感染最多见。

(2) 血行感染多发生在新生儿及小婴儿。

(3) 少数由淋巴通路及邻近器官或组织直接波及。

(4) 尿路器械检查。

3. 易感因素

(1) 生理特点：因婴儿使用尿布，尿道口常受粪便污染，加之女婴尿道口短、男婴包皮，来自肠道的细菌定植在包皮囊、腺体的表面和远端尿道，易患上行感染。有研究显示男孩包皮内是重要的细菌储存库，包皮环切后UTI发生率大大减低。

(2) 母亲对婴儿的影响：母亲妊娠期菌尿使婴儿患UTI机会增加4倍；另外，缺乏母乳喂养的婴儿，UTI危险性增加，因为母乳中有抗感染物质，有抑制细菌对尿路上皮细胞黏附的物质（低聚糖）。

(3) 抗生素治疗破坏尿道周围良性共生体：正常情况下，尿道周围寄生着有氧及厌氧菌，它是抵抗致病菌进入的防御屏障之一。抗生素治疗使正常菌群紊乱，G^-菌特别是有毒力的大肠埃希菌占优势，导致细菌侵入，引起感染。

(4) 尿路上皮细胞特性：①伞型受体的密度：此受体密度增加，大肠埃希菌黏附力增强，易患UTI。另外，该受体是P血型系统的抗原，因此P血型者其受体数目较多，且P1血型者的受体携带具有P伞的大肠埃希菌的能力更强，患反复急性肾盂肾炎的危险性比P2血型者大11倍。②上皮细胞表达的Toll样受体（TLR），是参与非特异性免疫（天然免疫）的一类重要蛋白质分子，能够识别细菌成分，激活免疫调节级联反应，清除细菌。该受体功能异常时可能导致反复UTI。

(5) 尿路分泌型IgA浓度：分泌型IgA能妨碍细菌黏附在上皮表面，如其浓度减低，提示局部免疫功能低下。

(6) 膀胱防御机制：来源于患儿自身肠道菌丛的致病菌，首先生长在尿道周围，然后上行至膀胱。正常情况下，机体通过膀胱规律的排空以清除任何存在的细菌及自身的免疫防御功能（膀胱壁的抗菌能力：正常时，细菌附着在膀胱壁后，15分钟内即被杀死，其确切机制不清）阻止细菌的侵入。然而，当存在不完全排空，如排空功能紊乱、神经性膀胱和VUR等时，出现残存尿，使细菌不能被冲刷走。

(7) 先天尿路梗阻：如尿道瓣膜、输尿管-膀胱或输尿管-肾盂连接部狭窄，甚至先天阴唇粘连，导致排尿不畅，是UTI的最常见因素。

(8) UTI的复发易感因素：与UTI复发相关的因素包括小年龄（<2.5岁）、排尿障碍如夜尿症、摄入减少、大便失禁、特发性高钙尿症、DMSA显示肾实质缺损、VUR特别是双侧或Ⅲ级及以上反流等。因此对UTI反复发作者，需寻找有无相关的基础疾病。

4. 肾瘢痕形成的高危因素

(1) 反复发作的UTI：研究表明，随着UTI发作次数的增多，肾瘢痕的危险呈指数增长。

(2) UTI延误诊断和治疗：动物实验证明，在引起感染的7天之内，迅速有效的治疗可预防瘢痕形成。有学者报道了新发生或进展性瘢痕52例的回顾性分析，显示50例有UTI延误诊断或治疗的病史。

(3) 年龄:UTI在幼儿更常见,且大多数肾瘢痕于首次UTI时发现。但肾瘢痕发生最晚的年龄界限有争论,据报道英国23个中心的74例发生了新瘢痕或原有瘢痕进展的小儿,其中34%为5岁以后,3例晚至10岁。还有学者研究了3岁和4岁二巯基琥珀酸扫描正常的小儿新瘢痕的发生情况,结果显示4岁DMSA正常的小儿,随访中无瘢痕发生,而3岁DMSA正常的小儿29%发生瘢痕,提示4岁以后新瘢痕将不再发生。然而,如果在最初评价时已有瘢痕存在,那么新瘢痕于任何年龄都可发生。

(4) 梗阻性尿路病:梗阻存在时,感染可引起快速肾脏损伤和瘢痕形成。

(5) 膀胱输尿管反流(VUR)和肾内反流:VUR与UTI密切相关,美国儿科学会的研究表明:首次UTI小儿30%~40%发生VUR,其中婴儿期高达50%,1~5岁降至30%,以后更低;此种肾脏肾瘢痕的发生率高达40%,并与反流的程度直接相关;严重VUR的小儿比无VUR的小儿发生肾瘢痕的危险高8~10倍、比VUR较轻的小儿高4~6倍,此种肾瘢痕的类型是节段性瘢痕,主要发生在凹或平的肾乳头处,其导管口开放于肾盂,导致肾内反流,使肾实质感染。然而,有学者指出VUR并不是肾瘢痕形成的主要条件,因为在有VUR或无VUR存在时,用DMSA诊断肾瘢痕的阳性率无差异。

(6) 排空功能紊乱:用图像膀胱测量法研究患有UTI的小儿,发现2/3的病例存在不稳定性膀胱,表现为排空压力高而膀胱容量低。在原发VUR的小儿中,也发现有43%伴有功能紊乱性排泄综合征(dysfunctional elimination syndrome,DES),表现为膀胱不稳定性、便秘和不经常性排空,这些患儿UTI发作次数更多、VUR缓解延迟,尽管VUR缓解或经外科矫正但UTI持续,外科术后VUR也可能反复或出现在对侧泌尿系统。

(7) 宿主因素:宿主对UTI反应在引起肾瘢痕中的作用是研究热点。急性肾盂肾炎小儿尿中前炎症细胞因子如白细胞介素8(IL-8)、白细胞介素6(IL-6)和白细胞介素1(IL-1)升高,尤其新生儿和首次UTI时更高,但随访1年后,只有IL-6水平与肾瘢痕程度有关;下调的细胞因子有两种不同类型:IL-1受体拮抗剂、可溶性IL-6受体降低,可溶性肿瘤坏死因子受体Ⅰ和Ⅱ升高。然而,目前它们是否有任何预示肾瘢痕的作用尚不确切。此外,肾瘢痕与血管紧张素转换酶(angiotensin-converting enzyme,ACE)基因多态性有关,ACE使血管紧张素Ⅰ转换为血管紧张素Ⅱ,后者通过引起局部血管收缩、刺激转化生长因子β(transforming growth factor-β,TGF-β)产生和刺激胶原合成引起间质纤维化和肾小球硬化。据报道DD基因型的个体,ACE活性增强,肾瘢痕的危险高4~9倍。动物实验中,用ACE抑制剂或血管紧张素Ⅱ受体拮抗剂Losartan治疗慢性肾脏疾病,能降低TGF-β的肾内表达,减少间质和肾小球纤维化。此外,纤溶酶原激活剂抑制物、TGF-β及胶原的多肽性与瘢痕的关系也有报道。新近发现醋酸去氨加压素(desmopressin acetate,ddDVP)具有对内在免疫细胞激活的激素调节作用,是肾脏微生物介导的炎症调节因子。

【临床表现】

1. 分类

(1) 上、下尿路感染:肾盂肾炎(上尿路感染):指侵犯肾实质和肾盂的感染,表现为发热(体温>38℃)、腰痛;年幼儿可表现为食欲缺乏、生长落后、嗜睡、易激惹、呕吐或腹泻等全身症状。膀胱炎(下尿路感染):是仅限于膀胱的感染,可表现为尿频、尿急、尿痛、恶臭尿液、尿失禁、血尿和耻骨上区疼痛。

(2) 初次或复发性UTI:初次UTI为首次发生UTI。复发性UTI为①UTI发作2次及以上,且均为急性肾盂肾炎;②1次急性肾盂肾炎且伴有1次及以上的下尿路感染;③3次及以上的下尿路感染[6]。

(3) 无症状性菌尿:指尿路病原菌在尿道定植而不引起尿路症状;对于菌尿显著者,可能存在无症状白细胞尿。

(4) 单纯性UTI和难治性UTI:单纯性UTI指上、下尿路的形态和功能正常,肾功能及免疫系统正常的尿路感染。难治性UTI则指伴有泌尿系结构或功能异常的尿路感染。

2. 特点 一般年龄越小,症状越不典型。症状在不同年龄段之间存在较大差异,需给予高度关注,不仅要对具有下述临床表现的患儿进行尿液检查,还要对不明原因发热的患儿进行尿液检查。

(1) <3月龄婴幼儿的临床症状可包括:发热、呕吐、哭吵、嗜睡、喂养困难、发育落后、黄疸、血尿或脓尿等;新生儿期多以全身症状为主,如发热、吃奶差、苍白、呕吐、腹泻、腹胀等非特异性表现。还可有生长发育停滞、体重增长缓慢,甚至惊厥、嗜睡等,黄疸可能是新生儿UTI的早期表现。一般局部泌尿系症状不明显,据报道第1周内的发热新生儿中13.6%有UTI。因此要提高警惕,对原因不明的发热应及早做尿常规及血、尿培养以明确诊断。

(2) ≥3月龄儿童的临床症状可包括:发热、食欲缺乏、腹痛、呕吐、腰酸、尿频、排尿困难、血尿、脓尿、尿液混浊等。因症状不典型,需要高度警惕,对排尿时哭闹、顽固性尿布疹、尿味难闻、腹痛、血尿等应想到本病,对所有不明原因发热的婴幼儿都要及时进行尿液检查。

(3) 儿童期症状相对明显。下尿路感染时多仅表现为尿频、尿急、尿痛等尿路刺激症状,有时可有终末血尿及遗尿,可诉腹部或耻骨上疼痛,而全身症状多不明显。上尿路感染时全身症状多较明显,表现为发热、寒战、全身不适及呕吐、腹泻,可伴腰痛及肾区叩击痛,可同时伴有排尿刺激症状。部分患儿可有血尿,但蛋白尿和水肿多不明显,一般不影响肾功能。急性局灶细菌性肾炎是严重的肾盂肾炎表现,也称急性叶性肾炎(lobar nephritis),表现为胁肋部痛、发热,病情快速恶化进入脓毒血症状态。

(4) 小儿 UTI 分为首次发作及复发。反复发作患儿可表现为间歇性发热、腰酸、乏力、消瘦及肾功能受损甚至慢性肾衰竭表现,如进行性贫血、夜尿增多等。局部尿路刺激症状可无或间歇出现,脓尿及细菌尿可有或不明显。患儿多合并尿反流或先天性尿路结构异常,如能早期矫治可减少肾损害。

【实验室与其他辅助检查】

1. 尿标本收集方法 尿细菌培养及菌落计数是诊断 UTI 的主要依据,应尽量在使用抗生素之前留取尿培养标本。在幼儿,尿培养结果的评价有赖于尿采集方法:包括耻骨上膀胱穿刺法、插管留取尿液、留取清洁中段尿液、集尿袋收集尿液。

2. 尿培养结果评价 不同的尿液留取方法有着不同的诊断策略。

(1) 耻骨上膀胱穿刺法:最敏感,是诊断 UTI 的金标准,污染机会罕见,只要有 G^- 细菌生长即确诊,G^+ 细菌 $>1\times10^3$ 也可确诊。缺点是有创性及穿刺不成功的可能。

(2) 插管留取尿标本培养:也是非常可靠的方法。2011 年美国儿科学会报道,如果用 50 000 菌落数/ml 作为诊断标准,敏感性是 95%,特异性是 99%[6];国内指南认为若尿培养菌落数 $>1\times10^5$/ml 即有 95%感染的可能性,菌落数介于 $1\times(10^4\sim10^5)$/ml 为可能感染,介于 $1\times(10^3\sim10^4)$/ml 为可疑感染,需重复尿检,当菌落数 $<1\times10^3$/ml 时认为无感染[1]。这是一个可接受的替代耻骨上膀胱穿刺的方法。然而,在未做包皮环切的男孩中,仍有污染的机会,而且有引起感染的危险。

(3) 清洁中段尿培养方法:该方法简便易行,是目前最常用的留尿方法,对于排尿训练后的儿童可首选。通常认为清洁中段尿培养菌落数 $>1\times10^5$/ml 可确诊,$1\times(10^4\sim10^5)$/ml 为可疑,$<1\times10^4$/ml 系污染。男孩与女孩诊断 UTI 的标准可略有不同,男孩尿培养菌落数 $>1\times10^4$/ml 时有较大机会诊断 UTI,而女孩诊断 UTI 尿培养菌落数需 $>1\times10^5$/ml,重复尿培养结果可进一步确认感染的可能性[1]。

(4) 尿袋收集尿的方法:简便无创,当菌落计数 $<1\times10^4$/ml 时,可除外 UTI。但此法可靠性欠佳,污染概率高,假阳性率高达 85%~99%,特异性仅为 14%~84%,因此仅在培养结果为阴性时认为有临床价值。

3. 尿液分析 尿液分析具有高度的敏感性和特异性[7],新鲜尿液分析对诊断有帮助,包括尿常规检查及试纸条亚硝酸盐试验和尿白细胞酯酶检测;如尿标本放置在室温下超过 4 小时,细菌将增至异常范围,因此标本需在冷藏环境中送检,否则必须在 2 小时内送至检验科。

(1) 尿常规检查:清洁中段尿沉渣中白细胞≥5 个/HP 应考虑可能为 UTI,血尿也很常见,如白细胞成堆、白细胞管型、蛋白尿及晨尿的比重和渗透压减低则诊断价值更大,后两者更说明肾脏受累。80%~90%症状性 UTI 有白细胞尿,但仅检出白细胞或未检出白细胞都不足以诊断或完全排除 UTI。

(2) 试纸条亚硝酸盐试验和尿白细胞酯酶检测:

1) 尿白细胞酯酶:利用尿试纸条对中性粒细胞酯酶活性不同反应来证明尿中白细胞的存在。其特异度和敏感度分别为 69.3%~97.8%和 37.5%~100.0%。

2) 亚硝酸盐还原试验:利用了绝大多数尿致病菌特别是 G^- 菌能使硝酸盐变为亚硝酸盐这一特性设计的尿试纸条。但假单胞菌或肠球菌及 G^+ 菌可能为阴性,新生儿、大量利尿或饮水等由于尿液在膀胱短暂停留,细菌和尿液中的硝酸盐未反应充分(一般需要 4 小时),可能也呈阴性。该方法的特异度高(75.6%~100.0%),而敏感度较低(16.2%~88.1%),采用晨尿可提高其阳性率。

尿试纸条两者联合检测对诊断 UTI 的特异度和敏感度分别为 89.2%~100.0%和 30.0%~89.2%[1]。

(3) 沉渣涂片镜检细菌:用 1 滴混匀的新鲜尿,置玻片上烘干,革兰染色后,若油镜下每个视野都能找到 1 个以上细菌,表明尿中细菌在 10 万/ml 以上。其敏感性为 81%(16%~99%),特异性为 83%(11%~100%)。

上述各种试验均有假阳性及假阴性的可能,然而,如果将这些试验联合应用,且任何一种阳性结果均作为阳性,则敏感性接近 100%(99%~100%),特异性是 70%(60%~92%)。提示:这些方法能用于检出几乎所有的 UTI 病例,但仍需要通过尿培养来确定诊断。但应注意这些评估指标受水化的程度、收集尿的方法、离心的方式以及尿量等影响。新生儿和小于6个月的婴儿，由于受泌尿系统功能的限制，单一的白细胞尿、菌尿或亚硝酸阳性预测价值均较小，将革兰氏染色镜检细菌联合白细胞尿阳性，UTI预测价值则提高到85%。

临床上如果患儿有明确的尿液检查异常，UTI的诊断即可初步建立，在进一步取得尿液细菌学培养结果的同时可以开始临床抗生素治疗。但是，尿细菌培养及菌落计数是诊断UTI的确诊依据，对指导治疗有意义，希望临床重视应用抗生素之前的尿细菌培养，提高培养的阳性率。在尿液留取方法上多采用清洁中段尿，若尿试纸检查白细胞酯酶和亚硝酸盐试验均为阴性或尿沉渣镜检既无脓尿又无菌尿可除外UTI。

【影像学检查】 小儿UTI可能是泌尿系结构或功能异常的重要提示，虽然最常见的异常是VUR，但也可能是梗阻性尿路病或膀胱功能异常。UTI诊断明确后需进一步了解有无潜在的解剖及功能异常，评价每个肾脏的功能和瘢痕程度并预防UTI复发，以最大程度保护肾功能。UTI后进行影像学检查的目的是：①发现这些潜在的解剖及功能异常，并给予合理治疗；②评价每个肾脏的功能和瘢痕程度；③辅助急性UTI的定位。最好能有一种影像学检查方法，具有成本-效益好、无痛、安全、极小或无放射性，并能够检测到任何有意义的结构异常，但目前技术不能满足这些要求。因此，需要几种检查联合应用，检出所有可能的异常。每一种检查的选择，有赖于它检出异常的敏感性、创伤的程度和照射剂量。

1. 泌尿系统超声　在儿童中应用最广泛，具有安全、快速、准确性高的特点，最适合于检测肾脏大小及肾实质和集合系统的解剖异常。缺点是存在一定的主观性，需要操作者经验丰富，且不能提供肾功能的信息。对肾瘢痕的检查不如DMSA敏感（20%～69% *vs.* 40%～92%），但对诊断肾脓肿、肾周间隙异常有帮助。首次发热性UTI均需行泌尿系统超声检查（肾、输尿管和膀胱B超），其目的主要是发现和诊断泌尿系统发育畸形。但如果患儿既往已行泌尿系超声检查而无异常者，可暂缓该检查。

2. 核素肾静态扫描（dimercaptosuccinic acid，DMSA）　诊断急性肾盂肾炎（APN）的敏感度和特异度分别为96%和98%，可用于协助诊断上、下尿路感染，也用于评估肾瘢痕。检查方法为静脉注射放射性核素二巯基琥珀酸，其能特异地结合到肾小管上皮细胞基底膜上，6小时后在肾皮质区仍然有1/2的剂量存在，这一特性用来诊断急性肾盂肾炎和肾瘢痕，表现为单个或多个局灶放射性减低或缺损区，但无容量丢失，也可呈弥漫的放射性稀疏伴外形肿大。对发热性尿路感染的婴幼儿，急性期行DMSA检查有助于UTI的定位，明确是否为急性肾盂肾炎，此外还对检出中、高级别VUR（Ⅲ～Ⅴ级）具有重要提示作用，当DMSA的结果为阴性时，检出中、高级别VUR的可能性很小，其在≤2岁的婴幼儿中预测VUR的敏感性可达95%以上[8]，可用于评估是否需要进一步进行排泄性尿路造影检查。在早期诊断急性肾盂肾炎方面，发现50%～85%小儿显示在疾病的第1周阳性，应用抗生素治疗后恢复。对于评估肾瘢痕，鉴于国内患儿随访的依从性，推荐在急性感染后3个月即行^{99m}Tc-DMSA以减少失访率。国外有学者认为MRU评估肾盂肾炎和肾瘢痕的能力不亚于DMSA[9]，有待进一步循证医学证据支持。

3. 排泄性膀胱尿道造影（micturating cystourethrography，MCU）　是确诊VUR的基本方法及分级的金标准，可有助于VUR严重程度分级及检出其他尿道和膀胱的解剖异常。传统的MCU方法是膀胱内注入造影剂后排尿观察有无反流或下尿路异常，目前广泛应用于临床，缺点是放射性暴露、插管操作的痛苦及感染的危险。

4. 尿路动力学研究　是评价膀胱功能紊乱的最佳方法。当患儿有尿失禁、遗尿、残余尿增多、膀胱壁增厚等疑似排尿功能异常时，应进行尿流量测定、膀胱内压测量（压力研究和电肌肉描记）等评价。

UTI诊断明确后，影像学检查方案有很大调整。以前的指南均强调首次UTI发作后应进行全面的检查评价，超声+MCU+DMSA，目的是发现易于反复UTI和增加肾瘢痕危险的因素，如最常见的VUR。但是①按照以前的指南策略能够检出VUR的比例低（20%～40%），且多数被诊断的VUR属于低级别反流，高级别反流比例很少，约1%。近年来国内外指南均不推荐首次UTI患儿进行MCU检查。②MCU存在不舒适性、放射线暴露等缺点，近年来有学者研究认为DMSA能替代MCU，研究表明，绝大多数急性期DMSA有摄取缺陷的儿童存在伴有上尿路扩张的反流，因此，当DMSA异常时再行MCU。如果DMSA正常则无需进行MCU，因为可能会遗漏的5%～27%的VUR患儿均为低级反流，临床意义相对小，可以使得30%以上的儿童避免进行不必要的MCU检查。③VUR、肾损害和肾盂肾炎的相关性已被大家共识，但确凿的因果关系即UTI和VUR是肾实质损害的原因尚不能肯定，有些观察表明部分瘢痕是在宫内已形成的发育不良的肾组织，瘢痕进展或新瘢痕的形成与UTI无相关。综上所述，目前新的指南建议第一次热性UTI后不应常规做MCU，而应常规做泌尿系超声(肾、输尿管和膀胱B超),如果超声显示肾积水、瘢痕或其他异常提示有高级别VUR或梗阻尿路病及其他不典型或复杂临床情况时再做MCU。如果有反复热性UTI,则需要进一步影像学评价。

5. 不同年龄儿童影像学检查推荐流程

(1) ≤2岁患儿:首次发热性UTI,建议完善泌尿系超声及DMSA检查。如果泌尿系超声或DMSA检查结果异常,或呈不典型尿路感染表现,建议在急性感染控制后进一步行MCU检查。如果泌尿系超声与DMSA结果均未见异常,则可密切随访观察;如有感染再次发作,则需考虑完善MCU检查。

(2) >2岁患儿:可视病情而定。一般患儿完善泌尿系超声即可;若超声异常,或临床表现不典型,或抗菌药物治疗48小时无明显好转者,则建议按上述≤2岁者完善相关影像学检查[1]。

值得强调的是,需要追问患儿既往是否有不明原因的发热但未行尿液检查的病史,因为临床上有一些所谓“首次”发热性尿路感染患儿,可能有过被忽视的尿路感染,就诊时往往已经是感染的再次复发,此时还是建议尽早完善MCU检查。

【诊断】

1. 确定UTI诊断 2011年美国儿科学会推荐小儿UTI诊断标准为:尿液分析提示有感染(白细胞尿和/或菌尿)和插管或耻骨上联合穿刺尿培养菌落计数50 000CFU/ml。在国内小儿UTI诊断标准通常为:清洁中段尿沉渣镜检白细胞≥5个/HP或尿液细菌培养菌落数≥1×10^5。大多数情况下,两者缺一不可,以减少无症状菌尿或污染标本所引起的过度诊断的可能性。

2. 无症状菌尿(asymptomatic bacteriuria) 并非真正的UTI,儿童期发生率占0.5%~0.8%,因多数菌尿无症状、细菌毒力低、少或无肾瘢痕的风险,故建议不用治疗。但应注意两种情况:一是尿培养多种细菌混合生长时多提示污染;二是可能有少数真正的UTI被漏诊,如在炎症反应发作前收集的尿标本,此时,明智的选择是24小时后重复尿分析澄清情况。单纯的白细胞尿可能由于不完全抗生素治疗UTI所致,也可见于尿石症、异物或感染结核及其他需要特殊培养基的病原体,如沙眼衣原体等。

不明原因发热的婴幼儿因病情迫切需要立即抗生素治疗时,因抗生素可能会使尿液迅速达到无菌状态,导致UTI的诊断机会丢失,故应该保证在治疗前通过插尿管或者耻骨上穿刺获得尿标本进行尿培养和尿液分析,尿袋收集法尿培养不可靠。如果病情允许不需要立即抗生素治疗,就应该进行UTI可能性的评估,可能性小者临床随访监测即可。可能性大者可选择:①插尿管或耻骨上联合穿刺尿培养和尿分析。②用最方便的方法留尿做尿分析,如果尿分析提示UTI(白细胞酯酶或亚硝酸盐或白细胞尿或菌尿阳性),再通过插管或耻骨上联合穿刺尿培养确诊;如果尿分析为阴性,则监测临床过程,不用抗生素治疗(阴性尿分析不能完全排除UTI)。此两种选择方案效果一样,但后者费用相对少。

3. UTI定位诊断 区分肾盂肾炎和膀胱炎对指导治疗及随访检查非常重要,肾瘢痕与肾盂肾炎相关。故尽可能从临床、检验及影像学上加以鉴别。

一般小儿肾盂肾炎高热明显,血白细胞、血沉、C反应蛋白及降钙素原水平更高,年长儿可有背部或胁肋部痛,肾脏触痛阳性。而膀胱炎罕见发热>38℃,常有下腹痛和膀胱/排尿功能异常症状,如尿频、尿痛、排尿困难或迟疑、尿急和遗尿等。DMSA是诊断肾盂肾炎最重要的影像学检查,一般在急性感染的1~2周内进行。

4. 寻找UTI诱因 VUR、梗阻性尿路病和排空功能紊乱是UTI的常见原因,应仔细询问患儿的排尿习惯、有无排尿功能障碍及便秘表现。体格检查注意有无包茎、阴唇粘连、脊柱裂等。并按照前述影像学检查原则进行评价。

【鉴别诊断】

1. 急性肾小球肾炎 初期可有轻微尿路刺激症状,尿常规检查中红细胞增多,有少数白细胞,但多有管型及蛋白尿,且多伴水肿、高血压及尿培养阴性有助鉴别。

2. 肾结核 多见于年长儿,有结核接触史及结核感染中毒症状,结核菌素试验阳性。如病变累及膀胱可出现血尿、脓尿及尿路刺激症状,尿液中可查到结核分枝杆菌,静脉肾盂造影可见肾盂肾盏出现破坏性病变。

3. 高钙尿症 可表现有尿频、脓尿等,但尿钙/尿肌酐>0.20、24小时尿钙>4mg/kg及尿培养阴性有助鉴别。

【治疗】 如果患儿有明确的尿液检查异常,UTI的诊断即可初步建立,在进一步取得尿液细菌学培养结果的同时可以开始临床抗菌药物治疗。欧洲指南认为发热性UTI的患儿,应尽早开始抗生素治疗,以减少肾实质受累和肾瘢痕形成的风险。治疗原则:积极控制感染,防止复发,去除诱因,尽可能减少肾脏损害。

1. 一般治疗 急性感染时应卧床休息,多饮水,勤排尿,减少细菌在膀胱内停留的时间,女孩还应注意外阴部清洁,鼓励患儿进食以补充营养,并注意改善便秘。

2. 抗生素治疗 快速诊断和早期有效的抗菌药物治疗最重要。

(1) 药物选择:①根据感染部位:上尿路感染应选择血浓度高的药物,下尿路感染选择尿浓度高的药物如呋喃类;总体来说药物在肾组织、尿液、血液中都应有较高的浓度;②初始根据本地区抗生素耐药情况选择,经验性用药,待尿培养及药敏试验结果回报后调整用药;③选择对肾损害小的药物;④根据疗效调整:如治疗48小时症状仍不见好转或菌尿持续存在,可能细菌对所用药物耐药,应及早调整,必要时可两种药物联合应用;⑤选用抗菌能力强,抗菌谱广的药物,避免使细菌产生耐药菌株;⑥若药敏试验结果未回报,对急性肾盂肾炎推荐使用二代以上头孢菌素、氨苄青霉素-棒酸盐复合物。

(2) 给药方式:如果患儿病情较轻,无明显脱水表现,依从性好,开始可给予口服用药,但如果患儿对治疗反应差或出现复杂情况,必须给予静脉治疗。如果患儿病情严重伴呕吐及明显脱水或口服药物困难,应立即给予静脉抗生素治疗,待一般状态改善后转为口服治疗。随机对照研究表明:儿童肾盂肾炎治疗中,口服用药10天、静脉给药3天再改为口服7天、静脉用药3~4天再转为口服给药与7~14天完全静脉给药,肾瘢痕的风险无差异。因此,建议不必长期静脉点滴。

(3) 常用药物:经验性用药可选用对G^-效果好的药物。①磺胺类药物对大多数大肠埃希菌有较强的抑菌作用,尿中溶解度高,不易产生耐药性,价格便宜,如磺胺甲噁唑,多与增效剂甲氧苄啶联合作为复方磺胺甲噁唑应用,但需注意2月龄以下禁用。剂量:甲氧苄啶4~6mg/(kg·d),分2次口服,磺胺甲噁唑20~30mg/(kg·d),每日分2次口服。注意多饮水防止尿中形成结晶,肾功能不全时慎用。②呋喃妥因抑菌范围广,对大肠埃希菌效果显著,不易产生耐药性。剂量5~7mg/(kg·d),分4次口服,易致胃肠反应,宜饭后服用。③青霉素类和头孢类抗生素均有较好的抗菌作用,常用于尿路感染的治疗。如口服药:阿莫西林/克拉维酸钾20~40mg/(kg·d),每日分3次;头孢克肟3~6mg/(kg·d),每日分2次;头孢克洛20~40mg/(kg·d),分3次,一日总量不超过1g;头孢泊肟10mg/(kg·d),分2次;头孢丙烯30mg/(kg·d),每日分2次;头孢氨苄50~100mg/(kg·d),每日分4次。头孢呋辛酯20~30mg/(kg·d),每日分2~3次。静脉用药:头孢曲松75mg/(kg·d),每24小时;头孢噻肟150mg/(kg·d),分次每6~8小时;头孢他啶100~150mg/(kg·d),分次每8~12小时;哌拉西林(氧哌嗪青霉素)300mg/(kg·d),分次每6~8小时等。④氨基糖苷类抗生素因其肾毒性较大,且对听力也有不良影响,使用时应慎重。当必须用时,建议监测血药浓度来调整药物剂量。⑤诺氟沙星喹诺酮类广谱抗生素,对G^-、G^+菌均有较强的抗菌作用,可以作为治疗严重感染的二线药物。剂量5~10mg/(kg·d),分3~4次口服。因其可能导致软骨的损伤,故一般不用于幼儿。近年来国内外均有报道,在UTI中出现较高水平的氨苄西林、甲氧苄啶、磺胺甲噁唑的耐药情况,因此需依照当地药物耐药情况选择用药,并及时调整用药。

(4) 治疗疗程:①急性肾盂肾炎抗生素治疗:≤3月龄疗程为全程静脉敏感抗菌药物10~14天;>3月龄时,若患儿有中毒、脱水等症状或不能耐受口服抗菌药物治疗,可静脉使用敏感抗菌药物治疗2~4天后改用口服敏感抗菌药物治疗,总疗程10~14天。如影像学相关检查尚未完成,在足量抗菌药物治疗疗程结束后仍需继续予以小剂量(1/3~1/4治疗量)的抗菌药物口服治疗,直至影像学检查显示无VUR等尿路畸形。②急性膀胱炎抗生素治疗:以往经典的治疗方案为口服抗生素治疗7~14天(标准疗程),而研究表明短疗程与标准疗程治疗相比,两组在临床症状持续时间、菌尿持续时间、UTI复发、药物依从性和耐药发生率方面均无明显差别,故推荐口服抗菌药物治疗2~4天(短疗程)。国外指南同样认为3个月以上无并发症的膀胱炎患儿,只需口服抗生素至少3~4天。美国儿科学会建议UTI最少治疗时间为7天。③无症状菌尿:单纯无症状性菌尿一般不需治疗,但若合并尿路梗阻、VUR等泌尿道畸形,或既往感染使肾脏形成瘢痕者,应选用敏感抗生素治疗7~14天,再用小剂量抗生素长期使用,直到泌尿道梗阻等诱因被矫治为止。

在抗菌药物治疗UTI 48小时后需评估治疗效果,包括临床症状、尿检指标等。若抗菌药物治疗48小时后未能达到预期的治疗效果,需要重新留取尿液进行尿培养细菌学检查,并及时根据需要调整用药。再次感染者:①不经常再发者,再发后按急性处理;②反复再发者,急性症状控制后考虑使用预防性抗生素治疗。如果患儿在接受预防性抗菌药物治疗期间出现了尿路感染,需换用其他抗菌药物而非增加原抗菌药物剂量。预防用药期间,选择敏感抗菌药物治疗剂量的1/3睡前顿服,首选呋喃妥因或磺胺甲噁唑。若小婴儿服用呋喃妥因伴随消化道不良反应剧烈者,可选择阿莫西林克拉维酸钾或头孢克洛类药物口服。疗程可持续3~4个月。反复多次感染或肾实质已有不同损害者,疗程可能更长。

3. 积极治疗尿路结构和功能异常 如膀胱输尿管反流和排空功能异常,详见本章第8节。

4. 积极预防肾瘢痕形成及进展

（1）及时诊断和治疗 UTI，并给予适当的抗生素疗程，防止其反复。治疗延误已证明是肾盂肾炎的肾瘢痕形成中主要的危险因素，故应在经验基础上尽早开始抗生素治疗，根据尿培养结果再进行调整。并指导患儿父母，确保在以后的反复感染时，也能被迅速发现和及时治疗，从而减少肾损害的风险。

（2）重视小儿 UTI 后的实验室检查，及时发现尿路的异常，如 VUR 和膀胱功能紊乱等，并给予正确的治疗。

（3）预防性抗生素应用：首次发生的 UTI 不推荐常规使用预防性抗菌药物；但对于高风险的儿童，如有高级别 VUR 以及原因不明的 UTI 复发者，仍提倡预防性应用抗生素，可减少尿路感染的反复发作。预防性抗菌药物治疗对于预防肾瘢痕形成是否有效尚需更多的研究。

【预后】 急性尿路感染经合理的抗生素治疗后多能迅速恢复，但半数患儿可有复发或再感染。因此，急性疗程结束后，应每月随访 1 次，共 3 次，如无复发可认为治愈。反复发作者，每 3~6 个月复查 1 次，共 2 年或更长。

有作者对首次小儿尿路感染后肾功能进行了长期随访（16~20 年），发现不伴有肾瘢痕形成的 UTI 患儿，GFR 基本正常，而伴有肾瘢痕者 GFR 明显下降。另一大宗病例的研究发现：伴有广泛肾瘢痕的患儿中，3%~10%发展为终末肾衰竭，0~50%发生高血压。

（徐虹）

参考文献

[1] 中华医学会儿科学分会肾脏学组. 泌尿道感染诊治循证指南（2016）. 中华儿科杂志，2017，55（12）：898-901.

[2] KARMAZYN BK, ALAZRAKI AL, ANUPINDI SA, et al. ACR Appropriateness Criteria® Urinary Tract Infection-Child. J Am Coll Radiol, 2017, 14(5S): S362-S371.

[3] STEIN R, DOGAN HS, HOEBEKE P, et al. Urinary tract infections in children: EAU/ESPU guidelines. EurUrol, 2015, 67(3): 546-558.

[4] SIMOES ESAC, OLIVEIRA EA, MAK RH. Urinary tract infection in pediatrics: an overview. Jornal de pediatria, 2020, 96 (Suppl 1): 65-79.

[5] MCLELLAN LK, HUNSTAD DA. Urinary Tract Infection: Pathogenesis and Outlook. Trends Mol Med, 2016, 22(11): 946-957.

[6] OKARSKA-NAPIERALA M, WASILEWSKA A, KUCHAR E. Urinary tract infection in children: Diagnosis, treatment, imaging-Comparison of current guidelines. Journal of pediatric urology, 2017, 13(6): 567-573.

[7] SCHROEDER AR, CHANG PW, SHEN MW, et al. Diagnostic accuracy of the urinalysis for urinary tract infection in infants<3 months of age. Pediatrics, 2015, 135(6): 965-971.

[8] ZHANG X, XU H, ZHOU L, et al. Accuracy of early DMSA scan for VUR in young children with febrile UTI. Pediatrics, 2014, 133(1): e30-38.

[9] EXPERT PANEL ON UROLOGIC I, NIKOLAIDIS P, DOGRA V S, et al. ACR Appropriateness Criteria® Acute Pyelonephritis. J Am Coll Radiol, 2018, 15(11S): S232-S239.

第 8 节 膀胱输尿管反流

膀胱输尿管反流（vesicoureteral reflux，VUR）简称反流，系指尿液非生理性的自膀胱反流入输尿管、肾盂，是儿童中常见的尿路畸形。正常时，输尿管膀胱连接部（ureterovesical junction，UVJ）存在瓣膜样功能，可防止尿液的反流，若瓣膜作用不全则发生反流。反流的危害在于增加了泌尿系感染的风险，两者共同的作用将引起肾实质损害，肾瘢痕形成，可能导致将来的高血压、妊娠毒血症、慢性肾功能不全和终末期肾衰竭。故 VUR 治疗的目的是减少泌尿系感染、防止肾脏损害。

【病因与分类】 机体抗反流机制包括输尿管、膀胱和输尿管膀胱连接部，其中后者最为重要。输尿管肌层主要由疏松不规则螺旋形肌纤维组成，输尿管正常蠕动时产生 40cmH_2O 压力，推动尿液流向膀胱，而膀胱的伸展性又能保持腔内低压状态阻止尿液后退和反流。在输尿管膀胱连接部，输尿管斜行进入膀胱壁，穿过逼尿肌（相对长的一段被逼尿肌肌肉包裹），远端位于膀胱内黏膜下。输尿管的肌层呈纵行延伸至膀胱三角区，并与来自对侧的输尿管纤维互相交织，将输尿管固定在膀胱三角区[1]。当膀胱充盈时，输尿管膀胱壁段被挤压贴到膀胱壁上，关闭输尿管，类似于瓣膜样的作用，防止尿液反流。有作者报道输尿管膀胱壁段的长度至关重要，其与输尿管直径的比例达到 5∶1，方能起到防反流作用。

VUR 分为原发性和继发性。

1. 原发性 VUR　系活瓣功能先天性发育不全，如先天性输尿管膀胱连接部（UVJ）结构异常。胚胎发育过程中，从中肾管萌出输尿管芽，标志着后肾发育的开始，输尿管芽头端与间充质细胞相互作用最终形成后肾，而中肾管逐渐被吸收融入扩大的泌尿生殖窦（膀胱的前身）。因此，输尿管芽萌出的位置决定着最终输尿管在膀胱开口的位置。输尿管芽过早萌出，提前到达泌尿生殖窦，导致输尿管开口位置向外侧移位，膀胱壁段变短；输尿管芽萌出较晚，与膀胱壁结合迟，导致异位开口；若输尿管芽萌出位置过低导致输尿管芽远端部分过短，输尿管开口于膀胱的位置过高，就可能形成 VUR。另外，过早或过迟的萌芽都可能会使输尿管芽诱导肾发生原基的作用异常，导致同时发生肾发育不全或发育不良。因此，肾发育不全或多囊性肾发育不良的患儿需要排除同时伴随的 VUR。

近年认为原发性 VUR 与遗传因素有关，由双胞胎发病的一致性及 VUR 患儿的家属中发病率明显高推测其为常染色体显性遗传，与单基因或多基因有关。目前已发现某些基因与 VUR 的发生有关，如配对盒基因 2（paired box 2，*PAX2*）（动物实验显示是小鼠输尿管萌芽所必需）和胶质细胞衍生的神经营养因子（glial cell derived neurotrophic factor，*GDNF*）在小鼠 VUR 发生中起重要作用，然而，这些基因在人类的作用仍有争议。

2. 继发性 VUR　是指先天或获得性的下尿路梗阻，如后尿道瓣膜、神经源性膀胱、输尿管口囊肿等，引起慢性、持续性膀胱内压升高，破坏了原本正常的抗反流 UVJ 的基本结构。当压力超过 $40cmH_2O$ 时，输尿管不能将尿液排入膀胱，逐渐扩张，最后引起输尿管膀胱连接部变形，破坏抗反流机制，导致 VUR 的发生。此外，反复尿路感染（urinary tract infection，UTI）的炎症改变（瘢痕），也常使输尿管膀胱连接部失去瓣膜样作用，引起反流。

VUR 还可能与功能紊乱性膀胱排空有关，后者可表现为功能失调性排出综合征（dysfunctional elimination syndrome，DES），即当膀胱收缩时，盆底肌和外括约肌不适当地收缩，导致排尿压增加和/或无效排尿，无明显解剖和神经异常。有报道，在 DES 儿童中，做排泄性逆行尿路造影（micturating cystourethrography，MCU）发现有 20% 的 VUR，伴有 DES 的 VUR 可能延迟缓解；该类患儿经过大小便训练、水化、定期排尿等综合治疗，平均随访 22 个月，80% 可恢复正常排尿，60% 的 VUR 也同时得到缓解。但值得注意的是，高级别的 VUR 也可能影响膀胱的动力学，导致排尿功能障碍。

【流行病学】　由于多数小儿因 UTI 或排尿功能异常来检查才被发现，故其发病率比统计要高。正常人群中发病约为 0.4%～1.8%，在发热性 UTI 儿童中，发生率可高达 20%～40%。年龄越小 VUR 发病率越高，大于 1 岁的患儿中女性多见，男女比例为 1∶4；而小于 1 岁患儿中，男孩更常见。然而在所有 UTI 儿童中，男孩比女孩反流可能性更大，男孩约 29%，女孩约 14%，且反流级别更高。新生儿期 UTI 病例中 50%～70% 存在 VUR[1]，12 岁以内儿童中 VUR 的发病率约 10%[2,3]。在膀胱功能异常（包括膀胱过度活动、急迫性尿失禁、排尿延迟、膀胱活动低下、排尿异常等）的儿童中，VUR 发生率为 40%～60%。此外，产前超声有肾积水的婴儿生后行 MCU 检查发现约 16.2%（7%～35%）存在 VUR，即便生后超声显示正常，其 VUR 检出率也高达 18%。重复肾中，靠下极的部分也易发生 VUR，特别是如果表现有 UTI，则 70% 存在 VUR。VUR 先证者的同胞及后代中 VUR 发病率更高，分别为 27.4%（3%～51%）及 35.7%（21.2%～61.4%）[2]。

【反流分级】　国际反流研究组（the international reflux study in children，IRSC）根据排尿性膀胱尿道造影将反流级别分为五级（图 28-37）：

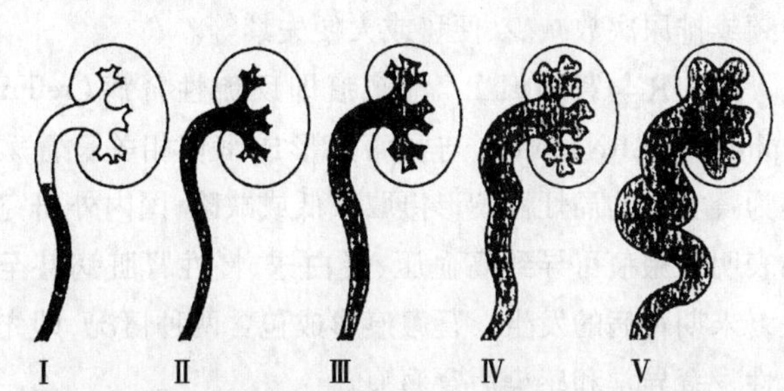

图 28-37　膀胱输尿管反流按不同程度分级（排尿性膀胱尿道造影）

根据国际反流研究组（IRS）分为 5 级。Ⅲ级以下为轻度反流。Ⅳ级以上为重度反流。

Ⅰ级：反流仅达输尿管，未及肾盂，可伴不同程度输尿管扩张。

Ⅱ级：反流至肾盂、肾盏，但无扩张，肾盏穹窿形态正常。

Ⅲ级：输尿管轻、中度扩张或迂曲，肾盂轻、中度扩张，肾盏穹窿无或轻度穹窿变钝。

Ⅳ级：输尿管中度扩张或迂曲，肾盂、肾盏中度扩张，肾盏穹窿角完全消失，但维持乳头形态。

Ⅴ级：输尿管重度扩张和迂曲，肾盂、肾盏显著扩张，但多数肾盏失去乳头形态，肾实质内反流。

临床以反流分级Ⅲ级以下为轻度反流，Ⅳ级以上为重度反流。确定反流分级，有利于病情估计和预后判断，并可指导临床治疗。

【临床表现】 VUR临床表现和预后差异大，部分VUR无症状，可自愈且不伴随肾瘢痕形成。部分VUR可导致尿路感染，造成肾瘢痕、高血压，甚至终末期肾病。原发性VUR最常见于下列三种情况：①UTI后评价时发现：为最常见的临床情况，特别是年幼儿。研究报道2岁以内发热性UTI患儿中发现34%患有VUR，其中Ⅲ～Ⅴ级VUR占全部VUR的84%[3]。②胎儿肾积水出生后随访中发现：男孩更多见，且有VUR的男婴在未进行包皮环切术的情况下，虽然给予抗生素预防，仍易发生UTI；高级别反流的男孩还可能出现异常的尿道动力学表现，提示膀胱压力较高、尿道括约肌协调困难，但可随时间逐渐改善。被发现的女孩反流级别较低，与男孩相比出现肾损害可能性不大。③筛查VUR先证者的兄妹或后代时发现：女性先证者的姐妹中VUR发生率较高。阳性患儿中75%无症状，且发现的VUR级别相对较低，但兄妹中如表现有UTI，其后发现的VUR通常级别较高，但肾损害明显低于先证者，与非家族性患儿比较，双侧VUR相对多见。

此外，当合并有DES时，可表现为白天尿床、尿急、尿频或排尿次数减少、便秘或大便失禁等。

【VUR与肾瘢痕】 肾瘢痕即反流性肾病（reflux nephropathy，RN），VUR与肾瘢痕形成密切相关。肾瘢痕为肾实质的局灶性楔形摄取减低或缺陷，国内外研究均表明肾瘢痕可导致高血压、蛋白尿、慢性肾脏病甚至是终末期肾病的发生。肾瘢痕形成包含两种情况，即先天性发育异常和感染后肾瘢痕。

1. 反流程度 VUR级别越高，肾瘢痕形成的危险可能越大。国外研究表明，反流程度升高1级，则肾瘢痕形成的危险性升高3.5倍。Ⅳ～Ⅴ级VUR患儿发生肾瘢痕的可能性为无VUR儿童的22倍，相比之下，Ⅰ～Ⅱ级VUR儿童肾瘢痕发生率只略高于无VUR儿童。然而国内学者回顾性分析1990—2002年间的50例儿童原发性VUR，发现肾瘢痕与反流程度未见显著相关[4]。

2. 年龄和性别 VUR患儿的年龄和性别与肾瘢痕形成的关系仍存争议。瑞典一项研究认为，男孩肾瘢痕形成多为先天性，而2/3的女孩肾瘢痕由反复的UTI引起。此外，高级别反流存在时发生UTI的年龄小（小于2岁），发生肾瘢痕的可能性大，因为小婴儿特殊的肾乳头形态，表现为乳头管开口较大、乳头较宽平，当承受高的压力时出现肾内反流。研究表明，在2岁内或在婴儿发生UTI前给予抗反流手术，可明显改善患儿肾功能和生长发育。

3. 先天性肾瘢痕 VUR与先天性肾瘢痕的关系亦存在争议，可能与压力性改变、先天性肾发育异常有关，或两者共同作用所致。研究表明，膀胱高压时可破坏膀胱黏膜屏障的完整性，并使黏膜血流受阻，反流尿液中的Tamm-Horsfall蛋白等可能诱发免疫损伤，从而出现肾小球局灶性硬化。国内另一动物实验表明，持续一定时间的膀胱内高压可引起肾瘢痕形成[4]。

肾瘢痕持续，其病理改变为球周纤维增生、肾小球硬化、肾小管萎缩、间质浸润及纤维化，未受损的肾小球由于高灌注出现肥大、节段硬化，甚至球性硬化，最终导致ESRD。有报道因RN所致的ESRD占所有儿童慢性肾衰竭的12%～21%；发生高血压者为10%～30%。

【检查与诊断】

1. 肾脏超声检查 是评估肾脏情况的首选方法，其优点是不需要造影剂，无放射线暴露，安全无痛。超声检查作为VUR的筛查试验，若见输尿管、肾盂扩张应考虑有反流的存在；如果发现双侧肾脏皮质异常，需行血肌酐检查。排尿性膀胱尿道超声造影检查（voiding ultrasonography，VUS）也是VUR的筛查或随访方法之一，原理是利用含气体微泡的造影剂增加超声反射信号，使超声探头捕获反流信号，待膀胱充盈后排尿期观察反流情况，并可观察输尿管开口位置。VUS一般用于胎儿肾积水生后和女性患儿UTI后的最初检查，但应注意在低级别反流存在时，超声可显示正常；也用于经保守治疗或VUR外科手术后女性及男性患儿的随访；是确定VUR先证者的兄妹是否有高级别反流存在的筛查工具。此外，VUS诊断的准确率与操作者技术水平直接相关[2]。

2. 排尿性膀胱尿道造影（MCU） 是确诊VUR的金标准。由于可按反流程度分级，并能准确评估上下尿道解剖结构，故是目前不可替代的诊断方法。将15%～20%泛影葡胺100～150ml经导管注入膀胱后令小儿排尿，或采用浓度30%的上述造影剂30～50ml注入膀胱后继以10%泛影葡胺150～200ml静脉滴注，吊瓶高度不应大于膀胱水平上70cm，造影剂量以能使膀胱充满至略感不适为度，存在反流时可见造影剂向输尿管以上逆流，如未见反流可令患儿排尿再观察反流的存在。MCU的准确性与操作过程的规范性及图像的判断水平有关，结果受所插导管的大小、类型、位置和膀胱充填状况、对比剂吊瓶的高度、水化状况、造影剂的体积、温度及浓度影响。此外，不建议镇静睡眠状态下进行，因为小儿可能不能完成排尿。一般建议小儿热性 UTI 完成抗生素疗程、外科纠正反流后实施。尿路感染患儿急性期 DMSA 或 B 超检查异常应积极行 MCU，特别是 <2 岁的男孩。

3. 放射性核素检查　放射性核素检查时患儿接受的辐射量较 MCU 为低，二巯基丁二酸肾同位素扫描（dimercaptosuccinic acid，DMSA）是目前公认的诊断肾瘢痕的金标准，比超声、排泄性尿路造影和计算机断层扫描（computed tomography，CT）更敏感，可显示肾皮质情况、检测肾瘢痕形成，是评估分肾功能的最佳方法。DMSA 可用于 UTI 急性期的肾脏功能评估，若 DMSA 无异常，则患有中、高级别 VUR 的可能性很小[3]。

4. 生物标记　尿中若见小管上皮细胞及异形红细胞增多应考虑 RN 存在；蛋白尿可作为 RN 患儿首发症状；尿微量蛋白测定（包括尿 β_2-微球蛋白、α_1-微球蛋白、视黄醇结合蛋白、尿白蛋白）及尿 N-乙酰-γ-氨基葡萄糖苷酶（N-Acetyl-γ-glutamyl-phosphate reductase，NAG）定量排出增多，对早期 RN、肾瘢痕形成诊断有很大帮助；尿 Tamm-Horsfall 蛋白量减少反映肾小管功能损害，慢性肾盂肾炎、慢性肾实质病变均见明显减少。严重肾损害见肾小球滤过率下降。其他还有表皮生长因子、白细胞介素 8、TNF 受体 1、内皮素 1、前列腺素 E_2（prostaglandin E_2，PGE_2）等的研究报道。

5. 尿流动力学检查　继发反流患儿如神经性膀胱和后尿道瓣膜等及排尿功能障碍的患儿需要进行尿流动力学检查指导治疗。

6. 其他　磁共振成像（MRI）可诊断肾脏瘢痕，并能区别瘢痕和水肿。但因需要较长时间保持安静不动，一般小儿不能配合，且费用高，因此不能广泛开展。膀胱镜检查也仅在疑似膀胱输尿管结构畸形，如输尿管口旁憩室、输尿管开口异位时使用。

到目前为止，对 VUR 的诊断及治疗仍充满争议，这些争议主要围绕哪些儿童应该评估反流的存在以及一旦确诊 VUR 时哪些儿童又应该接受治疗及接受何种治疗。

目前广泛认可以下几种情况下的影像学检查流程：

（1）婴儿产前诊断肾积水：出生第 1 周后首先肾脏和膀胱超声检查，如未见异常，第 1~2 个月时进行第 2 次超声检查，2 次生后超声检查均正常，提示 VUR 可能性很小或仅存在低级别 VUR。产前肾积水的程度不是可靠的 VUR 预测指标，生后肾积水的消失也只能排除梗阻但不能除外 VUR。超声发现皮质异常（皮质变薄、不规则、回声增强）、双侧明显肾积水、重复肾伴肾积水、输尿管囊肿、输尿管扩张、异常膀胱以及产前肾积水婴儿 UTI 时需要进一步 MCU 评价。

（2）先证者的兄妹和后代：对无症状者筛查尚有争议，但近期报道 2~3 岁后评价其肾瘢痕比 2 岁前评价更多见，因此，建议早筛查，并提出 5 岁以下均进行筛查；年长儿则对表现为 UTI 或其他症状者进行筛查。筛查流程为首先告知 VUR 先证者的父母，其兄妹和后代中 VUR 发生率高，如果接受筛查，先行超声检查，异常者行 MCU；但如果有 UTI 发作，推荐 MCU 检查。

（3）发热性 UTI 小儿：发热性 UTI 中，VUR 发生率约为 20%~40%，因此首次发热性 UTI 患儿建议先行泌尿系超声和 DMSA 检查，若超声或 DMSA 结果异常则进一步行 MCU 检查以排除 VUR 的可能。若超声和 DMSA 均未见异常，则发生 VUR 的可能性小，可暂缓 MCU 检查，但需向家属说明警惕尿路感染复发的可能，若有尿路感染反复需尽早完善 MCU 检查[5]。

【治疗与预后】　VUR 的治疗目的是预防复发性尿路感染及肾损害，其有一定的自愈率，自愈的可能性与年龄、反流级别、性别、是否伴有排泄功能紊乱、有无肾瘢痕形成及 VUR 发病时膀胱的容量大小相关。小儿原发性 VUR 随年龄的增长，膀胱壁内走行的黏膜下段输尿管长度逐渐延长，肌层发育完善使瓣膜作用加强，反流可能自然消除，具体机制尚未明确。4~5 岁以内的低级别（Ⅰ~Ⅱ级）VUR 自愈率为 80%，Ⅲ~Ⅴ级为 30%~50%。但由于观察人群、随访时间、缓解定义、一次或两次 MCU 确定缓解等的不同，故自愈率各家报道不一。总体上来说，年幼的儿童、低级别反流、无症状筛查（产前肾积水、同胞间 VUR）发现的 VUR 自然缓解率高，单侧反流比双侧自然缓解率高，且左侧比右侧缓解率高，合并泌尿系功能和结构异常的 VUR 自愈率比较低。因此，对于大部分反流患儿而言，不需要过多的干预治疗。但基于 VUR 易于反复 UTI 及肾实质损害，为了保护肾功能，长期以来临床上采用保守治疗或外科手术治疗，许多研究结果显示这两种方案的结局无差异。

1. 保守治疗

（1）长期抗生素预防热性 UTI：基于 VUR 有自愈倾向，首选保守治疗并定期随访。急性期控制感染后改用长期持续小剂量预防服药方法，以防止感染复发，待反流自然消除。最常用的药物：6 周以上患儿可用甲氧苄啶 1mg/（kg·d），大于 2 个月患儿还可应用复方磺胺甲噁唑10~15mg/kg,或甲氧苄啶1~2mg/kg;3月龄以上可用呋喃妥因1mg/kg,或头孢克肟2mg/kg、头孢克洛10mg/(kg·d),睡前顿服1次。复方磺胺甲噁唑可导致黄疸,2月龄小儿不建议使用。呋喃妥因禁用于葡萄糖-6-磷酸脱氧酶缺乏及1月龄以内新生儿,其长期使用可能导致肺纤维化和罕见的间质性肺炎[2]。预防用药的疗程无统一规定,有赖于患儿的年龄、反流程度、UTI频度及瘢痕程度,有建议用至反流消除,有建议用5~7年后即便存在低级别反流也不需再服药,但多数推荐用至1岁,主要基于小于1岁的患儿UTI发病率高。

预防性抗生素使用可大幅降低VUR儿童的反复发热性UTI,但对肾瘢痕形成的作用有所争议[6];有研究表明发热性UTI患儿的抗生素治疗延迟与永久性肾瘢痕形成有关[7],而另外一些研究则显示早期抗生素治疗不能降低肾瘢痕发生率,进一步的结论还有待研究。值得注意的是,预防性使用抗生素虽是安全有效的,但会导致细菌的高耐药率,使得预防性抗生素使用的过程中出现尿路感染复发,还有研究显示会增加患儿肥胖的风险[8]。因此,VUR反流级别低且超声和DMSA均正常的患儿可尝试随访观察,也可预防性抗生素治疗;而对于高级别VUR及超声或DMSA提示异常的患儿,推荐使用小剂量抗生素以预防UTI复发,密切随访监测,等待反流自愈。

(2) 纠正排尿功能异常:有报道如果患儿存在排尿功能异常,2岁时VUR的自发缓解明显低于不伴排尿异常者(31% *vs.* 61%),且外科手术后UTI发生率高(22% *vs.* 5%)。因此,对DES患儿应进行专门治疗,建议:①规则定时排尿制度,睡前排尿2次,尽量排空尿液以减轻膀胱压力;②每天饮入充足水分,促使多次排尿;③盆底肌的生物反馈训练;④膀胱过度活跃时抗胆碱能药物奥昔布宁(2.5~5mg,每日3次)的应用;⑤多吃高纤维食物、定时大便习惯以及必要的缓泻药物等,以期帮助减少UTI反复,促进VUR缓解。

(3) 定期肾脏影像学随访评估VUR缓解和肾脏损伤情况:检查的频度目前尚无统一规定,多数采取MCU每年一次,但鉴于该检查将给患儿及父母带来痛苦,对于轻度反流每1~2年一次、中~重度反流或伴膀胱功能障碍的VUR,自愈率可能较低,MCU复查的时间间隔可适当延长。肾脏超声及DMSA相对无创,可每6个月或1年一次进行随访。还需定期复查小便,密切观察有无UTI发生。如果VUR患儿在保守治疗期间,反复UTI或肾瘢痕进展,要考虑转为手术治疗。

(4) 其他:①男性婴儿早期包皮环切术可被认为是保守治疗的一部分,因为研究显示其能降低UTI的风险;②当VUR患儿表现有轻度蛋白尿或高血压时,应给予血管紧张素转化酶抑制剂(ACEI)和/或肾上腺素能受体拮抗剂(ARB)类药物治疗,有研究显示随访2年,不但可减少尿蛋白,血肌酐、血压及肾小球滤过率(GFR)也保持稳定。

2. 外科治疗 VUR的外科治疗策略在过去的30年里发生了很大的变化,并还在持续改变中。原则是通过各类外科措施延长膀胱黏膜下输尿管长度,重建输尿管膀胱连接处的抗反流机制,以达到预防发热性尿路感染及相关肾损害的目的。目前开放手术治疗VUR的成功率为92%~98%[2],虽然研究显示VUR的外科纠正不能完全阻止UTI发作或最终的肾脏损害,但外科矫治VUR能显著降低肾盂肾炎的发生率[6],国内指南建议的手术指征为:①预防性抗生素治疗期间发生突破性UTI;②随访过程中发现肾发育延迟、VUR持续存在;③DMSA发现肾功能不全、产生新发瘢痕等。手术治疗3个月后应行肾脏超声检查排除尿路梗阻,行MCU评估手术疗效[2]。

(1) 内镜治疗:原理是采用膨化剂如聚四氟乙烯(Teflon,Polytef)糊剂、胶原、自体脂肪细胞或聚二甲硅氧烷(polydimethyl siloxane,PDMS)、软骨细胞或成肌细胞等内镜下注射于输尿管膀胱壁间段的黏膜下层,填充物使得输尿管末端及开口位置抬高,从而达到抗反流的目的。内镜注射的技术和材料发展迅速,然而,目前被美国食品药品管理局批准的适用于儿童的膨化剂只有两种,即聚糖酐/透明质酸共聚物和悬浮于水溶性液中的固体硅橡胶,植入后能长期稳定地保留在原位,不随时间消失,颗粒较大不能进入毛细血管或淋巴管内,副作用小;我国目前尚未批准相关药物的使用。内镜注射治疗Ⅰ~Ⅱ级VUR一次注射治愈率为78.5%、Ⅲ~Ⅴ级VUR的成功率依次为72%、63%和51%。如果第1次注射不成功,重复注射的成功率随次数递减,一次或多次注射的总成功率为85%[2]。内镜治疗已被证明安全、并发症少,大量的研究表明术后梗阻发生率仅0.7%~1%。国外已部分取代抗生素治疗和开放手术,受到家长和临床医生的欢迎,但对于高级别反流的治疗效果尚有待进一步验证[1]。

(2) 输尿管再植术:最常应用的术式是膀胱内三角区交叉输尿管再植(Cohen),优点是操作相对容易,能获得更长的黏膜下隧道距离,并能避免输尿管扭曲,成功率达98%;缺点则是改变了输尿管开口的位置和角度,导致将来如有可能使用输尿管导管时非常困难。Politano-Leadbetter 术式技术相对好,但并发症高达7%~10%;膀胱外 Lich-Gregoir 再植术后肉眼血尿和膀胱痉挛相对少,但同时双侧膀胱外手术可导致暂时性手术后尿潴留,故推荐用于单侧或分步进行。上述术式均可用腹腔镜来完成,但腹腔镜所用手术时间长,是否对患儿有益尚需进一步临床研究。总之,无论何种方式(膀胱内或外,开放或腹腔镜、或机器人)、何种术式的输尿管再植技术,都是最迅速、最成功地纠正 VUR 的方法,Ⅰ~Ⅴ级反流开放手术的成功率分别为 99.1%、99.0%、98.3%、98.5%和 80.7%。比较不同治疗策略的研究显示,外科手术主要益处在于热性 UTI 发生率明显下降,同时可纠正并存的其他畸形如输尿管囊肿、输尿管旁憩室等,但尚无确切证据证明纠正 VUR 后可减少肾瘢痕。

3. 保守治疗或外科治疗的选择原则　保守治疗或外科治疗的选择依赖于肾瘢痕的存在、临床过程、反流级别、同一侧的肾功能、膀胱功能、相关泌尿道异常、年龄、依从性和父母意愿。发热性 UTI、高级别反流、双侧、皮质异常被认为可能是肾损害的危险因素,DES 是另一个新瘢痕的危险因素。根据 2012 年欧洲泌尿协会(European Association of Urology,EAU)VUR 儿童治疗指南[9],选择内科保守治疗或外科手术纠正的基本原则如下:

(1) 1 岁以内:鉴于儿童早期肾脏处于发生新瘢痕的更高的风险,无论反流级别或是否有肾瘢痕或症状,所有诊断 VUR 患儿应该立即给予持续抗生素预防;频繁 UTI 的患儿外科或内镜纠正 VUR 是首选治疗;持续高级别反流(Ⅳ~Ⅴ)应该考虑外科治疗,但外科治疗的时机及外科治疗的方法无统一,高级别反流开放性手术纠正 VUR 的结果好于内镜注射,而低级别反流内镜注射能达到满意的结果,但对于无热性 UTI、肾脏正常的持续低级别反流(Ⅰ~Ⅱ)没有证据证明外科纠正后对患儿有明显的益处。

(2) 1~5 岁:所有扩张性反流(Ⅲ~Ⅴ),抗生素预防是首选治疗,高级别反流或肾实质异常,外科修复是有理由的选择。无症状低级别反流,密切监视不用抗生素预防可能是一个选择。所有排便训练后的儿童都应该详细调查 DES 的症状,如果发现有,首先治疗 DES。如果父母的意愿是选择手术,可考虑外科纠正,所有低级别反流,内镜治疗是一个选择。

诊断后先内科治疗、UTI 发作和新瘢痕形成再移至干预治疗的传统流程被挑战,对不同风险人群应该调整治疗策略:

已排尿训练后的小儿,有 UTI 病史的高级别反流伴异常肾脏属高风险人群,如同时有 DES 时,首先治疗 DES,反复热性 UTI 或持续反流存在时考虑外科干预治疗,6 个月后全面重新评价;如无 DES 存在,考虑外科干预,开放手术好于内镜手术,术后 MCU 有指征时做,随访肾脏至青春期后;有 UTI 病史的高级别反流,但肾脏正常伴有 DES,属中度风险人群,首先治疗 DES,当反复 UTI 或持续反流或虽然治疗但 DES 持续时可考虑外科干预,但外科治疗类型的选择有争议,成功治疗 DES 后需进行全面评价;有 UTI 病史的低级别反流伴异常肾脏,有或无 DES,也属中度风险人群,治疗选择有争议,内镜注射可能是一个选择,如果需要应给予 DES 治疗。肾脏正常,有或无 UTI 病史的低级别反流,属低危人群,如果伴有 DES 先给予治疗,如果无 DES,抗生素预防或不用药,但应告知父母患儿感染的风险,定期随访 UTI。

（徐虹）

参考文献

[1] 徐虹,张欣,陈宏. 膀胱输尿管反流的精准诊治进展. 中华肾病研究电子杂志,2016,5(02):56-60.

[2] 中华医学会小儿外科学分会泌尿外科学组. 儿童原发性膀胱输尿管反流专家共识. 临床小儿外科杂志,2019,18(10):811-816.

[3] ZHANG X, XU H, ZHOU L, et al. Accuracy of early DMSA scan for VUR in young children with febrile UTI. Pediatrics,2014,133(1):e30-e38.

[4] 孙玉,沈茜. 儿童肾瘢痕形成的危险因素. 临床儿科杂志,2017,35(09):713-715.

[5] 中华医学会儿科学分会肾脏学组. 泌尿道感染诊治循证指南(2016). 中华儿科杂志,2017,12(55):898-901.

[6] TULLUS K. Vesicoureteric reflux in children. The Lancet,2015,385(9965):371-379.

[7] SHAIKH N, MATTOO TK, KEREN R, et al. Early Antibiotic Treatment for Pediatric Febrile Urinary Tract Infection and Renal Scarring. JAMA Pediatrics,2016,170(9):848.

[8] EDMONSON MB, EICKHOFF JC. Weight Gain and Obesity in Infants and Young Children Exposed to Prolonged Antibiotic Prophylaxis. JAMA Pediatrics,2017,171(2):150.

[9] TEKGUL S, RIEDMILLER H, HOEBEKE P, et al. EAU guidelines on vesicoureteral reflux in children. EurUrol,2012,62(3):534-542.

第9节 生殖器感染

一、包茎

包皮过长是正常婴儿和幼儿常有的现象，不能认为是病理性的。但是包皮应当容易向阴茎头后方翻转而露出阴茎头。若包皮口狭小，紧包着阴茎头，不能向后翻开而显露阴茎头时，则称为包茎（phimosis）。包茎有先天性和后天性两种。

几乎所有正常的男婴出生时都表现为先天性包茎。据报道，英格兰和威尔士只有4%的新生儿不属于先天性包皮[1]。小儿出生时，包皮与阴茎头间都有粘连。出生数月后，这种粘连逐渐被吸收，包皮就与阴茎头分离，变得活动，可以向后退缩。在小儿初生后两三年内，由于阴茎和阴茎头的生长以及阴茎的勃起，包皮遂自行向上退缩，露出阴茎头。绝大多数小儿，这种先天性包茎都会自行消失。但先天性包茎并不都能自愈，有些小儿的包皮口非常细小，使包皮不能向上退缩，有时包皮口小若针孔，以致发生排尿困难，产生逆行压力，甚至造成上尿路器官损害。

后天性包茎多继发于阴茎头和包皮的损伤或炎症。由于长期屡发阴茎头包皮炎，包皮口缘形成瘢痕性挛缩，失去弹性和扩张能力，包皮就不能向上退缩，并常伴尿道口狭窄[2]。这种包茎是不会自愈的。

【临床表现】 包皮口狭小者，排尿时尿流缓慢，包皮膨起。更严重者，在排尿时小儿用劲，哭闹不安。长期的排尿困难可引起脱肛等并发症。尿积留在包皮囊内，不断分解出刺激性物质，经常刺激包皮和阴茎头，促使其产生分泌和表皮脱落，形成很多包皮垢，从而引起包皮和阴茎头的溃疡或结石形成。积聚的包皮垢呈乳白色的豆腐渣样，可从细小的包皮口排出，亦可呈小块状，有如黄豆大小堆积于阴茎头的冠状沟部，隔着包皮可以窥见略呈白色的小肿物，常被小儿家长误认为肿瘤而急于诊治。

【治疗】 婴幼儿时期的先天性包茎，可将包皮重复试行上翻，以便扩大包皮口。这种手法应轻柔，不可过分急于把包皮退缩上去。当阴茎头露出后，可清洁积聚的包皮垢，并涂液状石蜡以润滑，然后将包皮复原，否则会造成嵌顿包茎。如果这种治疗使用得太晚，或做得不够彻底，已经形成不易剥离的粘连则需进行包皮环切术。

近期的研究表明，包茎患儿可局部外用类固醇激素，有助于改善包皮的弹性，利于包皮口扩大。与手术治疗相比，外用激素治疗具有无创性、并发症少、明显减少医疗费用、对儿童心理发展影响小等优点[3]。

后天性包茎也称病理性包茎，包皮口呈纤维性狭窄环，必须做包皮环切术[4]。

二、嵌顿包茎

嵌顿包茎（paraphimosis）是包茎或包皮过长的一种并发症。当包皮口有狭窄时，包皮被向上翻至阴茎头上方后，未及时予以复位，使包皮口的环落在冠状沟内，循环阻塞而引起包皮内板水肿，以致包皮不能复位，就成为嵌顿包茎。包皮发生水肿后，包皮的狭窄环越来越紧，循环阻塞亦越来越严重，因而水肿亦更为加重，形成一个恶性循环。

【临床表现】 水肿的包皮翻在阴茎头的冠状沟上，在水肿的包皮上缘可见到狭窄环。小儿疼痛严重，排尿发生困难，哭闹不安。嵌顿日久可发生包皮坏死、脱落。

【治疗】 嵌顿包茎的治疗应当是尽量复位，以免组织坏死。在嵌顿1~2天内就医者，绝大多数病例能用手法复位。手法复位的方法有两种：①用单层纱布包裹水肿的包皮内板，两手示指和中指夹住阴茎包皮狭窄环下方水肿部位的纱布，两个拇指压挤阴茎头，慢慢地使它通过狭窄的环，同时两手的示指和中指把包皮退下来，使之复位；②左手满握住阴茎体，右手示指压迫阴茎头，这样左手把包皮从阴茎体上退下来，同时右手指把阴茎头推入包皮囊。进行手法复位前，轻轻挤压水肿的包皮，使其组织水肿得到减轻，有助于手法复位成功。复位后水肿消散，应择期做包皮环切术。倘若手法复位失败，当时即应做包皮背侧切开术。做包皮背侧切开术的要点在于切断狭窄环，否则不会奏效。先将有槽探子插入狭窄环内，然后把环切断，这样做可以保证不损伤阴茎海绵体。待组织水肿消散，恢复正常后，做包皮环切术。

三、阴茎头包皮炎

阴茎头包皮炎（balanoposthitis）见于包茎或包皮过长的男孩，局部如不经常清洗，包皮囊内积垢刺激可引起炎症。此时包皮充血水肿，尿道口有脓性分泌物，阴茎头红肿、疼痛，可致排尿困难，炎症罕见向上蔓延。

【治疗】 可口服抗感染药物，局部以 3% 硼酸溶液或 1:4 000 呋喃西林溶液加温浸泡。急性感染控制后做包皮环切术，如有尿道口狭窄，应同期做尿道口切开。

四、睾丸、附睾炎

睾丸炎（orchitis）可继发于外伤、腮腺炎或其他部位的化脓性感染。后者多见于小婴儿，多为金黄色葡萄球菌所引起。

附睾炎（epididymitis）多系上行感染（如有尿道狭窄或留置导尿管时），也可经淋巴或血行感染。

临床表现为体温升高，阴囊肿痛，局部可触到肿大的睾丸或附睾并有压痛，精索亦可肿胀及有压痛。做超声检查可与其他阴囊急症鉴别，睾丸扭转时睾丸实质血流消失或明显减少，睾丸附件扭转时可见肿大的睾丸附件而睾丸和附睾无明显肿胀。治疗应以抗菌药物控制感染，如阴囊皮肤及皮下亦被侵及而红肿化脓，则须切开引流。原发病变如尿道狭窄也须解决。

五、外阴炎、阴道炎

外阴炎及阴道炎（vulvitis and vaginitis）的病原除一般致病菌外，蛲虫、滴虫也可引起炎症。局部积垢或阴道异物可为发病诱因。小儿外阴部红赤，阴道可有少量黄白色分泌物。显微镜下除上皮细胞及脓细胞外，可见一种或几种细菌。急性期可并发原发性腹膜炎。改善患儿的健康情况及局部清洁很重要。蛲虫或滴虫患儿需驱虫，并须经常换洗内裤并煮沸消毒。尽量不穿开裆裤，以减少会阴污染机会。一般在 1.5 岁左右，可以训练不穿开裆裤。在一般细菌感染时，用适当抗菌药物治疗。如遇淋球菌感染则须给足量青霉素，集体中的儿童应暂时隔离。

（张潍平）

参考文献

[1] CHAN IH, WONG KK. Common urological problems in children: prepuce, phimosis, and buried penis. Hong Kong Med J, 2016, 22(3): 263-269.

[2] KIM AR HUTTON. The prepuce In: David FM Thomas, Patrick G Duffy, Anthony MK Rickwood. Essentials of Pediatric Urology. 2nd edition. London: Informa Healthcare, 2008: 233-246.

[3] LIU J, YANG J, CHEN Y, et al. Is steroids therapy effective in treating phimosis? A meta-analysis. Int Urol Nephrol, 2016, 48(3): 335-342.

[4] MCGREGOR TB, PIKE JG, LEONARD MP. Pathologic and physiologic phimosis: approach to the phimotic foreskin. Can Fam Physician, 2007, 53(3): 445-448.

第 10 节　肾衰竭

一、急性肾衰竭

急性肾衰竭是由多种原因引起的特殊综合征。肾脏生理功能急剧下降甚至丧失，导致代谢产物堆积，血尿素氮及肌酐升高，并引起水、电解质紊乱及急性尿毒症症状。大多数有少尿或无尿，如能早期诊断，合理治疗，早期采用透析疗法，病死率可明显下降。

2005 年 9 月，肾脏病和急救医学界学者在荷兰阿姆斯特丹联合举办了急性肾衰竭国际研讨会，拟将急性肾衰竭改名为急性肾损伤（acutekidneyinjury, AKI）[1]，提出了 AKI 定义和分期的统一标准，同时围绕 AKI 定义、分期及早期诊断的生物学标志物等问题进行了探讨。

1. AKI 定义　不超过 3 个月的肾脏结构或功能异常，包括血、尿、肾组织检查或影像学方面的肾损伤标志物异常。

2. AKI 诊断标准　肾功能在 48 小时内突然降低，至少 2 次血肌酐升高的绝对值≥0.3mg/dl（26.5μmol/L）；或血肌酐较前一次升高 50%；或持续 6 小时以上尿量 <0.5ml/（kg·h）。

3. AKI 分期　以血肌酐和尿量值为标准将 AKI 划分为 3 期（表 28-17）。

4. 新标准的特点

（1）界定了诊断 AKI 的时间窗，即 48 小时；提高了 AKI 诊断的敏感性，即血肌酐轻微升高≥0.3mg/dl。为临床早期诊断和干预提供了更大可能性。

（2）既包括血肌酐绝对值的改变，也包括相对于年龄、性别和体质指数等差异值的改变，不需要基础肌酐水平，但要求 48 小时内至少 2 次肌酐值达标。

表 28-17 2012《KDIGO 急性肾损伤临床实践指南》AKI 分级标准

分级	血肌酐	尿量
1	基线水平的 1.5~1.9 倍,或血肌酐上升≥26.5μmol/L(≥0.3mg/dl)	连续 6~12 小时尿量<0.5ml/(kg·h)
2	基线水平的 2.0~2.9 倍	连续 12 小时以上尿量<0.5ml/(kg·h)
3	基线水平的 3 倍以上,或血肌酐≥353.6μmol/L(≥4.0mg/dl),或开始肾脏替代治疗,或小于 18 岁,估算的 GFR<35ml/(min·1.73m²)	连续 24 小时以上尿量<0.3ml/(kg·h)或连续 12 小时以上无尿

注意:单独根据尿量改变进行诊断和分期时,必须除外尿路梗阻或其他可导致尿量减少的可逆因素。

(3) 尿量仍然是诊断 AKI 的重要指标。

(4) 诊断标准是否适用于不同病因和不同临床情况还需大量临床研究证实。

【病因】

1. 肾前性 任何原因引起血容量减少,导致肾血流下降,出现少尿或无尿,如新生儿的失血(前置胎盘、胎盘早剥)、重度窒息休克。婴幼儿时期的感染性腹泻、呕吐、脱水、外科手术大出血、烧伤等均可引起肾衰竭。

2. 肾性 是儿科最常见肾衰原因[2],由肾实质损害引起。

(1) 肾小球疾患:各种肾脏原发性或继发性疾病如急性链球菌感染后肾炎、急进性肾炎、过敏性紫癜、系统性红斑狼疮、ANCA 相关性血管炎、溶血尿毒综合征等。

(2) 肾小管疾患:①肾脏缺血:由于手术、大出血、休克持续时间较长,肾小动脉痉挛引起肾脏缺血;②肾小管上皮坏死:肾毒物,如重金属(汞、砷、锑、铅)、抗生素(二甲氧苯青霉素、新霉素、多黏菌素、庆大霉素、头孢氨苄等)、磺胺类、某些有机化合物(四氯化碳、氯仿、甲醇、酚、甲苯等)、杀虫药、毒蕈、某些血管和肾脏造影剂、蛇毒、肌红蛋白等经肾脏排泄时,均可直接损害肾小管,引起肾小管上皮细胞坏死。此时若并发肾脏血液灌流量不足,则更会加剧肾小管的损害。肿瘤浸润肾脏或尿酸结晶阻塞肾小管也可引起肾衰。

(3) 急性肾间质疾患:急性间质性肾炎、急性肾盂肾炎、药物过敏等。

3. 肾后性 尿路梗阻、先天尿路畸形、双侧输尿管连接部狭窄、肾结石(孤立肾结石嵌入输尿管)、肾结核、肿瘤压迫输尿管、磺胺结晶等。

在小儿时期任何肾衰原因分析中不要忘记先天发育异常,如先天肾不发育或发育不全、多囊肾、尿路结构异常等。

【发病机制】 急性肾衰引起少尿发病机制尚不十分清楚,可能为多种因素综合作用的结果,不同病因,不同机制,不同病情,其发病机制亦不同。目前尚无一种学说能圆满解释急性肾衰的发病机制。

1. 肾血流减少学说[3] 任何原因引起血管内有效循环量减少,使肾血流减少,均可引起急性肾衰竭,导致少尿。肾血流减少主要表现为肾皮质血管收缩,血管阻力增加,同时靠近髓质血管床开放,出现肾内血运短路,造成皮质缺血,使肾小球滤过率降低,肾小管内压降低,导致肾小管的原尿减少,速度减慢,因之对尿素氮、水及钠的重吸收增加,从而引起血尿素氮升高、尿量减少及尿比重增加。且因肾小管对钠的重吸收增加,使尿钠排出减少,钠排泄分数明显降低,肾衰指数下降。

此外,由于肾脏缺血,使体内肾素-血管紧张素、儿茶酚胺、前列腺素分泌增加,加重肾内小动脉收缩,肾血流进一步减少,加重肾衰竭。

内皮素的作用:血管内皮细胞可分泌一组血管收缩的物质称为血管内皮源性收缩因子,其中最强的一种是内皮素。近年研究证明急性肾衰竭患儿血管内皮素明显增高。内皮素为体内最强的血管活性物质,它比血管紧张素Ⅱ的作用强 5 倍以上,在肾小球中可使肾小球滤过率降低 90%。它可使肾小球系膜细胞收缩,滤过系数(Kf)降低。多数学者认为内皮素是目前发现的最强血管收缩物质,在急性肾衰的发生和发展中起重要作用。

2. 肾小管损伤学说 肾缺血或中毒均可引起肾小管损伤,使肾小管上皮细胞变性、坏死、基膜断裂。肾小管内液反漏入间质,造成肾间质水肿(即反漏学说)。间质水肿可进一步压迫肾小管周围毛细血管,使管腔变窄,血流减少,肾损害加重。此外,它也使肾小管受压,阻塞加重,形成恶性循环。

另一方面,变性、坏死的肾小管上皮细胞,脱落入管腔内,并与近端肾小管刷毛缘脱落的纤毛及管腔内液中的蛋白质共同形成管型,阻塞肾小管(即阻塞学说),阻塞的肾小管上方,管内压上升,并继之扩张,使肾小球有效滤过压降低,从而引起少尿。持异议者,通过动物实验证明,肾小管内压并不升高,多正常或降低,故认为肾小管内液反漏及阻塞仅在急性肾小管坏死的初期起重要作用,可能尚有其他因素参与了急性肾小管坏死的发病机制。

3. 缺血再灌注肾损伤学说　肾缺血后，当肾血流再通时，反而可见细胞的损伤继续加重称为缺血再灌注性肾损伤。由于缺血细胞内钙通道开放，Ca^{2+}内流，使细胞内钙超负荷；再灌注后局部产生大量氧自由基，使细胞损伤继续加重，可使肾小管的可逆性损伤发展为不可逆性损伤。目前认为细胞内钙超负荷和氧自由基在急性肾缺血再灌注性损伤中起重要作用。

【临床表现】

1. 少尿性肾衰

（1）少尿期：少尿（尿量<250ml/m^2）或无尿（<50ml/d）。少尿可突然发生并逐渐加重，持续时间与受损程度及病因有关。一般10天左右，中毒5~6天，休克1~2周，急性肾炎2周左右，急进性肾炎多不能缓解。少尿持续2周以上或病程中少尿与无尿间歇出现，预后不良。

少尿期存在主要问题：

1）水潴留：肾脏排尿减少，使大量水分滞留于体内，表现为全身水肿、胸腔积液、腹水，严重者可发生心力衰竭、肺水肿、脑水肿，是此期死亡的重要原因。

2）电解质紊乱：表现为三高三低，即高钾、高磷、高镁和低钠、低钙、低氯血症。

①高钾血症：少尿期肾脏排钾减少，使血钾升高；如合并感染、组织坏死及溶血，均可使钾由细胞内移至细胞外，引起高钾血症。酸中毒、摄入含钾较高的食物或输库存血可加重高钾。超过6.5mmol/L为危险界限，是此期死亡的首要原因。表现为烦躁不安、嗜睡、恶心、呕吐、四肢麻木、胸闷、憋气等。心率缓慢、心律不齐可致猝死。心电图T波高尖、基底窄（落帐篷T）、QRS增宽、P-R间期延长，Ⅰ~Ⅲ度房室传导阻滞、心室颤动等。应密切监测血钾及心电图改变。

高钾发展速度因病情而异，一般内科情况上升缓慢，早期潴留的钾进入细胞内，与钠交换，血钾上升缓慢；但以后细胞内钾饱和，上升速度加快，7~10天可达心肌中毒水平。组织创伤、高热、机体代谢旺盛，血钾上升较快，2~3天可达致死水平。

②低钠血症：分两种情况。a. 稀释性低钠血症：体内钠总量不少，由于水潴留，血钠被稀释。表现为体重增加、水肿、倦怠、头痛、神志淡漠，严重者可惊厥、昏迷。此期治疗应严格限制水分入量，不能补钠，补钠会加重水肿，使病情恶化。b. 缺钠性低钠血症：多有腹泻、呕吐、大面积烧伤等体液丢失史，有脱水及血液浓缩表现，两者必须严格区分。

③高血磷和低血钙：由于组织坏死及肾功能不全，磷在体内蓄积，使血磷升高；钙在肠道内与磷结合，从肠道排出，引起低血钙。但因常有酸中毒，游离钙不低，很少出现低钙抽搐，但用大量碱剂后易诱发。

④高镁血症：镁是细胞内多种酶的活化剂，对心血管、神经、肌肉和周围神经的兴奋性具有抑制作用。高镁与高钾症状相似，可以引起肌肉无力、瘫痪、血压下降和深反射消失、心传导阻滞。

3）代谢性酸中毒：由肾脏排酸保碱功能障碍所致。具有进行性、不易纠正的特点。酸中毒可抑制心血管系统和中枢神经系统，并能促进高钾血症的发生。

4）氮质血症：蛋白质分解代谢增强，代谢产物不能由肾脏充分排出，故血中尿素、肌酐等非蛋白含氮物质的含量大幅度增高，称为氮质血症（azotemia）。高热、感染、组织损伤可加重氮质血症。其程度与病情轻重多一致。首先出现消化道症状，食欲缺乏、恶心、呕吐、腹部不适等，约10%~40%可有消化道出血；神经系统可出现意识障碍、躁动、谵语、抽搐、昏迷等症状。血液系统：贫血、出血倾向，皮肤瘀斑。

5）心力衰竭、肺水肿：是由容量负荷过大所致。约1/3的患儿可出现心衰。电解质紊乱、高血压、贫血、酸中毒、感染可加重心衰。表现为呼吸困难、不能平卧、心率加快、肺底出现湿啰音、下肢水肿。

6）高血压：轻~中度高血压，是由血容量增加和循环中肾素血管紧张素水平增高所致。严重者可出现高血压脑病。

7）易合并感染：70%左右合并感染，以呼吸道及泌尿道感染最常见。约1/3死于感染。积极预防和治疗感染是非常重要的。

（2）多尿期：尿量逐渐增多，5~6天可达利尿高峰，表明肾功能有所好转，排出体内积存水分，但也可能是肾小管回吸收原尿量减少，而发生利尿。因此不能放松警惕。多尿持续时间不等，约5~10天，部分患儿可长达1~2个月。此时入量应以尿量2/3为宜，否则会延长多尿期。

1）低钠血症及脱水：由于大量水及钠由尿中丢失，此期多由稀释性低钠变为缺钠性低钠，必要时应注意补钠。

2）低钾血症：当每天尿量增加至500~1 000ml以上时，大量钾由尿中排出，可出现低钾血症。常表现为肌肉松软、无力、麻痹、呼吸困难、胸闷、腹胀、心音低钝、心扩大。心电图QT间期延长、T波低平、U波出现、ST段下降、期外收缩及房室传导阻滞。此期应注意补钾。

3）抵抗力低易感染：可加强支持疗法。

（3）恢复期：多尿期后肾功能逐渐恢复、血尿素氮及肌酐逐渐恢复正常。肾小球滤过功能恢复较快，而肾小管功能恢复较慢。少数可留有不同程度的肾功能损害或转为慢性。体质恢复多需数月。

2. 非少尿性肾衰 非少尿性肾衰指无少尿或无尿表现,每天平均尿量仍可达600~800ml。

两者临床表现及致病因素有所不同,非少尿性肾衰肾内病变可能较轻。虽然也有GFR减少和肾小管的损害,但以肾小管浓缩功能的障碍较为明显。因此虽有血浆非蛋白氮的增高,但尿量并不减少,很少出现高钾血症,预后较好。

【诊断与鉴别诊断】 既往无肾脏病史,急性起病,有致肾衰因素,如氨基糖苷类抗生素的应用或手术及休克等诱因,临床有少尿或无尿、水、电解质紊乱、血尿素氮及肌酐升高、尿常规及尿指标检查异常,典型病例诊断不难,但要注意非少尿性肾衰及不典型或轻型病例的诊断。

少尿持续12~24小时应注意鉴别:

1. 尿闭 任何原因引起的尿路梗阻(如结石、肿瘤)均可致尿闭,急性尿闭应首先除外肾后性因素,B超有助于病因诊断。

2. 肾前性肾衰与肾性肾衰的鉴别 见表28-18。

表28-18 肾性及肾前性肾衰竭的鉴别

项目	分项目	肾性	肾前性
1. 症状与体征	脱水征	无或有	有
	血压	正常或偏高	低
	眼	不凹	凹
2. 血检查	Hb	低或正常	高
	BUN	升高	正常或偏高
	血钾	偏高	正常或偏高
	中心静脉压	正常或偏高	低
3. 尿检查	常规	蛋白+管型	基本正常
	比重	1.010	>1.020
4. 尿诊断指标	尿钠	40mmol/L	<20mmol/L
	渗透压尿	<350mOsm/L	>500mOsm/L
	尿/血渗透压	<1.2	>1.5
	排泄钠分数	>3	<3
	肾衰指数	>1	<1
	自由水	>0	<-25

3. 补液试验 当可能有脱水、血容量不足时,可做补液试验,即用2∶1等渗液,15~20ml/kg快速输注(30分钟内输完),如尿量明显增加,为肾前性少尿;如尿量<17ml/kg,则可能为肾实质性肾衰。

4. 利尿试验 如补液后无反应可使用20%甘露醇0.2~0.3g/kg,在20~30分钟推注,如尿量>40ml/h表明为肾前性,需继续补液改善循环;如尿量增加不明显(<40ml/h),在无循环充血情况下可再试1次。或给呋塞米1.5~3mg/kg,若仍无改善,表明为肾实质性肾衰。甘露醇的作用:①降低肾血管阻力;②增加肾血流量和肾小球滤过率;③增加尿溶质排出,可使急性少尿性肾衰转变为非少尿性肾衰,早期应用更好。但应注意甘露醇在肾衰时不能从肾脏排出,可致循环充血。对已有循环充血者,应慎用甘露醇。而对有明显血容量不足时,应慎用呋塞米。

5. 尿诊断指标的应用

(1) 钠排泄分数(Fena):是尿诊断指标中最敏感的,阳性率高达98%。在肾前性肾衰时Fena<1%,而肾性肾衰时Fena>2%~3%。

$$\text{钠排泄分数(Fena)}=(\text{尿钠}/\text{血钠})\times(\text{血肌酐}/\text{尿肌酐})\times 100\%$$

(2) 自由水清除率(CH_2O):是测量肾脏稀释功能的指标,肾衰早期即下降。

自由水清除率=尿量 ml/h×(1-尿渗透压/血渗透压)

(3) 肾衰指数(RFI):肾前性肾衰时,RFI<1,而肾性肾衰时>1 可达4~10。

肾衰指数=尿钠×血肌酐/尿肌酐

(4) 尿钠排出量:肾实质性肾衰时尿钠排出>40mmol/L,而肾前性肾衰时<20mmol/L。尿诊断指标在鉴别肾前性少尿和急性肾小管坏死中有重要价值,方法简单、灵敏,诊断正确率以 Fena 最佳。其主要原因为肾前性少尿时,肾小管保持完好的浓缩和重吸收钠的能力。因此,少尿合并低尿钠(<20mmol/L)及高渗尿>500mOsm/L,而肾小管坏死时,肾小管浓缩和重吸收能力均下降,故呈少尿高尿钠(>40mmol/L)和低渗尿(<350mOsm/L)。但在应用尿诊断指标时,应注意:①是否应用利尿剂(如呋塞米或其他袢利尿剂),因用利尿剂后,可使尿钠排出增多,影响诊断正确率;②有蛋白尿、糖尿或应用甘露醇、右旋糖酐后,均可使尿比重及尿渗量上升,值得引起注意。最好在应用此类药物前留尿。

【治疗】

1. 少尿期

(1) 严格控制水分入量,“量出为入”:每天液量=尿量+不显性失水-食物代谢和组织分解所产生的内生水。不显性失水按400ml/(m^2·d)或儿童10ml/(kg·d)。体温升高1℃增加75ml/(m^2·d)。补充不显性失水用不含钠液体,经末梢输注可用10%~20%葡萄糖,经中心静脉,可用30%~50%葡萄糖。内生水按100ml/(m^2·d)。异常丢失包括呕吐、腹泻、胃肠引流等用1/4~1/2张液体补充。

每天应注意评估患儿含水状态,临床有无脱水或水肿;每天测体重,如入量控制合适,每天应减少10~20g/kg。血钠不低于130mmol/L以下,血压稳定。

(2) 热量和蛋白质入量:早期只给碳水化合物,供给葡萄糖3~5g/(kg·d)静脉滴注,可减少机体自身蛋白质分解和酮体产生。情况好转能口服时应及早给予基础代谢热量[儿童30kcal/(kg·d),婴儿50kcal/(kg·d)]。饮食可给低蛋白、低盐、低钾和低磷食物。蛋白质应限制在0.5~1.0g/(kg·d)为宜,且应以优质蛋白为主,如鸡蛋、肉类、奶类蛋白为佳。为促进蛋白质合成可用苯丙酸诺龙25mg肌内注射,每周1~2次。对有高分解状态或不能口服者可考虑用静脉高营养。

(3) 高钾血症的治疗:血钾>6.5mmol/L为危险界限,应积极处理。

1) 重碳酸盐:可纠正酸中毒,形成细胞外液轻度碱中毒,使钾由细胞外转移至细胞内,同时也扩大细胞外体积,稀释血钾浓度。可用5%碳酸氢钠2~3ml/kg,在5分钟内静注。如未恢复正常,15分钟后可重复1次。钠溶液作用迅速,但持续时间短,仅维持30~90分钟。

2) 葡萄糖酸钙:钙可拮抗钾对心肌的毒性,10%葡萄糖酸钙10ml静脉滴注,5分钟开始起作用,可持续1~2小时,每天可用2~3次,但用洋地黄者宜慎用。

3) 高渗葡萄糖和胰岛素:促进钾进入细胞内,每3~4g葡萄糖配1U胰岛素,每次用1.5g/kg糖可暂时降低血钾1~2mmol/L,15分钟开始起作用,可持续12小时或更长,必要时可重复。

4) 其他:如排钾利尿剂,离子交换树脂等。

以上四种疗法在高钾急救时可单独或联合使用,有一定疗效,但不能持久。因此,在治疗同时可开始准备透析。

5) 透析:血透或腹透均有效,前者作用较快,能在1~2小时内使血钾从7.5~8mmol/L降至正常范围以内。而腹透需4~6小时降至正常。

防治高血钾要减少机体蛋白质的高分解代谢,供给足够热量,限制含钾较高的饮食和药物及不输库存血等。

(4) 低钠血症:应区分是稀释性或低钠性。在少尿期前者多见,严格控制水分入量多可纠正,一般不用高渗盐进行纠正。这会引起容量过大导致心衰。缺钠性者当血钠<120mmol/L,且又出现低钠综合征时,可适当补充3% NaCl 1~2ml/kg提高血钠1mmol/L,可先给3~6ml/kg提高2.5~5mmol/L。

(5) 代谢性酸中毒:轻症多不需治疗。当血HCO_3^-<12mmol/L时,应给予碳酸氢钠。5%碳酸氢钠1ml/kg可提高HCO_3^- 1mmol/L。给碱性液可使血容量扩大和诱发低钙抽搐。

(6) 高血压、心力衰竭及肺水肿:多与容量负荷有关。治疗应严格限制水分入量、限盐及利尿。利尿可用呋塞米每次1~2mg/kg,2~3次/d。如有难以控制的重症高血压可用硝普钠静脉滴注。最近研究不推荐使用低剂量多巴胺治疗AKI。针对健康人群的试验表明:使用小剂量多巴胺可扩张肾血管、增加GFR,因此曾经广泛应用于保护重症患儿的肾功能。然而,有研究显示在AKI患儿中,低剂量的多巴胺已经失去了正常的扩张肾血管的作用,反而会增加肾脏血管的阻力[4]。低剂量多巴胺在无明显疗效的同时，还可能具有潜在副作用，不推荐继续应用于AKI的治疗。

关于心力衰竭的治疗：由于心肌缺氧、水肿及少尿，对洋地黄制剂非常敏感，即使少量应用，也易产生中毒，应慎用[5]。其主要治疗应以利尿、限盐、限水及扩张血管为主，及时透析治疗。

（7）低钙抽搐：可静脉给10%葡萄糖酸钙5～10ml，每天1～2次。可适当加镇静剂如地西泮。

2. 多尿期治疗

（1）低钾血症的矫治：尿量增多，钾从尿中排出易致低钾，可给2～3mmol/(kg·d)口服，如低钾明显可静脉补充，其浓度一般不超过0.3%，用10%KCl 3ml加在100ml液体中。随时检测血钾浓度或心电图改变，防止血钾过高。

（2）水和钠的补充：由于利尿水分大量丢失，应注意补充。但如尿量过多应适当限制水分入量，以尿量1/2～2/3为宜，补液过多会延长多尿期。

（3）控制感染：约1/3患儿死于感染，应积极控制，可选择敏感抗生素，但应注意保护肾功能。

（4）透析治疗：早期透析可降低死亡率，根据具体情况可选用血透或腹透。具体透析指征及方法见透析章节。

【预后】 因病因而异，肾前性肾衰如适当治疗多可恢复；肾性肾衰患儿中以急性肾小球肾炎预后最好。非少尿性急性肾衰预后较少尿或无尿好；年龄越小预后越差，尤其合并泌尿系畸形或先天心脏病者；学龄儿童中以急进性肾炎预后最差。

二、慢性肾衰竭

2002年，在美国肾脏病基金会（NKF）组织撰写KDOQI中首次正式提出了慢性肾脏病（Chronic Kidney Disease，CKD）的定义及分期[2,6]。2012年改善全球肾脏病预后组织（Kidney Disease：Improving Global Outcomes，KDIGO）在《CKD评估和治疗临床实践指南》中对其进行了修订。根据KDIGO标准，满足以下标准之一即可诊断为儿科CKD：

GFR<60ml/(min·1.73m^2)持续3个月以上并对健康有影响，无论是否存在其他CKD的指标。

GFR>60ml/(min·1.73m^2)且伴有结构性损伤的证据或功能异常的其他指标，包括蛋白尿、白蛋白尿、肾小管疾病或者组织学检查发现的或通过影像学检查结果推断的病理学异常。

慢性肾脏病的分期：

G1：GFR正常[≥90ml/(min·1.73m^2)]

G2：GFR为[60～89ml/(min·1.73m^2)]

G3a：GFR为[45～59ml/(min·1.73m^2)]

G3b：GFR为[30～44ml/(min·1.73m^2)]

G4：GFR为[15～29ml/(min·1.73m^2)]

G5：GFR<15ml/(min·1.73m^2)(肾衰竭)

说明：上述分类系统不适用于2岁以下儿童，因为他们的GFR通常低于年龄较大的患者[7]，可根据血清肌酐计算的eGFR与标准的适龄值进行比较，以检测CKD婴儿和幼儿的肾损伤。

慢性肾衰竭（chronic renal failure，CRF）是由于慢性持久性肾受损、肾单位受到破坏、功能减退致使肾脏排泄调节功能和内分泌代谢功能严重受损而造成含氮代谢废物在体内潴留、水与电解质、酸碱平衡紊乱出现一系列综合征。

随着对儿童肾小球疾病防治水平的提高、诊断手段的不断完善以及对儿童先天性泌尿系统畸形的重视，目前由获得性肾小球疾病引起的慢性肾功能不全逐渐减少，而先天性肾脏和尿路畸形（CAKUT）、遗传性肾脏疾病、反流性肾病等逐渐成为引起的慢性肾衰的主要原因。

【发病机制】 无论肾损害的原发病因如何，一旦肾功能损害达到危险水平时则难于避免进展到终末期肾衰。肾功能进行性恶化的确切机制不详，但与多种因素有关。包括肾小球高滤过使残存肾小球硬化；肾小球基膜通透性改变、持续的蛋白尿及高血压、脂质代谢紊乱、系膜细胞增殖、基质增多、肾小管间质损伤、RAS系统的作用及饮食因素等。

肾小球硬化、肾小球毛细血管血流动力学改变，特别是高灌注、高压力、高过滤的损伤是造成最终肾小球破坏的常见过程。任何原因引起的肾单位丢失可引起剩余肾单位的功能及结构改变，如肥大、肾小球血流量增加。增加的血流量增加肾单位内肾小球的过滤，此种存活肾小球的高过滤虽可以保持肾功能但同时也可损害这些肾小球。损害的机制包括增高的静水压力直接作用于毛细血管的完整性，导致蛋白质通过毛细血管增多或兼有两者。最终引起肾小球系膜及上皮细胞的改变，发生肾小球硬化。当硬化进展时，剩余的肾单位排泄负担增加，形成肾小球血流量增多和高过滤的恶性循环。

肾间质纤维化（renal interstitial fibrosis，RIF）是各种原因引起的慢性肾脏病进展为终末期肾衰的共同途径[7]。特征是正常肾小管和肾间质结构被大量聚集的细胞外基质（extracellular matrix，ECM）所替代，其程度与肾功能的相关性比肾小球硬化与肾功能的相关性更为密切,RIF 的发生机制及防治研究目前被认为是延缓和防治 CKD 进展的关键。肾间质纤维化形成的分子机制主要分 4 个阶段:第一阶段是炎症损伤诱发细胞的活化和受损。第二阶段是促纤维化因子的释放。包括细胞因子、生长因子、血管活性因子和趋化黏附因子等。第三阶段是基质蛋白在肾间质沉积导致纤维化的形成。第四阶段是肾脏结构和功能受损,主要是 ECM 在肾脏的沉积所致。此阶段肾小管周围毛细血管堵塞、有效肾单位大量减少、肾小球滤过率也进一步降低[8]。

肾素-血管紧张素(RAS)系统可通过多种机制引起或加重肾脏病的进展。AngⅡ是 RAS 系统最主要的效应分子,目前研究认为除传统 RAS 系统外,在其他许多器官包括肾脏、心脏、血管、脑、脂肪组织、胰腺、眼底、睾丸等亦产生局部组织 RAS 系统,其调节机制与传统 RAS 也不完全一致。AngⅡ不仅通过改变肾小球血流动力学促进肾小球硬化,还可促进系膜细胞、内皮细胞和肾小管上皮细胞增生、生长因子表达及细胞外基质积聚等。

贫血、高脂血症、慢性炎症、蛋白尿、高尿酸及半胱氨酸血症等均是肾功能恶化进展的危险因素。贫血是 CRF 进展的一个独立的危险因素,贫血时低氧血症,刺激肾小管产生转化生长因子 B(TGF-B)或内皮素而合成细胞外基质,由于氧消耗增加促进 CKD 进展。血脂异常可致肾小球毛细血管内皮细胞、系膜细胞、足突受累,系膜细胞增生、系膜基质沉着;细胞因子、生长因子增加,氧化应激也增高;血脂异常与肾功损伤程度常是平行的。CKD 时氧化应激增高,是由于 ROS(reactive oxygen species)与抗氧化物质水平失调,可使肾功能恶化;细胞外基质与成纤维细胞增生,促进了 CKD 发展。贫血、高脂血症、慢性炎症可进一步促进氧化应激。持续蛋白尿或高血压可直接损害肾小球毛细血管壁,导致肾小球硬化及高过滤损伤。

【病理生理与临床表现】 慢性肾衰时的主要病理生理变化可概括见表 28-19[3]。

表 28-19 慢性肾衰的主要病理生理改变

表现	机制
含氮代谢产物潴留	肾小球滤过下降
酸中毒	排出固定酸能力下降,小管合成氨能力下降,小管排 H^+ 保 HCO_3^- 能力下降
尿浓缩力减退	肾单位丧失,溶质利尿,髓质血流增加
失钠	溶质利尿,小管损伤,小管功能性代偿
钠潴留	心衰,无尿,摄入过多
高血钾	GFR 下降,酸中毒,摄入多,低醛固酮血症
生长障碍	蛋白质热量不足,肾性骨病,酸中毒,贫血
肾性骨病	肠钙吸收低,产生 $1,25(OH)_2D_3$ 不足,低钙血症,高磷血症,继发性甲旁亢进
贫血	红细胞生成素产生减少,轻度溶血,出血,红细胞存活减短,铁摄入不足,叶酸摄入不足,红细胞生成抑制
出血倾向	血小板减少,血小板功能缺陷
高血压	水钠负荷过度,肾素产生多
心包炎,心肌病	不详
神经系(乏力、注意力不集中、嗜睡、记忆力减退、肌无力、抽搐、昏迷、周围神经病)	尿毒症、铝中毒
高甘油三酯	脂蛋白酶活性下降
葡萄糖不耐受	组织胰岛素抵抗

结合上述病理生理变化仅就小儿时期临床表现的某些特点叙述如下:

由于肾脏有相当的代偿能力,故早期除致慢性肾衰的原发病的表现外,慢性肾衰本身症状不明显,且多为非特异表现,如乏力、食欲缺乏、生长迟滞等。随病情进展至氮质血症或尿毒症时则出现多系统表现。消化系统表现为恶心、呕吐；血液系统有贫血、出血倾向；循环系统有高血压、心功能不全、心律失常、心包炎；神经系统则淡漠、周围神经病征；水电解质及酸碱平衡方面有：水钠调节差（一方面易水钠潴留、水肿，另一方面又可发生钠不足），血钾可正常但晚期尿少则血钾增高，多有高磷、低血钙、代谢性酸中毒。

与成人期慢性肾衰相比较，小儿时期患儿生长发育的停滞突出；肾性骨病时易发生骨骼变形、骨痛及骨骺脱位；心血管方面小儿常有心衰、心包炎；神经系统则周缘神经改变比成人少，但常有中枢神经系统改变，特别是婴幼儿期起病者可有惊厥、脑萎缩、智力落后等改变。还可有青春期发育延迟。

【诊断与鉴别诊断】 根据长期慢性肾脏病史、临床表现有生长发育迟滞、乏力、食欲缺乏、恶心、呕吐、夜尿多、高血压、贫血等多系统改变。尿比重低、比重固定于1.010，尿常规异常，血生化氮质血症、代谢性酸中毒，即可做出临床诊断。在诊断为慢性肾衰后应尽可能明确其原发病，因某些原发病仍具有特异治疗方法，且其中部分患儿经治疗可恢复到肾功能代偿期（如狼疮肾炎），且有助于估计是否于移植肾上复发。

在鉴别诊断时应除外：有无肾盂肾炎；或系慢性肾脏病基础上，因某些诱因（如脱水、感染、尿路梗阻、某些肾毒性药物的应用）而致之暂时性肾功减退，此类诱因去除后，肾功能常可恢复至原水平。

【治疗】 CKD防治的总目标为：减慢肾脏损害的进展速度，预防心血管并发症的发生，预防其他并发症的发生，如肾性骨病、贫血，最终提高生存率和生活质量（表28-20）。

表28-20　慢性肾脏病的分期和治疗计划

分期	描述	GFR/[ml·(min·1.73m²)⁻¹]	治疗计划
1	肾损伤，GFR正常或↑	≥90	CKD病因的诊断和治疗 治疗合并症，延缓疾病进展
2	肾损伤，GFR轻度↓	60~89	估计疾病是否会进展及进展速度
3	GFR中度↓	30~59	评价和治疗并发症
4	GFR严重↓	15~29	准备肾脏替代治疗
5	肾衰竭	<15或透析	肾脏替代治疗

1. 饮食、营养　此为非透析治疗中的重要组成部分，尤其对生长发育的小儿更为重要。恰当的饮食不仅能维持小儿的生长发育，并有助于减轻氮质血症症状和延缓病情进展，因可减轻残存肾小球的高滤过和肾小管的高代谢状态从而延缓肾小球硬化过程。蛋白质一般以0.8~1.5g/418kJ（即0.8~1.5g/100cal）计，并选用优质蛋白（如蛋、牛奶、鱼、肉、禽等，因牛奶中含磷高，故可采用低磷奶粉）。余热量不足部分给予碳水化合物及脂肪补充。2009年美国肾脏病杂志发表了慢性肾脏病患儿营养临床实践指南，指南建议：CKD3期患儿，维持膳食蛋白摄入量（dietary protein intakes，DPI）于100%~140%膳食营养摄入参考（dietary reference intake，DRI）；CKD4~5期患儿，维持DPI于100%~120% DRI；CKD5D期，维持DPI为100%DRI，再加上透析中丢失的蛋白质及氨基酸量（表28-21）[9]。但上述数据还需结合我国儿童营养状况做进一步研究。

表28-21　CKD 3~5期及5D期患儿蛋白质摄入量[DRI，g/(kg·d)]

年龄	DRI	CKD 3	CKD 4~5	HD	PD
0~6个月	1.50	1.50~2.10	1.50~1.80	1.60	1.80
7~12个月	1.20	1.20~1.70	1.20~1.50	1.30	1.50
1~3岁	1.05	1.05~1.50	1.05~1.25	1.15	1.30
4~13岁	0.95	0.95~1.35	0.95~1.15	1.05	1.10
14~18岁	0.85	0.85~1.20	0.85~1.05	0.95	1.00

在无水肿及高血压者一般不严格限钠,但一般小儿每天不超过2g氯化钠。并注意补充水溶性维生素如B_1、B_2、B_6、C等。如肾功能进一步恶化或摄入困难可给予必需氨基酸或α-酮酸制剂,可提供营养并有助于利用体内尿素氮转为氨基酸,从而降低尿素氮水平。控制高脂血症,对伴有高脂血症者应给予低脂饮食(低脂、低胆固醇及高多聚不饱和脂肪酸)。

2. 水、电解质、酸碱失衡的治疗 水、钠已如上述。对有高血钾者应限含钾丰富的食品摄入(如橘子、香蕉、干果、巧克力、蘑菇等);对含钾盐或影响钾代谢之药物(如青霉素钾盐、醛固酮拮抗剂)应用时慎重,不输注库存血,当血钾>5.8mmol/L时应给予药物治疗(见急性肾衰竭)。本症多有代谢性酸中毒,当其有临床症状(如呼吸深快等)、血HCO_3^-<15mmol/L时,可给予碳酸氢钠2~3mmol/kg纠正。纠正酸中毒过程中注意可能因游离钙下降而诱发手足搐搦,当患儿有高血压、水肿、尿少时尤应慎重。

3. 慢性肾衰竭合并症的预防及处理

(1)矿物质与骨异常(mineral and bone disorder, MBD):根据2017年KDIGO慢性肾脏病矿物质与骨异常(CKD-MBD)诊疗指南,对于CKD儿童患者,建议从G2期开始监测血钙、磷、PTH和碱性磷酸酶活性。对于G3a~G5D期CKD患儿,建议将血钙维持在年龄相对应的正常值,并根据血钙水平合理选择降磷治疗。对于儿童CKD患者,可应用骨化三醇和维生素D类似物使血钙维持在与年龄相对应的范围内[10]。

我国2019年慢性肾脏病矿物质与骨异常(CKD-MBD)诊治指南推荐,在管理血清钙、磷同时,应重视对继发性甲状旁腺功能亢进(SHPT)的控制[11]。

(2)贫血:除注意营养、补充叶酸及铁剂(口服或静脉)外,还可根据情况应用促红细胞生成素(如rHuEPO等)。对于未接受透析的年纪较大的儿童,rHuEPO的初始剂量为每周80~120U/kg,分2~3次给药。5岁以下儿童或频繁接受透析的儿童需要接受更高剂量。对于接受红细胞生成刺激剂(erythropoiesis stimulating agent,ESA)的CKD儿童,根据指南推荐及专家共识意见,在临床实践中采用的血红蛋白目标值为11~12g/dl[12-14]。

(3)控制高血压:推荐所有CKD儿童都严格控制血压,因为积极控制血压会延缓CKD进展。高血压治疗应包括规定目标血压水平、非药物疗法和降压治疗。根据现有证据,优选的抗高血压药物是作用于肾素-血管紧张素系统的药物(ACEI或ARB)[15],其还可有效减少蛋白尿,因此会减缓CKD进展[16]。注意如果GFR<60ml/(min·1.73m^2),则应谨慎使用ACEI和ARB[17]。

(4)身材矮小:2017年KDIGO慢性肾脏病矿物质与骨异常(CKD-MBD)诊疗指南推荐,对于儿童和青少年G2~G5 DCKD患者,若存在身高缺陷,必要时可应用重组人生长激素治疗[10]。根据2019年欧洲儿科肾脏病协会透析和移植工作组制定的CKD儿童应用生长激素治疗的临床实践指南,CKD3~5期或正在透析的身材矮小的患儿可酌情考虑应用生长激素[18]。

(5)其他:病程中之感染、心功能不全、心包炎等均影响预后,需给予相应治疗。在选用药物时应注意根据肾功情况对某些药物剂量或给药频度进行调整。

4. 关于ACEI及ARB类药物在慢性肾衰患儿中的应用 此类药物对阻断RAS作用的认识早已从通过单一降低血压提高到通过其他许多机制改善肾脏血流动力学,减少蛋白尿,干预肾小球硬化及肾小管间质纤维化等。目前主张慢性肾脏病患儿无论处于哪一期均应使用RAS阻断剂。研究表明ACEI的肾保护作用与基础肾功能无关,对血肌酐>265.2mol/L的CKD患儿,需在医师严密观察下应用RAS阻断剂[19,20]。

5. 透析和肾移植 对于CKDⅣ期患儿,应行肾脏替代治疗前准备,Ⅴ期患儿应开始肾脏替代治疗(见透析章节)。

(沈颖)

参考文献

[1] KHWAJA A. KDIGO clinical practice guidelines for acute kidney injury. Nephron Clin Pract, 2012, 120: 179-184.

[2] 王海燕. 肾脏病学. 3版. 北京:人民卫生出版社,2008.

[3] 杨霁云,白克敏. 小儿肾脏病基础与临床. 北京:人民卫生出版社,2000.

[4] LAUSCHKE A, TEICHGABER UK, FREI U, et al. 'Low-dose' dopamine worsens renal perfusion in patients with acute renal failure. Kidney Int, 2006, 69(9): 1669-1674.

[5] KEUUM JA, MEHTA RL, LEVIN A, et al. Development of a clinical research agenda for acute kidney injury using an international, interdisciplinary, three-step modified Delphi process. Clin J Am Soc Nephrol, 2008, 3(3): 887-894.

[6] COLANTONIO DA, LIANNA K, KHUN CM, et al. Closing the Gaps in Pediatric Laboratory Reference Intervals: A CALIPER Database of 40 Biochemical Markers in a Healthy and Multiethnic Population of Children. Clinical Chemistry, 2012, 58(5): 854-868.

[7] STRUTZ F, MULLER GA. Renal fibrosis and the origin of therenal fibroblast. Nephrol Dial Transplant, 2006, 21(12):

3368-3370.

[8] LIU Y. Renal fibrosis:new insighs into the pathogenesis and thempeutics. Kidney Int,2006,69(2):213-217.

[9] KDOQI WORK GROUP. KDOQI Clinical Practice Guideline for Nutrition in Children with CKD,2008.

[10] WHEELER DC,WINKELMAYER WC. KDIGO 2017 Clinical Practice Guideline Update for the Diagnosis,Evaluation, Prevention,and Treatment of Chronic Kidney Disease-Mineral and Bone Disorder(CKD-MBD) Foreword. Der Nephrologe,2017,Suppl 113(1):1-4.

[11] 国家肾脏疾病临床医学研究中心. 中国慢性肾脏病矿物质和骨异常诊治指南概要. 肾脏病与透析肾移植杂志,2019,028(001):52-57.

[12] KDOQI,National Kidney Foundation. KDOQI Clinical Practice Guidelines and Clinical Practice Recommendations for Anemia in Chronic Kidney Disease. Am J Kidney Dis,2006,47(5 Suppl 3):S11-145.

[13] KDOQI. KDOQI Clinical Practice Guideline and Clinical Practice Recommendations for anemia in chronic kidney disease:2007 update of hemoglobin target. Am J Kidney Dis,2007,50(3):471-530.

[14] MCMURRAY JJV,PARFREY PS,ADAMSON JW,et al. Kidney disease:Improving global outcomes(KDIGO) anemia work group. KDIGO clinical practice guideline for anemia in chronic kidney disease. Kidney Int Suppl,2012,2(4):279-335.

[15] KDIGO. KDIGO Clinical Practice Guideline for the Management of Blood Pressure in Chronic Kidney Disease. Kidney International Supplements,2012,2(5):357-362.

[16] FLYNN JT,KAELBER DC,BAKER-SMITH CM,et al. Clinical Practice Guideline for Screening and Management of High Blood Pressure in Children and Adolescents. Pediatrics,2017,140(3):e20171904.

[17] SOERGEL M,VERHO M,WÜHL E,et al. Effect of ramipril on ambulatory blood pressure and albuminuria in renal hypertension. Pediatr Nephrol,2000,15(1-2):113-118.

[18] DRUBE J,WAN M,BONTHUIS M,et al. Clinical practice recommendations for growth hormone treatment in children with chronic kidney disease. Nature Reviews Nephrology,2019,15(9):577-589.

[19] 侯凡凡,张训. 慢性肾脏病Ⅳ、Ⅴ期患儿如何应用肾素-血管紧张素系统阻断剂. 中华肾脏病杂志,2007,23(2):73-75.

[20] HEBERT LA. Optimizing ACE—inhibitor therapy for chronic kidney disease. N Engl J Med,2006,354(2):189-191.

第 11 节 肾脏替代治疗

儿童肾脏病的替代治疗(renal replacement therapy,RRT)包括腹膜透析、血液透析和肾脏移植,目前我国仍以透析治疗为主,包括急性透析及慢性持续性替代治疗[1]。

一、透析治疗概述

(一)透析指征与禁忌证

1. 急性透析指征

(1) 急性肾衰竭伴有下述症状者:

1) 有严重容量负荷(肺水肿、重度高血压、左心衰竭)。

2) 血钾≥6.5mmol/L。

3) 严重酸中毒(HCO_3^-<15mmol/L);以上情况不能用药物缓解者。

4) 严重的氮质血症(BUN>50mmol/L)并伴明显尿毒症症状,包括恶心、呕吐、嗜睡或精神不振。

(2) 外源性毒物或药物中毒。

(3) 其他非肾性疾病:如多种原因导致的肝衰竭、肿瘤溶解综合征等。

急性肾衰竭的透析指征目前没有完全统一的认识,但趋向于放宽透析指征、及早予以支持治疗,在决策时,不应拘泥于确切的尿素氮(BUN)或 SCr 值,而应对指标的变化趋势做出预判[2]。自 20 世纪 60 年代以来,多项观察性研究表明过晚 RRT 可能增加治疗时间以及住院天数,但过早则可能导致过度医疗及肾脏低灌注损伤,恰当选择 RRT 的时机已经成为 AKI 研究的热点之一[3]。

2. 慢性肾脏病维持透析治疗指征[4] 主要决定于 ESRD 患儿的生化指标和临床症状。

(1) 肌酐清除率降至 5ml/(min·1.73m^2),即便临床症状不明显,也应开始透析。

(2) 贫血(Hb<60g/L)、明显酸中毒(HCO_3^-<

10mmol/L)、高磷酸血症(血磷>3.2mmol/L)、高血钾(血钾>6.5mmol/L)。

(3) 严重高血压、肾性骨病、水潴留和心包炎。

(4) 肾小球滤过率<15ml/(min·1.73m^2),伴有营养不良或生长迟缓。

3. 小儿透析相对禁忌证

(1) 血液透析(hemodialysis,HD):①急性感染、出血或严重贫血;②严重低血压、休克及严重心功能不全;③严重高血压及脑血管病或恶性肿瘤;④大手术未过3天者;⑤精神不正常不合作者。

(2) 腹膜透析(peritonealdialysis,PD):①新近的腹部手术(术后3天内);②腹部有外科引流管;③高度肠梗阻者;④腹腔内血管疾患;⑤呼吸功能不全;⑥局限性腹膜炎;⑦高代谢状态。

(二)透析疗法的选择

1. HD与PD疗法比较　见表28-22。

表 28-22　HD 与 PD 疗法比较

透析方法	HD	PD
优点	1. 分子量较小的物质(如尿素等)清除率高	1. 设备简单,易操作
	2. 操作花费人力和时间少	2. 中分子物质清除效佳
	3. 疗效迅速	3. 很少发生透析失衡综合征
		4. 不需抗凝,血流动力学稳定
		5. 免除HD时穿刺的痛苦
缺点	1. 需要昂贵的设备及专业操作人员	1. 操作上花费人力和时间多
	2. 血流动力学变化大	2. 对分子量较小物质的清除率不如HD高
	3. 婴幼儿A-V造瘘困难	3. 易并发腹膜炎
	4. 易发生透析失衡综合征	4. 蛋白质及氨基酸的丢失多于HD
	5. 需要抗凝治疗	

2. 透析疗法的选择　儿童血液净化方式要根据每个患儿个体情况选择,综合考虑患儿的原发病、临床状态、医院的设备条件和肾脏专业人员的训练情况。一般认为,为了避免对血流动力学影响,学龄前儿童首选腹透,学龄儿童选择同成人一样。此外,还需考虑患儿的家庭经济负担的可能性、能否配合透析治疗、患儿家长的要求等。

建议:<3岁、体重<20kg、血流动力学不稳定的患儿选择腹透;<5岁的患儿首选腹透,有特殊情况时也可选择血透;>6岁的儿童建立血管通路比较方便,可选择血透。病情危重或有多器官功能衰竭的患儿应采用床边持续性动(静)-静脉血液透析或血液滤过进行抢救治疗。肾移植是最佳肾替代方式,活体供肾优于尸肾。

肾替代治疗的主要模式:

(1) 以血液透析开始,持续血液透析治疗。

(2) 以腹膜透析开始,持续腹膜透析治疗。

(3) 以腹膜透析开始,后期转换为血液透析治疗,适用于腹膜透析过程中发生腹膜功能减退或失超滤时又不适合进行肾脏移植的患儿。

(4) 以血液透析开始,后期转换为腹膜透析治疗。

(5) 腹膜透析与血液透析联合治疗:常用于失超滤或透析疗效减退的患儿。典型模式是进行腹膜透析5天后予血液透析1天。这种方式可减轻腹膜透析负担,提高腹膜渗透性,改善超滤状况,但需同时行腹腔置管及建立血管通路,且费用高。

二、腹膜透析

腹膜透析(PD)简称腹透,是抢救急、慢性肾衰竭和某些药物中毒的有效方法。

(一)腹透原理

腹透的基本原理是利用腹膜的半透膜性能,将灌入腹腔的透析液,根据膜两侧溶质渗透浓度的不同,溶质将从浓度高的一侧向浓度低的一侧移动(弥散作用),而水分则从浓度低的一侧向高的一侧移动(渗透作用),使膜的两侧达到动态平衡,这样可使蓄积于体内的代谢产物经透析液而排出，而透析液中的某些溶质也可向体内移行，如此不断更换透析液以达治疗目的，使患儿体内生化成分逐渐趋向正常。

（二）透析液成分及选择

1. 透析液成分 腹膜透析液主要包括渗透剂、缓冲液和电解质三部分。配制的基本原则需符合无菌、无毒、无致热源，电解质成分与正常人血浆成分相近，生物相容性良好，缓冲液（醋酸盐、乳酸盐或碳酸氢盐）用于纠正体内酸中毒，允许加入适当的药物等基本要求。目前临床常用腹膜透析液组成成分见表 28-23。表中所列均为普通钙浓度腹膜透析液，低钙腹膜透析液的钙离子浓度为 1.25mmol/L。

表 28-23 常用腹膜透析液组成成分

项目	葡萄糖腹膜透析液			艾考糊精腹膜透析液	碳酸氢盐腹膜透析液
	1.5%	2.5%	4.25%		
Na(mmol/L)	132	132	132	132	132
Cl(mmol/L)	96	96	96	96	96
Ca(mmol/L)	1.75	1.75	1.75	1.75	1.75
Mg(mmol/L)	0.25	0.25	0.25	0.25	0.25
乳酸盐(mmol/L)	40	40	40	40	15
碳酸氢盐(mmol/L)	–	–	–	–	23
pH 值	5.2	5.2	5.2	5.2	7.3
渗透压(mOsm/L)	346	396	485	284	346~485
GDPs 含量	+	++	+++	+	很低

注：GDPs：葡萄糖降解产物。

2. 透析液的选择 目前在临床最常用是葡萄糖腹膜透析液，浓度分为 1.5%、2.5%和 4.25%三种，一般首选 1.5%葡萄糖腹膜透析液，尽量减少高浓度（2.5%和 4.25%）葡萄糖腹膜透析液的使用。水负荷过多需要增加超滤时，可选择增加高浓度葡萄糖腹透液的使用。4.25%葡萄糖腹透液一般用于长留腹时。使用 4.25%葡萄糖腹透液可显著提高患儿的血糖、甘油三酯等，且高浓度葡萄糖对腹膜间皮细胞有直接毒性作用，使葡萄糖降解产物（GDPs）和糖基化终末产物（AGEs）增加，可引起腹膜纤维化。因此，必要时建议交替使用，既可提高透析效果，又可减少高渗液所致副作用。

艾考糊精腹膜透析液以 7.5%艾考糊精（icodextrin，葡聚糖）为渗透剂，优点在于艾考糊精分子量大，保留腹腔不易被人体吸收，长时间留腹仍能保持恒定的超滤量。主要用于持续性不卧床腹膜透析（continuous ambulatory peritoneal dialysis，CAPD）夜间长留腹和自动腹膜透析（automated peritoneal dialysis，APD）的日间留腹，每天 1 次，尤其适用于超滤衰竭和腹膜高转运或高平均转运者，容量负荷过多而超滤不足及糖尿病患儿。禁忌证为糖原贮积症、严重乳酸酸中毒及淀粉衍生物/艾考糊精过敏者。

（三）有关透析的具体问题

1. 透析管 腹透导管的结构包括侧孔、涤纶套和不能透过 X 线的标记线。目前国内临床常用的腹透导管有以下 4 种：①Tenckhoff 直管，为目前国内外应用最广泛的长期腹透导管；②Tenckhoff 卷曲管；③鹅颈直管；④鹅颈卷曲管。

1968 年，Tenckhoff 透析管问世，现已在国际上广泛采用。根据袖套的数量分为单 cuff 导管和双 cuff 导管。维持性腹膜透析应采用双 cuff 导管，急性腹膜透析可选用单 cuff 或双 cuff 导管，目前我国常见的 Tenckhoff 导管有以下三种：

（1）标准儿童腹透导管：双 cuff，导管总长 30cm，腹内段长 12cm；单 cuff，导管总长 30cm，导管末端与 cuff 距离 14.5cm。

（2）婴幼儿型腹透导管：双 cuff，导管总长 31cm，腹内段长 6.5cm；单 cuff，导管总长 31cm，导管末端与 cuff 距离 10.25cm。

(3) 成人型标准腹透导管：双 cuff，导管总长 41cm，腹内段 15.5cm，身高>160cm、体重>30kg 或体形较大的儿童可选用。

2. 连接系统　目前临床常用的主要为 CAPD 的双联系统和 APD 的一次性导管连接系统。

(1) 双联系统：双联系统是连双袋可弃式的"Y"形管道系统，厂家生产过程中已经将新鲜透析液袋与"Y"的流入支管相连，同时将引流袋与"Y"的流出支管相连，该系统的接头只有一个，操作简单，只需连接主管和腹透管；污染的机会少，腹膜炎的发生率低。但小剂量容量不易控制，适用于年龄较大的儿童。

(2) APD 的连接导管：APD 是一项新型的腹膜透析技术，操作过程由一台全自动腹膜透析机完成。其优点是操作方便，可以由机器设定不同的腹腔灌入量，解决小年龄儿童需要低剂量灌入量的技术问题。一次性管路由一组管路和相连的管组架组成，常用的为四头管路，6 个管夹，有固定的长方形塑料管路装置卡匣，装置在腹膜透析机的管组门后面。

腹膜透析机：国内商业化的自动腹膜透析机注入容量范围为 60~3 000ml，系统软件提供两种引流模式选择，即"标准模式"和"低流量模式"。通过控制键设定腹透处方，操作设置简单，并有自动报警系统，以保证透析过程的安全正确。

3. 透析管置入方法　维持性腹透置管方式有 3 种：直视手术切开法置管、腹腔镜法置管和盲穿法置管。目前我国的主要腹膜透析中心多采用直视手术切开法置管。手术插管方法较安全，常规消毒腹部皮肤，切口可选在腹正中线脐下 3cm 处，切口长 2~4cm，也可选在右下腹麦氏点切口或左侧反麦氏点切口等。局麻下切开皮肤，剪开腹直肌前鞘及后鞘，将腹膜做一小切口，并在周围作荷包缝线，暂不结扎，置管前先用少量肝素冲洗管腔，无腹水者先向腹腔内注入 500ml 透析液，防止损伤肠管（有腹水者除外）。用金属管线插进透析管内，以协助从切口处向膀胱直肠窝徐徐放入，收紧荷包缝线，结扎腹膜切口，将第一个涤纶套固定于腹直肌鞘前，再于腹壁脂肪层下，用止血钳紧贴腹直肌鞘分离一长约 8cm 的隧道，从隧道上口拉出导管。将第二个涤纶套固定于皮肤出口 1cm 处，缝合皮肤切口，并将透析管固定。术后每天检查切口，及时更换敷料，注意出血及感染，一般 10 天左右可拆线。置管后即可开始透析，但透析量宜小，可逐渐加量，防止切口漏液。必要时可在透析液内加入肝素及抗生素。

4. 具体透析方法

(1) 透析前准备：①环境消毒：清洁房间，关闭门窗，每天紫外线消毒一次持续 45 分钟。②检查透析液并预热。③按医嘱配好药物，如肝素、抗生素、葡萄糖等。配药过程中要注意严格无菌操作，药物加入透析袋后称重量，并做好记录。④测量体温、脉搏、血压及体重，并做好记录。

(2) 透析操作及注意事项：①操作者戴好口罩，消毒双手；②移出外接短管，碘伏消毒，连接"Y"形管主干与外接短管，引流腹腔内的液体入引流袋，新透析液灌入腹腔，分离"Y"形管与外接短管；③测透出液重量，观察透出液性状，有无混浊、出血及絮状物，必要时送腹水化验检查；④做好出入量记录。

5. 出入液障碍的可能原因及处理

(1) 导管阻塞：双向性阻塞。纤维蛋白凝块堵塞，可用肝素液反复冲洗。术后及腹膜炎时，预防性使用肝素可防止导管阻塞。

(2) 导管移位：单向性阻塞即入液尚可出液困难，X 线检查确诊，可于手法复位，必要时手术复位。

(3) 大网膜包裹：入液尚可而出液困难，X 线检查导管位置正常。插管时应将多余大网膜切除，必要时手术纠治。

(4) 透析管扭曲：X 线有助诊断，可通过变换体位，轻揉腹部来改善。

（四）透析方式的选择

1. 间歇性腹膜透析（IPD）　方法简便易行，多用于急性肾衰竭或慢性肾衰竭做 CAPD 的最初 3~10 天，每天透析 8~10 次，每次透析液量从 300~500ml/m^2/交换开始（婴儿为 200ml/m^2/交换），逐渐增加至 500~1 100ml/m^2，透析液在腹腔内保留 1 小时左右，然后放出，可较好清除毒素，纠正水电解质紊乱，为 CAPD 打下基础。

2. 持续性非卧床腹膜透析（CAPD）[5]　每天透析次数为 4~5 次，白天透析液停留于腹腔 3~4 小时后放出，夜间留置 10~12 小时。患儿只在更换透析液的短暂时间内不能自由活动，其他时间可以自由活动。一天 24 小时内，患儿腹腔内基本都留有透析液，持续进行溶质交换。维持全天交换容量为 4 000~5 000ml/m^2。

3. 自动腹膜透析（automated peritoneal dialysis, APD）[6]　是一项新型的腹膜透析技术，操作过程由一台全自动腹膜透析机完成。操作模式可为间歇性腹膜透析(IPD)、持续循环腹膜透析(CCPD)、夜间间歇性腹膜透析(NIPD)、潮式腹膜透析(TPD)等。持续循环式腹膜透析(CCPD)是自动化腹膜透析的主要形式,是夜间快速交换和白天留腹状态的PD模式。CCPD方法为在患儿夜间入睡前与腹膜透析机连接,先将腹腔内透析液引流干净,然后进行透析液交换,每次交换量900~1 100ml/m^2,最大量可增至1 400ml/m^2,腹腔内留置1~2.5小时,每夜交换5~10次,每夜透析时间8~12小时,最末袋透析液灌入腹腔后关闭透析机,并与机器脱离。白天透析液在腹腔留置12~16小时,可用50%~100%的夜间灌入容量白天留腹。儿童CCPD的优点是:①操作方便,可以由机器设定不同的腹腔灌入量,低龄儿小剂量灌入量精确;②PD机自动加温,自动控液,减少污染机会及护理量,可在开机前将所需全项透析参数1次输入,如透析量、次数、间隔时间等即可自动完成;③透析主要在夜间进行,对儿童白天参加各项活动影响较少。

(五)常见并发症

1. 腹膜炎 是最常见的并发症。如由熟练人员操作,腹膜炎的发生率可减少。腹膜炎的主要危害是:①感染可危及生命;②腹膜炎时对蛋白通透性增加,蛋白丢失量为平时的5~10倍;③纤维素易阻塞导管;④可引起腹膜粘连、增厚,甚至造成分隔,使有效透析面积减少,影响透析效果。

临床表现:症状常于细菌侵入腹膜后12小时开始,表现为腹痛、发热、腹胀,透析液混浊、有凝块,白细胞升高等。轻者可仅有透析液混浊,白细胞升高。细菌培养可阳性,G^+菌占60%,G^-菌约占40%,真菌性腹膜炎约占3%,化学性为3%~30%,多为透析液本身质量所致。

治疗:强调早期诊断、早期治疗,可提高疗效。应认真检查每次透析液状态,如发现混浊及时给予以下处理:①加强透析:改CAPD为间歇性腹膜透析(IPD),冲洗3~6次直至透析液清亮,腹腔停留时间为30分钟;②透析液内加肝素500~1 000U/L;③根据药敏在透析液内加抗生素一种或两种,一般约需用药2周,必要时全身应用抗生素;④每天对透析液进行腹水常规检查及培养。

2. 营养不良 在腹透时白蛋白、球蛋白、氨基酸和维生素均会丢失,使用高渗液及发生腹膜炎时,丢失可增加5~10倍,一般可在透析数月后,发生丢失综合征。轻者表现为体重下降、乏力、消瘦、衰弱、食欲缺乏;重者嗜睡、昏迷、抽搐。后期可出现周围神经炎。故限制钾、磷、水摄入的同时,提高蛋白质摄入1.2~1.5g/d[7]。

3. 腹膜衰竭 主要表现为溶质和水分清除不充分。根据腹膜通透性改变可分为三种类型:Ⅰ型为高通透性腹膜,此型超滤衰竭最常见。此类患儿具有高腹膜溶质转运率,导致透析液中的水分及葡萄糖迅速被吸收;Ⅱ型为低通透性腹膜,与腹腔内的多发粘连和腹膜硬化有关,腹膜溶质转运率低;Ⅲ型为淋巴回流过多导致。长期未缓解的尿毒症状态、长期使用高糖透析液和反复发生腹膜炎及腹膜纤维化是导致腹膜衰竭的常见原因。治疗措施包括去除诱因,行腹膜平衡试验评估;调整透析方式、透析液浓度及种类;间断血透等(数字资源28-3)。

数字资源28-3 4小时D/P肌酐值及4小时D/D0葡萄糖值

三、血液透析

(一)原理

血液透析(HD)简称血透,是利用半透膜原理,使血液与透析液隔着半透膜密切接触,并向相反方向流动,使患儿血中有害物质、过多水分及电解质不断被清除,而患儿所需的某些物质又从透析液中得到不断补充,从而达到治疗目的。

(二)血液透析具体问题

1. 儿童血管通路的选择[8] 按使用时间分为临时性血管通路、半永久性血管通路及永久性血管通路。

(1)临时性血管通路:主要用于短期血液净化治疗、等待永久血管通路手术及内瘘成熟前使用。目前临床广泛采用的中心静脉置管方法是钢丝导引置入法即Seldinger技术,部位为股静脉、颈内静脉、锁骨下静脉,因经皮股静脉穿刺操作相对简单、安全而成为儿科首选。目前常用双腔导管,可根据年龄、体长选择不同型号的管路(表 28-24)。

Seldinger 技术基本操作技术如图 28-38 所示。

表 28-24　儿童常用中心静脉留置导管类型

年龄	型号	导管类型	导管长度/cm
<6 个月	5/6.5F	单/双腔	10~12.5
6~12 个月	6~7F	双腔	10~15
1~6 岁	8F	双腔	12.5~15
>6 岁	8~12F	双腔	15~20

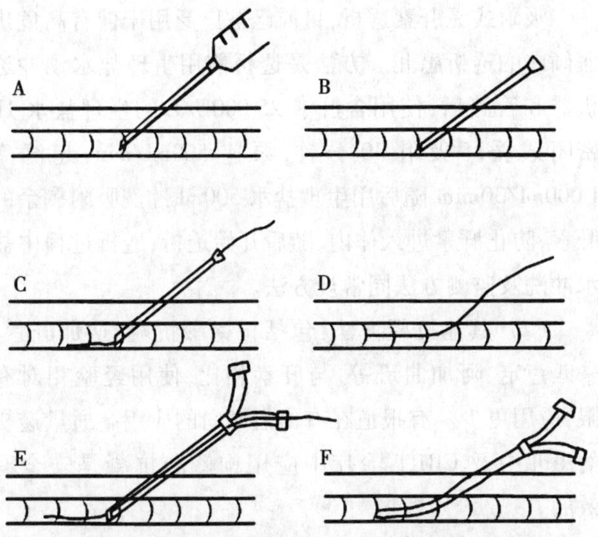

图 28-38　中心静脉置管方法(Seldinger 穿刺法)
A. 连接注射器的穿刺针刺入血管腔内;B. 取下注射器,将穿刺针留在血管腔内;C. 将导丝沿穿刺针插入血管;D. 拔除穿刺针,将导丝留在血管腔内;E. 将导管沿导丝插入血管腔内;F. 拔除导丝,将导管留在血管腔内。

(2) 长期性血管通路[9]:建立方法包括中心静脉长期置管术、自体动静脉内瘘术及移植血管内瘘等。儿科以非惯用侧上肢自体皮下动静脉吻合内瘘为首选,使动脉血直接流入静脉,使静脉动脉化,静脉管腔逐渐扩张变粗,穿刺已动脉化的静脉进行透析。首都医科大学附属北京儿童医院选用头静脉与桡动脉端侧吻合,成功率 93%。也可用肱动脉或尺动脉。

2. 透析器与透析膜的选择　透析器分为三类:平板型、蟠管型和空心纤维型,空心纤维型是目前临床使用最多、效果最好的一类透析器。空心纤维型透析器由 8 000~10 000 根左右空心纤维捆扎而成,血流由纤维中心通过,纤维周围与透析液接触,透析膜与透析液接触面大。优点:容积小,体外循环量小,耐压力强,破损率低;清除率和超滤率高,残留血量少,复用操作方便,复用次数多。缺点:纤维内容易凝血,空气进入纤维内不易排出。

透析膜是透析器中最重要的部分,透析膜材料是影响血液透析治疗效果的关键因素。临床常用为三类:①纤维素膜(再生纤维素、铜胺纤维素等);②替代纤维素膜(醋酸纤维素膜等);③合成膜(聚丙烯腈膜、聚砜膜及聚甲基丙烯酸甲酯膜等)。三类膜在生物相容性、水通透性、尿毒症毒素清除等方面有较大的区别。纤维素膜及替代纤维素膜对小分子物质(如尿素)清除效果好,价钱便宜,广泛应用于临床。合成膜对中大分子物质(β_2-微球蛋白)清除率高,脱水效果好,生物相容性好,从患儿的长远健康状况考虑更为可取,但价格较贵。

小儿血容量为 80ml/kg,透析器和管路容积不应超过体重的 0.8%,即血容量的 10%。选择儿童专用透析管路和透析器。透析器的膜面积不应超过患儿的体表面积,尿素清除率 3~5ml/(kg·min)。依体重选择透析器:<20kg,(0.1~0.4)m^2;20~30kg,(0.4~0.8)m^2;30~40kg,(0.6~1.0)m^2;>40kg,(1.0>1.2)m^2 的透析器。

3. 透析液的配制　现在透析液的供给装置均依靠事先准备好的、含有不同电解质成分的酸性浓缩透析液(A 液),与经处理的透析用水加温、去气泡按比例混合后,再将碱性重碳酸盐(B 液)以相似比例加入,生成最终透析液(表 28-25)。

表 28-25　透析液的常用组分

组分	浓度
钠	135~144mmol/L
钾	0~3mmol/L
钙	1.25~1.75mmol/L
镁	0.25~0.75mmol/L
氯	98~112mmol/L
醋酸盐	30~45mmol/L(仅用于醋酸盐透析液)
碳酸氢盐	20~35mmol/L(用于碳酸氢盐透析液)
pH 值	7.2~7.35

透析液中的电解质浓度的调节:①钠:目前常采用浓度为 140mmol/L,并可以通过设置透析曲线调节不同透析时段的钠浓度,减少患儿并发症的发生[10]。②钾:

目前血钾浓度多固定在2.0mmol/L,也可根据患儿情况调整,但应避免透析过程中低钾血症的发生,低钾血症患儿调节至3.0mmol/L。③钙:维持性血透患儿的血钙水平多数偏低,透析时使血钙达到正常或轻度正平衡。透析液钙含量应在1.25~1.75mmol/L之间。④葡萄糖:根据需要选用不同糖浓度的透析液,分为无糖透析液、高糖透析液(10~20g/L)、低糖透析液(1~2g/L)三种。含糖透析液能更好地达到酸碱平衡,避免透析中低血糖及失衡综合征,在儿童更为明显。但是容易细菌污染,增加长期透析患儿的糖负荷。

4. 血液透析中的抗凝疗法[6]

(1) 肝素

1) 常规肝素抗凝法:对无明显出血倾向患儿,多采用全身性肝素化。用肝素盐水预冲透析管路后,首负荷量25~50U/kg,维持量10~25U/(kg·h),透析结束前0.5~1小时停用。可根据凝血时间调整给药速度,使体外循环中的血液凝血时间控制在20~30分钟,体内血液凝血时间保持在10分钟。

也可根据活化凝血时间(ACT)目标值监测间歇给药、调整肝素用量。当ACT达到基础值1.5倍时第二次给药1~50U/kg,30分钟内重复测定ACT,往往需要给予2~3次。首次给药3分钟后若ACT未能达到基础值的1.8倍,增加首剂肝素用量。

2) 小剂量肝素抗凝:有中度出血倾向的患儿可应用小剂量肝素抗凝即无首剂或低首剂肝素,之后每小时持续给药5~25U/kg,每30分钟监测ACT,目标ACT值为基础值的1.4倍,肝素持续给药到透析结束前1/2小时。

3) 局部体外肝素化法:适用于有高危出血倾向的患儿。具体方法是从动脉管路中持续注入肝素,从静脉管路中持续注入鱼精蛋白,1.0mg鱼精蛋白中和大约100U肝素。监测患儿体内血液ACT值,使管路和透析器中ACT保持在200~250秒。因操作烦琐且有肝素反跳增加出血危险,对专业技术人员要求高,肝素-鱼精蛋白法已较少使用。

4) 低分子量肝素(LMWH):低分子量肝素由肝素降解获得,因其使用简便、无需监测,目前常用于临床。与肝素相比,对凝血因子Xα抑制作用强,抗栓作用强,而很少使PTT和凝血酶原时间延长,出血危险小;半衰期2~3小时左右,且不易被血透清除,透析前一次给药不需追加;对血小板、脂质代谢基本没有影响,血小板减少及高脂血症发生率低。用法为透析前一次给予30~50U/kg,如透析时间延长>4小时可适当追加。因为有可能出现交叉反应,有Ⅱ型肝素诱导的血小板减少症(HIT)的患儿同样不建议使用低分子量肝素。

5) 无肝素透析:主要用于那些活动性出血的患儿,包括凝血功能障碍、血小板减少症、颅内出血、近期手术以及肾移植患儿。常规方法是:应用肝素盐水冲洗管路和透析器后再用盐水预充管路,透析中尽可能增加血流量并保持其稳定、不中断,必要时每15~30分钟用盐水25~200ml冲洗管路,超滤量应扣除冲洗盐水量。透析过程中密切观察透析器和管路以发现早期凝血迹象,透析中加强护理,避免输血、输注高张盐水、高张糖水等易导致凝血或增加血黏度的液体和药物。

吸附式无肝素透析,目前已被广泛用于伴有高危出血倾向的透析患儿。方法是透析前用生理盐水预冲透析器和管路后,使用含肝素25 000U/L的生理盐水1L密闭式循环吸附30分钟,泵速500ml/min,超滤率1 000ml/30min,随后用生理盐水500ml冲洗吸附剩余的肝素,防止肝素进入体内,随后开始透析,透析过程中盐水冲洗及监测方法同常规方法。

(2) 其他抗凝方法:包括枸橼酸抗凝、达那肝素、来匹卢定、阿加曲班等,与肝素相比,使用经验相对有限,应用更少。有报道在有出血倾向的应用高通量透析的患儿中及CRRT治疗中应用枸橼酸抗凝是安全有效的。

5. 透析处方[8]

(1) 透析次数及时间:最初几次透析应避免血尿素氮水平下降过快,否则易发生失衡综合征或增加心血管不耐受的危险。一般初透为1.5~2小时,逐渐延长2~3次后,过渡到3~4小时/次,维持性透析每周2~3次。初透BUN水平下降不宜超过原水平的30%~40%。

(2) 血流速度及透析液流量:首次透析时透析血流量为3ml/(kg·min)或略低,以防止由于溶质快速清除引起的透析失衡综合征。此后可达3~5ml/(kg·min),应用永久性血管通路如动静脉瘘或血管移植者,血流量可达6~8ml/(kg·min)。透析液流速一般为500ml/min,婴幼儿可减为250ml/min。

(3) 超滤量:首次透析超滤量不应超过体重的3%~5%。对于容量负荷重和肺水肿的患儿,可以先用单纯超滤来清除额外水分。维持性透析患儿应根据干体重调整，在血容量监测下严重水负荷患儿超滤亦不应超过体重的 10%，透析间期体重增长尽量控制在 5% 以内。

(4) 维持性透析患儿监测[8]：通常每月检查：血常规、C 反应蛋白、肝、肾功能、血电解质（包括血钾、血钙、血磷、HCO_3^-或 CO_2CP 等），一旦发现异常应及时调整透析处方和药物治疗。血糖和血脂等代谢指标，建议有条件者每 1~3 个月检测 1 次。铁指标、iPTH 监测、整体营养评估，建议每 3 个月检查 1 次。透析充分性评估：最好每月 1 次，至少每三个月 1 次。病毒学监测包括肝炎病毒、HIV 和梅毒血清学指标，开始透析不满 6 个月患儿，应每 1~3 个月检测 1 次，维持性透析 6 个月以上患儿，应每 6 个月检测 1 次。心血管结构和功能测定：包括心电图、心脏超声、外周血管彩色超声等检查，建议每 6~12 个月 1 次。

(5) 小分子毒素透析充分性评价：常用：①尿素下降率（URR）=（1-透前尿素氮/透后尿素氮）×100%，目标值 65%；②尿素清除指数（Kt/V）目标值 1.2~1.4，K 为某溶质的透析器清除率，t 为透析时间，V 为某溶质的容量分布；③标准蛋白分解率（nPCR）目标值>1g/(kg·d)。

(6) 甘露醇的应用：为防止透析过程中渗透压下降，以预防透析失衡综合征的发生。

（三）透析常见并发症

1. 透析失衡综合征　认为与全身溶质失衡继发水的异常分布有关，临床表现为恶心、呕吐、抽搐、震颤及惊厥等。预防透析失衡综合征的发生，首先要控制血流速度和透析时间，以减少溶质排除效率和避免血 pH 值迅速改变；可静脉滴注甘露醇（0.5~1g/kg），30%在透析开始前 1 小时内滴入，其余在透析过程中均匀滴入。

2. 低血压　是小儿血液透析最常见的并发症，发生率 10%~50%。发生的原因主要为有效血容量减少、血浆渗透压下降、血管反应性变化及重度贫血、低蛋白血症、出血、透析中发生心力衰竭、自身心血管病变等。预防低血压发生应注意：①采用儿童专用血液管路及小面积透析器，小婴儿、有低血压倾向及重度贫血患儿，可用胶体液、全血等预冲；②控制超滤量和超滤速度；③合理调整降压药使用；④透析过程中进行血容量监测（在线血容量监测），采取适宜透析方案如可调钠透析、低温透析等。一旦发生低血压，应暂停超滤、对症治疗，如处理无效应立即停止透析。

3. 高血压　可以分为透析间期和透析中高血压。透析间期高血压多与细胞外液容量增加有关。透析中的高血压与下列因素有关：①肾素-血管紧张素-醛固酮系统活性增加、交感神经活性增高；②失衡综合征；③透析液使用诱发，如高钙透析液可增加动脉血管张力及心肌收缩力，低钾或无钾透析液可引起血管张力增加；④透析中降压药的清除等因素。防治原则：首先要寻找原因、对因治疗、预防为主。

四、儿童肾移植

自从 1954 年第 1 例肾移植成功开展以来[11]，肾移植已经成为成人肾衰竭最佳的肾脏替代治疗方法。近十余年以来，免疫抑制剂治疗方案的改进、手术技术的提高、围手术期及术后管理的改善、专业的儿科移植团队经验的不断积累和提高以及多中心研究联盟的发展等，极大地提高了儿童肾移植患者和移植肾的存活率。目前，肾移植也是儿童终末期肾病公认的治疗选择，肾移植儿童的生存率明显优于透析儿童。此外，在 6 岁以下的年幼儿童中，肾移植比长期透析治疗更有可能改善其生长情况[12]。

儿童肾移植在某些临床方面与成人是相似的，例如所使用的免疫抑制药物和治疗方案是相似的，肌酐是主要的血清学指标，急性排异主要依赖肾穿刺和 Banff 分类标准来判断等[13]。但是，儿童的生长发育特点造成有许多方面与成人不同，例如免疫因素、导致肾衰竭的原发性肾脏疾病、常合并泌尿系统的问题、小年龄患儿手术的技术问题、药物代谢以及肾移植前需要完成的免疫接种等[3]。并且，儿童肾移植有其独特的特点，如尸肾的分配政策、肾移植后更高的病毒感染概率、移植后儿童的身高增长问题，以及在合适的年龄需要向成人肾病科转诊的问题等[14]。

国际上，2009 年《改善全球肾脏病预后组织（Kidney Disease：Improving Global Outcome，KDIGO）临床实践指南：肾移植受者的诊治》[15]提出了针对儿童的推荐内容。国内，2010 年《临床诊疗指南—器官移植分册》[16]发表了专门的“儿童肾移植诊疗指南”章节。2016 年我国中华医学会器官移植学分会、中国医师协会器官移植医师分会组织专家，基于 2010 年《临床诊疗指南》，结合循证医学研究方法及编审会成员的临床经验，发表了《中国儿童肾移植临床诊疗指南》[17]。

（一）儿童肾衰竭的病因

儿童肾衰竭最主要的病因是先天和遗传性泌尿系

统异常,根据 NAPRTCS 的数据[18],CAKUT 占 31%,包括尿路梗阻和肾脏未发育/发育不全/发育不良。遗传性肾脏疾病(如多囊肾、肾消耗性疾病、胱氨酸病、先天性肾病综合征、草酸盐沉积症、遗传性肾炎、非典型溶血尿毒综合征和 Drash 综合征)占 16%,局灶节段性肾小球硬化占 12%,其他原发和继发性肾小球肾炎占 11%,反流性肾病和肾盂肾炎/间质性肾炎占 7%。与之相反,成人终末期肾病的主要病因是糖尿病肾病、高血压和常染色体显性遗传多囊肾病等。这些病因在儿童终末期肾病中很少见[3]。

(二)儿童肾移植的适应证与禁忌证[17]

1. 适应证 各种原因导致的儿童期 ESRD 均有肾移植指征,但不仅限于以下疾病:

(1) 肾小球肾炎。

(2) 慢性肾盂肾炎。

(3) 遗传性疾病。

(4) 代谢性疾病。

(5) 梗阻性肾病.

(6) 药物性肾损伤。

(7) 系统性疾病。

(8) 溶血尿毒综合征。

(9) 其他先天性疾病。

(10) 不可逆的急性肾衰竭。

(11) 严重创伤。

备注:原发性高草酸尿症、肾单位肾痨等合并有肝功能异常的先天性疾病,可选择肝肾联合移植。

2. 儿童肾移植禁忌证

(1) 绝对禁忌证

1) 广泛播散或未治愈的肿瘤。

2) 严重精神性疾病及存在难以解决的心理社会问题。

3) 不可逆脑损伤等严重神经系统损害。

4) 药物滥用。

5) 急性活动性肝炎。

(2) 相对禁忌证

1) 已经治愈的肿瘤。

2) 慢性肝病。

3) HIV 感染。

4) ABO 血型不相容或者预存人类白细胞抗原(HLA)抗体。

5) 曾有药物滥用史。

6) 泌尿道严重畸形,神经性膀胱等。

7) 严重营养不良或恶病质。

8) 依从性差。

9) 缺乏家庭社会支持。

10) 活动性感染。

11) 终末期肾病原发病处于活动期。

12) 严重的难以控制的蛋白尿。

13) 腹主动脉及髂动脉疾病。

备注:①患儿若有相对禁忌证,建议在控制不良情况并制定针对性的预防方案后谨慎行肾移植。②非免疫性、遗传性因素所致的大量蛋白尿,如 *NPHS2* 基因突变所致的遗传性肾病,不是相对禁忌证,在术后蛋白尿会快速减少至接近正常或达正常水平。

(三)移植时机的选择[17]

1. 只要选择合适的供肾、成功手术及良好的护理,无需严格限定进行肾移植的最小年龄。

2. 建议 ESRD 儿童选择在 1~12 岁,有条件的在 1~5 岁进行肾移植手术。

3. 建议 ESRD 儿童及早登记等待,以便在有合适供肾时选择不经过透析的“抢先”肾移植。

(四)术前检查和准备[17]

1. 术前检查

(1) 详细询问病史。

(2) 全面体格检查。

(3) 一般实验室检查。

(4) 病原学检查。

(5) 组织相容性检查。

(6) 辅助检查。

(7) 心理评估。

(8) 合并症评估。

(9) 基因检测。

2. 术前准备

(1) 若无合适的供肾,在移植肾等待期间进行血液透析或腹膜透析过渡。

(2) 在移植前尽量全面接种疫苗。

(3) 在一些情况下进行原肾或初次移植肾切除。

(4) 对有膀胱及尿道畸形的 ESRD 患儿可根据情况进行下尿路重建或尿路改道手术。

(5) 术前使用促红细胞生成素纠正贫血。

(6) 腹透 ESRD 患儿若出现腹膜炎,抗生素治疗控制感染后 1 个月以上行肾移植。

（7）必要时在肾移植前接受抗结核治疗。

（8）建议在术前对 ESRD 结核患儿采用与当地普通人群中结核患儿相同的防治策略。

（五）供、受者配型[17]

儿童肾移植供、受者配型参照成人肾移植指南，但考虑到移植肾远期存活率，配型要求较成人更高。

（六）供者选择和手术[17]

1. 供者选择

（1）建议低体重 ESRD 患儿接受低体重儿童逝世后捐献的肾脏。

（2）亲属活体供肾，对于 ESRD 患儿仍然是一种重要的选择。

（3）建议有条件的患儿选择"抢先"肾移植。

（4）通过病史、生化检查、器官获取前的影像学检查和功能状态以及器官获取后的解剖和穿刺病理结果，评估供肾质量。

（5）等待肾移植的儿童获得额外的加分，18 岁或以下的死亡供肾优先给儿童。

2. 供肾植入术

（1）对体重大于 15kg 的儿童，可采用腹膜外手术入路。

（2）对体重小于 15kg 的儿童，可采用经腹切口，通过游离盲肠暴露大血管，把肾脏置于盲肠后。

（3）若体积较小的儿童供肾移植给体重较小的儿童，可采用腹膜外手术入路。

（4）输尿管与受者膀胱吻合时放置支架管。

（七）术后处理

1. 液体管理，保证肾脏灌注。

2. 术后监测生命体征如体温、血压、脉搏、心率等，监测出入量、体重等，监测血液指标如血常规、生化等。

3. 预防术后感染。

4. 必要时进行抗凝治疗，预防移植肾血栓。

5. 免疫抑制剂[17]。

（1）诱导治疗

1）在肾移植术前或术中即开始联合应用免疫抑制剂，包括生物制剂和传统免疫抑制剂。

2）使用白细胞介素 2 受体拮抗剂（IL-2Ra）或淋巴细胞清除性抗体进行诱导治疗。

3）在使用 IL-2Ra 或淋巴细胞清除性抗体进行免疫诱导时，按公斤体重计算确切的药物使用剂量。

（2）维持治疗

1）推荐肾移植术后使用免疫抑制剂进行维持治疗。

2）多种不同机制的免疫抑制剂联合使用，包括钙调磷酸酶抑制剂（CNI）、抗增殖药物、糖皮质激素和哺乳动物雷帕霉素靶蛋白抑制剂（mTORi）等。

3）推荐将 CNI 作为肾移植术后维持方案一线用药，并根据患儿的疾病状况个体化选择应用他克莫司或环孢素。

4）建议将霉酚酸作为抗增殖药物的一线用药。

5）对于低免疫风险且接受过诱导治疗的患儿，可在治疗过程中行激素撤离。

6）建议持续应用 CNI，如要使用 mTORi，联合使用低剂量的 CNI 而不是撤离 CNI，并应在移植肾功能完全恢复、手术伤口愈合之后再联合使用。

（八）术后长期随访

儿童肾移植术后需进行长期管理，因为术后应用大量免疫抑制剂，应注意监测患儿药物副作用以及有无术后感染等情况。长期随访需注意术后排异，血压波动，肾功能，心血管问题，原有肾脏疾病复发，恶性肿瘤，身高增长问题、疫苗接种问题等。

（孙嫱　沈颖）

参考文献

［1］Working Group for National Survey on Status of Diagnosis and Treatment of Childhood Renal Diseases. Survey of renal replacement therapy in childhood with chronic renal failure. Zhonghua Er Ke Za Zhi, 2013, 51(7): 491-494.

［2］JORRES A, JOHN S, LEWINGTON A, et al. A European Renal Best Practice (ERBP) position statement on the Kidney Disease Improving Global Outcomes (KDIGO) Clinical Practice Guidelines on Acute Kidney Injury: part 2: renal replacement therapy. Nephrol Dial Transplant, 2013, 28(12): 2940-2945.

［3］KARVELLAS CJ, FARHAT MR, SAJJAD I, et al. A comparison of early versus late initiation of renal replacement therapy in critically ill patients with acute kidney injury: a systematic review and meta-analysis. Crit Care, 2011, 15(1): R72.

［4］王海燕. 肾脏病学. 3 版. 北京：人民卫生出版社，2008：457-493.

［5］HOOMAN N, ESFAHANI ST, MOHKAM M, et al. The

outcome of Iranian children on continuous ambulatory peritoneal dialysis: the first report of Iranian National Registry. Arch Iran Med, 2009, 12(1): 24-28.

[6] 沈颖,易著文. 儿科血液净化技术. 北京:清华大学出版社, 2012: 216-218.

[7] KOPPLE JD. National kidney foundation K/DOQI clinical practice guidelines for nutrition in chronic renal failure. Am J Kidney Dis, 2001, 37(1 Suppl 2): S66-70.

[8] 沈颖. 儿童血液净化标准操作规程. 北京:人民卫生出版社, 2013: 26-49.

[9] 褚志强. 血液透析患儿动静脉内瘘的临床应用. 国际移植与血液净化杂志, 2013, 11(5): 11-15.

[10] 袁林,焦莉平,刘小梅,等. 可调钠透析预防儿童血液透析急性并发症的研究. 临床儿科杂志, 2011, 29(8): 780-784.

[11] MURRAY JE. The first successful organ transplants in man. Retour Au Numéro, 2005, 200(1): 5-9.

[12] North American Pediatric Renal Trials and Collaborative Studies. North American Pediatric Renal Trials and Collaborative Studies 2008 Annual report. 2011.

[13] DHARNIDHARKA VR, FIORINA P, HARMON WE. Kidney Transplantation in Children. New England Journal of Medicine, 2014, 371(6): 549-58.

[14] 徐虹,丁洁,易著文. 儿童肾脏病学. 北京:人民卫生出版社, 2018.

[15] KASISKE BL, ZEIER MG, CHAPMAN JR, et al. KDIGO Clinical Practice Guideline for the Care of Kidney Transplant Recipients. Kidney International, 2009, 77(4): 299-311.

[16] 中华医学会. 临床诊疗指南器官移植分册. 北京:人民卫生出版社, 2010.

[17] 中华医学会器官移植学分会,中国医师协会器官移植医师分会. 中国儿童肾移植临床诊疗指南(2015 版). 中华移植杂志(电子版), 2016, 10(1): 12-23.

[18] North American Pediatric Renal Transplant Cooperative Study. North American Pediatric Renal Transplant Cooperative Study(NAPRTCS): 2014 Annual report. Rockville, MD, 2018.

第 12 节 肾血管病变

一、肾静脉血栓形成

肾静脉血栓形成(renal vein thrombosis, RVT)指肾静脉主干和/或分支内血栓形成而致肾静脉部分或全部阻塞所引起的一系列病理生理改变和临床表现。RVT 被认为继发于肾脏疾病,且形成后可进一步加重肾脏损害,使病情恶化。RVT 可不引起任何症状,也可能引起急性或慢性肾功能衰竭,血栓一旦发生脱落则可能随着血流方向回流入右心房,引起肺栓塞。本病首先于 1840 年由 Rayer 提出肾病综合征可伴有肾静脉血栓,1956 年以前本病大多为尸检诊断,随着检查手段不断发展,本病诊断及治疗较前大为提高。

【流行病学】 RVT 通常无症状且自发消退,多由其他病情进行影像学检查时发现。约占小儿腹部静脉血栓栓塞症病例的 10%,其中有 90%发生在 1 岁以下的婴儿,有 75%为 1 月龄以下的婴儿。RVT 总体发病率较低,特发性 RVT 少见,但在肾病综合征中尤其是膜性肾病中较常见。国外研究报道新生儿 RVT 发病率为每 10 万个活产儿中 2.2 人患病,每 1 000 个 NICU 入院患儿中 0.5 个患病;在新生儿中,RVT 是引起静脉血栓形成的最常见原因之一,通常伴随严重脱水或长时间低血压[1,2]。

【病因与危险因素】 任何原因导致血液出现高凝状态、肾血流障碍及血管壁损伤时均有可能诱发肾静脉血栓的形成,最常见的病因是肾病综合征。在儿童中,大多数肾静脉血栓形成病例被认为是由严重脱水引起的,严重脱水会减少血容量并使血液更容易凝结,从而引起急性 RVT。

1. 各种原因导致的血液高凝状态 较大儿童发病主要见于肾病综合征,其他如系统性红斑狼疮继发或原发的抗磷脂综合征等;新生儿、婴幼儿由于感染、呕吐、腹泻、进食液体不足时易致血液有效循环量减少,继而导致肾静脉血栓形成。先天性心脏病、肾脏疾病患儿血管造影术后、产前缺氧及母亲患妊娠高血压综合征、糖尿病的新生儿也可出现血容量不足,血液处于高凝状态,导致 RVT 形成。

2. 肾静脉局部因素 可因肾静脉受压,如腹膜后纤维化、肿瘤、脓肿或血肿、局部创伤、腹主动脉瘤、急性胰腺炎及下腔静脉血栓形成等使肾静脉血流受阻导致血栓形成。此外,局部血管壁损伤如肾血管炎、肾移植后或高半胱氨酸尿症时高半胱氨酸水平导致的内皮自发性微小损伤也可导致肾静脉血栓形成。

3. 其他危险因素 如手术、深静脉置管、腹部钝性外伤、癌症化疗、长期卧床、糖尿病、凝血机制紊乱等。

【病理改变与发病机制】

1. 病理变化 肾静脉血栓常见开始于较小肾静脉如小叶间静脉、上行直血管及弓静脉，甚至下腔静脉及肾上腺静脉。可单侧或双侧受累，由主肾静脉向其分支扩延者罕见。肾脏可见出血性梗死、坏死，晚期可见瘢痕、分叶及挛缩，有时可误诊为肾发育不全及慢性肾盂肾炎。有的可见弥漫性肾小球硬化、肾小管萎缩及广泛性髓质破坏伴有含铁血黄素沉积。产前发病者常伴有肾钙化或坏死。新生儿可有局灶性机化的血栓。

2. 发病机制 主要有凝血因子合成过多和灭活不足，以及纤维溶解系统活性下降，血小板数量增加、活性增强、血管内皮细胞功能异常等。这些因素常常共同存在，彼此影响，互为因果，处于非常复杂的动态变化中。

新生儿及婴儿细胞外液相对较多，而肾浓缩功能差，肾又有双重毛细血管循环，血运较慢，故在血液浓缩、脱水、高凝及高渗状态下易形成静脉血栓，特别是围产期。在较大儿童及成人合并于肾病综合征者常与高凝状态有关。

肾病时由于血浆中一些分子量较小（与白蛋白分子量近似）的抗凝血因子如抗凝血酶Ⅲ、α_1 抗胰蛋白酶及促纤维蛋白溶解的纤溶酶原（8.1 万）从尿中丢失，而一些促凝血的凝血因子如Ⅴ、Ⅶ、Ⅷ、纤维蛋白原（分子量均>200kD）及抗纤溶的 α_2 巨球蛋白（840kD）分子量均较大，不易从尿中丢失且可随肝脏代偿性合成蛋白质而增加，因而处于高凝状态。另一方面，血小板数大多呈中等度增高，聚集性及黏附性增强，又释放出 β-血栓球蛋白、血小板因子 4 及因子 3，前两者可使Ⅹ因子活化，使凝血酶活力增加，后者参与凝血活酶的形成。还有血小板活化因子（platelet activating factor，PAF）增加，也可促进血小板凝聚。此外，由于肾病低蛋白血症时血浆容量降低，加上用呋塞米及伴随的高脂血症均使血液黏稠度增加；激素的应用刺激血小板生成及Ⅷ增加更加重了高凝。

【临床表现与诊断】

1. 临床表现 新生儿及婴儿由于没有充足的侧支循环，多形成急性完全性的 RVT。主要特点是腰部出现一外形光滑、侧面坚硬的肿物，伴肉眼血尿。可有发热、吐泻、脱水及代谢性酸中毒，脱水时可有口渴明显、哭时少泪或无泪、尿色深、易怒、疲乏、晕厥等，可导致进行性肾衰竭、高渗状态及死亡。其他表现还包括高血压、肾脏肿大或腹部听诊时闻及血管杂音[2]。

较大儿童及成人继发于肾病者可因血栓形成的急缓、堵塞血管的大小而异。急性主肾静脉大血栓常出现典型症状；而慢性肾静脉小血栓（占 75%），尤其是侧支循环形成较好者常无症状。

典型症状有：①剧烈腹痛或腰胁痛，可伴有肾区叩击痛；②常有肉眼血尿，几乎均有镜下血尿；③单纯性肾病患儿可突然病情加重，出现大量蛋白尿；④肾功能突然恶化，GFR 下降，急性肾衰竭，BUN 及血肌酐升高，无尿或少尿及氮质血症者多为双侧受累；⑤有的患儿可有发热及感染症状；⑥病程较长的小儿可有高血压、肾性糖尿及远端肾小管酸中毒等肾小管功能紊乱的表现。

肾病综合征患儿中发现上述症状时，应注意 RVT 的可能性。在肾移植中，RVT 通常在手术后 48 小时内出现，表现为移植肾突然无尿和压痛[1]，已成为小儿肾移植失败的主要原因（21%）[3]。

2. 实验室检查 90% 的患儿有进行性血小板减少，可合并微血管内凝血及溶血尿毒症综合征导致贫血。凝血功能检查可见 D-二聚体升高、血浆纤维蛋白降低、ATⅢ下降、出凝血时间延长。同时还应进行血液和尿液检查，以确认患儿是否存在肾病综合征。

3. 辅助检查

（1）无创性检查：彩色多普勒超声、计算机断层扫描（CT）、MRI、肾核素扫描等均有助于肾静脉血栓的诊断，尤其是肾静脉主干栓塞。彩色多普勒超声方便、廉价、可重复，在静脉血栓诊断与溶栓疗效的评估方面有广泛应用价值，在国内多为首选检查。国外研究认为 CT 血管造影可以清楚显示肾静脉，甚至有时可以显示血栓存在，其敏感性和特异性几乎为 100%[1]，可作为诊断 RVT 的首选检查。国内研究认为肾动态显像对 RVT 具有较高的敏感度，可作为早期筛查手段；肾血管超声检查可发现严重的肾动脉狭窄，但对肾内动脉分支狭窄易漏诊。

（2）有创性检查：①经皮股静脉穿刺选择性肾静脉造影：是确诊的金标准[4]。但并发症较严重，如血管穿通、急性肾衰竭、血管内膜损伤可诱发血栓（肾静脉及下肢静脉）及肺栓塞，故不作为常规应用，应慎重选择适应证。②数字减影血管造影（digital subtraction angiography，DSA）：效果好、用药剂量小、造影剂浓度低，可用于肾功能低下者。③静脉肾盂造影（intravenous pyelography，IVP）：在较大儿童有帮助，急性者 90% 以上可显示肾脏梗死区的整个肾脏或某些节段无功能，有的可见患侧肾脏增大、显影延迟，成人无症状者大多正常，有的可见输尿管近端侧支循环压迹。但在新生儿因显影差以及有一定的危险性而应用肾扫描代替。

【治疗】 RVT 是继发于肾脏疾病的结果，并且需要注意防止肾静脉内的血栓脱落造成肺栓塞引起更严重的并发症，因此其治疗包括原发病的治疗、一般对症治疗、抗凝及溶栓治疗等。本节重点介绍抗凝及溶栓的治疗。

1. 抗凝治疗

（1）肝素：为抗凝首选药，主要包括普通肝素和低分子量肝素，需根据肾功能调整用量。肝素为带阴电荷的酸性黏多糖，分子量3 000~5 000D，其抗凝作用为：①抗凝血酶作用，在血浆中含量达5~10U/L即可使凝血酶灭活；②抗Ⅹa、Ⅸa、Ⅺa、Ⅻa因子作用；③使受损的内皮细胞负电荷恢复；④抑制血小板向胶原黏附；⑤促进纤溶；⑥减低血液的黏滞性。因此，肝素结合到血管内皮表面可防止血栓形成，并与ATⅢ结合使其活化而抑制凝血酶及Ⅹa。低分子量肝素主要通过灭活因子Ⅹa发挥抗凝作用，具有皮下注射吸收完全、生物利用度高、半衰期较长、副作用小和一般不需要实验室监测（必要时可监测抗Ⅹa活性，维持抗Ⅹa因子水平在400~600U/L）等优点。

肝素静脉注射时，一次注入50U/kg，以后每4小时给予50~100U；静脉滴注时，剂量为1mg/（kg·d），加入10%葡萄糖液50~100ml中，每日一次，2~4周为一疗程。亦可使用低分子量肝素，如那屈肝素钙用于治疗肾静脉血栓时，每次0.01ml/kg，每12小时一次，疗程不应超过10天。若体重<40kg时，可能出现出血症状，应加强观察，调整剂量。肝素可通过监测活化部分凝血活酶时间（APTT）调节用量，使之延长至正常对照值的1.5~2.5倍，疗程2~4周。在给予低分子量肝素的同时可以口服抗凝药物如华法林。在NS患儿，由于ATⅢ缺乏，可能导致肝素抵抗，必要时应酌情补充一定量ATⅢ制剂。研究表明，在出现症状后2个小时内给予抗凝药物最有效。病情好转后转口服抗凝药物维持治疗。

（2）华法林：是维生素K抑制剂，目前推荐与肝素协同应用于肾静脉血栓抗凝治疗。

此类药物可以干扰肝脏合成依赖于维生素K的凝血因子从而影响凝血过程。儿童口服用药时建议首日0.2mg/kg，最大量10mg，第2日起改为0.1mg/kg，每日一次，最大剂量5mg（但如果INR仍低于1.5，可用0.2mg/kg，最大量10mg；如INR大于3.0，可下调剂量为0.05mg/kg，最大剂量2.5mg）。应用过程中通过监测凝血酶原时间（PT）或国际标准化比率（INR）调整用药剂量，保持PT为正常值的2倍或INR为2.0~2.5、不超过3.0为宜，疗程3~6个月或更长。

2. 溶栓治疗 即用组织纤溶酶原激活物进行溶栓治疗，尿激酶是目前最常用纤溶治疗药物。可于起病后3天内静脉滴注或经肾血管插管直接给药，可溶血栓，改善肾功能，增加尿量。一般剂量（3~6）万U/d，加入10%葡萄糖100~200ml中静滴，1~2周为一疗程，可以根据凝血功能检查及血栓变化情况加以调节。目前美国血液病协会仅推荐溶栓治疗用于危及生命或器官功能时，不推荐作为预防措施使用。

3. 抗血小板凝聚药 ①双嘧达莫：为血栓素A2合成酶抑制剂，能抑制血小板凝聚，减少血栓形成。小儿用量5~10mg/（kg·d），分3次饭后口服，6个月为一疗程；②阿司匹林：为前列腺环氧化酶抑制剂，使前列腺环过氧化物转化为血栓素A2受阻而抑制血小板凝聚，用量应小，小儿1~3mg/（kg·d）。

4. 介入治疗 包括局部溶栓、取栓、滤器置入及肾动脉栓塞等。与内科治疗相比，介入治疗除了可以显著提高血栓局部的溶栓药物浓度外，部分患儿在溶栓的同时还可以配合应用取栓治疗，以便能快速去除血栓，挽救患肾。

【预后】 本病预后严重，新生儿如治疗不及时，死亡率可高达95%，现采用综合保守治疗，死亡率已下降至20%以下。但其对预后的影响为：①主要对基础肾脏疾病有所影响，急性肾静脉血栓能导致肾功能恶化，蛋白尿加重，使原对激素敏感的单纯性肾病转化为难治性肾病；②栓塞并发症：成人肺栓塞较常见，对小儿用放射性核素肺灌注显像现也发现不少合并无症状的肺栓塞者，如能及时诊治，预后尚可改善。

二、肾血管性高血压

肾血管性高血压（reno vascular hypertension）是儿童继发性高血压的常见原因之一，指肾动脉或其分支狭窄引起肾脏血流减少，从而激活肾素血管紧张素系统，继而通过血管收缩、水钠潴留等反应所致的高血压，可因其内部梗阻、先天性狭窄或血管外部肿瘤压迫、创伤以及炎症等所致，导致心、脑、肾等多种靶器官损害，严重危害儿童健康。早期诊断、及时治疗有助于改善预后。

【流行病学】 由于诊断困难，小儿肾血管性高血压的确切数字不详，可能比估计的发病数高。国外报道RVH占儿童高血压的5%~10%，约占儿童继发性高血压的5%~25%。26%~70%的RVH儿童无临床症状，仅因体检被偶然发现；10%~15%与7%的RVH儿童分别表现为急性高血压病与心功能不全。然而国内患儿资料的研究显示，体检发现RVH者仅约占14%，并发了高血压脑病和心功能不全而被诊断为RVH者分别高达

36%和14%，肾脏与心脏受累者分别占60%与70%。可见我国儿科临床诊疗中往往忽视了血压的测量，以及小年龄儿童难以表述头痛、恶心、视物模糊等不适造成了本病往往被延误治疗[4,5]。

【病因及发病机制】

1. 病因

(1) 主要侵犯肾门的深动脉疾病：①肾动脉肌纤维发育不良：是一种特发性、非炎症、非动脉粥样硬化性肾动脉疾病，是引起RVH的重要原因之一；②多发性大动脉炎伴肾动脉狭窄：当主动脉及其分支的慢性特异性血管炎症累及肾血管时，表现为血管壁全层炎性改变，造成肾血管狭窄和闭塞，从而导致RVH，这是非白种人肾血管高血压中较常见的原因；③成神经纤维瘤病的肾动脉受累；④肾动脉血栓形成；⑤肾动脉栓塞；⑥肾动脉瘤；⑦肾内动-静脉瘘；⑧肾移植后动脉狭窄。

(2) 肾内肾动脉疾病：①节段性肾动脉狭窄/节段性肾发育不全；②动脉病(先天性)或肾穿刺后；③血管炎：溶血尿毒症综合征、结节性多动脉炎；④其他先天性疾病，如Ehlers-Daulos病、Klippel-Feil-Rothmund病、川崎病、动脉钙化、肾血管解剖变异[6]等。

(3) 肾动脉外的病变：①肾实质肿瘤；②主动脉周围肿瘤或淋巴腺肿大；③动脉异位；④肾周围血肿或脓肿；⑤医源性如血管周边缝合等。

2. 发病机制

(1) 肾素-血管紧张素-醛固酮系统(RAAS)激活是引起RVH的重要机制，肾动脉狭窄引起肾缺血、肾血流量及肾内血压降低刺激了球旁细胞——肾小球入球小动脉壁上的变异肌纤维细胞(压力感受器)，产生多量的肾素。球旁小体中另一结构为致密斑(macula densa)——远球肾曲管一些长而排列紧密的细胞(化学感受器)。当远球肾曲管内尿钠浓度或渗透压降低时，它受刺激而促进肾素释放。肾素作用于来自肝脏的α_2球蛋白而产生血管紧张Ⅰ(10肽)，再经过肺转换酶作用而产生血管紧张素Ⅱ(8肽，简称AⅡ)，进一步可形成少量的血管紧张素Ⅲ(AⅢ)。

AⅡ升高血压的作用为：①强有力地作用于去甲小动脉使之收缩，其升血压作用比去甲肾上腺素作用强10倍；②刺激肾上腺皮质球状带增加醛固酮分泌(AⅢ主要作用于容量的调节)；③兴奋某些交感神经末梢使其释放去甲肾上腺素；④直接作用于脑干，通过神经机制而升压。

现已证明AⅡ的生物效应由其受体介导。AⅡ受体广泛分布多种靶器官如平滑肌、心、脑、肾、肾上腺等。受体有Ⅰ型(AT1R)及Ⅱ型(AT2R)，*AT1R*基因位于17及2号染色体，而*AT2R*基因则位于X染色体上。AT1R主要与血压的调节、水电解质平衡及刺激系膜细胞的生长有关，而AT2R主要分布于胚胎组织，对器官发育起作用。当AⅡ与其受体结合后即可使血管收缩、容量增加而使血压升高。但当有其他与AⅡ类似的物质存在时，如肌丙素(saralasin)，可与其争夺受体，其升压作用下降。

RAAS的调节：在正常情况下，经过肾素、血管紧张素的作用而产生醛固酮。由于反馈作用，增多的醛固酮抑制肾素进一步分泌。但在肾动脉狭窄时球旁细胞产生大量肾素，故醛固酮的反馈作用不大。而在原发性醛固酮增多症(如醛固酮腺瘤)时大量的醛固酮可以高度地抑制肾素的分泌，使血液内肾素活性下降，甚至可降到零。

近年来，对肾素、AⅡ作为局部激素的作用较重视。AⅡ可使系膜细胞收缩、增生、肥大，肾微血管管腔变窄，肾小球表面积减少，肾功能下降，功能性肾实质减少，最后丧失分泌肾素的能力。

(2) RAAS与肾内其他扩血管物质的关系：由于RAAS兴奋可刺激肾脏产生一系列扩血管的前列腺素PGI_2、PGE_2，可利钠利尿而降压，同时也刺激产生另一种扩血管利钠利尿的激肽释放酶-激肽系统来拮抗RAAS的升压作用。另外，肾髓质也可产生一种降压的脂类(murihead，中性降压脂)与其拮抗。

正常情况下，RAAS与降压系统之间保持平衡，一旦平衡失调即可产生严重的血管收缩性高血压。

(3) 血管收缩性高血压与容量性高血压的关系：在肾性高血压中一般可分为血管收缩性高血压(高肾素型)及容量性高血压(低肾素型)两类。肾动脉狭窄时高血压属于后者，虽然肾素在肾血管性高血压的作用已研究了数十年，但至今仍有争论。主要是肾素与容量扩张之间相互作用密切。有人曾用AⅡ拮抗剂肌丙素(saralasin)或抗肾素抗体做实验，在一侧有肾动脉狭窄，另一侧肾切除的动物(一个肾Goldblatt模型)，如给低钠饮食可用拮抗剂消除高血压，但如给高钠饮食则不能使高血压逆转。其原因是虽然最初肾素及AⅡ浓度增高并引起血压升高，然而，如不限钠可使醛固酮分泌增加而致容量扩张，这样虽有肾动脉狭窄，但因容量扩张反馈使肾素产生受到抑制，从而周围静脉肾素活性正常。

综上所述，在肾血管性高血压的初期，RAAS起维持血压升高的作用。到后期血浆肾素降低但高血压继续存在或更甚。这可能是由于小剂量的血管紧张素的慢性升压作用。另外，长期高血压使两肾均受损害，功能性肾组织减少,不能排泄过多的水与钠,此时容量性高血压成为疾病后期血压升高的重要原因。即便手术治疗也不能达到良好的效果。

【病理变化】 两侧病理改变不同,肾动脉狭窄侧可见肾动脉及细小动脉内膜增生、血管腔变小及近球细胞增殖肥大与颗粒体增多,肾小管萎缩,进一步肾小球变小、硬化、肾小球囊纤维化。在后期肾间质纤维化并有淋巴细胞浸润,常因此被诊断为慢性肾盂肾炎或萎缩性肾盂肾炎。当肾动脉完全闭塞时,肾脏出现更多的纤维化。对侧肾脏由于承受高血压的影响,出现肾小动脉硬化,也常见间质纤维化及圆细胞浸润。这种改变是手术治疗后血压不能下降的原因。

【临床表现与诊断】 儿童 RVH 的诊断标准需符合高血压诊断标准,即:①间隔 2~4 周、不同时间 3 次以上测量收缩压和/或舒张压大于等于其所在年龄、性别和身高的第 95 百分位数者;②影像学检查显示肾动脉主干或其主要分支狭窄程度≥50%。

1. 临床表现 本症与高血压及其原发病有关,临床早期缺乏特异性症状,极易误诊、漏诊,往往直到出现靶器官损害症状时才被确诊。RVH 可发生在任何年龄,最小者仅为 10 天。几乎 1/2 的患儿为常规体检时发现高血压。有的是因为头痛特别是枕部头痛、眩晕、晕厥、急躁、过度兴奋、不安及疲乏而就诊。重症患儿可有高血压脑病、一过性视力障碍,重症常以惊厥开始突然发病,有惊厥者高达 25%。有的可表现为行为异常或好动等。小婴儿可有呕吐、发育营养差、充血性心力衰竭及急性肾衰竭等。当患儿出现上述症状时应及时测量血压,并动态监测血压变化,以便发现高血压。

收缩压及舒张压均较肾实质性高血压明显增高,收缩压可高达 24~26.7kPa,下肢血压高于上肢血压。在肋椎角或腹部可听到血管杂音,约 50% 的患儿有此杂音。此外,尚有高血压脑病、充血性心力衰竭及肾衰竭的体征,如肢体强直或软弱、神志不清、瞳孔变化、心脏扩大、奔马律以及全身高度水肿等。有的患儿可有高血压眼底变化,分 4 度:①正常;②有局灶性小动脉痉挛;③渗出伴有或不伴有出血;④视盘水肿。

病史中有造成肾动脉狭窄的原因,如大动脉炎、创伤、新生儿脐血管导管术后、动脉瘤、腹部肿物等。肌纤维发育异常者常有家族史。体检发现血压持续性显著升高,下肢血压>上肢血压,特别是腹部有血管杂音时应想到本病,此时应进一步做以下检查以明确诊断。

2. 定性的筛选检查

(1) 超声检查:肾脏的 B 型超声检查为无创伤而实用的筛选检查。正常 14 岁以下肾脏长径的公式为:年龄/2+5,如 4 岁为 4/2+5=7cm。如一侧肾脏的长径小于对侧 1.5cm 以上,则极可能为单侧肾动脉狭窄。肾脏 Doppler 超声检查更可增加诊断肾动脉狭窄的敏感性,可用于分析肾动脉的解剖和功能状态,敏感度 84%~100%,特异度 73%~98.5%,但由于多普勒超声高度依赖于检查者的技术水平、医院设备,易受患者情况(如肥胖和肠内气体)影响,约有 20% 的诊断误差,存在较大的局限性。

(2) 血浆肾素活性(PRA)测定:PRA 升高仅在 71% 的肾动脉狭窄(RAS)患儿中发生。肾素分泌有节律性,肾素水平在上午 8 时低,中午 12 时~晚 8 时分泌量最高,故周围 PRA 的数值差异很大,正常人与患儿的周围 PRA 有重叠,故诊断时应慎重。但如在测定前停用影响肾素分泌的药物如利尿剂、降压药等,并同时测立卧位 2 次血标本,而立位时 PRA 明显增高仍有参考价值。其增高幅度远较正常人或原发性高血压患儿明显。近年来认为,若周围循环肾素值<5ng AI/(ml·h),基本可除外肾血管性高血压。

分侧肾静脉 PRA 测定对肾动脉狭窄诊断的阳性率可达 85%。两侧肾静脉肾素测定结果之差为一较好的识别可纠正的肾血管性高血压的指标。如其差别≥1.5∶1.0 有意义。

国外研究报道超声检查和 PRA 联合筛查儿童 RVH 具有很高的价值,若患儿肾素高则积极行超声检查以避免漏诊;若患儿肾素低则超声检查足以诊断 RVH,可避免不必要的 CTA 检查[7]。

(3) 巯甲丙脯酸试验(captopril test):坐位口服本药 0.2~0.4mg/kg 或静注依拉普利 0.02~0.04mg/kg,然后在用巯甲丙脯酸 1 小时后或用依拉普利 10 分钟后进行闪烁造影,测定 60 分钟后(或静注 10 分钟后)血压下降程度或血浆肾素活性升高的程度,阳性标准为:①服药后 60 分钟血浆肾素活性≥12ng/(ml·h);②血浆肾素活性增加的绝对值≥10ng/(ml·h);③血浆肾素活性增加 150%。此试验对诊断肾血管性高血压的敏感性及特异性均可达 90%。

3. 确诊检查

(1) 肾动脉造影:是诊断肾动脉狭窄的金标准。不仅可明确病变部位及范围,也是 CTA 或 MRI 初诊明确准备进一步介入治疗的必要手段。主要并发症为出血、动脉栓塞、急性肾衰竭等。数字减影血管造影(DSA)技术可减少造影剂的用量及浓度,图像清晰,所需时间短,危险性小,如用动脉法尚可同时进行血管成形术治疗。

(2) 磁共振血管成像(MRA):敏感性及特异性均在 90%以上,但对肾动脉分支狭窄的敏感性略差,所以在肾血管性高血压检查中的应用不甚广泛。磁共振造影剂(钆)肾毒性较小,但近年有研究提示,中~重度肾衰竭患儿应用钆造影剂可能增加肾源性系统性纤维化的风险,表现为皮肤及内脏器官(如肺、肝、肌肉、心脏等)的纤维化。因此建议中~重度肾衰竭[GFR<30ml/(min·1.73m²)]患儿应该慎用。

(3) CT 血管成像技术(CTA):可以提供主动脉和肾动脉的详细信息,尤其 16、32、64 排螺旋 CT 血管造影空间分辨率高、扫描速度快,诊断肾动脉狭窄的敏感度可达到 96%,特异度可达到 97%;诊断 RAS≥50%的敏感度为 98%,特异度为 94%。CTA 作为无创性评价血管系统的检查方法具有清晰的三维成像和高分辨率的特点,已成为肾血管疾病常用、方便、准确的诊断工具[6],但 CT 检查需要应用含碘造影剂 100~150ml,有引起造影剂肾病(contrast induced nephropathy,CIN)的风险。

(4) 卡托普利肾动态成像技术:目前应用很广泛。一般临床多使用 ^{99m}Tc-DTPA、^{99m}Tc MAG$_3$(巯基乙酰基三甘氨酸)和 ^{131}I-OIII(邻碘马尿酸)为显像剂。其主要原理是口服血管紧张素转化酶抑制剂卡托普利后,可以阻断肾脏出球小动脉的代偿性收缩作用,此时再行肾动态显像,患侧肾脏会表现血流灌注下降。其优点是无创、简便、可重复,并有助于对分肾功能的评估,但是对双肾动脉狭窄及肾功能不全患儿的诊断价值有限。

(5) 肾静脉肾素活性测定:用选择性肾静脉导管分别从每个主肾静脉取血测定血浆肾素活性是最可靠的提示一侧肾动脉狭窄所致肾血管高血压的指标,且可预测手术治疗的效果。但需注意:①患儿无可抑制肾素释放的容量扩张;②血标本采取部位准确;③患儿术前应停用降压药。如患侧肾静脉肾素活性与健侧的比值>1.5,则常预示摘除患肾后可使高血压痊愈。但在节段性肾动脉狭窄者可出现假阴性。

【鉴别诊断】

1. 肾素瘤(球旁细胞瘤)　也有难治而严重的高血压,血浆肾素活性升高,血醛固酮继发性增多,尿醛固酮高及低血钾,这些极似肾血管性高血压。但其分肾静脉肾素活性显示一侧明显升高,肾动脉造影反复正常,虽然肾内血管分布可能异常,如运行方向不正常、屈曲扩张的小动脉。B 超、CT 检查可见占位性病变。

2. 嗜铬细胞瘤　血压突然升高,常以惊厥起病,与肾血管性高血压类似。但嗜铬细胞瘤常有交感神经兴奋的表现,如出汗、颜面苍白、心悸等。尿邻苯二酚胺(VMA)测定呈阳性,腹部 X 线平片可见肾上腺区有钙化点,腹部 B 超可发现肿瘤。

3. 化学感受器瘤(chemodectoma)　又称非嗜铬性副神经节瘤,起源于主动脉或颈动脉体,多发生于颈部而无功能,国内从 1958 年以来已有近 90 例报道,近来北京大学第一医院儿科也见到一例,为 9 岁男孩,明显持续性高血压,以头痛起病,症状酷似嗜铬细胞瘤,血浆肾素活性及 AⅡ增高,与肾血管性高血压类似。B 超发现腹膜后肿物,切除后瘤组织嗜铬反应阴性,此为唯一的与嗜铬细胞瘤的不同点。

4. 原发性醛固酮增多症　本病最早出现高血压,血清钾降低,血钠增高,血中醛固酮增高,与肾血管性高血压类似。但前者血浆肾素活性多降低,且血醛固酮增高不能为盐负荷试验抑制,可以鉴别。

【治疗】　在无其他疾病的情况下,RVH 患儿血压的治疗目标应控制在同性别、年龄、身高儿童血压的 P_{95} 以下;在患儿合并心血管疾病、糖尿病及其他靶器官损害的高危因素时,血压应控制在小于 P_{90}。CKD 患儿,尤其存在蛋白尿者,建议血压控制在 P_{50} 以下[8]。应注意生活方式的改变,如健康饮食,多食蔬果,减少盐的摄入;足量睡眠,适当体育锻炼,肥胖者注意减轻体重等。此外,还有一些可选择的干预手段。

1. 介入治疗　经皮腔内肾动脉成形术(PTRA)及放置支架(PTRAS)是 20 世纪 90 年代以后迅速发展的 RAS 治疗方式。儿童主张以球囊扩张为主,治疗效果与造成 RAS 的病因有关,FMD 患儿疗效较好。临床应用介入治疗的指征为:血管狭窄≥70%,跨狭窄收缩压>20mmHg,难治性高血压,缺血性肾脏病及反复发作或难以解释的心力衰竭、肺水肿。

2. 手术治疗　可以迅速解除肾动脉的解剖异常,尤其适用于同时伴有血管闭塞或动脉瘤的患儿。手术方式包括患肾完全或部分切除术、肾动脉搭桥术和自体肾移植术等。

3. 药物治疗　降压药物对肾血管性高血压有一定的疗效,但选用方案时,应根据其发病的病理生理基础。使用降压药物治疗的指征包括:①有症状的高血压;②继发性高血压;③高血压靶器官损害;④糖尿病(1 型或 2 型);⑤高血压持续存在。儿童肾性高血压首选单药疗法,若单药使用至最大剂量时疗效仍欠佳,或出现明显不良反应,应加用第 2 种不同类型的降压药或者取代前药[8]。对于儿童降压药物的使用,目前仅有 RAAS 阻断剂和二氢吡啶类 CCB 降压药物短期临床试验资料,因此大多数指南推荐是基于成人研究、临床经验和专家共识。

国内外指南均推荐血管紧张素转化酶抑制剂(ACEI)或血管紧张素受体拮抗剂(ARB)作为儿童肾性高血压的首选降压药物。ACEI 的作用是抑制血管紧张素Ⅱ(AⅡ)的形成而降低血压,为治疗肾血管性高血压最有效的药物。有研究表明,与其他降压药相比,ACEI/ARB 治疗更容易降低血压并达到靶目标,并明显减少死亡和脑血管意外。值得注意的是,在肾动脉狭窄时,AⅡ使出球小动脉收缩更明显以维持肾小球滤过率,而用 ACEI 后,由于 AⅡ形成减少,使其对出球小动脉的作用降低而致肾小球滤过率下降,因此双侧肾动脉狭窄患儿不推荐使用 ACEI/ARB 以避免肾功能下降;单侧病变可以使用 ACEI/ARB,但应注意使用时评估健侧肾功能。当单药治疗效果不佳时,可以考虑选择二氢吡啶类 CCB 或利尿剂作为二线治疗药物[9]。

β-受体阻滞剂可阻断 β 肾上腺素能受体抑制肾素释放,使血浆肾素水平下降,故适用于本病,多用于联合治疗,不建议作为初始治疗方法。需注意此类药可使肾血浆流量及肾小球滤过率降低。

CCB 类药对小儿重症高血压疗效好,副作用小,对肾血管性高血压亦为安全而有效的药物。其降压作用为扩张血管,尤其适用于双侧肾动脉狭窄者。

其他:利尿剂可配合上述药使用,但一般禁用保钾利尿剂,若对侧肾功能有严重损害致使血容量增加成为高血压的主要原因者可用呋塞米。值得注意的是,利尿剂可刺激 RAAS,因此高肾素时不宜使用。扩血管药虽对肾功能无不良影响,但对肾血管性高血压患儿应慎用。

对于高血压危象的治疗可第二十七章心血管系统疾病章高血压节。

（徐虹）

参考文献

[1] MAZHAR HR, AEDDULA NR. Renal Vein Thrombosis-StatPearls-NCBI Bookshelf, 2019.

[2] Renal Vein Thrombosis-symptoms, Definition, Description, Demographics, Causes and symptoms, Diagnosis, Treatment, 2019.

[3] KUMAR R, KERLIN BA. Thrombosis of the Abdominal Veins in Childhood. Frontiers in Pediatrics, 2017, 5:188.

[4] 陆颖,吴琳,刘芳,等. 肾血管性高血压患儿临床特点与影像学评价. 中华儿科杂志,2013,51(8):621-624.

[5] 管娜,姚勇,肖慧捷,等. 儿童肾血管性高血压 29 例诊断方法的回顾性分析. 中国循证儿科杂志,2012,7(01):50-54.

[6] 颜丽丽,沈珈谊,韦铁民. 肾血管性高血压的诊治研究进展. 心脑血管病防治,2018,18(05):407-409.

[7] LEE S, CHOI YH, CHO YJ, et al. Diagnostic Role of Renal Doppler Ultrasound and Plasma Renin Activity as Screening Tools for Renovascular Hypertension in Children. J Ultrasound Med, 2019, 38(10):2651-2657.

[8] 中国医师协会肾脏内科医师分会,中国中西医结合学会肾脏疾病专业委员会. 中国肾性高血压管理指南 2016(简版). 中华医学杂志,2017,97(20):1547-1555.

[9] FLYNN JT, KAELBER DC, BAKER-SMITH CM, et al. Clinical Practice Guideline for Screening and Management of High Blood Pressure in Children and Adolescents. Pediatrics, 2017, 140(3):e20171904.

第 13 节 下尿路功能障碍

【临床定义】 下尿路功能障碍(lower urinary tract dysfunction, LUTD)在临床上指患儿存在明显下尿路症状(lower urinary tract symptoms, LUTS)但没有相关神经学或解剖学异常;LUTD 在儿童较为常见,发病率在学龄期高达 21.8%[1-2]。LUTS 可有多种表现,例如尿频、尿急、尿痛、尿失禁、夜间遗尿、排尿延迟、排尿费力、尿细弱、尿流中断和尿滴沥等[2]。有的患儿还存在排大便异常(长期便秘或腹泻等),可能同时存在肠道膀胱功能障碍(bowel and bladder dysfunction, BBD)[3]。

单从症状诊断,LUTD 可表现为膀胱过度活动(overactive bladder, OAB)或膀胱活动低下(underactive bladder)、尿失禁(急迫性/充盈性/压力性)、遗尿、下尿路梗阻、阴道反流、咯咯笑尿失禁(giggle incontinence)和只在日间格外尿频(extraordinary daytime only urinary frequency)等[1-2]。而根据详细的尿动力学检查结果,LUTD 则主要分为 4 种情况[4-6]:①特发性逼尿肌过度活跃疾患(idiopathic detrusor overactivity disorder, IDOD),其表现为逼尿肌过度活跃,排尿时盆底肌电图(EMG)安静,盆底肌电图滞后时间缩短在 1 秒以内。②机能失调性排尿(dysfunctional voiding, DV),其表现为排尿时 EMG 活跃,伴随或不伴随逼尿肌过度活跃。③不能充分运用逼尿肌疾患(detrusor underutilization disorder,

DUD)，表现为自主减少排尿次数，膀胱容量增大和排尿时 EMG 安静。④原发膀胱颈功能失调(primary bladder neck dysfunction，PBND)，表现为膀胱颈开放受损，盆底肌电图滞后时间延长，总时长超过 6 秒，排尿时 EMG 安静。

如果存在 LUTS 的患儿同时存在明确相关的神经系统病变(比如脊膜膨出、脊髓脊膜膨出、脊髓栓系等)，则诊断归为神经源性膀胱。如果 LUTS 患儿同时存在导致这些症状的尿路解剖异常(比如输尿管开口异位、尿道上裂、膀胱外翻、尿道瓣膜等)，则超出 LUTD 范畴，常需要手术治疗。

【几种主要 LUTD 的概述】 膀胱控制能力是从婴儿期无意识随意排尿(尿失禁)到形成符合社会行为规范的自主日间控尿、夜间无遗尿的一个逐渐发育成熟的过程，一般在 3~4 岁时就可以达到昼夜有序的储尿和排尿功能。正常排尿和储尿能力的发育包括随着年龄增长膀胱容量(bladder capacity，BC)增加、膀胱逼尿肌和尿道括约肌的协调性提高，也包括规范排尿行为的训练成熟[7]。儿童成长过程中出现 LUTS，排除了神经和解剖异常因素后，多考虑 LUTD。

1. 膀胱过度活动症(OAB) 膀胱过度活动症是症状诊断，只要患儿主观存在尿急，均可考虑存在 OAB。OAB 通常与储尿期膀胱逼尿肌过度活跃相关(detrusor overactivity，DO)。国际儿童尿控协会(International Children's Continence Society，ICCS)定义的逼尿肌过度活跃是指在膀胱充盈过程中逼尿肌出现压力大于 $15cmH_2O$ 的不自主收缩。OAB 是仅次于夜间遗尿症的第二常见的 LUTD。OAB 最典型的表现可有尿急、尿频、甚至出现急迫性尿失禁。通常可观察到受累儿童有特殊的憋尿姿势，如文森特屈膝礼(患儿呈蹲坐位且双腿交叉来抑制排尿或漏尿)[2,8-10]。

2. 延迟排尿和膀胱活动低下 延迟排尿是指儿童习惯性推迟排尿，常发生于特定环境(如学校)，患儿的排尿频率降低。这些儿童常合并有行为问题或有心理疾病。延迟排尿的患儿常会采用憋尿姿势避免排尿。这些患儿通常排尿的频率低，排尿间隔时间长，不愿充分使用逼尿肌。长此以往会导致膀胱容量的增加。膀胱的过度扩张势必会导致逼尿肌过度伸展和活动机能减退，从而造成其收缩乏力，这被称为膀胱活动低下。以前也称为"懒惰性膀胱综合征"或"肌源性膀胱功能障碍"。膀胱活动低下患儿常采取 Valsalva 动作增加腹压(即腹部用力)来帮助排空膀胱。然而，即便这样，这类患儿中可见大量残余尿甚至出现充盈性尿失禁。由于排尿后有尿液残留，膀胱活动低下症患儿发生泌尿道感染的风险增加[2,3]。

3. 机能失调性排尿(DV) 机能失调性排尿可理解为排尿过程中逼尿肌收缩但尿道括约肌和/或盆底肌肉不能松弛。有神经系统病变时即为逼尿肌-尿道括约肌协同失调。不伴已知神经损伤的小儿 DV，可强调为非神经源性 DV。尿动力学盆底肌电图检查提示患儿排尿时括约肌和/或盆底肌肉异常收缩，导致断断续续排尿且排尿时间延长[4]。

还有一种膀胱排空功能障碍，与神经源性膀胱临床表现类似，但又找不到神经损害的证据，被称为非神经源性神经性膀胱，也被称作 Hinman 综合征，是一种获得性的和功能性的综合征，往往表现出最严重的排尿异常。患儿白天和夜间都有尿失禁；还可表现尿滴沥、尿湿裤子、尿流无力、尿潴留等。同时排大便功能也有障碍。患儿可有反复发作尿路感染。常有精神抑郁和孤僻，有造成精神紧张的社会史和遭受肉体和精神惩罚的历史。然而马鞍区感觉、肛门外括约肌感觉张力及神经反射正常。多数病儿有上尿路积水，膀胱壁增厚、小梁增生和憩室形成。半数患儿有持续性的外括约肌区尿道狭窄和严重膀胱输尿管反流。治疗可采用针对神经源性膀胱治疗的手段[11]。

4. 原发性膀胱颈功能失调(PBND) PBND 是指患儿排尿时膀胱颈开放延迟(盆底肌电图滞后时间延长)，但括约肌和盆底肌肉功能正常。最主要症状为排尿等待[6]。

5. 咯咯笑尿失禁 咯咯笑尿失禁是一种罕见的综合征，通常指仅在大笑时发生漏尿。咯咯笑尿失禁的患儿在不笑时的膀胱功能是正常的，应与那些笑时发生漏尿但不笑时有持续 LUTS 的儿童相区别。该病几乎只发生于女孩中，病因目前还不清楚，目前理论认为该病是由中枢神经系统介导的[2]。

6. 阴道排尿 阴道排尿或阴道尿反流是指经过如厕训练的女孩在排尿后站立时发生漏尿，这是女孩日间漏尿的常见原因。这是由于女孩在排尿时，尿液短暂滞留在阴道内造成的。上厕所时两腿靠得太近以致尿液不能顺利排出的女孩，最易发生阴道排尿。我们可通过排尿性膀胱尿道造影观察到，在排尿时尿液反流至阴道穹窿内。有此问题的女孩可能合并阴唇激惹并主诉尿痛。治疗主要以改变患儿排尿习惯为主，着重双腿外展并保持前倾的姿势，以减少阴道尿反流的可能性。其他有用的措施包括：坐在马桶上时坐得靠后一点，这样两腿就可以跨坐于马桶上，或在排尿时用手分开大阴唇[2,12]。

【病情评估】 评估最重要的目标是确定 LUTS 患

儿是否有膀胱充盈或排空(或两者)异常。如果发现异常,那么评估应该针对确定根本的病因,分辨下尿路功能异常是源于解剖还是神经方面的问题。一旦排除器质性或神经来源因素,接下来区分存在哪种类型的LUTD。

对可疑患有LUTD的儿童或青少年,首先从详细全面的病史开始评估。结合患儿和监护人提供的信息来获得可靠的病史。重要病史通常包括排尿时间表、症状、排便习惯、家族史、孕妇产前病史、围产期病史、发育时间表、如厕训练、神经精神性并发症、药物/手术治疗史、社会史、饮食和既往UTI病史。

排尿日记是医师诊断儿童LUTD最有用的诊断工具之一。它的用途在于客观记录孩子的排便习惯和排尿模式。日记应包括排尿量、每次排尿时间和尿失禁情况、每次排便时间及有无大便失禁,以及液体摄入量。

评估问卷能更客观地将某些主诉转化为半定量数据,这些评分系统不仅可以让医师更准确地衡量LUTD的程度,还可以作为治疗结果的评估工具。目前儿科常用的量表有用于评价LUTS严重程度的量表,如功能障碍性排尿症状评分量表(Dysfunctional voiding symptom score,DVSS)。测量尿失禁对儿童情感上影响的量表,如小儿尿失禁生活质量评分问卷表(Pediatric urinary incontinence quality of life score,PIN-Q)。筛查心理状态的量表[(儿童行为筛查量表(Child behavior check list,CBCL)]、遗尿心理问题简易筛查工具[(Short screening instrument for psychological problems in enuresis,SSIPPE)][2]。

【体格检查】 侧重于泌尿生殖器解剖和神经功能的检查。重点要看内裤的外观,如果内裤上出现黄色污渍,提示可能是由于尿急或充盈性失禁或排尿后滴沥导致。内裤污粪也是很重要的发现,可以提示存在结肠直肠功能障碍,包括功能性便秘、大便失禁等。对于便秘的儿童,腹部检查中可发现左上和下腹部有压痛,是由于粪便嵌塞和/或胀气导致的结肠扩张所致。

进一步还要检查儿童背部、腰骶部皮肤和肛门皱褶是否正常。尽管发生率低,但仍要特别注意由隐性脊柱裂和骶管发育不全所引起的异常皮肤表现。这些表现包括不对称的臀裂、骶前窝、脂肪瘤、丛状毛发、皮肤窦道和真皮性血管畸形。通常出现这些病变时应通过腰椎和骶骨MRI做进一步评估。

对于男孩,必须检查是否存在包茎,有无包皮口瘢痕导致包皮不能上翻,包皮口狭窄导致排尿困难。上翻包皮暴露尿道口后,需检查尿道外口是否存在异常,有无尿道上裂或下裂畸形存在。更强调在排尿时观察尿流情况,注意尿线粗细、尿流方向以及速度和射程。对于女孩,尿道口畸形也被认为与LUTS有关,需观察有无女性尿道下裂,尿生殖窦畸形等。阴唇和阴道口的检查可以排除阴唇粘连可能。有些患儿可能会出现会阴部表皮剥脱或发红,这通常是持续的或严重漏尿导致慢性炎症的表现。

神经系统检查重点应包括评估下肢肌力和腱反射、步态、会阴和肛门感觉,以及直肠张力。应评估肛周反射(即"肛门舒张闭合")和球海绵体(osinski)反射,判定骶反射弧($S_2 \sim S_4$)是否阻断。任何神经系统检查的异常提示可能存在影响膀胱功能的神经源性病变,应进行合适的脊髓影像学评估。

【辅助检查】

1. 尿常规 是所有怀疑LUTD儿童重要的、必须做的实验室检查。尿常规中比较重要的检查项目包括比重、白细胞和/或红细胞、细菌、蛋白质和葡萄糖等。若指标不正常,要思考背后潜在的原因,从而做相应的深入检查。

2. 尿培养及药敏 如果确实考虑存在UTIs,应该做尿细菌培养及药敏试验,寻找致病菌,针对性地抗感染治疗。

3. 无创尿流率/盆底肌电图测定 尿流率分析包括测量尿流速度(每单位时间的排尿量)、检查排尿期间尿流模式。儿童将尿排进收集装置形成尿流曲线,可以得到最大尿流率(Qmax)、平均尿流率(Qavg)、排尿量、尿流时间和尿流形状的数据。最大尿流率约等于排尿体积的平方根,因此不能简单依据数值过低的最大尿流率,而武断地认为患儿存在排尿梗阻。应充分结合对应的排尿量判断是否存在问题才科学。无创尿流率检查可以和盆底肌电图检测(electromyography,EMG)同时进行。盆底肌电图是通过在会阴部粘贴电极贴片来测量盆底肌肉组织的肌电活动,其结果可以大致反映出尿道外括约肌的肌电活动。尿流率/盆底肌电图同时检测的优点是能够推测膀胱逼尿肌与盆底-括约肌复合体之间是否协调。

4. 盆腔超声 是评估小儿下尿路功能的主要检查,可用盆腔超声初步评估所有疑似BBD儿童。除了提供关于儿童排尿模式的客观信息之外,还可以用于监测疾病的进展情况。超声检查可以测量膀胱容量,以及排尿后残余尿量及直肠和膀胱的解剖细节(例如膀胱壁厚度、粪便情况和直肠扩张程度)。增厚的膀胱壁提示患儿存在慢性尿潴留和排尿问题。不存在尿路感染的膀胱壁增厚可由解剖性或功能性出口梗阻导致膀胱逼尿肌肥大来解释。

5. Bristol 粪便量表　Bristol 粪便量表或图是很实用的工具，它将人类粪便的形态分为七类（从最坚硬的 1 型至最松软 7 型），我们常将其作为与患儿及家属临床沟通时的辅助工具。通过此量表选择的粪便类型可作为是否补充益生菌和/或纤维素/或应用泻药的依据。

6. 排尿性膀胱造影和尿动力检查或影像尿动力检查　LUTS 严重且持续时间长的患儿需进行，全面评估下尿路状态及有无膀胱输尿管反流。不论是排尿性膀胱造影（voiding cystourethrography，VCUG）还是尿动力检查均需要经尿道置管，属于有创检查，会带来不适。实践中可以使用含局麻药的润滑物质，减少插管疼痛，争取患儿更好的配合，使检查结果更可靠（数字资源 28-4）。

数字资源 28-4　下尿路功能障碍尿动力学表现

7. 腰骶部椎体和脊髓的 MRI 检查　除外神经系统病变。必要时还要扩大神经系统检查范围，进行中枢神经系统检查，除外各种神经系统病变导致的神经源性膀胱。

【并发症】

1. 泌尿系感染　LUTD 与 UTI 之间可有关联。因此，表现出 LUTD 的患儿应行尿液分析以筛查 UTI。若确有发热性 UTI 应进行尿液细菌培养和药敏试验。LUTD 使患儿易于存在复发性 UTI 和肾损伤，尤其是因功能障碍性排尿或膀胱活动低下症导致膀胱排空不全的患儿，其发生膀胱细菌定植和 UTI 的风险增加。

2. 膀胱输尿管反流　膀胱输尿管反流（VUR）和 LUTD 之间也可以存在关联。如果 VUR 患儿同时存在 LUTD，则 UTI 的发病率增加、VUR 的缓解时间延长，以及手术治疗失败率增加。通常不会一开始就使用 VCUG 来评估 LUTD。然而，对于反复 UTI 的儿童和疑似有下尿路梗阻（即膀胱壁厚、尿流细弱）的儿童，应行 VCUG 检查来明确是否存在输尿管反流和/或尿道瓣膜等导致下尿路梗阻的器质性病变。

3. 肠道膀胱功能障碍　直肠肛门的功能和下尿路的功能是密切相关的。因此，便秘常与 LUTD 有关。排大便功能异常和 LUTD 之间的联系被称为肠道膀胱功能障碍（BBD），也称为功能障碍性排泄综合征。

4. 行为性和中枢神经系统发育性问题　LUTD 可能部分是行为性或习得性过程，如果不治疗将会长期存在。通常认为 LUTD 的功能性病因源自行为问题，这些问题可来自如厕训练或如厕条件受限。排尿缺乏私密性或是卫生环境不佳也可能导致儿童不愿在学校如厕，导致长时间不排尿。注意缺陷/多动异常（attention deficit hyperactivity disorder，ADHD）患儿比没有此病的儿童更易出现 LUTS。

【治疗】　治疗儿童 LUTD 主要是改善症状，以及防止上尿路发生永久性损害。治疗须依据特定的 LUTD 类型采取不同的对策。治疗时需要注意的主要事项，包括患儿年龄、诊治意图和患儿发育成熟水平、症状严重程度和持续时间、既往干预措施、尿动力检查结果以及合并上尿路损害的潜在危险因素（如膀胱顺应性降低、VUR 以及复发性 UTI 等）。

首先采用非手术治疗措施，包括行为矫正和行为训练，物理治疗、生物反馈训练和药物治疗等。有手术适应证时才考虑手术治疗，例如骶神经调节治疗顽固性的逼尿肌过度活跃，输尿管膀胱再植手术治疗膀胱输尿管反流等。

具体的保守治疗包括告知和开导、行为指导、生活方式的建议（包括均衡的液体摄入量和饮食调整；减少刺激性饮食，如咖啡因、碳酸饮料、柑橘、巧克力和辛辣食物；定期排空膀胱和肠道；对因大小便失禁引起会阴部刺激反应行皮肤护理；调整排尿的最佳姿势等）、支持和鼓励各种形式的盆底肌肉收缩和放松训练（Kegel 训练）等。加强盆底肌的收缩能力和张力，可以提高患儿抗尿失禁的能力。而学会放松盆底肌，可以维持尿流连续，改善机能失调性排尿（DV）。必要时还可采用清洁间歇导尿（CIC）来更好地排空膀胱。针对 OAB 可以采用抗胆碱能药物来减少膀胱逼尿肌频繁收缩[8]。而针对排尿等待为主要表现的 PBND 可以应用 α-肾上腺素能受体拮抗药（即 α 受体阻断药）来放松膀胱颈促进排尿[6]。总的原则应根据患儿 LUTD 具体情况个体化治疗。

（李明磊）

参考文献

[1] OZEN MA，TASDEMIR M，AYGUN MS，et al. Is there a unique symptom in lower urinary tract dysfunction in children?. Low Urin Tract Symptoms，2021，13（2）：264-270.

[2] AUSTIN PF，BAUER SB，BOWER W，et al. The standardization of terminology of lower urinary tract function in children and adolescents：Update report from the standardization committee of the International Children's Continence Society. Neurourol Uro-

28 章

dyn,2016,35(4):471-481.

[3] YANG S,CHUA ME,BAUER S,et al. Diagnosis and management of bladder bowel dysfunction in children with urinary tract infections:a position statement from the International Children's Continence Society. Pediatr Nephrol,2018,33(12):2207-2219.

[4] GLASSBERG KI,COMBS AJ,HOROWITZ M. Nonneurogenic voiding disorders in children and adolescents:clinical and videourodynamic findings in 4 specific conditions. J Urol,2010,184(5):2123-2127.

[5] 杨丹,李明磊,谢向辉,等. 盆底肌电图滞后时间诊断儿童特发性逼尿肌过度活跃的初步评价. 临床小儿外科杂志,2020,19(11):981-986.

[6] VAN BATAVIA JP,COMBS AJ,FAST AM,et al. Use of non-invasive uroflowmetry with simultaneous electromyography to monitor patient response to treatment for lower urinary tract conditions. J Pediatr Urol,2014,10(3):532-537.

[7] JANSSON UB,HANSON M,SILLÉN U,HELLSTRÖM AL. Voiding pattern and acquisition of bladder control from birth to age 6 years—a longitudinal study. J Urol 2005,174:289.

[8] DMOCHOWSKI RR,GOMELSKY A. Update on the treatment of overactive bladder. Curr Opin Urol,2011,21(4):286-290.

[9] GLASSBERG KI,VAN BATAVIA JP,COMBS AJ. Can children with either overactive bladder or dysfunctional voiding transition from one into the other:Are both part of a single entity? J Pediatr Urol,2016,12(4):211-217.

[10] VAN BATAVIA JP,COMBS AJ,FAST AM,et al. Overactive bladder(OAB):A symptom in search of a disease-Its relationship to specific lower urinary tract symptoms and conditions. J Pediatr Urol,2017,13(3):271-277.

[11] HINMAN F JR. Nonneurogenic neurogenic bladder(the Hinman syndrome)—15 years later. J Urol,1986,136:769.

[12] BERNASCONI M,BORSARI A,GARZONI L,et al. Vaginal voiding:a common cause of daytime urinary leakage in girls. J Pediatr Adolesc Gynecol,2009,22:347.

第 14 节 遗尿

【概述】 遗尿(enuresis)俗称尿床,是指在夜间睡眠中所发生的无意识排尿行为。随着小儿身体发育逐渐成熟、内分泌代谢昼夜节律的建立,以及生活作息习惯、如厕行为的示范教育,多数儿童会在 2~3 岁时从不加控制的婴幼儿排尿模式进步为符合社会行为规范的成熟排尿模式(尿流动力学特征是没有膀胱不稳定和不自主的无抑制收缩)。如果 3~4 岁儿童仍频繁发生夜遗尿或伴日间尿失禁就应该引起家长重视,5 岁以上仍有夜间无意识排尿现象则考虑患有遗尿症,也称夜间遗尿症(nocturnal enuresis,NE)[1]。

遗尿症为儿科常见病,全球多个国家和地区已开展针对遗尿症的流行病学调查,提示遗尿症的患病率为 1.7%~33.0%,遗尿症的患病率有较大差异,采用的诊断标准不同及调查年龄段不同为其重要原因。中国儿童遗尿疾病管理协作组于 2017 年对中国 5~18 岁人群遗尿症患病率的横断面调查显示中国幼儿园、小学、初中、高中人群遗尿患病率分别为 12.1%、5.1%、1.1%和 1.4%,儿童遗尿症患病率总体为 4.8%[2]。虽然 NE 每年约有 15%的自发缓解率,但约 0.5%~2.3%的成年人群中仍有遗尿症状[3,4] 遗尿问题不仅为患儿和家庭带来生活上的困扰,部分患儿同时有日间的排尿行为异常,可能伴随潜在的心理和身体器质性疾病[5]。

【病因】 儿童遗尿症的病因及发病机制较复杂,涉及遗传、脑脊髓神经系统功能、内分泌代谢节律、泌尿系统膀胱尿道功能等多种因素,同时遗尿症的发生和病情轻重也与遗传、生活习惯、心理行为以及家庭环境和教育等密切相关。目前已明确的遗尿症主要发病机制为:①睡眠觉醒障碍:由于脑觉醒中枢发育延迟或脑功能异常疾病导致遗尿患儿睡眠觉醒阈值升高,睡眠中对膀胱胀满刺激不能觉醒反应;②夜间多尿(nocturnal polyuria,NP):夜间尿量超过同年龄段儿童膀胱预期容量(expected bladder capacity,EBC)的 130%。预期膀胱容量(EBC)是指白天膀胱充盈至最大耐受程度时的膀胱充盈量。EBC 计算公式为 EBC=(年龄+1)×30ml。夜间多尿与患儿夜间液体入量、夜间抗利尿激素(antidiuretic hormone,ADH)分泌不足导致的夜间尿量增多、肾脏夜间尿液浓缩功能异常有关;③膀胱功能障碍:主要指膀胱储尿功能和尿道盆底肌的控尿功能。由于腰骶部脊髓反射功能异常和/或下尿路发育及功能异常引起的功能性膀胱容量减少、逼尿肌不稳定和尿道括约肌盆底肌感控协调障碍导致尿急迫、漏尿、遗尿或尿失禁[1,6,7]。

【诊断与分型】

1. 诊断标准 中国儿童遗尿疾病管理协作组于2014年颁布了《中国儿童单症状性夜遗尿疾病管理专家共识》[1]，将儿童遗尿症定义为：年龄≥5岁儿童，平均每周至少2次夜间不自主排尿，并持续3个月以上。对于大年龄儿童诊断标准可适当放宽夜遗尿的次数。在《中医儿科临床诊疗指南·小儿遗尿症（修订）》[8]中遗尿症诊断标准同上，但还指出对于3~5岁小儿，每周至少有5次夜间无意识排尿行为，持续至少3个月，也可诊断遗尿症，从而使遗尿儿童可以得到及早干预与指导。

2. 临床分型 夜遗尿症根据临床症状上是否伴有日间症状和/或膀胱功能失调的表现可分为单症状性夜遗尿症（monosymptomatic nocturnal enuresis，MNE）及非单症状性夜遗尿症（non-monosymptomatic nocturnal enuresis，NMNE）[1]。MNE患者仅有夜间遗尿，不伴有日间下尿路症状。NMNE患者不仅有夜间遗尿，还伴有日间下尿路症状（如尿急、尿频、尿失禁、排尿延迟等）。

临床根据遗尿的发生情况可分为原发性遗尿症（primary nocturnal enuresis，PNE）和继发性遗尿症（secondary nocturnal enuresis，SNE）。原发性遗尿症指自幼遗尿，没有6个月以上的不尿床期，除外了泌尿系统、神经系统、行为心理障碍及内分泌系统等器质性疾病。继发性遗尿症是指之前已有6个月或更长时间不尿床期后又再次出现尿床。多数发生原因是在原有生理性发育延迟基础上可能伴有泌尿系统疾病、全身性疾病、神经及心理等疾病导致遗尿症状反复或加重。

《中医儿科临床诊疗指南·小儿遗尿症（修订）》中将遗尿按病因病机和临床症候分为四型：①下元虚寒型；②脾肾两虚型；③肺脾气虚型；④心肾不交型。

【临床特征】

1. 临床表现 常见症状表现为在夜间睡眠时发生不自主排尿，多数夜间遗尿次数为1~2次/晚，夜间多尿，即夜间总尿量（睡眠时遗尿尿量+晨起排尿量）超过膀胱预期容量（EBC），同时伴有夜间觉醒障碍，觉醒阈值高于正常人，沉睡难于唤醒等。存在膀胱功能障碍患儿夜间可发生数次遗尿，单次尿量少，日间可伴有尿频、尿急迫、尿失禁等下尿路功能障碍表现。部分患儿可能同时伴有便秘、遗便、便失禁等排便功能异常，以及其他发育健康问题，如体质问题和发育落后，矮小、脾胃功能和睡眠异常，心理和行为问题，表现为多动、注意力不集中、情绪异常、紧张、焦虑等。

2. 体格检查 包括生长发育和体质评估、腰骶部外观、行为自控能力，根据病情可进一步做外生殖器检查和神经、内分泌、精神心理行为评估等专科评估，以排除潜在或伴发疾病。

3. 辅助检查 包括尿常规检查、对夜间排尿频繁以及非单症状夜间遗尿症患儿应进行泌尿系统超声检查，筛查泌尿系统先天发育异常，并初步评估儿童膀胱尿道形态、功能及基本尿动力特征（包括膀胱容量、残余尿量、有无尿潴留等）；对伴有明显日间排尿异常存在下尿路功能障碍者，建议尿动力学检查及腰骶脊髓磁共振等检查；对可能存在心理行为异常者，可进行心理行为能力评估测试。

4. 排尿日记 记录排尿日记中可以提供患儿昼夜生活节律、日间和夜间排尿状况、膀胱容量、夜尿量及睡眠状况等详细信息，是评估膀胱基本功能和夜尿量、夜尿浓缩功能的主要依据，作为治疗策略选择和疗效判定的参考依据，同时也是锻炼遗尿儿童自我意识和自控管理能力的行为治疗手段。

【治疗】 原发性遗尿症是儿童生理机能发育延迟的表现，频繁夜遗尿需尽早给予指导和干预。

1. 基础治疗 在开始遗尿症治疗前，应首先进行遗尿症病情评估以判断病情，制定相应的治疗和管理方案，给予健康生活指导和行为训练，即基础治疗。做好遗尿基本知识宣教，纠正不良生活习惯，包括调整饮水进食习惯、进行日间饮水排尿膀胱功能训练、规律作息时间、规范排尿行为、保障睡眠时间质量等。基础治疗旨在建立健康家庭生活环境，逐渐形成昼夜分明的生活代谢节律，改善整体体质，促进身心健康发育。应注意排除和治疗遗尿的影响因素及可能的诱因和伴发疾病如便秘、尿路感染、高钙尿症对膀胱尿道感控功能的影响，腺样体肥大等通气功能异常导致的睡眠觉醒障碍，以及脊髓神经病变、下尿路功能障碍相关疾病和精神心理疾病等。

2. 去氨加压素治疗 去氨加压素是人工合成模拟抗利尿激素作用的药物，达到夜尿浓缩，减少夜间尿量而改善夜遗尿症状的目的。目前作为国际儿童尿控协会推荐的遗尿症一线治疗药物。口服去氨加压素推荐初始剂量0.2mg/次，每晚睡前1小时服用，夜间需要限制饮水以保证安全和有效性。建议3个月为一个疗程，酌情调整剂量，必要时可以延长或采取逐渐停药以减少复发。用药需要配合基础治疗，保障良好的治疗依从性[1,9]。

3. 唤醒训练 在作息正常规律、睡眠时间有保障条件下对觉醒困难患儿可以进行定时唤醒训练以促进睡眠觉醒功能发育。有条件建议使用遗尿报警器（尿湿报警器）进行觉醒功能训练，也作为遗尿症一线治疗方法。

4. 抗胆碱能药物　抗胆碱药物可以有效抑制膀胱逼尿肌过度活动症状，增加膀胱稳定性和容量，有效减少患者夜间遗尿频率，同时可改善日间排尿异常症状。临床常用稳效抗胆碱能药物为奥昔布宁、酒石酸托特罗定等，大年龄儿童可以选用索利那新治疗。排除了神经源性膀胱等器质性疾病时可考虑去氨加压素联合使用抗胆碱药物治疗[10]。

5. 中医药治疗　中医治疗遗尿以调整脏腑机能、改善整体体质为目的。根据患儿体质症候进行辨证论治，依据遗尿证型，予温肾健脾、固摄缩尿、补肺益气、清心安神等中医药物治疗，同时辅以中医康复治疗包括针灸、推拿、穴位敷贴等外治疗法，辅助改善患儿体质，促进身体机能的发育成熟[8]。

6. 生物反馈治疗及控尿功能训练[11]　主要适用于存在膀胱尿道功能紊乱的遗尿儿童。经过训练提高膀胱稳定性和安全容量，调整逼尿肌-括约肌协调性。生物反馈治疗需要专用设备和软件，控尿功能训练包括日间充分饮水膀胱训练和进行盆底肌训练，如跳绳、蛙跳、Kegel 训练等。

【预防】　对有遗尿家族史或遗尿频繁的学龄前儿童早期开始生活作息调整以及规范的排尿行为训练，也可以辅助中医药、按摩、推拿、穴位贴敷等改善整体体质和机能。

由于遗尿症病情轻重不等，建议遗尿症诊疗方案应根据患儿病情、治疗需求和生活环境等情况制定分级诊疗和管理方案，定期随诊管理和健康指导，减少复发，保障患儿身心健康发育。

（刘小梅）

参考文献

[1] 中国儿童遗尿疾病管理协作组. 中国儿童单症状性夜遗尿疾病管理专家共识. 临床儿科杂志，2014，32（10）：970-975.

[2] 中国儿童遗尿疾病管理协作组. 中国 5~18 岁人群遗尿症患病率的横断面调查. 中国循证儿科杂志，2020，v. 15（02）：4-9.

[3] T NEVÉUS, FONSECA E, FRANCO I, et al. Management and treatment of nocturnal enuresis- an updated standardization document from the International Children' s Continence Society. Journal of Pediatric Urology, 2020, 16(1).

[4] CK YEUNG, JDY SIHOE, FKY SIT, et al. Characteristics of primary nocturnal enuresis in adults: an epidemiological study. BJU international, 2004, 93(3): 341-345.

[5] SARICI H, TELLI O, OZGUR BC, et al. Prevalence of nocturnal enuresis and its influence on quality of life in school-aged children. Journal of Pediatric Urology, 2016, 12(3): 151-159.

[6] HAID B, TEKGÜL S. Primary and secondary enuresis: pathophysiology, diagnosis, and treatment. Eur Urol Focus, 2017, 3(2-3): 198-206.

[7] PEDERSEN MJ, RITTIG S, JENNUM PJ, et al. The role of sleep in the pathophysiology of nocturnal enuresis. Sleep Med Rev, 2020, 49: 101228.

[8] 中华中医药学会. 中医儿科常见病诊疗指南. 北京：中国中医药出版社，2012：102-104.

[9] KUWERTZ-BROKING E, VON GA. Clinical management of nocturnal enuresis. PEDIATRIC NEPHROLOGY, 2018, 33(7): 1145-1154.

[10] GHASEMI K, ESTEGHAMATI M, MOHAMMADZADEH M, et al. Desmopressin versus oxybutynin for nocturnal enuresis in children in bandar abbas: a randomized clinical trial. Electron Physician, 2016, 8(3): 2187-2193.

[11] MOGHNY SM, DIN MS, SHEMY SA. Effectiveness of intra-anal biofeedback and electrical stimulation in the treatment of children with refractory monosymptomatic nocturnal enuresis: a comparative randomized controlled trial. Int Neurourol J, 2018, 22(4): 295-304.

第 15 节　泌尿生殖系统其他疾病

一、尿路结石

儿童尿路结石（urolithiasis）发病率低于成人，占尿路结石的 2.0%~4.3%，且主要为上尿路结石，近年来儿童结石发病率有逐年增高的趋势，且存在较大的地域差异，中东、南亚和北非地区相对高发，而在发达国家发病率相对较低。国外统计的儿童结石发病率约为 0.05%，中国内地缺少相关的流行病学资料。

【病因】　儿童尿路结石常与代谢疾病、解剖畸形有关。如胱氨酸尿涉及胱氨酸、鸟氨酸等的输送问题；

特发性草酸钙尿是染色体显性遗传性疾病，有阳性家族史。尿路结石发病较早的小婴儿，提示先天性酶的缺乏，如原发性高草酸尿症。而原发性甲状旁腺功能亢进导致的结石，发病开始已接近青春期。营养状况、生活方式、地理环境等多种因素又能影响尿路结石的成分及部位，如贫困地区和营养不良儿童易发生以尿酸盐为主要成分的膀胱结石。泰国及我国广西山区，婴儿过早地食用糊状的大米粥，其中含有较高的草酸盐，加之婴儿摄入水分不足，尿量减少，尿中草酸盐含量增高，易形成以草酸盐为主要成分的膀胱结石。大、中城市儿童摄入过量的乳制品及动物蛋白，以致尿钙、尿酸含量增高，易发生肾结石。小儿尿路结石主要成分为磷酸钙、草酸钙，其次为磷酸镁铵、尿酸、胱氨酸及嘌呤，尿酸和嘌呤结石为透光结石，X 线平片上不能显示。

下面介绍几种常见的尿路结石病因：

1. 钙性结石　小儿尿石症中最常见的是草酸钙，可能找不出任何原因，也可能并发于高钙血症，如甲状旁腺功能亢进、类肉瘤病、长期卧床和维生素 D 过高等。血钙正常而有高尿钙症可见于给呋塞米（在新生儿可形成结石）或未能控制的远端肾小管酸中毒，完全胃肠道外营养或碱中毒。在绝大多数患儿中，高尿钙症导致结石形成的原因不明。有时，小儿有高尿钙症在第 1 块结石检出以前，常已有数年的反复肉眼血尿及腰痛，故小儿有反复肉眼血尿时需检查尿钙量。正常的最高限度是 4mg/（kg・24h）或尿钙/肌酐比值>0.25。草酸钙结石可发生于患小肠病变及肠道吸收障碍的小儿，因结肠再吸收过多的草酸盐所致。原发性高草酸尿症常于 4~5 岁前可形成肾结石及肾钙化，呈进行性病程，以致发生肾衰。

2. 胱氨酸结石　胱氨酸结石约占泌尿系结石的 1%，是先天遗传性的肾小管功能缺陷性疾病。因肾小管对胱氨酸、赖氨酸、精氨酸和鸟氨酸的重吸收不良，以致尿内的浓度过高，仅胱氨酸能形成结石。

3. 继发性结石　所谓继发性结石是指继发于尿路梗阻、尿路感染而产生的结石。感染尿中的细菌产生尿酶分解尿素，使尿液碱化并产生过多的氨，导致镁、磷等沉积而形成磷酸钙结石，是一种相对比较大的以细菌为底座的不透光的薄片状结石。继发畸形最多的是输尿管梗阻，例如肾盂输尿管连接部梗阻、膀胱输尿管连接部梗阻。

4. 尿酸结石　尿酸结石约占泌尿系结石的 5%~10%。高尿酸、尿量少和持久性酸性尿是促进尿酸结石形成的因素。结石是透 X 线的，如尿持续酸性并有尿酸盐结晶应考虑尿酸结石。高尿酸是由于嘌呤代谢异常产生了过多的尿酸。患儿有 Lesch-Nyhan 综合征及葡萄糖-6-磷酸酶缺乏（G-6-PD）也可形成尿酸结石。小儿有短肠综合征（尤以带回肠造口），慢性脱水及酸中毒有时并发尿酸结石。尿酸结石最常见的原因之一是有些肿瘤及骨髓增殖性病并发嘌呤快速过多转化的情况。治疗尿酸结石时有引起核蛋白迅速破坏，充满全集合系统导致肾衰甚至无尿的危险。此外，尿酸也可存在含钙结石内，因此结石的形成是多因素的。近期才认识的一个相关病变是 2,8-双羟腺嘌呤（dihydroxyadenine）结石，是由于腺嘌呤磷酸核糖合成转化酶（adenine phosphoribosyl transferase）缺乏所致。该结石也是透 X 线的，易溶于碱性尿。

5. 酶代谢缺陷　酶缺乏形成的尿路结石为遗传性疾病，发病年龄较早，约 2~3 岁即开始出现尿路结石的症状和体征。

（1）原发性高草酸尿症：草酸是代谢的最终产物，尿中草酸来源主要为内生性，高草酸尿症是尿中排出大量草酸，易形成结石。原发性高草酸尿症主要是代谢性酶缺乏，预后不良。

（2）黄嘌呤尿：是常染色体隐性遗传性疾病，由于嘌呤氧化酶的不足，嘌呤和次嘌呤在尿中分泌增加，形成类似于尿酸结石。尿酸在尿中排泄减少，血浆尿酸水平<1mg/dl。预防治疗包括控制食谱中嘌呤成分及增加水摄入量。

【临床表现】　小儿尿石症主要是膀胱及尿道结石，多见于 4 岁以下，肾及输尿管结石无明显年龄差异。肾结石可是单发，但多发也不少见，尤以继发于肾盂输尿管连接部梗阻的病例，双侧肾结石约占 20%。

肾结石的主要症状是血尿，多于剧烈活动后出现，有时血尿较轻，只能在显微镜下见到多数红细胞。腰或腹股沟疼痛是肾结石的重要表现，在乳幼儿不会申诉时则可哭闹，甚至呕吐、颜面苍白，并出冷汗。有一部分病例以全身症状就诊，如低热、食欲缺乏、消瘦、生长发育迟滞等，尿检查可有多数白细胞，即尿路感染症状。偶见肾结石以急性无尿为首发症状，这是由于肾-肾反射所致。

输尿管结石的症状与肾结石基本相同，只是输尿管膀胱壁段结石可引起尿频、尿急、尿痛等膀胱刺激症状。双侧输尿管结石梗阻可致尿闭，造成急性肾衰竭，在三聚氰胺相关婴幼儿泌尿系结石患儿中较常见[3]。三聚氰胺污染婴幼儿奶粉事件已经结束，但目前仍可见到类似形态的砂砾样结石梗阻输尿管造成急性肾衰竭的患儿，有人认为与头孢类抗菌药物及钙剂使用有关，循证角度尚未得到证实。膀胱结石的主要症状是排尿困难和排尿疼痛。排尿困难和疼痛时轻时重，痛重时小儿异常痛苦，以手牵拉或揉摩阴茎和会阴部。有时有尿中断现象，改变体位后才能继续排尿。小儿可有慢性尿潴留、尿滴沥以及排尿极度困难以致脱肛。由于小儿牵拉阴茎使其经常处于半勃起状态，故常比同年龄小儿阴茎大。

膀胱结石都伴有感染，因之也都有脓尿，并常见终末血尿。

尿道结石一般是单发，如嵌顿于前尿道，可在阴茎部触及结石，并有急性尿潴留。

【诊断】 如考虑到尿路结石时，腹部X线平片可检出含钙的不透X线结石。胱氨酸及感染性结石可呈淡或不透X线。透X线结石则可经超声和CT扫描检出。如诊断有结石需做全套尿路功能及影像检查，检查明确有无尿路滞留、梗阻及感染。超声对泌尿系结石诊断特异性和敏感性均高，影像学特点是强回声伴声影。作为病因追查，应检查结石的理化性质，进行成分分析。也需注意代谢异常的因素。

【治疗】 治疗尿路结石从两方面考虑：一是治疗原发病如代谢紊乱、感染或已存在的解剖因素；另一方面是处理结石的并发症即梗阻和感染。最简单而有效的是大量饮水，稀释尿可延缓尿石生长及防止尿石再发，有感染时大量饮水多可促进引流。

根据结石种类和尿液酸碱度注意调节饮食，草酸钙结石，少吃菠菜、苹果、番茄、土豆、可可、巧克力等高草酸食物。高尿酸尿症避免吃高嘌呤的动物内脏，胱氨酸结石多食高纤维食物。改变尿pH值也可防止结石复发，胱氨酸更易溶于pH值在7.5以上的尿液中，苏打及枸橼酸钠可碱化尿液。别嘌醇口服可减少尿酸及2,8-双羟腺嘌呤的产生，故对控制该类结石复发有效。

既往手术适应证为：①结石过大，估计不能从尿路排出者；②伴发肾积水、感染，引起肾功能减退者；③经常发生严重疼痛及大量血尿，影响健康者；④急性梗阻性无尿或少尿；⑤经长期施用非手术疗法无效者。

手术治疗的主要方法有：①体外震波碎石(ESWL)：与成人相比，小儿体壁较薄，震波相对较强，结石容易击碎，小儿输尿管比较扩张，柔韧性较好，击碎的碎片容易通过。但在临床实践中，ESWL并不被广泛应用，因为年幼儿体表小，组织器官脆嫩，震波冲击的同时，肾脏及其周围脏器易受到冲击，肾内可产生实质性瘢痕或肺出血，胸壁损伤等并发症。另外，较大的胱氨酸结石对ESWL不起反应，难以震碎。小儿肾盂输尿管连接部梗阻并发的结石，梗阻不解决，碎石无法排出，这些都成为ESWL在小儿身上应用受限的原因。②经皮肾镜取石术(PCNL)：全麻下经皮肾穿刺插入肾造瘘，然后依次扩张通道便于操作，在荧光屏监视下用超声能、电、水压或有色激光直接破坏结石，用水冲洗，还可应用各类器械，抓钳、套蓝等将结石碎片取出。在成人中，PCNL已逐渐替代开放手术成为多数结石患者治疗的选择方式之一。③输尿管镜：根据输尿管镜进入的通道不同，有经尿道逆行输尿管镜取石术(RIRS)和经皮顺行输尿管镜取石术之分，前者为输尿管镜经尿道膀胱后进入输尿管，主要用于治疗输尿管中下段及部分输尿管上段结石；后者为输尿管镜经肾造瘘口通过肾盂进入输尿管，主要用于治疗输尿管上段结石。根据输尿管镜镜体可曲性分为不可弯曲的输尿管硬镜和可弯曲的输尿管软镜。④开放或腹腔镜手术取石：绝大多数儿童的结石可以用ESWL和腔内镜技术来处理。然而，对于存在先天性泌尿系梗阻、结石巨大的患儿，开放手术是不可避免的。腹腔镜手术可以应用于腔内镜手术失败、肾脏异位、存在UPJO、肾盏憩室、巨输尿管或结石巨大的患儿。可以通过常规或机器人辅助的经腹腔或腹膜后腔的方法进行腹腔镜手术。

二、神经源性膀胱

神经源性膀胱(neurogenic bladder)是由于神经系统调控出现紊乱而导致的下尿路功能障碍，通常需在存有神经病变的前提下才能诊断。不能只凭脊椎畸形位置或下肢功能异常来判断下尿路功能。根据神经病变的程度及部位的不同，神经源性膀胱有不同的临床表现。神经损害导致储尿或排尿障碍，可引起膀胱出口梗阻、尿失禁、膀胱输尿管反流、反复尿路感染，最严重的是上尿路损害和肾功能衰竭[1,2]。

正常的膀胱功能是膀胱在一定容量和压力的条件下，安全地储尿和有效地排尿。膀胱的正常储尿及排尿功能是一种受神经控制的反射活动，反射中枢在骶髓Ⅱ、Ⅲ、Ⅳ。儿童这种复杂的调控机制是一个不断发育完善的过程，并且依赖中枢神经、周围神经、膀胱逼尿肌、尿道内外括约肌和盆底肌肉共同构成的协调统一体。当调节膀胱和尿道功能的中枢或周围神经受到损害时，就会发生储尿和排尿方面的障碍。

神经源性膀胱的危害性主要有：①影响患儿的生命。由于慢性尿潴留、感染，可致严重的肾功能不全。②患儿失去控尿能力，影响参与正常社会活动。③男性患儿成年后常合并性功能障碍，阴茎不能勃起和射精。

【病因】 小儿神经源性膀胱常见的原因是：①脊膜膨出或脊髓脊膜膨出：近来由于患脊膜膨出或脊髓脊

膜膨出的新生儿存活者增多，神经源性膀胱的治疗更为重要。②骶椎发育不良：常见骶椎部分缺损，在婴儿早期就会出现神经源性膀胱的表现。脊髓先天性异常可合并肢体运动和感觉障碍。③脊髓肿瘤：小儿脊髓肿瘤如神经母细胞瘤可发生硬膜外转移。椎管内脂肪瘤或囊肿均可出现脊髓压迫，引发的神经源性膀胱并不少见。④椎体骨髓炎：虽不常见，但可发生硬膜外脓肿，压迫脊髓，产生神经源性膀胱。多有感染、发热、全身症状及神经根痛。虽然出现了神经源性膀胱的表现，骨质还可能是正常的，但不久即出现骨质破坏。⑤外伤或医源性损伤：儿童脊柱骨折所致截瘫可以造成神经源性膀胱。其他损伤包括：广泛骨盆骨折有时可合并神经源性膀胱。肛门直肠畸形或巨结肠手术时可损伤膀胱和尿道的神经。切除新生儿或婴儿骶尾部畸胎瘤也可造成周围神经损伤。⑥感染：偶见麻疹脑炎或脊髓灰质炎后合并神经源性膀胱，横断性脊髓炎多为病毒感染，可发生暂时性神经源性膀胱，预后良好，但需短期膀胱引流。⑦隐性神经源性膀胱也称非神经源性神经源性膀胱：除下尿路功能异常的症状外，尚无神经受损的证据，也可能是目前检查无法发现神经损伤证据[3,5]。

【临床表现与分类】 对神经源性膀胱曾有很多的分类方法，但都不能满足临床预后与治疗的需要。以前分为上、下运动神经元病变，完全与不完全性以及感觉、运动与混合神经元病变。根据膀胱测压可区分为无抑制性、无张力性、反射性及自主性神经源性膀胱。根据膀胱储尿与排空功能而分为两类：①有大量残余尿，合并泌尿系统症状及上尿路损害。②无残余尿，也不能储尿，即真性尿失禁。后者约占神经源性膀胱病例的1/3。目前，通过尿动力学检查，根据患儿逼尿肌与括约肌异常进行分类，与选择治疗方法紧密相关，这样分类更为实用且更具临床意义。

由于膀胱的运动神经及感觉神经都有障碍，故当膀胱充盈时可无尿意，又因内外括约肌协同失调及膀胱壁有不规则和微弱的自主性收缩，故表现为大量残余尿，可达 200~300ml，以及不自主排尿或滴尿的尿失禁症状，但其本质是充盈性尿失禁。

体格检查除下腹常可触及胀大的膀胱外，可有肛门松弛、下肢运动障碍或会阴部感觉消失，又称马鞍形麻痹。如合并上尿路损害及感染，可有肾功能不全的表现。这些小儿常见贫血及高血压。

【X 线检查】

1. 静脉尿路造影 可显示肾功能及形态，造影在患儿生后 6~8 周即可进行，以后每年 1 次。一般出生后数周，肾脏造影显示患儿的上尿路可能还完全正常，但数月后上尿路可迅速扩张积水，尤其骶部病变者为显著。对小婴儿需考虑暴露放射线问题，故照片应减至最少数量。

2. 排尿性膀胱尿道造影 可显示膀胱尿道的形态以及有无膀胱输尿管反流。典型的神经源性膀胱患儿的膀胱造影，可见膀胱异常增大或挛缩。膀胱耸立而边缘不整齐，似塔松状且有憩室形成。膀胱颈在排尿过程中呈漏斗状或不开放状态，并常伴膀胱输尿管反流（图 28-39）。由于膀胱造影后部分患儿可能发生尿路感染，故造影前后预防性应用抗感染药物。可辅以前后位、斜位及侧位片，了解外括约肌及膀胱颈部有无排尿困难，并可检出有无尿道畸形如后尿道瓣膜。

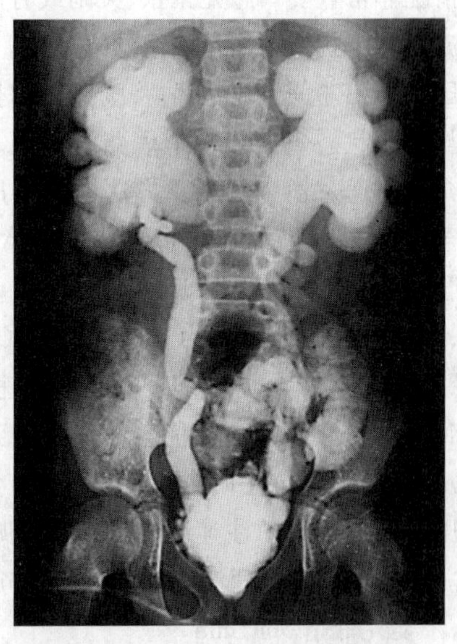

图 28-39 神经源性膀胱功能障碍

患儿，男，14 岁。排尿性膀胱尿道造影，双侧膀胱输尿管反流。

3. 超声 是无损伤的检查手段，对检出肾输尿管积水、膀胱形态失常及成小梁、测定残余尿量、了解膀胱排空极有意义。在小儿神经源性膀胱是一个动态的病理生理过程，可能生长发育过程中会持续变化，因此超声可用于长期随访观察，每 3~6 个月一次。

4. 尿动力学检查（urodynamic） 所有脊髓病变引起的储尿和排尿异常均需要尿动力学检查指导诊治。尿动力学检查可客观反映神经源性膀胱功能障碍的类型和严重程度，是制订正确治疗方案的基础，并能预测上尿路损害。同时也是评估术后疗效和长期随访的主要依据。尿流动力学检查方法及内容包括尿流率测定、膀胱容量、膀胱压-尿流率检查、尿道压力描记、尿道外括约肌肌电图以及影像尿动力学检查。便携式尿动力学检查接近患儿自然状态，可与传统尿流动力学检查互补[6]。

尿流率是单位时间排出的尿量(ml/s),反映膀胱的贮尿和排空功能,简单而且非侵入性,易于重复,准确性受尿量的影响。从新生儿到13岁之间,膀胱容量的增长是非线性的,无法用统一的公式计算。新生儿期膀胱容量为10~15ml,婴儿期膀胱容量(ml)为38ml+2.5×月龄,儿童膀胱容量(ml)可用(年龄+2)×30来估算。神经源性膀胱小儿膀胱容量增长往往仅为上述正常情况的1/2。在分析尿流率结果时应注意排出尿量是否符合估算的正常膀胱容量,排出的尿量少于估算值的1/2会影响结果的准确性。在小儿尿流率曲线中,曲线形状较数值更有意义,正常应为钟形,否则应进一步做其他的检查。超声或插导尿管测定残余尿量对于了解膀胱排空情况非常重要。患儿紧张、哭闹或有严重膀胱输尿管反流时会干扰残余尿量测定的准确性。

膀胱压-尿流率检查可以评估膀胱储尿和排尿的功能。储尿与排尿状态直接影响上尿路的引流。神经源性膀胱患儿及时通过适宜的干预方法达到低压贮尿和良好排空至关重要。正常小儿膀胱感觉正常、顺应性好,储尿期膀胱内压力一般在15cmH_2O以下。膀胱顺应性差时,如逼尿肌漏尿点压力高于40cmH_2O,则明显增加上尿路损害的危险。逼尿肌压力受灌注速度影响,有人观察到在低速灌注(2%膀胱容量/分钟)到中速灌注(20%膀胱容量/分钟)之间,提高灌注速度会明显增加逼尿肌压力。过快的灌注速度可导致膀胱顺应性降低的假象。在小儿推荐低速灌注,灌注速度一般应低于10ml/min,小婴儿低于5ml/min。

肌电图测定对诊断外括约肌神经支配缺失的程度,或逼尿肌尿道括约肌协同能力有重要意义。影像尿动力学检查可在下尿路功能检查时,观察膀胱体、膀胱颈和尿道的形态。用于诊断膀胱出口梗阻和尿失禁。它还能够帮助及时发现患儿何时出现膀胱输尿管反流,评价反流是低压反流还是高压反流,以及消除反流对膀胱顺应性评估的影响。在漏尿监测仪协助下便于发现膀胱颈开放或漏尿,准确获得漏尿点压力。

尿流动力学检查发现膀胱以及尿道功能异常,要先于影像学能够发现的形态学改变。因此,对于神经源性膀胱的患儿随访只做影像学检查是不够的,下尿路功能性检查更重要。神经源性膀胱患儿新生儿期的尿流动力学检查应作为常规评估。尿流动力学检查对于患儿手术前后膀胱尿道功能的评价以及长期随访具有非常重要的意义[7,8]。

【实验室与其他检查】

1. 尿常规检查 神经源性膀胱最常见的合并症是反复性或持续性尿路感染,所以定期尿常规检查是重要的,建议每周检查尿常规1次。

2. 其他检查 动态肾核素扫描可显示分肾功能,静态肾核素扫描帮助了解肾瘢痕。

【并发症】 由于逼尿肌收缩无力或不能持久,逼尿肌和外括约肌或膀胱颈部协同失调以及尿道阻力相对过高,使膀胱排空不全,发生尿潴留。此时膀胱内压上升,常合并膀胱输尿管反流。新生儿期罕见反流,到10岁时50%以上合并膀胱输尿管反流,导致输尿管积水、肾积水和尿路感染,最终引起肾功能不全以及慢性尿毒症,威胁患儿生命。

【治疗】 神经源性膀胱治疗的首要目标为保护肾功能,途径是通过适当干预保持储尿期和排尿期膀胱压力处于安全范围内。次要目标是修复或重建下尿路基本功能,减少残余尿量,预防泌尿系感染,获得控尿能力,提高患儿生活质量。当首要目标和次要目标矛盾时,保护肾脏功能维护生命应该优先。必须以尿流动力学检查作为神经源性膀胱分类、诊断及治疗的基础,调整治疗及随访方案时应有尿流动力学检查依据。逼尿肌过度活动或膀胱顺应性降低可以导致储尿期膀胱压力超过安全范围,而逼尿肌括约肌协同失调或膀胱出口梗阻可以导致排尿期膀胱压力超过安全范围。此类患儿治疗的首要目标是把膀胱储尿期和排尿期压力控制于安全的范围内,降低上尿路损害的风险,以保证患儿的长期存活率。随着过去几十年神经外科、骨科和泌尿外科取得进展,制订了一系列综合治疗策略和管理措施,对于改善神经源性膀胱患儿的生活质量和预期寿命起到了至关重要的作用。

神经源性膀胱的治疗需遵循上述原则,其治疗不仅要根据膀胱及上尿路的情况,也要根据小儿的神经系统发育情况、家庭情况及父母的态度。治疗的主要途径是修复或重建下尿路基本功能,使膀胱能够低压贮尿和完全排空,同时获得排尿控制,并非完全恢复正常。治疗的首要目标是保护肾功能,其他目标如预防和控制尿路感染、改善生活质量等,要有适当权重,服从于保护肾功能的首要目标。尿流动力学检查和清洁间歇导尿(clean intermittent self-catheterization,CIC)为神经源性膀胱治疗带来巨大变革[7]。2002年美国泌尿外科杂志再次全文发表Lapides医生30年前的文章并加编者述评,认为CIC是泌尿外科史上一次伟大的技术革命,拯救了成千上万患者的生命,提高了他们的生活质量。目前清洁间歇导尿仍是儿童神经源性膀胱的基本治疗之一。

1. 清洁间歇导尿 对于神经源性膀胱患儿,CIC是充分排空膀胱、安全的首选治疗方法,是一种非常有价值的控尿手段。CIC使用的材料和技术种类繁多,应用时只要遵循一些基本原则，如适当的教育和培训、清洁和非创伤性应用以及长期良好的患者依从性，就不会影响疗效和安全性。对于教育、培训和随访期间的进一步指导，专业医务人员的作用是无价的。在开始 CIC 之前，患者和护理人员必须了解膀胱和尿道出了什么问题，以及为什么建议使用 CIC 治疗，他们必须学会如何正确导尿。即使对于新生儿和婴儿期的患儿，父母也能熟练掌握 CIC 为其导尿，使这项工作成为他们日常生活中的一部分。一些作者更倾向于所有神经源性膀胱的患儿在出生时即开始 CIC。这种早期 CIC 的引入可以提高患儿家长对于长期治疗的依从性，以及他们帮助孩子应对疾病和掌握 CIC 的能力[3,5,7]。CIC 可以成功地教会给已熟悉导尿的孩子们，一般 6 岁左右孩子就能熟练地自行导尿。所需的导尿频率取决于几个因素：液体摄入量、膀胱容量和膀胱充盈/排尿压力。在实践中，建议婴儿每天导尿 6 次，学龄儿童每天导尿 5 次。虽然报道的与 CIC 相关的感染风险的发生率是可变的，但一般认为，只要实现膀胱完全排空，感染风险是很低的[10]。此外，重复使用的导尿管与反复发生的尿路感染无关。如果出现症状性感染，主要是膀胱排空不完全所致，需要对患儿或护理人员使用的 CIC 器具进行优化。为了防止男童尿道狭窄和假道形成，提倡导尿管事先润滑和插入时避免用力操作[5]。为了保持青少年对 CIC 的治疗的依从性，常常需要心理辅导支持。

2. 药物治疗　在现有的抗胆碱能药物中，盐酸奥昔布宁是最常用的，长期经验也支持其在新生儿和婴儿中应用的安全性。奥昔布宁是一种叔胺类 M 受体阻滞剂，对逼尿肌亢进有很好的治疗作用，其有效作用是结合了抗胆碱能、抗痉挛和钙通道阻断活性等多种机制。到目前为止，绝大多数神经源性膀胱患儿可以用奥昔布宁（口服或膀胱内灌注）+CIC 的金标准组合来实现成功治疗。

按照以下剂量使用奥昔布宁。对于 12 个月以内的婴儿：口服，一次 0.1mg/kg，一日 3 次。对于 1 岁以上的儿童：口服，一次 0.1～0.2mg/kg，一日 3 次。对于年龄大于 5 岁的儿童，可以采用奥昔布宁缓释片，起始剂量为 5mg/d，然后逐渐加量到有治疗效果（最大剂量 20mg/d）。对于口服奥昔布宁副作用明显或口服给药困难的患儿，还可以采用与口服相同剂量奥昔布宁膀胱灌注的方法，疗效与口服给药方式相同。其他可供选择的抗胆碱能药物是托特罗定，口服，一次 0.25～1mg，一日 2 次[7-9]。

3. A 型肉毒毒素（BTX-A）　肉毒毒素膀胱壁内注射治疗，已被证明具有减少逼尿肌过度活动，缓解逼尿肌高张力，提高膀胱顺应性，降低膀胱内压力等作用。然而，并非所有神经源性膀胱患儿对肉毒毒素治疗都有显著的临床效果。对于那些有治疗效果的患儿，有时作用也是不持久的，必须重复治疗才能保持。肉毒毒素治疗的另一个不便之处是它需要对患儿进行全身麻醉。对于清洁间歇导尿联合抗胆碱能药物治疗不满意的患儿，肉毒毒素治疗可能是一个合理的替代膀胱扩大术的治疗手段。它也可以用于年龄较小或虚弱的患儿，其膀胱内压力高，但又不能耐受膀胱扩大手术的情况下，肉毒毒素治疗可以用来推迟这种手术进行的时间。儿童使用肉毒毒素剂量推荐，从 5U/kg 到 12U/kg，最大剂量为 300U[7,11,12]。

4. 输尿管膀胱再植术　其实对于合并有膀胱输尿管反流的神经源性膀胱患儿，单纯做输尿管抗反流手术绝大多数情况下是徒劳的，可在膀胱扩大术的同时行输尿管膀胱再植术。输尿管膀胱再植术应用于神经源性膀胱患儿时需要慎重考虑。这些患儿的膀胱输尿管反流通常是由膀胱压力增高引起，而不是因为输尿管膀胱连接部闭合不全或不充分所造成。在考虑输尿管再植术前，重要的是需要认真评估患儿的膀胱功能，制订或调整 CIC、抗胆碱能药物和预防性抗生素等保守性治疗方案[3,5,7]。

5. 膀胱造瘘术　神经源性膀胱患儿很少需要长期带膀胱造瘘管。对于膀胱压力过高，严重膀胱输尿管反流并合并反复尿路感染，CIC 联合抗胆碱类药物方案治疗失败的婴幼儿，此手术可暂时性改善患儿的症状和缓解上尿路损害。利用膀胱造瘘术后争取的时间，调整 CIC 频率、抗胆碱类药物用量以及预防性抗生素等保守治疗措施，直到患者及家属能够依从保守治疗方案，或患儿可以适合施行膀胱扩大手术[2,3]。

6. 膀胱扩大术　肠膀胱扩大术一般用于即便接受 CIC 和抗胆碱药物治疗后，膀胱压力仍然过高的患儿。这类患儿需要增加膀胱容量以减缓膀胱压力，从而保护其肾功能。膀胱扩大术可能对保守治疗无效的严重尿失禁患者也有益处。在此手术中，通常用回肠或乙状结肠去管型的肠段，并添加到膀胱上以增加膀胱容量并降低膀胱压力。手术并发症包括膀胱结石、膀胱破裂、尿液中黏液过多及反复泌尿系统感染[2,3,5]。

有实施膀胱扩大术后发生恶性肿瘤的报告。目前推荐肿瘤监测应在膀胱扩大术后 10 年开始，检查的项目应包括每年腹部超声检查、肾脏及血液的实验室检查，而无需常规行膀胱镜检查[13]。

另一种方式的膀胱扩大术，即膀胱自体扩大术，是将膀胱壁的部分肌肉组织移除。对于此类应用膀胱自体扩大术的病例系列研究得出不一致的结果。患儿的个体差异,如较高的膀胱基础容量,可能预示更好的结果,可以将肠膀胱扩大术推迟数年,从而预防肠膀胱扩大术所带来的短期并发症[6]。

7. 可控性尿流改道手术 无法将导尿管插入尿道的患儿需要一个可控性腹部导尿通道,比如阑尾膀胱造口术(Mitrofanoff 法)或回肠膀胱造口术(Monti 术式)。使用阑尾或肠段在膀胱和腹部皮肤之间建一通道,并在脐部或下腹部造口,这个位置比尿道口导尿更方便。最常见的并发症是皮肤造口处狭窄或造口渗尿[1,5,7]。

8. 膀胱颈部/出口手术 适用于尿道括约肌功能不全或功能完全丧失的患儿,表现为压力性尿失禁或完全性尿失禁,经药物治疗无效或不能有效地提高尿道阻力而控尿。如同时有逼尿肌反射亢进,膀胱安全容量小及低顺应性膀胱,则应同时行膀胱扩大术。此类手术包括:①单纯性膀胱颈悬吊术;②尿道延长、膀胱颈紧缩及膀胱颈悬吊术,如 Young-Dees-Leadbetter 手术;③人工尿道括约肌植入术[3-5,7]。

9. 胎儿期干预 神经管缺陷胎儿的宫内修复已在国外数个专科医疗中心开展。小型病例系列研究的结果并未显示胎儿干预对膀胱功能有任何改善[14]。

三、泌尿生殖系统异物

小儿由于好奇心,或为防止遗尿或解除痒感等,将磁力珠、针、草茎或小塑料绳等插入尿道或阴道。曾见5岁男孩将麦茎插入尿道引起疼痛,不敢排尿,以致急性尿潴留。如异物放入膀胱则可并发膀胱炎或结石。甚至异物可经膀胱进入输尿管和肾盂,引起感染和肾盂输尿管扩张。

治疗需根据具体情况做相应处理。如异物位于前尿道,可轻巧地用钳子或夹子将异物取出。如异物已穿入或嵌于尿道黏膜内,则须切开尿道取出异物。如异物已进入膀胱,则需经膀胱镜或切开膀胱将异物取出。

四、睾丸扭转及睾丸附件扭转

(一)睾丸扭转

由于精索扭转(spermatic cord torsion),睾丸和附睾发生急剧的血流障碍以致梗死或坏死,常误诊为急性睾丸炎和附睾炎。有些不明原因的睾丸萎缩亦系本症之后果。多见于青年,但近年在幼儿尤以新生儿的发病数增多。

精索扭转可发生于三个部位:①扭转发生于固有鞘膜之外,新生儿多数属此型,睾丸及鞘膜均发生梗死;②鞘膜内扭转多见于青少年,睾丸系膜过长可能是诱因;③扭转位于睾丸与附睾之间,与两者间结合不完全有关(图 28-40)。

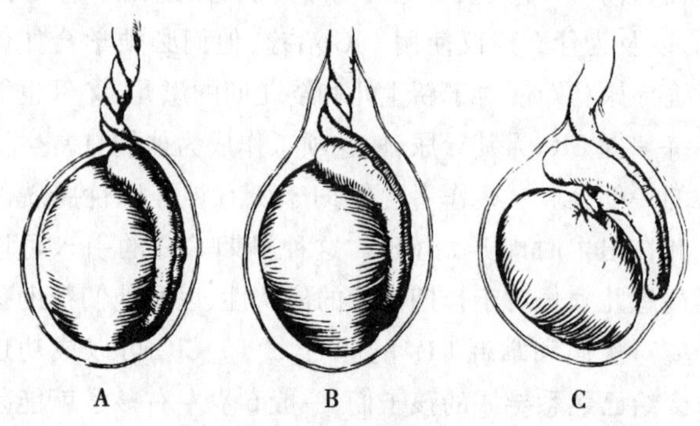

图 28-40 睾丸扭转部位

A. 精索扭转发生于睾丸固有鞘膜之外;B. 精索扭转发生于睾丸固有鞘膜之内;C. 睾丸扭转位于睾丸与附睾之间

任何一侧睾丸均可扭转,偶有双侧者。根据 Watson 的经验,新生儿睾丸扭转(testicular torsion)左侧者常是顺时针方向,右侧是逆时针方向。

特发性睾丸梗死(idiopathic infarct of the testicle)不伴精索扭转,常伴发于小婴儿时期绞窄性或嵌顿性腹股沟疝,也见于臀产伤后。有些病例出生后就有睾丸梗死,可能是宫内扭转后自然复位。

【临床表现】 睾丸扭转后突发局部剧痛,常向腹及腰部放射,并有恶心、呕吐及发热,可误为睾丸及附睾炎症、嵌顿疝,甚至腹腔内疾患。阴囊皮肤充血、水肿、发热。由于提睾肌痉挛及精索的短缩,睾丸被提到阴囊上部(图 28-41)。阴囊肿大,皮肤水肿,压痛显著[15]。轻度扭转仅引起轻度不适,伴有间断性积水。新生儿及小婴儿的睾丸扭转常无痛苦,扭转的睾丸增大、变硬,但无压

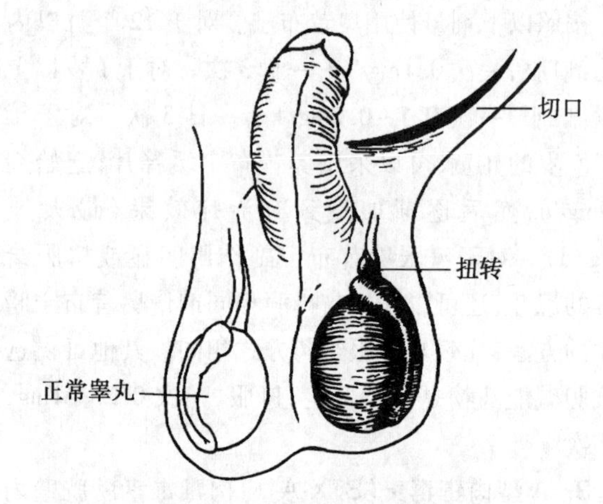

图 28-41 扭转睾丸与健侧对比

痛。阴囊内容常与其壁粘连，并透过皮肤可呈蓝色。

【诊断与鉴别诊断】 近年来，有人报告用超声血流图，超声听诊器和核素^{99m}Tc 扫描等方法诊断睾丸扭转。间歇性鞘膜积液伴有轻度压痛者，可能发生过不完全扭转。睾丸扭转与睾丸肿瘤之鉴别在于有疼痛，皮肤红肿者多系睾丸梗死，而与睾丸及附睾炎之鉴别在于后者发病缓慢，当托起阴囊时疼痛减轻。反之，在睾丸扭转时移动或提起阴囊时疼痛加重。超声观察睾丸实质内血流灌注是最准确的诊断与鉴别诊断方法。

【治疗】 确诊后应立即进行手术治疗，扭转后 4~6 小时内睾丸尚有保留的希望。除时间外，精索扭转的度数也与睾丸能否存活有关。手术时将扭转的睾丸复位并固定于阴囊壁。若睾丸及附睾已坏死则切除。有作者提出一侧睾丸扭转坏死切除，对侧存在扭转风险，可同时做对侧睾丸固定，避免唯一的睾丸再次扭转坏死。

如果 2 个小时内无法进行手术，也可以尝试手法复位扭转的睾丸。握住睾丸顺时针旋转，如不成功则尝试相反方向再复位，若复位成功，疼痛会瞬间减轻。手法复位有时并不能使扭转完全解除，应迅速手术探查。即使手法复位成功，也必须进行外科手术探查，固定睾丸，以防止复发[16]。

（二）睾丸附件扭转

睾丸附件（appendix testis）是米勒管的残留体，含有结缔组织或胶样物，有蒂，呈小卵形结构，附着于白膜上。睾丸附件扭转多发生于 10~14 岁儿童。症状与睾丸扭转相似，但程度较轻。有些病例在睾丸上端可发现豆大的压痛肿物或压痛点，部分患儿透过阴囊皮肤见该处变色即蓝斑征（图 28-42）。

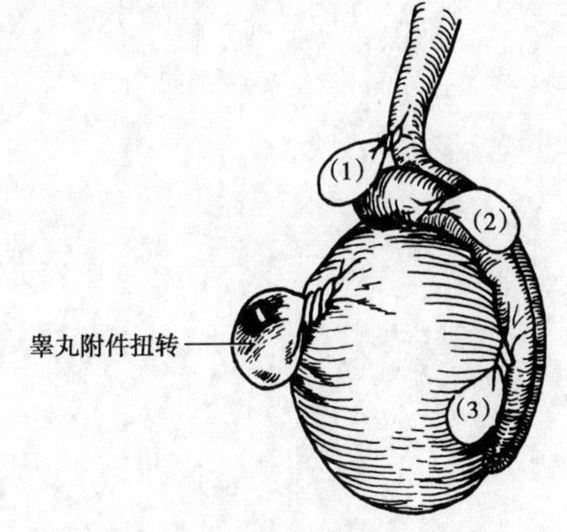

图 28-42 睾丸附件扭转

(1)附着于精索的附件扭转；(2)附着于附睾的附件扭转；(3)附着于输精管的附件扭转。

如果明确是睾丸附件扭转可以保守治疗，最终扭转坏死的附件和随之产生的鞘膜积水会被吸收。与睾丸扭转不能区分时应积极手术探查，术中切除扭转的附件，可加快恢复和减轻局部炎症反应及鞘膜积水。

（田军）

参考文献

[1] 廖利民. 神经源性膀胱患者上/下尿路功能障碍的全面分类标准. 中华泌尿外科杂志，2015，36（2）：84-86.

[2] KAVANAGH A, BAVERSTOCK R, CAMPEAU L, et al. Canadian Urological Association guideline forthe diagnosis, management, and surveillance of neurogenic lower urinary tract dysfunction. Can Urol Assoc J, 2019, 13(6): E157-E176.

[3] LEE B, FEATHERSTONE N, NAGAPPAN P, et al. British Association of Paediatric Urologists consensus statement on the management of the neuropathic bladder. J Pediatr Urol, 2016, 12(2): 76-87.

[4] 廖利民，吴娟，鞠彦合，等. 脊髓损伤患者泌尿系管理与临床康复指南. 中国康复理论与实践，2013，19（4）：301-317.

[5] LEE B, FEATHERSTONE N, NAGAPPAN P, et al. British Association of Paediatric Urologists consensus statement on the management of the neuropathic bladder. J Pediatr Urol, 2016, 12(2): 76-87.

[6] 那彦群，叶章群，孙颖浩，等. 中国泌尿外科疾病诊断治疗指南. 北京：人民卫生出版社，2014：267-329.

[7] 文建国，李云龙，袁继炎，等. 小儿神经源性膀胱诊断和指南. 中华小儿外科杂志，2015，36（3）：163-169.

[8] LEE JH, KIM KR, LEE YS, et al. Efficacy, tolerability, and safety of oxybutynin chloride in pediatric neurogenic bladder with spinal dysraphism: a retrospective, multicenter, observational study. Korean J Urol, 2014, 55(12): 828-833.

[9] M 受体拮抗剂临床应用专家共识编写组. M 受体拮抗剂临床应用专家共识. 中华泌尿外科杂志，2014，35（2）：81-86.

[10] FORSTER CS, COURTER J, JACKSON EC, et al. Frequency of Multidrug-Resistant Organisms Cultured From Urine of Children Undergoing Clean Intermittent Catheterization. J Pediatric Infect Dis Soc, 2017, 6(4): 332-338.

[11] 廖利民，付光，史文博，等. 尿道括约肌内注射 A 型肉毒毒素治疗脊髓损伤患者逼尿肌-括约肌协同失调的临床观察. 中国脊柱脊髓杂志，2006，16（6）：409-412.

[12] HASCOET J, PEYRONNET B, FORIN V, et al. Intradetrusor Injections of Botulinum Toxin Type A in Children With Spina Bifida: A Multicenter Study. Urology, 2018, 116: 161-167.

[13] HIGUCHI TT, FOX JA, HUSMANN DA. Annual en-

28章

doscopy and urine cytology for the surveillance of bladder tumors after enterocystoplasty for congenital bladder anomalies. J Urol, 2011,186(5):1791-1795.

[14] LEAL DA CRUZ M, LIGUORI R, GARRONE G, et al. Categorization of bladder dynamics and treatment after fetal myelomeningocele repair: first 50 cases prospectively assessed. J Urol,2015,193(5 Suppl):1808-1811.

[15] JEFFERIES MT,COX AC,GUPTA A,et al. The management of acute testicular pain in children and adolescents. BMJ, 2015,350:h1563.

[16] DIAS FILHO AC,OLIVEIRA RODRIGUES R,RICCETTO CL, et al. Improving Organ Salvage in Testicular Torsion: Comparative Study of Patients Undergoing vs Not Undergoing Preoperative Manual Detorsion. J Urol,2017,197(3 Pt 1):811-817.

29 第二十九章 血液系统疾病

第 1 节　儿童的造血功能及特点

一、造血器官的发育

造血器官（hematopoietic organ）起源于中胚叶，包括肝、脾、骨髓、胸腺和淋巴结等器官。在胚胎期和出生后的各个不同发育阶段，主要的造血器官并不相同。

1. 胎儿期造血　胎儿期的造血是一个动态过程，首先在卵黄囊开始，继而在肝脏，最后在骨髓呈现稳定的造血[1]。胎儿期的造血可分三个阶段：

（1）中胚叶造血期：造血发育过程中孕体最初的成熟血细胞和祖细胞由卵黄囊提供，约在胚胎第 10~14 天就可以看到卵黄囊壁上的中胚层间充质细胞（mesenchymal cell）开始分化聚集成细胞团，成为血管和造血系统的最初发育部位。这些中胚层细胞的不同空间定位使得周围的细胞最终获得内皮细胞的形态学和免疫表型特征，而中间的细胞则消失，形成最初的血管腔。中胚层的造血细胞来源于原始血细胞（hematocytoblast），也称为"血岛"（blood island），邻近于发育的卵黄囊血管内新形成的血管内皮细胞，孕 4 周时，类似的血岛遍布全身。血岛几乎全部由红细胞构成，但也有少量巨核细胞。原始血细胞呈强嗜碱性，不含血红蛋白，分化后，大部分细胞的胞质内出现血红蛋白，成为初级原始红细胞（primitive erythroblast）。血红蛋白主要为两种泳动慢的血红蛋白 Gower Ⅰ和血红蛋白 Gower Ⅱ，前者的结构是 $\zeta2\varepsilon2$，后者是 $\alpha2\varepsilon2$。此外还有极微量的血红蛋白 Portland，其结构是 $\zeta2\gamma2$，后期出现血红蛋白 F（$\alpha2\gamma2$）。卵黄囊是孕 3~6 周红细胞生成的主要部位，以维持胚胎的活性直至肝脏开始造血。孕 6 周后，中胚叶造血开始减退，孕 10~12 周，胚外造血停止。

（2）肝脾造血期：胚胎中期以肝脏造血为主。循环的建立使卵黄囊来源的原始有核红细胞进入胚胎组织，并迁移至肝脏，成为孕 6~22 周主要的胎儿期造血部位。在孕 6~8 周时干细胞迁移入肝脏，在肝脏的窦状隙出现造血细胞。肝脏中约有一半的有核细胞是红细胞，只有少量的髓系和巨核细胞。肝脏制造的红细胞称为定型的原红细胞（definitive erythroblast），可分化成无核的红细胞，经血窦壁进入血流。自胚胎 12 周后，不再合成血红蛋白 Gower Ⅰ和 Gower Ⅱ等，而以合成胎儿血红蛋白 F（$\alpha2\gamma2$）为主，并出现少量的成人血红蛋白 HbA1（$\alpha2\beta2$）和 HbA2（$\alpha2\delta2$）。在孕 24 周后，肝脏造血功能开始减退，约于出生时停止造血。在孕 8 周左右，继肝脏造血后脾脏也成为造血部位，而且贯穿整个胎儿期，但密度明显低于胎肝。3~6 个月的胎儿脾脏造血细胞主要是中幼红细胞和晚幼红细胞，不成熟的髓系和红系祖细胞少见或缺如。脾脏晚幼红细胞主要分布于血管和脾窦，没有造血生长因子如粒细胞集落刺激因子（G-CSF）和促红细胞生成素（EPO）的表达。至胎儿 5 个月之后，脾脏造红细胞和粒细胞的功能减退，并逐渐消失，而制造淋巴细胞的功能可维持终身。

在孕 6~7 周时，胚胎开始出现胸腺。在孕 7~9 周时，胸腺内出现造血组织，可见到各种造血细胞。胚胎期的胸腺具有短暂的生成红细胞及粒细胞的功能。胚胎期的淋巴结也短暂地具有造血功能。

（3）骨髓造血期：骨髓造血始于孕 11 周特异性的中胚层结构，由松散的间充质细胞围绕中央动脉形成。骨或骨髓内驻入血管和来自骨膜的细胞，形成骨髓腔。一旦骨髓腔形成，血管周围结缔组织就成为造血部位。在胎儿的胫、股等管状骨的原始髓腔内，骨小梁的静脉窦附近开始制造幼红细胞，而离静脉窦较远处制造粒细胞。随着胎儿的发育，幼红细胞的造血灶远离骨小梁与邻近的白细胞造血灶一起混合增生，同时还制造巨核细胞。在孕 22 周后，骨髓成为主要的造血部位，并成为永久造血器官直至终身。骨髓腔内的间充质细胞和窦内皮细胞在造血过程中，还可以产生多种细胞因子和趋化因子。继股骨、骨盆、胫腓骨和肱骨后，胎儿期造血最为旺盛的位置是脊椎。而且胎儿骨髓是粒系和巨核系造血的主要部位。至胎儿 32 周，骨髓中粒、红、巨核细胞等系统增生都很活跃。初生时所有的骨髓都充满造血组织。胎儿期造血的 3 个阶段并不是截然分开的，而是互相交错，此消彼长。

2. 出生后造血　出生后主要是骨髓造血，产生各种血细胞。淋巴组织是产生淋巴细胞的场所，在特殊情况下可出现髓外造血。

（1）骨髓造血：出生后骨髓是生成红细胞、粒细胞和巨核细胞的唯一器官，同时也生成淋巴细胞和单核细胞。出生时，整个骨髓空间被活跃的造血（红）骨髓所占据。随着身体发育和骨髓空间的增大，造血只需部分空间，剩下的空间被脂肪组织（黄髓）占据。5~7 岁开始，于长骨中出现黄髓，至 18 岁时红髓仅分布于椎骨、胸骨、肋骨、颅骨、肩胛骨和骨盆等扁平骨，以及肱骨、股骨的近端。黄髓仍有潜在的造血功能，当有造血需要时，黄髓可以转变为红髓，重新发挥造血功能（图 29-1）。

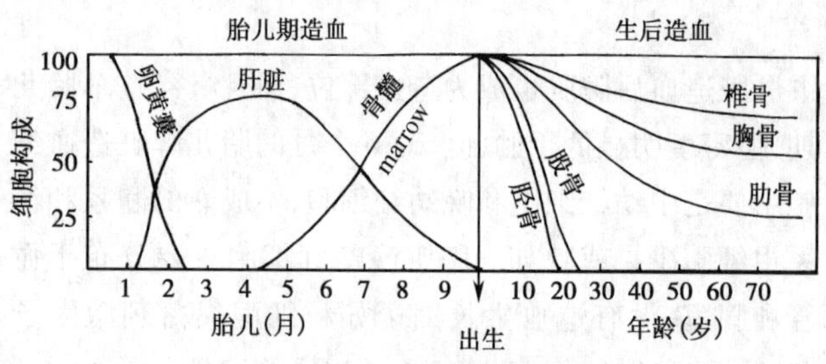

图 29-1　胎儿期和生后造血

（2）淋巴器官造血：淋巴器官是以淋巴组织为基本成分的器官，包括胸腺、脾和淋巴结。

1）胸腺：胸腺是最主要的淋巴发育器官。淋巴干细胞在胸腺内分化为具有细胞免疫功能的前 T 细胞和成熟 T 淋巴细胞，随后迁移至周围淋巴组织中，进一步分化为不同亚群。青春期后胸腺开始萎缩，造血功能逐渐消失，但 T 细胞已在周围淋巴组织中定居，自己能繁殖。

2）脾脏：出生后皮质区的生发中心只产生淋巴细胞，但在贫血时，脾脏可以恢复胎儿期才有的造血功能。

3）淋巴结：骨髓依赖淋巴细胞（B 细胞）在抗原的作用下，转变为分裂活跃的大、中型 B 淋巴细胞，成熟 B 细胞表型多样，表达 SIgM、SIgA、SIgG 等，对抗原刺激有反应并能分化为产生抗体的浆细胞。淋巴小结外周区和副皮质区的主要成分是 T 淋巴细胞，在抗原的作用下，T 淋巴细胞可转变为大、中型淋巴细胞，经分裂增殖产生大量的致敏小淋巴细胞。

（3）单核巨噬细胞系统：此系统分布极广，几乎遍及全身各器官。网状细胞可分化为固定吞噬性网状细胞。血中的单核细胞自骨髓生成后进入组织，成为组织细胞；在一定条件下，可转化为具有强大吞噬能力的游离吞噬细胞，形成单核巨噬细胞系统（mononuclear phagocytic system）。

（4）骨髓外造血：正常情况下，出生 2 个月以后骨髓外造血停止（淋巴细胞与吞噬细胞除外）。当婴幼儿遇到各种感染、溶血、贫血、骨髓受异常细胞侵犯，骨髓纤维化等情况时，肝、脾和淋巴结可以随时适应需要，恢复到胎儿时期的造血状态。此时肝、脾和淋巴结肿大，周围血象出现有核红细胞和幼稚粒细胞。当病因除去后，又可恢复正常的骨髓造血。

二、血细胞的起源与分化

血细胞生成是从多潜能的造血干细胞（hematopoietic stem cell，HSC）分化为不同系列血细胞的持续过程。HSC 的特点是自我更新、多系分化。造血是由干细胞与其存在的微环境、大量的调节因子提供刺激和抑制信号共同构成的一个高度精密系统。细胞因子、生长因子、转录因子、染色质重构、修饰酶等多种因素在其中发挥了重要作用。骨髓中的微环境构成 HSC 的龛（niches），龛对于维持 HSC 数量和功能是必不可少的[2]。根据位置不同，龛可以分为成骨（骨内）龛和血管（窦状腺）龛。成骨龛维持造血干细胞静止期所需的微环境，而靠近骨髓血窦血管的血管龛提供造血干细胞增殖、动员和分化的微环境[3]。近年来的基因组和基因表达谱研究技术显示一些新的未知基因也参与 HSC 的调控，此外趋化因子如 CXCR2 和 CXCL4 也会影响 HSC 的存活和自我更新[4]。HSC 首先分化为多向性干细胞，再进一步分化成各系的单能干细胞（monopotential stem cell）阶段，又称定向干细胞。然后经过原始、早幼、中幼、晚幼各阶段发育增殖成熟为红细胞、粒细胞、单核细胞及血小板。具有特异性的细胞因子多作用于造血干细胞和原始细胞，使之定向分化、增生和成熟，如 EPO、G-CSF、GM-CSF 和 IL-3 等[5]（表 29-1）。造血以及造血因子在造血调节中的作用见图 29-2。

三、小儿血象、骨髓象及其他特点

小儿血象、骨髓象各有明显的年龄特征，学习小儿血液病，必须先熟悉各年龄阶段的正常血象（表 29-2）。

1. 红细胞和血红蛋白　在促红细胞生成素（erythropoietin，EPO）的作用下，红细胞系的单能干细胞向原红细胞分化，经过早幼红、中幼红、晚幼红细胞，约共分裂增殖 4 次。晚幼红细胞继续分化，经网织红细胞至成熟红细胞。由原红细胞至网织红细胞的成熟时间约为 5 天，网织红细胞在骨髓内的停留时间约为 3 天。促红细胞生成素受组织中氧含量的影响，胎儿期组织氧含量低，促红细胞生成素合成增加，血浆中浓度高，故红细胞增生旺盛，初生时红细胞可高达（5～7）$\times 10^{12}$/L（500 万～700 万/mm^3），血红蛋白 170g/L 左右（17g/dl）。未成熟儿可稍低，一般胎龄 24 周后血红蛋白为 140～150g/L（14～15g/dl）。出生后 6～12 小时由于不显性失水，血液稍浓缩，红细胞数量相应增高。随着出生后肺呼吸的建立，动脉血氧饱和度由 45%增至 95%，致促红细胞生成素合成明显减少，骨髓生成红细胞的功能下降。此外，胎儿期红细胞寿命缩短，出生后 10 日内红细胞、血红蛋白约减少 20%，以后继续下降，至出生后 2～3 个月达最低水平，红细胞数下降至 3×10^{12}/L（300 万/

表 29-1　造血生长因子的特点

生长因子		来源	分子量（kD）	染色体定位	靶细胞
促红细胞生成素		肾脏、肝脏	30~39	7q11~12	CFU-E、胎儿 BFU-E、内皮细胞、神经元、星形胶质细胞、少突胶质细胞
集落刺激因子	G-CSF	基质细胞，巨噬细胞	18~22	17q11.2~21	CFU-G，CFU-MIX，成熟中性粒细胞
	GM-CSF	基质细胞	18~30	5q23~31	CFU-MIX，CFU-GM，BFU-E，单核细胞，成熟中性粒细胞
	M-CSF	间充质细胞	45~70（两亚单位二聚体）	5q33.1	CFU-M，巨噬细胞
	SCF	多种	36	12q21.32	CFU-MIX，BFU-E，CFU-GM，肥大细胞
	TGF-β	多种	25（同源二聚体蛋白）	19q13.2	BL-CFC
	CSF-1	巨噬细胞、B 细胞、T 细胞	192（氨基酸蛋白）	1p13.3	单核细胞，巨噬细胞，树突状细胞，朗格汉斯细胞
白介素	IL-1	多种	17	α2q13 β2q13~21	肝细胞、巨噬细胞、淋巴细胞
	IL-2	T 细胞	15~20	4q26~27	T 细胞，细胞毒性淋巴细胞
	IL-3	T 细胞	14~30	5q23~31	CFU-MIX，CFU-Meg，CFU-GM，BFU-E，巨噬细胞
	IL-4	T 细胞，肥大细胞，嗜碱性细胞	16~20	5q23~31	T 细胞，B 细胞，树突状细胞
	IL-5	T 细胞	46（两亚单位二聚体）	5q23~31	CFU-Eo，B 细胞
	IL-6	多种	19~26	7p21~24	CFU-MIX，CFU-GM，BFU-E，单核细胞，B 细胞，T 细胞，细胞毒性淋巴细胞
	IL-7	基质细胞	35	8q12~13	B 细胞
	IL-8	基质细胞、巨噬细胞、T 细胞	8~10	4q13.3	中性粒细胞，内皮细胞，T 细胞
	IL-10	T 细胞、巨噬细胞	18.7	1q32.1	巨噬细胞，淋巴细胞
	IL-11	基质细胞	23	19q13	CFU-Meg，B 细胞，角质形成细胞
	IL-12	中性粒细胞、单核细胞	70~75（两亚单位二聚体）	p35/p40	3（p35）、11（p40）T 细胞、NK 细胞、巨噬细胞
促血小板生成素		未知	35~38	3q27~28	巨核细胞祖细胞、巨核细胞

注：BFU-E：红系爆式集落形成单位；BL-CFU：原始集落形成细胞；CFU-E：红系集落形成单位；CFU-Eo：嗜酸性粒细胞集落形成单位；CFU-G：粒细胞集落形成单位；CFU-GM：粒细胞-巨噬细胞集落形成单位；CFU-M：巨噬细胞集落形成单位；CFU-Meg：巨核细胞集落形成单位；CFU-MIX：混合集落形成单位；CSF-1：集落刺激因子-1；G-CSF：粒细胞集落刺激因子；GM-CSF：粒细胞-巨噬细胞集落刺激因子；IL：白介素；M-CSF：巨噬细胞集落刺激因子；NK：自然杀伤细胞；SCF：干细胞因子；TGF-β：转化生长因子。

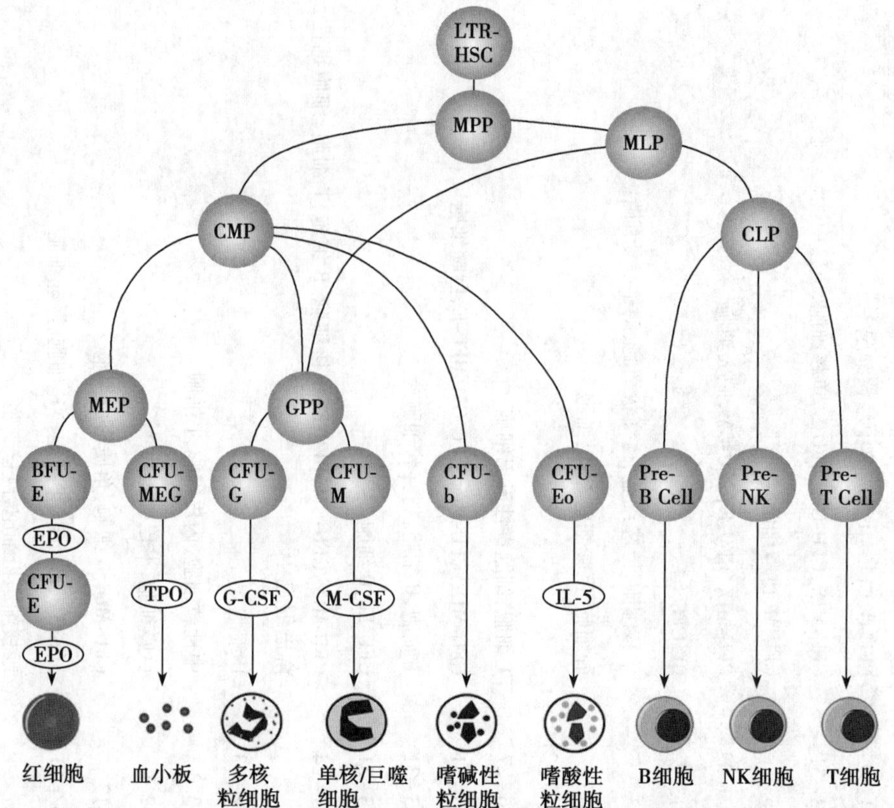

图 29-2 造血以及造血因子在造血调节中作用

LTR-HSC:持续再生干细胞;MPP:多能造血干细胞;MLP:多能淋巴祖细胞;CMP:髓系祖细胞;CLP:淋巴系祖细胞;MEP:巨核系-红系造血祖细胞;GPP:粒单系造血祖细胞;BFU-E:红细胞爆式集落形成单位;CFU-MEG:巨核细胞集落形成单位;CFU-G:粒细胞集落形成单位;CFU-M:巨噬细胞集落形成单位;CFU-Eo:嗜酸性粒细胞集落形成单位;CFU-E:嗜碱性粒细胞集落形成单位;EPO:促红细胞生成素;TPO:血小板生成素;G-CSF:粒细胞集落刺激因子;M-CSF:巨噬细胞集落刺激因子;IL:白介素。

表 29-2 婴儿和儿童期血液正常值

年龄	血红蛋白/($g \cdot L^{-1}$)		红细胞比值/%		网织红细胞/%	白细胞/($10^9 \cdot L^{-1}$)	
	均值	范围	均值	范围	均值	均值	范围
脐血	168	137~201	0.55	0.45~0.65	0.05	18	9.0~30.0
2 周	165	130~200	0.50	0.42~0.66	0.01	12	5.0~21.0
3 个月	120	95~145	0.36	0.31~0.41	0.01	12	6.0~18.0
6 个月~6 岁	120	105~140	0.37	0.33~0.42	0.01	10	6.0~15.0
7~12 岁	130	110~160	0.38	0.34~0.40	0.01	8	4.5~13.5

分类计数						
年龄	中性粒细胞/($10^9 \cdot L^{-1}$)		淋巴细胞/($10^9 \cdot L^{-1}$)	嗜酸性粒细胞/($10^9 \cdot L^{-1}$)	单核细胞/($10^9 \cdot L^{-1}$)	有核红细胞
	均值	范围	均值	均值	均值	100 个白细胞
脐血	0.61	0.40~0.80	0.31	0.02	0.06	70
2 周	0.40		0.48	0.03	0.09	3~10
3 个月	0.30		0.63	0.02	0.05	0
6 个月~6 岁	0.45		0.48	0.02	0.05	0
7~12 岁	0.55		0.38	0.02	0.05	0

mm^3)，血红蛋白下降至 110g/L(11g/dl)以下。未成熟儿红细胞与血红蛋白的下降更明显，血红蛋白于出生后 3~7 周可降至 70~90g/L(7~9g/dl)，此阶段称为生理性贫血。红细胞的降低程度比血红蛋白和红细胞比容的降低程度略轻，主要因为有体积较小的红细胞出现。出生时红细胞平均直径 8.6μm，以后逐渐变小至 7.2μm。在婴儿期红细胞计数约维持在 4×10^{12}/L(400 万/mm^3)，血红蛋白在 110g/L(11g/dl)左右。至 12 岁红细胞与血红蛋白达成人水平。胎儿红细胞比成人大，孕 22~23 周时红细胞平均容积(MCV)可高达 135μm^3，之后 MCV 逐渐下降，初生时为 113μm^3。出生后 1 周内很快变小，2~3 个月达最低值，在 1 岁时约 77μm^3，4~5 岁后达正常低限 80μm^3，以后渐至成人水平 90μm^3。

网织红细胞在初生时较高，约为红细胞的 4%~6%，出生后 5~7 天近于消失。出生后 3 个月以内维持在低水平，约 0.3%，以后增加，婴儿期后达成人水平(0.5%~1.5%)。此外，初生时周围血中可见到少数有核红细胞，平均 3~10/100 白细胞，未成熟儿可高达 10~20 个/100 白细胞，出生后 3~7 天逐渐消失。

血红蛋白除量的变化外，还有质的改变。人类的血红蛋白从胚胎、胎儿、婴儿至成人期其结构并不一致，共有 6 种不同的血红蛋白(表 29-3)。在胚胎 4~8 周主要是血红蛋白 Gower Ⅰ、Gower Ⅱ 和 Portland。胚胎 8 周以后主要是血红蛋白 F(HbF)，至胎儿 6 个月时 HbF 约占血红蛋白总量的 90%，以后渐下降，至初生时占 70%~75%。出生后 HbF 的量迅速下降，至 6~12 个月时只占血红蛋白总量的 2%以下，逐渐达成人水平。此外，还有两种成人血红蛋白 HbA1($\alpha_2\beta_2$)和 HbA2($\alpha_2\delta_2$)，胎儿 6 月时，A1 仅占 5%~10%，以后逐渐上升，至初生时为 30%，至 6~12 个月后，达成人水平(95%以上)。血红蛋白 A2 在初生时不足 1%，出生后 12 个月增加至 2%~3%。此后，血红蛋白 A1 与 A2 的比例保持在 30∶1(图 29-3)。

表 29-3　血红蛋白特点及肽链组成

血红蛋白	分布	肽链组成
Gower Ⅰ	胚胎(卵黄囊)	$\zeta_2\varepsilon_2$
Gower Ⅱ	胚胎(卵黄囊)	$\alpha_2\varepsilon_2$
Portland	胚胎(卵黄囊)	$\zeta_2\gamma_2$
HbF	胎儿(肝脏)	$\alpha_2\gamma_2$
HbA1	成人(骨髓)	$\alpha_2\beta_2$
HbA2	成人(骨髓)	$\alpha_2\delta_2$

2. 白细胞　白细胞主要分粒细胞(包括中性粒细胞、嗜酸性粒细胞、嗜碱性粒细胞)和淋巴细胞(单核细胞)。胎儿血液中几乎没有中性粒细胞，直到妊娠晚期。孕 20 周时，中性粒细胞计数为 $(0\sim0.5)\times10^9$/L(0~500/mm^3)。虽然成熟的中性粒细胞很少，但胎儿血液中有大量具有产生中性粒细胞克隆能力的祖细胞。初生时血液白细胞计数可高达 20×10^9/L(20 000/mm^3)

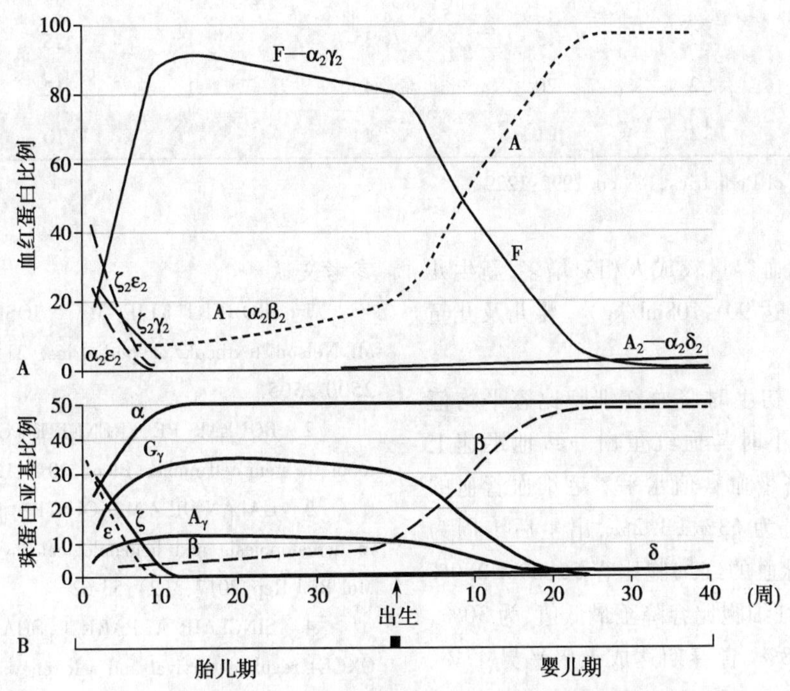

图 29-3　胚胎至婴儿期血红蛋白肽链和血红蛋白的变化

引自：Fetal and Neonatal Physiology，2th ed. 1998：1769.

以上，出生后数小时渐增加，至24小时达高峰，然后开始下降，至2周左右约为12×10^9/L(12 000/mm^3)。此数值一直持续整个婴儿期。至学龄期后降至8×10^9/L(8 000/mm^3)左右，以后达成人水平7×10^9/L(7 000/mm^3)。婴儿期血液白细胞计数易因哭闹、进食、肌肉紧张、疼痛、缺氧等影响而发生波动。

白细胞分类中，粒细胞与淋巴细胞的变化比较突出。初生时中性粒细胞较高，占60%~65%，淋巴细胞约占30%~35%。出生后4~6天两者相等，曲线第一次交叉。以后在整个婴儿期均是淋巴细胞占优势，约占60%，中性粒细胞约占30%。学龄前期中性粒细胞逐渐增加，4~6岁时两者又相等，形成第二次交叉。6岁后中性粒细胞继续增多，淋巴细胞减少，逐渐达成人值，粒细胞占65%。嗜酸性、嗜碱性粒细胞和单核细胞在婴幼儿均较低，各年龄期差别不大，嗜酸性粒细胞约占2%~3%，嗜碱性粒细胞占0.5%，单核细胞在婴儿与儿童期占5%左右。

3. 血小板 新生儿期血小板波动较大，出生后48小时内数量较低，约150×10^9/L(15万/mm^3)，两周后可达300×10^9/L(30万/mm^3)。出生后血小板数减少可能与产伤有关。新生儿期血小板形态和大小与成人不同，常见较多体积较大的血小板，可能代表比较幼稚的血小板。出生后6个月血小板计数即与成人相同，约(150~350)$\times10^9$/L(15万~35万/mm^3)。

小儿血象正常值、小儿各年龄阶段的血液细胞正常值详见表29-2。

4. 骨髓象 对骨髓评估包括细胞增生程度、细胞系列、粒红系比值以及细胞成熟程度。骨髓造血组织在胎儿30周时增至顶点，以后维持至出生。在胎儿期，骨髓细胞增生程度基本为100%，脂肪细胞偶见。出生时，细胞比例约为80%~100%。在孕3~6个月早期，造血从肝迁移到骨髓，粒红系比值(M∶E ratio)变化较大，但在3~6个月的后期，约26周时，粒红系比值稳定在大约(1~2)∶1的水平。出生后第1天，骨髓有核红细胞较多，约占30%~65%，出生后7天下降至12%~40%，2周后下降至8%~30%，3~4周后逐渐达正常儿童水平(20%)[6]。

骨髓象正常值见表29-4。

表29-4 婴儿及儿童时期骨髓分类正常值

年龄	原始粒细胞/%	早幼粒细胞/%	中幼粒及晚幼粒细胞/%	杆状核及分叶核粒细胞/%	嗜酸性粒细胞/%	淋巴细胞/%	有核红细胞/%	粒细胞/红细胞
初生	1	2	5	40	1	10	40	1.2/1
7天	1	2	10	40	1	20	25	2.1/1
6个月~2岁	0.5	0.5	8	30	1	40	20	2.0/1
6岁	1	2	15	35	1	25	20	2.7/1
12岁	1	2	20	40	1	12	20	3.2/1
成人	1	2	21	44	2	10	20	3.5/1

引自：Nelson Textbook of Pediatrics，14th ed. 1992：1229

5. 血容量 小儿血容量较成人相对增多，新生儿约85ml/kg(早产儿可达90~108ml/kg)。婴儿及儿童约为75~80ml/kg。

6. 红细胞比容 初生时脐血红细胞比容平均值为55%，于出生后数小时与血红蛋白一致地迅速上升，1周时又恢复至脐带血数值水平。毛细血管血的红细胞比容在初生时为63%±3.2%，出生后1周为57.8%±2.4%，较静脉血的红细胞比容55.8%±2.0%为高。2个月婴儿的红细胞比容降至最低值，为30%，1岁为35%，3岁为38%，青春期达成人水平男47%、女42%。

（王天有 郑杰）

参考文献

[1] ROBERT KLIEGMAN, JOSEPH ST, GEME JW, et al. Nelson textbook of pediatrics. 21th ed. Elsevier, 2019: 2500-2505.

[2] BOULAIS PE, FRENETTE PS. Making sense of hematopoietic stem cell niches. Blood, 2015, 125(17): 2621-2629.

[3] GALÁN-DÍEZ M, KOUSTENI SJ. The osteoblastic niche in hematopoiesis and hematological myeloid malignancies. Curr Mol Biol Rep, 2017, 3(2): 53-62.

[4] SINCLAIR A, PARK L, SHAH M, et al. CXCR2 and CXCL4 regulate survival and self-renewal of hematopoietic stem/progenitor cells. Blood, 2016, 128(3): 371-383.

[5] RICHARD J, MARTIN MBBS, FRACP, et al. Fanaroff

and Martin's Neonatal-Perinatal Medicine. 11th ed. Elsevier, 2020:1416-1475.

[6] PROYTCHEVA M. Bone marrow evaluation for pediatric patients. Int J Lab Hematol, 2013, 35(3): 283-289.

第 2 节 红细胞疾病

一、概述

红细胞是血液中重要的有形成分之一，红细胞疾病主要包括任何原因引起红细胞质和量的改变，最终表现为红细胞减少即贫血和红细胞增多。最为常见的是贫血。

贫血(anemia)是小儿时期常见的一种症状，指单位体积血液中红细胞、血红蛋白和红细胞比容低于正常值，或其中一项明显地低于正常。贫血不但影响小儿生长发育，并且是一些感染性疾病的诱因。由于红细胞和血红蛋白数量与血容量有关，常受脱水或水滞留的影响，因此红细胞和血红蛋白的数量可能出现不平衡现象。

依据单位血液容积中血红蛋白和红细胞的数量可将贫血分为轻、中、重和极重四度。血红蛋白在 90~120g/L(6 岁以上)，90~110g/L(6 岁以下)，红细胞(3~4)$\times 10^{12}$/L 为轻度；血红蛋白在 60~90g/L，红细胞在(2~3)$\times 10^{12}$/L 为中度；血红蛋白在 30~60g/L，红细胞在(1~2)$\times 10^{12}$/L 为重度；血红蛋白<30g/L，红细胞低于 1×10^{12}/L 为极重度。有些疾病红细胞体积大小及细胞所含血红蛋白量不同，如大细胞性贫血与小细胞低色素性贫血时，其红细胞计数与血红蛋白浓度不成比例，前者血红蛋白相对偏高，后者血红蛋白虽低于正常，而红细胞数可在正常范围，此时需参考红细胞形态。此外，诊断小儿贫血与判断贫血的程度必须参照不同年龄小儿血象的正常值。

【贫血的分类】 临床上，除上述根据贫血严重程度分类以外，同时采用红细胞形态和病因分类。形态分类为病因分类提供线索，病因分类是诊断最终目标。

1. 形态分类 根据红细胞平均容积(MCV，正常值为 80~94fl)和红细胞平均血红蛋白浓度(MCHC，正常值为 33%±2%)的测定结果分为三类：

(1) 大细胞性贫血：MCV>94fl，MCHC 正常，见于巨幼红细胞贫血。

(2) 正细胞性贫血：MCV 和 MCHC 皆正常，见于再生障碍性贫血、急性失血后贫血和一些溶血性贫血。

(3) 小细胞低色素性贫血：MCV<80fl，MCHC<30%，见于缺铁性贫血、地中海贫血、慢性感染性贫血和铁粒幼细胞贫血等。

2. 病因与发病机制分类 造成贫血的主要原因是红细胞的生成与破坏(或丢失)两者失去平衡，故大体可分为三类，即红细胞生成减少性、溶血性和失血性贫血。这种分类较能说明贫血的性质，对诊断、治疗都有一定指导意义，但有些贫血发病机制复杂，既有造血不良，又有红细胞寿命缩短，故只能列入发病的主要原因中(表 29-5)。

29 章

表 29-5 贫血的病因分类及诊断要点

病种	特点
红细胞生成障碍性贫血	
1. 生理性贫血	正细胞正色素性贫血，红细胞数量生成慢于血容量扩增(生长)
2. 造血物质缺乏(包括饮食缺乏、需要增加和吸收不良)	
(1) 缺铁性贫血	小细胞低色素性贫血，MCHC 降低，血清铁降低，总铁结合力上升，转铁蛋白饱和度下降，血清铁蛋白降低，红细胞游离原卟啉上升
(2) 维生素 B_{12} 缺乏	大细胞性，骨髓巨幼变，血清维生素 B_{12} 浓度降低，胃酸降低，Schilling 试验鉴别内因子缺乏或营养性
(3) 叶酸缺乏	大细胞性贫血，骨髓巨幼变，血清和红细胞叶酸浓度降低
(4) 维生素 C 缺乏	坏血病
(5) 维生素 B_6 缺乏	小细胞低色素性贫血，骨髓铁粒幼细胞增多，血清铁和转铁蛋白饱和度增高

续表

病种	特点
(6) 甲状腺素缺乏	临床克汀病
3. 骨髓造血低下	
(1) 单纯红细胞再生障碍(先天性、获得性)	正细胞性贫血,骨髓幼红细胞缺如或明显减少,网织红细胞减少,粒细胞与血小板正常
(2) 再生障碍性贫血	全血细胞减少,骨髓三类幼稚血细胞减少
1) 先天性造血障碍:各种与造血相关的基因缺陷,如范科尼(Fanconi)贫血等	有/无合并先天性畸形,造血相关基因测序可发现
2) 后天性:特发性	原因不明,可有服用某些药物、接触放射性物质、免疫性疾病等病史
(3) 慢性感染、慢性肾功能衰竭(红细胞生成素减少,铁失利用)	原发病的临床特点,正或小细胞性贫血,血清铁降低,总铁结合力正常,骨髓幼红细胞数可不减少
(4) 骨髓浸润伴发的贫血(白血病、神经母细胞瘤、恶性淋巴瘤、脂质代谢病、骨硬化症等)	原发病临床特点,正细胞性贫血,骨骼 X 线检查,骨髓穿刺,尿 VMA 测定
(5) 铅中毒	小细胞低色素性贫血,骨髓铁粒幼细胞增多,红细胞游离原卟啉上升,溶血性贫血
溶血性贫血	
1. 红细胞内在缺陷	
(1) 红细胞膜遗传性缺陷	
1) 遗传性球形红细胞增多症	正色素性贫血,红细胞呈球形,网织红细胞增多,骨髓红细胞系增生旺盛,发生不增生危象时骨髓幼红细胞增生低下,红细胞脆性试验升高
2) 遗传性椭圆形红细胞增多症	正色素性贫血,可见较多椭圆形红细胞,网织红细胞增多,骨髓红细胞系增生旺盛,幼红细胞非椭圆形
3) 遗传性口形红细胞增多症	血涂片红细胞呈口形,扫描电镜呈臼形
4) 棘形红细胞增多症	红细胞呈棘刺状,血清胆固醇和 β 脂蛋白降低
5) 靴刺形红细胞增多症	红细胞呈靴刺状、盒形,血清胆固醇增高,红细胞膜表面积增大
(2) 红细胞内酶缺乏	
1) 糖的无氧酵解通路酶的缺陷:丙酮酸激酶缺乏,磷酸丙糖异构酶缺乏,磷酸葡萄糖激酶缺乏,己糖激酶缺乏	红细胞自溶试验和酶的测定
2) 磷酸戊糖旁路有关的酶缺乏和谷胱甘肽代谢缺陷:6-磷酸葡萄糖脱氢酶缺乏,谷胱甘肽合成酶缺乏,谷胱甘肽还原酶缺乏	变性珠蛋白小体检查,高铁血红蛋白还原试验,谷胱甘肽稳定试验等
(3) 血红蛋白异常	小细胞低色素性贫血,血清铁增高,血红蛋白电泳异常
1) 珠蛋白肽链量的异常:地中海贫血	
2) 珠蛋白肽链的异常:血红蛋白 S、C、M、E 等	
(4) 红细胞对补体过敏:阵发性睡眠性血红蛋白尿	酸化血清溶血试验(Ham),蔗糖溶血试验,热溶血试验,血红蛋白尿
2. 红细胞外的异常	
(1) 免疫性	
1) 新生儿同族免疫性或 Rh 因子所致的溶血	正色素性贫血,网织红细胞增多,骨髓红细胞系增生旺盛、Rh 抗体引起的溶血 Coombs 试验强阳性
2) 自身免疫性:分为温凝集素与冷凝集素,原发性与继发性	血清胆红素测定,尿血红蛋白测定,Coombs 试验,冷凝集素测定,有原发病的症状
3) 药物性	有用药史
(2) 非免疫性	
1) 药物、化学、物理(如体外循环)和中毒等因素	病史和原发病的症状
2) 感染性:疟疾,梭状芽孢杆菌,肺炎支原体	病史和原发病的症状,细菌培养,血涂片可见疟原虫

续表

病种	特点
失血性贫血	
1. 急性失血	
出血性疾病,外伤性	正细胞性贫血,出、凝血时间,凝血象
2. 慢性失血	
(1) 肠道畸形	小细胞低色素性贫血,血清铁降低,总铁结合力上升,血清铁蛋白降低,大便潜血阳性,胃肠道X线检查
(2) 鲜牛乳过敏	服用鲜牛乳病史,大便潜血阳性
(3) 钩虫病	粪便虫卵检查
(4) 特发性肺含铁血黄素沉着症	X线检查,胃液痰液检查可见含铁血黄素沉着细胞

【临床表现】 贫血的临床表现与病因、贫血发生的速度、血液总量的改变、贫血的程度和年龄等因素有关。继发性贫血的症状部分由贫血引起,部分取决于其原发疾病。贫血症状的出现,主要是由于组织缺氧所致,因此缺氧的程度和组织对缺氧的代偿能力决定临床症状的轻重。急性大失血时虽然血液浓度改变较小,但血液总量改变显著,可引起严重的循环衰竭甚至休克。反之,慢性营养性贫血时,由于组织逐渐适应,代偿能力逐渐增强,即使至重度贫血,但症状可不太明显。一般血红蛋白缓慢下降至70g/L以下才出现生理障碍,在贫血和低氧的情况下,红细胞内2,3-二磷酸甘油酸(2,3-DPG)增加,使氧离曲线右移,血红蛋白与氧的亲和力下降,氧气容易释放到组织中去,因此缺氧的症状出现较晚,贫血症状常被忽视。

由于贫血的临床症状主要由组织缺氧引起,故全身各系统都可受到不同程度的影响。常见的症状如下:

1. 一般表现 血红蛋白降至80g/L以下时,可见皮肤和黏膜苍白,以皮肤、口腔黏膜、眼结膜、手掌和甲床等处较明显。慢性溶血、巨幼红细胞贫血患儿皮肤呈苍黄色或蜡黄色。病程长的可出现疲倦乏力、生长发育迟缓、营养低下和毛发干燥。

2. 造血器官的反应 当发生骨髓外造血时,肝、脾和淋巴结可呈不同程度增大。婴儿患重度贫血时,除再生障碍性贫血外,其他贫血可出现肝脾大。外周血中可见有核红细胞和幼稚粒细胞。

3. 各系统症状

(1) 循环与呼吸系统:贫血时由于组织缺氧,可出现一系列代偿现象:呼吸与心率加速,并且在哭闹活动后更明显;脉搏可加强,脉压增大,有时可见毛细血管搏动;循环时间增快。重度贫血时,代偿功能失调,则可出现心脏扩大,心前区可闻及收缩期杂音,极重度贫血甚至可闻及舒张期杂音,心电图可出现ST段下降,T波低平或倒置。由于心肌缺氧和营养障碍,可发生代偿功能不足而出现充血性心力衰竭。

(2) 神经系统:因脑组织缺氧、铁或维生素B_{12}缺乏,致神经细胞代谢障碍,常见精神不振、嗜睡、烦躁不安、注意力不集中、神经精神发育缓慢、智力减退、对周围环境反应力差,年长儿可诉头痛、头晕、畏寒、耳鸣、黑矇。在维生素B_{12}缺乏所致的巨幼红细胞贫血中,还可见震颤、腱反射亢进和踝阵挛等异常体征。

(3) 消化系统:消化功能减退、食欲缺乏是常见的症状,婴儿常有腹泻。重者可有恶心、呕吐,严重的缺铁性贫血和巨幼红细胞贫血可有舌乳头萎缩。

(4) 其他:溶血性贫血时可出现黄疸、血红蛋白尿。严重的慢性溶血性贫血,特别是β地中海贫血时,可有头颅增大,额骨、顶骨、枕骨突出,发音障碍和肝脾极度大等。遗传性球形红细胞增多症反复发作溶血时可有胆石症的症状。

【诊断】 贫血不是一个疾病,而是一种症状或综合征的表型之一。因此不能满足于判断贫血的程度,而要查明贫血的性质和原因,才能进行合理有效的治疗。贫血原因诊断不明时,极可能造成处理不当,可能给患儿带来不良影响。

贫血的诊断必须依靠深入了解病史、全面仔细的体格检查和各种必要的实验室检查,然后对掌握的临床资料综合考虑、客观分析。对于病因不明的病例,要善于从最基本的病史和一般检查结果中发现诊断线索,然后再有针对性地进行各种必要的检查以查明原因,切不可在确诊前滥用维生素B_{12}、铁剂和泼尼松等药物或非紧急情况下输血,这将会妨碍医师作出正确、及时的诊断。下列几点对诊断很有意义:

1. 发病年龄 小儿时期的贫血多具有年龄的特点。新生儿期常见的贫血为新生儿溶血症、经胎盘输血给母体或分娩前后的出血;生后2~3个月内可发生"生理性贫血”，尤其以出生低体重儿最明显；营养性贫血则多见于6个月至2岁婴幼儿。

2. 性别和籍贯 我国南方地区常见6-磷酸葡萄糖脱氢酶缺乏，主要为男性；地中海贫血也多发生在南方；营养性巨幼红细胞贫血则主要见于北方农村。

3. 饮食情况 详细询问饮食情况，对于诊断营养性贫血很有意义。缺铁性贫血多见于人工喂养又未及时添加辅食的小儿；营养性巨幼红细胞贫血则多见于单纯母乳喂养且乳母为素食者，或单纯羊乳喂养的婴儿；较大儿童的营养性贫血多有偏食或长年素食史。若发病前曾吃蚕豆，则应考虑6-磷酸葡萄糖脱氢酶缺乏。

4. 服药史 不同药物可以诱发不同性质的贫血。再生障碍性贫血可由氯霉素、保太松和各种化疗药物（氮芥、柔红霉素、甲氨蝶呤等）引起；青霉素、磺胺类药物、非那西汀、奎宁、α-甲基多巴等药物可致各种类型的免疫性溶血；服用苯妥英钠可引起巨幼红细胞贫血。

5. 合并症状和其他疾病史 是否有黄疸、大便出血、尿色异常、皮肤黏膜出血、体格发育异常及畸形等，对病因判断有帮助。多种疾病可伴发贫血，如小儿时期反复发作的感染或慢性感染，包括结核病、亚急性细菌性心内膜炎、慢性骨髓炎、慢性肾脏疾患、肝脏疾病、各种结缔组织病、寄生虫病或装置人工瓣膜后都可能是造成贫血的病因，不应忽视。

6. 家族史和周围环境 先天性溶血性贫血、先天性造血衰竭相关贫血等常可询问出家族发病史。遗传性球形红细胞增多症等红细胞膜缺陷的患儿，因是显性遗传，应对其家族成员进行必要的检查，多可发现同样患者。隐性遗传多为红细胞酶的缺陷。周围环境中的化学制品工厂、学习文具用品和环境中的铅等化学物质超标可能导致贫血。

7. 居住环境 有无铅、砷、农药、杀虫剂、染料等接触史，生活地区有无钩虫、血吸虫、疟原虫等寄生虫流行。

8. 体检 需注意患儿的一般状况。贫血很重而症状不多、有生长发育障碍，多为慢性贫血；有明显烦躁不安、心功能不全者，多为急性贫血。出现黄疸、肝脾明显增大，多为溶血性贫血。地中海贫血者可见特殊面容。口腔黏膜溃疡，舌面光滑，伴有腹泻，多为巨幼红细胞贫血。有明显神经系统症状，如智力于生后6个月有倒退现象，并伴有震颤、腱反射亢进、踝阵挛等症状，多为维生素 B_{12} 缺乏所致的巨幼红细胞贫血。

【实验室检查】 应根据病史、体检和基本实验室检查结果，进一步选择必要的实验室检查，由简而繁进行，避免不必要的多次检查给患儿带来痛苦。一般来讲，从简单的红细胞、血红蛋白、网织红细胞、大便隐血等基本检查开始，若为低色素性贫血，应想到缺铁性贫血而予以铁剂，并可观察治疗后血液中网织红细胞是否增加来进一步确定诊断。若同时伴有大便隐血阳性，要考虑慢性消化道出血可能。若网织红细胞明显增多，应考虑溶血性贫血可能，并进行胆红素、尿胆原、尿胆素或红细胞脆性等有关溶血性贫血的化验检查。贫血伴嗜酸性粒细胞增多时，应先考虑寄生虫病。若查出红细胞、粒细胞和血小板三项减低，则需要通过骨髓穿刺来鉴别再生障碍性贫血、急性白血病或骨髓转移瘤等。切不可滥做化验来解决简单的问题。血涂片检查红细胞形态和网织红细胞增减情况，对诊断的帮助很大（图29-4、图29-5）。

当贫血病因明确后，方可选择最有效的治疗方法。

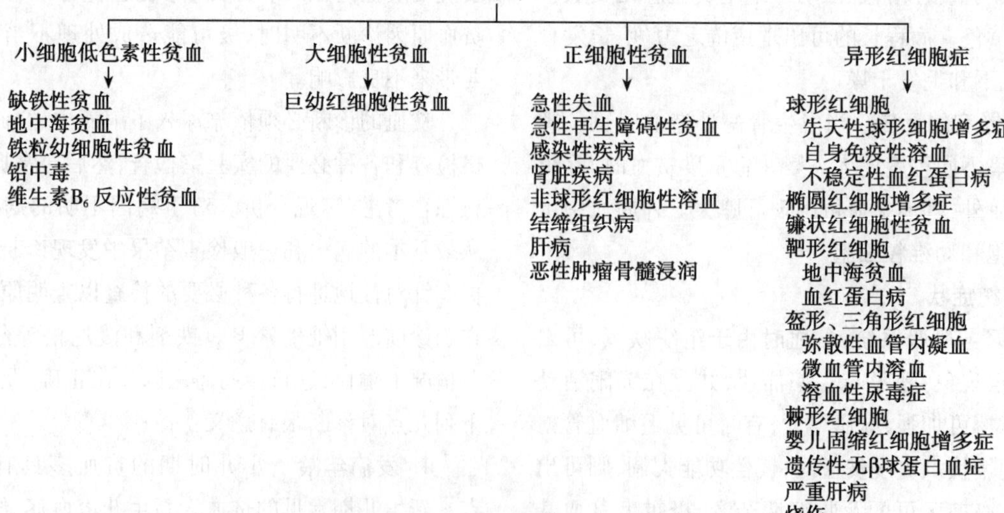

图29-4 根据红细胞形态考虑贫血的诊断

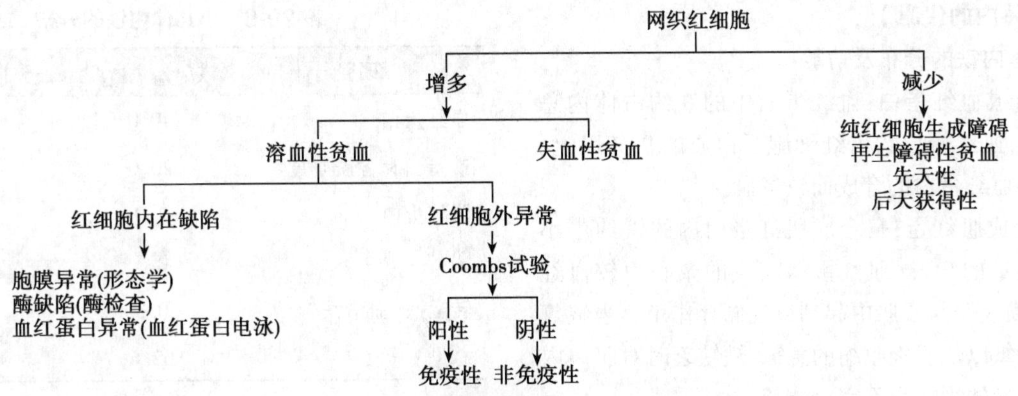

图 29-5　根据网织红细胞考虑贫血的诊断

二、红细胞生成减少性贫血

红细胞生成减少可由三种因素引起:①造血物质不足:主要是指铁、维生素 B_{12}、叶酸、维生素 B_6 及蛋白质缺乏。②骨髓造血功能不良:可为先天性,也可为后天性疾患;可为单纯性红细胞生成不良,也可为全血细胞生成障碍。后天性患者中能找出致病原因者称继发性,如继发于感染、中毒、药物、放射线,或骨髓被其他细胞占据(转移瘤、脂质代谢病、骨硬化症等);找不到致病原因者称原发性。③调节功能失调:如促红细胞生成素减少,甲状腺功能减退等。贫血可由上述三方面因素中单一原因引起,也可由混合因素所致。现将常见的此类贫血分述于后。

(一)婴儿生理性贫血

正常初生儿血红蛋白可高达 190g/L 以上。生后 1 周内血红蛋白逐渐下降,直至 8 周后趋于平稳。这种下降是生理性的,故称为生理性贫血。足月儿血红蛋白很少降至 90g/L 以下。

生理性贫血(physiological anemia)产生的原因是:①红细胞系增生减低:肺呼吸开始后,血氧饱和度由 45%升高至 95%,促红细胞生成素的产生受到抑制,由胎儿期的高水平下降到几乎测不出的程度,以致骨髓缺乏促红细胞生成素的刺激,引起红细胞生成减少。②胎儿红细胞生存期短,生后逐渐被破坏。③生后 3 个月内是体重增长最快的阶段,血容量扩充很多,红细胞被稀释,也是红细胞增生相对减低的最主要原因。生后 2~3 个月血红蛋白降至 90~110g/L 时,促红细胞生成素重新产生,骨髓造红细胞的功能开始活跃。

早产儿生理性贫血出现早且重,在生后 3~6 周血红蛋白可下降至 70~90g/L。生理性贫血为正细胞正色素性贫血。

生理性贫血应与遗传性球形红细胞增多症等先天性缺陷的贫血相鉴别。早产儿可有维生素 E 缺乏性溶血性贫血,也需与生理性贫血相鉴别。早产儿体内维生素 E 的储存量低,若初生期血清维生素 E 含量低于 0.5mg/dl,即可出现维生素 E 缺乏症状。早产儿的饮食中若含有大量不饱和脂肪酸,特别是再加用铁剂,则可出现溶血性贫血、血小板增多和水肿。血涂片可见红细胞变形和多量棘形红细胞。此外,需与缺铁性贫血相鉴别,除非有经胎盘失血或生产时出血,缺铁性贫血极少在 3 个月内发生,其红细胞形态为小细胞低色素性。

生理性贫血是在婴儿生长发育过程中出现的,无需治疗。但应注意饮食中必须富含造血需要的物质,对于早产儿尤需及时添加含维生素 E 和叶酸等的食物。若血红蛋白<70g/L 或合并其他疾病时,应考虑输注少量红细胞。大量输血可延缓正常造血功能的恢复。铁剂对生理性贫血无效。出生体重极低的早产儿,若生理性贫血很难恢复,可能由于促红细胞生成素严重缺乏所致,目前可试用促红细胞生成素治疗。

(二)缺铁性贫血

缺铁性贫血(iron deficiency anemia,IDA)是小儿的常见病,主要发生在 6 个月~3 岁的婴幼儿。具有小细胞低色素性;血清铁蛋白、血清铁和转铁蛋白饱和度降低;铁剂治疗效果良好等特点。随着生活水平的改善,各种营养缺乏症都已明显减少,但缺铁性贫血仍是常见的威胁小儿健康的营养缺乏症。根据 1981 年全国 16 省市对 8 435 名 29 天~7 岁小儿的调查,血红蛋白在 110g/L 以下的营养性贫血的患病率高达 36.31%,6 个月~6 岁小儿 9 027 名,营养性贫血的患病率为 43.03%。因而这是儿童保健工作中亟待解决的问题。

【铁在体内的代谢】

1. 人体内铁的分布及功能

（1）合成血红蛋白：血红蛋白中的铁约占体内总铁量的2/3，血红蛋白约占红细胞蛋白质的99%以上。铁缺乏影响血红蛋白的合成而致贫血。

（2）合成肌红蛋白：合成肌红蛋白内的铁约占小儿体内总铁量的3%。肌红蛋白与氧的亲和力较血红蛋白强，在横纹肌与心肌中起到氧气储存作用。当缺氧时可以放出氧以供肌肉收缩的急需，铁缺乏时对肌肉内肌红蛋白含量的影响尚不完全清楚。

（3）构成人体内必需的酶：极少量的铁构成人体必需的酶，如各种细胞色素酶、过氧化氢酶、过氧化物酶和琥珀酸脱氢酶、黄嘌呤氧化酶等参与各种细胞代谢的最后氧化阶段及二磷酸腺苷的生成，是细胞代谢必不可少的物质。在铁缺乏的早期，可能在贫血出现以前，此类含铁或铁依赖酶的功能即受影响。但在治疗后48~72小时，多在贫血改善以前，精神和食欲即好转，提示酶功能的恢复。

（4）储存：约有30%的铁以铁蛋白和含铁血黄素的形式储存在骨髓及网状内皮系统，其中1/3储存在肝（新生儿干燥肝组织1g约含铁15mg，2岁时为2mg），1/3储存在骨髓，其他1/3储存在脾和其他组织。铁蛋白含铁可达到铁蛋白重量的20%~25%，并与血清铁保持平衡状态。当机体需要增加时，铁蛋白中的铁很容易被利用。含铁血黄素含铁量为30%，但不易被利用。肺含铁血黄素沉着症的患儿虽有大量含铁血黄素沉着在肺，但不能用于合成血红蛋白。

（5）转运：很少量的铁在血浆中和一种β_1-球蛋白（转铁蛋白）结合，参与体内铁的转运过程。由肠道吸收的铁或红细胞在网状内皮系统被破坏后游离出来的铁，以Fe^{3+}形式与转铁蛋白结合，运送到骨髓。转铁蛋白附着在幼红细胞和网织红细胞膜上，经主动转运于1分钟内进入细胞，在幼红细胞中合成血红蛋白。一个分子的转铁蛋白与两个分子的铁结合，转铁蛋白携带铁迅速地进入、离开血液循环，其半衰期约20~120分钟。正常情况下，血浆中的转铁蛋白只有1/3与铁结合。

以上5种形式的铁在小儿时期的分布及含量见表29-6。

表29-6 小儿体内铁的分布

项目	铁/mg·kg^{-1}	占体内铁含量/%
血红蛋白	40.0	64.0
铁蛋白和含铁血黄素	20.0	32.0
肌红蛋白	2.0	3.2
酶	0.3	0.4
转运铁（血清铁）	0.3	0.4
总量	62.6	100.0

2. 铁的来源与吸收　人体内的铁主要来源于食物。食品中含铁最高的首推黑木耳、海带和猪肝等；其次为肉类、豆类、蛋类等。用铁锅做菜、煮饭也能得到相当量的无机铁盐。此外，红细胞在体内被破坏后，从血红蛋白中分解出的铁几乎全部重新利用合成血红蛋白或为其他组织提供所需要的铁。

血红素的吸收与游离铁的吸收不同，动物食品中的血红蛋白和肌红蛋白在胃酸与蛋白分解酶的作用下，血红素与珠蛋白分离，可被肠黏膜细胞直接吸收，在肠黏膜上皮细胞内经血红素分解酶将铁释放出来。

铁的吸收率因食物的种类而异。蔬菜、大米等植物中的铁吸收率仅1%左右，而肉类食品中的铁是以血红素的形式存在，其吸收率高，约为10%~22%。若鱼肉或其他肉类与植物食品同时摄入，则可使植物饮食中铁的吸收率增加，但牛奶、蛋等动物食品起不到这种作用。蛋中的铁吸收较差，但其含量丰富，仍不失为供给婴儿铁的重要食品。

铁的吸收主要在十二指肠区，靠小肠黏膜调节。肠黏膜上皮细胞生存期为4~6天，起到暂时保存铁的作用。若体内铁过多，铁进入体内后就以铁蛋白的形式大量储存在肠黏膜细胞中，少量进入血浆中，随着肠黏膜细胞的脱落而排出；在体内缺铁的情况下，铁从黏膜细胞大量进入血流，很少由肠道排出。其调节机制虽不完全明了，但主要决定于食物的性质和铁的含量以及体内铁储存的状况和造血功能。体内储存的铁越少，吸收的铁越多。在造血功能旺盛时，铁的吸收增加，如失血后铁的吸收明显增加，故贫血很快恢复；在慢性溶血性疾病如地中海贫血的患者，即使体内铁的储存量增多，仍可引起铁的过多吸收。在正常的造血情况下，饮食中的铁虽然变动很大，但体内铁的量比较恒定。

3. 铁的排泄　正常情况下，每日仅有极少量的铁排出体外，小儿每日排出量为15μg/kg左右；约2/3随着脱落的肠黏膜细胞、胆汁和红细胞由肠道排出，其他经肾脏和汗腺排出，表皮脱落也失去极微量的铁。

【病因与发病机制】　在生长发育最旺盛的婴儿时期，如果体内储存的铁不足甚至耗尽，而饮食中铁的含量不够，消化道对铁的吸收不足以补充血容量和红细胞的增加，即可发生贫血。其发病原因主要有以下四个方面。

1. 出生时机体铁的含量与贫血的关系 正常新生儿血容量约为 85ml/kg，血红蛋白约 190g/L。新生儿期体内总铁量的 75%以上在血红蛋白中，约 15%～20%储存在网状内皮系统，合成肌红蛋白的量很少，酶中的铁只有数毫克，因此新生儿体内铁的含量主要取决于血容量和血红蛋白的浓度。血容量与体重成正比。例如一个 3.3kg 的新生儿与一个 1.5kg 的早产儿比较，其体内总铁量相差 120mg（表 29-7）。

表 29-7 正常足月儿与早产儿体内铁的含量

	体重/kg	Hgb/（$g \cdot dl^{-1}$）	Hgb 总量/g	Hgb 铁/mg	储存铁/mg	组织铁/mg	总铁量/mg
足月儿	3.3	19.0	55	185	34	23	242
早产儿	1.5	19.0	30	97	15	10	122

引自：SCHULMAN I. Iron requirements in infancy. JAMA，1961，175：118-123.

正常新生儿其体内铁的含量约 70mg/kg，早产儿及出生低体重儿体内的铁量与其体重成正比。生后生理性溶血所放出的铁储存在网状内皮细胞，加上储存铁足够保障生后体重增长 1 倍。故出生体重越低，体内铁的总量越少，发生贫血的可能性越大。此外，胎儿经胎盘输血给母体，或双胎中的一个胎儿输血给另一胎儿，以及分娩中胎盘血管破裂和脐带结扎等情况（脐带结扎延迟可使新生儿多得 75ml 血或 40mg 铁），都可能影响新生儿体内铁的含量。

2. 生长速度与贫血的关系 小儿生长迅速，血容量增加很快。正常婴儿长到 5 个月时体重增加 1 倍，1 岁时增加 2 倍，10 岁时几乎增加 10 倍。早产儿增加更快，1 岁时可增加 6 倍。正常足月儿出生时血红蛋白为 19g/dl，至 4～5 个月时降至 11g/dl 左右，此时仅动用储存的铁即可维持，无需在食物中加铁。但早产儿则不同，其需要量远超过正常婴儿。

表 29-8 1 周岁婴儿体内铁的含量

体重	Hgb/$g \cdot dl^{-1}$	Hgb 总量/g	Hgb 铁/mg	储存铁/mg	组织铁/mg	总铁量/mg
10.5kg	123	103	325	0	73	398

引自：SCHULMAN I. Iron requirements in infancy. JAMA，1961，175：118-123.

注：正常足月儿（3.3kg）1 年内需补充铁：（398－242）mg＝156mg，早产儿 1 年内需补充铁：（398－122）mg＝276mg。

由表 29-8 看出，足月儿 1 年内需补充铁 156mg，早产儿则需要补充 276mg。早产儿生后 1 年内铁的需要量比足月儿约多 177%，如不及时供应足量的铁，势必发生贫血。

正常婴儿体重增加 1 倍，保持血红蛋白于 11g/dl，其体内储存的铁是足够用的。所以在体重增长 1 倍以前，若有明显的缺铁性贫血，一般不是由于饮食中缺铁所致，必须寻找其他原因。

3. 摄入不足 缺铁婴儿以乳类食品为主，此类食品中铁的含量极低。母乳铁的含量与母亲饮食有关系，一般含铁为 1.5mg/L。牛乳为 0.5～1.0mg/L，羊乳更少。乳类中铁的吸收率约为 2%～10%，人乳的铁的吸收率较牛乳高（缺铁时人乳中铁吸收率可增至 50%）。生后 6 个月内的婴儿若有足量的母乳喂养，可以维持血红蛋白和储存铁在正常范围内。因此，在不能用母乳喂养时，应喂强化铁的配方奶，并及时添加辅食，否则在体重增长 1 倍后，储存的铁用完，即可能发生贫血。母乳喂养儿于 6 个月后如不添加辅食，亦可发生贫血。较大儿童多因饮食习惯不良、拒食、偏食或营养供应较差而致贫血。

4. 长期少量失血 正常人体内储存的铁，为人体总铁量的 30%，如急性失血不超过全血总量的 1/3，即使不额外补充铁剂，也能迅速恢复，不致发生贫血。长期慢性失血时，每失血 4ml，约等于失铁 1.6mg，虽每天失血量不多，但铁的消耗量已超过正常的 1 倍以上，即可造成贫血。1 岁以内婴儿由于生长迅速，储存的铁皆用于补充血容量，即使少量的慢性失血，也能导致贫血。

常见的慢性失血还可见于胃肠道畸形、膈疝、息肉、溃疡病、钩虫病、鼻出血、血小板减少性紫癜、肺含铁血黄素沉着症和少女月经过多等原因。

5. 其他原因 长期腹泻和呕吐、肠炎、脂肪痢、短肠综合征等，均可影响营养素的吸收。急性和慢性感染时，患儿食欲减退，胃肠道吸收不好，也能造成缺铁性贫血。

【临床表现】 发病多在6个月~3岁，大多起病缓慢，开始多不为家长所注意，到就诊时多数患儿已为中度贫血。症状的轻重取决于贫血的程度和贫血发生、发展的速度。

1. **一般表现** 开始常有烦躁不安或精神不振，不爱活动，食欲缺乏，皮肤黏膜变得苍白，以口唇、口腔黏膜、甲床和手掌最为明显。学龄前和学龄儿童此时可自述疲乏无力。

2. **造血器官的表现** 由于骨髓外造血反应，肝、脾和淋巴结常轻度肿大。年龄越小，贫血越重，病程越久，则肝脾大越明显，但肿大很少超过中度。

除造血系统的变化外，缺铁对全身代谢都有影响。从细胞学的角度看，可导致细胞色素酶系统缺乏；过氧化氢酶、谷胱甘肽过氧化物酶、琥珀酸脱氢酶、单胺氧化酶、乌头酸酶及α-磷酸甘油脱氢酶等酶的活力降低；并影响DNA的合成。由于代谢障碍，可出现食欲缺乏、体重增长减慢、舌乳头萎缩、胃酸分泌减低及小肠黏膜功能紊乱。异食症多见于病程长的儿童。

神经精神的变化逐渐引起重视。现已发现在贫血尚不严重时，或贫血出现前、铁蛋白下降即出现烦躁不安，对周围环境不感兴趣。智力测验发现患儿注意力不集中，理解力降低，反应慢。婴幼儿可出现呼吸暂停现象。学龄儿童在课堂上常表现为行为异常，如乱闹、不停地小动作等。此等现象于给铁剂后较快地恢复正常。神经精神的改变与缺铁的关系尚不明确，但近年来有试验证明缺铁性贫血患者尿中去甲肾上腺素浓度增高，给铁后迅速恢复正常，提示神经精神变化可能与去甲肾上腺素降解代谢有关。

缺铁性贫血患儿较易发生感染。此类患者T淋巴细胞功能减弱，报道外周血T淋巴细胞亚群$CD3^+$、$CD4^+$淋巴细胞降低，CD4/CD8比值降低。

当血红蛋白降低至70g/L以下时，可出现心脏扩大和杂音，此为贫血的一般表现而非缺铁性贫血的特有体征。由于缺铁性贫血发病缓慢，机体耐受力强，当血红蛋白下降至50g/L以下时心率增快，但可不出现心功能不全的表现；合并呼吸道感染后，心脏负担加重，可诱发心力衰竭。

【实验室检查】

1. **生化检验** 在贫血出现以前，即出现一系列的生化改变。当缺铁时，机体首先动用储存铁，以维持铁代谢的需要，肝脏和骨髓中的铁蛋白与含铁血黄素含量减少；继之，血清铁蛋白减少。血清铁蛋白正常值为35ng/ml，若降低至10ng/ml以下，即可出现临床方面的缺铁现象。此后血清铁下降至50μg/dl以下，甚至低至30μg/dl以下，同时血清铁结合力增至350μg/dl以上，转铁蛋白饱和度降至15%以下。转铁蛋白饱和度低于15%时，血红蛋白的合成减少，红细胞游离原卟啉堆积可高至60μg/dl全血。婴幼儿时期红细胞游离原卟啉与血红蛋白比值（FEP/Hgb）的增加，对于诊断缺铁性贫血较转铁蛋白饱和度降低更有意义，其比值>3μg/g则考虑为异常，若在5.5~17.5μg/g之间，排除铅中毒后，即可诊断为缺铁性贫血。血清铜增高可达146μg/dl。若缺铁继续进展，即出现血象的变化。

2. **血象** 红细胞及血红蛋白均降低，血红蛋白降低尤甚。红细胞比容相应地减少，红细胞平均体积（MCV）小于80fl，可低至51fl；红细胞平均血红蛋白（MCH）低于26pg；红细胞平均血红蛋白浓度（MCHC）低于0.30；红细胞平均重量根据少数病例的测量可低至70pg。涂片中红细胞变小，多数直径小于6μm，有时出现大小不等，以小者居多，网织红细胞百分数正常，但其绝对值低于正常，红细胞脆性降低，外周血象中很少见到有核红细胞（图29-6）。白细胞形态正常，计数正常，但严重病例白细胞数可能减低，同时出现淋巴细胞数相对增高。血小板多数在正常范围内，严重病例可稍降低，但极少达到引起出血的程度。

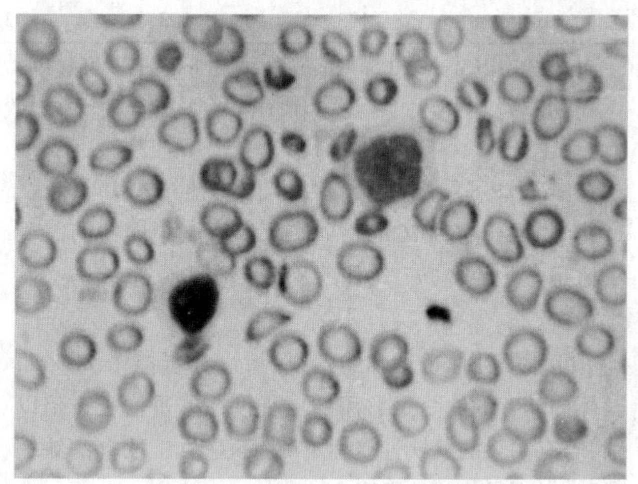

图29-6 小细胞低色素性贫血的血象

3. **骨髓象** 骨髓呈增生现象，骨髓细胞计数稍增，巨核细胞数正常。骨髓分类中粒细胞与有核红细胞的比例减低或倒置，说明红细胞增生旺盛。粒细胞系形态无改变，分类计数中，中性粒细胞可稍高。红细胞系分类计数中，中幼红细胞及晚幼红细胞均增加，特别是中幼红细胞增加更为明显。早幼、中幼及晚幼红细胞的细胞质少，血红蛋白含量极少，显示胞质成熟程度落后于胞核，胞质的边缘欠整齐，用亚铁氰化钾染色，可见铁粒幼细胞减少，甚至消失，涂片的碎粒中看不到蓝色的铁蛋白和含铁血黄素。

4. 其他检查　若有慢性肠道失血，大便潜血阳性，需行胃肠钡餐或 B 超检查。病情严重、病程长的，颅骨 X 线片可见有如血红蛋白病的辐射样条纹改变。

【诊断与鉴别诊断】　仅凭症状不易做出早期诊断。应仔细询问病史，尤其应注意病因分析，则可早期得到诊断线索，如出生体重、有无经胎盘失血或胎盘早期剥离、生后体重增长速度、饮食情况、每日鲜牛奶的入量。较大儿童应注意慢性失血和寄生虫病，大女孩应注意月经情况。诊断困难的可用铁剂试验治疗。确诊有赖于上述的实验室检查，排除下列小细胞低色素性贫血。

1. 地中海贫血　有家族史，地域性比较明显。特殊面容，肝脾明显大。血涂片中可见靶形细胞及有核红细胞，血红蛋白电泳 A2 及 F 增高，或出现血红蛋白 H 或 Barts 等。血清铁增高，FEP 正常，骨髓中铁粒幼细胞增多。轻症地中海贫血临床症状及体征不明显或轻微且无家族史时，尤其需注意鉴别。

2. 肺含铁血黄素沉着症　表现为发作性苍白、无力，咳嗽，痰中可见血，痰和胃液中可找到含铁血黄素细胞。网织红细胞增高。X 线检查肺野中可见网点状阴影。

3. 铁粒幼细胞贫血　骨髓涂片中细胞外铁明显增加，中、晚幼红细胞的核周围可见铁颗粒呈环状排列，血清铁增高，总铁结合力降低。用铁治疗无效。有些患者用维生素 B_6 治疗可取得较好疗效。

4. 慢性感染性贫血　多呈小细胞正色素性贫血，偶呈低色素性。血清铁和铁结合力皆降低，骨髓中铁粒幼细胞增多。铁治疗无反应。

5. 铅中毒　红细胞中可见嗜碱性点彩，血清中铅含量增加，红细胞和尿中原卟啉明显增加。FEP/Hgb 可高至 17.5μg/g 以上。

【预后】　预后良好，经用铁剂治疗，一般皆可痊愈。若能改善饮食，去除病因，极少复发。对于极重症患者，有时因抢救不及时，可能造成死亡。合并严重感染及腹泻常为致命的原因。对于治疗较晚的患儿，贫血虽然完全恢复，但形体发育、智力发育都将受到影响。

【预防】　首先应做好婴幼儿喂养指导。母乳中铁虽不够，但其吸收较好。如不能母乳喂养时，应选用强化铁配方奶喂养，或及早在食物中加铁。呼吁食品部门进行工业化生产，制造强化铁的婴幼儿食品，可在牛奶、谷类、面粉中加入硫酸亚铁。如在 1 000ml 牛奶中加硫酸亚铁 0.06g 等于纯铁 12mg，就能满足婴儿的需要。铁的吸收若按 10% 计算，则小儿时期的推荐供给量为 10~15mg/d，青春期女孩为 18mg/d。

关于加用强化铁的饮食，足月儿从 4~6 个月开始（不晚于 6 个月），早产儿及低体重儿从 3 个月开始。最简单的方法即在奶或辅食中加硫酸亚铁。对母乳喂养儿每日加 1~2 次含铁谷类。尚可交替使用硫酸亚铁滴剂，足月儿纯铁用量不超过 1mg/(kg·d)[2.5% $FeSO_4$ 0.2ml/(kg·d)]，早产儿不超过 2mg。每日最大总剂量为 15mg，在家庭使用最多不超过 1 个月，以免发生铁中毒。人工喂养儿在 6 个月以后，若喂不加铁的牛奶，总量不可超过 750ml，否则就挤掉了含铁饮食的入量。

对于年长儿童与成人，最好在每斤面粉中加铁 13~16mg。我国农村以谷类、淀粉类饮食为主，有些地方钩虫病流行，必须引起重视。同时应注意尽量增加动物性食物，因为即使在谷类中加铁，其吸收量亦不如动物性食品。

做好健康检查工作，定期进行贫血普查，以便早期治疗轻症患儿。对于血红蛋白在 110g/L 的正常低限的婴儿，亦应给予铁剂 3mg/(kg·d)，共服 3 个月。试验证明，其中部分婴儿应用铁剂后血红蛋白轻度上升，说明这类婴儿中亦有轻度缺铁现象存在，必须及早纠正。

【治疗】　以补充铁剂和去除病因为原则。

1. 铁剂治疗　铁剂是治疗缺铁性贫血的特效药，其种类很多，一般口服无机铁盐是最经济、方便和有效的方法。二价铁比三价铁容易吸收，故多采用二价铁治疗，常用的有硫酸亚铁，含铁量为 20%，价格低，疗效好，应为首选；富马酸铁，含铁 30%。对于婴儿，为方便服用，多配成 2.5% 的硫酸亚铁合剂溶液（硫酸亚铁 2.5g，稀盐酸 2.9ml，葡萄糖 12.5g，氯仿水 100ml）。剂量应按所含铁元素计算，根据试验，以 4.5~6mg/(kg·d)，分 3 次服用为宜[折合硫酸亚铁 0.03g/(kg·d)]；富马酸铁 0.02g/(kg·d)；2.5% 硫酸亚铁合剂 1.2ml/(kg·d)，此量可达到吸收的最高限度，超过此量吸收下降，反而增加对胃黏膜的刺激，剂量过大可产生中毒现象。服药最好在两餐之间，既减少对胃黏膜的刺激，又利于吸收。铁剂应避免与大量牛奶同时服用，因牛奶含磷较高，可影响铁的吸收。茶和咖啡与铁剂同时服用，亦影响铁的吸收。

对于极少数反应强烈的小儿，可改用刺激性小的葡萄糖亚铁，或将上述铁剂减至半量，待恶心、呕吐、腹泻或胃部不适等症状消失后，再加至常用量。对于不能耐受口服铁剂、腹泻严重而贫血又较重的患儿，方考虑用铁剂注射。

铁剂治疗一般需继续应用至红细胞和血红蛋白达到正常水平后至少6~8周。因缺铁性贫血不只血红蛋白减少,储存铁也全部用完,由于小儿不断生长发育,血容量不断扩充,而饮食中不能满足铁的需要,治疗目的不应只纠正缺铁性贫血,并应储存足够的铁,以备机体持续需要。维生素 B_{12}、叶酸对于治疗缺铁性贫血无效,不可滥用。

2. 祛除病因治疗 多数发病的原因是饮食不当,故必须改善饮食,合理喂养。有些轻症患者仅凭改善饮食即可治愈。在改善饮食时,首先应根据小儿的年龄给予合适的食物。由于患儿消化能力较差,更换和添加辅食必须小心。一般在药物治疗开始数天后,临床症状好转时,逐渐添加辅食,以免由于增加食物过急而造成消化不良。1岁左右的婴儿可加蛋类、菜泥、肝和肉末等。幼儿与儿童必须纠正偏食,给予富含铁质、维生素C和蛋白质的食物。

对于因服用大量鲜牛奶而致的慢性肠道失血,应将牛奶的量减至每日500ml以下,或改用奶粉、蒸发奶或代乳品。对肠道畸形、钩虫病等在贫血纠正后应行外科手术或驱虫。

3. 输血 由于缺铁性贫血发病缓慢,机体代偿能力强,一般不需要输血。重度贫血、合并严重感染或急需外科手术者,才是输血的适应证。对于血红蛋白在60g/L以下者,尤其是30g/L以下应立即进行输血,但必须采取少量多次的方法,或输入浓缩的红细胞,每次2~3ml/kg。输血速度过快、量过大,可导致心力衰竭。若心力衰竭严重,可用换血法,以浓缩的红细胞代替全血,一般不需要洋地黄治疗。

铁剂治疗后的临床有效反应较快,一般服用铁剂12~24小时后,细胞内含铁的酶开始恢复,首先出现临床症状好转,烦躁等精神症状减轻,食欲增进。36~48小时后,骨髓出现红细胞系统增生现象。网织红细胞于用药48~72小时后开始增长,4~11日达高峰。此时血红蛋白迅速上升,一般于治疗3~4周后贫血被纠正。心脏杂音于2~3周后减轻或消失,脾脏逐渐缩小。用药1~3个月,储存铁达到正常值。

(三)巨幼红细胞贫血

巨幼红细胞贫血(megaloblastic anemia)又名大细胞性贫血。由于成熟红细胞生成减低,各期红细胞皆大于正常、平均红细胞容积(MCV)>96fl。幼红细胞核染色质疏松、副染色质明显,胞质嗜碱性强。除红细胞系发生形态改变外,粒细胞和血小板也减少。中、晚幼和杆状核粒细胞胞体增大,分叶核粒细胞核分叶过多。

巨幼红细胞的改变主要因DNA合成障碍而导致核分裂时间延长,但RNA的合成相对较多,造成核质发育不平衡,胞核停留于网状结构,不能固缩、胞体增大。此种形态上的改变可由任何可以影响DNA合成的因素引起。先天性的因素包括乳清酸尿症(orotic aciduria)、先天性红细胞生成障碍性贫血(congenital dyserythropoietic anemia,CDA);后天性的因素包括维生素 B_{12} 或叶酸缺乏,或继发于肝脏疾病、白血病,尤其是急性粒细胞性白血病和红白血病,再生障碍性贫血,以及药物如6-MP及嘌呤拮抗剂、5-氟尿嘧啶等嘧啶拮抗剂和阿糖胞苷等核苷酸还原酶抑制剂等。但在我国,小儿时期95%以上的巨幼红细胞贫血以维生素 B_{12} 或叶酸缺乏为主要原因。故下文主要叙述营养性巨幼红细胞贫血。

1. 维生素 B_{12} 缺乏性巨幼红细胞贫血 维生素 B_{12} 缺乏(vitamine B_{12} deficiency)可致巨幼红细胞贫血。在新中国成立前和成立初期,由于饮食中缺乏维生素 B_{12} 所致的巨幼红细胞贫血在我国北方农村婴儿中比较多见,近年来发病数明显下降,其他因素所致的维生素 B_{12} 缺乏极少见。

【维生素 B_{12} 的代谢】

(1)维生素 B_{12} 的性质与作用:维生素 B_{12} 结构复杂,是维生素中分子量最大的,含有金属元素钴,故又称钴铵素,是唯一含有金属元素的维生素。它是粉红色的结晶,其水溶液在弱酸(pH值4.5~5.0)中比较稳定,强碱、强酸中极易分解。日光、氧化和还原剂均易破坏维生素 B_{12}。

在哺乳动物体内,维生素 B_{12} 的主要生化作用是:①将5-甲基四氢叶酸的甲基运转给同型胱氨酸而形成甲硫氨酸、5-甲基四氢叶酸变成四氢叶酸;②将甲基丙二酰辅酶A分子中的碳原子重新排列而形成琥珀酸辅酶A;③维生素 B_{12} 通过增加叶酸的利用率来影响核酸和蛋白质的生成,从而促进红细胞的发育与成熟。

(2)维生素 B_{12} 的吸收和运转:维生素 B_{12} 的吸收可分三个阶段:①食物中的维生素 B_{12} 与胃底黏膜壁细胞分泌的内因子结合成内因子-维生素 B_{12} 复合体。内因子是一种糖蛋白,它有两个受体部位,其中一个与维生素 B_{12} 结合,另一个与回肠黏膜细胞微绒毛结合。内因子与维生素 B_{12} 结合很牢固,能防止 B_{12} 在回肠内被肠酶破坏或被细菌夺取。②在pH值中性和有钙或镁离子存在的条件下,内因子-B_{12} 复合体能被结合于回肠远端黏膜细胞微绒毛的特殊受体上。③B_{12} 与内因子分离,经主动运转,进入肠黏膜上皮细胞内。在有内因子存在时,食物中的维生素 B_{12} 约有70%被吸收。若内因子缺乏,在服用大剂量维生素 B_{12}(30~300μg)后,其中0.5%~1.5%可在口腔黏膜、十二指肠和空肠以弥散方式迅速吸收,约1小时后即可见血清中维生素 B_{12} 含量上升。

维生素 B_{12} 由肠黏膜细胞进入血液后,主要与运钴胺Ⅱ结合。运钴胺Ⅱ是一种β球蛋白,在血中多呈不饱和状态,很容易与维生素 B_{12} 结合或分离,其半衰期很短,约50~90分钟,它促使身体各种细胞包括血细胞摄取维生素 B_{12}。运钴胺Ⅰ是一种α-球蛋白,半衰期约为9~10天,在血中与维生素 B_{12} 结合多呈饱和状态,缓慢地将 B_{12} 输送至身体各组织,因此推测运钴胺Ⅱ是维生素 B_{12} 的主要运转蛋白,而运钴胺Ⅰ与维生素 B_{12} 结合是循环中维生素 B_{12} 的储存形式。先天性运钴胺Ⅱ缺乏表现为巨幼细胞性贫血,而运钴胺Ⅰ缺乏时血中维生素 B_{12} 浓度虽降低,然而贫血并不明显。

(3) 维生素 B_{12} 的来源:维生素 B_{12} 主要由细菌合成,它在动物小肠上端合成后即可被吸收,贝类食入大量细菌后,在体内亦可合成维生素 B_{12},人类由细菌合成的 B_{12} 主要在结肠内而不能被吸收,故维生素 B_{12} 的来源主要是动物食品,如肉类、肝、肾含量较多,而奶、蛋类含量少。人乳中维生素 B_{12} 约为0.03~0.11μg/dl,牛奶含量高于人乳,约为0.4~0.6μg/dl。母乳中维生素 B_{12} 的量与母亲血浆中的含量是一致的,若母亲缺乏维生素 B_{12},则其乳汁中的含量极低。

新生儿血浆中维生素 B_{12} 的浓度高于母亲血浆浓度。若母亲缺乏维生素 B_{12},则新生儿血浆中的浓度相应减低。正常婴儿出生时其肝脏内储存维生素 B_{12} 约20~25μg,若母亲有维生素 B_{12} 缺乏,则储存量可低至2~4μg。维生素 B_{12} 每日需要量为1μg。新生儿若有足够的维生素 B_{12} 储存在肝,生后第一年内每日摄入0.1μg,即可维持造血功能。儿童和青春期维生素 B_{12} 的需要量为0.5~1.0μg/d。

维生素 B_{12} 的血浓度,1岁以内正常婴儿约为162.36~531.36pmol/L,1~10岁为110.7~870.84pmol/L,发生巨幼贫血时,血浓度皆低于73.8pmol/L。

【病因】

(1) 摄入不足:婴儿期由于维生素 B_{12} 在体内储存较多,且需要量低,因此由于摄入不足而发病的较少;但幼儿和儿童时期由于生长发育较快,血容量扩充较大故较易因摄入不足而发病,如:①饮食中维生素 B_{12} 每日低于0.5μg,见于营养不良或长期素食;②母亲缺乏维生素 B_{12},婴儿体内维生素 B_{12} 储存不足;母乳中含量又极低。

(2) 吸收不良

1) 内因子分泌障碍:此类多发生在成年人,30岁以下很少发生。儿童见于:①先天性恶性贫血时,内因子缺乏,但胃黏膜和分泌正常;②少年型恶性贫血,胃黏膜萎缩;③少年型恶性贫血合并内分泌异常;④少年型恶性贫血合并IgA缺乏;⑤胃黏膜疾患如胃部分或全切除。

2) 小肠吸收障碍:①维生素 B_{12} 选择性吸收障碍(Imerslund-Grsbeck综合征);②服用螯合剂如EDTA;③广泛的肠吸收障碍,如回肠切除、局限性回肠炎、回肠远端结核或淋巴瘤等。

3) 肠内细菌或寄生虫竞争维生素 B_{12}:见于小肠憩室、肠瘘、多发性肠狭窄、胃酸减少而致细菌过度繁殖,或由于肠道内阔节裂头绦虫的寄生。

(3) 运转障碍:如先天性运钴胺Ⅱ缺乏。

(4) 维生素 B_{12} 代谢障碍:发生在肝脏病患者和长期服用某些药物如PAS、新霉素等。

【发病机制】 在细胞中DNA的合成过程中,维生素 B_{12} 起重要作用。5-甲基四氢叶酸变成四氢叶酸需要维生素 B_{12} 参与,若缺乏则5-甲基四氢叶酸堆积,而可利用的四氢叶酸减少,影响DNA的合成,结果使核分裂的时间延长,主要是DNA合成期和合成后期延长、细胞增殖速度减慢。由于RNA蓄积较多,胞体变大,核质发育分离,而形成巨幼细胞。红细胞寿命缩短,可于幼红阶段溶血,即无效性造血。

神经系统症状的发生机制可能由于维生素 B_{12} 缺乏时甲基丙二酰辅酶A形成琥珀酸辅酶A减少,从而使前者堆积、可能对神经系统有直接损伤作用。

【临床表现】 由于肝脏储存一定量的维生素 B_{12},因而发病慢,多于生后6个月以后发病。婴儿患者在神经系统症状未出现以前,常不被家长注意。全身症状与贫血的程度不一定成正比。一般皮肤呈蜡黄色,可有轻度黄疸,睑结膜、口唇、指甲等处明显苍白。头发细、黄且稀疏。颜面稍显水肿,常为非凹陷性。少数病例有皮肤出血点。淋巴结肿大不明显,肝脾一般呈轻度大,其中以肝大较为多见。

婴儿期发病的多有典型的神经系统表现,它与贫血的程度不完全平行,有时贫血并不十分严重或尚无明显贫血,就已出现明显的神经系统症状。主要表现为表情呆滞,对周围反应极不灵敏,目光发直、少哭不笑,条件反射不易形成,甚至对饮食没有要求。看见妈妈或奶瓶也不表示欢迎。嗜睡、不认亲人、原来会笑的可不再笑。运动功能发育慢或减退,如坐起、爬行、直立、走路等动作均发育较晚,或由已会独立走路倒退为不再会坐、爬、立、走。哭无眼泪,不易出汗。在重症病例可发展为神经系统器质性病变,出现不规则性震颤,手足无意识运动,先见于手、唇及舌,继而上肢、颜面甚至连头部一起颤动,再后全身发抖。偶见发生呼吸辅助肌颤动者,难以维持规则性的呼吸。震颤轻者,睡眠时可消失,重者睡眠时亦颤动。精神刺激可使颤动加剧,部分病例出现膝反射亢进,腹壁反射及提睾反射消失。少数病例有踝阵挛。重症者肌无力显著,四肢屈曲,如畏寒状。神经系统症状一般皆由于维生素 B_{12} 缺乏所致,叶酸缺乏不发生神经系统症状,但根据大量分析证明叶酸缺乏亦可导致神经精神异常。

除神经系统症状外,常有消化系统症状,且出现较早,如厌食、恶心或呕吐等。粪便微绿、稀薄,含有少量黏液,无白细胞;便秘者罕见。舌面光滑,舌下正对下中门齿处发生溃疡,为长期舌震颤与下门齿相磨所致,其发生率虽不高,但对诊断帮助很大。晚期病例可见吸吮及吞咽困难,此时常伴有哭声嘶哑和咽喉部有痰声。

此外,循环系统症状亦比缺铁性贫血显著,心前区听到功能性收缩期杂音的达60%~70%,心脏扩大,易并发心功能不全。

【实验室检查】

(1) 血象:早期红细胞数减少,血红蛋白可在正常范围。此后虽红细胞与血红蛋白均减低,但以红细胞的减少更显著。红细胞平均容积(MCV)>96fl,平均血红蛋白的含量也大于正常(35±2)pg,但平均血红蛋白浓度在正常范围。在血片上可见红细胞较大,中央淡染区不明显,染色稍深,轻度大小不等(图29-7)。网织红细胞多在正常范围。偶见幼红细胞。

白细胞计数偏低,分类正常或粒细胞减低,重症者粒细胞减低明显。粒细胞体积增大,核分叶过多(核右移),常见分叶超过5个以上的,曾见多至13叶;并可见巨大的杆状细胞。白细胞的改变出现在红细胞改变前,故对早期诊断有重要意义。

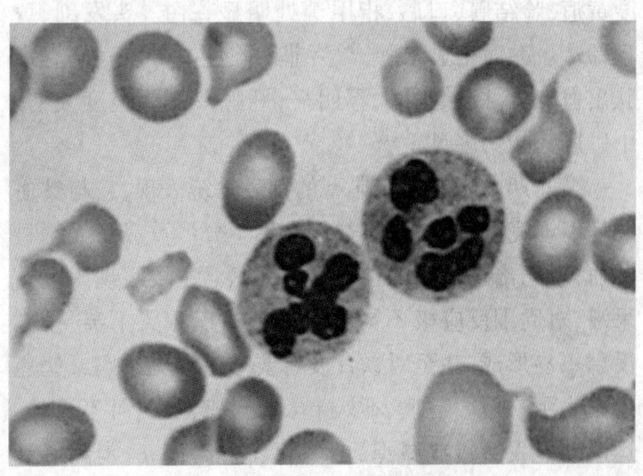

图29-7 巨幼红细胞贫血的血象

血小板一般均减低,在重症病例可低至 50×10^9/L 以下。其形态较大,出血时间可稍延长,血块收缩不良。凝血时间正常。

(2) 骨髓象:骨髓增生活跃,以红细胞增生为主,但在重症病例骨髓细胞总数可减少。红细胞系中出现巨幼红细胞的特点:①各期红细胞均较大;②核染色质疏松,副染色质明显;随着红细胞逐渐成熟,染色质可凝成块状,但其固缩程度不如同期正常幼红细胞显著,核分裂常见;③由于红细胞成熟停滞,原红细胞和早幼红细胞有增加的现象;④原红细胞质易见伪足,嗜碱性强,血红蛋白出现早,在早幼阶段偶可见血红蛋白,显示胞核发育落后于胞质。粒细胞系内,中、晚、幼粒和杆状核粒细胞可见巨幼变。胞体大,胞质多,颗粒少,核染色质疏松。分叶核粒细胞有分叶过多现象。巨核细胞系中,出现核分叶过多现象,血小板大,颗粒松散。

(3) 其他检查:由于红细胞寿命较正常短以及骨髓内无效造血增加,血清未结合胆红素常有轻度增加。血清维生素 B_{12} 含量低于13.8pmol/L。血清铁和转铁蛋白饱和度增高。胃酸量减少,游离盐酸减低。血浆乳酸脱氢酶和SGOT增高,尿中甲基丙二酰辅酶A增加。

【诊断与鉴别诊断】 发病年龄、喂养史和小婴儿神经系统症状,都可供诊断参考。血象在诊断上很重要,特别是出现白细胞的典型改变时,更可疑为本病。根据骨髓涂片的特殊变化,一般即可确诊,血清维生素 B_{12} 测定低于7.38pmol/L是最直接的证据。血清叶酸水平多增高。

患儿由于神经系统症状突出,需与脑发育不全等相鉴别,后者出生后即有神经发育障碍,而巨幼红细胞贫血患者的神经系统症状多发生在半岁以后。最后,根据维生素 B_{12} 的疗效,可以协助诊断。如一次性肌内注射维生素 B_{12} 100μg,若有血象改变则可确诊。

此外,需与红白血病的红血病期相鉴别,该病血红蛋白F显著增高,外周血象中有核红细胞较多。此外,对治疗的反应及预后等方面与营养性巨幼红细胞贫血均不同。

【预后】 营养性巨幼红细胞贫血在应用维生素 B_{12} 治疗后预后良好。给药2~3日即可见精神好转,对周围环境反应渐灵敏,此后食欲转佳。但震颤消失缓慢,大多需要1个月以上。少数病例在治疗过程中震颤加重,然而终能消失。治疗晚的可影响小儿的智力发育。

【预防】 如果注意母亲的营养和婴儿时期及时补充辅食,则婴儿营养性巨细胞贫血可以完全防止。

【治疗】

（1）特殊治疗：对单纯由于营养缺乏的患者，维生素 B_{12} 疗效显著。目前多以维生素 B_{12} 500~1 000μg 肌内注射一次，对由于摄入不足者即可使血象恢复正常。

治疗后的反应：网织红细胞于用药的第 3 天开始上升，5~7 天后达高峰，此时红细胞和血红蛋白迅速上升。神经系统症状消失较慢。开始治疗时不应给予叶酸，因为此时应用叶酸可加重神经系统症状，但对维生素 B_{12} 治疗反应较差者，可改用叶酸治疗。

（2）改善饮食：起于营养缺乏者，轻症单凭改善饮食即可好转。一般患儿在药物治疗同时，即可增加辅食或改用牛奶喂养。对震颤严重不能吞咽的，治疗早期可采用鼻饲，逐渐训练患儿用奶瓶或匙吃奶或辅食。添加辅食顺利的，可以缩短药物治疗时间，有偏食习惯者应予纠正。若不注意改善饮食，则治疗后仍可复发。

（3）对症处理：发生震颤者应给予少量镇静剂，如因震颤影响呼吸者应给予氧气吸入，婴儿患者极易并发呼吸道感染，从而使病情加重，故应尽量预防和积极治疗继发感染。

（4）输血：除极重的病例外，不需要输血。

（5）治疗原发病：对于其他原因所致的巨幼红细胞贫血应同时治疗其原发病。

【附】几种少见的维生素 B_{12} 缺乏性贫血（表 29-9）。

表 29-9 几种先天性与获得性维生素 B_{12} 吸收障碍的鉴别

类型	发病年龄	家族史	胃			Schilling 试验		血浆抗体		并发症
			组织学	内因子	胃酸	无内因子	含内因子	抗内因子	抗壁细胞	
先天性恶性贫血	<3 岁	常染色体隐性	正常	缺乏	正常	减低	正常	无	无	免疫缺陷
少年型恶性贫血	>10 岁	无	萎缩	缺乏	无	减低	正常	存在	存在	偶并发红斑狼疮、IgA 缺乏、真菌病，同胞中出现内分泌疾病
少年型恶性贫血合并内分泌疾病	>10 岁	无	萎缩	缺乏	无	减低	正常	存在	存在	多种内分泌功能低下。免疫缺陷，真菌病
维生素 B_{12} 选择性吸收不良	婴儿	有家族史	正常	正常	正常	减低	减低	无	无	良性蛋白尿，氨基酸尿
广泛肠吸收障碍	任何年龄	无	正常	正常	正常	减低	减低	无	无	肠吸收不良综合征
继发于肠道疾病	任何年龄	无	正常	正常	正常	减低	减低	无	无	

（1）恶性贫血：由于内因子缺乏所致维生素 B_{12} 吸收障碍。根据患者年龄、遗传因素、血浆内因子抗体是否存在以及有无合并内分泌疾病，可分为先天性恶性贫血、少年型恶性贫血和少年型恶性贫血合并内分泌疾病三种类型。在我国皆少见。

（2）选择性维生素 B_{12} 吸收障碍性贫血：又名 Imerslund-Grsbeck 综合征，为常染色体隐性遗传，是一种罕见的有家族病史的合并蛋白尿的维生素 B_{12} 吸收障碍。多在婴儿期发病。胃黏膜组织学检查正常，胃酸和内因子分泌正常。回肠黏膜电镜活检正常，但回肠不能吸附内因子-B_{12} 复合体，对其他物质吸收正常。

蛋白尿一般较轻，尿中多为白蛋白，约 25~150mg/dl。其他肾功能正常。亦有报道合并先天性肾脏和输尿管畸形及轻度氨基酸尿。

以上几种少见的维生素 B_{12} 吸收障碍性贫血在肌内注射维生素 B_{12} 生理需要量后，血象很快好转，但需

终身应用维生素 B_{12} 肌内注射。开始肌内注射 1mg/d，两周后应用维持治疗，可每月肌内注射 100μg。若有神经系统症状，则需应用大剂量，每月肌内注射 1mg。

(3) 运钴胺Ⅱ缺乏症(transcobalamine Ⅱ deficiency)：先天性运钴胺Ⅱ(TCⅡ)缺乏症极罕见，为常染色体隐性遗传，生后 3~5 周即出现呕吐、腹泻、全部血液成分减低，骨髓显示典型的巨幼样变。血浆维生素 B_{12} 正常，由于运钴胺Ⅰ不缺乏，它可运转维生素 B_{12}，但细胞不能吸收维生素 B_{12}。此病预后不佳，必须注射维生素 B_{12} 1 000~2 000μg，每周 1~2 次，方能维持血象正常。在运钴胺Ⅱ缺乏的情况下，胚胎性的维生素 B_{12} 运转蛋白可能重新出现。亦有认为极大剂量的维生素 B_{12} 在血循环中，即使无运钴胺Ⅱ亦可有少量被细胞摄取。

2. 叶酸缺乏性巨幼红细胞贫血 叶酸大量存在于绿色植物的叶中，因而命名，它是白细胞生成和黏膜细胞增殖所必需的维生素。

【叶酸的代谢】

(1) 叶酸的化学结构：叶酸由蝶酰和谷氨酸结合而成。蝶酰是由 2-氨基-4 羟基-6 甲基蝶呤啶和对氨基苯甲酸构成的。

食物中的叶酸绝大部分是以蝶酰多谷氨酸形式存在，仅 10%~25%以单谷氨酸形式存在。结合的谷氨酸越多，溶解度越低。治疗用的人工合成的叶酸是单谷氨酸的化合物。

(2) 叶酸的吸收：食物中的叶酸多以蝶酰多谷氨酸的形式存在，不能直接被肠道吸收。在肠道被小肠上皮细胞分泌的 γ 右旋谷氨酸羟基肽酶水解成单谷氨酸后方可被吸收。叶酸的吸收主要在十二指肠和空肠的近端，在此处是主动吸收，即使肠黏膜中叶酸的含量高于肠腔 30 倍仍可被吸收，但在小肠下部是以弥散方式被动吸收。粥样泻患者主动吸收受影响，而被动吸收不受影响。凡经外科小肠切除术者，叶酸吸收则受到严重影响。

叶酸吸收后以 5-甲基四氢叶酸形式存在血浆中，经过门脉，大量储存在肝脏。体内的叶酸饱和后，可由尿排出。

(3) 叶酸的功能：叶酸在肠壁、肝、骨髓等组织内，在维生素 C、B_{12} 和还原型辅酶(NADPH)参与下，变成具有生理活性的 5,6,7,8-四氢叶酸。四氢叶酸的 N-5 和 N-10 原子参与一碳单位的转移，这在嘌呤和嘧啶的合成中起重要作用。嘌呤和嘧啶是合成核酸的原料。

(4) 叶酸的食物来源：多种植物的绿叶都能合成叶酸。菠菜、莴苣、甘蓝、扁豆及各种瓜果都富含叶酸。肝、肾、蛋黄、人乳、牛乳(牛乳 55μg/L，人乳 52μg/L)中含量亦很丰富，而羊乳含量最低，仅 6μg/L。食物中的叶酸不耐热，经加热后约 50%~100%被破坏。

(5) 叶酸的正常需要量：根据 WHO 的要求，婴儿每日需要量为 60μg，儿童为 100μg/d，全身叶酸的储存量约 20~70mg。在胎儿阶段，有足够的叶酸供胎儿发育，即使母亲患轻度叶酸缺乏，也不影响胎儿的需要。脐血中叶酸的浓度一般超过母血叶酸浓度的两倍以上。体内的叶酸约 70%储存在肝脏(每克肝组织含叶酸 5~15μg)，新生儿期血清中的叶酸浓度平均约 24ng/ml，此后逐渐下降，至 3~4 个月时平均约 10ng/ml，6~8 个月降至 7ng/ml，以后逐渐上升，1 岁以后达成人水平，约为 10ng/ml。早产儿于生后 1~3 个月内叶酸浓度迅速下降，尤其是用羊乳或蒸发乳喂养的小儿，血清叶酸浓度下降更明显。

【病因】 叶酸缺乏可有下列原因：

(1) 摄入不足：食物中缺少叶酸，多为羊乳或蒸发乳喂养者。

(2) 吸收不良：慢性腹泻，粥样泻，小肠切除，局限性肠炎等。

(3) 药物影响：白血病患儿应用甲氨蝶呤等抗叶酸药物作用于二氢叶酸还原酶，使二氢叶酸不能还原为四氢叶酸；但此类患儿禁用叶酸。抗癫药物如苯妥英钠在肠道可能影响多谷氨酸变成单谷氨酸，从而减少叶酸的吸收。

(4) 需要量增加：严重感染或甲状腺功能亢进可增加叶酸在体内的消耗，如严重的结核患儿可出现叶酸缺乏现象，应用叶酸治疗 3 个月后可明显好转。溶血性贫血时由于骨髓增生旺盛，叶酸需要增多；早产儿和低出生体重儿叶酸储存少而生长发育快，亦可出现红细胞巨幼变。

(5) 排泄增加：肝病、心脏疾病、慢性透析以及维生素 B_{12} 缺乏时，可增加叶酸的排泄。

(6) 先天性叶酸吸收障碍：是一种较少见的常染色体隐性遗传病，患儿于生后 2~3 个月即可出现严重的巨幼红细胞贫血。

【临床表现】 同维生素 B_{12} 缺乏所致的巨幼细胞性贫血，除先天性叶酸吸收障碍外皆不出现神经系统症状。其血象和骨髓象与维生素 B_{12} 缺乏所致的巨幼细胞贫血不能区别。

【诊断】 除血象和骨髓象外，血清乳酸脱氢酶(LDH)多明显增高，可测血清叶酸含量，正常为 5~20ng/ml，如低于 3ng/ml 即可确诊。此时，可做试验性治疗，以“生理性”剂量叶酸 50~100μg 一次口服，若为叶酸缺乏所致的巨幼红细胞贫血，用药后 24~48 小时血清铁下降,2~3 天后网织红细胞数上升,5~7 天达高峰,血小板、白细胞数随网织红细胞数上升而增至正常,此量对维生素 B_{12} 缺乏所致的巨幼红细胞贫血无效。

【治疗】 除去病因外,应口服叶酸 1~5mg/d,即使有肠道吸收不良,对此大剂量也能吸收一部分,以满足机体需要。最好同时服用维生素 C,一般持续治疗 3~4 周。病情极严重同时合并呕吐者,开始可用叶酸 2~5mg 肌内注射。

由抗叶酸药物引起的,除白血病患儿外,可用四氢叶酸 3~6mg/d,肌内注射。

少年型恶性贫血应用叶酸治疗可使血象有一定程度的好转,但对神经系统病变不起作用,甚至加重丙二酰辅酶 A 的堆积,故在治疗前应区别是否为维生素 B_{12} 缺乏所致的巨幼细胞贫血,以免贻误神经系统的治疗。

3. 非维生素 B_{12} 缺乏性巨幼红细胞贫血 除抗代谢药物诱发的巨幼红细胞贫血和红白血病等外,尚有遗传性乳清酸尿症(orotic aciduria)。这是一种罕见的嘧啶合成障碍性疾病,为常染色体隐性遗传,其主要缺陷为乳清磷酸核糖苷转移酶和乳清-5-磷酸脱羧酶缺乏,对许多组织都有影响,其临床表现除严重的巨幼红细胞贫血外,尚有中性粒细胞减低,尿中有大量乳清酸结晶。生长发育和智力发育均有障碍。

用维生素 B_{12} 或叶酸治疗无效,但服用核酸前身尿嘧啶核苷或酵母则反应良好,可使贫血改善。

一般不需要输血,除非极重度贫血或患儿一般情况较差者。

(四)营养性混合性贫血

营养性混合性贫血兼有大小细胞贫血的特点,由于饮食中同时缺乏铁和维生素 B_{12} 或叶酸等造血物质所致。发病年龄与营养性巨幼红细胞贫血大致相同。临床表现兼有两种贫血的特点,可因缺铁或维生素 B_{12}、叶酸何者为主而不同。在病程发展上,可以先有缺铁性贫血的一般症状,而后合并巨幼红细胞贫血的表现,如皮肤呈蜡黄色,并有显著的神经系统症状。

血象和骨髓象的改变也具有两者的特点,由于两者的混合程度不同,可以见到多种多样的变异。一般常见的为红细胞大小相差悬殊,重症者异形红细胞极多见,并可见低色素性或明显中空的大红细胞。偶见有核红细胞。网织红细胞正常。粒细胞与血小板可有巨幼红细胞贫血的改变。

治疗上采用铁剂和维生素 B_{12} 或叶酸合并应用。并注意改善喂养,增加富含铁质、维生素 B_{12} 和叶酸的饮食。

(五)炎症、慢性肾功能不全和肝病所致贫血

此类疾病导致的继发性贫血,多见于流感嗜血杆菌、金黄色葡萄球菌和链球菌所致的感染性疾病;此外结缔组织病也可出现贫血。慢性进行性肾脏疾病、肝脏疾病和免疫缺陷病等也常合并贫血。

【发病机制】 因各种原发病而异,但下列情况多为主要原因:①红细胞寿命缩短;②骨髓代偿能力减弱;③铁的利用障碍;④慢性肾功能不全促红细胞生成素(EPO)减少;⑤肝脏疾病;⑥其他因素,如应用水杨酸治疗类风湿关节炎,常发生少量慢性肠道失血等。

【临床表现】 取决于原发病,急性感染时贫血多不严重,只有面色苍白、乏力、心率快等一般表现,继发于肾性贫血时,症状多较严重。

【实验室检查】 贫血为轻度或中度,血红蛋白多在 60~90g/L,红细胞相应减少。为正细胞正色素性贫血。贫血严重的可呈小细胞低色素性贫血。网织红细胞正常或降低。血小板正常,白细胞多增高。红细胞游离原卟啉不增高或轻度增高(>35μg/dl)。血清铁降低,平均在 30μg/dl,但总铁结合力不增高,而血清铁蛋白增高,此两点可区别于缺铁性贫血。骨髓增生尚可,粒、红细胞比例正常,看不到红系代偿增生现象。骨髓中含铁血黄素增多。

【治疗】 主要针对原发病。感染如能得到控制,贫血自然减轻或消失。铁剂与叶酸、维生素 B_{12} 治疗无效。一般不需要输血。重度肾性贫血时可输浓缩的红细胞。

(六)骨髓造血低下性贫血

骨髓造血低下性和再生障碍性贫血(hypoplastic and aplastic anemia,AA)是由于骨髓造血功能障碍所引起的,如缺乏促红细胞生成素,刺激造血的 T 淋巴细胞或骨髓造血抑制等。一般分为纯红细胞再生障碍性贫血和全血减少性再生障碍性贫血两大类。

1. 纯红细胞再生障碍性贫血 纯红细胞再生障碍性贫血(pure red cell aplasia,PRCA)仅有红细胞系统的发育障碍,白细胞与血小板无改变。骨髓中有核红细胞极度减少,红细胞寿命稍短于正常。贫血呈正色素性,正常红细胞性或轻度大红细胞性贫血,伴网织红细胞显著减少或缺如,外周血白细胞和血小板数正常或接近正常;骨髓有核细胞并不减少,粒细胞和巨核细胞系增生

正常，但幼红细胞系显著减少，甚至完全缺乏。个别病例可见幼红细胞系成熟停滞于早期阶段，出现原红细胞小簇且伴巨幼样变，但缺乏较成熟的幼红细胞。Sriniva等通过单中心39例PRCA的研究发现：较高的红系细胞（>5%）并不能除外PRCA，红系祖细胞停滞于原始红细胞阶段，红细胞成熟停滞现象是该病的特征，铁动力学测定显示其本质是红细胞生成障碍。一般分为先天性与获得性两大类。表29-10为PRCA病因学分类。

表29-10 PRCA病因学分类

先天性
Diamond-Blackfan综合征
获得性
原发性
儿童一过性原始红细胞缺乏症（transient erythroblastopenia of childhood，TEC）
皮尔森综合征（铁粒幼细胞贫血伴红系早期细胞空泡变）
白血病前期
不明原因
继发性
胸腺瘤
血液肿瘤（慢性白血病、骨髓纤维化等成人多见）
实体肿瘤（胃癌、胆管癌、乳腺癌、Kaposi肉瘤等成人多见）
感染（HIV、EBV、CMV、B19病毒、腮腺炎、非典型肺炎、脑膜炎、双球菌和金黄色葡萄球菌等）
慢性溶血
自身免疫性疾病
药物
严重肾功能衰竭

引自：VLACHOS A，BALL S，DAHL N，et al. Diagnosing and treating Diamond Blackfan anaemia：results of an international clinical consensus conference. Br J Haematol，2008，142（6）：859-876.

（1）先天性纯红细胞再生障碍性贫血：先天性纯红细胞再生障碍性贫血（congenital hypoplastic anemia）又名Diamond-Blackfan贫血（Diamond-Blackfan anemia，DBA）。Diamond和Blackfan于1938年首先报道4例此类疾病因而命名。其特点是多在生后即发病，仅有红细胞系统的发育障碍，骨髓中幼红细胞停滞在定向干细胞和早幼红细胞阶段，其他幼红细胞极度减少，但粒细胞系统和巨核细胞发育正常。90%于出生到1岁内起病，罕有2岁以后发病者，遗传规律尚不清，有家族性。30%患儿生长发育迟缓，1/3患儿伴有先天性畸形。先天畸形主要为面部、上肢及泌尿系统异常，如拇指畸形、扁鼻梁、高腭弓、腭裂、短颈、先天性心脏病、白内障、马蹄肾等，与范科尼贫血不同，很少伴发恶性疾病。患者红系祖细胞不但数量缺乏，而且质有异常。HbF增多，嘌呤解救途径酶活性增高，核酸合成有缺陷。20%的病例可自发缓解，60%的患者应用肾上腺皮质激素有效，无效者可选择异基因造血干细胞移植。

【病因】 部分患者有家族史，故为先天性异常，可呈现常染色体显性或隐性遗传。DBA是第一个被阐述的儿童红细胞生成障碍性疾病。1997年第一个导致*DAB*基因突变的基因被克隆，并且被鉴定为核糖体19（*RPS19*），其编码了染色体19q13.2的核糖体蛋白，这种突变占了DBA患儿的25%。尽管详尽的机制仍待阐明，但陆续的研究发现*RPS17*、*RPS19*、*RPS24*、*RPL5*、*RPL11*和*RPL35*均可导致DBA，这样涵盖了50%的DBA患儿，也阐明了核糖体对红细胞生成的重要性。Gerrard等的最新研究，通过高通量测序检测了80种核糖体基因突变，使得88%的DBA患儿找到了相关的基因异常，充分显示了高科技为以往不能诊断、难以诊断的先天缺陷提供了诊断平台。

【临床表现】 起病缓慢，明显的贫血多于生后2~3个月出现，约有15%的患儿于生后数日内发病，但也有至1周岁时甚至在6周岁时才开始出现症状。早产儿的发病率较高，患儿中约1/3合并先天性畸形如拇指三指节畸形、先天性心脏病、尿道畸形、斜视、生长发育迟缓或表现为Turner综合征的外貌，但染色体核型正常或为XX/XO嵌合体。临床除畸形外，贫血是唯一的症状，无出血现象。除合并心衰，肝脾一般不大。

【实验室检查】 一般呈严重的正细胞、正色素性贫血。个别患者出生时血红蛋白可低至100g/L以下，网织红细胞<2%，1个月时血红蛋白可低至20~80g/L。血红蛋白F高于同年龄，白细胞与血小板正常或有血小板轻度增多现象。骨髓穿刺具有决定性的诊断意义，虽然血清中促红细胞生成素增多，但骨髓中红细胞系统增生低下，粒细胞：红细胞可低至50：1，甚至200：1。染色体检测常见非特异性断裂和异位。基因检查常可检测到核糖体基因的异常。表29-11为DBA的诊断标准。

【诊断与鉴别诊断】 根据发病年龄、网织红细胞和骨髓中单纯红系增生低下等诊断不难。但需注意是否用过肾上腺皮质激素。此类激素可使红系增生，造成确诊困难。此外，需与以下疾病相鉴别：①暂时性红细胞增生减低症，此病多发生在1~4岁，有病毒感染史，贫血较轻，部分患儿有粒细胞减低，血红蛋白F不增高，多自然恢复；②各种溶血的再障危象：持续时间短，多有溶血的症状；③部分患者的骨髓中可见淋巴细胞增多，需与急性淋巴细胞白血病相鉴别。

表 29-11 DBA 的诊断

诊断标准
起病年龄小于 1 岁
除大细胞性贫血外无明显其他系列的造血低下
网织红细胞减少
正常骨髓造血伴红细胞成熟停滞现象
支持诊断标准
主要
存在经典 DBA 的基因突变
阳性家族史
次要
红细胞 ADA 酶活性增高
具有典型 DBA 的异常躯体缺陷
HbF 水平增高
无其他先天骨髓衰竭性疾病的证据

引自：VLACHOS A，BALL S，DAHL N，et al. Diagnosing and treating Diamond Blackfan anaemia：results of an international clinical consensus conference. Br J Haematol，2008，142（6）：859-876.

【治疗】 主要采用肾上腺皮质激素、环孢素等免疫治疗和输血疗法，必要时可做脾切除术，难治性患者也可考虑造血干细胞移植。

1）肾上腺皮质激素：多数患儿应用泼尼松后，贫血明显好转。治疗开始越早，疗效越明显，若发病 3 个月内开始治疗，大部分患儿都出现治疗反应；若发病 3 年后才开始服用泼尼松，则疗效极差。剂量为 60mg/（m^2·d），分 3～4 次服用。80%的患儿初始对皮质激素有效，一般于用药 1～2 周后即出现网织红细胞升高，血红蛋白与红细胞数逐渐上升。此后，可将剂量逐渐减少至最小有效量维持。或采用间歇用药如 2.5mg 隔日 1 次，一周两次或 5mg 每周 1 次，以减少泼尼松对生长发育的影响。若用药 3～4 周后无任何反应，则应停药。睾酮与其他雄激素对本症无效。

2）输血：对类固醇反应不良的患者需要输血维持，最好采用悬浮红细胞，不需输全血。当血红蛋白下降至 70g/L 左右，临床出现食欲缺乏、无力和心衰的可能时，才考虑输血。反复输血可导致含铁血黄素沉着症，对于此类患者最好采用可携带的皮下输液泵，输注去铁敏（deferoxamine）50mg/（m^2·d），同时加维生素 C 100mg，每日连续输注 8～16 小时，可减轻或推迟发生含铁血黄素沉着症。

3）脾切除术：有些患儿经过较长时间的反复输血，逐渐出现脾功能亢进，需要输血的间隔越来越短，并出现粒细胞与血小板减少。经过输入^{51}Cr 标记的红细胞，发现红细胞寿命缩短。红细胞若主要在脾脏被破坏，则脾切除术后可减少输血次数。

4）对以上治疗无效并需要输血支持的患者，若有配型相合的供体可考虑异基因造血干细胞移植，家族成员配型尤其需注意剔除亚临床疾病基因携带者。

（2）获得性纯红细胞再生障碍性贫血：获得性纯红细胞再生障碍性贫血（acquired pure red cell aplasia）多数原因不明，一般分为原发性与继发性两类：①原发性：骨髓红细胞系暂时性生成低下，可见于婴幼儿和儿童，病程可持续数月至一年，病因不明，大多自然缓解；②继发于药物或感染：用大剂量氯霉素可使红细胞生成受抑制，出现网织红细胞减少，骨髓红系增生低下，幼红细胞空泡变性。其他药物如氨基比林、苯巴比妥、苯妥英钠等也可出现类似反应。在急性淋巴细胞白血病的维持治疗期，应用 6-MP 与 MTX 也可出现暂时性纯红细胞再生障碍现象。病毒感染如 B19、HIV、腮腺炎、EB、非甲/乙型肝炎病毒等，支原体肺炎以及由脑膜炎双球菌和金黄色葡萄球菌所致败血症等可出现暂时性红细胞系增生低下，一般可持续 2 周左右。病毒性肝炎后偶见此类贫血，以年长儿为主，病情多严重。

成人纯红细胞再生障碍性贫血常伴有胸腺瘤，胸腺切除后部分患者可得到缓解。儿童时期伴发胸腺瘤的极少。成人慢性白血病、骨髓纤维化或实体肿瘤等疾病也会导致继发性红细胞造血障碍，而儿童比较少见。

对于可能由免疫引起的，可使用肾上腺皮质激素治疗；效果不显著者可试用环孢素 A、环磷酰胺或硫唑嘌呤。若仍不缓解可做脾切除术，或应用抗淋巴细胞球蛋白、大剂量丙种球蛋白、血浆置换等。

【预后】 在肾上腺皮质激素应用以前，此病呈慢性经过，预后不良。皮质激素应用后约有 20%的患儿可获得"缓解"，不依赖输血；40%的患儿激素无效、输血依赖；而另外 40%的患儿激素依赖。对于这部分必须依赖激素治疗或长期反复输血才能维持的患儿，多由于长期激素治疗而导致生长障碍或因反复输血而发生含铁血黄素沉着症，必须注意祛铁治疗并随访相关并发症。

2. 再生障碍性贫血 再生障碍性贫血（aplastic anemia，AA，简称再障）是以骨髓有核细胞增生减低和外周血全血细胞减少为特征的骨髓衰竭（bone marrow failure，BMF）性疾病。诊断时需除外骨髓纤维化、肿瘤细胞浸润等其他引起全血细胞减少的疾病。主要症状是贫血、出血和反复感染，全血细胞同时减少，无肝脾或淋巴结肿大。

【发病机制】 再生障碍性贫血为一组异质性疾病，可能的发病机制包括：①造血干/祖细胞内在缺陷，包括量的减少和质的异常。Scopes 等发现 AA 患者 $CD34^+$细胞较正常人减少 68%；$CD33^+$细胞减少 47%；$CD34^+/CD33^-$、$CD34^+/CD33^+$及 $CD34^-/CD33^-$细胞亦有不同程度减少。再障 $CD34^+$细胞减少的程度与病情严重性呈正相关。②异常免疫反应损伤造血干/祖细胞：大量实验研究结果进一步表明，AA 与 T 淋巴细胞及其分泌的某些造血负调控因子所致的造血干/祖细胞增殖及分化损伤有密切关系。多数研究表明，相当比例再障患者骨髓及外周血 T 淋巴细胞亚群分布及表型表达异常，骨髓造血功能衰竭主要与活化的细胞毒性 T 淋巴细胞有关。③造血微环境支持功能缺陷：某些再障致病因素（如氯霉素）在损害造血干/祖细胞或诱发异常免疫反应的同时，也累及了造血微环境中的基质细胞。骨髓基质细胞通过直接作用，分泌胞外基质及释放造血生长因子支持和调节造血细胞生长发育，与骨髓造血功能密切相关。④遗传倾向：临床资料显示本病有一定遗传倾向，部分患者存在对特异性异常免疫反应易感性增强及骨髓造血功能"脆弱"倾向。

【病理】 红髓被脂肪组织代替，其间质中可见网状细胞、淋巴细胞、浆细胞和嗜碱组织细胞。巨核细胞不易被发现，粒细胞系和幼红细胞系均明显减少。

一般将再障分为先天性与后天获得性两大类：

（1）先天性再生障碍性贫血：主要包括：范科尼贫血（FA）、先天性角化不良（DC）、Shwachman-Diamond 综合征（SDS）和无巨核细胞性血小板减少症（CAMT）等。

1）范科尼贫血（Fanconi's anemia，FA）：是一种常染色体隐性遗传性疾病，其特点除全血细胞减少外，尚伴有多发性先天畸形和肿瘤发生的高风险性。

临床表现及诊断：为多发性畸形，如小头畸形、小眼球、斜视；约 3/4 的患者有骨骼畸形，以桡骨和拇指缺如或畸形最为多见，其次为第一掌骨发育不全、尺骨畸形、并指/趾畸形等。无严重畸形的也常有体格矮小、皮肤片状棕色素沉着和咖啡[牛奶]斑（café-au-lait spots）、耳郭畸形或耳聋，部分患者智力低下。半数以上男孩生殖器发育不全。家族中有同样患者。

血象变化可出现在 1~22 岁（平均约 6~8 岁），男多于女，常因出血而引起注意。无论有无出血，贫血多为主要表现，红细胞为大细胞正色素性，伴有核细胞和血小板减少。由于病情进展较慢，骨髓的变化与后天性再生障碍性贫血相似。起病时多无骨髓衰竭的改变，甚至可见红系增生和巨幼变；此后骨髓显示脂肪增多，增生明显低下，仅见分散的造血岛。抗碱血红蛋白（Hb-F）多增至 5%~15%，也可见 G-6-PD 减低。

染色体数目多无变化，可见较多的染色体断裂、部分互相易位、环状或多着丝点等改变。皮肤或纤维细胞培养也有同样变化。约 25%的患者有马蹄肾或一侧肾缺如等肾脏畸形。骨髓培养显示红系与粒系祖细胞增生低下。

本病有多发性畸形，易与获得性再障区别，但需与伴畸形的先天性纯红细胞及伴有骨缺损的血小板减少症相鉴别。约 5%~10%的患者最后发展为急性白血病，多为粒单型。伴有明显皮肤改变的多不合并肾脏畸形，但最终可转变为鳞状上皮癌或其他恶性肿瘤。

治疗：与一般再障相同。皮质激素与睾酮联合应用可使血象好转，骨髓也可出现增生现象。但停药后易复发，必须长期小剂量应用维持。严重贫血时应输悬浮红细胞。根据需要也可输白细胞或血小板。造血干细胞移植是根治 FA 造血缺陷的唯一有效措施，贫血纠正后身长、体重、智力也可有明显好转，移植后造血可纠正，但不能降低患儿肿瘤发生的风险。

2）先天性角化不良（dyskeratosis congenita，DC）：患者除骨髓再生障碍、全血细胞减少外，面、颈及肩部皮肤网状样色素增加，营养不良性指/趾甲及黏膜白斑对诊断具有重要意义。此外可有性、智力及体格发育迟缓、流泪、毛细血管扩张性红斑、齿质发育不良等。为 X 连锁，男女之比约为 14∶1。

3）Shwachman-Diamond 综合征（SDS）：于婴儿或幼儿期发病。胰腺外分泌功能不全是其特征性表现，常伴脂肪泻及发育营养不良。大便中胰腺分泌的酶均减少。

4）无巨核细胞性血小板减少症（congenital amegakaryocytic thrombocytopenia，CAMT）：患者在婴儿期仅血小板减少，以后出现全血细胞减少。

（2）获得性再生障碍性贫血：获得性再生障碍性贫血（acquired aplastic anemia，AAA）是小儿时期较多见的贫血之一，此类贫血可发生在任何年龄，但以儿童和青春期较多见。一般无性别差异，继发于肝炎的病例则男性较多。

【病因】 获得性再障又分为特发性与继发性两类。如有明确病因如药物、放射损伤、病毒感染（肝炎病毒）等所致的获得性再障称为继发性获得性再生障碍性贫血；无明确致病因素的获得性再障称为特发性获得性再生障碍性贫血。

特发性再障约占 50%，其病史中很难找出发病的原因，但需注意有些患儿不能完全排除接触有害的化学或物理因素的可能性，该因素常因间隔时间较长被家长或患儿遗忘。

关于继发性病例，能引起骨髓抑制的物质可分为两类。第一类是只要接触足够的剂量,任何人皆可发生骨髓损害。属于这类的有X线、放射性物质或核爆炸的电离辐射;还有大剂量氯霉素、各种细胞毒性药物,例如治疗恶性肿瘤与白血病的氮芥、环磷酰胺、6-巯基嘌呤、阿糖胞苷、甲氨蝶呤和阿霉素等。有些有机溶质如苯等也能导致骨髓造血障碍。另一类是与个体特异反应有关,且剂量与骨髓抑制程度不成比例。这些物品中多为药物,氯霉素最常见,曾有人统计服用此药的患者约有1/30 000发生骨髓抑制,几乎所有的患者都是口服给药所致,个别由氯霉素滴眼剂引起,静脉注射氯霉素极少发病。这种骨髓抑制是"不可逆的",其发生与氯霉素的量无关,服药后4天内即可发病。原因可能是此类患者有对氯霉素特别敏感的基因。此外,某些止痛药如保泰松(这类患者对此药的代谢速度特别缓慢)和氨基比林,抗癫药如苯妥英钠和三甲双酮,抗疟药如阿的平,其他如化肥、染料和杀虫剂等,对此类敏感者也可引起再生障碍性贫血。

继发于传染性肝炎的再障从1955年以来报道渐增多。再障的发生与肝炎的轻重度没有平行关系,推测可能与非甲/乙/丙型肝炎病毒有关。此外,EB病毒、微小病毒B19、巨细胞病毒与再障有关。其他严重感染虽可产生骨髓抑制,但需鉴别感染是原发性还是继发性。阵发性睡眠性血红蛋白尿的患者可继发再障。

【临床表现】 起病多缓慢。常因出现皮下瘀点、瘀斑或鼻出血而引起注意。症状的轻重因贫血的程度和病情发展的速度而异。常见的贫血症状为苍白、乏力和气促等。由于粒细胞减少而反复发生口腔黏膜溃疡、坏死性口炎及咽峡炎,甚至并发败血症,广谱抗生素难以控制。病情进展,出血症状逐渐加重,甚至出现血便和血尿。肝脾和淋巴结一般不肿大,反复输血后或肝炎后再障可出现轻度肝脾大。起病急者病程较短,出血与感染进展迅速。慢性病例病情常起伏,迁延数年,在缓解期贫血与出血可不明显。

【实验室检查】 呈现全血细胞减低现象。诊断时血红蛋白多已降至30~70g/L。红细胞和血红蛋白一般成比例地减少,呈正细胞正色素性贫血。少数病例可出现大红细胞。网织红细胞减少,重症和急性病例血片中找不到网织红细胞;个别慢性型可见网织红细胞轻度增高。

白细胞总数明显减少,多在(1.5~4)×10^9/L之间,粒细胞减少为主。约半数病例在诊断时已有严重的血小板减少,出血时间延长,血块收缩不良。

骨髓穿刺标本中脂肪较多。细胞总数明显减少。涂片中淋巴细胞百分比增高,浆细胞、组织嗜碱和网织细胞等非造血细胞增多。轻症或不典型病例,骨髓细胞数可正常,晚幼红细胞相对增多,但巨核细胞仍明显减少。必要时应进行多部位骨髓穿刺或活检。骨髓活检提示造血组织被脂肪等非造血成分替代而明显减少,巨核细胞明显减少或缺失。

血清铁增高,转铁蛋白饱和度增高,口服铁吸收减低,与贫血的程度不成比例。

红细胞寿命正常,但反复多次输血后则有缩短的倾向。部分患儿血红蛋白F轻度增高。促红细胞生成素在血浆中的浓度和24小时尿内排出量增高。

骨髓核素扫描:用^{52}Fe和^{59}Fe标记骨髓造血组织或用^{99m}Tc、^{113}In和^{198}An标记骨髓间质,可全面评估造血组织分布和骨髓受累程度。急性再障正常造血部位明显减少,慢性再障正常除造血部位减少外,常可见局部代偿造血。

免疫功能:急性再障SK-SD及OT试验反应均显著减低,慢性再障轻度减低。急性再障T细胞绝对值明显减低,早期及成熟B细胞数明显减低,对PHA转化反应偏低,提示全能造血干细胞受累。而慢性再障主要是B细胞受累,损害主要在髓系祖细胞阶段。

其他:抗碱血红蛋白(HbF):急性期正常或轻度减低,慢性期明显增高;红细胞内游离原卟啉在急性期轻度增高,慢性期由于血红素生化合成障碍致明显增高。

【诊断与鉴别诊断】 综合上述症状、血象和骨髓象,对于典型病例诊断并不困难。诊断标准为:

临床表现:主要为血细胞减少的相应临床表现:贫血、出血、感染。

实验室检查:血常规检查:红细胞、粒细胞和血小板减少(两系减少必须包含血小板减少)。至少符合:①血红蛋白(Hb)<100g/L;②血小板(PLT)<100×10^9/L;③中性粒细胞绝对值(ANC)<1.5×10^9/L中的两项。校正后的网织红细胞比例<1%,淋巴细胞比例增高。

骨髓穿刺检查(髂骨):增生程度减低或活跃,骨髓小粒造血细胞减少,非造血细胞(淋巴细胞、网状细胞、浆细胞、肥大细胞等)比例增高;巨核细胞明显减少或缺如,红系、粒系可明显减少。

骨髓活检(髂骨):全切片或部分切片增生减低,巨核细胞减少或缺如,造血组织减少,脂肪和/或非造血细胞增多,纤维组织无明显增生,网状纤维染色无明显阳性,无异常细胞。骨髓活检困难可行骨髓凝块(Clot)检测(注:Clot病理及免疫组化方法与骨髓组织病理及免疫组化方法的操作步骤大致相同,取骨髓液约1ml,不加任何抗凝或促凝物质,待其自然凝结成块后固定、包埋、切片、染色)。

除外可致全血细胞减少的其他疾病,如IBMF、骨髓增生异常综合征、低增生白血病、阵发性睡眠性血红蛋白尿症等。

分型标准如下：

重型再生障碍性贫血（SAA）诊断标准：①骨髓细胞增生程度低于正常的25%；或在25%~50%之间，其中残余造血细胞小于30%。②血象符合以下三项中的两项：ANC<0.5×10^9/L；PLT<20×10^9/L；网织红细胞绝对值<20×10^9/L。

极重型再生障碍性贫血（VSAA）诊断标准：除满足SAA条件外，需ANC<0.2×10^9/L。

非重型再生障碍性贫血（NSAA）诊断标准：未达到SAA和VSAA标准的AA。

重型再障和非重型再障的临床表现、血象和骨髓象区别见表29-12。

特发性获得性再障的诊断应除外导致全血细胞减少的其他疾病。相关实验室检查建议如表29-13。

表29-12 重型再障和非重型再障的主要区别

项目	重型	非重型
起病	急者多	急者多
出血 体表	多且重	轻
出血 内脏	常有且重	偶有
感染	严重感染多	严重感染多
血象 全血细胞	重度减少	减少
血象 血小板	常<10×10^9/L	常>10×10^9/L
血象 网织红细胞	常<1%	常>1%
血象 粒细胞绝对值	常<0.5×10^9/L	常>0.5×10^9/L
骨髓象	多部位增生减低，浆细胞、组织嗜碱性粒细胞、网状细胞增多	胸骨增生活跃，巨核细胞，炭核红细胞增多。髂骨增生减低
非造血细胞比例	>70%	<50%

表29-13 疑似AA患儿的实验室及辅助检查项目

①血常规+网织红细胞（Ret）计数
②血涂片检查
③HbF含量
④骨髓涂片和活检（细胞形态学检查）
⑤细胞遗传学检查：外周血淋巴细胞染色体断裂（丝裂霉素C诱导）分析，以排除范科尼贫血，荧光原位杂交（FISH）检查异常染色体（特别是5号、7号染色体），HLA-DRB1基因型，先天性造血衰竭相关基因检测
⑥酸溶血试验和PNH细胞（CD55^-、CD59^-）检测
⑦尿含铁血黄素试验（若酸溶血试验阳性或PNH细胞阳性）
⑧外周血淋巴细胞亚群、CD20、TH1/TH2、Tc1/Tc2检测：CD4^+ IFN^- γ^+（TH1）、CD4^+ IL^- 4^+（TH2）、CD8^+ IFN^- γ^+（Tc1）、CD8^+IL^-4^+（Tc2）
⑨肝功能检查
⑩病毒学检查：肝炎病毒（甲、乙、丙等），EBV、CMV、HPV、B19
⑪抗核抗体和抗双链DNA抗体、Coombs试验等（疑自身免疫性疾病）
⑫胸部X线检查
⑬腹部B超检查

鉴别诊断主要排除导致全血细胞减少的其他疾病，如增生减低型白血病、骨髓增生异常综合征、阵发性睡眠性血红蛋白尿、免疫相关的其他全血减少性疾病，以及先天性骨髓衰竭性疾病。

【治疗】 首先去除病因，应仔细询问病史，追溯发病前半年内曾服用过何种药物，接触哪些化学或物理因素和发生过何种感染。立即除去可能引起骨髓损害的病因。

1）非重型再生障碍性贫血的治疗

A. 支持治疗

a. 成分血输注：根据卫生部2000年6月颁布的《临床输血技术规范》内科输血指南，红细胞输注指征为Hb<60g/L，但在需氧量增加（如感染、发热、疼痛等）可放宽输注红细胞阈值。推荐PLT<10×10^9/L时预防性输注血小板，存在血小板消耗危险因素者可提高阈值为20×10^9/L。发生严重出血者不受上述标准限制，应积极输注单采血小板，使其达到相对较高的水平。因血小板抗体导致无效输注者推荐输注HLA配型相合血小板。在一切输血支持中应尽量采用成分血输注，建议有条件者常规采用过滤后的成分血输注。对于粒细胞极

度缺乏伴严重感染危及生命的患儿，在联合抗生素与 G-CSF 疗效欠佳时，权衡利弊后可以考虑粒细胞输注。

b. 保护性措施：避免出血，防止外伤及剧烈活动，尽量避免接触对骨髓有损伤作用的药物；注意饮食卫生，定期口腔护理包括应用消毒剂（如西吡氯漱口水，盐水等）清洁口腔。

c. 抗感染治疗：患儿发热应按“中性粒细胞减少伴发热”的治疗原则处理。

d. 铁过载治疗：对于反复输血所致的铁过载，当血清铁蛋白>1 000μg/L 时需考虑给予祛铁治疗。

e. 疫苗接种：推荐免疫抑制治疗期间及停药半年内避免接种一切疫苗。停用免疫抑制治疗半年后经检查免疫功能大部分恢复者可接种必要的灭活或减毒疫苗。

B. 特异治疗：一旦确诊，尽早治疗。

a. 环孢素（CsA）：每日口服剂量为 3~5mg/kg，服药 2 周后根据有效谷浓度（全血 100~200μg/ml）调整药量。CsA 副作用见 SAA 和 VSAA 治疗。

b. 雄激素：司坦唑醇（Stanzon）0.1mg/（kg · d）、十一酸睾酮和达那唑。

c. 中药。

输血依赖性 NSAA 或 NSAA 血象指标中有一项达 SAA 标准，应按 SAA 治疗。

2） 重型和极重型再生障碍性贫血的治疗

A. SAA 及 VSAA 支持治疗：同 NSAA，针对性治疗包括造血干细胞移植治疗和免疫抑制治疗。

B. 造血干细胞移植治疗：对 SAA 或 VSAA，原则上应首选 HLA 相合的同胞供者异基因造血干细胞移植。若无同胞相合供者，应在免疫抑制治疗的同时，积极寻找非血缘相关供者，以备免疫抑制治疗 3~6 个月无效后进行非血缘 HLA 相合异基因造血干细胞移植。对于配型条件好［（9~10）/10 高分辨配型］的 SAA 患儿可在不包括 ATG 的免疫治疗后尽早进行非血缘造血干细胞移植。难治性活动性感染并非 SAA 移植的绝对反指征，相反通过粒细胞的植入来彻底控制感染可能已经成为患儿生存的唯一希望。骨髓是最理想的造血干细胞来源，但外周血干细胞数量多、利于早期植入，更利于尽早控制因粒细胞低下造成的感染，脐血造血干细胞数量少、抗原性弱，很容易导致移植失败，应慎重选择。

C. 联合免疫抑制治疗（immunosuppressive therapy，IST）：无 HLA 相合同胞供者行造血干细胞移植治疗的 SAA、VSAA 及输血依赖的 NSAA 或 NSAA 血象指标中有一项达 SAA 标准者选择 IST 治疗。

a. 抗胸腺/淋巴细胞球蛋白（antithymocyte/lymphocyte globulin，ATG/ALG）：ATG/ALG 与 ALG 相比，目前 ATG 应用相对较广，不同动物来源、不同品牌、ATG 制剂的生物学效能存在差异，需根据不同产品的推荐剂量应用。无感染（如有感染应在体温正常 3 天后）、血红蛋白 80g/L 以上和血小板维持在 20×10^9/L 以上时为 ATG 最佳应用时机。ATG/ALG 治疗时需采用积极的消毒、隔离预防措施，有条件最好选择无菌病房。使用前应备用抗过敏及抢救措施，如发生严重全身反应或过敏反应立即停止输注并及时抗过敏治疗。

ATG/ALG 治疗中的急性期不良反应包括超敏反应、发热、僵直、皮疹、高血压或低血压及液体潴留等，经恰当治疗多可控制。血清病反应包括关节痛、肌痛、皮疹、轻度蛋白尿和血小板减少等。多出现在 ATG/ALG 治疗后的 1 周左右，糖皮质激素应足量应用至 15 天，随后减量，一般 2 周减完（总疗程 4 周）。出现血清病反应则应静脉应用肾上腺糖皮质激素治疗，每日总量以泼尼松 1mg/（kg · d）换算为氢化可的松或甲泼尼龙，根据患者情况调整用量和疗程。

b. CsA：在 SAA 和 VSAA 的 IST 治疗中，CsA 每日口服剂量为 3~5mg/kg，可以与 ATG/ALG 同时或在停用糖皮质激素后应用，即 ATG/ALG 开始应用后 4 周开始。其有效浓度一般建议全血谷浓度在 100~200μg/L，在保持谷浓度的前提下尽量将峰浓度维持在相对不太高的范围（300~400μg/L）以减少其毒副作用。CsA 的主要不良反应为：消化道症状、齿龈增生、色素沉着、肌肉震颤、肝肾功能损害，极少数出现头痛和血压变化，多数患儿症状轻微或对症处理后减轻，必要时可调换 CsA 剂型甚至停药。服药期间应定期监测肝、肾功能，血药浓度和血压。CsA 减量应以原剂量的 10%~20% 递减，每 3 个月减量一次，减量期间需要密切观察血象，如有波动需慎重减量。一般 CsA 的总体用药疗程应在 2~3 年。减量过快可增加复发风险，一般推荐疗效达平台期后持续服药至少 12 个月。

c. 其他免疫抑制治疗：①大剂量环磷酰胺（HD-CTX）；②普乐可复（FK506）；③抗 CD52 单抗对于难治、复发的 SAA 患者可能有效，但其应用经验多来源于成人 SAA 且仍为探讨性治疗手段。

【治疗效果评估标准】 完全缓解（CR）：中性粒细胞绝对值（ANC）>1.5×10^9/L，Hb>110g/L，PLT>100×10^9/L，脱离红细胞及血小板输注。

部分缓解（PR）：中性粒细胞绝对值（ANC）>0.5×10^9/L，Hb>80g/L，PLT>20×10^9/L，脱离红细胞及血小板输注。

未缓解（NR）：未达到 PR 或 CR 标准。

（七）铁粒幼细胞贫血

铁粒幼细胞贫血（sideroblastic anemia，SA）是由一组病因不同的血红素合成障碍和铁利用不良所引起的贫血。特点是骨髓中出现大量“环形”铁粒幼红细胞，且铁剂治疗无效。

【病因与分类】 病因可分遗传性及获得性两大类。遗传性者又分为性连锁遗传或常染色体隐性遗传。获得性者大部分呈原因不明的特发性，但亦可继发于药物、毒素或由其他疾病所诱发。无论遗传或获得性患儿均以对吡哆醇（维生素 B_6）治疗反应的效果而进一步定为效应性或无效性，其中以遗传性者对维生素 B_6 反应较佳（表 29-14）。

表 29-14 铁粒幼细胞贫血的病因及分类

一、遗传性
1. 性连锁遗传
（1）δ-氨基 γ-酮戊酸（ALA）合成酶缺乏
（2）粪叶啉原氧化酶或血红素合成酶缺乏
2. 常染色体隐性遗传
二、获得性
1. 特发性
2. 继发性
（1）继发于药物或毒素：抗结核药物（异烟肼、环丝氨酸、吡嗪酰胺），抗肿瘤药物（氮芥、硫唑嘌呤类），以及氯霉素、铅、乙醇等
（2）继发于其他疾病：造血系统疾病（白血病、骨髓增生性疾病、溶血性贫血、巨幼红细胞贫血等），以及恶性肿瘤、结缔组织病、感染、内分泌或叶啉代谢性障碍等

【发病机制】 正常人骨髓的幼红细胞胞质内可见少量铁存在，用铁染色时可见 30%～60%的幼红细胞中有细小的铁粒，但数量仅 1～2 粒，最多不超过 5 粒。本病的幼红细胞含铁粒粗大，数量多且质呈现病态。

1. 遗传性

（1）性连锁遗传：①ALA 合成酶缺乏；②粪叶啉原氧化酶或血红素合成酶缺乏。

（2）常染色体隐性遗传。

2. 获得性

（1）特发性。

（2）继发性：①继发于药物或毒素；②继发于其他疾病：造血系统疾病（白血病、骨髓增生性疾病、溶血性贫血、巨幼红细胞贫血等）以及恶性肿瘤、结缔组织病、感染、内分泌或叶啉代谢性障碍等。

本病简要的发病机制如下：在血红素生物合成过程中，某些酶缺乏或生化过程产生障碍时，即可导致幼红细胞内非血红素铁的过量蓄积，产生病态性铁粒幼红细胞。血红素合成途径的第一步是甘氨酸和琥珀酰辅酶 A 形成 δ-氨基 γ-酮戊酸（δ-aminolevulinic acid，ALA）；最后一步为铁和原叶啉结合形成血红素，这两个关键性的步骤都在幼红细胞的线粒体内进行。假如 ALA 合成酶产生缺陷或吡哆醇（即维生素 B_6）在酸作用下合成 5-磷酸吡哆醛的辅酶化过程中发生故障，可导致原叶啉合成不充分，铁与原叶啉不能结合，使幼红细胞的线粒体内铁超负荷，堆积形成“环形”铁粒幼红细胞。在光镜下可见铁粒在幼红细胞核的周围呈环状或至少 1/3 环形。在电镜下此种异常的线粒体变形、肿胀、破裂，铁以尘状或斑状沉积于线粒体的内嵴，失去铁蛋白或含铁血黄素的超微结构。这种铁是三价铁的磷酸盐，不能与叶啉环结合为血红素。正常幼红细胞的线粒体环绕核，故病态线粒体的铁粒在显微镜下亦为环形。这种形态异常的细胞功能亦不正常，其 DNA、RNA 及蛋白质合成均受抑制。由于铁沉积抑制了中幼红细胞进入细胞增殖周期，导致出现红细胞无效造血现象。

【临床表现】 遗传性或获得性铁粒幼细胞贫血的临床表现均相似。病程发展多缓慢呈良性，常以贫血表现就诊。有皮肤黏膜不同程度的苍白或轻度黄疸，半数有肝脾大但较轻，常不能触及。出血表现偶见。在遗传性病例中多为长儿首先发病。性连锁隐性遗传者多为男性发病女性传递，传递者均无严重贫血，故临床上女性严重患者甚少。特发性者，男女均可发病。继发性患者除有本症的特点外，尚有原发病的症状或有应用药物的病史。

【实验室检查】 其特征性所见有：

1. 低色素性贫血 血红蛋白多在 70～100g/L（7～10g/dl），偶亦可见低至 30g/L（3g/dl）。遗传性所致者成熟红细胞多呈典型的、数量不等的低色素小细胞。获得性者则可同时见到正色素正常红细胞或大红细胞。网织红细胞反而减低，或增高不明显。白细胞、血小板计数一般正常，但在获得性患者中可有抑制情况。

2. 骨髓片 可见红细胞系统明显增生，以中幼红细胞为主，可有巨幼样变（对叶酸有反应者可见巨幼红细胞改变）。用普鲁士蓝染色出现病理性铁粒幼红细胞及“环形”铁粒幼红细胞，可达 40%。

3. 血清铁含量增高 可达 35.8μmol/L（200μg/dl）；转铁蛋白饱和度增加，可达 90%以上；血清总铁结合力和/或不饱和铁结合力降低。血中未结合的胆红素轻度升高。

4. **红细胞游离原卟啉** 在遗传性者中多减低，说明为ALA合成酶或粪卟啉原氧化酶缺陷。无论遗传性还是特发获得性病例，当血红素合成酶或铁螯合酶有缺陷时，红细胞游离原卟啉均可增加。

【诊断与鉴别诊断】 这种患儿多半由于贫血及外周血检查有异常而经骨髓检查确诊，而体检发现则不多。诊断依据主要有以下3点：①低色素性贫血，网织红细胞不高；②骨髓红细胞系增生，骨髓涂片用铁染色后出现大量"环形"铁粒幼红细胞；③血清铁含量增高，铁饱和度大于正常。

诊断一般不困难，误诊和漏诊多因未做骨髓铁染色检查。

患儿若近期有服药史或正在服药中，则应详问其药物名称、用量及其原发病，如服用易并发本病的药物或制剂，停用后症状大多可较快消失，试行停药亦可作为本病继发于药物或毒物的反证诊断。

诊断时并应与缺铁性贫血、地中海贫血、铅中毒性贫血或感染性贫血等相鉴别。

【预后】 本病的预后依其病因、病情轻重及对吡哆醇（维生素 B_6）治疗的反应而异。无论何种病因，对维生素 B_6 的反应很重要。约有7%～10%的获得性特发性患者可有发展为骨髓增生异常综合征的趋向，最终转化为急性非淋巴细胞白血病，过程急缓不一。

大多数获得性特发性患者呈慢性无痛苦性过程。但出现下列情况，常提示预后不良：如血小板减少，严重贫血；难以治疗的巨幼红细胞增多；获得性血红蛋白H的出现；骨髓中原始粒细胞增加；红细胞系统增生不良；复合性染色体核型异常或出现亚二倍体，若外周血中绝对性单核细胞增多或假性Pelger-Hut核异常均为向白血病转化的一种征兆，预后较差，而出现血小板数目增多，骨髓中明显红细胞系统增生时，可能预示预后较好。

遗传性长期重症患儿可有血色病，皮肤呈棕铜色，以及糖尿病，肝、心功能异常等并发症。

【治疗】 遗传性及获得性的患儿，都应首先试用大量维生素 B_6 治疗，无论早期效果如何，均应较长期服用。约半数患者有不同程度的疗效，一般每日剂量为50～200mg，对此药有反应良好者称为吡哆醇效应性贫血（pyridoxin-responsive anemia），此类患儿和维生素 B_6 缺乏症所致的贫血不同，前者不具有典型的皮炎、舌炎及痉挛等维生素 B_6 缺乏症的征象。对维生素 B_6 治疗无效的病例，可试用磷酸吡哆醛或色氨酸，可试用叶酸、维生素 B_{12}、丙酸睾酮、免疫抑制剂或肾上腺皮质激素等，偶获疗效。如已出现粒细胞发育不良的情况亦可试用小剂量阿糖胞苷（Ara-C）。对重度贫血者（Hb<60g/L）可输浓集的红细胞。体内如有过量的铁贮积，可用祛铁治疗等，个别患者可行部分换血。继发性病例则主要积极治疗原发病或停用有关的药物。先天性者可考虑异基因造血干细胞移植。

（八）先天性红细胞生成异常性贫血

先天性红细胞生成异常性贫血（congenital dyserythropoietic anemia，CDA）是一种少见的遗传性红细胞系无效造血家族性疾病。其临床特点为慢性、难治性轻或重度贫血，伴持续或间断性黄疸，骨髓表现为红细胞系无效造血、多核、核碎裂和其他形态异常。1966年，Crookston等将此类贫血正式命名为CDA。1968年，Heimpel等根据血细胞骨髓形态和血清学检查，把CDA分为Ⅰ、Ⅱ、Ⅲ三型，之后陆续有不同型CDA的报道。CDA病因尚不清楚，除了红系异常外，不伴有粒系、巨核系的异常。体外培养红细胞集落生成正常，但可见多核红细胞，可能由红系核膜和胞质膜的结构异常所致，可见幼红细胞破坏增加和DNA减少。CDA可有染色质"桥"、红细胞"鬼影"、巨大/多核红细胞以及HEMPAS抗原和抗原的改变等。CDA的特点是：①无效造血（红细胞与幼红细胞在骨髓内被破坏）；②骨髓中出现较多胞体较大的多核红细胞；③继发血色病。骨髓红系增生达到正常5～10倍以上，并且幼红细胞双核或多核异常的细胞大于10%成为主要的诊断依据，近年来基因检测也逐渐为该病的研究进展提供更多信息。Ⅱ型先天性红细胞生成异常性贫血的患者中，基因编码的分泌性COPⅡ成分SEC23B是变异的，短发夹RNA介导的SEC23B表达抑制表现出胞质的缺陷。敲除斑马鱼的*SEC23B*也会导致红细胞的异常生长。Ⅰ型先天性红细胞生成异常性贫血常有*CDAN1*基因异常。总体而言，相对于其他的先天骨髓衰竭性疾病，该病的了解还甚少。

发病年龄和贫血轻重差别极大，常在10岁以后才得到确诊。起病缓慢，多因贫血而就诊，并间断地出现黄疸和尿色的改变，肝、脾大，可见胆管梗阻现象。病程久的可继发含铁血黄素沉着症和血色病。

根据血象、骨髓象和生化等方面的改变，将此症分为四型，各型的特点见表29-15。最常见的是Ⅱ型，约占本症的60%，又称为遗传性多核幼红细胞伴阳性酸溶血试验（hereditary erythroblastic multinuclearity with a positive acidifiedserum，HEMPAS）。常见贫血与轻度黄疸，肝、脾大。约半数红细胞脆性增高，红细胞形态不规则，嗜多色性，偶见有核红细胞。骨髓中幼红细胞增多，可见双核及多核幼红细胞。易与球形红细胞增多症相混淆。电镜检查可见有的幼红细胞有双层胞质膜。推测此种变化是细胞不易分裂的原因。酸溶血试验阳性，在抗 i 和抗 I 血清中溶血增加。曾有报道此型的红细胞膜蛋白的糖基化作用异常。轻型患者（60%）幼年发病，血红蛋白可达 110g/L，早期无贫血症状，到成年后才有贫血表现。约 25%的患者病情相对较重，婴幼儿期就需定期输血维持。部分患者有特殊面容，颅骨双层板增宽。

表 29-15 先天性红细胞生成异常性贫血各型特点

项目	Ⅰ型	Ⅱ型	Ⅲ型	Ⅳ型	变异型
遗传方式	常染色体隐性	常染色体隐性	常染色体显性	常染色体显性	常染色体隐性/性连锁遗传
染色体定位	15q15.1.3	20p11.23	15q21～25	19p13.2	不详/Xp11.2315
基因	*Codanin*	*SEC23B*	不详	*KLF1*	不详/*GATA1*
诊断时年龄	出生～30 岁左右	出生～30 岁左右	婴儿期到老年期	婴儿期到老年期	
占 CDA 病例比例	16%	62%	17%	5%	
贫血	轻～中度 Hb 80～120g/L MCV 高	轻～重度 Hb 60～70g/L MCV 正常	轻度 Hb 70～85g/L MCV 高	重度 — MCV 正常	
红细胞形态	大细胞，大小不一，异形红细胞，嗜碱性点彩网织红细胞 1.5%	大小不等，形态不一，固缩红细胞，泪滴状网织红细胞±2%	大细胞，异形，大小不一，嗜碱性点彩，网织红细胞 2%～4%	正细胞正色素	
骨髓象	染色体质核间桥	双核或多核幼红	巨幼红，多核幼红细胞	同Ⅲ型	
电镜	“瑞士干酪样”核	双胞质膜，多量内质网	非特异性	无双胞质膜	
血清试验					
酸溶血试验	−	+	−	−	
抗 I 凝集试验	±	++	±	正常	
抗 i 凝集试验	+	++	±	正常	
铁动力学	增高	增高	增高		
血浆 Fe^{2+} 清除率	降低	降低	降低		
Fe 掺入	减少	减少	减少		
生化改变	尿胆原增多 自溶血试验正常	酶增多，50% 脆性增高，25% 自溶试验阳性	血清胆红素增多，结合珠蛋白减少，24 小时粪胆原增多	同Ⅱ型	

资料来源：①IOLASCON A，ESPOSITO MR，RUSSO R. Clinical aspects and pathogenesis of congenital dyserythropoietic anemias：from morphology to molecular approach. Haematologica，2012，97(12)：1786-1794.
②黄绍良. 小儿血液病临床手册. 2 版. 北京：人民卫生出版社，2000：262.

【鉴别诊断】 需与其他造血异常性贫血相鉴别，如再生障碍性贫血、红白血病、骨髓硬化症和核蛋白合成障碍，包括维生素 B_{12} 或叶酸缺乏。Ⅱ型的血清酸溶血试验阳性，需与阵发性睡眠性血红蛋白尿鉴别，各型之间的鉴别有时很困难。

【治疗与预后】 多数患者不依赖输血也可维持健康水平。重症患者则需反复输血，或做脾切除以减少输血次数，但需注意切脾除后易发生严重感染。合并胆结石的需做胆囊切除。禁忌服用铁剂。应用维生素 B_{12}、B_6、叶酸和维生素 E 无效。对于少数依赖输血而致含铁血黄素沉着的患者，可采用祛铁治疗。

（九）铅中毒性贫血

铅中毒性贫血呈小细胞低色素性中度或重度贫血，红细胞内可见嗜碱性点彩，网织红细胞增高。病史中多有摄食含铅物质的异嗜癖。根据患儿饮食情况，其血清铁可以低、正常或增高，但骨髓可见铁粒幼细胞为其特征。红细胞游离原卟啉明显增高。诊断除长骨端 X 线所见、尿及粪卟啉原测定以及红细胞 ALA 脱氢酶测定外，尿铅定量是诊断最可靠的依据（详见有关中毒章节）。

（十）内分泌障碍并发的贫血

内分泌障碍时可并发贫血（anemia of endocrine disorders）。

甲状腺功能减退的患儿由于氧耗降低致红系增生低下常并发贫血，此种贫血多为正细胞正色素性，但若同时合并铁或维生素 B_{12} 缺乏，则有相应的血象改变。骨髓红细胞系统增生低下，脂肪较多。合并缺铁性贫血时，单纯应用铁剂治疗效果不好，加用甲状腺素后才能纠正贫血。患甲状腺功能减退的年长儿若出现大细胞贫血，则应考虑可能由于自身免疫所致。此种自身抗体不但作用到甲状腺，同时也破坏胃黏膜壁细胞而导致维生素 B_{12} 缺乏。

垂体功能低下也可引起轻度贫血，其血象同甲状腺功能减退性贫血。

艾迪生病也可出现贫血，但因血浓缩而贫血不明显。此类贫血只有应用相应的内分泌激素后才能缓解。合并于艾迪生病的大细胞贫血可能是一种遗传性自身免疫性疾病。此种自身抗体与体内多种组织发生作用，其中包括胃黏膜壁细胞。

（十一）肾性贫血

严重的肾脏疾病出现氮质血症时，多合并贫血。贫血的程度与氮质血症有一定平行关系。一般当肾小球滤过率降低到正常的 25%~30%时开始出现贫血。

【发病机制】　慢性肾功能障碍时促红细胞生成素的生成减少，大量的试验证明当肾功能障碍的患者有较严重的贫血时，其血浆中的促红细胞生成素只能维持在正常的低限，而肾功能正常的贫血患者血浆中的促红细胞生成素明显升高。促红细胞生成素降低的程度与肾脏排泌功能障碍有平行关系。当红细胞生成素严重缺乏时，骨髓对溶血和贫血失去增生的代偿能力。约有 10%的促红细胞生成素由肝脏产生，故即使双肾切除血浆中仍有少量的促红细胞生成素。

亦有研究证明尿毒症血浆对红系祖细胞有抑制作用。目前认为尿毒症患者的骨髓失去对贫血的代偿功能，与促红细胞生成素降低和此类患者血浆中存在红系生成抑制物质有关。

除骨髓增生障碍外，红细胞寿命缩短亦是贫血的原因。若将正常人的红细胞输给尿毒症患者，则正常红细胞寿命亦缩短，反之将尿毒症患者的红细胞输给正常人，则此类红细胞寿命正常。目前尚未能证明哪类特异毒素可导致此类患者的溶血现象，经血透析与腹膜透析皆不能使此类溶血现象减轻。

尿毒症可导致血小板功能异常，可继发胃肠道和泌尿道失血，此外血液透析时亦可丢失少量红细胞而造成贫血。尚有铁的吸收障碍，或因厌食而致铁和叶酸等摄入减少而导致贫血。

【实验室检查】　贫血程度不等，大多为中至重度贫血。多呈正色素性，网织红细胞正常或减低。血涂片可见多少不等的锯齿形、盔形和三角形等形状的破碎细胞。白细胞正常或增高。血小板正常或降低。出血时间和血块收缩不正常，凝血时间正常。毛细血管脆性试验可呈阳性。骨髓增生多正常，粒/红比例增加。血清铁和总铁结合力常降低，骨髓铁染色正常，血浆铁蛋白多增高。

【治疗】　输血是减轻此类贫血的主要治疗方法。小儿对贫血的耐受性很强，因此当血红蛋白降低至 50g/L 左右时方才考虑输血。输血过多会使骨髓造血受到抑制，且可发生铁过剩。如无失血，以输浓集红细胞为宜，每次可输 10ml/kg。

长期做血液透析的患儿，可因失血而缺铁，如不输血，可给予铁剂。叶酸亦因透析而丢失，故每日应口服叶酸 1mg。应用泼尼松后，可减慢红细胞下降的速度，减少血透析患儿的输血次数。

近年来生物合成的促红细胞生成素已应用于临床，若患者体内储存铁正常，静脉输注促红细胞生成素后，贫血很快好转。重组人促红细胞生成素每次 50~100U/kg，每周 3 次，皮下注射，待 HCT 达 0.3~0.33 后改维持量(原剂量1/2)水平继续治疗。

(十二)骨髓增生异常综合征

骨髓增生异常综合征(myelodysplastic syndromes, MDS)是一组起源于造血干细胞的获得性克隆性疾患,其特征性病理生理改变是克隆性造血干/祖细胞发育异常(dysplasia)和无效造血(ineffective hematopoiesis),基本临床特征是骨髓中造血细胞有发育异常的形态学表现和外周血细胞减少,以及具有转变为急性髓系白血病(AML)的高风险。儿童MDS是一种少见的疾病,占儿童造血系统肿瘤的比例还不足5%,有研究表明儿童MDS与成人有很大的不同,两者是否为同一疾病实体,本质上是否相同,需要进一步研究。

儿童MDS的诊断分型标准:

2003年Hasle等参照成人MDS的WHO诊断分型标准提出了第一个儿童MDS的WHO分型标准,并提出了儿童MDS的最低诊断标准,认为至少符合以下四项中的任何两项方可诊断为MDS:①不能解释的持续性血细胞减少(中性粒细胞减少、血小板减少或贫血);②至少二系有形态学特征发育异常;③造血细胞存在获得性克隆性细胞遗传学异常;④原始细胞增高(≥5%)。

按FAB标准诊断的儿童难治性贫血(RA)与成人RA患者相比主要区别为:①外周血贫血(Hb<100g/L)所占比例较低(46%),主要表现为中性粒细胞绝对值(ANC)减少(其中ANC<0.5×10^9/L比例为27%)和/或血小板数减低(<150×10^9/L比例为75%);②骨髓增生减低比例较高(43%);③粒细胞系统和巨核细胞系统发育异常的细胞形态学改变与疾病演进和预后无相关性。因此,采用RC的定义更合适。

Baumann等在2008年再版的WHO儿童MDS诊断标准中将其分为:①难治性血细胞减少(RC)(外周血原始细胞<2%,骨髓原始细胞<5%);②难治性贫血伴原始细胞过多(RAEB)(外周血原始细胞2%~19%,骨髓原始细胞5%~19%);③转化中的RAEB(RAEB-T)(外周血或骨髓原始细胞20%~29%)。2016版WHO对儿童MDS诊断标准未有特别修正。

2016年版WHO MDS诊断分型标准中按骨髓异常细胞/原始粒细胞数量、累及系列数、是否5q缺失分类,骨髓原始细胞在0.05~0.2之间分为MDS伴过多幼稚细胞(excess blasts),EB1(0.05~0.09)和EB2(0.1~0.19)两个级别,类似前称RAEB-T亚型。如果患者有原发性AML特有的染色体及其融合基因异常,如t(8;21)/AML1-ETO,t(15;17)/PML-RARα,Inv(16)/CBFβ-MYH11,t(9;11)/MLL-AF9等,不管原始细胞比例是多少均应诊断AML。对于那些骨髓原始细胞比例在20%~30%的患儿,如无临床和儿童MDS特征性7号染色单体异常或前述原发性AML特征性染色体核型异常,应在2周后重复骨髓检查,骨髓原始细胞比例超过30%则诊断为AML,如果4周内骨髓原始细胞比例保持稳定则诊断为RAEB-T。

儿童继发性MDS主要见于先天性骨髓衰竭综合征(如范科尼贫血、Kostmann综合征、Shwachman-Diamond综合征、Blackfan-Diamond贫血等),其次还可以继发于放/化疗治疗和再生障碍性贫血等,这些继发性MDS的诊断分型标准同原发性MDS,但应注明继发于何种情况。

幼年型慢性粒-单核细胞白血病是儿童MDS的特殊亚型,1994年国际幼年型慢性粒-单核细胞白血病工作组制订的JMML最低诊断标准则为:①白细胞计数>13×10^9/L;②单核细胞绝对值>1×10^9/L;③外周血有不成熟粒细胞(原始、早幼、中幼);④骨髓穿刺液涂片原始细胞<0.30;⑤除外t(9;22)(q34;21)或bcr/abl重排。-7是儿童MDS最常见的染色体异常。原发性儿童MDS有-7者占40%,伴发先天或遗传异常的儿童MDS常出现-7。接近90%的患儿伴有体细胞或生殖系*PTPN11*,*KRAS*,*NRAS*,*CBL*或*NF1*基因突变。

MDS的诊断主要依靠临床、血象和骨髓的病态造血改变并除外其他引起病态造血的疾病,如红白血病、慢性粒细胞白血病、白血病化疗后、巨幼细胞贫血、风湿性疾病等,尤应注意与再障的鉴别,后者一般无脾大,外周血无有核红细胞,骨髓无奇数核或巨大红细胞和淋巴样小巨核等。核型检查有助于两者的鉴别。小儿MDS进展较快,可从RAEB(2016 WHO成人分类中称为EB, excess blasts)很快转化为RAEB-T乃至白血病,一般转化为AML,且预后差,治疗颇为困难。不同于成人,少数表现为急淋白血病前期,经数周或数月发展为ALL。

从MDS基金会组织的2004—2005年国际MDS治疗调查结果来看,目前国际上治疗成人MDS的趋势是对于大多数病程平稳、以顽固性血细胞减少为主要表现,而基本上没有恶性表征的患者,特别是对于低危和高龄者,治疗目标应主要是提高血细胞数量和保持较好的生活质量,支持治疗应是这些患者的主要甚至唯一治疗手段。药物治疗通常有免疫抑制药(环孢素、

ATG)、DNA 甲基化酶抑制药 5-氮杂胞苷(azacytidine，5AC)和地西他滨(decitabine，DAC)，除有 ATG 治疗儿童 MDS 的小系列报道外，其他药物极少有用于儿童 MDS 的研究报道。儿童 MDS 药物治疗策略可能仅适用于极少部分无-7 号或复杂染色体核型异常、且非输血依赖性和无由中性粒细胞减少导致高感染风险的 RC 患儿。

绝大部分儿童 MDS 应将 SCT 作为首选治疗，SCT 也是唯一根治 MDS 的方法。那些有-7 号染色单体或复杂染色体核型异常的 RC 患儿，如有 HLA 匹配的同胞供体或无关供体，应在确诊后尽早进行 SCT，其他 RC 患儿如有 HLA 匹配的同胞供体也应在确诊后尽早进行 SCT。晚期 MDS(RAEB 和 RAEB-T)应在确诊后尽早进行 HLA 完全匹配的同胞供体和无关供体 SCT，如果疾病进展也可考虑单倍体 SCT，现有资料表明这些患者在移植前是否接受强化疗及骨髓原始粒细胞的比例对患者移植后生存率和复发率并无影响。EWOG-MDS 98 临床试验采用白消安 16mg/kg，环磷酰胺 120mg/kg，美法仑 140mg/m^2，移植物抗宿主病(GVHD)预防中采用 HLA 匹配的同胞供体 SCT 时常单用环孢素，其他 SCT 常用环孢素+甲氨蝶呤+抗胸腺细胞球蛋白(ATG)联合方案。同胞供体和无关供体 SCT 的移植相关死亡率分别约为 15%和 25%、5 年无病生存率分别约为 60%和 40%，5 年复发率约 30%，同胞供体和无关供体 SCT 无显著性差异。而米尼苏达的 Smith 等的研究发现：尽早移植有助于提高疗效。

三、溶血性贫血

(一) 概述

溶血性贫血(hemolytic anemia)是由各种原因导致红细胞破坏加速所致细胞寿命缩短，而骨髓造血代偿性增强但不足以完全弥补红细胞消耗所致的一组贫血。

正常情况下，血循环内红细胞的寿命为 100～120 天(新生儿期为 80～100 天)，每天约有 1%的红细胞衰老破坏而从血液中被清除，同时骨髓释放相同数量的新生红细胞进入血液，以保持红细胞数量的动态平衡。正常成人骨髓生成红细胞的代偿功能很强，可增至正常水平的 6～8 倍。因此，只有当红细胞的寿命缩短，且其破坏速度超过骨髓生成红细胞代偿功能时，才引起贫血。一般认为，当红细胞的寿命短于 15～20 天时，即可引起贫血。

当溶血时，骨髓中的黄髓可转为红髓，以发挥其造血代偿功能，正常成人的黄髓较多，故造血代偿功能大，小儿在 5～7 岁之前，其骨髓几乎全为红髓，因此，其造血代偿功能差，当造血的需要增加时，其代偿功能主要依靠髓外的造血器官代偿性增加造血，髓外造血器官主要包括脾、肝、淋巴结，在婴儿期尤其明显。因此，当小儿患溶血性贫血时，其程度和代偿性髓外造血所致的脾、肝、淋巴结肿大常较成人为重。

【溶血病因及分类】 目前常用以红细胞破坏原因及发病机制相结合的分类(表 29-16)，在临床上实用性较强。按发病的急缓分为急性和慢性溶血性贫血；按红细胞破坏的部位不同分为血管内溶血和血管外溶血。

1. 血管内溶血 血管内的红细胞被大量破坏，血红蛋白被释放到血液循环，出现血红蛋白血症(hemoglobinemia)，血浆中游离 Hb 增高使血浆呈粉红色或红色。游离 Hb 代谢转归：①与血浆中的结合珠蛋白(haptoglobin，Hp)结合成 Hp-Hb 复合物，参与单核巨噬细胞系统的胆色素代谢；②超过 Hp 结合能力时，则自肾小球滤出，出现血红蛋白尿，部分可被肾小管重吸收，在上皮细胞内分解为卟啉，卟啉进入血循环成为胆色素，后两者被重新利用，部分以含铁血黄素存在于上皮细胞内，随上皮细胞脱落，从尿排出(含铁血黄素尿)；③分离出游离的高铁血红素，与血浆中 β-糖蛋白结合成高铁血红素蛋白(methemoalbumin)或与凝乳素(hemopexin，Hx)结合，然后进入单核巨噬细胞系统(图 29-8)。

2. 血管外溶血 异常的红细胞在单核巨噬细胞系统(主要为脾及肝)中被破坏。变形性降低的红细胞在通过脾窦时被捕捉及吞噬、破坏，释出的 Hb 很快被单核巨噬细胞吞噬，故一般不出现 Hb 血症，被吞噬的 Hb 分解为珠蛋白，胆绿素和铁离子。珠蛋白及铁被重新利用，胆绿素经过一系列代谢变为胆红素。此时未结合胆红素增高，尿胆原阳性，粪胆原含量增加(表 29-17)。

【临床表现】

一般来说，慢性先天性溶血性贫血和急性溶血性贫血在临床上有所区别，但两者又可能相互交错，难以截然分开。

1. 慢性先天性溶血性贫血 其主要表现为贫血、黄疸、肝脾大、间发危象和胆石症。

表 29-16 溶血性贫血分类

1. 红细胞内在性缺陷

（1）红细胞膜缺陷（膜分子病）
- 遗传性球形红细胞增多症
- 遗传性椭圆形红细胞增多症
- 遗传性裂口形细胞增多症和干燥细胞增多症
- 婴儿固缩红细胞增多症
- 维生素 E 缺乏症
- 棘形红细胞增多症（先天性缺乏 β 脂蛋白血症）
- 阵发性睡眠性血红蛋白尿

（2）红细胞酶缺陷

①无氧酵解通路（EMP）中的酶缺陷
- 己糖激酶（HK）缺乏
- 磷酸葡萄糖异构酶（PGI）缺乏
- 磷酸果糖激酶（PFK）缺乏
- 丙糖磷酸异构酶（TPI）缺乏
- 甘油醛-3 磷酸脱氢酶（G-3PD）缺乏
- 2,3-二磷酸甘油酸变位酶（2,3-DPG Mutase）缺乏
- 磷酸甘油酸激酶（PGK）缺乏
- 丙酮酸激酶（PK）缺乏
- 三磷酸腺苷酶（ATPase）缺乏

②磷酸戊糖旁路（HMP）中酶缺陷
- 葡萄糖 6-磷酸脱氢酶（G-6-PD）缺乏
- 氧化型谷胱甘肽还原酶（GSSG-R）缺乏
- 谷胱甘肽合成酶（GSH-SYN）缺乏
- 谷胱甘肽还原酶（GSH-R）缺乏
- 谷胱甘肽过氧化物酶（GSHP-Px）缺乏
- 2,3-谷氨酰胺-半胱氨酸合成酶缺乏

③其他酶缺陷
- 嘧啶 5′-核苷酸酶（P5′-N）缺乏
- 核糖磷酸焦磷酸激酶缺乏
- 腺苷酸激酶缺乏
- ATP 酶缺乏

（3）血红蛋白病

①珠蛋白多肽链的量异常（地中海贫血综合征）
- α-地中海贫血
- β-地中海贫血
- γ-地中海贫血
- γβ-地中海贫血
- δ-地中海贫血

②珠蛋白多肽链结构异常
- 不稳定血红蛋白病（Hb、E、…）
- 变性血红蛋白血症（HbM）
- 与氧亲和力减低的血红蛋白病（Hb-Kansas 等）

③珠蛋白肽链的发育异常
- 遗传性胎儿血红蛋白持续综合征
- Hb-Lepore

2. 红细胞外异常

（1）免疫性溶血性贫血

①自身免疫性溶血性贫血（温抗体型、冷抗体型），阵发性冷性血红蛋白尿，冷凝集素血红蛋白尿伴雷诺氏综合征，新生儿先天性自身免疫性溶血性贫血

②药物诱发免疫性溶血性贫血

③同种免疫性溶血性贫血

④血型不合输血引起的溶血

（2）非免疫性溶血性贫血

①微血管病性溶血性贫血

②感染

③物理因素（烧伤、高热、电离辐射、行军性血红蛋白尿）

④化学因素：药物、化学品

⑤动、植物因素：蛇、蜘蛛咬伤，有毒植物中毒

（3）其他溶血性贫血

①脾功能亢进

②先天性造血障碍性贫血

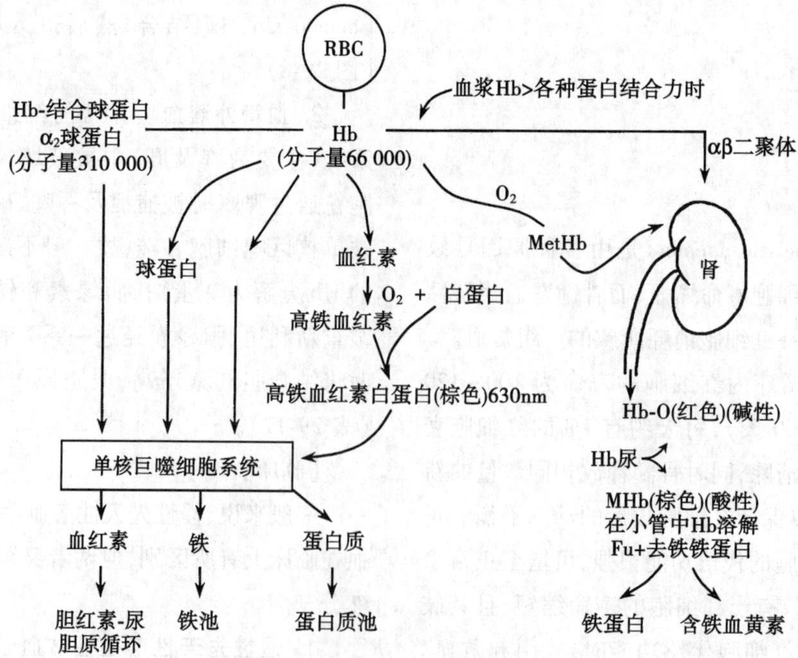

图 29-8 血管内溶血的血红蛋白分解代谢

表 29-17 血管内与血管外溶血的特征

项目	血管内	血管外
病因	后天获得性者多见	遗传性红细胞缺陷多见
经过	一般急性,也可慢性	一般慢性,可有溶血危象也可急性
贫血	+++	+/溶血危象时+++
黄疸	+~+++	+/溶血危象时明显
肝、脾肿大	±~++	+++
RBC 形态(靶形,球形)	-~+	++~+++
血浆游离 Hb↑	+~+++	-~+
Hp↓	+++	-/+
高铁血红素白蛋白血症	+	-
尿 Rous 试验	+~++	-
Hb 尿	可有	无
RBC 渗透脆性	↓~↑	可↑↑
单核巨噬细胞系统中含铁血黄素沉着	-	++
切脾疗效	无	有

(1) 贫血:贫血的程度可差异很大,重者生后即出现,但多数表现为轻、中度贫血,常能适应于慢性贫血状况而仅表现较轻微的症状,也有相当多的患儿于婴儿或幼儿期就诊,贫血程度亦较重,某些患者无贫血表现,直到成人出现症状或仅在家系调查时发现。

(2) 黄疸:黄疸亦轻重不等,重者可于新生儿期出现高胆红素血症,甚至需要换血治疗,但多数表现为较轻微的黄疸甚至无黄疸,少数表现为持续性黄疸,合并感染时可诱发或加重黄疸。

(3) 危象:包括溶血危象和再生障碍性危象,两者常常同时存在。慢性先天性溶血性贫血在疾病过程中如合并一些可诱发疾病加重的因素如感染等,可在原有疾病基础上加速红细胞破坏和/或抑制造血代偿,当红细胞的过度破坏和骨髓红细胞代偿性生成之间的平衡遭到破坏,可导致血红蛋白水平迅速下降和一系列的临床表现,产生"危象"。因溶血而血红蛋白急剧下降、临床黄疸明显加重,出现血红蛋白尿、高热,甚至出现少尿无尿、血压下降,称为"溶血危象"。同时骨髓红细胞生成反而受抑制致代偿无能而造成的危象称为"再生障碍性危象",此时通常网织红细胞减低。"再生危象"大多由人类细小病毒(parvovirus)B19 型感染导致骨髓红系生成的一过性抑制,发生率约占慢性溶血性贫血患者的2.4%,常见于5~10岁的学龄儿,发生于球形红细胞增多症、地中海贫血、PK 缺乏病例较多见。危象通常持续大约两周后渐恢复。血清中出现病原体 IgM 特异性抗体为近期感染的标志,后出现 IgG 抗体≥4 倍升高。此外,尚有合并叶酸缺乏而产生的巨幼细胞性危象,但发生缓慢,且与感染无关。

(4) 脾大:除镰状细胞贫血外,脾大是先天性溶血性贫血的典型表现,常见轻到中度脾大,亦可见巨脾,多伴肝大。

(5) 胆结石:胆结石及其合并症在小儿先天性溶血中较为少见,典型的溶血性贫血胆结石为"黑色素结石",内含胆红素盐聚合体、黑色素和钙盐等,无定型而易碎,常不能透过 X 线。

(6) 骨骼异常:当溶血发生在生长发育时期,红系骨髓的明显扩张可导致特征性的塔形头颅、额颞部增厚,骨 X 线检查骨皮质变薄,骨髓腔增宽,颅骨表现为毛刷样改变。

(7) 小腿溃疡:可表现为双侧性,小儿少见。

2. 急性溶血性贫血 常见急性发病,表现为发热、寒战、乏力,重时可能出现休克、少尿、无尿、苍白及黄疸等症状,见于血型不合输血、G-6-PD 缺乏症应用氧化剂后、某些发热性疾病后、自身免疫性溶血性贫血(autoimmune hemolytic anemia,AIHA)及血栓性血小板减少性紫癜(thrombotic thrombocytopenic purpura,TTP)等,部分病例表现为隐匿性,经数周数月症状渐恢复,症状与先天性溶血性贫血类似。一些全身疾病如系统性红斑狼疮(SLE)、支原体肺炎等,溶血性贫血仅为其临床表现之一或以溶血性贫血为其首发症状。

【诊断】 各种溶血性贫血的病因确诊取决于有关的实验室检查。诊断的步骤是:首先要明确溶血的存在,然后进一步选择相关特殊检查来确定其病因(类型)。

确定溶血的存在:各种不同类型的溶血均有红细胞破坏增加和红细胞代偿增生的共同特点。

1. 红细胞破坏增加的证据

(1) 红细胞和血红蛋白常有不同程度的降低。

(2) 黄疸:以间接胆红素增高为主的高胆红素血症,其增高程度取决于溶血的严重程度和肝脏清除胆红素的功能。在慢性轻度溶血时若肝功能正常,肝可将因溶血而产生的胆红素消除,因而不引起高胆红素血症和黄疸。

(3) 粪中粪胆原、尿中尿胆原增加:粪胆原增加的程度取决于溶血程度、肠道中细胞状况和是否应用抗生素等因素;尿中尿胆原增加的程度则更受尿的 pH 值和肝功能的影响。当肝功能受损或尿液碱化时尿胆原的排泄量明显增加,反之则增加不明显。

(4) 血清结合珠蛋白含量降低:结合珠蛋白是由肝和脾合成的糖蛋白,血浆中一个分子的结合珠蛋白可与1~2 个分子的血红蛋白结合而形成结合珠蛋白-血红蛋白复合物,然后进入单核巨噬系统中进一步代谢。溶血时,结合珠蛋白与游离血红蛋白的结合量增加,因而血清结合珠蛋白含量降低。此外,血清结合珠蛋白的含量在有肝细胞病变、传染性单核细胞增多症、脑膜炎双球菌感染、伤寒等症时也降低。在患某些感染性疾病、恶性肿瘤、胶原性疾病、烧伤、外科手术、肾病时其含量则增高,临床应注意以上因素的影响。血清结合珠蛋白与血红蛋白结合而成的复合物,在 pH 值为 4 的条件下,具有过氧化酶活性,测定此酶活性,能间接测知血清结合珠蛋白的含量。其含量以血红蛋白结合含量来表示,正常值是 0.7~1.5g/L(70~150mg/dl 血浆)。此外脐血及新生儿出生后其血清结合珠蛋白的含量极低或不存在,于生后 1~2 周时才开始出现,于 4~7 个月时达成人水平。因此,在新生儿期测定血清结合珠蛋白含量对于溶血性疾病的诊断意义不大。

(5) 血红蛋白血症和血红蛋白尿:正常血浆游离血红蛋白含量为 0~40mg/L(联苯胺法),血管内溶血时因其含量增高而致血红蛋白血症,使血浆呈红色。当含量超过 1 250mg/L(125mg/dl 血浆),游离血红蛋白自肾小球滤出,导致血红蛋白尿,使尿色呈淡红色甚至酱油色。

(6) 含铁血黄素尿(Rous 试验):血红蛋白沉积于肾小管上皮细胞内分解为含铁血黄素和铁蛋白,当这些细胞脱落时,含铁血黄素随之由尿中排出,即为含铁血黄素尿。将含铁血黄素尿沉渣做亚铁氰化钾染色,呈普鲁士蓝色反应,在高倍镜下可见到上皮细胞内含有蓝色的直径为 1~3μm 的铁黄素颗粒。含铁血黄素尿多见于慢性血管内溶血,如阵发性睡眠性血红蛋白尿。

2. 红系造血代偿性增加的证据

(1) 网织红细胞不同程度的增加:在急性溶血时网织红细胞明显增高,可达 60%,慢性溶血时为 10%以下。对已被确诊为溶血性贫血者,若其网织红细胞低于正常,则可考虑为并发再生障碍性危象。

(2) 外周血象:血涂片镜检可见幼红细胞,嗜多色性、嗜碱点彩红细胞、红细胞碎片、形态异常和豪-周小体等。白细胞和血小板可增加,偶出现类白血病反应。

(3) 骨髓象:粒红比例降低或倒置,幼红细胞增生,成熟红细胞的形态特点与外周血所见相同。

(4) 骨髓 X 线改变:慢性溶血性贫血,因骨髓的异常增生而引起骨骼的 X 线改变;如掌骨的骨皮质变薄,骨髓腔增宽,颅骨板障增宽,骨板间有垂直骨小梁等,这些 X 线骨骼改变常见于重型 β-地中海贫血等慢性溶血性贫血。

3. 溶血性贫血的病因诊断 确定溶血性贫血病因的诊断步骤见图 29-9。一般根据病史初步估计溶血为先天性红细胞缺陷或后天红细胞外在因素所致。阳性家族史对诊断与遗传有关溶血性贫血意义重大。出生后 1~2 天内发生溶血者,应考虑为新生儿溶血症的可能;溶血的发生与用药有关者,可考虑为红细胞酶缺陷或不稳定血红蛋白病或免疫性溶血。对证实为溶血者,应根据有关线索进一步有选择地做以下实验室检查。

(1) 红细胞形态:小球形红细胞增多,可考虑为遗传性球形红细胞增多症,进一步可做红细胞渗透脆性试验、红细胞自身溶血试验。椭圆形红细胞增多(占红细胞的 25%以上),可考虑为遗传性椭圆形红细胞增多症。口形红细胞增多(占红细胞的 5%以上),可考虑为口形红细胞增多症。靶形红细胞增多,可考虑为地中海贫血或异常血红蛋白病如 HbH、HbE、HbC 等。缺铁性贫血、铁粒幼细胞贫血亦可见少量靶形细胞,在鉴别诊断中应予注意。对不符合缺铁性贫血临床病史和表现的小细胞低色素性贫血,应进一步除外轻型地中海贫血。

(2) 抗人球蛋白试验:除非有明确的家族史,否则对于首次发病者,本项检查为必须,以除外或诊断免疫性溶血性贫血,以便进一步选择其他特殊检查。

(3) 其他特殊检查:抗人球蛋白试验确为阴性者,有可能为红细胞酶缺陷或某些血红蛋白病(如不稳定

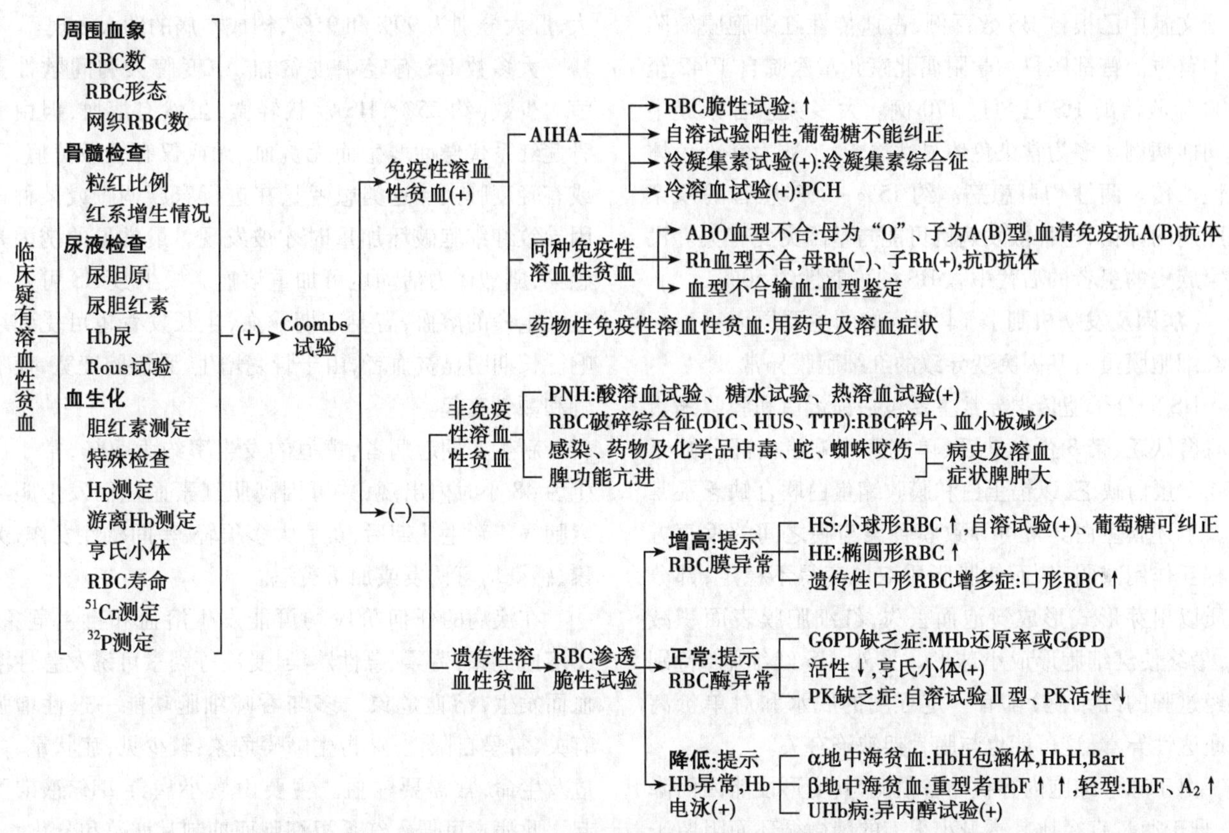

图29-9　溶血性贫血实验室诊断方法

血红蛋白病)。一般而论,由红细胞酶缺陷所致的溶血性贫血,其成熟红细胞形态正常,进一步检查可测定红细胞G-6-PD、丙酮酸激酶活性,以确立诊断。做异丙醇试验、包涵体生成试验等有助于不稳定血红蛋白病的诊断。地中海贫血应进行血红蛋白电泳和相关基因检测。红细胞渗透脆性试验有助于球形红细胞增多症诊断。

(二)红细胞膜异常引起的溶血病

正常的红细胞膜是由液状脂质双层和其中镶嵌或锚定的蛋白质构成。蛋白质的主要功能是物质转运和/或信号转导。被称为膜骨架或红细胞骨架的蛋白质形成薄层格子状结构贴敷于双层脂质的内表面。迄今为止,已发现有20种红细胞膜蛋白质,膜收缩蛋白是红细胞骨架中含量最多的蛋白质,也是其构成的主要成分。正常红细胞膜内表面的60%由膜骨架衬托。Palek等建立的红细胞骨架模型将骨架蛋白之间和骨架蛋白-膜脂质之间的作用分为与膜表面平行的水平作用和与膜表面垂直的垂直作用两种。膜蛋白通过水平作用使膜收缩蛋白(spectrin)、肌动蛋白(actin)和4.1蛋白相互黏附,又使两个膜收缩蛋白二聚体借着α链和β链上的互补位点相互连接成四聚体或更有序的寡聚体。在连接复合物区,4.1蛋白与膜收缩蛋白-肌动蛋白复合物又形成三重复合物。膜骨架蛋白还通过垂直作用使膜收缩蛋白、锚蛋白、带3蛋白、4.2蛋白相连,其中锚蛋白在跨膜带3蛋白的胞质结构域和膜收缩蛋白β链之间起着接头的作用,又使4.1蛋白-血型糖蛋白C系统将连接复合物连接到血型糖蛋白C/D和其他蛋白质上,通过与双层脂质内表面带阴电荷的脂质间的微弱结合,骨架蛋白与液状脂质双层连接,起到稳定膜脂质双层的作用。实际上,红细胞膜蛋白之间的相互作用比上述模型要更复杂。目前发现,至少有9种膜蛋白的改变与遗传性红细胞膜异常有关。

1. 遗传性球形红细胞增多症　遗传性球形红细胞增多症(hereditary spherocytosis,HS)是一种先天性红细胞膜骨架蛋白异常引起的遗传性溶血病。其主要特点是外周血中见到较多小球形红细胞。临床上以贫血、黄疸、脾大、血液中球形红细胞增多、呈慢性贫血病程,并伴有溶血反复急性发作为主要特征。此病由两位比利时医生Vanlair和Masiam于一百多年前首次报道。现已明确,HS是一种红细胞膜蛋白基因异常引起的遗传性疾病。

【流行病学】　世界各地均有发现,发病率为(20~30)/10万人。在我国并不罕见,但发病率尚不确切。

我国文献中已报告 HS 数百例，占遗传性红细胞膜缺陷病的首位。首都医科大学附属北京儿童医院自 1942 至 2000 年收治的 HS 已超过 170 例。大多数患者家族中有同样病例。多为常染色体显性遗传，少数为常染色体隐性遗传。两性均可患病。约 15%～20%患者的双亲无此病的证据，这种散发病例可能与基因突变有关。没有家族史的患者的后代中患 HS 的可能性约 50%。

【病因及发病机制】 本病溶血的主要原因是先天性红细胞膜蛋白基因突变导致的红细胞膜异常。

HS 的分子遗传学异常主要包括锚蛋白和膜收缩蛋白联合缺乏、带 3 蛋白缺乏、单纯膜收缩蛋白部分缺乏和 4.2 蛋白缺乏，以锚蛋白和膜收缩蛋白联合缺乏最常见。上述膜蛋白异常可导致膜骨架与膜之间的垂直方向相互作用减弱，从而使膜脂质双层变得不稳定，部分脂质以出芽形式形成囊泡而丢失，红细胞膜表面积减少，最终使红细胞形成小球形。另外，HS 红细胞（特别是经过脾的红细胞）都有一定程度的脱水和对单价离子通透性异常，这可能也与膜骨架缺陷有关。

由于球形细胞内容积储备很低，其变形性能因而降低，难于通过直径比其本身小很多的脾微循环而阻留于脾髓内被吞噬和清除。还可能由于红细胞被阻留于脾髓内的时间长、红细胞 ATP 生成不足、pH 值下降，使红细胞更易变为球形。此外，由于本病红细胞内的 ATP 相对缺乏，使红细胞的除钙作用减弱，钙沉积于细胞膜上而使膜变硬，因而在脾内更易于破碎。未破坏的红细胞多次经过脾循环后，其脆性进一步增加，球形更明显，在脾内易于被破坏。试验证明，脾切除后贫血的纠正程度与红细胞膜收缩蛋白的原有缺乏程度有关。收缩蛋白>正常 70%者术后贫血可完全纠正；为正常 40%～70%者，可得到代偿；<正常 40%者术后仍有贫血。

【临床表现】 临床表现有显著异质性。起病年龄和病情轻重差异很大，从无症状到危及生命的贫血。根据临床表现，可将 HS 分为四型：无症状携带者、轻型 HS、典型 HS 和重型 HS。有轻中度贫血的 HS 占多数，少数无贫血，有重度贫血者占极少数。多数患儿为显性遗传，临床表现为轻中度贫血；极少数患儿为隐性遗传的纯合子或等位基因都发生突变，临床表现为重型 HS。

HS 多于幼儿或儿童期发病，重者于新生儿或婴儿期起病。首都医科大学附属北京儿童医院收治的 170 例患儿中，5 岁以内发病 139 例，占 82%，其中一半在 1 岁以内发病。不同家族之间，临床表现的轻重可有很大差别，同一家族的不同患者，病情轻重常较一致。贫血、黄疸和肝脾大是 HS 最常见的临床表现，三者或同时存在，或单独发生。就诊者 99%发生贫血，78%有黄疸，脾大、肝大分别为 99%和 91%，构成本病的四大表现。

大多数 HS 有轻中度贫血、中度脾大和间歇性黄疸。少数（约 25%）HS 症状轻微，虽然有溶血，但由于骨髓红系代偿性增生而无贫血，无或仅有轻微黄疸，无或有轻度脾大。这类患者只在进行家族调查或某种诱因导致红细胞破坏加重时才被发现。最常见的诱因是感染，剧烈体力活动也可加重溶血。极少数 HS 可发生危及生命的溶血，需要定期输血，生长发育也可受到影响。长期明显贫血者，由于骨髓增生、骨髓腔变宽，使额骨和颞骨突起。

新生儿期起病者，黄疸的发生率约为 50%，常于出生后 48 小时内出现，并可因高胆红素血症而发生胆红素脑病。新生儿期后，黄疸大多很轻，呈间歇性发作，劳累、感染均可诱发或加重黄疸。

在疾病的任何阶段均可能发生溶血和再生危象：①溶血危象：劳累、急性感染、受冷等因素可诱发急性溶血而发生“溶血危象”，多与吞噬细胞功能一过性增强有关，常呈自限性；②再生障碍危象：较少见，症状重，可危及生命，常需要输血。主要由微小病毒 B19 感染引起。此病毒可侵入红系祖细胞而抑制其增殖和分化。

少数年长儿患者可并发胆石症（10 岁以下的发生率约为 5%），重者可并发阵发性胆绞痛和阻塞性黄疸。还有少数患儿可并发下肢复发性溃疡，这可能与红细胞变形性降低、局部血流淤滞有关。

【实验室检查】

（1）血象：轻、中度或重度贫血均可发生，也可无贫血。网织红细胞增高，约为 5%～20%，最低 2%，也有高过 20%者。白细胞数正常或稍增，在溶血危象时可增高。血小板数正常。再生障碍危象时，贫血加重，甚至全血细胞减少，网织红细胞也减少。

（2）红细胞形态：血涂片镜检可见小球形红细胞（图 29-10），这些细胞数目多少不一，一般约占红细胞的 20%～30%，亦有仅占 1%～2%者。其特征是细胞直径小（6.2～7.0μm），厚度增大，约为 2.2～3.4μm（正常为 1.9～2.0μm），胞体小而染色深，无中央淡染区及双凹盘状。小球形红细胞仅限于成熟红细胞，有核红细胞和网织红细胞形态正常。在重型 HS，血涂片除可见到大量小球形红细胞外，还可见到许多棘形红细胞。MCV 仅轻度减小，MCHC 增高。有些红细胞小而圆，染色深，无中央淡染区。

（3）骨髓象：红细胞系统增生极度活跃，以中晚幼红细胞居多。再生障碍危象时，红细胞系统增生低下，有核红细胞减少。

（4）红细胞渗透脆性试验：是确诊本症的主要方

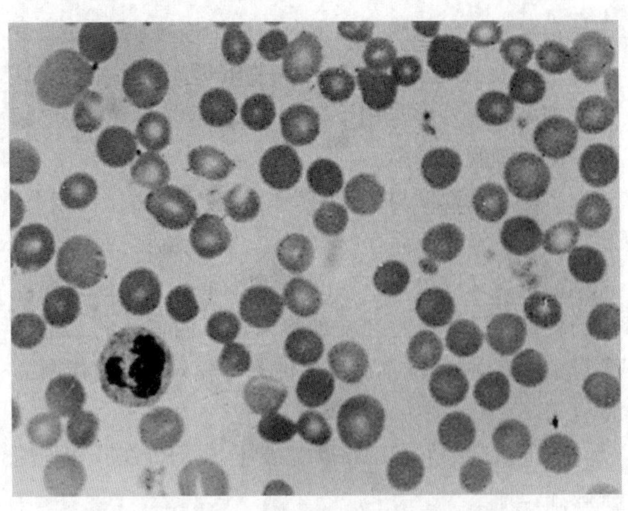

图 29-10　遗传性球形红细胞增多症的血象 ×1 000
有些红细胞小而圆、染色深、无中央淡染区。

法。绝大多数病例红细胞渗透脆性增高，增高的程度与球形细胞的数量成正比。球形红细胞数量很少者，红细胞渗透脆性试验也可以正常，需将红细胞在 37℃ 孵育 24 小时后才能发现其渗透脆性增高。再生障碍危象和合并铁缺乏时，红细胞渗透脆性可相应降低。

(5) 红细胞自身溶血及自溶纠正试验：48 小时的溶血度明显增加，可以达到 10%～50%（正常 5%），加入葡萄糖或 ATP 可不完全纠正。

(6) 红细胞膜蛋白定性分析：可采用 SDS-PAGE 对膜蛋白定性分析，80%以上的 HS 可发现异常，结合免疫印迹法，可提高可信性。还可采用放射免疫法或 ELISA 法直接对每个红细胞的膜蛋白进行定量分析。

(7) 其他：血清未结合胆红素增高，尿胆原正常或增高，粪胆原增高。^{51}Cr 标记测定红细胞寿命缩短，其半衰期（$T_{1/2}$）为 8～18 天。血清结合珠蛋白下降，乳酸脱氢酶增高。Coombs 试验阴性。血清叶酸水平一般降低。

【诊断】　典型病例可根据黄疸、贫血、脾大、球形红细胞增多、网织红细胞增多、红细胞脆性增高和阳性家族史等做出诊断。轻型病例，特别是球形红细胞数量不多、渗透脆性正常者，需做红细胞孵育后脆性试验和自身溶血试验才能确诊。极少数 HS 的诊断需要依赖红细胞膜蛋白分析或测定。对于青少年原因不明的脾大和胆石症，在感染尤其是微小病毒 B19 型感染、传染性单核细胞增多症中出现不明原因的溶血性贫血时，应疑有 HS 可能，需进一步检查。

【鉴别诊断】

(1) 自身免疫性溶血性贫血（AIHA）：本病有溶血症状，球形红细胞增多和渗透脆性增高，但无家族史，抗人球蛋白试验（Coombs）阳性是诊断此病的重要依据。一般而言，HS 外周血中小球形红细胞形态比较均匀一致，而其他溶血病外周血中的球形红细胞大小不一。Coombs 试验多次阴性 AIHA 者与 HS 鉴别比较困难，MCHC 测定、红细胞渗透脆性试验和自溶血试验等有助于综合鉴别。红细胞膜蛋白分析或组分的定量虽有一定的鉴别意义，但并非 HS 所特有。

(2) 药物引起的免疫性溶血性贫血：也可出现球形细胞，红细胞渗透脆性增高，但有明确用药史，抗人球蛋白试验阳性，停药后溶血消退。

(3) 新生儿溶血症：外周血中可因暂时出现球形红细胞而易与遗传性球形红细胞增多症相混淆，但前者母子 ABO 和 Rh 血型不同，抗人球蛋白试验呈阳性，有助于鉴别。

(4) 其他：G-6-PD 缺乏症、不稳定血红蛋白病（包括 HbH）和 Rh 缺乏症引起的溶血性贫血都可有少数球形细胞。但是，G-6-PD 缺乏性贫血常呈发作性，多能找到诱因，为性连锁遗传，红细胞 G-6-PD 减低。不稳定血红蛋白病热不稳定试验与珠蛋白小体生成试验阳性，血红蛋白电泳可确诊。Rh 缺乏症则极罕见，外周血中可以见到多量口形红细胞和少量球形红细胞，Rh 抗原部分或完全缺乏。

【治疗】　血红蛋白 <70g/L 时，应适当输注红细胞，以改善贫血。脾切除是治疗本症的有效方法，凡确诊者都应进行脾切除术治疗。极轻症患者，可将手术时间推迟，并追踪观察病情变化，以决定是否需行手术。年幼儿因免疫功能尚未完善，术后患暴发性感染，特别是肺炎双球菌、大肠埃希菌的感染机会较多，因此小儿手术年龄以 5 岁以上为宜。对重症患儿，如频繁发作溶血或再障危象，手术年龄亦可适当提前，但应禁忌在 1 岁以内进行。小年龄手术者术后应以长效青霉素注射半年至一年。脾切除后红细胞膜缺陷和球形红细胞依然存在，但由于除去了主要破坏血细胞的场所，红细胞寿命得以延长，使贫血获得纠正，黄疸迅速消退，临床缓解，但其遗传特征不会改变。

脾切除术过程中应注意寻找副脾，特别注意脾门、脾韧带、大网膜等好发部位。如有副脾，应一并切除。为了降低脾切除术后并发症的发生率，国外正尝试改进手术方式（包括进行部分脾切除术），但疗效及优越性有待进一步研究确定。部分脾动脉栓塞术和骨髓移植治疗 HS 尚在研究中。

如发生贫血危象，应予输血、补液和控制感染。本病在溶血过程中，对叶酸的需要量增加，应注意补充。新生儿期发病者，主要针对高胆红素血症进行治疗。

29 章

【预后】 在新生儿或婴儿期起病者，因溶血危象发作较频，其预后较差，可因严重贫血并发心力衰竭而死亡。起病较晚者因慢性贫血可致发育迟缓。轻症或无症状者不影响生长发育，预后一般较好。极少数可以死于贫血危象或脾切除后并发症。

2. 遗传性椭圆形红细胞增多症 遗传性椭圆形红细胞增多症(hereditary elliptocytosis，HE)是另一种红细胞膜缺陷溶血性贫血。本症特点是外周血象中可见大量椭圆形成熟红细胞。临床症状轻重不一，最严重者可因胎儿水肿死于宫内。正常人血中也可见到少数椭圆形红细胞，一般不超过15%。本症此种红细胞均在25%以上，由Dresbach于1904年首次报道。

【流行病学】 世界各地均有报道。欧美发病率为0.04%，非洲部分地区发病率高达0.67%。我国发病率尚不确切，仅有散在报道。多为常染色体显性遗传，极少数为常染色体隐性遗传。两性均可发病。多为杂合子，极少数为纯合子。病情一般不重，仅10%~15%病例有显著溶血表现。

【病因与发病机制】 引起本病膜缺陷的分子遗传学异常有膜收缩蛋白α链基因异常(称为αHE突变)、膜收缩蛋白α链低表达等位基因(称为αLE，包括αLELY、其他αLE、α链基因缺如等)、膜收缩蛋白β链基因异常、4.1蛋白异常及血型糖蛋白C和D(D为C的变异型)缺乏。其中主要为膜收缩蛋白结构异常，少数为红细胞膜的4.1蛋白缺乏或带3蛋白与锚蛋白的结合缺陷。膜收缩蛋白基因异常(主要是αHE突变)导致膜收缩蛋白以二聚体代替了正常的四聚体，从而使细胞膜稳定性下降。αLELY等位基因表达产生的α链缺乏与β链结合的能力，但对正常膜收缩蛋白的生成无明显影响；如果同时存在α链基因突变，则可出现明显的椭圆形红细胞改变。这些膜蛋白异常主要通过影响膜骨架水平方向相互作用而使膜稳定性下降。4.1蛋白功能障碍是由于4.1蛋白基因突变，使蛋白变短，因而功能不全。4.1蛋白的正常功能是加强膜收缩蛋白与肌动蛋白的结合，因此，它的异常可影响膜骨架的稳定性。4.1蛋白缺乏程度与细胞变形性降低和机械脆性增加有关。

HE形成椭圆形红细胞的机制尚不完全清楚。正常红细胞在老化过程中也能形成椭圆形细胞。HE的红细胞只有在骨髓释放入血循环后才能形成椭圆形，有核红细胞和网织红细胞形态正常。推测红细胞在经过微循环时受一定剪切力的作用后，膜骨架蛋白发生重新连接，红细胞变成椭圆形，当外力去除后却不能恢复正常，成为永久性的椭圆形细胞。已证实，上述膜骨架蛋白异常可致红细胞膜骨架蛋白的水平连接缺陷，使膜骨架稳定性减弱，这与椭圆形红细胞的形成密切相关。这种红细胞易在外力作用下破碎，因此病情越重，异形细胞和破碎细胞也越多。

溶血严重程度与膜收缩蛋白二聚体所占比例相关，超过40%~50%者常有严重溶血，需脾切除；而二聚体含量的多少又取决于突变位点，以及膜中变异膜收缩蛋白的含量。膜机械脆性增加与未形成四聚体的二聚体含量增多有关，而红细胞变形性则与变异膜收缩蛋白的量有关。

大多数椭圆形细胞在脾被破坏，少部分在肝和骨髓中破坏。

【临床表现】 HE最主要的特点是外周血中椭圆形红细胞超过25%，其临床表现及血液学改变差异很大。目前，国内主要根据溶血的程度分三种类型：

(1) 无溶血(隐匿型)：椭圆形红细胞虽增多，但无溶血表现。

(2) 轻度溶血(溶血代偿型)：红细胞寿命比正常稍短，网织红细胞轻度增高，结合珠蛋白低于正常，由于造血功能的代偿，多不出现贫血。绝大多数患者属于这一类型。

(3) 溶血明显加速型：红细胞寿命缩短，网织红细胞明显增多，临床症状与遗传性球形红细胞增多症很难鉴别，属于此类型的仅占所有病例的12%左右。严重的可在新生儿期出现高胆红素血症，甚至需要换血治疗。合并感染时可出现骨髓不增生危象，亦有合并胆石症的报道。

由于尚未发现临床表现与分子病变之间有明确相关性，所以目前国际上又根据临床表现结合实验室检查特点将本病分为五型，即普通型(轻型)HE、重型HE、遗传性热变性异形红细胞增多症(hereditary pyropoikilocytosis，HPP)、球形细胞性HE和口形细胞性HE。

【实验室检查】

(1) 外周血象、胆红素、网织红细胞符合溶血性贫血特征。

(2) 红细胞形态：外周血中椭圆形、卵圆形、雪茄形或腊肠形成熟红细胞增多(图29-11)，大于25%。此种形态异常，在出生时可能不存在，多于生后4~6个月开始出现。MCHC正常。另外，在球形细胞性HE，尚有小球形红细胞和小椭圆形细胞；在口形细胞性HE，有许多细胞膜僵硬的口形细胞，细胞中央浅染区有棒状结构将其分割。溶血严重时外周血象中可出现球形细胞或红细胞碎片。网织红细胞和有核红细胞形态正常。

(3) 红细胞脆性试验：普通型HE大多正常，在球

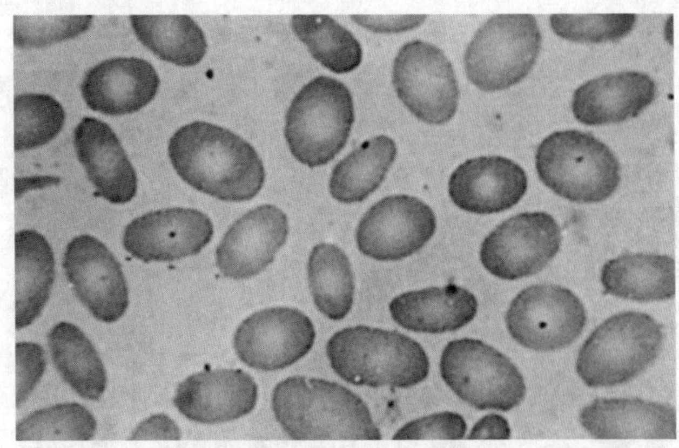

图 29-11　遗传性椭圆形红细胞增多症血象 ×1 000

形细胞性 HE 和重型 HE 患儿则增高。孵育后的脆性试验和自溶试验轻度增高,加葡萄糖或 ATP 后可被纠正。

(4) 红细胞自溶试验:在球形细胞性 HE 增高,加入葡萄糖或 ATP 仅部分纠正。各类型 HE 的红细胞变形性均减低。^{51}Cr 标记红细胞显示寿命明显缩短,多在脾脏内破坏。在 HPP,红细胞对热敏感(45~46℃即破碎,正常红细胞要 49℃才破碎)。

(5) 红细胞膜蛋白及其基因的分子生物学分析:采用 SDS-PAGE 分析可发现 HE 红细胞膜蛋白异常。SDS-PAGE 结合其他方法可对膜蛋白成分做定量分析。采用低离子强度非变性凝胶电泳分析可检测红细胞膜骨架中膜收缩蛋白二聚体和四聚体的比例。采用分子遗传学方法可检测膜蛋白基因突变。

【诊断】　根据临床表现、红细胞形态和家族调查,绝大多数 HE 可得到明确诊断。HE 外周血椭圆形红细胞数量绝大多数均大于 25%,一般可达 60%~90%,棒状细胞可超过 10%。椭圆形细胞也可见于部分正常人,但其数量很少超过 15%,一般少于 5%,且棒状细胞罕见。另外,椭圆形红细胞也可见于其他血液系统性疾病,如铁缺乏、骨髓增生异常综合征、巨幼红细胞贫血、丙酮酸激酶缺乏症等,但上述疾病除椭圆形红细胞外,常有其他特殊的异形细胞和临床征象。

HE 的主要诊断依据是红细胞形态、椭圆形红细胞需大于 25%。有阳性家族史对诊断大有帮助。若无阳性家族史,而外周血中椭圆形红细胞大于 50%,一般也可诊断。无家族史而椭圆形红细胞又不够多者需排除前述疾病。

【治疗】　没有贫血或仅有轻度贫血者,一般不需要治疗。溶血严重者做脾切除术可使血红蛋白和网织红细胞恢复或接近正常。但脾切除后红细胞形态异常变得更为明显。由于婴幼儿 HE 中一部分可自行减轻或缓解,脾切除术应在 3 岁以后考虑,的确需切脾者最好也在 5 岁以后进行。

3. 口形细胞增多症和相关疾病

(1) 遗传性口形细胞增多症(hereditary stomatocytosis,HST):是一种罕见的常染色体显性遗传性溶血病。临床上常有中到重度溶血性贫血。主要特征是外周血涂片可见红细胞中心淡染区有轮廓清晰的口形裂隙,在扫描电子显微镜下呈臼或研钵状。本病由 Lock 于 1961 年首次报道。

口形红细胞的主要病理生理是细胞内钠离子和水分明显增加,钾轻度减少。由于红细胞膜的钠离子通透性增加,使钠离子内流增加。即使钠泵活性显著增加也不能代偿钠内流的增加,从而导致细胞内水肿,体积增大,ATP 和葡萄糖消耗增加,乳酸蓄积。

引起红细胞膜上述离子通透性改变的分子机制尚不完全明了。最近发现,部分患者存在 7-2b 蛋白(stomatin)的减少或缺乏,而许多患者的带 7 蛋白和 stomatin cDNA 却正常。7-2b 蛋白的部分或完全缺乏为原发性或继发性改变尚不清楚。口形红细胞变形性差,常被滞留于脾窦。在脾窦的酸性环境中,由于葡萄糖缺乏和 ATP 生成不足,从而使红细胞对钠离子的通透性进一步增加,因此红细胞在脾脏中大量被破坏。

【临床表现与实验室检查】　在不同家族中相差很大,在同一家族中的不同个体,贫血程度也可不同。轻者仅有口形红细胞增多而无溶血。一般患儿于生后即出现轻度黄疸,6 个月后出现脾大,约 3~4 岁以后脾大可明显,多数患者于感染后出现苍白和黄疸,少数可发生贫血危象。

外周血象见口形细胞增多(图 29-12),超过 10%即有诊断意义(正常人外周血象中口形细胞一般不超过 4%)。多数患者网织红细胞中度增高(10%~20%),MCV 增高,MCHC 减少。红细胞渗透脆性明显增加(孵育后增加更明显)、自溶试验阳性、葡萄糖和 ATP 可部分纠正。

【诊断与鉴别诊断】　根据临床表现、外周血口形红细胞大于 10%和阳性家族史,多数可明确诊断。需与继发性口形红细胞增多症相鉴别。后者主要见于肝病、肿瘤、急性酒精中毒和一些药物治疗后(长春新碱、氯丙嗪等),除口形红细胞外,一般无溶血,具有原发疾病特点,无家族史。

【治疗】　目前尚无特效治疗。轻者不需要或只需要对症治疗,贫血重者需要输血。脾切除的疗效不一,小部分患者切脾后溶血减轻,贫血改善,另一些患者无效。

(2) Rh 缺乏综合征(Rh deficiency syndrome):该

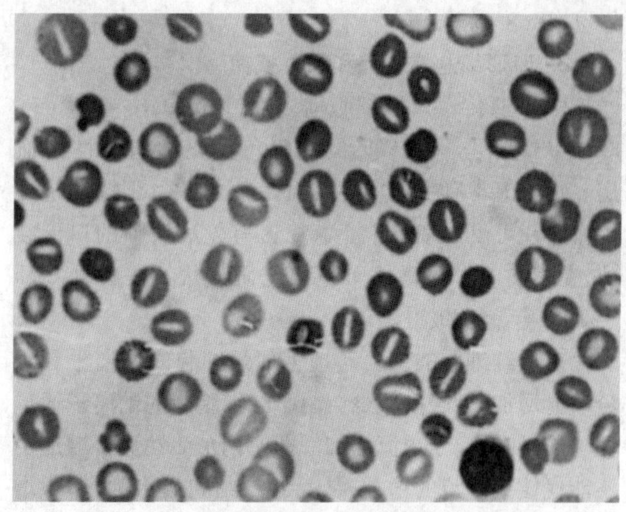

图 29-12 口型红细胞增多症血象 ×1 000

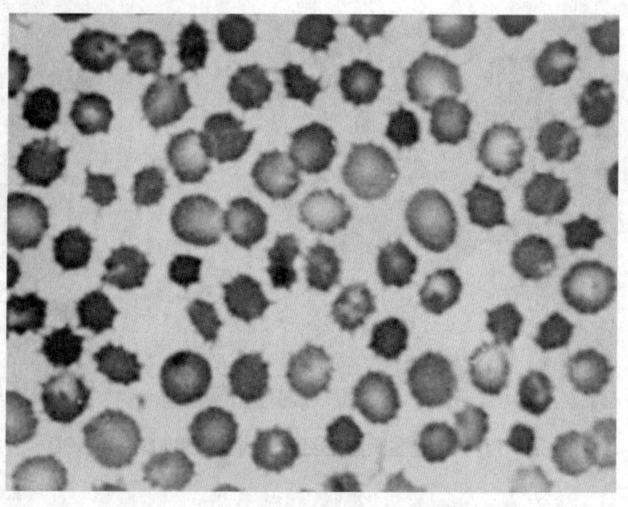

图 29-13 刺状红细胞增多症血象 ×1 000
红细胞变形、表面形成棘刺突起。

病非常罕见，为常染色体隐性遗传，主要是由于编码 Rh 抗原的基因缺失或基因表达障碍导致 Rh 血型抗原完全缺乏（Rhnull）或显著减少（Rhmod）。临床上主要表现为轻到中度溶血性贫血，外周血涂片可见到口形细胞，有时还可见到球形细胞。部分 Rhnull 患者红细胞渗透脆性增加、红细胞脱水。脾切除可以改善溶血。

（3）家族性高密度脂蛋白缺乏症（familial deficiency of high density lipoproteins）：高密度脂蛋白严重或完全缺乏可导致胆固醇酯在许多组织中蓄积，临床上可见到扁桃体大而呈橙色和肝脾大。血液学改变为较重的溶血性贫血和口形细胞增多症。膜脂质分析显示：游离胆固醇减少，胆固醇/磷脂比值降低，卵磷脂相对增加。

4. 刺状红细胞增多症 刺状红细胞增多症（acanthocytosis）主要见于先天性 β 脂蛋白缺乏症，偶见于 McLeod 表型和其他情况（如部分 In 表型、神经性厌食等）。刺状红细胞的形态特征是：红细胞致密、浓缩，中心淡染区消失，表面有许多（5~10 个）细长的刺状突起（图 29-13）。刺状红细胞不同于棘形细胞（echinocytes，又称“burr”cells）。棘形细胞的表面突起相当一致，呈短细钉状，血涂片上见到的棘形细胞可系人为因素造成（如 pH 值增高、接触玻璃或血液储存），但也可见于长跑时轻度溶血性贫血以及低磷血症、低镁血症（可能由细胞内 ATP 储存减少引起）、尿毒症和丙酮酸激酶缺乏。另外，肝病患者外周血涂片也可见到棘形细胞（可能与导致棘形细胞的异常高密度脂蛋白结合到红细胞表面有关）。

（1）先天性 β 脂蛋白缺乏症（congenital abetalipoproteinemia，ABL）：本症极少见，为常染色体隐性遗传，国内尚无报道。

本症的主要病变是肝细胞内合成的 β 载脂蛋白分泌障碍，导致血浆 β 载脂蛋白缺乏，从而使已合成的甘油三酯不能从肠黏膜转运出去，含有 β 载脂蛋白的乳糜微粒、极低密度脂蛋白（VLDL）和低密度脂蛋白（LDL）缺乏，血浆甘油三酯近乎缺乏，胆固醇和磷脂明显降低。在卵磷脂消耗的情况下，血浆神经鞘磷脂相对增加。血脂异常与刺状红细胞增多的关系尚不很清楚。可以肯定的是，刺状红细胞的形成源于血浆，而且刺状红细胞只限于成熟红细胞，并不影响红细胞前体。因为红细胞膜脂质与血脂易于交换，因而推测血浆神经鞘磷脂相对增加使红细胞膜外半层中的神经鞘磷脂过量。而神经鞘磷脂的流动性较其他磷脂差，这可能与红细胞膜流动性下降有关。另外，血浆卵磷脂胆固醇酯转移酶活性降低和维生素 E 缺乏引起的膜易于氧化是否与刺状红细胞的形成有关，尚不清楚。肠道脂肪吸收障碍，可引起脂肪泻及脂溶性维生素 A、D、E 和 K 缺乏。

【临床表现与实验室检查】 患儿一般溶血较轻，呈间歇性。出生时外表正常，新生儿期即可出现脂肪泻、生长发育迟缓、腹胀、消瘦，并逐渐于 5~10 岁出现进行性共济失调伴意向性震颤和色素性视网膜炎。一般活不过 30 岁。某些患者可出现心律失常和心力衰竭。脂肪吸收不良伴铁和叶酸缺乏时可出现严重贫血。也有不伴贫血只有载脂蛋白 B100 缺乏的病例报道。

外周血中可见大量刺状红细胞（50%~90%）。红细胞寿命仅轻度缩短，网织红细胞正常或轻度增高。红细胞渗透脆性试验大多在正常范围或轻度降低，但自身溶血试验阳性。血浆 β 脂蛋白和甘油三酯明显减少甚至缺如，胆固醇常低于 500mg/L，磷脂低于 1 000mg/L，甘油三酯低于 300mg/L，神经鞘磷脂在血浆磷脂中的比例增高，卵磷脂比例降低。凝血酶原时间延长。小肠黏膜活检显示：肠黏膜细胞中充满脂肪滴，而细胞间质和乳糜管中见不到脂肪滴。

当临床上出现严重营养不良、脂肪吸收不良、色素性视网膜炎、进行性共济失调和刺状红细胞增多症时，应怀疑本症。血浆中缺乏β脂蛋白时可确诊。

目前无有效治疗方法。婴儿期应限制长链脂肪酸摄入，以减轻吸收不良。应注意脂溶性维生素A、K、D和E的补充。维生素A和K补充可预防夜盲症与凝血酶原减低。长时间服用维生素E可改善视网膜和神经肌肉病变。

（2）McLeod表型：McLeod综合征是由于Kell血型系统X连锁异常，导致受累细胞缺乏Kx抗原。主要特点是轻度溶血性贫血、外周血中出现刺状红细胞、多染性红细胞、红细胞大小不均匀。年幼患儿多有明显贫血，年长儿由于溶血得以代偿，一般贫血较轻。McLeod综合征常与儿童慢性肉芽肿病、色素性视网膜炎、Duchenne肌营养不良有一定关系。

5. 靴刺形细胞增多症 靴刺形细胞（spur cell）增多症继发于严重的肝脏疾病。靴刺形细胞与刺状细胞在形态上不易区别，但红细胞膜的生物化学组分上则不同。此类患者由于不能有效地将胆固醇酯化，使血浆游离胆固醇增高，再使红细胞膜中的游离胆固醇明显增加（比正常高出25%~65%），而卵磷脂并不相应增加，游离胆固醇：磷脂比值增加（1.12~1.57，正常为0.9）。由于红细胞膜中的胆固醇增多，膜表面积增大而轮廓不规则和出现靶形改变。由于此类细胞膜流动性降低，因而可塑性下降，在经过脾时易被滞留，部分膜被吞噬细胞吞噬，红细胞变成球形样，膜表面的突起变得更长、更不规则。最终变形性下降，出现靴刺状突起，在脾内被捕获和破坏。正常红细胞与患者血清或富含胆固醇的脂质体孵育后，或输入患者体内后也变成靴刺形细胞。

【临床表现与实验室检查】 此类患者多有轻至中度贫血（相对于胃肠道失血、铁和叶酸缺乏、血液稀释而言），外周血涂片常显示靶形细胞（梗阻性黄疸时特别明显）。一些患者，特别是晚期肝病患者，贫血常迅速恶化，外周血出现大量靴刺形细胞。在大多数患者中，靴刺形细胞溶血性贫血常预示病情严重，于数周或数月内死亡。

实验室检查网织红细胞增高，红细胞渗透脆性正常或轻度增高，红细胞寿命明显缩短。^{51}Cr标记的红细胞主要在脾内被破坏。

本症需与Zieve综合征（与肝脂肪变性和高脂血症有关的一过性溶血性贫血）、伴口形红细胞增多症的一过性溶血性贫血、伴僵硬刺状红细胞的溶血性贫血及见于充血性脾大的伴球形细胞的轻度溶血等相鉴别。

【治疗】 主要治疗原发病。维生素E 10mg每日3次，可使溶血减轻；脾切除对个别患者有效，但脾切除后红细胞膜的成分并无变化。对于患严重黄疸型肝病的小婴儿，可给予维生素E每日9mg，对预防此类溶血有一定作用。

6. 遗传性干瘪红细胞增多症 遗传性干瘪红细胞增多症（hereditary xerocytosis，HX）罕见，为常染色体显性遗传。特点是红细胞脱水、渗透脆性降低和MCHC增高。导致细胞脱水的机制尚不清楚。明确的病理生理改变是细胞内钾离子的净丧失而不伴钠离子成比例增加。一些患者兼有遗传性口形细胞增多症和遗传性干瘪红细胞增多症的双重特征。此类患者外周血涂片可见口形细胞和靶形细胞，红细胞渗透脆性正常或稍增加，钠、钾通透性轻微增加，细胞内阳离子浓度和红细胞体积正常或稍减少。还有些患者外周血涂片可见约30%的口形红细胞，偶尔见到靶形细胞和球形细胞，红细胞渗透脆性减小，红细胞膜卵磷脂增加约50%而磷脂酰乙醇胺相应减少。

脾切除术的疗效不一。部分患者于脾切除后可改善但不能纠正贫血，而另一些患者则无效。多数患者血红蛋白可维持在足够水平而不需行脾切除术，一些患者在脾切除后可出现血液高凝状态，因此脾切除术要谨慎。

7. 表现为靶形细胞形成的红细胞膜异常 靶形细胞的共同特征是细胞表面积与细胞体积比值增加。在肝脏疾病和家族性卵磷脂-胆固醇酰基转移酶（lecithin cholesterol acetyltransferase，LCAT）缺乏症中，由于细胞膜磷脂和胆固醇蓄积，细胞表面积绝对值增加，从而导致靶形细胞形成。

家族性LCAT缺乏症是一种罕见的常染色体显性遗传性疾病，临床上以高脂血症、动脉硬化、角膜混浊、慢性肾炎、蛋白尿、轻度贫血和血涂片可见靶形细胞为主要特点。贫血是由轻度溶血伴红细胞生成代偿不足所致。LCAT缺乏时的靶形细胞膜中胆固醇和磷脂均明显增加，神经鞘磷脂和磷脂酰乙醇胺减少而膜中磷脂酰胆碱增多。骨髓穿刺和骨髓活检可见到海蓝色组织细胞。血浆脂蛋白分析异常是由LCAT缺乏所致。遗传性LCAT缺乏症应与获得性LCAT缺乏症相鉴别；后者见于严重肝脏疾病。

8. 阵发性睡眠性血红蛋白尿症 阵发性睡眠性血红蛋白尿症（paroxysmal nocturnal hemoglobinuria，PNH）是一种后天获得性造血干细胞基因突变导致红细胞膜病变而引起的慢性溶血性疾病，临床上以间歇发作的血管内溶血、血红蛋白尿、睡眠后溶血加重为特点。男女均可发病,男性较多。多见于青壮年,小儿时期极少见。

【病因与发病机制】 目前认为,PNH 的病因在于后天获得性造血干细胞基因突变。PNH 患者外周血中,正常和异常红细胞、粒细胞、单核细胞和血小板同时存在,提示异常细胞起源于骨髓中的一个克隆。早有研究发现,G-6-PD 变异的女性杂合子患者可见异常的 PNH 红细胞均具有一个同工酶。该酶基因位于 X 染色体上,因而推测,这些异常细胞起源于具有上述同工酶的单一祖细胞。该发现及近年来大量研究均有力支持异常细胞群起源于单一祖细胞的观点。导致造血干细胞发生基因突变的确切原因尚不清楚。临床上 PNH 与再生障碍性贫血可相互转化或同时存在,因而推测可能的发病机制是某种致突变源使造血干细胞发生突变,加上病毒、某些药物等因素导致免疫功能失调,使正常造血干细胞受损而减少,突变的造血干细胞有机会增殖而发病。这一学说尚需研究证实。

PNH 的病理生理主要与细胞膜表面缺乏一组糖肌醇磷脂(GPI)连接蛋白有关;而 GPI 连接蛋白的缺乏又继发于 GPI 锚合成缺陷。

(1) GPI 锚合成缺陷:几乎所有 PNH 患者都有 *pig/a* 基因(定位于 Xp22)异常。该基因缺陷可引起 N-乙酰葡萄糖胺不能加到磷脂酰肌醇上,无法形成完整的 GPI 锚。

(2) GPI 连接蛋白缺陷:PNH 患者异常细胞上至少有 15 种蛋白质发生不同程度的缺乏,与异常细胞的功能密切相关。此类蛋白质分为补体防御蛋白、免疫分子、酶类、受体类及功能未知的粒细胞蛋白质类等。

PNH 患者红细胞对补体溶血敏感性增强的主要原因是细胞膜缺乏 CD55 和 CD59 两种膜蛋白,导致对膜表面补体活化的调控作用减弱。CD55 又称衰变加速因子(decay accelerating factor,DAF),能增加转化酶复合物解离或衰变的速度。异常 PNH 细胞膜上 CD55 缺乏使转化酶活性增高,导致更多的 C3 沉积于膜上。CD59 又称反应性溶血膜抑制物(membrane inhibitor of reactive lysis,MIRL),能抑制补体活化过程中 C8 和 C9 之间的相互作用。PNH 红细胞上的 CD59 缺乏可导致红细胞对补体溶血作用的敏感性增强;但 PNH 异常血小板上的 CD59 缺乏并不导致血小板破坏,而主要在 PNH 并发静脉血栓形成中起作用。因 PNH 血小板上多聚 C9 复合物的形成调节障碍,导致更多的 C9 复合物插入膜中,产生更多的血栓素,而 PNH 的异常血小板又对血栓素的反应特别敏感,所以 PNH 患者易于并发血栓形成。PNH 患者粒细胞上 Fcγ 受体Ⅲa(CD16a)缺乏可以使患者易于感染,特别是血源性感染。

乙酰胆碱酯酶活性降低是本病特征之一。PNH 红细胞乙酰胆碱酯酶活性降低程度与病情轻重相平行。该酶活性降低可能继发于红细胞膜脂质异常,与溶血的发生无关。PNH 患者其他细胞蛋白质,如 CD58、CD14、CDw52、乙酰胆碱酯酶、白细胞碱性磷酸酶、尿激酶受体、叶酸受体等丢失的意义不明。

根据红细胞对补体溶血敏感性的不同,将 PNH 红细胞分为三种:①极敏感红细胞:对补体溶血的敏感性为正常红细胞的 25~30 倍;②中度敏感红细胞:对补体的敏感性较正常红细胞高 3~5 倍;③正常红细胞:临床上约 78% PNH 患者同时存在极敏感红细胞和正常红细胞两种细胞,约 9%同时存在极敏感红细胞和中度敏感红细胞两种细胞,其余患者同时存在中度敏感红细胞及正常红细胞两种细胞,极少数患者只有中度敏感红细胞。临床表现的严重程度与极敏感红细胞细胞群所占比例有关。当极敏感红细胞占 20%~50%时即可发生血红蛋白尿,中度敏感红细胞所占比例虽然高,但其临床表现大多较轻,可无血红蛋白尿。此外,一些患者敏感红细胞所占比例可随病情发展而改变;有的患者经数月或数年后,敏感红细胞所占比例减少,病情也随之减轻或缓解。

本病在睡眠时病情加重,其原因未明,可能因睡眠时血流缓慢,组织和器官内酸度升高,使血液趋于酸性而致溶血。此外,感染、特别是病毒性感染、药物(如乙酰水杨酸、氯丙嗪、氯化铵、呋喃啶、铁剂等)、输血、手术、劳累、精神创伤等均可诱发溶血。

【临床表现】 起病缓慢,首发症状为轻重不等的贫血,多数患者有血红蛋白尿,其尿呈酱油色或棕色,但 25%患者在病程中始终无血红蛋白尿。血红蛋白尿多在夜间睡眠后发生,清晨睡醒时较重,下午较轻,白天睡眠也可致发作。发作时常伴有寒战、发热、头痛、腹痛、腰痛等症状。血红蛋白尿的发作情况差别很大,有的仅偶然发作,有的发作频繁,并常伴黄疸。发作的诱因以感染为多见,药物、输血反应、疲劳和手术等均可诱发。

溶血的量与许多因素有关:①异常克隆的大小:血液循环中补体敏感红细胞所占的比率差异很大,从 1%~90%。这些细胞都有发生溶血的危险;②红细胞的异常程度:差异也很大,这与细胞膜表面补体防御蛋白的含量差异较大有关;③补体活化的程度:感染、输血反应等均可引起补体活化,特征性的睡眠性溶血可能与内毒素经肠道吸收而致补体活化有关。

长期血红蛋白尿可引起肾内含铁血黄素沉着,而致含铁血黄素尿。长期的血红蛋白尿和含铁血黄素尿又可使体内铁丢失，而致缺铁性贫血。有些患者由于血小板的减少及其功能异常而有出血倾向，如齿龈出血、鼻出血和皮肤出血等。血红蛋白尿频繁发作者，由于长期红细胞破坏过多或输血过多可致轻度黄疸或皮肤色素沉着。肝脾常轻度肿大。有些患者在病程中可出现再生障碍性贫血的临床表现。少数患者可转变为急性白血病或骨髓纤维化。

【并发症】 由于长期溶血，可致胆石症。本病的血小板膜与血浆补体的相互作用失常，导致血液高凝状态而引起血栓形成，以下肢静脉和肠系膜静脉的血栓形成较为多见，腹部静脉栓塞时出现类似急腹症的剧烈腹痛。若门静脉栓塞，可引起门静脉高压甚至肝功能衰竭。

【实验室检查】

(1) 血象：多为正细胞正色素性贫血，如合并缺铁则呈小细胞低色素性贫血。网织红细胞常增高，有时减低；白细胞数常减少，合并感染时常升高。血小板常减少。

(2) 骨髓象和骨髓培养：不同患者或同一患者在不同的病期中其骨髓象可有不同。多数患者的骨髓增生活跃，以中幼红细胞和晚幼红细胞增生为主，多见于血红蛋白尿发作者；少数患者的骨髓增生减低或重度减低，多见于血红蛋白尿不发作者。骨髓铁染色常阴性，但经多次输血或骨髓增生低下者，其骨髓铁正常或增多。骨髓培养常可发现 CFU-E 和 CFU-GM 等的集落数少于正常。

(3) 尿检查：可见血红蛋白尿，潜血试验阳性。含铁血黄素（Rous 试验）试验阳性。

(4) 特殊溶血试验

1) 酸溶血试验（Ham 试验）：其原理是 PNH 异常红细胞在酸化血清后（pH 值为 6.2），易被补体旁路激活的补体攻击而破裂。此试验有较强特异性，阳性是诊断本病的重要依据。该试验的敏感性取决于血清中镁离子的浓度。如果血清中镁离子浓度调升到 5mmol/L，则可提高该试验的敏感性。但是，该试验难以检测小的异常细胞群和对补体中度敏感的红细胞。

2) 蔗糖溶血试验：这是一种简便的筛选试验。其原理是在离子浓度低的蔗糖溶液中，补体血清与红细胞膜的结合加强，造成红细胞膜的缺损，使红细胞内的血红蛋白溢出而溶血。本试验比酸溶血试验敏感，但特异性较差，如在巨幼红细胞贫血、免疫性溶血性贫血和粒细胞白血病等均可出现阳性。

3) 蛇毒因子溶血试验：本试验也有较强的特异性，敏感性较 Ham 强，比蔗糖溶血试验略差，其原理是从眼镜蛇提取出的一种蛇毒因子（本身没有溶血）在血清的协同下通过激活补体旁路使 PNH 异常红细胞破裂而溶血，正常红细胞则不发生溶血。

4) 补体溶血敏感试验：通过观察使抗体致敏红细胞发生溶血所需要的补体量，可以判断异常红细胞的比例及其对补体溶血的敏感程度。

(5) GPI 连接蛋白检测：一旦怀疑有 PNH 可能，可用红细胞、粒细胞和血小板相应的单克隆抗体结合流式细胞仪分析检测血细胞 CD55 和 CD59 的表达。该试验有在粒细胞和血小板易于操作的优点；而且这两种细胞群中的异常细胞所占比例大于红细胞中的异常细胞所占比例，这与血循环中异常粒细胞和血小板的寿命正常有关。一般而言，CD59 缺乏最常见。目前认为，检测粒细胞或红细胞上 GPI 连接蛋白敏感性高、特异性强、结果可靠。由于流式细胞仪分析的敏感性和可靠性高于上述特殊溶血试验，因此已成为诊断本病的主要实验室依据。

【诊断与鉴别诊断】 根据溶血性贫血的临床表现，血红蛋白尿和酸溶血试验阳性，即可确诊。对于表现为增生低下性贫血而溶血的证据不明显者，需追踪观察才能明确诊断。

本病应与再生障碍性贫血、自身免疫性贫血、骨髓增生异常综合征（MDS）、营养性巨幼红细胞贫血和其他原因所致的血红蛋白尿相鉴别。一般根据上述各病的临床和实验室检查特点不难做出鉴别。如果再障患者骨髓增生低下，而又能查出类似 PNH 的异常红细胞，或有 PNH 临床表现和实验室检查所见而骨髓增生低下者，应怀疑再障-PNH 综合征。一些 MDS 患者也可出现类似 PNH 的异常血细胞，但其基本特点和病情的发展仍以 MDS 为主，很少发生典型血红蛋白尿或出现 PNH 表现。

【治疗】 尚无特效治疗。部分患者可有一段时间无症状，无需治疗，但应注意避免过劳和防治感染，禁服阿司匹林等药物，以减少血红蛋白尿的发作。

溶血的治疗：在急性溶血发作时用泼尼松 1~2mg/(kg·d)治疗，可减轻溶血，至少需服药 2 周以上，疗效出现后，可给予小剂量[0.3~0.5mg/(kg·d)]维持。维生素 E 有稳定红细胞膜和防止溶血的作用，每日肌内注射 100mg 或口服每次 100mg，每日 3 次，经 3~4 周后溶血现象减轻、红细胞和血红蛋白增高。

贫血的治疗：①贫血明显者可输血，但不宜输全血，这是因为全血中的白细胞能激活补体，促进溶血。此外，血浆中的 ABO 凝集素也可能破坏患者的补体敏感红细胞。一般可输入经生理盐水洗涤三次的红细胞，输入红细胞不仅可纠正贫血，还可间接抑制造血，使骨髓产生对补体敏感的红细胞减少，从而减轻溶血。②雄激素的使用：有刺激红细胞生成的作用，可用氟羟甲基睾酮（fluoxymesterone），剂量为 1~2mg/(kg·d)，产生疗效后用小剂量维持（10~30mg/d）。也可用丙酸睾酮，但在治疗前和治疗中应检查肝功能，本病可能有肝功能损害，应予注意。③如有缺铁，可补铁。但应注意，铁剂可诱发溶血，这可能与铁剂刺激骨髓产生对补体敏感的红细胞而致溶血加速有关。补铁宜用小剂量铁剂。有人主张在给铁剂治疗前先输血，以抑制红细胞的生成，可防止溶血加重。

骨髓移植：有较好的疗效，为根治本病提供了新手段。目前正在临床经验积累中。

此外，每次用 6%右旋糖酐 10~20ml/kg 静脉滴注，有暂时减轻溶血的作用。并发急性血栓形成时，可用溶栓剂（如链激酶、尿激酶等）治疗。一旦转安，可用肝素治疗。之后，可用抗凝剂华法林衍生物或双香豆素治疗。脾切除无效。

【预后】 病程经过缓慢，中位生存期为 10 年，个别患者可存活 40 年以上。少数患者于发病几年后病情自然减轻或完全缓解，这些患者的实验室检查异常结果可持续存在或完全消失。PNH 本身很少致死，死因常为并发感染或血栓栓塞。

（三）红细胞酶缺陷所致的溶血性贫血

红细胞酶病（erythrocyte enzymopathies）指参与细胞代谢的酶由于基因缺陷导致酶活性或酶性质改变，引起溶血的一组疾病。若只有酶缺乏、无溶血等临床表现者，则称为红细胞酶缺乏。

正常成熟红细胞的能量来源主要是通过糖代谢产生 ATP。红细胞糖代谢主要途径：①无氧糖酵解途径（Embden-Meyerh of pathway），约有 90%~95%经此途径被分解利用；②磷酸戊糖途径（pentose phosphate shunt），约 10%经此途径被分解代谢。此外，还有一特殊代谢旁路，称为 Rapaport Luebering 循环，该循环与血红蛋白的氧向组织释放有密切关系，前两条代谢糖途径的一系列化学反应，需要许多酶的参与才能完成，参与无氧糖酵解途径的酶至少有 13 种，参与磷酸戊糖途径的酶至少有 6 种，任一途径缺乏所需的酶都可能引起溶血。目前已知的遗传性红细胞酶缺陷有 20 多种，其中 19 种已明确可出现与之相关的溶血现象。另一种腺苷脱氨酶（ADA）活性增加引起溶血。这一组溶血性贫血，统称为先天性非球形细胞溶血性贫血或红细胞酶缺陷性溶血性贫血。红细胞代谢与酶缺陷关系见图 29-14。

1. 红细胞酶病的分类 依红细胞的代谢酶类为基础，可将之分为三类。

（1）无氧糖酵解途径的红细胞酶病：有己糖激酶（HK）缺乏症、葡萄糖磷酸异构酶（GPI）缺乏症、磷酸果糖激酶（PFK）缺乏症、磷酸果糖醛缩酶（PFA）缺乏症、磷酸丙糖异构酶（TPI）缺乏症、3-磷酸甘油醛脱氢酶（GAPDH）缺乏症、磷酸甘油酸激酶（PGK）缺乏症、烯醇化酶（enolase）缺乏症、丙酮酸激酶（PK）缺乏症、二磷酸甘油酸变位酶（DPGM）缺乏症。

（2）己糖磷酸旁路（包括谷胱甘肽代谢途径）的红细胞酶病：有葡萄糖-6-磷酸脱氢酶（G-6-PD）缺乏症、6-磷酸葡萄糖酸脱氢酶（6-PGD）缺乏症、谷胱甘肽还原酶（GR）缺乏症、γ-谷氨酰半胱氨酸合成酶（γ-GCS）缺乏症、谷胱甘肽硫转移酶（GST）缺乏症。

（3）核苷酸代谢途径的红细胞酶病：有嘧啶 5′核苷酸酶（P5′N）缺乏症、腺苷脱氨酶（ADA）增多症、腺苷酸激酶（AK）缺乏症。

在以上众多的红细胞酶病中，除 G-6-PD 缺乏症外，常见的只有 PK 缺乏症、GPI 缺乏症、P5′N 缺乏症三种。

除 G-6-PD、PGK 缺乏为 X 连锁遗传、AD 缺陷为常染色体显性遗传外，其他红细胞酶病的遗传方式均是常染色体隐性遗传，另外，HK、PFA、PGPM 和 GR 缺乏可能呈常染色体显性遗传。

2. 葡萄糖-6-磷酸脱氢酶缺乏症（glucose-6-phosphate dehydrogenase deficiency，G-6-PD） 是一种最常见的遗传性代谢性疾病，本病在全球分布很广，几乎没有一个民族不存在这种缺陷，据统计全球约有近 4 亿人患有 G-6-PD。本症常在疟疾高发区、地中海贫血和异常血红蛋白病等流行地区出现，地中海沿岸、东南亚、印度、非洲和美洲黑人的发病率较高。我国分布规律呈"南高北低"的态势，长江流域以南，尤以广东、海南、广西、云南、贵州、四川等地为高发区，发生率为 4% ~ 15%，个别地区高达 40%，基因频率为 0.056 0%~0.448 3%。长江流域各省的发病率较低，北方各省则较为少见。

【遗传方式】 本症的遗传方式是性连锁不完全显性遗传。*G-6-PD* 的基因位点在 X 染色体长臂 2 区 8 带（Xq28）。男性患者，由于只有一条 X 染色体，故称为半合子（hemizygote），其表现型多显示酶活性显著缺乏。女性两个 X 染色体上一般只有一条 X 染色体上有 *G-6-PD* 基因缺陷，称为杂合子（heterozygote）。按 lyon 假说，

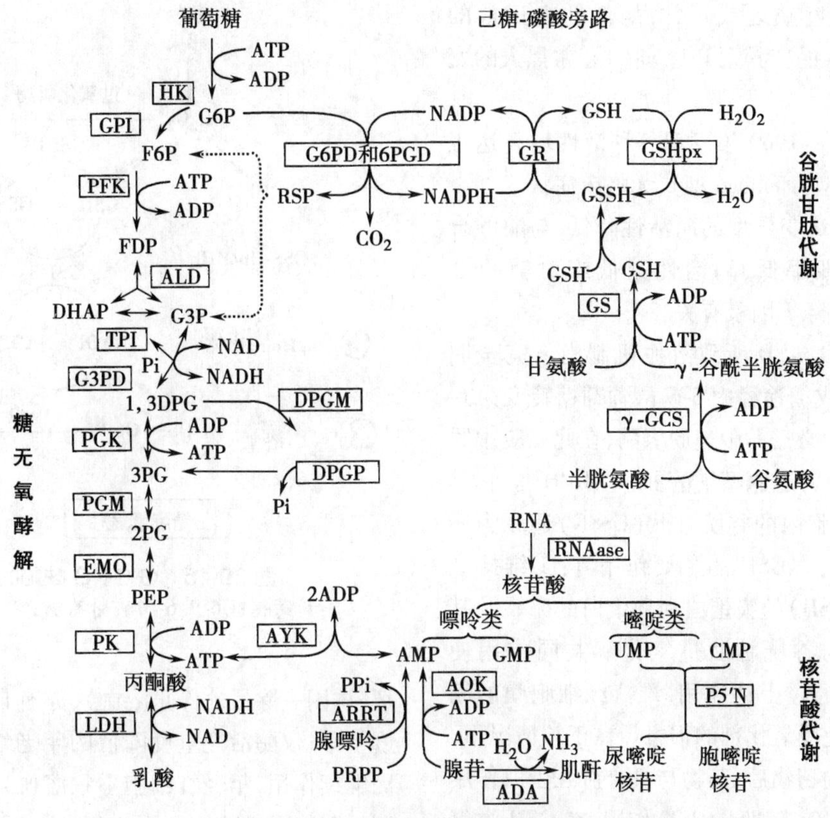

图 29-14　红细胞代谢与酶缺陷部位

HK:己糖激酶;G6P:葡萄糖磷酸异构酶;F6P:果糖 6 磷酸;PFK:磷酸果糖激酶;FDP:果糖二磷酸;ALD:醛缩酶;G3P:3-磷酸甘油醛;NADH:还原型辅酶Ⅰ;DHAP:磷酸二羟丙酮;TPI:磷酸丙糖异构酶;GS:谷胱甘肽合成酶;Pi:无机磷;PPI:焦磷酸;RNAase:核糖核酸酶;P5'N:嘧啶 5'核苷酸酶;G3PD:3-磷酸甘油酸脱氢酶;1,3DPG:1,3 二磷酸甘油酸;PGK:磷酸甘油酸激酶;PGM:磷酸甘油酸变位酶;PEP:磷酸烯醇式丙酮酸;PK:丙酮酸激酶;LDH:乳酸脱氢酶;NADPH:还原型辅酶Ⅱ;GR:谷胱甘肽还原酶;GSHpx:谷胱甘肽过氧化酶;AYK:腺苷酸激酶;APRT:腺嘌呤磷酸核糖转移酶;AOK:腺苷激酶;ADA:腺苷脱氨酶;PRPP:磷酸核糖焦磷酸。

女性杂合子实际上含有 *G-6-PD* 正常和缺陷的两群红细胞(嵌合体),各自数量比例不同,影响其酶活性程度,其酶活性可正常至显著缺乏。若半合子的男性与正常女性婚配,所生儿子全部正常,女儿中有 50%概率为杂合子。女性杂合子与正常男性婚配所生子女中,儿子将有 50%概率获得此突变基因而表现 G-6-PD 活性显著缺乏,女儿中则有 1/2 为杂合子。即男患者只传女儿,女患者传男孩又传女儿。故本病男性多,但女性杂合子在其酶活性显著减低时也可表现临床症状,约 1/3 女性杂合子也可发病。

【G-6-PD 变异型】 自 1986 年克隆出 *G-6-PD* 基因后,1991 年发表了其全 DNA 序列的 200 114 个碱基。目前已知,*G-6-PD* 基因的突变型已达 122 种以上,中国人中已报告 15 种。除日本人中发现有几个核苷酸缺失型,主要是点突变。根据世界卫生组织对 G-6-PD 变异型鉴定标准,即酶的活性、电泳速度、底物的米氏(michaelis)常数和 NADP 的亲和力、指纹分析等指标,已发现了 400 多种变异型。变异型的命名以发现的地方名或民族为名称。正常的 G-6-PD 为 B 型,非洲人群中有一种酶活性降低的变异型 A 型。在我国已发现香港型、广东型、客家型、苗族白沙型和台湾型等 40 多种 B 型 G-6-PD 变异型。不同的变异型可有相同的点突变;不同的点突变具同一生化变异型。

按照红细胞 G-6-PD 变异型酶的活性及其临床表现可将其分为以下五类:

(1) 酶活性严重缺乏伴先天性非球形细胞溶血性贫血(CNSHA):酶活性接近 0,无明显诱因而出现慢性溶血,药物、感染、蚕豆等可诱发急性溶血症,且发病较早,常引起新生儿高胆红素血症。我国的香港型、台湾莲花港型均属此类。

(2) 酶活性严重缺乏伴代偿性溶血:酶活性低于正常的 10%,服药物、蚕豆和感染可诱发急性溶血,我国的台湾客家型属于此类。

(3) 酶活性轻度至中度缺乏:酶活性为正常的 10%~60%。患者的临床症状轻重不一,药物可诱发溶血,我国的广州型、海南黎族白沙型属于此类。

(4) 酶活性轻度缺乏或正常:酶活性为正常的60%~100%。正常人的变异型B型,非洲正常黑人的变异型A型均属此型。

(5) 酶活性增高:1969年发现一种活性增高达正常者4~5倍的变异型(Hektoen型),无临床症状。

绝大多数G-6-PD变异型的酶活性降低,与酶的合成速度减慢、稳定性降低、酶活性减低或对辅酶Ⅱ(NADP)的亲和力下降等因素有关。

【溶血机制】 G-6-PD所致溶血机制尚未完全明了。G-6-PD是磷酸戊糖途径中6-磷酸葡萄糖转变为6-磷酸葡萄糖酸反应中必需的限速脱氢酶,在此反应中脱出H^+,使NADP还原为还原型辅酶Ⅱ(NADPH)。它是一种辅酶,能使红细胞内的谷胱甘肽(GSSG)还原为还原型谷胱甘肽(GSH)。GSH的主要作用有:①维持红细胞内含硫氢基(—SH)的膜蛋白和酶蛋白的完整及其正常代谢功能;②与谷胱甘肽过氧化酶共同作用使H_2O_2还原成H_2O。通过上述作用,维持红细胞膜的完整性和保护红细胞免受氧化剂的损害。在正常情况下,服用具有氧化作用的药物后,药物与氧合血红蛋白作用产生少量的H_2O_2,H_2O_2随即与GSH作用,在GSH过氧化酶(GSHPX)和红细胞内过氧化氢酶的催化下,H_2O_2转化为水而GSH氧化为GSSG;同时血红蛋白被氧化为高铁血红蛋白(MetHb)。由于氧化剂的激活,磷酸戊糖途径活性增强数倍以上,NADPH生成增加,从而使过多的GSSG和MetHb在辅酶NADPH和GSH还原酶(GSHR)、MetHb还原酶的共同作用下还原为GSH和氧合血红蛋白,这样使形成的各种氧化物灭活,使红细胞稳定,不受氧化损害,因而不发生溶血。当G-6-PD缺陷时,NADPH的生成不足,红细胞GSH含量减少,由氧化药物的外因作用所形成的H_2O_2不能迅速还原并且迅速将GSH利用殆尽,过多的H_2O_2氧化红细胞含硫氢基(—SH)的膜蛋白和酶蛋白并使之灭活,使红细胞膜发生改变。此外,血红蛋白β链93位的半胱氨酸残基上的—SH基与GSH结合成GSS-Hb(混合二硫化合物),并将血红蛋白氧化为MetHb;同时红细胞膜上磷脂亦被氧化为过氧化磷脂而致膜功能发生障碍。氧化产物(GSS-Hb、MetHb)在红细胞内堆积形成不可溶性变性珠蛋白小体(Heinz小体),使红细胞变硬,可塑性下降,这种红细胞在血流中冲撞或在通过单核巨噬细胞系统尤其是脾时,膜内的Heinz小体被摘除,部分细胞膜丧失,红细胞表面积减少,变为球形发生破裂而致溶血(图29-15)。此外,正常红细胞中G-6-PD的活性随着红细胞日渐衰老而下降50%,在我国人群中该类溶血多无溶血自限性(酶活性严重缺乏,年老及年轻红细胞均破

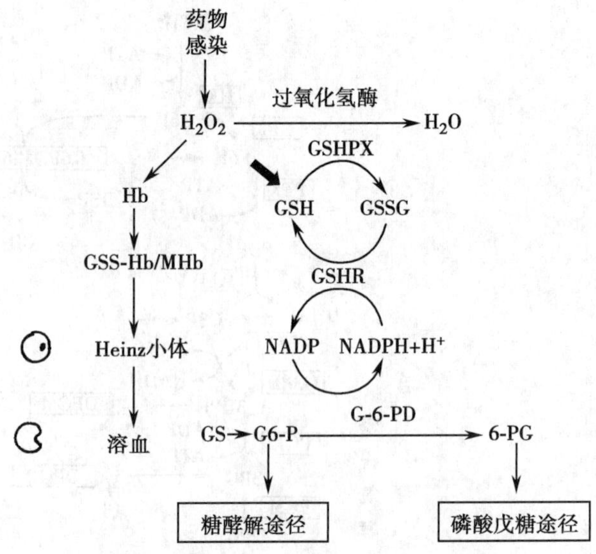

图29-15 G-6-PD缺陷的溶血机理

GS:葡萄糖;G6-P:6-磷酸葡萄糖;6-PG:6-磷酸葡糖酸。

坏,诱因去除后才停止溶血),亦有自限性者(酶活性中度下降;仅酶活性重度降低的年老红细胞破坏,即使外因继续作用,年轻红细胞不致溶血)。蚕豆病的溶血机制较药物引起的溶血更为复杂。近年来还发现蚕豆含有潜在毒性成分;蚕豆嘧啶和异胺基巴比妥酸,它们具有氧化作用,通过对G-6-PD缺陷者的红细胞膜的一系列氧化和还原作用,使GSH减少而致溶血。

【临床表现】 本病临床表现可分为以下几种类型:①无溶血征象;②药物诱导溶血性贫血;③蚕豆病;④感染性溶血性贫血;⑤新生儿高胆红素血症;⑥先天性非球形细胞溶血性贫血(CNSHA)。

(1) 新生儿红细胞G-6-PD缺陷溶血症:新生儿红细胞G-6-PD缺乏受外源性/内源性氧化应激诱发或自发地发生新生儿溶血症,导致高胆红素血症。我国G-6-PD缺陷高发区中新生儿G-6-PD缺乏发生率约3.0%~8.65%,其中严重黄疸发生率为21%~50%,占新生儿黄疸病的15.4%~69%,成为高发区新生儿高胆红素血症的主要原因之一。常见外源性诱因为感染(细菌和病毒)和药物(婴儿用药或药物通过胎盘或母乳进入婴儿体内)。内源性可能与生理性NADPH-MetHb还原酶和谷胱甘肽过氧化氢酶活性较低,血清维生素E水平低、维生素C高浓度及低血糖、酸中毒、缺氧等有关。可有家族史,部分家系新生儿重度黄疸、胆红素脑病发生率高。

黄疸多于生后2~4天、早至生后24小时内、迟至2周出现,中-重度黄疸多见,生后第5~9天黄疸开始消退。新生儿感染、药物或乳母用药可引起生后第1~2周后的"晚期"溶血性黄疸。胆红素脑病发生率高,在

G-6-PD缺陷高发区的胆红素脑病病因中占50%~80%。发生时间可迟至第11~13天,发生胆红素脑病的胆红素水平不定。早期发病者呈轻-中度贫血或无贫血,外源性因素诱发或晚发者常有中-重度贫血,甚至发绀、棕色尿,可有肝脾大,尤见于药物诱发者。可合并胆汁淤积综合征。

(2)蚕豆病:蚕豆病是由于进食干、鲜蚕豆或蚕豆制品(豆腐、酱油)之后引起的急性溶血性贫血,G-6-PD缺陷是发病的基本内因,但在G-6-PD缺陷者中吃蚕豆后发病者仅占少数,而且患者也不是每年吃蚕豆后一定发病,发病与否和发病程度的轻重亦与吃蚕豆量无关,乳母吃蚕豆,婴儿吸吮其乳汁,亦可发病。因此,蚕豆病的发病尚与其他原因有关,但确切原因尚未明了。

本病可发生于任何年龄,但以9岁以前小儿为多见。大多发生于每年蚕豆成熟的季节。一般在食蚕豆或其制品后数小时至数天后(大多在1~2天内)发生急性溶血,食蚕豆至发病的潜伏期愈短,症状愈重,主要表现为急性血管内溶血,轻者仅有轻度溶血,不伴有黄疸和血红蛋白尿。重者可在短期内出现溶血危象,表现为迅速贫血、伴有黄疸及血红蛋白尿,由于红细胞大量溶解时其分解产物对机体的作用,常出现畏寒、发热、恶心、呕吐、口渴、腹痛、腰痛等。血红蛋白尿的出现提示溶血严重或溶血仍继续,尿呈酱油色、浓茶色或血色。极重型者病情发展迅速,严重贫血、黄疸、明显血红蛋白尿、神志不清,抽搐甚至出现休克、急性肾功能衰竭等。如不及时治疗,常于发病后1~2天内死亡。其溶血持续1~2天或10天左右,临床症状逐渐改善而自愈。

(3)药物、感染性溶血性贫血:凡具有氧化作用的药物如止痛退热药、抗疟药、磺胺类、呋喃西林类等均可诱发G-6-PD缺陷者发生急性溶血(表29-18)。新生儿期应用水溶性维生素K、樟脑丸(萘)等亦可引起溶血。具体某一药物对G-6-PD缺乏患者诱发溶血的作用不一致,如服用氯霉素可诱发地中海沿岸重度G-6-PD缺乏患者出现溶血,而在A型或广东型的G-6-PD缺乏患者中则不引起溶血。药物诱导的溶血性贫血临床表现与蚕豆病相似。

病毒和细菌感染如急性传染性肝炎、上呼吸道炎、肺炎、小儿肠炎、败血症、伤寒、菌痢、传染性单核细胞增多症、水痘及接种牛痘等均可诱发急性溶血。由于感染病程中体内氧化性代谢产物(如H_2O_2、O^-)堆积,引起与伯氨喹型药物相似的溶血性贫血。有时同时存在药物与感染诱因。在急性黄疸型传染性病毒性肝炎中,肝细胞G-6-PD缺乏导致肝细胞功能原发损害可影响胆红素代谢。近年研究发现急性黄疸型肝炎人群与正常人群的G-6-PD缺陷发生率、G-6-PD缺陷者与G-6-PD正常者病毒性肝炎时溶血发生率均有显著差异。G-6-PD缺陷溶血加重病毒性肝炎病情,引起肝胆汁淤积综合征,肝坏死。

表29-18 诱发红细胞G-6-PD缺陷溶血的药物

退热止痛药	乙酰水杨酸 乙酰苯肼 非那西丁 安替匹林 匹拉米洞
抗疟药	伯氨喹啉 扑疟喹 阿的平 奎宁
磺胺类	氯苯磺胺 N-醋酰磺胺 磺胺乙酰 柳氮磺胺吡啶 磺胺异噁唑 磺胺吡啶
呋喃类	呋喃坦啶 呋喃唑酮 呋喃西林
砜类	
其他	二硫基丙醇 亚甲蓝 萘(樟脑丸) 水溶性维生素K 氯霉素 苯肼 羧苯磺胺,丙磺舒 奎尼丁 氯喹 甲苯磺丁脲 维生素C(大剂量) 蚕豆 痢特灵 熊胆 川连

(4)先天性非球形细胞溶血性贫血(Ⅰ型):这是由于红细胞G-6-PD缺陷所致的慢性溶血性贫血,是一种较少见的类型。在已知的G-6-PD变异型中伴有先天性非球形细胞溶血性贫血者约有20多种,在我国所见的广东型属于其中之一。

临床表现呈不同程度的慢性自发性血管内、外溶血及持续Hienz小体阳性。感染和/或药物可加重溶血,甚而“溶血危象”或“再障危象”。病情严重程度与发病年龄有关,发病年龄越小,症状越重。新生儿发病呈持续性溶血性黄疸数月,幼儿期呈中～较重度贫血,多数肝脾肿大;儿童或青少年期因某种诱因发病表现为持续性慢性溶血、轻或中度贫血、黄疸、无明显肝脾肿大;青年期发病代偿良好,可无症状或轻度贫血,无肝脾肿大,但服氧化剂、感染或吃蚕豆后可使病情加重而出现急性血管内溶血。

【实验室检查】

(1) 血象:急性溶血时红细胞数和血红蛋白量迅速下降,外周血中可见有核红细胞、多染性红细胞、红细胞碎片等。网织红细胞增加,白细胞数正常或增加,血小板数正常。溶血危象时可呈类白血病反应。先天性非球形细胞溶血性贫血者其红细胞数和血红蛋白量轻或中度下降,红细胞形态基本正常,网织红细胞增加。

(2) 红细胞自溶试验:G-6-PD 缺陷者自溶呈轻至中度增加,加入葡萄糖后可纠正溶血。

(3) 变性珠蛋白小体(Heinz 小体)试验:是利用染料,将 Heinz 小体染成紫色,然后计算含有 Heinz 小体的红细胞数。正常红细胞不含此小体,G-6-PD 缺陷者溶血进行阶段阳性,溶血停止后阴性,CNSHA 持续阳性。故可作为溶血指征。但此试验为非特异性,其他遗传性溶血性贫血(如 HbH 病、不稳定血红蛋白病,其他红细胞酶缺陷)亦可呈阳性。

(4) 高铁血红蛋白还原试验:是常用的筛选试验,适用于诊断与普查。原理是,正常情况下,MetHb 还原为 Hb,需要辅酶 NADPH 参与,G-6-PD 缺陷者,NADPH 生成减少,在美蓝递氢加速磷酸戊糖途径代谢的条件下,MetHb 还原速度显著减慢,故本试验是通过 NADPH 还原 MetHb 的能力来间接测定 G-6-PD 活性。定量法:还原率>75%为正常,74%～31%为中间数值(杂合子);<31%为显著缺陷(显性表现者)。

(5) 荧光斑点试验:NADPH 在长波紫外线照射下能显示荧光,而 NADP 则无此作用。G-6-PD 活性正常者,10 分钟内显荧光;中间缺乏值为 10～30 分钟;严重缺乏值为 30 分钟不显荧光。此法特异性高,方法简便,是较好的过筛试验。

(6) G-6-PD/6-PGD 比值测定:NADPH 通过磷酸戊糖途径(PMS)的递氢,使氢化硝基四氮唑蓝(NBT)由浅黄色还原成紫色的甲臜。G-6-PD 缺乏时,生成 NADPH 不足,故不能将染料变成紫色,由于杂合子女性有时酶活性可接近正常,不易查出。故用这种比值法能查出较多杂合子。此法只需另设一管,将底物改为 6-PGD,两管所测得的数值,即可得出 G-6-PD/6-PGD 的比值,正常值为 1.0～1.6,<1.0 则缺乏。

(7) 红细胞 G-6-PD 活性测定:直接测定酶活性,是确诊的重要根据,随着医学发展,前述诊断方法基本已被酶活性直接测定所取代。方法是采用酶促反应中单位时间生成 NADPH 的量来反映 G-6-PD 活性。G-6-PD 活性的正常平均值:正常成人 5 单位(范围 2.8～9.6),正常新生儿(脐血)为 6.9 单位(范围 3.4～11.6)。G-6-PD 缺陷者活性减低,显著缺陷者的活性单位降到 0～0.6 单位。

【诊断】 红细胞 G-6-PD 缺乏症的诊断主要依靠 G-6-PD 活性测定。在有 G-6-PD 缺乏所致的溶血的任一临床类型基础上加上 G-6-PD 活性筛选试验或直接测定阳性和 Heinz 小体阳性,并排除其他原因所致的溶血可做出诊断,阳性家族史或既往史有助诊断。

【防治】 本病绝大多数为诱因诱发急性溶血,故预防极为重要。

(1) 群体预防:在 G-6-PD 缺乏高发地区,采用群体大面积普查或婚前、产前、新生儿脐血普查是比较有效和明智的方法,以发现 G-6-PD 缺乏。

(2) 个体预防:①在筛查的基础上,发一张列有禁用或慎用药物、食物等的“G-6-PD 缺乏者携带卡”,供医生及本人参考,以去除诱因。②新生儿黄疸者:夫妇双方或任一方 G-6-PD 缺乏者的孕妇,于产前 2～4 周,每晚服苯巴比妥 0.03～0.06g,可减轻新生儿高胆红素血症或降低其发病率;分娩时取脐血做常规筛选以发现 G-6-PD 缺乏新生儿;母产前及婴儿忌用氧化性药物或使用樟脑丸贮存衣服,母忌吃蚕豆及其制品,积极防治新生儿感染。

(3) 治疗:红细胞 G-6-PD 缺乏症无特殊治疗,无溶血无需治疗。发生溶血时应去除诱因,停用可疑药物、停食蚕豆,治疗感染等。轻症患者急性溶血期予一般支持疗法和补液即可奏效。溶血及贫血较重者注意水电解质平衡,纠正酸中毒,碱化尿液等预防肾功能衰竭;对严重贫血,Hb≤60g/L,或有心脑功能损害症状者应及时输浓缩红细胞,并监护至 Hb 尿消失;可试用维生素 E、还原型谷胱甘肽等抗氧化作用,延长红细胞寿命;新生儿黄疸按新生儿高胆红素血症治疗;对 CNSHA 者,需依赖输血维持生命者脾切除可能有帮助,有条件者可做造血干细胞移植(HSCT)。

3. 其他少见红细胞酶病

(1) 红细胞丙酮酸激酶缺陷症:红细胞丙酮酸激酶(pyruvate kinase,PK)缺陷症是无氧糖酵解途径中最常见的遗传性酶异常疾病。过去称为先天性非球形性细胞溶血性贫血Ⅱ型。此病多见于北欧国家,亦见于日本、意大利和墨西哥等地,近年来在国内的新生儿和儿童中亦有病例报告。目前已发现 PK 变异型 10 余种,不同的 PK 变异型与溶血轻重有一定关系。

丙酮酸激酶是糖酵解途径中催化磷酸烯醇丙酮酸转化为丙酮酸的必需酶,这一反应使二磷酸腺苷(ADP)磷酸化而转变为 ATP。PK 有四种同工酶,其中 R 和 L 型见于红细胞,由同一基因编码,基因定位于 1q21,已确定 5 种以上的 PK 基因点突变。由于基因点突变引起氨基酸置换而致 PK 酶活性低下,导致红细胞 ATP 生成明显减少,细胞能量代谢障碍,红细胞膜两侧离子梯度不能维持(细胞内 K^+ 丧失和脱水,膜内 Ca^{2+} 堆聚),使细胞膜僵化,细胞皱缩,造成不可逆的细胞损伤,尤其是脾窦内滞留的 PK 缺陷的网织红细胞 ATP 产生更受损害,选择性地被脾或肝的巨噬细胞破坏,发生溶血。此外由于 PK 缺陷使红细胞内糖酵解途径发生障碍,导致红细胞内糖酵解反应的中间产物如 2,3-二磷酸甘油酸(2,3-DPG)和磷酸烯醇丙酮酸的堆积,同时 ATP 及乳酸含量减少使红细胞功能和形态发生障碍而导致破坏。纯合子或双重杂合子状态的临床表现为新生儿溶血性贫血和 CNSHA,杂合子多无临床和血液学异常,但红细胞 ATP 水平降低,2,3-DPG、3-磷酸甘油酸(3-PG)及磷酸烯醇丙酮酸(PEP)轻度增加。自溶试验Ⅱ型阳性,红细胞 PK 荧光斑点试验及 PK 活性定量测定可确诊。

尚无特殊治疗,对无症状的轻症患者应注意防治感染,每日口服叶酸 5mg。发生再生障碍危象、贫血严重者可输血并补充叶酸。新生儿期发病需注意防治高胆红素血症。由于脾对 PK 缺陷的网织红细胞有选择性破坏作用,贫血严重者脾切除有改善贫血和减少输血的效果。有条件者可做异基因造血干细胞移植根治贫血。

(2) 嘧啶 5′-核苷酸酶缺乏症:红细胞嘧啶-5′-核苷酸酶缺乏症(pyrimidine-5-nucleotidase deficiency,P-5′-N)是一种常染色体隐性遗传病,与 RNA 分解代谢有关的酶缺陷症,导致慢性溶血性贫血。P-5′-N 是一种锌(Zn)依赖的金属酶,受 Cr^{2+}、Zn^{2+}、Mg^{2+} 激活,而 Hg^{2+}、Pb^{2+} 等明显抑制其活性。随红细胞成熟、衰老,P-5′-N 含量渐减少。P-5′-N 有Ⅰ、Ⅱ两种亚型(不同基因控制),除存在于红细胞外,Ⅱ型还见于脑组织。细胞 RNA 分解代谢需 P-5′-N,网织红细胞成熟过程中伴随细胞内 RNA 的降解,P-5′-N 催化 5′-单磷酸胞苷生成胞苷和 5′-单磷酸尿苷,生成尿苷,经胞膜弥散清除。未脱磷酸的核苷酸(CMP、UMP)不能通过胞膜,P-5′-N 缺乏时,则积聚在细胞内,反馈抑制 RNA 降解,形成红细胞内的嗜碱性点彩颗粒(核糖体),大量积聚的 UMP 和 CMP 影响了核苷酸池比例。嘧啶类核苷酸>80%(正常<3%)。腺嘌呤核苷酸减少(主要为 ATP),且干扰 ATP 的合成,致红细胞内 ATP 含量减少,红细胞寿命缩短,产生慢性非球形细胞溶血性贫血。若脑组织的 P-5′-N 缺乏,可伴有智能发育障碍或惊厥。自 1974 年 Valentine 等报道首例病例以来,已有超过 60 例病例报告,近年国内有个案报道。

临床上常自幼发病(多从新生儿开始),临床表现为慢性溶血性贫血,呈轻至中度贫血,溶血频频发作,感染及妊娠可加重,外周血涂片嗜碱性点彩红细胞 0.04~0.5(正常<0.03),可提示本病。P-5′-N 筛查试验胞嘧啶核苷酸比率增高,提示 P-5′-N 活性低下。可做 P-5′-N 活性定量测定确诊。

本病诊断依据:①自幼发生的中度以上慢性溶血性贫血;②外周血涂片见嗜碱性点彩细胞增多(0.04~0.05),除外红细胞膜、血红蛋白异常及慢性铅中毒等,应疑 P-5′-N 缺乏。若同时伴智能障碍,则可能性更大,可进行 P-5′-N 筛查试验及红细胞 P-5′-N 活性测定以确诊。尚需除外继发性 P-5′-N 活性低下[见于阵发性夜间血红蛋白尿(PNH)、骨髓异常增生综合征(MDS)等]。

尚无特殊治疗。脾切除有一定疗效,可使溶血发作频率及严重程度减轻,减少输血次数。应避免接触铅、汞等微量元素,以避免红细胞内残存的 P-5′-N 受到抑制而加重病情。有条件者做异基因造血干细胞移植可根治溶血性贫血。

(3) 葡萄糖磷酸异构酶缺乏症:葡萄糖磷酸异构酶缺乏症(glucose phosphate isomerase deficiency,GPI deficiency)为常染色体隐性遗传,其基因在第 19 号染色体上。本病自 Baughuan 等首次报道后,现已有超过 30 个家系报道,国内近年有 2 例报道;本病是第 4 种较常见的引起溶血性贫血的红细胞酶病。

溶血性贫血常常是本病的唯一临床表现,红细胞 GPI 活性降低至正常值 40%以下即可出现溶血。30%表现为新生儿高胆红素血症,严重者需做换血治疗;曾有胎儿水肿和死产的报道;患者在感染或服用某些药物后,出现溶血或再障危象。个别病例可出现神经肌肉症状如肌张力改变等,同时伴有智力发育迟缓。红细胞孵育脆性轻度增高,自溶血试验有Ⅰ型特点。GPI 荧光斑点筛选试验及 GPI 定量测定可确诊。

本病无特殊治疗,严重贫血时可输血,脾切除可改善症状,减少输血次数。有条件者做异基因造血干细胞移植根治贫血。

细胞酶缺陷症除以上所述外,尚有一些罕见红细胞酶缺陷,其临床表现及主要实验室检查简列于表 29-19。

表 29-19 其他少见红细胞酶缺陷性溶血性贫血

酶缺陷	遗传方式	临床表现	自身溶血试验
糖酵解途径			
己糖激酶(HK)缺陷	常染色体隐性遗传	大多出生后出现黄疸、贫血和肝脾肿大,智力低下,肾脏症状,骨、皮肤异常,脾切除后溶血减轻	Ⅰ型
磷酸果糖激酶(PFK)缺陷	常染色体隐性遗传	Ⅰ型属Ⅶ型糖原累积病,轻度溶血伴有骨骼肌运动时疼痛及明显疲劳;Ⅱ型仅有慢性溶血,无肌肉症状,代谢障碍,关节炎	
磷酸丙糖异构酶(TPI)缺陷	常染色体隐性遗传	慢性溶血性伴有进行性肌肉病变,开始为强直性,进而弛缓性瘫痪,肌萎缩等,易因反复细菌感染或心脏病变而致死亡。纯合子出生后不久有不同程度贫血,遇氧化剂作用后,溶血加重,白细胞 TPI 活性减低	与遗传性球形细胞增多症相似
2,3-二磷酸甘油酸变位酶(2,3-DPGM)缺陷	常染色体隐性遗传	同上	Ⅰ型
磷酸甘油激酶(PGK)缺陷	性联遗传	慢性溶血伴有神经精神症状如行为异常、情绪不稳、言语障碍、智力减退等,白细胞的 PGK 活性降低,其杀菌力减弱	Ⅰ型
磷酸戊糖途径			
6-磷酸葡萄糖脱氢酶(6PGD)	常染色体隐性遗传	是否引起溶血未定论	
谷胱甘肽还原酶(GSHp)缺陷	常染色体显性遗传	平常无症状,在氧化剂药物作用后可发生急性溶血,偶伴有痉挛性神经症状或全血细胞减少。核黄素治疗有部分疗效	Ⅱ型
谷胱甘肽过氧化酶(GSH-Pz)缺陷,谷肽甘肽合成酶(GSH 合)缺陷	常染色体隐性遗传	轻度贫血,药物可诱发溶血,新生儿可有暂时性 GSHPz 缺陷,血清胆红素增加,变性珠蛋白小体阳性	
其他酶缺陷			
腺苷酸激酶(AK)缺陷	常染色体隐性遗传	可有轻到中度贫血	
磷酸核糖焦磷酸激酶(PPK)缺陷	常染色体隐性遗传	慢性溶血(中度)成熟红细胞嗜碱性点彩增加	Ⅱ型

(四)血红蛋白病

血红蛋白病(hemoglobinopathy)是一组由于血红蛋白(Hb)分子结构异常或珠蛋白合成障碍所致的遗传性血液病。Hb 病是一组危害人类健康的常见血液病,据 WHO 统计全世界约有 1.5 亿人携带 Hb 病基因。本病在我国较常见,据 28 个省(市、自治区)近 100 万人口流调资料,异常 Hb 病发病率为 0.33%,α-地中海贫血的发病率为 2.64%,β-地中海贫血发病率为 0.66%;南方各省发病率较北方高。

Hb 病可分为两大类,即异常 Hb 病和地中海贫血,都是由于 Hb 的珠蛋白基因突变(缺失或点突变)导致珠蛋白肽链合成质或量的异常所致。分述如下。

地中海贫血综合征[1,2]

地中海贫血(mediterranean anemia)(简称地贫)又称海洋性贫血(thalassemia)、珠蛋白生成障碍性贫血。是由于一种或多种珠蛋白肽链合成受阻或被完全抑制,导致 Hb 组成成分异常,引起慢性溶血性贫血。根据不同类型的珠蛋白基因缺失或缺陷引起的珠蛋链合成受抑制情况不同,可将地贫分为 α-地中海贫血、β-地中海贫血、δ-地中海贫血、γ-地中海贫血及其他少见类型地中海贫血,前两种类型常见。各类地中海贫血之间又可互相组合,也可与各种异常 Hb 组合(如 HbE/β 地中海贫血),这一组疾病又称地中海贫血综合征,均属常染色体不完全显性遗传。

从地中海沿岸的意大利、希腊、马耳他、塞浦路斯到东南亚各国均是本病高发区。在我国的广东、广西、海南、云南、贵州、四川及香港等地区常见,发病率达10%~14%,黄河以南至长江流域,台湾、福建及西藏等地均有病例报道。患者以汉族为多,亦可见于回、傣、壮、苗和布衣等少数民族。

1. α-地中海贫血　α-地中海贫血(α-mediterranean anemia)是由于α-珠蛋白基因的缺失或功能缺陷(点突变)而导致α-珠蛋白链合成障碍所引起的一组溶血性贫血。α-珠蛋白基因位于 16 号染色体短臂(16p13.33~p13.11~pter),总长约 29kb,包含 7 个连锁的 a 类基因或假基因。每条染色体上各有一对控制合成α-链的α-基因,因此每个细胞内有 4 个α-基因,可发生不同程度(1~4 个)基因异常。①若其中一条染色体上缺失 1 个α-基因组,则受控的α-链的合成部分受抑制,称为α^+-地贫(α_2 地贫);②若一条染色体上 2 个α-基因缺失,则受此 2 个α基因控制的α-链合成受完全抑制,称为α-地贫(或 α_1 地贫);③若一对染色体上 4 个α-基因中缺失 3 个(基因型为α^0/α^+地贫杂合子),α-链合成大部分受抑制,称为 Hb-H 病(或中间型α-地贫);④若一对染色体上 4 个α-基因全部缺失(基因型为α^0/α^0地贫纯合子),则α-链合成完全受抑制,称为Hb-Barts 胎儿水肿综合征(Hb-Barts hydrops fetalis syndrome)。缺失又可分为左侧缺失(L 型,缺少一个包括α_2 基因在内的 4.2kb 片段)或右侧缺失(R 型缺失包括部分 α_1 和部分 α_2 基因在内的 3.7kb 片段),此外尚有非缺失型α-地贫,是由于α-基因核苷酸的"点突变"致基因功能缺陷。我国较常见的有三种:①α Constant Spring(α^{CS})为 α_2 基因终止密码突变,使α链延长为172 个氨基酸,这种突变基因转录的 mRNA 不稳定,导致α链合成障碍。②α QuongSze 为 α_2 基因第 125 密码子 CTG(亮氨酸)突变为 CCG(脯氨酸),是一种高度不稳定的α珠蛋白,阻碍 $\alpha_1\beta_1$ 二聚体的形成,从而影响四聚体的合成。③多聚腺苷酸(Poly A)信号突变,α_1 基因 3′的添加信号由 AATAAA 突变为 AATAAG,使成熟的 mRNA 减少,而致α链合成减少。广东、广西及四川等地的α-地贫中,非缺失型约占 35%~60%,余为缺失型。

正常人α链参与 HbA 和 F 的珠蛋白肽链组成。α-地贫患者由于各型α-地贫中α-基因缺陷程度不一,α-链合成减少至消失,未与α-链结合的过剩的γ和β链数量不同,从而产生不同程度的相应的四聚体;即γ4(Hb Barts)和β4(Hb-H),这些四聚体是一种不稳定的Hb,易被氧化、变性、沉淀积聚形成包涵体,附于红细胞膜上,损伤胞膜,可塑性降低,发生血管内或血管外溶血;受累珠蛋白肽链合成减少,导致 Hb 合成减少形成小细胞、低色素性贫血(每个细胞内 Hb 含量减少)。

(1) α_2 地中海贫血(α^+地贫):又称静止型α-地贫,无临床及血液异常表现。常因α-地贫先证者家系调查或婚前、产前及新生儿脐血筛查时发现。出生时脐血 Hb Barts 约占 1%~2%,3 个月内消失。

(2) α_1 地中海贫血(α^0 地贫):又称标准型α-地贫,其基因型有两种:①α_2 地贫纯合子(α_2 基因/α_2 基因);②α_1 地贫杂合子(α_1 基因/αA 基因)。本症无贫血或轻度贫血,感染或妊娠时贫血加重,轻度肝、脾大或不大。轻度小细胞低色素性贫血,血涂片红细胞明显大小不等、中央浅染、异形、偶见靶形等,变性珠蛋白小体阳性,红细胞渗透脆性降低;脐血 Hb Barts 约占 3.4%~14.0%,于出生 6 个月内消失。本病须注意与缺铁性贫血相鉴别。

(3) 血红蛋白 H 病:Hb-H 病(hemoglobin H disease)是α地贫中间型,其基因型包括 α^+/α^0 地贫双重杂合子(-α/--),α^0/Hb constant spring(CS)(αcs/--),α^0/非缺失型α-地贫($-/\alpha\alpha^{thal}$)及非缺失型α-地贫纯合子($\alpha\alpha^{thal}/\alpha\alpha^{thal}$)。我国 Hb-H 病中,非缺失型基因约占50%,其临床血液学表现比缺失型者严重。本病多于 3 岁内发病,最小者 40 天,可迟至青少年期。

【临床表现】　依本病发病年龄,病情轻重等可分为以下三型:①重型:多于婴儿期发病,类似重症β-地贫,严重的慢性溶血性贫血,库氏面容,脾大明显,需依靠输血维持生命。新生儿期无贫血,Hb Barts 含量为25%,少量 Hb-H;②慢性溶血性黄疸型,本型少见,轻至中度贫血,持续性轻至中度黄疸,轻度肝、脾大,感染和/或药物加重溶血,可合并胆石症,高间接胆红素血症,切脾后黄疸不消退;③轻型:本型常见,儿童或青少年期发病,轻度或无贫血,轻度或无肝脾大。感染和/或氧化性药物可诱发或加重溶血性黄疸,甚至"溶血危象",类似红细胞 G-6-PD 缺乏症临床表现,应注意鉴别。

【实验室检查】　贫血程度轻重不一,红细胞(0.41~4.06)×10^{12}/L,Hb 18~110g/L,网织红细胞增加,范围0.004~0.22(平均 0.046),偶有中、晚幼红细胞。外周血涂片呈明显红细胞大小不等、浅染、异形、靶形和碎片。一般白细胞和血小板正常。红细胞渗透脆性降低。

Hb-H 包涵体和 Heinz 小体生成试验均阳性,含 Hb-

H包涵体红细胞阳性率3.0%~100.0%,Heinz小体阳性细胞为30.0%~100%。异丙醇试验强阳性。

骨髓象红细胞系明显增生,以中、晚幼红细胞为主。

血红蛋白电泳可见Hb-H,含量1.5%~44.3%,约76%复合Hb Barts含量(抗碱比值计)0.12%~19.5%(平均4.6%±3.3%);约13%复合HbCS含量0.82%~6.80%。

α-地贫基因诊断方法主要有4种:①限制性酶切图谱直接分析法;②限制性片段长度多态性(RLFP)间接分析法;③寡核苷酸探针(ASO)分析法;④聚合酶链反应(PCR)基因诊断法。对缺失型的Hb-H病基因多采用PCR法;对非缺失型者则常用PCR加等位基因特异寡核苷酸探针斑点杂交(ASO),仍未知突变点者则用测序法明确。迄今发现的非缺失型突变点有16种,近有报告α_2基因CD124(C→G)突变。

【诊断与鉴别诊断】 根据临床特点及Hb电泳分离出Hb-H即可确诊。有条件单位尚可进一步做基因诊断。本病需与β-地贫、红细胞G-6-PD缺乏症、黄疸型病毒型肝炎、HS和缺铁性贫血相鉴别。

(4) Hb Barts胎儿水肿综合征:Hb Barts胎儿水肿综合征(Hb Barts hydrops fetalis syndrome)是重型α地中海性贫血。控制α链合成的4个基因均缺失,故无α链合成,在胎儿后期γ、β链各自形成大量的γ4(Hb Barts)和β4(Hb-H),同时胚胎早期ξ链合成代偿性增加并持续整个胎儿期,并与γ链组成Hb Portland。Hb Barts具高度氧亲和力和极不稳定,导致宫内胎儿严重的慢性溶血和组织严重缺氧、心力衰竭、水肿,造成流产、死胎。本症双亲为α_1地中海贫血杂合子。同胞中发病率约1/4。孕妇常有反复发生流产、死产、分娩胎儿水肿病史,且妊娠高血压综合征发生率高达78%。

【临床表现】 绝大多数于妊娠期30~40周(平均34周)时胎儿死于宫内或娩出后短期内死亡。全身重度水肿、腹水、呈蛙腹,少数病例无水肿及腹水。重度贫血、苍白、可有轻度黄疸,肝大比脾大明显,可无脾大。可见皮肤出血点。胎盘巨大且粗厚、苍白、质脆。

【实验检查】 重度至中度贫血,Hb 30~110g/L(平均49~70g/L),红细胞(2.1~4.8)×10^{12}/L,网织红细胞0.038~0.48,有核红细胞增加,达76~522个/100白细胞。外周血涂片红细胞明显大小不等、异形、靶形,伴特征性低色素性巨红细胞。红细胞Hb-H包涵体和Heinz小体生成试验可阳性。红细胞渗透脆性降低。异丙醇试验阳性。血清未结合胆红素可轻度增加(85mmol/L)。

血红蛋白分析Hb Barts含量70%~100%,Hb Portland 7.0%~25%,尚有少量Hb-H,无HbA_1、HbA_2及HbF,抗碱Hb 32%~76%(Hb Barts弱抗碱性)。

肽链分析:用高效液相层析(HPLC)技术检测微量珠蛋白肽链生物合成水平,证实本症无α链。基因诊断证实无α链基因。

【诊断与鉴别诊断】 依本症临床特征,肝大比脾大明显,特征性红细胞形态及Hb电泳主要Hb为Hb Barts即可确诊,并以此与新生儿同族免疫性溶血所致胎儿水肿相鉴别。

(5) 血红蛋白Constant Spring(HbCS):HbCS是一种α基因终止密码突变为有意义密码而形成的α链在羧基端后多出31个氨基酸的异常血红蛋白变异体。这种血红蛋白变异体于1971年在牙买加Constant Springs地区一个患Hb-H病的华人家族中首先被发现。*HbCS*基因多见于α地贫发生率高的地区或民族中,其发生率可达人口的0.001 6~0.003 2。该病在东南亚和我国南方均有发现。HbCS常与Hb-H同时存在于同一患者,在泰国北部,Hb-H患者中有HbCS者高达40%~50%。HbCS是一种α链异常的血红蛋白,它较正常α链的141个氨基酸多31个氨基酸,共有172个氨基酸。其原因是α基因的终止密码子UA,突变为有意义的密码子CAA。CAA为谷氨酰胺的密码子,因此在αCS链第142位上就是谷氨酰胺,接下去一直延长到第二个终止密码子时,α CS的翻译才告结束。由于α基因突变为α CS基因,相应的α CS链合成受抑制,α链亦具不稳定性,易于降解,从而使α链不足,非α链相对过剩,形成类α地贫溶血。

【临床特征】 HbCS的纯合子状态:可有轻度低色素性贫血,有时发生黄疸,肝脾轻度大。红细胞大小不等,有靶形细胞,MCH偏低,网状红细胞计数增多。HbCS 0.05~0.06,微量Hb Barts,HbA_2及F均正常,其余为HbA。这种病例很少见。

HbCS的杂合子状态(即HbCS特性):无血液学异常,或轻度贫血,红细胞异常,小红细胞症等。HbCS约0.01左右,HbA及A2均正常。

HbCS若同时复合α地贫1(基因型为αCSα/--)时,其临床表现和血象与Hb-H病相似。称为CS型Hb-H病。使用pH值8.6淀粉凝胶电泳容易与HbA、HbA_2、HbF等区分开来,由于量少,容易被忽视。

(6) 血红蛋白Quong Sze(HbQS):HbQS是由于α基因编码区碱基突变所致的非缺失型Hb-H病,其α_2基因编码第125号氨基酸(亮氨酸)的密码子CTG突变成CCG(脯氨酸密码)。氨基酸的这一替代位置正好处于$\alpha_1\beta_1$珠蛋白接触时临界的"H"螺旋区,产生一种高

度不稳定的 α 珠蛋白，妨碍了 $\alpha_1\beta_1$ 二聚体的形成，不能形成四聚体，并未导致不稳定的血红蛋白，而是导致 α 地贫。其临床表现为轻度到中度贫血，肝脾大和具有 Hb-H 病的一切特征。应用限制性内切酶 MSP Ⅰ 酶切 DNA 的 PCR 产物，可诊断 HbQS 的基因型 αQSα/--。

2. β-地中海贫血　β-地中海贫血（β-mediterranean anemia）是指 β 链的合成部分或完全受抑制的一组血红蛋白病。β 珠蛋白基因位于 11 号染色体短臂 1 区 2 带（简记：11p2）。本病除少数几种为几个核苷酸缺失外，绝大部分都是点突变（单个核苷酸置换、增加或缺失）所致。全世界已发现 100 种基因突变类型，我国有 20 种（表 29-20）。突变致 β 链合成部分受抑制者称"β^+ 地中海贫血"；致 β 链完全受抑制者称"β^0-地中海贫血"。肽链合成的抑制涉及 δ 链，称 δβ 海洋性贫血（$\delta\beta^+$ 或 $\delta\beta^0$）。染色体上的二个等位基因突变点相同者称纯合子；等位基因的突变不同者称"双重杂合子"；同源的染色体上只有一个突变者称"杂合子"。我国 β 地中海贫血发生率为 0.67%，以广东、广西、云南、贵州、四川等为高。

根据 β 基因缺陷所产生杂合子和纯合子的不同，其临床表现亦有差异，按照病情轻重的不同，可将 β-地中海贫血分为重型、轻型和中间型三种类型。各类型临床特征见表 29-21。

表 29-20　我国 β-地中海贫血基因突变类型

基因	突变种类	表型
β17（A→T）	无义突变	0
HbE26（G→A）	RNA 加工突变	+
28（A→G）	TATA 盒突变	+
β41～42（TCTT）	移码突变	0
IVS Ⅱ-654（C→T）	RNA 加工突变	0
β71～72（+A）	移码突变	0
IVS-1-1（G→T）	剪接点突变	0
IVS-1-5（G→C）	RNA 加工突变	+
-29（A→G）	TATA 盒突变	+
β43（G→T）	无义突变	0
β14～15（+G）	移码突变	0
β71～72（+T）	移码突变	0
-30（T→G）	TATA 盒突变	+
β27～28（+G）	移码突变	0
ATG→AGG	起始密码突变	+
+40～43（-AAAC）	RNA 加工突变?	+
-32（C→A）	TATA 盒突变	+
β31（-C）	移码突变	0
IVS-Ⅱ-5（G→C）	剪接点突变	+

表 29-21　β-地中海贫血的临床特征

类型（基因型）	分子遗传基础	临床表现	脾大	Hb（g/L）	电泳（%）
A/β^+（杂合子）	点突变，仍可合成肽链	亚临床	（-）	正常/轻度下降>90	HbA_2>3
A/β^0（杂合子）	点突变，病变基因不合成肽链	轻	（-）	轻度贫血	HbA_2>3.5
β^0/β^+（双重杂合子）	等位基因均有病变，肽链合成<10%	重	（+）	重<30	HbA_2 正常
β^0/β^0（纯杂合子）	无肽链合成	重	（+）	重<30	同上 HbA_2>3.5
β^+/β^+（纯杂合子）	有少量肽链合成	中度	（+）	60～90	HbF>5
δ/β^+（β^+ 与 δ 杂合子）	同上	中度	（+）	60～90	HbA_2<2
δ/β^0（β^0 与 δ 双重杂合子）	无肽链合成	中～重度	（+）	<60	HbF 5～20

（1）重型 β-地中海贫血：重症 β-地中海贫血（β-mediterranean anemia major）又称库理贫血（Cooley's anemia），是 β-地中海贫血纯合子、β 和 β^+-地中海贫血双重杂合子或 β^+-地中海贫血纯合子或 $\delta\beta^0$ 纯合子。是我国常见的一种地中海贫血。本症患者双亲均为 β-地贫杂合子，其子女中获得重症 β-地贫概率为 25%，50% 为杂合子，余 25% 为正常。

【病理生理】　β-地贫的许多病理生理和临床表现均与珠蛋白链合成不平衡有关。由于 β 链的合成受到抑制，故 HbA（$\alpha_2\beta_2$）的合成可减少或不存在，在杂合子，多余的 α 链与代偿性增多的 δ 链结合，使 AbA_2（$\alpha_2\delta_2$）增加。在纯合子由于 β 链的显著减少，α 链相对增加，多余的 α 链与 γ 链结合，故 HbF($\alpha_2\gamma_2$)成为红细胞中主要的 Hb 成分。由于 HbF 较 HbA 的氧亲和力高，在组织中不易释出氧，故患者常有组织缺氧，缺氧引起红细胞生成素大量分泌，刺激骨髓造血功能，红骨髓极度扩张，因而引起一系列骨骼改变。

由于 α 与 β 链之间的不平衡，过剩的 α 链可聚合成极不稳定的 α_2、α_3 或 α_4，易变性沉积于幼红细胞和红细胞中而形成 α 链包涵体，由于包涵体附着于红细胞膜而使红细胞膜变僵硬，易受机械性损伤，在骨髓内破坏而不能全部进入血循环，导致"无效造血"。部分含有包涵体的红细胞虽然成熟并释放至外周血，但这些红细胞通过微循环时，易被破坏，寿命缩短。此外，红细胞的包涵体还影响红细胞的通透性，进一步使其寿命缩短，导致溶血性贫血。

贫血促进肠道对铁的吸收（达 80%），加之铁利用障碍和治疗过程中的反复输血，使铁在心、肝、脾、骨髓及皮肤等组织大量沉积，导致含铁血黄素沉着症，晚期产生继发性血色病，表现为心肌和肝功能等受损，糖尿病和其他内分泌障碍等（图 29-16）。

【临床表现】 患儿出生时无症状，多于婴儿期发病，生后 3~6 个月内发病者占 50%，偶有新生儿期发病者。发病年龄愈早，病情愈重。严重的慢性进行性贫血，需依靠输血维持生命，约 3~4 周输血一次，随年龄增长日益明显。伴骨骼改变，首先发生于掌骨，再至长骨、肋骨，最后为颅骨，形成特殊面容（唐氏综合征面容）：头大、额部突起、两颧略高、鼻梁低陷，眼距增宽，眼睑水肿。皮肤斑状色素沉着。食欲缺乏，生长发育停滞，肝脾日渐肿大，以脾大明显，可达盆腔。患儿常并发支气管炎或肺炎。并发含铁血黄素沉着症时因过多的铁沉着于心肌和其他脏器如肝、胰腺等而引起该脏器损害的相应症状，其中最严重的是心力衰竭和肝纤维化及肝功能衰竭，是导致患儿死亡的重要原因之一。本病如不治疗，多于 5 岁前死亡。

【实验室检查】 血象：红细胞 $<2.0\times10^{12}/L$，呈小细胞低色素性贫血。外周血涂片呈显著红细胞大小不等，异形明显（梨形、泪滴状、小球形、三角形等），靶形及碎片，嗜碱性点彩红细胞，多嗜性红细胞，有核红细胞增加（图 29-17），网织红细胞增加。

骨髓象：有核红细胞增生极度活跃，粒：红比值倒置，以中、晚幼红细胞为主，胞体小，核固缩，胞质少而偏

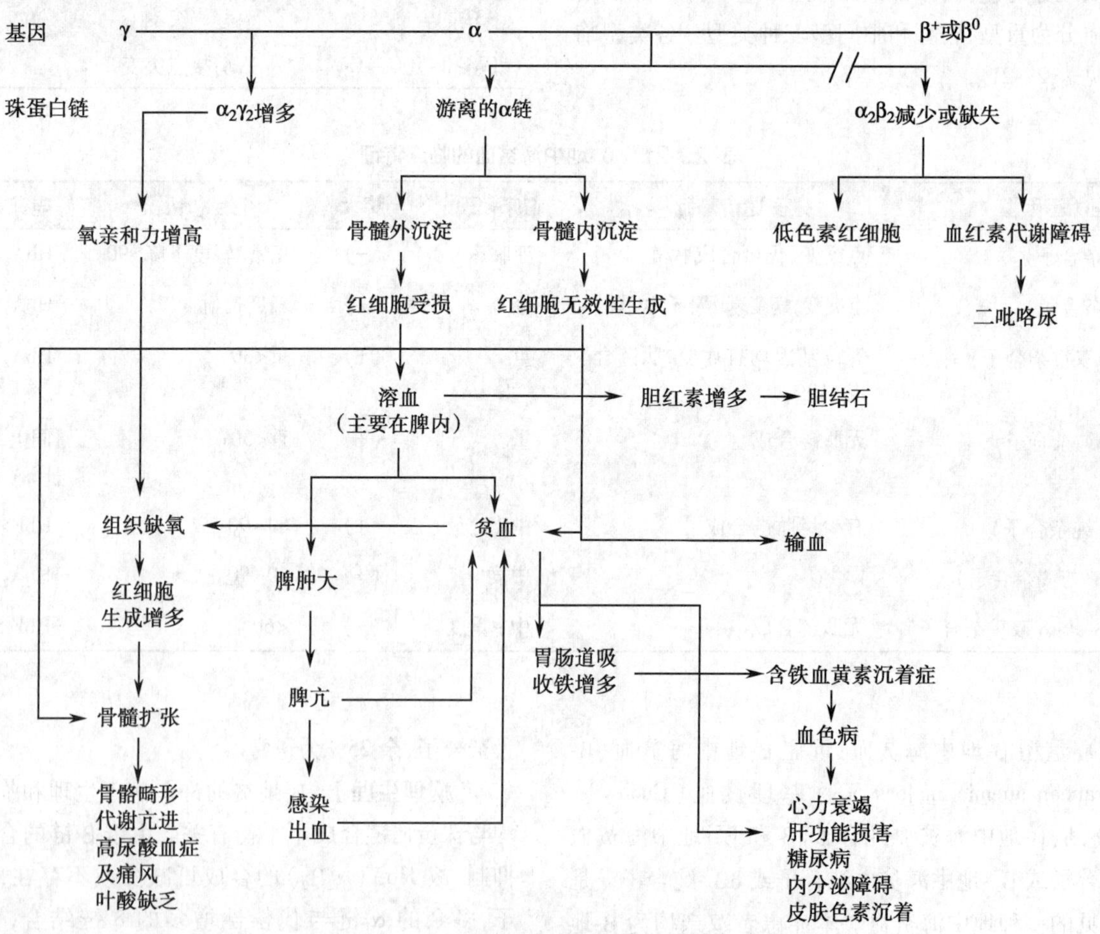

图 29-16 纯合子 β-地中海贫血的病理生理示意图

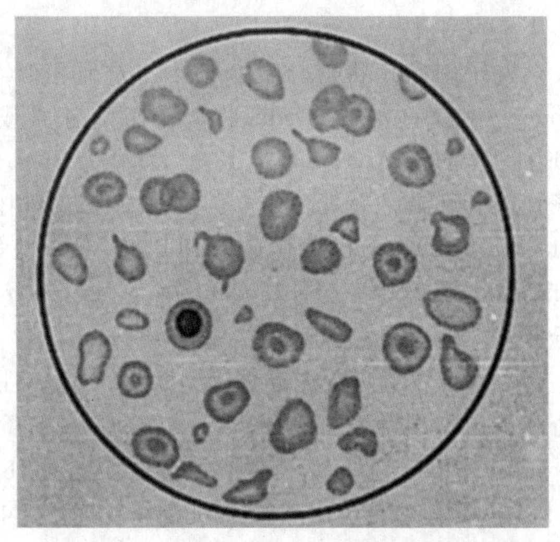

图 29-17 地中海贫血异常红细胞形态图像

红细胞大小不等、形态不一、可见靶形和有核红细胞。

蓝,甲基紫染色可见晚幼红细胞含包涵体(α 链沉淀)。红细胞盐水渗透性试验:渗透脆性减低,0.3%~0.2%或更低才完全溶血。HbF 含量增加达 20%~99.6%,HbA_2 正常或增高。血浆及红细胞内维生素E含量显著下降,与病情呈正相关;超氧阴离子自由基增加。

骨骼X线检查:骨髓腔增宽,皮质变薄和骨质疏松,颅骨的内外板变薄,板障加宽和短发样骨刺形成(图 29-18)。

肽链分析:β/α<0.1(正常值 1.0~1.1),高效液相层析法明确诊断,β 地贫基因诊断方法见 Hb-H 病节,因本病多为点突变,故常用 PCR 加 ASO 才能明确突变点。我国各民族的 β 地贫基因突变情况有一定差异,南方汉族的突变基因以 CD41-42(-TCTT)、CD17(A→T)、IVS-Ⅱ-654(C→T)和 TATA-box28(A→G)为主,约占 85%~90%。双重杂合子的突变组合可达近 100 种。

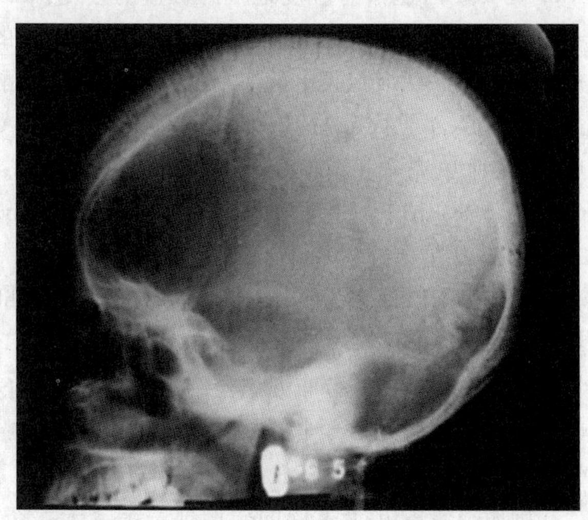

图 29-18 慢性溶血的特征性骨骼变化

【诊断与鉴别诊断】 根据临床表现和血液检查特别是 HbF 含量增高及家系调查可确诊,有条件者可进一步做肽链分析或基因诊断。后者对指导治疗和判断预后有一定帮助。本病需与以下疾病相鉴别:

1)缺铁性贫血:需注意与发生于婴儿期重症缺铁性贫血相鉴别。

2)血红蛋白E病:HbE/β 海洋性贫血综合征与本病相似,但前者 Hb 电泳可见 HbE>30%。

3)红细胞 G-6-PD 缺乏所致 CNSHA:重型者与重型 β 海洋性贫血临床表现相似。但前者感染及氧化性药物可加重贫血,红细胞 Heinz 小体阳性,HbF 含量正常可鉴别。

(2)中间型 β 地中海贫血:中间型 β 海洋性贫血(β-mediterranean anemia intermedia)包括:$β^+$ 基因纯合子、某些 $β^0/β^+$ 双重杂合子,非典型 β 地贫杂合子、合并 α 地贫血和 δβ 地贫。其临床表现介于重型与轻型之间,特点:①发病年龄较晚(常为 4~5 岁);②中度贫血,Hb 60~90g/L;③轻度肝脾大;④外周血涂片红细胞形态与重型类似;⑤HbF 含量增高,HbA_2 可稍高、正常或降低;⑥输血量小或不必输血仍可维持生命;家系调查证实为上述基因传递。

非典型 β 地贫杂合子:指位于 β 珠蛋白基因远侧的启动区域位点控制区(locus control region,LCR),这些并非在 β 链上的分子缺陷(非典型 β 地贫基因)与典型的 β 地贫基因组合形成双重杂合子。

(3)轻型 β-地中海贫血:轻型 β-地中海贫血(β-mediterranean anemia minor 或 trait)是 $β^0$、$β^+$ 或 δβ 基因,包括双重突变杂合体(指病变的 β 珠蛋白基因的核苷酸序列上同时有两种突变点)的杂合子状态,如[TATA box-28(A→G)CD17(A→T)/N]。主要表现为轻度小细胞、低色素贫血。尤其婴儿期明显,可有轻度黄疸和脾大。

29章

血象:Hb 100~120g/L,红细胞呈大小不等,中央浅染,异形(易见棒状、椭圆形)及靶形,嗜碱性点彩。红细胞渗透脆性降低。HbA_2 3.5%~8%,约 1/2 病例 HbF 升高,达 1%~5%。

【诊断与鉴别诊断】 本型诊断依据:①小细胞、低色素性贫血(MCV<80fl);②外周血涂片呈小细胞,中央浅染,异形,易见棒状、椭圆形红细胞;③HbA_2 升高或 HbF 升高;④红细胞游离原卟啉(FEP)正常;⑤铁剂治疗无效;⑥基因诊断为 β 珠蛋白基因杂合子。

本型需与缺铁性贫血相鉴别,尤其是婴幼儿期常并存缺铁,此时 HbA_2 降低或正常,纠正缺铁后又可回升。

3. 其他少见类型地中海贫血综合征 其他少见类型地中海贫血综合征包括 δβ 地中海贫血,A_2F 地中海贫血、γδβ 地中海贫血、血红蛋白 Lepore 综合征及遗传性胎儿血红蛋白持续存在综合征等，在我国地中海贫血高发区均有报道。

（1）δβ-地中海贫血（F 地中海贫血）：δβ-地中海贫血是 δ 和 β 两种珠蛋白链的合成均受抑制的地中海贫血。因血红蛋白中 HbF 的成分特别高，故亦称 F-地中海贫血。国内杂合子 δβ-地中海贫血在地中海贫血中所占比例不低。

纯合子 δβ 地中海贫血：临床表现与纯合子 β-地中海贫血很相似，但贫血程度和各种症状略轻，是中间型地中海贫血的一种。血红蛋白中只有 HbF，HbA 及 HbA_2 均不存在。其 γ 珠蛋白链属 Gγ 者比 Aγ 者病情更重。

杂合子 δβ-地中海贫血：临床和血液学表现均与杂合子 β-地中海贫血相似，但 HbA_2 不增高，正常或轻度减少。HbF 约占所有血红蛋白的 5%～20%，平均约 11%。HbF 在各红细胞中的分布不均匀。

δβ-地中海贫血与 β-地中海贫血的混合杂合子状态：其临床表现与纯合子 β-地中海贫血相似，但稍轻。血红蛋白成分大部分为 HbF，少量（约 1%～2%）HbA_2，无 HbA。

（2）A_2F 地中海贫血：A_2F 地中海贫血很少见。杂合子状态的 HbF、A_2 都增高，故称 A_2F 地中海贫血。

A_2F 地中海贫血的临床表现和血象均与杂合子 β 地中海贫血相似，但 HbF 比例较高，约 5%～15%，HbA_2 约 5%～8%。纯合子者罕见，HbA 不存在，HbA 21.1%～2.0%，其余均为 HbF。

（3）γδβ-地中海贫血：是又一种罕见的、不典型的 β-地中海贫血亚型。新生儿期发病，其临床表现为溶血性贫血、肝脾大，HbF 为 52%，HbA_2 为 1.2%，其余为 HbA。β、δ 和 γ 链的合成均受到抑制。基因分析显示 β 基因中有很大一段缺失，包括 Gγ、Aγ 及 δ 基因位点。但 β 位点可以完整。由于婴儿出生后 γ 链转为 β 链的合成，故这种患儿出生几个月后症状会自行减轻，与杂合子 β-地中海贫血相似。

（4）血红蛋白 Lepore 综合征：Hb Lepore 是由 δ 和 β 基因部分缺失后发生不对称的非同源性配对形成的异常血红蛋白病。其 α 珠蛋白链正常，另一对珠蛋白链靠近 N 端的氨基酸顺序与 δ 链相同，可靠近 C 端的氨基酸则与 β 链相同，这种 δβ 联结珠蛋白链总长度仍为 146 个氨基酸。根据 δ 部分和 β 部分联结位置的不同，已发现 3 种 Hb Lepore 变型：Hb Lepore washington（即 Hb Lepore Boston）、Hb Lepore Hollandia 及 Hb Lepore Baltimore。Hb Lepore 大多发现于地中海贫血发病率高的地区和民族中。地中海地区、巴布亚、印第安人和黑人中曾有少数病例发现。我国在广西和湖南汉族及土家族中有病例报告。

杂合子临床症状与轻型 β-地中海贫血相似，Hb Lepore 6%～15%（泳速与 HbS 相似），HbA_2 正常或减少，HbF 正常或轻度增高（可达 18%），其余为 HbA。纯合子状态罕见，临床表现与纯合子 β-地中海贫血相似，Hb Lepore 约 20%～30%，其余为 HbF，HbA、A_2 缺如。Hb Lepore 与 β-地中海贫血双重杂合子比 Hb Lepore 纯合子多见，临床表现相似。

（5）遗传性胎儿血红蛋白持续存在症：遗传性胎儿血红蛋白持续存在症（hereditary persistence of fetal hemoglobin，HPFH）是一种不正常的遗传性状态，是 δ 和 β 基因缺失致 δ、β 链合成障碍，胎儿期以后直至成年 γ 珠蛋白链的合成不能转为 β 珠蛋白链的合成，引起终身 HbF 持续性存在。此种病例很罕见。已发现的病例大多是黑人和希腊人，但在英国人、瑞士人及其他地区和民族中亦有发现。近年我国在江苏苏州发现 1 例，浙江杭州一个家族 8 例，广东湛江 4 例。HPFH 的基因基础较复杂，在不同人种中 HbF 的浓度和 γ 珠蛋白链中的 Gγ 与 Aγ 比率有相当差别。多数 HPFH 病例的非 α 珠蛋白链的基因组中有较大段的缺失包括 β 和 δ 链基因位点在内。现认为至少有部分病例（GγAγHPFH）代表一种极轻型的 δβ-地中海贫血，由于 δ 和 β 珠蛋白链的不合成，γ 链的合成成为一种近乎完美的代偿性反应，因而 HbF 持续大量合成。

HPFH 分为全细胞型和杂细胞型两大类。全细胞型中各红细胞中 HbF 的浓度都是相同的，而杂细胞型各红细胞中 HbF 的浓度不一致。全细胞型的 HbF 中 γ 珠蛋白链可以是 Gγ、GγAγ 或 Aγ。GγHPFH 可再分成 $G\gamma/\beta^+$ 型和 $G\gamma(\delta\beta)^+$ 型。GγAγ 型 HPFH 多见于非洲黑人，故亦称非洲人型。其纯合子状态极少见。血红蛋白中 HbF 为 100%，血象有轻度地中海贫血的改变，MCV 及 MCH 有轻度减低，但无贫血。非 α 与 α 珠蛋白链的合成比率降低。红细胞膜上的“i”抗原持续存在，碳酸酐酶缺乏。杂合子状态的 HbF 约占 20%～30%，HbA_2 轻度减少，血象完全正常。$G\gamma\ \beta^+$ HPFH 杂合子状态，HbF 约为 5%～20%，如为 kenya 型则还有 Hb Kenya 5%～15%，γ 珠蛋白链为 Gγ，血象完全正常。

希腊人型 HPFH 多为 $G\gamma A\gamma(\delta\beta)^+$ 杂合子状态，HbF 含量较低（10%～20%），γ 珠蛋白链中 Aγ 约为 90%，Gγ 含量很低。血红蛋白的分布亦属全细胞型。此型与 β-地中海贫血的复合杂合子状态（HPFH-β 地中海贫血）产生较轻的中间型地中海贫血的症状。

我国所报告的几个家族的病例都是杂合子状态。江苏一例 HbF50%，HbA_2 1.2%，HbF 的分布属全细胞型。浙江一个家族中7人均有同样病态，血象均正常，HbF为17.0%~26.3%，HbA_2 3.1%~4.3%，GγAγ比值为57.5∶42.6~63.4∶36.6（比率1.3~1.7）。这些发现似与黑人型中的Gγ型较接近，而与希腊人型差别较大。

4. 地中海贫血的防治

（1）治疗原则：轻型地中海贫血不需治疗；中间型α-地中海贫血应避免感染和用过氧化性药物，中度贫血伴脾大者可做切脾手术。中间型β-地中海贫血一般不输血，但遇感染、应激、手术等情况，可适当予浓缩红细胞输注；重型β-地中海贫血，高量输血联合祛铁治疗是基本的治疗措施；造血干细胞移植（包括骨髓、外周血、脐血）是根治本病的唯一临床方法，有条件者应争取尽早行根治手术。

（2）输浓缩红细胞

1）低量输血：单纯的输血或输红细胞最终导致血色病。中等量输血疗法，使血红蛋白维持在60~70g/L。实践证明，这种输血方法虽然使重型患者有望摆脱近期死亡的威胁，但患者的生存质量随年龄增长越来越差。相当一部分患者于第2个十年内因脏器功能衰竭而死亡。

2）高量输血：高量输浓缩红细胞的优点：①纠正机体缺氧；②减少肠道吸收铁；③抑制脾大；④纠正患儿生长发育缓慢状态。方法是先反复输浓缩红细胞，使患儿血红蛋白含量达120~140g/L，然后每隔3~4周Hb≤80~90g/L时输注浓缩红细胞10~15ml/kg，使Hb含量维持在100g/L以上。

（3）铁螯合剂：因长期高量输血、骨髓红细胞造血旺盛、“无效红细胞生成”以及胃肠道铁吸收的增加，常导致体内铁超负荷易合并血色病，损害心、肝、肾及内分泌器官功能，当患者体内的铁累积到20g以上时，则可出现明显的中毒表现，故应予铁螯合剂治疗。

1岁内使用铁螯合剂，其副作用如骨骼畸形、生长抑制的发生率明显升高，一般主张2~3岁后或患儿接受10~20次输血后并有铁负荷过重的证据，血清铁（SF）>1 000μg/L，血清转铁蛋白完全饱和才开始祛铁治疗。当前临床广泛使用的是去铁胺（deferoxamine，DFO），剂量：20~50mg/（kg·d），加注射用水或生理盐水用便携式输液泵每日（或每晚）腹壁皮下注射8~12小时，每周连用5~6天。用药前后应做SF、尿铁的监测。若SF>3 000μg/L或者有铁负荷继发心脏病时，可予DFO 50~70mg/（kg·d）持续24小时静脉滴注。使用铁螯合剂时加用维生素C口服可增加尿中铁的排泄量1倍。但维生素C可将铁从储备部位动员出来并通过氧化代谢间接影响心肌细胞，故在重度铁负荷时不宜使用大剂量维生素C，一般每日口服100~200mg。在停用DFO期间也不应坚持服维生素C。

长期使用DFO一般无明显毒副作用，注射局部反应、皮疹、疼痛，无需停药。但铁负荷轻者使用大剂量DFO可出现白内障、听力丧失、长骨生长障碍等，应引起临床重视。Johon等对47例地贫患者接受DFO治疗的毒副作用研究发现，DFO大剂量与SF<2 000μg/L是引起DFO毒性的两大危险因素，提出治疗指数（TI），即平均每天DFO剂量（mg/kg）除以血清铁蛋白浓度（μg/L），可指导临床给药，当TI<0.025时，一般无毒性。

近十年来，国外一系列新型口服铁螯合剂如defefipone（L1）、多价阴离子胺（poly anionicanine，HBED），多价氮替代物（substituted poly aza compounox TR coll）、PIH等相继问世，在动物实验中已证实长期服用能有效地降低机体铁负荷，但只有L1试用于人体。通过高量输血与祛铁治疗可维持患者正常生长发育及达到正常人的生活质量及寿命，但必须终身承受沉重的经济负担，可能的输血相关合并症及心理负担。

（4）造血干细胞移植（HSCT）：HSCT是当前临床上有效治疗本病的唯一方法。HSCT包括骨髓移植（BMT）、脐血移植（UCBT）、外周血造血干细胞移植（PBSCT）。在我国，供体选择不仅限于同胞相合，无关相合供体也能达到几乎和同胞相合供体相同的疗效，均可达到近90%的成功率。但HSCT本身不能改变其遗传特征。

（5）脾切除、大部分脾栓塞术

1）重型β-地中海贫血：重型β-地贫伴脾功能亢进者行脾切除能减少对输血的需要量，并减轻体内铁负荷。但切脾仅是姑息疗法，而且，切脾面临着发生严重感染等致命并发症的危险，故脾切除应有严格的指征：①输血量日渐增多，每年的输血量>200ml/kg；②脾功能亢进：红细胞破坏增加，持续的白细胞或血小板减少；③巨脾引起压迫症状；④一般年龄应在5岁以上。Maniga等提出输血商（TQ），患者每年每千克体重的输血量除以同龄维持同一Hb水平。脾正常患者每年每千克体重的输血商>1，可作为临床判断早期脾功能亢进的指标。

由于脾为重要的免疫器官，为避免脾切除后继发性免疫功能低下和凶险的感染，有学者提出脾大部分栓塞治疗（PSE）代替脾切除，Politis等对比了PSE与脾切除术后5年的追踪随访资料，结果显示两组患者输血量较前都有减少，但PSE组血中IgM浓度明显高于脾切除组，且感染的发生率也明显低于后者。但有资料显示

PSE对中间型β-地贫效果较满意，对重型β-地贫的疗效不满意，可能与重型β-地贫粗大颗粒的红细胞包涵体导致的骨髓破坏有关。

以上两种手术后均可导致肝代偿性溶血，引起明显肝大，纤维化加重。

2）中间型α地中海贫血（Hb-H）病：中度/重度贫血（Hb<80g/L）无黄疸的Hb-H患病者，行切脾术疗效极佳，可使Hb上升至90~110g/L，若术前Hb>80g/L或慢性溶血性黄疸者，切脾常无效。

（6）基因治疗：从分子水平上纠正致病基因的表达，即基因治疗。其途径有两种：①将正常β珠蛋白的基因导入患者造血干细胞，以纠正β地贫的遗传缺陷。必须解决以下3个难题：转移的外源珠蛋白基因能在细胞和整体达到高度表达；必须分离、纯化获得用于基因传导的人类造血干细胞；α基因与β基因之间表达协同一致性。此外，转导的外源性基因必须随珠蛋白基因系统在个体发育过程中适时表达，仍处于实验研究阶段。②采用某些药物调节珠蛋白基因的表达，以平衡α、β珠蛋白的肽链水平。

目前临床应用以调节珠蛋白基因表达的药物有白消安、羟基脲（Hu）、丁酸盐、阿糖胞苷（Ara-C）、促红细胞生成素（EPO）和异烟肼等。其中Hu应用及实验研究较多。Hu是一种可有效增加γ珠蛋白链和β珠蛋白链合成的低毒药物，可明显改善血液学和临床症状，Hu治疗的剂量及方法：①5日疗法：50mg/(kg·d)×5天为一疗程。②10~30mg/(kg·d)，连用3周为一疗程，或25~50mg/(kg·d)×(5~7)天为一疗程。③笔者等采用15~20mg/(kg·d)连续用药方法。主要对某些β-地贫基因缺陷类型有效：a. -28/654-2或-28/41-42双重杂合子，β-28纯合子；b. IVS—2-654 C→T突变中间型β-地贫；c. HbE/β-28双重杂合子。5~7天显效，Hb上升水平约20~45g/L。中间型效果明显，重症者一般用药初期效果明显，随治疗时间延长，效果渐差。为了加深对珠蛋白基因表达遗传调控的认识，正在对该药物基因调控机制深入研究中。

（7）预防：积极开展优生优育工作，以减少/控制"地中海贫血"基因的遗传。

1）婚前地中海贫血筛查，避免轻型地中海贫血患者联婚，可明显降低重型/中间型地贫患者出生的机会。

2）推广产前诊断技术，对父母双方或一方地贫基因携带者，孕4个月时，采集胎儿绒毛、羊水细胞或脐血，获得基因组DNA以聚合酶链反应（PCR）技术对高危胎儿进行产前诊断，重型/中间型患儿应终止妊娠。

异常血红蛋白病

异常血红蛋白系指珠蛋白结构变异的Hb。这是由于某一珠蛋白肽链基因突变，导致肽链中一个或数个氨基酸被置换、缺失或增加，合成一种化学结构及生理功能不同于正常的HbA、A2和F的异常Hb。自Pauling 1949年发现第一种异常Hb（Hbs）至今，全世界已发现异常Hb 472种以上，中国人中发现60多种。绝大多数无临床表现，可终身健康生活，仅少数（40%）异常Hb可引起不同程度的临床症状，由此产生的疾病称为异常血红蛋白病。

异常Hb病的分类如下：

（1）不稳定血红蛋白病（先天性Heinz小体溶血性贫血），如Hb-New York、H、E及RUSS等。

（2）多聚性血红蛋白病（HbS、C）。

（3）与氧亲和力增高的Hb病，如Hb Jcoppe Town、Rainier等。Hb对氧的亲和力增加，Hb氧释放降低，代偿性引起红细胞增多（见于杂合子）。

（4）与氧亲和力降低的Hb病，如Hb-Kansas、Scattle，Hb对氧亲和力降低，杂合子多以溶血性贫血为主，可见青紫。

（5）高铁高血红蛋白症，如HbM上海$_1$、M-上海$_2$等。杂合子中MetHb增加，引起发绀，有些可出现溶血性贫血。

（6）其他。

1. 血红蛋白E病 血红蛋白E病（HbE diseases）是地中海贫血的一种特殊类型。β珠蛋白基因CD_{26}（G→A）突变，使谷氨酸被赖氨酸替代（$\alpha_2\beta_2 26^{Glu\rightarrow lys}$）产生一种慢速的异常Hb，具不稳定性，易离解为单体而被氧化变性沉淀，形成Heinz小体，发生血管内外溶血，感染可诱发和加重溶血。HbE病包括HbE特征（HbE trait）、HbE纯合子和HbE/β-地中海贫血等类型。本病常见于东南亚，在我国亦较常见，广东、广西、云南等地区仅次于地中海贫血。

【临床表现】 HbE特征：无贫血或轻度小细胞低色素性贫血，可有轻度脾大。外周血涂片可呈轻度小细胞增多，轻度大小不等，中央浅染、异形和靶形。红细胞渗透脆性降低，Hb电泳为A+E，Hb电泳在pH值8.6时HbE与A_2泳动位置相同，但pH值6.5时可与HbA_2分开，在HbS之后。HbE含量为30%~45%，若复合α地中海贫血或<10岁小儿，HbE含量可低至14%~26%。

HbE纯合子状态：与β-地贫中间型的临床表现相似，中度溶血性贫血、黄疸和肝脾大。RBC呈小细胞低色素性，异彩，靶形红细胞25%~75%，网织红细胞增多或正常，HbE含量达72%~92%以上。

HbE/β地中海贫血：双亲分别为HbE特征或β-地中海贫血特征，临床表现与重型或中间型β-地中海贫血相似，靶形细胞10%~40%，HbE含量约30%~70%，HbF为30%~70%，仅少量HbA或缺如。

【诊断与鉴别诊断】 本病的诊断主要依赖Hb电泳，若HbA_2区带浓度>10%，应疑为HbE，可进一步做肽链或氨基酸分析以确诊及排除HbA_2、HbC、HbO、HbD等泳速相近的异常Hb。

应做家系调查，有条件可做基因诊断。

【治疗】

（1）HbE特征无需治疗。

（2）HbE纯合子和HbE/β-地中海贫血按β-地中海贫血重型和中间型的方法治疗。

（3）积极防治感染及忌用氧化性药物。

2. 不稳定血红蛋白病 不稳定血红蛋白病（unstable hemoglobinopathies，UHb）是由于Hb珠蛋白结构的异常，降低了亚铁血红素与珠蛋白的结合和/或改变了Hb正常的三级结构，使得Hb极不稳定，易被离解氧化，导致红细胞内珠蛋白变性及游离亚单位沉淀，形成Heinz小体，与胞膜内侧的—SH基相连接，改变膜的渗透性及可塑性，易于被破坏、溶血。已发现130余种UHb，除极少数外，绝大多数发生不同程度的溶血性贫血，其共同特征为轻至中度溶血性贫血伴Heinz小体形成，与G-6-PD缺乏症相似的临床过程及UHb筛选试验阳性。尤其是某些氧化性药物和感染可诱发急性溶血。本病属常染色体显性遗传，杂合子即可发病，纯合子可能存活机会少。

本病防治可参照Hb-H病，重症者可考虑异基因造血干细胞移植（HSCT）。

3. 镰状细胞病 镰状细胞病（sickle cell disease）又称血红蛋白S病，是指红细胞含有血红蛋白S（HbS）的一种常染色体显性遗传的溶血性疾病。

本病多见于非洲和美洲的黑人，在希腊、土耳其、中东和印度等民族中亦不罕见。本病我国罕见，在广东省及新疆等地有个例报告，多为中非混血儿。

HbS是珠蛋白β肽链第6位上亲水的谷氨酸被疏水的缬氨酸所置换而产生的一种异常Hb（$\alpha_2\beta_2$ 6缬）。在低氧状态下，HbS的溶解度比HbA低5倍，使HbS分子互相连接起来，而形成HbS多聚体，这些多聚体发生纤丝状凝聚，HbS形成半固体胶凝状态，使红细胞扭曲而变成镰刀状，称为镰变。镰变为可逆性，当氧张力增加时，红细胞形状可复原。镰变程度与HbS的含量相关，HbS纯合子和双重杂合子HbS的含量均较高，其镰变较多；杂合子的HbS含量不高，不易发生镰变。临床症状的轻重与红细胞在体内镰变程度相关，HbS纯合子的症状明显，杂合子一般无症状。

镰状细胞使血液黏滞性增加，镰状细胞通过毛细血管时，因易受损伤而被破坏，或在单核巨噬细胞系统内被吞噬和破坏，造成血管内外溶血。此外，镰变细胞堵塞小血管可致栓塞，导致器官局部缺血、缺氧甚至坏死，相应引起疼痛和其他症状。

本病临床表现有三种类型：

（1）镰状细胞性贫血：为HbS纯合子状态，多于婴儿期（3~6个月）至2岁发生慢性溶血性贫血和疼痛危象（painful crisis）。患者生长发育迟缓，四肢细长，性功能和第二性征发育延迟。

（2）镰状细胞特征：一般无临床症状，缺氧时可发生溶血。无需治疗，应避免各种缺氧因素。

（3）混合型镰状细胞综合征：包括HbS/C、HbS/J和HbS/β-地中海贫血等。

根据临床表现及家族史结合以下检查可确诊。①Hb电泳：在pH＝8.6缓冲液中电泳，HbS位于HbA和HbA_2之间，镰状细胞性贫血的HbS含量大多高于80%；镰状细胞特征的HbS则约占25%~45%；HbS/β地中海贫血的HbS含量多少不一，占60%~90%，其HbF增多。②镰变试验：含HbS的红细胞在缺氧状态下变成镰状细胞（图29-19）。检查方法：滴鲜血一滴于玻片上，立即盖上盖玻片，于盖玻片四周涂凡士林软膏密封，在24小时内间隔一定时间镜检，红细胞变成镰状即为阳性；或取静脉血1~2ml（用肝素抗凝）立即加入少量石蜡油，以阻隔空气，置盛血的试管于冰箱内，约1天后取血做涂片镜检，如已镰变，则于涂片上加甲醇数滴固定，用瑞氏染色，即可清晰地显示镰状细胞形态。异常Hb如HbI、HbC、Hb Alexandra亦能镰变。经血红

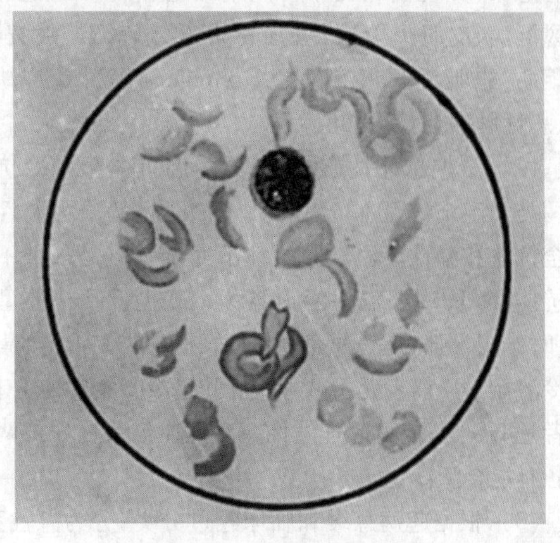

图29-19 镰状细胞图像

蛋白的珠蛋白指纹分析及氨基酸分析技术，可做出确诊。

本病一般治疗包括适当营养，注意防治呼吸道感染。常规每日口服叶酸5mg，对保持病情的稳定有一定疗效。在发生疼痛危象时，应治疗诱因（如抗感染）。对于缺氧，特别是在心力衰竭时应吸氧或高压氧舱治疗。保持体液平衡亦很重要，脱水时应予补液，可静脉滴注葡萄糖盐水，静脉滴注低分子右旋糖酐，可减轻血液黏稠度。并发脾功能亢进者，可做脾切除。异基因HSCT可根治临床表型，但不能改变其基因遗传性。

（五）免疫性溶血性贫血

免疫性溶血性贫血是指由抗体参与的溶血反应所致的贫血。根据病因可分为自身免疫性溶血性贫血、同族免疫性溶血性贫血和药物性免疫性溶血性贫血三类。

1. 自身免疫性溶血性贫血 自身免疫性溶血性贫血（autoimmune hemolytic anemia，AIHA）是由于体内产生了与红细胞自身抗原起反应的自身抗体，并吸附于红细胞表面，从而引起红细胞破坏的一种溶血性贫血。本病在小儿时期并不少见，其发病数约占全部溶血性贫血的1/4左右。77%发生于10岁以下小儿，男性略多于女性。

【分类】

（1）根据病因分类：分为特发性AIHA与继发性AIHA两类。小儿患者以特发性者居多，约占70%。引起继发性AIHA的原发病有病毒性感染（巨细胞、肝炎、单纯疱疹、腮腺炎、流感、传染性单核细胞增多症、水痘、风疹等）、肺炎支原体（非典型肺炎）、细菌性感染（伤寒、链球菌、金黄色葡萄球菌、结核分枝杆菌等）、螺旋体属感染（如钩端螺旋体病）、结缔组织病（红斑狼疮、类风湿病、皮肌炎等）、药物（青霉素、氯霉素、磺胺类、异烟肼、非那西丁、甲基多巴、tacrolimus等）、免疫缺陷病、恶性肿瘤和骨髓移植。

（2）根据抗体性质分类：分为温抗体型和冷抗体型两类。温抗体型在37℃时作用最强，又分为温性不完全抗体和温性溶血素。温性不完全抗体是一种不完全抗体，为IgG型；温性溶血素为IgM型。冷抗体型于4℃时作用最强，是一种完全抗体，它又可分为冷凝集素和冷溶血素。前者是IgM型，能引起冷凝集素综合征；后者是IgG型，能引起阵发性寒冷性血红蛋白尿。两类又各有混合型。

（3）根据起病急缓和临床经过分类：分为急性型、亚急性型和慢性型三种类型，急性型和亚急性型多见于婴幼儿，慢性型多见于儿童和青少年。

【发病机制】

（1）红细胞自身抗体的产生机制：抗红细胞自身抗体的产生机制尚未完全清楚。主要有以下几种观点：

1）红细胞抗原性发生改变：正常机体对自身红细胞不产生抗体。病毒感染或某些化学物质与红细胞膜结合后，使红细胞的抗原性发生改变，从而产生自身抗体。

2）免疫系统异常：由于某些因素的影响（如免疫缺陷、恶性肿瘤、胸腺疾病、遗传基因突变等），引起机体免疫监视功能紊乱，使体内免疫活性细胞丧失对自身红细胞的识别能力，从而产生自身抗体。由于抑制性T细胞减少和功能障碍，使抑制性（或抑制-诱导）T细胞失衡，相应的B细胞反应过强，从而导致自身免疫。另外，由于B细胞内在异常或T细胞产生过多的刺激B细胞的淋巴因子（如白细胞介素-6），导致自身反应性B细胞发生抗原非依赖性多克隆激活，这与自身免疫反应也可能有一定关系。

（2）溶血机制：①红细胞的免疫清除：在体内，自身红细胞首先被自身抗体调理化，然后调理的红细胞在血循环内直接被破坏（血管内溶血）和/或被组织中巨噬细胞清除（血管外溶血）。调理的红细胞被主要位于脾内、少部分位于肝内的巨噬细胞识别并清除。巨噬细胞则通过特异性IgG（特别是IgG1和IgG3）Fc段受体和C3b受体与包被有IgG和/或C3的红细胞相互作用。至少要有两个IgG分子结合到红细胞表面，才能引发C3b在红细胞膜的沉积过程。IgG亚类不仅在巨噬细胞Fc受体与调理的红细胞结合当中起重要作用（IgG3>IgG1），而且也是补体活化所必需的。IgG亚类激活补体的作用强弱依次为：IgG1>IgG3>IgG2>IgG4。红细胞膜上IgG和C3b同时存在可以加速红细胞的免疫清除。与红细胞结合的IgG的多少也可影响溶血的速度。在有些情况下，每个红细胞上IgG分子数小于200个时仍足以引起溶血。另外，脾在免疫清除当中也有其特殊作用。在脾内缓慢的血循环中，脾窦内相对低的血浆IgG浓度可以减弱血浆IgG和包被IgG的红细胞与Fc受体竞争性的结合，因而有利于巨噬细胞与调理的红细胞相互作用，并有效地将其捕获。②红细胞的损伤：巨噬细胞不仅可以直接消化调理的红细胞，而且其表面具有蛋白裂解活性的酶类还可以将部分红细胞膜消化掉，从而产生球形细胞，其在缓慢通过脾窦微循环时易于破裂。这是IgG包被的红细胞（有或无C3b）发生血管外溶血的主要机制。另外，由于补体系统的调节蛋白质（C3b失活因子和β_1H球蛋白）可将C3b降解为C3d，从而使调理的红细胞表面的补体活化过程发生阻滞，红细胞抗体得以自发释放，包被有 C3d 的红细胞得以存活，所以血管内溶血比较少见。③补体参与红细胞溶解作用：与红细胞抗原结合后的自身抗体和补体，通过传统补体激活途径 C1a，使被激活后产生的补体（C3b、C5b 等）插入红细胞膜内，使红细胞膜产生内外相通的水溶性通道，造成电解质的逆流和水分渗入而致红细胞肿胀溶解。④红细胞的弱凝集作用：与自身抗体和补体结合的红细胞，由于表面互相排斥的阴电荷减少，而引起红细胞之间的弱凝集，凝集的红细胞在血循环中互相冲击，使红细胞变形和破裂，变为球形的红细胞在脾脏中更易被破坏，从而引起溶血。

综上所述，巨噬细胞介导的溶血机制是导致 AIHA 红细胞损伤的重要机制，但是细胞毒淋巴细胞（NK 细胞）的作用也不能排除，网状内皮细胞的功能也与红细胞的免疫清除程度有关，这可解释病毒或细菌感染何以使病情加重。

由温抗体型所致的溶血主要为血管外溶血。当有补体参与时，也可发生血管内溶血。

冷凝集素病：IgM 冷凝集素在适宜的低温条件和补体的参与下，能与自身红细胞发生凝集而引起血管内溶血。冷凝集素的热幅度（红细胞发生凝集所需最低温度）与凝集素的效价有关。各病例冷凝集素热幅度不尽相同，临床表现也有所不同。

冷溶血素溶血：冷溶血素是一种特殊的冷抗体，又称为 D-L（Donath-Landsteiner）或冷热抗体。在低温（16℃以下）时，此抗体与自身红细胞膜上的 P 血型抗原结合，复温时补体传统途径被激活，生成的 C3b 附着在红细胞膜上，多聚 C9 膜攻击复合体直接导致红细胞膜损伤，离子渗漏，特别是钾离子丧失、钠离子进入红细胞内，最后红细胞肿胀而溶血。

【临床表现】 本病的临床表现随病因和抗体类型的不同而有所不同，小儿患者以急性型多见，与成人患者多为慢性型不同。

（1）温抗体型

1）急性型：患者多为婴幼儿，发病年龄高峰约为 3 岁，以男性占多数。发病前 1~2 周常有急性感染病史。起病急骤，伴有发热、寒战、进行性贫血、黄疸、脾大，常发生血红蛋白尿。少数患者合并血小板减少，出现皮肤、黏膜出血。临床经过呈自限性，起病 1~2 周后溶血可自行停止，3 个月内完全康复者占 50%。对肾上腺皮质激素治疗的疗效较好。预后一般良好，但合并血小板减少者，可因出血而致死亡。

2）亚急性型：患者多为 9 岁以下小儿，以继发性者占多数。发病前 1~2 周常有流感或菌苗注射史。起病缓慢，主要症状为贫血、黄疸和肝脾大，少数患者因合并血小板减少而有出血倾向。在病程中常反复发作，使症状加剧。病程一般约 2 年，有的患者经过治疗后获得痊愈，有的病情迁延，转为慢性型。合并血小板减少者可因出血而死亡。

3）慢性型：患者绝大多数为学龄儿童。以原发性者占多数，起病缓慢，病程呈进行性或间歇发作溶血，反复感染可加重溶血。主要症状为贫血、黄疸、肝脾大，常伴有血红蛋白尿。这些症状常反复发作。原发性者的病程可长达 10~20 年；继发性者的预后视原发病而定，合并血小板减少者预后大多严重。

（2）冷抗体型

1）冷凝集素病：急性患者多为 5 岁以下小儿，常继发于支原体肺炎、传染性单核细胞增多症、巨细胞病毒感染等，钩端螺旋体病和水痘也可发生。起病急骤，主要表现为肢端发绀和雷诺征，伴程度不等的贫血和黄疸。临床经过呈自限性。原发病痊愈时，本病亦随之痊愈。慢性型患者主要见于 50 岁以上的老年人，大多为原发性，亦可继发于红斑狼疮和慢性淋巴结炎，病情经过缓慢，常反复发作，预后严重。

2）阵发性冷性血红蛋白尿症（paroxysmal cold hemoglobinuria，PCH）：在我国不少见，1 岁以后小儿均可发病，多继发于胎传梅毒、麻疹、腮腺炎、水痘等疾病，少数为原发性。患儿受冷后发病，大多起病急骤，突然出现急性血管内溶血，表现为发热、寒战、腹痛、腰背痛、贫血和血红蛋白尿。偶伴雷诺征。大多持续数小时即缓解；缓解后，若再受冷，可复发。

【实验室检查】

（1）温抗体型

1）血象和骨髓象：急性型患者常有较重贫血，慢性型和亚急性型患者的贫血大多较轻。急性型的网织红细胞常>10%，慢性型者有时减少，亚急性型者多轻度增加，再障危象时网织红细胞可极度减少。骨髓红系明显增生。

2）红细胞渗透脆性试验：发病时脆性增高，缓解时可正常。

3）血清间接胆红素增加，尿胆原增加，结合珠蛋白降低。

4）抗人球蛋白试验（Coombs test）：此试验结果阳性是诊断本病的重要依据。本试验分为直接试验（direct antiglobulin test，DAT）和间接试验（indirect antiglobulin test，IAT），前者是测定吸附于红细胞表面的不完全抗体，后者是测定血清中游离的不完全抗体。本病这两种试验大多呈阳性,但极少数患者(2%~4%)试验结果始终阴性。这种情况的发生主要与抗人球蛋白试验的敏感性不强有关。当每个红细胞表面附着的IgG分子为40~200个时,即可引起溶血,但由于IgG分子数量不足,直接试验可呈阴性反应。只有当每个红细胞表面的IgG分子达到200~500个以上时才能测出阳性结果。为了提高本试验的灵敏度,目前已有人应用放射免疫或补体结合抗体消耗试验等测定红细胞表面每一个IgG分子,以证实本病的诊断。此外,本试验阴性也与所用抗人球蛋白试剂的局限性有关,这是因为有0.5%~2.5%的患者仅有IgA自身抗体而无IgG和IgM抗体,对于这些极少数病例,可用其抗人球蛋白IgA特异血清直接检测。

5)酶处理红细胞凝集试验:将经胰蛋白酶、木瓜蛋白酶或菠萝蛋白酶处理的Rh基因型的O型红细胞分别与患者血清孵育,发生凝集反应者说明患者血清中存在抗红细胞游离抗体。温性自身溶血素(IgM)可使酶处理红细胞直接溶解。

(2)冷凝集病

1)血象:轻至中度贫血,血涂片:红细胞形态可正常。

2)冷凝集素试验:本病患者的血液中含有冷凝集素(绝大多数为IgM,极个别为IgA或IgG),在寒冷和补体参与下,冷凝集素与自身红细胞发生凝集。本试验阳性是诊断本病的重要依据。在4℃本试验滴度增高,效价可高达1:1 000以上,少数患者在2~5℃时其效价为1:(16~256)。温度接近体温时凝集现象则消失。

3)直接抗人球蛋白试验:阳性。

(3)阵发性冷性血红蛋白尿症

1)血象:具有典型血管内溶血的血液学检查结果。

2)尿:反复发作者出现含铁血黄素尿。

3)冷热溶血试验阳性:本病患者的血清中含有自身冷溶血素(属非凝集素性IgG),是抗红细胞的自身冷抗体。当患者全身或局部处于16℃以下时,冷抗体与自身的红细胞相结合;然后加入与患者红细胞血型相配的血清或豚鼠血清(提供补体),当温度升至37℃时,即发生溶血。本试验阳性是诊断本病的重要依据。

4)直接抗人球蛋白试验:血红蛋白尿发作时,常呈阳性,溶血发作间期为阴性。

【诊断与鉴别诊断】 根据有溶血的临床表现,抗人球蛋白试验阳性,即可做出诊断。诊断成立后,还应进一步确定是原发性或继发性。对此,可结合临床表现进行考虑。在有些继发性AIHA患者,其原发病常在出现溶血性贫血之后才出现,因此,长期追踪观察,可及时发现原发病。此外,血清学检查结果也可能有助于原发性与继发性AIHA的鉴别。一般而论,IgG型多见于慢性原发性患者,而IgM型与补体型多见于继发性患者。对于抗人球蛋白试验阴性的可疑病例,其诊断依据主要依靠临床表现和肾上腺糖皮质激素的治疗反应来判断。如用肾上腺糖皮质激素后有效,结合临床上亦可考虑本病。

冷凝集素病和PCH的诊断,除根据临床表现和抗人球蛋白试验外,前者冷凝集素试验阳性,后者冷热溶血试验阳性,均具有确诊意义。在鉴别诊断上冷性抗体型需与阵发性睡眠性血红蛋白尿相鉴别,后者Ham及Rous试验阳性、抗人球蛋白试验阴性。

【治疗】 首先应明确是继发性还是原发性。对于继发性患者,应首先治疗其原发病。当原发病被控制后其溶血过程将随之而缓解。但是,无论是原发性或继发性AIHA,总的治疗措施均包括纠正贫血和消除抗体的产生两个方面。对于冷抗体型患者还应注意防寒保暖。主要治疗方法如下:

(1)肾上腺糖皮质激素:此药有以下几种作用:①抑制巨噬细胞吞噬包被有自身抗体的红细胞,干扰巨噬细胞膜的Fc受体的表达和功能;②减少红细胞膜与抗体结合;③减少自身抗体的生成(多在治疗数周后)。

对温抗体性溶血,肾上腺皮质激素为首选。急性严重的溶血应用甲基泼尼松龙按40mg/(m^2·d),静脉滴注,于1~2天后病情稳定后改为泼尼松口服;口服药应在静滴停用前开始。对于病情较轻的,开始即可口服泼尼松40~60mg/(m^2·d),分3~4次。4~7天后可改为一次性口服,以减轻副作用。若血红蛋白稳定在100g/L以上,网织红细胞下降,即可将泼尼松用量减半,此后再缓慢减量。若持续稳定则可于病程两个月后停药。若减量或停药后又出现溶血,可加量至控制溶血的剂量。为了减轻肾上腺皮质激素的副作用,凡需长期服用的,尽可能隔日顿服。小儿时期应用肾上腺皮质激素治疗的有效率为32%~77%。

(2)免疫抑制剂:适用于激素治疗无效或激素维持量过高者;脾切除无效或脾切除后复发者。免疫抑制剂的副作用较多,一般不宜首选。常用的有硫唑嘌呤、6-巯基嘌呤(6-MP)和环磷酰胺(CTX)等,这些药物也可与激素联用,待血象恢复正常,可先将激素减量,再将免疫抑制剂减量。其中以硫唑嘌呤较为常用,剂量为2~2.5mg/(kg·d),CTX剂量为1.5~2mg/(kg·d)。如疗效满意,疗程不短于3个月;如试用4周而疗效不满意,应增加剂量或换用其他药物(如环孢素A)。在治疗中应注意观察血象和防治感染。

（3）脾切除：脾切除的适应证：①对激素治疗有禁忌证者；②经大剂量激素治疗无效者；③需长期用较大剂量激素才能维持血红蛋白于正常水平者；④激素与免疫抑制剂联用仍不能控制溶血者；⑤经常反复发作者。温抗体型患者脾切除后约有 50%的原发性者、30%的继发性者可获缓解。冷抗体型患者脾切除治疗仅少数病例有效。

（4）输血：输血应慎重，因为对温抗体型者输血后可因输入补体而引起溶血反应，而且血型鉴定与交叉配血在本病患者往往有困难，这是因为红细胞表面的抗原位点被自身抗体阻断所致。为纠正严重贫血而需要输血时，宜输入红细胞。每次输入的浓缩红细胞量以 100ml 为宜，为减少补体作用，可用经生理盐水洗涤后的同型红细胞。输血速度宜缓慢，并密切观察病情，检查患者血清若发现游离血红蛋白增多，应立即停止输血。

（5）血浆置换：在正常人，血浆置换 1～1.5 个血浆容积，可有效降低血清 IgG 水平约 50%。但由于抗体持续产生和大量 IgG 分布在血管外，从而限制了血浆置换的疗效。

（6）达那唑（danazol）：达那唑具有免疫调节作用，还能抑制补体与红细胞的结合。可与激素合用，待贫血纠正后，可将激素逐渐减停，以达那唑维持。也有激素无效，用达那唑达到缓解的报道。

（7）其他：也有大剂量丙种球蛋白滴注、胸腺切除术、长春碱类、抗淋巴（或胸腺）细胞球蛋白滴注等治疗 AIHA 的报道，但有待于进一步临床观察。

【预后】 温抗体型中的急性型预后较好，对激素治疗反应敏感，病程约 1 个月。慢性型患者常继发于其他疾病，其预后与原发病的性质有关。病死率可达 11%～35%。冷抗体型中的冷凝集素综合征急性型的病程呈一过性，预后良好。慢性型者在冬天时病情可恶化，夏天时缓解，病情长期持续反复。阵发性寒冷性血红蛋白尿继发急性型患者的预后与原发病的治愈与否有关。一般在原发病治愈后此病即可痊愈。原发性急性型患者多呈自限性，即使无特殊治疗亦可自愈。首都医科大学附属北京儿童医院对 63 例患者（59 例温抗体型、4 例冷凝集素综合征）远期随访结果显示治愈率为 72.7%，病死率为 5.7%，病死率较低与本组病例中急性型者较多有关。

2. 同种免疫性溶血性贫血　同种免疫性溶血性贫血是指由于血型物质不合而发生的溶血性贫血，包括新生儿与母亲血型不合引起的溶血性贫血和输入不同血型血液引起的溶血反应。前者见新生儿溶血性贫血章节，后者见输血与输血反应章节。

3. 药物诱发的免疫性溶血性贫血　药物诱发的溶血性贫血按原因可分四大类：①药物诱发的红细胞酶缺乏性溶血性贫血；②药物诱发不稳定血红蛋白的溶血性贫血；③药物或其毒性直接引起的溶血性贫血；④药物引起的免疫性溶血性贫血。其中以药物诱发的免疫性溶血较为多见。能诱发免疫性溶血的药物有多种，如青霉素类、磺胺类、利福平、异烟肼、对氨基水杨酸、非那西汀、奎宁、奎尼丁、α 甲基多巴、左旋多巴、苯妥英钠、氯丙嗪、利眠宁、氨基比林、安他唑林、头孢噻肟、头孢他丁、头孢曲松、瘤可宁、安乃近、杀虫剂、波芬、鬼臼噻酚苷、噻嗪类、卡铂、顺铂等。

【发病机制与分型】 根据发生机制不同，将药物诱发的免疫性溶血分为以下 4 种类型。

（1）半抗原型（青霉素型）：由于机体产生了能与红细胞结合的抗药物（如青霉素）抗体，从而暴露出药物的半抗原决定簇。这种抗体能与红细胞-药物结合，调理的红细胞在脾内被单核/巨噬细胞所吞噬而破坏，所以多为血管外溶血。以青霉素为例，在使用较低剂量治疗的患者，并不发生溶血，直接 Coombs 试验也极少阳性。这是因为低亲合性 IgG 型抗青霉素抗体很常见。只有在血清中浓度极高时（每天 2 000 万单位以上）才发生溶血，而且溶血常较轻，偶可出现急重症溶血。停药后，溶血性贫血也很快停止。

（2）免疫复合物型（奎尼丁型）：有些药物或其代谢产物，可与血浆蛋白结合，形成具有免疫原性的复合物。产生的药物抗体（多为 IgM）可与药物-血浆蛋白结合成复合物，并黏附到红细胞上。通过激活补体而发生溶血。这种免疫复合物可从红细胞膜上分离，再吸附于另一红细胞膜上，故少量药物就可引起大量红细胞破坏，产生血管内溶血。抗人球蛋白试验阳性，多为补体型。属于此型的常见药物有奎宁、奎尼丁、非那西汀、磺胺药、氯丙嗪、异烟肼、氯磺丙脲等。

（3）自身抗体型（α 甲基多巴型）：由药物诱发的抗体能与正常的红细胞表面抗原发生反应，特异地针对 Rh 阳性的红细胞膜起作用。直接 Coombs 试验（DAT）一般在用药数月甚至数年才能转为阳性。发生溶血的患者停药后，溶血可停止，自身抗体也可逐渐消失。DAT 或间接 Coombs 试验（IAT）阳性不需要药物的参与。α 甲基多巴治疗的患者常同时存在抗核抗体、类风湿因子和抗壁细胞抗体等。发生溶血时，红细胞多在单核巨噬细胞系统被破坏。其机制可能为 T 抑制细胞功能受到抑制，从而使 B 细胞功能增强，产生不同的自身抗体。

(4) 混合型:是指溶血的发生由一种以上的机制所引起。如链霉素为半抗原,可与红细胞膜上的 M 抗原或 D 抗原牢固结合产生青霉素型溶血,又可产生能结合补体的 IgG 抗体而引起血管内溶血。又如青霉素可引起免疫复合物型溶血或奎宁引起青霉素型溶血,在临床上均有报道。

另外,有些患者因具有免疫原性的药物-红细胞的形成而对某些药物特别敏感。这种药物抗体的特异性不仅来自于药物本身,还来自于红细胞抗原,特别是 Rhesus 和 I/i 抗原系统。

【临床表现】 青霉素引起的溶血,多在连续应用大量青霉素 1 周以上发生,溶血多数较轻,重者可表现为血红蛋白迅速下降,网织红细胞升高。头孢噻吩也可引起类似反应,但所需剂量不大。此类患者都有既往服药史,也有部分患者于长期用药过程中发生。一般于停药几天或数周后溶血可随之消失。α 甲基多巴引起的溶血多发生在用药 3~6 个月或以上,溶血较轻,停药 1~2 周后消退。奎尼丁型溶血发病急剧,贫血严重,多伴有血红蛋白血症和血红蛋白尿症,肾功能衰竭多见,少数发生弥散性血管内凝血,少数患儿可有粒细胞或血小板减低。停用有关药物后,血象可在 1~2 周内恢复正常。以上三型溶血性贫血除临床特点不尽相同外,抗人球蛋白试验可助鉴别(表 29-22)。

表 29-22 药物引起免疫性溶血抗人球蛋白试验结果

免疫类型	直接反应	间接反应	
		正常红细胞+病人血清	正常红细胞用有关药物培育后+病人血清
青霉素型	+	−	+
奎宁型	+[1]	−	−[2]
α 甲基多巴型	+	+	+

[1]如用抗 γ 球蛋白血清为试剂则结果为(−);

[2]如培育时加入正常人血清(供给补体)则结果为(+)。

【治疗】 药物引起的免疫性溶血性贫血,一旦发现应立即停药。对重症血管外溶血者可试用肾上腺皮质激素治疗,贫血严重者可输注洗涤红细胞(去除补体)。发生肾功能衰竭时应按溶血尿毒症处理,禁用诱发溶血的药物。

【预后】 药物引起的免疫性溶血性贫血一般较轻,停药后预后良好。极少数因严重溶血引起肾功能衰竭,因而预后不好,多见于奎尼丁型。

(六)婴儿固缩细胞增多症

婴儿固缩细胞增多症(infantile pyknocytosis)是发生于新生儿或婴儿期的一种原因不明的非免疫性急性溶血性贫血。其特征为外周血中出现形态不规则、染色深、边缘有棘刺突出的固缩红细胞。此种细胞约占 6%~50%,其多寡大致与溶血的程度成比例。正常新生儿出生后数天内此种细胞占红细胞的 0.3%~1.9%,早产儿生后 2~3 个月内可高达 5.6%,于生后 3 个月迅速减少,儿童与成人期数量不超过 0.3%。

【发病机制】 尚不十分明了。若将正常红细胞输给患儿,正常红细胞也可变成固缩红细胞,且寿命与患儿的固缩红细胞同样地缩短;提示此种溶血非红细胞内在缺陷,而是与红细胞外的某些未明的因素有关。由于 SGOT 轻度增高病程短暂等可能是一种代谢异常的循环中的氧化问题等。固缩细胞可见于维生素 E 缺乏的婴儿。此外尚可见于婴儿时期发生的葡萄糖-6-磷酸脱氢酶缺乏症、丙酮酸激酶缺陷症或遗传椭圆形细胞增多症和新生儿肝炎,应与本症相鉴别。

【临床表现】 大多数于出生后数日内起病,主要症状为高胆红素血症、贫血和肝脾大。贫血逐渐加重,至生后 3 周时最明显。早产儿多于生后 6~10 周发病。贫血多为轻至中度,网织红细胞明显增高,红细胞多为正细胞正色素性,但血片中可见到大量的、可高达 50% 的染色较深、边缘有棘刺突出的固缩红细胞,这种细胞在显微镜下与棘形和靴刺形细胞不易区别。SGOT 轻度升高。病情多呈自限性经过,于 3~6 个月时溶血自然缓解,固缩红细胞亦随之消失。

【治疗】 贫血严重的可以输血。新生儿应注意防治高胆红素血症,必要时进行换血治疗。

四、失血性贫血

失血性贫血(anemia due to blood loss)的原因很多,一般分为急性与慢性失血。严重急性失血时可出现休克;慢性失血除其原发病的临床表现外,贫血的特征与缺铁性贫血相同。根据失血的时间,分为:①产前失血;②产时失血;③生后失血三个阶段叙述。

(一)产前失血

产前失血可由于经胎盘失血,失血至胎盘内或胎盘后，或双胎的一个胎儿失血至另一胎儿体内。

1. 经胎盘失血（transplacental hemorrhage）　即胎儿失血经胎盘至母体，约有 50%的孕妇在血中可找到胎儿红细胞。多年来，新生儿同种免疫性溶血已证实此种现象。直至 20 世纪 50 年代末 Weiner 首先提出经胎盘失血可引起贫血。Cohen 在 1964 年提出约 8%的胎儿失血 0.5~40ml 进入母体，1%失血超过 40ml 而致贫血。经胎盘失血最早可在胚胎 4~8 周开始，失血可急可缓，可由于自然失血或发生在诊断性羊膜穿刺之后。胎儿丢失至母体的血量可按下列公式计算：

2 400×RBC（胎儿）/RBC（母体）= 胎儿血（ml）

例如母体 400 个 RBC 中有一个胎儿 RBC，则：2 400×1/400 = 6ml，即 6ml 胎儿血丢至母体中。

临床症状轻重悬殊，主要取决于失血的速度和程度。大多为慢性长时间失血，无黄疸，肝脾不大，有无苍白或心动过速依贫血轻重而异，患儿一般精神很好，无其他症状。但若临产时急性失血至母体则症状较重，若失血 40ml 以上即可出现血容量减少性休克，患儿表现苍白、无力、心率增快、呼吸困难，血红蛋白多下降，但若尚未出现血液代偿性稀释，则贫血可不明显，此时可从脐静脉插管测静脉压以确诊。

经胎盘失血的诊断主要依靠在母亲血循环中发现胎儿红细胞。方法很多，以血红蛋白洗脱染色法最简单易行。试剂：①80%乙醇。②洗脱液 pH = 1.5：a. 苏木素 0.75g，96%乙醇 100ml；b. 氯化高铁 2.4g，25%盐酸 2ml。加蒸馏水至 100ml，临用时 a 和 b 以 5∶1混匀即可。③2.5%伊红液。

操作：①推一血片待干，用 80%乙醇固定 5 分钟，水洗待干；②置洗脱液内 20 秒钟，取出立即水洗；③2.5%伊红染 2 分钟，水洗待干；④在油镜下计数，一般计算 1 000 个红细胞，按百分比报告。

结果：胎儿红细胞染成红色，成人红细胞不着色或仅留残余的轮廓，正常的血红蛋白，经酸性溶液作用后，可解离成低分子，透过细胞膜被洗脱；血红蛋白 F 溶解度低，不被洗脱，经染色后仍呈红色。若母子血型不合，胎儿红细胞至母体后很快溶解，则此试验呈阴性，但其母可发生输血反应的症状。

2. 双胎间交流性失血（twin to twin transfusion）　约有 70%的一卵双生胎儿为单绒膜的胎盘，几乎都有血管相通。约有 15%有一胎儿失血给另一胎儿的现象。血管的相通可能是动脉-动脉、静脉-静脉或动脉-静脉，后者可发生经胎盘失血给一胎儿。

失血的胎儿多瘦小、苍白，精神不好，若发生在临产时，可出现休克症状，生后数周多呈缺铁性贫血。受血的胎儿较失血者大，并有红细胞增多现象。

两个双胎儿的血红蛋白相差 50g/L（5g/dl）以上即可诊断。失血的胎儿可出现中至重度贫血，近期失血的尚可出现网织红细胞增高。受血者血红蛋白可高达 200~300g/L（20~30g/dl），出现高胆红素血症或胆红素脑病。若双胎婴儿在环境与饮食相同的情况下，其中一个发生小细胞低色素性贫血，也应考虑此种情况。

3. 失血至胎盘内或胎盘后（intra and retroplacental hemorrhage）　偶见失血至胎盘内或胎盘后而未流入母体，因此凡婴儿出生后即表现贫血或于生后 24 小时内出现贫血的，应仔细检查胎盘。若孕妇在妊娠最后 3 个月，出现阴道失血，应该用红细胞洗脱法检查有无胎儿失血。

以上几种贫血的治疗视出血的速度与程度而异。①若贫血较轻，又无急性症状，患儿精神好，呼吸正常，则不需即刻处理；②如心率快，苍白明显，则应即刻输浓集的红细胞；③严重的慢性失血，可出现缺铁性贫血的症状，甚至出现心功能不全，由于输血增加血容量而使心功能不全加重，此时可用浓集的红细胞做部分换血；④凡出生后有血容量减低性休克症状的，应尽快诊断是否有经胎盘失血，需立即采取措施以免造成不可挽回的后遗症或死亡。若来不及配血，应尽快从脐带插管输入新鲜的 O 型血 10~20ml/kg；若无血，可输入白蛋白或右旋糖酐，然后尽快地输血。输血后多迅速好转，心率下降。如血红蛋白仍在 80~90g/L（8~9g/dl）以下，并存在临床症状，在血容量扩充的情况下，可再输一次浓集的红细胞。

29 章

除上述治疗外，此类患儿体内的储存铁已用尽，应给予铁剂，每日按元素铁 2~3mg/kg，服用 1 年。但应注意长期大量服用铁剂可造成铁中毒。

（二）产时失血

产时失血（intranatal blood loss）见于以下各种情况：

1. 正常脐带出血　多发生在近胎儿的 1/3 处，可突然出血，但多为自限性，可自然停止。

2. 血管破裂　脐带静脉或动脉瘤破裂，或其他畸形血管破裂。

3. 多叶性胎盘　每叶与主叶有一静脉相通，易破裂。

4. 产伤　前置胎盘、胎盘早期剥离或剖宫产时切破了胎盘皆可造成失血性贫血。对每个剖宫产都要仔细检查胎盘有无损伤。对可疑的患儿，即使婴儿出生时血红蛋白正常,也应于生后12~24小时再检查一次血红蛋白。

此类失血为急性失血,多有苍白、心率增快,严重的可出现呼吸不规则,心音低弱,哭声微弱。血红蛋白开始可正常,但若测中心静脉压则明显下降,6~12小时后,血液稀释,血红蛋白降低。急性失血常需要立即输新鲜血以扩充血容量。尽早口服铁剂,防止发生缺铁性贫血。

(三)生后失血

生后失血可分为新生儿期失血和其他时期的失血。

1. 新生儿期失血 以脐带和肠道失血最常见,内出血亦非罕见。脐带出血多由于结扎不紧;换血时将血红蛋白含量高的血用库存的低血红蛋白血换出;多次诊断性静脉取血也能导致贫血。

肠道失血多由于凝血酶原低下或先天性肠道畸形如梅克尔憩室和肠重复畸形等。内出血可由于产伤所致,常见的有腱膜下出血、颅内血肿、硬膜下或蛛网膜下腔出血,皆可导致贫血。颅内出血的症状以神经系统为主,可以出现尖叫、抽搐和呕吐等症状。臀位产伤,可导致肝、脾、肾上腺或后腹膜区出血。此等部位的出血可出现休克、发绀、软弱无力、黄疸、呼吸不规则和腹部膨隆或腹部肿块。

以上各部位的失血皆可继发于维生素K依赖因子缺乏或其他先天性凝血因子缺乏,也可由于血小板减少所致;早产儿易因感染、休克等原因发生DIC而导致出血,或因此等凝血障碍而使出血加重。

治疗依贫血的程度和病情急缓而异。急性重症失血应立即经脐带输全血10~20ml/kg。若来不及配血,可输O型血、白蛋白或右旋糖酐。若失血较轻或慢性失血,临床症状不明显的,则不需要输血。失血导致缺铁性贫血者,可给铁剂按元素铁6mg/(kg·d),疗程3个月,以纠正贫血和恢复储存铁。

对有凝血障碍的,应根据其原发缺陷予以治疗。

2. 婴儿及儿童时期失血 失血可呈潜在性或明显的出血,以潜在性出血多见。婴儿时期缺铁性贫血较多见,由于含铁的酶缺乏而导致肠黏膜渗血,从而加重贫血而形成恶性循环,造成慢性失血性贫血。

以大量鲜牛乳喂养的婴儿,由于机体对牛乳中不耐热蛋白抗原过敏,而发生渗出性肠病(exudative enteropathy)和小细胞低色素性贫血。临床有如下特点:①每日摄入鲜牛奶1kg以上;②常合并低白蛋白血症(可有或无水肿),血清铜降低(原发于缺铁性贫血的渗出性肠病血铜增高);③缺铁性贫血不能用饮食、出生体重低和生长发育过快来解释;④大便潜血阳性,但找不到肠道器质性病变;⑤用铁剂治疗效果不够满意;⑥改用蒸发奶或豆制代乳粉喂养后,贫血迅速被纠正,胃肠道功能恢复。

婴儿与儿童时期可因肠道畸形,如肠息肉、梅克尔憩室、肠重复畸形、食管裂孔疝、出血性毛细血管扩张症或肠道钩虫病等而造成失血性贫血。消化性溃疡在小儿虽不多见,但常以出血为最早出现的症状(见第二十六章第3节胃部疾病)。

肺含铁血黄素沉着症和Goodpasture综合征也可造成失血性贫血。此外,各种出、凝血障碍性疾病皆可继发贫血。

慢性失血性贫血常易误诊,患儿多因严重贫血就诊。血象特点同缺铁性贫血。给铁剂后可得到暂时缓解,而延误了去因治疗。故遇到贫血较重而饮食条件较好,又无明显的肠吸收功能紊乱的患儿,停用铁剂后贫血复发;尤其是超过缺铁性贫血发病高峰年龄的儿童,应考虑慢性失血性贫血,应多次检查大便潜血和虫卵,必要时取胃液或痰寻找含铁血黄素沉着细胞及行X线胃肠造影。

急性失血性贫血除止血和治疗原发病外,需立即输血,根据失血量决定输血量和输血速度,一般为20ml/kg,以恢复血容量。慢性失血性贫血,若临床症状不明显,除治原发病外,不必输血;应给予铁剂按元素铁6mg/(kg·d),直至原发病灶去除后,再继续服用2个月,以补足体内储存铁。

五、红细胞增多症[3]

红细胞增多症(polycythemia)以红细胞数目、血红蛋白、红细胞比容和血液总容量显著地超过正常水平为特点。儿童时期血红蛋白超过160g/L(16g/dl),红细胞比容大于55%和每公斤体重红细胞容量绝对值超过35ml,排除因急性脱水或烧伤等所致的血液浓缩而发生的相对性红细胞增多,即可诊断。

本症可分为原发性与继发性两大类。原发性的即真性红细胞增多症;继发性的主要是由组织缺氧所引起的。

(一)真性红细胞增多症

真性红细胞增多症(polycythemia vera,PV)是一种由于异常的多能干细胞克隆增殖所造成的骨髓增生性肿瘤性疾病，与增殖细胞的 *JAK2 V617F*、*TET2* 基因突变相关，95% PV 患者有 *JAK2 V617F* 突变。发病率约为 1/10 万，多发生在 60 岁左右的老年人，儿童时期极罕见，发生在 25 岁以下的只占所有病例的 1%。

起病大多缓慢。由于红细胞增多，导致血液黏稠度增加，血流缓慢，微循环障碍，全身血管扩张充血。常见的症状有头痛、眩晕、视力障碍、面色发红、眼结膜充血、血压增高、肝脾大和血管栓塞等症状。亦常见鼻出血和皮肤瘀斑。夜间多汗和体重下降亦为常见现象。眼底检查可见视网膜静脉扩张、充血、粗细不等，颜色深紫等。约 1/3 患者有舒张血压增高现象。

骨髓细胞染色体检查可见多种非特异性畸变，如 8 三体、9 三体或 5、7、22 号染色体部分缺失等。红细胞计数大多在(6～10)×10^{12}/L(600 万～1 000 万/mm^3)以上，血红蛋白 160～250g/L(16～25g/dl)，红细胞比容 54%～80%，白细胞中度增高。血小板增多可达(400～1 100)×10^9/L(40 万～110 万/mm^3)。骨髓增生活跃，粒细胞/红细胞下降。血红蛋白 F 轻度增高，白细胞碱性磷酸酶和血浆维生素 B_{12} 增高。红系祖细胞在体外培养不需要促红细胞生成素即可增殖。动脉血氧饱和度 >92%。红细胞容量，全血容量明显增多。

诊断标准

2016 WHO PV 诊断标准主要依据为：①男性血红蛋白>16.5g/dl，女性血红蛋白>16g/dl；或红细胞比容男性≥49%，女性≥48%；或红细胞成团状增多。②骨髓三系增生伴多形成熟巨核细胞。③存在 *JAK2* 突变。次要依据：血清促红细胞生成素水平异常。

目前尚无根治方法，一般采用对症治疗，如间断静脉放血疗法，使血容量迅速降至正常，以缓解症状和减少血栓形成等严重并发症。亦可采用白消安、环磷酰胺或羟基脲等，可取得短暂疗效。^{32}P 放射治疗亦可缓解病情。本病发展缓慢，诊断后中位生存期 14 年。常见合并症为静脉栓塞、大出血或发展成为骨髓纤维化，以及 5%发展为急性白血病。

（二）家族性良性红细胞增多症

家族性良性红细胞增多症(benign familial polycythemia)为常染色体遗传性疾病，有不同的外显性。比较罕见。症状较轻，常有头痛、嗜睡、眩晕和易疲倦；或完全没有自觉症状。患儿面色深红，眼结膜充血，但多无脾大。

血象检查仅有红细胞系增生过盛，血红蛋白常在 200g/L(20g/dl)以上，血容量增多。白细胞与血小板正常。家族中有同样患者。此症多呈良性经过，可活到正常年龄。若因血液黏稠而产生症状，则可采用放血疗法。

（三）继发性红细胞增多症

继发性红细胞增多症(secondary polycythemia)由许多不同的原因引起。由于组织缺氧，致促红细胞生成素的分泌代偿性增多；或由于发生可以产生促红细胞生成素的良性或恶性肿瘤以及服用促使促红细胞生成素产生增多的激素制剂。新生儿可由经胎盘输血或脐带结扎过晚引起。常见继发性红细胞增多症原因如下：

1. 组织缺氧或氧释放障碍

（1）生理性：①胎儿期；②环境中氧含量不足：高原地区。

（2）病理性：①肺换气不足：肺部疾患如支气管扩张、肺心病、肥胖症(Pickwickian syndrome)；②肺动脉、静脉瘘；③青紫型先天性心脏病；④异常血红蛋白病：血红蛋白 M、硫化血红蛋白和正铁血红蛋白带氧能力差。

2. 骨髓生成红细胞的功能增强

（1）内源性：①肾性：肾胚组织瘤、肾上腺样瘤、多囊肾、肾动脉狭窄等；②肾上腺：嗜铬细胞瘤、Cushing 综合征、先天性肾上腺增生、肾上腺腺瘤合并原发性醛固酮增多症等；③肝：肝细胞瘤；④小脑：成血管细胞瘤。

（2）外源性

1）应用睾酮或类似药物。

2）应用生长激素。

3）新生儿：①经胎盘输血：母亲输血给胎儿，双胎中受血者；②脐带结扎过晚，症状轻重不等，视原发病而异。除红细胞增多外，白细胞和血小板多正常。

主要治疗原发病。红细胞增多是一种代偿现象，不需要治疗。根除原发病后，红细胞增多现象可以自然痊愈。若红细胞比容超过 65%，则血液黏稠度极度增加，应间断地从静脉放血，用等量血浆或生理盐水换血。

（陈静　汤静燕）

参考文献

［1］中华医学会遗传学分会. a-地中海贫血的临床实指南. 中华遗传学杂志，2020，37(3)：235-240.

［2］王天有，吴学东. 关注儿童地中海贫血的诊断与治疗. 中国实用儿科杂志，2018，33(12)：950-953.

［3］TEFFERI A，BARBUI T. Polycythemia vera and essential thrombocythemia：2019 update on diagnosis，risk-stratification and management. Am J Hematol，2019，94(1)：133-143.

第3节 粒细胞及相关良性疾病

一、中性粒细胞的生成、调控和功能

1. 中性粒细胞的生成 粒细胞分为中性粒细胞、嗜酸性粒细胞及嗜碱性粒细胞。中性粒细胞的发育要经历造血干细胞、原粒细胞、早幼粒细胞、中幼粒细胞、晚幼粒细胞、杆状核粒细胞，最后发育为成熟分叶核粒细胞。其中原粒细胞、早幼粒细胞、中幼粒细胞构成增殖池，晚幼粒细胞、杆状核粒细胞、分叶核粒细胞构成成熟池，分叶核粒细胞构成贮存池。

释放到外周血中的中性粒细胞分为两个部分，一部分进入血循环中，随着血液游走，称为循环池。另一部分附着于小静脉和微血管壁上，称为边缘池。两者粒细胞可以互相交换，形成动态平衡。血常规中的中性粒细胞是指循环池粒细胞。运动或使用某些药物时，边缘池粒细胞可以进入循环池，导致外周血粒细胞增加，但血循环中粒细胞总数保持不变。

2. 中性粒细胞的调控 中性粒细胞在骨髓中的发育和分化是一个涉及多种物质并受到严密调控的复杂过程，在粒细胞集落刺激因子(G-CSF)作用下，粒系祖细胞分化为原粒细胞，然后依次发育为早幼粒细胞、中幼粒细胞、晚幼粒细胞、杆状核粒细胞，最后发育为成熟分叶核粒细胞。骨髓微环境中的多种物质参与粒细胞的调控[1]。

细胞因子在中性粒细胞发育分化过程中起着重要作用，它们不仅通过调控微环境来影响中性粒细胞发育，还可以直接作用于中性粒细胞来调节其发育方向。G-CSF及粒-巨噬细胞集落刺激因子(GM-CSF)、白细胞介素-6(IL-6)、白细胞介素-17(IL-17)等都在不同阶段发挥调节作用。其中，正向调节的有G-CSF、GM-CSF、IL-6、IL-17、白细胞介素-23(IL-23)、干细胞因子(SCF)，负向调节的有干扰素-γ(IFN-γ)。

3. 中性粒细胞的功能 中性粒细胞是血液中主要的吞噬细胞，其主要作用是在细菌感染或急性炎症反应时杀死细菌和调节炎症反应。主要功能包括趋化功能、调理素功能、吞噬功能及杀菌功能。

(1) 趋化功能：中性粒细胞对炎症刺激可产生定向运动，从而集中到炎症损伤部位。炎症发生时，在趋化因子作用下，粒细胞先吸附于血管壁，然后向血管外移行至组织发挥作用。

(2) 调理素功能：血清调理素在免疫球蛋白和补体参与下，可使微生物吸附于粒细胞膜上，进而发挥吞噬作用。

(3) 吞噬功能：经调理素作用后，吸附于粒细胞膜上的微生物被粒细胞的伪足包围，包膜凹陷形成吞噬体，随后发生脱颗粒作用，将众多的酶类释放入吞噬溶酶体中参与杀菌。

(4) 杀菌功能：粒细胞吞噬细菌微生物后，通过氧化机制和非氧化机制发挥杀菌作用。

1) 氧化机制的杀菌作用：不受刺激的中性粒细胞，耗氧很少，当中性粒细胞被细菌及其产物激活后，其代谢发生变化，氧耗量急剧上升，达正常值的2~20倍，葡萄糖的代谢活动通过磷酸己糖途径大为加强，这个过程称为呼吸爆发(respiration burst)。这个过程中产生的O_2^-、H_2O_2、OH^-均为活性氧，在杀菌中起着重要作用。

2) 非氧化机制的杀菌作用：脱颗粒释放的各种酶的杀菌作用为不依赖氧的杀菌作用，如溶菌酶、阳离子蛋白、水解酶等。

二、中性粒细胞增多症

中性粒细胞增多症(neutrophilic granulocytosis)是指由于各种原因引起中性粒细胞数量增加，超过相应年龄的上限水平。健康儿童随年龄差异中性粒细胞约占白细胞总数的30%~70%。中性粒细胞增多一般是指年龄大于1个月的儿童和成人外周血中性粒细胞绝对值大于$7.5\times10^9/L$。

【病因】[2,3]

1. 感染 是儿童中性粒细胞增多最常见的原因。全身或局部的急、慢性感染，如细菌感染(尤其是球菌中的葡萄球菌、链球菌、肺炎球菌、脑膜炎球菌)及结核分枝杆菌所致者，增多程度常与感染程度成比例。有化脓现象者，增多更为明显，甚至引起类白血病反应，此时白细胞总数可达$50\times10^9/L$以上，或出现粒系统幼稚细胞。

2. 物理因素 物理刺激包括冷、热、运动、哭闹、抽搐、创伤、缺氧，均可使中性粒细胞暂时增高。

3. 风湿免疫性疾病 风湿热、类风湿关节炎、结节性多动脉炎、皮肌炎、血管炎疾病中性粒细胞可增多，若合并感染则更易发生。其他非细菌性炎症：肾炎、胰腺炎、结肠炎、甲状腺炎也可引起粒细胞增多。

4. 组织坏死 心肌梗死、肺梗死、血栓栓塞性疾病亦可致中性粒细胞增多。

5. 代谢紊乱 甲状腺危象、糖尿病酸中毒、尿毒症、肾上腺皮质功能亢进可引起中性粒细胞增多。

6. 急性失血及溶血 急性失血后2小时即可见白细胞增多,大量急性溶血时,白细胞数及中性粒细胞增多甚可达到类白血病反应程度。

7. 血液肿瘤性疾病 骨髓增生性疾病:慢性粒细胞白血病、真性红细胞增多症、骨髓纤维化、原发性血小板增多症可有白细胞和中性粒细胞明显增多,并出现幼稚粒细胞。各种类型的实体肿瘤:胃癌、肺癌、肝癌、肾癌也可有中性粒细胞增多。

8. 药物 肾上腺素、肾上腺皮质激素、洋地黄类、5-羟色胺、组胺、肝素、氯酸钾和乙酰胆碱均可引起中性粒细胞增多。

【发病机制】 正常情况下,成熟的分叶核中性粒细胞从骨髓进入血液循环后,半数随血液循环而游走,称循环池粒细胞,是平时能检测到的粒细胞数。其余半数存在于血管壁边缘或依附于毛细血管内皮上,称边缘池粒细胞。这两类细胞间可互相转换,形成动态平衡。外周血中性粒细胞增多的机制有三种:

1. 当边缘池粒细胞动员到血液循环中,中性粒细胞数可成倍增加。

2. 某些药物可阻止粒细胞从血循环进入组织,使血中中性粒细胞增多。

3. 骨髓生成粒细胞及释放入血流的速度增快使粒细胞增多。

【临床表现】 中性粒细胞增多症无特异性临床表现。其临床表现因致病因素不同而异,感染引起者,常有发热及感染部位的表现;溶血导致者常有贫血、尿色加深、黄疸和脾大的表现;药物引起者有相应用药史;白血病及其他肿瘤导致的也有相应肿瘤的临床症状和体征。中性粒细胞增多可以暂时性阻塞毛细血管,减少局部血流量而引起局部缺血,如引起心肌的再灌注损伤和梗死。常见的并发症为栓塞,见于心、脑、肾、脾及肺栓塞[4]。

【辅助检查】

1. 外周血 中性粒细胞计数增高,绝对值>7.5×10^9/L。

2. 骨髓象 粒系统增生活跃,晚幼粒、杆状核增多。可见中毒颗粒,胞质空泡。

3. 其他辅助检查 根据临床表现、症状、体征可选择细菌培养、风湿全套、甲状腺功能、肾上腺皮质功能、心电图、B超、X线、CT、MRI检查。

【诊断】 中性粒细胞计数增高,绝对值>7.5×10^9/L,骨髓象显示粒系统增生活跃即可诊断,同时进一步寻找病因。如血液或组织样本中细菌培养阳性有助于细菌感染的诊断,风湿免疫指标阳性则有助于风湿免疫性疾病的诊断,骨髓检查发现大量幼稚细胞有助于白血病的诊断等。

儿童患者首先需要进行感染性疾病的排查,关注用药史,同时注意风湿免疫性疾病、代谢性疾病以及血液肿瘤性疾病的排查[5]。

【治疗】 引起粒细胞增多的原因复杂,诊断后应尽可能找出病因,针对病因进行相应治疗。

【预后】 与病因有关。感染、物理因素所致者去除病因即可恢复;肿瘤等因素所致者预后较差。

三、中性粒细胞减少症

中性粒细胞减少症(neutropenia)是指外周血中性粒细胞绝对计数(absolute neutrophil count,ANC)低于相应年龄的正常值而出现的一组综合征。ANC随年龄及种族不同而异:新生儿及小于1岁的婴儿正常低限为1.0×10^9/L,1岁以上的儿童及成人正常低限为1.5×10^9/L;在特定人群中(如非洲裔美国人、也门犹太人、埃塞俄比亚和某些阿拉伯人),ANC的正常下限值较低,黑色人种中ANC仅为$(0.2\sim0.6)\times10^9$/L,称为“良性群族性中性粒细胞减少症(benign ethnic neutropenia)”。根据ANC减少程度可将中性粒细胞减少症分为轻度($1.0\times10^9/L\leq ANC<1.5\times10^9/L$)、中度($0.5\times10^9/L\leq ANC<1.0\times10^9/L$)和重度($ANC<0.5\times10^9/L$),其中$ANC<0.5\times10^9/L$又称为粒细胞缺乏症。重度粒细胞减少通常预示着可能发生严重的感染,但也有慢性良性的粒细胞缺乏者不伴有严重的感染。除ANC外,影响患者感染风险的因素还有骨髓粒细胞储备情况、中性粒细胞减少发病速度及持续时间和免疫系统其他成分功能。

中性粒细胞减少症的原因很多,发病机制复杂,临床上主要分为两大类:先天性中性粒细胞减少和获得性中性粒细胞减少。大多数中性粒细胞减少病例是获得性的,其中感染,特别是病毒感染是最常见的获得性因素。先天性因素相对罕见,但随着新一代测序技术的应用,越来越多的先天性中性粒细胞减少的综合征得以诊断,对其发病机制的研究也进入了分子水平。

(一)先天性中性粒细胞减少症

先天性中性粒细胞减少症(congenital neutropenia,

CN)是出生时或出生后不久即出现的中性粒细胞减少，是指由原发性骨髓衰竭综合征所致的一种原发性免疫缺陷病。目前CN分类庞杂，该小节分以下几个部分阐述。

1. 重型先天性中性粒细胞减少症

【遗传学与发病机制】 重型先天性中性粒细胞减少症(severe congenital neutropenia, SCN)是一种遗传性疾病，目前发现有超过20种基因与SCN发病有关，根据致病突变可分为显性遗传、隐性遗传和X连锁遗传：由中性粒细胞弹性酶基因(*ELANE*，以前称为*ELA2*)突变所致的SCN是一种常染色体显性遗传疾病，发生于50%~60%的患者；伴有常染色体隐性遗传的*HAX1*突变，又称Kostmann综合征，约占SCN患者的10%；X连锁遗传见于威斯科特-奥尔德里奇综合征(Wiskott-Aldrich syndrome, WAS)基因突变所致的SCN，该基因又称*WASP*基因。此外，尚有其他基因突变，包括*G6PC3*、*GFI1*、*JAGN1*。部分基因突变可促进SCN患者转化为骨髓增生异常综合征(myelodysplastic syndrome, MDS)或急性髓细胞性白血病(acute myelogenous leukemia, AML)，其机制尚不明确[6,7]。

【临床特点】 SCN发病率约为(2~3)/100万，无性别差异，无特殊性畸形特征。常于生后1年内出现反复严重感染，主要表现为口腔溃疡、牙龈炎、鼻窦炎、咽炎、中耳炎、呼吸道感染、蜂窝织炎以及肛周感染。

【诊断】 自婴儿期即有反复化脓性感染，多为单纯性粒细胞缺乏，外周血平均ANC<0.2×10^9/L，部分病例伴单核细胞数量增加，持续至少3个月即可诊断。骨髓穿刺有助于诊断，骨髓象：粒细胞成熟障碍，以早幼粒为主，成熟粒细胞明显减少；骨髓细胞培养示CFU-GM显著减少。肾上腺素试验无反应。检测到相应的基因突变可确诊[8]。

【治疗】 合并感染时选择敏感抗生素治疗；也可预防性使用抗生素，尤其是复方磺胺甲噁唑。G-CSF通过改善粒细胞成熟障碍、增加中性粒细胞数量，从而降低感染风险；起始剂量为5μg/kg，每3~5日增加5μg/kg直至有效；多数患儿有效剂量为5~10μg/(kg·d)；该药使90%以上的患者粒细胞计数提高，但长期应用G-CSF的安全性仍是一个重要问题。异基因造血干细胞移植(allogeneic hematopoietic cell transplantation, allo-HCT)是治疗该病的一种有效的方法，有条件者应尽早进行。

【预后】 本病预后不良，常在婴幼儿时期死于严重感染。部分SCN可转化为MDS/AML[9]。

2. 周期性中性粒细胞减少症

【遗传学与发病机制】 周期性中性粒细胞减少症(cyclic neutropenia, CyN)为常染色体显性遗传性疾病，90%以上病例与19号染色体的*ELANE*基因突变有关，该基因突变加速中性粒细胞前体细胞凋亡，导致中性粒细胞减少。CyN突变仅发生于*ELANE*基因的一个等位基因上，通常不同于SCN中发现的突变，且不会转化为AML。

【临床特点】 CyN发病率约为(1~2)/100万，往往是良性轻度中性粒细胞减少，但偶尔可为重度。通常在婴儿期发病，粒细胞减少呈周期性发作，发作间隔平均21天(14~35天)，低谷期持续3~6天，发作期易反复感染。发作间期ANC正常，亦无临床表现。随着年龄的增长，发作逐渐减轻，部分病例5~10年后恢复正常。

【诊断】 对于有周期性发作感染的患儿，经过连续两个周期的观察及血常规检测有以下表现者可诊断。发作期粒细胞减少，甚至完全消失，多数病例红细胞及血小板正常，可伴血小板、单核细胞及网织红细胞计数有类似的周期性减少改变。骨髓提示呈周期性粒细胞发育障碍，粒系增生减低伴成熟障碍。*ELANE*基因突变的检测有助于本病的诊断。

【治疗】 推荐应用低剂量G-CSF(每天2~3μg/kg)增加中性粒细胞计数、降低感染风险以及减轻感染症状。治疗目的是使ANC维持在0.5×10^9/L以上。

【预后】 多数预后较好，伴有*CSF3R*基因突变者进展为白血病的风险可能增加。

3. 其他遗传性中性粒细胞减少综合征 主要指其他的原发性遗传缺陷导致的重度慢性中性粒细胞减少，伴或不伴其他免疫缺陷。大多数的特点为骨髓储备下降及感染倾向增加[10]。

(1) Shwachman-Diamond综合征(SDS，也称SBDS)：是一种常染色体隐性遗传综合征，约90%的患者存在*SBDS*基因的纯合突变或复合杂合突变。真实发病率未知，男性发病率略高，男女比为1.7∶1。一般在婴儿期发病，表现为骨髓衰竭(中性粒细胞减少)、胰腺外分泌功能不全和骨骼异常(干骺端发育不良)三联症。

(2) WHIM综合征：由趋化因子受体(*CXCR4*)基因突变导致异常的细胞凋亡及迁移功能，成熟中性粒细胞滞留在骨髓中。临床特征多样，可能包括中性粒细胞减少、淋巴细胞减少、低丙种球蛋白血症，以及人乳头瘤病毒感染所致的疣。

(3) 糖原贮积症1b型(GSD1b)：是一种常染色体隐性遗传病，由微粒体葡萄糖-6-磷酸酶(glucose-6-phosphatase, G6P-ase)活性缺陷所致，特点为低血糖、空腹高乳酸血症、肝糖原超负荷，伴有粒细胞减少。

(4) 免疫性疾病：中性粒细胞减少见于约 25% 的 X 连锁无丙种球蛋白血症患者及部分高免疫球蛋白 M 综合征患者。这类患者可从静脉输注丙种球蛋白中获益。网状发育不良是一种常染色体隐性遗传病，以全部白细胞缺乏为特征的严重联合免疫缺陷病，由 *AK2* 基因突变引起。

(5) CN 合并部分眼皮肤白化及免疫缺陷病（partial oculocutaneous albinism and immunodeficiency, OCA-ID）：指一类非常罕见的常染色体隐性遗传病，包括 Chédiak-Higashi 综合征（CHS）、Griscelli 综合征Ⅱ型（GSⅡ）、Hermansky-Pudlak 综合征Ⅱ型（HPSⅡ）MAPBPIP 缺乏综合征和 HPS 样综合征（HSP-9）。最显著的征兆是眼皮肤白化病，其他症状包括频繁中性粒细胞减少及进行性周围神经病。由于中性粒细胞数量和功能受损，这类患者易发生化脓性细菌感染，常发生于呼吸道及皮肤。

(6) GATA2 缺陷/MonoMac 综合征：*GATA2* 基因编码一种关键的造血转录因子，其突变可能导致轻度慢性中性粒细胞减少。*GATA2* 基因突变可能导致多种造血和/或躯体表现，如 MonoMac 综合征、Emberger 综合征。

总之，先天性粒细胞减少症是一类先天性免疫缺陷病，发病率较低。精确的诊断有助于改进及完善当前治疗手段，从而减少感染风险或克隆演化风险。诊断中应注意将重型先天性中性粒细胞减少症与其他良性的粒细胞减少相鉴别，详细的病史采集、骨髓检查、粒细胞减少相关基因检测有助于确诊，并评估其转变为 MDS 或 AML 的风险。对于重型先天性粒细胞缺乏症患儿诊断后，应积极预防和控制感染，有条件者进行造血干细胞移植。

（二）获得性中性粒细胞减少症

大多数中性粒细胞减少为获得性，由粒细胞生成减少或破坏增加引起。获得性原因很多，感染、药物以及自身免疫性疾病最常见。其他原因包括营养性因素（维生素 B_{12} 或叶酸缺乏、铜缺乏和铜蓝蛋白含量低）、骨髓疾病（化疗后、再障、范科尼贫血、急性和慢性白血病）以及脾功能亢进不在此赘述。

1. 感染相关的中性粒细胞减少症

【病因】 感染性因素是中性粒细胞减少症最常见的原因，许多细菌、病毒、寄生虫和立克次体感染可导致该病。①儿童期多种常见病毒性感染可以引起一过性轻度至中度的中性粒细胞减少，包括呼吸道合胞病毒、甲型和乙型流感病毒及细小病毒。白细胞减少、轻度中性粒细胞减少和淋巴细胞减少也常见于病毒性出疹性疾病，如麻疹、风疹及水痘感染。多数情况下，中性粒细胞减少发生在病毒性疾病病程的最初几日，并且持续 3~8 日。②某些细菌感染，如伤寒、志贺菌肠炎、布鲁氏菌病、兔热病及结核病往往伴有中性粒细胞减少。③寄生虫感染，如黑热病和疟疾可导致中性粒细胞减少。④立克次体痘和人粒细胞无形体病可见中性粒细胞减少。

【发病机制】 中性粒细胞减少可由微生物感染导致。相反，中性粒细胞减少也可以导致感染，通常为细菌性感染。感染导致中性粒细胞减少涉及多种不同的机制：包括造血祖细胞的感染、内皮细胞的感染、黏附至内皮的中性粒细胞增多、抗中性粒细胞抗体的产生，以及脾功能亢进相关的感染部位中性粒细胞消耗增多。用来治疗这些感染的药物也可能引起中性粒细胞减少。

【临床特点】 临床表现与原发病有关，感染控制后粒细胞逐渐恢复正常。

【诊断】 感染相关临床表现，伴粒细胞减少，排除其他粒细胞减少病因即可诊断。

【治疗】 治疗原则为积极控制原发病，控制感染，多数患儿不需 G-CSF 治疗。①对症处理：发热者及时退热处理；不能进食者注意水电解质平衡；静脉输注丙种球蛋白等。②治疗原发病：病毒感染者积极应用相应的抗病毒药物；细菌感染时，依据细菌培养选用敏感抗生素治疗。③严重的粒细胞缺乏、且感染控制不佳时，可考虑应用 G-CSF 3~5μg/(kg·d)，以增加中性粒细胞计数，及时控制感染。

2. 药物性中性粒细胞减少症

【病因】 药物性因素是中性粒细胞减少的第二大原因，是指药物直接或通过免疫机制作用于骨髓，抑制粒系统造血所致的中性粒细胞减少症；常规定义排除了已知的细胞毒药物并要求药物使用与中性粒细胞减少发生间隔在 4 周以内。多种药物如解热止痛药、抗甲状腺药、抗癫痫药、抗组胺药、抗原虫药及一些抗生素等均可能导致中性粒细胞减少。

【发病机制】 药物引起中性粒细胞减少和/或粒细胞缺乏存在两种基本机制：①免疫介导的毒性：药物依赖性或药物诱发性抗体破坏循环中的中性粒细胞；②直接损伤骨髓粒细胞前体细胞。

【临床特点】 多数药物相关性中性粒细胞减少症常发生在用药后 1~2 周，可短至用药后数小时，也可长至用药 4~8 周后。临床表现取决于药物诱导的中性粒细胞减少或粒细胞缺乏的病因和发病机制。免疫介导的破坏可能在开始用药后数日至数周出现，通常表现为急性暴发性症状。再激发或无意的随后给药，即使采用较低剂量，也会引起即刻的症状复发。如果发生机制是直接或间接毒性，则起病可能推迟数月。大部分患儿病程短暂且可自限。临床表现通常为口腔溃疡，伴或不伴发热，常伴有皮疹、哮喘、水肿等过敏表现。临床上根据粒细胞缺乏的程度不同，表现也有差异，粒细胞极低者，也可继发严重的感染。一般停药 7~14 天后骨髓恢复，随后外周血粒细胞恢复。

【诊断】 诊断依据为发病前有相关药物应用史，外周血粒细胞不同程度的减少，骨髓检查除粒系统增生减低外，红细胞及巨核细胞系统正常。停药后大多数粒细胞可以恢复至正常。

【治疗】 ①停用致病药物：一旦证实重度中性粒细胞减少或粒细胞缺乏与一种假定的致病药物相关，则无论患者是否有症状都应停用该药。中性粒细胞减少通常在停用致病药物后的 1~3 周缓解，但是个体差异很大。②相关感染的治疗：如果患者发热，应取血、尿、痰和其他疑似感染部位的培养，并开始静脉用广谱抗生素。年龄较大、脓毒症、休克和肾衰竭均是不良预后因素。③粒细胞集落刺激因子：对药物诱导的粒细胞缺乏和继发性感染患者，使用 G-CSF 通常反应良好。G-CSF 剂量为 4~10μg/(kg·d)。

3. 免疫性中性粒细胞减少症

【病因与发病机制】 免疫性中性粒细胞减少症评估非常困难，其感染倾向与基础免疫疾病的关联可能强于与中性粒细胞减少的关联。免疫机制是获得性单纯性中性粒细胞减少最可能的病因。自身免疫性中性粒细胞减少（autoimmune neutropenia，AIN）由中性粒细胞特异性抗体所致，与多种基础疾病有关，包括感染、风湿免疫性疾病、原发性 B 或 T 淋巴细胞或自然杀伤细胞异常等。AIN 与慢性良性中性粒细胞减少以及慢性特发性中性粒细胞减少（chronic idiopathic neutropenia，CIN）有很多重叠之处，并且非常相似，绝大部分患者有正常的骨髓储备，无论 ANC 减少程度，感染倾向一般无明显加重；以下主要以 AIN 为例阐述这部分疾病特点。

抗中性粒细胞抗体可介导中性粒细胞破坏，其机制包括脾对调理细胞的隔离，或通过补体介导中性粒细胞溶解。抗中性粒细胞抗体参与了某些感染、药物暴露和免疫缺陷所致中性粒细胞减少的病理生理过程。有些特定原发免疫性疾病以中性粒细胞减少和抗中性粒细胞抗体产生为特征。

【临床特点】 AIN 常发生在 5~15 个月大的婴儿，但从生后 1 个月到成年期均可见。对于中性粒细胞减少，多数患者没有临床症状，在感染发生时，行血细胞计数检查后发现粒细胞减少，或因其他原因行血细胞计数检查后偶然发现。各种感染中，上呼吸道感染仍占首位，其他为肺炎、脑膜炎及脓毒症等。

【诊断】 单纯性中性粒细胞减少，无畸形特征，无肝脾大，无骨痛，无慢性腹泻，无严重和少见类型感染，并且无其他严重基础疾病的其他征象，则可拟诊为 AIN。骨髓穿刺排除恶性血液病，且粒细胞抗体检查阳性即可确诊。对于年龄较大的儿童或成人，应排除风湿免疫类病。

【治疗】 AIN 常以自发性的缓解伴自身抗体消失为特点，通常不需要特异性治疗，若不发生感染，仅需要观察等待。如果患者有反复感染或其他与其自身免疫性疾病相关的症状，则需要积极治疗。①免疫球蛋白：大剂量静脉注射免疫球蛋白，总剂量 1~3g/kg，给药时间 2~5 日，对部分患儿有效。②皮质激素：如泼尼松 1mg/(kg·d)对 50%~60%的患者有效。③粒细胞集落刺激因子：G-CSF 可能有效提高少数 AIN 患者的中性粒细胞计数，G-CSF 剂量为 3~10μg/(kg·d)。这种情况下 G-CSF 诱导的细胞生成增加可能大于抗体结合效应。④合并感染时积极抗感染治疗。

总之，获得性中性粒细胞减少症诊断中重要的一环，是排除先天性中性粒细胞减少症。患儿的家族史、起病年龄、发热、感染模式及用药情况有助于鉴别诊断，结合骨髓检查及相应基因检测排除先天性粒细胞缺乏症。治疗依不同病因而定。感染导致者，应积极控制感染；药物引起者，及时停用可疑药物；免疫因素引起者，依病情行免疫抑制治疗[11]。

四、中性粒细胞功能障碍

中性粒细胞是血液中的主要吞噬细胞，其主要功能是在细菌感染或急性炎症反应时杀死细菌和调节炎症反应。中性粒细胞功能包括粒细胞的渗出性、游走性、变性运动、趋化反应、吞噬作用和杀菌作用。这些功能障碍都会导致机体对外来微生物的吞噬、杀灭能力异常，引起以下疾病。

（一）慢性肉芽肿病

慢性肉芽肿病（chronic granulomatous disease，CGD）是由于中性粒细胞功能内在缺陷引起的原发性免疫缺陷病，中性粒细胞的吞噬作用在抵御细菌、真菌等病原微生物感染过程中发挥重要作用。吞噬作用过程包括几个主要阶段：趋化、黏附、内吞、胞内氧依赖性（呼吸爆发）和氧非依赖性的杀伤。正常条件下细菌感染后，机体中性粒细胞被激活，其吞噬和氧化功能增强是机体重要的天然免疫防御机制。该病因为吞噬细胞还原型辅酶Ⅱ（nicotin-amide adenine dinucleotide phosphate，NAPDH）氧化酶功能缺陷，超氧化物等一系列"呼吸爆发（respiratory burst）"因子产生减少，致患儿机体不能正常杀伤过氧化物酶阳性细菌及真菌，反复感染引起感染部位肉芽肿形成。流式细胞术检测外周血中性粒细胞呼吸爆发功能可以对本病进行快速诊断，基因分析能确诊本病。

【临床表现】　慢性肉芽肿病患儿临床表现多样，多在幼儿期开始出现频繁感染，且迁延不愈，表现为化脓性淋巴结炎、皮肤蜂窝织炎、骨髓炎、皮下或肛周脓肿、肺炎等，或反复发作的感染局部形成慢性肉芽肿。感染的病原体以金黄色葡萄球菌最常见，约占50%，其次为大肠埃希菌、铜绿假单胞菌。

【实验室检查】

1. 外周血常规　白细胞总数及中性粒细胞分类无异常，可伴轻度贫血。

2. 呼吸爆发试验　呼吸爆发试验是指当中性粒细胞被激活后，其代谢改变，氧消耗量急剧上升，可达正常的2~20倍，耗时短（约20秒），因此该过程被称为呼吸爆发。以往临床上常用四唑氮蓝（NBT）试验来筛查该病，近年通过流式细胞术呼吸爆发试验检测中性粒细胞功能，具有更高的准确率。

3. 基因检测　对编码NADPH氧化酶的相关基因（*gp91-phox*、*p22-phox*、*p47-phox*、*p67-phox*）进行基因测序有助于该病的诊断[12]。

【诊断】　具有反复感染引起感染部位肉芽肿形成的临床表现，实验室检查示白细胞总数及中性粒细胞分类基本正常，中性粒细胞呼吸爆发试验异常即可诊断。有条件做基因检测，有助于该病的确诊[13]。

【治疗】

1. 积极预防和控制感染　常推荐磺胺类或青霉素类药物作为预防治疗，研究表明，预防性服用抗真菌药物可降低CGD曲霉菌感染的发生率。此外，干扰素被认为可以增强吞噬细胞的功能，也被推荐常规使用，以期降低CGD患者的感染并发症。

2. 感染难以控制的重症患儿，可行粒细胞输注。

3. 异基因造血干细胞移植可重建免疫，基因治疗尚处于研究阶段。

【预后】　本病预后不良，部分患儿死于严重感染。近年来，随着预防性抗生素及抗真菌药物的使用，降低了该病致死率和感染发生率。异基因造血干细胞移植也明显改善了该病的预后。

（二）Chediak-Higashi综合征

Chediak-Higashi综合征也称粒细胞异常颗粒综合征，为常染色体隐性遗传病。本病是由于中性粒细胞先天性溶酶体异常所致。临床上表现为色素减退或白化症、严重免疫缺陷、轻度出血倾向及神经系统异常，常早年死于淋巴瘤样综合征。外周血白细胞内存在巨大包涵体是其特征。

该病于20世纪50年代首次被报道，但致病基因直到1996年才被发现。*LYST*基因由53个外显子组成，其突变是引起该病的原因。迄今为止，共报道了74个致病或可能致病的*LYST*基因突变。研究表明，基因突变类型决定着疾病的严重程度。功能缺失的突变，如无义突变或移码突变，与严重的儿童期发病有关，而错义突变则发病年龄较晚，甚至成人期发病。

【临床表现】

1. 婴儿期即可出现反复化脓性感染，以脓皮病、肺炎及深部脓肿多见。

2. 皮肤毛发色素减退，甚至白化症。虹膜色素浅淡伴有畏光、眼球震颤、眼底苍白、视力下降等。

3. 血小板减少而致出血倾向。

4. 部分病例表现为发热、黄疸、肝脾大和淋巴结肿大，出现淋巴瘤样表现。

5. 病程长者可出现神经系统症状，甚至完全丧失活动能力。

6. 多数患儿于儿童期死于化脓性感染、出血及疾病快速进展期的并发症。

【实验室检查】

1. 外周血及骨髓中性粒细胞内有巨大的溶酶体颗粒，瑞氏染色呈灰绿色，颗粒呈过氧化酶强阳性。包涵体存在于所有颗粒性细胞中，包括外周血和骨髓的淋巴细胞、中性粒细胞、嗜酸性和嗜碱性粒细胞（见书末彩图29-20）。

2. 中性粒细胞和单核细胞的趋化功能降低，NK细胞和细胞毒T细胞的杀伤功能下降或缺陷，B细胞功能正常。

3. 中性粒细胞环核苷酸测定cAMP含量显著增高，cGMP含量降低。

4. 基因突变检测到*LYST*基因突变对诊断有重要意义[14]。

【诊断】　具有上述反复感染的临床表现，皮肤毛发色素减退，伴/不伴肝、脾、淋巴结肿大，外周血血小板降低，特别是外周血及骨髓粒细胞内有巨大的溶酶体颗粒对诊断有决定性意义。有条件者，检测 *LYST* 基因突变。

【治疗】 本病尚无特殊治疗，控制感染及防治出血是主要的治疗措施。发生感染时，依细菌培养和药敏结果选用敏感抗生素。此外，大剂量维生素 C、胆碱能药可增高细胞内 cGMP 水平，有助于增强中性粒细胞的趋化功能。大剂量 γ-干扰素可改善 NK 细胞杀伤功能，提高免疫力。造血干细胞移植在控制感染、改善免疫功能方面有明显效果，但不能阻止神经系统的退行性变，也不能改变色素减退。基因治疗可能是未来的方向。

【预后】 本病预后不良，多在婴儿期死亡。若长期存活常伴神经系统改变。

（三）粒细胞葡萄糖-6-磷酸脱氢酶缺乏症

粒细胞葡萄糖-6-磷酸脱氢酶缺乏症（neutrophil glucose-6-phosphate dehydrogenase deficiency）患者中性粒细胞内葡萄糖-6-磷酸脱氢酶（glucose-6-phosphate dehydrogenase，G-6-PD）活性明显降低，导致中性粒细胞功能障碍，反复发作细菌感染。常同时伴红细胞 G-6-PD 缺陷而出现溶血性贫血。

白细胞和红细胞 G-6-PD 由同一基因编码。然而，绝大多数遗传性 G-6-PD 缺乏症患者的唯一症状是由氧化应激引起的红细胞溶血。大多数 G-6-PD 突变导致 G-6-PD 减少或缺乏，对中性粒细胞影响较小，而寿命较长的红细胞受到 G-6-PD 活性丧失的影响更严重。

【临床表现】 自幼反复细菌感染，中性粒细胞计数正常。

【实验室检查】 中性粒细胞内 G-6-PD 活性降低，产生 NADPH 明显减少，H_2O_2 含量降低，致中性粒细胞吞噬功能正常，但不能杀灭微生物。

【诊断】 依据自幼反复感染的临床表现，中性粒细胞内 G-6-PD 活性降低可以诊断。

【治疗】

1. **积极控制感染** 合并感染者，积极应用抗生素控制感染。

2. **必要时粒细胞输注** 若感染难以控制，可行粒细胞输注。

3. **异基因造血干细胞移植** 为根治本病的措施。

（四）粒细胞髓过氧化物酶缺乏症

髓过氧化物酶是中性粒细胞杀菌系统依赖的重要酶，髓过氧化物酶活性降低提示杀菌功能减弱。粒细胞髓过氧化物酶缺乏症（myeloperoxidase deficiency）为常染色体隐性遗传性疾病，突变基因位于第 17 号染色体长臂。*MPO* 基因突变通常是点突变，导致 MPO 前体蛋白的翻译后缺陷，从而导致粒细胞不能正常执行杀菌功能。髓过氧化物酶（MPO）缺乏症是吞噬细胞最常见的遗传性疾病，发病率约为 1/4 000。

【临床表现】 对化脓性细菌和真菌易感性增加，但大多数 MPO 缺乏症患者缺乏明显的临床症状。尽管在体外杀死白念珠菌和烟曲霉菌丝的能力存在缺陷，体外杀灭细菌的速度也低于正常水平。然而，MPO 缺乏症患者很少出现症状，除非他们还患有糖尿病，糖尿病可导致播散性念珠菌病和其他真菌感染。

【实验室检查】 中性粒细胞计数正常，患儿中性粒细胞杀菌作用减弱，活性氧释放降低，趋化运动正常，中性粒细胞内过氧化物酶活性明显降低或完全缺乏。

【诊断】 诊断主要依靠中性粒细胞内过氧化物酶活性测定，若中性粒细胞内过氧化物酶活性降低，可以确诊。

【治疗】 由于 MPO 缺乏症患者通常无症状，因此不主张预防性应用抗生素，但 MPO 缺乏症伴糖尿病或其他基础病者，仍应该积极治疗，预防感染。

（五）粒细胞黏附功能缺陷症

粒细胞黏附功能缺陷症（granulocyte adhesion deficiency，LAD）为常染色体隐性遗传性疾病，中性粒细胞黏附、趋化及调理素功能障碍，致感染灶呈干酪样坏死。

【临床表现】 LAD 分 LAD Ⅰ、LAD Ⅱ 及 LAD Ⅲ 三个亚型，每一个亚型有其独特的临床表现，但共有的临床表现为自幼反复发生细菌感染，伤口极难愈合（表 29-23）。

【实验室检查】 外周血白细胞计数正常或增高，中性粒细胞计数正常或增高，白细胞趋化功能试验显示：趋化值及趋化指数均较对照降低，活性氧释放试验正常。组织活检示炎症部位组织坏死，无中性粒细胞浸润。检测 *ITGB2*、*SLC35C1*、*FERMT3* 基因突变，以及白细胞表面 MAC-1、LFA-1、P150.95 糖蛋白分子缺乏是本病确诊的依据。

【诊断】 依据临床表现、白细胞趋化功能降低，*ITGB2*、*SLC35C1*、*FERMT3* 基因突变，以及白细胞表面 MAC-1、LFA-1、P150.95 糖蛋白分子缺乏即可确诊本病[15]。

【治疗】 积极预防和控制感染，造血干细胞移植。

表 29-23　粒细胞黏附功能缺陷症（LAD）

LAD 分类	基因及缺陷	临床表现	诊断
LAD Ⅰ	*ITGB2*,编码整合素的 CD18 亚基。突变导致白细胞黏附、趋化和激活均受损	皮肤感染、软组织脓肿,脐带延迟脱落,脐炎,牙周疾病	流式细胞术检测 CD11/CD18 表达下降
LAD Ⅱ	*SLC35C1*,编码 GDP-fucose 转运蛋白 1,突变导致白细胞 CD15s 表达受损	同 LAD Ⅰ,但程度较轻,进展较慢,可有身材矮小,精神发育迟缓	流式细胞术检测白细胞 CD15s 的表达下降,红细胞 Bombay(hh)表型
LAD Ⅲ	*FERMT3*,编码 kindin-3。突变导致整合蛋白活化不良,白细胞和血小板黏附受损	同 LAD Ⅰ,但常伴出血倾向	中性粒细胞和血小板黏附功能检测

引自:Dinauer MC Methods Mol Biol, 2020,2087:11-29。

部分 LAD Ⅱ 的患儿,可以使用口服岩藻糖(fucose)治疗。

【预后】 良好的支持性护理,包括预防性抗生素应用和严格的口腔卫生,可以延长患者的寿命。然而,牙周病、细菌感染和伤口延迟愈仍然是影响该病预后的重要问题。

总之,中性粒细胞功能障碍是一组疾病的总称,缺乏特异性临床表现,通常在婴儿期或儿童期出现复发和/或难以治疗的细菌感染。当临床出现自幼反复感染,且外周血白细胞计数正常时,需要考虑到中性粒细胞功能障碍性疾病,进一步行粒细胞功能的检查,以明确诊断。部分中性粒细胞功能障碍相应基因突变的检查有助于确诊。治疗上,以对症支持治疗为主,必要时粒细胞输注。造血干细胞移植及基因治疗可能是未来的方向。

五、嗜酸性粒细胞相关性疾病

嗜酸性粒细胞(eosinophils)疾病主要以嗜酸性粒细胞增多性疾病为主,即嗜酸性粒细胞增多症。嗜酸性粒细胞增多症包括广泛的非血液学(继发性或反应性)和血液学(原发性或克隆性)疾病,发病率和流行率尚不清楚,目前儿童和成人嗜酸性粒细胞增多症分类、分型等相同[16]。

嗜酸性粒细胞增多症(eosinophilia)是指外周血中嗜酸性粒细胞数量增加,超过正常上限,即嗜酸粒细胞绝对计数>0.5×10^9/L,根据嗜酸性粒细胞增高的严重程度可分为轻度、中度和重度。嗜酸性粒细胞绝对值>0.5×10^9/L 且<1.5×10^9/L 为轻度,$(1.5\sim5.0)\times10^9$/L 为中度,>5.0×10^9/L 为重度。高嗜酸粒细胞增多症(hypereosinophilia,HE)是指嗜酸性粒细胞计数持续性和显著性的升高,外周血 2 次检查(间隔时间>1 个月)嗜酸粒细胞绝对计数>1.5×10^9/L,可伴有组织损伤。HE 又分为四个亚型,分别为遗传性(家族性)HE、继发性(反应性)HE、原发性(克隆性)HE 和意义未明(特发性)HE。

【病因】 由于嗜酸性粒细胞增多症病因复杂,因而确定病因有时困难,儿童患者发病多主要与寄生虫感染、变态反应性疾病和不明原因等有关,引起嗜酸性粒细胞增多症的原因见表 29-24。

【发病机制】 遗传性 HE 的发病机制不明,呈家族聚集性,无遗传性免疫缺陷症状或体征、无原发性和继发性 HE 的诊断证据。继发性 HE 主要继发于其他疾病,包括感染、过敏性疾病、皮肤病、药物、胃肠道疾病、风湿病、呼吸道疾病、肿瘤等,呈非克隆性增多,发病机制主要与原发病引起的细胞因子释放相关。原发性 HE 指原发病为髓系、淋巴系或嗜酸性粒细胞肿瘤,嗜酸粒细胞为恶性克隆性增加,主要是指伴 *PDGFRA*、*PDGFRB* 或 *FGFR1* 重排或 *PCM1-JAK2* 的髓系/淋巴系肿瘤等。特发性 HE 的发病机制不明,未发现引起嗜酸粒细胞增多的原因,即无上述原发病及继发性 HE 的基础疾病。

【临床表现】

1. 一般症状 发热、乏力、消瘦、肌肉疼痛、血管性水肿、浅表淋巴结肿大等。

2. 嗜酸性粒细胞介导的器官损伤表现 根据嗜酸性粒细胞异常浸润的部位不同,导致机体损伤亦不同,从而表现不同的临床症状。皮肤损害表现:皮疹、红斑、溃疡、湿疹等;呼吸道表现:鼻塞、流涕、咳嗽、呼吸困难等;心血管系统表现:心律失常、心力衰竭、心肌纤维化、瓣膜功能障碍等;消化系统表现:恶心、呕吐、腹痛、腹泻、消化道出血、肠梗阻、腹膜炎、肝脾肿大等;神经精神系统表现:脑栓塞、周围神经炎及中枢神经系统改变等。

表 29-24 嗜酸性粒细胞增多症的原因

继发性(反应性)	感染	寄生虫感染:线虫病、绦虫病、吸虫病、原虫病、节肢动物 其他感染:细菌性、结核、侵袭性真菌、立克次体感染、酵母菌、病毒感染
	变态反应性疾病	过敏性鼻炎、过敏性皮炎、荨麻疹、血管性水肿、花粉症
	药物反应	青霉素类、头孢菌素类;苯妥英钠、氯丙嗪、链霉素、利福霉素、异烟肼、两性霉素 B 等
	血液肿瘤性疾病	嗜酸性粒细胞白血病、淋巴瘤、组织细胞增生症、实体瘤、范科尼贫血、传染性单核细胞增多症、免疫性血小板减少症、脾切除术后、急性淋巴细胞白血病(嗜酸性粒细胞为非克隆性)、系统性肥大细胞增多症(嗜酸性粒细胞为非克隆性)等
	结缔组织性疾病	血管炎、类风湿性关节炎、嗜酸性粒细胞筋膜炎、系统性红斑狼疮
	胃肠道疾病	嗜酸性粒细胞胃肠炎、嗜酸性粒细胞食管炎、乳糜泄、炎症性肠病、过敏性胃肠炎、溃疡性结肠炎、过敏性肉芽肿病
	呼吸道疾病	哮喘、嗜酸性粒细胞肉芽肿伴多血管炎、嗜酸性粒细胞性肺炎、支气管扩张、胸腺疾病、低氧血症、Lŏeffler 综合征、过敏性支气管肺曲霉菌病
	皮肤疾病	大疱性类天疱疹、嗜酸性粒细胞蜂窝织炎、皮肤淋巴瘤(Sezary 综合征)、疱疹样皮疹、鱼鳞疣、湿疹、异位性皮炎
	免疫缺陷性疾病	高 IgE 综合征、Wiskott-Aldrich 综合征、移植物抗宿主病
	其他原因	心内膜纤维化、木村病、甲状腺疾病、肝硬化、慢性肾病、肾上腺皮质功能减低症、放射治疗等
原发性(克隆性)	与嗜酸性粒细胞增多和 PDGFRA、PDGFRB 或 FGFR1 重排或 PCM1-JAK2 重排相关的髓系/淋巴系肿瘤	
意义未明(特发性)	特发性嗜酸性粒细胞增多综合征、特发性高嗜酸粒细胞增多症	

3. 其他 肝脾肿大、坏死性血管炎、免疫缺陷病、新生儿溶血症、嗜酸细胞性膀胱炎、嗜酸细胞性肉芽肿性血管炎、肾病综合征、胆囊炎、胰腺炎、筋膜炎等。

【实验室检查】

1. 血常规 嗜酸性粒细胞增高,绝对值>0.5×10^9/L。若外周血出现幼稚细胞,则提示白血病。

2. 骨髓检查 细胞学检查示嗜酸性粒细胞或前体细胞增多,可见各阶段粒细胞增生、红细胞增生、血小板增生等,分别提示不同的病因。骨髓融合基因及 FISH 检查阳性提示骨髓增殖性疾病。

3. 其他检查

(1) 对于有全身症状或持续性嗜酸粒细胞增多症,还应进行以下检查,确定或排除可能的继发原因。

1) 变态反应性疾病:血清 IgE,变应原特异的 IgE,特异过敏症的皮肤针刺实验等。

2) 皮肤疾病:皮肤活检。

3) 感染性疾病:大便寄生虫和虫卵镜检,可疑感染寄生虫的血清学实验,病毒血清学检查、体液细菌培养、真菌抗原抗体检测等。

4) 胃肠道疾病:胃肠镜检查,镜下取病变部位进行病理组织活检,血清淀粉酶等。

5) 呼吸道疾病:胸部影像学检查,纤维支气管镜检查及肺泡灌洗液相关辅助检查等。

6) 结缔组织病:抗核抗体(ANA)或抗双链 NDA 抗体(dsDNA),瓜氨酸环肽(CCP)抗体,抗中性粒细胞胞质抗体(ANCA)等。

7) 免疫缺陷性疾病:免疫球蛋白及补体测定,淋巴细胞亚群测定,免疫缺陷性疾病相关基因学检查等。

(2) 无明确继发原因且嗜酸粒细胞增多绝对计数≥1.5×10^9/L 患者,需考虑原发性嗜酸粒细胞增多的可能性,为确定或排除诊断应进行以下辅助检查:①骨髓穿刺涂片细胞分类计数;②骨髓活检活组织切片病理细胞学分析;③*FIP1L1-PDGFRA* 融合基因;④染色体核型分析;⑤血清肥大细胞胰蛋白酶;⑥T 细胞免疫表型分析、TCR 基因重排;⑦如果染色体核型分析示有累及 4q12(*PDGFRA*)、5q31-33(*PDGFRB*)、8P11-12(*FGFR1*)、9p24(*JAK2*)、13q12(*FLT3*)或其他酪氨酸激酶基因位点的染色体易位,则应采取 RT-PCR 或测序方法确定相关融合基因。

【诊断】

1. 继发性嗜酸粒细胞增多症引起继发性嗜酸粒细胞增多症的原因较多,原发病的诊断参考相应疾病诊断标准。

2. 2016 年世界卫生组织修订的嗜酸性粒细胞疾病分类和诊断标准见表 29-25,包括原发性嗜酸粒细胞增多症和特发性嗜酸粒细胞增多综合征[17]。

表 29-25　2016 年世界卫生组织修订的嗜酸性粒细胞疾病分类和诊断标准

伴有 *PDGFRA*、*PDGFRB* 或 *FGFR1* 重排或 *PCM1-JAK2* 和嗜酸性粒细胞增多的髓系/淋系肿瘤各亚型诊断标准:
MPN 伴与 *FIP1L1-PDGFRA* 相关的嗜酸粒细胞增多症诊断标准:
髓系或淋巴肿瘤,常伴有显著的嗜酸粒细胞增多
存在 *FIP1L1-PDGFRA* 融合基因或伴 *PDGFRA* 基因重排的一种变异性融合基因
ETV6-PDGFRB 融合基因或其他 *PDGFRB* 重排相关的髓系/淋巴系肿瘤诊断标准:
髓系或淋巴肿瘤,常伴有明显的嗜酸性粒细胞增多症,有时伴有中性粒细胞增多症或单核细胞增多症
存在 t(5;12)(q31-q33;p12)或 *ETV6-PDGFRB* 融合基因或 *PDGFRB* 重排
FGFR1 相关的 MPN 或急性白血病诊断标准:
骨髓增殖性或骨髓增生异常/骨髓增殖性肿瘤,伴显著的嗜酸粒细胞增多,有时伴有中性粒细胞增多和单核细胞增多
或急性髓系白血病或前体 T 或前体 B 淋巴细胞白血病/淋巴瘤或混合表型急性白血病(常有外周血或骨髓嗜酸粒细胞增多)
在髓系细胞、原始淋巴细胞或二者中证实有 t(8;13)(p11;q12)或导致 *FGFR1* 重排的变异型易位
伴 *PCM1-JAK2* 的髓系/淋巴样肿瘤诊断标准:
髓系或淋巴肿瘤,常伴有明显的嗜酸性粒细胞增多
存在 t(8:9)(p22:p24.1)的存在或变异易位导致 *JAK2* 重排
慢性嗜酸粒细胞白血病-非特指型(CEL-NOS)诊断标准:
嗜酸性粒细胞增多(嗜酸粒细胞绝对计数>1.5×10^9/L)
不符合 *BCR-ABL1*(+)慢性髓性白血病、真性红细胞增多症、原发性血小板增多症、原发性骨髓纤维化、慢性中性粒细胞白血病、慢性粒单核细胞白血病和不典型慢性髓系白血病的 WHO 诊断标准
无 *PDGFRA*、*PDGFRB* 和 *FGFR1* 重排,无 *PCM1-JAK2*、*ETV6-JAK2* 或 *BCR-JAK2* 融合基因
外周和骨髓原始细胞比例<20%、无 inv(16)(p13.1q22)/t(16;16)(p13;q22)、无其他 AML 的诊断特征
存在克隆性染色体或分子遗传学异常或原始细胞外周血原始细胞≥2%或骨髓原始细胞≥5%
特发性高嗜酸粒细胞增多综合征(HES)诊断标准:
除外以下情况:
反应性嗜酸粒细胞增多症
淋巴细胞变异型嗜酸粒细胞增多症
CEL-NOS
WHO 标准中(如 MDS、MPN、MDS/MPN、AML)伴嗜酸粒细胞增多症
嗜酸性粒细胞增多相关的 MPN 或 AML/ALL 伴有 *PDGFRA*、*PDGFRB*、*FGFR1* 重排或 *PCM1-JAK2*
嗜酸粒细胞绝对计数>1.5×10^9/L 持续≥6 个月,且必须有组织受损

【治疗】　治疗目标:降低嗜酸粒细胞计数和减少嗜酸粒细胞介导的器官功能受损。

治疗指征:对于轻度和重度的嗜酸性粒细胞增多症患者,如果没有器官受累的症状或临床证据,需进行密切随访,暂不予治疗;继发性嗜酸粒细胞增多症主要是治疗原发病;原发性和特发性嗜酸粒细胞增多症一般治疗重要器官受累和功能障碍为主。目前缺乏足够的数据支持基于特定的没有器官疾病时的嗜酸性粒细胞计数,很难预测嗜酸性粒细胞增多的持续时间和严重程度会导致个体患者的组织损伤。有建议将$(1.5\sim2)\times10^9$/L 的绝对嗜酸性粒细胞计数作为开始治疗的阈值。对患有嗜酸性粒细胞增多相关器官损伤(如心脏、肺、胃肠、中枢神经系统、皮肤)的患者,应先确定具体的世卫组织定义嗜酸性粒细胞增多症的风险后进行相应的个体化治疗。对于与嗜酸性粒细胞增多症相关的世卫组织定义的髓系恶性肿瘤(如急性髓系白血病、MDS 病、

29 章

系统性肥大细胞增多症、慢性粒细胞白血病、其他多发性骨髓瘤和 MDS/MPN 病）患者，按疾病特异性和指南治疗[18,19]。

1. 特发性嗜酸性粒细胞增多综合征（HES）治疗 一线治疗首选糖皮质激素，常用药物泼尼松 1mg/(kg·d)，1～2 周后逐渐缓慢减量，2～3 个月减至最低维持剂量。若减量过程中病情反复，至少应恢复至减量前用药量。在给予糖皮质激素之前，必须评估患者感染类圆线虫属的风险。羟基脲可与糖皮质激素联合应用或用于激素无反应的特发性嗜酸性粒细胞增多症，也可作为慢性嗜酸性粒细胞白血病-非特指型（CEL-NOS）的一线治疗，推荐剂量为 30mg/(kg·d)。干扰素用于糖皮质激素、羟基脲治疗无效的特发性嗜酸性粒细胞增多症的二线治疗。化疗药物和免疫抑制剂应用较少，仅作三线治疗选择，可选择的包括甲氨蝶呤、环磷酰胺、环孢素、硫唑嘌呤和长春新碱等，少量报道使用克拉屈滨、阿糖胞苷和依托泊苷取得一定疗效。右旋普拉克索能够影响嗜酸性粒细胞在骨髓中的成熟，可作为激素助减剂用于激素治疗敏感的 HES 患者。单克隆抗体包括抗 IL-5 单克隆抗体美泊利单抗、抗 IL-5 受体单克隆抗体和抗 CD52 抗体阿仑单抗，其治疗 HES 疗效仍在研究中。

2. 原发性嗜酸性粒细胞增多症的治疗 酪氨酸激酶抑制剂是伴 *FIP1L1-PDGFRA* 突变、*PDGFRB* 重排或 *ETV6/ABL1* 融合基因阳性原发性嗜酸性粒细胞增多症患者的一线治疗选择，首选伊马替尼。*ETV6-FLT3* 融合基因患者可考虑选用舒尼替尼或索那菲尼治疗。*JAK2* 重排或 *PCM1-JAK2* 阳性患者可选用芦可替尼治疗。其他血液系统肿瘤患者应采用相应的血液系统肿瘤治疗方案进行治疗。如果伴有嗜酸粒细胞增高相关的器官受损和功能障碍，推荐使用小分子抑制剂的同时给予糖皮质激素治疗，泼尼松 1～2mg/(kg·d)，持续 1～2 周。

六、嗜碱性粒细胞、肥大细胞相关性疾病

（一）嗜碱性粒细胞增多症

嗜碱性粒细胞（basophilic granulocyte）存在于几乎所有的脊椎动物，包括哺乳类、鸟类、爬行类、两栖类和鱼类。正常情况下人类外周血嗜碱性粒细胞在有核细胞中占比不到 1%。嗜碱性粒细胞具有趋化、吞噬、胞饮作用及脱颗粒功能，通过释放过敏反应物、趋化因子、组织胺等参与免疫反应[20]。

嗜碱性粒细胞增多症（Basophilia）是指嗜碱性粒细胞绝对值>200/μl，常伴嗜酸性粒细胞增多，骨髓检查示嗜碱性粒细胞或前体细胞增多。嗜碱性粒细胞增多症没有性别差异，发生率与病因有关[21]。

【病因】

1. 过敏性疾病 由于嗜碱性粒细胞参与了机体的免疫反应，故过敏性疾病、慢性炎症反应、炎症性肠病、自身免疫性疾病等均是其发病原因。

2. 骨髓增殖性疾病 嗜碱性粒细胞增多常代表潜在的骨髓异常增生，如慢性粒细胞白血病，真性红细胞增多症，原发性骨髓纤维化，原发性血小板增多症，急性髓细胞性白血病，或其他少见的恶性实体瘤。

【临床表现】 嗜碱性粒细胞增多症临床表现依赖于病因，可有发热、乏力、皮疹、皮肤瘙痒等。若伴脾脏大常提示骨髓增殖性疾病。

【实验室检查】

1. 血常规 嗜碱性粒细胞增高，绝对值>200/μl，常伴嗜酸性粒细胞增多。若外周血出现幼稚细胞，则提示白血病。

2. 骨髓检查 细胞学检查示嗜碱性粒细胞或前体细胞增多，可见各阶段粒细胞增生、红细胞增生、血小板增生等，分别提示不同的病因。骨髓融合基因及 FISH 检查阳性提示骨髓增殖性疾病。

3. 血生化及免疫检查 免疫球蛋白，特别是 IgE，过敏原检测，寄生虫相关检查。

4. *JAK2* 基因突变检查 阳性提示骨髓增殖性疾病。

【诊断】 外周血嗜碱性粒细胞绝对值>200/μl 即为嗜碱性粒细胞增多症，对其病因的诊断至关重要。若嗜碱性粒细胞增多伴骨髓增生极度活跃，各阶段粒细胞增生，且伴 *BCR-ABL1* 融合基因阳性等，则符合 CML 诊断。其他一些骨髓增殖性疾病也常伴一些基因突变，如 *JAK2* 等，其他章节会分别进行详细描述。过敏性疾病导致的嗜碱性粒细胞增多，常伴 IgE 增高。寄生虫疾病导致者，寄生虫抗体检测可以辅助诊断。

【治疗】 与病因有关。过敏性疾病引起者，应立即停止过敏原接触，进行抗过敏治疗；寄生虫引起者需进行抗寄生虫治疗等。骨髓增殖性疾病的治疗见相关章节。

【预后】 与病因有关，过敏性疾病及寄生虫感染引起者，治疗后预后良好。骨髓增殖性疾病预后较差。

（二）肥大细胞增多症

肥大细胞来源于骨髓的造血祖细胞，常沿小血管和

小淋巴管分布，在身体与外界抗原容易接触部位（常见于皮肤、呼吸道、消化道）的结缔组织中数量较多。肥大细胞可合成和分泌多种生物活性物质，从功能上可分为血管活性介质、趋化性介质、活化酶、蛋白聚糖等，除此之外，还可分泌包括肿瘤坏死因子在内的多种细胞因子。

肥大细胞增多症（mastocytosis）是一种罕见病，以骨髓、肝、脾、淋巴结、胃肠道和皮肤内肥大细胞异常增多为特征。可发生于儿童及成年人的任何阶段，但大多数患者在2岁以前发病。病变不仅累及皮肤，还可侵及任何器官。本病的发生率不详[22]。

【分类与临床表现】 2016年WHO将肥大细胞增多症分为三个类型：皮肤肥大细胞增多症（cutaneous mastocytosis，CM），系统性肥大细胞增多症（systemic mastocytosis，SM）和肥大细胞肉瘤（mast cell sarcoma，MCS）。

CM主要临床表现为皮肤荨麻疹、红斑丘疹等，不伴其他系统受累。CM常发生在儿童，皮损较为常见。SM则可累及多个系统，以皮肤、胃肠道、肝、脾、淋巴结、骨髓和骨骼的症状最为显著，并出现相应临床表现，呼吸道和内分泌系统少见。本病常有胃肠道症状，由于血浆组胺增高，使胃酸分泌过度而继发胃炎和消化性溃疡最为常见，临床上也可有肝脾大、淋巴结肿大。肥大细胞肉瘤则属于肿瘤性疾病，详见第三十六章肿瘤及肿瘤样疾病。

【实验室检查】

1. 骨髓检查　骨髓可见梭状肥大细胞的灶性聚集，混有嗜酸性粒细胞、淋巴细胞，偶有浆细胞、组织细胞和成纤维细胞。伴有系统性病变的患儿可有贫血、白细胞减少、血小板减少和嗜酸性细胞增多。

2. 血液学检查　血清类胰蛋白酶大于20ng/ml对SM的诊断有意义。

3. 组织活检　受损组织活检可见肥大细胞浸润。

4. 分子学检查　在部分肥大细胞增多症的患儿中，可见*KIT*突变。KIT是一种酪氨酸激酶的转膜受体，在细胞增殖和激活中起重要作用。最常见的突变为*KIT D816V*，存在于80%的患儿中。除*KIT*突变外，近来也发现一些其他基因突变（*TET2/SRSF2*）。在肥大细胞增多症中，这些分子突变与疾病发生、发展及预后的关系是今后研究的重点[23]。

【诊断】 根据组织学检查结果，并辅以相关临床表现而定。皮肤活检可证明真皮有肥大细胞浸润：肥大细胞有异染性颗粒，用特殊染色（吉姆萨或甲苯胺蓝染色）可证实。对弥漫性皮肤病变者，还应做骨髓活检和穿刺。分子学检查发现*KIT D816V*突变对确诊有重大意义。

【治疗】 治疗的目的是控制肥大细胞介质所致的症状和体征，如过敏反应、胃肠痉挛和皮肤瘙痒，可使用抗组胺药物。大多数患者，尤其是儿童和病变限于皮肤者预后良好，故对症治疗即可，无症状者无需任何治疗。系统性肥大细胞增多症及肥大细胞肉瘤疗效不佳。

【预后】 不同类型预后差别较大，皮肤肥大细胞增多症预后较好，系统性肥大细胞增多症和肥大细胞肉瘤预后差。

（胡群　王天有　刘玉峰）

参考文献

[1] WIRTHS S，BUGL S，KOPP HG. Neutrophil homeostasis and its regulation by danger signaling. Blood，2014，123（23）：3563-3566.

[2] SPILLEBOUDT C，THIBAUT P，VARLET E，et al. Malignant or benign hyperleukocytosis? Rev Med Brux，2018，39（4）：291-295.

[3] HOOFIEN A，YARDEN-BILAVSKI H，ASHKENAZI S，et al. Leukemoid reaction in the pediatric population：etiologies，outcome，and implications. Eur J Pediatr，2018，177（7）：1029-1036.

[4] CAROBBIO A，FERRARI A，MASCIULLI A，et al. Leukocytosis and thrombosis in essential thrombocythemia and polycythemia vera：a systematic review and meta-analysis. Blood Adv，2019，3（11）：1729-1737.

[5] AOYAMA Y，SAKAI K，KODAKA T，et al. Myelodysplastic/myeloproliferative neoplasm with ring sideroblasts and thrombocytosis（MDS/MPN with RS-T）complicated by hyperleukocytosis and gene analysis in relation to leukocytosis. J Clin Exp Hematop，2019，59（1）：29-33.

[6] FURUTANI E，NEWBURGER PE，SHIMAMURA A. Neutropenia in the age of genetic testing：Advances and challenges. Am J Hematol，2019，94（3）：384-393.

[7] COREY SJ，OYARBIDE U. New monogenic disorders identify more pathways to neutropenia：from the clinic to next-generation sequencing. Hematology Am Soc Hematol Educ Program，2017，2017（1）：172-180.

[8] DONADIEU J，BEAUPAIN B，FENNETEAU O，et al. Congenital neutropenia in the era of genomics：classification，diagnosis，and natural history. Br J Haematol，2017，179（4）：557-574.

[9] SPOOR J，FARAJIFARD H，REZAEI N. Congenital neutropenia and primary immunodeficiency diseases. Crit Rev Oncol Hematol，2019，133：149-162.

[10] GONG RL，WU J，CHEN TX. Clinical，Laboratory，and

Molecular Characteristics and Remission Status in Children With Severe Congenital and Non-congenital Neutropenia. Front Pediatr, 2018,6:305.

[11] DALE DC. How I manage children with neutropenia. Br J Haematol,2017,178(3):351-363.

[12] DE BOER M,VAN LEEUWEN K,HAURI-HOHL M, et al. Activation of cryptic splice sites in three patients with chronic granulomatous disease. Mol Genet Genomic Med, 2019, 7 (9):e854.

[13] CHIRIACO M,SALFA I,DI MATTEO G,et al. Chronic granulomatous disease:Clinical, molecular, and therapeutic aspects. Pediatr Allergy Immunol, 2016,27(3):242-253.

[14] JI X,CHANG B,NAGGERT JK,et al. Lysosomal Trafficking Regulator (LYST). Adv Exp Med Biol, 2016, 854: 745-750.

[15] DINAUER MC. Neutrophil Defects and Diagnosis Disorders of Neutrophil Function:An Overview. Methods Mol Biol, 2020,2087:11-29.

[16] 肖志坚,王建祥. 嗜酸粒细胞增多症诊断与治疗中国专家共识(2017 年版). 中华血液学杂志, 2017(38): 561-565.

[17] SHOMALI W,GOTLIB J. World Health Organization-defined eosinophilic disorders: 2019 update on diagnosis, risk stratification, and management. Am J Hematol, 2019, 94(10): 1149-1167.

[18] 梁源,马琳. 儿童药物反应伴嗜酸性粒细胞增多和全身症状的临床特征及诊疗进展. 中华实用儿科临床杂志, 2021,36(12):915-920.

[19] 玄立田,刘嵘. 嗜酸性粒细胞增多综合征的治疗进展. 国际儿科学杂志,2020,47(11):764-767.

[20] KIM M,ZANG DY,HAN B,et al. A Myelodysplastic Syndrome with Concurrent Basophilia and Eosinophilia Lacking Oncogenic Mutations in 54 Relevant Genes. Clin Lab, 2019, 65(1). doi: 10. 7754/Clin. Lab. 2018. 180729. PMID:30775878.

[21] BOITEN HJ, DE JONGH E. Atypical basophilia. Blood,2018,132(5):551.

[22] VALENT P,AKIN C,HARTMANN K,et al. Advances in the classification and treatment of mastocytosis:current status and outlook toward the future. Cancer Res, 2017, 77(6): 1261-1270.

[23] GILREATH JA,TCHERTANOV L,DEININGER MW. Novel approaches to treating advanced systemic mastocytosis. Clin Pharmacol,2019,11:77-92.

第 4 节 淋巴细胞相关良性疾病

正常情况下淋巴细胞约占外周血中白细胞总数目的 14%~40%,其主要作用是帮助机体抵抗病毒或真菌,具有抗肿瘤功能,同时协调其他免疫细胞的活动。

淋巴细胞疾病一般分为三大类:一是内在原因,骨髓生成 B 淋巴细胞或胸腺产生 T 淋巴细胞或两者同时存在的原因导致淋巴细胞出现先天功能缺陷,使得淋巴细胞在自身代谢、受体或配体表达等出现异常即原发性免疫缺陷;二是外在原因,多由感染导致,主要是病毒感染、其他细胞致病菌感染、药物以及全身非淋巴细胞疾病引起;三是淋巴细胞的肿瘤性疾病或肿瘤早期。本章重点介绍除外先天性、肿瘤性及获得性免疫缺陷综合征(AIDS)的部分淋巴细胞相关性良性疾病,包括淋巴细胞增多症和淋巴细胞减少症。

一、良性淋巴细胞增多症

淋巴细胞增多症(lymphocytosis)是指单位容积的外周血中淋巴细胞数目的高于正常。

正常淋巴细胞绝对计数(absolute lymphocyte count, ALC)= 白细胞总数×淋巴细胞占白细胞分类计数的百分比。

一般淋巴细胞数目增多是指:12 岁以上的个体外周血中淋巴细胞数目大于 4.0×10^9/L,年长儿淋巴细胞数目大于 7.0×10^9/L,新生儿和年幼幼儿淋巴细胞数目大于 9.0×10^9/L。

淋巴细胞数目增多分为相对淋巴细胞数目增多(是指淋巴细胞数目所占比值增高)和绝对淋巴细胞数目增多(是指淋巴细胞数目的绝对值增多)。

淋巴细胞增多通常见于病毒感染(EB、巨细胞、流感、麻疹、流行性腮腺炎、风疹、水痘-带状疱疹等),大部分感染所致淋巴细胞增多会在疾病好转后恢复正常,但部分病毒感染可致淋巴细胞数目持续升高,甚至与某些肿瘤的发生有密切关系。此外，部分细菌感染（百日咳、结核分枝杆菌、布鲁氏菌等）和梅毒螺旋体感染也可导致淋巴细胞数目明显增高。

一般情况下，急性病毒感染导致相对淋巴细胞数目增高。热带及亚热带病原感染所致的淋巴细胞增多较为突出，对热带及亚热带旅行人员的大样本研究显示，常见的导致淋巴细胞比值及绝对值明显增高的疾病有：传染性单核细胞增多症、巨细胞病毒感染，其他还有登革热、链球菌感染性咽炎，肠弯曲杆菌感染的咽炎等[1]（表 29-26）。

表 29-26　常见良性淋巴细胞增多相关性疾病

分类	相关疾病
病毒感染	EB 病毒感染、巨细胞病毒感染、麻疹、风疹、流行性腮腺炎、带状疱疹、单纯疱疹、流感、腺病毒、乙型肝炎、登革热、传染性淋巴细胞增多症等
细菌感染	百日咳、伤寒、副伤寒、结核病、布鲁氏菌、胎传梅毒等
其他	弓形虫、斑疹伤寒、药物和变态反应、溶血性贫血、再生障碍性贫血、应激状态、脾功能低下或脾切除、慢性炎症、吸烟等

（一）EB 病毒感染致淋巴细胞增多症[2, 3]

【概述】 EB 病毒（Epstein-Barr virus，EBV）为疱疹病毒 γ 亚科，是一种嗜人类淋巴细胞的双链 DNA 病毒，1964 年由 Epstein 等首次在非洲儿童淋巴瘤组织培养中发现。人是 EB 病毒感染的宿主，主要通过唾液传播，也可经输血传播。原发性 EBV 感染是指初次感染 EBV，有资料显示 6 岁以下儿童大多表现为无症状感染或仅有上呼吸道症状等非特异性表现，但在青少年中约 50%表现为传染性单核细胞增多症（infectious mononucleosis，IM）。原发性 EBV 感染后，病毒在记忆性 B 淋巴细胞中建立潜伏感染，终身携带病毒。在少数情况下，EBV 可感染 T 淋巴细胞或 NK 细胞，导致持续活动性感染，引起 EBV 相关的淋巴组织增殖性疾病。如传染性单核细胞增多症、慢性活动性 EBV 感染、霍奇金淋巴瘤等。

EBV 感染性疾病按病程分可为急性和慢性。在无明显免疫缺陷个体，原发感染可无症状或表现为传染性单核细胞增多症，呈自限性。在部分人群中，EBV 感染后出现慢性或复发性传染性单核细胞增多症症状，呈慢性活动性 EBV 感染。在免疫缺陷或免疫抑制时，EBV 感染可引起淋巴组织增生性疾病，甚至导致相关肿瘤性疾病。

【发病机制】 EBV 是线性双链 DNA 病毒，基因组长 172kb，包括编码衣壳抗原（viral capsid antigen，VCA）、早期抗原（early antigen，EA）和核抗原（nuclear antigen，NA）的基因。

EBV 主要通过呼吸道传播，进入呼吸道后在口咽部上皮细胞内增殖，病毒表面的包膜糖蛋白 gp350/220 与 B 细胞表面的 CD21 分子结合，介导 EBV 进入 B 淋巴细胞，病毒基因组在末端重复序列作用下由线性转换为较稳定的环状结构，在宿主细胞核经 DNA 聚合酶进行复制。

EBV 在感染细胞内有潜伏期和裂解期两个阶段。裂解感染是病毒基因产物激活 B 细胞使其增殖分裂的过程。裂解感染时抗原提呈细胞吸附 T 细胞使其激活，产生 EBV 特异性 $CD8^+$ 细胞毒性 T 淋巴细胞（EBV specific cytotoxic T lymphocytes，CTLs），显著抑制 EBV 阳性 B 细胞增殖，最终清除 EBV 阳性 B 细胞，原发感染快速消退。裂解期间可合成 EA 和 VCA 等病毒早期基因产物，组成成熟的病毒颗粒而释放，并伴宿主细胞的裂解死亡。

潜伏感染是少数被感染的 B 细胞潜伏进入血液循环，其不表达病毒蛋白，因此可逃避 T 细胞的免疫监视，形成持续甚至终身性潜伏。

大多数 EBV 感染者仅为无症状携带者，某些因素刺激下可使病毒从潜伏状态重新被激活。

1. 原发性 EB 病毒感染　四季发病，秋、春季高发，多经唾液传播，与其他病毒感染难以区别。

【临床表现】

（1）潜伏期：EB 感染的 4~7 周。

（2）无临床表现或仅有类似上呼吸道感染的轻微表现，包括头疼、乏力等，多见于婴幼儿。

（3）发热：多见，表现为高热，热型不规则。

（4）咽颊炎、眼睑水肿、皮疹等。

（5）肝、脾大及全身淋巴结肿大等。

（6）临床表现不符合典型 IM 的临床特征，而以某一器官受累为主，如间质性肺炎、肝炎及脑炎等。①呼吸系统：上呼吸道感染、支气管炎、支气管肺炎；②消化系统：肠炎、黄疸、肝功能损伤甚至肝衰竭、脾破裂等；③泌尿系统：血尿、蛋白尿、肾炎、肾病综合征等；④心血管系统：病毒性心肌炎、心包炎、心律失常等；⑤神经系统:脑炎、脑神经损伤、脊髓损伤及周围神经损伤等;⑥血液系统:血小板减少、中性粒细胞减少、溶血性贫血等;⑦眼部表现:视网膜炎、视神经炎、巩膜炎等。

【实验室检查】

(1) 血常规:外周血多有白细胞升高,分类中淋巴细胞占优势。可见异型淋巴细胞。少数合并血液系统损害的可有血小板减少或中性粒细胞减少。

(2) EB 病毒抗体、EBV-DNA 载量检测:EBV-VCA-IgM 阳性;EBV-DNA 载量升高。

【诊断】 符合下述条件第 1 条和第 2 条或第 3 条即可诊断。

(1) EB 感染的临床表现但不符合传染性单核细胞增多症。

(2) EBV-VCA-IgM 阳性。

(3) EBV-DNA 载量升高。

【治疗】 目前无特效疗法,采用综合治疗方法。

(1) 一般治疗:急性期卧床休息,加强护理,注意营养。

(2) 抗病毒治疗:阿昔洛韦、伐昔洛韦、更昔洛韦等,抗病毒治疗可减少病毒复制量,但不能减轻病情严重程度、缩短病程和降低并发症的发生率。

(3) 抗生素使用:有继发感染时可应用抗生素。

(4) 糖皮质激素:多不主张应用。应用指征包括中毒症状重、咽喉水肿、急性溶血性贫血、血小板减少、心肌炎、心包炎、神经系统并发症等。

(5) 防治脾破裂:避免任何撞击或挤压。

【预后】 EB 病毒感染属自限性疾病,大多预后良好。但少数可转化为慢性活动性 EB 感染、噬血细胞综合征、淋巴瘤等,则预后不良。

2. 慢性活动性 EB 病毒感染[4] 慢性活动性 EB 病毒感染(chronic active Epstein-Barr virus infection,CAEBV):继发于原发的病毒感染,被认为是系统性 EBV 阳性的淋巴增生性疾病(lymphoproliferative disease,LPD)的一种。以严重的慢性或复发性传染性单核细胞增多症(infectious mononucleosis,IM)样表现为主要特征,常伴外周血 EB 病毒载量的明显升高和/或 EB 病毒相关抗体的异常改变。

【发病机制】 发病机制不明。极少数个体,EBV 不能进入潜伏感染或由潜伏感染再次进入裂解感染导致 CAEBV 发病。目前研究认为 EBV 感染的 T 和/或 NK 细胞的克隆扩增引起的病毒抗原自身和宿主免疫两方面的因素导致 EBV 免疫逃逸的机制在 CAEBV 的发病过程中可能起了重要作用。

【临床表现】 复杂多样,长期或反复发热、肝脾大、淋巴结肿大等传染性单核细胞增多症样临床表现为显著特征。可有多系统组织受累表现,往往伴有危及生命的并发症出现,包括噬血细胞综合征、DIC、肝功能衰竭、消化道溃疡和/或穿孔、冠状动脉瘤、中枢神经系统并发症、心肌炎、间质性肺炎等。

【实验室检查】

(1) 血象低、转氨酶升高、高胆红素血症、白蛋白降低、高甘油三酯血症、凝血功能异常和纤维蛋白原降低等多种异常。

(2) 血清 EBV 抗体检测:VCA-IgG 和 EA-IgG 抗体滴度显著升高。

(3) EBV-DNA 检测:EBV-DNA 载量大于 $10^{2.5}$ 拷贝/μg DNA。

(4) 组织病理标本中 EBV 编码的小 RNA(EBERs)检测:发现 EBER-1 阳性细胞。

【诊断标准】 参考 2005 年国际上提出的 CAEBV 诊断建议指南,同时满足下列Ⅰ、Ⅱ、Ⅲ条者可诊断 CAEBV:

Ⅰ. IM 类似症状持续或反复发作 3 个月以上

(1) 传染性单核细胞增多症样症状:发热,淋巴结和肝脾大;

(2) 已报道的其他系统并发症,包括血液系统(如血细胞减少)、消化道(如出血与溃疡)、肺(如间质性肺疾病)、眼(如视网膜炎)、皮肤(如牛痘样水疱及蚊虫过敏)和心血管并发症(包括动脉瘤和心瓣膜病)等。

Ⅱ. EBV 感染及引起组织病理损害的证据,满足下列条件之一

(1) 血清 EBV 抗体滴度异常增高,包括抗 VCA-IgG≥1∶640 和抗 EA-IgG≥1∶160,VCA-IgA 和/或 EA-IgA 阳性。

(2) 外周血单个核细胞中 EBV-DNA 水平高于 $10^{2.5}$ 拷贝/μg DNA,或血清/血浆 EBV-DNA 阳性。

(3) 受累组织中 EBV EBERs 原位杂交或 EBV-LMP1 免疫组织化学染色阳性。

(4) Southern 杂交在组织或外周血细胞中检测出 EBV DNA。

Ⅲ. 排除目前已知自身免疫性疾病、肿瘤性疾病以及免疫缺陷性疾病所致的上述临床表现。

【鉴别诊断】

(1) 巨细胞病毒、单纯疱疹病毒、腺病毒和利什曼原虫、真菌、细菌等感染所致疾病。

（2）原发性和获得性免疫缺陷综合征鉴别。

（3）CAEBV 有可能为恶性淋巴瘤的前期表现，需注意。

【治疗】[5]　迄今尚无 CAEBV 感染诊治标准指南。

（1）抗病毒治疗：多无效。阿昔洛韦、伐昔洛韦或更昔洛韦等药物抗 EBV 主要抑制病毒复制作用，但 CAEBV 中病毒多处于潜伏感染状态，故对抗疱疹病毒药物的疗效较低。

（2）人静脉免疫球蛋白：可中和循环中的病毒，对潜伏的病毒无效。

（3）免疫抑制剂：皮质类固醇和环孢素等仅可以缓解 CAEBV 的症状，不能治愈 CAEBV。

（4）免疫调节治疗：INF-α、INF-γ 和 IL-2 等可减轻 CAEBV 的症状，多数研究提示此类免疫调节治疗无明显治疗效果。

（5）化疗药物：环磷酰胺、蒽环类抗生素、长春新碱、依托泊苷（VP-16）等可以短期缓解 CAEBV 的症状，但不能治愈本病。

（6）免疫细胞治疗：自体淋巴因子激活的杀伤细胞（LAK 细胞）、自体 EBV 特异性 CTLs 细胞的输注等，有一定疗效，远期效果尚待观察。

（7）异基因造血干细胞移植：是目前唯一公认的根治方法。

Sawada 等人最早提出治疗 CAEBV 三部曲：

一是抑制被激活的免疫细胞：T 细胞、NK 细胞、巨噬细胞等，可使用泼尼松、环孢素、VP-16 等。

二是清除感染的 T 细胞、NK 细胞：CHOP 方案及 ESCAP 方案。

三是异基因干细胞移植：存在相关移植并发症的风险。

【预后】　病死率高，预后不良。多数患者 4~5 年后死亡。主要死因为肝衰竭、HLH、机会性感染以及其他并发症等。

【展望】　CAEBV 研究已成为全球热点，有关治疗方法也不断出现，如抗 CD20、CD30 单克隆抗体治疗、NF-κB 抑制剂、组蛋白去乙酰化酶抑制剂以及靶向治疗如 BHRF1-3 miRNA 靶向抑制宿主细胞表达的 CXCL11，来逃避 INF 诱导的活化 T 细胞的攻击等，尚需进一步研究。

3. X 连锁淋巴组织增殖综合征[6]　X-连锁淋巴组织增殖综合征（X-linkage lymphoprolifcrative syndrome，XLP）是一种少见的常是致死性的原发性免疫缺陷病，于 1975 年由 Purtilo 等首次报道，又称 Duncan 病。该病的发病与 EBV 感染密切相关，据统计，XLP 发病率在白种人群大约为 1/100 万~3/100 万。

【病因】　本病是遗传性免疫缺陷病，研究发现位于 X 染色体长臂的 *XLP* 基因缺陷是潜在原因。而 *XLP* 表现为对 EBV 感染的极度敏感，EBV 感染则是主要诱因。

【发病机制】　目前为止，已经确定了可以引起 XLP 的 3 个致病基因：

（1）*SH2D1A* 基因突变：*SH2D1A* 基因位于 X 染色体 q25~26，其编码蛋白为淋巴信号活化分子（signaling lymphocytic activation molecule，SLAM）相关蛋白（SLAM associated protein，SAP）。研究发现，SLAM（CD150）在 T、B 细胞的上调活化中起关键作用，而 SAP 为一种抑制剂，通过 SH2 结构域与 SLAM 等受体分子竞争结合进而阻止下游信号的转导。EBV 感染导致 SAP 减少，使 B、T、自然杀伤等淋巴细胞免疫活性降低，出现淋巴细胞的恶性克隆增生。该病变见于 80% 患者。

（2）X-连锁凋亡抑制因子（X-linkage inhibitor of apoptosis，XIAP）基因突变：该因子具有抑制淋巴细胞凋亡的作用，该因子缺乏可导致细胞毒性和病毒清除力受损。

（3）白细胞介素 2 诱导的 T 细胞激酶（IL-2 inducible T cell kinase，ITK）编码基因的突变，可导致 ITK 的 SH2 结构域不稳定，进而影响 ITK 功能的发挥。

【临床表现】　仅见于男性儿童，未感染 EB 病毒前多表现正常，感染 EB 病毒后有 3 个主要表现：

（1）致死性传染性单核细胞增多症，占 58%，常发生于 5~17 岁患者，其中约 90% 发生噬血细胞综合征。发病机制是淋巴组织增生失控，表现为 $CD8^+$T 淋巴细胞、EB 病毒感染的 B 淋巴细胞和巨噬细胞大量增生并浸润全身各脏器，最终导致功能障碍。

（2）异常丙种球蛋白血症，占 22%，主要是 IgG 降低，淋巴组织可发生坏死、钙化和缺失。

（3）淋巴组织恶性肿瘤，约占 20%，淋巴瘤总是发生于淋巴结以外的部位，最常侵犯肠道回盲部，较少侵犯中枢神经系统、肝和肾。

（4）超过半数的未感染过 EB 病毒的患儿到一定年龄出现异常丙种球蛋白血症和/或淋巴组织恶性肿瘤。

【诊断】　泛美免疫缺陷学组和欧洲免疫缺陷学会在 1999 年推荐的诊断标准如下：

（1）明确诊断标准：*SH2D1A* 基因突变的男性患者，患有淋巴瘤/霍奇金病、致命 EB 病毒感染、免疫缺陷、再生障碍性贫血或淋巴细胞/组织细胞疾病。

（2）可以诊断标准：急性 EB 病毒感染后濒死男性患者，患有淋巴瘤/霍奇金病、免疫缺陷、再生障碍性贫血或淋巴细胞/组织细胞疾病，其母系的表兄、舅舅或侄子在急性 EB 病毒感染后也有过相似的诊断。

（3）可能诊断标准：急性 EB 病毒感染后濒死男性患者，患有淋巴瘤/霍奇金病、免疫缺陷、再生障碍性贫血或淋巴细胞/组织细胞疾病。

【鉴别诊断】 与 EB 感染、IM、CAEBV、噬血细胞综合征、其他丙种球蛋白低下疾病等相鉴别。

【治疗】[7]

（1）对症处理：①未发病患儿，规律性使用提高免疫力的药物，如定期输注丙种球蛋白，减少各种机会性感染；特别是 EBV 感染。②针对不同的临床表现，如 IM、再生障碍性贫血、噬血细胞综合征等采用相应治疗方法。

（2）病因治疗：截至目前，异基因造血干细胞移植是唯一能治愈 XLP 的方法。

【预后】 该病预后不良，70%的患者 10 岁前死亡。

（二）巨细胞病毒感染[8]

【概述】 巨细胞病毒（cytomegalovirus，CMV）即人类疱疹病毒Ⅴ型，为双链线状 DNA 病毒，是广泛存在的疱疹病毒之一，也是疱疹病毒科中基因组最大的病毒。我国一般人群 CMV 抗体阳性率为 86%～96%，婴幼儿期为 60%～80%，原发感染多发生于婴幼儿时期。CMV 具有潜伏-活化的生物学特性，一旦感染，将持续终身。虽然 CMV 是弱致病因子，对免疫功能正常个体并不具有明显致病性，绝大多数为无症状性感染，但是，CMV 是病理性和生理性免疫低下人群，包括发育性免疫缺陷的胎儿和新生儿发生疾病的常见病原，亦是导致艾滋病和器官、骨髓移植患者严重疾病和增加病死率的重要病因之一。

CMV 感染的细胞非常广泛：上皮细胞、内皮细胞和成纤维细胞是主要靶细胞；外周血白细胞是易感细胞；特殊实质细胞如脑和视网膜的神经细胞，胃肠平滑肌细胞和肝细胞也能被感染。唾液腺是主要的排毒部位。

CMV 感染细胞的类型：

1. 按病毒在宿主体内复制情况分类

（1）产毒性感染（toxic infection）或活动性感染（active infection）：病毒在感染细胞内复制、扩散。

（2）非产毒性感染（nontoxic infection）又称潜伏感染（latent infection）：CMV 进入宿主细胞后，处于静止期。不能分离到病毒和检出病毒复制标志物，仅能检出病毒 DNA。两种类型在机体特定条件下可互相转换。

2. 按临床分类

（1）原发感染（primary infection）：初次感染外源性 CMV。

（2）再发感染（recurrent infection）：包括内源性潜伏病毒活化或再次感染外源性不同病毒株。

3. 按感染时间分类

（1）先天性感染（congenital infection）：出生后 14 天内（含 14 天）证实有 CMV 感染。

（2）围生期感染（perinatal infection）：出生后 14 天内证实无感染，生后第 3～12 周内有感染证据，通常经产道、母乳或输血等途径获得。

（3）生后感染（postnatal infection）或获得性感染（acquired infection）：指在出生 12 周后才发现 CMV 感染。

4. 按临床征象分类

（1）症状性感染（symptomatic infection）：病变累及 2 个或 2 个以上器官系统时称 CMV 全身性感染，多见于先天性感染和免疫缺陷者。病变主要集中于某一器官或系统。

（2）无症状性感染（asymptomatic infection）：有 CMV 感染证据但无症状和体征，或有病变脏器体征和/或功能异常即亚临床感染（subclinical infection），此种感染占绝大多数。

【发病机制】 CMV 的发病机制目前尚不明确。主要是病毒在机体多脏器细胞内复制和播散引起直接损伤以及损害免疫功能，尤其是损伤细胞免疫功能而致病。

CMV 感染引起造血功能紊乱的机制，可能与如下因素有关：

（1）直接感染造血祖细胞，抑制其增殖与分化。

（2）通过损伤骨髓基质细胞导致造血因子网络紊乱。

（3）Fas 介导的造血干/祖细胞凋亡增加。部分患者骨髓呈增生性改变，但外周血表现一系或两系减低，可能与细胞凋亡增加、骨髓无效造血有关。

（4）病毒介导的自身免疫异常而致自身抗体的产生。

【临床表现】 CMV 的细胞嗜性广泛，感染后可出现多种表现。

（1）先天感染：常有多系统器官受损，黄疸和肝脾大最常见,可有血小板减少性瘀斑,中枢神经系统受累如小头畸形、脑室扩大伴周边钙化灶、感音性耳聋、神经肌肉异常、惊厥、视网膜脉络炎等。

(2) 血液系统损害:骨髓抑制、血小板减少、粒细胞减少、贫血、异常淋巴细胞增多等多种骨髓造血功能紊乱、CMV 感染相关性血液系统疾病如传染性单核细胞增多综合征、再生障碍性贫血等。

(3) 其他:CMV 肝炎、CMV 肺炎、输血后综合征(新生儿期输血后原发感染者)、单核细胞增多样综合征等。

【实验室检查】

(1) 血常规、肝功能:白细胞升高或正常,淋巴细胞升高;贫血、血小板减少、中性粒细胞减少;异型淋巴细胞增多等;转氨酶升高、黄疸等。

(2) CMV 抗体检测:CMV-IgG、CMV-IgM 抗体阳性,滴度升高。IgM 抗体阳性提示活动性感染,IgG 抗体阳性多提示既往感染。

(3) 病毒核酸检测:实时荧光定量 PCR 法可精确定量 CMV-DNA。血清或血浆 CMV-DNA 阳性是活动性感染的证据。DNA 载量明显升高提示活动性感染可能。

(4) 病原学检测:病毒分离是 CMV 感染实验室诊断的金标准,可作为活动性感染的诊断指标之一。

【诊断】

(1) 临床诊断:具备活动性感染的病毒学证据,临床上具有 CMV 性疾病相关表现,排除现症疾病的其他常见病因后可做出临床诊断。

(2) 确定诊断:活检病变组织或特殊体液、脑脊液、肺泡灌洗液内分离到 CMV 病毒或检出病毒复制物(病毒抗原和基因转录产物)是 CMV 疾病的确诊证据。

【治疗】 主要采用抗病毒药物治疗。

(1) 抗 CMV 药物应用指征

1) 符合临床诊断或确定诊断的标准并有较严重或易致残的 CMV 疾病。

2) 移植后预防性用药。

3) 有中枢神经损伤(包括感觉神经性耳聋)的先天感染者,早期应用可防止听力和中枢神经损伤恶化。

(2) 常用 CMV 药物:更昔洛韦、阿昔洛韦、膦甲酸等。

【预后】 先天性 CMV 感染预后相对较差。婴幼儿巨细胞病毒感染多发生在围生期,疗效较好。目前,国内已广泛开展对适龄孕妇进行 CMV 感染筛查,保证优生优育;对新生儿进行 CMV 感染筛查,以早期发现、诊断和治疗。

【展望】 随着分子生物学技术的不断发展,对 HCMV 快速、准确、方便的检测方法将不断用于临床诊断。另外,CMV 疫苗研究和开发,将有望成功预防 CMV 感染。

(三)传染性单核细胞增多症[9]

传染性单核细胞增多症(infectious mononucleosis, IM),简称传单,是一种以感染后淋巴细胞增多为特征的急性病。典型的表现为外周血白细胞计数中淋巴细胞大于 50%,其中异型淋巴细胞至少超过 10%。IM 多由 EB 病毒(EBV)感染引起,其次是巨细胞病毒(CMV),弓形虫(toxoplasm)、人类免疫缺陷病毒 1(HIV-1)以及其他病毒也可导致本病。IM 临床多表现有发热、咽峡炎、淋巴结肿大“三联症”。大约 90% EBV 诱导的单核细胞增多症患者有异染性抗体,其他病原导致的单核细胞增多综合征则没有该抗体。因此,对 IM 患者应做特殊的血清学检测以确定病原。本病是一种良性自限性疾病,多数预后良好,少数可反复发生或出现噬血细胞综合征等。

本病于 1920 年由斯普林特和埃文斯命名。

【病因】

(1) 病毒感染:EBV、CMV、单纯疱疹病毒(HSV)、风疹病毒(MV)、腺病毒(RV)、细小病毒 B19(HPV-19)、甲乙丙戊型肝炎病毒(HAV、HBV、HCV、HEV)、HIV 等。

(2) 细菌感染:有报道李斯特菌感染导致 IM。

(3) 其他:支原体、衣原体、鼠弓形虫等。

(4) 原因不明。

【发病机制】

(1) EBV 诱导的传染性单核细胞增多症:EBV 首先感染 B 淋巴细胞,导致 B 淋巴细胞增生,感染的 B 细胞表达新抗原,诱发 T 细胞的免疫反应,外周血表现淋巴细胞增多症。EBV 引起 $CD8^+$ 细胞毒 T 细胞活化,大量产生淋巴毒素、TNF-α、白介素 IL-1 和 IL-6 等引起相关症状、体征。

近年对 EBV 诱导的 IM 研究表明免疫因素在 IM 发生中发挥主要作用,遗传及环境因素在疾病发生中亦具有一定作用。

(2) CMV 诱导的传染性单核细胞增多症:CMV 感染中性粒细胞,继之播散定植在肝、脾、肺以及其他器官的巨噬细胞。病毒感染的细胞表达新的抗原,诱导 T 细胞发生免疫反应,导致淋巴细胞反应增生,外周血表现淋巴细胞增多症。

(3) 弓形虫及其他病毒:发病机制不明。

【临床特点】

(1) EBV、CMV 导致的 IM 临床表现相似,有些可以同时感染。

1) 潜伏期:30~50 天。

2) 发热:最常见,多呈不规则热,波动于 37.5~40℃,持续 4~21 天。亦可低热长达 3 月,全身中毒症状轻。

3) 咽峡炎。

4) 淋巴结肿大:任何淋巴结均可受累,以颈部淋巴结肿大最为常见。

5) 肝脾大:肝大多为轻度,一般 2~3 周消失,可有黄疸;脾大者>50%,多为 2~3cm,亦可大至盆腔,有脾破裂可能,多发生于病程第 2~3 周。

6) 眼睑水肿:部分可发生眼睑水肿,约占 15%~25%。

7) 皮疹:发生率为 15%~20%,表现多样。

8) 其他并发症:①血液系统:血小板减少、溶血性贫血、再生障碍性贫血;②呼吸系统:肺炎、扁桃体炎、呼吸道阻塞;③心血管系统:心肌炎;④神经系统:脑炎、Guillain-barre 综合征等;⑤其他:低丙种球蛋白血症、淋巴瘤等。

(2) 其他病原导致的 IM:临床表现不同。

1) 乙肝病毒 A、B 感染可伴有低热、腹胀,可早于黄疸出现;

2) 弓形虫感染可有显著的淋巴结病,特别是耳后淋巴结,但无咽峡炎;皮疹不显著,脾大少见或不明显,低热或不发热。可有脑炎或脑膜炎。

3) HIV 感染:发热、不适、咽痛、肌痛、体重减轻、皮疹、咽峡炎、淋巴结病、口腔或阴部溃疡、脑炎、化脓性脑膜炎等。

4) 其他病原导致的 IM 多表现为淋巴结病;风疹病毒感染多有皮疹;腺病毒感染多有咽峡炎。

【实验室检查】

(1) 血常规:第 1 周可表现为白细胞减少,重者外周血白细胞总数可降至 0.5×10^9/L,但多数表现为白细胞总数升高,于病程第 2~3 周达峰,多数在(10~20)×10^9/L,严重者可高达(40~60)×10^9/L,以淋巴细胞为主,多数在 42%~88%。

(2) 外周血涂片:可见异型淋巴细胞(>10%)。

(3) 血清嗜异性凝集试验:EBV 感染 IM 患者血清中出现 IgM 型嗜异性抗体,能凝集绵羊或马红细胞,凝集效价在 1∶64 以上为阳性。病患在 1~2 周出现,3~4 周达高峰,可持续 3~6 个月,阳性率达 80%~90%。但该试验的特异性不高。

(4) 病原学检查:病毒感染者可检测到相关病毒抗体阳性、部分病毒 DNA 载量升高;弓形虫抗体等阳性。

【诊断】

(1) 临床表现:发热、咽扁桃体炎、颈淋巴结肿大三联症,伴肝脾大或眼睑水肿,外周血涂片异型淋巴细胞>10%可诊断。进一步做病因学检查。

(2) EBV 相关的 IM 诊断:参照全国儿童 EB 病毒感染协作组,儿童主要非肿瘤性 EB 病毒感染相关疾病的诊断和治疗原则建议[2](表 29-27)。

表 29-27 IM 的诊断标准

包括 IM 的临床诊断病例和实验室确诊病例诊断标准:
(1) 临床诊断病例:满足下列临床指标中任意 3 项及实验室指标中第 4 项
(2) 实验室确诊病例:满足下列临床指标中任意 3 项及实验室指标中第 1~3 项中任意 1 项
Ⅰ. 临床指标
①发热;②咽扁桃体炎;③颈淋巴结肿大;④脾大;⑤肝脏肿大;⑥眼睑水肿
Ⅱ. 实验室指标
①抗 EBV-VCA-IgM 和抗 EBV-VCA-IgG 抗体阳性,且抗 EBV-NA-IgG 阴性;
②抗 EBV-VCA-IgM 阴性,但抗 EBV-VCA-IgG 抗体阳性,且为低亲和力抗体;
③双份血清抗 EBV-VCA-IgG 抗体滴度 4 倍以上升高;
④外周血异型淋巴细胞比例>0.10 和/或淋巴细胞增多≥5.0×10^9/L

注:IM:传染性单核细胞增多症;EBV:EB 病毒;VCA:衣壳抗原;NA:核抗原。

【鉴别诊断】

(1) 传染性淋巴细胞增多症:多见于 10 岁以下儿童,可有轻度发热、上呼吸道感染和/或胃肠道症状,但很少出现淋巴结肿大。外周血异型淋巴细胞并不增高,血清嗜异性凝集试验阴性。

(2) 病毒性肝炎:传染性单核细胞增多症患者并发黄疸及血清转氨酶升高者,应注意和病毒性肝炎相鉴别。一般病毒性肝炎发热较低,待黄疸出现发热消退,淋巴细胞增多持续时间短暂,异型淋巴细胞数在 10%以下,嗜异性凝集试验及 EBV 抗体测定均为阴性。

(3) 急性淋巴细胞白血病:传染性单核细胞增多症的异型淋巴细胞中幼稚型淋巴细胞可被误认为白血病细胞,但传染性单核细胞增多症的血液异型淋巴细胞呈多形性，红细胞及血小板大多正常，骨髓中仅淋巴细胞增多而幼稚细胞比例不增高，均有助于与白血病相鉴别。

【治疗】 目前无特效疗法，采用综合治疗方法。

(1) 一般治疗：急性期卧床休息，加强护理，注意营养。

(2) 查找病因，治疗原发病。

(3) 病毒感染可用抗病毒治疗：阿昔洛韦，伐昔洛韦，更昔洛韦等，抗病毒治疗可减少病毒复制量，但不能减轻病情严重程度、缩短病程和降低并发症的发生率。

(4) 抗生素使用：有继发感染时可应用抗生素。

(5) 糖皮质激素：多不主张应用。应用指征包括中毒症状重，咽喉水肿，急性溶血性贫血，血小板减少，心肌炎，心包炎，神经系统并发症等。

(6) 防治并发症，防治脾破裂：避免任何撞击或挤压。

【预后】 IM 是自限性疾病，虽然尚无特殊疗法，但多数预后良好。重点是防治并发症如脾破裂、噬血细胞综合征等。

（四）急性传染性淋巴细胞增多症[10]

急性传染性淋巴细胞增多症（acute infectious lymphocytosis）是一种病毒或细菌感染引起的良性自限性传染病。1941 年由 Smith 将其与传染性单核细胞增多症区别开来。主要发生于 1~14 岁儿童，10 岁为发病高峰，常于春秋流行，多为直接接触或飞沫传播，特征表现为外周血中白细胞总数增多，其中以淋巴细胞增多为主，持续时间较长，症状较轻且为非特异性，部分无症状或体征而仅在血常规检查时发现。

【病因】 病因尚不明。一般认为是病毒感染所致。

【发病机制】 不明。本病淋巴活检镜下显示存在淋巴滤泡减少或变性，淋巴窦内单核巨噬细胞的增生显著。

【临床表现】

(1) 潜伏期约 12~21 天。

(2) 多无症状和异常体征。

(3) 部分患者有发热、流涕、微咳、轻度腹泻、皮疹等。

(4) 极少数可出现肢体瘫痪、脑膜脑炎表现。

【实验室检查】

(1) 血象：白细胞增加，多为 $(20\sim100)\times10^9/L$，甚至更高，淋巴细胞比例升高达 60%~97%，淋巴细胞绝对值显著升高，达 $(8\sim10)\times10^9/L$。白细胞 1 周内急剧升高，第 2 周达高峰，可持续 3~5 周，偶可长达 10 周。

(2) 淋巴细胞免疫分型：T 细胞、无标记细胞（null cells）增多，B 细胞正常。

(3) 骨髓象：正常或正常小淋巴细胞显著增多，红系、巨核系正常。

(4) 嗜异性凝集试验：阴性。

【诊断】 有轻微上呼吸道及胃肠道症状，无全身淋巴结或肝脾大，白细胞升高及淋巴细胞升高显著，尤其是小淋巴细胞增高，可诊断本病。

【鉴别诊断】 需与急性淋巴细胞白血病、传染性单核细胞增多症、百日咳、急腹症等相鉴别。

【治疗】 多无需治疗，少数可对症处理。

【预后】 预后良好，血象于数周后恢复正常；长期观察的患者未见后遗症。

【预防】 流行期应隔离患儿，避免扩散。

（五）百日咳及类百日咳综合征[11-13]

百日咳（pertussis）是由鲍特菌属百日咳鲍特菌引起的急性呼吸道传染性疾病，典型表现为阵发性、痉挛性咳嗽，继而有高调鸡鸣样哮吼，外周血常见淋巴细胞增多。小婴儿及新生儿痉挛性咳嗽不明显，常表现为阵发性青紫和窒息。

类百日咳综合征（pertussis-like syndrome）是指一组由其他病原导致的，临床表现与百日咳相同的综合征。

【病因】

1. 百日咳 百日咳鲍特菌。

2. 类百日咳 副百日咳鲍特菌、支气管败血症鲍特菌、霍氏鲍特菌、衣原体、支原体、鼻病毒、腺病毒、呼吸道合胞病毒、巨细胞病毒、流感病毒、副流感病毒等。

【流行病学特点】 百日咳具有高度传染性，人群普遍易感，传染源 76%~83%来源于家庭成员。由于疫苗接种产生的抗体随年龄增长而下降，孕妇体内抗体很少传给胎儿，因此小婴儿对百日咳鲍特菌抵抗力弱，或未达疫苗接种年龄，导致小于 6 月龄婴儿百日咳的发病率较其他年龄组明显增高。

【发病机制】

1. 百日咳鲍特菌通过飞沫进入宿主体内，产生适量的黏附分子并使它们黏附于呼吸道黏膜的纤毛细胞上；鲍特氏属杆菌能够产生许多生物活性致病因子包括：百日咳杆菌黏附素（pertacin，PRN）、丝状血凝素（filamentous hemagglutinin，FHA）、百日咳毒素（pertussis toxin，PT）、气管细胞毒素（TCT）、腺苷环化酶毒素（ade-

nylate cyclase toxin,ACT)、凝集素(fimbdae,FIM)和脂寡糖(lipoo-ligosaccharide,LOS)等,作用于局部并向全身释放,引起纤毛运动停滞,导致呼吸道上皮细胞损伤、肺炎及全身其他部位感染导致相应的疾病。

2. 百日咳引起淋巴细胞增多可能的机制:发病早期外周血白细胞计数明显升高,痉咳期显著,白细胞总数通常可达 $20\sim50\times10^9/L$,甚至达 $70\times10^9/L$,以淋巴细胞为主,比例60%~90%,其可能机制:

(1) 百日咳毒素抑制趋化因子受体传导通路,使淋巴细胞滞留在骨髓和脾脏的功能受损。

(2) 百日咳毒素抑制淋巴结小静脉上由 LFA-1 介导的留滞效应(arrest),并降低循环白细胞的 CD62L 表达,抑制渗出(extravasation)。

(3) 百日咳毒素可促进淋巴细胞成熟,使初始 T 细胞(naive T cells)加速释放入血,此种淋巴细胞增多症在未接种过疫苗儿童中更为常见,而在年长儿童及接种过疫苗的儿童中相对少见,具体机制不明。

【临床表现】

1. 潜伏期 2~21天,一般为7~14天。进入典型百日咳的三个临床阶段。

2. 卡他期 持续1~2周,表现为流涕、喷嚏、流泪等。

3. 痉咳期 一般持续2~6周,亦可长达2个月以上,出现明显阵发性、痉挛性咳嗽,并于咳嗽后发出一种特殊的、高调鸡鸣样吸气性回声,随病情进展,痉咳频率及严重程度增加,夜间明显,小婴儿易出现并发症,常有呼吸暂停、肺炎、百日咳脑病等,此期表现重,病死率高。

4. 恢复期 一般持续2~3周,咳嗽频率和严重程度逐渐减轻,此期病情可反复再次出现痉咳,病情迁延可达数月之久。

【实验室检查】

1. 外周血常规和血涂片检查 外周血白细胞计数明显升高,痉咳期最为明显,$(20\sim50)\times10^9/L$,甚至 $70\times10^9/L$ 以上,淋巴细胞比例60%~90%。

2. 细菌培养 从患儿呼吸道采集的标本中培养出百日咳鲍特菌是实验室确诊的金标准。

3. 百日咳鲍特菌的核酸检测(PCR) 是更为敏感的百日咳鲍特菌检测方法,其敏感性较传统培养方法高2~6倍。常用目标基因有 *IS481*、*IS1001*、*IS1002* 等。

4. 血清抗体检测 百日咳毒素(PT)由鲍特菌属产生,且仅在百日咳鲍特菌中表达,特异性很高。世界卫生组织(WHO)推荐对感染后2~3周的患儿使用酶联免疫吸附试验(ELISA)方法检测特异性的PT-IgG,恢复期与发病初期双份血清PT-IgG滴度出现显著升高(>2~4倍)、未接种疫苗或免疫接种超过1年的个体血清中单次检测PT-IgG滴度明显升高(>80~100IU/ml)可以作为近期感染百日咳鲍特菌的证据。

【诊断标准】 参考《中国儿童百日咳诊断及治疗建议》(2017)。

1. 临床诊断标准

(1) 0~3月龄:无热或低热,频率和严重度均进行性增加的咳嗽,加上鸡鸣样回声、呼吸暂停或咳嗽后呕吐、发绀、抽搐、肺炎、密切接触长期无热咳嗽的患者(多为家庭成员)中的1项即可诊断;也可不出现咳嗽,仅表现为阵发性呼吸暂停、发绀和抽搐。

(2) 4月龄~9岁:无热、低热,阵发性咳嗽≥7天,非脓性鼻炎加上鸡鸣样回声、咳嗽后呕吐、呼吸暂停、抽搐、肺炎、症状夜间加重、密切接触长期无热咳嗽的患者(多为家庭成员)中1项即可诊断。

(3) ≥10岁:阵发性干咳≥2周,非脓性鼻炎,无热加上鸡鸣样回声、呼吸暂停、发作间期阵发性多汗、咳嗽后呕吐、症状夜间加重中的1项即可。

2. 实验室确诊标准

(1) 0~3月龄:符合临床诊断标准,实验室检查有以下之一即可确诊:①血常规检查提示白细胞计数升高($\geq20\times10^9/L$)伴淋巴细胞增多症(淋巴细胞比例≥60%);②PCR检出百日咳鲍特菌核酸;③培养检出百日咳鲍特菌;④发病初期与恢复期双份血PT-IgG滴度出现显著升高(>2~4倍)。单次ELISA检测PT-IgG不推荐本年龄段儿童使用。

(2) 4月龄至9岁:符合临床诊断标准,实验室检查有以下之一即可确诊:①PCR检出百日咳鲍特菌核酸;②培养检出百日咳鲍特菌;③免疫接种超过1年后单次ELISA检测PT-IgG滴度出现明显升高(>80~100U/ml);④发病初期与恢复期双份血清PT-IgG滴度出现显著升高(>2~4倍)。

(3) ≥10岁:符合1项临床诊断标准,实验室检查有以下之一即可确诊:①PCR检出百日咳鲍特菌核酸;②培养检出百日咳鲍特菌;③单次ELISA检测PT-IgG滴度出现明显升高(>80~100U/ml);④发病初期与恢复期双份血清PT-IgG滴度出现显著升高(>2~4倍)。

【鉴别诊断】

1. 呼吸系统疾病 气管、支气管、毛细支气管炎,间质性肺炎、气管异物等。

2. 急性淋巴细胞白血病 百日咳外周血淋巴细胞增高,但没有幼稚淋巴细胞。

3. 百日咳综合征 临床表现与百日咳无法区别,实验室检查可明确诊断。

【治疗】

1. 抗菌治疗　首选大环内酯类抗生素，如红霉素、阿奇霉素、罗红霉素或克拉霉素，疗效与用药早晚有关，卡他期应用抗生素可以减轻甚至不出现痉咳，但进入痉咳期后则不能缩短病程，但可缩短排菌期及预防继发感染。

2. 一般治疗　呼吸道隔离至有效抗生素治疗 5 天，若没进行抗生素治疗，呼吸道隔离至起病后 21 天。注意休息，保证睡眠及补充营养。

3. 对症治疗　对于痉咳目前无公认的推荐意见，常用药物有糖皮质激素、支气管舒张药、抗组胺药等，必要时应用镇静剂。

【预后】　小婴儿比较容易出现并发症，常见的有呼吸暂停、发绀、肺炎、呼吸窘迫综合征、百日咳脑病等，还有可能出现结膜下出血、脐疝、气胸等气压性损伤，往往表现重，病死率高。少部分患儿会出现肺动脉高压，特别是有先天性心脏病的患儿，严重肺动脉高压导致猝死。

【预防】　自 1974 年全球实施扩大免疫计划以来，世界范围内的百日咳得到有效控制。近年来世界范围内百日咳的流行有上升的趋势。严格按计划接种疫苗是减少婴儿严重百日咳的最重要措施。

二、良性淋巴细胞减少症[14]

【定义】　淋巴细胞减少症（lymphocytopenia）是指单位容积的外周血中淋巴细胞总数低于正常值。

一般淋巴细胞减少是指：婴儿淋巴细胞 ALC 低于 3 000/μl，年龄较大的儿童低于 1 000/μl，成人低于 1 500/μl。淋巴细胞减少可作为全血细胞减少的一部分，也可独立存在。

【分类】　根据淋巴细胞表面独特的分化抗原（CD）进行分类，可大体将淋巴细胞分为 3 类亚群：T 淋巴细胞（$CD3^+$），B 淋巴细胞（$CD3^-CD19^+$），NK 细胞（$CD3^-CD16^+CD56^+$）。

不同类型疾病可造成不同种类的淋巴细胞减少，甚至全种类淋巴细胞减少。

不同检测条件下测定的正常儿童淋巴细胞亚群占百分比可能不同。T 淋巴细胞所占百分比较多，约 61%~85%，因此淋巴细胞减少性疾病以 T 淋巴细胞减少较为突出，占大多数。

依据细胞减少类型分类：

1. T 淋巴细胞减少　常见于 AIDS，特发性 $CD4^+$淋巴细胞减少症等。

2. B 淋巴细胞减少　常见于体液免疫缺陷，免疫抑制剂的使用。

3. NK 细胞减少　较少见。

【病因】　淋巴细胞减少最常见的是特殊类型病毒感染（如 HIV、HINI）、细菌、真菌等，许多其他原因亦可造成淋巴细胞减少（表 29-28）。

表 29-28　获得性良性淋巴细胞减少的原因

1. 再生障碍性贫血
2. 感染性疾病
（1）病毒感染性疾病：流行性感冒、肝炎、疱疹病毒 8 型等
（2）细菌感染性疾病：结核病、肺炎、脓毒症、伤寒等
3. 医源性
（1）免疫制剂：抗淋巴细胞球蛋白、糖皮质激素等
（2）大剂量补骨脂素（PUVA）治疗
（3）肿瘤化疗
（4）血小板分离
（5）射线
（6）大手术
（7）肾移植、骨髓移植
（8）胸导管淋巴液引流
4. 全身性疾病相关
（1）自身免疫性疾病：类风湿性关节炎、系统性红斑狼疮、重症肌无力症、全身性血管炎、白塞病样综合征等
（2）蛋白丢失性肠病
（3）肾功能衰竭
（4）结节病
（5）热损伤
5. 营养和饮食
（1）饮酒
（2）锌缺乏
6. 特发性：特发性 $CD4^+$淋巴细胞减少症

1. 感染　病毒（HIV，H1N1 等）、重症细菌感染、真菌感染等。

2. 恶性肿瘤性疾病　白血病、淋巴瘤、其他恶性疾病累及骨髓等。

3. 医源性　糖皮质激素、化疗、放疗。

4. 免疫系统疾病　原发性免疫缺陷病、系统性红斑狼疮、结节病等。

5. 其他　过度运动、严重精神压力、应激等。

多种原因可以导致淋巴细胞生成受抑制、释放入血的途径受阻、淋巴细胞丢失、淋巴细胞受到破坏，从而造成淋巴细胞减少。淋巴细胞减少作为某些疾病的筛查指标或严重程度的评估，在临床上起着重要作用。

（一）特发性 $CD4^+T$ 淋巴细胞减少症[15]

【概述】 特发性 $CD4^+T$ 淋巴细胞减少症（idiopathic $CD4^+T$ lymphocytopia，ICL）又称人类免疫缺陷病毒阴性艾滋病样综合征，为一种罕见的免疫缺陷病，主要因反复 $CD4^+$ 细胞减少而出现机会菌感染。

该病 1992 年由美国疾病预防控制中心（CDC）提出，其与 AIDS 有相似的临床表现和免疫学异常，但无 HIV 感染证据，预后较为良好。全球至今报道本病约 300 多例，平均发病年龄 41 岁±19 岁，儿童也有报道。

【病因与流行病学】 目前，其病因、流行病学和发病机制的研究仍处于探索阶段。多项研究显示此疾病在流行病学、临床表现及免疫学表现方面具有异质性。

【发病机制】 主要与 T 淋巴细胞增生异常、凋亡增强及表面受体功能改变有关。有研究发现 ICL 与重组激活基因 1（recombination activating gene1，*RAG1*）突变相关。*RAG1* 中错义突变使得 RAG 活性低，导致早期淋巴细胞发育被阻断而使循环中 T、B 淋巴细胞缺失，而引起一类严重的联合免疫缺陷。

【临床表现】 ICL 的临床特征从无症状的实验室指标异常到危及生命的类似 AIDS 的表现，具有多变性。可分为 3 类：

1. 无症状。

2. 轻型临床表现：乏力、消瘦、骨痛、关节痛、肌肉痛、鹅口疮、紫癜、慢性腹泻及典型性肺炎等。

3. 出现典型 AIDS 临床表现，包括机会性感染、肿瘤等。还可存在隐球菌感染、分枝杆菌、组织胞浆菌和卡氏肺孢子虫等感染以及皮肤病变，并且可合并某些自身免疫性疾病。

【诊断】 该病临床表现无明显特异性，在临床上对一些难以解释的感染，同时外周血 $CD4^+T$ 淋巴细胞减少者，在排除了 HIV 感染后应考虑 ICL 的可能性。美国 CDC 针对特发性 $CD4^+T$ 淋巴细胞减少症制定了相应的诊断标准：

1. 两次以上（间隔 2 周到 1 个月）检查外周血 $CD4^+T$ 淋巴细胞绝对数 $<300/mm^3$ 或外周血 $CD4^+T$ 淋巴细胞占 T 淋巴细胞（$CD3^+T$ 淋巴细胞）总数的百分比 $<20\%$。

2. 除外 HIV 感染。

3. 除外其他已知病因或治疗相关因素引起的免疫功能抑制。

【鉴别诊断】

1. AIDS　本病虽然与 AIDS 有相似的临床表现和免疫学异常，但无 HIV 感染证据。有研究显示与 AIDS 相比，ICL 的 $CD4^+T$ 细胞数目相对稳定，无明显进行性下降表现。

2. 先天性免疫缺陷病、自身免疫病引起细胞免疫功能降低、药物性 $CD4^+$ 淋巴细胞减少症，淋巴系统恶性肿瘤及严重细菌和病毒感染引起 T 细胞功能低下等疾病。

【治疗】 ICL 的治疗主要是对症治疗。

1. 预防和治疗机会性感染。

2. 促进 $CD4^+T$ 细胞数量的增加

（1）白介素-2（IL-2）：IL-2 是一种具有广泛生物活性的淋巴因子，主要参与免疫反应，促进 T 淋巴细胞的增殖与分化，诱导淋巴因子杀伤细胞和肿瘤浸润淋巴细胞的产生，增强自然杀伤细胞功能，有效地提高免疫功能，已广泛应用于临床感染、自身免疫病、后天性免疫缺陷症、糖尿病、全身性系统性红斑狼疮、艾滋病、恶性肿瘤等。

临床常用的是重组人白细胞介素-2，每次 50～100U/m^2，每周 2～3 次，皮下或肌内注射，4～6 周 1 个疗程。

（2）干细胞移植：可有效恢复 $CD4^+T$ 细胞，根治本病。

（二）系统性红斑狼疮伴淋巴细胞减少[16]

系统性红斑狼疮（systemic lupus erythematosus，SLE）是一种多因素参与造成多器官损害的自身免疫性疾病，患者血清中可产生以抗核抗体为主的多种病理性自身抗体是其重要特征，通过免疫复合物等途径造成全身多系统损害。SLE 中血液系统常受累，且表现多样，其中淋巴细胞减少是 SLE 最常见的临床表现之一，也是 SLE 诊断标准中血液系统受累的依据之一。SLE 患者伴淋巴细胞减少的发生率为 15%～93%，儿童患者为 24%～59%，成人初诊 SLE 时的发生率为 62%，随着疾病进展，累积发病率超过 90%。淋巴细胞减少症可导致复发率和死亡率及感染风险增加，并与狼疮活动相关。

【发病机制】 SLE 淋巴细胞减少的机制尚不明确，涉及多种抗体。有报道认为抗淋巴细胞抗体（anti-lymphocyte antibodies，ALA）的产生是其发生的重要机制之一。

ALA 导致淋巴细胞减少可能的机制包括：

1. ALA 导致循环中 T 淋巴细胞耗竭。

2. ALA 通过补体介导的细胞毒作用/细胞表面

抗原的调理作用上调或下调免疫反应中的各种细胞功能，对淋巴细胞产生直接损伤作用从而导致细胞凋亡。

近年有学者发现，淋巴细胞自身的凋亡在SLE淋巴细胞减少的机制中也发挥着一定的作用。治疗上应用免疫抑制剂（泼尼松/硫唑嘌呤/吗替麦考酚酯）与淋巴细胞减少的相关性目前尚不明确[17]。

【临床表现】

1. SLE患者伴淋巴细胞减少时，可以无临床表现，也可伴发感染或提示狼疮病情活动。

2. 初诊SLE时患者发生淋巴细胞减少（<1 500/mm^3）可出现口腔溃疡、白细胞减少、抗dsDNA抗体、C4的下降等。

3. 狼疮复发时淋巴细胞减少与抗dsDNA抗体、甲强龙的冲击治疗、狼疮活动、组织器官的损伤相关。

4. 多元回归分析发现，重度淋巴细胞减少是NPSLE（神经精神性狼疮）的独立危险因素，而对狼疮肾炎（LN）则是保护性因素。

【辅助检查】　根据美国风湿病学会（American College of Rheumatology，ACR）/系统性红斑狼疮国际合作组（Systemic Lupus International Collaborating Clinics，SLICC）的SLE评分标准，外周血中淋巴细胞计数<1.5×10^9/L，至少发生2次，则定义为淋巴细胞减少。有研究显示，伴淋巴细胞减少较不伴淋巴细胞减少的患者，其$CD4^+CD25^+$Treg细胞/$CD4^+CD69^+$T细胞的绝对计数持续减低，且狼疮活动度评分较高。

【治疗】　SLE患者伴淋巴细胞减少尚没有针对性的治疗。狼疮复发经治疗后，有关狼疮活动的指标也随之好转，淋巴细胞计数也会升高。

（三）脓毒症伴淋巴细胞减少[18-20]

脓毒症（sepsis）是指感染（可疑或证实）引起的全身炎症反应综合征（SIRS）；严重脓毒症（severe sepsis）是指脓毒症导致的器官功能障碍或组织低灌注；感染性休克（septic shock）是指脓毒症诱导的组织低灌注和心血管功能障碍。

目前研究显示，脓毒症患者持续的免疫抑制状态在脓毒症的高死亡率中起关键作用。CD4、CD8细胞，T细胞、B细胞及滤泡树突细胞的凋亡是脓毒症导致免疫抑制状态的主要途径。临床研究发现在脓毒症的初发阶段外周血中淋巴细胞即开始降低，低水平的淋巴细胞可持续至病程的第28天。动物实验应用淋巴细胞凋亡抑制剂可显著改善脓毒症的死亡率。

【病因】

1. **各种病原微生物感染**　包括细菌、真菌、病毒及寄生虫等。

2. **任何部位的感染**　常见于肺炎、腹膜炎、胆管炎、泌尿系统感染、蜂窝织炎、脑膜炎、脓肿等。

【发病机制】　多项研究显示严重感染或非感染危重患者的外周血淋巴数目较健康者明显减少。淋巴细胞减少是ICU患者最常见的异常指标之一。不同患者淋巴细胞减少原因可能不同。脓毒症患者往往处于较为严重的应激反应中且伴有大量炎症因子释放，与病情发生、发展有一定关系。脓毒症患者机体在应激时交感神经系统（SNS）和下丘脑-垂体-肾上腺（HPA）轴均被激活，交感神经末梢和肾上腺髓质释放神经介质，导致血中儿茶酚胺及糖皮质激素明显升高。儿茶酚胺能够直接与免疫细胞表面的肾上腺素能受体结合，影响免疫细胞表面黏附分子表达，调节急性应激时外周血白细胞分布的改变，或通过诱导细胞凋亡引起淋巴细胞数目的减少。糖皮质激素可使外周血中中性粒细胞的数量增加，而使外周淋巴细胞数减少。其原因在于糖皮质激素抑制胸腺等淋巴组织的分裂，减弱淋巴细胞DNA的合成，促使淋巴细胞凋亡增加，从而使外周淋巴细胞生成减少。其他淋巴细胞凋亡减少的机制尚在研究过程中。

【临床表现】　2001年“国际脓毒症专题讨论会”将脓毒症的临床表现总结为3类：

1. 原发感染灶的症状和体征。

2. SIRS的表现　指具有2项或2项以上的下述临床表现。

（1）体温>38℃或<36℃；

（2）心率>90次/min；

（3）呼吸频率>20次/min或$PaCO_2$<32mmHg；

（4）外周血白细胞>12×10^9/L或<4×10^9/L或未成熟细胞>10%。

3. 脓毒症进展后出现的休克及进行性多器官功能不全表现。

【诊断】　参考2012年严重脓毒症/感染性休克国际指南有关儿童脓毒症、严重脓毒症诊断相关的指标（表29-29）。

【治疗】

（1）治疗脓毒症。

（2）免疫治疗：脓毒症患者的免疫状态尚在争议中，已有观点认为，在脓毒症早期可适当应用糖皮质激素等抑制过度的免疫反应，但当患者从早期脓毒症存活后，可监测免疫状态，根据免疫状态适当应用免疫激活剂。

表 29-29 与脓毒症、严重脓毒症诊断相关的指标

感染(可疑或已证实)伴以下情况考虑脓毒症或严重脓毒症
(1) 一般指标
1) 体温变化:发热(肛温>38.5℃)或低体温(肛温<35℃)
2) 心动过速:超过正常年龄相关值的2个标准差,低体温者可以无心动过速
3) 伴以下至少一个脏器功能异常:意识改变、低氧血症、血清乳酸增高或洪脉
(2) 炎性指标
1) 白细胞增多(>12×10⁹/L),白细胞减少(4×10⁹/L),白细胞计数正常,未成熟白细胞>10%
2) 血浆C反应蛋白水平超过正常值的2个标准差
3) 血浆前降钙素水平超过正常值的2个标准差
(3) 血流动力学指标:血压低于正常年龄相关值的2个标准差
(4) 器官功能障碍指标
1) 低氧血症:PaO_2/FiO_2<300mmHg
2) 急性少尿:足量液体复苏后仍尿量<0.5ml/(kg·h),持续至少2小时
3) 血肌酐>44.2μmol(0.5mg/dl)
4) 凝血功能异常:INR>1.5或AFTT>60s
5) 肠梗阻:肠鸣音消失
6) 血小板减少:血小板<100×10⁹/L
7) 高胆红素血症:血浆总胆红素>70μmol(4mg/dl)
(5) 组织低灌注表现
1) 高乳酸血症(乳酸>1mmol)
2) CRT延长(>3s)或花斑
脓毒症诊断:发热(肛温>38.5℃)或低体温(肛温<35℃)、心动过速(低体温者可以无心动过速),伴以下至少1个脏器功能异常:意识改变、低氧血症、血清乳酸增高或洪脉
严重脓毒症诊断:脓毒症诱导的组织低灌注或器官功能障碍

(刘玉峰)

参考文献

[1] HERBINGER KARL-HEINZ, HANUS INGRID, BEISSNER MARCUS, et al. Lymphocytosis and Lymphopenia Induced by Imported Infectious Diseases: A Controlled Cross-Sectional Study of 17,229 Diseased German Travelers Returning from the Tropics and Subtropics. Am J Trop Med Hyg, 2016, 94: 1385-1391.

[2] 中华医学会儿科学分会感染学组,全国儿童EB病毒感染协作组.儿童主要非肿瘤性EB病毒感染相关疾病的诊断和治疗原则建议.中华儿科杂志,2016,54(8):563-568.

[3] DUNMIRE SAMANTHA K, VERGHESE PRIYA S, BALFOUR HENRY H, Primary Epstein-Barr virus infection. J Clin Virol, 2018, 102: 84-92.

[4] OKANO MOTOHIKO. Recent Concise Viewpoints of Chronic Active Epstein-Barr Virus Infection. Curr Pediatr Rev, 2015, 11: 5-9.

[5] SAWADA AKIHISA, INOUE MASAMI, KAWA KEISEI. How we treat chronic active Epstein-Barr virus infection. Int J Hematol, 2017, 105: 406-418.

[6] PANCHAL NEELAM, BOOTH CLAIRE, CANNONS JENNIFER L, et al. X-Linked Lymphoproliferative Disease Type 1: A Clinical and Molecular Perspective. Front Immunol, 2018, 9: 666.

[7] BADEN LINDSEY ROBERT, SWAMINATHAN SANKAR, ANGARONE MICHAEL, et al. Prevention and Treatment of Cancer-Related Infections, Version 2. 2016, NCCN Clinical Practice Guidelines in Oncology. J Natl Compr Canc Netw, 2016, 14: 882-913.

[8] RAWLINSON WILLIAM D, BOPPANA SURESH B, FOWLER KAREN B, et al. Congenital cytomegalovirus infection in pregnancy and the neonate: consensus recommendations for prevention, diagnosis, and therapy. Lancet Infect Dis, 2017, 17: e177-e188.

[9] 柴方园,王叨,刘玉峰.传染性单核细胞增多症研究新进展.国际输血及血液学杂志,2015,38(2):162-164.

[10] 付强,封其华,余孔贵,等.急性传染性淋巴细胞增多症患儿外周血共刺激分子4-1BB和淋巴细胞亚群的表达及意义.临床儿科杂志,2014,32(10):928-930.

[11] DEL VALLE-MENDOZA JUANA, SILVA-CASO WILMER, AGUILAR-LUIS MIGUEL ANGEL, et al. Bordetella pertussis in children hospitalized with a respiratory infection: clinical characteristics and pathogen detection in household contacts. BMC Res Notes, 2018, 11: 318.

[12] SAIKI-MACEDO STEPHANIE, VALVERDE-EZETA JORGE, CORNEJO-TAPIA ANGELA, et al. Identfication of viral and bacterial etiologic agents of the pertussis-like syndrome in children under 5 years old hospitalized. BMC Infect Dis, 2019, 19: 75.

[13] 中华医学会儿科学分会感染学组,《中华儿科杂志》编辑委员会.中国儿童百日咳诊断及治疗建议.中华儿科杂志,2017,55(8):568-572.

[14] GHOLAMIN MEHRAN, BAZI ALI, ABBASZADEGAN MOHAMMAD REZA, Idiopathic lymphocytopenia. Curr Opin Hematol, 2015, 22: 46-52.

[15] YARMOHAMMADI HALE, CUNNINGHAM-RUNDLES CHARLOTTE. Idiopathic CD4 lymphocytopenia: Pathogenesis, etiologies, clinical presentations and treatment strategies. Ann Allergy Asthma Immunol, 2017, 119: 374-378.

[16] CARLI LINDA, TANI CHIARA, VAGNANI SABRINA, et al. Leukopenia, lymphopenia, and neutropenia in systemic lupus erythematosus: Prevalence and clinical impact—A systematic literature review. Semin Arthritis Rheum, 2015, 45: 190-4.

[17] TEKE HAVA ÜSKÜDAR, CANSU DÖNDÜ ÜSKÜDAR,

KORKMAZ CENGIZ. Detailed features of hematological involvement and medication-induced cytopenia in systemic lupus erythematosus patients: single center results of 221 patients. Eur J Rheumatol, 2017, 4: 87-92.

[18] 中华医学会儿科学分会急救学组,中华医学会急诊医学分会儿科学组,中国医师协会儿童重症医师分会. 儿童感染性休克(感染性休克)诊治专家共识(2015 版). 中华实用儿科临床杂志,2015,30(22):1687-1691.

[19] DOLIN HALLIE H, PAPADIMOS THOMAS J, CHEN XIAOHUAN, et al. Characterization of Pathogenic Sepsis Etiologies and Patient Profiles: A Novel Approach to Triage and Treatment. Microbiol Insights, 2019, 12: 1178636118825081.

[20] SINGER MERVYN, DEUTSCHMAN CLIFFORD S, SEYMOUR CHRISTOPHER WARREN, et al. The Third International Consensus Definitions for Sepsis and Septic Shock (Sepsis-3). JAMA, 2016, 315: 801-810.

第 5 节　组织细胞疾病

儿童组织细胞疾病(histiocytoses)是一类来源于树突状细胞和巨噬细胞的增殖性疾病,主要包括噬血细胞性淋巴组织细胞增多症和朗格汉斯细胞组织细胞增生症。

一、噬血细胞性淋巴组织细胞增多症

【概述】 噬血细胞性淋巴组织细胞增多症(hemophagocytic lymphohistiocytosis, HLH)又称噬血细胞综合征(hemophagocytic syndrome, HPS),是一类免疫调节异常综合征,通常与 NK 细胞或细胞毒 T 细胞穿孔素所依赖的细胞毒功能缺陷有关,儿童和婴儿期高发。HLH 的主要临床特点为过度的炎症反应导致的脏器损害,起病急、进展迅速,未经及时治疗可迅速发展为多脏器功能衰竭,甚至危及生命。HLH 名字的由来是患者的骨髓、淋巴结或其他脏器中可见组织细胞浸润并吞噬血细胞。HLH 分为原发性 HLH(primary HLH, pHLH)和继发性 HLH(secondary HLH, sHLH),我国目前尚无流行病学资料,瑞典统计的 pHLH 发病率约为十万分之一,中位发病年龄为 5.1 个月[1]。

【发病机制】 pHLH 的主要发生机制是穿孔素依赖的细胞毒功能缺陷,sHLH 的发生机制尚不明。

穿孔素依赖的细胞毒功能是 NK 细胞和细胞毒 T 淋巴细胞(CTL)杀伤靶细胞的主要途径,该途径缺陷导致 NK/T 细胞不能及时清除被病毒感染的靶细胞,抗原刺激持续存在,T 细胞过度增殖和活化,产生大量细胞因子,即细胞因子风暴。活化的 T 细胞产生大量 IFN-γ,刺激巨噬细胞过度增殖和活化,进而产生 IL-12、IL-1、IL-6、IL-10、IL-18 和 TNF-α,大量的细胞因子进一步刺激淋巴细胞和炎症细胞的增殖和活化,引起多器官炎症反应及组织损伤(图 29-21)[2]。

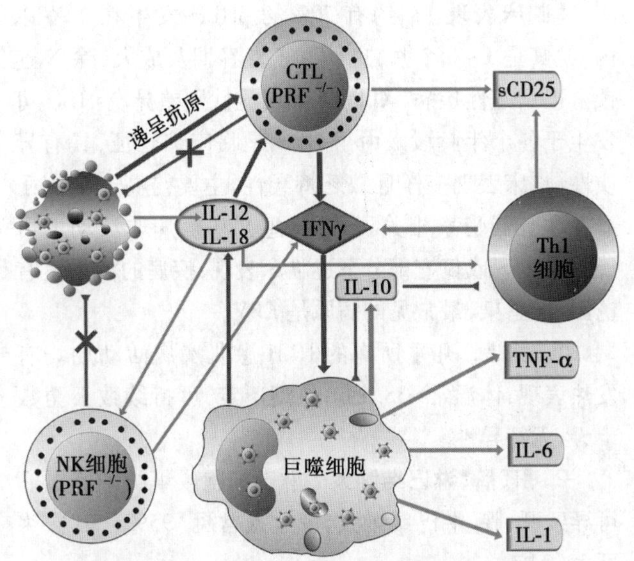

图 29-21　HLH 相关细胞因子调节网络

正常 NK 细胞和 CTL 细胞被激活后将释放细胞毒颗粒,颗粒中的穿孔素在靶细胞膜表面打孔,颗粒酶等进入并杀伤靶细胞,整个过程包括细胞毒颗粒合成、转运、锚定、与细胞膜融合并释放穿孔素和颗粒酶等,需要多种蛋白参与,包括 LYST、MUNC13-4、MUNC18-2、SYNTAXIN11、RAB27A 等;编码 SAP 和 XIAP 蛋白的基因突变能够影响 NK 和 T 细胞的细胞毒信号转导,以上过程中的任何环节出问题都将导致 NK/CTL 细胞的细胞毒功能受到影响,直至 2017 年已经发现有至少 12 种基因突变与原发性 HLH 相关。各种基因突变通过影响 NK 和 T 细胞的正常功能导致 HLH 的发生(图 29-22)[3]。

总结 pHLH 发病的病理生理过程为以下三个部分:①NK/CTL 细胞的细胞毒功能缺陷;②T 细胞和巨噬细胞的过度活化;③炎症因子风暴和噬血细胞浸润引发的

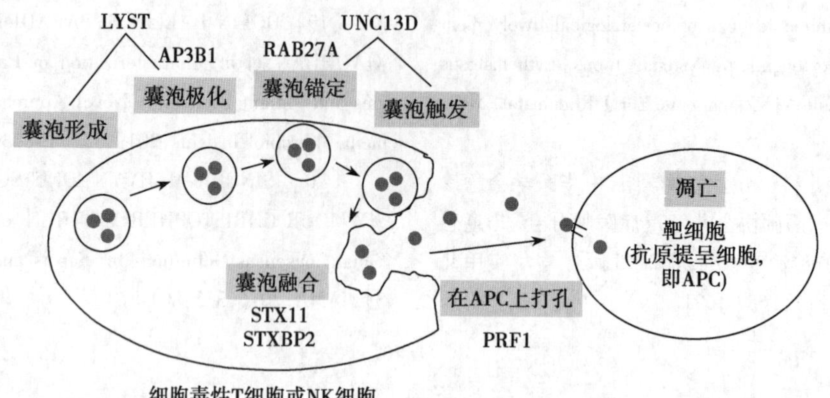

图 29-22 原发性 HLH 基因突变对 NK/CTL 细胞毒作用的影响

组织器官损伤。

【临床表现】 约有 70%的 pHLH 发生在 1 岁以内,尤其是 1~6 个月,也可见于青春期及成人,除 X 连锁淋巴增殖性疾病(XLP)外无明显性别差异。sHLH 可发生于各个年龄段。由于 HLH 是临床综合征,具有异质性,临床表现多样且缺乏特异性,主要与高炎症因子血症和脏器受累相关。pHLH 患儿在疾病非活动期可无临床表现或仅有部分下述临床表现,疾病的活动多有诱因,如感染,最常见的病原是 EBV。

1. **发热** 几乎所有的 HLH 患儿疾病活动期均有发热表现,体温常>38.5℃,热型不定,可持续数天至数十天,无特异性。

2. **肝、脾、淋巴结肿大** 淋巴细胞或组织细胞浸润可导致肝、脾、淋巴结肿大,脾大最常见(95%),其次为肝大(94%)。

3. **血细胞减少** 表现为血细胞二系或三系减低,程度可从轻度至极重度减低。

4. **出血** HLH 患儿由于血小板减低以及纤溶亢进引起纤维蛋白原下降,常伴有出血,通常发生在皮肤和黏膜,引起瘀点瘀斑,也可以发生鼻出血、穿刺部位渗血或血肿,以及消化道出血、血尿,甚至颅内出血。

5. **皮疹** 表现多样化,可为全身斑丘疹、红斑、水肿、麻疹样皮疹、脂膜炎等。

6. **黄疸** 部分 HLH 患儿可出现黄疸,可为肝细胞性或胆道受累导致的胆汁淤积性黄疸。

7. **中枢神经系统症状** HLH 患儿合并中枢神经系统受累的发生率为 30%~76%,其中以 pHLH 多见,临床表现包括嗜睡、易激惹、抽搐、昏迷、神经定位体征、精神运动障碍、共济失调、肌张力异常、颅压升高、假性脑膜炎等。疾病晚期常出现脑神经麻痹(常见于第 6 和第 7 对脑神经)、共济失调、四肢麻痹、偏瘫、失明、昏迷等。中枢神经系统受累是影响预后的重要因素之一。需要注意的是,部分 HLH 患儿,尤其是 pHLH 患儿血液系统症状不明显,主要因难以控制的脑白质病变就诊于神经科,发热、脾大、血液系统异常及其他 HLH 相关指标不明显或间断发生,极易被误诊,最终通过基因检查明确诊断。

【实验室检查】

1. **血常规** 血细胞减少是 HLH 最常见的表现之一,尤其是血小板减少,多数患儿同时合并贫血、中性粒细胞减少或白细胞减少。观察血小板计数的变化,可作为判断病情活动的一个指标。

2. **骨髓检查** HLH 患儿均需进行骨髓细胞学检查。骨髓噬血现象不是 HLH 诊断的必要条件,在疾病早期骨髓噬血现象往往不明显,多表现为增生性骨髓象,可有反应性组织细胞增生,无肿瘤细胞浸润。随着疾病的进展,红系、粒系及巨核细胞系均减少,多有明显的噬血现象(见书末彩图 29-23),可有组织细胞显著增生,晚期骨髓增生极度低下。骨髓活检并非诊断 HLH 所必需,但对于 HLH 病因学鉴别诊断尤为重要,与骨髓白血病或淋巴瘤相关的基因检测以及骨髓流式细胞学检测可用于鉴别肿瘤相关 HLH。

3. **血生化检查** 高甘油三酯血症,血清甘油三酯通常>3mmol/L;低钠血症、ALT、AST、GGT、LDH、胆红素升高,白蛋白降低;少部分患儿可出现 BUN 或 SCr 升高。

4. **凝血功能** 在疾病活动期,纤维蛋白原降低,纤维蛋白降解产物增多,凝血酶原时间和部分凝血活酶时间延长。由于 HLH 患儿继发纤溶亢进,常出现顽固性低纤维蛋白原血症。

5. **血清铁蛋白** 血清铁蛋白(serum ferritin,SF)通常>500μg/L,SF>3 000μg/L 更有诊断意义,而 SF>10 000μg/L 则高度怀疑 HLH。SF 的水平可以作为判断疾病是否活动及疾病严重程度的指标。SF 在自身炎症性疾病相关 HLH 中升高尤为明显。

6. **细胞因子测定** 细胞因子水平与疾病活动相关，是 HLH 疾病严重程度和监测疾病活动的敏感指标。HLH 患儿 IFN-γ、IL-10、IL-6、IL-18 等细胞因子的水平明显升高。sCD25，即可溶性 IL-2 受体的 α 链，是诊断 HLH 最重要的指标之一，由于各实验室间存在误差以及实验方法的不同，血清 sCD25>均数+2*SD* 即有诊断意义。

7. **脑脊液检查** 如病情及凝血功能允许，HLH 患儿均应进行脑脊液检查。中枢受累的 HLH 患儿脑脊液细胞数及蛋白多增高，细胞以淋巴细胞为主，可有单核细胞，少见噬血现象。部分患儿即使有中枢受累的临床表现，其脑脊液仍正常。

8. **病理学检查** 淋巴结活检、皮疹活检或肝脏穿刺，病理可见良性的淋巴组织细胞浸润，组织细胞有吞噬现象，看不到肿瘤细胞。受累器官活检及病理检查并非诊断 HLH 所必须，但临床具有重要的鉴别意义，尤其是鉴别有无肿瘤相关 HLH。

9. **细胞毒功能学检查** 包括 NK 细胞活性、CD107a、穿孔素、颗粒酶、Munc13-4 等。HLH 可出现原发或继发 NK 细胞活性减低或缺失，持续性 NK 细胞功能明显下降和/或流式细胞学检查提示激活 NK/CTL 细胞表面上述蛋白表达水平下降，应注意 pHLH 的可能性。细胞毒功能学检查的正常值在不同的实验室有不同的界定。

10. **XLP 相关蛋白检测** SAP 和 XIAP 蛋白水平的检测对 XLP 合并 HLH 的诊断具有重要的指导意义。

11. **基因学检测** 是诊断 pHLH 的金标准，目前已发现的与原发性 HLH 相关的基因有：*PRF1*、*UNC13D*、*STX11*、*STXBP2*，分别与 FHL 2 型~5 型相关；若为男孩，则增加 XLP 相关的 *SH2D1A* 和 *BIRC4* 基因的检测。若患儿有白化症状，则同时检测 *Rab27a*、*LYST* 和 *AP3B1* 基因。若患儿为自身炎症性疾病相关 HLH，应注意关注炎症通路相关基因。若发现患儿基因学异常，需同时检测父母基因。

12. **病原学检测** 病原学检测可协助诊断 sHLH 的原因或 pHLH 的诱发因素，其中包括 EBV、CMV、HIV、HSV、HHV6、HHV8、微小病毒 B19、腺病毒等的抗体和 DNA 检测；支原体、黑热病、结核、布鲁氏菌病的相关检测。

13. **影像学检查** 腹部 B 超可发现肝脾大、肝实质损害、胆道异常、腹腔淋巴结增大或肾损害。中枢神经系统受累患儿头颅 MRI 检查可见脑白质病变、脑萎缩或脑实质水肿等。部分患儿胸部 CT 显示间质性改变。关节超声有助于风湿免疫性疾病相关 HLH 的鉴别诊断。高度怀疑肿瘤的患者可行 PET-CT 检查。

14. **其他** 疾病活动期 CRP 通常明显升高。CD 系列、Ig 系列、自身抗体的检测、胸腹水离心病理学检查等有助于 HLH 的病因学鉴别诊断。

【诊断】 HLH 的诊断目前仍参照 2004 年国际组织细胞协会制定的 HLH-2004 标准（表 29-30）[3]。若有家族史可结合相应的临床表现临床诊断 pHLH，确诊 pHLH 需基因学检查发现 HLH 相关基因的致病性突变。

表 29-30 HLH 的诊断标准

HLH 的诊断标准
①发热≥38.5℃
②脾大
③血细胞减少（外周血至少 2 系细胞减少，Hb<90g/L，新生儿 Hb<100g/L，PLT<100×10^9/L，中性粒细胞<1×10^9/L）
④高甘油三酯血症（空腹，>265mg/dl 或 3mmol/L）和/或低纤维蛋白原血症（<1.5g/L）
⑤噬血现象（骨髓、脾、淋巴结或肝）
⑥NK 细胞活性低
⑦铁蛋白>500μg/L
⑧sCD25（可溶性 IL-2R 的 α 链）升高（>2 400U/L 或>均数+2*SD*）

诊断标准：满足以上 8 条中的 5 条或存在原发性 HLH 的致病性基因突变。

HLH 诊断过程中应注意，早期诊断和治疗是治疗 HLH 患儿的关键，HLH 晚期如已经发生细胞因子风暴并造成多脏器功能衰竭者常不可逆。对于发热、血细胞减低伴有肝脾大或肝酶异常的患者应考虑 HLH 的可能性，需密切观察患者病情变化并监测 HLH 相关指标，以便早期诊断 HLH。

【鉴别诊断】 HLH 诊断并不困难，但由于不同原因所致 HLH 治疗和预后不同，故鉴别引起 HLH 的原发病非常重要。pHLH 可由一些继发因素诱发，并且随着分子生物学技术的发展和越来越多的 HLH 相关基因的发现，pHLH 和 sHLH 的界限逐渐模糊。基因检测往往比较耗时，且目前大多数基因检测均以检测外显子为主，内含子突变或未知基因突变无法检测。NK/T 细胞的细胞毒功能检测异常以及临床治疗病情反复复发通常提示 pHLH 的可能。临床上应通过观察患儿的临床表现并结合辅助检查结果寻找是否存在感染因素、风湿免疫性疾病或肿瘤等继发因素，但需要注意一些继发因素可能是 pHLH 的诱发或促发因素。

1. **原发性 HLH** pHLH 目前主要分为三种，家族性 HLH、白化和免疫缺陷合并 HLH 以及 EBV 驱动的 HLH。

许多原发性免疫缺陷病(primary immune deficiency,PID)合并感染时可以发生HLH,且均有明确PID相关基因突变。这些基因突变后往往导致NK细胞、CTL细胞或B细胞功能受损,在一些诱发因素作用下导致一系列细胞因子风暴和组织器官损伤。一些学者建议把PID合并HLH列入原发性HLH,甚至有学者将HLH列入广义的免疫缺陷,但也有学者认为除*LYST*、*AP3B1*和*RAB27A*基因缺陷外,其他PID合并HLH概率比较小,且多有诱因,故不应列入原发性HLH。

(1) 家族性HLH[4]

1) FHL-1:1999年,Ohadi等人研究了4名具有发热、肝脾大、血细胞减低表现,且有血缘关系的巴基斯坦人的基因后发现他们的9号染色体9q21.3~22区域存在基因突变,此后将由该区域的基因异常引起的FHL命名为Ⅰ型(FHL-1),但相关基因及蛋白功能尚不清楚,该型pHLH较为罕见。

2) FHL-2:1999年,Dufoureq等人第一次发现了穿孔素蛋白基因(*PRF1*)突变能够引起HLH,被研究对象为巴黎的一名FHL患者及其家族成员,由穿孔素蛋白基因突变所导致的FHL被命名为Ⅱ型(FHL-2),其编码的蛋白为穿孔素蛋白。FHL-2的发病年龄通常较小,中位发病年龄约3个月,但少数患者也可在成年期发病。*PRF1*基因位于10q21~22,包括有3个外显子,基因编码区位于第2个和第3个外显子上,所编码的穿孔素蛋白含有555个氨基酸,该蛋白一般储存于NK细胞和CTL细胞的囊泡中,正常情况下,穿孔素在靶细胞膜打孔,颗粒酶进入靶细胞,致使靶细胞发生细胞凋亡。该基因突变引起完全或部分穿孔素蛋白表达下调或功能异常,导致NK细胞和CTL细胞的细胞毒功能完全或不完全受损,最终使宿主细胞不能清除病原体引起的感染,同时活化的细胞因子大量产生,引起一系列FHL的临床表现。已经发现了穿孔素蛋白基因有70多种突变类型,均位于编码区。*PRF1*基因突变发生频率可能存在种族和地域差异。

3) FHL-3:2003年,Feldmann等人发现*UNC13D*基因突变导致FHL-3的发生,该基因位于17q25,包含32个外显子,编码的Munc 13-4蛋白含有1 090个氨基酸。Munc 13-4蛋白主要参与细胞毒性囊泡与细胞膜的融合过程,能够诱导细胞毒颗粒释放。该蛋白缺乏导致细胞毒颗粒胞吐功能的障碍。已有50余个该基因位点突变被报道,包括错义突变、缺失突变、无义突变、剪接错误等。该基因突变的频率可能亦与种族相关,韩国的报道显示*UNC13D*基因突变占FHL患者的89%。

4) FHL-4:FHL-4的发生与*STX11*基因突变相关,该基因位于6q24,包含2个外显子,其编码区位于第2个外显子上,编码的突触融合蛋白(syntaxin 11)含有287个氨基酸,是SNARE(soluble N-ethylmaleimide sensitive factor attachment protein receptors)家族成员之一。Munc 18-2与syntaxin 11能够形成异源二聚体,当抗原与细胞膜接触时,Munc 13-4发挥融合作用并诱导Munc 18-2与syntaxin 11形成的二聚体活化,从而促进囊泡与靶细胞膜融合。该基因突变常见于土耳其/库尔德人群,在北美FHL患儿中FHL-4只占1%。

5) FHL-5:由*STXBP2*基因突变引起的HLH被定为FHL-5,该基因位于19p13.2~p13.3,包含19个外显子,编码突触融合蛋白-结合蛋白-2(syntaxin binding protein 2,STXBP2/Munc 18-2)含有539个氨基酸。Munc 18-2主要表达于NK细胞、T细胞和单核细胞,与syntaxin 11相互作用形成复合体,在NK细胞、CTL细胞的细胞毒功能中的囊泡转运与细胞膜融合过程中发挥着重要作用。在FHL-5患者中,Munc 18-2不能与syntaxin 11形成稳定的二聚体,复合体稳定性下降导致NK细胞和CTL细胞的细胞杀伤功能减低或消失。已发现10余种突变类型,包括错义突变、缺失突变、移码突变和剪接突变等。

(2) 伴有部分白化的免疫缺陷合并HLH[4]

1) Griscelli综合征2型(GS2):GS2是由于*RAB27A*基因的突变所导致,该基因定位于15q21,编码的Rab27a蛋白具有221个氨基酸,能够在囊泡锚定和运输的过程中发挥作用,使囊泡成功结合于靶细胞的细胞膜,继而诱导NK细胞和CTL细胞发挥杀伤靶细胞的细胞毒功能。该基因突变使囊泡不能正常结合到靶细胞,导致靶细胞不能被有效杀伤。由于黑色素细胞的黑色素囊泡出胞需要Rab27a的参与,故GS患者会出现部分白化。

2) Chediak-Higashi综合征(CHS):CHS为*LYST*基因突变所引起,该基因定位于1q42.1~42.2,编码的调节蛋白LYST含有3 801个氨基酸。LYST蛋白参与囊泡形成和运输过程,该基因突变致使NK细胞和CTL细胞的细胞毒颗粒不能正常释放,从而导致细胞毒功能缺陷。LYST蛋白同样参与黑色素细胞囊泡的转运。患儿在CHS病程的加速期常表现为HLH。

3) Hermansky-Pudlak综合征2型(HPS2):HPS2由*AP3B1*基因突变引起,该基因编码的AP3复合体亚基β1参与囊泡运输过程,故该基因突变导致囊泡不能正常运输到细胞膜,从而影响NK细胞和CTL细胞对靶细胞的杀伤功能,并引起部分白化。

(3) EB 病毒驱动的 pHLH[5]

首先,EBV 属于疱疹病毒属,EBV 感染后能够导致多种疾病状态,仅少数表现为 HLH。同时,研究发现,在亚洲人中,EBV-HLH 的发生率较高,表明该病有一定的遗传易感性。正常情况下,在初次感染时,EBV 在 B 淋巴细胞复制,被正常的 T 淋巴细胞和 NK 细胞清除,同时,识别 EBV 的 CTL 能够产生记忆细胞,从而使机体对该病毒产生免疫。而在少数情况下,由于基因突变使得 T 淋巴细胞和 NK 细胞功能障碍,不能有效控制 EBV 复制或 T 淋巴细胞信号转导及细胞间相互作用过程中的功能异常,T 淋巴细胞过度活化和增殖,导致细胞因子风暴,从而发生 HLH。例如,Cd27 和 MAGT1 存在于细胞膜上,ITK 存在于细胞内,以上分子均参与淋巴细胞的一系列信号转导过程,上述任何基因突变均导致淋巴细胞信号转导异常从而发生持续活化和过度增殖[8]。

XLP 分为两种类型,即 XLP1 和 XLP2,其中 XLP1 约占 80%,XLP2 占 20%,前者由 *SH2D1A* 基因突变引起,后者由 *BIRC4* 基因突变导致。两个基因均位于 Xq25,即为 X 连锁遗传性疾病。*SH2D1A* 基因编码 SAP 蛋白,参与 NK 细胞和 CTL 细胞的细胞毒信号转导过程。*BIRC4* 基因是凋亡抑制蛋白家族的成员之一,编码 XIAP 蛋白,与 NK 细胞和 CTL 细胞的细胞生存相关,且参与 NF-κB 相关的信号通路。以上蛋白的突变均导致 NK 细胞和 CTL 细胞无法有效杀伤靶细胞,从而影响细胞发挥正常的免疫功能[4,5]。

综上所述,pHLH 最常见的突变发生在 *PRF1* 和 *UNC13D* 基因,导致 FHL-2 和 FHL-3 型。若突变引起相应蛋白完全失去功能,则发病年龄比较早;错义突变和剪接位点序列变异可至成年期才发病。

2. 感染相关 HLH　病毒感染最常见,主要见于疱疹病毒中的 EBV 感染,其他病毒如 CMV、人疱疹病毒、HIV、流感病毒、风疹病毒、高致病性禽流感病毒 H5N1 等。其他病原,如结核分枝杆菌、布鲁氏菌病、支原体、真菌均可导致 HLH 发生。黑热病等寄生虫感染性疾病和人畜共患病也可合并 HLH。

感染相关 HLH 的诊断除 HLH 相关临床表现外,主要靠病原学诊断,如抗体、DNA、病原培养等,寄生虫感染的患儿还要注意流行病学史。诊断感染相关 HLH 时应慎重,感染可能仅是原发 HLH 的诱发因素,即使有明确的病原学依据,必要时需进行 HLH 相关基因学检验以除外原发 HLH。

EBV 感染相关 HLH(EBV-HLH)有一定的临床特点。pHLH 可由 EBV 感染诱发,一些 HLH 患儿存在明确的 EBV 活动性感染,但未检测到已知 HLH 相关基因的致病性突变,目前将这部分患者列入继发性 EBV-HLH。继发性 EBV-HLH 发病机制不明确,种种原因使得 CTL 和 NK 细胞无法及时清除体内的 EBV,持续存在的病原不断刺激 T 淋巴细胞,引起大量 IFN-γ 的释放,后者刺激并活化单核/巨噬细胞,进一步引起其他炎症因子如 IL-6、IL-12、IL-10、IL-18 等释放,进而引起"细胞因子风暴",过度的细胞因子风暴导致 HLH 的发生。

EBV-HLH 的诊断除需满足 HLH 的诊断标准以外,还需满足 EBV 活动性感染的指标:①血清学测定 EBV 壳抗原(VCA)-IgM 或 IgG 抗体(低亲和力)阳性或早期抗原(EA)-IgA 或 IgG 抗体阳性;②患者血清或血浆 EBV-DNA 拷贝数升高(正常参考值 $\leqslant 1\times10^{2.5}$ 拷贝/ml);③骨髓及其他一些组织内 EBV 编码 RNA(EBV-encoded RNA,EBER)阳性。若血清抗体检测结果和临床表现符合 EBV 初次感染则考虑传染性单核细胞增多症(Infectious mononucleosis,IM)合并 HLH。部分慢性活动性 EBV 感染(chronic active Epstein-Barr virus infection,CAEBV)患儿合并 HLH,诊断除符合 HLH 诊断标准外需符合 CAEBV 的诊断标准[6]。

诊断 EBV-HLH 后明确 EBV 感染状态对于治疗和预后有重要意义,IM 合并 HLH 预后相对较好,部分患者单用抗病毒或加用激素即可控制病情。CAEBV 合并 HLH 通常治疗困难,预后比较差。

3. 风湿免疫性疾病相关 HLH　继发于风湿免疫性疾病的 HLH 又称巨噬细胞活化综合征(macrophage activation syndrome,MAS)。是一种严重的、有潜在生命危险的慢性风湿性免疫性疾病的并发症,最常见于全身型幼年特发性关节炎(systemic onset juvenile idiopathic arthritis,So-JIA)患者,约有 10%的 So-JIA 患者合并 MAS,也是 So-JIA 患者的主要死亡原因。MAS 也常见于其他风湿免疫性疾病,如系统性红斑狼疮、川崎病、皮肌炎、强直性脊柱炎等。除本身的临床表现外,患者在疾病的任何时期都可能出现突然抽搐、急性肺水肿、出血倾向、肝功能的急剧恶化以及血细胞的降低等严重临床表现,即可能并发了 MAS[7]。该类疾病与其他 HLH 的主要区别是有风湿免疫性疾病的相关表现,如发热伴皮疹、关节炎、自身抗体滴度升高等。该类患者分两种类型,已确诊风湿免疫性疾病,在治疗过程中合并感染或其他诱因出现 HLH,这部分患者的诊断和治疗在风湿免疫性疾病章节具体介绍;本章节重点关注另一部分患儿,即在出现典型的风湿免疫病相关症状前先出现 HLH,尤其是系统性自身炎症性疾病(systemic autoinflammatory diseases,SAIDs)相关 HLH。

SAIDs 是由炎症反应信号途径中相关的分子基因

突变所导致的，以反复发热、皮疹、关节炎或关节痛以及眼部病变等为突出症状，并可累及全身多脏器和多系统，常伴有免疫功能异常及代谢障碍的一组疾病。SAIDs按照相关基因突变分为单基因和多基因两种。前者例如家族性地中海热(FMF)(*MEFV*基因突变)、肿瘤坏死因子受体相关周期性发热(TRAPS)(*TNFR-1*基因突变)、高IgD综合征(HIDS)(*MVK*基因突变)、冷卟啉相关的周期性发热综合征(CAPS)(*CIAS1*基因突变)、Blau综合征(*NOD2/CARD15*突变)等，后者包括So-JIA、克罗恩病、白塞病等。虽然通过基因突变检测可以明确诊断部分SAIDs，但是曾有研究表明高达60%的SAIDs患儿基因检测不能找到相关基因突变[8]。

临床上当患儿在SAIDs诊断之后发生MAS时往往容易诊断，然而，如果患儿以HLH作为SAIDs的首发表现时却很容易被忽视。由于本组患儿的预后常好于其他类型的HLH，例如家族性HLH和EBV-HLH，在治疗选择方面可以适当权衡利弊，根据情况尽量避免给予患儿更高强度的化疗方案(如部分患儿可不用依托泊苷)，移植在本组患儿中不作为优选方案推荐。因此，早期识别出该类患儿具有一定的临床意义。首都医科大附属北京儿童医院曾总结25例以HLH起病的自身炎症性疾病患儿的病例资料，发现本组患儿起病时多有白细胞升高(尤其是中性粒细胞)，CRP升高，ESR快，抗感染治疗效果不佳，无感染和肿瘤证据，特异性自身抗体阴性或无意义，脾大不如其他类型HLH常见。同时，铁蛋白和IL-6在本组患儿中升高更为明显[9]。

4. 肿瘤相关HLH 部分血液系统恶性肿瘤可以继发HLH，即肿瘤相关HLH(malignancy-associated hemophagocytic syndrome，MAHS)，根据HLH发生的时间不同，MAHS可分为肿瘤触发HLH和化疗相关的HLH。肿瘤触发HLH主要发生在淋巴瘤、急性白血病、多发性骨髓瘤等疾病，其中NK/T细胞淋巴瘤约占35%，B细胞淋巴瘤约占32%，白血病约占6%，朗格汉斯细胞组织细胞增生症患儿偶可并发HLH。T细胞肿瘤中，较多见的是外周T细胞淋巴瘤、间变大细胞淋巴瘤，皮肤γδ-T细胞淋巴瘤。化疗相关的HLH常发生在白血病和淋巴瘤的诱导、巩固甚至是维持阶段，常和感染相关[10]。

除肿瘤本身症状外，MAHS的临床表现与其他类型HLH的临床表现大致相同，常见的临床症状为发热、肝脾大、出血，有时伴有淋巴结肿大、非特异性皮疹以及中枢神经系统症状等。由于HLH症状比较严重，部分患儿恶性肿瘤的症状可能被掩盖，由于恶性肿瘤治疗和预后均与单纯HLH不同，临床上需特别注意鉴别，通过全身影像学检查寻找可能的肿瘤病灶，行骨髓穿刺和骨髓活检了解有无肿瘤浸润，抽取胸腔积液和腹水离心后病理学检查寻找肿瘤细胞，若有明显肿大的淋巴结应及时行淋巴结活检以明确是否存在MAHS。

【治疗】

1. 治疗原则

(1) 早期治疗：HLH病情凶险，进展迅速。病情严重不及时治疗者生存时间很少超过2个月，所以早期、恰当和有效的治疗非常重要。疑诊HLH，需尽快在最短的时间内(24~48小时)完成所有HLH确诊检查及相关病因学检查，一旦符合诊断标准，或高度怀疑HLH而未完全达到诊断标准，但病情进展迅速者，应立即开始治疗。

(2) 个体化：目前国际上常用的治疗HLH的化疗方案是HLH-1994或HLH-2004方案，由于HLH是一类综合征，可由多种原因引起，其治疗应提倡个体化，并非所有患者均严格按照方案化疗，原则是以毒副作用最小的治疗控制HLH的活动，因此并非所有患者均应按照方案使用所有的化疗药物或完成所有的疗程，部分HLH(包括pHLH)病情较轻，单用激素便可控制病情，在治疗过程中密切观察患儿病情变化，及时评估HLH相关指标，根据患儿的临床表现和评估结果调整治疗方案，化疗效果不佳的难治性HLH应及时进行补救治疗和造血干细胞移植。

2. 化疗方案

(1) 一线化疗方案：HLH-1994或HLH-2004方案，两者的区别仅在于环孢素A(CSA)加用的时间，HLH-1994方案是在化疗第15天，而HLH-2004方案在化疗第1天。国际组织细胞协会在2016年都林的年会上发表的研究数据表明HLH-2004方案的疗效并不优于HLH-1994方案，且HLH-2004方案早期应用环孢素会带来更多的副作用，故目前仍沿用HLH-1994方案。该方案主要包括地塞米松(Dex)、依托泊苷(VP16)和环孢素A(CSA)。VP16为细胞毒类药物，对单核巨噬系统细胞的选择性作用强，主要通过促进上述细胞凋亡发挥作用。糖皮质激素可以杀伤淋巴细胞，抑制细胞因子产生，诱导抗原提呈细胞。CSA对T细胞有明显抑制作用[4]。

1) 诱导治疗(8周)

Dex：静脉或口服，10mg/(m^2·d)×2周，5mg/(m^2·d)×2周，2.5mg/(m^2·d)×2周，1.25mg/(m^2·d)×1周，继而于1周内减停。

VP16：静脉，150mg/m²，2 次/周×2 周，1 次/周×6 周。

CSA：口服，6mg/(kg·d)，分 2 次，q. 12h.。血药浓度(谷浓度)维持在 200μg/L 左右。

鞘内注射：化疗前和化疗 2 周时常规腰穿，如 2 周后中枢神经系统症状加重或 CSF 异常无改善(包括细胞数和蛋白)，开始鞘注治疗，每周 1 次，共 4 周，剂量如表 29-31。

表 29-31　HLH 患儿鞘内注射药物及剂量

年龄/岁	MTX/mg	Dex/mg
<1	6	2
1~2	8	2
2~3	10	4
>3	12	4

2) 维持治疗(9~40 周)

Dex：静脉或口服，10mg/(m²·d)×3 天，每 2 周 1 次。

VP16：静脉，每次 150mg/m²，每 2 周 1 次。

CSA：继续口服至 40 周，维持血药浓度(谷浓度)在 150~200μg/L。

由于 HLH 的治疗因原发病不同和疾病的严重程度不同，目前临床上在应用 HLH-1994 方案时会有一些调整：①是否应用 VP16：对于轻症患者单用激素即可控制病情可暂缓或不用 VP16。②VP16 的剂量：2018 年国际组织细胞协会出台的 HLH 治疗专家建议提出根据患者的病情和耐受情况 VP16 剂量可酌情调整至 75~100mg/m²，用药间隔可调整至 1 周 1 次[11]。③激素的应用：除 Dex 外可考虑应用甲泼尼龙，必要时可予大剂量冲击治疗，尤其是自身炎症相关 HLH。④维持治疗：并非所有患儿均需要维持治疗，HLH-1994 方案主要用于治疗 pHLH，在疾病缓解等待移植过程中可暂时进入维持治疗，对于 sHLH，治疗 8 周达 CR 且没有移植适应证可考虑停药观察。

(2) 二线或补救治疗方案：HLH-1994/2004 方案明显改善了 HLH 患儿的预后，但仍有一些患儿(包括继发性 HLH)治疗无效或病情反复。难治或反复复发患儿应及早进行造血干细胞移植，但有些患儿由于 HLH 病情活动无法控制，或尚未找到合适的供者及经济等其他原因，无法及时进行造血干细胞移植，可考虑使用二线或补救治疗方案，如首都医科大学附属北京友谊医院王昭团队提出的脂质体多柔比星、VP16 和甲泼尼龙加或不加左旋门冬酰胺酶(DEP/LDEP)联合治疗方案，抗人胸腺球蛋白(ATG)联用激素和 VP16，环磷酰胺+长春地辛+泼尼松(COP)、氟达拉滨+大剂量激素、抗 CD52 单抗等。对于一些应用一线治疗无效或一线治疗过程中病情反复的难治或复发性 HLH 患儿，应用二线或补救方案可能使患儿达到完全缓解或部分缓解，为该类 HLH 患儿进行造血干细胞移植争取了机会[12]。

(3) 针对细胞因子风暴的靶向治疗：HLH 的靶向治疗目前均在临床试验或动物实验中，由于 HLH 的病理生理机制是各种原因导致的细胞因子风暴，初步的临床试验结果已经显示针对细胞因子的靶向治疗的应用前景。目前正在研究的有：IFN-γ 单克隆抗体 Emapalumab 治疗难治复发原发性 HLH，JAK1/JAK2 抑制剂芦可替尼治疗初治或难治复发 HLH，IL-1 或 IL-6 抗体或受体拮抗剂用于 MAS 的治疗等。

(4) 异基因造血干细胞移植(allogeneic hemopoietic stem cell transplantation，Allo-HSCT)：Allo-HSCT 是难治复发 HLH，尤其是 pHLH 的重要治疗方法。移植适应证包括 pHLH、虽无明确阳性家族史或基因致病性突变但诱导治疗 8 周仍未缓解、HLH 治疗过程中或停药后复发者，但 MAS 复发目前尚不推荐造血干细胞移植。原则上有移植适应证的 HLH 患儿应尽早进行 HLA 配型，为 Allo-HSCT 争取时间。供者的选择要特别注意，FHL 患儿的同胞可能存在相同的基因突变，要注意筛查。降低预处理方案强度能显著降低移植后早期死亡率。干细胞回输前 HLH 疾病状态与移植后的生存率相关，缓解期患儿生存率高[13]。

(5) 继发性 HLH 原发病的治疗：应根据引起 HLH 的不同病因进行治疗。感染相关 HLH 需在化疗的同时根据感染源进行抗感染治疗。疱疹类病毒感染通常使用阿昔洛韦或更昔洛韦，在治疗过程中密切监测病毒 DNA。血清或血浆 EBV-DNA 与 EBV-HLH 病情活动明确相关，血清或血浆 EBV 持续不转阴提示预后不良，治疗过程中阴转后又转阳提示 HLH 有复发可能，必要时在化疗期间可重新加用抗病毒治疗。CAEBV 相关 HLH 应在化疗控制 HLH 活动后尽早行 Allo-HSCT。

风湿免疫性疾病相关 HLH 患儿由于基础疾病、疾病阶段、疾病严重程度、个体对药物的反应和遗传背景等的不同，治疗方案具有个性化和阶段化的特点，需适时监测和评估，不断调整治疗方案。国内外目前常用的药物有糖皮质激素、环孢素 A 和大剂量丙种球蛋白。糖皮质激素在病程急性期可予甲泼尼龙 15~30mg/(kg·d)，连续 3 天后改为口服泼尼松 1~2mg/(kg·d)维持治疗。激素耐药者或病情危重、进展迅速者使用环孢素 A 2~8mg/(kg·d),分次静滴,一旦病情控制,即改为口服治疗。疾病早期可配合使用大剂量丙种球蛋白 1g/(kg·d),连用 2 天[7]。难治患儿也可考虑使用 VP16 或细胞因子靶向治疗,关于 MAS 行造血干细胞移植的报道目前比较少见。

MAHS 的治疗目的是控制过度活化的炎症反应,并治疗肿瘤。由于缺乏前瞻性随机对照临床试验,其首要治疗是针对 HLH 或肿瘤,还是针对两者结合治疗,尚无统一结论。由于 MAHS 病情凶险,进展迅速,早期以控制 HLH 为主,HLH 缓解后则可单纯治疗原发肿瘤。

(6) 血液净化:HLH 的本质是免疫功能异常的炎症因子风暴。连续血液净化可以快速清除细胞因子,调节免疫平衡,并支持器官功能,为治疗争取时间。连续血液净化(continuous blood purification,CBP)包括血液滤过(continuous veno-venous hemofiltration,CVVH)、血液透析(continuous veno-venous hemodialysis,CVVHD)、血液透析滤过(continuous veno-venous hemodiafiltration,CVVHDF)、血浆置换(therapeutic plasma exchange,TPE)、血液灌流(hemoperfusion,HP)及血浆吸附(plasma adsorption,PA)以及几种技术联合使用等技术。目前 CBP 治疗 HLH 的适应证、时机、方案尚无明确的建议。

1) 适应证:①严重或难治、复发 HLH 疾病进展期;②合并多器官功能不全或严重脓毒症;③存在严重的细胞因子风暴,包括造血干细胞移植后。

2) 禁忌证:①严重活动性出血尤其是颅内出血;②血小板显著降低者慎用;③对血液净化过程中所用药物严重过敏者。

3) 方法:①血浆置换:最好采用新鲜冰冻血浆,交换 1.5~2 倍的血浆容量,可清除原血浆的 63.2%。TPE 可以多次应用,每周可使用 2~3 次。②血液滤过:根据患儿的具体情况以及治疗的要求,可以选择连续性静脉-静脉血液滤过透析(CVVHDF)和高容量血液滤过(HVHF)。③联合几种血液净化模式:采用 CVVHDF/HVHF 基础上联合 TPE 或 HP 的模式,血浆滤过吸附(CPFA),胆红素明显升高时可加用胆红素吸附或双重滤过血浆置换(DPMAS)等模式。

4) 注意事项:①部分患儿可能发生血浆过敏,应避免使用补充血浆;②严重血小板降低患儿($PLT<20\times10^9/L$)在接受 CBP 治疗前最好输注血小板;③血液净化治疗只是短期缓解症状,为后续有效治疗提供机会,CBP 治疗同时应及时给予 HLH 标准治疗;④尽量选择枸橼酸钠抗凝或无肝素化,并加强凝血功能监测;⑤治疗过程中监测血钙,必要时补充钙剂。

(7) 支持治疗:HLH 起病急、进展快、病情危重,加强对症支持治疗,及时合理地处理出血、感染和多脏器功能衰竭等并发症是降低死亡率的重要因素。治疗过程中需密切监测血常规、凝血功能、肝肾功能、电解质,严重出血倾向或凝血功能明显异常者除常规应用止血药物外,需积极补充凝血因子、新鲜冰冻血浆和血小板,必要时输注红细胞。加强脏器功能保护,预防真菌、卡氏肺囊虫等机会性感染,必要时可输注丙种球蛋白加强支持和抗感染治疗。

3. 治疗反应评估[14]

(1) 完全反应(complete response,CR):所有 HLH 相关指标均恢复正常。

(2) 部分反应(partial response,PR):HLH 相关指标至少 2 项恢复>25%,其中:①sCD25 下降 1.5 倍以上;②SF 和 TG 下降 25% 以上;③治疗前 $ANC<0.5\times10^9/L$ 者,要求上升 1 倍以上并且 $>0.5\times10^9/L$;治疗前 ANC $0.5\sim20.5\times10^9/L$ 者,要求上升 1 倍并且 $>5\times10^9/L$;④ALT>400U/L 者要求下降 50% 以上;⑤合并 CNS 受累有意识障碍者要求意识恢复正常。

(3) 疾病无反应(no response,NR):治疗后未达到上述部分反应条件的患儿。

(4) 疾病复发或再激活(reactivation of disease):患儿已达到完全缓解,又出现以下 8 条中的 3 条及以上者:①发热;②脾大;③$PLT<100\times10^9/L$;④TG>3mmol/L;⑤ FIB < 1.5g/L;⑥ 噬血现象;⑦ SF > 500μg/L;⑧sCD25>2 400U/L。治疗过程中出现新的 CNS 症状单独便可诊断疾病再激活。

【预后】 HLH 总体预后较差,在国际组织细胞协会出台 HLH 方案之前,儿童 pHLH 1 年生存率接近于 0。HLH-1994 方案引入之后,患者的 5 年总体生存率达到 54%,HLH 患儿 HSCT 后的总体生存率为 50%~65%,部分中心可达 86%。年龄小(<6 月龄)、病程大于 1 个月、中枢神经系统受累、白蛋白水平低(<25g/L)、LDH 明显升高(>2 000U/L)、NK 细胞比例明显下降(<3%)的患儿预后较差[15]。

二、郎格汉斯细胞组织细胞增生症

朗格汉斯细胞组织细胞增生症(Langerhans cell histiocytosis,LCH)是儿童最常见的组织细胞疾病,以朗格汉斯细胞异常克隆增生和广泛器官受累为特征。详见数字资源 29-1。

数字资源 29-1　朗格汉斯细胞组织细胞增生症

（张蕊　王天有）

参考文献

[1] MEETHS M, HORNE A, SABEL M, et al. Incidence and clinical presentation of primary hemophagocytic lymphohistiocytosis in Sweden. Pediatr Blood Cancer, 2015, 62(2): 346-352.

[2] TANG YM, XU XJ. Advances in hemophagocytic lymphohistiocytosis: pathogenesis, early diagnosis/differential diagnosis, and treatment. Scientific World Journal, 2011, 11(1): 697-708.

[3] 王昭. 组织细胞疾病. 北京：人民卫生出版社，2018：34-51.

[4] BRISSE E, WOUTERS CH, MATTHYS P. Advances in the pathogenesis of primary and secondary haemophagocyticlymphohistiocytosis: differences and similarities. Br J Haematol, 2016, 174(2): 203-217.

[5] PARVANEH N, FILIPOVICH AH, BORKHARDT A. Primary immunodeficiencies predisposed to Epstein-Barr virus-driven haematological diseases. Br J Haematol, 2013, 162(5): 573-586.

[6] 中华医学会儿科学分会感染学组，全国儿童 EB 病毒感染协作组. 儿童主要非肿瘤性 EB 病毒感染相关疾病的诊断和治疗原则建议. 中华儿科杂志，2016，54(8)：563-568.

[7] LERKVALEEKUL B, VILAIYUK S. Macrophage activation syndrome: early diagnosis is key. Open Access Rheumatol, 2018, 10(1): 117-128.

[8] HAVNAER A, HAN G. Autoinflammatory Disorders: A Review and Update on Pathogenesis and Treatment. Am J Clin Dermatol, 2019, 20(4): 539-564.

[9] ZHAO Y, LI Z, ZHANG L, et al. Clinical features and outcomes of patients with hemophagocytic lymphohistiocytosis at onset of systemic autoinflammatory disorder and compare with Epstein-Barr virus (EBV)-related hemophagocytic lymphohistiocytosis. Medicine (Baltimore), 2020, 99(1): 18503.

[10] DAVER N, MCCLAIN K, ALLEN CE, et al. A consensus review on malignancy-associated hemophagocytic lymphohistiocytosis in adults. Cancer, 2017, 123(17): 3229-3240.

[11] EHL S, ASTIGARRAGA I, VON BAHR GREENWOOD T, et al. Recommendations for the Use of Etoposide-Based Therapy and Bone Marrow Transplantation for the Treatment of HLH: Consensus Statements by the HLH Steering Committee of the Histiocyte Society. J Allergy Clin Immunol Pract, 2018, 6(5): 1508-1517.

[12] MARSH RA, JORDAN MB, TALANO JA, et al. Salvage therapy for refractory hemophagocytic lymphohistiocytosis: A review of the published experience. Pediatr Blood Cancer, 2017, 64(4): 1-7.

[13] SEO JJ. Hematopoietic cell transplantation for hemophagocytic lymphohistiocytosis: recent advances and controversies. Blood Res, 2015, 50(3): 131-139.

[14] MARSH RA, ALLEN CE, MCCLAIN KL, et al. Salvage therapy of refractory hemophagocytic lymphohistiocytosis with alemtuzumab. Pediatr Blood Cancer, 2013, 60(1): 101-109.

[15] JORDAN MB, ALLEN CE, WEITZMAN S, et al. How I treat hemophagocytic lymphohistiocytosis. Blood, 2011, 118(15): 4041-4052.

第 6 节　脾脏疾病

一、小儿脾脏的解剖生理特点

（一）脾脏的结构

胚胎期 5 周时脾脏形成，出生时脾脏约重 11g，然而青春期可达平均 135g，之后体积有所回缩。

脾脏（spleen）表面有结缔组织形成的包膜，包膜自多处向脾实质内延伸、分支，并互相吻合形成小梁。脾脏主要由白髓和红髓两部分组成（图 29-24）。白髓与红髓之间的区域称为边缘区，为红髓接受动脉血区域。

白髓（white pulp）由密集的淋巴组织构成，是 T 淋巴细胞的主要分布区，血液中的抗原物质直接与淋巴组织内的淋巴细胞和浆细胞相接触，刺激生成更多的免疫活性细胞。由于抗原刺激，白髓中可出现生发中心，产生相应抗体。

红髓（red pulp）分布在白髓周围，由血窦和脾索组成，占脾脏的大部分。脾索是脾进行滤过血液的主要场所。脾索和血窦壁上的巨噬细胞，都有非常活跃的吞噬作用。

脾脏的大小：在正常情况下，新生儿在左肋缘下 1~2cm 可扪及，1 周岁后脾在肋缘下不易扪及。在仰卧位、侧卧位时左肋缘下扪及脾脏则显示其体积超过正常

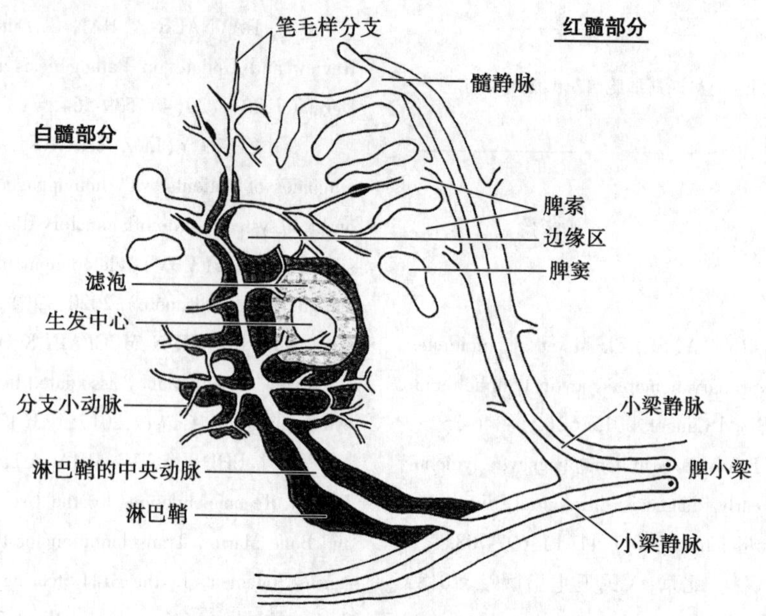

图 29-24 脾的结构和血循环

1 倍。当触诊法不能确定脾脏大小时，可用叩诊法检查脾脏的浊音界有无增大。正常脾浊音界在左腋中线 9~11 肋之间，厚度为 4~7cm，前方不超过腋前线。检查脾脏应注意质地、表面是否光滑、有无压痛。脾脏不易扪清楚或疑为肿块者，可借助 X 线、超声检查以确定脾脏大小、位置及性质。

（二）脾脏的功能

脾脏有造血、免疫、破血、清除红细胞内容物和贮血功能。此外也参加铁的代谢。

1. 造血 在胎儿期，脾为造血器官之一，特别在最初 2~5 个月内是主要的造血器官。5 个月后，制造红细胞的功能减弱。白髓是制造淋巴细胞的重要场所。出生后，脾只产生淋巴细胞和单核细胞。但在大量失血、溶血、缺氧或因某种病理因素身体需要紧急造血时，脾脏可以恢复其胎儿期的造血功能，成为髓外造血的场所。此种特殊反应可见于整个小儿生长时期，尤以婴幼儿期明显。此外，血红蛋白异常性贫血或大理石骨病的小儿，脾可保留造血功能。

2. 过滤及免疫功能 脾脏是机体最大的免疫器官，占全身淋巴组织总量的 25%，含有大量的淋巴细胞和巨噬细胞，是机体细胞免疫和体液免疫的中心。

3. 清除衰老红细胞和异常血细胞 衰老的红细胞主要在脾脏内被破坏，表面附有抗体的红细胞或血小板可被脾内巨噬细胞吞噬破坏。

4. 清除红细胞内容物 红细胞内的铁颗粒或豪-周（Howell-Jolly）小体在经过脾脏时可被清除出去，而整个红细胞不被破坏。脾切除后或脾功能低下时，外周血中可出现多数含有此类内容物的红细胞。

5. 贮血 正常脾脏通过血窦贮存血液，当脾脏显著增大时，其贮血量增加，甚至可达到全身血量的 20%。当人体失血时，血窦收缩，将部分血液释放到外周血循环以补充血容量，可起到调节体内循环血量的作用。循环中 1/3 的血小板储存在正常的脾脏中，当脾脏显著增大时，可增至 90%，故脾切除后会出现血小板显著增高的现象。

二、脾脏缺如

【病因】 先天性脾缺如指的是先天性脾脏发育不良或无脾。疾病可单独存在，或伴有部分性内脏转位或其他先天性心血管病。

功能性脾缺如可见于镰状细胞贫血，由于镰变的红细胞损害脾血管系统所致。还可见于自身免疫性疾病、严重乳糜泻、炎性肠病等，但致病机制尚不明确。

【辅助检查】 末梢血液涂片检查时红细胞内可见到豪-周小体、含铁血红素颗粒或其他细胞内容物等无脾的血液学征象，可因此而怀疑本病。确诊主要依据 B 超、CT 扫描不出现脾的阴影。

【并发症】 脾脏是机体重要的免疫器官，故缺乏脾脏的小儿存在免疫缺陷，易发生各种严重感染，特别是婴幼儿时期更是明显，尤其易爆发肺炎双球菌、流感嗜血杆菌、奈瑟菌等有荚膜细菌的感染而危及生命。

三、脾大

在多数早产儿及 30%的足月儿,刚出生后即可摸到脾脏,5~6 个月的正常婴儿则仅有 15%可以触及,至 3~4 岁时只有极少数偶能触及脾尖(除极少数移位或下垂外),故如在左肋缘下扪及者,均表示脾大(splenomegaly)。临床上将脾大分为轻、中、重三度。深吸气时,脾脏在肋缘下不超过 3cm 者为轻度肿大;自 3cm 至脐水平线者,为中度肿大;超过脐水平线以下则为重度肿大。

脾大是婴儿及儿童时期的常见体征,一般见于全身性疾患如感染、血液病、代谢病、肿瘤等,仅限于脾脏本身的疾病则少见。急性感染时,常于数日内即见脾脏充血,可在左肋缘下触及,慢性感染所致的脾大则主要由于增生性浸润。

【病理生理】 目前认为脾大的病理变化是多种多样的,分别简述如下:

1. 胎儿性造血 出生后脾脏主要产生淋巴细胞。但在紧急情况如出血、溶血、婴儿贫血时,脾脏可恢复胎儿期造血,产生髓外造血而发生增生性脾大。

2. 充血性脾大(congestive splenomegaly) 当脾静脉回流发生障碍时,例如门静脉高压、脾静脉栓塞等,均可使脾充血肿大。

3. 脾功能亢进(hypersplenism) 当脾脏长期处于慢性肿大时,脾功能过盛,可使血液中一种或多种血细胞破坏过多,引起贫血、出血或抵御感染的能力减低。门静脉压增高时即可出现此现象(详见本章第 2 节)。

4. 免疫因素所致炎症细胞增殖引起脾大 脾脏是产生抗体的器官,与免疫功能有直接关系。感染及抗原性刺激可使淋巴组织增生,如各种感染性疾病和变态反应性疾病。

5. 肿瘤细胞增殖浸润所致脾大 如白血病、恶性淋巴瘤等肿瘤性疾病可通过淋巴道或血行转移至脾脏,肿瘤细胞增殖浸润可致脾大。

6. 各类代谢产物沉积于脾脏致脾大 脂类或其他代谢产物沉着可致单核巨噬细胞增生造成增生性或浸润性脾大。

【病因】 寻找脾大原因,首先要从病史分析,是否有微生物、寄生虫等感染因素,是否有先天性溶血病或代谢病,是否有其他血液病、肿瘤类疾病。此外,脾大往往与地区流行病(如疟疾)和种族遗传病(如广东、广西等地多见的地中海贫血)有关,也应注意追查。体格检查时注意发现其他体征,结合病史有时即可确诊。重度脾大较多见于寄生虫病、细菌或病毒感染、先天代谢病等。肝大与脾大同时出现的较多见于新生儿及婴幼儿感染、营养性贫血、溶血性贫血、先天代谢病、白血病、恶性淋巴瘤、朗格汉斯细胞组织细胞增生症、淀粉样变性等。必要时进行特殊的化验检查,如血象、骨髓象、血培养、皮肤试验、抗人球蛋白试验,抗体测验以及尿、大便和寄生虫等检查,还可利用超声波、X 线、同位素、CT 扫描等技术做出诊断。

(一)感染性脾大

1. 急性感染性脾大

(1) 病毒感染

1) 风疹:脾可以大,但多为轻度。

2) 幼儿急疹:临床表现发热、皮疹、枕部淋巴结肿大,脾可轻度大,热退疹出。

3) 传染性单核细胞增多症:系由 EB 病毒引起,表现有发热、咽峡炎、淋巴结肿大和脾大。外周血白细胞总数增高或正常,淋巴细胞总数增高,且 10%以上为非典型性淋巴细胞。EB 病毒抗体及 EBV-DNA 测定可助诊断。

4) 巨细胞包涵体病:为巨细胞病毒(CMV)感染所致,可为先天性或后天性感染,先天性症状明显。临床常有黄疸、紫癜、肝脾大,常伴有嗜睡、惊厥、脑积水、小头畸形等神经系统症状体征。CMV 抗体及 CMV-DNA 测定可助诊断。

5) 病毒性肝炎:有黄疸、肝功能损害,肝脏中度大,脾脏轻度大。

(2) 细菌性感染

1) 败血症:起病急,表现高热、寒战及全身感染中毒症状,常有脾大,多为轻度肿大,质软。血培养可培养出致病菌。

2) 伤寒、副伤寒:临床有发热,轻度脾大,白细胞计数减少,分类计数淋巴细胞相对增多。传染病接触史、血培养、肥达试验可助诊断。

3) 感染性心内膜炎:常有脾大,为轻度,质较软,可有轻度压痛,若发生梗死则疼痛剧烈。当原有心脏瓣膜疾病的患儿出现原因不明的 1 周以上的发热,伴贫血、皮肤瘀点、心脏杂音变化时应考虑本病可能。超声心动图发现赘生物可确诊。

4) 脾脓肿:常继发于脾静脉血栓形成、败血症及腹腔等化脓感染。查体脾大,脾触诊有某一区域的压痛及波动感,脾区疼痛放射至左肩部。若并发脾周围炎,脾区可闻及摩擦音,触及摩擦感。脾超声检查有助于诊断,脾穿刺抽脓可以确定诊断。

5) 急性粟粒性结核:多见于免疫功能低下的患

儿。持续高热，中毒症状重，常有肝脾大、淋巴结肿大。

（3）立克次体感染：斑疹伤寒及恙虫病常伴有轻度脾大。可查外斐反应协诊。

（4）螺旋体感染：钩端螺旋体病、鼠咬热及回归热均可有轻度脾大。流行病学史有助诊断。

（5）寄生虫感染：疟疾、黑热病、弓形体病、血吸虫病、棘球蚴病等。

1）疟疾：脾大为本病常见体征。若患儿来自疟疾流行区，有周期性发热、寒战、自行退热、伴进行性贫血、脾大、外周血涂片找到疟原虫即可诊断。

2）黑热病：病变主要累及单核巨噬细胞系统，有明显脾大。常有不规则发热、贫血及消耗症状，骨髓穿刺找到利什曼小体可以确诊。

2. 慢性感染性脾大

（1）慢性病毒性肝炎：脾大比急性者为多，多为轻度肿大，质硬，无压痛。多有急性病毒性肝脏病史。

（2）慢性血吸虫病：发热、消化道症状、肝脾大。常有门静脉高压，肝功能损害及血吸虫病流行病学史。

（3）慢性疟疾：可极度脾大，质较硬，外周血不易查见疟原虫。依据既往疟原虫病史及流行病史，骨髓查见疟原虫有助于诊断。

（4）结节病：是一种多系统受累的肉芽肿性疾病，较罕见，病因不明。所有患者均累及淋巴结，50%～60%累及肝脏和脾脏，故有肝脾大、淋巴结肿大。

（5）组织胞浆菌病：由荚膜组织胞浆菌引起，是以侵犯骨髓、肺、肝、脾、淋巴结为主的深部真菌病。临床表现多种多样，常有肝脾大、淋巴结肿大，组织胞浆菌皮试阳性。血、骨髓、淋巴结抽脓液和痰液等真菌培养可助诊断。

（6）弓形体病：系由弓形体属原虫引起的全身感染性疾病，呈亚急性经过。分为急性先天性和后天获得性弓形体病。均有肝脾大表现。可行弓形体抗体检查协助诊断。

（7）胎传梅毒：由梅毒螺旋体感染所致，可有轻度脾大，多数病例可无症状。梅毒血清学检查和皮损刮片螺旋体阳性可协诊。

（8）布鲁氏菌病：由布氏杆菌引起，为人畜共患疾病，临床上常有反复发热，寒战、出汗、关节神经痛，淋巴结及肝脾大。70%～80%的病例骨髓检查可获得致病菌。布鲁氏菌皮试及血清凝集试验可为阳性。

（二）非感染性脾大

1. 充血性脾大

（1）门静脉高压（portal hypertension）：门静脉高压可引起充血性脾大（详见第二十六章第5节中门静脉高压症内容）。

（2）慢性充血性心力衰竭：多见于学龄儿，长期静脉淤血致心源性肝硬化可导致脾大，但较少见。

（3）缩窄性心包炎：为心源性慢性梗阻性充血，85%有脾大。

（4）门静脉血栓形成：十分罕见，可分为急性和慢性两种。均有脾大。本病极少肝大，以脾大为明显，此点可与肝静脉阻塞相鉴别。腹部超声检查、脾门静脉造影是诊断本病的主要方法。

（5）肝静脉阻塞综合征（布-加综合征）：凝血机制异常导致的血液高凝状态是本病主要的致病因素。可有腹痛、轻度黄疸、肝脾大、腹水等。腹部超声检查为主要的筛查方法，下腔静脉及肝静脉造影是诊断的金标准。

2. 血液病

（1）新生儿溶血：多生后24小时内出现黄疸、脾大、贫血。常由母婴ABO、Rh血型不合所致。

（2）溶血性贫血：急性溶血性贫血脾不大或仅轻度大；慢性溶血性贫血脾大明显，且质地较硬。可行溶血相关检查（详见本章第2节）。

（3）特发性血小板减少性紫癜：急性型脾不大，慢性型常有轻度脾大。

（4）缺铁性贫血：常有轻到中度的肝脾大。

（5）白血病：急性及慢性白血病，特别是慢性粒细胞白血病呈重度脾大，急性淋巴细胞白血病肝脾大较急性粒细胞白血病明显。

（6）恶性淋巴瘤：常伴有不规则周期性发热、淋巴结肿大及肝脾不同程度肿大。

（7）家族性嗜酸粒细胞增多症：极罕见。临床表现为发热、肝脾大、淋巴结肿大、血清球蛋白增多。外周血嗜酸性粒细胞计数常在$50 \times 10^9/L$以上，骨髓中嗜酸性粒细胞亦增多。

（8）特发性嗜酸性粒细胞增多综合征：为常染色体显性遗传性疾病。发热、肝脾大、外周血和骨髓中嗜酸性粒细胞增多为其主要临床表现。

（9）原发性巨球蛋白血症：本病为分泌大量单克隆IgM（巨球蛋白）的浆细胞样淋巴细胞恶性增生性疾病，常累及B细胞发生的部位包括骨髓、淋巴结和脾脏。本病儿童少见。

（10）真性红细胞增多症：属于骨髓增殖性疾病。原发性儿童期罕见，多数患者呈中度脾大。继发者多见于高山地区居住者、肺源性心脏病、高铁血红蛋白血症等动脉血氧饱和度降低者，常见肝脾大。

(11) 感染性贫血：发生在婴儿期除表现小细胞低色素性贫血及慢性感染外，还伴有髓外造血，肝脾大。

(12) 石骨症：临床特点为贫血且X线示骨密度增加，髓腔几乎消失。骨髓穿刺困难常干抽。髓外造血器官如肝、脾、淋巴结可代偿性增大。

(13) 骨髓纤维化：骨髓纤维化是指骨髓造血组织被纤维组织替代，影响造血功能，伴有脾、肝等器官髓外造血的病理状态。本病根据临床表现、骨髓活检、X线片诊断。

(14) 脾功能亢进：脾脏的功能增强（破坏循环血细胞），导致外周血细胞减少为单纯粒细胞或全血细胞减少（详见附2：脾功能亢进）。

3. 组织细胞病

(1) 朗格汉斯细胞组织细胞增生症：婴幼儿常有不规则发热、典型的皮疹、肝脾大、黄疸、肺部浸润、骨损害等。可行皮肤、骨等组织活检确诊。

(2) 噬血细胞综合征：表现发热、肝脾大、全血细胞减少、骨髓中噬血网状细胞增多。约80%的病例有脾大，且迅速增大，但也有少数患者肝脾淋巴结始终不大。

4. 结缔组织病和变态反应性疾病 如系统性红斑狼疮、皮肌炎、结节性多动脉炎、幼年型类风湿病、Felty综合征、特发性肺含铁血黄素沉着症等均可有轻至中度脾大。

5. 代谢性疾病

(1) 戈谢病：是溶酶体糖脂贮积症中较常见的一种。因溶酶体内的葡萄糖脑苷脂酶缺陷致病，使葡萄糖脑苷脂贮积在各器官的单核巨噬细胞系统中，形成戈谢细胞。常表现为多系统的脂质沉积，累及骨髓、肝脾、骨骼及神经系统。

(2) 尼曼-匹克病：又称鞘磷脂沉积病，属先天性糖脂代谢性疾病。因神经鞘磷脂酶缺乏致神经鞘磷脂代谢障碍，蓄积在单核巨噬细胞系统内，出现肝脾大、中枢神经系统退行性变等。

(3) 海蓝组织细胞综合征：是一类脂质分解代谢酶异常的常染色体隐性遗传性疾病。因神经鞘磷脂酶活性降低，受累组织中神经鞘磷脂和神经糖脂积聚，而出现肝脾大、血小板减少等。

(4) 胱氨酸病：常染色体隐性遗传，胱氨酸在肝脾、淋巴结、骨髓、粒细胞、肾、角膜、甲状腺沉着，主要沉积于细胞溶酶体中，使细胞受损死亡。

(5) 黏多糖病：主要因降解黏多糖（现称糖氨聚糖）所需的溶酶体水解酶的缺陷，致使组织内大量黏多糖蓄积，造成骨骼发育障碍、肝脾大、智力迟钝和尿中黏多糖类排出增多。

6. 脾肿瘤 脾良性肿瘤有错构瘤、血管瘤、淋巴管瘤。脾恶性肿瘤有血管内皮瘤、纤维肉瘤、淋巴瘤，还有转移性肿瘤。

7. 脾囊肿 可分为真性和假性两类。真性囊肿有皮样囊肿、淋巴管囊肿和包虫囊肿、先天性多囊脾（与多囊肾及多囊肝同时存在）。假性囊肿又称继发性囊肿，多为损伤后脾脏陈旧性血肿或脾梗死液化形成。

【实验室检查】

1. 血常规 外周血白细胞计数及中性粒细胞计数增高，提示细菌感染。白细胞总数轻度增高或正常，淋巴细胞计数增多，异型淋巴细胞大于10%，提示传染性单核细胞增多症。嗜酸性粒细胞分类计数及嗜酸性细胞绝对计数增高见于寄生虫病或嗜酸性粒细胞增多症。白细胞异常增多并出现原始幼稚细胞者，提示白血病。白细胞总数减少多考虑伤寒、疟疾、黑热病、组织胞浆菌病等。外周血两系或多系血细胞减少伴脾大，提示噬血细胞综合征、脾功能亢进等。外周血涂片查见疟原虫，诊断疟疾。脾大，外周血或骨髓中性粒细胞检查见黏多糖颗粒常为黏多糖病。

2. 有关溶血的血液学检查 首先确定有无溶血，如胆红素、网织红细胞、骨髓检查等，再确定溶血原因。Coombs试验阳性为自身免疫性溶血；Coombs试验阴性则考虑先天性溶血可能性大，需行红细胞膜、红细胞酶、血红蛋白相关检查。

3. 尿液的检查 尿胆原阳性，血红蛋白尿阳性及Rous试验阳性有助于溶血性贫血的诊断。尿胆红素阳性，尿胆原阳性，提示病毒性肝炎致脾大。尿液黏多糖检查有助于黏多糖病的诊断。尿脱落细胞查见巨细胞包涵体有助于巨细胞病毒感染的诊断。

4. 大便虫卵及毛蚴检查 有助于寄生虫病的诊断。

5. 骨髓检查 如骨髓涂片发现多量幼稚细胞、吞噬性网状细胞有助于白血病、恶性淋巴瘤、噬血细胞综合征等的诊断。骨髓涂片查见疟原虫及利什曼小体可确诊为疟疾及黑热病。骨髓检查可提示免疫性血小板减少性紫癜的诊断。多次骨髓穿刺失败应考虑骨髓纤维化，并应进一步做骨髓活检。骨髓中见到戈谢细胞、泡沫细胞、海蓝细胞等有助于此类疾病诊断。

6. 肝功能检查 鉴别脾大是否与肝脏疾病有关。

7. 病原学及免疫学检查 血液、骨髓、尿液、粪便的培养有助于败血症、伤寒、感染性心内膜炎等的诊断。EB病毒、CMV、肝炎病毒等病毒抗体及DNA的检测、肥达试验、外斐反应、黑热病补体结合试验等对病因诊断有意义。结缔组织病患者可做类风湿因子、抗核抗体、抗双链 DNA 抗体等测定。

8. 基因及酶学检测 如行免疫缺陷基因检测有助于家族性噬血细胞综合征的诊断。行葡萄糖脑苷脂酶、神经鞘磷脂酶等酶活性及相关基因检测可协助此类代谢性疾病的诊断。

【特殊检查】

1. 影像学检查

(1) 腹部超声、CT 检查脾脏:可用于确定脾脏大小、位置、性质,确定肿块是否为脾脏。同时,超声检查有利于探查脾脏大小及肝脾血管情况。

(2) 食管、胃肠钡餐检查、肾盂造影:食管钡餐可观察食管静脉曲张,了解有无门静脉高压,胃肠钡餐检查、肾盂造影有助于鉴别腹部肿块的性质。

(3) 胸部及骨骼 X 线检查:有呼吸系统症状者可做胸部 X 线,如粟粒性结核。头颅摄 X 线有钙化点有助于先天性弓形体病和巨细胞包涵体病的诊断。骨骼 X 线有助于朗格汉斯组织细胞增生症、石骨症的诊断。

(4) 放射性核素骨扫描:如了解全身骨骼有无骨破坏,协助肿瘤性疾病的诊断。

(5) PET/CT 检查:有助于脾脏肿瘤的诊断和鉴别诊断。

(6) 脾门静脉造影:有助于了解脾静脉有无畸形、脾静脉的阻塞部位,协助充血性脾大的诊断。

2. 穿刺及活体组织检查

(1) 淋巴结穿刺、活检:有助于淋巴瘤、转移瘤、免疫母细胞淋巴结病、巨大淋巴结增生症、免疫缺陷病及亚急性坏死性淋巴结炎等病诊断。

(2) 肝穿刺活检:有助于肝硬化、部分感染性疾病如慢性肝炎、代谢病、恶性肿瘤所致肝脾大的鉴别。

(3) 脾穿刺检查:危险性大,尤其是显著脾大,脾质脆易破裂出血,不轻易采用。在疑为脾脓肿时,可经脾穿刺抽脓确诊。在外科剖腹探查、腹腔镜检查或施行脾切除术后,可做病理检查,提供诊断依据。

【附 1】门静脉高压症

门静脉高压症又称门静脉高压,由门静脉系统阻塞所引起。门静脉高压一般指门静脉压力超过 10~12mmHg,小儿正常门静脉压力很少超过 7mmHg。临床以慢性进行性脾大、贫血、白细胞及血小板减少和消化道出血为主要表现。

脾静脉属于门静脉系统。正常人 70% 的脾静脉血汇入门静脉。如果门静脉发生梗阻,脾脏的静脉回流障碍,可出现充血性脾大。

【分型】 按照阻塞部位,门静脉高压可分为肝外和肝内两型。

(1) 肝外型门静脉高压:门静脉先天畸形、海绵状病及门静脉梗阻和血栓均可引起门静脉高压。脾静脉可因先天瓣膜畸形而发生梗阻或由于新生儿脐炎、败血症、脐静脉插管术而发生脾静脉炎及血栓形成。

(2) 肝内型门静脉高压:以肝硬化性门静脉高压为主。见于胆道闭锁、慢性肝炎、血吸虫病、半乳糖血症、肝豆状核变性(Wilson 病)、胰腺囊性变等。

【临床表现】 本病多发生在较大儿童中,发病缓慢,常因偶然发现脾大而引起家长注意。小儿一般状态较好,无肝病体征。有的患儿早期以腹部不适、消化不良、乏力、苍白、扪及左上腹肿块(脾)为主要表现。因此,脾大是小儿门静脉高压的主要体征。脾多呈中度肿大,其硬度主要取决于门静脉高压持续的时间。

门静脉发生高压后,产生侧支循环,以保证血液回流入心脏。在上部侧支循环形成食管下段和胃底静脉曲张,在下部形成中、下痔静脉曲张。这些曲张的血管经常受食物、粪块摩擦,容易破裂,引起呕血和便血。食管胃底静脉曲张破裂出血是门静脉高压的一个危险并发症,呕血可发生于小儿任何年龄,但 2 岁内者少见。呕血可呈突发性,并有再发倾向。出血常发生在腹部不适,或上感发热并发支气管炎或肺炎之后,因咳嗽频繁而引起食管静脉曲张破裂出血。一次呕血量多在 80~200ml,大量出血脾脏可有一定程度回缩,然而出血停止后 48 小时内脾大可再复原状。

晚期常发生肝硬化的症状,如腹水、黄疸、重度营养不良、下肢水肿,以及胸、腹部皮下静脉扩张(侧支循环)、呕血、便血等。腹水一般不见于肝外型门静脉高压。

【实验室检查】 典型病例可见明显的全血细胞减少。在发病初期,贫血为正细胞性,多次失血后转为小细胞低色素性。失血后网织红细胞、白细胞均可暂时增多。脾脏越大,白细胞越低,常在$(1.5\sim4)\times10^9/L$。

骨髓象有时正常,有时呈增生现象,可见有核红细胞及巨核细胞增多,并见细胞成熟障碍。

在肝硬化之前,肝功能检测多正常,凝血功能大致正常,晚期肝硬化后逐渐出现肝功能异常、凝血功能障碍。

【诊断】 发现无明显原因脾大时应追问病史、体格检查、血液及骨髓象资料,排除其他脾大及全血细胞减少的疾病。

食管静脉曲张是门静脉高压的一种早期表现。胃镜检查是诊断食管静脉曲张最可靠的方法。钡餐检查约 70%~80% 的病例可有食管下 1/3 段充盈缺损阴影或呈蚯蚓条索状表现。

超声检查可了解脾大程度,肝硬化水平,有无腹水以及脾静脉内有无血栓等。彩色多普勒超声还可测定门静脉流速和流量,对确定手术方式有重要参考价值。

经皮脾门静脉造影,可了解小儿肝外型门静脉高压的门静脉系统阻塞部位、曲张静脉影像以及侧支循环情况,并可直接测定门静脉压力,但对儿童需在麻醉配合下进行操作。

此外,还有 CT、MRI 等检查方法,可以测定肝脏、脾脏体积,重建门静脉,准确测定门静脉血流量及血流方向。

【治疗及预后】 本病出现较重的脾功能亢进现象时,应考虑脾切除手术。手术后的预后依照梗阻的部位及手术方法而不同。如梗阻在脾静脉,切除后效果较好,可获痊愈。以肝内或门静脉病变为主的病例,切脾后仍可能出血,但可减轻脾功能亢进现象。为了减轻门静脉高压,尤其肝外型门静脉高压并有食管静脉曲张者应予以外科手术治疗。REX 术(肠系膜上静脉-门静脉左支分流术)最符合人体正常生理,是所有肝功能正常的肝外型门脉高压患者首选术式。手术如成功,临床即获痊愈。其他常用的术式还有各类选择性和非选择性门体分流术。肝内型门静脉高压行分流术后效果不如肝外型好。门-体循环分流术后,一些有害物质可不经肝脏解毒直接进入体循环,使肝性脑病发生率增加。

肝硬化患者在手术成功后大呕血风险降低,但肝功能一般继续减退,预后不佳。如果肝硬化已经发展到失代偿阶段,脾切除无实际治疗价值,应考虑进行肝移植。

关于食管静脉曲张的治疗详见第二十六章第 1 节食管疾病,对急性食管静脉曲张破裂出血者,不宜行急诊手术,应采取保守疗法使用止血药物。生长抑素能选择性减少内脏血流,尤其是门静脉的血流量,可以有效控制出血,是目前治疗食管胃底静脉曲张破裂出血的首选药物。推荐首次剂量为 1~2μg/kg 静脉注射,之后每小时 1~2μg/kg 持续滴注,可连续使用 2~5 天。静脉注入加压素 0.1~0.2U/min,能使内脏的动脉及肝动脉收缩,从而暂时减低门静脉压,使出血停止。其副作用为高血压,循环扩容及低钠血症。此外,还有经内镜进行止血。

【附 2】脾功能亢进

脾功能亢进(hypersplenism)或称脾亢,是一种综合征,可单独存在(原发病例)或继发于其他疾病过程中。临床表现为脾大,一种或多种血细胞减少,而骨髓造血细胞相应增生,脾切除后血象恢复。

许多疾病可以引起脾功能亢进,其中以各种不同原因引起的慢性感染最为多见,如 EB 病毒感染、巨细胞病毒感染等;其次为恶性肿瘤,免疫调节障碍,如系统性红斑狼疮等;而血液系统中的遗传性球形红细胞增多症、自身免疫性溶血性贫血、免疫性血小板减少性紫癜等,脾脏占位性疾病如脾囊肿、脾错构瘤等疾病也可引起脾功能亢进。

病程大多为慢性。临床表现不同程度脾大,偶可不增大或巨脾。除苍白、无力外,可伴有轻度发热和出血性皮疹。明显增大时,可出现相应的腹部症状。血细胞的一种或多种(包括红、白细胞及血小板)显著减少,形成贫血、粒细胞减少、血小板减少性紫癜或其他任何联合表现。骨髓呈造血细胞增生象,部分病例还可同时出现成熟障碍。脾大与脾功能亢进的程度并不一定成比例。

原发性脾功能亢进一般难于确诊,必须排除发生继发性全血细胞减少症的各种原因才能考虑。目前认为[1],无论原发与继发,脾功能亢进均与脾脏破坏血细胞的作用加强,骨髓释放成熟血细胞障碍,或自身免疫有关。

施行脾切除术后,有时可使慢性脾功能亢进的患者恢复健康,特别对门静脉或脾静脉血栓形成的病例有效。

四、脾外伤

【病因】 多见于腹部钝器伤或摔伤、撞伤事故,多为间接性震动伤,极少为直接受力损伤。常为摔伤、撞伤或车祸等严重闭合伤中的一部分,因此就有可能诊断严重明显外伤如头颅伤、多发骨折等而忽略脾破裂,或诊断脾破裂而忽略其他器官损伤。正常脾在左季肋保护之下不易受伤,但强烈震伤下,仍为腹内最易破裂的器官。如果脾大而有病变,特别是充血性脾大,暴露于季肋之下,则更易破裂。腹部钝挫伤及严重摔伤、撞伤等,脾破裂的发生率占首位。常与肝破裂同时存在。因病增大的脾则破裂的机会更高,可因不注意的轻微损伤而致破裂,称为"脾自然破裂"。

【病理】 因脾被膜张力高,破裂后不易对拢,故易出血且不易止住,常因大量出血而引起休克。脾破裂后血液自由流入腹腔,破口处难以保留血凝块而粘连愈合,即使暂时止血,再出血的可能性也较大。

【诊断】 单纯脾破裂的典型症状为左上腹受直接重击或严重摔伤、撞伤后,患儿不能立刻直立,甚至不能立起,卧位喜左侧向下、腰向前弯曲,特别是左腹屈曲,不敢活动。不久出现腹痛、腹胀,精神不佳,拒食。严重者面色苍白、出冷汗、烦躁不安等休克前期症状。

左上腹触诊有压痛,叩诊浊音。腹腔穿刺为血腹则诊断基本确定。如患儿情况允许移动,做超声检查可显示脾外形及裂口,并能估计出血量与有无血肿形成,为必要时手术前重要诊断方法。血象早期基本正常,十余小时后可见明显贫血。

由于脾破裂多为复合伤的一部分,因此必须对每个患儿都做全身系统检查,包括:五官反应、颈部活动、胸部听诊、四肢脊柱以及血尿常规,伤后至少观察 6 小时。必要时作 X 线、CT、MRI 等检查,争取安全、快速确诊。

如果考虑为脾自然破裂或病理性大脾破裂,则需进一步诊断脾大的原因,以便止血后进行根治。

腹腔镜在脾破裂诊治中作用不大。只在血腹量不大,观察 3 天而腹征无进展时,可以代替开腹探查。

【治疗】 大多数脾脏损伤不需要手术治疗,文献报告非手术治疗成功率为 90%~95%,在医疗资源更丰富的城市,非手术治疗成功率可高达 95%~100%。

非手术治疗需要有与年龄相符合的正常的血流动力学保障和是否有继续出血的严密监测。已发表并达成共识的指南认为:必要的监护条件(如急诊病房或重症监护病房)有益于患儿的恢复;尤其推荐孩子在医院的观察时间以“分级+1 天”为宜。损伤分级参照美国创伤外科学会的分级标准进行定义,更高级别的损伤在 ICU 观察更为安全。不提倡常规输血,大多数患儿能够耐受低血红蛋白而没有明显不良反应[2]。

儿童和成人的脾脏损伤存在较大的差异,最近的临床资料表明:成人脾脏损伤 75%可以采用非手术治疗获得成功,而儿童可达到 90%以上。对这种不同的一种解释为:孩子的损伤大多速度较低,可能导致的实质脏器的损伤较轻。另外,孩子的年龄与非手术治疗成功与否不相关,延迟外科手术也没有明显增加致残率和死亡率[3]。

虽然大多数脾脏损伤的孩子不需要手术,但出现休克时仍需剖腹探查。心率增快是小儿休克最早的体征,也经常是唯一的体征。手术主要目的是控制出血。

在脾损伤患儿的救治过程中,应避免患儿体温下降,体温下降可能导致凝血障碍。维持环境温度以及输注液体的温度是阻止温度下降的重要手段。

现在许多患者可通过非手术方法进行成功的治疗。非手术治疗方法明显降低非治疗性开腹探查的发病率和死亡率。对于生命垂危的患儿,损伤控制手术是必须的,控制出血和复苏是初步手术的主要目的;待生命体征稳定后,再进行确定性手术。

总之,儿童脾损伤,即使是那些潜在的关联性重度损伤,也可以通过非手术方式得到很好的治疗,并且有着较低的复发率和死亡率。而对于那些血流动力不稳定的患儿,有时也需要及时的手术治疗。

【预后】 目前单纯脾外伤很少死亡。需手术探查者不足 25%,脾切除已很少见。巨大病理脾仍应行预防性脾切除。

五、脾切除术

以脾大为主要症状的疾病,应根据原发疾病来考虑治疗方法,包括脾切除术和部分脾切除术。有的疾病在施行脾切除术(splenectomy)后症状完全缓解。在脾切除时,应同时注意将副脾同时切去,以免副脾代偿性肥大而致症状复发。分析统计,14.5%的人有副脾,而 16.7%的原发性免疫性血小板患者有副脾。副脾大多位于脾门处,约 26%的患者拥有多个副脾。因此术中需要对副脾进行常规探查。而脾脏囊肿或肿瘤少见,绝大部分为良性病变,优先选择脾部分切除术。在完整切除病灶的基础上尽可能保留剩余正常组织,保证脾的免疫功能。

(一)脾切除适应证

1. 脾脏本身的疾病

(1) 脾脏损伤:如损伤严重,血流动力学不稳定,经保守治疗仍有休克表现应急诊行脾切除。

(2) 游走脾:由于先天性的脾蒂和韧带过长,脾脏在腹腔内活动度大,可并发脾蒂扭转,应及早行脾切除术。

(3) 脾脓肿:脾脏发生急性化脓性感染,脓肿深在脾脏内,应行脾切除而达治愈。脾脏结核也可行脾切除术,但全身性结核病的脾粟粒性结核,不宜切除脾脏。

(4) 脾囊肿及脾肿瘤[4]:均为少见疾病,绝大多数为良性,优先选择脾部分切除术。确诊后应评估病灶的大小、部位、良恶性,与脾门主要血管的关系。特别是对于远离脾门的病灶,脾部分切除术可获满意疗效。

(5) 充血性脾大:门静脉高压所致的充血性脾大和脾功能亢进,通过脾切除术缓解症状。近来研究表明切除 90%的脾脏,能同时达到缓解脾亢和保留脾免疫功能的目的。

2. 血液病及代谢疾病

(1) 遗传性球形红细胞增多症:由于红细胞呈球形,红细胞脆性高,通过脾窦时易破裂而致患儿长期贫血和黄疸，严重影响患儿的生长发育，脾切除可得到满意的疗效。

（2）原发性血小板减少性紫癜：脾切除治疗本病近期疗效较好，但远期疗效不够理想，应谨慎选择脾切除术。

（3）镰状细胞贫血：脾切除可以减轻有脾亢患者相关症状。

（4）地中海贫血：当本病合并脾亢、巨脾时，可行脾切除术以减轻症状。

（5）自身免疫性溶血：脾切除对温抗体型有效。

（6）类脂沉积病：可实施脾切除以改善脾亢、巨脾症状。

3. 其他原因引起的脾大

（1）继发性脾功能亢进：如白血病、淋巴瘤、疟疾等，对这些疾病行脾切除术不能控制原发病，只是在巨脾影响患儿生活时，偶尔可考虑做脾切除术。

（2）脾静脉血栓梗阻所致的脾大及早期胃出血：新生儿脐炎或败血症所致的脾静脉炎、血栓形成、脾大等，此类疾病做脾切除术效果较好，可获痊愈。

（3）原因不明的脾大：如巨脾妨碍病儿活动且对手术无禁忌证者，可考虑做脾切除术。

（二）脾脏切除对机体的影响

1. 术后血液学变化　脾切除后周围血出现有核红细胞、网织红细胞增多。白细胞增多，术后 1 周达高峰。血小板亦增多，5~14 天达高峰。

2. 切脾后的严重感染　由于脾脏在机体免疫功能方面的重要作用，施行脾切除手术后，可造成抗体产生的数量明显减少和吞噬功能减低。在婴幼儿时期，由于淋巴网状系统尚未发育完善，脾脏对于维持机体的正常免疫功能就显得更加重要。脾切除后，脾脏的抗体产生和吞噬功能丧失，发生感染时，细菌在循环中能够迅速繁殖，因而可发生致死性败血症。研究资料显示，婴幼儿非切脾组与切脾组严重感染的发生率有明显差异，切脾的年龄越小，严重感染的发病率越高。切脾后发生的致死性感染多发生于术后 2 年内。

脾切除后发生的严重感染，其临床表现与一般的感染有所不同；多见于肺炎球菌引起的致死性败血症。在开始感染的第 1~2 天内症状轻微，无特殊表现，以后病情突然加重，往往来不及抢救而死亡。有的患儿也表现为切脾后反复感染，病情进展快，病死率高。常见的合并症为 DIC，治疗上极为棘手。脾切除后造成免疫缺陷，易患各种细菌感染，如肺炎双球菌、流感嗜血杆菌、奈瑟菌等有荚膜细菌是脾切除术后的主要病原菌。链球菌、葡萄球菌相对较少。一般认为，脾切除后感染的危险性与原发病有关：①脾损伤、特发性血小板减少性紫癜、肝门外静脉栓塞、门静脉高压、局部肿瘤等做脾切除后无致死性感染的危险；②球形红细胞增多症、再生障碍性贫血做脾切除后有轻度感染的风险；③肝硬化、地中海贫血、组织细胞增生症、代谢异常疾病做脾切除后，致死性感染发病率高，死亡率也高。因此，小儿，尤其是婴幼儿的切脾应权衡其利弊，严格掌握适应证。在选择脾切除时应掌握好以下原则：①婴幼儿切脾后严重感染发生率高，故对血液病或其他累及脾脏的良性疾病需做脾切除时，应权衡手术的利弊，尽可能采用内科疗法，2 岁内不宜做脾切除，如病情许可，最好延迟到 5 岁以后再做。②外伤性脾破裂的处理原则应尽量保留脾脏，按不同病情选择手术方式。③肝硬化时，肝功能差，在这种情况下切脾，超急感染发病危险性必然增加，所以肝硬化门静脉高压的全脾切除不宜列为常规。④切脾后感染大多发生在术后 2 年，故应常规使用青霉素预防（尤其 4 岁以下婴幼儿），一般持续 2 年或更长。

3. 脾切除后体液免疫的改变　脾切除后，体液免疫的改变与原来的基础疾病有关。已有的研究资料显示：外伤切脾者 IgM 无明显变化；血液病切脾后 IgM 在术后 1 个月下降，术后 3 个月下降显著，而 IgG 和 IgA 在切脾后的血浓度高于手术前。脾切除后体液免疫的这些改变，与切脾后易发生致死性的感染是一致的，脾切除后 IgM 的下降使术后对感染的易感性增高，而 IgG 的升高与切脾后感染的发生率增高有关。

（三）手术方式

传统的脾脏切除术是开放性手术，近年来，经腹腔镜脾脏切除术（laparoscopic splenectomy，LS）得到广泛应用，机器人手术亦逐渐兴起[5]。起初的 LS 手术指征是脾脏体积小并同时需要行胆囊切除术。随着腹腔镜脾切除术经验的积累和手术器械的研发，中等大小脾脏或巨脾也完全可以在腹腔镜下切除，部分患儿还可以精准切除病灶，保留脾脏[6]。

（陈亚军）

参考文献

［1］吴孟超，吴在德. 黄家驷外科学. 8 版. 北京：人民卫生出版社，2020.

［2］COCCOLINI F，MONTORI G，CATENA F，et al. Splenic trauma：WSES classification and guidelines for adult and pediatric patients. World J Emerg Surg，2017，12：40.

[3] WARWICK AM, JENKS T, et al. Disparities in the management of paediatric splenic injury. The British journal of surgery, 2019, 106(3): 263-266.

[4] 庞文博,张廷冲,彭春辉,等. 儿童脾脏良性占位性病变的外科诊治. 中华小儿外科杂志, 2012, 33(11): 823-825.

[5] 唐勇,万赤丹. “隧道法”机器人辅助脾切除术31例. 中华肝胆外科杂志, 2019, 25(10): 768-770.

[6] 杨俊生,包永进,陈卫波,等. 精准外科理念下的腹腔镜脾部分切除术. 中华普通外科杂志, 2020, 35(03): 219-222.

第7节　淋巴结疾病

一、小儿淋巴结的解剖生理特点

淋巴结(lymphnode)主要分布在非黏膜部位,存在于黏膜部位的淋巴组织是淋巴小结,称黏膜相关淋巴样组织。淋巴结为大小不一的圆形或椭圆形灰红色小体,主要由淋巴组织和网状内皮细胞组成,是产生免疫应答的重要器官之一。淋巴结实质的外层为皮质,内层为髓质。皮质区位于被膜下,由浅层皮质、副皮质及皮质淋巴窦构成。浅层皮质含淋巴小结及小结之间的弥散淋巴组织,为B细胞区,参与机体的体液免疫。副皮质区位于皮质深层,为较大片的弥散淋巴组织,主要由T细胞组成,参与机体的细胞免疫反应。皮质淋巴窦包括被膜下方区域和与其通连的小梁周围淋巴窦,分别称为被膜下窦和小梁周窦。髓质由髓索及其间的髓窦组成。髓索是相互连接的索条状淋巴组织,也可见毛细血管后微静脉,主要含浆细胞、B细胞和巨噬细胞。髓窦腔内含有较多巨噬细胞,故有较强的滤过功能。

小儿血液中的淋巴细胞约占30%~70%,其中80%是T淋巴细胞。淋巴结内的许多淋巴细胞(主要是B及T细胞)经淋巴管到胸导管进入血液循环,再经毛细血管床输入淋巴管回到淋巴结。这种循环过程称为淋巴细胞循环。

淋巴结是重要的免疫防御器官,具有免疫功能,淋巴结内的淋巴组织是最先与外来抗原相遇并激发免疫应答的场所。淋巴结内的细胞免疫应答和体液免疫应答常同时发生,是产生抗体和T细胞介导的免疫反应的重要场所,抗体和激活的T细胞均从淋巴管输出,游离到远端控制感染和抵御其他外源物的侵入。婴幼儿时期淋巴结尚未发育成熟,结缔组织较少,淋巴小叶分隔不清,淋巴滤泡未形成,被膜较薄,屏障作用差,感染易于扩散,局部轻微感染就可使淋巴结发炎、肿大,甚至化脓,且易于发生淋巴结周围蜂窝织炎。新生儿期则易成为败血症。幼儿时期多见咽后壁脓肿,可致吞咽和呼吸困难,溃破脓液可造成窒息。随着年龄的增长,淋巴结抵抗微生物的能力增强,具有吞噬微生物的功能。因此,在年长儿中常可见到急性或慢性淋巴结炎而不易化脓扩散。7~8岁时淋巴结分成多个小叶,12~13岁时淋巴结发育更完善,性成熟期淋巴结不再生长,而且部分有退化现象。同时淋巴结具有滤过功能,含有精确排列的吞噬细胞、网状结构和淋巴窦,如果滤过功能不能阻止感染源,淋巴结将会成为疾病播散的新地点。此外,淋巴结还有造血功能,主要生成淋巴细胞,尤其在出生后第1年内最为明显。

二、淋巴结肿大

正常淋巴结直径多在0.2~0.5cm,质地柔软,表面光滑,无压痛,与周围组织无粘连。如淋巴结直径超过1~2cm,外形改变,质地异常,则称为淋巴结肿大(lymphadenectasis)[1]。

【病因】 普遍性淋巴结肿大的原因,要注意年龄因素。在新生儿期要考虑败血症、单纯疱疹病毒、巨细胞病毒感染等。婴幼儿时期应多考虑病毒性疾病,考虑为细菌性感染时应首先排除结核病。在年长儿中除结核病外还应考虑伤寒、传染性单核细胞增多症及白血病等。

局限性淋巴结肿大的原因,常见的有下颌淋巴结肿大,多由口炎、龋齿或龈周脓肿引起;颈前淋巴结肿大,多由扁桃体炎引起;颈后淋巴结肿大,常由鼻咽、咽后部炎症引起;腋窝或腹股沟淋巴结肿大则与上、下肢感染有关。单纯肠系膜淋巴结肿大者,多由腹膜结核或肠结核所致。局部淋巴结特别肿大者,除考虑炎症外,还应注意是否有肿瘤可能,如恶性淋巴瘤、白血病等。

区域淋巴结的引流部位及不同部位需要考虑的原发病见表29-32,淋巴结肿大的常见原因见表29-33。

表 29-32　区域淋巴结引流部位及需考虑的原发病

区域淋巴结	引流部位	原发病
枕部	枕部头皮	头皮感染
耳前	眼睑、面颊、颞部皮肤	
下颌/颏下	牙齿、齿龈、舌、颊黏膜	
颈部	舌、外耳、腮腺、头颈部浅表组织、咽、气管和甲状腺	传染性单核细胞增多症、头颈部感染、淋巴瘤、自身免疫性淋巴增生综合征、Rosai-Dorfman 病、亚急性坏死性淋巴结炎
锁骨上	头、颈、上肢、胸廓、肺、纵隔、腹部。右锁骨上淋巴结肿大常与胸腔内病变有关,左锁骨上淋巴结肿大常与腹腔内病变有关	腹腔内肿瘤、淋巴瘤
腋下	上肢、胸壁、上腹臂、侧腹壁、乳房	猫抓病、肢端感染、鼠疫、淋巴瘤
滑车上	手和前臂	
纵隔	胸廓、胸腔器官	生殖细胞肿瘤、结核、真菌感染、淋巴瘤、Castleman 病
腹壁及盆腔	下肢、腹部、盆腔器官	
髂部	下腹部、部分生殖器、尿道和膀胱	
腹股沟	阴囊、阴茎、外阴、阴道;下腹部皮肤、会阴部、臀部、下肢远端、肛周	肢端感染、淋巴瘤
腘窝	膝关节、小腿和足部侧部	

表 29-33　淋巴结肿大的常见原因

病因分类	普遍性淋巴结肿大	局部性淋巴结肿大
感染		见于淋巴结引流部位或全身感染
急性	急性传染病:风疹、麻疹等,败血症,传染性单核细胞增多症,伤寒、布鲁氏菌病等 全身性皮肤病:疥疮等 寄生虫病:黑热病等 真菌病:念珠菌病、隐球菌感染等 皮肤黏膜淋巴结综合征	急性淋巴结炎(如颈、颌下、枕后、腋下、腹股沟、肠系膜淋巴结炎等)、白喉、炭疽、兔热病等 弓形虫病 放线菌属、组织胞浆菌病
慢性	结核病、梅毒、类肉瘤病	颈淋巴结结核、肠系膜淋巴结结核、丝虫病、猫抓病等
过敏反应和结缔组织病	湿疹、血清病、药物过敏、幼年型类风湿病、全身性红斑狼疮	
肿瘤/血液病	白血病(主要是淋巴细胞白血病)、淋巴瘤(霍奇金淋巴瘤、非霍奇金淋巴瘤)、先天性或者后天性溶血性贫血	恶性肿瘤转移或浸润、淋巴瘤等
其他	慢性非特异性淋巴细胞增生症、艾滋病、脂质贮积病(戈谢病、尼曼-匹克病)、血管免疫母细胞淋巴结病	卡介苗接种后

【诊断与鉴别诊断】　常规体格检查时,首先要明确所触及的肿物是否为淋巴结,再检查淋巴结是否肿大及其特征。为了进一步明确淋巴结肿大的原因和性质,还应进行以下检查帮助诊断和鉴别诊断:①血象、骨髓象检查;②胸、腹部增强 CT;③血清学检查及其他试验,如嗜异性凝集试验、EB 病毒抗体检测及结核菌素试验等;④淋巴结穿刺或活体组织检查;⑤淋巴系统造影,可了解病变性质(如肿瘤)及其范围,并对治疗可能有一

定意义。PET/CT 等检查对存在恶性肿瘤浸润的淋巴结敏感性很高。

淋巴结轻度肿大,可属正常范围,特别是颈前部位置。许多健康小儿的颈、腋、腹股沟淋巴结可能有轻到中度肿大,多由儿童经常接触新抗原,淋巴结受到轻微感染所致。但持续淋巴结肿大伴有肝或脾大、发热、盗汗、体重减轻及血乳酸脱氢酶升高,可能提示恶性肿瘤。

【治疗】 寻找引起淋巴结肿大的病因是治疗的关键。考虑为细菌感染时,需及时应用抗生素治疗,若静脉滴注抗生素 1~2 天仍无反应,且颈部超声、CT 或 MRI 等提示脓液排出不畅时,需在 CT 或超声引导下抽吸,必要时可切开引流。治疗前应记录淋巴结的大小,如果治疗 10~14 天内肿大的淋巴结无缩小,应进行系统性评估,必要时进行活检。浅表淋巴结可能需要细针抽吸或切除活检来确定诊断[2]。

三、急性淋巴结炎

急性淋巴结炎在儿童时期比较常见。常由以下几种因素引起局部或全身淋巴结肿大:①病原菌通过淋巴管引流到局部淋巴结而致炎症性肿大,败血症时病菌也可通过血液循环传入淋巴结;②细菌毒素可使邻近淋巴结明显肿大,例如极重型、坏死性扁桃体炎、白喉,严重毒血症可致颈部及下颌淋巴结极度肿大,周围组织肿胀,一般称为“公牛颈”;③病毒性疾病,如风疹可致耳后及枕部淋巴结肿大。

淋巴结肿大时常有全身发热,局部皮肤出现红、热、肿、痛,若不及时诊治可致化脓及严重的全身症状。应当注意上呼吸道感染后可并发腺样增殖体增生及扁桃体炎、中耳炎或牙周脓肿,从而引起颈部淋巴结肿大。头部疖肿或湿疹可引起枕后、耳前、耳后、颈前、颈后淋巴结肿大。上肢局部感染常引起滑车上及腋窝淋巴结肿大。下肢或会阴部局部感染常引起腹股沟淋巴结肿大。引起感染的主要病原菌为葡萄球菌及链球菌,治疗一般用青霉素、新青霉素或其他抗生素,出现波动时则应切开引流,抗生素即可停用。深部淋巴结炎症性肿大见于胸、腹腔炎症,不易诊断,如纵隔淋巴结炎。结核病引起的支气管旁淋巴结肿大发展到相当大时,可引起阵发性咳嗽、气促、喘鸣、面部水肿等症状,应与百日咳及纵隔肿瘤相鉴别,予以抗结核治疗。腹后壁或肠系膜淋巴结炎症性肿大时,可呈急腹症表现,应与急性阑尾炎相鉴别。

四、慢性淋巴结炎

某些部位的反复感染或结核常导致该部位引流淋巴结慢性炎症,如反复上呼吸道感染、扁桃体炎、中耳炎、湿疹等可引起颈部、耳前后淋巴结的增生及纤维化,从而导致淋巴结慢性肿大。慢性结核性淋巴结炎早期淋巴结分散,无触痛,可成为硬肿块;如有干酪坏死病灶发生,淋巴结在皮下破裂,彼此粘连,皮肤变薄而光亮、红肿;如穿破皮肤则形成瘘管。因此任何表浅淋巴结长期肿大均应先排除结核。腋窝淋巴结肿大常由卡介苗接种引起,也可由慢性湿疹或结核引起。肺门淋巴结肿大,多由原发性肺结核引起,也可由反复发生的支气管炎、慢性肺炎或支气管扩张引起。全身感染性疾病如布鲁氏菌病、脓毒症和真菌感染可引起全身慢性淋巴结肿大。

五、血管免疫母细胞淋巴结病

血管免疫母细胞淋巴结病(angio-immunoblastic lymphadenopathy)又称血管免疫母细胞性淋巴结病伴异常蛋白综合征(angio-immunoblastic lymphadenopathy with dysproteinemia, AILD)[3]。1974 年 Frizzera 等首先提出 AILD 的概念,认为这是一种 T 细胞反应增殖性疾病,由于T 细胞调节功能缺陷使 B 细胞非肿瘤性异常增生并转化为免疫母细胞,产生过多的免疫球蛋白。部分病例可转化为血管免疫母细胞性 T 细胞淋巴瘤(angio-immunoblastic T-cell lymphoma, AITL)[4]。也有学者认为 AILD 与 AITL 是一个疾病的两个不同阶段。本病中老年人多见,40 岁以上占 85%,小儿少见[5]。

【临床表现】 全身或局限性淋巴结肿大为本病突出的特征,可累及肺门、纵隔和腹腔淋巴结。60%以上患者有轻到中度肝脾大。此外,发热、皮疹、消瘦、贫血等亦常见。

【实验室检查】

(1) 淋巴结病理:为确诊依据。特征性表现为淋巴结结构消失,T 细胞区大量内皮小静脉增生,淋巴细胞浸润,可见 EBV 感染的 B 细胞,有时也可见免疫母细胞、浆细胞和树突状细胞增生。免疫组化 CD2、CD3、CD4、CD5 阳性。AITL 患者 CD10、PD-1(programmed death-1)阳性。

(2) 血象:白细胞增加,有时呈类白血病反应,可有贫血和血小板减少。

(3) 骨髓象:增生明显活跃,免疫母细胞增多。免疫母细胞大小约为 15~25μm,呈卵圆形或多角形,胞质适量,核大呈卵圆形,略偏心位,核膜厚,染色质呈细网状,有 1 个大的或 2~3 个小核仁近核膜,有时呈双核或多核。苏丹黑、非特异酯酶染色阴性,PAS 部分阳性。

胞膜表面有IgG Fc受体及补体受体。

(4) 血液生化检查:血沉增快,碱性磷酸酶和LDH活性增高。

(5) X线检查:可有肺部浸润及胸腔积液。

【诊断与鉴别诊断】 淋巴结活检可确诊,需与淋巴瘤、传染性单核细胞增多症、白血病、系统性红斑狼疮等相鉴别。

【治疗】

(1) 肾上腺皮质激素:小剂量开始,无效可加大剂量,疗程3~6个月。

(2) 左旋咪唑:每日2~5mg/kg,用3天停4天。

(3) 化疗:参见淋巴瘤相关章节。

六、淋巴系统其他疾病

1. 急性淋巴管炎(acute lymphangitis) 当局部发生细菌感染,特别是发生蜂窝织炎时,附近的淋巴管和淋巴结往往发炎、肿大及疼痛,有时淋巴管炎在皮下形成一条“红线”延伸到局部淋巴结,多见于四肢,中医又称“丹毒”或“红丝疔”。也有研究报道丝虫病也可导致本病发生。经过相应的抗感染(一般静脉滴注青霉素,青霉素过敏者可用红霉素;丝虫病需给予乙胺嗪等)治疗,3~7天内即可消退。皮下做结核菌素试验时,可因剂量过大或已感染结核菌而发生重度反应,注射处发生硬结性红肿,局部淋巴管也出现红肿。如系葡萄球菌感染,宜用双氯青霉素。

2. 亚急性坏死性淋巴结炎(subacute necrotizing lymphadenitis,SNL) 也称为组织细胞性坏死性淋巴结炎(histiocytic necrotizing lymphadenitis,HNL),1972年首先由日本学者Kikuchi和Fujimoto同时报道,故又称Kikuchi-Fujimoto病或菊池(Kikuchi)病。本病原因不明,是一组免疫反应性非肿瘤性淋巴结肿大性疾病[6],好发于年长儿,男性较多,冬季发病较多,可能与病毒或变态反应有关。

【临床表现】 临床经过呈急性或亚急性。多数病例病前5~7天有咽炎、腮腺炎、咽结膜热等症状。发病时有高热,热型不定,热程长,淋巴结肿大,以颈部为主,可累及全身浅表淋巴结及深部淋巴结,部分伴压痛或自发痛。肿大淋巴结由几个到十几个不等,质软、活动、无粘连融合、无局部皮肤潮红及灼热感,一般持续肿大1~3个月。部分患者肝脾轻度大、伴不定形皮疹、关节痛。

【实验室检查】

(1) 淋巴结病理:淋巴结活检是诊断本病的主要依据[2]。淋巴结基本病理改变是淋巴细胞变性、坏死、部分细胞母细胞化、组织细胞增生,但与一般组织坏死不同,SNL无中性粒细胞浸润。组织病理学特点可分三个阶段:增殖期、坏死期和黄色瘤期,三种不同病理特征可同时出现在同一淋巴结中。包膜下皮质区有广泛凝固性坏死灶,其中心多为淋巴细胞与组织细胞,呈凝固性坏死,有多量核碎片,其周围则见该类细胞增生。吞噬细胞活跃,淋巴结免疫组化显示增生的组织细胞CD68(+),未见中性粒细胞浸润。

(2) 血象:白细胞减少,常在4×10^9/L以下,非典型淋巴细胞增多。

(3) 骨髓象:重症病例骨髓中淋巴细胞占优势,粒细胞减少或呈退行性变。

(4) 其他检查:血沉增高。PHA皮试反应及淋巴细胞转化率减低,提示本病患者的细胞免疫功能降低。

【治疗】 本病为自限性疾病,病程较长,约1~3个月,预后多良好,但仍可能复发,也有报道极少数患儿死于灶性心肌坏死、肺出血。抗生素治疗对本病无效,主要依靠肾上腺糖皮质激素治疗,但病因不明时不宜常规使用,重危病例可短期应用。

3. 淋巴水肿(lymphedema) 可分先天性和后天性两种:①先天性:先天性淋巴水肿又称Milroy征,主要临床特征为无痛性四肢凹陷性水肿,多见于单侧或双侧下肢,呈缓慢持续性病态,发病可以从出生到25岁。一般呈常染色体显性遗传,但也可无家族史。迄今为止所有发现的与淋巴水肿相关的基因突变均位于VEGFR-3跨膜蛋白胞内的激活结构域中,这些突变可能影响该蛋白酪氨酸激酶的活性,进而阻碍淋巴管的发育,从而出现局部水肿。Hennekam综合征又称Hennekam淋巴管扩张综合征,是一种表现为淋巴管扩张、淋巴水肿、颜面部形态异常、生长发育迟缓及不同程度智力低下的常染色体隐性遗传病。先天性绞扼轮综合征是绞扼轮及其有关畸形的总称,包括孕期子宫内截断及浅表的环状带等不同程度的绞扼轮,导致胎儿发育受损而发病,环状带较深时也可发生淋巴水肿。②后天性:后天性疾病致使淋巴液通道阻塞、回流受阻而发病,发达国家多见于肿瘤根治术后,而发展中国家多见于丝虫病感染,也可由淋巴系统炎症、手术后或放射治疗后淋巴管阻塞从而发病。

4. 乳糜性胸腔积液/腹水 乳糜液漏入胸膜腔称为乳糜胸(chylothorax)。腹腔内积存大量乳糜液时,称为乳糜腹(chyloperitoneum)。其原因可有:①先天性淋巴管缺如或畸形等;②创伤性:如外伤等;③栓塞性或阻塞性:如中心静脉营养疗法易使胸导管栓塞或导致静脉血栓形成,使淋巴回流障碍,淋巴管平滑肌瘤、淋巴瘤等恶性肿瘤、丝虫病、结核病、Turner 综合征等亦可引起；④炎症性：炎症导致淋巴结充血肿大、淋巴管壁水肿，从而导致淋巴管腔狭窄，包括结核病、胰腺炎、腹膜粘连、系统性红斑狼疮、Behcet 病[6]、缩窄性心包炎；⑤自发性：指原因不明者，其预后较好。也有报道 Gorham 综合征、原发性肾病、淋巴瘤、肺淋巴管平滑肌瘤、结核感染及丝虫病等慢性感染、肝硬化等疾病导致乳糜性胸腔积液。

乳糜胸的症状和体征与其他胸腔积液一样，胸部 X 线亦显示胸腔积液征。诊断主要靠胸腔穿刺，胸腔积液混浊似乳液，含脂肪、蛋白质及淋巴细胞（常占 90%以上）等。本病主要采用内科治疗，反复胸腔穿刺或闭式引流会促使肺组织扩张。进食与营养支持疗法包括给予脱脂乳或中链甘油三酯或静脉营养疗法及给予脂溶性维生素 A、D。内科治疗 3~4 周以上不见效者应施行手术治疗。

乳糜腹的临床表现为腹胀，有腹水征、穿刺呈奶样乳糜，即可确诊为乳糜腹。乳糜腹患儿开始应行保守对症治疗，并积极治疗原发病，减少脂肪性饮食即可减少乳糜形成。若乳糜增长过快而威胁生命，应考虑外科手术治疗。

5. 淋巴管瘤和恶性淋巴瘤 见第三十六章肿瘤与肿瘤样疾病章节。

七、自身免疫性淋巴增生综合征

自身免疫性淋巴增生综合征（autoimmune lymphoproliferative syndrome，ALPS）于 1967 年由 Canale 和 Smith 首次报道，故又称 Canale-Smith 综合征。ALPS 是一种 *FAS* 基因介导的凋亡受损导致的淋巴细胞增殖性遗传性疾病。由于淋巴细胞凋亡障碍，患者出现慢性淋巴细胞增殖、自身免疫反应和致瘤倾向[7]。约 70%的患者存在明确的遗传学突变，如 *FAS*、*FASLG*、*CAPS10* 或者 *CAPS8*，少数 ALPS 患者检测到 *NRAS* 和 *KRAS* 基因突变，目前检测表明几乎所有突变都与 FAS 凋亡通路有关。

【临床表现】 多于儿童期起病，中位发病年龄为 1.8 岁，也有研究报道发病年龄最大者 54 岁。超过 80%的患儿表现为慢性淋巴结肿大，可见于颈、腋、腹股沟等部位，肝脾大也较常见。此外，多数患儿表现为自身免疫相关的血细胞减少、Coombs 试验阳性等，少数患儿还可表现为自身免疫性肾炎、肝炎、胃炎、关节炎和葡萄膜炎等。*FAS* 基因突变阳性的 ALPS 患儿可继发恶性肿瘤如霍奇金淋巴瘤和非霍奇金淋巴瘤。

【实验室检查】 外周血及淋巴组织中 $TCR\alpha\beta^+CD3^+CD4^-CD8^-$ 双阴性 T 淋巴细胞（double negative T cell，DNT）升高，淋巴细胞凋亡检测异常，高丙种球蛋白血症（也有少数患者为减低），自身抗体异常，血浆 IL-10、FASL、IL-18 及维生素 B_{12} 升高。淋巴结活检可见副皮质区 T 细胞增加，并且多数是 DNT，而且是典型的 CD45RO 阴性[9]，伴滤泡增生、浆细胞增多和滤泡间血管明显增多。T 细胞还常会出现增生，呈指数增长，表现为大量有丝分裂和 Ki-67 表达增高。

【诊断与鉴别诊断】 2009 年，NIH 对 ALPS 及其相关疾病的诊断标准进行了修订，见表 29-34。

表 29-34 ALPS 的诊断依据[7,8]

诊断依据
主要诊断依据
1. 慢性（>6 个月）、非恶性、非感染性淋巴结肿大和/或脾大
2. 在细胞计数正常或淋巴细胞增高的外周血中，$TCR\alpha\beta^+CD3^+CD4^-CD8^-$（DNT）细胞在总淋巴细胞中≥1.5%，在 $CD3^+$淋巴细胞中≥2.5%
辅助诊断依据
1. 主要辅助诊断依据
①应用两种不同方法检测到淋巴细胞凋亡异常
②*FAS*、*FASLG*、*CAPS10* 或者 *CAPS8* 的体细胞或者种系病理突变
2. 次要辅助诊断依据
①血浆中 sFASL 增高（>200pg/ml），血浆 IL-10 增高（>500pg/ml），或血清/血浆中维生素 B_{12} 增高（>1 500ng/L），或血浆 IL-18 增高（>500pg/ml）
②血液病理专家认可的典型免疫组化改变
③自身免疫性血小板减少（溶血性贫血、血小板减少或者中性粒细胞减少）和 IgG 增高（多克隆高丙种球蛋白血症）
④非恶性、非感染性淋巴细胞增生家族史，伴或不伴有自身免疫改变

确诊 ALPS 需同时符合 2 个主要诊断依据加 1 个主要辅助诊断依据，疑似诊断标准需符合 2 个主要诊断依据加 1 个次要辅助诊断依据。

ALPS 分为 ALPS-Fas（生殖细胞 *FAS* 纯合子和杂合子突变）、ALPS-sFas（体细胞 *FAS* 基因突变）、ALPS-FasL（生殖细胞 *FASLG* 突变）、ALPS-CASP10（生殖细胞 *CAPS10* 基因突变）、ALPS-U（遗传缺陷未明）。ALPS 相关疾病分型：Caspase8 缺陷状态（CEDS）、RAS 相关自身免疫性白细胞增生病（RALD）、Dianzani 自身免疫性淋巴细胞增生病（DALD）、X-连锁淋巴细胞增生综合征

(XLP1)。

本病应注意与恶性肿瘤、其他淋巴细胞增生性疾病(如 Castleman 病[10]、Rosai-Dorfman 病[11]、组织坏死性淋巴结炎等)、感染性疾病相鉴别，尤其注意应与 Evans 综合征[12]、普通变异型免疫缺陷病(CVID)[13]相鉴别。

【治疗】　治疗原则主要是控制自身免疫性疾病和恶性肿瘤。短期大剂量激素对自身免疫性血细胞减少有效，有时需长期激素治疗，并联合细胞毒药物；霉酚酸酯(MMF)可缓解 ALPS 的淋巴细胞增生；西罗莫司是一种 mTOR 抑制剂，能清除 ALPS 的 DNT 细胞，增加免疫功能，降低患肿瘤的风险；抗 CD20 单抗用于难治性 B 细胞增生、自身免疫反应和 B 细胞淋巴瘤；骨髓移植治疗，当患者为严重的纯合子突变时，需终身服用较强免疫抑制剂，当存在肝肺肾等器官衰竭、死亡风险时，可给予异基因骨髓移植治疗。

八、Castleman 病

Castleman 病是一种少见的淋巴增生性疾病，又称为血管滤泡淋巴结增生、巨大淋巴结增生[2,10]。1956 年 Castle 报道了 13 例该类患者，由此该病被命名为 Castleman 病。该病病因不明，可能与感染、炎症有关，如感染人类疱疹病毒 8 型。此外，IL-6 在该病的发病中起重要作用[1]。

根据淋巴结累及范围可分为局灶型和多中心型。局灶型 Castleman 病多见于儿童，临床表现为纵隔或腹部单一巨大淋巴结，直径可达 7~8cm，该型多无全身症状。多中心型 Castleman 病发病年龄较大，是一种全身性 B 细胞淋巴增生性疾病，除引起淋巴结肿大、肝脾大外，多伴有全身症状如发热、贫血、IL-6 表达增多和多克隆高丙种球蛋白血症，该型可能与 HIV 感染、自身免疫性疾病相关淋巴结病和 POEMS 综合征(多发性神经病变、脏器肿大、内分泌障碍、M 蛋白血症和皮肤病变)有关，可伴发非霍奇金淋巴瘤。

局灶型 Castleman 病手术后多可治愈。多中心型 Castleman 病没有标准的治疗方法，治疗方案包括化疗、类固醇、抗 CD20 单克隆抗体(利妥昔单抗)、抗 IL-6 单克隆抗体(siltuximab，司妥昔单抗)、抗 IL-6 受体抗体(托珠单抗)、抗病毒药物、干扰素-α[14]。更昔洛韦是最有效的抗病毒药物，利妥昔单抗是目前最常见的一线药物。对于多中心型 Castleman 病，司妥昔单抗可以获得 34%长期缓解率[15]。类固醇和抗 IL-6 治疗可缓解系统症状，但停药后容易复发[2]。

九、窦组织细胞增生伴巨大淋巴结病

窦组织细胞增生伴巨大淋巴结病[2]，又称 Rosai-Dorfman 病、罗道病，本病是一种罕见的非朗格汉斯细胞组织细胞增生症，通常呈自限性，病因不明，多认为与免疫功能紊乱相关。此外，遗传学检测发现本病存在 *KRAS*、*NRAS*、*MAP2K1* 及 *ARAF* 基因突变。

本病常见于儿童，男性比女性多见。典型的临床表现为颈部双侧、多个无痛性淋巴结病，伴或不伴发热、盗汗和体重减轻，纵隔、腋窝和腹股沟淋巴结也可受累。43%的病例伴有结外受累，可累及软组织，最常见的部位是皮肤，其次是鼻腔和鼻窦、上腭、眼眶、骨骼和中枢神经系统。实验室检查提示白细胞增多、ESR 升高、多克隆免疫球蛋白 G 升高(高球蛋白血症)及产生针对红细胞或滑膜的自身抗体。淋巴结活检可见吞噬淋巴细胞的苍白组织细胞，免疫组化提示 S100 阳性，且 IgG4 阳性细胞数量较多。鉴别诊断包括朗格汉斯细胞组织细胞增生症、骨髓增生性疾病、高 IgG4 综合征和淋巴瘤。

Rosai-Dorfman 病多呈自限性，通常不需要治疗。但是，本病多年后仍可复发，当伴随自身免疫性疾病时，该病呈现较高的死亡率。泼尼松可治疗部分重症病例。此外，难治性 Rosai-Dorfman 病可行手术切除和放疗。免疫调节治疗如干扰素-α、2-氯脱氧腺苷、氯法拉滨、伊马替尼、西罗莫司和利妥昔单抗已证明有效[16]，但抗生素无效。

29 章

(王天有)

参考文献

[1] 陈灏珠，林果为，王吉耀. 实用内科学. 15 版. 北京：人民卫生出版社，2017：1820.

[2] KLIEGMAN RM. Nelson textbook of pediatrics. 21th ed. Holland：Elsevier，2019；2524-2626.

[3] FRIZZERA G，MORAN EM，RAPPAPORT H. Angioimmunoblastic lymphadenopathy with dysproteinaemia. Lancet，1974，1(7866)：1070-1073.

[4] JAYARAMAN AG，CASSARINO D，ADVANI R. Cutaneous involvement by angioimmunoblastic T-cell lymphoma：a unique histologic presentation，mimicking an infectious etiology. J Cutan Pathol，2006，33(Suppl 2)：6-11.

[5] YANG QX，PEI XJ，TIAN XY，et al. Secondary cutaneous Epstein-Barr virus-associated diffuse large B-cell lymphoma in a patient with angioimmunoblastic T-cell lymphoma：a

case report and review of literature. DiagnPathol, 2012, 19 (7):1596-1597.

[6] PERRY AM, CHOI SM. Kikuchi-Fujimoto Disease: A Review. Arch Pathol Lab Med, 2018, 142(11):1341-1346.

[7] LI P, HUANG P, YANG Y, et al. Updated Understanding of Autoimmune Lymphoproliferative Syndrome (ALPS). Clin Rev Allergy Immunol, 2016, 50(1):55-63.

[8] OLIVEIRA JB, BLEESING JJ, DIANZANI U, et al. Revised diagnostic criteria and classification for the autoimmune lymphoproliferative syndrome: report from the 2009 NIH International Workshop. Blood, 2010, 116(14):e35-e40.

[9] MAGERUS-CHATINET A, STOLZENBERG MC, LOFFREDO MS, et al. FAS-L, IL-10, and double-negative CD4- CD8- TCR alpha/beta+ T cells are reliable markers of autoimmune lymphoproliferative syndrome (ALPS) associated with FAS loss of function. Blood, 2009, 113(13):3027-3030.

[10] HAAP M, WIEFELS J, HORGER M, et al. Clinical, laboratory and imaging findings in Castleman's disease-The subtype decides. Blood Rev, 2018, 32(3):225-234.

[11] DEMICCO EG, ROSENBERG AE, BJÖRNSSON J. Primary Rosai-Dorfman disease of bone: a clinicopathologic study of 15 cases. Am J SurgPathol, 2010, 34(9):1324-1333.

[12] BEDOGNI A, ANESI A, FIOR A, et al. Microsurgical reconstruction of the mandible in a patient with evans syndrome: a case report and review of the literature. J ReconstrMicrosurg, 2013, 29(8):545-550.

[13] KUMAR Y, BHATIA A. Common variable immunodeficiency in adults: current diagnostic protocol and laboratory measures. Expert Rev Clin Immunol, 2013, 9(10):959-977.

[14] FAJGENBAUM DC. Novel insights and therapeutic approaches in idiopathic multicentric Castleman disease. Blood, 2018, 132(22):2323-2330.

[15] VAN RHEE F, WONG RS, MUNSHI N, et al. Siltuximab for multicentric Castleman's disease: a randomised, double-blind, placebo-controlled trial. Lancet Oncol, 2014, 15(9):966-794.

[16] ABLA O, JACOBSEN E, PICARSIC J, et al. Consensus recommendations for the diagnosis and clinical management of Rosai-Dorfman-Destombes disease. Blood, 2018, 131(26):2877-2890.

第 8 节 出血与血栓性疾病

一、出凝血生理

(一)巨核细胞和血小板生成，血小板功能

在正常条件下，小血管破损后引起的出血几分钟内就会自行停止，这种现象称为“生理性止血(physiological hemostasis)”。生理性止血机制主要包括血管收缩、血小板止血栓形成和纤维蛋白凝块的形成与维持三个时相。血管受损后，具有平滑肌的血管特别是小动脉和前毛细血管括约肌，首先发生自主神经反射性收缩，明显减慢或阻断血流，可使血小板易于在受损血管的局部黏附、聚集，血小板黏附、聚集于血管破损处，形成聚集团块，此为初期止血(primary hemostasis)。同时凝血系统激活，血浆凝固形成纤维蛋白网，加固血小板止血栓到达二期止血(secondary hemostasis)。在正常情况下，纤维蛋白完成加固止血使命后逐渐被溶解。

初期止血主要依赖血小板黏附、分泌和聚集。血管损伤后，内皮下组织暴露，循环中的血小板通过其膜上的功能性黏附受体 GP Ⅰb-Ⅸ复合物，与吸附在内皮下微纤维表面的血管性血友病因子(von Willebrand Factor, vWF)结合，使血小板黏附于损伤血管内皮下。支持血小板黏附的蛋白质还包括胶原、纤连蛋白、层粘连蛋白、微纤维、凝血酶敏感蛋白等。胶原不仅引起血小板接触和伸展，而且诱导释放反应，这些蛋白质协同发挥作用。然后血小板在刺激剂作用下完成聚集过程以加固止血。血管受损后，凝血过程被激活，血小板参与凝血酶的生成，血小板被活化后，很快分泌 vWF 与因子Ⅴ至膜表面，有利于因子Ⅸ的浓集在血小板表面，同时血小板膜脂质双层发生翻转利于凝血因子的装配，促进凝血酶的形成。血小板活化后分泌的 PAI-1 可抑制形成的血凝块溶解，稳定血栓。

1. 血小板活化及其功能 在正常循环血液中，血小板处于静息状态，而在某些生理或病理状态下，血小板可被激活。血小板激活(platelet activation)是指血小板在刺激物(诱导剂)作用下发生的各种改变，如变形(圆盘形改变为球形，表面伸展，形成伪足)、黏附(黏着在非血小板表面)、聚集(血小板之间的黏着)和释放

（颗粒内容物释放到细胞周围环境，又称"分泌"）反应。这些改变可以先后出现，或以不同组合出现，或单独出现。血小板激活也像机体的其他细胞效应一样，始于细胞膜接受刺激，通过调节蛋白和第二信使的信号跨膜转导，最后产生效应。

（1）血小板黏附功能：血小板与非血小板表面的黏着称为"血小板黏附（platelet adhesion）"。它是血管受损后参与正常止血反应的第一步。参与黏附反应的因素包括血小板、内皮下组织和血浆成分。

（2）血小板聚集功能：血小板彼此黏着称为"血小板聚集（platelet aggregation）"，通过形成聚集体使血液停止流动，是正常止血过程的主要功能。血小板聚集可由两类不同的机制诱发：一类为各种化学诱导剂；另一类为流动状态下的剪切变应力。血小板聚集在正常止血过程中发生在受损血管处，但是，也可以在非外伤的情况下由于不同原因导致血管内的血栓形成。血小板聚集功能在生理性止血及病理性血栓形成中起着重要作用。

（3）血小板释放反应：血小板受到刺激时，储存在α颗粒、致密体或溶酶体内的许多物质即可排出细胞，这种现象称为"血小板释放（platelet release）"。致密体内容物在受弱刺激物，如 ADP 或低浓度胶原作用下即可引起释放，而溶酶体内容物要在强刺激物作用下才可引起释放。在强刺激作用时可使 70%~90%的α颗粒和致密体内容物释放。

（4）血块回缩：血块回缩（clot retraction）依赖于血小板的数量和质量，以及血浆中纤维蛋白原的浓度。当血小板数低于 50×10^9/L、膜 GPⅡb-Ⅲa 缺陷或血浆纤维蛋白原浓度下降时，均可使血块收缩能力下降。血块回缩起始于血小板在纤维蛋白索上的黏着。当伪足收缩时，被黏着的纤维蛋白索之间的角度明显缩小，并形成整个血块的收缩。产生血块收缩的力来自血小板的收缩蛋白功能，在血小板中存在着类似肌肉的收缩蛋白系统，它包括肌动蛋白、肌凝蛋白、微管和各种相关蛋白。

2. 血小板在止血过程中的作用　止血是由多种细胞或成分共同参与的一个复杂的、连续的过程，通常可人为地分成初期止血和二期止血两个阶段。血小板的主要功能是参与止血，包括在初期止血中的血小板栓子的形成，以及在二期止血中参与凝血瀑布反应和血块回缩。在小血管和毛细血管的止血过程中，正常血小板是足以完成止血功能的，但在大的血管中尚需凝血过程的活化、纤维蛋白凝块的形成。

（二）凝血因子和止血通路

1. 凝血因子　凝血因子（clotting factor）是直接参与凝血的物质，国际命名法使用罗马数字编号，共有 12 种：分别为凝血因子Ⅰ（纤维蛋白原）、Ⅱ（凝血酶原）、Ⅲ（组织因子）、Ⅳ（Ca^{2+}）、Ⅴ、Ⅶ、Ⅷ、Ⅸ、Ⅹ、Ⅺ、Ⅻ与ⅩⅢ。除 Ca^{2+}外，其余已知因子都是蛋白质，在血液中处于无活性状态，只有被激活后才发挥凝血作用。除组织因子外，其他凝血因子均在肝脏合成，其中凝血酶原、FⅦ、FⅨ与 FⅩ需维生素 K 参与，称为维生素 K 依赖的凝血因子。

凝血是上述凝血因子经酶解激活，由无活性的前体转变为活性形式，直至最终形成凝血酶，使纤维蛋白原转变为纤维蛋白。

2. 凝血通路　凝血通路（hemostatic pathway）是一系列凝血因子相继激活，由无活性的前体变为活性形式，直至最终形成凝血酶和纤维蛋白凝块。经典的凝血过程为瀑布学说，通常分为：①内源性凝血途径；②外源性凝血途径；③共同凝血途径。这三条途径不是各自完全独立，而是互相密切联系，共同调节止血过程。

（三）止血的血管功能

略。

二、血管出血性疾病

（一）遗传性出血性毛细血管扩张症

【定义与历史】　遗传性出血性毛细血管扩张症（hereditary hemorrhagic telangiectasia，HHT）是常染色体显性遗传性血管发育异常的一种疾病。1864 年由 Sutton 首次报道。1909 年 Hanes 将该病命名为 HHT。HHT 可累及皮肤、黏膜及全身器官，主要表现为毛细血管出血扩张及反复出血。

【流行病学】　国外流行病学调查显示，法国发病率约为 1/2 351，丹麦发病率约为 1/3 500，美国发病率约为 1/6 500，欧洲的平均发病率约为 1/2 000，日本北部秋田县发病率约为 1/5 000~8 000。我国尚未有流行病学调查资料，有散在的病例报道。

【病因与发病机制】　HHT 发病的基础是毛细血管扩张和动静脉畸形。目前已发现至少有 3 种基因突变与 HHT 发病有关，这些基因均与转化生长因子（transforming growth factor-β，TGF-β）的信号转导有关。本病为常染色体显性遗传，男女均可患病，父母均可遗传。

【临床表现】　出血可是自发性，但也可有促发因素：①外伤或手术；②月经、分娩；③腹压增高；④感冒或发热；⑤过度疲劳或精神紧张；⑥久立或长途跋涉。由于累及的部位不同，临床表现具有多样性。

1. 鼻出血 是HHT最常见和最早出现的临床表现，绝大多数的患者最终会出现鼻出血的症状，多为自发性或轻微刺激诱发，夜间多发。鼻出血严重程度和频率随着年龄增长而增加。

2. 皮肤、黏膜毛细血管扩张或出血 最突出的症状是受累血管破裂出血，常在同一部位反复出血。典型的病变呈鲜红色或紫红色的毛细血管或小血管扩张。出血症状通常轻微。

3. 上消化道出血 毛细血管扩张可发生在上消化道的任何一个部位。最常见部位是胃和十二指肠上部，常见症状为上消化道出血，通常比较缓慢但持续存在。一般会随着年龄增长而加重。老年人多见。上消化道动静脉畸形比较少见，但导致的出血比较严重。

4. 肺出血 30%的患者会出现肺动静脉畸形，常常是双侧且多发，其中下肺常见；随着人体生长发育而增大。发生率与致病基因的不同而存在差异，大多数患者多年没有症状，少数患者出现严重或突发性呼吸困难、发绀、咯血等症状。

5. 中枢神经系出血 常见症状为头痛、癫痫、颅内出血、脑脓肿和一过性脑缺血性发作等。伴有肺动静脉畸形或有肺动静脉畸形家族史患者，出现神经系统症状更常见。2/3的患者出现症状是由肺动静脉畸形导致；另外1/3的患者是由伴有脑或脊髓的动静脉畸形所导致。

6. 肝脏出血 肝脏受累女性患者较多。大部分患者可以终身无症状。有症状的患者多因肝脏血管分流引起。

【实验室检查】

1. 血常规 大致正常，长期出血者可见贫血的血象。

2. 出凝血检查 大多数患者的凝血时间及血小板数目均正常。

3. 超声心动图 HHT患者应至少进行1次增强超声心动图，筛查是否存在肺动静脉分流畸形。如超声发现存在肺动静脉分流，需进行3mm层厚的肺CT对动静脉畸形进行评估。

4. 头颅MRI HHT患者需行头颅MRI筛查以发现是否存在脑动静脉畸形。

5. 组织病理学 毛细血管变薄，仅有单层内皮细胞组成，外围包裹一层疏松结缔组织，缺乏正常血管壁的弹力纤维及平滑肌成分。病变部位血管可发生结节状和瘤状扩张，严重时可形成动静脉瘘和动静脉瘤，可引起出血。

【诊断】 2000年国际HHT基金科学顾问委员会对临床诊断标准规定如下：

1. 反复发作的自发性鼻出血。

2. 多个特征部位出现毛细血管扩张，如唇、鼻、手指和口腔黏膜等。

3. 内脏受累，如消化道的毛细血管扩张，肺、肝、脑的动静脉畸形。

4. 阳性家族史。直系亲属中有HHT患者。

符合其中以上3条或3条以上条件者可确诊为HHT。符合其中2条者为疑似病例，少于2条者暂不考虑HHT。

典型的HHT具有如下表现：

（1）皮肤、黏膜特征性的多发性毛细血管扩张灶。

（2）反复、同一部位出血史，最常见为鼻出血，也可口腔黏膜、舌、胃肠道、呼吸道、泌尿生殖道、脑、眼底出血。

【鉴别诊断】 本病应与Crest综合征、蜘蛛痣、全身弥漫性血管角化病、血管发育不良症、共济失调性毛细血管扩张症等疾病相鉴别。

【治疗】 HHT主要是对症和支持治疗如局部压迫止血和止血药物应用。目前尚无特效治疗措施。应避免鼻部受外伤，避免应用血管扩张剂、阿司匹林和其他非甾体类药等。止血应尽可能用非创伤性手段。

1. 鼻出血

（1）轻度鼻出血，应用激光切除治疗。

（2）重度鼻出血，进行鼻中隔皮肤成形厚皮移植术。

（3）复发性鼻出血治疗使用经导管栓塞疗法。

（4）避免使用电和化学烧灼术治疗。

2. 上消化道出血

（1）严重上消化道出血应在内镜下应用加热探针、双极电凝或激光治疗。

（2）内镜下治疗无效者考虑外科手术治疗。

3. 肺动静脉畸形 有症状或畸形血管直径>3mm的患者应进行血管栓塞治疗。

4. 脑动静脉畸形

（1）出现中枢神经系统症状或检查发现畸形血管直径>1cm的患者应立即予以治疗。目前治疗脑动静脉畸形的方法包括经导管血管栓塞、手术切除、立体定向放疗和联合治疗。

（2）儿童患者，除非出现脑出血、神经功能障碍及其他威胁生命症状时立即治疗，一般采用保守治疗。

5. 肝脏动静脉畸形 治疗困难，肝移植是目前有效的治疗方法。

6. 皮肤毛细血管扩张 一般不需处理，除非病变部位出血或患者对外观有要求，可应用激光切除病灶。

7. 贫血 鼻出血或上消化道出血导致的贫血，通过口服铁剂或非肠道给予铁剂治疗大多能纠正。对于严重出血或频繁出血的患者常需要输血治疗。

【预防】 注意保护皮肤黏膜，避免局部创伤、过度疲劳、感冒、发热，避免可促发和加重出血的因素，避免使用能引起血容量增加、血压增高、血管扩张及促发出血的药物。

（二）埃勒斯-当洛斯综合征

埃勒斯-当洛斯综合征（Ehlers-Danlos syndrome，EDS）又称皮肤弹性过度综合征，是先天性结缔组织发育不全综合征，属遗传性结缔组织病（先天血管周围支撑组织异常）。1901 年 Ehler 首次报告本病皮肤过度伸展；1904 年 Danlos 报告本病患者血管脆性增强，指出这些缺陷是由于结缔组织异常所致，故命名为 Ehlers-Danlos syndrome。1949 年 Johnson 首先提出此病具有家族特性。1972 年 Pinnel 首先发现分子生物学证据。1998 年国际上将 EDS 分为 11 种类型，各型遗传方式不完全相同，预后也不一样。多为常染色体显性遗传，也有常染色体隐性遗传，男性多见。其中Ⅳ型即血管型罕见，其并发症严重。

【流行病学】 两性均可累及，男性发病率较高，往往有家族史，多数属常染色体显性遗传，少数家族以性连锁隐性遗传的特征出现。Ⅳ型 EDS 即血管型 EDS 发病率为 1/100 万~1/10 万。

【病因学与发病机制】 病因尚不完全清楚。目前认为胚胎期由于中胚层发育不全，引起先天性结缔组织缺陷伴血小板黏附胶原功能障碍。由于胶原纤维量减少和形态异常，在真皮、皮下和关节囊里形成异常编织的疏松组织，弹力纤维增加，导致皮肤关节伸展过度；皮下血管脆性增加，皮肤瘀斑；皮下结节；骨假肿瘤或畸形等一系列临床症状。Pepin 等发现系Ⅲ型前胶原基因（*COL3A1*）突变所致。Arteage 等认为 EDS Ⅳ型特点为大血管破裂，由Ⅲ型胶原突变所致。

【临床表现】

1. 特殊面部特点和皮肤表现　窄鼻梁、突眼、眼睑毛细血管扩张、高颧骨、薄嘴唇和无耳垂。皮肤变薄，皮肤光滑柔软，皮下静脉清晰可见。皮肤受伤后不易愈合，愈合后瘢痕增大，留下烟纸样皱褶瘢痕。皮肤弹性过度，松手后皱褶皮肤可迅速恢复正常。多见皮下瘀斑，或出现较大血肿。

2. 血管异常皮肤瘀点、瘀斑、甚至血肿　易发生血管瘤和血管破裂，少儿期很少发生，20 岁后逐渐增多，40 岁以前高达 80%。部位主要在腹部中等直径的血管；余分布在颈部和四肢。

3. 胃肠道破裂　破裂最常发生在结肠尤其是乙状结肠。小肠和胃破裂极少。

4. 妊娠并发症　妊娠并发症包括胎膜早破、子宫破裂、软产道裂伤、膀胱尿道破裂、产后子宫出血等。一般发生于妊娠末 2 周内和分娩过程中。

5. 其他　关节过度弯曲、头痛、脑血管畸形等骨、神经系统并发症。

【实验室检查】

1. 束臂试验阳性，凝血试验正常，血小板 PF3 活性及胶原诱导的血小板聚集异常。有些病例血小板显示超微结构缺陷，导致其黏附、聚集功能降低等。

2. 皮肤病理活检　弹力纤维和胶原纤维增加；真皮胶原缺乏、排列紊乱，呈螺纹状，基质染色淡；在纤维囊内，脂肪和液质构成假性肿瘤，可呈钙化状。

3. X 线检查　皮下组织可见多个小结节状钙化阴影，时有牙齿异常和骨骼结构不良。

【诊断与鉴别诊断】

1. 主要诊断标准　①动脉破裂；②肠破裂；③妊娠子宫破裂；④血型 EDS 家族史。

2. 次要标准　①皮肤菲薄、半透明；②易挫伤；③特征性面容；④四肢皮肤早老；⑤小关节活动过度；⑥肌肉或肌腱断裂；⑦早发的静脉曲张；⑧颈动静脉海绵窦瘘；⑨气胸或血气胸；⑩慢性关节脱位或半脱位；⑪先天性髋关节脱位；⑫马蹄内翻足；⑬牙龈萎缩。

满足主要标准中的两项对于诊断Ⅳ型 EDS 具有高度的特异性，建议进一步检查以确诊，如在此基础上出现 1 项或多项次要标准，则支持Ⅳ型 EDS 的诊断。

【鉴别诊断】 应与马凡氏综合征、弹性假黄瘤病、Cutis laxa 综合征等疾病相鉴别。

【治疗】 目前尚无根治办法。避免外伤；高蛋白饮食，补充维生素，硫酸软骨素。腔内修复技术创伤小、疗效确切、恢复快，使不能耐受常规手术患者的治疗成为可能，但远期疗效尚有待验证。

【预防】 预防外伤。

（三）卡萨巴赫-梅里特综合征

卡萨巴赫-梅里特综合征（Kasabach-Merritt syndrome，KMS）又称血管瘤伴血小板减少综合征，是一种以血管性肿瘤和血小板减少及全身紫癜为主的综合征。本病由 Kasabach 和 Merritt 于 1940 年首次报道，在婴幼儿血管瘤患儿中发病率约 0.3%。组织病理常表现为卡波西样血管内皮细胞瘤和丛状血管瘤，但因其容易发生消耗性凝血功能障碍，患儿病情容易迅速发展，致死率高，临床应引起重视。

【病因与发病机制】 本病病因尚未明确。目前认为其病理生理基础是血小板减少和弥散性血管内凝血。由于血管性肿瘤中血管异常增生，一方面由于血管管腔迂曲，流经该部位的血小板容易凝聚停滞，促进凝血因子激活，导致局部血栓形成，从而大量消耗血小板和凝血因子Ⅱ、Ⅴ、Ⅶ和纤维蛋白原，引起慢性消耗性凝血障碍；另一方面血管内皮细胞大量增殖，以及单核巨噬细胞系统捕获血小板作用加强，从而导致血小板受伤而裂解，导致血小板被大量破坏。另有学者认为，血小板减少的原因亦与血管肿瘤内产生的血小板抗体有关。血小板在上述作用下活化，继发凝血级联反应的二次活化，纤溶增加，最终导致瘤体增大和全身弥散性血管内凝血的发生。

【临床表现】

1. KMS 多见于新生儿期或小婴儿期，平均发病年龄为生后 5 周。本病常单发，也可多发。

2. 临床主要表现为四肢或躯干生长迅速的肿物或斑块，开始颜色为肤色或暗红色，随着病情进展可转变为暗紫色或青紫色，肿物迅速增大、变硬，部分呈板样质地，类似蜂窝织炎样改变，且周边自发性出现大量的瘀点、瘀斑或紫癜。部分患儿可累及内脏，如胸腔纵隔、腹膜后等部位（见书末彩图 29-25）。

3. 反复周期性出血为本病特征，常伴贫血、血小板减少、出凝血功能异常，据报道 KMS 患儿中，100%存在血小板减少、低纤维蛋白原和 D-二聚体升高，血红蛋白下降为其次。最终可导致肿瘤内出血，严重者可出现颅内或脏器内出血。

4. 本病进展快，瘤体位于内脏或深部组织时可以对邻近器官或组织脏器造成压迫症状，如气道周围血管瘤压迫可引起呼吸衰竭（见书末彩图 29-25A）。同时巨大血管瘤可引起高输出性心力衰竭。常常成为患儿致死原因。

【辅助检查】 血红蛋白、血小板、纤维蛋白原，凝血因子Ⅱ、Ⅴ、Ⅷ均减少，凝血酶原时间均延长，纤维蛋白裂解产物（FDP）和 D-二聚体可增加。

超声、CT 和 MRI 等影像学检查有助于明确瘤体深部组分侵犯的深度和广度，同时，对深在性 KMS 诊断有重要意义。KMS 在多普勒超声下表现为弥漫浸润性质的硬肿块组织，伴有高流速血管成分；MRI/CT 增强相可见增厚的肿块组织弥漫性增强信号。

不能排除恶性肿瘤时，建议行组织活检术。

【诊断与鉴别诊断】 诊断的主要依据为出生时或生后不久巨大的血管肿瘤及血小板计数减少或慢性弥散性血管内凝血的发生。

血管畸形伴有血液系统异常可与本病混淆（表 29-35）。有时血管肿瘤发生在内脏，如胸部、肝、脾、骨骼等而被忽视，影像学检查、血小板及纤维蛋白降解物（FDP）的检测有助于诊断。病理检查诊断最为准确，但瘤体处于出血期可加重出血，且处于非体表部位难以进行活检术，故病理诊断较为困难，需影像学检查联合以上各种检查进行诊断与鉴别。

表 29-35 KMS 与婴儿血管瘤、伴有血液系统异常的血管畸形鉴别要点

项目	KMS	婴儿血管瘤	伴有血液系统异常的血管畸形
临床	通常新生儿期或小婴儿期出现； 四肢或躯干突然生长迅速的暗紫红色肿物或斑块； 伴有血小板减少和 DIC	通常出生时不存在（往往为前期皮损，偶见完全形成的皮损）； 快速增长→平台期→缓慢消退期； 几年内自然消退； 不伴有血小板减少	通常出生时明显； 扩展缓慢，适度增长； 持续到成年； 可伴有血小板减少，但一般是后期表现
流行病学	未发现明显性别和妊娠差异	更常见于： 女婴(3~5)∶1； 早产儿或多产儿； 绒毛膜绒毛取样后产儿	未发现明显性别和妊娠差异
病理学	主要为卡波西样血管内皮细胞瘤和丛状血管瘤	增殖期：血管内皮细胞增生，小叶形成，可见肥大细胞，基底膜突出； 消退期：被纤维脂肪组织取代，肥大细胞减少	根据类型不同，往往表现为不规则脉管管腔扩张
免疫组化	抗血小板标志物 CD61 单抗阳性	GLUT1、Lewis Y 抗原、merosin、Fc-γRⅡ阳性	GLUT1、Lewis Y 抗原、merosin、Fc-γRⅡ阴性

【治疗】　主要目的在于缩小瘤体,控制血小板减少和出血。

1. 大剂量的糖皮质激素治疗　仍为一线疗法,可控制血管肿瘤内皮细胞异常增殖,抑制瘤体生长;同时阻止纤维蛋白溶解,降低体内血栓形成。病情较轻者可口服泼尼松,首次剂量为2~5mg/(kg·d),病情严重者可静脉冲击治疗,如甲泼尼松龙,10~30mg/(kg·d)。

2. 免疫抑制剂　可以促进血管内皮细胞及瘤细胞的凋亡,抑制血管生成。常用的治疗KMS药物有长春新碱、环磷酰胺及放线菌属D、雷帕霉素等,首选雷帕霉素单独用药[1]。

3. 支持治疗　给予潘生丁、肝素等抗凝药物抗DIC治疗;间断给予新鲜冰冻血浆或血小板止血治疗等。

4. 外科治疗　对于局限性、瘤体面积小、解剖位置表浅、非重要脏器周围的血管瘤可采用手术切除;对于血管起源清楚、瘤体较大不易常规手术切除的病例可于病灶局部注射硬化剂促使瘤体发生变性、坏死而消退。

三、血小板类疾病

(一)先天性血小板减少症

先天性血小板减少症又称为遗传性血小板减少症(inherited thrombocytopenias,ITs)是一组罕见的遗传性疾病,表现为不同程度的血小板减少,可同时伴有白细胞、红细胞的异常或骨骼畸形。近年来,高通量测序(high throughput sequencing,HTS)技术的引进极大地提高了对ITs的认识。目前已鉴定出至少有32个基因影响的分子缺陷,导致33种不同形式的ITs。影响至少32个基因;随着新的致病基因的发现,血小板减少症的发病机制得到更好的阐明。虽然ITs临床表现是异质性的,但出血一直被认为是ITs患者的主要临床问题。然而,目前的情况表明,生活中一些最常见的ITs患者有可能发展成其他比血小板减少症本身更危险的疾病[2]。

先天性血小板减少疾病可分为常染色体显性遗传,代表疾病有*MYH9*(May-Hegglin9)基因相关的血小板减少综合征;常染色体隐性遗传,代表疾病有先天性无巨核细胞血小板减少症(congenital amegakaryocytic thrombocytopenia,CAMT);伴有血小板减少的遗传性血小板质量疾病,代表性疾病有Bernard-Soulier综合征(Bernard-Soulier syndrome,BSS)。详细分类见表29-36。以血小板大小分类可以将此病分为大血小板性(MPV>11fl):代表疾病有MYH9相关疾病(MYH9-related

表29-36　先天性血小板减少症疾病分类

Ⅰ. 先天性低/无巨核细胞血小板减少症(AMT)
　A. 先天性无巨核细胞血小板减少症(CAMT)
　B. 合并骨骼异常的先天性低/无巨核细胞血小板减少症
　　1. 血小板减少合并桡骨缺失(TAR)综合征
　　2. 先天性无巨核细胞性血小板减少伴桡尺骨骨性连接(ATRUS)
　　3. 范科尼贫血

Ⅱ. *MYH9*基因相关疾病
　血小板减少症,白细胞中存在Dohle样包涵体,肾炎±听力损失±白内障

Ⅲ. 血小板颗粒缺陷(储存池疾病)
　A. α-颗粒缺陷
　　1. 灰色血小板综合征
　　2. Paris-Trousseau综合征
　　3. Quebec血小板综合征
　　4. 关节弯曲-肾功能不全-胆汁淤积(ARC)综合征
　B. 致密颗粒缺陷
　　1. Hermansky-Pudlak综合征
　　2. Chédiak-Higashi综合征
　　3. Griscelli综合征
　C. α颗粒和致密颗粒共同缺陷

Ⅳ. 血小板表面受体异常疾病
　A. 糖蛋白(GP)GPⅠb-Ⅸ-Ⅴ缺陷
　　1. Bernard-Soulier综合征
　　2. 血小板型血管性血友病
　　3. Velocardiofacial综合征
　B. 整合素$α_{Ⅱb}β_{Ⅲa}$缺陷:各种类型的Glanzmann血小板无力症

Ⅴ. Wiskott-Aldrich综合征(WAS)蛋白相关异常疾病
　A. 典型Wiskott-Aldrich综合征
　B. X连锁血小板减少症
　C. X连锁中性粒细胞减少

Ⅵ. *GATA-1*突变
　A. X连锁血小板减少
　B. X连锁血小板减少和地中海贫血样表型l
　C. 先天性红细胞生成性卟啉症

Ⅶ. Ankyrin重复结构域(*ANKRD*)-26突变
　中度血小板减少症伴轻度出血倾向,恶性代谢异常,髓系肿瘤的风险增加

Ⅷ. *RUNX-1*突变
　家族性血小板疾病伴有骨髓恶性肿瘤倾向(FDP/AML)

Ⅸ. 其他
　A. 谷固醇血症
　B. 蒙特利尔血小板综合征
　C. 其他

29章

disease，MYH9-RD）、血小板膜糖蛋白（glycoprotein，GP）GPⅠb-Ⅸ-Ⅴ复合物相关疾病、Alport 综合征（Alport syndrome）及其变异型、灰色血小板综合征（gray platelet syndrome，GPS）、X 连锁性血小板减少伴地中海贫血（Xlinkage thrombocytopenia with thalassemia，XLTT）、Paris-Trousseau 综合征（Paris-Trousseau syndrome，PTS）；正血小板性（MPV＝7～11fl）：代表疾病有 CAMT、血小板减少伴桡骨缺如综合征（thrombocytopenia with absent radius syndrome，TARS）、先天性无巨核细胞性血小板减少伴桡尺骨骨性连接（congenital amegakaryocytic thrombocytopenia with radioulnar osseous junction，ATRUS）和范科尼贫血（Fanconi anemia）及具有 AML 倾向的家族性血小板疾病（familial platelet disorder with propensity to acute myelogenous leukemia，FPD/AML）；小血小板性（MPV<7fl）：代表疾病有 Wiskott-Aldrich 综合征（Wiskott-Aldrich syndrome，WAS）和性连锁性血小板减少症。

1. *MYH9* 基因相关血小板减少综合征

【发病机制】 *MYH9* 相关疾病（MYH9-related disease，MYH9-RD）是位于 22q12-13 的基因突变造成的一系列疾病，目前已知 May-Hegglin 异常（May-Hegglin anomaly）、Fechtner 综合征（Fechtner syndrome，FS）、Sebastian 综合征（Sebastian syndrome）、Alport 综合征（Alport syndrome）和 Epstein 综合征（Epstein syndrome，ES）均与 22q12-13 基因突变有关（表 29-37）。此基因编码非肌性肌球蛋白重链（nonmuscle myosin heavy chain，NMMHC-ⅡA），是分解 ATP 产生能量，牵动肌动蛋白和引起细胞运动的重要功能区，表达于血小板、肾、白细胞和耳蜗。为常染色体显性遗传的巨血小板减少症（macrothrombocytopenia）。

NMMHC-ⅡA 蛋白是造血细胞重要的细胞骨架蛋白。NMMHC-ⅡA 异常可使巨核细胞骨架蛋白结构高度不稳定，可引起血小板骨架成分的改变和重组，使血小板前体细胞成熟障碍，导致血小板数量减少。当把 *MYH9* 基因插入这些细胞，血小板前体细胞的数量减少，提示 NMMHC-ⅡA 确实是血小板生成的负性调节因子，NMMHC-ⅡA 蛋白的异常凝集可在中性粒细胞内形成包涵体。研究显示 NMMHC-ⅡA N 端启动子区的突变较 C 端终止区的突变对蛋白的影响更为显著。这些启动子区的突变可导致严重的血小板减少，早期（40 岁前）即可出现肾炎和耳聋，而终止区的突变可出现轻度的血小板减少，听力和肾损害仅处于亚临床状态或老年时期出现。这可以解释 NMMHC-ⅡA 突变位点的不同可导致临床表现的差异。目前 *MYH9* 基因突变超过 40 种。对连续大量患者的调查确定了基因型-表型相关性，这使大约 85% 的 MYH9-RD 病例中疾病的演变可以得到预测。最近的研究显示，同一 NMMHC-ⅡA 结构域内的不同突变，甚至击中相同的残基，可能与血液外表现的显著不同的风险相关，从而提供更准确的预后模型。

【临床表现】

（1）各型患者均可发生出血倾向，程度不同，也可以全无症状而偶然被发现。

（2）MYH9 异常患者具有血小板减少，巨大血小板和白细胞中可见 Dohle 小样体（Dohle body-like）包涵物三联症。

（3）神经性耳聋：FS 和 ES 成年后可以出现。

（4）肾炎常于成年后出现，肾小球损害表现为血尿、蛋白尿和高血压，部分进展为肾衰竭。

（5）白内障和青光眼。

（6）Epstein 综合征患者无包涵物。

【辅助检查】

（1）血小板计数减少、体积增大、血小板功能基本正常。

（2）出血时间正常或稍延长。

（3）外周血涂片可见中性粒细胞质或出现包涵体，这是 MYH9 相关疾病的一个特征性表现，瑞-吉染色（Wright-Giemsa stain）的血涂片可见中性蓝色包涵体，它是由 NMMHC-ⅡA 细胞质聚集物构成。

（4）骨髓象：FS 的骨髓涂片见巨核细胞内出现多个核和高密度的嗜苯胺蓝颗粒。

（5）肾小球病理：FS 光镜下可见肾小球系膜细胞增殖及局灶性透明样变；电镜下可见肾小球基底膜广泛增厚伴局部变薄；ES 肾小球系膜细胞增殖。

表 29-37 MYH9 相关血小板减少的鉴别要点

疾病名称	血小板减少/巨大血小板	白细胞包涵体	神经性耳聋	肾炎	白内障
May-Hegglin 异常	+	+	−	−	−
Alport 综合征	+	−	+	+	+
Epstein 综合征	+	−	+	+	−
Fechtner 综合征	+	+	+	+	+
Sebastian 综合征	+	+	−	−	−

【**治疗**】 *MYH9* 相关疾病的治疗通常为支持治疗。

(1) *MYH9* 相关异常患者可被误诊为原发免疫性血小板减少症(immune thrombocytopenia,ITP),从而接受如糖皮质激素(glucocorticoid)、静脉注射免疫球蛋白(intravenous immunoglobulin,IVIg)或脾切除术(splenectomy)等不适当的治疗。因此,应告知患者及其家属避免接受对其有危险的针对 ITP 的治疗。

(2) 血小板输注:仅在难以控制的出血、大手术前、难产等特殊情况时给予。在手术操作前和术后 24 小时可给予 DDVAP(0.3μg/kg)和氨甲环酸(tranexamic acid)。由于患者具有巨大血小板,应用这些措施时要注意避免术后静脉血栓形成。

(3) 改善贫血。

(4) 封闭肾素-血管紧张素系统可延缓蛋白尿和肾功能损害的出现,从而预防肾脏病变。

2. 血小板膜蛋白复合物 GP Ⅰb-Ⅸ-Ⅴ 相关性疾病 是一组由血小板膜蛋白复合物 GP Ⅰb-Ⅸ-Ⅴ 缺陷所致,以血小板减少为主要特点的疾病。主要包括 Bernard-Soulier 综合征(Bernard-Soulier syndrome,BSS),血小板型或假性血管性血友病(platelet-type or von-Wiillebrand's disease,PTvWD)和地中海巨血小板减少症(mediterranean macrothrombocytopenia,MMT)。

【**病因与发病机制**】 正常血小板膜上存在由 α、β 两条多肽链组成的糖蛋白 GP Ⅰb,主要作用是维持血小板的寿命,其缺陷可引起血小板减少和巨大血小板。BSS 是一种遗传性血小板 GP Ⅰb-Ⅸ-Ⅴ 复合物疾病,血小板无法结合 GP Ⅰb 配体(最重要的是 vWF 和凝血酶)。

BSS 的 6 种不同特征可能造成不同的出血性疾病:血小板减少、血小板黏附功能异常、血小板与凝血酶相互作用异常、血小板凝血活性异常、血小板与 P-选择素相互作用异常、血小板与白细胞整合素($\alpha_m\beta_2$)相互作用异常。患病率低于百万分之一,属于罕见疾病,在世界各国均有报道。常染色体隐性("双等位基因")和常染色体显性("单等位基因")两种类型的疾病均已被报道,其中双等位基因产生的症状最严重,单等位基因导致大血小板和血小板减少以及轻度出血或无出血症状。近亲婚配在双等位基因中很常见。85%的报告病例是由突变纯合子导致的。从 20 世纪 70 年代初开始,BSS 血小板被证明在 vWF 依赖性血小板黏附和凝集功能方面有缺陷。后来的研究证实 vWF-GP Ⅰb 相互作用缺陷并且确认在血小板 GPⅨ中也有缺陷。

BSS 血小板减少的机制尚不完全明了,无效的血小板生成和/或血小板生成质量的降低可能是血小板减少的原因之一。巨核细胞的形态异常可能与血小板产生异常有关。BSS 的出血程度比血小板减少症的预期更为严重,从而有力地支持血小板质量缺陷也是其主要问题。

血小板 GP Ⅰb/Ⅸ复合物是 vWF 的受体,vWF 在内皮下基质与血小板之间起着桥梁的作用。其可能均有助于血小板黏附。GP Ⅰb/Ⅸ与 vWF 的相互作用也直接促成血小板-血小板的相互作用。GP Ⅰb/Ⅸ复合体的异常可能是 GP Ⅰbα、GP Ⅰbβ 或 GP Ⅸ基因缺陷造成的。

BSS 中产生巨血小板的机制尚不清楚,可能由于 GP Ⅰb-Ⅸ无法与某未知骨髓配体结合所致。还有证据表明 BSS 患者的血小板对凝血酶激活的反应降低,支持 BSS 患者血小板在凝血酶生成方面也存在缺陷。

部分 MMT 患者编码 GP Ⅰbα 链的基因发生突变,大部分 MMT 患者血小板 GP Ⅰb-Ⅸ含量低于 BSS。

【**临床表现**】 出血倾向:皮肤瘀斑、鼻出血、月经过多、牙龈出血以及胃肠道出血,还有发生概率较低的出血如创伤后出血、血尿、脑出血以及视网膜出血等。

【**辅助检查**】

(1) 血小板减少:几乎所有患者均存在血小板减少,但程度各异,血小板从约 20×10^9/L 至接近正常水平。在涂片上血小板体积巨大,其中超过 1/3~4/5 的直径通常大于 3.5um。

(2) 出血时间:除 MMT 外其他均延迟,但延长程度不定。

(3) 血小板功能:典型的 BSS 主要为血小板黏附功能缺陷,血小板不能在瑞斯托菌素诱导下聚集,并且不能被正常血浆纠正;PTvWD 患者的血小板聚集功能在瑞斯托菌素诱导下增强;MMT 患者血小板功能正常。

(4) 凝血因子水平:PTvWD 患者血浆 vWF 浓度下降,凝血因子Ⅷ浓度正常。血浆 vWF:Ag 浓度正常或轻度降低,vWF 活性降低。

3. 先天性无巨核细胞性血小板减少症 这一组疾病有先天性无巨核细胞血小板减少症(CAMT)、合并骨骼异常的先天性低/无巨核细胞血小板减少症,包括血小板减少合并桡骨缺失(TAR)综合征、先天性无巨核细胞性血小板减少伴桡尺骨骨性连接(ATRUS)和范科尼贫血(FA)。

先天性无巨核细胞性血小板减少症(congenital amegakaryocyticthrombocytopenia,CAMT)是一种罕见疾病,属于常染色体隐性遗传。目前 CAMT 的报道不到 100 例。血小板减少伴桡骨缺失综合征(thrombocytopenia with absent radius syndrome,TARS)为一种常染色体隐性遗传病，也可常染色体显性伴多变外显性遗传，以骨髓中巨核细胞极度减少或缺如伴桡骨发育不全及内脏畸形为特征。发生率约为1/10万~1/5万。先天性无巨核细胞性血小板减少伴桡尺骨骨性连接(ATRUS)又称桡尺骨融合伴血小板减少症(radioulnar synostosis)，FA偶有严重的血小板减少但常伴有贫血和畸形。

【病因与发病机制】 CAMT是由于促血小板生成素(thrombopoietin，TPO)受体c-Mpl突变所致，引起对促血小板生成素生成反应减少(Ⅰ型CAMT)或功能降低(Ⅱ型CAMT)。TPO受体基因突变显著影响巨核细胞生成，导致患儿出生时骨髓中巨核细胞前体减少。TPO不但作用于巨核细胞，也影响多能造血干细胞和祖细胞。随着年龄增长，CAMT患儿血液和骨髓中$CD34^+$细胞和造血祖细胞逐渐减少，最终导致骨髓衰竭。CAMT患儿发生骨髓增生异常综合征(myelodysplastic syndrome，MDS)和AML的风险较高，也伴有心脏畸形，生长或神经运动发育异常。

TAR血小板减少的原因不明，但多数研究者认为病变直接影响巨核细胞，使巨核细胞在生成早期停滞。血清TPO水平正常，骨髓增生度正常或升高，巨核细胞数量减少或缺乏，或显示未成熟。

ATRUS对血小板减少伴桡尺骨融合的患者进行遗传分析显示*Hoxa11*突变。*Hox*基因在胚胎发育和细胞决定中起作用，这些基因对于维持适当的造血干细胞(hematopoietic stem cells，HSCs)数量具有重要作用。动物实验表明*Hoxa11*遗传缺陷小鼠前臂缺失和生育能力下降。但如何影响人类血小板生成还不清楚，但伴发的再生障碍性贫血提示HSC水平的缺陷。

【临床表现】 CAMT大多数患儿在出生时有显著的血小板减少及出血症状。大多数患儿在3~5岁前可发展成为再生障碍性贫血。

TAR综合征的特点是血小板减少，前臂无桡骨，骨骼异常，骨髓巨核细胞减少。TAR出生后或生后不久即发生出血，低龄患儿死亡最常见的原因为出血。多数患者伴有桡骨发育不全或缺如。这种疾病的特征为双侧拇指存在而双侧桡骨缺失和血小板减少。一项对34例TAR综合征患者的研究显示，所有的患者都有血小板减少和双侧桡骨缺失，其中47%的患者具有下肢短小畸形，47%具有牛奶不耐受，23%具有肾脏异常，15%具有心脏异常。

ATRUS患者出生时即有严重的血小板减少而骨髓中无巨核细胞，近端桡尺骨融合，以及其他骨骼异常，如指/趾弯曲和浅髋臼。出血程度与血小板减少程度成比例。部分患者可发展为再生不良性贫血和全血细胞减少。

4. Wiskott-Aldrich 综合征 Wiskott-Aldrich综合征(Wiskott-Aldrich syndrome syndrome，WAS)是一种罕见的伴X染色体的免疫缺陷性疾病，特征为小血小板、血小板减少、湿疹、反复感染、T细胞缺乏，易发展为自身免疫性疾病和淋巴系统增殖性疾病。WAS的发病率为0.01/万~0.10/万，活产男婴为0.4/10万，在成年之前多死于感染、出血或恶性疾病。

【病因与发病机制】 它是由位于X染色体短臂(Xp11.22)的*WASP*基因突变引起。*WASP*基因产物为WASP蛋白(WAS protein，WASP)，在所有造血干细胞上及其衍生的系列均由它参与了G蛋白耦联受体的信号转导，与肌动蛋白多聚化有关。部分表达的缺陷累及T、B淋巴细胞、单核细胞、中性粒细胞及血小板，并导致免疫缺陷。具体可能的环节包括*WASP*表达缺陷，影响血小板数量、大小及聚集，造成淋巴细胞迁移、信号转导及突触形成异常，WASP缺乏的B淋巴细胞表现为显著形态异常、体内迁移/黏附缺陷和体内归巢受损，致对T细胞依赖与不依赖的抗原的体液反应缺陷及脾边缘区B淋巴细胞缺乏；同时巨噬细胞和血小板的a颗粒存在代谢缺陷，导致巨噬细胞识别和处理多糖类抗原(如流感杆菌、肺炎双球菌及大肠埃希菌等抗原)功能减弱及血小板寿命缩短。近年的研究还发现，WAS患者的WAS蛋白表达减少或不表达，导致巨核细胞与胶原蛋白的相互作用受到影响，使诱导巨核细胞迁移的富含肌动蛋白的伪足和基质细胞衍生因子-1(stromal cell-derived factor-1，SDF-1)形成障碍，导致血小板在原位释放。

*WAS*基因的突变导致三个不同的表型，经典WAS、X染色体连锁的血小板减少症(X-linkage thrombocytopenia，XLT)及X染色体连锁的中性粒细胞减少症(Xlinkage neutropenia，XLN)。现已发现300余种与WAS有关的基因突变，分布于整个*WASP*基因，WAS为联合免疫缺陷病，有不同程度的体液及细胞免疫功能异常，以T细胞免疫功能受损为主，其免疫缺陷的程度随年龄增长进行性加重。

【临床表现】

(1) 血小板减少引起的出血倾向：WAS或XLT在出生时即发病，以瘀斑、青肿和血性腹泻为特点。患儿生后即出现血小板减少伴血小板体积减小，是该病持续而显著的特点。

(2) 湿疹：生后数月或其他症状出现数年后出现慢性顽固性湿疹，好发于面部、肘前、颈部及腘窝等处，随年龄增长加重。细菌感染和食物过敏可加重湿疹。

存在湿疹的皮肤极易发生感染，甚至重症顽固性湿疹对常规治疗抵抗难以痊愈。部分WAS患儿伴嗜酸性粒细胞增多症。

(3) 反复感染：由于细胞和体液免疫缺陷，常在生后6个月内反复各种感染。多于婴儿期发病，反复细菌性或病毒性感染，如中耳炎、肺炎、肠道及皮肤感染，甚至败血症及脑膜炎等严重感染。亦可见卡氏肺囊虫肺炎。

(4) 自身免疫性疾病和恶性肿瘤：自身免疫性疾病在WAS患儿中的发生率为40%，其中25%的患儿存在多种自身免疫性疾病。最常见的为自身免疫性溶血性贫血(autoimmune hemolytic anemia，AIHA)，约1/3的WAS患儿在5岁前发生，血清高IgM是合并AIHA的危险因素之一，且AIHA者预后不良。还可见其他自身免疫性疾病如中性粒细胞减少症、关节炎、血管炎、过敏性紫癜样紫癜、炎症性肠病和肾脏疾病等。血液系统的恶性肿瘤可发生在儿童期，但在青春期和年轻患者中更常见，主要是EB病毒相关的B细胞淋巴瘤和急性淋巴细胞白血病，也可发生骨髓增生不良。

【辅助检查】

(1) 血小板异常：血小板数量减少和体积减小是本病的特征性表现及诊断的关键指标。血小板数量减少程度不一，多为严重减少，也可间歇性减少。平均血小板体积约为正常值的一半，MPV3.5~5fl。在脾切除后血小板数量和体积有明显的升高和增大，但难达正常水平。可有贫血及淋巴细胞减少，嗜酸性粒细胞增多。骨髓巨核细胞数量正常或增高。

(2) 体液免疫功能：1岁以内血清Ig含量多正常，随年龄增长(几岁以后)，IgM含量下降，IgG正常或轻度减低或升高，IgA及IgE明显升高。血型抗体效价甚低，对多糖类抗原免疫应答甚差，对蛋白质抗原的免疫应答正常或减弱。

(3) 细胞免疫功能：淋巴细胞数量正常或轻度减少(主要为T淋巴细胞减少)，呈不完全性T细胞免疫缺陷，对二硝基氯苯及植物血凝素(phytohemagglutinin，PHA)诱发的迟发型皮肤超敏反应阴性，对结核菌素则为阳性。对特异性抗原诱导转化试验阳性率低。

(4) 组织病理：淋巴结、胸腺和其他淋巴样器官随年龄而进行性退化，包括滤泡减少和T淋巴细胞缺乏，而B淋巴细胞和浆细胞数量正常。

(5) *WASP*检测：应用流式细胞术(flow cytometry，FCM)检测外周血单个核细胞*WASP*表达。WAS患儿不表达或表达缩短型WASP。或采用PCR直接测序法可以准确查出*WASP*基因突变位点及类型，明确诊断并检出携带者。

【诊断与鉴别诊断】 WAS诊断依据：①男性患儿；②反复感染、湿疹、持续血小板减少伴小血小板；③血清IgE及IgA增加，IgM降低，缺乏同种血型抗体，对多糖抗原免疫应答弱(1岁半以后)；④*WAS*基因检测阳性。

应注意非典型WAS的诊断依据：①血小板减少、Ig异常、缺乏湿疹及反复感染史；②湿疹、反复感染和IgM减少，血小板正常；③无湿疹、Ig正常，但反复感染、血小板减少，细胞免疫功能低下。

血清Ig水平正常不能否定WAS诊断(1岁以下患儿Ig水平多正常)。以血小板减少和出血为唯一表现，而无明显免疫缺陷表现者，需与免疫性血小板减少症(ITP)相鉴别，*WASP*基因序列分析可明确诊断。

新生儿期WAS应与同族免疫性血小板减少症和感染性血小板减少症相鉴别。新生儿期后两种病亦有对多糖抗原反应降低，IgM水平降低及细胞免疫功能不同程度缺陷。若给患儿输入同型正常血小板，如血小板寿命正常可确诊为WAS。

【治疗】

(1) 早期诊断可以提供有效的预防和治疗。

(2) 积极防治各种感染，包括细菌、病毒、真菌及原虫感染等。经典的WAS婴儿应给予复方磺胺甲噁唑(SMZ)预防卡氏肺囊虫肺炎。不推荐活病毒疫苗接种。

(3) 应用静脉注射治疗剂量的丙种球蛋白(IVIg)使其达正常的IgG水平，主要以预防感染，400mg/kg/次，每月1次。WAS患者易出现IgG代谢过度，因而需要大剂量和更频繁地使用IVIg。由于血小板减少不是由于体液免疫系统介导的，不存在血小板自身抗体，因此IVIg升血小板治疗无效。

(4) 播散性的病毒感染，特别是疱疹病毒，需给予强化治疗。复杂和广泛的软疣对抗病毒药西多福韦(cidofovir)反应良好。

(5) 在急性出血和出现并发症时给予支持治疗

1) 轻型患者出现严重的血小板减少时脾切除术可能有效，但已有免疫缺陷的患者手术感染的风险更高。脾切除术可使血小板数量增加和体积增大，可减少出血，但有发生败血症的危险，脾切除术后应长期预防性应用IVIg及终身使用抗生素预防感染。

2) 应用泼尼松龙(prednisolone)或甲泼尼龙(methylprednisolone)冲击疗法，某些患者的血小板数量可短暂性升高。

3) 血小板输注：除非血小板减少引起严重出血不能控制，一般不主张输注血小板，如需输注或输注其他血制品时需经辐射以防止输血相关的移植物抗宿主病。

更要严格筛选,从没有细胞病毒的供者获取血小板。

4) 湿疹严重时,可局部使用激素软膏,必要时短期全身使用肾上腺皮质激素。出现自身免疫性疾病者,肾上腺皮质激素可有疗效,症状控制后迅速减量并改为隔日给药。

(6) 干细胞移植:用来自血液、脐带血或骨髓的造血干细胞重建造血可治愈此病症,同时纠正血小板减少和免疫缺陷。因为有发展为造血系统恶性肿瘤的风险,即使是轻型患者,也应考虑移植的必要。

(7) 基因治疗的相关试验正在进行,尚需大量基础及临床研究。

【预后】 WAS 患儿预后差,中位生存期为 15 年,主要的死亡原因为感染(44%)、出血(23%)和肿瘤(26%)。患儿免疫缺陷的程度随年龄增长进行性恶化。WAS 后期或年长儿有不同程度的胸腺萎缩,30 岁后发生恶性肿瘤(尤其是淋巴瘤)的概率突增。

5. 先天性血小板减少症(ITs)的诊断和治疗

【ITs 的诊断】[3]

(1) 仔细收集个人和家庭病史、仔细的体格检查和外周血涂片分析:通过体格检查排除有症状的 IT 后,通过外周血涂片评估血小板大小有助于诊断。对于大血小板的患者,如存在 MYH9-RD 的其他临床特征,更应该高度怀疑 MYH9-RD。在患有血小板减少症和血小板大小正常、伴有或不伴有贫血和/或中性粒细胞减少的儿童和青年人中,应进行骨髓检查以寻找 CAMT;非常高的血清促血小板生成素水平将协助诊断。

(2) 识别血小板减少症是一种遗传形式:当有阳性的家族史或出生后血小板计数过低时,IT 的诊断相对容易。然而,临床中常常有许多 IT 患者被误诊为获得性血小板减少症。由于轻度或无出血倾向,血小板减少症通常仅在成年才被发现;许多患者是隐性起病,还有如 MYH9-RD,许多患者携带新的突变,并部分具有散发形式;部分单等位基因致病突变的可能不完全外显,血小板减少症的遗传起源可能不会立即显现。因此根据血小板计数,出血倾向比预期更严重,存在典型与血小板减少症相关的症状,以及在外周血涂片检查中发现巨大或畸形的血小板,更可能考虑到本病。当血小板减少症的获得性来源不明显时应考虑先天性。

(3) 分子水平诊断:一旦确定了血小板减少症的遗传特性,一系列的实验室检查(体外血小板聚集、血小板表面 GPs 流式细胞术、外周血涂片检查和中性粒细胞中 MYH9 蛋白聚集的免疫荧光测定)用于识别候选基因或对基因进行测序并有针对性的二代测序(next-generation Sequencing,NGS)平台有效地寻找致病基因。由于该疾病的分子基础在多数 IT 患者中仍然未知,尽管应用了广泛的靶向性研究,但是可能仍需要全外显子测序(whole exome sequencing,WES)或全基因组测序(whole genome sequencing,WGS)。许多基因的很多变化经常被发现,并且区分致病性变异和非致病性变异可能需要复杂的功能研究,分子水平诊断 ITs 仍需深入研究。

【治疗】 ITs 临床表现差异很大,其管理主要涉及特定出血发作的预防措施和治疗。大多数 ITs 患者没有或轻度自发性出血,仅当遇到止血挑战,如手术、其他侵入性手术或分娩时,才需要医疗监视和必要时进行预防性干预。

(1) 一般治疗:抗血小板药物应避免。牙齿卫生对于减少牙龈出血很重要。慢性出血患者可能需要补充铁和叶酸。乙型肝炎疫苗应尽早接种。局部出血时压迫止血。

(2) 止血药物:主要是抗纤溶的药物如氨甲环酸用于出血早期,可口服、静脉或局部给药。抗纤溶剂可用于牙龈出血、鼻出血和月经过多的患者以及正在进行拔牙的患者。氨甲环酸漱口液(10ml 5%溶液,每天使用 4 次)在控制拔牙后牙龈出血方面是有效的。还可以联合 3~4 天的泼尼松。DDAVP 可以缩短部分 ITs 患者的出血时间和改善出血。重组人活化因子Ⅶa(recombinant human factor Ⅶa,rhFⅦa)常用于治疗传统出血无效的患者,rhFⅦa 可能通过组织因子依赖和独立机制增加凝血酶的生成。

(3) 血小板输注:预防性血小板输注在降低出血率方面是有效的,尤其对于危及生命的出血。

(4) TPO 受体激动剂(TPO receptor agonist,TRA):可以提高部分 ITs 患者的血小板计数,但疗效不确定。

(5) 造血干细胞移植(hematopoietic stem cell transplantation,HSCT):HSCT 是 WAS 和 CAMT 首选的治疗方法,而其他 ITs 呈现严重临床表现和/或预后差的患者也可以选择。未移植的 WAS 患者的平均预期寿命约为 15 岁,而 HSCT 可以治愈该病的所有特征。近年来,从不匹配的家庭供体移植和使用不相关的供体用于 5 岁以上患者的治疗,HSCT 的结果显著改善。

【未来研究方向】 近年来鉴定出的 ITs 数量不断增加,ITs 的概念发生了巨大的变化,出血不再是 ITs 患者唯一的临床风险。事实上,血液系统恶性肿瘤、骨髓再生障碍症、青少年骨髓纤维化或终末期肾病的发展可能比出血对患者的生命危险得多。而这些附加障碍可能需要多学科的方法对这些易感形式做出正确诊断,并安排最适当的治疗和随访。除了 HSCT,针对 ITs 的基因治疗在改善出血倾向和重建免疫系统功能方面获得良好反应，在世界范围内几种基因治疗试验也正在进行中。

（二）获得性血小板减少症

1. 原发性免疫性血小板减少症　原发免疫性血小板减少症既往亦称为特发性血小板减少性紫癜（idiopathic thrombocytopenic purpura，ITP），是一种获得性自身免疫性、出血性疾病，儿童年发病率约为（4～5）/10万，高于成人患者。常有2～4周前的前驱感染或疫苗接种史，临床表现以皮肤黏膜出血为主，严重者可有内脏出血，甚至颅内出血。部分患儿仅有血小板减少，没有出血症状；部分患儿可有明显的乏力症状；威胁生命的严重出血少见，如颅内出血的发生率<1%。

儿童ITP是一个良性自限性疾病，80%的病例在诊断后12个月内血小板计数可恢复正常，仅约20%左右的患儿病程持续1年以上。

ITP主要发病机制是由于机体对自身抗原的免疫失耐受，导致免疫介导的血小板破坏增多和免疫介导的巨核细胞产生血小板不足。阻止血小板过度破坏和促进血小板生成已成为ITP现代治疗不可或缺的重要方面[4]。

【ITP的诊断】

（1）临床表现：比较贴切的描述是：在健康儿童身上发生单纯血小板计数减少（血小板形态、功能无异常）以及与之有关的临床出血表现。仅有与血小板减少相关的出血表现：以皮肤和黏膜出血多见，表现为紫癜、瘀斑、鼻出血、齿龈出血，消化道出血和血尿。偶有颅内出血，是引起死亡的最主要原因。除非有持续或反复活动性出血，否则不伴有贫血表现；没有肝脾大、淋巴结肿大等表现；通常不伴发热等感染表现。

（2）实验室检查

1）血常规：至少2次血常规发现血小板计数减少，除确定血小板数量外，需要做血涂片复核血小板数目、检查血小板形态（如大血小板、小血小板或血小板内颗粒情况）、白细胞（数量、形态和包涵体）和红细胞（数目、形态），有助于与其他非ITP性血小板减少类疾病甄别，如假性血小板减少、先天性血小板减少和淋巴造血系统恶性肿瘤性疾病的继发性血小板减少等。

2）骨髓检查：巨核细胞增多或正常，伴有成熟障碍。而典型的ITP，骨髓不是必须检查项目。骨髓检查的主要目的是排除其他造血系统疾病或遗传代谢性疾病。

3）其他有助于鉴别继发性血小板减少的检查：如免疫性疾病相关的检查及病毒病原检查等，进行免疫性疾病相关的检查（包括基因检测）有助于与遗传性免疫缺陷类疾病（如普通变异型免疫缺陷病CVID）和获得性自身免疫性疾病（如系统性红斑狼疮、类风湿关节炎）继发的血小板减少相鉴别。

4）特殊的实验室检查（有条件单位可进行）

A. 血小板膜抗原特异性自身抗体：单克隆抗体特异性俘获血小板抗原试验法，特异性和敏感性较高，可有助于鉴别免疫性与非免疫性血小板减少，但不能鉴别原发性与继发性ITP。

B. 血小板生成素（TPO）水平：不作为常规检查，可鉴别血小板生成减少（TPO升高）和血小板破坏增加（TPO正常），有助于鉴别ITP与再生障碍性贫血或骨髓增生异常综合征，还可以有助于预判促血小板生成素类药物的治疗效果。

（3）儿童ITP的诊断标准

ITP的诊断是临床排除性诊断，其诊断要点如下：

1）至少2次化验血常规检查显示血小板计数减少，血细胞形态无异常。

2）脾一般不大。

3）骨髓检查：巨核细胞数增多或正常、有成熟障碍。

4）需排除其他继发性血小板减少症，如自身免疫性疾病、甲状腺疾病、药物诱导的血小板减少、同种免疫性血小板减少、淋巴系统增殖性疾病、骨髓增生异常（再生障碍性贫血和骨髓增生异常综合征）、恶性血液病、慢性肝病、脾功能亢进、血小板消耗性减少、感染等所致的继发性血小板减少、假性血小板减少、包括获得性和遗传性血栓性血小板减少性紫癜在内的微血管病性溶血性贫血疾病以及遗传性血小板减少等。

对于治疗效果不佳、呈现慢性、难治性（免疫性）血小板减少过程的患儿，建议定期评估，尽量寻找引起免疫异常的原因后，再根据结果和临床治疗反应开展个体化的进一步治疗。

（4）出血评分：出血评分系统用于量化出血情况及评估风险。分值越高出血症状越重（表29-38）。

（5）疾病的分期

1）新诊断的ITP：确诊后3个月以内的ITP患儿。

2）持续性ITP：确诊后3～12个月血小板持续减少的ITP患者。包括没有自发缓解的患儿和/或停止治疗后不能维持完全缓解的患儿。

3）慢性ITP：血小板减少持续超过12个月的ITP患儿。

表 29-38　出血症状评分

分值	出血症状								
	皮肤		黏膜			深部器官			
	瘀点/瘀斑/皮下血肿		鼻出血/牙龈出血/口腔血疱/结膜出血			内脏出血（肺、胃肠道、泌尿生殖系统）			中枢系统
	头面部	其他部位	偶发、可自止	多发、持续不止	伴有贫血	不伴贫血	伴有贫血	危及生命	
1		√							
2	√		√						
3				√		√			
5					√		√		
8								√	√

4）重症 ITP：血小板<10×10^9/L，且就诊时存在需要治疗的出血症状或常规治疗中发生了新的出血症状，且需要用其他升高血小板药物治疗或增加现有治疗药物的剂量。

5）难治性 ITP：指满足以下所有三个条件的患者：①脾切除后无效或者复发；②仍需要治疗以降低出血的危险；③除外了其他引起血小板减少症的原因确诊为 ITP。

【治疗】

（1）一般原则[5]：ITP 多为自限性，治疗措施更多取决于出血的症状，而非血小板数目。当 PLT≥20×10^9/L，无活动性出血表现，可先观察随访，不予治疗。在此期间，必须动态观察血小板数目的变化；如有感染需抗感染治疗。

1）一般疗法：①适当限制活动，避免外伤；②有或疑有细菌感染者，酌情使用抗感染治疗；③避免应用影响血小板功能的药物，如阿司匹林等；④慎重预防接种。

2）下述的危险因素增加出血风险：①患病时间，随着患儿患病时间延长，出血风险加大；②血小板功能缺陷；③凝血因子缺陷；④未被控制的高血压；⑤外科手术或外伤；⑥感染；⑦必须服用阿司匹林、非甾体抗炎药、华法林等抗凝药物。

3）若患者有出血症状，无论此时血小板减少程度如何，都应该积极治疗。在下列临床过程中，血小板数的参考值分别为：口腔科检查：≥20×10^9/L；拔牙或补牙：≥30×10^9/L；小手术：≥50×10^9/L；大手术：≥80×10^9/L。

（2）紧急治疗：重症 ITP 患儿（血小板计数<10×10^9/L），伴胃肠道、泌尿生殖道、中枢神经系统或其他部位的活动性出血或需要急诊手术时，应迅速提高患者血小板计数至 50×10^9/L 以上。对于病情十分危急，需立即提升血小板的患儿应给予随机供者的血小板输注（其他非危重症急救状态，由于 ITP 患儿血小板输注无效且增加后续治疗难度，故建议对不存在威胁生命出血的患儿不要给予血小板输注治疗）。还可选用 IVIg［1.0g/(kg·d)×2~3 天］和/或甲泼尼龙［10~30mg/(kg·d)，最大剂量为 1.0g/d×3 天］和/或促血小板生成药物。其他治疗措施包括停用抑制血小板功能的药物、控制高血压、局部加压止血、口服避孕药控制月经过多，以及应用纤溶抑制剂（如氨甲环酸、6-氨基已酸）等；如上述治疗仍不能控制严重出血，可以考虑使用重组人活化因子Ⅶ（rhFⅦa）。

（3）ITP 的一线治疗

1）肾上腺糖皮质激素

A. 泼尼松：1.5~2.0mg/(kg·d)开始（最大剂量不超过 60mg/d），建议晨起顿服，血小板数目≥100×10^9/L 后稳定 1~2 周，逐渐减量直至停药，一般疗程 4~6 周。也可用等效剂量的其他糖皮质激素制剂代替。糖皮质激素治疗 4 周，仍无反应，说明治疗无效，应迅速减量至停用。应用时注意监测血压、血糖的变化及胃肠道反应，防治感染。

B. 大剂量地塞米松（HD-DXM）冲击治疗：剂量 0.6mg/(kg·d)（最大剂量 40mg）×4 天，静脉滴注或口服用药。效果不满意时可以在上次应用后 24 天（即 28 天为一疗程）再次应用，反复 2~5 次，血小板数目稳定后即可停用。应用时，注意监测血压、眼压、血糖的变化，预防感染，预防骨质疏松、保护胃黏膜。

在糖皮质激素治疗时要充分考虑到药物长期应用

可能出现的不良反应。如长期应用糖皮质激素治疗部分患儿，尤其是年长儿（>10 岁），可出现骨质疏松、股骨头坏死，需及时进行检查并给予二膦酸盐预防治疗。长期应用糖皮质激素还可出现高血压、糖尿病、急性胃黏膜病变等不良反应，也应及时检查处理。另外 HBV DNA 复制水平较高的患者慎用糖皮质激素。

2）静脉输注免疫球蛋白（IVIg）治疗：常用剂量 400mg/（kg・d）×（3～5）天或 0.8～1.0g/（kg・d），用 1 天或连用 2 天，必要时可以重复。IVIg 慎用于 IgA 缺乏、糖尿病和肾功能不全患者。

（4）ITP 的二线治疗

1）促血小板生成类药物：包括重组人血小板生成素、艾曲波帕和罗米司亭。此类药物起效快（1～2 周），但停药后疗效一般不能维持，需要进行个体化的维持治疗。

A. 重组人血小板生成素（rhTPO）：剂量 300IU/（kg・d），皮下注射，血小板计数 $\geqslant 100\times10^9$/L 时可考虑停药。应用 14 天血小板计数不升，可视为无效，可以考虑停药。

B. 艾曲波帕（Eltrombopag）为口服制剂，建议在进食前后 2～4 小时空腹服用，同时也要避免与其他药物同服。应在以下产品使用前间隔至少 2 小时或使用后间隔至少 4 小时服用，包括抗酸药、乳制品、含有多价阳离子（如铝、钙、铁、镁、硒和锌）的矿物质补充剂。注意：不得将本品碾碎后混入食物或液体服用。

a. 初始剂量：年龄 6～17 岁且体重 ≥27kg 的患儿，50mg，每天一次（体重<27kg 的患儿，37.5mg，每天一次，东亚地区患儿，25mg，每天一次）；年龄 1～5 岁患儿（或体重<27kg）1.2mg/kg，每天一次（东亚地区患儿，0.8mg/kg，每天一次）。之后两周内每周 1～2 次检测血小板数量，之后无出血症状每周一次。

b. 剂量调整：根据血小板对治疗的反应进行剂量调整，即增减药物。根据血小板计数调整剂量，使血小板计数维持在 $\geqslant 50\times10^9$/L。最大口服剂量不超过 75mg/d。

c. 监测：在使用艾曲波帕治疗期间定期监测肝功能，出现其他不良反应时及时减量或停药。

2）抗 CD20 单克隆抗体（Rituximab，利妥昔单抗）：标准剂量方案 375mg/m^2，静脉滴注，每周 1 次，共 4 次；小剂量方案 100mg/次，每周 1 次，共 4 次（或 375mg/m^2，单次应用）。一般在首次注射 4～8 周内起效。使用时多数儿童耐受良好，但可出现血清病。使用半年内应注意获得性体液免疫功能低下。

3）脾切除：儿童患者应严格掌握适应证，尽可能地推迟切脾时间。在脾切除前，必须对 ITP 的诊断重新评价，仍确诊为 ITP 者，方可考虑脾切除术。脾切除的指征：①经以上正规治疗，仍有危及生命的严重出血或急需外科手术者；②病程>1 年，年龄>5 岁，且有反复严重出血，药物治疗无效或依赖大剂量糖皮质激素维持（>30mg/d）；③有使用糖皮质激素的禁忌证。建议在切脾前进行嗜血流感杆菌、脑膜炎双球菌、肺炎链球菌疫苗接种，切除后监测感染指标，对可疑感染积极开展抗感染治疗。对于切脾治疗无效或最初有效随后复发的患者应进一步检查是否存在副脾。

（5）其他二线药物治疗：免疫抑制剂及其他治疗：常用的药物包括硫唑嘌呤、长春新碱、环孢素 A 及雷帕霉素等，可酌情选择。免疫抑制剂治疗儿童 ITP 的疗效不肯定，毒副作用较多，应慎重选择且密切观察。

1）治疗选择时需要考虑

A. 时机：对于慢性/难治性 ITP 才考虑使用。

B. 治疗的风险与获益：在可以观察和等待时尽量不考虑使用；使用前需要更多考虑药物给患儿带来的风险，权衡利弊，鼓励医患共决策。

C. 尽量寻找比较明确的用药的实验室预判指标，进行靶向治疗。

2）治疗种类很多，但由于缺乏足够的循证医学证据，仅选择儿科临床应用比较多的药物，并按英文字母顺序排列。

A. Azathioprine 硫唑嘌呤：常用剂量为 3～5mg/（kg・d），分 2～3 次口服，根据患者白细胞计数调整剂量。副作用为骨髓抑制、肝肾毒性。

B. Cyclosporin A 环孢素 A：常用剂量为 5mg/（kg・d），分 2 次口服，根据血药浓度调整剂量。副作用包括肝肾损害、牙龈增生、毛发增多、高血压、癫痫等，用药期间应监测肝、肾功能。

C. Rapamycin 雷帕霉素

a. 作用机制和靶点：能通过抑制雷帕霉素靶蛋白的功能，选择性扩增 Treg 细胞并维持其高效的免疫抑制活性。作为一种新型免疫抑制剂，已被广泛地应用于治疗自身免疫病，也可用于治疗免疫性血小板减少症，尤其对 Treg 细胞水平低和双阴性 T 细胞百分比增高的慢性难治性 ITP 患儿适用。

b. 用法用量：推荐起始给药剂量为 1～2mg/m^2，每天 1 次，根据血药浓度进行调整。

c. 需要定期进行肝功检测，注意同时服用的其他药物对血药浓度的影响。

D. 长春碱类：长春新碱（VCR）为 1.4mg/m^2（最大剂量为 2mg），每周 1 次，缓慢静滴，共 3～6 次。副作用主要有周围神经炎、脱发、便秘和白细胞减少等。

(6) 疗效判断

1) 完全反应(complete response,CR):定义为治疗后血小板数≥100×10^9/L且没有出血。

2) 部分反应(patical response,PR):定义为治疗后血小板数≥(30~100)×10^9/L并且至少比基础血小板计数增加2倍,且没有出血。

3) 持续反应(durable response,DR):定义为达到R/CR并持续≥4周。

4) 无效(no response,NR):定义为治疗后血小板数<30×10^9/L或血小板数增加不到基础值的2倍或有出血。

5) 复发:治疗有效后,血小板计数降至30×10^9/L以下或不到基础值的2倍或出现出血症状。

在定义CR或R时,应至少检测2次血小板计数,其间至少间隔7天。定义复发时至少检测2次,其间至少间隔1天。

2. 新生儿红斑狼疮 新生儿红斑狼疮(neonatal lupus erythematosus, NLE)由McCuistion和Schoch于1954年首次报道,是一种由母亲自身抗体(主要为Ro/SSA抗体、La/SSB抗体)通过胎盘进入胎儿体内导致的获得性自身免疫性疾病。临床以一过性皮肤损害和/或先天性心脏传导阻滞为主要表现,部分NLE患儿可合并出血和血栓[6]。

【病因与发病机制】 患儿因母亲血清中携带的自身抗体(主要为抗SSA、抗SSB,少数为抗U1RNP抗体)经胎盘传递至胎儿体内,导致免疫异常而发生NLE。一般情况下,其病情的活动性随着来自母体的获得性自身抗体的代谢降低而降低。

NLE发病机制尚不明确,目前认为其发病与上述母体抗体传至胎儿体内,形成抗原抗体复合物,从而诱发组织损伤有关。其中抗SSA抗体靶抗原主要为Ro52KD和Ro60KD两种蛋白质,抗SSB抗体靶抗原为La48KD蛋白质,后者更具有特异性。另外,T细胞功能失调和抑制性受体,母体微嵌合体,遗传易感性,心肌细胞凋亡等其他致病机制均有提及。

【临床表现】 NLE多出现于3个月以内的婴儿。国外有报道统计发病率为1∶20 000,但国内尚无大规模统计报道。男女比例大约为1∶2.3。主要表现为:

(1) 皮肤损害:此为NLE最突出的临床表现,也是多数患儿首次就诊的原因。国外报道皮肤损害的发生率为50%,部分国内报道皮肤损害的发生率高达77.7%。皮肤损害一般发生在出生时或出生后2个月内,平均在出生后6周出现。典型皮疹为亚急性红斑狼疮样皮损,可表现为多发性环形和半环形红斑,或椭圆形红斑,大小不等,部分伴水肿改变,表面附有鳞屑(见书末彩图29-26)。皮损主要分布于日光暴露部位,如头皮和颜面,尤其是眶周部位最为典型,也可发生于四肢和躯干。Weston等报道,18例NLE中,面部损害为17例(94.4%):其中14例(82.5%)累及眶周皮肤,15例(88.2%)累及头皮。皮肤病理表现为表皮萎缩,表皮突变平,基底细胞液化变性,真皮上部水肿,真皮血管及附属器周围淋巴细胞为主的灶状浸润;直接免疫荧光显示,基底膜带可出现免疫球蛋白(主要为IgG,亦有IgM和IgA)和补体沉积。NLE患儿皮肤具有光敏性,但光敏并不是造成其皮肤损害所必需,故部分患儿在出生后即可出现,以及非曝光部位亦可出现。NLE皮疹多于患儿生后6个月内自行消退,且不留痕迹。少数NLE患儿皮损消退后遗留色素沉着和皮肤萎缩,部分患儿残留毛细血管扩张样皮肤改变。

(2) 心脏损害:心脏损害以先天性心脏房室传导阻滞(CHB)最为多见,可以表现为完全性或不完全性。发生率为30%~50%。一些研究表示,母体内抗SSA和抗SSB抗体在孕12周时由胎盘传递至胎儿体内,从而造成心脏传导系统免疫损伤,而最终在孕24周左右造成CHB。开始可能只表现为一度或二度CHB,部分NLE患儿则进展为三度,后者可造成心脏不可逆性损伤。一般情况下CHB在出生时几乎就存在了,出生后很少进展。伴发心脏传导阻滞的部分患儿合并有临床意义的心肌病,且可在出生数月后变得明显。存在上述心脏损害的NLE患儿死亡率高达20%,且2/3以上患儿需要长期安装心脏起搏器。

(3) 血液系统异常:NLE患儿可以出现外周血小板减少、白细胞计数减少以及溶血性贫血等血液系统异常表现。国外报道NLE血液系统异常的发生率约为10%~20%。

抗磷脂抗体/狼疮凝集物(antiphospholipid antibodies/lupus anticoagulants)阳性,是部分儿童红斑狼疮患者紫癜性皮损和微血管阻塞性疾病发生的重要原因。有证据表明,在红斑狼疮患儿中,抗磷脂抗体介导的血栓形成可能有多种机制参与,包括干扰内皮细胞产生和释放前列环素、与血小板膜磷脂相互作用从而影响蛋白C和蛋白S途径,以及血小板活化后干扰抗凝血酶Ⅲ活性、干扰前激酶肽释放酶活化成激肽释放酶、影响内皮细胞血浆酶原活化因子释放或者影响β_2-糖蛋白Ⅰ或膜联蛋白(annexins Ⅴ)等保护蛋白的功能,研究表明,在活化部分凝血活酶时间(activated partial thromboplastin time,APTT)延长的患儿中,检测到约70.9%(39/55例)

狼疮凝集物抗体呈阳性结果。由于狼疮凝集物抗体干扰促凝集复合物的组配，在体外实验可以延长凝集时间，而在患儿体内，则常常影响抗凝集物活性，最终导致血栓的形成。抗磷脂抗体阳性的红斑狼疮患儿可以出现的皮肤表现为：网状青斑（伴或不伴有网状紫癜）、胆固醇栓子样近心端网状青斑伴远端网状紫癜、肢端网状青斑、Degos 样萎缩性皮损、雷诺现象、血管炎样皮损、白塞病样皮损、坏疽性脓皮病样皮损、甲周溃疡、弥漫性皮肤坏死（重症抗磷脂抗体综合征的表现）、游走性浅表性血栓性静脉炎等。皮损可能由直接或间接血栓原因所致，间接原因如来自心瓣膜增生物的栓塞。另外，皮肤外系统或器官亦可受累，最常见的为深静脉血栓形成/肺栓塞和中枢神经病变。本病应与其他皮肤微血管栓塞性疾病相鉴别（表 29-39）。

（4）其他系统异常：除上述皮肤、心脏和血液系统病变外，约 9%的 NLE 患儿可以出现肝脏受累，表现为妊娠期间或新生儿期间严重的肝衰竭；出生后最初几周发生的高胆红素血症，轻度肝酶升高或肝酶正常；出生后 2~3 个月发生轻度肝酶升高。肾脏极少受累。中枢神经系统受累少见。Prendiville 等对 NLE 患儿进行颅脑影像学检查，发现脑白质明显减少、基底节钙化、大头畸形等异常。另有一些国内学者报告 NLE 患儿合并中枢神经系统损害，表现为睡眠脑电图异常、脑室周围白质异常、弥漫性脑白质区密度减低等。

【实验室检查】 出现典型临床皮肤损害的 NLE 的患儿，应与母亲行抗核抗体（antinuclear antibody，ANA）及可溶性抗原（extractable nuclear antigen，ENA）谱检测。抗 SSA 和/或抗 SSB 抗体阳性已经成为 NLE 血清学的诊断标志。同时做血常规、尿常规、生化全项、心电图等评估有无血液、心脏、肝脏和肾脏等系统受累。有神经系统症状的行头颅 MRI/CT 筛查。

【诊断与鉴别诊断】 根据患儿典型的暴露部位多发性环形或半环形红斑损害，患儿及母亲高滴度抗 SSA 和/或抗 SSB 抗体，伴或不伴先天性心脏传导阻滞，不难做出诊断。本病如出生时即发现，需要与胎传梅毒相鉴别。胎传梅毒是梅毒螺旋体由母体经胎盘进入胎儿血液循环中所致。皮疹表现为暗红色斑疹、斑丘疹、丘疹或脓疱，部分伴有领圈样脱屑，皮疹好发于掌跖部位，腔口、肛门、外阴等处可出现扁平湿疣。出生一至数周后发病者，需与花斑癣、玫瑰糠疹等鉴别。

【治疗】 对于只有皮肤损害的患儿，一般只需避光防护，皮损可自行消退，不需口服或外用皮质激素类药物。如皮疹明显可外用中、低效糖皮质激素类制剂或外用钙调磷酸酶抑制剂。对于合并心脏传导阻滞或全血细胞减少患儿，可应用小剂量糖皮质激素口服治疗。严重的心脏传导阻滞（如三度传导阻滞）可能危及患儿生命，需要植入心脏起搏器。对于狼疮凝集物阳性且有微血管阻塞表现的患儿，抗凝血和抗血小板药物是目前主要的治疗方法，同时应更好地了解每个血栓形成患儿的发病机制，从而能够更好地评估其预后、未来发生血栓的风险，使得治疗方案更有针对性。

表 29-39 各种皮肤微血管栓塞疾病的鉴别诊断

血小板栓塞所致
肝素坏死
继发于骨髓增生性疾病的血小板增多症
夜间阵发性血红蛋白尿
血栓性血小板减少性紫癜
冷凝集相关疾病
冷球蛋白血症
冷纤维素蛋白血症
冷凝集素血症
病原体侵袭血管所致
坏疽性臁疮（溶血性链球菌感染所致）
机会性感染性真菌
播散性类圆线虫病
麻风 Lucio 现象
化学性或物理性栓子所致
胆固醇栓子
草酸盐栓子
心房黏液瘤
消耗性心内膜炎
Libman-Sacks 心内膜炎（LE，与抗磷脂抗体有关）
感染性心内膜炎（急性表现）
晶体球蛋白血管病
嗜酸性粒细胞增多症
系统性凝血病
新生儿暴发性紫癜
华法林坏死
败血症/弥散性血管内凝血相关暴发性紫癜
感染后暴发性紫癜
抗磷脂抗体/狼疮凝集物综合征
血管内凝血相关疾病
Sneddon 综合征
青斑样血管病
恶性萎缩性丘疹病
红细胞栓塞性疾病
应激性网状红细胞黏附
其他/特发性栓塞
皮肤钙化
羟基脲引发的溃疡

（三）血小板功能疾病

血小板功能缺陷病（qualitative platelet defects）是一组因血小板黏附、凝聚、释放、促凝功能及花生四烯酸代谢缺陷而致的出血性疾病。本病分为先天遗传性及后天获得性两类，儿童以先天遗传性为主，其共同特点是血小板数目无明显减少，而血小板功能异常。

1. 先天性血小板功能缺陷病 先天性血小板功能缺陷病主要包括以下三大类：①血小板膜异常：巨大血小板综合征（Bernard-Soulier 综合征）、血小板型血管性假血友病（vWD）、血小板无力症、血小板第 3 因子（PF3）缺乏症（scott syndrome）；②贮存池疾病（storage pool disease，SPD）：致密体缺乏症（δ-SPD）、灰色血小板综合征（α-SPD）、复合性贮存池疾病（δ-SPD）；③花生四烯酸代谢异常："阿司匹林样"缺陷、血栓烷合成酶缺乏症、血栓烷反应异常症。

（1）巨大血小板综合征：巨血小板综合征（Bernard-Soulier syndrome，BSS）罕见，世界范围内发病率约 1/100 万，系常染色体隐性遗传，患者大多来自近亲婚配家庭，自发突变相当少见，也有报道本病系常染色体显性遗传。1948 年，Bernard 和 Soulier 首先报道 2 名来自近亲婚配家庭的儿童有严重的出血症状，尤以黏膜出血为重，实验研究发现两者有不同程度的血小板下降和巨大血小板，故本病又称"Bernard-Soulier 综合征"。生后数日即可发病，以轻度血小板减少、血小板体积增大为特征。

【病因与发病机制】 本病的基本病变是血小板膜糖蛋白 GPⅠb/Ⅴ/Ⅸ复合物的缺陷。引起本病出血症状可能与下列因素有关：血小板减少、血小板与血管性血友病因子（vWF）相互作用异常、血小板与凝血酶相互作用异常、血小板凝血活性异常。

血小板减少的原因不明，但本病出血严重程度与血小板减少的程度并不平行，提示血小板质的异常是引起出血的重要因素。

GPⅠb/Ⅴ/Ⅸ存在于血小板表面，是血小板的主要黏附受体，该受体与 vWF 结合而黏附于内皮下组织。由于缺乏黏附受体，血小板不能黏附于内皮下组织，导致止血障碍。BBS 患者血小板对凝血酶激活反应低下，尤其在低凝血酶浓度的条件下。凝血酶是血小板活化的主要生理激活剂之一，可以与 GPⅠbα 结合，有研究显示，GPⅠbα 氨基酸 239~299 区域含有凝血酶的结合位点。GPⅨ和 GPⅤ在本病患者血小板中含量减低，并与 GPⅠbα 和 GPⅠbβ 下降相平行，这 4 种蛋白质被认为存在于同一复合物当中，转染实验研究表明，细胞表面完整的复合物表达必须有 GPⅠbα、GPⅠbβ、GPⅨ 3 种 cDNA 同时存在，其中任何一种基因的异常都可能引起复合物异常，导致 BBS。

【临床表现】

1）常有家族出血史，多见于近亲婚配。

2）自幼出血（新生儿即可发病），出血轻重不一，多为中度皮肤黏膜出血，重者可颅内出血，外伤或手术时严重出血，女性月经过多，无关节肌肉出血史。出血倾向随年龄增长有减轻趋势。

【实验室检查】

1）血小板正常至轻度减少，与 BT 延长不成比例，且不同患者或同一患者不同时间差异极大。50%~80% 伴巨大血小板，直径 4~8μm，可达 15~20μm（正常 1~4μm），中央颗粒聚集呈"假核"或"淋巴细胞样"，其寿命 2~8 天。

2）BT 延长，血块收缩正常。

3）血小板第 3 因子（PF3）有效性正常或下降，血小板滞留试验减低或正常。

4）血小板聚集试验：加瑞斯托霉素、凝血酶、含因子Ⅷ的牛纤维蛋白原不聚集，加其他诱导剂聚集正常。

5）凝血酶原消耗明显异常。

6）缺乏血小板膜糖蛋白Ⅰ（AN51 抗原减少），因为 GPⅠb 含有Ⅷ因子/vWF 的受体，用单克隆抗体可确诊。但输血可产生抗血小板膜上 GPⅠb 的抗体，使输入血小板寿命缩短。

【诊断】

1）临床表现：①轻度至中度皮肤、黏膜出血；②常染色体隐性遗传；③肝脾不大；

2）实验室检查：①血小板正常或减少，伴有巨大血小板；②出血时间延长；③血小板聚集试验加瑞斯托霉素不聚，加其他诱聚剂，聚集基本正常；④血小板玻璃珠滞留试验可减低；⑤血块收缩正常；⑥vWF 正常；⑦血小板膜缺乏糖蛋白Ⅰb（GPⅠb）。

3）排除继发性 BBS。

【鉴别诊断】

1）血小板无力症：常染色体隐性遗传病，血小板有功能缺陷，血小板计数和形态均正常，血小板对 ADP 等无聚集，血小板黏附功能正常，血小板 GPⅡb/Ⅲa 缺乏。

2）血小板贮存池病：血小板计数和形态正常，而血小板内致密体减少或缺乏，对 ADP 等引起的聚集试验第一相聚集正常，第二相聚集缺乏，本病尚需与其他遗传性血小板功能缺陷性疾病及断发性血小板功能缺陷性疾病相鉴别。

【治疗】 输注血小板可止血,糖皮质激素或切脾可使血小板增加,减轻出血。

【预后】 只要支持治疗和及时输注血小板,本病预后尚好。

建立遗传咨询,严格婚前检查,加强产前诊断,减少患儿的出生。本病是遗传性疾病,目前造血干细胞移植是根治本病的唯一方法。基因治疗正在研究中。

(2) 血小板无力症:血小板无力症(thrombocytasthenia)属常染色体隐性遗传性血小板功能缺陷性疾病。1918 年 Glanzmann 首先报道本病,故本病又称"Glanzmann 病"或"Glanzmann thrombasthenia,GT",男女均可患病,以近亲结婚的子女多见。其基本缺陷是血小板膜糖蛋白Ⅱb(GPⅡb)和/或Ⅲa(GPⅢa)质或量的异常,使血小板不能聚集。其特征是自幼出现中度出血倾向,血小板数和形态正常,BT 延长,血小板对任意浓度的 ADP、肾上腺素、5-羟色胺(5-hydroxy tryptamine,5-HT)、凝血酶、胶原及前列腺素 E_2(PGE_2)等均无聚集反应,血块不能回缩等。

【发病机制】 GPⅡb 和 GPⅢa 分别由 *ITGA2B* 和 *ITGB3* 基因编码,均位于第 17 号染色体上(17q21~32)。目前已知的 GPⅡb 基因有 256 种突变类型;GPⅢa 基因有 164 种突变类型。这些突变可导致 GPⅡb/Ⅲa 表达质和量异常。

血小板 GPⅡb/Ⅲa 复合物即 αⅡbβ3,属于整合素超家族成员,分布于血小板和巨核细胞的表面,是血小板膜上主要的黏附蛋白受体。当血小板活化时,随着 α 颗粒的释放和胞内管道系统的开放,部分胞内储存的 αⅡbβ3 复合物转到膜外,可以使血小板表面的 αⅡbβ3 复合物增加 25%~50%。一旦内皮受损,血小板黏附其上时,诱导剂如凝血酶、胶原、凝血酶敏感蛋白及 ADP 等与其相应受体结合后,使 αⅡbβ3 复合物空间结构形态发生改变,纤维蛋白原受体位点暴露而与血浆纤维蛋白原结合发挥止血作用,并导致血小板的进一步活化和释放反应,加速血小板血栓的形成。αⅡbβ3 复合物还可以结合血浆中的 vWF 纤维连接蛋白及玻璃体连接蛋白等多种黏附分子,在血小板黏附聚集过程中起关键作用。GPⅡb 及Ⅲa 任何一个基因缺陷都可导致 GPⅡb/Ⅲa 复合物在细胞表面的表达缺陷而引起血小板无力症。

部分 GT 患者伴有血小板酶和蛋白质异常,如磷酸甘油醛脱氢酶、镁 ATP 酶、丙酮酸激酶、谷胱甘肽过氧化物酶及谷胱甘肽还原酶等。酶缺乏导致血小板的 ADP 减少及能量代谢障碍,血栓收缩蛋白减少,影响血小板功能和血块回缩。

【临床表现】 GT 的主要临床表现为出血。患者多于婴幼儿期发病,出血轻重不等,有的仅轻微出血,有的可见中-重度皮肤、黏膜出血,如皮肤瘀点、紫癜或瘀斑,牙龈出血或月经过多,反复鼻出血等,外伤或手术后可出血不止。肌肉、关节、内脏及颅内出血等罕见。即使基因型完全相同的同胞,其临床出血程度也可不同,随年龄增长,患者的症状或可减轻。服用影响血小板功能的药物可加重出血。

若皮肤黏膜出血,并且非抗凝外周血涂片检查提示血小板计数正常但血小板呈孤立散在分布而非聚集成簇,应考虑本病的可能性。

【实验室检查】

1) 血小板数、形态和大小及寿命正常,血涂片上血小板呈分散不聚集现象,形态异常,颗粒减少或空泡。出血时间延长,凝血时间正常。

2) 血小板功能检查:①血块收缩不良或不收缩。②血小板黏附聚集试验:血小板黏附功能正常,对任何浓度的 ADP、肾上腺素、凝血酶、胶原及花生四烯酸等皆无聚集反应,加瑞斯托霉素后聚集正常或接近正常。③血小板释放试验:对肾上腺素和低浓度 ADP 反应减低(引起的释放反应需要血小板聚集);对高浓度凝血酶和胶原反应正常。④PF3 有效性减低,血小板玻璃珠柱黏附率下降。血小板促凝活性不同程度异常。体外去内皮血管试验显示血小板血栓形成明显异常;高切变力作用下血小板黏附减少。

3) 血小板 GPⅡb-Ⅲa 和 Vn 受体(avβ3)检测:①GPⅡb/Ⅲa 含量检测:含量减少或缺乏,变异型可正常。GPⅡb/Ⅲa 含量不是判断 GT 出血轻重的指标。检测不到 GPⅡb/Ⅲa 复合物,也仅有轻度出血,而有的患者 GPⅡb/Ⅲa 复合物无明显减少,却有严重的出血倾向。②αvβ3 含量检测:GPⅢa 缺陷引起的血小板无力症时降低;GPⅡb 缺陷时正常或增高。αvβ3 可用来判定是否累及 GPⅢa。

4) 纤维蛋白原结合试验:放射标记或荧光标记的纤维蛋白原和其他黏附蛋白可通过 GPⅡb-Ⅲa 结合于血小板,检测标记活性可以了解激活血小板 GPⅡb/Ⅲa 复合物的功能,血小板无力症患者表现为降低或缺乏。血小板纤维蛋白原含量除一些变异型患者外均明显减少。

5) 凝血因子检查正常。

【诊断标准】

1) 临床表现:①常染色体隐性遗传。②自幼有出血症状,表现为中度或重度皮肤、黏膜出血,可有月经过多,外伤后出血不止。

2）实验室检查：①血小板计数正常，血涂片上血小板散在分布，不聚集成堆；②出血时间延长；③血块收缩不良或正常；④血小板聚集试验加ADP、肾上腺素、胶原、凝血酶、花生四烯酸均不引起聚集，加瑞斯托霉素引起的聚集正常或减低；⑤血小板玻璃珠滞留试验减低；⑥血小板膜糖蛋白Ⅱb/Ⅲa（GPⅡb/Ⅲa）减少或有质异常。

GT临床分型可分为以下三型：

Ⅰ型：Ⅰ型GT占78%，血小板GPⅡb/Ⅲa低于正常的5%，活化的血小板不能结合纤维蛋白原，血小板α颗粒纤维蛋白原含量明显减少，血块缺乏回缩反应。

Ⅱ型：Ⅱ型GT占14%，血小板表面GPⅡb/Ⅲa为正常的5%~25%，活化的血小板结合少量的纤维蛋白原，血块回缩正常。

Ⅲ型：又称“变异型GT”，为GPⅡb-Ⅲa质的异常，占8%，血小板表面GPⅡb/Ⅲa为正常的40%~100%，但活化的血小板不结合或仅结合少量的纤维蛋白原，血块回缩可以从缺乏到正常。

【鉴别诊断】 本症与vWD、血小板病、巨大血小板综合征等鉴别，主要依靠实验室检查。

血小板病性血小板减少症：本症可能是血小板无力症的一种亚型，特点是：①常染色体显性遗传；②BT延长；③血小板轻至中度减少伴巨大血小板，血块收缩不佳；④PF3活性减低；⑤血小板对ADP、肾上腺素及胶原的凝聚不良，血小板黏附性降低；⑥骨髓象示巨核细胞数正常，血小板生成障碍。

【治疗】

1）尽量避免外伤，忌用阿司匹林等药物，服避孕药可预防发病。

2）轻度出血患者：通常采用局部压迫止血即可（局部止血可用云南白药、止血粉、明胶海绵或凝血酶等辅助）。全身或局部使用抗纤溶药物可作为牙龈出血和拔牙的辅助措施。对于拔牙、包皮环切、扁桃体摘除及其他需要外科处理的患者，应预防性输注血小板直至创面完全愈合。

3）对于多数严重出血的患者，唯一有效的止血方法是输血小板（新鲜全血、含丰富血小板的血浆或血小板浓缩制剂），新鲜血浆每次10ml/kg，可控制出血，多次输血可产生抗GPⅡb/Ⅲa抗体。此时，可用重组人凝血因子Ⅶa（recombinant human factor Ⅶa，rhFⅦa）治疗。

4）造血干细胞移植：对于严重出血而血小板输注无效的患者异基因骨髓移植可能有效，迄今已有14例异基因骨髓移植治疗本病获得成功的报道。

5）基因治疗：首先确定GPⅡb/Ⅲa基因缺陷，再选择性进行基因修复，是目前公认可能根治GT的方法，基因治疗可在一定程度上纠正基因缺陷，甚至达到根治的目的。有报道在*ITGA2B*基因突变的GT狗模型中，通过病毒介导的转基因技术成功获得GPⅡb/Ⅲa复合物治疗性表达。但基因治疗的安全性和有效性需要进一步研究。

6）使用糖皮质激素及脾切除治疗无效。

【预后因素】 本病预后尚好。

（3）贮存池病：贮存池病（storage pool disease，SPD）指血小板缺乏贮存颗粒或其内容物释放障碍。包括致密颗粒缺陷症、α-颗粒缺陷症（亦称灰色血小板综合征）以及致密体与α-颗粒联合缺陷症。为常染色体显性遗传，由Weiss等于1969年首先描述。本病亦可见于下列先天性遗传病中：①Hermansky-Pudlak综合征（HPS）：为常染色体隐性遗传，血小板贮存池缺陷性出血伴白化病。②Chediak-Higashi综合征（CHS）：为罕见的常染色体隐性遗传疾病，血小板可轻度减少，伴有部分白化病或眼球震颤，血小板及白细胞胞质中可见巨大包涵体（Dohle小体），可有贫血及反复化脓性感染或肝脾大、淋巴结肿大。③Wiskott-Aldrich综合征（WAS）：为伴性隐性遗传，血小板减少且体积小，致密颗粒减少。伴有湿疹及IgM减低，IgE增加。婴幼儿发病，反复感染。④血小板减少伴桡骨缺如（thro-mbocytopenia with absent radii，TAR）：为常染色体隐性遗传。血小板减少伴有桡骨缺失，其血小板功能缺陷如贮存池病。⑤灰色血小板综合征（grayplateletsyndrome）：又称α贮存池病，可见于α颗粒缺乏者，此症极少见，表现轻度出血，用瑞氏染色可见血小板缺乏颗粒且呈灰色。

【病因与发病机制】 血小板α颗粒内容物如PF4、β-TG、纤维蛋白原、凝血酶敏感蛋白、vWF、纤维连接蛋白等减少，血浆中血小板特异蛋白如β-TG和PF4浓度正常或增高，巨核细胞免疫电镜表明vWF、PF4等合成正常，提示本病是由于合成的蛋白不能贮存于α颗粒所致。由于α颗粒不能包装及保留PF4与β-TG和血小板衍生长因子（PDGF），导致血浆PF4、β-TG浓度升高，以及PDGF直接释放进骨髓基质，导致骨髓纤维化正常或升高。

【临床表现】 临床表现多样性，一般于儿童或青年发病。可见轻至中度的皮肤、黏膜出血，可有严重出血，少数病例有精神异常（5-HT代谢异常），常并发白化病，服抑制血小板功能的药物后出血加重。

【实验检查】 血小板数目及大小一般正常，电镜下见血小板内的致密体减少，颗粒多少不一；BT延长，血块收缩正常，凝血酶原消耗不良和/或凝血活酶生成试验异常;PF3有效性测定减低;血小板黏附率下降;血小板聚集对ADP或肾上腺素第一聚集波正常,第二聚集波减弱或消失(即无继发聚集),瑞斯托霉素聚集正常。

【诊断】 根据临床表现、实验室检查确诊。

1）实验室检查:①血小板轻度至中度减少,大小不一,平均直径略有增加,在多嗜性染色的血涂片中呈灰色的鬼影样,卵圆形。②出血时间延长。③骨髓象网状蛋白纤维化。④血浆PF4及β-TG浓度正常或升高。⑤血小板对ADP、肾上腺素、瑞斯托霉素等的聚集反应正常或接近正常,对胶原或凝血酶聚集反应常缺乏。⑥血小板α颗粒内容物PF4、β-TG、纤维蛋白原、vWF、凝血因子Ⅴ,纤连蛋白及TSP明显减少,致密颗粒内容物S-HT、ATP、ADP正常。

2）本病须与Quebec血小板病鉴别:Quebec血小板病是新近发现的一种遗传性血小板功能缺陷性疾病,选择性血小板第五因子缺乏,可能是由于α颗粒中异常表达的尿激酶导致颗粒内蛋白质自溶所致,常呈常染色体显性遗传,α颗粒正常,肾上腺素诱导的血小板聚集反应缺如。

【治疗】 禁服抑制血小板功能的药物,局部出血可用云南白药或三七粉、凝血酶、明胶海绵等局部填塞压迫止血。可试用糖皮质激素。严重出血者可输新鲜血浆,或冷沉淀物。造血干细胞移植是根治本病的唯一方法。

(4) 阿司匹林样缺陷:阿司匹林样缺陷(aspirin-like defects)又称轻型血小板病,为常染色体显性遗传性疾病,由花生四烯酸代谢缺陷所致,属于血小板聚集缺陷。血小板颗粒内含的内源性ADP、ATP、PF3、PF4正常,但血小板释放ADP功能障碍。可能因环氧化酶先天缺陷而致血栓烷(TXA_2)合成异常。因类似阿司匹林的药理作用而得名。主要表现为自幼皮肤黏膜轻度出血。

【实验检查】 ①血小板数量和形态正常;②黏附试验正常;③血小板对ADP、肾上腺素聚集试验只有第一聚集波,而无第二聚集波。对瑞斯托霉素反应正常,对花生四烯酸无反应。

【治疗】 本病多因服抑制血小板功能药继发出血或使出血加重,因此疑患此病时应停服这类药物,包括阿司匹林类退热剂,非类固醇类消炎药如消炎痛、保泰松、抗炎松、巴比妥类,右旋糖酐,抗组胺,阿托品和冬眠灵等。出血重者可输血小板。

(5) 血小板型血管性假血友病:血小板型血管性假血友病(platelet-type von Willebrand disease,PFvWD),又称血小板型vWD或假性vWD,为先天性常染色体显性遗传。由于因子Ⅷ相关蛋白异常,致血小板膜GPⅠb质或量均异常,从而使血小板与血浆内的vW因子亲和力增强,使血浆vWF缺乏,因而引起类似血管性血友病的表现。患者常有自幼出血史,主要表现为鼻出血、牙龈出血、皮下出血及外伤后止血异常等症状,未见有血栓栓塞并发症者。实验室检查特点为:①血小板数量略减,体积巨大;②BT延长;③血小板黏附性降低;④血浆中凝血活性(Ⅷ:C)正常及vWF活性减低或正常;⑤血小板低浓度瑞斯托霉素诱导聚集反应增强。

【治疗】 去氨基D精氨酸血管升压素(DDAVP)治疗效果良好,亦可输新鲜血浆、正常人冷沉淀以纠正因子Ⅷ的缺陷,必要时可输注正常人血小板。

常见先天性血小板功能缺陷病的鉴别见表29-40。

2. 获得性血小板功能缺陷病 获得性血小板功能缺陷病(acquired platelet function deficiency)是由多种原因导致的血小板功能缺陷性疾病,发病率远高于先天性血小板功能缺陷,很多疾病可引起血小板功能异常(表29-41),而且牵涉到血小板功能的各个方面。临床上共同点为:①有诱发血小板功能障碍的原发性疾病或病因;②无出血性疾病的既往史与家族史;③实验室检查主要表现为PF3功能低下,一般血小板计数在正常范围($>100\times10^9/L$),出血时间延长,血块收缩和血小板对ADP凝聚反应均正常。

(1) 尿毒症:尿毒症(uremia)患者的临床出血倾向与血小板功能缺陷、凝血异常和血小板减少等因素有关,其中最主要因素为血小板聚集减少和血小板黏附受损所致的血小板功能缺陷,但机制不清。血浆因子(PGI类物质)或尿素代谢产物(胍基琥珀酸、苯酚)及高镁血症等可抑制血小板功能。主要表现为皮肤黏膜出血、瘀斑、胃肠道出血、泌尿道出血、月经过多等。

主要治疗:透析疗法或肾移植。亦可输血浆、冷沉淀物,有贫血者可以输注浓缩红细胞。

(2) 骨髓增殖性疾病:骨髓增殖性疾病(myeloproliferative disease,MPD)如真性红细胞增多症(polycythemia vera,PV)、原发性血小板增多症(essential thrombocythemia,ET)、原发性骨髓纤维化(primary myelofibrosis,PMF)等,出血和血栓形成是导致患者死亡的主要因素,其临床表现除MPD原发病的有关临床表现外,尚有血小板功能异常(缺乏脂肪氧合酶)表现,出现皮肤黏膜出血、鼻出血、月经过多、内脏出血及血栓形成等症状。实验室检查:①血小板形态大小不一,PF3活性缺乏;②血小板黏附、聚集功能异常;③血小板凝血活性减弱,前列腺素内过氧化物产生异常。治疗主要是治疗原发疾病及对症处理等。

表 29-40 常见先天性血小板功能缺陷病鉴别

病名	遗传方式	基本缺陷	出血倾向	血小板数	血小板结构	出血时间	血块收缩	黏附试验	聚集试验						血小板释放功能
									ADP 第一波	ADP 肾上腺素 第二波	胶原	瑞斯托霉素	花生四烯酸		
巨大血小板综合征	常染色体隐性	血小板膜 GP Ⅰb/Ⅴ/Ⅸ缺乏	重/轻	N/↓	50%~80%巨大	↑↑	N	↓	N	N	N	0	N		N
血小板无力症	常染色体隐性	血小板膜 GP Ⅱb/Ⅲa 缺乏	重/轻	N	大小正常，涂片中分散	↑↑	0	N	0	0	0	N	↓↓		N
贮存池病	常染色体显性	致密体或α颗粒缺乏，不能释放 ADP，ATP 等	轻/中	N	颗粒多少不一	↑	N	↓	N	↓	N	N	N/↓		↓
阿司匹林样缺陷	常染色体显性	环氧化酶缺陷	轻	N	N	↑	N	N	N	0	↓	N	0		↓
血小板型血管性假血友病	常染色体显性	GP Ⅰb 异常，vW 因子异常，vWF 减少或缺乏	轻/重	N/↓	巨大	↑	N	↓	N	N	N	↑（低浓度）	N		N

注：N：正常；↑：延长；↑↑：显著延长；↓：减低；↓↓：显著减低；0：无。

表 29-41 获得性血小板功能缺陷病的病因

骨髓增殖性疾病 真性红细胞增多症 原发性血小板增多症 原发性骨髓纤维化
骨髓异常增生综合征,急性白血病
伴血小板功能异常的 ITP,异常蛋白血症
尿毒症
肝脏疾病,弥散性血管内凝血,创伤如脾切除术后、体外膜肺、体外循环等
药物诱发的血小板功能缺陷
糖尿病

(3) 肝脏疾病:多种凝血因子和许多抑凝因子在肝脏合成,因此肝脏在止凝血过程中起着很重要的作用。肝脏疾病不仅可通过减少凝血因子生成,还可通过其他多种机制破坏凝血过程。如肝脏在急性和慢性损伤后,可以出现血小板数量和质量异常。血小板减少症可以是急性肝炎的表现之一,重症时偶见,一般多见于重型再障合并急性肝炎。慢性肝脏疾病如肝硬化常常导致轻度血小板减少,因为门静脉高压,血小板在脾内淤积,造成分布异常性血小板减少,此时血小板聚集功能也可能存在异常。治疗主要是治疗原发疾病及对症处理等。

(4) 伴血小板功能异常的 ITP:免疫性血小板减少症(ITP)患者的出血常发生于血小板计数很低的时候,但有时患者仅有轻度到中度的血小板减少,也会有出血的表现。ITP 中的抗体通常是针对 GPⅡb-Ⅲa 或者 GPⅠb/Ⅸ受体等部位。在某些情况下,这些抗体会引起血小板功能异常。血小板聚集功能的检测可能有助于在轻度血小板减少时,对血小板功能进行判断。

(5) 药物诱发的血小板功能缺陷:多种药物可影响血小板功能,导致血小板功能继发缺陷,按药物作用血小板的部位可分为:

1) 作用于血小板的环氧化酶药物:主要见于非特异性抗炎药物如阿司匹林、保泰松、吲哚美辛等。阿司匹林是最常见的治疗性抗血小板药物,主要是抑制血小板环氧化酶(COX),减少血栓素 A_2(thromboxane A_2)的生成,使血小板不发生凝聚及黏附作用,血小板 ADP、5-HT、PF4 等释放受抑制,PF3 有效性减弱,从而影响血小板功能。

2) 作用于血小板膜的药物:①右旋糖酐及其他大分子化合物能吸附于血小板表面,影响血小板功能。右旋糖酐可抑制血小板黏附于玻璃珠,抑制胶原诱导的血小板聚集及 PF3 的有效性。血小板功能障碍的程度与右旋糖酐输入剂量及分子量有关,故右旋糖酐禁用于血小板减少症、出血性疾病、血浆中纤维酶原低下等患者;②肝素:主要通过与抗凝血酶(AT)发挥抗凝作用,肝素还可使血小板表面的负电荷明显增高,抑制血小板的释放反应,使出血时间延长。因此,肝素在先天性或获得性出血性疾病,如血小板减少症、血友病等疾病中应用会增加出血风险,在这些疾病中要禁用肝素;③有些抗组胺药及抗抑郁药,如氯丙嗪、异丙嗪、苯海拉明等,在高浓度下可使血小板变成球形,低浓度下抑制血小板的释放反应;④β-内酰胺酶抗生素:β-内酰胺酶抗生素可降低血小板聚集和分泌,因此可能对血小板黏附和血小板活化都有影响,表现为血小板聚集异常、出血时间延长。血小板功能异常在停用抗生素几天后恢复正常。

3) 作用于血小板 cAMP 系统的药物:血小板的聚集功能受 cAMP、cGMP 系统的调节。有些药物可使血小板中 cAMP 含量增高,抑制血小板聚集,大致可分为以下三类:①刺激腺苷酸环化酶由 ATP 合成 cAMP,从而增加血小板内 cAMP 含量,如α-肾上腺素阻滞剂苄胺唑啉、β-肾上腺素能兴奋剂异丙基肾上腺素、前列腺素 PGE_1、PGD_2、PGI_2、胰高血糖素等;②抑制磷酸二酯酶阻止 cAMP 分解,使胞内 cAMP 浓度升高,抑制血小板聚集,如双嘧达莫、咖啡因、氨茶碱等。

虽然多种药物可以损害血小板的功能,但实际上如果患儿的止血功能完善,这些药物仍不易产生继发性血小板功能损害。一旦发生,其治疗主要是及时停用该类药物,同时采用相应止血措施对症处理,必要时可输注血小板或新鲜血浆。

四、遗传性凝血因子障碍性疾病

(一) 血友病 A/B

血友病(hemophilia)是一组遗传性出血性疾病,呈 X 染色体连锁隐性遗传。临床上主要分为血友病 A(凝血因子Ⅷ缺乏症)和血友病 B(凝血因子Ⅸ缺乏症)两型。临床表现为关节、肌肉、内脏和深部组织自发性或轻微外伤后出血难止,常在儿童期起病,反复关节出血导致患儿逐渐出现关节活动障碍而残疾。男性人群中,血友病 A 的发病率约为 1/5 000,血友病

B 的发病率约为 1/25 000。所有血友病患者中，血友病 A 占 80%~85%，血友病 B 占 15%~20%。女性血友病患者极其罕见。由于经济等各方面原因，血友病的患病率在不同国家甚至同一国家的不同时期都存在很大的差异。我国 1986—1989 年期间在 24 个省的 37 个地区进行的调查结果显示，我国血友病的患病率为 2.73/100 000 人。

因此，对血友病的早期识别和诊断，以及积极、合理的治疗十分重要。确诊血友病的患儿，通过合理的、正确的预防治疗，可以避免出血以及出血造成的骨关节病及残疾等并发症，能够保护儿童身心的健康成长[7]。

【血友病的诊断】

1. 临床表现 血友病患儿可以发生任何部位的出血，但多数出血集中在关节、肌肉；其他部位也可有皮肤、黏膜出血，如瘀斑、鼻出血、口腔出血、消化道出血、泌尿道出血等；严重危及生命的出血，如内脏出血、颅内出血等。重型患儿出血表现明显，且常在没有明显外伤诱因时自发性出血，而轻型患儿仅表现为外伤或手术后的出血倾向。

由于凝血因子Ⅷ和Ⅸ在内源性凝血途径中具有维持凝血作用，血友病患儿的出血常呈血液缓慢渗出表现，其出血损伤程度与出血量相关，而出血量又与出血持续时间相关，因此，早期判断和及时止血处理非常重要。

如发现患儿有异常的瘀斑增多、黏膜出血、手术或外伤后的过度出血、延迟出血、不寻常的血肿、无确定病因的关节肿痛等，即要考虑出血性疾病的可能，尤其是血友病。可疑患者需追问家族史，进行有关实验室检查予以确诊。

2. 实验室检查

（1）筛选试验：疑为出血性疾病的患儿需做以下筛选试验。包括血常规和血涂片（血小板计数和形态），首先排除血小板异常导致的出血；凝血谱[凝血酶原时间（PT）、活化的部分凝血活酶时间（APPT）、凝血酶时间（TT）和/或纤维蛋白原检测]。单纯 APTT 延长的患儿需进一步检测凝血因子 FⅧ、FⅨ、FⅪ、FⅫ活性和 vWF：Ag 及狼疮抗凝物。

血友病患儿仅有 APPT 延长，但部分轻型血友病患儿 APTT 可在正常范围，如若高度怀疑为血友病，也需进行确诊试验。

（2）确诊试验

1）血友病确诊需进一步检测 FⅧ、FⅨ活性及活性抗原，或 FⅧ/Ⅸ抗体，排除血管性血友病（vWD）和获得性血友病。

2）分类与分型

分类：凝血因子 FⅧ缺乏为血友病 A；凝血因子 FⅨ缺乏为血友病 B。

分型：根据 FⅧ或 FⅨ的活性水平，可将血友病 A 和血友病 B 分为轻、中、重 3 型（表 29-42）：因子活性<1%为重型；活性 1%~5%为中型；活性>5%~40%为轻型。理论上，轻、中、重型血友病患者分布大致各占 1/3，而我国统计中以重型患儿居多，考虑其原因与部分轻型患儿未得到诊断有关。

表 29-42 血友病 A/B 临床分型

因子活性水平	临床分型	出血症状
>5%~40%	轻型	大的手术或外伤可致严重出血
1%~5%	中型	小手术/外伤后可有严重出血，偶有自发出血
<1%	重型	肌肉或关节自发性出血

（3）基因诊断：基因诊断检测到相应 FⅧ基因（血友病 A）或 FⅨ基因（血友病 B）突变有助于确诊血友病，同时也有助于进行致病基因携带者的诊断。

3. 鉴别诊断

（1）获得性血友病：非血友病患儿因为产生抗 FⅧ或 FⅨ自身特异性抗体，中和了相应凝血因子的活性导致凝血功能障碍，临床表现类似血友病，但极少有关节出血表现。此类患儿往往为年长儿，男女均可发病，既往没有出血病史及家族史，常存在某些诱发因素如恶性肿瘤、自身免疫性疾病、感染、大手术等，导致免疫功能紊乱。实验室检查凝血结果与血友病相似：APTT 延长、FⅧ：C 或 FⅨ：C 减低，但其延长的 APTT 不能被 1：1正常血浆所纠正，通过凝血因子抑制物定量方法可以检测抑制物滴度。

（2）血管性血友病（von Willebrand disease，vWD）：vWD 是发病率最高的遗传性出血性疾病（发病率 0.5%~1.5%），但有出血表现者仅占 1%。遗传模式是常染色体显性或隐性遗传；出血模式与血友病不同，以皮肤黏膜出血为主。确诊及分型需检测 von Willebrand 因子（vWF）抗原及活性（瑞斯托霉素辅因子活性，VWF R：Co）、胶原结合试验、FⅧ结合试验、血小板黏附和聚集试验、vWF 蛋白电泳等。基因诊断也是诊断手段之一。

（3）生理性凝血因子缺乏：生后 0~6 月龄的新生儿和婴幼儿，尤其是早产儿，FⅨ会有一定程度减低，一般为正常水平的 20%~30%，但随月龄增加，在 6 月龄后逐渐升至正常，需注意鉴别。

（4）继发性凝血因子缺乏：常见的导致凝血因子水平下降的原因为肝功能异常、维生素 K 缺乏和弥散性血管内凝血（DIC）等，但发生如上情况时会发生多种凝血因子缺乏，需鉴别。

4. 凝血因子抑制物的检测　血友病患儿由于在控制和预防出血时会使用到凝血因子，无论预防还是按需治疗，只要应用凝血因子替代治疗都有产生凝血因子相关抑制物的可能性，重型血友病 A 将有 25%~30% 出现，出现时间往往是应用凝血因子的前 20~50 个暴露日（exposure day，ED），因此儿童血友病也是发生抑制物的最常见人群。抑制物的出现导致凝血因子治疗失效，因此需要及时准确诊断，并采用相应的治疗。

（1）检测时机：血友病患儿应该在开始接受凝血因子治疗后：1~20ED 期间，每 5ED 检测 1 次；21~50ED 期间，每 10ED 检测 1 次；此后每年至少检测 2 次，直至 150ED。若出现治疗效果不如既往，首先应该考虑患者产生抑制物的可能，应进行凝血因子抑制物测定。此外，患儿接受手术前必须检测抑制物或进行 APTT 纠正试验。

（2）抑制物筛查试验：采用 APTT 纠正试验，即正常血浆和患者血浆按 1∶1混合，即刻及 37℃孵育 2 小时后分别测定 APTT 值，并与正常人和患者本身的 APTT 进行比较，若不能纠正应考虑可能存在抑制物。

（3）抑制物的滴度（以 FⅧ为例）：确诊抑制物必须测定抑制物滴度。将患儿血浆 56℃孵育 30 分钟，离心取上清，不同稀释度的患者血浆与正常血浆等量混合，37℃孵育 2 小时，测定残余 FⅧ活性。能使正常血浆 FⅧ：C 减少50%时，则定义为 FⅧ抑制物的含量为 1 个 Bethesda 单位（BU），此时患者血浆稀释度的倒数即为抑制物滴度，以“BU/ml 血浆”表示。滴度≥0.6BU/ml 为抑制物阳性。抑制物滴度>5BU/ml 为高滴度抑制物；抑制物滴度≤5BU/ml 为低滴度抑制物。

【治疗】

1. 急性出血时的治疗（按需治疗）　出血后替代治疗原则：凝血因子替代治疗仍然是目前血友病急性出血最有效的止血措施。原则是早期、足量、足疗程。替代治疗剂量和疗程应考虑出血部位和出血严重程度。

（1）血友病 A 的替代治疗：首选基因重组 FⅧ制剂或者病毒灭活的血源性 FⅧ制剂，无条件者可选用冷沉淀或新鲜冰冻血浆，但有输血传播导致病毒感染的风险，儿童血友病应尽量避免使用。输注 1IU/kg 体重的 FⅧ制剂，可使体内 FⅧ：C 提高2%，FⅧ在体内的半衰期为 8~12 小时，因此，要使体内 FⅧ保持在一定水平，需每 8~12 小时输注 1 次。

（2）血友病 B 的替代治疗：首选人血源基因重组 FⅨ制剂或者病毒灭活的血源性凝血酶原复合物（PCC），无条件者可选用新鲜冰冻血浆等。输注 1IU/kg 体重的 FⅨ制剂，可使体内 FⅨ：C 提高1%，FⅨ在体内的半衰期为 18~24 小时，因此，要使体内 FⅨ保持在一定水平，需每 24 小时输注 1 次。严重出血或手术时，可每 12 小时输注 1 次。欲达到因子水平和疗程，国内多使用下列治疗水平（表 29-43）。

表 29-43　血友病凝血因子制品治疗时欲达到的因子水平和疗程

出血类型	预期水平/（$IU \cdot dl^{-1}$）	疗程/d
关节	40~60	1~2（若反应不充分可以延长）
表层肌/无神经血管损害（髂腰肌除外）	40~60	2~3（若反应不充分可以延长）
髂腰肌和深层肌，有神经血管损伤或大量失血		
起始	80~100	1~2
维持	30~60	3~5（作为物理治疗期间的预防，可以延长）
中枢神经系统/头部		
起始	80~100	1~7
维持	50	8~21
咽喉和颈部		
起始	80~100	1~7
维持	50	8~14
胃肠		
起始	80~100	7~14
维持	50	
肾脏	50	3~5
深部裂伤	50	5~7

29章

【附】凝血因子计算方法

FⅧ首次需要量=(需要达到的FⅧ浓度-患者基础FⅧ浓度)×体重(kg)×0.5;首剂用药后,依情可每8~12小时输注首剂的一半剂量至完全止血。

FⅨ首次需要量=(需要达到的FⅨ浓度-患者基础FⅨ浓度)×体重(kg);首剂用药后,依情可每12~24小时输注首剂的一半剂量至完全止血。

(3)个体的回收率和半衰期差异较大,有条件的单位,建议检测患者的相应回收率和半衰期,并指导治疗。

2. 辅助治疗

(1)PRICE[P制动(prohibition)、休息(rest)、冷敷(ice)、压迫(compression)、抬高(elevation)]原则:PRICE原则是肌肉和关节出血时在输注凝血因子以提高因子水平基础上的很重要处理措施。及时使用夹板、模具、拐杖或轮椅制动可使出血的肌肉和关节处于休息体位,使用冰块或冷物湿敷可有效减轻炎症反应。建议冰敷每4~6小时使用1次,每次5~10分钟左右(每次不超过5~10分钟,见WFH有关资料),直至肿胀和疼痛减轻。

(2)去氨基-8-D-精氨酸加压素(DDAVP):轻型血友病A患者出血时可选DDAVP,重型患儿无效。适用于>2岁的患儿,应用时需要限水,并提前进行预试验。推荐的剂量为0.3~0.4μg/kg,50ml生理盐水稀释后缓慢静脉滴注(至少30分钟),每12小时一次,可用1~3天。使用后凝血因子浓度升高>30%或较前上升>3倍为有效。预试验有效患儿也可使用专供血友病患者使用的DDAVP鼻喷剂来控制轻微出血。

(3)抗纤维蛋白溶解药物:临床上常用的抗纤溶药物有氨甲环酸、6-氨基己酸等。此类药物对口腔、舌、扁桃体、咽喉部出血及拔牙引起的出血有效,但对关节腔、深部肌肉和内脏出血疗效较差,泌尿系统出血时严禁使用。避免与凝血酶原复合物合用。使用剂量:6-氨基己酸50~100mg/(kg·次),每8~12小时1次;氨甲环酸10mg/(kg·次),静脉注射或25mg/(kg·次),口服。也可漱口使用,尤其在拔牙和口腔出血时,5%的氨甲环酸溶液10ml含漱2分钟,每日4次,连用7天。

(4)止痛药:根据病情,选用对乙酰氨基酚和弱或强阿片类药物,或应用COX-2类解热镇痛药。禁用阿司匹林和其他非甾体抗炎药。

3. 预防治疗 预防治疗是指在血友病患者出血发生前有规律地替代治疗,保证血浆中凝血因子长期维持在一定水平,从而减少出血、降低致残率、改善患儿的生活质量。儿童患者应设定年关节出血次数(annual joint bleeding rate,AJBR)小于3次的目标,尽量避免关节损伤的发生以及由于关节出血造成不可逆性关节残疾,预防治疗是儿童血友病的首选治疗方法。世界血友病联盟和世界卫生组织已将预防治疗确定为重型血友病患儿标准治疗方法。预防出血和关节损伤、达到保留正常肌肉骨骼功能的最终治疗目标。

(1)分级:根据预防治疗开始的时机分为初级、次级和三级预防治疗。

1)初级预防:婴幼儿在确诊后、第2次关节出血前,且患儿年龄<3岁,无明确证据(查体和/或影像学检查)证实存在关节病变的情况下,即应开始实施预防治疗。

2)次级预防:在两次或两次以上关节出血后,体格检查和影像学检查尚未发现关节病变之前,即开始预防治疗。

3)三级预防:体格检查和影像学检查证实已有关节病变,开始预防治疗。

重型患儿、有过关节出血和关节病变的患儿应该根据病情及早开始预防治疗,以尽可能达到年关节出血次数(AJBR)或年出血次数小于3次的目标。

(2)预防治疗的方式

1)临时预防(单剂预防)法:在预计可能诱发出血事件前,单一剂量保护性注射凝血因子制品。临时预防治疗的目的是应对血友病患儿活动增加或暂时出血风险,如体育课、外出旅行、参加夏令营等。

2)短期预防法:在一段时期内(1~3个月),定期注射凝血因子,以阻止“靶关节”反复出血的恶性循环或严重出血事件,防止损伤加重或延缓并发症的发生。短期预防治疗的目的是使较严重的病变组织得到恢复,如较严重的关节出血、肌肉出血、颅内出血、消化道出血后进行为期3~6个月的预防治疗。

3)长期预防(持续预防)法:长期定期使用凝血因子制品,尽可能减少出血,以保证患儿维持接近正常年龄儿童的健康生活和成长。每年使用凝血因子的时间需要大于45周。

(3)预防治疗方案

1)标准剂量方案:每次凝血因子制品25~40IU/kg,血友病A患儿每周给药3次或隔日1次,血友病B患者每周2次,理论上保持凝血因子谷浓度在>1%水平。

2)中剂量方案:每次15~30IU/kg,血友病A患者每周3次,血友病B患者每周2次。

3)小剂量方案:血友病A患者每次10IU/kg,每周给药 2 次或每 3 天 1 次，血友病 B 患者每次 20IU/kg，每周 1 次。

4）其他方案：尚有剂量递增方案和应用药物代谢动力学治疗调整的预防治疗方案。其目的都是根据患儿的自身情况开展个体化预防治疗，以获得最优成本效益。

综合大量临床文献，对重型血友病 A 患儿而言，20IU/kg，每周给药 2~3 次可能是达到年关节出血率小于 3 这一目标的较适当的剂量治疗方案。最佳预防治疗方案还有待确定，应根据年龄、静脉通路、出血表型、药代动力学特点以及凝血因子制剂的供应情况来尽可能制定个体化方案。针对较年幼儿童的一种策略是先开始进行每周 1 次的预防治疗，再根据出血和静脉通路情况逐步增加频次和/或剂量。

（4）在开展预防治疗时需要考虑的因素

1）根据药物代谢动力学（pharmacokinetic，PK）指导预防治疗：即使同种类的凝血因子产品，在不同个体、不同年龄的血友病患儿体内代谢过程不同，造成了其药物代谢动力学参数，如半衰期、药物峰浓度、回收率的不同。通过药代动力学分析，可以获得定量的半衰期、体内回收率、峰浓度、谷浓度。制定个人的预防治疗剂量、给药间隔，从而最大程度降低出血和相应的关节损伤。

2）部分患儿的出血与关节损伤并非成正比，因此在临床制定预防治疗方案时还需要定期进行关节结构和功能的评估，以便尽早发现微小的关节病变，及时调整预防治疗方案。

3）其他因素：患儿的静脉通路、关节在出血后的炎症反应程度、已经存在的关节病变个数/程度、患儿的日常生活活动喜好和情况、接受治疗的便利性，甚至家长对治疗的期望和诉求都是影响预防治疗开展的因素。

4. 血友病抑制物治疗　血友病抑制物是血友病患儿体内产生的同种中和抗体，重型血友病 A 和 B 抑制物发生率分别为 20%~30% 和 5%~10%，而且 5%~10%的中型或轻型血友病 A 患者也会产生抑制物。某些基因突变类型（大片段缺失、无义突变或内含子 1、22 倒位）、抑制物阳性家族史、手术及严重出血时的大剂量因子输注、颅内出血等是抑制物产生的高危因素。并发抑制物则是血友病的严重并发症，将导致血友病患儿出血症状更难控制、致命性出血风险增高，进一步降低生活质量。

（1）并发抑制物时的治疗

急性出血时的治疗：应尽快进行止血治疗（<2 小时）。低滴度抑制物的出血患者，可以应用大剂量 FⅧ/FⅨ，按照外源性 FⅧ 20IU/kg 可以中和 1BU/ml 抑制物计算所需的 FⅧ剂量，并额外增加一定剂量的 FⅧ以达到止血效果。根据止血效果，增加给药剂量或缩短给药间期，或更换为旁路治疗。对于低滴度高反应性抑制物患者，考虑到在用药 5~7 天后可能出现免疫记忆应答，可能需要换用旁路治疗。对于高滴度抑制物患者，需直接选用旁路途径制剂：凝血酶原复合物（PCC）或 rFⅦa。PCC 推荐剂量：50~100IU/（kg·次），间隔 8~12 小时，每天剂量不超过 200IU/kg。rFⅦa 的推荐剂量：90μg/（kg·次），静脉推注，间隔 2~3 小时，给药 1~3 次；或 270μg/kg，静脉推注 1 次。轻型血友病 A 患者，可给予 DDAVP 止血治疗。并发高滴度抑制物或对 FⅨ产生过敏反应的血友病 B 患者，给予旁路因子 rFⅦa 止血治疗。

对并发颅内出血等危及生命出血的抑制物患者，一旦急性出血稳定，需要至少 6 个月的预防治疗，可使用凝血酶原复合物（PCC）或 rFⅦa。氨甲环酸对于口腔、鼻腔的黏膜出血具有良好效果，可与 DDAVP 或 rFⅦa 联合应用，但不与 PCC 联合使用，以避免增加栓塞风险。特殊情况下（大手术前或旁路因子无法充分控制严重出血时）可应用血浆置换术快速降低抑制物滴度。

（2）抑制物的清除治疗：免疫耐受诱导治疗（ITI）。

免疫耐受诱导治疗（ITI）是目前公认的唯一清除抑制物的方法。针对血友病 A 抑制物的 ITI 治疗的成功率为 57%~91%，但血友病 B 抑制物的 ITI 成功率仅为 25%，且有过敏反应及不可逆性肾损伤风险，因此血友病 B 抑制物的 ITI 治疗应慎重。以下部分重点描述血友病 A 的 ITI 治疗。

1）影响 ITI 疗效的良性因素包括：抑制物既往峰值及治疗期间峰值<200BU/ml；ITI 前的抑制物滴度<10BU/ml；年龄<8 岁；诊断抑制物至开始 ITI 的间隔<5 年和 ITI 治疗期间中断不超过 2 周等。

2）ITI 适应证：既往抑制物峰值<200BU/ml，具有其他良性因素的重型血友病 A 合并抑制物持续>5BU/ml（至少重复 1 次验证）者。既往抑制物峰值>200BU/ml，具有其他不良因素的重型血友病 A 并发抑制物持续>5BU/ml（至少重复 1 次验证）者，可考虑应用高剂量、含 vWF 成分的因子制剂进行 ITI 治疗。抑制物持续>5BU/ml（至少重复 1 次验证），频繁出血或对旁路因子治疗反应不佳的重型血友病 A 患儿。

3）开始 ITI 的时机：应尽早开始 ITI 治疗；尤其是有过严重或危及生命的出血需要考虑应用旁路因子预防治疗时，尽早 ITI 治疗将有利于降低严重出血风险。

4）凝血因子制剂的选择：尚无充分证据证明某种因子制剂优于其他因子制剂；当使用重组因子进行ITI治疗不成功时，可考虑改用富含vWF的血源性FⅧ浓缩制剂；是否联合使用免疫抑制剂尚无定论。

5）ITI剂量选择：作为一种经验性治疗，目前国际上有以下治疗剂量：①高剂量：200IU/(kg·d)；②中剂量：100IU/(kg·d)；③低剂量：25～50IU/kg，隔日1次或每周3次。高剂量组较低剂量组快速达到免疫耐受且治疗期间出血症状明显减少，但高剂量组与低剂量组的诱导耐受成功率差异无统计学意义。

6）ITI治疗结果评估：①完全耐受：抑制物持续阴性(<0.6BU/ml)，且FⅧ回收率>66%，FⅧ半衰期>6小时；②部分耐受：ITI治疗33个月，抑制物检测阴性，但因子回收率持续低于66%或半衰期持续低于6小时，患者对因子替代产生临床治疗反应，抑制物滴度不再升高。

7）终止ITI的时机：达到完全耐受者，转入预防治疗；达到部分耐受者，若能应用FⅧ充分治疗及阻止出血症状，可考虑停止ITI治疗；ITI治疗开始后的3个月若未能将抑制物滴度降低20%以上，或ITI治疗33个月仍未能达到完全耐受或部分耐受者。ITI期间并发出血的治疗详见“急性出血时治疗”。

5. 长效凝血因子、非凝血因子类制剂和基因治疗 血友病患儿接受凝血因子按需和预防治疗虽然可以有效控制出血，但是仍然面临反复静脉穿刺不便利和抑制物产生的风险。随着医疗科技和药物研发的进步，新技术和新的治疗手段不断涌现。目前国际上已经有数种应用聚乙二醇结合、人免疫球蛋白Fc片段结合的长效凝血因子Ⅷ和凝血因子Ⅸ，这些半衰期明显延长和免疫原性明显降低的长效凝血因子将成为未来应用的主要产品。

艾美赛珠单抗(Emicizumab，ACE910)是一种人源化的双特异性单克隆抗体，能够桥接FⅨa和FⅩ(模拟FⅧa的辅因子功能)，并把两者结合在合适的空间位置和角度，使FⅨa激活FⅩ，重新恢复内源性凝血通路。由于其与FⅧ无结构同源性，不会产生FⅧ抗体，其作用也不受抑制物表达的影响，可用于有/无抑制物的血友病A患儿的预防治疗，同时皮下注射、半衰期长，解决了儿童血友病A接受预防治疗时需要频繁静脉穿刺的不便利性。具体应用方法为：①负荷剂量给药期：第1到第4周每周3mg/kg皮下注射，每周1次；②维持剂量给药期：第5周开始，每周1.5mg/kg，每周1次，目前在国外也批准3mg/kg，每2周1次以及6mg/kg，每4周1次维持给药的方案。需要注意在应用该药期间如发生突破性出血，非伴有抑制物的血友病A患儿可以应用浓缩FⅧ制剂治疗，而伴有抑制物的血友病A患儿仅可以使用rFⅦa止血治疗。

另外两种有临床应用前景的皮下注射非凝血因子类产品，一种是通过破坏mRNA模板阻止其编码蛋白质的合成的RNA干扰技术的Fitusiran，它通过每月1次皮下注射给药，以降低抗凝血酶水平，从而增加凝血酶产生，重新达到出凝血平衡而起到对血友病A/B伴或不伴有抑制物的预防治疗；另外一种产品则是组织因子途径抑制物抗体(anti-TFPI)，其通过降低TFPI活性，起到增加凝血酶生成的作用，同样可用于伴或不伴有抑制物的血友病A/B患儿的预防治疗。

而带来疾病治愈希望的基因治疗主要集中在两种技术的探索：基因添加技术，即引入功能性正常的基因拷贝，以补偿或补充突变基因，常见的转运载体包括腺相关病毒和慢病毒；基因编辑技术，即对缺陷基因本身直接进行原位校正，常见的技术有锌指核酸酶和CRISPR/CAS9。

上述这些新药、新技术值得期待，但也需要根据儿童血友病的个体情况谨慎选择。

6. 血友病关节病变 血友病关节病变是血友病患儿常见和严重的并发症，关节受损和残疾发生时间取决于关节出血的严重程度和治疗方式。为保护关节和避免致残，需要立即开始有效的三级预防治疗和多学科治疗：患儿应当在保证一定凝血因子谷浓度的前提下，进行正规的物理治疗和康复训练，治疗的同时需定期进行评估，如关节结构评估(MRI或X线，每3个月至半年进行1次超声检查)和关节功能评估。还需要根据病情开展滑膜切除、骨关节矫形治疗。为减轻疼痛，可适当地应用镇痛剂。

7. 血液传播性感染 虽然通过严格的献血者筛查、血制品制造过程中的病毒灭活手段，以及重组凝血因子的广泛使用，使血友病患儿病毒感染率明显下降，但新的挑战仍不断出现，如一些新型病原体的感染，可能无法用现有的病毒灭活方式清除等。使用不含任何血液成分的基因重组因子能杜绝已知和未知病原体的感染风险。

目前常见的输血相关的感染为人类免疫缺陷病毒，丙型肝炎病毒，乙型肝炎病毒。这些病毒感染后，除了可能导致免疫缺陷病和肝硬化外，还可导致肿瘤的发生率增加。应定期对使用血源性因子预防治疗的血友病患者进行病毒检测；对乙肝表面抗体阴性者进行乙肝疫苗注射，注射前、中、后应做好出血防护。

8. 综合评价体系 儿童期也是一个动态变化的特

殊时期。世界卫生组织认为儿童健康包括三方面：躯体、心理、社会适应。血友病儿童综合评估也应从这三方面出发，包括关节结构及功能评估、活动参与及生活质量评估。活动的参与可以反映机体作为一个整体的功能状况，推荐以血友病患者功能独立性评分（FISH、E-FISH）或血友病活动列表（HAL、Ped-HAL）等工具进行评估。血友病患儿疾病特异的生活质量评估工具有欧洲的 Haemo-QoL 和加拿大血友病儿童预后和生活质量评估工具（The Canadian Haemophilia Outcomes-Kids Life Assessment Tool，CHO-KLAT）。

9. 综合关怀团队和家庭治疗 血友病的治疗较为复杂，需要多学科多专业医生的共同参与。血友病综合关怀是由一组多专业医护人员对血友病患儿及家庭进行全面的治疗、护理及生活指导，其内容不仅是专业治疗的协调，还包括家庭治疗、患者与家庭的知识教育、心理咨询、社会扶助及长期的追踪管理等。综合关怀团队核心成员包括血液病专家、血友病专业护士、物理治疗师及实验室技师，相关专业医生：儿科、耳鼻喉科、创伤骨科、整形外科、口腔科、传染科、心理科、影像诊断医生以及患者组织、志愿者、政府及社会等各方面人员。血友病专业护士在多学科团队中担当主要角色，负责协调和实施血友病患儿及家庭的诊断、治疗、宣教、临床研究等综合服务。

家庭治疗是指血友病患儿在发生出血后自行或由家属输注凝血因子以及在家庭完成血友病护理和康复的总称。在适当和可能的情况下，血友病患儿应进行家庭治疗。家庭治疗可让患儿立即获得凝血因子，得到最便捷、最及时的治疗。但家庭治疗只有在患儿及其家长得到充分的教育和培训后才可进行，而且必须要在血友病治疗中心综合关怀团队严密的监控和指导下施行。

（二）血管性血友病

血管性血友病（von Willebrand disease，vWD）是最常见的遗传性出血性疾病，是由于血管性血友病因子（vWF）数量或质量异常导致，主要以皮肤、黏膜的反复出血为临床表现。根据分子发病机制及临床表现分为三种类型，遗传规律依不同亚型而异[8]。

【定义与历史】 vWD 是最常见的遗传性出血性疾病。1926 年 von Willebrand 首先在芬兰 Bothnia 湾的 Aland 岛上发现。vWD 是由于患者体内的 vWF 基因分子缺陷而造成血浆中 vWF 数量减少或质量异常导致的出血性疾病。

【流行病学】 根据不同的研究调查，vWD 的发病率不尽相同。有统计，因出血症状就医的患者中 vWD 的发病率是 0.002 3%～0.01%[2]；儿童有临床症状的发病率约为 1/1 000[3]，但是我国目前尚无 vWD 发病率的调查。

【病因与发病机制】 vWF 是由血管内皮细胞和巨核细胞合成的一种糖蛋白，血浆半衰期为 24 小时。*vWF* 基因位于 12 号染色体短臂末端，占 12 号染色体的 1%，长 178kb。vWF 是一个大的多价黏附蛋白，其正常生理功能包括：①与血管壁结合，在内皮损伤处结合血管壁，vWF 可与几种不同类型的胶原蛋白结合；②与血小板结合，介导血小板在血管损伤部位的黏附和聚集，通过与血小板膜 GPⅠb 和 GPⅡb/Ⅲa 以及内皮细胞胶原蛋白的结合，在止血过程中起桥梁作用，协助血小板黏附并聚集于损伤血管处；③与 FⅧ相互作用，非共价结合后使 FⅧ在血浆中保持稳定。

vWD 患者的基因突变多发生在 *vWF* 基因内，但是在 vWF 生物合成和加工的过程中，参与的相关蛋白分子突变也可以引起疾病发生。

vWD 的遗传方式多为常染色体显性遗传，少数为常染色体隐性遗传，男女均可发病。根据发病的分子基础不同将疾病分为三型，1 型和 3 型根据 vWF 的量定义，1 型为部分缺乏，3 型为完全缺乏。2 型根据 vWF 的结构或功能异常定义，量通常可以正常或轻度减少。

1 型为最常见类型，约占到患者的 70%，最常见的 1 型属于常染色体显性遗传，而严重的 3 型属于常染色体隐性遗传[1]。

【临床表现】 出血性疾病家族史。

反复自发的出血症状，皮肤紫癜、黏膜出血，特别是牙龈出血和鼻出血最为常见。女性患者常有月经过多。少数患者可有关节、肌肉等部位出血现象。随年龄增长，出血倾向可减轻。

1. 1 型 vWD 是最常见类型。约占患者总数的 75%，由于 vWF 部分缺乏引起，是常染色体显性遗传。表现为中度或轻度的皮肤、黏膜出血，女性月经增多。发病机制包括 *vWF* 基因转录异常、vWF 蛋白加工、多聚化及转运异常、vWF 在血浆中清除加速。

2. 2 型 vWD 是 vWF 质的异常，占总数的 20%～30%。又分为 2A、2B、2M、2N 四种类型。

（1）2A 型：约占总病例数的 10%～15%，是 2 型中最常见的，为常染色体显性遗传。临床多以中度出血为主，个体差异较大。2A 型患者 *vWF* 基因突变，影响到 vWF 的多聚化；或引起 A2 区以及邻近位置氨基酸的改变。加速 vWF 的降解。

（2）2B 型：一般呈现常染色体显性遗传，轻度或中度的皮肤、黏膜出血。是由于 *vWF* 基因突变，使 vWF 与血小板 GPⅠb 的亲和力显著增高。

（3）2M 型：少见，一般为常染色体显性遗传，表现为轻度或中度的皮肤黏膜出血。此型是由于 *vWF* 基因突变，引起 A1 区氨基酸改变使得 vWF 与血小板 GPⅠb 的亲和力降低。

（4）2N 型：为常染色体隐性遗传，出血症状与血友病相似，表现为关节肌肉出血。此型是由于 *vWF* 基因突变，导致 vWF 与 FⅧ结合明显下降。

3. 3 型 vWD 为常染色体隐性遗传，极重度的 vWF 的缺乏，占总数的 5%左右。临床出血较重。引起此类型的突变多是无义突变和框移突变，导致正常的 vWD 合成受阻。

【实验室检查】

1. 测定 BT、FⅧ：C、vWF Ag 定量测定、vWF：Ag 多聚物、vWF：Rco、瑞斯托霉素诱发血小板聚集反应（RIPA）以确定 vWD 及分型。

2. vWD 的分型及临床特点 见表 29-44。

表 29-44 vWD 的分型及临床特点

临床特征	1 型	2A 型	2B 型	2M 型	2N 型	3 型
遗传方式	常染色体显性	常染色体显性或隐性	常染色体显性	常染色体显性或隐性	多为常染色体隐性	常染色体隐性
出血情况	轻中度	多中度，个体差异大	多中度，个体差异大	多中度，个体差异大	多中度，个体差异大	重度
病因	vWF 和 FⅧ量的减少	与血小板黏附降低	vWF 高分子多聚物缺乏	vWF 与血小板黏附降低	vWF 与 FⅧ亲和力降低	vWF 完全缺乏
BT	延长或正常	延长	延长	延长	正常	延长
vWF：Ag	减低	减低	正常或减低	减低	正常或减低	显著减低
vWF：Rco	减低	减低	减低	减低	正常或减低	显著减低
FⅧ：C	减低	正常或减低	正常或减低	正常或减低	显著减低	显著减低
vWF 多聚物	正常	异常（缺乏大/中分子多聚物）	异常（缺乏大分子多聚物）	正常	正常	无
RIPA	减低	减低	增高	减低	正常	缺如

【鉴别诊断】

1. 血友病 A3 型和 2N 型 vWD 可以有关节和肌肉出血，FⅧ减低，与血友病 A 相似。鉴别要点：vWD 为常染色体遗传，男女均可发病；3 型 vWD 表现 BT 延长，vWF：Ag 显著减低；2N 型 vWD 与血友病 A 的鉴别主要依靠 FⅧ/vWF 结合试验。

2. 血小板型 vWD 此病为常染色体显性遗传，分子缺陷在于血小板膜 *GPⅠb* 基因突变，导致血小板与 vWF 亲和力增高使血浆中 vWF 减少，类似 vWD。此疾实验室表现血小板减少，体积增大；BT 延长；RIPA 增高；FⅧ：C、vWF：Ag、vWF：RCo 降低；血浆 vWF 缺乏高分子多聚物；患者 PRP+正常 vWF，血小板型 vWD 出现血小板聚集，而 2B 型 vWD 不会诱导血小板聚集。

3. 获得性 vWD 常继发于自身免疫性疾病、淋巴增殖性疾病、恶性肿瘤等，可于原发疾病出现前数月至数年发生。

【治疗】

1. 一般措施 适量运动可使 FⅧ：C 增加，减少出血；禁用可影响血小板功能的药物，如阿司匹林、右旋糖苷、潘生丁、保泰松、吲哚美辛及活血化瘀的中成药；对于 1 型及 2 型 vWD 的女性患者，雌激素可用于反复鼻出血及月经量过多。

2. 药物治疗

（1）DDAVP（1-去氨-8-D-精氨酸-加压素）：广泛用于轻型 vWD。DDAVP 对 1 型 vWD 治疗效果好，对部分 2A 型有效，在 2B 型则可引起一过性的中重度血小板减少，对 3 型无效。剂量为 0.3~0.5μg/（kg·次），静脉滴注，可使 FⅧ：C 增高3倍，vWF 增高 2 倍，最初 2~4 天，8~12 小时可重复 1 次。此药也可经鼻腔滴入。DDAVP 具有一定的副作用，包括面部潮红、头痛、心率加快等，反复使用可发生水钠潴留，需要限制液体入量；对于年幼儿慎用。

（2）抗纤溶药物（氨基己酸 EACA）：可用于轻型患

者,亦可与DDAVP或替代治疗同时使用。对口腔、拔牙引起的出血效果好,在血尿、肾功能不全时不主张常规使用。抗纤溶药物偶有血栓形成的风险,血尿禁用。

(3) 局部使用凝血酶或纤维蛋白凝胶对皮肤黏膜出血治疗具有辅助作用。

3. 替代治疗　适用于出血发作或围手术期的各型患者,以及DDAVP治疗无效的患者。

(1) 制剂选择:新鲜冰冻血浆、冷沉淀、vWF-FⅧ浓缩剂、vWF浓缩剂、FⅧ浓缩剂。

(2) 推荐剂量:剂量标定以使用制剂的FⅧ:C单位数为准。严重出血或大型手术者,首次或术前用量为40~60U/kg,维持量20~40U/kg,每12~24小时1次,维持7~14天;中度出血或小型手术,首次或术前用量为30~60U/kg,维持量20~40U/kg,每12~24小时1次,维持1~5天;轻度出血或者简单操作等单次使用20~30U/kg,观察。

(三)遗传缺陷

主要为凝血因子Ⅱ、Ⅴ、Ⅴ+Ⅷ、Ⅶ、Ⅹ、Ⅺ、ⅩⅢ凝血酶原缺陷症[9]。

1. 遗传性凝血酶原缺陷症

【定义与发病机制】　凝血酶原又称为凝血因子Ⅱ(FⅡ),是维生素依赖性酶原。遗传性凝血因子Ⅱ缺乏症(hereditary coagulation factor Ⅱ deficiency)是最罕见的凝血因子缺乏症之一,由于凝血酶原基因异常引起血浆凝血酶原水平降低和/或功能异常,而导致凝血障碍的一种遗传性疾病。遗传方式为常染色体隐性遗传,发病率约为1/200万,基因突变类型通常为复合杂合突变,临床表现以轻度到中度的出血倾向为特征。可分为两型:Ⅰ型为FⅡ促凝活性(FⅡ:C)和抗原(FⅡ:Ag)含量同时减低,称先天性凝血酶原缺乏症;Ⅱ型为FⅡ:C减低而FⅡ:Ag多正常,称为异常凝血酶原血症。

在Ⅰ型缺陷的患者中,凝血酶原的活性和抗原水平的下降是一致的,杂合子患者的凝血酶原水平大约是正常人的50%,而纯合子患者则低于正常人的10%。Ⅱ型患者中杂合突变的凝血酶原活性大约是正常的50%,而抗原水平正常或接近正常,纯合突变的患者凝血酶原活性大约是正常的1%~20%,抗原水平正常或部分降低。

【临床表现】　均以轻、中度的黏膜和软组织出血为主要临床表现,出血程度通常与功能性凝血酶原缺乏的程度相关。凝血酶原水平低于1%可发生自发性出血和创伤性出血,一般出血可见月经过多、牙龈出血、瘀斑和皮下血肿现象,外科手术可能出现严重的出血。关节出血的发生率低于血友病患者。患者的临床表现个体差异比较大,有些患者即使较小的创伤也会发生出血,可有的患者则可能没有任何症状。

【实验室检查】

(1) PT、APTT均延长,后者比前者延长更明显。

(2) 血浆凝血酶原测定:纯合子的FⅡ:C为正常水平的2%~20%,杂合子FⅡ:C为正常水平的43%~75%。Ⅰ型患者的FⅡ:C和FⅡ:Ag均减少;Ⅱ型患者的FⅡ:C减少而FⅡ:Ag多正常。

(3) 基因诊断:凝血酶原基因的缺陷主要位于外显子8~14。

【鉴别诊断】　获得性凝血酶原缺乏症:由维生素K缺乏、严重肝病以及抗凝药物所致。除凝血酶原缺乏外,还合并其他多种凝血因子的缺乏,并有原发病的表现。

【治疗】　出血时可选择新鲜冰冻血浆、凝血酶原复合物(PCC)或FⅡ浓缩剂治疗。是否进行治疗需要根据患者的出血情况决定,单纯的皮肤瘀斑和轻度的皮肤出血不需要进行替代治疗,FⅡ在体内半衰期为72小时,当血浆中FⅡ水平达到正常的40%~50%时,即可达到止血目的。外科手术时,术前2天输注PCC 40U/(kg·d),术后10~20U/(kg·d),直到拆线为止。维生素K对本病患者无效。

2. 遗传性凝血因子Ⅴ缺陷症(遗传性凝血因子Ⅴ缺乏)

【定义与发病机制】　遗传性凝血因子Ⅴ缺陷症(hereditary coagulation factor Ⅴ deficiency)于1943年在挪威被发现,由Owren等首先报道,又称Owren病。本病罕见,发病率约为1/100万。部分患者可合并其他先天凝血因子异常(如凝血酶原和FⅧ缺陷)。本症分为2种类型:①遗传性凝血因子Ⅴ缺乏症:FⅤ促凝活性(FⅤ:C)和抗原(FⅤ:Ag)同时减低;②遗传性凝血因子Ⅴ异常症:FⅤ:C减低而FⅤ:Ag正常。

本病为呈常染色体隐性遗传,男女均可患病。杂合子患者血浆凝血因子Ⅴ通常为正常水平的26%~60%,通常无临床症状。抗原检测发现,大多数纯合子和复合杂合子患者FⅤ抗原水平下降,而非功能异常。

FⅤ是一辅助因子,在肝脏中合成,血浆浓度约为7μg/ml,半衰期为12~15小时。在凝血过程中,FⅤ被凝血酶激活,FⅤa与FⅩa、Ca^{2+}于磷脂表面形成凝血酶原酶,从而激活凝血酶原,生成凝血酶。当*FV*基因缺陷时,凝血过程发生障碍。

【临床表现】　FⅤ水平为正常人的1%~10%的患

者具有终身出血的倾向，常见的表现有鼻出血、皮肤瘀斑、月经过多，偶见关节或内脏出血。随年龄增长，部分患者出血倾向减轻。杂合子通常无出血倾向。此外，有FⅤ Leiden突变的患者有血栓形成倾向。

【实验室检查】

(1) PT、APTT均延长，少数患者BT延长。杂合子各项检查均可表现正常。

(2) 血浆FⅤ测定：血浆FⅤ:C的正常值为50%~150%，FⅤ:Ag的正常值为5~10mg/L。纯合子的FⅤ:C多小于10%，杂合子FⅤ:C常为30%~60%。

(3) 基因诊断：*FV*基因的缺陷主要发生于外显子，发生在内含子的较少。

【鉴别诊断】 获得性凝血因子Ⅴ缺乏症：多见于严重肝脏疾病、原发性纤溶、DIC等继发性纤溶亢进、血循环中有FⅤ抑制物存在以及输入大量库存血时。除凝血因子Ⅴ缺乏外，还可合并其他多种凝血因子的缺乏，并没有阳性家族史，但有原发病的表现。

【治疗】 出血时可输注新鲜冰冻血浆治疗。FⅤ在体内半衰期为12~36小时，一般认为，当血浆中FⅤ水平达到正常的25%时可达到止血目的。需注意：①FⅤ半衰期为12~14小时；②大手术时FⅤ水平为正常水平的25%即可；③当手术部位局部的纤溶活性较高时，如泌尿生殖系统，口腔和鼻腔，可能发生出血过多或术后出血，需要警惕。一次性输注新鲜冰冻血浆20ml/kg，之后每12小时输注5~10ml/kg并维持7~10天，可防止术中和术后的出血。

3. 遗传性凝血因子Ⅴ和Ⅷ联合缺乏症

【定义与发病机制】 遗传性凝血因子Ⅴ和Ⅷ联合缺乏症(hereditary coagulation factor Ⅴ and Ⅷ combined deficiency)首次报道于1954年，是一种少见的常染色体隐性遗传病，表现为中度出血。循环血液中的凝血因子Ⅴ和Ⅷ以酶原的形式存在。研究证实，遗传性凝血因子Ⅴ和Ⅷ联合缺乏症是由于作用于因子Ⅴ和Ⅷ蛋白胞内运转的蛋白质LMAN1和MCFD2中的任何一个发生缺陷引起。

【临床表现】 临床出血多为月经过多、鼻出血、瘀斑和牙龈出血，可有自发性的关节出血。血尿、胃肠道出血和自发性的颅内出血比较少见。在拔牙和外科手术时，较容易发生严重的出血，建议均进行替代治疗。纯合子患者多表现为自发的出血和创伤后出血，杂合子患者的临床出血症状较轻，但是因子Ⅴ和Ⅷ的水平明显下降。

【鉴别诊断】 主要需要与血友病A合并因子Ⅴ缺乏症进行鉴别。可以通过以下几点进行区分：①遗传性凝血因子Ⅴ和Ⅷ联合缺乏症患者父母通常有血缘关系；②单独的因子Ⅴ和因子Ⅷ缺陷通常可以在患者亲属中找到；③遗传性凝血因子Ⅴ和Ⅷ联合缺乏症患者的因子Ⅴ和因子Ⅷ同步减少。

【治疗】 对于月经过多、鼻出血、牙龈出血和皮肤瘀斑等症状的患者，可以使用抗纤溶制剂如氨甲环酸或氨基己酸进行治疗；对于出血严重、需要手术或者拔牙的患者，应使用新鲜冰冻血浆替代因子Ⅴ，应用因子Ⅷ制剂来补充因子Ⅷ。手术患者的替代治疗应该维持到术后7~10天，并且建议在术中和术后应保持患者因子Ⅴ和因子Ⅷ大于正常的50%。另外需要警惕在替代治疗过程中出现液体量超循环负荷的问题。

4. 遗传性凝血因子Ⅶ缺陷症

【定义与发病机制】 遗传性凝血因子Ⅶ缺陷症(hereditary coagulation factor Ⅶ deficiency)较为少见，发病率约为1/50万，属于常染色体隐性遗传，18%的患者父母为近亲婚配。本症分为2种类型：①遗传性凝血因子Ⅶ缺乏症：FⅦ:C和FⅦ:Ag同时减低；②遗传性凝血因子Ⅶ异常症：FⅦ:C减低而FⅦ:Ag正常。

FⅦ是在肝脏合成的维生素K依赖性凝血因子，是外源性凝血途径中的凝血因子，能被FⅨa、FⅩa、FⅫa和凝血酶所激活。FⅦ和/或FⅦa与组织因子(TF)形成复合物(FⅦ/FⅦa-TF)，后者可以激活FⅩ和FⅨ，连通内源性和外源性凝血途径。当FⅦ基因缺陷时，凝血过程发生障碍而导致出血。

【临床表现】 临床表现轻重不一。纯合子常有较严重的出血倾向，表现鼻出血、牙龈出血、皮肤瘀斑、创伤或手术后持续出血。男性易并发关节和肌肉出血，女性可表现为严重的月经过多。致命的颅内出血并不少见，新生儿出生时脐带出血亦常见。杂合子一般无出血倾向。

【实验室检查】

(1) PT延长，可被正常血浆所纠正。APTT正常。

(2) 血浆凝血因子FⅦ测定：纯合子的FⅦ:C水平小于10%，杂合子FⅦ:C为40%~60%。

(3) 基因诊断。

【鉴别诊断】 获得性凝血因子Ⅶ缺乏症：由于维生素K缺乏、严重肝病以及血浆中存在FⅦ抑制物。除FⅦ缺乏外，还合并其他多种凝血因子的缺乏，并有原发病的表现。

【治疗】 轻度出血的患者不需要进行替代治疗，对皮肤损伤的患者进行局部止血，对于月经过多、鼻出血和牙龈出血的患者，可使用抗纤溶药物进行止血。替代治疗适用于有严重出血的患者，如关节出血或颅内出血的患者。对于需要进行手术的患者,需要注意以下几点:①手术部位,某些手术部位可能因为局部的纤溶作用导致出血,如拔牙、扁桃体切除等;②出血史,既往有过严重出血的患者,应警惕在术中发生严重出血;③因子Ⅶ的基础水平,低于 3%的患者更可能发生出血;④采用血浆进行替代治疗时,应考虑循环超负荷的风险。

出血时可选择新鲜冰冻血浆、凝血酶原复合物(PCC)或重组 FⅦa。FⅦ在体内半衰期为 4~6 小时,当血浆中 FⅦ水平达到正常的 10%~20%时,即可达到止血目的。维生素 K 对本病患者无效。

5. 遗传性凝血因子Ⅹ缺陷症

【定义与发病机制】 遗传性凝血因子Ⅹ缺陷症(hereditary coagulation factor Ⅹ deficiency)又称 Stuart-Prower 因子缺陷症。本病罕见,发病率约为 1/(50 万~100 万),呈常染色体隐性遗传,男女均可患病,50%患者父母为近亲婚配。FⅩ在肝脏合成,为维生素依赖性凝血因子。本症分为两种类型:①遗传性凝血因子Ⅹ缺乏症:FⅩ促凝活性(FⅩ:C)和抗原(FⅩ:Ag)同时减低;②遗传性凝血因子Ⅹ异常症:FⅩ:C 减低而 FⅩ:Ag 正常。

FⅩ处于内源性和外源性凝血途径的共同通路。经过内源性(FⅨa-FⅧa)和外源性(FⅦa-TF)凝血途径的激活,FⅩ转化为 FⅩa,FⅩa 与 FⅤa 形成凝血酶原酶复合物,激活凝血酶原,使之成为具有酶解活性的凝血酶。

【临床症状】 缺乏 FⅩ患者的临床表现和因子Ⅹ活性水平相关。杂合子的因子水平约为正常人的50%,大多数没有临床症状;当患者因子水平低于正常的 1%时,会发生自发性出血和创伤后出血。纯合子常有出血症状,脐带出血为早期表现之一,其他可有鼻出血、皮肤瘀斑、血尿、月经过多,偶见关节及肌肉出血。

【实验室检查】

(1) 纯合子 PT、APTT 均延长,杂合子可以均正常。

(2) 血浆 FⅩ测定:纯合子的 FⅩ:C 常小于10%,而杂合子的 FⅩ:C 大多可达40%~60%。

(3) 基因诊断。

【鉴别诊断】 获得性凝血因子Ⅹ缺乏症:可见于少数全身性淀粉样变的患者,除 PT、APTT 延长,血浆 FⅩ水平明显降低外,其他凝血因子水平正常。本病发病机制未明,维生素 K、输注新鲜血浆或凝血酶原复合物无效,少数患者对大剂量化疗有效。

【治疗】 出血时可输注新鲜冰冻血浆、PCC 或 FⅩ浓缩剂治疗。FⅩ在体内半衰期为 24~40 小时,故每天输入 1 次即可。一般认为,当血浆中 FⅩ水平达到正常的 10%~40%时可达到预期止血目的。维生素 K 对本病患者无效。

针对软组织、黏膜和关节出血,治疗的目的是将 FⅩ水平至少维持到正常的 30%。对于更加严重的出血,应将因子水平维持至正常的 50%~100%。

6. 遗传性凝血因子Ⅺ缺陷症

【定义与发病机制】 遗传性凝血因子Ⅺ缺陷症曾称为血友病 C、血浆凝血激酶前质(PTA)缺乏症。本病呈常染色体隐性遗传,男女均可患病,也均可遗传,女性常多见于男性。本病罕见,发病率约为 1/10 万~100 万,在犹太人后裔中发病率较高。

FⅪ在肝脏合成,不依赖维生素 K。经典的凝血瀑布理论中,FⅪ由 FⅫa 接触活化而激活。近年来的研究进一步证实,血小板表面是生理条件下 FⅪ活化的部位,并且凝血酶是比 FⅫa 更为重要的 FⅪ激活物。

【临床表现】 FⅪ缺乏及 FⅪ:C 下降并不是决定 FⅪ缺乏患者出血症状轻重的唯一决定因素,出血症状的轻微还与所累及的组织有关,在纤溶活性高的组织出血症状较为严重。出血部位多以黏膜为主,包括鼻出血、月经过多、血尿。本病可与其他凝血因子缺陷并发,如 FⅤ、FⅧ缺乏或 vWD。

【实验室检查】

(1) PT 正常、APTT 延长。

(2) 血浆 FⅪ测定:FⅪ正常参考范围是 72%~130%。纯合子的 FⅪ:C 在1%~15%之间,杂合子的 FⅪ:C 水平在20%~70%之间。大多可达 40%~60%。

(3) 基因诊断。

【鉴别诊断】 血友病 A、B:临床出血倾向常较 FⅪ缺乏严重,男性患病,女性患者极少,血浆 FⅧ或 FⅨ减低可以鉴别。

【治疗】

(1) 替代治疗:治疗目的是将 FⅪ水平提高到 60%~70%。由于 FⅪ很少弥散到血管外,生物学半衰期为 40~48 小时,在 4℃下稳定,因此可以用储存血浆进行替代治疗。输入血浆 7~20ml/kg,可使 FⅪ水平提高到 25%~50%。

(2) 抗纤溶药物:适用于出血程度不严重的患者和某些严重患者在进行小手术时,可以选用甲氨蝶呤和氨基己酸。一般不与替代治疗同时进行,以免增加血栓产生的风险。

7. 遗传性凝血因子ⅩⅢ缺陷症

【定义与发病机制】 本病为常染色体隐性遗传,发病率约为 1/200 万,男女均可患病,患者父母往往为近亲婚配。

FⅩⅢ又称纤维蛋白稳定因子，在凝血酶和 Ca^{2+} 作用下，FⅩⅢ分子发生构象改变，变为有活性的 FⅩⅢa，后者可使可溶性纤维蛋白单体变为不溶性的纤维蛋白，使出血停止。

【临床表现】 杂合子一般无自发性出血，纯合子可有明显出血倾向。80%患者早期表现为脐带出血，其次为创伤后伤口血肿。颅内出血发生率可达 25%。皮肤瘀斑、鼻出血、关节肌肉出血、血尿少见。手术后出血极少见，多因为手术中常规输血，仅少量 FⅩⅢ就可满足止血需要。25%的患者伤口愈合异常，外伤或手术后数小时才出现出血症状，这是 FⅩⅢ缺乏所特有的临床表现，表明患者即刻止血功能正常，但在形成血栓过程中，纤维蛋白呈可溶性，故止血后又出血。

【实验室检查】

（1）常规凝血试验正常，但血凝块脆弱，可溶于 5mol 尿素、2%醋酸或 1%单氯醋酸。

（2）血浆 FⅩⅢ测定：纯合子的 FⅩⅢ:C 常小于 5%，杂合子的 FⅩⅢ:C 水平在 30%~60%之间。

（3）基因诊断。

【鉴别诊断】 获得性凝血因子ⅩⅢ缺乏症：常继发于肝脏疾病、肠炎、恶性淋巴瘤、多发性骨髓瘤、自身免疫性溶血性贫血、SLE、DIC、尿毒症或血浆中存在 FⅩⅢ抑制物。除 FⅩⅢ缺乏外，有原发病的相应表现，治疗原发病后，血浆 FⅩⅢ水平恢复正常。

【治疗】 FⅩⅢ的半衰期较长，一般为 9~10 天，血浆 FⅩⅢ水平提高到 10%就可达到止血目的。新鲜冰冻血浆、冷沉淀或 FⅩⅢ浓缩剂可作为选择。

（四）遗传性异常纤维蛋白原血症

纤维蛋白原（fibrinogen），即凝血因子Ⅰ，是血浆中含量最高的凝血因子。血浆纤维蛋白原主要由肝脏合成，在凝血的最后环节，在凝血酶及 FⅩⅢa 的作用下，纤维蛋白原裂解并结合成稳定的纤维蛋白。遗传性纤维蛋白原缺陷有数量和质量的异常，前者包括遗传性纤维蛋白原缺乏症和遗传性低纤维蛋白血症，后者即遗传性异常纤维蛋白原血症。

1. 遗传性纤维蛋白原缺乏症

【定义与发病机制】 遗传性纤维蛋白原缺乏症（hereditary fibrinogen deficiency）于 1920 年首次被报道，是由于纤维蛋白原基因缺陷导致血浆中纤维蛋白原浓度明显减少甚至缺如的一种遗传性出血性疾病。根据纤维蛋白原减少的程度，分为低纤维蛋白原血症和无纤维蛋白原血症。本病多呈常染色体隐性遗传，发病率约为 1/100 万，男女均可发病，男性患病较多，多见于近亲婚配的家系。

【临床表现】 遗传性纤维蛋白原缺乏症患者有终身创伤后及术后出血倾向，出生时常表现为脐带出血，以后常有皮肤瘀斑、鼻出血、血尿及消化道出血，与血友病相比关节出血不常见，有自发的脾破裂倾向，颅内出血是主要死亡原因。患者进入成年期后，随年龄增长，出血严重程度及频率有减少倾向。部分患者有形成血栓的倾向。

【实验室检查】

（1）常规检查：PT、APTT 均延长，可以被正常血浆或纤维蛋白原纠正。

（2）血浆纤维蛋白原含量测定：正常血浆纤维蛋白原含量为 2.0~4.0g/L，引起出血的临界水平为 0.6g/L。患者的纤维蛋白原含量常为 0.5~0.8g/L，无纤维蛋白原血症患者的纤维蛋白原含量常为<0.4g/L。部分遗传性低（无）纤维蛋白原血症患者可伴有异常纤维蛋白原血症。

（3）血小板功能：血小板数量正常或稍低，血小板黏附试验异常及聚集率降低。

（4）基因诊断。

【鉴别诊断】 获得性纤维蛋白原缺乏症：本病常继发于严重肝脏疾病、DIC、原发或继发纤溶活性亢进、药物（抗淋巴细胞球蛋白、大剂量皮质激素）等。除纤维蛋白原减低外，尚有原发病表现，无家族遗传病史可以鉴别。

【治疗】

（1）一般治疗：避免外伤。可酌情使用各种止血剂。

（2）替代治疗：出血时根据病情可选择富含纤维蛋白原的血浆、冷沉淀或纤维蛋白原浓缩剂。患者反应不同，应给予个体化治疗。纤维蛋白原生物半衰期为 96~144 小时，止血水平为>1g/L。

（3）治疗黏膜出血或预防拔牙后出血，需要补充纤维蛋白同时应用抗纤溶药物制剂。

2. 遗传性异常纤维蛋白原血症

【定义与发病机制】 遗传性异常纤维蛋白原血症（hereditary dysfibrinogenemia）于 1958 年首次被报道，是由于纤维蛋白原结构基因内的多种异常导致纤维蛋白原的分子结构和功能缺陷，而血浆纤维蛋白原含量正常。本病多呈常染色体显性遗传，男女均可发病，多数有近亲婚配史。大多数遗传性异常纤维蛋白原血症患者纤维蛋白原基因缺陷为单碱基突变，插入性突变和缺失性突变少见。基因的单碱基突变导致纤维蛋白原分子相应位置上氨基酸的置换，其中精氨酸被置换尤为常见。

【临床表现】 遗传性异常纤维蛋白原血症临床表现不同，约一半患者可无任何症状，25%患者有出血表现，包括皮肤瘀斑、鼻出血、关节出血、创伤及术后出血，部分患者表现伤口愈合延迟和创面愈合差，形成瘢痕挛缩。大约20%的患者有血栓形成，可见于下肢静脉血栓、血栓性静脉炎、肺栓塞、动脉血栓等。部分患者有联合表现，既有出血又有血栓形成，既有出血又有伤口愈合差。

【实验室检查】

(1) 常规检查：一般 TT 或爬虫酶时间延长，延长的 TT 不能被或不完全被甲苯胺蓝或鱼精蛋白所纠正。个别患者出现 TT 缩短。

(2) 血浆纤维蛋白原活性/含量测定：遗传性异常纤维蛋白原血症患者的血浆纤维蛋白原活性降低，但含量正常，功能/含量比值降低（多数在1∶2以下）。

(3) 异常纤维蛋白原测定：纤维蛋白原电泳、碳水化合物含量测定、聚丙烯酰胺凝胶电泳、纤维蛋白原寿命测定等方法。

(4) 基因诊断。

【鉴别诊断】

(1) 遗传性低（无）纤维蛋白原血症：多为常染色体隐性遗传，临床以出血为主要表现，血浆纤维蛋白原含量显著降低，对输注纤维蛋白原或血浆效果显著。纤维蛋白原电泳正常可以鉴别。

(2) 获得性异常纤维蛋白原血症：本病常继发于严重肝脏疾病，相关的肝脏功能检查异常，无阳性家族遗传病史，除异常纤维蛋白原血症外，尚有原发病表现。

【治疗】 大多数患者无临床出血表现，无需治疗。有出血时可选择富含纤维蛋白原的血浆、冷沉淀或纤维蛋白原浓缩剂。对于伴有血栓形成的患者，合理的抗凝或溶栓治疗可以起到有效的防治作用。

五、获得性凝血异常

(一) 获得性血友病

【定义与发病机制】 获得性血友病（acquired hemophilia，AH）是指既往无出血史和无阳性家族史的非血友病患者自发性产生中和/或灭活 FⅧ/FⅨ活性的自身免疫性抗体引起的血浆 FⅧ/FⅨ水平降低，导致患者自发性出血或在手术、外伤或侵入性检查时发生异常出血，甚至威胁生命的出血并发症，属于自身免疫性疾病，包括获得性血友病 A 和获得性血友病 B[8]。

AH 是涉及临床多学科的严重的出血性疾病。本文主要针对发病率较高的获得性血友病 A（AHA）进行阐述。

FⅧ抗体主要结合在 FⅧ的重链的 A2 区和轻链的 C2 区，通过与 C2 区特异的氨基酸序列结合，阻断 FⅧ磷脂反应区域，抑制 FⅧ活性。遗传性血友病 A 经反复输注外源性的凝血因子产生抗体，以剂量依赖方式抑制 FⅧ活性；而 AHA 患者中的抗体大多不呈剂量依赖性，在高滴度时也不能完全灭活 FⅧ。

获得性 FⅧ抑制物可继发于自身免疫性疾病、病理或医学干预引起的免疫耐受破坏。常见的 AHA 相关的基础疾病包括自身免疫病、恶性肿瘤、妊娠、皮肤病、药物等，但仍有至少 1/2 病因不明确。

【流行病学】 AHA 的年发病率为(0.2~1.9)/100万，发病的中位年龄在 78 岁，儿童较少见。成人中发病率随年龄增长呈增加趋势，男女比例相当，在 20~40 岁女性发病率高于男性，主要与女性妊娠相关。

【临床表现】 患者一般无出血史或出血家族史，但是突然出现急性、广泛、严重的出血，大多为自发性或创伤、手术后突然发生。主要表现为全身皮肤、黏膜、软组织及肌肉出血，也可见到各种脏器及中枢神经出血。关节出血较少见。

【实验室检查】 本病的确诊依赖于实验室检查。

1. 抑制物筛查（APTT 纠正试验） 如果 APTT 能纠正到正常则提示凝血因子缺乏，如果不能纠正到正常，考虑存在抑制物，需要进一步进行筛查。

2. FⅧ活性检测 FⅧ活性降低可能提示 AHA。

3. 抑制物检测 FⅧ抑制物阳性。

【鉴别诊断】

1. 血友病 A 伴 FⅧ抑制物 患儿多有家族性出血史，符合 X 连锁隐性遗传规律；患儿自幼反复发生的自发性出血史，以肌肉、关节出血为主要特征；产生抑制物的血友病 A 患儿没有残留的 FⅧ活性，输注相同剂量、既往有效的 FⅧ制剂后，不能控制出血。

2. 狼疮抗凝物（LA） 由于对磷脂具有抑制作用，LA 可能导致体外依赖磷脂的试验延长、凝血因子缺乏的假象。延长的 APTT 不能被正常血浆纠正，而可以被外源性磷脂缩短或纠正。但需要注意的是，抗 FⅧ自身抗体与 LA 可能同时存在于同一患者。

APTT 延长的诊断流程如图 29-27 所示。

【治疗】 治疗原则为预防与控制出血，清除抗体，治疗原发病，尽量避免有创操作。

根据国际推荐的治疗方案，治疗的目的主要在于及

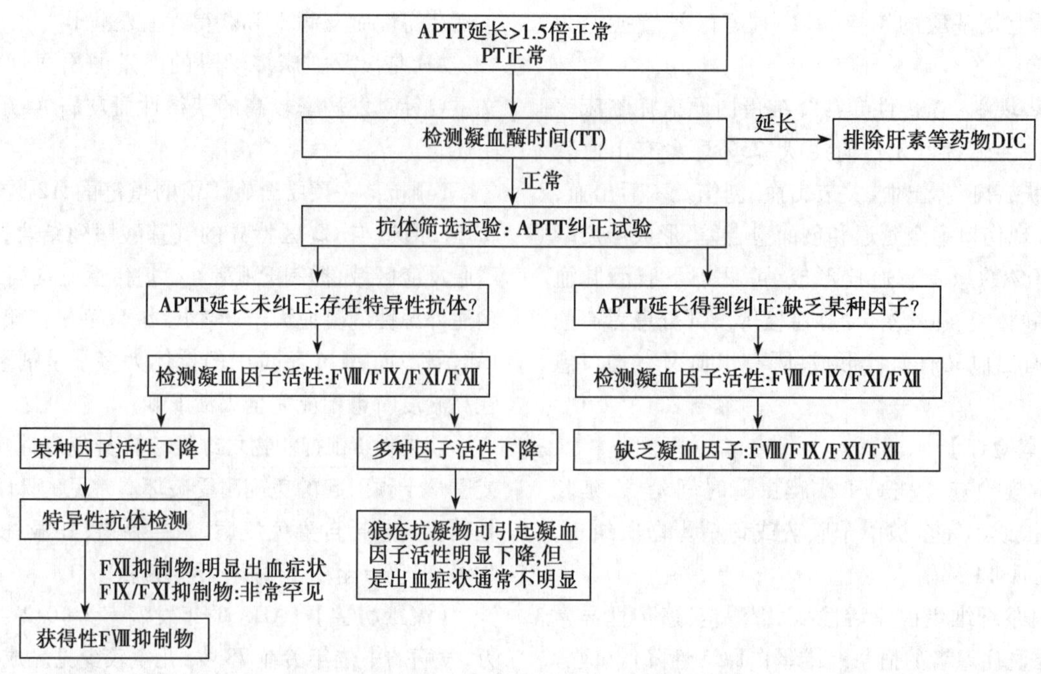

图 29-27 APTT 延长的诊断流程

时控制急性出血和早期抑制抗体的产生。所有患者建议采用免疫抑制剂进行治疗以清除 FⅧ抑制物。

（二）维生素 K 依赖的凝血因子缺乏症

维生素 K 依赖的凝血因子缺乏症(deficiency of vitamin K-dependent coagulation factors)维生素 K 是参与肝细胞微粒体羧化酶的辅酶,传递羧基使依赖维生素 K 的凝血因子(Ⅱ、Ⅶ、Ⅸ、Ⅹ)和蛋白(蛋白 C 和蛋白 S)前体分子氨基端的谷氨酸残基羧基化,形成 γ-羧基谷氨酸。r-羧基谷氨酸是依赖维生素 K 凝血因子所特有的分子结构。在维生素 K 缺乏的情况下,肝内合成的依赖维生素 K 蛋白即可成为脱羧基化的凝血因子和蛋白 C 或 S,是一些缺乏凝血生物活性和抗凝作用的异常蛋白。人体维生素 K 主要来源于食物,部分由肠道内细菌合成。维生素 K 缺乏(vitamin K deficiency,VKD)可出现因子Ⅱ、Ⅶ、Ⅸ、Ⅹ的异常,是引起新生儿和婴儿出血症的主要原因,致死率和致残率较高。

【定义与发病机制】

1. 合成障碍 急性或慢性肝脏疾病可以引起依赖维生素 K 的凝血因子合成障碍。

2. 胆道阻塞或胰腺疾病致胰液分泌不足 长期服用广谱抗生素等,均可引起维生素 K 吸收不良。

3. 口服抗凝剂 如临床常用的香豆素类口服抗凝剂,误服含抗凝成分的毒鼠药等。

4. 新生儿出血症 由于脂溶性维生素 K 不易通过胎盘;新生儿肠道缺乏可以合成维生素 K 的正常菌群;新生儿肝脏合成依赖维生素 K 凝血因子的功能不完善;人乳中维生素 K 含量低;母亲在围生期服用过口服抗凝剂、巴比妥类或抗癫痫类药物均可导致新生儿出血症发生。

【临床表现】 临床出血轻重不等,常见皮肤黏膜出血、鼻出血、月经过多、血尿、黑便、手术或创伤后伤口渗血。严重者有腹膜后出血。新生儿以脐带残端出血、胃肠道出血及血尿多见,严重者可发生颅内出血。

【实验室检查】

1. 筛选试验 PT、APTT 延长,血栓形成试验(TTO)延长,TTO 对于诊断早期或临床前维生素 K 缺乏有帮助。

2. 确诊试验 测定血浆维生素 K 浓度,血浆非羧化的 FⅡ浓度和尿中 r-羧基谷氨酸水平,以及血浆 FⅡ:C、FⅦ:C、FⅨ:C、FⅩ:C、蛋白 C、蛋白 S 水平以确诊。

【鉴别诊断】

1. 新生儿产伤性出血 多在出生时发生,可与本病互为因果。

2. 血小板减少引起的出血 多为皮肤黏膜瘀点瘀斑,实验室检查血小板计数降低。

3. 血友病重型 患儿可于出生时产生、生后 1 周出现出血症状,通过实验室检查可鉴别。

【治疗】 治疗原则上要求早期预防、早期诊断、及早治疗,及时给予维生素 K 预防及治疗。治疗关键是了解引起出血的原因,消除病因。

1. 维生素 K_1 口服 学龄前儿童口服 1~5mg/d,学龄期儿童或青少年口服 5~10mg/d;或维生素 K_1 肌注,5mg/d;静脉注射有过敏反应发生的可能,应尽量不用或缓慢静脉注射。

2. 出血严重或外科手术前除应用维生素 K_1 外,可应用新鲜血浆或凝血酶原复合物补充凝血因子,术后仍要补充凝血因子。

3. 口服双香豆素类抗凝剂过量导致的出血可予维生素 K_1 50mg 肌内注射,并可考虑输注新鲜冰冻血浆。

4. 新生儿出血症 母亲分娩前 2 周口服维生素 K_1 10mg/d 能防止早期新生儿出血症;新生儿出生后予维生素 K_1 0.5~1.0mg 肌内注射 1 次,可有效预防典型新生儿出血症。

(三)肝功能衰竭引起的出血

【概述】 肝脏在造血系统及凝血功能方面起重要作用,凝血系统中绝大部分凝血因子在肝脏合成,部分抗凝物质如抗凝血酶(antithrombin,AT)、纤溶酶原、蛋白 C 等也在肝脏合成,同时肝脏能清除多种凝血及纤溶过程中的产物。肝功能衰竭是多种因素引起的严重肝脏损害,导致其合成、解毒、排泄和生物转化等功能发生严重障碍或失代偿,出现以凝血机制障碍和黄疸、肝性脑病、腹水等为主要表现的一组临床综合征。肝衰竭时由于凝血蛋白的合成减少或消耗增多,血液多呈低凝状态,可引起出血表现。出血是患者死亡的主要原因之一,临床上表现为皮肤及黏膜出血点和瘀斑、牙龈出血、鼻出血、呕血、便血甚至颅内出血等,此处就肝功能衰竭引发的出血加以阐述。

【病因与发病机制】 严重肝脏疾病时,肝细胞广泛和进展性坏死,导致肝细胞合成蛋白质、凝血因子和抗凝物质的功能损害,肝细胞清除和灭活有害物质或活化凝血因子的功能减退,主要表现为以下几个方面异常。

1. 凝血因子的合成减少 除凝血因子Ⅳ(Ca^{2+})外,肝脏是所有凝血因子的合成场所,肝衰竭时,由于肝细胞变性、坏死,合成凝血蛋白的正常能力减弱或失去,除凝血因子Ⅷ(FⅧ)和血管性血友病因子(vWF)外,几乎大多数凝血因子都有不同程度的减少。凝血因子减少的程度与肝脏受损的严重程度相关。研究表明,发生肝衰竭时凝血因子减少最多和最早的是凝血因子Ⅶ(FⅦ),其次中度减少的是凝血酶原(FⅡ)和凝血因子Ⅹ(FⅩ),最晚和减少最少的是凝血因子Ⅴ(FⅤ)和纤维蛋白原(FⅠ),慢性肝衰竭时导致了凝血因子的早期大量降低,特别是FⅤ和FⅦ降低最快。有报道认为,FⅤ水平在肝脏功能失代偿或严重肝病时才降低,因此测定FⅤ是判断肝病患者预后的良好指标。肝衰竭最重要的凝血指标纤溶酶原激活物(plasminogen activator,PA)、活化部分促凝血酶原激酶时间(activated partial thromboplastin time,APTT)与FⅤ相关性最好,提示肝衰竭患者FⅤ与传统凝血指标 PA 和 APTT 均具有最高的相关性,表明FⅤ可能是肝衰竭很好的诊断和预后指标。

2. 纤溶系统活性增强 除组织型纤溶酶原激活物(tissue-type plasminogen activator,t-PA)和纤溶酶激活抑制物(pennsylvania-1,PA-1)由血管内皮细胞合成外,其余的纤溶蛋白(因子)如纤溶酶原、α_2-抗纤溶酶、凝血酶激活的纤溶抑制物(TAFI)等均由肝脏合成。发生肝病时,病毒和免疫复合物等因素可致使血管内皮细胞受损,合成 t-PA 和 PA-1 增多(原发性纤溶)或由于肝病引起弥散性血管内凝血(继发性纤溶)等,最终都会导致纤溶系统活性增强产生大量纤溶酶。纤溶酶降解纤维蛋白(原)和其他凝血蛋白,促进或加重低凝状态和出血表现。

3. 抗凝血因子的异常 血栓调节蛋白——蛋白 C(protein C,PC)活性降低导致凝血功能抑制。蛋白 C 系统是血液凝血的重要调节系统之一。蛋白 C 主要在肝脏合成,在暴发性肝衰竭患者中,其作用机制尚不十分清楚。有文献研究表明,相较于急性肝炎和正常对照组而言,暴发性肝衰竭患者血液循环中,凝血酶-抗凝血复合物和血栓调节蛋白的水平明显升高,活化的蛋白 C-蛋白 C 抑制物和其与未活化蛋白 C 的比例明显降低。在暴发性肝衰竭时,由于存在较强的内皮细胞损伤,蛋白 C 的活性降低,从而引起血液凝固性的降低。同时,蛋白 C 是一种依赖维生素 K 的蛋白,维生素 K 的缺乏也可能影响蛋白 C 的功能发挥。蛋白 C 抑制凝血的作用是在血管内皮细胞上完成的,同时内皮细胞和血小板表面有另种蛋白——蛋白 S,能够作为 APC 受体和协同其作用,促进 APC 清除血酶原激活物中的Ⅹa 因子等。在肝衰竭时,由于肝细胞的大范围损伤,蛋白 C 会出现合成减少,达到减弱抑制凝血作用的效果。

4. 血小板数量的减少及其功能异常 血小板数量的减少常随肝病的严重程度而异。据统计,肝功能衰竭时,患者血小板减少的发生率超过 90%,血小板数量多呈中度减少$(40\sim70)\times10^9$/L,很少低于$(30\sim40)\times10^9$/L,血小板数量减少的可能与肝功能障碍导致肝脾损伤,出现血小板生成素减少、血小板的脾滞留、自身抗体的产生、叶酸的缺乏和伴DIC时血小板消耗增多等多种因素有关。血小板功能异常，多呈黏附、聚集和释放的功能的降低，表现为血小板黏附率、聚集率降低，其原因可能与多因素有关，如跨膜信号转导异常、花生四烯酸水平降低、纤溶酶水解血小板受体增加、红细胞比容低及内皮细胞产生的前列环素和一氧化氮(NO)增多等。

5. 免疫介导血小板破坏 肝衰竭可能存在免疫介导的血小板破坏反应，因此有肝衰竭患者血小板减少应考虑这方面的原因。虽然有文献报道，在HCV感染的患者中，常并发免疫介导的血小板减少性紫癜，提示HCV可能会诱导抗血小板抗体的产生。同时，大量研究表明，用于治疗HCV的干扰素也可导致免疫性血小板减少的发生。这类患者血清中具有持续性的血小板相关抗体增高，并伴血小板计数降低，采取免疫抑制治疗后血小板计数会有明显提高。然而HCV感染极少引起肝衰竭，除在有HBV合并感染情况下，应考虑HCV诱导的血小板免疫破坏作用，但有关研究和报道较少。

6. 骨髓抑制 儿科肝衰竭患者的研究表明，再生障碍性贫血(简称再障)是肝衰竭的常见并发症，在发生肝衰竭时，未接受肝移植的患者极易出现再障，导致巨核细胞成熟和功能障碍，引起血小板计数明显降低，可能与ALF时发生骨髓抑制相关，特别是肝炎病毒引起的ALF，肝炎病毒本身对骨髓组织具有损伤作用，能引起骨髓造血的抑制，导致巨核细胞的成熟及其功能障碍，从而导致血小板减少。

7. 加重止、凝血功能异常的其他原因 肝功能衰竭和伴肾功能衰竭(肝肾综合征)时会显著加重患者止、凝血功能的异常。细菌感染，特别在产生了内毒素时(重症肝炎内毒素的产生率64%~100%)，可增加PGI和NO对血小板功能抑制。发生肝病时肝脏合成肝素酶功能减低，产生的内源性类肝素物质增多，可加重凝血功能的减低、血流动力学的改变。关于肝衰竭并发DIC的问题，通过分子标志物检测，发现肝衰竭患者可存在代偿性隐匿型DIC，约30%的肝衰竭患者若伴感染、休克、创伤或进行手术、腹水回输时，易使代偿性隐匿型DIC转为失代偿性显性DIC，表现为出血加重。

【临床表现】

1. 皮肤黏膜出血 皮肤黏膜出血表现为血液淤积于皮肤或黏膜下，形成出血点和暗红色斑，称为瘀点、瘀斑。

2. 颅内出血 临床上出现恶心、呕吐，头晕、头痛，昏迷，由于心搏、呼吸、血压、脉搏等生命中枢都在脑干，脑干出血会压迫生命中枢，导致呼吸循环衰竭。

3. 消化道出血 是诱发肝性脑病和引起患者死亡的重要原因，其临床表现为呕血、黑便，失血性循环衰竭，表现为烦躁不安或神志不清、面色苍白、四肢湿冷、口唇发绀、呼吸困难、血压下降至测不到、脉压差缩小及脉搏快而弱等。

4. 其他部位出血 鼻出血、牙龈出血、咳血、咯血、血尿等。

【辅助检查】

1. 凝血功能检查

(1) 活化部分凝血活酶时间(APTT)：25~37秒，与正常对照比较超过10秒以上为异常。

(2) 凝血酶原时间(PT)：11~14秒，与正常对照超过3秒以上为异常。活动度80%~120%。

(3) 纤维蛋白原(FIB)：正常为2~4g/L，此时下降。

(4) 凝血酶时间(TT)：12~16秒，与正常对照超过3秒以上为异常。

(5) 凝血酶原活动度(prothrombin activity，PTA)：凝血酶原活动度和凝血酶原时间的意义相同，且更能准确反映凝血因子的活性；正常值为75%~100%。

2. 颅脑CT 脑CT扫描可清楚显示出血部位、出血量大小、血肿形态、是否破入脑室以及血肿周围有无低密度水肿带和占位效应等。病灶多呈圆形或卵圆形均匀高密度区，边界清楚，脑室大量积血时多呈高密度铸型，脑室扩大。动态CT检查还可评价出血的进展情况。

【诊断】 肝衰竭的基础上出现鼻出血、血尿、血便、呕血、抽搐等临床征象，并有凝血功能检查异常可确立诊断。并可进行临床分期。

1. 早期 极度乏力并有明显厌食、呕吐和腹胀等严重消化道症状，黄疸进行性加深；有出血倾向；30%<PTA≤40%；未出现肝性脑病或明显腹水；APTT、PT、TT等筛选试验稍延长，血小板正常或稍降低。

2. 中期 在肝衰竭早期表现基础上，病情进一步发展，出现Ⅱ度以下肝性脑病和/或明显腹水，或出血倾向明显(出血点或瘀斑)，且20%<PTA≤30%；纤溶系统活性增强，产生大量纤溶酶，纤溶酶降解纤维蛋白，FIB明显下降，同时凝血因子明显减低，APTT、PT、TT等筛选试验明显延长；且伴随血小降低。

3. 晚期 也是肝脏衰竭晚期，往往伴有明显出血，出现难治性并发症，或Ⅲ度以上肝性脑病，或严重出血倾向，PTA≤20%，治疗极其困难，病死率高；凝血各项检验均明显延长，FIB严重下降，血小板明显降低。

【鉴别诊断】

1. 蛛网膜下腔出血 起病急，多见于青少年，常有意识障碍、颈强直、克尼格征阳性，可有动眼神经瘫痪，脑脊液压力增高,呈血性,脑血管造影可发现有动脉瘤等,可助诊断。

2. 咯血 为喉、气管、支气管及肺部出血后,血液经口腔咯出,常见于肺结核、支气管扩张、肺癌、肺脓肿及心脏病导致的肺淤血等。可根据患者既往病史、体征及辅助检查鉴别。

【治疗】 这一节主要涉及肝衰竭出现出血状况的治疗。

1. 肝衰竭合并维生素K缺乏者 ①推荐常规使用维生素K_1,单次剂量:1个月~12岁,250~300μg/kg(最大10mg);②维生素K的替代治疗:维生素K_1注射液,静脉滴注5mg/d,每天1次,连用3天,1~2天出血倾向消失,PT恢复正常;③严重出血或伴颅内出血者,立即给予维生素K_1 5~10mg/d,静脉滴注,共3~5天。

维生素K_1静脉滴注过快有过敏性休克的可能,因此应用5%葡萄糖注射液、5%糖盐水或生理盐水稀释后缓慢滴注(小于1mg/min且单次滴注>30分钟),且用药后30分钟应密切观察患儿的面色、呼吸、意识状态,一旦发生严重过敏反应,立即停药,并给予肾上腺素抢救治疗。

2. 酚磺乙胺 适用于血小板功能不良、血管脆性增加而引起的出血。肌内注射、静脉注射或静脉滴注。用0.9%氯化钠注射液2ml溶解后使用,也可稀释于5%葡萄糖注射液中使用;儿童按体重一次10mg/kg,一日3次。

3. 氨基己酸 适用于预防及治疗纤维蛋白溶解亢进引起的各种出血,静脉滴注,本品在体内有效抑制纤维蛋白溶解的血药浓度至少为130μg/ml。初量4~6g溶于100ml氯化钠注射液或5%~10%葡萄糖溶液中,于15~30分钟滴完。持续剂量为每小时1g,可滴注也可口服。

4. 新鲜冰冻血浆(FFP) FFP包含有所有凝血因子,且能有效纠正升高的PT值,但纠正的程度主要取决于FFP输注的量及原来PT延长的程度。用于治疗肝衰竭的凝血异常已经成为常规。用量:5~10ml/(kg·次),静脉输注。

5. 冷沉淀 冷沉淀含有Ⅷ因子、纤维蛋白原、vWF、纤维连接蛋白及因子。用量:0.1~0.15μg/kg;1μg冷沉淀=20~30ml。

6. 凝血酶原复合物(PPC) PPC是一种维生素K依赖的凝血因子的混合物,其浓度相当于FFP的20倍。研究显示,PPC在首次使用时(剂量约1 500ml),可纠正约50%肝硬化凝血功能障碍且PT延长小于3秒的患者的PT值。用量:静脉滴注,根据患者体重、出血类型及需要提高的凝血因子血浆浓度而定其用量。一般每kg体重输注10~20血浆当量单位(PE),凝血酶原复合物注射液规格200PE/支,凝血因子Ⅶ缺乏者每隔6~8小时输注1次,凝血因子Ⅸ缺乏者每隔24小时输注1次,凝血因子Ⅱ和凝血因子Ⅹ缺乏者,每隔24~48小时输注1次,可减少或酌情减少剂量应用,一般历时2~3日。

7. 弥散性血管内凝血(DIC)的治疗 肝衰竭患者由于凝血因子合成减少,虽然不伴有DIC,也可出现类似DIC的实验室生物化学,故肝衰竭合并DIC的实验室诊断标准要求,若出现DIC,主张先给予抗凝治疗,因此应静脉滴注肝素,肝素常用方法:每次50~100U/kg(1mg=125U),加入等渗氯化钠或10%葡萄糖液50~100ml中静滴,滴30~60分钟,4~6小时可重复应用。肝素中剂量:100U/(kg·次)(0.8mg)、小剂量:50U/(kg·次)(0.4mg)。在应用肝素期间必须密切观察病情并监测凝血功能,要求凝血时间控制在20~30分钟以内,如<20分钟可加大肝素剂量,如>30分钟且出血加重可能是用量过大,应停用,必要时静脉缓慢注射鱼精蛋白中和。肝素通常在给药1~3小时后约50%被灭活,4~6小时即经肾脏排完。

8. 对门静脉高压性出血患者,为降低门静脉压力,首选生长抑素类似物,也可使用垂体后叶素或联合应用硝酸酯类药物;可用三腔管压迫止血行内镜下硬化剂注射或套扎止血;内科保守治疗无效,可紧急手术治疗。

【预后】 肝衰竭时由于凝血蛋白的合成减少或消耗增多,血液多呈低凝状态,可引起出血表现,严重者可影响生命;对于儿童患者,报道的治疗失败因素主要包括:①由遗传代谢性疾病导致肝衰竭进而引发出血者,病情重,无有效的根治方案;②肝衰竭患儿合并感染时,加重患儿病情,出血症状控制不理想。

【未来展望】 对于遗传代谢性疾病引起的肝衰竭而导致的出血,随着现在分子生物及遗传代谢检查技术的不断提高,可建议家属早期完善遗传代谢检查,以早期明确诊断;对于肝衰竭患者存在代偿性隐匿型DIC,需严密监测患儿各项检验指标,早期发现患儿病情变化,帮助我们及早进行干预治疗,现目前国内关于DIC尚无明确相关诊断及诊疗标准,需多中心研究进一步完善相关诊疗指南;虽然儿童时期肝衰竭引发的出血病情重,进展快,但本病的发病率仍相对较低,需要进行临床研究,对新的预后因素和安全有效的治疗手段进行探索。

(四)弥散性血管内凝血

弥散性血管内凝血(disseminated intravascular coagulation,DIC)是一种获得性出血综合征,表现为凝血因子消耗、纤维蛋白溶解系统激活、微血栓形成和出血倾向,这几种情况可同时或顺序发生。DIC 不是一个独立的疾病,而是众多疾病复杂病理过程中的中间环节。其主要基础疾病包括严重感染、恶性肿瘤、病理产科、手术及外伤等。主要有败血症或严重感染(各种微生物)、创伤(如严重组织损伤、颅脑外伤、脂肪栓塞)、器官损害(如急性坏死性胰腺炎)、恶性肿瘤(实体瘤、急性早幼粒细胞白血病)、血管异常(如巨大海绵状血管瘤)、严重毒性或免疫反应(毒蛇咬伤、严重输血反应、移植排斥等)。凝血酶与纤溶酶之间的平衡决定了 DIC 患者的临床表现:如果以凝血酶生成为主,则表现为微血栓形成的脏器功能衰竭;而如果以纤溶酶生成为主,则以凝血因子缺乏的出血表现为主。

【病因与发病机制】 DIC 的致病因素复杂,包括严重感染、恶性肿瘤、严重创伤等。上述疾病因素导致血管内皮受损,暴露血管胶原,组织受损释放大量组织因子;血细胞损伤释放类组织因子以及类凝血活酶物质;单核巨噬细胞功能损伤。导致凝血酶生成被放大,促进促凝因素,使生理性抗凝系统功能受抑制,引起连续复杂的病理性凝血过程。

【临床表现】 DIC 的临床表现因原发病不同而差异较大,主要有:①出血:特点为自发性、多部位出血,常见于皮肤、黏膜、伤口及穿刺部位,严重者可发生危及生命的出血;②休克或微循环衰竭:DIC 诱发休克的特点为不能用原发病解释,顽固不易纠正,早期即出现肾、肺、大脑等器官功能不全;③微血管栓塞:可发生在浅层的皮肤、消化道黏膜的微血管,但较少出现局部坏死和溃疡。发生于器官的微血管栓塞其临床表现各异,可表现为顽固性的休克、呼吸衰竭、意识障碍、颅内高压和肾功能衰竭等,严重者可导致多器官功能衰竭。

【实验室检查】 DIC 的实验室检查包括两个方面:

1. 凝血因子消耗证据 包括凝血酶原时间(PT)、活化的部分凝血酶原酶时间(APTT)延长、纤维蛋白原浓度及血小板计数下降;根据病因和疾病急缓有所不同,少数慢性型 DIC 还可正常。

2. 纤溶系统活化证据 包括纤维蛋白降解产物(FDP)、D-二聚体、3P 试验出现阳性或增高。无论急性或慢性型 DIC,上述指标均有增高趋势。

DIC 是一个变化的过程,需要随病情进展动态监测实验室指标、判断其进展过程。

【诊断】 DIC 必须存结合基础疾病、临床表现和实验室检查才能作出正确诊断。由于 DIC 是一个复杂和动态的病理变化过程,不能仅依靠单一的实验室检测指标及一次检查结果做出结论,需强调综合分析和动态监测。

1. 一般诊断标准

(1) 临床表现

1) 存在易引起 DIC 的基础疾病。

2) 有下列 1 项以上临床表现:①多发性出血倾向;②不易用原发病解释的微循环衰竭或休克;③多发性微血管栓塞的症状、体征。

(2) 实验检查指标:同时有下列 3 项以上异常:①血小板<100×10^9/L 或进行性下降;②血浆纤维蛋白原含量<1.5g/L 或进行性下降,或>4g/L;③血浆 FDP>20mg/L,或 D-二聚体水平升高或阳性,或 3P 试验阳性;④PT 缩短或延长 3 秒以上,或 APTT 缩短或延长 10 秒以上。

2. DIC 评分系统 2010 年国际血栓与止血委员会制定了 DIC 的评分系统。

(1) 风险评估:是否具有与 DIC 相关的疾病:①严重感染/败血症;②创伤;③脏器损坏;④恶性肿瘤;⑤产科意外;⑥血管异常;⑦严重肝功能衰竭;⑧严重中毒或免疫反应。若有其中任意 1 项,则进入下一步评估。

(2) 进行凝血指标的检测并评估:①血小板计数(>100×10^9/L 计 0 分,<100×10^9/L 计 1 分,<50×10^9/L 计 2 分);②D-二聚体、纤维蛋白降解产物、可溶性纤维蛋白单体(无增加计 0 分,中度增加计 1 分,显著增加计 2 分);③PT 延长(<3 秒计 0 分,3~6 秒计 1 分,>6 秒计 2 分);④纤维蛋白原浓度(<1.0g/L 计 0 分,>1.0g/L 计 1 分)。

(3) 结果评估:将上述评分相加,若积分超过 5 分,则为典型 DIC;积分小于 5 分,则为非典型 DIC,在病程中应每天评估。如积分等于 5 分需要密切观察变化。

【鉴别诊断】 详见表 29-45。

【治疗】 DIC 治疗原则:原发病的治疗是终止 DIC 病理过程的最为关键和根本的治疗措施。在某些情况下,凡是病因能迅速去除或控制的 DIC 患者,凝血功能紊乱往往能自行纠正。但多数情况下,相应的治疗,特别是纠正凝血功能紊乱的治疗是缓解疾病的重要措施。

1. 治疗基础疾病及去除诱因 根据基础疾病分别采取控制感染、治疗肿瘤、处理病理产科及外伤等措施,是终止 DIC 病理过程的最为关键和根本的治疗措施。

2. 抗凝治疗 是指应用肝素等抑制凝血过程的药物阻止凝血的治疗,起到过度活化、重建凝血-抗凝平衡、中断 DIC 病理过程。临床常用的药物为肝素。普通肝素:一般不超过 200U/(kg·d),每 6 小时用量不超过 2 500U,静脉或皮下注射,根据病情决定疗程,一般连用 3~5 天。低分子量肝素:剂量为 100U/次,每 12 小时一次,皮下注射,根据病情决定疗程,一般连用 3~5 天。

表 29-45　与 DIC 鉴别诊断的疾病

疾病/指标	DIC	原发性纤溶亢进	肝功能衰竭	血栓性血小板减少性紫癜	抗磷脂综合征	暴发性紫癜
PT	延长	正常-延长	延长明显	正常	正常	正常-延长
APTT	延长	正常-延长	正常-延长	正常	正常	正常-延长
Fig	下降	明显下降	下降	正常-下降	正常	正常-下降
FDP/D-dimmer	++~++++	-	+/-	+	+~++	+~++
FⅧ:C	下降	正常	正常-增高	正常-下降	正常-下降	正常-下降
AT-Ⅲ	下降	正常	下降	正常-下降	正常-下降	正常-下降
PC/PS	下降	正常	下降	正常-下降	正常-下降	明显下降
血小板计数	下降	正常	正常-下降	明显下降	下降	正常-下降
红细胞碎片	阳性	阴性	阴性	强阳性	阴性	阴性

适应证：①DIC 早期（高凝期）；②血小板及凝血因子呈进行性下降，微血管血栓表现明显；③消耗性低凝期但病因短期内不能去除，在补充凝血因子的情况下使用；④除外原发病因素，顽固性休克不能纠正。禁忌证：①手术后或损伤面未经良好止血；②近期有严重的活动性出血；③蛇毒所致的 DIC；④严重的凝血因子缺乏及纤溶亢进。治疗期间监测：使用普通肝素常用的检测指标为 APTT，肝素治疗使其延长为正常值的 1.5~2.0 倍为剂量合适。普通肝素过量可以使用鱼精蛋白中和。低分子肝素常规剂量下无需严格血液学监控。

3. 替代治疗　替代治疗的目的是控制出血风险和临床活动性出血，适用于有明显的血小板或凝血因子减少并且已经进行病因与抗凝治疗、DIC 未能得到良好控制，有明显出血倾向者。

（1）新鲜冷冻血浆等血液制品：每次 10~15ml/kg，也可使用冷沉淀。纤维蛋白原水平较低时，可输入纤维蛋白原，使血浆纤维蛋白原升至 1.0g/L 并保持。

（2）血小板悬液：未出血的患者血小板计数低于 $20×10^9/L$，或存在活动性出血且血小板计数低于 $50×10^9/L$ 的 DIC 患者，需紧急输入血小板悬液。

（3）FⅧ及凝血酶原复合物：偶在严重肝病合并 DIC 时考虑应用。

4. 其他治疗

（1）支持对症治疗：抗休克治疗，纠正缺氧、酸中毒及水电解质平衡紊乱。

（2）纤溶抑制药物：临床上一般不使用，仅适用于 DIC 的基础病因及诱发因素已经去除或控制，并有明显纤溶亢进的临床及实验室证据，继发性纤溶亢进已成为迟发性出血主要或唯一原因的患者。

（3）糖皮质激素：不作为常规应用，当基础疾病需糖皮质激素治疗、感染-中毒休克并 DIC 已经有效抗感染治疗者或并发肾上腺皮质功能不全时可以考虑使用。

六、血栓性疾病

（一）易栓症

易栓症（thrombophilia）是指存在抗凝蛋白、凝血因子、纤溶蛋白等遗传性或获得性缺陷，或者存在获得性危险因素而具有高血栓栓塞倾向。发生血栓的易栓症一般分为遗传性易栓症（inherited thrombophilia）和获得性易栓症（acquired thrombophilia）两类（表 29-46）。常见的遗传性易栓症有蛋白 C 缺陷症、蛋白 S 缺陷症、抗凝血酶缺陷症、因子 V Leiden 和凝血酶原 G20210A 突变等，是基因缺陷导致相应的蛋白数量减少和/或质量异常所致，可通过基因分析和/或蛋白活性水平测定发现。获得性易栓症有些是容易引发血栓的疾病，如抗磷脂综合征、肿瘤，还有一些则是易发生血栓的危险状态，如长时间制动、创伤、手术等[10]。

29 章

1. 遗传性易栓症[11]

（1）遗传性天然抗凝蛋白缺陷症（hereditary anticoagulant protein deficiency）：主要包括抗凝血酶（AT）、蛋白 C（PC）和蛋白 S（PS）的缺陷。首例遗传性 AT 缺陷症、PC 缺陷症和 PS 缺陷症分别报道于 1965 年、1981 年和 1984 年。这些天然抗凝蛋白缺陷的杂合子发生血栓的危险性比正常人高约 10 倍，其中以 AT 缺陷症的危险性最高。抗凝蛋白缺陷症的纯合子极为罕见，患者往往于出生后发生暴发性紫癜（fulminant purpura），不久死于血栓形成。

表 29-46 易栓症的分类

1. 遗传性易栓症	2. 获得性易栓症
（1）天然抗凝蛋白缺乏	（1）易栓疾病
①遗传性抗凝血酶缺陷症	①抗磷脂综合征
②遗传性蛋白 C 缺陷症	②恶性肿瘤（含隐匿性肿瘤）
③遗传性蛋白 S 缺陷症	③获得性凝血因子水平升高
④遗传性肝素辅因子-Ⅱ缺陷症	④获得性抗凝蛋白缺乏
（2）凝血因子缺陷	⑤糖尿病
①遗传性抗活化的蛋白 C 症：因子Ⅴ Leiden 等	⑥骨髓增殖性肿瘤
②凝血酶原 G20210A 基因突变	⑦肾病综合征
③异常纤维蛋白原血症	⑧阵发性睡眠性血红蛋白尿症
④凝血因子Ⅻ缺陷症	⑨急性内科疾病（充血性心力衰竭、严重呼吸疾病等）
（3）纤溶蛋白缺陷	⑩炎性肠病
①异常纤溶酶原血症	（2）易栓状态
②组织型纤溶酶原活化物（tPA）缺乏	①年龄增加
③纤溶酶原活化抑制物-1（PAI-1）增多	②血栓形成既往史
（4）代谢缺陷	③长时间制动
①高同型半胱氨酸血症	④创伤及围手术期
②富组氨酸糖蛋白增多症	⑤妊娠和产褥期
③高脂蛋白 a 血症	⑥口服避孕药及激素替代疗法
（5）血型：非 O 血型	⑦D-二聚体水平升高
	⑧肿瘤放、化疗
	⑨中心静脉插管
	⑩造血生长因子治疗

（2）遗传性凝血因子缺陷症（hereditary coagulation factor deficiency）：常见的有活化蛋白 C 抵抗（activated protein C resistance，APC-R）和凝血酶原 G20210A。APC-R 主要是由于 *FV* 基因的突变，生成凝血活性正常而对活化的蛋白 C（activated protein C，APC）的降解作用不敏感的变异型 FⅤ。变异型 FⅤ不易被 APC 降解，故血浆中 FⅤa 水平升高，导致血栓危险性升高。最常见的 *APC-R* 基因缺陷为 FⅤ Leiden，占所有 APC-R 的 90%。FⅤ Leiden 最初报道于 1994 年，是 *FV* 基因第 1691 位的点突变（G→A），导致 FⅤ蛋白分子第 506 位的精氨酸被谷氨酰胺取代，表现出 APC-R。其杂合子者静脉血栓的危险性升高 3～8 倍，纯合子者升高 50～80 倍。FⅤ Leiden 是高加索人群中最常见的遗传性易栓缺陷，人群总检出率高达 5%，个别欧洲地区的检出率可达 15%，纯合子的检出率竟然达 1/5 000，在静脉血栓患者中的检出率平均为 20%。相比之下，截至目前，FⅤ Leiden 在中国（汉族人群）、日本、韩国、泰国等亚洲国家的检出率几乎为零。凝血酶原 G20210A（FⅡ G20210A）是凝血酶原第 20210 位的核苷酸发生突变（G→A），生成异常凝血酶原，1996 年由荷兰的 Poort 等首先报道。与 FⅤ Leiden 相同，FⅡ G20210A 突变在高加索人群中相当常见，检出率达 2%～6%，而在亚洲各国人群中，除个别报道外，检出率几乎为零。FⅡG20210A 携带者血栓危险性升高约 3 倍，在西方静脉血栓患者中，检出率约为 6%。具有高血栓倾向的遗传性凝血因子缺陷症还有异常纤维蛋白原血症。异常纤维蛋白原形成的纤维蛋白虽然与 tPA 的结合正常，但纤维蛋白介导的纤溶酶原活化存在异常，故引起高血栓倾向。

（3）遗传性纤溶蛋白缺陷症（hereditary fibrinolytic deficiency）：主要涉及纤溶酶原（plasminogen）、组织型纤溶酶原激活物（yissue plasminogen activator，tPA）和纤溶酶原激活物抑制物（plasminogen activator inhibitor，PAI）。纤溶酶原或 tPA 的缺陷可降低纤维蛋白溶解，致高血栓倾向。在有静脉血栓栓塞的患者中纤溶酶原缺陷的检出率达 0.38%，几乎与抗凝血酶缺陷的检出率（0.47%）相当。

2. 获得性血栓危险因素

（1）恶性肿瘤：恶性肿瘤患者静脉血栓形成的发生率高达 3%～18%。瑞典曾有一项研究显示，19%的静脉血栓患者在诊断的同时发现有恶性肿瘤，另有 5%的患者在静脉血栓事件后 1 年内发现恶性肿瘤。有些成人患者可于肿瘤确诊前数年反复发生静脉血栓或血栓性静脉炎。在各种恶性肿瘤中，以腺癌更易引发血栓。恶性肿瘤引起静脉血栓的机制有多方面，包括肿瘤组织释放组织凝血活酶样物质、肿瘤机械性阻塞静脉、患病后活动减少、手术、放化疗等。

（2）抗磷脂抗体：抗磷脂抗体（antiphospholipid antibody，APA）主要包括狼疮型抗凝物、抗心磷脂抗体和β2GP1。由抗磷脂抗体引起的一组相关的临床综合征称为抗磷脂综合征（antiphospholipid syndrome，APS），是较常见的获得性易栓症。抗磷脂抗体可出现于系统性红斑狼疮等免疫系统疾病（系统性红斑狼疮患者抗磷脂抗体阳性率约为 50%），也可独立存在。抗磷脂抗体患者血栓形成的发生率约为 30%～40%。血栓既可发生于动脉也可发生于静脉，但以静脉为主，占 70%左右。抗磷脂抗体阳性患者发生静脉血栓的危险性比正常人高约 10 倍。在一些抗磷脂抗体阳性患者的血清中发现了针对 PC、PS 或凝血酶调节蛋白等抗凝蛋白的抗体；抗磷脂抗体还通过影响血小板活性、凝血或抗凝机制和血管内皮功能而诱发血栓形成。

（3）骨髓增殖性肿瘤（myeloproliferative neoplasm，MPN）：MPN 中真性红细胞增多症和原发性血小板增多症常伴有动静脉血栓性疾病的发生：PV 和 ET 初诊时主要血栓事件的发病率分别约 34%～39% 和 10%～29%，而随访期则分别为 8%～19% 和 8%～31%。无论是 PV 还是 ET，动脉血栓事件的发病率都要高于静脉血栓事件（70% *vs.* 30%）。MPN 患者的静脉血栓事件常发生于少见部位，特别是腹腔内静脉血栓形成，且常常可以成为 MPN 患者的首发表现。成人中约半数的巴德-吉亚利综合征和 1/3 的门静脉血栓患者合并有 MPN。

（4）阵发性睡眠性血红蛋白尿症（paroxysmal nocturnal hemoglobinuria，PNH）：PNH 显著增加患者静脉血栓疾病的发生率，而静脉血栓栓塞症是导致 PNH 死亡最为常见的原因。据报道，29%～44%的 PNH 患者在疾病过程中至少合并有 1 次血栓栓塞事件。少见部位静脉血栓形成常见于 PHN 患者，例如肝静脉血栓（巴德-吉亚利综合征）、颅内静脉窦血栓以及门静脉和下腔静脉血栓等。其中，巴德-吉亚利综合征为 PNH 患者最为常见的血栓部位。PNH 导致易栓状态的机制较为复杂，血小板活化、补体介导的溶血、一氧化氮耗竭、纤溶系统受抑以及炎症介质均可能参与其中。

（5）肾病综合征（nephrotic syndrome，NS）：膜性肾病和微小病变是肾病综合征并发高凝状态最常见的病理类型。高凝状态与多种因素导致的凝血、抗凝和纤溶功能失衡有关。凝血功能亢进的表现以纤维蛋白原升高最为常见和明显，因子Ⅴ和Ⅷ的水平也有不同程度的升高，常超过 200%；长期应用肾上腺皮质激素和高脂血症可促进因子Ⅷ的活化；患者活动期血和尿中 D-二聚体（D-Dimer）含量明显升高，体内补体系统活性增强；抗凝活性常常降低，如血浆中 AT 水平降低、游离型 PS 缺乏；NS 时常有血小板数量增高、黏附与聚集功能增强、纤溶活性多减低。NS 患者血栓栓塞的发生率从 6%～44%不等，静脉血栓较动脉血栓常见。

（二）临床表现

易栓症的主要临床表现为血栓形成，血栓类型以静脉血栓为主，也可以有动脉血栓和微血栓形成，主要取决于由何种易栓症引起（表 29-47）。

表 29-47　不同易栓症的血栓类型

以静脉血栓栓塞为主	静脉和/或动脉血栓栓塞
杂合子因子Ⅴ Leiden	抗磷脂综合征
杂合子凝血酶原 G20210A	高同型半胱氨酸血症
杂合子抗凝血酶缺陷	阵发性睡眠性血红蛋白尿血症
杂合子蛋白 C 缺陷	骨髓增殖性肿瘤
杂合子蛋白 S 缺陷	纯合子遗传性易栓症
肿瘤	

在静脉血栓形成中以深静脉血栓（deep vein thrombosis，DVT）形成的危害较大。血栓脱落引起肺血栓栓塞（pulmonary thromboembolism，PTE 或 PE）是 DVT 常见和严重的并发症，也是静脉血栓形成导致死亡的主要原因。由于 DVT 常发生 PE，PE 常源于 DVT，故目前将两者合称为静脉血栓栓塞症（venous thromboembolism，VTE），是易栓症最常见的血栓类型。

每一种遗传性易栓症或获得性易栓因素诱发静脉血栓的危险度不尽相同（表 29-48）。通常情况下，仅存在一种血栓危险因素一般不引起 VTE，但多种血栓危险因素并存时，无论是遗传性易栓症与获得性易栓状态并存，还是几种遗传性易栓症或几种获得性易栓状态并存，VTE 的危险性均大大增加。大多数情况下，遗传性易栓症是在获得性易栓状态下发生血栓事件。

表 29-48　不同易栓症发生静脉血栓栓塞的相对危险度比较

易栓症	估计的相对危险度
抗凝血酶缺陷症	8~10
蛋白 C 缺陷症	7~10
蛋白 S 缺陷症	8~10
因子 V Leiden/抗活化蛋白 C 症	3~7
凝血酶原 G20210A 突变	3
因子Ⅷ:C 升高	2~11
因子Ⅸ:C 升高	2~3
因子Ⅺ:C 升高	2
轻度高同型半胱氨酸血症	2.5~2.6
抗心磷脂抗体	
所有患者	1.6
高滴度患者	3.2
狼疮抗凝物	11

（三）易栓症的诊断

遗传性易栓症筛查的检测项目至少应包括凝血 4 项（PT、APTT、TT 和纤维蛋白原）、AT 活性、PC 活性、PS 活性、空腹同型半胱氨酸水平。也可酌情行因子Ⅷ、Ⅸ、Ⅺ和Ⅻ活性水平检测等。存在抗凝蛋白活性下降的个体，有条件时应进行相关抗原水平的测定，明确抗凝蛋白缺陷的分型。获得性易栓因素应包括抗磷脂抗体（狼疮抗凝物、抗心磷脂抗体、β2GP1）、D-二聚体。对于血栓患者，易栓症筛查有助于预测血栓复发的危险性（表 29-49）。

表 29-49　不同易栓症患者初发静脉血栓栓塞后复发的相对危险度比较

易栓症	估计的相对危险度
抗凝血酶缺乏、蛋白 C 缺乏、蛋白 S 缺乏	2.5
因子Ⅴ Leiden 突变	1.4
凝血酶原 G20210A 突变	1.4
因子Ⅷ:C 升高	6~11
轻度高同型半胱氨酸血症	2.6~3.1
抗磷脂抗体	2~9

遗传性易栓症检测的时机：遗传性抗凝蛋白活性的检测受到许多获得性因素（如消耗过多、生成减少和质量异常）的影响，如血栓急性期或弥散性血管内凝血时抗凝蛋白消耗增多，若此时测定抗凝蛋白，其结果不能用来诊断或排除任何一种遗传性抗凝蛋白缺陷；肝脏疾病，尤其是晚期肝病，由于抗凝蛋白合成减少，若诊断遗传性抗凝蛋白缺陷需慎重；PC 和 PS 的合成也依赖维生素 K，口服华法林的患者或维生素 K 缺乏症的患者除了凝血因子水平降低，常常有 PC 和/或 PS 水平降低，不能作为遗传性缺陷的诊断凭据。

（四）治疗

1. VTE 的治疗　VTE 的治疗包括抗凝治疗、溶栓治疗、血栓去除术、静脉滤器等，其中抗凝为主要的治疗方法[12]。

VTE 急性期治疗的主要目的是控制 DVT 进展、防止发生 PE 和纠正血流动力学异常，主要采用抗凝治疗。有急性静脉性坏疽和大块 PE 伴血流动力学异常（血压下降）和低氧血症的患者可予溶栓治疗。有些情况下可考虑手术取栓。如果急性 DVT 有抗凝、溶栓的禁忌，可酌情安置下腔静脉滤网，防止致死性 PE 的发生。急性期后的治疗则以防止 DVT 和 PE 复发和避免并发症为主，应坚持按预期抗凝强度和疗程进行抗凝治疗。

（1）抗凝治疗：目前抗凝治疗一般分为初始抗凝治疗、长疗程抗凝治疗和延续抗凝治疗 3 个阶段（图 29-28）。

所有接受初始抗凝治疗的急性 VTE 患者均建议接受长疗程抗凝。虽然长疗程抗凝可以继续使用肝素类药物，但肝素类药物需注射给药，长期使用不方便，故除了肿瘤为 VTE 触发因素外，推荐使用口服抗凝药。目前最常用的口服抗凝药仍是华法林。由于口服华法林起效慢，且给药后 PC 和 PS 水平的降低先于凝血因子水平的降低，造成给药初期一过性高凝状态，可出现血栓栓塞加重的现象，尤其是 PC 和 PS 缺陷症的患者，故华法林需要与 UFH 或 LMWH 重叠使用至少 5 日或待 PT 的国际正常化比值（international normalization ratio, INR）≥2.0 后再停用肝素类药物。华法林的抗凝强度一般以 INR 维持在 2.0~3.0 为宜。抗凝 3 个月后进入延续抗凝治疗阶段，主要目的是预防 VTE 再发，抗凝期限不定，需定期再评估停止抗凝后的血栓复发危险性和继续抗凝的出血危险性，决定抗凝的期限。

停止抗凝后血栓复发的危险性主要取决于血栓急

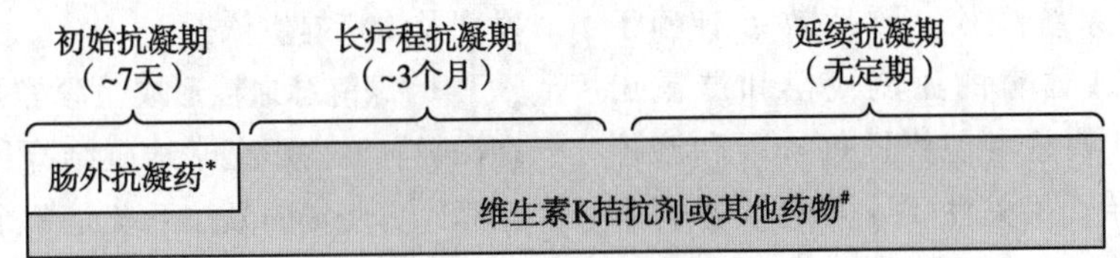

图 29-28　VTE 抗凝治疗分期

性期抗凝疗程是否充分和患者自身的 VTE 复发危险因素。经综合分析血栓复发的危险性，若存在下述情况，如无禁忌证，应接受延续抗凝治疗：①存在一种以上易栓因素；②遗传性抗凝蛋白缺陷；③获得性易栓症持续存在（如肿瘤、抗磷脂综合征）；④少见部位的血栓形成；⑤复发性血栓形成；⑥超声检查发现 DVT 持久残留；⑦D-二聚体水平持久升高；⑧并发 PE 相关慢性肺动脉高压。之后需定期（如每半年或 1 年）再评估血栓复发的危险性，决定是否终止抗凝。

（2） VTE 急性期的其他抗血栓治疗

1） 溶栓治疗：下肢急性近端 DVT 不主张常规行全身溶栓治疗或导管引导下溶栓治疗。但如果认为患者将来发生下肢血栓后综合征的风险极高，溶栓治疗有望避免其发生，且没有溶栓禁忌，可以考虑给予导管下溶栓治疗。若没有导管下溶栓的经验和条件，也可以行全身溶栓治疗。急性 PE 不主张常规溶栓治疗。但若伴有低血压，且无出血高风险，建议尽早给予全身溶栓治疗。即使没有低血压，但临床上判断其将来发生肺动脉高压的可能性较大，也可考虑溶栓治疗。

2） 血栓去除术：下肢急性近端 DVT 不主张常规采用手术取栓，儿科较少开展。

3） 下腔静脉滤器：下肢急性 DVT 或急性 PE 均不主张常规安置下腔静脉滤器。但患者若有抗凝禁忌，可以考虑安放临时滤器，待出血风险消除后，取出滤器，给予常规抗凝。儿科较少开展。

4） 弹力袜：下肢急性症状性 DVT 应坚持穿戴弹力袜，推荐至少穿戴 2 年，以预防血栓后综合征（post-thrombotic syndrome，PTS）。

2. 特殊情况下的抗凝治疗

（1） 抗凝蛋白缺陷症：肝素通过增强抗凝血酶的活性起抗凝作用。有些抗凝血酶（antithrombin，AT）缺陷症的患者对肝素耐药，需大剂量使用。国内无 AT 制剂上市，遇肝素耐药时，可输注新鲜冰冻血浆，补充 AT。遗传性 PC 或 PS 缺陷症的患者，口服抗凝药需在完全肝素化下开始，华法林应以相对低剂量开始，逐渐加量。

（2） 恶性肿瘤：一旦出现 VTE，治疗往往较困难。一般不主张溶栓，因为有促进肿瘤转移的潜在可能。抗凝治疗的出血并发症高于非肿瘤患者，而且 VTE 复发率也较高。与华法林相比，LMWH 的优点为无需实验室监测，出血的危险性低，血栓复发率低。临床试验表明，肿瘤患者发生 VTE 后长疗程抗凝的血栓复发率低于短疗程抗凝。目前提倡：只要肿瘤未控制或已转移，应持续给予抗凝治疗。病情稳定的肿瘤患者，至少抗凝 6 个月或直到化疗或激素替代疗法结束。

（3） 抗磷脂综合征：无症状的单纯抗磷脂抗体阳性患者一般无需特殊治疗，可观察或给予小剂量阿司匹林。当接受较大手术时，应预防性给予肝素抗凝。继发于 SLE 等自身免疫性疾病的抗磷脂抗体阳性患者采用激素等免疫抑制剂治疗，常可使抗体减少或消失，是否预防性抗凝治疗尚无定论。抗磷脂综合征患者一旦发生血栓栓塞并发症，停止抗凝治疗后血栓复发率高，一般主张应长期口服抗凝，如为动脉血栓，还应加用血小板聚集抑制剂。口服华法林时，狼疮型抗凝物的存在可能会给 INR 值的调整带来困难，应该密切注意出血并发症或血栓复发。

（五）VTE 的儿童期特色[13]

1. 动脉血栓　儿童期发生动脉血栓大多数是严重的原发疾病治疗的医源性并发症。大多数与动脉放置导管、动脉造影、动脉穿刺损伤有关。由于可造成器官和肢体的功能不全，常需要紧急治疗。但治疗方法有限，目前为止诊断和治疗方法常借鉴于成人。主要分导管相关性和非导管相关性[14]。

（1） 导管相关性动脉血栓的临床表现为局部皮肤颜色、温度和手足的毛细血管再充盈时间的改变，是重要的早期判断指标。急性动脉血流阻断的表现为脉搏的减弱或缺如，毛细血管再充盈时间延长、手足湿冷苍白。多普勒超声可以做出诊断。可进行小剂量肝素的预防治疗，保持导管的畅通。如发生动脉血栓，则在大多数情况下需要立即拔除导管，考虑使用抗凝剂和溶栓剂。新生儿常使用脐动脉导管。导管的合并症为：TEs、血管挛缩、出血、感染和高血压。常随之发生播散性动脉栓塞性肠坏死、下肢血栓和经由左向右分流（如卵圆孔未闭)造成中枢神经系统血栓。预后效果有赖于TEs的广泛程度、肢体或器官的血流代偿和严重出血的危险。对临床症状明显者需要进行抗凝和溶栓治疗。系统性、急性、导管相关性TEs常危及器官和肢体的活动能力并伴有潜在的致死危险,远期并发症表现为高血压、肾功能异常或肢体发育不协调伴有跛行。

(2) 非导管相关性动脉血栓非常少见,原因分为先天性和获得性。先天性的原因为家族性高脂血症、高同型半胱氨酸血症和血管结构异常;获得性原因为Takayasu动脉炎、川崎病、某些先天性心脏病或治疗的并发症、不同疾病的特殊动脉阻塞。临床表现与成人相同,包括苍白、疼痛、温度下降、脉搏不明显的"反射性交感神经营养不良",依靠超声常难诊断,需要进行血管造影,治疗可同成人,包括局部溶栓、抗凝治疗,外科手术需要个体化。

(3) 治疗及预防

1) 外周动脉导管:①普通肝素预防,1~3U/h保持通畅;②如需要使用普通肝素,低分子量肝素或溶栓治疗继发于导管的血栓,需根据临床循环和血栓的严重度选择。

2) 脐动脉导管:①普通肝素预防,1~3U/h保持通畅;②如需要使用普通肝素,低分子量肝素或溶栓治疗继发于导管的血栓,需根据临床循环和血栓的严重度选择。

3) 新生儿和儿童的心导管预防:①普通肝素100~150U/(kg·剂),或持续治疗,特别是对婴幼儿,阿司匹林不建议单独使用;②如需要使用普通肝素,低分子量肝素或溶栓治疗继发于导管的血栓,需根据临床循环和血栓的严重度选择。通常先用普通肝素,无效则考虑使用溶栓。

4) 川崎病:预防冠脉瘤形成,在初期的14天内使用IVIg 2g/kg及阿司匹林80~100mg/(kg·d),之后使用3~5mg/kg,7周或更长。

随着对儿童静脉血栓症的重视加深,目前对该类疾病的诊治水平有了较大的提升。但是儿童动静脉血栓症仍是需要重点关注的疾病类别之一。然而针对儿童出凝血检测,存在着诸多与成人不同的地方,如不同年龄段的参考区间,标本采集的相对困难,标本量相对较少,可能造成标本相应凝血因子的异常活化,影响检测结果的准确性。针对儿童或新生儿标本,对检测过程进行适当的优化和调整,才能为这部分患儿提供准确的出凝血检测结果。同时加强儿童静脉血栓危险因素评估的研究,建立评估机制,将为儿童静脉血栓的预防、早期发现及治疗提供依据。

2. 深静脉血栓形成 深静脉血栓(DVT)是指血液在深静脉腔内不正常地凝结,阻塞静脉腔,导致静脉回流障碍。儿童的凝血系统是一个贯穿整个儿童期动态发展的系统。在凝血和抗凝平衡中,儿童期表现为凝血因子水平的降低(如维生素K依赖的FⅡ、FⅦ、FⅨ、FⅩ,接触因子FⅫ、FⅪ、PK、HMWK),同时抗凝因子水平也有降低(如AT、PC、PS),在幼儿期一直保持成人水平的50%,而纤维蛋白原、FⅧ、FⅤ、FⅩⅢ在正常水平,凝血酶抑制物α-2-巨球蛋白则在整个儿童期明显上升。凝血酶产生能力减低而抑凝能力没有受到明显影响。且整个儿童期纤维蛋白溶解的能力下降,处于低纤溶状态。因此整体上,相对于成人,儿童期处于相对低凝状态,从而导致儿童比成人发生血栓事件的危险明显降低。此外,儿童很少出现成人常见的糖尿病、血脂异常、高血压等损害血管内皮的疾病。也较少有促进血栓形成的危险因素,如口服避孕药、激素替代疗法、妊娠、吸烟、恶性肿瘤、骨科手术等。

因此儿童期静脉血栓栓塞症(VTE)的发病率显著低于成人,更多是作为一种并发症出现。但需要注意排除先天性或遗传性易栓症的可能。

【流行病学与危险因素】 儿童患者VTE的年化发病率为0.14~0.21/10 000。住院儿童患者的发病率明显增高至20~60/10 000。VTE的危险因素包括血流停滞、内皮损伤和高凝状态。儿童中最常见的危险因素是中心静脉导管(central venous catheter,CVC)置管。其他包括遗传性易栓症、感染、创伤、制动、恶性肿瘤和肾病综合征、炎症性肠病、系统性红斑狼疮等。遗传性易栓症(inherited thrombophilia,IT)最常见的原因包括因子Ⅴ Leiden突变,凝血酶原G20210A突变,抗凝血酶、蛋白C和蛋白S缺乏,以及脂蛋白(a)增加。在VTE儿童患者中,IT的患病率为10%~59%。

【临床表现】 儿童VTE的临床表现取决于血栓发生的位置和范围。包括DVT、PE、肾静脉血栓(renal vein thrombosis,RVT)形成、门静脉血栓形成(portal vein thrombosis,PVT)、颅内静脉窦血栓、中心静脉置管相关VTE等[15]。

(1) 深静脉血栓形成:最常见于下肢,尤其是髂静脉、股静脉和/或腘静脉。下肢DVT表现为单侧腿、臀部、腹股沟和/或腹部疼痛,并伴有腿部肿胀和/或发红或发紫。患侧小腿的直径增粗。除了导管相关VTE,儿童极少发生上肢DVT。上肢DVT表现为单侧手臂和手部肿胀及皮肤变色。血栓延伸到上腔静脉时可能会引起面部肿胀。患者可能主诉受累侧手臂疼痛和/或颈部、肩部或腋窝不适。

(2) PE:在儿童中少见,住院儿童患者中的发病率约为78/100 000。可表现为胸痛、呼吸过速、咳嗽、心动过速、急性呼吸困难、缺氧和突然虚脱。患者也有可能存在DVT的临床征象。但儿童PE临床表现一般不具有特异性。如危重症患儿心肺功能恶化时需要注意除外PE的可能。需要注意Wells评分和D-二聚体测定可能对识别儿童PE帮助不大。

(3) 儿童RVT:大多继发于肾病综合征和肾移植。是新生儿期最常见的非导管相关VTE,在所有新生儿血栓栓塞事件中的占比高达20%。常起病隐匿,且没有肾相关症状。可表现为血尿、无尿、呕吐、低血容量、蛋白尿和血小板减少。

(4) PVT:新生儿PVT多与脐静脉置管和脓毒症有关。儿童可能会因肝移植、感染、脾切除、镰状细胞病、化疗或存在抗磷脂抗体而继发。PVT可能会迅速引起急腹症症状,也可能症状隐匿,直到出现脾大或继发于食管静脉曲张的消化道出血等慢性门静脉高压相关的症状。

(5) 颅内静脉窦血栓形成(cerebral venous sinus thrombosis,CVST):曾被认为是罕见的病死率极高的疾病,近年来,随着磁共振成像,尤其是磁共振静脉成像(MRV)技术的广泛应用,该病的诊断率不断提高。儿童CVST是血管内和血管因素共同造成的,脱水是所有年龄段共同的危险因素。由于病因不同,受累的静脉窦位置各异,CVST的临床表现多种多样,缺乏特异性,影像学检查是其诊断的重要依据。

(6) 中心静脉导管(central venous catheter,CVC):儿童导管相关VTE的发生率约20%,但症状性VTE的发生率仅为5%。CVC相关VTE通常无症状或表现为慢性症状,包括反复发生的CVC不通畅、CVC相关脓毒症,以及胸部、背部、颈部和面部的皮肤出现明显侧支循环。症状性VTE起病急骤,症状包括相关肢体肿胀和变色、面部肿胀、乳糜胸和/或上腔静脉综合征(特征为呼吸困难、头胀、颈静脉扩张及胸片提示纵隔增宽)。

3. 儿童期检查

(1) 凝血功能及凝血因子活性检测:部分患儿可出现凝血因子活性增高。针对儿童或新生儿的出凝血检测,如不同年龄段的参考区间,标本采集的相对困难,标本量相对较少,可能造成标本相应凝血因子的异常活化,影响检测结果的准确性。因此对儿童或新生儿标本,在检测过程进行适当的优化和调整,可以为这部分患儿提供准确的出凝血检测结果。

(2) 抗凝蛋白缺陷:在易栓症患儿可出现抗凝血酶、蛋白C、蛋白S活性减低。

(3) FⅤ Leiden突变:是欧美人群中最常见的成人及儿童血栓相关的基因异常,在高加索人种中约有5%的患者携带该突变。该突变导致FⅤ抵抗活化蛋白C的灭活作用。这种杂合子突变与儿童低到中度VTE风险、缺血性卒中风险有关。纯合突变患者较杂合突变患者的血栓风险显著增加。

(4) 狼疮抗凝物(lupus anticoagulant,LAC)测定:应在抗凝治疗开始前进行,因为抗凝治疗开始后会影响LAC筛查的结果。

(5) 抗心磷脂抗体和抗β2-GPⅠ抗磷脂抗体(antiphospholipid antibody,APLA):包括LAC、抗心磷脂抗体(anticardiolipin antibody,ACLA)和β2-GPI。出现血栓或习惯性流产(妊娠12周内,2次以上)伴有持续APLA存在,可确定有抗磷脂综合征(antiphospholipid syndrome,APS)。APS是一种与儿童期无明显诱因VTE和/或动脉血栓栓塞症(arterial thromboembolism,ATE)相关的获得性血栓风险。其他APLA引发的疾病包括血小板减少症、溶血性贫血和肾功能衰竭(微血管血栓)。APLA可能在急性感染、炎症、恶性肿瘤、使用药物时出现。此外,可能在母亲有APLS病史的新生儿中出现,APLS较少见于新生儿血栓栓塞。发生无明显诱因血栓的患儿应该检查是否存在APLA,在首次检查阳性后的12周内复查。持续存在APLA的儿童血栓复发风险高,应考虑长期预防性抗凝治疗。

(6) 同型半胱氨酸纯合型亚甲基四氢叶酸还原酶(methylenetetrahydrofolate reductase,MTHFR)基因突变是高同型半胱氨酸血症的常见原因。高同型半胱氨酸血症可造成内皮结构损伤、功能异常,刺激血管平滑肌细胞增生,破坏机体凝血和纤溶系统的平衡,使机体处于高凝状态,容易形成血栓。同型半胱氨酸升高与儿童VTE、自发ATE和动脉缺血性卒中(arterial arterial ischemic stroke,AIS)风险增高有关。但目前尚缺乏控制高同型半胱氨酸血症和通过治疗降低同型半胱氨酸水平预防儿童血栓复发的数据。

(7) 静脉加压超声:静脉加压超声作为初始检查敏感性和特异性较好。确诊依据是静脉不可压缩,无论血管腔内是否可见血栓。也可采用其他影像学检查,如对比增强静脉造影、对比增强磁共振静脉造影、CT静脉造影,但很少采用。

对于四肢DVT的初始评估推荐采用静脉加压超声。如果超声检查结果正常但临床上仍高度怀疑DVT,则可在1周后重复该检查。对于疑似股静脉DVT近端蔓延的儿童,诊断中可采用MRV。中央静脉VTE的评估可以使用 MRV、CT 或对比增强静脉造影;笔者首选 MRV,因为其不会对儿童造成辐射。

导管相关 VTE 有大血管血栓形成体征或症状(如相关肢体肿胀和/或皮肤变色)的患者应接受双功能超声评估。存在机械性导管问题时,在透视下滴注静脉造影剂到导管腔内可比较容易地证实导管前端存在血栓。

(8) CT 肺血管造影:是诊断儿童 PE 的首选影像学方法。

(9) 磁共振(MRI)、磁共振静脉/动脉成像(MRV/MRA):头部 MRI 及 MRV 用于诊断 CVST 敏感而特异,亚急性 T_1WI 和 T_2WI 典型的血栓异常高信号对诊断有重要意义,MRV 表现为脑静脉窦血流信号缺失或边缘模糊、不规则的低信号及静脉侧枝形成。

4. 儿童期血栓诊断及鉴别诊断 诊断主要有赖于影像学检查确定静脉血栓的存在,并注意排除先天性因素及医源性因素。需注意与以下疾病相鉴别:局部病变如 Baker 囊肿、蜂窝织炎、肌肉骨骼损伤、淋巴管炎或淋巴阻塞、浅表血栓性静脉炎等。病史和体格检查结果通常能够区分 DVT 与上述疾病,但最终需要超声检查来确诊。胸痛、呼吸困难和缺氧常需要与 PE 相鉴别,CT-PA 是鉴别儿童 PE 的主要方法。

5. 儿童期血栓的治疗

(1) 肝素:由于整个儿童期形成凝血酶的能力都较成人低下,虽然逐步增强但仍为成人的 25%(新生儿)和 50%(儿童),因此儿童对肝素更敏感;同时婴儿期有 AT 生理性下降:足月小于 3 月龄儿为正常人的 50%,早产儿为 30%,造成肝素抵抗现象,需要提高肝素使用剂量或提高 AT 浓度来应对;同时由于儿童单位体积分布大于成人,使得体内肝素的清除加快;儿童发生 TE 时常被延迟诊断,疾病更加严重,这些情况也往往增加了儿童期肝素的使用。

适应证:①预防血栓:在成人,当存在高风险临床状态时(如大型手术,尤其是矫形手术或有 VTE 发生高风险:如既往有 VTE),需要预防性使用肝素。在儿童,由于在相同状态下发生 TE 的可能性低,且肝素诱发出血的可能性较大,故不主张常规使用。在需要保持导管通畅(心内导管、CVL、脐动脉导管和外周动脉导管)、TPN 治疗时可考虑使用;非导管相关性预防治疗很少使用肝素,在某些先天性心脏病手术和某些短期内有获得性 VTE 危险因素的患者中限制使用。对伴有先天性易栓症儿童的血栓预防治疗:由于家族中很多先天易栓症的患者没有 TE 发生,因此不建议对所有患者常规使用预防。但在某些获得性易栓状态、伴有先天性易栓症的儿童发生了 TE 时,则在权衡出血风险的同时需要考虑使用肝素。如获得性危险因素短期存在可使用普通肝素,长期存在可考虑 LMWH 或口服抗凝剂药物。②治疗血栓:常应用于治疗上下肢 DVT 和 PE。如无禁忌证,在有潜在器官功能衰竭(尤其是左心房血栓)时,儿童、新生儿都应该考虑。

使用剂量及副作用:①普通肝素(unfractionated heparin,UFH):首剂负荷量为 75U/kg,超过 10 分钟静脉输注;起始维持量:小于 1 岁:28U/(kg·h),大于 1 岁 20U/(kg·h),年长儿同成人(18U/(kg·h),按照 APTT 调整使用(目标为正常值 1.5~2 倍,约为 60~85 秒,抗Ⅹa 水平在 0.30~0.70U/ml)。对于 DVT 或 PE 使用时间为最短 5 天,一般 7~10 天。副作用有出血(在提高使用剂量和存在潜在疾病,如肾衰、联合使用抗血小板药物的和间断注射负荷量的患者),可应用鱼精蛋白中和 2 小时内使用的 UFH 量;骨质疏松(在青年发生率为 15%,儿童少有报道,与剂量和使用时间相关);肝素诱导的血小板减少(儿童发生情况不详、观察显示新生儿可延迟发生)。②低分子量肝素(low molecular weight heparin,LMWH):在儿科由于使用方便(可皮下注射给药)、较少发生出血、肝素诱导的血小板减少和骨质疏松等并发症而有明显的应用优势。与 UFH 相同,使用量在年幼儿比年长而多。①治疗剂量:小于 2 月龄,1.5mg/(kg·次),每 12 小时一次;2 月龄~18 岁 1.0mg/(kg·次),每 12 小时一次。②预防剂量:小于 2 月龄,0.75mg/(kg·次),每 12 小时一次,2 月龄~18 岁,0.5mg/(kg·次),每 12 小时一次。可用于长期维持。③副作用:同 UFH,但发生少,出血仅为 4%,可应用鱼精蛋白中和 3~4 小时内使用的 LMWH。

(2) 口服抗凝药物(OAS):在新生儿和婴儿期存在着生理性维生素 K 依赖因子缺乏;在体内、外的研究又发现即使维生素 K 依赖因子浓度相同,在治疗后获得相同的国际正常化比值(INR)时,儿童患者形成凝血酶的能力都减低,考虑可能机制为儿童期持续的 α_2 巨球蛋白(α_2-macroglobulin,α_2-MG)生理性上升,增强了对口服 OAS 患儿凝血酶生成能力的抑制有关,这些特点都提示儿童应较成人使用更低剂量的 OAS。

同时儿童在使用 OAS 时有比成人更多的相关影响因素,比如药物、饮食、更多的并发疾病状态。饮食的影响更为独特:①母乳含丰富的维生素 K,因此乳儿可能对 OAS 不敏感;②婴幼儿配方奶中增加了维生素 K;③儿童短肠综合征患者可影响 OAS 的吸收;④儿童伴严重原发疾病,经常 TPN 而补充维生素 K,提高了 OAS 的需要;⑤TPN 或营养配方可降低 OAS 的利用率等,以上情况需要加以考虑并需在 OAS 时适当控制维生素 K

的摄入量。同时还由于取血监测困难、口服药的非便利性（婴幼儿）、体重不断增加、剂量需要不断调整等原因，儿童患者使用 OAS 增加了难度。

适应证：①预防血栓：直至青春期前，由于发生血栓事件少，而不常规进行应用。但在明显的 VTE 风险，即有遗传性危险因素又有获得性危险因素时考虑使用，如杂合 AT/PC/PS 缺乏、APCR/凝血酶 20210 突变等，同时合并 1 个获得性危险因素，比如制动、CVC、再发性 VTE 或 APS 时也需要考虑。在心脏人工瓣膜和有心房颤动的患者应该预防使用。②治疗血栓：在有 VTE 发生时需要使用，在发生心肌梗死或卒中时考虑使用。

没有理想的 OAS 儿童指南，新生儿由于 OAS 使用困难而建议改为肝素。

使用剂量和副作用：①理想治疗范围：维持 INR2.0~3.0，当伴有人工心脏瓣膜或再发性 VTE 时需要提高剂量到 2.5~3.5，而预防治疗的患儿可维持于 1.4~1.9。②负荷量：开始可使用 0.2mg/kg，79%的患者可在 7 天内达 INR2.0，但有年龄依赖性：婴幼儿 5 天、青少年 3 天。③维持量：婴幼儿由于饮食中维生素 K 含量高，因此需要 OAs 剂量较高[0.32mg/(kg·d)]而青少年则较低[可低至 0.09mg/(kg·d)]，常维持于 1.4mg/(kg·d)。④维持时间：人工心脏瓣膜或再发性 VTE 需要长期使用，而 CVL-R-VTE 建议使用足量 3 月，小量维持至导管拔除。⑤理想的 INR 范围：新生儿高，而年长儿近于成人。

OAS 对骨骼发育有影响，孕妇服用可造成胎儿骨骼畸形——华法林胚胎病，也有儿童长期服用 OAS 治疗发生自发性骨折和骨密度减低的报道，需要注意。可发生出血和再发性血栓，其发生与潜在疾病、当时的凝血状态和 OAS 给药强度有关。如出现出血表现，需要根据情况皮下或静脉注射维生素 K 制剂及考虑血浆或凝血酶原复合物的输注。

（3）溶栓治疗：儿童期纤溶系统的发育影响了儿童的溶栓治疗。如前所述，在新生儿期，纤溶酶原（plasminogen，PG）是成人的 50%、α_2-抗纤溶酶（antiplasmin，AP）是成人的 80%，TPA 和 PAI-1 是成人的 2 倍，造成形成纤溶酶能力下降，因此，此阶段溶栓治疗、提高 PG 浓度是其保障；而在儿童期，虽然 PG 和 α_2-AP 浓度同成人，但是组织纤溶酶原激活剂（tissue plasmin activator，TPA）明显下降，而 PAI-1 上升（TPA/PAI-1 为 0.37，成人为 1.36），使溶栓效果不佳。TPA 由于治疗特异性和低过敏原性而被广泛使用。治疗的方式包括系统性、经静脉通路和导管给药。

由于 PG 浓度的生理性下降，在新生儿溶栓时更应该考虑以下方面：①应该在溶栓开始之前或同时补充 PG；②长期溶栓可能会耗尽 PG，如溶栓时间>24 小时，应考虑监测 PG 或经验性输注 FFP（10~20ml/kg）以保证溶栓的有效性。

适应证：儿童需要溶栓的情况常不同于成人（成人常为急性冠脉栓塞时使用），常为大动、静脉血栓时。治疗的选择需要权衡血栓带来的脏器、肢体功能障碍风险和溶栓治疗的出血风险。溶栓人群主要是小于 1 岁的婴儿。使用剂量和副作用少有儿科资料，链激酶和尿激酶便宜但易过敏且效果不佳，以 TPA 为首选，可以用于局部或全身溶栓。儿童溶栓的严重出血并发症主要位于腹膜后和颅内或操作部位，微小的出血可以给予局部按压，局部使用凝血酶制剂，中度出血可以输注 FFP 或冷沉淀 1 袋/5kg，危及生命的出血应用抗纤溶药物或者 rFⅦa，治疗时需要维持 Fib>100g/L。

（吴润晖　田新　刘文君　李长钢　郝国平）

参考文献

[1] IACOBAS I, SIMON ML, AMIR T, et al. Decreased vascularization of retroperitoneal kaposiform hemangioendothelioma induced by treatment with sirolimus explains relief of symptoms. Clin Imaging, 2015, 39(3): 529-532.

[2] NORIS P, PECCI A. Hereditary thrombocytopenias: a growing list of disorders. Hematology Am Soc Hematol Educ Program, 2017, 2017(1): 385-399.

[3] NAVA T, RIVARD GE, BONNEFOYA. Challenges on the diagnostic approach of inherited platelet function disorders: Is a paradigm change necessary? Platelet, 2018, 29(2): 148-155.

[4] N COOPER, GHANIMA W. Immune Thrombocytopenia. N Engl J Med, 2019, 381(10): 945-955.

[5] NEUNERT C, TERRELL DR, ARNOLD DM, et al. American Society of Hematology 2019 guidelines for immune thrombocytopenia. Blood Adv, 2019, 3(23): 3829-3866.

[6] BARIS MALBORA, ERIS BILALOGLU. Lupus Anticoagulant Positivity in Pediatric Patients With Prolonged Activated Partial Thromboplastin Time: A Single-Center Experience and Review of Literature. Pediatr Hematol Oncol, 2015, 32(7): 495-504.

[7] 中国儿童血友病专家指导意见（2017 年）. 中国实用儿科杂志，2017，32（1）：1-5.

[8] 杨仁池，王鸿利，赵永强，等. 血友病. 2 版. 上海：上海科学技术出版社，2017.

[9] PALLA R, PEYVANDI F, SHAPIRO AD. Rare bleeding disorders: diagnosis and treatment. Blood, 2015, 125(13): 2052-2061.

[10] 朱铁楠，赵永强. 易栓症诊断中国专家共识. 中华血液杂志，2012，33（11）：982.

［11］朱铁楠，赵永强，丁秋兰，等. 汉族健康人群蛋白 C、蛋白 S 和抗凝血酶活性水平及活性缺乏发生率的研究. 中华血液杂志，2012，33（2）：127-130.

［12］KEARON C，AKL EA，COMEROTA AJ，et al. Antithrombotic Therapy for VTE disease antithrombotic therapy and prevention of thrombosis，9th ed：American College of Chest Physicians Evidence-Based clinical practice guidelines. Chest，2012，141（2 Suppl）：e419s-494s.

［13］Sickkids Handbook of pediatric thrombosis and hemostasis. 2nd，revised and extended edition. Karger 2017.

［14］MENÉNDEZ JJ，VERDÚ C，CALDERÓN B，et al. Incidence and risk factors of superficial and deep vein thrombosis associated with peripherally inserted central catheters in children. J Thromb Haemost，2016，14（11）：2158-2168.

［15］NESHAT-VAHID S，PIERCE R，HERSEY D，et al. Association of thrombophilia and catheter-associated thrombosis in children：a systematic review and meta-analysis. J Thromb Haemost，2016，14（9）：1749-1758.

第 9 节　输血疗法

一、临床输血发展概况

输血是临床工作中治疗和抢救患者的重要措施之一。自 1818 年英国妇产科医生 James Blundell 开创人与人之间进行同种输血的历史先河以来，经过长期的不断探索和发展，目前临床输血已形成为涉及人类遗传学、生物学、免疫学、病理学、微生物学、血液学等多学科交叉融合的医学科学中一门独立的二级学科——输血医学（transfusion medicine）。

人类输血史上第一个里程碑是发现 ABO 血型。1900 年，奥地利维也纳大学助教 Karl Landsteiner 首先报告人类 ABO 血型系统，这是输血史上划时代的重大发现，从而开创了安全输血的纪元。他因此而获得 1930 年诺贝尔生理学或医学奖，被誉为“血型之父”。2001 年，在国际无偿献血大会上，WHO 等四家国际卫生行业组织机构共同建议，以 Landsteiner 的生日 6 月 14 日定为世界献血日。

人类输血史上又一个里程碑是成分输血（blood component therapy）。经过百余年的临床输血实践，早年多为全血输注。不少研究者发现，全血输注存在浪费血液资源（一些患者只需要所输血液的某些成分，而不需要其他成分）、发生不良发应较多等问题。在 20 世纪 70 年代，从全血输注进入了成分输血的新时代。80 年代初期，发达国家和地区成分输血比例达到 90%～100%，成为临床输血的主流。我国成分输血起步较晚，1990 年全国输血大会报告国内部分医学院校的附属医院成分输血比例为 30%～50%。时至今日，经过广大临床工作者和输血工作者的共同努力，尤其是 2000 年卫生部颁发《临床输血技术规范》后，我国成分输血进入了科学发展的新时代，科学合理用血已成为广大医学工作者的共识。国内外学者普遍认为，成分输血占全部临床输血的比例，是衡量一个国家输血技术是否先进的重要标志，甚至是衡量临床医师医学水平的标志之一，因而成分输血已是当今世界输血医学发展的必然趋势。

二、临床输血治疗原理

（一）替补机制

血液是维持机体生命活动所必需的内环境。它有复杂的组成部分，分为细胞成分（红细胞、白细胞、血小板）和非细胞成分（血浆）。各种成分具有独特的生理功能，红细胞具有运输氧气的功能，粒细胞和免疫球蛋白具有免疫功能，血小板和各种凝血因子具有止血功能，白蛋白具有维持血浆胶体渗透压的功能，各司其职、不可替代。因此，患者缺少什么血液成分就补充什么血液成分，这就是成分输血的核心所在——“缺什么补什么”。如地中海贫血患者因为珠蛋白肽链合成异常造成溶血而发生贫血，仅需输注红细胞制剂纠正贫血即可；血友病 A 患者由于Ⅷ因子水平低下而发生出血，仅需输注Ⅷ因子制品即可。这些输血治疗就是典型的替补性输血机制。

（二）非替补机制

临床上一些疾病的输血治疗用替补机制不能解释。如免疫性血小板减少症患者，因为机体受到感染产生了抗血小板抗体，使血小板被破坏而数量减少，易发生出血，重者可能发生颅内出血而危及生命，静脉注射免疫球蛋白（IVIg）可提升患者外周血血小板数量，达到治疗效果;川崎病是一种以全身中、小动脉炎性病变为主要病理改变的急性热性出疹性疾病,最严重的损害是冠状动脉损伤形成冠状动脉瘤,临床上给患者输注 IVIg,可迅速退热,预防或减轻冠状动脉瘤的形成。上述两种疾病使用 IVIg 治疗,并非是这两种疾病患者体内缺少免疫球蛋白,而是通过免疫调节等非替补性输血机制发挥治疗作用。然而,同样是输注 IVIg,治疗原发性免疫缺陷病(约 80%的患者伴有 IgG 或其他抗体缺乏)患者则属于替补机制。

(三)去除机制

把替补性输血视为是补充人体所缺少血液成分的这种治疗原则延伸到把人体血液中多余的或发生病理变化的血液成分进行去除的治疗方法则是顺理成章之事。从治疗机制看,前者是替补,后者是去除。近年来,临床上利用去除机制开展治疗性血细胞单采术和治疗性血浆置换术。如高细胞性白血病,外周血白细胞数量很多,通过血细胞单采机分离出白细胞弃之,对于减少白血病细胞对血管的浸润,减少血液黏滞度、降低肿瘤细胞裂解综合征的发生都有一定作用。血栓性血小板减少性紫癜,是微循环中形成了血小板血栓,血小板数量因大量消耗而减少所形成的紫癜,由于小动脉与微血管的栓塞,导致器官缺血性功能障碍乃至梗死,采用血浆置换术是目前首选的治疗方法,同理,治疗毒蕈中毒也是采用这种去除机制去掉血液中大分子有害物质的体外血液净化措施。

(四)免疫(抑制)机制

20 世纪 70 年代,国外多个器官移植中心通过回顾性调查,发现器官移植患者术前输血尤其是全血,移植成功率较高,此后不少学者对此进行了研究,提出"输血导致免疫抑制"的学说。笔者 1999 年对 128 例儿童白血病资料进行了分析,发现患儿输血次数多,每公斤体重输血量多的儿童白血病易于复发。国内外大量文献表明,输血后受血者细胞免疫和体液免疫有所改变,导致肿瘤复发、转移,术后感染增加。输血引起免疫抑制可能为多种机制共同作用的结果。尽管目前仍存分歧,但多数学者认同输血免疫抑制学说。

三、红细胞制剂输注

(一)常用红细胞制剂

红细胞输血是临床输血的主流。儿科应用较多的是悬浮红细胞、去白红细胞等制剂。国内目前规定以 200ml 全血制备的红细胞定义为 1U 红细胞,通常在血袋上标示为"1U",国外大多数以 450ml 全血分离制备的红细胞为 1U。

1. 悬浮红细胞(red blood cells in additive solution)　又称红细胞悬液、添加剂红细胞,是国内应用最广泛的红细胞制剂。是全血经离心去除大部分血浆,加入红细胞保存液制备而成,含全血中全部红细胞,也有少量白细胞、血小板、血浆等。保存温度为(4±2)℃,保存期限 21~35 天。

2. 浓缩红细胞(concentrated red blood cells)　又称压积红细胞,是采集全血在多联袋内制备而成。保存条件同悬浮红细胞。如单袋制备或加入生理盐水后应尽快输注,保存时间不超过 24 小时。

3. 去白细胞悬浮红细胞(red blood cells in additive solution leukocytes reduced)　是在悬浮红细胞基础上去除绝大部分白细胞制备而成。可以降低由白细胞引起的免疫性输血反应和白细胞携带病毒导致疾病传播的风险。适用于需进行造血干细胞或器官移植以及需反复多次输血的患者(如地中海贫血、再生障碍性贫血、白血病等)。保存温度为(4±2)℃,保存期限 21~35 天(保存液除生理盐水外)。

4. 洗涤红细胞(washed red blood cells)　是全血经离心分离血浆后,加入生理盐水洗涤 3 次,最终去除 90%以上的血浆蛋白、白细胞、血小板,保留 70%的红细胞,再加生理盐水或红细胞保存液制备而成。保存温度为(4±2)℃,在开放环境制备的洗涤红细胞,一般要求在 24 小时内输注。由于洗涤过程中红细胞有损耗,输注剂量要求比悬浮红细胞增加 30%左右。

5. 辐照红细胞(irradiated red blood cells)　对分离制备而成的红细胞制剂通常以 ^{60}CO 为辐照源,以 25~30Gy 为辐照剂量,以 1~6 分钟为辐照时间进行加工处理。淋巴细胞较其他血液成分对电离辐射更敏感,通过辐照从而灭活具有免疫活性的淋巴细胞,使之不能复制和分化,防止它们在受血者体内存活或增殖。适用于需要输血且有免疫缺陷或免疫抑制的患者(如造血干细胞移植后的患者);发生输血相关 GVHD 的患者。由于照射过程中红细胞也受到部分损伤,因此存活期明显缩短。多数学者建议应接近用血日期才进行辐照,辐照后的红细胞应尽快输注,不宜保存。

6. 冰冻红细胞(frozen red blood cells)　由于红细胞的代谢速度取决于保存温度。如果将血液保存在很低的温度下,可使红细胞的代谢活动降低或停止,红细胞耗能最小,从而可最大限度地减少代谢产物的积累,达到延长红细胞保存期的目的。最常用的方法是添加甘油作为冷冻剂,可以保存稀有血型的红细胞供稀有血型者输用;可以保存自身血液,以备今后输用。需要超低温冰箱(-80℃)或液氮罐保存,保存期限长达10年。

(二)临床应用

1. 地中海贫血 地中海贫血(简称地贫)是一组以珠蛋白肽链合成障碍为特征的遗传性异质性疾病。因基因型变异种类繁多,临床表现呈明显多样性。分为轻型(thalassemia minor)、重型(thalassemia major,TM)、中间型(thalassemia intermedia,TI)。根据临床严重程度和是否需要定期输血将地贫分为输血依赖型地贫(transfusion-dependent thalassemia,TDT)和非输血依赖型地贫(non-transfusion-dependent thalassemia, NTDT),后者发病率远高于前者。2013 年地中海贫血国际联合会(thalassemia international federation,TIF)颁布了 TDT 和 NTDT 管理指南,为地中海贫血患儿提供了诊断、治疗和管理方面的指导[1]。

(1)重型 β-地贫的治疗:规范性终身输血和祛铁治疗是重型 β-地贫的主要治疗方法,造血干细胞移植是目前临床根治此病的唯一途径,脾切除术或部分脾动脉栓塞术是姑息的治疗手段。本节主要讨论重型地贫的输血治疗。

1)输血计划:研究表明维持 Hb>90g/L 才能基本保证患儿生长发育和日常活动,抑制骨髓及髓外造血,并将铁负荷控制在最低限度。已经确诊为重型 β-地贫患儿,推荐:①Hb<90g/L 时启动输血计划。②2~5 周输血 1 次,每次输注红细胞 0.5~1.0U/10kg。输注时间因输血的反应和心功能状态有所不同,宜 4 小时内输完,但可依据实际情况适当延长。③输血后 Hb 维持在 90~140g/L。④极重度贫血患儿,开始输注红细胞量宜少,速度宜慢,以防输注速度过快、输血剂量过大而导致循环负荷过重。

2)红细胞制剂的选择:①选择 ABO 及 Rh(D)血型相同的红细胞制剂,有条件时还可选择与抗原 C、E 及 Kell 相匹配的红细胞制剂;②推荐使用去白细胞悬浮红细胞;③对有严重过敏反应者应选择洗涤红细胞;④避免应用血缘相关亲属的血液;⑤准备行异基因造血干细胞移植的患儿,建议输注辐照红细胞悬液。

对于重型 β-地中海贫血,目前提倡足量输血,使 Hb 维持在 90~105g/L 的水平,才能保证患儿正常生长发育,同时也可降低胃肠道对铁的吸收以减少继发性含铁血黄素沉着症的发生,减轻骨质脱钙及防止或减缓脾大。对于重型 β-地中海贫血的输血指南,目前主要来自地中海贫血国际联合会(TIF)、美国、加拿大、英国、印度及澳大利亚等国(表 29-50),分为起始治疗及目标治疗[1]。

为了延缓铁负荷过重导致的致死性心脏病变,输血同时应适时开始祛铁治疗。指南推荐当血清铁蛋白 ≥1 000μg/L 时,可开始行祛铁治疗。β-地中海贫血重型患儿如有 HLA 相合供者应考虑尽早做造血干细胞移植。

表 29-50 重型地中海贫血的输血治疗建议[1]

	地中海贫血国际联合会	美国	加拿大	英国
起始	生命体征平稳时 Hb<7g/dl(>2 周) 同时伴有以下任意一条: 1. 面容改变 2. 生长发育迟缓 3. 骨折 4. 髓外造血	生命体征平稳时 Hb<7g/dl(>2 周) 同时伴有以下任意一条: 1. 发育迟缓 2. 标志性骨改变 3. 巨脾 4. 髓外造血 5. 心脏疾病 6. 肺动脉高压 7. 生活质量不佳	严重贫血伴随 以下任意一条: 1. 生长受限 2. 发育迟缓 3. 骨骼畸形	生命体征平稳时 Hb<7g/dl(>2 周) 同时伴有以下任意一条: 1. 生长受限 2. 骨骼畸形 3. 易疲劳 4. 营养不良 5. 发育迟缓 6. 生长波动 7. 心衰 8. 脾大 9. 面部骨骼变形
进展	输血维持时间<2 周,去白红细胞的 ABO 及 Rh(D)匹配血 Rh(C、c、E、e)及 Kell 匹配血	输血维持时间<2 周,去白红细胞 ABO 及 Rh(D、C、c、E、e)和 Kell 匹配血	去白红细胞 ABO 及 Rh(D、C、c、E、e)和 Kell 匹配血	输血维持时间<2 周,去白红细胞 ABO 及 Rh(D、C、E)和 Kell 匹配血
目标	输血前 Hb 9~10.5g/dl (心脏病患者 11~12g/dl) 输血后 Hb≤14~15g/dl, 每 2~5 周输血 1 次	输血前 Hb 9~10g/dl 心脏病患者 10~12g/dl 输血后 Hb≤14g/dl, 每 3~4 周输血 1 次 (年龄较大患者 2 周)	输血前 Hb 9~10g/dl	输血前 Hb 9~10.5g/dl,每 2~4 周输血 1 次

（2）非输血依赖型地贫（NTDT）：相对于重型β-地贫，NTDT是指一组不需要终身依赖输血维持生命，而仅在特殊情况或特定临床状况下（感染、手术或妊娠等）需要偶尔或间断输注红细胞的地贫[2]。主要包括中间型β-地贫、中间型α-地贫、β-地贫复合Hb E（Hb E/β-地贫）三种。表29-51可见TM和TI的区别。针对Hb E/β-地贫，TIF推荐按病情严重程度进行积分分度，其积分系统见表29-52。积分<4分者为轻度，4~7分者为中度，>7分者为重度，轻度和中度患者属于NTDT，重度属于TDT[3]。需要注意的是，NTDT的定义主要依据临床是否对输血依赖，而非基因型。研究表明，受遗传修饰因素的影响，同种基因型的临床表现严重性可以差异很大，因此不能仅凭基因型预测临床表型。尽管NT-DT在早期不需要输血，但在一些特定情况下仍然需要，如感染、手术等。临床证据显示输血治疗不仅能降低栓塞、髓外造血、肺动脉高压、胆结石、腿部溃疡等并发症的发生率，还能减少肠道对铁的吸收，从而降低肝脏疾病的风险。因此，适当的输血治疗能让NTDT患者获益。但需要把握恰当的输血治疗时机及策略。由于部分Hb E/β-地贫患者能很好地耐受低血红蛋白水平，在不输血的情况下也能维持较好的生理功能，因此NTDT不同于TDT那样以Hb水平为输血的指标，而是参考生长发育及并发症等情况。

表29-51 TM与TI的临床与血液学特征

项目	临床倾向于TM	临床倾向于TI
起病年龄/y	<2	≥2
Hb/(g·L^{-1})	<70	≥70
肝脾大	严重	中度至严重
Hb F/%	>50	10~50
Hb A 2/%	<4	≥4

表29-52 β-地贫复合Hb E积分系统

项目	0	0.5	1	2
稳态Hb/(g·L^{-1})	>70	60~70	<60	
发病年龄/y	>10	2~10	<2	
首次输血年龄/y	>10		4~10	<4
输血频率	很少		偶尔	规律
脾脏大小/cm	<4		4~10	>10或已切除
生长发育延迟	无		有	

2013年TIF指南[2]推荐的NTDT输血指征：①需要偶尔输血，出现Hb迅速下降的特定情况，如手术、感染。②需要频繁输血，出现下列情况时：脾脏迅速增大（每年脾脏增大超过3cm）伴Hb下降；生长发育迟缓（参照中国儿童生长指标，2~12岁身高增长<5~7cm/年，体重增长<2kg/年，贫血对身高的影响大于体重）；与骨龄一致的继发性第二性征发育障碍；骨骼改变；频繁的溶血危象；肺动脉高压；存在栓塞的风险；腿部溃疡；心血管疾病；生活质量差等。TIF指南还提出Hb低于50g/L时需要频繁输血，但由于TI患者无效造血较Hb-H病和Hb E/β-地贫患者更为严重，并发症也更多，多数学者主张输血指征应适度放宽，维持Hb不低于70g/L。以促进青少年期生长发育、避免不可逆的骨骼变形，待进入成人期后再调整输血方案。

输血治疗时应关注的问题：①治疗带来的铁负荷可升高内分泌并发症发生率，因此开始输血后需监测血清铁蛋白（serum ferritin，SF）水平，在恰当时机开始有效祛铁治疗。②NTDT与TM需要高量输血不同，NTDT的输血更需要个体化调整输血量及输血间隔时间。

2. 白血病及肿瘤性疾病 儿童急性白血病、恶性淋巴瘤以及其他实体肿瘤的治疗方法，原则上是化疗、放疗、手术、免疫治疗、造血干细胞移植等综合治疗，近年来长期生存率得到了明显提高。化疗在杀灭恶性细胞的同时也损伤了大量正常造血细胞，导致贫血、出血及感染，严重者危及生命。为了有效地预防这些并发症，应进行必要的支持治疗。其中包括红细胞输注、血小板输注、凝血因子输注、静脉注射免疫球蛋白的应用等。

白血病、恶性肿瘤患儿的贫血通常是继发于化疗和/或恶性细胞浸润引起的骨髓增生不良。在对患儿进行输血支持治疗时，应注意各年龄段儿童Hb、Hct的正常值。对于Hb<70g/L的大部分患儿进行红细胞输注是合理的。对于高白细胞白血病患者，考虑到高黏滞综合征的风险，输血的指征可放宽为Hb<60g/L。

2016年美国血库协会（the American Association of Blood Banks，AABB）[4]提出针对成人及儿童的血红蛋白输注阈值如下：①病情平稳的入院患者，Hb 7~8g/dl（强推荐）；②严格限制性输血（对既往存在心血管疾病）Hb≤8g/dl（弱推荐）；③对于血流动力学平稳的急性冠脉综合征住院患者，并不推荐（不确定推荐）；④输血决策受患者的症状及血红蛋白含量的双重影响（弱推荐）。

针对限制性输血（Hb<7g/dl）与非限制性输血（Hb<10g/dl）的多中心随机对照的红细胞输注临床试验表

明:①限制性输血对于急性心梗及心绞痛患者的治疗效果与非限制性输血相当。②限制性输血减少输血次数,同时并未增加不良事件。③非限制性输血不能减少死亡率及改善预计未来60天的行动能力。④限制性输血提示与良好的治疗反应相关。

说明限制性输血具有较好的临床治疗反应及较少的输血不良反应,在血液成分供应紧张的大环境下,提倡限制性输血显得尤为重要。

对于儿童的成分血输注的剂量可见表29-53。一般情况下,输注剂量以去白红细胞悬液10~15ml/(kg·次),输注速度为0.5~1.5ml/min,必要时24小时后可重复输入;对严重营养不良和伴有心肺功能不全者,应减至5~10ml/(kg·次)并减慢速度至0.25~0.75ml/min,间隔约24小时待循环调节稳定后,可再次输血。儿童每kg体重输注红细胞制剂4ml,可提高Hb 10g/L。

表29-53 儿童成分输血量

输血成分	输注剂量
红细胞悬液	每次10~15ml/kg
血小板	儿童体重<15kg 10~20ml/kg(手工分离浓缩血小板) 儿童体重>15kg 1U(机器单采浓缩血小板1U)
新鲜冰冻血浆	10~20ml/kg
冷沉淀	5~10ml/kg(最大为10个单位,约300ml)

3. 再生障碍性贫血 再生障碍性贫血(aplastic anemia,AA)是一组以骨髓有核细胞增生减低和外周全血细胞减少为特征的骨髓衰竭性疾病。AA分为先天性和获得性两大类。先天性AA主要包括范科尼贫血、先天性角化不良、Shwachman-Diamond综合征、Diamond-Blackfan贫血和先天性无巨核细胞性血小板减少症等。获得性AA如病因明确(药物、放射损伤、病毒感染等)称为继发性获得性AA;无明确致病因素的获得性AA称为特发性获得性AA。儿童再生障碍性贫血的治疗原则包括:①对症支持治疗,避免剧烈活动,防止外伤及出血,注意饮食和口腔卫生,成分输血及规律祛铁治疗;②免疫抑制剂治疗;③造血干细胞移植等。无论哪种类型的再障,当出现严重贫血及血小板减少时,均要涉及血液输注支持治疗,本节主要阐述AA患儿治疗中输血相关问题。

英国血液学标准委员会(British Committee for Standards in Haematology,BCSH)儿童输血指南提出,病情稳定、无发绀的患儿,输血阈值为Hb 70g/L,即低于70g/L才联系输血;病情不稳定或具有贫血症状的患儿,可能需要考虑采用更高的输血阈值[5]。

PICU输血需求研究项目(transfusion requirements in the pediatric intensive care unit,TRIPICU)比较了病情稳定的PICU重症儿童红细胞限制性输注(Hb 70g/L)和宽松性输注(Hb 95g/L)的效果,与宽松性输血组(平均Hb 108g/L)相比,限制性输血组(平均Hb 87g/L)的血液使用量减少,不良结局没有增加;因此根据现有研究证据,将PICU中病情稳定、无发绀患儿的红细胞输注阈值确定为Hb 70g/L是合理的[6]。

根据卫生部2000年6月颁布的《临床输血技术规范》内科输血指南,红细胞输注指征为血红蛋白<60g/L,但需氧量增加(如感染、发热、疼痛等)时可放宽红细胞输注标准[7]。目前国内尚无儿科输血指南,建议酌情参照内科输血指南执行。

4. 自身免疫性溶血性贫血 自身免疫性溶血性贫血(autoimmune hemolytic anemia,AIHA)是一组B淋巴细胞功能异常亢进,产生抗自身红细胞抗体、使红细胞破坏增加而引起的贫血。通常检测Coombs试验阳性,也存在Coombs试验阴性的AIHA。当机体既产生抗自身红细胞抗体,又产生抗自身血小板抗体(甚至白细胞抗体),进而同时出现贫血和血小板减少(或全血细胞减少)时,称之为Evans综合征。AIHA的治疗原则是应用免疫抑制剂,减轻异常活跃的自身免疫状态。本节主要讨论AIHA合并严重贫血时的输血原则。

(1)输血支持治疗

1)应尽量避免或减少输血,能不输则不输,能少输则少输。AIHA由于存在自身抗体,游离的自身抗体有可能和任何细胞反应,增加了交叉配血难度,导致交叉配血难以找到完全相合的红细胞制剂,增大了同种抗体致溶血性输血反应的危险。

2)输血时机应根据贫血程度、有无明显症状、贫血时间发生快慢而定。对于急性溶血性贫血患者,出现严重症状时能排除同种抗体者须立刻输注红细胞。对于慢性贫血患者,Hb在70g/L以上可不必输血;Hb在50~70g/L时如有不能耐受的症状时可适当输血;Hb在50g/L以下建议输血。

3)检测自身抗体抗ABO、Rh血型特异性,对供者进行选择及交叉配血试验。交叉配血不完全相合时,如抢救患者可酌情选用交叉配血中反应最弱的红细胞输注。缓慢滴注,密切观察有无输血反应。

4）不强调输注洗涤红细胞。

5）常规治疗效果欠佳可行血浆置换术或者免疫抑制治疗。

6）输血前加用糖皮质激素可减少和减轻输血反应的发生。

7）当急性溶血需要紧急输血时，一般遵循以下几个条件：①Hb<40g/L 或 Hct<13%，在平静时有缺氧症状。②Hb>40g/L，但伴有急性起病、发展快或心功能不全、心绞痛。③出现溶血危象。

（2）输血注意事项

1）选择 ABO 血型相同的红细胞或洗涤红细胞。

2）ABO 血型相合，主侧（患者血清与供体红细胞）反应最弱者优先选择。

3）紧急输血时，如血型鉴定困难，有条件时可选择 O 型洗涤红细胞，在密切观察的情况下缓慢输注。

4）输血量仅需达到维持氧交换和心肺功能即可。

5）输血前，须使用肾上腺糖皮质激素减轻输血不良反应。

5. 葡萄糖-6-磷酸脱氢酶（G-6-PD）缺乏症 G-6-PD 酶缺乏症是最常见的一种遗传性葡萄糖-6-磷酸脱氢酶（G-6-PD）缺乏性疾病，俗称蚕豆病。G-6-PD 酶缺乏症的发病原因是 *G-6-PD* 基因突变，导致该酶活性降低，红细胞不能抵抗氧化损伤而遭受破坏，引起溶血性贫血。

G-6-PD 酶缺乏症患者在无诱因不发病时，与正常人一样，无需特殊处理。防治的关键在于预防。本病目前尚无特效治疗手段。如无溶血不需治疗。贫血严重时需输血，但应避免亲属供血，由于溶血多为自限性，输血 1~2 次即可。轻症患者急性溶血期给予一般支持疗法和补液即可。溶血及贫血较重者注意水电解质平衡，纠正酸中毒，碱化尿液等预防肾衰竭；对严重贫血，Hb ≤60g/L 或有心脑功能损害症状者应及时输注浓缩红细胞，并监护至血红蛋白尿消失；可试用维生素 E、还原型谷胱甘肽等抗氧化作用，延长红细胞寿命；新生儿黄疸按新生儿高胆红素血症治疗，同时避免一切相关的诱发因素。

四、血小板制剂输注

（一）血小板制剂

血小板输血在临床上也经常应用。血小板比重约为 1.040，由于血细胞之间的比重差，用离心法可从全血中分离制备较纯的血小板制剂。目前一般分为手工分离制备的浓缩血小板和血细胞单采机分离制备的单采血小板。

1. 手工分离浓缩血小板 我国规定由 200ml 全血分离制备的浓缩血小板制剂为 1U，含血小板数量为 2×10^{10}/袋，容积为 20~25ml，也可从献血员采集 400ml 全血分离制备 2U 浓缩血小板制剂，含血小板数量为 4×10^{10}/袋，容积为 40~50ml。保存温度（22±2）℃，水平振荡方式，普通袋保存 24 小时，专用袋保存 5 天。需做 ABO 血型交叉配血试验，首选 ABO 血型同型输注，也可酌情进行 ABO 血型相容性输注。

2. 单采血小板 又称机采血小板。是用血细胞分离机单采技术，从单个献血员全血中采集制备而成。我国规定单采血小板 1U 的血小板含量至少应有 2.5×10^{11}（相当于手工分离浓缩血小板 10~12U），容积为 150~250ml，保存条件同浓缩血小板制剂。需做 ABO 血型交叉配血试验，要求 ABO 血型同型输注。

（二）临床应用

1. 再生障碍性贫血 再生障碍性贫血输注血小板有两个目的：治疗出血与预防出血。对 198 例儿童患者和 1 044 例成人患者进行不同年龄段划分，以 PLT<10×10^9/L 为输注点，结果显示：①在任何年龄段，血小板减少均不预测出血风险。②儿童比成人表现出更明显的出血风险（WHO 定义 2 级或以上的出血）。③儿童患者在 PLT 较大的变动范围内均存在出血高风险[8]。

由于存在血小板消耗危险因素，如感染、出血、使用抗生素或抗胸腺/淋巴细胞球蛋白（ATG/ALG）等，重型 AA 预防性血小板输注指征为 PLT<20×10^9/L，病情稳定者，即没有活动性出血患者为 PLT<10×10^9/L，发生严重出血者则不受上述标准限制，应积极输注单采血小板制剂。因产生抗血小板抗体而导致无效输注者，有条件时可输注 HLA 配型相合的血小板。对严重出血者还应积极给予红细胞输注，使血红蛋白提高至 80g/L。如免疫抑制剂用药期间因 ATG/ALG 具有抗血小板活性的作用，要维持 PLT>10×10^9/L，血小板输注需要量可能会增加。对于拟行异基因造血干细胞移植者应输注辐照后的红细胞和血小板制剂，以免移植过程中出现输血相关免疫损伤[5]。

根据小儿的体重或体表面积决定血小板输注剂量。如果是手工分离的血小板，体重<15kg，按 10~20ml/kg 输注；体重>15kg，按 1U 输注。如果按体表面积计算，$1m^2$ 体表面积的患儿输注 1U 机采血小板制剂，外周血可提高血小板计数 $12.5 \sim 25 \times 10^9/L$。10U 手工分离的血小板相当于 1U 机采血小板制剂。1 个治疗剂量的血小板输注时间应控制在 30~60 分钟，开始输注的前 15 分钟应严密观察有无皮疹、发热、过敏反应的体征。轻微的不良反应采取减慢输注速度或停止输注并给予盐酸苯海拉明（抗组胺药）治疗；出现严重反应（如低血压、心动过速、呼吸急促或窒息）应停止输注并给予支持治疗，剩余血小板送血库进一步分析。

2. 白血病及肿瘤性疾病 化疗所致血小板减少症（chemotherapy induced thrombocytopenia，CIT）是指化疗药物对骨髓，尤其是骨髓中的巨核细胞产生抑制作用，导致外周血血小板减少的一种常见并发症，是临床常见的化疗药物剂量限制性不良反应。CIT 的发生增加了患者的出血风险，同时可能降低化疗药物剂量或延迟化疗时间，甚至终止化疗，使化疗无法足量、足疗程地按计划进行，从而影响临床疗效和患者生存，增加医疗费用。

血小板输注是针对血小板减少症患者最快速和有效的治疗方法之一，能够在短期内提升外周血血小板水平，预防或治疗出血。对于预防性血小板输注的时机，2014 年美国血库协会（AABB）颁布的血小板输注指南[9]建议，预防性血小板输注的阈值为患者外周血 PLT $<10 \times 10^9/L$；而治疗性血小板输注仅推荐用于患者存在明显的出血症状，或预期将实施创伤性操作时。如进行颅脑手术，要求血小板计数 $\geq 100 \times 10^9/L$；如实施侵入性操作或手术，推荐血小板计数 $\geq 50 \times 10^9/L$；如骨髓穿刺活检和导管拔除术，建议血小板计数 $\geq 20 \times 10^9/L$ 时方可实施。

英国血液学标准委员会（BCSH）于 2017 年 2 月颁布的《血小板输注指南》[10]提出治疗性和预防性血小板输注的分类依据修订的 WHO 出血分级标准（表 29-54），其推荐出血等级为 1 级的患者进行预防性血小板输注，而对出血等级为 2 级或更高的患者进行治疗性血小板输注。

Stanworth SJ 等[11]对 600 例接受造血干细胞移植及化疗的患者进行预防性和非预防性血小板输注的随机对照研究，仍以 PLT $<10 \times 10^9/L$ 为输注点，结果提示预防性输注在减少出血风险方面存在优势。Zbigniew M[12]对美国 Dartmouth-Hitchcock 医学中心所遵循的血小板输注标准进行了总结（表 29-55），对临床实际操作具有指导作用。

（1）输注方法：同再生障碍性贫血的血小板输注。

表 29-54 修订的 WHO 出血分级标准

等级	出血类型
1 级	瘀点、瘀斑，稀疏、分散分布 口咽、鼻出血持续<30 分钟
2 级	消化道、呼吸道、肌肉骨骼或软组织出血，未引起血液动力学紊乱，在 24 小时内不需要输注红细胞 鼻或口咽出血持续>30 分钟 有症状的口腔黏膜血疱 弥散分布的瘀点或瘀斑 血尿 侵入性或手术部位异常渗血 非月经期的阴道出血 浆膜腔出血 视网膜出血
3 级	需要红细胞输注的出血（尤其是发生在 24 小时内），但未出现血液动力学紊乱 严重的浆膜腔出血 CT 发现的无症状性颅内出血
4 级	视网膜出血和视野缺损 有症状性非致命性脑出血 有血液动力学紊乱（低血压，收缩压或舒张压降低>30mmHg）的出血 任何原因引起的致命性出血

表 29-55 PLT 输注临床指南

PLT	适应证
$<5 \times 10^9/L$	临床症状平稳的所有患者
$<10 \times 10^9/L$	发热
$<20 \times 10^9/L$	接受肝素治疗的门诊及出院患者
$<50 \times 10^9/L$	活动性出血、在未来 4h 内接受侵入性操作
$<100 \times 10^9/L$	颅脑手术、血小板功能异常疾病相关

（2）血小板无效性输注：一般认为，血小板无效性输注是指连续两次输注（至少在 48 小时内有 1 次输注的是新鲜血小板）后没有达到合适的 CCI 值。验证血小板输注有效性的经典方法是校正血小板增高指数（corrected platelet count index，CCI），计算公式为：

$$\text{CCI} = (\text{输注后 PLT} - \text{输注前 PLT})\, 10^9/L \times \text{体表面积}(m^2) / \text{输入的血小板数}(\times 10^{11})$$

有许多因素导致输注后血小板数升高不理想，包括受血者因素，如脓毒症、肝脾大、DIC、移植物抗宿主病（GVHD）、同种抗体/自身抗体、大量失血、血栓性血小板减少性紫癜、溶血尿毒症综合征、发热和某些药物（两性霉素、万古霉素、脂肪乳等）。目前已有一些措施能够改善血小板输注的疗效：①选用HLA配型相合的血小板；②选用交叉配型相合的血小板。反复输注血小板的患者能产生HLA抗体和血小板特异性抗原的抗体，它们能导致输入的血小板迅速被破坏，导致输注无效。

（3）ABO血型不相同血小板输注：由于血小板资源匮乏、供应量有限、临床紧急输注的不确定性以及血小板保存期短、寻找1个与患者的HLA和HPA相配及ABO血型相同的献血者相当困难等原因，在一些紧急或特殊情况下，要保证血小板ABO血型同型输注常遇到难以克服的困难。国际上发达国家颁布的血小板输注指南中则基本包含了血小板的相容性输注规则，允许当ABO血型相同血小板供不应求时输注ABO血型不同的血小板。为减少人工分离制备的浓缩血小板中红细胞的输入，建议在输注ABO血型不合血小板时使用单采血小板。儿童输注ABO血型不同单采血小板的选择原则见表29-56[13]。

表29-56 儿童输注ABO血型不合单采血小板的选择原则

受血者血型	选择原则	较大患儿（≥6岁）	较小患儿（<6岁）和婴儿
O型	首选	O	O
	次选	A	A或B或AB
A型	首选	A	A
	次选	O	AB
B型	首选	B	B
	次选	A或O	AB
AB型	首选	AB	AB
	次选	A	A

临床选择输注ABO血型不合血小板时应当注意：①ABO同型血小板供应短缺、临床紧急需要血小板输注；②患者血型难以判断；③HLA配型相合而ABO血型不相合时，HLA配型为首选。ABO血型不相同单采血小板输注，具有一定医疗风险，必须充分告知患者或法定监护人，并且在医疗机构内部按规定请示汇报。

3. 免疫性血小板减少症 免疫性血小板减少症（immune thrombocytopenia，ITP）是儿童常见的出血性疾病之一，常见于感染等因素导致数天或数周内起病，80%的病例在诊断后12个月内血小板计数（PLT）可恢复正常。鉴于儿童ITP多为自限性过程，治疗的目的主要为防止严重的出血，而不是提高PLT数量至正常值[14]。当PLT≥20×10^9/L，无活动性出血表现，可观察随访。在此期间，必须动态观察PLT的变化。当血小板减少伴有出血时，治疗措施包括静脉注射免疫球蛋白、肾上腺皮质激素等。

（1）ITP的一般治疗：①适当限制活动，避免外伤；②有或疑有细菌感染者，酌情使用抗感染治疗；③避免应用影响血小板功能的药物，如阿司匹林等；④慎重预防接种。

（2）ITP的紧急治疗：英国血液学标准委员会（BCSH）2017年指南[10]明确指出，不推荐免疫介导的血小板减少症患者进行预防性输注血小板；若发生危及生命的出血，应积极输注血小板制剂以达迅速止血的目的。尤其是胃肠道、泌尿生殖道、中枢神经系统或其他部位的活动性出血，或需要急诊手术时，可考虑输注血小板。具体输注剂量与再障相同。

美国血库协会（AABB）2014年指南也不推荐免疫介导的血小板减少症患者进行预防性输注血小板[9]。AABB建议对于血小板计数等于或低于10×10^9/L的住院患者预防性应用血小板以减少自发出血风险。常规的阈值可能对于此类患者并不适用，输注血小板需进行个体化评估。若患者有活动性出血症状，无论血小板减少程度如何，都应积极治疗。在下列临床过程中，血小板计数的参考值分别为：口腔科检查>20×10^9/L；拔牙或补牙>30×10^9/L；小手术≥50×10^9/L；大手术>80×10^9/L。

儿童ITP预后良好，80%～90%的病例在12个月内PLT恢复正常，10%～20%发展为慢性ITP，约30%的慢性ITP患儿仍可在确诊后数月或数年自行恢复。尽管大多数患儿在病程中出现PLT明显降低，但是发生严重出血的比例很低，颅内出血的发病率约为0.1%～0.5%。约3%的儿童慢性ITP为自身免疫性疾病的前驱症状，经数月或数年发展为系统性红斑狼疮、类风湿病或Evans综合征等自身免疫性疾病，需要密切随访。

五、血浆及血液制品输注

（一）血浆

血液制品是国内的习惯用语，是指从人血浆中分离制备的有明确临床应用意义的血浆蛋白制品的总称。国外称之为血浆衍生物（plasma derivatives）。

1. 制备 目前我国临床常用的血浆分为两种，即新鲜冰冻血浆（fresh frozen plasma，FFP）和普通冰冻血浆。FFP 是指全血采集后 6 小时内分离制备的血浆,在 -30℃以下速冻成块储存于-20℃以下冰箱,有效保存期限 1 年。1 年后未使用则成为普通冰冻血浆,可继续保存 4 年。FFP 含有全部凝血因子,血浆蛋白 60~80g/L,纤维蛋白原 2~4g/L。FFP 输注不需做 ABO 血型交叉配血试验,同型输注即可。

2. 临床应用

(1) 急性早幼粒细胞白血病:急性早幼粒细胞白血病(acute promyelocytic leukemia,APL)是以骨髓中异常早幼粒细胞增多为特征的急性髓系白血病,常有 t(15;17)染色体改变及 PML/RARα 融合基因。儿童 APL 占所有 APL 的 6%~13%,高白细胞患者率高于成人 APL。由于全反式维甲酸(all-trans retinoic acid,ATRA)的应用,完全缓解率明显提高,而治疗相关死亡率大大降低。目前,APL 被认为是可治愈的急性白血病。但患者常在 ATRA 诱导治疗过程中出现 APL 细胞促凝血颗粒释放、形成弥散性血管内凝血(DIC),导致早期死亡。一旦怀疑 APL,不必等待细胞遗传学和分子生物学确诊,就应该急诊给予 ATRA 治疗[15]。

1) 积极的血制品治疗,通过血小板输注尽量使血小板计数维持在 50×10^9/L 以上。

2) 新鲜冰冻血浆、冷沉淀、纤维蛋白原等输注维持纤维蛋白原在 1.5g/L 以上。

3) 颅内出血是 APL 最主要的致死原因,因此一旦出现头痛及其他可疑颅内出血的表现应立即做影像学检查以排除颅内出血。

4) APL 患者诱导缓解治疗期间应避免腰椎穿刺。

5) 不主张常规使用肝素和抗纤溶药。

(2) 血栓性血小板减少性紫癜:血栓性血小板减少性紫癜(thrombotic thrombocytopenicpurpura,TTP)是一种严重的弥散性血栓性微血管病,以微血管病性溶血性贫血、血小板聚集消耗性减少,以及微血栓形成导致器官损害(如肾脏、中枢神经系统等)为特征的疾病,多数 TTP 患者起病急骤,病情凶险,如不治疗死亡率高达 90%。TTP 的治疗有以下几个方面:

1) 血浆置换:自从引进血浆置换疗法后,原发性 TTP 的死亡率由 90%降至 10%左右。血浆置换的机制是纠正酶的缺乏,去除导致内皮细胞损伤和血小板聚集的不利因子和自身抗体。血浆置换原则是早期、足量、优质、联合,只要患者有明显的血小板减少与微血管病性溶血性贫血,不能用其他的疾病解释时即开始使用。国外文献推荐血浆置换的量为 40~80ml/(kg · d),每日 1 次,直至血小板数量逐渐正常,以及神经系统症状缓解,血红蛋白稳定,血清乳酸脱氢酶水平正常,然后在 1~2 周内逐渐减少置换量直至停止。血浆替代品多选用冷沉淀上清或新鲜冰冻血浆。虽然患者有严重的血小板减少,但避免输注血小板仍非常关键。血浆置换对慢性反复发作的家族性 TTP 患者疗效欠佳。

2) 血浆输注:对于遗传性 TTP 患者,血浆输注是首选治疗措施。也作为无条件进行血浆置换时的替代治疗,但疗效不如血浆置换。多与糖皮质激素、静脉免疫球蛋白、环孢素 A 等联合使用。

3) 血小板输注:英国血液学标准委员会(BCSH)2017 年的《血小板输注指南》指出[10],对于血栓性微血管病患者如血栓性血小板减少性紫癜等,因输注血小板会促进其血栓形成,仅在发生致命性出血时才输注血小板,否则不应输注任何血小板制剂。

(二)冷沉淀

1. 制备 是将新鲜冰冻血浆在(4±2)℃封闭状态下融化后,分离出沉淀在血浆中的冷不溶解物质,并且在 1 小时内冻结而成。目前国内 1U 冷沉淀通常由 200ml 新鲜冰冻血浆制备。主要含Ⅷ因子 80~100U,纤维蛋白原 200~250mg,vWF、纤维结合蛋白、ⅩⅢ因子。-20℃以下保存 1 年。解冻后于 1~6℃保存,24 小时内尽早输注。冷沉淀输注不需做 ABO 血型交叉配血试验,同型输注即可。

2. 临床应用 儿科多用于缺乏Ⅷ因子制品时的血友病 A 以及纤维蛋白原缺乏症。冷沉淀 1U 体积约 20ml,输注剂量为 2~3U/kg。生物半衰期约为 10 小时。

(三)凝血因子Ⅷ、Ⅸ

1. 制备 血源性凝血因子Ⅷ浓缩制品是以新鲜冰冻血浆得到的冷沉淀作为起始原料、采用不同方法进一步加工生产,最后经冰冻干燥而成。生物半衰期为 6~14 小时。目前国内临床使用的血源性凝血因子Ⅷ均经过国家病毒灭活认证,保证了凝血因子制品的安全性和有效性。2007 年开始国内已有基因重组技术生产的Ⅷ因子应用于临床。

2. 临床应用 凝血因子缺乏性疾病是因血浆中某一凝血因子缺乏造成凝血障碍并引起出血的疾病。分为两大类:遗传性凝血因子缺乏性疾病及获得性凝血因子缺乏性疾病。血友病是一种遗传性凝血因子缺乏所致的疾病,分为血友病 A 和血友病 B,是儿科常见的先天性凝血因子缺乏性疾病。其所致的反复出血和颅内出血可随时危及患儿生命和造成不可逆的关节功能障碍等后遗症。

凝血因子替代治疗仍然是目前血友病急性出血最有效的止血措施。原则是早期、足量、足疗程。替代治疗剂量和疗程应考虑出血部位和出血严重程度[16]。

(1) 血友病A的替代治疗:首选基因重组FⅧ或者病毒灭活的血源性FⅧ制品。输注1U/kg的FⅧ可使体内FⅧ:C提高2%,因其生物半衰期为8~12小时。因此,要使体内FⅧ保持一定水平,需每8~12小时输注1次。根据病情需要决定输注剂量(表29-57)。

表29-57 A型血友病FⅧ因子输注剂量

损伤	预期达到FⅧ浓度/%	应补因子量/($U \cdot kg^{-1}$)
轻度自发出血	15~20	8~14
严重出血(颅内出血等)	20~40	10~25
大手术	80	35~50

若Ⅷ因子制品缺乏时,也可输注冷沉淀或新鲜冰冻血浆。

(2) 血友病B的替代治疗:首选基因重组FⅨ或病毒灭活的血源性凝血酶原复合物,输注1U/kg的FⅨ,可使体内FⅨ:C提高1%,FⅨ体内的生物半衰期为18~24小时。因此,要使体内FⅨ保持在一定水平,需每24小时输注1次。严重出血或手术时,可每12小时输注1次。目前国内尚无基因重组FⅨ,血友病B止血治疗主要采用凝血酶原复合物输注。

(四)凝血酶原复合物

1. 制备 通过新鲜冰冻血浆得到的冷沉淀再进一步生产出凝血酶原复合物(prothrombin complex concentrate,PCC),含有维生素K依赖性凝血因子Ⅱ、Ⅶ、Ⅸ、Ⅹ。一般而言,凝血酶原复合物每毫升含FⅨ20~25IU,生物半衰期为18~30小时,故可24小时输注1次,根据病情需要决定维持输注时间。国外已开发出血源性凝血酶原复合物和基因重组的Ⅸ因子。

2. 临床应用 如上所述,凝血酶原复合物可应用于血友病B的治疗。因肝脏功能异常所致的多种凝血因子减少在儿科并不多见,其治疗主要是去除病因外,可用维生素K促进凝血因子的合成,若患者肝功能损害不很严重,一般于注射6~12小时后凝血因子可恢复至正常水平;必要时也可输入凝血酶原复合物等血液制品。

长期反复输注凝血因子的患儿,随输注次数增加,血中凝血因子抗体滴度也增加,故输入量也应相应增多方可达预期效果。伴随抑制物患者,可根据血友病类型选用凝血酶原复合物(PCC)或重组活化的FⅦ(rhFⅦa)制剂。目前国内外已将预防治疗推荐为重型血友病的标准治疗方法。

(五)静脉注射免疫球蛋白

1. 制备 静脉注射免疫球蛋白(intravenous immunoglobulin,IVIg)是从数千健康成人血浆分离制备的抗体谱很广、安全有效的免疫球蛋白浓缩制品。药物动力学研究表明,静脉输注后15分钟呈血药浓度高峰,第7天降低升高值的50%~60%,28天左右降至输入前水平,因而IgG生物半存活期约为21~28天。IgG浓度越高,分解代谢越快,因此IVIg并非剂量越大效果越好。IVIg制品中IgG含量约为95%以上,具有较好免疫调节及抗感染作用。保存温度2~8℃,保存期限3年。

2. 临床应用 ITP患儿(血小板计数<10×10^9/L),伴胃肠道、泌尿生殖道、中枢神经系统或其他部位的活动性出血或需要急诊手术时,建议给予血小板制剂输注(其他非危重症急救状态,不建议血小板输注),迅速提高患者血小板计数至50×10^9/L以上,同时静脉输注免疫球蛋白(IVIg),常用剂量400mg/(kg·d)×(3~5)天或0.8~1.0g/(kg·d),用1天或连用2天,必要时可以重复。酌情给予免疫抑制剂治疗,如甲泼尼龙等。IVIg慎用于IgA缺乏患者、糖尿病患者和肾功能不全患者[17]。

IVIg可用于治疗儿童原发性免疫缺陷病、川崎病、感染性疾病等多种疾病。

(六)纤维蛋白原

血源性纤维蛋白原是从人混合血浆分离纯化后进行低压冻干而成。保存温度2~25℃,保存期限5年。复溶后在25℃室温下理化性质最多稳定8小时。人血浆纤维蛋白原<500~600mg/L时可发生出血,输注纤维蛋白原首剂用量每次100~200mg/kg,也有人认为60mg/kg即可。生物半衰期为4~6天,必要时可4~5天再输注,输注时不需匹配血型。

(七)白蛋白

冰冻血浆在低温下融化,去除冷沉淀物质,然后进行低温乙醇分离制备而成。白蛋白生物半衰期约为20天。人血白蛋白不宜与氨基酸混合输注，可引起蛋白沉淀，20%~25%人血白蛋白是高渗溶液，也不宜与红细胞混合输注。对于毛细血管渗漏综合征或肾病综合征患儿，输注白蛋白应谨慎。

六、全血输注

（一）制备

将血液采集后装入含有抗凝剂或保存液的容器中，不作任何加工处理即为全血，包括血液的全部成分（血细胞和血浆）。可分为新鲜全血和保存全血，前者目前尚无明确定义，根据输血目的不同而新鲜的定义则可不同；后者则指全血放入冰箱内，即为保存全血。国际上通常450ml全血定义为1U，国内规定200ml为1U。保存温度为（4±2）℃，保存时间21~35天。全血的保存条件主要是针对红细胞生存环境设计，对其他血液成分则无保存作用，因此输注全血可提高血红蛋白含量，每公斤体重输注6ml全血可提升血红蛋白10g/L。

（二）临床应用

在当今世界输血医学领域，成分输血已经成为临床输血的必然趋势。但在抢救血容量不足且进行性出血的大出血患者，仍可考虑全血输注。新生儿溶血病在无红细胞制剂时也可酌情应用全血。目前国内儿科已很少选择全血输注。

七、儿童输血不良反应的特点和防治

（一）非溶血性发热反应

非溶血性发热反应（febrile non-hemolytic transfusion reaction，FNHTR）是儿科最常见的输血反应，在输血过程中或输血终止后4小时内出现的发热或寒战，多见于受血者与被动输注的细胞因子发生反应，或受血者的抗体与所输注血液制品中的白细胞发生反应。患者血液培养及所输注血液的留样培养结果为阴性。实验室检测未发现急性溶血的证据。出现反应时可用抗组胺药物及解热镇痛药等对症处理，反应严重时应停止输血，并静脉输注氢化可的松等药物对症治疗。

（二）输血相关循环过载

由于小儿心脏功能尚不健全，加之贫血、营养不良、严重感染等因素均可使心脏功能下降。在输血时，可因输入量的计算不当或输入速度过快而导致充血性心力衰竭。输血相关循环过载（transfusion-associated circulation overload，TACO）常发生于输血开始后1~24小时，表现为频繁短促的咳嗽，镇静剂难于控制的烦躁不安，并且进行性加重，年长儿可诉背部及心前区疼痛，呼吸困难，脉搏增快，心律失常，双肺底出现细湿啰音，咳粉红色痰等。一旦出现上述症状应立即减缓或停止输注，并用快速利尿剂、速效洋地黄等对症处理，有急性肺水肿者，按肺水肿处理。严格控制心、肺疾病患儿和严重营养不良患儿的输血量及速度，密切观察病情变化是预防的关键。

（三）过敏反应

过敏反应（allergic reaction）是过敏原与体内已有的抗体之间交互作用的结果。在一些情况下，输入来自具有遗传性过敏症的献血者的抗体也会发生过敏反应。部分过敏反应见于先天性IgA缺乏的个体。过敏反应可能仅表现为皮肤黏膜症状。这也是小儿最常见的输血反应之一。轻者出现皮肤瘙痒、荨麻疹、血管神经性水肿，经减慢输血速度、肌内注射抗组胺药物后，一般在数小时内消退；重者出现支气管痉挛、喉头水肿、过敏性休克，应立即停止输血、静脉输注肾上腺素、地塞米松和对症抗休克处理，喉头水肿严重者应及时气管切开。输血前应询问过敏史。对IgA缺乏症血中有抗IgA抗体者，应输注去IgA后的洗涤红细胞。

（四）溶血反应

急性溶血性输血反应（acute hemolytic transfusion reaction，AHTR）常因误输ABO血型不合的血所致。多在输血过程中、输血终止后即刻，或输血后24小时内发生红细胞迅速裂解，出现烦躁、发热、血红蛋白尿、黄疸，重者可有休克、急性肾功能衰竭和DIC等。对于严重疾病的患儿，特别是新生儿和未成熟儿，或用大剂量镇静剂者，或全麻手术患者，虽已发生严重急性溶血，但临床表现极不典型，可能仅有手术止血困难，或全无临床症状，仅在输血后发现贫血更重，甚至因贫血性心力衰竭而死亡。

迟发性溶血性输血反应（delayed hemolytic transfusion reaction，DHTR）通常发生在受血者输血终止后24小时~28天，产生针对红细胞抗原的抗体。通常有溶血的临床表现。如果发生DHTR，会出现输血后LDH与胆红素水平升高，继之在此后数天中恢复到基础水平。

迟发性血清学输血反应（delayed serologic transfusion reaction，DSTR）在输血终止后24小时~28天，尽管血红蛋白的提升有效且稳定，但受血者体内发现新的具有临床意义的红细胞抗体。因此，建议在有条件的实验室，对于反复输血的患者，可进行少见血型抗体检测。

输入Rh血型不合或因自身抗体等其他不规则抗体，或细菌污染血制品，或血中误加蒸馏水及高渗葡萄糖液等非等渗液均可发生不同程度的溶血，应提高警惕。对临床症状不明显者，应注意观察患儿面色、尿色、多次查血红蛋白、血红蛋白尿、血清游离血红蛋白和胆红素量及网织红细胞等。一旦诊断溶血性输血反应，立即停止原输血而输入正确的血液或洗涤红细胞，严重者应进行半量或全量换血治疗，给予肾上腺皮质激素、碳酸氢钠、呋塞米等，对有休克、肾功能衰竭或DIC者，应予细心治疗[18]。

（五）输血感染的疾病

输血感染的疾病（transfusion-transmitted infection）是指通过输血而感染了相关病原菌导致受者患病。除血液制备和使用过程中污染使受血者感染外，虽经严格筛查，仍不能完全避免献血者血中带有病原体，如细菌、病毒、寄生虫等，导致受血者感染。输入细菌及其毒素污染的血液常发生致死性严重反应，所以从采血开始的各种操作必须严格执行无菌操作的有关规定。除最有威胁性的乙型和丙型肝炎（血源感染甲型肝炎者少）、艾滋病、疟疾等外，巨细胞病毒、单纯疱疹病毒和EB病毒等条件病原体也可使婴儿发生严重疾病。甲型肝炎于输血后15~40天、乙型肝炎于60~120天，疟疾于1~60天发病。

（六）输血相关移植物抗宿主病

具有免疫活性的淋巴细胞经输血进入易感受血者体内后，异基因淋巴细胞存活、增殖并攻击受血者宿主细胞。通常发生在免疫缺陷的小儿，如接受化疗或造血干细胞移植的患儿，接受各种血液成分输入均可能发生输血相关移植物抗宿主病（transfusion-associated graft vs. host disease，TA-GVHD）。输入直系亲属血的患儿亦有可能发生GVHD。坚持输注非亲缘供者的血制品，以避免该情况的发生。

（七）输血后紫癜

输血后紫癜（post transfusion purpura，PTP）是指输注成分血后5~12天内发生血小板减少症，患者体内存在针对人血小板抗原的抗体，出现免疫性血小板减少，一般40天内自行恢复，严重时可出现出血倾向；溶血反应时外科手术止血困难是由于继发性DIC；大量输入库存血后（含大量抗凝剂）可发生出血倾向。

（八）内环境紊乱

婴幼儿血容量小，其电解质平衡和酸碱度易受较大输入血量中所含电解质（K^+、Na^+、Ca^{2+}、Mg^{2+}等）和pH的影响，从而导致内环境紊乱（internal environment disturbance）。大量输入枸橼酸抗凝血（如新生儿换血）可发生低钙惊厥，甚至心室颤动，故应每输入100ml血应给10%葡萄糖酸钙1~2ml；大量输入库存血可发生高血钾、酸中毒、高氯血症等，导致机体的电解质及pH值紊乱。尤其是小婴儿肾脏保钠排钾和维持酸碱平衡的功能并不成熟，常出现高血钾、低血钙及酸中毒。在输血患儿出现肌张力过高、震颤、手足搐搦等症状时应及时做血钾、血钙及pH值检查，或做心电图检查。如有高钾血症、低钙血症，应及时处理；大量输血者应尽量选用新鲜血液，输注ACD抗凝血时，可适量给予钙剂和碱性液。

29章

（九）体温过低

将450ml冷藏血从4℃升温至37℃需14.5kcal热量，大量输入冷血时可使体温降低3℃以上，出现体温过低（（hypothermia），以及明显的临床症状，甚至心脏停搏。尤其是新生儿更应注意，可用输血加热器或水浴（<38℃）加热血液至32℃输入。

（十）输血相关性急性肺损伤

输血中或输血后6小时内出现急性呼吸困难伴低氧血症，PaO_2/FIO_2（氧合指数）小于或等于300mmHg，同时胸部X线显示双侧浸润，且无左心房高压（如循环过载）。输血相关性急性肺损伤（transfusion related acute lung injury，TRALI）起病急骤，与输血相关。一般认为，血液中白细胞、血小板和纤维蛋白可形成10~

164μm 大小的微聚物，其数量随保存期延长而增加。当输入较多库存血时，可发生肺微血管栓塞。随着血管活性物质释放，肺小血管和细支气管收缩，进而发生呼吸极度困难，类似于 ARDS。现已明确 TRALI 是由多个复杂因素所致，而微聚体并非主要原因，可能的发病机制为：①受血者存在严重的并发症。②输入白细胞抗体、HLA 抗体和/或具有生物活性的脂质等作用于受血者白细胞而发生免疫反应，导致受血者肺损伤，进一步发展为肺水肿、肺出血、透明膜形成等临床症状类似于 ARDS。治疗以吸氧、强有力免疫抑制剂使用为主，严重时给予机械通气。该病强调早期判断并及时给予激素治疗，如已发生，病情进展迅速，死亡率高[19]。

（陆晓茜　贾苍松）

参考文献

[1] CAPPELLINI MD, COHEN A, PORTER J, et al. Guidelines for the management of transfusion dependent thalassaemia (TDT). 3rd edition. Nicosia (CY): Thalassaemia International Federation, 2014.

[2] TAHERAT, VICHINSKYE, MUSALLAMK, et al. Guidelines for the management of non transfusion dependent thalassaemia. Thalassaemia Int Federation, 2013.

[3] SRIPICHAIO, MAKARASARAW, MUNKONGDEET, et al. A scoring system for the classification of beta-thalassemia/Hb E disease severity. Am J Hematol, 2008, 83(6): 482-484.

[4] TOBIAN AA, HEDDLE NM, WIEGMANN TL, et al. Red blood cell transfusion: 2016 clinical practice guidelinesfromAABB. Transfusion, 2016, 56(10): 2627-2630.

[5] SAMARASINGHE S, VEYS P, VORAA, et al, Paediatric amendment to adult BSH Guidelines for aplastic anaemia. Br J Haematol, 2018, 180(2): 201-205.

[6] VALENTINE SL, BEMBEA MM, MUSZYNSKI JA, et al, Consensus Recommendations for RBC Transfusion Practice in Critically Ill Children From the Pediatric Critical Care Transfusion and Anemia Expertise Initiative. Pediatr Crit Care Med, 2018, 19(9): 884-898.

[7] 中华医学会儿科学分会血液学组《中华儿科杂志》编辑委员会. 儿童获得性再生障碍性贫血诊疗建议. 中华儿科杂志, 2014, 52(2): 103-106.

[8] JOSEPHSON CD, GRANGER S, ASSMANN SF, et al. Bleeding risks are higher in children versus adults given prophylactic platelet transfusions for treatment-induced hypoproliferative thrombocytopenia. Blood, 2012, 120(4): 748-760.

[9] KAUFMAN RM, DJULBEGOVIC B, GERNSHEIMER T, et al. Platelet transfusion: a clinical practice guideline from the AABB. Ann Intern Med, 2015, 162(3): 205-213.

[10] ESTCOURT L, BIRCHALL J, ALLARD S, et al. Guidelines for the use of platelet transfusions. Br J Haematol. 2017, 176(3): 365-394.

[11] STANWORTH SJ, ESTCOURT LJ, POWTER G, et al. A no-prophylaxis platelet transfusion strategy for hematologic cancers. New Engl J Med, 2013, 368(19): 1771-1780.

[12] SZCZEPIORKOWSKI ZM, DUNBAR NM. Transfusion guidelines: when to transfuse. Hematology Am Soc Hematol Educ Program, 2013, 2013: 638-644.

[13] 上海市医学会输血专科分会. 紧急抢救时 ABO 血型不相同血小板输注专家共识. 中国输血杂志, 2017, 30(7): 666-667.

[14] NEUNERT C, TERRELL DR, ARNOLD DM, et al. American Society of Hematology 2019 guidelines for immune thrombocytopenia. Blood Adv, 2019, 3(23): 3829-3866.

[15] LO-COCO F, DI DONATO L, GIMEMA, et al. German-Austrian Acute Myeloid Leukemia Study Group and Study Alliance Leukemia. Targeted Therapy Alone for Acute Promyelocytic Leukemia. N Engl J Med, 2016, 374(12): 1197-1198.

[16] 中华医学会儿科学分会血液学组，中华医学会血液学分会止血血栓组，中国血友病协作组儿童组，等. 中国儿童血友病专家指导意见（2017 年）. 中国实用儿科杂志, 2017, 32(1): 1-5.

[17] 中华医学会儿科学分会血液学组. 儿童原发性免疫性血小板减少症诊疗建议（2013 年版）. 中华儿科杂志, 2013, 51(5): 382-384.

[18] CARSONJL, GUYATTG, HEDDLENM, et al. Clinical practice guidelines from the AABB: red blood cell transfusion thresholds and storage. JAMA, 2016, 316(19): 2025-2035.

[19] CARSON JL, TRIULZI DJ, NESS PM. Indications for and Adverse Effects of Red-Cell Transfusion. N Engl J Med, 2017, 377(13): 1261-1272.

30 第三十章 神经系统疾病

第 1 节　神经系统检查法

儿童（尤其是婴幼儿）和成人的神经系统检查原则上是相同的，但由于儿童神经系统处于生长发育阶段，各年龄的正常标准和异常表现也有所不同，检查方法及对结果的判断也有其特点，年龄越小，特点越突出。检查时应取得患儿合作，有些项目可先在医生自己身上试验，以减少患儿恐惧。检查应全面，又要有重点，不必拘于顺序。病情复杂者可以分次检查。不舒适的检查如眼底和感觉检查可以放在最后[1,2]。

常用的检查用具除了手电筒、检眼镜、棉棒、大头针、音叉等以外，叩诊锤的橡皮头要小；还要准备皮尺以测头围、囟门、肢体周径等；视觉运动带（opticokinetic tape）（宽 10cm、长 50cm 的布带或纸带，绘有黑白相间的纵行条纹，图 30-1）可用以检查视动性眼球震颤；小玩具用以逗引儿童以检查上肢运动及眼球运动；纸笔以检查书写和绘画；画册以检查语言、智力；日用杂物（钥匙、纽扣、硬币等）以检查精细感觉等。神经系统查体的病历书写可参考数字资源 30-1。

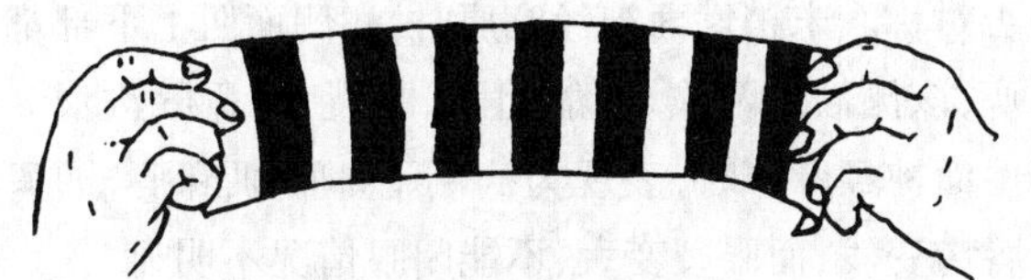

图 30-1　视觉运动带

数字资源 30-1　关于神经系统查体的病历书写范例

一、一般检查

1. 意识状态　根据儿童对声、光、疼痛、语言等刺激的反应减弱或消失，或年长儿对周围环境的反应及对时间、人物、地点的定向力减弱或消失，可判断是否存在意识障碍；根据意识障碍的轻重程度可分为嗜睡、意识模糊、昏睡、昏迷等。

2. 皮肤与毛发检查　皮肤颜色、色素沉着或减少、皮疹、皮下结节、血管畸形等，常提示有神经系统相关疾病的可能。如结节性硬化患儿面颊部可有皮脂腺瘤，皮肤可见散在色素脱失斑；神经纤维瘤病躯干或四肢可出现多块或较大面积的咖啡[牛奶]斑；色素失调症可有暗褐色的色素增生，呈片状或树枝状分布；脑三叉神经血管瘤病面部可在三叉神经分布区域有红色血管痣（瘤）。

3. 头颅　常规测量头围，并观察头颅形状和对称性。头围过小见于脑发育畸形、狭颅症；头围过大则见于脑积水、硬膜下血肿等；头颅形状异常可见于颅缝早闭。应注意囟门大小、紧张度和是否膨隆，前囟膨隆（bulging anterior fontanel）多见于颅内压增高（intracranial hypertension）。正常儿童前囟在生后 12～18 个月关闭，后囟则于 2～3 个月之内关闭。囟门早闭见于小头畸形，闭合过晚或囟门过大常见于脑积水、佝偻病、硬膜下血肿、软骨营养不良等，6 个月后颅缝即不易摸到，10 个月以内儿童有颅内压增高时，易出现颅缝分离。当出现脑积水时，轻叩颅骨可产生"破壶音"（Macewen 征）。颅骨透照试验阳性提示有硬膜下积液。

4. 眼、耳、口腔　眼的发育与神经系统发育关系密切，小眼球可见于先天性风疹、弓形虫感染、先天性小眼球；角膜 K-F 色素环见于肝豆状核变性；青光眼见于 Lowe 综合征、脑三叉神经血管瘤病；球结膜毛细血管扩张见于共济失调-毛细血管扩张症；应注意耳的外形是否有畸形或低位；上腭弓过高可见于智力障碍患儿；舌宽大而厚可见于呆小病、唐氏综合征或黏多糖病；牙发育不良可见于胆红素脑病后遗症或先天性色素失调症。

5. 姿势与表情　正常新生儿四肢屈曲，稍加牵拉即可伸直，放松后又恢复原状，当发现四肢僵硬、拳握紧、下肢伸直内收或角弓反张或肢体张力不对称均属异常。出现不自主伸舌，提示脑损伤；眼凝视提示胆红素脑病、颅内出血、中枢神经系统感染；"落日眼"征（sunset sign）提示脑积水、颅内出血、脑水肿或胆红素脑病。面部表情迟钝、呆滞或强制性体位可见于颅内占位性病变或结核性脑膜炎。

6. 脊柱　应检查有无畸形、异常弯曲、强直、叩痛等，当后正中线上出现色素沉着、小凹陷、一簇毛发时，则提示可能有隐性脊柱裂或皮样窦道或皮样囊肿。

7. 特殊气味　检查中应注意有无特殊气味，在一些智力发育落后的患儿中，可有特殊的气味，如苯丙酮尿症常有鼠尿味或霉味;异戊酸血症有干酪味或脚汗味;枫糖尿症有焦糖味等。

二、脑神经检查

1. 嗅神经 婴幼儿检查困难,可观察其对于香精、薄荷等气味的反应。不可用刺激三叉神经的物品,如氨水、胡椒粉等。有嗅觉障碍时,要排除慢性鼻炎。

2. 视神经 主要检查视力、视野、眼底。

(1) 视力:婴儿在生后4~6周开始两眼注视,可随光亮或色彩鲜明的玩具移动。疑有视力降低时可用视觉运动带在小儿眼前移动,观察是否有视动性眼球震颤出现。如有,说明有皮质视觉存在。检查幼儿时可使其辨认细小物品,也可在不同距离辨认手指数。年长儿可用视力表。

(2) 视野:婴儿出现两眼注视和随物移动目光以后,就可粗略检查视野。检查时可用色彩鲜明的玩具从小儿背后逐渐向视野范围内移动,当小儿看到物体时,就会立即出现注视反应,可重复数次,两侧对比,以求结果准确。年幼儿童可用面对面检查法,医生与小儿对面坐,使小儿蒙上一眼,另一眼注视医生鼻部,医生的手指由侧方缓慢移至视野范围内时,小儿看到手指后立即用语言表示。学龄儿可用视野计进行精确检查。

(3) 眼底检查:完整的神经系统检查必须包括眼底检查。要检查视神经乳头、视网膜血管、黄斑部和视网膜周边部。视神经萎缩时,视神经乳头苍白,血管稀少。但正常婴儿的视神经乳头生理凹陷较浅、乳头小、血管发育不良,故略显灰白,不可误认为视神经萎缩。视盘水肿发生于颅内压增高时,眼底检查所可有静脉扩张,动脉搏动消失,视神经乳头生理凹陷消失,乳头充血、边缘模糊甚至隆起。严重的乳头水肿时可伴视网膜出血、水肿及渗出。小儿有严重屈光不正(远视)时,视神经乳头边缘可稍模糊,不要误诊为视盘水肿。黄斑部检查很重要,此处无网膜血管,有中心光反射,当有黄斑变性等疾病时,可见樱桃红点或棕灰色斑块。视网膜周边部有色素变性可见于某些遗传代谢性疾病。

3. 动眼神经、滑车神经、展神经 此三对脑神经共同支配眼球的全部运动及瞳孔反射。检查眼球运动时,首先观察在安静时有无眼球自发的异常运动,然后使小儿头部不转动,而眼球随医生的手指向上、下、左、右各方向注视,观察有无眼肌麻痹、眼球震颤、眼球不正常运动。检查瞳孔时,注意其大小、形状、对称性。瞳孔的异常有重要的临床意义。颅内压增高时,如果突然出现两眼瞳孔不等大,瞳孔散大的一侧动眼神经麻痹,是小脑幕裂孔疝的重要体征。当一侧瞳孔缩小但对光反应正常,伴眼球轻微下陷、眼裂稍小、同侧面部少汗,称为霍纳(Horner)综合征,往往由颈部或脑干部交感神经受损所引起。

4. 三叉神经 三叉神经运动纤维支配咀嚼肌。检查时令小儿做咀嚼动作,检查者用手触摸咀嚼肌及颞肌的肌力大小。感觉纤维分布于面部及鼻、口腔黏膜,可用大头针及细棉条分别试验面部两侧的痛、触觉。三叉神经一侧麻痹时,该侧咀嚼肌力弱;两侧麻痹时,咀嚼、闭口困难。三叉神经运动支受刺激时,咀嚼肌强直,出现牙关紧闭,见于破伤风等。

5. 面神经 面神经支配除了上睑提肌以外的所有面部肌肉。当小儿哭、笑、闭眼及鼓腮时,观察面部两侧是否对称。末梢性面神经麻痹时,病侧面肌上下部都有麻痹,该侧额纹消失、不能闭眼、眼裂大、鼻唇沟浅。中枢性面神经麻痹时,表现为病侧下部面肌麻痹,即只有鼻唇沟变浅,而眼裂变大、不能闭眼情况不明显。

6. 听神经 听力检查可观察小儿对声音、语言和耳语的反应,年长儿可用音叉测验。正常小婴儿对声音有眨眼反应,3~4个月时头和眼转向声音刺激的方向。凡疑有听力障碍时,应进行正规的听力测验。

前庭功能检查可将小儿举起与医生面对面,检查者两臂伸直,原地旋转3~4圈(图30-2),正常小儿在旋转时出现眼球震颤,旋转停止后眼球震颤也随之消失。若前庭器或前庭神经兴奋性增强时,检查后眼震持续时间延长。

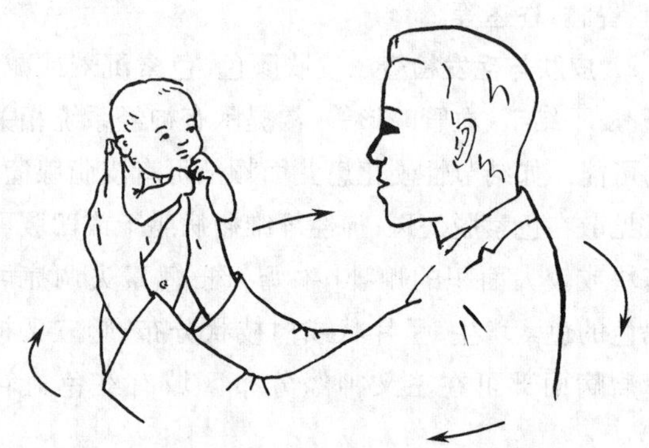

图30-2 婴儿前庭功能检查

7. 舌咽神经及迷走神经 检查咽部及软腭的运动。在发"啊"音时,观察软腭和悬雍垂的位置,如有一侧软腭麻痹,则该侧软腭不能上提。

8. 副神经 支配胸锁乳突肌和斜方肌。检查耸肩、转颈运动,麻痹时向对侧转头力弱。

9. 舌下神经 本神经核病变引起舌肌麻痹、萎缩、肌纤维震颤。一侧病变时,舌伸出偏向病灶侧。两侧舌下神经损害时，舌完全不能运动。

三、运动检查

运动系统的检查应观察头、躯干、四肢的随意动作，如卧、坐、立、跑、上台阶、握手、游戏、写、画等。看是否达到该年龄的正常标准。运动系统的检查包括以下内容。

1. 肌容积　检查有无肌萎缩或肌容积增加。

2. 肌张力　用手触摸肌肉以判断在静止状态时肌肉的紧张度，或在肢体放松的情况下做被动的屈伸、旋前旋后、内收外展等运动以感觉其阻力。肌张力低下时肌肉软而松弛，肌张力过高时阻力增强。两侧进行比较，屈肌与伸肌对比。肌张力低下见于弛缓性瘫痪、小脑疾患、低血钾以及深昏迷、严重缺氧、肌病等。肌张力过高见于锥体系统受损（折刀样肌张力过高）以及锥体外系疾病（齿轮样或铅管样强直）。生后 4~5 个月以内小儿四肢屈肌张力过高是正常现象。

3. 肌力　检查幼儿肌力时只能用简便方法，由仰卧位站起可观察背肌、髋部和下肢近端肌肉。用足尖或足跟走路可分别检查腓肠肌、比目鱼肌和胫前肌。医生将手放在小儿两腋处将其举起时可测小儿肩部肌力。年长儿测肌力时要对每一肌群分别试验，从肢体远端向近端逐一检查各关节的运动，令小儿用力伸屈，检查者用手抵抗，左右比较。注意肌力、运动幅度。各肌群肌力评级可分为 0~5 度：0 度表示无运动，1 度只有消除重力后才有运动，2 度可抗重力并且运动范围完全，3 度可抵抗轻度外加阻力而运动，4 度可抵抗中度阻力而运动，5 度为正常肌力。上、下运动神经元麻痹均可有肌力减弱，但在锥体外系疾病时肌力不减弱。

4. 共济运动　检查婴幼儿共济运动可观察其手拿玩具的动作是否准确。也可令婴幼儿指玩具娃娃的鼻子代替年长儿的指鼻试验。或将婴儿拇指放其口中，待小儿吸吮时，将其手指缓缓拔出，此时小儿会将拇指再次放入口中，观察是否准确，有无震颤。年长儿可检查指鼻试验及旋前旋后等交替快速动作。龙贝格（Romberg）征在小儿直立位时检查，双足并拢，如摇摆欲倒，则为阳性。一侧小脑半球病变时，共济失调见于病变同侧肢体，小脑中线病变时共济失调以躯干及下肢为最明显。小脑病变时睁眼或闭眼对共济失调的程度差别不大，前庭器官或深感觉障碍时，共济失调在闭眼时更为显著。

5. 姿势和步态　姿势和步态是复杂的神经活动，与深感觉、肌张力、肌力以及小脑、前庭功能都有密切关系。观察卧、坐、立、走的姿势是否正常。检查步态时看有无共济失调、痉挛性步态、剪刀式步态、“鸭步”等。为查出轻度共济失调步态，可让小儿沿直线将一侧足跟抬起，向前挨着另一足尖朝前行走，观察步态是否平稳。小脑性共济失调步态表现为行走时两足分开较宽，左右摇摆，难保持直线方向，且视觉亦不能帮助平衡。感觉性共济失调步态是跨步大，举腿高，落足用力过度，但视觉可以协助平衡，见于脊髓或末梢神经病变。痉挛性步态见于痉挛性瘫痪，下肢伸肌张力过高，步态僵直，作拖曳状。若两下肢伸肌及内收肌紧张，两足交叉前进，为剪刀式步态。肌病时盆带肌无力，行走慢，左右摇摆如鸭，称“鸭步”。

6. 不自主运动　观察有无不自主的、强制的、毫无生理意义的动作。不自主运动主要见于锥体外系疾病，在情绪紧张时或试图保持某一姿势、完成某一动作时加重，入睡后消失。

四、反射检查

反射是神经活动的基础，是神经检查的重要部分。检查时注意两侧对比。

1. 深反射　深反射是刺激肌腱而引起的牵张反射，其反射弧包括肌腱的感受器、感觉神经元、脑干或脊髓的中间神经元、运动神经元和肌肉。

（1）下颌反射：患儿轻张口，叩其下颌中部时引起闭口，反射中枢在脑桥。

（2）肱二头肌腱反射：患儿屈肘约 90°，医生以手托住患儿前臂，并以拇指压在二头肌腱上，用叩诊锤叩此拇指，引起患儿前臂屈曲。反射中枢在颈髓 5~6 节。

（3）桡侧骨膜反射：叩桡骨茎突，引起前臂屈曲、外旋。反射中枢在颈髓 6~8 节。

（4）肱三头肌腱反射：患儿前臂屈曲，叩其三头肌腱（尺骨鹰嘴突），引起前臂伸直。反射中枢在颈髓 6~8 节。

（5）膝反射：患儿仰卧，半屈膝，医生用一手托其腘窝（如为坐位则使下肢自然下垂），叩股四头肌腱（髌骨下区），引起小腿伸直。检查小婴儿膝反射时，应将头面部置于正中位，如头转向一侧，可使膝反射表现不对称，面部一侧膝反射亢进，枕部一侧抑制。膝反射中枢在腰髓 2~4 节（视频 30-1）。

视频 30-1　膝反射亢进

（6）跟腱反射：患儿平卧，下肢半屈，外展外旋位，医生用一手托其足底，使足稍背屈，叩跟腱，引起腓肠肌收缩，足跖屈。反射中枢在骶髓1~2节。

深反射减弱或消失是由于反射弧损伤，也可见于锥体束急性损害或小脑病变。此外，还可见于低钾血症、深睡、昏迷、休克、用大量镇静药等。深反射亢进见于锥体束病变、腱反射高度亢进时可出现踝阵挛。

2. 浅反射 浅反射是刺激皮肤或黏膜而引起的反射。

（1）角膜反射：检查时使小儿向一侧看，医生用棉花细絮从另一侧轻触角膜，正常时两眼同时出现闭眼动作。反射中枢在脑干，传入神经为三叉神经，传出神经为面神经。

（2）咽反射：检查时用压舌板轻触咽后壁，正常时引起恶心反应（咽肌收缩），延髓麻痹时咽反射消失，假性延髓麻痹时咽反射存在。反射中枢在延髓。

（3）腹壁反射：用火柴杆等物迅速从腹外侧缘划向中线，引起该部腹肌收缩。腹上、中、下三个部位分别检查，注意两侧是否对称。反射中枢分别在胸髓7~8、8~10、11~12节。腹胀、膀胱充盈、水肿或脱水时可能引不出或减弱，哭闹时亦不能引出。

（4）提睾反射：轻划股内侧皮肤，引起同侧睾丸上提。生后4~6个月以后才比较明显，正常时可有轻度不对称。反射中枢在腰髓1~2节。

（5）跖反射：用较尖的叩诊锤柄端由足跟沿足底外侧缘向足尖轻划至大趾，正常时引起趾跖屈，即屈曲性跖反射。反射中枢在骶髓1~2节。

（6）肛门反射：刺激肛门周围皮肤，引起肛门括约肌收缩。中枢在骶髓4~5节。

3. 病理性反射

（1）巴宾斯基（Babinski）征：简称巴氏征，检查方法同跖反射。若表现为趾背屈，其他四趾呈扇形分开，称为巴氏征阳性（视频），或伸直性跖反射。伸直性跖反射在新生儿期和婴儿期是生理现象，若2岁以后出现此反射，则为锥体束损害的重要体征。

视频30-2 巴宾斯基征阳性

（2）戈登（Gordon）征：用手捏压腓肠肌，正常时趾跖屈。若趾伸直背屈则为病理反射，意义同巴宾斯基征。

（3）查多克（Chaddock）征：在足背外踝下部由足跟向足尖方向划去，正常趾跖屈，趾伸直为病理反射。

（4）奥本海姆（Oppenheim）征：用拇指沿患儿胫骨由上而下用力擦过，其表现和意义同巴宾斯基征。

（5）舍费尔（Schaffer）征：以手挤压跟腱，其表现意义同巴宾斯基征。

（6）霍夫曼（Hoffmann）征：轻弹中指末节时，出现各指抓握状为病理反射，是锥体束损伤征。

五、感觉检查

检查各种不同的感觉，并注意两侧对比。对较大儿童尽可能地取得患儿合作，对婴幼儿则难于准确判断，可根据患儿对刺激的反应进行估计。

1. 浅感觉

（1）痛觉检查：用针尖轻刺皮肤，询问患儿有无痛感或根据患儿表情判断。

（2）触觉检查：用细棉条轻触皮肤，询问是否察觉以及敏感程度。

（3）温度觉：可用装有冷水或热水的试管测试。

2. 深感觉

（1）位置觉：搬动患儿的指或趾关节，让其回答是否移动及移动的方向。

（2）振动觉：用音叉柄放在骨突起部，测试有无震动感。

3. 皮质（复合）感觉 包括皮肤定位觉、图形觉、两点辨别觉。令患儿闭目，用手辨别物体的大小、形状、轻重等。

六、自主神经系统检查

1. 脉搏、血压 观察直立位和平卧位时脉搏和血压的变化。注意有无呼吸不整脉。

2. 血管运动 注意皮肤和黏膜的颜色（如苍白、潮红、青紫、发花等）、温度、皮肤划纹的有无。皮肤划痕试验：用棉签适度加压，在受试者皮肤上划一条线，数秒后出现先白后红的条纹为正常。如果出现白色条纹持续时间超过5分钟，提示交感神经兴奋性增高；如果红色条纹增宽、隆起、持续数小时，提示副交感神经兴奋性增高或交感神经麻痹。

3. 出汗 观察皮肤出汗多少和对称情况。有发汗异常时，可用纯碘1.5份、蓖麻油10份、酒精90份，混合后涂于皮肤上，干后扑上淀粉，然后让患儿服阿司匹林及喝热水。出汗处呈黑蓝色。交感神经损害时，病变局部不发汗。

4. 括约肌功能 了解膀胱和肛门括约肌情况，注意有无尿潴留或失禁。

5. 竖毛反射 竖毛肌由交感神经支配。将冰块置于患者颈后或腋窝，数秒钟后可见竖毛肌收缩，毛囊处隆起如鸡皮。根据竖毛反射障碍的部位来判断交感神经功能障碍的范围：正常人于 4~5 秒后出现竖毛反应，7~10 秒时最明显，15~20 秒消失。

6. 卧立位试验 受试者平卧位数 1 分钟脉搏，嘱其由平卧突然直立，变换体位后再数 1 分钟脉搏，如果每分钟脉搏增加超过 12 次，提示交感神经功能亢进。

七、脑膜刺激征

软脑膜炎症或各种原因引起的颅内压增高，均可因脊神经根和脑膜受刺激，引起相应肌肉反射性肌张力增强。

1. 颈强直 患儿仰卧位，两腿伸直，轻轻托起头部向前屈，正常时无抵抗感，阳性则有颈部屈曲受阻，下颌不能抵胸部。

2. 凯尔尼格(Kernig)征 患儿仰卧，检查者将其一侧下肢在髋关节及膝关节均屈曲成角，然后抬高其小腿如有抵抗不能上举超过 135°时为阳性。3~4 个月前儿童肌张力较高，可以呈阳性。

3. 布鲁辛斯基(Brudzinski)征 患儿仰卧，检查者以手托起枕部，将头前屈，此时若膝关节有屈曲动作则为阳性。

八、新生儿和婴儿神经系统检查

新生儿神经系统检查最好在哺乳前 1 小时进行，因哺乳后熟睡时肌张力和反射都减低甚至消失，而饥饿时又易有肌张力过高、不安和多动。室内光线要充足、柔和，不要使阳光直接照射到小儿面部。环境要温暖。

1. 头颅 每个小儿均应测量头围，头围若小于正常 3 个标准差以上时，常说明有严重脑发育缺陷。头围增大见于慢性颅内压增高。检查婴儿囟门可反映有无颅内压增高，正常婴儿安静半坐位时前囟较软，轻度凹陷；有颅内压增高时，则前囟膨隆、紧张；有脱水或脑萎缩性病变时，则囟门下陷，甚至颅骨重叠。正常新生儿颅缝较宽，囟门附近的冠状缝可达 4~5mm，并无临床意义，若鳞状缝裂开，则需注意，是脑积水的一个体征。颅骨叩诊时的破壶音在婴儿期无重要意义。

2. 脑神经 用光照眼时出现眨眼反应说明有视觉。光亮或鲜明物体在距离婴儿面前 15~20cm 的地方缓缓移动时，小儿能随之转动眼球，说明皮质视觉正常，足月新生儿即有此反应。1 个月婴儿可随移动之红色圆环(直径 8cm)转动眼球，左右各达 45°，3 个月时可达 90°。用两个鲜明玩具分别由两侧向婴儿的两眼移动，检查数次，若婴儿总是只对一侧玩具有反应(头和眼转向该侧)，而对另一侧无反应，则应疑有偏盲。用视觉运动带在小儿眼前移动，出现视动性眼球震颤则说明有皮质性视觉。先天性或生后不久即出现的视力障碍可早期出现钟摆样眼球震颤。眼底检查可在哺乳时进行。正常新生儿视神经乳头稍苍白。

注意安静时眼球位置，有无斜视。检查眼球运动及其与头位变化的关系。检查有无“娃娃眼运动”(doll's eye movement)，也称头眼反射(oculocephalic reflex)即在转动小儿头部时，两眼球向相反方向转动(图 30-3)。正常生后 10 天内的新生儿有此反应。

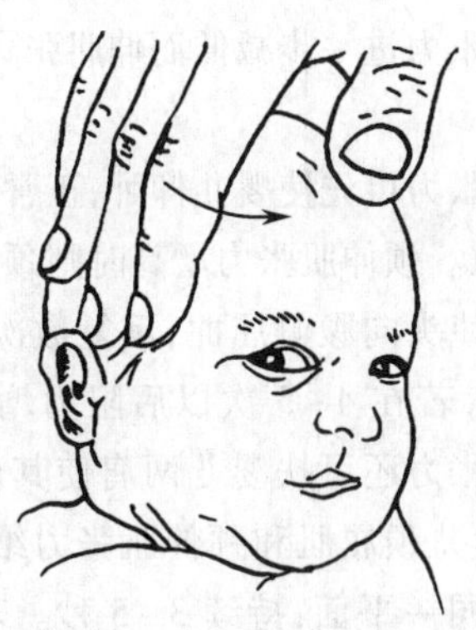

图 30-3 娃娃眼运动

婴儿啼哭时可检查面肌运动。新生儿对声音的反应是眨眼、活动停止、终止啼哭或突然啼哭。注意小儿吸吮能力、吞咽动作。新生儿应有大声啼哭，吸吮力强，吞咽运动与吸吮同步，恶心反射灵敏，舌运动有力。

近年来利用脑干听觉诱发电位(brainstem auditory evoked potentials，BAEP)检查听神经及脑干情况。正常情况下，当有声音刺激时，脑干的神经细胞产生一定的电位变化，利用计算机技术，通过头皮电极记录下来。检查不受年龄限制，不需小儿配合，无损伤，可在睡眠中进行，适用于包括新生儿在内的各年龄小儿。脑干听觉诱发电位在小儿神经系统疾病中主要应用于：①早期诊断新生儿、婴幼儿听力障碍；②了解听路损害的部位为周围性(听神经或耳蜗神经核)损害或中枢性(脑干)损害。可辅助诊断神经系统器质性疾病。若病变集中于大脑半球，未波及脑干时，则脑干听觉诱发电位无变化；③通过连续监测，了解脑内病理过程的发展与转归。

3. 运动

（1）体位：观察婴儿安静时的姿势。正常新生儿仰卧时上肢屈曲内收，髋关节屈曲，轻度外展，膝关节屈曲；俯卧位时，髋屈曲，膝屈曲在腹下方，臀部高起。随着年龄增长，骨盆位置越来越低，膝逐渐伸直，生后 4~6 周时，膝已不再屈曲在腹部下方。新生儿两手常握拳，生后 2 个月以后两手张开。若 2~3 个月以后仍持续两手紧握、拇指内收，则为异常。持续性角弓反张体位是严重肌张力过高的表现。下肢剪刀状体位是两侧大腿内收肌张力过高，见于脑性瘫痪。弥漫性肌张力低下时，婴儿下肢呈"蛙位"，上肢肩关节呈外展位，见于肌病或弥漫性脑损伤。注意两侧上下肢体位是否对称。

（2）肌张力：检查时小儿应清醒、安静。通过被动运动了解小儿肌张力。握住小儿肘以下或膝以下，快速地摇晃其上肢或下肢，观察腕部或踝部的活动程度，肌张力低下时活动多，肌张力过高时活动减少。正常新生儿全身屈肌张力高，3 个月以后被动性肌张力渐减低，6 个月以后屈肌张力进一步减低而伸肌张力渐增加，为站立做好准备。

检查颈肌张力可先使婴儿仰卧，正常时颈与床面接触，其间无缝隙。颈伸肌张力增高时则颈与床面之间形成空隙。也可使头向腹侧屈曲，反复数次，了解其阻力是否每次相同，若在 4~5 次以后阻力增加，则为不正常。了解颈肌张力还可扶婴儿两肩使其由仰卧位变为坐位，足月新生儿颈屈肌和颈伸肌张力维持平衡，故头可与躯干保持同一平面，持续 3~5 秒。若在检查之初头部摆动不稳，被动地拉过中线以后突然头下垂，或头一直向后背，皆为不正常。牵拉反应（traction response）是检查颈肌张力的另一方法：医生拉婴儿双手使其由仰卧位变为坐位，正常新生儿头部不能随躯干保持同一平面，5 个月婴儿可主动用力呈坐位（图 30-4）。有肌张力低下时头向后垂，且肩部肌肉无收缩。两侧肌力不对称为偏瘫或臂丛神经损伤。

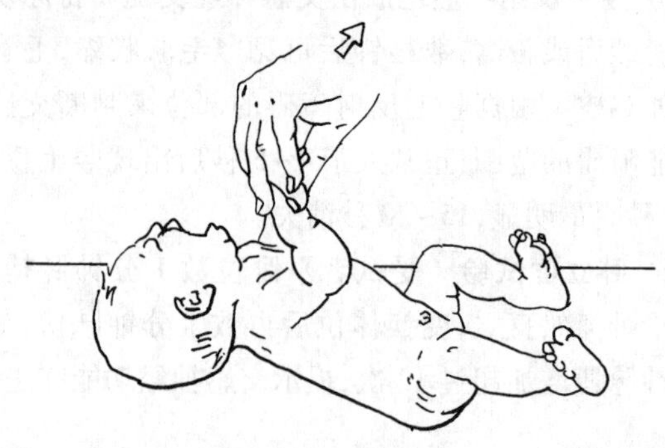

图 30-4 牵拉反应

检查四肢肌张力时，应使头在中间位。检查上肢肌张力可做前臂弹回试验：检查者用手使婴儿肘部伸直，数秒钟后将其放开。足月新生儿在此时肘部很快弹回至原来的屈曲位，因足月儿屈肌张力较强，生后 2~3 个月开始逐渐减弱。"围巾征"也可检查上肢肌张力：拉婴儿一侧手臂，使其经前胸部位向另一侧肩部。正常新生儿此时有较大阻力，肘关节不能超过中线，有臂丛损伤时阻力明显减少。

检查下肢肌张力可测腘窝角、内收肌角、足背屈角及足跟碰耳试验。

1）腘窝角：使婴儿骨盆固定于床面，髋关节屈曲使大腿紧贴胸腹部，然后使膝尽量伸直，测腘窝角度，不同月龄小儿腘窝角范围如表 30-1 所示，角度小，说明肌张力偏高，角度若大，则肌张力偏低。

表 30-1 不同月龄小儿下肢肌张力的正常范围

检查项目	1~3 个月	4~6 个月	7~9 个月	10~12 个月
腘窝角	80°~100°	90°~120°	110°~160°	150°~170°
内收肌角	40°~80°	70°~110°	100°~140°	130°~150°
足背屈角	60°~70°	60°~70°	60°~70°	60°~70°
足跟碰耳	80°~100°	90°~130°	120°~150°	140°~170°

2）内收肌角：小儿仰卧位，检查者握住小儿膝部使下肢伸直，将小儿双下肢缓缓向两侧拉开，尽可能达到最大角度，测量两大腿之间的角度。正常范围如表 30-1 所示，内收肌张力过高时角度小，肌张力低下时角度加大。

3）足背屈角：婴儿膝部伸直，检查者用拇指压其足心，使足尽量背屈，观察足背与小腿前侧所形成的角度，在正常新生儿和婴儿约为 60°~70°，肌张力高时角度加大。

4）足跟碰耳试验：小儿仰卧位，将足部向同侧耳的方向尽量牵拉，骨盆不离开桌面，观察足跟与髋关节的连线与桌面的角度。正常范围如表 30-1 所示，肌张力低下时角度加大，肌张力过高时角度缩小。

(3) 不自主运动：正常新生儿，生后数日在啼哭或饥饿时可见四肢及颏部的快速、低幅连续震颤。肢体或面部较慢的、较高幅的节律性阵挛动作可见于惊厥。

(4) 主动运动：4~5 个月婴儿开始主动握物，9~10 个月时拇指与示指可完成较精细动作。6 个月以后的正常婴儿可将覆盖于面部的手帕移开。有智力障碍、肢体麻痹、肌张力低下时则不能完成各项动作。

4. 感觉　新生儿已有痛、触觉，但对刺激的定位能力差。用钝针刺激婴儿肢体时引起肢体回缩，即可视为有反应。检查深感觉可用振动的音叉放在肢体骨突出部位，并观察其反应。

5. 反射　腱反射(膝腱、跟腱)生后即活跃。正常新生儿可有踝阵挛，但不持久。踝阵挛连续 10 次以上者为异常。浅反射(腹壁和提睾)在新生儿时期不经常存在。足跖反射在婴儿期为趾伸直。新生儿期直至 1 岁半以前皆为伸直性跖反射，会走路以后，即改变为趾屈曲。

在婴儿神经系统发育过程中有许多暂时性反射，正常时这些反射在生后一定的年龄出现，随后在一定的年龄消失而逐渐被更成熟的主动运动所代替。若这些反射不能按时出现，或不随年龄的增长而及时消退，或已经消退后又重新出现，或两侧明显不对称，都说明有神经系统异常。

(1) 吸吮反射和觅食反射：属于口反射。将手指放在新生儿两唇间或口内，则引起吸吮动作。注意吸吮力、节律，与吞咽是否同步。轻触口角或颊部则新生儿将头转向刺激侧，唇噘起，为觅食反射。此类反射在新生儿是生理现象，生后数月此反射开始减弱而代之以自主进食动作。但正常较大婴儿在欲睡时常可引出吸吮反射。有锥体束病变时，此反射持续不退，或消退后又重新出现。

(2) 握持反射：掌握持反射的检查方法是：医生将示指由尺侧插入婴儿手心，轻压其掌心，则婴儿各手指呈屈曲抓握状，若此时将其两手向上牵拉，足月儿可屈肘，上身举离床面。正常婴儿在 2~3 个月以后掌握持反射渐消退，代之以有意识的握物。

(3) 拥抱反射：又称莫罗(Moro)反射，由于颈部伸展刺激本体感受器而引起。引起本反射的方法很多。婴儿仰卧，医生用手托住其头颈部，使呈半坐位，躯干与床面呈 30°角，然后迅速使其头向后倾下 10°~15°角(医生的手仍托住其头颈)，即可引出；还可将小儿放置于仰卧位，拉小儿双手使躯体慢慢升起，当肩部略微离开桌面(头并未离开桌面)时，突然将手抽出，引起颈部的突然活动，也可引出此反射。此反射表现为上肢伸直、外展、下肢伸直(但不经常出现)，同时躯干及手指伸直，拇指及示指末节屈曲内收，然后上肢屈曲内收呈拥抱状，有时伴有啼哭。检查此反射时头要放置在正中位，而且手中不宜握物，握物的一侧引不出此反射。新生儿即有此反射，如无此反射，说明有脑损伤。如两侧运动不对称，可能有脑损伤或臂丛损伤。生后 3~6 个月此反射消退，如继续存在则为异常。

(4) 颈肢反射：又称紧张性颈反射(neck tonic reflex)。婴儿仰卧，医生将其头转向一侧 90°。其结果是，与颜面同侧的上下肢伸直，枕部侧的上下肢屈曲，即为阳性(图 30-5)。本反射于生后不久即出现，2~4 个月最明显，4~6 个月以内阳性为正常，6 个月以后持续存在则考虑有锥体束或锥体外系病变，以上为非对称性颈肢反射。还可检查对称性颈肢反射：婴儿俯卧于医生腿上，先使婴儿颈屈曲，再将其颈伸直。颈屈时，两上肢屈曲而两下肢伸直；颈伸时，上肢伸直而下肢屈曲。此反射在生后 4~6 个月以前存在为正常，6 个月以后仍消退为异常。

(5) 交叉伸展反射(crossed extension reflex)：婴儿仰卧，扶一侧下肢膝部使其伸直，医生叩打其大腿下端近膝处的内侧面(或刺激足底)。正常反应是对侧下肢先屈曲，然后伸直，再内收(图 30-6)，分别检查两下肢，注意观察是否对称。出生后即出现，2 个月后逐渐减退，6 个月后仍持续存在为异常。

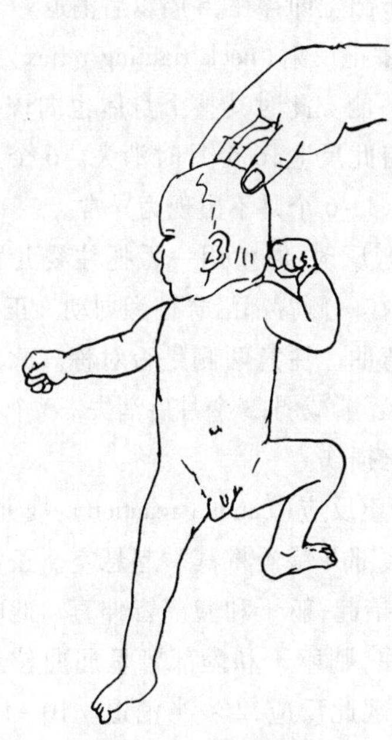

图 30-5　颈肢反射

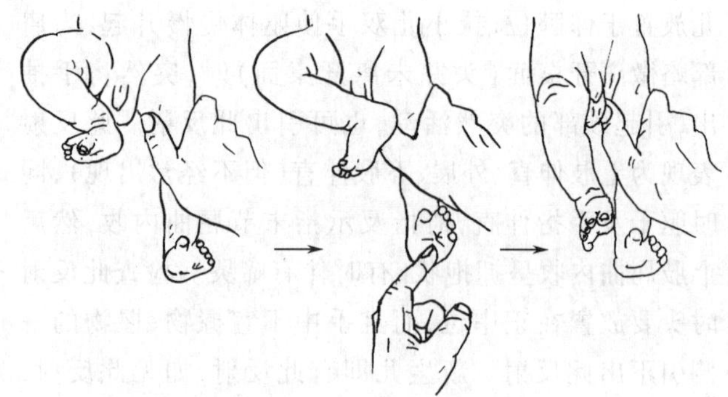

图 30-6 交叉伸展反射

(6) 支撑反射和迈步反射：医生用双手托住婴儿腋下，使呈直立位，使其两足轻触桌面，然后上下掂动数次。此时婴儿下肢伸直，可支持自身体重片刻。出生即有此反应，完全无此反应可能有脊髓病变。平常此反应于生后2~3个月时消失，不再支持体重。若4个月以后仍有下肢伸直反应，甚至下肢内收、足跖屈，则为异常，可能为脑性瘫痪。6~7个月以后再做此检查时，正常婴儿有两下肢主动的反复屈伸跳跃动作。

迈步反射的检查法是：医生用两手托婴儿腋下，扶其躯干使竖立并稍向前倾，使一侧足底踏在桌面上，可引起该下肢屈曲然后伸直，抬起，类似迈步的动作。此反射生后即出现，5~6周后减弱，如3个月后仍持续不消失，并有腱反射亢进，两下肢肌张力过高，提示可能为脑性瘫痪。

(7) 安放反射：扶婴儿呈直立位，使其一脚背抵及桌面下沿。此时该下肢先屈曲，然后伸直将脚放在桌面上。此反射于出生即存在，6周以后消退。

(8) 颈矫正反射（neck righting reflex）：婴儿仰卧，将其头转向一侧。此时其整个身体也向该侧旋转。正常新生儿即有此反应，6个月时消失。6个月以后继续存在为异常。1~6个月不出现为异常。

(9) 侧弯反射：医生用一手托住婴儿腰腹部呈俯卧位，另一手在一侧背部沿脊柱旁划动。正常反应是躯干向刺激侧弯曲。注意两侧是否对称。此反射于生后即存在，以后逐渐减弱，3个月后消失。3个月以后持续存在说明有脑损伤。

(10) 抬躯反应（Landau reaction）：婴儿俯卧，医生用手托住胸腹部并慢慢将其举起悬空。正常反应是颈伸直，头向上抬起，躯干和髋部皆伸直。此时医生若将其头压向前屈，则躯干和髋部皆呈屈曲位。正常婴儿6~10个月出现此反应，2岁半消退。10~12个月尚不出现此反应为异常，可能有脑性瘫痪或智力障碍。

(11) 降落伞反应（parachute response）：医生两手握住婴儿两侧胸腰部使其呈俯卧悬空位，然后突然将其整个身体冲向前下方。正常反应是两上肢立即伸直、外展，手指伸开，出现有如防止下跌的姿势（图30-7）。正常婴儿9~10个月以后出现此反应，终身存在。注意两侧是否对称，生后10个月以后无此反应，属异常。

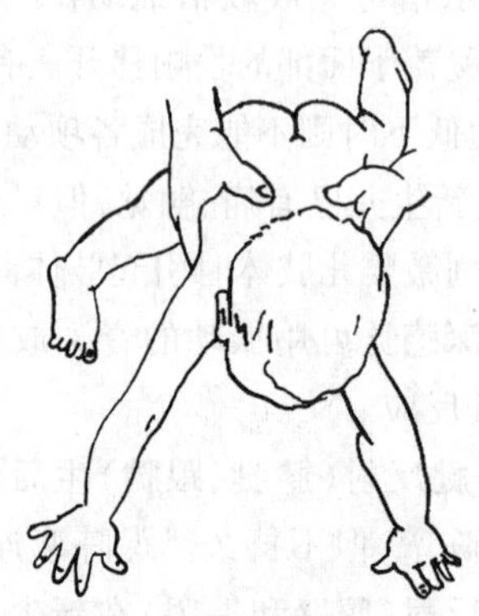

图 30-7 降落伞反应

(12) 平衡反射：婴儿坐位，检查者将婴儿推向一侧（注意不使跌倒），再推向另一侧。此时倾斜侧的上肢呈伸直位，手指张开，头回到中间位。正常10~12个月出现此平衡反应。若在12个月以后仍不出现或两侧不对称，则为异常。以上是主要的神经发育反射。交叉伸展反射是脊髓水平的反射；颈肢反射、支撑反射、迈步反射是脑干水平的反射；颈矫正反射是中脑水平的反射；平衡反射是大脑皮质和小脑的反射。各反射出现和消退的年龄见表30-2。

表 30-2 新生儿和婴儿神经反射出现和消退的年龄

反射	正常出现年龄	消退年龄
拥抱反射	出生	3~6个月
吸吮和觅食反射	出生	4~7个月
掌握持反射	出生	3~4个月
颈肢反射	2个月	6个月
交叉伸展反射	出生	2个月
安放反射	出生	6周
颈矫正反射	出生	6个月
侧弯反射	出生	3个月
抬躯反应	6~10个月	30个月
降落伞反应	10个月	持续
平衡反射	10~12个月	持续

九、脑脊液检查

脑脊液的采集主要通过腰椎穿刺取得。

1. 腰椎穿刺的适应证

（1）中枢神经系统感染性疾病、变性疾病等。

（2）脊髓病变经腰椎穿刺行脊髓液动力学检查。

（3）神经系统特殊造影。

（4）椎管内治疗性药物输入或减压引流治疗。

2. 腰椎穿刺的绝对禁忌证

（1）颅内压明显增高，特别是有脑疝形成的早期迹象。

（2）穿刺点局部皮肤或皮下组织或脊柱有感染灶者。

（3）病情危重处于休克期或心肺功能不全者。

（4）怀疑有后颅窝占位性病变者。

3. 腰椎穿刺的相对禁忌证

（1）出血性疾病，如凝血因子缺乏或血小板减少者。

（2）开放性颅脑外伤或有脑脊液漏者。

（3）腰椎严重畸形，不能使腰椎弯曲或腰椎间隙过窄。

（4）频繁抽搐或躁动不安者。

在腰椎穿刺的过程中应注意脑脊液压力、外观，脑脊液标本可进行常规、生化、病原学培养或检测、酶学、免疫球蛋白、氨基酸或乳酸、C 反应蛋白、细胞因子等的检测。儿童时期脑脊液的正常值为：脑脊液压力：儿童为 70～200mmH_2O（0.69～1.96kPa），新生儿为 30～80mmH_2O（0.29～0.78kPa）；外观清亮透明，潘氏试验阴性；白细胞数（0～10）$\times 10^6$/L，新生儿或婴儿（0～20）$\times 10^6$/L，蛋白 0.2～0.4g/L（新生儿 0.2～1.2g/L）；糖 > 3.3mmol/L（或 > 2/3 血糖），新生儿 > 2.2mmol/L（或 > 2/3 血糖）。

十、影像学检查

1. 计算机断层成像 计算机断层成像（computerized tomography，CT）是一种用于检查解剖结构的无创性检查方法，可精确、迅速而方便地检查颅内结构性异常。适用于临床怀疑有颅内结构改变的进行性神经病变、局灶性神经功能障碍、颅内压增高等病理情况的诊断。对脑梗死、颅内出血、颅内肿瘤、颅脑外伤、颅脑发育畸形、脑积水、颅内感染等具有重要的诊断价值，特别是在颅脑外伤、蛛网膜下腔出血、颅内钙化等方面优于磁共振成像。

2. 磁共振成像 磁共振成像（magnetic resonance imaging，MRI）是一项无创性多功能的影像学检查技术，无需放射线成像即可提供颅脑及脊髓的结构成像信息。MRI 在软组织对比成像方面优于 CT，可以更清晰地比较大脑的灰质和白质，更易发现后颅窝和脊髓病变，并可进行矢状位、冠状位、轴向位的多平面成像，因此，在局灶灰质病变及脑白质病变等方面显著优于 CT，对癫痫灶定位、脑白质病（急性播散性脑脊髓膜炎、多发性硬化、各种遗传性脑白质病等疾病）的诊断具有重要意义。

采用弥散加权 MRI 还可提供常规 MRI 所无法获取的信息，可区分细胞毒性水肿和血管源性水肿，在急性脑缺血发生后几小时内即可发现脑缺血，为临床早期干预创造条件，并能区别新发病灶与陈旧病灶。采用弥散张量成像（diffusion tensor imaging，DTI）显示白质纤维，对脑发育及新生儿缺氧缺血性脑病的研究提供新的途径，而且可用于判断脑损伤后白质纤维走行的改变。

磁共振血管成像（magnetic resonance angiography，MRA）是借助于 MRI 显示血管的无创成像技术。可发现血管畸形、狭窄、闭塞及动脉粥样硬化。

磁共振波谱分析（magnetic resonance spectroscopy，MRS）提供相关组织中化学成分的信息，质子 MRS 可用于测定神经元独有的 N-乙酰天门冬氨酸、胆碱、肌酐和乳酸的水平，还可以发现脑组织中某种物质的丧失。

3. 数字减影血管造影 数字减影血管造影（digital subtraction angiography，DSA）通过电子计算机将含碘浓度低的血管影像提高、增强到肉眼可见的水平，并消除造影血管以外的组成影像，根据脑血管有无移位、阻塞、管腔结构异常等，以确定颅内血管性病变、颅内肿瘤及其他颅内占位性病变、颅脑外伤后有无颅内出血等。如脑血管畸形常可表现为不成形的异常血管团块，有粗大输入动脉和输出静脉；脑动脉狭窄或闭塞则表现为血管管腔不规则狭窄或突然充盈中断。

4. 发射计算机断层显像 发射计算机断层显像（emission computed tomography，ECT）是在核医学的示踪技术和计算机断层基础上发展起来的，也是医学影像技术的重要组成部分。应用 ECT 不仅可得到人体脏器的解剖图像，还可以得到生理、生化、病理过程及功能图像。根据其探测放射性示踪剂所用的种类，又分为单光子发射计算机体层摄影（single photon emission computed tomography，SPECT）与正电子发射体层成像（positron emission tomography，PET）两种，主要用于癫痫病灶定位、伴有局部神经定位症状的颅内疾患、持续性头痛、颅内压升高的病因诊断、脑血管疾患、颅内占位性病变的诊断等。

SPECT 常用^{99m}Tc-HMPAO（hexamethylpropylene amine oxime，HMPAO）作为放射性示踪剂，选择性地进入脑内，反映脑血流灌注情况。例如癫痫患者，病灶发作期因局部放电时神经元缺氧导致乳酸增加而致局部脑血流增加，发作间期脑血流降低。

PET 用于诊断局灶性脑功能异常，通过同位素标记的不稳定正电荷快速通过组织并与组织中的负电荷碰撞后发射能量，从而获取图像。碳、氮、氧、氟均可作为 PET 的放射性核素标记，均具有半衰期短、离子回旋加速的特点。^{18}F 标记的 2-氟脱氧葡萄糖（^{18}F-2-FDG）可以准确测定脑血流和脑组织局部氧和葡萄糖的代谢情况，在癫痫病灶定位诊断、儿童神经系统疾患的诊断和病理生理学研究方面有重要价值。

十一、脑电图检查

脑电图（electroencephalography，EEG）通过头皮或颅内电极对脑电活动进行描记，主要是通过记录脑电生理活动来了解脑功能情况。儿科常用的是头皮电极，功能神经外科可能用到颅内电极。由于脑电生理活动与发育成熟过程密切相关，所以不同年龄的脑电图具有不同的特点，在判断儿童脑电图时应该引起注意。在正常儿童中有约 5%～7%可以出现脑电图轻度异常，且脑电图异常的程度与疾病程度有时也不完全一致，因此对脑电图结果的解释应慎重，并结合临床情况考虑。

脑电图检查的主要作用体现在两个方面。第一，是关于癫痫的诊断及鉴别诊断，尤其是长程视频脑电图对于癫痫发作及综合征的诊断及分型具有重要意义，同时，系列脑电图监测也可以作为判断癫痫病程演变、癫痫治疗效果的重要依据。第二，是关于脑功能情况的评估，例如脑炎、脑病的诊断及严重程度的判断，系列监测也可以反映病情的演变及判断预后。

十二、脑超声检查

脑超声（echoencephalography），利用超声束在颅外测定脑中线结构反射波、脑室波、颅骨内板反射波等，主要用于大脑半球占位性病变和脑积水的诊断。经颅多普勒超声（transcranial Doppler，TCD）则采用低频多普勒超声，通过颜面部、枕部、眶部及颈部等透声窗，显示颅内脑动脉的血流动力学状况，反映脑血管的功能状态，对各类脑血管病、偏头痛等诊断有帮助。

十三、肌电图检查

肌电图（electromyography，EMG）是利用肌电仪记录神经肌肉的生物电活动，以判断神经和肌肉的功能状态。用于肌源性疾病、神经-肌肉接头和周围神经病的鉴别诊断，对疾病病情、预后和治疗评估有一定价值。正常肌电图具有电静息（electronic silence）、插入电位（insertion potential）和运动单位电位，当出现插入电位异常、自发性电位（如纤颤电位、正锐波、束颤电位、群发电位）、肌肉收缩时波幅波形异常以及出现多向电位时，通过测定神经传导速度，可观察运动传导和感觉传导情况。在临床上，肌电图在诊断下运动神经单元病变（如脊髓性肌萎缩症、脊髓灰质炎、周围神经病变、肌营养不良、肌强直、多发性肌炎及皮肌炎、重症肌无力）以及功能性瘫痪等方面有着重要的诊断价值。

十四、诱发电位

脑干听觉诱发电位（brainstem auditory evoked potential，BAEP）是一项评估脑干受损较为敏感的客观指标。BAEP 记录的是听觉传导通路中的神经电位活动，即听神经、耳蜗、上橄榄核、外侧丘系、下丘相关结构的功能状况。凡是累及听通道的任何病变或损伤都会影响 BAEP 的参量，因此 BAEP 可以对神经系统疾病和耳聋进行定位诊断，主波Ⅰ、Ⅲ、Ⅴ分别对应听神经、上橄榄核和下丘。外周听神经受损将影响所有波的潜伏期，但不影响峰值的潜伏期。在各种脑白质发育不良、Friedreich 共济失调、各类遗传性运动感觉神经病时，BAEP 可以出现异常；BAEP 异常还可见于新生儿缺氧缺血性脑病或胆红素脑病、脑炎累及脑干时。

视觉诱发电位（visual evoked potential，VEP）主要反映视网膜神经节细胞至视觉中枢的传导功能。闪烁视觉诱发电位（flash visual evoked potential，FVEP）主要反映黄斑区的功能、视路的传导功能和视皮质的功能。阵发性视觉诱发电位（paroxysmal visual evoked potential，PVEP）主要反映视网膜黄斑区中心凹的功能、视网膜神经节细胞到视皮质的形觉信息的传递功能和视皮质的功能。VEP 主要用于各类脑白质发育不良、脱髓鞘疾病、脂质沉积症等累及视通路疾病的诊断，也可作为新生儿及婴儿视觉敏感度测定及视觉系统的发育随访。

躯体感觉诱发电位（somatosensory evoked potential，

SEP）简称体感诱发电位，是指使用短时程脉冲电流刺激皮肤感觉神经末梢、皮节或混合神经干，神经冲动沿传入神经传至脊髓深感觉通路、丘脑至大脑皮质感觉区（中央后回），在刺激对侧相应部位的头皮上，所记录到的与刺激有固定时间关系的电位变化。主要用于躯体感觉传导通路损害的病例。神经系统脱髓鞘病变、周围神经损伤、后根病变、脊髓后角、后索、内侧丘系、丘脑投射系统及皮质感觉区的损害均可引起长潜伏期或短潜伏期的躯体感觉诱发电位改变。

（姜玉武）

参考文献

［1］吴希如，林庆. 小儿神经系统疾病基础与临床. 2 版. 北京：人民卫生出版社，2009：431-438.

［2］左启华. 小儿神经系统疾病. 2 版. 北京：人民卫生出版社，2002：1-13.

第 2 节　惊厥与癫痫

一、惊厥[1-2]

惊厥（convulsion）是儿科最常见的紧急症状之一，是由于随意肌的剧烈、不自主的痉挛性收缩（强直）或收缩、松弛交替出现（强直阵挛）导致的发作，可以是部分身体，也可以是全身性的，常伴有意识丧失。惊厥既可以是癫痫性发作，也就是大脑神经元一过性大量同步化放电所导致的发作，脑电图上发作同期有相应的发作性痫样放电；也可以是非癫痫性的，如破伤风等。癫痫性发作（癫痫性惊厥）不能等同于癫痫，前者是一种症状，可见于癫痫患者，也可以见于非癫痫的急性脑功能障碍，例如病毒性脑炎、各种脑病的急性期等；而后者是一种慢性脑功能障碍性疾病。

【发病机制】　由于发育期脑相对兴奋性较高，婴幼儿易发生惊厥。

1. 发育期脑的特性　大脑皮质功能发育未完全，较弱刺激也能在大脑引起强烈兴奋与扩散，导致神经细胞突然大量异常放电。神经髓鞘未完全形成，神经传导不完善，冲动易泛化。癫痫性惊厥的生化基础是缺少对神经兴奋介质起抑制作用的物质，主要是 γ 氨基丁酸及其代谢产物。β-羟化 γ 氨基丁酸缺乏可致细胞膜电位改变和神经元兴奋阈值降低，引起惊厥发生。

2. 发育期组织器官功能特点　血脑屏障功能较差，多种毒性物质包括药物易透入脑组织。水电解质代谢不稳定，可因多种原因造成失衡。

3. 末梢神经肌肉的刺激阈值较低　如血中游离钙降低时，一般冲动也可引起惊厥。

【病因与分类】

1. 感染性疾病

（1）颅内感染：如由细菌、病毒、寄生虫、真菌等引起的脑膜炎和脑炎或随之而引起的脑水肿等。

（2）颅外感染：如热性惊厥，败血症、肺炎、细菌性痢疾或其他传染病引起的脓毒症脑病和破伤风等。

2. 非感染性疾病

（1）颅内疾病：癫痫；颅内占位病变如肿瘤、囊肿、血肿；颅脑损伤如产伤、外伤；先天发育异常如小头畸形、脑积水、脑血管畸形、神经皮肤综合征；脑退行性病变；其他如接种后脑病等。

（2）全身性疾病

1）代谢性疾病：低血糖症、半乳糖血症、果糖血症、氨基酸代谢障碍（如苯丙酮尿症、枫糖尿症、瓜氨酸血症等）。

2）维生素缺乏：如脑型维生素 B_1 缺乏症、维生素 B_6 缺乏症及依赖症。

3）水电解质紊乱：如低血钙和低血镁、高血钠或低血钠、脱水热、水中毒等。

4）缺氧缺血性脑病：如窒息、溺水等。

5）肾源性疾病：如尿毒症、肾性高血压。

6）中毒：①药物：如氨茶碱、异烟肼、阿司匹林、安乃近等；②植物：如白果、苦杏仁、毒蕈、苍耳子等；③农药：如有机磷类；④灭鼠药：如毒鼠强等；⑤其他：如一氧化碳、氰化物、新生儿胆红素脑病等。

7）其他：如瑞氏综合征（Reye syndrome）。

【临床表现】　根据不同病因和神经系统受累部位不同，其发作形式和严重程度不同。如果是癫痫性惊厥，部分发作前可有先兆，但多数突然发作，全面性惊厥发作时意识完全丧失，双眼凝视、斜视或上翻，头后仰，面肌及四肢呈强直性或阵挛性抽搐，呼吸暂停甚至青紫，惊厥后昏睡、疲乏。热性惊厥多于惊厥后神志很快恢复。非癫痫性惊厥，如低钙性手足抽搐症、破伤风的肌痉挛,不伴有意识障碍。

【诊断】

1. 病史 既往有无热性惊厥史、现病史有无发热,有发热者多考虑上述感染性疾病及热性惊厥。

2. 年龄 掌握不同年龄的好发病因可协助诊断。

(1) 新生儿期:以围产期损伤、窒息、先天颅脑畸形、低血糖症、低钙血症、败血症和中枢神经系统感染、破伤风常见。

(2) 1个月至1岁:以围产期损伤后遗症、先天颅脑畸形、低血糖症、低钙血症、化脓性脑膜炎、婴儿痉挛为多见。6个月后热性惊厥逐渐增多。

(3) 1~3岁:以热性惊厥、各种脑膜炎和脑炎、脓毒症脑病、低血糖症为多见。

(4) 学龄前期及学龄期儿童:以脓毒症脑病、中枢神经系统感染、颅内肿瘤、颅脑外伤、各种中毒、高血压脑病、癫痫为多见。

3. 季节 传染病多有明显的季节性,如夏秋季以乙型脑炎、细菌性痢疾多见;冬春季以重症肺炎、流行性脑膜炎多见。

4. 体格检查 主要包括皮肤瘀点、局部感染灶、脑膜刺激征、高颅压等,测血压及眼底检查等均可能有助于病因诊断。

5. 实验室检查 血、尿、粪便常规,血生化、肝肾功能、脑脊液检查(常规、生化及病原学检查)。

6. 特殊检查

(1) 脑电图:对各种类型癫痫有诊断意义,对各种脑病和脑炎亦可能有帮助。

(2) 头颅X线检查:包括平片、脑血管造影,了解有无高颅压表现、钙化点、脑血管病变和畸形。

(3) 脑超声检查:观察有无中线移位,适用于小脑幕上占位性病变和脑萎缩。

(4) 同位素脑扫描:适用于小脑幕上血液丰富的病变,根据同位素如 ^{99m}Tc 在正常及病理组织分布不同而协助诊断。

(5) CT和MRI对脑占位性病变(包括幕下肿瘤)及脑室扩张、脑积水、脑萎缩有诊断意义。

总之,在做儿童惊厥的鉴别诊断时,必须结合有无发热、年龄、季节、病史、体检、化验及特殊检查等全面分析考虑。

【附】热性惊厥[1-2]

热性惊厥(febrile convulsion,FC),患病率约为2%~5%,是婴幼儿时期最常见的惊厥性疾病,是指发生在生后3个月至5岁,体温38℃或以上出现的惊厥,排除了中枢神经系统感染以及引发惊厥的任何其他急性病,既往也没有无热发作史。国际抗癫痫联盟的最新分类已经不再将FC列为癫痫的一种类型。

约25%~40%的热性惊厥患儿具有阳性家族史,另外,患儿的同胞发生热性惊厥的危险性为9%~22%,提示遗传因素可能在该病发生中起关键因素。环境因素,如病毒和细菌感染是热性惊厥的重要促发因素,其中以病毒感染更为多见。疫苗接种发热是疫苗接种常见的不良反应。含麻疹抗原成分疫苗及百白破疫苗(尤其是含全细胞百日咳疫苗者)接种可能出现热性惊厥发作,但是,对疫苗相关的热性惊厥发作和非疫苗相关的热性惊厥发作的患者进行比较发现,两组患者因热性惊厥发作而住院治疗的概率、再次发作或转为癫痫的风险没有显著差异。由于疫苗接种可有效预防严重传染性疾病,热性惊厥儿童按国家免疫规划接种疫苗是利大于弊的,基于国内外研究证据和相关指南,在没有疫苗接种禁忌证的情况下,有热性惊厥病史的儿童可以正常接种国家免疫规划推荐的所有疫苗。

根据临床特点可以分为单纯型和复杂型两种。

(1) 单纯型:发作表现为全面性发作,无局灶性发作特征;发作持续时间小于15分钟;24小时之内或同一热性病程中仅发作1次。此型占热性惊厥的75%。

(2) 复杂型:具有以下特征之一:发作时间长(>15分钟);局灶性发作;惊厥在24小时之内或同一热性病程中发作≥2次。

热性惊厥的诊断主要是根据特定的发生年龄及典型的临床表现,最重要的是要除外可能导致发热期惊厥的各种疾病,如中枢神经系统感染、感染脓毒症脑病、急性代谢紊乱等。

考虑到热性惊厥绝大多数是良性病程,应注意避免过度治疗。因此,首先要加强家长教育,使家长了解绝大多数热性惊厥的良性预后,并教会家长如何应对急性发作,从而避免家长过度的紧张焦虑。而且,应该明确告知家长退热治疗对于预防热性惊厥复发无效。

预防性治疗主要包括应用抗癫痫药进行长期预防及间断临时预防两种方法,虽然这些预防治疗措施可以减少热性惊厥的复发,但是没有证据表明任何预防性治疗可以改变远期预后,包括认知功能、癫痫发生率等。如果考虑到各种预防措施可能带来的不良反应,目前认为对于绝大多数热性惊厥患儿不主张任何预防性治疗。

对于少数热性惊厥过于频繁(每年>5次)或出现过热性惊厥持续状态(>30分钟)的患儿,可以谨慎考虑采取预防措施。①长期预防:可选用丙戊酸或左乙拉西坦或苯巴比妥口服。②间断临时预防：在发热早期及时临时口服或直肠应用地西泮，剂量为每次0.3mg/kg，可每间隔8小时应用1次，最多连续应用3次。但是应该强调，这种方法常见的不良反应是嗜睡、共济失调等中枢神经系统症状，这有可能掩盖严重疾病，如脑膜炎、脑炎等。而且有些热性惊厥发生在发热初起很短的时间内，甚至出现惊厥后才发现发热，因此应用临时口服药预防经常不能及时，导致预防失败。无论是采用长期或临时预防，均应仔细评估其可能的利弊，并与家长充分沟通后再做出决定。

热性惊厥总体预后良好，尚无直接因热性惊厥而导致死亡的病例报道。90%以上的热性惊厥患儿日后并不患癫痫。热性惊厥后患癫痫的危险因素包括：①复杂型热性惊厥；②存在中枢神经系统异常（如发育落后）；③癫痫家族史。首次热性惊厥后仅有约30%患儿在以后的发热性疾病过程中出现热性惊厥复发。复发的危险因素有：①18个月龄前发病；②热性惊厥发作时体温<38℃；③热性惊厥家族史；④热性惊厥发生前的发热时间短（<1小时）。具有所有危险因素的患儿中将有76%出现热性惊厥复发，无危险因素者仅4%复发。热性惊厥大多数认知功能预后良好，即使是复杂型热性惊厥患儿，其认知功能和行为与同龄儿相比均无显著差异。

二、癫痫

癫痫（epilepsy）是一种以具有持久性的产生癫痫发作的倾向为特征的慢性脑部疾病。癫痫不是单一的疾病实体，而是一种有着不同病因基础、临床表现各异但以反复癫痫发作为共同特征的慢性脑功能障碍。癫痫发作（epileptic seizure）是指脑神经元异常过度、同步化放电活动所造成的一过性临床症状和/或体征，其表现取决于同步化放电神经元的放电部位、强度和范围。癫痫发作不能等同于癫痫，前者是一种症状，可见于癫痫患者，也可以见于非癫痫的急性脑功能障碍，例如病毒性脑炎、各种脑病的急性期等；而后者是一种慢性脑功能障碍性疾病。

癫痫为儿童最常见的神经系统疾病，患病率在3‰~9‰，大多数癫痫患者在儿童时期起病。据估计，全球约有1 050万名活动性癫痫儿童及青少年。

【病因】 癫痫的病因目前分为6类：遗传性、结构性、感染性、免疫性、代谢性和未知病因。新病因分类其最大的意义在于更加有针对性，能够更好地指导个体化治疗。同时新病因学分类提出每名患者可有单个或多个病因，例如葡萄糖转运子Ⅰ缺乏症，既是遗传性的，也是代谢性的。在临床工作中应该特别重视目前可治疗病因，如苯丙酮尿症、维生素B_6依赖性癫痫等。

随着现代神经影像学和分子生物学技术的不断进步，对儿童癫痫病因的认识也不断深入，但对于特殊癫痫综合征的发病原因以及对其年龄相关特异性机制的认识仍然还十分有限。

【临床表现】 国际抗癫痫联盟（International League Against Epilepsy，ILAE）是全球癫痫学领域最权威的学术组织，其任命的分类和术语委员会（以下简称委员会）根据人们对癫痫的最新认识，对癫痫的国际分类和术语进行修订。其最早于1960年提出了国际癫痫分类；1981年确定了癫痫发作的分类；1989年确定了癫痫和癫痫综合征的分类；2001年再次进行修订，提出了癫痫发作和癫痫诊断方案的建议；2010年ILAE对癫痫发作的起始、发作的分类及病因学均进行了重新定义或更新；2014年ILAE提出了癫痫临床实用性定义；2017年，国际抗癫痫联盟分类和术语委员会推出了关于癫痫分类的意见书，对既往经典的癫痫发作分类体系，进行了修改，包括病因分类、发作分类及癫痫类型分类[3]。

1. 癫痫发作的分类 根据发作的临床表现（尤其是发作开始的主要表现）和脑电图特征进行分类，主要分为局灶性发作、全面性发作和起始不明的发作。局灶性发作是指这种发作每一次都起源于固定的单侧半球（如都起源于左侧半球）的致痫网络，可以起始后扩散或不扩散至双侧脑网络，如果扩散至双侧，则会演变为双侧强直-阵挛发作。局灶性发作可以伴或不伴意识障碍。局灶性发作包括运动起始、非运动起始两种，根据痫样放电起源及扩散的脑区不同出现相应的症状，如起源于中央前回的运动区的发作，临床上会出现局灶性运动起始的阵挛或强直发作，起源于边缘系统的发作，常表现为自主神经的异常等。全面性发作是指这种发作每一次起源于包括双侧半球的致痫网络的某一点（而不是仅限于某一固定侧网络），并迅速扩散至双侧网络，伴有意识障碍。全面性发作包括运动性发作（如全面性强直阵挛发作、全面性肌阵挛发作、全面性失张力发作）以及非运动性发作（失神发作）。

2. 癫痫及癫痫综合征的分类 癫痫的类型目前共分为四种：局灶性、全面性、兼有全面性及局灶性，以及不能确定分类性癫痫。癫痫综合征（epileptic syndrome）指一组具有相近的特定临床表现和电生理改变的癫痫（即脑电-临床综合征）。可以作为一种癫痫类型进行诊断。临床上常结合发病年龄、发作特点、病因学、伴随症状、家族史、脑电图及影像学特征等所有相关资料，综合做出某种癫痫综合征的诊断。明确癫痫综合征对于治疗选择、判断预后等方面都具有重要指导意义。但是并不是所有癫痫都可以诊断为癫痫综合征。

3. 常见癫痫发作

(1) 局灶性发作(focal seizures):根据发作期间意识是否清楚分为意识清楚的局灶性发作和意识受损的局灶性发作。有时候,发作时意识情况不详则可不进行描述,直接根据起始症状分为运动起始发作和非运动起始发作。运动起始的局灶性发作包括自动症(automatisms)、失张力、阵挛、癫痫性痉挛、过度运动(hyperkinetic)、肌阵挛、强直;非运动起始的局灶性发作包括自主神经症状(autonomic)、行为停止(behavior arrest)、认知障碍、情绪障碍及感觉障碍。一次发作,可以由局灶性发作演变为双侧强直-阵挛发作。

(2) 全面性发作(generalized seizures)

1) 强直-阵挛发作:发作包括强直期、阵挛期及发作后状态。开始为全身骨骼肌伸肌或屈肌强直性收缩伴意识丧失、呼吸暂停与发绀,即强直期;继之全身反复、短促的猛烈屈曲性抽动,即阵挛期。发作后昏睡,逐渐醒来的过程中可有自动症、头痛、疲乏等发作后状态。发作期 EEG:强直期全导 10Hz 以上的快活动,频率渐慢,波幅增高进入阵挛期的棘慢波,继之可出现电压低平及慢波。

2) 强直性发作:发作时全身肌肉强烈收缩伴意识丧失,患儿固定于某种姿势,如头眼偏斜、双上肢屈曲或伸直、呼吸暂停、角弓反张等,持续 5~20 秒或更长,发作期 EEG 为低波幅 10Hz 以上的快活动或棘波节律。发作间期 EEG 背景活动异常,伴多灶性棘-慢或多棘慢波爆发。

3) 阵挛性发作:仅有肢体、躯干或面部肌肉节律性抽动而无强直成分。发作期 EEG 为 10Hz 或 10Hz 以上的快活动及慢波,有时为棘慢波。

4) 肌阵挛发作:为突发的全身或部分骨骼肌触电样短暂收缩(0.2 秒),常表现为突然点头、前倾或后仰,或两臂快速抬起,重者致跌倒,轻者感到患儿"抖"了一下。发作期 EEG 全导棘-慢或多棘慢波爆发。

5) 失张力发作:全身或躯体某部分的肌肉张力突然短暂性丧失而引起姿势的改变,表现为头下垂、肩或肢体突然下垂、屈髋屈膝或跌倒。EEG 发作期多棘慢波或低波幅快活动,肌电图发作期可见短暂的电静息,与 EEG 有锁时关系。

6) 失神发作:①典型失神发作:发作时突然停止正在进行的活动,意识丧失但不摔倒,两眼凝视,持续数秒钟后意识恢复,发作后不能回忆,过度换气往往可以诱发其发作。发作期 EEG 全导同步 3Hz 棘-慢复合波,发作间期背景活动正常。②不典型失神发作:与典型失神发作表现类似,但开始及恢复速度均较典型失神发作慢。发作期 EEG 为 1.5~2.5Hz 的全导棘慢波,发作间期背景活动异常。多见于伴有广泛性脑损害的患儿。

4. 儿童常见的癫痫与癫痫综合征

(1) 儿童失神癫痫(childhood absence epilepsy, CAE):儿童失神占儿童癫痫的 12%,起病多在 5~7 岁,与遗传有一定关系。发作频繁,每日可上百次发作,持续 10 秒左右,伴有两半球弥漫对称同步发放 3Hz 的棘慢波或多棘慢波。90%的儿童失神常于进入成年之前消失,可伴其他发作类型。如果失神持续存在,则会出现全面性强直阵挛性发作。

(2) 伴中央-颞区棘波的儿童良性癫痫(benign children epilepsy with central-temporal spikes, BECTS):是儿童癫痫最常见的类型之一,占儿童癫痫的 8%~23%,多在 3~13 岁起病,预后很好,青少年时期达到缓解。典型发作为睡眠中一侧面肌抽搐、口齿不清、流涎伴呼噜音,可不伴有意识丧失,有时累及同侧肢体抽搐,可继发全面性发作,发作间期脑电图示典型的中央及中颞区(Rolandic 区)棘波。

(3) 婴儿痉挛(infantile spasms):又称 West 综合征,典型的婴儿痉挛通常在婴儿期起病,4~8 月龄高发,表现为频繁而短暂(0.5~2 秒)的痉挛发作,呈丛集性,以颈部屈曲或伸展伴上肢外展或内收,每天重复发作数次或成串发作,数次发作后伴疲倦、嗜睡。不对称性发作往往提示一侧大脑病损,单侧病损有时也可表现对称性发作。可伴有其他发作类型,70%的患儿在发作前即有发育迟滞,并可进行性减退,脑电图表现为高度失律(hypsarrhythmia)。

5. 癫痫持续状态(status epilepticus, SE) 癫痫持续状态为常见儿科急重症,是指持续频繁的癫痫发作形成了一个固定的癫痫状态,传统的定义包括一次癫痫发作持续 30 分钟以上或连续发作、发作间歇期意识不能完全恢复者。各种类型的癫痫只要频繁持续发作,均可形成癫痫持续状态。由于惊厥发作持续超过 5~10 分钟,没有适当的止惊治疗很难自行缓解,近来倾向于将癫痫持续状态持续时间的定义(或称为"操作性定义")缩短至 5 分钟,其目的就是要强调早期处理的重要性。目前基本一致的观点是将 SE 分为三个阶段,第一阶段,称为即将或早期癫痫持续状态(impending or early stage of status epilepticus),定义为一种急性癫痫状态,表现为全面性惊厥性发作持续超过 5 分钟,或非惊厥性发作或部分性发作持续超过 15 分钟,或 5~30 分钟内两次发作间歇期意识未完全恢复者,此期绝大多数发作不能自行缓解,需紧急治疗以阻止其演变成完全的癫痫持续状态;第二阶段,称为已建立(完全)的癫痫持续状态(established or full status epilepticus),定义为一种急性癫痫状态,表现为发作持续 30 分钟以上或连续发作,发作间歇期意识不能完全恢复者;第三阶段,难治性癫痫持续状态(refractory status epilepticus,RSE),目前还没有很一致的定义,一般指经过一种苯二氮䓬类及一种其他一线药物充分治疗,SE 仍无明显改善,发作持续超过 30~60 分钟者。

癫痫持续状态可分为惊厥性癫痫持续状态(convulsive status epilepticus,CSE)(全面性及部分性)、非惊厥性癫痫持续状态(non-convulsive status epilepticus,NCSE)(失神性以及精神运动性)以及癫痫性电持续状态(清醒-睡眠期电持续状态及睡眠期电持续状态)。全面性惊厥性癫痫持续状态(generalized convulsive status epilepticus,GCSE)是最严重的一种癫痫持续状态,可以是局灶性发作或全面性发作起源。因此,虽然 SE 的死亡原因主要是其潜在的基础疾病,但是惊厥本身甚至有时治疗不当同样可以导致死亡。所以在寻找处理病因的同时控制惊厥发作也是非常重要的。

【诊断与鉴别诊断】

1. 病史与体格检查 病史采集很重要,需根据年龄和神经系统状态进行综合采集,包括发育历程、用药史、患儿及家庭惊厥史;惊厥的描述应首先关注发作的起始表现,还需描述整个发作过程及发作后的表现、发作的环境及其促发因素等。可让患儿家长模仿发作或用家庭摄像机、手机记录发作,临床体格检查还需包括整个神经系统查体、心、肺、腹查体、视觉、听觉检查等。

2. 脑电图 EEG 能够直观地反映脑电活动是否正常,是癫痫患者的常规检查,对于癫痫的诊断及发作类型、综合征分型都至关重要。癫痫的脑电图异常分为发作间期和发作期,发作间期主要可见到棘波、尖波、棘慢波、尖慢波、棘波节律等,发作期主要看到异常发作性节律样放电持续整个发作期。但应注意在 5%~8% 的健康儿童中可以出现脑电图异常,由于没有临床发作,此时不能诊断癫痫,但应密切观察,临床随访。剥夺睡眠、光刺激和过度换气等可以提高癫痫性脑电异常发现率,因而在儿童脑电图检查中经常用到。视频脑电图配合实时肌电图、心电图和眼动电流图对于癫痫发作的诊断、鉴别诊断与分类具有重要意义,尤其是发作期的脑电图表现。长程动态脑电图对捕捉惊厥发作期脑电图表现以及量化发作具有重要意义。当临床有明确发作史时,发作间期的脑电图正常并不能排除癫痫诊断。因头皮电极仅能反映近头皮的浅表皮质的电活动,而不能记录到深部皮质的电活动(数字资源 30-2)。

数字资源 30-2 癫痫患儿脑电图

3. 影像学检查

(1) CT 与 MRI:目的是发现脑结构的异常。头颅 MRI 在发现引起癫痫的病灶方面具有更大的优势。皮质发育异常是引起儿童症状性癫痫最常见的原因,严重/明显的脑结构发育异常在生后早期头颅 MRI 即可发现,但是对于小的局灶皮质发育不良(focal cortical dysplasia,FCD),常需在 1.5 岁后头颅 MRI 才能发现。因此,如果临床高度怀疑存在 FCD,需在 1.5 岁后复查 MRI。

(2) 功能性神经影像:主要针对癫痫需手术的患儿,并以尽量减少手术造成的功能损伤为目的。功能 MRI 可用于显示皮质功能区,并研究与癫痫起源病灶的关系,这一技术因需要良好的技术和配合,因此只能用于 7~8 岁以上的患儿。

(3) 正电子发射体层成像(PET):是一种非侵入性的脑功能影像学检查方法,包括代谢显像和神经受体显像等,在定位癫痫灶中具有较高的特异性和准确度。

(4) SPECT(单光子发射计算体层摄影):测定局部脑血流,癫痫起源病灶在发作期显示血流增加而在发作间期显示血流减低。发作期 SPECT 对于癫痫灶的确定具有重要价值。

4. 其他实验室检查 主要是癫痫的病因学诊断,包括遗传代谢病筛查、染色体检查、基因分析、血生化、脑脊液等,必要时根据病情选择进行。

5. 癫痫的诊断分为四个步骤 ①判断临床发作是否为癫痫发作。许多非癫痫性的发作在临床上需与癫痫发作相鉴别;②在诊断为癫痫发作的基础上根据临床发作和脑电图表现,对癫痫发作类型进行分类;③根据患儿的临床发作、脑电图特征、神经影像学、年龄、预后等因素，对癫痫的病因进行分析，并对癫痫综合征、癫痫相关疾病等进行诊断；④应对患儿的全身发育及相关脏器功能以及心理、生长发育等进行检查和整体评估。国际抗癫痫联盟将诊断划为5个部分或5个诊断轴：描述发作期症状（轴1）；描述癫痫发作的类型（轴2）；癫痫综合征（轴3）；与癫痫或癫痫综合征相关的常见疾病（轴4）；WHO国际功能、残障与健康分类标准对损伤状况进行评估（轴5）。

【治疗】 癫痫的治疗为综合性治疗，包括病因治疗、药物治疗、手术治疗等方法及患者的长程管理。

1. 病因治疗 应该尽可能明确病因，尤其是可治疗疾病，如维生素 B_6 依赖性癫痫、葡萄糖转运子Ⅰ缺乏症等遗传代谢性疾病；可以癫痫外科治疗的局灶皮质发育不良等。

2. 药物治疗[4] 癫痫的最主要治疗方法。规则合理地应用抗癫痫药物能提高癫痫发作控制的成功率。药物治疗的基本原则包括：

（1）适时开始：应该在充分评估患儿本身以及其所患癫痫的情况，并且与患儿及其家长充分沟通后，选择合适时机开始抗癫痫药治疗，一般间隔24小时以上的2次非诱发性癫痫发作即可以考虑开始治疗。

（2）首选单药治疗，合理选择抗癫痫药：根据发作类型、癫痫综合征及共患病（co-morbidity）、同时服用的其他药物（co-medication）以及患儿及其家庭的背景情况来综合考虑，能够诊断癫痫综合征的，先按照综合征选药原则挑选抗癫痫药，如果不能诊断综合征，再按发作类型选择药物。

（3）小量开始、缓慢调整：除非紧急情况，所有长期使用的抗癫痫药的基本加量原则都是“小量开始、缓慢加量”（star low, go slow），根据患者的治疗反应进行个体化调整剂量，如果需要调换药物，也应逐渐过渡，除非必需，应避免突然停药，因为可使发作加重，尤其是巴比妥类及苯二氮䓬类药物。

（4）合理联合治疗：对于治疗困难的病例可以在合适的时机开始抗癫痫药联合治疗，应尽量选择不同作用机制的抗癫痫药进行联合治疗。

（5）坚持长期规律服药：遵循抗癫痫药的药代动力学，制定服药间隔，规律、不间断服药，但是也要有原则地个体化，最大限度减少对患儿生活便利性的干扰，必要时监测血药浓度。

（6）注意药物之间的相互作用：包括不同抗癫痫药之间以及与合用的治疗其他疾病的药物之间的药代动力学及药效动力学影响。

（7）疗程要长，缓慢减停药：一般需要治疗至少连续2年不发作，而且脑电图癫痫样放电完全或基本消失，才能开始逐渐减药；病因学是决定疗程的最关键因素；减停过程一般要求大于3~6个月；使用多种药物联合治疗的患者，每次只能减停一种药物。

（8）定期随访，监测药物可能出现的不良反应：包括治疗开始的急性不良反应（如过敏、肝功能损害、白细胞或血小板下降等）以及整个治疗过程中的长期慢性不良反应（认知功能、骨骼、体重、青春期发育等）。

3. 手术治疗 经过正规合理的抗癫痫药物治疗不能控制的癫痫，有频繁发作，或病因为局灶性病损或发育畸形时，可进行手术评估，以明确是否适合进行手术治疗。通过临床表现、视频脑电图监测、神经心理评估、高分辨率MRI可以对癫痫起源病灶进行定位。在选择病例中，功能MRI、EEG实时功能MRI、发作期和发作间期SPECT检查、PET检查可为手术方案制定提供有利依据。植入立体定向深部电极或硬膜下网格电极对于部分患儿可以在术前进行癫痫起源和扩散的评估。病灶切除手术旨在切除癫痫起源病灶；而姑息性或功能性手术则主要为了预防或局限惊厥活动的扩散，如胼胝体切开术可抑制由于大脑半球间的惊厥传播所导致的双侧大脑半球同步电发放；其他手术方法包括多处软脑膜下横切术、迷走神经刺激术等。在儿童，颞叶切除后惊厥控制无发作者占78%，而颞叶外或多病灶切除的术后惊厥控制率仅为54%，儿童肿瘤切除后癫痫无发作率为82%，皮质发育异常的术后无发作率为50%~80%。目前对于婴幼儿早期严重癫痫，如果有明确的局灶病变者，主张早期手术评估，如能控制发作，将对于患儿的脑发育起到很好的作用。

4. 癫痫持续状态的治疗 处理的原则包括：①尽快控制发作：首选药物是苯二氮䓬类，包括地西泮、劳拉西泮或咪达唑仑。地西泮注射液的首选方法仍为静脉注射，首剂0.2~0.5mg/kg，最大不超过10mg/每次，速度1~5mg/min。必要时10~15分钟可重复1次。在不能或难以马上建立静脉通道的情况下，咪达唑仑肌内注射具有很好的止惊效果，由于操作简便、快速，特别适合在儿科门急诊以及院前急救时作为首选止惊药之一，首剂0.2~0.3mg/kg，最大不超过10mg/每次。10%水合氯醛灌肠也是目前一种较实用的初始止惊方法，剂量为0.5ml/kg（50mg/kg），稀释至3%灌肠。②积极寻找潜在病因，有针对性地进行病因治疗。③加强护理和监护，对于难治性癫痫持续状态，有条件的应该转入ICU

治疗，及时处理各种脏器功能障碍、低血糖或电解质紊乱，如果出现严重低氧血症需要及时气管插管、机械通气支持。④序贯治疗：当难治性癫痫持续状态控制，拟停用静脉用止惊剂时，应提前加用口服抗癫痫药物，防止癫痫持续状态复发。

5. 患儿长程管理　应对癫痫患儿的生活进行系统管理，提供良好的咨询，包括饮食、起居、学习、运动等，尽量避免诱发因素（如睡眠剥夺、饮酒等），强调安全意识，避免发作时的意外伤害；同时应注意患儿和家长的心理疏导，增强战胜疾病的信心，坚持规律、合理的治疗。

【预后】　绝大部分癫痫儿童的预后可分为四类：①预后良好的自限性癫痫：如伴中央-颞区棘波的儿童良性癫痫等儿童期良性部分性癫痫（占20%～30%），这类患儿在几年后常可自行缓解，发作稀少者甚至不需要药物治疗；②药物敏感性癫痫：如绝大多数儿童失神癫痫（占30%），这类患儿药物控制容易，几年后可完全停药而不复发；③药物依赖性癫痫：如青少年肌阵挛以及许多症状性局灶性癫痫（占20%），这类患儿药物治疗可以达到发作控制，但撤药后易复发，大多数需要终身治疗；④药物耐药性癫痫：为难治性癫痫，预后不佳（占13%～17%）。另外，特发性或隐源性癫痫的缓解率是症状性癫痫的3倍。癫痫患儿可出现非预期猝死（sudden unexpected death in epilepsy，SUDEP）。虽然癫痫患儿的整体死亡率高于同龄儿的预期死亡率，但是癫痫相关死亡多发生在合并有其他神经系统缺陷以及癫痫控制不良的患儿，而在没有其他神经系统异常、癫痫完全控制的患儿，其癫痫相关死亡很少见，其整体死亡率并未增加。

（姜玉武）

参考文献

[1] ROBERT M，KLIEGMAN，JOSEPH SG. Nelson Textbook of Pediatrics（21st Edition）. Elsevier Inc，2019.

[2] KENNETH F，SWAIMAN，STEPHEN A，et al. Swaiman's Pediatric Neurology Principles and Practice. 6th ed. Elsevier Inc，2017.

[3] SCHEFFER IE，BERKOVIC S，CAPOVILLA G，et al. ILAE classification of the epilepsies：Position paper of the ILAE Commission for Classification and Terminology. Epilepsia，2017，58：512-521.

[4] MOOSA ANV. Antiepileptic Drug Treatment of Epilepsy in Children. Continuum（MinneapMinn），2019，25（2）：381-407.

第3节　神经系统代谢病与遗传性变性病

一、脑脂质贮积病及其他脂质代谢病

（一）概述

细胞溶酶体中不同的水解酶缺陷导致相应的蛋白质、碳水化合物、脂质和硫酸盐等物质不能降解而贮积出现临床症状，这些疾病统称为溶酶体贮积症（lysosomal storage diseases，LSDs）。LSDs常见的有脂质贮积病（lipid storage diseases）、黏多糖贮积症、糖蛋白贮积病和粘脂质贮积病等。脂质贮积病种类繁多，本节主要叙述对神经系统造成严重损害的鞘脂病。除溶酶体水解酶缺陷外，鞘脂病还可由4种鞘脂类激活糖蛋白（sap-A、sap-B、sap-C及sap-D）和GM_2激活蛋白（GM_2AP）缺陷以及转运体缺陷（导致小分子无法从溶酶体中排出）导致溶酶体物质蓄积。尽管近几十年来，酶替代治疗（enzyme replacement therapy，RET）、底物清除治疗（substrate remove therapy，SRT）及造血干细胞移植治疗（hematopoietic stem cell transplantation，HSCT）在临床中得到应用，但对于中枢神经系统受累严重的脑脂质贮积病效果并不理想，已有科学家尝试在动物模型及患者中进行基因治疗的研究，并取得一定效果。但是，LSDs详细的分子和细胞机制依然不十分清楚，安全有效的治疗仍面临巨大挑战。溶酶体水解酶缺陷导致的各种脑脂质贮积病见表30-3。

（二）神经节苷脂贮积病

神经节苷脂广泛存在于人体各种细胞内，是构成神经细胞膜鞘糖脂质的主要成分，人脑内至少含有10种不同结构的神经节苷脂，最常见的是GM_1和GM_2神经节苷脂贮积病。

1. GM_1神经节苷脂贮积病　GM_1神经节苷脂贮积病是由于β-半乳糖苷酶（GLB1）基因突变导致的神经节苷脂GM_1及其唾液酸游离残基在溶酶体中贮积。

表 30-3 常见的溶酶体酶缺陷导致的脑脂质贮积病

缺陷酶	基因定位	基因	疾病名称	治疗
B-半乳糖苷酶	3P21.33	*GLB1*	GM_1 神经节苷脂贮积病	S/S
B-已糖胺酶 A	15Q23~Q24	*HEXA*	GM_2 神经节苷脂贮积病	S/S
B-已糖胺酶 A+B	5Q13	*HEXB*	GM_2 神经节苷脂贮积病(SANDHOFF 病)	S/S
酸性鞘磷酯酶	11P15.1~P15.4	*SMPD1*	NIEMANN-PICK 病(A、B 型)	S/S
		NPC1	NIEMANN-PICK 病 C1 型	SRT
		NPC2	NIEMANN-PICK 病 C2 型	SRT
B-葡糖脑苷脂酶	1Q21~Q31	*GBA*	戈谢病	ERT,SRT
A-半乳糖脑苷脂 A	XQ22	*GLA*	FABRY 病	ERT,HSCT
A-半乳糖脑苷酯酶	22Q13~13QTER	*GALC*	KRABBE 病	HSCT,S/S
芳基硫酸酯酶	14Q31	*ASA*	异染性脑白质营养不良(MLD)	HSCT,S/S
酸性神经酰胺酶	8P22~P21.3	*ASAH1*	FARBER 病	HSCT,S/S

注:S/S:对症及支持治疗;SRT:底物清除治疗;ERT:酶替代治疗;HSCT:造血干细胞治疗。

GLB1 缺陷目前认为是一个表型广谱的寡糖贮积谱系疾病[1],当 GLB1 缺陷导致的硫酸角质素分解障碍时,临床症状主要以骨骼及肝脾受累为主,其特征是尿中硫酸角蛋白排泄增加,中枢神经系统几乎不受影响,智力可正常,临床称之为 Morquio B 综合征(黏多糖ⅣB 型)。

GM_1 神经节苷脂贮积病依据年龄分为 3 型。

Ⅰ型:患儿常在出生后不久发病,初起全身肌张力低下,吸吮力差,喂养困难,对外界反应差,出生数月内即可见肝脾大,常伴丑陋面容,如前额凸出、大耳、鼻梁低平、齿龈增生和巨舌。患儿精神、运动发育迟缓,至 7~8 个月不能独坐;对声音敏感,稍加刺激即可惊跳;逐渐出现眼震颤、阵发性痉挛、惊厥、脊柱后凸、关节强直等症状。如能存活至 1 岁以上,患儿常呈去大脑状态,且易反复罹患呼吸道感染,多在 2 岁左右死于支气管肺炎。患儿的骨髓、肝脾、淋巴结中可找得特殊的泡沫细胞。骨骼 X 线片常显示多发性骨发育不良、骨质疏松,椎体前缘尖突和畸形等现象。约 50%的患儿眼底检查可发现樱桃红色斑。

Ⅱ型(晚发婴儿型,或称幼年型):多数在 12~18 个月发病,首发症状常是步态异常、易摔倒,继而运动能力倒退和失语,逐渐发展至痉挛性四肢瘫;癫痫发作常见。通常无周围神经受累和肝脾大,视网膜和角膜无病变,视力正常,面容正常。骨骼 X 线片可见轻度髋臼和脊柱椎体发育不良,近端掌骨畸形。患儿常因肺部感染在 3~10 岁死亡。

Ⅲ型:4 岁以后发病,多数在儿童期和青春期,亦有迟至三四十岁者。患者常以构音障碍和肌张力异常为初始症状,病情进展缓慢,可长达数十年,智能可轻度受损,通常无共济失调、肌阵挛、癫痫等症状;无面容异常、肝脾大;无视网膜、角膜病变。骨骼 X 线片可能见到脊椎椎体轻度扁平。

【诊断】 患儿有典型的临床表现,外周血淋巴细胞有空泡形成,眼底樱桃红斑,以及骨骼 X 线片特征性改变等,高度怀疑本病。确诊需依据外周血白细胞、培养成纤维细胞的酸性 β-半乳糖苷酶活性测定,以及 GLB1 基因检测。

2. GM_2 神经节苷脂贮积病 β-已糖胺酶(hexosaminidase,Hex)缺乏时,GM_2 分子所结合的 N-乙酰半乳糖胺即不能被水解脱离,造成 GM_2 降解障碍而沉积。Hex 有两种同工酶,即 Hex A 和 Hex B。Hex A 缺乏症包括:Tay-Sachs 病(TSD)、青少年型(亚急性)、慢性型和成人型 Hex A 缺乏症。Hex A 酶和 Hex B 酶的活性均丧失,临床表现为 Sandhoff 病。

(1) Tay-Sachs 病:本病又称为 B 型 GM_2 神经节苷脂贮积病,是最多见的类型。患儿出生时正常,生后 4 个月左右出现对声音刺激的异常敏感,表现为突发惊跳和四肢伸展性阵挛;至 4~6 个月时呈现精神运动发育倒退,逐渐不能独坐、翻滚或取物,对外界反应淡漠;肌张力减退,锥体束征阳性,肢体逐渐痉挛;至 8~9 个月时,患儿出现眼震、失明,眼底可见樱桃红斑。生后第 2 年常有癫痫发作和脑电图异常,但无周围神经损害征象,无骨骼、面容等改变。随病情进展,患儿渐至痴呆状,常在 3~5 年时死于恶病质。

青少年亚急性型及慢性型 GM_2 可在儿童、青少年任一年龄起病，以失语、构音障碍、行走困难、小脑共济失调等症状为主；亦有以乏力、淡漠、行为异常等起病者；随病程进展，逐渐出现智能衰退、肌阵挛、癫痫、失明等症状；起病 3~10 年后，患者呈痴呆状。

慢性型患者的临床表现虽然变化多端，但多数有下运动神经元和脊髓小脑受侵犯的征象，表现为眼肌麻痹、肢体肌张力低下、肌萎缩等，以及一些成人患者出现双相情感障碍。

（2）Sandhoff 病：本病又称为 O 型 GM_2 神经节苷脂贮积病。本病临床表现与 Tay-Sachs 病极相似，患儿在出生后数月内大多正常，惊跳现象较多，至 6 个月左右出现肌张力低下，运动倒退，失明，惊厥，轻度肝脾大等症状。病情进展迅速，尚无有效治疗方法，常在 2 岁内死亡。

【诊断与鉴别诊断】 确诊 Tay-Sachs 病和 Sandhoff 病，需行外周血白细胞或培养皮肤成纤维细胞的酶活性检测。Tay-Sachs 病 Hex A 活性降低，Hex B 活性正常或增高；Sandhoff 病 Hex A 和 Hex B 的活性均降低。结合临床的基因检测是目前重要的确诊手段。

【治疗】 目前，神经节苷脂贮积病均为对症治疗。

（三）戈谢病

戈谢病（Gaucher disease，GD）由 β-葡糖脑苷脂酶（glucocerebrosidase，GBA）基因突变，导致葡糖神经酰胺（GL1）不能正常分解为葡萄糖和神经酰胺，是一种常染色体隐性遗传性溶酶体贮积症。GD 是脂类贮积症中最常见的类型。主要临床特征为肝脾大，脾功能亢进，骨骼病变，造血系统和中枢神经系统症状。GD 分为 3 种临床类型，目前更倾向于认为，GD 是从严重致死性胎儿水肿到无症状的连续疾病表型[2]。

Ⅰ型：即慢性（非神经）型，是最常见的一型，无原发性中枢神经系统症状，其脑组织中缺乏 GL1 累积，其 GBA 活性约为正常人的 18%~40%。发病年龄可自生后数月至 70 岁的任何阶段，多数在学龄前期因肝脾大和贫血就诊。随着病程进展，脾脏增大显著，并出现脾功能亢进现象，贫血显著，白细胞和血小板亦减少。至晚期时，生长发育显著落后，腹部明显膨胀，常伴有感染和皮肤黏膜出血倾向。淋巴结轻度肿大。肝功能受损，常见食管静脉曲张、Ⅸ因子等凝血因子缺乏。严重骨痛和关节肿胀，X 线检查可见普遍性骨质疏松、髓腔增宽、股骨远端呈烧瓶状和股骨头无菌性坏死等局限性骨质破坏甚至骨折。年长患者，面部和四肢暴露部位常见色素沉着和肺部浸润症状。

Ⅱ型：又称为急性（神经）型，发病年龄自新生儿期至 18 个月，以 3~4 个月为多见。其 GBA 活性低于正常人的 5%，是预后最差的一型。初起症状以哭声微弱、吸吮能力差和肝脾进行性增大为主，继而出现吞咽困难、斜视、角弓反张等症状。多数患儿在 6~9 个月时发生肌张力增高、腱反射亢进、喉喘鸣、惊厥和病理反射等神经系统症状。肺内可有大量 Gaucher 细胞（充满脂质的巨噬细胞，镜下可见皱纹纸样外观）浸润或并发肺炎，多有咳嗽、呼吸困难和发绀。一般在 2 岁以内死于肺部感染。

Ⅲ型：即亚急性（神经）型，较少见，其 GBA 活性约为正常人的 12%~20%。本型常在 2 岁左右时发病，初起以脾大为主，肝脾大发展缓慢。经过 3~7 年的无明显症状期后逐渐出现神经系统症状，如斜视、肢体强直痉挛、智力低下和惊厥发作等。晚期出现骨骼病变、脾功能亢进、全血细胞减少和出血症状。患儿常在神经症状出现后 2 年左右死亡。

【诊断】 对于脾大、脾功能亢进、贫血、血小板减少、骨骼疼痛、骨质破坏的患儿，如果骨髓、脾、肝或淋巴结穿刺液中发现 Gaucher 细胞可初步诊断 GD。确诊需行外周血白细胞或其他有核细胞中 GBA 酶活性检测，如果酶活性正常，需行 *GBA* 基因突变检测，除外鞘脂激活蛋白 sap-C 导致疾病的可能。基因检测利于产前诊断。

【治疗】 对Ⅱ型患儿主要为对症治疗。Ⅰ型和Ⅲ型患儿，脾脏极度肿大且有脾功能亢进者可行脾切除术，但有可能加重骨骼和神经系统病变。因此，对这两型患儿应长期随访，观察贫血和出血倾向的发展，尽可能推迟手术或仅行部分脾切除。ERT 已成功用于Ⅰ型患儿，获得明显效果，由于不能通过血脑屏障故不能用于Ⅱ型和Ⅲ型患者。HSCT 在Ⅰ型和Ⅲ型患者中已获得满意效果，但 HSCT 的时机至关重要。

（四）尼曼-匹克病

尼曼-匹克病（Niemann-Pick disease，NPD）是一组鞘磷脂代谢异常的常染色体隐性遗传性溶酶体贮积症。鞘磷脂及其前体脂质，主要贮积于巨噬细胞的溶酶体中，这些充满脂肪的巨噬细胞（泡沫细胞）沉积在肝脏、脾脏、肺和大脑中，导致肝脾大、肺部和神经系统症状。根据表型及年龄，主要分为 A、B、C 三型。NPD A 型和 B 型由鞘磷脂磷酸二酯酶 1（SMPD1）基因突变导致酸性鞘磷脂酶（acid sphingomyelinase，ASM）活性减低，鞘磷脂不能正常水解成神经酰胺和磷酸胆碱而异常贮积。

NPD C 型(NPC)是由 *NPC1*(占 95%)和 *NPC2* 基因突变引起的,NPC1 和/或 NPC2 蛋白功能丧失会阻止胆固醇从溶酶体排出,使溶酶体中的胆固醇过度积累[3]。

A 型(婴儿型):是最常见的一型。患儿在宫内及娩出时均正常,少数在新生儿期有黄疸延迟消退;出生后数周内即可因肌力和肌张力低下而发生喂养困难及体重不增,常伴有反复呕吐、腹泻等;3~6 个月时出现肝脾及淋巴结肿大。病情进展迅速,除肝脾极度增大外,神经系统症状出现较早,6 个月时即可呈现精神运动发育倒退征象,如表情淡漠、动作发育迟缓、听视力逐渐丧失及惊厥发作等。皮肤有棕黄色素沉着。约半数患儿可见眼底黄斑处樱桃红斑。患儿最终极度消瘦呈恶病质状态,大多在 3 岁左右死亡。

B 型(慢性非神经型):本型患儿发病较 A 型稍晚,以脾大起病,然后出现肝大。病情进展缓慢,且不侵犯神经系统,肝功能受损情况亦少见。患儿身材矮小,肺部因弥漫性浸润而容易发生感染。

C 型(慢性神经型):任何年龄段均可发病。本型约 1/3 的病例在出生后第 2 年发病。多数患儿以肝脾大及弥漫性脑功能障碍为首发症状:肝脾增大程度较上述两型为轻;早期表现语言障碍、共济失调和癫痫发作,并逐渐出现失定向力、肌张力过高、腱反射亢进和惊厥频繁发作,常在幼儿期死亡。另外 2/3 的病例在儿童期或青春期起病,病初呈现精神运动发育轻度迟缓;继而出现小脑性共济失调、意向性震颤、言语困难等。多数患者有垂直核上凝视麻痹(vertical supranuclear gaze palsy, VSGP),部分患者有肌张力过高和手足徐动症。多数患者在 20~30 岁时死于吸入性肺炎,少数患者可以存活更久。

【诊断】 对于肝脾大、早期出现神经系统症状、骨髓涂片找到典型泡沫细胞的患儿可初步诊断 NPD A 或 B 型,确诊需白细胞 ASM 酶活性缺陷以及 *SMPD1* 基因检测。对于 NPC 型,目前胆固醇分析作为初筛或一线的检测手段已取代了皮肤活检。*NPC1* 和 *NPC2* 基因检测是所有疑似 NPC 患者的确诊手段。同时需鉴别少数患儿可能由于鞘脂激活蛋白 sap-D 突变所致。

【治疗】 本病目前尚无有效的治疗方法,以对症治疗为主。有些患儿使用咪格司他(一种糖磷脂生物合成的小分子抑制剂)可以减缓 NPC 的神经症状。ERT 和基因治疗目前处于试验阶段,这些可能成为未来治疗的主要手段。

(五)异染性脑白质营养不良

异染性脑白质营养不良(metachromatic leukodystrophy, MLD)是芳基硫酸酯酶 A(arylsulfatase A, ASA)基因突变导致髓磷脂代谢缺陷的常染色体隐性遗传性溶酶体贮积症,按起病年龄及临床特征可分为 3 型。

婴儿型:发病率约为 1/40 000,占全部病例的 60%~70%,大多数在生后 1~2 年起病,85%已能正常行走,至 14~16 个月时逐渐出现进行性行动困难,双下肢无力、呈膝反张,经常摔倒;逐渐出现双下肢弛缓性轻瘫、腱反射减弱,经数月或 1 年后,出现双下肢强直、锥体束征阳性,可伴有周围神经传导速度减低,以及非麻痹性斜视或眼震,视力正常。随着病情发展,患儿逐渐不能坐、站,上肢亦出现痉挛、意向性震颤等;同时伴有言语不清、流涎、吞咽困难等。对外界反应显著减少;视力减退,约 1/3 的患儿出现视神经萎缩;部分患儿有声源性肌阵挛或癫痫发作。疾病末期,患儿呈现去皮质强直状态,伴有肌阵挛和抽搐,通常在 3~7 岁死亡。

晚发型(青少年型和成人型):患者发病年龄从 3~10 岁至青春期、成人期不等,临床表现不一。起病时以进行性行走困难为主,伴有锥体束征,也可出现腱反射减弱、神经传导速度降低等周围神经受累表现;发病年龄较晚的青少年或成年人常先有学习或工作效率下降、行为异常、认知障碍等,逐渐出现共济失调和锥体束征。本型病程约为 5~10 年,亦可 20~30 年。

【辅助检查】 头颅 MRI 检查可见典型的脑室周围和顶枕部对称性的豹纹样脑白质病变;病初可见脑脊液蛋白质增高;脑电图非特异性异常则多见于疾病晚期;肌电图可见周围神经传导速度减慢;所有类型 MLD 患者尿中均有大量硫脂排出,但可能有假阴性发生。

【诊断】 本病的确诊依据是血中 ASA 酶活性降低、尿中硫脂及基因检测。需要鉴别的主要疾病是多种硫酸酯酶缺乏症及鞘脂激活蛋白 sap-B 缺陷。临床上有部分人 ASA 酶活性水平为正常人的 10%~15%,但缺乏相应的 MLD 症状,这种现象被称为 ASA 假缺乏症(ASA-pd)。还有少数有 MLD 典型症状而 ASA 活力正常,这种应考虑鞘脂激活蛋白(sap-B)缺乏的可能。因此,确诊 MLD 之前均需行 ASA-pd 和 sap-B 突变筛查。

【治疗】 本病目前缺乏特效治疗,以对症治疗为主。HSCT 对晚发型患儿治疗效果更好。对于婴儿型患儿治疗效果取决于神经系统症状的严重程度,原则上治疗开始越早越好。

(六)Krabbe 病

Krabbe 病又称球形细胞脑白质营养不良(globoid cell leukodystrophy),是由于半乳糖脑苷脂酶(galactocerebrosidase,GALC)缺乏所致的常染色体隐性遗传性溶酶体贮积症。*GALC* 基因突变造成的酶活性缺陷使半乳糖脑苷脂不能降解成神经酰胺和半乳糖。Krabbe 病是一种严重的、通常是致命的神经退行性疾病,所有患者均有周围运动感觉神经病,但婴儿型以中枢神经系统功能障碍为主。按起病年龄分为4型:

婴儿型:通常在2~5个月出现症状。起病以易激惹、难以安抚的哭闹、淡漠或喂养困难为主,多数伴有营养不良;病情进展迅速,很快出现进行性躯干和四肢肌张力降低、肌阵挛、腱反射亢进和锥体束征阳性;1岁时即可发生眼震颤、斜视等以及视神经萎缩、失明;少数患儿听力丧失。晚期患儿肌张力过高、角弓反张,多数在2岁以内死于呼吸困难或肺部感染。

婴儿晚发型:约占全部 Krabbe 病患者的10%~15%。发病年龄自15个月至10岁不等,但多数在5岁以前。临床症状与婴儿型相似。起病以进行性的行走困难或痉挛性单侧下肢瘫痪或偏瘫最先出现,数周或数月后出现双侧锥体束征;半数以上患儿存在腱反射消失、神经传导速度减低等周围神经受累。随着病情进展出现失明、明显的认知和行为倒退,癫痫发作不多见。病程长短不一,多数在起病2~5年后出现四肢瘫和痴呆,少数可长达10~20年。

青少年型:通常表现为无力、认知及行为异常和失明。所有患者均会出现严重精神运动能力倒退,多在诊断后2~7年时死亡。

成人型:起病多以周围运动感觉神经表现为主,出现手的灵活性丧失、四肢烧灼样感觉异常、行走困难,逐渐肌肉萎缩伴脊柱侧凸等。部分青少年和成人患者仅有肢体无力,不伴智力衰退;严重者卧床不起,精神和运动症状持续恶化。

【诊断】 Krabbe 病患儿头颅 CT 可见基底节和侧脑室周沙粒样密度增高;头颅 MRI 可见脑室周围、小脑、胼胝体长 T_2 异常信号;脑脊液中蛋白质含量异常增高;周围神经传导速率降低。临床高度怀疑本病,确诊需行外周血白细胞 GALC 酶活性检测,如果酶活性正常,需行基因检测排除鞘脂激活蛋白 sap-A 导致疾病的可能。因此,目前确诊更多依靠基因检测。

【治疗】 Krabbe 病以对症治疗为主。现有证据显示 HSCT 对婴儿型、婴儿晚发型(需在神经系统症状出现之前进行)和青少年型 Krabbe 病患者有效。

(七)法伯病

法伯病(Farber disease,FD)是一种非常罕见的常染色体隐性遗传性溶酶体贮积症。由编码酸性神经酰胺酶(acid ceramidase,ACDase)的 *ASAH1* 基因突变导致其活性降低,不能使神经酰胺分解为鞘氨醇和游离脂肪酸,导致神经酰胺在多种组织及脏器中贮积,出现相应的临床症状。截至目前其患病率和发病率尚不清楚。酸性神经酰胺酶(ACDase)缺乏症目前认为是包括了 FD 和更为罕见的脊髓性肌萎缩伴进行性肌阵挛性癫痫(SMA-PME)在内的谱系疾病[4]。

依据 FD 起病的年龄、受累的系统及严重程度,目前分为7型。典型症状为皮下结节的形成、关节疼痛和肿胀、声音嘶哑和失声。结节通常出现在关节和过压部位,主要由泡沫组织细胞和巨噬细胞组成,几乎所有脏器均可受累。随着时间的推移,皮肤变厚、瘢痕样改变、骨质破坏、关节挛缩均呈进行性加重,导致严重的运动障碍,从而丧失运动能力。喉部结节的形成也会导致声音嘶哑,婴儿期 FD 表现为微弱的哭声,发展为发声困难,最终不能说话。血液系统受累表现为贫血、血小板减少、有核红细胞及白细胞增多,血沉及 C 反应蛋白(C-reactive protein,CRP)中度升高。神经系统病变广泛,前角细胞及周围神经损害,出现肌张力低下、肌无力和萎缩;大脑皮质及小脑、脑干受累,导致癫痫发作、发育迟缓及智力障碍。而肺部炎症病变是死亡的主要原因,尸检发现肺泡内大量充满脂质的巨噬细胞以及炎症细胞浸润。FD 最常见的眼底改变是樱桃红斑。其他可见视网膜混浊、角膜混浊和黄斑变性;以及结膜中存在黄色瘤样增生、视觉固定不良和眼球震颤等等。肝大在典型的 FD 患者中很常见。婴儿期可见胆汁淤积性黄疸、腹水、肝纤维化和肝功能异常,少数婴儿会持续性腹泻。

1型为经典型,多在婴儿期起病,一般活不过2~3岁,除典型症状外,可见肝脾大,神经和呼吸系统并发症。2型和3型 FD 为中度型和轻度型,其皮下结节、关节粘连和失声更多由炎症引起,由于神经系统较少受累而获得较长的寿命。4型 FD 为新生儿内脏型,新生儿期严重的器官肿大和内脏组织细胞增多。5型 FD 为神经系统进展型,除不严重的皮下结节和关节受累外,神经系统症状进行性恶化和癫痫发作。4型和5型 FD 患者临床症状更重,预后更差。最近提出的6型 FD 是 FD 病和 Sandhoff 病的联合变异型,患者临床表现为 FD,但 ACDase 及 HexA 和 HexB 均缺乏。7型 FD 被称为激活蛋白原(由 *PSAP* 基因编码)缺乏症,与6型相似,这些患者常常存在多种酶缺陷,如葡糖脑苷脂酶、半乳糖苷酶和神经酰胺酶活性降低。由于这些亚型极为罕见,虽然一些生化和临床症状与 FD 重叠,但是否诊断为 FD

仍存在争议。

【诊断】 FD 诊断主要依靠临床表现，结合 ACDase 酶活性或 *ASAH1* 基因检测确诊。其典型症状为皮下结节的形成、关节疼痛和肿胀、声音嘶哑和失声。很多 FD 早期误诊为风湿性关节炎等结缔组织病，需鉴别。

【治疗】 FD 以对症治疗为主。极少数病例尝试了 HSCT，对神经系统以外的症状有明显改善。已有研究在评估重组人 ACDase 的 ERT 治疗效果。另外，针对 ACDase 缺乏症的基因治疗也在积极探索中。

（八）法布里病

法布里病（Fabry disease）是由 α-半乳糖苷酶 A（α-galactosidase A，α-Gal A）活性缺陷导致酰基鞘氨醇三己糖（globotriaosylceramide，Gb3）不能降解而进行性蓄积所致的 X 连锁遗传的鞘糖脂贮积病。Gb3 主要广泛累及血管系统的内皮细胞、平滑肌细胞，包括自主神经系统细胞、肾小球、肾小管和间质细胞、心肌细胞等，导致多脏器受累。目前已发现编码 α-Gal A 的 *GLA* 基因数百种突变[5]。

典型患者大多数在儿童期至青春期间发病，平均发病年龄为 10 岁，初起以皮肤或神经系统症状为主，指/趾等四肢反复发作的烧灼样或刀割样疼痛和肢端感觉异常是最先出现的神经系统症状，运动、疲劳、感染发热等常为诱发因素，每次发作历时数日至数周，可伴有手足肿胀、发热和血沉增快等；典型的皮损最多见于脐至膝之间，在口腔黏膜、腿部、臀部等亦可见到，为分布对称的、自针尖至数毫米直径的暗红或蓝黑色斑疹或微凸丘疹，压之不褪色，称为血管角化瘤。皮疹大小和密集程度随年龄而增加，多数伴有少汗症。用裂隙灯检查可见早发的角膜混浊，早期上皮细胞深层出现弥漫云雾状变化，继而直或迂曲的细线自角膜四周向中心蔓延，这是本病的特征表现；皮肤和眼部症状可能与神经系统症状同时出现，亦可能早于神经系统症状。肾脏血管病变可在儿童期出现，随着病变进展，患者在 20~40 岁时即呈现等渗尿、氮质血症等肾功能衰退征象。高血压、左心肥大、心肌缺血和梗死、心力衰竭等心血管病变和脑梗死等表现则在中年时逐渐发生。在疾病晚期，患者多有肺功能不全、失语、癫痫、偏瘫等情况；大多数在 40~45 岁时死于尿毒症、心功能衰竭或脑卒中等。

少数轻症患者临床上无症状，或仅见蛋白尿、心血管症状，或仅有肢端感觉异常，这类患者多有酶活性残留。

【诊断】 临床上出现间歇性发作肢端剧烈疼痛（或伴有肢端感觉异常）；皮肤血管病变（血管角化瘤）；排汗减少；或家族中男性成员有病因不明的心肌肥厚、脑卒中、慢性肾脏病（chronic kidney disease，CKD）均应怀疑 Fabry 病。确诊需要行白细胞 α-Gal A 酶活性检测，男性酶活性明显减低可确诊 Fabry 病。当症状不典型或 α-Gal A 活性部分残余则需基因检测确诊。

【治疗】 ERT 可减轻疾病程度和/或减缓疾病进展。对症治疗应避免曝晒和高温，保证足量饮水，以减少诱发疼痛；加巴喷丁、普瑞巴林、卡马西平和阿米替林可减轻疼痛和缓解肢端感觉异常；避免使用非甾体抗炎药；氯吡格雷和阿司匹林可抑制血小板聚集，可用以预防血管栓塞。

（九）其他脂类代谢病[6]

1. 涎酸贮积症（OMIM #256550） 是由编码神经氨酸酶的 *NEU1* 基因突变导致的常染色体隐性遗传性溶酶体贮积症。根据其表型和发病年龄分两型。Ⅰ型涎酸贮积症（樱桃红斑肌阵挛综合征）表现为视觉缺陷、肌阵挛综合征、樱桃红黄斑、反射亢进和癫痫发作，晚期和轻型的患儿在生命的第 2 个或第 2 个十年出现视力障碍和共济失调。Ⅱ型涎酸贮积症起病于婴儿期，具有较严重的表型，其特征为面部粗糙、肝大、消化不良和发育迟缓。头颅 MRI 显示进行性小脑萎缩和脱髓鞘改变。以对症治疗为主。

2. 多种硫酸酯酶缺乏症（OMIM #272200） 是由多数硫酸酯酶的遗传缺陷造成半胱氨酸残基在前酶活性位点对甲酰基甘氨酸的降解过程异常引起的。多种硫酸酯酶缺乏症的临床变异性很大，典型的婴儿型多重硫酸酯酶缺乏症患儿既有晚婴型 MLD 的特点又有黏多糖贮积症的轻微症状。大多数患儿在生后第 2 年出现痉挛、失明、听力丧失、癫痫、痴呆和鱼鳞病等症状。黏多糖贮积症的症状通常在后期变得明显，包括粗糙的外观特征、骨骼异常、关节僵硬和生长迟缓。以对症治疗为主。

3. 溶酶体酸性脂肪酶缺乏症（OMIM #278000） 是由于编码溶酶体酸性脂肪酶（lysosomal acid lipase，LAL）的 *LIPA* 基因突变导致的常染色体隐性遗传性疾病，包括婴儿型和晚发型。婴儿型，又称沃尔曼病（Wolman disease），特点是婴儿期营养不良，胆固醇酯和甘油三酯储存在肝巨噬细胞中导致肝大和肝病，肾上腺钙化导致肾上腺皮质功能不全。晚发型又称胆固醇酯贮积病（cholesteryl ester storage disease，CESD）。CESD 儿童期以沃尔曼病的方式出现，甚至在症状出现之前血脂代谢就出现异常。晚发型 CESD 主要表现为动脉粥样硬化、肝脏疾病、继发性脾功能亢进和/或吸收不良。CESD 患者的正常寿命取决于疾病表现的严重程度。LAL 缺乏症确诊需要 LAL 酶活性检测及 *LIPA* 基因检测。治疗以对症治疗为主，可使用他汀类药物降低胆固醇。如果疾病发展为肝硬化和肝功能衰竭时，可以考虑肝移植。ERT 最近获得了 FDA 的批准，改善患者的生活质量。HSCT 已用于沃尔曼病患儿的治疗，可明显改善症状，延长生命。

二、脑白质营养不良

（一）肾上腺脑白质营养不良

肾上腺脑白质营养不良（adrenoleukodystrophies，ALD）是一种罕见的遗传代谢病，为过氧化物酶体病的常见类型。其遗传方式有两种类型，一种是较为多见的 X 连锁隐性遗传（X-linked adrenoleukodystrophy，X-ALD）；另一种是罕见的常染色体隐性遗传，发生于新生儿，称为新生儿肾上腺脑白质营养不良（neonatal adrenoleukodystrophy，NALD）。

X-ALD 多男性发病，少数女性携带者也可发病，但症状轻微。*ABCD1* 是其致病基因，该基因突变导致过氧化物酶体极长链脂肪酸（very long chain fatty acids，VLCFA）氧化分解障碍，脂质物质在组织和体液中堆积，造成直接和间接的细胞毒性损害。其病理特点是中枢神经进行性脱髓鞘和/或肾上腺皮质萎缩或发育不良；生化代谢特点是血浆中 VLCFA 异常增高。

X-ALD 起病年龄不一，可见于儿童和成人，临床症状轻重不等，呈现高度表型异质性，男性患者根据受累部位、发病年龄和临床特征分为 7 型。

儿童脑型：是 X-ALD 的常见类型，占所有 ALD 患者的 35%。多见于 4～10 岁的男孩。临床表现是神经系统症状和肾上腺皮质功能不全症状，两者同时出现或相继出现，也可单独存在。神经精神症状包括多动、攻击性行为、智力倒退、学习困难、记忆障碍、退缩等；常见运动障碍如运动功能倒退、步态不稳、痉挛性瘫痪，周围神经受累不明显。此外，可见视听障碍，视神经萎缩，全身性或局限性癫痫发作等；肾上腺皮质功能不全时，表现为轻重不等的皮肤和黏膜色素增加、变黑，以及失盐征。病程为进行性，多在 15 岁以内死亡。

青少年脑型：一般在 10～20 岁出现症状，临床特点与儿童脑型相似，视力减退是最常见的首发症状，疾病进展较慢。

肾上腺脊髓神经病型：多发生于 20 岁以后的成年男性。主要表现为进行性脊髓功能障碍，下肢痉挛性截瘫、括约肌功能障碍，周围神经受累。肾上腺皮质功能不全的症状较重，多早期出现，可伴有性腺功能障碍，晚期可出现小脑性共济失调，精神行为异常，认知倒退。寿命一般不受影响。

成人脑型：20 岁以后发病，病情进展较儿童脑型迅速，临床表现与儿童脑型相似。

橄榄-脑桥-小脑型：青少年或成人期发病，表现脑干和小脑受累症状，进行性运动障碍和共济失调。

单纯肾上腺皮质功能减退型：2 岁至成人期起病，仅表现肾上腺皮质功能减退，无明显神经系统症状，易误诊。成年后多可转变为肾上腺脊髓神经病型。

无症状型：已发现 VLCFA 代谢障碍，而无任何临床表现。多见于先症者家属。

此外，约 20%～30% 女性携带者可能在 30 岁以后出现轻微痉挛性截瘫，并逐渐加重。

【诊断】 根据典型的临床特点及下列检查可确定诊断：

（1）头颅影像：具有特征性改变，病变由后头部开始，依次累及枕、顶、颞区出现脑白质对称性病变。头颅 CT 在侧脑室三角区有对称性低密度影，其周围可见强化的边缘；头颅 MRI 可在顶枕叶深部白质和相邻的中脑部位有长 T_2 信号，增强头颅 MRI 可见病灶周边"蝴蝶"状强化。脊髓 MRI 可见脊髓萎缩或正常。

（2）电生理检查：儿童 ALD 早期诱发电位和神经传导速度正常。肾上腺脊髓神经病型可见神经传导速度减慢，脑干听觉诱发电位有异常。

（3）脑脊液检测：大多正常，可有蛋白和细胞数稍增高。新生儿型常见脑脊液蛋白增高。

（4）血清 VLCFA 谱：增高，特别是 C26 脂肪酸增高，C26/C22 比值增加，有诊断意义。产前诊断可测羊水细胞中 VLCFA 含量。

（5）内分泌功能：在发生肾上腺皮质功能不全的 Addison 危象时，血中皮质醇减低，在无危象发生时，ACTH 刺激试验也能发现肾上腺代偿储备减少。对于男性 Addison 病患者，即使未见神经系统症状，也应检测 VLCFA，以免漏诊本病。

（6）基因分析：男性患者 *ABCD1* 基因半合子突变，女性携带者可发现杂合变异。

【治疗与预后】 本病无特效治疗方法，可根据不同表型选择治疗方案以改善症状。发生肾上腺皮质功能不全时，可用激素替代疗法，给予类固醇激素，但激素治疗对于神经系统症状的进展无作用。低脂饮食和 Lorenzo 油，可使 VLCFA 减少，但其临床效果尚不明确。干细胞移植适用于影像显示中枢神经系统受累，而临床尚无神经系统症状的患者。基因靶向治疗是研究的方向。

（二）佩利措伊斯-梅茨巴赫病

佩利措伊斯-梅茨巴赫病（Pelizaeus-Merzbacher disease，PMD），简称佩-梅病，是一种罕见的 X 连锁隐性遗传性脑白质病。*PLP1* 是其致病基因，*PLP1* 发生突变可导致神经髓鞘合成障碍[7]。典型的 PMD 临床表现为眼球震颤、肌张力低下、进行性运动功能障碍、痉挛性截瘫、共济失调等，常伴有认知功能的损害。头颅 MRI 表现脑白质 T_2 加权像和 FLAIR 像弥漫性高信号，具有髓鞘发育不良，或髓鞘完全无发育类似新生儿头颅 MRI 的特征性表现。

PLP1 基因突变具有临床表型异质性，PLP1 相关性疾病是一个由重到轻的连续性疾病谱系，根据临床表现从重到轻以及起病年龄的不同分为 6 型，分别是先天型 PMD、经典型 PMD、中间型 PMD、无 PLP1 综合征、复杂型痉挛性截瘫和单纯型痉挛性截瘫。PMD 属于 PLP1 相关性疾病中的病情严重的部分。

PMD 临床表型与基因型具有一定相关性，先天型 PMD 为最严重的类型，新生儿期起病，表现为钟摆样眼球震颤、肌张力低下、吞咽困难，常伴癫痫发作，语言表达障碍，多于婴幼儿期死亡，以 *PLP1* 基因点突变多见；经典型 PMD 最常见，多在 1~5 岁起病，早期表现有眼球震颤、肌张力低下，随病情进展，眼震逐渐消失，出现运动发育障碍，认知功能损害和锥体外系异常表现，多在 30~70 岁死亡，以 *PLP1* 基因重复突变最常见；中间型 PMD 临床表现介于先天型和经典型之间，多见 *PLP1* 基因重复突变。

【诊断与鉴别诊断】 需与佩-梅样病（Pelizaeus-Merzbacher-like disease，PMLD）相鉴别。PMLD 是一种少见的常染色体隐性遗传、髓鞘形成障碍性弥漫性脑白质病，男女均可发病。目前已知 PMLD 的致病基因是 *GJC2/GJA12*，该突变可能干扰星形胶质细胞与少突胶质细胞之前的耦联。临床早期出现眼震及运动发育落后，逐渐出现共济失调，进行性痉挛性截瘫，惊厥发作等。头颅 MRI 表现为弥散性脑白质病变，可伴有脑桥 T_2 加权像高信号。

PMLD 与 PMD 根据临床症状很难鉴别，基因检测可帮助确定诊断。明确基因突变类型有助于遗传咨询。

【治疗】 PMD 目前尚无特效治疗方法，遗传咨询和产前诊断仍是防控本病的有效手段。干细胞移植可提高 PMD 患者的认知和运动能力，改善其影像学表现，但单纯髓鞘重建并不能延长 PMD 患者的生存期。

（三）海绵状白质脑病

海绵状白质脑病（spongiform leucoencephalopathy）又称卡纳万病（Canavan disease，CD），海绵状脑白质营养不良和脑白质海绵状变性，是一种罕见的常染色体隐性遗传的白质脑病。*ASPA* 基因为其致病基因，编码天冬氨酸酰基转移酶，天冬氨酸酰基转移酶缺陷导致神经毒性物质 NAA 在脑内堆积，导致脑髓鞘化障碍，引起脑白质海绵状变性。根据起病年龄及疾病严重程度，分为 3 型。

先天型：少见，新生儿期起病，表现嗜睡、易激惹、吞咽困难、少动、四肢肌张力低下，病情危重，常于生后数周内死亡。

婴儿型：最常见，多于 2~6 个月起病，早期表现喂养困难、巨头、肌张力低下和不能竖头，6 月龄左右症状明显，表现发育迟缓或倒退、癫痫发作、听力视力障碍，之后逐渐发展肌张力过高，呈现阵发角弓反张、去大脑强直，多数在 10 岁内死亡。

少年型：多 5 岁后起病，病情较轻，主要表现智力运动倒退，共济失调、震颤、癫痫、痉挛性瘫痪等，病情进展缓慢。

【诊断】 尿 NAA 明显增高是 Canavan 病重要的生化诊断指标。头颅 MRI 早期为皮质下白质受累，随病情进展逐渐累及中央区白质，呈现弥漫性、对称性脑白质脱髓鞘改变，丘脑及苍白球也易受累，少部分患儿有小脑和脑干病灶。头颅 MRS 示 NAA 峰显著升高也为本病的特征。皮肤成纤维细胞天冬氨酸酰基转移酶活性下降。

【治疗与预后】 目前无特效治疗方法，以对症治疗为主。有研究显示锂制剂可以降低脑内 NAA 的含量使髓鞘合成增加，改善症状；有一项小样本研究，以腺病毒为载体的 *ASPA* 基因治疗，发现治疗后患儿脑 NAA 有所下降，病情进展减慢，临床症状趋于稳定。基因治疗可能是今后研究的方向。

（四）亚历山大病

亚历山大病（Alexander disease，AXD）是一种罕见的常染色体显性遗传性白质脑病，是第 1 个被发现的遗传性星形胶质细胞病。95%的病例是 *GFAP* 基因突变所致。该基因突变导致异常蛋白在星形胶质细胞内大量聚积，造成星形胶质细胞功能受损。根据其发病年龄，分为婴儿型、少年型和成人型。

由于根据发病年龄分型不能预测 AXD 的严重性和进展，根据其年龄和临床表现将其分为 2 型。

Ⅰ型：发病年龄小于 4 岁，主要表现为智力运动发育迟滞或倒退、大头、癫痫发作、脑病表现及发作性加重，病情严重，预后不良，死亡率是Ⅱ型的近 2 倍。

Ⅱ型：发病较晚，多 4 岁以后，临床表现为自主功能异常、眼球运动障碍、腭肌肌阵挛及延髓症状、共济失调，常无神经认知障碍和发育缺陷。

【诊断】 Ⅰ型 AXD 具有典型的 AXD 影像学特征，其头颅 MRI 诊断标准：①以额叶为主的广泛对称性的脑白质病变；②脑室周围白质在 T_1 加权像呈低信号，在他加权像呈高信号，T_2 加权像脑室周围可见线样低信号区；③基底节和丘脑异常；④脑干异常，尤其中脑和延髓易受累；⑤一个或多个结构（包括脑室周围、额叶白质、视交叉、穹窿、基底节、丘脑、齿状核和脑下）可被强化。5 条标准中符合 4 条即可确诊为 AXD。

Ⅱ型 AXD 头颅 MRI 多不典型，可无大脑半球白质和基底节异常，主要表现幕下病变，以脑干、小脑、脊髓表现蝌蚪征或异常信号多见。

基因分析发现 *GFAP* 基因致病性突变可确定诊断，以新生突变多见。

【治疗】 目前尚无有效治疗方法，主要是对症治疗；基因靶向治疗是未来的发展方向。

（五）科凯恩综合征

科凯恩综合征（Cockayne syndrome）又称侏儒-视网膜萎缩-耳聋综合征，或小头、纹状体小脑钙化和白质营养不良综合征，是一种罕见的常染色体隐性遗传病。主要致病基因为 *CSB*（*ERCC6*）和 *CSA*（*ERCC8*），参与核苷酸切除修复中的转录耦联修复。

Cockayne 综合征的临床表现多样，累及神经系统、皮肤毛发、视觉、听觉、骨骼肌肉、心血管、肾脏、消化、生殖、分泌腺等系统，以生长发育迟缓、小头畸形、早衰、智力障碍和光敏性皮肤损害等为主要临床表现。生长迟缓表现为不匀称性矮小，四肢相对较大；早衰表现为典型早老面容，包括皮下脂肪缺如、面部骨骼突出、眼球内陷、钩状鼻、大耳；神经系统症状，包括小脑性共济失调、智力运动发育落后、小头、不自主运动、痉挛、周围神经病、耳聋和眼球运动障碍；皮肤对光敏感，生后 1 个月即可发生；此外还有原发性视网膜色素变性、视神经萎缩、白内障等。

Cockayne 综合征不同个体差异显著，症状复杂，其表型为一个连续而重叠的谱系，不同亚型发病时间和进展速度不同。从重到轻有 6 型，依次为脑-眼-面-骨综合征（cerebro-oculo-facial-skeletal syndrome，COFS）、Cockayne 综合征Ⅱ型、Ⅰ型、Ⅲ型、紫外线敏感综合征和着色性干皮病-Cockayne 综合征型。

【诊断】 Cockayne 综合征临床诊断标准包括 3 项主要指标和 5 项次要指标。主要指标包括：①生长障碍，身高和体质量均落后于同年龄、同性别正常儿童的 5 个百分位；②发育落后，包括神经运动发育迟缓，智力发育落后；③小头畸形。次要指标包括：①皮肤光敏感，指接触日光后皮肤红肿继之脱皮，色素沉着，有或无皮肤干燥；②色素性视网膜病，和/或白内障；③进行性感觉神经性耳聋；④釉质发育不全；⑤眼球内陷。具有 3 条主要指标加上 3 条次要指标即可临床诊断。

头颅影像学表现为进行性大脑及小脑萎缩，基底节和小脑齿状核钙化。脑白质异常也是 Cockayne 综合征的特征性表现。

基因分析发现 *ERCC6*、*ERCC8* 等基因纯合突变，或复合杂合突变可帮助确诊。

【治疗与预后】 目前尚无有效治疗方法，主要是对症支持治疗，如耳蜗植入、白内障手术、避免日光暴晒等。曾认为高脂饮食对于延缓病情进展有一定效果。

本病预后不良，明确的基因诊断有助于遗传咨询和产前检查。

三、线粒体病

30章

（一）Leigh 综合征

Leigh 综合征（Leigh syndrome，LS），是儿童最常见的以进行性神经退行性病变为表现的线粒体脑肌病，又称亚急性坏死性脑脊髓病。于 1951 年，英国神经病学家 Denis Archibald Leigh 首次描述该病。目前已报道 96 个致病基因，是一种高度遗传异质性的线粒体病。头颅 MRI 显示基底节和/或脑干对称性异常是 LS 的特征。我国患病率不详，澳大利亚 LS 的患病率为 1/40 000，瑞典西部的患病率为 1/34 000[8]。男女均可发病，男性略多于女性。

【病因与发病机制】 LS 发病机制不明，线粒体 DNA（Mitochondrial DNA，mtDNA）和核 DNA（nuclear DNA，nDNA）突变均可导致 LS，前者约占 30%，其中编码线粒体呼吸链复合物Ⅴ的 *MT-ATP6* 最常见，其次为编码复合物Ⅰ的 *MT-ND6* 和 *MT-ND3*。mtDNA 突变导致的 LS 称为母系遗传 LS(maternally inherited Leigh syndrome,MILS)。在已报道的 96 个致病基因中 mtDNA 突变占 14 个,其中 *MT-ATP6* 的 m. 8993T>C/G 为热点突变,占 10%,其次为 *MT-ND3* 的 m. 10191T>C 和 m. 10197G>A,以及 *MT-ND5* 的 m. 13513G>A 和 *MT-ND6* 的 m. 14487T>C 突变。

nDNA 突变是 LS 的主要病因,*SURF1* 突变最常见,约为 10%,其次为 *PDHA1* 以及引起复合物Ⅰ缺陷的基因。

目前发现 96 个致病基因,涉及代谢通路包括:氧化磷酸化酶缺陷;mtDNA 的维持、表达和蛋白合成缺陷;线粒体膜动力及稳态缺陷;线粒体代谢底物(如丙酮酸代谢)缺陷;辅因子生物合成缺陷和使线粒体代谢产物堆积缺陷[9]。

【临床表现】 LS 是一种神经系统退行性病变,主要以中枢神经系统症状为主,也可累及肌肉、周围神经及其他系统。通常在生后 3~12 个月内发病,2 岁以内发病者占 83%,发病中位时间为 7 个月,2 岁以前发病称为早发型 LS。本病常由代谢应激触发,如急性感染、手术或长时间禁食等,发育倒退是 LS 的发病标志[8]。

1. 神经系统表现 LS 首发症状多样,随年龄不同而不同。1 岁内多表现为生长迟缓、喂养困难、持续性呕吐、肌张力低下和发育落后。此阶段一个标志性特征是急性"失代偿"脑病和癫痫发作,或发育倒退,这种情况常发生在感染后,部分可恢复,完全恢复到基线水平非常罕见。2~3 岁发病者多出现步态异常,肌张力障碍,共济失调、眼睑下垂、眼外肌麻痹或构音障碍等。儿童期或青春期典型的表现是以共济失调和锥体外系症状(如运动障碍)发病,症状缓慢进展,可有多年的稳定阶段,与早发型一样,随病情进展出现急性恶化,最终导致呼吸功能衰竭。常合并眼球震颤,吞咽困难和呼吸不规则脑干受累表现。39.2%的患者合并癫痫发作,各种发作类型均可出现,包括全面强直阵挛发作、局灶性发作、痉挛、肌阵挛和失神发作等,部分抗癫痫治疗效果不佳,为药物难治性。

2. 神经系统以外表现

(1) 心血管系统:心脏受累是 LS 最常见的神经系统以外表现,包括心肌病、节律失常、心脏瓣膜病及心脏传导失常。其中新生儿和婴幼儿肥厚型心肌病多见于 *NDUF* 家族基因和 *ACAD9* 基因变异[11]。

(2) 消化系统:以肝脏受累最多,轻症仅肝酶升高,重症为急性肝衰竭。其他胃肠道症状有喂养困难、持续性呕吐、腹泻、便秘、食欲缺乏等,少数出现多食的表现。

(3) 肾脏受累:如肾病综合征、肾小管酸中毒和慢性肾病等。

(4) 内分泌系统:可表现为身材矮小、低血糖、糖尿病、甲状腺功能异常等。

(5) 眼部症状:LS 一个突出的表现是眼部受累,可表现为屈光不正、视力低下、斜视、眼外肌麻痹、眼睑下垂、眼震、视神经萎缩及视网膜色素变性等。

(6) 其他:背部、四肢多毛,血液系统受累可表现为贫血等。

【辅助检查】

1. 血、尿及脑脊液的乳酸 乳酸一般在静息状态下升高,超过 70%的 LS 血和/或脑脊液乳酸升高,脑脊液乳酸升高更有意义,乳酸正常不能除外本病。

2. 血和尿氨基酸和有机酸测定 大部分为非特异性改变,或提示线粒体功能障碍,对临床指导有限。而一些代谢产物的检出对临床有提示意义,应值得临床注意。3-羟基戊烯二酸尿提示 *SERAC1* 突变引起的 3-羟基二酸尿症伴耳聋、脑病及 Leigh 样综合征(MEGEL 综合征);2,3-二羟基 2-甲基丁酸升高需要注意 *ECHS1* 和 *HIBCH* 突变导致的 LS;轻度甲基丙二酸血症提示 *SUCLA2* 和 *SUCLG1* 突变;乙基丙二酸血症需要注意 *ETHE1* 突变。氨基酸尿提示肾小管功能障碍,易出现在 *RRM2B* 突变导致的线粒体耗竭综合征。

3. 头颅影像学 典型的表现为双侧对称性基底节区和/或脑干病灶,这种病变被称为 Leigh 样影像学改变,为诊断标志之一。主要受累部位有壳核、苍白球、尾状核、中脑导水管周围、红核、黑质、脑桥背部及延髓。此外,还可累及丘脑、大、小脑白质、小脑齿状核或脊髓。T_2 加权像上及 FLAIR 像,表现为高信号;急性期病变弥散加权成像(diffusion weighted imaging,DWI)呈高信,提示水分子弥散受限,细胞毒性水肿;可伴有髓鞘化延迟或脑萎缩等。磁共振波谱成像(magnetic resonance spectrum imaging,MRS)病灶部位可有乳酸峰。应警惕单侧病变为主的 LS。

4. 神经电生理检查 视频脑电图可正常,或慢波背景和癫痫样放电;肌电图多数正常,也可提示肌源性损害或周围神经损害。

5. 眼科检查 多正常。可有视神经萎缩、视网膜色素变性等,视野检查可有中央或周围视野缺损。

6. 心血管系统 心电图提示节律异常,心脏超声有肥厚型心肌病、瓣膜反流等。

7. 组织活检 多数肌肉病理缺乏线粒体肌病典型改变,对 LS 诊断帮助有限。部分患者可有脂质堆积,肌纤维增粗。超微结构发现线粒体脂质沉积和肌纤维组织破坏。

8. 线粒体呼吸链酶活性测定　多采用皮肤成纤维细胞,肌肉或肝脏组织进行测定。任意一种线粒体复合物可单独缺陷,或多种复合物联合缺陷。以孤立的复合物Ⅰ缺陷,或复合物Ⅰ、Ⅳ联合缺陷最多见,酶活性正常不能排除本病。

9. 基因检测　是LS诊断的一线手段。目前已报道96个致病基因,缺乏基因型与表型对应关系,不建议采用m.8993T>G/C热点突变筛查或Sanger测序。建议采用包括mtDNA和nDNA在内的线粒体病基因panel检测,如果未发现致病基因可进一步进行医学外显子或全外显子组测序(whole exome sequencing,WES),WES在线粒体病的诊断率为24%~68%,平均诊断率为47%,建议采用trios-WES[9]。对于基因检测阴性者,建议进行皮肤成纤维细胞或肌肉组织线粒体呼吸链酶活性测定。

【诊断与鉴别诊断】　目前采用2016年Lake提出的诊断标准:①智力和运动发育落后和/或倒退;②与对称性脑干和/或基底神经节神经放射学异常相一致的临床表现;和③以氧化磷酸化或丙酮酸脱氢酶复合物活性缺陷为特征的代谢异常,一个与线粒体功能障碍相关的分子遗传学诊断,或脑脊液乳酸升高(>1.8mmol/L)或血乳酸升高(>2.2mmol/L)[10]。提示本病确诊需要基因和/或线粒体呼吸链酶学依据。LS需与新生儿脑损伤后遗症、胆红素脑病、Wernicke脑病、中毒、其他有机酸血症、感染、免疫性脑炎以及视神经脊髓炎谱系疾病等相鉴别。

【治疗与预后】　LS缺乏根本治疗方法,目前应用较广泛的多种维生素联合治疗,即线粒体"鸡尾酒"疗法,因缺乏循证依据,存在较多争议。LS涉及多个致病基因和不同代谢通路,而且存活期限短,进行临床药物试验难度大,报道有效的治疗缺乏随机双盲试验验证,多以病例报道为主。多种维生素包括辅酶Q_{10}、L-肉碱、α-硫辛酸、肌酸-水合物、生物素、硫胺素、核黄素、维生素E和维生素C等,目前没有统一的"鸡尾酒"疗法的方案和剂量。近年来,一些导致辅因子缺陷的基因突变被发现,在补充相应的辅因子后症状得到改善,逐渐出现一些可治疗的线粒体病,如*SLC19A3*突变导致的生物素反应性基底节脑病(biotin-responsive basal ganglia disease,BBGD),与LS难以鉴别,常称为Leigh样综合征。给予BBGD高剂量的生物素[10~20mg/(kg·d)]和硫胺素(100~300mg/d)治疗,有可能挽救生命。对于*PDHA1*突变导致丙酮酸脱氢酶复合物缺陷者,使用生酮饮食治疗,或大剂量的维生素B_1[30~40mg/(kg·d)]治疗。BTD突变导致的生物素酶缺乏症,给予生物素[5~10mg/(kg·d)]治疗。*PDSS2*突变所致辅酶Q_{10}缺陷症,建议给予辅酶Q_{10}[10~30mg/(kg·d)]治疗。*ETHE1*突变导致乙基丙二酸脑病建议给予甲硝唑或N-乙酰半胱氨酸治疗。*TPK1*突变可给予维生素B_1[20mg/(kg·d)]治疗。*ECHS1*及*HIBCH*突变导致LS,可予限制缬氨酸饮食等治疗。雷帕霉素是近年研究的热点之一,病例报道显示雷帕霉素对nDNA突变引起LS的疗效可能优于mtDNA突变引起者;在对接受肾移植的线粒体病患者的成纤维细胞进行雷帕霉素干预研究发现线粒体形态和线粒体膜及mtDNA复制水平均有明显改善。

营养支持治疗对LS也十分重要。LS常伴生长发育迟缓及营养不良,饮食干预和营养优化可提高线粒体能量产生能力的残余量,但应避免多食。对于癫痫发作,可予抗癫痫药物治疗,有些药物会进一步损害线粒体功能,如丙戊酸、巴比妥类等,应避免使用。对于吞咽困难及呼吸异常的患者,应加强呼吸道管理,尽量避免呼吸道感染而加剧病情。值得注意的是,一些患者的病程有波动性和自然恢复的特点,因此某些病情的恢复可能会误认为是治疗的结果。

LS总体预后差,1岁以内发病者随着疾病的进展,多数在2岁左右死亡。晚发者进展缓慢,可以生存至10岁以上或到成人。本病中位死亡年龄为2.4岁。nDNA编码的复合物Ⅰ缺陷预后相对较差。

(二)线粒体脑肌病伴高乳酸血症和卒中样发作

线粒体脑肌病伴高乳酸血症和卒中样发作(mitochondrial encephalomyopathy with lactic acidosis and stroke-like episodes,MELAS),是由线粒体DNA(mitochondrial DNA,mtDNA)突变所致的母系遗传性线粒体脑肌病,多于儿童期发病,男女均可患病,。1984年Pavlakissh首先报道本病。以反复卒中样发作、癫痫发作、运动不耐受、肌无力、偏头痛、生长迟缓以及乳酸酸中毒为主要表现,可累及其他系统。MELAS的患病率不详,日本一项研究显示MELAS患病率为0.18/10万。澳大利亚的研究表明m.3243A>G突变发生率为236/10万。

【病因与发病机制】　*MT-TL1*基因是最常见的致病基因,其中m.3243A>G为热点突变,占80%以上,其次为m.3271T>C(占7%~15%)和*MT-ND5*基因

m. 13513G>A 突变,5%病因未明。MELAS 具体发病机制不详,能量需求高的组织和器官,如骨骼肌、脑、心、肝和视网膜等更易受累。

【病理】 主要病理改变为大脑皮质出现板层坏死,海绵样变性和小血管病变,骨骼肌呈现破碎红纤维(ragged-red fibers,RRFs)。骨骼肌光镜改良 Gomori 三色染色(modified Gomori trichrome,MGT)可见破碎红纤维,琥珀酸脱氢酶(succinate dehydrogenase,SDH)染色为深染或破碎蓝边纤维,细胞色素 C 氧化酶(cytochrome C oxidase,COX)染色可呈阳性或阴性纤维。电镜下可见平滑肌和血管内皮细胞中肌膜下大量线粒体堆积及形态异常的线粒体和包涵体结晶。

【临床表现】 发病年龄 2~60 岁不等,高峰为 2~10 岁,极少数在 40 岁以后发病。MELAS 为多系统受累,临床表现多样,卒中样发作和癫痫发作是本病的两大核心症状,也是最常见的首发症状。其他表现包括身材矮小、多毛、运动不耐受、肌无力、偏头痛、消化道功能障碍、感觉神经性耳聋、听力障碍、发育落后、预激综合征、心肌病、糖尿病和肾病等[11]。也可表现为精神行为异常、性格改变、焦虑、抑郁、双相情感障碍等。

几乎所有患者都有卒中样发作,表现为癫痫发作、视力下降、语言障碍、轻偏瘫、头痛和呕吐等,或伴有意识障碍的脑病表现,多在应激时发病(如发热、禁食/脱水、手术等),易误诊为病毒性脑炎。癫痫发作以局灶性发作多见,卒中样发作可反复出现,首次发作后数天开始恢复,可恢复至基线水平,但随着发作增多导致进行性脑萎缩和癫痫持续状态,常出现持续性部分性癫痫(epilepsia partialis continua,EPC)。EPC 也被认为是卒中样发作的一种表现,最终导致不同程度的残疾。MELAS 可以叠加其他线粒体病,包括 Leigh 综合征、Leber 遗传性视神经病、MERRF、Kearns-Sayre 综合征等,同时出现 MELAS 和这些疾病的临床特点,称为叠加综合征。

【辅助检查】

1. 乳酸水平 血和脑脊液乳酸升高,一般大于 3mmol/L,卒中样发作急性期乳酸水平会更高。

2. 脑脊液蛋白 脑脊液蛋白水平可升高,但很少超过 1 000mg/L。

3. 头颅影像学 急性期头颅 CT/MRI 表现为大脑皮质及皮质下肿胀,可有占位效应,不符合大动脉血管分布的卒中样病灶。MRI 多表现为枕叶和/或颞顶叶长 T_1,长 T_2 信号,DWI 像显示高信号,表面扩散系数(apparent diffusion coefficient,ADC)为低信号或高信号,提示细胞毒性水肿或血管源性水肿,或两者并存。灌注成像(perfusion imaging,PWI)提示高灌注,氧摄取分数(oxygen extraction fraction,OEF)降低,也有出血的报道。目前研究认为 MELAS 卒中样发作是由于 NO 不足导致的缺血性微血管病。反复卒中样发作,可遗留局部脑萎缩和白质异常[12]。头颅 MRS,多表现为 N-乙酰天冬氨酸(NAA)峰下降,乳酸峰明显升高。头颅 CT 可出现多发钙化,累及基底节,丘脑和小脑齿状核。

4. 电生理检查 脑电图,发作间期为全脑或以颞顶枕后头部为主的慢波或尖慢复合波。EPC 多与卒中样发作相关,可与脑电图无对应关系。针极肌电图,少数患者表现为肌源性受损,也可伴有神经源性损害,大部分患者为正常。神经传导速度检查可表现为周围神经传导速度减慢或动作电位波幅下降。视听诱发电位和前庭神经检查可发现异常。心电图检查,可发现预激综合征,不完全性束支传导阻滞等。

5. 肌肉活检 基因检测结果阴性时,肌肉活检是 MELAS 的常规检查项目。光镜下改良 MGT 染色可见 RRFs,SDH 染色可见深染或破碎蓝纤维,COX 染色可见 COX 阳性或阴性肌纤维。电镜下可见大量线粒体堆积,以及形态异常的线粒体和包涵体结晶,缺乏其他肌肉病理改变。

6. 线粒体呼吸链酶活性测定 对皮肤成纤维细胞、肌肉、心肌或肝脏组织标本进行检测,可检出复合物Ⅰ,Ⅲ和Ⅳ任何一个酶活性降低,或复合物Ⅰ,Ⅳ联合降低。以复合物Ⅳ降低最常见,酶活性正常不能排除本病。

7. 基因检测 是诊断 MELAS 的一线检测手段。建议同时进行外周血和尿液 m. 3243A>G 检测,对于 m. 3243A>G 突变阴性者,进一步行 mtDNA 全基因组测序。若 mtDNA 全基因组测序阴性,应当进行肌肉活检,并对肌肉组织进行 mtDNA 全基因组测序和大片段缺失分析。另外,除了 mtDNA 突变,相关核基因也可以表现为 MELAS 样综合征,如 *POLG* 和 *MRM2* 基因突变,必要时进行核基因检测。

【诊断与鉴别诊断】

1. 诊断标准

(1) 主要症状具备一条,卒中样发作,癫痫和/或认知障碍。

(2) 其他症状符合一条,感觉神经性耳聋、糖尿病、身材矮小、运动不耐受、胃肠功能障碍。

(3) 血乳酸增高,或头颅 MRS,脑脊液提示乳酸增高或线粒体病生物标志物 FGF21,GDF15 升高。

(4) 具备以下三个线粒体功能障碍证据之一:①明确 MELAS 相关基因突变;②骨骼肌活检发现线粒

体异常;③线粒体酶复合物活性降低。符合以上 4 条为确诊,符合前 3 项为拟诊,符合前 2 项为疑诊。

2. 鉴别诊断

(1) 病毒性脑炎:MELAS 的卒中样表现,如癫痫发作及意识障碍,以及 MRI 表现,极易误诊为病毒性脑炎。鉴别要点:MELAS 多数为学龄期发病;除中枢神经系统症状外,有脑外多系统受累表现;血和脑脊液乳酸增高,而脑脊液细胞数不高;卒中样发作反复出现。

(2) 脑梗死:本病的 MRI 与脑梗死极为相似,易造成误诊。鉴别要点:MELAS 病灶为非血管支配区域分布,头颅 MRA 未见支配梗死灶的血管异常。

(3) 脑肿瘤:由于 MELAS 在急性发作期头颅 MRI 病灶有占位效应,易误诊为脑肿瘤。鉴别要点:MELAS 为急性发病,多伴有发热或感染诱发,多系统受累,且影像学随病情进展可累及不同部位,部分病灶消失或出现新病灶,血和脑脊液乳酸增高。

(4) 其他:如中枢神经系统血管炎,其他代谢性脑病及局灶性皮质发育不良等,也应该与 MELAS 进行鉴别。

【治疗与预后】 目前本病无特异性治疗方法,以对症治疗的多学科综合管理为主。

1. 核心症状的治疗

(1) 卒中样发作:精氨酸和瓜氨酸是 NO 的前体,已证实精氨酸可以缩短卒中样发作时间,降低严重程度,减少卒中样发作次数。2016 年,美国线粒体学会共识推荐 MELAS 急性期静脉应用精氨酸,3 天后再次评估病情,长期口服精氨酸可预防卒中样发作。高剂量的糖皮质激素,如地塞米松,可稳定血脑屏障,减轻组织水肿,提高脑组织代偿性灌注。另外,牛磺酸、琥珀酸、瓜氨酸及生酮饮食等可能也有一定效果,牛磺酸在日本获批用于 MELAS 的卒中样发作。

(2) 癫痫:建议在首次发作后开始治疗。由于丙戊酸可损害线粒体功能,应尽量避免使用。联合应用钠通道药物、苯二氮䓬类、托吡酯和左乙拉西坦有一定效果。拉莫三嗪可增加 ATP,具有神经保护作用。

2. 多种维生素的“鸡尾酒”治疗　目前缺乏循证依据证明其有效,多属于经验用药。包括辅酶 Q10、艾地苯醌、左卡尼汀、B 族维生素、硫辛酸、维生素 C 和 E 等。

3. 对症治疗　感觉神经性耳聋可以进行耳蜗植入;眼睑下垂可通过手术改善;偏瘫可行康复训练;偏头痛可以选择止痛药物;心脏异常可以进行药物干预等。

4. 预防　发热性疾病可能诱发急性加重,因此 MELAS 患者应该进行预防接种,如流感疫苗,肺炎链球菌疫苗等,积极预防发热性疾病。

5. 避免有线粒体毒性的药物和物质　如氨基糖苷类抗生素、利奈唑胺、丙戊酸钠、烟草和酒精。二氯乙酸(dichloroacetic acid,DCA)通过活化丙酮酸脱氢酶复合物降低乳酸水平,但是有报道其可能存在外周神经毒性,MELAS 患者应避免使用。

6. 其他　处于临床试验阶段的 EPI-743、半胱胺酒石酸(RP103)、5-ALA 和铁剂。线粒体替代疗法(mitochondrial replacement therapy,MRT)尚处于研究阶段。

确诊 MELAS 的患者需进行详细的家系调查,给予相应的遗传咨询,但进行产前诊断较困难。

本病为进展性疾病,具有较高的致残率和致死率,患者平均寿命短,平均生存期为发病后 16.9 年。国内研究表明,早期出现卒中样发作提示疾病严重[13]。死亡的高危因素主要是癫痫持续状态、6 岁以前发病和严重的乳酸血症。

(任晓暾　丁昌红　方方)

参考文献

[1] WRENCEAR LA, VLEETA JLV, MANGINIA L, et al. Characterization of glycan substrates accumulating in GM_1 Gangliosidosis. Molecular Genetics and Metabolism Reports, 2019, 21:100524.

[2] PASTORES GM, HUGHES DA. Gaucher Disease. In: Adam MP, Ardinger HH, Pagon RA, et al. eds. GeneReviews. Seattle(WA): University of Washington, Seattle, 2000.

[3] BAJWA H, AZHAR W. Niemann-Pick Disease. In: StatPearls. Treasure Island(FL): StatPearls Publishing, 2020.

[4] YU FPS, AMINTAS S, LEVADE T, et al. Acid ceramidase deficiency: Farber disease and SMA-PME. Orphanet Journal of Rare Diseases, 2018, 13(1): 121.

[5] NOWAK A, HUYNH-DO U, KRAYENBUEHL P-A, et al. Fabry disease genotype, phenotype, and migalastat amenability: Insights from a national cohort. J Inherit Metab Dis, 2020, 43(2): 326-333.

[6] BREIDENB, SANDHOFF K. Lysosomal Glycosphingolipid Storage Diseases. Annu Rev Biochem, 2019, 88:461-485.

[7] OSÓRIO MJ, GOLDMAN SA. Neurogenetics of Pelizaeus-Merzbacher disease. Handbook of Clinical Neurology, 2018, 148:701-722.

[8] BAERTLING F, RODENBURG RJ, SCHAPER J, et al. A guide to diagnosis and treatment of Leigh syndrome. J Neurol Neurosurg Psychiatry, 2014, 85(3):257-265.

[9] STENTON SL, PROKISCH H. Genetics of mitochondrial diseases: Identifying mutations to help diagnosis. EBioMedicine, 2020, 56:102784.

[10] LAKE NJ, COMPTON AG, RAHMAN S, et al. Leigh

30 章

syndrome: one disorder, more than 75 monogenic causes. Ann Neurol, 2016, 79: 190-203.

[11] MANCUSO M, KLOPSTOCK T. Diagnosis and Management of Mitochondrial Disorders. Switzerland AG: Springer International Publishing, 2019: 382.

[12] FANG F, LIU ZM, FANG HZ, et al. The clinical and genetic characteristics in children with mitochondrial disease in China. Sci China Life Sci, 2017, 60(7): 746-757.

[13] ZHANG Z, ZHAO D, ZHANG X, et al. Survival analysis of a cohort of Chinese patients with mitochondrial encephalomyopathy with lactic acidosis and stroke-like episodes (MELAS) based on clinical features. J Neurol Sci, 2018, 385: 151-155.

第 4 节 神经系统感染相关疾病

一、无菌性脑膜炎综合征

无菌性脑膜炎(aseptic meningitis)综合征可定义为脑膜炎症,即脑脊液(CSF)的淋巴细胞≥5 个/mm^3 并与感染过程无关,但是患者出现有脑膜刺激症状[1]。无菌性脑膜炎又称浆液性脑膜炎(asceptic meningitis, serous meningitis),亦是在 CSF 中找不到微生物的一种临床综合现象。术语“无菌”通常是指没有受到有害细菌污染的过程。因此,无菌性脑膜炎的病因涵盖了广泛的全身性炎症,药物性和肿瘤性疾病。尽管在过去的 20 年中微生物学的诊断工具取得了巨大进步,但仍有超过一半的具有脑炎症状的患者找不到任何证据。这可能反映了现代医学中的剩余差距,但笔者相信随着科学技术的发展,无菌性脑膜炎综合征的病例会越来越少。

【病因】 无菌性脑膜炎综合征的病因[2]可分为 4 大类。

1. 脑膜受累的全身性疾病 脑膜受累的全身性疾病,包括白塞综合征、结节病,系统性红斑狼疮和肉芽肿性多血管炎等。神经外症状是它们的主要线索,应进行全面的检查包括胸部 X 线,蛋白尿和尿液细胞学检查,自身抗体检测:抗核、抗 SSA、抗 SSB 和抗中性粒细胞胞质抗体(ANCA),以及眼科检查,包括裂隙灯,检眼镜检查和泪液分泌试验。唾液腺附件活检可诊断结节病和干燥综合征。对于这些复杂的疾病,进行多学科协作可能具有很高的价值。

2. 药物引起的无菌性脑膜炎 与药物诱发的无菌性脑膜炎相关的四种主要药物是:①非甾体抗炎药(NSAIDs),尤其是布洛芬,在系统性红斑狼疮患者中风险增加;②抗生素,尤其是磺酰胺,青霉素;③静脉注射免疫球蛋白(尤其是输注时间太短);④单克隆抗体。药物性无菌性脑膜炎的预后非常好,一旦停止使用诱发药物,大多数患者就可以完全康复。从药物摄入到神经系统症状出现的时间在几分钟到几个月之间不等。最常见的表现包括发热(86%)、头痛(79%)、脑膜征(70%)和意识改变(50%)。肌痛(54%)可能是一个线索。

3. 肿瘤性脑膜炎 与实体癌转移(乳腺癌、肺癌、黑色素瘤)或恶性血液病(淋巴瘤、白血病)有关的赘生物性脑膜炎。肿瘤性脑膜炎占所有肿瘤的 3%~8%,但随着医学的发展许多癌症预期寿命的延长,其发病率正在增加。

4. 非细菌引起无菌性脑膜炎 通常是由某些病毒引起的,一般是肠病毒,例如夏末和秋季流行的季节性病毒。HSV 是无菌性脑膜炎最常见的原因。通常由 HSV-2 引起。其他引起脑膜炎的病毒包括流感病毒、麻疹病毒、水痘-带状疱疹病毒(原发性感染或继发性暴发)、腺病毒以及血清疱疹病毒 6、7 和 8 型等。无菌性脑膜炎与其他许多感染因子包括支原体、军团菌、猫抓病的相关性较低。值得注意的是,随着检查技术的提高,病毒导致的脑炎被证实。有些学者建议把无菌性脑膜炎可由多种病毒引起的这个原因除外。

【临床症状】 当患有无菌性脑膜炎时,脑膜炎症进展的方式与细菌性脑膜炎类似。但与细菌性脑膜炎不同的是,无菌性脑膜炎通常不会危及生命。无菌性脑膜炎是以脑膜浆液性炎症(脑膜)为特征的疾病,通常伴有单核细胞的胞吞作用。临床表现各异,以头痛和发热为主。患无菌性脑膜炎的幼儿和婴儿往往比成人表现出更严重的症状。5 岁以下儿童患病的风险最大,无菌性脑膜炎的症状可能包括头痛、发热、发冷、腹痛、恶心和呕吐、对光的敏感性和疲劳等。在非常小的儿童和婴儿中,无菌性脑膜炎的症状可能有所不同。父母应注意发热、过度哭泣或烦躁、极度嗜睡、拒绝吃饭或奶等体征。

【诊断与鉴别诊断】 无菌性脑膜炎综合征是一种

除外性诊断。当患者出现脑膜刺激症状，CSF的淋巴细胞≥5个/mm^3且与感染过程无关，在除外其他所有疾病后，参考中枢神经系统感染相关章节，可以诊断。

Shukla B等起草了无菌性脑膜炎的定义和标准[3]：表现为脑脊液细胞增多，淋巴细胞≥5个/mm^3，革兰氏染色及脑脊液培养均阴性。无菌性脑膜炎分三个等级：1级，CSF培养阴性，既往无抗生素暴露史；2级，CSF培养阴性，既往有抗生素治疗史；3级，伴脑炎症状。

【治疗】 无菌性脑膜炎的治疗方法因其原因而异，对症治疗。大多数患儿在没有任何医疗的情况下可以在两周内自行康复。

二、脑脓肿

脑脓肿（brain abscess）是化脓性致病菌侵入脑组织内所形成的坏死性脓腔，主要表现为隐性感染、颅内压增高及脑局灶性症状和体征[4,5]，是一种严重的颅内感染性疾病，及时发现可以防止明显的发病和死亡。

【病因与分类】 细菌性脑脓肿的年发病率高达（0.3~1.3）/10万。最近的一系列小儿脑脓肿研究估计每年的发病率约为0.5/10万。大多数（80%）脑脓肿病例可以明确诱发因素。脑脓肿是脑实质内局灶性脓液积聚，是多种感染、创伤或手术的并发症。脑脓肿的发病率在不同研究中不一致，丹麦一项最新的基于人群的研究数据显示，19岁以下人群中，脑脓肿的年发病率约为0.75/10万。在包括儿童和成人的所有人群中，脑脓肿最常见的易感因素为耳鼻喉部位的感染（32%）和先天性心脏病（13%），而牙源性脑脓肿约占所有脑脓肿的5%左右。

细菌性脑脓肿根据细菌来源的途径可分为以下几种类型：

1. 血源性 大约30%的患者与菌血症有关（如先天性发绀型心脏病，肺部疾病或牙源性感染）；约有10%的患者在免疫抑制状态下发病（如实体器官移植或白血病）。脑脓肿多数发生在幕上，以大脑中动脉分布区最多见。儿童细菌性脑脓肿占发病总数的4%~7%，常由先天性发绀型心脏病引起。其原因是此类患儿常伴有红细胞增多症，血液浓缩易形成血栓；血液中氧分压降低为细菌的增殖提供了低氧环境；血液的左向右的分流使肺部的细菌滤过作用降低。细菌性心内膜炎形成的脓性栓子亦是常见的感染源。

2. 邻近感染局部扩散性（又称为耳源性/鼻源性） 约有30%~50%的患者是由于连续感染引起的（如中耳炎、乳突炎、鼻窦炎或眼眶蜂窝织炎），多见于鼻旁窦化脓性炎症（形成额叶脓肿）或中耳和乳突的感染（形成颞叶和小脑脓肿）引起的颅内扩散。头皮的局部化脓或颅骨的骨髓炎可经导静脉扩散到颅内，也较常见（图30-8）。

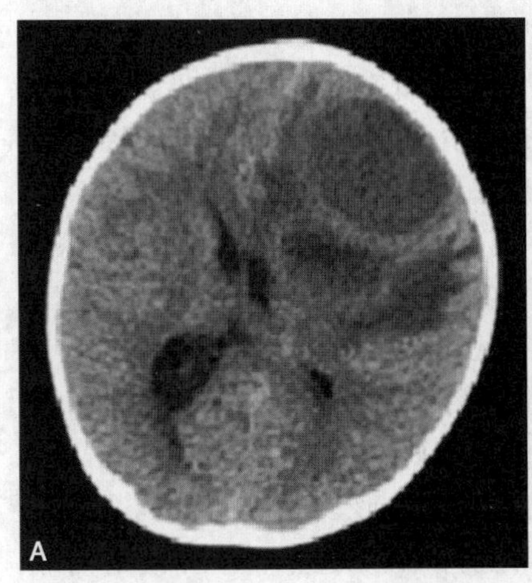

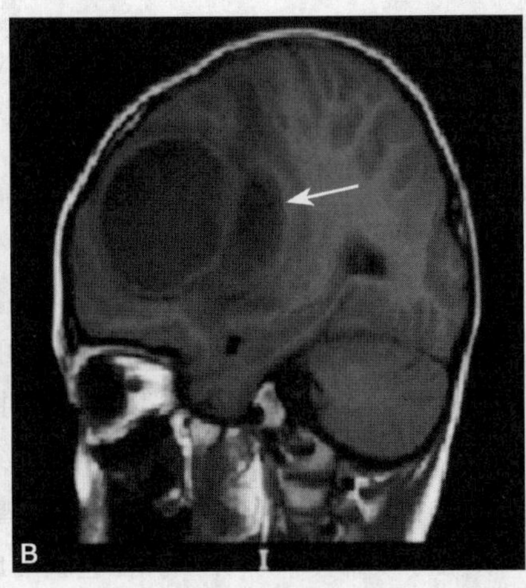

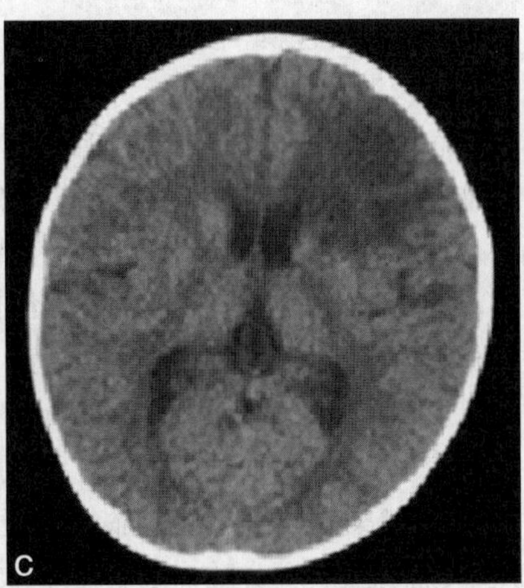

图30-8　左额叶脑脓肿术前术后的头颅CT

3岁男孩，A.术前头颅CT：左侧额叶可见葫芦形混杂密度病灶；B.术前头颅MR平扫：左侧额叶可见不规则囊状厚壁长T_1长T_2信号为主病变；C.3次术后头颅CT：左侧额叶液性低密度病灶张力较前减低，其内液体密度影减少。

3. 损伤性 人体自然屏障的破坏约占发病总数的10%，如神经外科手术或头部外伤导致碎骨片或异物的嵌入，而外伤导致的脑脊液鼻漏、耳漏也是原因之一。

4. 隐源性 约20%的脓肿是特发性的，找不到明确的感染来源，实际也多为血源性，原发感染灶表现不明显。

【病原学】 与脓毒症连续感染相关的脑脓肿通常是由链球菌引起的，包括肺炎链球菌和溶血性链球菌，以及厌氧和微需氧细菌（如脆弱的拟杆菌、艾肯氏菌、厌氧菌等）。相反，在头部外伤或神经外科手术患者中[5-8]，最常见的致病菌是金黄色葡萄球菌，凝固酶阴性葡萄球菌和革兰氏阴性杆菌。极少可能有诸如放线菌属，诺卡氏菌属，结核分枝杆菌，念珠菌，曲霉菌或弓形体等生物引起脑脓肿，尤其是在免疫力低下的儿童中。至少有25%的脑脓肿会在培养物中产生微生物生长，这是治疗决策中的重要考虑因素。由柠檬酸杆菌属或克罗氏杆菌引起的革兰氏阴性脑膜炎的新生儿经常会形成一个或多个大脑脓肿。这两种细菌易导致新生儿脑脓肿的致病因子尚未得到很好的解释。

【病理】 脑脓肿的发生及发展是一个连续的过程，但通常将其分为三个阶段。

1. 急性脑炎阶段 任何类型的脑脓肿最初都引起局限性化脓性脑炎，由于该部位小血管形成脓毒性静脉炎或感染栓子阻塞，使局部脑组织出现水肿、坏死和软化灶。患者可表现全身感染性反应，如发热、寒战、头痛等。

2. 化脓阶段 局部炎症进一步扩散，软化坏死区逐渐融合扩大成一个大的脓肿，周围大量新生血管及结缔组织增生形成不规则的肉芽组织，伴有大量中性粒细胞浸润，周围水肿严重。此期患者的全身感染症状可逐渐好转。

3. 包膜形成阶段 脓肿周围血管及结缔组织增生，正常脑组织形成胶质增生带，使脓肿壁不断增厚，形成边界清楚的包膜。婴幼儿对感染的局限能力较差，脓肿往往较大而无明显的包膜形成为其特点，有时在第2阶段病情迅速恶化。年龄越小脓肿越大，有时脓肿可破入脑室，引起化脓性脑室炎致突发高热和昏迷。

【临床表现】 提示脑脓肿的经典临床三联症为发热、头痛和局灶性神经系统症状。由于脓肿的三个阶段互相衔接，使临床表现比较复杂。而且脓肿的部位、大小及形成速度的不同也使其临床症状有许多差异。常见的表现如下：

1. 感染症状 急性化脓性脑炎和脑膜炎时有高热、头痛、呕吐、全身酸痛乏力等症状。小儿可烦躁不安、易激惹。末梢血白细胞增高及中性粒细胞比例增高，如脑脓肿破裂，脑脊液外观可呈毛玻璃样混浊，严重者可呈米汤样。

2. 颅内压增高症状 主要表现为退热后仍有头痛、呕吐。头痛可以是持续性的，有阵发性加剧，清晨较重，用力或弯腰可加重，呕吐多为喷射性。部分患儿可出现嗜睡、精神淡漠，后期可出现昏迷。检查可见脉缓、血压增高及视盘水肿等。婴幼儿可表现有前囟膨隆、张力增高、头围增大。婴幼儿颅内压增高症状可不典型，心率多变快或不规则、呼吸浅而快，而心率变慢、血压增高并不多见。一旦出现血压增高、呼吸变慢，往往病情急剧恶化，甚至可呼吸突然停止。

3. 局限性体征 取决于脓肿的部位。额叶脓肿可有神情淡漠及性格改变；颞叶脓肿可有同向性偏盲和感觉性失语；额顶部脓肿可有对侧的轻偏瘫和感觉障碍；小脑脓肿可出现共济运动障碍、眼球震颤、肌张力和腱反射低下等；位于大脑半球表浅的脓肿可引起癫痫发作，慢性期脑脓肿常以此为首发症状。

【辅助检查】

1. 腰椎穿刺 脓肿的占位效应多导致脑脊液压力增高，如有视盘水肿，腰椎穿刺应列为禁忌。在急性脑炎阶段，脑脊液细胞数常增高，糖和氯化物降低。但脓肿形成后，细胞数多降至正常。脑脊液中蛋白定量可轻度增高。

2. 头颅X线检查 有助于脓肿原发灶的发现，如耳源性脑脓肿可见颞骨岩部和乳突气房的骨质硬化或破坏。鼻源性脑脓肿多见额窦、筛窦或上颌窦的炎症性改变。外伤性脓肿可见颅内碎骨片或异物。慢性脑脓肿还可见颅内压增高征象，偶可见脓肿壁的钙化。

3. CT检查 脑脓肿的CT影像特点因病变的发展阶段而异。在急性脑炎阶段，平扫可显示边缘模糊的低密度病灶，占位效应和周围水肿明显，增强扫描不强化；在化脓阶段，平扫仍为低密度病灶，而注药后增强扫描可见病灶周围不规则浅淡的环状强化；在包膜形成阶段，有5%的患者平扫可在低密度水肿区内见到脓肿壁，注药后可见完整、边界清楚、厚度均一的明显环状强化。多数脓肿较大，单房或多房。合并厌氧菌感染时尚可见脓腔内形成气液平面，有明显占位效应时可见脑室系统扩大或受压移位。脑脓肿在皮质表面可表现为硬膜下积脓，切开硬膜可有脓汁溢出，而脓肿主体伸入脑实质内。CT不仅能对脓肿的位置、大小、数目和形态做出确定，而且还能在影像监视下引导穿刺治疗。

4. MRI检查 因脓肿形成的时间不同表现各异[8]。在包膜形成之前，表现为边界不清、不规则、水肿带明显的长T_1、长T_2信号影，有明显的占位效应，需结合病史与胶质瘤、转移瘤相鉴别。在包膜形成以后，T_1像显示边界清楚、信号均匀的类圆形低或等信号影，T_2像显示为高信号，有时可见周边圆形点状低信号血管流空效应，为脓肿包膜的血管反应性增生，增强扫描可见边界清楚的薄壁环状强化，脓肿壁多无内突的结节影。

【诊断与鉴别诊断】 患儿有化脓性病灶，特别是中耳炎、乳突炎、疖、痈和脓毒症；有先天性发绀型心脏病和亚急性细菌性心内膜炎；有颅脑开放性损伤继发感染等病史，如出现高热、淡漠、嗜睡、头痛、呕吐、视盘水肿及定位体征，应考虑脑脓肿的可能性而选择进行必要的辅助检查。

需要与以下疾病鉴别诊断。

1. 脑囊肿　多数无发热病史，起病缓慢，可有头痛呕吐，一般脑脊液蛋白增高而细胞数正常。针对脑脓肿与囊性肿瘤的病理性质不同，MRS 可通过对囊液、囊壁及其周围组织的检测进行鉴别。

2. 脑瘤　多数无发热病史，起病缓慢，可有头痛、呕吐，一般脑脊液蛋白增高而细胞数正常，但髓母细胞瘤和室管膜瘤脑脊液亦可有炎症样改变，需引起注意。

3. 脑膜炎　发病急、发热及脑膜刺激征明显、脑脊液炎症改变、细菌培养可找到致病菌。

4. 颅内静脉血栓形成　小儿多见，多为乳突炎后乙状窦栓塞，表现为颅内压增高，脑脊液及 CT 检查无明显改变，静脉窦造影可证实。

5. 硬膜下积液　可有颅内炎症和头部外伤病史，头颅 CT 和硬膜下穿刺可鉴别。

【治疗】

1. 药物治疗　在脓肿包膜形成之前可采用抗生素和降低颅内压的治疗，尽量使炎症局限。单纯性药物治疗的指征有：①患儿一般状况不好，不能耐受手术者；②颅内多发小的脓肿，分布范围广泛；③脓肿位于重要功能区，特别是在优势半球；④伴有脑膜炎或室管膜炎者；⑤脑积水需要分流但手术可能导致感染扩散者。脑脓肿患者应立即进行静脉抗菌治疗，仅在接下来的几个小时内可以完成抽吸或手术时才应推迟抗生素治疗。

抗生素的经验选择应取决于：①对于可能从中耳，鼻窦或眼眶扩散的病例，第三代头孢菌素（头孢噻肟或头孢曲松）加甲硝唑是合适的（如果怀疑耐甲氧西林金黄色葡萄球菌，则应加万古霉素）。一些专家建议的另一种方案是美罗培南联合或不联合甲硝唑。②如果认为头部外伤或神经外科手术是诱发因素，则应使用万古霉素加甲硝唑，以及第三代或第四代头孢菌素（头孢吡肟）。③对于免疫抑制的儿童，可能需要针对诺卡氏菌（甲氧苄啶-磺胺甲噁唑），曲霉菌或其他真菌（伏立康唑）或弓形虫（乙胺嘧啶-磺胺嘧啶）进行治疗。

2. 外科治疗[6,7]　在大多数脑脓肿患者中，通常进行神经外科干预，以进行病因诊断和缩小病变。现在，通过毛刺孔进行立体定向抽吸是最常见的手术，而不是开颅手术。约有 25%的患者会切除全部脓肿，尤其是脓肿大于 2.5cm 者，或有症状的脑水肿或心室破裂的患者。在有多处脓肿的稳定患者中，直径均不超过 2.5cm，一旦脓肿包膜形成后，应及早手术治疗，术中术后均用大剂量敏感抗生素。

【预后】　脑脓肿的预后与它的部位和大小相关，如后颅窝脓肿直接压迫引起的脑积水，以及脓肿破裂进入脑室系统引起的脑室炎，颅内压升高，脑疝和癫痫持续状态，死亡率为 27%～85%。随着颅骨成像，神经外科技术和抗菌疗法的改善，脑脓肿的病死率已大大降低，死亡率持续为 5%～10%。但可遗留许多问题。27%的患者可遗留有癫痫发作，以确诊后 4～5 年发作最多见，但一般易于药物控制，有建议脓肿治疗后无论有无癫痫发作均给予预防性服用抗癫痫药物 1～2 年。另外，45%的患者可遗留有不同程度的神经功能障碍，如偏瘫失语、认知功能障碍及脑积水。脑脓肿治疗后还易复发，复发的原因除了手术切除不彻底，有残留的脓腔或未发现的小脓肿继续增大外，还可能因手术时脓肿破溃、脓液外溢导致感染播散形成新的脓肿，原发病灶未彻底治愈导致的再次感染也是复发的常见原因之一。脑脓肿的预后还与不同的个体因素相关：儿童患者较成人预后差，机体免疫功能低下者预后较差，多发的或多房性脓肿及脑深部或重要功能区的脓肿预后也较差。

三、神经系统慢病毒感染

（一）概述

“慢病毒感染”是指疾病的节奏，而不是病毒的增长率[9]。这些疾病具有较长的潜伏期（可能数月或数年），并且具有长期的进行性临床过程。神经系统慢病毒感染可能由常规病毒或非常规病毒引起。慢病毒疾病系指一组由普通病毒引起的以慢性进行性脑病为主要表现的综合征，是神经系统慢性持续性病毒感染的结果。本组疾病具有共同的特征：①初始病毒感染；②在一段较长的无症状期之后再次出现新的症状，通常仅表现为脑病；③感染的影响局限于神经系统。

（二）亚急性硬化性全脑炎

亚急性硬化性全脑炎（subacute sclerosing panencephalitis，SSPE）是由突变的麻疹病毒引起的缓慢进行性脑部疾病[10]。SSPE 影响较年轻的年龄组。普遍接种麻疹疫苗后，SSPE 发病率大幅下降，SSPE 发病率与麻疹成正比。SSPE 是波及全脑的炎症性变性病。在初次感染后约 1～10 年发展。它是进行性和致命的，其特征是精神和运动能力下降。危险因素包括在幼年时期曾患麻疹。

【临床表现】 本病神经系统症状大多出现于麻疹病毒感染后7~11年,可发生于6个月至32岁,但好发于少年期,高峰发病年龄为5~15岁。5岁以下的麻疹患SSPE的风险最高。患有麻疹或人类免疫缺陷病毒感染的儿童患SSPE的风险可能增加[7]。根据其典型的临床表现,本病可分为4期(表30-4)。

表30-4 亚急性硬化性全脑炎(SSPE)临床分期

分期	临床特点	残疾状况
第Ⅰ期	智力和学业成绩的轻微下降	无或轻度残疾,无或轻度步行障碍
第Ⅱ期	周期性阵挛与严重精神衰退	中度残疾或显著残疾,不能行走
第Ⅲ期	无动性缄默症,痉挛状态	卧床不起
第Ⅳ期	植物状态	意识障碍,需要24小时护理

1. 第Ⅰ期(早期) 典型表现包括行为改变、嗜睡、疲倦、学校适应困难、非频发性癫痫发作、多动、性格变化等。症状常隐匿出现,程度轻微。此期症状持续时间不等,从数周至数年,但仍可完成大部分正常神经功能。通过神经功能不全量表(neurologic disability scale)定量研究发现,此期神经功能下降水平不超过30%。不同患者此期进展速度各异,取决于灰质脑炎的严重程度以及病变向皮质下发展的快慢。当大脑皮质灰质病变恶化并开始向下波及皮质下白质和深部灰质时,肌阵挛逐渐明显,即进展到本病的第2期。

2. 第Ⅱ期 肌阵挛是本期的特征性表现,常随病程发展渐渐发生,并逐渐累及全身所有肌群,特别是躯干轴部肌群。肌阵挛的特点包括弥漫性、重复性和频发性,大多为对称性出现,常有相对固定的间隔,全身性肌阵挛一般每5~10秒发生一次。其发生是锥体外系广泛的刺激性病变所致,而非大脑皮质神经元异常放电所致的癫痫发作。除了有明显的不自主运动外,出现了中枢神经运动或感觉长束受累的明确体征,癫痫和痴呆也进一步恶化。此期持续时间也不一样,通常为3~12个月。

3. 第Ⅲ期 开始于病变进展累及皮质下灰质核团和脑干以后,以进行性智力、运动衰退为标志。由于损毁性病变而引起的特征性锥体外系症状,如舞蹈症、手足徐动症等开始出现。出现明显的长束性感觉和运动障碍,智力明显恶化,提示大脑皮质灰质开始了破坏性变化。代表锥体外系刺激性病变的肌阵挛消失。此期通常持续3~18个月。

4. 第Ⅳ期 由于大脑功能丧失及脑干、脊髓上段的广泛受累,出现严重的自主神经功能异常、全身重度弛缓或强直、自主神经功能衰竭,最终死亡。

近期的研究发现眼部症状需要关注。它的临床表现可能在神经系统症状之前几周到几年就已出现。脉络膜视网膜炎伴黄斑侵犯是SSPE的特征。坏死性脉络膜视网膜炎以扩张的迂曲静脉、视网膜出血和视网膜下渗出物和视网膜黄斑色素改变为特征,浆液性黄斑脱离,视网膜血管炎,视网膜下液,乳头炎,静脉充血等。荧光素血管造影常显示闭塞性血管炎。光学相干断层扫描显示视网膜神经节细胞和核层的局灶坏死区。

【实验室检查】

1. 脑脊液检查(CSF) CSF通常是正常的,一些患者可见蛋白质轻度升高。尽管CSF蛋白正常,但是免疫球蛋白升高明显,是一种标志性异常。在SSPE患者中CSF免疫球蛋白占CSF总蛋白的20%以上。在CSF和血清中,高滴度的麻疹免疫IgM和IgG抗体是诊断SSPE的金标准。脑脊液中抗麻疹IgM抗体滴度高于血清滴度。这种现象表明麻疹IgM抗体是在中枢神经系统中产生的。CSF寡克隆区带显示在约90%的SSPE患者中。抗麻疹IgG合成率较高,占总鞘内IgG产量的20%以上。在SSPE患者中CSF IgG产量大幅增加,并且大量抗麻疹病毒。

2. 脑电图检查(EEG) SSPE的EEG以广义周期性复合波或放电为特征。周期性EEG复合波由广义慢波放电和同步慢波放电组成。周期性放电持续存在于睡眠中。SSPE的典型周期性暴发抑制EEG仅见于第2期。第1期脑电图可能完全正常或仅呈轻中度非特异性慢化。在第3期常表现为调节不良或高幅无节律性慢波。第4期时脑电图进一步恶化,表现为波幅降低和调节不佳(图30-9)。

3. 神经影像学 头部CT异常包括晚期局灶性白质低密度,异常主要影响枕区,终末期可见脑萎缩。MRI是描述SSPE脑异常的一种更好的成像方式。MRI在SSPE的早期表现正常。在晚期异常通常位于皮质下、脑室周围和皮质灰质。胼胝体、基底节、小脑和脑干受影响较少。

【诊断与鉴别诊断】 目前对SSPE的诊断有赖于对患者临床特点和实验室资料的综合分析。过去曾提出以下5点作为SSPE的诊断线索:①典型的临床表现;②特征性脑电图式样;③经脑活检或尸检证实的典型组

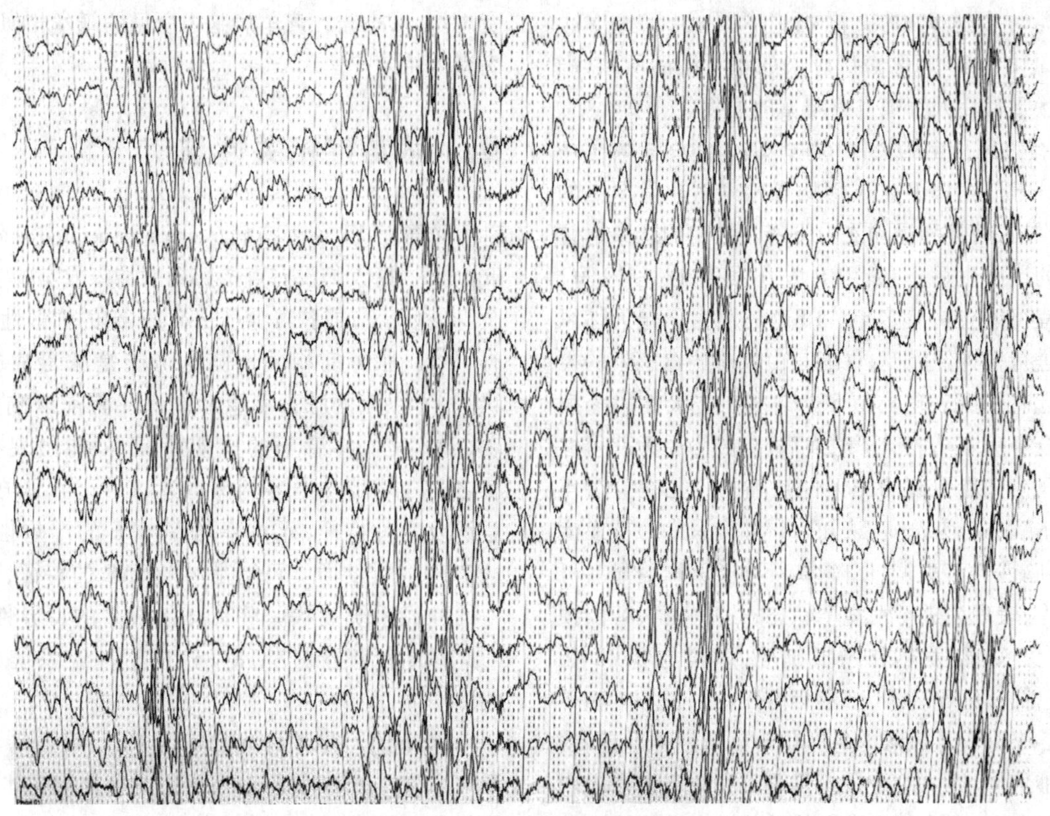

图 30-9　SSPE 的典型脑电图改变

织学改变;④脑脊液球蛋白增高,大于总蛋白量的20%;⑤血清和脑脊液麻疹病毒抗体滴度升高,血清中>1∶24,脑脊液中>1∶8(补体结合抗体)。该5项条件符合3条即可确诊。目前对 SSPE 的诊断只要具备相应的临床表现(不一定十分典型)以及脑脊液麻疹抗体升高 2 项条件即可建立诊断。如果还具备一些支持条件如麻疹病史或接种史、典型分期、脑电图异常、脑脊液球蛋白升高及神经影像学的动态变化时,诊断将更为肯定。

误诊常常在早期阶段或不太熟悉 SSPE 的医生中遇到。在许多情况下,有初级精神症状时患者由精神科医生治疗。许多儿童被认为有装病或转化反应。

鉴别诊断还包括自身免疫性脑病、单纯疱疹病毒性脑炎、神经梅毒和进行性多灶性白质脑病。自身免疫性脑炎与急性暴发性 SSPE 有密切的相似性。脑病伴舞蹈症或面肌和肢体运动障碍可类似 SSPE。如果出现视盘水肿、局灶性神经功能缺损和局灶性发作可误诊为脑肿瘤。SSPE 中白质的神经影像学特征、T_2 和 FLAIR 信号变化与急性播散性脑脊髓炎相似,但患者对免疫疗法无效。

【治疗】　迄今尚缺乏特效治疗方法。可采用以下方法延缓病情进展。

(1) 异丙肌苷(isoprinosine)可能增加患者存活时间,可改善某些症状。剂量为 100mg/(kg·d),分次服用。

(2) 干扰素鞘内注射或静脉注射,可延缓病情进展速度。

(3) 对症治疗包括止惊、防治感染、理疗及护理等,可减少并发症,延缓死亡,改善患者及家庭的生活质量。

(三) 非传统性进行性脑病

与慢病毒感染不同,非传统性进行性脑病(unconventional progressive encephalopathy)的病因并非通常所说的病毒,而是比病毒还小的致病因子。由于此类疾病临床特点与慢病毒感染十分相似,故大多习惯于将它们归为一类描述。

1. 进行性多灶性白质脑病(progressive multifocal leukoencephalopathy, PML)　这是一种中枢神经系统罕见的、进行性、致命的脱髓鞘疾病,可杀死少突胶质细胞,导致记忆力下降,失去协调,精神错乱,视力受损问题等。该疾病是由多瘤病毒家族的某些成员引起的,通常是 JC 病毒。血清学检查表明,接触 JC 病毒很常见,但进展为 PML 的患者很少见。PML 患者经常会出现免疫系统异常。多达 5%的艾滋病患者可发展为 PML。PML 可能是由于 JC 病毒潜伏感染的重新激活所致,病毒可能潜伏于肾。大脑中也有丰富的病毒。

2. 进行性风疹全脑炎(progressive rubella panencephalitis,PRP) PRP 是风疹病毒感染后非常罕见的后果,还会导致精神和运动能力下降。最初的感染通常是先天性的或出生后不久,PRP 发作发生在 8~19 岁。该病的病程可能会持续多年。PRP 是发生于先天性风疹患儿的进行性神经病变,可能是由风疹病毒感染的再活化而引起。临床表现类似 SSPE,多在先天性风疹病毒感染后全身免疫功能低下时发病,少数为后天获得性感染。有风疹病毒引起的先天性缺陷的小儿在青少年早期发生本病。行为改变、认知障碍和痴呆常为首发症状,表现小脑性共济失调,肌阵挛,不如 SSPE 明显。可有癫痫发作,表现为进行性痉挛状态,共济失调,智能损害和惊厥,无头痛、发热和颈抵抗等,病程与 SSPE 相似,发展至昏迷、脑干受累,于数年内死亡。

如果一个先天性风疹的患儿出现进行性神经症状,伴有脑脊液细胞计数,总蛋白含量和丙种球蛋白含量增高,脑脊液和血清卒中疹病毒抗体效价升高及从脑组织中发现风疹病毒,即可确诊。EEG 为弥漫性慢波,无周期性。CSF 淋巴细胞增多、蛋白增高,血清和 CSF 抗风疹病毒抗体全滴度升高,外周血分离出病毒可以确诊。CT 扫描可见脑室扩大,尤其是对于小脑萎缩引起的第四脑室扩大,本病无特异疗法。病理改变可见脑膜、皮质和白质血管周围淋巴细胞和浆细胞浸润,神经胶质增生、广泛脱髓鞘和白质萎缩,伴微动脉纤维素样退行变和矿物质沉积血管炎。

3. 库鲁病(kuru disease)[8] 首先发现于新几内亚。当地人有食人习性,接触者大多在死亡仪式上获得感染。妇女和儿童由于承担为食人者准备尸脑的任务,故受到感染的机会较大。初次接触病原后大约 4~20 年发病。早期体征是轻微震颤,伴平衡障碍及共济失调。病情逐渐进展,几个月后发展至更为明显的步态异常,伴共济失调和双手辨距不良,出现面肌异常和语言障碍,常发生头痛。精神和一般认知状况早期保持较好,晚期则有严重痴呆。由于严重的共济失调、肌张力减低和反射亢进,患儿难以行走。终末期出现严重嗜睡、易激惹,终致昏迷。病程数月至 2 年,多数在 1 年内死亡。实验室检查包括脑脊液分析、病毒分离和抗体测定,常无阳性发现。诊断主要靠病理检查。病理异常局限于中枢神经系统,可见弥漫性神经元变性、小胶质增生、星形胶质细胞肥大以及大脑皮质灰质海绵样变,小脑、脑干和基底节病变尤为严重。全脑可见圆形淀粉样变斑块,形态与在疯羊病脑内所见的纤丝相似。迄今本病尚无特效疗法。

四、脓毒症相关性脑病

脓毒症相关性脑病(sepsis-associated encephalopathy,SAE)指大脑没有直接感染的临床或实验室证据,由全身炎症反应或脓毒症(sepsis)引起的弥散性脑功能障碍[11,12]。脓毒症相关性脑病可能是脓毒症的首发症状,一半以上的脓毒症患者在入住院前以脑病症状出现,SAE 是机体感染的早期特征,可能出现在其他症状之前。病情从谵妄到深昏迷,以行为、认知、觉醒和意识改变为特征,死亡率随着 SAE 的严重性增加,高达 70%。过度通气可能是早期 SAE 的特征,可能是唯一的神经系统症状。目前没有 SAE 的特异性标志物,因此诊断依赖于排除原发性中枢神经系统感染和其他脑病。

【病因】 与脓毒症的病因一致,可参考第四十四章第5节。在小儿时期,很多传染病都可能伴有与脑炎相似的症状,其中以肺炎、痢疾所致的脓毒症较为多见。其他如猩红热、白喉、百日咳、伤寒、霍乱、肾盂肾炎、流感、肝炎(暴发性)、疟疾等亦可伴有显著神经系统症状。脓毒症是入住 ICU 的主要原因,其中有超过一半的 SAE,合并肝、肾或多脏器损害的患者其发病率更高。此外,70%的脓毒症患者具有从嗜睡到昏迷等不同程度的神经系统症状,超过 80%的患者存在脑电图异常。因此,SAE 是 ICU 中最常见的脑病,70% 的病例中晚期症状与重症多发性神经病相关。

【病理生理】 SAE 最早于 1827 年由 Bright 提出,研究表明脓毒症可导致患者出现急性意识改变,且这种改变与患者死亡率相关。另有学者提出细菌可直接侵犯大脑组织引起脑病,因此 SAE 曾被称为感染中毒性脑病等。随着研究的深入,研究者发现即使脓毒症患者的中枢神经系统和血液中无细菌入侵,仍可发生脑功能障碍,是由于感染引起机体产生全身炎症反应并作用于大脑,从而导致脑内炎症反应、微循环、血脑屏障及神经递质传递异常等所致,故 Wilson 等将此种脑病称为"SAE":由脓毒症导致的弥漫性大脑功能障碍,而这些弥漫性脑功能障碍绝大部分是可逆的。SAE 的病理生理仍未完全了解清楚,许多机制已被确定为可能的致病因素:细菌内毒素、氧化应激反应、血脑屏障通透性改变、神经直接损伤、促炎因子水平升高、炎症损伤、谷氨酸兴奋毒性以及氧化刺激、线粒体和血管内皮功能障碍、脑血管功能障碍等。SAE 的发生可能是多种因素共同作用或由其中一个因素导致其他因素的激活,在SAE发病过程中多种炎症介质均参与且起到重要的推动作用,一方面可以引起颅内血流动力学的变化,另一方面还可引发血脑屏障损伤,最终导致脑水肿及中枢神经系统功能异常。有研究指出,脓毒症患儿中脑血流自主调节功能受到一定损伤,再加上全身血压降低,可对脑循环产生异常影响,这也是诱发小儿脓毒症相关性脑病的主要因素。病理生理演变过程总结见图30-10。

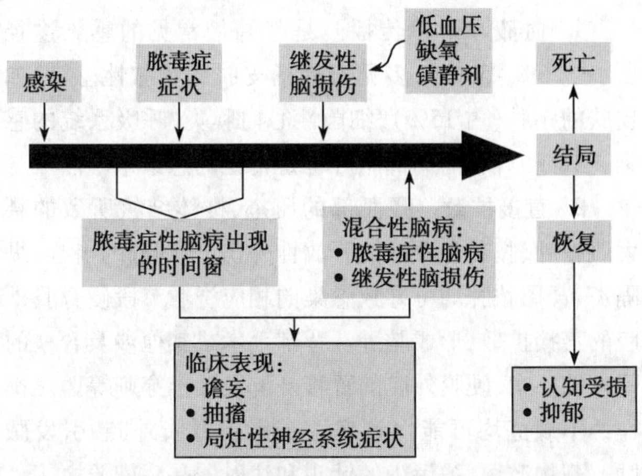

图30-10　脓毒症相关性脑病的病理生理演变过程

【临床表现】　SAE可发生在脓毒症早期或晚期。许多研究证明,脓毒症或全身炎症反应症状前36~48小时就可以出现与SAE相关的认知或大脑功能的改变。SAE的临床表现多样,但缺乏特异性。SAE早期主要表现为谵妄等精神状态的急剧改变,从注意力不集中、定向障碍、烦躁到嗜睡、昏睡甚至昏迷。SAE随后可出现扑翼样震颤或手震颤、眼球震颤样运动、多病灶肌阵挛、坐立不安、呼吸急促、张力性强直、足底伸肌反应及异常屈肌或伸肌姿态、惊厥等临床症状。脓毒症早期发生SAE的患者,其临床症状不仅表现为全身炎症反应综合征和脓毒症相关的症状,还表现为定向障碍、行为改变、注意力不集中、易怒人格改变、抑郁等精神症状;脓毒症晚期发生SAE的患者其精神症状更突出,主要表现为认知障碍,有时表现为人格改变或抑郁状态,更有可能表现为局灶性和全身性癫痫发作。SAE的临床表现各种各样,为能够早期诊断SAE,需要进行神经系统查体,排除中枢神经的其他病变,然后将相关的评估量表及其他的辅助检查结果作为SAE诊断的参考指标,最终达到早期诊断、早期治疗的目的。此外,SAE还可激活交感神经系统及下丘脑-垂体-肾上腺轴,抑制机体免疫功能,最终导致难以控制的感染以及SAE恶性循环。更为重要的是,SAE尚可引起患者远期认知功能障碍,影响工作记忆、注意力、任务转换能力(额叶和顶叶的皮质连接);语言学习和记忆(海马和海马旁回)以及语音语言流畅(前额皮质)等。SAE患者病情由轻到重,相关的神经症状、影响结构和临床结果之间的相互作用见图30-11。

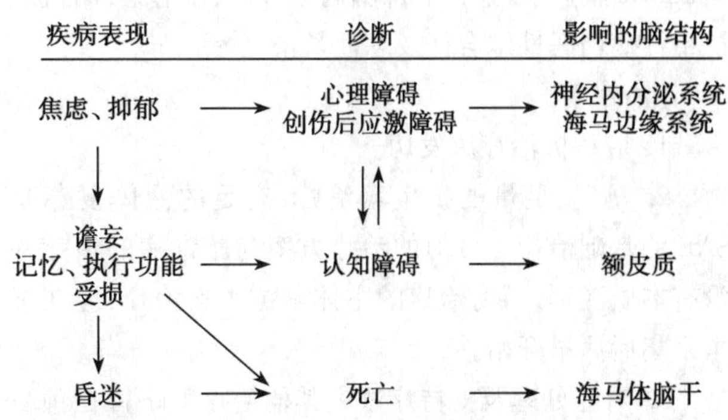

图30-11　SAE神经症状、影响结构和临床结果之间相互作用的示意图

【诊断与鉴别诊断】　SAE的诊断十分困难,一般是通过排除法进行诊断,必须排除药物使用、电解质紊乱和中枢神经系统紊乱等的影响。临床症状是诊断的基础,实验室和仪器检查作为辅助。SAE的临床表现主要是神经系统症状,而许多其他疾病也可以引起相似的症状,因此需要同以下疾病相鉴别:SAE的鉴别诊断包括CNS感染,如细菌、病毒、真菌或寄生虫脑膜炎、硬膜外或硬膜下积脓症、大脑脓肿、免疫相关的脑炎;酒精或药物中毒、非惊厥持续状态、Wernicke脑病、可逆性后部脑病综合征、血清素综合征、肝性脑病,代谢异常、药物过量,镇静剂或阿片类药物的撤药反应,抗精神病药恶性综合征等。必须通过详细询问相关病史及检查进行区分。此外,脑症状还可在先天代谢病中出现,如第Ⅶ型糖原贮积症及Leigh病等亦须鉴别。

SAE是一个排他性诊断。在SAE诊断前,首先要排除药物的影响,其次与其他原因引起的脑病相鉴别,如中枢神经系统原发性病变以及肝、肾、肺、心等器官功能障碍引起的脑功能异常。大部分脓毒症患者经常使用镇静药物,这使得神经系统紊乱等症状被掩盖,而SAE的诊断需要对大脑功能障碍进行识别,主要依赖于临床、电生理及生化指标等。临床上,常采用格拉斯哥昏迷量表(GCS量表)、ICU谵妄评定方法和对ICU环境的适应能力等有效的诊断方法来评估患者的精神状态以及SAE病程的指标及其死亡率。此外,头颅CT、MRI及EEG常作为诊断SAE的辅助工具。虽然CT和MRI缺乏特异性,但仍可排除一些其他原因引起的脑功能障碍,而EEG可作为诊断SAE较为敏感的工具。研究显示,12%~100%的患者EEG背景以及6%~12%的患者三相波异常。经颅多普勒可实时显示脑血流变化。SAE的鉴别诊断包括CNS感染,如细菌、病毒、真菌或寄生虫脑膜炎、硬膜外或硬膜下积脓症、大脑脓肿、免疫相关的脑炎;酒精或药物中毒、无抽搐的癫痫持续状态、Wernicke脑病、可逆性后部脑病综合征、血清素综合征、抗精神病药恶性综合征及恶性紧张症等。

【治疗】

1. 应积极治疗原发病。

2. 早期、足量的抗生素治疗,充足的液体复苏是SAE的基础治疗。目前的治疗方案与脓毒症的治疗并没有本质区别,药物治疗的主体是抗生素治疗,应在标本采集后尽早开始。

3. 对症处理及支持疗法 其他治疗策略旨在预防或治疗谵妄,如强化正常的生理周期、睡眠周期,以及鼓励口服液体摄入防止脱水。发现并消除可逆的发病因素如血氧不足、高碳酸血症、低血压、体温过高或体温过低、肝肾功能障碍及新陈代谢或电解质紊乱等。在SAE早期阶段,应尽早发现潜在感染源并进行抗感染治疗,同时积极处理谵妄并进行支持治疗。对高热、惊厥、脱水、缺氧及血生化改变(如低血糖、低钠血症、酸血症)以及呼吸衰竭,进行适当处理。对昏迷患者应吸出痰液,保持呼吸道通畅,及时、长期供氧,促使脑水肿减轻。必要时进行气管切开和人工呼吸(详见第44章第6节)。

【预后】 多数病例的脑症状经适当治疗后,可在24小时内消失,没有后遗症。如果昏迷时间持续较久,长达数日至数周,则发生后遗症的可能性很大。后遗症包括智能不全、失明、耳聋、肢体强直、瘫痪、癫痫等。CT检查早期表现脑水肿,后期表现脑萎缩、脑沟增宽与脑室扩大。Kaur J和他的团队进行了前瞻性的研究,对50例患有SAE的儿童与健康对照组进行了连续的神经发育和行为比较,结果显示SAE患儿的平均语言智商,全面智商,综合发展得分及其身体,适应性,社会情感,认知和沟通分量表的平均智商明显更差。SAE组智力低患儿的构成比(52%)显著高于对照组(32%)。最常见的行为变化是学校成绩下降(44%),不服从(28%)和顽固/易怒行为(26%)。即使总的格拉斯哥昏迷量表评分与发育结果没有显著相关性,格拉斯哥昏迷量表评分≤10和≤8的儿童也有全智商受损。总之,SAE患儿在短期随访中神经发育迟缓,语言智商低,学业成绩下降和智力障碍。烦躁,休克和镇静时间与不良的行为结果(尤其是学业成绩)有关[13]。

五、硬脊膜外脓肿

硬脊膜外脓肿(spinal epidural abscess)是脊髓的外壳与脊柱的骨头之间(椎管内硬脊膜外间隙)积聚的脓液(感染的物质)和细菌[14,15]。脓肿引起该区域肿胀,常表现为脊髓压迫或神经根刺激症状。胸段发生硬脊膜外脓肿者约占患者总数的50%,其次为腰骶段,约占总数的35%,颈段约占总数的15%。脓肿多位于脊髓神经节的后方(82%),位于神经节前方者少见(18%)。

【感染途径】

1. 血液和淋巴传播 是脓肿最常见的感染途径(约占26%~50%),多见于周围皮肤的化脓性感染,如皮肤的疖肿(占15%),细菌性心内膜炎、呼吸系统的感染、咽部和口腔的局部脓肿也是常见的感染来源。

2. 直接扩散 腰骶部的压疮、椎体结核所致的腰大肌脓肿、腹部和颈部的开放性外伤、口咽部的炎症、纵隔炎、肾周脓肿均可导致感染向相应脊髓节段硬脊膜外腔的直接扩散,形成脓肿。背部手术或其他涉及脊柱的侵入性手术,硬膜外腔的置管麻醉及腰椎穿刺等医疗操作的不规范均可能将致病菌带入硬脊膜外腔,引发脓肿。药物滥用、被污染的针头和注射器是感染源之一。

3. 隐源性 约50%的患者可能找不到明确的感染来源,为隐源性。其中多数也是血源性感染,常因机体抵抗力较强或大量抗生素的应用,使原发病灶表现不明显。

【病原学】 脓液培养有助于明确致病菌的类型,但近半数培养也可能为阴性,尤其已用过大量抗生素者。最常见的致病菌为金黄色葡萄球菌(占50%);其次为链球菌;铜绿假单孢菌、肠杆菌和沙门菌也是较为常见的致病菌。慢性硬脊膜外脓肿多继发于椎体结核,约占患者总数的25%。溶组织隐球菌、曲霉菌、布鲁氏菌和厌氧菌在慢性脓肿中也偶见报道。多种病原菌混合感染约占细菌培养阳性总数的10%,厌氧菌感染约占8%。

【病理】 多数为急性硬脊膜外脓肿、少数为亚急性或慢性。①急性硬脊膜外脓肿:表现为硬脊膜外腔组织充血、渗出,大量白细胞浸润,继而脂肪组织坏死液化,形成脓液积存;②亚急性硬脊膜外脓肿:硬脊膜外腔有脓液和炎性肉芽组织并存,部分可有不完整的包膜;③慢性硬脊膜外脓肿:硬脊膜外腔以肉芽和结缔组织增生为主,脓液包裹形成脓肿。亚急性或慢性者常有局部脊膜的增厚,对脊神经产生压迫效应。既往认为脊髓功能障碍归因于脓肿产生的压迫效应,近来的研究显示静脉回流的异常在神经功能障碍中起主要作用,病理检查未见明显脊神经节的动脉受累，但静脉的压迫与栓塞、脊神经节的水肿、硬脊膜外腔静脉丛的梗死及栓塞性静脉炎的形成比较常见。脊神经节本身也可因感染的直接扩散表现炎症反应。

【临床表现】 典型的表现可分为三期：根痛期：多在发热、寒战、全身酸痛等感染中毒症状出现 1~3 天后，出现相应脊髓节段的神经根刺激症状，表现为难以耐受的疼痛，叩击脊柱时可出现受累节段的叩击疼痛。患儿不能表述症状时，常表现为哭闹不安、脊柱侧弯，采取强迫体位来缓解疼痛。脓肿在胸腰段者可有剧烈的腹痛或下肢痛，临床易误诊“小儿急性阑尾炎”，此期全身感染症状较重，末梢血象可见白细胞明显增高。脊髓功能障碍期：常在根痛期数小时或几天内发生脊髓横贯性损害症状，表现为双下肢麻木，迅速进展性肌力减退及括约肌功能障碍。完全瘫痪期：由脊髓功能障碍期很快进入肢体完全性软瘫，一切反射消失，大小便潴留。

【辅助检查】

1. 腰椎穿刺 腰椎穿刺抽出脓液是确诊的直接证据，但腰穿有引起蛛网膜下腔感染的危险，操作中应小心逐步进针，针刺过黄韧带后应回吸有无脓液，如一旦抽出脓液即可拔针；腰穿针未抽出脓液而进入蛛网膜下腔时可见有清亮的脑脊液流出，化验检查可见白细胞数和蛋白量增高，动力试验可见有梗阻表现。

2. 脊柱 X 线检查 除非合并有相邻椎体的骨髓炎时有异常发现，多表现为椎体的骨质溶解、破坏。

3. MRI 典型表现为 T_1 呈低或等信号，T_2 呈高信号的硬膜外占位，椎体骨髓炎时可见松质骨、受累的间盘及椎旁的软组织信号的降低，增强扫描时可见脓壁的环状薄壁强化，有大量肉芽组织形成时则表现为不规则团块状强化。

【诊断】 典型的病史、病变部位的脊柱压痛或叩击痛，结合辅助检查对本病的诊断并不困难，但需与急性横贯性脊髓炎、脊神经节肿瘤及椎间盘突出相鉴别。

【治疗】 应在早期未出现完全性截瘫前做出诊断并予以积极手术治疗，一旦延误出现完全性截瘫，则术后脊髓功能难以恢复。因此诊断一旦明确，应实施紧急手术。手术的目的是明确病原微生物的类型；清除脓液和肉芽组织；解除脊髓的机械性压迫；充分引流。手术应切除脓肿部位的椎板，切除的范围上下界应达正常硬脊膜，侧方要宽，但不要损伤关节面，如果脓肿累及节段太多可做椎板间断切除，以免影响脊柱的稳定性。术中应彻底清除脓液和肉芽组织，并用抗生素盐水反复冲洗，不可切开硬脊膜，以免感染向硬脊膜下腔扩散，术中应注意骨蜡、凝胶海绵不应留置伤口内，防止异物反应导致的伤口不愈合。硬脊膜外腔应放置引流条或橡皮管，以利于术后炎性渗出物的持续流出，必要时还可选用敏感的抗生素液体向残腔内反复冲洗，一般引流可在术后 2~4 天拔除。对于脓肿位于脊髓前方且合并有椎体骨髓炎的患儿，常常采用体腔外椎体后外侧入路清除脓肿，避免经腹腔或胸腔入路，以免感染向胸腹腔的播散，术中应清除坏死的椎骨碎片。术中脓液应常规做细菌培养和药物敏感试验，术后静脉点滴大剂量抗生素来控制感染。在未确定何种致病菌感染的情况下，多采用针对金黄色葡萄球菌的抗生素，可选用头孢三代抗生素，然后根据细菌培养的结果做相应的调整。对于单纯的硬脊膜外脓肿，通常静脉点滴抗生素治疗 3~4 周后继续口服抗生素 4 周，而合并有椎体骨髓炎的患儿，抗生素静脉治疗的疗程需延长到 6~8 周。

【预后】 本病的治疗效果与病程的缓急、致病菌的毒力、患儿的全身状况、脊髓的受压程度和手术时机有直接关系。在第一或第二期手术，效果较好，若在截瘫出现 6~12 小时后手术，则神经功能恢复者甚少。硬脊膜外脓肿患者的死亡率为 18%~23%，死亡的主要原因有：①感染难以控制，死于脓毒症；②死于术后并发症，如尿路感染或压疮。

六、硬脑膜外脓肿

硬脑膜外脓肿（intracranial epidural abscess，IEA）被定义为一种炎症，在硬脑膜与头骨或脊柱的骨头之间积聚脓液，是一种罕见但可能危及生命的疾病，需要及早发现并及时处理。

30 章

【病因】 硬脑膜外脓肿是多数是由金黄色葡萄球菌感染引起的。它也可能是由体内循环的真菌或其他细菌引起的。很多时候无法找到引起感染的特定原因。如果有鼻窦或耳内感染，或头部受伤、脊柱骨骼或血液中有感染，或背部进行了外科手术，则可能导致硬膜外脓肿。

感染的途径有：①邻近感染的直接扩散：如颅骨骨髓炎破坏颅骨的内板；额窦炎破坏额窦的后壁；中耳炎或乳突炎破坏岩骨的鼓室盖或乙状窦前壁的骨质均可引起相应部位的硬脑膜外积脓[16]。②血行感染：头皮的疖肿或面部的感染可经颅骨的导静脉扩散至硬脑膜外腔形成脓肿，另外化脓性栓塞静脉炎也较常见。③开放性颅脑损伤后的异物存留也是常见的感染源。继发于鼻旁窦炎的硬脑膜外脓肿最常见的致病菌为链球菌；而金黄色葡萄球菌或表皮葡萄球菌是外伤后感染和颅骨骨髓炎导致的硬脑膜外脓肿常见的致病菌;革兰氏阳性杆菌感染也可见到。硬脑膜外脓肿的病理改变取决于致病菌的毒力、机体的抵抗力和感染时间的长短。感染的早期反应为硬脑膜外层的充血和渗出,随后出现组织坏死和大量的炎性白细胞浸润,继而脓肿形成或纤维蛋白沉积。若细菌毒力小、机体抵抗力强,局部可形成肉芽组织,最后转变成纤维组织瘢痕。

【临床表现】 急性期有感染所致的全身反应,如周身不适、畏寒、高热、血象增高,局限性头痛也是常见的症状,头痛多为持续性钝痛,位置多与硬膜外脓肿所在的部位相一致,为局部硬膜受到炎症刺激。严重感染的患儿可出现高热、寒战、谵妄、抽搐和脑膜刺激征,合并有硬膜下积脓时患儿可出现脑组织水肿和颅内压增高的症状,出现头痛、恶心、呕吐和局部神经系统定位征。但因硬脑膜组织致密,单纯的硬脑膜外脓肿往往感染较为局限,颅内压增高的症状和脑脊液炎症细胞的检查常不明显。脓肿进入慢性期后临床症状反而减轻。各种原因引起的硬脑膜外脓肿具有各自不同特征性表现,如继发于颅骨骨髓炎或外伤后异物存留的患儿常局部肿胀,形成脓肿窦道,当脓肿大量排除后临床症状可获明显减轻;继发于额窦炎的患儿常有额部和眶周的皮肤肿胀以及沿眶上神经分布的带状疱疹和感觉过敏带,并出现叩击痛;继发于乳突炎和中耳炎的患儿可出现乳突根部的肿胀和压痛,若脓肿向内发展侵及岩骨尖时,可出现同侧三叉神经和外展神经的损害症状(岩尖综合征)。

【辅助检查】 ①腰椎穿刺:合并有硬膜下积脓者可出现脑脊液压力增高和白细胞计数增高,但单纯局限的硬脑膜外脓肿表现不明显。②颅骨 X 线检查:可见脓肿局部骨质的破坏吸收和死骨的形成,对于感染源的发现也有帮助,如额窦炎时表现为额窦黏膜的增厚、积液;乳突炎时可见乳突气房的硬化、骨质破坏或表皮样瘤的形成等。③CT 检查:可见颅骨内板下方梭形低密度病变,范围较局限,脑组织受压内侧移位,增强扫描时,内缘炎症反应的硬脑膜明显带状强化是此病的特征性影像表现,脓腔内积气时尚可出现“气液平面”,此外,CT 还能发现颅骨骨髓炎等原发病灶。④MRI:表现为颅骨内板下方边界清楚的梭形异常信号区,T_1 像呈介于脑组织和脑脊液之间的稍长 T_1 信号,T_2 像呈高于脑组织的信号,若脓肿的蛋白含量高,则信号强度增强,脓肿的内缘为受压内移的硬脑膜,可弧形强化。

【诊断】 对有颅骨骨髓炎、额窦炎、中耳炎、乳突炎和邻近头皮疖痈的患儿,如出现全身感染症状、局限性头痛和皮肤肿胀压痛或合并有脑膜刺激征时,应考虑此病的可能。但需注意与硬膜外血肿相鉴别:硬膜外血肿多有外伤史,CT 上急性期血肿多呈高密度占位,密度值高于脓肿;亚急性期血肿可高、低和混杂密度,但增强扫描多无包膜内缘的弧形强化。MRI 扫描亚急性血肿在 T_1、T_2 像上均呈高信号,而脓肿在 T_1 像呈低或等皮质信号,T_2 像呈稍高信号。

【治疗与预后】 对硬脑膜外脓肿应首选手术彻底清除病灶。需要注意的是,术前、术中及术后均应用大剂量抗生素来控制感染的扩散。术中在吸除硬脑膜外腔的脓液后,要仔细探查增厚的硬脑膜,通常在硬脑膜表面多覆盖有一层颗粒样肉芽组织,应小心清除其表面层并避免穿通硬脑膜;所有异物也应取出,包括骨蜡和化学性止血材料;最后硬脑膜外腔与骨性含气腔隙的所有通道均应被封闭。虽然有 20% 的硬脑膜下积脓的患者合并有硬脑膜外脓肿,但多数学者并不主张在硬脑膜外脓肿清除后常规做硬脑膜下腔探查术,除非是临床症状和影像学资料已明确证实合并有硬脑膜下积脓的患者。对于可能存在的原发性感染源也应彻底清除,如额窦炎应切除已破坏的额窦骨壁和感染的黏膜;颅骨骨髓炎应咬除坏死的颅骨直到“健康出血的骨质”、清除脓液及炎性肉芽后用大量抗生素水冲洗创口并放置引流 2~3 天。中耳炎和乳突炎应做乳突凿开术。单纯性硬脑膜外脓肿(不合并硬脑膜下腔积脓者),在早期手术切除后常常预后良好,复发及后遗症较少,但当脓肿较大,肉芽组织形成压迫脑组织时也可遗留癫痫发作和其他局限性神经症状。

七、瑞氏综合征

瑞氏综合征(Reye syndrome)[17]是一种罕见的,可能致命的儿童疾病,被定义为伴有脂肪肝衰竭的急性非炎性脑病;以服用水杨酸类药物(如阿司匹林)为重要病因。通常表现为呕吐和神志不清,迅速发展为昏迷和死亡。该综合征通常始于服用阿司匹林的病毒性疾病恢复后的几天,先天性代谢异常(尤其是脂肪酸代谢)、药物反应和毒素也可能会诱发或导致疾病的进展,其病理基础是广泛的线粒体受损,故也是全身性线粒体功能障碍性疾病[18]。

【病因】 尚不完全清楚。一般认为与下列因素有关,但均非唯一的原因。①感染:病前常见病毒感染,表现为呼吸道或消化道症状。致病源可能是流感病毒、水痘-带状疱疹病毒、副流感病毒、肠道病毒、EB 病毒等。但至今尚没有证据认为本病是由于病毒的直接感染所致。②药物:有较多的证据(如流行病学)认为,患儿在病毒感染时服用水杨酸盐(阿司匹林)者,以后发生本病的可能性大。现已证实它对线粒体有多方面的抑制作用。近年来,在英、美等国家减少或停止应用水杨酸以后,本病的发生率已有所下降。此外,丙戊酸、氰化物、胺碘酮、氯霉素、铁、抗霉素A、具有催吐效果的蜡样芽孢杆菌、核苷类似物均可引起与瑞氏综合征相同的症状。具有呼吸链功能障碍的患儿可能对这些药物以及丙戊酸等毒物的反应更加敏感,因此,对于弥漫性进行性脑灰质变性以及细胞色素C氧化酶缺乏的患儿来说,他们更容易发生肝衰竭。③毒素:黄曲霉素、有机磷与有机氧等杀虫剂、污垢剂等污染食物或与其接触后,可出现与本病相同的症状。④遗传代谢病:一部分患儿有家族史。有些先天性代谢异常可引起瑞氏综合征的表现,有时称为瑞氏样综合征(Reye-like syndrome),例如全身性肉碱缺乏症,鸟氨酸氨甲酰基转移酶缺乏引起的高氨血症等。随着遗传学技术的进步,将有更多的瑞氏综合征得到遗传代谢病的特异性诊断。

【病理】 光镜下,脑组织的主要改变是严重脑水肿、脑疝,神经元和星形胶质细胞肿胀,但没有炎症或脱髓鞘改变。肝脏的主要异常是弥漫性脂肪浸润,无坏死灶、无炎症改变。脂肪变性也见于近端肾曲管、心肌、胰腺等脏器。电子显微镜检查可见严重的线粒体异常:肝细胞、神经元以及肌细胞内的线粒体均有明显肿胀、多形变、基质有颗粒状物质积聚,线粒体嵴的数目减少并有断裂现象。肝细胞的其他改变还有过氧化物小体增多,肝糖原缺乏以及滑面内质网增加。

【发病机制】 瑞氏综合征的确切病理生理机制尚不清楚。在病毒性疾病中似乎涉及线粒体损伤。阿司匹林可能引起或永久破坏细胞线粒体,从而抑制脂肪酸代谢。Reye综合征的神经系统特征可能是由肝线粒体功能障碍导致氨水平升高所致。高氨血症可能引起星形胶质细胞水肿,导致弥漫性脑水肿和随后的颅内压升高。病理学研究显示星形胶质细胞水肿,神经元丢失,肾脏脂肪变性,线粒体肿胀和数量减少。现认为,脑病是由于急性线粒体损伤所致。严重的代谢紊乱也是线粒体功能障碍的结果。线粒体对氨基酸代谢、脂肪代谢、有机酸代谢和糖代谢均有影响[19]。线粒体内有尿素循环所需的酶系统,线粒体功能受损时,该酶系统发生缺陷,不能将体内的氨变成尿素,大量的氨积聚体内,形成高氨血症,引起机体的氨中毒。高氨血症是脑功能障碍的一个重要原因。线粒体功能障碍时,脂肪酸氧化过程受到阻碍,致使短链脂肪酸(丙酸、丁酸、异丁酸、异戊酸等)积聚体内,加重高氨血症,并干扰糖酵解、丙酮酸分解和线粒体的氧化磷酸化功能,这对脑组织的功能均有不良影响。脂肪代谢紊乱,如血清内肉碱、胆固醇、脂蛋白,特别是极低密度脂蛋白减少,而游离脂肪酸升高等。糖代谢紊乱,导致低血糖、乳酸及丙酮酸血症。近来提出,瑞氏综合征时血中二羧酸(dicarboxylic acid)增多是发病的重要原因。据认为,二羧酸是线粒体功能的抑制物。瑞氏综合征时,患者血中二羧酸明显增高,且其浓度与血氨增高的水平相关,与病情的严重程度也相关。

【临床表现】 发病年龄以6个月至4岁多见,亦可见于任何年龄。起病前常有呼吸道或消化道的病毒感染症状,数日(有时此期极短)或2~3周后出现急性脑病和肝功能异常。临床表现多随年龄而异,年长儿及少年发病时多频繁呕吐而少发热,婴儿期以发热、惊厥和呼吸衰竭为主要特点。呕吐可持续数天,主要是颅内压增高时脑干受刺激,24~48小时精神状态发生改变,出现嗜睡及谵妄,可出现去皮质强直或去脑强直。有时将病程分为数期,分期以脑病症状的发展为依据(参照Lovejoy,1974),应结合个体特点来具体分析。Ⅰ期的主要表现是呕吐、嗜睡、淡漠;Ⅱ期有定向力丧失、谵妄、不安、呼吸深快、腱反射亢进、肝功能不全;Ⅲ期有意识模糊或昏迷,去皮质强直,过度换气,病理反射,瞳孔对光反应存在,肝功能不全,脑电图明显异常;Ⅳ期昏迷加深,去大脑强直体位,瞳孔散大、对光反应消失,脑干功能障碍,呼吸不整,各型抽搐,视乳头水肿;Ⅴ期全身肌张力消失,腱反射引不出,对外界刺激无反应,心率变慢,血压降低,终至呼吸停止。本分期的Ⅰ、Ⅱ期代表脑水肿的加重过程和肝功能障碍所致代谢紊乱,Ⅲ、Ⅳ、Ⅴ期是颅内压增高和脑疝的发展。Ⅰ、Ⅱ期表现为进行性加重的脑病,有代谢失常和脑水肿。Ⅲ、Ⅳ期提示广泛增高的颅内压和脑病。24小时内从Ⅰ期进展到Ⅳ期可能是暴发型。更常见的情况是反复呕吐和昏睡的时间持续为1天或更长时间。

瑞氏综合征一般不伴有高热,神经系统局灶征和脑膜刺激征不明显。肝脏可有轻、中度肿大,一般无黄疸。偶可见心律不齐、肾功能不全或胰腺炎等症状。各例的病情不一,轻重不等,轻症或治疗及时者可在疾病的早期停止发展而逐渐恢复,严重者可在数日内甚至24小时内死亡。

【辅助检查】 周围血白细胞计数增加,以中性粒细胞为主。血氨在早期升高,可达176μmol/L(300μg/dl)以上,在数日内降至正常。早期有血清转氨酶升高,乳酸脱氢酶增高,凝血酶原时间延长,以后很快恢复正常。低血糖在婴儿最明显。血乳酸和丙酮酸增高,代谢性酸中毒和呼吸性碱中毒同时存在。线粒体酶的活性明显降低，如合成尿素的酶系统、参与三羧酸循环的酶和细胞色素氧化酶等。细胞质的各种酶的活性正常。脑脊液压力增高，没有炎症改变，细胞数和蛋白均正常，糖量因血糖而异。脑电图呈弥漫性脑病改变、背景波呈广泛高幅慢活动，有的有痫样放电（棘波）。

【诊断】 根据小儿病前有前驱病毒感染和后续出现急性进行性脑症状，如呕吐、惊厥、意识障碍，但没有神经系统局灶征、脑脊液压力高但无炎症改变等特点就应考虑瑞氏综合征的可能。再根据生化代谢的特点如早期血氨高、血糖低、凝血酶原时间延长、血清转氨酶升高、血胆红素不高等方面来支持本病的诊断。如能早期诊断，可能避免发展为后期的严重颅内压增高、脑疝和脑干中枢受压的表现。应强调的是，肝活检电镜检查的特点是确诊本综合征的依据。

【鉴别诊断】 瑞氏综合征与中枢神经系统感染（病毒性脑炎、化脓性脑膜炎）的主要区别是后者脑脊液有炎症改变。与病毒性肝炎的脑症状的主要区别是后者有黄疸和持续性肝功能损害。所谓"急性中毒性脑病"是一组诊断标准不很明确的综合征，其与瑞氏综合征的共同点是常与全身性感染有关，临床表现也是惊厥和意识障碍等颅内压增高的症状，病理也有脑水肿、没有炎症。不同的是没有线粒体病变，不伴内脏脂肪变性，如治疗及时，一般病情较瑞氏综合征为轻。此外，尚需与 Leigh 病及脑型婴儿脚气病相鉴别，因两者均有类 Reye 综合征特点。

【预后】 瑞氏综合征的预后与病情轻重、进展速度以及治疗早晚有关。小婴儿预后较差。凡是有早期昏迷、去大脑强直、反复惊厥、血氨在 176μmol/L（300μg/dl）以上、高血钾、空腹血糖在 2.2mmol/L（40mg/dl）以下者，预后不良。病死率约 10%~40%。存活者中可有、癫痫、瘫痪、语言障碍或行为异常。

【治疗】 应采取综合措施。重点是纠正代谢紊乱，控制脑水肿和降颅内压，加强护理和控制惊厥等对症处理。

1. 纠正代谢紊乱 ①低血糖必须及时纠正，静脉输入 10%~15%葡萄糖，每日入量约 1 200ml/m^2。当血糖达到稍高于正常水平时，可加用胰岛素以减少游离脂肪酸。②维持电解质及酸碱平衡，注意防止低钙血症。③用维生素 K 治疗低凝血酶原。

2. 控制脑水肿、降低颅内压、维持脑的灌注压 ①降颅内压用渗透利尿剂，甘露醇静脉注射，每次约 0.5~1.0mg/kg，开始每 4~6 小时 1 次。地塞米松可同时应用。血液渗透压应维持在 315~320mOsm/L。②监测血气，保持呼吸道通畅，防止低氧血症和高碳酸血症，以避免加重脑水肿。③维持正常血压，以保证脑内灌注压在 6.6kPa（50mmHg）以上。脑灌注压=平均动脉压-颅内压，如果脑灌注压过低，则引起脑缺氧，加重脑水肿。脑水肿时常需限制液体入量，但应适当，以免出现低血容量性低血压。④其他降颅内压的方法亦可选择使用。如过度通气治疗，$PaCO_2$ 降到 4.67kPa（35mmHg）左右，使脑血管收缩，脑容积减小。同时需有脑电图监测和人工呼吸设施。

3. 降血氨和保护线粒体功能 ①高氨血症可用精氨酸滴注、新霉素口服或灌肠以减少产氨，瓜氨酸可使氨转变为尿素。谷氨酸钠液加于葡萄糖液中静脉注射，可纠正高血氨。苯乙酸钠-苯甲酸钠或聚苯乙烯硫酸钠治疗，但如果血氨水平大于 500μg/dl，则可能需要进行血液透析或腹腔透析，新鲜血液或血浆置换疗法以降低血氨。保护肝功能和加强支持疗法。②保护线粒体功能：参照线粒体疾病的治疗。

4. 护理、控制惊厥 注意保持气道通畅，保持适应的头高位但不可屈颈。正确记录出入量。体温应维持在 37℃以下。有惊厥者用止惊剂。气管切开的系带不可过紧以免阻碍脑的静脉回流。

【预后】 瑞氏综合征的预后与病情轻重、进展速度以及治疗早晚有关。小婴儿预后较差。凡有早期昏迷、去大脑强直、反复惊厥、血氨在 176μmol/L（300μg/dl）以上、高血钾、空腹血糖在 2.2mmol/L（40mg/dl）以下者，预后不良。病死率约 10%~40%。存活者可有智力障碍、癫痫、瘫痪、语言障碍或行为异常。

（邹丽萍）

参考文献

[1] MOUNT HR, BOYLE SD. Aseptic and Bacterial Meningitis: Evaluation, Treatment, and Prevention. Am Fam Physician, 2017, 96(5): 314-322.

[2] VASSALINI P, AJASSA C, DI RUSCIOV, et al. Aseptic meningitis induced by intravenous immunoglobulins in a child with acute Epstein-Barr virus infection and thrombocytopenia. Infez Med, 2019, 27(2): 194-197.

[3] SHUKLA B, AGUILERA EA, SALAZAR L, et al. Aseptic meningitis in adults and children: Diagnostic and management challenges. J Clin Virol, 2017, 94: 110-114.

[4] BROUWER MC, TUNKEL AR, MCKHANN GM, et al. Brain abscess. N Engl J Med, 2014, 371(5): 447-456.

[5] BROOK I. Microbiology and treatment of brain abscess. J Clin Neurosci, 2017, 38: 8-12.

[6] WEINBERG GA. Brain Abscess. Pediatr Rev, 2018, 39(5): 270-272.

[7] BODILSEN J, DALAGER-PEDERSEN M, VAN DE BEEK D, et al. Incidence and mortality of brain abscess in Denmark: a nationwide population-based study. Clin Microbiol Infect, 2020, 26(1): 95-100.

[8] BROUWER MC, COUTINHO JM, VAN DE BEEK D. Clinical characteristics and outcome of brain abscess: systematic review and meta-analysis. NEUROLOGY, 2014, 82(9): 806-813.

[9] GARG RK, MAHADEVAN A, MALHOTRA HS, et al. Subacute sclerosing panencephalitis. Rev Med Virol, 2019, 29(5): e2058.

[10] MEKKI M, ELEY B, HARDIE D, et al. Subacute sclerosing panencephalitis: clinical phenotype, epidemiology, and preventive interventions. Dev Med Child Neurol, 2019, 61(10): 1139-1144.

[11] MOLNÁR L, FÜLESDI B, NÉMETH N, et al. Sepsis-associated encephalopathy: A review of literature. Neurol India, 2018, 66(2): 352-361.

[12] HELBING DL, BÖHM L, WITTE OW, et al. Sepsis-associated encephalopathy. CMAJ, 2018, 190(36): E1083.

[13] KAUR J, SINGHI P, SINGHIS, et al. Neurodevelopmental and Behavioral Outcomes in Children With Sepsis-Associated Encephalopathy Admitted to Pediatric Intensive Care Unit: A Prospective Case Control Study. J Child Neurol, 2016, 31(6): 683-690.

[14] VAKILI M, CRUM-CIANFLONE NF. Spinal Epidural Abscess: A Series of 101 Cases. Am J Med, 2017, 130(12): 1458-1463.

[15] HAWKINS M, BOLTON M. Pediatric spinal epidural abscess: A 9-year institutional review and review of the literature. Pediatrics, 2013, 132(6): e1680-1685.

[16] KANU OO, UKPONMWAN E, BANKOLEO, et al. Intracranial epidural abscess of odontogenic origin. J Neurosurg Pediatr, 2011, 7(3): 311-315.

[17] CHORNOMYDZ I, BOYARCHUK O, CHORNOMYDZA, et al. Reye(Reye's) syndrome: a problem everyone should remember. Georgian Med News, 2017, (272): 110-118.

[18] DINAKARAN D, SERGI CM. Co-ingestion of aspirin and acetaminophen promoting fulminant liver failure: A critical review of Reye syndrome in the current perspective at the dawn of the 21st century. Clin Exp Pharmacol Physiol, 2018, 45(2): 117-121.

[19] TEIN I. Impact of fatty acid oxidation disorders in child neurology: from Reye syndrome to Pandora's box. Dev Med Child Neurol, 2015, 57(4): 304-306.

第 5 节　中枢神经系统自身免疫性疾病

一、自身免疫性脑炎

【概述】 自身免疫性脑炎(autoimmune encephalitis, AE)是指一类由自身免疫性炎症介导的脑炎。自 2007 年发现抗 N-甲基-D-天冬氨酸受体(N-methyl-D-aspartate receptor, NMDAR)脑炎以来，一系列抗神经元表面或突触蛋白的自身抗体被逐渐发现，其中以抗 NMDAR 脑炎最常见，约占 AE 的 80%，也是儿童 AE 的最主要类型。多数 AE 与针对细胞外抗原(例如突触受体、离子通道等)的抗体相关，这类抗体通常是致病性抗体。部分 AE 与针对细胞内抗原的抗体相关，这类细胞内抗体只是提示自身免疫反应的生物标志物，很可能是非致病性的。成年 AE 患者一部分为副肿瘤性 AE，儿童 AE 患者肿瘤发生率远低于成人[1]。表 30-5 列举了目前已发现的 AE 相关抗体。在儿童中最主要的是 NMDAR、MOG(髓鞘少突胶质细胞糖蛋白)和 GAD65(谷氨酸脱羧酶 65)抗体相关 AE。

【临床表现】 急性或亚急性起病，部分患儿可有前驱感染病史。主要临床症状包括癫痫发作、精神行为异常、运动障碍、言语障碍、意识障碍以及自主神经症状等。可以以单一症状起病，随病程进展逐渐出现其他临床表现。不同类型 AE 临床表现的特点有所不同，例如抗 NMDAR 脑炎常见症状为精神行为异常、癫痫发作和运动障碍，抗 LGI1、$GABA_BR$ 或 AMPAR 抗体相关脑炎常表现为边缘性脑炎症状(精神行为异常、近记忆力障碍和癫痫发作)，抗 D_2R 抗体相关脑炎主要表现为锥体外系症状等。部分 AE 还可表现为睡眠障碍、小脑或脑干受累、腹泻等。此外，某些抗体相关的 AE 具有特征性临床表现，例如抗 LGI1 抗体相关 AE 常表现为面-臂肌张力不全发作(faciobrachial dystonia seizures, FBDS)，抗 CASPR2 抗体相关 AE 常表现为莫旺综合征。儿童 AE 中 50%可伴有前驱发热，癫痫发作、运动障碍、认知下降和行为改变较多见。

表 30-5 自身免疫性脑炎相关抗体

分类	抗原	脑炎综合征	肿瘤的比例	主要肿瘤类型
抗细胞内抗原的抗体	Hu	边缘性脑炎	>95%	小细胞肺癌
	Ma2	边缘性脑炎	>95%	精原细胞瘤
	GAD65	边缘性脑炎	25%	胸腺瘤,小细胞肺癌
	amphiphysin	边缘性脑炎	46%~79%	小细胞肺癌,乳腺癌
	CV2	边缘性脑炎	86.5%	小细胞肺癌,胸腺瘤
抗细胞表面抗原的抗体	NMDAR	抗 NMDAR 脑炎	因年龄、性别而异	卵巢畸胎瘤
	LGI1	边缘性脑炎	5%~10%	胸腺瘤
	$GABA_BR$	边缘性脑炎	50%	小细胞肺癌
	AMPAR	边缘性脑炎	65%	胸腺瘤,小细胞肺癌
	CASPR2	莫旺综合征、边缘性脑炎	20%~50%	胸腺瘤
	DPPX	脑炎,多伴腹泻	<10%	淋巴瘤
	IgLON5	脑病伴睡眠障碍	—	—
	GlyR	PERM	<10%	胸腺瘤
	$GABA_AR$	脑炎	<5%	胸腺瘤
	mGluR5	脑炎	70%	霍奇金淋巴瘤
	D_2R	基底节脑炎	—	—
	突触蛋白-3α	脑炎	—	—
	MOG	ADEM,伴癫痫发作的皮质脑炎,脑干脑炎、脑膜脑炎	—	—

注:GAD:谷氨酸脱羧酶;amphiphysin:两性蛋白;LGI1:富亮氨酸胶质瘤失活蛋白;$GABA_BR$:γ-氨基丁酸 B 型受体;AMPAR:AMPA 受体;CASPR2:接触蛋白相关蛋白;DPPX:二肽基肽酶样蛋白;$GABA_AR$:γ-氨基丁酸 A 型受体;D_2R:多巴胺 2 型受体;GlyR:甘氨酸受体;PERM:伴强直与肌阵挛的进行性脑脊髓炎;mGluR:代谢型谷氨酸受体;MOG:髓鞘少突胶质细胞糖蛋白;ADEM:急性播散性脑脊髓炎;"—":无相关性或无数据。

【诊断与鉴别诊断】

1. 诊断

(1) 2017 年中国自身免疫性脑炎诊治专家共识建议的标准如下[2]:

诊断条件:

1) 临床表现:急性或亚急性起病(<3 个月),具备以下 1 个或多个神经精神症状或临床综合征。①边缘系统症状:近期记忆减退、癫痫发作、精神行为异常,3 个症状中的 1 个或多个。②脑炎综合征:弥漫或多灶性脑功能障碍表现。③基底节和/或间脑/下丘脑受累的临床表现。④精神障碍,且精神心理专科认为不符合精神科疾病特点。

2) 辅助检查:以下 1 个或多个辅助检查发现,或合并相关肿瘤。①脑脊液异常:脑脊液有核细胞增多($>5\times10^6/L$);或脑脊液细胞呈淋巴细胞样炎症;或脑脊液寡克隆区带阳性。②神经影像学或电生理异常:MRI 边缘系统 T_2WI 或 T_2FLAIR 序列异常信号,单侧或双侧,或其他区域 T_2WI 或 T_2FLAIR 序列异常信号(排除非特异性白质改变等);或 PET/CT 提示边缘系统高代谢或多发皮质和/或基底节高代谢;或脑电图异常:局灶性癫痫样放电(颞叶或颞叶外)或弥漫/多灶慢波节律。③与 AE 相关的特定类型肿瘤,例如青春期女性抗 NMDAR 脑炎合并卵巢畸胎瘤。

3) 确诊试验:抗神经元表面抗原的自身抗体阳性。抗体检测采用间接免疫荧光法,临床多用基于细胞底物的实验方法(cell based assay,CBA)。尽量同时检测患者的脑脊液和血清。

4) 合理排除其他可引起脑炎/脑病的病因。

诊断标准:

1) 可能 AE:符合上述诊断条件中的第 1、2 和

4 条。

2）确诊 AE：符合上述诊断条件的第 1~4 条。

（2）2020 年自身免疫性脑炎国际工作组儿科小组（pediatric subcommittee of the autoimmune encephalitis international working group）提出的儿童 AE 诊断标准（表 30-6），根据临床证据、辅助检查证据和 AE 相关抗体证据，分为可能 AE、很可能的抗体阴性 AE 和确定的抗体阳性 AE[3]。

表 30-6　儿童自身免疫性脑炎的诊断标准

项目	特异性诊断特征	诊断分类		
		可能 AE（possible AE）	很可能的抗体阴性 AE（probable antibody-negative AE）	确定的抗体阳性 AE（definite antibody-positive AE）
1. 急性或亚急性起病证据	既往健康的儿童在≤3 个月内出现神经和/或精神症状	是	是	是
2. 神经功能障碍的临床证据	特征包括： 精神状态/意识水平改变或脑电图显示慢波或痫性放电（局灶或全面） 局灶性神经功能缺陷 认知障碍 急性发育倒退 运动障碍（除外抽动） 精神症状 癫痫发作（不能用患儿既往已存在的可以引起癫痫发作的疾病解释）	≥2 个特征	≥2 个特征	≥2 个特征
3. 神经炎症的辅助检查证据	特征包括： 脑脊液炎症性改变（白细胞>5/mm^3 和/或寡克隆区带） MRI 提示脑炎特征 脑活检提示炎症浸润，并排除其他病因	不确定（not available）	>1 个特征	>1 个特征*
4. AE 血清学证据	存在血清和/或脑脊液 AE 相关抗体	不确定（not available）	否	是
5. 排除其他病因	合理除外其他可能病因（包括其他可引起中枢神经系统炎症的病因）	是	是	是

注：* 如果脑脊液中检测到 NMDAR、GABAAR 或 GAD65 抗体，不需要神经炎症的辅助检查证据即可诊断；但如果仅有血清抗体阳性，则需要至少 1 个神经系统炎症的辅助检查标准。

2. 鉴别诊断　儿童患者需要注意与其他原因所致脑炎或脑病相鉴别。包括病毒性脑炎、脓毒症脑病、热性感染相关癫痫综合征（febrile infection-related epilepsy syndrome，FIRES）、急性坏死性脑病（acute necrotizing encephalopathy）、中毒性脑病、Rasmussen 脑炎、遗传代谢性脑病、神经精神性狼疮、原发性中枢神经系统小血管炎和精神科疾病等进行鉴别。

30 章

【儿童期常见的自身免疫性脑炎】 儿童期最多见的为 NMDAR、MOG 和 GAD65 抗体相关 AE，也可见到 $GABA_A$ 受体（$GABA_AR$）、$GABA_B$ 受体（$GABA_BR$）、多巴胺 2 型受体（D_2R）、甘氨酸受体（GlyR）和代谢型谷氨酸受体 5（mGluR5）抗体相关 AE。儿童期不同抗体相关 AE 的主要特征见表 30-7。

表 30-7 儿童期不同抗体相关 AE 的特征

抗体结合靶点（抗原部位）	典型临床特征	
NMDAR（细胞外）	发生率	常见，儿童 AE 最常见的抗体靶点
	临床表现	癫痫发作、精神行为异常、运动障碍、言语减少/缄默，睡眠障碍、自主神经不稳定、年幼儿可发育倒退
	MRI	65%患儿正常；可见皮质、白质、小脑或基底节 T_2 FLAIR 高信号
	EEG	90%以上患儿异常：多为广泛慢波，可见局灶痫性放电、局灶慢波或"持续纺锤/delta 刷"
	其他	脑脊液抗体阳性优于血清抗体 女性患儿，尤其 12 岁以上患儿注意肿瘤排查
MOG（细胞外）	发生率	常见
	临床表现	可表现为急性播散性脑脊髓炎、伴癫痫发作的皮质脑炎、脑干脑炎、不伴脱髓鞘的脑膜脑炎
	MRI	可表现为局灶或多灶白质病变、局部或半侧皮质肿胀、脊髓炎等
	EEG	非特异性慢波
	其他	强调血清 MOG 抗体检测优于脑脊液；单相性病程抗体滴度下降较快，而复发性病程抗体通常持续存在
GAD65（细胞内）	发生率	常见，但通常血清中抗体滴度高且脑脊液抗体阳性才有致病性
	临床表现	记忆力减退、认知下降、小脑共济失调、颞叶起源癫痫发作
	MRI	早期可正常，逐渐进展为边缘系统、小脑和大脑皮质病灶，可出现萎缩
	EEG	可出现多灶痫性放电
	其他	脑脊液可细胞数轻度增高，可出现寡克隆区带；可与个人或家族自身免疫性疾病相关；免疫治疗常效果欠佳
D_2R（细胞外）	发生率	非常少见
	临床表现	主要表现为运动障碍、精神症状、睡眠障碍、缄默及意识水平下降
	MRI	50%患儿异常，通常表现为基底节异常信号
	EEG	无特异性改变
	其他	部分患儿脑脊液可出现淋巴细胞增多或寡克隆区带
$GABA_AR$（细胞外）	发生率	少见
	临床表现	难治性癫痫发作、癫痫持续状态或持续部分性癫痫（epilepsiapartialis continua，EPC）
	MRI	多灶皮质/皮质下 T_2 FLAIR 高信号
	EEG	多灶性痫性放电及广泛慢波
	其他	多数患儿脑脊液细胞数增多；常伴有 GAD 或甲状腺抗体
$GABA_BR$（细胞外）	发生率	少见
	临床表现	局灶或全面性癫痫发作，混杂运动障碍
	MRI	50%以上患儿异常，表现为颞叶内侧 T_2 FLAIR 高信号（也可多灶，可伴有弥散受限）
	EEG	广泛性慢波和痫性放电
	其他	90%患儿脑脊液异常，表现为淋巴细胞增多；儿童患者通常不与感染或肿瘤相关

续表

抗体结合靶点（抗原部位）		典型临床特征
GlyR（细胞外）	发生率	少见
	临床表现	表现为强直（rigidity）和肌阵挛的进行性脑脊髓炎；脑炎；脑干综合征
	MRI	70%病例正常
	EEG	约 70%病例异常，通常为慢波
	其他	可出现脑脊液细胞数增多、蛋白升高及寡克隆区带；可能与其他抗体相伴随（例如 GAD）
mGluR5（细胞外）	发生率	非常少见
	临床表现	伴精神症状的脑炎
	MRI	可有 T_2 FLAIR 高信号
	EEG	多样，通常无痫性放电
	其他	脑脊液可淋巴细胞增高

【治疗与预后】 对于确定的抗体阳性 AE（definite antibody-positive AE），主要治疗为免疫治疗。不同抗体相关 AE 所需治疗有所不同。总体而言，一线免疫治疗包括：糖皮质激素、静脉注射免疫球蛋白（IVIg）和血浆置换；二线治疗主要包括利妥昔单抗与环磷酰胺。如果一线免疫治疗后 2 周左右效果不佳，考虑二线免疫治疗。糖皮质激素总疗程约 6 个月。对于复发性 AE，可选用吗替麦考酚酯或硫唑嘌呤。在临床实践中，儿童复发性 AE 患者也可选用利妥昔单抗预防复发。对于副肿瘤性 AE 患者应首先切除肿瘤。对症治疗主要包括抗癫痫治疗、针对精神症状的治疗及康复治疗等。

对于很可能的抗体阴性 AE（probable antibody-negative AE），也应考虑一线免疫治疗，如果一线免疫治疗效果不佳，应进一步鉴别诊断，排除其他可能的原因，再考虑二线免疫治疗。对于可能的 AE（possible AE），应尽可能寻找辅助检查证据并进一步进行鉴别诊断，可尝试一线免疫治疗，如果效果不佳，应该进一步进行鉴别诊断。

儿童 AE 总体预后良好。80%的抗 NMDAR 脑炎患者功能恢复良好，早期接受免疫治疗和非重症患者的预后相对较好。少数患者完全康复需要 2 年以上。如果 AE 患者在症状好转或稳定 2 个月以上重新出现症状，或症状加重（改良 Rankin 评分增加 1 分及以上）则视为 AE 复发。

二、急性播散性脑脊髓炎

【概述】 急性播散性脑脊髓炎（acute disseminated encephalomyelitis，ADEM）是儿童及青少年期最常见的获得性中枢神经系统炎症性脱髓鞘疾病，多于前驱感染或疫苗接种后急性发病，表现为伴有脑病的多样化中枢神经系统症状，头颅 MRI 以大脑白质脱髓鞘样改变为主，可伴有深部灰质核团、脑干、小脑、视神经以及脊髓受累。

50%～75%的患者起病前有前驱病毒或其他病原感染，部分患者有前驱疫苗接种病史。ADEM 患者脑组织病理改变为小静脉袖套样脱髓鞘，伴炎症细胞浸润（巨噬细胞、T、B 淋巴细胞，偶见浆细胞及粒细胞），多个静脉周围脱髓鞘病灶可融合成片。本病的发病机制尚未完全阐明。根据疾病为单相性还是多相性病程，分为 ADEM 和多相性播散性脑脊髓炎（multiphasic disseminated encephalomyelitis，MDEM）

【临床表现】 通常急性起病，少数亚急性起病。前驱感染或前驱疫苗接种病史可见于80%以上的患儿。神经系统症状通常于 2～5 天达高峰，疾病进展期应<3 个月。根据中枢神经系统受累部位的不同，患儿可以表现多样化的临床症状。需要强调的是，所有患儿均有脑病症状（即意识障碍和/或行为异常，且不能用发热或癫痫发作后状态等因素解释），其他神经系统症状还包括偏瘫、锥体外系症状、共济失调、癫痫发作、视神经炎、脑干及脊髓受累等。ADEM 患儿中发热和癫痫发作症状较其他急性中枢神经系统脱髓鞘综合征更常见。

【辅助检查】

1. 头颅及脊髓 MRI 头颅 MRI 表现为不对称（可以双侧）的边界欠清晰的 T_2WI、T_2FLAIR 高信号病灶，病灶可大小不等，少数情况下可有瘤样病灶伴灶旁水肿，病灶累及皮质下白质、中央区白质、基底节、脑干、丘脑和小脑。30%的患者钆增强扫描可强化。脊髓受累见于约 1/3 的患者（图 30-12）。

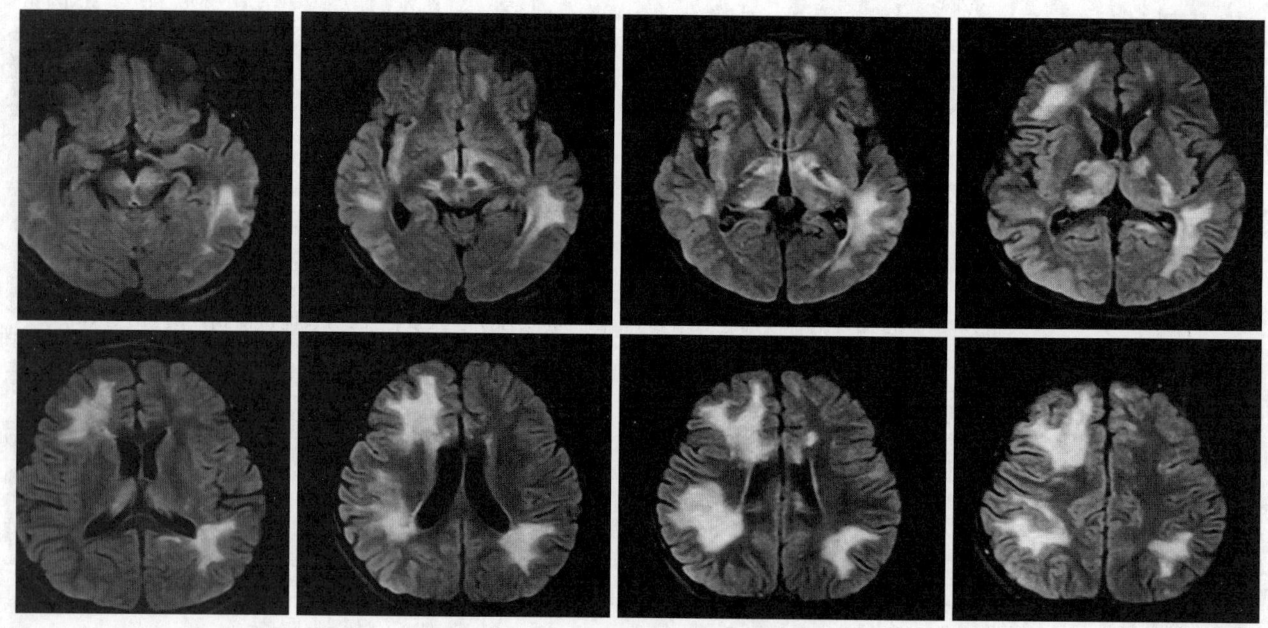

图 30-12 1 例 ADEM 患儿头颅 MRI

女,6 岁。T_2FALIR 序列可见双侧额叶、顶叶、颞叶皮质下白质高信号病灶,右侧为著,病灶累及中脑和双侧丘脑。

2. 脑脊液 42%~72%的 ADEM 患儿脑脊液细胞数正常。细胞数增多通常为轻度,以淋巴及单核细胞为主,脑脊液蛋白升高见于 23%~62%的患儿,最高可达 1.1g/L。可有鞘内 IgG 合成率升高,偶见寡克隆区带阳性。

3. 血清 MOG-IgG 可见于约 40%的 ADEM 患儿。

【诊断与鉴别诊断】

1. 诊断 2013 年国际儿童多发性硬化研究组(international pediatric multiple sclerosis study group, IPMSSG)的诊断标准如下[4]。

ADEM 诊断标准:满足以下所有条件,且排除其他疾病:①第 1 次多灶性 CNS 脱髓鞘发作;②必须有脑病表现(意识障碍或行为改变,且不能用发热或癫痫发作后状态等因素解释);③起病 3 个月后无新的临床或 MRI 病灶出现;④急性期(3 个月内)头颅 MRI 异常,典型头颅 MRI 特点为:病灶广泛、边界欠清晰、常 >1~2cm,累及大脑白质为主,白质区 T_1 低信号病灶罕见,可伴深部灰质核团(如基底节或丘脑)病灶。

MDEM 诊断标准:①两次符合 ADEM 诊断标准的发作;②两次发作间隔至少 3 个月,且后续不再出现发作;③第 2 次发作既可以是前 1 次 ADEM 的原病灶复发,也可以是新病灶。

2. 鉴别诊断 ADEM 缺乏特异性诊断标志物,需结合临床及影像学特征并排除其他可能诊断,需鉴别其他获得性及遗传性脑白质受累的疾病。根据头颅 MRI 需鉴别多发性硬化(病灶多以脑室旁为主,常可见垂直于胼胝体的椭圆形病灶)、中枢神经系统血管炎(病灶多分布于大脑皮质灰白质交界区,常有皮质受累,可伴有出血、钙化,病灶强化多见)、以白质受累为主的感染性疾病(如慢病毒感染)以及大脑胶质瘤病等,并鉴别遗传性脑白质病(白质病灶多为双侧对称性)。

【治疗与预后】 急性期一线治疗为糖皮质激素,目前缺乏统一治疗方案,通常 4~6 周减停。急性期也可同时使用大剂量丙种球蛋白(总量 2g/kg)。少数严重患者尤其是进展快,糖皮质激素效果不佳者可进行血浆置换。根据患儿临床症状进行相应对症治疗,包括止惊治疗、降颅压治疗等(数字资源 30-3)。

数字资源 30-3 急性播散性脑脊髓炎病例

ADEM 患儿大多数预后较好。死亡率为 1%~3%。部分患者遗留运动障碍或认知障碍。约 75%的患儿为单相性病程,其余患儿后续可表现为多相性病程,演变为 MDEM、ADEM-视神经炎、视神经炎谱系疾病、多发性硬化等反复 CNS 炎症性脱髓鞘疾病[5]。

三、视神经脊髓炎谱系疾病

【概述】 视神经脊髓炎谱系疾病(neuromyelitis optica spectrum disorders,NMOSD)是儿科较常见的中枢神经系统炎症性脱髓鞘综合征。以视神经炎、长节段脊髓炎及延髓最后区综合征为主要的核心症状。2004 年在 NMO 患者血清中检测到 AQP4-IgG(aquaporin-4 immunoglobulin G),使该病从多发性硬化中独立出来。本病最早于 1894 年被描述(Devic 病),诊断标准于 1999 年被提出,并于此后不断进行更新。2015 年国际 NMO 诊断小组制定了新的诊断标准,新标准主要基于成人患者的临床研究。

根据血清 AQP4-IgG 是否阳性,分为 AQP4-IgG 阳性的 NMOSD 和 AQP4-IgG 阴性/未知的 NMOSD。AQP4-IgG 抗体如何介导 NMOSD 的发病尚未完全阐明。AQP4 抗原主要表达于形成血脑屏障及突触周围的星形胶质细胞终足、郎飞结以及对渗透压敏感的区域,包括下丘脑视上核和室旁核以及脑室旁区(如穹窿下部、终板以及延髓最后区等)等。外周浆细胞产生的 AQP4-IgG 进入血脑屏障后与星形胶质细胞的 AQP4 抗原结合,可导致中性粒细胞募集,并通过补体介导及抗体介导的细胞毒性进一步引起少突胶质细胞损伤、脱髓鞘、甚至神经元丢失。

【临床表现】 儿童 NMOSD 中女性患儿多见,男性患儿约占 30%。本病通常为急性或亚急性起病,多数为多相性病程,少数为单相性病程。主要症状包括:①视神经炎:表现为视力下降、可伴眼球运动时疼痛感。可为单眼或双眼相继或同时受累;②脊髓炎:多为 3 节段以上的长节段脊髓炎。根据脊髓受累部位不同出现相应运动、感觉障碍及膀胱直肠功能障碍;③延髓最后区综合征:表现为顽固性呃逆、恶心、呕吐,不能用其他原因解释;④其他症状:脑干症状可表现为头晕、复视等;间脑综合征表现为发作性睡病样症状、低钠血症或体温调节异常等;大脑综合征可表现为意识障碍、语言障碍、肢体运动障碍、头痛等。对于同一患者,一次脱髓鞘发作中可出现上述一种或多种症状,或在不同脱髓鞘时间中以不同组合方式出现。NMOSD 可合并全身自身免疫性疾病,如干燥综合征、系统性红斑狼疮、桥本甲状腺炎(又称桥本病)等[6]。

【辅助检查】

1. 血清 AQP4-IgG 目前推荐敏感性和特异性均较高的细胞转染免疫荧光法(cell based transfection immunofluorescence assay,CBA)进行抗体检测。成人研究中 AQP4-IgG 阳性的 NMOSD 占所有病例的 63%~76%。儿童患者阳性率较低,约占 30%。

2. 血清 MOG(髓鞘少突胶质细胞糖蛋白,myelin oligodendrocyte glycoprotein,MOG)IgG MOG-IgG 可在 AQP4-IgG 阴性的一部分 NMOSD 患者中检测到,尤其是儿童患者多见。

3. 其他血清自身免疫性抗体检测 近 50% 的 NMOSD 患者可合并其他自身免疫抗体阳性,如血清抗核抗体(ANAs)、抗 SSA 抗体、抗 SSB 抗体、抗甲状腺抗体等。

4. 脑脊液 半数患者脑脊液常规提示有核细胞数增多,通常为轻度增多,单个核细胞为主。20% 以上患者出现脑脊液蛋白升高。

5. 头颅及脊髓 MRI 脊髓 MRI 多为长节段(纵向延伸往往≥3 个椎体节段以上)病变,少数可纵贯全脊髓,颈髓病变可向上与延髓最后区病变相连。轴位脊髓病变多累及中央灰质和部分白质,呈圆形或 H 型,脊髓后索易受累。急性期病变肿胀,呈 T_1WI 低信号 T_2WI 高信号,增强扫描部分病灶可强化,相应脊膜亦可强化。慢性恢复期可见脊髓萎缩,长节段病变可转变为间断、不连续 T_2WI 高信号。头颅 MRI 可累及延髓背侧(最后区)、脑干被盖部、四脑室周围、丘脑、下丘脑、三脑室周围等,也可表现为急性播散性脑脊髓炎样特点。急性期部分病灶可强化。急性视神经炎患者可出现视神经 MRI 异常,易累及视神经后段及视交叉,病变可大于 1/2 视神经长度,急性期表现为视神经增粗、T_2WI 高信号,可伴有强化,慢性期可表现为视神经萎缩(图 30-13)。

6. 视功能相关检查 应进行视敏度检查、视野检查,视觉诱发电位可显示 P100 波形异常及潜伏期延长,OCT 检查多出现较明显的视网膜神经纤维层变薄且不易恢复。

【诊断与鉴别诊断】 目前根据 2015 年国际 NMO 诊断小组制定的诊断标准进行诊断,尚无专门针对儿童患者的诊断标准[7]。

1. AQP4-IgG 阳性的 NMOSD 诊断标准 ①至少满足 1 项核心特征;②用可靠的方法检测 AQP4-IgG 阳性(推荐 CBA 方法);③排除其他诊断。

2. AQP4-IgG 阴性或未知(不能检测)NMOSD 的诊断标准

(1) 至少 2 个核心临床特征(可以 1 次或多次临床发作),满足以下所有特点:①其中 1 个核心症状必须是视神经炎、急性脊髓炎(长节段)或最后区综合征之一;②空间多发(至少 2 个核心临床特征);③满足 MRI 要求:急性视神经炎 MRI、脊髓炎 MRI、最后区综合征 MRI、急性脑干综合征 MRI。

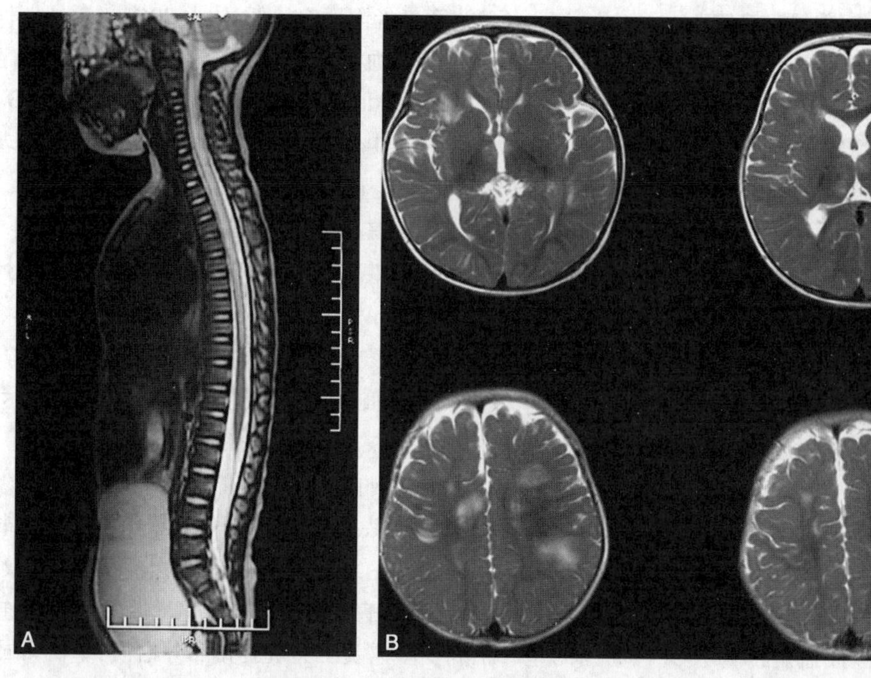

图 30-13 一例 AQP4-IgG 阳性 NMOSD 患儿急性期头颅及脊髓 MRI

AQP4-IgG 阳性 NMOSD 女性患儿。T_2WI 序列可见脊髓全长呈 T_2WI 高信号伴肿胀(A),头颅 MRI(B)显示双侧额叶、顶叶半卵圆中心白质及双侧丘脑可见 T_2WI 高信号。

(2) AQP4-IgG(-)或未检测。

(3) 排除其他诊断。

3. 上述诊断标准中的核心特征 ①视神经炎;②急性脊髓炎;③最后区综合征,表现为无其他原因可以解释的发作性呃逆、恶心及呕吐;④脑干综合征;⑤症状性发作性睡病或急性间脑综合征伴 NMOSD 典型 MRI 病灶;⑥症状性大脑综合征伴 NMOSD 典型大脑白质病灶。

4. 上述诊断标准中 AQP4-IgG 阴性或未知(不能检测)NMOSD 所需 MRI 要求

(1) 急性视神经炎:头颅 MRI 需有下列之一:①头颅 MRI 正常或仅有非特异性白质病变;②视神经 T_2WI 高信号或 T_1 增强信号>1/2 视神经长度,或病变累及视交叉。

(2) 急性脊髓炎:脊髓病变≥3 个连续椎体节段,或有脊髓炎病史的患者相应脊髓萎缩≥3 个连续椎体节段。

(3) 最后区综合征:延髓背侧/最后区病变。

(4) 急性脑干综合征:室管膜周围脑干病变。

5. 鉴别诊断 AQP4-IgG 阴性或未知的 NMOSD 并应进行血清 MOG-IgG 的检测,并需要与其他原因引起的中枢神经系统脱髓鞘疾病相鉴别,包括多发性硬化、中枢神经系统血管炎、中枢神经系统受累的噬血细胞综合征、以白质病变为主的特殊中枢神经系统感染、遗传性脑白质病等[8]。

【治疗与预后】

1. 治疗 目前尚缺乏证据级别较高的推荐证据。

(1) 急性期治疗:主要是糖皮质激素,疗程通常<3 个月(无统一推荐)。如果患儿对大剂量糖皮质激素反应欠佳或起病病情较重,还可应用大剂量丙种球蛋白(2g/kg);部分对上述治疗效果不佳的严重患儿可以尝试血浆置换治疗。

(2) 预防性治疗:患儿何时开始预防性治疗需要个体化考虑,并权衡利弊。AQP4-IgG 阳性患儿 90%为复发性病程,通常首次诊断即可考虑开始预防性治疗;AQP4-IgG 阴性患儿首次起病后,通常可以等再次复发后再考虑预防性治疗,还要结合复发的间隔时间、严重程度等综合考虑。目前较常用的药物包括吗替麦考酚酯、利妥昔单抗和硫唑嘌呤。也有一些报道应用甲氨蝶呤、环磷酰胺等。有治疗前景的其他生物制剂类药物还包括:托珠单抗(Tocilizumab,为 IL-6 受体的单克隆抗体)以及依库丽单抗(Eculizumab,补体蛋白 C5 的单克隆抗体)等。针对多发性硬化的治疗药物(β 干扰素、醋酸格拉替雷)不适合 NMOSD。关于预防治疗的疗程目前尚不确定,可能需要长期治疗。

(3) 对症治疗:针对相应症状进行治疗,例如针对尿潴留行间断无菌导尿,针对运动功能障碍行康复训练等。

2. 预后 本病多数为复发性病程,尤其对于 AQP4-IgG 阳性患儿约 90%为复发性。反复发作后多遗留神经系统功能障碍,其中最常见的是视力障碍及锥体功能障碍。有研究表明儿童 NMOSD2 年扩展的功能障碍状况量表(expanded disability status scale, EDSS)评分为 2.25±1.25。

四、多发性硬化

【概述】 多发性硬化(multiple sclerosis, MS)是一种具有时间多发性与空间多发性特征的慢性反复性中枢神经系统炎症性脱髓鞘疾病。MS 的病因尚未阐明,是遗传因素与环境因素共同作用诱发的以中枢神经系统白质受累为主的免疫反应,病变中包括髓鞘脱失、轴索损伤及炎症细胞浸润。多种炎症细胞参与介导发病,包括 T 淋巴细胞($CD4^+$T 淋巴细胞及 $CD8^+$T 淋巴细胞)、B 淋巴细胞(抗原提递及产生细胞因子)、巨噬细胞及小胶质细胞等。另外,星形胶质细胞及少突胶质前体细胞均在本病的炎症反应及髓鞘修复中发挥作用。目前已经发现的 MS 发病易感性相关的独立危险因素包括:维生素 D 不足、HLA-DRB1 * 15:01 基因型、既往 EB 病毒感染等。

【临床表现】 MS 的患病率具有明显的种群及年龄差异。在 MS 患者中,儿童期起病者(18 岁以前)仅占约 3%~4%,且其中多数为 11 岁以后起病,因此低龄儿童并非 MS 的好发人群。种族方面,MS 多见于高加索人,而亚裔、非洲裔及拉美人种少见。性别方面,成年及青春期发病的儿童患者以女性占多数,小年龄儿童患者性别差异较小[9,10]。

首次发作多为急性或亚急性,根据受累部位不同可表现为不同症状,包括肢体无力、麻木感、感觉异常、视力下降(视神经炎)、复视、共济失调或横贯性脊髓炎症状等。一次发作可表现为单一病灶的相应症状,也可表现为多灶性症状。少数患儿首次发作可以表现为急性播散性脑脊髓炎。本病多为复发缓解性病程特点。首次发作后,2 年内再次出现发作的风险较高,年复发率(annualized relapse rate, ARR)为 1.2%~1.9%,较成人 MS 年复发率更高。再次发作可累及与前次不同的部位(空间多发性)[11]。

按照病程特点,MS 可以分为:①复发缓解型:呈现明显的反复发作性病程,两次发作之间有病情稳定的间歇期,间歇期无或仅有轻度后遗神经系统功能障碍,此类型占成人 80% 以上,尤其儿童患者主要为此类型(97%以上);②继发进展型:疾病早期表现为复发缓解型,病程 5~10 年后出现持续缓慢进展;③原发进展型:病程大于 1 年,起病即呈逐渐进展性病程特点,期间无缓解复发特点,此类型在成人 MS 中仅占 10%,在儿童 MS 患者中极为罕见,作此诊断需要尤为谨慎。

【辅助检查】 目前对于 MS 尚缺乏高度特异性的检测标志物。

1. 头颅 MRI　提示 MS 的典型特点为垂直于侧脑室的边界清楚的椭圆形或手指状病变、弯曲的皮质下病灶、下部颞叶病灶、小的皮质病灶或 T_1WI 序列黑洞样病灶。病变为边界较清晰的 T_2WI 高信号,急性期可强

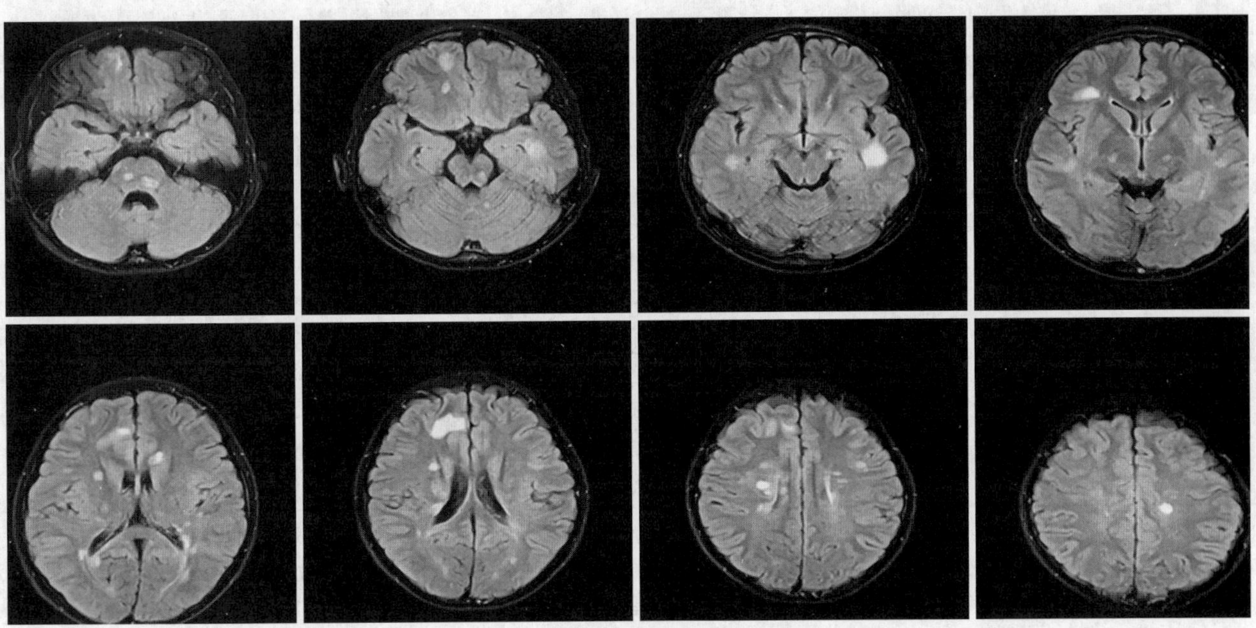

图 30-14　多发性硬化患儿的头颅 MRI

为 1 例 11 岁男性患儿。T_2FLAIR 序列显示双侧侧脑室旁白质、右侧额叶皮质下白质、左侧颞叶、脑干多发边界清晰的椭圆形高信号病灶。

化。病灶可分布于侧脑室旁白质、皮质下白质(及皮质)、还可以分布于幕下(小脑及脑干)(图 30-14)。

2. 脊髓 MRI　通常可表现为<3 个脊髓节段的 T_2WI 高信号,病灶通常不对称。在少数患儿也可表现为长节段病变(≥3 个节段)。

3. 脑脊液　对于诊断及鉴别诊断有很大意义。通常有核细胞数正常或仅轻度升高,但如果有核细胞数>50/mm^3 或存在中性粒细胞、嗜酸性粒细胞或异常细胞常提示其他诊断;脑脊液特异性寡克隆区带对于 MS 诊断很有意义。等电聚焦琼脂糖凝胶电泳、免疫印迹及免疫固定是目前最敏感的检测方法,必须同时进行脑脊液和血清检测以证实寡克隆区带为脑脊液特异性的。脑脊液特异性寡克隆区带可见于 90%以上 MS 患者,如果检测结果为阴性,要尤为注意其他鉴别诊断。同时,寡克隆区带阳性并非 MS 所特异,也可见于自身免疫性脑炎、视神经脊髓炎谱系疾病等。脑脊液鞘内 IgG 合成率常升高,但诊断特异性较差。

4. 血清 AQP4-IgG 及 MOG-IgG 的检测对于 MS 的鉴别诊断有重要意义。

【诊断与鉴别诊断】

1. 诊断　MS 尚缺乏特异性诊断标志物,需要结合临床症状体征、影像学、脑脊液寡克隆区带等指标,排除其他可能的诊断才能做出诊断。诊断的三要素为"时间多发性(dissemination of lesions in time, DIT)、空间多发性(dissemination of lesions in space, DIS)及排除其他疾病"。

目前 MS 的诊断标准为 2017 年新修订的 McDonald 诊断标准,此标准主要针对成人 MS,有研究显示 2017 年 McDonald 标准在儿童 MS 诊断中的敏感度为 0.71(0.56~0.83),特异性为 0.91(0.86~0.95)。国际儿童多发性硬化研究组(international pediatric multiple sclerosis study group, IPMSSG)在 2013 年根据 2010 年修订的 McDonald 标准提出了儿童 MS 的诊断标准。目前尚未针对新的 2017 年 McDonald 诊断标准进行儿童 MS 诊断的修订。

(1) 2017 年 McDonald 诊断标准[12]:

1) 空间多发性(DIS)的 MRI 诊断标准:在以下 4 个部位中的至少 2 个部位存在≥1 个具有 MS 特征的 T_2WI 高信号病灶:脑室旁、皮质或皮质下、幕下和脊髓。

2) 时间多发性(DIT)的 MRI 诊断标准:任何时候同时存在钆非增强病灶及增强病灶;或在随访中,与基线相比,出现新的 T_2WI 和/或钆增强病灶(对间隔时间无要求)。

3) MS 诊断标准(表 30-8)。

表 30-8　MS 诊断标准

项目	具有客观临床证据的病灶数	诊断 MS 所需其他证据
≥2 次临床发作	≥2	无需其他检查
≥2 次临床发作	1 个客观病灶+明确病史证明既往发作累及另一个解剖部位	无需其他检查
≥2 次临床发作	1	需证实空间多发性:再次发作累及不同的部位;或 MRI 证实空间多发
1 次临床发作	≥2	需证实时间多发性:再次发作;或 MRI 证实时间多发性;或脑脊液特异性寡克隆区带(+)
1 次临床发作	1	需证实空间多发性:再次发作累及不同的部位;或 MRI 证实空间多发。同时,需证实时间多发性:再次发作;或 MRI 证实时间多发性;或脑脊液特异性寡克隆区带(+)
原发进展型 MS		持续进展>1 年,并满足以下至少 2 条: ①在以下部位中的至少 2 个部位存在≥1 个具有 MS 特征的 T_2WI 高信号病灶:脑室旁、皮质或皮质下、幕下; ②MRI 证实≥2 个 T_2WI 高信号脊髓病灶; ③CSF 特异性寡克隆区带阳性

注:如满足上述标准且无其他病因可解释上述临床表现,可诊断"MS";如临床怀疑但证据不完全满足,可诊断"可能 MS(possible MS)";如果在诊断评估中发现其他病因可以解释临床表现,则"非 MS(not MS)"。一次发作定义为患者报告的或客观检查发现的急性炎症性中枢神经系统脱髓鞘事件,可以是现在或既往,持续时间至少 24 小时。

临床孤立综合征:一次单相性临床发作,患者主诉症状及客观证据证实存在局灶或多灶性中枢神经系统炎症性脱髓鞘,通常急性或亚急性出现,持续至少 24 小时,可恢复或不恢复,不伴发热及感染。如果为第一次发作，即为临床孤立综合征。临床孤立综合征可以为单一病灶性或多灶性。

客观临床或辅助检查证据：神经系统体征异常、影像学（MRI 或光学相干断层成像）、或神经电生理检查（视觉诱发电位）结果与临床发作症状的解剖学定位一致。如果仅有患者主诉症状时需要非常谨慎。

（2）2013 年国际儿童多发性硬化研究组（IPMSSG）诊断标准[13]：由于儿童患者的特殊性，急性播散性脑脊髓炎（ADEM）较多见，IPMSSG 于 2013 年根据 2010 年 McDonald 诊断标准修订了儿童 MS 诊断标准，强调了非脑病发作（非 ADEM）在诊断中的重要性。需满足以下任一标准：

1）≥2 次非脑病（即非 ADEM）中枢神经系统事件，与炎症性病因有关，两次发作间隔 30 天以上，并累及中枢神经系统 1 个以上部位。

2）1 次非脑病发作，MRI 符合 2010 年 McDonald 标准的空间多发性，在后续随访中，MRI 出现了至少 1 个新的增强或非增强病灶。

3）1 次 ADEM 发作，至少 3 个月以后出现了非脑病临床发作，MRI 符合 2010 年 McDonald 标准的典型空间多发性。

4）第 1 次急性发作，不符合 ADEM 特点，MRI 同时符合 2010 年 McDonald 标准的空间多发性和时间多发性（此条仅用于 12 岁以上儿童）。

2. 鉴别诊断

（1）视神经脊髓炎谱系疾病（NMOSD）：也多表现为复发缓解性病程，具有时空多发性。与 MS 鉴别点：①好发人群不同：NMOSD 更好发于亚裔人群及儿童；②强调核心症状：临床诊断要点中具有 6 个核心症状，尤其是视神经炎、长节段脊髓炎、最后区综合征这 3 个主要核心症状；③影像学特点：头颅 MRI 可以正常（发作表现为视神经炎时）或脑室周围的脑干及间脑病变，包括最后区病变、或皮质脊髓束病变等；脊髓 MRI 特点为长节段脊髓受累；④血清学指标：部分患者血清 AQP4-IgG 阳性，AQP4-IgG 阴性患者部分 MOG-IgG 阳性；儿童患者 MOG-IgG 阳性更为常见；⑤脑脊液：常有细胞数增多，蛋白轻度升高，少见寡克隆区带阳性。

（2）MOG 抗体相关疾病：本病可表现为多相性复发缓解性病程，也可具有时空多发性，需要与 MS 鉴别。鉴别点：①好发人群不同：不同于 MS，本病人种差异不明确，儿童是好发人群；②临床表型多样：可表现为 ADEM、MDEM、反复视神经炎（ON，optic neuritis）、ADEM-ON、NMOSD 等；ADEM 和 ON 是其中最常见的表型；③影像学特点：头颅 MRI 可正常（视神经炎发作时）、ADEM 样、脑干病灶或少数表现为局部单侧皮质肿胀；④血清学指标：血清 MOG-IgG 阳性；⑤脑脊液：细胞数增多较常见，蛋白可轻度升高，少见寡克隆区带阳性。

（3）其他：全身系统性自身免疫性疾病（如系统性红斑狼疮）所致中枢神经系统受累、中枢神经系统血管炎、遗传性脑白质病、大脑胶质瘤病、大脑白质受累为主的特殊感染性疾病（如进行性多灶性白质脑病）。

【治疗与预后】

1. 治疗

（1）急性发作期治疗：主要是大剂量糖皮质激素，通常为短期应用。对上述治疗效果不佳的严重患儿可以尝试血浆置换治疗（尚缺乏高级别证据支持），也可尝试大剂量丙种球蛋白（缺乏有效性证据）。

（2）预防疾病活动：即应用疾病修正药物（disease modifying drug，DMD）预防或减轻 MS 的反复复发及延缓进展。FDA 已获批用于成人的药物中一线药物包括：干扰素 β-1b、干扰素 β-1a 及醋酸格拉替雷（Glatiramer acetate）；二线药物包括：富马酸二甲酯（dimethyl fumarate）、特立氟胺（Teriflunomide），芬戈莫德（Fingolimod）、利妥昔单抗（Rituximab）、那他珠单抗（Natalizumab）等；其他治疗药物还包括：米托蒽醌、环磷酰胺、阿仑单抗（Alemtuzamab）、克拉屈滨（Cladribine）等。对于儿童 MS 患者而言，因多数药物尚未获批儿童适应证，因此多为超说明书应用。目前干扰素 β-1b 及干扰素 β-1a 已获批 12 岁以上儿童 MS 的适应证，其安全性较好，但与二线药物相比其有效性相对较弱。芬戈莫德已获批 10 岁以上儿童复发缓解性 MS 适应证。在 2018 年发表了 10~17 岁儿童多发性硬化患儿芬戈莫德与干扰素 β-1a 治疗 2 年的疗效比较，结果提示芬戈莫德较干扰素 β-1a 在减少年复发率以及 MRI 新病灶方面更有优势。另外，还有一些针对儿童 MS 的药物临床试验正在进行中（例如 PARADIGMS 研究、TERIKIDS 研究等）。

30 章

（3）对症治疗：针对相应症状进行治疗。

（4）治疗目标及策略：既往 MS 的治疗目标是减少复发并延缓残疾进展。目前，最新提出的 MS 的治疗目标是“消除疾病活动（no evidence of disease activity）”，至少实现“疾病活动最小化（minimal evidence of disease activity）”。针对这一目标，治疗策略很可能会更为积极。目前 MS 治疗的传统策略为“逐步升级治疗”，即确诊后首选安全性较好的一线治疗药物（主要是干扰素 β-1b 或干扰素 β-1a），之后每 3~6 个月进行临床评估，每 6 个月进行影像学检查以了解疾病进展情况，如果治疗失败（定义为在依从性好、治疗剂量充分、观察足够时间的治疗过程中仍出现临床活动或 MRI 活动），再考虑升级为二线治疗药物。根据既往研究，儿童 MS 较成人疾病活动更强，约 60% 的儿童 MS 患者需进行升级治疗，且一线药物均为注射制剂，导致治疗依从性差。因此目前有观点认为应该早期使用更强的二线治疗及早控制疾病活动，病情稳定后再采用降级方式。如何进行选择，还需要权衡利弊综合考虑。

2. 预后 本病通常预后不佳。儿童患者疾病早期活动度较成人高，复发更为频繁，复发间隔时间较成人 MS 短。但尽管存在疾病的高活动度，神经系统功能障碍的累积速度反而较成人更慢，这可能与发育期脑的可塑性及可修复性较强有关。在一项 88 例儿童 MS 的研究中，病程 2 年时 EDSS<1，病程 10 年为 EDSS 为 1.2，病程 15 年为 2.5。但认知功能损害在儿童患者中值得关注，至少见于 1/3 患者，有些甚至在疾病早期即发生。主要影响的功能包括记忆、信息处理速度、执行功能及注意力。

五、急性横贯性脊髓炎

【概述】 急性横贯性脊髓炎（acute transverse myelitis，ATM）是免疫介导的脊髓急性脱髓鞘疾病。以肢体无力、感觉障碍及括约肌功能障碍为主要特点。ATM 发病前可有前驱感染史，通过分子相似性（molecular mimicry）以及超级抗原效应（super-antigen effect）等机制引起发病，体液免疫紊乱也是 ATM 的发病机制之一。急性期病理改变为脊髓节段性单核及 T 淋巴细胞浸润，伴有星形胶质细胞活化及小胶质细胞增多，脱髓鞘及轴索丢失，常同时累及灰质。本病可以作为“特发性 ATM”独立发生，也可作为其他急性炎症性脱髓鞘疾病的一部分（如急性播散性脑脊髓炎），也可是反复炎症性脱髓鞘疾病中的一次发作（如 NMOSD、MS、MOG 抗体相关疾病），还可继发于全身系统性结缔组织病（如系统性红斑狼疮、干燥综合征、结节病等）。

【临床表现】 ATM 多见于成人，儿童 ATM 占 20%。男∶女约（1.1~1.6）∶1。好发年龄呈双峰分布，5 岁以下和 10 岁以上多见。没有明确种族差异。66% 的患儿在发病前 30 天内有前驱感染史。后背痛常作为首发症状，随后出现运动障碍、感觉障碍及膀胱/直肠功能障碍。儿童 ATM 的症状通常 2~4 天逐渐加重，在起病后 5~6 天达高峰。一项包括 47 例儿童的临床研究发现，从起病到达峰时间平均为 2 天，少数患儿数周达峰。其临床表现有后背及下肢痛、肢体瘫痪（多为双下肢，可快速进展累及双上肢）及感觉障碍（多数患者存在感觉平面）、括约肌功能障碍（排尿/便困难或不能排尿/便）等，其他还可有颈强直、呼吸功能障碍等。以颈髓或颈胸髓受累最为常见[14]。

【辅助检查】

1. 影像学 颈段及颈胸段脊髓受累多见，占 64%~76%。脊髓病灶为中心性分布，T_2WI 高信号，累及灰质及周边白质，可为连续性或斑片状。长节段脊髓炎可见于 66%~85% 儿童 ATM 患者，急性期病灶可强化。无症状的脑部病灶可见于 40% 的儿童 ATM 患者，无症状脑部 MRI 异常病灶常提示 NMOSD 或 MS 可能。

2. 脑脊液 20%~50% 患儿脑脊液正常。部分患儿可有淋巴细胞轻度增多及蛋白升高。约 1/3 可有脑脊液寡克隆区带阳性。

3. 其他 自身免疫学指标需检测血清 AQP4-IgG、血清 MOG-IgG、ANA、SSA、SSB 等自身免疫性疾病相关抗体，以确定 ATM 是否为其他炎症性脱髓鞘疾病或全身自身免疫性疾病的表现之一。

【诊断与鉴别诊断】

1. 诊断 2002 年横贯性脊髓炎工作组（transverse myelitis consortium working group）提出了“特发性 ATM”的诊断标准[15]。

（1）纳入标准：①脊髓病变导致的感觉、运动及自主神经功能障碍；②双侧症状和/或体征（不必完全对称）；③明确的感觉平面；④通过影像学（MRI 或脊髓造影）排除脊髓外受压所致；⑤提示脊髓内炎症的证据：CSF 细胞增多，或鞘内 IgG 指数升高，MRI 病灶钆增强。如起病时不符合上述炎症特点，起病后 2~7 天内复查 MRI 和 CSF 需存在上述炎症证据；⑥出现症状后 4 小时~21 天进展至高峰。

（2）排除标准：①在过去 10 年中有脊髓放射史；②符合脊髓前动脉血栓血管分布区的功能障碍；③与脊髓动静脉畸形相符合的脊髓表面异常血管流空；④结缔组织病的血清学及临床证据（如结节病、贝赫切特综合征、干燥综合征、系统性红斑狼疮、混合结缔组织病等）；⑤中枢神经系统梅毒、莱姆病、HIV、HTLV-1、支原体及其他病毒感染（HSV-1、HSV-2、EBV、EBV、HHV-6、肠道病毒等）的临床表现；⑥脑 MRI 异常，提示多发性硬化；⑦视神经炎病史。

特发性 ATM 需满足以上所有纳入标准，且不符合任何排除标准。其他疾病相关的 ATM 需满足以上所有纳入标准，且符合排除标准中的某一潜在疾病。

2. 鉴别诊断 需鉴别吉兰-巴雷综合征、急性迟缓性脊髓炎、脊髓肿瘤、脊髓损伤、脊髓血管病变、髓外病变压迫脊髓、遗传代谢性疾病累及脊髓等。

【治疗与预后】 目前尚缺乏前瞻性对照研究，主要基于经验性治疗。急性期通常首选糖皮质激素，可联合大剂量丙种球蛋白，糖皮质激素效果不佳的重症患者可以进行血浆置换。还需要支持及对症治疗，如康复训练、抗痉挛药物降低肌张力、膀胱及直肠功能锻炼及护理等。

儿童 ATM 患者的总体预后优于成人。近半数可在 2 年之内完全恢复。但一项单中心 47 例儿童患者的随访研究表明，43%的患儿在中位随访 3 年时无法行走 30 英尺（9.14 米）。感觉障碍和膀胱功能障碍也较常见（15%～50%）。ATM 病程中经达峰及平台期后神经系统的症状恢复多开始于病后 1 个月内，恢复过程可持续半年。与预后不良相关的因素包括：起病年龄<3 岁；症状 24 小时内达高峰；背痛作为首发症状；完全性截瘫；锥体束征持续阴性；感觉平面达颈段皮节。与预后良好相关的因素包括：平台期<8 天；锥体束征阳性；病程 1 月内可独走。首次特发性 ATM 多为单相性病程，需随访今后是否出现脊髓炎复发或其他中枢神经系统脱髓鞘症状。

（吴晔）

参考文献

[1] GRAUS F, TITULAER MJ, BALU R, et al. A clinical approach to diagnosis of autoimmune encephalitis. Lancet Neurol, 2016, 15(4): 391-404.

[2] 中华医学会神经病学分会. 中国自身免疫性脑炎诊治专家共识. 中华神经科杂志, 2017, 50(2): 91-98.

[3] CELLUCCI T, VAN MATER H, GRAUS F, et al. Clinical approach to the diagnosis of autoimmune encephalitis in the pediatric patient. Neurol Neuroimmunol Neuroinflamm, 2020, 7(2): e663.

[4] KRUPP LB, TARDIEU M, AMATOM, et al. International Pediatric Multiple Sclerosis Study Group criteria for pediatric multiple sclerosis and immune-mediated central nervous system demyelinating disorders: revisions to the 2007 definitions. Mult Scler, 2013, 19(10): 1261-1267.

[5] POHL D, ALPER G, HAREN KV, et al. Acute disseminated encephalomyelitis Updates on an inflammatory CNS syndrome. Neurology, 2016, 87(Suppl 2): S38-S45.

[6] GOMBOLAY GY, CHITNIS T. Pediatric Neuromyelitis Optica Spectrum Disorders. Curr Treat Options Neurol, 2018, 20(6): 19.

[7] WINGERCHUK DM, BANWELL B, BENNETT JL, et al. International consensus diagnostic criteria for neuromyelitis optica spectrum disorders. Neurology, 2015, 85(2): 177-189.

[8] HACOHEN Y, MANKAD K, CHONG WK, et al. Diagnostic algorithm for relapsing acquired demyelinating syndromes in children. Neurology, 2017, 89(3): 269-278.

[9] REICH DS, LUCCHINETTI CF, CALABRESI PA. Multiple Sclerosis. N Engl J Med, 2018, 378(2): 169-180.

[10] RUET A. Update on pediatric-onset multiple sclerosis. Rev Neurol (Paris), 2018, 174(6): 398-407.

[11] OTALLAH S, BANWELL B. Pediatric Multiple Sclerosis: an Update. Curr Neurol Neurosci Rep, 2018, 18(11): 76.

[12] THOMPSON AJ, BANWELL BL, BARKHOF F, et al. Diagnosis of multiple sclerosis: 2017 revisions of the McDonald criteria. Lancet Neurol, 2018, 17(2): 162-173.

[13] KRUPP LB, TARDIEU M, AMATO MP, et al. International Pediatric Multiple Sclerosis Study Group criteria for pediatric multiple sclerosis and immune mediated central nervous system demyelinating disorders: revisions to the 2007 definitions. Mult Scler, 2013, 19(10): 1261-1267.

[14] ABSOUDM, GREENBERG BM, LIM M, et al. Pediatric transverse myelitis. Neurology, 2016, 87(Suppl 2): S46-S52.

[15] Transverse Myelitis Consortium Working Group. Proposed diagnostic criteria and nosology of acute transverse myelitis. Neurology, 2002, 59(4): 499-505.

第 6 节　神经系统先天性发育性疾病

一、智力障碍

智力障碍（intellectual disability, ID），指起病在发育时期（18 岁以下），由生物学因素、心理社会因素等原因所导致，智力发育不全或受阻，同时伴有适应性行为缺陷的一组疾病。儿童患病率约为 1%～3%[1]。为避免歧视性含义，在最新版国际疾病分类 ICD-11 中，智力障碍被更名为“智力发育障碍”；美国精神病协会也在其最新版权威的精神病诊断和统计手册（The Diagnostic and Statistical Manual for Mental Disorders, DSM）第 5 版中，将智力低下更名为“智力障碍”。

【定义与临床表现】 智力障碍是发生在发育时期

的智力残疾，主要表现为感知、记忆、语言和思维方面的障碍。在幼儿时期主要表现为大运动、语言、精细动作和应人功能全面落后；学龄期主要表现为学业成绩差，轻度的智力障碍一般可接受小学教育，但很难接受初中教育。

在DSM-5中，智力发育障碍分为智力障碍、全面性发育迟缓和非特定智力障碍。智力障碍定义为在临床评估和标准化测试中智力功能（推理、问题解决、计划、抽象思维、判断及学术学习能力）的缺陷，以及适应功能的缺陷导致无法满足发展和社会文化要求的独立性和社会责任，这些缺陷必须在发育期开始出现。全面性发育迟缓是为5岁以下的儿童保留的，他们在以下两个或多个发育领域表现出显著的迟缓（低于平均分≥2个标准差）：精细/粗大运动技能、言语/语言、社交/个人技能和日常生活活动。一般来说，全面性发育迟缓的儿童在大部分或所有功能领域都表现出发育迟缓。非特定的智力障碍是指具有与认知障碍一致的病史和临床表现，但不适合标准化智力测验，因此不符合智力障碍标准的5岁以上的个体。智力障碍的分级也要根据智力水平和社会适应性两方面，按其智力商数（智商，intelligence quotient，IQ）及适应行为（adaptive behavior，AB），将智力障碍分为四个等级，即轻度、中度、重度、极重度。简述如下：

1. 轻度智力障碍 IQ为50~69，约占本病的70%~80%，适应性行为轻度缺陷，成年后智力水平相当于9~12岁。在婴幼儿期症状并不突出，说话、走路较正常儿略迟缓，不易被识别，言语发育略迟，抽象性词汇掌握少，但言语能力无明显障碍。上学后能背诵课文，学会一定的阅读、书写及计算技能，但算术应用题完成困难，写作能力欠佳，三年级后学习困难往往变得明显，通常不能完成普通小学学业。通过特殊教育可获得实践技巧和实用的阅读及书写能力。长大后可做一般性家务劳动和简单的具体工作。但应对困难能力差，遇事缺乏主见，依赖性强，需要加强支持和引导以期更好地适应社会。

2. 中度智力障碍 IQ为35~49，约占本病的12%，适应性行为中度缺陷，成年后智力水平相当于6~9岁正常儿童。该程度患儿整个发育过程明显落后于正常同龄儿童。语言功能发育不全，词汇贫乏，言语简单。患儿记忆力、理解力及抽象思维能力均差，只能进行简单的具体思维，抽象概念不易建立。对周围环境辨别能力差，只能认识事物的表面和片段现象。部分患儿很难适应普通小学生活，很难达到小学一、二年级的学业水平。经过长期教育和训练，可以学会简单的人际交往，以及基本卫生习惯、安全习惯和简单的手工技巧，成年后不能完全独立生活，但能学会简单自理生活，在监护下从事简单的体力劳动。

3. 重度智力障碍 IQ为20~34，约占本病的8%，适应性行为重度缺陷，成年后智力水平相当于3~6岁正常儿童。该程度患儿婴幼儿期语言及运动发育明显落后，说话、走路均很晚。发音含糊，言语极少，自我表达能力极差。患儿的记忆力、理解力及抽象思维能力极差，情感幼稚。动作十分笨拙。有一定的防卫能力，能躲避十分明显的危险。经过系统的习惯训练，可养成简单的生活和卫生习惯，但成年后不能自理，终身需要他人照顾。

4. 极重度智力障碍 IQ低于20，约占本病的1%~5%，适应性行为极度缺陷，成年后智力水平低于3岁正常儿童。极重度患儿发育极差，对周围一切不理解。缺乏语言功能，只能发出表达情绪和需求的尖叫或喊叫，最多会喊“爸”“妈”等，但并不能真正辨认爸妈，常为无意识的喊叫。缺乏自我保护的本能，不知躲避明显的危险。情感反应原始。感觉和知觉明显减退。运动功能显著障碍，手脚不灵活或终身不能行走。常有多种残疾和癫痫反复发作。个人生活不能自理，多数因严重躯体疾病等早年夭折，幸存者对手脚的技巧训练可以有反应。

一般认为轻度智力障碍可通过教育改善，中度智力障碍可通过训练达到部分或完全生活自理，重度和极重度智力障碍则需要终身监护。为方便临床应用，可简单分为轻、重两级，将中度、重度、极重度统称为重度。智力障碍患儿更易伴有健康问题和共患疾病：智力障碍的患儿有更高的癫痫、其他神经问题、感觉丧失、精神健康状况、睡眠问题、内分泌状况、皮肤状况和骨折风险，便秘和上呼吸道感染更常见；脑性瘫痪、孤独症谱系障碍、精神健康问题的比例很高。高达50%的青少年有破坏性和反社会行为的问题。

【病因】 智力障碍是多种原因引起的发育时期脑功能障碍症状，只有了解病因，采取多种预防措施即三级预防，才能有效地进行预防。一般认为重度智力障碍多能找到病因，轻度智力障碍因常无临床异常发现，多找不到病因。除了原因不明智力障碍以外，智力障碍的病因非常复杂，分类方法也很多。一般分为两大类：一类为生物因素，约占90%；一类为社会心理文化因素，约占10%[2]。

1. 生物学因素

（1）产前因素

1）遗传因素：主要的遗传性疾病有染色体畸变和

单基因遗传疾病等。染色体畸变包括唐氏综合征、18-三体综合征、猫叫综合征、脆性 X 综合征等，单基因遗传疾病包括苯丙酮尿症、结节性硬化、X 染色体连锁智力障碍等。

2）母孕期受到有害因素的影响：①病毒和弓形虫感染：风疹病毒、巨细胞病毒对胎儿影响最大，若感染发生在孕早期则损害更为严重。②药物和化学因素：水杨酸类药物及抗癫痫药物等。③辐射。④母体健康状况：母孕期如患有严重的躯体疾病如高血压、糖尿病、严重营养不良等可影响胎儿发育，导致胎儿智力障碍。母孕年龄大于 40 岁易导致染色体畸变。⑤胎盘功能不足。⑥母孕期情绪因素：母孕期长期焦虑、抑郁或遭受急性精神创伤，均可能对胎儿中枢神经系统发育产生不良影响。

（2）产时因素：包括生后窒息、颅内出血、产伤，其中主要有窒息和颅内出血。

（3）出生后因素：包括脑炎、脑膜炎、脑病（28.2%）、惊厥后脑损伤（20.1%）、社会文化落后（21.6%）、心理损伤（3.1%）、特殊感官缺陷、脑变性病、脑血管病、营养不良、颅脑外伤、胆红素脑病、各种中毒等。

2. 社会心理文化因素 因为贫穷或被忽视、虐待等因素导致儿童早年与社会脱离、缺乏良性环境刺激、缺乏文化教育机会等均可导致智能障碍。

【诊断】 智力障碍的诊断应首先从收集有关医学、心理、教育及社会等方面资料开始，通常由儿童神经科医生、儿童保健科医生、其他具有医学遗传学或康复专业知识的人员进行评估和诊断。其目的是确定智力障碍诊断、识别潜在病因、提供预后信息、制定针对性的教育和训练方案并进行长期指导。随着对单基因疾病导致智力障碍的识别和相关致病机制理解的深入，有许多新的治疗方法（如依维莫司治疗结节性硬化症）有望治疗潜在的疾病，增强寻找智力障碍病因的决心[3]。诊断应综合病史、体格检查、智力和社会适应能力评估、实验室检查、基因检测、神经影像学检查等结果评估诊断。

1. 智力测验和行为评定

（1）智力测验：智力可以简单地定义为"一种综合的认识方面的心理特征"，主要包括：①感知记忆能力，特别是观察力；②抽象概括能力，是智力的核心成分；③创造力则是智力的高级表现。简单地说，智力主要包括观察能力、记忆能力、思维能力、想象能力和实践活动能力。

智力测验实际上是一种心理测验。医学上一般按测验的功能分为三类：①能力测验：一般认为能力包括实际能力和潜在能力，实际上这两种能力很难区别。能力测验主要是测量实际能力，这种测验又分为普通能力和特殊能力测验，智力测验就是普通能力测验。②学绩测验：主要了解学习成绩，被广泛应用于学校内的学科测验。③人格测验：主要用于测量人的性格、气质、品德、情绪和信念等。常用于精神卫生学科个性心理特征的测量。目前国际上广泛应用，国内标准化的智力测验方法有：

1）格塞尔发育量表（Gesell Development Scale）：格塞尔发育量表包括五大行为领域，包括适应、大运动、精细动作、语言及个人社会行为领域，适用于 4~6 岁的儿童。格塞尔发育量表是诊断性量表，智能发育水平用发育商来表示，如果适应行为发育商（DQ）低于 75 表明有智能发育落后。此量表专业性比较强，测验项目较多，费时较长，需要专业人员来进行测量，具有较为可靠的诊断价值。

2）丹佛发育筛查测验（Denver Development Screening Test，DDST）和丹佛发育筛查问卷（DPDQ）：适用于 0~6 岁的儿童，其结果的判断分为正常、可疑、异常。可疑和异常者要进行诊断量表测验。此量表方便、省时，其效果与诊断量表有较高的一致性，更适合社区儿童智力发育监测的需要。社区工作者根据被监测儿童的年龄，将 DPDQ 问卷发给儿童家长，家长可根据自己所掌握的小儿发育情况，回答问卷中提出的所有问题，最后社区工作者可从问卷中发现迟缓儿童，再做 DDST，如属于可疑和异常，还需用诊断方法确定诊断。

3）绘人试验（Goodenough Draw Person Test）：绘人试验工具简单、指导语明确、能进行集体测验，是一种比较好的智力筛查方法。此种测验方法虽然受到不同程度文化背景的影响，但在不发达的地区，绘人试验与其他智力筛查方法相比，仍然是一种可靠的筛查方法。适用于 5~12 岁儿童智力筛查。

4）韦氏智力量表（Wechsler Intelligence Scale，WIS）：根据测试对象年龄分韦氏成人智力量表（Wechsler Adult Intelligence Scale，WAIS）、韦氏儿童智力量表（Wechsler Intelligence Scale for Children，WISC）和韦氏学前和学龄初期智力量表（Wechsler Preschool and Primary Scale of Intelligence，WPPSI）。WISC 量表中设计了 12 个分测验，包括理解、算术、背数、类同、填图、词汇、常识、数字广度、图片、拼图、积木和迷津测验。每个儿童有 10 个分测验是必做的，言语量表中背数和操作量表中的迷津为替换测验。它较好地反映了智力的整体和各个侧面，能比较全面地评价人的智力高低。同时采用了离差智商，解决了过去比例智商造成的各年龄组平均值不相等的问题，此量表适用于 6～16 岁儿童。WPPSI 量表包括 11 个分测验，其中 8 个分测验是 WISC 改编的，3 个分测验是新增加的，此量表适用于 4～6.5 岁儿童。

5）斯坦福-比奈智力量表（Stanford-Binet Intelligence Scale，SBIS）：适用于 2～18 岁儿童，强调对智能进行综合判断分析，但由于其他更优秀量表的出现，此量表在国内应用受到很大的限制。

关于智力测验的评价：智力测验已被广泛应用于医学、教育等部门，是评价、诊断、监测和干预的重要工具。智力测验是研究心理学的有效方法，它不但推动了心理学理论的发展，也为社会各部门服务。目前最常用的智力测验仍有不足之处，这需要加强智力测验方法的研究，以便适应社会多方面的需要。

（2）行为评定：适应行为又称社会生活能力，它是指人适应外界环境赖以生存的能力，也就是个体对其周围的自然环境和社会需要的对付和适应的能力。对适应行为的评定必须考虑年龄组和文化背景，不然就不能进行正确的评估，常模的制定也要考虑这两个因素。适应行为的评估主要遵循两个标准：①个人独立的程度；②满足个人和社会义务和要求的程度。适应行为评定方法同心理测验一样，种类繁多，目前公认而常用的适应行为方法有：

1）新生儿行为评定量表（Neonatal Behavioral Assessment Scale，NBAS）：适用于 0～28 天龄新生儿，包括 28 项行为和 18 项反射。可早期发现脑损伤，对高危儿进行监测。

2）婴儿-初中学生社会生活能力量表：全量表共 132 项，包括 6 个行为领域：独立生活能力、运动能力、作业、交往、参加集体活动和自我管理。适用于 6 个月至 14 或 15 岁儿童。

3）AAMD 适应行为量表（Adaptive Behavior Scale，ABS）：包括两个部分，一个是个体在独立、个人与社会的责任等 9 个行为领域的能力；一个是个体不良适应行为。

4）Achenbach 儿童行为量表（Child Behavior Checklist，CBCL）：适用于 4～16 岁儿童，包括父母评定、教师评定和青少年自评 3 套量表。量表分为一般项目、社会能力、行为问题三部分，内容全面，能够发现不同性别、年龄段的行为问题。

5）文阑适应行为量表（Vineland Adaptive Behavior Scale，VABS）：适用于 0～30 岁的儿童、青年，但以儿童为主。全量表包括 8 个行为领域：一般、饮食、穿着、运动、作业、自我指导、社会化及实际能力。此量表测量行为领域比较多，年龄跨度比较大，非常适合对智力障碍儿童施加各种干预措施的效果评估。

6）巴尔萨泽适应行为量表（Balthazar Adaptive Behavior Scale，BABS）：用于重度智力障碍行为的评定。全量表包括两个部分，即自理生活能力和生活行为能力。

7）Conners 儿童行为量表：Conners 量表包括父母问卷、教师用量表与简明症状问卷三种形式，适用于 3～17 岁儿童行为问题评估，尤其是儿童注意力缺陷多动性障碍（attention deficit/hyperkinetic disorder，ADHD）。

8）Griffiths 心理发育评估量表：此量表能有效地评估儿童的运动功能，确认儿童学习困难的严重程度，测试儿童的神经心理发育程度、社交情感发育能力并诊断儿童发育障碍。

目前，临床智力障碍儿童的诊断主要依靠智力测验和行为评定的结果，智力测验主要测验语言和推论能力，能最大限度了解儿童智力潜在能力，按标准化测验程序自我操作进行，在学龄期有较强的灵敏度，但是对 7 岁以下智残诊断和中度以下的分级实用价值较低。行为评定量表涉及了大量的日常生活最基本的内容，评定常常通过对经常接触儿童的人的访问、调查获得，能较客观地反映儿童适应行为的现有水平。但通过访问和调查所获得的资料比智力测验灵敏度低。笔者希望通过心理学家的努力，编制出高效度的儿童神经心理量表，适应儿童，尤其是适用于学龄前期儿童早期智力监测和干预的需要，不断地提高干预效果。

2. 诊断及鉴别诊断 基于 AAMD 智力障碍的定义，智力障碍的诊断标准应有三条，缺一不可：①智力明显低于平均水平，即智商（IQ）低于人群均值 2 个标准差，一般 IQ 在 70（或 75）以下；②适应行为缺陷（adaptive behavior deficiency，ABD）主要是指个人生活和履行社会职责有明显的缺陷；③表现在发育年龄，一般指 18 岁以下。1985 年，WHO 在“智力障碍，迎接挑战”一文中也认为，只有当智力功能和适应行为都有缺陷时，才能考虑为智力障碍，单有智力功能缺陷或单有适应行为缺陷都不能诊断智力障碍。

在智力障碍的临床诊断中，除了严格执行诊断的三条标准外，还应注意：①关于心理测验 IQ 切值：表示不同类型智能和心理测验的切值，如常用的斯坦福-比奈智力量表（Stanford-Binet scale）心理测验的 IQ 切值为 68，韦氏儿童智力量表（WISC）心理测验 IQ 切值为 70，格塞尔智能量表（Gesell Scale）DQ 切值为 75 等。②对每一种心理测验还要了解该测验的误差，只有这样，才能对心理测验做到较客观评价。例如韦氏儿童智力量表的切值为 70,误差为±3,如果一个儿童测验结果 IQ=71,这个儿童真实的 IQ 的范围为 68~74,这个儿童心理测验结果 IQ 值可能在切值 70 以下,也可能在 70 以上,这就需要结合适应行为评定及其他方面有关信息进行综合评估。

智力障碍应注意与以下疾病相鉴别:

1) 一过性发育延迟:包括运动、语言、视觉或听觉发育落后等。某些小儿生后数周或数月发育落后于多数同龄儿,但随年龄增长发育速度加快,最终能达到正常水平。

2) 儿童精神分裂症(childhood schizophrenia):病情有缓解和复发特点,且伴其他思维障碍。除衰退期外,智力缺陷一般不明显。

3) 听觉或视觉障碍:对刺激缺乏相应的反应,易被误诊为智力障碍。听力或视力检测可明确诊断。

【干预与预防】

1. 病因治疗 多数病因缺乏有效治疗手段,对有治疗可能的病因应及早治疗。如苯丙酮尿症应尽早采用低苯丙氨酸饮食治疗;半乳糖血症应及早停止乳类食物,而以米粉、面粉等淀粉类食物替代。先天性甲状腺功能减退应从生后不久开始甲状腺素替代治疗。

2. 训练和康复 综合应用医学、社会、教育和职业训练等措施,根据年龄和病情严重程度进行有计划、循序渐进的训练与教育。轻至中度患儿重点训练其劳动技能,以期达到自食其力。多数轻度患者成年后可接近正常人的生活质量,尤其是程度较轻的社会文化型,经早期教育干预可达到正常人的智力和适应能力。对重度和极重度着重训练生活自理能力。

3. 对症治疗 针对伴随症状给予相应治疗。如癫痫可给予抗癫痫药物,脑瘫需进行物理康复疗法,伴视、听功能障碍应进行相应矫治等。

降低智力障碍患病率的最根本的措施是预防致病原因。1981 年联合国儿童基金会提出了智力障碍三级预防的概念。三级预防的中心是将预防、治疗和服务紧密结合起来。其主要内容是:

(1) 初级预防:即消除病因,防止智力障碍的发生。主要措施包括遗传咨询、围产期保健和产前诊断等,防止智力障碍的生物医学原因;提高经济文化水平,提高心理文化素质和教育水平,防止社会心理文化型智力障碍的发生。

(2) 二级预防:早期发现可能引起智力障碍的疾病,开展症前治疗,从而防止脑损伤。主要措施包括产前诊断、新生儿遗传代谢病筛查、遗传病杂合子检出、出生缺陷监测。

(3) 三级预防:已有脑损伤者应给予综合治疗,以免发展为智力障碍。

二、脑性瘫痪

脑性瘫痪(cerebral palsy)是出生前、出生时及生后脑发育早期各种原因所致的非进行性脑损伤或脑发育缺陷,主要表现为中枢性运动障碍及姿势异常。诊断脑性瘫痪应符合以下两个条件:①婴儿时期出现症状(如运动发育落后或各种运动障碍);②需除外进行性疾病(如各种代谢病或变性疾病)所致的中枢性瘫痪及正常小儿一过性运动发育落后。

脑性瘫痪小儿有时可伴有智力障碍、癫痫、行为异常、感知觉障碍及情绪障碍等。

【患病率】 世界卫生组织报道全球脑性瘫痪患病率为 1‰~5‰[4]。2010 年我国 12 个省市覆盖 32 万余名 1~6 岁城乡儿童的大样本脑性瘫痪流行病学调查结果,脑瘫发病率为 2.48‰,患病率为 2.46‰[5]。值得注意的是,20 世纪 80 年代后新生儿死亡率较前明显下降,但脑性瘫痪患病率反有增多趋势。出现这种情况可能与围生医学、新生儿急救医学的进步以及 NICU 的建立有关,使一些低体重儿和高危新生儿得以存活,增加了脑瘫的发病率。脑性瘫痪患儿中男孩多于女孩(1.45:1)。

【病因】 引起脑性瘫痪的原因很多,可发生在出生前、出生时及出生后,但存在这些病因的患儿并非全部发生脑性瘫痪,只能将这些因素视为可能发生脑性瘫痪的危险因素。

1. 出生前因素 母亲妊娠期各种异常情况均可视为脑性瘫痪的危险因素。多胎妊娠、遗传因素及胎儿脑发育畸形是引起脑性瘫痪的重要原因。

2. 出生时的危险因素 主要包括新生儿窒息、缺氧缺血性脑病(hypoxic—ischemic encephalopathy of newborn,HIE)及机械损伤。目前认为在分娩过程中以下病情所致的缺血缺氧是引起脑瘫发生的高危因素:①宫缩时正常胎心率变化甚至消失,持续时间长;②胎心监测不到;③生后有气管插管和心肺复苏术史;④脐动脉血的 pH 值<7.0,碱剩余 BE 值<-12mmol/L;⑤有 HIE 病史,尤其伴有惊厥者;⑥出生后第 5、10 和 20 分钟时的 Apgar 评分值低;⑦出生后有 1 个以上脏器功能损害表现;⑧新生儿期头颅 MRI/CT 有异常表现;⑨孕母分娩前出现子宫破裂、胎盘早剥、脐带脱垂、大出血等[4]。

机械损伤由头盆不称、急产、不恰当的助产所引起。这些机械损伤包括软组织损伤、出血、神经损伤、脊髓损伤、骨折及内脏损伤等。产伤除了可能直接引起颅内出血和脑组织挫伤外,还可能由于损伤引起出血、休克、呼吸衰竭、心力衰竭等,进而导致脑组织缺氧缺血性损伤。新生儿颅内出血是造成脑性瘫痪重要的原因之一。

3. **新生儿期** 新生儿期的各种因素中,早产和低出生体重是引起脑性瘫痪的重要原因。胎龄越小,体重越低,发生脑性瘫痪的概率越高。当胎儿在宫内发育受到损害时,既可造成脑损伤也可造成早产,这时早产并非脑性瘫痪的直接原因。早产儿与足月儿不仅脑性瘫痪的患病率差异甚大,而且病变的类型也不尽相同。这与胎儿不同时期的脑组织对缺氧的敏感度不同有关。脑室周围白质软化是脑瘫患儿常见的病变之一,更容易发生于早产儿,足月儿出血部位往往在白质区或皮质区。胆红素脑病又称核黄疸,也是造成脑性瘫痪的重要原因之一。各种中枢神经系统感染也是引起脑性瘫痪的重要原因,包括宫内感染及新生儿期神经系统病毒性或细菌性感染。

虽然引起脑性瘫痪的病因很多,但并非每个患儿都能找到病因,大约有 1/4 的脑性瘫痪患儿目前还不能找到病因。

【临床类型】

1. **痉挛型(spasticity)** 占全部脑性瘫痪病儿的 60%~70%。病变以锥体束受损为主,肌张力增高,肢体活动受限。上肢常表现为屈肌张力过高,肩关节内收,肘关节、腕关节屈曲,手指屈曲呈紧握拳状,拇指内收,紧握于掌心中。下肢大腿内收肌张力过高,大腿外展困难,踝关节跖屈(图 30-15)。坐位时两下肢向前伸直困难。站立位时足尖着地,行走时呈踮足、剪刀样步态。腱反射亢进或活跃,踝阵挛常呈阳性,2 岁以后巴宾斯基征仍阳性。

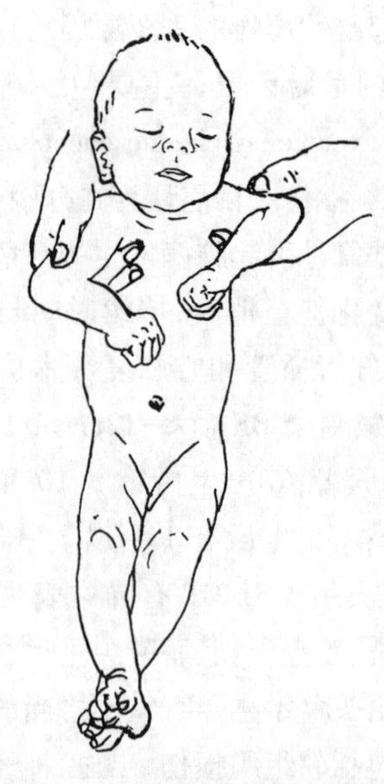

图 30-15 痉挛型脑性瘫痪直立位姿势

按受累的部位又可分为以下 7 种情况:

(1) 四肢瘫(tetraplegia):四肢及躯干均受累,上下肢严重程度类似(图 30-16A)。

(2) 截瘫(paraplegia):双下肢受累明显,躯干及上肢正常(图 30-16B)。

(3) 偏瘫(hemiplegia):一侧肢体及躯干受累(图 30-16C)。

(4) 三肢瘫(triplegia):三个肢体受累,此型很少见(图 30-16D)。

(5) 单瘫(monoplegia):单个肢体受累,此型很少见(图 30-16E)。

(6) 双侧瘫痪(diplegia):也是四肢受累,但两下肢受累较重,上肢及躯干比较轻(图 30-16F)。

(7) 双重偏瘫(double hemiplegia):四肢均受累,但双上肢重、下肢轻,或左右两侧严重程度不一致(图 30-16G)。

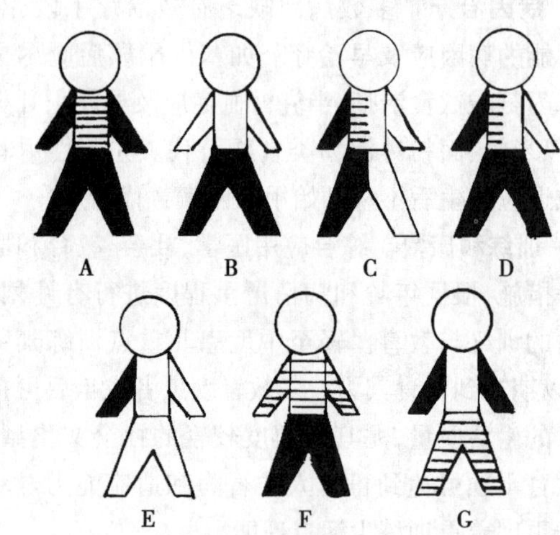

图 30-16 脑性瘫痪肢体受累示意图(说明见文内)

2. **不随意运动型(dyskinetic)** 约占脑性瘫痪的 20%,主要病变在锥体外系统。表现为不随意运动增多。在进行有意识的运动时,不自主、不协调及无效的运动增多,紧张时不自主运动增多,安静时减少,入睡后消失。由于颜面肌肉、舌肌及发音器官肌肉运动受累,说话时口齿不清,速度、节律不协调,说长句时不恰当的停顿。以往称此型为“手足徐动型”,但不少患儿表现不是手足徐动,也可表现为舞蹈样动作、肌张力不全或震颤等。本型可表现轻度智力障碍。腱反射可以不亢进,巴宾斯基征阴性,在 1 岁内往往表现为肌张力低下、活动减少。

3. **强直型(rigid)** 以锥体外系受损为主,呈齿轮状、铅管样持续性肌张力障碍增高。

4. **肌张力低下型(atonia)** 表现为肌张力低下,

自主运动很少，关节活动范围增大，很像肌肉病所致的肌弛缓，但可引出腱反射。本型常为婴幼儿脑性瘫痪的过渡形式，以后大多转变为痉挛型或不随意运动型。

5. 共济失调型（ataxia）　表现为小脑症状，步态不稳、摇晃，走路时两足间距加宽，四肢动作不协调，上肢有意向性震颤，肌张力低下，腱反射不亢进。

6. 混合型　以上某几种类型同时存在一个患儿身上，称为混合型。痉挛型与不随意运动型常同时存在。

【临床表现】　脑性瘫痪临床表现多种多样，由于类型、受损部位不同而表现各异，一般有以下 4 种表现。

1. 运动发育落后、主动运动减少　运动发育落后表现在粗大运动及精细运动两个方面。脑性瘫痪小儿在新生儿时期常表现为动作减少，吸吮能力及觅食反应均差。正常小儿 3 个月时俯卧位能抬头、仰卧位时常有踢腿或交替的蹬踢动作，脑性瘫痪患儿很少有这些动作。正常小儿 4~5 个月时双手能主动伸手触物，脑性瘫痪小儿上肢活动很少。正常小儿在 1 岁以内尚未形成左利或右利，而痉挛型偏瘫则表现为经常只用一侧手持物，另一侧活动少，且常是握拳状。

2. 肌张力异常　痉挛型脑性瘫痪在新生儿时期除个别严重的可表现为肌张力过高外，大多数表现为肌张力低下。随月龄增长而肌张力逐渐增高，关节活动范围减少。不随意运动型脑性瘫痪患儿在 1 岁以内往往无肌张力过高，随年龄增长而表现出齿轮状或铅管状肌张力增高。

3. 姿势异常　脑性瘫痪患儿异常姿势多种多样，与肌张力异常及原始反射延缓消失有关。

4. 反射异常　痉挛型脑性瘫痪小儿腱反射活跃或亢进，有时可引出踝阵挛及巴宾斯基征阳性。脑性瘫痪患儿还常表现为原始反射延缓消失、保护性反射减弱或延缓出现。

（1）拥抱反射：正常小儿生后即出现，6 个月时消失，痉挛型脑性瘫痪小儿此反射活跃。若肌张力极度增高时，此反射也可能引不出。

（2）颈强直性反射：正常小儿生后 1 个月以内明显，4~5 个月时消失，脑性瘫痪小儿此反射持续时间明显延长，此反射的存在阻碍了患儿翻身动作的发育。

（3）握持反射：正常小儿 2~3 个月以后逐渐消失，脑性瘫痪时持续时间延长，手经常呈握拳状。

脑性瘫痪小儿各种保护性反射延缓出现或不出现。正常小儿 4 个月直立位时，将小儿躯干向左右倾斜时头能保持正中位；4~5 个月小儿扶成坐位时，突然向一侧倾斜其躯干时，能伸出上肢做支持状，脑性瘫痪小儿不出现此动作。正常小儿 8~9 个月时能引出“降落伞反射”，脑性瘫痪小儿不能引出。

【伴随疾病】　脑性瘫痪小儿除运动障碍外，常合并其他功能异常。大约有一半的患儿合并有智力障碍，尤其是痉挛型四肢瘫及强直型最常见，不随意运动型合并智力障碍较少见或程度较轻。

癫痫也是常见的异常情况，痉挛性脑性瘫痪偏瘫型大约有一半患儿合并癫痫。不随意运动型及共济失调型合并癫痫较少见。

脑性瘫痪患儿还常合并斜视、屈光不正或偏盲等视觉异常。听觉障碍也常可见到，尤其是胆红素脑病所致的脑性瘫痪。行为障碍、语言障碍也常可见到。

【诊断】　脑性瘫痪的诊断主要依靠病史及体格检查。对于高危新生儿和小于 5 月龄的婴儿，脑性瘫痪早期检测的最准确方法是结合使用标准化的运动评估、神经影像学以及考虑危险因素病史：全身运动评估（general movements assessment，GMA）（灵敏度为 95%~98%）；头颅 MRI（灵敏度为 80%~90%）、哈默史密斯婴儿神经系统检查（Hammersmith infant neurological examination，HINE）（灵敏度为 96%）。5 月龄之后的脑性瘫痪诊断需要使用不同的诊断工具：包括头颅 MRI、HINE、幼儿发展评估表（developmental assessment of young children，DAYC）等[6]。头颅 MRI 可以了解颅脑结构有无异常，对探讨脑性瘫痪的病因及判断预后可能有所帮助，但正常的 MRI 结果不能否定或排除诊断。诱发电位对判断有无听、视觉障碍有参考意义，脑电图可以了解是否合并癫痫，对指导治疗有参考价值。

【治疗】

1. 治疗原则

（1）早期发现、早期干预：婴幼儿运动系统处于发育阶段，一旦发现运动异常，尽早加以纠正，容易取得较好疗效。

（2）按小儿运动发育规律，循序渐进促进正常运动发育，抑制异常运动和姿势。

（3）综合治疗：利用各种有益手段对患儿进行全面综合治疗。除针对运动障碍治疗外，对合并的语言障碍、智力障碍、癫痫、行为异常也需进行干预，还要培养患儿对日常生活、社会交往及将来从事某种职业的能力。

（4）家庭训练和医生指导相结合：脑性瘫痪的康复是个长期的过程，短期住院治疗不能取得良好的效果，许多治疗需要在家庭里完成，家长和医生密切配合，共同制定培训计划，评估训练效果。

2. 功能训练

（1）运动训练（physical therapy，PT）：主要训练粗

大运动，特别是下肢的功能，利用机械、物理的手段，改善残存的运动功能，抑制不正常的姿势反射，诱导正常的运动。常用的有 Vojta、Bobath 和引导式教育等方法。

（2）技能训练（occupational therapy，OT）：是指利用选定和设计的工作活动，提高日常生活能力并为以后的职业培训工作能力。主要包括目标导向型疗法、家庭方案、环境干预、限制诱导、双手强化训练[7]。

（3）语言吞咽训练（speech and swallow therapy，ST）：包括发音训练、咀嚼吞咽功能训练，包括口周、面部、软腭、舌肌等运动控制训练，如有听力障碍要尽早配制助听器。

3. 矫形器的应用 在功能训练中，常常需用一些辅助器及支具，矫正小儿异常姿势，调整肌肉紧张度，主要用于矫正肢体畸形或防止畸形加重。

4. 中医疗法 包括针灸推拿等对脑性瘫痪的康复有帮助。

5. 物理治疗 包括水疗、电疗、光疗、磁疗及生物反馈疗法等。

6. 手术治疗 主要适用于痉挛型脑性瘫痪患儿，可矫正畸形，改善肌张力；恢复或改善肌力平衡。手术包括：选择性脊神经后根切断术、选择性周围神经切断术、颈动脉鞘交感神经网剥脱术、骨关节与肌肉肌腱矫形术（如跟腱延长术）。

7. 药物治疗 目前还没有治疗脑性瘫痪的特效药物，为缓解不随意运动型的多动，可试用小量苯海索、苯二氮䓬类药物或巴氯芬，改善肌张力。合并癫痫者可应用抗癫痫药物。

三、神经皮肤综合征

神经皮肤综合征是一组独特的发育疾病，具有多种临床、遗传和病理特征。这类疾病多来源于外胚层发育不良从而影响到神经系统和皮肤，也可能来源于中胚层和内胚层，并在多个器官系统（如骨骼、内分泌腺、眼睛、肾脏、心脏和肺部）造成系统性损害。神经纤维瘤病和结节性硬化症是最常见的两种神经皮肤综合征，为常染色体显性遗传。其他神经皮肤综合征则表现出不同的孟德尔遗传特征，但大多数神经皮肤综合征可能是单基因突变，患儿无家族病史，属于"散发性"疾病。

神经皮肤综合征的脑损害可归纳为：①脑结构畸形或发育不良，即某一区域内神经元的层状或核状异常、成神经细胞迁移缺陷等；②细胞生长和分化产生的错构瘤以及结构缺陷；③血管系统和微循环异常，有时可导致脑梗死、出血和营养不良钙化；④髓鞘发育成熟延迟或阻滞；⑤可导致癫痫的突触生成和脑回路异常；⑥肿瘤转化或间变。

疾病的治疗和管理在很大程度上取决于不同综合征及其临床表现。皮肤和皮下的病变通常可以用药物治疗，肿瘤可采用外科手术治疗，其他治疗方法还包括激光治疗、血管硬化疗法、mTOR 抑制剂、社会和心理支持等。

（一）神经纤维瘤病

神经纤维瘤病（neurofibromatosis）是常见的常染色体显性遗传神经皮肤综合征，表现出典型的皮肤和全身病变。根据临床表现及染色体基因定位可分为Ⅰ、Ⅱ两型。

1. 神经纤维瘤病Ⅰ型 主要表现为多发性神经系统（中枢及末梢）肿瘤、皮肤色素斑、血管系统及其他脏器病变。患病率约为 1/3 000，常染色体显性遗传，本病基因 *NF1* 位于 17q11.2。

【临床表现】 本病是一种慢性进行性疾患，随年龄增长症状逐渐增多。出生时皮肤即可见到咖啡[牛奶]斑（Café-au-lait-spot），是一些不突出于皮肤、浅棕色（咖啡牛奶色）、界限清楚、大小不等的色素斑，呈卵圆形或其他形状（图 30-17），多见于躯干和四肢，很少见于面部。咖啡[牛奶]斑随年龄增长而逐渐增多。正常小儿有时也可见 1~2 个咖啡[牛奶]斑，但超过两个的仅占 0.75%。若有 6 个或 6 个以上横径为 1~5cm 的咖啡[牛奶]斑，可诊断本病。有些患儿在腋窝或腹股沟部位可见到多数、成簇的雀斑大小浅棕色斑点，称为腋窝雀斑，颈部或其他部位有时也可见到，其临床意义与咖啡[牛奶]斑相同。皮肤有时还出现神经纤维瘤，是

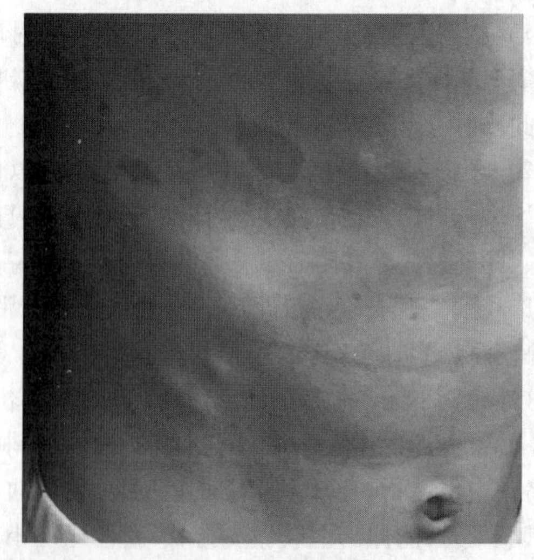

图 30-17 男，14 岁，咖啡[牛奶]斑，神经纤维瘤

一种良性周围神经鞘肿瘤，从针头大小到葡萄大小，质软，有蒂或无蒂，表面光滑，呈棕色、红色或与皮肤色泽一致，常不伴有疼痛。可局限在皮肤或皮下，也可广泛或呈结节样丛状病变，常见于躯干、四肢或头皮。

约 1/2 的患儿有神经系统的症状。由于神经纤维瘤生长的部位不同，症状也多种多样，在小儿常有单发的颅内肿瘤，较大的儿童尚可见到椎管内肿瘤。当神经纤维瘤压迫周围神经时可引起疼痛或肢体活动障碍。丛状神经纤维瘤常波及面部，生后即可见到，早期增长较快，以后减慢，常影响面容和视力。50% 的患儿可有学习障碍，不足 10% 的患儿可有智力障碍，6%～10% 患儿可有惊厥。

眼部损害也常可见到。裂隙灯下观察，虹膜上可见粟粒状棕黄色圆形小结节（Lisch 小体），属色素细胞错构瘤，是本病的特征表现之一，大约从 6 岁以后开始出现，成年患者 95% 有此表现。15% 的患者可有视神经胶质瘤，可引起视力丧失、视神经萎缩、局部疼痛、眼球突出等。

骨骼系统常见到体格矮小，先天性骨发育不良、骨皮质变薄、钙化不全及病理性骨折等。脊柱侧凸也较常见，多发生于下颈部，为自发性或营养障碍性。

【病理变化】 皮肤咖啡［牛奶］斑为表皮的基底层色素增加。神经纤维瘤中成分，主要是施万细胞、成纤维细胞、神经束膜细胞及肥大细胞等。

【诊断】 凡具有下列两项或两项以上即可诊断为神经纤维瘤病Ⅰ型。

（1）6 个或 6 个以上咖啡［牛奶］斑，青春期前其直径要求大于 5mm，青春期后大于 15mm。

（2）2 个以上任何类型的神经纤维瘤或 1 个丛状神经纤维瘤。

（3）腋窝或腹股沟部位的雀斑。

（4）视神经胶质瘤。

（5）两个或更多的 Lisch 小体（虹膜错构瘤）。

（6）骨病变（蝶骨发育不良，长骨皮质变薄，假关节）。

（7）一级亲属中有Ⅰ型神经纤维瘤病患者。

对于不满足上述诊断条件，但又高度怀疑为Ⅰ型神经纤维瘤病的患者，基因检测可为诊断提供重要依据。*NF1* 基因发现致病性突变，结合临床表型亦可辅助该疾病诊断。

2. 神经纤维瘤病Ⅱ型　Ⅱ型较Ⅰ型少见，患病率约为 1/60 000，本病基因位于 22q12.2。有明显的遗传倾向，常染色体显性遗传，属完全外显，具有不同表型。Ⅱ型主要表现为双侧前庭神经鞘瘤，从婴儿时期到 70 岁老人均可发病。神经鞘瘤也可沿其他脑神经发展，三叉神经也常波及。神经纤维瘤病Ⅱ型在中枢神经系统还可伴有脑膜瘤、室管膜瘤等，表现为听力丧失、耳鸣、眩晕、平衡障碍及面肌无力。神经影像学很容易发现肿瘤部位。在Ⅱ型患儿中皮肤咖啡［牛奶］斑或神经纤维瘤较Ⅰ型少见。

【诊断】 凡符合下列一项者即可确诊神经纤维瘤病Ⅱ型。

（1）双侧前庭神经鞘瘤。

（2）一级亲属为神经纤维瘤病Ⅱ型，患者在 30 岁以前出现一侧前庭神经鞘瘤。

（3）一级亲属为神经纤维瘤病Ⅱ型，患者有下列 2 项异常者：脑脊膜瘤、神经鞘瘤、室管膜瘤。

【治疗】 无论Ⅰ型或Ⅱ型，目前均以手术治疗为主，当肿瘤压迫神经系统有临床症状时，可行手术切除。药物、激光、放射、基因治疗等疗法也取得了新的进展，近期美国 FDA 批准司美替尼单抗治疗Ⅰ型神经纤维瘤病。合并癫痫时应用抗癫痫药物。NF1 患儿需每年评估脊柱，有脊柱侧凸症状时应进行矫形外科诊治。

（二）结节性硬化症

结节性硬化症（tuberous sclerosis complex，TSC）是一种常见的神经皮肤综合征，为常染色体显性遗传病，为多系统累及的疾病，新生儿发病率为 1/6 000～1/10 000、成人约为 1/8 000[8]，80%～85% 的患者是由 *TSC1* 或 *TSC2* 基因突变引起，另有 15%～20% 患者未检测到基因突变位点。*TSC1* 基因位于染色体 9q34.3，*TSC2* 基因位于染色体 16p13.33。

【临床表现】 癫痫是本病的一个突出症状，80%～90% 的患儿有癫痫，所有类型的癫痫都有可能发生，但在婴儿期早期发作时，更容易出现婴儿痉挛。抗癫药物较难控制。约 60% 的患儿智力低于正常小儿，智力障碍程度可轻可重，随年龄增长而表现逐渐明显。30% 有孤独症样表现或注意力缺陷多动障碍。

典型的皮肤改变包括色素脱失斑（hypopigment macule）（图 30-18）、面部血管纤维瘤（angiofibroma）、指/趾甲纤维瘤及鲨鱼皮样斑（shagreen patch）。90% 的患儿在婴儿时期皮肤可以见到色素脱失斑，部分患儿在出生后即可见到。形状不规则、大小 0.5～2cm，或呈树叶状；还可以表现为数目众多的纸屑状白色小片。多见于腹部、背部及下肢。色素脱失斑若发生在头皮，该处头发变白或灰白色。面部血管纤维瘤为本病突出症状之一，多数患儿 1～4 岁出现，逐渐增多，青春期明显。血管纤维瘤在鼻唇沟附近最多，向颊、前额、下颌等部位扩展，偶尔见于眼睑。呈红褐色或与皮肤色泽一致，从针头大小到豌豆大小，无分泌物，4~10 岁以后逐渐增多。

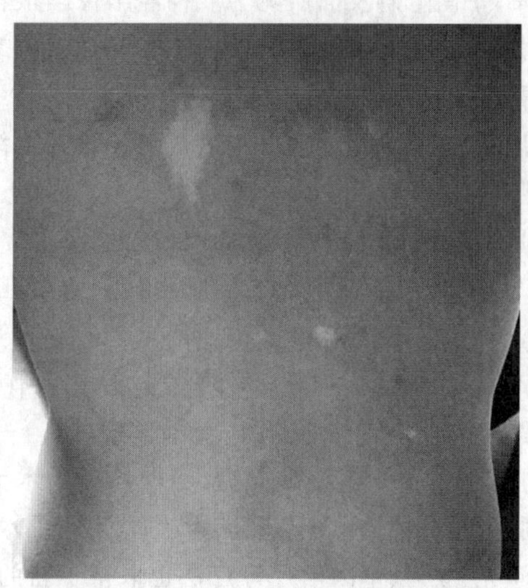

图 30-18 男，14 岁，背部色素脱失斑

指/趾甲纤维瘤位于指/趾甲周围或指甲下面，大约15%~20%患儿有此表现。

20%~30%患儿在躯干两侧或背部皮肤可见到鲨鱼皮样斑，为结缔组织错构瘤。略隆起于皮肤，触之粗糙，颜色与皮肤相同或略深。

肾脏受累在结节性硬化症中常见，是产生症状和死亡的主要原因，主要为血管肌脂瘤和肾囊肿。

50%~60%的患儿可见心脏横纹肌瘤，婴儿早期即可发现。大多数患者无症状，肿瘤可自行消退，往往完全消失；胎儿超声提示横纹肌瘤，预示有 75%~80%的风险为结节性硬化症。

大约 50%的患儿眼底检查可见到视网膜错构瘤。

肺疾病包括淋巴管平滑肌瘤病、肺透明细胞肿瘤和多灶性小结节性肺细胞增生，主要发生在女性，可有肾血管平滑肌脂肪瘤。

错构瘤还可见于其他器官系统，包括胃、小肠、结肠、胰腺及肝脏。

TSC1 和 *TSC2* 基因突变的患儿表型存在差异。*TSC2* 突变表型通常表现更严重的肾脏和肺部受累、智力障碍、癫痫及更多的脑内和面部病变等。

【诊断】 结节性硬化症诊断标准包括临床诊断和基因诊断标准。

1. 临床诊断标准

（1）确诊本病：需具有表 30-9 所列出的两条主要指标；或两条主要指标及一条次要指标。

（2）可能为本病：需有一条主要指标及一条次要指标。

表 30-9 结节性硬化症临床诊断标准

主要指标	次要指标
①色素脱失斑（≥3 块，直径≥5mm）	①皮肤“纸屑样”色素脱失斑
②面部血管纤维瘤（≥3 块）或前额部斑块	②牙釉质小凹陷（>3 个）
	③口腔内纤维瘤（≥2 个）
③甲周纤维瘤	④视网膜无色性斑块
④鲨鱼皮样斑	⑤多发性肾囊肿
⑤多发视网膜错构瘤	⑥非肾性错构瘤
⑥脑皮质发育不良	
⑦室管膜下结节	
⑧室管膜下巨细胞星形细胞瘤	
⑨心脏横纹肌瘤	
⑩淋巴管平滑肌瘤	
⑪血管肌脂瘤（≥2 个）	

（3）怀疑为本病：需有一条主要指标；或两条次要指标。

2. 基因诊断标准 2012 年，第 2 届国际结节性硬化症共识大会再次修订诊断标准，增加基因诊断，并且指出基因诊断可以作为独立的诊断标准。从正常组织中鉴定出 *TSC1* 或 *TSC2* 致病性突变足以确定结节性硬化症。对功能影响不确定的 *TSC1* 或 *TSC2* 突变不符合独立诊断标准，不足以对结节性硬化症做出明确的诊断。结节性硬化症患者中有 10%~25%的人经常规基因检测不能鉴定出基因突变，并且基因检测结果正常并不排除结节性硬化症，也不影响使用临床诊断标准诊断结节性硬化症。*TSC2* 和 *TSC1* 的致病变异在结节性硬化症患者中的比例约为 2∶1。常规基因检测阴性的患者通常具有低水平的嵌合致病变异或内含子中存在致病性剪接变异。

【治疗】 *TSC1* 和 *TSC2* 基因突变使 mTOR 信号转导通路激活，雷帕霉素（rapamycin）、依维莫司（everolimus）通过抑制 mTORC 蛋白磷酸化以抑制 mTOR 信号转导通路的转导，可用于抗肿瘤治疗，也有利于癫痫发作的控制[9]。癫痫发作的治疗主要是抗癫痫药物的治疗，氨基烯酸作为治疗婴儿痉挛和结节性硬化症继发的局灶性癫痫的首选药物，有效率可达 95%以上。建议在治疗开始时进行视野检查，前 18 个月每隔 3 个月进行一次，之后每 6 个月进行一次。随着癫痫外科手术和颅内电极脑电图监测技术的发展，对于存在多个皮质结节的癫痫患者，通常仅 1~2 个结节为致痫灶，经外科手术切除或激光/热凝消融术消除致痫灶可减少甚至控制癫痫发作。

（三）脑面血管瘤病

脑面血管瘤病（encephalofacial angiomafosis，Sturge-Weber syndrome，斯德奇-韦伯综合征）是一种以累及面部、脉络膜和软脑膜的血管瘤为特征的神经皮肤综合征，主要表现为面部毛细血管畸形（葡萄酒色痣）、大脑表面血管异常（软脑膜血管瘤）和青光眼，患者还会出现癫痫、偏瘫、智力障碍等。患病率约为 1/（20 000～122 000）。

【病理变化】 面部血管痣由多个毛细血管和小静脉通道组成，相对而言，浅表皮质静脉缺乏，血液被扩大的延髓静脉分流至深静脉系统，导致淤滞和缺血性改变。神经系统的病理改变主要是软脑膜血管瘤，静脉内皮细胞增生，导致病变部位软脑膜增厚，最常见于枕叶，与皮肤血管痣位于同一侧。软脑膜血管瘤下面的皮质常有退行性变，表现为萎缩及硬化、神经元和神经纤维减少、胶质增生，在脑皮质可有钙质沉着，病侧侧脑室扩大。

【临床表现】 当新生儿出现面部酒红色斑胎记时，就需要考虑斯德奇-韦伯综合征的诊断。面部血管痣常不凸出皮面，呈红葡萄酒色，由淡红到紫红，压之可稍褪色，常与三叉神经的分布一致，有时也可为双侧。身体其他部位如颈部、躯干、四肢也可见到血管痣，在唇、颚、鼻、牙龈、颊内、咽、肠、肾及生殖器的黏膜上也时有发生。毛细血管畸形也可出现在其他皮肤区域或颊黏膜。在颈部、躯干、四肢、舌头、牙龈、咽部、喉部、鼻黏膜和鼻窦等部位发现大量葡萄酒痣是很常见的。

约 75%的患儿有癫痫，多在 1 岁以内首次出现，最常见的发作类型是局限性运动性发作表现为血管痣对侧肢体抽搐，可继发全面性强直-阵挛发作，偶尔也可见到强直性发作、肌阵挛发作和婴儿痉挛症[10]。约 83%的斯德奇-韦伯综合征患者存在认知问题。25%～40%的患儿可发生青光眼，可在出生时出现，也可在生后数年才发现。由于视放射及视觉皮质受损，可致偏盲。

【诊断】 在临床上有典型面部酒红色斑、惊厥、智力障碍时不难诊断 Sturge-Weber 综合征。由于脑皮质有钙质沉着，在颅骨 X 线片上可见有轨道状的双道钙化线，与脑回一致，为此病要点。但大多数患儿在青春期以后才能见到，小婴儿很少见到此征。CT 检查可显示患侧脑皮质有异常钙化区。

头颅 MRI 可清晰显示出脑萎缩，钆增强成像时可显示软脑膜血管瘤的存在，磁共振血管造影可见皮质区静脉的改变。增强成像也是诊断眼部脉络膜血管瘤的基础。

目前发现 Sturge-Weber 综合征是由 *GNAQ* 基因的体细胞突变引起。

【治疗】 目前还没有针对该病的特效方法，主要是对惊厥发作、青光眼等对症治疗。左乙拉西坦或奥卡西平为一线抗惊厥药物，替代药物包括托吡酯和苯巴比妥[11]。若惊厥顽固难以控制时，可考虑外科切除病变的脑组织。低剂量的阿司匹林已被证明可以降低斯德奇-韦伯综合征中风样发作的频率和严重程度。对于出现眼部症状如青光眼的患者，可局部用药降低眼内压和保持视力，效果较差时可考虑外科手术治疗。

（四）共济失调毛细血管扩张症

参阅联合免疫缺陷病内容。

（五）色素失调症

色素失调症（incontinentia pigmenti，IP）是一种罕见的皮肤色素异常疾病，又称为 Bloch-Sulzberger 综合征，为 X 连锁显性遗传，25%～35%的患者有家族史。该病由 *IKBKG* 缺陷（旧称 *NEMO*）引起的，男性患者属半合子，病变较重，大多在胎儿期死亡；而女性患者则由于 X 染色体的选择性失活而得以存活，因此以女性患者多见，且病情较轻。

【诊断】 国际公认的色素失调症诊断标准于 1993 年由 Landy 和 Donnai 共同提出，2013 年进行更新，2014 年 Minic 等再次进行了补充更新[12]。

皮肤表现是该疾病的唯一主要标准。主要诊断标准为沿 Blaschko 线的典型 4 个阶段皮肤改变。

第一阶段：红斑水疱期。90%的患者在生后 2 周内出现，在四肢或躯干可见到大小不等的丘疹或囊泡，囊泡破溃后可再出现，反复持续数周到数月。此阶段常被误诊为脓疱病，疱液中无细菌，有大量的嗜酸性粒细胞，皮肤病理看到典型的嗜酸性海绵水肿，表皮中有凋亡的角质形成细胞，无色素沉着。

第二阶段：疣状增生期。皮肤出现疣状或苔藓状病变，组织学检查为表皮过度角化和表皮棘皮症，可检查出黑色素沉着。

第三阶段：色素沉着期。是本病的特征性表现。皮肤有黄褐色或灰黑色的色素沉着，图形奇特，可呈螺旋状、线条状、网状或片状，有的像大理石花纹，主要分布在四肢及躯干，不沿神经分布。组织学检查在真皮的色素细胞内有大量的黑色素，不再有表皮增生。

第四阶段：萎缩期。数年后，有些患儿的色素可完全消退或变浅，皮肤可遗有少数痕迹或色素脱失区域，并有轻微萎缩。也有人长期不消退直至成年期，多分布在下肢。

某些情况下，皮肤表现出现的时间和顺序可以不同，不同阶段的皮肤变化也可能会有重叠。除了皮肤表现作为主要标准外，还有多种皮肤以外的异常作为次要标准（表 30-10）。

表 30-10 更新的色素性失调症的诊断标准

主要标准	次要标准	诊断依据
沿 Blaschko 线分布色素失调症的典型 4 个皮肤阶段： Ⅰ型大泡状 Ⅱ型疣状 Ⅲ型色素沉着 Ⅳ型色素减退或萎缩	毛发异常（毛发稀疏，有绒毛，脱发） 指甲异常 中枢神经系统异常 牙齿异常 乳头和乳房异常 眼部异常 上腭异常 多例男性胎儿流产史 典型的皮肤病理组织学表现	一级女性亲属有色素失调症：任何单个主要标准或至少 2 个次要标准；如果一级女性亲属中没有色素失调症证据：至少 2 个或更多主要标准或 1 个主要和 1 个或更多次要标准 如果确认了色素失调症典型的 *IKBKG* 突变，则任何单个主要或次要标准

【**治疗**】 对本病尚无特异性治疗。皮质激素类药物无效。一旦明确诊断，应在随后的生长发育过程中及时进行皮肤、眼睛、牙齿、中枢神经系统的检查评估，以掌握病情进展，给予及时对症处理[13]。癫痫出现早，有时候在新生儿阶段即发生，需予以标准化抗癫痫治疗或手术治疗。

皮肤改变应早期进行诊断，早期水疱可能被误诊为脓疱疹、先天性单纯疱疹、水痘或大疱性表皮松解症。保持病变处皮肤的凉爽干燥，避免受伤，尽量不将水疱弄破。使用保护性油膏缓解不适及广谱抗生素预防继发感染。如果出现汗腺受累，要避免皮肤温度过高。

（六）伊藤色素减少症

伊藤色素减少症（Ito’s hypomelanosis），又称为无色性色素失调症（incontinentia pigmenti achromians）。该病较罕见，1951 年由伊藤首先报道。女性发病是男性的 2.5 倍。

【**临床表现**】 色素病变在出生时可被识别，在儿童早期可被发现。具有不规则边界的单侧或双侧低色素沉着区是典型的表型特征，病变沿 Blaschko 线呈轮状、斑块状或线状排列，其他皮肤表现可以有咖啡-金-莱斑点、痣、血管痣、太田痣和板岩灰色斑点，与周围皮肤界限清楚，可见于躯干或四肢，肢体屈侧及腹部多见，双侧不对称，不累及手掌、脚掌和黏膜。生后数年内可逐渐增大，也可随年龄增长而逐渐消退。除皮肤病变外，该病常累及神经系统、肌肉骨骼及眼睛等。中枢神经系统的异常可能包括小头畸形或大头畸形、认知与行为问题（70%）和运动迟缓、癫痫（50%）、共济失调、运动过度和张力减退。汗腺和指甲也可异常，表现为少汗症或无汗腺；头发表现为发色改变、弥漫性脱发、头发有毛发破裂和灰白色。口腔畸形种类繁多，包括种植缺陷、部分牙缺失、牙齿发育不良、锥形牙和珐琅质缺陷；骨骼缺陷包括身材矮小，一部分或整个身体的半侧肥大；严重者可伴有脊柱侧凸、漏斗胸、各种手足畸形；肥厚或营养不足的区域通常与发育不全的皮肤同侧。单侧肥厚，也称为半过生长，在 7% 的患者中发生，与较高的皮肤外表现相关；其他系统异常包括先天性心脏病、肾小球硬化伴终末期肾病或肾小球囊性肾病、隐睾、小阴茎或大生殖器畸形。可以有乳房不对称发育、男孩或青春期前女孩的乳房发育症和性早熟。

【**诊断**】 沿 Blaschko 线出现色素异常（低色素或色素脱失或色素过度），呈斑片状或线性分布，单侧或双侧，应充分评估结构性全身异常，神经影像学可表现脑或小脑萎缩、脑发育不良或迁移异常。外周血的核型分析若正常，则应做病变和非病变区域的活组织病理检测皮肤成纤维细胞或角化细胞或黑色素细胞，以明确诊断。

诊断标准：

1. 主要标准

（1）出生时或新生儿期，在两个以上体段出现非遗传性皮肤色素减退的线性条纹或斑块。

（2）伴有一种或多种神经、肌肉或骨骼表现。

2. 次要标准

（1）染色体异常：各种染色体嵌合体（包括与三体

如 2 号和 21 号染色体三体的关联）以及环形染色体（如环形染色体 20）等。

（2）除神经系统、肌肉和骨骼系统外，有两个或多个先天性畸形。

当满足一个主要标准加上一个次要标准或仅有两个次要标准时即可诊断。

【治疗】 对于皮肤损伤不需要特别的治疗。迄今为止没有恶变的报道。合并癫痫时可用抗癫痫药物治疗。通过物理治疗和矫形护理，可以尽量减少运动障碍；眼部、口腔、泌尿生殖系统和其他障碍必须接受适当的个体化治疗。

（七）其他神经皮肤综合征

除了上述神经皮肤综合征之外，这里列举其余具代表性的神经皮肤综合征的临床以及遗传学特点，如脑视网膜血管瘤病、脑视网膜动静脉瘤、Sjogren-Larsson 综合征等（表 30-11）。

表 30-11　其他神经皮肤综合征临床特点[14, 15]

疾病名称	基因	遗传模式	神经系统表现	皮肤改变	眼	其他
脑视网膜血管瘤病（Von Hippel-Lindau 综合征）	*VHL*	常染色体显性	小脑半球血管瘤，颅压高，共济失调	偶有皮肤血管瘤	视网膜血管瘤	肾、胰肿瘤
脑视网膜动静脉瘤（Wyburn-Mason 综合征）			脑干动静脉瘤，脊髓血管瘤	多发皮肤血管痣	同侧视网膜血管瘤	
Sjogren-Larsson 综合征	*FALDH*	常染色体隐性	智力障碍，惊厥，痉挛型截瘫	鱼鳞病		骨骼、肌肉异常
掌跖角化病	*KRT9*、*KRT1*、*DSG1*、*DP*	常染色体隐性，常染色体显性	智力障碍，惊厥	掌、跖面过度角化和胼胝		
Legius 综合征	*SPRED1*	常染色体显性	巨颅畸形、轻度学习障碍	咖啡[牛奶]斑		
表皮痣综合征	*FGFR3*、*PIK3CA*、*KRAS*	散发性（体细胞突变）	智力障碍，惊厥，中枢神经系统血管瘤	疣状表皮痣，排列成条纹状、螺旋状，血管瘤	眼结膜血管脂肪瘤样增生，眼部分组织缺损	脊柱后侧凸，半侧肢体肥大，短肢体
黑棘皮病	*FGFR3*	常染色体显性遗传	智力障碍，惊厥	皮肤色素增生，疣状病变，常见于腋窝、颈部、外生殖器		
Waardenburg 综合征	*PAX3*、*MITF*、*EDN3*、*EDNRB*、*SOX10*、*SNAI2*	常染色体隐性遗传，常染色体显性遗传	先天听觉丧失	额发变白，眼眉浓粗，眉毛、睫毛过早变白	内眦距离增宽，虹膜异色性	

四、脑积水

脑积水（hydrocephalus）是由于脑脊液动力学改变而引起的颅内压异常升高。其基本特征是脑室、脑池及蛛网膜下腔内脑脊液总量增多，扩大了正常脑脊液所占有的空间，引起颅内压力增高，若在颅缝融合之前发生，头颅增大显著。

【病理生理】 脑脊液大部由侧脑室脉络丛分泌，小部分由室管膜、脑实质和脊髓蛛网膜下腔产生。脑脊液循环途径大致如下：左右侧脑室→室间孔（Monro 孔）→第三脑室→大脑导水管→第四脑室→第四脑室 2 个侧孔（Luschka 孔）及 1 个中孔（Magendie 孔）→小脑幕下的蛛网膜下腔。由此形成 2 个去路：一部分进入中脑四周的空隙→大脑的蛛网膜下腔→蛛网膜上矢状窦旁的蛛网膜颗粒吸收→静脉系统；另一部分由小脑延髓池下行至脊髓蛛网膜下腔→返回基底池→大脑的蛛网膜下腔。

脊髓静脉的蛛网膜绒毛也吸收一部分脑脊液,大约4/5的脑脊液由上矢状窦旁的蛛网膜颗粒吸收,1/5由脊髓静脉的蛛网膜绒毛吸收。

脑积水的产生大致有以下三种情况:①脑脊液循环发生障碍,最常见;②蛛网膜吸收脑脊液发生障碍;③脑脊液产量过多;如脑室脉络膜腺瘤所致的液量过多。根据阻塞的部位又可分为交通性脑积水及非交通性脑积水两种。如果障碍发生在第四脑室孔以上,称为非交通性脑积水(梗阻性脑积水);如果障碍发生在第四脑室孔以下,此时脑脊液可由脑室系统进入到脊髓蛛网膜下腔,称为交通性脑积水。

【病因】 任何改变脑脊液正常动力导致颅内压升高的情况,都可导致脑积水的产生,详见表30-12。

表30-12 常见的脑积水病因[16]

梗阻性脑积水	交通性脑积水
1. 导水管狭窄	1. 先天性畸形
2. 伴有或不伴有脊髓异常增生的Chiari畸形(脊髓脊膜膨出)	(1) Chiari畸形伴或不伴脊髓发育异常
	(2) Dandy-Walker畸形
3. Dandy-Walker畸形	(3) 脑膨出
4. 门罗氏孔闭锁	(4) 良性囊肿
5. 颅底异物	(5) 蛛网膜绒毛发育不全
6. 占位效应(肿瘤形成、良性颅内囊肿)	2. 脑膜炎
	(1) 病毒感染
7. 炎症性脑室炎(感染、出血、化学刺激、破裂的囊肿)	(2) 细菌感染
	(3) 蛛网膜下腔出血(血管畸形、创伤、手术)
	3. 引起癌性脑膜炎的瘤变

脑脊液循环障碍常见于以下情况:

1. 先天畸形 先天性大脑导水管狭窄、第四脑室囊肿畸形(Dandy-Walker综合征)、小脑扁桃体下疝畸形(Arnold-Chiari畸形)及其他脑发育畸形、脑膜膨出、脊柱裂、脊膜膨出或脊髓脊膜膨出。

2. 感染 如化脓性脑膜炎或结核性脑膜炎未能及早得到适当治疗,常由于增生的纤维组织阻塞了脑脊液的循环孔道,多见于第四脑室孔及脑底部的蛛网膜下腔的粘连。

3. 出血 颅内出血后所引起的纤维增生可引起脑积水。

4. 肿瘤 颅内肿瘤可阻塞脑脊液循环的任何一部分,较多见于第四脑室附近。新生儿时期肿瘤较少见,以后可发生神经胶质瘤、脑室脉络丛乳头状瘤及室管膜瘤。

【临床表现】 脑积水可发生于任何年龄,多在生后6个月以内出现,年龄小的患者因颅骨缝尚未闭合,颅内压增高的症状较少,但头颅容易扩大。最突出的症状是大头颅且增长迅速,面部和身体相对较小(图30-19),骨缝分离,前囟扩大且饱满,头皮静脉扩张,叩诊头颅有破壶音。头部重量增大,颈肌不能支持。眼球常向下转伴上部巩膜外露,称"落日征"。眼肌常发生麻痹,出现斜视。常有眼球震颤。严重者可致视盘水肿及萎缩。其他症状与是否能适应颅内压增高有密切关系。颅内压过高多有烦躁不安、嗜睡、食欲缺乏、营养不良和发育迟缓。偶有呕吐和惊厥。腱反射亢进或减弱。四肢常呈痉挛状态。疾病晚期大脑皮质受挤压变薄,智力明显减退。

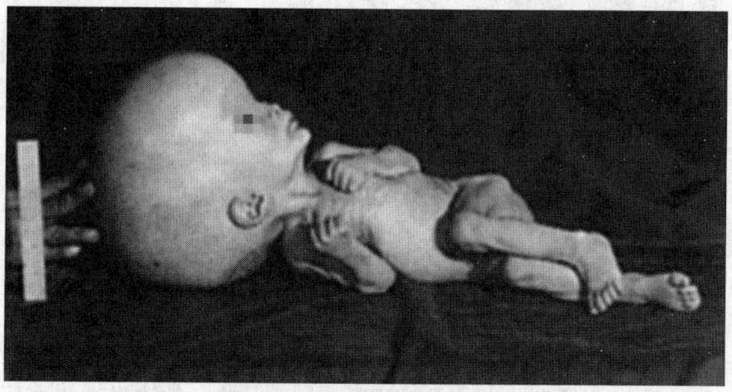

图30-19 脑积水

11个月,女孩,出生时无异常。1个月发生惊厥,头部逐渐增大,头围67.5cm。以中性酚红液1ml注入侧脑室后,腰椎穿刺所得的脑脊液并无该药,诊断为梗阻性脑积水。患儿不久死亡。尸检发现脑室显著扩大,抽得脑脊液约3 000ml,脑皮质极为萎缩,几如薄纸。

大龄儿童脑积水的表现不同于新生儿和婴儿。3岁以后,头围异常变化不明显。年龄较大的儿童急性脑积水通常表现为头痛、呕吐、眼球运动缺陷(尤其是第六神经和凝视麻痹)和意识水平改变。如果起病特别快或病情未被识别,会出现昏迷和脑疝综合征。视盘水肿较常见。有时脑积水表现隐蔽,仅表现为脑室扩大。

在先天性脑畸形所致的脑积水疾病中,有两种情况合并畸形较多,症状较复杂。

1. Arnold-Chiari畸形 是颅后窝中线脑结构在胚胎期发育异常,表现为小脑扁桃体延长和/或延髓下部经枕骨大孔突入到颈椎管中。根据下疝的脑组织范围和程度将本病分为4型:①Ⅰ型:仅小脑扁桃体下疝,延髓并未下移。②Ⅱ型:小脑扁桃体和小脑下蚓部、延髓、脑桥和第四脑室延长,末端下疝入椎管内。③Ⅲ型:在Ⅱ型的基础上伴发脑积水和脊膜小脑膨出。④Ⅳ型:严重的小脑发育不全。Ⅱ、Ⅲ型多见于婴幼儿，常合并脊柱裂、脊膜膨出及脑积水。

根据病变部位不同，临床表现多种多样，轻者可无症状，严重者可出现偏瘫、锥体束征、感觉障碍、小脑症状及颅内高压症状。婴幼儿病例中，50%～90%合并脑积水。

2. Dandy-Walker 综合征 为颅后窝先天畸形，主要为第四脑室囊肿，有时还存在小脑后部蛛网膜囊肿、巨大枕大池或小脑发育不良，常伴有脊膜膨出、脑膜膨出、胼胝体发育不全等。临床表现为脑积水，头颅前后径增长，枕部后突明显。多数患儿在 2 岁以前出现头痛、呕吐、烦躁等颅内压增高症状。脑神经损害表现为外展神经麻痹，运动发育落后，头部控制能力差。小脑功能受损表现有步态不稳、眼球震颤等。还可表现为痉挛型脑性瘫痪及智力障碍等。

【诊断与鉴别诊断】 典型的临床表现一般诊断不难，多次复查头围，如发现增长过速，可协助诊断。较大儿童有颅内压增高表现时，应考虑脑积水的可能性。应当注意的是，颅缝已闭合的脑积水儿童，没有头颅增大的表现。

大头畸形是脑积水的临床特征之一，尤其是婴儿。婴儿期的良性大头颅畸形或外部性脑积水是大头颅畸形的常见原因，没有与脑脊液动力学改变相关的颅内压升高。

在婴儿，应注意与下列情况相鉴别：①未成熟儿：头颅增大较快，有些类似脑积水，但脑室不大；②佝偻病：头颅增大多为方形，并有其他佝偻病症状；③慢性硬脑膜下血肿：常有头部外伤史，呕吐、头颅增大较慢，头颅影像显示硬脑膜下腔增宽，硬脑膜下穿刺有较多的橘红色或黄色液体；④颅内占位病变：如肿瘤、脓肿等。非脑积水性大头畸形的鉴别诊断还包括厚颅，变性疾病（如 Canavan 病），良性家族性巨脑畸形。在年龄较大的儿童和成人中，脑积水的表现与导致颅内压升高的其他情况类似，如脑肿瘤和良性颅内压升高。由于头痛是成人脑积水的常见症状，不同头痛综合征的鉴别诊断存在重叠。

头颅影像检查对诊断脑积水有重要价值，还可区别是否为交通性脑积水。非交通性脑积水（梗阻性脑积水）时脑室明显扩张，变为圆钝。可根据脑室扩张的情况确定阻塞的部位。单侧或双侧室间孔梗阻可引起单侧或双侧侧脑室扩张，而三、四脑室正常。导水管狭窄时表现为双侧脑室及第三脑室扩张，而第四脑室正常。第四脑室中孔和侧孔阻塞时，所有脑室（包括第四脑室）扩张。

交通性脑积水时，头颅影像显示脑室呈球形扩张，程度较轻，第四脑室扩张程度最小，基底池往往扩张，大脑半球的脑沟增宽。

MRI 检查除显示脑室扩大外，在梗阻性脑积水时脑脊液可经室管膜渗入脑室周围，脑室周围间质性水肿，在质子密度加权像上表现为脑室周围有一圈高信号，有重要的诊断价值。

近年来，临床上出现“外部性脑积水”（external hydrocephalus）的诊断名称。CT 表现为脑室扩大不明显，而基底池、侧裂、纵裂池及大脑半球脑沟增宽，蛛网膜下腔扩大。为婴儿时期特殊的交通性脑积水，分特发性和继发性两种。

影像学上也可因非脑积水问题表现为脑室扩大。由于广泛的脑容量损失，脑室可能有明显的空泡扩张，颅内压并没有因为液体的过量而升高。此外，通常在染色体疾病的背景下大脑可能会出现脑室扩大而没有脑脊液动力学的改变。

【治疗】

1. 非手术治疗 对于急性梗阻性脑积水，可利用利尿剂和渗透性药物缓解症状，如甘露醇、呋塞米，以及可减少脑脊液分泌的药物，如乙酰唑胺，仅用于缓解症状。

2. 手术治疗 对病情进展快的脑积水应考虑手术治疗。包括针对病因的手术，如导水管狭窄所致脑积水可行导管扩张术或置管术，第四脑室正中孔粘连可行粘连松解、切开成形术等，还可采用脑脊液分流术，可分为颅内分流术或颅外分流术。如阻塞部位在第三、四脑室，可用导管连接侧脑室和小脑延髓池。也有采用脑室矢状窦分流术，还可用导管将脑脊液由侧脑室引流到腹腔、右心房或胸腔。

常见的脑积水手术方式如下：

（1）解除脑室系统梗阻病因的手术：对于梗阻性脑积水且有明确梗阻性病因的，手术切除梗阻病变始终是首选方案。儿童各种常见肿瘤，如颅咽管瘤、小脑星形细胞瘤等，因占据或推挤第三脑室或第四脑室，造成梗阻性脑积水，首要的是切除占位病变，恢复脑室系统的通畅。肿瘤切除后，脑积水即可缓解，若术后因手术粘连再次形成脑积水，需行分流或第三脑室造瘘术。

（2）脑室-腹腔分流术：是目前最常用的分流手术方法。手术穿刺侧脑室额角，借助于隧道套管探针所作的皮下隧道，继续经由颈部向胸壁及腹壁皮下延伸，在下腹壁麦氏点处打开腹腔，将导管末端置入腹膜腔。若患儿有腹腔手术病史或较为明确的腹膜粘连，可做上腹壁腹直肌切口，将分流管末端置于膈下，并用丝线固定于附近韧带。

(3) 脑室矢状窦分流术：脑室-上矢状窦分流术仅需要在颅骨钻孔，缩短了手术路径，减小创伤，局部麻醉下即可完成，并且符合脑脊液循环的生理模式，分流管梗阻可能性较小，但不适于12岁以下儿童。

(4) 脑室-心房分流术：对操作技巧要求高，目前并不常用。

(5) 内镜下第三脑室造瘘术：内镜下第三脑室造口术(endoscopic third ventriculostomy，ETV)治疗儿童梗阻性脑积水具有简便、微创、安全、更符合生理性脑脊液循环的特点。术中将神经内镜放入侧脑室前角，通过室间孔进入第三脑室，在第三脑底造一瘘口，与脑桥前池交通。ETV主要适用于因脑脊液循环通路梗阻而无吸收障碍的非交通性脑积水，尤其对各种原因导致的导水管梗阻引起的脑积水有较好的效果。对于分流手术失败患者的治疗，神经内镜也取得了良好的效果。然而，其也可因为术后瘘口闭合、梗阻性脑积水合并脑脊液吸收障碍等而失败。

【预后】 本病预后差别很大，主要视病因及病变程度。如能根治阻塞的原因，有可能完全治愈，智力发育也不受影响。大约有1/3的患儿病情可自然静止，不再发展。如梗阻原因难以解除，或合并其他先天畸形则预后差。

五、脑皮质发育畸形

脑皮质发育过程包括神经干细胞增殖、神经元迁移及脑皮质构建，该过程中任何环节的异常可导致脑皮质发育畸形(malformation of cortical development，MCD)。MCD是一组局灶性或广泛性皮质结构异常病变的总称，是导致癫痫和发育迟缓的常见病因。常见MCD分为局灶性皮质发育不良(focal cortical dysplasia，FCD)、半侧巨脑回畸形、无脑回畸形、灰质异位、多小脑回畸形、脑裂畸形、前脑无裂畸形、脑桥小脑发育不良和三叉神经脑血管瘤病。

【病因】 据报道有100多个基因与一种或多种MCD相关，相关生物学途径包括细胞周期调节，细胞凋亡，细胞骨架结构和功能，神经元迁移和基底膜功能，以及许多先天性代谢异常。包括线粒体和丙酮酸代谢异常等相关疾病、非酮症性高血糖症和蛋白质糖基化、过氧化物酶体生物合成缺陷等。

【病理生理】 MCD的特征性病理特征包括：

(1) 皮质层结构紊乱或方向紊乱，呈放射状而非切线状。

(2) 新皮质分子层的神经元不是Cajal-Retzius神经元。

(3) 单个异位白质神经元未形成神经元簇。

(4) 软脑膜下颗粒细胞层残留。

(5) 边缘性神经胶质细胞异位。

(6) 聚集或片状的神经元异位(片状、结节状、层状)。

(7) 脑回形成异常。

(8) 神经元畸形和巨细胞畸形伴细胞骨架异常。

(9) 气球样细胞，通常为混合细胞谱系并表达原始祖细胞蛋白。

【临床表现】 MCD患者症状出现的年龄和癫痫的严重程度等临床表现通常取决于病变发生时所处的大脑发育时期，而不是病变的特定类型或分布。一般来说，MCD越严重，症状出现越早，癫痫综合征越严重。West综合征、Lennox-Gastaut综合征、局灶运动性癫痫发作和局灶继发全面性癫痫发作都与MCD有关。

MCD的患者可能会出现发育迟缓，神经功能缺陷通常与宫内病变或广泛的发育不良病变(如半侧巨脑回畸形或广泛的多小脑回畸形)相关。

【诊断】 MCD的诊断检查包括详细的病史(包括家族史)、体格检查、头颅影像学、脑电图及神经心理测试等，神经病理检查可协助确诊。

大多数MCD可通过头颅MRI诊断。头颅MRI可以识别结构性病变并确定MCD的类型。通过白质和灰质等皮质表面和边界(光滑或不规则)，皮质厚度以及相关的脑畸形确定MCD的分布和严重程度。7.0T MRI能够作为更有效的微观结构探针指导MCD的分类，多参数超高分辨率和定量数据的后处理也可通过机器学习以提高MCD的智能诊断，是MCD术前评估的极具价值的检查手段。

立体定向脑电图(stereotactic electroencephalogram，SEEG)是一种新的检查手段，用于在头颅MRI没有明显病变或在脑电图提示的病灶处可能没有表现出组织病理学病变的患者中识别致痫灶。

【鉴别诊断】 MCD的鉴别诊断包括多种结构性和非结构性的致痫病变。需要排除癫痫发作的非结构性原因，如电解质失衡、中毒和热性惊厥。结构性致痫病变可以分为6大类：①脑发育畸形；②肿瘤(如神经节胶质细胞瘤，胚胎发育不良神经上皮肿瘤)；③遗传或代谢性疾病；④血管性或创伤性病变；⑤感染或炎症(如Rasmussen脑炎)；⑥海马硬化。临床表现、脑电图和影像学的结合通常可以用于鉴别。

【治疗】 手术切除治疗与药物治疗(主要是抗癫痫药物)的选择主要取决于病变的范围、严重程度和部位。手术切除的范围需要考虑皮质重要功能区的位置，如左半球语言区、初级运动区和视觉区。在结节性硬化症的多发性皮质结节中，并非所有结节都具有相同的致痫性，而且在半侧巨脑回综合征中也存在广泛的半球发育不良，需要细致的术前和术中电生理评估，以确定哪些结节或区域的切除可能通过减少癫痫发作而产生临床效益。

抗癫痫药物对部分MCD患者癫痫发作有效。其他药物如mTOR抑制剂(如依维莫司和西罗莫司)，已被有效地用于结节性硬化症的室管膜下结节和巨细胞星形细胞瘤。对于一些非结节性硬化症患者(包括半侧巨脑回综合征和FCDⅡ型)也有良好的反应，但目前尚需大量临床试验证实其有效性及安全性。

【预后】 MCD的神经系统体征和预后预测因素见表30-13。

表30-13　MCD的神经系统表现与病情严重程度的相关性

神经系统表现	病情严重程度		
	重	中	轻
头围	小头畸形(<-3SD)	大头畸形(>+3SD)	正常
肌张力	升高	减退	正常
癫痫发作	婴儿早期(0~3个月)	婴儿期(3~12个月)	婴儿期后
癫痫发作类型	EIEE-IS-LGS-肌阵挛	全面性发作	局灶性发作，其他类型
MCD分布	广泛	额叶-外侧裂周区	枕叶或其他
MCD对称性	双侧对称	双侧不对称	单侧

注：EIEE：early infantile epileptic encephalopathy 早期婴儿癫痫性脑病；IS：infantile spasms 婴儿痉挛；LGS：Lennox-Gastaut syndrome Lennox-Gastaut 综合征。

预后取决于皮质发育畸形的程度、部位，以及是局灶性、多灶性还是广泛性(尤其是双侧半球)。此外，癫痫的严重程度与组织学分级有关。如果癫痫发作是难治性的，早期手术治疗可改善预后。局灶性病变手术切除的预后较好，病灶切除越彻底，儿童患者的预后越好。FCDⅡ型较FCDⅠ型有更好的预后。在遗传因素决定的MCD中，有基因缺陷的相关生化异常可能在发病机制和预后方面都很重要。

(一)局灶性皮质发育不良

局灶性皮质发育不良(focal cortical dysplasia，FCD)是脑皮质发育畸形中常见的一种类型。2011年国际抗癫痫联盟(ILAE)基于组织学特征，综合考虑临床和神经影像表现，将FCD分为3型，孤立型FCD包括Ⅰ型和Ⅱ型，结合型FCD为Ⅲ型。局灶性皮质发育不良的ILAE分类见表30-14[17]。

表30-14　国际抗癫痫联盟对FCD的分型标准(2011年)

类别	类型	
FCDⅠ型(孤立型)	Ⅰa	存在皮质，为成熟的神经元，但存在放射状的层状结构不良
	Ⅰb	存在皮质典型的6层构筑，但是存在切线方向上的结构不良
	Ⅰc	同时存在Ⅰa、Ⅰb两种异常表现
FCDⅡ型(孤立型)	Ⅱa	存在异形神经元
	Ⅱb	存在异形神经元及气球样细胞
FCDⅢ型(结合型)	Ⅲa	存在颞叶皮质层状结构异常，合并海马硬化
	Ⅲb	皮质层状结构异常，毗邻胶质瘤或神经节细胞瘤
	Ⅲc	皮质层状结构异常，毗邻血管畸形
	Ⅲd	皮质层状结构异常，合并出生后早期获得性损害，如创伤、缺血性损伤、梗死、脑炎

【临床表现】 皮质发育不良患者的临床表现、症状出现的年龄和癫痫的严重程度更多地取决于大脑发育期间病变发生的时间,而不是病变的特定类型或地形分布。皮质发育不良越严重,症状出现越早,癫痫综合征越严重。

FCD 与难治性癫痫高度相关。在一些患者中,癫痫发作可能早在婴儿期就开始,甚至可能开始于新生儿期,如婴儿痉挛。癫痫发作也可在幼儿期、儿童期或青少年期开始,通常呈进行性,抗癫痫药物和生酮饮食难以控制。早发性癫痫性脑病常与结节性硬化、半侧巨脑畸形或 FCD Ⅱ型有关。临床表型和神经病理学基础之间没有严格的对应关系。

【诊断】 皮质发育不良的诊断检查包括仔细的病史(包括家族史)、体格检查、脑电图、电解质、代谢和病理学检查。MRI 成像有助于确定是否存在结构性病变,甚至可以确定 FCD 的类型,需要做神经心理学评估。临床表现、头颅影像学、神经病理学、脑电图等检查可明确 FCD 诊断及分型。FCD 的 MRI 异常可表现为局灶性的皮质增厚、灰白质边界不清、皮质或皮质下高 T_2 FLAIR 异常信号和脑回增宽等。近年来,7.0T 头颅 MRI 及 PET 为代表的代谢影像学检查显著提高了 FCD Ⅰ诊断的阳性率。

目前已明确多种基因与 FCD 分型高度相关[18](表 30-15)。

表 30-15 FCD 分型与基因型

FCD 分型	相关基因
FCD Ⅰa 型	*AKT3*、*DEPDC5*、*NPRL2*、*COL4A1*、*PCDH19*、*DEPDC5*
FCD Ⅱa 型	*PPIK3CA*、*mTOR*、*TSC1*、*AKT3*、*DEPDC5*、*TSC2*、*NPRL3*、*PCDH19*、*CNTNAP2*
FCD Ⅱb 型	*PTEN*、*MTOR*、*TSC1*

【鉴别诊断】 鉴别诊断主要是区分 FCD 病变的不同类型,FCD Ⅰ型是孤立的;Ⅲ型与Ⅰ型的区别在于其与海马硬化(Ⅲa)、肿瘤(Ⅲb)、血管畸形(Ⅲc)或其他病变(如栓塞、脑脊髓囊肿、慢性缺血区、炎症区等)(Ⅲd)有关。FCD Ⅱ型可孤立存在,也可表现为更广泛的脑组织受累(如半侧巨脑回畸形)或累及多个器官(如神经皮肤综合征的皮肤,结节性硬化症的皮肤、心脏和肾脏)。

【治疗】 切除性手术是治疗 FCD 合并难治性癫痫的有效手段。对于 FCD 患者,建议早期手术治疗,不仅可有效控制癫痫发作,还可改善认知、生活质量。抗癫痫药物、mTOR 抑制剂及生酮饮食等疗法等对控制癫痫发作可能有效。

预后取决于皮质发育不良的程度、部位,以及是局灶性、多灶性还是弥漫性(尤其是双半球);此外,癫痫病的严重程度与组织学分级有关。如果癫痫发作是难治性的,早期手术治疗可改善预后。可手术切除的局灶性病变往往预后较好。切除越彻底,儿童患者的预后越好。

(二)灰质异位症

灰质异位症(gray matter heterotopia, GMH)是指由于胚胎期神经迁移障碍导致的脑皮质发育畸形。

【病因】 皮质神经元来源于胚胎脑室周围基质内的神经母细胞,在移行期间由于受到射线、中毒、缺氧、感染等不良因素的影响,神经元移行异常或室周基质内的神经母细胞凋亡失败,导致皮质下神经元不能迁移到正常部位而在白质中异常积聚,则出现 GMH。部分 GMH 的发生与遗传相关,*FLNA* 和 *ARFGEF2* 基因变异导致结节型异位,而 *DCX* 和 *LIS1* 基因变异与带型异位形成相关。

【分类】 根据头颅 MRI 特点将 GMH 分为 3 型:

1. Ⅰ型 室管膜下型异位,也称为结节型异位,灰质结节紧贴脑室壁或突入脑室,可单发也可多发,分布于一侧或双侧。

2. Ⅱ型 皮质下型异位,表现为异位灰质与皮质相连并向白质内过度延伸,少数孤立结节位于白质内。

3. Ⅲ型 带型异位,亦称为双皮质综合征,带状异位灰质位于侧脑室和皮质之间,与皮质之间被一层薄的白质相隔。

【临床表现】 GMH 的主要临床表现包括癫痫发作和智力障碍,约 80% 的灰质异位症患儿出现癫痫发作,通常为迟发性难治性癫痫,伴有不同程度的精神智力发育障碍。部分患儿可能有偏瘫、偏盲等神经功能异常表现。

【诊断】 GMH 的诊断和分型主要依靠头颅影像学检查,结合临床表现、神经电生理检查及遗传学检测等综合判断。其 MRI 表现为脑室周围或白质内出现灰质信号,T_1 加权略低而 T_2 加权略高信号,周围无水肿,增强后无强化,部分室管膜下异位较大者可有占位效应,脑室壁局限性或广泛性变形,甚至突入脑室内,似脑室内占位。

【治疗】 GMH 治疗的关键是控制癫痫发作,对于有明确致痫灶的，尤其是单侧单发结节型异位，手术切除效果好；对于不能行病灶切除的患儿，姑息性手术治疗亦可缓解癫痫发作。抗癫痫药物及生酮饮食等治疗可使癫痫发作得到部分控制。

（三）无脑回畸形

无脑回畸形（lissencephaly）是由于神经元移行障碍造成的脑皮质发育畸形，常导致癫痫发作、运动障碍、智力障碍，多数预后较差。

【病因】 孕期感染、中毒及放射线接触等可能在胚胎早期影响神经细胞移行，从而导致无脑回畸形。此外，无脑回畸形多与微管结构蛋白和微管相关蛋白基因突变有关，目前已知无脑回畸形致病基因包括 *LIS1*、*DCX*、*ACTB*、*ACTG1*、*ARX*、*CDK5*、*CRADD*、*DYNC1H1*、*KIF2A*、*KIF5C*、*NDE1/NDEL1*、*TUBA1A*、*TUBA8*、*TUBB*、*TUBB2B*、*TUBB3*、*TUBG1*、*RELN* 和 *VLDLR* 等，其中 *LIS1* 和 *DCX* 基因突变最为常见[19]。

【临床表现】 无脑回畸形最常见的症状为严重的智力障碍、肌张力低下、运动发育迟缓和癫痫。患儿在刚出生时往往表现正常，在新生儿期可出现喂食困难、肌张力低下、角弓反张和运动发育迟缓，大多数患者在 1 岁以内确诊。

【诊断】 结合临床表现、头颅影像学、脑电图等检查可明确无脑回畸形诊断。头颅 MRI 特征性表现为大脑皮质表面光滑，脑沟缺如，仅存数个宽阔、平坦、粗大的脑回（图 30-20）。脑灰质增厚，白质变薄，灰白质分界面异常平滑，无白质向灰质内突出。岛盖部分或完全缺如。无脑回畸形常伴有透明隔间腔，脑室扩大，蛛网膜下腔明显增宽等异常改变[20]。

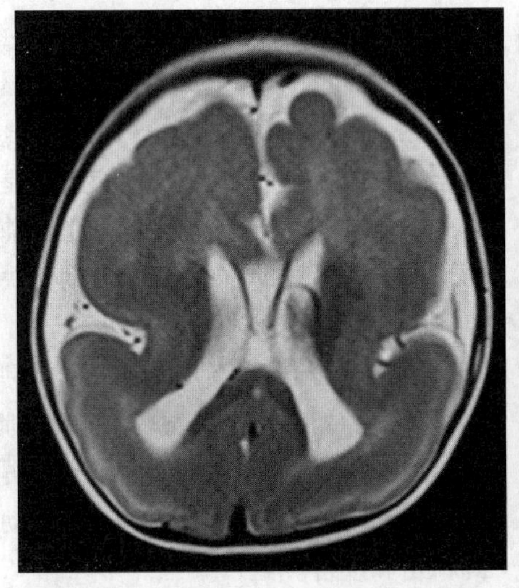
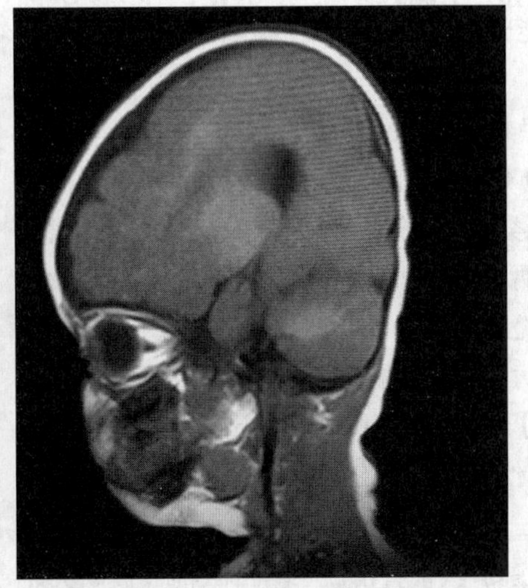

图 30-20　无脑回畸形

患儿，男，6 个月。诊断无脑回畸形。头颅 MRI 示双侧大脑半球表面光滑，仅额颞部可见少量浅平脑回影。大脑皮质明显增厚，脑白质减少，脑外间隙增宽。

【治疗】 本病总体治疗效果差，常需多种抗癫痫药物联合治疗。

（四）多小脑回畸形

多小脑回畸形（polymicrogyria，PMG）是脑皮质发育畸形中最常见的一种类型，以在大脑皮质中有多个过度折叠的小脑回为特征，主要表现为癫痫、发育迟缓、智力障碍和脑性瘫痪。

【病因】 PMG 与先天性感染相关，包括巨细胞病毒、梅毒、水痘-带状疱疹病毒等。缺血性损伤、缺氧、灌注不足等亦可导致 PMG。PMG 还与多种代谢性疾病相关，包括线粒体病、佩-梅病、戊二酸尿症、糖尿病和组氨酸酶缺乏症等。目前已发现染色体 1p36.3 和 22q11.2 区域的微缺失可导致 PMG。微管蛋白（Tubulin）基因家族、*GPR56*、*PAX6*、*FIG4*、*WDR62*、*EOMES* 等基因突变也与 PMG 相关。

【临床表现】 PMG 的临床表现以癫痫发作、发育迟缓、智力障碍和脑性瘫痪为主。约 78% 的患者伴有癫痫，可表现为非典型失神、肌强直、肌阵挛或全身强直-阵挛性癫痫发作等。约 70% 的患者伴有发育迟缓，50% 的患者伴有痉挛型脑性瘫痪，一部分患者伴有四肢痉挛或偏瘫。部分患儿可有喂养困难、共济失调和眼球运动异常等其他表现。

【诊断】 头颅 MRI 是 PMG 的主要诊断方法，7.0T MRI 的出现可以将 PMG 与其他皮质畸形很好地区分开。PMG在影像学上主要表现为以下三点：①皮质表面不规则；②皮质轻度增厚或过度折叠；③灰-白质交界区域圆齿状不规则。其中灰-白质交界点圆齿状不规则是PMG的特征性表现，其他皮质畸形极少见。

【治疗】 目前PMG患者无特异性治疗方法。但早期诊断和干预，采用抗癫痫等对症治疗以及遗传咨询等，将有助于该病防治。

六、隐性脊柱裂

隐性脊柱裂（spina bifida occulta，SBO）又称为闭合性脊柱发育不良，是指脊柱背侧皮肤完整，一个或数个椎骨的椎板闭合不全，椎管内的脊髓及神经组织不会直接突出于皮肤表面的脊柱裂。SBO在整个人群中较为公认的发病率为17%，男女比例约为2:1，儿童发病率显著高于成人，发病部位绝大多数位于腰骶部。8岁以下儿童SBO可能暂时存在，到了青春期或成年可能会消失。

【分类】 隐性脊柱裂的分类方式有多种，Tortori-Donati等人在2000年提出的放射学分类认可度较高，一般分为以下几类：仅有椎弓板闭锁不全、脂肪脊髓脊膜膨出、终丝末端增厚、背部皮下窦道、椎管内脂肪瘤、终丝牵拉征、脊髓皮样囊肿、神经管原肠囊肿、脊髓纵裂等，种类不同其病因也不尽相同。

【临床表现】 大部分SBO无临床症状，部分有局部特征和脊髓损伤表现。

1. 局部特征　典型局部外观表现为脊柱畸形和闭合不全，包括脊柱侧弯、椎骨滑脱、半椎体、椎弓板缺失、骶骨发育不全等；背部皮肤异常，如多毛症、血管瘤、脂肪瘤、痣、色素沉着、臀裂畸形等；下肢感觉运动障碍，包括肌肉萎缩、不对称性反射减退、双下肢感觉异常等；部分患儿可出现肛门直肠畸形和Currarino综合征。

2. 多数隐性脊柱裂患儿不伴神经受损，伴有脊髓栓系综合征（tethered cord syndrome，TCS）的SBO可有脊髓损伤。患者可表现出程度不等的下肢弛缓性瘫痪、肛门括约肌功能障碍、下尿路功能障碍。患儿还可出现下尿路功能障碍症状（尿失禁、遗尿、尿频、尿潴留、排便失禁等）。SBO合并TCS的患儿脊髓神经受损表现与显性脊柱裂大致相同，但临床症状出现较晚，临床症状也较轻。有的到青少年甚至成年才出现一些神经泌尿系统受损症状，如夜间遗尿症。

【诊断】 SBO发病隐匿，易造成漏诊，部分患儿因就诊时间过晚而出现神经方面的退化，造成神经系统和/或泌尿系统永久性损害，所以早期发现就显得尤为重要。

尿失禁和反复的尿路感染是最常见的就诊原因，因SBO常伴有背部皮肤发育异常，所以应观察婴幼儿背部特别是腰骶部是否有皮洞、多毛症、血管瘤、脂肪瘤、痣、皮肤凹陷、色素沉着、臀裂倾斜等临床体征。若有上述体征应引起注意，进一步行脊柱B型超声、MRI、X线、CT三维重建等辅助检查措施以协助诊断。

1. 影像学诊断

（1）X线：腰骶部X线检查是筛选、诊断成年或青少年SBO常规而有效的方法。

（2）脊髓MRI和CT：MRI可以很好地识别脊髓病变，以确定任何脊髓裂畸形和相关病变及程度。建议将CT脊髓造影或3D螺旋CT扫描作为MRI评估脊髓裂畸形的补充检查。

（3）B超：通常在妊娠中期和晚期，超声可诊断胎儿脐带裂畸形。产前超声的主要诊断线索是在脊柱后骨化中心之间的中线处存在一个额外的回声病灶。

2. 尿动力学　SBO所致的TCS最严重且常见的并发症之一是神经源性膀胱。尿动力学检查可以确定是否合并神经源性膀胱以及严重程度，是制定正确治疗方案的基础。同时，尿动力学检查是目前评估脊髓分裂畸形影响神经系统的重要方法，有助于决定是否进行手术干预，作为长期随访的依据。

【治疗与预防】 大多数SBO无明显临床症状，也无需治疗。但有神经损害（如椎管内脂肪瘤、皮样囊肿等）的患儿，应早发现早治疗。通过早期的外科治疗，患儿的运动能力、泌尿系统症状及尿动力学表现可能得到稳定和改善。

需要手术的SBO患儿主要的手术方式为脊髓松解术，手术适应证包括：神经功能恶化和脊柱侧弯以及先天性闭合不全，如脊髓脊膜膨出。脑膜炎、脑脊液漏、神经症状恶化后应立即手术。此外，许多患者在分离脊髓修复后仍有脊柱侧弯进展，需要后期脊柱融合。有研究显示，SBO合并TCS的患儿如早期发现并进行手术治疗，70%的排尿症状会得到改善；无症状而脊柱MRI显示脊髓栓系的SBO患儿，可进行预防性手术或暂时进行保守治疗；有神经症状但脊柱MRI显示无脊髓栓系的SBO患儿，外科终丝溶解术效果良好。

此外，神经源性膀胱应积极管理，因为这种情况会导致危及生命的肾脏恶化。管理包括治疗尿路感染，清洁导尿管，使用抗胆碱药物等。

神经管畸形（包括脊柱裂）一般认为是一种多基因遗传病，虽然病因尚未完全清楚，但妇女在妊娠前到妊娠3个月期间每天服用400μg叶酸能减少神经管畸形的发生。

【预后】 隐性脊柱裂本身并不妨碍健康。有脑脊膜膨出时囊肿大多数不断地增加,囊壁太薄时容易破裂而继发脑膜炎,有时细菌通过薄壁引起感染。如囊肿内无神经组织,囊肿切除后可完全治愈,遗留的脊柱裂不产生任何症状。有神经系统症状者预后不良,切除囊肿后症状很难改善,而且往往加重。

（王艺）

参考文献

[1] MARRUS N, HALL L. Intellectual Disability and Language Disorder. Child Adolesc Psychiatr Clin N Am, 2017, 26(3):539-554.

[2] 孙琨. 小儿内科学, 6 版, 北京:人民卫生出版社, 2014.

[3] VAN KARNEBEEK CDM. Evaluation of the Child With Developmental Impairments. Continuum (Minneap Minn), 2018, 24(1):228-247.

[4] 邵旭,于炎冰,张黎. 脑性瘫痪及其诊断与治疗的研究进展. 临床神经外科杂志,2020,17(02):236-240.

[5] 李晓捷,邱洪斌,姜志梅,等. 中国十二省市小儿脑性瘫痪流行病学特征. 中华实用儿科临床杂志,2018,33(5):378-383.

[6] NOVAK I, MORGAN C, ADDE L, et al. Early, Accurate Diagnosis and Early Intervention in Cerebral Palsy: Advances in Diagnosis and Treatment. JAMA Pediatr, 2017, 171(9):897-907.

[7] BLEYENHEUFT Y, EBNER-KARESTINOS D, SURANA B, et al. Intensive upper-and lower-extremity training for children with bilateral cerebral palsy: a quasi-randomized trial. Dev Med Child Neurol, 2017, 59(6):625-633.

[8] THIELE EA, BEBIN EM, BHATHAL H, et al. Add-on Cannabidiol Treatment for Drug-Resistant Seizures in Tuberous Sclerosis Complex: A Placebo-Controlled Randomized Clinical Trial. JAMA Neurol, 2021, 78(3):285-292.

[9] CURATOLO P, MOAVERO R, VAN SCHEPPINGEN J, et al. mTOR dysregulation and tuberous sclerosis-related epilepsy. Expert Rev Neurother, 2018, 18(3):185-201.

[10] LUAT AF, JUHÁSZ C, LOEB JA, et al. Neurological Complications of Sturge-Weber Syndrome: Current Status and Unmet Needs. Pediatr Neurol, 2019, 98:31-38.

[11] KAPLAN EH, OFFERMANN EA, SIEVERS JW, et al. Cannabidiol treatment for refractory seizures in Sturge-Weber syndrome. Pediatr Neurol, 2017, 71:18-23. e2.

[12] FUSCO F, PESCATORE A, STEFFANN J, et al. Clinical utility gene card: for incontinentiapigmenti. Eur J Hum Genet, 2019, 27(12):1894-1900.

[13] GREENE-ROETHKE C. IncontinentiaPigmenti: A Summary Review of This Rare Ectodermal Dysplasia With Neurologic Manifestations, Including Treatment Protocols. J Pediatr Health Care, 2017, 31(6):e45-e52.

[14] ROSSER T. Neurocutaneous Disorders. Continuum (MinneapMinn), 2018, 24(1, Child Neurology):96-129.

[15] 吴希如,林庆. 小儿神经系统疾病基础与临床. 2 版. 北京:人民卫生出版社,2009:920-927.

[16] JOHN RW KESTLE, JAY RIVA-CAMBRIN. Prospective multicenter studies in pediatric hydrocephalus. J Neurosurg Pediatr, 2019, 23(2):135-141.

[17] NAJM IM, SARNAT HB, BLÜMCKE I. Review: The international consensus classification of Focal Cortical Dysplasia-a critical update 2018. Neuropathol Appl Neurobiol, 2018, 44(1):18-31.

[18] BENOVA B, JACQUES TS. Genotype-phenotype correlations in focal malformations of cortical development: a pathway to integrated pathological diagnosis in epilepsy surgery. Brain Pathol, 2019, 29(4):473-484.

[19] TAN AP, CHONG WK, MANKAD K. Comprehensive genotype-phenotype correlation in lissencephaly. Quant Imaging Med Surg, 2018, 8(7):673-693.

[20] DI DONATO N, CHIARI S, MIRZAA GM, et al. Lissencephaly: Expanded imaging and clinical classification. Am J Med Genet A, 2017, 173(6):1473-1488.

第7节 脑血管病

一、儿童急性偏瘫综合征

【概述】 儿童急性偏瘫综合征是常见的由不同临床症状组成的一组疾病[1]。偏瘫是脑组织缺血,出现供血不足或灌注不良所致缺血和坏死的重要临床表现。儿童急性偏瘫综合征的治疗和预后取决于病因。因为儿童时期出现的急性偏瘫的识别和鉴别诊断具有挑战性,特别是幼儿或有轻微偏瘫表现的儿童难以识别,它潜在的病因更为复杂和多样,所以再次提出儿童急性偏瘫综合征这一章节是为了让儿科医生能够从多角度、多维度并结合儿童特点考虑这一组疾病，为患儿提供精准和迅速的诊断和治疗。血管性卒中综合征最常见的表现是急性偏瘫，所以动脉缺血性脑卒中(AIS)是最需要考虑的诊断，医生迅速诊断和处理，可以最大限度地保存孩子的神经功能。但是有一些儿童出现急性偏瘫与卒中的表现很像，如颅内出血，脑瘤等。神经影像学检查是很重要的临床鉴别诊断方法。

【诊断思路的关注要点】

1. 偏瘫的起病时间 急性偏瘫和慢性进行性偏瘫：前者在数小时内出现肢体无力，而后者肢体无力在数天、数周或数月内发生。因为小年龄儿童自我能力的限制，急性和隐匿性偏瘫通常不容易区分，往往慢性进行性偏瘫出现时，早期的肢体无力可能被忽视，直到出现明显的功能障碍才被发现，这种情况下的偏瘫可被误认为是新出现的急性症状。另外，偏瘫婴儿往往是在他们建立优势手或走路后，才被注意到瘫痪的症状。事实上他们出生后已存在静止性的大脑结构异常(脑瘫型偏瘫)，但临床症状常不明显，直到患儿长大到用患肢时才被发现。起病情况大致有以下四种形式：①急性起病：最常见；②亚急性起病；③短暂发作；④反复发作。不同的起病时间，有助于对不同病因的判断。

2. 偏瘫的定位

(1) 偏瘫：急性起病的常常上肢及面部受累明显，肢体远端重于近端。上肢的伸肌群及下肢的屈肌群瘫痪明显，肌张力显著增高，故上肢表现为屈曲，下肢伸直，手指呈屈曲状态，被动伸直手有僵硬抵抗感。偏瘫发生数月后有的患儿可出现不自主运动，如手足徐动症、舞蹈样运动、肌张力低下等，说明同侧的基底节受累。在昏迷的患儿中，头或姿势不对称以及腿在髋关节处的外旋可能是偏瘫的唯一征兆。

(2) 感觉障碍：浅感觉(触觉和痛觉)常不受损。较大的患儿可出现实体感觉、位置觉和两点分辨觉的异常，与偏瘫在同一侧。

(3) 脑神经异常：有偏瘫侧的同侧偏盲、聚合性内斜视及程度不等的弱视，以中枢性面神经麻痹最多见，但如果周围性面瘫与偏瘫交叉出现，高度提示患儿的病变在脑干。如果昏迷中的患儿凝视偏向一侧，往往提示病变在大脑半球，也可能是偏瘫的唯一征兆。吞咽困难、流涎和构音障碍的出现高度提示脑神经受损。

(4) 失语：语言障碍与发病年龄有关。

(5) 血管运动障碍：急性期受累肢体有发热、水肿和皮肤发红，数天后水肿充血消失，肢体变凉。上述症状少见，但也要高度重视。

(6) 中枢神经系统还是周围神经系统或非神经系统问题：因为儿童年龄和监护人的主诉一侧肢体活动受限，有时无法在短时间内迅速区分中枢神经和周围神经的缺陷，如孩子跌倒出现软组织损伤，在急诊外科处理伤口，由于忽视了孩子是因为脑动脉供血不足导致突然肢体无力而摔倒，导致了疾病诊断的延误。

【病因和可能疾病的诊断】 任何导致大脑损伤的原因都可引起偏瘫，脑血管病是引起偏瘫最常见的原因。颅脑外伤、脑血管畸形、脑动脉瘤、脑肿瘤、颅内感染、脑部变性病及脱髓鞘病均可出现偏瘫。

1. 脑动脉阻塞性疾病 除各种不同原因的动脉炎(如结核、梅毒、钩端螺旋体等)和动脉血栓形成外，少数小儿的动脉血栓形可继发于动脉壁局限性病变和血管壁结构异常，如动脉内膜上多个类脂斑溃烂或单个粥样硬化斑以及内膜的不规则增生，动脉中层、内弹力层、外膜的钙化和夹层动脉瘤。

2. 感染性疾病 许多病毒性和细菌性感染，如局部的咽、耳、鼻、鼻旁窦的感染及其合并的颈淋巴结炎、咽后壁脓肿、腮腺炎，各种病毒性脑炎以及预防接种后脑炎(如天花、狂犬病、百日咳等预防接种)，以及近些年报告的支原体肺炎患者在某一种感染病的过程中突然发生偏瘫。这可能是感染、微生物毒素或感染后免疫反应损害颈动脉的内膜或外膜导致脑血栓形成、动脉炎而发生偏瘫。

3. 先天性发绀型心脏病 由于血液黏性增高(红细胞超过 800 万/mm^3)或血氧饱和度不足可并发脑血栓形成或脑脓肿。其他如风湿性心脏病、心房颤动、心律不齐、阵发性心动过速、急性或亚急性心内膜炎，均可因脑栓塞而致偏瘫，少数的心脏黏液瘤也可突然出现偏瘫。

4. 外伤 脑挫裂伤和颅内血肿均可引起儿童的偏瘫。头颈外伤、颈椎骨折或脱位、甚至头过度后仰和过度旋转均可使颈外颈动脉或椎动脉闭塞而发生偏瘫；颈部外伤，心导管检查，心脏、胸腔手术时的空气栓塞，长骨骨折时的脂肪栓塞等均可引起偏瘫。口腔内异物(筷子或勺子等)损伤造成的扁桃体隐窝内的钝性外伤能使颈内动脉形成血栓而导致偏瘫，一般口腔受伤至发生偏瘫的时间约 3~24 小时(为血栓形成所必需的时间)。

5. 全身性疾病 如系统性红斑狼疮，风湿病，结节性动脉周围炎，原发性肉芽肿性动脉炎，糖尿病，血液病(如镰状细胞贫血、红细胞增多症、血栓性血小板减少性紫癜等)。其他如严重的脱水、消耗性腹泻、极度的虚弱状态亦可发生脑静脉窦和脑静脉血栓形成而致偏瘫。

6. 癫痫持续状态 癫痫持续状态可使大脑神经细胞严重受损，造成局灶性损害出现偏瘫。最常见于全身强直阵挛发作过后出现的瘫痪,可能会持续几个小时或偶尔持续几天,被称为Todd麻痹,特指在癫痫发生后出现的短暂瘫痪。该瘫痪可以是局部的也可以是全身的,但通常只发生在身体的一侧。

7. **动静脉畸形** 由于畸形血管的破裂或在大脑皮质内形成血肿导致偏瘫,少数患者由于畸形血管的压迫或破坏脑实质而致偏瘫。

8. **脑内占位病变** 是指颅腔内一定空间被局灶性病变所占据,引起临床局灶性神经症状、体征,如偏瘫。

9. **遗传性疾病和先天性代谢病** 近年来由于代谢检测的应用,发现一些遗传病和代谢紊乱可并发脑血管异常、脑血流量改变或局部脑代谢异常。先天性代谢病如高胱氨酸尿症、同型胱氨酸尿症、高氨血症、乳酸酸中毒、有机酸血症等均可导致脑血栓形成。虽然也有其他的线粒体疾病与脑卒中的表现类似,但是MELAS(线粒体肌病、脑病、乳酸酸中毒、卒中样发作)是最典型的例子。MELAS的特异性表现包括生长发育落后的病史,在磁共振上显示与脑血管灌注区域不相一致的脑后部(通常为双侧)区域的异常影像,以及血清和脑脊液中的乳酸浓度升高。与这些"代谢性脑梗死"不同,Fabry病或高胱氨酸尿症的患儿患有缺血性脑卒中的危险性要高。血红蛋白病、神经皮肤综合征(神经纤维瘤病Ⅰ型,结节性硬化)等均可发生急性偏瘫。

10. **其他原因不明小儿急性偏瘫** 病因不明者称为特发性,目前随诊断技术的进步日益减少。

【实验室检查及其他辅助检查】 需要根据初步的临床诊断进行检查。

1. **血液学检查** 全血计数、血气、血沉、凝血酶原时间、纤维蛋白原、血电解质,血或尿中氨基酸、乳酸、尿糖、有机酸、血脂、尿素氮、肝功能等。疑有自身免疫病时,检测狼疮抗体、抗磷脂抗体等。

2. **影像学检查** 可显示血管病变部位、范围和性质,以明确区分梗死和出血。

3. **脑脊液检查** 一定是在完成影像学检查后根据病情需要进行。小儿急性偏瘫一般不做腰椎穿刺,因脑脊液没有特异改变,除非确认有脑膜炎或蛛网膜下腔出血时才检查脑脊液。

4. **神经电生理检查** 脑电图和肌电图根据病情需要进行。

5. **其他检查** 疑有心源性栓子或血栓者,可查心脏彩超、多普勒、心电图等。根据病情需要进行其他如脑超声检查。

【偏瘫鉴别诊断】

1. **病因的鉴别** 见表30-16。

表30-16 儿童急性偏瘫的鉴别诊断

疾病名称	病史	体格检查	辅助检查
缺血性卒中	突发性或结巴性起病,后者与动脉病有关。既往有水痘、发热、心脏病(轻度),头部受伤、颈部受伤	除非大的中脑动脉卒中/脑干梗塞,否则通常会保有意识。注意神经皮肤特征,如Ⅰ型神经纤维瘤病	影像学上可发现明显动脉病变
颅内出血	突然发作,头痛,呕吐	意识下降,神经学检查发现其进展迅速。注意潜在的神经皮肤体征,如遗传性出血性毛细血管扩张	影像学可以鉴别 病因学,例如动静脉畸形
脑膜炎/脑膜脑炎	发热、头痛的全身症状,脑病,渐进性起病(注意:细菌性脑膜炎可伴有动脉缺血性脑卒中和静脉窦血栓)	发热,颈部僵硬,意识下降	影像学检查示多个受累区域,不符合脉管区,可变的弥散加权成像特征;脑脊液显示胞吞作用,蛋白质增多,可分离出微生物
癫痫发作后Todd麻痹	局灶性运动性癫痫发作史,癫痫病史	Todd麻痹和非器官性偏瘫都是排除性诊断,特别是对于年幼的孩子,需要进行全面评估,包括调查,以排除其他原因	影像学正常; 脑电图可能有帮助
中枢神经系统肿瘤代谢相关的出血或水肿	既往有慢性/亚急性神经系统症状史,继之以急性改变。发育迟缓、肌张力低下、疲劳、脑病、呕吐的病史	运动障碍,癫痫发作	对称性基底神经节/脑干受累,白质改变不局限于血管区域; 生化异常
偏瘫性偏头痛	头痛,影像学正常的反复发作史,偏瘫性偏头痛家族史	一般偏瘫通常在72小时内消退(很少更长时间)	血管成像显示颅内动脉弥散性节段性狭窄; 影像学正常
急性播散性脑脊髓炎	发热、头痛的全身症状;亚急性发作	发热,颈部僵硬,意识下降,局灶性神经功能障碍	白质主要呈现斑片状分布,扩散特征可变,通常不受限制

2. 病变位置的鉴别

(1) 皮质与皮质下性偏瘫:小儿急性偏瘫发生在大脑皮质时,表现为上肢瘫痪明显,远端重于近端。当皮质刺激现象发生时可以导致癫痫样发作,严重时伴有意识障碍、精神症状。大年龄的儿童右侧偏瘫时常伴有失语、失用、失认等症状(右利手);急性期大脑皮质受累的偏瘫一般无肌萎缩,但急性偏瘫起病伴明显的患侧肌萎缩高度怀疑顶叶肿瘤。顶叶病变时,有皮质性感觉障碍,其特征是浅层感觉即触觉、温痛觉等正常,而位置觉、两点辨别觉和实体觉障碍明显。感觉障碍以远端更为明显。皮质或皮质下偏瘫腱反射亢进,但其他锥体束征均不明显。皮质与皮质下偏瘫以大脑中动脉病变引起为最常见,其次为外伤、肿瘤、闭塞性血管病或心脏病引起的脑栓塞等。

(2) 内囊性偏瘫:锥体束在内囊部受损伤后出现内囊性偏瘫,内囊性偏瘫表现为病灶对侧出现包括下部面肌、舌肌在内的上下肢瘫痪。

(3) 脑干性偏瘫(亦称交叉性偏瘫):脑干病变引起的偏瘫多表现为交叉性偏瘫,即一侧脑神经麻痹和对侧上下肢瘫痪。其病因以血管性、炎症和肿瘤为多见。

【偏瘫治疗】 除急性期对原发疾病进行治疗外,偏瘫的治疗时间长,需要持之以恒,要注重日常护理,供给营养丰富和易消化的食物,满足蛋白质、无机盐和总热能的供给。体育锻炼有助于偏瘫恢复:可以增强体质,提高抗病能力,延缓衰老;能够增强心脏功能,改善血管弹性,促进全身的血液循环,提高脑的血流量;扩张血管,使血流加速,并能降低血液黏稠度和血小板聚集性,从而减少血栓形成;可以促进脂质代谢。因此,体育锻炼是预防偏瘫的一项重要措施。

【几种重点疾病】

1. 动脉缺血性脑卒中 动脉缺血性脑卒中(arterial ischemic stroke,AIS)是儿童最常见的获得性脑损伤的病因。AIS实际上是脑动脉的某一分支的梗死造成的局部脑梗死。AIS好发于大脑中动脉及大脑前动脉,后动脉则较少。该病的临床表现不典型,不具有特异性,鉴别诊断复杂,故临床上经常被误诊或漏诊。

AIS的发病机制已相当完善,但有些发病原因与该病的关系并不明确。AIS常为特发性,但大多数患儿常有较明确的多种危险因素。本病共有3个主要的发病机制:动脉疾病机制、心源性机制、血液病机制。大多数患儿是多种发病机制并存的。动脉疾病机制是儿童AIS的首要发病原因[2,3],占全部发病原因的50%以上。动脉疾病的病因有:①局灶性、局限性血管炎:如局灶性脑动脉疾病(FCA)、暂时性脑动脉疾病(TCA)、水痘后血管疾病(PVA)。②广泛的或双侧的血管炎:如儿童原发性中枢神经系统血管炎、全身性或继发性血管炎(大动脉炎)。③颅内血管异常:颈动脉夹层动脉瘤、烟雾病、脑血管肌肉纤维发育异常、血管痉挛(可逆性脑血管收缩综合征,Call-Fleming syndrome)、先天性颅颈动脉异常(PHACES syndrome)等。④心源性栓塞所致脑卒中约占儿童AIS的25%,栓塞可能是隐匿发生的,也可能是在行导管介入或进行手术修复时发生的。复杂先天性心脏病是心源性机制所致AIS中最常见的发病原因,但是有时也可以见到获得性的心功能异常所致的AIS,如心律失常、心肌病、感染性心内膜炎。卵圆孔未闭的患儿可能会存在交叉性静脉血栓栓塞的可能。故所有怀疑有AIS的患儿都应进行全面的心脏血管、心电图、超声心动图检查。⑤血液学方面的异常:包括缺铁性贫血、镰状细胞贫血(SCA)及凝血功能障碍。SCA患AIS的风险较常人高400倍。⑥凝血功能障碍:包括先天性的(如FvL突变)、后天性的(如抗磷脂抗体)、血栓前状态或应用了促进血栓形成的药物(如口服的避孕药以及门冬酰胺酶化疗)等。⑦其他AIS的危险因素包括偏头痛,儿童期的急、慢性全身性疾病,违禁药物以及毒药,罕见的先天性代谢功能障碍等。

(1) 临床表现:本病临床表现不具有特异性[4]。急性起病的局灶性神经系统功能障碍都应当首先考虑脑卒中,除非可以明确诊断为其他疾病。最常见的局灶性功能障碍是轻偏瘫,但偶尔也可以出现视力、语言、感觉、平衡功能障碍。急性新生儿期的脑卒中通常只表现为癫痫发作,围产期的缺血性脑卒中会逐渐地表现为婴儿期的轻偏瘫[5]。

(2) 实验室检查:AIS既是一种临床诊断,又是一种影像学诊断。CT成像可以显示大面积、陈旧性AIS,并除外出血。但是MRI可以显示早期、较小的AIS,可以用来除外缺血性脑卒中。DWI可以显示数分钟之内的脑卒中。磁共振血管成像可以明确血管梗阻,并且可以发现潜在的动脉疾病病因[4]。

(3) 治疗

1) 溶栓治疗:目前还没有开展针对儿童的溶栓治疗,因为其安全性尚未可知。一般情况下都是根据患儿的病因进行溶栓治疗,但是一般会应用肝素进行抗凝治疗,应用阿司匹林进行抗血小板治疗。

2) 神经保护治疗:对于减轻缺血性脑损伤有一定帮助。神经保护治疗主要包括控制血糖、体温、癫痫发作以及积极地维持脑的灌注压力(就是将收缩压维持在正常高值)。在病程最初72小时内可出现恶性脑水肿,危及生命,可行急诊行手术减压治疗。

3）针对不同病因的治疗：如对于SCA患者进行输血治疗；对血管炎的患者进行免疫抑制治疗；对于有烟雾病的患者可以进行血管成形手术。长期的治疗目标是防止出现继发的脑卒中，为此可以进行抗血小板治疗，如果存在心脏方面的问题，还需要进行抗凝治疗。

4）急性的新生儿AIS需要进行神经保护治疗，但是只有对于心源性的血栓形成需要急性溶栓治疗。

5）其他：如进行多模式、以家庭为中心的康复治疗。经常注意保持良好的生活习惯，避免肥胖及吸烟等。

（4）预后：儿童时期脑卒中死亡率为6%～10%；神经系统功能障碍发生率为60%～70%；癫痫发作发生率为15%。

2. 出血性脑卒中　出血性脑卒中（hemorrhagic stroke，HS）与缺血性脑卒中相比病死率高，但是在急性期过后，恢复率也更高[6]。HS根据颅内出血的部位分为：①脑实质的出血：可以发生在脑的任何部位；②脑室内的出血：可以是原发的，也可以是继发于脑实质内的出血；③脑实质以外的出血：可以发生在蛛网膜下、硬脑膜下或硬脑膜外的区域。新生儿出血性脑卒中有所不同。在早产儿当中，生发基质出血和脑室内出血比较常见。在正常的足月新生儿中，有25%可以发现硬脑膜下或蛛网膜下腔的出血。有关足月儿HS患者的研究并不多，但是它也与上面提到过的几种发病原因有关，但是有超过一半的患者是特发性的。足月儿脑室内的出血大多是继发于深部的脑静脉窦血栓形成（cerebral venous sinus thrombosis，CVST）以及脉络丛血管瘤。

（1）临床表现：根据出血的部位、原因、出血的速度的不同而有所不同。急性出血可以表现为突发、剧烈的头痛，意识丧失，颈强直以及局灶性的神经功能障碍和癫痫发作。HS可以迅速致死。在与血管畸形有关的脑出血中，波动性耳鸣、颅侧杂音、高心输出量都可能存在。明确诊断需要进行影像学检查。

（2）实验室检查：CT对急性HS较为敏感。但是仍需要进行腰穿以排除蛛网膜下腔出血。现在的磁共振技术可以检测到很少量的急性脑出血，另外，它还可以显示陈旧性脑实质出血。对于伴有硬脑膜下出血的小婴儿，应当进行X线检查以除外骨折。对于新生儿，颅脑的超声检查可以发现大多数的颅内出血[7]。

（3）治疗：对于伴有大面积、急性进展损伤的HS患儿需要进行神经外科手术治疗。另外，还有神经保护性治疗，如保持正常的体温、血压以及控制癫痫的发作；增强凝血功能的治疗，如维生素K、新鲜冰冻血浆。

（4）预后：目前还没有针对儿童HS预后的细致研究，但是其预后也与受损的面积、部位以及发病原因有关。对于伴有结构损伤的患儿，由于复发的可能性较大，因此需要定期进行影像学检查评估预后。

3. 偏瘫型偏头痛　偏瘫型偏头痛临床较为少见[8]。偏瘫可作为头痛发作的先兆症状之一。数十分钟后发生对侧或同侧头痛，而偏瘫症状持续至头痛消退后一至数日方始消失。可分为家族性偏瘫型偏头痛及偏瘫型偏头痛。非家族性偏瘫型偏头痛常可导致误诊。在偏瘫发生时，1/2左右的患者会发生构音障碍或失语，1/3的患者有感觉中枢受累。偏瘫发作大多从儿童期开始，至20～30岁时，偏瘫发作停止，并以其他类型的偏头痛代替偏瘫型偏头痛。儿童期偏瘫型偏头痛在偏瘫发作时尚可出现抽搐、舞蹈症，并常可出现脑干功能不全。发作期间患儿并无异常，这是非常重要的鉴别点。①发作符合先兆性偏头痛的诊断标准；②先兆包括不同程度的偏瘫，这种偏瘫也可能是持续性的；③至少有一个一级亲属（如父母、兄弟姐妹、子女）有类似的发作史。防止因非家族性偏瘫型偏头痛诊断扩大化而延误患儿的准确诊断与治疗，偏头痛的家族史是诊断的必要条件。

二、颅内静脉窦及脑静脉血栓

颅内静脉血栓形成（intracranial venous thrombosis，CVT）[9]是由多种原因所致的脑静脉回流受阻的一组血管性疾病，包括颅内静脉窦血栓和颅内静脉血栓。颅内静脉窦（硬脑膜窦）包括上矢状窦、下矢状窦、岩上窦、岩下窦、海绵窦、直窦、侧窦（乙状窦和横窦）、窦汇；脑静脉又分为深静脉组（大脑中深静脉、基底静脉、大脑内静脉和大脑大静脉）和浅静脉组（大脑上静脉、大脑中浅静脉和大脑下静脉）。儿童发病比成人常见，而新生儿的发病风险是最高的。

【病因】

1. 高凝状态　先天（凝血酶基因*20210A*突变）、后天（抗磷脂酶抗体）、药物因素（如天冬酰胺酶及口服避孕药）、缺铁性贫血及严重的脱水等。与CSVT有关的全身性疾病包括白血病、炎性肠病、肾病综合征等。

2. 头颈部感染性疾病　脑膜炎、中耳炎、乳突炎等，可以影响静脉通路，形成感染性血栓性静脉炎。

3. 外伤　颅脑外伤，尤其是颅骨骨折后易合并CSVT。

4. 医源性因素　颅脑静脉通路周围进行手术操作，容易造成静脉的损伤以及CSVT的形成。

5. 其他　新生儿颅缝未闭合；产妇在分娩的过程中，产道通过对颅骨的挤压来挤压深部的静脉窦，或在生后仰卧位，通过枕骨挤压深部的矢状窦，均促进 CSVT 的形成。

【临床表现】 本病临床表现呈现多样化，复杂而不典型，临床症状取决于其受累范围、部位以及血栓活性。新生儿大多数表现为弥漫的神经系统症状以及癫痫发作。儿童经常表现为进行性的头痛、视盘水肿、复视、视力障碍、眼胀或结膜充血等眼部的不适、耳鸣、脑鸣和颈部不适、急性局灶性神经功能障碍、癫痫发作、昏睡、意识模糊等症状也都比较常见。只有临床上高度怀疑本病，并进行了脑部静脉系统的影像学检查之后，才可以明确诊断。需要强调的是：头痛是最常见的症状，约 80%的患者有头痛。小婴儿会出现打头和撞头的症状。不同部位的颅内静脉窦及脑静脉血栓临床表现有不同特点。具体分述如下：

1. 海绵窦血栓形成 海绵窦血栓形成（cavernous sinus thrombosis）是儿科相对比较多见的颅内静脉窦血栓。常见于外伤、动静脉畸形阻塞、眼眶周围、鼻部及面部的化脓性感染或全身性感染。病变累及一侧或两侧海绵窦。常急性起病，出现发热、头痛、恶心呕吐、意识障碍等感染中毒症状。眼眶静脉回流障碍可致眼周软组织红肿及球结膜水肿、患眼突出、眼睑不能闭合、视盘水肿。严重者并发脑膜炎及脑脓肿。脑脊液检查白细胞增高。

2. 上矢状窦血栓形成 多发生于婴幼儿严重缺水，感染等情况下也可发生，多为非感染性血栓。急性或亚急性起病，最主要的临床表现是颅内压增高症状，如头痛、恶心、呕吐、视盘水肿等。有的患者仅表现为不明原因的颅内高压，视盘水肿是唯一的体征。多数患者血栓累及一侧或两侧窦而主要表现为颅内高压。旁中央小叶受累可以引起小便失禁及双下肢瘫痪。血栓延伸到皮质，特别是运动区和顶叶的静脉很常见，其特点为急性或进行性发生的运动或感觉障碍，下肢更易受累并出现癫痫发作或精神障碍。大静脉受累出现皮质及皮质下白质出血，导致相应的神经功能缺失。婴儿可表现为喷射性呕吐，前后囟静脉怒张、颅缝分离，囟门周围及额、面、颈、枕等处的静脉怒张和迂曲，诊断困难。腰椎穿刺可见脑脊液压力增高，蛋白和白细胞也可增高。此时，CT 上可见的征象是颅内静脉血栓密度增高形成的细绳征及三角征，非特异征象有出血、脑水肿、脑室变小、小脑幕静脉扩大。磁共振静脉成像可见静脉窦充盈缺损。

3. 侧窦血栓形成 侧窦颅内静脉血栓形成包括横窦和乙状窦。因与乳突邻近，化脓性乳突炎或中耳炎常引起乙状窦血栓形成。最主要的临床表现有头痛、呕吐、视盘水肿等颅内高压症状。当血栓扩展到岩上窦及岩下窦，可出现同侧三叉神经及外展神经损害症状；血栓延伸至颈静脉，可出现包括舌咽、迷走及副神经损害的颈静脉孔综合征，表现为吞咽困难、饮水呛咳、声音嘶哑、心动过缓和耸肩转头无力等症状。患者出现上述症状时，要注意患侧耳后是否有乳突部红肿、压痛、静脉怒张，有无伴有发热、寒战、外周血白细胞增高，是否由化脓性乳突炎或中耳炎等导致。

4. 大脑大静脉血栓形成 大脑大静脉血栓形成多为非感染性静脉血栓，主要累及间脑、基底节、内囊等深部结构，常表现为双侧病变。多表现为颅内高压症状：头痛、呕吐、视盘水肿。可出现嗜睡、精神症状、反应迟钝、记忆力和计算力及定向力的减退，手足徐动症或舞蹈样动作等锥体外系表现。因为大脑大静脉是接受大脑深静脉回流的主干静脉，一旦发生病情危重，严重时出现昏迷、高热、痫性发作、去大脑强直甚至死亡。

【实验室检查】 颅内静脉窦及脑静脉血栓缺乏特异性临床表现，只靠临床症状和体征诊断困难。辅助检查特别是影像学检查对诊断的帮助至关重要，并有重要的鉴别诊断价值。非增强 CT 对于本病的诊断灵敏度较低。脑 CT 静脉成像对于发现脑静脉系统的灌流不足具有重要的意义。头颅磁共振及静脉造影磁共振成像可以与脑 CT 静脉成像进行对比。足月儿脑室内的出血表明存在颅内静脉窦及脑静脉血栓。MRV 被公认为是目前最好的无创性脑静脉成像诊断方法，对较大的脑静脉和静脉窦病变显示较好。

颅内静脉血栓形成脑脊液检查主要是压力增高，早期常规和生化一般正常，中后期可出现脑脊液蛋白轻中度增高，发现红细胞提示有出血。但脑脊液检查可能因为高颅压，导致患者脑疝。

【治疗】

1. 抗凝治疗[10] 建议对患儿应用低分子肝素进行抗凝治疗。静脉栓塞之后的出血倾向并不是进行抗凝治疗的绝对禁忌证。通常坚持治疗 3 个月之后，再次行影像学检查，如果确认血管再通，就可以停止用药，但是如果仍然有栓塞存在，就可以将治疗周期延长到 6 个月。

目前针对新生儿的抗凝治疗方法存在着很大的争议。新的研究证据表明，对于患有 CSVT 的新生儿进行抗凝治疗是安全的。约有 30%未经治疗的新生儿在确诊后的第 1 周内，血栓会继续进展，并且会有新的血栓形成。如果医生对抗凝治疗采取保守的态度，那么应早期反复进行头颅静脉的影像学检查。虽然指南支持早期进行抗凝治疗，但是治疗的周期应适当缩短，对于新生儿应6周至3个月。存在持续造成CSVT危险因素的患儿有复发的可能,因此应当长期进行抗凝治疗。

2. 对症支持治疗　包括积极的抗感染、保证水分摄入以及神经保护性治疗(保持正常的体温、血压以及控制癫痫的发作)。

3. 并发症的治疗　继发于颅内压增高的视神经疾病是CSVT的重要的并发症,建议请眼科医生进行规律的检眼镜检查,并进行降颅压的治疗。大多数静脉栓塞患儿都有一定的神经系统功能异常,而双侧静脉栓塞的患儿,其症状可能更重,建议进行全面的神经系统康复训练。

三、烟雾病

烟雾病(Moyamoya disease)是一种慢性闭塞性脑血管病,其特征是双侧颈内动脉末端、大脑前动脉和中动脉起始端进行性狭窄或闭塞,伴有侧支循环建立,形成烟雾样血管。1957年,日本学者首次发现并报道了该病,1969年由日本学者Suzuki和Takaku首次报道[11]。由于这种颅底异常血管网在脑血管造影图像上形似“烟雾”,故称为“烟雾病”,是一种罕见的慢性脑血管病,在儿童和成人中均有发生,主要影响儿童,亚洲国家的发病率高于欧洲或北美。发病人群主要分布于东亚。目前该病病因尚不明确,可能属于多因素和多基因疾病。研究发现*RNF213*与烟雾病关系密切;与人类白细胞抗原(HLA)的某些序列如HLA-B51存在密切相关,支持遗传因素在烟雾病发生、发展中的作用。此外,颅内血管、脑脊液存在异常病理改变。国内外的研究均表明免疫介导的炎症反应在烟雾病的发病机制中可能具有重要作用。烟雾病虽发病率不高,但却是儿童和成人脑卒中的重要原因。及时诊断和适当管理对于改善患者长期预后至关重要。

【临床表现】　烟雾病常见临床症状为缺血性卒中、短暂性脑缺血发作(transient ischemic attack,TIA)、脑出血、癫痫发作和智力发育障碍等。烟雾病的起病形式主要分为两种:脑出血和脑缺血。绝大多数患者起病以脑缺血为主,而脑出血则多见于成人型烟雾病。根据发病时不同的临床表现,可分为出血型、梗死型、短暂性脑缺血发作型、频发TIA型、头痛型、癫痫型,但主要表现还是出血与梗死。

1. 短暂性脑缺血发作(TIA)型　约占特发性烟雾病的70%。临床特点是反复发生一过性瘫痪或力弱,多为偏瘫,亦可为左右交替性偏瘫或双侧偏瘫。发作后运动功能完全恢复。病程多为良性,有自发缓解或发作完全停止的倾向。极少数病例伴有半身惊厥发作、头痛或偏头痛。罕见一过性感觉障碍、不自主运动或智力障碍。

2. 栓塞型　临床上因栓塞或血栓性闭塞而发生局部梗死的情况主要累及前循环,最常见的缺血性症状是偏瘫,其次是言语障碍和半球感觉异常。患者的表现形式与年龄呈明显相关。

3. 出血型　30%的烟雾病患者出现出血性症状,表现为蛛网膜下腔出血,主要是由于动脉瘤或脉络膜前动脉破裂或异常增生的烟雾状血管破裂引起,且出血的位置多位于脑室、丘脑和基底节周围。蛛网膜下腔出血或脑实质出血,成人患者出现本型的概率大于儿童。

4. 癫痫型　频繁的癫痫发作、部分性发作或癫痫持续状态,伴脑电图癫痫样放电。

【辅助检查】

1. 实验室检查

(1) 一般化验检查:主要是为了鉴别诊断,包括血常规、C反应蛋白、血沉、抗“O”、结核菌素试验以及血清钩端螺旋体凝溶试验等。

(2) 脑脊液检查:与其他脑血管疾病相似。

2. 脑电图　一般无特异性变化,患者可表现为病灶侧或两侧慢波增多,并有广泛的中、重度节律失调。不同年龄脑电图表现也不完全一样。

3. 影像学检查

(1) 常规血管造影术是医生用于临床检查与评估该疾病的重要依据,脑血管造影是确诊此病的主要手段。

(2) 磁共振成像(MRI)可显示烟雾病以下病理形态变化:①陈旧性或新近性脑梗死;②颅内出血者在所有成像序列中均呈高信号;③局限性脑萎缩以额叶底部及颞叶最明显;④颅底部异常血管。

(3) 颅脑CT中可单独或合并出现以下几种表现:①多发性脑梗死;②继发性脑萎缩;③脑室扩大;④颅内出血;⑤强化CT扫描。

(4) 其他:正电子发射体层成像(positron emission tomography,PET)、单光子发射计算机体层摄影(single photon emission CT,SPECT)是评估脑灌注和脑代谢状况、确定外科手术指征并监测手术疗效的重要手段。

【诊断】　烟雾病既是一种临床诊断,又是一种影像学诊断。脑血管造影是诊断烟雾病和烟雾综合征的金标准。①典型的烟雾病表现为双侧颈内动脉末端狭窄或闭塞;②基底部位纤细的异常血管网,呈烟雾状;③广泛的血管吻合,如大脑后动脉与胼周动脉吻合;

30章

④可合并大脑前动脉(anterior cerebral artery,ACA)和大脑中动脉(middle cerebral artery,MCA)近端狭窄或闭塞,约25%的患者椎基底动脉系统亦存在狭窄或闭塞;⑤脑血管造影还可用于评价疾病的进展变化,用于血管重建手术后的疗效评价。

1. 烟雾病的诊断标准(诊断依据见表30-17)[12]

①患者具备A或B+C的病例可做出确切诊断;②儿童患者单侧脑血管病变+C也可做出确切诊断;③无脑血管造影的尸检病例可参考D。

2. 烟雾综合征的诊断标准(诊断依据见表30-17) 单侧或双侧病变(可同时或单纯累及大脑后动脉系统),伴表30-17所列的合并疾病者,或称为类烟雾病。

表30-17 烟雾病和烟雾综合征的诊断依据

A:数字减影血管造影(DSA)表现
1. 颈内动脉(Internal Carotid Artery,ICA)末端狭窄或闭塞,和/或ACA和/或MCA起始段狭窄或闭塞
2. 动脉相出现颅底异常血管网
3. 上述表现为双侧性,但双侧的病变分期可能不同
B:MRI及MRA表现
1. ICA末端狭窄或闭塞,和/或ACA和/或MCA起始段狭窄或闭塞
2. 基底节区出现异常血管网(在1个扫描层面上发现基底节区有2个以上明显的流空血管影时提示存在异常血管网)
3. 上述表现为双侧性,但双侧的病变分期可能不同
C:确诊烟雾病需要排除的合并疾病
动脉粥样硬化、自身免疫性疾病(如系统性红斑狼疮、抗磷脂抗体综合征、结节性周围动脉炎、干燥综合征)、脑膜炎、多发性神经纤维瘤病、颅内肿瘤、Down综合征、头部外伤、放射性损伤、甲状腺功能亢进、特纳综合征、Alagille综合征、Williams综合征、努南综合征、马方综合征、结节性硬化症、先天性巨结肠、Ⅰ型糖原贮积症、Prader-Willi综合征、肾母细胞瘤、草酸盐沉积症、镰状细胞贫血、范科尼贫血、球形细胞增多症、嗜酸细胞肉芽肿、Ⅱ型纤维蛋白原缺乏症、钩端螺旋体病、丙酮酸激酶缺乏症、蛋白质缺乏症、肌纤维发育不良、成骨不全症、多囊肾、口服避孕药以及药物中毒(如可卡因)等
D:对诊断有指导意义的病理学表现
1. 在ICA末端及其附近发现内膜增厚并引起管腔狭窄或闭塞,通常双侧均有;增生的内膜内偶见脂质沉积
2. 构成Willis动脉环的主要分支血管均可见由内膜增厚所致的程度不等的管腔狭窄或闭塞;内弹力层不规则变厚或变薄断裂以及中膜变薄
3. Willis动脉环可发现大量小血管(开放的穿通支及自发吻合血管)
4. 软脑膜处可发现小血管网状聚集

最后,必须排除与以下基础疾病相关的类似脑血管病变:动脉粥样硬化、自身免疫性疾病、脑膜炎、脑肿瘤、唐氏综合征、Ⅰ型神经纤维瘤病、颅脑损伤、颅内照射等导致的继发性烟雾病。

【治疗与预后】 烟雾病的治疗主要分为内科治疗与外科治疗。

1. 内科治疗 对烟雾病尚无确切有效的药物,但对于处在慢性期或烟雾综合征的患者,针对卒中危险因素或合并疾病的某些药物治疗可能是有益的,如抗血小板聚集药物及抗凝药、血管扩张剂等,但需要警惕药物的不良作用。长期服用阿司匹林等抗血小板聚集药物可能导致缺血型向出血型转化,一旦出血后不易止血,对患者预后不利。

2. 外科治疗 为有效防治缺血性卒中,颅内外血管重建手术是烟雾病和烟雾综合征的主要治疗方法。手术血运重建可有效降低梗死风险和TIA发生率,改善脑血流动力学。一旦确诊应尽早手术,但应避开脑梗死或颅内出血的急性期。血管重建术式主要包括三类:直接血管重建手术、间接血管重建手术及联合手术。

烟雾病的预后与多种因素有关,如发病年龄、血管的病变发展速度及范围、神经系统症状等。无论何种类型,发病年龄越早,相对预后越差。所以,对于儿童而言,应遵守早发现早治疗的原则。在患者出现不可逆转的神经功能损伤之前,通过手术治疗可使烟雾病患者增加脑组织的血液供应,恢复侧支循环,增强颅内的灌注,使烟雾状血管的张力得到缓解,可预防患者的二次卒中。

四、脑血管畸形

小儿脑血管畸形(cerebral vascular malformation)是

一种先天性疾病，是大脑的芽胚血管组织在发育分化过程中出现的形态变异，可引起脑局部血管数量和结构异常，并对正常脑血流产生影响[13]。血管畸形可发生在不同部位，45%~80%位于大脑半球，8%~18%位于基底节或脑室，10%~32%位于小脑。脑血管畸形是指脑血管发育障碍而引起的脑局部血管数量和结构异常，并对正常脑血流产生影响。随着对脑血管畸形的逐渐认识，一般将中枢神经系统血管畸形分为增生性血管肿瘤（即血管瘤），非增生性血管畸形（包括毛细血管型、静脉型、海绵型、动脉型、动静脉分流型、混合型血管畸形）和综合征型的中枢神经系统血管畸形。小儿脑血管畸形早期常无症状，少数患儿有头痛、精神障碍、癫痫等，约40%的患儿以脑出血为首发症状。特别是在情绪激动、精神紧张、过度疲劳及外力突然打击等因素作用下，畸形血管易破裂出血，压迫大脑中枢，造成呼吸、心跳停止，引起死亡。

【分型】

1. 动静脉畸形（arteriovenous malformation，AVM） 是脑血管畸形中最多见的一种，约占颅内血管畸形的90%。病变常常位于脑的浅表或深部。畸形血管由动脉与静脉构成，有的包含动脉瘤与静脉瘤，脑动静脉畸形有供血动脉与引流静脉，其大小与形态多种多样[14,15]。多见于额叶与顶叶，其他脑叶和硬脑膜也可发生。动静脉畸形多位于大脑半球，也见于基底节或丘脑、脑干，数毫米至数厘米不等，是一团动脉和静脉杂乱的血管，没有毛细血管床。出现症状的年龄由新生儿至年长儿不等。畸形导致周边脑组织被压迫出现相对应的临床症状以外，脑血流短路（冠状动脉窃血，俗称盗血）也是重要的原因。动静脉畸形未破裂前，可无任何症状；亦可有发育延缓、癫痫发作、头痛、偏瘫、视力障碍；体积大者可有颅内压增高、脑积水、进行性神经症状、头围增大、颅内血管杂音等。脑动脉畸形可逐渐增大，可使盗血及畸形血管出血而损伤脑组织。如动静脉畸形破裂，则发生出血性脑卒中、蛛网膜下腔出血或脑内出血。动静脉畸形患者的一生中，每年有2%~4%的概率发生脑出血。临床症状以出血、癫痫、头痛、进行性神经功能障碍及智力减退最多见，其次根据畸形部位不同可出现语言、运动障碍，视野缺损，晕厥，眼球突出，颅内杂音，共济失调及颅内压增高等症状。脑动静脉畸形的出血机会较颅内动脉瘤少，初次出血的病死率也较动脉瘤低得多。但有的患儿在出血前即有持续头痛。动静脉短路使其周围局部脑组织缺血/盗血，邻近脑组织胶质样变的结果可导致癫痫样发作；脑出血亦是可造成癫痫发作的原因之一。脑动静脉畸形的位置不同可造成不同的局部症状，如出现肢体不全瘫痪、失语等。部分病例有类似脑瘤的颅内压增高症状；较大的脑动静脉畸形可引起颅内淤血的症状，有时眶部听诊可听到血管性杂音。动静脉畸形的出血多少与其体积的大小及其引流静脉的数目、状态有关。出血前多有先兆症状如头晕、头痛、呕吐，随即出现意识障碍，其程度越深，提示病情预后越差。如果是脑室出血，患儿可立即出现深昏迷、去大脑强直，四肢软瘫，呼吸不规则，血压不稳，脉搏无力；如果是内囊出血，则可见出血灶对侧偏瘫，偏身感觉障碍，同向偏盲，有的还有失语，眼球凝视麻痹；如果是小脑出血，则有枕部痛、眩晕、呕吐、眼球震颤、肢体共济失调等早期症状，严重者以昏迷多见；如果是桥脑出血，则一开始就见昏迷，瞳孔呈针尖大小，对光反应迟钝，四肢瘫痪，双侧面神经麻痹。治疗原则是对于一般部位的脑动静脉畸形可采用手术切除病灶或微导管血管内栓塞治疗；位于重要功能区、位置特别深的内或巨大病灶，可采取在数字减影下动脉内栓塞的方法，以减少畸形血管病灶的血液供应，使病变减小或有利于进一步的手术切除或γ射线放射治疗。

2. 海绵状血管瘤（cavernous hemangioma） 多见于大脑半球，为密集的薄壁血管。儿童期常无症状而被偶然发现。一般到年长儿或成人才出现症状，主要是癫痫、头痛、脑内出血。常见家族性病例为显性遗传。本病也可见视网膜、肝、肾、皮肤的相似海绵状血管瘤，是脑血管畸形的一个类型，由内皮细胞增生构成血管延长扩张并汇集一处而成，因其形态、质地酷似海绵，大小约0.3~4.0cm，所以称为海绵状血管瘤[16]。它的发生率仅次于脑动静脉畸形，而较脑静脉畸形和脑毛细血管畸形多见。海绵状血管瘤可以无症状，也可出现头痛、癫痫发作、出血和局灶性神经症状。引发癫痫发作的海绵状血管瘤病灶一般位于幕上脑实质内，特别是病灶位于额叶或伴有钙化者癫痫发生率较高可达50%以上。因此，癫痫发作是海绵状血管瘤的最常见症状，各种癫痫样发作类型均可出现。亚临床的微出血几乎所有海绵状血管瘤均可出现，但有明显临床症状的出血相对较少。一般出血多在海绵状血管瘤周围脑实质内，少数可破入蛛网膜下腔或脑室内。局灶性神经症状与海绵状血管瘤在颅内的部位有关。

3. 静脉血管瘤（venous hemangioma） 较常见，又称为脑静脉性血管畸形，好发于大脑半球，多见于年长儿。神经影像可见1毫米至数厘米直径的血管畸形，约15%有钙化，是由静脉成分组成的脑血管畸形[17]。在CT问世前，本病被认为是一种少见的脑血管畸形。随着CT和磁共振成像的广泛应用，现在认为它是一种较为常见的脑血管畸形。脑静脉性血管畸形可能是由于脑的引流静脉在胚胎发育过程中阻塞或发育异常，脑静脉性血管畸形可存在于静脉系统的任何部位，最常见在额叶，其次为小脑、顶叶、颞叶、基底节、丘脑、脑干、脑室。幕上占70%左右，与髓静脉较多有关（脑髓静脉是位于大脑和小脑半球白质内的脑内静脉并由此得名），多位于半球一侧，它常常与海绵状血管瘤、动静脉畸形、毛细血管扩张症、动脉瘤等血管性疾病伴发，甚至可合并头皮血管瘤、舌下静脉瘤。它的临床症状与上述血管畸形有很多共性。近年来的文献认为脑静脉性血管畸形与其他脑血管畸形相比属良性病变，主张保守治疗。许多作者发现脑静脉性血管畸形的引流静脉同时是正常脑组织的引流静脉，切除后会致静脉引流突然中断，出现脑充血和脑水肿，尤其是后颅窝中线部脑静脉性血管畸形的风险更大，故目前多数作者反对手术治疗，尤其对无症状、无出血、症状轻或功能区（指脑的重要功能区域，如言语中枢是言语功能区等）的脑静脉性血管畸形更是如此。对反复出血或形成较大血肿者可考虑手术。术前应充分考虑血肿大小、有无脑积水或脑干受压情况。

4. 先天性脑动脉瘤（congenital cerebral aneurysm） 是一种因颅内某部位的动脉管壁异常膨胀，形成隆起凸出部分或球形血液囊。这些膨胀部分的血管壁非常薄，当管壁内压力被长期冲击故很容易破裂。脑动脉瘤可发生于任何年龄，80%左右在颈内动脉系统。人群中发生率为1.5%~8.0%，病死率高达36%。儿童动脉瘤形成的重要因素是血管壁本身的缺陷、胎生血管的发育异常和血管畸形，而感染、外伤和动脉硬化等成人常见的原因在儿科却较为少见。脑动脉瘤的临床表现复杂多样，取决于瘤体的大小，所处的部位及其是否破裂出血。慢性发作性头痛是脑动脉瘤常见的症状之一。在出血症状和/或局灶性神经症状出现前，患儿常一侧眼眶部或后枕部的搏动性疼痛，严重时伴有恶心、呕吐和面色苍白，可能与瘤体一时性扩大或动脉壁渗血有关。当瘤体对周围组织压迫时患儿可出现局灶症状，如眼球外展受限、轻偏瘫、运动性失语、精神障碍、尿崩症、癫痫发作、视力障碍和视野缺损等，约71%的患者最终可发生破裂出血；其中15%的患儿可发生再出血，常伴有脑水肿、血肿及脑疝。如果患儿突然出现局限性头痛、眼痛、视力减退、恶心、颈部僵痛、眩晕或感觉障碍等时，可能是脑动脉瘤破裂的先兆，要引起注意。当出现蛛网膜下腔出血时患儿可突然头痛、呕吐、意识障碍、癫痫样发作和脑膜刺激征。脑脊液检查、头颅CT、磁共振成像、经颅多普勒超声检查、脑血管造影等可帮助诊断。本病的根本疗法是手术治疗，故应尽早采取手术，避免发生破裂。患儿的预后与蛛网膜下腔出血有关，出血次数越多病死率越高。

5. 颈内动脉海绵窦瘘（carotid-cavernous fistula） 是海绵窦段颈内动脉或其分支有裂口与海绵窦之间发生短路沟通，颈内动脉血灌注入海绵窦，与海绵窦之间形成异常的动静脉沟通，形成海绵窦动静脉瘘。多因外伤引起，占颈内动脉海绵窦瘘的75%~85%，也有因海绵窦段颈内动脉壁软弱或因该处动脉瘤破裂所致。动脉血灌注入海绵窦使海绵窦内严重淤血，静脉压增高，引起该侧眼球突出，出现海绵窦与眶上裂综合征。患儿常常以头部外伤或眼征为首发症状，有颅内杂音，搏动性突眼、球结膜充血水肿、视力减退及神经功能缺失，常易被漏诊或误诊。大年龄儿童常常因夜间颅内杂音响亮而不能入睡，难以忍受。眼球活动受限，球结膜充血，久之视力减退甚至失明。于额眶部可以听诊到血流杂音。脑血管造影可显示出海绵窦动静脉瘘。此病常为一侧性，也有两侧性。因海绵窦在解剖上有的是两侧互相通连，磁共振成像能良好地显示眼静脉扩张，海绵窦扩大及血栓形成。颈内动脉海绵窦瘘目前较好的治疗方法是在数字减影下，经血管内送入可脱性球囊微导管，将充盈的球囊闭塞瘘口，并保持颈内动脉的通畅。还可经微导管注入黏合胶或固体栓塞材料。其他常用的手术还有颈动脉结扎术，海绵窦段颈内动脉瘘孤立，即结扎颈内动脉颈段与颅内段。尚有将细铜丝插入海绵窦，通以弱电流，使海绵窦内栓塞达到治疗目的。

6. Galen大静脉畸形 是脑的大动脉和Galen静脉之间有血管交通。可见于新生儿和婴儿。主要表现是大量血液被分流至畸形中。新生儿可有进行性高搏出量心力衰竭，生长发育受阻，往往误认为是先天性心脏病。颅内血管杂音明显。婴儿期可出现脑积水。病死率很高，约为50%。血液分流量不大者，心衰较轻，可有反复的一过性偏瘫。治疗困难，可进行分期手术。因血管壁较厚，故少见破裂出血。

7. 烟雾病 详见本章相关章节。

【临床表现】

1. 脑部血管畸形 可能会引起头痛，癫痫发作，卒中或脑部出血（脑出血）。畸形的类型决定了疾病的症状和进展。

2. 颅内出血 未经破裂和未经治疗的脑AVM的年出血发生率为2%~4%，其中约38%~71%的脑AVM出现颅内出血。关于年龄和出血风险的关联数据不一致。

3. 癫痫发作 约有18%~40%的大脑AVM发生癫

痫发作,对使用抗癫痫药物治疗有良好的反应。最常相关的癫痫发作类型是全身性癫痫发作。出血与最初发作、癫痫发作、局灶性神经功能缺损或头痛之间没有显著关联。

4. 头痛　约有5%~14%的患者发生头痛,这些头痛并不明显,可以是单侧或双侧,并且可以有或没有先兆的偏头痛特征。

5. 局灶性神经功能缺损　发生在1%~40%的患者中。只有5%~15%的患者表现出与出血无关的进行性缺陷。这些缺陷的病理生理学是多因素的,包括血管盗窃现象和/或静脉高压。血管盗窃现象主要集中在动脉周围。

【诊断】　常规的脑血管造影术是评估动静脉畸形血管结构的金标准,它显示出以下基本特征:流动动脉,病灶的位置,引流静脉,相关动脉瘤的存在和位置等。重要的血管造影特征之一是在早期引流静脉的可视化,因为该特征证实了动静脉分流的存在。动静脉畸形破裂而引起的脑室内出血继发于脑室表面病灶的顶点(见于脑血管造影术中缠结血管的楔形排列)。此外,在有出血的情况下,可以在血管造影上发现质量效应。但需要注意的是在脑血管造影上可能未检测到动静脉畸形。其他影像学用于症状开始的诊断和鉴别诊断,包括CT、CT血管造影、MRI和磁共振血管造影。

【治疗】　治疗决策过程中必须考虑的重要因素是将所有治疗方式的风险与脑血管畸形的自然历史风险进行比较。脑血管畸形的治疗包括通过常规医疗,如显微外科切除,立体定向放疗和血管内栓塞进行观察。由于高发病率和高死亡率,侵入性治疗方式是破裂性脑血管畸形的合理选择,治疗的目标是根除脑血管畸形。由于自然病史定义不清及年出血率似乎较低,因此适用于未破裂脑血管畸形的适当治疗方式仍然是临床面临的难题。

(邹丽萍)

参考文献

[1] OKUNO T. Acute hemiplegia syndrome in childhood. Brain Dev,1994,16(1):16-22.

[2] CHOLLET F,TARDY J,ALBUCHER JF,et al. Fluoxetine for motor recovery after acute ischaemic stroke(FLAME):a randomized placebo-controlled trial. Lancet Neurol, 2011, 10: 123-130.

[3] GERSTL L,WEINBERGER R,VON KRIES R,et al. Risk factors in childhood arterial ischaemic stroke:Findings from a population-based study in Germany. Eur J Paediatr Neurol. Eur J Paediatr Neurol,2018,22(3):380-386.

[4] FERRIERO DM,FULLERTON HJ,BERNARD TJ,et al. Management of Stroke in Neonates and Children:A Scientific Statement From the American Heart Association/American Stroke Association. Stroke,2019,50(3):e51-e96.

[5] OLIVÉ G,AGUT T,ECHEVERRÍA-PALACIO CM,et al. Usefulness of Cranial Ultrasound for Detecting Neonatal Middle Cerebral Artery Stroke. Ultrasound Med Biol, 2019, 45(3): 885-890.

[6] OLIVÉ G,AGUT T,ECHEVERRÍA-PALACIO CM,et al. Usefulness of Cranial Ultrasound for Detecting Neonatal Middle Cerebral Artery Stroke. Ultrasound Med Biol, 2019, 45(3): 885-890.

[7] COLE L,DEWEY D,LETOURNEAU N,et al. Clinical Characteristics,Risk Factors,and Outcomes Associated With Neonatal Hemorrhagic Stroke:A Population-Based Case-Control Study. JAMA Pediatr,2017,171(3):230-238.

[8] PELZER N,HAAN J,STAM AH,et al. Clinical spectrum of hemiplegic migraine and chances of finding a pathogenic mutation. Neurology,2018,90(7):e575-e582.

[9] GERVELIS WL,GOLOMB MR. Mechanical Thrombectomy in Pediatric Stroke:Report of Three New Cases. J Stroke Cerebrovasc Dis,2020,29(2):104551.

[10] MOHARIR MD,SHROFF M,STEPHENS D,et al. Anticoagulants in pediatric cerebral sinovenous thrombosis:a safety and outcome study. Ann Neurol,2010,67:590-599.

[11] SATO Y,KAZUMATA K,NAKATANI E,et al. Characteristics of Moyamoya Disease Based on National Registry Data in Japan. Stroke,2019,50(8):1973-1980.

[12] 烟雾病和烟雾综合征诊断与治疗中国专家共识编写组. 烟雾病和烟雾综合征诊断与治疗中国专家共识(2017). 中华神经外科杂志,2017,33(6):541-547.

[13] BAUMGARTNER JE,ATER JL,HA CS,et al. Pathologically proven cavernous angiomas of the brain following radiation therapy for pediatric brain tumors. Pediatr Neurosurg,2003,39(4):201-207.

[14] GAULT J,SARIN H,AWADALLAH NA,et al. Pathobiology of human cerebrovascular malformations:basic mechanisms and clinical relevance. Neurosurgery,2004,55(1):1-17.

[15] 邹丽萍. 儿科常见的脑血管畸形. 中国实用儿科杂志,2005,20(3):143-145.

[16] BOULOUIS G,BLAUWBLOMME T,HAK JF,et al. Nontraumatic Pediatric Intracerebral Hemorrhage. Stroke,2019,50(12):3654-3661.

[17] MOONEY MA,ZABRAMSKI JM. Developmental venous anomalies. Handb Clin Neurol,2017,143:279-282.

第 8 节 运动障碍性疾病

一、锥体外系疾病

（一）特发性扭转性肌张力不全

特发性扭转性肌张力不全（idiopathic torsion dystonia）曾被称为变形性肌张力不全（dystonia musculorum deformans）。90%的患者在儿童或青春期起病，占早期发病的肌张力障碍的 16%~53%，故又被称为早发性扭转性肌张力不全（early-onset torsion dystonia）。本病特点是主动肌和拮抗肌共同收缩而导致异常姿势和体位。肌张力障碍具有不自主性和持续性，一般不伴有其他神经系统异常。儿童期起病者以常染色体显性遗传方式为主，主要致病基因为位于 9q34.11 的 *TOR1A* 基因，目前发病机制仍未完全清楚。

【临床表现】 起病年龄为 4~64 岁，平均在 12 岁左右。早期症状通常由一个肢体（以下肢多见）开始，表现为主动肌和拮抗肌同时持续性收缩，从而引起运动障碍，并使受累部位固定于特殊的体位或姿势，逐渐波及对侧肢体，面部和颈部受累少见。大多数患者在起病最初 5 年内病情发展迅速，常进展为全身性或多发局灶性肌张力不全，部分患者在最初 5 年内病情自行缓解甚至消失，但随后症状可复发。本病有时进展缓慢或停止进展，可能只表现为步态异常，也可只有痉挛性斜颈或书写痉挛。部分患者可因口面部肌张力不全，引起言语障碍以及吞咽和咀嚼困难。本病除可伴有轻度震颤之外，一般不伴有神经系统其他异常。患者认知功能基本正常，并且无惊厥发作，无感觉和腱反射异常，无锥体束征及异常眼动。

【诊断】 临床诊断依据：①有肌张力不全的姿势和/或运动障碍，伴或不伴震颤；②围产期和既往发育正常；③无智力障碍，无小脑或感觉系统异常，无锥体束征；④可有家族史；⑤实验室及影像学检查正常；⑥排除其他原因引起的肌张力不全。临床诊断后仍需进一步进行 *TOR1A* 基因检测确诊，最常见的致病性突变为 *TOR1A* 基因的 3 个碱基对缺失（c.907_909delGAG）。

【鉴别诊断】 需与伴有肌张力不全的其他疾病相鉴别：①后天获得的非进行性肌张力不全：见于围产期窒息、缺氧、脑性瘫痪、脑炎、外伤、中毒（如一氧化碳中毒）、脑血管病等，亦可见于多发性硬化和肿瘤。②药物诱发性肌张力不全：可见于服用卡马西平、苯妥英钠、酚噻嗪类、丁酰苯类（包括氟哌啶醇）、氯喹、抗组胺药、三环类抗抑郁药、锂剂等。③先天性代谢异常伴肌张力不全症状：这类疾病还有其他进行性神经系统异常，并有特异的生化异常。如肝豆状核变性、脑脂质沉积症、有机酸血症、氨基酸尿症（如苯丙酮尿症）等。④遗传性线粒体病。⑤其他伴有肌张力不全的疾病，如 Rett 综合征、肌张力不全性截瘫、帕金森病、阵发性婴儿斜颈、苍白球黑质变性、局部（肌、骨、韧带）疾患所致斜颈等。⑥多巴胺反应性肌张力不全：起病年龄小，多为进行性四肢受累而很少累及躯干，四肢受累主要为下肢持续异常。临床症状有晨轻暮重的特点，腱反射亢进，踝阵挛阳性，偶见巴宾斯基征阳性，重者可因马蹄内翻足致残，对多巴胺有显著效果。

【治疗】 应进行综合疗法，需多学科协作制定治疗和康复方案。包括神经内科、神经外科和康复科等。药物治疗适用于每个患者，均需长期服药治疗。①口服药物治疗：肌张力障碍的药物治疗包括抗胆碱能药物、多巴胺能药物和巴氯芬，具有改善症状的作用。苯二氮䓬类药物也已应用于临床，但疗效不确定。②注射药物治疗：肉毒杆菌毒素局部注射是大多数局灶性肌张力障碍（颅、颈部肌张力障碍，但下颌肌张力障碍除外）的首选治疗方法。肉毒杆菌毒素注射适用于单纯的特发性局部性肌张力不全，可以用于治疗眼睑痉挛、局灶性上肢肌张力障碍、咽喉内收肌肌张力障碍（很可能有效），低级别证据提示用于治疗下肢肌张力障碍（可能有效），对于全身性肌张力不全的经验尚不足。但是，注射必须每隔几个月重复一次。随着时间的推移，患者可能会对治疗产生抵抗，甚至出现无力等副作用。此外，部分患者可采用鞘内巴氯芬注射。药物治疗失败可选择深部脑刺激（deep brain stimulation，DBS）、选择性周围神经切断或射频损毁等手术治疗。亦需关注患者的心理治疗和情绪调整。物理治疗和康复训练可有效改善书写痉挛和部分局灶性肌张力障碍患者的症状。

【预后】 本病患者多留有轻至中度功能障碍，尚未有报道完全康复者。

（二）多巴反应性肌张力障碍

多巴反应性肌张力障碍（dopa-responsive dystonia，DRD），是由于基因突变导致多巴胺合成代谢异常，不伴神经元丢失的一类疾病，患病率约为 0.5~1/100 万，女性约为男性的 2~4 倍。

【临床表现】 DRD 的临床表现复杂，可分为经典型和非经典型（或称为多巴反应性肌张力障碍附加征，DRD-plus）。

1. 经典型 DRD 以运动系统症状为主，多在 10 岁内起病，女性多于男性，智力发育基本正常。首发症状多为非对称性下肢姿势异常，表现为尖足行走、马蹄内翻足等扭转痉挛，跨步大，易跌倒。部分有明显的昼夜波动，清晨或休息后症状缓解或消失，午后或运动后加重。症状呈进行性加重，运动障碍会逐渐不对称累及头颈部和躯干，部分患者可出现运动徐缓、强直、姿势性震颤等帕金森病样症状，通常 40 岁后不再进展。查体可见假性"锥体束征"。

2. 非经典型 DRD 起病年龄较经典型 DRD 更早，症状更严重，表现为严重肌张力低下，咀嚼吞咽困难，可有精神运动发育迟缓、面部表情减少、上睑下垂、动眼危象、动作减慢、僵硬、震颤、癫痫，可合并精神情绪问题（抑郁、焦虑、强迫）、睡眠障碍及自主神经功能障碍（高热、多汗、流涎）等。头颅影像学检查均无异常。

【病因与亚组】 目前认为 DRD 是由于多巴胺合成不足所导致。根据遗传方式可将其分为常染色体显性遗传多巴反应性肌张力障碍（autosomal dominant dopamine responsive dystonia，AD-DRD）和常染色体隐性遗传多巴反应性肌张力障碍（autosomal recessive dopamine responsive dystonia，AR-DRD），至今仍有 20% 以上的患者病因不明。

1. AD-DRD 常染色体显性三磷酸鸟苷环化水解酶 1（guanosine triphosphate cyclohydrolase 1，GTP-CH-1）缺乏症（AD 遗传 GTP-CH-1 缺乏症），又称为 Segawa 病，是 DRD 最常见的病因。它由 *GTH1* 基因杂合突变，导致 GTP-CH-1 生成减少或酶活性降低，使得四氢生物蝶呤（BH4）生成减少，最终引起多巴胺、5-羟色胺生成不足而致病。临床表现多为经典型 DRD，亦有非经典型 DRD 报道，可有家族史，伴不完全外显。本病患者无高苯丙氨酸血症，脑脊液中新蝶呤、生物蝶呤、5-羟吲哚乙酸、高香草酸浓度降低，也有高香草酸浓度正常的报道。小剂量左旋多巴疗效显著，5-羟色胺不足可导致肌张力低下、运动障碍、情绪、睡眠和食欲调节障碍，应注意补充。

2. AR-DRD

（1）常染色体隐性三磷酸鸟苷环化水解酶 1 缺乏症（AR 遗传 GTP-CH-1 缺乏症）：同样由 *GTH1* 基因突变所致，复合杂合或纯合，临床少见，多无家族史。起病早，生后或数月即可出现症状，临床表现为非经典型 DRD。部分伴高苯丙氨酸血症，在新生儿代谢筛查中常可早期诊断和治疗。相较 AD 遗传 GTP-CH-1 缺乏症，左旋多巴治疗可能需要更高的剂量和更长的疗程。

（2）常染色体隐性酪氨酸羟化酶（tyrosine hydroxylase，TH）缺乏症（AR 遗传 TH 缺乏症）：少见，由 *TH* 基因突变，影响酪氨酸转换为左旋多巴，进而引起多巴胺合成减少而致病。同时，酪氨酸羟化酶还是儿茶酚胺类神经递质合成的限速酶，故患者临床表现复杂，可分为两型：A 型表现为婴儿期起病的进行性运动功能减退-强直伴肌张力障碍综合征，进展缓慢，认知功能多正常，左旋多巴疗效良好。B 型为严重缺陷型。由于残余酪氨酸羟化酶的活性常常很低，故其发病龄更早，病情更重，表现为新生儿期起病的脑病，肌张力低下、震颤、非癫痫性肌阵挛，进展迅速，可伴智力障碍和自主神经功能紊乱，动眼危象常见。对多巴治疗反应常较慢（>2 周），且更易出现运动过度、易怒等副作用而只能耐受低剂量，约 1/3 的患儿对左旋多巴治疗无反应。该类患者脑脊液中高香草酸浓度降低，新蝶呤、生物蝶呤和 5-羟吲哚乙酸浓度均正常。

（3）常染色体隐性墨蝶呤还原酶（sepiapterin reductase，SR）缺乏症（AR 遗传 SR 缺乏症）：罕见，由 *SPR* 基因突变，影响 BH4 生成及 5-羟色胺合成而致病。临床表现为非经典型 DRD，最常见的症状为轴性肌张力低下、动眼危象，伴全面发育迟缓，多数患者有精神情绪问题，自主神经功能紊乱和睡眠障碍。该类患者脑脊液中新蝶呤浓度正常，生物蝶呤浓度升高，5-羟吲哚乙酸和高香草酸浓度降低。该基因突变引起的 DRD 需要左旋多巴联合 5-羟色氨治疗才能获得最佳疗效。

（4）其他基因变异导致的 DRD：多巴胺合成代谢途径中的 *PTS*、*QDPR*、*PCBD* 等其他基因突变亦可导致 DRD 及其他症状。

【诊断与鉴别诊断】 本病的诊断及治疗时机决定预后，早期确诊并坚持左旋多巴治疗者，多预后良好。因此对于原因不明的步态异常患儿，均应考虑本病的可能。一般根据临床症状和家族史即可初步诊断，再根据左旋多巴的疗效即可得到证实。一旦临床疑似诊断后，应进行遗传学检查、脑脊液高香草酸、新蝶呤、生物蝶呤和 5-羟吲哚乙酸等神经递质浓度和外周血苯丙氨酸浓度检测、苯丙氨酸负荷试验或酶活性检测来协助明确病因。考虑到左旋多巴治疗试验的副作用、假阳性结果（早期对少年帕金森、脊髓小脑共济失调也可能有效）等，也有学者不建议在完善遗传学或其他生化诊断前常规应用左旋多巴治疗试验[1]。DRD 临床表现多样，常被误诊为脑性瘫痪和遗传性痉挛性截瘫等。但 DRD 是进展性病程,有昼夜波动特点,而脑性瘫痪是静止性病程伴头颅影像学结构异常,可以鉴别;遗传性痉挛性截瘫虽然也为进展性病程,但以锥体束受累为主,症状无波动性;同时还需要与少年帕金森病和其他遗传代谢病进行鉴别(数字资源 30-4)。

数字资源 30-4 多巴反应性肌张力障碍病例

【治疗与预后】 建议"早诊断,早治疗";对于无法通过生化和/或遗传学检测明确诊断,不能排除本病的疑似病例,应给予尝试性治疗,避免延误治疗遗留后遗症。DRD 通常用左旋多巴联合外周多巴胺脱羧酶抑制剂(常为左旋多巴+苄丝肼)治疗,治疗原则为小剂量起始,根据个体情况(基因型及表型、年龄、病情严重程度、药物疗效及耐受性)调整治疗剂量和方案。推荐左旋多巴起始全日量 0.5~1mg/kg,分 3 次口服,数日或数周增加 1mg/kg,全日量 1~5mg/kg 时对经典型 DRD 效果显著,必要时可逐步加至全日量 10mg/kg,最大报道儿童剂量为全日量 20mg/kg。值得注意的是,B 型 TH 缺乏症患者对左旋多巴耐受性差,容易出现异动症,因此全日初始剂量必须<0.5mg/kg,分多次给药,1/3 的患儿对治疗无反应或反应差,可能需要在治疗后数周或数月才能观察到疗效。对于 BH4 缺乏所致 DRD,需补充 5-羟色胺,1~8mg/(kg·d),分 3~4 次口服。此外,左旋多巴、5-羟色胺会导致脑脊液叶酸水平降低,应补充叶酸 15mg/d。对于疗效欠佳的患者,可考虑 DBS 治疗。本病的预后取决于开始治疗的早晚,早期开始用左旋多巴并坚持者,则大多数预后良好。

(三)少年帕金森病

少年帕金森病(juvenile Parkinsonism,JP)是指以帕金森症状(运动迟缓、肌强直、静止性震颤)为主要表现,发病年龄在 21 岁之前的一组较为罕见且与遗传因素密切相关的疾病,常有家族聚集倾向,属于早发型帕金森病(early-onset Parkinson 疾病,常有家族聚集倾向,属于早发)中的子类。帕金森病的发病率随着年龄的增长而增加,0~29 岁人群的发病率约为 0.8 人/10 万。在早发型帕金森病中 JP 的占比大约为 7%,其中位起病年龄为 17~18 岁。JP 的病因复杂,可能与遗传因素和环境因素相关。近年来随着分子遗传学及基因检测技术的发展,一些与 JP 相关的致病基因逐渐被报道,包括 *PARKIN*(*PARK2*),*PINK1*(*PARK6*),*DJ1*(*PARK7*),*ATP13A2*(*PARK9*),*PLA2G6*(*PARK14*),*FBXO7*(*PARK15*),*DNAJC6*(*PARK19*),*SYNJ1*(*PARK20*),*PODXL*,*PTRHD1*,*VPS13C*(*PARK23*),*SNCA*(*PARK1*、*PARK4*)等,其中 *PARKIN* 基因突变在左旋多巴反应良好型 JP 中最为常见。不同基因型所致的 JP 在病理改变、临床表现、影像学特征及药物反应上可能不尽相同。JP 的常见病理改变为选择性黑质致密层神经元严重变性丢失,与迟发型帕金森病一样,属于神经退行性病变。JP 临床表现常合并出现不典型症状,如不同程度的运动障碍(如肌张力障碍、共济失调、痉挛性截瘫等)、早期的认知力下降、严重的行为障碍等。少年帕金森病需要仔细询问相关的病史,如长期多巴胺受体阻滞剂(DRBA)的暴露、头部外伤、脑瘤及其他继发性原因,从而与药源性、外伤性、颅内感染以及结构性病变等继发性帕金森综合征相鉴别。JP 临床特点可归结为:①患者震颤、肌强直和运动迟缓等症状早期常不典型,常伴有姿势性震颤,静止性震颤相对少见;②姿势保持障碍和上肢轮替运动障碍常较重;③腱反射可以活跃甚至亢进;④症状常有波动性,如晨轻暮重、睡后症状减轻;⑤病程长,进展相对缓慢;⑥多数对左旋多巴反应性较好,但易早期出现严重的运动障碍。本病需与多种疾病相鉴别:如多巴反应性肌张力障碍,肝豆状核变性,遗传性痉挛性截瘫和苍白球黑质红核色素变性病。目前对 JP 主要采取对症治疗,具体见表 30-18。

(四)哈勒沃登-施帕茨病

哈勒沃登-施帕茨病(Hallervorden-Spatz disease)是一种罕见的常染色体隐性遗传的神经退行性疾病,又被称为泛酸激酶相关神经退行性病(pantothenate kinase-associated neurodegeneration,PKAN)。现已报道了与本病相关的 10 余种基因;其中,位于染色体 20p12.3~13 区的 *PANK2* 基因是主要致病基因。本病致病机制尚不明确,可能的发病假说如下:基因突变导致辅酶 A 代谢障碍,引起泛酸激酶缺乏,导致半胱氨酸和半胱氨酸复合物沉积在基底节,引起苍白球及其他基底核的铁螯合以及半胱氨酸快速氧化导致氧自由基释放,从而损害神经元。由于铁沉积和细胞核缩小,大体病理检查显示患者的苍白球和黑质网状部呈典型的锈褐色,严重进展期

表 30-18　少年帕金森病的对症治疗

症状/体征	首选治疗	二线治疗	外科手术
帕金森症状	左旋多巴、多巴胺激动剂、单胺氧化酶 B 抑制剂	其他抗帕金森病药物	丘脑底核或苍白球内侧部 DBS
运动障碍	金刚烷胺	—	丘脑底核或苍白球内侧部 DBS
症状波动	单胺氧化酶抑制剂、甲基转移酶抑制剂、左旋多巴缓释剂	—	丘脑底核或苍白球内侧部 DBS
肌张力障碍	肉毒杆菌毒素	抗胆碱能类、苯二氮䓬类药物	丘脑底核或苍白球内侧部 DBS
精神行为异常	喹硫平、氯氮平	—	—
抑郁、焦虑	5-羟色胺再摄取抑制剂、去甲肾上腺素再摄取抑制剂、苯二氮䓬类药物	—	—

可出现脑实质的广泛萎缩。微观病理显示中枢神经系统有广泛的轴突球形肿胀，神经细胞内还有蜡样质脂褐素和神经黑素沉积。

本病的临床表现异质性较大，可分为经典型和非经典型两型。经典型 PKAN 一般在 6 岁前起病，特点是渐进性加重的肌张力障碍，以运动发育落后为主的发育迟缓，步态僵硬和智力障碍，而且常伴有色素视网膜变性。非典型 PKAN 的特点是发病晚（发病年龄一般大于 10 岁，部分患者可 30 岁后发病），突出表现为言语缺陷，精神障碍和渐进性加重的肌张力障碍及痉挛状态，少部分患者可出现震颤，但视网膜病变在非经典型患者中少见。头颅影像学检查可见脑萎缩，在基底节（特别是苍白球）有异常信号，提示铁的沉积。头颅磁共振共振成像（MRI）T_2 加权像可见苍白球的低信号影像的中央区有高信号影，相当于神经组织的空泡形成，这种影像表现被称为“虎眼征”，在 10 岁以前明显。诊断主要根据家族史、临床表现、神经影像学以及分子遗传学检查。本病应与神经元蜡样质脂褐质沉积症、少年 Huntington 病、神经棘红细胞症、低前 β-脂蛋白血症等病进行鉴别（数字资源 30-5）。

数字资源 30-5　哈勒沃登-施帕茨病病例

本病无特殊治疗方法，主要以改善肌张力障碍的对症治疗为主。抗胆碱药（苯海索、苯甲托品）和肌松弛剂（丹曲林、巴氯芬）可用于肌张力不全、强直、痉挛状态。本病的震颤不易治疗，可试用苯甲托品。有建议用肉毒杆菌毒素治疗口、面、舌部的严重肌张力不全。应禁用使肌张力不全加重的药物，如酚噻嗪类和丁酰苯类。左旋多巴、溴隐亭和铁螯合剂（去铁胺）对本病治疗无效。理疗、语言治疗可改善构音障碍。心理支持非常重要。癫痫发作可使用抗癫痫治疗。大剂量维生素 B_5（泛酸）已经开始临床试用，也有提出补充 omega-3 脂肪（鱼油）以提升二十二碳六烯酸（docosahexenoic acid，DHA）水平可能是有效的辅助治疗，但相关效果仍待进一步研究。

（五）亨廷顿病

亨廷顿病（Huntington disease，HD）是一种常染色体显性遗传病，近年来已证明缺陷基因为 *HTT*，有 36 个及以上的三核苷酸（CAG）重复扩展。HD 的主要神经病理学特征是神经发育不良和脑皮质的神经元退化，可导致中枢神经广泛变性，基底节萎缩，神经递质和调质均有紊乱。近期发现青少年 HD 患者的皮质下区域（尾状，壳状核，苍白球和丘脑及白质）体积明显减少，但小脑成比例增大。

本病经典症状涉及三个领域：运动、认知和精神行为。运动症状早期表现为运动增多伴不自主舞蹈动作，后期表现为运动迟缓和肌张力障碍；大多数患者存在认知功能障碍，在运动症状出现前数年就可观察到认知缺陷；精神症状可能与额叶功能障碍有关，早期表现为注意力不集中，冲动，易怒，晚期表现为冷漠、缺乏主动性，冷漠是该病最常见的特征，并且可以伴随运动、认知倒退出现进行性进展。本病常见起病年龄为 35～44 岁，其中有 5%～10% 在 20 岁前起病，考虑为青少年 HD，突出的临床表现为运动和小脑症状、语言缺陷、严重的精

30 章

神症状恶化等;癫痫发作和智力倒退也相对多见,10岁前起病的患者中30%有癫痫发作。本病应与变形性肌张力不全、肝豆状核变性、少年型帕金森病、脑脂质贮积病、痴呆症和精神障碍等相鉴别。

HD无特异疗法,可根据运动障碍的症状选用抗胆碱药物,苯二氮䓬类、左旋多巴或氟哌啶醇也可使用。对有癫痫发作者应该使用抗癫痫药。丙戊酸或其他抗精神病药物可改善精神障碍。目前针对本病开发了很多新治疗方法,如基因治疗、干细胞移植、高剂量肌酸治疗等,但疗效及安全性仍需更多的临床试验进一步评估。

(六)良性家族性舞蹈症

良性家族性舞蹈症(benign familial chorea,BHC)又称良性遗传性舞蹈症(benign hereditary chorea,BHC),是一种罕见的儿童发病性运动障碍,主要特征为非进行性舞蹈症。BHC与*NKX2.1*(*TITF1*)基因突变有关,但超过70%的BHC病例中未检测到*NKX2.1*突变。近年来发现*NKX2.1*突变不仅出现舞蹈症表现,而且伴有甲状腺和肺缺陷(脑肺甲状腺综合征),不同程度的非进行性智力残疾,以及行为和精神症状[2]。BHC典型运动症状包括肌张力低下,婴儿期运动里程碑延迟。舞蹈症的发作通常发生在儿童早期(中位年龄为2.5~3岁),影响身体的所有部位,并且由于压力或刺激而趋于恶化。大多数情况下,舞蹈症将保持稳定,或在青春期和成年早期有所改善。本病没有癫痫发作,但是可伴有轻度智力障碍和行为障碍。脑电图和影像学检查基本正常。诊断根据病程、家族史和相关遗传学检查,应与早发性舞蹈症、远端低振幅肌阵挛、*SLC16A2*突变引起的Allan-Herndon-Dudley综合征等相鉴别。BHC无特异疗法,在儿童期给予左旋多巴可改善症状,其他治疗如苯海索和氯硝西泮也认为部分有效。

(七)家族性基底节钙化

家族性基底节钙化(familial basal ganglia calcification)又称Fahr病,病理特点是两侧对称性基底节的脑血管壁钙化,也可见小脑和大脑皮质的血管有钙沉积。最常见的遗传方式为常染色体显性遗传,*SLC20A2*是最主要的致病基因。也有常染色体隐性遗传和散发病例的报道,*MYORG*和*JAM2*是目前发现与常染色体隐性遗传有关的两个基因。家族性基底节钙化的主要体征和症状是运动障碍和精神或行为问题。大多数受影响的人都有一组运动异常,包括运动迟缓,肌肉僵硬和震颤,各种肌张力障碍,四肢运动不受控制和异常步态。精神和行为问题包括注意力不集中,记忆力减退,性格改变,精神病和痴呆。这些表现通常始于30~60岁,也可见于儿童或婴儿。家族性患者发病年龄有一代比一代提前的趋势。常染色体显性遗传病例有的可没有临床症状,隐性遗传病例的临床症状和影像学改变较常染色体显性遗传病例严重,且起病年龄越早,临床症状可能更重。家族性基底节钙化的影像学检查是诊断所必需的,头颅计算机体层摄影(CT)检查特征表现是对称性双侧脑钙化,主要见于基底节,但在小脑(齿状核),丘脑和脑白质中也可见。本病需与各种以脑血管钙化为临床表现的遗传病相鉴别:继发性基底节钙化可见于甲状旁腺功能低下、假性甲状旁腺功能低下、甲状旁腺功能亢进、Cockayne综合征、结节性硬化等。Down综合征也有基底节钙化,但还有脑的其他部位的钙化,可供鉴别。迄今为止,本病无特殊疗法。药物可用于对症治疗,例如运动障碍,癫痫发作,焦虑,抑郁,精神病和尿失禁等。

(八)婴儿良性阵发性斜颈

婴儿良性阵发性斜颈(benign paroxysmal torticollis of infancy)病因不明,常有家族性,可能与遗传有关。部分有偏瘫性偏头痛家族史的婴儿良性阵发性斜颈患者可能存在*CACNA1A*基因突变。本病多在2~8个月大时起病,女性更普遍(约70%),易在早晨发病,主要表现为无明显诱因和先兆的间歇性斜颈,头部斜向任意一侧,伴或不伴轻度旋转,发作时无意识障碍。持续数分钟至数天后可自行缓解,多为1~3天,最长可持续1~2周。可间隔数周或数月无症状,每年发作约2~5次。有时伴呕吐、面色苍白、易激惹、全身乏力或共济失调。脑脊液检查、脑电图、头颅CT、颈椎MRI均未见异常。本病为自限性,随年龄增长而减轻,4~5岁前斜颈发作自行消失。但年长儿可能出现其他发作形式,如儿童期的良性阵发性眩晕、偏头痛或晕动症等,但患儿发育正常,发作间期神经体格检查正常。目前婴儿良性阵发性斜颈已被国际头痛分类第3版(beta版)列入了可能与偏头痛相关的周期性综合征。鉴别诊断包括胃食管反流、颈椎脱位、颅后窝肿瘤、小脑或脑干病变、前庭功能紊乱、先天性斜颈等。本病不需特殊治疗,必要时可以给予对症治疗。

(九)点头痉挛

点头痉挛(spasmus nutans)常起病于4~18个月,极少数在18个月至3岁。发病无明显性别差异。以间歇性眼球震颤、点头和斜颈为特征，但并非所有患儿均同时具备这3个特点。眼球震颤是核心症状，呈快速的细小颤动，为一侧性或以一侧为主，方向可为水平、垂直或旋转，遮盖眼睛或入睡时消失。点头的方向不定，运动形式不定，其频率较眼球震颤低，多为2~3Hz，直立位时加重，仰卧位时不明显。点头与眼球震颤的方向和速度均不一致。斜颈可能是一种代偿性体位，并非所有患者均会出现。神经系统查体、脑电图和眼底检查均正常。头颅影像学大多正常，个别可有小脑蚓部发育不全、视神经发育不全等非特异性改变，最新研究已否定既往认为可能与潜在的视路胶质瘤相关的观点。

本病具体原因不明，拥挤的居住环境、低社会经济地位、佝偻病、缺铁性贫血、营养不良、创伤、癫痫、滥用药物及儿童虐待等可能为其发病相关的危险因素。本病上述症状通常约在2~3岁内可逐渐自愈，不需特殊治疗。部分儿童亚临床的眼球震颤可以持续存在至5~12岁；或出现屈光不正、斜视和弱视等，眼球震颤幅度越大，斜视和弱视发生率越高。因此，点头痉挛可能并非完全良性、自限性疾病。本病应与遗传性眼球震颤相鉴别，后者有家族倾向，起病早（生后数周内），两眼都有震颤，摇头与眼震的方向一致，症状随年龄减轻，但在5岁以内不完全消失，常需矫正屈光不正。

（十）良性特发性震颤

良性特发性震颤（benign essential tremor）又称原发性震颤（essential tremor，ET），大约一半的ET是由基因突变引起，单基因突变通常为常染色体显性遗传，目前在ET患病家系中定位了3q染色体（*ETM1*），2p染色体（*ETM2*），6p染色体（*ETM3*）上的3个遗传基因座，陆续发现了ET致病基因如*FUS*、*HTRA2*、*TENM4*、*NOS3*及易感基因如*LINGO*、*SLC1A2*、*GABA*。本病通常出现为10~20岁，但在35岁以上的成年人中出现了第2个高峰。ET是一种缓慢进行性的姿势性震颤，通常是双上肢对称性、姿势性震颤，持续至少3年，伴或不伴其他部位震颤（如头、声音、双下肢）；没有其他神经系统症状。震颤频率范围为4~12Hz，会影响患者的日常生活，如书写，进食，倾倒，握持物体等活动。小儿ET的平均震颤频率为7Hz，高于成人，并且随着时间的推移而减慢。在年轻患者中，ET治疗通常是保守的，药物的使用仅限于功能受损和生活质量受到影响的患者。没有针对儿童ET治疗的循证指南，现认为一线治疗药物为普萘洛尔和普里米酮[3]，二线治疗包括苯二氮䓬类药物，托吡酯和加巴喷丁。

二、小脑性共济失调

（一）急性小脑性共济失调

急性小脑性共济失调（acute cerebellar ataxia）是指一组导致小脑急性功能障碍的后天性疾病，通常与感染、感染后、副肿瘤综合征引起的小脑炎症或中毒有关。6岁以下的儿童中，急性小脑性共济失调是儿童共济失调的最常见原因，约占所有病例的30%~50%。

【病因与发病机制】 急性小脑性共济失调最常见于急性发热性疾病后，也可能无任何前驱病史。许多病原体与其发病有关，包括柯萨奇病毒、ECHO病毒、肠道病毒、EB病毒、甲型肝炎病毒、单纯疱疹病毒Ⅰ型、人类疱疹病毒6型、麻疹病毒、腮腺炎病毒、微小病毒B19、莱姆病螺旋体、疟疾、肺炎支原体等。接种疫苗后发病也有报道，但疫苗接种后的发病率远低于相应病原体感染后的发病率，如与水痘-带状疱疹病毒感染相关的发病率至少是疫苗接种后的35倍。中毒，特别是酒精、苯妥英钠过量等引起的共济失调是本病较少见的病因。目前多数学者认为急性小脑性共济失调的原因与自身免疫反应相关。某些病例在脑脊液中发现了病毒核酸，表明小脑感染后引起的急性病毒性小脑炎也可能是病因之一[4]。急性小脑性共济失调的常见病因及分类见表30-19。

【临床表现】 多见于1~3岁幼儿，偶见于10岁以上儿童。约80%的病例在共济失调发生前2~3周有前驱感染史，如发热、呼吸道或消化道症状。有些病例无前驱感染，在完全健康的基础上发生共济失调。还有少数病例先有共济失调，10~20天后出现发疹性疾病。该病的临床特点是症状迅速进展，通常在几个小时到一两天内达到高峰。与前驱感染相关的共济失调病例通常在前驱感染后几天到3周内出现。小脑功能障碍可表现为：①语言障碍，如口齿不清、构音障碍等；②眼球震颤；③肢体共济失调；④姿势和步态障碍；⑤认知障碍。单纯性小脑共济失调的儿童通常精神状态无明显异常。如伴随精神状态突然改变、谵妄、幻觉或嗜睡则提示毒物摄入或严重的中枢神经系统疾病，如酒精中毒、药物中毒、卒中或急性播散性脑脊髓炎等。本病患儿通常没有发热、脑膜炎和癫痫发作等临床表现。体格检查时应排除颅内压升高的表现，如视盘水肿等。步态异常是大多数患者的主要症状，小脑功能障碍可能仅限于精细运动障碍或震颤。相关症状可能包括眼球震颤、口齿不清、呕吐、易怒、构音障碍等,年龄较大的儿童可有头痛。此外,还可见四肢肌张力减低、腱反射减弱或亢进。脑神经多不受累,眼底正常,感觉功能正常。病情发展多在1~2天内达高峰,进展较慢者少见。

表 30-19 急性小脑性共济失调的常见病因

炎性
急性病毒性小脑炎
感染后免疫性小脑炎
脑干脑炎
急性播散性脑脊髓炎
多发性硬化
中枢神经系统血管炎
副肿瘤性疾病
吉兰-巴雷综合征 Miller-Fisher 变异型
中毒
酒精
药物
颅内占位/肿瘤性
肿瘤
脓肿
血管性
椎基底动脉夹层
血栓栓塞
中枢神经系统外伤
挫伤
出血
脑震荡综合征
其他
迷路炎
基底型偏头痛
良性阵发性眩晕
癫痫(非惊厥持续状态)

【辅助检查】 脑脊液检查可正常或显示轻度淋巴细胞增多和蛋白质升高(25%~50%),脑脊液 IgG 指数增加(50%)和/或出现寡克隆带(10%~17%)。脑电图多为正常,急性期可有慢波增多。头颅 MRI 可排除脑占位病变,近年来发现,水痘后小脑性共济失调的病例可存在小脑脱髓鞘病变,高清头颅 MRI 显示病变集中于小脑蚓部。合并眼阵挛或肌阵挛的儿童应进行腹部影像学检查以寻找神经母细胞瘤。

【诊断与鉴别诊断】 急性小脑性共济失调典型者诊断不难,特点为:①急性发病;②近 2~3 周有前驱感染史;③没有可能提示其他诊断的体征或症状(如发热、脑膜炎、癫痫发作、精神状态改变、眼阵挛、肌阵挛、眼部畸形、偏瘫、虚弱、感觉丧失、腱反射亢进或消失、持续性头痛或近期外伤史)。由于本病系临床诊断,诊断时要详细询问病史及辅助检查,与以下疾病进行鉴别:①有毒物质摄入:如酒精或药物;②感染性疾病:脑膜炎、脑炎或迷路炎;③感染后免疫性疾病:急性小脑炎、急性播散性脑脊髓炎;④结构性:头部外伤、脑血管意外、后颅窝肿瘤和神经母细胞瘤(伴或不伴眼阵挛/肌阵挛综合征);⑤代谢和神经退行性疾病;⑥常染色体显性遗传共济失调;⑦感染性多发性神经根炎。

【治疗】 主要为对症支持治疗。如果症状持续或恶化,或出现新症状(如局灶性神经功能缺损,眼阵挛/肌阵挛等),应进一步评估患者共济失调的其他原因。恢复不全的患儿若考虑感染性小脑炎,则治疗的首要目的是清除感染灶。排除活动性感染后如症状仍无缓解,通常需要进行试验性免疫抑制治疗。可选择糖皮质激素如甲泼尼龙,通常冲击治疗 3~5 天。如症状无改善,可选择血浆置换或静脉注射免疫球蛋白作为二线治疗。恢复阶段有 20%的儿童存在行为或学习困难,但大多数在 6 个月内恢复。

【预后】 急性小脑共济失调通常在出现后 2~3 周内消退,不伴后遗症,中位症状持续时间为 10~12 天。很少一部分患儿症状可持续数周。如果症状恶化或复发,应重新考虑诊断,并仔细排除共济失调的其他原因。10%的急性小脑性共济失调儿童可能有一些长期的神经系统后遗症,如震颤、语言不清等。诊断时年龄较大、合并 EB 病毒感染者预后较差。

(二)遗传性小脑共济失调

遗传性小脑共济失调分为两大类。第一类是由酶缺陷引起的共济失调,通常以常染色体隐性方式遗传,常发生于儿童时期,其中部分类型现在可以治疗。第二类由进行性退行性共济失调组成,可以根据其遗传方式进一步分类:常染色体隐性共济失调,其中 Friedreich 共济失调是迄今为止最常见的类型;常染色体显性遗传性共济失调(脊髓小脑性共济失调、发作性共济失调和 X 连锁共济失调)。

1. 酶缺陷引起的共济失调 此类疾病通常是隐性遗传,因为杂合子中 50%的酶活性足以使大多数代谢途径正常进行。涉及这些疾病的代谢异常通常有多种临床表现,共济失调只是其中的一个方面。这类疾病的临床表现可分为两大类:阵发性共济失调伴有潜在的生化异常(详见阵发性共济失调章节)、慢性进行性共济失调伴有特异性酶缺乏(表 30-20)。慢性进行性共济失调通常出现在儿童后期或青少年时期。可能的原因是代谢异常所导致的损害,损害累积必须达到临界值,才会出现临床症状。贮积性疾病在这组疾病中占主导地位,包括尼曼-匹克病 C 型、Wilson 病、异染性白质营养不良、不均一性类蜡样脂褐质沉着症和己糖胺酶缺乏症(如 Tay-Sachs 病、Sandhoff 病)等。特定的贮积性疾病的诊断通常是根据临床表现结合组织病理学或生化检查来确立的。目前对于大部分由贮积性代谢障碍引起的共济失调还没有治愈的方法,但是某些特定的治疗可以延缓疾病进展。如维生素 E 缺乏性共济失调、脑-腱黄瘤病,Refsum 病和 Wilson 病等。

表 30-20　酶缺乏导致的慢性进行性遗传性共济失调

疾病名称	基因座	蛋白产物
Tay-Sachs 病	15q23-q24	己糖胺酶 A 的 α 亚基
Sandhoff 病	15q13	己糖胺酶 A、B 的 β 亚基
Niemann-Pick 病 A 型、B 型	11p15. 4-p15. 1	酸性鞘磷脂酶
Niemann-Pick 病 C 型	18q11-q12	NPC1
	14q24. 3	NPC2
异染色质脑白质营养不良	22q13	芳香硫酸酯酶 A
肾上腺脑白质营养不良	Xq28	肾上腺脑白质营养不良蛋白
无 β-脂蛋白血症	4q22	微粒体甘油三酯转移蛋白
低 β 脂蛋白血症	2p24	脂蛋白 B
脑-腱黄瘤病	2q33	线粒体固醇 27 羟化酶
共济失调并维生素 E 缺乏症	8q13	α-生育酚转移蛋白
Lesch-Nyhan 综合征	Xq26	次黄嘌呤鸟嘌呤磷酸核糖基转移酶
Wilson 病	13q14	ATP7B(铜转运 ATP 酶)
神经元蜡样质脂褐质沉积症	多发变异位点	多种基因产物
Refsum 病	10pter-p11. 2	植酸羟化酶
X 连锁共济失调、鱼鳞病和带状视网膜营养不良	Xpter-p22	芳香硫酸酯酶 C

(1) 维生素 E 缺乏性共济失调:是一种常染色体隐性遗传疾病,由染色体 8q13. 1 上的 α-生育酚转移蛋白基因突变引起。它表现为一种缓慢进行性的共济失调综合征,伴有类似 Friedreich 共济失调的神经病变,一些患者还可出现视网膜色素变性。杂合子表型正常,但血清维生素 E 浓度比正常人低 25%。该病是由于微粒体甘油三酯转移蛋白编码基因突变导致无 β-脂蛋白血症引起的脂肪吸收不良所致。载脂蛋白 B(apo B)表达量下降,其组装和分泌缺陷导致脂肪吸收受损,血清胆固醇、极低密度脂蛋白和甘油三酯浓度极低,血清 β 脂蛋白缺失。神经系统表现包括进行性视网膜变性、周围神经病变和共济失调。早期补充维生素 E 和其他脂溶性维生素有助于改善神经病变和视网膜病变。

(2) 脑-腱黄瘤病:是一种相对罕见的常染色体隐性遗传的进行性共济失调。其发病机制是 2q33 染色体上线粒体固醇 27 羟化酶基因突变导致胆汁酸合成受阻。临床表现包括共济失调、神经病变、白内障、跟腱黄瘤和迅速进展的动脉粥样硬化。血清胆固醇在正常基础上迅速升高提示诊断,可通过基因检测证实。脑脊液和血清胆甾醇升高被认为是神经系统毒性的原因。用鹅去氧胆酸治疗能显著降低血清和脑脊液中的胆甾醇,阻止疾病的发展。一旦确定诊断,应尽早开始治疗。

(3) Refsum 病:是另一种可治疗的进行性共济失调。当符合常染色体隐性遗传方式的共济失调患者出现鱼鳞病、色素性视网膜炎和周围神经病变的三联症时,应怀疑该诊断。本病是由于 *PHYH* 基因突变引起的藻酰-辅酶 A-羟化酶活性不足,从而不能降解血中的植烷酸而引起。严格限制饮食中的植烷酸摄入有希望显著改善周围神经病变和共济失调。

(4) Wilson 病:大多数神经型 Wilson 病患者有以

下症状：构音障碍、张力障碍、震颤或帕金森病。最初可能只有一种症状出现且通常为单侧肢体，但随着疾病的进展，神经系统症状和体征可能会发展。小脑性共济失调通常不是Wilson病的唯一神经症状。患者可应用铜螯合剂（青霉胺或三烯胺）治疗直到病情稳定。有神经系统症状的患者可能对三烯类药物反应更佳，因为其加重神经系统症状的副作用较少见。

2. 常染色体隐性共济失调　最常见的常染色体隐性共济失调是Friedreich共济失调。其他常见的原因有着色性干皮病和Cockayne综合征、共济失调毛细血管扩张症，这些疾病是DNA修复机制缺陷引起的。

（1）Friedreich共济失调：Friedreich共济失调（Friedreich ataxia，FRDA）是最常见的遗传性共济失调之一，由Friedreich于1863年首先报告。发病率约为12/10万。

1）临床特征：大多于20岁以前发病，以2~16岁最多，10岁以前起病者约占半数。无明显性别差异。首发症状95%为共济失调，5%为脊柱侧弯。病程缓慢进展，发病后20年多数患者不能行走。随疾病进展，言语障碍常十分明显。32%的患者出现眼球活动障碍，8%出现耳聋，4%出现头部摇晃。上肢共济失调与下肢相比更常见，程度也更重。几乎所有患者均出现指鼻试验不稳伴运动性或意向性震颤，以及轮替动作不能。少数有视网膜病或眼肌麻痹。反射异常是本症的另一主要特征。75%的患儿腱反射消失。下肢腱反射消失是本症的基本特征之一。伸性跖反射见于约90%的病例。深感觉异常也较为多见，足部关节位置和振动觉消失的发生率约90%；手部深感觉异常发生率较低，为27%。少数病例出现触觉和痛觉障碍。半数以上患儿出现骨骼关节畸形。79%发生脊柱侧弯，55%出现弓形足。心肌病的发生率为40%~70%，表现为活动时呼吸困难、心悸或心绞痛，心前区收缩期喷射性杂音也较常见，1/3~1/2病例出现心律失常或充血性心力衰竭。眼震见于50%左右的病例。少数病例可发生视神经萎缩和视力丧失。晚期可出现痉挛或强直状态。糖尿病发生率约为10%，多见于20~30岁，程度一般较为严重，胰岛素治疗也大多数难以控制，是本病死亡的原因之一。

2）实验室检查：心电图检查常见ST段改变、T波低平或倒置，个别甚至先于神经系统症状而出现。左、右心室肥厚或高电压也较常见。可发生心律失常和传导障碍，但较少见。肌电图和神经传导速度检查的典型改变包括感觉神经动作电位波幅明显降低，传导速度轻度减慢。神经影像学检查可见多数患者脊髓萎缩，或小脑、脑干萎缩。

3）诊断：10岁左右发病，临床表现为进行性的共济失调伴构音障碍，腱反射消失应怀疑此诊断。确定诊断有赖于DNA检查，多数病例存在*FXN*基因的特征性GAA扩增。*FXN*的GAA扩增突变导致临床表现异质性大，较短的扩增产生较轻的表型，而较长的扩增产生更严重，更早发作的表型。

4）治疗：FXN蛋白在铁/硫簇的生物合成中具有活性；重复扩增会降低FXN的水平并导致氧化应激增加，某些抗氧化剂处理可以缓解这种情况。值得注意的是，大部分的FRDA患者血清辅酶Q_{10}水平降低。由于辅酶Q_{10}缺乏导致线粒体功能障碍，低剂量和高剂量辅酶Q_{10}/维生素E疗法已被证明可有效改善共济失调。α-生育酚醌（EPI A0001）是一种有效的抗氧化剂，可带来剂量依赖性的神经功能改善。艾迪苯醌是辅酶Q10的短链类似物，能够改善心脏功能。高剂量的艾迪苯醌可使神经系统受益，且耐受性良好，能改善FRDA患者的日常活动能力。抗痉挛药物的对症治疗有助于缓解疼痛性肌肉痉挛，对于脊柱侧凸可采取手术治疗。

（2）共济失调毛细血管扩张症

1）临床表现：共济失调毛细血管扩张症（ataxia telangiectasia，AT）的主要临床特点是进行性小脑性共济失调，眼结膜和皮肤毛细血管扩张，免疫缺陷。发病率为1/80 000~100 000。神经系统症状常起始于婴幼儿期，共济失调一般发生于生后12~14个月，典型表现为学步困难和躯干不稳，6岁以后症状已十分明显，10~11岁时常只能借助轮椅活动。其他神经系统症状包括舞蹈样动作、手足徐动、肌阵挛、反射消失和眼球运动异常。毛细血管扩张起始于2~7岁，球结膜首先受累。逐渐波及暴露部位皮肤，如鼻翼、耳朵、颈部和肢体屈侧。日光照射、辐射和摩擦后加重。皮肤的其他异常包括白斑、咖啡[牛奶]斑和皮下脂肪消失。半数患者有糖耐受不良，女性患者常见性腺功能减退。由于免疫功能异常，患者易发生各种感染，特别是鼻窦炎和呼吸道感染。恶性增殖性疾病的发生率也明显高于正常人群，15%的病例死于恶性疾病，特别是非霍奇金淋巴瘤和T细胞白血病。本症预后不良，2/3死于20岁以前，主要死亡原因是感染和恶性疾病。

2）辅助检查：甲胎蛋白升高见于90%以上的患者，约10ng/ml。癌胚抗原（CEA）水平通常也会升高。大多数患者的免疫球蛋白IgA和IgE水平降低或缺如；IgM、IgG1和IgG3浓度正常或升高，IgG2和IgG4浓度通常降低。建议对AT患者进行基因检测，因为AT杂合子也存在患癌风险增加。神经电生理检查可见感觉神经动作电位异常。影像学检查可见小脑萎缩。

3）诊断：临床上可利用表 30-21 中诊断标准，对 AT 进行初步诊断。

表 30-21　共济失调毛细血管扩张征的诊断标准

分类诊断标准
确定诊断 男性或女性患者，细胞培养时由辐射诱导的染色体断裂增加/或进行性小脑共济失调，并且在 AT 的两个等位基因上均有功能缺失突变
疑似诊断 患有进行性小脑共济失调的男性或女性患者，以及以下四条中的三条： 1. 眼或面部毛细血管扩张 2. 血清 IgA 至少比正常年龄低 2SD 3. 甲胎蛋白比正常年龄高至少 2SD 4. 细胞培养中辐射诱导的染色体断裂增加
可能诊断 患有进行性小脑共济失调的男性或女性患者，并且至少有以下四条之一： 1. 眼或面部毛细血管扩张 2. 血清 IgA 至少比正常年龄低 2SD 3. 甲胎蛋白比正常年龄高至少 2SD 4. 细胞培养中辐射诱导的染色体断裂增加

4）治疗：严重反复感染和 IgG 水平低的患者可行 IVIg；早期和持续的物理治疗可以最大程度地减少挛缩和脊柱侧弯。必须监测儿童恶性肿瘤的早期征象（瘀斑、局部疼痛或肿胀、体重减轻），但肿瘤的治疗存在争议，因为患者对放疗和化疗极为敏感，易表现出溃疡性皮炎、严重的食管炎、吞咽困难和深部组织坏死。常规剂量的放化疗在 AT 中可能是致命的。患者应避免接触电离辐射，如 CT 扫描等。左旋多巴衍生物和抗胆碱能药可以改善基底神经节功能障碍；金刚烷胺、氟西汀或丁螺环酮可能有助于保持身体平衡和治疗言语障碍；震颤通常可以通过加巴喷丁、氯硝西泮控制。

（3）着色性干皮病与 Cockayne 综合征：着色性干皮病（xeroderma pigmentosum，XP）和 Cockayne 综合征（Cockayne syndrome，CS），也属于 DNA 互补缺陷所致的遗传性共济失调综合征。在临床上表现为共济失调、震颤、虚弱、眼球震颤和听觉障碍，阳光敏感性等皮肤表现最早出现且非常突出。但一些 XP 患者直到中年才出现神经系统症状。

（4）其他：除上述几类缺陷基因已较明确外，近年又发现一型常染色体隐性遗传性早发型共济失调，即婴儿起病型脊髓小脑性共济失调（infantile-onset spinocerebellar ataxia，IOSCA）。临床特点是小脑性共济失调、感觉神经病、手足徐动症、耳聋、眼肌麻痹、视神经萎缩。女性可伴性腺功能减退。IOSCA 的基因缺陷位于染色体 10q22. 3~24. 1。

3. 常染色体显性遗传性共济失调　最常见的常染色体显性共济失调是脊髓小脑共济失调（spinal cerebellar ataxia，SCA）。目前已经鉴定出 40 多种 SCA[5]，见表 30-22。

表 30-22　常染色体显性遗传性共济失调的特征*

疾病简称	临床表现特点	基因	蛋白产物
SCA1	锥体束征，周围神经病变	*ATXN1*	CAG 重复，Ataxin-1
SCA2	扫视缓慢，肌阵挛，腱反射消失	*ATXN2*	CAG 重复，Ataxin-2
SCA3	扫视缓慢，持续凝视，锥体外系体征，周围神经病变	*ATXN3*	CAG 重复，Ataxin-3
SCA4	感觉神经病变	16q22. 1	
SCA5	发病较早但进展缓慢	*SPTBN2*	Ⅲ血影蛋白
SCA6	起病晚、缺乏家族史，温和病程，眼球震颤	*CACNA1A*	CAG 重复，α1AP/Q 钙通道亚单位
SCA7	视网膜黄斑变性	*ATXN7*	CAG 重复，Ataxin-7
SCA8	温和病程	*ATXN8* *ATXN8OS*	CTG * CAG 重复
SCA9	未定义		
SCA10	全身性或复杂性部分性癫痫发作	*ATXN10*	ATTCT 重复，Ataxin-10
SCA11	温和病程	*TTBK2*	Tau 微管蛋白激酶-2
SCA12	震颤，痴呆	*PPP2R2B*	CAG 重复在 5’编码区，蛋白磷酸酶 2A

30 章

续表

疾病简称	临床表现特点	基因	蛋白产物
SCA13	智力落后	*KCNC3*	电压门控钾离子通道 Kv. 3. 3
SCA14	发病早,间歇性肌阵挛	*PRKCG*	蛋白激酶 Cγ
SCA15/16	病情进展缓慢	*ITPR1*	肌醇 1,4,5-三磷酸受体 1
SCA17	共济失调步态,痴呆	*TBP*	CAG 重复 s,TATA 结合蛋白
SCA18	锥体束征,虚弱,感觉性轴索神经病变	7q22-q32	
SCA19/22	小脑综合征,伴或不伴认知障碍或肌阵挛	*KCND3*	电压门控型钾离子通道 Kv 4. 3
SCA20	腭震颤和发音困难	11q12	
SCA21	轻度至中度认知损害	*TMEM240*	跨膜蛋白 240
SCA23	远端感觉障碍	*PDYN*	强啡肽原
SCA24	存在隐性遗传;重命名为 SCAR4	1p36	
SCA25	感觉性神经病变,面部抽搐,胃肠道症状	2p21-p13	
SCA26	单纯小脑共济失调	*EEF2*	真核生物翻译延伸因子 2
SCA27	认知损害	*FGF14*	成纤维细胞生长因子 14
SCA28	眼睑轻瘫和上睑下垂	*AFG3L2*	线粒体 AAA 蛋白酶的催化亚基
SCA29	早发性非进行性共济失调;可能为 SCA15 的等位基因变异	3p26	
SCA30	缓慢进展,单纯性共济失调	4q34. 3-q35. 1	
SCA31	肌张力降低	*BEAN*	(TGGAA)n 重复
SCA32	认知障碍,患有无精子症和睾丸萎缩的男性	7q32-q33	
SCA33	未定义		
SCA34	皮肤丘疹、鳞状红斑、鱼鳞状斑块	*ELOVL4*	ELOVL 脂肪酸延长酶 4
SCA35	迟发性,缓慢进行性肢体共济失调和共济失调步态	*TGM6*	转谷氨酰胺酶 6
SCA36	迟发性,躯干共济失调,构音障碍,可变运动神经元疾病和感觉神经性耳聋	*NOP56*	GGCCTG 重复
SCA37	迟发性,跌倒,构音障碍,笨拙,垂直眼球运动异常	1p32	
SCA38	缓慢进展的单纯性小脑共济失调	*ELOVL5*	ELOVL 脂肪酸延长酶 5
SCA39	未定义		
SCA40	反射亢进,痉挛	*CCDC88*	卷曲螺旋结构域 88C
DRPLA	舞蹈症,癫痫发作,肌阵挛,痴呆症	*ATN1*	CAG 重复,肌萎缩蛋白-1

*注:数据来源:华盛顿大学神经肌肉疾病中心、在线人类孟德尔遗传病数据库(Online Mendelian Inheritance in Man, OMIM)。

常染色体显性遗传性共济失调中最常见病因的是基因编码区中的 CAG 重复序列,该序列编码蛋白质产物中的聚谷氨酰胺片段,类似于 Huntington 病。这种重复会导致体细胞和生殖细胞遗传稳定性下降。连续几代受影响的家庭发病年龄逐渐提早,其后代的表型逐渐加重。

4. X 连锁共济失调 X 连锁共济失调是一组临床表现高度异质性的罕见疾病。一些是单纯的小脑综合征,而另一些则包括其他神经系统异常,如痉挛,耳聋,智力障碍。尽管 X 连锁的疾病在男性中多见,但由于带有正常等位基因的X染色体选择性失活，一小部分女性也可以出现症状。患者可能还患有除共济失调外的其他系统的表现，如铁粒幼细胞性贫血和肾上腺功能不全等。伴有共济失调的X连锁铁粒幼细胞性贫血是一种隐性疾病，病情相对较轻，对吡哆醇无反应，以非进行性的小脑性共济失调为特征。其致病基因是位于Xq13的ATP-结合盒蛋白7（ATP-Binding cassette 7，*ABCB7*）基因。进行性共济失调和运动协调欠佳也可是肾上腺脑白质营养不良的非典型表现，肾上腺脑白质营养不良是一种以进行性神经功能障碍和原发性肾上腺功能不全为特征的X连锁隐性疾病，具体内容见相关章节。

（三）阵发性共济失调

原发性阵发性共济失调（episodic ataxias，EAs）是一组常染色体显性遗传性疾病，其特征是短暂、反复发作的躯干不协调和不稳及其他症状，如眩晕、恶心、呕吐、头痛（偏头痛）、视力障碍和构音障碍等，具有明显的遗传异质性和表型异质性。目前已报道的共有8型，称为EA1-EA8，大多数在成年之前发病。其中EA1和EA2占报道病例的多数。阵发性共济失调的诊断通常基于病史和临床特征，多与离子通道基因突变有关，分子遗传学检测可有助于明确具体的突变基因。

1. 阵发性共济失调1型（episodic ataxias，type1，EA1）　是由*KCNA1*基因的杂合突变引起的，该基因编码神经元电压门控钾离子通道Kv1.1的α1亚基。临床特征为仅持续数秒至数分钟短暂发作的小脑功能障碍，包括步态不稳、肢体共济失调、构音障碍、蹒跚步态、姿势性震颤。这些发作常伴肌纤维颤搐（肌肉波纹现象），其诱发因素包括运动、应激、环境温度、惊跳、姿势改变、情绪、饥饿、酒精、咖啡因或疾病等。发作间期可伴有小肌肉抽动，多见于手部及眼周。可合并构音障碍。一些受累个体在发作间期具有正常或接近正常的神经系统功能。然而，已有报道患者有持续性小脑功能障碍和听力障碍。通常在儿童期或青春期发病。一般情况下，唯一的病理关联是小脑蚓部极轻微的萎缩。部分患者可合并癫痫和智力障碍，卡马西平是首选治疗药物，部分病例乙酰唑胺和丙戊酸也可能有效。

2. 阵发性共济失调2型（episodic ataxias，type2，EA2）　是最常见、最典型的EA综合征，由*CACNA1A*基因突变引起，其编码神经元的α1A亚基电压门控钙通道Cav2.1，可能通过减少小脑浦肯野细胞中钙依赖性神经递质释放而致病。临床特征表现为持续数小时至数日的反复共济失调发作，可伴有严重的眩晕、恶心、呕吐、头晕、头痛等。发作期或发作间期均可存在眼球震颤，向外及下视时明显。常可发展为持续性的小脑症状及小脑萎缩。其发作可能是自发发生的，也可能是由于体力消耗、疲劳、情绪困扰或兴奋引起的。临床表现和进展速度异质性较大，但在同一家族中常相对一致。在大多数EA2患者中，发病年龄范围从婴儿期到儿童早期，可持续存在至成人期。目前治疗EA2的药物主要是乙酰唑胺和4-氨基吡啶。每天使用乙酰唑胺治疗可以预防或减轻发作。4-氨基吡啶可改善浦肯野细胞的起搏活动，从而减少EA发作的频率。达伐吡啶、氯唑沙宗等亦已被提议作为潜在的治疗选择，但仍需要进一步的研究。

3. 其他EA亚型　均仅在一个或数个家庭中有报告。

（1）阵发性共济失调3型（episodic ataxias，type3，EA3）：与染色体1q42连锁有关，但尚未发现致病基因。临床特征为反复短暂发作（持续数分钟）的前庭型共济失调、眩晕、耳鸣，其中耳鸣症状最为明显。其他特征包括发作间期肌纤维颤搐、头痛、视物模糊、复视和无力而无眼球震颤。发病年龄存在差异。乙酰唑胺治疗似乎有效。

（2）阵发性共济失调4型（episodic ataxias，type4，EA4）：又称为周期性前庭小脑性共济失调。目前尚未发现明确致病基因。临床特征为反复共济失调发作、眩晕、复视和耳鸣，眼部表现为平稳的跟随性眼球运动缺陷和凝视诱发性眼球震颤，症状通常可持续数小时。报道的发病年龄为20~50岁。乙酰唑胺对此型EA无效。

（3）阵发性共济失调5型（episodic ataxias，type5，EA5）：是由位于染色体2q22~23的*CACNB4*基因突变所致，其编码钙通道β4亚基。其临床特征与EA2类似，包括发作持续时间、发作间期眼球震颤等。唯一明显的区别是它的发病晚于EA2，目前报道的发病年龄为20~60岁。该型乙酰唑胺治疗有效。

（4）阵发性共济失调6型（episodic ataxias，type6，EA6）：是由位于染色体5p13.2的*SLC1A3*基因杂合突变所致，该基因是编码兴奋性氨基酸转运蛋白1（EAAT1）的溶质载体家族成员，突变可导致谷氨酸的过度细胞外积累和神经毒性损伤。其临床表型有较大异质性。其中一例青少年患者表现为发热诱发的阵发性共济失调、癫痫发作、偏头痛和交替性偏瘫。另一个荷兰家系中3名成员表现出典型的EA2样症状，例如持续数小时的发作、发作间期眼球震颤和对乙酰唑胺的阳性反应等。

（5）阵发性共济失调 7 型（episodic ataxias，type7，EA7）：仅在单个家族中被发现，四代家庭成员中有 7 人发病。全基因组连锁分析将疾病基因定位在染色体 19q13 上，但尚未找到具体致病基因。其临床特征包括阵发性共济失调、无力和构音障碍，持续数小时至数天，由运动或兴奋触发发作，发作间期神经系统检查正常。发病年龄在 20 岁以前。

（6）阵发性共济失调 8 型（episodic ataxias，type8，EA8）：被发现于一个爱尔兰家庭，三代人中有 13 个发病的成员，通过全外显子组测序检测到位于染色体 1p36.13 的 *UBR4* 中的错义突变，然而尚未得到功能研究的证实。在其他患有 EA 的患者中亦发现了未经功能验证的 *UBR4* 中其他罕见突变。其临床特征是共济失调、全身无力、言语不清，持续数分钟至数小时。其他特征还包括眼周肌颤搐、眼球震颤、肌纤维颤搐和持续性意向性震颤。本型对氯硝西泮治疗有反应，乙酰唑胺无效。

原发性阵发性共济失调已确认的为以上 8 型。而最近报告了与 *FGF14* 基因致病突变相关的阵发性共济失调的发作。发作多由发热诱发，可持续数天，频率不定，其发病年龄广泛（从童年到成年），持续时间和频率各异，临床异质性大，部分患者对乙酰唑胺治疗有反应。Piarroux J 等建议将其添加为阵发性共济失调 9 型[6]。此外，许多编码离子通道、转运蛋白或突触蛋白的基因突变亦可引起各种阵发性共济失调症状，相关基因包括 *SCN2A*、*ATP1A3*、*NALCN*、*DARS2*、*SLC2A1*、*PRRT2* 等。还有许多具有 EA 典型临床特征的患者在已知的 EA 致病基因中没有任何突变，这表明 EA 的遗传异质性和其他致病基因的存在。因此，通过全外显子组测序对这些基因的广泛搜索可以帮助定义新的候选基因并鉴定与 EA 相关的新突变，可能是最有效和经济的选择。

本病需与其他原因所导致的阵发性共济失调相鉴别：包括苯妥英钠等抗癫痫药物过量所引起的共济失调，代谢性疾病如丙酮酸脱羧酶缺乏、Leigh 病、枫糖尿症、尿素循环障碍、维生素 E 缺乏、Refsum 病、Hartnup 病等引起的阵发性共济失调。同时还应谨慎排除其他疾病所引起的共济失调，如免疫介导性复发型小脑共济失调、脊髓小脑变性、中枢神经系统脱髓鞘病、间歇性梗阻性脑积水、癫痫、体位性眩晕、椎基底动脉缺血、梅尼埃病等。

三、遗传性痉挛性截瘫

遗传性痉挛性截瘫（hereditary spastic paraplegia，HSP）又称为 Strümpell-Lorrain 病，是一组具有高度临床和遗传异质性的罕见的神经系统变性疾病，主要表现为缓慢进展的双下肢无力和痉挛性截瘫。HSP 总体发病率为 1～10/100 000，发病年龄差异较大，从新生儿到老年人都有。HSP 的遗传方式包括常染色体显性遗传、常染色体隐性遗传、X 连锁隐性遗传和线粒体遗传，其中常染色体隐性遗传最常见。

【病理机制】 尽管 HSP 的遗传学表现多样，但共同的病理特征是皮质脊髓束和薄束后索轴突的长度依赖性变性，皮质脊髓束以胸段脊髓受累最重，薄束以颈段脊髓受累最重。双侧脊髓小脑束也有不同程度的病变，脊髓前角细胞、巨锥体细胞、基底节、胼胝体、小脑、脑干、大脑皮质和视神经也可累及。HSP 涉及多种分子学病因，包括细胞内运输障碍、核苷酸代谢障碍、突触形成和轴突发育障碍、轴突运输障碍、线粒体障碍、髓鞘维护和组装障碍。

【分型】 临床分型：HSP 根据临床特征的不同分为单纯型和复杂型，单纯型表现为逐渐进展的双下肢痉挛、步态不稳、腱反射亢进，可以合并膀胱括约肌功能障碍，上肢也可能出现反射增强，但脑神经很少受损；复杂型除上述临床表现外还可伴有共济失调、严重的肌萎缩、视神经萎缩、视网膜色素变性、精神发育迟滞、锥体外系症状、智力障碍、耳聋、鱼鳞病、周围神经病和癫痫等；国外最常见的合并症状是肌萎缩，国内是智力障碍。HSP 基因型与临床表型：HSP 的遗传分类基于其遗传方式、染色体位点和致病突变，其基因位点被命名为 *SPG*（spastic paraplegia gene），并按顺序编号为 SPG1、SPG2、SPG3 等，SPG 编号是基因位点的发现顺序，而不是遗传传递机制，目前发现的基因位点数超过 55 个，并还在持续增加。HSP 临床分类（单纯型或复杂型）与遗传分类（SPG 型）之间的关联不完全，一些遗传类型与单纯型和复杂型均相关。随着分子遗传学诊断技术的提高，越来越多的 HPS 致病基因被发现，据 EFNS 指南报道的基因型与临床表型见表 30-23。

【临床表现】 单纯型 HSP 主要表现为对称型下肢无力和痉挛所致的步态异常，伴有腱反射亢进、病理征阳性；膀胱功能障碍在 HSP 中相对常见。此外，还可出现轻微的双下肢脊髓后索损害症状，表现为远端振动觉减退。复杂型 HSP 在单纯型基础上，合并其他神经系统障碍或多系统障碍。

SPG3A 是常见的儿童期发病的常染色体显性遗传 HSP，由 *ATLS* 基因突变引起。症状通常始发于 10 岁以前，病程可以为非进展性。由于发病年龄早，散发病例容易被误诊为脑性瘫痪。SPG3A 大多表现为单纯型

表 30-23　遗传性痉挛性截瘫分类及主要的亚型

遗传性痉挛性截瘫分类	
1. Harding 分类,根据症状和体征	
(1) 单纯型 HSP	痉挛性截瘫伴括约肌功能障碍和感觉丧失
(2) 复杂型 HSP	痉挛性截瘫伴其他神经系统的症状和体征
2. Harding 分类,根据痉挛起病年龄	
(1) HSP Ⅰ型	早发型:<35 岁起病
(2) HSP Ⅱ型	经典型:>35 岁起病
3. 根据遗传方式分类	
(1) 常染色体显性 HSP	SPG3A、SPG4、SPG6、SPG8、SPG9、SPG10、SPG12、SPG13、SPG17、SPG19、SPG29、SPG31、SPG33、SPG36、SPG37、SPG38、SPG41、SPG42、SPG72、SPG73
(2) 常染色体隐性 HSP	SPG5、SPG7、SPG11、SPG14、SPG15、SPG18、SPG20、SPG21、SPG23、SPG24、SPG25、SPG26、SPG27、SPG28、SPG30、SPG32、SPG35、SPG39、SPG43、SPG44、SPG45/SPG65、SPG46、SPG47、SPG48、SPG49、SPG50、SPG51、SPG52、SPG53、SPG54、SPG55、SPG56、SPG57、SPG58、SPG59、SPG60、SPG61、SPG62、SPG63、SPG64、SPG66、SPG67、SPG68、SPG69、SPG70、SPG71、SPG72、SPG74
(3) X 连锁隐性遗传	SPG1、SPG2、SPG16、SPG22、SPG34
4. 根据发病机制分类	
(1) 膜转运和细胞器形成	SPG3A、SPG4、SPG6、SPG11、SPG15、SPG18、SPG20、SPG31、SPG59、SPG60、SPG61、SPG62、SPG69、SPG72
(2) 轴突转运	SPG4、SPG10、SPG30、SPG58
(3) 线粒体功能异常	SPG7、SPG20、SPG31
(4) 脂质代谢紊乱	SPG5、SPG26、SPG28、SPG35、SPG39、SPG46、SPG54、SPG56
(5) 髓鞘化障碍	SPG1、SPG2、SPG39、SPG42、SPG67

HSP,少部分可表现为复杂型,可出现运动感觉轴索型神经病、远端肌萎缩、胼胝体较薄和认知功能障碍。SPG11 是最常见的常染色体隐性 HSP,由 *SPG11* 基因突变所致。发病通常较早,范围为 1~27 岁,多表现为复杂型,涉及痉挛性截瘫,伴有认知功能障碍、胼胝体较薄或脑白质异常、构音障碍、眼球震颤或手臂无力。

【诊断与鉴别诊断】 HSP 的初步诊断主要依靠典型临床症状、阳性家族史,根据患者的起病年龄、首发症状、病情进展等,结合完整和规范的神经系统查体。临床诊断通常参照 Harding 的诊断标准:①临床表现主要是双下肢无力、肌张力过高等上运动神经元受累症状,逐渐出现步态异常,进行性发展为双下肢痉挛性截瘫,部分患者可伴有尿频、尿急、认知障碍、癫痫发作、视力下降、锥体外系症状等;②神经系统检查主要为锥体束征,下肢较明显;③脑和脊髓 CT 或 MRI 检查多正常,但有部分患者可出现脊髓和/或小脑萎缩,还可伴有胼胝体萎缩;④多有家族史,符合常染色体显性遗传、常染色体隐性遗传、X 连锁隐性遗传或线粒体母系遗传,偶有散发病例;⑤排除其他疾病所致的痉挛性截瘫,如脑瘫、多发性硬化、肾上腺脑白质营养不良、运动神经元病等。基因检测是诊断的金标准,二代测序、目标基因高通量测序和全外显子组测序是常用的检测方法,对于复杂型病例,需要结合其他检测方法,如合并智力障碍可以考虑 ArrayGCH 方法,对于痉挛性截瘫伴共济失调,需要鉴别脊髓小脑性共济失调或 Friedreich 共济失调等致病基因的动态突变。本病需与运动神经元病、脊髓结构性损害、脑白质营养不良、脱髓鞘疾病、自身免疫性和炎症性疾病、硬脊膜动静脉瘘等血管畸形、肌张力障碍、代谢性疾病、伴显著痉挛的遗传性共济失调等疾病相鉴别。

【治疗】 目前,HSP 尚无有效治疗方法,以缓解临床症状,提高生活质量为主。传统的药物治疗有巴氯芬、替扎尼定、加巴喷丁、普瑞巴林等口服药物缓解肌张力,肌内注射肉毒杆菌毒素等防止挛缩和畸形。有报道鞘内注射巴氯芬和机器人步态训练能有效地改善单纯型 HSP 患者的平衡和行走能力。此外，还可考虑选择性外周神经切断术或其他外科手术，如软组织局部外科干预等治疗。

四、阵发性运动障碍

阵发性运动障碍(paroxysmal dyskinesias, PD)是一组存在临床表型和病因异质性的运动障碍性疾病，患者发作表现为突发的异常运动或姿势，如肌张力障碍、舞蹈-手足徐动症或投掷动作等，可以独立或同时发生，反复发作。

【分型】 目前基于发作的诱因主要分为以下三类：①阵发性运动诱发性运动障碍(paroxysmal kinesigenic dyskinesia, PKD)；②阵发性非运动诱发性运动障碍(paroxysmal non-kinesigenic dyskinesia, PNKD)；③阵发性过度运动诱发性运动障碍(paroxysmal exercise-induced dystonia, PED)。

【病因】 分为原发性和继发性病因，原发性包括家族性及散发病例，约 40%~70%的 PD 病例为家族性，呈常染色体显性遗传或隐性遗传。PKD 患者中最常见的突变基因为 *PRRT2* 基因，约 27%~65%的 PKD 患者存在该基因突变，家族病例发生率高于散发病例。*PRRT2* 编码富含脯氨酸的跨膜蛋白 2，参与突触传递。*PRRT2* 基因突变也是婴儿惊厥伴发作性舞蹈徐动症(infantile convulsions with paroxysmal choreoathetosis, ICCA)和良性家族性婴儿癫痫(benign familial infantile epilepsy, BFIE)的致病基因，同一家族中不同成员可表现为 BFIS、ICCA、PKD，单独或合并出现。PKD 患者中也可检出 *SCN8A*、*KCNMA1*、*SLC2A1*、*PNKD*、*KCNA1* 和 *DPEDC5* 等基因突变。*PNKD* 基因是 PNKD 家系中的主要致病基因，以往称为肌原纤维生成调节因子 1(MR-1)，在调节肌原纤维形成中起作用。PNKD 也可出现在 *ADCY5*、*ATP1A3*、*SLC2A1*、*PRRT2* 和 *KCNMA1* 等基因突变患者中。*SLC2A1* 基因是家族性 PED 患者最常见的致病基因，*SLC2A1* 基因编码葡萄糖转运蛋白 1(GLUT1)，是介导葡萄糖通过血脑屏障的主要转运体。*SLC2A1* 基因杂合突变导致 GLUT1 缺乏综合征，表现为智力障碍、获得性小头畸形、癫痫发作、阵发性运动障碍和复杂运动障碍等。PED 患者中也有 *ECHS1*、*PARK2*、*GCH1*、*ADCY5*、*PRRT2*、*ATP1A3* 等基因突变者。PD 的继发性病因众多，包括中枢神经系统感染，如巨细胞病毒感染、梅毒、获得性免疫缺陷综合征和亚急性硬化性全脑炎等；多种代谢紊乱如 Wilson 病、枫糖尿症、假性甲状旁腺功能减退伴基底节钙化、甲状旁腺功能减退、甲状腺功能亢进、低血糖、高血糖、低钙血症等；缺血缺氧性脑损伤、脊髓损伤、脑性瘫痪或颅脑外伤；血管性病因如烟雾病、短暂性脑缺血发作、卒中；矢状窦旁脑膜瘤，中枢神经系统淋巴瘤，神经棘红细胞增多症等；结构性病因如 Arnold-Chiari 畸形伴脊髓空洞、皮质发育不良等；此外，哌甲酯等药物已证实会引起 PKD。

【临床表现】 ①PKD 的发作通常由突然运动、加速、运动方向改变或惊吓引起，临床症状以肌张力障碍最常见，通常是一个或多个肢体出现短暂的肌张力障碍，持续数秒至数分钟，患者意识清楚，下颌或面部受累时影响语言，可有肢体感觉异常等先兆。发作频率不等，可间隔数月发作，也可一天之内多次发作，发作间期如常，有时因焦虑、惊吓、咖啡摄入和睡眠不足而导致发作时间延长。多在儿童期及青少年期起病，青春期达到高峰。②PNKD 的特点是间歇性肌张力障碍、舞蹈-手足徐动，常由咖啡因、茶、困倦、酒精或压力诱发，不由运动诱发。与 PKD 相比，发作时间较长，通常为数分钟至数小时，而发作频率相对少，发作时意识清楚，发作间期如常。一般从婴儿期或幼儿期开始发病，男性多见，青春期达高峰，成年后可能有所缓解。③PED 常由持续运动引起，其他触发因素包括振动、低温和神经电刺激等。最常见的异常表现是肌张力障碍，舞蹈-手足徐动及投掷动作也可出现，下肢最常受累，持续时间约 5~30 分钟，通常无感觉先兆。

【诊断与鉴别诊断】 诊断依靠详细的病史、家族史和发作的记录视频，视频脑电图监测有助于排除癫痫发作。考虑在遗传性家系中观察到的表型多样性，病史采集必须包括患者和家庭成员中出现的各种阵发性现象，如肌无力、共济失调、舞蹈症、肌张力障碍、肌痉挛、眼球运动异常、偏头痛和癫痫等。需要排查继发性病因，如头部影像学检查排除血管性、结构性病因。血生化、电解质、血糖、甲状腺功能等实验室检查排除内分泌代谢性疾病。外显子组测序等寻找遗传性病因。此外，本病需要与癫痫、多巴反应性肌张力障碍、心因性疾病等鉴别，值得注意的是，PKD 患者可检测到脑电图异常。

【治疗与预后】 治疗目前仍以针对表型为主，对于继发性 PD 患者，对其潜在原因的识别和正确治疗有助于疾病控制。①PKD 对调节电压门控钠离子通道的抗癫痫药物非常敏感，如苯妥英钠、卡马西平、奥卡西平、拉莫三嗪等，剂量通常低于治疗癫痫发作的常用剂量，其他药物如苯巴比妥、左乙拉西坦、加巴喷丁、丙戊酸钠和托吡酯也有少数治疗有效的报道。②对于 PNKD 患者，避免潜在的触发因素，如咖啡因、酒精和压力等是治疗该病的基石。除苯二氮䓬类药物（氯硝西泮和地西泮）外，对常规抗癫痫药物反应不佳。个别病例报道对氟哌啶醇、抗胆碱药、乙酰唑胺、左乙拉西坦和丙戊酸钠治疗有反应。神经调控如深部电刺激在成人对部分难治性舞蹈症、肌张力障碍患者可能有改善作用，在儿童应用较少。③PED 患者对抗癫痫药物、左旋多巴、乙酰唑胺等治疗反应不一，通常反应欠佳，避免长时间运动等触发因素是治疗的基础。GLUT1 缺乏综合征患者可使用生酮饮食治疗。

（尹飞）

参考文献

[1] MAAS RPPW, WASSENBERG T, LIN JP, et al. l-Dopa in dystonia: A Modern Perspective. Neurology, 2017, 88(19): 1865-1871.

[2] PARNES M, BASHIR H, JANKOVIC J. Is Benign Hereditary Chorea Really Benign? Brain-Lung-Thyroid Syndrome Caused by *NKX2-1* Mutations. MovDisord Clin Pract, 2018, 6(1): 34-39.

[3] TORRES-RUSSOTTO D. Clinical approach to tremor in children. Parkinsonism Relat Disord, 2019, 59: 111-116.

[4] THAKKAR K, MARICICH SM, ALPER G. Acute Ataxia in Childhood: 11-Year Experience at a Major Pediatric Neurology Referral Center. J Child Neurol, 2016, 31(9): 1156-1160.

[5] MUNDWILER A, SHAKKOTTAI VG. Autosomal-dominant Cerebellar Ataxias. Handb Clin Neurol, 2018, 147: 173-185.

[6] PIARROUX J, RIANT F, HUMBERTCLAUDE V, et al. FGF14-related Episodic Ataxia: Delineating the Phenotype of Episodic Ataxia Type 9. Ann Clin Transl Neurol, 2020, 7(4): 565-572.

第 9 节　前角细胞及外周神经病

一、脊髓性肌萎缩

脊髓性肌萎缩（spinal muscular atrophy，SMA）是运动神经元存活基因 1（survival motor neuron，*SMN1*）突变所导致的常染色体隐性遗传病[1]，*SMN1* 基因突变导致脊髓和脑干运动神经元变性，临床上主要表现为近端肢体和躯干进行性、对称性肌无力和肌萎缩，智力认知正常，感觉无受累。随着疾病的进展，可累及呼吸系统，重症患儿常死于呼吸衰竭。SMA 在活产婴儿中的发病率约为 1/6 000~1/10 000，中国人群中的携带者频率约为 1/42[2]。临床表现为一个连续广泛的疾病谱，一般根据起病年龄、肌无力严重程度和所获得的最大运动功能，将 SMA 由重到轻分为五种不同的临床类型，即 SMA 0~4 型，其中以 SMA 1 型（婴儿型）最常见。

【发病机制】 1990 年 Brzustowicz 及 Melki 等首先将 SMA 致病基因定位于 5q11.2~13。1995 年初 Lefebrre 等分离克隆出 SMA 致病基因，命名为 *SMN*。*SMN1* 基因有 9 个外显子，大约有 95% 的 SMA 患者为 *SMN1* 基因第 7 或第 7、8 外显子纯合缺失突变，5% 为复合杂合突变，由此导致 SMN 蛋白表达量下降。SMN 蛋白广泛存在于神经元细胞质、细胞核和神经轴突中，并参与核糖核蛋白的传递及相互作用，对运动神经元的功能至关重要。SMN 蛋白的缺失导致了肌动蛋白的减少和运动神经元的生长障碍，从而导致脊髓性肌萎缩的发生[3]。

SMA 的修饰基因 *SMN2* 与 *SMN1* 基因高度同源，*SMN1* 基因位于端粒侧，修饰基因 *SMN2* 位于着丝粒侧，两者间有 5 个碱基的差异，约 10% 左右的 *SMN2* pre-mRNA 可被正确剪切而表达全长有功能的 SMN 蛋白，在 *SMN1* 基因缺失时起剂量补偿作用。故 *SMN2* 基因拷贝数与 SMA 表型严重程度呈负相关：*SMN2* 基因拷贝数在 1 型患儿中多为 2 拷贝，在 2 型患儿中多为 3 拷贝，在 3 型患儿中多为 3~4 拷贝，4 型患儿中多>4 拷贝，但 *SMN2* 拷贝数并不能完全预测表型严重程度[4]。

30 章

【病理】 脊髓病理检查可见脊髓前角细胞变性和减少。肌肉活检光镜检查可见肌纤维大小不等，肥大与萎缩肌纤维混杂分布，呈特征性的群组化分布特点（见书末彩图 30-21）。SMA 1 型肌纤维萎缩更严重，群状或束状萎缩明显。可见少许炎性或变性坏死性细胞。电镜可见脊髓的神经元减少，神经纤维稀疏，髓鞘崩解，轴索萎缩，间质组织增多。

【临床表现】 临床上将 SMA 分为 5 型，不同类型的起病年龄、肌无力严重程度存在差异。

1. **SMA 0 型**　胎儿时期发病，宫内就可出现症状，表现为胎动减少，出生后即有明显四肢无力、喂养困难及呼吸困难，常于 6 个月内死亡，为最严重的一种类型。

2. **SMA 1 型**　又称为 Werdnig-Hoffman 病，即婴儿

型，是最常见的亚型，约占所有SMA的45%。患儿在生后6个月内发病，其中1/3病例在新生儿期发病，始终不能独坐。临床特征表现：①对称性肌无力。首先双下肢受累，进展迅速，主动运动减少，近端肌肉受累最重，不能独坐，最终仅有手足轻微活动。②肌肉松弛，张力极低。患儿卧位时双下肢呈蛙腿体位（图30-22），即髋外展、膝屈曲的特殊体位。腱反射减低或消失。③肌肉萎缩。可累及四肢、颈、躯干及胸部肌肉，由于婴儿皮下脂肪多，故肌萎缩不易发现。④肋间肌麻痹。轻症者可有明显的代偿性腹式呼吸，重症者除有严重呼吸困难外，吸气时可见胸骨上凹陷，即胸式矛盾呼吸，胸廓呈现特征性“钟形”畸形，膈肌运动和括约肌始终正常。⑤可有运动脑神经受损，以舌下神经受累最常见，表现为舌肌萎缩及震颤。口咽部肌群无力可导致哭声低弱、吸吮无力、咽反射减弱，易发生误吸，但患儿表情及眼球运动正常。⑥预后不良，平均寿命为18个月，多在2岁内死亡，呼吸系统并发症如肺炎是最常见的死亡原因。

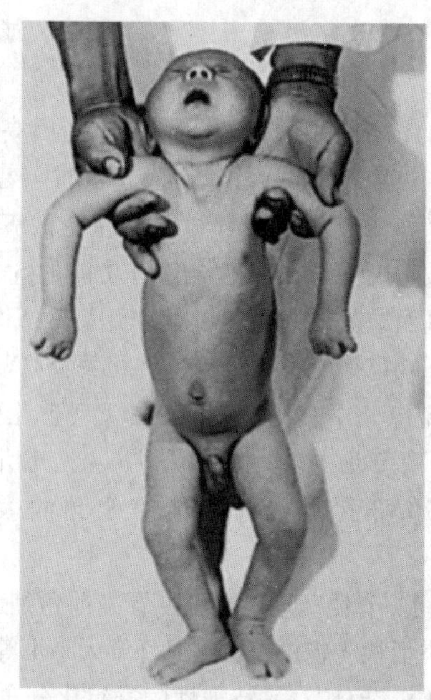

图30-22 婴儿型脊髓性肌萎缩

男孩，7个月。肢体弛缓性瘫痪进行性加重，双下肢肌力Ⅰ°~Ⅱ°，双上肢肌力Ⅲ°，头不能直立，舌肌有纤颤，肋间肌麻痹，腹式呼吸明显。

3. SMA 2型 又称为Dubowitz病，即中间型，约占30%~40%。在6~18个月起病，进展较1型缓慢，患儿最大运动能力可达到独坐，但不能独自站立和行走。四肢腱反射消失，手指可见肌束纤颤，舌肌萎缩伴震颤，但面肌及眼外肌不受累。常常出现脊柱侧弯而需要外科手术矫正，由于吞咽困难可以导致营养不良和感染的发生。生存期较1型长，可存活至青春期以后。

4. SMA 3型 又称为Kugelberg-Welander病，即青少年型。起病在2~7岁间或更晚，早期运动发育正常，可独走。随着年龄增长开始出现步态异常，下肢近端肌肉无力，缓慢进展，渐累及下肢远端和双上肢，最终部分丧失独走能力。患儿可存活至成人期，脊柱侧弯和关节过伸也常出现在此型患儿中。

5. SMA 4型 晚发型，即成人型。一般于20~30岁以后发病，表现为肢体近端无力，临床症状轻微，进展缓慢，无呼吸系统及消化系统症状，预期寿命正常。

【实验室检查】 血清肌酸激酶一般正常或轻度升高。肌电图自发电活动（正相、束颤、纤颤电位）明显增多。轻收缩时，运动单位的电位时限延长，波幅增高，典型者可见巨大的动作电位，重收缩时运动单位数量减少。运动神经传导速度正常或轻度减慢，感觉神经传导速度检查正常。基因检测是目前主要的确诊手段，常采用多重连接探针扩增法（MLPA）、实时荧光定量PCR（qPCR）、PCR限制性酶切分析法（RFLP）和变性高效液相色谱（DHPLC）等检测*SMN1*基因第7或第7、8外显子缺失突变。*SMN1*基因测序用于检测*SMN1*基因内是否存在微小突变。肌肉活组织检查仅用于少数基因检查正常的患儿，观察有无典型的脊髓前角病变，从病理学上确诊。

【诊断】 SMA诊断标准如下：①临床表现为躯干和四肢近端肢体为主的进行性、对称性肌无力和肌萎缩，腱反射减弱或消失，无感觉缺失及智力障碍；②血清肌酸激酶正常或轻度升高；③肌电图提示广泛神经源性受损；④运动神经传导速度正常或轻度减慢；⑤*SMN1*基因第7外显子或第7、8外显子纯合缺失（0拷贝），或一个*SMN1*基因缺失伴另一个*SMN1*基因内的微小突变（1拷贝）；⑥肌活检符合前角细胞病变。

鉴于基因检查能确诊绝大部分患儿，对临床表现典型、高度怀疑SMA的患者，可直接行基因检测；对不能确定是否神经源性损害者，可同时行血清肌酸激酶、肌电图、神经传导速度检查；肌肉活检仅用于临床高度怀疑，而基因检查阴性的患儿。

【鉴别诊断】 脊髓性肌萎缩应与其他以运动发育障碍和肌张力低下为主的疾病相鉴别。婴儿型SMA应与弛缓型脑性瘫痪相鉴别，两者均表现肌张力低下，但前者腱反射存在，常伴智力障碍；后者腱反射消失，智力正常，肌电图提示神经源性受损。此外，本病应与先天性肌病、先天性及各类肌营养不良、线粒体肌病、重症肌无力、先天性肌无力综合征、周围神经病等相鉴别。除各自疾病临床特征外，基因检测结果是重要的鉴别诊断依据。

【治疗】　既往本病除对症支持治疗外,无特效治疗方法。随着分子修饰治疗和基因治疗的进展,通过调节 *SMN2* 基因表达和 *SMN* 基因替代治疗以提升 SMN 蛋白表达,已成为临床上治疗 SMA 的主要方向。反义寡核苷酸药物诺西那生通过改变 *SMN2* 基因剪切,增加全功能性 SMN 蛋白,明显改善患者的运动功能,提高生存率,且安全性及耐受性较好,于 2016 年 12 月首次在国外获批使用,现已获得中国国家药品监督管理局正式批准,可用于治疗全年龄段的 SMA 患者。自 2019 年 10 月在国内应用以来,诺西那生已在全国 25 家医院用于 61 例患儿,初步疗效及安全性尚待评估。但该药需要鞘内注射给药,每 4 个月给药 1 次,终身治疗,费用非常昂贵。此外,首个治疗 SMA 的基因替代药物 onasemnogene abeparvovec-xioi 于 2019 年 5 月获得美国食品药品监督管理局批准,用于治疗 2 岁以下的 SMA 患儿,但尚未在我国获批上市,且其有效性及安全性仍需进一步研究[5]。

除新型靶向治疗外,对 SMA 强调多学科综合管理,需要动态评估患儿的运动功能、呼吸功能、营养状况、脊柱侧弯和髋关节脱位等,并定期进行物理治疗、正确使用支具或矫形器、规律运动、功能训练、吞咽功能训练及呼吸功能训练等,积极的康复治疗仍是目前干预、延缓疾病进展的主要手段,应贯穿治疗全过程。对于晚期患儿应加强护理,预防肺部感染及压疮,如伴有严重呼吸功能不全,必要时需进行有创通气治疗,保证气道通畅,改善呼吸功能[1]。

【遗传咨询】　SMA 以常染色体隐性方式遗传,在已明确诊断的 SMA 家庭中,每次怀孕都有大约 25%的再发风险。由于 SMA 属于携带率高、发病率高的致残致死性疾病,产前诊断适用于所有存在生育 SMA 患儿风险的家庭,一般选择 10~12 孕周采集绒毛,18~22^{+6} 孕周采集羊水,以明确胎儿是否为患者、携带者或健康人。美国医学遗传学与基因组学学会建议对所有育龄人群实施 *SMN1* 携带者基因筛查,对高风险胎儿实施产前诊断或植入前诊断,从而减少 SMA 患儿的出生[6]。

患儿父母多为 *SMN1* 单拷贝携带者,但需注意的是,约有 4%的 SMA 携带者为“2+0”型(携带 2 个 *SMN1* 基因拷贝,但 2 个 *SMN1* 基因位于同一条染色体),对于这类携带者家庭的再发风险和产前诊断策略与 *SMN1* 单拷贝携带者相同。此外,约有 2%的先证者可能在其中一个等位基因为新发 *SMN1* 突变,这种情况下仅有一个亲本为 *SMN1* 单拷贝携带者,而这几乎不会增加 SMA 患儿的再发风险。

二、吉兰-巴雷综合征

吉兰-巴雷综合征(Guillain-Barré syndrome,GBS)是一类免疫介导的急性炎性周围神经病,又称为急性感染性多发性神经根神经炎,是继小儿麻痹消灭后导致儿童急性弛缓性麻痹的主要疾病。病变主要侵犯脑神经、脊神经,以运动神经受累为著,少数累及感觉和自主神经。临床上以对称性、弛缓性四肢麻痹为主要表现,重症患儿因累及呼吸肌致呼吸衰竭。本病常急性发病,有自限性,大多预后良好[7]。

【病因与发病机制】　吉兰-巴雷综合征的病因与发病机制尚未完全阐明,目前认为系感染后的自身免疫性疾病。空肠弯曲菌是中国和亚洲地区常见的前驱感染因子,其他常见病原包括巨细胞病毒、EB 病毒、流感病毒、肺炎支原体等。本病的发生主要因为病原体的某些组分与人体周围神经髓鞘结构相似,感染后通过分子模拟(molecular mimicry)现象引起交叉免疫反应。如空肠弯曲菌表面脂寡糖(lipooligosaccharide)与人体周围神经的神经节苷脂 GM1 和 GD1a 结构类似,感染后可诱发产生抗 GM1 和抗 GD1a 抗体。自身抗体可与周围神经不同的抗原结合,进而激活补体系统,形成攻膜复合物(membrane attack complex,MAC),造成轴索损伤或髓鞘脱失[8]。

【流行病学】　本病发病率每年为 0.16~4/10 万。可发生于任何年龄,男性略多于女性。发病无季节性差异,但国内北方地区以夏秋季节多发。重庆医科大学附属儿童医院统计历年住院患者 293 例,1~4 岁儿童发病最多,占 33.5%。一年四季均可发病,以 2~7 月为多,6 月份为高峰。农村患者远远超过城市居民,占住院病例总数的 95%以上。

30 章

【病理变化】　最主要的病理改变为周围神经的单核细胞浸润及节段性脱髓鞘。血管周围浸润的细胞主要是淋巴细胞及巨噬细胞,严重病例可发现多核细胞,陈旧损害则可能发现浆细胞。这些细胞来自血液,围绕于神经内膜及神经外膜的血管周围,形成血管鞘。从形态学上看,这些改变和迟发型超敏反应十分相似。这些浸润可见于脑神经、前后根、后根神经节及周围神经;交感神经链及其神经节也可累及。从病理上看大多数病例感觉神经和运动神经同样受损,尽管临床上主要表现为运动症状。同样的,由于周围神经检查技术的进步,证实周围神经远端的损害并不比近端为轻。当然，在不同病例中，可以表现为前根神经损害为主或后根神经损害为主，甚至交感神经为主，这就造成了吉兰-巴雷综合征症状的特异性。脱髓鞘是本病的主要病理改变之一，脱髓鞘的部位与炎症部位相一致。早、中期变化系朗飞(ranvier)结的凹缩，产生宽大的缺口，在结节附近的髓鞘开始破坏。在电镜下可以观察到巨噬细胞对髓鞘的吞饮过程，以脱髓鞘为主，髓鞘呈节段性脱失，吞噬细胞和单核细胞破坏施万细胞基底膜；施万细胞的改变是在脱髓鞘晚期出现，是脱髓鞘所造成的结果。在脱髓鞘的相应节段，脊髓前角细胞和脑干运动神经核可见退行变，但病变的程度不重。严重病例，除节段性脱髓鞘外并可伴有轴索的变性，多见于伴有多核细胞浸润的病例。施万细胞增殖可见于发病数天后，尤其是在发病两周后的病例。施万细胞的增殖与髓鞘的再生有关。Lu 等人的研究结果表明儿童吉兰-巴雷综合征中 AMAN 亚型的患者腓肠神经表现为仅少数神经纤维的轴索变性；而 AIDP 的亚型的患者腓肠神经活检显示明显的巨噬细胞介导的脱髓鞘和淋巴细胞的浸润(图 30-23)[9]。

【临床表现】 60%的患者于神经系统症状出现前1~6周有前驱感染史，如上呼吸道感染、消化道感染等。前驱病恢复后，患儿无自觉症状或仅感疲倦。绝大多数病例急性起病，体温正常，神经系统症状在1~2周达到高峰，多在病程2~4周开始恢复；少数患儿起病缓慢，经3~4周病情发展到高峰。

1. 运动障碍 进行性肌肉无力是突出症状。多数患儿以双下肢无力起病，瘫痪呈上行性进展。少数患儿呈下行性麻痹。患儿肢体可以从不完全麻痹逐渐发展为完全性麻痹，表现为不能坐、翻身，颈部无力，手足下垂。麻痹呈对称性(双侧肌力差异不超过一级)，肢体麻痹一般远端重于近端。少数病例可表现近端重于远端。受累部位可见肌萎缩，手足肌肉尤其明显。腱反射减弱或消失。

2. 脑神经麻痹 病情严重者常有脑神经麻痹。部分病例可以由脑神经麻痹开始，然后波及上肢及下肢。常为几对脑神经同时受累，也可见单一脑神经麻痹，如常有Ⅶ、Ⅸ、Ⅹ、Ⅺ、Ⅻ等脑神经受累；患儿表现语音小，吞咽困难或进食时呛咳，颜面无表情。少数重症患儿，全部运动脑神经均可受累。偶见视盘水肿，其发生机制尚不清楚。

3. 呼吸肌麻痹 病情严重者常有呼吸肌麻痹。为了有助于临床判断呼吸肌受累程度，根据临床症状及体征，参考胸部X线结果综合判断，拟定呼吸肌麻痹分度标准：Ⅰ度呼吸肌麻痹：语音较小，咳嗽力较弱，无呼吸困难，下部肋间肌和/或膈肌运动减弱，未见矛盾呼吸。X线示肋间肌和/或膈肌运动减弱。Ⅱ度呼吸肌麻痹：语音小，咳嗽力弱，有呼吸困难，除膈肌或肋间肌运动减弱外，稍深吸气时上腹部不鼓起而反见下陷，出现腹膈矛盾呼吸。X线示膈肌和/或肋间肌运动明显减弱。Ⅲ度呼吸肌麻痹：语音小，咳嗽力明显减弱或消失，有重度呼吸困难，除有膈肌和/或肋间肌运动减弱外，平静呼吸时呈腹隔矛盾呼吸或胸式矛盾呼吸。X线示膈肌和/或肋间肌运动明显减弱，深吸气时膈肌下降小于一个肋间，平静呼吸时膈肌下降小于1/3肋间，甚至不动。

4. 自主神经障碍 患者常有出汗过多或过少，肢体发凉，阵发性皮肤潮红，心率增快。严重病例可有心律不齐，期前收缩，血压升高及不稳，可突然降低或上升，有时上升与下降交替出现，病情好转时，心血管障碍亦减轻。患者还可出现膀胱和肠道功能障碍，表现为一过性尿潴留或失禁，常有便秘或腹泻。

5. 感觉障碍 不如运动障碍明显，常在发病初期出现。主要为主观感觉障碍，如痛、麻、痒及其他感觉异常等。这些感觉障碍维持时间比较短，常为一过性。对年长儿进行感觉神经检查，可能有手套、袜套式或根性感觉障碍。不少患者在神经干的部位有明显压痛。多数患者于抬腿时疼痛。

【分型】 通过近些年的流行病学、临床、电生理、病理等多方面的研究，吉兰-巴雷综合征不再被认为是一种单一的疾病。它包括许多不同的类型，如：①急性炎性脱髓鞘性多发性神经病(acute inflammatory demyelinating polyradiculoneuropathy, AIDP)；②急性运动轴突性神经病(acute motor axonal neuropathy, AMAN)；③急性运动感觉轴突性神经病(acute motor-sensory axonal neuropathy, AMSAN)；④Miller-Fisher 综合征；⑤急性感觉神经病(acute sensory neuropathy)。还有一些吉兰-巴雷综合征少见的变异型，如急性泛自主神经病；多发脑神经型；咽-颈-臂型；截瘫型[10,11]。下面介绍儿科比较常见的变异型。

1. 急性炎性脱髓鞘性多发性神经病 本型又称为吉兰-巴雷综合征经典型。任何年龄、任何季节均可发病。多有上呼吸道和消化道前驱感染。单相病程，几乎所有患者病情在4周内达到高峰。核心表现为对称性肢体无力，多由远端向近端、下肢向上肢发展，可累及躯体和脑神经，严重者累及呼吸肌，出现呼吸困难。部分

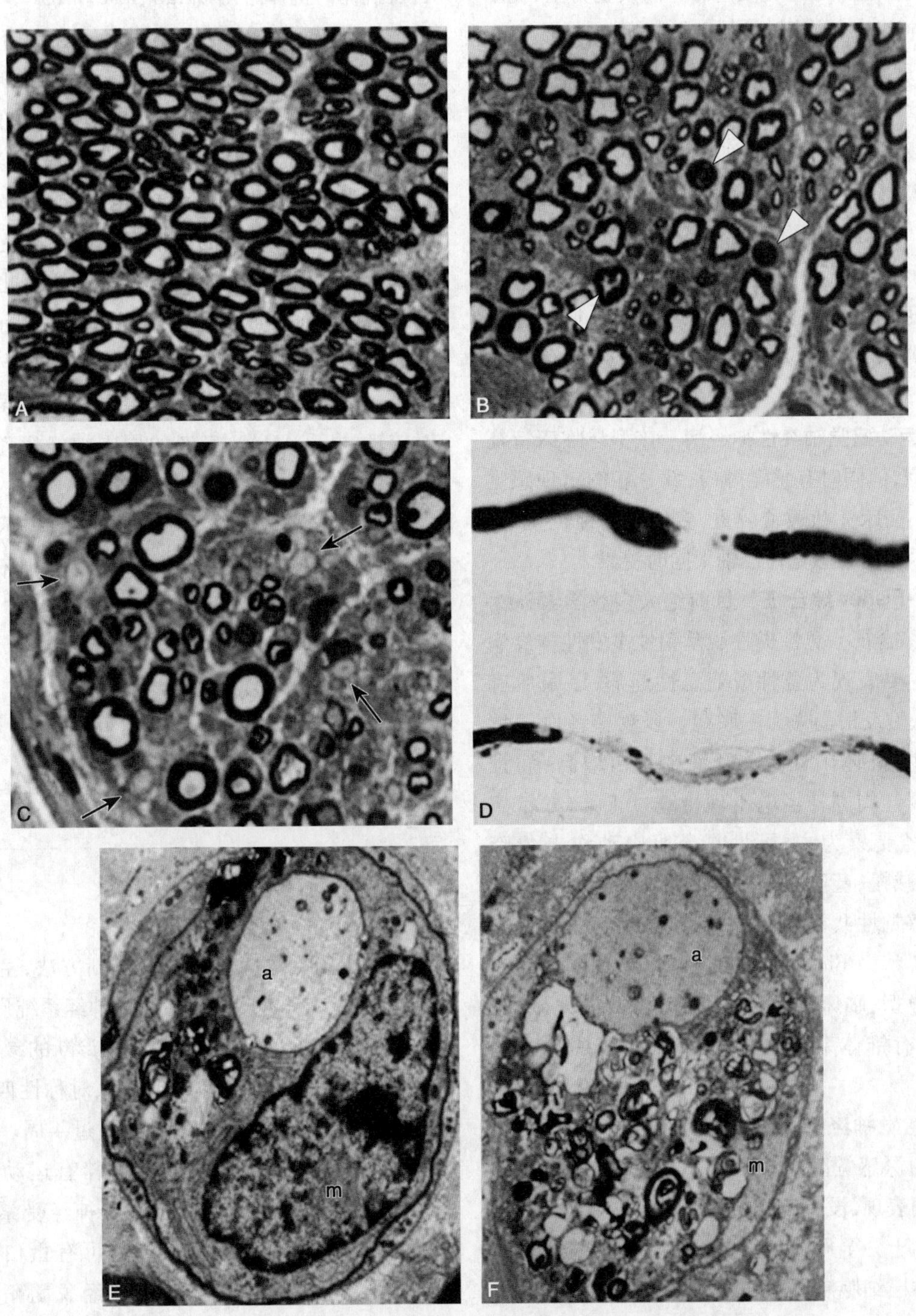

图 30-23　吉兰-巴雷综合征患儿的腓肠神经活检病理

A 和 B：急性运动轴突性神经病（AMAN）患儿腓肠神经活检半薄切片光镜观察，甲苯胺蓝染色，A（×200），B（×400）；大部分神经纤维髓鞘和轴索结构完整，仅见少数纤维轴索变性（白色箭头）。C 和 D：急性炎性脱髓鞘性多发性神经病（AIDP）患儿腓肠神经活检光镜观察，甲苯胺蓝染色，C（×200）；可见神经纤维密度明显减少，许多神经纤维呈现脱髓鞘改变，可见裸露的轴索。D：单纤维剥离技术呈现节间和节段性脱髓鞘改变。E 和 F：AIDP 患儿腓肠神经活检组织电镜观察，可见裸露的轴索（a），巨噬细胞（m）吞噬剥离的髓鞘碎片致轴索（a）裸露。

患者可有自主神经功能障碍及感觉障碍。腱反射减弱或消失,病理反射阴性。脑脊液呈蛋白细胞分离现象。肌电图表现以神经传导速度减慢和F波改变为主,提示该型为多发神经根和周围神经脱髓鞘损害。

2. 急性运动轴突性神经病 多见于儿童与青少年。有明显季节性(6~10月)。多发生在我国北方农村。多有前驱感染,以空肠弯曲菌感染多见。本病除无客观感觉障碍外,其他临床特征与吉兰-巴雷综合征经典型相似。部分患者血清抗GM1、抗GD1a抗体阳性。肌电图示复合肌肉动作电位波幅降低,F波潜伏期正常或轻度延长,感觉神经传导速度及感觉神经电位波幅均正常,提示本型主要病变为运动神经轴索受累。

3. 急性运动感觉轴突性神经病 该型与临床特征与AMAN相似,但同时有感觉障碍,部分病例出现感觉性共济失调。临床症状通常较重,多伴有脑神经受累。肌电图检查示运动与感觉神经轴索同时受累。

4. Miller-Fisher综合征 目前绝大多数学者认为Miller-Fisher综合征为急性炎性脱髓鞘性多发性神经病的变异型。主要表现为急性或亚急性起病,以眼肌麻痹、共济失调、腱反射消失为三联症。多数患者血清抗GQ1b、抗GT1a抗体阳性。脑脊液中蛋白增高,病程数周后可恢复。周围神经电生理检查可正常,异常病例以感觉神经受累为主,可见复合肌肉动作电位降低,传导速度减慢,甚至不能引出感觉电位,导致患儿出现明显的感觉性共济失调,而脑神经以运动受累为主。部分学者认为Bickerstaff脑干脑炎为Miller-Fisher综合征的变异型,临床表现为眼肌麻痹、共济失调、意识障碍,可伴有锥体束征;也有单纯眼肌麻痹为主的患者[12]。

5. 急性感觉神经病 仅表现为四肢的感觉损害,为急性发生的深感觉障碍(关节位置觉、振动觉)和感觉性共济失调表现,没有四肢的运动障碍或有十分轻微的无力。本病十分罕见;病理中主要为后根和感觉神经的脱髓鞘和淋巴细胞浸润。

【实验室检查】

1. 脑脊液 脑脊液压力大多正常。多数患者的脑脊液显示蛋白细胞分离现象,即蛋白虽增高而细胞数正常,病程2~3周达高峰,为本病特征之一。少数病例脑脊液细胞数可轻微增高,以单核为主,但一般低于10×10^6/L。有时患者脑脊液蛋白含量高达2g/dl,此时可引起颅内压增高和视乳头水肿。这可能是蛋白含量过高增加了脑脊液的黏稠度,导致再吸收障碍所致。

2. 血液 部分患者的血液中能够检测出针对髓鞘的正常成分如GM1、GD1a、GQ1b、GT1a等神经节苷脂的自身抗体。抗体可出现IgG、IgM和IgA等不同亚型。

3. 肌电图 神经传导测定检查在吉兰-巴雷综合征的诊断中具有重要的价值。一般认为神经传导速度减慢与髓鞘受损有关,复合肌肉动作电位的波幅降低与轴索损害有关。AIDP患者肌电图常表现以神经传导速度减慢为主,而复合肌肉动作电位(compound muscle action potential,CMAP)的波幅降低相对较轻,提示本病的病理特征是以周围神经髓鞘破坏为主。此外,还可见F波的潜伏期延长或消失,F波的改变常提示周围神经近端或神经根受损。而AMAN患者的神经传导检查以符合肌动作电位的波幅减低为主要表现,传导速度减慢相对较轻,提示AMAN患者的周围神经病理与运动神经轴索变性有关。

4. 影像学检查 脊髓磁共振检查示马尾神经增粗,增强可见马尾神经及神经根强化,但不具有临床特异性(数字资源30-6)。

数字资源30-6 吉兰-巴雷综合征磁共振表现

【诊断】 本病无特异性诊断方法,主要依靠临床症状及实验室检查,并排除其他神经系统疾病的可能性后可确定诊断。以下几点可作为诊断的参考:①急性发病,单相病程,不伴发热,上行性、对称性四肢麻痹。腱反射减低或消失。病程进展不超过4周。②感觉症状一般远较运动障碍轻微。③可伴有运动性脑神经障碍,常见面神经、舌咽神经、迷走神经受累。病情严重者常有呼吸肌麻痹。④脑脊液可有蛋白细胞分离现象。神经电生理检查见周围神经脱髓鞘或轴索损害表现。

【预后】 大部分患者在数周至数月内完全恢复,只有少数患者遗留疼痛、疲倦感和足下垂等后遗症。约4%的患者有复发。病死率不到5%,常见死亡原因为呼吸衰竭、严重感染、血压剧烈波动或严重心律失常。

【鉴别诊断】 如出现下列表现,一般不支持吉兰-巴雷综合征的诊断:①显著、持续的非对称性肌无力;

②以膀胱或直肠功能障碍起病；③存在持续的膀胱或直肠功能障碍；④存在明显感觉平面；⑤脑脊液有核细胞数大于 50×10^6/L。下面介绍几种常见需要鉴别的疾病。

1. 脊髓灰质炎　本病麻痹型中以脊髓型最多见，因脊髓前角细胞受损的部位及范围不同，病情轻重不等。多先有发热，2~3 天热退后出现肢体和/或躯干肌张力减低，肢体和/或腹肌不对称弛缓性麻痹，腱反射减弱或消失，无感觉障碍。重者可伴有呼吸肌麻痹，如治疗不当，可导致死亡。发病早期脑脊液多有细胞数增加，蛋白多正常，称细胞蛋白分离现象。肌电图示神经源性损害。脊髓灰质炎的确诊依据粪便的脊髓灰质病毒分离阳性。患者脑脊液或血液中查有脊髓灰质炎特异性 IgM 抗体（1 个月内未服脊髓灰质炎疫苗），恢复期血清中抗体滴度比急性期增高 4 倍或 4 倍以上均有助于诊断。得益于脊髓灰质炎疫苗的普及，该病在我国已被消灭。

2. 急性脊髓炎　起病较神经根炎缓慢，病程持续时间较长。发病早期常见发热，伴背部及腿部疼痛，很快出现脊髓休克期，表现为急性弛缓性麻痹。脊髓休克解除后，出现上运动神经元性瘫痪、肌张力增高、腱反射亢进及其他病理反射。常有明显的感觉障碍平面及括约肌功能障碍。脑脊液显示炎症性改变。因脊髓肿胀，脊髓磁共振（MRI）检查有助诊断。

3. 脊髓肿瘤　先为一侧间歇性神经根性疼痛，以后逐渐发展为两侧持续性疼痛。由于脊髓压迫，引起运动、感觉障碍，严重者出现脊髓横断综合征。大多数患者病情进展缓慢。腰膨大以上受累时，表现为下肢的痉挛性瘫痪及病变水平以下感觉障碍，常有括约肌障碍，如便秘、排尿困难、尿失禁。脑脊液变黄色，蛋白量增高，脊髓 MRI 检查可助诊断。必要时手术探查，依据病理结果方可确诊。

4. 低血钾性周期性麻痹　近年来有些地区散发低血钾性麻痹，表现为软弱无力，肢体可有弛缓性麻痹，以近端为重，严重者累及全身肌肉，甚至影响呼吸肌，出现呼吸困难。腱反射减弱。无感觉障碍。病程短，发作在数小时或 1~4 天即可自行消失。脑脊液正常，血钾低（<3.5mmol/L）。心律不齐，心音低钝，心电图出现 U 波和 ST-T 的改变。用钾治疗后症状很快恢复。

5. 重症肌无力　病程缓慢，缓解和急性加重常交替出现。肌无力呈波动性，常因疲劳而加重。大多数患者出现上睑下垂或复视，上睑下垂通常不对称。多数病例血液中可检测到抗乙酰胆碱受体抗体。重复电刺激试验可协助诊断。

6. 慢性炎性脱髓鞘性多发性神经病　起病隐匿，多呈慢性进展或缓解复发。主要表现为对称性肢体无力，伴感觉异常。部分患者可出现脑神经及自主神经受累。多伴有脑脊液蛋白细胞分离现象。电生理检查呈周围神经脱髓鞘表现。少数病例呈急性或亚急性起病，在 4 周内即达病情高峰，称为急性起病的慢性炎性脱髓鞘性多发性神经病。该型与吉兰-巴雷综合征表现相似。对于病情在 4 周后继续进展或复发 2 次患者，需注意鉴别。

7. 癔症性瘫痪　情绪因素影响肢体瘫痪，进展快，腱反射存在，无脑神经和呼吸肌的麻痹，无肌萎缩，用暗示疗法即很快恢复。

【治疗】　密切监护、精心护理和预防并发症的出现是治疗的重点。在急性期，特别是在呼吸肌麻痹时，应积极进行抢救，采用综合的治疗措施，使患者度过危险期。

1. 一般性治疗　由于患者瘫痪很长时间，容易产生并发症，如坠积性肺炎、脓毒血症、压疮和血栓性静脉炎等。这时耐心细致的护理工作是降低病死率、减少并发症的关键。特别要保持呼吸道通畅，防止发生窒息。注意室内温度、湿度，可采用雾化气体吸入、拍击患者的背部、体位引流等；勤翻身，防止压疮；注意保持瘫痪肢体的功能位置，防止足下垂等变形；严格执行消毒隔离制度，尤其在气管切开术后要做好无菌操作的处理，防止交叉感染。由于吉兰-巴雷综合征患者常发生自主神经功能紊乱，严重者可出现心律失常，应给予持续心电监护。发现异常予以纠正，但窦性心动过速很常见，通常不需要治疗。

2. 静脉大剂量丙种球蛋白的治疗　1985 年 Vermeulen 等首先采用静脉大剂量注射丙种球蛋白治疗本病，目前已被临床广泛使用，已证明其可缩短病程，并可抑制急性期患者病情进展。其作用机制可能有中和髓鞘毒性抗体、抑制补体活化、调节 T 细胞功能等。其用法为总量 2g/kg，分 2~5 天静脉输注。一般自慢速开始 40ml/h，后可增加到 100ml/h。

3. 血浆置换　1978 年开始用于临床，疗效与静脉大剂量丙种球蛋白相似。血浆置换越早进行越好，可缩短病程，但并不能降低死亡率。治疗的机制可能是清除患者血浆中的髓鞘毒性抗体、致病的炎性因子、抗原抗体免疫复合物等，减轻神经髓鞘的中毒作用，促进髓鞘的修复和再生。血浆置换的位置一般在肘前静脉或股静脉。采用的是细胞分流器做连续的血流离心，术中必须加用肝素等抗凝剂。在清除患者的血浆后,还要将已分流的血细胞加血浆或其代用品回输给患者。每次更换的血浆量是30~50ml/kg,在1~2周内置换3~5次。因为这种治疗方法要求的条件较高,难度较大,有创伤,所以在我国未被广泛采用。

4. 糖皮质激素治疗 近年来国外多项临床试验结果显示单独应用糖皮质激素对吉兰-巴雷综合征患者无确切疗效,糖皮质激素与丙种球蛋白联合治疗与单独应用免疫球蛋白也无显著差异。目前仅在病情较重、而无法接受大剂量丙种球蛋白或血浆置换时,可考虑使用糖皮质激素。

5. 呼吸肌麻痹治疗 对有明显呼吸肌麻痹的患者,保持呼吸道通畅,正确掌握气管切开的适应证,及时使用人工呼吸器,是降低病死率的重要措施与关键。首先判断有无呼吸肌麻痹及麻痹的严重程度尤为重要,因呼吸肌麻痹最终可导致呼吸衰竭,易合并肺内感染、肺不张、痰堵窒息而影响预后。对呼吸肌轻度麻痹、尚能满足生理通气量的患者,在吸气末用双手紧压胸部,刺激患儿咳嗽,促进痰液排出。应注意保持病室空气湿润,对于稠痰不易咳出者可给予雾化吸入及体位引流。呼吸肌麻痹的急救措施如下:①气管切开;②用呼吸机辅助呼吸。指征如下:①Ⅲ度呼吸肌麻痹;②呼吸肌麻痹Ⅱ度伴舌咽、迷走神经麻痹者;③Ⅱ度呼吸肌麻痹以上伴有肺炎、肺不张者;④暴发型者(是指发病在24~48小时内,呼吸肌麻痹进入Ⅱ度者)都应及时行经鼻气管插管或气管切开术。

6. 其他治疗 重症患者常并发呼吸道感染,包括各种细菌感染,应给予抗生素积极控制细菌感染。B组维生素,包括维生素 B_1、维生素 B_6、维生素 B_{12} 等,可促进神经系统的代谢。恢复期应早期采用针灸、按摩、体疗等神经康复治疗以促进神经功能恢复,防止肌肉萎缩和关节挛缩。

三、遗传性运动感觉神经病

遗传性运动感觉神经病(hereditary motor and sensory neuropathy,HMSN)是一组进行性的周围神经病变。最早由Charcot、Marie和Tooth于1886年报道,故本病也常被称为Chart-Marie-Tooth病(CMT)。根据受累神经不同分为遗传性运动感觉神经病(hereditary motor and sensory neuropathy,HMSN),遗传性运动神经病(hereditary motor neuropathy,HMN)、遗传性感觉和自主神经病(hereditary sensory and autonomic neuropathy,HSAN),以HMSN最为多见。本病人群患病率约为40/10万。根据神经电生理和神经病理所见,将CMT分为多种亚型,以1型及2型最常见,CMT1型称脱髓鞘型(demyelinating type),CMT2型称轴索型(axonal type)。基因验证90%的CMT患者都包含以下4种基因变异之一:*PMP22*、*GJβ1*、*MPZ*、*MFN2*[13,14]。

【病因】

1. CMT1型(HMSN Ⅰ型,脱髓鞘型) 呈常染色体显性遗传,又分为A~F等多种亚型。CMT1A型最常见(占CMT1型的80%~90%),由17p11.2区域包含周围神经髓鞘蛋白22(peripheral myelin protein 22,*PMP22*)基因的DNA片段重复所致。位于第1号染色体上的髓鞘蛋白P0基因(myelin protein zero,*MPZ*)突变导致CMT1B型。

2. CMT2型(HMSN Ⅱ型,轴索型) 呈常染色体显性或隐性遗传,以显性遗传多见。依据致病基因的不同又分为A~L亚型。CMT2 A1的致病基因是*KIF1B*基因,CMT2 A2的致病基因为线粒体融合蛋白2(mitofusion 2,*MFN2*)基因,*MFN2*基因是近年来研究的热点基因之一,约25%的CMT2型由*MFN2*基因突变导致。

3. Dejerine-Sottas病(HMSN Ⅲ型,脱髓鞘型) 以常染色体显性遗传为主。致病基因包括*PMP22*、*MPZ*、*PRX*、*EG2R*和*FIG4*基因。该型患者神经活检可见严重的脱髓鞘改变,因此也有学者将其归为CMT1型。

4. CMT 4型 呈常染色体隐性遗传。分为A~J多个亚型。CMT4A型为主要亚型,致病位点是第8号染色体p13~q21区域的*GDAP1*基因。其他亚型由*GDAP1*、*MTMR2*、*MTMR13*、*SBF2*、*PRX*等基因突变引起。

5. CMTX型(X连锁型) 呈X显性或X隐性遗传。包括X1~X5五个亚型。CMTX1型为主要亚型,由位于Xq13.1编码间隙连接蛋白32(connexin 32,Cx32)的*GJB1*基因突变导致[15]。

6. DI-CMT(中间型) 致病基因包括*DNM2*、*YARS*和*MPZ*基因。病变介于轴索型和脱髓鞘型之间。

【病理】 CMT1型病理改变主要是有髓神经,尤其是大、中等直径的纤维数量明显减少,神经束内结缔组织增生。随年龄增长,有髓鞘纤维密度进行性减少,脱髓鞘加重。由于反复节段性脱髓鞘及髓鞘再生过程增强,施万细胞突起反复缠绕与神经胶质增生包绕轴索形成同心圆样"洋葱球"状结构,神经粗大。随着年龄的增加和病情的加重,亦可出现继发性轴索变性改变和脊髓后索变性,其中薄束较楔束明显。CMT2型腓肠神经病理以周围神经轴索变性为主,脱髓鞘不显著,"洋葱球"改变及神经粗大少见。

【临床表现】 遗传性运动感觉神经病典型的表现包括进行性下肢远端肌无力和肌萎缩、感觉障碍、腱反射减弱、足部畸形。

1. CMT1 型 是慢性进行性的运动和感觉神经脱髓鞘性多发性神经病,常于儿童或青春期起病,约有 2/3 的病例在 10 岁前发病,曾报道有 1 岁以下或生后发病者。本型在同一家族患病个体间的发病年龄及病情严重程度均有较大变异。曾见一家 5 个孩子中,第 1 胎(女)、第 3 胎(女)、第 5 胎(男)均于 4~5 岁发病,其余两个孩子未患病(图 30-24)。

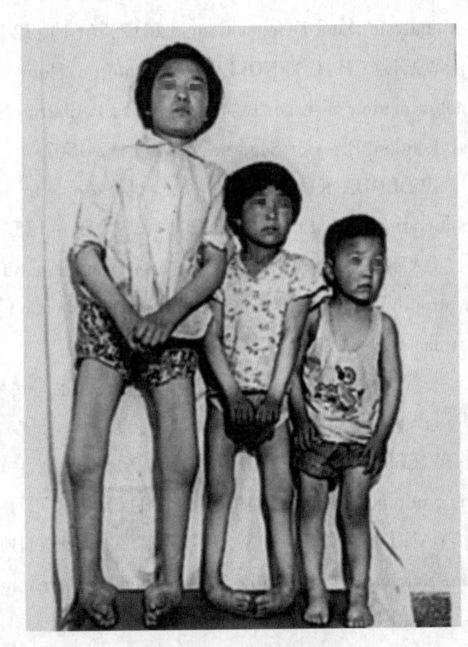

图 30-24 腓骨肌萎缩

一家儿女 5 人。此图显示第 1、3、5 胎均患此病,有手指屈曲状态,不能伸直。第 1、3 胎有明显马蹄内翻足,第 5 胎尚不明显。

本型具有典型的 CMT 表现,以进行性的肢体远端肌无力、缓慢进展的肌萎缩伴足畸形为主要症状。肌无力从双下肢远端开始,足背屈肌无力为主。患者可出现平地绊跤,行走及跑步逐渐困难,步态异常。肌萎缩常由腓骨伸趾总肌及足部小肌肉开始,然后胫前肌萎缩,逐渐向上发展,肌萎缩一般不超过大腿下 1/3,故大腿和小腿形成鲜明对比,因形状类似仙鹤腿或倒置的酒瓶而被称为"鹤腿征"。由于足部肌萎缩,可出现高足弓,足下垂并内翻,锤状或爪形趾。患者行走时被迫双腿抬高呈跨阈步态。数年后出现手部及前臂肌肉萎缩,上臂一般不受累。大小鱼际肌和手指肌肉萎缩,手指不能伸直,呈"爪形手",精细动作受影响包括书写困难、无法扣纽扣。近端肢体肌无力出现晚且轻微。部分患者逐渐出现感觉障碍,深感觉受累常表现为黑天时步态不稳或闭目难立征阳性,也有关节位置觉和震动觉的减弱。部分有痛阈提高和温度觉异常。肌肉萎缩导致神经易受压迫加上神经营养障碍,可有足部皮肤苍白、肢端发凉、少汗或发绀。早期膝反射消失,随后其他腱反射相继减弱或消失。大约 10%的患儿有脊柱后凸或侧凸畸形,亦可有骨盆发育不良。脑神经及心脏、胃肠道等自主神经支配的功能一般不受影响。大多数患者借助矫形支具可维持行走能力,少数需要拐杖或轮椅辅助运动。本型患者智力和寿命不受影响。

2. CMT2 型 属于运动和感觉神经轴索变性神经病。该型临床表现与 CMT1 型类似,但发病年龄较晚,约 2/3 的病例在 10 岁后发病,进展较慢,病情较轻,肌萎缩和肌无力较 1 型轻,感觉障碍不如 1 型明显。早发型患者多于婴儿期或儿童期发病,病情较重,大部分早发型患者成年后需要轮椅辅助行动。国外 Ouvrier 等报道早发的 CMT2A 型患者在 5 岁前发病,病情进展较迅速,部分患者在 10 岁以后膝和肘以下几乎完全瘫痪[16]。首都医科大学附属北京儿童医院的儿童腓骨肌萎缩症患儿的临床、电生理与周围神经病理研究显示 *MFN2* 基因突变是早发轴索型患儿重要的致病基因之一[17,18]。

3. Dejerine-Sottas 病(DSD) 是幼年发病的严重的运动和感觉神经脱髓鞘型神经病。患者多于 2 岁前发病,临床表现与 CMT1 型类似,但病情更重且进展快速。主要表现包括先天性肌张力低下,发育迟缓,共济失调,双下肢远端肌无力肌萎缩,后可累及双上肢。中度到重度的深浅感觉缺失。下肢腱反射消失。脑神经可受累,瞳孔异常如对光无反应或 Argyll Robertson 瞳孔常见,也可见听力受损或轻度面瘫。部分患者出现脊柱后凸侧弯、弓形足、身材矮小。

4. CMTX 型 患者多于 10~20 岁发病,主要表现为进行性远端肢体肌无力和肌萎缩,尤其是手部。男性患者重于女性患者。由于拇短展肌比第 1 骨间背侧肌无力程度更重,大鱼际肌运动功能不成比例的丧失,部分患者可能出现"split hand syndrome"[19]。

【实验室检查】

1. 周围神经电生理检查 运动和感觉神经传导速度明显减慢,是 CMT1 型患者重要的电生理特征,婴儿周围神经传导速度(nerve conduction velocity,NCV)低于正常值 60%以上,大于 3 岁患者 NCV 低于 38m/s。CMT2 型患者周围神经动作电位波幅<正常低限的 80%,神经传导速度在正常值低限或轻度减慢。DSD 患者周围神经传导速度明显降低,通常<10m/s。CMTX 型男性患者运动神经传导速度为 25~45m/s,女性患者正常或接近正常水平。

2. 腓肠神经活检 具有诊断价值。CMT1型患者大、中等直径有髓纤维减少，节段性脱髓鞘与髓鞘再生，伴典型的“洋葱球”样肥厚性改变，神经粗大。CMT2型患者轴索变性萎缩，有髓纤维减少，少见“洋葱球”样改变。DSD患者节段性脱髓鞘及髓鞘再生呈“洋葱球”样改变，神经粗大。电镜下可见基底膜增厚。该类型患者脑脊液蛋白增高。

【诊断与鉴别诊断】 根据家族史、典型临床病史、体征及实验室检查结果予以确诊。基因检测用于亚型诊断。本病主应与慢性炎性脱髓鞘性多发性神经病、代谢性周围神经病、远端型脊髓性肌萎缩和远端型进行性肌营养不良相鉴别。

【治疗】 尚无特效疗法，以物理治疗、作业疗法、支具治疗为主要治疗手段，必要时进行外科手术矫正足部畸形。物理治疗包括各种康复训练，目的是改善肌肉功能，预防肌肉萎缩，提高平衡能力。肌无力明显时可使用踝-足矫形器(ankle-foot orthosis，AFO)。外科手术如肌腱延长术或肌腱移植改善肌肉挛缩，截骨术或踝关节融合术减轻弓形足及足下垂[20]。值得注意的是，某些患儿手足的畸形进展迅速，手指关节的挛缩可使手指完全丧失进食和写字的功能，足的畸形可导致完全不能行走，患者丧失劳动能力(图30-25)，需及早治疗维持基本的手足运动能力。此外，还可用药物治疗对症缓解疼痛，避免具有外周神经毒性的药物。干细胞和基因疗法正在研究中。

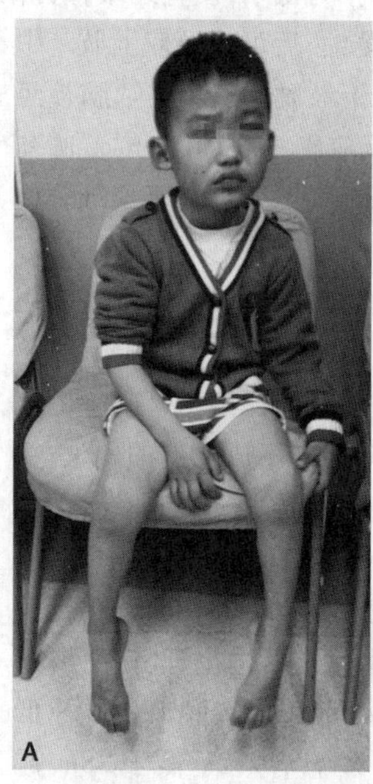

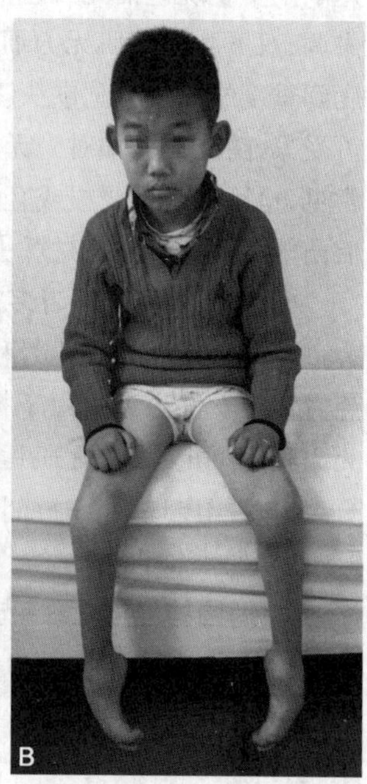

图30-25 腓骨肌萎缩症(间隙连接蛋白*CJβ1*基因突变)

A. 男，5岁，近1年来双下肢轻度无力并足；B. 患儿A的兄长，男，11岁，3岁起病，双足畸形进行性发展，至就诊时行走时双足不能放平，依靠足的外侧行走。基因检测：间隙连接蛋白*CJB1*基因突变。

(蒋莉)

参考文献

[1] 北京医学会罕见病分会，北京医学会医学遗传学分会，北京医学会神经病学分会神经肌肉病学组，等. 脊髓性肌萎缩症多学科管理专家共识. 中华医学杂志，2019，99(19)：1460-1467.

[2] WEI X，TAN H，YANG P，et al. Notable Carrier Risks for Individuals Having Two Copies of SMN1 in Spinal Muscular Atrophy Families with 2-copy Alleles：Estimation Based on Chinese Meta-analysis Data. J Genet Couns，2017，26(1)：72-78.

[3] WANG CH，CONNOLLY AM. Anterior Horn cell and cranial motor neuron disease. In：SwaimanKF. Pediatric Neurology. 5th ed. London：Elsevier Saundrs，2012：1482-1502.

[4] SWOBODA KJ. Romancing the spliceosome to fight spinal muscular atrophy. N Engl J Med，2014，371(18)：1752-1754.

[5] RAMDAS S，SERVAIS L. New treatments in spinal muscular atrophy：an overview of currently available data. Expert Opin Pharmacother，2020，21(3)：307-315.

[6] 张蕾，颉小玲，李娟，等. 脊髓性肌萎缩症遗传学及治疗研究进展. 临床儿科杂志，2017，35(8)：632-635.

[7] WILLISON HJ，JACOBS BC，VAN DOORN PA. Guillain-Barré syndrome. Lancet，2016，388(10045)：717-727.

[8] VAN DEN BERG B，WALGAARD C，DRENTHEN J，et al. Guillain-Barré syndrome：pathogenesis，diagnosis，treatment and prognosis. Nat Rev Neurol，2014，10(8)：469-482.

[9] LU JL，SHEIKH KA，WU HS，et al. Physiologic pathologic correlation in Guillain-Barré syndrome in children. Neurology，2000，54(1)：33-39.

[10] RABIE M，ASHWAL S，NEVO Y. Inflammatory Neuropathies. In：Swaiman's Pediatric Neurology. 6th ed. Philadelphia：Elsevier Saundrs，2018：1086-1091.

[11] 中华医学会神经病学分会，中华医学会神经病学分会周围神经病协作组，中华医学会神经病学分会肌电图与临床神经电生理学组，等. 中国吉兰-巴雷综合征诊治指南2019. 中华神经科杂志，2019，52(11)：877-882.

[12] WAKERLEY BR，UNCINI A，YUKI N，et al. Guillain-Barré and Miller Fisher syndrome-new diagnostic classification. Nature Reviews Neurology，2014，10(9)：537-544.

[13] SWAIMAN KF，ASHWAL S. Swaiman's Pediatric Neurology Principles and Practice. 6th ed. London：Elsevier，2018：1084-1091.

[14] KLINE MW. Rodolph's Pediatrics. 23rd ed. New York：McGraw-Hill Education，2018：8579-8583.

[15] KLIEGMAN RM. Nelson Textbook of Pediatrics. 21st ed. Philadelphia：Elsevier，2019：12848-12876.

[16] CALVO J, FUNALOT B, OUVRIER RA, et al. Genotype-phenotype correlations in Charcot-Marie-Tooth disease type 2 caused by mitofusin 2 mutations. Arch Neurol, 2009, 66(12): 1511-1516.

[17] 吕俊兰,刘京.儿童早发型腓骨肌萎缩症2型21例线粒体融合蛋白2基因型和表型分析.中国循证儿科杂志,2013,8(2):131-135.

[18] CHUNG KW, KIM SB, PARK KD, et al. Early onset severe and late-onset mild Charcot-Marie-Tooth disease with mitofusin 2(MFN2) mutations. Brain, 2006, 129(Pt 8): 2103-2118.

[19] MORENA J, GUPTA A. Charcot-Marie-Tooth: From Molecules to Therapy. Int J Mol Sci, 2019, 20(14): 3419.

[20] 张如旭,唐北沙.腓骨肌萎缩症治疗进展.中国现代神经疾病杂志,2017,17(8):556-570.

第10节　神经系统损伤性疾病

一、颅脑损伤概述

颅脑损伤(craniocerebral injuries)是引起儿童死亡和致残的最常见原因[1]。儿童神经系统发育不完善,对损伤敏感。儿童时期活动多,自我保护能力较差,容易受到意外伤害导致颅脑损伤。研究表明,在全年龄组颅脑外伤中,5岁以下是一个发病高峰期。儿童颅脑损伤的主要原因是坠落、撞击;新生儿颅脑损伤主要由产伤引起。

【发病率】 每年大约每10万儿童中有10人死于头部外伤;在5岁以下年龄组,头部外伤发生率为每年150/10万;5~10岁年龄组和10~15岁年龄组,发病率均为每年100/10万。在各年龄组男性均高于女性[2]。

【分类与分型】 儿童颅脑损伤与成人颅脑损伤相比,虽然有着相同一般规律,但由于儿童在生理、解剖、心理方面有自己的特点,故临床诊断、治疗及预后方面存在明显的差异[3]。

颅脑损伤可分为原发性和继发性两类。原发性包括脑震荡、脑挫裂伤、原发性脑干损伤、硬脑膜外血肿、硬脑膜下血肿、多发血肿或混合性血肿、脑室内出血等。继发性包括脑移位或脑疝引起的压迫性损伤、弥散性脑肿胀、脑梗死等。

根据伤后神经体征表现(格拉斯哥昏迷评分,见表30-24)可将颅脑损伤分为三型:轻型(13~15分)、中型(9~12分)、重型(3~8分)[4]。

按损伤的程度可将颅脑损伤分为四型:轻型,无颅骨骨折,且意识丧失不超过30分钟;中型,颅骨骨折、轻度脑挫裂伤,或伤后意识丧失达到30分钟至12小时;重型,出现颅内血肿、脑挫裂伤、脑干损伤,意识丧失12小时以上或意识障碍逐渐加重者;特重型,伤后深昏迷伴去大脑强直,出现双瞳散大、生命体征严重紊乱或呼吸已近停止者。

表30-24　儿童昏迷评分

睁眼(E)	记分	语言(V)	记分	肢体运动(M)	记分
自动睁眼	4	笑,对声音定向,追随物体,可交流	5	遵嘱运动	6
呼唤睁眼	3	哭闹可安慰,相互交流不准确	4	对疼痛可定位	5
刺激睁眼	2	安慰欠佳,呻吟	3	对疼痛可躲避	4
不睁眼	1	不可安慰,不安静	2	刺激后可屈曲	3
		不发声	1	刺激后可伸直	2
				刺激后可无反应	1

【儿童颅脑损伤特点】 儿童颅脑结构发育未成熟,对外伤出现的即刻效应在儿童颅脑损伤中起重要作用。婴幼儿颅骨薄而弹性好,骨缝未闭合,在外力作用下易变形,可缓冲撞击的能量,减轻加速性损伤。幼儿颅前中窝底相对平坦光滑,对移动脑组织的摩擦抵抗力小,可减轻减速性对冲伤。另外,小儿的蛛网膜下腔较成人小,脑组织可以活动的幅度小,因此小儿颅脑外伤导致的脑表面挫伤较少。

但是,小儿颅脑结构也有加重损伤效应的一面。小儿头皮各层之间连接疏松血管丰富,损伤后可引起广泛头皮下血肿且血肿不易自限,常常造成失血性休克;小儿颅骨骨折伴硬脑膜撕裂者,因脑搏动的冲击而使骨折线可进行性增宽,形成儿童特有的生长性骨折,可造成骨质缺损,甚至可形成局部脑膨出;小儿脑组织血流量较成人大,脑表面血管密集,外力下颅骨变形造成血管撕裂后,出血比较凶猛;小儿血脑屏障发育不完善,组织通透性高,外伤后脑组织水肿、肿胀明显,往往加重继发性脑损伤。

【临床表现】 新生儿颅脑损伤几乎都是产伤所致,多因颅骨变形引起颅内出血,且常伴有脑缺氧损害,可表现为产后不哭、面色苍白、四肢活动少、呼吸急促或不规则;体征有颅骨变形、囟门张力增高搏动差、四肢肌张力和肌力减弱或生理反射消失等。由于小儿神经系统发育不完善,稳定性差,故发生脑组织挫裂伤时,临床反应严重,生命体征紊乱明显,容易出现休克症状。患儿常有延迟性意识障碍,即伤后原发性昏迷短暂或缺如,但哭闹不久后又陷入昏睡状态,可持续数小时或嗜睡数天,常与继发性脑损伤引起的二次昏迷相混淆;患儿还可出现频繁呕吐、头痛、癫痫发作、颈项强直、双侧瞳孔不等或眼肌运动障碍;局部脑组织损害时可出现肢体瘫痪或抽搐、失语和偏身感觉障碍;有脑膜刺激征;腰穿多有血性脑脊液。病程发展出现脑水肿,可导致颅内压增高,患儿有生命体征的变化。患儿出现小脑幕切迹疝和枕骨大孔疝时,表现为意识障碍加重,阵发性角弓反张,瞳孔不等大、光反射消失和呼吸循环功能的衰竭。小儿颅内血肿的临床表现较轻,脑疝症状出现较晚,但病情变化急骤,一旦瞳孔散大,迅即进入濒危状态。

【诊断】 根据外伤史容易诊断。但对判断病情的轻重、损伤的范围和类型、是否有血肿形成和继发性损伤,仍需结合辅助检查和病情的变化。腰椎穿刺对判断是否有蛛网膜下腔出血或高颅压有帮助,但应慎用,以免诱发脑疝;X线可判断有无颅骨骨折;CT可发现脑挫裂伤、颅内血肿、脑肿胀和颅骨骨折是最重要的检查手段。颅脑损伤的早期应注意监测生命体征和神经系统症状体征的变化,短期复查患儿意识状态,瞳孔变化、自发运动及脑干生理反射,随时掌握病情的发展变化,做出相应的诊断和处理。

【治疗】 对儿童重度颅脑损伤患者,首先要保持呼吸道的通畅和循环功能的稳定,及早纠正失血性休克和肺通气不足。脑损伤的治疗重点应放在控制颅内压增高上,必要时可进行颅内压持续监测。对于严重挫裂的脑组织和有占位效应的颅内血肿而引发的颅内压增高者,应手术尽早清除血肿。降低颅内压的措施:开始时可过度换气降低血液中二氧化碳分压来实现;无效时可应用渗透性利尿剂和激素治疗;人工冬眠疗法和亚低温技术可减少脑代谢率、降低颅内压,可以在严重颅脑损伤的患儿中使用。由于小儿维持水、电解质平衡功能较弱,因此在脱水治疗的同时,必须注意防治低血钠、低血钾、代谢性酸中毒和过度脱水。一般情况下,在脑外伤后2~4天常因抗利尿激素不适当分泌综合征引起水潴留,表现为稀释性低钠血症,此时血浆渗透压下降,脑细胞内渗透压高于细胞外渗透压,易出现脑细胞内水肿。外伤早期大量输液有造成颅内压增高的危险,因此小儿急性脑水肿的补液量应为每天30~60ml/kg(年长儿),或50~100ml/kg(婴幼儿)。纯糖液不适用,可用碱性含盐液,以纠正脑水肿时常伴有的代谢性酸中毒。对颅脑外伤后出现的惊厥必须给予及时控制,可以使用咪达唑仑静脉滴注,剂量为每小时0.2~0.3mg/kg,要避免与苯巴比妥同时使用,以免引起呼吸抑制。对于就诊时昏迷的患儿,在处理颅脑外伤的同时还要注意是否合并有其他脏器和脊髓的复合性损伤,以免因延误治疗导致不必要的伤亡。对于轻型闭合性颅脑损伤有一过性意识、障碍的患儿,应密切观察病情的变化,一旦出现意识障碍加深、瞳孔不等大,应紧急行CT检查,作出相应的处理。

二、新生儿颅脑损伤

新生儿颅脑损伤主要是指胎儿在分娩过程中,由于胎头过大,产道异常或医务人员在接生过程中处理不当等因素造成颅脑的机械性损伤,出生后1个月内新生儿头部外伤也属此类[5]。因缺氧缺血因素造成的脑损伤,本章节不做讨论。

(一)头皮损伤

新生儿头皮薄,血管丰富,损伤后易发生出血和水肿。

1. 胎头水肿 也称为“产瘤”。由于子宫收缩,影响胎儿头部的血液循环,局部浆液渗出,造成头部皮肤及皮下组织轻微损伤,表现为头皮局部水肿。多发生在初产妇胎头先露部位,在胎膜早破、产程延长时最容易发生。其特点在出生时即存在,头顶部可见基底宽的较大包块,软、表皮红肿,1~2日即可自行消退,不需特殊治疗。

2. 帽状腱膜下血肿 在分娩过程中,当头皮自帽状腱膜下撕脱时发生出血。由于帽状腱膜下为疏松结缔组织，出血很易扩散而形成较大血肿，甚至波及全头部造成头颅变形，消退较慢。血肿较小者可不处理，自行吸收，过大时需输血治疗，局部穿刺抽血后用弹力帽压迫。

3. 头颅血肿 新生儿骨膜与颅骨粘连较松弛，易与骨板分离。在分娩过程中，胎头在骨性产道中受到摩擦挤压，或产钳助产时的损伤，骨膜与颅骨外板分离，造成骨膜下出血，形成头颅血肿。多发生在初产妇及难产的新生儿中。其特点是血肿范围局限在每块颅盖骨间，而不超过骨缝，多见于顶部。局部头皮水肿，但表皮颜色正常，较产瘤硬，可与产瘤同时存在，吸收消退缓慢，需数周甚至数月。在血肿吸收过程中，血肿周边变硬，触诊时易误诊为凹陷骨折。一般不需要治疗，可自行吸收，过大血肿也可以穿刺抽血。吸收不全的头颅血肿，可发生血肿钙化，造成局部颅骨增厚，极少数可形成骨囊肿。

（二）颅骨骨折

新生儿颅骨薄而柔韧，骨化不完全，富有弹性，颅骨无内板、外板、板障之分，仅为一层。骨缝间以纤维和骨膜连接，可塑性大，易发生颅骨移动重叠、颅缝撕裂及凹陷，使新生儿头颅过度变形，引起颅内损伤。

1. 颅缝重叠骨折 在分娩过程中，胎头经过产道遇到压力时，通过头颅的变形使头颅变小来适应胎儿娩出。这种变形是通过颅缝闭合、颅骨边缘的重叠完成的。常见额骨和枕骨经冠状缝和人字缝叠在顶骨之下。胎儿出生后，这种头颅变形在颅内压力作用下很快恢复正常。但也有少数新生儿因在产道中滞留时间较长，或受压过度等原因，使颅骨重叠严重，颅缝撕裂、重叠，颅骨不能很快复位。这类患儿往往合并脑损伤。检查时发现，额骨或枕骨下陷，并嵌入到顶骨之下，局部头皮在冠状缝和人字缝处明显下陷。一般不需特殊处理，随新生儿生长发育，颅压的变化，重叠的颅骨会慢慢复位。

2. 枕骨人字缝撕裂骨折 多在臀位产的新生儿中发生。胎儿臀位时，当枕骨位于耻骨联合下时，由于子宫的收缩及胎儿的伸屈运动，使枕骨在耻骨联合处受阻，造成枕骨在人字缝处撕裂、分离形成骨折。检查发现枕部头皮肿胀，甚至形成血肿。一般无症状，不需特殊处理。当合并硬脑膜撕裂时，少数患儿可形成颅骨生长性骨折。因此对枕骨撕裂性骨折的新生儿要注意观察，必要时复查头颅X线片。颅骨生长性骨折在婴幼儿颅骨骨折中较为特殊，详见下文。

3. 凹陷骨折 多由骨性产道挤压，产钳助产时损伤，或助产人员手指压迫造成。新生儿凹陷骨折一般为乒乓球样凹陷，多数仅表现为颅骨凹陷而无骨折线。当头皮不伴有肿胀或血肿时，检查时可发现头颅骨明显凹陷，凹陷多呈不规则的三角形或方形，很容易诊断。当合并产瘤或血肿，难以判断是否有颅骨凹陷时，可通过头颅X线来确诊。对凹陷浅、较平坦的骨折不需治疗，一般均能自行复位；凹陷深度超过0.5cm，即有手术指征；对深度超过1cm者，特别是凹陷呈锥形时，必须行凹陷骨折复位手术，否则会影响患儿脑组织的发育，甚至造成癫痫。

（三）脑损伤

分娩时，胎儿头经过坚硬的骨性产道，为适应产道而变形。但臀位产、产程过长过急、过期胎儿、胎头过大、产妇盆腔狭窄畸形、产钳助产、胎头吸引等难产的情况，均能造成胎儿头颅受到过度挤压，导致脑组织局部或多处挫伤，发生出血、水肿，继而软化坏死，局部形成囊肿，有的形成脑室穿通畸形。仔细观察脑损伤的新生儿，会发现不同程度的中枢神经损害症状，患儿表现为精神淡漠、厌食吐奶、抽搐及肢体瘫痪等，少数易被漏诊。出生时凡有头皮及颅骨损伤的新生儿，都要严密观察，警惕合并脑损伤的可能。头颅CT早期显示脑内有点状高密度出血或混杂密度影像，晚期则显示较大面积的低密度或囊性改变，少数形成脑室憩室。对较严重的脑损伤需给予吸氧，脱水及促脑神经细胞恢复药物的治疗。

（四）颅内出血

颅内出血是新生儿创伤性疾病中最严重的一种，是引起新生儿窒息与死亡的重要原因。死亡率高达40%~60%，生存者约一半致残。按全国儿科资料统计，颅内出血约占新生儿所有疾病的14.9%，占新生儿非感染性疾病的22.2%。

【病因】 新生儿颅内出血可由下列几种原因引起：①分娩时头颅受到机械性损伤引起颅内出血。②由于脑内缺氧，使脑血管通透性增加，导致缺氧性脑损伤，引起颅内出血。多发生在早产儿。③凝血机制障碍或先天性出血性疾病引起颅内出血。本文仅讨论损伤性的颅内出血。它多发生在足月产或过期产的新生儿，因胎头过大、胎位不正或因母体骨盆狭窄、畸形等头盆不称，难产时使用产钳或胎头吸引器，因过度挤压造成胎头极度变形，使大脑镰和小脑幕受到牵拉，超过了弹性限度而撕裂。同时损伤脑部血管，多撕裂静脉及静脉窦，引起静脉性出血。出血多发生在硬脑膜下、蛛网膜下隙、脑实质内及脑室，而硬脑膜外出血少见。急性期未发现或未吸收的硬脑膜下血肿可演变为慢性血肿，临床上并不少见。慢性硬脑膜下血肿85%为双侧，血肿可自颅前窝及颅中窝底至大脑凸面，甚至可波及大脑纵裂，部分血肿可分布于整个大脑半球表面。

【临床表现】 新生儿颅内出血的临床表现因出血部位、类型及出血量而不同。一般表现为出血时窒息、呼吸困难、浅而不规律，皮肤颜色青紫或苍白。出血不多者窒息很快恢复，以后的症状也不明显；出血严重者，窒息也严重。窒息恢复后，新生儿往往哭闹不安、尖叫或哭声细微、嗜睡，四肢肌紧张或抽搐发作，体温不升或升高，拒绝或不能吸吮，呕吐，也可出现前囟膨隆、搏动消失、颈项强直、眼球震颤、斜视、瞳孔不等、腱反射亢进或消失、肢体瘫痪等脑损害症状。

【诊断】 诊断主要根据分娩及出生时的临床表现。当怀疑颅内出血时，前囟穿刺或腰椎穿刺，脑脊液呈血性改变即可确诊。CT 扫描可准确判断出血部位及类型。新鲜出血时，CT 扫描表现为脑实质内、硬脑膜下、蛛网膜下隙、脑池、脑室内高密度影像；慢性硬脑膜下血肿，表现为脑表面半月形高密度、等密度或低密度影像，可伴有脑萎缩及脑室扩大。

【治疗】 要保持呼吸道通畅，充足的氧气吸入，应用止血、镇静、维生素及脱水药物治疗。注意保暖，维持营养，预防并发症。蛛网膜下腔出血严重者，可行腰椎穿刺放液；硬脑膜下出血者，可经前囟行硬脑膜下血肿穿刺抽血；脑室出血者，可行脑室穿刺引流，亦可留置 Omaya 囊；对脑实质内较大量出血、脑受压明显或脑疝者，需行钻孔穿刺抽血或开颅清除血肿。

三、颅骨生长性骨折

颅骨生长性骨折（growing skull fracture，GSF）是婴幼儿早期头外伤后罕见并发症，最早由 John Howship 于 1816 年提出。国外有大宗病例报道，1997 年 Gupta 等报道 41 例，2000 年 Ersahin 等报道 22 例，国内以个案居多。其发生概率为 0.05%～1.6%。约 90% 发生在 3 岁之内，50% 发生于 1 岁之内，多有外伤病史，如坠落伤、车祸伤、钝器伤等。其发生部位多在顶部，其次是枕部和额部，后颅窝，眶顶等。

婴幼儿颅骨生长性骨折是一种特殊类型的骨折[6]，硬脑膜破损和颅骨骨折是 GSF 的病理基础，及早手术干预修复硬脑膜对愈后起着决定性的作用。随着近些年手术方式改进，采用人工脑膜腱修补硬脑膜基础上，加以自体骨瓣成型移位固定的方法，一期手术促进颅骨愈合。

【病因与发病机制】 发病机制尚不明确，与颅骨骨折同时发生的硬脑膜破裂是重要的致病因素之一。由于脑组织生长速度快，被撕裂的硬脑膜产生张力性回缩，使得蛛网膜及软脑膜，甚至脑组织，疝出硬脑膜缺损处。脑脊液进入囊肿速度大于流出速度，产生单向瓣膜效应使囊肿逐渐增大，最终产生脑膜脑膨出。因脑脊液波动不断的压力传导，加之脑组织生长发育快，导致骨折缺损处逐渐增大，最终形成生长性骨折。GSF 的颅骨缺损区逐渐扩大，通常在 2 个月内发展最快。GSF 的发生可以导致脑坏死软化、癫痫、偏瘫等神经功能障碍，影响大脑发育，因此早期诊断并及时手术是预防和减轻患儿并发症发生的关键。

颅骨生长性骨折大多发生在婴幼儿，与其颅骨发育特征有关。可能原因为：①婴幼儿颅骨骨质薄，伸展性、弹性、变形运动幅度大；②婴幼儿期硬脑膜与颅骨内面相对粘连紧密，剧烈变形运动后，硬脑膜、蛛网膜撕裂分离，促成 GSF 发生；③婴幼儿颅脑的快速发育（婴幼儿期脑发育最快，尤其生后第一年内可增加 12cm，占生后头围总增加长度的 34%）对颅骨产生向外的扩张力，促进 GSF 的发生；④脑及脑脊液的搏动可导致骨折边缘脱钙，边缘的骨质逐渐受到侵蚀，使骨折无法愈合；⑤有学者认为，婴幼儿颅骨的血液供应主要来自硬脑膜动脉，另小部分来自头皮动脉，骨折后颅骨外膜与硬脑膜大片分离，颅骨的供血被阻断从而影响骨折的愈合。

【诊断】 主要根据病史，临床表现及动态颅脑影像学检查。有明确的颅脑外伤史，骨折后出现逐渐增大的颅骨缺损，或局部波动性肿块，且动态影像学观察发现线性骨折，骨折缝进行性增宽，即可以诊断为 GSF。原一致认为颅骨骨折缘距离在 4mm 以上是诊断 GSF 的确诊标准。对于 3 岁以下婴幼儿来说，诊断标准应适当放宽，以利于及早手术。

【治疗】 符合上述诊断标准，为预防脑脊液漏的发生，应在生命体征平稳后，及早行手术治疗。常规手术包括：①剥离颅骨与粘连破损处硬脑膜，清除坏死及软化灶；②咬除骨折端碎骨片，缺损处四周剥离硬脑膜至正常边缘；③缓慢释放脑脊液，降低颅压后，还纳膨出部分，采用人工、自体或异体材料严密修补硬脑膜，并逐层关颅。

四、脑损伤

（一）脑震荡

脑震荡（concussion of brain）是指伤后立即发生的

短暂性、可逆的功能丧失。虽然已将意识丧失的时间定义为“短暂的”，但确切的时间长短仍存有争议。有的学者认为意识丧失应持续几秒或几分钟，多数认为意识丧失在半小时以内[7]。

【临床特点】 脑震荡的患者均表现为外伤后短暂性意识丧失，较大儿童在清醒后会出现持续性头痛、呕吐、眩晕、精神紧张和逆行性遗忘等。这些症状的产生归因于脑干内传导束轴突剪切应力损伤。年龄稍大儿童，其临床表现通常类似于成人，出现短暂的意识丧失，并伴随有肌张力减低，腱反射活跃。在下位脑干功能受到抑制时，可出现血管神经中枢及自主神经调节功能的紊乱，表现为心率减慢、血压下降、面色苍白、出冷汗、呼吸暂停等一系列症状，部分患儿可出现短暂性失明。

但对于婴幼儿，短暂意识障碍可不明显，往往只表现为外伤后短暂发愣，对外界刺激无反应，随后恢复肢体运功，出现嗜睡、易激惹和呕吐。在婴幼儿脑震荡后，虽然可以不出现病理结构的改变，但可发生弥漫性脑肿胀。而且伤后多出现神经功能恶化，出现迟发性呕吐和嗜睡，即所谓的“小儿脑震荡综合征”。这种情况的发生可能与组胺类神经活性物质刺激迷走神经有关。症状迟发可能是此类物质由侧脑室和第三脑室弥散到第四脑室底需一段时间的缘故。婴幼儿无意识障碍可能与小儿神经系统发育不完善有关，但更可能与受伤机制相关。小儿外伤多因坠床所致，作用外力多为线形加速或减速方式，旋转性或切应力造成的脑干损伤较少。

【诊断】 脑震荡的诊断主要以外伤史、短暂意识丧失、逆行性遗忘及无神经系统阳性体征作为依据。但需依靠各种辅助检查与轻度脑挫裂伤鉴别。脑震荡患者颅骨 X 线未见骨折，腰穿测压在正常范围，脑脊液无红细胞。脑电图可见低或高幅快波，偶见弥散性 δ 波和 θ 波，多在 1~2 天恢复正常。CT 平扫及增强均未见异常。单光子发射断层扫描（SPECT）大部分青少年患者有小脑和枕叶血流降低，PET 脑代谢检查可见脑组织葡萄糖利用明显增加，呈高代谢率改变。

【治疗与预后】 脑震荡无需特殊治疗，一般需卧床休息 1 周，减少外界刺激，给予镇痛、镇静、改善自主神经功能的对症药物。多数患者在 2 周内恢复正常，预后良好。小儿脑震荡一定要留观 24~48 小时，密切观察生命体征、意识、瞳孔、肢体运动的变化，根据病情做必要的检查，以免遗漏其他类型的颅脑损伤。频繁呕吐的患儿需静脉补液，防止小儿脱水及电解质紊乱。镇静药应选择不影响生命体征观察的药物。

（二）脑挫裂伤

严重的闭合性颅脑损伤常会导致脑组织在颅腔内滑动和碰撞，脑组织的变形和剪切应力作用可使脑组织表面出现挫伤及点状出血，损伤严重时可造成脑灰白质的撕裂，形成脑挫裂伤（contusion and laceration of brain）。损伤多发生在暴力直接作用部位和对冲部位，以颅前窝底、眶顶和颞叶前部多见。脑挫裂伤多发生在颅脑已基本发育成熟的大龄儿童中，在婴幼儿少见。这是因为婴幼儿的颅骨柔韧弹性好，可缓冲外界的冲击力，蛛网膜下腔狭窄限制脑组织的剧烈移动，颅前中窝底光滑，对脑组织的碰撞力较轻。总的来看，儿童因颅骨内板较成人光滑，脑组织弹性较好，故脑挫裂伤发生率明显低于成人。

【病理变化】 轻者可见额颞叶脑表面淤血、水肿，软膜下有点片状出血灶，蛛网膜及软膜常有裂口，脑脊液呈血性。严重时脑皮质及其下的白质挫碎、破裂，局部出血水肿，细小血管栓塞，脑组织糜烂坏死，周围有点片出血灶及软化灶，呈楔形深入脑白质。4~5 天后坏死组织液化，血细胞溶解，周围脑组织含铁血黄素沉着。伤后 1~3 周局部坏死液化区域囊变吸收，周围胶质细胞增生，蛛网膜增厚与脑组织粘连，最后形成胶质斑痕。

【脑挫裂伤的特点】

1. 婴幼儿脑挫裂伤常表现为损伤区域脑白质的广泛裂伤，多见于额叶眶区和颞叶。白质的撕裂常常形成许多小的裂口和不规则腔隙，但出血却很轻微。

2. 婴幼儿钝性颅脑外伤可仅引起基底节区的损伤，而伴有明显的脑皮质损伤，临床上常表现为对侧的偏瘫。

3. 儿童脑组织对挫伤的反应是脑肿胀较明显，并且脑肿胀的原因多是由于血管扩张、脑血流增多引起，而不是因为水肿引起。

【临床表现】

1. **意识障碍**　脑挫裂伤除了大脑皮质的弥漫性挫伤以外，多合并有脑干网状结构的损伤，因此意识障碍是其最突出的临床表现之一。伤后多立即昏迷，由于损伤的程度和部位不同，昏迷的时间可为数分钟至数小时、数日，或迁延性昏迷。

2. **局灶性神经损伤症状**　因挫裂伤的部位不同表现各异，当损伤位于额颞叶前部时，可无局灶性神经功能的缺失。若是皮质功能区受损，多于伤后立即出现相应肢体的瘫痪、偏身感觉障碍、失语或偏盲等。

3. **头痛**　脑挫裂伤造成的蛛网膜下腔出血、脑水肿及脑肿胀均可引起严重的头痛，性质多为胀痛或跳痛。患儿不能表述疼痛时,多表现为哭闹烦躁,易激惹等。

4. 癫痫发作 小儿多在挫裂伤早期发生癫痫,一般于伤后数小时或数日内频繁发作,以全面性发作和局限性发作为主。这主要是由于儿童脑皮质的抑制功能发育不完善,对损伤较敏感。

5. 恶心、呕吐 脑挫裂伤时蛛网膜下腔出血的刺激、颅内压的变化、脑脊液对四脑室底的冲击均可引起延髓呕吐中枢的兴奋,导致伤后立即出现频繁的喷射性呕吐,在小儿尤为常见。昏迷者可因误吸引起窒息或吸入性肺炎,频繁呕吐还可造成患儿严重的脱水和电解质紊乱。

6. 脑膜刺激症状 挫裂伤导致的蛛网膜下腔出血刺激硬脑膜,使患儿出现颈项强直、屈腿伸直试验阳性等脑膜刺激症。

7. 其他 在小儿脑挫裂伤时,体温升高也是常见的症状之一,这与小儿下丘脑体温调节中枢不稳定,对损伤较为敏感及血性脑脊液刺激有关。

【辅助检查】

1. 腰椎穿刺 因有蛛网膜下腔出血,脑脊液通常呈均匀血性,此点可与脑震荡相鉴别。腰穿还可测定颅内压及引流血性脑脊液,但对有颅高压的患者应列为禁忌。

2. 颅骨X线检查 有助于发现颅骨骨折,对了解致伤机制和判断伤情也有一定作用。

3. 头颅CT 典型表现为低密度脑水肿区内出现多发散在的斑点状高密度小的出血灶,部分可融合形成小的脑内血块,周围水肿带明显。CT有助于对脑挫裂伤的部位、程度及有无继发损伤作出精确判断;根据中线结构的移位,脑室的大小及形态可对颅内压的高低做出间接估计;短期CT复查还有助于观察脑水肿的演变及迟发性血肿的发生。头颅CT是脑挫裂伤的首选辅助检查。

4. 头颅MRI 一般不作为急性颅脑损伤首选检查,但MRI对脑干中微小的挫伤、弥漫性轴索损伤及早期的梗死灶显示优于CT检查。

【诊断】 有严重的闭合性颅脑损伤,伤后意识障碍重、持续时间较长,出现头痛,频繁呕吐,并伴有局灶性神经功能障碍和脑膜刺激症状,腰穿有血性脑脊液即可确诊脑挫裂伤。但常常需要结合CT等辅助检查来排除颅内血肿。

【治疗】 对脑挫裂伤的治疗分为非手术治疗和手术治疗两类。根据患儿脑挫裂伤的程度,患儿的一般状况及是否合并继发性脑损害,采取不同的治疗措施。非手术治疗的目的是尽量减轻脑挫裂伤后机体的一系列病理生理变化对脑损害的加重。严密观察病情变化,预防迟发性颅内血肿,改善机体内环境促进神经功能的恢复。对于轻型和中型脑挫裂伤的患儿,治疗主要是对症处理,密切观察生命体征和神经反射的变化,防治脑肿胀及水肿,及时根据病情变化复查CT,除外迟发性血肿形成。对延迟性昏迷的患儿,除了以上的措施外,应保持呼吸道的通畅,必要时应及早气管切开,以便及时清理呼吸道分泌物,减少气道阻力和无效腔,同时加强营养支持治疗,防治水、电解质平衡的紊乱。对于脑挫裂伤造成的中枢性高热、癫痫持续发作、头痛引发的躁动不安,必须给予及时处理,因为这些症状可增加脑耗氧量、加重脑水肿,引起继发性脑损害。临床上可采取冬眠亚低温治疗,帮助患儿度过外伤后早期脑水肿阶段。脑挫裂伤的患者都有不同程度的脑水肿,可致颅内压增高,尤其在小儿,由于其脑血管的自我调解能力不完善,在外伤的早期常因脑血管的麻痹扩张导致弥漫的血管源性脑肿胀。因此对于有颅内压增高的患儿,有条件时应当进行颅内压监测,并常规给予激素及脱水治疗。当病情较平稳时,可采取促进神经功能恢复治疗,如应用营养神经药物来促进脑细胞的复苏、调节下丘脑功能及改善脑干网状结构的功能。

对于脑组织挫裂伤严重,因挫碎的脑组织肿胀水肿导致进行性颅内压增高,一般降低颅压的措施无效,出现迟发性脑内血肿和继发性脑损伤,表现出脑疝前期征兆时,应紧急手术,开颅清除糜烂肿胀的脑组织,行内、外减压术。但是,对儿童实行去骨片减压时要慎重,特别是婴幼儿,术中多采用内减压或骨瓣飘浮来达到缓解颅压增高的作用。因为小儿脑损伤后水肿明显,去骨片后局部脑膨出,膨出的脑组织嵌顿在骨缘处,可形成局部缺血坏死,造成不可逆神经功能障碍[8]。

【预后】 如果治疗及时得当,多数脑挫裂伤的患儿预后良好。小儿脑组织虽然对损伤的反应较重,但其对挫裂伤的承受能力也较大,代偿能力强,因此伤后恢复较快,后遗症较成人少得多。极少数患儿可遗留有外伤性癫痫,肢体的轻瘫等。

(三)原发性脑干损伤

原发性脑干损伤(primary brain stem injury)是指在头部受到外力作用时,由外力直接致脑组织移位使脑干撞击在坚硬的颅底斜坡或小脑幕游离缘,或由旋转的剪切应力导致脑干本身的扭转、牵拉造成损伤。小儿颅骨在受到直接暴力冲击时,其颅骨变形度大,可使脑室内的脑脊液产生强烈的冲击波，造成中脑导水管周围或四脑室底的液压冲击伤，也是原发性脑干损伤的重要原因。原发性脑干损伤多位于一侧脑干的被盖部或中央部，局部可见不同程度的挫裂伤伴灶性出血和水肿，后期可因血供障碍导致缺血梗死，出现软化坏死，周围可有胶质细胞增生。

弥漫性轴索损伤也属于原发性脑干损伤的一种类型，系头部受到加速性旋转外力时，剪切应力造成的弥漫性神经轴索挫伤。病理改变主要位于脑的中轴部分，即胼胝体、大脑脚、脑干及小脑的上脚，表现为白质传导束的挫伤、出血和水肿。镜下改变常因患者的存活期限表现三种形式：①短期存活数天的患者，表现为轴突的崩解、轴浆的溢出，随后出现大量沿白质传导束分布的轴突回缩球。②中期存活数周的患者，表现为沿白质束分布的"小串样"小胶质细胞的浸润。③以植物生存状态存活数月的患者，表现为脑干长传导束的"瓦勒"退变和胶质的增生。

【临床表现】 脑干内积聚众多重要的脑神经核团、网状结构及运动、感觉神经传导束，是生命中枢所在，受到损伤可出现一系列威胁患儿生命的临床症状和体征。

1. 意识障碍 患儿多在伤后立即进入持续昏迷状态，昏迷程度较深，轻者对强痛刺激可有反应，重者所有生理反射消失、四肢弛缓性瘫痪、进入濒死状态。多因脑干网状上行激动系统受损所致。

2. 生命体征改变 脑桥中有呼吸节律调节中枢，脑干受损后可出现呼吸节律不规则、陈-施呼吸或抽泣样呼吸。延髓外侧网状区的呼气或吸气神经元在受到损伤后，可出现呼吸暂停、呼吸变慢变浅等呼吸功能障碍。延髓首端腹外侧区是脑内调节心血管活动的关键中枢，对于维持正常的血压和心率起重要作用。当此区受到挫伤时，可出现血压下降、心律失常或心搏骤停。脑干损伤引起自主神经中枢障碍时，可出现中枢性高热，消化道应激性溃疡和顽固性呃逆。

3. 眼球运动和瞳孔的改变 损伤中脑的动眼神经核、脑桥中的外展神经核或侧视中枢时，可出现眼球分离、双眼同向凝视和同向运动障碍、瞳孔可时大时小双侧交替变化，或极度缩小成针状，也可散大固定或两侧不等大，瞳孔形状可不规则，对光反射多消失。

4. 锥体束征 由于脑干内锥体束损伤可出现肢体瘫痪，肌张力增高，腱反射活跃，浅反射消失，一侧或双侧病理征阳性。当原发性脑干损伤严重时，也可出现一切生理反射消失，肌张力松弛。

5. 去大脑强直 是中脑损伤的重要体征，中脑前庭核水平有促进伸肌收缩的中枢，而中脑的红核及周围的网状结构是伸肌收缩抑制中枢，两者之间的横断性损伤即可出现去大脑强直，表现为全身肌张力增高，阵发性四肢过度伸直，头后仰呈角弓反张，外界稍有刺激即可诱发，重者呈持续强直。

【辅助检查】

1. 颅内压持续监测 有助于鉴别原发性和继发性脑干损伤，前者多为颅内压正常，后者多表现为颅内压增高。

2. 脑干听觉诱发电位 能够准确地反映脑干损伤的平面和程度，多表现为损伤平面以上听觉波的传导异常或消失，而且还有助于预后的判断。有报道外伤后深度昏迷的患儿，如果听觉诱发电位有异常发现，69%的患儿能恢复，31%的患儿将死亡，而听觉诱发电位根本无反应者，100%的患儿将死亡。

3. 头颅 CT 可见脑干被盖部或导水管周围，不规则、斑点状、高密度、小的出血灶，周围有低密度水肿区，脑干肿胀，脑池闭塞。

4. 头颅 MRI 急性期极少做此项检查，可表现为脑干内短 T_1 长 T_2 高信号的出血改变，对脑干中细微损害显示优于 CT。晚期（数月乃至数年）后可因弥漫性轴突变性而导致脑干变细。

5. 脑干生理或病理反射的检测 病理性掌颏反射的出现提示脑干皮质-皮质下区平面的损伤；睫脊反射、掌颏反射的消失提示损伤已累及间脑平面；额眼轮匝肌反射消失和角膜下颌反射出现为间脑-中脑水平的受累；瞳孔对光反射消失和角膜下颌反射出现提示损伤扩及中脑水平；角膜反射和咀嚼肌反射的消失是脑桥水平受损的表现；眼心反射并以上各种反射都消失是损伤直达延髓的征象。

【诊断】 颅脑外伤后即陷入持续深度昏迷，出现眼球分离、瞳孔大小多变、生命体征紊乱明显、去大脑强直发作、角弓反张、四肢肌张力增高及病理征阳性。如果 CT 排除颅内血肿，腰穿压力不高，则原发性脑干损伤诊断可成立。

【治疗与预后】 原发性脑干损伤的治疗原则与重度脑挫裂伤基本相同，主要是非手术支持治疗。急性期首先是维持生命体征的平稳，要保持呼吸道的通畅，深度昏迷的患儿要尽早气管切开，对呼吸功能不全者，可应用呼吸兴奋剂和机械通气辅助呼吸，同时要维持血压、心率和水电解质等内环境的稳定。其次是减轻脑水肿和脑肿胀，除了应用激素和高渗性脱水药物治疗外，可采取人工冬眠亚低温治疗，有助于降低脑组织的代谢率，增加其缺氧的耐受能力，减轻脑肿胀。对于脑干损伤后出现的去皮质强直和肌张力增高要及时控制，以免加重缺氧和脑水肿，可用抗癫痫药或镇静药治疗。病情平稳恢复期，应着重脑干功能的改善，可进行高压氧舱治疗和给予促进脑组织代谢的药物治疗，如应用胞磷胆碱、脑活素（cerebrolysin）及三磷酸腺苷能量合剂等，还应当注意防止压疮、肺炎和泌尿系感染等并发症的出现。原发性脑干损伤的患者，成人多数预后不良，而由于儿童处在脑发育期，代偿能力极强，只要度过急性期，绝大多数能有比较满意的恢复，有的昏迷数月清醒后逐渐能正常生活。

五、颅内血肿

（一）硬脑膜外血肿

硬脑膜外血肿（epidural hematoma）是血液在颅骨内板和硬脑膜之间的蓄积。头颅在外力作用下发生较大的变形，硬脑膜动静脉在此过程中发生剥离或撕裂，产生硬脑膜外出血，血肿达到一定体积而出现颅压增高和/或脑受压的症状。硬脑膜外血肿在婴幼儿中较少见，但随着年龄的增长，发病率有增加的趋势。硬脑膜外血肿是儿童颅内血肿中最常见的血肿类型，约占小儿急性外伤性颅内血肿总数的60%。

【发病机制与病理】 儿童可见于坠落伤和头部暴力击伤，血肿多位于暴力直接冲击部位。典型的病例为额颞外伤，骨折线跨越脑膜中动脉穿行区，骨片的移位撕裂，导致血肿的形成。在儿童，冲击伤造成颅骨剧烈变形，使硬脑膜和颅骨剥离，板障内静脉、脑膜动静脉小的分支或静脉窦撕裂，形成血肿，通常并不伴有明显骨折。血肿可因破裂血管的继续出血而增大，也可因血肿对硬脑膜的继续剥离撕裂周边的小动脉，导致血肿的渐进性增大。

急性型硬脑膜外血肿表现为硬脑膜外腔暗红色凝血块，混合有部分鲜红色凝血，约占85%。亚急性和慢性型少见，可见血肿机化包裹，与硬脑膜形成粘连。

【儿童硬脑膜外血肿的特点】

1. 在成人，硬脑膜外血肿多是动脉性出血，并且多合并颅骨骨折。而在儿童和婴幼儿，硬脑膜外血肿通常是静脉性出血，而且30%～40%的患儿不合并颅骨骨折。

2. 成人脑外伤原发昏迷后，在硬脑膜外血肿占位效应形成继发性昏迷前，通常有一个中间清醒期。但是在儿童外伤初期可能仅仅是片刻发愣，随后出现的哭闹和激惹，在继发昏迷出现前36～48小时内经常没有神经系统异常发现。

3. 儿童未成熟颅骨极具扩展特性，有时可有100ml以上的血积存于硬脑膜外腔，在婴儿会导致出血性休克。

4. 新生儿在应用产钳助产后，通常会发生硬脑膜外血肿和颅骨骨折，而且血肿还可经分离的骨缝或骨折线进入帽状腱膜下腔。

5. 儿童硬脑膜外血肿可发生在看起来极其轻微的损伤之后，大约有50%的儿童和85%的婴儿并没有意识的丧失，只是随着血肿的发展会出现意识的变化。

6. 后颅窝硬脑膜外血肿在儿童期比较常见，主要是儿童坠落跌伤头颅引起，占儿童后颅窝外伤的25%～38%，出血最常见的来源为硬脑膜静脉窦或板障静脉。通常在受伤初期意识可能保存，随后很快出现神经系统受损的体征，可表现为进行性头痛、呕吐、昏迷，或出现小脑及脑干受损征象。颅骨CT及重建有65%的患儿伴有枕骨骨折。

【临床表现】 主要是急性脑受压的症状，症状出现的缓急和严重程度与出血的速度、部位及患儿的代偿能力有关。在小儿，血肿多为静脉性出血，血流压力低，出血缓慢，加之颅内代偿能力强，因此急性脑受压症状轻，并且症状出现较晚。额叶的血肿可因占位效应的增大导致颅内压增高，晚期可出现小脑幕切迹疝的症状。而颅后窝因容积小只要少量出血即可导致枕骨大孔疝。

1. **意识障碍** 年长的患儿可有典型的"原发性昏迷-中间清醒期-继发性昏迷"的病情发展过程，而在婴幼儿原发性意识障碍常不典型，多表现为伤后的哭闹、激惹和烦躁不安，随后出现意识障碍的进行性加深，直至出现脑疝症状。

2. **颅内压增高** 表现随着血肿的增大，颅内压进行性增高，患儿可出现头痛、呕吐、前囟张力增、膨隆等表现。但因小儿颅内代偿能力较强，颅内压增高的症状出现较成人晚，可仅表现为精神变弱，嗜睡或躁动不安等。呕吐症状在小儿中出现频率较高，并且多在外伤后早期出现，可能是外伤时脑室内压力的突然变化刺激第四脑室底的呕吐中枢引起，后期呕吐症状可能与颅内压增高有关。

3. **瞳孔的改变** 受伤的当时，部分患儿出现双侧瞳孔的扩大，随后多恢复正常。在脑疝出现的前期，可出现血肿侧的瞳孔缩小，对光反射迟钝，此为动眼神经受刺激的表现，但在临床上很难发现。出现脑疝后，则血肿侧的瞳孔散大，对光反射消失，眼球固定，此为动眼神经受压麻痹的表现，多提示有小脑幕切迹疝的发生，病情危重，需紧急手术治疗。

4. **局部神经体征**　患儿在外伤后易出现癫痫发作，与血肿对皮质的压迫、刺激和小儿的皮质抑制功能发育不完善有关，癫痫可由一侧肢体局限性抽搐开始，逐渐发展为全面性发作。血肿如果位于运动区附近，可导致对侧肢体的无力或瘫痪，上下肢程度可不等，对侧锥体束征阳性。而发生脑疝使大脑脚受压时，也可出现对侧肢体的偏瘫。

5. **生命体征的变化**　随着颅内压的不断增高，患儿可出现脉搏减慢、血压增高、呼吸加深减慢的代偿性改变（Cushing 反应）。但在婴幼儿，通常血压、心率变化不明显，可掩盖脑疝的早期征象。颅内压持续升高出现脑疝压迫脑干时，则出现血压下降，心率、呼吸节律紊乱，最后脑干功能衰竭，而导致死亡。

【辅助检查】

1. **腰椎穿刺**　有颅内占位效应的硬脑膜外血肿多表现为颅内压增高，脑脊液细胞数和蛋白含量可正常，但在急性期禁忌行腰穿检查，以免诱发脑疝。

2. **颅骨X线检查**　年长儿可见颅骨骨折，而且骨折线多穿过硬脑膜血管走行压迹或静脉窦，在婴幼儿很少合并颅骨骨折。

3. **头颅CT**　典型表现为颅骨内板下梭形高密度影，边缘光滑锐利，可见脑组织及脑室系统受压移位，中线结构有偏移，骨窗像可显示颅骨骨折。CT 是硬脑膜外血肿首选的辅助检查。

【诊断】　小儿急性硬脑膜外血肿的临床表现多不典型，需仔细观察病情变化才能做出正确诊断。小儿外伤后出现嗜睡、不安、易激惹、呕吐、癫痫发作或一侧肢体肌力减弱时应考虑颅内血肿的可能，应进一步行头颅 CT 检查。如果意识障碍进行性加深，并出现瞳孔变化和生命体征的紊乱，则表示已进入脑疝前期，需紧急手术处理。

诊断中还应注意迟发性硬脑膜外血肿的发现，迟发性血肿是指首次 CT 扫描没有异常影像，而是在相隔几小时或数天之后再次复查，才发现血肿。迟发性血肿占硬脑膜外血肿总数的 5%～22%，其发病机制可能是由于患儿头部外伤时存在硬脑膜出血源，但因伤后脑组织水肿或颅内压增高等因素形成的填塞效应对出血点起压迫作用。随后若采取过度换气、强力脱水等措施，或因全身血压降低导致的颅内高压急剧降低，使原先的出血点失去填塞效应，造成硬脑膜的剥离，引发迟发性硬脑膜外血肿。临床上，此类患儿常有病情的突然恶化，一旦诊断明确，应尽早手术清除血肿。

【治疗与预后】　硬脑膜外血肿的保守治疗适用于病情平稳，无意识障碍，无眼底水肿及神经病理体征，CT 检查示血肿量小、中线结构无移位者。治疗措施应在严密观察病情变化的前提下，采用脱水、激素、止血治疗。根据病情随时行 CT 动态观察极为重要，一般在入院后 2～3 天常规每日做一次 CT，或有头痛、呕吐随时检查。一旦血肿增大或出现脑疝前期征象，需紧急手术治疗。对于硬脑膜外血肿诊断明确，并且有明显病情恶化倾向的患儿应及时开颅手术清除血肿。手术的主要目的是消除血肿的占位效应，电凝破裂血管，控制出血来源。术中对于硬脑膜表层残留少量凝血块不必勉强全部剥离，以免引起新的出血。骨窗四周的硬脑膜要悬吊，防止硬脑膜的继续剥离，对于硬脑膜张力增高、颜色变蓝者，应常规切开硬脑膜进行硬脑膜下探查。

如果处理及时得当，且患儿术前未出现脑疝等严重并发症，预后良好，多数患儿不遗留神经系统功能障碍。

（二）硬脑膜下血肿

硬脑膜下血肿（subdural hematoma）是指血液在蛛网膜和硬脑膜之间的腔隙内的蓄积，其发生率较硬脑膜外血肿要低。约占儿童颅内血肿的 25%。根据临床症状出现的早晚，分为急性、亚急性和慢性硬脑膜下血肿。

1. **急性硬脑膜下血肿**　是指头部外伤后 3 天内出现临床症状的硬脑膜下血肿。其发生率明显低于硬脑膜外血肿，原因为小儿脑组织弹性好，颅骨内板较为光滑，故对冲性损伤引起的硬脑膜下血肿较成人少得多。

【临床表现】　复合型硬脑膜下血肿由于多合并有原发性脑挫裂伤，临床症状较为严重，而且病情发展迅速，伤后多有原发性昏迷，昏迷程度可不断加深，极少有中间清醒期。根据脑挫裂伤和血肿的部位不同，可出现各种局灶性神经体征或癫痫发作。血肿占位效应导致脑疝时，常出现生命体征和瞳孔的变化，表现为瞳孔不等大、病理性呼吸等。单纯性硬脑膜下血肿的患儿，多无原发性意识障碍，仅表现为外伤后精神变弱或烦躁哭闹、易激惹；多伴有抽搐、频繁呕吐。血肿压迫皮质时，可出现局限性神经体征，如果前囟未闭，多数患儿前囟张力增高或膨隆。

【诊断】　急性硬脑膜下血肿的诊断主要依靠 CT 检查，CT 扫描表现为颅骨内板下"新月形"或"半月型"高密度影，病变范围较为广泛，脑组织受压可见皮质界面的内移；合并有脑挫裂伤时，可见脑实质内斑点状不规则高密度影，周围水肿带明显；产生占位效应时，可见脑室受压和中线结构的移位。骨窗像仅有 11%～40% 的硬脑膜下血肿患儿发现有颅骨骨折。

【治疗与预后】　急性期硬脑膜下血肿多为硬脑膜

下腔凝固的血块,经皮硬脑膜下腔穿刺引流无明显治疗效果。对于有临床症状,CT 显示高密度血块形成的患儿,急诊开颅血肿清除和控制出血术是首选治疗措施。对于复合型患儿,因合并有严重脑组织挫裂伤和脑水肿,常需要同时清除碎烂肿胀的脑组织,行内减压术,术中可根据具体情况决定是否去骨瓣减压或颞肌下减压。因儿童头皮较薄,一般情况下尽可能不做外减压,以免伤口脑脊液漏或感染。儿童急性硬脑膜下血肿的预后好于成年患者,这与其代偿能力强有很大关系。

2. 慢性硬脑膜下血肿 慢性硬脑膜下血肿系指头部外伤后 3 周以上始出现症状,已形成包膜的血肿。慢性硬脑膜下血肿可发生于儿童各年龄阶段,发病高峰为 6 个月以内,婴儿后期很少发病。绝大多数血肿来自轻微的、被忽略的头部外伤,也可因产伤引起。小儿慢性硬脑膜下血肿双侧居多,出血多来源于大脑表面汇入上矢状窦的桥静脉破裂,出血压力低,血肿形成较慢,通常并不引起颅内压的快速增高。

【病理】 慢性硬脑膜下血肿的包膜多在伤后 7~10 天开始形成,2~3 周后完成。包膜靠近硬脑膜侧较厚而且血供丰富,粘连紧密;而靠近蛛网膜一侧囊壁较薄,与周围结构连接疏松。囊内的积血多已液化,大量变性的血红蛋白和胆红素使其呈"酱油色或咖啡色"。包膜内液化血液中蛋白成分较高使其呈高渗状态,能通过内侧纤薄的囊壁吸收低渗的脑脊液,使血肿不断增大。也有人认为是包膜新生的血管壁的通透性增高导致白蛋白的渗漏造成的血肿腔内高渗状态。近来研究认为,患儿的临床症状进行性加重并不完全是因为血肿的压迫引起,大面积血肿包膜机化会造成残留的引流桥静脉牵拉和狭窄,进一步导致大脑半球的静脉回流减少,最终这些静脉的栓塞将会产生静脉回流性脑水肿,使神经受损症状加重。

【临床表现】 主要是慢性脑受压和局灶性神经定位体征。患儿病情进展缓慢,逐渐出现慢性颅内压增高的症状。约60%的患儿表现为头围进行性增大、前囟膨隆、呕吐、易激惹或嗜睡。年长的患儿可出现头痛、头昏、注意力不集中、记忆力下降或视力减退,眼底检查多见视盘水肿或视网膜出血。对于有头颅增大、呕吐和前囟膨隆的慢性硬脑膜下血肿,要注意与先天性脑积水相鉴别。前者头颅增大的程度不如后者,而且脑积水的患儿顶枕区叩诊常出现鼓音或破壶音,慢性硬脑膜下血肿区叩诊常为钝性实音,而且骨缝分离在先天性脑积水的患儿中也较比明显。约 40%的患儿因皮质的受压出现局灶性神经损害征象,表现为偏侧的肢体肌力减弱、轻瘫,锥体束征阳性,中枢性面瘫,失语等症状。粘连钙化的包膜刺激皮质可促发癫痫。

【诊断】 年龄小于 6 个月,有轻微的外伤或产伤病史,经过一段时间后逐渐出现头围增大,慢性颅内压增高症状并伴有局灶性神经功能受损体征时,应考虑有慢性硬脑膜下血肿的可能。头颅 CT 多表现为颅骨内板下"新月形"密度均匀的稍低密度占位,但密度值却稍高于脑脊液的密度,原因是其中蛋白的含量增高,CT 增强扫描可见血肿的包膜强化。MRI 检查能很好明确诊断,慢性血肿的特征为 T_1、T_2 加权像均为高信号。对于高度怀疑的患儿还可行诊断性穿刺,穿刺部位多选在前囟侧角距中线 3cm 处,45°角进针 0.5cm 即可到达硬脑膜下腔,可见有大量陈旧棕色或褐色液流出,诊断多可明确。

【治疗】 对于年长的患儿,治疗基本同成人,多采取钻孔冲洗和外引流术。对于婴幼儿有双侧慢性液化血肿者,而且临床症状轻微,有呕吐,易激惹而没有意识水平的变化及运动功能障碍者,可反复经前囟穿刺引流。穿刺时应避免一次放液过多过快,以免使脑位移过多造成对侧血肿,绝大多数的患儿经过数次穿刺后可以治愈。对于反复穿刺仍持续存在的积液者,可行硬脑膜下-腹腔分流术。近年来,有学者报道利用脑室内镜对小儿慢性硬脑膜下血肿进行钻孔冲洗治疗,取得了良好的效果,降低了积液的复发率。对于血肿包膜粘连增厚已妨碍脑组织发育者,应行开颅手术,将血肿积液连同包膜一并切除。手术中要对脏层包膜尽可能切除,对脑镰或侧裂等反折粘连严重部位不可强行剥离,以免损伤脑实质。对不能切除的囊壁也要放射状切开,充分解除脑组织束缚。血肿的壁层多与硬脑膜粘连,有大量新生血管,强行剥离术后容易再出血,处理应当慎重。

【预后】 多数患儿经过及时有效的治疗,症状好转,并能完全康复。但对于血肿包膜钙化粘连严重者,限制幼儿脑组织的正常发育,患儿可有智力障碍、偏瘫和癫痫等后遗症。

(三)脑内血肿

脑内血肿(intracerebral hematoma)是指头部外伤后血液在脑实质内积聚,约占儿童外伤性颅内血肿的10%。可伴有脑组织挫裂伤,常与硬脑膜下血肿并发,称为"分层血肿"或"多发血肿"(同一部位不同类型的血肿)。主要是皮质下血管在外界剪切应力作用下破裂,导致血液的汇集,少数是因凹陷性骨折刺破脑组织所致。

【病理】 脑内血肿根据在脑内的深浅,可分为浅部血肿和深部血肿，前者多因脑组织挫裂伤发展而来，多见于额叶或颞叶的底面，常合并有硬脑膜下血肿；后者多位于基底节、脑干和小脑深处，可因外伤时颅内震荡引发深部血管破裂造成，也可因血管痉挛梗死后出血引起。血肿形成早期，多为血凝块，与碎烂脑组织混杂，周围水肿明显；4~5 天后，血肿液化，变成棕褐色陈旧凝血，周围胶质细胞增生；2~3 周后血肿包膜形成，血肿囊性变，周围新生血管和胶质细胞增生，局部脑回平坦、变宽、软化，相邻正常脑组织有含铁血黄素沉着。

【临床表现】 脑内血肿的高峰时期是外伤后 2~4 天，临床表现类似于急硬脑膜下或硬脑膜外血肿的表现，但局限性神经定位体征更为突出，患儿多表现为癫痫发作和运动功能障碍。在颞叶血肿时，以对侧上肢和面部肌肉的瘫痪更为多见。年长儿如果是左额叶血肿出现失语，底节区的血肿可导致偏瘫，偏身感觉障碍或偏盲，小脑内的血肿可出现共济失调、平衡障碍或眼震等。

【辅助检查】 目前 CT 扫描是最常用的辅助诊断措施，能早期发现脑内血肿。CT 的影像表现因血肿形成的机制不同而略有差异。对于不是挫裂伤引起的脑内血肿通常边界光滑，多呈圆形或卵圆型，血肿的轴向多朝向脑表面；而对于挫裂伤后血块融合形成的血肿，通常形状不规则，没有明显的边界。脑内血肿周围都有明显的低密度水肿带，在血肿形成 1~2 周后，因为周围新生血管的形成，可出现血肿周围环状强化。随后，环状强化区逐渐消失，血肿变为低密度或等密度，代表脑组织的软化区形成。

【诊断】 明确的外伤病史，典型的症状和影像特征有助于外伤性脑内血肿的诊断，但需与动脉瘤、动静脉畸形等脑血管病引起的脑实质内自发性血肿相鉴别。

【治疗】 与脑实质外血肿的治疗不同，脑内血肿的治疗通常并不需要手术清除，除非因为血肿的占位效应和继发性脑损伤将导致神经功能障碍或颅内压增高，危及患儿生命时才予考虑。但是即使如此，对于儿童脑组织深部或重要功能区的血肿，也多采取慎重的态度。脑实质内血肿的手术治疗仅是抢救生命手段，而不是保存和恢复神经功能的治疗措施。虽然有临床资料显示血肿清除后，患儿的神经体征可能有改善，但脑内血肿患儿如有外伤后癫痫，即使血肿清除对抽搐也无大的改善。

（四）硬脑膜下积液

硬脑膜下积液多发生于颅脑外伤后，脑组织的剧烈位移致使局部的蛛网膜撕裂，脑脊液通过裂孔处进入硬脑膜下间隙，形成局部硬脑膜下腔内脑脊液的过量积聚。硬脑膜下积液发生率约占外伤性颅内血肿的 10%。硬脑膜下积液与液化的慢性硬脑膜下血肿有一定的区别：慢性血肿患者多合并有脑组织挫裂伤，内容主要由暗褐色或酱油色液化血液组成，而积液急性期多为淡血性脑脊液，后期可转为黄染的清亮液体，蛋白含量可稍有增高；积液的性状与脑脊液大致相同，都含有白蛋白前体，而在液化的硬脑膜下血肿中常无此物质；硬脑膜下血肿在与硬脑膜内层相连处常有增厚粘连的包膜形成，而硬脑膜下积液却显示包膜缺如。

【发病机制】 外伤导致的蛛网膜裂孔好像一个单向活瓣，随着患儿的挣扎、屏气、咳嗽等用力动作，脑脊液可顺着压力的梯度不断进入硬脑膜下腔，却不能返回到蛛网膜下腔，最后积液逐渐增大，压迫局部脑组织，导致颅内压增高。蛛网膜最常见的撕裂部位在外侧裂，因此硬脑膜下积液的部位也以额颞顶区（半球凸面）居多。

【临床表现】 硬脑膜下积液的临床表现类似于硬脑膜下血肿，也可有急性、亚急性和慢性之分，穿刺前鉴别诊断困难。病程发展多为慢性，偶尔也有急性发病的，合并有原发性脑挫裂伤时，可有意识障碍和局灶性神经功能障碍。但多数患儿表现为外伤后逐渐加重的慢性颅内压增高征象和局部脑组织受压症状。部分患儿可出现嗜睡、精神减弱、进行性头围增大、前囟膨隆、张力增高、头痛、频繁呕吐及视盘水肿等。局灶性神经症状多表现为，对侧上肢或面部的瘫痪，运动性或混合性失语。后期，可因积液的持续压迫，影响脑组织的正常发育，导致脑皮质萎缩，约有 20% 的慢性硬脑膜下积液的患者表现有局部脑萎缩。

【诊断】 本病的诊断并不困难，但需借助影像学检查或囊液穿刺确诊。CT 表现为颅骨内板下低密度，范围广泛的占位，密度等同于脑脊液密度。应注意与液化的慢性硬脑膜下血肿相鉴别。MRI 能很好地区分不同物质的信号特征，有助于鉴别。积液的信号等同于脑脊液的信号，而慢性血肿的特征为 T_1、T_2 像均为高信号。

【治疗】 硬脑膜下积液较薄、没有压迫症状时通常并不需要治疗。对于已产生临床症状的积液，多采用钻孔引流术，即在积液腔的最低处行密闭式外引流，在术后 72 小时，积液腔明显缩小时拔除引流管。钻孔引流后复发十分常见，主要是脑组织不能及时膨起，残留有积液空腔所致。对于引流无效者可进行硬脑膜下-腹腔分流术，可采用低压分流管或将腹腔侧的伞端剪除以利引流通畅,待硬脑膜下积液彻底消失半年或一年后,可将分流管手术予以拔除(并非必需,多数应家长要求)。

六、脊髓损伤

脊髓损伤(spinal cord injuries)是由外界暴力直接或间接作用于脊柱,引起脊椎骨的骨折,累及脊髓神经节的损伤,可分为开放性和闭合性两类。脊髓损伤在儿童期较少发生,约占所有脊髓外伤的2%~5%。主要原因为婴幼儿头部的尺寸占身体的比例较成人大,因此外伤引起颅脑损伤的概率大;儿童的脊柱和其支持组织柔韧性好,外力作用下可伸缩性大;儿童的椎骨、椎间盘的弹性和可压缩性大,外力作用下不易骨折,减少了脊髓间接损伤的可能。

【病因与病理】 重物冲击腰背部、后仰跌倒背部撞击于凸起的石块上或腰背部的挤压伤等直接暴力,可造成与外力作用部位一致的脊髓损伤,临床中较少见。高处落下、头部的打击和脊柱的过伸、过屈或扭转,造成椎体的骨折、脱位或脊髓的血液循环障碍均可引起脊髓的间接损伤。儿童期引起脊髓损伤的最常见的原因是坠落伤(56%),其次是车祸伤(23%)。在成人中,常见的损伤部位是胸腰椎移行段,其次是颈椎;而在儿童中,最常见的脊髓损伤水平是颈髓(57%),其次是腰段(16.5%),胸段脊髓受肋骨和骨性胸廓的保护支撑,受伤的机会较少。病理改变可分为:①脊髓震荡:又称为脊髓休克,伤后立即发生的短暂性脊髓功能丧失,无肉眼可见的损伤。②脊髓挫裂伤:脊髓呈部分或完全断裂,有碎烂、出血、水肿和液化坏死,脑脊液呈血性。血管的刺激痉挛可使上下数个脊髓节段的血供障碍,以至于损伤平面更广泛。后期,损伤局部可有脊髓液化坏死形成的大小不等空泡,周围胶质斑痕和纤维组织增生,蛛网膜粘连增厚,形成囊肿。③脊髓受压:突入椎管内的骨折片、脱位的椎骨撕裂的韧带及脊髓外的血肿等均可压迫脊髓,产生神经功能障碍。④脊髓缺血和中央出血性坏死:脊髓的微血管破裂,血管的痉挛或血栓形成均可导致脊髓的缺血性损害,产生液化坏死,静脉的回流受阻还可导致脊髓水肿。近来的研究显示,脊髓损伤时,儿茶酚胺类神经递质的过度释放易导致脊髓血管的痉挛梗死,出现中央出血性坏死。

【临床表现】

1. 脊髓震荡 表现为外伤后立即发生的损伤平面以下等肢体弛缓性瘫痪、肌张力低、深浅反射消失、皮肤苍白干燥、尿潴留,一般数小时后开始恢复,如无其他实质损害,在2~4周内可恢复正常。

2. 脊髓损伤在渡过脊髓休克期后,损伤平面以下肌张力增高,腱反射亢进,出现病理反射。运动或感觉功能的恢复程度取决于损伤的程度,部分性损伤时,损伤平面以下的肢体仍可有部分运动和感觉;完全性损伤后,损伤平面以下肢体感觉及运动完全消失,早期的一些低位自主反射可出现。脊髓横断面不同部位的损伤,临床表现不同:①脊髓半横断损伤综合征,表现为损伤同侧的运动和深感觉障碍,对侧的痛温觉障碍。②脊髓中央性损伤,出现受损节段神经分布区痛温觉缺失而触觉和深感觉存在,肌肉呈下运动神经元瘫痪。③脊髓前部损伤时,损伤平面以下的完全瘫痪及浅感觉迟钝或消失,而后索深感觉保存,同时伴有括约肌功能障碍。④脊髓后部损伤时,表现为损伤平面以下深感觉(定位觉、振动觉)的缺失,痛温觉的保存,并且肌肉瘫痪不完全。

3. 脊髓不同节段损伤的特点 ①高颈段($C_1 \sim C_4$)损伤:C_{1-2}的损伤严重者多立即死亡;C_{2-4}的损伤可使膈神经和其他呼吸肌支配神经麻痹,导致病人呼吸困难,损伤平面以下肢体呈痉挛性瘫痪,括约肌功能障碍;上颈段内的三叉神经脊髓束损伤时会出现面部“洋葱皮样”感觉障碍(Dejerine综合征);自主神经损伤时,可出现排汗和血管运动功能障碍导致的持续性高热,单侧或双侧的Homer综合征。②颈膨大($C_5 \sim T_1$)损伤:肋间神经麻痹时可出现呼吸困难,上肢出现松弛性弛缓性瘫痪,下肢呈痉挛性瘫痪,损伤平面以下的深浅感觉消失,自主神经和括约肌功能障碍也十分多见。③胸部中下段($T_3 \sim T_{12}$)损伤:有一明确的感觉障碍平面,平面以下的感觉和运动消失,脊髓休克期后出现“集合反射”(表现为刺激下肢出现肌肉痉挛、膝髋关节屈曲、下肢内收、腹肌收缩、反射性排尿、出汗和立毛反射);胸段损伤时,交感神经功能障碍较明显。④腰膨大($L_2 \sim S_2$)损伤:与$T_{10} \sim L_1$椎体相对应,出现下肢的松弛性软瘫,腹壁反射存在,膝腱反射消失。⑤脊髓圆锥损伤:内有脊髓排尿中枢,损伤后出现自律膀胱、小便失禁和直肠括约肌松弛,会阴部马鞍形感觉消失,肛门反射消失,膝腱及跟腱反射存在,可无肢体瘫痪。⑥马尾神经损伤:多为不完全的弛缓性瘫痪,腱反射消失,感觉障碍不规则,括约肌障碍明显。

【相关查体与辅助检查】

1. **局部查体** 多见于损伤脊柱局部的变形、肿胀、压痛及棘突分离现象。

2. **神经系统查体** 各种深浅感觉及运动功能的检查、生理和病理反射的存在和消失,有助于判断损伤的平面、部位和程度。

3. 腰椎穿刺　可了解脑脊液是否含血性，间接推断是否有脊髓的挫裂伤，还可了解有无脊髓蛛网膜下腔的梗阻。

4. 脊柱X线检查　可见椎体的压缩、椎板或关节突的骨折、脱位、椎间隙或椎管的狭窄、小关节交锁等，通过骨质和椎体解剖结构的变化间接估计脊髓的损伤。但在小儿中，因脊柱的弹性强，椎体可在损伤的瞬间脱位后又自行复位，故可出现明显的脊髓损伤而X线检查未见异常。

5. 脊柱CT　可见损伤平面椎体和小关节的骨折，骨折碎片可突入椎管内造成脊髓的压迫移位，脊髓可见点片状挫伤出血灶，严重时见脊髓密度降低，外形肿胀，蛛网膜下腔受压闭塞。

6. 脊髓MRI　能够清楚地显示脊髓的受压移位、挫伤出血和水肿，对脊髓损伤有确诊的意义。急性期虽然很难做此项检查，但应力争做此项检查。

【诊断】　根据明确的外伤病史和特征性临床表现，诊断并不困难，但要明确损伤的部位和程度，需要仔细的神经系统查体和必要的辅助检查。

【治疗】

1. 外伤　早期一定要制动，对于怀疑脊柱骨折的患儿，切不可让其站立或坐起，必要时可给予镇静剂；搬运患儿时禁忌一人抱起或两人对抬，因可使脊椎弯曲加重脊髓损伤；搬运过程中要保持脊柱的固定，最好用平板或担架转运，并使头部牵引保持中间位置。

2. 非手术治疗　主要是减少脊髓进一步受压，促使肢体神经功能的恢复。常用的方法有椎体脱位闭合复位术和药物治疗。临床常用甘露醇、呋塞米和激素来减轻急性期脊髓水肿，建议使用甲泼尼龙首次30mg/kg冲击疗法，后5.4mg/(kg·h)持续泵维24小时。血管扩张性药物或纳洛酮减轻脊髓内微血管的痉挛，防止继发性脊髓中央缺血坏死。高压氧治疗能改善脊髓缺氧缺血。

3. 手术治疗　主要目的是解除脊髓的压迫，防治继发性损伤。适用于X线已明确椎骨脱位和骨折片突入椎管内者；伤后神经症状进行性加重者；伤后脊髓功能有部分恢复，后期改善停止或又加重者。但当脊椎脱位超过椎体的1/2以上，临床表现完全性损伤时，手术治疗为相对适应证。

4. 后期治疗　主要是防治压疮，泌尿系统感染和肢体挛缩。进行康复治疗，加强肢体被动性功能锻炼。

（葛明）

参考文献

[1] 王忠诚. 神经外科学. 武汉：湖北科学技术出版社，2005：352-352.

[2] BABL FE, PFEIFFER H, DALZIEL SR, et al. Paediatric Research in Emergency Departments International Collaborative (PREDICT). Paediatric intentional head injuries in the emergency department: A multicentre prospective cohort study. Emerg Med Australas, 2019, 31(4): 546-554.

[3] 张翼. 小儿颅脑外伤临床特点与治疗分析. 心理月刊，2020，15(06)：182.

[4] 张金哲. 小儿外科学. 北京：人民卫生出版社，2013：651.

[5] 黄普艳. 新生儿颅脑损伤的产科因素分析. 中国实用神经疾病杂志，2017，20(15)：84-86.

[6] AOYAMA M, JOKO M, NIWA A, et al. Growing skull fracture with an atypical mechanism: a case report. Nagoya J Med Sci, 2020, 82(2): 377-381.

[7] RUITER KI, BOSHRA R, DEMATTEO C, et al. Neurophysiological markers of cognitive deficits and recovery in concussed adolescents. Brain Res, 2020, 1746: 146998.

[8] 彭文生，陈军波，朱春英. 部分骨瓣漂浮网织固定术在开颅术中的应用体会. 当代医学，2015，21(31)：74-75.

31 第三十一章 内分泌疾病

第1节 下丘脑和垂体疾病

一、下丘脑分泌的激素和作用[1]

下丘脑位于第三脑室的周围和底部，是自主神经和内分泌的高级整合中枢，是下丘脑-垂体-靶腺系统的控制系统。下丘脑有许多神经核（如视上核、视交叉上核、室旁核、结节核、尾状核，结节乳头核等）。这些神经核含有不同的神经内分泌细胞分泌激素，有的神经核含有数种神经内分泌细胞，如室旁核含有4种细胞分泌不同的激素。细胞间还有神经突触连接，并接受高级神经系统的作用。

已知的下丘脑激素有GHRH、GHRIH、TRH、CRH、LHRH、AVP、OXT，另外还发现一些新的激素。

1. 生长激素释放激素（growth hormone releasing hormone，GHRH） 是一种下丘脑肽，为44个氨基酸的单链蛋白质，其编码基因位于20q11.23，由5个外显子和4个内含子组成，长度为10kb。分泌GHRH的神经元位于弓状核和腹内侧核，其神经末梢终止于正中隆起，经由门脉进入垂体前叶，促进垂体生长细胞的生成、增值以及促进GH的分泌。GHRH也受GH的负反馈作用，同时还需生长抑素的共同抑制。肾上腺素能α_2-受体激动剂能刺激GHRH，促进GH的分泌。

GHRH通过GHRH受体（GHRHR）起作用，在调节垂体GH合成和分泌中起关键作用。GHRHR是G蛋白偶联受体分泌素家族的成员，GHRHR定位于7p14.3，只存在于垂体促生长细胞上。GHRH与受体结合后，受体α-亚单位构型改变，与GTP（鸟苷三磷酸）形成活性的α-GTP激活腺苷环化酶和cAMP依赖蛋白激酶-A（PKA）产生cAMP第二信使，经过核蛋白的cAMP反应性调节结合蛋白质（cAMP response element binding protein，CREB）的作用引起GH合成。经蛋白电压依赖钙离子通道开放，胞质内Ca^{2+}浓度增高，引起生长激素颗粒的分泌。

GHRH控制GH的合成和分泌需经刺激垂体特异转录因子（*GHY-1*、*PIT-1*）过程来控制*GH*基因的转录。*PIT-1*是291个氨基酸的转录因子，还控制*PRL*及*TSH*的基因转录。GHRH除促进GH分泌外，还在睾丸对滋养细胞（Sertoli's cell）分泌米勒抑制激素和间质细胞促进睾酮分泌的过程中发挥作用。在卵巢增强FSH的作用。

2. 生长抑素（somatostatin，SS） 又称为生长激素释放抑制激素（somatotropin release inhibiting hormone，SRIH），有14肽和28肽两种，两者的生物活性不同。SS的基因位于20号染色体上，为单拷贝基因，由两个外显子和一个内含子组成。14肽和28肽是由一个mRNA经不同的拼接后生成。SS在体内广泛地分布，以下丘脑含量最高。在中枢神经系统中还存在于纹状体、杏仁核、新皮质、海马及脊髓后根神经元中。下丘脑合成SS的神经纤维终止于正中隆起经门脉进入垂体的D细胞，调节GH和其他激素的分泌。SS最主要的作用是抑制GH、TSH和胰岛素的分泌。SS与GHRH共同调节GH分泌，并且两者在下丘脑又相互调节。

下丘脑GHRH和SS神经元均有糖皮质激素的受体，对SS分泌有抑制作用，小剂量时刺激GHRH分泌，大剂量则抑制GHRH分泌，而使GH分泌下降。

SS还存在于胰岛D细胞、胃肠道、胸腺、卵巢、输卵管、甲状腺及腮腺等组织，多是通过旁分泌起作用。在神经系统以神经递质起调节作用。谷氨酸与γ-氨基丁酸（GABA）分别为中枢神经系统主要的兴奋和抑制神经递质，均可调节SS的分泌。多巴胺在下丘脑为抑制性调节GHRH的分泌。SS亦受性激素的调节，性激素可能经过多巴胺刺激SS的分泌。GHRH和SS对GH的分泌还受许多神经递质及一些代谢产物的影响。

3. 促甲状腺素释放激素（thyrotropin-releasing hormone，TRH） 是由焦谷酰胺-组氨酸-脯氨酸组成的3肽。*TRH*基因由3个外显子和2个内含子组成，为单拷贝基因，其前体经酶切后产生6个TRH的前体，在不同的组织中前体经加工产生不同的终末产物。TRH主要的分泌部位在下丘脑室旁核中的小神经元中层和下丘脑后侧核。此外，还存在于大脑皮质、小脑、海马，边缘系统的杏仁核、嗅球、听神经、视网膜等，以及胃肠道、胰腺、前列腺、附睾及睾丸和胎盘等组织，其分布极为广泛。

下丘脑分泌的TRH经正中隆起进入门脉至垂体前叶的促甲状腺细胞，促使TSH合成和分泌，TSH作用于甲状腺形成下丘脑-垂体-甲状腺轴。TRH的浓度和基因的表达均受T_3特异的调节。甲状腺素对TRH有负反馈作用。TRH还刺激PRL的分泌，其作用需经过*PIT-1*转录基因的中介作用，但在生理剂量下其作用不明显。TRH在神经系统其他部位中以视交叉、乳头体、下丘脑前部和正中隆起的浓度最高。TRH除对垂体促甲状腺细胞作用外，还对垂体前叶各类分泌细胞起旁分泌的作用。

TRH 受体为 398 个氨基酸的蛋白，属于 G 蛋白偶联受体，分膜外区、7 个跨膜区和胞内区，受体后效应为磷脂酰肌醇-2 磷酸经酶水解产生 IP-3 和二酰甘油，使胞内 Ca^{2+}浓度增高和激活蛋白激酶 C，刺激 TSH 合成及释放。

4. 促肾上腺皮质激素释放激素（corticotropin releasing hormone，CRH）　为 41 肽，基因为 8p 上的单拷贝基因，由 2 个外显子和 1 个内含子组成。分泌 CRH 的神经元多位于室旁核小细胞区，与 AVP 在室旁核共存，CRH 的轴索延伸至正中隆起，由门脉进入垂体促肾上腺细胞，促进 ACTH 的合成和分泌。

CRH 神经元也存在于其他下丘脑神经核和下丘脑外区，如视上核、视交叉上核、视前核及弓状核等。CRH 广泛分布于大脑皮质、边缘系统及与自主神经相关的脑干核团，作为神经递质起作用。CRH 可影响中枢神经系统大多数含单胺的神经元系统。CRH 也存在于外周组织。

CRH 与受体结合使 cAMP 增加引起 ACTH 的前体阿黑皮素（POMC）基因的表达和 ACTH 分泌。CRH 受体也可经过磷脂肌醇系统——Ca^{2+}介导的第二信使系统促使 ACTH 分泌。CRH-垂体前叶 ACTH-肾上腺轴的功能有昼夜节律，是由于正中隆起神经末梢释放 CRH 的节律引起的。AVP 可通过不含 CRH 受体的细胞与含有 V1 受体的神经元结合，可影响 CRH 刺激 ACTH 的释放；但 AVP 能降低 POMC 的基因转录。CRH 受皮质醇的长反馈和 ACTH 的短反馈调节，CRH 自身也可能存在超短反馈。另外，低血糖和神经肽 Y 刺激 CRH 释放，GABA 类物质刺激 CRH 分泌，血管紧张素Ⅱ对 CRH 释放起调节作用，神经递质乙酰胆碱和 5-羟色胺也可刺激 CRH 释放。此外，IL-1、IL-6 和 TNF-α 也有刺激下丘脑 CRH 合成和分泌的作用。

糖皮质激素除通过垂体前叶外，还可通过 CNS 更高位如扁桃体-海马的神经通路至下丘脑的室旁核起反馈作用。各种应激时使 CRH 受体的作用增强，增加 CRH-ACTH-皮质醇的分泌。

CRH 对 GH 的分泌有抑制作用。SS 神经元亦可抑制 CRH 释放以防止应激状态时高 ACTH 分泌。应激对免疫系统的抑制作用是通过糖皮质激素的广泛抗感染作用和儿茶酚胺抑制自然杀伤细胞的功能实现的。CRH 和免疫系统之间的相互作用更为广泛。

5. 促性腺激素释放激素（gonadotropin or luteinizing releasing hormone，GnRH/LHRH）　为酰胺化的 10 肽。基因位于 8 号染色体上，由 4 个外显子和 3 个内含子组成。GnRH 的前体包括 GnRH 和催乳素释放抑制激素，含 92 个氨基酸，经过在不同部位的修饰再转变为 GnRH，其作用亦有不同。

GnRH 的神经元在下丘脑分布广泛，以下丘脑前部、中间部、底部、弓状核、视前隔区为主。GnRH 合成后主要集中于正中隆起，进入门脉至垂体前叶促性腺细胞，促进促性腺激素的分泌。间脑一些神经元中存在有类固醇激素受体，通过这些神经元神经递质的中介调节 GnRH 的分泌。GABA、5-HT 和谷氨酸使 GnRH 分泌增加；GnRH 分子中的第 1~5 氨基酸可抑制 GnRH 的分泌。一些内源性肽的降解产物也可影响 GnRH 的分泌。GnRH 还以自分泌和旁分泌作用于自身的 GnRH，可起反馈性激活，促使 GnRH 分泌。

GnRH 的受体为 G 蛋白偶联受体，胞外区有糖化位点和一个半胱氨酸，7 个跨膜区和胞内区，C 端仅有一个亮氨酸。GnRH 受体的 mRNA 除垂体外还存在于卵巢、睾丸、乳腺及前列腺。GnRH 受体激活磷酸肌醇产生二酰甘油和肌醇 3 磷酸（IP-3），再激活蛋白激酶 C 和使胞内钙浓度增加使 GnRH 分泌。卵巢和睾丸中的 GnRH 受体结构与垂体的 GnRH 受体 cDNA 结构相同。

GnRH 以脉冲式释放促使垂体促性腺激素的脉冲分泌。在排卵过程中 GnRH 是排卵前 LH 按时间精确地促进 LH 分泌的关键。

下丘脑-垂体-性腺轴功能的调节在下丘脑网络中相当复杂，包括神经肽类、神经递质和类固醇激素的相互作用，对 GnRH 的分泌有抑制和兴奋的调节作用。对 GnRH 有抑制性的物质为内源性阿片肽、神经肽 Y、丙甘肽（galanin）、神经紧张素和 δ-睡眠诱导肽，这些肽类可能受类固醇激素的调节。

GnRH 促进垂体合成和分泌 LH 和 FSH，尤其是 LH 的分泌。GnRH 对促性腺激素的亚单位基因的表达起控制作用，以调节 LH 和 FSH 的分泌。不同的生理条件下 GnRH 的释放模式（频率和振幅）不同，同一种受体只与同种激素的配体相结合，在受体结合后的信息传递过程中可分化为对 LH 或 FSH 的亚基分别起作用。一般 LH 只受 GnRH 的正调节，并通过刺激 LH 产生糖基化的多少而影响其生物活性。FSH 除 GnRH 的调节外还受其他激素的调节。

GnRH 在卵巢中是一个重要的自分泌和旁分泌的调节物，调节基础状态下和受促性腺激素刺激后的激素合成和分泌，以及一些引起卵泡成熟和排卵有关的基因转录。弓状核、腹中核和视上核分泌的 GnRH 与月经周期 LH 的释放和排卵相关。

6. 下丘脑神经核细胞中还发现一些新的激素及活性物质，如分布在室旁核的大细胞神经元、小细胞神经元和弓状核。其中有血管紧张素Ⅱ、胆囊收缩素（CCK）、胰升糖素、催产素、AVP、脑啡肽、神经肽、甘丙肽、GABA、5-HT、P物质、多巴胺，以及黑色素刺激释放激素（MRF）等。

二、腺垂体前叶的激素和作用[2]

1. 人生长激素（human growth hormone，hGH）由垂体前叶嗜碱性粒细胞合成，是垂体分泌量最大的激素。GH是由191个氨基酸组成的单链蛋白激素，分子量为22kD。人生长激素基因簇是由编码基因*GH1*（*GH-N*）和*CSHP1*、*CSH1*、*GH2*、*CSH2*等组成的长约55kbp的DNA链，基因位于17q22～24上。*hGH-N*（*GH1*）基因为GH的正常基因，*hGH-V*为变异基因，缺少GH氨基酸序列中的13个氨基酸，无表达GH1的功能。此类基因均由5个外显子和4个内含子组成。*GH*基因的表达还受垂体转录因子*PIT-1*的调节。

GH的合成和分泌受GHRH和SS的共同调节，正常状态下两者的作用是平衡的。另外，主要由胃分泌的Ghrelin也有很强的促GH释放作用。Ghrelin可能作用于一个不同于GHRH和SS的特殊调节系统，可能是直接促进GH的释放；或抑制内源性GH抑制因子（somatotropin releasing inhibiting factor，SRIF）促生长激素释放抑制因子的释放，但Ghrelin的此种作用可能需要完整的GHRH轴的存在。

GH是出生后促进生长的主要激素。GH的自然分泌呈脉冲式，约每2～3小时出现一个峰值，白天空腹时和运动后偶见高峰，但夜间入睡后分泌量增高，且与睡眠深度有关，在Ⅲ期或Ⅳ期睡眠相时达高峰。初生婴儿血清GH水平较高，分泌节律尚未成熟，因此睡-醒周期中GH水平少有波动。生后2～3周血清GH浓度开始下降，分泌节律在生后2个月开始出现。儿童期每日GH分泌量超过成人，在青春发育期更明显。GH水平可受某些因素影响，如高血糖抑制GH的分泌，低血糖可刺激分泌，氨基酸刺激分泌，还有一些药物如可乐定、左旋多巴及精氨酸等可刺激GH分泌。这些药物可用于临床的GH刺激试验。

GH在血浆中大部分是与生长激素结合蛋白（GHBP）相结合，GHBP是GH的载体，又是GH受体的胞外区。GH与受体结合后，GH受体由一种特异的酶JAK-2激活，进而引起胰岛素样生长因子-1（insulin-like growth factor-1，IGF-1）基因的转录，并调节其他基因的表达。

GH可以直接作用于细胞发挥生物效应，但其大部分功能必须通过胰岛素样生长因子（IGF）介导。IGF是一组具有促进生长作用的多肽，人体内有两种IGF，即IGF-1和IGF-2。IGF-1广泛分布于多种组织中，除肝脏外还有肺、肾、脑、小肠和垂体等，肝脏是最大的合成场所。IGF-1对垂体GH有反馈作用。

IGF的生理：IGF与胰岛素原的结构非常相似，它们有相似的A、B、C和D区，而IGF还有伸展肽E。肝脏和其他多数组织的IGF是在胞内基因翻译后移出至血中。IGF-1是碱性肽，由71个氨基酸组成，编码基因位于12q23.2上，由5个外显子和4个内含子组成，其基因转录较为复杂。*IGF-1*基因在出生后才开始受GH的调节。*IGF-2*基因含9个外显子，基因位于11p。*IGF-2*基因主要在胎儿期由胎盘滋养层细胞表达，对胎儿期组织的分化和增殖有重要作用，另外亦可在生长增快的组织中表达。IGF结合蛋白（IGF binding proteins，IGFBPs）是一组与IGF有高亲和力的血清蛋白质，参与IGF对细胞的分裂和增殖作用。人IGFBPs共有6种。其中IGFBP-3是出生后血清中最大量的结合蛋白，是由肝脏及其他细胞合成。另外，还发现一种IGFBP的蛋白酶可裂解IGFBPs，有调节IGF的生物利用度和生物活性的作用。血液循环中90%的IGF-1与IGFBP结合，仅1%左右是游离的。GH是调节血IGF-1和IGFBP-3浓度的最主要因素，IGF-1和IGFBP-3水平随GH分泌状态而改变，但其改变速度较慢。因此，血中IGF-1和IGFBP-3水平相对稳定，而且无明显脉冲式分泌和昼夜节律变化，能较好地反映内源性生长激素分泌状态。血液循环中的GH及IGF-1可反馈调节垂体GH的分泌，或间接作用于下丘脑抑制GHRH的分泌，并可刺激SRIH分泌。IGFBP-3与IGF-1之间的相互作用可能调节血中可利用的游离IGF-1的浓度，从而增强IGF-1的作用。

2. 促甲状腺素（thyroid stimulating hormone，TSH）是由腺垂体嗜碱性促甲状腺细胞合成和分泌的一种糖蛋白，其主要作用是调节甲状腺的功能。TSH由α亚单位和β亚单位组成。α亚单位与LH、FSH的α亚单位完全相同，而β亚单位则各异，β亚单位是发挥生理功能的主要成分。TSH刺激甲状腺滤泡细胞的增生和甲状腺激素的合成。TSH的受体基因位于14q31.1，由10个外显子组成，与LH、FSH的受体为一个共同基因，以一式3份分散到不同的染色体进一步演化而来。TSH受体为G蛋白偶联受体，由胞外区、7个跨膜区和胞内区组成。TSHβ亚基与受体结合后，再由α亚基进一步激活，受体激活后增加腺苷酸环化酶活性，刺激cAMP的产生为第二信使发挥生物效应。

TSH 的分泌受 TRH 的严格控制，甲状腺激素 T_3 和 T_4 均对 TSH 有负反馈作用。由 T_4 脱碘酶在垂体形成的 T_3 作用于受体介导的负反馈抑制作用比血中的 T_3 更重要，T_3 也产生于室旁核中，可抑制 TSH 原基因和两个亚基的基因转录。下丘脑的其他物质如 SS 亦抑制 TSH 的分泌，神经递质 5-羟色胺、多巴胺等对 TSH 的释放有较强的抑制作用，高于血中生理浓度的糖皮质激素对 TSH 有部分抑制作用。雌激素对 TSH 有刺激作用。

TSH 受体抗体是一种 IgG，能与甲状腺细胞膜上 TSH 受体表面的决定簇反应而激活受体，通过第二信使发挥生物效应，增加甲状腺激素的分泌。

3. 促肾上腺皮质激素（adrenocorticotropic hormone，ACTH）　是腺垂体嗜碱性粒细胞分泌的激素。ACTH 的前体是一个大分子的糖蛋白，称为阿黑皮素原（pro-opiomelanocortin，POMC）。它经蛋白水解产生 39 肽的 ACTH、31 肽的 β-内啡肽、促脂素（lipotropin hormone，LPH）和促黑素细胞激素 γ（γ-melanocyte stimulating hormone，γ-MSH），还有一个促皮质样间叶蛋白质（corticotropin like intermediate lobe protein）。脑内弓状核也产生微量 POMC，但与垂体前叶不相关。下丘脑 CRH 控制 ACTH 的分泌，同时室旁核分泌的 AVP 也是促肾上腺皮质激素释放因子，能直接刺激 ACTH 的释放。脑内许多神经肽对 ACTH 的分泌有调节作用，其中包括垂体腺苷酸环化酶激活多肽（pituitary adenylyl cyclase activating polypeptide，PACAP）的调节。神经多肽在 CRH-ACTH 的分泌调节中起重要作用。5-羟色胺和胆碱能神经递质参加 CRH 刺激 ACTH 分泌，PACAP 促进腺苷酸环化酶活性，有增强 ACTH 分泌的作用。另外细胞因子如 IL-1、IL-2 在应激时促进 ACTH 分泌，转化生长因子抑制 ACTH 的分泌。ACTH 主要作用于肾上腺皮质，促进肾上腺皮质激素的合成分泌，糖皮质激素对 ACTH 和 CRH 有反馈作用，构成 CRH-ACTH-肾上腺轴。应激情况下，通过中枢神经传递信息至下丘脑以及一些细胞因子的作用，激活 CRH-ACTH-皮质激素轴，使 CRH 和 AVP 对 ACTH 分泌的刺激增强，使血浆皮质醇增高，以适应应激引起的反应。ACTH 的分泌有昼夜节律，早晨 8 点浓度最高，夜晚 10 点至凌晨 2 点最低，由于 CRH-ACTH 的分泌节律产生皮质激素的昼夜节律。

4. 促性腺激素（gonadotropin hormone）　有黄体生成素（LH）和卵泡刺激素（FSH）。由腺垂体嗜碱性促性腺细胞分泌，有的促性腺细胞只分泌 FSH，有的分泌 FSH 和 LH。LH 和 FSH 均为糖蛋白，由 α 亚基和 β 亚基组成，LH、FSH 的 α 亚基与 TSH 相同，β 亚基各异。由于糖基化的糖分子结构和数目的不同导致其生物活性的差异。

FSH 作用于卵巢，刺激卵巢滤泡早期的生长，当 LH 存在时 FSH 增加卵巢合成和分泌雌二醇（E_2）。在男性 FSH 刺激滋养细胞（Sertoli's cell）作用于睾丸的细胞网络中促进精原细胞分化和增殖，促进精子生成。LH 作用于睾丸间质细胞（Leydig cell）促进睾酮的合成和分泌。促性腺激素的分泌受 GnRH、性激素和中枢神经的调节。下丘脑弓状核以脉冲性分泌 GnRH，引起 LH 和 FSH 的脉冲性分泌频率的改变及两者比值的变化。

性激素负反馈作用于下丘脑和垂体，主要是作用于垂体。雌二醇（E_2）对垂体促性腺激素的合成和释放有正性和负性双相效应，它对促性腺激素的敏感性具有先降低后升高的现象。E_2 在下丘脑抑制 GnRH 释放，其作用是通过神经递质，如去甲肾上腺素、神经肽和 β-内啡肽的介导，因 GnRH 神经元上无雌激素的受体。另外，谷氨酸为中枢神经兴奋性氨基酸，它可通过 GnRH 引起 LH 释放。GABA 对 GnRH 神经元有抑制作用从而抑制 LH 的分泌。

FSH 在卵巢和睾丸刺激产生的新激素有抑制素（inhibin）和活化素（activin）。抑制素是由 FSH 的 α 和 β 亚单位经二硫键连接形成 31kD 的糖蛋白，抑制素又有抑制 FSH 分泌的作用。活素是由 β-β 亚单位连接形成的分子，有刺激 FSH 分泌的作用。活化素在睾丸有旁分泌的作用，对睾酮的产生有促进作用。

5. 催乳素（prolactin，PRL）　是垂体前叶嗜酸性促乳细胞（lactotropin cell）分泌的蛋白质激素。该细胞分散在垂体前叶，在妊娠和哺乳期细胞增多。胎盘蜕膜细胞亦分泌 PRL。*PRL* 基因位于 6p22.3，由 5 个外显子和 4 个内含子组成。人催乳素是由 199 个氨基酸组成的单链肽，其结构与 GH 相似但基因是在不同的染色体上。PRL 合成后由分泌颗粒排泌至其细胞周围的毛细血管进入血流。当被抑制时 PRL 即被溶酶体分解。PRL 的分泌由抑制因子和释放因子控制。吸吮乳头是最强的刺激因素，使垂体分泌 PRL 释放，研究证明催产素和血管活性肠肽（VIP）对刺激垂体分泌 PRL 是有生理意义的；其他血管紧张素Ⅱ、P 物质及神经降压素（neurotensin）也刺激 PRL 的释放。多巴胺为主要的 PRL 抑制因子，多巴胺神经元突触达门脉与垂体毛细血管相连，与垂体多巴胺 D_2 受体结合抑制腺苷酸环化酶与 G 蛋白偶联，抑制 PRL 的释放。

PRL 呈脉冲性分泌，睡眠后即将清醒前血中浓度最高。PRL 作用于乳腺促进乳腺增生和分泌乳汁，并维持泌乳作用。PRL 经下丘脑对性腺激素的分泌有调节作用。大量 PRL 分泌时对卵巢孕酮的合成有抑制作用导致月经失调。PRL 对免疫功能有上调作用,促进淋巴细胞增生。PRL 还可能与胎儿肺表面活性物质的生成有关。

三、神经垂体激素[3]

神经垂体激素又称垂体后叶激素,包括精氨酸升压素和催产素,它们实际上是由下丘脑产生的激素而在垂体后叶储存和分泌。

1. 精氨酸升压素(arginine vasopressin,AVP) 又称抗利尿激素(antidiuretic hormone,ADH),由下丘脑视上核和室旁核神经元合成后经由两种不同的途径分泌。由小细胞神经元合成的 AVP 进入正中隆起的外带与 CRH 一起分泌进入门脉达垂体前叶促肾上腺细胞,有增加 CRH 促进 ACTH 合成和分泌的作用。由大细胞神经元合成的 AVP 经神经轴索穿过视神经孔传输达垂体后叶储存,是垂体后叶激素。

AVP 的基因位于 20p13,由 3 个外显子和 2 个内含子组成,其结构为含前体 N 端信号肽、9′氨基酸的 AVP、后叶激素运载蛋白-Ⅱ(neurophysin Ⅱ)和 C 端糖化的 39 肽。在树突运输过程中分解为 3 种分子,到达垂体后叶储存于神经终端的分泌颗粒中。

AVP 受体属于 G 蛋白偶联受体家族,有 V1、V1b(V3)和 V2 两个亚类,V1 受体分布于肝脏和血管平滑肌,受垂体激活使血管收缩和肝糖原分解,后者的作用由胰升糖素增强。V1 受体还在血小板上刺激血小板凝聚。V3 受体在垂体前叶促肾上腺细胞增强 ACTH 的分泌,两者均以胞内肌醇磷酸分解、Ca^{2+}增加为第二信使。V2 受体分布于肾小管和集合管的上皮细胞,AVP 与 V2 受体结合后激活腺苷酸环化酶产生 cAMP 为第二信使,经 cAMP 依赖蛋白激活酶激活,引起肾小管细胞骨架微管和微丝的改建,并涉及微管-伴随膜蛋白和其他蛋白质,调节 AVP 神经末梢突触小泡,引起水通道插入,导致胞膜顶部渗透性增强,水从小管腔沿着渗透梯度进入高涨的髓质间质,而排出浓缩尿;促进肾小管自由水的重吸收,对体液的平衡起重要作用。水通道分子被证明与 Aquaporin 2 有关,Aquaporin 2 在肾集合管浆膜顶部组成的水通道膜有开关的作用,对限水和使用 dDAVP 能起反应。Aquaporin 2 可在尿中测得。AVP 作用于中枢神经系统有利于降低体温和记忆力的巩固及恢复。

AVP 的分泌受血浆渗透压为主和血容量为次的调节。渗透压受体(osmotic receptor)(过去称为渗透压感受器)位于中枢神经系统的无血脑屏障区,即终板和穹窿下区。当血浆渗透压增高时渗透压受体感受水分的丢失,而刺激 AVP 释放。渗透压受体本身不释放 AVP,而是由乙酰胆碱神经递质通过刺激 AVP 神经元使激素释放。AVP 对渗透压的改变非常敏感,生理状态血浆 AVP 浓度约为 0.45~1.5pmmol/L(0.5~1.5ng/L)。血浆渗透压发生<1%的变化即可引起 AVP 的分泌增加,血浆渗透压增高 AVP 释放的阈值为 280mOsm/(kg·H_2O)。渗透压>280mOsm/kg 时 AVP 分泌开始增加,渗透压升高 1%,AVP 分泌约增加 0.9pmmol/L,可使尿渗透压增加 200mOsm/kg。血浆渗透压为 290~292mOsm/(kg·H_2O)时 AVP 浓度为 4.6~5.6pmmol/L(5~6ng/L),尿浓度达最大值。

AVP 的分泌还受血容量改变的调节,血容量减少 8%刺激 AVP 释放。右心房、右心室和左心室存在低压压力感受器(baroreceptor),由迷走神经传入;颈动脉窦和主动脉弓存在高压压力感受器,由舌下神经和咽神经传入孤束核,再由去甲肾上腺素能神经传入视上核和室旁核,引起 AVP 的释放,使血中浓度增高。

另外,许多因素如 $PaCO_2$ 升高、PaO_2 降低、疼痛、应激、体温增高、β 肾上腺素能药物、雌激素、孕酮、鸦片、巴比妥类、烟酰胺和前列腺素等均有刺激 AVP 释放的作用。相反,体温下降、α-肾上腺素能药物、乙醇和心钠素抑制 AVP 释放。

2. 催产素(oxytocin,OXT/OT) 与 AVP 一样,是由下丘脑视上核和室旁核合成和分泌的 9 肽。其基因和 *AVP* 基因同在 20 号染色体上 20p13,而两个基因的转录方向相反,每个基因均含 3 个外显子和 2 个内含子。OT 和 AVP 分子只有第 3 和第 8 位的氨基酸不同,并且均在第 1 位和第 6 位由半胱氨酸相连形成二硫键,对其生物活性至关重要。OT 与 neurophysin-Ⅰ共同存在于同一蛋白质前体中。OT 受体亦是 G 蛋白偶联受体。

催产素重要的作用是刺激子宫肌肉收缩,促进胎儿产出。OT 还刺激乳腺肌上皮细胞(myoepithelial cell)周围的腺泡和腺管收缩使乳汁流出。正常情况血中 OT 水平较低<10pg/ml,当排卵、分娩及哺乳时增高。神经递质乙酰胆碱、多巴胺、疼痛、体温升高等可抑制 OT 释放。出血和应激亦刺激 OT 释放。近年来证明 OT 直接作用于催乳素细胞刺激 PRL 的释放。

四、下丘脑-垂体-IGF1 生长轴功能[4]

(一)调控下丘脑-垂体-IGF-1 生长轴基因及其缺陷

1. 与下丘脑-垂体发育相关的基因 在胚胎发育

过程中,多种转录因子调控下丘脑和垂体的正常发育。如早期转录因子 *HESX1*、*SOX2*、*SOX3*、*LHX3*、*LHX4*、*PTX1*、*PTX2* 以及晚期转录因子 *PROP1*、*POU1F1* 等。这些转录因子的异常,除可导致生长障碍,通常还伴发其他发育异常,如视中隔发育不良和/或眼部缺陷(*HESX1*、*OTX2*、*SOX2*、*SOX3*);骨骼缺陷(*LHX3*、*PITX2*);智力缺陷(*SOX3* 和 *SOX2*),并常有其他垂体激素缺乏。这些遗传缺陷可以表现为散发或家族性,可以是显性、隐性或 X 连锁遗传。近年来的研究还发现 *GLI2*、*FGF8*、*FGFR1*、*PROKR2*、*PROK2*、*ARNT2* 和 *IGSF1* 等基因与下丘脑垂体发育相关。

(1) *POU1F1*:或称 *PIT-1*,属发育同源结构域转录因子(homeodomain transcription factor)家族成员,位于 3p11,*PIT-1* 对维持垂体生长激素细胞的增殖具有重要作用,其突变可导致 GH、TSH 和 PRL 缺乏。

(2) *PROP1*(prophet of *PIT-1*):位于 5q35,*PROP1* 基因在胚胎发育的不同时期通过对细胞出现的时间和空间进行调控,最终促使其分化为垂体激素分泌细胞。其突变除造成 GH、TSH 和 PRL 缺乏外,还导致促性腺激素缺乏。*PIT-1* 的正常表达依赖于 PROP1。

(3) *HESX1*:位于 3p21.2~p21.1,其突变引发家族性视-中隔发育不良(familial septo-optic dysplasia,SOD),垂体分化、发育不全。

(4) *SOX*:参与早期胚胎发育过程,其表达具有时空特异性,在胚胎发育过程中可在多种组织中表达。*SOX2* 和 *SOX3* 基因是早期调控垂体的基因,*SOX3* 基因与垂体功能减退症相关。

(5) *GLI2*:参与 Shh 信号通路,与胚胎发生过程中的细胞增殖有关,对下丘脑、漏斗部和垂体后叶的形成具有重要作用。*GLI2* 基因突变可致 IGHD 或 CPHD,患者出现垂体后叶异位、多指畸形,部分患者可伴有其他面中部发育不良,如腭裂等。

(6) *FGF8*、*FGFR1*、*PROKR2*、*PROK2*:在胚胎发育过程中调控腺垂体、晶状体和嗅觉基板的生成。

(7) *ARNT2*:属 HLH-PAS 亚家族成员,是一种对下丘脑发育较重要的转录因子。该基因缺陷可导致多种垂体激素缺乏(ADH、ACTH、TSH、LH/FSH、GH),以及垂体发育不良、胼胝体薄、髓鞘形成延迟。患儿还可出现小头、发育迟缓、全身强制性癫痫发作,以及食管反流、神经源性膀胱。

(8) *IGSF1*:IGSF1 是一种质膜糖蛋白,表达于 Rathke 囊和垂体前叶。*IGSF1* 突变为 X 连锁,男性患者主要表现为先天性中枢性甲减,巨睾症,部分患者表现为部分性暂时性 GH、PRL 缺乏。

2. 与 GH-IGF1 轴相关的基因[5]　GH 和 IGF1 是纵向生长的重要调节因子,从 GH 合成到 IGF1 作用过程中任何基因的缺陷均可导致生长受损。

(1) *GH1*:*GH1* 基因编码 GH,该基因缺陷可导致 IGHD。患者的典型表现为匀称性身材矮小、生长速率降低,IGF1 水平低,GH 激发试验 GH 水平低。但也有研究显示 *GH1* 杂合或纯合突变与 GH 生物失活有关,可致部分 GH 不敏感,临床出现 IGHD 类似的表型,但 GH 水平正常或升高。

(2) *GHSR*:*GHSR* 是编码 Ghrelin 受体的基因。Ghrelin 通过与 GH 促分泌受体发挥刺激生长激素的合成和分泌的作用。*GHSR* 基因突变可致 ISS、GHD、CDGP,但其严重程度和外显率各有不同,甚至在同一家族中可出现两种不同的表型。临床表现的异质性可能与基因缺陷导致蛋白改变影响了与 Ghrelin 的亲和力以及受体的固有活性有关。

(3) *GHR*:GHR 是一种同源二聚体跨膜受体,属于细胞因子受体超家族成员。GH 通过与 GHR 结合发挥作用,GH 结合导致 GHR 二聚化和 JAK2 的磷酸化,从而激活不同的细胞内信号通路,导致直接代谢作用或调控基因的转录。*GHR* 纯合或复合杂合突变可致完全性 GH 不敏感,如 Laron 综合征,表现为显著矮小、GH 水平升高或正常、IGF1 及 IGFBP3 水平较低。外源性 GH 不能刺激 IGF1 水平升高。至今,已发现 70 余种 *GHR* 细胞外、跨膜区、细胞内区域的基因突变。但 *GHR* 杂合突变可致不同程度 GH 不敏感,从 GHR 活性完全丧失到轻度受损出现不同程度的临床表型。

(4) *IGF1*、*IGF1R*:*IGF1* 是胎儿宫内、生后生长发育的重要生长因子。IGF1 通过与 IGF1R 结合,激活细胞内 PI3K/AKT 信号途径,促进细胞的增殖与分化。循环中的 IGF1 主要由肝脏产生,其他组织如生长板等以自分泌或旁分泌的方式产生 IGF1。*IGF1* 基因缺失或纯合功能丧失基因突变可致严重的宫内及生后生长障碍、小头畸形、智力发育障碍等。患者 IGF1 水平显著降低,GH 水平正常或升高。与非携带者相比,*IGF1* 杂合变异的个体也可出现明显矮小和小头围,但存在表型差异。*IGF1R* 基因杂合突变或缺失,可导致 IGF1 不敏感综合征。患者表现为宫内生长发育迟缓,生后生长障碍,小头畸形,但 IGF1 水平正常或升高。

(5) *IGF2*:IGF2 是重要的宫内生长发育因子,但近期有研究发现 IGF2 对生后的生长也非常重要。父源 *IGF2* 基因突变或基因表达不足时,患者可出现生长受限。约 60% 的 Silver-Russell 综合征(SRS)是由于 11p15.5 的印记区域父源性 *H19/IGF2IG-DMR* 低甲基化，使父源性 IGF2 表达减少所致。患者的典型的表现为产前开始的身材矮小，头相对较大，前额隆起，三角脸，小下颌，小指内弯，躯体不对称，喂养困难，体重指数低等，患者 IGF1、IGFBP3 相对较高，提示存在部分 IGF1 抵抗。

（6）*STAT5B*：*STAT5B* 是 GHR 激活下游细胞内信号途径的主要蛋白，可促进 IGF1 合成。*STAT5B* 纯合失活突变，可导致典型的 GH 不敏感，患者出现显著矮小，并伴有免疫缺陷（主要是湿疹和慢性肺病）。*STAT5B* 杂合突变可导致身高轻度降低，突变携带者身高通常在正常的低限。

（7）三聚体缺陷（*IGF*、*ALS* 和 *PAPP-A2*）：大部分 IGF1 在血循环中与 IGFBP3 和不稳定酸亚基（ALS）结合形成三聚体复合物，该复合物可延长血清 IGF1 的半衰期，降低其在组织水平的生物利用度。*IGFALS* 双等位基因功能丧失突变导致功能性 ALS 的循环水平显著降低，IGF1-IGFBP3-ALS 复合物水平降低，患者出现轻度矮身材，伴性发育迟缓，IGF1、IGFBP3 水平升高。*ALS* 杂合变异可导致身高变低，部分患者可能被诊断为 ISS，并伴有胰岛素抵抗、骨质疏松。妊娠相关血浆蛋白 A2（PAPPA2）是一种血清和组织蛋白酶，负责 IGFBP3 和 IGFBP5 的特异蛋白水解，从三聚体中释放 IGF1。*PAPPA2* 基因缺失，可导致不同程度矮小，部分患者出现小头畸形、长骨变薄，骨密度低、胰岛素抵抗。*PAPPA2* 纯合或复合杂合突变可致矮身材、IGF1 和 IGFBP3 明显升高，但游离 IGF1 水平低，骨龄与实际年龄相称。

（二）身材矮小症

身材矮小是指身高处于同年龄、同性别正常健康儿童生长曲线第 3 百分位数以下或低于平均数减两个标准差。下丘脑-垂体-生长轴异常是导致儿童身材矮小的重要原因之一。下丘脑分泌 GH 释放激素（GHRH）与生长抑素（SS），调节垂体 GH 的分泌，GH 作用于肝脏等组织合成 IGF-1 和 IGFBP-3，并共同作用于靶器官促进生长和代谢，该轴即称为下丘脑-垂体-IGF1 轴或生长轴。下丘脑又接受高级中枢神经传入的信息而受其影响。生长轴中任何环节有障碍均可引起生长迟缓导致身材矮小[6]。

【病因】 生长轴功能障碍的病因分类：

1. 下丘脑-垂体先天异常 中枢神经系统的发育异常引起下丘脑-垂体的发育异常导致生长激素缺乏。如全前脑缺乏或无脑、脑裂、视中隔发育不良、视神经发育不良。面部畸形如单门齿脑中线发育不良、视神经伴透明隔发育不良、唇裂腭裂等先天发育不良的部分患儿伴有下丘脑缺陷和/或垂体的 GH 或多种垂体激素分泌缺乏。空蝶鞍，为蝶鞍膈缺乏引起鞍上蛛网膜腔疝入鞍膜，使蝶鞍变形，垂体变平，多伴有生长激素缺乏。中枢神经系统的先天病变影响下丘脑和垂体组织时，绝大部分患儿可产生下丘脑-垂体-IGF1 轴功能障碍导致身材矮小，或下丘脑-垂体多种激素分泌障碍。

2. 破坏性病变 见于颅底骨折或出血，其他损伤包括出生时的缺血缺氧性脑病，颅内肿瘤特别是颅咽管瘤、神经胶质瘤，脑膜炎，颅内结核，弓形虫病，肉芽肿病，颅内血管瘤等。对颅脑、眼及中耳部放射治疗（如中枢神经系统恶性肿瘤及白血病治疗时的头颅放疗）可影响生长轴的激素分泌。放射治疗开始的年龄、单次量、总剂量和每次放疗间隔的时间等对下丘脑-垂体的影响不同，对年龄小者危害更大，放射量达到下丘脑-垂体的总剂量>1 800~2 000cGy 时发生 GH 轴障碍的发病率较高且发病开始时间较早。剂量<1 800cGy 可改变青春期 GH 自发分泌的增高。剂量>2 400cGy 时 GH 自发分泌减少而刺激后仍可正常反应；剂量>2 700cGy 时 GH 自发分泌和刺激后均受影响。短时间内大剂量的放射治疗则发生 GH 轴障碍的危险更大。一般在放射治疗时经常联合化疗，化疗药物在颅内或脊髓腔内注射也是导致生长障碍的部分原因。

3. 特发性下丘脑-垂体功能减低（idiopathic growth hormone deficiency，IGHD） 多数患儿下丘脑-垂体功能减低而未能发现明显的病变，此类病变多在下丘脑。常是散发的。有些为出生臀位产，与出生时窒息或产钳助产等造成出生后缺血缺氧有关。

4. 遗传性下丘脑-垂体-生长轴功能障碍 遗传性身材矮小可有多种原因。

GH1 基因缺陷引起单纯性生长激素缺乏症（IGHD），IGHD 按遗传方式分为Ⅰ（AR）、Ⅱ（AD）、Ⅲ（X 连锁）3 型。*GH1* 基因可有完全缺失，部分缺失或大小不同的片段缺失，甚至 1~2bp 的缺失。*GH1* 纯合或复合杂合变异可导致 IGHDⅠA 型，呈常染色体隐性遗传临床表现为 GH 完全缺乏。其中，IGHDⅠA 型初期对 GH 治疗反应良好，但易产生抗体。*GH1* 杂合变异可导致 IGHDⅡ型，呈常染色体显性遗传。IGHDⅢ型是由于 Xq22 的 *BTK* 基因变异所致，临床除导致 IGHD，还可出现免疫球蛋白缺乏。

遗传性多种垂体激素缺乏多为常染色体隐性遗传或性连锁遗传，有 GH、TSH、ACTH、LH 和 FSH 缺乏，而 PRL 多正常或升高。若给予各种激素的释放因子试验，垂体常能有反应，说明病变是在下丘脑。垂体 *PIT-1* 转录因子缺陷导致多种垂体激素缺乏症(multiple pituitary hormone deficiency,MPHD)。*PIT-1* 基因是 *GH*、*PRL* 和 *β-TSH* 基因的转录因子,该基因突变引起 GH、PRL 和 TSH 减少,表现为 GHD 和甲状腺功能减退。

生长激素受体基因缺陷称为 GH 不敏感症(growth hormone insensitivity,GHI):由于 GH 受体基因的缺失或突变使受体结构异常,GH 不能与之结合,因而不能产生 IGF-1,GH 不能发挥作用,故称为 GH 不敏感。Laron 综合征(Laron syndrome)是由于 GHR 纯合或复合杂合变异所致,呈常染色体隐性遗传,临床表现为严重生长障碍,常伴有低血糖发生。血中 GH 浓度增高,而 IGF-1 非常低,对外源性 GH 无反应,不能促进生长。本症可用 IGF-1 治疗。非洲俾格米(Pygmy)侏儒见于中非、中南亚及大西洋一带俾格米族人群中,为 IGF-1 受体缺陷,属常染色体隐性遗传。患者血清中 GH 正常或增高,但 IGF-1 减少,IGF-2 正常,外源性 GH 不能改善生长。

5. 精神性生长障碍　曾称为精神剥夺性侏儒。由于环境因素通过中枢神经系统产生抑郁情绪等,引起下丘脑-垂体生长激素的分泌减低,导致生长减慢。若能改变环境,心情舒畅,GH 的分泌可以恢复正常,生长亦随之改善。

【临床表现】　生长激素缺乏患儿出生时身长和体重多正常,而有 GH 不敏感或 GH 受体缺陷的患儿出生身长可低于正常。严重 GH 缺乏时如 *GH* 基因缺失,1 岁时即可明显矮于正常平均值的 4*SD*。GH 缺乏较轻者出生 1 岁后逐渐出现生长减慢。患儿身高常在同年龄、同性别儿童身高的第 3 百分位数以下,或平均身高的 -2*SD* 以下。生长速度一般<4cm/年。患儿头部呈圆形,面部幼稚,皮肤细腻,头发纤细,鼻梁较矮,牙齿萌出较迟,四肢和身体比例匀称,躯体稍胖,手足较小。智力多正常。骨骼生长落后。少数可有空腹低血糖。男孩可有小阴茎。

当下丘脑或垂体受损严重时,可出现多种性垂体激素缺乏,除 GH 缺乏外,可有 TSH、ACTH 和/或促性腺激素 LH、FSH 的缺乏,这类患儿除生长迟缓外,尚有其他伴随症状:伴有促肾上腺皮质激素(ACTH)缺乏者易发生低血糖;伴促甲状腺激素(TSH)缺乏者可有食欲缺乏、活动较少等轻度甲状腺功能不足的症状;伴有促性腺激素缺乏者性腺发育不全,出现小阴茎,至青春期年龄仍无性器官和第二性征发育等。

器质性生长激素缺乏症可发生于任何年龄,其中由围产期异常情况导致者常伴有尿崩症。颅内肿瘤导致者则多有头痛、呕吐、视力障碍和眼底改变等,较多见的为颅咽管瘤或鞍上和鞍内肿瘤。

【辅助检查】

1. 骨龄　X 线腕骨片测骨龄,通常落后于年龄 2 岁以上。

2. GH 激发试验　生理状态下,GH 呈脉冲式分泌,这种分泌与下丘脑、垂体、神经递质以及大脑结构和功能的完整性有关,有明显个体差异,并受睡眠、运动、摄食和应激的影响,故单次测定血 GH 水平不能真正反映机体的 GH 分泌情况。因此,对疑诊患儿必须进行 GH 刺激试验,以判断其垂体分泌 GH 的功能。

经典的 GH 刺激试验包括生理性刺激试验(睡眠试验、运动试验)和药物刺激试验。生理性刺激试验要求一定的条件和设备:睡眠试验必须在脑电图的监测下,于睡眠的第三期或第四期采血测 GH 才能得到正确的结果;运动试验则必须达到规定的强度,才能产生促进 GH 分泌的作用。因此,生理性刺激试验在儿童中难以获得可靠的资料。GH 药物激发试验是借助于胰岛素、精氨酸、可乐定、高血糖素、左旋多巴等药物促进 GH 分泌而进行的,作用机制随药物而不同,GH 分泌峰值的大小和呈现的时间也不同。为排除外源因素的影响,刺激试验前应禁食、卧床休息,于试验前 30 分钟放好留置针头,在上午 8~10 时进行试验。胰岛素试验,用 0.075~0.1U/kg 胰岛素静脉推入;精氨酸试验,用 10% 的精氨酸以 0.5g/kg(最大量 30g)于 30 分钟内注入静脉;左旋多巴试验,以 10mg/kg 顿服或可乐定试验:0.15mg/m^2 顿服。用药前及后 30、60、90 和 120 分钟取血测 GH,峰值≥10μg/L 为正常。两种药物刺激试验的 GH 峰值均<10μg/L 为生长激素缺乏,其中介于 5~10μg/L 为部分缺乏,<5μg/L 为完全缺乏。

但这种标准是人为制定的,有时并不能完全反映真正的病情。约有 4% 生长正常的儿童可能出现不正常反应。此外,GH 激发试验影响因素众多。激发试验采用的药物、GH 的检测方法以及患儿的性发育状态等均可影响 GH 激发试验的结果。应用不同的药物激发,出现峰值的时间以及峰值的大小不同;不同实验室采用不同的检测方法和试剂,诊断阈值亦不相同。有学者提出,青春发育期前的儿童在 GH 激发试验前,应进行性激素预激,但对此尚未能形成共识。由于各种 GH 刺激试验均存在一定局限性,必须两种以上药物刺激试验结果都不正常时,方可确诊为生长激素缺乏症。一般多选择胰岛素加可乐定或左旋多巴试验。

如 GH 刺激试验正常而临床仍怀疑为 GH 轴障碍时,可于夜间睡眠中每 15 或 20 分钟测定(12~24 小时)GH 分泌节律,如较正常儿童分泌峰减少并峰值减低,可考虑为生长激素神经分泌功能障碍(GHND)。如有GHRH可用于刺激试验,若GH反应正常,说明病变部位是在下丘脑。但该方法烦琐,采血次数多,不易为患者接受。

3. IGF-1 和 IGFBP-3 IGF-1 和 IGFBP-3 均为检测 GH-IGF 轴功能的指标。两者分泌模式与 GH 不同,呈非脉冲式分泌,较少日夜波动,血液循环中的水平比较稳定。血清 IGF-1 出生时的水平非常低,随后在儿童期缓慢升高,在青春发育期升高显著,以后随着年龄的增长而有所减少。青春期女孩出现高峰的时间约早于男孩 2 年。IGFBP-3 的水平变动与其相似,但变化较小。目前认为 IGF-1、IGFBP-3 可作为 5 岁至青春发育期前儿童生长激素缺乏症筛查检测,但该指标亦有一定的局限性。正常人 IGF-1 和 IGFBP-3 水平受多种因素影响,如性别、年龄、营养状态、性发育程度和甲状腺功能等,故必须建立不同性别和年龄组儿童的正常参考值范围。IGF-1 水平降低,可考虑 GHD 可能,但 IGF-1 水平正常也不能完全除外 GHD。IGFBP-3 水平降低对 3 岁以下的 GHD 儿童诊断有帮助,但对 3 岁以上矮身材儿童诊断意义不大。

另外,IGF-1 测定还可监测 GH 治疗后的反应,并具有一定的鉴别诊断意义。如矮小儿童 GH 激发试验中 GH 峰值正常,而 IGF-1 低下,但在注射外源性 GH 后,IGF-1 升高,生长速率加快,提示患儿生长激素分子有变异;如 IGF-1 不升高,生长不加速,则提示可能系生长激素受体缺陷。

4. 其他内分泌检查 生长激素缺乏症诊断一旦确立,应检查下丘脑-垂体轴的其他内分泌功能。根据临床表现可选择测定 TSH、T_4 或促甲状腺素释放激素(TRH)刺激试验和促性腺激素释放激素(GnRH)刺激试验以判断下丘脑-垂体-甲状腺轴和性腺轴的功能。用胰岛素、TRH、LHRH 联合测定,可以同时了解垂体的多种功能。

5. 染色体核型分析 对矮身材患儿具有体态发育异常者应进行核型分析,尤其女性矮小伴青春期发育延迟者,应常规行染色体核型分析,排除常见的染色体疾病如 Turner 综合征。

6. 头颅 MRI 检查 已确诊为生长激素缺乏症的患儿,需行头颅 MRI 检查,以了解下丘脑-垂体有无发育异常或器质性病变,尤其对检测颅内肿瘤有重要意义。

7. 基因检测 随着二代测序及全基因组外显子测序等技术的临床应用,基因检测在矮身材的诊断过程中的作用日益重要。可进行与腺垂体发育缺陷相关的基因(*HESX1*、*LHX3*、*LHX4*、*PROP1*、*POU1F1* 等)和与 GH-IGF-1 轴缺陷相关的基因(*GH1*、*GHR*、*IGF1*、*IGFR*、*STAT5b*、*IGF-ALS* 等)分析。

【诊断与鉴别诊断】 导致身材矮小的原因很多,进行诊断时需按如下步骤进行:①详细病史包括母亲妊娠史,分娩史,父母身高及青春发育开始年龄。出生后营养、生长、疾病史。②认真的体格测量及全身体格检查。③分析身体比例是否匀称,生长速度,身高和体重百分位,智力发育等,形成初步的诊断路线和具体步骤。

1. 患儿体格匀称,身材矮小,身高在同年龄,同性别身高的第 3 百分位数以下,或平均身高的 2*SD* 以下,骨龄落后 2 岁以上,生长速度<5cm/年或生长曲线向下偏离本人的生长曲线时,应考虑生长轴障碍,进行生长轴的一系列检查以确诊。

2. 身体比例不匀称或有明显畸形时,应考虑骨骼代谢病如骨、软骨发育不良,黏多糖病,各种原因引起的严重性佝偻病,或严重的先天性甲状腺功能减退,需选择适当部位行 X 线检查和相关实验室检查如甲状腺功能等,必要时可考虑基因分析,对诊断遗传性骨病具有重要意义。

3. 家族性身材矮小 父母身材较矮(男性<160cm,女性<150cm),患儿身高常在第 3 百分位数左右,但其年生长速率>5cm/年,骨龄和年龄相称,智能和性发育正常。

4. 体质性生长及青春发育延迟(CDPG) 多见于男孩。可有家族史(尤其父亲一方多见)。患儿青春期开始发育的时间比正常儿童迟 3~5 年,青春期前生长缓慢,骨龄也相应落后,但身高与骨龄一致。患儿的表现最容易与 GHD 混淆。体质性生长及青春发育延迟者的身高落后常在正常第 3 百分位线上下,骨龄落后 2~3 岁而与身高龄相符,生长速度和生长曲线基本在正常的低限以上。检测 GH 轴功能正常,性发育启动较迟,终身高一般正常。

5. 宫内生长落后 含低出生体重儿和小于胎龄儿和/或伴有某些畸形综合征的生长迟缓小儿。大多数小于胎龄儿在生后 6~12 个月出现追赶生长。2~3 岁时,90%的小于胎龄儿实现追赶生长。也有部分患儿生长一直较落后而致成年矮身材。如≥4 岁身高仍低于同年龄、同性别正常儿童平均身高 2*SD* 时,可考虑给予 rh-GH 治疗。有研究表明小于胎龄儿成年后肥胖、胰岛素抵抗、糖耐量受损、心血管疾患等发病率高于适于胎龄儿。必要时需注意评估监测[7]。

6. 特发性矮身材(idiopathic short stature,ISS) 病因不明,患儿出生时身长和体重正常;生长速率稍慢或正常,一般年生长速率<5cm;两项 GH 激发试验的 GH

峰值≥10μg/L，IGF-1 的浓度基本正常；骨龄正常或延迟；无明显的慢性器质性疾病（肝、肾、心、肺、内分泌代谢病和骨骼发育障碍）；无严重的心理和情感障碍，无染色体异常。其实质是一组目前病因未明的导致身材矮小疾病的总称。患者可能存在 GH 分泌量减少、*SHOX* 基因缺陷、GH 启动子功能障碍、GH 分子异常、GH 信号途径遗传缺陷等。

7. 先天性卵巢发育不全（Turner 综合征）　女孩身材矮小时应考虑此病。本病的临床特点为身材矮小，第二性征不发育，具有特殊的躯体特征如颈短、颈蹼、肘外翻、后发际低、乳距宽、色素痣多等。典型的 Turner 综合征与生长激素缺乏症不难区别，但嵌合型或等臂染色体所致者因症状不典型，需进行染色体核型分析以确定诊断。

8. Noonan 综合征　本病为常染色体显性遗传病。临床主要特征为特殊面容、矮身材、胸部畸形和先天性心脏病等。染色体核型分析正常，确诊需行基因诊断。

9. 其他内分泌代谢病引起的生长落后　先天性肾上腺皮质增生症、性早熟、皮质醇增多症、黏多糖病、糖原贮积症等各有其特殊的临床表现，易于鉴别。

其他全身各器官的慢性疾病所致的身材矮小，应积极地诊断和治疗原发病。慢性肾衰竭导致的生长减慢病因复杂，其中有 GH 轴功能障碍的因素，用 GH 激素治疗可促进生长。

【治疗】　基因重组人生长激素（rhGH）替代治疗已被广泛应用于生长激素缺乏症，目前大都采用 0.1U/(kg·d)，每晚临睡前皮下注射一次（或每周总剂量分 6~7 次注射）的方案。GHD 早期开始 rhGH 诊疗效果较好，治疗后生长速度明显增加，第 1 年约增 10~12cm。之后生长速率可有减慢。治疗过程中可根据生长速率、青春发育状况及 IGF-1 水平等调整剂量，但最大量不宜超过 0.2U/(kg·d)。促生长治疗应持续至骨骺闭合为止。通常在患者达成年身高后需再行生长激素分泌状况评估（多种垂体激素缺乏者除外），如仍存在生长激素缺乏，应转至成人内分泌科随访，并给予小剂量生长激素替代以维持心血管及代谢功能。

应用 rhGH 治疗的患儿应定期在儿科内分泌门诊监测治疗的有效性和安全性。每 3 个月监测身高、体重、性发育状态、生长速率、身高 SDS 等生长发育指标，甲状腺功能以及血糖、胰岛素等糖代谢指标，每年监测骨龄，必要时监测肝肾功能、肾上腺皮质功能等。rhGH 治疗前应测甲状腺功能，若存在甲状腺功能低下，需及时给予左甲状腺素治疗，待甲状腺功能正常后，才开始 rhGH 治疗；治疗后前 3 个月应每月监测甲状腺功能，及时发现异常并在必要时补充甲状腺素。

rhGH 治疗总体不良反应的发生率低于 3%。目前报道 rhGH 治疗的相关不良反应有良性高颅压、对糖代谢的影响、甲状腺功能低下、股骨头滑脱、脊柱侧弯、诱发肿瘤的可能性、色素痣、手脚变大等。注射局部红肿及皮疹并不常见，中耳炎、胰腺炎、男性乳腺发育等亦有少数报道。rhGH 长期治疗可降低胰岛素敏感性，增加胰岛素抵抗，部分患者出现空腹血糖受损、糖耐量受损。但多为暂时可逆的，极少发展为糖尿病。绝大多数患者在 rhGH 治疗中血糖维持在正常范围。因此，在 rhGH 治疗前及治疗过程中均需定期检查空腹血糖、胰岛素水平，必要时行 OGTT 试验，排除糖尿病及糖代谢异常。目前临床资料未显示 rhGH 治疗可增加肿瘤发生、复发的危险性或导致糖尿病的发生，但对恶性肿瘤及严重糖尿病患者建议不用 rhGH 治疗。rhGH 治疗前应常规行头颅 MRI 检查，以排除颅内肿瘤。考虑合并多种垂体激素缺乏者，治疗过程中还需注意监测肾上腺皮质功能。多发垂体功能缺乏如有 TSH 缺乏产生甲状腺功能减退应给予 L-甲状腺素替代治疗。如有 ACTH 的分泌不足，在无明显肾上腺皮质功能不全症状时一般不用糖皮质激素治疗，如果必须用亦需最小量，防止糖皮质激素拮抗 GH 的作用。

同时伴有性腺轴功能障碍的生长激素缺乏症患儿，骨龄达 12 岁时可开始用性激素治疗。男性可用睾酮；女性可用雌激素，由小剂量开始，根据病情进行剂量调整。

五、尿崩症

尿崩症（diabetes insipidus，DI）是由于患儿完全或部分丧失尿液浓缩功能，以多饮、多尿和排出稀释性尿为特点的临床综合征。其原因与血管升压素（vasopressin，AVP）神经元的完整性、血管升压素的结构、合成、转运、分泌和功能的异常有关。AVP 是由室旁核和视上核大细胞神经元合成的，由树突转运经垂体柄至垂体后叶储存。尿崩症分为中枢性尿崩症和肾性尿崩症。

（一）中枢性尿崩症

【病因】　中枢性尿崩症（下丘脑性-垂体，神经元性尿崩症）是由于 AVP 合成分泌或释放不足引起。先天性的下丘脑和/或垂体神经发育异常或自身免疫性破坏，*AVP* 基因结构或其转运中代谢缺陷等遗传原因，颅内创伤、感染、肿瘤、细胞浸润等损坏下丘脑、垂体或垂体柄和神经垂体，均可引起中枢性尿崩症。未能发现病因的称为特发性中枢性尿崩症。

1. 先天发育异常 脑中线发育不良、全前脑和家族性垂体发育不良、视神经发育不良等。患儿多有面部的异常，有的还伴有渴感的异常。

2. 遗传原因 家族性常染色体显性遗传中枢性尿崩症，任何年龄均可发生，多于10岁前出现症状，AVP开始分泌正常，后逐渐减少而出现症状。在同一家族有高外显率但表现可轻重不同。本病曾发现室旁核缺乏大细胞神经元，而视上核有AVP神经元。还发现AVP结构基因单个核苷酸突变引起中枢性尿崩症，已发现有多种碱基突变引起氨基酸序列改变。多数突变是在神经垂体内AVP前身物的结构中，说明神经垂体不仅只是储存AVP，可能使AVP前身物再进行一些改变才进入分泌颗粒。基因突变的产物可引起神经元退行性变和引起细胞死亡。亚单位无活性突变，已发现有30多种突变，多为点突变导致氨基酸结构或翻译的改变，最终使肽链合成异常。基因突变可影响AVP与受体的结合，或cAMP产生或转录调节障碍。由于突变的不同，患者表现为异质性，有的可用dDAVP治疗有效，有的则无效。另一种更少见的尿崩症为常染色体隐性异常疾病，即糖尿病-视神经萎缩和耳聋综合征（diabetes insipidus，diabetes mellitus，optic atrophy deafness，DIDMOAD）是由于4p16的*wfs1*基因多个核苷酸变异所致，又称Wolfram综合征。

3. 创伤 如颅脑外伤（特别是颅底骨折）、手术损伤（尤其下丘脑或垂体部位手术）、产伤等。在下丘脑-垂体部进行手术引起AVP神经元损伤是最容易发生尿崩症的原因之一。手术可切断神经轴索引起下丘脑神经元退行性变，或直接损伤下丘脑神经元。术后尿崩症可有三期，术后早期为暂时性多尿期，约持续半天至2天，多尿时尿量很多可达每小时>200ml/m^2，此可能由于手术引起的局部水肿；第2期为升压素分泌不当（SIADH），尿量减少可能是由于神经元细胞破坏死亡导致AVP释放失控；第3期为永久尿崩症，约90%的AVP神经元破坏，在2期时SIADH越严重则预示发生永久性尿崩症的可能越大。如患儿同时有皮质醇缺乏如颅咽管瘤术后，因皮质醇缺乏影响自由水的清除，尿量增多不明显，当用糖皮质激素治疗后可突发尿崩症。术后开始的多尿应与手术中输液过多引起的多尿相鉴别，通过了解输液记录输入的总液量可以鉴别。

4. 肿瘤 约1/3以上患儿由颅内肿瘤所致，常见有颅咽管瘤、视神经胶质瘤、松果体瘤等。AVP神经元在下丘脑的分布除视上核和室旁核外还广泛分布于下丘脑很大的范围内。能引起尿崩症的肿瘤或是较大，或是浸润于垂体柄下丘脑-垂体束的重要部位。颅咽管瘤最常见，视神经胶质瘤多数在手术治疗后发生持续性尿崩症。典型的松果体瘤发生于下丘脑底部，在AVP轴索集中进入垂体后叶之前，最易发生尿崩症。胚胎生殖细胞瘤很小，常在尿崩症发生后数年采用MRI仍无法查见，需测血中AFP、βhCG，定期行MRI可能发现。

5. 浸润、自身免疫和感染 朗格汉斯细胞组织细胞增生症和淋巴细胞垂体炎是最常见的引起尿崩症的浸润性疾病。急性髓性白血病，可浸润垂体柄和蝶鞍，亦引起尿崩症。约10%朗格汉斯细胞组织细胞增生症患者发生尿崩症，多为病情较重和病情较长者，浸润垂体柄在MRI图像上见垂体柄较粗（3~5mm）。淋巴细胞性漏斗垂体柄炎患者约半数有“特发性尿崩症”，还可伴有其他自身免疫性疾病。另外，脑底部炎症如结核性脑膜脑炎、脑膜炎球菌、隐球菌、李斯特菌和弓形体脑膜炎、CMV感染或脑部非特异性炎症均能引起尿崩症。

6. 其他 儿童原发遗尿可有AVP分泌的原发缺陷。用人工合成dDAVP治疗效果很好。

【临床表现】 本病可发生于任何年龄，以烦渴、多饮、多尿为主要症状。饮水多（可>3 000ml/m^2），每日尿量可达4~10L，甚至更多，尿比重和渗透压均很低，夜尿增多，可出现遗尿。喜冷饮，婴儿渴感时哭闹不肯进食，给饮水后安静。由于喂水不足可发生便秘、低热、脱水，甚至休克，严重脱水可致脑损伤及智能缺陷。儿童由于烦渴、夜尿可影响睡眠和学习，出现少汗、皮肤干燥苍白、精神不振、食欲低下、体重不增、生长缓慢等症状。如充分饮水，一般情况正常，无明显体征。患儿尿比重常<1.010，尿渗透压<300mOsm/kg。血钠增高，血浆渗透压增高。

【诊断】 对于多饮多尿的患儿，夜间起尿时是否饮水在病史中很重要。应记录出入量，多饮、多尿、每日>2L/m^2，或>50ml/（kg·24h）时为病理现象。了解其他疾病史、家族史、生长史，中枢神经系统症状和体征等，以提示疾病的可能原因。

病理性多饮多尿应测血浆渗透压和血Na^+、K^+、Cl^-、Cr及BUN和尿液分析，尿渗透压，尿比重，尿糖。血浆渗透压>300mOsm/kg，尿渗透压<300mOsm/kg，可诊断为尿崩症。当血浆渗透压为>270mOsm/kg时应进行限水试验。试验开始前可自由饮水，禁水试验开始后需要禁水8小时或更长时间。试验开始，首先排空膀胱，记录体重、血压、体温等生命体征、血Na、血浆渗透压和测尿量，尿比重和尿渗透压。试验中每小时排尿记尿量，尿色、比重，每 4 小时测一次血浆渗透压；若每次尿量减少不多，或虽有减少而尿比重和尿渗透压上升不明显，尿渗透压在 10 小时以上一直<600mOsm/kg，并血浆渗透压>300mOsm/kg，应考虑患有尿崩症。如尿渗透压>600mOsm/kg 并稳定 1 小时以上时可排除尿崩症。如临床脱水症状明显（发热、烦躁、意识下降、体重下降达 5%）且相邻两次尿渗透压之差连续两次<30mmol/L，应终止限水试验，并再次采血测渗透压、血钠。及时皮下注射垂体升压素（pitressin）$1U/m^2$（1ml = 5U），其后每 15 分钟排尿一次，可见尿量明显减少，尿比重和尿渗透压上升，如尿渗透压上升峰值超过给药前的 50%，则为中枢性尿崩症。

诊断中枢性尿崩症后应进一步查找病因，必要做 MRI 检查下丘脑和垂体以排除颅内病变。头颅 MRI 垂体后叶被破坏后图像中垂体后叶的亮点消失。

部分性 AVP 缺乏者对限水的耐受较好，尿渗透压虽能上升，但多数不能达到 600mOsm/kg 也不能尿渗透压/血浆渗透压>1。与肾性尿崩症鉴别时，后者对垂体升压素无反应。

血浆 AVP 测定结合禁水试验测定血浆 AVP 有助于尿崩症的鉴别。中枢性尿崩症血浆 AVP 浓度低于正常；肾性尿崩症血浆 AVP 基础状态可测出，禁饮后明显升高但尿液不能浓缩；精神性多饮 AVP 分泌正常。但由于 AVP 半衰期短（24 分钟），在体内外不稳定、易被清除；加之检测方法繁琐、耗时等原因，限制了其在尿崩症鉴别诊断中的应用。

【鉴别诊断】

1. 强迫性多饮（compulsive water drinking）　也称原发性多饮（primary polydipsia，PP），又称为精神性多饮（psychogenic polydipsia）。常有精神因素存在，较大儿童因精神刺激后过多地饮水并形成习惯。还有一些是由于一些原因如婴儿发热或预防疾病而习惯性喂水过多引起多尿；过多地饮水使体液稀释成低渗透状态，血浆渗透压减低而抑制 AVP 的分泌，使肾小管水的重吸收减少，尿量增多，发生渴感再饮水，形成恶性循环。多为渐进性起病，多饮、多尿症状逐渐加重，患儿每日饮水量多少不固定，虽尿渗透压和尿比重偏低，但是血浆渗透压不增高。对限水的耐受性较好，可夜间不饮水。由于患儿分泌 AVP 能力正常，故禁水试验较升压素试验更能使其尿渗透压增高。长时期限制饮水病情会逐渐恢复正常。

2. 肾性尿崩症（nephrogenic diabetes insipidus，NDI）　多为 X 连锁，少数常染色体显性遗传疾病，是由肾小管上皮细胞对 AVP 无反应所致。发病年龄和症状轻重差异较大，重者生后不久即出现症状，可有多尿、脱水、体重不增、生长障碍、发热、末梢循环衰竭甚至中枢神经系统症状。轻者发病较晚，当患儿禁饮时，可出现高热、末梢循环衰竭、体重迅速下降等症状。禁水、升压素试验均不能提高尿渗透压。

3. 其他　多饮、多尿多为高溶质性的，如糖尿病、高尿钙、肾小管酸中毒等。还有肾功能不全、低钾血症等容易鉴别。

【治疗】

1. 病因治疗　对有原发病的患儿必须针对病因治疗。肿瘤可手术切除。特发性中枢性尿崩症，应检查有无垂体其他激素缺乏情况。渴感正常的患儿应充分饮水，但若有脱水、高钠血症时应缓慢给水，以免造成脑水肿。

2. 药物治疗　中枢性尿崩症发生在新生儿和单纯喂奶的小婴儿，由于全是液体食物，一般不需要药物治疗和单独大量饮水。如果用升压素治疗须注意发生水中毒的危险。如果尿量太多，口渴严重时可用氢氯噻嗪类药物，增加近端肾小管对钠和水的重吸收可减少饮水量。

（1）升压素

1）1-脱氨-8-D-精氨酸升压素（dDAVP）：是精氨酸升压素的衍生物，将 AVP9-氨基酸肽的第 1 个半胱氨酸去氨基，第 8 个左旋精氨酸改成右旋精氨酸而成为去氨右旋精氨酸升压素（desamine D-arginin vasopressin，dDAVP）。它可以与 AVP V2 受体结合起升压素的作用，促进肾小管水的重吸收，浓缩尿液，减少尿量和渴感。是治疗中枢性尿崩症的主要药物。口服片剂：为缓释剂，0.1mg/片，作用时间一般可达 8~12 小时。临床用于治疗中枢性尿崩症。由于病情的轻重不一，用药量应从小量开始，一般 100~300μg，分 2~3 次口服。同时应适当减少饮水防止水中毒。效果不足以维持夜间不起尿和不饮水时可再加量，必要时可每日 2 次。用 dDAVP 治疗的婴儿和小年龄儿童应减少饮水，防止水中毒。喷鼻剂：作用维持时间 12~24 小时，含量 100μg/ml。通常用量为 2~40μg/次，每日 1 次或 2 次（间隔 12 小时）鼻腔滴入。一般从小剂量开始，如婴儿每次自 0.5~1μg，儿童自 2.5μg 起，逐渐加量至疗效满意。用前需清洁鼻腔，症状复现时再次给用。dDAVP 副作用少见，偶有引起头痛或腹部不适；喷鼻剂可有眼刺激、鼻炎、咳嗽等副作用。

2）鞣酸升压素油剂（pitressin tannate in oil）：为猪垂体提取经精制而成的油剂升压素注射液。为长效的垂体后叶激素，有一定的抗利尿作用。该药为混悬液，用前需稍加温并摇匀，再进行深部肌内注射，开始注射剂量为0.1~0.2ml，作用可维持3~7天，需待多饮多尿症状出现时再给用药，并根据疗效调整剂量。用药期间应注意控制患儿的饮水量，以免发生水中毒。

（2）其他：当不可获得升压素制剂时，可以选用。

1）氢氯噻嗪（hydrochlorothiazide）：为利尿剂，抑制肾髓质及升支部的钠和氯的重吸收，减少近端肾小管水的重吸收从而减少尿量。可用于小婴儿中枢性尿崩症减少尿量。用量1~2mg/kg，分2~3次口服。副作用可引起低钾血症，用药时应适当补钾。

2）阿米洛利（amiloride，氨氯比林）：本药有抑制远端肾小管和集合管皮质段对钠重吸收的作用，增加水随钠的排出，使肾小球滤过率减低，可与氢氯噻嗪同时用于治疗肾性尿崩症。

（二）肾性尿崩症

肾性尿崩症（nephrogenic diabetes insipidus，NDI）是由于肾脏对精氨酸升压素（AVP）部分或完全抵抗造成的尿液浓缩障碍性疾病，主要分为先天性和获得性两大类，先天遗传性病患较少而病情较重，且儿童比成人多见。

1. 分类

（1）先天遗传性肾性尿崩症 NDI X连锁肾性尿崩症：为显性遗传，多为男孩发病。本病为AVP的V2受体基因*AVPR2*突变所致。V2受体在肾脏激活腺苷酸环化酶，其受体的缺陷为G蛋白α单位的异常。由于AVP抵抗肾脏产生大量低渗性尿液，尿渗透压常在50~100mOsm/kg。本病常在出生后断奶时发生症状，有明显的多饮多尿，渴感难以满足，出现发热、呕吐和脱水，常容易误诊为感染。患儿宁愿饮水不肯吃高热量固体食物。如未能及时诊断和治疗，患儿出现生长障碍。喂水不足经常反复发生脱水引起不同程度的智能落后。X线颅骨片常可见到额叶及基底节钙化。发生钙化的原因除与严重脱水有关外，还可能由于AVP抵抗，血中AVP浓度增高，AVP的V1和V3受体正常，通过一些独特的作用引起脑钙化。较大儿童因夜间尿多而自动减少食物的摄入导致营养不良引起生长障碍。另外，由于长期大量饮水和排出大量尿液，可发生不明显的肾盂及输尿管积水和膀胱扩张。

（2）先天性常染色体隐性遗传肾性尿崩症：本病为肾小管上皮细胞主管水通道的蛋白质中*Aquaporin-2*基因突变。这种突变损伤管腔膜对水的渗透性，使肾小管内的滤过液不能被重吸收，引起多尿。曾报告一例*Aquaporin-2*突变患者尿中Aquaporin-2增多。测尿中Aquaporin-2可用于与中枢性尿崩症的鉴别。

（3）获得性尿崩症：比较常见，多是由于锂或四环素影响AVP刺激cAMP的作用，接受锂治疗者约50%可损伤尿浓缩功能，10%~20%发展为临床尿崩症，并常伴有肾小球滤过率减低。锂可能损伤AVP刺激腺苷酸环化酶产生，使*Aquaporin*基因mRAN在肾集合管的表达减少，产生多尿。

四环素用于治疗，可使肾小管上皮细胞水转运功能被抑制。其他多囊肾、镰状细胞病也损伤肾浓缩功能。蛋白质和钠摄入减少亦可引起肾髓质张力减低发生尿崩症。

肾性尿崩症的治疗有后天原因者应消除原因。先天性肾性尿崩症治疗困难。治疗目的是保证适当热量的摄入，保证生长正常和避免严重的脱水。早期治疗可减轻生长和智能的落后。

2. 常用药物

（1）氢氯噻嗪（hydrochlorothiazide）：为噻嗪类利尿剂，可增加钠和水的排出，减少肾小球滤过率，增加近端肾小管钠和水的重吸收，减少肾性尿崩症患儿的尿量，但可引起体内缺钾，宜联合应用保钾利尿剂（如阿米洛利）。常用剂量为2mg/（kg·d），分2次服用。

（2）阿米洛利（amiloride）：为保钾类利尿剂，可减少肾小管上皮对锂的重吸收，因此，更适用于锂盐引起的肾性尿崩症。剂量为5~10mg/次，每日2次。

（3）吲哚美辛（indomethacin）：属于非类固醇类的抗炎药物，它通过抑制肾脏前列腺素的合成，减少遗传性和获得性肾性尿崩症患儿的多尿。因为高盐饮食会影响肾脏对水的重吸收，因此治疗期间推荐低盐饮食（300~500mg/d）。吲哚美辛的剂量为2mg/（kg·d），分3次服用。

六、抗利尿激素失调分泌综合征

抗利尿激素分泌失调综合征（syndrome of inappropriate ADH secretion，SIADH）在儿童部分是医源性的，如由于输液不当，输入低张液过多导致。SIADH可发生于颅内病变如脑膜炎、脑肿瘤、头部创伤等情况。儿童结核性脑膜炎时出现AVP分泌增多伴低钠血症预示病情严重和预后不良。当下丘脑和垂体术后的第2期可出现AVP分泌增多。儿童用dDAVP治疗中枢性尿崩症或遗尿时药物过量亦可发生。其他较少见的原因可见于肺部疾患如肺阻塞疾病、机械高压通气和一些药物如卡马西平及化疗药等。

SIADH的主要临床表现为中枢神经系统症状，如呕吐、头疼等，早期开始可有疲乏。主要由于肾水重吸收过多引起水潴留，体液容量过大，水中毒和低钠血症，血浆渗透压降低，同时排出高渗性尿和尿排钠增多。当 SIADH 发生慢性低血钠时多无明显症状，甚至血 Na<120mmol/L 时。如果快速不适当地输入低张液使血钠较快低于 130mOsm/kg 时，会发生惊厥和昏迷，特别小年龄儿童，患儿肾功能正常。

慢性 SIADH 时最好的治疗是限制饮水。正常人每天肾溶质负荷需水 500ml/m^2，非肾脏水丢失为 500ml/m^2，因此限水量为 1 000ml/m^2，可使低钠血症的纠正非常慢。急性 SIADH 的治疗比较困难，一般无神经系统症状时也只是限水，有神经症状时虽然此时可给高张盐水 3% NaCl 3~5ml/kg，能使血钠上升 5~7mmol/L 即应停止，但是由于醛固酮和心房钠尿肽的分泌使钠很快又从尿中排出，而不能在血中保留。治疗应是长期限水缓慢地纠正低血钠。药物治疗用尿素口服对 SIADH 的治疗取得较好的效果。

对 SIADH 最重要的是预防，警惕药物引起的 SIADH。

（罗小平）

参考文献

[1] MEHUL T DATTANI, CHARLES GD BROOK. Brook's Clinical Pediatric Endocrinology. Wiley-Blackwell, 2020.

[2] 颜纯，王慕逖. 小儿内分泌学. 3 版. 北京：人民卫生出版社，2006.

[3] 中华医学会儿科学分会内分泌遗传代谢学组. 基因重组人生长激素儿科临床规范应用的建议. 中华儿科杂志，2013, 51(6): 426-432.

[4] MARK A. Sperling. Pediatric Endocrinology. 3rd ed. London: Elsevier Health Sciences, 2008.

[5] COHEN P, ROGOL AD, DEAL CL, et al. Consensus Statement on the Diagnosis and Treatment of Children with Idiopathic Short Stature: A Summary of the Growth Hormone Research Society, the Lawson Wilkins Pediatric Endocrine Society, and the European Society for Paediatric Endocrinology Workshop. J Clin Endocrinol Metab, 2008, 93(11): 4210-4217.

[6] CARELJC, ECOSSEE, LANDIERF, et al. Long-term mortality after recombinant growth hormone treatment for isolated growth hormone deficiency or childhood short stature: preliminary report of the French SAGhE Study. J Clin Endocrinol Metab, 2012, 97(2): 416-425.

[7] SÄVENDAHLL, MAESM, ALBERTSSON-WIKLANDK, et al. Long-term mortality and causes of death in isolated GHD, ISS, and SGA patients treated with recombinant growth hormone during childhood in Belgium, The Netherlands, and Sweden: preliminary report of 3 countries participating in the EU SAGhEStudy. J Clin Endocrinol Metab, 2012, 97(2): E213-E217.

第 2 节　甲状腺疾病

一、甲状腺的解剖与胚胎发育

（一）甲状腺的解剖

甲状腺位于颈部气管前下方，分左、右两叶及峡部，腺体后有甲状旁腺四枚及喉返神经。甲状腺的血液供应较丰富，由甲状腺左右上动脉和左右下动脉供应。甲状腺的淋巴管亦很丰富，淋巴液由滤泡周围丛引流至颈深部、胸骨后、气管及喉前部淋巴结。甲状腺体的神经支配有两种，即交感神经和副交感神经，经由喉上神经入腺体。腺体主要由大小不等的滤泡和滤泡旁细胞组成，滤泡内贮存胶质，主要为甲状腺球蛋白，泡壁细胞活动时呈柱状，不活动时呈扁平状。滤泡外有网状结构组织，与神经及血管相交织，滤泡间有淋巴细胞及大吞噬细胞。滤泡上皮细胞中间偶见少数着色较深的细胞，有时脱离基膜成为滤泡旁细胞，称为 C 细胞，主要分泌降钙素。

（二）甲状腺的胚胎发育

参与甲状腺调控的下丘脑在第 3 周开始分化，第 5 周垂体开始分化。甲状腺起源于内胚层，于胚胎第 3 周出现甲状腺的正中原基和侧原基，第 4 周在原始咽部底正中处，内胚层细胞增生，呈憩室状，由舌下向颈前伸展下降，称为甲状舌骨导管。第 6~7 周甲状腺呈两叶并移至颈前位置，甲状舌骨导管退化。在发育初期，甲状腺与心脏、大血管相邻，以后心脏下降与甲状腺分离，在偶尔异常情况下有部分甲状腺随心脏下移，形成胸腔异位甲状腺组织。目前已证实，*PROP1*、*PIT-1*、*LHX4*、*HESX1*、*TSHR*、*NKX2.1*、*NKX2.5*、*TTF-1*、*TTF-2*（*Foxe1*）、*PAX8*、

DUOX2、*TG*、*TPO*、*NIS*、*SLC26A4* 等基因参与垂体前叶发育、甲状腺生成、分化及下降到正常位置的过程，同时影响甲状腺球蛋白及甲状腺过氧化物酶基因的正常表达及激素合成[1]。

胚胎第 4~6 周可以检测到甲状腺球蛋白（thyroglobulin，Tg）的合成，6~8 周胎儿下丘脑能合成促甲状腺激素释放激素（TRH），同时垂体组织能分泌促甲状腺激素（TSH），8~10 周开始甲状腺能摄取碘及碘化酪氨酸，于第 12 周能耦联成三碘甲腺原氨酸（triiodothyronine，T_3）、甲状腺素（thyroxine，T_4），并能释放甲状腺激素至血循环。在 20 周前胎儿血清中 TSH、T_3、T_4、游离三碘甲腺原氨酸（free triiodothyronine，FT_3）、游离甲状腺素（free thyroxine，FT_4）水平均十分低，以后逐渐升高，至足月时 T_4 大约为 11.5μg/dl，T_3 大约为 45ng/dl，TSH 约 10mU/L。在胎儿甲状腺激素合成之前，大约母体 T_4 的 1/3 可通过胎盘，对胎儿的发育，尤其是对脑的发育起着重要作用。在正常情况下羊水中 TSH 测不出，母体 TSH 不能通过胎盘。

至妊娠中期，胎儿开始建立下丘脑-垂体-甲状腺轴，出生后反馈与负反馈调节系统逐步发育完善。由于胎儿血 T_4 在 TSH 影响下渐渐升高，甲状腺结合球蛋白（thyroxine binding globulin，TBG）的浓度也同时升高。胎儿 T_3 较母体为低。抗甲状腺药包括放射性碘，可自由通过胎盘，所以患甲状腺功能亢进症（简称甲亢）的母亲孕期接受治疗，胎儿出生后可导致甲状腺功能减退（简称甲减）合并甲状腺肿的新生儿。虽然母体 TSH 不能通过胎盘，但甲亢母亲可将人类甲状腺刺激免疫球蛋白（human thyroid stimulating immunoglobulin，HTSI）输至胎儿，而发生新生儿突眼性甲亢。

新生儿生后约 30 分钟，由于冷环境刺激及低 T_3 反馈的结果，新生儿血中的 TSH 可突升高达 60mU/L，于 1~2 天后下降，多数于 3 天后下降为<10uU/ml。T_3 与 T_4 在生后 4 小时内亦升高，T_4 为 16μg/dl，T_3 为 300ng/dl，于 1~2 周 T_4 下降到 12μg/dl，T_3 下降为<200ng/ml，婴儿期血清 FT_4 水平 0.9~2.3μg/dl，血清 FT_3 水平 540pg/dl。儿童期血清 FT_4 水平为 0.7~1.8μg/dl，FT_3 为 210~440pg/dl，出生后 2 周测定 rT_3 为 200ng/dl，生后 4 周降低到大约为 50ng/dl。

二、甲状腺激素的合成

（一）碘的摄取

碘是合成甲状腺激素的重要原料，小婴儿每天需要 30μg/kg，儿童每天需要 90~120μg/kg，青少年和成人每天需要 100~150μg/kg。最大耐受量欧洲标准为 600μg/d，美国标准为 1 100μg/d。人体碘主要来源于含碘食物和饮水，少量碘来自体内甲状腺激素等含碘物质代谢时的释放。进入体内的碘，以无机碘的形式在小肠被吸收并进入血循环，通过甲状腺上皮细胞膜上的碘泵浓集进入细胞内。此过程为克服膜电位差，通过钠-碘（Na^+-I^-）转运体参与完成。

（二）碘化物的氧化及酪氨酸的碘化

碘化物的氧化反应发生在甲状腺滤泡细胞微绒毛与滤泡腔胶质交界处，在过氧化物酶的作用下，将碘化物氧化成活性碘，被激活的碘与甲状腺球蛋白分子上的酪氨酸结合成一碘酪氨酸（monoiodotyrosine，MIT）及二碘酪氨酸（diiodotyrosine，DIT）。两个分子 DIT 残基共价缩合成一分子的 T_4，MIT、DIT 各 1 分子的残基共价缩合成一分子的 T_3，T_4 与 T_3 均是甲状腺激素，储存在甲状腺滤泡细胞内以供代谢需要。

（三）甲状腺球蛋白的合成及激素的储存

甲状腺球蛋白是在肝脏合成的一种糖蛋白二聚体。于妊娠第 29 天胚胎甲状腺细胞即可合成甲状腺球蛋白，储存在滤泡腔内，此过程不依赖 TSH。有少量的 Tg 可脱逸入血液循环，可从血清中测定。

甲状腺结合球蛋白（TBG）是分子量为 54kD 的糖蛋白，其编码基因位点定于 X 染色体。血浆中约 75% 的 T_4 与 TBG 结合，65%~70% 的 T_3 与 TBG 结合，TBG 水平高低影响总 T_4 水平。TBG 水平减低见于先天性甲状腺素结合球蛋白缺乏症，是 X 连锁显性遗传病，此病罕见，在新生儿甲减筛查中偶有发现。此外，还见于摄入雄激素，同化类固醇，糖皮质激素及左天冬酰胺酶，影响肝脏合成 TBG 酶的活性或抑制 TBG 与 T_4 的结合。也见于肝脏疾病或大量蛋白丢失如肾病综合征。TBG 水平增高见于先天性 TBG 增高症，也是 X 连锁显性遗传病。

（四）甲状腺激素的代谢及释放

储存在滤泡腔内的甲状腺球蛋白，当受到促甲状腺激素（TSH）刺激时，滤泡细胞通过胞饮作用，甲状腺球蛋白回到滤泡上皮细胞的胞质内，胶质小滴与溶酶体融合，在蛋白水解酶的作用下，使甲状腺球蛋白水解释放

出的 T_3 和 T_4 进入血循环。释放出的MIT和DIT被细胞内的脱碘酶脱碘，脱下的无机碘被再利用，参与合成新的MIT和DIT，形成"碘的甲状腺内再循环"。少量碘由尿排泄，极少量由汗、唾液排出。碘从消化道粪便排出也是重要的途径。在肝脏甲状腺激素与葡糖醛酸或硫酸结合为糖苷类或硫酸酯类化合物，随胆汁进入肠道，部分经细菌糖苷酶或硫酸酯酶水解，甲状腺激素释放出后，由肠黏膜吸收，形成甲状腺激素的肠肝循环，部分随粪便排出。

甲状腺激素分泌入血后，绝大部分与血浆蛋白结合，T_4 约75%与TBG结合，约15%与甲状腺素结合前清蛋白（thyroxine binding prealbumin，TBPA）结合，约10%与白蛋白结合。T_3 约65%~70%与TBG结合，约8%与TBPA结合，其余与白蛋白结合。T_3 与TBG的结合不如 T_4 与TBG紧密；且 T_3 与细胞核内的甲状腺激素蛋白受体的亲和力比 T_4 强10倍，因此 T_3 进入细胞较 T_4 容易，其生理活性较 T_4 强3~4倍，但持续时间较 T_4 短。

正常情况下 T_4 的分泌率较 T_3 高8~10倍。T_4 在甲状腺外转换为 T_3，在周围组织中，尤其是肝、肾，每日分泌的 T_4 中，有30%~40%在脱碘酶作用下产生 T_3，部分产生反 T_3（rT_3）。70%~90%血循环中的 T_3 是由周围组织中的 T_4 转变而来，余10%~30%是由甲状腺分泌而来。rT_3 仅有2%~4%由甲状腺分泌而来，另外96%~98%是由周围组织中 T_4 转变而来。

新生儿甲状腺功能障碍以甲状腺功能减退为主，目前发现与遗传或基因变异的证据越来越多，包括下丘脑-垂体-甲状腺轴的发育、甲状腺生成、分化及甲状腺激素合成的一系列基因的突变。在新生儿筛查中发现了一些暂时性甲状腺功障碍，与下丘脑-垂体-甲状腺轴发育不成熟、碘缺乏、母亲疾病或使用药物等遗传、环境因素有关。

三、甲状腺激素的调节

甲状腺功能直接受垂体前叶促甲状腺激素（TSH）的影响，而下丘脑分泌的促甲状腺激素释放激素（TRH）可以控制TSH的分泌。TRH影响TSH，TSH对甲状腺激素的调节均通过腺苷酸环化酶cAMP系统完成。下丘脑释放的TRH经垂体门静脉到达腺垂体，与分泌TSH的嗜碱性细胞膜上的TRH特异性受体结合，激活膜内腺苷酸环化酶cAMP蛋白环化酶系统，导致分泌TSH细胞合成或释放TSH。这是下丘脑神经激素对甲状腺功能的间接调节。TRH也可直接刺激甲状腺激素的分泌。TSH对甲状腺功能的调节同样通过与甲状腺滤泡上皮细胞的特殊受体结合后产生一系列反应。

（一）下丘脑-垂体-甲状腺轴的反馈性调节

甲状腺、下丘脑和垂体以经典的反馈控制环相互作用。当 FT_3、FT_4 浓度升高时，通过负反馈作用阻断TRH对垂体的作用，从而减少TSH释放，当血液 FT_3、FT_4 降低时，TSH分泌增加，甲状腺摄取碘增多，合成和分泌甲状腺激素增加，以维持甲状腺激素的浓度。甲状腺激素自身反馈调节也有一定作用，主要保持体内甲状腺激素分泌相对稳定。

（二）甲状腺的自主性调节

甲状腺的自主性调节是一种缓慢调节，其作用是使甲状腺激素保持一定的储存量，不至于因碘供应的变化而引起甲状腺激素量急剧变动。当缺乏碘时，甲状腺球蛋白的碘化水平降低，使甲状腺内MIT/DIT比值增高，T_3 产生增加，碘足量时，T_4 增加，T_3 减少，当摄入过多碘时，碘的有机化过程即自动相应地减低，这种降低被称为Wolff-Chaikoff效应，这对机体具有明显保护作用。

其他内分泌激素对甲状腺功能亦有影响，如大剂量糖皮质激素可抑制TSH分泌，外周组织 T_4 转变为 T_3 减少，导致甲状腺效应降低；性激素可增强垂体对TRH敏感性，并使TBG增多。

四、甲状腺激素的生理作用

甲状腺激素作用广泛，对许多器官细胞都有影响，可归为代谢效应和生长效应两大方面。

（一）氧化产热作用

甲状腺激素有刺激物质氧化、增加耗氧和产热的作用，它使 Na^+-K^+-ATP酶的活性增高，ATP利用增多，ADP浓度上升，刺激线粒体代谢活动，氧化磷酸化作用加强，于是耗氧与产热都增加。

（二）对体内物质代谢的作用

1. **蛋白质代谢** 甲状腺激素对蛋白质代谢的影响

因用量的不同而有质的差异。生理剂量的甲状腺激素使蛋白质和核酸合成增加，氮的排泄减少；大剂量甲状腺激素则抑制蛋白质的合成，肌肉蛋白质分解加强，尿肌酸排出增加，肌酸转变为肌酐的能力减低，尿肌酐排出减少；而甲减时尿肌酸排出少而肌酐排出多。

2. 糖代谢 甲状腺激素能促进小肠吸收葡萄糖和半乳糖，并使脂肪组织和肌肉组织摄取葡萄糖的速度增加。还可加强儿茶酚胺和胰岛素对糖代谢的作用，使细胞儿茶酚胺受体对肾上腺素的敏感性增强。当胰岛素存在的情况下，小剂量的甲状腺激素能增加糖原的合成；大剂量则促进糖原分解。

3. 脂肪代谢 甲状腺激素可以增强脂肪组织对儿茶酚胺、胰高血糖素的敏感性，这些激素的作用都是通过腺苷酸环化酶系统，活化细胞内的脂肪酶，促使脂肪水解。甲状腺激素能加速胆固醇氧化成为胆汁酸。

4. 水盐代谢 生理剂量的甲状腺激素具有利钠排水作用，甲减时细胞间液增多，并聚积大量白蛋白与粘蛋白，引起黏液性水肿。甲状腺激素能增加尿磷的排出量。甲减时，促红细胞生成素分泌受抑制，骨髓生成红细胞减少可产生贫血。

5. 维生素代谢 甲状腺激素有刺激代谢的作用，所以可使参与各种代谢的维生素如 B_1、B_2、B_{12} 及 C 的需要量增加。它能促进胡萝卜素转变成维生素 A，及维生素 A 生成视黄醛。

6. 肌酸代谢 甲状腺激素过多时，常可出现肌肉神经应激性增高，震颤，是由于 ATP 及磷酸肌酸形成减少，肌酸转变为肌酐也减少，肌酸呈负平衡而发生的肌肉病变，如肌无力、肌萎缩。甲亢尚可伴发周期性瘫痪，与钾代谢紊乱有关，发作时血钾低，可能与细胞外液钾离子转移到细胞内有关。

（三）对生长智能发育的影响

甲状腺激素通过对蛋白质的合成作用能促进生长，且对组织的分化、发育、成熟的作用更为重要。它与生长激素在促进生长发育方面具有协同作用。胎儿脑细胞 DNA 含量及细胞数目在妊娠末 3 个月增长最快，出生后仍继续增长，至 5 岁时接近成人水平。在脑细胞增殖时期，甲状腺激素必不可少，尤其是妊娠后半期与生后半年期间更为重要。甲状腺功能减退发病越早，脑损害越重，且常不可逆。如发生较晚，智力缺损尚有可能改善。这可能与脑中某些酶的生成受阻有关。后天缺乏甲状腺激素后，虽然神经系统发育正常，智力如常，但记忆力减退，思维能力和反应性均迟钝。甲状腺激素过多可使动物大脑皮质的兴奋性增高，甲状腺功能亢进患者大多易激动，过度兴奋，甚至可有精神失常，延髓麻痹。

甲状腺激素对于骨的正常生长和发育是必需的。甲状腺激素可促进骨吸收，总的效应是使骨转换加快。但过量甲状腺激素对破骨细胞的作用超过成骨细胞，导致骨吸收超过骨形成，引起骨量丢失、骨小梁及骨皮质变薄，最后可导致骨质疏松和骨折。

（四）对其他系统的影响

甲状腺激素对维持正常心血管功能十分重要，目前已证实心肌细胞膜上有甲状腺激素受体，甲状腺激素与受体结合后可促使心肌细胞内 cAMP 增多。可增强 β-肾上腺素能受体对儿茶酚胺的敏感性。它还能使儿茶酚胺在心脏中的分解降低，加强其对心脏的作用。对消化系统，甲状腺激素分泌增多时，食欲亢进，肠蠕动增加，大便次数多，但性质可以正常。甲状腺激素减少时常有纳呆、便秘。过多的甲状腺激素对肝脏有直接毒性作用，可致肝大、低蛋白血症、黄疸或转氨酶暂时升高，治疗后可恢复。

五、甲状腺功能减退

甲状腺功能减退（hypothyroidism，简称甲减）是儿科常见的内分泌疾病之一，是由于甲状腺激素产生或分泌减少，或由于甲状腺激素受体缺陷，而不能发挥甲状腺激素的生理作用。此病可在生后即呈现，也可能是晚发的，儿童甲状腺功能减退还见于甲状腺各种先天的缺陷。按病因可分为先天性甲状腺功能减退和获得性甲状腺功能减退，前者临床症状在生后数周内或数月出现，轻者可在幼儿期出现，后者在学龄儿童中多见。按病变部位可以分为原发性（病变在甲状腺，又称 TSH 依赖性）和继发性（病变在下丘脑和/或垂体）。甲减的病因详见表 31-1。

（一）先天性甲状腺功能减退

先天性或遗传因素引起甲状腺发育障碍、激素合成障碍、分泌减少或由于甲状腺激素受体缺陷不能发挥甲状腺激素的生理作用，导致患儿生长障碍，智能落后，称为先天性甲状腺功能减退（congenital hypothyroidism）。见于非甲状腺肿流行地区，世界上很多国家已将新生儿甲减筛查定为法律，各国发病率不一。我国自 1981 年开始进行新生儿先天性甲减的筛查，新生儿筛查发病率约为1/2 050~1/5 000。先天性甲减按疾病转归又分为持续性甲减及暂时性甲减，持续性甲减指由于甲状腺激素持续缺乏，患儿需终身替代治疗；暂时性甲减指由于母亲或新生儿等各种原因，致使出生时甲状腺激素分泌暂时性缺乏，甲状腺功能可恢复正常的患儿。

表31-1　甲状腺功能减退的病因学分类

原发性甲状腺功能减退
甲状腺发育不全：甲状腺缺如、发育不良、异位
甲状腺激素合成缺陷，甲状腺摄取碘或转运碘障碍，过氧化物酶缺陷、脱碘酶缺陷、甲状腺球蛋白合成缺陷
碘缺乏症（地方性甲状腺肿）：神经型，黏液水肿型
母源性抗体：TSH受体抑制抗体（TRBAb，也称为TSH结合抑制免疫球蛋白）
母源性药物治疗：放射性碘、碘化物、丙硫氧嘧啶、甲巯咪唑等药物
继发性甲状腺功能减退
*PIT-1*基因突变：促甲状腺激素，生长激素和催乳素缺乏
*Prop-1*基因突变：促甲状腺激素、生长激素、催乳素缺乏、LH、FSH、ACTH缺乏
促甲状腺激素释放激素（TRH）缺乏症：单纯性或多种下丘脑激素缺乏（例如颅咽管瘤）
TRH受体突变
TSH缺乏：TSHβ链突变，联合垂体激素缺乏症
对TSH无反应：*Gsa*基因突变

资料来源：*Nelson Textbook of Pediatrics 19th*。

【病因】　甲状腺发育不全或发育异常最常见，约占85%，10%为甲状腺激素合成缺陷，约5%是由于经胎盘的母体促甲状腺激素受体抑制抗体（TSHreceptor blocking antibody，TRBAb）所致。

1. 甲状腺组织未发育、发育不全　在因甲状腺发育不全而患有先天性甲减的新生儿中，2%的病例是家族性的，98%是散发性的。在大约1/3的甲状腺发育不全病例中，即使是敏感的放射性核素扫描也找不到甲状腺组织（甲状腺未发育）。在另外2/3的病例中，为甲状腺异位。胚胎期甲状腺停留在舌根部，或异位在喉头前、胸腔内或气管内，以舌根部异位——甲状舌管囊肿多见。

甲状腺发育不全的确切病因在大多数病例中至今不十分清楚。目前已证实*TSHR*、*NKX2.1*、*NKX2.5*、*TTF-1*、*TTF-2*（*Foxe1*）、*PAX8*、*DUOX2*等基因变异可导致甲状腺发育不全[1]。

母亲的抗甲状腺抗体可能是发病机制之一，因为在一些甲状腺发育不全的婴儿和母亲体内发现了阻断甲状腺生长和细胞毒性抗体。常见于母体接受放射^{131}I治疗后或母亲患自身免疫性疾病，如甲状腺疾病，使甲状腺组织某些成分进入血中，产生抗体，破坏了胎儿甲状腺。孕期胎内受有毒物质影响造成发育不全。

2. 甲状腺激素合成缺陷　甲状腺生物合成过程中的各种缺陷，发生率约1/30 000~1/50 000活产婴儿[1]。

（1）摄取碘及碘转运缺陷：甲状腺细胞摄取碘，碘的有机化，需要钠/碘泵系统，消耗能量，将碘转运并浓集在甲状腺细胞内。目前发现为*NIS*基因突变所致，为常染色体隐性遗传，临床表现不同程度的甲减，伴有或不伴有甲状腺肿。碘的摄取率低，更好的诊断指标是唾液碘与血清^{131}I的比值。

（2）甲状腺过氧化物酶缺陷致酪氨酸碘化缺陷：甲状腺激素合成过程中常见的缺陷，为常染色体隐性遗传病，有家族性，甲状腺可肿大，见于非地方性甲状腺肿流行区。当缺陷为不完全性，甲减的发病可延迟。过氧化酶参与碘的有机化，由于*TPO*基因突变，活性下降，无机碘不能被有机化，也就不能与甲状腺球蛋白中的酪氨酸结合形成碘化酪氨酸，最终甲状腺激素合成障碍。患有彭德莱（Pendred）综合征的患儿，基因缺陷位于7q31，TPO的活性正常。临床主要表现为甲状腺肿和先天性神经性耳聋。

（3）甲状腺球蛋白合成缺陷：甲状腺激素合成过程中，碘化酪氨酸化必须在甲状腺球蛋白（TG内进行，*TG*基因点突变导致TG的结构和功能异常。临床特点为伴有甲状腺肿性甲减，TSH水平增高，T_4低，Tg水平低或测不出。

3. 促甲状腺素受体抑制抗体　母体孕期患有自身免疫性甲状腺疾病，如桥本甲状腺炎、Graves病、接受替代治疗的甲减，同一母亲生产过1名以上在新生儿筛查中发现原发性甲减的婴儿（同一次或多次妊娠）应予以怀疑。母体的促甲状腺受体抑制抗体经胎盘抑制胎儿的TSH与它的受体结合所致，发病率大约为1/50 000~1/100 000。孕期应测定母亲的促甲状腺素受体抑制抗体（thyrotropin receptor-blokingantibody，TRBAb）水平。母亲和被影响的婴儿，血中促甲状腺受体刺激抗体（thyrotropin receptor-stimulating antibodies，TRSAb）和TPO抗体阳性。由于抗体的半衰期是21天，故在出生后3~6个月内不易发病。对这一先天性甲减病因的正确诊断，可防止不必要的延长治疗，提醒临床医生注意未来妊娠复发的可能性，这种甲减常随母亲抗体的清除而在1~3个月后消退。

4. 对TSH无反应（TSH抵抗）　为常染色体显性遗传，由甲状腺激素受体基因突变所致。突变可以是氨基端的无义性突变，也可是点突变，很多组织对甲状腺激素抵抗。多数患儿有甲状腺肿，血 T_4、T_3、FT_4、FT_3 增高，易被误诊为 Graves 病，临床有不同程度甲减的表现，还有精神发育迟缓、生长迟缓和骨成熟延迟。另一方面，可能有类似甲亢的表现，如心动过速，反射亢进等，但 TSH 轻度升高或正常。

有一种罕见的情况，甲状腺激素抵抗（不敏感）综合征，可选择性地发生在垂体，因为周围组织对甲状腺激素没有抵抗，患者有甲状腺肿和甲亢表现，实验室检查与一般的甲状腺素抵抗相似。必须与垂体 TSH 分泌瘤相鉴别。

5. 下丘脑-垂体性甲减 非常罕见，发生率 1/50 000~1/150 000 活产婴儿。其中包括：

（1）家族性孤立性 TSH 缺乏：是由 TSHB 亚单位基因所致，临床为不伴有甲状腺肿性甲减，血 T_4、TSH 均低。

（2）垂体转录因子 *PIT-1* 突变：导致促甲状腺激素，生长激素，催乳素缺陷。临床可有全垂体功能低下的表现[1-5]。

甲减的病因详见表 31-1。

【临床表现】 甲减的主要特点有三个：智力迟钝、生长发育迟缓及基础代谢率低下。

1. 新生儿及婴儿期 母亲怀孕期胎动少，过期产，出生体重常大于第 90 百分位数，身长较正常矮小 20% 左右，典型表现有胎便排出迟缓、嗜睡、吮奶差、生理性黄疸延长，哭声嘶哑低直、腹胀、脐疝，表情呆滞、体温不升，心率减慢，皮肤发凉，呈花斑状、皮肤粗干，舌大宽厚，因黏液性水肿可引致鼻塞及分泌物增多，面容臃肿，鼻根低平，眼距宽，皮肤脂溢。由于母奶中含有甲状腺激素，可掩盖某些症状，甲减表现出现得晚。

2. 幼儿及儿童期 多数患儿在出生后数月或 1~2 岁就诊，此时甲状腺激素缺乏严重，症状典型。特殊面容及体态：智力低下，表情呆滞，反应迟钝，面部及全身臃肿（多见面部、眼睑、锁骨上凹处）；眼距宽，鼻根低平，唇厚，舌大宽厚常伸在唇间，手足宽、厚，指/趾短；安静少动、怕冷，心率慢，血压低；腹胀，脐疝，纳呆，便秘，四肢伸侧及躯干可见毛囊角化，前后发际低，毛发稀疏、粗、脆，无光泽；生长发育迟缓，坐、站、走，均落后于同龄儿，上/下身比例落后，说话晚，前囟闭合及出牙晚；由于胡萝卜素血症致皮肤与手掌、足底发黄，但巩膜不黄。某些可合并甲状腺肿，心脏可扩大，可有心包积液或出现憋气。先天性甲减患儿面容及体态（图 31-1）。

3. 特殊类型的甲减 甲状腺功能减退的患儿常伴有腓肠肌及前臂肌肉假性肥大，似“大力士”，称为 Kocher-Debré-sémélaìgne 综合征。其原因尚不详，肌肉活检未发现特殊的组织化学及超微结构改变，经甲状腺片治疗后好转，症状消失。

4. 家族性甲状腺肿大型甲减 主要病因为先天性甲状腺激素合成及功能障碍，有家族性，为常染色体隐性或显性遗传病，见于非地方性甲状腺肿流行区，其中甲状腺激素生物合成过程中酶缺陷最常见。如过氧化物酶缺陷、耦联酶缺陷、蛋白水解酶缺陷、脱碘酶缺陷；此外，为甲状腺球蛋白合成障碍、甲状腺对 TSH 不反应、周围组织对甲状腺激素不起反应。

发病年龄较晚，临床经常缺乏典型先天性甲状腺功能减退的症状，仅有记忆力减退，反应慢，面色蜡黄，面部稍臃肿，甲状腺轻度肿大。由于血清甲状腺激素水平低，反馈性 TSH 分泌增多，代偿性甲状腺肿大。血清 T_3、T_4 浓度降低，TSH 增高外，行高氯酸盐释放试验，可作为诊断由过氧化物酶缺陷所致的甲减。方法：口服 1μCi 的 ^{131}I 化钠后 24 小时测定吸 ^{131}I 率，然后口服过滤酸钾 10mg/kg，2 小时后复查甲状腺 ^{131}I 浓度，若下降>10% 为阳性。

5. 周围组织对甲状腺激素不起反应 缺陷在于细胞核受体异常，甲状腺激素不能发挥它的生理作用，临床可有聋哑、甲状腺肿、T_3 与 T_4 正常或稍高，但 TSH 正常或稍高，rRT_3U 正常。亦有报告部分周围组织对甲状腺激素不起反应者[1,3,5]。

【实验室检查】

1. 血清 T_4 测定 T_4 水平降低，不同实验室的正常参考值范围各异，常用范围是 4.6~11.2μg/dl（60~145nmol/L）。出生后最初 4 周，血清总 T_4 浓度的正常范围是 7~16μg/dl（90~206nmol/L）。应除外由 TBG 减少而使血 T_4 降低者。在治疗过程中应定期测定。

2. 血清 T_3 的水平 轻者 T_3 往往正常，严重甲减时减低。正常范围的实验室间差异甚至大于总 T_4，常用范围为 75~195ng/dl（1.1~3nmol/L）。地方性甲减血 T_3 可增高，某些慢性病、肝病时血 T_3 减低，但是 rT_3 增高，甲状腺功能正常，故应配合血 T_4、血 TSH 等共同判定甲状腺功能。

3. 血清 TSH 的测定 是确诊本病的可靠指标，正常值<10mU/L（10μU/ml）。如果新生儿足跟血 TSH≥40mU/L，同时 B 超显示甲状腺缺如或发育不良，或伴有先天性甲减临床症状与体征者，可不必等静脉血检查结果立即开始治疗。如果静脉 TSH>20mU/L，即使 FT_4 正常，也应启动治疗。对于 TSH 大于 10mU/L，而 FT_4 正常的高 TSH 血症，复查后 TSH 仍然增高者应予治疗，L-T_4 起始治疗剂量可酌情减量，4 周后根据 TSH 水平调

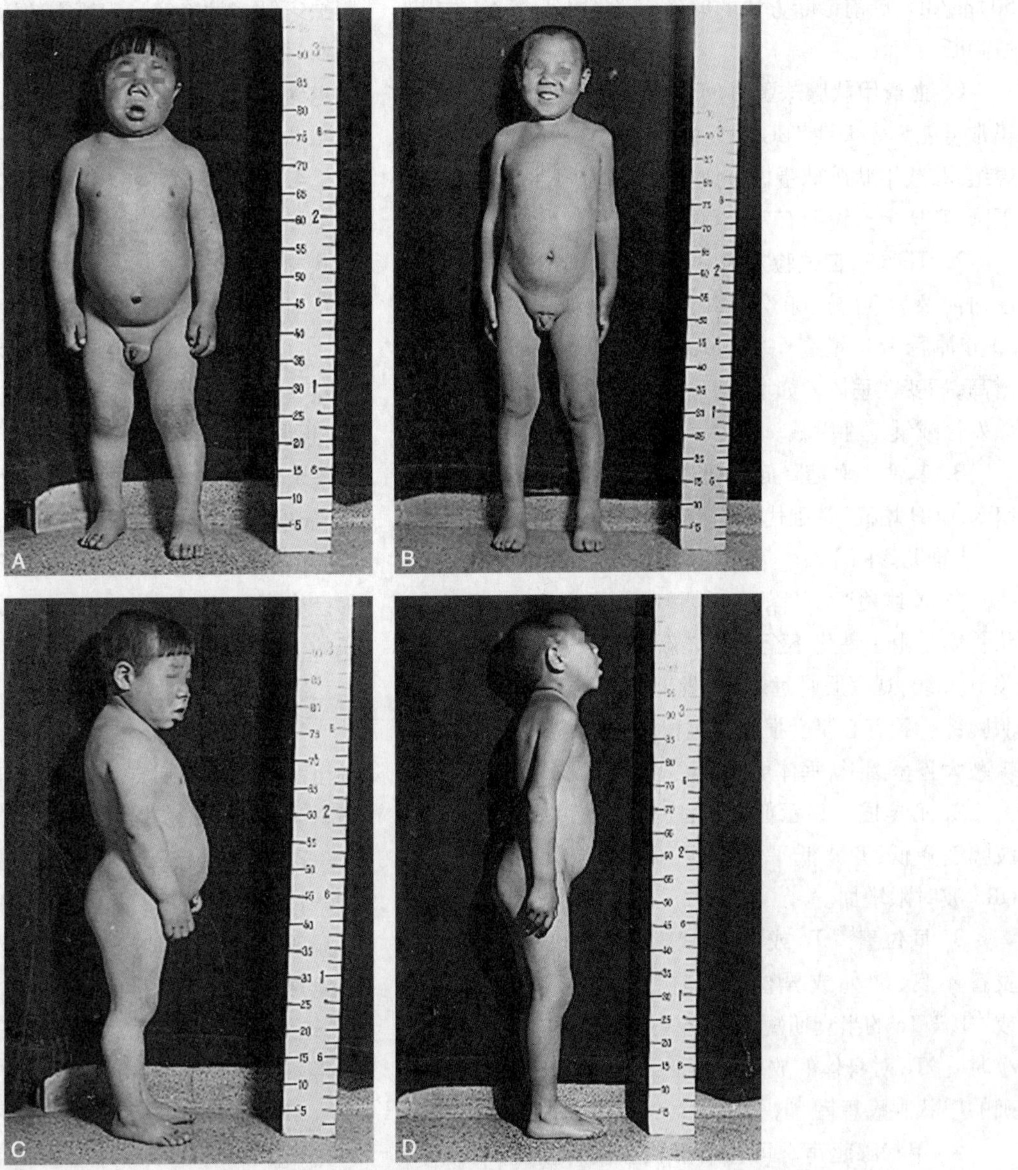

图 31-1 散发性克汀病患儿面容及体态

患儿，13 岁，男，图 A、C 在甲状腺治疗前摄，图 B、D 在治疗后 4 个月摄，前后显然不同。

整。对于 TSH 始终维持在 6～10mU/L 的婴儿的处理方案目前仍存在争议，在出生后几个月内 TSH 可有生理性升高。对这种情况的婴儿，需密切随访甲状腺功能。如血 TSH、T_4 均低，为继发于下丘脑、垂体的甲减，应做 TRH 兴奋试验进行鉴别。

4. 新生儿甲减筛查 目前广泛开展新生儿甲状腺功能减退的筛查，为避开新生儿出生后的生理性 TSH 上升期，最好于出生后 48～72 小时，目前国际上通常采用的筛查指标是足跟血 TSH（滤纸干血斑标本）切点值 10～20mU/L，凡 TSH 值>20mU/L 者，均需再取静脉血测定 T_4、T_3 和 TSH，以排除暂时性的高 TSH 血症。由于技术及个体差异，约 5%的先天性甲减患儿无法通过新生儿筛查系统检出。因此，对甲减筛查阴性病例，如有可疑症状，临床医生仍然应该采血再次检查甲状腺功能。危重新生儿或接受过输血治疗的新生儿可能出现筛查假阴性结果，必要时应再次采血复查。低或极低出生体重儿由于下丘脑-垂体-甲状腺轴反馈建立延迟，可能出现 TSH 延迟升高，为防止新生儿筛查假阴性，可在生后 2～4 周或体重超过 2 500g 时重新采血复查测定 TSH 和 FT_4。

5. 先天性甲减产前诊断 通过超声检查可发现可疑甲减的胎儿，同时测定羊水中 TSH、rT_3 和母亲血 TSH。如母亲血 TSH 正常，羊水 TSH 升高，rT_3 降低，则可拟诊为胎儿甲减。羊水 rT_3 正常值：胎龄<20 周为（330±31）ng/dl；胎龄 20～30 周为（323±91）ng/dl；胎龄 31～35 周为（91±30）ng/dl；胎龄 36～42 周为（93±

50)ng/dl。产前诊断方法的准确率尚不十分清楚，应谨慎判断[1,5]。

6. 血清甲状腺球蛋白(TG) 如血清 T_4 低而 TSH 正常可能为先天性 TBG 缺乏症。如为阴性说明无甲状腺组织，或甲状腺球蛋白合成异常；如为阳性而血 T_4、T_3 下降，TSH 上升说明有残余甲状腺组织。

7. TRH 兴奋试验方法 静脉注射 TRH 7μg/kg，于注射前及后 30 分、60 分、120 分钟各测血 TSH，正常于 30 分钟后 TSH 增高 5~40mIU/L(5~40μU/ml)。如不增高，病变在垂体。如增高，病变在下丘脑，同时可鉴别原发性或继发性甲减。

8. 其他 血糖降低，血胆固醇及甘油三酯增高，血 CPK、LDH 增高，基础代谢率低等。

【辅助诊断】

1. X 线检查 骨龄落后，骨骺数目少且小，且呈点状骨骺是由于钙化不全之故。新生儿及小婴儿可照膝关节 X 线，观察股骨远端、胫骨近端骨骺。大于 1 岁可照腕部。疑有心肌受损或心包积液应行心脏超声检查。蝶鞍大且呈圆形，垂体可增大。

2. 心电图 显示低电压，窦性心动过缓，P 波与 T 波幅度降低，T 波低平或倒置，偶有 P-R 间期延长及 QRS 波时限增加。

3. 同位素 ^{99m}Tc 或 ^{123}I 甲状腺扫描 可检测甲状腺发育不良、缺如或异位。当前在儿科推荐使用 ^{99m}Tc 或 ^{123}I，^{99m}Tc 的半衰期短，只有 6 小时，^{123}I 的半衰期为 13 小时。^{99m}Tc 对身体的放射性很低。当前 ^{131}I 仅用于已明确的甲状腺癌患者[1]。

4. 甲状腺超声 可评估甲状腺发育情况，有助于提高诊断准确性。需要注意的是不要因为影像学检查而推迟开始治疗的时间。

【诊断与鉴别诊断】 典型先天性甲减，根据临床表现就可确诊，应争取早期诊断早期治疗，不典型病例应结合化验、X 线检查，必要时进行诊断性治疗用于确诊。

1. 先天性巨结肠 特别是新生儿甲减应与本病相鉴别。本病发病早，腹胀，顽固性便秘，营养不良，智力发育正常。肛查直肠有空虚感，腹部立位 X 线片多显示低位肠梗阻，钡剂灌肠侧位片显示典型痉挛肠管和扩张肠管。血清 T_3、T_4 及 TSH 均正常。

2. 唐氏综合征 本病为染色体异常，核型多为 21 三体。特殊面容，两外眼角上吊，眼内赘皮，舌尖外伸，皮肤细嫩，关节松弛，手指细长，通贯手，常合并先天性心脏病，可合并甲减。

3. 黏多糖贮积症Ⅰ型 本病属遗传代谢性疾病，因缺乏黏多糖降解过程所需的酶，过多的黏多糖积聚在组织、器官中。头大，鼻梁低平，毛发浓密，智力、语言发育迟缓，手指不能伸直背屈困难，呈爪形，肝脾大。X 线显示肋骨飘带样，椎体呈楔形，尿黏多糖阳性。

4. 软骨发育不良 头大，体形不匀称，上部量大于下部量，四肢短。X 线显示长骨骨干变短，干骺端变宽。甲状腺功能正常。

对曾经不规则治疗过、临床及化验不典型病例的诊断，可停药 2~4 周，观察临床症状、体征及化验指标的变化，以便确诊。如临床表现与化验指标又出现异常后，再服药治疗[2,3]。

5. 家族性 TBG 缺乏 为伴性连锁遗传疾病，血 T_4 降低，rT_3U 增高，TSH、FT_4 正常，甲状腺功能亦正常，无需治疗。男患者为纯合子，TBG 完全缺乏，女性为杂合子，TBG 中等缺乏，男：女为9：1。占新生儿甲减的 1/10 000~1/14 000[1,4]。

【治疗】

1. 治疗原则 早期治疗，终身用药，小量开始逐渐加至足量。定期复查，维持甲状腺正常功能，使患儿能正常生长发育，尤其智能发育。

2. 药物治疗 甲状腺激素是治疗甲减最有效的药物。目前主要剂型为左甲状腺素钠(L—thyroxine，L-T_4)，较纯，肠道吸收完全，为首选药物。左旋三碘甲腺酪氨酸钠(L—triiodothyronine，L-T_3)作用虽然较 L-T_4 快，进入组织浓度高，代谢、排泄也较迅速，但国内难于获得。干甲状腺片(thyroid)目前很少使用。

(1) L-T_4 剂量：新生儿 10~15μg/(kg·d)、婴儿 5~10μg/(kg·d)，每日 1 次口服，新生儿较严重的甲减，治疗前血清总 T_4 小于 5μg/dl(65nmol/L)或 FT_4 小于 0.4ng/dl(5pmol/L)的婴儿，开始可从剂量范围较高值使用，尽快使甲状腺功能达到正常，避免脑发育受损，生后早期大脑发育最快，甲状腺激素对脑发育至关重要，因为脑细胞内的甲状腺素是靠局部的 T_4 向 T_3 转化，大脑皮质内 80% 的 T_3 由局部 T_4 转化而来，因此替代治疗应采用 T_4，不主张采用 L-T_3。新生儿合并有严重疾病，总甲状腺素(TT_4)或 FT_4 浓度低，应给予最高初始剂量的 LT_4。若患儿存在潜在的心功能不全风险，建议给予 LT_4 目标剂量的 50% 治疗，2 周后根据 FT_4 水平增加剂量。

治疗越早越好。儿童剂量为 4μg/(kg·d)，成人只需要 2μg/(kg·d)。注意甲状腺激素不要与含有大豆蛋白或铁元素的食物同时服用，因为此类物质可与 T_4 结合并影响 T_4 吸收。LT_4 应每日口服，应于早餐前半小时，空腹将 1 日剂量一次性用适当液体送服。用药剂

量也应根据 T_4、FT_4 和 TSH 水平调整。需注意出生后儿周维生素 D 的摄入。对于小婴儿，LT_4 片剂应压碎后在勺内加入少许水或奶服用。建议使用正规品牌医药公司生产的 LT_4 片剂以保证质量。

每人需要量略有不同，注意个体化。一般治疗 1~2 周临床症状改善：食欲好转，心率改善有力，黏液水肿减轻或消失，腹胀好转，大便每日一次，智力进步。同时根据血清 TSH 和 T_4 水平进行剂量调整，当血 TSH 和 T_4 浓度正常时可维持量治疗。临床应使 T_4 在正常偏高值（在参考值的 50% 的上限范围），以备部分 T_4 转变为 T_3。早产儿及低体重儿暂时性甲减也应治疗，以免影响脑发育，可观察治疗至确诊后为止。

在初始治疗后的两周予以第一次随访检查，而后每两周评估检查，直到 TSH 维持在正常范围。以后可每 1~3 个月复查一次，直到 1 周岁。1~3 岁的儿童，应每 2~4 个月进行临床和实验室检查的随访。3 岁以上的患儿，应每 3~6 个月定期随访，直到生长期结束。

需注意的是：①如果依从性不好或检查结果有异常，应增加随访的频率；②在 LT_4 剂量调整后 4~6 周应再次评估；③注意避免过度治疗；④虽然 LT_4 治疗期间不良事件发生率很低，在初始治疗和维持治疗期间仍应监测甲状腺激素水平，使相关风险最小化。

对新生儿暂时性甲减，目前大多数观点主张，为了防止可能发生远期神经系统发育障碍，应该接受甲状腺激素替代治疗，严密监测，确定甲状腺功能正常后可考虑暂时停药，定期随访[1,3]。

（2）辅助治疗：按临床需要应长期补充多种维生素，尤其是易有口角炎者应供应核黄素。钙片亦可长期服用以供给生长发育之用，贫血者应加服铁剂。

（3）药物毒副作用：药物过量可致甲亢，临床出现腹泻、心悸、吐泻、多汗、烦躁不安，发热等症状，长期用药过量可致消瘦。个别可有过敏反应，出现频繁期外收缩，宜将药量分多次口服。合并心包积液者如无心脏压塞症状出现可不必做心包穿刺术，经甲状腺片口服治疗后，心包积液可吸收消失[4]。

【预后】 新生儿筛查可早期发现，早期治疗，胎儿后半期及出生后半年正值脑细胞发育阶段，若生后两周内开始治疗，90%智力可达正常。3 岁以后发病者智力多正常。预后尚与发病原因有关：无甲状腺者 41%智商（IQ）>85，激素合成障碍者 44%IQ>85，异位甲状腺者 78%IQ>85。

（二）地方性甲状腺肿性甲状腺功能减退

在严重地方性甲状腺肿流行地区，甲减患病率为 1%~5%，严重地区可高达 5%~10%。本病是胚胎时期和出生后早期碘缺乏导致甲状腺功能减退，造成大脑与中枢神经系统发育分化障碍。

【病因与发病机制】 病因是胚胎期碘缺乏所致，母体妊娠时患甲状腺功能减退，是地方性克汀病的主要危险因素，由于缺碘使母体及胎儿的甲状腺竞争性摄取有限的碘化物，结果同时影响母体和新生儿的甲状腺激素合成。以神经型表现为主者是由于胚胎早期严重的宫内碘缺乏，损害神经细胞的生长发育所致。黏液水肿型地方性克汀病，则是在已存在的神经系统缺陷的基础上，再加上甲状腺激素合成能力降低，说明甲状腺本身的正常发育也依赖碘元素。遗传、自身免疫等因素均未得到证实。

【病理变化】 病理改变无特异性，解剖上甲状腺呈代偿性肿大，有些甲状腺扫描显示腺体小于同龄者，常表现为麻点状不均匀，提示有甲状腺退化的可能。大脑有发育不全、脑萎缩、中耳骨质增生，神经细胞多呈退行性变，骨骼发育的改变和延迟较散发性克汀病轻微。

【临床表现】 分为三型：神经型、黏液性水肿型及混合型。大多数为混合型。

1. 神经型 身高低于正常，甲状腺肿占 15.3%，多数为轻度肿大，智力呈重度及中度减退，共占 80.6%。表情淡漠、聋哑、不同程度精神缺陷、痉挛性瘫痪，眼多斜视，膝关节屈曲，膝反射亢进，可出现病理反射，如巴宾斯基征戈登征等阳性。临床没有明显的甲减表现。

2. 黏液性水肿型 有严重的甲减表现，可有典型的克汀病面容，便秘及黏液性水肿较突出，智力减低略轻，生长迟缓，伴有甲状腺肿大，占 28%，性发育显著迟滞，腱反射减弱等。某些患者呈家族性发病。

3. 混合型 既有 1 型又有 2 型的临床表现。

【诊断】 地方性甲状腺肿性甲减的诊断标准：

1. 患儿出生、居住在低碘地域的地方性甲状腺肿流行区，有精神发育不全及不同程度的智力障碍。有不同程度的神经系统症状，如听力障碍、语言障碍、运动神经障碍。

2. 甲状腺功能减退症状 克汀病的面容及不同程度的生长发育障碍。

3. 黏液性水肿型脐血 T_4 降低、TSH 增高、T_3 也可增高。

4. X 线检查 股骨远端骨骺在胚胎 38 周左右应出现，克汀病及早产儿可以不出现。骨盆，股骨头化骨骺呈点彩及畸形，多在生后半年内出现。此外骨龄落后，颅骨脑回压迹增多，颅底短小，蝶鞍偶见增大。

5. 脑电图检查 显示频率偏低，节奏不整，大多有阵发性双侧同步 Q 波，可无 α 波。

【鉴别诊断】

1. 先天性甲减 详见本章"先天性甲状腺功能减退"章节。

2. 耳聋 甲状腺肿（goiter）综合征，为常染色体隐性遗传疾病，是先天性碘的有机化缺陷。生后耳聋多伴哑，甲状腺肿可在儿童期出现，甲状腺功能基本正常或低下，过氯酸盐排泄试验常为阳性（常超过 30%）。血中碘酪氨酸增多，MIT/DIT 及碘酪氨酸/碘原氨酸比值增高，尿碘不减少。

3. 聋哑 无智力障碍，尿碘不减少，吸^{131}I 率不高，无缺碘或碘饥饿表现。

【预防与治疗】 预防为主。当前政府大力推行碘化食盐，消灭地方性甲状腺肿，地方性克汀病亦随之明显减少甚至消灭。有甲减症状者，自生后 3 个月内开始补充甲状腺激素，原则同先天性甲减治疗。聋哑者应受专门训练。

（三）获得性甲状腺功能减退

【病因】 获得性甲状腺功能减退（acquired hypothyroidism）在学龄儿童的发病率大约 0.08%（1/1 250）。最常见于慢性淋巴性甲状腺炎，约 1.3%的儿童有自身免疫性甲状腺疾病。女孩发病多于男孩，为 2∶1。获得性甲状腺功能减退的病因见表 31-2。

表 31-2 获得性甲状腺功能减退症的病因

自身免疫性病
桥本甲状腺炎
多腺体自身免疫综合征Ⅰ、Ⅱ型
医源性
丙硫氧嘧啶，甲巯咪唑，碘化物，苯甲酸锂
照射
放射碘
甲状腺切除术后
系统性疾病
胱氨酸病
朗格汉斯细胞组织增生症
肝脏血管瘤

1. 慢性淋巴细胞性甲状腺炎 可伴有或无甲状腺肿（详见本节"七、甲状腺炎"中第三部分）。自身免疫性甲状腺疾病很可能是自身免疫性多腺体综合征的一部分。Down、Turner、Klinefelter 综合征以及乳糜泻或糖尿病的患儿患自身免疫甲状腺疾病的风险更高，虽然典型的发病年龄见于青少年，但也可生后 1 岁发病。

2. 甲亢或甲状腺癌行手术切除后 异位甲状腺组织切除术后。由于舌下腺通常表现为甲状舌管囊肿，因此在手术前应进行超声检查或放射性核素检查。

3. 长期服用药物 如抗甲状腺药物；含碘的药物可致甲减，且常伴有甲状腺肿大，胺碘酮，为抗心律失常的药，含有 37%的碘，应用此药的患儿约 20%发生甲减。因为过高的碘，直接抑制 5-脱碘酶的活性，影响 T_4 向 T_3 的转化，故用药期间，应密切检测 T_4、T_3 和 TSH。其他能致甲减的药，还有碳酸锂、α 干扰素、沙利度胺、胺鲁米特等[1,4]。

4. 接受放射性治疗 尤其是甲状腺部位，头颈部位放射治疗后可致甲状腺组织损伤，接受治疗 1 年左右，大约 1/3 的患儿有继发 TSH 升高，放疗后 5~7 年约 15%~20%的患者出现甲减。故患者在接受放疗期间应监测 TSH，有专家主张，只要采用过放疗者均应采用甲状腺激素治疗，控制增高的 TSH。

5. 下丘脑-垂体病变

6. 其他 胱氨酸病是一种代谢性疾病，胱氨酸在不同的器官和组织中积聚，导致可能较为严重的器官功能障碍，出现继发甲状腺功能损害，临床上甲减症状可能很明显，但多数为亚临床甲减表现，这种患者应经常监测血 T_4、T_3、TSH，到青春期时，约有 2/3 的患儿需要甲状腺激素替代治疗。此外，朗格汉斯细胞组织增多症，肝脏大血管瘤也可发生甲减。

【临床表现】 与发病早晚有关，发病越晚，生长发育受影响越轻。3 岁以后发病者智力可正常，但记忆力与理解力下降。面容虽不如先天性甲减者典型，仍可看出面呈臃肿状，眼距稍宽、表情呆滞，反应慢、嗜睡、疲乏无力、行动迟缓，皮肤干粗，毛发稀少，食欲差，便秘，腹胀，脉缓等，严重黏液性水肿可合并心脏病，可有心包积液，血压偏低等。

骨龄往往显著落后，这是甲状腺功能减退持续时间的指标。青少年通常有青春期延迟，但是年龄小的儿童可能出现溢乳或性早熟。催乳素分泌增加是受 TSH 刺激所致。

一些儿童出现头痛和视觉问题。长期甲状腺功能减退后，常出现垂体增大，伴有向上扩展。这种情况可能被误认为是垂体瘤。

所有这些改变在适当补充 T_4 后恢复正常。但在长期甲状腺功能减退的儿童中，常不能完全追赶生长。

【诊断】 临床有基础代谢率低的表现，虽无智力迟钝，但表情呆滞，结合化验检查，血 TSH 增高，血 T_4 降低，严重者血 T_3 也降低即可确诊，慢性淋巴细胞性甲状腺炎患儿血中尚可测得抗 TGAb 及 TPOAb。如 TSH、T_4 均减少则为继发性甲减，应做 TRH 兴奋试验，以区别下丘脑疾病或垂体疾病所致继发性甲减。

【治疗】 同先天性甲减。在治疗的第 1 年，学习成绩下降，睡眠习惯不好，坐立不安，注意力不集中和行为问题会有发生，但这些都是暂时的。可提醒家长加强适当的管理。

六、甲状腺功能亢进

儿童和青少年甲状腺功能亢进（hyperthyroidism），简称甲亢，特指内源性甲状腺激素合成和分泌过多导致一系列高代谢综合征。虽然儿童甲亢有多种病因，但到目前为止 Graves 病最常见，占 90%左右的病例。总的来说，儿童 Graves 病年发病率为 1/10 万~8/10 万，该病的患病率大约为 0.02%（1/5 000），主要见于 11~15 岁年龄组，青春期前诊断甲亢患儿约占 35%，女孩患病比男孩更常见，比例大约为 5∶1。

【病因与分类】

1. 弥漫性甲状腺肿性甲亢（Graves） Graves 病是一种自身免疫性疾病，由遗传因素和环境因素共同作用引起发病，具有这些基因多态性［人类白细胞抗原 D3（*HLA-D3*），人类白细胞抗原 DQ2（*HLA-DQ2*），人类白细胞抗原 DQA1（*HLA-DQA1*），细胞毒性 T 淋巴细胞相关抗原 4（*CTLA-4*），蛋白酪氨酸磷酸酶非受体 22 基因（*PTPN22-T*）细胞调节等］的儿童易患 Graves 病。环境因素包括应激性神经精神压力增加和突然增加碘摄入等，触发促甲状腺激素受体抗体（TRAb）合成[5]。在细胞免疫方面表现为抑制性 T 细胞克隆的异常，其功能下降引起免疫调节障碍，解除了对辅助性 T 细胞、致敏效应细胞的抑制，导致后者袭击甲状腺组织细胞，辅助性 T 细胞协助 B 细胞转化为浆细胞，产生大量甲状腺刺激性抗体而致病。TRAb 主要合成部位为甲状腺、骨髓和淋巴结。TRAb 是一组多克隆抗体，分兴奋型（TRSAb）和阻断型（TRBAb）两种抗体。Graves 病主要以兴奋型抗体占优势。TRAb 刺激甲状腺生长和甲状腺激素合成及释放，引起甲状腺弥漫性肿大。Graves 眼病可能是由眶后结缔组织中的 TSH 受体样蛋白抗体所致，提示眼部并发症是自身免疫过程的一部分。

2. 桥本甲状腺毒症 亦系甲状腺自身免疫性疾病。当甲状腺组织受损，滤泡破裂而释放出甲状腺激素时，可出现甲亢症状，但是甲状腺病理上有弥漫性淋巴细胞浸润，甲状腺上皮细胞萎缩及纤维增生，最后出现甲状腺功能减退（甲减）表现，所以这种甲亢是暂时性的，或称假性甲亢。

3. 毒性腺瘤和毒性多结节性甲状腺肿 源自甲状腺滤泡细胞的局灶性和/或弥漫性增生，该细胞的功能不受 TSH 调节。这两种病变中都发现过 TSH 受体的体细胞基因激活突变，毒性腺瘤中还发现过 G 蛋白 α 亚基（Gs-α）的激活突变。

4. 亚急性甲状腺炎引致甲亢 由于甲状腺组织被炎症破坏，储存在甲状腺内的甲状腺激素被释放至血中，出现暂时性甲亢。

5. 医源性甲亢 甲状腺激素治疗剂量过大，致使患儿出现消瘦、心悸、出汗等甲亢表现。

6. 碘甲亢 投入过多的碘剂所致，一般发生在预防碘缺乏而普遍增加碘摄入量或服用含碘药物治疗之后，在防治碘缺乏性疾病的同时，增加甲亢的发病率，碘甲亢一般在摄碘后 6 个月发生。术后甲亢复发率在富碘区比缺碘区高 5 倍。临床表现与 Graves 病相似，很少有突眼，血清中无甲状腺自身抗体存在，甲状腺吸 ^{131}I 率低。大多数患者停用碘制剂后，病情渐好转，重者可短期使用抗甲状腺药物，剂量要小。

7. 新生儿甲亢 非常罕见，发生率仅 2%左右。临床症状严重，其病死率可达到 12%~20%，心脏衰竭是常见的致死原因。病因主要为甲亢孕妇血中存在可通过胎盘传给胎儿的促甲状腺受体刺激抗体（TRSAb），母体高水平的 TRSAb 预示新生儿甲亢。如果新生儿从母体已获得抗甲状腺药物，其发病可延迟 3~4 天，如果 TRBAb 也存在，甲亢症状可延迟几周出现。由 TSH 受体突变引起者罕见，由于 TSH 受体突变使该受体细胞外 TSH 结合区具有抗原性而发病。新生儿甲亢一般多为暂时性，2~12 周自发缓解，少数可迁延数年之久，主要取决于 TRSAb 的水平。轻者无症状不必治疗，重者表现极度烦躁不安、易激惹、易饥饿、消瘦、多汗、皮肤潮红、呼吸及心率加快、突眼和甲状腺肿大，有时可出现黄疸和肝大，需要治疗。

8. 人绒毛膜促性腺素（human chorionic gonadotropin，hCG）性甲亢 部分生殖细胞肿瘤患者可因人绒毛膜促性腺激素亚型浓度高且促甲状腺活性增强，导致 TSH 受体直接受刺激而发生甲亢。此时应针对肿瘤展开治疗。患者的激素是在甲状腺内合成，因此硫脲类药物可用作辅助治疗。

9. TSH 甲亢 又称 TSH 毒症。血 T_3、T_4 及 TSH 均增高，可以有以下原因：

（1）下丘脑及垂体肿瘤：分泌 TSH 增多，或有异位

31 章

肿瘤分泌 TSH 样物质，如肺癌、葡萄胎等。

(2) 甲状腺激素不敏感综合征：由于垂体甲状腺激素受体 β 的基因突变导致垂体对甲状腺激素无反应，为常染色体显性遗传性疾病。此时血 T_3 升高，血 T_4 亦高，但是垂体不出现负反馈反应，血 TSH 仍增高，而在以 α 受体为主的部分外周组织对血 T_3 及 T_4 仍有反应引致甲亢。

10. 甲亢合并其他疾病 甲亢可与其他内分泌疾病或自身免疫性疾病共存，如自身免疫性多内分泌腺综合征，可合并特发性艾迪生病、甲状旁腺功能低下、糖尿病、恶性贫血、重症肌无力、系统性红斑狼疮、类风湿关节炎等。还可见于 Down 综合征及 McCune-Albright 综合征(MAS)[6]。

【病理变化】 Graves 病甲状腺腺体呈弥漫性肿大，腺滤泡细胞增多，由立方形变为柱状，血管明显增多，淋巴组织也增多，除甲状腺本身的变化外，胸腺、淋巴结、脾脏、垂体及心脏亦常增大。肝脏常有脂肪变性，骨骼肌有脂肪浸润、横纹消失及肌纤维退化。伴眼球突出者有球后组织水肿及脂肪增加，淋巴细胞浸润，退行性变及纤维组织增生。结节性毒性甲状腺肿者甲状腺内有结节(包括腺瘤)，周围组织常萎缩。

【临床表现】 小儿患甲亢约占甲亢总病例的 5%，以学龄儿童及青少年多见，发病通常隐匿，可能在诊断前数月就已存在变化，从发病到确诊平均 3~6 个月。主要表现为甲状腺肿大及全身高代谢综合征，Graves 病者还可见眼部症状，主要表现为突眼。

由于交感神经兴奋性增加和基础代谢率增加，主要表现包括注意力不集中、学习成绩下降、烦躁易怒、心悸、乏力、怕热、多汗、消瘦、食欲亢进、易饥饿、大便次数多或腹泻，儿童生长加速，骨龄超前。部分儿童伴发低钾性周期性瘫痪和近端肌肉无力、萎缩，称为甲亢性肌病。Graves 病约 1%合并重症肌无力，儿童以眼肌型为主。青春期女性可能出现月经紊乱、闭经及月经过少，胫前黏液性水肿在儿童罕见。

Graves 病甲状腺对称性肿大、质地中等、无压痛，甲状腺上下级可闻及血管杂音。结节性甲状腺肿者可扪及大小不一、质硬、单个或多个结节(甲状腺查体见视频 31-1)。心血管系统体征包括心率增快，脉压增大，血压增高，心尖部可闻收缩期杂音等，可有高血压，心脏扩大及心律失常等，心力衰竭或心房颤动在小儿少见。甲亢眼部表现为双眼球突出，瞬目减少，双目炯炯发亮，上睑挛缩，眼裂增宽，眼球辐辏不良等。手及舌出现细微且快速震颤等。

视频 31-1 甲状腺查体

【实验室检查】

1. 血清甲状腺激素水平 典型患者 TT_4、TT_3、FT_4、FT_3 均升高，TT_3、FT_3 升高而 TT_4、FT_4 正常时对甲亢早期诊断更有意义，反应甲状腺功能已经不正常，同时应考虑有 T_3 型甲亢的可能。

2. 促甲状腺激素(TSH) 原发性甲亢时 TSH 降低，TSH 性甲亢时 TSH 升高或不适当的正常。

3. 甲状腺抗体测定 包括 TRAb、抗甲状腺球蛋白抗体(TGAb)及抗甲状腺过氧化物酶抗体(TPOAb)测定。目前 TRAb 的检测无法区别兴奋性和抑制性。桥本甲状腺炎及 Graves 病三种抗体均可出现，鉴别要点是 Graves 病 TRAb 明显升高、TGAb 及 TPOAb 轻度升高；桥本甲状腺炎与之相反，TGAb 或 TPOAb 明显升高。Graves 病测定 TRAb 可观察治疗效果及有无复发可能。

4. 基础代谢率(BMR) 正常值±15%，5 岁以上儿童测定较有意义，应多做几次，如由负值低限升至正值高限亦有诊断价值。BMR(%)= 脉搏/分+脉压-111(Gale 氏法)。

5. 甲状腺摄 ^{131}I 功能试验 儿童不常规做此检查，但可用来鉴别 Graves 病和桥本甲状腺炎引起的一过性甲状腺毒症。Graves 病时 ^{131}I 摄取率增高，摄取高峰前移，而破坏性甲状腺毒症(如桥本甲状腺炎、亚急性甲状腺炎等)^{131}I 摄取率降低。

6. 甲状腺 B 超 了解甲状腺大小、形态、血流，结节性质以除外肿瘤、囊肿等。

【诊断与鉴别诊断】

1. 临床甲亢诊断 ①临床高代谢的症状和体征；②甲状腺肿大或结节；③血清甲状腺激素：T_3、T_4、FT_3、FT_4 明显升高，TSH 水平降低。

2. Graves 病的诊断标准 ①临床甲亢症状和体征；②甲状腺弥散性肿大；③血清 TSH 减低，甲状腺激素水平明显升高；④眼球突出和其他浸润性眼征；⑤TRAb 明显升高。

3. 鉴别诊断 ①慢性淋巴细胞性甲状腺炎的甲状腺毒性期(桥本甲状腺毒症)：本病通常会引起甲状腺功能减退，但 5%~10%的儿童在疾病初期呈现为甲亢状态，甲亢通常病程较短，持续时间≤8 周，并且不伴 Graves 眼病。抗甲状腺球蛋白抗体(TGAb)和甲状腺过氧化物酶抗体(TPOAb)通常明显升高,TRAb 通常阴性或轻度升高。②亚急性甲状腺炎:在儿童中罕见,其特点是甲状腺疼痛性肿胀,常由病毒感染引起。③急性化脓性甲状腺炎:大多数甲状腺急性细菌感染患者的甲状腺功能正常;但当伴有甲状腺滤泡破坏时可伴有一过性甲亢表现,本病主要表现为甲状腺局部红、肿、热、痛,可伴颈部淋巴结肿大疼痛。④孤立性甲状腺结节:是儿童甲亢的罕见原因,已证明其中许多是由 TSH 受体激活突变引起。甲状腺腺瘤通常产生 T_3,因此血清检查可能显示 T_3 升高和 TSH 受抑制,FT_4 正常或升高。甲状腺抗体阴性。⑤McCune-Albright 综合征(MAS):是由体细胞 G 蛋白 α 亚基的激活突变引起,可以引起内分泌各个腺体功能亢进,可见甲状腺功能亢进症。但 MAS 还包括典型三联症,如皮肤咖啡[牛奶]斑、骨纤维异常增殖症和外周性性早熟。甲状腺功能主要表现为 T_3 或 FT_3 升高。本病合并甲亢可以采用抗甲状腺药物治疗,但药物治疗时间长,需要考虑诸如手术切除甲状腺或放射 ^{131}I 治疗等更为持久型的治疗方法。⑥碘甲亢:儿童罕见,碘暴露之前甲状腺功能正常。碘暴露如使用含碘造影剂或胺碘酮时,则诱发甲亢。⑦甲状腺激素不敏感:通常是由甲状腺激素 β 受体基因突变所致。儿童通常表现为甲状腺肿和血清 FT_4 升高,其次为 T_3 升高,而 TSH 正常或轻度升高。全身性甲状腺激素抵抗的患儿,其甲状腺功能通常正常,而以垂体抵抗为主的患儿可能表现甲亢。⑧单纯性甲状腺肿:多发生在青春期,心率正常,无甲亢相关症状,血 FT_4、FT_3、T_3、T_4、TSH 均正常。

【治疗与预后】　一般治疗包括休息,补充足够的热量和营养,如糖、蛋白质和 B 族维生素。针对甲亢治疗主要采用以下三种方式:①抗甲状腺药物(ATDs);② ^{131}I 治疗(RAI);③甲状腺切除术。ATDs 治疗可以保留甲状腺产生激素的功能,但疗程长、治愈率低,复发率高;^{131}I 治疗和甲状腺切除术都是通过破坏甲状腺组织来减少甲状腺激素的合成和分泌,疗程短、治愈率高、复发率低,但甲减的发生率显著增高。治疗选择取决于对这三种治疗方式风险和益处的考虑。需要注意的是,这些治疗方法只是针对甲状腺功能亢进症治疗,没有针对 Graves 病免疫治疗,由 Graves 病引起的免疫性眼病疗效欠佳。

1. ATDs 治疗　临床上常用的 ATDs 有硫脲类、碘及碘化物和 β 受体阻断药。硫脲类药物是一类含有巯基和硫脲基团的小分子物质,也是最常用的抗甲状腺药,分为硫氧嘧啶类和咪唑类;前者如丙硫氧嘧啶(PTU),后者如甲巯咪唑(MMI),作用机制主要系抑制碘的有机化及偶联,使甲状腺激素合成减少;PTU 还可以抑制 T_4 向 T_3 的转化。大多数 Graves 病儿童和青少年对 ATDs 反应良好,87%~100%的患者在数周到数月内甲状腺功能恢复正常。儿童首选推荐使用甲巯咪唑治疗,半衰期 6 小时。PTU 通过抑制 5′脱碘酶活性而减少外周组织 T_4 转化为 T_3,但肝毒性大于 MMI,故除严重病例、甲状腺危象、妊娠早期或对 MMI 过敏者首选 PTU 治疗外,其他情况 MMI 应列为首选药物[7]。

(1) 抗甲状腺药物:硫脲类药物治疗方案分为初始治疗、减量治疗和维持治疗 3 个阶段。开始治疗前需进行血、尿常规及肝肾功能检测,同时注意筛查其他自身免疫性疾病的存在,包括筛查抗中性粒细胞胞浆抗体(ANCA)。初始 MMI 剂量为每日 0.5~1.0mg/kg(每日 1~2 次给药),最大剂量 30mg/d。PTU 每日 5~10mg/kg(每日 3 次给药),具体根据临床严重程度、甲状腺肿大小和甲状腺功能(FT_3、FT_4)升高程度来决定。最初每 3~4 周测定这些指标。在甲状腺功能正常之前,血清 TSH 通常被抑制,甚至在患者甲状腺功能正常后数月,TSH 仍被抑制。用药 1~3 个月后病情基本被控制,心率降到 80~90 次/min,血 T_3、T_4 亦降到正常,可减量 1/3~1/2,继续服用,如仍稳定,可以每 2~3 个月随访,逐步减至维持量,一般 2.5~10mg/d。总疗程至少 1.5~2.0 年。停药时甲状腺明显缩小,TRAb 转阴者复发率明显减低,复发主要发生在停药后 3~6 个月。治疗过程中出现甲状腺功能减退或甲状腺明显增大时可酌情加用左甲状腺素片($L\text{-}T_4$)治疗。

(2) 抗甲状腺药物不良反应:在儿童中比成人更常见,包括丘疹性或荨麻疹性皮疹、皮肤瘙痒、关节痛、恶心和味觉异常,白细胞减少、粒细胞减少、血小板减少、再生障碍性贫血、中毒性肝病和 ANCA 相关的血管炎。MMI 的不良反应是剂量依赖性的;而 PTU 的不良反应是非剂量依赖性的。两药交叉反应发生率为 50%。严重粒细胞减少(中性粒细胞计数<1 500/mm^3)、转氨酶升高超过 3~5 倍正常上限、严重皮疹和关节痛需要停药观察,并给予相关治疗。儿童可能出现 PTU 相关的 ANCA 相关血管炎,大部分患者停药后血管炎会消退,但需要免疫抑制剂治疗。尽管大多数不良反应主要发生在初始治疗的前 6 个月内,但仍有小部分儿童(3%)会在药物治疗 2 年后发生不良反应。如果患者出现原因不明的高热、咽痛、口腔溃疡、黄疸或关节炎应及时就诊。近期 MMI 的急性胰腺炎风险得到证实,在一项病例对照研究中发现 MMI 引起急性胰腺炎风险增加 56%[8]。

(3) β 受体阻滞剂:肾上腺素能过度兴奋的患者,

如心悸和震颤，心率增快>100次/min，可以采用β受体阻滞剂治疗，直到甲状腺激素水平随抗甲状腺药物治疗而下降。由于普萘洛尔可同时减少 T_4 向 T_3 的转换故作为优选，剂量为0.5~1.0mg/(kg·d)，每日分3次给药。阿替洛尔，剂量0.5~1mg/(kg·d)，每日2次给药，具有更好的患者依从性。β受体阻滞剂疗程一般1~3个月，甲状腺功能恢复正常即停药，同时注意不良反应，主要是心脏传导阻滞、支气管痉挛和低血压。

(4) 缓解率：在不同的儿童病例队列研究中，儿童和青少年Graves病的抗甲状腺药物治疗2年的缓解率(定义为在停止抗甲状腺药物治疗后保持甲状腺功能正常至少6个月的患者比例)25%~65%。影响缓解因素包括年龄<12岁、种族(非白人)、甲状腺大小(超过正常年龄2.5倍)、血清TRAb水平治疗后是否持续升高、开始治疗时 FT_4 明显升高和开始治疗时对ATDs反应等。

(5) 复发率：在不同病例队列研究中，儿童在缓解后复发率为3%~47%。大多数复发出现在停药6个月内，但也有更晚的复发。复发风险在初始游离 T_4 浓度较高的患者中更高；风险随年龄增长和抗甲状腺药物治疗时间的延长而降低。复发儿童可以采用新诊断患者所用的三种治疗方式中的任意一种来治疗。

2. RAI治疗 RAI治疗Graves病简单、安全有效、经济，大部分患者(约70%)可以一次口服剂量(220~275μCi/g)治愈甲亢。唯一并发症为甲状腺功能减退，约90%患者逐渐出现，需要终身服用左甲状腺素片($L\text{-}T_4$)替代治疗。5岁以下儿童禁用，主要考虑到幼儿甲状腺可能对辐射尤为敏感，理论上增加了甲状腺癌的风险。

3. 甲状腺切除术 外科手术适应证：药物过敏、甲状腺肿瘤、白细胞<4.0×10^9/L、甲状腺明显肿大影响呼吸及结节性甲状腺肿致甲亢，且服药后缩小不明显者，用足量的药物治疗病情不能缓解者。当抗甲状腺药物治疗失败或引起严重不良反应时，许多临床医生、患儿及父母在手术和RAI之间优选手术。尤其是5岁以下的Graves病儿童。为了尽可能减少甲亢持续或复发的风险，可以选择甲状腺全切术或次全切除术。在术后并发症中，大约10%的儿童发生一过性低钙血症，2%发生永久性甲状旁腺功能减退。喉返神经损伤发生率约1%，术后出血发生率为0.7%。术后第1年内大约50%的患者发生甲减，此后每年增加1%~2%。

三种治疗方案的选择可参考2016美国甲状腺疾病指南——儿童青少年Graves病[9]：年龄<5岁、甲状腺体积小、低TRAb水平患儿优选MMI；年龄5~10岁、甲状腺体积大(>80g)、高TRAb水平、严重眼病、停药后经常复发患儿优选外科手术；青春期后期患儿、甲状腺体积小、低TRAb水平、停药后经常复发患儿优选RAI。

4. 甲亢危象的治疗 小儿极少见甲亢危象，属于内分泌疾病的急症之一。诱因有感染、劳累、手术前准备不充分、精神创伤等。可表现为高热、脉速、烦躁不安、大量出汗，吐泻，重症伴有休克。治疗应大量给予碘剂口服或静注，卢戈氏液4~6滴，每8小时口服，碘化钠(NaI)0.25g加入5%葡萄糖内静脉滴注，用碘前1小时加服丙硫氧嘧啶100~150mg，每6小时服用一次(能减少 T_4 在周围组织内转化为 T_3，故至危重情况较甲巯咪唑为优)。普萘洛尔0.1~0.3mg/(kg·次)(最大量5mg/次)静脉慢推。吸氧、退热、镇静、控制感染、静脉中加注氢化可的松，必要时洋地黄控制心力衰竭等对症治疗。

5. 新生儿甲亢的治疗 新生儿甲状腺功能亢进是短暂的，随着母体TRAb的清除而消退，轻者不必用药。症状明显的可用甲巯咪唑初始剂量0.2~0.5mg/(kg·d)，每12小时一次，1~2周复查甲状腺功能。新生儿期不推荐使用PTU，因为增加了肝毒性的风险。重症加服普萘洛尔2mg/(kg·d)及对症治疗，必要时加用糖皮质激素、卢戈氏液等治疗[10]。

七、甲状腺炎

(一) 急性化脓性甲状腺炎

【病因】 甲状腺感染罕见，主要由于甲状腺内碘浓度高，血供和淋巴管丰富，甲状腺周围存在被膜，并且与邻近结构无直接交通，使得甲状腺对从邻近部位直接蔓延的感染具有相对较强的抵抗能力。在儿童中，与第3或第4鳃弓畸形相关的梨状窝瘘是细菌感染甲状腺的常见途径。这种瘘自咽部延伸至甲状腺被膜，通常位于左侧；这种畸形多见于复发性或左侧化脓性甲状腺炎儿童。高达70%的急性化脓性甲状腺炎儿童有梨状窝瘘。其他途径还包括甲状舌管残留、先天性鳃瘘、血行播散、从邻近部位直接蔓延。儿童最常见的需氧菌和兼性菌按频率由高到低分别为金黄色葡萄球菌、化脓性链球菌、表皮葡萄球菌和肺炎链球菌[11]。大多数真菌感染见于糖尿病和免疫功能受损的个体(主要为HIV和白血病)。

【临床表现与诊断】 甲状腺红、肿、热、压痛明显，高热，白细胞增多；严重者可有呼吸及吞咽困难、喉鸣、嘶哑等；合并败血症者可有全身中毒症状。甲状腺可一侧肿大，梨状窝瘘继发化脓性甲状腺炎时病变多位于左侧，化脓时可扪及波动感。一般无甲状腺功能改变，如甲状腺滤泡破坏，甲状腺激素外溢可有一过性甲亢表现。93%的儿童甲状腺功能检查结果正常，4%为轻度甲亢，2%为轻度甲减。

【治疗】 足量抗生素全身治疗，采取抗菌谱覆盖需氧和厌氧口腔菌的方案。合理的抗生素治疗方案包括青霉素类+β 内酰胺酶抑制剂，或甲硝唑+大环内酯类药物。在脓肿形成的情况下，可能需要手术引流。对于有梨状窝瘘的儿童，建议采用手术切除或内镜下烧灼法消除窦道。

（二）亚急性甲状腺炎

【病因】 亚急性甲状腺炎常发生在病毒感染后 2~8 周，推测是由病毒感染或病毒感染后的炎症过程引起。血中可找到病毒抗体，但甲状腺组织中未见病毒包涵体；甲状腺自身免疫似乎也未在亚急性甲状腺炎中起主要作用；但在很多族群中，该病与 HLA-B35 关系密切。

【病理变化】 甲状腺通常呈中度肿大，活检显示中性粒细胞、淋巴细胞、组织细胞及巨细胞的广泛浸润，甲状腺滤泡破裂和塌陷，以及甲状腺滤泡细胞坏死。之后甲状腺可能出现部分纤维化，但组织学表现最终会恢复正常。

【临床表现与诊断】 发病可能突然或逐渐发生，多有上呼吸道感染或牙痛史。发热、厌食、乏力、头痛、咽痛、吞咽痛。疼痛可放射至下颌、两耳、枕后及前胸，甲状腺轻度或中度肿大，压痛，颈淋巴结不肿大。早期可有一过性甲亢症状如心悸、多汗、易激动等。甲状腺功能亢进是暂时性的，即使不接受治疗，一般也能在 2~8 周后缓解。随后可能出现短暂的通常无症状的甲状腺功能减退期，持续 2~8 周或更长，但几乎都会在短期内完全恢复。少数情况下，甲亢可能伴有严重的并发症（如室性心动过速和甲亢危象）。

实验室检查血白细胞可能增多，血沉加快，CRP 水平升高，疾病早期血清游离 T_4 和 T_3 浓度轻度升高，血清 TSH 浓度低。

一般病程为 2~3 个月，个别可达 6~12 个月，可自发缓解，少数出现甲减。

【治疗】 治疗目标应该是缓解甲状腺疼痛和压痛并减轻甲状腺功能亢进症状。泼尼松对本病有显著缓解疼痛效果，用量 1mg/(kg·d)，泼尼松治疗的疗程通常需要 2~8 周。尚可用阿司匹林、吲哚美辛等镇痛退热。出现心悸、多汗等甲亢表现者可予 β 受体阻滞剂治疗，本病的甲状腺功能亢进并非由甲状腺激素合成过多引起，因此不应使用硫脲类药物。

（三）慢性淋巴细胞性甲状腺炎

又称自身免疫性甲状腺炎（autoimmune thyroiditis，AIT）、桥本甲状腺炎（Hashimoto thyroiditis，HT），简称桥本病，是儿童和青少年获得性甲状腺功能减退症的最常见原因。本病是自身免疫性疾病，是在遗传背景下因环境因素作用，免疫细胞调控失衡，从而导致自身免疫性攻击甲状腺组织。

【病因与发病机制】 本病具有一定遗传易感性，家族中常见患有慢性淋巴细胞甲状腺炎者；同卵双胎同时发生率约 25%~55%。近来发现甲状腺本身有关的基因位点，以及 *CTLA-4*、*PTPN22*、*FOXP3* 和人类白细胞抗原（HLA）*DR3* 等位基因在内的免疫功能相关的基因位点与本病相关[12]。患者血清及甲状腺组织内有针对甲状腺抗原的抗体：TGAb 或 TPOAb 的滴度高，尚可有阻断型 TSH 受体抗体，可能也有刺激型 TSH 受体抗体，但因为有甲状腺细胞破坏，所以并不能刺激大量甲状腺激素合成。除上述体液免疫异常外，细胞免疫也异常，患者的淋巴细胞在组织培养中对甲状腺细胞有毒性，这种淋巴细胞遇到甲状腺球蛋白时发生母细胞转化现象。患者血清中含有对甲状腺抗原有反应的移动抑制因子。由于抑制性 T 细胞功能降低，使辅助性 T 细胞协助 B 细胞向浆细胞分化产生大量抗甲状腺球蛋白抗体。患者的细胞膜抗体能激活 K 细胞而发挥其细胞毒性作用，加上致敏效应 T 细胞的协同作用，造成自身甲状腺细胞的破坏。

与桥本甲状腺炎发病有关的环境和非遗传因素包括碘过量、应激、药物、感染、辐射、污染物等。过量碘摄入与较高的 AIT 患病率相关，而在缺碘地区患病率较低。中国轻度缺碘地区有 0.3%的患者存在 AIT，而高碘地区有 1.3%的患者存在 AIT。

【病理变化】 受累的甲状腺呈苍白色，质硬。典型的弥漫性淋巴细胞浸润，生发中心形成，甲状腺滤泡闭塞，伴有不同程度的纤维化。

【临床表现】 自身免疫性甲状腺炎的发病率随年龄的增长而增加，在 3 岁以前很少见，学龄和青春期发病率逐渐增加。多见于 6~16 岁，尤其 10~11 岁及青春期为发病高峰，女性多于男性，约为 2~4∶1。发病缓慢，表现多样，生长缓慢、乏力、怕冷、少汗、皮肤干燥、黏液水肿、心包积液、腹胀、便秘等。除甲状腺肿大也可无症状。典型者甲状腺肿大对称性、弥漫性、表面光滑、质地韧，表面也可呈结节状，无触痛。甲状腺功能从正常、亚临床甲减至明显甲减。极少数初期表现为甲亢，最终甲减。少数患有桥本甲状腺炎者同时患有其他自身免疫性疾病，其中合并甲状旁腺功能减低症，Addison 病和皮肤黏膜白念珠菌感染，称为自身免疫性多内分泌腺综合征Ⅰ型（autoimmune polyglandular syndrome，APS-1），是由自身免疫调节基因（autoimmune regulator，AIRE）突变所致；若合并有 Addison 病和 1 型糖尿病，称为自身免疫性多内分泌腺综合征Ⅱ型（APS-2），病因不十分清楚。慢性淋巴细胞性甲状腺炎也可同时患染色体病，如特纳综合征（Turner syndrome）、Down 综合征、Klinefelter 综合征等。

【诊断】

1. 症状、体征 甲状腺肿大，有甲减的症状和体征。

2. 甲状腺功能 T_3、T_4 降低，TSH 升高，亚临床甲减仅有 TSH 升高。

3. 甲状腺自身抗体 血清 TGAb 或 TPOAb 明显增高，有 15% 的患者抗体阴性，应反复测定抗体，有的 2 年后才出现抗体阳性，两种抗体应同时测定，阳性率可高达 95%。

4. 甲状腺超声 甲状腺对称弥漫性增大，实质回声减低，分布不均匀，有网格状强回声。

【鉴别诊断】

1. 家族性甲状腺肿甲减 由于甲状腺激素合成过程中酶的缺陷，可导致原发性先天性甲减，升高的 TSH 导致甲状腺肿。其血中抗体阴性，有明显甲减症状者可使生长发育落后，智力减退、BMR 低。

2. 单纯性甲状腺肿 临床不易区别，但血中抗体阴性，血沉与 γ 球蛋白均正常，多数甲状腺功能正常。

3. Graves 病 血 T_3 或 T_4 增高，TSH 降低，血中 TRSAb 明显增高，临床有甲亢表现。合并突眼及胫前黏液水肿者更支持 Graves 病。

4. 亚急性甲状腺炎 甲状腺局部疼痛明显，血中抗 TGAb、TPOAb 阴性，强的松治疗效果好。

【治疗】 甲状腺肿大明显，或有压迫感及出现甲减者，应予左甲状腺素片（L-T_4）替代治疗，剂量可参考先天性甲状腺功能减退用药剂量，一般需终身治疗。亚临床甲减儿童如 TSH>10mIU/L，需 L-T_4 替代治疗。应监测患儿生长发育及性发育情况，根据甲状腺功能结果调整药量。如出现轻度甲亢（仅有心悸、多汗、烦躁等）而血 T_3、T_4 正常者可予普萘洛尔治疗。如合并严重甲亢，可行抗甲状腺药物治疗，但量宜小，疗程宜短，并密切观察有无甲减表现。

八、甲状腺激素不敏感综合征

甲状腺激素不敏感综合征（resistance to the thyroid hormone，RTH）1967 年由美国学者 Refetoff 和 DeGroot 最先报道。是由于患者甲状腺激素受体缺陷导致甲状腺激素作用障碍，使包括垂体在内的组织器官对甲状腺激素敏感性降低，血中促甲状腺素（TSH）或甲状腺激素升高的一种综合征。该病可能涉及甲状腺代谢诸多环节，包括甲状腺激素的作用、转运和代谢的缺陷等[13]。

RTH 多数为常染色体显性遗传性疾病，极少数呈常染色体隐性遗传。RTH 患病率约 1/50 000，属罕见病。多数有家族发病倾向，少数为散发病例。

由于垂体和外周组织对甲状腺激素不反应的程度有很大差异，本病临床表现多种多样，可以从无明显症状到出现典型的临床表现，甚至甲状腺功能亢进和甲状腺功能减退表现可以同时出现在同一个患者，同一家庭中具有同样变异的不同成员也会有较大差异，个别患者甚至无明显临床表现。

【病因】 下丘脑-垂体-甲状腺轴对调节甲状腺激素的分泌和调节起重要作用。局部组织对甲状腺激素的需求，则通过主动跨膜转运蛋白活性、T_4 和 T_3 的转换失活方式进行。甲状腺激素的作用由甲状腺激素受体（thyroid hormone receptor，TR）介导发挥。因此，甲状腺激素受体的存在和丰富程度决定了激素反应的类型和强度。TR 属于类固醇激素受体家族成员，主要调节 T_3 的生物活性。TR 主要由位于 17 号染色体和 3 号染色体上 α 和 β 两种基因编码。*TRα* 基因编码 TRα1、TRα2 和 TRα3，*TRβ* 基因编码 TRβ1、TRβ2 和 TRβ3，其中只有 TRα1，TRβ1、TRβ2 和 TRβ3 能与 T_3 结合。TRα1 和 TRβ1 均广泛分布于各组织器官中，TRα1 主要分布于中枢神经系统、心肌及骨骼肌，TRβ1 于肝脏、肾脏和甲状腺中含量最丰富。TRβ2 仅存在于垂体、下丘脑、视网膜和内耳中，TRβ3 主要存在于心脏和肾脏。

目前认为 RTH 产生的主要机制有两种：

1. "显性负效作用"（dominant negative effect，DNE） 在细胞核内，TR 与甲状腺激素应答元件（TH response element，TRE）结合的同时，又与其本身或其他核受体（如视黄酸样 X 受体，RAR）形成同源二聚体或异源二聚体。在无激素介入的情况下，该二聚体因与辅助抑制子结合而处于失活状态，一旦 T_3 进入细胞核与 TR 结合，辅助抑制子就与 TR 分离，这样 TR 就能接纳辅助激活子并发生构型改变，于是启动了靶基因的转录过程，并通过翻译合成新的蛋白酶，进一步产生生物效应。而突变的 TR 不仅使其与 T_3 的结合受影响，而且干扰了正常 TRα 和 TRβ 的功能，产生所谓的“显性负效作用”最终影响 T_3 的转录激活。

2. 配体结合区 含有 12 个 α 螺旋和几个 β 转角折叠成 3 层，形成疏水性袋状结构结合配体。该区基因突变主要导致抑制因子与 TR 的亲和力增高，进而抑制 TR 接纳活化因子，不能使构象发生改变，导致不能引起转录的发生。

迄今为止，RTH 主要由于 *TRβ* 基因突变所致，目前发现的突变点大都集中在 3p22～24 的 *THRB* 配体结合区的三个区段（234～282、310～353、429～461）。

【RTH 分型和临床表现】 RTH 患者虽然血清 T_4 和 T_3 的浓度较高和未被抑制的 TSH，但患者缺少甲状腺功能障碍的症状和体征。在所有临床表现中，甲状腺肿最为常见（65%～95%），其次是活动过度（33%～68%）和心动过速（33%～75%）。RTH 患者也可能出现甲状腺功能减退症或甲状腺功能亢进症的表现。甲状腺功能减退症其临床特征包括生长迟缓、骨成熟延迟、学习障碍、精神发育迟滞、感觉神经性耳聋及眼球震颤。有甲状腺功能亢进症状的患者可出现心动过速、多动行为和基础代谢率增加。

1. 临床分型与表现 临床根据对甲状腺激素不敏感的组织的不同可以分为全身性甲状腺激素不敏感型（generalized resistance to thyroid hormone，GRTH）、选择性垂体甲状腺激素不敏感型（selective pituitary resistance to thyroid hormone，PRTH）、选择性周围细胞甲状腺激素不敏感型（selective peripheral resistance thyroid hormone，PerRTH）。

（1）全身性甲状腺激素不敏感型：GRTH 由于 *TR* 基因严重缺失，导致垂体和周围靶细胞对 T_3 均不敏感。这类患者共同临床表现为甲状腺弥漫性肿大；聋哑；骨发育延迟、X 线骨骺照片具点彩骨骺；临床无甲亢，血 TSH 正常或升高。

（2）选择性垂体甲状腺激素不敏感型：PRTH 患者可因垂体对甲状腺激素不敏感，及对垂体释放 TSH 的负反馈作用减弱或消失，TSH 过度释放，出现甲状腺增生肿大，甲状腺激素合成增加，而高的甲状腺激素水平并不能抑制垂体 TSH 释放，故出现甲状腺功能亢进的表现。

（3）选择性周围细胞甲状腺激素不敏感型：PerRTH 患者极少见。此型患者只有外周靶细胞对 TH 作用不敏感而垂体 TSH 细胞对甲状腺激素的反应正常。多数具家族史，甲状腺肿大，血甲状腺激素升高，临床表现却为甲状腺功能减退症的表现，如乏力、怕冷、脉缓、感觉神经性耳聋、智力发育延迟或精神障碍等。

2. 病因分型与表现 根据敏感性受损机制的不同，可以将 RTH 分为甲状腺激素细胞膜转运缺陷（thyroid hormone cell membrane transport defect，THCMTD）、甲状腺激素代谢缺陷（thyroid hormone metabolism defect，THMD）和甲状腺激素作用缺陷[14]。

（1）甲状腺激素细胞膜转运缺陷：多种转运蛋白参与了将甲状腺激素转运进入细胞内，如果任意一种蛋白出现缺陷即可导致细胞内甲状腺激素的水平降低。常见的是由单羧酸转运蛋白 8（monocarboxylate transporter 8，MCT8）的缺陷所致。MCT8 是迄今发现的唯一一个基因突变能够导致人类疾病的甲状腺激素细胞转运体。定位于 Xq13.2，编码基因 *SLC16A2*（OMIM 300095）。这种转运蛋白在脑、肾、甲状腺、肝、骨、肾上腺和胎盘等组织广泛表达。

MCT8 缺陷为 X 染色体连锁，几乎所有受累的个体均为男性，他们在婴儿期或儿童期早期即表现出神经发育异常。早期征象出现于出生后的前几周内，为肌张力过低和喂养困难。虽然病情严重程度不一，但临床表现非常相似，都伴有一致的甲状腺检查结果异常。随着年龄增长，会进行性地发生肢体强直，常会导致痉挛性四肢瘫。许多婴儿会出现特征性的发作性运动诱发性运动障碍，表现为身体伸展、张口、四肢拉伸或屈曲。实验证实 *MCT8* 基因敲除小鼠甲状腺 T_4 分泌减少，导致血清 T_4 浓度降低，*MCT8* 基因敲除小鼠脑中 T_4、T_3 浓度下降；T_3 入脑减少，降解减少；脑对 T_4 的摄取虽不受影响，但由于血清 T_4 浓度降低而对脑供给的减少，激活脑 D2，促进 T_4 向 T_3 转化；降低的 T_4 使得 D3 底物不足而生成 γT_3 减少，而小鼠下丘脑 TRH 和垂体 TSH 表达增加。因此携带 *MCT8* 缺陷的患儿可特征性地表现出血清 T_3 高浓度和 rT_3 低浓度。较低的 T_4 浓度，而 TSH 的水平则为正常或轻微升高。怀疑该病的患儿通过测定 *MCT8* 的序列即可确诊。

此类患儿治疗仅限于支持疗法（骨科支架来防止痉挛、使用抗胆碱能类、左旋多巴、卡马西平和巴氯芬治疗肌张力障碍；抗惊厥药物治疗癫痫）。对 *MCT8* 缺陷小鼠研究发现：使用甲状腺激素类似物——二碘甲状腺丙酸可通过其他替代转运蛋白绕过 *MCT8* 分子缺陷，能够改善大脑甲状腺激素缺乏而不引起肝脏甲状腺毒性效应。实验证明激素类似物治疗 MCT8 不足的患者是有效的，但中枢神经系统疾病症状无法改善。

（2）甲状腺激素代谢缺陷：细胞内，通过碘化甲状腺原氨酸的代谢来满足甲状腺激素的不同生理需求，通过位置特异性脱碘酶激活或失活甲状腺激素，在局部组织调节甲状腺激素水平。脱碘酶包括 D1、D2 和 D3，均是含硒蛋白质。硒代半胱氨酸插入序列结合蛋白 2（selenocysteine insertion sequence-binding protein 2，SECISBP2），又称为 *SBP2*（OMIM 607693），是已知参与脱碘酶的合成和降解的基因之一。*SBP2* 基因灭活突变阻止硒代半胱氨酸基团插入以新合成硒蛋白，从而改变了蛋白质的结构和酶活性，影响甲状腺激素脱碘。该基因参与了脱碘酶的合成和降解。突变会干扰 T_4 向 T_3 的转化，导致 T_3 的水平较低，而 T_4 和 rT_3 的水平较高。临床出现甲状腺肿大，但无甲状腺功能亢进的表现。严重的 SBP2 缺乏患者，大部分硒蛋白合成降低，出现更多的异常表现：精子缺乏、轴向肌肉萎缩症、运动协调受损、智力障碍及听力障碍等。2005 年，研究者们首次报道了三种 *SBP2* 突变。在皮肤的成纤维细胞中，硒蛋白脱碘酶 D2 的酶活性较低但 mRNA 水平正常，反映含硒酶的合成缺陷。对于该型患儿目前尚无特定的有效的治疗方法。在一项研究中，服用高达 400mg 的硒能使血清硒浓度恢复正常，但是不会影响硒蛋白脱碘酶 D2 活性与谷胱甘肽过氧化物酶浓度，未能纠正异常的血清碘化甲状腺原氨酸水平。线性增长延迟可以被 L-T_3 纠正。

（3）甲状腺激素 β 受体基因（*THRB*）遗传缺陷所致 RTH：甲状腺激素的作用由甲状腺激素受体（thyroid hormone receptor，TR）介导发挥作用。每 40 000 例活产儿中有 1 例被检测出 RTH，男性和女性中发生的频率相等。迄今绝大部分的病例中该病的遗传模式都为常染色体显性遗传。已在 343 个无亲缘关系的家族中发现了 124 种不同的突变。大多数突变位于 TR 的 T_3 结合结构域。这些突变会干扰正常 TR 的功能（显性负效应）。在 RTH 患者中，所有表达 TR-β 的组织对 T_3 作用的敏感性都降低。在同一受累个体中，不同的组织激素抵抗的严重程度也不同，这可能是因为不同组织中 TR-β 和 TR-α 的相对表达亦不同。例如，心脏主要表达 TR-α，故而 RTH 患者出现的心动过速可能是由心脏中 T_3 和 T_4 的血清浓度较高所引起。在携带相同基因突变的不同个体中，例如受累的兄弟姐妹中，激素抵抗的严重程度也会不同。这种表型差异目前尚未完全研究清楚，但可能是由参与甲状腺激素作用的辅因子的遗传变异性所致。

（4）甲状腺激素 α 受体基因缺陷（*RTH-α*）所致 RTH：研究者报道了 14 例因 8 种不同的突变发生 RTH，患者 *TR-α* 基因（*THRA*，OMIM 190120）突变。在这 8 种突变中，4 种突变是移码突变伴过早终止，导致受体蛋白截短；另外 4 种突变则是配体结合结构域和 C 末端螺旋区点突变。和 *THRB* 突变一样，这些突变也会产生 3 种不同的机制来导致功能性损害，包括对 T_3 的亲和力降低、突变的 *TR-α* 干扰正常的 *TR-α* 等位基因，导致显性负效应和将共激活因子募集至已结合配体的受体的能力有缺陷。

由于 TR-α 不参与下丘脑-垂体-甲状腺轴的反馈调节，其甲状腺功能检查结果不同于那些由 *THRB* 突变所致的 RTH 表型。*THRA* 突变患者的血清 T_4 降低、T_3 临界高水平、rT_3 极低，并伴有正常至升高的 TSH 浓度。由于 TR-α 在介导甲状腺激素对骨骼的效应方面起重要作用，因此患者中会有显著的骨异常，包括骨龄降低、身材矮小、股骨骺发育不良、颅缝未闭和大头畸形。其他主要的临床表现为胃肠道（从便秘到巨结肠）、心脏（心动过缓）、横纹肌和中枢神经系统（从孤独症到精神发育迟滞）等。

【实验室检查】 TT_3、TT_4、FT_3、FT_4 和 rT_3 均升高，TSH 不适当正常或升高。TT_3 和 TT_4 升高的幅度相似，因此两者比值基本恒定。血清甲状腺激素结合球蛋白正常。甲状腺吸碘率升高。

【诊断与鉴别诊断】

1. 诊断[15,16] RTH 的临床表现具有多样性，有以下情况出现时重点考虑此病：①甲状腺肿大，临床无甲状腺功能异常表现而血清总 T_3、T_4 和 FT_3、FT_4 多次明显升高者；②甲状腺肿大，临床表现为甲减，而血清总 T_3、T_4 和 FT_3、FT_4 升高者；③甲状腺肿大，临床表现为甲亢，但血清甲状腺激素水平和 TSH 水平同时升高并能排除垂体肿瘤者；④甲减患者使用较大药理剂量的甲状腺激素制剂仍不显效者；⑤甲亢患者采用多种治疗方法而易复发者，同时可排除垂体 TSH 肿瘤者；⑥家族中有 RTH 患者。

2. 鉴别诊断

（1）垂体 TSH 瘤：垂体 TSH 瘤可自主分泌 TSH，且不受 TRH 兴奋和 T_3 抑制作用的影响。临床可表现为甲状腺毒血症表现，血清中 TT_3、TT_4、FT_3、FT_4、TSH 均明显升高，需要与选择性垂体甲状腺激素不敏感型相鉴别。可通过垂体 MRI、测定 TSH 的 α 亚基协助诊断，α 亚基与全 TSH 的比例较高对 TSH 分泌型肿瘤具有诊断意义。

（2）Graves 甲亢：Graves 甲亢临床可出现心动过速、甲状腺肿大、多汗、多动等表现，因此易与 RTH 相混淆。该病 TT_3、TT_4、FT_3、FT_4 均升高，以 TT_3、FT_3 升高更为明显，TSH 可被抑制为特点以鉴别。

（3）甲状腺激素结合蛋白异常：甲状腺激素结合

球蛋白升高、甲状腺激素结合前蛋白亲和力增加、家族性白蛋白异常性高甲状腺素血症，可出现实验室 TT_3、TT_4 升高而 FT_3、FT_4 正常，但患者无 RTH 临床表现，检测血浆蛋白水平也有助鉴别。

(4) 急性非甲状腺疾病：某些急性非甲状腺疾病，如脑卒中等，可引起 T_4 向 T_3 的转化减少，使血清中 T_4 升高，而 TSH 可在正常范围甚至轻度升高。病毒性肝炎、妊娠、雌激素升高等也可使血 TT_3、TT_4 升高。不过这些患者临床有明确的急性非甲状腺疾病的临床表现，甲状腺功能的异常也会在数周内随着病情的好转而恢复正常。

(5) 药物和抗甲状腺抗体的影响：胺碘酮和 L-T4 替代治疗，部分患者的血清 T_4 可升高，而 TSH 水平正常。需要仔细询问用药史进行鉴别。

如果待测标本中含有抗甲状腺激素抗体，如含有抗 T_3 抗体，可出现 FT_3 和 TT_3 假性升高，TSH 不低的情况，如含有抗 T_4 抗体，可出现 FT_4 和 TT_4 假性升高，TSH 不低的情况，都需要与 RTH 相鉴别。但患者临床无 RTH 表现，通过放射免疫沉淀法可测出抗 T_3 抗体和抗 T_4 抗体。应用抗人 IgG 抗体或聚乙二醇沉淀法移去抗甲状腺激素抗体后，测定结果可恢复正常。

【治疗】 对大多数 *TR* 基因突变所致的 RTH 患者，机体可通过增加甲状腺激素的分泌来代偿 *TRβ* 基因突变所导致的 RTH。若临床无代谢异常症状，一般不需治疗。对有甲状腺功能减退表现的患者特别是婴幼儿起病者，应进行外源性甲状腺激素的补充治疗。伴有甲状腺功能亢进症状者，有心动过速、心悸气短症状者可以使用 β 受体阻滞剂。也可选择甲状腺激素类似物如 3,5,3'-三碘甲状腺乙酸（3,5,3'-triiodothyroacetic acid，TRIAC），TRIAC 对 TSH 有强烈抑制作用，但无生理活性的代谢产物，与 T_3 相比，TRIAC 与 *TRβ* 基因的亲和力更高，且在体内降解快，不良反应小，可有效降低 TSH 和甲状腺激素水平，使肿大的甲状腺缩小，改善甲亢症状[17]。

多巴胺能药物（如溴隐亭）和生长抑素类似物（奥曲肽）短期对 RTH 可能有效，长期效果尚待观察。此外，近年来，国外开发出一些甲状腺激素拟似剂（thyromimetic），选择性较 TRIAC 更强。还有还开发出甲状腺激素拮抗剂。这些药物对 RTH 的效果如何，尚需进一步研究证实。

对任何类型的 RTH 患者都主张禁用抗甲状腺治疗，其中包括抗甲状腺药物、同位素碘和甲状腺切除术，这种治疗不仅无效，而且可能对儿童造成不可逆性损害。

九、甲状腺结节及肿瘤

儿童甲状腺肿瘤比较少见，多以甲状腺结节或颈前部肿块来就诊，其中甲状腺腺瘤较多见，儿童甲状腺癌少见，近年由于多种原因，发病率也有增高的趋势。故临床对甲状腺结节或肿块应高度重视，注意鉴别诊断和定期随诊。从病理分类可为甲状腺已分化癌，预后良好；未分化甲状腺癌，预后极差。

（一）甲状腺癌

儿童甲状腺癌（carcinoma of thyroid）[18-19] 较为少见，根据美国国立癌症研究所 SEER 数据库的数据，儿童和青少年甲状腺癌年发病率为 0.54/10 万，且发病率在逐年增加，1973—2006 年年增长率约 1.1%，而 2006—2013 年年增长率急剧上升至 9.5%，已成为儿童及青少年中较为常见的恶性肿瘤之一。从发病年龄看，15～19 岁发病率达到峰值；从性别上看，青春期前男、女患病比例相似，青春期后男、女患病比例约为 1∶4。多数以无痛性甲状腺结节或肿块就诊，也有小部分以远处转移为唯一的首发症状。进展缓慢，若不重视可发展为颈淋巴结或肺转移。当触及质硬甲状腺结节或肿大淋巴结及出现压迫、侵袭表现时预示恶性可能。儿童淋巴结肿大较成人患者更常见，其为儿童甲状腺恶性肿瘤最重要的表现，可出现在 80% 的病例中[18]，但这并不意味预后不良。

儿童分化型甲状腺癌（differentiated thyroid cancer，DTC）包括乳头状癌（papillary thyroid carcinoma，PTC）及滤泡状癌（follicular thyroid carcinoma，FTC）。其中甲状腺乳头状癌所占比例最高（90% 以上），而滤泡状癌并不常见。另外，甲状腺髓样癌（medullary thyroid carcinoma，MTC）以及未分化癌（anaplastic thyroid carcinoma）在儿童中更加罕见。儿童 PTC 包括经典型、滤泡型、实体型、弥漫硬化型；与成人相比，儿童 PTC 弥漫硬化型占比较高。儿童 FTC 的组织学变异包括 Hürthle 细胞型、透明细胞型和孤立型。

儿童甲状腺癌在分子、病理和临床表现上都与成人存在较大差异。儿童和青少年甲状腺乳头状癌存在多灶性、侵袭性强等特点，极易向甲状腺包膜外侵犯，直接累及喉返神经、气管、血管及食管等。并且，儿童甲状腺乳头状癌在诊断时存在淋巴结转移和远处转移的概率更高，可达 40%～80%，在诊断后 10 年内的复发率也更高。与之相反，甲状腺滤泡状癌主要表现为单灶性病变，其血行转移至肺组织及骨组织常见，而局部淋巴结转移较为少见。然而,经过规范化治疗后,儿童分化型甲状腺癌仍可能获得良好预后。

【病因】 遗传因素和曾接受过放射线或化疗是甲状腺癌发生的重要原因。5%~10%乳头状癌有家族性,为常染色体显性遗传方式,大约3%~33%的乳头状癌和60%~80%接受过放射物质后发生甲状腺癌者血中发现*RET*(rearranged during transfection)原癌基因的重排改变。儿童甲状腺对放射物质非常敏感,80%的儿童甲状腺癌头颈部接受过放疗,15%~50%患有过霍奇金病、白血病、骨髓移植或其他恶性肿瘤等接受过放疗或化疗。由慢性淋巴性甲状腺炎发展成已分化甲状腺癌已有报道,机制不十分清楚,但儿童患有自身免疫性甲状腺疾病,会增加甲状腺癌的危险性,^{131}I作为诊断检查和治疗的剂量,一般不会增加甲状腺癌的危险性。

【临床表现】 早期常以颈前无痛性肿块或结节就诊,结节坚硬,表面不光滑,可随吞咽移动,固定不移动则恶性程度高。肿瘤转移可触到颈部,锁骨上淋巴结肿大,肿瘤大可压迫气管或食管,出现声音嘶哑或吞咽困难,由于转移部位不同可出现相应部位症状,如咳嗽、骨痛、行动困难,严重者伴发骨折。未分化癌可出现远处转移,病情进展迅速,可出现消瘦、乏力、贫血等甚至危及生命。

【诊断与鉴别诊断】 儿童甲状腺癌早期诊断较为困难,重要的是对儿童甲状腺结节或肿块要想到有甲状腺癌的可能性,尤其结节多个,坚硬,固定,表面不光滑,伴有颈部淋巴结肿大,声音嘶哑,更为诊断增加证据。病史既往接受过头、颈部区域低剂量(0.1~10Gy)放射线暴露史,有甲状腺癌家族史者甲状腺癌的发生率增高。

1. 实验室检查 包括:①甲状腺功能:大部分正常,也可伴有甲亢。②肿瘤标记物的测定:抗甲状腺球蛋白抗体(TGAb)和抗甲状腺微粒体抗体滴度(TPO)升高提示甲状腺炎,不能排除恶性病变。甲状腺球蛋白(Tg)是儿童DTC的评估、治疗、长期随访中的敏感肿瘤标记物,但其检测准确性会受到TGAb的干扰。为更准确地判断治疗效果及疾病状态,随访过程中最好在同一实验室用相同试剂检测以保证一致性。相较单次的检测结果,Tg和TGAb的变化趋势对判断疾病状态的变化更有价值。此外,甲胎蛋白,癌胚抗原等增高。

2. 影像学检查

(1) 甲状腺超声:为甲状腺结节诊断和术后随访常用的影像检查,是评估结节数量、大小、特征和有无淋巴结转移的首选影像检查,可以指导甲状腺细针抽吸活检(fine needle aspiration biopsy,FNAB),提高穿刺精准性,监测甲状腺切除术后切缘和淋巴结,具有微创、可重复、低成本的优势,但对操作者经验依赖性较强。

(2) 不推荐放射性核素扫描检查作为儿童甲状腺结节常规诊断的方法。受显像仪分辨率所限,甲状腺核素显像适用于评估直径>1cm的甲状腺结节。同样,有研究表明,放射性核素^{18}F-FDG PET/CT检查诊断甲状腺癌的敏感性、特异性、阳性预测值及阴性预测值分别为77%、62%、57%、81%,与超声相比并没有增加诊断的准确性,此外并非所有的甲状腺恶性结节都会摄取18-氟脱氧葡萄糖,而某些良性结节也会摄取,因此单纯依靠^{18}F-FDG PET/CT显像不能准确鉴别甲状腺结节的良恶性。

3. 甲状腺细针穿刺(FNAB) 推荐超声引导下的细针抽吸活检作为术前诊断甲状腺结节性质及可疑淋巴结的常规方法。FNAB是术前诊断儿童甲状腺结节性质的最佳方法。普遍认为FNAB适用于甲状腺功能正常或低下、结节最大径>1cm和超声特征提示可疑的患儿。然而,由于结节大小会随年龄增长而变化,在儿童中以结节大小作为评估标准具有不确定性。虽然结节最大径<1cm,如多个证据提示恶性病变可能时,仍需考虑进行FNAB。当存在危险因素时,如头颈胸部辐射暴露、甲状腺癌家族史、颈部可疑淋巴结时,推荐行FNAB。

4. 不推荐分子诊断作为儿童甲状腺癌常规确诊的方法。近年儿科研究中发现,在细胞学诊断不明确的病例中,*RAS*、*BRAF*、*RET/PTC*、*PAX8/PPARg*基因的突变都与恶性病变相关,可将FNAB检查的阳性预测值提高至近100%,总体敏感性和特异性提高至80%和100%。因此,分子学联合细胞学检测可以提高FNAB检查的阳性预测值,减少二次手术所致的并发症风险。但是,并非所有的甲状腺癌都有可检测的基因突变,阴性结果并不足以排除恶性。另外,由于儿童PTC分子病理学特征呈更高的基因重排率以及更低的原癌基因点突变率,且其突变谱及突变频率均异于成人,分子诊断的有效性还未得到充分验证,不推荐在临床中将其作为常规检测项目。

【治疗】

1. 外科手术 一旦明确诊断,应及早手术,根据甲状腺癌的分期选择手术,如甲状腺全切、次全切或甲状腺单叶加峡部切除。推荐儿童行常规预防性同侧中央区淋巴结清扫。

2. 放射性^{131}I治疗 适用于手术未能完全切除的残余部分,复发或转移具有摄取^{131}I的甲状腺癌,手术不耐受者。

3. 左甲状腺素替代治疗 用于手术切除后造成甲状腺分泌不足，同时抑制垂体分泌 TSH。

（二）甲状腺腺瘤

甲状腺腺瘤（thyroid adenoma）为单一或多个表面光滑的肿物，边界清楚，无压痛，有时因肿瘤内出血突然增大或感到疼痛，多为良性，但有恶化的可能，瘤体大时可压迫气管，感到呼吸困难。明确诊断早期手术切除。

（三）甲状腺结节

甲状腺结节[20]是指甲状腺细胞在局部异常生长所引起的散在病变。儿童甲状腺结节主要包括单纯性甲状腺肿伴结节、结节性甲状腺肿、甲状腺腺瘤、甲状腺囊肿、甲状腺癌等。儿童甲状腺结节的发病率远低于成人，恶性率却更高，儿童甲状腺癌更易发生淋巴转移及远处转移。临床报告中，儿童甲状腺结节恶性率高达25.0%~26.4%，而成人中的恶性率仅占5%~15%。

（顾学范）

参考文献

［1］PERSANI L，RURALE G，DE FILIPPIS T，et al. Genetics and management of congenital hypothyroidism. Best Pract Res Clin Endocrinol Metab，2018，32（4）：387-396.

［2］中华医学会儿科学分会内分泌遗传代谢学组，中华预防医学会儿童保健分会新生儿疾病筛查学组. 先天性甲状腺功能减低症诊疗共识. 中华儿科杂志，2011，49（6）：421-424.

［3］JACOB H，PETERS C. Screening，diagnosis and management of congenital hypothyroidism：European Society for Paediatric Endocrinology Consensus Guideline. Arch Dis Child Educ Pract Ed，2015，100（5）：260-263.

［4］JONKLAAS J，BIANCO AC，BAUER AJ，et al. Guidelines for the treatment of hypothyroidism：prepared by the american thyroid association task force on thyroid hormone replacement. Thyroid，2014，24（12）：1670-1751.

［5］陈晓波，宋福英. 儿童甲状腺功能亢进症的诊断、治疗及预后. 中华实用儿科临床杂志，2019，34（8）：561-564.

［6］HOU JW. McCune-Albright Syndrome：Diagnosis and clinical course in eleven patients. Pediatr Neonatol，2018，59（4）：418-420.

［7］DE LUCA F，VALENZISE M. Controversies in the pharmacological treatment of Graves' disease in children. Expert Rev Clin Pharmacol，2018，11（11）：1113-1121.

［8］BRIX TH，LUND LC，HENRIKSEN DP，et al. Methimazole and risk of acute pancreatitis. Lancet Diabetes Endocrinol，2020，8（3）：187-189.

［9］ROSS DS，BURCH HB，COOPER DS，et al. 2016 American Thyroid Association Guidelines for Diagnosisand Management of Hyperthyroidism and Other Causes of Thyrotoxicosis. Thyroid，2016，26（10）：1343-1421.

［10］VAN DER KAAY DC，WASSERMAN JD，PALMERT MR. Management of neonates born to mothers with Graves' disease. Pediatrics，2016，137（4）：e20151878.

［11］KUZU F，ARPACI D，ACAR FZ，et al. A case of suppurative thyroiditis caused by Salmonella presented with thyrotoxicosis. Indian J Med Microbiol，2016，34（2）：266-267.

［12］LEE HJ，LI CW，HAMMERSTAD SS，et al. Immunogenetics of autoimmune thyroid diseases：a comprehensive review. J Autoimmun，2015，64：82-90.

［13］MORAN C，HABEB AM，KAHALY GJ，et al. Homozygous Resistance to Thyroid Hormone β：Can Combined Antithyroid Drug and Triiodothyroacetic Acid Treatment Prevent Cardiac Failure？J Endocr Soc，2017，1（9）：1203-1212.

［14］PAPPA T，REFETOFF S. Human Genetics of Thyroid Hormone Receptor Beta：Resistance to Thyroid Hormone Beta（RTHβ）. Methods Mol Biol，2018，1801：225-240.

［15］DIEU X，SUEUR G，MOAL V，et al. Apparent resistance to thyroid hormones：From biological interference to genetics. Ann Endocrinol（Paris），2019，80（5-6）：280-285.

［16］巩纯秀，谷奕. 甲状腺激素不敏感综合征的诊断和治疗. 中华实用儿科临床杂志，2019，34（8）：571-574.

［17］ZUCCHI R. Thyroid hormone analogues：an update. Thyroid，2020，30（8）：1099-1105.

［18］CIBAS ES，ALI SZ. The 2017 Bethesda System for Reporting Thyroid Cytopathology. Thyroid，2017，27（11）：1341-1346.

［19］QIAN ZJ，JIN MC，MEISTER KD，et al. Pediatric Thyroid Cancer Incidence and Mortality Trends in the United States，1973-2013. JAMA Otolaryngol Head Neck Surg，2019，145（7）：617-623.

［20］巩纯秀，王嘉丽. 儿童甲状腺结节的识别和处理. 中华实用儿科杂志，2019，34（8）：565-570.

第3节　甲状旁腺疾病

甲状旁腺激素、骨化三醇和降钙素三种激素是调节体内钙磷代谢的重要激素。

一、甲状旁腺与甲状旁腺激素

1. 甲状旁腺(parathyroid)　1849年，Sir Richard Owen首次在犀牛体内认识到甲状旁腺。31年后，IvarSandstrom首次描述了人的甲状旁腺[1]。甲状旁腺共有4个，位于甲状腺两叶的上下极。甲状旁腺由第三及第四对咽囊背侧的上皮细胞发育而成。人胚胎5周时，第三对咽囊的背翼上皮分化成下甲状旁腺组织，腹翼形成胸腺。上甲状旁腺从第四对咽囊的背翼上皮分化而来。幼年时期的甲状旁腺内的主要组织为分泌甲状旁腺激素的主细胞，接近青春期时出现嗜酸性粒细胞。甲状旁腺激素在钙磷平衡、骨骼代谢等方面起重要作用。

2. 甲状旁腺激素(parathyroid hormone，PTH)的化学结构　PTH是甲状旁腺主细胞合成和加工后，分泌到体液中的一种由84个氨基酸残基组成的内分泌激素，即$PTH_{1\text{-}84}$，亦称完整PTH。是唯一或罕有的不含糖的多肽激素，也无其他共价连接物。人$PTH_{1\text{-}84}$分子质量为9 425，有非常独特的三肽Arg-Lys-Lys结构。完整PTH的中间部分较具疏水性；N端部分为生物活性所必需，且氨基酸序列高度保守；C端肽段较不重要。

3. *PTH*基因结构　人类*PTH*的基因位于11p15.3，含3个外显子。外显子Ⅰ长度为85个碱基对(bp)，是5′端非编码区。外显子Ⅱ为90bp，编码一个25个氨基酸的信号肽和部分激素原。外显子Ⅲ有612bp，编码剩余的激素原(6个氨基酸)、完整的PTH分子(84个氨基酸)和下接一段由351个核苷酸组成的3′端非编码区。

4. PTH的生物合成和调节　PTH mRNA的翻译产物是一个含115个氨基酸残基的前甲状旁腺素原(pre-pro-PTH)，相当于在完整的PTH N端前边伸出一个疏水性的31个残基的信号肽或信号序列。此序列引导新生PTH前体向内质网腔泡转移。在此处由信号肽酶将前25个氨基酸残基的“pre”序列水解掉，成为90个氨基酸残基的甲状旁腺素原(proPTH)。proPTH在高尔基器内将6个残基的“pro”序列去除，成为$PTH_{1\text{-}84}$，即完整PTH。但并非所有proPTH都能转化为PTH，约80%~90% proPTH迅速完全降解，且降解速度受Ca^{2+}浓度调节。最后含84个氨基酸残基的完整PTH进入贮池颗粒储备和待分泌。

对PTH的合成和分泌最重要的调节是血中的钙离子(Ca^{2+})浓度。甲状旁腺主细胞对细胞外液Ca^{2+}浓度非常敏感。血中钙离子浓度增高，PTH分泌减少；血中钙离子浓度降低，PTH分泌增加。低血钙可使PTH的分泌增加为正常的5倍，持续性低血钙可增加50倍。PTH的分泌调节机制相当复杂，其主要受细胞外钙、细胞外磷、骨化三醇及FGF23调节[2]。

5. PTH在腺体内的降解　新合成的完整PTH一旦进入储存区，50%~90%被降解成PTH 1-36和PTH 37-84两种片段。

6. PTH在外周组织的代谢　分泌入血的PTH主要在肝和肾中代谢和清除。血中完整的PTH约有40%~75%在肝脏中清除，20%~30%在肾脏清除。

7. PTH的生理作用　PTH主要靶器官是骨、肾和肠。

(1) PTH对骨骼的作用：目前普遍认为PTH受体表达于成骨细胞而非破骨细胞。PTH作用于成骨细胞，增强骨重塑。

(2) PTH在肾脏的作用：减少磷在近端肾小管的重吸收、增加远端肾小管钙的重吸收和刺激25-羟维生素D在近端肾小管转变为骨化三醇($1,25\text{-}(OH)_2\text{-}D_3$)。

(3) PTH通过$1,25\text{-}(OH)_2\text{-}D_3$生成增加，间接提高小肠对钙的吸收。

二、骨化三醇

维生素D是由日光照射皮下脂肪组织中的胆固醇生成或自食物中吸收。它在肝脏经25-羟化酶生成25-羟维生素D_3[$25\text{-}(OH)\text{-}D_3$]，再在肾脏经$1_\alpha$-羟化酶生成$1,25\text{-}(OH)_2\text{-}D_3$即骨化三醇，是活性激素。肾脏还有24-羟化酶可以生成$24,25\text{-}(OH)_2\text{-}D_3$。

$1,25\text{-}(OH)_2\text{-}D_3$通过刺激肠钙吸收、动员骨钙和促进肾脏对钙的重吸收，与PTH及降钙素一起，组成了钙的激素调节系统，维持血钙在正常水平，以保证生理活动的正常运行。

三、降钙素

降钙素(calcitonin,CT)因其具有直接抑制破骨细胞活性、减少骨吸收、降低血清钙浓度的作用而得名[1]。降钙素是哺乳动物的甲状腺滤泡旁C细胞及脊椎动物后腮腺分泌的由32个氨基酸残基构成的多肽类激素,分子量为3 419。降钙素编码基因定位于11p15.2~15.1,为降钙素、降钙素相关肽及钙抑肽(katacalcin)所共用,基因长度约6.5kb,包括6个外显子和5个内含子。第1~3外显子为3种激素共用,第4外显子为降钙素专有。降钙素基因经转录产生mRNA,再经翻译产生前降钙素,经过剪接,成为由32个氨基酸残基构成的降钙素。

降钙素分泌主要受血浆钙离子浓度的调节。当血钙浓度升高时,降钙素升高。

四、甲状旁腺功能减退症

甲状旁腺功能减退症(hypoparathyroidism)简称甲旁减,是由于PTH缺少所引起的钙磷代谢紊乱。以低血钙、高血磷、尿钙、尿磷低,以及低钙血症的神经肌肉兴奋性增高为特征。

【病因】

1. 先天性和遗传性甲状旁腺功能减退症

(1) 甲状旁腺发育不成熟:母亲高血钙,胎儿甲状旁腺发育被高血钙抑制,早产或低出生体重患儿甲状旁腺发育未成熟。

(2) 甲状旁腺不发育:母系隐性遗传,X染色体26~27区基因缺陷,男性从幼儿到成年均可发病,病情轻重不一。

(3) 单一甲旁减:染色体11p15基因异常,不伴其他内分泌腺体发育缺陷。家族性或散发,从2岁到成人均可发病,女多于男。

(4) 甲旁减伴其他发育缺陷

1) DiGeorge综合征(DGS):染色体22q32~34区基因缺失或移位。甲状旁腺和胸腺不发育,还有心血管异常及圆脸、突眼、短颈等头面部畸形及细胞免疫功能异常。

2) HDR综合征:染色体10p13~14区*GATA3*突变或缺失,常染色体显性遗传[3]。甲旁减、神经性耳聋和肾发育缺陷。

3) Kenny-Caffey综合征:染色体1q42~43基因变异。甲旁减、矮身材、眼病变、骨硬化、基底节钙化。

4) Sanjad-Sakate综合征:为常染色体隐性遗传,涉及染色体1q42~q43区域,为先天甲旁减伴智能落后、生长障碍及多发畸形和低钙搐搦及惊厥。

5) CATCH22综合征:22q11基因突变,心血管发育异常,面容不正常,胸腺不发育,腭裂,甲旁减综合征。

(5) 甲旁减伴线粒体病:线粒体RNA上的基因变异,氧化磷酸化作用受损,ATP生成不足。甲旁减伴MELAS-线粒体性脑病、卒中样发作,眼病、乳酸性酸中毒综合征。

(6) PTH合成或分泌缺陷:由于合成PrePTH(前PTH原)的基因异常或钙敏感受体(CaSR)基因突变所致PTH合成或分泌缺陷。

2. 获得性甲状旁腺功能减退症

(1) 甲状旁腺被破坏:颈前部手术、^{131}I治疗甲亢、代谢性疾病如肝豆状核变性、含铁血黄素沉着症等可浸润破坏甲状旁腺。药物损害如抗癌药天冬酰胺酶可使甲状旁腺细胞坏死,当甲状旁腺被破坏50%以上时,出现临床症状。

(2) 自身免疫性甲旁减:血中存在PTH的抗体。APS1:常染色体隐性遗传,自身免疫调节器(AIRE)外显子8上的基因突变所致。典型三联症是甲旁减、肾上腺皮质功能减退、皮肤黏膜念珠菌病。其他尚可有外胚层发育不良、斑秃、恶性贫血、慢性肝炎等。

3. 特发性甲旁减　病因尚未确定的PTH缺乏性甲旁减。随着分子生物学进展,会发现很多此类患者属于基因变异。

【临床表现】　神经肌肉兴奋性增高,常感肢端麻木、皮肤蚁行感或不定位的肌肉疼痛,膝腱反射亢进,有时可有口角抽动或腓肠肌痉挛。手足搐搦(tetany)发作时典型表现是手足肌肉强直性收缩,拇指内收,其他手指并紧,指间关节伸直,掌指关节屈曲,所谓助产士手。可以用以下两种试验帮助诊断有无神经肌肉兴奋性增高。①Chvostek征阳性:叩击患者耳垂前方2cm处的面神经干分支处,可引发同侧口轮匝肌、鼻翼肌、眼轮匝肌的抽动。②Trousseas征阳性:用血压带束臂,加压到收缩压和舒张压之间,保持3分钟,可诱发测试肢体手足搐搦发作。低钙严重时可有惊厥及意识丧失,特别是小婴儿易发生惊厥可误诊为癫痫。低钙血症还可引起自主神经兴奋,平滑肌产生痉挛导致喉痉挛和支气管痉挛,发生呼吸困难。肠痉挛产生腹痛腹泻。其他尚可见牙齿萌出延迟,牙釉质形成不良。皮肤干燥有鳞屑。手足指甲有横线。还可有低钙性白内障。可有心悸,心肌收缩无力,Q-T间期延长。

【实验室检查】　血清钙低,总钙低于2mmol/L,游离钙低于1mmol/L。血磷高,尿钙、磷低。PTH一般情况下低于正常，也可以在正常范围，因低钙血症对甲状旁腺是一个强烈刺激，当血清总钙≤1.88mmol/L时，血PTH值应有5~10倍的增加，所以低钙血症时，如血PTH在正常范围，仍属甲状旁腺功能减退，因此测血PTH时，应同时取血测血钙，两者综合分析。头颅CT可见基底节钙化。低血钙惊厥时脑电图可异常。应眼科裂隙灯检查是否有白内障。甲旁低伴有多发畸形者应X线检查胸腺，免疫功能及心肾等全面检查。

【鉴别诊断】 应与其他原因引起的低钙血症如维生素D缺乏及其代谢障碍引起的低钙血症相区别。还应与低血镁相鉴别。

【治疗】 目的是纠正低血钙，减轻症状和消除手足搐搦发作。急性抽搐时应静脉注射10%葡萄糖酸钙1~2ml/kg，加入5%~10%葡萄糖液中缓慢静脉推注或静脉滴注，注意预防钙剂外渗。据血钙水平可每日输入1~3次，使急性低血钙搐搦症状缓解。同时口服补钙，每日钙元素30~50mg/kg，一般不超过1 000~2 000mg。定期监测血钙、尿钙水平，以免肾结石。骨化三醇每日0.25μg或以0.01~0.1μg/(kg·d)(0.125~0.5μg/d)口服，促进肠道钙的吸收。钙和维生素D治疗，疗效不佳时，应测血清镁，需要时补镁。应保证每日饮食中的适量钙，减少高磷饮食如牛奶，奶酪，鸡蛋等。

甲状旁腺激素治疗：重组人甲状旁腺激素已在美国和欧洲被证实用于治疗成人甲状旁腺功能减退症，许多研究表明，通过每天一次或每天两次皮下注射PTH1-34或PTH1-84，大多数患者都能有效控制低钙血症，且可降低血磷水平，对预防异位钙化可能有效，但是否能减少肾钙化或肾功能不全的发生和发展仍有待进一步的研究。但目前尚缺乏足够儿童应用的临床经验。

五、假性甲状旁腺功能减退症

假性甲状旁腺功能减退症(pseudohypoparathyroidism，PHP)简称假性甲旁减，是由于外周靶细胞对PTH抵抗而导致的一组遗传性疾病。属于PTH不敏感综合征(PTH insensitivity syndrome)。

1. 假性甲旁减Ⅰ型(PHP Ⅰ)

【病因】 PHP Ⅰa是由于编码G蛋白α亚基(Gsα)的基因*GNAS1*失活性突变所致，*GNAS1*定位于20q13.32，由13个外显子组成。由于*GNAS1*失活突变，靶细胞膜上的受体不能与PTH结合，不能激活腺苷环化酶系统，因而不能生成cAMP以发挥其对PTH的生理效应，即PTH不能提高血钙。近期的研究显示PHP Ⅰb的病因是由于*GNAS*基因上游基因簇的甲基化印记缺陷，引起Gsα转录减少所致。患者的显著特点是肾脏对PTH存在抵抗[3,4]。

【临床表现】 典型PHP Ⅰa有手足搐搦、惊厥、白内障、牙齿异常、基底节钙化等。可有特殊体征：圆脸、矮身材、肥胖、掌指/趾骨短粗、牙发育不良、精神发育迟滞等。其中短指/趾是特征性体征。PHP Ⅰb缺乏上述PHP Ⅰa典型的特殊体征，但部分患者可以有短指/趾的表现。

【诊断】 PHP Ⅰa型患者有特殊体型(圆脸、胖、矮、短指/趾)。低钙血症、高磷血症、碱性磷酸酶正常。注射外源性PTH后肾源性cAMP不增多，尿排磷不增加。X线可见第4与第5掌指/趾骨短的典型表现。

【治疗】 PHP的治疗类似于甲旁减，只是维生素D和钙的剂量通常比特发性甲旁减需要的量少。

2. 假性甲旁减Ⅱ型(PHP Ⅱ) 患者有低钙血症、高磷血症、正常碱性磷酸酶、正常或升高的PTH，血cAMP水平正常。注射外源性PTH后，尿cAMP增加，但尿磷增加低于正常值。诊断较为复杂。本型的治疗与特发性甲旁减相同。

3. 假假性甲状旁腺功能减退症(pseudopseudohypoparathyroidism，PPHP) 是指存在PHP的特殊体征，但缺乏相应的生化与代谢异常，是一种遗传性疾病。曾发现一个家族中可同时有PHP和PPHP，因此认为PHP和PPHP有相同的发病机制。患者身材矮胖、圆脸、短指/趾、皮下钙化与假性甲旁减相同。无慢性低血钙或手足搐搦表现。实验室检查：甲状旁腺功能检查均属正常。血钙、血磷、碱性磷酸酶、PTH均正常，对外源性PTH的反应亦正常。治疗：本病无需特殊治疗，只随访监测血钙即可。因血钙正常，无需补钙及维生素D。

六、甲状旁腺功能亢进症

甲状旁腺功能亢进症(hyperparathyroidism)简称甲旁亢，可分为原发性、继发性、三发性和假性。原发性甲状旁腺功能亢进症(primary hyperparathyroidism，PHPT)是由于甲状旁腺组织本身不适当分泌，导致PTH增高，肾脏过量重吸收钙、尿磷排泄及1,25-$(OH)_2$-D_3合成，增加骨吸收。PHPT有腺瘤、增生和腺癌三种病理改变，以腺瘤最常见。继发性甲旁亢是由于低钙血症刺激甲状旁腺分泌过多的PTH引起，可见于肾功能不全、骨软化症等。三发性甲旁亢是在继发性甲旁亢基础上，由于腺体受到持久强烈的刺激，部分增生组织功能自主，分泌过多的PTH，产生高钙血症。假性甲旁亢是由于某些器官的恶性肿瘤分泌类似甲状旁腺素的多肽类物质引起血钙水平增高。

【病因】 PHPT病因多见于下列疾病：

1. 家族性低尿钙性高钙血症(familial hypocalciuric hypercalcemia,FHH)　又称为家族性良性低尿钙性高钙血症(familial benign hypocalciuric hypercalcemia,FBHH),钙敏感受体(*CASR*)基因的失活性突变,为常染色体显性遗传。临床表现为无症状的高钙血症、高镁血症、低磷血症和低尿钙。由于高钙血症有近100%外显率,对于多数家系可通过1~2次血游离钙水平测定即可诊断。但对于较小的家系,*CASR*基因突变检测是唯一确诊方法[5]。

2. 新生儿严重原发性甲状旁腺功能亢进症(neonatal severe primary hyperparathyroidism,NSPHT)　本病极为罕见,是由于*CASR*基因失活性突变的纯合子引起,表现为新生儿肋骨骨折、软的钟形胸廓、低肌张力、呼吸窘迫,极严重的高钙血症(常>4mmol/L),以及很高的PTH水平。该病通常是致死性的,除非在第1个月行甲状旁腺全切术。

3. 多发内分泌腺肿瘤(multiple endocrine neoplasia,MEN)中的原发性甲旁亢　MEN-1中以原发性甲旁亢外显率最高,发病早于原发性甲旁亢,但晚于FHH。

4. MEN-2A中的原发性甲旁亢　MEN-2A中的原发甲旁亢外显率低于甲状腺髓样癌及嗜铬细胞瘤,其外显率随年龄增长而增加,通常症状较轻,有时是在甲状腺手术时意外发现。

5. *CDKN1B*和其他*CDKI*基因　*CDKN1B*编码p27细胞周期蛋白依赖性激酶抑制因子(cyclin-dependent kinase inhibitor,CDKI),该基因和其他*CDKI*基因的体细胞和生殖系突变/变异在散发性甲状旁腺腺瘤中均有较低的发生频率。

6. *CDC73/HRPT2*基因　生殖系失活性*CDC73*(*HRPT2*)突变已在一类家族性甲状旁腺功能亢进症[即甲状旁腺功能亢进症-颌骨肿瘤(hyperparathyroidism-jaw tumor,HPT-JT)综合征]中被报道,该病与甲状旁腺癌风险的增加相关。另外,在散发性甲状旁腺癌患者中,该基因的体细胞和生殖系突变均有报道。

7. 维生素D受体基因　因为1,25-二羟维生素D抑制培养中的甲状旁腺细胞增殖的作用已经明确,所以维生素D受体(vitamin D receptor,*VDR*)基因可能是甲状旁腺腺瘤中一个天然的失活候选基因。虽然*VDR*基因失活突变在甲状旁腺肿瘤发生中似乎并不发挥主要作用,但维生素D缺乏可能会改变甲状旁腺肿瘤的表型表达。

8. 异位*PTH*基因表达　由非甲状旁腺恶性肿瘤异位生成PTH;但十分罕见。

【病理生理】 甲旁亢主要病理生理改变是甲状旁腺分泌PTH过多,PTH与骨和肾脏的细胞表面受体结合,骨钙溶解,释放入血,肾小管重吸收钙的能力增强,并增加肾脏1,25-$(OH)_2$-D_3合成,后者作用于肠道,增加钙的吸收,导致血钙升高。当血钙上升超过正常水平时,从肾小球滤过的钙增多,导致尿钙增加。PTH强烈抑制磷在近端和远端肾小管的重吸收,尿磷排出增多,血磷下降。临床上表现为高血钙、高尿钙、低血磷和高尿磷。PTH过多,加速骨吸收和破坏,长期进展可发生纤维囊性骨炎。伴随破骨增加,成骨活性也增加,故血碱性磷酸酶水平增高。骨骼改变以骨吸收增加为主,也可呈现骨质疏松或同时有骨软化或佝偻病,后者可能与钙和维生素D摄入不足有关。由于尿钙和尿磷排出增加,磷酸钙和草酸钙盐沉积形成肾结石、肾功能损害。血钙过高还可导致钙在软组织沉积引起关节痛等症状。

【临床表现】 PHPT的临床表现可能不典型,包括不同程度的钙平衡紊乱,重者表现为有症状的重度高钙血症(甲状旁腺危象),轻者血钙正常。临床表现主要包括高血钙、骨骼病变及泌尿系统病变等。

1. 高血钙症状　血钙水平增高可影响多个系统。神经肌肉系统表现为淡漠、嗜睡、性格改变、智力迟钝、记忆力减退、肌张力降低、易疲劳、肌无力等。消化系统方面,胃肠道平滑肌张力减低,胃肠蠕动减慢,表现为食欲缺乏、恶心、呕吐、腹胀腹痛、便秘、反酸等。高血钙还可刺激胃泌素分泌,引起消化性溃疡,可激活胰蛋白酶,引起胰腺炎。

2. 骨骼病变　广泛的骨关节疼痛,可活动受限。骨密度减低,严重者骨畸形,如肩关节下垂、驼背、肋骨、骨盆塌陷等。

3. 泌尿系统症状　尿钙、尿磷排出增加可出现渗透性利尿,继而多饮。可发生反复泌尿系结石,表现为肾绞痛、血尿等。

4. 高血钙　>3.8mmol/L(>15mg/dl)可引起甲状旁腺危象,进行性少尿,氮质血症,意识不清及昏迷。婴儿可发生肢体发育和智能障碍,惊厥和失明。

【实验室检查】 正常人血清总钙2.2~2.7mmol/L(8.8~10.9mg/dl),甲旁亢时血清总钙持续性或波动性增高。血清游离钙水平测定更为敏感和准确。血磷减低。碱性磷酸酶增高反映骨骼病变的存在,骨骼病变愈严重,血清碱性磷酸酶水平愈高。测定血PTH水平可直接了解甲状旁腺功能,目前多采用全分子$PTH_{1\text{-}84}$免疫放射发或免疫化学发光法。与正常人相比，PHPT 患者会将更多 25-OHD（骨化二醇）转化为 1，25-二羟维生素 D（骨化三醇）。因此，1，25-二羟维生素 D 的血清浓度可能位于正常上限或升高。

【辅助检查】 X 线检查表现为普遍性骨质脱钙、骨质疏松，常为全身性，以胸腰椎、扁骨、掌骨和肋骨最常见，显示密度减低，骨小梁稀疏。特征性的骨膜下吸收以指骨桡侧最为常见。骨囊性变常为多发。还可见病理性骨折。其他如骨密度测定、超声、放射性核素扫描、CT 等都有助于诊断。

【鉴别诊断】 需要与其他原因引起的高血钙相鉴别，如维生素 D 中毒、肿瘤引起的高钙血症等，甲状腺功能亢进患者亦可有高血钙。低血磷需与家族性低磷血症等相鉴别。

【治疗】 手术切除腺瘤，对 4 个甲状旁腺均应进行检查。如为新生儿甲状旁腺增生有严重的高钙血症时应将腺体完全切除。90%甲旁亢患者可因手术切除病变的甲状旁腺而有效地缓解症状，血钙及 PTH 水平降低。术后可出现低钙血症。应补钙数日，以后逐渐正常，维持高钙和磷饮食数月。高血钙危象时输入足够的生理盐水同时用呋塞米每次 1~2mg/kg 促进尿中排出钙，利尿的同时应维持电解质的平衡，并适当补充镁和磷[6]。

某些药物已被用于治疗 PHPT 患者，如不符合手术标准、无法进行手术或倾向于避免手术的患者，但 PHPT 并非其主要适应证。这些药物包括双膦酸盐类和雌激素-孕激素，它们可以抑制甲状旁腺功能亢进症患者的骨质吸收，增加骨密度，还可能降低血清钙浓度[6]。其他药物，如拟钙剂或维生素 D 类似物，可以抑制 PTH 释放或在 PTH 受体水平抵消甲状旁腺功能亢进症的影响。

（吴迪）

参考文献

[1] 陈家伦. 临床内分泌学. 上海：上海科学技术出版社，2012.

[2] SILVER J，NAVEH-MANY T. FGF23 and the parathyroid glands. Pediatr Nephrol，2010，25（11）：2241-2245.

[3] MICHAEL A LEVIN. An update on the clinical and molecular characteristics of pseudohypoparathyroidism. Curr Opin Endocrinol Diabetes Obes，2012，19（6）：443-451.

[4] GIOVANNA MANTOVANI. Pseudohypoparathyroidism：Diagnosis and Treatment. J Clin Endocrinol Metab，2011，96（10）：3020-3030.

[5] ALIYA A KHAN. Medical Management of Primary Hyperparathyroidism. Journal of Clinical Densitometry：Assessment of Skeletal Health，2013，16（1）：60-63.

[6] MARCOCCI C，BOLLERSLEV J，KHAN AA，et al. Medical management of primary hyperparathyroidism：proceedings of the fourth International Workshop on the Management of Asymptomatic Primary Hyperparathyroidism. J Clin Endocrinol Metab，2014，99（10）：3607-3618.

第 4 节 肾上腺疾病

一、肾上腺的解剖、胚胎发育

肾上腺位于腹膜后脊柱两旁双侧肾脏的上端，相当于第一腰椎水平。右侧肾上腺呈锥形或三角形，其内侧靠近下腔静脉。左侧肾上腺为椭圆形或半月形，内侧靠近腹主动脉。肾上腺来源于体腔内层邻近的泌尿生殖嵴间充质细胞，胚胎 3~4 周即可识别，胚胎 6~8 周迅速增大，同时内胚层细胞分化成胎儿带，被膜下部分化为成熟带。届时交感神经成分进入肾上腺皮质并分化为嗜铬细胞，形成肾上腺髓质，嗜铬细胞能合成和储存儿茶酚胺类激素。胚胎 9~12 周，胎儿带细胞能合成类固醇激素。出生后胎儿带逐渐退化，发育的成熟带分化为内部的束状带和外层的球状增殖带。3 岁左右束状带和球状带分化完成，但网状带需要到青春期才分化完成。胎儿早期肾上腺发育不依赖促肾上腺皮质激素，但从胚胎中期到分娩，促肾上腺皮质激素对正常的肾上腺发育起着重要作用。肾上腺发育过程中有两个重要转录因子参与，即类固醇转录因子-1（steroidogenic factor-I，SF-1），SF-1 位于染色体 9q33，它的缺陷可导致肾上腺和性腺发育不全。另一个是 DAX-1 转录因子（dosage-sensitive sex reversal，adrenal hypoplasia congenital，X chromosome），其基因位于 Xp21，该基因的突变可导致先天性肾上腺发育不全（adrenal hypoplasia congenital，AHC）和低促性腺性激素功能减低症[1-3]。

母体血浆游离皮质醇可穿过胎盘供给胎儿，胎儿血中皮质激素的含量较母亲低。新生儿糖皮质激素结合蛋白(CBG)含量较低,因此血浆皮质醇多数为非结合的游离皮质醇。新生儿皮质醇的半衰期较长,排泄亦慢。在生后 1 个月左右血浆皮质醇降至低水平。

二、肾上腺皮质的生理、生化特点

按激素的生理作用肾上腺皮质激素分三类:由外向内分别为球状带合成的盐皮质激素(醛固酮)、束状带合成的糖皮质激素(皮质醇)及网状带合成的性类固醇激素。

(一)皮质激素的生物合成[1-3]

胆固醇是肾上腺合成肾上腺皮质激素的来源,肾上腺皮质类固醇激素的合成过程需要特异酶催化,除 3β-羟类固醇脱氢酶外,主要是胆固醇侧链裂解酶(又称胆固醇碳链裂解酶,P450scc,CYP11A1)的催化,这是一组氧化酶的家族,每一种 P450 都含一个血红素基团,其吸收光谱在还原状态下波长都是 450nm,故称为细胞色素 P450 酶,相对分子量约 50kD。线粒体中胆固醇向孕烯醇酮的转化是类固醇生成中的第一个限速并受激素调节的步骤。其分子转换需要三个连续氧化反应参与胆固醇侧链的裂解,在 20,22 碳链裂解酶(P450scc)作用下完成 20,22 碳链的裂解。合成的孕烯醇酮进入内质网,再进入肾上腺皮质进一步合成各种皮质激素。

在球状带,孕烯醇酮在 3β-羟类固醇脱氢酶(3β-HSD)的作用下合成孕酮,进一步在 21-羟化酶的作用下形成 11-脱氧皮质酮(DOC),再在醛固酮合成酶(P450aldo,CYP11B2)的作用下合成醛固酮。

在束状带,孕烯醇酮和孕酮需要在 17α-羟化酶(CYP17,P450c17),21 羟化酶(CYP21,P450c21)的作用下进行羟化,依次合成 17-羟孕酮(17-OHP)和 11-脱氧皮质醇,最后在 11β-羟化酶(CYP11B1,P450c11)的作用下合成皮质醇。

在网状带,17-羟孕烯醇酮在 17-羟化酶的参与下,合成脱氢表雄酮(DHEA),进一步在 3β-羟类固醇脱氢酶的作用下合成雄烯二酮,进一步合成睾酮和雌激素。

肾上腺皮质激素合成的主要步骤见图 31-2。

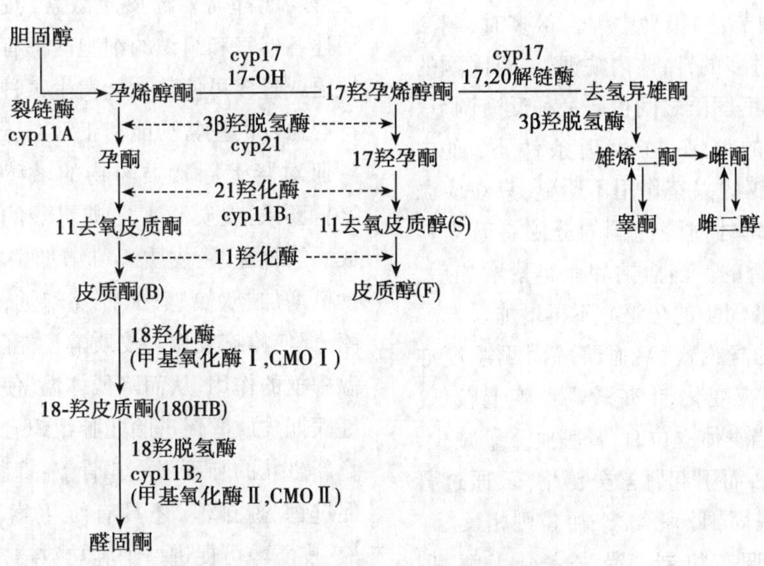

图 31-2　皮质激素合成的主要步骤

(二)肾上腺皮质激素的分泌及调节[1-4]

1. 皮质醇分泌的调节　下丘脑-垂体-肾上腺轴的调节:下丘脑促肾上腺皮质激素释放激素(CRH)和垂体分泌的促肾上腺皮质激素(ACTH)对肾上腺皮质激素的合成和分泌起主要调节作用。

(1) ACTH 对肾上腺皮质的作用:肾上腺皮质对 ACTH 极敏感,血中皮质醇的浓度依赖于垂体不断地分泌 ACTH。另一方面血中游离皮质醇对 CRH 和 ACTH 有负反馈作用,皮质醇浓度高时可阻断 ACTH 的合成,低时增加 ACTH 的合成和分泌。应激状态使下丘脑-垂体-肾上腺轴的功能活跃,可能是神经递质调节 CRH 的释放。

在血中 ACTH 的半衰期为 5~10 分钟,经过细胞膜受体激活 cAMP 系统产生生理效应。血中皮质醇的半衰期为 60~90 分钟,主要是与一种 α-球蛋白和白蛋白结合,仅一小部分为游离皮质醇具有生理作用。

(2) 皮质醇分泌的昼夜节律:皮质醇的分泌在清

晨6~8时最高，午夜最低，皮质醇的昼夜节律是由于ACTH的昼夜节律所引起的，ACTH的变化又可能因CRH的变化而起。

2. 醛固酮分泌的调节 醛固酮的分泌受体内钠、钾代谢和体液容量的调节，以保证体液和电解质的相对稳定。

(1) 肾素-血管紧张素-醛固酮（RAAS）系统的调节：细胞外液容量的变化主要是通过肾素-血管紧张素系统影响醛固酮的分泌。肾素是由肾小球旁器产生的一种酶，使血中的血管紧张素原（由肝脏生成的一种α_2球蛋白）转变成血管紧张素Ⅰ（angiotensin Ⅰ，ATⅠ，10肽），再经过转化酶（在肺中）的作用，生成具有活性的血管紧张素Ⅱ（angiotensin Ⅱ，ATⅡ），血管紧张素Ⅱ作用在靶细胞膜上的G蛋白偶联受体，激活膜内的磷脂酶C，使磷脂酰肌醇二磷酸盐水解成三磷酸肌醇和二酰甘油，两者导致胞质中钙离子浓度升高，并激活蛋白激酶C和钙调蛋白激酶。此外，细胞外液钾离子浓度的升高，使细胞膜去极化，使钙离子通道开放，细胞外液钙离子内流，促进醛固酮的合成。血管紧张素Ⅱ有很强的收缩血管和促进醛固酮分泌的作用。

(2) 血钾浓度的调节：当摄食中钾含量多时，刺激醛固酮的分泌，以排出过多的钾；体内缺钾时，醛固酮的分泌受到抑制。血钾和醛固酮之间也属一种反馈调节。

(3) 垂体ACTH的调节：在生理条件下，血中ACTH浓度对醛固酮分泌的兴奋作用不明显，只在应激状态时，ACTH分泌增多，才对醛固酮的分泌有升高作用，但这种作用亦是短暂的。当血钠和血容量增加后，引起肾素分泌的抑制，醛固酮的分泌亦不再增加。

(4) 醛固酮分泌的昼夜规律：血浆醛固酮浓度亦有类似皮质醇分泌的昼夜变化，上午较高而晚上较低。这种变化与体位有关，当身体立位时，肾脏血流量减少，肾入球小动脉血压下降，而引起肾素分泌增多，通过肾素-血管紧张素系统使醛固酮分泌增多；卧位则相反。

3. 雄激素的分泌调节机制 尚未完全了解，但ACTH能促进肾上腺雄激素的合成，其他促进肾上腺雄激素合成的因素还有3β-羟类固醇脱氢酶表达的相对减少和17,20-裂解酶活性的增加。

4. 肾上腺皮质激素的降解、代谢产物及其排泄 糖皮质激素分泌后很快被肝脏活性很强的降解酶系降解，降解后激素失去活性，生成四氢代谢产物并与葡糖醛酸或硫酸结合由尿中排出。

（三）糖皮质激素的生理作用[1, 2]

糖皮质激素包括皮质醇、可的松等，在体内的作用广泛，多数组织的代谢都受其影响，糖皮质激素与细胞内特异受体结合，然后结合到细胞核DNA上，影响RNA及蛋白质的合成。

1. 促进葡萄糖异生和糖原合成 使血糖升高。机制有：①糖皮质激素促进蛋白质分解成氨基酸，同时使细胞摄取氨基酸减少，并抑制蛋白质的合成，从而提供氨基酸为糖异生的原料。②促进肝脏合成糖异生所需的酶，并使酶的活性增加，在氨基酸经过丙酮酸转变为葡萄糖的过程中，磷酸烯醇式丙酮酸激酶是关键性的酶，皮质醇使其合成增多，活性增加。③抑制末梢组织摄取葡萄糖（此作用与胰岛素拮抗）。④促进脂肪的动员和分解（与儿茶酚胺、胰高血糖素协同作用）为机体提供能量，并抑制脂肪的合成。⑤糖皮质激素有促进儿茶酚胺和胰高血糖素的作用。

2. 轻度的潴钠排钾作用 糖皮质激素有轻度使远端肾小管钠-钾交换的功能，有潴钠排钾的作用，但是在生理情况下此作用不明显；糖皮质激素还能拮抗抗利尿激素的作用，使肾小管重吸收水减少而排水利尿。

3. 对器官和组织的作用 体内许多器官和组织的正常功能都需要糖皮质激素（皮质醇为主）参与调节。下述各器官和组织的细胞内都有皮质醇的受体，皮质醇缺乏或过多可使其功能发生某种障碍。①心血管系：维持心血管的正常功能和正常血压，皮质醇可增加血管平滑肌对肾上腺素类药物的敏感性，可用于治疗休克。②胃肠系：皮质激素促进胃酸的分泌和胃蛋白酶的合成。③神经系：皮质醇可增加中枢神经的兴奋性，引起食欲增加、欣快感、失眠及幻觉，并降低大脑的电兴奋阈，促使癫痫发作。皮质醇还能阻止内生性致热原对体温中枢的作用，从而降低体温，使发热反应降低。④肺：妊娠期皮质醇促进胎儿肺组织合成肺表面活性物质，防止新生儿的肺不张。⑤骨骼：抑制骨质中胶质的合成和促进钙、磷排泄，还具有维生素D的拮抗作用。⑥血液：皮质醇可促进白细胞总数增多，中性粒细胞增多，使嗜酸性粒细胞减少，还能使血小板增加。⑦结缔组织：皮质醇抑制成纤维细胞的增生和胶原纤维的合成，使基质和酸性黏多糖合成减少，使伤口不易愈合；还可促进结缔组织的胶原分解，从而能治疗慢性炎症和防止瘢痕粘连。

4. 对感染和免疫功能的作用 糖皮质激素对于体内免疫功能的作用，因激素量的多少而不同，当体内糖皮质激素缺乏时免疫功能减低，补充生理量激素后免疫功能恢复。当激素暂时轻度增多时可以使免疫功能增强。在长期大量应用激素时，免疫功能受到抑制，使抗原引起的免疫反应、炎症反应受到抑制，白细胞吞噬和细胞的浸润减少。

糖皮质激素对免疫的抑制作用有两重性，一方面降低了机体的防御功能，使机体容易发生感染；另一方面对于变态反应、自身免疫反应的抑制又对机体有利。激素对于免疫的作用涉及免疫反应的各类细胞和各种步骤，作用广泛，但作用机制复杂。

临床应用大剂量皮质激素时，患者的抵抗力减低，对细菌、病毒、真菌等易感性增加，使感染不易控制，并且在发生感染后，症状常被掩盖，此时患儿体温不高，白细胞增加不明显，容易延误诊断。激素还可使已稳定的结核病复发等均值得注意。急性严重感染、败血症、感染性休克、炎症渗出等使用足量有效抗生素的同时用皮质激素，对感染、休克、炎症和渗出的控制有帮助。

长期大量应用激素，抑制下丘脑-垂体释放 ACTH，从而抑制肾上腺皮质分泌皮质醇的功能，使肾上腺皮质萎缩。

（四）盐皮质激素生理作用

醛固酮为主要盐皮质激素，肾为主要靶组织，醛固酮对维持体液容量和渗透压平衡有着重要作用。肾素-血管紧张素-醛固酮系统具有调节水电解质平衡和维持血压等作用。醛固酮促进远端肾小管钠和水的重吸收并促进排钾。

（五）肾上腺性激素的生理作用

肾上腺性激素分为 19 碳的雄激素和 18 碳的雌激素。雄激素有：脱氢表雄酮（dehydroepiandrosterone，DHEA）、硫酸脱氢表雄酮（dehydroepiandrosterone sulfate，DHEAS）、雄烯二酮（androstenedione，AD），其中 DHEA 的分泌量最多，其作用还未完全了解。在青春期发育前约 6 岁左右脱氢表雄酮开始分泌增多。另外，肾上腺雄酮对阴毛和腋毛的发育，特别对女性阴毛、腋毛生长起主要作用。肾上腺雄酮的促生长作用只在肾上腺皮质增生时才明显。雄激素正常时在肾上腺可转变产生少量的雌酮和雌二醇。

三、肾上腺髓质的生理、生化特点

肾上腺髓质（adrenalmedulla）的功能是分泌有生物活性的儿茶酚胺、多巴胺、肾上腺素和去甲肾上腺素，以肾上腺素为主。中枢神经系统中的一些神经元可产生去甲肾上腺素或多巴胺，肾上腺素能神经元末梢只释放去甲肾上腺素，不能释放肾上腺素；肾上腺髓质中去甲肾上腺素约占儿茶酚胺总量的 15%~20%。

（一）肾上腺髓质内儿茶酚胺的生成与代谢

肾上腺髓质由含激素的嗜铬细胞及交感神经元细胞组成，胚胎第 8 周，原始干细胞从肾部移行到主动脉后形成交感神经链，并向嗜铬母细胞和交感神经母细胞分化，最后形成嗜铬细胞和交感神经节细胞。嗜铬细胞利用细胞外液中的酪氨酸经以下步骤合成儿茶酚胺（图 31-3）。

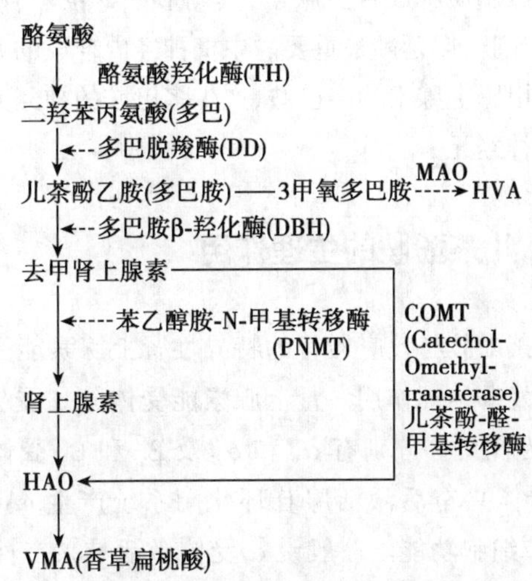

图 31-3　儿茶酚胺的合成步骤

儿茶酚胺也在脑、交感神经末梢及肾上腺髓质外的嗜铬细胞合成。苯乙醇胺-N-甲基转移酶（phenylethanolamine-N-methyl transferase，PNMT）只存在于肾上腺髓质细胞中，使去甲肾上腺素转变为肾上腺素，其酶活性可能依赖糖皮质激素，可增强 PNMT 的活性。其他酶如多巴脱羧酶（dopa decarboxylase，DD）等在神经细胞中亦存在。儿茶酚胺合成过程中，酶的活性受以下因素的调节。酪氨酸羟化酶（tyrosine hydroxylase，TH）是合成儿茶酚胺的限速酶，受胞质内去甲肾上腺素的负反馈调节。肾上腺素对 PNMT 有抑制作用，同样也具有负反馈调节。神经系统短时间兴奋释放儿茶酚胺，影响上述调节，长时间兴奋可促进 TH、多巴胺 β-羟化酶（dopamineβ-hydroxylase，DBH）和 PNMT 等酶的合成。蛋白质合成抑制剂可阻碍以上调节。

肾上腺髓质在神经兴奋下释放儿茶酚胺，肾上腺素和去甲肾上腺素分别选择性地被释放，不互相伴随。血中的肾上腺素由肾上腺髓质释放，去甲肾上腺素大部分自交感神经终端释放。儿茶酚胺释放后,在其作用部位由血液中的酶降解,主要经单胺氧化酶(monoamine oxidase,MAO)及儿茶酚-醛-甲基转移酶(catechol-O-methyl transferase,COMT)的降解失去活性,肾上腺素和去甲肾上腺素的最终产物为3-甲氧-4-羟杏仁酸(3-methoxy-4-hydroxylmandelic acid 或 vanillylmandelic acid,VMA,又称香草杏仁扁桃酸),多巴胺代谢失活产生高香草酸(homovanillic acid,HVA),代谢产物可以直接或间接与葡糖醛酸、硫酸结合由尿中排出。部分游离的儿茶酚胺亦可由尿中排出。

肾上腺髓质的分泌受神经系统的控制,支配肾上腺的神经来自脊髓前角神经内,为胆碱能纤维,兴奋时促进肾上腺髓质释放肾上腺素,其调节中枢位于脊髓、延髓及下丘脑,以延髓最重要。中枢神经内合成的儿茶酚胺有去甲肾上腺素和多巴胺,产生多巴胺的神经元称为多巴胺神经元。

(二)儿茶酚胺的生理作用

儿茶酚胺与效应器官的特异性肾上腺素能受体相结合而发挥生理作用。肾上腺素能受体分 α 受体和 β 受体,两者又各分别有 α_1 和 α_2 及 β_1 和 β_2 受体的亚型,α 受体兴奋后激活腺苷环化酶系统产生 cAMP 增多,调节细胞功能。一般说 α 受体激活是兴奋性的,β 受体兴奋是抑制性的。此外,刺激肠道 α-受体使肠平滑肌肉松弛,而刺激心肌 β-受体是兴奋,β_1-受体增强心肌收缩力,心率增快,房室传导加速,β_2-受体是使血管和支气管扩张。另外,血管还有多巴胺的特异受体 DA1 和 DA2,DA1 受体兴奋引起肾脏、肠系膜、冠状动脉和脑血管床的扩张,DA2 受体抑制交感神经终端释放肾上腺素和抑制催乳素的释放。受体对儿茶酚胺的反应可以在使用某些药物和各种疾病时发生变化。也曾有自身抗体对表面激素抗体有刺激或抑制激素作用的报告。

儿茶酚胺对维持体内环境和血循环、内脏和代谢功能都有重要性。简言之,去甲肾上腺素功能开始于从交感神经节后终端作为神经递质释放到效应细胞,刺激 α-受体引起小动脉和静脉收缩,使收缩压和舒张压升高。在异常的应激情况下,它也有激素的功能,从血流中转运到靶器官而发生作用。肾上腺素显示有 α 和 β 肾上腺素能的作用,有以下生理功能:增加心率、心肌传导率及增加心室收缩力;松弛支气管的肌肉;促进糖原分解,刺激胰高血糖素和抑制胰岛素的分泌,动员脂肪组织释放游离脂肪酸等。

四、先天性肾上腺皮质增生症

先天性肾上腺皮质增生症(congenital adrenal cortical hyperplasia,CAH)是较常见的常染色体隐性遗传病,由皮质醇激素合成过程所需酶的先天缺陷所致。皮质醇激素合成不足使血中浓度降低,由于负反馈作用刺激垂体分泌 ACTH 增多,导致肾上腺皮质增生并分泌过多的皮质醇前身物质如 11-去氧皮质醇和肾上腺雄酮等,而发生一系列临床症状。最常见的酶缺陷是 21-羟化酶缺乏症(21-OHD),约占 CAH 的 95%,其次为类固醇生成的急性调节蛋白缺陷(StAR),17α-羟化酶/17,20 碳链裂解酶缺乏症(17α-OHD),11β-羟化酶缺乏症(11β-OHD),3β-羟类固醇脱氢酶缺乏症(3β-HSD),细胞色素 P450 氧化还原酶缺乏(POR)等。

【病因】

1. 21-羟化酶缺乏症(21-hydroxylase deficiency,21-OHD) 21-羟化酶(CYP21)缺乏为最常见的一种类型,约占所有 CAH 患者的 95%。21-羟化酶催化 17-羟孕酮(17-OHP)转化为 11-去氧皮质醇,催化孕酮转化为 11-去氧皮质酮,由于该酶的缺陷使最终产物皮质醇和盐皮质激素产生不足和 17-羟孕酮(17-OHP)的堆积,伴肾上腺来源的雄激素分泌过多。

对 21-OHD 肾上腺来源雄激素主要包括经典途径产生的睾酮、雄烯二酮、脱氢表雄酮和硫酸脱氢表雄酮等;近期对于肾上腺类固醇激素合成途径研究提示,雄激素后门合成途径可能在宫内 CAH 高雄激素血症中起到更为关键的作用。

人类 21-羟化酶(CYP21)存在两个基因位点,一个是功能性 *CYP21A2* 基因,一个是非功能性基因 *CYP21A1*,即假基因。21-羟化酶由位于第 6 号染色体短臂 6p21.3 的 *CYP21A2* 基因编码,该基因包含 10 个外显子,在 HLA-B 位点与 HLA-DR 位点之间。由于大多数有活性的基因突变中可以发生有活性和无活性基因间的重组现象,这为基因诊断带来复杂性。21-羟化酶缺乏症可由 *CYP21A2* 基因缺失、基因转换、点突变等导致,目前报道的 *CYP21A2* 突变有 300 多种,以 IVS-13A/C→G、c.293-13A/C>G、c.518T>A 及 c.1069C>T 等较为常见[5,6]。

2. 11β-羟化酶缺乏症(11β-hydroxylase deficiency,11β-OHD) 11β-羟化酶(CYP11B1)缺乏为 CAH 高血压类型,约占 5%,在普通人中的发病率约 1/100 000~1/200 000 活产儿。

CYP11B 有两种同工酶,即 CYP11B1 和 CYP11B2,这两个同工酶有 93% 氨基酸序列相同,95% 编码区序列相同,90%内含子序列相同。这些酶由第 8 号染色体的两个基因(8q21～q23)编码。*CYP11B1* 基因(11β-羟化酶)主要在球状带和束状带表达,参与 11 脱氧皮质酮(11-deoxycorticosterone,DOC)合成皮质酮以及 11-脱氧皮质醇合成皮质醇,受 ACTH 调控。*CYP11B2* 基因(醛固酮合成酶)仅在球状带微量表达。由于 *CYP11B1* 基因突变,肾上腺不能进一步合成皮质醇,11-脱氧皮质醇增多和 11 脱氧皮质酮(DOC)、脱氢表雄酮(DHEA)和 Δ4 雄烯二酮(AD)分泌增多,引起女性男性化和男性假性性早熟。虽然醛固酮的生成受阻,但 11-脱氧皮质酮(DOC)是一种盐皮质激素,其合成增多具有潴钠排钾作用,引起患儿出现高血压,具有低钾低肾素低醛固酮特点。

3. 17α-羟化酶缺乏症(17α-hydroxylase deficiency,17α-OHD)　17α-羟化酶(CYP17)具有 17α-羟化酶/17,20 裂解酶双重生理作用,前者参与糖皮质激素合成,两种酶共同参与性激素的合成。17α-羟化酶(CYP17)的作用是将孕烯醇酮转化为 17 羟孕烯醇酮,将孕酮转化为 17-羟孕酮。17-羟孕烯醇酮转变成 DHEAS,17-羟孕酮转变成 AD,AD 是性类固醇激素睾酮和雌激素的主要前体物质,进而合成雌、雄激素,这是人体合成性类固醇激素至关重要的步骤。17-OHD 是由 *CYP17A1* 基因突变所致。*CYP17* 基因在肾上腺和性腺表达,位于第 10 号染色体 10q20～q25。*CYP17* 缺陷使肾上腺、睾丸、卵巢的性激素的合成完全被阻断。由于胎儿期肾上腺雄酮缺乏,而影响男性胎儿性器官的分化,使男婴表现为女性外生殖器形态,对女性性分化无影响;但两性至青春期均不能合成性激素,垂体促性腺素(FSH 及 LH)分泌增多,无第二性征的发育,女性表现为原发闭经。17α-羟化酶缺乏,皮质醇合成亦受阻,ACTH 升高,引起肾上腺皮质增生,由于合成盐皮质激素途径畅通,使合成盐皮质激素前体如 11-脱氧皮质酮、皮质酮增多,导致水钠潴留,患儿表现为明显高血压,低血钾和碱中毒。

4. 3β-羟类固醇脱氢酶缺乏症(3β-hydroxysteroid dehydrogenase,3β-HSD)　3β-羟类固醇脱氢酶(3β-HSD)缺乏症是先天性肾上腺皮质增生症中较为罕见的一类,如果不在婴儿早期诊断和治疗,该疾病具有致命性。3β-羟脱氢酶不属于 P450 细胞色素氧化酶系统,是由于 *3β-HSDB2* 基因突变所致。*3β-HSD* 基因定位于 1 号染色体短臂(1p13.1),主要包括Ⅰ型和Ⅱ型两种类型,分别由 *HSD3B1* 和 *HSD3B2* 基因编码合成,*HSD3B1* 基因主要在胎盘、皮肤及乳腺组织中表达,目前在人类尚无 *HSD3B1* 基因突变报道,*HSD3B2* 基因几乎仅在肾上腺、睾丸和卵巢组织中表达,两者蛋白序列有 93.5% 的同源性。经典型的 3β-HSD 缺乏症是由 *HSD3B2* 基因突变所致。3β-HSD 的生理作用是催化 Δ5 类固醇(孕烯醇酮、17-羟孕烯醇酮和 DHEA)合成为活性较强的 Δ4 类固醇(孕酮、17-羟孕酮和雄烯二酮)。3β-HSD 缺乏症是由 *HSD3B2* 基因突变导致Ⅱ型同工酶缺陷,使 Δ5 类固醇向 Δ4 类固醇转变过程受阻,Δ5/Δ4 类固醇比例增高,使醛固酮、皮质醇及性激素合成均受阻,DHEA 增加,尿中类固醇排出量增多,合成 Δ5 类固醇增多,皮质醇和盐皮质激素的合成均严重受阻,患儿往往出生后即严重失盐、脱水、休克。雄激素产生亦减少,只能合成 DHEA,其雄激素作用较弱。由于 3β-羟类固醇脱氢酶可能部分不足,合成部分 Δ4(雄烯二酮),导致男性外生殖器两性畸形和女性外生殖器表现正常或轻度男性化,如不能及早诊断和治疗,可引起死亡。

5. 先天性类脂质性肾上腺增生症(lipoid congenital adrenal hyperplasia,LCAH)[7]　是先天性肾上腺皮质增生症中罕见和最严重的类型,韩国和日本人相对常见。由于类固醇生成急性调节蛋白(steroidogenic acute regulatory protein,StAR)缺陷或 *CYP11A1* 基因突变,导致胆固醇不能转变为孕烯醇酮,所有肾上腺及性腺类固醇的生物合成均受阻,出现肾上腺皮质功能减退及性激素合成障碍。*StAR* 基因位于染色体 8p11.23,长约 20kb,含有 7 个外显子和 6 个内含子,编码 285 个氨基酸。类固醇激素合成中有 2 个重要的限速步骤:一为类固醇激素前体胆固醇经 StAR 传递至类固醇激素细胞线粒体内膜,二为线粒体中的胆固醇侧链裂解酶(P450scc)将胆固醇转化为孕烯醇酮。*StAR* 基因突变及编码 P450scc 的基因 *CYP11A1* 突变均可使胆固醇向孕烯醇酮转变受阻,导致其下游产物皮质醇、醛固酮及睾酮、雌二醇生成均减少,引起 LCAH。

【临床表现】　各种酶缺陷导致的先天性肾上腺皮质增生症的临床表现各有不同,差异性较大,临床表现的严重程度取决于酶基因缺陷导致酶活性降低的程度。各种酶缺陷的临床和实验室表现见表 31-3。

1. 21-羟化酶缺乏症[8,9]　依据 21-羟化酶残留活性不同,21-OHD 临床分为两种类型:经典型(即失盐型、单纯男性化型)及非经典型。

(1) 经典失盐型:是最严重的 21-OHD 表型,无残留酶活性,醛固酮、皮质醇完全缺乏,肾上腺来源的雄激素生成增多。女性外阴可表现为不同程度的两性畸形甚至完全男性化,阴唇融合类似阴囊,阴蒂肥大似阴茎,而内生殖器子宫和卵巢不受影响。男孩出生时内外生殖器的形成不受高水平雄激素血症的影响,外生殖器可

表 31-3 不同类型先天性肾上腺皮质增生症临床特点及实验室检查

项目	21-羟化酶缺乏症	11β-羟化酶缺乏症	17α/17，20碳链裂解酶缺乏症	3β-羟类固醇脱氢酶缺乏症	P450氧化还原酶缺乏症	类脂性肾上腺皮质增生症	胆固醇侧链裂解酶缺乏症
编码基因	*CYP21A2*	*CYP11B1*	*CYP17A1*	*HSD3B2*	*POR*	*StAR*	*CYP11A1*
受累组织	肾上腺	肾上腺	肾上腺及性腺	肾上腺及性腺	肾上腺、性腺、肝脏、骨骼	肾上腺及性腺	肾上腺及性腺
失盐	经典型:有 非经典型:无	无	无	有	无	经典型:有 非经典型:轻度或无	经典型:有 非经典型:轻度或无
高血压	无	有 非经典型可以有或无	有	无	有	无	无
外生殖器模糊	经典型:有 非经典型:无	经典型:有 非经典型:无	无	经典型:46,XX 非经典型:46,XX	无	无	无
激素检测	17-羟孕酮、21-脱氧皮质醇、雄烯二酮、脱氢表雄酮、肾素均升高↑ 皮质醇及醛固酮均降低↓	DOC、11-脱氧皮质醇、雄烯二酮、17-羟孕酮（轻度）升高↑ 皮质醇、皮质酮、醛固酮、肾素减低↓	DOC、皮质酮、孕酮升高↑ 皮质醇、醛固酮、17-羟孕烯醇酮、17-羟孕酮、肾素、脱氢表雄酮、雄烯二酮均降低↓	17-羟孕烯醇酮、肾素、脱氢表雄酮均升高↑ 皮质醇、醛固酮、孕酮、17-羟孕酮、雄烯二酮、DOC、11-脱氧皮质醇均降低↓	孕烯醇酮、孕酮、17-羟孕酮、DOC及皮质酮均升高↑ 雄烯二酮、脱氢表雄酮均降低↓	肾素↑ 所有肾上腺类固醇激素均降低↓ 非经典型:不典型	肾素↑ 所有肾上腺类固醇激素均降低↓ 非经典型:不典型

能无异常或稍大，但阴囊色素沉着明显。大约3/4的经典型患儿有失盐表现，由于血中皮质醇不足，醛固酮减低，血浆肾素活性增高，肾远曲小管，集合管对水和钠的重吸收障碍和排钾障碍，导致低钠血症和高钾血症。临床出现呕吐、腹泻、喂养困难，体重不增、脱水、酸中毒及难以纠正的低血钠、高血钾等表现，多在生后1~2周发病，新生儿出生后即可表现为肾上腺危象，如不及时治疗，可出现血容量降低、血压下降和休克。另外，由于皮质醇生成减少，下丘脑-垂体-肾上腺轴负反馈减弱，ACTH分泌增多，伴随促黑素分泌增多，患儿出现全身皮肤黏膜色素沉着，以皱褶处、乳晕和外生殖器最明显。由于新生儿筛查技术成熟、诊断技术的进步和及时的治疗，使失盐型患者的存活率大大增高。此外，醛固酮（ALD）缺乏症状可随年龄增长而减轻，故对男性新生儿和小婴儿的诊断应提高警惕，需细心观察及早做出诊断。

（2）经典单纯男性化型：残留酶活性约1%~2%，临床无失盐型表现，由于高雄激素血症，女性患儿外生殖器男性化，可从单纯阴蒂增大常被误认为男性化不全的男性，到完全性阴囊性尿道下裂伴隐睾的男性。若不及时治疗，阴蒂可继续增大，体毛增多，痤疮出现，女性第二性征发育不良，甚至无乳房发育和原发闭经。男性患儿出生时外生殖器可无明显异常，易误诊。随生长过程因高雄激素作用，在婴幼儿期阴茎进一步增大，睾丸不大，伴有或不伴有阴毛早现的外周性性早熟。由于性激素过早和长时期的作用，使儿童期生长过速伴骨龄快速增长，骨骺过早闭合致成人矮身材。

（3）非经典型：也称迟发型，21-羟化酶残留酶活性约20%~50%。临床表现不特异，可在儿童期或青春期甚至成人期发病，大多出生时无临床症状，外生殖器正常，随年龄增长女性患者可有多毛、面部痤疮、阴毛早现，月经初潮延迟，月经量过少、月经稀发或闭经。部分患者可发生严重痤疮，不明原因的骨骺成熟增速，生长增快的表现，终身高矮于靶身高。

2. 11β-羟化酶缺乏症 也可分为经典型和非经典型，2/3的经典型CYP11B1缺乏的患儿，可出现高血钠、低血钾、碱中毒和高血容量，低肾素性高血压。又可因皮质醇减少出现皮质功能减低及雄激素过高的症状，但雄性化程度比 CYP21 轻，女性患儿仅有阴蒂增大，男性外生殖器出生时可正常，到儿童时期性发育提前。非经典型者临床差异较大，血压一般正常或仅有轻度升高，女性患者出生时外生殖器正常，青春期前后可出现阴蒂肥大等雄激素过多症状，成年妇女可有多毛、面部痤疮，月经稀发等表现。

3. 17α-羟化酶缺乏症　较少见，中国人和巴西人相对常见。可发生在不同年龄，临床大部分患儿出现高血压、高血钠、低血钾和代谢性碱中毒，有轻度皮质醇不足的症状，男性假两性畸形，男性女性化。女性因雌激素缺乏表现性幼稚至青春发育期无第二性征发育，原发闭经等。

4. 3β-羟类固醇脱氢酶缺乏症　出生时即可出现失盐和肾上腺皮质功能不全症状，严重者因循环衰竭而死亡。男性为不同程度的外生殖器发育不全，如小阴茎。女性不同程度男性化，多毛，月经不调。非经典型者与非经典型的 CYP21 缺乏症相似。

【实验室检查与诊断】

1. 血皮质醇和 ACTH 水平　皮质醇降低程度因不同型别而异，经典型皮质醇明显降低，ACTH 明显升高，非经典型者 ACTH 轻度升高或正常，皮质醇大致正常。

2. 血 17-羟孕酮（17-OHP）　21-羟化酶缺乏症、11β 羟化酶缺乏症及 CYP17 缺乏症（主要 17,20 裂解酶缺乏）时 17-OHP 均可有不同程度升高。但 17-OHP 升高对诊断 CYP21 的缺乏有特殊意义，明显增高，可高于正常几十倍，甚至几百倍，是可靠的诊断依据。但因受年龄、性别及 21-羟化酶缺乏症分型的影响，注意对结果的分析。17-OHP 有昼夜的变化，应在清晨未服药时早上 8：00 前取血为宜。

3. DHEA、AD 及睾酮（T）　21-羟化酶缺乏症时血清 AD、DHEA 和 T 增高，AD 比 T 更敏感，且比 17-OHP 稳定，它们是诊断、治疗和监测的重要指标。

4. 快速 $ACTH_{1\text{-}24}$ 激发试验　对非经典型 21-OHD 患者，当 17-OHP 正常或轻度异常时，需做该实验协助诊断有重要意义，激发后 60 分钟大部分患儿 17-OHP 值比正常增高，超过 30nmol/L（>1 000ng/dl），杂合子患者激发后 17-OHP 常在 10～30nmol/L（330～1 000ng/dl）。

5. 血浆肾素、血管紧张素（PRA）及醛固酮（Aldo）　可有不同程度的增高，但诊断特异性不高。小婴儿有生理性醛固酮抵抗，使婴儿早期有肾素和醛固酮升高，此时按之诊断失盐型 21-OHD 需慎重。在单纯男性化者 Aldo 可正常或偏低。经典型 11β-OHD 血浆肾素低。

6. 血电解质　典型 21-OHP 患儿可有低钠血症、高钾血症及代谢性酸中毒。

7. 皮质醇代谢产物测定在诊断和筛查中应用　近年来应用液相色谱质谱联用（LC-MS/MS）方法，能同时测定 30 种以上血和尿中类固醇代谢产物，用于诊断各类肾上腺疾病（如 CAH 和肾上腺肿瘤），但目前尚未在临床作为常规检测。21-羟化酶缺乏时尿 17-酮（17-KS）和孕三醇水平排量比正常同龄儿增多。由于正常新生儿尿中 17-酮排量亦高诊断时应注意鉴别，需要反复测定核实。尿 11-脱氧皮质醇及 11-脱氧皮质酮（DOC）排量增多对 CYP11B 缺乏的诊断有特异性。尿 Δ5 类固醇增多时，说明 3β-羟类固醇脱氢酶的缺乏。测定尿或血中增多的类固醇产物可以证明酶缺陷的类型[8-10]。

8. 染色体核型及基因　染色体核型分析可鉴别真正遗传性别，婴儿期发现有皮质醇低下者，无论有无性别模糊都必须做染色体核型检查。必要时做 CAH 相关基因诊断确诊。

2018[11]年共识中指出 17-OHP 是 21-OHD 诊断的重要指标，按基础 17-OHP 值来指导诊断和分型。①经典型 21-OHD，空腹 17-OHP>300nmol/L（10 000ng/dl）。②非经典型为空腹 17-OHP 在 6～300nmol/L（200～10 000ng/dl）。③不支持 CAH 的诊断为空腹 17-OHP<6nmol/L（<200ng/dl）。当临床疑似诊断时或考虑非经典型 21-OHD 时，均应进一步做 $ACTH_{1\text{-}24}$ 激发试验，$ACTH_{1\text{-}24}$ 激发后 60 分钟的判断界值为 17-OHP>300nmol/L（10 000ng/dl）时，为经典型 21-羟化酶缺乏症；激发后 17-OHP 在 31～300nmol/L（1 000～10 000ng/dl）时为非经典型；当激发后 17-OHP<50nmol/L（<1 666ng/dl）时可排除对 21-OH 的诊断，激发后 17-OHP 在 31～50nmol/L 之间的患者建议进行基因检测明确诊断。

【鉴别诊断】　对于女孩具有外阴呈两性畸形者，首先应考虑先天性肾上腺皮质增生症。男婴在早期出现呕吐、腹泻、脱水、体重不增者，亦应怀疑有可能为先天性肾上腺皮质增生症。家族兄弟中有一人患病，提示其以后的弟妹亦可能患同样疾病。

1. 先天性肥厚性幽门狭窄　新生儿期失盐型表现呕吐引起的脱水应与幽门狭窄相鉴别。先天性肾上腺皮质增生症失盐时有低钠、高钾性酸中毒；幽门狭窄为低钠、低钾、低氯性碱中毒；消化道钡餐两者可鉴别。

2. 肾上腺皮质分泌雄酮的肿瘤　两者皆有男性化表现和尿 17-酮排量升高，但肾上腺皮质肿瘤 17-酮，脱氢表雄酮的增多更为明显，后两者为肾上腺肿瘤的标志物。血清 17-羟孕酮升高和尿孕三醇排量增多则支持先天性肾上腺皮质增生症。腹部 CT 对定位诊断有帮助。

3. 中枢性性早熟 睾丸间质细胞瘤或垂体，脑内病变引起中枢性性早熟时，睾酮增高，最高亦不超过正常成人男性。血 LH 和 FSH 升高，17-OHP 不高。垂体病变引起性早熟者，还有促性腺激素的分泌增多，睾丸亦发育增大。睾丸间质细胞瘤时做病理活检可以证明。影像学和 B 超可协助诊断。

4. Addison 病 有肾上腺皮质功能不全的表现和皮肤色素沉着，但无男性假两性畸形或女性男性化，17-OHP 正常。Addison 患儿肾上腺缩小，而 21-OHD 患儿肾上腺明显增生。必要时可以做相关疾病的基因检测进行鉴别诊断和查找病因。

【治疗】 治疗的目的[8-11]：用糖和盐皮质激素替代治疗，预防肾上腺危象发生，同时合理抑制高雄激素血症；目标是保证患者正常的线性生长和青春发育，减少成年终身高受损；在停止生长和青春发育完成后保护生育能力，预防骨质疏松和减少心血管的风险。治疗原则：各种类型的 CAH 女性和失盐型患者，应终身治疗；单纯男性化型的男性患者进入青春期或成人，可适当停药动态观察；当应激情况下需补充糖皮质激素；皮质醇剂量由大开始，逐渐减量到维持量，以防药物副作用；定期随诊，调整剂量，评估疗效；注意治疗的个体化。

1. 皮质醇替代治疗 皮质醇是治疗各种类型 CAH 的重要手段，不仅可补充肾上腺皮质醇分泌不足，同时抑制垂体 ACTH 的分泌，从而使雄激素的产生减少，并阻止男性化的继续发展，发挥正常生长潜能。临床选择药物以氢化可的松为最佳，因为此药是生理性的糖皮质激素，同时具有一定的潴钠作用，半衰期短。由于 1 岁内对糖皮质激素（glucocorticoid，GC）抑制生长效应具高敏感性和婴儿期对雄激素的低敏感性，婴儿期应用只需覆盖皮质醇生理分泌量的低剂量 8~12mg/(m^2·d)，大于 1 岁至青春期前 10~15mg/(m^2·d)，控制雄激素在青春前期正常范围内。青春期氢化可的松清除率增高，尤其是女孩，剂量需求量相对大，但为避免对生长的负面影响，建议不超过 17~20mg/(m^2·d)，分 3 次口服，最好每 8 小时 1 次，按照生理节律服药或将全日的 2/3 量或半量在睡前服下，以期能在清晨抑制 ACTH 的释放高峰。醋酸氢化可的松与氢化可的松类似，为氢化可的松的 0.8 倍。希望能以最小有效量维持达到最好的抑制作用。青春期生长停滞阶段，氢化可的松 15~25mg/d，此时可选用半衰期较长的其他类固醇制剂替代治疗，如强的松 5~7.5mg/d，分 2 次口服；或泼尼松龙 4~6mg/d，分 2 次口服；或地塞米松，0.25~0.5mg/d，每日 1 次口服。任何年龄均需个体化用尽可能低的剂量。常用类固醇激素的特性见表 31-4。

表 31-4 常用类固醇制剂的特点

名称	血浆半衰期/min	等效量/mg	理糖作用	潴钠作用	抑制生长
氢化可的松	80~120	20	1.0	1.0	1.0
醋酸可的松	80~120	25	0.8	0.8	0.8
醋酸泼尼松	200	5.0	3.5	0.8	0.8
甲泼尼龙	180	4.0	5.0	0	
地塞米松	150~300	0.75	30	0	80

2. 盐皮质激素 对经典失盐型的 CAH，婴儿期应给高盐饮食，1~2g/d 氯化钠分次加入奶中服用。目前仅有一种盐皮质激素即 9α-氟氢化可的松（9α-Fluorohydrocortisone），0.05~0.2mg/d，分 1~2 次口服。新生儿和小婴儿对盐皮质激素不敏感，相比大年龄儿童需要更大剂量。对婴幼儿单纯男性化型的 CAH，虽然无失盐症状，原则上除糖皮质激素每日 10~15mg/m^2，分 3 次口服外，也应给予盐皮质激素治疗。有些患者青春期后可能由于食盐增多，而不需要盐皮质激素，一旦停药，还可出现失盐症状，应加注意。高血钾在应用盐皮质激素或补充食盐后可以得到纠正，不需要用降血钾的特殊处理。氢化可的松有明显的类盐皮质激素作用，20mg 氢化可的松类盐作用相当于 0.1mg 9α-氟氢化可的松，因此，应激剂量的氢化可的松可提供足够的类盐皮质激素作用，可以暂停盐皮质激素替代。

3. 抗雄激素治疗 近来有报道联合抗雄激素药物治疗可减少皮质激素的用量，降低女性多囊卵巢综合征（PCOS）的发生率。如：①睾内酯（testolactone），为芳香化酶抑制剂，阻止雄激素转化为雌激素，可延缓骨骺闭合，用量 20~30mg/(kg·d)，分 3 次口服。②氟他胺

(flutamide)为雄激素拮抗剂,结构与睾酮相似,可与性激素结合蛋白竞争性结合,起到抑制睾酮、同时阻断 17α-OHP 转化为雄烯二酮的作用。剂量 5~10mg/(kg·d),分 2 次口服。

4. 肾上腺危象的治疗　失盐型伴有电解质紊乱、低血糖、脱水或临床发生休克时,需及时静脉输液,补充糖皮质激素,扩充血容量和升高血压。详见本章第七节。

5. 应激状态的治疗　CAH 在应激情况下需增加氢化可的松的剂量,主要常见的应激原因是发热或感染性疾病、手术、创伤等,对于心理情绪应激和运动(剧烈运动或较长时间的中等量运动)不强调增加氢化可的松剂量,但需监控血糖。感染性疾病时的应激氢化可的松剂量建议:轻中度感染(发热体温高于 38℃、中等程度腹泻)增加至原剂量 2~3 倍,分 4 次服用至病愈。重度应激(体温高于 39℃、腹泻呕吐伴脱水)增加至原剂量 4~5 倍,分 4 次服用至病愈。也可以按年龄调整每日剂量:0~3 岁以下 25mg,3~12 岁 50mg,≥12 岁 100mg。已达到成年状态者氢化可的松剂量上午 60mg,下午 30mg(或等效剂量的长效制剂)。不能口服时用胃肠外给药(肌注或静脉)。病愈后在 1 周内逐步减量至原替代量。氢化可的松有类盐作用,应激时不增加盐皮质激素剂量。需注意部分患儿的肾上腺髓质也有发育不良,血儿茶酚胺低下;应激时(包括剧烈运动)与皮质醇的不足叠加可致低血糖。

6. 外科手术治疗　女孩阴蒂增大,需手术治疗,最适宜手术年龄为 2 岁前。早期手术有助于恢复正常解剖结构、减少尿路感染发生、降低患者及其父母的心理压力及缓解焦虑情绪,减少心理损伤。手术目的是去除多余的勃起组织,保存性敏感的阴蒂腺体,提供正常的尿道阴道开口,减少由于尿液在阴道或泌尿生殖道内聚集而引起的感染。术前需进行染色体核型的检查,以确定遗传性别。女性假两性畸形中外生殖器表现为不同程度的男性化,染色体核型为 46,XX,社会性别可为女性。阴蒂轻型增大经过早期适当药物合理治疗,可免除手术。但严重者需早期进行外生殖器矫形手术,应向家长说明在月经来潮之前还应确定阴道是否有先天畸形,若能及时手术矫形对患者的性心理和性行为有好处。对需要手术患者,可根据手术的大小调整静脉用药的时间和剂量。通常在术前 1~3 天静脉滴注氢化可的松 50mg/(m^2·d),分 2 次,手术日可增加至 100mg/(m^2·d),术后 1~2 天可减至 50mg/(m^2·d),之后根据患儿情况快速减少剂量,并改为口服,术后数日至 1 周内减量至原维持剂量。

7. CAH 继发中枢性性早熟　当治疗过程中出现中枢性性早熟,骨龄明显超速时,可联合应用促性腺激素释放激素类似物(GnRHa)治疗,抑制中枢性性早熟,延缓骨骺闭合,尽量达到理想的终身高。

8. 定期随访与监测　经过治疗的患儿应根据年龄和开始治疗后的反应,开始需要每 1~3 个月复查 1 次,剂量调整好后可 3~6 个月复查 1 次。在出生后前 3 个月,每月评估 1 次治疗反应,在婴儿期每 3 个月评估 1 次,以后每 3~6 个月评估 1 次。为了观察用药的效果,需观察以下指标:①身高和发育:生长速度和性成熟情况可说明激素治疗是否恰当。生长速度减慢及骨骺早闭,说明过量。②骨龄:每隔 1~2 年行 X 线检查(腕骨或其他骨骼),观察骨骼的成熟速度,当药量合适时,骨骺成熟速度可以减慢,理想的剂量可使骨龄的增长与年龄的增长逐渐达到一致。如果骨骺成熟进展快,说明激素剂量不足。③雄激素水平:最好早上空腹未服药之前采血,每隔 3~6 个月监测血中 17-羟孕酮、睾酮、孕酮、ACTH、雄烯二酮、11-脱氧皮质酮等监测治疗反应。一般小婴儿和青春期男孩不能用睾酮作为判断治疗的效果。④血压、血肾素活性(PRA)和电解质水平:用来监测盐皮质激素剂量,维持血压、电解质和肾素活性在正常范围。婴儿期对盐皮质激素不敏感,1 岁后需要重新评估盐皮质激素状态,并根据需要调整剂量。

一般在青春期前,空腹未服药物时血清 17-OHP 控制目标范围在 400~1 200ng/dl(12~36nmol/L),雄烯二酮控制在正常范围。肾上腺雄激素的分泌不应被完全控制,17-OHP 水平正常通常提示治疗过度。这些血清检测值可以作为治疗有效性和依从性的指标。血浆肾素水平应保持在相应年龄的正常范围,肾素活性抑制表明治疗过度,患儿有发生高血压的风险。目前不同国家 17-OHP 控制范围没有固定标准,需要综合生长发育情况、临床特征、激素水平、电解质水平综合判断,来调整激素替代剂量。强调激素替代剂量个体化。

较大儿童能自觉地增加食盐量,一般不发生危象。用药适量时,雄激素的分泌得到适当抑制后,女孩可在适当年龄月经初潮,如 16 岁还无月经初潮,可能是药量不合适。男性可发生睾丸内肾上腺剩余瘤(testieular adrenal rest tumor,TART),是睾丸内残留的肾上腺原基细胞过度增殖性良性病变,多见于控制不良患者,是 CAH 不少见的并发症。故 3 岁后每年行睾丸 B 超检查,围青春期更要密切监测。出现 TART 时首先应用较大剂量皮质醇等药物治疗,部分剩余瘤可能缩小或消失,对瘤体较大的儿童和青春期患者,药物治疗控制不佳者,可以考虑外科行 TART 剔除术,保护瘤外正常睾丸组织功能。但是对于病程长和瘤体巨大者，即使剔除，剩余的睾丸功能也会有不同程度的损害。部分患者可发生治疗后卵泡刺激素（FSH）显著升高，提示 Leydig 细胞功能治疗前已受损。

【预后】 疗效和预后取决于酶缺陷的程度，就诊的早晚及开始治疗的早晚，患者的依从性，能否坚持服药和定期随诊。肾上腺危象可严重危及生命，发生于未经治疗的失盐型婴儿或出现应激状态，一旦早期确诊并开始及时治疗，或在应激时得到医生的正确处理，则不会影响生命。如不能早期开始治疗，或使用皮质激素过量均可影响最后的身高。特别是单纯男性化型患儿，最易误诊和延迟诊断而致身矮。若治疗得当，多数患者的最后身高可以达到正常的低限或正常范围。

先天性肾上腺皮质增生的患儿治疗得当，两性均可有正常的青春发育和生育功能。单纯男性化患者比失盐型者生育功能好，非经典型较经典型患者性功能正常者多。女性患儿经适当治疗可见月经初潮，可以有正常的妊娠。

【新生儿筛查】 失盐型 21-OHD 患者早期可出现肾上腺危象，新生儿筛查能够降低疾病死亡率，目前已被逐渐推广。应用荧光免疫法检测血清 17-OHP 浓度是 21-OHD 的一级筛查方法。正常儿童出生后 17-OHP 可轻度升高，生后 1~2 天迅速下降，因此建议在 48~72 小时后采足跟血滤纸片血样。早产儿 17-OHP 较足月儿童升高，因此需要建立不同胎龄 17-OHP 筛查切值。除此之外，疾病状态、应激等也会导致 17-OHP 升高。限于检测方法，其他肾上腺类固醇激素交叉免疫反应也可以导致筛查结果呈现假阳性，因此对于上述儿童需要进行二级筛查。目前推荐的二级筛查指标是采用液相色谱-串联质谱法（LC-MS/MS）检测 17-OHP 浓度，早产儿建议在生后 2 周及 4 周进行 17-OHP 复测。近期有研究显示其他生物标记物如 21-脱氧皮质醇、尿孕三酮、尿 6α-羟基四氢可的松等也可以用作筛查指标，其中 21-脱氧皮质醇在不同胎龄新生儿中浓度无明显差异，避免了胎龄对筛查造成的影响。但是 21-脱氧皮质醇应用化学发光免疫法检测受交叉反应影响较大，建议采用液相色谱-串联质谱法进行检测，但该技术由于难度较高，目前尚未在临床广泛推广。新生儿筛查主要筛查 21-OHD 经典型患儿，正常足月新生儿阳性切值为 30nmol/L，大于 30nmol/L 召回，进一步确定诊断；早产儿阳性切值为 50nmol/L。失盐型患儿的随机 17-OHP 浓度>105nmol/L。基础值 17-OHP<6nmol/L，排除 21-OHD。如果筛查发现 17-OHP 升高在 6~30nmol/L，需要进行促肾上腺皮质激素（$ACTH_{1-24}$）激发试验或进行相关基因检测明确诊断。激发试验结果判定见图 31-4。但由于 17-羟孕酮易受多种因素（如体质、胎龄、应激、感染、情绪、疾病、服药时间、检测方法等）影响而波动，研究发现即使基因型相同，17-羟孕酮浓度差异也很大，故不能单纯用 17-羟孕酮浓度进行分型[12]。

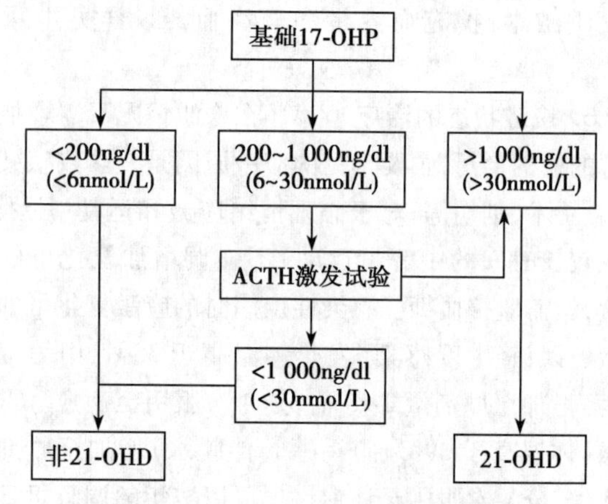

图 31-4 CAH 新生儿筛查流程

五、皮质醇增多症

皮质醇增多症（hypercortisolism）也称为库欣综合征（cushing syndrome，CS），主要因肾上腺糖皮质激素分泌过多引起一系列临床征群，临床表现为满月脸、多血貌、向心性肥胖、高血压等。根据病因分为外源性和内源性 CS。外源性又称药源性皮质醇增多症，是由于长期应用外源性肾上腺糖皮质激素引起的类似库欣综合征的临床表现，儿童 CS 以外源性多见。

【病因与分类】 内源性 CS 分为 ACTH 依赖性和非 ACTH 依赖性两大类。

1. **ACTH 依赖性 CS** 是指垂体或垂体以外的某些肿瘤组织分泌过多的 ACTH，使肾上腺皮质增生，并继发分泌过多的皮质醇。大约 75%~90% 的儿童 CS 是由于下丘脑垂体分泌 CRH、ACTH 过多（又称库欣病）所致[12]。6 岁以上儿童 CS 的病因主要是库欣病。与之有关的遗传因素有多发内分泌腺瘤病Ⅰ型（*MEN-1*）基因、*AIP* 基因（aryl hydrocarbon receptor interaction protein gene）等。垂体、肾上腺以外的肿瘤分泌过量的 ACTH，称为异位 ACTH 综合征。最常见的是肺燕麦细胞癌，其次是胸腺瘤、胰岛细胞瘤，类癌（肺、肠、卵巢等），甲状腺髓样癌等。异位 ACTH 综合征小儿少见，青少年皮质醇增多症病例不到 1%[12]。

2. **非 ACTH 依赖性 CS** 是指肾上腺皮质自主分泌过多的皮质醇，可以是肾上腺皮质腺瘤、腺癌、肾上腺皮质结节样增生。约占青春期前发病的儿童 CS 患者的 15%~20%[12]。6 岁以下儿童 CS 的主要病因为肾上腺来源。

小儿的肾上腺皮质肿瘤 50%以上发生于 3 岁以前，85%见于 7 岁以前，其中大部分是恶性肾上腺皮质癌，仅少数为良性腺瘤，多为单侧。国外 SEER 数据库从 1973—2008 年统计儿童肾上腺皮质癌的年发病率为 0.21/1 000 000。肾上腺皮质癌具有双峰年龄分布，幼儿发病的高峰期为 3 岁，成人为 40~50 岁。肾上腺皮质肿瘤常是混合性的，不仅皮质醇分泌增多，同时醛固酮、肾上腺雄酮和雌醇亦增多。已证实与肾上腺皮质癌相关的基因有 *P53*（Li-Fraumenisyndrome）、*GNAS*（MAS）、*Menin*（MEN-1）、*IGF-Ⅱ*，*H-19* 和 *CDKI*（Beckwith-Wiedemann syndrome）、*APC*（家族性腺瘤息肉病）[13]。

根据肾上腺结节的大小，肾上腺增生分为两类：一类是结节直径小于 10mm 的原发性色素结节性肾上腺皮质病（primary pigmentated nodular adrenacortical disease，PPNAD）及孤立性小结节性肾上腺增生症（isolated micronodular adrenal disease，iMAD）；另一类是结节直径大于 10mm 的原发性双侧大结节性肾上腺增生症（primary bilateral macronodular adrenal hyperplasia，PBMAH）。这两类疾病均与 cAMP/蛋白激酶 A（protein kinase A），即 PKA 信号通路的调节异常有关。ACTH 在肾上腺皮质细胞中通过刺激 PKA 通路，诱导皮质醇和雄激素的合成和分泌。

原发性色素结节性肾上腺皮质病是一种罕见的皮质醇增多症。多发生在青少年。目前证实多数是由编码 PKA 调节亚基之一，*PRKAR1A* 基因失活变异所致的一种常染色体显性遗传病，多合并有 Carney 综合征。Carney 综合征临床有黏液瘤、点状色素痣、内分泌肿瘤等。双侧肾上腺外观正常或增大，肾上腺皮质多发色素性小结节，其间可见萎缩的肾上腺皮质组织[14]。

孤立性小结节性肾上腺增生症是一种无色素或有限色素的小结节性肾上腺疾病，伴有结节间组织增生。目前发现磷酸二酯酶 11A（*PDE11A*）基因和磷酸二酯酶 8B（*PDE8B*）基因失活变异与本病相关。

原发性双侧大结节性肾上腺增生症临床罕见，可以散发或家族性，患者多为 50~60 岁女性。近来发现 *ARMC5* 基因与本病有关。

McCune-Albright 综合征（MAS）是以内分泌功能亢进（如非促性腺激素释放激素依赖性性早熟、生长激素分泌过多、甲状腺功能亢进、库欣综合征等）、骨纤维异样增殖症以及皮肤咖啡［牛奶］斑为典型表现的临床综合征。由体细胞中 G 蛋白偶联受体 α 亚单位的编码基因（*GNAS*）发生激活突变所致。*GNAS* 基因位于 20q13.3。该基因突变使腺苷酸环化酶活性增强，致使体内多种 cAMP 依赖性受体激活，导致相应的病理学改变。当突变发生在肾上腺组织，刺激皮质醇分泌，发生 ACTH 非依赖性 CS。

多发性内分泌腺瘤病 1 型（MEN-1），是常染色体显性遗传病，致病基因为 *MEN-1*，位于染色体 11q13。临床表现有肾上腺皮质肿瘤或增生、胰腺肿瘤、甲状旁腺腺瘤、垂体瘤等。

【临床表现】 小儿皮质醇增多症状可自新生儿期或婴幼儿开始，起病隐匿，女孩多于男孩，在儿童时期，身高增长不足和体重增加是 CS 最常见的表现。肾上腺皮质癌病情进展迅速，比较严重，其临床表现比年长儿更显著。

1. 进行性肥胖 由于皮质醇分泌过多引起代谢的改变，糖异生增加，蛋白质分解和脂肪堆积，在短时间发生肥胖。满月脸，两颊红润，下颌、颈、背部及腹部脂肪堆积而隆起，四肢相对较细小，表现为水牛背及向心性肥胖。

2. 生长缓慢或停滞 身高多数在第三百分位数以下。

3. 高血压 由于某种程度的钠潴留、血容量增多而引起高血压，小儿低血钾和血钠增高却很少见。高血压可引起心脏扩大、心力衰竭及肾脏和眼底的改变。

4. 骨质疏松 由于蛋白质分解增加而呈负氮平衡，肌肉减少，肌力较弱，骨生长受到影响，出现骨质疏松，但血钙正常。

5. 皮肤改变 患儿常有多毛，毛发密厚，面部痤疮，毛细血管变脆，皮肤变薄，大腿、臀部出现紫纹或出血点。ACTH 依赖性 CS 患者颈部、腋下、腹股沟等受压处皮肤有明显的色素沉着。

6. 抵抗力下降 患儿易感染，甚至发生败血症，其淋巴组织萎缩，婴儿时期还可见胸腺组织萎缩。

7. 嗜酸性粒细胞减少 周围血中常出现淋巴细胞和嗜酸性粒细胞减少，中性粒细胞以及红细胞增多等改变，这种血象变化亦是皮质醇增多症的特点之一。

8. 性发育异常 多数青春期发育延迟，女孩可见继发闭经。肿瘤常同时分泌皮质醇、盐皮质激素和雄酮，三者均增多，出现高血压、库欣征伴有男性化。女性患肾上腺男性化肿瘤后，可发生阴蒂肥大、阴毛增多等改变，应警惕肾上腺皮质腺癌。

9. 其他表现 由于皮质醇对脑代谢也有重要作用，库欣综合征患者可有智力障碍。大多数有学习退步、记忆力减退、情绪不稳定等现象，还可出现视力障碍、头痛等症状。

【实验室检查】

1. 电解质和糖耐量试验 常表现为葡萄糖耐量减低甚至类固醇糖尿病。血电解质多正常。肾上腺皮质癌、异位ACTH综合征可有低钾碱中毒。

2. 血浆ACTH、皮质醇浓度 ACTH依赖性CS患者血浆ACTH轻度升高或在正常高限。血浆ACTH、皮质醇浓度失去昼夜节律。皮质醇水平波动较大。2岁以上儿童可测上午8时、下午4时、0时血浆ACTH和皮质醇节律,2岁以下小儿尚未建立昼夜变化规律。午夜皮质醇值大于7.5μg/dl可作为诊断CS初筛。

3. 测定24小时尿皮质醇(UFC)或17-羟类固醇 儿童24小时尿游离皮质醇矫正范围是25~65μg/(m^2·d)。应当留2~3天24小时尿检测尿游离皮质醇,CS患者常超过90μg/d。尿17-羟类固醇常低于16~56μmol/24h(6mg/24h),超过此水平者为排量增多。

4. 唾液皮质醇 留取午夜0点的唾液,测定唾液皮质醇>0.13μg/dl可作为CS诊断初筛,其优点方便,无损伤,灵敏度和特异性均较好。对儿童值得推广采用。

5. 过夜地塞米松试验 为筛查试验,可与皮质醇节律同时进行,0点口服地塞米松1mg,次晨8点测血皮质醇浓度,如血皮质醇水平能被抑制到基础值的50%,或<50nmol/L(1.8μg/dl)时可排除皮质醇增多症。

6. 小剂量地塞米松抑制试验 用于定性诊断,确定为皮质醇增多症。每次30μg/kg,最大量0.5mg/次,每6小时一次,连服8次。单纯性肥胖者可见尿游离皮质醇被抑制;皮质醇增多症患者则不能被抑制。

7. 大剂量地塞米松试验 用于皮质醇增多症的病因诊断。每次120μg/kg,最大量2mg/次,每6小时1次,连服8次。如用药后24小时UFC、24小时尿17-OHCS或血皮质醇水平被抑制超过对照值的50%则提示为库欣病,反之应考虑为肾上腺自主功能性肿瘤或异位ACTH分泌。

8. 岩下静脉窦采血 如果怀疑库欣病,垂体MRI没有发现病变,则使用双侧岩下窦取样(IPSS)来定位垂体微腺瘤。

【影像学检查】

1. 鞍区磁共振成像(MRI) 推荐对所有ACTH依赖性库欣综合征患者进行垂体增强MRI或垂体动态增强MRI。该检查可显示60%库欣病患者的垂体腺瘤。

2. 肾上腺影像学检查 包括B超、CT、MRI检查,推荐首选双侧肾上腺CT薄层增强扫描,有条件的医院可行三维重建以更清晰地显示肾上腺病变的立体形态。

3. 颈部、胸部、腹部和骨盆的CT或MRI扫描 可用于检测异位ACTH来源。

4. 核素扫描 标记奥曲肽扫描,正电子发射体层成像(PET)和/或68Ga-DOTATATE PET/CT有助于异位ACTH分泌来源的定位。

【诊断与鉴别诊断】 根据病史,在短期内以向心性肥胖为主,生长速率减慢,查体发现高血压、多毛、水牛背、紫纹、颈部及身体受压部位有黑棘皮样改变者,诊断库欣综合征,第一步是测量24小时尿游离皮质醇、夜间唾液皮质醇或小剂量地塞米松抑制试验明确是否存在皮质醇增多,再进一步做相应的检查明确病因。应与以下疾病相鉴别。

1. 营养性肥胖症 患儿生长发育多数比同龄正常儿高大,身体比较匀称,而皮质醇增多症患儿多数为向心型肥胖,有生长障碍,身材较矮。ACTH和皮质醇节律正常,严重单纯型肥胖亦可出现尿皮质醇或17-羟类固醇排量增多现象,小剂量地塞米松抑制试验可使单纯性肥胖儿童的尿17-羟类固醇或皮质醇排量降至正常水平。

2. 多囊卵巢综合征 可有肥胖,面部痤疮,多毛,青春期月经量减少或闭经,血睾酮升高,尿17-KS,17-OHCS增高,但可被地塞米松试验抑制。盆腔B超可见多囊卵巢。

【治疗】 库欣综合征的治疗策略取决于其病因,库欣病首选经蝶垂体腺瘤切除术,不能手术或手术失败者行垂体放疗、双侧肾上腺切除术或药物治疗。原发性肾上腺增生、腺瘤或癌肿则首选肾上腺病变切除,无法切除者予以药物治疗。

1. 库欣病

(1)经蝶或经颅垂体腺瘤摘除术:为首选治疗方式,儿童因鼻腔狭小多行经颅垂体腺瘤全切或部分切除术,术后并发症包括短暂的尿崩症、抗利尿激素不适当分泌、多发垂体功能减退症、出血、感染和垂体卒中,可服用相应激素替代治疗。

(2)垂体放射治疗:放疗作为经蝶手术未获预期效果的补充治疗,传统的分次照射疗法(总照射量4 500~5 000cGy,疗程>6周),儿童患者效果较佳,起效快,缓解率可达80%以上。垂体功能减退为放疗的主要不良后果,需定期评估患者垂体功能。立体定向放射治疗如γ刀可以提高垂体腺瘤治疗的成功率,减少不良反应,尚缺乏儿童应用经验[15]。

(3)肾上腺切除术:有肾上腺全切除和次全切除术两种。两侧肾上腺皮质全切除的优点是可以较快地控制病情并避免复发,其缺点是患儿需终身依赖肾上腺皮质激素,且约10%的患儿会发生垂体的ACTH分泌性肿瘤(Nelson综合征),有报道儿童肾上腺切除后的发生率约为50%,因此,全切除仅限于病情严重的患者,对儿童不宜。肾上腺皮质次全切除术是一侧肾上腺皮质全切除,另一侧仅切除大部分。其优点是可起到较好控制病情的效果,病情可缓解一时期,而且一般不需补充激素。但缺点是一部分患儿可复发,另有患者可出现肾上腺皮质功能不全的表现,也有的发生垂体肿瘤。

(4) 药物治疗:用于垂体腺瘤手术失败和无法定位的异位ACTH综合征。治疗的药物有三种作用机制:调节ACTH的释放,抑制肾上腺类固醇激素的分泌和糖皮质激素受体(GR)的阻断。最常见的是酮康唑,抑制皮质醇的合成作用有限,副作用有严重的肝毒性。赛庚啶(cyproheptadin, periacin)为5-羟色胺的拮抗剂,可抑制下丘脑CRH的分泌,使垂体ACTH分泌减少。皮质增生患者用此药3~6个月后可缓解,但常不能使皮质醇分泌降至正常。糖皮质激素受体拮抗剂米非司酮也已用于成人库欣综合征,副作用包括低钾血症,肾上腺功能不全和子宫内膜增厚。尽管药物治疗对部分患者已显示有一定的效果,但是目前这些药物均未被批准用于儿童库欣综合征的治疗,关于这些药物在高皮质醇血症患儿中应用亟待进一步研究。

2. 异位ACTH综合征 主要依赖于明确异位ACTH综合征的病因,明确肿瘤定位,无播散者切除原发肿瘤能达到治愈,对无法定位原发肿瘤时有必要行双侧肾上腺切除,继续密切随访直到明确原发肿瘤。

3. 肾上腺肿瘤或增生

(1) 手术治疗:良性肾上腺肿瘤首选手术切除患侧肾上腺。双侧肾上腺皮质增生可选择一侧肾上腺切除或肾上腺次全切。皮质癌根据病情可选择单侧肾上腺切除或双侧肾上腺切除术。肾上腺皮质癌预后差。一项应用顺铂、依托泊苷和阿霉素化疗药物联合肾上腺手术治疗儿童肾上腺皮质癌的研究显示,Ⅲ期有良好的预后,但Ⅳ期预后较差。

(2) 糖皮质激素替代治疗:接受肾上腺手术的患者,在术前、术中和术后均需用糖皮质激素。术前1天肌内注射氢化可的松50~100mg。手术日在术前肌内注射氢化可的松50mg,术中静脉滴注氢化可的松100~200mg,手术切除肿瘤时应加快滴入速度。术后1、2日每8小时肌内注射氢化可的松50mg,第3、4日注射2次,第5天可改口服氢化可的松,12~15mg/(m^2·d),分2~3次口服。当下丘脑-垂体-肾上腺轴功能恢复正常,逐渐减量,视病情而停药或继续进行替代治疗。在双侧肾上腺切除术后,患者需要终身使用糖皮质激素(如前所述)和盐皮质激素(氟氢化可的松0.1~0.2mg/d)。

手术后随诊观察病情及检查尿17-羟类固醇或皮质醇的排量,以防复发。

六、原发性醛固酮增多症

原发性醛固酮增多症(primary aldosteronism, PA)是由于肾上腺皮质自主性分泌醛固酮过多,引起高血压、低血钾等临床表现的疾病,我国难治性高血压人群中PA的患病率为7.1%,小儿少见。

【病因与发病机制】 原醛症主要分为六型,即醛固酮瘤、特发性醛固酮增多症(idiopathichyperaldosteronism, IHA)、原发性肾上腺皮质增生、家族性醛固酮增多症(familial hyperaldosteronism, FH)、分泌醛固酮的肾上腺皮质癌、异位醛固酮分泌瘤或癌。

引起PA的两个主要原因是醛固酮腺瘤(占35%)和特发性醛固酮增多症(占60%)。醛固酮腺瘤多为单发,小儿病例亦有报告,年龄最小者仅3岁。小儿病例多见双侧肾上腺皮质增生引起分泌醛固酮增多。尽管大多数PA病例是散发性的,但大约5%的病例是在家族背景下发现的,呈常染色体显性遗传方式。根据致病基因及临床表现,目前分为四种不同的类型:家族性醛固酮增多症(FH)Ⅰ型~Ⅳ型。FH-Ⅰ(糖皮质激素可抑制性醛固酮增多症)是由于编码11-β-羟化酶的*CYP11B1*基因和醛固酮合成酶的*CYP11B2*基因之间的不平等互换,这两个基因都位于8号染色体同一区域,有95%的同源性。这种互换导致*CYP11B1*的调节序列与*CYP11B2*的编码序列融合,导致醛固酮合成酶在束状带异位表达并受ACTH调节,从而醛固酮合成增多。FH-Ⅰ型的患病率在成人PA病例中占0.5%~1%;然而,对儿童高血压人群的筛查显示FH-Ⅰ的患病率约占所有病例的3%。FH-Ⅱ的致病基因为*CLCN2*基因,其编码广泛表达的向内整流氯通道CLC-2,突变可导致该通道功能的增加,导致氯化物电流的增加,增加Cl^-离子的流出导致细胞膜去极化,打开电压门控Ca^{2+}通道,最终使醛固酮合成增加。FH-Ⅲ的致病基因为*KCNJ5*,其编码G蛋白激活的内向整流钾通道GIRK4,突变位于GIRK4的选择性过滤器中,并改变其对离子选择性,失去K^+选择性而利于钠,从而增加Na^+流入细胞,使细胞去极化,增加醛固酮的合成,该类型比较罕见,在成年人中发病率小于0.5%,约占家族性醛固酮增多症的8%。FH-Ⅳ型的致病基因为*CACNA1H*,编码电压门控T型钙通道Cav3.2,突变会显著影响通道的电生理特性,改变通道的稳态,使通道的电压依赖性向更负的电位转移,增加钙内流进入细胞,激活钙信号导致醛固酮的产生增多,该类型可有不完全外显,临床表现差异较大。其他,还有报道 *CACNA1D* 基因致病变异导致 PA。其他在产生醛固酮的肾上腺腺瘤中也发现存在体细胞突变,致病基因有 *KCNJ5*、*CACNA1D*、*ATP1A1*、*ATP2B3*、*CTNNB1* 和 *CLCN2*[16]。

【临床表现】 原发性醛固酮增多症(以下简称原醛症)为一慢性发展的疾病,最早出现的症状为高血压。随病程的发展血压继续增高,出现并发症乏力、头晕、感觉异常。高血压多为中等度,血压长期增高后引起并发症:左心肥大和心衰;眼底多有小动脉痉挛,偶有少量出血,而高血压视网膜病者极少见。此点可能与肾素-血管紧张素被抑制有关;还会有高血压肾病。对于家族性醛固酮增多症有的可合并有神经系统表现,如癫痫、认知障碍和自闭症表现。

仅有一部分 PA 患者(9%~37%)有低钾血症,因此,正常血钾的高血压是最常见的表现形式,低钾血症可能在更严重的病例中。在迄今最大的一项研究中,仅有一半的腺瘤患者和 17%的特发性醛固酮增多症患者血钾<3.5mmol/L。因此,低钾血症的存在具有较低的敏感性,而缺乏低钾血症对 PA 的诊断具有较低的阴性预测价值[16]。

对于高血压、低血钾、碱中毒,伴多饮多尿、夜尿增多,尿钾增多,应疑为原醛症,需进一步检查。

【实验室检查】

1. 血生化 低血钾,多数低于 3.5mmol/L,有的为间歇性低血钾。血钠一般略高于正常,在 140mmol/L 以上,但很少>148mmol/L,血 pH 值偏碱性。肾功能、肾脏浓缩功能受损伤,病情严重时可有氮质血症,肌酐清除率、尿素清除率有不同程度的减低。由于醛固酮促进镁的排出,故血镁降低,出现手足搐搦症。

2. 尿常规 尿量增多,特别夜尿量增多,比重偏低≤1.010,一日间尿比重变化小。尿量和比重不受抗利尿激素的影响,部分患者还可有蛋白尿和/或尿白细胞增多。尿钾增多。

3. 醛固酮测定 ①24 小时尿醛固酮:在摄取普通饮食(钠含量 100mmol/d)时,正常成人尿排醛固酮约 11.08~27.7nmol/24h(4~10μg/24h),该病患儿排量增高,达 55.4nmol/24h(20μg/24h)以上;②血浆醛固酮:用放射免疫法测血浆醛固酮含量。

4. 血浆肾素-血管紧张素活性测定 低于正常,ARR 比值增高。

5. 心电图 低血钾心电图改变,表现为 Q-T 间期延长,T 波增宽、降低或倒置,U 波的出现或 T-U 波相连成双峰,可见高血压左室肥大的改变。

6. 腹部 CT 或 MRI 可鉴别为肾上腺腺瘤或增生。

【鉴别诊断】

1. 原发性高血压 原发性高血压患者,服用利尿剂治疗尚未补钾时可出现低血钾、肌无力,鉴别时只需停服利尿剂,同时补钾,原发性高血压者,血钾可恢复正常。

2. 肾缺血性高血压 肾缺血性高血压较原醛症时高,高血压的进展较快,有时在腹部可听到血管杂音。静脉肾盂造影,可见患侧肾脏显影和消失均延迟。血浆肾素活性增高,是产生继发性醛固酮增多的原因。体内钠丢失过多(出汗、腹泻、肾小管酸中毒等),血容量减少时均可发生生理性肾素-醛固酮分泌增多,亦可发生继发性醛固酮增多。

3. 假性醛固酮增多症(Liddle 综合征) 为常染色体显性遗传,*SCNN1G* 或 *SCNN1B* 基因激活突变导致肾小管钠离子通道(ENaC)功能增加,远端肾小管钠离子重吸收增加,钠、钾交换过于旺盛,钾消耗过多,出现高血压、低血钾、高血钠、碱中毒及尿排钾量增高。醛固酮和肾素分泌受抑制。给予低钠饮食,螺内酯都不能降低血钠,地塞米松亦无效,可用氨苯蝶啶(triamterene)治疗,直接抑制远球肾小管钠的吸收。并减少钾的排泄,若同时补充氯化钾可使血压正常,改善临床症状。

4. 表观盐皮质激素增多综合征 亦称 11β 酮还原酶缺乏症,是由 11β 羟基类固醇脱氢酶 2(*HSD11B2*)基因变异导致的常染色体隐性遗传病。可继发于长期服用甘草。11β-羟类固醇脱氢酶催化皮质醇转化为无生理功能的可的松,该酶缺陷时,血浆皮质醇半衰期延长、活性升高。增多的皮质醇活化盐皮质激素受体,产生类盐皮质激素作用,引起血压升高。患者主要表现为儿童早发的重度高血压和生长发育受限,伴多饮多尿、低钾血症、代谢性碱中毒,还可见肾囊肿、高钙尿症和肾钙质沉着症。表现类似原发性醛固酮增多症,但患者血浆醛固酮和肾素活性水平低下,血浆皮质醇浓度正常。治疗主要为低盐饮食和口服高剂量螺内酯[2~12.5mg/(kg·d)]、阿普洛利、依普利酮。小剂量地塞米松抑制 ACTH,减少内源性皮质醇产生。

5. 先天性肾上腺皮质增生症 ①11β-羟化酶缺乏:先天性 11β-羟化酶缺乏时,11-脱氧皮质酮和 11-氧皮质醇增多。两者皆有潴钠排钾作用,可引起高血压,同时还可有性征异常(详见本节第四部分)。②17-羟化酶缺乏:17-羟化酶缺乏时,皮质酮及 11-脱氧皮质酮合成增多引起高血压、血钠增高,血钾降低,性发育障碍,男性外生殖器表现为女性。

【治疗】 发现单侧腺瘤或单侧肾上腺增生所致原

醛症应切除一侧肾上腺。特发性醛固酮增多症首选药物治疗,首选醛固酮受体拮抗剂-螺内酯,其次为依普利酮。一侧腺瘤伴两侧增生,可做一侧肾上腺全切,另一侧切除一半,必要时再辅以拮抗剂治疗。手术次全切除后仍有高血压复发者,用螺内酯抑制醛固酮分泌和低盐饮食治疗效果较好。糖皮质激素可抑制性醛固酮增多症,首选小剂量糖皮质激素治疗。

七、肾上腺皮质功能减退症

肾上腺皮质功能减退症(adrenocortical insufficiency,AI)是由各种原因引起双侧肾上腺绝大部分损害,使肾上腺皮质分泌皮质醇和/或醛固酮不足而产生的一系列临床表现。分为原发性和继发性,原发性是由肾上腺皮质本身病变引起肾上腺皮质激素分泌不足和促肾上腺皮质激素分泌增多。继发性是由垂体,下丘脑病变导致促肾上腺皮质激素(ACTH),促肾上腺皮质释放激素(CRH)分泌不足。由于病因、病理改变不同,临床表现差异较大,起病缓急、发病的年龄、病程的长短以及病情的轻重均有明显的不同。

【病因】 下丘脑-垂体-肾上腺轴上任何部位的缺陷或病变都可能导致肾上腺皮质功能不全,分述于下:

1. 继发性肾上腺皮质功能减退症(secondary adrenal insufficiency,SAI)

(1) 下丘脑及垂体的先天缺陷:先天性垂体发育不全经常伴有肾上腺功能减退及其他多种垂体激素的缺乏。影响垂体发育的转录因子有 *HESX1*、*LHX4*、*SOX3*、*PROP1*,上述基因变异与多发垂体功能减退有关[17]。垂体的先天发育障碍常合并颅骨及大脑的异常,如无脑畸形(anencephaly)及完全前脑畸形(holoprosencephaly),这类患儿常保留部分的垂体功能。垂体发育不全也可能是继发于下丘脑 CRH 的缺乏。

(2) 孤立性 ACTH 缺乏症:很少见,为特发性或淋巴细胞性垂体炎所致,已证实的相关基因有 *TPIT*(*TBX19*)、*PCSK1*、*POMC*[17]。

(3) 下丘脑垂体的破坏性病变:获得性 SAI 最常见的病因为垂体肿瘤。颅咽管瘤为小儿 ACTH 缺乏的最常见原因,其他病因有转移瘤、肉芽肿性疾病、朗格汉斯组织细胞增生症,下丘脑及垂体手术、放疗、外伤等。

(4) 外源性糖皮质激素治疗:临床最常见。长时期大剂量糖皮质激素类药物抑制了下丘脑-垂体-肾上腺轴,突然停用糖皮质激素,引起肾上腺皮质功能不全,停药后短时期内亦不能恢复。症状常发生在应激状态时,如感染、手术等。患者仅有糖皮质激素合成和分泌受抑制,而醛固酮不受影响。

2. 原发性肾上腺皮质功能减退症(primary adrenal insufficiency,PAI) 先天性肾上腺增生症是儿童 PAI 发病的主要原因,其次是肾上腺发育异常、抗促肾上腺皮质激素作用和肾上腺被破坏。近年来,全基因组新一代测序方法的使用为在 PAI 谱中识别新的遗传病因开辟了新的途径。慢性原发性肾上腺皮质功能减退症又称艾迪生病(Addison disease)。

(1) 原发性肾上腺发育不全可以以 4 种方式中任一形式出现:①散发性,合并垂体发育不全;②常染色体隐性遗传;③X 连锁巨细胞型,合并低促性腺激素性性腺功能减退症;④X-连锁型,合并甘油激酶缺陷,部分可伴有肌营养不良症。X 连锁型为 X 染色体短臂(Xp21)的 *DAX1*(核受体超家族成员)基因突变,或 *DAX1* 基因和近着丝点甘油激酶基因缺失。另外,SF-1 是调控 CYP 类固醇羟化酶基因表达的转录因子,SF-1 是肾上腺皮质发育的重要因子,其致病变异也会引起肾上腺皮质功能减退合并 XY 性反转。

(2) 肾上腺皮质激素合成的先天缺陷:婴幼儿中最常见的原发性肾上腺皮质功能减低的原因是先天性肾上腺皮质增生症。是一组以肾上腺皮质类固醇合成障碍为主要特征的常染色体隐性遗传病,最多见是 21-羟化酶缺陷型。详见 CAH 内容。

(3) ACTH 不敏感综合征:是少见的常染色体隐性遗传病,以糖皮质激素和雄激素缺乏并对 ACTH 无反应,血中 ACTH 水平高且盐皮质激素多正常为特征。包括两种表型:1 型又称家族性糖皮质激素缺乏症,为 ACTH 受体(MC2R)突变引起,为常染色体隐性遗传。为慢性肾上腺皮质功能减低,其特点为糖皮质激素不足、ACTH 增高和醛固酮正常,临床上不发生失盐症状,出现原发低血糖惊厥和皮肤色素增多,喂养困难和生长停滞。可表现为身材高大、前额突出,可能与 ACTH 本身对软骨和骨的作用过度有关。ACTH 激发试验,显示皮质醇分泌不增加;给低盐饮食时,醛固酮分泌增加。病理变化为肾上腺皮质束状带及网状带明显萎缩,但还保留较少的球状带。2 型又称 Allgrove 综合征或“3A”综合征,除糖皮质激素缺乏临床表现外,还有无泪、贲门失弛症和神经系统损害如耳聋等,为编码 WD-重复蛋白的“3A”基因(*AAAS*)突变所致。部分 ACTH 不敏感综合征可能仅存在受体后的缺陷[17]。

(4) 感染性疾病:感染中结核病变是最常见的病因,近年来结核病引起肾上腺皮质功能不足有所减少。脑膜炎球菌感染是最常见的感染,严重者可发生肾上腺危象,人类免疫缺陷病毒、组织胞浆菌病、球孢子菌病、真菌病、淀粉样变性及转移癌等也是发病原因，但儿童时期少见。

（5）自身免疫性肾上腺炎：常伴随其他自身免疫性疾病。自身免疫多腺体综合征Ⅰ型是常染色体隐性遗传，由 *AIRE* 基因变异导致，婴儿期发病，临床表现有慢性皮肤黏膜念珠菌病、甲状旁腺功能减退症、艾迪生病、恶性贫血、性腺功能减低、斑秃、白癜风（vitiligo）、肠吸收功能不良等。另外，自身免疫多腺体综合征Ⅱ型为多基因遗传，女性多见，发病高峰年龄为 20~60 岁，临床表现有 1 型糖尿病、艾迪生病、自身免疫性甲状腺疾病、原发性性腺功能减退和重症肌无力等，与 HLA-DR3 和 DR4 相关。以上诸病可发生于艾迪生病之前或以后数年。自身免疫性多内分泌腺综合征的分型见表 31-5。

表 31-5 自身免疫性多内分泌腺病综合征（APS）的分型及组成

APS-Ⅰ型	APS-Ⅱ型
甲状旁腺功能减退症	**肾上腺皮质功能减退症**
慢性黏膜念珠菌病	自身免疫性甲状腺病
性腺功能减退症	1 型糖尿病
肾上腺皮质功能减退症	性腺功能减退症
1 型糖尿病	
甲状腺功能减退症	
垂体功能减低症	
非内分泌疾病	**非内分泌疾病**
吸收不良综合征，斑秃，恶性贫血慢性活动性肝炎，白癜风	白癜风，斑秃，恶性贫血，重症肌无力，免疫性血小板减少性紫癜，风湿性关节炎，干燥综合征，帕金森病

（6）肾上腺脑白质营养不良：以肾上腺皮质萎缩和白质脱髓鞘为其病理特征，为 X 连锁隐性遗传病。多数患者自 3~12 岁开始出现症状，亦有至成人时才开始的，以中枢神经系统症状为主要临床表现，可有行为、性格的改变，步态障碍，发音困难，吞咽困难，失明，后期有惊厥、痉挛性四肢瘫痪和去皮质样体位。约 1/3 的患儿有肾上腺皮质功能不全的症状和体征，常起病于 4 岁后，症状出现慢，皮肤色素沉着增加可发生在神经系统症状之前或同时出现，病情发展缓慢。少部分可在 20 岁以后发病，表现为进行性腿僵直、痉挛、共济失调和多神经病。该病发生于男性，致病基因为位于 X 染色体上编码过氧化物酶蛋白的 *ABCD1* 基因突变，导致极长链脂肪酸不能氧化而在细胞内堆积引起细胞死亡而致病。可以做到产前诊断。

（7）肾上腺出血：新生儿期可因难产或窒息引起出血，出血广泛时可因皮质功能减退或失血引起死亡。有的出血开始时无症状，以后出现肾上腺钙化。少数患者可因进行性纤维化或囊性改变逐渐产生肾上腺皮质功能减退，至婴儿或儿童时期症状才明显发展。

（8）华佛综合征：是细菌性感染引起的休克（详见流行性脑脊髓膜炎及感染性休克章节）。

（9）其他：IMAGe 综合征，*CDKN1C* 基因变异（宫内发育迟缓、干骺端发育不良、肾上腺功能减退、生殖器官异常）；MIRAGE 综合征，*SAMD9* 基因变异（骨髓增生异常，感染，生长迟缓，肾上腺发育不全，生殖器异常和肠病）；线粒体疾病如 Kearns-Sayre 综合征（进行性眼外麻痹、上睑下垂、视网膜色素变性、心脏传导缺陷、其他内分泌疾病、乳酸性酸中毒和肌病）、MELAS 综合征（线粒体肌病，脑病，乳酸性酸中毒，卒中样发作）等[17]。

（10）单纯性醛固酮合成不足：极为少见，是由于两种混合功能氧化酶：皮质酮-18-甲基氧化酶Ⅰ和Ⅱ型（CMOⅠ或 CMOⅡ）缺陷，不能合成醛固酮。①CMOⅠ缺乏症：18-OH-皮质酮处于正常低值，醛固酮不能测得，出现血钠严重缺乏，伴高血钾，代谢性酸中毒。②CMOⅡ缺乏症：18-OH-皮质酮明显升高，醛固酮处于正常低值，钠丢失较 CMOⅠ缺乏型为轻，也可有高血钾、低血钠、代谢性酸中毒。两种类型均为常染色体隐性遗传。

（11）假性醛固酮减少症：为基因缺陷导致的高钾血症、代谢性酸中毒，根据发病机制不同，可分为Ⅰ型及Ⅱ型。Ⅰ型多于新生儿期发病，反复呕吐，腹泻，喂养困难，体重不增，发育落后，有高钾血症、低钠血症、低氯血症和代谢性酸中毒；Ⅱ型发病年龄不等，高血压、发育落后，牙釉质发育不全，可有偏头痛、发作性眩晕，肌无力，与Ⅰ型比，通常没有低血钠，且部分患者可没有症状。根据致病基因不同，为常染色体隐性或显性遗传。

【临床表现】 症状出现年龄和表现依照病因而有不同。临床可分为婴儿时期的失盐表现、原发性慢性肾上腺皮质功能减退、急性肾上腺危象三种：

1. 急性肾上腺皮质功能不全 婴儿时期多发生于肾上腺不发育、类固醇激素合成缺陷及假性醛固酮增多症时。出生后不久即可出现失盐症状，有呕吐、恶心、喂养困难、体重不增、嗜睡、脱水、体温低、低血糖、循环衰竭等症状。如果诊断治疗不及时可迅速死亡。

2. 原发性慢性肾上腺皮质功能减退（chronic primary adrenal insufficiency） 又称艾迪生病（Addison disease）起病缓慢。早期症状为逐渐感觉疲乏无力、长期食欲缺乏、恶心、呕吐、腹泻、消瘦、低血压等。腹痛症状类似急腹症。多喜食盐及饮水，如果食入盐量不足及治疗不及时可引起肾上腺危象,发生发绀、皮肤发冷,脉搏微弱而快、血压下降、呼吸快而费力。皮肤色素沉着常出现于面部、手掌纹和指纹、会阴部、乳头、脐部及关节等部位(有的患者ACTH不增多则无皮肤色素沉着)。有时皮肤可见白斑,黏膜发生黑色素斑。应激情况下,病情可突然恶化,发生肾上腺危象的惊厥及昏迷。

儿童家族性糖皮质激素缺乏开始不发生失盐表现,只是色素沉着增多和低血糖,症状可发生于出生后不久,但多数在5岁开始,许多患儿因惊厥发作未诊断出低血糖而接受其他治疗。

3. 肾上腺危象 急性感染时肾上腺危象发生,特别是脑膜炎球菌败血症时(亦可见于肺炎球菌、链球菌等所致的败血症),很快出现严重休克进入昏迷,并有急性紫癜,开始为皮肤出血点,很快扩大融合成大片瘀斑,血压下降,脉搏增速,呼吸困难,皮肤青紫发凉。血钠的降低可以被血液的浓缩所掩盖。临床上称为暴发型流脑或华佛综合征,肾上腺出血仅为病理诊断。循环衰竭的主要原因是毒血症引起的微循环障碍。

【实验室检查】

1. 血电解质 血钠、氯浓度减低,血钾升高,尿排钠、氯增加,排钾减少。脱水时可有血尿素氮、非蛋白氮(non protein nitrogen,NPN)增高。一般低血糖不明显,延长空腹时间可有低血糖发生。

2. 血清皮质醇 由于血皮质醇存在昼夜节律,在清晨时最高,随后下降,至傍晚及夜间最低。因此只有晨间的血皮质醇才有诊断肾上腺皮质功能减退症的价值,一般认为晨间血皮质醇≤83nmol/L(3μg/dl),可以诊断肾上腺皮质功能减退症,≥550nmol/L(20μg/dl),可以排除诊断。部分肾上腺皮质功能减退症患儿血皮质醇基础水平可为正常,但其肾上腺对应激的反应能力不足。

3. ACTH激发试验 推荐各年龄段人群静脉注射标准剂量的ACTH(≥2岁的儿童及成人,250μg;1~2岁的儿童,125μg;婴儿,15μg/kg)后,在30~60分钟内监测血浆皮质醇浓度,如皮质醇峰浓度<500nmol/L,提示存在肾上腺皮质功能减退。如注射ACTH后皮质醇有明显增加,则病变不在肾上腺而在垂体或下丘脑。为了检验垂体ACTH的储备功能,还可用甲吡酮(metyrapone)进行试验,如果肾上腺皮质有原发病变,则此试验不能反映垂体的储备能力。

4. 血ACTH浓度 升高为原发性皮质醇缺乏,如减低为继发于垂体或下丘脑的皮质功能减退。用CRH试验对确诊病变部位有帮助。

5. 血肾素血管紧张素醛固酮 当怀疑为醛固酮分泌不足时,应测血肾素血管紧张素醛固酮,对单纯醛固酮合成不足与假性低醛固酮症的鉴别有意义。

6. 心电图 有高血钾改变,出现T波高尖耸立,S-T段下降,P-R间期延长,心律失常等。

7. 影像学检查 腹部X线平片可能在肾上腺区发现钙化灶,说明病变为肾上腺出血、囊性病变、结核等。胸透见心影小而细长,反映血容量减少。腹部B超或CT,MRI检查对诊断肾上腺占位、出血、结核有帮助。如怀疑继发性肾上腺皮质功能减退,行头颅、垂体MRI有助于诊断。

【诊断与鉴别诊断】 根据病史、临床和化验结果可以确诊肾上腺皮质功能不全。根据实验室检查能进一步确定病因,病变是在肾上腺或在垂体。

与肾上腺皮质功能不全进行鉴别诊断的疾病:在新生儿期出现呕吐、腹泻、脱水等症状时,应与幽门梗阻、重症消化不良等相鉴别。皮肤色素沉着须与其他皮肤色素浓的疾病相鉴别,如神经纤维瘤病。

【治疗】

1. 急性肾上腺皮质功能不全及肾上腺危象的治疗

(1) 纠正水及电解质紊乱:应立即输入5%的葡萄糖盐水,以20ml/kg计量,于1/2~1小时内快速静滴,使血压上升,循环改善。按脱水程度补液。第2个24小时皮质醇减量,输液可依60ml/(kg·d)计量,必要时加盐皮质激素9a-氟氢可的松0.05~0.1mg/d。如病情仍不见好转,可输入血浆,有出血现象时可以输血。输液期间应防止液量过多,避免引起肺水肿或心力衰竭。

(2) 皮质醇的应用:在纠正血容量的同时,静脉注射氢化可的松,初始剂量为儿童100~150mg/m^2,然后按50~100mg/(m^2·d)每6小时静脉输入氢化可的松[18]。当血钾降低后,应注意补钾。以后根据病情氢化可的松逐渐减为维持量,转入慢性期的治疗。

(3) 控制感染:若合并感染时,在上述治疗的同时选用强有力的广谱抗生素。

2. 慢性肾上腺皮质功能不全的治疗

(1) 激素替代治疗:确诊后需用皮质激素替代治疗,氢化可的松(HC)或醋酸可的松(糖皮质激素活性相当于0.8氢化可的松)是儿科中首选的糖皮质激素替代疗法。儿童应避免使用泼尼松龙或地塞米松,因为它们对生长有很强的抑制作用。HC每日剂量范围为7.5~15mg/(m^2·d),分3~4次口服,第一次和稍高的剂量在早上醒来时使用,最后一次剂量在睡前4~6小时使用。氢化可的松的初始剂量为8mg/(m^2·d)被认为对于除CAH外PAI患者的替代治疗量,而对于CAH患者,为了抑制肾上腺皮质激素依赖的肾上腺激素分泌,需要超生理剂量治疗。推荐每日氢化可的松总剂量不超过 17.5mg/(m^2·d),以尽量减少 CAH 患者最终成年身高的损害[18]。

失盐的症状单纯用皮质醇不能纠正时,需加用 9a-氟氢化可的松 0.05~0.2mg/d,每日 1 次,晨起口服。婴儿饮食含盐很低,每日需加服食盐 1~2g,分次加入牛奶或食物中。年龄增大后,患儿可根据身体的需要采用食盐,则不需另加。

(2) 应激情况下的治疗:感染、手术、创伤的时候,皮质功能不全患儿不能产生分泌大量激素的反应,必须添加皮质醇的用量。如增加药量不及时,可发生肾上腺危象。急性感染时,应增加原药量的 2~3 倍;严重感染或需手术时,则应按上述急性肾上腺功能不全补充皮质醇。应激状态一旦消除,减为维持量,以免皮质醇长期过量引起生长障碍或出现皮质醇过多症的症状。

手术时一般应在术前 2 天住院开始准备增加药量,术前、术中及术后的用药,急症手术不能预先准备时,在术前肌内注射氢化可的松 50mg/m^2,在麻醉开始即静脉滴注氢化可的松 50mg/m^2,术中及术后各再给 1 次药加入输液瓶中。

八、肾上腺髓质疾病

儿童时期的原发性肾上腺髓质疾病主要是肿瘤,其中儿童最常见的为神经母细胞瘤,嗜铬细胞瘤少见。

嗜铬细胞瘤(pheochromocytoma,PCC)是指来源于肾上腺髓质嗜铬细胞的肿瘤,副神经节瘤(paraganglioma,PGL)是指来源于肾上腺外交感神经链的肿瘤,PCC 占 80%~85%,PGL 占 15%~20%,两者合称为嗜铬细胞瘤和副神经节瘤(pheochromocytoma and paraganglioma,PPGL)。主要合成和分泌大量儿茶酚胺(CA),如去甲肾上腺素(NE)、肾上腺素(E)及多巴胺(DA),引起患者血压升高等一系列临床症候群,并造成心、脑、肾等严重并发症。嗜铬细胞瘤详见第 36 章第 8 节。

(陈晓波)

参考文献

[1] KAPPY MS,DAVID BA,MITCHELL EG. 儿科内分泌学:诊治与实践. 陈晓波,译. 北京:人民军医出版社,2012:127-184.

[2] 廖二元,超楚生. 内分泌学. 3 版. 北京:人民卫生出版社,2017:584-607.

[3] COLIN,ABRAHAM,GEORGE,et al. 鲁道夫儿科学. 22 版. 傅君芬,译. McGraw-Hill Professional,2019,2044-2053.

[4] LOTFI CFP,KREMER JL,DOS SANTOS PASSAIA B,et al. The human adrenal cortex:growth control and disorders. Clinics(Sao Paulo),2018,73(suppl 1):e473s.

[5] SIMONETTI L,BRUQUE CD,FERNANDEZ CS,et al. CYP21A2 mutation update:Comprehensive analysis of databases and published genetic variants. Hum Mutat,2018,39(1):5-22.

[6] ZHANG B,LU L,LU Z. Molecular diagnosis of Chinese patients with 21-hydroxylase deficiency and analysis of genotype-phenotype correlations. J Int Med Res,2017,45(2):481-492.

[7] MILLER WL. Disorders in the initial steps of steroid hormone synthesis. J Steroid Biochem Mol Biol,2017,165(Pt A):18-37.

[8] 陈晓波,高亢. 21-羟化酶缺乏症诊治新进展. 中华实用儿科临床杂志,2019,34(20):6-8.

[9] 中华医学会儿科学分会内分泌遗传代谢病学组. 先天性肾上腺皮质增生症 21-羟化酶缺陷诊治共识. 中华儿科杂志,2016,54(8):569-576.

[10] MILLER WL. Congenital Adrenal Hyperplasia:Time to Replace 17OHP with 21-Deoxycortisol. Hormone Research in Paediatrics,2019,91(6):416-420.

[11] SPEISER PW,ARLT W,AUCHUS RJ,et al. Congenital Adrenal Hyperplasia Due to Steroid 21-Hydroxylase Deficiency:An Endocrine Society * Clinical Practice Guideline. Journal of Clinical Endocrinology & Metabolism,2018,103(11):4043-4088.

[12] STRATAKIS CA. An update on Cushing syndrome in pediatrics. Ann Endocrinol(Paris),2018,79(3):125-131.

[13] LODISH M. Cushing's syndrome in childhood:Update on genetics,treatment,and outcomes. CurrOpin Endocrinol Diabetes Obes,2015,22(1):48-54.

[14] BERTHON A,BERTHERAT J. Update of Genetic and Molecular Causes of Adrenocortical Hyperplasias Causing Cushing Syndrome. Horm Metab Res,2020,52(8):598-606.

[15] RODRIGUEZ-GALINDO C, KRAILO MD, PINTO EM,et al. Treatment of Pediatric Adrenocortical Carcinoma With Surgery,Retroperitoneal Lymph Node Dissection,and Chemotherapy:The Children's Oncology Group ARAR0332 Protocol. J Clin Oncol, 2021,39(22):2463-2473.

[16] BOULKROUN S, FERNANDES-ROSA FL, ZENNAROMC. Old and new genes in primary aldosteronism. BestPract Res Clin Endocrinol Metab,2020,34(2):101375.

[17] TÜLAY G. Latest Insights on the Etiology and Management of Primary AdrenalInsufficiency in Children. J Clin Res Pediatr Endocrinol,2017,9(Suppl 2):9-22.

[18] BORNSTEIN SR,ALLOLIO B,ARLT W,et al. Diagnosis and Treatment of Primary Adrenal Insufficiency:An Endocrine Society Clinical Practice Guideline. J Clin Endocrinol Metab,2016,101(2):364-389.

第 5 节　性腺疾病

一、性腺和性器官的分化

性分化是一个复杂连续的动态过程，由胚胎原始未分化性腺分化为男性或女性生殖器官，这个过程包括三个互相关联的阶段：染色体性别的分化、性腺性别的分化和表型性别的分化（生殖导管和尿生殖窦的分化）。三个阶段的过程是不可逆的。

（一）正常性腺分化

原始生殖细胞从第 4~5 周开始由卵黄囊内胚层向生殖嵴方向迁移，形成未分化原始性腺。大约在受精后的 5~6 周，原始未分化性腺形成，其由三种胚胎细胞成分组成，即来源于中肾内侧的胚胎生殖上皮逐渐形成的原始性索，位于其内层的间充质（两者进一步形成生殖嵴）和来自胚胎外胚层的原始生殖细胞。大约受精后的第 7 周原始性腺开始分化。

在性别决定因子（SRY）影响下，性索分化为曲细精管，来源于尿生殖嵴体腔上皮的支持细胞分化为睾丸滋养细胞（Sertoli 细胞），来源于尿生殖嵴间充质的间质细胞分化为睾丸间质细胞（Leydig 细胞），逐步初具睾丸形态。反之，在无 SRY 影响时，至第 13~16 周性索将分化为胚胎卵泡，间充质分化为胚胎卵泡的膜细胞和基质细胞，完成胚胎卵巢器官的形成。此时期必须有两个完整的 X 染色体存在才能由原始性腺分化为正常卵巢。

（二）性腺附属器官的分化与发育

在胚胎第 6 周时出现一对中肾管和一对米勒管，它们在男性胎儿睾丸形成后，由睾丸分泌的雄激素决定中肾管分化发育成附睾、输精管、储精囊和射精管。泌尿生殖窦分化成尿道、前列腺和膀胱。睾丸 Sertoli 细胞分泌的抗米勒管激素（anti-müllerianhormone，AMH）以局部分泌的方式，在胚胎第 8~9 周，引起米勒管逐渐退化。但在无睾丸存在的条件下，中肾管萎缩，米勒管不退化而发育成输卵管、子宫和阴道的上半部分。阴道的下半部分和膀胱则来自泌尿生殖窦。

外生殖器的分化在睾丸 Leydig 细胞分泌的睾酮作用下，泌尿生殖嵴和泌尿生殖窦原始泌尿生殖组织中的睾酮，经局部的 5α 还原酶作用，还原生成二氢睾酮（dihydrotestosterone，DHT），DHT 作用于男性外生殖器，分化完成男性生殖道。也就是说，在雄激素受体完全正常的条件下，泌尿生殖嵴、泌尿生殖褶和泌尿生殖隆起分别分化为龟头、阴茎和阴囊。若无雄激素的作用，无论胚胎的遗传性别如何，将发育成女性的下 1/3 阴道、阴蒂、大阴唇和小阴唇。

（三）睾丸功能

睾丸主要由曲细精管（占睾丸体积的 60%）和睾丸 Leydig 细胞组成，具有雄激素合成和产生精子两大功能。睾丸 Leydig 细胞在 LH 刺激下合成和分泌睾酮，约占体内睾酮的 95%，肾上腺皮质只能产生少量睾酮。

睾丸还可产生少量雌激素。睾酮与 FSH 协同作用于曲细精管内的滋养细胞/支持细胞（Sertoli 细胞），能明显增加 Sertoli 细胞内睾酮受体的浓度，而加强睾酮的生物作用，并促进睾丸曲细精管发育成熟和精子发生。精子生成是指精原细胞在睾丸的曲细精管中发生分裂增殖与分化变形最终形成完整精子的过程，主要包括精原干细胞的有丝分裂及分化、初级精母细胞的减数分裂和圆形精子到长形精子的变形三个阶段。

（四）卵巢功能

卵巢分为外周的皮质和中央的髓质。皮质内有许多处于不同发育阶段的卵泡、黄体和间质细胞。髓质主要有血管、神经、淋巴管等。卵巢门区主要有分泌性激素的门细胞。卵巢的主要功能有：①合成并分泌性激素及多种肽类物质，促使第二性征发育；②产生有受精能力的卵细胞；③为受精卵着床做好准备，支持早期胚胎发育。

二、正常青春发育

青春期是从第二性征开始发育至完全发育成熟具有生育能力的阶段。儿童早期下丘脑-垂体-性腺轴处于被抑制状态，至青春前期开始下丘脑-垂体-性腺轴启动。青春期的开始是一个复杂的过程，受多层面的调节，对于青春期的控制机制目前未完全明了。

（一）青春期性激素的生理变化和性成熟过程

青春期开始时下丘脑 GnRH 神经元的启动、激活和维持的机制尚未清楚，但启动下丘脑-垂体-性腺轴激活的第一个生化事件是吻肽（kisspeptin）的升高，随后 GnRH 脉冲发生器被激活，导致 LH 脉冲振幅开始在夜间增加，继而白天分泌量也逐渐增加，性腺分泌的雌激素和睾酮量相应上升，自此青春发育开始。GnRH 的分泌受中枢神经系统神经递质的调控，还与遗传、营养、体重指数（BMI）、能量平衡等因素有关。谷氨酸使 GnRH 分泌增加，GABA 对 GnRH 有抑制作用[1]。另外，GnRH 自身还在性腺有旁分泌和自分泌的调节作用。

（二）正常青春发育的分期

青春期开始的年龄取决于下丘脑-垂体-性腺轴功能启动的时间，青春期性发育遵循一定的规律。女孩青春期发育顺序为：乳房发育、阴毛出现、外生殖器发育，月经来潮、腋毛生长。整个过程约需 1.5~6 年，平均 4 年。乳房开始发育 1 年后，身高会迅速增长。男孩青春期发育则首先表现为睾丸容积增大（睾丸容积超过 4ml 时即标志着青春期开始，达到 6ml 以上时即可有遗精现象），继之阴茎增长增粗，出现阴毛、腋毛生长及声音低沉、胡须等成年男性体态特征，整个过程需 5 年以上。阴毛生长在青春中期开始出现，阴毛由 TannerⅡ期开始发育至Ⅴ期，女孩为倒三角形，男孩阴毛向下腹部发展成为菱形。性发育Ⅱ期后身高开始增速，每年身高约增 8~12cm，历时两年左右，同时骨骺成熟亦增速至 12~13 岁以上，女孩月经来潮。男孩在 12~16 岁开始有遗精，最后骨骺完全闭合，身高基本上达成年高度，以后身高再增长的可能性极小。通常女孩在 11~14 岁，男孩 13~16 岁完成性发育，但性发育开始的正常年龄和发育完成的时间个体差异较大。青春发育分期见图 31-5，图 31-6。

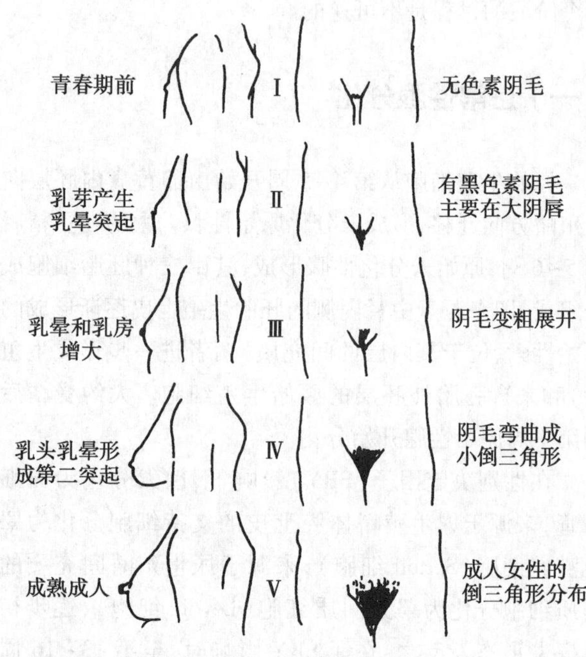

图 31-5 女性乳房和阴毛发育的 Tanner 分期

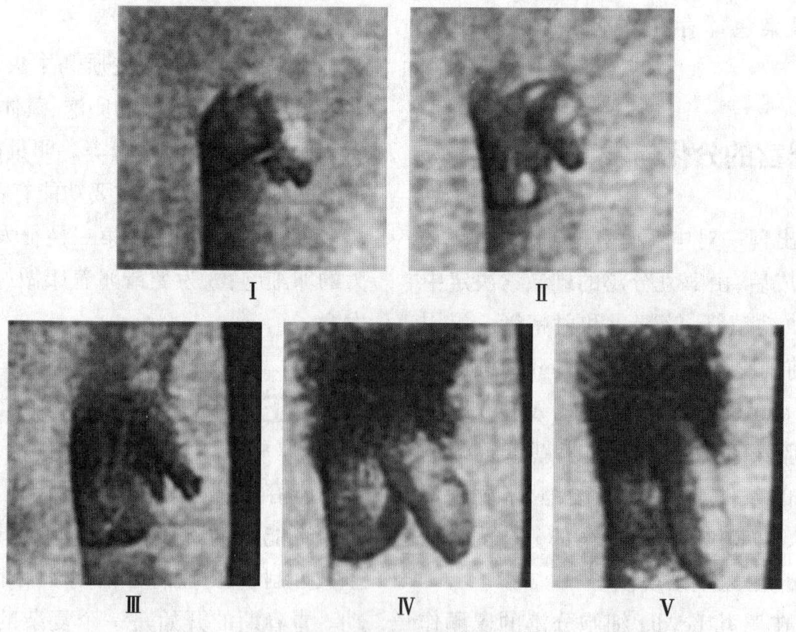

图 31-6 男性外生殖器及阴毛发育的 Tanner 分期

肾上腺皮质雄激素也在青春发育成熟中发挥作用。血清脱氢表雄酮(DHEA)及其硫酸脱氢表雄酮(DHE-AS)约在6~8岁时开始升高,发生于LH和性激素增加以及第二性征出现之前。此过程与下丘脑-垂体-性腺轴功能之间的关系尚未明确。

三、性早熟

性发育开始的年龄在不同的种族之间可有较大差异。目前我国仍以女孩8岁以前,男孩9岁之前出现第二性征发育定义为性早熟。

性早熟的病因分类:性早熟分为促性腺激素依赖性性早熟(又称中枢性性早熟或真性性早熟)和非促性腺激素依赖性性早熟(又称外周性性早熟或假性性早熟)。真性性早熟是同性的,是由下丘脑-垂体-性腺轴的激活,出现特异性的性征,其发生的顺序与正常青春发育一致,由促性腺激素(LH和FSH)介导性腺发育。典型的中枢性性早熟(central precocious puberty,CPP)儿童具有线形生长加速和骨龄提前。外周性性早熟(peripheral precocious puberty,PPP)无下丘脑-垂体-性腺轴激活,性征的出现可以是同性的或异性的,不同的原因出现的症状有所不同。如果是同性的外周性性早熟,当骨龄达青春发育年龄(10.5~12.9岁)时可以引起中枢性性早熟。不完全性性早熟(又称部分性性早熟)为性早熟的变异,包括单纯性乳房早发育(premature thelarche,PT)、单纯性阴毛早现(premature pubarche,PP)和单纯性早初潮(premature menarche,PM)等[2]。性早熟的病因分类见表31-6。

表31-6 性早熟的病因分类

1. 中枢性性早熟
(1) 特发性中枢性性早熟
(2) 中枢神经系统病变:下丘脑错构瘤、先天性蝶鞍缺陷(蛛网膜囊肿、Rathke囊肿和蛛网膜膨出)、先天性中线发育异常(脑积水、视神经发育不全)
(3) 颅内肿瘤:如神经胶质瘤、生殖细胞瘤、松果体瘤、星形细胞瘤等
(4) 颅脑损伤:头颅外伤、颅脑放射治疗、颅内出血、中枢神经系统感染后遗症、缺氧缺血性脑病等
(5) 临床综合征:Sturge-Weber综合征、神经纤维瘤Ⅰ型、结节性硬化症等
(6) 基因突变所致:kisspeptin *KISS1R*、*MKRN3*及*DLK1*基因突变
(7) 未经良好控制的外周性性早熟疾病转化而来:如先天性肾上腺皮质增生症
2. 外周性性早熟
(1) 性腺肿瘤:卵巢囊肿、颗粒细胞瘤、卵巢间质细胞瘤等
(2) 肾上腺疾患:先天性肾上腺皮质增生症、肾上腺皮质肿瘤等
(3) 异位产生促性腺激素的肿瘤
(4) 外源性激素摄入:如误服避孕药
(5) 家族性男性限性性早熟
(6) McCune-Albright综合征
3. 不完全性性早熟
单纯性乳房早发育、单纯性阴毛早现、单纯性早初潮

1. 中枢性性早熟 中枢性性早熟(central precocious puberty,CPP)是由于下丘脑-垂体-性腺轴过早启动所致。GnRH脉冲分泌增强,患儿除有第二性征发育外,还有卵巢或睾丸的发育。性发育的过程和正常青春期发育的顺序一致,只是年龄提前。

(1)特发性中枢性性早熟(idiopathic central precocious puberty,ICPP):是由于下丘脑对性激素的负反馈的敏感性下降、促性腺素释放激素(GnRH)过早增加分泌所致。女性多见,约占女孩CPP的80%以上。某些临床综合征,如神经纤维瘤Ⅰ型、结节性硬化、Sturge-Weber综合征等可导致中枢性性早熟。随着基因检测技术的不断发展,中枢性性早熟的遗传学机制也有了不断进步。研究证实吻肽(kisspeptin,*KISS1*)及其受体(*KISS1R*)基因突变可导致GnRH脉冲幅度增加和/或细胞内信号传导延长。MKRN3的表达缺失可能会导致机体丧失对下丘脑-垂体-性腺轴的抑制作用。*DLK1*基因突变可导致家族性中枢性性早熟。随着研究的逐渐深入,特发性性早熟的比例将不断缩小[3]。

（2）继发性中枢性性早熟：多见于中枢神经系统异常，包括：①肿瘤或占位性病变：下丘脑错构瘤、生殖细胞瘤、囊肿、鞍上畸胎瘤、室管膜瘤及部分松果体瘤、肉芽肿等；②中枢神经系统感染；③获得性损伤：外伤、术后、放疗或化疗；④先天发育异常：脑积水，视中隔发育不全等。

（3）其他疾病：少数未经治疗的原发性甲状腺功能减退，先天性肾上腺皮质增生症患者可出现继发性中枢性性早熟。

【临床表现】 中枢性性早熟第二性征发育的顺序与正常青春期发育是一致的，女性在8岁之前出现乳房发育，男性在9岁前发生睾丸增大、逐渐阴茎增大。但临床表现差异较大，症状发展快慢不一，有些可在性发育至一定程度后停顿一段时期再发育，亦有的症状消退后再发育。两性均有身高和体重过快的增长和骨骼成熟加速，骨龄超过实际年龄。以后阴毛生长并逐渐增多。男性伴随其他第二性征出现如胡须、痤疮和喉结、声音变粗、体格肌肉发达，然后有遗精。女性随着青春发育身体脂肪增加，臀部和大腿脂肪分布增多。盆腔B超可见子宫和卵巢增大，卵巢卵泡增多，或可出现0.8~1.0cm大的成熟卵泡。开始先为无排卵的月经来潮，数月后变成有排卵的规律性月经周期。早期患儿身高超过同龄儿童，但由于骨骼的过快增长可使骨骺融合过早，成年后的身材反而较矮小。如因肿瘤引起的可有头痛、呕吐、视力障碍等颅内压增高症状。

【实验室检查】

（1）骨龄测定：骨龄（BA）超过实际生活年龄（CA）。

（2）GnRH刺激试验：特发性中枢性性早熟患儿血浆LH基础值可能正常，需借助于GnRH刺激试验进行诊断。除依据激发试验结果，还要结合患儿性发育状态、性征进展速度、身高和骨龄的变化等临床表现进行综合评估。

（3）B超检查：盆腔B超检查女孩卵巢、子宫的发育情况。

（4）MRI检查：对怀疑颅内肿瘤所致者，应进行头颅MRI检查。

【鉴别诊断】 详细的病史，仔细全面的体格检查和必要的化验检查尤为重要。首先应与乳房早发育和/或阴毛早现鉴别，两者均为部分性性早熟，无骨龄增速或轻度增速，性激素分泌增高不明显。另外，注意排除其他原因所致的性早熟，特别是与中枢神经系统、肾上腺、性腺、肝脏的肿瘤等相鉴别，以便及早治疗。此外还需与多发性骨纤维发育不良伴性早熟（MAS）相鉴别。

【治疗】 本病的治疗依病因而定。

1. 中枢性性早熟的治疗目的：①抑制或减慢性发育进程，避免女孩出现过早月经初潮；②抑制骨骼成熟，改善成人期最终身高；③预防与性早熟可能相关的社会心理问题。

（1）病因治疗：肿瘤引起者应手术切除或进行化疗、放疗，男孩颅内灰结节错构瘤为最常见的导致中枢性性早熟的原因，一般肿瘤很小不需手术，可用促性腺激素释放激素类似物（GnRHa）治疗。其他肿瘤需手术，放疗和/或化疗。甲状腺功能减退所致者予甲状腺制剂（如左甲状腺素片）纠正甲状腺功能；肾上腺功能不全患儿可采用肾上腺皮质激素（儿童首选氢化可的松）替代治疗。

（2）药物治疗：目前国内外对中枢性性早熟的治疗主要采用GnRHa。临床常用的GnRHa有曲普瑞林（triptorelin）和亮丙瑞林（leuprorelin），前者为天然GnRH 10肽的第6位氨基酸L-甘氨酸被D-色氨酸替代，后者则被D-亮氨酸替代。GnRHa的作用是通过受体后降调节，抑制垂体-性腺轴，使LH、FSH和性腺激素分泌减少，从而控制性发育，延迟骨骼成熟，最终改善成人期身高。对于中枢性性早熟患儿，需监测青春期的进展速度，综合分析患儿年龄、骨龄、生长速度、激素水平、子宫、卵巢和卵泡变化、预测身高、家属经济负担以及儿童心理等多种因素后再做出治疗的决定，这也是中枢性性早熟治疗的主要难题。

2. 外周性性早熟（PPP） 外周性性早熟（peripheral precocious puberty，PPP）又称假性性早熟或非促性腺激素依赖性性早熟，有第二性征发育和性激素水平升高，但下丘脑-垂体-性腺轴不成熟。主要是由于有分泌性激素的腺体或组织产生自发性的分泌性激素的肿物、肿瘤或组织增生等产生性激素引起不同性征发育的情况，无年龄和性别的区分，可以是同性的亦可以是异性的，并且除性征表现外还多有其他的症状。常见原因为：①性腺肿瘤：卵巢颗粒-泡膜细胞瘤、黄体瘤、睾丸间质细胞瘤、畸胎瘤等。②肾上腺疾病：肾上腺肿瘤、先天性肾上腺皮质增生症等[4]。③外源性：如含雌激素的药物、食物、化妆品等。④其他疾病：如家族性男性限性性早熟，McCune-Albright综合征等。

外周性性早熟的治疗原则是减少雌激素浓度或阻断雌激素对靶器官的作用，使阴道出血停止及防止骨骺提前闭合影响患儿成年终身高。目前治疗的主要药物包括芳香化酶抑制剂(来曲唑)和雌激素受体拮抗剂。来曲唑能有效降低阴道出血的频率,改善成人期身高。他莫昔芬可与雌激素竞争雌激素受体,使 E_2 耗竭。对性早熟的男孩可给予睾酮受体阻滞剂,如比卡鲁他胺或螺内酯,与芳香化酶抑制剂联合使用,以防止骨龄提前。当患者转变成促性腺激素依赖中枢性性早熟时亦可用 GnRHa 进行治疗[5]。

3. 不完全性性早熟　又称部分性性早熟,患儿只出现性发育的一种表现,如单纯性乳房早发育、单纯性阴毛早现、单纯性早初潮等。

单纯性乳房早发育(premature thelarche)除乳腺发育外,不伴有其他性发育的征象。多数是在 2 岁之前,有些是在出生后持续下来的。因乳房早发育亦可能是真性早熟的第一个征象,亦可由外源性雌激素引起。需进一步检查骨龄、血清 FSH、LH 和雌激素,盆腔超声检查,连续性临床动态观察随访非常重要,部分可以退缩或反复出现乳腺发育。应注意和中枢性性早熟相鉴别。

单纯性阴毛早现(premature adrenarche)[6]是指女孩在 8 岁和男孩在 9 岁之前出现阴毛而无其他性成熟的表现。阴毛早现女孩比男孩多见,阴毛开始是在大阴唇上,在会阴部的发展很慢,最后出现腋毛。患儿的生长和骨龄正常或暂时轻度增速。阴毛早现是由于肾上腺雄激素产生过早,与网状带成熟早一致。血 DHEA、DHEAS 和雄烯二酮分泌增高达青春发育早期水平,但血 FSH、LH、E_2 或睾酮(testosterone,T)均在正常青春期前水平。一般无骨龄成熟加速。阴毛早现应注意与肾上腺肿瘤、睾丸肿瘤、hCG 分泌性肿瘤、轻症肾上腺类固醇生成缺陷等疾病相鉴别。少数患儿出现全身性雄激素效应,如生长增速,女孩阴蒂增大和男孩阴茎增大、痤疮、骨龄增速大于实际年龄 2 岁。用 $ACTH_{1-24}$ 激发试验血清 17-羟孕酮不增高,可以排除先天性肾上腺皮质增生症。阴毛早现的女孩至成年时有发生高雄激素过多症和多囊卵巢综合征的危险,应注意随访。

单纯性早初潮(premature menarche)单独发生月经而无其他性早熟的表现。比乳房早发育或阴毛早现少见。大多数女孩仅为 1~3 次阴道出血。青春发育年龄正常,血清促性腺激素水平正常,可能由于卵巢发生激活引起 E_2 分泌,偶尔盆腔超声可发现卵巢滤泡。应注意排除其他原因所致阴道出血,如误服或接触外源性含有雌孕激素样物质所致的阴道撤退性出血,因阴道炎、阴道异物、尿道息肉、阴道肿瘤等导致的外阴道出血等。

四、青春期发育延迟

青春期发育延迟是一种常见的儿科内分泌疾病。一般认为女孩超过 13 岁,男孩超过 14 岁还未启动青春期性发育即为性发育延迟;或青春期发育已经开始,但进展不正常,如女孩从青春期第一个征象开始至月经初潮超过 4 年半或男孩在睾丸发育后 3 年半仍未完成青春期发育,甚至倒退则应考虑青春期发育延迟。

【病因】 下丘脑-垂体-性腺轴任一环节出现异常均可导致性腺功能低下致青春期发育延迟。根据病因可将青春期发育延迟分为以下三类:功能性青春期发育延迟,包括体质性青春期发育延迟(constitutional delay of growth and development,CDGP)和慢性疾病等潜在因素导致的功能性低促性腺激素性腺功能减退症;先天性或获得性低促性腺激素性腺功能减退症(hypogonadotropic hypogonadism,HH);高促性腺激素性腺功能减退症(hypergonadotropic hypogonadism)。

先天性低促性腺激素性腺功能减退症是由于下丘脑、垂体病变引起促性腺激素释放激素(GnRH)分泌减少或作用缺陷所致。多见于下丘脑-垂体基因缺陷,随着遗传学技术的发展及遗传研究的深入,已报道与低促性腺性性腺功能减退症的基因多达 90 余个,并在持续增加。笔者前期关于 64 例男性患儿的研究也发现,51%的患儿可找到致病基因,最常见的突变基因是 *PROKR2*(17.6%)、*FGFR1*(13.7%)和 *CHD7*(7.8%),部分患儿存在寡基因突变,笔者研究的患儿中寡基因突变频率为 9.8%。也可为器质性原因所致,如继发性于鞍区和垂体的肿瘤、创伤、感染、血管性病变和放射性损伤等。高促性腺激素性性腺功能减退症即原发性性腺功能减退症,多由性腺本身发育异常所致。另外,细胞毒性药物,如烷化剂和苯肼类可对生殖细胞造成永久性损害。肿瘤放疗对性腺的直接或间接照射均可能导致性腺功能减退症。

【临床表现】 性腺功能减退症因病因不同而表现和就诊年龄均有不同。女孩或者男孩的轻型患者大部分获得确切诊断的年龄在青春发育期。如女孩 13 岁无青春期发育迹象才意识到疾病问题,因为女孩出生时外生殖器多正常,虽然有些患儿大、小阴唇不发育,但是这些易被忽略;同样,男孩在出生时表现为小阴茎、小睾丸或隐睾、尿道下裂等,提示有性腺功能不良的可能。无论男女,青春期后无第二性征出现,或部分患者虽有乳房发育及睾丸体积增大,但发育进程缓慢,历经 4~5 年未出现月经或遗精以考虑青春期延迟。同时可伴骨骼成熟延迟。

器质性性腺功能减退症或部分综合征合并性腺功能减退患者常伴随有相应的症状。如中线发育不良，常有唇腭裂、视中隔发育不良。Kallmann 综合征患者多伴有嗅觉丧失或嗅觉明显迟钝，Klinefelter 综合征患者体格瘦长，皮下脂肪丰满，可伴有智力落后、精神异常等。Turner 综合征患者除青春期发育障碍还伴有特征性的症状体征，身材矮小，具有皮肤色素痣、颈短、颈蹼、后发际低、盾状胸、乳头间距增宽，肘外翻、第 4 及第 5 掌骨短等特殊躯体特征，可伴心脏及肾脏畸形等。Prader-Willi Syndrome 还有婴儿松软，皮肤细嫩，肥胖、杏核眼，鲤鱼嘴，偏矮小、有智力低下、肌张力低下等。详见相关章节。

【实验室检查】

1. 一般检查 包括肝肾功能、血尿常规等化验，以除外慢性系统性疾病或营养不良所导致的青春发育延迟。

2. 基础性腺激素 FSH、LH、睾酮、E_2、孕酮；重视年龄相关的基础 LH 水平：LH 在 0～0.7IU/L，提示 IHH；LH≥0.7IU/L，提示青春发育延迟或部分性 IHH。

3. 其他相关激素 生长激素（GH）/胰岛素样生长因子-1（IGF-1）、催乳素（PRL）、促肾上腺皮质激素（ACTH）/皮质醇（8:00）、24 小时尿游离皮质醇、甲状腺功能等。

4. 功能试验

（1）评价下丘脑-垂体-性腺轴功能：常采用 GnRH 兴奋试验。

（2）评价睾丸/卵巢功能：使用较多的方法为标准 hCG 激发试验和 hCG 延长试验，hMG 试验用于评价卵巢功能。

5. 骨龄 与性发育成熟有一定的相关性，临床常用 G-P 图谱法。正常男性骨龄达到 12 岁时，青春发育自然启动。IHH 患者或暂时性青春发育延迟者，骨龄一般落后生物学年龄 2～3 年。暂时性青春发育延迟者，骨龄进展到 12 岁时就会自发启动青春发育；如骨龄>12 岁仍无青春发育迹象，且 LH、FSH 和睾酮水平低下，可考虑 IHH 而非体质性青春发育延迟，宜进一步进行评价。

6. 生殖系统超声 患者的内生殖器及附件多呈幼稚状态，部分男性患者存在隐睾，偶有睾丸微钙化。

7. 鞍区-嗅球 MRI 有助于发现下丘脑、垂体区域的肿瘤、炎症等后天获得性因素引起的 HH。KS 患者可观察到明显的嗅球和嗅沟发育不良，需加做嗅球部位 MRI。

8. 嗅觉测试 若不能鉴别酒精、白醋、水和香波等的气味，可拟诊 KS。嗅觉诱发电位和嗅球嗅束薄层 MRI（可选）可客观评价嗅觉损伤程度和嗅球嗅束的发育状态。

9. 遗传学病因检测 是评价三类性腺功能低下的主要检查。低促性腺激素性腺发育延迟（HH）患者的染色体核型多无明显异常。少部分患者合并染色体的变异，如小 Y 或大 Y 染色体、区带易位等。且部分患者可检出明确的基因突变，对临床疑似患者推荐进行家系基因检测有助于明确病因，指导下一代生育。而高促性腺激素性性腺功能减退症患者常有染色体异常，如克氏综合征、特纳综合征。

【诊断】 首先，应初步判断患儿高促性性腺发育异常的可能性，在除外高促性性腺发育不良后，咨询鉴别评价青春期发育延迟是 CDGP、暂时性功能性性腺功能减退症，还是病理性的性腺功能减退症。青春期发育延迟同时伴有矮身材而不伴外阴异常时，可能为 CDGP。患者身高和生长速率低于同年龄同性别儿童的 $-2SD$，骨龄通常落后于实际年龄，多落后 2 岁以内。骨龄 12～13 岁时，可出现自发性性发育。这种情况男孩多于女孩，患者的促性腺激素水平较低。单纯测定促性腺激素的水平不能区别 CDGP 和低促性腺激素性性腺功能减退症，GnRH 刺激试验对鉴别 CDGP 和正常青春发育前期的帮助亦不大。除完善检查外，CDGP 与低促性腺激素性性腺功能减退症的鉴别，家族史和随访非常关键。

【治疗】 青春期发育延迟的患者应根据病因确定适当的治疗方案。其治疗的目的是促进性腺发育，恢复或维持患儿体内正常性激素水平及其性腺功能，诱导青春发育的启动，维持第二性征，避免出现精神心理异常；减少心血管危险因素、维持机体的正常构成比、防止骨质疏松、维持肌肉含量。

1. 低促性腺激素性性腺功能减退症治疗 14 岁以后，或骨龄 12 岁以后，无青春期发育，可以进行青春期诱导。首都医科大学附属北京儿童医院针对男性垂体功能正常的 HH 患儿的治疗研究结果良好，患者安全有效。有研究显示成人脉冲式 GnRH 泵生精疗效优于 hCG/hMG 治疗，前者更接近生理状态。

2. 性激素替代治疗 该治疗不能改善生育能力。青春期诱导治疗或男性患者替代治疗的常用药物有：①十一酸睾酮注射液：250mg 每 2～4 周肌内注射 1 次；②十一酸睾酮胶囊：40mg 每日 2～3 次；其他制剂包括庚酸睾酮、丁酸睾酮等。常需终身替代治疗，用药过程中应根据患者的睾酮水平及体力情况等调整药物剂量，逐渐增加睾酮剂量，模拟正常青春发育过程，让患者逐渐出现男性化表现，避免睾酮升高过快导致痛性勃起。

女性患者可给予小剂量雌激素进行3~6个月的基础治疗后，再给予雌孕激素序贯治疗进行人工周期。

五、男性青春期乳房发育

男性青春期乳房发育（puberty gyneconmastia）是指男性乳腺组织良性增生所导致的一侧或两侧乳腺的增大[7]。在儿童期和青春期当男性乳腺组织直径大于0.5cm时，即可被临床检查所发现。男性乳房发育是非常普遍的临床现象，可见于新生儿期、青春期、老年期。本节主要介绍男性青春期乳房发育。

【病理生理】 青春期男性乳房发育主要是雄激素和雌激素水平的相对不平衡所导致的。雌激素水平的绝对或相对升高，游离雄激素合成的减少，循环中浓度下降及活性的减弱均可引起男性乳房发育。也可以因为乳腺组织对正常水平雌激素的敏感性增高导致。

【病因】 大多数青春期男性乳房发育的病例并没有发现明确的病因。雌激素与雄激素比例的失调被认为是导致男性乳房发育的主要原因。如循环中游离雌激素水平上升、内源性游离雄激素产生减少、游离雌激素与游离雄激素之间的比例增加、雄激素不敏感或药物的雌激素样作用时，都会引起雌激素和雄激素的作用出现不平衡。

【诊断】 首先应仔细区分男性乳房发育与假性女性型乳房。后者是乳房脂肪组织的增多而不是乳房腺体成分的增加。检查时患者取仰卧位双手置于头后，检查者把拇指和示指放在乳房的底部，然后缓慢合拢。假性女性型乳房者，在拇指和示指缓慢合拢过程中无抵抗感。而男性乳房发育者，手从乳房底部向乳头方向合拢时可触及同心圆状、质地较韧、呈橡胶感的组织。在检查过程中患者可有触痛感，需要注意有无乳腺肿块。在确定属于男性乳房发育后需详细询问病史包括：家族史、个人营养史、生长发育史、乳房开始发育的时间、用药史如人工合成类固醇激素、绒毛膜促性腺激素和苯丙胺等。体格检查特别应注意青春期第二性征的发育情况，仔细检查睾丸的大小及有无肿块，有无女性化体征以及蜘蛛痣、肝掌、腹部肿块等。

【鉴别诊断】

1. 肿瘤　睾丸肿瘤、睾丸胚胎瘤、绒癌、畸胎瘤、少数可以分泌hCG的精原细胞瘤、可分泌雌激素的leydig细胞和sertoli细胞肿瘤；肾上腺女性化肿瘤；其他肿瘤如：肺癌、肾癌、肝癌和胃癌可异位分泌hCG，刺激雌激素合成。

2. 性腺功能减退和雄激素不敏感综合征　由于先天发育异常或睾酮生物合成酶缺陷，如Klinefelter综合征；或由于感染、化疗、外伤导致睾丸功能异常，多伴有男性乳房发育。

3. 雌激素增高　性腺外组织对雌激素前体芳香化作用增强，可见于多种疾病如肥胖症、肝病、甲亢等。可完善肝肾功、甲状腺激素、ACTH、皮质醇等协诊。

4. 药物因素　许多药物也可引起男性乳房发育，如雄激素、合成类固醇激素、雌激素、绒毛膜促性腺激素、酮康唑、洋地黄、抑制睾酮合成的药物等。注意询问用药史。

5. 家族性男性乳房发育　以X连锁隐性或常染色体显性遗传，如Peutz-Jeghers综合征和芳香化酶过剩综合征等最终可导致芳香化酶活性增加，导致雌激素分泌过多，引起乳房增大。可进一步完善基因学检查。

6. 原因未明的男性乳房发育。

【治疗】 对大部分男性青春期乳房发育的患者不需要特殊治疗。应向患者和家长说明是属于青春期发育过程中常见的现象，大多数人在1年内可以自然缓解，以解除其思想顾虑和焦虑情绪。若乳房直径增大超过4cm，乳腺增长快速进展，压痛、疼痛明显或引起严重心理负担可尽早加用药物治疗（发现乳房增大12个月内开始最好，随着时间推移腺体组织被纤维组织替代，药物治疗效果欠佳）。

药物治疗包括：雌激素受体阻断剂（他莫昔芬、雷洛昔芬、氯米芬）、芳香化酶抑制剂（睾酮内酯、安那曲唑、来曲唑）、平衡雌激素（达那唑、睾酮、双氢睾酮）。雌激素受体阻断剂为首选，尤其是早期、乳房体积小时，其中他莫昔芬为首选，推荐剂量为10mg/次，每日2次。芳香化酶抑制剂理论上可通过降低雌激素/雄激素比率来有效治疗男性乳房发育，目前仍在进一步临床试验中。达那唑、睾酮可在有性腺功能减退症的患者中使用，建议剂量为100~200mg/次，每日2次。对于存在慢性乳腺炎、药物治疗失败、乳房增大持续时间长（>1年）、巨乳症或因乳房增大引起严重心理疾病患者可行外科手术治疗。但该手术尽量选择在青春期结束后，以尽量减少复发。对于男性乳房发育，仍要警惕肿瘤发生风险，如Klinefelter综合征乳腺癌风险为正常人的10~20倍；有隐睾病史的患儿睾丸癌的发病率增加；Peutz-Jeghers综合征患者可合并胃肠道及非胃肠道肿瘤。

六、性发育异常

性发育异常（disorders of sex development，DSD）是

染色体性别、性腺性别和表型性别不一致的一大类疾病的总称。2006 年欧洲儿科内分泌协会(European society for pediatric endocrinology,ESPE)和 Lawson Wilkins 儿科内分泌协会(Lawson Wilkins pediatric endocrine society, LWPES)达成芝加哥共识,摒弃以往雌雄、两性畸形、性反转等兼性带有性歧视性术语,将此类疾病统一命名为 DSD。DSD 病因复杂,目前较为普遍的分类方法为依据芝加哥共识,基于染色体核型将 DSD 分为性染色体 DSD、46,XY DSD 和 46,XX DSD 3 大类。DSD 分类标准详见表 31-7。本节重点介绍有正常性染色体核型的 DSD 类型,由性染色体数量或结构异常所导致的 DSD 请详见“染色体疾病”有关章节。

表 31-7 DSD 分类标准

性染色体 DSD	46,XY DSD	46,XX DSD
47,XXY(克氏综合征及其变异型) 45,X(Turner 综合征及其变异型) 45,X/46,XY(混合型性腺发育不良) 46,XX/46,XY 嵌合体	性腺(睾丸)发育不良 ①完全/部分型性腺发育不良(*SRY*、*SOX9*、*SF1*、*WT1*、*DHH* 等) ②卵睾型 DSD ③睾丸退缩综合征	性腺(卵巢)发育异常 ①卵巢发育不良 ②卵睾型 DSD ③睾丸 DSD(*SRY*+,重复 *SOX9*、*RSPO1*)
	睾酮合成和作用障碍 ①睾酮合成障碍:LH 受体突变、Smith-Lemli-Opitz 综合征、类固醇合成急性调节蛋白缺陷症、胆固醇侧链裂解酶缺陷症、3β-羟基类固醇脱氢酶 2 缺陷症、17α-羟化酶缺乏症,17β-羟基类固醇脱氢酶 3 缺乏症、5α 还原酶缺陷症 ②睾酮作用缺陷:雄激素不敏感综合征,药物和环境作用	雄激素过多 ①胎儿:3β-羟基类固醇脱氢酶 2 缺陷症、21 羟化酶缺陷症、P450 氧化还原酶缺乏、11β-羟基类固醇脱氢酶缺陷症、糖皮质激素受体突变 ②胎儿胎盘:芳香化酶(*CYP19*)缺乏、P450 氧化还原酶缺乏 ③母源:母体分泌雄激素肿瘤、外源性雄激素应用
	其他 ①男性性腺发育相关综合征(如泄殖腔畸形、Robinow、Aarskog 综合征、手-足-生殖器综合征等) ②米勒管永存综合征 ③睾丸缺失综合征 ④单纯性尿道下裂 ⑤先天性低促性腺激素性性腺功能减退症 ⑥隐睾 ⑦环境影响	其他 ①相关综合征(泄殖腔畸形) ②米勒管发育不良(如 MURCS) ③子宫畸形(如 MODYS) ④阴道闭锁 ⑤阴唇融合

(一)46,XY 性发育异常

46,XY 性发育异常(46,XY disorders of sex development,46,XY DSD)是指染色体核型为 46,XY,但性腺性别和/或表型性别与之不匹配的一类先天性异常疾病。任何影响了睾丸分化、睾酮合成或作用的因素都可导致 46,XY DSD。46,XY DSD 主要原因包括:①睾丸发育异常;②雄激素合成及作用异常;③其他影响性别发育的原因(见表 31-7)。导致 46,XY DSD 的先天性肾上腺皮质增生症(congenital adrenal hyperplasia,CAH)这一大类型(类固醇合成急性调节蛋白缺陷症、胆固醇侧链裂解酶缺陷症、3β-羟类固醇脱氢酶 2 缺陷症及 17α-羟化酶缺乏症)参见本章第 4 节,本节主要介绍 46,XY DSD 的其他常见类型及伴有骨骼异常的 CAH 特殊类型——P450 氧化还原酶缺乏症。常见的 46,XY DSD 类型特点及鉴别诊断见表 31-8。

1. 46,XY 性腺发育不全 46,XY 性腺发育不全(gonadal dysgenesis,GD)是由于性腺分化异常导致最终形成无功能的条索性腺,即完全性性腺发育不全(complete gonadal dysgenesis,CGD),又称 Swyer 综合征;或形成功能不良的睾丸,即部分性性腺发育不全(partial gonadal dysgenesis,PGD)。其中,46,XY CGD 发病率约为 1/20 000~1/80 000。

表 31-8　常见的 46，XY DSD 类型特点及鉴别诊断

类型	致病基因	遗传方式	性腺	米勒管结构	沃夫氏管结构	外生殖器	激素特征
46,XY CGD	*SRY*、*SOX9*、*NR5A1*、*WT1*、*CBX2*、*DHH*、*MAP3K1* 等		条索状性腺	+	-	女性表型	LH、FSH 均高于正常水平;T、AMH 水平降低
TRS			睾丸退化	+/-	+/-	女性表型或男性化不全	LH、FSH 均高于正常水平;T、AMH 水平降低
PMDS	*AMH/AMHR*	AR	睾丸	+	+	正常男性或男性化不全	AMH 突变者血清 AMH 检测不到;AMHR 突变者 AMH 水平显著升高
LCH	*LHCGR*	AR	睾丸，Leydig 细胞发育不全	-	发育不良/-	女性表型或男性化不全	基础 LH 水平升高，基础 T 降低，且 hCG 激发试验后血清 T 无增高
17β-HSD3	*HSD17B3*	AR	睾丸	-	+	女性表型或男性化不全	基础或 hCG 激发试验后 T/AD>0.8
5α-RD	*SRD5A2*	AR	睾丸	-	+	女性表型或男性化不全	基础或 hCG 激发试验后 T/DHT>10 或 15
AIS	*AR*	XR	睾丸	-	+	女性表型或男性化不全	基础 T 及 DHT 水平正常或升高
NR5A1 基因变异	*NR5A1*	AD	睾丸/性腺发育不良	-	+	女性表型或男性化不全	FSH 明显升高，LH/FSH 比值降低，可伴 ACTH 高，皮质醇降低
PORD	*POR*	AR	睾丸	-	+	男性化不全	LH、FSH 升高或正常，AD、T 正常或偏低;可伴 ACTH 高，皮质醇降低，孕烯醇酮、孕酮、17α-羟孕烯醇酮、17α-羟孕酮升高

注:CGD:完全性性腺发育不良;TRS:睾丸退化综合征;PMDS:米勒管永存综合征;LCH:Leydig 细胞发育不全;17β-HSD3:17β-羟基类固醇脱氢酶 3 型缺陷症;5α-RD:5α-还原酶 2 缺乏症;AIS:雄激素不敏感综合征;PORD:P450 氧化还原酶缺乏症。

31 章

【病因】 胚胎早期由于某种因素导致睾丸停止发育或形成条索状性腺，睾酮（testosterone，T）和抗米勒管激素（AMH）分泌障碍，沃夫氏管结构由于缺乏T刺激而退化，米勒管因缺少AMH的抑制发育为子宫、输卵管和阴道上段，外生殖器无T代谢产物双氢睾酮（dihydrotestosterone，DTH）的刺激导致男性化不全。46，XY GD的遗传学原因并非单一的，性腺形成过程中涉及的任何基因变异均可导致此病。目前已报道可导致46，XY GD的基因有*SRY*、*SOX9*、*NR5A1*、*WT1*、*CBX2*、*DHH*、*MAP3K1*基因等。

【临床表现】 46，XY CGD患者社会性别为女性，出生即表现为完全正常的女性外生殖器结构，青春期多因第二性征发育迟缓、原发性或继发性闭经就诊，体格检查显示身材正常或高大，乳房不发育或发育欠佳，外生殖器幼稚，即使到成人阴蒂长度仍<2cm，阴毛、腋毛缺如。

46，XY PGD表型异质性大，表型谱广泛。社会性别为女性者青春期前多因阴蒂肥大、腹股沟或阴唇包块就诊，青春期多因乳房发育不良或闭经就诊；社会性别为男性者青春期前及青春期多因小阴茎、尿道下裂、隐睾等不同程度的男性外生殖器发育不全就诊，成年多因不育就诊。

【实验室检查】

（1）激素检测：需要年龄依赖的性激素水平解读。促黄体素（LH）、促卵泡素（FSH）均高于正常水平；T、AMH水平降低。

（2）生殖系统超声或MRI有时可见阴道、子宫及输卵管，但子宫一般发育较小，完全发育不全的患者双侧性腺为条索状，部分性腺发育不全患者性腺一侧为条索状，对侧为发育不全的睾丸或双侧皆为发育不全的睾丸。

（3）染色体核型检测：患者染色体核型为46，XY。

（4）基因检测：部分患者可检测到*SRY*、*SOX9*、*NR5A1*、*WT1*、*CBX2*、*DHH*、*MAP3K1*等基因异常。

【诊断】 患者染色体核型为46，XY，结合病史，以上临床异常外观表现及实验室检查可考虑该病。激素检测显示LH、FSH均高于正常水平，T水平降低；性腺超声或MRI显示睾丸发育不全；此外，*SRY*、*SOX9*、*NR5A1*、*WT1*、*CBX2*、*DHH*、*MAP3K1*等基因检测有助于诊断。

【治疗与预后】 46，XY性腺发育不良患者的治疗主要包括性别选择、性激素替代治疗、发育不良性腺的处理以及必要时的外生殖器整形术。临床医生应充分评估患者性腺功能，外生殖器表型及性别认同，尊重患者及监护人的意愿做出性别选择。发育不良的性腺恶变率随年龄逐渐增高，必要时需择期摘除。赵明等[8]关于DSD患儿的性别选择的调查研究显示，多学科参与下，患儿及监护人共同决策，短期内可获得满意的结果。

2. 卵睾型性发育异常 卵睾型性发育异常（ovotesticular disorders of sex development）是指在同一机体内同时并存卵巢和睾丸两种性腺组织的一种性分化异常疾病。卵睾DSD根据性腺组织类型及位置可分为3种情况：①片侧型：一侧性腺为卵巢（常位于左侧），另一侧为睾丸，约占30%。②双侧型：双侧均为卵睾，约占患者的20%。③单侧型：即一侧为卵睾，另一侧为单一性腺（卵巢或睾丸），约占患者的50%。卵巢常位于正常解剖位，而睾丸或卵睾可位于睾丸正常下降路径上的任何一点，最常见于右侧腹股沟区，常并发腹股沟斜疝。导致卵睾型DSD的染色体核型可为46，XY、46，XX及其他46，XX/46，XY等嵌合型，因临床表现及治疗方案相似，在此章节一并描述，在46，XX DSD及染色体异常章节不再赘述。

【病因】 该病患者核型多数为46，XX，约占70%；46，XX/46，XY等嵌合型约占20%；46，XY约占10%。其他常见的嵌合型有45，X/46，XY、46，XX/47，XXY等。46，XX卵睾型DSD的病因曾认为是由于Y染色体短臂易位于常染色体或X染色体上。近年有作者用*SRY*探针进行研究，发现约不到10%有Y移位于X染色体上，其中包括*SRY*基因，而多数病例未能证明有易位存在。嵌合型可能由有丝分裂或减数分裂时出现异常，或睾丸决定因子易位基因的不平衡导致。近年来发现*SRY*、*SOX9*、*NR5A1*、*DAX-1*、*DHH*等基因变异也可能为卵睾型DSD的病因。

【临床表现】 主要为外生殖器异常，常难以辨认性别。内外生殖器的分化主要取决于性腺组织形态、功能和疾病发生的孕周。多数情况下睾丸组织和功能占优势，外生殖器男性化程度高，反之亦然。青春期第二性征的发育程度同样取决于优势性腺的功能，如睾丸功能占优势，则有不同程度的男性化表现；若卵巢功能占优势且有米勒管结构，可有乳房发育，月经来潮甚至排卵。

【实验室检查】

（1）激素检测：血LH、FSH水平可增高，对于青春期或小青春期患者，基础T、雌二醇（estradiol，E_2）、AMH、抑制素B（inhibin B，INHB）水平有助于了解睾丸及卵巢功能，对于青春期前的患者，需行人绒毛膜促性腺激素（human chorionic gonadotropin，hCG）激发试验及尿人类绝经期促性腺激素（human menopausal gonadotropin,hMG)激发试验。

(2) 生殖系统超声及性腺探查:性腺超声有助于了解性腺性质及内生殖器管道特点。腹腔探查、性腺活检有助于辨别性腺性质及来源。

(3) 染色体核型分析:患者染色体核型可为46,XY、46,XX、46,XX/46,XY等其他嵌合型。

(4) 基因检测:部分患者可检测出*SRY*、*SOX-9*、*NR5A1*、*DAX-1*、*DHH*等基因变异。

【诊断】 卵睾型DSD的诊断依赖于明确性腺的性质。一般性激素水平减低和促性腺激素增高无诊断特异性;超声检查可较准确地显示性腺、内生殖器管道特点,具有重要的临床价值;性腺探查或活检证实患者体内同时存在睾丸组织及卵巢组织是诊断的必要条件。性染色体核型分析仅能作为病因诊断线索,46,XX/46,XY等嵌合型核型强烈提示诊断。

鉴别:若存在子宫的46,XX男性化患者,无触及性腺时,应进一步查明男性化的原因,如首先除外CAH,再考虑任何部位的男性化肿瘤、卵睾DSD等。若无子宫的46,XY患者,无论是否触及性腺,必须测定T、DHT、AMH和INHB的浓度,以判断是否存在睾丸组织及其功能,睾丸发育不良等。卵睾DSD的临床表现谱系广泛,因此鉴别疾病谱系广泛。

【治疗与预后】 社会性别的选择需根据诊断年龄、内外生殖器的发育情况、两种性腺组织的功能、恶性肿瘤风险及患儿性别认同等情况综合决定,不受性染色体核型的限制。建议在儿科内分泌、泌尿外科、心理多学科医生参与下,根据伦理学要求,向患儿及其家长详细解释病情,并讨论社会性别。原则上应保留发育相对较好的性腺组织,此时外生殖器的矫形应适应已选择的社会性别的特征。性腺分化不良时有恶变的危险,无残存功能者应择期摘除。至青春期时给予性激素替代治疗,以促进青春期第二性征的发育。

3. 睾丸退化综合征 睾丸退化综合征(testicular regression syndrome,TRS)是一种罕见的综合征,其定义为核型为46,XY的患者睾丸组织完全不存在。该病在活产男婴的患病率为1/20 000,占临床诊断为隐睾症的患者的3%~20%。

【病因】 睾丸退化综合征的病因尚未明确。目前认为最可能的原因为生殖血管事件的发生,如梗阻或睾丸扭转致使睾丸缺血,组织萎缩退化乃至消失。Law等人的研究在睾丸退化残存的输精管和附睾等组织中发现含铁血黄素沉着,营养不良性钙化的纤维血管结节,证实了这一假说。目前已有睾丸退化综合征的家系报道,考虑可能存在遗传因素,但目前导致该病的分子学机制尚不明确。睾丸退化可发生于单侧或双侧。

【临床表现】 患者的临床表现与睾丸组织退化发生的时间密切相关。若睾丸退化发生在胚胎发育第8周以前,患者外阴呈完全女性表型,有子宫和输卵管;若退化发生在胚胎第8~10周,则外生殖器表现为不同程度的男性化不全;若退化发生在性分化关键时期之后,即胚胎发育第12周以后,则患者外生殖器为男性表型,但常伴有小阴茎,一侧或双侧阴囊内无睾丸组织,或可能触及睾丸残基。

【实验室检查】

(1) 激素检测:血基础LH和FSH水平升高,少数青春期前患者正常;血清AMH检测不到,基础T水平降低,且hCG激发试验后血清T无增高。单侧睾丸退缩的患者激素水平可正常。

(2) 生殖系统超声及性腺探查:部分双侧睾丸退缩的患者可能存在子宫和输卵管,患者无睾丸组织或存在睾丸残基,睾丸退化残基活检发现含铁血黄素沉着,营养不良性钙化的纤维血管结节有利于诊断。

(3) 染色体核型分析:46,XY。

【诊断】 该病在青春期前诊断较困难,男性表型患者不易与隐睾症相鉴别,女性表型患者应注意与46,XY CGD鉴别,CGD患者肯定有子宫。睾丸退化综合征的诊断主要依据以下几方面:外生殖器为女性型或表现为不同程度的男性化不全,青春期无第二性征发育;血基础LH和FSH的水平升高,AMH检测不到,血清T水平降低,且hCG激发试验后无增高;腹腔镜或剖腹探查未能发现睾丸;染色体核型为46,XY。

【治疗与预后】 睾丸退化综合征的治疗主要包括性别选择、手术治疗及性激素替代治疗。性别选择主要依据外生殖器表型及患者性别认同。目前关于是否切除残余睾丸结构防止恶变尚无统一观点。有研究者分析睾丸退化综合征患者的病理后发现含残余曲细精管例数仅占不到10%,且癌变率较低,认为手术切除没有充足的依据。患者需于青春期年龄行性激素替代治疗以促进第二性征发育,必要时行外生殖器整形术。对于按男性抚养的患者,出于心理和美学考虑,可以植入睾丸假体。

4. Leydig细胞发育不全

【病因】 Leydig细胞发育不全(Leydig cell hypoplasia,LCH)于1976年被首次描述,是由于睾丸Leydig细胞LH/hCG受体基因(*LHCGR*)失活突变,引起原胚干细胞对胎盘hCG或垂体LH反应不良,从而导致Leydig细胞发育不全或数量低下,T生成减少,使46,XY个体内外生殖器官分化异常。患者没有米勒管结构,可有残留的沃夫氏管结构,外生殖器男性化不全。与 *LHCGR* 激活突变引起性早熟不同,本病为常染色体隐性遗传病,目前已报道 30 余种 *LHCGR* 失活突变,散布在 *LHCGR* 的不同功能区域。

【临床表现】 LCH 是较罕见的 46,XY DSD 类型,根据 hCG 和 LH 对受体的反应程度分为 LCH 1 型(*LHCGR* 突变后,受体完全失活)和 LCH 2 型(LHCGR 突变后,受体保留部分活性)。LCH 1 型患者可表现为正常女性外阴伴盲端阴道,患者常于青春期因无乳房发育、原发性闭经就诊。LCH 2 型患者残留受体活性不同,患者外生殖器表型广泛,可表现为小阴茎、隐睾、尿道下裂等男性化不全或仅表现为不育。患者青春期无第二性征发育,阴毛分布可能正常。

【实验室检查】

(1) 激素检测:血基础 LH 水平升高,基础 T 水平降低,且 hCG 激发试验后血清 T 无增高;AMH、INHB 浓度通常正常。

(2) 生殖系统超声及性腺探查:患者性腺为睾丸,睾丸活检仅可见 Sertoli 细胞,偶见无精子发生的曲细精管,Leydig 细胞明显减少或缺失。

(3) 染色体核型分析:46,XY。

(4) 基因检测:发现 *LHCGR* 基因致病性变异有助于诊断。

【诊断】 对性染色体为 46,XY 核型的 DSD 患者,在除外其他病因后,应考虑到本病的可能。患者的激素特征为血 LH 浓度增高,T 降低且 hCG 激发试验后无明显升高。超声或剖腹探查可见睾丸组织,睾丸活检发现 Sertoli 细胞正常,Leydig 细胞明显减少或缺失有利于诊断。此外,基因检测发现 *LHCGR* 基因纯合或复合杂合失活变异对诊断有重要意义。

【治疗及预后】 LCH 1 型患者常被当作女性抚养,常行性腺切除术,在青春期需要雌激素替代治疗。如果认定为男性,在婴儿早期和青春期需补充雄激素。性腺恶变概率不明。

5. 17β-羟基类固醇脱氢酶 3 型缺陷症 17β-羟基类固醇脱氢酶 3 型缺陷症(17β-hydroxysteroid dehydrogenase 3 deficiency,17β-HSD3)由 Saez 及其同事于 1971 年首次报道,在 46,XY DSD 中并不常见,在我国发病率尚不明确,首都医科大学附属北京儿童医院曾报道 2 例[9]。

【病因】 17β-HSD3 是一种常染色体隐性遗传病,致病基因为 *HSD17B3*。*HSD17B3* 基因位于 9q22.32,由 11 个外显子和 10 个内含子组成,编码含 310 个氨基酸的 17β-HSD3。17β-HSD3 选择性在睾丸中表达,以 NADPH 为辅酶,催化雄烯二酮(androstenedione,AD)向 T 转化。*HSD17B3* 基因变异导致 17β-HSD3 活性降低,引起 AD 向 T 的转化障碍,导致 46,XY 患者出现外生殖器男性化不全。目前已报道 40 余种 *HSD17B3* 基因突变类型。

【临床表现】 17β-HSD3 在 46,XX 个体表型基本正常,在 46,XY 个体中主要表现为男性化不全。社会性别男性者多因不同程度小阴茎、尿道下裂、隐睾就诊,成年患者多以不育等就诊;社会性别为女性者青春期前常因阴蒂肥大、腹股沟或阴唇包块就诊,青春期患者常因第二性征发育延迟、原发性闭经或多毛、嗓音变粗、阴蒂肥大等进展性男性化就诊。患者睾丸常位于腹股沟管,附睾、输精管、精囊腺及射精管等结构常正常。

【实验室检查】

(1) 性激素检测:血 FSH 及 LH 水平可升高,AD 水平升高,T 水平降低或在正常范围。基础或 hCG 激发试验后 T/AD<0.8 为激素诊断的主要标准。

(2) 生殖系统超声:无子宫卵巢回声,有睾丸、附睾、输精管等。

(3) 染色体核型检测:患者核型为 46,XY。

(4) 基因检测:*HSD17B3* 基因的致病性变异。

【诊断】 17β-HSD3 的诊断主要依据以下几方面:

(1) 社会性别为男性者表现为不同程度的外生殖器男性化不全,社会性别为女性者表现为阴蒂肥大,腹股沟包块,或原发性性闭经,青春期男性化。

(2) 血 AD 水平升高,T 水平降低或在正常范围。基础或 hCG 激发试验后 T/AD<0.8。

(3) 生殖系统超声:性腺为睾丸,无子宫卵巢。

(4) 患者的染色体核型为 46,XY。

(5) *HSD17B3* 基因检测发现纯合或复合杂合致病性变异。

【治疗与预后】 临床医生应充分评估该类患者的性别认同,外生殖器表型及性腺功能,并与患者及监护人沟通后作出性别选择。

(1) 选择男性社会性别的患者管理:男性患者若伴小阴茎可早期给予睾酮治疗,必要时行外生殖器整形术及睾丸固定术,患者在青春期可进一步男性化发育,部分患者有生育能力。

(2) 选择女性社会性别的患者管理:如果性腺未被摘除,大多数患者在青春期会出现进行性的男性化表现,有报道显示,39%~64%当作女孩抚养的患者,在青春期经历了性别转换。因此如果选择女性,不建议青春期前切除性腺组织,需等到患者能自己决定性别后再做决定。17β-HSD3 患者的生殖细胞恶变率高达 28%,因此需要定期监测患者肿瘤标记物及性腺超声。摘除睾丸的患儿,需接受雌激素替代治疗以维持女性性征。

6. 5α-还原酶 2 缺乏　5α-还原酶 2 缺乏症(5α-reductase 2 deficiency,5α-RD)是一种常染色体隐性遗传病,是 46,XY DSD 的常见类型之一。在西方国家,5α-RD 约占 46,XY DSD 的 4.5%,在我国这一比例更高,但具体发病率尚不明确。

【病因】　5α-还原酶是定位于靶细胞微粒体上的一种膜蛋白,分为 5α-还原酶 1 和 5α-还原酶 2 两种同工酶,分别由 *SRD5A1* 及 *SRD5A2* 基因编码,其功能是将 T 转化为活性更强的 DHT。DHT 将未分化的尿殖窦生殖结节、尿殖沟、生殖褶衍化为阴茎、阴茎尿道、阴囊,并刺激前列腺的分化。*SRD5A1* 基因定位于 5p15,*SRD5A2* 基因定位于 2p23,*SRD5A2* 基因变异导致 5α-还原酶 2 活性部分或完全丧失。目前报道的 *SRD5A2* 基因变异已有 100 余种,突变类型分为错义变异,无义变异,小片段的缺失或插入,剪接变异等。首都医科大学附属北京儿童医院牵头的国内多中心研究表明,c.680G>A(p.Arg227Gln)和 c.607G>A(p.Gly203Ser)及 c.16C>T(p.Gln6Ter)变异在中国人中较常见,其中 c.680G>A 突变已被证明在中国人中具有奠基者效应[10]。

【临床表现】　临床表型谱广泛,与 5α-还原酶 2 缺乏程度不同相关。社会性别为女性的患者通常生后为女性外阴或阴蒂肥大,可伴腹股沟或阴唇包块,阴道盲端,青春期患者常因原发性闭经,缺少乳房发育或嗓音变粗等男性化表现就诊;社会性别为男性者表现为不同程度的外生殖器男性化不全,多因小阴茎、尿道下裂、隐睾等就诊。社会性别为男性或女性的患者到达青春期发育年龄后,均会出现睾丸发育,T 分泌增多而出现男性第二性征,但胡须及阴毛、腋毛稀少,前列腺发育不良。

【实验室检查】

(1) 激素检测:小青春期,青春期或成年患者,内分泌激素测定通常表现为 LH、FSH、T 水平与正常男性相似,但血 DHT 明显降低,血 T/DHT 比值增高。青春期前患者需行 hCG 激发试验计算 T/DHT 比值。但 T/DHT 正常并不能完全排除该病。随着检测方法的改变,T/DHT 切点值也有所不同,各个实验室应该建立各自的切点值;北京儿童医院前期研究显示,T/DHT>15,诊断灵敏度和特异度最佳。

(2) 生殖系统超声:性腺为睾丸,不可探及子宫及卵巢。

(3) 染色体核型:患者核型为 46,XY,*SRY* 基因无异常。

(4) 基因检测:*SRD5A2* 基因检测发现致病变异。

【诊断】　目前 5α-还原酶 2 缺乏症的诊断主要参照以下几个方面:

(1) 临床表型多样,患者外生殖器外观可为完全女性化,也可表现为不同程度的男性化不全。

(2) 基础或 hCG 激发试验后 T/DHT 增高,一般大于 15。

(3) 性腺为睾丸,精囊腺、附睾、输精管、射精管等结构正常。

(4) 染色体核型:46,XY。

(5) 基因检测:*SRD5A2* 基因检测发现纯合或复合杂合致病性变异。

【治疗与预后】　5α-RD 的诊断和治疗,最好有儿内分泌科,儿泌尿外科,妇科,心理学多学科医生共同参与。该病以社会性别男性生存的患者较女性社会性别生活的患者生存质量好,首都医科大学附属北京儿童医院在性别选择的患者中调查性别倾向和满意度显示,男性抚养更优。因此,早期确诊和治疗有助于帮助患儿尽早选择社会性别,减轻患者由于青春期性别转换带来的生理和心理压力。

【随访】　赵明等[8]对 31 例 5α-RD 患儿进行了术后随访,无论手术年龄与首诊阴茎长度,选择男性者对术后社会性别均满意。社会性别由女或兼性转为男性的患者,在日常生活及学校社交等方面适应度良好。≥11 岁的男性患者 5 例,大部分出现男性自然青春期发育,60%患者出现遗精。而社会性别女性青春期患者,随访中因无月经而对女性性别不满意。

7. 雄激素不敏感综合征　雄激素不敏感综合征(androgen insensitivity syndrome,AIS)是由于性发育过程中靶组织对雄激素不敏感导致的男性性发育异常的一类疾病,以往称为睾丸女性化综合征。根据靶组织对雄激素的敏感性不同,可分为完全型 AIS(complete AIS,CAIS)、部分型 AIS(partial AIS,PAIS)和轻型 AIS(mild AIS,MAIS)。该病是 46,XY DSD 较常见的类型之一,有报道称在遗传性别为男性的患儿中发病率为 1/99 000~1/20 000。

【病因】　AIS 是一种 X 连锁隐性遗传病,致病基因为雄激素受体(androgen receptor,*AR*)基因。人类 *AR* 基因位于 Xq11~12,由 8 个外显子和 7 个内含子组成,总长度约为 90kb,属于转录因子和核受体亚家族,分为氨基端区域(NTD)、DNA 结合区(DBD)、羧基端配体结合区(LBD)及核定位信号的铰链区 4 个功能区。以往研究证明 *AR* 基因变异多位于 LBD。*AR* 基因突变导致雄激素受体功能异常,致使雄激素不能发挥作用,沃夫氏管和泌尿生殖窦不能分化为男性生殖管道及正常男性外生殖器。

【临床表现】 CAIS 患者出生时表现为正常女性外阴,常伴有下 1/3 盲端阴道、小阴唇发育不良,睾丸可在腹腔内或在腹股沟内,少数在大阴唇内。婴幼儿患者多以腹股沟或阴唇肿物就诊,而青少年患者常以原发性闭经就诊。青春期患者乳房发育可同正常女性,但乳头发育小,乳晕无着色,通常体毛稀少,无阴毛、无腋毛。

PAIS 患者表型多样,可表现为女性外阴伴阴蒂肥大,也可为小阴茎伴不同程度的尿道下裂、阴囊分裂。睾丸可位于下降路线上任意的位置,青春期后外生殖器会出现不同程度的男性化,乳房发育程度与受体不敏感度呈正相关。有阴毛、腋毛及体毛,但较正常男性少。

MAIS 患者多为正常男性表型,仅表现为青春期男性乳房发育,乳头增大,乳晕着色,但可无腋毛,或表现为成年后不育、少精等。幼年通常不影响正常生活,故儿童期鲜有报道。

【实验室检查】

(1) 激素检测:典型的内分泌改变是血 T 及 DHT 在小青春期、青春期显著升高,LH 水平可增高,但特异性不强。hCG 激发试验后 T 及 DHT 水平明显升高,基础 AMH 和 INHB 水平一般正常。

(2) 生殖系统超声:性腺为睾丸,不可探及子宫、卵巢、输卵管和阴道上端等米勒氏管结构,可伴盲端阴道。

(3) 核型分析:患者核型为 46,XY;*SRY* 基因检测无异常。

(4) 基因检测:*AR* 基因检测发现致病变异。

【诊断】 AIS 的诊断主要参照以下几个方面:

(1) 新生儿外阴为女性,在大阴唇内触及睾丸或伴有腹股沟疝者;男性患者出现小阴茎、尿道下裂、隐睾等应考虑本病的可能。对青春期无月经来潮或男性有乳房发育者应进一步检查,以除外本病。

(2) 基础或 hCG 激发后 T 及 DHT 水平正常或升高。

(3) 生殖系统超声可探及睾丸,不可探及子宫、卵巢、输卵管和阴道上端等米勒管结构,可伴有盲端阴道。

(4) 染色体核型为 46,XY,*SRY* 基因阳性。

(5) 基因检测:*AR* 基因变异是确诊的重要条件。

【治疗与预后】

(1) 性别选择:AIS 治疗的核心是性别选择,早期确诊对患者的生理、心理及家庭极为重要,同时也为性别选择争取时间。AIS 患者的性别选择应基于外生殖器表型及对雄激素替代治疗的敏感性,睾丸功能,患者的性别认同,以及社会和环境等其他因素。CAIS 患儿通常按女孩抚养,大多数认同女性性别并满意性生活状态。相比之下,PAIS 患者会有不同程度的男性化倾向。

(2) 手术时机选择及激素替代治疗:AIS 无论选择男性或女性,都建议早期尽可能保留性腺组织,存留的性腺一般能够保证青春期发育及骨骼健康,还为可能出现的性别转换提供机会。CAIS 女性患者的性腺恶变率 <1%,建议 20 岁后再进行性腺切除术,尽管大多数 CAIS 患者阴道短于正常女性,但基本不影响正常性生活,不提倡常规进行阴道延长手术,部分行阴道扩张即可。PAIS 患者如果充分考虑后选择女性性别,应在患儿自主决定的前提下尽早进行性腺切除术以防止进一步男性化,并可以通过阴蒂缩短术及阴道成形术来改善外生殖器外观及功能。选择女性性别的患者需在青春发育年龄给予雌激素替代治疗诱导青春期或维持第二性征,优化骨骼健康,患者可以结婚但无生育能力。PAIS 选择男性性别的患者必要时需行睾丸固定术及尿道下裂修补术,小阴茎者可试用十一酸睾酮或双氢睾酮凝胶治疗,少部分患者可能通过辅助生殖技术实现生育。

【随访】 赵明等[8]对 11 例 AIS 患儿进行了术后随访,其中生后社会性别为女性或兼性者 9 例,男性者 2 例;除 1 例于我科就诊前已为术后女性,其余 10 例均选择男性。无论手术年龄与首诊阴茎长度,选择男性者对术后社会性别均满意。社会性别由女或兼性转为男性的患者,在日常生活及学校社交等方面适应度良好。

8. *NR5A1* 基因变异 *NR5A1*(nuclear receptor subfamily 5 group A member 1)基因变异是 46,XY DSD 重要病因之一,是一种常染色体显性遗传病。研究表明 *NR5A1* 突变约占所有确诊的 46,XY DSD 的 10%~15%。也有 *NR5A1* 基因变异导致 46,XX 性反转、46,XX 卵睾 DSD 的个案报道。

【病因】 *NR5A1* 基因位于 9q33 上,编码含 461 个氨基酸的类固醇生成因子 1(steroidogenic factor 1,SF-1)。*NR5A1* 主要在肾上腺、性腺及下丘脑腹内侧核中表达。在胚胎发育过程中,*NR5A1* 基因主要在泌尿生殖嵴表达,贯穿肾上腺和性腺发育的整个过程。*NR5A1* 在肾上腺皮质中表达,在睾丸 Leydig 细胞、Sertoli 细胞、卵巢颗粒细胞及卵泡膜细胞中均有表达。

【临床表现】

(1) 肾上腺功能发育不全:患者可出现生长发育迟缓,频繁呕吐,皮肤色素沉着等肾上腺功能不全的表现,严重者可表现为原发性肾上腺衰竭。

(2) 性腺发育不全:*NR5A1* 基因突变最常见的类

型为 46,XY 性腺发育不全,可表现为部分性和完全性。患者外生殖器表型多样,可从完全女性外观到不同程度的男性化功能不全[11]。就诊时多数患儿以女性抚养,青春期前主要因阴唇或腹股沟肿物、阴蒂肥大等就诊,而青春前期或青春期就诊的患儿则以出现男性第二性征,声音嘶哑,阴蒂肥大似阴茎等进展性男性化就诊;以男孩抚养的患儿多表现为不同程度的尿道下裂,单纯小阴茎者较少见。成年男性多表现为不育,精子活度检查表现为弱精或死精。首都医科大学附属北京儿童医院前期研究显示,绝大部分 46,XY 患者不伴肾上腺功能异常,社会性别为女性者在青春期出现男性化后转换为男性社会性别者并不少见,因此性别选择依然是该病的关键部分。病例报告中的家系分析提示 46,XX 女性患者表型可正常,可正常生育,但通常伴有卵巢功能早衰,表现为月经周期不规律、早绝经等,常因临床症状不典型而漏诊。目前也有 *NR5A1* 基因变异导致 46,XX 性反转、46,XX 卵睾 DSD 的个案报道。

【实验室检查】

（1）激素检测:常显示促性腺激素增高,尤其是 FSH 明显升高,LH/FSH 比值降低可能提示该病的诊断。有研究在对 *NR5A1* 突变患儿随访时发现,随着年龄的增长 INHB 水平逐渐降低,提示 Sertoli 细胞的功能逐渐降低。此外,应注意监测患者的肾上腺功能。

（2）生殖系统超声:46,XY 患者性腺为睾丸。

（3）基因检测发现 *NR5A1* 基因致病性变异有助于诊断。

【诊断】 目前基因检测是确诊 *NR5A1* 基因突变导致的 46,XY DSD 的唯一方法,临床诊断主要参考以下几方面:

（1）临床表现多样,可为外生殖器完全女性化到不同程度男性化不全。

（2）激素检测常显示 FSH 明显升高,LH 正常或升高,LH/FSH 比值降低可能提示该病的诊断。

（3）在同时合并肾上腺功能不全的 46,XY DSD 患者中检出率高。如 ACTH 增高,皮质醇降低,生化检测显示血清钾偏高,血清钠偏低,排除可导致肾上腺功能不全的其他类型。

【治疗与预后】 对于 *NR5A1* 基因变异的 46,XY 患者的治疗主要包括肾上腺功能不全的对症治疗,性别选择及性腺发育不全的治疗。

对于性别的选择,临床医生需充分评估患者性腺功能、外生殖表型及患者性别认同,并与患者及其家属沟通,尊重其意愿做出选择。首都医科大学附属北京儿童医院曾报道一例 *NR5A1* 基因变异的 46,XY DSD 患儿,患儿父亲携带相同变异但无明显性发育异常表型,也有文献报道 *NR5A1* 基因男性携带者可不外显,保持生育能力,但较罕见。因此 46,XY *NR5A1* 基因变异患者,以男孩抚养更有优势。46,XX 患者预后不同,大部分患者可自然生育或通过辅助生殖获得后代。

【随访】 赵明等对 9 例生后社会性别均为女性或兼性的 *NR5A1* 基因变异导致的 46,XY DSD 患者进行了术后随访,患者最终均选择男性社会性别。无论手术年龄与首诊阴茎长度,患者及家属对术后男性社会性别均满意。患者术后转为男性后,在日常生活及学校社交等方面适应度良好。

9. P450 氧化还原酶缺乏症　细胞色素 P450 氧化还原酶缺乏症(cytochrome P450 oxidation reductase deficiency,PORD)是由于 P450 氧化还原酶(cytochrome P450 oxidoreductase,POR)缺陷导致的类固醇激素合成缺陷,性发育障碍,骨骼及泌尿系统发育畸形等的疾病,属于 CAH 的特殊类型。至今病例报道较少,首都医科大学附属北京儿童医院报道 11 例,男女均存有不同程度的性腺发育障碍和骨骼疾病。

【病因】 *POR* 基因定位于 7q11.23,编码细胞色素 P450 氧化还原酶。POR 是电子供体,在内质网将 NADPH 的电子传递给细胞色素 P450 酶,包括 17α-羟化酶/17,20 裂链酶(P450c17A)、21-羟化酶(P450c21)、芳香化酶(P450arom)及参与胆固醇、肝细胞药物代谢过程中的多种 P450 酶。PORD 会导致不同程度的类固醇激素(包括糖皮质激素、盐皮质激素和性激素)合成障碍,其中性激素合成障碍导致患者出现青春期发育障碍,雄激素合成障碍还会导致 46,XY 患者出现外生殖器男性化不全;此外,芳香化酶缺陷导致产前母亲和女性胎儿男性化,患者出现雌激素缺乏的相关症状;胆固醇合成障碍可导致 Antley-Bixler 综合征样骨骼畸形等。

【临床表现】 细胞色素 P450 氧化还原酶缺乏症患者的临床表现包括:

（1）合并肾上腺皮质功能减退者可出现 CAH 的相应症状,但一般症状较轻。

（2）Antley-Bixler 综合征样骨骼畸形,包括颅缝早闭、前额突出、短头畸形、面中部发育不良、后鼻孔闭锁或狭窄、鼻梁扁平、梨形鼻、高腭弓、低耳位、外耳道狭窄致传导性听力损失;脊柱侧弯、脊椎和肋骨发育异常、肩胛骨发育不良、肘关节强直、新生儿骨折、长骨弯曲、关节活动受限、短趾及不规则趾等。

（3）母孕期男性化,如痤疮、多毛、面部肿胀、声音低沉等。

（4）性发育异常:46,XY 患者及 46,XX 患者均可出现。

(5) 其他少见临床表现,如脑积水,尿路异常包括肾盂扩张和膀胱输尿管反流。部分儿童体格发育迟缓,认知、语言和精细动作发育迟缓。

【实验室检查】

(1) 激素检测:表现为ACTH高,皮质醇正常或降低,ACTH激发试验后皮质醇反应不良;孕烯醇酮、孕酮、17α-羟孕烯醇酮、17α-羟孕酮水平升高,ACTH激发后进一步升高;脱氢表雄酮、AD、T、E2水平正常或偏低;LH、FSH升高或正常。

(2) 泌尿生殖系统超声检测:肾上腺超声示肾上腺正常或增大;女性超声检查可出现幼稚子宫、双侧卵巢发育不良,反复发作的卵巢囊肿。

(3) X线/CT检测:患者可出现骨龄落后、骨密度减低。X线/CT检测有助于发现头颅骨畸形,肱桡骨融合,股骨弯曲等骨骼畸形。

(4) 遗传学检测:发现*POR*基因致病性变异。

【诊断】 先天性肾上腺皮质增生症患者伴有特征性面容及骨骼畸形,同时实验室检查发现21-羟化酶和17α-羟化酶联合缺陷及性激素合成障碍,应考虑PORD的诊断。基因检测发现*POR*基因纯合或复合杂合致病性变异是诊断的重要依据。

【治疗与预后】

(1) 肾上腺皮质功能减退的对症治疗(见本章第四节第四部分);

(2) 性发育异常的治疗:46,XY尿道下裂、隐睾者可行矫正手术;小阴茎者可使用双氢睾酮外涂或十一酸睾酮口服。46,XX阴蒂肥大者可行阴蒂减压术,阴唇融合者可行手术分离,必要者行阴道重塑。对青春期发育延迟或未发育患者,需要睾酮或雌激素替代治疗以诱导第二性征发育。女性患者雌激素治疗有助于预防或缓解卵巢囊肿,无效且必要时可行手术治疗。

(3) 骨骼畸形的治疗:存在后鼻孔闭锁或狭窄、胸腔狭窄、喉和气管狭窄缩短的患者,需要在分娩后第一时间进行气管插管,幼年时期气管狭窄者可以考虑手术治疗。存在骨骼畸形患者可根据畸形程度选择矫形手术。

10. 米勒管永存综合征 米勒管永存综合征(persistent Müllerian duct syndrome,PMDS)是一种少见的性发育异常类型,其特点是存在米勒管结构(子宫和输卵管)或米勒管退化不全,而染色体核型为正常男性,且外生殖器表型为男性。

【病因】 Müllerian管永存综合征可散发,也可表现为男性常染色体隐性遗传。约85%的PMDS患者是由定位于19p13.3的*AMH*基因或定位于12q13上的AMH受体(*AMHR*)基因变异导致,分别被命名为米勒管永存综合征Ⅰ型和米勒管永存综合征Ⅱ型,两者临床表型相同。另有15%的患者病因未明,可能与泌尿生殖道的复杂发育畸形有关。

【临床表现】 PMDS的临床表现通常无特异性,患者多因单侧或双侧隐睾、腹股沟疝或不育就诊。患者通常睾丸发育正常,具有男性生殖管道和外生殖器,但体内有输卵管和子宫。

【实验室检查】

(1) 激素检测:成人患者检测AMH的水平有助于诊断。在*AMH*基因变异的患者中难以检测出AMH水平;而在*AMHR*基因变异的个体中AMH通常较正常水平增高。

(2) 超声、CT、MRI或术中探查可提示存在盆腔内子宫及输卵管等结构。

(3) 染色体核型分析:46,XY。

(4) 基因检测:*AMH*基因或*AMHR*基因致病性变异。

【诊断】 PMDS首诊病例可见于任何年龄,对患有腹股沟疝和隐睾症的患者应提高对本病的警惕。血清中AMH水平的测定对本病的诊断有一定帮助,对儿童患者的诊断价值有限。超声、CT、MRI或术中腹腔探查可见盆腔内子宫及输卵管结构。发现*AMH*基因或*AMHR*基因致病性变异可确诊。

【治疗与预后】 目前外科手术为PMDS的唯一有效治疗方法。手术治疗主要是对残留米勒管结构、异位睾丸和腹股沟疝的处理。由于异常的解剖位置不同,手术条件不同,手术处理需要个体化。隐睾者应行睾丸固定术,若睾丸有恶变,则行睾丸切除术,后续的终身雄激素替代治疗将不可避免。目前对于残留米勒管结构的处理存在争议,有保守治疗及积极手术治疗的两派主张。主张积极手术治疗者建议行子宫全切术+双侧输卵管切除术,以防止米勒管衍生物的恶变。笔者建议尽量避免伤害性手术,不必要的手术可能伤及睾丸血运及精索。

【随访】 术后应定期监测患者青春期发育情况,内分泌激素水平及肿瘤倾向。多数患者激素水平无需干预,若有不足,及时评估,必要时补充。

(二) 46,XX性发育异常

46,XX性发育异常(46,XX disorders of sex development,46,XX DSD)患者染色体核型为46,XX,但表型为

非典型女性，或性腺为非卵巢。导致 46，XX DSD 的原因分为：①性腺（卵巢）发育异常：卵睾型、睾丸型、卵巢发育不全；②雄激素过量：胎儿、胎盘或母亲来源；③泄殖腔外翻、阴道闭锁、其他综合征等（见表 31-8）。雄激素过量为 46，XX DSD 的主要原因，患者的性腺为卵巢，有正常米勒管并发育成输卵管、子宫和阴道，沃夫氏管退化，但外生殖器表现为不同程度的男性化。本章节主要介绍芳香化酶缺乏症；而 3β-羟基类固醇脱氢酶 2 缺陷症、21 羟化酶缺陷症、11β-羟类固醇脱氢酶缺陷症参见本章第 4 节，P450 氧化还原酶缺乏症参见 46，XY DSD 章节。

46，XX 核型的芳香化酶缺乏症　芳香化酶缺乏症（aromatase deficiency）是 *CYP19A1* 基因变异所致的罕见的先天性雌激素缺乏综合征。迄今已有 30 余例 46，XX 患者报道。

【病因】　*CYP19A1* 基因定位于染色体 15q21.2，编码芳香化酶。芳香化酶是雌激素合成的关键酶，将雄激素底物 AD、T 和 16α-羟雄烯二酮分别转换为雌酮（estrone，E_1）、E_2 和雌三醇（estriol，E_3）。雌激素促进骨骼成熟，维持骨密度，促进女性第二性征发育，也对调节糖脂代谢发挥重要作用。芳香化酶缺乏症的临床表现主要源于雌激素缺乏及体内雄激素不能转化为雌激素导致的雄激素过量。怀孕期间，由于胎儿芳香化酶缺乏，胎盘雌激素合成受阻，使母亲及胎儿暴露大量的雄激素，导致患儿母亲在孕期出现痤疮、多毛、嗓音变粗等男性化表现，胎儿出生时外生殖器不同程度的男性化。生后患儿因雌激素缺乏易出现骨骼发育延迟，青春期性发育障碍，糖脂代谢异常等，此外，女性患者因雌激素合成障碍导致 FSH 持续升高，过度刺激卵巢易出现复发性卵巢囊肿。目前已有 40 余种 *CYP19A1* 基因变异报道。儿童芳香化酶缺陷症，北京儿童医院报道 3 例女性患儿。

【临床表现】　除了母亲孕期出现痤疮、多毛、嗓音变粗等男性化表现及患者青春期后出现的肥胖、糖耐量异常和胰岛素抵抗等代谢异常外，男性和女性患者各有其特异性临床表现。

女性：出生时外生殖器男性化，可为女性外阴伴阴蒂肥大，也可为男性外阴伴尿道下裂甚至为正常男性外阴，因严重程度的不同，外生殖器异常可能在任何年龄段被发现成为就诊的主诉；患者青春期乳房不发育或发育不良，原发性或继发性闭经；部分患者青春期出现男性化表现，并且成年身材高大。

儿童男性患者很难诊断。男性患者的染色体核型为正常 46，XY；多数在出生时无异常，能够正常进入青春期，但是多见青春期和骨龄延迟、身材高大、肥胖，胰岛素抵抗，骨痛，膝外翻，四肢长等宦官体型。在成年初期才出现异常，部分患者可表现为小睾丸，精子生成障碍，可能不育，可有骨折，骨质疏松。

【实验室检查】

（1）糖代谢、脂代谢检测：部分患者可出现血脂增高，胰岛素抵抗，糖耐量异常。

（2）性激素检测：FSH 显著升高为该病最显著的激素特征，LH 升高或正常，T 正常或升高，青春期可见 E_2 低，青春期前患者 hMG 激发试验后 E_2 无明显升高。

（3）骨龄和骨密度检测：绝大多数患者骨龄延迟，部分患者出现骨密度减低。

（4）生殖系统超声：患者卵巢表型广泛，形态大小可正常，也可表现为卵巢囊肿，卵巢发育不良。

（5）遗传学检测：*CYP19A1* 基因变异检测。

【诊断】　遗传学分析发现 *CYP19A1* 基因纯合或复合杂合致病变异为芳香化酶缺乏症诊断的主要标准，临床诊断可参照病史，症状，激素检测。

染色体为 46，XX 患者：生后外生殖器男性化伴母孕期男性化表现提示该病，实验室检查示 ACTH，皮质醇正常，FSH 显著升高但雌激素低或正常，hMG 激发试验后 E_2 无明显升高；骨龄可出现延迟，骨密度可减低；超声卵巢可出现发育不良或卵巢囊肿。染色体为 46，XY 患者大多在青春期或成人期诊断。成年后部分患者出现不育。

【治疗及预后】　芳香化酶缺乏症的治疗主要包括：

（1）外阴整形术：早期诊断有助于女性性别的选择，女性患者诊断后必要时行外阴整形术。

（2）雌激素替代治疗：雌激素替代治疗有助于促进骨骼成熟，骨骺融合，维持骨密度，也能部分改善雌激素缺乏引起的代谢异常。此外，对于女性，雌激素治疗有利于缓解卵巢囊肿，促进子宫卵巢发育，促进第二性征发育。

（3）对雌激素治疗无效的骨质疏松，胰岛素抵抗，脂质代谢等的对症治疗。

（巩纯秀）

参考文献

[1] COLIN，ABRAHAM，GEORGE，et al. 鲁道夫儿科学. 22 版. 傅君芬，译. McGraw-Hill Professional，2019：2075-2087.

[2] 中华医学会儿科学分会内分泌遗传代谢学组. 中枢性性早熟诊断与治疗共识. 中华儿科杂志，2015，53（6）：412-418.

[3] CANTAS-ORSDEMIR S, EUGSTER EA. Update on central precocious puberty: from etiologies to outcomes. Expert Rev Endocrinol Metab, 2019, 14(2): 123-130.

[4] NADINE G H, ERICA A. Peripheral precocious puberty including congenital adrenal hyperplasia: causes, consequences, management and outcomes. Best Pract Res Clin Endocrinol Metab, 2019, 33(3): 101273.

[5] LESCHEK EW, FLOR AC, BRYANT JC, et al. Effect of Antiandrogen, Aromatase Inhibitor, and Gonadotropin releasing Hormone Analog on Adult Height in Familial Male Precocious Puberty. JPediatr, 2017, 190: 229-235.

[6] RAIMO V, JARMO J. Premature Adrenarche: Etiology, Clinical Findings, and Consequences. J Steroid Biochem Mol Biol, 2015, 145: 226-236.

[7] LEUNG AKC, LEUNG AAC. Gynecomastia in Infants, Children, and Adolescents. Recent Pat Endocr Metab Immune Drug Discov, 2017, 10(2): 127-137.

[8] 赵明，巩纯秀，梁爱民，等. 46,XY 性发育异常患儿 85 例性别选择及术后随访分析. 中华儿科杂志，2019，57(6)：434-439.

[9] 宋艳宁，陈佳佳，巩纯秀. 17β-羟类固醇脱氢酶 3 型缺乏症 2 例并文献复习. 中华实用儿科临床杂志，2018，33(8)：618-620.

[10] GUI B, SONG Y, SU Z, et al. New insights into 5alpha-reductase type 2 deficiency based on a multi-centre study: regional distribution and genotype-phenotype profiling of SRD5A2 in 190 Chinese patients. J Med Genet, 2019, 56(10): 685-692.

[11] SONG Y, FAN L, GONG C. Phenotype and Molecular Characterizations of 30 Children From China With NR5A1 Mutations. Front Pharmacol, 2018, 9: 1224.

第 6 节　胰腺疾病

一、1 型糖尿病

【流行病学】 研究发现 1 型糖尿病(type 1 diabetes mellitus, T1DM)的发病率受种族遗传、地区、季节、饮食及年龄、性别等因素的影响[1]。世界不同国家、不同地区、不同种族的 T1DM 发病率有数十倍差异，大洋洲、北欧、北美洲属于发病率较高的地区，最高的是芬兰白人，达 62.5/10 万人年；而亚洲国家发病率很低，日本约为 2/10 万人，中国上海为 3.1/10 万人，中国北京为 3.26/10 万人，根据 2000 年 WHO Diamond 研究对 15 岁以下发病的 T1DM 调查，我国 0~15 岁儿童 T1DM 的平均确定发病率为 0.59/10 万人年，校正发病率为 0.57/10 万人年，是世界上已报道的 T1DM 发病率最低的国家。种族之间的发病率差异在美国白种人和印第安人之间可高达 7.3 倍。绝大多数的发病率调查结果显示儿童 1 型糖尿病的发病年龄呈“双峰”分布，分别是 4~6 岁和 10~14 岁。发病率在年长的青少年中呈现男性高于女性的性别差异，其他年龄范围的儿童 1 型糖尿病的发生无明显的性别差异。T1DM 的发病具有一定的季节性，其高峰出现在冬季，而也有调查报告显示在较温暖的季节或季节交替时更易发生糖尿病，这可能与胰岛自身免疫反应的发展相关。SEARCH 研究发现春季出生的儿童更容易患 T1DM，推测这种季节性升高的发病趋势可能与感染、日照有关。前述居住于不同国家和地区华人儿童的 T1DM 发病率差异很大，提示环境因素可影响 T1DM 的患病率。

近几十年来，T1DM 的发病率在全球呈显著上升趋势，美国和北京儿童医院开展的北京地区儿童 1 型糖尿病的流行病学研究均发现在 2006 年以后发病趋势增长迅速，且 5 岁以下儿童的增加比例更大。从世界范围看，T1DM 的发病率正以每年 3%~5%的速度上升，每年约有 10 万名 15 岁以下儿童发生 T1DM。

【病因与发病机制】 T1DM 病因和发病机制尚不清楚，其显著的病理生理学和病理学特征是胰岛 β 细胞数量显著减少和消失所导致的胰岛素分泌显著下降或缺失。早在 1986 年 Eisenbarth 教授就已提出：遗传易感、环境诱发、胰岛自身免疫激活、胰岛功能损伤、临床糖尿病和胰岛功能衰竭致胰岛素依赖，是 T1DM 自然病程进展的 6 个阶段。为此获得 2009 年 ADA 的最高科学成就奖——Banting 奖。

1. 遗传因素 T1DM 被认为是一种在有遗传因素的个体中出现的，由胰岛 β 细胞免疫介导损伤引起的自身免疫性疾病。研究表明，T1DM 发病具有一定家族聚集性，患者同卵双胎的患病风险约为 36%，其同胞 20 岁之前的患病风险约为 4%，60 岁之前的患病风险约为 9.6%，而无家族史的个体患病风险仅为 0.4%。全基因组关联分析研究已经发现了 60 多个与 1 型糖尿病相关的遗传变异，其中人类白细胞抗原(HLA)基因承担了约 50% 的 T1DM 遗传风险。*HLA* 基因的 DR 和 DQ 位点的多态性是影响 1 型糖尿病的易感性和保护性的重要因素（携带 HLA-DQ$A_1$52 位精氨酸，HLA-DQ$B_1$57 位非门冬氨酸等位基因为 T1DM 的易感基因；而 HLA-DQ$A_1$52 位非精氨酸和 HLA-DQ$B_1$57 位门冬氨酸等位基因与 T1DM 的保护性相关），这是导致发病率的种族和国家差异的主要原因。其他影响遗传易感性较大的基因还包括淋巴酪氨酸磷酸酶 22（*PTPN22*）和细胞毒性 T 淋巴细胞相关抗原-4（*CTLA-4*）、白介素 2 受体 A（*IL2RA*）和胰岛素（*INS*）等基因。

2. 环境因素 伴随着高危 *HLA* 基因型个体比例的降低，近年来全球 1 型糖尿病发病率的增加证实了环境因素在其发病机制中的重要作用。主要环境因素包括病毒感染（如先天性风疹和肠道病毒，尤其是柯萨奇 B 病毒）和饮食（如牛奶、谷物纤维、牛奶中的胰岛素、维生素 D 或不饱和脂肪酸 omega-3 缺乏）。动物实验也证实，病毒可以诱发具有遗传易感性的大鼠发生糖尿病，但其主要通过改变大鼠的免疫状态而并非由于病毒直接侵入胰岛。另有“卫生环境洁净假说”，该假说认为清洁的环境使儿童感染的机会越来越少，从而造成免疫紊乱的机会越来越多，发生糖尿病的机会增大。

3. 免疫因素 环境因素诱发后，进入自身免疫激活阶段。致病性 T 细胞和调节性 T 细胞之间的失衡引起针对多种胰岛自身抗原的自身反应性 T 细胞产生，并介导对胰岛 β 细胞攻击的进展，胰岛功能逐渐丧失，当血糖失代偿后最终出现临床糖尿病。已证实 T1DM 患者体内存在多种针对胰岛细胞自身抗原的自身抗体，成为 T1DM 的免疫诊断标记物。胰岛细胞自身免疫和 β 细胞功能损害发生在诊断前的几个月到几年，约 90% 的 1 型糖尿病患者在初次诊断时血中会出现胰岛自身抗体包括：胰岛细胞抗体（ICA）、胰岛素自身抗体（IAA）、谷氨酸脱羧酶抗体（GADA）、蛋白酪氨酸磷酸酶抗体（IA-2A）、锌转运子 8（ZnT8）抗体。另外还有热休克蛋白-90（Hsp90）抗体、羧肽酶-H（CPH）抗体等。这些抗体可能引起免疫细胞间的复杂作用，产生大量对胰岛 β 细胞有攻击作用的细胞因子，如白介素-1（IL-1）、肿瘤坏死因子（TNF）、干扰素（IFN）、一氧化氮（NO）等，导致胰岛 β 细胞的破坏。此外，有的患儿还存在抗甲状腺抗体、抗肾上腺皮质抗体等，故可合并甲状腺自身免疫病及艾迪生病等，称为自身免疫性多内分泌腺综合征。

【病理生理】 T1DM 胰岛 β 细胞被破坏，胰岛素分泌减少引起一系列代谢紊乱。胰岛素对能量代谢有广泛的作用，胰岛素激活靶细胞表面受体引起细胞内一系列的转变，促使葡萄糖转运至细胞内直接供给能量，促进糖酵解、促进糖原合成和抑制糖异生以维持血糖的正常；胰岛素促进脂肪的合成，抑制脂肪动员产生酮体；胰岛素还增加蛋白质的合成，促进细胞的增殖和分化。T1DM 患者胰岛素绝对缺乏，进餐后无胰岛素分泌高峰，餐后血糖持续升高，当血糖水平超过肾糖阈而从尿中排出，随即出现渗透性利尿，患者出现多尿和多饮；脂肪动员分解代谢增加，酮体产生增多，出现高酮体血症；体内能量丢失、体重下降。另外，糖尿病时反调节激素如胰高血糖素、肾上腺素、糖皮质激素及生长激素增多，进一步加重了代谢紊乱、高血糖、高血脂和高酮体血症，同时有脱水、电解质紊乱和血浆渗透压增高，导致意识障碍甚至昏迷。酮症酸中毒时 CO_2 潴留，呼吸中枢兴奋，出现不规则的深快呼吸（Kussmaul 呼吸），呼气中出现特异的气味，如腐烂水果味。

【临床表现】[2] T1DM 起病较急，多数患者常因感染，饮食不当而诱发起病。表现为多尿、多饮、易饥多食和体重减轻，称为“三多一少”。但是婴幼儿多饮多尿常不易被发觉而很快发展为脱水及酮症酸中毒。学龄儿童可发生夜间遗尿，多食并非糖尿病儿童必有症状，部分患儿食欲正常或减低，体重减轻很快消瘦、乏力及精神萎靡。糖尿病儿童可以突然发生恶心、呕吐、厌食或腹痛等症状，需考虑是糖尿病酮症酸中毒（DKA）的可能，应尽早诊断。各种感染发热、咳嗽、外阴炎或结核病等可与糖尿病共存。

体格检查一般除消瘦外无阳性体征。当合并脱水及 DKA 时可出现不规则的深长呼吸，散发出酮味，严重时伴有神志的改变。病程长且病情控制不良者可有发育落后、身材矮小、肝大和智能落后等，称为糖尿病侏儒。晚期可出现慢性并发症的相关表现，如白内障、视力障碍及视网膜病变，蛋白尿、高血压、糖尿病肾病，甚至失明和肾功能衰竭。

【实验室检查】

1. 测定血电解质、血糖、血酮体、血脂、血气分析、尿糖、尿酮体，空腹胰岛素、C 肽及糖化血红蛋白（HbA1c）等。

2. 葡萄糖耐量试验（OGTT） 一般 T1DM 患者不需做此试验。已明确糖尿病诊断的患者必要时可采用馒头餐试验评价胰岛 β 细胞分泌功能，了解胰岛素释放曲线（100g 面粉制作的馒头相当 75g 葡萄糖），以馒头代替早餐，10 岁以下 75g，10 岁以上 100g，检测餐前及餐后的血糖、胰岛素和 C 肽的分泌情况，以了解患者胰岛 β 细胞的储备功能。T1DM 患者胰岛素、C 肽释放曲线明显低于正常人。

3. 胰岛自身抗体测定 是诊断自身免疫性 T1DM

的关键指标，包括 ICA、IAA、GADA、IA-2A 及 ZnT8-Ab 等对 T1DM 的预测、诊断及与 T2DM 的鉴别有一定意义。

4. T1DM 常并发其他自身免疫性疾病，是自身免疫性多内分泌腺综合征的重要组成部分，在 T1DM 确诊后应筛查甲状腺激素及甲状腺自身抗体、ACTH、Cor 及 PTH 等指标。

【诊断与鉴别诊断】

1. 诊断[3]　T1DM 的诊断及与其他类型糖尿病的鉴别主要根据临床特征，包括发病年龄常在 1 岁以上，糖尿病症状明显，多以酮症或酮症酸中毒起病，空腹或餐后的血清 C 肽浓度明显降低，出现自身免疫标记，需要终身依赖胰岛素维持生命。对发病年龄<1 岁（尤其<6 月龄），或有 35 岁以内发病的糖尿病家族史，或仅有空腹血糖轻度增高（5.5~8.5mmol/L），以及伴有神经性耳聋、视神经萎缩或综合征特征（线粒体疾病）等相关症状的患者应进行基因检测，以排除单基因突变所致的糖尿病。区分 1 型、2 型和特殊类型的糖尿病对治疗决策和教育方法都有重要的意义，其鉴别特征见表 31-9。

表 31-9　儿童及青少年 1 型糖尿病、2 型糖尿病和单基因糖尿病的临床特点

特点	1 型糖尿病	2 型糖尿病	单基因糖尿病
遗传学	多基因	多基因	单基因
发病年龄	>6 个月至 1 岁	通常在青春期（或更迟）	通常在青春期之后，除了葡糖激酶突变和新生儿糖尿病（GCK 突变发病早，NDM 小于 6~12 个月发病）
临床表现	常急性、迅速发病	差异较大；从缓慢（通常是隐匿的）到严重不等	差异较大
自身免疫性	是	否	否
酮症	常见	不常见	在新生儿糖尿病中常见；其他类型中少见
肥胖	同一般人群	常见	同一般人群
黑棘皮	无	有	无
频率[（在所有儿童糖尿病中占的比例（%）]	通常 90%	多数国家<10%（日本 60%~80%）	1%~6%
家族史	2%~4%	80%	90%

注：GCK：葡糖激酶；NDM：新生儿糖尿病。

2. 与其他疾病鉴别　①糖尿：一过性糖尿、肾性糖尿及非葡萄糖的糖尿，如半乳糖血症、果糖不耐受症。但其血糖水平正常，后者还可有低血糖表现。②多饮多尿：需与尿崩症相鉴别，其尿比重低且尿糖阴性。③多食、消瘦：需与甲亢相鉴别，根据其典型临床表现及甲状腺功能异常鉴别不困难。

【治疗】

1. 目的　降低血糖、消除症状，预防并延缓急、慢性并发症的发生，早期诊断和治疗并发症及伴随疾病。保证患儿正常生长发育和性成熟，防止和及时纠正情绪障碍。

2. 胰岛素治疗[4]　是 T1DM 患儿治疗的最主要手段，一经确诊需终身依赖外源性胰岛素替代治疗，在糖尿病计划饮食的基础上合理应用。由于患儿胰岛残余 β 细胞的功能不同，要注意胰岛素治疗的个体化。同时进行适当的体育锻炼，心理治疗及糖尿病教育与监测，需家长与患儿积极参与配合，以使糖尿病的综合治疗达到预期目的。

（1）常用胰岛素类型和作用时间：见表 31-10。超速效及速效胰岛素提供餐时胰岛素，长效胰岛素提供基础胰岛素。其中超速效胰岛素欧洲委员会和美国食品药品管理局（FDA）已批准其用于成人糖尿病，但在儿童中的药代动力学及药效尚在研究中。

（2）胰岛素的治疗方案：需要依据患儿年龄，病程，生活习惯（如饮食、运动时间、上学）等进行个体化的制定和调整。

1）胰岛素剂量：正确的胰岛素剂量就是维持个体最佳血糖控制所需要的剂量。初始剂量一般按 0.5~1.0IU/(kg·d) 给予。年龄小用量偏小，0.25~0.5IU/(kg·d)，处于青春发育前期患者用量偏大 0.7~1.0IU/

表 31-10　胰岛素的种类和作用时间

胰岛素种类	开始作用时间/h	高峰时间/h	维持时间/h
超速效胰岛素类似物	0.1~0.2	1~3	3~5
速效胰岛素类似物	0.15~0.35	1~3	3~5
短效胰岛素	0.5~1	2~4	5~8
中效胰岛素	2~4	4~12	12~24
基础长效胰岛素			
甘精胰岛素	2~4	8~12	22~24
地特胰岛素	1~2	4~7	20~24
德谷胰岛素	0.5~1.5	最小峰值	>42

(kg·d),青春期常>1.0IU/(kg·d),甚至达 2.0IU/(kg·d)。T1DM 部分缓解期(蜜月期)适当应用胰岛素有助于保护胰岛 β 细胞功能,此时胰岛素用量常<0.5IU/(kg·d),但一般不主张完全停药。

2) 剂量分配:临床中常用的治疗方案包括:①一日 2 次短、中效胰岛素混合治疗:短、中效的比例一般为 1:2或 1:3分两次于早餐及晚餐前 20~30 分钟注射,早餐前 2/3 量,晚餐前 1/3 量。②一日 3 次:早餐前注射短效与中效胰岛素的混合剂,午餐前单用短效胰岛素,晚餐或用短效与中效胰岛素的混合剂,或其他类似的方案。③一日 4 次:每餐前注射短效胰岛素,睡前应用中效或长效胰岛素。短效胰岛素也可用速效胰岛素类似物替代,但应在餐前 15 分钟或餐后立即注射。

基础-餐时方案:一般胰岛素总量的 40%~60%由基础胰岛素提供基础长效胰岛素/类似物一般于睡前或分 2 次早晚注射。餐时胰岛素可以为速效或者短效胰岛素,目前认为此种强化治疗方案是最符合胰岛素生理性分泌模式的治疗方案。

(3) 胰岛素剂量的调整:根据三餐前、餐后 2 小时和夜间血糖指标进行调整,每次增加或减少胰岛素的剂量以 1~2U 为宜。短、中效胰岛素混合治疗:①早餐前高血糖:增加晚餐前或睡前中效胰岛素;②午餐前或后高血糖:增加早餐前中效或午餐前短效胰岛素;③晚餐前高血糖:增加早餐前中效胰岛素或午餐前短效胰岛素;④早餐或晚餐后高血糖:增加此餐前短效胰岛素。对于基础-餐时胰岛素治疗方案,如果餐前水平达标,则认为基础胰岛素剂量合适,儿童餐后 2 小时达标表明前一餐胰岛素的量合适,而血糖高于目标,表明餐前胰岛素不足,需要加量,反之需减量。

(4) 胰岛素泵(持续皮下胰岛素输注,continuous subcutaneous insulin infusion,CSII)的应用:1993 年美国 DCCT 报告指出 CSII 治疗是 T1DM 强化治疗措施之一。具体方法是将胰岛素全天总量的 40%~60%作为基础量,余量分 3 次于餐前大剂量注射;将 24 小时分为两个时段即:日间(6a.m. ~ 10p.m.);夜间(10p.m. ~ 6a.m.);日夜间基础量可按 2:1比例分配。需根据血糖监测结果酌情调整基础时段及餐前剂量,例如三餐前血糖水平升高,应增加基础胰岛素剂量;餐后血糖高则应增加餐前大剂量。

尽管 CSII 治疗是目前模拟生理性胰岛素分泌方式的最好选择,短期 CSII 治疗可以使血糖控制得到改善,在降低 HbA1c、减少低血糖的发生率、改善生活质量等方面显示了一定的优势。但近期一些研究显示,长期使用 CSII 治疗的患者与采用常规胰岛素注射的患者,其疗效差异不大。因此,要强调的是 CSII 只是胰岛素治疗的一种实施工具,并不是糖尿病的根治手段。采用 CSII 治疗的患者仍然需要经常而严格的血糖监测、定期复查、良好的依从性及严格的饮食管理。

3. 医学营养治疗(medical nutrition therapy, MNT)[5]　MNT 的目标是供给营养充足的平衡膳食,保证糖尿病儿童的正常生长和青春期发育的需要,能与同龄儿童一样参加各种活动;维持血糖和 HbA1c 达到或接近正常水平,防止酮症酸中毒和低血糖的发生,防止和延缓并发症的发生和发展;实现理想的血脂和脂蛋白水平,维持正常血压;合理安排一日三餐,调配多样化饮食。

(1) 总热量:全日摄入能量可参照计算公式拟订:总热能(kcal)= 1 000+年龄×系数(系数:100~70);公式中系数可结合年龄选择:<3 岁儿童按 100,3~6 岁按 90,7~10 岁按 80,大于 10 岁按 70,再根据糖尿病儿童的营养情况、体力活动量及应激状况等调整为个体化的能量值。糖尿病儿童的体重变化应作为判断阶段性能

量出入是否平衡的实用参考指标。若评价为营养过剩，则需以降低能量摄入、增加热量消耗为原则，逐步调整营养方案使体重下降或以体重不变而身高沿着正常曲线持续增长为达标。对于体重偏低，存在营养不良的糖尿病儿童，则应增加能量及蛋白质的摄入，促进正氮平衡，纠正营养不良。

(2) 热量分配：全天热量分为3餐3点心；一般三餐分配比例分别为1/5，2/5，2/5或1/3，1/3，1/3。每餐预留15~20g左右的食品，作为餐后点心。应用胰岛素治疗时需注意，定时定量进餐，进正餐和加餐的时间要与胰岛素注射时间及作用时间相配合。

(3) 营养素的供给与分配：控制总能量的同时应注意保持平衡膳食，每日总能量摄入宜按如下分配：碳水化合物占全天总热量的50%~55%，脂肪占25%~35%，蛋白质为15%~20%。碳水化合物的不应低于每日必需量，否则可能严重影响糖尿病儿童的生长发育。蔗糖每日摄入量不超过总能量的10%。摄入脂肪的种类及数量对糖尿病儿童的脂代谢情况影响显著，推荐单不饱和脂肪酸占总能量的10%~20%，限制饱和脂肪酸、胆固醇及反式脂肪酸的摄入，数量不应超过供能比的10%。蛋白质是儿童期生长发育必不可少的营养成分，推荐每日蛋白质摄入：3岁以下2g/(kg·d)；3~10岁1g/(kg·d)；青春期0.8~0.9g/(kg·d)。注意选择、保证优质蛋白的摄入，如出现微量白蛋白尿和肾病的患儿应减少蛋白质摄入量，但必须保证正常生长发育，推荐蛋白摄入量0.8g/(kg·d)。膳食纤维可以延缓碳水化合物的消化和吸收，改善糖脂类代谢，因此鼓励摄入各种富含纤维的食物，特别是富含可溶性纤维的蔬菜、水果、豆类、薯类、全谷类食物。推荐糖尿病儿童的膳食纤维摄入量应达到并超过健康儿童的推荐摄入量，具体推荐量为14g/1 000kcal(≥1岁)，每日最低摄入量为(年龄+5)g。糖尿病儿童每日食盐摄入高限为6g/d。关于维生素的摄入，除非营养评价显示明显缺乏某种维生素，否则并不主张额外补充，应从均衡膳食中获取每日必需的维生素和矿物质。

(4) 不适宜糖尿病患儿食用的食品：如肥肉、油炸食品、糖果、含糖的饮料、含糖高的水果、粉丝、粉条、凉粉等。这些食品最好不吃或少吃。正确对待"无糖食品"，既是食品就有一定的热量，食用后也应减去相应主食。

(5) 饮食管理方法：目前我国应用比较广泛的糖尿病饮食管理方法是食物交换份法，碳水化合物计数法较食物交换份法步骤简单，只需要管理好含有碳水化合物的食物，广泛应用于使用基础-餐时胰岛素治疗和胰岛素泵治疗的患者，运用该方法将食物摄入量与血糖水平、胰岛素剂量建立关联，有助于预测餐后血糖值，并调整胰岛素剂量，从而有助于改善糖尿病患者的血糖控制。关于食物交换份法和碳水化合物计数法的应用方法可详见《儿童青少年糖尿病营养治疗专家共识》。

4. 运动治疗[6] 运动疗法是治疗T1DM的重要手段之一，对糖尿病的病情控制有很好的促进作用。

(1) 运动的益处：运动能提高周围组织对胰岛素的敏感性，降低血糖、血脂和血液黏稠度；增强体质，改善心、肺功能；有氧运动还能明显改变机体的组分，即减少脂肪数量和增加肌肉、骨骼等组织的数量；有利于糖尿病慢性并发症的预防和控制。运动还能给患儿带来自信心、增加生活乐趣。

(2) 运动处方：运动方式和运动量的选择无统一标准，应根据年龄、体型、体力、运动习惯和爱好制订个体化的运动方案，可以通过"试错法"积累个体经验。运动前要进行必要的评估，若有心肺功能异常或严重高血压者或严重高血糖代谢不稳定者(血糖>14mmol/L、反复低血糖或血糖波动较大、有糖尿病酮症酸中毒等)需根据病情在专家指导下运动或避免剧烈运动。①运动强度：ADA建议每天进行至少30分钟中等强度的有氧运动(运动强度可以用脉搏来衡量，中等强度有氧运动时的脉搏应达到最大心率的50%~70%)，每日累计运动达到60或90分钟的有氧运动更好。②运动时间和频率：应在餐后1.5小时进行，以防出现低血糖，运动前后应进行5~10分钟的热身运动。每次运动必须至少持续20分钟以上，因20分钟是取得健康效应的最短运动时间。③运动方式：有氧运动项目包括快走、慢跑、骑车、游泳、登山、爬楼梯、打羽毛球、乒乓球等，也可采用力量运动和柔韧性训练相结合以锻炼肌肉力量和耐力。

(3) 注意事项：运动前后要加强血糖监测。运动前血糖的处理推荐：①血糖<7mmol/L，运动前摄入10~20g碳水化合物；②血糖7~10mmol/L，有氧运动前无需摄入碳水化合物；③血糖10.1~14mmol/L，无氧及有氧运动前均不需要摄入碳水化合物。碳水化合物的选择应为快速吸收的碳水化合物。运动量大或运动时间延长时应注意增加碳水化合物摄入或减少胰岛素剂量，以免发生低血糖。为避免运动后迟发的低血糖，可在运动后1~2小时内适当补充吸收慢的碳水化合物和蛋白质含量的膳食。晚餐后或晚间大量运动量后应注意睡前摄入包含脂肪和蛋白的加餐以防止夜间低血糖。运动时应注意选择合适的服装和鞋袜，运动后注意清洁卫生。还需注意定时定量运动，与定时定量注射胰岛素和定时定量进餐同样重要，坚持"三定"原则，才能收到良

好的血糖控制效果。

5. 心理治疗[7] 心理治疗是糖尿病患儿综合治疗的一部分。北京儿童医院的一项研究结果显示：儿童T1DM 患者情绪障碍表现特点是以焦虑症状为主，焦虑的发生率(35.6%)显著高于抑郁的发生率(15.6%)，并显示了随年龄上升的趋势，在 15~17 岁糖尿病组情绪障碍检出率显著性增高(55.9%)。

许多研究表明，慢性疾病儿童的家长心理健康状况不良。糖尿病这一特殊的慢性代谢性疾病，在其终身性的漫长的治疗过程中，家长需与患儿共同面对困难，因此构建和谐的亲子关系显得尤为重要。王爱华等研究结果显示：当家长心理健康状况不良时，T1DM 儿童更易出现情绪障碍。

糖尿病儿童的情绪障碍对治疗依从性乃至对糖尿病代谢控制效果有严重的不良影响。情绪障碍与代谢控制之间存在关联，并可相互影响。焦虑、抑郁等情绪可影响糖代谢的水平，而代谢控制状况不良的患者也更容易出现情绪问题，从而形成一个恶性循环。

但是要想打破这个恶性循环，仅凭药物是远远不够的，还必须与积极、有效的心理干预及社会支持相结合。如加强认知教育学习有关糖尿病的知识及技能；构建和谐的亲子及医护患关系；鼓励患儿积极参加儿童糖尿病夏令营等集体活动；还可采用运动疗法、放松训练、音乐疗法等新颖且有效的心理干预治疗，能有效缓解抑郁情绪。长期坚持对缓解心理压力十分有效，使患儿在最佳心理状态下主动接受治疗，从而改善代谢状况，获得最好的治疗效果，最终使患者的生活质量得到全面提高，使他们能像正常儿童一样健康成长。

6. 糖尿病管理与监测指标[8] 糖尿病的管理与控制是一个复杂的系统工程，需要一个包括专业医生、护士、营养及心理专家在内的团队，进行反复的糖尿病教育，把糖尿病的知识和技能教给糖尿病患儿及其家长，使他们认识到各项监测指标对糖尿病代谢控制的重要性，能够自觉地按要求进行监测。

(1) 血糖监测：DCCT 试验指出：恰当的血糖控制只能通过频繁和精确的监测才能达到。血糖监测可以准确了解即时血糖和每日血糖控制水平，及时发现低血糖或高血糖，便于及时处理。有利于总体评价药物、进餐、运动对血糖的影响，调整治疗以优化血糖控制。新诊断患儿采用微量血糖仪每天监测餐前、餐后 2 小时及睡前血糖 7 次，必要时夜间也需监测血糖。在达到血糖控制目标后，可调整血糖监测频率 2~4 次/d。2018 年ISPAD 指南推荐的血糖控制目标为餐前 4~7mmol/L、餐后 2 小时血糖 5~10mmol/L，睡前 4.4~7.8mmol/L。

持续葡萄糖监测(continued glucose monitoring，CGMS)作为一种新的血糖监测手段已应用于儿科临床，它通过提供全天血糖的动态变化，尤其是可监测到无症状的低血糖和高血糖，并可以了解血糖异常波动的持续时间，弥补了指尖血糖监测和 HbA1c 测定的局限性，是评估胰岛素治疗方案安全性和有效性的重要补充工具。同时 CGMS 结果对患儿及其家长具有教育意义，能够增加他们配合治疗的主动性。CGMS 与 CSII 联合应用被称为“双 C”治疗，可根据 CGMS 的监测结果，调整 CSII 的具体胰岛素用量方案，可使患者获得更好的血糖控制。自 2012 年起开始相继发布了一系列关于评估 CGM 数据的专家共识及建议，为临床医生、研究人员和糖尿病患者在日常临床护理和研究中使用、解释CGM 数据提供指导。

(2) 糖化血红蛋白(HbA1c)：是葡萄糖在血液中与血红蛋白的非酶性结合产物，反映近 2~3 个月内血糖的平均水平，是评估长期血糖控制以及糖尿病慢性并发症发病风险的重要指标。儿童、青少年 1 型糖尿病的血糖控制目标应个体化，一般在不发生严重和频繁低血糖的情况下 HbA1c<7.0%为达标，同时兼顾生活质量和家庭负担。患者应每 3 个月检测 1 次 HbA1c。血糖和HbA1c 控制目标见表 31-11。

表 31-11 ISPAD 和 ADA 建议血糖及 HbA1c 控制目标值

项目	HbA1c/%	血糖/(mmol·L^{-1})			
		餐前	餐后	睡前	夜间
ISPAD	<7.0	4.0~7.0	5.0~10.0	4.4~7.8	4.5~9.0
ADA	<7.5	5.0~7.2	—	5.0~8.3	—

(3) 糖化清蛋白(GA)：GA 是葡萄糖与清蛋白发生非酶糖化反应的产物，因清蛋白在体内的半衰期约为17~19 天，测定 GA 可反映过去 2~3 周内的平均血糖水平，可比 HbA1c 评价更短时期内的血糖控制情况及药物疗效。研究发现与 HbA1c 相比，GA 与空腹血糖的关系更密切，当 HbA1c 处于临界值时，GA 比 HbA1c 更敏

感;GA 与 T1DM 的血糖峰值相关,而与 T2DM 的平均血糖相关,在评价糖尿病患者血糖偏移时,GA 是更好的指标,具有较高实用价值。

(4) 血、尿酮体测定:微量血酮体(β-羟丁酸)测定对 DKA 的诊断和治疗监测更直接、及时。酮体包括 β-羟丁酸(78%)、乙酰乙酸(20%)、丙酮(2%)。需注意尿酮体只能检测乙酰乙酸和丙酮,反映的是几小时前的血酮体水平。在下列情况下应监测酮体水平:①伴有发热和/或呕吐的疾病期间;②持续血糖≥14mmol/L 时;③持续多尿伴血糖升高,尤其出现腹痛或呼吸加快时。当血酮体>3.0mmol/L 时,高度提示存在酸中毒可能,需密切监测生命体征、血糖,必要时监测血 pH 值、电解质等。

(5) 门诊随访:T1DM 患儿至少每 2~3 个月应到糖尿病专科门诊复查 1 次。①需携带病情记录本,便于医师对病情控制情况进行了解,并可作为指导治疗的依据。②每次随访应测量身高、体重、血压及上述常规检查。③为预防慢性并发症需进行如下检查:对病程 5 年以上的 T1DM 患者和青春期患者要每年检查血脂、尿微量白蛋白、眼底及自主神经病变;每年监测 1 次甲状腺功能,包括 T_3、T_4、TSH 和甲状腺抗体及其他自身免疫抗体的监测。

【并发症】

1. 低血糖[9]

(1) 发生原因:胰岛素用量过多;影响胰岛素吸收的因素(注射部位、吸收速率的变化等);注射胰岛素后未能按时按量进餐;运动前未加餐;蜜月期胰岛素减量不及时等。

(2) 临床表现:患儿常表现出焦虑、出汗、颤抖、心悸、饥饿感、头晕等,严重时可发生低血糖昏迷甚至惊厥;低血糖反复发作可发生脑功能障碍、智力倒退或癫痫。特别应警惕无感知性低血糖的发生。无感知性低血糖是指患者感觉低血糖症状的能力下降或缺失。当血糖下降至 3.6mmol/L 以下时,仍无法感知低血糖的症状,但患者很快会从感觉良好变为精神恍惚或意识丧失,需他人帮助才能恢复。无感知性低血糖与"低血糖相关的自主神经功能缺陷"有关。低血糖可导致自主神经对低血糖的应答能力降低,自主神经应答的降低进一步引起无意识性低血糖的发生。患者表现出葡萄糖拮抗调节能力的缺陷,形成永久性反复发作低血糖的恶性循环。通过小心避免低血糖的发生,无意识性低血糖以及肾上腺素应答能力可以恢复,但病程长者只能部分恢复,有时甚至不能恢复。

(3) 严重度分级:2019 年 ADA 将糖尿病低血糖的分类进行了更新:①低血糖 1 级定义为血糖水平<3.9mmol/L 但≥3.0mmol/L;②低血糖 2 级定义为血糖水平<3.0mmol/L,此时开始出现低血糖导致的神经症状,需要立即采取措施以解除低血糖;③低血糖 3 级定义为与严重认知功能障碍相关的低血糖症,需要他人援助。

(4) 治疗:根据低血糖的严重程度进行分级处理:①1 或 2 级:即刻口服快速吸收的单糖类、碳水化合物(含糖量 10~15g),如葡萄糖或蔗糖块、甜饮料;②3 级:肌肉或皮下注射胰高糖素<12 岁(或体重<25kg 者)给予 0.5mg;>12 岁(或体重>25kg 者)给予 1.0mg;必要时静脉输注 10%葡萄糖 2~4ml/kg。低血糖治疗 10~15 分钟后应复测血糖以确保血糖升至 4~5mmol/L,否则需重复低血糖治疗直至达到目标血糖。

2. 糖尿病酮症酸中毒[10]

(1) 糖尿病酮症酸中毒(diabetic ketoacidosis, DKA)发生诱因:新发糖尿病患儿初诊时易合并 DKA,而年龄小、诊断延迟等是其高危因素。对于已诊断的糖尿病患儿有急性感染、过量进食、有意或无意遗漏胰岛素注射以及长期胰岛素不足的诱因时,会导致糖尿病酮症酸中毒的复发,若不及时救治,将危及患儿的生命。

(2) 临床表现:患者常先有口渴、多尿,伴恶心、呕吐,有时以腹痛为突出症状而被误诊为急腹症。严重者精神状态发生改变,烦躁、嗜睡、不同程度的意识障碍甚至昏迷。DKA 患者常呈现呼吸急促、深大的呼吸模式,呼吸呼出的气体有酮味(烂水果味)。常伴中重度脱水,表现为口唇干裂,皮肤干燥,短期内体重下降,严重时血压下降。伴严重感染时可表现为感染性休克,易忽略糖尿病的诊断。

对存在如下情况患者应提高警惕:不明原因的昏迷患者;顽固性脱水酸中毒难以纠正;呕吐、腹痛伴有明显呼吸深长,呼出气有烂水果味;已能控制排尿的小儿反复出现遗尿;食欲下降,乏力原因不明;反复皮肤、尿路感染而不能用其他原因解释者。此时应及时查血糖、尿糖及酮体。当尿糖,尿酮体增高同时血糖升高,无论既往有无糖尿病史均应考虑 DKA 的诊断。

(3) DKA 诊断标准:当任意血糖>11.1mmol/L;血气分析 pH 值<7.3 和/或 HCO_3^-<15mmol/L;阴离子间隙 AG=[K^++Na^+]-[Cl^-+HCO_3^-]增高(正常值:8~16);血酮体和/或尿酮体阳性。根据酸中毒的严重程度将 DKA 分为:①轻度:pH 值 7.2~7.3,HCO_3^-<15mmol/L;

②中度：pH 值 7.1～7.2，HCO_3^-<10mmol/L；③重度：pH 值<7.1，HCO_3^-<5mmol/L。

（4）DKA 治疗

1）目的：纠正酸中毒和酮体转阴；纠正脱水；恢复血糖至接近正常；监测及治疗 DKA 的并发症；识别并处理突发事件。

在 DKA 的整个治疗过程中，必须守护患者，严密观察生命体征、意识状态、出入量，应每小时检查尿糖和尿酮体并监测末梢血糖 1 次（在血糖下降至 15mmol/L 则需要缩短血糖监测的频率），每 2～4 小时复查 1 次血电解质、葡萄糖、尿素氮、钙、镁、磷酸盐、血酮体及血气分析，直至酸中毒恢复。由于 DKA 表现存在很大的个体差异，因此需要根据患者具体情况、持续、密切的临床和生化监测结果，及时调整治疗方法（电解质成分、补液速度、胰岛素剂量），避免因处理不当而加重病情。

2）补液：DKA 诊断一经确定应立即开放静脉通道，以期迅速恢复循环血容量，保证重要器官心、脑、肾的灌注，并逐渐补足细胞内外液体的丢失及纠正电解质紊乱。补液治疗应该在开始胰岛素治疗之前给予。目前的随机对照研究表明，如果将体重的 5%～10%的累积丢失量，与维持量在 24～48 小时内一起补充，使用 0.45%～0.9%的钠浓度范围，脑损伤的风险似乎与补液方案无关。如果临床体征提示循环容量不足，则无需限制补液。因此无法针对 DKA 推荐 24 或 48 小时补液法。

①复苏补液：对于脱水但无休克的患者，应立即以 0.9%的生理盐水扩容（复苏），以恢复外周循环。通常在 30～60 分钟内注入 10ml/kg 的剂量；如果有组织器官灌注不良，则可以更快输入液体（如 15～30 分钟），必要时还可重复静注，以确保足够的组织灌注；极少数 DKA 患者存在休克，则应尽可能快地输注 20ml/kg 的等渗盐水（如 10～20 分钟内），第 1 小时一般不超过 40～60ml/kg。复苏时优先使用晶体液，随后补液可以用 0.45%～0.9%的盐水或平衡盐溶液。

②序贯补液：补液总量包括累积丢失量和维持量。含静脉和口服途径的所有液体量。

A. 补液量

$$累积丢失量(ml)=估计脱水百分数(\%)\times 体重(kg)\times 1\,000(ml)$$

维持量的计算：

a. 体重法：维持量（ml）= 体重×每 kg 体重 ml 数（<10kg，80ml/kg；10～20kg，70ml/kg；～30kg，60ml/kg；～50kg，50ml/kg；>50kg，35ml/kg）。

b. 体表面积法：维持量每日 1 200～1 500ml/m^2（年龄越小，每平方米体表面积液体量越多）。

B. 补液速度：快速补液是指将累积丢失量的一半在 8～10 小时内输注，剩余的一半在 14～16 小时内输注，同时给予生理需要量。缓慢补液则是将累积丢失 48 小时均匀补充。轻度 DKA 者可口服补液治疗。

C. 补液成分：累积丢失量需使用含 0.45%～0.9%盐水的溶液补充，并添加氯化钾。含钠液的浓度和液体张力需要根据患者的脱水情况、血清钠浓度和血浆渗透压调整。如果出现低血钠或随血糖下降血钠没有上升则应增加液体中钠的浓度。只要不呕吐，即尽早开始口服补液，一旦 DKA 消除并且患者转为皮下胰岛素注射。口服补液即可补充剩余量的不足。

3）胰岛素：注意需在补液治疗开始 1 小时后开始给予胰岛素，休克基本纠正后才可应用。

①静脉输注小剂量胰岛素：给予短效胰岛素，开始速度可为 0.1U/（kg·h），以 0.9%的氯化钠稀释，每 1 小时监测血糖 1 次，根据血糖下降情况，逐渐调整减慢速度，胰岛素输注速度一般不低于 0 .05IU/（kg·h）。血糖下降速度一般在 2～5mmol/（L·h），以血糖维持在 8～12mmol/L 为宜。

②皮下注射胰岛素：对于轻度 DKA 的患者，如果无法持续静脉输注胰岛素，可以每小时或每 2 小时皮下注射速效胰岛素类似物（赖脯胰岛素或门冬胰岛素）。初始剂量：0.3IU/kg，1～2 小时后剂量改为每小时 0.1IU/kg，或每 2 小时 0.2IU/kg，直到酮体纠正后改为常规治疗方案。

③停用指征：当血糖降至 11.1mmol/L（200mg/dl）以下时，如酮体消失，血 pH 值>7.3，血 HCO_3^-≥15mmol/L，β-羟基丁酸<1mmol/L，可停止持续静脉滴注胰岛素，应在停止胰岛素输注之前 15～30 分钟（使用速效胰岛素）或 1～2 小时（使用常规胰岛素）皮下注射胰岛素。夜间鼓励使用中效或长效胰岛素时，重叠时间应更长，静脉输注胰岛素的速率应逐渐减停。

4）补钾：发生 DKA 时，钾缺失量约为 3～6mmol/kg。钾的丢失主要来自细胞内。细胞内钾丢失的原因包括高渗引起钾的跨膜转移（血浆渗透压升高导致水和钾从细胞内转移至细胞外），酸中毒以及胰岛素缺乏引起的糖原分解和蛋白水解作用也导致钾从细胞中外流。呕吐和渗透性利尿会导致钾从体内丢失。容量减少会引起继发性醛固酮增多症，胰岛素具有类似醛固酮的作用，导致尿钾排泄增加。由于酸中毒时钾离子由细胞内移至细胞外,可造成血钾正常的假象。随着酸中毒的纠正,特别是应用胰岛素后,血钾迅速转入细胞内,致使血钾可能突然下降,因此在没有肾衰竭的情况下,无论血清钾浓度如何,都需要补钾治疗。如果患者有低钾血症,则应在初始扩容时和开始胰岛素治疗之前开始补钾。没有低钾血症者,则应在初始扩容后,与胰岛素治疗一起补充。有高钾血症者,待有尿液排出后,开始补钾。起始补钾的浓度应为40mmol/L。随后的补钾浓度应基于血清钾水平决定。如果患儿可以口服,部分钾可口服补充。

5）含糖液的应用:补充外源性胰岛素后,在足量葡萄糖的环境中有利于胰岛素发挥作用,由于胰岛素降血糖作用快速,而酮体的代谢较缓慢,如不注意糖的补充,可出现低血糖和酮血症并存。当血糖下降至14~17mmol/L时,应给予2.5%~5%含糖液,含糖液的浓度和输注速度视血糖情况而定,葡萄糖浓度最高不超过12.5%。维持血糖在8~12mmol/L为宜。

6）碱性液的应用:其使用原则与一般脱水酸中毒不同,需严格掌握应用指征。碱性液的不恰当应用可加重中枢神经系统酸中毒和组织缺氧,加重低血钾和改变钙离子浓度而发生危险。一般经过补液和胰岛素治疗后,促进有机酸的排泄和酮体转化为内源性HCO_3^-,使酸中毒得以纠正。只有当出现高钾血症或异常严重的酸中毒(血pH值<6.9),休克持续不好转,心脏收缩力下降时才考虑使用碱性液。通常将5% $NaHCO_3$ 1~2ml/kg以注射用水稀释成1.4%的等张液后在1小时以上缓慢输入,以避免引起脑水肿。

7）磷的补充:DKA时渗透性利尿可造成低磷血症,导致红细胞内2,3-二磷酸甘油酸合成不足,使组织得不到充足的氧,增加乳酸在组织中的堆积,可导致多器官系统受到影响。因此在治疗中要监测血磷。严重者可给予口服磷酸盐合剂治疗,但需注意低血钙问题。

8）消除诱因:选择有效的抗生素,积极控制感染。

3. 脑水肿 是DKA最为常见的严重并发症,研究调查发现明显的临床脑水肿发生率为0.5%~0.9%,其死亡率可达21%~24%。DKA并发脑水肿少数可发生在治疗之前,最常发生在补液治疗的第1个24小时之内,特别是在治疗后4~12小时,血糖下降、脱水酸中毒等一般状况改善时发生。

(1) 病因:不十分清楚,其可能的机制为脱水酸中毒时脑血管收缩,脑血流减少,导致脑缺氧引起脑细胞毒性水肿和血管性水肿;机体长时间处于高渗状态、抗利尿激素不适当的释放及脑细胞对钠渗透性异常增加等均是导致脑水肿进一步加重的原因。

(2) 危险因素:新发糖尿病、患者年龄<5岁、症状持续时间长、补液的第1个小时内应用胰岛素、治疗早期血渗透压降低过快、治疗期间血清钠上升速率减慢或早期校正钠下降、血糖浓度下降过快;重度酸中毒或低碳酸血症;血清尿素氮升高、最初4小时内输液量过大、不适当碳酸氢钠治疗。

(3) 临床表现:开始DKA治疗后头痛发作,或之前有头痛,开始治疗后头痛加重;不适当的心率减慢;反复呕吐;意识状态变化(躁动,烦躁,嗜睡,意识错乱,大小便失禁)或特定的神经系统体征(如脑神经麻痹,瞳孔反射异常);血压上升;氧饱和度降低;血清钠浓度迅速升高。

(4) 诊断:脑水肿的症状和体征变异度很大。下面提供了一种基于床旁神经系统评估的脑水肿的临床诊断方法。一项诊断标准/两项主要标准/或一项主要+两项次要标准可临床诊断脑水肿,敏感性和特异性分别为92%和96%。诊断脑水肿不需要神经影像学检查。

1）诊断标准:对疼痛刺激反应异常,无运动或言语反应;去皮层或去大脑强直;脑神经麻痹(尤其是Ⅲ、Ⅳ和Ⅵ);神经源性呼吸异常(如叹气样,长吸式呼吸、呼噜,呼吸急促,潮式Cheyne-Stokes呼吸,呼吸暂停)。

2）主要指标:意识障碍/意识水平不稳定;持续心率下降>20次/min(除外了血容量的改善和睡眠状态所致);与年龄不一致的尿便失禁。

3）次要指标:呕吐、头痛;嗜睡难于唤醒;舒张压>90mmHg;年龄<5岁。

(5) 治疗:一旦怀疑出现脑水肿,应立即开始治疗。采用边脱边补、快脱慢补的输液原则,输液速度既要保证维持正常血压,避免低血压影响脑灌注,同时需要避免过多输液。需抬高患者头部,给予20%甘露醇2.5~5ml/kg,10~15分钟输入,每2~4小时1次。甘露醇无效伴低钠血症者可给予3%氯化钠2.5~5ml/kg,10~15分钟输入。必要时给予呼吸支持,转入ICU病房。当病情经上述处理仍无明显好转时,需要进行头颅CT检查,以除外其他引起神经损伤的颅内因素。

4. 糖尿病高血糖高渗状态

(1) 定义:糖尿病高血糖高渗状态(hyperglycemic hyperosmolar status,HHS)是体内胰岛素相对缺乏使血糖升高,并进一步引起脱水,最终导致严重的高渗状态,其特点为严重脱水、严重高血糖、无酮症酸中毒、常伴意识障碍,病死率高。但是,北京儿童医院单中心研究发现,几乎无单独HHS存在,均与DKA混合存在,更常见于

≥10 岁患儿，DKA-HHS 较单纯 DKA 患儿的代谢紊乱程度、脱水及酸中毒程度更严重，肾功能异常率更高。

（2）临床表现：起病隐匿，一般从开始发病到出现意识障碍需要 1~2 周，偶尔急性起病。常先出现多饮、多尿和乏力等糖尿病症状，病情逐渐加重出现典型症状，主要表现为脱水和神经系统症状和体征。通常患者的血浆渗透压>320mOsm/L 时，即可以出现精神症状，如淡漠、嗜睡等；当血浆渗透压>350mOsm/L 时，可出现定向力障碍、幻觉、上肢拍击样粗震颤、癫痫样发作、偏瘫、偏盲、失语、视觉障碍、昏迷和阳性病理征。

（3）诊断依据：①血糖>33.3mmol/L；②血浆有效渗透压>320mOsm/kg，血浆有效渗透压=2(Na^++K^+)mmol/L+(血糖)mmol/L；③酮体少量，无或微量；④血清 HCO_3^->15mmol/L 或动脉血 pH 值>7.3/静脉血 pH 值>7.25；⑤意识状态改变(如意识迟钝，躁动)或抽搐发作。

（4）治疗：①补充液体：是首要关键的治疗措施，最初的液体复苏推荐剂量为 0.9%NaCl，>20ml/kg，如有必要，应迅速重复 1 次，以恢复周围灌注。脱水量以体重的 12%~15%估算，根据监测的血清钠和计算的血浆有效渗透压水平调整液体张力和钠浓度，以促进校正的血清钠浓度和血清渗透压逐渐降低，建议血清钠浓度的下降速度为 0.5mmol/(L·h)，血清渗透压下降速度为 3~8mOsm/(kg·h)。②短效胰岛素：HHS 治疗中不需要尽早使用胰岛素，对于未合并 DKA 的患儿，当补液后血葡萄糖浓度下降<3mmol/(L·h)时，再开始给予胰岛素，最初可以使用 0.025~0.05U/(kg·h)的胰岛素。而对合并 DKA 的患儿，胰岛素的使用原则与治疗 DKA 大致相同。血糖下降速度以 3~5mmol/(L·h)为宜，如果下降速度>5mmol/(L·h)，需考虑在补液中添加 2.5%或 5%的葡萄糖。HHS 患者补液本身即可使血糖下降，只有当血糖降至 16.7mmol/L 时，才需要补充含糖液体。③电解质补充：通常 HHS 中，钾、磷酸盐的缺失量大于 DKA，因此需要注意治疗中电解质的监测和补充，补充原则与 DKA 相同。

5. 糖尿病慢性并发症[11] 儿童、青少年 T1DM 同样存在发生微血管并发症和大血管并发症的危险。北京儿童医院 2003 年调查资料显示：病程 5 年以上的 T1DM 患者 76 例，平均年龄(17.2±3.9)岁，平均病程(9.0±3.4)年，糖尿病肾病发生率为 9.2%；糖尿病视网膜病变发生率为 23.7%。文献报告发生微血管并发症的危险因素包括：幼年起病、长病程、血糖控制不良、血压增高、糖尿病并发症家族史等；大血管并发症与血脂异常、高血压关系密切。2018 年 ISPAD 指南提出并发症筛查开始于儿童在患病 2~5 年后或 11 岁左右，或青春期。

多数 T1DM 儿童可以检测出其他器官特异性自身抗体，如抗甲状腺抗体、抗肾上腺抗体和抗麦胶蛋白抗体等，其检出率高于一般人群，发生其他自身免疫性疾病的危险性增高。据报告甲状腺自身抗体，特别是甲状腺过氧化物酶抗体(TPO-Ab)，在 T1DM 儿童中的检出率在 30%以上；抗肾上腺自身抗体的检出率为 2%~4%。一项历时 18 年有关 T1DM 患者甲状腺功能异常发生率的系列研究发现，TPO-Ab 阳性患者发展为甲状腺功能减退的可能性是 TPO-Ab 阴性患者的 17.91 倍，且女性高于男性。另一项研究提示携带 GAD-Ab，尤其是高滴度 GAD-Ab 的 T1DM 患者更易合并甲状腺自身免疫紊乱。研究认为有必要在所有 T1DM 患者，特别是 GAD-Ab 阳性患者中定期检测甲状腺抗体，并对抗体阳性的患者随访甲状腺功能，以早期预防并发症的发生。

北京儿童医院曾报告儿童 T1DM 合并自身免疫性甲状腺疾病(AITD)12 例(男 3 例，女 9 例；平均年龄 10 岁 7 个月)，其中合并桥本甲状腺炎(HT)8 例，Graves 病(GD)4 例。T1DM 和 AITD 的发病间隔为 0~10 年。其 AITD 的临床表现常不典型，易被糖尿病的代谢紊乱综合征所掩盖。因此，在发现糖尿病儿童甲状腺轻度肿大、生长速度下降、低血糖发生频率增多或出现某些 GD 的症状及有高滴度甲状腺自身抗体时，需检查甲状腺功能，以便及时给予恰当的治疗。HT 者加用甲状腺激素，GD 者应用抗甲状腺药物，同时根据血糖监测情况调整胰岛素用量。还曾报告一例 T1DM 患儿合并系统性红斑狼疮活动期患者，其治疗原则以积极控制狼疮病情为主，以免病情进展造成更多脏器受损。本例给予甲泼尼龙、丙种球蛋白冲击治疗及其他免疫抑制剂治疗、使狼疮病情尽快得到了控制。对于糖尿病的处理，以维持血糖在 11.1mmol/L 左右为宜。每日多次监测血糖，采取持续小剂量胰岛素静脉注射，短期内胰岛素剂量可能会大大超出常规剂量，大于 2IU/(kg·d)。有条件也可应用 CSII 治疗，需适当加大基础胰岛素的剂量。积极控制血糖以保证控制狼疮的治疗方案得以实施，随着狼疮病情的控制，胰岛素剂量会逐渐减少至常规剂量。此类患者一定要加强随访，根据病情变化随时调整治疗方案。

【预防】 预防和治疗自身免疫介导的 T1DM 的最有效方法是去除诱发免疫启动的环境因素，但目前尚无法从始动环节对其进行干预。当前针对 T1DM 预防研究的策略主要包括诱导免疫耐受、免疫抑制、免疫调节、细胞因子及自由基免疫干预等方面。但各种预防策略应用到临床尚有很长的一段路要走。

目前免疫治疗已进入到免疫阻断剂治疗阶段，如采用生物制剂抗 CD3、抗 CD20 单克隆抗体及各类细胞因子阻断剂使 T1DM 的免疫致病途径得到部分阻断,在短期内取得较好疗效,但还不足以完全阻止或逆转 T1DM 的进展。各类细胞干预治疗,如自体造血干细胞移植、间充质干细胞移植及脐带干细胞移植等在小样本临床研究中已初见成效,其免疫调节及诱导胰岛 β 细胞再生的综合功效为 T1DM 患者带来新的希望,但安全性及长期疗效仍需进一步证实。

二、2 型糖尿病

【流行病学】 我国儿童糖尿病中 T1DM 约占 89.6%,2 型糖尿病(type 2 diabetesmellitus,T2DM)约占 7.4%[12],儿童 T2DM 的发病在国际上不仅已呈现流行趋势,并有超越儿童既往以 T1DM 为主的传统流行模式,因而引起各国糖尿病学界的关注。随着全球儿童青少年超重和肥胖发病率的显著升高,儿童青少年 2 型糖尿病的发病率亦急剧上升。国际糖尿病联盟预测 10 年内某些种族的儿童 T2DM 比例将超过 T1DM。国外对儿童青少年 T2DM 的发病率有较多大型研究:2014 年丹麦儿童青少年 T2DM 发病率为 0.6/10 万;美国青少年 T2DM 发病率从 2002—2003 年的 9/10 万增加到 2011—2012 年的 12.5/10 万。儿童青少年 T2DM 发病率研究国内较少见;来自 14 个临床医学中心的调查表明,从 1995—2010 年,儿童 T2DM 的住院疾病构成比从 4.1/10 万上升至 10/10 万。浙江省疾病控制中心分析了 2007—2013 年 5~19 岁的儿童青少年 T2DM 的年平均年龄标准化发病率为 1.96/10 万,7 年内年龄标准化发病率增加了 5 倍;2016 年山东省济南市槐荫区对 3 433 名 8~16 岁儿童青少年进行 T2DM 流行病学调查,发现 T2DM 患病率为 0.26%。由此可见,对儿童、青少年 T2DM 的防治已成为儿科内分泌重要的临床课题[13]。

【病因与发病机制】 T2DM 的病因及发病机制目前尚不明确,其显著病理生理学特征为胰岛 β 细胞功能缺陷所导致的胰岛素分泌减少(或相对减少)或胰岛素抵抗所导致的胰岛素在机体内调控葡萄糖代谢的能力下降或两者共同存在。通常认为是遗传易感性与环境因素共同作用的结果,新的研究表明,胰岛素加工过程受损、胰岛淀粉样多肽(IAPP)均参与了 T2DM 的发病机制。对儿童、青少年 T2DM 的调查发现,其发病危险因素包括:种族、糖尿病家族史、肥胖、青春期、低出生体重及妊娠糖尿病母亲所生的后代等。

1. 遗传因素 T2DM 有明显的家族、种族聚集性和同卵双生子发病的一致性,其遗传倾向明显高于 T1DM,其一级、二级亲属 T2DM 的发病率高达 74%~100%。患妊娠糖尿病的母亲所生的小儿易发生肥胖和 T2DM。研究发现,母亲妊娠期间的血糖偏高与小儿出生体重增加及日后糖尿病的发生相关。儿童胰岛素敏感性有明显的种族差异,有报道美国黑人青少年的胰岛素敏感性较白人青少年低 30%,说明某些种族对胰岛素抵抗(insulin resistance,IR)有遗传易感性,在环境因素的作用下罹患 T2DM 的危险性增加。

2. 环境因素 我国改革开放以来,国民生活方式西化和饮食结构的改变,高热量的饮食摄入和体力活动减少,热量失衡导致超重和肥胖增加,是公认的 T2DM 患病率急剧上升的根本原因。

3. 肥胖 高危肥胖儿童的高胰岛素血症和 IR 在糖耐量受损(impaired glucose tolerance,IGT)发生之前至少 10 年即已存在,其内脏脂肪含量直接与高胰岛素血症相关,并与胰岛素敏感性呈负相关。因此,体重指数(BMI)被认为是糖尿病发生的独立危险因素。当儿童、青少年 BMI 是正常 BMI 的 1.85 倍时,发生 T2DM 的比率明显上升,BMI 与血糖和血清胰岛素水平呈显著正相关。肥胖还可造成外周靶组织细胞膜胰岛素受体数量减少,对胰岛素的敏感性下降,需要分泌更多的胰岛素以维持血糖在正常水平,最终导致胰岛 β 细胞功能衰竭。

肥胖儿童发生 IGT 与黑棘皮病的关系具有统计学意义,是肥胖不伴黑棘皮病者的 5.56 倍。因此认为伴有黑棘皮病不仅是肥胖儿童发生 IGT 的高危因素,也是一个可靠的 IR 的皮肤标志。黑棘皮病形成的原因可能与肥胖伴高胰岛素血症有关,当过剩的胰岛素存在时,胰岛素与表皮胰岛素样生长因子-1 受体结合,刺激表皮细胞分裂、增殖、角化,促进黑色素颗粒沉着在基底层;此外可能与成纤维细胞生长因子受体-3 基因突变有关。

4. 青春期 青春期发育在儿童 T2DM 的发生中起重要作用,青春期发育导致 IR 加重,高胰岛素正常血糖钳夹试验结果显示,与儿童和年轻成人相比青春期发育者葡萄糖处理率平均下降 30%。目前多数学者认为,生长激素分泌增加是导致青春期 IR 的主要原因,而性激素在其中的作用不明显。有学者推断,具有 IR 背景的儿童,在不利环境因素作用下,又遭遇生理性 IR(T2DM 好发年龄多在 10 岁以后,恰好青春发育阶段),或病理性 IR(如肥胖),将导致高胰岛素血症、正常糖耐量向胰岛素分泌不足和 IGT 发展,最终发生糖尿病。

5. 低出生体重儿童 小于胎龄儿(small for gestational ageinfant,SGA)日后发生 T2DM 的概率明显高于适于胎龄儿(appropriatefor gestational ageinfant,AGA)。

中国台湾的一项研究表明:足月出生的 SGA 儿童患 T2DM 的危险性是 AGA 的 2.91 倍。近年来,对低出生体重与成人疾病的研究认为,T2DM 发生的原因之一是胚胎早期生长发育受损害后的“程序化”结果,胎儿期和婴儿早期营养供给不足,使胰岛的发育及功能受到不可逆的损害,成年后机体又暴露于高营养状态,诱发胰岛 β 细胞功能衰竭和 IR,最终导致 IGT,甚至发生 T2DM,使“节俭基因表现型”假说得到证实。

【病理生理】 T2DM 的自然病程是一个漫长的过程,Weir 认为机体从正常糖耐量(NGT)进展到糖尿病可分为 4 个。阶段。①代偿期:胰岛 β 细胞数量增多以代偿 IR,可分泌足够的胰岛素以维持正常血糖水平。②轻度失代偿期:此时 β 细胞数量无法再增加以满足机体代谢需求,血糖开始轻度升高,当空腹血糖达到 6.4mmol/L 时,葡萄糖所诱导的 β 细胞胰岛素快速分泌,即第一时相胰岛素分泌消失。③严重失代偿期:胰岛素合成能力下降,血糖继续升高,达到糖尿病诊断水平,β细胞对精氨酸等非糖刺激物的分泌反应亦受损。④第四期为伴有结构破坏的失代偿期。由此可见,胰岛 β 细胞功能失代偿的结局就是血糖的进行性升高,也是一个从长期量变积累到质变的过程。

胰岛 α 细胞分泌的胰高血糖素是胰岛素的拮抗激素,通过促进糖原分解和糖异生刺激肝糖产生,同时也能在空腹或低血糖状态下抑制糖原合成。近年研究发现,胰高血糖素对 T2DM 的发生起着关键性的作用。认为胰高血糖素过高可能对胰岛素不足时的糖代谢紊乱起着更重要的作用,是促使糖尿病发病不可或缺的重要环节。

【临床特点】

1. 肥胖 是 T2DM 的重要标志,85%的儿童 T2DM 诊断时超重或肥胖,需注意既往肥胖病史,因有时在诊断前数月至 1 年体重下降而掩盖了原有的肥胖。但随着儿童肥胖发病率增加,导致新诊断的 T1DM 也有 30%合并肥胖。

2. 家族遗传倾向 患儿通常有糖尿病家族史,45%~80%患者的父亲或母亲一方患 T2DM,74%~100%患者的一级或二级亲属有 T2DM,并且连续数代有 DM 家族史,值得注意的是往往在儿童被确诊为 DM 后,其父母或亲属的 DM 才被发现。

3. 临床表现 常无典型的糖尿病“三多一少”的临床表现,没有或仅有轻度的多饮多尿,轻微的消瘦或体重无变化,往往是偶然发现尿糖或血糖增高。但有约 6% 10~19 岁的儿童青少年 T2DM 患者起病时可发生 DKA,且 DKA 的发生多与感染、应激或应用某些药物(如糖皮质激素、非典型抗精神病药)有关。需警惕这些患者在无应激、感染等情况下也可能发生 DKA。

4. 代谢综合征 儿童青少年 T2DM 患者常伴有代谢综合征,即与肥胖胰岛素抵抗相关的黑棘皮病、多囊卵巢综合征、脂代谢紊乱和高血压等。≥10 岁儿童青少年代谢综合征(MS)定义如下:向心性肥胖:腰围达到同年龄同性别儿童腰围的 90 百分位值(P_{90})为儿童青少年 MS 的基本和必备条件,同时具备至少下列 2 项:①高血糖:a. 空腹血糖受损(IFG):空腹血糖≥5.6mmol/L;b. 或糖耐量受损(IGT):7.8mmol/L≤口服葡萄糖耐量试验 2 小时血糖<11.1mmol/L;c. 2 型糖尿病。②高血压:收缩压≥同年龄同性别儿童血压的 P_{95} 或舒张压≥同年龄同性别儿童血压的 P_{95}。③低高密度脂蛋白胆固醇(HDL-C<1.03mmol/L)或高非高密度脂蛋白胆固醇(non-HDL-C≥3.76mmol/L)。④高甘油三酯(TG≥1.47mmol/L)。

北京儿童医院一组(54 例)儿童、青少年 T2DM 资料显示:男 30 例,女 24 例;发病年龄 9.3~17.6 岁,平均(13.2±2.1)岁。糖尿病家族史阳性者 35 例,占 64.8%,其中一级亲属 19 例,二级亲属 16 例。BMI 为 27.0±4.33kg/m^2,腰臀围比值为 0.93±0.10;伴黑棘皮病者 30 例,占 55.6%;合并脂肪肝者 45 例,占 83.3%;发生 DKA 者 6 例,占 11.1%,符合上述 T2DM 的临床特点。

【实验室检查】 检查项目基本同 T1DM。

1. 口服葡萄糖耐量试验(OGTT)或馒头餐试验 在测血糖的同时检测胰岛素、C 肽的分泌情况有助于鉴别 T1DM 和 T2DM。本试验还可用于评价具有代谢综合征风险的儿童或青少年的胰岛素抵抗情况,及评估潜在的糖耐量异常者。在患者伴有肥胖、黑棘皮病、2 型糖尿病家族史及高危种族背景的肥胖儿童和有多囊卵巢综合征的女孩等情况时应用。

(1) 试验方法:试验前禁食 8~12 小时;口服无水葡萄糖(<2 岁 2.25g/kg,>2 岁 1.75g/kg,最大量 75g),每克葡萄糖加水 4ml,最大 300ml,在 5 分钟内服完;年长儿可口服馒头,2.3g/kg 生面粉制成的馒头,最多不超过 100g,在 10 分钟内吃完;从服糖第 1 口开始计时,于服糖前和服糖后 120 分钟分别取血 3ml(根据需要可于 0、30、60、120 及 180 分钟分别取血),测定血糖、胰岛素、C 肽浓度。

(2) 结果判断:①正常人服糖后 30~60 分钟,胰岛素分泌达高峰可为空腹的 5 倍以上,在 120~180 分钟基本恢复空腹水平。②儿童青少年 T2DM 患者的空腹 C 肽平均 2.8ng/ml,而 T1DM 患者仅 0.5ng/ml,根据 ROC 曲线计算 AUC 为 0.902,切点值为 1.0ng/ml,其敏感性为 85.7%,特异性为 78.6%。③T2DM 的主要异常为胰岛素分泌的第一时相消失和高峰延迟。随病程的延长会逐渐出现胰岛素分泌减低的情况。④在 IR 患者空腹胰岛素水平明显增高，服糖后 30~60 分钟，胰岛素分泌高峰可明显高于正常人群，在 120~180 分钟仍不能恢复至空腹水平，呈持续高胰岛素分泌状态。计算稳态模型评估的胰岛素抵抗指数 HOMA-IR = FPG(mmol/L) × FINS(mIU/L)/22.5。

由于各种原因，在 T1DM 和 T2DM 特定病程中胰岛素和 C 肽水平可有部分重叠。如蜜月期时，T1DM 的 C 肽水平可处于正常范围之内，而急性高血糖时，由于高血糖对胰岛细胞的毒性作用，也可导致 T2DM 的 C 肽水平相对较低。因此该释放试验也具有局限性。

2. 血清胰岛细胞自身抗体 通常 T2DM 患者血清检测不到胰岛 β 细胞自身抗体，但存在抗胰岛细胞抗体(ICA)和谷氨酸脱羧酶抗体(GADA)并不能除外 T2DM。美国一项青少年 T2DM 研究中 ICA 和 GADA 检出率分别为 8.1%和 30.3%。付勇等报告 75 例青少年 T2DM 患者中 ICA 和 GADA 阳性率分别是 8.1%和 19.4%。

3. 基因检测 必要时完善与胰岛素分泌及作用缺陷相关的遗传基因检测以除外特殊类型糖尿病。

【诊断与鉴别诊断】[12]

1. 诊断 2017 年中华医学会儿科学分会内分泌遗传代谢学组发布的“儿童青少年 2 型糖尿病诊治中国专家共识”提出，T2DM 诊断分两步：首先肯定糖尿病的诊断，其次进行分型。有 T2DM 家族史，尤其母亲患糖尿病者；合并胰岛素抵抗的其他疾病(如黑棘皮病、多囊卵巢综合征等)常并发高血压和血脂异常；结合临床表现及实验室检查等诊断不困难。但需注意发生 DKA 并不能排除 T2DM。

但需值得注意的是，部分患儿由于临床表现和实验室指标不典型，导致早期分型有难度，此时要引导家长和患儿把重点放在控制血糖上，暂时不要对分型过于焦虑，而后可通过治疗反应和追踪观察重新评估分型。

2. 鉴别诊断

(1) 与 T1DM 相鉴别：特别是在鉴别肥胖的 T1DM 患者与以酮症起病的 T2DM 患者时，单凭临床表现诊断有一定困难，此时可借助联合检测胰岛细胞自身抗体、胰岛功能检查等协助诊断。Siraj 等以基础 C 肽≥0.2nmol/L 且 6 分钟胰高血糖素刺激后 C 肽≥0.32nmol/L 为区分 T1DM 与 T2DM 的标准。对 T1DM 与 T2DM 暂不能鉴别时，可先按 T1DM 治疗，需进行定期临床随访，并于每 1~2 年进行实验室重新评价，以便及时修正诊断和治疗方案。具体鉴别见表 31-12。

表 31-12 儿童、青少年糖尿病的鉴别诊断

项目	T1DM	T2DM	单基因突变 DM
遗传性	多基因性	多基因性	单基因
发病年龄	6 个月~年轻成人	青春期或更晚	新生儿或青春期后
起病情况	多见急、严重	差异大，从缓慢(常呈隐袭性)至严重	差异大
自身免疫性	有	无	无
酮症酸中毒	常见(40%)	可见(10%~25%)	在新生儿 DM 常见，其他型罕见
血糖水平	高	差异大(轻一重)	差异大
肥胖	与普通人群相似	常有	与普通人群相似
黑棘皮病	无	有	无
占儿童糖尿病比例(%)	80%~90%	多数国家<10%，日本 60%~80%	1%~2%
糖尿病家族史	2%~4%	80%	90%

(2) 与单基因糖尿病相鉴别：随着基因检测技术的提高，单基因糖尿病的诊断率日益增加。典型的单基因糖尿病有：青少年发病的成年型糖尿病(maturity onset diabetes of the young，MODY)，线粒体基因突变糖尿病(mutation in mitochondrial gene diabetes mellitus，MIOD)，新生儿糖尿病(neonatal diabetes mellitus，NDM)，A 型胰岛素抵抗综合征等。基因检测有助于明确诊断。

【治疗】[14] 儿童 T2DM 的治疗应以生活方式干预为主，要注重医疗机构、家庭、学校、社会工作者的多学科多部门联合管理。强调减轻体重和增加运动量是 T2DM 管理的基础。

1. 治疗目的 以改善患者生活方式和整个家庭的行为为目标。使患儿能正常发育,减轻体重达同龄同性别标准体重;增加运动能力;使血糖正常化,空腹血糖3.9~7.0mmol/L,餐后2小时血糖<8.0mmol/L,HbA1c<7%;控制并发疾病包括血脂异常、高血压、脂肪肝等;防止发生大、小血管并发症;教会家长和患儿自我血糖监测。

2. 医学营养治疗 医学营养治疗(medical nutrition therapy,MNT)最好能由熟悉糖尿病MNT的注册营养师指导,制定个体化能量平衡计划。儿童T2DM患者多伴有肥胖和脂代谢紊乱,其MNT的目的是降低体重,减少胰岛素抵抗,延缓胰岛β细胞功能的衰竭,维持血糖、血脂及血压在正常水平以减少心血管并发症的危险。

对超重或肥胖的T2DM患儿应严格控制热量的摄入,改变生活方式。建议超重或肥胖的T2DM患儿通过控制热量减轻体重7%~10%。根据具体情况减少每天饮食摄入热量,超重10%~20%者,所需热量是健康同龄儿的90%,而超重20%以上者为65%~80%。饮食摄入的热量中脂肪的比例<30%,饱和脂肪酸<7%,胆固醇<200mg/d,避免反式脂肪酸的摄入。其他医学营养治疗原则与T1DM基本相同。

3. 运动治疗 建议儿童青少年每周至少5天进行30~60分钟以上中等强度至剧烈的有氧运动,每周进行3天以上强化肌肉骨骼的运动。运动强度可以用脉率来衡量。有氧运动时脉率应达到最大心率的60%~75%,可参照公式:脉率=(220-年龄)×(60%~75%)。需注意,若有心肺功能异常、严重高血压、严重高血糖致代谢不稳定者需根据病情在专家指导下运动,或避免剧烈运动。此外,将每天看电视时间(非学习性)限制在2小时内。

4. 药物治疗

(1) 二甲双胍:最新的T2DM治疗方案是T2DM一经确诊,即在生活方式干预的同时接受二甲双胍治疗。

美国食品药品管理局(FDA)已批准二甲双胍用于10岁以上儿童T2DM患者。二甲双胍可以改善机体对胰岛素的敏感性;使细胞胰岛素受体数目增加并增加受体酪氨酸激酶活性;增加基础状态下糖的无氧酵解,抑制肠道内葡萄糖的吸收,减少肝糖输出;促进葡萄糖转运子向细胞膜转位,增加肌肉和脂肪组织对葡萄糖的吸收;不增加体重,不刺激胰岛素分泌,少有低血糖危险,并使TG、LDL-C下降。

一组随机、双盲、多国、多中心试验,入选82例,年龄10~17岁,随机分为二甲双胍治疗组(42例)和安慰剂组(40例),两组年龄、男女比例及BMI相当,治疗8周。结果显示,二甲双胍组空腹血糖下降至9.2mmol/L,HbA1c为8.3%;安慰剂组空腹血糖为11.0mmol/L,HbA1c为9.0%。两组差别有显著性,说明二甲双胍治疗儿童、青少年T2DM是安全有效的。

儿童T2DM的初始治疗需根据患者高血糖的严重程度、有无酮症或酮症酸中毒来决定。如果病情稳定首选二甲双胍,开始剂量250mg,每日两次,3~4天后如果患者能够耐受,增加至250mg,每日3次,在随后的3~4周逐步增加剂量,最大量1 000mg,每日两次。如病情严重,需要采用胰岛素强化治疗1~2周后加用二甲双胍,在血糖进入稳定状态2~6周后可以逐渐转成完全用二甲双胍治疗。在胰岛素的减量过程中,如血糖明显上升,减量的速度应放慢。部分患者可能需要二甲双胍与每日1次长效胰岛素联合应用。有肝、肾功能异常或心肺功能不全、严重感染者禁用二甲双胍;常见不良反应为胃肠功能紊乱,腹痛、腹泻等不适,一般数周后症状自然缓解。

(2) 胰岛素治疗:根据T2DM不同病程及胰岛β细胞功能状况可分别采取短期胰岛素强化治疗、胰岛素补充治疗及胰岛素替代治疗。国内外研究证实,针对新诊断的T2DM患者采用早期胰岛素强化治疗,不但可以显著缓解高糖毒性对胰岛β细胞功能的损害,还能延缓胰岛β细胞功能衰竭的时间。强化治疗使胰岛素分泌第一时相功能得以恢复,使患者获得较长时间无需药物治疗的血糖稳定期。有作者观察22例新诊断的T2DM患者,接受胰岛素治疗2周后比较治疗前后静脉OGTT结果,患者胰岛β细胞的第一时相胰岛素分泌明显改善,多数患者仅靠饮食控制和运动,维持良好血糖水平至少1年以上。2020年ADA建议:对伴有酮症或DKA的T2DM儿童;或不能明确区分T1DM及T2DM;或随机血糖≥250mg/dl(13.9mmol/L)或HbA1c≥8.5%时,应开始胰岛素治疗。临床实践证实,基础胰岛素是T2DM个体化治疗的基石,根据病情早期加用长效基础胰岛素不仅使空腹血糖正常化,也有利于餐后血糖的控制,进而促进全面血糖达标。

(3) 人胰高血糖素样肽-1(GLP-1)受体激动剂:我国已上市的GLP-1受体激动剂包括利拉鲁肽、艾塞那肽等。利拉鲁肽可活化GLP-1受体,后者是一类膜结合细胞表面受体,在胰腺β细胞中通过刺激性G蛋白(Gs)与腺苷酸环化酶偶联。当葡萄糖浓度升高时,利拉鲁肽可以增加细胞内环磷酸腺苷(cAMP)浓度,从而释放胰岛素。当血糖浓度下降并趋于正常时,胰岛素分泌减少。利拉鲁肽还可以葡萄糖浓度依赖性地减少胰高糖素分泌。2019 年 6 月美国 FDA 批准利拉鲁肽注射治疗可应用于 10 岁以上的儿童青少年 T2DM 患者[15]。国内目前尚无该药物在 18 岁以下儿童的适应证。

（4）钠-葡萄糖协同转运蛋白 2（SGLT2）抑制剂：代表药物是卡格列净。肾小管管腔滤过的葡萄糖主要经表达于近端肾小管的 SGLT2 进行重吸收，卡格列净可通过抑制 SGLT2 减少肾脏对滤过葡萄糖的重吸收，降低肾糖阈（renal threshold for sugar，RTG），增加尿糖排泄，从而降低血糖。美国 FDA、欧洲 EMA 等多家卫生当局已批准用于改善 T2DM 成人患者的血糖控制。目前在国内已于 2018 年 6 月获批进行该药物在儿童青少年（≥10 岁和<18 岁）T2DM 患儿中Ⅲ期临床研究，且正在实施中。

（5）高血压和血脂异常的药物治疗：均应在调节生活方式及 MNT 基础上进行。①高血压治疗：对于血压≥第 90 百分位的儿童青少年 T2DM 患者，如经上述治疗 6 个月后，血压仍≥第 90 百分位，应开始给予血管紧张素转换酶抑制剂（ACEI）或血管紧张素受体阻滞剂（ARB）治疗；对于血压≥第 95 百分位的儿童青少年 T2DM 患者，应考虑在确诊高血压后即应用 ACEI 或 ARB 治疗。②血脂异常的治疗：如果采用 MNT 治疗 6 月以上，LDL-C 仍>3.38mmol/L，需给予他汀类药物治疗，其理想目标为<2.6mmol/L；如 TG>4.7mmol/L（空腹）或 11.6mmol/L（非空腹），可考虑给予贝特类药物，以降低胰腺炎发生风险。

【T2DM 常见并发症】 T2DM 一经诊断，就要进行相关并发症、合并症的评估。常见的并发症包括糖尿病肾病、高血压、脂代谢异常、视网膜病变、神经病变、非酒精性脂肪肝病、多囊卵巢综合征等。

【筛查与预防】

1. T2DM 的筛查 随着儿童 T2DM 患病率的不断增加，对其进行早期干预的重要性已得到广泛共识。在儿童期进行 T2DM 的筛查具有早发现、早治疗、早预防的重要意义。

2020 年 ADA 最新发布的糖尿病诊疗标准提出了“糖尿病前期”的概念。糖尿病前期是指满足以下 3 条标准中任意一条或多条的患者：①空腹血糖受损（IFG），即空腹血糖 5.6～6.9mmol/L；②糖耐量减低（IGT），即 OGTT 试验 2 小时血糖 7.8～11.0mmol/L；③ HbA1c 5.7%～6.4%。

2020 年 ADA 推荐的儿童青少年糖尿病前期或 T2DM 的筛查方案是：筛查对象：①进入青春期或年龄>10 岁；②超重（BMI≥同年龄同性别第 85 百分位）或肥胖（BMI≥同年龄同性别第 95 百分位），同时伴有以下危险因素中的任意 1 项或多项，这些危险因素包括：母亲患糖尿病或妊娠糖尿病；一级或二级亲属的 T2DM 家族史；高危种族（美洲印第安人、非裔美国人、拉丁美洲人、亚裔美国人、太平洋岛民）；胰岛素抵抗征象（黑棘皮病、高血压、血脂异常、多囊卵巢综合征、SGA）。筛查指标：空腹血糖、OGTT 试验后 2 小时血糖、HbA1c，上述三个指标具有等效性。筛查结果：通过对筛查对象进行检测，可判断是否存在糖尿病前期或 T2DM。筛查频率：若初次筛查正常，建议每 3 年进行 1 次筛查；若监测 BMI 逐渐升高，建议缩短筛查间隔。

巩纯秀等提出：在≥8 岁的儿童中，对超重/肥胖并具有 1 个以上危险因素者中进行 T2DM 筛查，并建议先用空腹末梢血糖筛查，对血糖≥5.6mmol/L 者再做 OGTT 进行诊断。共筛查 2 806 例超重/肥胖中小学生，诊断 T2DM 6 例，IFG 10 例，IGT 2 例。认为此方法简便易行，可操作性强，是值得推荐的一种筛查儿童青少年 T2DM 的方法。

马亚红等强调在血压偏高的儿童青少年中进行血糖筛查的必要性，共调查血压偏高伴或不伴超重/肥胖的中小学生 1 630 例，确诊 T2DM 1 例，IFG 31 例，IFG 确诊率 30.3/1 000。若不筛查单纯血压偏高的儿童青少年，将有 41.9%的 IFG 被漏诊。

2. 预防策略 儿童青少年 T2DM 的预防可遵循成人 T2DM 的预防范例。成人 T2DM 高危人群的预防包括饮食和体力活动等生活方式干预及药物干预。中国大庆糖尿病预防研究、美国的糖尿病预防项目等均已证明，通过健康教育及生活方式的干预可以成功预防和延缓 T2DM 的发生。纠正不合理饮食，平均每日减少 400～500 千卡热量，每天中等量运动 30 分钟，达到减重 5%～7%，就可以降低患 T2DM 的风险达 50%以上。芬兰的一项多中心、随机 IGT 干预对照试验研究结果显示，522 名超重的 IGT 患者为期 4 年的 DM 预防研究：饮食和运动干预组发展成 T2DM 的危险性较对照组减少 58%。

鉴于儿童 T2DM 与儿童代谢综合征（metabolic syndrome，MS）的关系密切，中华儿科学分会于 2012 年首次公布了“中国儿童青少年代谢综合征定义和防治建议”（表 31-13）。可以说儿童肥胖是产生儿童 T2DM 和 MS 的土壤，因此对儿童肥胖病的防治是预防儿童 T2DM 和 MS 的根本。建议指出，防治应从胎儿期开始，幼儿期加强，以控制体重为基本理念，以行为矫正为关键，以生活方式干预包括饮食调整和运动健康教育为主要手段，是一个长期持续的系统工程。

表31-13 儿童青少年代谢综合征(MS)

定义(≥10岁)
向心性肥胖:腰围同年龄同性别儿童腰围的90百分位值(P90)为儿童青少年MS基本和必备条件,同时具备至少下列2项:
(1) 高血糖:①空腹血糖受损(IFG):空腹血糖≥5.6mmol/L;②或糖耐量受损(IGT):口服葡萄糖耐量试验2h血糖≥7.8mmol/L,但<11.1mmol/L;③或2型糖尿病
(2) 高血压:收缩压≥同年龄同性别儿童血压的P95或舒张压≥同年龄同性别儿童血压的P95
(3) 低高密度脂蛋白胆固醇(HDL-C<1.03mmol/L)或高非高密度脂蛋白胆固醇(non-HDL-C≥3.76mmol/L)
(4) 高甘油三酯(TG≥1.47mmol/L)

对所有T2DM的高危儿童均应注重生活方式干预,最有效的饮食干预是供给健康的食物并减少脂肪和热量的摄入。建议每日饮食摄入热量减少200~500kcal左右,脂肪摄入≤总热量的30%。把体育活动作为日常生活的一部分,开始时中等体力活动每次30~45分钟,每周3~5次;最后最好达到每天中等体力活动≥60分钟。减轻体重达到干预前体重的10%或每周体重减少0.5~1kg。定期监测体重、BMI和腰围,如果不断取得进步并接近目标,应给予鼓励;否则需评估减肥失败的原因并加以指导。

应看到行为矫正有相当的难度,特别是儿童和青少年的自制能力较差,缺乏刻苦体育锻炼的毅力,而且受家庭和外界环境的影响也不容忽视,如家庭饮食摄入热量过多,其饮食结构不尽合理,对营养科学知识的宣传、普及滞后等。因此需要家长以身作则,以家庭为基础的强化行为治疗计划更适合于儿童肥胖的干预治疗,不仅对减轻体重有良好作用,当他们学会掌握了健康的生活方式将终身受益,其效果才可能持久。"持之以恒"是长期成功预防T2DM的关键。

儿童、青少年T2DM的初级预防需要全社会、学校、家庭的共同关注,开展对普通人群的健康教育,不断传递有关预防肥胖的营养、运动的正确信息。总之,儿童、青少年T2DM的防治工作任重而道远。对于儿童肥胖病应给予足够重视,特别是对有T2DM家族史、伴有黑棘皮病、高血压、脂代谢异常及IGT等致糖尿病危险因素的肥胖儿童更是防治的重点人群。

三、特殊类型糖尿病

特殊类型糖尿病是一些病因及发病机制相对明确的糖尿病。按照2018年国际儿童糖尿病联盟(ISPAD)修订的糖尿病病因学分类标准包含8类,随着对糖尿病发病机制研究的深入以及医学遗传学技术的快速发展,特殊类型糖尿病的种类会逐渐增加[16]。特殊类型糖尿病的明确诊断对治疗及预后评价具有重要的意义,因此临床上应注意寻找糖尿病的可能病因[17]。

【特殊类型糖尿病分类】

1. 单基因糖尿病[18] 青少年的成人起病型糖尿病(maturity-onset diabetes mellitus in youth, MODY)1~14、新生儿糖尿病(NDM)、线粒体糖尿病。

2. 遗传性胰岛素作用缺陷 *INSR*基因突变:A型胰岛素抵抗、Donohue综合征、Rabson-Mendenhall综合征。

3. 脂肪营养不良性糖尿病 80%的先天性全身性脂肪代谢障碍(Berardinelli-Seip综合征)由*AGPAT2*或*BSCL*基因纯合变异导致,多为常染色体隐性遗传。*LMNA*、*PPARG*和*PIK3R1*基因(SHORT综合征)杂合变异也可引起该病。

4. 胰腺外分泌疾病 胰腺炎、创伤/胰腺切除术后、胰腺肿瘤、胰腺囊性纤维化、血色病等。

5. 内分泌疾病 肢端肥大症、库欣综合征、胰高血糖素瘤、嗜铬细胞瘤、甲状腺功能亢进症、生长抑素瘤等。

6. 药物或化学品所致的糖尿病 糖皮质激素、生长激素、甲状腺激素、烟酸、二氮嗪、苯妥英钠、噻嗪类利尿剂、β-肾上腺素能激动剂等。

7. 感染 先天性风疹、巨细胞病毒、肠道病毒感染等。

8. 免疫介导的罕见类型糖尿病 胰岛素受体抗体、自身免疫多腺体综合征(autoimmune polyendocrinopathy syndrome, APS)。

9. 其他与糖尿病相关的遗传综合征 Down综合征、Klinefelter综合征、Turner综合征、Wolfram综合征、Friedreich共济失调、强直性肌营养不良、卟啉病、Prader-Willi综合征等。

【临床特征】

1. 发病年龄小 通常发病越早,与遗传的关系越大。发生在生命早期的糖尿病提示有严重的遗传缺陷,如NDM发病年龄多小于6个月。

2. 遗传特征 常有明显的家族聚集现象,常染色体显性遗传特点要考虑MODY,符合母系遗传特点要考虑线粒体基因突变。

3. 特殊体征及临床表现 如脂肪萎缩、生长发育障碍、肌张力低、性腺发育落后、尿崩症、神经性耳聋等。

4. 伴有严重胰岛素抵抗 临床表现为与肥胖程度不符合的显著黑棘皮征,空腹胰岛素和/或OGTT服糖后胰岛素分泌异常增高,提示可能存在胰岛素受体抗体、胰岛素受体基因突变或其他影响胰岛素作用的遗传疾病可能。

5. 合并疾病表现 库欣综合征、甲状腺功能亢进症、胰腺炎等都有原发疾病的表现，需要详细的病史采集、体格检查以避免漏诊和误诊。

【诊断】 临床怀疑特殊类型糖尿病时，要针对性地进行相关检查，如对于内分泌疾病所致的糖尿病要进行内分泌激素检测，若考虑胰源性糖尿病则应完善影像学检查，而对于单基因糖尿病分子诊断是金标准。2018年ISPAD年发表的共识中也强调了对于有以下临床信息的患者推荐进行分子遗传学检测：①对发病年龄<6月龄；②对胰岛自身抗体阴性的发病年龄在6个月~1岁；③亲属或者父母有糖尿病史，患儿无典型1型（胰岛相关自身抗体阴性，诊断5年不需要或者仅需要少量胰岛素，C肽>200pmol/L）和2型糖尿病（肥胖，黑棘皮症）的临床特征；④空腹血糖轻度、非进展性的增高（5.5~8.5mmol/L），特别是非肥胖的患者；⑤伴有神经性耳聋、视神经萎缩或综合征特征（线粒体疾病）等相关症状，或有胰腺发育不良，胰腺外表现，如肾囊肿。

【青少年发病的成人型糖尿病】 青少年发病的成人型糖尿病（maturity-onset diabetes of the young，MODY）是最常见的单基因糖尿病，占30岁以下诊断的糖尿病患者的1%~6%。常染色体显性方式遗传，以不同的突变基因来分，现已知有14个亚型（MODY 1~14），具体详见表31-14。每个亚型由参与控制胰腺β细胞发育、功能发挥或胰岛素信号通路中起关键作用的不同基因变异引起。可在家系内以常染色体显性、隐性或非孟德尔方式遗传，偶有新发变异。不同亚型临床特征不同，治疗以及预后也不同。最多见的亚型为*MODY3*［肝细胞核因子（hepatocyte nuclear factor，HNF）-1α基因突变］、*MODY2*［葡萄糖激酶（glucokinase，GCK）基因突变］、*MODY1*（HNF-4α基因突变）。MODY2患者通常在出生时即可出现空腹血糖水平轻度升高，HbA1c在正常高限或轻度升高。该病一般不会引起并发症，使用胰岛素或口服降糖药物不能降低患者的血糖或HbA1c水平，一般不需要特殊治疗。MODY1与MODY3呈现进行性高血糖，均对小剂量磺脲类药物治疗敏感。而对于HNF-1β突变的MODY5患者，则推荐使用胰岛素治疗。

表31-14 MODY亚型

亚型	基因	临床特点	治疗
MODY1	*HNF-4α*	进行性高血糖，巨大儿和新生儿一过性低血糖，常伴低甘油三酯	胰岛素、磺脲类
MODY2	*GCK*	起病早，轻度高血糖，血管并发症少见且轻微	生活方式干预治疗
MODY3	*HNF-1α*	早期肾性糖尿，进行性高血糖，微血管并发症发生率高	胰岛素、磺脲类
MODY4	*PDX1/IPF1*	高血糖发病早，常伴胰腺发育不良和胰腺外分泌功能异常	胰岛素
MODY5	*HNF1β*	肾脏病变（囊性肾脏发育不良、肾小球囊性肾病、非典型家族性青少年高尿酸肾病等），进行性高血糖，起病年龄从婴儿至成人	胰岛素
MODY6	*NeuroD1*	起病早，可合并听力、视力等神经系统发育不全	胰岛素、降糖药
MODY7	*KLF11*	类似于2型糖尿病	胰岛素、磺脲类
MODY8	*CEL*	胰腺内分泌和外分泌功能不全，轻微腹痛和腹泻	胰岛素
MODY9	*PAX4*	早期出现糖尿病并发症	胰岛素、降糖药
MODY10	*INS*	发病较晚，可引起新生儿糖尿病	胰岛素
MODY11	*BLK*	多超重或肥胖，可合并系统性红斑狼疮	胰岛素、降糖药
MODY12	*ABCC8*	可引起新生儿糖尿病，或有新生儿高胰岛素血症性低血糖，或糖尿病后发生低血糖	胰岛素、磺脲类
MODY13	*KCNJ11*	可引起新生儿糖尿病，或有新生儿高胰岛素血症性低血糖，或糖尿病后发生低血糖	胰岛素、磺脲类
MODY14	*APPL1*	起病晚，空腹血糖和糖化血红蛋白升高	胰岛素、降糖药

【新生儿糖尿病】 新生儿糖尿病（NDM）一般是指出生后6个月内出现的罕见的单基因糖尿病，也有部分NDM在出生6个月~1岁发病，国外报道的发病率差异较大，为1/500 000~1/260 000。由于胰岛β细胞发育、功能发挥或胰岛素信号通路中起关键作用的单个基因突变造成胰岛β细胞缺失或功能丧失而致病。建议所有6个月内发病的NDM均进行基因检测。目前已发现23种不同的NDM临床亚型（表31-15），包括染色体

6q24区印迹异常及22个基因突变，每种亚型均有其特征性临床表现和遗传方式。NDM根据临床转归分为暂时性NDM（transient NDM，TNDM）及永久性NDM（permanent NDM，PNDM），各占50%左右。6q24区印迹区域基因变异或甲基化异常是造成TNDM最常见的发病机制，以*PLAGL1*基因和葡萄胎相关的印记转录子-1基因（*HYMAI*）变异最为常见。TNDM发病与印记基因的过度表达有关，有3种分子机制：①6号染色体的父系单亲二倍体；②6q24区域的父系重复；③母亲等位基因的低甲基化。PNDM最常见的致病基因为编码ATP敏感性钾离子通道（KATP）Kir6.2亚单位的*KCNJ11*基因和磺脲类受体1亚单位（SUR1）的*ABCC8*及*INS*基因。*KCNJ11*和*ABCC8*基因激活突变时，KATP通道对细胞内ATP/ADP比例变化不敏感，在葡萄糖刺激下通道无法正常关闭，细胞膜持续处于超极化状态，细胞外Ca^{2+}无法内流，造成胰岛素无法正常释放导致高血糖；*INS*基因突变可导致胰岛素原分子的错误折叠并聚集于内质网，引起内质网应激和β细胞凋亡导致高血糖。

TNDM常表现为严重的宫内发育迟缓，高血糖出现早，常同时伴有先天性发育异常和畸形、中枢神经系统、肾脏等缺陷，高血糖可使用小剂量胰岛素治疗，平均3个月左右可缓解，最晚可至18个月，约50%～60%在青春期前后复发，复发后临床表现类似于2型糖尿病。PNDM多为出生时小于胎龄儿，诊断年龄稍大，常出现酮症或酮症酸中毒，也有少部分患者同时具有中枢神经系统、肾脏等临床特征，综合征型的PNDM常合并相应的临床表现（见表31-15），临床无缓解期，需要终身治疗。约90%的*KCNJ11*和*ABCC8*突变所致PNDM可使用磺脲类药物治疗，低血糖风险小。其余类型的PNDM需胰岛素治疗。

表31-15　NDM亚型

疾病	基因	临床特点	治疗
PNDM/TNDM	*KCNJ11*	低出生体重，DEND综合征（发育迟缓、癫痫和新生儿糖尿病），其他神经系统异常	胰岛素、磺脲类
PNDM/TNDM	*ABCC8*	低出生体重	胰岛素、磺脲类
TNDM	*6q24*	低出生体重，宫内生长受限，发病更早（出生后立即），复发患者磺脲类药物可能有效	胰岛素
PNDM/TNDM	*INS*	低出生体重	胰岛素
PNDM	*GATA6*	胰腺发育不全，胰腺内外分泌功能障碍、心脏缺陷	胰岛素
PNDM	*EIF2AK3*	Wolcott-Rallison综合征（新生儿期T1DM、多发性骨骺发育不良、生长发育迟缓、肝肾功能损害），胰腺外分泌功能障碍	胰岛素
PNDM	*GCK*	低出生体重	胰岛素
PNDM	*PTF1A*	神经系统异常，胰腺内外分泌功能障碍，肾脏受累	胰岛素
PNDM	*FOXP3*	IPEX综合征（自身免疫性甲状腺疾病、肠病，剥脱性皮炎）	胰岛素
TNDM	*ZFP57*	表型多变；低出生体重，巨舌，发育迟缓	胰岛素
PNDM	*GLIS3*	甲状腺功能减退，肾囊肿，青光眼，肝纤维化	胰岛素
PNDM	*PDX1*	胰腺发育不全，胰腺内外分泌功能障碍	胰岛素
PNDM/TNDM	*SLC2A2*	Fanconi-Bickel综合征（肝大、肾小管酸中毒等）	胰岛素
PNDM	*SLC19A2*	神经系统异常（中风、癫痫等），视力障碍，心脏缺陷	胰岛素、维生素B_1
PNDM	*GATA4*	胰腺发育不全，胰腺内外分泌功能障碍、心脏缺陷	胰岛素
PNDM	*NEUROD1*	神经系统异常，学习困难，感觉神经性耳聋	胰岛素
PNDM	*NEUROG3*	腹泻	胰岛素
PNDM	*NKX2-2*	神经系统异常，低出生体重	胰岛素
PNDM	*RFX6*	低出生体重，肠道闭锁，胆囊发育不全，腹泻	胰岛素
PNDM	*IER3IP1*	小头畸形，小儿癫痫脑病	胰岛素
PNDM	*MNX1*	神经系统异常	胰岛素
TNDM	*HNF1B*	胰腺萎缩，肾脏及生殖器发育异常	胰岛素
PNDM	*STAT3*	自身免疫性疾病（甲状腺疾病、肠病等）	胰岛素

【线粒体糖尿病】 线粒体糖尿病是线粒体基因(*mtDNA*)突变所导致的母系遗传的糖尿病,通常伴有神经性耳聋,胰岛 β 细胞呈非免疫性进行性损伤。目前最常见的突变是发生在线粒体 tRNA 亮氨酸基因 3243 位点鸟嘌呤取代腺嘌呤($tRNA^{Leu(UUR)}$ 3243A→G),临床表现有明显的异质性,既可表现为急性起病(伴或不伴酮症酸中毒),也可缓慢隐匿起病,绝大部分体型正常或消瘦,60%伴有不同程度的听力障碍,随年龄进行性加重,并可有神经肌肉、心肌、视网膜病变等合并症。疾病早期可对口服降糖药治疗有反应,随着病程的延长胰岛 β 细胞功能进行性衰退,需依赖胰岛素治疗。

【总结】 分子遗传学的进展使得更多的特殊类型糖尿病得到精准诊断,更多的患者获得了个体化的治疗,避免了胰岛素的使用。但由于分子遗传学检测费用相对昂贵,诊断性基因检测仅限于那些怀疑单基因糖尿病的患者。

四、低血糖

低血糖是儿童特别是新生儿和婴幼儿时期最常见的代谢紊乱。反复发作或持续性低血糖可导致患儿不可逆性的脑功能损害,引起儿童生长发育迟缓,严重者智商低下,甚至导致患儿死亡。但是低血糖的标准一直以来都有争议。目前多数学者认为:新生儿低血糖的标准为生后 24 小时内血糖<2.2mmol/L(<40mg/dl),24 小时后血糖<2.2~2.8mmol/L(40~50mg/dl),不需考虑出生体重和孕龄。对较大婴儿和年长儿一般采用血糖<2.8mmol/L 作为低血糖的诊断标准[19]。

【低血糖病因分类】 见表 31-16,本节重点介绍以下两种疾病。

(一)先天性高胰岛素血症

高胰岛素血症性低血糖症(hyperinsulinemic hypoglycemia,HH)是胰岛 β 细胞过量分泌胰岛素或分泌失调所致的以顽固低血糖为主要临床表现的一组疾病。目前根据病因不同可将 HH 分为三类:①先天性高胰岛素血症(congenital hyperinsulinism,CHI);②类高胰岛素血症性低血糖症(congenital HH-mimickers);③后天获得性高胰岛素血症性低血糖症(acquired HH)。各型 HH 的病因见表 31-17。CHI 是单基因形式的高胰岛素血症性低血糖症。

表 31-16 低血糖病因分类

1. 新生儿暂时性低血糖
(1) 基质或酶活性不足:早产儿,小于胎龄儿,正常新生儿
(2) 暂时性高胰岛素血症:糖尿病母亲婴儿,小于胎龄儿,围产期窒息,新生儿 RH 溶血
2. 高胰岛素性低血糖症
(1) 单基因型先天性高胰岛素血症(CHI)
(2) 综合征型高胰岛素血症
(3) 药物导致的高胰岛素血症
(4) 胰岛素瘤
(5) 胰岛素自身免疫综合征
3. 内分泌激素缺乏(升糖激素缺乏)
(1) 生长激素缺乏
(2) 促肾上腺皮质激素(ACTH)
(3) 胰高血糖素缺乏等
(4) 先天性甲状腺功能减退
(5) 原发肾上腺皮质功能减退症
4. 基质(底物)限制性
(1) 酮症性低血糖
(2) 药物性低血糖:水杨酸、普萘洛尔、降糖药物、化疗药物、复方磺胺甲噁唑
(3) 酒精
5. 糖原分解和糖异生功能障碍
(1) 糖原合成酶缺陷
(2) 糖原贮积症(Ⅰ、Ⅲ、Ⅵ、Ⅸ型)
(3) 半乳糖血症
(4) 遗传性果糖不耐受
(5) 果糖-1,6-二磷酸酶缺陷症
(6) 丙酮酸羧化酶缺陷
6. 氨基酸、有机酸代谢、尿素循环障碍
(1) 枫糖尿症
(2) 丙酸血症
(3) 甲基丙二酸血症
(4) 遗传性酪氨酸血症
(5) 3-羟-3-甲基戊二酸尿症
7. 脂肪酸氧化障碍
(1) 原发或继发肉毒碱缺乏症
(2) 肉毒碱酰基转移酶缺乏症
(3) 羟甲基戊二酰辅酶 A 还原酶缺陷症
(4) 肉碱棕榈酰转移酶-1 缺陷症,肉碱棕榈酰转移酶-2 缺陷症
(5) 极长链,长链,中链,短链乙酰辅酶 A 脱氢酶缺陷症
8. 肝病
瑞氏综合征、肝炎、肝硬化、肝肿瘤
9. 全身性疾病
菌血症、肿瘤和癌变、营养不良、肾功能衰竭、胰岛素受体抗体病、抗胰岛素抗体阳性、术后、烧伤、心力衰竭、腹泻、休克、恶性疟疾,荔枝病等

表 31-17 高胰岛素血症性低血糖症病因分类

分类			
单基因形式 HH（monogenic HH）	**致病基因**	**染色体定位**	**遗传形式**
ATP 敏感的钾离子通道	*ABCC8*	11p15.1	AR/AD/LOH
	KCNJ11	11p15.1	
谷氨酸脱氢酶	*GDLU1*	10q23.3	AD
葡糖激酶	*GCK*	7p13	AD
3-羟基丁酰辅酶 A 脱氢酶	*SCHAD*	4q25	AR
线粒体解偶联蛋白 2	*UCP2*	11q13.4	AD
肝细胞核因子 4A	*HNF4A*	20q13.12	AD
肝细胞核因子 1A	*HNF1A*	12q24.31	AD
单羧酸转运蛋白-1	*MCT1*	1p13.2	AD
己糖激酶 1	*HK1*	10q22.1	AD
肝细胞核因子 3β	*FOXA2*	20p11.21	散发
综合征形式 HH（syndromic forms of HH）	**致病基因**	**染色体定位**	**遗传形式**
Beckwith-Wiedemann 综合征	*IGF2/H19/CDKN1C/KCNQ1*	11p15.4	AD 或散发
歌舞伎(Kabuki)综合征	*KMT2D/KDM6A*	12q13.12/Xp11.3	AR 或散发
Turner 综合征	*KDM6A* 单倍型剂量不足	Xp11.3	散发
先天性糖基化障碍(genital disorder of glycosylation,CDG)			
CDG1a	*PMM2*	16p13.2	AR
CDG1b	*MPI*	15q24.1	AR
CDG1t	*PGM1*	1p31.3	AR
Sotos 综合征	*NSD1*	5q35	AD
Costello 综合征	*HRAS*	11p15.5	AD 或散发
Timothy 综合征	*CACNA1C*	3p21.1	AD 或散发
Perlman 综合征	*DIS3L2*	2q37	AR
新生儿暂时性 HH:糖尿病母亲婴儿,足月小样儿,感染应激因素等			
类先天性高胰岛素血症性低血糖症(congenital HH-mimickers)			
MORFAN 综合征	*AKT2*	19q13.2	散发
MPPH 综合征	*AKT3*	1q43~q44	散发
胰岛素受体失活	*INSR*	19p13.2	AD
后天获得性高胰岛素血症(acquired HH):倾倒综合征,胰岛素瘤,胰岛素自身免疫综合征(hirata disease),药物诱导的低血糖等			

1. 发病机制 正常儿童的血糖稳态受神经、基质和激素的调节。其中神经系统调节包括下丘脑腹内侧区、肝脏和胰岛中的血糖感受器和下丘脑的自主神经中枢。基质调节主要来自糖原分解和糖异生作用(图 31-7)。激素调节包括升糖和降糖激素。升糖激素分为急性和慢性作用两类:前者有胰高血糖素、儿茶酚胺;后者为生长激素和皮质醇,统称反调节激素。而胰岛素是体内唯一降糖的激素。

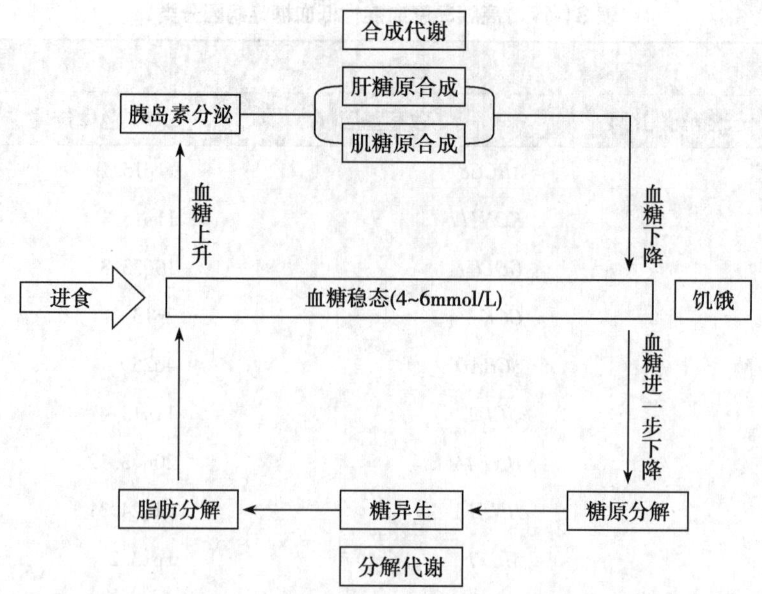

图 31-7 血糖稳态调节机制示意图

影响胰岛素β细胞分泌的基因突变可过度分泌胰岛素，引发低血糖。胰岛β细胞膜电位的维持依赖 Na^+-K^+-ATP 酶和保持开放的 ATP 敏感的 K 通道(K_{ATP})。K_{ATP} 由 2 个亚单位构成，即磺脲类药物受体 1(SUR1)和内向整合钾通道 6.2(Kir6.2)。该通道的关闭造成细胞膜去极化，引发 Ca^{2+} 通道的开放，Ca^{2+} 内流可促使胰岛素释放。K_{ATP} 的开闭还与细胞内 ATP/ADP 比值有关，ATP/ADP 比值增加可促进 K_{ATP} 关闭，引起胰岛素分泌。任何造成 K_{ATP} 通道关闭的因素均可导致胰岛素的过度分泌。

目前已鉴定出与 CHI 相关的数种基因突变影响 K_{ATP} 的开放。包括 *ABCC8* 基因、*KCNJ11* 基因、谷氨酸脱氢酶(*Glud1*)基因、葡萄糖激酶(*GCK*)基因、短链 3-羟酰辅酶 A 脱氢酶(*SCHAD*)基因、磷酸甘露糖异构酶基因等。

2. 低血糖的临床表现 低血糖是一种临床征象，是一组由多种原因引起的临床综合征。诊断需具备 Whipple's 三联症，即血浆葡萄糖浓度减低；与低血糖有关的临床症状；纠正低血糖后相应症状即获改善。低血糖临床表现与血糖下降程度、低血糖持续时间及患儿机体的反应性有关。新生儿、幼儿通常不能可靠地表达他们的症状；因此，低血糖的识别可能需要通过反复测量血浆葡萄糖浓度来确认。

(1) 急性低血糖表现：常随血糖的急剧下降而出现，由于交感神经兴奋释放肾上腺素过多引起的症状有：神经紧张、烦躁不安、易受刺激；面色苍白、心慌、手足颤抖及饥饿感；多汗、软弱无力伴恶心、呕吐、腹痛等胃肠道功能紊乱等表现。严重者可突发惊厥和昏迷。

(2) 慢性低血糖表现：常随血糖缓慢下降或长期持续低血糖而发生，主要表现在较大儿童。由于脑葡萄糖利用减少，以脑功能障碍为主要表现：头痛、视力障碍、乏力、表情淡漠或抑郁、不安易激动、语言和思维障碍、注意力不集中，意识模糊、智能降低、嗜睡及反应迟钝、性格行为改变，甚至表现为癫痫样发作、意识丧失而至永久性神经损伤。血糖下降过快且持久时，可同时出现上述两种综合征。低血糖常呈阵发性发作，发作轻重久暂与病因有关，功能性低血糖症状较轻，易自行逆转；器质性病变者症状较重，发作频繁，不易逆转。

(3) 新生儿和小婴儿低血糖表现特点：常缺乏症状，甚至完全无症状，易被忽略。症状和体征常为非特异性，常伴随其他疾病发生而被掩盖。主要表现：反应差、喂养困难、阵发性发绀、呼吸困难、呼吸暂停，嗜睡、惊厥、突发短暂性肌阵挛或面色苍白、低体温等。

3. 诊断 虽然 HH 的实验室诊断存在争议，但是多数意见，包括日本儿科内分泌协会诊治指南，均推荐所有实验室检查均应在低血糖时进行，当患者血糖低于 2.8mmol/L 时，游离脂肪酸 < 1.5mmol/L，β 羟丁酸 < 2mmol/L；血浆胰岛素 > 1μU/ml、C 肽可以检测到；胰高血糖素刺激试验阳性(血浆葡萄糖升高 > 1.7mmol/L)可考虑诊断为 HH。由于胰岛素的半衰期仅 6 分钟，实验室测量可能错过了胰岛素分泌的峰值，因此同时测游离脂肪酸、β 羟丁酸水平有助于诊断。

4. 治疗[20] 治疗包括饮食、药物和手术治疗。治疗目标是维持血糖在 3.9mmol/L 以上。

（1）低血糖的急诊治疗

1）如患儿意识清楚，可以进食，可给予含葡萄糖10~20g的食物，如200ml牛奶然后进食含碳水化合物的食物，如饼或2勺蔗糖。婴儿可以给予牛奶喂养。

2）如患儿存在意识状态改变，给予静脉葡萄糖纠正低血糖。首剂：10%葡萄糖溶液2ml/kg静脉推注，在5分钟内完成，继予10%葡萄糖溶液持续静脉滴注，糖速4~6mg/(kg·min)起始。

3）对于新生儿及小婴儿如果维持正常血糖所需糖浓度>12.5%，需中心静脉置管或脐静脉插管，以防渗透压过高引起脑水肿、脑室出血。

4）如无静脉通路，严重低血糖或降糖药物引起的低血糖：胰高糖素0.01~0.03mg/kg，最大量1mg，静脉推注、皮下注射或肌内注射；或给予25kg以下儿童胰高糖素0.5mg/次，25kg以上儿童1mg/次肌内注射。

（2）饮食治疗：高碳水化合物饮食，增加喂养频率，可配合生玉米淀粉。对*GLUD1*和*SCHAD*基因突变患儿需限制蛋白质摄入，可有效避免低血糖的发生。

（3）药物治疗

1）首选二氮嗪：起始剂量5~15mg/(kg·d)，分2~3次口服。常与氢氯噻嗪配合使用，7~10mg/(kg·d)，分2次服。两者都可作用于胰岛β细胞SUR1受体，使K_{ATP}保持开放，并可减轻二氮嗪的水钠潴留作用。治疗有效指征：在停用药物和静脉葡萄糖5天后，正常喂养下，空腹、餐前和餐后血糖均>3.9mmol/L。二氮嗪主要副作用是多毛症和水钠潴留等。其他报道的副作用包括中性粒细胞减少，肺动脉高压，或反常低血糖。

2）生长抑素类似物奥曲肽：剂量5~35μg/(kg·d)，分为3~4次皮下注射。不良反应包括呕吐、腹泻、新生儿坏死性小肠结肠炎、胆石症等。

3）胰高血糖素：0.5~1mg皮下注射或1~10μg/(kg·h)持续输注。常见不良反应包括多形性红斑，呕吐，肝功能损害等。

4）其他药物：硝苯地平、西罗莫司等。

（4）手术治疗：局灶病变患者可考虑手术切除病灶，^{18}FDOPA-PET是目前公认的术前定位金标准。这一技术的特异性达到100%，敏感性为88%~94%。弥漫病灶患者如药物治疗无效可采用胰腺大部切除治疗。

5. 预后　中枢神经系统损伤的严重程度取决于低血糖的持续时间及有无伴随症状，特别是惊厥。及早发现并纠正低血糖可以改善预后。部分经药物治疗的患儿，随年龄增长血糖可逐渐恢复正常，甚至停药。

（二）特发性酮症性低血糖

特发性酮症性低血糖（idiopathic ketotic hypoglycaemia，IKH）是幼儿和儿童低血糖最常见的病因，多于18个月~5岁起病，至8~9岁自然缓解。

1. 发病机制　特发性酮症性低血糖的确切发病机制尚不清楚，部分患儿伴有血丙氨酸水平降低，输入丙氨酸(250mg/kg)后血糖明显升高，故认为酮症性低血糖实际是低丙氨酸血症。肌蛋白分解代谢生成丙氨酸作为糖异生的基质，因丙氨酸是唯一的生糖氨基酸，其他氨基酸需经代谢后才能生成丙氨酸。故在肌肉组织减少时易发生酮症性低血糖。另发现此类患儿血中儿茶酚胺水平降低，说明其低血糖时儿茶酚胺拮抗机制可能存在障碍。

2. 临床表现　此类患儿一般体格较瘦小，肌肉含量低；常为SGA儿童，并有暂时性新生儿低血糖病史。发作时间多于清晨早餐前，病史中常有发作前运动过多、进食减少或晚餐未进食。次晨难以唤醒甚至发生惊厥。低血糖也常在患病并伴随呕吐、进食减少时发生。

3. 诊断　酮症性低血糖患儿常在禁食12~24小时后出现低血糖。低血糖时伴有酮血症及酮尿症，血丙氨酸水平降低，血乳酸和丙酮酸基本正常。血胰岛素降低，升糖激素水平增加，对胰高血糖素的反应正常。这些患者没有特定的内分泌或代谢缺陷，只有在彻底排除常见低血糖相关疾病后才能作出诊断。肾上腺功能不全、GSD 0、Ⅵ和Ⅸ、果糖-1，6-二磷酸酶缺乏和MCADD引起低血糖伴酮症，均易被误诊为IKH。

4. 治疗　注意不要让孩子长时间空腹，睡前加餐，给予高蛋白高碳水化合物饮食。应经常监测尿酮体，如出现尿酮体阳性，预示数小时后将发生低血糖。此时应给予高碳水化合物饮食以防低血糖发作，必要时静脉输注葡萄糖纠正低血糖。

【低血糖诊断方法】　婴儿、儿童低血糖的病因如上所述极其复杂，为及时诊断，应详细地询问病史：低血糖发生的年龄、时间、发作情况及诱因等均非常重要；结合细致的体检以发现低血糖的病因线索，进行必要的检查。低血糖发作时应及时检测血糖、胰岛素、酮体、丙氨酸、乳酸、血脂和尿酸等；必要时观察胰高血糖素刺激试验和输入丙氨酸和甘油后血糖的反应。临床无急性低血糖发作时可禁食24~36小时诱发低血糖发生。疑有内分泌腺功能障碍者检查相关激素水平以明确诊断。怀疑酶缺乏者有条件应进行酶活性的测定。图31-8为低血糖诊断步骤[7,8]，有助于诊断和鉴别诊断。

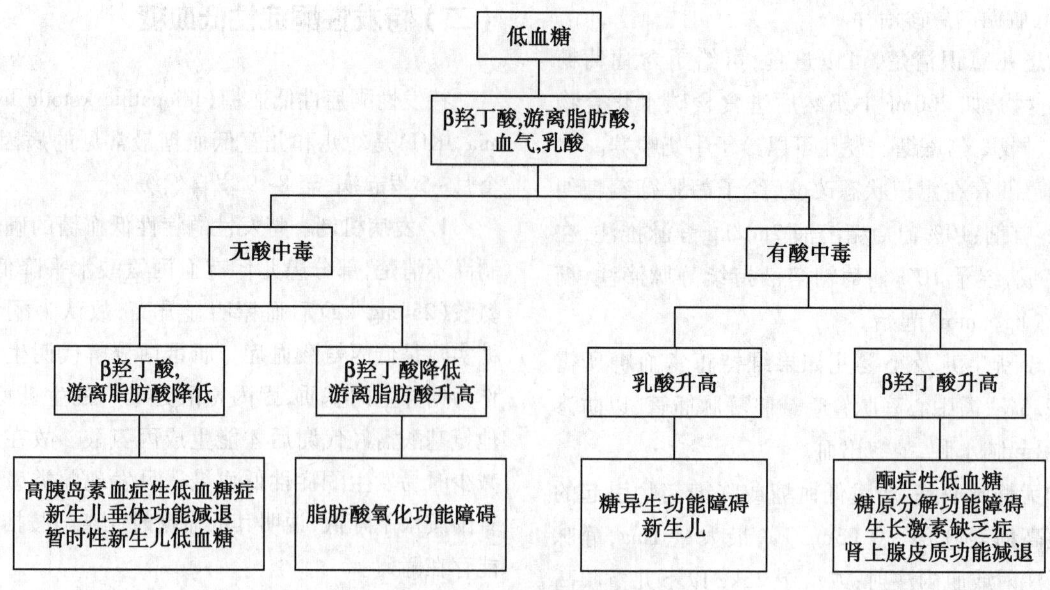

图 31-8 低血糖诊断流程

（巩纯秀）

参考文献

[1] MAYER-DAVIS EJ, LAWRENCE JM, DABELEA D, et al. Incidence trends of type 1 and type 2 diabetes among youths, 2002-2012. N Engl J Med, 2017, 376(15): 1419-1429.

[2] COUPER JJ, HALLER MJ, GREENBAUM CJ, et al. ISPAD Clinical Practice Consensus Guidelines 2018: Stages of type 1 diabetes in children and adolescents. Pediatr Diabetes, 2018, 19 (Suppl 27): 20-27.

[3] MAYER-DAVIS EJ, KAHKOSKA AR, JEFFERIES C, et al. ISPAD Clinical Practice Consensus Guidelines 2018: Definition, epidemiology, and classification of diabetes in children and adolescents. Pediatr Diabetes, 2018, 19(Suppl 27): 7-19.

[4] DANNE T, PHILLIP M, BUCKINGHAM BA, et al. ISPAD Clinical Practice Consensus Guidelines 2018: Insulintreatment in children and adolescents with diabetes. Pediatr Diabetes, 2018, 19(Suppl 27): 115-135.

[5]《儿童青少年糖尿病营养治疗专家共识(2018 版)》编写委员会. 儿童青少年糖尿病营养治疗专家共识(2018 版). 中华糖尿病杂志, 2018, 10(9): 569-577.

[6] ADOLFSSON P, RIDDELL MC, TAPLIN CE, et al. ISPAD Clinical Practice Consensus Guidelines 2018: Exercise in children and adolescents with diabetes. Pediatr Diabetes, 2018, 19 (Suppl 27): 205-226.

[7] DELAMATER AM, DE WIT M, MCDARBY V, et al. ISPAD Clinical Practice Consensus Guidelines 2018: Psychological care of children and adolescents with type 1 diabetes. Pediatr Diabetes, 2018, 19(Suppl 27): 237-249.

[8] DIMEGLIO LA, ACERINI CL, CODNER E, et al. ISPAD Clinical Practice Consensus Guidelines 2018: Glycemic control targets and glucose monitoring for children, adolescents, and young adults with diabetes. Pediatr Diabetes, 2018, 19 (Suppl 27): 105-114.

[9] American Diabetes Association. 6. Glycemic Targets: Standards of Medical Care in Diabetes-2020. Diabetes Care, 2020, 43(Suppl 1): 66-76.

[10] ABRAHAM MB, JONES TW, NARANJO D, et al. ISPAD Clinical Practice Consensus Guidelines 2018: Assessment and management of hypoglycemia in childrenand adolescents with diabetes. Pediatr Diabetes, 2018, 19(Suppl 27): 178-192.

[11] DONAGHUE KC, MARCOVECCHIO ML, WADWA RP, et al. ISPAD Clinical Practice Consensus Guidelines 2018: Microvascular and macrovascular complications in children and adolescents. Pediatr Diabetes, 2018, 19(Suppl 27): 262-274.

[12] 中华医学会儿科学分会内分泌遗传代谢学组. 儿童青少年 2 型糖尿病诊治中国专家共识. 中华儿科杂志, 2017, 55(6): 404-410.

[13] 王春林, 梁黎. 儿童青少年 2 型糖尿病: 挑战与机遇. 中华儿科杂志, 2017, 55(6): 401-403.

[14] 中华医学会糖尿病学分会. 中国 2 型糖尿病防治指南(2017 年版). 中华糖尿病杂志, 2018, 10(1): 4-67.

[15] ANNE M, LUCAS A, YURI G, et al. Membrane Permeation versus Amyloidogenicity: A Multitechnique Study of Islet Amyloid Polypeptide Interaction with Model Membranes. J Am Chem Soc, 2017, 139(1): 137-148.

[16] ASSOCIATION AD. American Diabetes Association

Standards of Medical Care in Diabetes-2020. Diabetes Care,2020,43(Suppl 1):S1-S212.

[17] XIE F,CHAN JULIANA CN,MA RONALD CW. Precision medicine in diabetes prevention,classification and management. J Diabetes Investig,2018,9(5):998-1015.

[18] HATTERSLEY AT,PATEL KA. Precision diabetes: learning from monogenic diabetes. Diabetologia,2017,60(5):769-777.

[19] KAPPY MS,ALLEN DB,GEFFNER ME. 儿科内分泌学:诊治与实践. 陈晓波,译. 北京:人民军医出版社,2012.

[20] KRONENBERG HM,MELMED S,POLONSKY KS,et al. 威廉姆斯内分泌学. 11 版. 向红丁译. 北京:人民军医出版社,2013.

32 第三十二章 遗传与染色体疾病

第 1 节 儿科领域遗传学概述

人类疾病由内因与外因即先天遗传因素与环境因素单独或相互作用所致。在小儿时期，遗传及先天因素尤居首要。我国出生缺陷总发生率约为 5.6%，为全面加强出生缺陷综合防治工作，2018 年 8 月国家卫生健康委员会组织制定了《全国出生缺陷综合防治方案》，该方案是把好人生健康第一关、预防和减少出生缺陷、提高出生人口素质及推进"健康中国 2030"建设的重要举措。

出生缺陷（birth defects）或先天异常（congenital anomalies）是指胚胎或胎儿期在发育过程中所发生的形态结构、功能或代谢异常，遗传病是其中重要的组成部分。遗传病主要分为：①染色体病：由整条或部分片段缺失、重复或其他改变所致，如唐氏综合征、Turner 综合征和猫叫综合征；②基因组病：由基因组拷贝数变异引起的疾病，微缺失和微重复综合征是主要的类型，如染色体 17p12 微重复引起腓骨肌萎缩症 1A 型（Charcot-Marie-Tooth disease type 1A，CMT1A）和染色体 17p12 微缺失引起遗传性压迫易感性神经病（hereditary neuropathy with liability to pressure palsies，HNPP）[1]；③单基因病：由一个基因的突变所致，孟德尔遗传病主要指这类疾病，如苯丙酮尿症、结节性硬化症、Duchenne 肌营养不良和肌强直性营养不良；④多基因病：多个基因与环境共同作用，如出生缺陷中的唇腭裂和一些成年人的心脑血管病和糖尿病；⑤线粒体遗传病：由线粒体 DNA 突变所致。此外，还有体细胞遗传病：由体细胞基因突变的累加效应导致的疾病，如恶性肿瘤。

各类遗传病在不同群体中发病情况不同。在孕早期自发性流产的胚胎中，60%以上存在染色体异常，特别是染色体数目异常最常见。已知的染色体病有 200 余种，新生儿中发病率约 0.5%；基因组拷贝数变异引起的综合征大约 140 余种，尚无准确的发病率；单基因病 7 000 余种，每种发病率均不高，但由于种类多，总的发病率并不低，约占 2%（表 32-1）；多基因病也称复杂疾病，与遗传和环境均有关，包括一些先天异常和常见病，发病率较高，可达 15%~20%。各类遗传病在人群中总的发病率约 20%~25%，占全人口的 1/5~1/4，在我国，估计达到 2.5 亿~3 亿人之多。一些成年期后始发的遗传病在婴幼儿时即已初露端倪；许多遗传病是小儿期或围产期死亡的首要原因，占总死亡率 40%以上；即使后天性疾病如传染病也有易感性、外伤后也有愈合快慢、出血多少的问题，这些都受遗传因素影响；表型正常的人也并非无遗传方面的问题，每个个体都携带有 6 个左右隐性的有害基因，携带者虽不患病，却可向后代传递。现代社会又增加了工农业、城乡环境、空气和水源等的污染，导致新生性突变发生，使遗传病和先天畸形成为儿科领域中一个突出的问题。阐明遗传病的遗传病理机制，研究防治方法，早防、早治、保障儿童健康儿科医生的责任殊为重要。

表 32-1 人类孟德尔遗传数据库统计资料*

类型	常染色体	X 连锁	Y 连锁	线粒体	总计
已知序列的基因数	15 460	742	51	37	16 290
已知序列和表型的基因数	35	0	0	0	35
已知分子基础并有表型描述的基因数	5 443	354	5	33	5 826
分子基础不明，符合孟德尔表型/位点基因数	1 421	118	5	33	5 826
其他，类似孟德尔表型的基因数	1 667	103	3	0	1 773
总计	24 026	1 308	63	70	25 467

注：*2020 年 6 月 19 日。

一、遗传的基本概念

各种生物都能通过生殖产生子代，子代和亲代之间，无论在形态结构和生理功能的特点上都很相似，这种现象称为遗传（heredity），但是亲代和子代之间，子代各个体之间不会完全相同，总会有所差异，这种现象称为变异（variation），研究生物遗传变异规律的一门科学，称为遗传学（genetics），医学遗传学（medical genetics）则是将遗传学的基础理论与临床医学相结合的一门新兴科学，随着医学遗传学的发展，产生了许多分支，如细胞遗传学（cytogenetics）、分子遗传学（molecular genetics）、免疫遗传学（immunogenetics）、肿瘤遗传学（tumor genet-

32 章

ics)、群体遗传学(popular genetics)、行为遗传学(behaviour genetics)、药物遗传学(drug genetics)、发育遗传学(developmental genetics)以及与各器官相关的遗传病学等,均与儿科密切相关。

遗传学以研究染色体和基因为起点,染色体和基因是遗传的物质基础。

(一)染色体是遗传信息的载体

1. 染色体的数目和形态　染色体(chromosome)位于细胞核内,数目和形态稳定。人类体细胞的染色体数目为23对(46条),每一对染色体中的一条来自父亲,另一条来自母亲。23对中22对男性与女性相同,称为常染色体(autosome);还有一对决定性别,称为性染色体(sex chromosome),女性:XX,男性:XY。正常男性的Y染色体遗传自父亲,X染色体遗传自母亲;正常女性的两条X染色体分别遗传自父亲和母亲。这种在生物学上具有成对染色体的细胞,称为二倍体(diploidy),用2N表示。成对的常染色体称为同源染色体(homologous chromosome),携带的基因非常相似;X和Y染色体不是同源染色体。染色体在细胞周期中以不同的形态存在,有丝分裂中期轮廓结构清楚,形成光学显微镜可以看到的染色体,如图32-1。

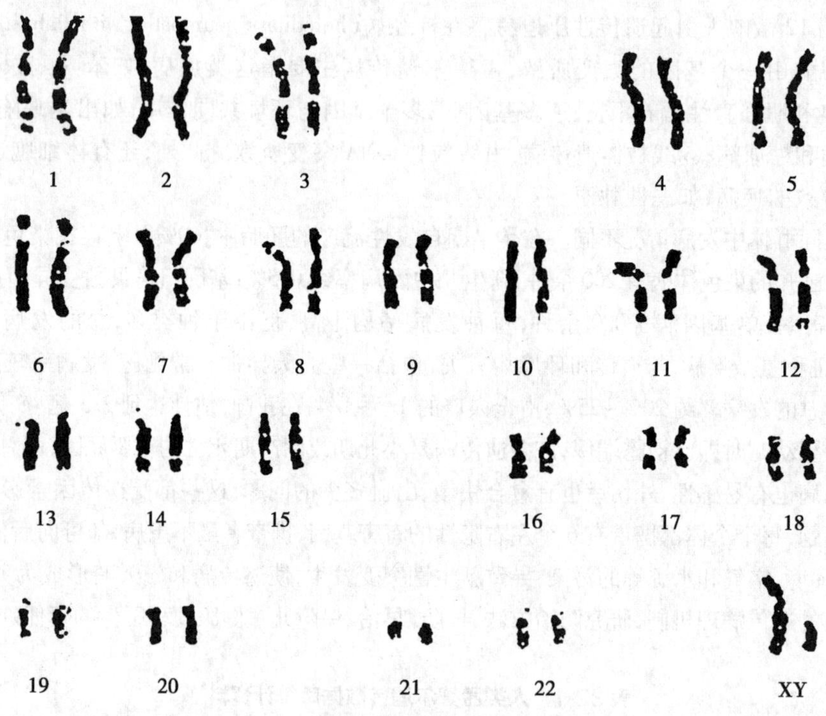

图32-1　中国人正常染色体核型(G显带)

图示细胞分裂中期染色体,每条染色体已经形成姐妹两条染色体单体,在染色体两臂之间狭窄部位是着丝粒。如果着丝粒不在染色体的中央,而偏于一端,则使染色体短臂和长臂不等长。如着丝粒位于染色体的近末端,称为近端着丝粒染色体,在短臂末端有随体,人类第13、14、15、21、22五对染色体是近端着丝粒染色体。

一条完整的染色体包括着丝粒(centromere)、染色体臂和端粒(telomere)。着丝粒是染色体经染色后不着色或浅着色的狭窄部位,也称为主缢痕(primary constriction),它把染色体臂分成短臂(short arm,p)和长臂(long arm,q);位于末端的端粒能够保持染色体构型稳定而不相互融合。短臂和长臂分为若干区,区中有带(如2q23,即指2号染色体长臂2区3带)。各区带中含有众多基因(gene)见图32-2。

着丝粒位置恒定,染色体按其位置分为:①中着丝粒染色体:着丝粒位于染色体中央,短臂和长臂大致相等;②亚中着丝粒染色体:着丝粒近于染色体一端,短臂短于长臂;③近端着丝粒染色体:着丝粒靠近染色体末端,短臂很短,长臂长,短臂末端有圆形或略呈长形的突出体被称为随体(satellite),随体由随体柄将其与短臂连接,随体柄与核仁形成有关,称核仁组织区(nucleolus organizer region,NOR)。

2. 染色体的化学组成和结构单位　染色质和染色体是同一种物质的不同存在形式,在间期细胞核内被称为染色质,呈伸展状态;当细胞进行分裂时染色质高度螺旋化、紧密盘绕和折叠成为染色体。

染色质分为常染色质(euchromatin)和异染色质(heterochromatin)。G显带时,常染色质浅染,含有具转

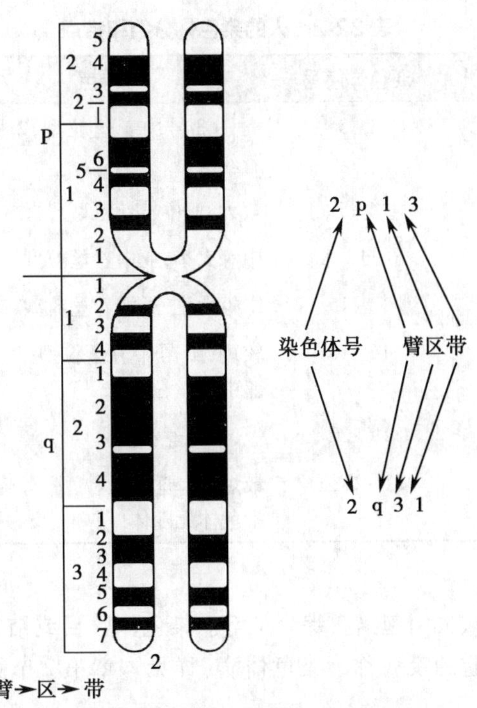

图 32-2　显带染色体的界标、区和带示意图

图示 2 号染色体在细胞分裂中期显示的区和带。空白部分：Q 带的暗带，G 带的浅染带；黑色部位：Q 带的亮带，G 带的深染带。

录活性的基因，是基因转录活跃部位；异染色质深染，又分为结构性异染色质（constitutive heterochromatin）和兼性异染色质（facultative heterochromatin）。结构性异染色质主要分布于着丝粒及周围、端粒和某些染色体的区段，如 Y 染色体长臂末端近 2/3，所含的 DNA 主要是一些简单的非高度保守的高度重复序列，没有转录活性；兼性异染色质在特定的细胞或发育阶段可以转变为常染色质恢复转录功能，如女性两条 X 染色体中失活的一条 X 染色体等。

每一条染色体由一个线性的、完整的双螺旋脱氧核糖核酸（deoxyribonucleic acid，DNA）分子和围绕其中的组蛋白（histone）、非组蛋白（non-histone）和 RNA 组成。组蛋白是一类碱性蛋白质，含精氨酸和赖氨酸等带正电荷的碱性氨基酸较多，分为 H1、H2a、H2b、H3、H4 五种亚型，与 DNA 双螺旋分子中带负电荷的磷酸基团相互结合形成染色质的初级结构。组蛋白作为 DNA 构型的核心颗粒，变化甚少。非组蛋白是染色质内组蛋白以外的所有蛋白质，含天门冬氨酸和谷氨酸等酸性氨基酸较多，包括 DNA 和 RNA 聚合酶、转录酶、解旋酶、逆转录酶、端粒酶以及参与基因调节的有关因子、作用于组蛋白的一些酶，如组蛋白甲基化酶等、影响染色体和染色质构象的蛋白以及其他有关的酶。

染色质的基本结构单位是核小体（nucleosome），如图 32-3，由核心颗粒和连接丝组成，核心颗粒由各两分子的 4 种组蛋白 H2A，H2B，H3 和 H4 组成的 8 聚体及在外围盘绕 7/4 圈的链长 146 个核苷酸的核心 DNA 结合形成的球形结构；连接丝主要包括组蛋白 H1、长度在 20~60 个核苷酸的 DNA 链和一些非组蛋白。核小体通过 DNA 分子连接形成串珠结构，构成染色体的一级结构；一级结构进一步螺旋化，每 6 个核小体以组蛋白 H1 为中心形成一个螺线管（solenoid），构成染色体的二级结构；120 个螺线管进一步螺旋化，形成染色质环（chromatin loops），构成染色体的三级结构，大约 100kb；染色质环进一步盘绕、折叠构成染色单体；经过高度压缩人类细胞中约 2m 长 DNA 链容纳于直径 6μm 的细胞核中[2]。

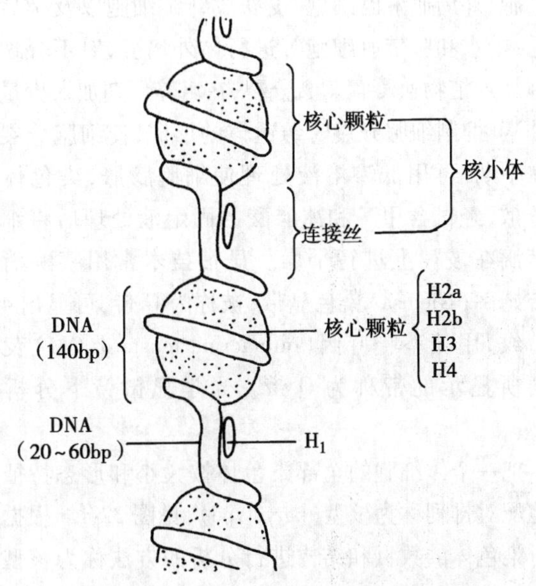

图 32-3　核小体，染色质的基本结构单位

3. 细胞周期、有丝分裂和减数分裂　细胞周期是指细胞从前一次分裂结束开始到下一次分裂结束为止这样一个周期，分为两个阶段：间期（interphase）和有丝分裂期。一个细胞经过有丝分裂（mitosis）形成两个子细胞的过程称为细胞增殖。细胞周期中每条染色体正确地自我复制，形成两条姐妹染色单体，然后平均地分到新形成的两个子细胞中。所以，子细胞和母细胞的染色体数目相等。通过有丝分裂保证了细胞增殖过程中始终保持染色体数目和形态恒定，这是遗传性具有相对稳定性的细胞学基础。在形成配子（精子和卵子）时，通过减数分裂（meiosis），即染色体复制一次，细胞分裂两次，使成对的染色体减半，产生有单倍染色体的配子（单倍体，1N）。受精后，精子与卵子结合为合子，细胞内的染色体又重新组合成为二倍体（2N）。这样，个体的染色体能够在世代相传中保持稳定的数目，并且借此保持来自双亲的遗传特性。人类和大部分高等动物的生活史可简化如图 32-4。

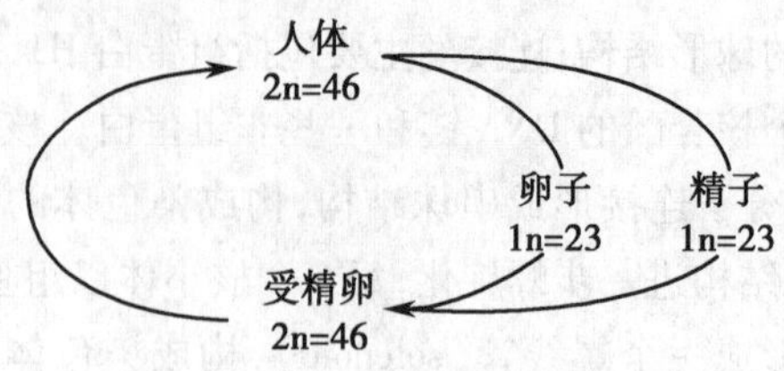

图 32-4　人染色体的组合

4. 染色体的制备和染色体核型　细胞核中的染色体在细胞有丝分裂中期形态最典型，原则上能够发生有丝分裂的各种组织细胞和悬液均可制备染色体，常用骨髓细胞、外周血淋巴细胞、皮肤成纤维细胞以及孕后的绒毛、羊水和脐带血细胞等进行体外培养，对不分裂的细胞加入植物血凝素刺激分裂，在培养后期加入少量秋水仙素，抑制细胞分裂时纺锤体的形成，使细胞分裂停止在中期，再用低渗溶液处理使细胞膨胀，染色体均匀分散，经过含甲醇和冰醋酸的固定液处理后将细胞悬液滴在玻片上进行干燥。显带技术常用胰酶消化后吉姆萨(Giemsa)染色显带，被称为 G 带，可显出 400 条带纹，用氮芥喹吖因(quinacrine mustard, QM)荧光染料所显示的带称为 Q 带。光学显微镜下分析染色体。

把一个体细胞的全部染色体按大小和形态特征有序地配对排列称为核型(karyotype)，见图 32-1。根据核型对染色体的数目和结构进行分析的方法称为核型分析(karyotype analysis)。在显微镜下染色体长度不等，最长的 1 号染色体大约是最短的 21 号的 5 倍大。根据形态、相对长度、臂的比率、着丝粒的位置和随体的有无把 23 对染色体顺序地排列起来，常染色体从 1 到 22 编号并分为 A、B、C、D、E、F、G，7 组。性染色体 X，属于 C 组，Y 染色体归于 G 组(图 32-1，表 32-2)。正常人体染色体核型的命名按照人类细胞遗传学国际命名委员会(international standing committee on human cytogenetic nomenclature, ISCN)所规定的人类细胞遗传学国际命名体制(an international system for human cytogenetic nomenclature, ISHCN)进行。完整的染色体核型书写包括三个部分：染色体的总数、性染色体组成和染色体异常。如正常女性核型 46，XX；正常男性核型 46，XY。

染色体的数目和形态相对稳定是负载遗传信息相对稳定的基础。一个个体的染色体数目增加或减少、一条染色体的片段增多或缺失都可能导致先天异常，如多了一条 21 号染色体引起 Down 综合征；5 号染色体短臂末端缺失引起猫叫综合征等。染色体数目或结构畸变所引起的疾病称为染色体病(详见本章第 2 节染色体病)。

表 32-2　人的染色体分组和特点

组别	染色体序号	特点
A	1~3	大，1、3 号中着丝粒型，2 号亚中着丝粒型
B	4~5	较大，亚中着丝粒型
C	6~12, X	中等大小，亚中着丝粒型
D	13~15	中等大小，近端着丝粒型，有随体
E	16~18	较短，16 号中着丝粒型，17、18 号亚中着丝粒型
F	19~20	短，中着丝粒型
G	21~22, Y	最短，近端着丝粒型，有随体；Y 染色体无随体

5. 染色体分析方法　染色体核型分析是细胞遗传学最基本的方法，细胞分裂中期或早中期，G 显带显示 400~550 条带，DNA 的分辨率 5~10Mb。对染色体结构平衡性的变异尚无其他分析方法可以取而代之。

随分子遗传学技术的快速发展，以原位杂交为基础的细胞分子遗传学技术和新一代测序技术(next-generation sequencing, NGS)也应用于染色体分析，且分辨率越来越高。常用的方法有：①荧光原位杂交(fluorescence in situ hybridization, FISH)：用荧光标记特异的基因或染色体片段作为探针与固定在玻璃片上的染色体或间期细胞核进行杂交。中期染色体 FISH 分辨率为几个 Mb，用前中期染色体分辨率可达到 1Mb，用人工拉长 DNA 纤维 FISH(DNA Fiber FISH)分辨率可达到几个 kb，这些方法可用于诊断染色体缺失或重复综合征、基因定位或帮助确定复杂的染色体重排；用间期细胞能够快速诊断染色体数目异常综合征。②多色 FISH(M-FISH)和光谱染色体核型(spectral karyotyping, SKY)：以多色或 24 种不同颜色表现出 22 条常染色体和两条性染色体，在一次试验中观察到每一条染色体，具有更高的分辨率和敏感性，特别是在确定复杂核型和鉴定未知标记染色体或衍生的染色体来源有重要作用。③染色体微阵列分析(chromosomal microarray analysis, CMA)：用于分析人类基因组结构、基因定位和拷贝数分析，分辨率可达到 kb。④多重连接依赖的探针扩增(multiplex ligation-dependent probe amplification, MLPA)：基于分子杂交的 PCR 反应，分析基因组拷贝数，一个反应中可以同时检测 40 个以上的靶点，方法简单、高效，比较适合于一般的临床诊断和大样本的筛查，主要用于检测已知的染色体和基因拷贝数异常。⑤基因拷贝数变异测序技术（copy number variation sequencing，CNVseq）：用NGS低深度全基因组测序，其结果与人的参照基因组序列行比对，通过生物信息分析计算基因拷贝数。

（二）基因是遗传的物质基础[3]

核基因呈线型排列在染色体上，是实现遗传功能的基本单位，具有制约和决定人体性状的遗传信息。染色体是成对的，因此，基因也是成对地位于相对应的染色体上，这种成双相对的基因称为等位基因（allele）。

1. 基因的分子结构和序列特征 核基因以DNA的化学形式存在于染色体上，作为遗传物质储存大量遗传信息。精确编码细胞生长、分裂、分化和对内外环境反应的所有指令。

DNA分子由两条互相缠绕、方向相反的大分子多聚核苷酸组成，形成双股螺旋状的结构。螺旋外侧为多核苷酸链，由脱氧核糖和磷酸基通过酯键交替连接而成。螺旋内侧为碱基，其垂直于螺旋轴通过糖苷键与多核苷酸链的糖基相连。四种碱基有两种嘌呤——腺嘌呤（A，adenine）和鸟嘌呤（G，guanine）及两种嘧啶——胸腺嘧啶（T，thymidine）和胞嘧啶（C，cytosine）。两条多核苷酸链中嘌呤和嘧啶间借氢键连接，使DNA双链彼此互补，即A和T（两个氢键），C和G（三个氢键）组成碱基互补对，称为碱基对（base pair，bp）。DNA分子的两条链借助互补碱基对之间的氢键并联在一起。如一条链的碱基序列为5′-GACATTG-3′，它的互补链的序列为5′-CTGTAAC-3′（图32-5、图32-6）。

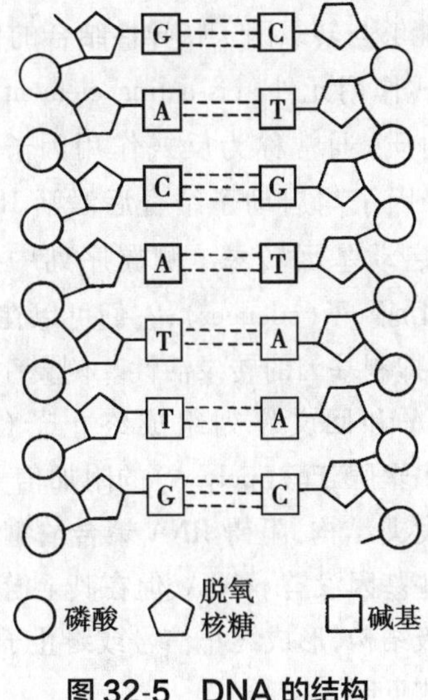

图32-5 DNA的结构

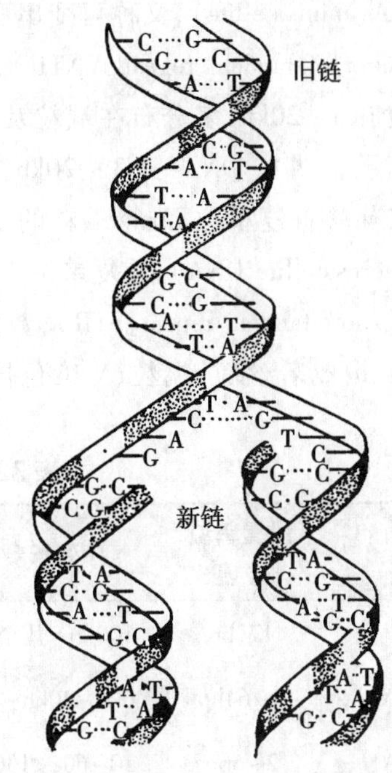

图32-6 DNA的“半保留”复制示意图

一个体细胞染色体所含DNA构成两个基因组，每个基因组的DNA含3.2×10^9bp。基因组中DNA序列决定功能。人类基因组约有2万多个蛋白编码基因，这些与蛋白质合成有关的序列只占整个基因组序列的1.5%。剩余的绝大多数序列或为与基因及基因有关的序列，包括以单一序列或中等重复序列形式存在的位于非编码区的假基因、RNA基因和调控序列以及内含子和非编码序列；或为基因外DNA，包括单一或低拷贝或中等至高度重复DNA序列。

单拷贝DNA序列（single copy DNA）是人基因组中最重要的一类DNA，顾名思义其在整个基因组中仅出现一次（或可能少数几次），大约占全基因组的45%。编码蛋白质的基因为单拷贝DNA，但它们仅占单拷贝DNA的一小部分，大部分单拷贝DNA是内含子或基因间的序列。基因组中其余55%的序列为重复序列，主要分两类：串联重复序列（tandem repeated sequence）和散在重复序列（interspersed repeated sequence）。串联重复序列常位于染色体的特定部位，占全基因组的10%；散在重复序列则散在全基因组，占全基因组序列的45%。串联重复序列根据重复单位（2~200bp）的大小进一步分为三个亚类：①卫星DNA（satellite DNA），较大串联重复序列组成，已知的α卫星DNA重复单位长度171bp，总序列长，分散在100kb至数个Mb之间的重复单位，聚集在所有染色体着丝粒异染色质区，一般不转录，含特异着丝粒蛋白结合位点。

②小卫星 DNA(minisatellite),又称可变串联重复序列(variable number of tandem repeat,VNTR),重复单位6~64bp,长度0.1~20kb,多分布在端粒及其附近,绝大多数不转录。端粒DNA长3~20kb,是串联的TTAGGG 6核苷酸重复单位,维持端粒的功能。③微卫星 DNA(microsatellite DNA),重复单位2~6bp,又称短串联重复(short tandem repeat,STR),数量多,分散在基因组中。构成着丝粒、端粒、Y染色体长臂。二核苷酸重复最常见,如(CA)n、(GT)n、(AA)n、(GG)n,有高度的多态性,分布位置恒定,是最常用的遗传学标记,几种卫星DNA的区别和功能见表32-3。此外,某些位于基因编码区的微卫星DNA常为突变热点,如三核苷酸重复序列CGG过度扩增可引起脆性X综合征,CAG重复扩增引起亨廷顿病等。小卫星和微卫星DNA在基因组中的频率平均每2kb出现一次,占全基因组序列的3%。

表32-3 几种卫星DNA的区别和功能

高度重复序列类型	重复单位长度	序列长度	数量	染色体上位置	主要功能
卫星 DNA	171bp	100kb~几个 Mb	少	着丝粒及附近	维护着丝粒结构及功能
小卫星 DNA	6~64bp	0.1~20kb	较多	端粒及附近	维护端粒结构及功能
微卫星 DNA	2~6bp	10~60,<150bp	多,5万~10万	染色体编码区、内含子非翻译区附近	维护基因功能

散在重复序列(interspersed repeated sequence)分布散在,占全基因组序列的45%。根据序列长短分为短分散核元件(short interspersed nuclear element,SINE)和长分散核元件(long interspersed nuclear element,LINE)。SINE长度100~400bp,拷贝数10^6以上,平均2.2kb,分散于基因内、基因间或基因簇或内含子,人类基因组中最丰富的*Alu*序列是典型的代表,由282bp序列构成,约有(50~70)万拷贝。LINE长度5 000~7 000bp,重复拷贝数$10^{2\sim4}$次,如*KpnI*家族,这些序列构成转座元件,使DNA可在基因组内由一条染色体转移到另一条染色体上。

2. 基因的组织结构 基因是有功能的DNA序列,包含编码序列和非编码序列。人的基因由外显子、内含子和侧翼序列组成,呈线状排列在染色体上,见图32-7所示。

外显子(exon)多为编码序列;内含子(intron)又称间插序列(intervening sequence,IVS)是非编码序列,在转录为成mRNA之前被剪切掉。一般一个基因由若干个外显子和内含子组成,外显子平均长度小于200bp,内含子长度一般较长,平均长度3 000bp,没有内含子的基因较小,大多成簇存在,执行相似的功能。基因的大小可以相差很大。另外,外显子与内含子的关系并非完全固定不变,相同一段DNA序列,当它作为编码某一多肽链的基因时是外显子,而作为另一多肽链的基因则可成为内含子,所以,同一基因有转录为两种或两种以上mRNA的可能。

内含子与外显子相间排列,在每个内含子和外显子的接头区都有一段高度保守的共同序列,是RNA剪接信号。内含子5′端的二个核苷酸是GT,3′端是AG,转录时由5′端至3′端顺序将内含子剪掉,称为GT-AG法则。

侧翼序列是位于基因5′和3′端一段不转录的DNA序列,它们是基因转录的重要元件。5′端含启动子(promotor),一般位于基因起始点ATG上游100~200bp间,包括在上游-19~-32bp的TATA框(TATA box)、-70~-80bp CAAT框(CAAT box)和GC框。这些位于基因启动子中并且能够与转录因子特异性结合的保守DNA序列被称为顺式作用元件(cis-acting element),把转录因子(一些蛋白质)通常称为反式作用因子(trans-acting factor)。转录因子与启动子结合后激活RNA聚合酶,在特定位置启动基因转录。侧翼序列中还有增强子(enhancer)和沉默子(silencer),它们可以在基因的任何位置,增加或抑制基因的转录活性。侧翼序列的3′端由一段AATAAA和回文序列组成终止子(terminator),AATAAA是多聚腺苷酸(poly A)的附加信号,回文序列转录后形成发夹结构,阻碍RNA聚合酶继续移动使转录终止。有些基因没有poly A,但在其上游有G/T簇或发夹式的高级结构,形成终止信号或终止子。基因的结构和转录模式见图32-7。

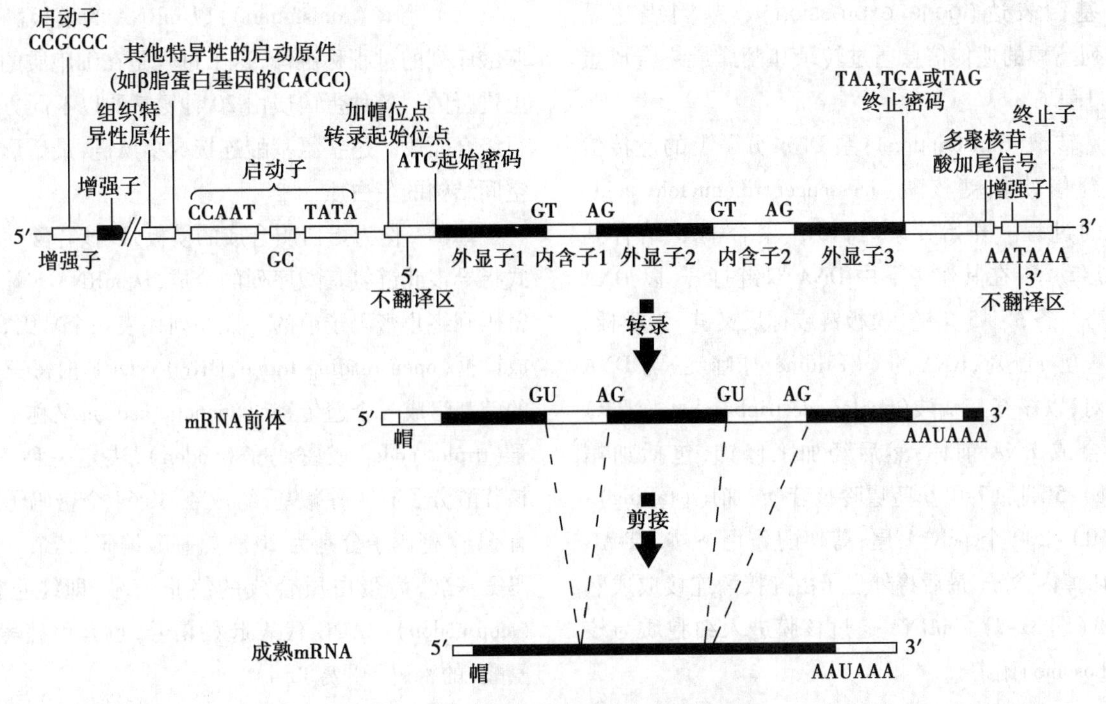

图32-7　基因的结构模式及转录模式

3. 基因的功能　基因的功能通过基因表达来实现。在人体每个细胞的2万~2.5万个基因中蕴含着构成和操控机体形成各器官的结构和功能的复杂信息。尽管每一个细胞含有相同的基因组，但在发育的不同阶段、不同的器官、组织以及在不同"环境"下基因的表达不同，以此构成器官和组织结构和功能的特异性。对基因组表达谱的研究能够帮助理解细胞和组织的生物学功能和阐明疾病的发生，有助于发现和研究基因功能，目前对其的认识还非常有限。神经系统是人类最复杂的系统，脑组织也是基因表达率最高的组织。

在遗传学上根据基因的功能，大致把基因分为两类：一类是结构基因，编码多肽链，经加工、修饰和形成各种高级结构后执行各种蛋白的功能，包括结构蛋白、酶、受体、各种转运蛋白等；还有一类是调控基因，不作为合成蛋白质的模板而只起调控基因表达的作用，包括启动子、增强子和沉默子等。这两类基因的功能异常均可导致人类疾病。

一些基因有几个启动子，经过选择性剪接使基因编码多个蛋白。另外，选择性剪接本身也具有重要的生物学功能，在正常和疾病组织中基因的剪接模式或不同，剪接本的比例有差异，提示这些差异与疾病有关。

4. 基因复制(replication)　在细胞分裂过程中，DNA分子进行准确复制，使分裂以后产生的子细胞获得相同的遗传信息。DNA复制是在细胞有丝分裂间期的S期中进行的，人类DNA复制的速率约每秒合成40~50个核苷酸，相对较慢（细菌每秒合成500~1 000个）。复制过程：①DNA双螺旋分子经过解旋酶和解链酶作用将碱基对之间的氢键断开，使两条多核苷酸链分开；②每一条多核苷酸链内侧面即有暴露出来的碱基，经DNA合成酶作用各自能与互补的核苷酸以T对A、C对G通过氢键连接；③新连接上的多核苷酸与原来的多核苷酸链形成新的螺旋，在DNA聚合酶的催化下，一个DNA分子就复制成两条结构完全相同的DNA分子，由于复制后的DNA分子是由一条新链与一条旧链构成的所以称为"半保留"复制（semi-conservative replication）（图32-6）。

DNA分子的两条链反向平行，一条5′→3′，另一条3′→5′。DNA复制是从特异的复制点开始双向复制，复制方向按5′→3′进行，以3′→5′链为模板的5′→3′方向的链进行连续复制，速度较快，完成早，称为前导链（leading strand）；以5′→3′链为模板的反向链，在按照5′→3′方向复制过程中，先合成100~1 000bp的冈崎片段，然后由DNA连接酶将复制的片段连接起来形成一条完整的单链，这个复制过程速度较慢，称为后随链（lagging strand）。DNA复制中一条链连续，另一条链不连续的复制方式称为半不连续复制（semidiscontinuous replication）。

5. 基因表达(gene expression)　基因表达是DNA序列蕴藏的遗传信息通过转录和翻译最终合成蛋白质的过程。

(1) 转录(transcription):系DNA分子上的遗传信息传递到信使核糖核酸(messenger ribonucleic acid, mRNA)的过程。开始转录时,RNA聚合酶Ⅱ结合到DNA的启动子,在其作用下中DNA双链打开,以DNA双链中的一条3′→5′单链(模板链或称反义链)为模板,按照碱基互补配对,RNA的U(Uridine,尿嘧啶)与DNA的A配对,以核苷三磷酸(nucleoside triphosphate, NTP)为原料合成RNA前体;然后经加工修饰,包括加帽(capping):5′端加7-甲基鸟嘌呤核苷酸;加尾(tailing):3′端加100~200个poly A尾;剪切酶作用下按GT-AG法则剪切掉内含子,最后将外显子由连接酶连接成成熟的mRNA(图32-7)。mRNA通过核膜进入细胞质与核糖体(ribosome)附着。

(2) 翻译(translation):以mRNA为模板翻译成氨基酸序列的过程称翻译,这个过程是在细胞质的核糖体上进行的。各种蛋白质由20种氨基酸以不同方式和数目组合而成。这些氨基酸连接成多肽链,最后形成具有空间结构的蛋白质。

mRNA作为蛋白质合成的模板,以核苷酸序列的形式指导多肽链氨基酸序列的合成,从mRNA 5′端的起始密码到终止密码子前的一段序列代表一个基因,称为开放读框(open reading frame, ORF)。ORF内每三个相邻的碱基组成一个遗传密码(genetic code),又称三联密码子(triplet code)或密码子(codon),决定一种氨基酸。核苷酸分子有4种碱基,组成4^3共64个密码子。其中有61个密码子分别为20种氨基酸编码,其余3个不编码氨基酸,为蛋白质合成的终止信号,即终止密码子(stop codon)。AUG代表起始信号,也是甲硫氨酸(蛋氨酸)的密码子(表32-4)。

表32-4　遗传密码表

第一碱基	第二碱基				第三碱基
	U	C	A	G	
U	苯丙氨酸 Phe,F	丝氨酸 Ser,S	酪氨酸 Tyr,Y	半胱氨酸 Cys,C	U
	苯丙氨酸	丝氨酸	酪氨酸	半胱氨酸	C
	亮氨酸	丝氨酸	终止密码	终止密码	A
	亮氨酸	丝氨酸	终止密码	色氨酸 Trp,W	G
C	亮氨酸 Leu,L	脯氨酸 Pro,P	组氨酸 His,H	精氨酸 Arg,R	U
	亮氨酸	脯氨酸	组氨酸	精氨酸	C
	亮氨酸	脯氨酸	谷酰胺 Gln,Q	精氨酸	A
	亮氨酸	脯氨酸	谷酰胺	精氨酸	G
A	异亮氨酸 Ile,I	苏氨酸 Thr,T	天门冬酰胺 Asn,N	丝氨酸 Ser,S	U
	异亮氨酸	苏氨酸	天门冬酰胺	丝氨酸	C
	异亮氨酸	苏氨酸	赖氨酸 Lys,K	精氨酸 Arg,R	A
	甲硫氨酸 met,M+起始	苏氨酸	赖氨酸	精氨酸	G
G	缬氨酸 Val,V	丙氨酸 Ala,A	天冬氨酸 Asp,D	甘氨酸 Gly,G	U
	缬氨酸	丙氨酸	天冬氨酸	甘氨酸	C
	缬氨酸	丙氨酸	谷氨酸 Glu,E	甘氨酸	A
	缬氨酸	丙氨酸	谷氨酸	甘氨酸	G

多肽链的合成是在细胞质中的mRNA、tRNA(转移RNA, transfer ribonucleic acid)及核糖体协同作用下进行的。核糖体是蛋白-rRNA(ribosome RNA)复合物,由大小亚基(60S和40S)组成,小亚基识别mRNA 5′端的帽,合成从AUG开始,tRNA上的反密码子识别与mRNA互补的密码子,核糖体的大亚基结合小亚基开始精确的合

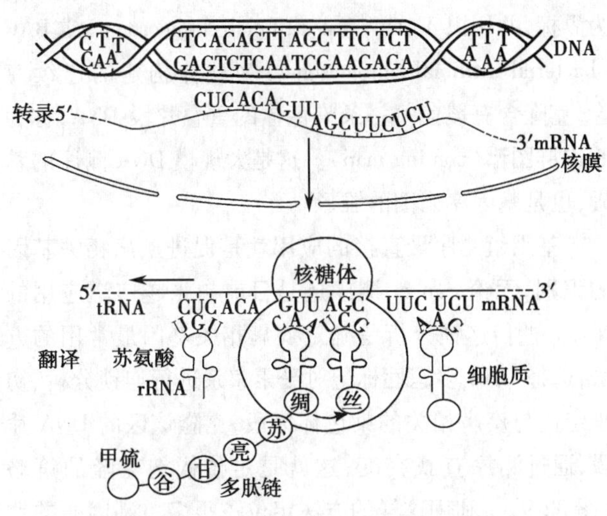

图32-8　DNA遗传信息的转录和翻译图解

成肽链，整个过程按进位、转肽、移位和脱落的步骤不断重复至终止密码子，多肽链从核糖体释放出来。翻译过程中常常是几个核糖体，被称作多聚核糖体（polysome）同时在一条mRNA分子上进行翻译（图32-8）。随之，mRNA与核糖体也就分开。翻译后的多肽链需要加工修饰，主要有脱甲酰基、乙酰化、磷酸化、糖基化、链切割等，以及两条及以上的多肽链间的连接或折叠形成一定的立体空间构象。细胞内合成的蛋白质经过靶向运输到达相应的功能部位，在细胞内外发挥生物活性作用。

DNA分子上的遗传信息通过转录为mRNA，再经过翻译的过程，最后合成蛋白质行使功能。DNA→RNA→蛋白质的信息传递原则就是遗传中心法则（genetic central dogma）。由于发现存在逆转录酶，能以RNA为模板合成DNA，因此，遗传信息也并非单一方向传递。

6. 基因表达的调控　机体每个体细胞中蕴藏着全套的遗传信息，但在特定的时间和空间只有部分基因表达，这是实现基因功能的基本保证。细胞类型的差别是由基因表达差异决定的。在个体发育过程中，一个受精卵经过一系列的细胞分裂和分化形成不同类型的细胞和组织，分化就是不同基因表达的结果，不同发育阶段和不同类型细胞的基因表达时空上接受严密的调控。当基因表达发生时空错误或表达产物的质和量异常都可能导致疾病发生。

在多数细胞中都有表达的基因称作管家基因（housekeeping gene），如DNA复制、RNA转录、蛋白质合成的酶基因、控制糖酵解和三羧酸循环以及细胞骨架蛋白的相关基因等。细胞特异性表达的基因称为奢侈基因（luxury gene），如红细胞的血红蛋白、胰岛细胞的胰岛素和结缔组织的胶原蛋白和弹性蛋白等。

基因表达的调控是非常复杂的，调控的基本形式发生在DNA水平、转录水平、转录后的修饰、翻译水平和翻译后修饰及表观遗传学调控等多种不同层次，但最关键的调节仍然是转录水平。①DNA水平的调控是通过改变基因组有关基因的数量、结构顺序或活性来实现调控，包括基因扩增、丢失、重排和修饰。DNA甲基化也可使基因失活，甲基化多发生在CpG二核苷酸对。甲基化CpG序列与甲基化CpG结合蛋白结合后被转录抑制因子和组蛋白去乙酰化酶组成的复合体识别，使染色质形成紧密结构而无转录活性。组蛋白的乙酰化程度也是影响转录的一个重要因素，乙酰化的组蛋白对DNA的亲和力减低，使染色质松散易于基因表达。②在转录水平，有效的转录需要大约50种不同的蛋白质组成的复合物之间的相互作用。除位于基因启动子区的参与基因表达过程的顺式作用元件外，需要反式作用因子通过DNA-蛋白质相互作用特异性调控基因表达，如类固醇激素通过调节该基因启动子中激素反应元件与激素-激素受体复合物的特异性结合调控表达；转录因子之间也可以通过形成同源和异源多聚体参与调控组织特异性基因表达；特异基因的转录活性还能被远距这个基因数千个碱基的增强子所增强，增强子并非直接作用于这个基因，而是通过一个中间的活性因子与基因相互作用，与之相反，沉默子也可以远距离地抑制转录。③转录后的修饰，如差异性剪接：一个基因的转录本通过对转录起始点和终止点选择性剪接形成异构体，现在的基本观点认为90%的基因可能有使用不同外显子构成的异构体。异构体可能构成的功能从最大到相反多种层级，提高控制的准确性。④小RNA（microRNA，miRNA）是在真核生物中存在的一类内源性有调控功能的非编码RNA，大小18~25bp，组成RNA诱导的沉默复合体的一部分，通过碱基互补配对识别靶向mRNA的3′UTR、5′UTR或内含子序列，与其完全或不完全互补结合影响mRNA的稳定性和激活或抑制蛋白质翻译，即主要参与基因转录后调节，有高度的保守性、时序性和组织特异性。近些年的研究表明，其参与调解细胞生长及组织分化，因而与生命过程中发育和疾病密切相关。

（三）基因组图谱

基因组是一个生命体遗传信息的总和。基因组作图有两种方式:遗传连锁图(genetic linkage map)和物理图谱(physical map)。①遗传连锁图使用连锁分析的方法,计算连锁的遗传标记或基因之间的重组率确定相对距离,用厘摩(centimorgan,cM)即每次减数分裂的重组率为1%表示,1cM大约相当于物理图谱的1Mb。遗传连锁图用多态性的标记作为界标,包括早期第一代的限制性片段长度多态性标记(restriction fragment length polymorphisms,RFLPs)、第二代的微卫星标记或短串联重复(short tandem repeat,STR):重复长度2~6bp,如(CA)n、(CAA)n、(AAAT)n等,含量丰富,重复数目变化大,检测方法易操作;第三代的单核苷酸多态性(single nucleotide polymorphisms,SNPs),基因组中有(3~10)×10^6,利用相邻的SNPs构成单体型(haplotype)可有更多个基因型,提供更多的多态性信息。2002年10月启动了国际人类基因组单体型图谱(HapMap)计划,完成了构建人基因组DNA序列中多态位点的常见模式。用高通量的DNA芯片技术检测SNPs已成为识别和定位疾病基因的一种手段。②物理图谱:用染色体定位明确的单拷贝序列标签位点(sequence tagged site,STS)作为界标,并用以YAC(yeast artificial chromosome)或BAC(bacterial artificial chromosome)为载体构建的连续克隆,克隆含有覆盖每一条染色体的重叠片段DNA,称为叠连群图谱(conting map)。这是大规模DNA测序的基础,也是基因序列图的雏形。

基因组测序最直接的应用就是促进疾病相关基因的识别,无论Sanger测序还是目前越来越广泛应用的NGS。遗传连锁分析是确定疾病相关基因最常用的方法,选择DNA多态性标记对受累家系进行连锁分析、初步定位与疾病相关的染色体区段,克隆该区的DNA片段,通过测序查找突变,这就是定位候选克隆的策略(图32-9)。利用这样的方法定位了很多单基因病的致病基因,如图32-10所示的X染色体基因定位图。NGS具有强大的测序能力,经过大量病例直接DNA测序和人群基因组数据分析大大加快了发现致病相关基因的速度,但家系中致病基因共分离现象仍然是重要的证据。这些信息可以通过互联网在免费的公共数据库或收费数库查询。明确致病基因才有可能在未来实现基因治疗。

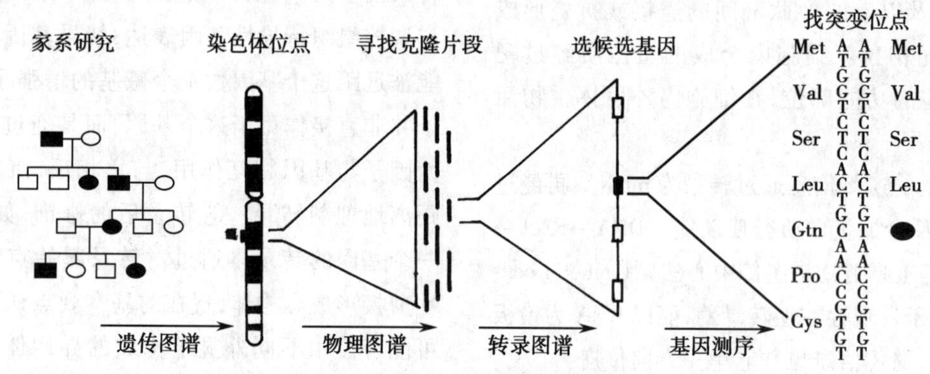

图32-9 以患病家系为研究对象寻找致病基因的过程

我国是人口大国,遗传资源丰富。历史、地理、经济、文化等使中华民族形成56个族群与众多隔离族群,近交系、大家系以及染色体变异引起的疾病,也有其特殊性,研究方向极为广阔,资源极为珍贵。保护好利用好这些资源对遗传病防治、改善环境、使人民健康长寿非常重要。

(四)遗传变异和基因突变

遗传变异源自基因组DNA突变(DNA mutation),突变是DNA序列中的碱基改变。DNA能够发生自发性突变,突变也是进化的动力。人类DNA的突变率约为百万分之一,大多数突变可以自发性修复,这是保持遗传信息稳定性的重要基础。一些突变导致疾病;一些突变未发现与疾病相关,构成人类基因的多态性。

1. 基因突变 突变可以发生在编码序列或非编码序列,发生在生殖细胞的突变能传递给子代,发生在体细胞则不能递给子代。有害的突变构成群体的遗传负荷,引起遗传性疾病,但是相对罕见。物理、化学和生物等因素能够损伤DNA而诱发突变;突变也与基因大小和序列有关,如人体中较大的基因DMD、血友病A和神经纤维瘤病I型的基因有高突变率;CpG二核苷酸常常是DNA序列中的突变热点,在哺乳类80%的CpG被甲基化,甲基化的C的容易脱NH2转变为T而突变,CpG

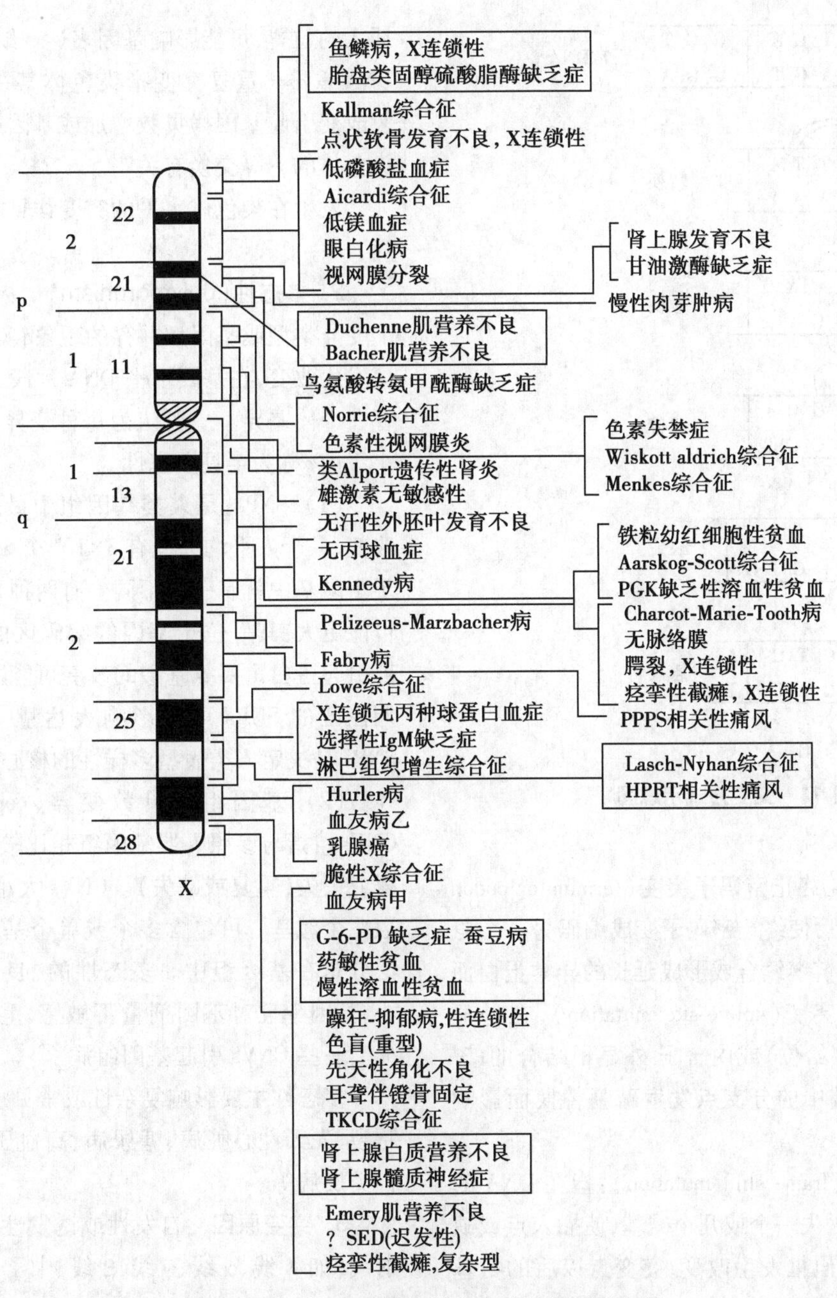

图 32-10　人类 X 染色体上定位的基因示意图

突变率比其他序列高 12 倍，如马方综合征的致病基因 *MECP2* 突变中常见的 8 个点突变均为 C>T 的突变；突变与父母生育年龄相关，一些常染色体显性遗传病，如马方综合征、软骨发育不全、神经纤维瘤病和 Apert 综合征随父亲年龄增大发病率增加，而母亲高龄更多与染色体病相关。常见的基因突变类型有单碱基替换（substitution）、缺失和插入（图 32-11）。

（1）点突变（point mutation）：指 DNA 序列中的一个碱基被另一个碱基替换，最常见。嘧啶与嘧啶或嘌呤与嘌呤之间的替换称为转换（transition）；嘌呤与嘧啶之间的替换称为颠换（transversion）。如果突变发生在非基因的 DNA 序列上，一般不产生效应；发生在基因的调控序列可能改变基因的表达水平；发生在编码序列可使 mRNA 的密码子发生改变，最终影响多肽链中氨基酸序列，出现下述不同的突变效应：①同义突变（same sense mutation），碱基替换后，三联密码子虽然改变了，但编码同一种氨基酸，因此，一般不影响蛋白质的功能。这种突变常发生在密码子的第三个碱基。②错义突变（missense mutation），碱基替换后使 mRNA 的密码子改变成编码另一个氨基酸的密码子，改变了氨基酸序列，常影响蛋白质功能。这种突变常发生在密码子的第一或第二个碱基。③无义突变（nonsense mutation），碱基替换后，使一个编码氨基酸的密码子变成了终止密码子（UAG，UAA 或 UGA），导致肽链合成提前终止，因肽链

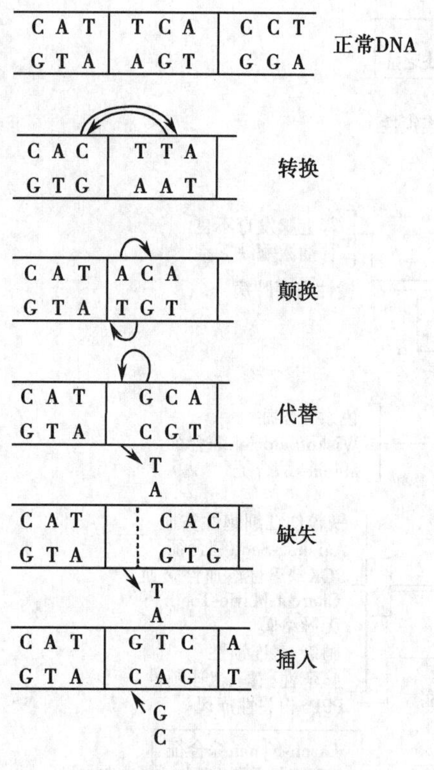

图 32-11 突变方式示意图

变短而失去功能。④终止密码子突变(terminator codon mutation),碱基替换后使终止密码子变成编码另一个氨基酸的密码子,使肽链继续合成形成延长的异常蛋白而失去功能。⑤剪接突变(splice-site mutation),在外显子-内含子结合点(5′给位)或内含子-外显子结合的(3′受位)及内含子3′端中的分支点发生碱基替换而影响正常mRNA表达。

(2) 移码突变(frame shift mutation):指在DNA的编码序列中插入或丢失一个或几个碱基,使插入点或缺失点下游的DNA读码框发生改变,突变点以后的氨基酸序列都发生改变。

(3) 动态突变(dynamic mutation):基因组中短串联重复序列,特别是位于基因的编码序列或侧翼区的三核苷酸重复扩增是主要形式,如CGG、CAG或GCG等重复扩增。重复次数在上下代传递的过程中明显增加,导致遗传病的发生。除三核苷酸外还有五核苷酸和24核苷酸的小片段重复(详见本章第2节"染色体病和基因组病")。

(4) DNA大片段突变:这是相对上面两类的"小"而言,包括缺失(deletion)、插入(insertion)、重复(duplication)和DNA重排(rearrangement)。缺失DNA的片段可以从数十至数万个碱基,源于DNA的重组,可以引起结构基因序列的丢失或编码序列重排而影响整个基因,使其功能丧失。插入的DNA片段可能源自同一条染色体或其他染色体或外源基因,对基因功能的影响取决于插入的位置,可能影响基因表达。缺失和插入均可产生DNA重排。重复突变指染色体某一区段DNA序列重复改变引起基因拷贝数增加或基因产物的剂量增加,与染色体的不等交换有关[4]。

发生在染色体水平的突变详见本章第2节"染色体病"。

2. 多态性(polymorphism) 指存在两种或两种以上变异类型或基因型并存的现象,实质是核苷酸排列顺序发生改变,在基因水平DNA片段大小和或DNA序列存在个体差异。一般认为每种变异型的频率超过1%,小于1%称为罕见多态性。

(1) SNPs:是人类基因组中最多见的一种多态性改变,一个人平均大概有$3×10^6$个SNPs,说明个体间每千个碱基中就有一个不同。有两种SNPs的生物学意义可能更大:其一位于基因的编码区的SNPs称为cSNP,若引起蛋白重要氨基酸的改变可能影响功能;其二位于调控区的SNPs可能影响表达量。目前认为这两种SNPs是决定人类表型多样性的核心信息。

(2) 基因组拷贝数变异(copy number variants, CNVs):指与参照人群基因组相比较,某个DNA片段获得或丢失(重复或缺失)。CNVs大小从1 000个碱基到数兆个碱基。可包含多个或单个基因,或不含基因,广泛分布在基因组中。多态性的(良性)CNV往往片段小,基因少且对基因剂量不敏感,重复性CNVs多于缺失。一些CNVs引起基因组病[5,6]。

多态性主要影响复杂性或常见病的患病风险,如唇腭裂、先天性心脏病、糖尿病、高血压、冠心病和一些精神类疾病等。

3. 突变原因 自发性或诱发性。已知某些物理辐射线(如X线、α线、γ线、β线、中子射线和紫外线)、化学物质(如氮芥、环氧化合物、吖啶黄、亚硝酸、甲醛、烟草中尼古丁等毒物等)、病毒感染以及温度改变等均可诱发突变。发生自发突变的因素还不清楚,可能与天然辐射线有关。

(五) 遗传的基本规律

生物体中各个遗传性状受其相应的基因控制。体细胞基因成对(一对等位基因),在形成配子时彼此相互分离。所以,一个配子中只有一对等位基因中的一个基因,这是孟德尔遗传定律中的分离律。等位基因的性状分为显性和隐性,显性基因只需要一对等位基因中有一个存在,就能够得到表现。如L代表高身材的显性基因,具有一个L基因的个体就是高个子。高大的身材是可以观察到的性状，称为表现型或表型（phenotype）。决定这个表型的基因形式称为基因型（genotype）。对高个个体而言基因型可以有一个L基因伴一个矮基因或伴一个正常个头基因，也或两个均是L基因，他们表型相同，而基因型则不同。隐性基因只有一对等位基因都存在时才能够得到表现。如a代表白化病的隐性基因，如果一个a基因与一个代表正常皮肤颜色的显性基因A配对时，就不会表现白化病，只在基因型为aa时才表现白化病。aa或AA两种基因型有两个相同的隐性或显性基因称为纯合子（homozygote）。Aa有一个显性和一个隐性基因称为杂合子（heterozygote）。不是同源染色体的两对以上的基因，在形成配子时每对等位基因可相互分离，在形成合子时还能随机地自由组合，各不相扰，这是孟德尔遗传定律中的自由组合律。一条染色体上有很多个基因，它们在染色体上彼此之间是连锁在一起的，构成连锁群；同源染色体上的基因连锁群并非固定不变。在生殖细胞形成过程中，同源染色体配对联会、发生交换使连锁群发生重新组合，这就是连锁和互换律。同源染色体上的两对等位基因之间发生交换与基因间的距离有关，相距越远，发生交换的概率越大。

分离律、自由组合律和连锁与互换称为遗传学的三大定律，也是遗传的基本规律。

（六）遗传与环境的关系

机体不能脱离环境而孤立地生活，环境的变化也必然要影响机体的代谢和生长发育，生物体的一切性状就是基因组信息和环境相互作用的产物，即基因型加环境产生表现型。环境包括内环境（母体的生理、病理或解剖异常）和外环境（感染、药物、饮食、辐射等），均可致基因突变或染色体畸变，形成出生缺陷等，如代谢性疾病或先天畸形。一种基因型在不同的环境条件作用下所能形成的遗传性状和疾病表现程度和特征可有不同，它的全部表现型，称作反应规范（reaction norm）。有的基因型所决定的反应规范比较狭窄，如常染色体隐性遗传的白化病患者，基因型为突变的纯合子（或复合杂合子），无论在任何环境下，都不会产生黑色素，表型就是白化病。但也有反应规范比较宽广，在不同的环境条件下，可以出现不同的表型。如常染色体显性遗传的先天性成骨不全患者当中，表现度（expressivity）不同，有的表现轻微，仅表现蓝色巩膜；有的表现严重，除蓝色巩膜外还表现有耳聋、不同程度的骨折及牙本质发育不全等。这可能是同一基因型在不同的内环境（包括基因环境）中发展的结果。

当一种基因型在一定的环境中发育形成相应的表型，这种基因的作用得以外显。但也有随着环境（包括基因环境）的变化，基因型不能形成相应的表型，使外显不完全。在常染色体显性遗传中，有时会发生间隔一代的现象。更为明显的是，环境因素对某些遗传性疾病的发病起着重要的作用。如半乳糖血症、苯丙酮尿症、对伯氨喹敏感者、线粒体基因1 555G>A致耳聋等先天性代谢缺陷的临床表现是否出现，与饮食成分或服用某些药物有着密切的关系。对这些患儿，目前虽不能改变其携带的致病基因，但如能及时发现，防止与有害的环境因素（如半乳糖、苯丙氨酸、伯氨喹和使用氨基糖苷类药物）接触，可使疾病不发生或得到控制。

环境因素致畸最敏感的时期是在胚胎前3个月，此时为神经管闭合、脑、心、肾发育、肠转位、四肢生长、颜面愈合等的关键时期，可引起许多大器官的畸形和功能异常，以后则影响较小。致畸物剂量的大小也有关系，一般认为大剂量可以致死，中等剂量可以致畸，小剂量可能只引起发育迟缓。

从病因上看，所有的疾病在一定程度上是由遗传所控制的，但另一方面也可由环境造成。而遗传与环境两个因素，在不同的疾病之中，其重要性也相应不同（图32-12）。

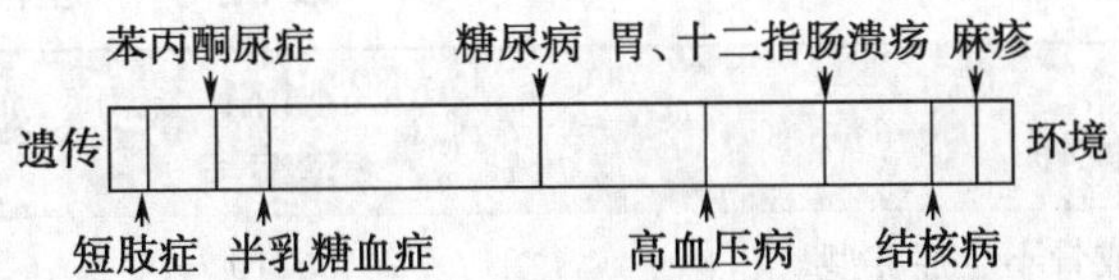

图32-12　遗传与环境因素在发病中的相对重要性示意图

图中说明靠近遗传的一端是单纯的遗传性疾病。如短肢症，由一个显性突变基因所控制，苯丙酮尿症和半乳糖血症在隐性纯合子（或复合杂合子）中出现表型。这两种病已稍离开“遗传”的一端，因为环境因素（如食物）可以引起患儿表型的改变。在环境的一端是传染病，但同样不在最端部，因为在发病季节里，同样两个人接触病原体，一个发病，另一个可以不发病，这是由于每人遗传背景对疾病的易感性不同的关系。糖尿病、高血压病等疾病的遗传因素与环境因素对表型都起着几乎同等的重要作用。

二、遗传病的遗传方式

不同类别遗传病的传递方式（mode of transmission of hereditary diseases）不同。

（一）单基因遗传病或单基因病

单基因遗传病或单基因病（monogenic disease，single

gene disorder)指由一对等位基因控制而发生的遗传病,这对基因称为主基因(major gene),单基因病在上下代之间的传递遵循孟德尔遗传定律。根据主基因所在的染色体的定位和等位基因的显性与隐性特征分为:常染色体遗传,包括常染色体显性和常染色体隐性遗传;性染色体遗传,包括X连锁显性和X连锁隐性遗传及Y连锁遗传。

单基因病的传递方式从系谱(pedigree)着手,即通过患者(先证者,proband)追溯其家族成员,包括直系和旁系亲属的数目、亲属关系和某种遗传病或表型的分布,按一定的格式绘制家系图。完整的系谱图既要有患者也要有正常成员。家系图常用符号及代表意义见图32-13。

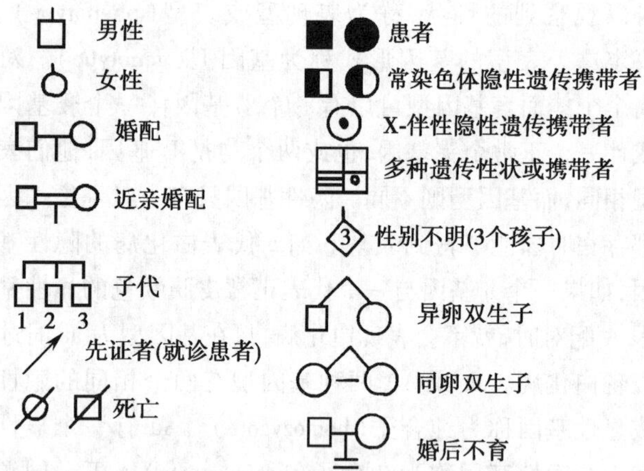

图 32-13 家系调查中常用符号

1. 常染色体显性遗传(autosomal dominant inheritance,AD) 致病基因位于1~22号常染色体上,呈显性性状,以A表示,其相应的另一个正常等位基因(野生型)用a表示,在完全显性的情况下,杂合子(Aa)与显性纯合子AA表型相同。由于显性致病基因在群体中的频率很低,因而实际上绝大多数显性病患者的基因型为Aa。常见的多指/趾、并指/趾、短指/趾、多发性外生骨疣、成骨不全症、Apert综合征、遗传性出血性毛细血管扩张症、神经纤维瘤病、结节性硬化症、成人型多囊肾等疾病呈显性方式传递(部分见表32-5)。AD的特点如下:①致病基因位于常染色体,因而与性别无关,男女患病概率均等;②患者双亲有一个患者,致病基因由亲代传递给子代,子代出现与亲代相同表型,即呈现垂直传递。由于绝大多数为杂合子,患者的同胞有50%的患病风险;③系谱中通常连续几代可以看到患者,即存在连续传递;④双亲无病时,子代一般不会患病,如患病可能为新生突变(图32-14、图32-15)。

表 32-5 一些常染色体显性遗传病的举例

疾病	OMIM 表型编号	染色体定位	致病基因	主要临床表现
成骨不全症Ⅱ型 osteogenesis imperfecta, type Ⅱ	166210	7q21.3 17q21.33	*COL1A2* *COL1A1*	骨折,短肢性侏儒,蓝巩膜,牙本质发育障碍,进行性青春期后耳聋,严重者围产期死亡
软骨发育不全 achondroplasia	100800	4p16.3	*FGFR3*	侏儒,肢体短粗,膝内翻,手指短粗,头颅大,前额突,鼻梁塌,面中部短,婴儿肌张力低
马方综合征 marfan syndrome	154700	15q21.1	*FBN1*	身材瘦长,四肢细长,蜘蛛指/趾,晶状体异位,心脏病(主动脉异常),髌骨和髋关节脱位
亨廷顿病 Huntington disease	143100	4p16.3	*HTT*	以舞蹈症为特征的进行性运动障碍,震颤,反射增强,认知障碍,痴呆(30~40岁发病)
神经纤维瘤病Ⅰ型 neurofibromatosis, type Ⅰ	143100	17q11.2	*NF1*	皮肤咖啡[牛奶]斑,腋窝雀斑,Lisch小体,神经纤维瘤(丛状),学习困难,骨骼改变,癫痫,多组织器官成瘤
结节性硬化症 tuberous sclerosis complex	191100 613254	9q34.13 16p13.3	*TSC1* *TCS2*	面部血管纤维瘤,癫痫,色素脱失斑,智力障碍,影像学检查示颅内钙化灶及室管膜下结节及其他组织器官错构瘤

续表

疾病	OMIM 表型编号	染色体定位	致病基因	主要临床表现
努男综合征Ⅰ型 Noonan syndrome Ⅰ	163950	12q24.13	*PTPN11*	矮小,短颈,蹼颈,面畸形,漏斗胸,先天性心脏病,男性性腺发育不良,淋巴水肿,凝血因子和血小板减少,25%智力障碍
球形红细胞增多症Ⅱ型 spherocytosis type Ⅱ	616649	14q23.3	*SPTB*	新生儿溶血,黄疸,球形红细胞增多,脾大
遗传性毛细血管扩张症Ⅰ型 hereditary hemorrhagic telangiectasis type Ⅰ	187300	9q34.11	*ENG*	皮肤、黏膜、内脏多发性毛细血管或小血管畸形、扩张和反复出血
成人型多囊肾1/2 polycystickidneydiseasel with or without polycystic liver disease (PKD1,PKD2)	173900 613095	16p13.3 4q21～q23	*PKD1* *PKD2*	肾多发囊肿,肾功能衰竭,伴或不伴肝及其他脏器囊肿
腓骨肌萎缩(CMT1B) Charcot-Marie-Tooth disease, type 1B	118200	1q23.3	*MPZ*	慢性进行腓骨无力萎缩扩展至近端,腱反射消失,弓形足,脊柱后凸,神经活检脱髓鞘改变

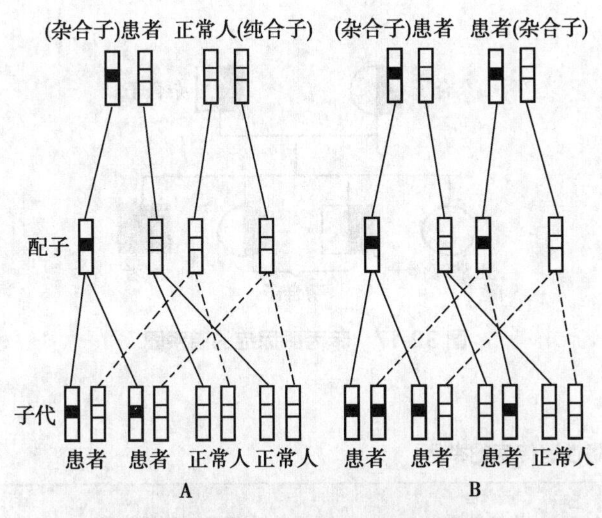

图32-14　常染色体显性遗传

A.亲代之一带有致病基因;B.双亲皆带有致病基因。

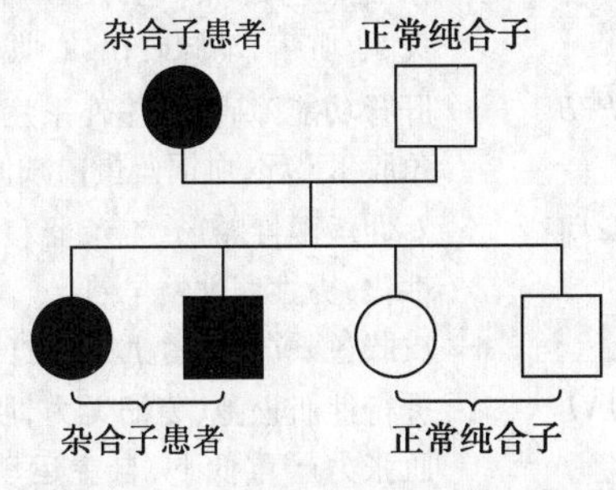

图32-15　先天性成骨不全的家系图

由于基因突变及表达受多种复杂因素的影响,AD还有特殊的遗传现象。①完全显性:AD杂合子基因型Aa表现与纯合子基因型AA表型完全相同。如亨廷顿病,占AD的少数。②不完全显性或半显性遗传(incomplete dominance or semidominant inheritance):AD杂合子Aa与纯合子AA的表型严重程度不同,即不完全显性或半显性遗传(incomplete dominance or semidominant inheritance),多数AD基因的表达属于不完全显性。例如成骨发育不全,纯合子AA个体病情严重,常于婴儿期死亡;杂合子Aa病情轻重有差异,轻症者可以仅表现蓝色巩膜。③共显性:一对等位基因在杂合子时,无显隐性之分,两种基因的作用都表现出来,称为共显性遗传(codominant inheritance)。人类的ABO血型的遗传就属于这种方式。ABO血型决定于一组复等位基因,即:I^A,I^B,i,可以构成6种基因型。但是I^A和I^B同时存在时,可以共同表现出来,称共显性,而I^A和I^B对i都是显性,所以6种基因型只显示4种表型,即A、B、AB和O型。即是基因型为I^AI^A和I^Ai均为A型,I^BI^B和I^Bi为B型,I^AI^B为AB型,ii为O型。④延迟显性:AD杂合子Aa致病基因在早期不表达,到一定年龄后才表达致病称为延迟显性(delayed dominance),如亨廷顿病的杂合子35岁后发病。⑤不规则显性(irregular dominance):AD杂合子Aa的显性基因由于某种原因不表现出相应的表型。换而言之,在一个家族中不是所有携带相同AD基因突变的成员均出现表型,但这个突变仍然可以传递给下一代并可能使其出现表型。这种显性最常见的影响因素外显率。外显率(penetrance)指在群体有致病基因的个体中表现出相应表型的人数百分率,"%"表示,在系谱中由于外显不全呈现隔代遗传现象。如多指外显率为75%。另外一个重要的影响因素是表现度(expressivity),在有表型异常的人中,表现的程度有的严重,有的较轻。表现度可能与修饰基因存在或环境有关。外显率与表现度是不同的两个概念,外显率代表基因表达与否,是"质";表现度则是在表达的前提下表现出的程度,是"量"。

根据AD以上的遗传特点预测其再发风险:①父母一方患病,基因型Aa,其子女有50%的患病风险;②父母双方均患相同疾病,基因型均为Aa,其子女有75%的患病风险;③如果家族中父母的同胞或祖父母之一患病,而父母不患病时,子女一般无病,但受不完全外显的影响其子女可有一定风险,尽管患病概率较小。

2. 常染色体隐性遗传(autosomal recessive inheritance,AR) 致病基因位于1~22号常染色体上,呈隐性性状。一对等位基因均存在突变,即纯合子或复合杂合子(compound heterozygous)才能出现表型,复合杂合子指一对等位基因突变位点不同。带有一个致病基因的杂合子个体,无异常表型,但能将致病基因传给子代,称为携带者(carrier)。故只有双亲都是携带者时,才有患者出现的可能性。AR的特点如下:①致病基因位于常染色体,因而与性别无关,男女患病风险均等;②患者在系谱中呈现水平分布,即患者在同胞中出现;患者父母(亲代)或子代不发病,患者在系谱中散发或隔代出现;③父母均系基因突变的携带者,同胞患病风险25%,携带者50%;④近亲结婚时后代风险明显增大(图32-16、图32-17)。临床上大多数的代谢性疾病为AR,如苯丙酮尿症和甲基丙二酸尿症。此外,白化病、肝豆状核变性、脊肌萎缩症、囊性纤维化、Crigler-Najjar综合征、范科尼综合征、半乳糖血症、糖原代谢病等属常染色体隐性遗传病(部分见表32-6)。

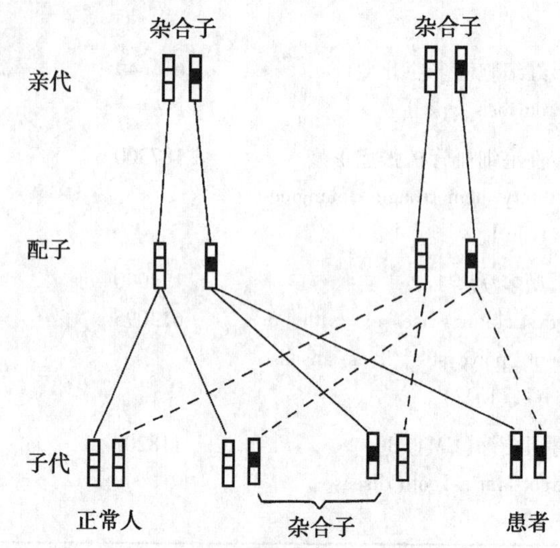

图32-16 常染色体隐性遗传

双亲皆为携带者。

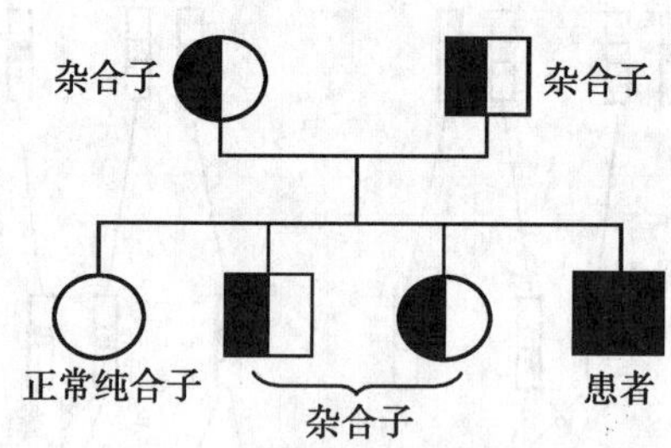

图32-17 苯丙酮尿症的谱系图

表32-6 一些常染色体隐性遗传病的举例

疾病	OMIM 表型编号	染色体定位	致病基因	主要临床表现
苯丙酮尿症 phenylketonuria	261600	12q23.2	*PAH*	智力障碍,鼠尿味,皮肤毛发色浅,癫痫
尿黑酸尿症 alkaptonuria	203500	3q13.33	*HGD*	尿变黑色,汗黑色,皮肤棕色,关节炎,心脏病,动脉硬化,心肌梗死
肝豆状核变性 Wilson's disease	277900	13q14.3	*ATP7B*	肝肾功能障碍,锥体外系症状,癫痫,角膜KF环,血铜蓝蛋白减低
先天性肾上腺皮质增生症 congenital adrenal hyperplasia	201910	6p21.33	*CYP21A2*	女性假两性畸形,生殖器和两性征男性化,男性假性性早熟 皮肤色素沉着,肾上腺皮质功能低下
脊肌萎缩症Ⅰ型 spinal muscular atrophy,type Ⅰ	253300	5q13.2	*SMN1*	进行性肌松弛、萎缩无力,肌束震颤,肌张力严重低下,自主运动丧失,神经源性损害

续表

疾病	OMIM 表型编号	染色体定位	致病基因	主要临床表现
Friedreich 共济失调 Friedreich ataxia	229300	9q21. 11	*FXN*	步态不稳，下肢肌力低，踝反射消失，深感觉减退，闭目难立(+)，小脑共济失调，丙酮酸代谢异常
白化病(Ⅰ型) albinism type Ⅰ	203100	11q14. 3	*TRY*	皮肤乳白色，毛发淡黄或白色，瞳孔色淡，眼球震颤、畏光、视力下降
GM1 GM1-gangliosidosis	230500	3p22. 3	*GLB1*	精神运动发育迟缓，面容丑陋，肝大，眼底樱桃红斑，失明，耳聋，惊跳，四肢痉挛性瘫痪，β 半乳糖苷酶缺乏
GM2 Tay-Sachs disease	272800	15q23	*HEXA*	进行性智力运动发育倒退，惊跳，惊厥，眼底樱桃红斑，失明，耳聋，去大脑强直(四肢蛙样)，β 氨基己糖胺酶缺乏
Hurler 综合征	252800	4p16. 3	*IDUA*	生长发育迟缓，矮小，智力障碍，面容丑陋，多发成骨不全，肝脾大，尿黏多糖增多，αL 艾杜糖醛酸酶缺乏
Gaucher 病	230800	1q22	*GBA*	肝脾大，脾功能亢进，血小板减少贫血，骨髓，网状内皮细胞 Gaucher 细胞
婴儿型多囊肾(Ⅰ型) polycystic kidney disease4 with or without polycystic liver disease(PKD4)	263200	6p12. 3~12. 2	*PKHD1*	多囊肾，肝纤维化囊肿，肺发育不良
囊性纤维化 cystic fibrosis Ⅰ	219700	7q31. 2	*CFTR*	白种人高发，外分泌障碍导致分泌物滞积阻塞和感染，累及肺、胰腺、汗腺和生殖系统

3. 性染色体遗传的 X 连锁显性遗传(X-linked dominant，X-LD)　性染色体遗传是指致病基因定位于性染色体。X 连锁遗传与常染色体遗传相比较，有以下特点：①男性为半合子(hemizygote)，因为男性只有一条 X 染色体，等位基因数目相当于正常女性的一半，所以位于 X 染色体上的致病基因无论显性或隐性均表达而致病。②交叉遗传(crisscross inheritance)，男性 X 连锁的基因只能来自母亲并传递给女儿，无男性传男性。③女性杂合子表达有差异，一方面与基因的表达特性有关；另一方面与 X 染色体的随机失活有关。

X-LD 的特点如下：①患病群体中女性患者比男性多近一倍，女性病情相对较轻；②患者的双亲有患者；③男性患者的女儿均为患者，儿子正常；④女性杂合子的子女患病风险为 50%；⑤系谱中有连续传递的现象(图 32-18、图 32-19)。这类遗传病比较少见，最典型的例子是抗维生素 D 性佝偻病(vitamin D-resistant rickets)，又称 X 连锁低磷酸盐血症性佝偻病(X-linked hypophosphatemic rickets)，其他例子见表 32-7。

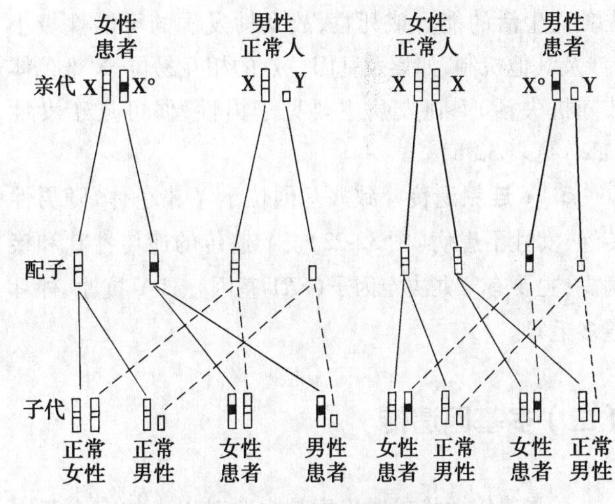

图 32-18　X 连锁显性遗传

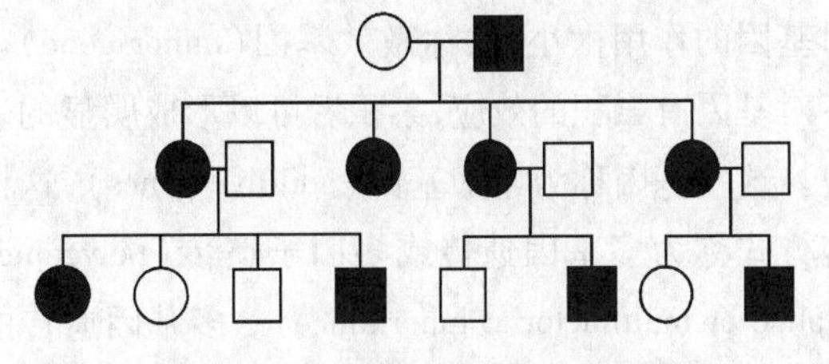

图 32-19　Alport 综合征一家系图

32 章

表 32-7 一些 X 连锁的显性遗传病的举例

疾病	OMIM 表型编号	染色体定位	致病基因	主要临床表现
抗维生素 D 佝偻病 X-linked hypophosphatemic rickets	307800	Xp22.1	*PHEX*	矮小，颅骨变形，出牙迟，O 型腿，尿钙低，尿磷高
Alport 综合征 Alport syndrome	301050	Xq22.3	*COL4A5*	血尿，进行性肾功能衰竭，感觉神经性耳聋，视觉异常
鸟氨酸氨甲酰基转移酶缺乏症 ornithine transcarbamylase deficiency	311250	Xp11.4	*OTC*	严重高氨血症
Rett 综合征* Rett syndrome	312750	Xq28	*MECP2*	严重智力障碍，孤独症样表现，手失用和刻板动作，无语言，惊厥，脊柱侧弯

*注：目前认为 X 连锁显性，男性胚胎致死。

4. 性染色体遗传的 X 连锁隐性遗传（X-linked recessive，X-LR） X-LR 的特点如下：①患病群体中男性患者远比女性多，系谱中往往只有男性患者。②双亲没有患病时，儿子可能患病，女儿则不患病；儿子如果患病，母亲是携带者，女儿有 50% 的可能性为携带者。③男性患者兄弟、外祖父、姨表兄弟、外甥及外孙可能为患者。④如女性是患者，其父亲一定是患者，母亲则为携带者（图 32-20、图 32-21）。在临床上极为少见，由于在群体中带有相同致病基因的个体进行婚配的机会甚少。如 Duchenne 型性肌营养不良（Duchenne muscular dystrophy，DMD）男性患者，常于 4~5 岁发病，20 岁已失去独立生活的能力或死亡，故女性发病的可能性极小（涉及其他机制，如累及基因位点的相互易位，X 染色体非随机失活）。血友病主要见于男性，偶可见于女性（部分见表 32-8）。

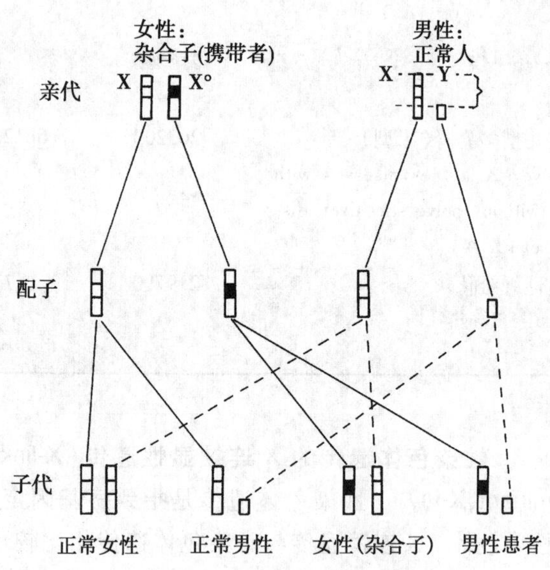

图 32-20 X 连锁隐性遗传

X°代表位于 X 染色体上的致病基因；X 代表位于 X 染色体上的正常基因。

5. Y 连锁遗传 致病基因位于 Y 染色体，随男性传递，女性不患病（图 32-22）。Y 遗传的遗传性状和疾病少，主要有睾丸决定因子（*SRY* 基因）、H-Y 抗原、外耳道多毛等。

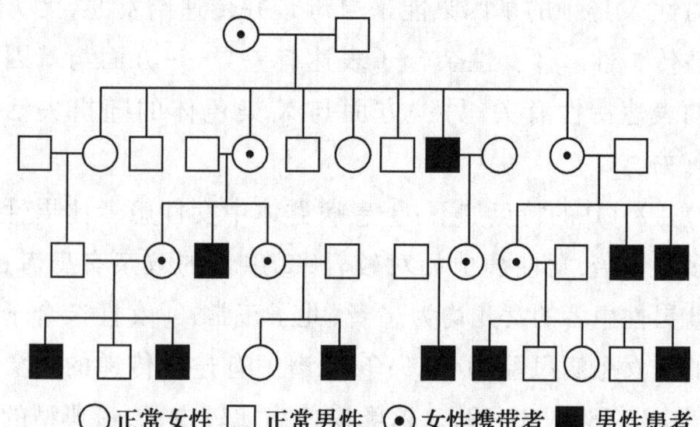

图 32-21 X 连锁隐性遗传的血友病系谱图

（二）多基因遗传

一些遗传性状或遗传病是由两对以上的多个基因共同作用的结果，彼此之间没有显隐性，是共显性的。每对基因的作用微小，故称微效基因（minor gene）。但是各对基因有累积的效应，累积后可以形成明显的表型效应。这些基因称为累加基因（additive genes），这样的遗传方式称为多基因遗传或多因子遗传（polygenic inheritance or multifactorial inheritance）。多基因遗传的性状在群体中的分布是连续的，有一个峰，即平均值。不

表 32-8　一些 X 连锁的隐性遗传病的举例

疾病	OMIM 表型编号	染色体定位	致病基因	主要临床表现
Lesch-Nyhan 综合征 Lesch-Nyhan syndrome	300322	Xq26~26.3	*HPRT1*	手足徐动,肌强迫性痉挛,四肢麻木,自残嘴和手,发育迟缓,轻度智障,尿酸高,痛风表现
血友病,A 型 hemophilia A	306700	Xq28	*F8*	自发出血,凝血时间显著延长,关节反复出血变形
血友病,B 型 Aemophilia B	306900	Xq27.1	*F9*	
α 地中海贫血/智力低下综合征 α thalassemia/mentalretardation	301040	Xq21.1	*ATRX*	生长发育落后,严重智障,癫痫,特殊面容,隐睾,小阴茎,幼红贫,Hb 减少
G-6-PD	305900	Xq28	*G-6-PD*	溶血性贫血表现,新生儿黄疸,因吃蚕豆、服某些药物、感染等诱发血红蛋白尿、黄疸、贫血
Menkes 综合征 Menkes syndrome	309400	Xq21.1	*ATP7A*	喂养困难,肌张力高,面容呆滞,头发稀疏、卷曲、易断,癫痫,血清铜和铜蓝蛋白低
Duchenne 型性肌营养不良 Duchenne muscular dystrophy	310200	Xp21.2~p21.1	*DMD*	3~4 岁始走路笨拙,易摔,Gower(+),腓肠肌肥大,心肌病,部分智障,肌酶增高
Hunter 综合征 Hunter syndrome	309900	Xq28	*IDS*	关节僵硬,阻塞限制性气道病,骨骼畸形,认知功能下降
肾上腺脑白质营养不良 adrenoleukodystrophy	300100	Xq28	*ABCD1*	智力倒退,学习困难,行为异常,共济失调,视听损害,肾上腺功能不全,VLCFA 增高

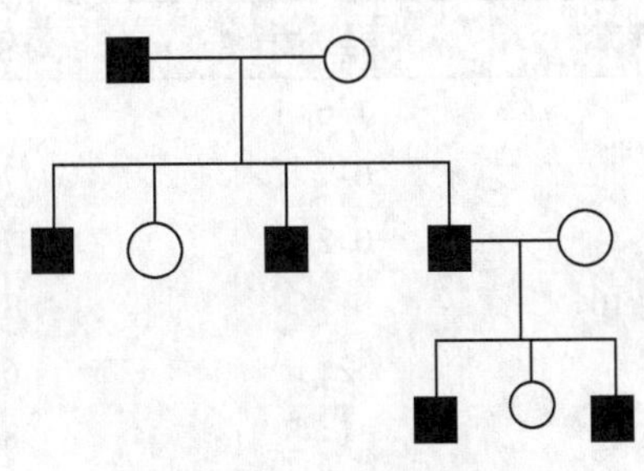

图 32-22　Y 连锁遗传

同个体间的差异是量的变异,所以又称数量性状(quantitative character),以此相对于单基因遗传的质量性状(qualitative character)。由于多基因遗传病的发生还受环境因子的影响,因此,也称复杂疾病(complex disease)。

临床上一些先天畸形和疾病有一定的家族倾向,但是在同胞中的发病率远比单基因遗传的发病率为低,大约为 1%~10%。这类遗传病为多基因遗传病。多基因病的形成受遗传和环境的双重影响,其中遗传因素所产生的影响程度称作遗传度(heritability),一般用"%"来表示。遗传度愈大,遗传因素对疾病的贡献愈大,环境因素的作用愈小;相反,一种多基因遗传病受环境因素的影响愈大,遗传度愈低。如常见出生缺陷中的唇腭裂、先天性幽门狭窄和先天性髋关节脱位,幼年型糖尿病,支气管哮喘和精神分裂症等疾病,遗传度为 70%~80%;无脑儿、脊柱裂、马蹄内翻足、冠心病和原发性高血压,遗传度为 60%~70%;各型先天性心脏病、成年型糖尿病、消化性溃疡等的遗传度则不足 40%。

在多基因遗传病中,遗传因素的作用只决定一个个体易于患某种遗传病的可能性,称为易患性(liability)。一般群体中易患性很高或很低的个体都很少,大部分接近平均值,故易患性是呈正态分布的。易感性(susceptibility)特指遗传因素决定的患病风险(个体所含有的遗传因素)。易患性决定多基因病的发病的最低限度

32 章

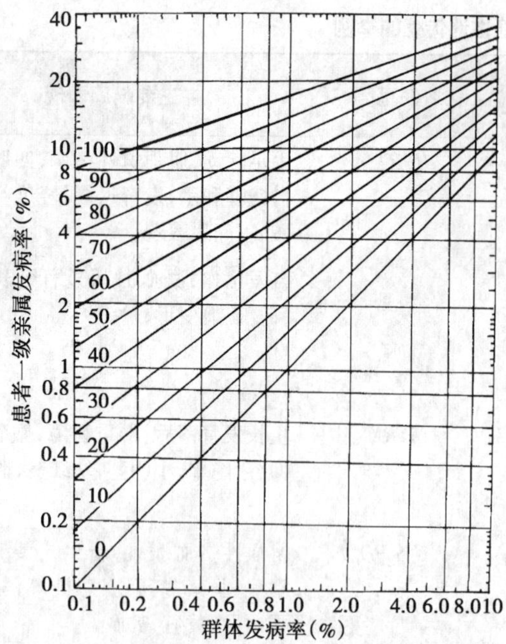

图 32-23 群体患病率、遗传度与患者一级亲属患病率的关系

斜线代表遗传度(%)。

称为发病阈值(threshold)。在一般群体和患者第一级亲属中,当这种易患性达到一定阈值即可发病。

多基因病的再发风险可按以下几种方法估计:①在一级亲属中可按 Edward 公式计算,即再发风险率(f)= 群体发病率(P)‰的平方根,如唇裂在我国人群中发病率为 1.7‰,则患者的一级亲属发病风险 f = $\sqrt{1.7/1\,000}$ = 4%。此法对群体患病率高于 10%或低于 0.1%者则不够准确;②直接查阅各种比较常见的多基因疾病的再发风险值见表 32-9;③对表 32-9 中未列疾病,或已知某一疾病的遗传率、群体发病率或双亲与同胞中发病数,可由表 32-10 查出再发风险率;④已知群体患病率(%)、患者一级亲属患病率(%)或遗传度(%)三者之二,可按图 32-23 检索出另一项目。以上四种方法均可参考使用。

综上,对多基因遗传可基本做如下估计:①在患者一级亲属(父母、同胞兄弟、子女)中的再发风险率与同代相近,大约为 2%~10%。但偶尔在二级亲属或远亲中再发风险率可以偏高。②再发风险率与群体患病率有一定关联。③有些疾病的再发风险有性别差异,如先天性幽门狭窄,男性明显多于女性;先天性巨结肠,男性多于女性;先天性髋关节脱位,女性多于男性等。④同卵双生子患相同疾病的可能性为 21%~63%,虽然不能达到 100%,但远远超出孟德尔显性遗传的规律,因他们基因型相同。⑤同一家系中患病率高者,再发风险率也较高,这也不合乎孟德尔遗传规律,如一对父母有一例单侧唇裂及腭裂的孩子,再发风险为 4%,有两例者则可增至 10%。⑥病情严重者的再发风险率高于轻度患者,如先天性巨结肠受累长度较长者较受累长度短者再发风险为高。

表 32-9 常见多基因病群体患病率、先证者一级亲属患病率、性别比和遗传度

单位:%

疾病名称	群体患病率	一级亲属患病率	男:女	遗传度
唇裂及腭裂	0.17	4	1.6:1	76
腭裂	0.04	2	0.7:1	76
先天性髋关节脱位	0.1~0.2	4	0.2:1	70
先天性幽门狭窄	0.3	男性 2/女性 10	1:5	75
先天性畸形足	0.1	3	2:1	68
先天性巨结肠	0.02	男性 2/女性 10	1:4	80
脊柱裂	0.2	4	1:0.4	60
先天性心脏病	0.5	2.8	–	35
糖尿病(青少年型)	0.2	2~5	1:1	75
哮喘	4	20	1:0.8	80
强直性脊柱炎	0.2	男性 7/女性 2	1:0.2	70
精神分裂症	1.0	10	1:1	80
高血压	4~8	15~30	1:1	62
冠心病	2.5	7	1.5:1	65
消化性溃疡	4	8	1:1	37

表 32-10　多基因病再发风险估计（Smith 表格）

双亲患者数 群体患病率/%	遗传度/%	0			1			2		
		同胞患者数			同胞患者数			同胞患者数		
		0	1	2	0	1	2	0	1	2
1.0	100	1	7	14	11	24	34	63	65	67
	80	1	8	14	8	18	28	41	47	52
	50	1	4	8	4	9	5	15	21	26
1.0	100	0.1	4	11	5	16	26	62	63	64
	80	0.1	3	10	4	14	23	60	61	62
	50	0.1	1	3	1	3	9	7	11	15

对多基因遗传病的再发风险估计还有其他方法，如连锁分析（linkage analysis）、受累同胞对分析（affected sib pair，ASP）、受累家系成员分析（affected pedigree member，APM）、全基因组关联研究（genome wide association studies，GWAS）以及动物模型多基因分析，大多为研究性质，故不在此赘述。

（三）线粒体基因的遗传

线粒体位于细胞质中。线粒体是能量代谢的中心，细胞呼吸作用中的氧化还原反应在线粒体中进行，在这个过程中产生大量 ATP，为细胞提供各种生命活动所需要的能量。线粒体 DNA（mitochondrial DNA，mtDNA）是独立于细胞核染色体 DNA 外的位于胞质线粒体中的又一个基因组，与核基因组双拷贝不同，线粒体基因为多拷贝，含量与细胞对能量的需求有关，大多数体细胞含 500~10 000 个 mtDNA。

1. 线粒体基因　人类 mtDNA 全长 16 569bp，双链闭环分子，外环重链（H），G 含量高，内环轻链（L），C 含量高；包含 37 个编码基因：分别编码 13 个氧化磷酸化酶亚基多肽链、22 个 tRNA 和 2 个 rRNA，重链分布 28 个编码基因，轻链分布 9 个编码基因；基因连续编码，没有内含子；有一个 1 122bp 的 D 环，不编码，含有重链复制起始点、轻、重链转录启动子和 4 个高度保守序列，具有转录和调控功能（图 32-24）。mtDNA 的复制调控机制并未完全清楚。mtDNA 有两个复制起点，非同步复制，复制时，由重链复制起始点开始，在 DNA 聚合酶 γ 的作用下单向进行，新合成的重链越过轻链的起始点后，轻链开始单向复制，因此，在轻链开始复制前，mtDNA 由三股链组成，这是产生 mtDNA 大片段缺失的主要原因。mtDNA 的转录则为双向同时进行，转录为多顺反子，即同一链上所有编码区都被转录，然后经过修饰和剪接形成成熟的 RNA。一个线粒体内有 2~10 余个拷贝的 mtDNA，一个细胞内通常有一百至数百个线粒体，故每个细胞含数百至数千个 mtDNA。线粒体 DNA 的转录见图 32-25 所示。

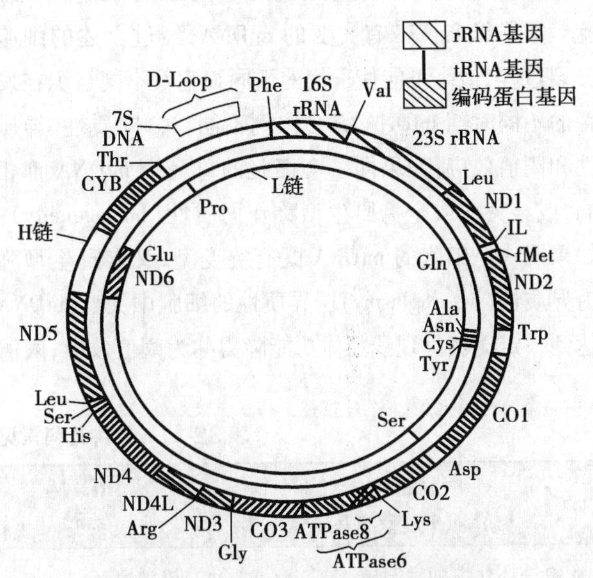

图 32-24　人类线粒体基因组模式图

ND1~ND6：基因编码 NADH 脱氢酶亚单位 1~6；CO1~CO3：基因编码细胞色素 C 亚单位 1~3；Cyb：基因编码细胞色素 B；Leu：亮氨酸；IL：异亮氨酸；Met：蛋氨酸；Trp：色氨酸；Lys：赖氨酸；Asp：门冬氨酸；Gly：甘氨酸；His：组氨酸；Ser：丝氨酸；Thr：苏氨酸；Val：缬氨酸；Ala：丙氨酸；Agn：门冬酰胺；Cys：胱氨酸；Tyr：酪氨酸；Glu：谷氨酸；Pro：脯氨酸；Arg：精氨酸；ATPase：ATP 酶；L 链：轻链；H 链：重链。

2. 线粒体 DNA 遗传特点　线粒体具有一些特殊的遗传特征。①在受精卵中，线粒体来自卵子，因此，mtDNA 表现为母系遗传（maternal inheritance）。②不均等的有丝分裂：mtDNA 在减数分裂和有丝分裂过程中要经过复制分离，卵母细胞中的极小部分 mtDNA 随机

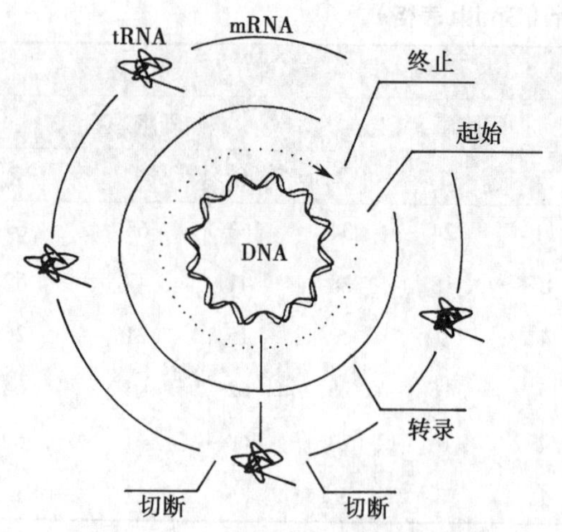

图 32-25 人类线粒体 DNA 的转录

先转录成单一转录物，再由此切断并释出 tRNA 和其他 RNA（引自 Lewinb，1997）。

进入成熟卵子，使得亲代与子代之间可能产生差异；胚胎再经过细胞的有丝分裂和线粒体的自我复制使 mtDNA 数目增多，在这个过程中 mtDNA 仍然随机进入子细胞。如果母亲携带有突变的 mtDNA，经过上述的细胞分裂过程，最终可能使子代的不同细胞及不同组织在发育的不同时期 mtDNA 突变比例不同。③同质性、异质性和阈值效应：如果同一个细胞的每一个 mtDNA 都相同，或全突变或全为野生型称作同质性（homogeneity）；如果同一个细胞的 mtDNA 既有突变型，又有野生型称为异质性（heteroplasmy）。异质性的细胞中突变 mtDNA 达到一定比例出现线粒体功能障碍称为阈值效应，阈值效应依赖受累细胞或组织对能量的需求，因此，高能量需求的脑、骨骼肌、心脏和肝脏等易受影响。④mtDNA 突变率高，比核基因高 10~20 倍。与以下因素有关：mtDNA 缺乏组蛋白与内含子形成的保护；突变后缺乏有效的修复系统；复制不对称，出现的单链 DNA 易发生自发性脱氨基而引起点突变；mtDNA 处于高超氧化物环境更易损伤。⑤mtDNA 突变可以在体细胞中积累，随年龄增长发展为均质性突变。

3. 线粒体 DNA 突变 mtDNA 突变的类型主要包括以下几类：①点突变：发生在蛋白质的编码序列上引起错义突变，如 Leber 遗传性视神经病（Leber hereditary optic neuropathy，LHON）；发生在蛋白质翻译有关的 tRNA 或 rRNA 基因上影响 mtDNA 编码的全部肽链的翻译过程，导致呼吸链中多种酶合成障碍。典型的包括肌阵挛性癫痫伴破碎红纤维综合征（MERRF），线粒体脑病-乳酸酸中毒-卒中样发作综合征（MELAS）等。②缺失或插入：缺失多见。常无家族史。缺失的片段较大，如常见的 Kearns-Sayre 综合征（KSS）。③mtDNA 拷贝数突变，拷贝数大大低于正常，较少见，见于致死性婴儿呼吸障碍、乳酸中毒等。

4. 儿科常见的几种线粒体病 线粒体呼吸链由 5 种酶复合物组成，它们由 mtDNA 和核基因共同编码，所以，编码这些酶的核基因突变也能产生线粒体病的表型，使线粒体病的遗传学病因诊断困难。线粒体病种类多，原因各不相同。表 32-11 列出几种儿科常见的与 mtDNA 突变有关的线粒体病。

表 32-11 几种儿科常见 mtDNA 突变引起的线粒体病

疾病名称 OMIM 表型编号	mtDNA 突变	遗传病理	主要临床表现
亚急性坏死性脑脊髓病 Leigh syndrome* 256000	m. 3243A>G m. 8344A>G m. 8993T>G/C	MT-TL1 MT-TK MTATP6	共济失调、肌张力异常、发育迟缓或倒退、视神经萎缩、眼外肌麻痹 MRI：基底节和脑干长 T_1，长 T_2 血、尿、脑脊液乳酸、丙酮酸浓度明显增高
线粒体脑病-乳酸酸中毒-卒中样发作综合征 mitochondrial encephalomyopathy with lactic acidosis and stroke like episodes，MELAS 540000	m. 3243A>G（80%） m. 3271T>C m. 13094T>C	MT-TL1 MT-TL1 MT-ND5	脑卒中样偏瘫、构音障碍、脑病、偏头痛样发作、皮质盲，反复发作，惊厥，RRF（+） MRI：卒中样发作时枕区长 T_1 和长 T_2，后期脑萎缩 发作性血、脑脊液乳酸、丙酮酸浓度增高

续表

疾病名称 OMIM表型编号	mtDNA 突变	遗传病理	主要临床表现
肌阵挛性癫痫伴破碎红纤维综合征 myoclonus epilepsy and ragged red fibers, MERRF 545000	m. 8344A>G(80%) m. 8356T>C m. 8363G>A	MT-TK MT-TK MT-TK	儿童期发病,肌阵挛癫痫、小脑共济失调、智能减退,听力、视力减退,周围神经病,RRF(+) MRI:大小脑萎缩 血乳酸、丙酮酸浓度增高
线粒体缺失综合征 1. Kearns-Sayre 综合征 Kearns-Sayre syndrome 530000	m. 8470-13446del4977bp(最常见) m. 10204-13761del3558bp m. 10208-13765del3558bp	多个基因	视网膜色素变性,PEO、上睑下垂、复视、心脏传导阻滞,智力减退,小脑共济失调,听力下降,内分泌失调,RRF(+) MRI:脑干小脑萎缩,基底节病变 血氨高,血、脑脊液乳酸、丙酮酸浓度增高
2. 进行性眼外肌麻痹 progressive external ophthalmoplegia (PEO)			主要眼部症状,重症发展成KSS
3. Pearson 综合征 Pearson syndrome			2岁内发病,铁粒幼细胞贫血,胰腺外分泌功能异常,存活至10岁后出现KSS

注:Leigh syndrome*:20%由mtDNA突变引起,余为一组核基因突变所致。

(四)非经典孟德尔遗传

大多数遗传病特别是单基因病遵循孟德尔遗传规律,但是有一些遗传病有其他的遗传规律,包括前面讲到的动态突变、基因印记、单亲二体(详见本章第2节“染色体病和基因组病”)和表观遗传机制。

(五)X染色体失活

1. Lyon假说 近半个世纪前,英国遗传学家Mary Lyon提出X染色体失活(X chromosome inactivation)的假说,即Lyon假说。要点有:雌性哺乳动物体细胞的两条X染色体中有一条没有遗传活性;失活的染色体是随机的,既可来自父亲也可来自母亲;失活发生在胚胎早期,失活一旦发生,由该细胞繁衍的子细胞都具有同一条失活的X染色体。女性一条失活的X染色体,在细胞间期异固缩,位于核膜内缘,为深染的染色质,被称为Barr小体;X染色体失活发生在胚胎早期,始于桑葚胚期,约在合子后64~100细胞阶段(孕16天)完成。女性进入性成熟期后,处于失活状态的X染色体在随初级卵母细胞进入减数分裂时恢复生物活性。故在桑葚胚期之前女性的两条染色体都具有活性。女性体细胞X染色体失活后,在以后的细胞有丝分裂过程中不再复活。X染色体失活的过程称之为Lyon化(lyonization)。

2. X染色体失活的调控机制 X染色体失活是复杂的多层表观遗传学机制。X染色体失活受位于Xq13的失活中心(X-inactivation center, XIC)调控,XIC包含几个失活必要的基因元件,X失活特异转录本基因(X-inactive specific transcript, *XIST*)位于其中,XIC局部染色质构象变化对其正确启动至关重要。*XIST*的作用主要是启动静止过程,基因定位Xq13.2,是一个长非编码RNA(long noncodingRNAs, lncRNAs),编码~19kb非翻译RNA,由即将失活的X染色体表达,其大量积聚并包裹失活的X染色体。XIC其他调节元件,如*TSIX*(XIST-antisense)及相关因子,*TSIX*也是一个非编码的RNA基因,为*XIST*的反义抑制子。此外,组蛋白的修饰、CpG甲基化、与染色质结构相关的蛋白质的作用等均参与X染色体失活过程[7]。

失活X染色体的基因大部分失去活性,不具有转录功能。人约15%的X连锁基因逃避失活而保留转录活性。位于X染色体短臂和长臂末端假常染色体(pseudoautosomal region, PAR)为双等位基因表达;其他X染色体上少数基因也表现逃避失活,但是失活的X染色体的基因表达水平很少能达到有活性的X染色体表达的量[8]。

3. X染色体失活的遗传学意义 ①基因剂量补偿作用:女性有两条X染色体,而男性只有一条X染色体,由于女性两条之一是没有活性的,使男女X连锁的基因表达趋于平衡;②嵌合体(mosaic):女性两条X染色体随机失活，即失活的X染色体既可能来源于父亲也可能来源于母亲，使女性体内部分细胞带有母源的X染色体有活性，而另外一些细胞带有父源的X染色体有活性，成为同一个体带有两种不同亲代来源X染色体的嵌合体，表型取决于体内两种细胞群的比例；③与Lyon假说不相符的遗传现象：X染色体失活偏斜（skewed X chromosome inactivation）。在X染色体发生结构畸变，如缺失或重复时，该X染色体常常处于失活状态；X染色体与常染色体发生易位时产生的衍生染色体往往保持有活性，而没有发生易位的X染色体处于失活状态。一些X连锁的单基因病，如Rett综合征、X连锁隐性遗传病DMD的女性携带者患病均认为与X染色体失活偏斜有关[9]。因此，对累及X染色体的遗传病，在细胞或分子水平分析X染色体失活状态是否发生了偏斜，对临床分析表型特点均可提供帮助。

三、遗传性疾病的诊断和遗传咨询

遗传病的诊断是一项复杂的工作，常常涉及临床多个学科和专业，一些遗传病是以综合征形式表现的。与一般疾病的诊断相同，依靠询问病史、症状与体征、实验室和其他辅助检查列出拟诊疾病，经过鉴别诊断最后确定诊断。另外，遗传病的诊断还需要一些特殊遗传学相关的检测技术，如细胞、分子遗传学检测，明确遗传病理学改变。在遗传病的诊断中详细询问家族史并绘制家系图对诊断非常重要，可以了解疾病在家族的发生情况，帮助确定遗传方式。

遗传病的一个特征就是有再发风险，遗传咨询（genetic consulting）是临床遗传学的重要组成部分，核心就是分析和评估一个家庭内遗传病的发生或再发风险，指导和帮助家庭成员认识遗传病和进行科学的选择。

（一）常见遗传性疾病的临床症状与体征

各种遗传病，无论是染色体病或基因病，都有一系列临床表现提供诊断线索。多数遗传病，特别是在儿科就诊的遗传病患儿多有发育障碍，包括体格生长和运动发育迟缓或落后、智能落后或障碍及精神发育障碍；常有特殊面容、四肢或脏器畸形、皮肤或毛发改变等。在新生儿期出现黄疸不退、长期腹泻、持续呕吐、肝脾大、呼吸困难、低血糖、酸中毒、高氨血症、电解质紊乱、惊厥发作、昏迷、身体或尿液出现特殊气味等常是代谢异常的表现，代谢病详见第三十三章。

1. 全身情况 发育迟缓，身高、体重、生长过程中重要的“里程碑”是否出现和出现的时间以及智力发育障碍的情况。

2. 头面部 ①头颅和面部：小头、大头、舟状头、方颅、枕骨扁平、窄前额、中面部发育不良等；②发际：过高和过低；③眼：眼距宽、眼球内陷或突出、内眦赘皮、小眼球、眼角上斜或下斜、眼睑下垂、虹膜缺如、角膜环、蓝巩膜、角膜混浊、白内障、各种屈光不正、斜视、眼球震颤；④耳：低位耳、小耳或大耳、耳郭畸形、附耳、耳道闭塞和耳聋；⑤鼻：鼻梁低平、鼻根宽大、鼻孔前倾、后鼻孔闭塞；⑥口：唇腭裂、高腭弓、鲤鱼嘴、小口、齿龈畸形等。

3. 颈部 颈短、蹼颈。

4. 躯干 鸡胸、漏斗胸、盾状胸、脊柱裂、脊柱侧弯和前后凸、乳间距宽、乳房发育异常、内脏畸形和异位、疝等。

5. 四肢和关节 短肢、肘内外翻、多指/趾、并指/趾、短指、蜘蛛指/趾、摇椅样足底、指/趾弯曲、关节运动受限、脱臼、过度伸展等。

6. 皮肤 色素过多、过少和色素斑、角质化过度、鱼鳞病、皮肤菲薄、光敏感、弹性异常、多毛、早秃、念珠发、易碎发、浅色发、无汗和皮肤纹理改变。

7. 生殖器官 两性畸形外观或发育不全、男性隐睾和小阴茎、尿道下裂、无肛畸形。

8. 其他 各系统检查如神经、呼吸、心血管和消化系统详见各章节。

（二）皮肤纹理检查

1. 正常皮肤纹理（dermatoglyph，简称皮纹或肤纹） 系指表皮皱褶的隆起部分所形成的纹理，又称表皮嵴或隆线，嵴下为真皮层向表皮突出的乳头，并有汗腺管和汗腺孔。

在胚胎6~7周时，皮肤纹理开始发育，至6个月左右完全形成，经历一生基本不变。在形成过程中，遗传因素、先天性甚至一些后天性疾病都可以改变其形态与结构。因此，肤纹的检查是遗传性疾病诊断的重要方法之一。

皮肤纹理分布于全身，通常观察部位为手指和足趾远节掌面、手掌以及跖部前端，分两类：①自真皮乳头层向表皮层凸突出的嵴（ridges），系有规律的并行排列的隆起线，包括指纹（finger prints）、掌纹、趾纹和跖纹；②掌部、跖部或指/趾关节因活动伸屈所形成的褶线（flexion creases），称为掌线、跖线和关节屈曲线。

（1）正常肤纹基本形态：可分为弓（形）纹（arch，

简写为A)、箕(形)纹(或称蹄状纹,loop,简写为L)及螺(形)纹(或称斗纹,囊形纹,Whorl,简写为W)三种,每种又有一些变异,如弓纹有时呈帐篷状(tented arch,简写为A^t);箕纹按开口方向分为尺侧(ulnar loop,简写为L^u)、桡侧(radial loop,简写为L^r)、腓侧(fibular loop,简写为L^f)、胫侧(tibial loop,简写为L^t)、近位(开口向身体近侧,proximal loop,简写为L^p)和远位(开口向身体远侧,distal loop,简写为L^d);螺纹按中心形状分为环状(circular whorl,简写为W^c)、漩涡状(spiral whorl,简写为W^s)和双箕状(double loop whorl,简写为W^d)等。此外,尚可见到一些罕见的纹型如中心呈环状的箕纹(circular loop)、偏形螺纹(deviation whorl)和变形螺纹(accidental whorl)等(图32-26)。

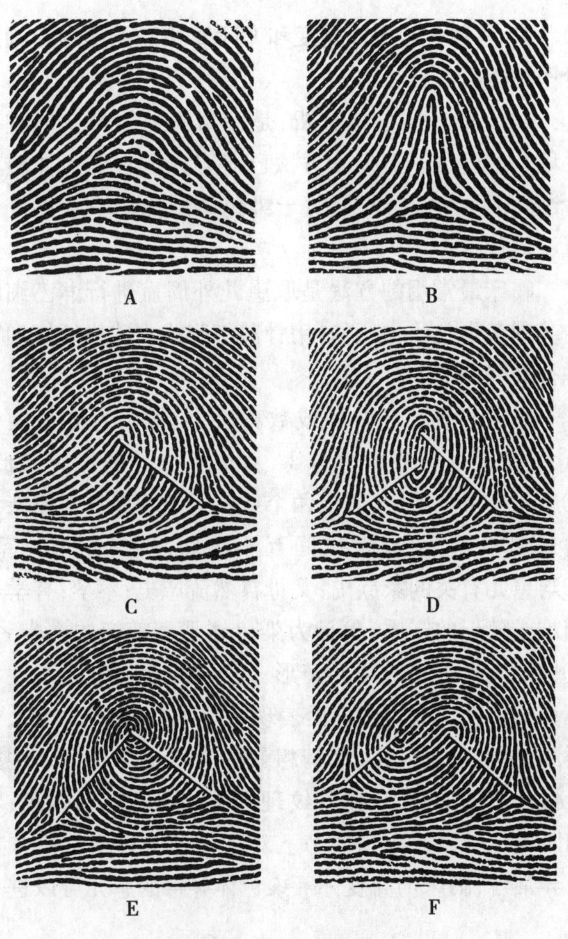

图32-26 常见肤纹形态

A.单纯弓纹;B.帐篷状弓纹;C.箕状;D.环状螺纹;E.漩涡状螺纹;F.双箕状螺纹。

肤纹隆线一般均细长而弯曲,彼此之间大都并行,但也偶见短线、点状、有孔、分叉和变细,两线之间也可互相交叉或包被等。

(2)指纹和趾纹:指纹和趾纹均以箕纹及螺纹为最多,两者合计共占全数96%以上,随民族、地区的不同,两者数值或相近似或略多略少,箕纹中又以尺侧箕纹和腓侧箕纹为最多,螺纹中则以环状螺纹为最多。无论指纹或趾纹,弓纹均甚少,仅占1%~4%,其中以普通弓纹为多见。

(3)蹋球部肤纹:蹋球部位于跖部前端蹋趾根部,相当于手的大鱼际部位,蹋球部肤纹以远位箕纹为最多,一般约占70%~80%,其次为环状及漩涡状螺纹,约占10%~15%,腓侧箕纹及胫侧箕纹又居其次,弓纹最少。

2. 正常掌线、跖线及关节屈曲线

(1)掌线及atd角:在手掌上,较粗大的掌线有大鱼际线、小鱼际线、远侧水平线、近侧水平线及掌正中线等,大鱼际线与小鱼际线内线交汇处有纹三射称为轴三射(axial triradius,或称轴三叉),简称为t,t点的位置在诊断上有较大意义。连接中指掌指关节的关节屈曲线的中点经t至腕关节屈曲线,称为掌正中线(图32-27、图32-28中FM),其长度以100%。t与腕关节屈曲线的距离占总长度15%以下者称t,属正常范围;占15%~40%者称t′,占40%以上者称t″属异常范围。也有人将掌正中线分为6份,t在第一个1/6段内称为t,属正常;第二个1/6段内为t′、第三个1/6段内为t″、第四个1/6段内为t‴均属异常情况。临床上也常用连接a、t及d三点成为atd角,atd角在45°以下,属正常范围,at′d角在45°~56°之间,at″d角在56°以上,均属异常范围。角度越大,异常越著(图32-28)。小儿atd角的估计法为49°-年龄;成人atd角为40°±6。

近侧水平线(E)起于拇指与示指之间,向尺侧延伸,终于小鱼际,远侧水平线(F)起于小鱼际远侧,向桡

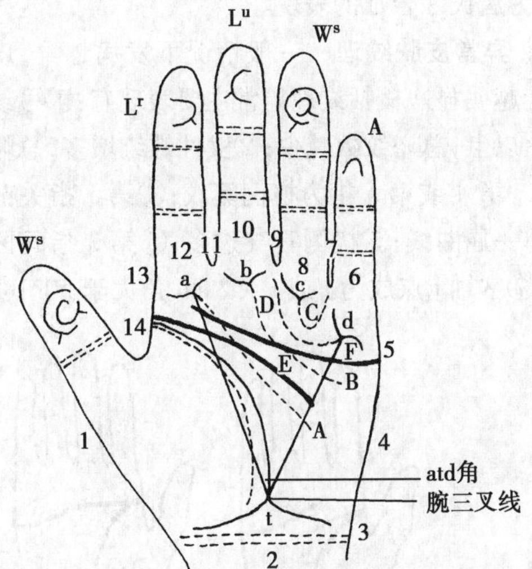

图32-27 掌线分布示意图

A.弓纹,W^s.漩涡状螺纹,L^u.尺侧箕纹,L^r.桡侧箕纹,E.近侧水平线,F.远侧水平线,1~14手掌周围分区,t轴三射(腕三叉线)。

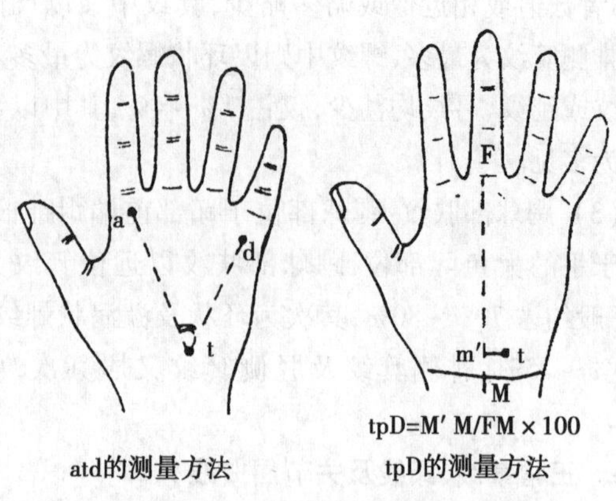

图 32-28 atd 角及掌正中线测量方法

侧延伸,终于示指与拇指之间近侧水平线的远方。两条水平线之间的关系颇为重要,一般有五种类型(图 32-29)。①正常型:近侧水平线与远侧水平线互不通连,均未贯通全掌。在正常人中,此种类型约占 85%~88%;②猿线(simian line,通贯手):两线合为一线,贯通全掌,在正常人中约占 5%~8%;③过渡Ⅰ型(transitional typeⅠ,桥贯手):两线之间有交通支,在正常人中约占 1%~8%;④过渡Ⅱ型(transitional typeⅡ,叉贯手):猿线,但线上有分支,在正常人中约占 0.4%~0.8%;⑤悉尼型(sidney line,中贯手):两线中有一条贯通全掌,在正常人中不到 1%。

(2) 跖线:跖线检查一般只限于跖部前端,在第Ⅱ、Ⅲ、Ⅳ、Ⅴ趾的根部跖前及踇球部,多用于新生儿鉴别,临床上应用不多(图 32-30)。

(3) 关节屈曲线:一般指小指第一、二关节的屈曲线,通常不止一条,若小指短而内屈,关节屈曲线只有一条,常为唐氏综合征的表现。

3. 异常皮肤纹理 一般情况下发病越早,皮肤纹理改变越明显。概括纹理异常主要表现有:①弓纹增多在 4 个以上,总嵴纹数减少;②女性螺纹增多,总嵴纹数增加;③第 4 或第 5 指为桡侧箕纹;④第 5 指关节屈曲线为单一屈曲线;⑤桡侧箕纹过多;⑥第 3 指间区出现箕纹;⑦掌轴 t 点成为 t′或 t″,或 atd 角大于 50°;⑧双侧通贯手;⑨足底踇球部为胫侧弓状纹;⑩踇球部为 S 状弓纹;⑪十指均为尺侧箕纹;⑫双侧中贯手;⑬双侧 A 线走向大鱼际;⑭大、小鱼际出现纹型。

异常肤纹常见于染色体畸变综合征,如常见的三体或部分单体:21、18、13 三体、45,X、47,XXX、47,XXY、47,XYY、Wolf-Hirschhorn syndrome、cri-du-chat syndrome、18p 缺失综合征等,也可见于其他类型遗传病,如 Rubinstein-Taybi 综合征、Zellweger 综合征和 Seckel 综合征等,有些非遗传病如白血病和结核病也会出现肤纹异常。肤纹对疾病的诊断并不具特异性,即无论何种肤纹异常都非某一疾病所特有。

(三)实验室及其他辅助诊断

1. 常用于染色体畸变和 CNVs 检测的细胞和细胞分子遗传学方法

(1) 染色体核型分析:是诊断染色体畸变的重要手段。尽管分子遗传学方法已经可以取代染色体核型诊断“不平衡”变异,但对于染色体结构的平衡性变异无法取代。

临床最常用的方法是取患儿外周血进行淋巴细胞培养制备染色体,必要时用骨髓细胞或皮肤成纤维细胞进行培养分析。

有以下情况之一种或数种者,应做染色体核型分析:①发育迟缓或智力障碍,伴或不伴其他先天畸形。②患儿有出生缺陷,累及两个或以上组织器官不能特异地做出诊断,或异常之间互不关联,不为因果关系。③与患儿有关的家族史:父母自然流产史;不孕;有学习困难或畸形的亲属;父母为染色体平衡畸变的携带者。④性腺发育不良或两性畸形。⑤原发性闭经的女性与不育的男性。⑥青春期后表现特殊体态,如身材高大或矮小,男性乳房萌出,性情粗暴的男性。⑦其他一些染色体病多见的异常:皮肤纹理异常,如通贯手;蹼颈;乳间距宽;草鞋脚;小指两节。对于染色体核型分析未检出异常者,临床仍高度怀疑染色体异常的患儿可以进一

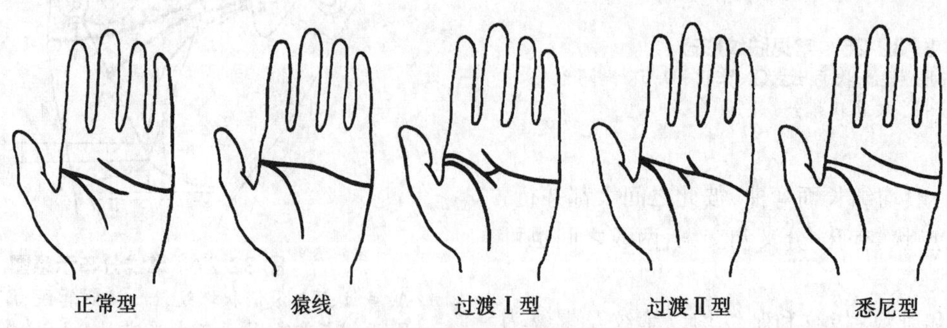

图 32-29 掌部两条水平线关系的几种类型

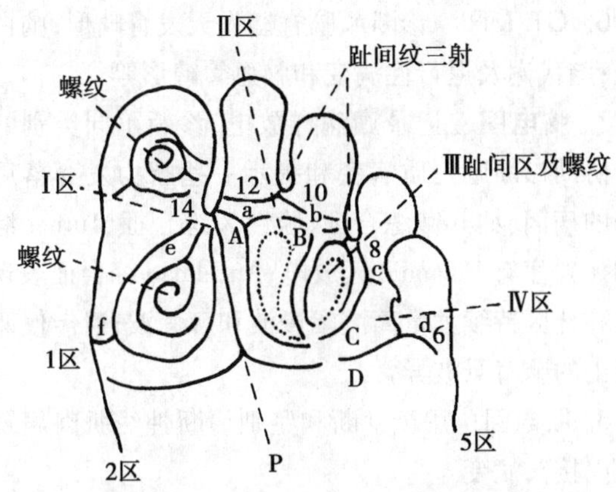

图32-30 跖部皮纹及跖线示意图

步选择下面的检测方法[9]。

（2）FISH：特异标记的荧光探针检测亚显微镜下缺失或重复（submicroscopic deletion/duplication），用于诊断微缺失和微重复综合征，检测已知疾病；用间期细胞可以快速诊断染色体数目异常综合征。

（3）染色体亚端粒区分析：亚端粒区基因丰富，很小的重排往往就可引起显著的异常，亚端粒的FISH可以鉴定显微镜下不能看到的微小重排。另外，MLPA也是一种快速和方便诊断亚端粒重排的方法。

（4）染色体芯片分析（chromosomal microarrayanalysis，CMA）：有两类芯片，arrayCGH和SNParray。近10余年随CMA的应用，发现和明确了更多CNVs变异引起的基因组病。用于多发畸形、发育迟缓、智力障碍和孤独症谱疾病[10]。同时，由于CNVs变异也存在于正常个体，目前尚有大量的变异临床意义不明确，使得部分检测结果不能给出明确的解释。一些相对较小的CNVs还需要FISH或其他方法来阐明其细胞遗传学的意义；局限性是不能检测染色体结构的“平衡性”重排，需要经典染色体核型分析。SNParray芯片具有检出杂合性丢失（loss of heterozygosity）的优势，诊断一部分单亲二体[11]。

（5）基于二代测序技术的基因组拷贝数变异测序（copy number variation sequencing，CNVseq）：用二代测序技术低通量测序，将测序结果与人类参考基因组碱基序列进行对比，通过生物信息分析检出CNVs。该技术正在快速用于临床诊断，与CMA比较费用更低，通量更高。如果患儿需要做全基因组外显子分析，基于测序数据也可以同时分析CNV，一次完成检测[12]。缺点是检出更多临床意义不明的CNVs。

2. 常用的分子诊断方法

（1）PCR方法

1）常规PCR：存在基因片段缺失时，PCR无产物；如扩增片段的中间存在缺失或插入，PCR长度发生变化，可以判断是否存在长度片段的多态性。

2）多重PCR：一次PCR反应可以检测到几个基因产物。设计PCR反应时引物要求有相同的扩增条件，相互间不发生非特异扩增。电泳检测产物时需要高分辨率的凝胶电泳或毛细管电泳。

3）等位基因特异PCR（allele specific PCR）：直接检测突变的等位基因，用于鉴定明确的突变。

4）实时PCR（real time PCR）：用于基因定量分析，检测基因拷贝数和表达水平。

5）RT-PCR（reverse transcription PCR，RT-PCR）：以mRNA为模板经逆转录酶作用合成cDNA，以cDNA为模板进行PCR反应。用于检测缺失重复和点突变、mRNA前体加工过程异常，从mRNA水平明确诊断突变类别。

（2）限制性内切酶

1）限制性片段长度多态性（RFLP）：PCR后选择各种限制性内切酶酶解PCR产物，经电泳后分析PCR片段大小变化。

2）甲基化敏感检测：选择甲基化敏感的限制性内切酶对基因组进行酶解，然后PCR。如为甲基化的DNA，限制性内切酶不能酶解DNA，则DNA片段完整，可以检测到预期的PCR产物；如果为未甲基化的DNA，限制性内切酶酶解DNA片段，无PCR反应发生。

（3）DHPLC：利用部分变形条件下同源和异源双链DNA解链特征的差异进行变性检测。根据洗脱曲线分析是否存在突变等位基因片段或待测个体的基因型，最终经DNA测序确定突变类型。

（4）Southern印迹杂交：是一个经典的分子遗传分析技术，由于用DNA量相对较多，步骤较烦琐和需要放射性核素标记，现在已较少使用。但截至目前仍然作为脆性X综合征诊断的金标准。

（5）MLPA：一个反应可以检测多种基因突变或一个基因的多个位点，自2002年发明该技术以来广泛用于染色体畸变、基因缺失重复突变、点突变和基因甲基化等遗传病的诊断中。

（6）DNA测序和二代测序：第一代DNA测序方法（Sanger测序）目前仍然是单基因病诊断中最常用和最准确的方法，直接检出点突变或小的基因片段缺失重复或插入。第二代测序技术：也称新一代或下一代测序技术（next-generation sequencing，NGS）采用了大规模矩阵结构的微阵列分析技术，使一个DNA样本可以被同时并行分析。此外，测序是利用DNA聚合酶或连接酶以及引物对模板进行一系列的延伸，通过显微照相设备观察并记录连续测序循环中的光学信号实现的。以 Solexa 技术为例，它以单分子阵列原位扩增为基础，应用边合成边测序的原理获得序列信息。首先，用超声波将 DNA 样本随机打成 200bp 的片段，在片段两端连接接头序列(adapter)，通过含有接头序列的引物进行 PCR 富集。然后将样本加到特定的芯片上，该芯片上已经固定有与接头序列相同/互补的序列，那么样本就根据碱基互补的原则找到自己的位置，以 PCR 桥的方式进行扩增反应，经过大约 30 个循环后，在芯片表面形成了许多 DNA 单分子克隆簇，然后进行序列分析。NGS 的优点是：①在大规模并行模式下应用的是边合成边测序(sequencing-by-synthesis，SBS)的原理。与第一代测序方法不同，提供的数据来自单一 DNA 分子，因此，可以对 DNA 定量。这个特点对于检测突变比例低的分子(嵌合体)非常重要；②NGS 测序仪运行一次所产生的数据量远远高于一代测序，而成本费用相对低，即便宜地获得海量的数据。它的出现彻底颠覆了以前在基础、应用和临床研究中传统遗传病的研究方法。如即使在检测前不了解某一基因的情况，NGS 可以通过强大的测序功能和生物信息学分析而找到突变[13]。目前，NGS 已快速和广泛应用于临床遗传病的诊断，有些将与某种疾病相关的已知基因做成一个试剂盒(panel)，进行批量检测，如线粒体病、发育落后和智力障碍相关、癌症、肌肉病和耳聋等；因为检测费用逐年降低，越来越多的病例直接应用基因组全外显子或全基因组测序来得到更多检测信息。优点在于快速和全面地分析疾病基因，找到已知的致病突变和发现新的致病基因[14]。但是 NGS 也会增加了基因检测的盲目性，并可能检测大量的疾病无关变异，需要注意假阳性的问题，对于阳性结果需要其他方法来验证，特别是 Sanger 测序[15,16]。

3. 生化检查和酶活性测定 一般的生化检测可发现一些代谢异常；特殊的检查如血、尿氨基酸分析、有机酸分析、气相色谱-质谱(GC-MS)和串联质谱(MS-MS)在诊断氨基酸、有机酸、脂肪酸氧化缺陷和一些溶酶体贮积症方面有非常重要的诊断价值；酶活性测定主要用于各种溶酶体贮积症诊断。详见第三十三章先天性代谢疾病。

4. 免疫学 检测各种抗体和激素协助诊断；特殊的免疫组织化学方法。

5. X 线检查 可诊断累及骨骼系统的先天性成骨不全、湿疹-血小板减少-免疫缺陷综合征(Wiskott Aldrich 综合征)、黏多糖贮积症、Wolman 病、Gaucher 病、GM1、天冬氨酸葡萄糖胺尿症(骨发育不良)。胸腺发育不良所致免疫缺陷病如腺苷磷酸化酶缺乏症等。

6. CT/MRI 诊断颅脑脊髓先天发育畸形；脑白质病变；脑代谢及退行性病变和脑血管畸形等。

7. 脑电图 记录癫痫样放电，诊断不同类别的癫痫。协助诊断脑白质病变和提示一些智力发育落后或倒退的病因，如 Rett 综合征、脆性 X 综合征、Turner 综合征和孤独症有 Rolandic 区放电；Angelman 综合征表现的额区和枕区持续大量高波幅慢波和棘慢波；遗传代谢病表现出的脑背景波异常。

8. 肌电图 用于诊断和鉴别诊断神经肌肉病及神经肌肉接头病变。

9. B 超和超声心动 B 超发现各个脏器形态学变化；超声心动发现和诊断各种大血管和心脏结构异常。

(四)遗传咨询

遗传病最大的影响是再发风险。遗传咨询是人类遗传病应用的一个重要领域，越来越多的遗传病患者或家庭成员自身或在医生的建议下希望得到遗传病的遗传病因或遗传病理诊断、遗传病的影响和再发风险等相关的信息。

1. 遗传咨询内容 遗传咨询是帮助人们理解和适应遗传因素对疾病的作用以及遗传对医学、心理和家庭影响的一个过程。这个过程主要包括以下内容：①通过分析家族史来解释和评估疾病发生和再发风险率；②进行有关遗传病的遗传方式、实验室检测方法、诊断、治疗及预防的教育，并提供与疾病有关的各种可能得到帮助的方式与渠道；③辅导促进知情选择、对所患疾病再发风险的逐步认知和接受以及采取最适当的决策。

2. 遗传咨询的主要目的和指征 目的是使咨询者(患者和家属)了解与他们有关的遗传病的本质、预后、随诊及处理方法；了解所患遗传病的遗传方式和再发风险；了解防止所患遗传病发生或再发的各种可以选择的方法，如产前诊断、辅助生殖、避孕等；采取咨询者或家属认为最可行的措施；设法改变或调节他们的生活和健康。

应当进行遗传咨询的指征包括：①遗传筛查阳性者；②高龄孕妇，孕妇≥35 周岁；③曾怀孕过有遗传病或畸形的胎儿及生育过有遗传病或畸形的患儿；④父母或一方自身患有遗传病；⑤有反复发生的自发性流产、胎死宫内、不孕不育等病史的夫妇；⑥染色体平衡易位、倒位的携带者；⑦父母是遗传病基因携带者；⑧夫妇之一有遗传病家族史；⑨近亲婚配；⑩有外环境致畸物接触史。在儿科临床工作中，笔者遇到最多的情况是一对夫妇生育过一个患有遗传病或有畸形的患儿史，希望通过遗传咨询和相关的产前诊断技术再生育一个健康的孩子。目前,遗传咨询是在一个家庭范围内预防有严重遗传病患儿出生的最有效手段。通过开展遗传咨询,配合有效的产前筛查与产前诊断技术和选择性放弃胎儿,能够有效地减低遗传病患儿或有严重出生缺陷患儿的出生,从而减轻家庭和社会的精神与经济负担,从根本上改善出生人口的素质。

3. 遗传咨询的伦理和法律问题　遗传病有终身性、难治性和可遗传性的特点,所以可能引起一系列的心理和伦理问题。遗传伦理学遵从医学伦理学的一般原则,包括有利、无害、公正、尊重四大原则。其中尊重指尊重咨询者(患者及家属)的自主权、知情同意权、隐私权和保密权。遗传咨询过程中必须遵循的伦理和道德原则包括:①自愿、知情,要完全尊重咨询者自己的意愿。当事者必须知情,被检测者和家属有权利自主决定是否进行与遗传相关检测和再生育问题,未经患者或家属的同意进行的遗传学检查不合法。②对咨询者的教育,包括咨询疾病的特征、遗传性与非遗传性的基础、如何诊断、治疗、预后如何;家族成员发生或再发风险。③应该告知咨询者(患者和/或家属)所有遗传学诊断的信息。④非指导性是遗传咨询定义中最基本的特征,也就是说医师不为患者和/或家属做任何决定,但是要提供各种相关知识和各种选择的可能性。⑤尊重咨询者的隐私权,相关的遗传资料要保密,未经咨询者的同意不得外泄。为某些特殊研究,如进行遗传连锁分析、新生儿筛查等项目研究要通过正确法律渠道而获取遗传物质。

在做任何遗传检查之前,必须得到病人及家属签署的知情同意书,这是处理法律争端时非常重要的法律依据。儿科临床工作中主要面对患儿的家长或法定监护人,在咨询过程中要给予咨询者更多的理解和人文关怀。强调儿童抚养和接受教育有关的权益。

4. 一般遗传咨询步骤

(1) 通过完整病史、全面体格检查、实验室和辅助检查,以及遗传学检测得出遗传或先天性疾病的诊断。正确的临床诊断是遗传咨询的基础。

(2) 询问家族史,绘制家系图。

(3) 明确遗传病的类型、遗传方式,根据遗传规律推算出亲属及未来子女的再发风险率。

(4) 提出对策与方法:对患者的预防和治疗方案、指导婚姻和生育问题并做出认真细致的解说。如需放弃生育、不宜婚配、产前诊断等较为重大的问题更应慎重和详细解释,使患者及家属信服。

四、遗传病的治疗

近年来,遗传与先天代谢性疾病的治疗方面有了较大的进展。治疗的方式包括“环境工程”和“基因工程”两大类,前者系通过改善内、外环境因素如通过饮食、药物、手术、脏器移植等以纠正代谢紊乱,改善症状:后者系用人工方法改造和修补有缺陷的基因,以期达到治疗的目的。

(一) 饮食及药物疗法

原则是补充缺乏物质,避免和除去有害物质。

1. 补充缺乏物质(补其所缺)　补充人体代谢所需要的物质如维生素、电解质、氨基酸、葡萄糖等。另外,根据遗传病的病因给患儿针对性地补充所需成分。

2. 避免摄入有害物质(禁其所忌)　包括避免摄入或摄入后在体内代谢产生过多的无用或有害产物的物质。

3. 排除过多有害物质(去其所余)　采用物理化学的方法将过多的毒物排除或抑制生成。用促排泄剂、螯合剂、代谢抑制剂、平衡清除法、换血或血浆置换过滤等方法减少体内的毒物,以缓解症状。

以上方法针对不同疾病详见各章节。

(二) 酶疗法

供给必需的酶,纠正代谢缺陷。

1. 酶诱导　利用药物或其他方法增强体内酶的活性或增加其合成,如用苯巴比妥可使肝中葡萄糖醛酰转移酶活性增强,治疗 Crigler-Najjar 综合征、Gilbert 综合征等新生儿黄疸。

2. 酶补充　补充缺乏的酶,如黏多糖贮积症Ⅰ型使用 Loronidase 替代治疗对非脑部症状有效;黏多糖贮积症Ⅱ型(Hunter)无神经系统症状者使用 Idursulfase 替代治疗;Fabry 病用 agalsidaseα/β 替代治疗均被证明有一定疗效。

(三) 外科疗法

1. 脏器移植　从某种意义上讲,移植脏器是单基因病的终极遗传学的治疗,可代替脏器的作用,产生酶和基因产物如激素、免疫物质、凝血因子等以维持正常代谢,或将蓄积物质分解排泄而起到治疗作用。临床应用肾、肝、脾、肺、心、胸腺等器官移植取代患病器官。但器官来源是非常困难和有限的。如何解决器官来源是一个重大的课题。

2. 干细胞移植 干细胞是非特异化的细胞，具有自我再生和分化成特异细胞系的潜能。有两大类：体干细胞和胚胎干细胞。体干细胞分造血干细胞和非造血来源的体干细胞。造血干细胞用于临床40多年，能分化成粒系和淋巴系的造血干细胞，可用于一些早期的溶酶体贮积症和脑白质营养不良患儿的治疗。非造血来源的体干细胞来源于各脏器官，尽管体干细胞可以分化为其来源器官的多种细胞系，但是否可以分化成其他器官的细胞还不肯定。胚胎干细胞最早来源于对小鼠畸胎瘤的研究，发现其中存在未分化的多能干细胞，这些多能干细胞在一定的条件下能分化成为多种类型的细胞。人胚胎干细胞（human embryonic stem cell，hES）是一种源于人囊胚内细胞团，经体外分离、培养获得的原始多能干细胞，它是人体各种组织细胞的起源，处于个体发育的顶端。由于其人源性，人胚胎干细胞受到高度关注，潜在用途是通过定向分化诱导产生各种特异的细胞和组织，将其用来修复或替换丧失功能的组织和器官，目前这部分内容仍在研究阶段，期望有良好的应用前景。

3. 矫形手术 通过手术的方法矫正各种畸形，帮助恢复功能。

（四）基因治疗

利用载体介导将遗传物质转移到细胞内纠正基因缺陷所引起的临床表现，即采用基因转移技术治疗疾病称为基因治疗（gene therapy）。有可能进行基因治疗的遗传病必须符合以下条件：①疾病发病的分子机制及致病基因的分子结构清楚；②目的基因能被克隆、其表达调控机制已较清楚；③该基因可在体外和体内进行繁殖和表达；④有安全可靠的载体包装细胞系；⑤基因转移细胞有极好的繁殖力并在体内能长期存活；⑥目的基因在受体细胞内能完整、稳定、剂量适当地整合和表达。

基因治疗基于遗传病的病理基础是基因突变，纠正这种异常即可使疾病获得根治的理念。由于遗传病机制不同所采用的策略不同。基本策略有：①基因修复：修复缺陷基因使其在质和量均能够正常表达，目前尚无法做到；②基因替代：去除整个异常基因，以功能正常的基因代替，使致病基因得到永久更正，目前也无法实现；③基因抑制或失活，导入外源基因，抑制异常基因表达；④基因增强：将目的基因导入异常细胞或其他细胞，使目的基因的表达产物可以补偿缺陷细胞的功能或使原有功能得到加强，适于单基因隐性遗传病的治疗，目前基因治疗多为此类；⑤重新开放已关闭的基因：目的在于促使有类似功能的基因表达以超过或代替异常基因的表达。

基因治疗有两个目标：其一，生殖细胞的基因治疗，是将正常基因转移到突变的生殖细胞（精、卵细胞或受精卵）使其发育成为正常个体，并且可使有害基因不再传递给下一代，这是最理想的根治遗传病的方法，除外技术之外伦理学是重要的考量，目前不被国际社会所接受。其二，体细胞的基因治疗，是将目的基因转移到体细胞使其发挥作用来达到使患者症状消失或减轻的治疗目的，突变的致病基因仍然可以传递给下一代。体细胞基因治疗最理想的状态是将正常基因导入靶细胞内染色体特定的基因座实现正确表达，但目前染色体定位转移仍有很大困难。实现这两个目标都需要将正常的基因转移到受体细胞，并使其在受体细胞正确地表达。所以，安全导入外源基因和正确高效表达是基因治疗的关键。

1. 基因转移 有基因体外输入和体内输入两种方式。体外输入限于可从患者体内取出，经过体外基因修饰后回输入体内的细胞群，如成纤维细胞、肝细胞、内皮细胞、肌细胞和骨髓干细胞等，回输后有选择优势的细胞更适合，如利用骨髓干细胞治疗联合免疫缺陷症；治疗血友病的Ⅷ因子自体成纤维细胞回输。体内输入是直接基因输入，理论上可以治疗很多遗传病，但靶向基因应该满足能高效转移到个体细胞并整合到基因组，长期、稳定表达的条件，目前还很难达到全部要求，因此，探索理想基因转移方法仍是基因治疗的一项重要内容。方法有：

（1）物理法：①显微注射：显微镜下向细胞核内直接注入外源基因，一次只能注射一个细胞，工作耗时费力；②电穿孔：利用脉冲电场提高细胞膜的通透性，使细胞膜上形成纳米大小的微孔，将外源DNA转移到细胞中，但有时会损伤细胞；③微粒子轰击：利用微小的金、钨等贵金属颗粒吸附DNA，在高压作用下将DNA伴金属颗粒高速导入细胞，可以使DNA在活体组织、贴壁细胞和悬浮细胞中表达；④脂质体法：用人工的脂质体包围外源基因，再与细胞融合，或直接注入病灶组织使其表达。

（2）化学法：将外源基因与带电荷的物质磷酸钙、DEAE葡聚糖、聚L鸟氨酸和聚卤化季铵盐或若干脂类混合，形成沉淀的DNA微颗粒，加强细胞摄取外源DNA能力，但其转移效率低。

（3）生物学方法：用病毒载体介导基因转移。病毒依赖细胞增殖和生存，具有感染攻击宿主细胞并将其遗传物质注入宿主细胞的能力，利用宿主细胞的合成机制合成蛋白,复制自身产生更多病毒感染更多的细胞;有些病毒可以将其自身序列插入宿主细胞基因组,随宿主细胞分裂和增殖而生存。用于基因治疗的病毒均已经过基因工程改造,删除致病的组分。病毒有RNA病毒和DNA病毒。最常用的病毒载体是反转录病毒和腺病毒。①反转录病毒(retrovirus,RV)载体:RV是RNA病毒,有反转录酶,使RNA反转录为DNA,再整合到宿主细胞基因组,具有转染效率高、稳定表达外源基因和有广泛宿主细胞的优点,但有容量小和可使细胞恶变的缺点。最常用的病毒是莫洛尼鼠白血病病毒(murine leukemia virus,MO-MLO)。近年慢病毒(lentivirus)也受到关注,有可以感染不分裂的细胞、效价高、主要目的基因表达时间长的优点。②腺病毒(adenovirus,AdV)和腺病毒相关病毒(adeno-ass ociated,AAV)载体,均无胞膜。AdV是双链DNA病毒,多数AdV载体以2型和5型为AdV基础构建,由于缺失E1和E3,自身不能表达包装蛋白,需要293细胞或Hela细胞的帮助形成病毒颗粒从而感染细胞。插入DNA片段长,不需要分裂的靶细胞,有原位感染的能力和病毒滴度高的优点,一般不整合到宿主的基因组,减少了插入突变的潜在危险。已用于肺、肝、中枢神经系统、内皮细胞、肌细胞和唾液腺上皮细胞的基因治疗试验,对呼吸系统可以反复多次滴注,临床用于囊性纤维化的治疗。腺病毒相关病毒,是微小单链DNA病毒,广泛易感染,无病原性和免疫原性。尤其是其在各种细胞、组织和体内试验中的应用效果方面已经积累了许多资料,对肌肉、肝脏、神经组织等感染效率高,载体自身免疫原性低,长期表达,比较稳定,易于保存和运输。缺点是容量较小,不同AAV血清型的组织亲和性存在差异。

(4)同源重组:哺乳类与细菌或酵母菌一样有酶系统,可使进入细胞的外源基因和染色体上的基因在同源序列间发生重组而插入染色体,外源基因就可以专一地整合到细胞的特定位点,从而避免了因随机插入得不到调控和表达,甚至可能激活或失活插入位点附近的基因等麻烦问题。基因修正主要利用这种方法。目前由于体细胞不允许在体外长时间培养、同源重组率低和筛选工作量大的缺点限制了临床使用,由于能够定点插入目的基因,避免了很多的副作用,随技术方法改进,增加同源重组率,此方法仍有较大的应用前景。

总的来讲,人类试验表明输入基因并使其持续表达以诱导表型改变至少在基因表达水平可行,最大的挑战是如何使输入的基因表达水平到达使表型改变的水平;如何不诱发宿主的防御系统反应;如何减少整合性载体的插入诱变以及如何使被纠正的细胞有后续的选择优势或持续增殖。逐步解决了这些问题基因治疗才能更多地应用于临床。

2. RNA修饰治疗 这类方法着眼于mRNA,抑制mRNA表达或改变或增加mRNA功能。

(1)反义寡核苷酸(antisense oligonucleotide,ASO):ASO是单链DNA,含18~30bp,通过碱基互补原则与目标mRNA结合,降低基因表达水平。理论上过量表达突变蛋白所致疾病均适用,但目前其在细胞的稳定性、摄取率、结合靶序列的特异性和亲和力都有亟待解决的问题。

(2)RNA干扰(RNAi):RNAi是自然存在的一个形式,可以介导mRNA降解或翻译阻滞。主要挑战是如何提高有效性、特异性和准确导入靶细胞。

(3)反式剪接(trans-splicing):调控前mRNA(pre-mRNA)水平,目标基因的前mRNA被反式剪接改变成另一个独立的前mRNA,然后用载体将其输入体内。节段性反式剪接(segmental trans splicing,STS)解决了对传统病毒载体来讲太大的基因转入,如Duchenne肌营养不良基因,STS包括传输两个独立的基因转移载体,每一个编码独立的前mRNA,然后通过剪接体介导的反式剪接产生完整的前mRNA。

(4)核糖核酸酶(ribonuclease):它是有酶活性的RNA分子,识别特异性RNA序列,并在目标分子内进行位点特异性的磷酸二酯键切割。结构包含两个反义RNA区域(二翼互配区)包围在核苷酸水解基序(nucleolytic motif)的两侧,提供作用的靶特异性。

对于RNA修饰治疗的临床应用最大障碍是转移问题,如何提高转移效率使其达到治疗作用将有赖于基因转移载体的发展与进步或其他突破性的研究工作。

其过程见图32-31所示。

3. 基因组编辑技术 目前最有前景的基因组编辑技术是成簇间隔短回文重复序列及其相关基因(clustered regularly interspersed short palindromic repeats/CRISPR associated 9,CRISPR/Cas9),CRISPR/Cas9利用Cas9核酸酶,在一段与DNA靶序列相匹配的短RNA分子引导下,切割靶序列的DNA双链结构,诱发细胞自身的修复机制达到修正突变的目的。优势在于精准地在DNA水平永久修复基因,还有一些问题尚未解决,如常见的脱靶的问题,可能导致非目标区域的DNA编辑,引起不可预知的不良反应等。

近几年,儿科常见的常染色体隐性遗传病SMA在基因治疗方面取得了很大进步。反义寡核苷酸药物Nusinersen治疗SMAⅠ型和Ⅱ型完成Ⅲ期临床试验,获得美国食品药品管理局和欧洲药物管理局批准,2019年初中国药品监督管理局也批准临床使用,该药物需要定期鞘内注射。AVXS-101,以血清型9腺病毒相关病

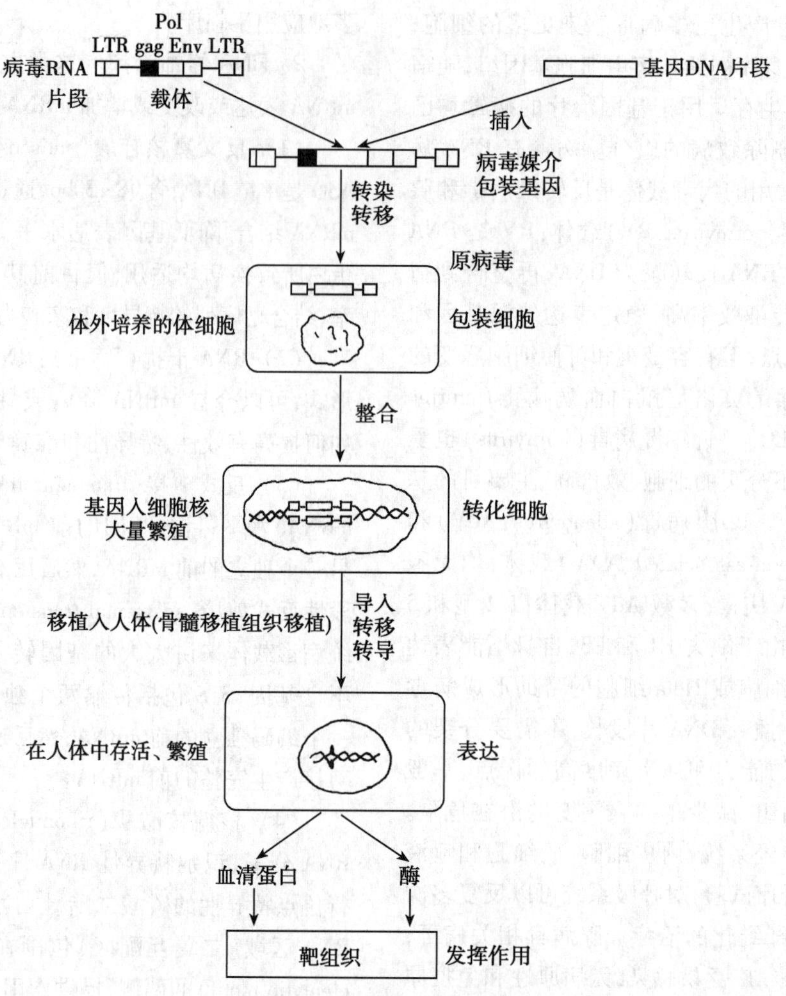

图 32-31 基因治疗过程图解

毒(AAV9)为载体,获得治疗 SMA 的孤儿药资格认定进入临床研究阶段,AAV9 可以通过血脑屏障,因此,既可以鞘内注射,也可以静脉给药。2016 年的Ⅰ期临床研究显示 15 名Ⅰ型患者至今无一例死亡,并均获得了发育里程碑的进步,目前正在开展Ⅲ期临床试验,我国已有几家医院参与其中。

基因治疗的临床应用目前还存在很多的问题,主要包括稳定性、安全性、转移基因的高效表达问题、免疫性和伦理等需要研究解决。目前发现的遗传病有六千余种,由于各种原因,作为基因治疗的研究对象病种并不多。尽管如此,它作为遗传病治疗的新手段正在逐步被人们所接受,它蕴藏着巨大的潜力,目前临床试用的基因治疗的遗传病见表 32-12。时间将证明遗传病是可以治疗的。

表 32-12 目前临床试用的基因治疗的遗传病

疾病	基因产物	靶细胞或组织	载体
α-抗胰蛋白酶缺乏症	α-抗胰蛋白酶缺乏	呼吸道	脂质体
慢性肉芽肿	p47PHOX	骨髓细胞	反转录病毒
囊性纤维化	囊性纤维化跨膜调节蛋白	呼吸道	腺病毒,脂质体
家族性高胆固醇血症	低密度脂蛋白受体	肝细胞	反转录病毒
范科尼综合征	互补组 C 基因	造血祖细胞	反转录病毒
Gaucher 病	β 葡糖脑苷酯酶	外周血或造血干细胞	反转录病毒
Hunter 综合征(MPSII)	艾杜糖 2 硫酸酯酶	淋巴细胞	反转录病毒
腺苷脱氨酶缺乏引起的免疫缺陷病	腺苷脱氨酶	淋巴细胞	反转录病毒

五、预防出生缺陷

国家“十三五”规划纲要和“健康中国 2030”规划纲要，提出了要全面加强出生缺陷综合防治工作。预防和减少出生缺陷，把好人生健康的第一关，是提高出生人口素质、推进健康中国建设的重要举措。我国为预防和减少出生缺陷实行三级预防政策。

一级预防，通过大力普及出生缺陷防治知识，增强群众自我保健意识和能力。开展针对性的优生咨询，特别是遗传咨询，倡导适龄生育，科学备孕。内容包括科学补服叶酸，预防神经管缺陷；南方地中海贫血高发省份开展包括基因型的筛查；常见耳聋基因位点筛查；脆 X 综合征基因筛查，逐步增加高发隐性遗传病的基因筛查。

二级预防，为减少严重出生缺陷儿的出生，对高危孕妇，包括高龄妊娠，有不良孕产史，血清学或无创性产前筛查（NIPT）唐氏或其他染色体异常高风险、孕期 B 超等影像学检查发现胎儿结构异常、明确的单基因病和基因组病携带者或染色体平衡变异携带者通过有效的遗传咨询指导其及时到有资质的医疗机构接受产前诊断服务，对明确诊断的各类严重出生缺陷病例及时给予医学指导和建议。

三级预防，全面开展出生后新生儿常见和可干预的疾病筛查，如苯丙酮尿症、先天性甲状腺功能减退和听力障碍筛查等，加强新生儿疾病筛查阳性病例的随访、确诊、治疗和干预，提高确诊病例治疗率。根据各地区的条件逐步扩大筛查病种。

（潘虹）

参考文献

[1] HAREL T, LUPSKI JR. Genomic disorders 20 years on-mechanisms for clinical manifestations. Clin Genet, 2018, 93(3): 439-449.

[2] JORDE LB, CAREY JC, BAMSHAD MJ. Chapter 2, basic cell biology: structure and function of gene and chromomes: Medical Genetics, 4th ed. Philadelphia: Mosby Elsevier Inc, 2010: 5-25.

[3] 杜传书. 医学遗传学. 3 版. 北京：人民卫生出版社，2014：46-79.

[4] CARVALHO CM, LUPSKI JR. Mechanisms underlying structural variant formation in genomic disorders. Nat Rev Genet, 2016, 17(4): 224-238.

[5] RIGGS ER, ANDERSEN EF, CHERRY AM, et al. Technical standards for the interpretation and reporting of constitutional copy-number variants: a joint consensus recommendation of the American College of Medical Genetics and Genomics (ACMG) and the Clinical Genome Resource (ClinGen). Genet Med, 2020, 22(2): 245-257.

[6] RICHARDS S, AZIZ N, BALE S, et al. Standards and guidelines for the interpretation of sequence variants: a joint consensus recommendation of the American College of Medical Genetics and Genomics and the Association for Molecular Pathology. Genet Med, 2015, 17(5): 405-424.

[7] LODA A, HEARD E. Xist RNA in action: Past, present, and future. PLoS Genet, 2019, 15(9): e1008333.

[8] FANG H, DISTECHE CM, BERLETCH JB. X Inactivation and Escape: Epigenetic and Structural Features. Front Cell Dev Biol, 2019, 7: 219.

[9] 中华医学会儿科学分会神经组，中国医师协会神经内科分会儿童神经疾病专业委员会. 儿童智力障碍或全面发育迟缓病因诊断策略专家共识. 中华儿科杂志，2018，56(11)：806-810.

[10] 中国医师协会医学遗传学分会，中国医师协会青春期医学专业委员会临床遗传学组，中华医学会儿科学分会内分泌遗传代谢组. 染色体基因组芯片在儿科遗传病的临床应用专家共识. 中华儿科杂志，2016，54(6)：410-413.

[11] YUAN B, WANG L, LIU P, et al. CNVs cause autosomal recessive genetic diseases with or without involvement of SNV/indels. Genet Med, 2020, 22(10): 1633-1641.

[12] 中华医学会医学遗传学分会临床遗传学组，中国医师协会医学遗传学医师分会遗传病产前诊断专业委员会，中华预防医学会出生缺陷预防与控制专业委员会遗传病防控学组. 低深度全基因组测序技术在产前诊断中的应用专家共识. 中华医学遗传学杂志，2019，36(4)：293-296.

[13] KALIA SS, ADELMAN K, BALE SJ, et al. Recommendations for reporting of secondary findings in clinical exome and genome sequencing, 2016 update (ACMG SF v2.0): a policy statement of the American College of Medical Genetics and Genomics. Genet Med, 2017, 19(2): 249-255.

[14] POSEY JE, HAREL T, LIU P, et al. Resolution of Disease Phenotypes Resulting from Multilocus Genomic Variation. N Engl J Med, 2017, 376(1): 21-31.

[15] 中国医师协会医学遗传医师学分会，中华医学会儿科学分会内分泌遗传代谢学组，中国医师协会青春期医学专业委员会临床遗传学组，上海市医学会分子诊断专科分会. 全基因组测序在遗传病检测中的临床应用专家共识. 中华儿科杂志，2019，57(6)：419-423.

[16]《分子遗传学基因检测送检和咨询规范与伦理指导原则 2018 中国专家共识》制定专家组. 分子遗传学基因检测送检和咨询规范与伦理指导原则 2018 中国专家共识. 中华医学杂志，2018，98(28)：2225-2231.

第 2 节 染色体病和基因组病

染色体病(chromosome disorders)是由于染色体发生了数目或结构异常所引起的疾病,构成遗传病的一大类。通常指显微镜下可见到的染色体异常。染色体异常或称畸变(chromosome abnormalities)不等于染色体病,一些染色体结构的"平衡变异"本身不引起表型效应。

基因组病(genomic disorders)这一概念在 1998 年由 Lupski JR 提出,指基因组自身结构特性导致的人类基因组结构重组的一系列疾病,累及 DNA 片段大于 1kb。基因组病的基础是 DNA 重组,涉及剂量敏感基因的缺失、重复和断裂。多为散发性。通常指显微镜下不可见 CNVs 引起的疾病。

基因组病的研究曾受到方法学的限制,直到 CMA 的出现并快速发展以及最近几年 NGS 用于 CNVs 检测才使得人们对该类疾病有了更广泛和深刻的认识。

CNVs 引起的综合征约 140 余种,包括已经临床命名的微缺失和微重复综合征。

【实验室检查】 染色体病需要特殊的实验室检查方法辅助诊断。

1. 染色体核型分析 用于检出染色体数目或结构畸变,是最基本和最重要的细胞遗传学方法,截至目前仍然是诊断染色体病的金标准。

常规取肝素抗凝外周血,进行淋巴细胞培养,收获染色体后制片和 G 显带,光学显微镜下放大 1 000×观察分析或采用计算机核型分析系统,按照 ISCN 写出核型分析结果。处于分裂中期或早中期的染色体可以产生 400~550 条带,分辨率大约 5~10Mb。对疑有染色体两个末端畸变可采用 R 带显示;累及着丝粒的畸变或判定是否为结构性异染色质异变可采用 C 显带;银染法鉴定核仁组织区(Ag-NOR nucleolar organizing region)随体柄和随体。Y 染色体远端畸变,还可用氮芥喹吖因(quinacrine mustard,QM)染色而呈现 Q 带,在荧光显微镜下进行分析。嵌合体中异常细胞所占比例较低时可以选用其他组织,如皮肤成纤维细胞进行染色体核型分析。

2. 姐妹染色单体交换(sister chromatid exchange,SCE) SCE 指染色体复制过程中,一条染色体的两个姐妹染色单体在相同的位置上发生的等位、对称片段交换,这是一种同源片段的交换,正常情况下每个细胞交换 6~10 次。交换频率是反映 DNA 损伤最敏感的方法之一,用于染色体断裂综合征的辅助诊断。这类疾病常规核型分析可无异常,但其染色体或染色单体自然或诱导的断裂率、染色单体的交换率增高。

3. FISH 通过制备荧光标记的特异性 DNA 探针,经过与固定在玻片上的染色体或间期细胞核杂交来检测与探针序列互补的被检测序列是否存在、染色体定位是否正确以及是否有基因剂量的增减。FISH 对染色体分析的分辨率提高 10~100 倍。用于检出光学显微镜下观察不到的微缺失、重复、插入、易位等结构畸变及染色体断裂点定位;鉴别双亲来源;间期细胞核快速检测染色体数目异常。本法已广泛用于染色体病的快速诊断和产前诊断中。

4. 多色 FISH(M-FISH)和光谱染色体核型(spectral karyotyping,SKY) 以 24 种不同颜色表现出 22 条常染色体和 2 条性染色体,在一个实验中观察到每一条染色体。用于确定复杂核型和鉴定未知标记染色体或衍生的染色体来源,可能测出微小和复杂的染色体改变。就其价格而言仍然相对较贵,而且诊断周期较长,目前临床应用少。

5. CMA 在了解人类基因组的组织结构、基因定位和发现染色体的微缺失或微重复等方面发挥着越来越重要的作用。有两类基因芯片:其一,基于染色体比较基因组杂交的双色系统 array-CGH,用基因芯片替代了载有染色体的玻片,芯片由细菌人工染色体(bacterial artificial chromosomes,BACs)或寡核苷酸构成,用不同荧光标记待测患者 DNA 样本与参照 DNA,等量杂交;其二,单色的 SNP 芯片,用荧光标记待测患者 DNA 样本直接与寡核苷酸构成芯片杂交。能够检测等位基因的数目,区分等位基因的杂合性,因此,除能够分析基因剂量缺失或重复外还可以分析杂合性丢失来诊断 UPD 和鉴别缺失或重复的双亲来源。根据诊断的需要选择不同类型、不同探针密度的芯片,在全基因组范围内检测已知和未知的缺失和重复。现在两类芯片均各取对方所长,array-CGH 加入 SNP 位点的探针,SNP array 加入 CNV 的探针,这样两类基因芯片在临床应用上无区别。芯片不能检出染色体或基因组的平衡性改变,如平衡相互易位或倒位等。一般临床应用的 CMA 分辨率达几十至 100kb。

6. MLPA 在染色体病的诊断方面主要应用于染色体数目异常、亚端粒重排、常见微缺失/微重复综合征以及不明原因的原发性智力障碍病因学检测。方法简便和快捷,但检测范围相对小于 CMA,可以用于初检或作为第 2

种方法验证检查结果。

7. DNA 分子检测　PCR 是最常用的基本方法之一,可在此基础上结合限制性内切酶酶切消化、毛细管电泳、DNA 测序以及定量 PCR 等方法检测单基因突变、三核苷酸重复延伸、UPD 和基因印记等。Southern 印迹杂交目前仍被认为是脆性 X 综合征诊断的金标准。

8. NGS 和 CNVseq　少数染色体的平衡性变异也能引起表型异常,推测可能与断裂点累及功能基因有关[1]。随 NGS 技术进步,DNA 片段读长增大,已有通过这样的方法确定断裂点 DNA 序列的报告[2]。

CNVseq 也已经用于临床诊断染色体病和微缺失/微重复综合征[3],其分辨率同 CMA。

一、染色体病

这类疾病源于染色体物质获得、丢失或结构改变。传统的染色体病,一般可借助光学显微镜用肉眼观察到,已经发现的染色体病大约 200 多种。

染色体是基因的载体。全套父源和母源的 23 条染色体上有序地排列着人类全部的基因。每对染色体上分布的基因数目不等,染色体越大所携带的基因越多,最小的 21 号染色体也有 225 个蛋白编码序列。染色体发生畸变后,往往使许多基因受累,造成畸变染色体的基因剂量增多、减少、基因断裂损伤或基因之间的相对位置变动,影响受累基因的正确表达,从而引发机体多系统、多器官的形态、结构和功能异常。因此,染色体畸变引起的疾病,常常表现为多发畸形、多系统受累和多种功能障碍,呈综合征的表现。畸变累及的染色体片段越大,受累基因越多,临床表现越严重,严重者多致死。由于每条染色体上所排列的基因数量和种类不同,因此,染色体畸变累及的染色体若不同,则累及的基因也不同,出现的临床表现各不相同并各具特征,形成某种畸变综合征。人类同种畸变造成的综合征表型相同,无家族、民族和种族差异。染色体病共同的表型有:出生体重异常(低体重多见)、生长发育落后、精神运动发育迟缓、智力障碍、肌张力异常、面容特殊、器官和肢体畸形、生殖器官发育不良及皮纹改变等。这些共同特征可作为临床诊断染色体病的线索。

染色体畸变是导致胚胎死亡的重要原因,流产及死胎中可高达 50%～70%。活产新生儿发生率约占 0.5%～1%。

(一)常染色体数目畸变疾病

人类染色体数为二倍体(23×2),如果染色体的数目变化以单倍体的整倍数增加则形成多倍体(polyploid),如三倍体(triploid)或四倍体(tetraploid)。纯合性多倍体胚胎不能存活,能够活到出生的胎儿仅有二倍体和三倍体细胞并存的嵌合体,且都有严重多器官结构畸形及功能障碍,均在婴儿早期死亡。三倍体形成的原因主要有双雌受精和双雄受精,核型有 69,XXX/69,XXY/69,XYY;四倍体形成的原因主要有核内复制和核内有丝分裂。

临床可见的染色体数目畸变主要是非整倍体(aneuploid),即不是以 23 的倍数发生改变。其中以某对染色体增加一条的三体型(trisomy)最常见,增加两条以上者为多体型(polysomy),减少一条为单体型(monosomy),累及两对以上的染色体为复合非整倍体。非整倍体多源于父母生殖细胞减数分裂时发生不分离。如果染色体的不分离发生在合子形成后有丝分裂时的姐妹染色单体不分离,就会形成正常细胞系和异常细胞系共存,称之为嵌合体(mosaic)。这种染色体不分离发生的越晚体内正常二倍体细胞所占比例越大,表型相对越轻。

非整倍体虽然只有个别染色体的丢失或增加,但这种胚胎大多数仍不能正常生长发育,以流产或死胎终止妊娠。能够成活者多为三体型,而且发生在常染色体上的三体型也多为所载基因相对较少的染色体,如 21、18 及 13 号染色体。其他常染色体三体型,如 8、9 三体为与正常二倍体细胞系并存的嵌合体。三体型细胞所占比例越少,表型越轻。多体型仅见于性染色体,而且仍大多数胚胎死亡而流产。单体型仅见于性染色体 X,常染色体单体不能存活。

1. 21 三体综合征(trisomy 21 syndrome)　本病又称 Down 综合征(Down syndrome,DS),是最常见的染色体病,发病率 1/800～1/1 000。发病率与母亲分娩年龄密切相关,随母亲年龄增大而增高,分娩年龄在 35 岁及以上,新生儿的发病率约 1/350,40 岁约 1/100,45 岁可高达 1/20。近年来国内外均发现母龄有下降的趋势,可能与致畸物及感染等因素有关。我国在孕期提供产前血清学唐氏筛查和 NIPT,对筛查出的高风险孕妇行产前诊断,已经大大减少 DS 患儿的出生。

【病因】　根据染色体核型分为三体、易位及嵌合三种类型。三体型可起自父母生殖细胞减数分裂期21号染色体的不分离，来自母亲的占90%以上。高龄母亲的卵子老化是发生染色体不分离的重要原因。在对正常二倍体父母多次生育DS患儿的家族研究中发现，父母生殖细胞存在的嵌合21三体细胞系及母源21号染色体的单亲二体也是发生21三体的原因。易位型可由父母之一方为21号染色体平衡易位携带者遗传而来。产生DS表型特征的21号染色体的关键区（DSCR）在21q22.13-q22.2，表型对应区基本明确；候选基因包括*DYRK1A*，编码双重特异性酪氨酸磷酸化调节激酶1；*DSCAM*编码唐氏综合征细胞黏附分子；*OLIG2*编码神经少突胶质细胞系转录因子2；*APP*编码β淀粉前体蛋白，此外21号染色体其他基因也可能与表现相关。

【临床表现】 发育迟缓，智力障碍，智商约25～60。身材较矮，肌张力低，步态笨拙。特殊面容，常张口伸舌状，头前后径短，枕部平，呈扁头。头发稀疏，发旋多居中，前囟闭合晚，顶枕中线有第三囟门。面部额骨、鼻骨，颌骨发育不良呈平脸。鼻短小，鼻梁低。口颌小，硬腭短，舌胖，周边可显齿压痕，舌表面常见深沟状裂纹，舌乳头发育不良，有舌苔时呈现地图样舌。牙齿发育不全，缺牙。眼裂上斜，内眦赘皮，浅色虹膜者可见周边环有Brushfield斑，我国人虹膜多呈棕黑色，常看不到。耳小，上部耳轮折叠过度，耳垂小或缺如。颈短，赘皮。可有腹壁裂。手掌、指骨短，手掌三叉点向远端移位，常见通贯掌纹。小指中节骨发育不良使小指弯曲，掌侧只一个横褶纹。指纹可全部呈尺侧箕纹。足短小，踇趾和第二趾间距宽，呈草鞋足，其足底呈深沟状跖褶纹。趾球部约半数患儿呈弓形皮纹。骨盆发育不良，髋臼浅。生殖器官发育不良，性腺功能减低，女性可有生育能力；男性阴茎短小，常为隐睾，血清睾酮低，未见可生育报道。近50%患儿有先天性心脏病，以室间隔缺损、房间隔缺损，动脉导管未闭多见。部分有胃肠道畸形，如肠闭锁、膈疝，脐疝；各种眼部异常，如斜视、眼震、白内障等。听力障碍和甲状腺功能减退也较常见。另外，本病患儿白血病发生率明显高于一般人群，以急性淋巴细胞性白血病多见。

【实验室检查】

（1）染色体核型分析：是唯一能够明确21三体类型的检测方法。三体型47，XX（XY），+21者约占95%；嵌合型47，XX（XY），+21/46，XX（XY）者约占1%。易位型约占4%，以D组14号与G组21号染色体的罗伯逊易位最常见，核型为46，XX（XY），rob（14q；21q）（q10；q10），+21。还可见D组13、15号与21号罗伯逊易位和G组21与22以及21与21号染色体间的罗伯逊易位，一部分源自父母之一是相同罗伯逊易位的携带者。当发现患儿为罗伯逊易位型DS后应查其父母染色体核型。

（2）FISH：选用荧光标记的21号染色体特异性探针进行原位杂交，可不用细胞培养，用间期细胞诊断三体性。

（3）其他方法：MLPA、CMA和CNVseq均能间接诊断21三体。

【治疗】 婴幼儿时期体弱，易患感染性疾病，需针对感染治疗。伴有先天性心脏病者，可根据身体条件，择期选择手术治疗。针对智力运动发育迟缓应加强教育和训练，改善其发育的进度，增强体力及社会生活能力。

【预后】 婴幼儿时期常反复患呼吸道感染，伴有先天性心脏病者常因此早期死亡。肌张力随年龄增长逐渐改善，而生长发育进度与正常儿间的差距逐渐加大。智商一般在25～50之间，嵌合型者可达50以上。婴儿时期表现为“乖孩子”，儿童时期情绪多表现愉快，对人亲切，但情感调控能力差，波动较大，有时相当固执和调皮。耐心地教育和训练，在监护下生活多可自理，甚至可做较简单的社会工作而自食其力。目前80%的DS能存活至10岁，一半超过50岁。几乎所有的DS患者超过40岁后患Alzheimer病。

2. 18三体综合征（trisomy 18 syndrome） 又称Edwards综合征（Edwards syndrome），是第2位常见的常染色体病，发病率1/6 000活产儿。女性较多，女∶男为3∶1。

目前母孕期通过血清学唐氏筛查和NIPT，对高风险孕妇行产前诊断；定期孕期B超检查，可以在胎儿期诊断。分娩出的患儿明显减少，一些地区儿科已很少见到。

【病因】 大部分患儿多一条18号染色体，核型：47，XX（XY），+18；少部分为嵌合体。18三体90%以上源于母亲卵子减数分裂期发生不分离，与母亲高龄相关。

【临床表现】 严重智力障碍。患儿在宫内就有明显的生长发育迟缓，故出生体重低。哭声低微。皮肤松弛，前额及背部多毛，大理石样花纹。头小，前额横径窄，枕部隆突。耳位低，耳郭畸形。睑裂小，口颌小，腭弓窄。胸骨短。乳头小。先天性心脏畸形发生率高达80%以上。外生殖器发育不良，男性可见尿道下裂，女性可见阴蒂大。特殊手的姿势：手足紧握，示指及小指叠压中指及环指。低弓形指纹，摇篮底足。肌张力高，骨盆小，髋外展受限。部分患儿还可见唇腭裂，眼睑下垂，内眦赘皮，角膜混浊，乳头距宽，胸廓畸形，肺叶发育不良，横膈疝，肛门异位或畸形，麦克尔憩室，胰脾异位，肠旋转不良，肾及输尿管畸形及异位，双角子宫，阴囊裂，马蹄内翻足，甲状腺、胸腺发育不良，血小板减少等异常。

【诊断】 染色体核型分析，FISH，MLPA，CMA 和 CNVseq 均可以做出诊断。

【治疗及预后】 出生时常需复苏术。生活能力低，常出现呼吸暂停，吸吮差，多需鼻饲。虽精心护理，多在出生后几周内死亡，10% 的患儿活到 1 岁，个别超过 10 岁。

3. 其他三体综合征（表 32-13）

表 32-13 其他三体综合征

综合征	临床特征
13 三体	又称 Patau 综合征，发病率约为 1/10 000。严重智力障碍。小头，前脑无裂畸形，前额小，头颅发育不全，顶部头皮缺损，眼距窄，偶呈独眼畸形，小眼球，视嗅神经发育不良。耳畸形，低位。唇腭裂，肋骨不全，先天性心脏病及其他内脏及生殖器畸形，手指弯曲，多指/趾。指甲窄凸。血甲胎蛋白持续存在，中性粒细胞中鼓槌体增多。一部分源于家族性罗伯逊易位携带者
8 三体嵌合型	发病率约为 1/20 000。轻到中度智力障碍，伴共济失调。身材细长。前额凸，眼窝深，斜视，耳轮大且厚，鼻根宽，鼻孔朝前，唇厚，口颌小，腭弓高。第 2 到 5 指/趾屈曲，前臂后旋受限。骨盆窄小，部分患儿可见椎体脊柱畸形，耳聋，隐睾，再生障碍性贫血等异常
9 三体嵌合型	胎儿期即表现生长、发育不良，严重智力障碍，面形狭长，前额窄小，眼窝深，鼻梁高，小颌，上唇后缩，耳低位后旋，先天性心脏病，肾畸形，脊柱后凸侧弯，髋、膝、肘、手足关节畸形及挛缩，生殖器官发育不良

（二）性染色体数目畸变疾病

1. Klinefelter 综合征（Klinefelter syndrome） 又称先天性睾丸发育不全，是男性最常见的染色体病[4]。发病率 1/1 000 男性新生婴儿，为新生性染色体畸变，母源和父源约各占 50%。随母亲妊娠年龄增大发病率增高，

【病因】 正常男性染色体核型中多了一条 X 染色体，多数核型为 47，XXY，源自父母生殖细胞的染色体不分离。少数为嵌合型，核型 47，XXY/46，XY。此外，还有更多条 X 染色体，核型 48，XXXY/49，XXXXY。X 染色体数目越多，临床表现越重，常伴智力障碍。由于男性性别决定基因（*SRY*）定位于 Y 染色体，故增加几条 X 染色体，患儿均表现为男性。

【临床表现】 儿童期临床表现不明显，一般在青春期后出现各种症状和体征，身材高，肌力差，小阴茎，小睾丸，皮下脂肪丰满，皮肤细嫩，可有乳房发育，阴毛分布呈女性的三角形分布，腋毛稀少，无喉结和胡须。无精或少精子症伴精小管透明化和纤维化。多数智力正常 IQ 85~90，语言低于动作。性格内向，胆小，部分有精神和行为问题。

促性腺激素增高，睾酮低。

【治疗】 自儿童期根据情况选用睾酮治疗，可促进第二性征发育。一般应选择长效制剂，治疗过程定期测血睾酮和促性腺激素，调节剂量使血睾酮维持 1.75~7.8ng/ml。11 岁起每三周注射 1 次 25mg，渐增至 50mg 以后每年增加 50mg，至成年时每次 250mg。

2. Turner 综合征（Turner syndrome） 也称先天性卵巢发育不全，新生女婴的发病率约 1/2 000~1/4 000[5]。

【病因】 缺少一条正常的 X 染色体，典型的核型 45，X。少数为一条 X 染色体的结构发生改变，如一条 X 染色体的短臂或长臂部分缺失；一条 X 染色体短臂和长臂末端缺失形成环形；一条 X 染色体由于分裂异常形成等长臂或等短臂。核型有：46，XX，del（p）；46，XX，del（q）；46，X，r（X）；46，X，i（Xp）；46，X，i（Xq）。也可以有 X 染色体与常染色体之间发生易位。少数为数目异常嵌合体，核型 45，X/46，XX；45，X/47，XXX/46，XX；45，X/47，XXX 等。45，X 源于生殖细胞减数分裂期的不分离，产生了 X 染色体缺体配子并与正常配子受精，丢失的性染色体有 3/4 多来自父亲，与母亲高龄关系不大。

【临床表现】 不同染色体核型均呈现本综合征同样特征。患者均为女性，出生即可见身材矮小，一般低于平均成人身高 20cm 左右，易发胖，智力通常正常，常低于患儿的同胞。卵巢发育不良，生殖器官呈幼女型，青春期无第二性征出现，无乳房发育，无月经。胎儿期淋巴水肿至出生时大多数消退，残留指/趾背部呈肿胀，颈部消退后表现颈蹼。部分有面部异常：上颌及腭弓窄，下颌小，内眦赘皮，耳上部凸出。后发际低，颈短，胸

廓宽，呈盾状或漏斗状，乳头间距宽，乳头发育不良或内陷。皮肤有色素痣。躯干四肢可见肘外翻，第四掌骨短，指甲窄，隆突呈半圆柱状，膝关节异常，髌脱位。还可见心脏畸形，以主动脉或主动脉瓣狭窄和二尖瓣脱垂常见，偶见睑下垂，白内障，斜视，蓝色巩膜，椎骨异常弯曲，脊柱后凸侧弯，易患特发性高血压、糖尿病、甲状腺病。

除核型为嵌合体且正常核型比例大外，无生育能力。

青春期促性腺激素增高，雌激素极低。

【治疗】 治疗的目的提高成年后身高；诱导性发育；维持第二性征，使子宫正常发育；提高骨密度，促其达到峰值骨量。生长激素治疗一般4~6岁即可开始使用；11~12岁开始雌激素治疗，促进第二性征、生殖器官发育及提高骨密度；两年后可加用孕激素建立人工月经周期。其他并发症治疗和心理治疗等。

3. X三体综合征（trisomy X syndrome） 病因为多了一条X染色体，又名超雌综合征。染色体核型47，XXX，多数源于母源性染色体不分离；发病率1/1 000女性新生婴儿，多数为新发性。患儿主要表现为身高高于正常女性平均身高，发育基本正常。平均智商稍低，低于同龄女性10~15分，部分有轻度学习、语言和行为障碍。多数第二性征发育正常并能生育；少数有卵巢功能低下，原发或继发闭经，乳房发育不良。

如果染色体核型为多一条X以上者，如48，XXXX；49，XXXXX等，患儿常表现智力障碍，X染色体数目越多，表型异常越显著，出现智力障碍；身材矮小，骨骼成熟延迟，肥胖，眼距宽，眼裂上斜，斜视，耳低位，先天性心脏病，手及其他骨骼畸形等异常。乳腺发育不良，卵巢功能差，不孕。

治疗：针对性康复训练和青春期采用性激素替代疗法可改善性征发育。

4. 47,XYY综合征 又称超雄综合征，男性，病因为多了一条Y染色体，源于父亲。染色体核型47，XYY，发病率1/1 000男性新生婴儿。多数智力和表型正常，身材高大，可有性格行为异常，如多动、注意力缺陷、学习能力差；性情暴躁，易暴发攻击行为。青春期多患痤疮。少数患儿伴有先天性心脏病及骨骼异常。可生育。

如果染色体核型中Y染色体多于一条以上，如48，XYYY；48，XXYY；49，XXYYY及其嵌合体。表现出智力障碍和畸形的可能性增大。尚无适当治疗方法。

5. 性发育疾病（disorders of sex development，DSD） XX男性（46，XX Sex Reversal 1，SRXX1，OMIM #400045）和XY女性（46，XY sex reversal 1，SRXY1，OMIM#400044）。

大约1/20 000的男性表型似Klinefelter综合征，但身材不高大，染色体为正常女性核型46，XX。其病因为1对X染色体中有一条携带性别决定基因（sex determining region on the Y，*SRY*）。

正常男性的Y染色体短臂末端（Yp）和X染色体短臂末端（Xp）有长度大约2.5Mb区含有高度相似的DNA序列，即假常染色体区1（pseudoautosomal region，PAR1）。*SRY*位于Yp11.3的近着丝粒端。减数分裂时，这两个区可以发生与同源常染色体对之间相似的交叉与互换。当男性生殖细胞减数分裂过程中X和Y染色体发生交换，可能使携带*SRY*的一部分Y染色体转移到X染色体上，子代遗传了父亲传递的这条携带*SRY*的X染色体则表型为男性。相反，子代遗传了父亲传递的没有*SRY*的Y染色体则表型为XY女性。另有一部分XY女性由*SRY*基因点突变引起，这些女性的性腺呈现索条状，第二性征发育不良。

DSD是一组复杂的疾病，其中一些由常染色体基因突变所致[6]，如常染色体显性遗传的SRXY6（46，XY sex reversal 6）由位于5q11.2的*MEKK1*基因突变引起；SRXY3（46，XY sex reversal 3）和SRXX4（46，XX sex reversal 4）由位于9q33.3的*NR5A1*基因突变引起；SRXX5（46，XX sex reversal 5）由位于15q26.2的*NR2F2*基因突变引起。常染色体隐性遗传的SRXY7（46，XY sex reversal 7）由位于12q13.12的*DHH*基因突变引起等。

此外，还有一些单基因病除其他特征性表现外还伴随性腺或性征异常，如位于染色体11p13位点的*WT1*基因突变引起的Denys-Drash综合征（Denys-Drash syndrome，DDS，OMIM# 194080）、位于染色体17q24.3位点的*SOX9*基因突变引起的短肢发育不良伴常染色体性反转（campomelic dysplasia with autosomal sex reversal，OMIM # 114290）和染色体1p36.12位点的*WNT4*突变引起的米勒管发育不良和雄激素增多（Müllerian aplasia and hyperandrogenism，OMIM# 158330）等，这些基因与性分化有关。

（三）染色体结构畸变和疾病

染色体结构畸变多起自父母生殖细胞减数分裂过程中同源染色体间交叉和不等互换，或非同源染色体间的断裂和重接。当染色体结构畸变引起基因组的剂量发生不平衡变化(缺失或重复)时就会引起表型异常,在显微镜下可见的这些片段改变,其表现的临床症状如常见染色体病的共同表现,多数缺乏特异性。常见的染色体结构畸变类型见下。

1. 缺失(deletion,del)　指一条染色体上缺失了部分片段。染色体两末端的缺失较为常见,也可以有中间片段的缺失。大片段的缺失常常是致死性的。

2. 重复(duplication,dup)　一条染色体上增加了某个相同的区段。重复片段的顺序与原染色体片段的方向一致称为正向重复或串联重复(tandem dup),反之为倒位重复(inverted dup)。一般来讲,重复的危害性小于缺失。

3. 易位(translocation,t)　两条或两条以上非同源染色体各发生一处断裂,断裂后不含着丝粒的断片重接到另一条染色体的断端,衍生出易位型染色体。以累及两条染色体的相互易位最常见。如累及两条以上的染色体称为复杂易位。易位后无染色体物质的增多或丢失为平衡性易位。这种个体无表型异常,被称为平衡易位的携带者。携带者可通过生殖细胞减数分裂,形成不平衡的畸变配子,使子代出现染色体的不平衡改变而患染色体病。有时断裂点看不到染色体改变,但可因断裂累及该位点的基因或基因随断片移位而影响表达导致表型异常。

罗伯逊易位(robertsonian translocation,rob)是整臂易位的特殊类型,发生在近端着丝粒染色体之间(D组的13、14、15;G组21和22),携带者染色体数目45条。两条近端着丝粒染色体分别在着丝粒处断裂,两条长臂形成一条衍生染色体,两条染色体短臂连接形成一个很小的染色体,随后在细胞分裂时丢失。携带者可通过生殖细胞减数分裂形成三体配子,生产三体患儿,以21三体最常见,也可产生13三体患儿。

4. 倒位(inversion,inv)　一条染色体上两处发生断裂,中间断片倒转180°再重接,形成倒位染色体。分为臂内倒位(paracentric inversion):两个断点发生在同一个臂上,或长臂或短臂;臂间倒位(pericentric inversion):两个断点一个位于短臂,另一个位长臂,比较常见。倒位多为平衡性的,但可造成子代的不平衡畸变,也可因断裂损伤基因及基因相对位置改变出现表型异常。

5. 环形染色体(ring,r)　一条染色体的两个末端断裂,丢失两端的染色体片段,形成黏性末端,然后两断端相互连接形成环形染色体。此畸变由于丢失了两末端染色体物质,可出现表型异常。每一条染色体均可能发生。环形染色体不稳定,在细胞分裂时一部分细胞容易发生丢失,环形染色体成为单体,而另一部分细胞可能有多个拷贝的环形染色体或形成大环。

6. 等臂染色体(isochromosome,i)　一条染色体由两个短臂或两个长臂组成,造成短臂或长臂的一得一失。源于有丝分裂后期着丝粒的横裂,分离后长臂或短臂再复制成等臂染色体。大部分等臂染色体是致死性的,临床上最常见的是等长臂X染色体。

7. 插入(insertion,ins)　一条染色体发生断裂,中间插入另一条染色体的一个片段而成。因增加额外片段,导致表型异常。若在全套染色体中,插入片段来自缺失该片段的染色体,则全套染色体无片段得或失,为平衡畸变携带者,表型可正常,但子代可能出现不平衡畸变而致表型异常。

8. 小的额外标记染色体(small supernumerary marker chromosomes,sSMCs)　又称标记染色体(marker chromosome)在二倍体外多余的、形态上可辨认、但来源和特征通常不能被传统细胞遗传学的显带技术所识别的结构异常的细小染色体,其大小通常等于或小于中期核型的20号染色体。核型47,XX/XY,+mar。也可以发生于染色体数目异常的基础上。多数sSMCs是新生性,少数通过双亲之一传递。近1/3的携带者表型异常,主要与染色体来源有关。倒位重复(inv dup)是最多见的一组sSMCs,多数源于近端着丝粒染色体,15号染色体发生的倒位重复[inv dup(15)]与来源于其他染色体约各占一半,是否产生表型与含15号染色体长臂片段大小有关,如果包含15q11~13区则产生智力障碍,语言发育障碍和癫痫等。sSMC源于inv dup的22号染色体[inv dup(22)]引起猫眼综合征(cat eye syndrome),表现为虹膜缺损或小眼畸形,颅面部异常,耳前隐窝或结节、先天性心脏病(全肺静脉回流异常)、泌尿生殖系统畸形、肛门闭锁、骨骼缺陷、轻到中度智力障碍。sSMC源于衍生22号染色体[父母之一携带平衡易位t(11;22)]引起Emanuel综合征(Emanuel syndrome),与猫眼综合征部分相似,表现为多发的先天异常,如颅面部畸形、唇腭裂、先天性心脏病(多为间隔缺损)、肠道狭窄或闭锁、泌尿生殖系统畸形;严重的智力障碍等。源于非近端着丝粒染色体的inv dup主要有12号染色体等短臂[i(12p)]和18号染色体等短臂[i(18p)]。i(12p)引起Pallister Killian综合征(Pallister Killian syndrome,PKS),sSMC更容易在成纤维细胞中检出而不易从外周血淋巴细胞中检出,主要临床表现有严重智力障碍、惊厥发作、耳聋、肌张力低下、面容丑陋、膈疝和多乳头较常见、先天性心脏病、色素异常等。i(18p)表现为中至重度智力障碍，常伴有惊厥、运动发育落后、肌张力低、身材矮小、小头、面部畸形和低位耳等。

9. 常见的缺失综合征

（1）猫叫综合征(cri du chat syndrome):5p缺失综合征，活产婴儿中发病率1/20 000~1/50 000，多数缺失显微镜下可见，父源缺失多见。因婴儿时哭声高调尖锐似猫叫而得名。表现为低出生体重，新生儿期喂养困难，生长发育迟缓和严重智力障碍，小头伴额缝凸出，脸圆，眼距宽，内眦赘皮，睑裂下斜，斜视。耳位低及发育不良，高腭弓。掌骨短，通贯掌纹。器官畸形相对少，如先天性心脏病，唇腭裂，肾脏畸形，脾缺如，脊柱侧凸，尿道下裂，隐睾，腹股沟疝等。无特异性治疗方法，早期对症和支持治疗和必要的康复训练。

（2）Wolf-Hirschhorn综合征(Wolf-Hirschhorn syndrome):也称4p16.3缺失综合征(4p16.3 deletion syndrome)，缺失片段大小不一，一部分显微镜下可见[7]。临床表现为低出生体重，生长发育迟缓和中-重度智力障碍，常有癫痫。特殊希腊盔甲面容，眼距过宽，鼻宽而呈勾状，耳低位，耳郭扁平，耳有前赘或陷窝。人中短，口角向下呈鱼嘴形，小颌。先天性心脏病，尿道下裂，隐睾，马蹄内翻足。无特异性治疗方法，对症治疗和必要的康复训练。

10. 染色体病的遗传咨询 首先要明确患儿的染色体畸变是父母遗传还是新生性(de novo)变异。因此，一旦发现患儿染色体畸变，均应对父母进行染色体核型检查，了解父母是否为畸变的携带者。数目畸变、嵌合体及父母核型正常的新生性结构畸变，多为新生变异，再发风险相对较低。另外，父母有存在不易检出的生殖细胞系嵌合体使再发风险升高。因此，这样的夫妻再孕时应行产前诊断，取绒毛或羊水进行染色体核型分析和适当的分子遗传学技术进行相关检测。母龄超过35岁分娩时，染色体不分离现象增多，生育三体患儿风险加大，均应行产前诊断。若父母为染色体结构平衡性畸变携带者，再发风险较高，但并非高达减数分裂产生不平衡畸变配子的理论预期值。以罗伯逊易位型21三体rob(14q;21q),+21为例，实际上，母亲携带罗伯逊易位再发风险约20%，而父亲携带仅约5%。父源再发风险率较低的原因未明，可能是精子易受干扰，携带畸变的精子首先到达卵子并受精的可能性较小之故。若为rob(21q;21q)携带者，则无论是父亲或母亲，除反复自然流产外，活产儿均为21三体，不能生育正常的孩子。

少数染色体病患者，如携带染色体部分缺失或重复或21三体者尽管有智力障碍或生长落后，但有生育能力，特别是女性，其再发风险同染色体显性遗传，有50%的概率传递给子代，对这些患者一定要建议其做产前诊断，避免患儿出生。

（四）基因组病

CNVs作为遗传标记，相对SNP有更高的突变频率。基因组中存在大量的重复序列，如LCRs、SINEs和LINEs等，它们在CNVs的形成中有重要作用。具有致病性的CNVs在世代传递中遵循孟德尔遗传规律。

通过病因学研究，把致病性的结构重排分为两类：第一类称为再发性重排，指不同个体的相同染色体区段发生的缺失或重复，其片段大小一致，在断点附近富集LCRs。LCRs可介导减数分裂过程中同源染色体之间、姐妹染色单体之间或染色单体内的基因组上发生非等位基因重组(nonallelic homologous recombination, NAHR)。第二类称为非再发性重排，指不同个体的相同染色体区段发生的缺失或重复，其片段大小不一致，但是可能具有共同的最小重叠区(smallest region of overlap, SRO)，SRO内有一个或多个基因对表型起重要作用。其机制与非等位同源末端连接(non homologous end joining, NHEJ)以及复制叉停滞模板转换(fork stalling and template swithing, FosTes)等复杂机制有关[8]。

微缺失/微重复综合征(microdeletion/micro duplication syndrome)是由于染色体结构“微小”异常引起的具有复杂临床表现的遗传病，归于基因组病，通常缺失或重复的片段小于5Mb，因为显微镜下的染色体显带技术不能识别而得名，常见有缺失、重复和插入等。一部分缺失或重复由NAHR介导，缺失或重复的片段大小相似，引起的综合征称为再发性微缺失或微重复综合征，如17p12缺失或重复，22q11.2缺失或重复；也有一部分重排与NHEJ等机制有关，缺失或重复的片段大小不同，仅包含共同的SRO，引起的综合征称为非再发性微缺失/微重复综合征，如17p13.3缺失综合征(Miller-Dieker lissencephaly syndrome)，17p13.3重复综合征。微缺失/微重复综合征发生的基础是基因组结构发生重组，所以相同位点既可有缺失也可以有重复。

微缺失/微重复综合征引起表型效应主要与DNA片段内基因剂量敏感性相关，如果包含基因对单倍剂量不足和三倍剂量均敏感，此片段缺失或重复均致病；此外，基因的相对位置效应或基因被打断与融合以及隐性基因“暴露”等也参与其中。他们共同的临床表现如同染色体病，如出生体重异常、生长发育落后、精神运动发育迟缓、智力障碍、面容特殊、多发畸形、孤独症系谱症样表现等[9]。

染色体亚端粒区位于端粒的近着丝粒端，被端粒的退化重复序列（degenerate telomere repeats）分为远端和近端两部分。远端区的序列重复小于2kb，在许多非同源染色体之间序列相同；近端区为长的序列重复，长度在10～40kb之间，只有极少数的同源染色体之间序列相同（图32-32）。因此，在减数分裂过程中，非同源染色体亚端粒区之间序列的高度相似性可能引起亚端粒的易位重排，最终导致亚端粒的缺失或重复。由于亚端粒区基因特别丰富，故该区的结构重排是引起微缺失/微重复综合征的常见部位。在近几年的研究中发现，染色体亚端粒区的重排是导致原发性智力障碍的主要原因之一。

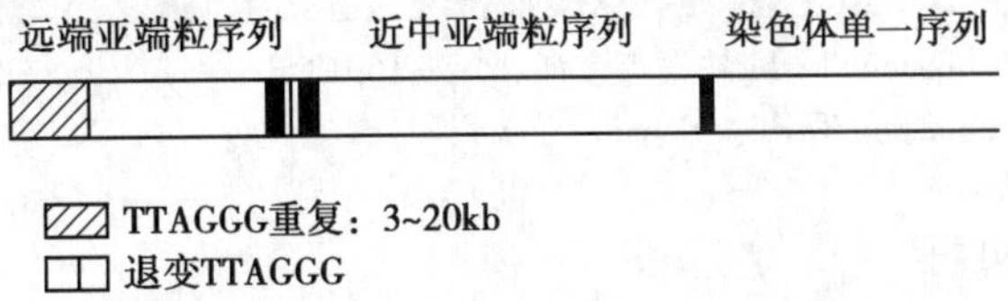

远端亚端粒序列　近中亚端粒序列　染色体单一序列

TTAGGG重复：3~20kb
退变TTAGGG

图32-32　亚端粒分子结构示意图

一些常见染色体微缺失/微重复综合征见表32-14。

表32-14　一些常见染色体微缺失/微重复综合征

综合征/ OIMI表型编号	染色体 定位	变异	段片段大小（Mb）/ 主要基因	临床特征
染色体1p36缺失综合征 chromosome 1p36 deletion syndrome 607872	1p36.33-1p36.31	del	0.1～>10	智力、运动障碍，肌张力低，癫痫，小头，特殊面容：直眉弓，深眼球，内眦赘皮、面中部发育不良，宽鼻梁，长人中，短指/趾，小足，先天性心脏病
Williams-Beuren综合征 Williams-Beuren syndrome（WBS） 194050	7q11.23	del	1.5～1.8	平均IQ 56，友善多话，声音沙哑。以唇厚、前凸且张口及心血管畸形为特征，还可见眉距宽，眼裂小，眼睑松肿，星状虹膜，斜视。鼻梁低，鼻孔朝前，人中长，牙发育不良，趾外翻，指甲发育不良。高血钙，退行性肾脏病
Williams-Beuren区重复综合征 Williams-Beuren Region duplication syndrome 609757	7q11.23	dup	1.5～1.8	发育落后，轻-中度智力障碍，焦虑，语言障碍，大头宽额，面容特殊（缺乏特异性），主动脉扩张 MRI：胼胝体发育不良，脑室扩大，脑白质发育不良
毛发-鼻-指趾骨Ⅱ型 Langer-Giedion syndrome 150230	8q24.11-q24.13	del	*TRPS1 RAD21* *EXT1*	轻中度智力障碍，肩胛骨肘膝关节多发性骨软骨瘤，特殊面容：鼻梁宽大，宽粗眉，上唇薄；指/趾弯曲，并指/趾
Wilms瘤、虹膜缺如，生殖器发育不良，智力发育障碍综合征 Wilms tumor, aniridia, genitourinary anomalies, mental retardation syndrome, WAGR 194072	11p13	del	*WT1* *PAX6*	Wilms瘤、虹膜缺如，男性生殖器官发育不良，智力发育障碍为特征并命名。长形脸，眼裂上斜，眼睑下垂，白内障，眼震，盲，耳位异常及形成不良，隐睾，尿道下裂。偶见青光眼，脊柱后凸侧弯，外生殖器两性畸形，性腺胚细胞瘤，索条状性腺

32章

续表

综合征/ OIMI 表型编号	染色体 定位	变异	段片段大小（Mb）/ 主要基因	临床特征
Rubinstein-Taybi 缺失综合征 Rubinstein-Taybi deletion syndrome 610543	16p13.3	del	*CREBBP* *DNASE1* *TRAP1*	轻至重度智力障碍，短身材，小头，特殊面容：前额凸，耳低位，弯眉，眼裂下斜，上颌骨发育不良，小下颌，宽拇指，多指/趾、并指/趾，指/趾甲短宽，先天性心脏病，肾异常，脊柱侧弯（图 32-33 和图 32-34 是 Rubinstein-Taybi 综合征患儿面容和手部特征）
染色体 16p13.3 重复综合征 Chromosome 16p13.3 duplication syndrome 613458	16p13.3	dup	*CREBBP*	轻至重度智力障碍，特殊面容：长脸，面中部发育不良，低位耳，眼睑下垂，球形鼻，先天性心脏病，髋关节脱位，指/趾异常
Smith-Magenis 综合征 Smith-Magenis syndrome 182290	17p11.2	del	3.7Mb *RAI1*	轻至中重度智力障碍，睡眠障碍，行为异常，声音沙哑，平头，中面部发育不良，凸颌，耳聋，脊柱侧弯、先天性心脏病及泌尿生殖系统异常
Potocki-Lupski 综合征 Potocki-Lupski syndrome 610883	17p11.2	dup	3.7Mb *RAI1*	生长迟滞，身材矮小，轻度智力障碍，孤独症样表现，轻度面部畸形，睡眠呼吸暂停，先天性心脏病
Mliller-Dieker 无脑回综合征 Mliller-Dieker lissencephaly syndrome 247200	17p13.3	del	~3.4Mb *PAFAH1B1* *YWHAE*	宫内发育迟缓，出生后生长落后，严重智力障碍，癫痫，头小，特殊面容，白内障，先天性心脏病，囊性肾，多指/趾、并指/趾，隐睾，脑电图异常，巨脑回，胼胝体发育不良
17q12 deletion syndrome 614527	17q12	del	1.4~1.8Mb *HNF1B*	智力障碍，孤独症谱系障碍，特殊面容，多囊肾或尿道发育异常
17q12 duplication syndrome 614526	17q12	dup	1.4~1.8Mb *HNF1B*	不同程度智力障碍，孤独症谱系障碍，特殊面容
DiGeorge syndrome 188400 Velocardiofacial syndrome 192430	22q11.2	del	1.5~3Mb *TBX1*	智力障碍，精神行为异常，胸腺及甲状旁腺发育不全使细胞免疫缺陷，反复感染，低血钙抽搐，特殊面容：（眼距过宽，人中短，眼裂下斜，耳畸形），心血管畸形，唇腭裂
MECP2 duplication syndrome 300260	Xq28	dup	0.3~4Mb *MECP2*	主要累及男孩，严重智力障碍，语言障碍，肌张力低，癫痫，反复感染，肌张力减低面容：深眼窝、窄鼻、凸下颏，大耳，胃肠道动力问题[10]
Xq28 duplication syndrome 300815	Xq28	dup	0.3~0.5Mb *GDI1* *RAB39B*	中度智力障碍，语言障碍，小脑共济失调，癫痫，特殊面容

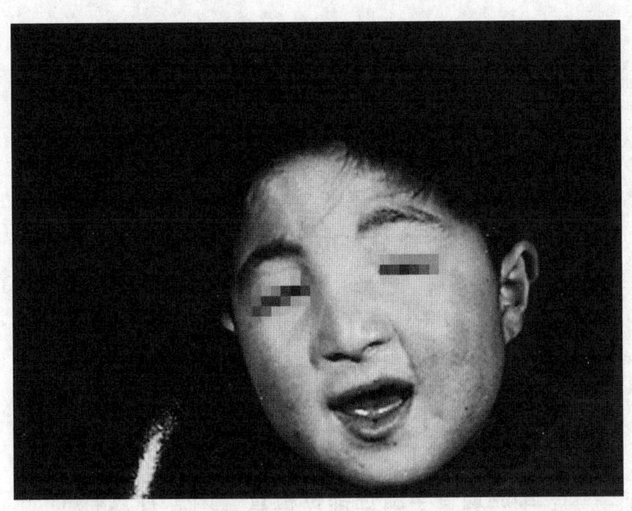

图 32-33　Rubinstein-Taybi 综合征患儿面容特征

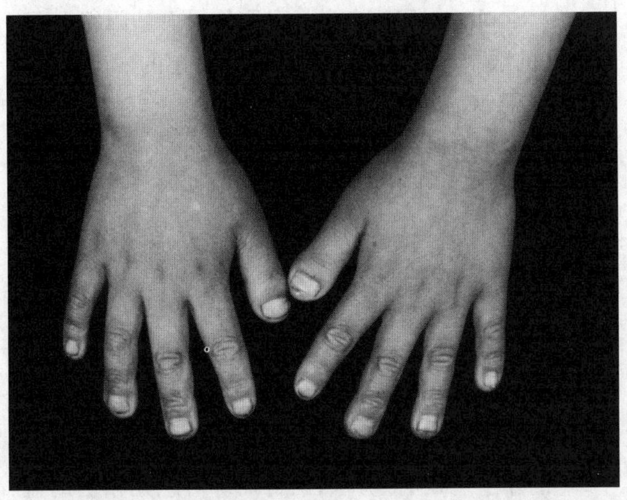

图 32-34　Rubinstein-Taybi 综合征患儿手部特点

二、脆性 X 综合征及三核苷酸重复扩增疾病

三核苷酸重复扩增病（triplet repeat expansion diseases，TREDs）或称三核苷酸重复序列动态突变性遗传病是一组单基因遗传病，但其致病基因的突变与经典的单基因病的稳定突变类型不同，是由于致病基因内的三核苷酸重复次数不稳定地异常扩增导致疾病发生。这类疾病的重复序列不稳定易变，在从亲代向子代传递过程中，不是遵循孟德尔遗传方式将突变原本地传给子代，而是重复序列的拷贝数不断变化，在子代不同个体和不同性别之间有差异地传递，呈现不稳定突变（unstable mutation）或动态突变（dynamic mutation）。正常人的三核苷酸重复次数在一定范围内变化并保持遗传学的稳定性。

1991 年，脆性 X 综合征的致病基因首次被克隆，其 5′非翻译区存在 CGG 重复序列异常扩增。目前已发现有 20 多种 TREDs，这类疾病也揭示了遗传早现（genetic anticipation）的分子机制：三核苷酸重复次数超过一定的阈值时出现异常表型，大部分疾病三核苷酸重复的次数在世代传递中呈现逐代增多的趋势，临床表现为发病年龄逐代提前，表型逐代加重。

三核苷酸重复的碱基序列可以不同：有 CCG、CAG、GAA、CTG 和 GCG；基因位置不同：基因编码区、内含子区、5′和 3′非翻译区。异常重复的 CAG 和 GCG（或 GCA/GCC/GCT）使编码蛋白序列中出现延长的多聚谷氨酰胺链和多聚丙氨链而影响蛋白质的功能；位于非编码区的重复多引起蛋白表达减少或影响邻近蛋白的表达。

（一）脆性 X 综合征

脆性 X 综合征（fragile X syndrome，FXS）　一种 X 连锁智力障碍疾病。是引起智力障碍和孤独症谱系障碍最常见的单基因病，发病率仅次于 21 三体综合征，男性人群中约 1/4 000，女性中约 1/6 000～1/8 000。因患者的体细胞在低叶酸培养基中，经诱变剂作用特殊制备染色体，可在部分细胞的染色体 Xq27.3 位点出现如同断裂的脆性部位而得名。是第一个被先发现的 TREDs。

【病因】　FXS 的发病原因是脆性 X 智力障碍基因（fragile X mental retardation gene 1，*FMR1*）的 5′非翻译区遗传不稳定的 CGG 三核苷酸重复序列异常扩增以及相邻 CpG 岛的异常甲基化。

FMR1 定位于染色体 Xq27.3，长 38kb，含 17 个外显子；有多种剪接方式，产生不同的 mRNA。*FMR1* 第 1 外显子的 5′非翻译区有一段 CGG 三核苷酸重复序列，在其上游约 250bp 左右有 CpG 岛。正常人群 CGG 重复数存在多态性，重复的次数 6～53，一般为 30 左右，CGG 重复之间常含 2～3 个拷贝的 AGG 重复，称为 AGG 中断，这种重复序列的结构在亲代向子代传递过程中保持稳定。但当 CGG 重复的次数超过 55 或 AGG 中断丢失成为连续 CGG 重复扩增大于 35～40 次，成为不稳定重复序列，被称为前突变（premutation）。在正常人群中有 1%的人 CGG 重复 40～54 次或 CGG 重复 35～45 次而无 AGG 中断，这种序列有不稳定的趋势，被称为灰色区（grey zone），稳定程度很难预测；CGG 重复次数大于 200 为全突变（full mutation）。全突变的男性患 FXS，女性由于存在 X 染色体失活的影响表型复杂。重复次数与表型关系见表 32-15。

表 32-15 脆性 X 综合征 CGG 重复扩增和相关表型

CGG 重复拷贝数	分组	男性表型	女性表型
6~39	正常	正常	正常
40~54	灰色区	正常	正常
55~200	前突变	震颤共济失调	卵巢功能早衰
>200	全突变	智力障碍	不同,有差异

当 CGG 重复次数大于 55,基因变得不稳定,在亲代向子代传递过程中 CGG 重复数可能发生变化:携带前突变的母亲传递到子代后可使子代成为全突变;母亲是全突变携带者可传给子代一个更大或缩小的全突变;携带灰色区等位基因的母亲可能传递给子代后使子代成为前突变,但不会成为全突变。相反,父亲无论是前突变携带者或是极罕见的全突变(全突变的男性罕有生育)只能将前突变传递给子代。

几乎所有 FXS 由三核苷酸重复突变所致。少见有 *FMR1* 缺失突变,缺失大小 1bp 至数百或百万个碱基;点突变或重复等均有报道。

脆性 X 智力障碍蛋白(fragile X retardation protein,FMRP)是 *FMR1* 的翻译产物,它是一种胞质 RNA 结合蛋白,含 RNA 结合区、细胞核输出信号和细胞核定位信号,功能是与特定的 mRNA 结合将其从核运输到胞质,功能与调节神经发育的特异基因表达和神经元突触可塑性有关。*FMR1* 在全突变时扩增的 CGG 重复序列和 CpG 岛的高度甲基化抑制 *FMR1* 转录,使其不能产生 FMRP,FMRP 的缺失引起 FXS。女性因仍有一条正常 X 染色体,其 *FMR1* 可产生 FMRP,故无或仅有轻度异常。*FMR1* 在前突变状态下通常 CpG 岛无高度甲基化,*FMR1* 转录活跃,产生比正常人高的 mRNA,但翻译效率低,所以 FMRP 产量低。此外,还存在突变的嵌合体:体细胞有前突变和全突变两个细胞系,即 CGG 重复长度嵌合;有高度甲基化和非甲基化的 *FMR1*,即 CpG 岛甲基化嵌合。这些也可能与智力障碍的程度有关。

邻近 FRAXA 还有 FRAXE 及 FRAXF 两个脆性部位,均有 CGG 重复序列。FRAXE 的基因为 *FMR2*,可因 CGG 重复扩增抑制表达而出现表型异常,命名为脆性 XE 综合征(fragile XE syndrome),临床上 FRAXE 与 FRAXA 相似,但较轻,目前尚无在中国人群中发现本型疾病的报道。FRAXF 无病理意义,与家族性的智力障碍无关。

【临床表现】 主要见于男性,以男性智力障碍,耳大及睾丸大为特征。智商大多数 30~55,少数可接近正常或重度智力障碍。有语言及行为异常,主要表现为注意力不集中,多动,易兴奋或孤僻,逆反心理强或孤独症样表现。出生体重多较高,生后头几年生长速度快。头围大,前额突出,窄长脸,下颌大,鼻梁宽,耳大,多为招风耳。青春前期睾丸增大,青春期后睾丸可达 30~50cm,阴囊增厚。部分有惊厥发作,下肢腱反射增强。关节松弛。

女性携带者可表现轻度智力障碍,更多为行为问题,如害羞、焦虑、多动和注意力不集中,智商低,但程度不如男性重。

【实验室检查】

1. 细胞遗传学脆性部位检查 因患者只有 4%~40%的细胞能显示脆性部位,而且有假阳性及假阴性出现,目前已基本不使用。

2. Southern 印迹杂交 提取外周血基因组 DNA,用不同的限制性内切酶,包括甲基化敏感的内切酶消化 DNA(常用 *EcoR1* 和 *Eag1*),经琼脂糖凝胶电泳、转膜和与标记的 DNA 探针(StB12.3)杂交后分析 CGG 重复的片段长度和甲基化状态。该方法目前仍然是国际公认的金标准。能够鉴别前突变和全突变的等位基因并提供甲基化的信息。

3. PCR 扩增 特异性扩增 *FMR1* 的 CGG 重复序列,经毛细管电泳准确检测 DNA 片段的长度,计算出 CGG 的重复次数。可以检出前突变、全突变及嵌合状态;还能判断女性基因的杂合或纯合性以及 AGG 中断。

【治疗】 无有效方法,语言训练对患儿相当助益。其他科学的训练有助于患儿掌握生活技能,提高注意力等。

FSX 是 X 连锁不完全显性遗传病,患儿的母亲是前突变或全突变携带者。

(二)其他儿童时期较常见的三核苷酸重复扩增疾病

1. 强直性肌营养不良 1(myotonic dystrophy1,MD1,OMIM# 160900) 常染色体显性遗传病。主要致病基因为强直性肌营养不良蛋白激酶基因(dystrophy myotonin protein kinase,*DMPK*)定位于染色体 19q13.3,*DMPK* 的 3′非翻译区 CTG 重复次数增多。正常人重复次数为 5~34,前突变携带者在 35~49,重复次数 50~150 有轻度表现肌强直和白内障。大于 100~1 000 表现典型 MD;大于 2 000 次表现为先天性 MD。CTG 重复突变为典型的遗传早现:重复次数传代中一代比一代多,发病一代比一代早,表型一代比一代重。主要表现肌强直、无力、肌萎缩、吞咽和言语障碍、白内障、智能减退、心律失常、胰岛素抵抗，性腺发育不全，先天性患儿表现喂养困难和呼吸窘迫等。

2. 亨廷顿病（Huntington disease，HD，OMIM # 143100） 常染色体显性遗传病。致病基因 *HTT* 定位于染色体 4p16.3，在基因编码区的第一外显子内 CAG 重复拷贝数增多，是多聚谷氨酰胺代表疾病。正常人重复次数为小于 26 次，中间型 27~35（传递下一代可能扩增，父源比母源更易扩增），36~39 不完全外显，40 次以上完全外显。临床表现主动运动少、肌强直、共济失调、癫痫、精神和智能衰退，舞蹈动作少见。少年型（Juvenile HD）5%~10%在 20 岁前发病，常大于 60 次。

3. Friedreich 共济失调（Friedreich's ataxia，FRDA，OMIM # 229300） 常染色体隐性遗传病，致病基因 *FXN* 位于染色体 9q13，编码线粒体共济蛋白 frataxin，调节铁代谢。*FXN* 第一内含子内 GAA 三核苷酸重复扩增是最常见的突变，96%的患者一对等位基因均为 GAA 重复扩增。正常人重复次数为 5~30，异常为 70~1 000 的纯合子。平均发病年龄 10~15 岁，3~20 岁发病者重复次数为 800~900。主要表现进行性姿势和步态的共济失调，构音障碍、腱反射消失、深感觉消失、心律失常等。

以上疾病的临床表现，诊治方面可参阅神经系统疾病章节。

4. 遗传咨询 这类疾病无有效的治疗方法，预防遗传再现是最有效的方法。发病率较高的 FXS 应当在不明原因的男性智力障碍患儿中进行分子检测。一旦确诊，要建议在患儿一级亲属中检测，检出前突变及携带者，并在其妊娠时行产前诊断，减少患儿出生。

三、单亲二体及印记疾病

正常情况下，人类每对同源染色体一条来自父亲，另一条来自母亲。单亲二体（uniparental disomy，UPD）指个体的一对同源染色体均来自父母之一方，可发生在一对完整的染色体或一对染色体的某一个片段或某一对等位基因。在生殖细胞成熟过程中，有些同源染色体或区段所载基因接受表观遗传的标记，即被印记（imprinted）。基因组印记（genomic imprinting）主要与 DNA 甲基化有关，它指双亲的一对等位基因由于差异性 DNA 甲基化，使源自父母一方的一个等位基因有转录活性，而另一个没有转录活性而沉默。就整个基因组而言，印记基因所占比例很小，可以发生在一个染色体片段或仅为一个基因位点。如果一个染色体片段或一个基因是被印记的，当发生了 UPD 后就可能因亲本效应决定的基因表达差异引起表型异常。已知与基因印记有关的染色体有 6，7，11，14，15，20 号。

UPD 是非常重要的遗传病理机制，已经明确的有以下 7 个综合征与其相关，包括 Prader-Willi 综合征、Angelman 综合征、Beckwith-Wiedemann 综合征、Silver-Russell 综合征、新生儿短暂性糖尿病（transient neonatal diabetes）、母源 UPD14 和父源 UPD14。除以上疾病外，一些其他的 UPD 也可能引起异常表型，如生长发育落后、认知障碍和先天畸形等。事实上几乎每一条染色体都被观察到存在 UPD，且大多数 UPD 对表型并无影响。UPD 不能用细胞遗传学的方法鉴别，染色体核型均正常。在分子水平，通过 DNA 的多态性标记物，如 STR 或 SNP 来分析基因型或 SNP 单体型鉴别 UPD。UPD 遗传病理机制主要有三体自救；单体自救；有丝分裂时发生错误。

组成 UPD 的一对染色体来源可以不同，如来源于同一亲本的一对同源染色体（减数分裂Ⅰ不分离）称为单亲异二体（uniparental heterodisomy，UPHD），如源于同一亲本的同一染色体的两个姐妹染色单体（减数分裂Ⅱ不分离），被称为单亲同二体（uniparental isodisomy，UPID）。UPID 可导致该染色体上所携带的隐性致病基因呈纯合子状态而出现该隐性遗传病。此外，由于每人均携带 6 个左右隐性致病基因，而隐性致病基因至少达数千种，在人群随机婚配中，父母共同携带一种以上同种隐性致病基因的可能性极小。因此，当某个体出现两种以上隐性遗传病时，应考虑该个体是否为 UPID 的可能。临床可见一些隐性遗传病源自 UPD。

1. Prader-willi 综合征（Prader-Willi syndrome，PWS，OMIM # 176270）和 Angelman 综合征（Angelman syndrome，AS，OMIM # 105830） 由于发现基因组印记现象使我们认识了与印记基因异常有关的遗传疾病，其中 PWS 和 AS 最具代表性。两个综合征患者中 70%是由于相同的染色体 15q11-q13 间发生 5~7Mb 缺失，但是，由于缺失源自父亲或母亲的不同而产生了两个临床表现完全不同的综合征。

染色体 15q11~q13 是基因组印记区，包含父源表达的基因主要有 5 个编码多肽基因 *MKRN3*、*MAGEL2*、*NECDIN*、*NPAP1* 和 *SNURF-SNRPN*，同一个家族的 6 个 snoRNA 基因和 1 个长非编码 RNA 基因 *IPW*；母源表达的 *UBE3A* 和 *ATP10A* 基因。印记中心包含两个部分，分别调控父源和母源基因表达。正常个体需要双亲等位基因均表达。

（1）Prader-Willi 综合征

【病因】 PWS 由父源印记功能缺陷所致。70%的病例为父源染色体 15q11～q13 缺失；25%为染色体 15q11-q13 区段母源 UPD；2%～5%为印记中心缺陷所致；极少见为累及 15 号染色体长臂的易位或倒位。

【临床表现】 以肌张力低下、肥胖、手足小及生殖器官发育不良为特征。患儿智力障碍，学习困难，智商为 20～80。性格友善。有时固执或狂热。身材矮，婴儿早期肌张力低，喂养困难。幼儿期肌张力可改善，表现食欲过强，并嗜睡，渐出现肥胖。头的双额径窄，额发上扫，杏仁眼，斜视，薄上唇，口角下斜。手足小，粗细动作协调功能差。男性阴茎小，隐睾，性腺功能减退，促性腺激素分泌不足。糖耐量降低，可发展成糖尿病。患儿出生前母亲就可以注意到胎动少，常臀位生产。

【治疗】 婴儿期常需要鼻饲以保证营养供应，预防由于肺通气不足引发肺部感染。另外，要进行运动技能和语言训练。1 岁后应严格控制饮食以减少肥胖发生。对肥胖患儿要监测血糖。身材矮小者可使用生长激素治疗。男性性腺发育不全，青春期宜采用睾丸素替代法治疗[11]。

（2）Angelman 综合征

【病因】 70%的病例为母源染色体 15q11-q13 缺失，3%～5%为染色体 15q11-q13 区段父源 UPD；2%～5%为印记中心缺陷；10%～15%为 *UBE3A* 突变；极少见为累及 15 号染色体长臂的易位或倒位；10%为不明的表观遗传错误。

【临床表现】 严重智力障碍，运动发育迟滞。不适时地突发大笑和愉快，语言不发育。惊厥发作，脑电图异常，共济失调，生活不能自理。头小且扁有枕沟，特殊面容：眼脉络膜及虹膜色素浅，眼窝深陷，上颌发育不全，大嘴，伸舌，牙间隙宽，凸颌。腕肘屈曲异常，肌张力低，偶见腱反射增强。CT 示脑萎缩。其他偶见脊柱侧凸，斜视，眼震，屈光不正等异常。父源 UPD 者较母源缺失者临床表现相对轻[12]。PWS 和 AS 的临床特征和遗传学比较见表 32-16。

表 32-16 Prader-Willi 和 Angelman 综合征临床特征和遗传学比较

特点	PWS	AS
临床诊断标准	主要指标	100%出现的表型
	新生儿肌张力低下	发育迟缓
	婴儿期喂养困难	语言损害
	幼儿期快速体重增加	运动障碍：共济失调步态/肢体运动性震颤
	特殊面容	行为特点：拍手，大笑
	性腺发育不良	80%出现的表型
	次要指标	获得性小头
	胎动减少	惊厥（<3 岁）
	行为问题	异常 EEG（高波幅 2～3Hz 棘波）
	睡眠障碍	其他（20%～80%）
	短身材	平枕、枕沟
	小手	吐舌
	窄手	凸颌
	斜视/近视	大嘴/牙稀疏
	唾液黏稠	流口水/咀嚼/口动
	语音表达能力差	斜视
	皮肤色素脱失斑	色素减退
	支持指标	下肢反射活跃
	高痛阈	睡眠障碍
	少呕吐	
遗传学病因		
细胞分子遗传学分析	70%为父源 15q11-q13 缺失	70%为母源 15q11-q13 缺失
UPD	20%～25%为母源	3%～5%为父源
基因突变	未发现	10%*UEB3A* 突变
印记缺陷	2%～5%	2%～5%
表观遗传学错误	未发现	10%
15 号染色体易位/倒位	罕见	罕见

【治疗】 抗癫痫治疗,但药物比较难控制,特别在儿童期。

2. Beckwith-Weidemann 综合征(Beckwith-Wiedemann syndrome,BWS,OMIM #130650) 又称脐疝-巨舌-巨体综合征(exomphalos macroglossa gigantism syndrome)。

【病因】 染色体 11p15.5 为基因印记区,双亲表达不同的基因。该区有两个印记域,从着丝粒端至短臂末端依次排列有 4 个已经明确与表型相关基因:*CDKN1C*、*KCNQ1OT1*、*IGF2* 和 *H19*。位于 *IGF2* 和 *H19* 之间的印记中心 1(IC1)调节第一印记区 *IGF2* 和 *H19* 基因的表达;位于 *KCNQ1* 基因内含子 10 的印记中心 2(IC2)调节第二印记区 *CDKN1C* 和 *KCNQ1OT1* 基因的表达。正常个体父源表达 *IGF2* 和 *KCNQ1OT1*;母源表达 *H19* 和 *CDKN1C*。当这个印记区被扰乱后引起两个临床表现相反的综合征,过度生长及偏身肥大的 BWS 和生长落后及偏身发育不良的 SRS[13]。

与 BWS 有关的遗传机制有:父源染色体 11p15.5UPD(20%)、母源 IC2 丢失甲基化(50%)、母源 *CDKN1C* 点突变(5%)、母源 IC1 获得甲基化(5%)和累及染色体 11p15.5 的结构异常,如染色体倒位、插入、易位和微缺失/微重复等引起。父源 UPD 使 *IGF2* 和 *KCNQ1OT1* 双等位基因表达,而 *H19* 和 *CDKN1C* 沉默,这些基因不平衡是过度生长的基础。

本病易患胚胎性肿瘤,父源 11p15.5UPD 和母源 IC1 获得甲基化患病风险更高。

【临床表现】 以巨舌、脐膨出、巨体、耳垂皮肤横行皱褶为特征,因遗传机制不同,临床表现变异较大。普遍伴有中到重度智力障碍,但也偶见智力达正常者。出生体大,且发育不对称。肌肉块大,皮下组织厚。生长过速,骨骼成熟快,骨骺变宽而骨干过细,肱骨近端骨小管减少。舌巨大,眼眶下部发育不良,前额,眼睑可见焰色毛细血管扩张痣,前额中央呈脊状,前囟大,枕突出。错𬌗及下颌凸,耳垂有横褶,耳轮有锯齿状边缘。内脏器官发育不良,肾巨大,分叶状,髓质发育不良。胰腺发育过度,胰岛过剩。肾上腺皮质呈胎儿型,有巨细胞。性腺间质细胞增生,垂体异染性细胞增生。腹直肌分离,脐疝,后部横膈膨出,隐睾。新生儿早期有红细胞增多症。偶见肝大,小头畸形。半侧肥大。卵巢大,子宫及膀胱大,双角子宫,尿道下裂,免疫缺陷。多种胚胎性肿瘤,如 Wilm 瘤、肝母细胞瘤、神经母细胞瘤、横纹肌肉瘤等。

【治疗】 约半数新生儿出现低血糖,可用皮质激素氢化可的松治疗持续 1~4 个月。舌巨大可使喂养困难及呼吸受阻,宜侧卧。应缜密观察腹部内脏肿瘤的发生,及时治疗。

3. Silver-Russell 综合征 1(Silver-Russell syndrome1,SRS1,#180860)

【病因】 母源染色体 11p15.5UPD,常常为体细胞嵌合体,所占比例很小;父源 11p15.5 的 IC1 丢失甲基化约占 35%~50%;母源传递的 *CDKN1C* 点突变和父源传递的 *IGF2* 突变均有报告,其他有母源染色体 11p15.5 重复等。

SRS 也可由于 7 号染色体的母源 UPD 引起(SRS2,OMIM# 618905),约占 10%。研究发现 7p11-p13 及 7q31-qter 两区段内有调控生长的印记基因。

【临床表现】 以胎儿早期出现的宫内生长落后,身材矮小,骨骼不对称,小指弯曲为特征。智力多正常或有轻度发育迟缓。头大,前囟晚闭,面部窄小呈三角形脸,口角向下。婴儿期可见蓝色巩膜。皮肤咖啡[牛奶]斑。偶见第 2、3 指并指,肾畸形,尿道下裂等异常。婴儿期体弱,多汗,易发生自发性停食性夜间低血糖,应及时发现,早期治疗。生长激素多有异常波动,儿童中期骨龄异常增高。

【治疗】 主要针对生长发育迟缓,可以使用生长激素。

4. **遗传咨询** 这类疾病表现有明显的智力发育障碍、器官的形态及功能异常,应预防再发风险。患儿母亲再次妊娠时应进行遗传咨询,根据不同的遗传病理机制给予相应的指导,对于有再发风险的父母建议产前诊断,减少患儿出生。

四、染色体断裂综合征

染色体断裂综合征(chromosome breakage syndrome)又称染色体不稳定综合征(chromosome instability syndrome)是发生在体细胞的染色体断裂。主要遗传方式为常染色体隐性或 X 连锁遗传,具有不同程度的易患肿瘤倾向。由于存在 DNA 修复缺陷。不稳定意味着染色体倾向于发生重排,或发生其他细胞遗传学的行为,典型的不稳定综合征:范科尼贫血、共济失调毛细血管扩张症和 Bloom 综合征的重要细胞遗传学特征见表 32-17,这三个疾病均为常染色体隐性遗传,范科尼贫血有遗传异质性。另外,Nijmegen 断裂综合征、免疫缺陷/着丝粒不稳定/面部畸形综合征和 Seckel 综合征表现出对突变剂高敏感。还有一些病,如着色性干皮病等也表现有染色体的断裂;很多种癌症表现为染色体不稳定。

表 32-17 典型的染色体不稳定综合征细胞遗传学特点

疾病	细胞遗传学特点
范科尼贫血	自发性或诱导性染色体断裂增多(培养细胞对交联剂敏感,如丝裂霉素 C 和双环氧丁烷)
共济失调毛细血管扩张症	染色体断裂增加,在 7、14 和 X 染色体有特殊断点
Bloom 综合征	自发或诱导的 SCE 增多,自发性染色单体断裂形成四射体

1. 范科尼贫血(Fanconi anemia,FA) 范科尼贫血是一组遗传异质性疾病,相关基因发现 20 余个,定位于不同的染色体或位点,多为常染色体隐性遗传,仅 *FANCB* 为 X 连锁。这些位点的基因产物控制细胞 DNA 的修复。A 型致病基因 *FANCA* 位于染色体 16q24.3,其突变引起 2/3 的范科尼贫血病例,有点突变、小缺失和插入,大缺失与 Alu 序列重组有关。临床表现的共同特征是进行性骨髓衰竭引起全血细胞减少,多数伴有先天畸形,特别是骨骼畸形。由于染色体不稳定,易断裂重排而发生肿瘤,尤其易患白血病。其他还有皮肤异常色素斑,桡骨畸形等先天异常。患儿多有矮小,头小,拇指发育不全或缺如,小阴茎,小睾丸,约半数男孩为隐睾。还可见智力障碍,斜视,眼睑下垂,眼球震颤,小眼,耳畸形,耳聋,并指,双拇指,第一掌骨发育不全,髋脱位,先天性心脏病,尿道下裂等异常。1/3 患儿没有明显畸形。红细胞寿命短,部分呈巨幼变,胎儿血红蛋白增高,白细胞中主要为粒细胞减少,多在儿童期死于白血病或全血细胞减少。

2. Bloom 综合征(Bloom syndrome) 常染色体隐性遗传,致病基因 *BLM* 定位于染色体 15q26.1,编码 DNArecQ 解旋酶,在 DNA 复制和损伤修复时与 DNA 分子结合,使 DNA 双螺旋解旋以维护基因组稳定,突变以点突变,缺失或插入多见。其染色体断裂特点为发生在同源染色体之间,其中姐妹染色单体交换率(SCE)异常增高;另外一个细胞遗传学的异常是自发染色体单体异常增加,形成典型的对称的四射体结构。正常人 SCE 在 8 以下(图 32-35),而本病可高达 200 以上(图 32-36)。临床表现:矮小,小头,长脸,颧骨发育不良。面中部有毛细血管扩张性红斑,呈蝴蝶状,日光敏感,智力正常一般始于 1 岁以内。偶见皮肤咖啡[牛奶]斑,上门齿缺如,多指并指,足畸形。免疫球蛋白缺乏,主要为 IgA 及 IgM 减低。淋巴网状组织有恶变倾向,更易患白血病,多在 30 岁以前死于不同癌症。

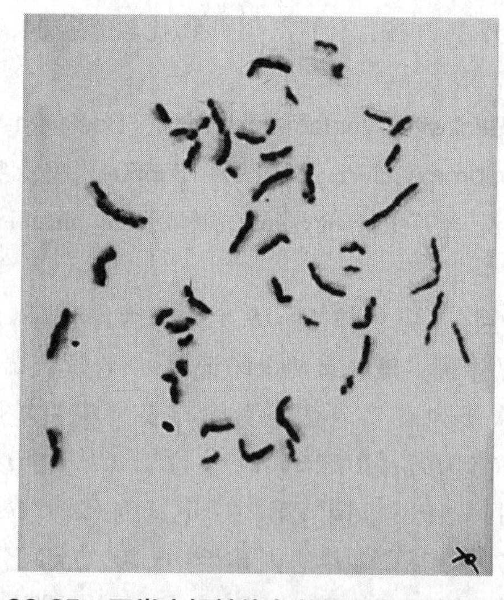

图 32-35 正常人姐妹染色单体交换率(SCE)

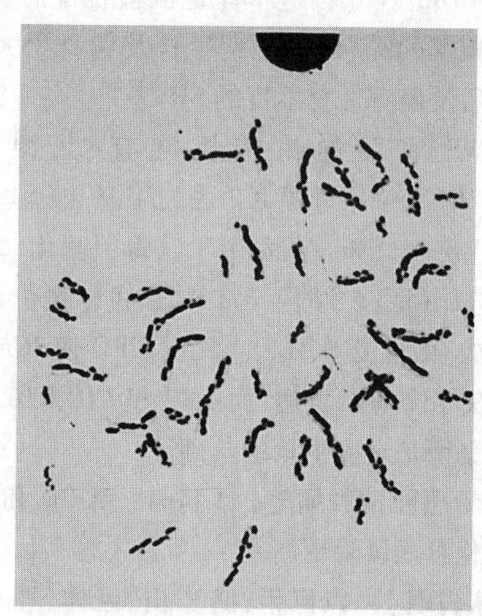

图 32-36 Bloom 综合征姐妹染色单体交换率(SCE)

3. 共济失调毛细血管扩张症(ataxia telangiectasia,AT) 致病基因 *ATM* 定位于染色体 11q22.3,编码丝氨酸蛋白激酶,属于抑癌基因,基因突变种类多,有小片段缺失或插入、点突变及大片段甚至全基因缺失。该激酶是 *BRCA1* 相关基因组监控复合体(BRCA1 associated genome surveillance complex,*BASC*)中重要组成部分,与不同的恶性肿瘤相关,故易患多种恶性肿瘤,尤其易患恶性淋巴瘤及白血病。细胞遗传学显著特点是淋巴细胞发生染色体 7 和 14(7p14、7q35、14q12、14q32)的非随机重排,偶尔也发生于染色体 X;成纤维细胞非特异的断裂;骨髓细胞则表现正常。淋巴细胞重排的断点涉及 T 细胞受体和免疫球蛋白基重链基因,故易患免疫缺陷。临床表现累及脑、免疫系统和发生癌症。有智力和生长发育障碍,婴儿期起进行性共济失调,手足徐动,语言障碍。结膜及眼周皮肤毛细血管扩张,可越过鼻梁、耳郭向外扩展。皮肤色素沉着,咖啡[牛奶]斑。卵巢发育不良,易发生无性细胞瘤。细胞免疫缺乏,胸腺、扁桃体、腺样体发育不良,IgA 及 IgE 可缺如。易发反复呼吸道感染,进行性支气管扩张,抗生素治疗效果反应差。多在成年前死于感染,神经系统退行病变。

4. Nijmegen 断裂综合征(Nijmegen breakage syndrome,NBS) NBS 表现为小头,生长落后,免疫缺陷和癌症倾向综合征。致病基因 *NBS1* 位于染色体 8q21 上,编码 nibrin 蛋白,与 *ATM* 相互作用。常见的突变为 c.657~661 缺失 5bp 的纯合子。细胞遗传学有与 AT 相同的异常,容易发生 7 和 14 号染色体重排,对放射线敏感。临床表现有宫内出现生长发育落后,矮小,小头伴脑发育不良,智力障碍往往随年龄增长而出现,学龄期显著(轻度-中度);有特殊面容,皮肤咖啡[牛奶]斑,指弯曲,并指等先天畸形;免疫缺陷常表现为反复肺炎或支气管炎。易患恶性肿瘤。大约 40%的患者在 20 岁以前患癌症。

5. 着色性干皮病(Xeroderma pigmentosum,XP) 分为多个亚型,与多个致病基因相关[14],包括 *DDB2*、*ERCC1*、*ERCC2*、*ERCC3*、*ERCC4*、*ERCC5*、*POLH*、*XPA*、*XPC*。对日光紫外线极度敏感,照射后 DNA 损伤形成嘧啶二聚体的修复功能存在缺陷,易患癌症,尤其是皮肤癌。皮肤经首次日光照射即过敏,进行性萎缩,伴有不规则形色素斑,毛细血管扩张,血管瘤,角化过度,继而可发展成基底细胞癌,鳞状上皮癌或黑色素瘤。其他还可见氨基酸尿,并可见牙齿缺陷。皮肤损伤及恶变一般在 3~4 岁即可显现,多在 20 岁前死于恶性肿瘤。25%的患者有神经系统表现,如获得性小头畸形、深部肌腱拉伸反射减弱或缺失、进行性感觉神经性听力丧失和进行性认知障碍。

以上这些疾病的其他临床表现及治疗等方面可参阅神经、皮肤、血液病章节。这类疾病显示的特殊染色体不稳定性改变并非造成其特有临床表现的原因。遗传咨询遵循常染色体隐性遗传病原则。随着细胞分子遗传学检测、诊断技术的发展及应用,包括这类疾病的病种还会不断增加。

(潘虹)

参考文献

[1] SCHLUTH-BOLARD C, DIGUET F, CHATRON N, et al. Whole genome paired-end sequencing elucidates functional and phenotypic consequences of balanced chromosomal rearrangement in patients with developmental disorders. J Med Genet, 2019, 56(8):526-535.

[2] DUTTA UR, RAO SN, PIDUGU VK, et al. Breakpoint mapping of a novel denovo translocation t(X;20)(q11.1;p13) by positional cloning and long read sequencing. Genomics, 2019, 111(5):1108-1114.

[3] JIAO Q, SUN H, ZHANG H, et al. The combination of whole-exome sequencing and copy number variation sequencing enables the diagnosis of rare neurological disorders. Clin Genet. 2019, 96(2):140-150.

[4] SAMANGO-SPROUSE CA, COUNTS DR, TRAN SL, et al. Update On The Clinical Perspectives And Care Of The Child With 47, XXY (Klinefelter Syndrome). Appl Clin Genet, 2019, 12:191-202.

[5] 中华医学会儿科学分会内分泌遗传代谢学组,《中华儿科杂志》编辑委员会. Turner 综合征儿科诊疗共识. 中华儿科杂志, 2018, 56(6):406-413.

[6] XU Y, WANG Y, LI N, et al. New insights from unbiased panel and whole-exome sequencing in a large Chinese cohort with disorders of sex development. J. Eur J Endocrinol, 2019, 181(3):311-323.

[7] YANG WX, PAN H, LI L, et al. Analyses of Genotypes and Phenotypes of Ten Chinese Patients with Wolf-Hirschhorn Syndrome by Multiplex Ligation-dependent Probe Amplification and Array Comparative Genomic Hybridization. Chin Med J (Engl), 2016, 129(6):672-678.

[8] 邬玲仟. 基因组拷贝数变异与基因组病. 西安:西安交通大学出版社, 2016:1-37.

[9] ZARREI M, BURTON CL, ENGCHUAN W, et al. A large data resource of genomic copy number variation across neurodevelopmental disorders. NPJ Genom Med, 2019, 4:26.

[10] YI Z, PAN H, LI L, et al. Chromosome Xq28 duplication encompassing MECP2: Clinical and molecular analysis of 16 new patients from 10 families in China. Eur J Med Genet, 2016, 59(6-7):347-353.

[11] 李川,谢波波,沈亦平,等. Prader-Willi 综合征的临床实践指南. 中华医学遗传学杂志, 2020, 37(03):318-323.

[12] 沈金梅,周渊峰,杜晓南,等. 儿童 Angelman 综合征 103 例临床分析. 中华实用儿科临床杂志, 2019, 34(12):911-914.

[13] WESSELER K, KRAFT F, EGGERMANN T. Molecular and Clinical Opposite Findings in 11p15.5 Associated Imprinting Disorders: Characterization of Basic Mechanisms to Improve Clinical Management. Int J Mol Sci, 2019, 20(17):4219-4233.

[14] 杨舟,徐哲,焦磊,等. 着色性干皮病两例 ERCC2 和 ERCC5 基因突变分析. 中华皮肤科杂志, 2020, 53(04):266-270.

33 第三十三章 遗传代谢病

第1节　概述

遗传代谢病（inherited metabolic disorders）是遗传病中的一组代表性疾病，是遗传性生化代谢缺陷的总称，迄今已命名900余种遗传代谢病。患者可自胎儿至老年发病，疾病导致单个脏器或多脏器损害，脑损害为常见或首发表现，症状及体征缺乏特异性，容易被延误诊断，致残率及致死率很高，需要高度重视。随着生化分析及医学遗传技术的进步，各类遗传代谢病的病因、发病机制、遗传方式逐步明确，筛查、诊断与治疗技术迅速发展，很多遗传病从不治之症成为可治可防的疾病，患者的生存质量显著提高。

遗传代谢病均为单基因遗传病，绝大多数为常染色体遗传病，以隐性遗传为主，少数疾病为常染色体显性、X连锁或线粒体基因遗传方式。由于疾病类型、缺陷程度、生活环境、诊断早晚的差异，患者临床表现各异，轻重不等，轻者可能终身不发病，重者在新生儿期死亡。临床医师需要提高警惕，重视症状、体征及一般检查中的线索，争取及早病因诊断，正确治疗[1]。

一、分类

基因突变导致蛋白质结构缺陷或合成、分解代谢异常，引起相应的组织病理损害和临床症状。有缺陷的物质可能是一个复杂的大分子蛋白，也可能是一个较简单的小分子，或是一个细胞器。由于生化反应阻滞，相关物质在体内的合成、代谢、转运和储存等环节出现异常。

根据异常代谢物的分子大小，可将遗传代谢病分为两类，①小分子病：例如氨基酸代谢病、有机酸代谢异常、线粒体脂肪酸代谢病、单糖类代谢病、金属代谢异常等，一些患者起病较早，严重者可在出生后数分钟发病，表现为急性重症脑病或多脏器损害，甚至猝死；轻者可能终身不发病。②细胞器病：又称大分子病，代谢物沉积在细胞及组织中，如糖原贮积症、脂类代谢病、黏多糖贮积症、糖蛋白病、线粒体病、过氧化物酶病等，常在婴幼儿期或儿童期起病，病程多为慢性进行性变性过程[1]。

根据受累物质的特点，遗传代谢病可分为下列几种（表33-1）。

表33-1　遗传代谢病的主要类型和病种

分类	生化物质	病种举例
小分子代谢病	碳水化合物	半乳糖血症，糖原贮积症，果糖不耐受
	氨基酸代谢病	高苯丙氨酸血症，枫糖尿症，同型半胱氨酸尿症，色氨酸转运异常，尿素循环障碍
	有机酸代谢病	甲基丙二酸血症，丙酸血症，异戊酸血症，戊二酸血症Ⅰ型，多种羧化酶缺乏症，甘油酸尿症
	线粒体脂肪酸代谢病	原发性肉碱缺乏症，中链酰基辅酶A脱氢酶缺乏症，极长链酰基辅酶A脱氢酶缺乏症，多种酰基辅酶A脱氢酶缺乏症（戊二酸尿症2型）
	金属代谢病	肝豆状核变性，Menkes病
	电解质代谢异常	遗传性低镁血症，X染色体邻近缺失综合征，先天性肾上腺皮质增生症
	嘌呤代谢病	Lesch-Nyhan综合征
	其他代谢病	吡哆醇依赖性癫痫，肌酸缺乏症，高胰岛素血症
细胞器病	线粒体病	线粒体脑肌病伴高乳酸血症和卒中样发作，线粒体呼吸链复合物缺陷，丙酮酸脱氢酶复合物缺陷
	溶酶体病	黏多糖贮积症，黏脂贮积症，Fabry病，庞贝病，神经节蜡样脂褐质沉积症
	过氧化物酶体病	肾上腺脑白质营养不良，Zellweger病
	高尔基体病	糖基化异常

二、发病机制

遗传代谢病对机体的损害可表现为一个或多个方面:①代谢终末产物缺乏,机体所需产物合成不足或完全不能产生。如生物素酶缺乏导致肠道生物素吸收障碍、体内生物素运输障碍,多种羧化酶功能缺陷、有机酸血症。②前身代谢物蓄积,引起自身中毒、细胞及器官肿大、代谢紊乱。如甲基丙二酸血症患者体内蓄积的甲基丙二酸及其代谢物有严重的神经毒性,糖原贮积症Ⅰ型患者糖原分解受阻,引起肝大、低血糖和能量代谢障碍。③旁路代谢途径加强。如高苯丙氨酸血症,患者体内除了苯丙氨酸蓄积外,旁路代谢形成大量苯丙酮酸、苯乙酸,产生神经毒性。④生理活性物质合成障碍,如21羟化酶缺乏症导致皮质醇合成障碍、肾上腺皮质功能不全、肾上腺皮质增生症。⑤物质转运功能障碍。细胞膜有主动转运系统,如肠道黏膜铜吸收障碍,引起Menkes病;肾小管重吸收障碍,引起Hartnup病、肾小管酸中毒、磷酸尿性佝偻病等[1]。

三、临床表现

遗传代谢病患儿的临床表现复杂多样,轻重不等,任何器官和系统均可受累,诊断困难,容易被漏诊或延误诊断,应仔细调查病史、家族史、发病经过和病程特点,全面分析,并了解发病诱因,以指导生活管理,规避风险。

调查病史和家族史中应注意:①同胞或近亲有相似疾病。②同胞或近亲有智力低下。③患儿有智力低下、惊厥发作等进行性或间歇性神经精神症状,但不伴明显畸形。④婴儿期或新生儿期有反复发作的代谢紊乱[2-4]。

按遗传代谢病导致的各系统损害分布来看,神经系统受累的频率最高,多数遗传代谢病伴有神经系统损害,1/3以上的病种以神经精神症状为首发或主要表现。常见临床症状如下:

1. 神经精神异常　智力运动发育落后、孤独症谱系、停滞或倒退,惊厥发作,一些患儿发生脑性瘫痪、共济失调、锥体外系运动障碍,病程呈进行性或间歇性。

2. 代谢紊乱　如代谢性酸中毒、酮症性低血糖、非酮症性低血糖、高氨血症、高脂血症、高尿酸血症,主要见于小分子代谢病,如有机酸代谢病、氨基酸代谢病、线粒体脂肪酸代谢病、单糖类代谢异常,起病早,症状危重,急性期死亡率很高。

3. 消化功能障碍　如喂养困难、呕吐、偏食、腹泻、便秘,与胃肠功能损害、代谢缺陷有关,果糖不耐受患儿厌食水果,枫糖尿症、尿素循环障碍等氨基酸代谢病患儿厌食高蛋白食物,希特林蛋白缺乏症患儿嗜好高蛋白高脂肪食物。

4. 肝大或肝功能不全　糖原贮积症、半乳糖血症、黏多糖贮积症、神经鞘脂病、肝豆状核变性等常有显著的肝大及肝损害。

5. 特殊气味　一些未治疗或控制不良的氨基酸和有机酸代谢异常患儿有特殊体臭,如苯丙酮尿症患儿有特殊的发霉气味(鼠尿味),枫糖尿症患儿有枫糖气味,异戊酸血症患儿有汗脚样体臭,多种羧化酶缺乏症患儿有猫尿气味,三甲胺尿症患儿有鱼腥体。

6. 容貌怪异　多见于黏多糖贮积症、神经鞘脂病、糖基化异常。

7. 多脏器损害　一些遗传代谢病患儿表现为神经系统以外的脏器损害,或合并多脏器损害。

(1)皮肤和毛发异常:苯丙酮尿症、白化病、同型半胱氨酸尿症1型患儿黑色素减少。甘油尿症及肾上腺脑白质营养不良患儿皮肤黏膜色素加深。生物素代谢障碍、Hartnup病患儿常有湿疹、口角炎、脱发、尿布疹,家族性高胆固醇血症、谷固醇血症患儿早发皮肤黄色瘤。Fabry病患儿青春期以后常有皮肤血管角质瘤、皮下结节。Sjögren-Larsson综合征及Refsum病患儿有轻重不等的鱼鳞病。

(2)眼部异常:一些疾病以眼病为首发表现,如同型半胱氨酸尿症1型常在幼儿至学龄期因弱视、斜视就诊,检查发现晶状体脱垂。角膜混浊见于黏多糖贮积症、黏脂贮积症、Fabry病。白内障见于半乳糖血症、脑腱黄瘤病、Lowe综合征。眼底黄斑部樱桃红斑见于GM1和GM2神经节苷脂病、尼曼-皮克病等。

(3)耳聋:见于黏多糖贮积症Ⅰ、Ⅱ、Ⅲ、Ⅳ各型,某些神经鞘磷脂病、Menkes病、甲状腺功能减退、肾上腺脑白质营养不良患儿合并神经性耳聋。

(4)骨病:尿黑酸尿症、先天性软骨发育不全、肾小管疾病、溶酶体病可导致轻重不同的骨病。

(5)肌病、心肌病:线粒体脂肪酸代谢病患儿常有骨骼肌、心肌脂肪堆积、心律不齐,严重时发生横纹肌溶解、暴发性心肌病、心功能衰竭。

(6)肾病:Lowe综合征、巴特综合征以肾小管损害为主,一些甲基丙二酸血症患儿合并肾小球或肾小管损害、溶血尿毒症综合征[5-7]。

四、诊断

遗传代谢病的实验室诊断分为筛查和确诊两方面,

主要采用生化、影像及基因分析。新生儿筛查作为公共卫生项目,在国内外取得了良好的社会效益与经济效益,在症状前或疾病早期发现部分可治疗的、发病率相对较高的疾病,早期治疗,防止脑损伤及重要脏器损害。我国新生儿筛查的一线疾病为高苯丙氨酸血症、甲状腺功能减退症,南方省市普及了蚕豆病的筛查,一些地区开展了先天性肾上腺皮质增生症的筛查。近年来,液相串联质谱法广泛应用于多种遗传代谢病的新生儿筛查和临床高危筛查,气相色谱质谱法尿有机酸分析应用于高危筛查,可以检出更多的氨基酸、有机酸、线粒体脂肪酸代谢病,如枫糖尿症、同型半胱氨酸尿症1型、酪氨酸血症、甲基丙二酸血症、戊二酸血症Ⅰ型等疾病(详见本章第2节遗传代谢病的生化诊断)[8-10]。

生化分析是确诊遗传代谢病的关键,通过代谢物定量测定和酶活性检测分析代谢缺陷的类型及轻重。对于氨基酸代谢病,需检测血、尿、脑脊液中的氨基酸。肝豆状核变性、Menkes病诊断需依靠血清铜蓝蛋白测定。一些糖原贮积症、脂类代谢病、黏多糖贮积症等则需依靠酶学检查确诊。采用酶活性测定来诊断的遗传代谢病病种有限,采取的标本应根据酶存在的部位,如血清、皮肤成纤维细胞、白细胞、红细胞、血小板、肌肉、肝、肾等组织,技术难度较高。

随着分子遗传学技术的进展,基因分析成为遗传代谢病诊断的主要技术之一,明确致病基因变异,不仅有助于诊断,也是家族成员携带者筛查、遗传咨询及下一胎产前诊断的关键。在先证者生化及基因诊断明确的基础上,通过羊水上清液代谢物分析、胎盘绒毛或羊水细胞基因分析,可以进行胎儿诊断[11-12]。

五、治疗

虽然多数遗传代谢病缺乏有效的治疗方法,随着研究的进展,能治疗的疾病在逐步增加,通过对因和对症治疗,可以阻止病程,减轻症状。

遗传代谢病总的治疗原则为补其所缺、排其所余、禁其所忌,针对疾病可能造成或已经造成的器官损害进行干预,根据不同的病种和患儿个体情况选择相应的方法,通过饮食、药物、移植治疗进行干预(表33-2)。

表33-2 不同类型的遗传代谢病需要的诊断与治疗技术

诊断技术	检测目标	疾病举例	产前诊断	治疗与干预
细胞遗传学	染色体	Prader-Willi综合征	能	饮食与生活管理 生长激素
分子生物学	基因	蚕豆病	能	生活管理
		多巴反应性肌张力不全	能	左旋多巴
		结节性硬化	能	西罗莫司
		糖原贮积症	能	饮食与药物,肝移植
		代谢性骨病	能	药物与生活管理,手术
生化分析	氨基酸	高苯丙氨酸血症	能	饮食与药物
		尿素循环障碍	能	饮食与药物,肝移植
	血液肉碱谱	原发性肉碱缺乏症	能	左卡尼汀
	尿液有机酸谱	甲基丙二酸血症	能	药物与饮食,肝移植
	酶活性	戈谢病	能	酶替代
		黏多糖贮积症	能	酶替代,造血干细胞移植
		线粒体病	部分可能	药物与饮食,对症治疗

(一)饮食治疗

1953年德国Bickel医师创立了遗传代谢病的饮食疗法,通过低苯丙氨酸饮食治疗有效地降低了一位苯丙酮尿症(phenylketonuria,PKU)女童血液中的苯丙氨酸浓度,神经精神症状随之改善。此后,借鉴PKU的饮食治疗原理,国内外逐步建立了氨基酸、有机酸、脂肪酸、碳水化合物等多种代谢病的饮食治疗方法(表33-3)。

表 33-3　遗传代谢病的饮食治疗方法

疾病名称	方法
苯丙酮尿症	低苯丙氨酸饮食
枫糖尿症	低亮氨酸饮食
半乳糖血症	免乳糖、免半乳糖饮食
果糖不耐受	限制果糖饮食
家族性高胆固醇血症	限制动物固醇饮食
谷固醇血症	限制植物固醇饮食
肝豆状核变性	低铜饮食
尿素循环障碍	低蛋白、高热量饮食
有机酸血症(部分疾病)	低蛋白、高热量饮食
线粒体脂肪酸代谢病	低脂肪、高碳水化合物饮食,避免长时间空腹
糖原贮积症	生玉米淀粉

饮食治疗的原理为限制代谢障碍前驱物质摄入,减少毒性代谢物产生,同时要保证生长发育及生理活动所需要的热量、蛋白质、脂肪、维生素、矿物质等各种营养素。即使是相同疾病的患儿,由于脏器损害及酶缺陷程度的不同,对于各种食物的耐受能力及营养素的需求也不同,个体化饮食指导至关重要[8,11,13]。

(二)药物治疗

对于部分遗传病,可采用维生素、辅酶、激素等药物进行治疗,促进有害蓄积物的排泄,补充生理活性物质(表 33-4)。对于特纳综合征、Prader-Willi 综合征、Noonan 综合征,自婴儿期给予患儿生长激素支持,特纳综合征患儿于青春前期开始雌孕激素补充治疗,绝大多数患儿可以获得良好的体格及智力发育。

近十余年来,气相色谱质谱法尿液有机酸分析、液相串联质谱法血液氨基酸及酰基肉碱谱分析已经成为我国遗传代谢病筛查与诊断的主要技术,氨基酸、有机酸、脂肪酸代谢病的治疗经验逐步成熟,通过药物与饮食治疗,避免脑、肝、心脏等重要脏器损害,患儿生存质量显著改善。随着高危筛查的普及,临床医师对于遗传代谢病的识别能力逐步提高,越来越多的患儿被发现,一些患儿获得了正确诊断与治疗。甲基丙二酸血症、丙酸血症、生物素酶缺乏症等有机酸代谢病受到了儿科、围产医学、神经科、精神科领域的高度重视,通过临床高危筛查,很多新生儿期到成人期的患者获得了正确诊断与治疗,预后良好。在先证者生化与基因诊断明确的基

表 33-4　遗传病的药物治疗

疾病	药物
酪氨酸血症Ⅰ型	2-(2-硝基-4-三氟苯甲酰)-1,3-环己二醇(尼替西农)
四氢生物蝶呤缺乏症	四氢生物蝶呤、5-羟色氨酸、左旋多巴
同型半胱氨酸血症Ⅰ型	
维生素 B_6 反应型	维生素 B_6
维生素 B_6 无反应型	甜菜碱,叶酸,低蛋氨酸饮食
同型半胱氨酸血症2型	叶酸,维生素 B_{12},甜菜碱
甲基丙二酸血症	
维生素 B_{12} 反应型	维生素 B_{12},左卡尼汀
维生素 B_{12} 无反应型	维生素 B_{12},左卡尼汀,特殊配方奶粉
甲基丙二酸血症合并同型半胱氨酸血症	维生素 B_{12},左卡尼汀,甜菜碱
戊二酸血症Ⅰ型	左卡尼汀,特殊配方奶粉
戊二酸血症Ⅱ型	维生素 B_2,左卡尼汀,苯扎贝特
尿黑酸尿症	维生素C
生物素酶缺乏症	生物素,左卡尼汀
多种羧化酶缺乏症	生物素,左卡尼汀
氧合脯氨酸血症	维生素E,左卡尼汀
异戊酸血症	左卡尼汀,甘氨酸
肉碱缺乏症	左卡尼汀
甘油尿症	氢化可的松,氟氢可的松
鸟氨酸氨甲酰基转移酶缺乏症	瓜氨酸,苯甲酸,苯丁酸,精氨酸,精氨酸谷氨酸
瓜氨酸血症Ⅰ型	精氨酸,精氨酸谷氨酸,苯丁酸钠
肝豆状核变性	D-青霉胺,锌剂
Hartnup 病	烟酸
多巴反应性肌张力不全	左旋多巴
蛋白糖基化异常综合征 2b 型	甘露糖
线粒体病	维生素 B_1,辅酶Q10,左卡尼汀,肌酸,生物素,丙酮酸钠
Menkes 病	组氨酸铜,硫酸铜,氯化亚铜
Fabry 病	酶替代治疗,分子伴侣
结节性硬化症	西罗莫司
脑叶酸缺乏症	亚叶酸钙

础上，很多遗传病可以进行产前诊断，帮助相关家庭避免疾病再发的风险，生育健康后代。

线粒体病的治疗也取得了进步。经典线粒体病以鸡尾酒疗法（维生素 B_1、辅酶 Q10、左卡尼汀、中链脂肪酸等营养素支持）为主，精氨酸、丙酮酸钠、肌酸对线粒体基因 3243 位点突变患儿治疗有效，丙酮酸脱氢酶复合物 E1α 亚单位缺陷患儿大剂量维生素 B_1 疗效良好，生物素及维生素 B_1 反应性脑病患儿经生物素及维生素 B_1 治疗后显著好转。

溶酶体存在于人体各种细胞的胞质内，是细胞的消化器官，含有 50 多种酸性水解酶，分别参与糖蛋白、脂蛋白、多糖、黏多糖、黏脂、核酸等基质的分解代谢。黏多糖贮积症Ⅰ型、戈谢病、糖原贮积症Ⅱ型、Fabry 病等少数溶酶体病酶替代治疗方法成熟，一些疾病可以通过小分子伴侣药物改善病情。对于异染性脑白质营养不良、尼曼-皮克病，一些国家在进行酶替代治疗研究，在神经系统严重受损之前，可以争取造血干细胞移植[1,12,15]。

在其他遗传代谢病的药物治疗方面，国内外亦获得了可喜的研究进展。如西罗莫司在结节性硬化症的治疗中疗效显著。甘露糖对蛋白糖基化异常综合征 2b 型疗效良好。

1. 祛除有害物质 针对高氨血症，苯丁酸钠、苯甲酸钠可促进氨的排泄。针对酪氨酸血症，早期口服 2-(2-硝基-4-三氟苯甲酰)-1,3-环己二醇（尼替西农）治疗效果良好。左卡尼汀是线粒体脂肪酸β氧化循环的关键维生素，是有机酸、脂肪酸代谢病治疗的基本药物，不仅有助于纠正急性酸中毒，也可有效地改善远期预后。D-青霉胺可与铜结合，促进铜的排泄，对多数肝豆状核变性患儿有效。硫酸锌、醋酸锌等锌剂可阻止肠道铜的吸收，减少铜的蓄积，可减少 D-青霉胺剂量，提高肝豆状核变性的治疗效果。

2. 维生素疗法 很多维生素作为辅酶参与物质代谢，除了先天性酶缺陷以外，一些疾病为辅酶代谢障碍所致。某些维生素对于遗传代谢病患儿为关键治疗药物，如生物素对于生物素酶缺乏症和全羧化酶合成酶缺乏症患儿有戏剧般治疗效果，维生素 B_{12} 对维生素 B_{12} 反应型甲基丙二酸尿症、维生素 B_2 对于部分戊二酸血症Ⅱ型疗效良好（见表 33-4）。

3. 补充缺乏的生理活性物质 由于吸收障碍、生成不足、消耗增多，遗传代谢病患儿体内常缺乏一些生理活性物质。如四氢生物蝶呤合成酶缺乏症患儿低苯丙氨酸饮食无效，需要长期补充四氢生物蝶呤、5-羟色氨酸、左旋多巴等神经递质前质。Menkes 病患儿肠道铜吸收障碍，体内铜缺乏，需要皮下注射组氨酸铜、硫酸铜或氯化亚铜。鸟氨酸氨甲酰基转移酶缺乏症和氨甲酰磷酸合成酶缺乏症患儿需要长期补充瓜氨酸，而瓜氨酸血症患儿则需要补充精氨酸[1,11,14]。

（三）酶替代治疗

1. 血浆、血球 细胞生物化学研究证实，溶酶体酶可从淋巴细胞转移到成纤维细胞中，黏多糖贮积症、神经鞘脂病、糖原贮积症Ⅱ型可通过输注健康人血浆暂时改善患儿病情。静脉滴注红细胞悬液可改善重症精氨酸酶缺乏症患儿尿素循环，缓解症状。

2. 酶替代治疗 近年来，分子生物学技术应用于酶的纯化生产，酶替代治疗在溶酶体病的治疗中取得了巨大成功。如戈谢病Ⅰ型、Fabry 病、黏多糖贮积症Ⅰ型、糖原贮积症Ⅱ型，通过定期静脉注射补充所需的酶，可有效控制疾病进展。

（四）细胞或器官移植

同种器官移植可以提高患儿体内酶的活性，并导入正常的遗传信息，有时可以修正患儿器官功能。骨髓造血干细胞移植在遗传代谢病的治疗中应用最为广泛，如黏多糖贮积症、过氧化物酶体病、地中海贫血、腺苷脱氨酶缺乏症等疾病，预后良好，早期骨髓移植是挽救生命的关键方法。全肝移植或活体部分肝移植是治疗尿素循环障碍、糖原贮积症Ⅰ型、家族性高胆固醇血症、肝豆状核变性、酪氨酸血症等疾病的重要手段，国内外取得了成功的经验。近年来，干细胞技术也开始应用于一些遗传病的治疗，有望使更多的患儿受益[1,12,15]。

（五）基因治疗

从理论上讲，基因治疗是治疗各种单基因遗传病最理想的方法，腺苷脱氨酶缺乏症、镰状红细胞病、脊髓性肌萎缩症、进行性肌营养不良等疾病的基因治疗取得了成功。但是，基因治疗受多种物理、化学、伦理因素的影响，面临很多困难，与骨髓移植相比难度更大[16,17]。

（六）急性期治疗

部分氨基酸、有机酸、脂肪酸代谢病患儿以急性形式起病，合并酮症、代谢性酸中毒、低血糖、高氨血症等严重代谢紊乱，多脏器损害，严重时猝死。根据不同的病种应给予静脉补液、药物与饮食治疗、对症治疗，必要时需血液净化治疗。一些患儿既往无异常病史，因“发热、腹泻、呕吐、饥饿、疲劳、暴饮暴食、预防接种”等应激因素或药物诱发急性发作，导致瑞氏综合征、心肌病，甚至猝死，易引发医疗纠纷。如果患儿在病因不明的情况下死亡，无法对家族成员进行正确的遗传咨询与健康指导，同胞可能再次发生类似灾难。留取尿液、血液或细胞样本，进行生化代谢与基因分析，有助于进一步病因分析[1,11,14]。

（七）治疗时期

1. 出生前治疗　如母性PKU，随着新生儿筛查的普及和治疗方法的成熟，各国已经有很多PKU患儿长大成人，结婚生育。经过治疗发育正常并同健康男性结婚的PKU女患者，如果孕前、孕期不合理地控制饮食，胎儿流产、死产、畸形、宫内发育不全等发生率很高，出生后多有小头畸形、智力低下、癫痫、先天性心脏病等合并症。因此，对育龄期女性PKU患者应进行饮食管理，最好在孕前半年开始治疗直至分娩，使血苯丙氨酸浓度控制在120~360μmol/L，以保护胎儿[8]。

2. 症前治疗　很多疾病一旦发病，将造成难以逆转的脑损害或其他脏器功能损害，治疗越早，疗效越好。因此，对于少数治疗方法简单、筛查技术成熟的疾病，应进行新生儿筛查，争取在症状前确诊并开始治疗，以避免重要脏器损害，保证患儿健康成长。如苯丙酮尿症、原发性肉碱缺乏症、中链酰基辅酶A脱氢酶缺乏症，通过新生儿筛查或高危筛查帮助患儿获得早期诊断，在发病前开始治疗，则可预防脑损害、肝损害、心肌损害。

（八）其他治疗

很多遗传病患儿出生时或确诊时已经存在不同程度的脏器损害或肢体残障，需要综合干预，对症治疗，康复训练，必要时手术矫形。如对于肝损害的患儿给予保肝药物，高脂血症患儿需要降脂治疗，智力障碍或运动障碍的患儿需要语言、运动及认知训练。先天性骨病、肌营养不良患儿容易出现骨折、肢体畸形、脊柱畸形，需要给予支具防护，延缓功能性损害。

（杨艳玲）

参考文献

[1] 杨艳玲. 遗传代谢病的精准治疗. 从病例开始学习遗传代谢病. 北京：人民卫生出版社，2018：1-6.

[2] 陈哲晖，杨艳玲. 警惕容易被误诊的遗传代谢病. 中国实用儿科杂志，2020，35(7)：497-501，505.

[3] 巩纯秀，李乐乐. 重视容易被误诊的内分泌疾病. 中国实用儿科杂志，2020，35(7)：502-505.

[4] VAN RIJT WJ，KOOLHAAS GD，BEKHOF J，et al. Inborn errors of metabolism that cause sudden infant death：a systematic review with implications for population neonatal screening programmes. Neonatology，2016，109(4)：297-302.

[5] 刘怡，刘玉鹏，张尧，等. 中国1003例甲基丙二酸血症的复杂临床表型、基因型及防治情况分析. 中华儿科杂志，2018，56(6)：414-420.

[6] 康路路，刘玉鹏，沈鸣，等. 314例单纯型甲基丙二酸血症的临床表型和基因型研究，中华儿科杂志，2020，58(6)：468-475.

[7] SHIBATA N，HASEGAWA Y，YAMADA K，et al. Diversity in the incidence and spectrum of organic acidemias，fatty acid oxidation disorders，and amino acid disorders in Asian countries：Selective screening vs. expanded newborn screening. Mol Genet Metab Rep，2018，16：5-10.

[8] 中华医学会儿科学分会内分泌遗传代谢学组，中华预防医学会出生缺陷预防与控制专业委员会新生儿筛查学组. 高苯丙氨酸血症的诊治共识. 中华儿科杂志，2014，52(6)：420-424.

[9] 王峤，丁圆，刘玉鹏，等. 戊二酸尿症1型28例的临床与实验室特征. 中华儿科杂志，2014，52(6)：415-419.

[10] 李溪远，华瑛，丁圆，等. 3例非典型异戊酸尿症患儿临床及基因型研究. 临床儿科杂志，2014，32(12)：1107-1111.

[11] 北京医学会罕见病分会，中国妇幼保健协会儿童疾病和保健分会遗传代谢学组，中国医师协会青春期医学专业委员会临床遗传学组及生化学组，等. 尿素循环障碍的三级防控专家共识，中国实用儿科杂志，2021，36(10)：725-730.

[12] 北京医学会罕见病分会，中国妇幼保健协会儿童疾病和保健分会遗传代谢学组，中国医师协会青春期医学专业委员会临床遗传学组及生化学组，等. 遗传代谢病所致贫血的诊疗专家共识. 标记免疫分析与临床杂志，2021，28(10)：1626-1634.

[13] 中华预防医学会出生缺陷预防与控制专业委员会新生儿筛查学组，中华医学会儿科学分会临床营养学组，中华医学会儿科学分会内分泌遗传代谢学组，等. 单纯型甲基丙二酸尿症饮食治疗与营养管理专家共识. 中国实用儿科杂志，2018，33(7)：481-486.

[14] 中华人民共和国卫生部. 苯丙酮尿症和先天性甲状腺功能减低症诊治技术规范(2010版). 中国儿童保健杂志，2011，19(20)：190-191.

[15] 骆燕辉，秦茂权，任晓暾，等. 异基因造血干细胞移植治疗Krabbe病一例. 中华儿科杂志，2020，58(5)：420-422.

[16] YIN H，KAUFFMAN KJ，ANDERSON DG. Delivery

technologies for genome editing. Nat. Rev. Drug Discov, 2017, 16: 387-399.

［17］崔思颖，蔡奥捷，孔祥东. 杜氏肌营养不良基因治疗研究进展. 中华儿科杂志，2017，55(9)：717-719.

第 2 节　遗传代谢病的生化诊断

百余年来，随着医学诊断技术的发展，已经发现了 900 余种遗传代谢病，病种繁多，多为常染色体隐性遗传病，涉及所有物质代谢。患者临床表型复杂，缺乏特异性，相同的疾病轻重不一，临床诊断困难，需要依赖代谢物测定、酶活性分析和基因检测等技术进行筛查与诊断。

酶学分析是诊断遗传代谢病最可靠的手段，特异性高，如生物素酶活性测定是筛查与诊断生物素酶缺乏症的关键方法。针对较常见的溶酶体病（如 Fabry 病、庞贝病、黏多糖贮积症Ⅰ型和Ⅱ型），可采用酶活性测定进行诊断。但是，对于人体大多数酶缺乏检测方法。基因检测技术应用较广，但是对数据解读技术要求很高，某些遗传代谢病的致病基因与疾病的关联性尚不明晰，需要结合临床表征及生化分析进行验证，基因组学和代谢组学相辅相成，可以快捷准确地诊断。

遗传代谢病筛查起步于传统的生化检验，如细菌抑制法、酶联免疫法、荧光法、时间分辨荧光免疫法等单项物质测定，随着色谱、质谱技术的发展，实现了一次多种物质测定，遗传代谢病的诊断与筛查效率显著提高。目前，液相色谱串联质谱法（liquid chromatography tandem mass spectrometry, LC-MS/MS）已经成为氨基酸、有机酸及线粒体脂肪酸代谢病的常规筛查与诊断方法，气相色谱质谱联用法（gas chromatography mass spectrometry, GC/MS）尿液有机酸分析是确诊有机酸代谢病的主要方法。高通量基因检测技术不仅用于诊断，在一些疾病的筛查方面也具有巨大的潜力[1-3]。

一、液相色谱串联质谱法

LC-MS/MS 采用液相色谱串联质谱仪，具有高灵敏度、高特异性、高选择性和高通量的技术优势，可在 2 分钟左右对一个样本进行几十种代谢物的定量分析。通过对目标物质的检测数据分析，实现“一次实验筛查多种疾病”的目的，提高检测效率，并降低假阳性率和假阴性率。

近十几年，我国部分医疗机构、新生儿筛查中心建立了 LC-MS/MS 实验室，显著提高了新生儿筛查效率和质量，实现了多种遗传代谢病早筛查、早诊断、早干预，避免或减少严重并发症，降低死亡率及残障率。在先证者诊断明确的基础上，采用 LC-MS/MS 检测羊水代谢物，可以对甲基丙二酸血症等有机酸代谢病进行产前诊断，减少相同疾病患儿的出生。

（一）技术原理

LC-MS/MS 以液相色谱作为分离系统，质谱仪为检测系统。仪器系统的基本配置包含 3 个主要部分，即液相色谱、串联质谱仪和数据处理系统。样本中的化合物随着流动相经液相色谱分离后进入质谱离子源，经过雾化、离子化等流程后，进入到质量分析器，经质量分析器将不同离子按质荷比分开，先后到达检测器产生相应的信号，即为质谱图。

1. 质谱仪　质谱仪本质上是测量离子质荷比（m/z）的仪器，将被测物质离子化，按照离子的质荷比不同进行分离，测量各种离子的信号强度，进行定性和定量研究。样品通过进样系统进入离子源，由于化合物结构不同而被电离为不同质荷比的离子，带有样品信息的离子碎片在加速电场中获得相同的动能并形成一束离子进入质量分析器，不同离子碎片在质量分析器中被分离并按质荷比大小先后到达检测器，经记录即得到不同质荷比排列的离子质量谱，即质谱图，实现定性检测。同时加入已知化合物作为内标或外标，就可以对待测物进行定量检测。

2. 串联质谱仪　LC-MS/MS 是由两个或两个以上的质谱仪串联在一起而组成的串联杂交质谱仪，三重四极杆串联质谱仪是由两个四极杆质量分析器及两个碰撞室串联而成，是目前应用最为广泛的串联质谱仪。一般来说，其组成主要包括离子源、一级质量分析器、碰撞室、二级质量分析器和检测器等部分。检测的基本原理是将被测物质在离子源内电离成各种质荷比不同的带电粒子，进入到质量分析器中检测。样品首先在离子源中被离子化，随即通过第一个四极杆，根据设定的质荷比范围扫描和选择所需要的离子，使其进入到第二个四极杆（碰撞室），将选择后的离子引入碰撞气体中进行碰撞诱导裂解产生碎片离子，再由第三个四极杆根据质荷比对碎片离子进行选择分析，最终将其送到检测器内，按照不同的检测模式得到不同的质谱图，如母离子扫描、子离子扫描、中性丢失扫描和多反应监测扫描。这样由被测物质的质荷比及其专属的碎片离子的质荷比共同对一个物质进行定性，使检测结果更有选择性和特异性。三重四极杆串联质谱仪可以使一级的分子离子通过与反应气体的碰撞来产生碎裂，获得多级质谱，能提供更多的结构定性信息。

3. 应用串联质谱法筛查遗传代谢病　LC-MS/MS 法筛查遗传代谢病主要是通过定量分析干血斑中的氨基酸、游离肉碱及酰基肉碱浓度，筛查氨基酸、有机酸和脂肪酸代谢异常三大类疾病。不同类型的疾病患儿呈现不同的血液氨基酸和酰基肉碱谱，氨基酸代谢病患儿血中的相关氨基酸增高或降低，有机酸及脂肪酸代谢病患儿血中酰基肉碱谱异常[4-6]。

（二）方法流程

LC-MS/MS 法检测血液氨基酸、游离肉碱和酰基肉碱浓度的程序包括样本处理和仪器分析两个过程。样本处理主要有两种方法，分别是衍生化方法和非衍生化方法。样本为干血斑，使用含有已知浓度化合物内标的目标待测物溶液作为萃取溶液，通过流动相将萃取液导入质谱仪中进行分析，通过两个质量分析器来检测目标待测物，最后通过计算待测物的信号和已知浓度内标的相应信号，得出目标物的性质和浓度，根据化合物浓度和代谢病的特征等综合评估结果，得出生化诊断结论。

1. 样本采集　血液样本采集是遗传代谢病筛查技术流程中最重要的环节（新生儿遗传代谢病筛查血片采集技术规范）。血片质量直接影响实验室检测结果，可采取足跟血、指血或静脉血。常规新生儿采血时间为出生 48 小时后、7 天之内。对于疑似代谢病的患儿，可在任意时间采血，以争取诊疗时机。

2. 实验

（1）仪器与试剂耗材

1）仪器：LC-MS/MS 需要配备与仪器相适应的软件，设备应符合国家市场监督管理总局公布的医疗器械管理相关要求。

2）试剂：同位素内标试剂盒常分为 2 套试剂盒，试剂盒 A 含多种氨基酸的同位素内标。

（2）样本处理方法：目前用于遗传代谢病筛查的样本处理方法有两种，分别是衍生化方法（酯化，主要是丁基酯）和非衍生化方法（非酯化，游离酸）。用含有氨基酸及酰基肉碱内标的萃取溶液将干血斑中的氨基酸和酰基肉碱萃取分离后，可以进行衍生化处理，也可不进行处理。衍生化法是对氨基酸和酰基肉碱进行衍生化处理，在被分析物质上添加保护基团（丁基酯化），既减少了干扰，同时提高了灵敏度，但实验过程复杂、耗时长。非衍生化法无需使用盐酸正丁醇将氨基酸和酰基肉碱衍生化，避免了盐酸反应对环境的污染，省去了吹干、复溶等实验步骤，时间节省约 2 小时，整个标本前处理步骤简单、时间短、效率更高。

虽然衍生法和非衍生法的前处理步骤不同，会使部分氨基酸检测值存在偏差，正常参考值范围需要调整。但两种方法用于氨基酸及肉碱代谢异常的临床结果判断是一致的，因此衍生化法和非衍化法均可用于氨基酸及酰基肉碱谱分析。

（3）串联质谱分析：由于氨基酸及酰基肉碱中的同一种物质经过衍生化法和非衍生化法处理后分子量不同，通过质谱仪离子源后其碎片离子的质荷比也不相同，因此 LC-MS/MS 检测的方法也有差别，需要设置不同的检测参数。

样本经衍生化处理后，LC-MS/MS 检测数据的采集通过 3 种扫描模式：母离子扫描、中性丢失扫描和多反应监测扫描。然后再通过遗传代谢病筛查分析软件处理，得到数据解读结果。非衍生化法处理的样本由于氨基酸及酰基肉碱没有被丁酯化，氨基酸及酰基肉碱经过碰撞室时不能丢失相同的片段，因此，所有的氨基酸及酰基肉碱均可以采用多反应检测扫描模式进行检测。

无论是衍生化法还是非衍生化法处理的样本，进行 LC-MS/MS 分析时，均需优化液相色谱仪和质谱仪的参数。液相色谱仪需要优化的参数包括泵流速、时间梯度、自动进样器的进样量等，以便得到最佳的总离子流图。质谱仪需要优化的参数包括离子源温度、入口电压、碰撞室能量、气体压力等，目的是使每个氨基酸及酰基肉碱得到最高的离子强度。

（4）质量控制：LC-MS/MS 使用质控干血斑片，有两个不同的浓度。将质控干血斑滤纸片与未知样本用相同的方法处理，质控样本结果应在靶值的±2*SD* 范围，以提供的质控靶值及控制范围为准。

（5）结果计算：质谱峰强度与其代表的化合物含量成正比，通过测定离子峰的强度，可进行定量分析。

借助于质谱仪的数据处理软件,自动计算出所测样品中氨基酸及酰基肉碱的浓度,并计算相关代谢物之间的比值,提高疾病诊断的准确性,显著降低假阳性率和假阴性率。

(三)临床应用

LC-MS/MS 法主要针对氨基酸、有机酸和线粒体脂肪酸代谢病的筛查、诊断与监测。应用 LC-MS/MS 分析可同时检测数十种氨基酸、游离肉碱及酰基肉碱等代谢物,可以对 40 余种氨基酸、有机酸和线粒体脂肪酸代谢病进行快速筛查和诊断(表 33-5)。若氨基酸及酰基肉碱谱异常,原血片重复检测的结果依然显示异常,应召回复检。对初筛疑似阳性的新生儿需及时召回,若复测的结果还是显著异常,部分疾病可以确诊,如高苯丙氨酸血症等。部分疾病需要根据筛查和诊断流程进一步鉴别诊断,采用尿有机酸、酶活性测定或基因等其他检测综合分析后才能诊断。如丙酸血症和甲基丙二酸血症,临床表现相似,LC-MS/MS 法血液酰基肉碱谱类似,均显示丙酰肉碱及丙酰肉碱/乙酰肉碱比值增高,常伴有甘氨酸增高,难以区别两种疾病,需要通过尿液有机酸分析才能鉴别诊断。

表 33-5 遗传代谢病与 LC-MS/MS 检测血液代谢指标间的对应关系

中文名称	英文名称	检测指标异常	
		增高	降低
氨基酸代谢病			
枫糖尿症	maple syrup urine disease	缬氨酸,亮氨酸,异亮氨酸,别异亮氨酸,亮氨酸/苯丙氨酸,缬氨酸/苯丙氨酸	
高脯氨酸血症	hyperprolinemia	脯氨酸	
高组氨酸血症	histidinemia	组氨酸	
酪氨酸血症Ⅰ型	tyrosinemia type Ⅰ	酪氨酸,蛋氨酸,酪氨酸/苯丙氨酸,琥珀酰丙酮	
酪氨酸血症Ⅱ型、Ⅲ型	tyrosinemia type Ⅱ	酪氨酸,酪氨酸/苯丙氨酸	
	tyrosinemia type Ⅲ	酪氨酸,酪氨酸/苯丙氨酸	
苯丙酮尿症	phenylketonuria	苯丙氨酸,苯丙氨酸/酪氨酸	
四氢生物蝶呤缺乏症	tetrahydrobiopterin deficiency	苯丙氨酸,苯丙氨酸/酪氨酸	
高蛋氨酸血症	hypermethioninemia	蛋氨酸,同型半胱氨酸,蛋氨酸/苯丙氨酸	
同型半胱氨酸血症(胱硫醚β合成酶缺乏症)	homocystinemia	蛋氨酸,同型半胱氨酸	
非酮性高甘氨酸血症	non-ketotic hyperglycinemia	甘氨酸,甘氨酸/苯丙氨酸	
异丁酰甘氨酸尿症(异丁酰基-辅酶A脱氢酶)	isobutyryl-CoA dehydrogenase deficiency	丁酰肉碱,丁酰肉碱/丙酰肉碱	游离肉碱
鸟氨酸氨甲酰转移酶缺乏症	ornithine transcarbamylase deficiency		瓜氨酸
氨甲酰磷酸合成酶Ⅰ缺乏症	carbamoyl phosphate synthetase Ⅰ deficiency		
瓜氨酸血症Ⅰ型	citrullinemia type Ⅰ	瓜氨酸,赖氨酸,鸟氨酸	精氨酸
瓜氨酸血症Ⅱ型(希特林蛋白缺乏症)	citrullinemia type Ⅱ (citrin deficiency)	瓜氨酸,蛋氨酸,苏氨酸,酪氨酸	精氨酸

续表

中文名称	英文名称	检测指标异常	
		增高	降低
精氨酰琥珀酸尿症	argininosuccinic aciduria	瓜氨酸，甘氨酸，谷氨酸，精氨酰琥珀酸	
精氨酸血症	argininemia	精氨酸	
高鸟氨酸血症	ornithine aminotransferase deficiency	鸟氨酸	
高鸟氨酸血症-高氨血症-同型瓜氨酸尿症	hyperornithinemia-hyperammonemia-homocitrullin uria syndrome	鸟氨酸，谷氨酰胺	
有机酸血症			
甲基丙二酸血症	methylmalonic acidemia	丙酰肉碱，丙酰肉碱/乙酰肉碱	游离肉碱
异戊酸血症	isovaleric acidemia(isovaleryl-CoA dehydrogenase deficiency)	异戊酰肉碱	游离肉碱
3-甲基巴豆酰辅酶 A 羧化酶缺乏症	3-methylcrotonyl-CoA carboxylase deficiency	羟异戊酰肉碱	游离肉碱
3-甲基戊烯二酰辅酶 A 水解酶缺乏症	3-methylglutaconic aciduria	羟异戊酰肉碱	游离肉碱
3-羟基-3-甲基-戊二酰辅酶 A 裂解酶缺乏症	3-hydroxy-3-methylglutaryl-coenzyme A lyase deficiency	羟异戊酰肉碱	游离肉碱
β-酮硫解酶缺乏症	β-ketothiolase deficiency	戊烯酰肉碱，羟异戊酰肉碱，羟丁酰肉碱	游离肉碱
丙酸血症	propionic acidemia	丙酰肉碱	游离肉碱
丙二酸血症	malonic acidemia	丙二酰肉碱	游离肉碱
生物素酶缺乏症	biotinidase deficiency	羟异戊酰肉碱，丙酰肉碱，丙酰肉碱/乙酰肉碱	游离肉碱
全羧化酶合成酶缺乏症	holocarboxylase synthetase deficiency	羟异戊酰肉碱，丙酰肉碱，丙酰肉碱/乙酰肉碱	游离肉碱
戊二酸血症Ⅰ型	glutaric acidemia type Ⅰ	戊二酰肉碱，戊二酰肉碱/乙酰肉碱	游离肉碱
线粒体脂肪酸 β-氧化障碍疾病			
原发性肉碱缺乏症	primary carnitine deficiency		游离肉碱(伴多种酰基肉碱降低)
肉碱棕榈酰转移酶Ⅰ缺乏症	carnitine palmitoyltransferase Ⅰ deficiency	游离肉碱，棕榈酰肉碱，十八碳酰肉碱，十八碳烯酰肉碱，游离肉碱/(棕榈酰肉碱+十八碳酰肉碱)	
肉碱棕榈酰转移酶Ⅱ缺乏症	carnitine palmitoyltransferase Ⅱ deficiency	月桂酰肉碱，肉豆蔻酰肉碱，棕榈酰肉碱，十八碳酰肉碱，十八碳烯酰肉碱	游离肉碱
肉碱酰基肉碱移位酶缺乏症	carnitine-acylcarnitine translocase deficiency	肉豆蔻酰肉碱，棕榈酰肉碱，十八碳酰肉碱	游离肉碱

33 章

续表

中文名称	英文名称	检测指标异常	
		增高	降低
短链酰基辅酶A脱氢酶缺乏症	short-chain acyl-CoA dehydrogenase deficiency	丁酰肉碱,异戊酰肉碱	游离肉碱
中链酰基辅酶A脱氢酶缺乏症	medium chain acyl-CoA dehydrogenase deficiency	己酰肉碱,辛酰肉碱,癸酰肉碱,辛酰肉碱/癸酰肉碱	游离肉碱
极长链酰基辅酶A脱氢酶缺乏症	very long chain acyl-CoA dehydrogenase deficiency	肉豆蔻烯酰肉碱,肉豆蔻酰肉碱,棕榈酰肉碱,十八碳烯酰肉碱,肉豆蔻烯酰肉碱/癸酰肉碱	游离肉碱
短链3-羟酰基辅酶A脱氢酶缺乏症	short chain 3-hydroxyacyl-CoA dehydrogenase deficiency	羟丁酰肉碱,丁酰肉碱,羟癸酰肉碱	游离肉碱
长链3-羟酰基辅酶A脱氢酶缺乏症	long chain 3-hydroxyacyl-CoA dehydrogenase deficiency	羟肉豆蔻酰肉碱,羟肉豆蔻烯酰肉碱,羟棕榈烯酰肉碱,羟棕榈酰肉碱,羟十八碳烯酰肉碱,十八碳酰肉碱	游离肉碱
多种酰基辅酶A脱氢酶缺乏症(戊二酸血症Ⅱ型)	multiple acyl-CoA dehydrogenase deficiency(glutaric acidemia type Ⅱ)	丁酰肉碱~十八碳酰肉碱	游离肉碱
三功能蛋白缺乏症	trifunctional protein deficiency	肉豆蔻酰肉碱,棕榈酰肉碱,十八碳酰肉碱,羟肉豆蔻酰肉碱,羟棕榈酰肉碱,十八碳酰肉碱	游离肉碱
β-酮硫解酶缺乏症	β-ketothiolase deficiency	戊烯酰肉碱,羟异戊酰肉碱,羟丁酰肉碱	游离肉碱
中链-3-酮酰基辅酶A硫解酶缺乏症	medium-chain 3-ketoacyl-CoA thiolase deficiency	辛酰肉碱,己酰肉碱,癸烯酰肉碱,癸酰肉碱,辛酰肉碱/乙酰肉碱,辛酰肉碱/癸酰肉碱	

采用LC-MS/MS法可以检测出血液氨基酸、游离肉碱及酰基肉碱类代谢物异常,有些患儿在新生儿早期发病,有些患者在婴儿期、儿童期,甚至成年期才出现症状,如瓜氨酸血症、鸟氨酸氨甲酰基转移酶缺乏症、生物素酶缺乏症、全羧化酶合成酶缺乏症、戊二酸血症Ⅰ型、原发性肉碱缺乏症和多种酰基辅酶A脱氢酶缺乏症等代谢疾病,可在任何年龄发病,以急慢性脑病为主。因此,即使新生儿筛查结果正常,也不能完全排除患病的可能性,对于任何年龄的神经精神异常及多脏器损害的患儿均需注意病因分析。

分析LC-MS/MS数据时要结合患儿临床表现。因为机体代谢物浓度受到多种因素影响,如早产儿或低体重儿、药物(尤其是抗生素类药物)、特殊饮食(如生酮饮食)等均会造成代谢物浓度异常。母乳喂养的婴儿受母亲营养代谢状况影响,如母亲患有肉碱缺乏症、3-甲基巴豆酰辅酶A羧化酶缺乏症、甲基丙二酸血症等代谢病,也会造成新生儿干血斑检测结果异常[4-6]。

对于某些疾病,可以通过羊水代谢物测定进行胎儿产前诊断,如羊水中检出甲基丙二酸及甲基枸橼酸,提示胎儿患甲基丙二酸血症,检测出戊二酸,则提示胎儿患戊二酸血症Ⅰ型。

二、气相色谱质谱联用法

有机酸为羧酸,是氨基酸、糖类和脂肪酸等代谢过程中的中间代谢产物。尿液有机酸异常升高或出现异常类型的有机酸,与体内某些物质代谢障碍有关。目前从尿液中已鉴定出250多种代谢物,检测方法主要采用气相色谱质谱联用分析法,其中某些有机酸的异常是遗传代谢病(特别是有机酸代谢病)的诊断和产前诊断的关键。自1966年日本Tanaka教授采用GC/MS确诊首例异戊酸血症以来,一些有机酸代谢病逐渐被发现。有机酸代谢病病种繁多，总体发病率较高，患儿临床表现个体差异很大，诊断困难，容易被漏诊或误诊，若不能及时诊断和治疗，致死致残率很高。GC/MS 具有高灵敏度、高准确性、快速、自动化等优点，已成为遗传代谢病筛查和诊断的重要手段之一，国外于 20 世纪 70 年代开始应用于有机酸尿症的筛查及诊断，我国近二十年来逐步引进，越来越多的患儿获得了正确诊断，并得到了对应的精准治疗。

（一）原理

目前，通过分析尿液代谢物可检测多种代谢产物，包括氨基酸、有机酸、单糖、二糖、卟啉、嘧啶和核酸类等多种化合物的中间代谢物，筛查数十种遗传代谢病，以有机酸代谢病为主。

GC/MS 由气相色谱仪和单四极杆质谱仪组成，利用气相色谱仪分离混合物中的组分，用质谱仪鉴定分离出来的组分（定性分析），并计算出各组分的含量（定量分析）。由于尿液中代谢终产物浓度高于血清，易于收集，而且大部分代谢产物易挥发，通过 GC/MS 检测尿液的特征性代谢产物，可为某些遗传代谢病提供可靠的诊断依据。GC/MS 尿液代谢物分析技术包括了酶解、肟化、萃取、氮吹、衍生、上机分析等前处理流程，有效分离尿中多种代谢物，分析尿液中各种特征性异常代谢产物的种类和含量的变化。

气相色谱分析以氦气为载气，以吸附剂为固定相，由于吸附剂对混合样品各组分的吸附力不同，经过一定时间后，各组分在色谱柱中的运行速度也不同，如此各组分得以在色谱柱中分离。根据各组分在色谱柱中保留时间不同进行定性，其检测结果表现为一系列的波峰，不同时间出现的波峰代表不同成分，波峰的丰度表示该成分的量的多少。通过色谱分离柱的每一个成分（波峰）进入质谱。质谱分析仪的离子源将分离的被测物质电离，由于每种成分具有特殊的化学结构，故不同成分被电离成具有特征性的碎片离子，经质量检测器得到的每个成分的碎片离子的质量数的分布图称为质谱图，所得质谱图通过与美国国家科学标准与技术研究院（The National Institute of Standards and Technology, NIST）谱库的标准物质的质谱图对比作定性分析，灵敏度达 10^{-10}~10^{-12}g。

运用 GC/MS 可检测一些遗传代谢病患儿尿中代谢物（表 33-6），由于个体差异、采样时间的不同，相同疾病患儿尿有机酸谱有所不同，必要时应重复检测患儿急性期及稳定期的样本。

表 33-6　遗传代谢病患儿尿中常见异常代谢物及其相关疾病

疾病名	化合物
芳香族氨基酸代谢障碍	
苯丙酮尿症	苯乳酸、苯丙酮酸、苯乙酸
酪氨酸血症（肝肾型）	4-羟基苯乳酸、4-羟基苯丙酮酸、4-羟基苯乙酸（琥珀酰丙酮）
尿黑酸尿症	尿黑酸
支链氨基酸代谢障碍	
枫糖尿症	2-羟基异己酸、2-羟基异戊酸、2-羟基-3-甲基戊酸
异戊酸血症	3-羟基异戊酸、异戊酰甘氨酸
甲基巴豆酰甘氨酸尿症	3-羟基异戊酸、3-甲基巴豆酰甘氨酸
3-甲基戊烯二酸尿症	3-甲基戊烯二酸、3-羟基异戊酸、3-甲基戊二酸
多种羧化酶缺乏症	乳酸、丙酮酸、3-羟基丙酸、3-羟基异戊酸、3-甲基巴豆酰甘氨酸、甲基枸橼酸
3-羟基-3-甲基戊二酸尿症	3-羟基-3-甲基戊二酸、3-甲基戊烯二酸、3-甲基戊二酸、3-羟基异戊酸
β-酮硫裂解酶缺乏症	2-甲基-3-羟基丁酸、2-甲基乙酰乙酸、环硫甘氨酸
丙酸血症	3-羟基丙酸、甲基枸橼酸、丙酰甘氨酸、3-羟基戊酸、2-甲基-3-羟基戊酸、环硫甘氨酸
甲基丙二酸血症	甲基丙二酸、甲基枸橼酸
其他氨基酸代谢障碍	
2-酮己二酸尿症	2-酮己二酸、2-羟基己二酸、2-氨基己二酸
戊二酸尿症 1 型	戊二酸、3-羟基戊二酸、戊烯二酸
戊二酸尿症 2 型	乙基丙二酸、己二酸、辛二酸、2-羟基戊二酸、异戊酰甘氨酸
5-氧合脯氨酸尿症	5-氧合脯氨酸
鸟氨酸氨甲酰基转移酶缺乏症	尿嘧啶、乳清酸
精氨酰琥珀酸	精氨酰琥珀酸

33 章

续表

疾病名	化合物
其他代谢障碍	
二羧基酸尿症	己二酸、辛二酸、癸二酸、羟基癸二酸、羟基十二烷二酸
高草酸尿症1型	草酸、乙醇酸
高草酸尿症2型	草酸、甘油酸
Canavan病	N-乙酰门冬酰胺
琥珀酸半醛脱氢酶缺乏症	4-羟基丁酸
糖代谢异常	
半乳糖血症	半乳糖醇

（二）临床应用

1. 有机酸尿症 有机酸尿症病种多，临床表现复杂，个体差异大。部分患儿于新生儿、婴儿早期急性起病，部分患儿为晚发型，表现为脑病、肝病、皮肤黏膜损害或多脏器损害，部分患儿为间歇性发作，因感染、饥饿、疲劳、饮食不当、药物等诱发急性发作，表现为呕吐、惊厥、意识障碍、代谢性酸中毒、高氨血症、低血糖，甚至猝死，采用GC/MS尿有机酸分析可进行生化诊断。

大部分有机酸代谢病可通过尿液GC/MS分析检测获得生化诊断，如尿液异戊酰甘氨酸显著增高提示异戊酸血症；甲基丙二酸、甲基枸橼酸增高提示甲基丙二酸血症；3-羟基丙酸及甲基枸橼酸增高提示丙酸血症。近二十年来，通过国内外合作，我国部分地区开展了有机酸尿症的高危筛查研究，从智力低下、癫痫、运动障碍、多脏器损害患儿中发现了多例有机酸尿症患儿，以甲基丙二酸血症最多见。

部分遗传代谢病经LC-MS/MS血液分析后，还需采用GC/MS检测尿液进一步鉴别诊断。如血液羟异戊酰肉碱增高提示多种疾病，必须通过尿液有机酸分析进行鉴别，如尿液3-甲基巴豆酰甘氨酸增高提示3-甲基巴豆酰辅酶A羧化酶缺乏症、生物素酶缺乏症、全羧化酶合成酶缺乏症；3-羟基-3-甲基戊二酸增高提示3-羟基3-甲基戊二酰辅酶A裂解酶缺乏症；2-甲基-3-羟基丁酸增高，甲基丙二酸、丙酰甘氨酸、甲基枸橼酸正常，则提示β-酮硫解酶缺乏症。

2. 氨基酸代谢病 一些氨基酸代谢病可通过尿液有机酸分析获得生化诊断，如高苯丙氨酸血症患儿尿中苯丙酮酸、苯乙酸、苯乳酸增高；枫糖尿症患儿尿中2-羟基异己酸、2-羟基异戊酸、2-羟基-3-甲基戊酸增高。鸟氨酸氨甲酰基转移酶缺乏症是最常见的尿素循环障碍，患儿血液氨基酸谱多无异常，部分患儿鸟氨酸升高，瓜氨酸降低不显著，而尿乳清酸、尿嘧啶的升高更为明显[7]。

3. 线粒体脂肪酸β氧化障碍 中链、长链酰基辅酶A脱氢酶缺乏、多种酰基辅酶A脱氢酶缺乏（又称戊二酸尿症2型）及原发性肉碱缺乏症均属于线粒体脂肪酸β-氧化障碍，在疲劳、饥饿、高脂肪饮食、饮酒或药物（如阿司匹林）诱发下可导致非酮症性或低酮症性二羧酸尿症，血液中不饱和脂肪酸浓度增高，通过尿液有机酸分析、血液酰基肉碱谱分析及血清脂肪酸分析可进行筛查与诊断。

4. 其他遗传代谢病 肌酸缺乏症是可治疗的神经遗传代谢病，采用血液、尿液肌酸、胍基乙酸测定可进行筛查与诊断。

在过氧化物酶体病中，肾上腺脑白质营养不良及肝脑肾综合征（Zellweger病）的诊断需依赖血浆极长链脂肪酸分析，运用GC/MS技术，血浆极长链脂肪酸的定量检测更为微量化、准确。

在遗传性高胆固醇血症中，β-谷固醇血症（又称植物固醇血症）患儿血液总胆固醇正常或增高，由于谷固醇、豆固醇的蓄积引起黄色瘤、早发性冠心病及红细胞形态异常，限制动物固醇饮食治疗无效。患儿的确诊需依赖GC/MS法血浆植物固醇谱分析检测谷固醇及豆固醇，通过降脂药物、限制植物固醇或肝移植进行治疗。

糖代谢异常，如果糖-1,6-双磷酸酶缺乏症、半乳糖血症，通过尿液GC/MS分析，很多患儿得到了诊断。

（三）应用研究现状

GC/MS已成为国内外遗传代谢病诊断的必要技术，取得了良好的社会效果。采用GC/MS法尿液有机酸分析及LC-MS/MS法血液氨基酸、游离肉碱及酰基肉碱谱分析，对高危患儿（如脑发育异常、婴儿肝炎综合征、极低体重儿、发育落后、癫痫、脑瘫患儿）进行筛查，发现了多种类型的遗传代谢病。但是因技术普及所限，目前仍有很多地方存在着较多误诊、漏诊案例，临床医生应在对遗传代谢病有一定认识的基础上，提高警惕，积极对高危患儿进行检查，及早明确诊断[8-10]。

（杨艳玲）

参考文献

[1] 杨艳玲. 从病例开始学习遗传代谢病. 北京：人民卫生出版社，2018：19-32，200-202.

[2] 刘怡，刘玉鹏，张尧，等. 中国 1003 例甲基丙二酸血症的复杂临床表型、基因型及防治情况分析. 中华儿科杂志，2018，56(6)：414-419.

[3] 中华医学会儿科学分会内分泌遗传代谢学组，中华预防医学会出生缺陷预防与控制专业委员会新生儿筛查学组. 高苯丙氨酸血症的诊治共识. 中华儿科杂志，2014，52(6)：420-425.

[4] SHIBATA N，HASEGAWA Y，YAMADA K，et al. Diversity in the incidence and spectrum of organic acidemias，fatty acid oxidation disorders，and amino acid disorders in Asian countries：Selective screening vs. expanded newborn screening. Mol Genet Metab Rep，2018，16：5-10.

[5] KIMURA M，YAMAMOTO T，YAMAGUCHI S，et al. Automatic Automated metabolic profiling and interpretation of GC/MS data for organic acidemia screening：a personal computer-based system. Tohoku J Exp Med，1999，188(4)：317-334.

[6] 中华预防医学会出生缺陷预防与控制专业委员会新生儿筛查学组，中华医学会儿科学分会，出生缺陷预防与控制专业委员，等. 原发性肉碱缺乏症筛查与诊治共识. 中华医学杂志，2019，99(2)：88-92.

[7] 北京医学会罕见病分会，中国妇幼保健协会儿童疾病和保健分会遗传代谢学组，中国医师协会青春期医学专业委员会临床遗传学组及生化学组，等. 尿素循环障碍的三级防控专家共识. 中国实用儿科杂志，2021，36(10)：725-730.

[8] 北京医学会罕见病分会，中国妇幼保健协会儿童疾病和保健分会遗传代谢学组，中国医师协会青春期医学专业委员会临床遗传学组及生化学组，等. 遗传代谢病所致贫血的诊疗专家共识. 标记免疫分析与临床杂志，2021，28(10)：1626-1634.

[9] 中华预防医学会出生缺陷预防与控制专业委员会新生儿筛查学组，中华医学会儿科学分会临床营养学组，中华医学会儿科学分会内分泌遗传代谢学组，等. 单纯型甲基丙二酸尿症饮食治疗与营养管理. 中国实用儿科杂志，2018，33(7)：481-486.

[10] 韩连书. 质谱技术在遗传代谢病及产前诊断中的应用. 中华检验医学杂志，2017，40(10)：761-765.

第 3 节 氨基酸代谢病

氨基酸代谢病是小分子代谢病中一组主要疾病，由于基因突变导致酶缺陷，造成相关氨基酸的代谢障碍和脏器损伤，以脑、肝、肾最常受累。绝大多数氨基酸代谢病为常染色体隐性遗传病，种类复杂，个体差异显著，严重时致死或致残，临床诊断困难，需采用血液、尿液或脑脊液氨基酸分析进行生化诊断，通过患儿及其父母基因分析确定基因突变，才能进行下一个同胞的产前诊断（表 33-7）[1-2]。

表 33-7 部分氨基酸代谢病及其酶缺陷、基因缺陷、遗传方式

疾病	酶缺陷	基因缺陷	遗传方式
高苯丙氨酸血症			
苯丙酮尿症	苯丙氨酸羟化酶	*PAH*	常染色体隐性
轻度高苯丙氨酸血症	含 J 域蛋白	*DNAJC12*	常染色体隐性
四氢生物蝶呤代谢障碍	6-丙酮酰四氢蝶呤合成酶	*PTS*	常染色体隐性
	二氢蝶啶还原酶	*QDPR*	常染色体隐性
	鸟苷三磷酸环化水合酶 1	*GCH1*	常染色体显性或隐性
	蝶呤-4α-甲醇胺水解酶	*PCBD1*	常染色体隐性
酪氨酸血症			
1 型	延胡索酰乙酰乙酸水解酶	*FAH*	常染色体隐性
2 型	酪氨酸-δ-转氨酶	*TAT*	常染色体隐性
3 型	4-羟基-苯基-丙酮酸双氧化酶	*HPD*	常染色体隐性

续表

疾病	酶缺陷	基因缺陷	遗传方式
枫糖尿症			
1a 型	支链 α-酮酸脱氢酶复合体 E1α 亚基	*BCKDHA*	常染色体隐性
1b 型	支链 α-酮酸脱氢酶复合体 E1β 亚基	*BCKDHB*	常染色体隐性
2 型	支链 α-酮酸脱氢酶复合体 E2	*DBT*	常染色体隐性
同型半胱氨酸血症			
Ⅰ型	胱硫醚-β-合成酶	*CBS*	常染色体隐性
Ⅱ型	亚甲基四氢叶酸还原酶	*MTHFR*	常染色体隐性
Ⅲ型	蛋氨酸合成酶	*MTR*	常染色体隐性

一、遗传性高苯丙氨酸血症

血液苯丙氨酸浓度持续高于 2mg/dl(120μmol/L)称为高苯丙氨酸血症(hyperphenylalaninemia)。遗传性高苯丙氨酸血症患儿血液苯丙氨酸持续性高浓度,高于 6mg/dl(360μmol/L)。

【病因与发病机制】 遗传性高苯丙氨酸血症包括两类遗传缺陷。一类为苯丙氨酸羟化酶(phenylalanine hydroxylase,PAH)缺陷所致经典型苯丙酮尿症(phenylketonuria,PKU)和高苯丙氨酸血症,占 90% 以上;另一类为 PAH 的辅酶四氢生物蝶呤(tetrahydrobiopterin,BH_4)的代谢缺陷所致四氢生物蝶呤缺乏症。两类缺陷均导致苯丙氨酸代谢障碍,体内苯丙氨酸异常蓄积,引起一系列神经系统损害。但两类疾病的诊断与治疗方法不同,应及早鉴别(表 33-8)[3-5]。

表 33-8 遗传性高苯丙氨酸血症的分类、鉴别与治疗

病名	酶缺陷	尿蝶呤谱			临床表现	治疗
		生物蝶呤	新蝶呤	生物蝶呤/新蝶呤		
苯丙酮尿症	PAH	↑	↑	→	智力损害	低苯丙氨酸饮食
高苯丙氨酸血症		↑	↑	→	惊厥 黑色素缺乏	部分患儿 BH_4 有效
BH_4 缺乏	PTPS 等	↓↓	↑↑	↓↓	肌张力异常 智力损害 惊厥	BH_4 1~5mg/(kg·d) 5-羟色氨酸 1~10mg/(kg·d) 左旋多巴 2~15mg/(kg·d)

注:BH_4:四氢生物蝶呤。

PKU 患儿肝 PAH 的水平仅有正常人的 1% 或更低,经食物摄取的蛋白质降解后产生的苯丙氨酸不能代谢转化,体内苯丙氨酸、苯丙酮酸、苯乙酸蓄积,酪氨酸、黑色素、肾上腺素等生物活性物质缺乏,引起神经髓鞘发育障碍、神经精神异常。四氢生物蝶呤缺乏症患儿缺乏四氢生物蝶呤等神经递质,导致肌张力异常、癫痫发作、免疫力下降[3-5]。

(一)经典型苯丙酮尿症

PKU 是常染色体隐性遗传代谢病,由于 *PAH* 基因突变导致苯丙氨酸代谢障碍。*PAH* 位于 12q23.2,含 13 个外显子,国内外已报告了近千种基因突变,具有高度遗传异质性,突变类型与人种、民族、临床特点有一定的关系。我国 PKU 患病率较高,一般人群中 *PAH* 基因杂合突变携带者高达 1/50~1/30。

【临床表现】 PKU 的主要危害为神经精神损害。未经治疗的患儿在新生儿期多无明显症状,数月龄时出现轻重不同的智力发育落后,近半数患儿合并癫痫,其中婴儿痉挛症占 1/3。大多数患儿有烦躁、易激惹、抑郁、多动、孤独症倾向等精神行为异常,最终将造成中度至极重度智力障碍。由于黑色素缺乏,患儿毛发逐渐变黄,皮肤白,虹膜颜色浅。旁路代谢产物苯丙酮酸、苯乙酸自尿液、汗液中大量排出,常有鼠尿样体臭。

必须重视的是,PKU 患儿在新生儿期和婴儿早期多无明显异常,部分患儿有呕吐、喂养困难、烦躁等非特异性症状,临床表现个体差异较大,极易漏诊或误诊,只有通过新生儿筛查才能早期发现。

【辅助检查】

1. 新生儿筛查或高危筛查,血苯丙氨酸显著增高,>120μmol/L(2mg/dl)及苯丙氨酸/酪氨酸比值>2.0。苯丙氨酸>360μmol/L(6mg/dl),经低苯丙氨酸饮食控制后下降。

2. 尿蝶呤谱正常,可鉴别四氢生物蝶呤缺乏症。

3. 红细胞二氢蝶啶还原酶活性正常,可鉴别二氢蝶啶还原酶缺乏症。

4. 基因诊断　*PAH* 双等位基因突变。

5. 四氢生物蝶呤负荷试验　约 30% 的 PKU 患儿服用四氢生物蝶呤后血液苯丙氨酸浓度下降。

6. 脑影像学检查　一些疾病控制不良的患儿可见脑白质异常。

【诊断与鉴别诊断】

1. 对新生儿筛查或临床高危筛查血苯丙氨酸增高者,建议采用定量法(荧光法或串联质谱法)测定,苯丙氨酸浓度>120μmol/L 及苯丙氨酸/酪氨酸比值>2.0 确诊为高苯丙氨酸血症。

2. 临床患儿出现智力发育落后、皮肤和毛发色浅淡,汗液和尿液有鼠臭味,血苯丙氨酸浓度>120μmol/L 及苯丙氨酸/酪氨酸比值>2.0 者可确诊。

3. 鉴别肝病及其他疾病导致的继发性高苯丙氨酸血症,任何疾病导致的先天或后天肝损害患儿血液苯丙氨酸均可轻度增高,需要通过病因调查、血液氨基酸分析等生化分析、基因分析鉴别诊断。

【治疗与预后】

1. 治疗时期　PKU 一旦确诊,应立即开始饮食或药物干预,终身治疗。开始治疗的年龄越小,预后越好。如能在症状开始前治疗,绝大多数 PKU 患儿可以获得正常发育,与同龄人一样就学就业、结婚生育。新生儿筛查是早期发现 PKU 的重要措施,2019 年我国新生儿 PKU 筛查覆盖率达到了 98%。如果在发病后开始治疗,多数患儿将遗留不可逆性脑损害。

2. 低苯丙氨酸饮食　是治疗 PKU 的主要方法,限制天然蛋白质摄入,以防止苯丙氨酸及其代谢产物的异常蓄积,补充无或低苯丙氨酸配方奶粉,满足机体蛋白质、热量等营养需要,保证患儿的正常发育。血中苯丙氨酸浓度应控制在理想范围(2~6mg/dl,120~360μmol/L),苯丙氨酸浓度过高或过低都将影响生长发育。待血苯丙氨酸降至理想浓度时,可逐渐少量添加天然饮食,首选母乳。较大婴儿及儿童可添加低蛋白低苯丙氨酸食物及少量牛奶、粥、面、蛋等[3,4]。

3. 四氢生物蝶呤　近 30% 的 PKU 患儿为四氢生物蝶呤反应型,经四氢生物蝶呤[1~20mg/(kg·d)]治疗后血液苯丙氨酸浓度显著降低。部分患儿只需口服四氢生物蝶呤即可获得良好的控制,部分患儿在服用四氢生物蝶呤的基础上,对天然蛋白质的耐受性提高,可以减少低苯丙氨酸配方奶粉食用量[3,4]。

4. 肝移植　对于饮食控制困难的 PKU 患儿,肝移植可以实现根治。

【预防】　新生儿筛查是早期发现高苯丙氨酸血症的重要措施,如果在发病后开始治疗,患儿可能遗留不可逆性脑损害。如能在症状前开始治疗,绝大多数患儿可以获得正常发育,与同龄人一样就学就业、结婚生育。

对于基因诊断明确的家系,可在母亲下一次妊娠 8~13 周左右留取胎盘绒毛,或在妊娠 16~22 周抽取羊水,分取羊水细胞,通过胎儿 *PAH* 基因分析进行产前诊断。

(二)四氢生物蝶呤缺乏症

四氢生物蝶呤缺乏症(tetrahydrobiopterin deficiency)又称异型 PKU,约占遗传性高苯丙氨酸血症的 5%~10%,中国南方多于北方。

【病因与发病机制】　已发现六种酶缺陷与四氢生物蝶呤生成障碍有关,其中 6-丙酮酰四氢蝶呤合成酶(6-pyruvoyl tetrohydropterin synthase,PTPS)缺乏症最常见,二氢蝶啶还原酶(dihydropteridine reductase,DHPR)缺乏症次之,其余较为少见。编码 6-丙酮酰四氢蝶呤合成酶的 *PTS* 基因位于 11q23.1,含 6 个外显子,编码 DHPR 的基因 *QDPR* 位于 4p15.32,含有 7 个外显子,均已发现多种致病突变。

33 章

四氢生物蝶呤是 PAH、酪氨酸羟化酶和色氨酸羟化酶的辅酶,不仅参与苯丙氨酸的代谢,也参与多巴、肾上腺素、5-羟色氨酸的合成,具有多种生物作用。四氢生物蝶呤缺乏症导致高苯丙氨酸血症,同时引起多巴、肾上腺素、5-羟色氨酸等生理活性物质缺乏,神经细胞髓鞘蛋白合成下降,机体免疫功能下降[5-7]。

【临床表现】　四氢生物蝶呤缺乏症患儿出生时正常,无特异性症状与体征,临床诊断困难。与 PAH 缺乏症导致的高苯丙氨酸血症患儿相比,患儿多自婴儿期出现惊厥、发育落后、吞咽困难、肌张力异常、松软或角弓反张。低苯丙氨酸饮食治疗无效，即使食用特殊奶粉后血苯丙氨酸浓度降至正常，神经系统损害仍进行性加重。四氢生物蝶呤参与免疫机制，患儿抵抗力较差，易感染，多死于肺炎等感染性疾病[5-7]。

【辅助检查】

1. 血苯丙氨酸增高 新生儿筛查或高危筛查，血液苯丙氨酸可波动在2~20mg/dl(120~1 200μmol/L)，经治疗后下降。

2. 尿蝶呤谱异常 各型酶缺乏患儿尿蝶呤谱有所不同，PTPS缺乏症患儿尿新蝶呤浓度明显增高，生物蝶呤浓度降低，新蝶呤/生物蝶呤显著增高；DHPR缺乏症患儿尿新蝶呤、生物蝶呤均增高，新蝶呤/生物蝶呤正常；GTPCH1缺乏症患儿尿新蝶呤、生物蝶呤浓度均降低，两者比例正常，有助于鉴别。

3. 红细胞二氢蝶啶还原酶(DHPR)活性测定 DHPR缺乏症患儿酶活性低下。

4. 四氢生物蝶呤负荷试验 对于血液苯丙氨酸基础浓度>6mg/dl(360μmol/L)的患儿，给予四氢生物蝶呤20mg/kg，负荷前、负荷后1小时、2小时、4小时、8小时取血测定血苯丙氨酸浓度，负荷前、负荷后4~8小时留尿进行蝶呤谱分析。四氢生物蝶呤缺乏症患儿常于负荷后4~8小时血苯丙氨酸浓度降至正常，而PAH缺乏所致经典型PKU和高苯丙氨酸血症患儿血苯丙氨酸浓度无明显下降。

5. 基因诊断 确定患儿的致病基因突变，明确基因诊断，如*PTPS*、*DHPR*等基因缺陷。

【诊断与鉴别诊断】 对所有新生儿筛查或临床高危筛查中血苯丙氨酸增高的患儿，通过尿蝶呤谱分析、红细胞DHPR活性测定和基因分析进行确诊及分型。

【治疗与预后】 一旦确诊，应立即开始治疗，以预防或减轻神经系统损害，终身治疗。

1. 四氢生物蝶呤 各型四氢生物蝶呤缺乏症方法不同，PTPS缺乏症患儿四氢生物蝶呤剂量为1~5mg/(kg·d)，根据体重、血苯丙氨酸浓度及尿蝶呤谱分析等调节剂量。

2. 神经递质前质补充治疗 如左旋多巴、5-羟色氨酸。

3. 低苯丙氨酸饮食治疗 对于DHPR缺乏症患儿，需要限制天然蛋白质，补充特殊奶粉，并补充亚叶酸，以防治脑叶酸缺乏症[5-7]。

【预防】 新生儿筛查是早期发现四氢生物蝶呤缺乏症的重要措施，如果在发病后开始治疗，患儿可能遗留不可逆性脑损害。如能在症状前开始治疗，绝大多数四氢生物蝶呤缺乏症患儿可以获得正常发育，与同龄人一样就学就业、结婚生育。

对于基因诊断明确的家系，可在母亲下一次妊娠8~13周左右留取胎盘绒毛，或在妊娠16~22周抽取羊水，分取羊水细胞，通过胎儿基因分析进行产前诊断。

二、酪氨酸血症

酪氨酸血症(tyrosinemia)是由于体内酪氨酸蓄积导致的疾病，患儿血液酪氨酸持续增高(>360μmol/L，正常值20~360μmol/L)。酪氨酸部分经饮食摄入，部分经苯丙氨酸代谢产生，除供蛋白质合成外，还是多巴胺、去甲肾上腺素、肾上腺素、甲状腺素和黑色素等物质的前身物质；多余的酪氨酸降解为二氧化碳和水。

酪氨酸代谢途径各步骤中的酶缺陷可导致不同表型的疾病(表33-9)，临床表现轻重不同，重症患儿自新生儿期出现严重肝、肾、神经损害，轻症表现为晚发型肝病或不发病[8]。

表33-9 各型酪氨酸血症的病因与主要临床表现

疾病	酶缺陷	临床表现
酪氨酸血症Ⅰ型(肝肾型酪氨酸血症)	延胡索酰乙酰乙酸水解酶	肝损害，肝硬化，肝肿瘤，肾小管功能障碍
酪氨酸血症Ⅱ型(Richner-Hanhart综合征)	酪氨酸转氨酶	智力障碍，眼和皮肤损害
酪氨酸血症Ⅲ型	4-羟苯基丙酮酸双加氧酶	智力障碍，共济失调，小头畸形，癫痫发作
新生儿暂时性酪氨酸血症	4-羟基苯丙酮酸双加氧酶	早产儿，无症状
尿黑酸尿症	尿黑酸氧化酶	尿黑酸增高，骨关节病
其他严重肝病	希特林蛋白 酪氨酸氨基转移酶等	胆汁淤积症

一些早产儿和足月新生儿由于肝4-羟基苯丙酮酸双加氧酶发育不成熟,可发生暂时性高酪氨酸血症,通常在限制饮食中蛋白质含量至每日1.5g/kg、添加维生素C后数周即可消失。重症肝病导致酪氨酸转氨酶、4-羟基苯丙酮酸双加氧酶、尿黑酸氧化酶等活性下降,常合并酪氨酸代谢障碍。

(一)酪氨酸血症Ⅰ型

【病因与发病机制】 又名肝肾型酪氨酸血症,为常染色体隐性遗传病。患儿肝、肾组织延胡索酰乙酰乙酸水解酶(fumaryl acetoacetate hydrolase,FAH)缺乏,导致马来酰乙酰乙酸、延胡索酰乙酰乙酸及其旁路代谢产物琥珀酰乙酰乙酸和琥珀酰丙酮蓄积,造成肝、肾损伤。4-羟基苯丙酮酸双加氧酶(4-hydroxyphenylpyruvate dioxygenase,HPPD)活性降低,血中酪氨酸增高,尿中排出大量4-羟基苯丙酮酸及其衍生物。

*FAH*基因位于常染色体15q25.1,包含14个外显子,国内外已报道多种基因突变。患儿体内蓄积的琥珀酰丙酮对δ-氨基-γ-酮戊酸(δ-ALA)脱水酶活性具有强力抑制作用,影响卟啉的合成代谢。累积的琥珀酰丙酮损害细胞生长、免疫功能和肾小管转运功能。

【临床表现】 患儿自出生后数周至成人发病,病情急缓、轻重不同。急性患儿病情发展迅速,发病愈早者病情愈重。新生儿期发病者多病情急骤,早期症状类似婴儿肝炎,如呕吐、腹泻、腹胀、嗜睡、生长迟缓、肝脾大、水肿、黄疸、贫血、血小板减少和出血症状等,常在3~9个月内死于肝衰竭。慢性型患儿常在1岁以后发病,以生长发育迟缓、进行性肝硬化和肾小管功能损害为主,常合并低磷血症性佝偻病、糖尿、蛋白尿以及氨基酸尿(范科尼综合征)等,一些患儿并发肝肿瘤。一般在10岁以内死于肝硬化或肝癌。

【辅助检查】

1. 新生儿筛查或高危筛查 血液酪氨酸持续增高(>360μmol/L),血液及尿液琥珀酰丙酮增高,常伴有高蛋氨酸血症。部分患儿血液苯丙氨酸、脯氨酸、苏氨酸、鸟氨酸、精氨酸、赖氨酸和丙氨酸等亦增高。

2. 一般化验 常见贫血、血小板减少、白细胞减少、肝功能损害、血磷降低,血清转氨酶正常或轻度异常,血清胆红素升高,血浆白蛋白水平降低,凝血因子Ⅱ、Ⅶ、Ⅸ、Ⅺ和Ⅻ水平降低,血清α-甲胎蛋白常显著增高。

3. 肾小管功能评估 尿液氨基酸排出量增高,以酪氨酸、苯丙氨酸、甘氨酸和组氨酸等为主,为肾小管功能损害所致。

4. 尿液有机酸 琥珀酰丙酮、4-羟基苯丙酮酸、4-羟基苯乳酸和4-羟基苯乙酸的排出量增加。少数患儿δ-ALA排出量明显增高,并伴有腹痛发作和神经系统症状,酷似急性间歇性卟啉病。

5. 腹部超声 肝、肾常明显肿大,随疾病进展,出现肝硬化、肝肿瘤、肾萎缩。

6. 组织活检 肝细胞呈现脂肪变性,肝门脉区有淋巴细胞和浆细胞浸润,并见广泛纤维化。晚期患儿常有肝硬化及癌变。多数患儿有胰岛增生。

7. 酶学分析 患儿肝组织、红细胞或淋巴细胞中延胡索酰乙酰乙酸水解酶活性降低。

8. 基因诊断 *FAH*基因双等位基因致病变异。

【诊断与鉴别诊断】 新生儿筛查血液酪氨酸持续增高(>360μmol/L),琥珀酰丙酮浓度增高,尿有机酸分析及基因分析可明确诊断及分型。

对于婴幼儿肝病、伴肾性佝偻病和多神经病变等表现的患儿,应进行血液氨基酸及琥珀酰丙酮测定,酪氨酸、琥珀酰丙酮浓度持续增高,结合尿有机酸分析及基因分析确诊。监测肾小管功能、尿液氨基酸浓度。

希特林蛋白缺乏症、线粒体DNA耗竭综合征、胆汁淤积症患儿也常有不同程度的血液、尿液酪氨酸增高,但是琥珀酰丙酮正常,基因分析有助于鉴别诊断。

【治疗与预后】

1. 低酪氨酸、低苯丙氨酸饮食 降低血液酪氨酸及其代谢产物的浓度,改善肾小管功能,纠正低磷血症、糖尿、氨基酸尿和蛋白尿,但对肝功能的改善无明显效果。

2. 药物治疗 2-(2-硝基-4-三氟苯甲酰)-1,3-环已二醇[2-(2-nitro-4-trifluoromethylbenzoyl)-1,3-cyclohexanedione,NTBC,尼替西农]为4-羟基苯丙酮酸双加氧酶的竞争性抑制剂,每日口服0.6mg/kg可使症状明显改善,无明显副作用,目前被认为是治疗酪氨酸血症Ⅰ型最有效的药物。

3. 肝移植 是酪氨酸血症Ⅰ型的根治方法,尤其是对于并发肝肿瘤的患儿,应考虑进行肝移植治疗。

4. 对症治疗 保肝、维生素等支持治疗[8,9]。

【预防】 新生儿筛查是早期发现酪氨酸血症的重要措施,如果在发病后开始治疗,患儿可能遗留不可逆性脑损害、肝损害及肾损害。如能在症状前开始治疗,绝大多数酪氨酸血症Ⅰ型患儿可以获得正常发育,与同龄人一样就学就业、结婚生育。

对于基因诊断明确的家系,可在母亲下一次妊娠8~13周左右留取胎盘绒毛,或在妊娠16~22周抽取羊水,分取羊水细胞,通过 *FAH* 基因突变分析进行胎儿产前诊断。

(二)酪氨酸血症Ⅱ型

酪氨酸血症Ⅱ型由 Richner 及 Hanhart 在 1938 和 1947 年分别报道,故又称 Richner-Hanhart 综合征,为常染色体隐性遗传病。

【病因与发病机制】 酪氨酸血症Ⅱ型是由于酪氨酸氨基转移酶(tyrosine aminotransferase,TAT)缺乏所导致的罕见病,主要表现为眼、皮肤和神经系统症状,故又称为眼、皮肤型酪氨酸血症(oculocutaneous tyrosinemia)。*TAT* 基因位于 16q22.2,含 12 个外显子,已发现多种突变。

【临床表现】 患儿常在 1 岁内出现眼病,双眼充血疼痛,畏光流泪,视力下降,症状时轻时重;检查可见结膜炎症改变,角膜中央有树突状糜烂,病程久者可见角膜混浊、屈光异常、斜视、青光眼,甚至发生白内障、眼球震颤等。皮肤症状常在 1 岁以后出现,亦有在新生儿期即出现者,以疼痛性皮肤角化斑为主,多见于掌跖部位,亦可发生在肘、膝、踝和足跟等处,可伴有多汗,但无色素沉着。偶见疼痛,可影响日常活动。半数患儿伴有智力、运动落后,少数伴有行为问题、癫痫和小头畸形等异常。

【辅助检查】

1. **新生儿筛查或高危筛查** 血液酪氨酸水平显著增高,可达 370~3 300μmol/L(正常值为 20~120μmol/L),琥珀酰丙酮正常。

2. **尿液氨基酸、有机酸分析** 酪氨酸增高,其代谢产物 4-羟基苯丙酮酸、4-羟基苯乳酸、4-羟基苯乙酸等显著增加,琥珀酰丙酮正常。

3. **酶学分析** 酪氨酸氨基转移酶仅在肝细胞质中表达,患者肝细胞中酪氨酸氨基转移酶的活性降低。

4. **基因诊断** *TAT* 基因双等位基因致病变异。

【诊断与鉴别诊断】 新生儿筛查发现血液酪氨酸水平持续增高,尿氨基酸及有机酸异常,经基因分析可明确诊断及分型。

对于婴幼儿肝病患儿,尤其伴有皮肤及眼睛症状,应进行血液氨基酸、琥珀酰丙酮测定及基因分析,并应注意鉴别感染性结膜炎、希特林蛋白缺乏症、线粒体肝病等代谢性肝病。

【治疗与预后】

1. **低苯丙氨酸、低酪氨酸饮食疗法** 限制天然蛋白质,补充特殊配方奶粉,使血浆酪氨酸浓度维持在 360μmol/L 以下。

2. **阿维 A 酯** 可改善皮肤病变。

3. **大剂量维生素 B_6(50~500mg/d)** 一些患儿早期应用有效。

4. **肝移植** 是有效的根治方法。

【预防】 新生儿筛查是早期发现酪氨酸血症的重要措施,如果在发病后开始治疗,患儿可能遗留不可逆性脑损害、视力、肝损害及肾损害。如能在症状前开始饮食治疗,绝大多数患儿可以获得正常发育,与同龄人一样就学就业、结婚生育。

对于基因诊断明确的家系,可在母亲下一次妊娠 8~13 周左右留取胎盘绒毛,或在妊娠 16~22 周抽取羊水,分取羊水细胞,通过 *TAT* 基因突变分析进行胎儿产前诊断[8]。

(三)酪氨酸血症Ⅲ型

【病因与发病机制】 酪氨酸血症Ⅲ型(OMIM 276710)较为少见,是由于 4-羟苯基丙酮酸双加氧酶(4-hydroxyphenylpyruvate dioxygenase,4-HPPD)缺陷所导致的一种疾病,轻者无临床症状,重者表现为严重的精神发育迟缓等神经系统异常,为常染色体隐性遗传病。编码 4-羟苯基丙酮酸双加氧酶的 *HPD* 基因位于 12q24.31,包含 14 个外显子。4-羟苯基丙酮酸双加氧酶催化 4-羟基苯丙酮酸转化为尿黑酸,为酪氨酸分解代谢途径的第二步,酶缺陷造成血酪氨酸蓄积,尿中 4-羟基苯丙酮酸,4-羟基苯乳酸排泄增加。

【临床表现】 本病较为罕见,仅有少数病例报道,主要表现为神经发育异常,包括智力障碍、学习困难、癫痫发作、共济失调、注意力缺陷、肌张力低下、小头畸形等,部分患儿可无症状,通过新生儿筛查而被诊断。

【辅助检查】

1. **新生儿筛查或高危筛查** 血液酪氨酸显著增高,琥珀酰丙酮正常。

2. **尿液氨基酸、有机酸分析** 酪氨酸增高,其代谢产物 4-羟基苯丙酮酸、4-羟基苯乳酸、4-羟基苯乙酸等显著增加,琥珀酰丙酮正常。

3. **酶学分析** 肝细胞中 4-羟苯基丙酮酸双加氧酶的活性降低。

4. **基因诊断** *HPD* 基因双等位基因致病变异。

【诊断与鉴别诊断】 血液酪氨酸持续增高,琥珀酰丙酮浓度正常,尿中 4-羟基苯丙酮酸、4-羟基苯乳酸、4-羟基苯乙酸等排泄增加,通过肝脏 4-羟苯基丙酮酸双加氧酶活性检测或基因分析可确诊。

需与新生儿暂时性酪氨酸血症相鉴别，由于4-羟基苯丙酮酸双加氧酶活性降低，造成新生儿血苯丙氨酸略高，酪氨酸明显升高，通常在早产儿，特别是接受高蛋白饮食的患儿出现，需要随访监测，可自行缓解。

【治疗与预后】

1. 酪氨酸血症Ⅲ型的预后相对较好，可以尝试低酪氨酸和低苯丙氨酸饮食，降低血液酪氨酸及其代谢产物的浓度，将酪氨酸维持在200~500μmol/L。

2. 对症治疗　维生素C有助于改善肝细胞功能。

【预防】　新生儿筛查是早期发现酪氨酸血症的重要措施，早期在无症状期开始饮食干预治疗，可改善神经行为发育的远期结局，多数患儿预后良好。

对于基因诊断明确的家系，可在母亲下一次妊娠9~13周左右留取胎盘绒毛，或在妊娠16~22周抽取羊水，分取羊水细胞，通过*HPD*基因突变分析进行胎儿产前诊断[8]。

三、枫糖尿症

枫糖尿症（maple syrup urine disease，MSUD）是一种常染色体隐性遗传病，是支链氨基酸（亮氨酸、异亮氨酸和缬氨酸）代谢障碍中的主要疾病，重症患儿尿液中排出大量支链α-酮酸，带有枫糖浆的香甜气味。国外资料报告，枫糖尿症发病率约为1/185 000，在东南亚和某些近亲通婚率较高的地区发病率较高[10-12]。

【病因与发病机制】　亮氨酸、异亮氨酸和缬氨酸在氨基转移后生成多种支链α-酮酸，由线粒体中的支链α酮酸脱氢酶进一步催化脱羧，支链α-酮酸脱氢酶是一个复合酶系统，由脱羧酶（E1，包括E1α和E1β两个亚单位）、二氢硫辛酰胺酰基转移酶（E2）和二氢硫辛酰胺酰基脱氢酶（E3）四部分组成。其中E3是丙酮酸脱氢酶和α-酮戊二酸脱氢酶的组成部分。支链α-酮酸脱氢酶系统还需硫胺素焦磷酸作为辅酶参与作用，编码相关酶蛋白的基因突变均会导致支链α酮酸脱氢酶复合体的缺陷，造成各种不同类型的枫糖尿症。

*BCKDHA*基因编码E1α亚单位，位于19q13.2，包含9个外显子，*BCKDHA*缺陷约占枫糖尿症的45%；*BCKDHB*基因编码E1β，位于6q14.1，含11个外显子；*DBT*基因编码二氢硫辛酰胺酰基转移酶（E2），位于1p21.2，包含11个外显子，维生素B_1有效型患儿多是*DBT*基因突变[10-12]。

【病理】　支链α-酮酸脱氢酶复合物缺陷造成支链氨基酸代谢障碍，患儿脑内支链氨基酸增高，谷氨酸、谷氨酰胺和γ-氨基丁酸等下降，鞘脂类如脑苷脂、蛋白脂质和硫酸脑苷脂等不足，脑白质发生海绵状变性和髓鞘形成障碍；因急性代谢紊乱死亡的患儿大都伴有严重代谢性脑病及脑水肿。

【临床表现】　患儿轻重不同，可分为以下类型[10-12]。

1. **经典型枫糖尿症**　是枫糖尿症中最常见、最严重的一型。患儿出生时多正常，于数日龄出现嗜睡、烦躁、哺乳困难、体重下降等异常；随即交替出现肌张力降低和增高、角弓反张、痉挛性瘫痪、惊厥和昏迷，病情进展迅速。患儿常有枫糖浆样体味或尿味，部分患儿伴低血糖、酮症、酸中毒、高氨血症等。预后很差，多数患儿于数月龄内死于反复发作的代谢紊乱或脑损害，少数存活者遗留智力落后、痉挛性瘫痪、皮质盲等神经系统残疾。

2. **轻（或中间）型**　患儿血中支链氨基酸和支链酮酸仅轻度增高；尿液大量支链酮酸排出。多数患儿新生儿时期正常，婴儿期起智力及运动发育迟缓、惊厥，少数患儿发生酮症酸中毒等急性代谢紊乱。

3. **间歇型**　患儿出生时多无异常，常于0.5~2岁发病，轻症患儿迟至成人期发病，多因感染、手术、疲劳、高蛋白饮食、药物等应激因素诱发急性发作，出现嗜睡、共济失调、精神行为异常、步态不稳，重症可有惊厥、昏迷，甚至死亡，体味及尿液呈现枫糖浆样气味。患儿在发作间歇期血、尿生化检查通常正常。

4. **硫胺有效型**　临床表现与间歇型类似。硫胺素（维生素B_1 100~500mg/d）治疗效果显著。

5. **二氢硫辛酰胺酰基脱氢酶（E3）缺乏型**　极为罕见，患儿除支链α-酮酸脱氢酶活力低下外，丙酮酸脱氢酶和α-酮戊二酸脱氢酶功能亦降低，故伴有严重乳酸酸中毒。患儿在数月龄内常无症状，随着病程进展，出现进行性神经系统异常，如肌张力降低、运动障碍、发育迟缓等。尿液中排出大量乳酸、丙酮酸、α-酮戊二酸、α-羟基异戊酸和α-羟基酮戊二酸等有机酸。由于丙酮酸的大量累积，血中丙氨酸浓度增高。低蛋白饮食、大剂量维生素B_1等治疗对本型患儿无效。

【辅助检查】

1. **新生儿筛查或高危筛查**　血液L-亮氨酸、异亮氨酸、缬氨酸增高，L-别异亮氨酸（L-alloisoleucine）增高，急性期尤为显著。

2. **尿有机酸分析**　α-酮异戊酸、α-羟基异己酸、α-羟异戊酸等有机酸浓度增高，在急性期显著增高。

3. **一般检测**　一些患儿急性期合并低血糖、高血氨、电解质紊乱及代谢性酸中毒。

4. **酶学检测**　成纤维细胞、淋巴细胞支链酮酸脱

33 章

氢酶复合物活性降低。

5. 基因分析 枫糖尿症相关基因双等位基因致病变异。

【诊断与鉴别诊断】 根据患儿临床症状，血L-亮氨酸、异亮氨酸、缬氨酸、L-别异亮氨酸增高，尿α-酮异戊酸、α-酮异戊酸、α-羟异戊酸浓度增高，结合基因分析可明确诊断并分型。

维生素B_1缺乏、营养不良及一些线粒体病患儿也可能血液亮氨酸、异亮氨酸、缬氨酸增高，别异亮氨酸正常，血液维生素测定及基因分析有助于鉴别诊断。

【治疗与预后】

1. 饮食治疗 是枫糖尿症的主要治疗方法，限制天然蛋白质，减少食物来源的L-亮氨酸、异亮氨酸、缬氨酸，将血中支链氨基酸浓度控制在合理范围内。为保证蛋白质、脂肪、碳水化合物、维生素及矿物质的支持，需补充枫糖尿症治疗专用配方奶粉或氨基酸配方[10-12]。

2. 急性期代谢危象时的治疗 严重代谢紊乱损害神经系统，危及生命，应积极治疗，促进体内毒性代谢产物的排泄，提供足够的营养物质，促进机体的合成代谢，抑制分解代谢[10-12]。

(1) 血液净化：对严重代谢性酸中毒的患儿，需进行血液透析或血浆置换。

(2) 全静脉营养：可用去除支链氨基酸的全静脉营养液。

(3) 静脉补液：滴注胰岛素0.3~0.4U/(kg·d)和含10%~15%葡萄糖的电解质溶液，使血支链氨基酸及其酮酸保持在低水平。

(4) 鼻饲：高热量的无支链氨基酸流质饮食，以保证营养。亮氨酸、缬氨酸均为必需氨基酸，无蛋白饮食状态不宜超过24小时，24小时后应从0.3g/(kg·d)开始给予少量天然蛋白质，婴儿首选母乳。

(5) 药物：对硫胺素有效型的患儿，应给予维生素B_1 100~1 000mg/d。急性代谢危象期可使用基因重组生长激素[recombinant human growth hormone，rhGH，0.1~0.15U/(kg·d)]皮下注射，以减少组织蛋白分解，促进蛋白质合成。

(6) 肝移植：对于饮食及药物治疗控制不良的经典型枫糖尿症患儿，可考虑肝移植，可达到根治效果[10-12]。

【预防】 新生儿筛查是发现枫糖尿症的重要措施，如果在发病后开始治疗，患儿可能遗留不可逆性脑损害。如能在症状前开始治疗，绝大多数患儿可以获得正常发育，与同龄人一样就学就业、结婚生育。

对于基因诊断明确的家系，可在母亲下一次妊娠8~13周左右留取胎盘绒毛，或在妊娠16~22周抽取羊水，分取羊水细胞，通过胎儿基因分析进行产前诊断。

四、同型半胱氨酸血症

同型半胱氨酸血症(homocystinemia)又称同型胱氨酸尿症(homocystinuria)，是相对常见的可治疗的氨基酸代谢病，为常染色体隐性遗传病。

【病因与发病机制】 同型半胱氨酸大部分通过两条途径进行再甲基化、恢复成甲硫氨酸。其中一条途径是由甜菜碱提供甲基，由甜菜碱-同型半胱氨酸甲基转移酶催化，另一条途径是由甲基四氢叶酸提供甲基，经5-甲基四氢叶酸-同型半胱氨酸甲基转移酶催化进行，这一过程尚需维生素B_{12}的衍生物甲钴铵作为辅助因子参与。因此，维生素B_{12}代谢异常也可导致这一途径发生障碍。

已知的甲硫氨酸代谢途径中的酶缺陷有9种，经典型同型半胱氨酸血症共3型(表33-10)，有些涉及钴胺素(维生素B_{12})的遗传性代谢缺陷。胱硫醚合酶(cystathionine synthase，CBS)缺乏症导致的同型半胱氨酸血症Ⅰ型是最严重的类型。*CBS*基因位于染色体21q22.3，含23个外显子，已发现160余种突变类型，有报道p.Gly307Ser等位基因突变预测维生素B_6无反应，而p.Ile278Thr等位基因变异通常对维生素B_6有反应，*CBS*基因其他变异与维生素B_6反应性无相关性。

同型半胱氨酸血症Ⅱ型病因为编码亚甲基四氢叶酸还原酶的*MTHFR*基因致病变异，*MTHFR*位于染色体1p36.22，含11个外显子。欧洲、亚洲、美洲、中东和澳大利亚*MTHFR*基因c.677C>T多态性研究发现，TT基因型在中国北方(20%)、意大利南部(26%)和墨西哥(32%)尤为常见，是引起高血压、心脑血管疾病的主要原因之一，一些患儿易发生神经精神损害。

同型半胱氨酸血症Ⅲ型病因为编码蛋氨酸合成酶(methionine synthase，MS)的基因*MTR*缺陷，*MTR*位于染色体1q43，含33个外显子，以错义突变常见[13-15]。

【临床表现】 患儿出生时正常，在婴儿期以非特异性症状为主，如体重不增、发育迟滞等，多数在3岁以后因发现眼症状而获得诊断[13-15]。

1. 眼 晶状体脱位常在幼儿期出现，逐渐加重，导致重度近视，在眼球或头部活动时可见到特殊的虹膜颤动。随着病程的发展，出现散光、青光眼、白内障、视网膜脱离、视神经萎缩等表现。

表33-10 经典型同型胱氨酸血症三型的病因、临床、生化及遗传特点

病因	Ⅰ型 胱硫醚合酶缺陷	Ⅱ型 亚甲基四氢叶酸还原酶缺陷	Ⅲ型 蛋氨酸合成酶缺陷
临床表现			
智力发育迟缓或倒退	常见	常见	常见
生长迟缓	无	常见	无
骨骼畸变	常见	偶有	无
晶状体脱位	常见	无	无
血栓栓塞	常见	偶有	无
巨红细胞性贫血	无	偶有	无
甲基丙二酸血症	无	无	有
生化特征			
血、尿总同型半胱氨酸	↑	正常~↑	↑
血浆甲硫氨酸	↑	↓~正常	↓~正常
血浆和尿中的胱硫醚	测不出	可能	可能
血清叶酸	↓~正常	↓~正常	↓~正常
基因缺陷	*CBS*	*MTHFR*	*MTR*
治疗			
维生素	维生素 B_6 对部分患儿有效	维生素 B_{12}，叶酸	叶酸
严格限制甲硫氨酸	有益	有害	有害
甜菜碱	2~9g/d	2~9g/d	2~9g/d

2. 骨骼 身材细长，酷似 Marfan 综合征，接近青春期时可见骨骺和干骺端增大，尤以膝关节最显著。因全身骨质疏松，常见脊柱侧凸、椎体压缩、病理性骨折等骨骼损害；其他骨骼畸形尚有膝外翻、鸡胸或漏斗胸等。

3. 中枢神经系统 约50%的患儿智力、运动发育迟缓，智力较好的患儿大多为维生素 B_6 反应型（维生素 B_6 治疗有效）。患儿心理行为异常亦较多见，严重者发生精神分裂症，约20%的患儿伴有癫痫发作和脑电图异常。

4. 心、血管系统 血液同型半胱氨酸持续增高会增强血小板的粘连，造成动、静脉血管壁损伤，极易发生血栓栓塞，导致肾血管栓塞、脑梗死、肺源性心脏病、肺动脉高压、心肌病、肢体静脉血栓等。应用超声检查可早期发现血管病变。

【辅助检查】

1. 新生儿筛查或高危筛查 血液蛋氨酸浓度增高，总同型半胱氨酸增高，胱硫醚和胱氨酸下降，为同型半胱氨酸血症Ⅰ型的特征。

2. 尿硝普盐试验 可作为疑诊患儿的初筛方法，尿液中含有同型（半）胱氨酸、胱氨酸时亦呈阳性结果。

3. 尿液检查 总同型半胱氨酸显著增高，有机酸正常。

4. 酶学检测 同型半胱氨酸血症Ⅰ型患儿淋巴细胞、皮肤成纤维细胞、肝、脑、胰等组织胱硫醚合成酶活性降低。

5. 基因诊断 相关基因双等位致病变异。

【诊断与鉴别诊断】 对于晶状体脱位、严重近视、骨骼异常（类似 Marfan 综合征的体型）、以血栓栓塞为特征的血管异常或合并发育迟缓/智力残疾的患儿，需注意同型半胱氨酸血症Ⅰ型的可能，及早进行血液总同型半胱氨酸、蛋氨酸测定。

33章

新生儿筛查发现血液蛋氨酸升高，需通过血液总同型半胱氨酸检测及基因分析明确诊断。

血液维生素 B_{12}、维生素 B_6、叶酸测定，有助于鉴别营养因素导致的继发性同型半胱氨酸血症。

尿有机酸分析是鉴别甲基丙二酸尿症合并同型半胱氨酸血症的关键方法[13-15]。

【治疗与预后】

1. 药物及饮食治疗

（1）维生素 B_6：对约半数同型半胱氨酸血症Ⅰ型

患儿有效，剂量因人而异，100～1 000mg/d，同时应加用叶酸或亚叶酸 5～10mg/d；当每日口服 500～1 000mg 数周而血生化指标无好转时，可视为维生素 B_6 无反应型。

（2）低蛋氨酸-高胱氨酸饮食：对部分同型半胱氨酸血症Ⅰ型患儿有效，需限制天然蛋白质，补充无蛋氨酸的特殊治疗用配方奶粉。对于同型半胱氨酸血症Ⅱ、Ⅲ型患儿，无需限制蛋白质，应正常饮食。

（3）甜菜碱：用于非维生素 B_6 反应型同型半胱氨酸血症Ⅰ型患儿的治疗，每日 2～9g，分次服用。有助于改善同型半胱氨酸血症Ⅱ、Ⅲ型患儿的临床症状。

治疗过程中应定期监测生长速率、神经精神及骨骼情况、血和尿的氨基酸，维持血浆蛋氨酸浓度<40μmol/L；血和尿中的总同型半胱氨酸浓度应维持在正常范围。

2. 肝移植 对于饮食及药物治疗控制不良的同型半胱氨酸血症Ⅰ型患儿，可考虑肝移植[13-15]。

【预防】 新生儿筛查是发现同型半胱氨酸血症Ⅰ型的重要措施，如果在发病后开始治疗，患儿可能遗留不可逆性脑损害。如能在症状前开始治疗，部分患儿可以获得正常发育。

对于基因诊断明确的家系，可在母亲下一次妊娠 8～13 周左右留取胎盘绒毛，或在妊娠 16～22 周抽取羊水，分取羊水细胞，通过胎儿基因分析进行产前诊断。

五、非酮症性高甘氨酸血症

非酮症性高甘氨酸血症（nonketotic hyperglycinemia，NKH）为罕见的常染色体隐性遗传病，主要是由于甘氨酸脱羧酶缺陷导致血中甘氨酸大量积聚，引起脑损害。患儿常在新生儿期发病，发病率不明，芬兰筛查资料为 1/12 000，我国发病率不详[16,17]。

【病因与发病机制】 甘氨酸是分子结构最简单的生糖氨基酸，在人体合成代谢过程中具有重要作用，参与嘌呤类、谷胱甘肽、肌酸等物质合成，也是胶原、弹性蛋白和胶蛋白等结构蛋白的主要组成氨基酸。甘氨酸对各种物质具有解毒功能。甘氨酸在脑干和脊髓中是抑制性的，而在大脑皮质和前脑等部位则是兴奋性神经递质。

甘氨酸与丝氨酸在丝氨酸羟甲基酶的作用下可以相互转换，在饥饿状态下，甘氨酸是生成丙酮酸的重要来源。甘氨酸的分解主要通过甘氨酸裂解系统（glycine cleavage system，GCS）进行，这一系统是由 4 个多肽（P、H、T、L 蛋白）组成的复合物。甘氨酸裂解系统遗传缺陷造成非酮症性甘氨酸血症，其中以 P 蛋白缺陷最为多见。编码 P 蛋白的 *GLDC* 基因定位于 9p24.1，包含 25 个外显子，以错义突变常见。*GLDC* 有一假基因，没有内含子，与功能性 *GLDC* 的编码区具有 97.5%的同源性。

甘氨酸在脑干和脊髓中的抑制作用与维持肌张力有关，当患有非酮症性高甘氨酸血症时，增强的这种抑制作用即导致肌张力降低、呼吸受抑制、眼肌麻痹和呃逆异常反射。当血中甘氨酸发生累积时可造成神经发育障碍、脑功能受损。

【临床表现】 根据非酮症性高甘氨酸血症患儿发病早晚及轻重，可分为 3 种类型。

1. 新生儿型 也称为甘氨酸脑病，为最多见的类型，生后数日内发病，约 2/3 的患儿在 48 小时内发病，典型表现有嗜睡、肌张力降低、拒食、呃逆、肌阵挛、癫痫、痉挛、角弓反张或去大脑强直，脑电图异常，常见眼球不自主游动和间歇性眼肌麻痹，还可有昏迷、呼吸暂停等症状。约 30%的患儿在新生儿期死亡，幸存者遗留脑发育障碍。

2. 非典型性 患儿于婴儿期至成年发病，重者酷似新生儿型，但临床症状较轻；后者以进行性痉挛性瘫痪和视神经萎缩为主，部分患儿伴随轻度智力低下、癫痫、舞蹈症、手足徐动症等。

3. 暂时型 临床表现与新生儿型无差异，但症状在发病 2～8 周后消失，血浆甘氨酸水平恢复正常，可能与少数新生儿肝和脑组织甘氨酸裂解酶的不成熟有关。

【辅助检查】

1. 脑脊液和血浆甘氨酸增高，计算脑脊液和血浆中的甘氨酸比值。患儿血中甘氨酸可高达正常高值的 4 倍以上，脑脊液中甘氨酸浓度常高出正常水平的 15～30 倍，远超过血浆中甘氨酸的增高幅度，脑脊液和血浆中甘氨酸比值>0.08 时，即可诊断。尿液氨基酸分析显示甘氨酸显著增高，亦有助于诊断。

2. 其他常规生化检查 一些患儿合并代谢性酸中毒、低血糖及电解质紊乱，尿液有机酸多正常。

3. 基因诊断 编码甘氨酸裂解酶 P 蛋白的 *GLDC* 基因位于 9p13，已发现多种突变。

【诊断与鉴别诊断】 对于发生难治性癫痫的新生儿，尤其是顽固性呃逆的患儿，应怀疑非酮性高甘氨酸血症的可能，如果血、尿和脑脊液中甘氨酸明显升高，可以确定诊断。应注意与酮性高甘氨酸血症、有机酸尿症相鉴别，需通过血液氨基酸及酯酰肉碱谱分析、尿有机酸分析、基因分析进行甄别。

【治疗与预后】 目前尚无有效的治疗方法，可尝试以下方法：

1. 低（或无）甘氨酸饮食 虽然可降低血和尿液中的甘氨酸含量，但不能改善神经系统发育状况和减少癫痫发作。

2. 地西泮、苯甲酸盐、苯丁酸钠和亚叶酸　地西泮可增强 γ-氨基丁酸抑制过程，苯甲酸盐则可与甘氨酸结合成马尿酸排出体外，亚叶酸可使血清甘氨浓度降低。

本病预后不良，新生儿及婴幼儿期死亡率很高。

【预防】　对于基因诊断明确的家系，可在母亲下一次妊娠 8~13 周左右留取胎盘绒毛，或在妊娠 16~22 周抽取羊水，分取羊水细胞，通过胎儿基因分析进行产前诊断。

（陆妹）

参考文献

[1] 陈哲晖，杨艳玲. 警惕容易被误诊的遗传代谢病. 中国实用儿科杂志，2020，35(7)：497-501，505.

[2] 韩连书. 质谱技术在遗传代谢病及产前诊断中的应用. 中华检验医学杂志，2017，40(10)：761-765.

[3] 中华医学会儿科学分会内分泌遗传代谢学组，中华预防医学会出生缺陷预防与控制专业委员会新生儿筛查学组. 高苯丙氨酸血症的诊治共识. 中华儿科杂志，2014，52(6)：420-425.

[4] SINGH RH，CUNNINGHAM AC，MOFIDI S，et al. Updated，web-based nutrition management guideline for PKU：an evidence and consensus based approach. Mol Genet Metab，2016，118(2)：72-83.

[5] OPLADEN T，LOPEZ-LASO E，CORTES-SALADELAFONT E，et al. Consensus guideline for the diagnosis and treatment of tetrahydrobiopterin (BH4) deficiencies. Orphanet J Rare Dis，2020，15(1)：202.

[6] 武师润，陈哲晖，杨建平，等. 延误诊断 12 年的四氢生物蝶呤缺乏症一例及随访研究. 中国临床案例成果数据库，2021，03(1)：E213-E213.

[7] OPLADEN T，LÓPEZ-LASO E，CORTÈS-SALADELAFONT E，et al. Consensus guideline for the diagnosis and treatment of tetrahydrobiopterin (BH4) deficiencies. Orphanet Journal of Rare Diseases，2020，15(5)：126.

[8] 唐玥，孔元原. 遗传性酪氨酸血症Ⅰ型及其筛查和诊治进展. 浙江大学学报(医学版)，2021，50(4)：514-523.

[9] 张建蕊，孙丽莹，朱志军，等. 酪氨酸血症Ⅰ型行肝移植一例报告. 中华器官移植杂志，2017，38(10)：619-621.

[10] 李溪远，丁圆，刘玉鹏，等. 枫糖尿症患儿 13 例临床、生化及基因研究. 中华实用儿科临床杂志，2016，31(8)：569-572.

[11] 杨彩飞，陈涛. 枫糖尿病的研究进展. 中华医学遗传学杂志，2019，36(7)：737-741.

[12] LI X，YANG Y，GAO Q，et al. Clinical characteristics and mutation analysis of five Chinese patients with maple syrup urine disease. Metabolic Brain Disease，2018，1：1-11.

[13] 孙佳鹏，肖慧捷，丁洁，等. 高同型半胱氨酸血症与儿童慢性肾脏病的关系. 中华实用儿科临床杂志，2017，32(11)：852-855.

[14] LI DX，LI XY，DONG H. Eight novel mutations of CBS gene in nine Chinese patients with classical homocystinuria. World J Pediatr，2018，14(2)：197-203.

[15] IDA S，NAKAMURA M，ASAYAMA S，et al. Rapidly progressive psychotic symptoms triggered by infection in a patient with methylenetetrahydrofolate reductase deficiency：a case report. BMC Neurol，2017，17(1)：47.

[16] 宁俊杰，李胜秋，陈华友，等. GLDC 基因复合杂合变异致经典型非酮症性高甘氨酸血症一例. 中华儿科杂志，2021，59(10)：886-888.

[17] SHBAROU RM，BOUSTANY RM，DAHER RT，et al. Outcome of Nonketotic Hyperglycinemia in Lebanon：14-Year Retrospective Review. Neuropediatrics，2019，50(4)：235-243.

第 4 节　有机酸代谢障碍

一、概述

有机酸是氨基酸、脂肪、糖等多种物质中间代谢过程中所产生的羧基酸，有机酸代谢障碍是由于某种酶的缺乏导致相关羧酸及其代谢产物蓄积，又称有机酸血症或有机酸尿症，部分疾病导致严重脑病，又称脑性有机酸尿症。1966 年，Tanaka 运用气相色谱质谱联用技术诊断了首例异戊酸血症，迄今已陆续发现了 60 余种有机酸代谢障碍。虽然每种疾病患病率较低，但因病种较多，整体患病率较高，据报道，在活产婴儿中总体发病率大约为 1/3 000。

有机酸血症多为早发型，半数以上于新生儿、婴儿早期急性起病，临床表现类似缺氧缺血性脑病、败血症、感染中毒性休克等常见疾病，部分患儿则表现为进行性神经系统损害或多脏器损害，如不能及时诊断并正确治疗，死亡率很高，存活者多遗留严重智力残疾。酮体及线粒体脂肪酸β-氧化异常患儿稳定期无明显异常，在感染、腹泻、饥饿、疲劳、饮食不当、药物等应激刺激下易诱发急性发作，严重时猝死。生物素酶缺乏症、全羧化酶合成酶缺乏症患儿在婴幼儿期常表现为顽固性湿疹，易被误诊为过敏性皮炎。高草酸尿症、甘油尿症早期表现为尿路结石，而尿黑酸尿症早期仅为尿色异常，学龄期前后逐渐出现关节畸形、软骨损害等。

有机酸异常蓄积可引起代谢性酸中毒以及脑、肝、肾、心脏、骨髓等多脏器损害。同时，旁路代谢增加，相关有机酸的产生亦随之增多，体液分析常见多种有机酸异常。以甲基丙二酸血症、丙酸血症为例，体内除甲基丙二酸、丙酸蓄积外，可合并甘氨酸、丙酮酸、谷氨酸的蓄积，线粒体能量合成功能下降。并且，蓄积的有机酸与游离肉碱结合，转化为水溶性酰基肉碱，肉碱消耗异常增加，因此，有机酸血症患儿常伴有严重的继发性肉碱缺乏症[1-3]。

【分类】 根据有机酸代谢阻断的环节，有机酸血症可分为以下几类（表33-11）：

表33-11 有机酸血症的分类

物质代谢障碍类型	疾病
支链氨基酸	甲基丙二酸血症、丙酸血症、3-羟基-3-甲基戊二酸尿症、异戊酸血症、甲基巴豆酰辅酶A羧化酶缺乏症、羟甲基戊二酸尿症
芳香族氨基酸	尿黑酸尿症
赖氨酸-色氨酸	戊二酸血症Ⅰ型、2-酮脂酸尿症、黄尿酸尿症
丙酮酸	丙酮酸脱氢酶复合物缺乏症、丙酮酸激酶缺乏症、丙酮酸羧化酶缺乏症、磷酸烯醇丙酮酸羧化激酶缺乏症
三羧酸循环	延胡索酸酶缺乏症
酮体	β-酮硫解酶缺乏症、细胞质型乙酰酰基辅酶A硫解酶缺乏症
多部分缺陷	戊二酸尿症Ⅱ型、多种羧化酶缺乏症、E3-硫辛酰胺脱氢酶缺乏症
谷胱甘肽循环	氧合脯氨酸酶缺乏症、谷胱甘肽合成酶缺乏症、γ-谷氨酰半胱氨酸合成酶缺乏症、γ-谷氨酰转肽酶缺乏症
甘油酸	复合型甘油尿症、散发性甘油尿症、甘油不耐症
其他中间代谢障碍	Canavan病、D-2-羟基戊二酸尿症、L-2-羟基戊二酸尿症、4-羟基丁酸尿症、高草酸尿症Ⅱ型（L-甘油尿症）

1. 氨基酸代谢过程的障碍 约占有机酸血症半数以上，多为氨基酸代谢第2、3步之后的中间代谢障碍。以支链氨基酸中间代谢障碍最多，也可见于芳香族氨基酸、赖氨酸、色氨酸的代谢障碍。生化特点为有机酸蓄积，一般不伴有氨基酸蓄积。

2. 氨基酸以外的代谢障碍 如糖、脂肪的中间代谢障碍，乳酸、丙酮酸、三羧酸循环、酮体、谷胱甘肽循环、甘油酸等代谢障碍。

3. 多环节的代谢障碍 某种因子的缺乏可导致一组酶的功能障碍，如维生素B_{12}（钴胺素）代谢障碍所致维生素B_{12}反应性甲基丙二酸尿症及甲基丙二酸尿症合并同型半胱氨酸血症、生物素代谢障碍所致多种羧化酶缺乏症、电子传导黄素蛋白缺乏导致戊二酸尿症Ⅱ型（多种酰基辅酶A脱氢酶缺乏症）。

4. 线粒体脂肪酸β-氧化障碍（β-氧化异常） 导致脂肪酸及其相关有机酸类代谢产物的异常增加，一些患儿以急性脑病、瑞氏综合征、猝死的形式起病，一些患儿表现为进行性加重或间歇性发病。

【诊断】 基于临床、生化、基因诊断的原则，对于临床可疑的患儿，应及早进行确诊检查。有机酸血症死亡率很高，部分患儿可能在确诊前死亡。对高度可疑的患儿，应争取及早采集并保存必要的标本或组织，如尿、血清或血浆、干血斑、抗凝血、冷冻组织（肝、肾、脑、皮肤），用于确诊和遗传咨询与优生优育指导[1-3]。

1. 常规检查 尿酮体、血糖、血气、氨、电解质、肝肾功能、心肌酶谱、乳酸、丙酮酸、尿氨基酸检测可作为一般临床筛查方法。

2. 尿液有机酸分析 是有机酸血症确诊的关键，急性期的尿液检查更有助于发现异常，必要时应反复检测。对于重症患儿可进行膀胱穿刺或导尿，留取尿液进行分析。

3. 血液氨基酸、游离肉碱及酰基肉碱谱分析 采用液相色谱串联质谱法（LC-MS/MS）可进行多种有机酸血症的新生儿筛查、诊断与监测，如甲基丙二酸血症、丙酸血症、生物素酶缺乏症患儿血液丙酰肉碱增高，异戊酸血症患儿异戊酰肉碱增高，中链酰基辅酶A脱氢酶缺乏症患儿血液中链酰基肉碱增高。原发性肉碱缺乏症患儿血液游离肉碱及酰基肉碱降低。

4. 酶学诊断 采用培养的皮肤成纤维细胞或淋巴细胞进行相应酶活性测定。

5. 基因诊断 采用Sanger测序或高通量测序可进行有机酸代谢病相关的基因诊断，用于确诊、携带者筛查与产前诊断。

【治疗】

1. 急性期　有机酸血症患儿急性发作时病情危重，死亡率极高，存活者易遗留严重神经系统损害，早期治疗是挽救患儿的关键。因此，对于高度疑似有机酸血症的患儿，可在确诊前开始治疗。静脉补液纠正酸中毒，必要时进行血液透析。对于合并高氨血症的患儿，应适当禁食或限制蛋白质摄入。同时，给予左卡尼汀、精氨酸、精氨酸谷氨酸、小剂量胰岛素，并保证充足的热量供给，防止机体蛋白分解（表33-12）。

表33-12　有机酸血症的治疗

急性期治疗		
1. 限制蛋白质入量（氨基酸代谢通路障碍所致有机酸代谢病）		
2. 静脉补液	保证充足的水分、葡萄糖和电解质供给，小剂量胰岛素（约每4g葡萄糖1个单位胰岛素）	
3. 碱性药物	纠正酸中毒	
4. 降氨	苯丁酸钠100~500mg/(kg·d)；精氨酸或精氨酸谷氨酸100~500mg/(kg·d)	
5. 血液净化	去除体内毒性有机酸	
长期维持治疗		
1. 饮食治疗	限制前驱物质，保证热量供给，保证维生素、矿物质和微量元素供给	
2. 药物治疗	左卡尼汀	多数有机酸代谢病
	辅酶Q10	各种疾病所致高乳酸血症
	维生素 B_{12}	维生素 B_{12} 反应型甲基丙二酸血症
	甜菜碱	甲基丙二酸血症合并同型半胱氨酸血症
	生物素	全羧化酶合成酶缺乏症，生物素酶缺乏症
	维生素 B_1	各种疾病所致高乳酸血症
	维生素 B_2	核黄素反应型戊二酸血症Ⅱ型
	维生素E	氧合脯氨酸血症
	维生素C	尿黑酸尿症
	巴氯芬	戊二酸血症Ⅰ型
	甘氨酸	异戊酸血症
	氢化可的松	甘油尿症
3. 肝移植（严重肝源性有机酸代谢病）		

2. 维持治疗　生命体征稳定后，根据病种进行相应的饮食控制。对于与氨基酸代谢有关的有机酸代谢病患儿，应适当限制天然蛋白质，补充治疗用特殊配方。对于脂肪酸代谢异常患儿，则应增加碳水化合物，限制脂肪，避免长时间饥饿与疲劳。各类疾病的饮食治疗中，热量供给及个体化营养管理均为关键方法。对于喂养困难的患儿，必要时应采用鼻饲或胃造瘘喂养（见表33-12）。

根据不同的病种给予适当的药物治疗。左卡尼汀有助于多数有机酸血症的控制，维生素 B_{12}（羟钴胺、腺苷钴胺素及甲钴胺）对于维生素 B_{12} 反应型甲基丙二酸血症、生物素对于全羧化酶合成酶缺乏症或生物素酶缺乏症、维生素C对于尿黑酸尿症有显著疗效。

为保证疗效，治疗中应定期复查，监测患儿体格、智力、营养和各种生化指标，及时调整治疗。

有机酸血症急性期病情危重、死亡率极高，早期诊断、合理治疗是决定预后的关键。如能在症状前获得诊断，很多患儿可以获得良好的预后[1-3]。

【预防】　新生儿筛查是早期发现有机酸代谢病的重要措施，采用LC-MS/MS技术，可以通过足跟血游离肉碱及酰基肉碱谱分析检出甲基丙二酸血症、异戊酸血症、丙酸血症、生物素代谢障碍等多种疾病患儿，在无症状期或症状早期开始精准治疗，患儿生存质量显著改善。但4-羟基丁酸尿症、Canavan病等病种尚无有效治疗方法，预后较差。

有机酸代谢病多为常染色体隐性遗传病，患儿父母均为携带者，每一次生育胎儿有25%患病的可能性，与性别无关。生育过有机酸血症患儿的夫妇应在再次妊娠前进行遗传风险评估和咨询。

在先证者基因诊断明确的基础上，母亲再次妊娠时通过胎盘绒毛或羊水细胞的基因分析可进行产前诊断，在妊娠8~13周左右采取胎盘绒毛，或在妊娠16~22周抽取羊水，进行胎儿基因诊断。羊水代谢物检测也可用于辅助产前诊断。如果胎儿为甲基丙二酸血症患儿，母亲妊娠中期羊水甲基丙二酸、丙酰肉碱增高，尿中甲基丙二酸亦常增高。如果胎儿为丙酸血症患儿，一些母亲妊娠中期羊水3-羟基丙酸、丙酰肉碱增高。如果胎儿为异戊酸血症患儿，一些母亲妊娠中期羊水3-羟基异戊酸、异戊酰肉碱增高。如胎儿为戊二酸血症Ⅰ型患儿，一些母亲妊娠中期羊水及尿中戊二酸及3-羟基戊二酸增高。

植入前遗传学诊断是可选择的预防方法，但也需要进行常规的产前诊断，通过羊水有机酸及羊水细胞基因检测进行胎儿诊断。

二、甲基丙二酸血症

甲基丙二酸血症（methylmalonic acidemia）又称甲基丙二酸尿症（methylmalonic aciduria），是我国先天性有机酸代谢异常中最常见的疾病。患儿临床表现复杂多样，轻重不等，可表现为急性或慢性病程，严重患儿于新生儿期死亡，轻症可晚至成年发病。根据调查报告，美国发病率为1/29 000，加拿大为1/61 000；我国发病率不详，新生儿筛查发现河南、河北、山东、山西省发病率高达1/4 000，南方发病率稍低[4-6]。

【病因与发病机制】 根据酶缺陷的类型，甲基丙二酸血症主要分为甲基丙二酰辅酶A变位酶（Methylmalonyl Coenzyme A mutase，MCM）缺陷及其辅酶维生素B_{12}（钴胺素，cobalamin，cbl）代谢障碍2大类，迄今共发现15种基因变异导致的亚型（表33-13）。其中，仅cblX型为X连锁遗传病，其余14种亚型均为常染色体隐性遗传病[6-8]。

表33-13 甲基丙二酸血症的病因、基因缺陷与生化表型

蛋白缺陷类型	基因	遗传方式	生化表型
甲基丙二酰辅酶A变位酶	*MMUT*	常染色体隐性遗传	单纯型甲基丙二酸血症
甲基丙二酰辅酶A异构酶	*MCEE*	常染色体隐性遗传	单纯型甲基丙二酸血症
线粒体内钴胺素代谢障碍			
cblA	*MMAA*	常染色体隐性遗传	单纯型甲基丙二酸血症
cblB	*MMAB*	常染色体隐性遗传	单纯型甲基丙二酸血症
cblD-变异型2（cblH型）	*MMADHC*	常染色体隐性遗传	单纯型甲基丙二酸血症
胞质和溶酶体钴胺素代谢异常			
cblC	*MMACHC*	常染色体隐性遗传	甲基丙二酸血症合并同型半胱氨酸血症
	PRDX1	常染色体隐性遗传	甲基丙二酸血症合并同型半胱氨酸血症
	HCFC1（*cblX*）	X连锁遗传	甲基丙二酸血症合并同型半胱氨酸血症
	THAP11	常染色体隐性遗传	甲基丙二酸血症合并同型半胱氨酸血症
	ZNF143	常染色体隐性遗传	甲基丙二酸血症合并同型半胱氨酸血症
cblD	*MMADHC*	常染色体隐性遗传	甲基丙二酸血症合并同型半胱氨酸血症
cblF	*LMBRD1*	常染色体隐性遗传	甲基丙二酸血症合并同型半胱氨酸血症
cblJ	*ABCD4*	常染色体隐性遗传	甲基丙二酸血症合并同型半胱氨酸血症
线粒体DNA耗竭综合征			
琥珀酰辅酶A连接酶	*SUCLG1*	常染色体隐性遗传	单纯型甲基丙二酸血症
	SUCLA2	常染色体隐性遗传	单纯型甲基丙二酸血症

根据患儿血液总同型半胱氨酸增高与否，分为单纯型甲基丙二酸血症及合并型甲基丙二酸血症，单纯型甲基丙二酸血症患儿血总同型半胱氨酸正常，合并型甲基丙二酸血症患儿血总同型半胱氨酸明显升高，我国约70%的甲基丙二酸血症患儿为合并型甲基丙二酸血症，30%为单纯型甲基丙二酸血症。

单纯型甲基丙二酸血症的主要病因是甲基丙二酰辅酶A变位酶缺陷，编码甲基丙二酰辅酶A变位酶的基因为*MMUT*，*MMUT*变异导致甲基丙二酰辅酶A变位酶功能完全缺乏（MUT^0型）或部分缺乏（MUT^-型）。

MUT^0 最重，多于新生儿期死亡，MUT^- 患儿病情轻重不一。*MCEE* 基因变异导致甲基丙二酰辅酶A异构酶缺陷，还有cblA型（*MMAA* 基因缺陷）、cblB型（*MMAB* 基因缺陷）及cblH型（*MMADHC* 基因缺陷），均表现为腺苷钴胺素转运和合成障碍，生化表型为单纯型甲基丙二酸血症。

合并型甲基丙二酸血症是由于胞质和溶酶体钴胺素代谢异常引起的腺苷钴胺素和甲基钴胺素（MeCbl）合成缺陷，如cblC、cblD、cblF、cblJ、cblX。cblC型是钴胺素代谢障碍中最常见的类型，其编码基因 *MMACHC* 位于1p34.1，c.609G>A和c.658_660del是我国最常见的变异。

cblX型为X连锁遗传病，*HCFC1* 基因编码染色质相关的转录调节因子，位于Xq28。患儿生化表型可为甲基丙二酸血症合并同型半胱氨酸血症。

此外，*SUCLG1*、*SUCLA2* 基因缺陷导致线粒体DNA耗竭综合征，生化异常虽然为轻度甲基丙二酸血症，但临床症状严重，表现为线粒体脑肌病及多脏器损害。

【病理】 甲基丙二酸血症患儿脑组织病理分析可见脑萎缩，深部皮质、小脑颗粒层和胶质细胞发育不良，弥漫性神经胶质细胞增生、星形细胞变性、丘脑和内囊细胞水肿。尸检发现肾脏、肺部血栓性毛细血管病、肝脏弥漫性脂肪变性、骨髓巨幼红细胞增生、严重胃黏膜发育不良伴胃炎。

【临床表现】 甲基丙二酸血症患儿个体差异较大，发病年龄越早病情越重。由于甲基丙二酰辅酶A、甲基丙二酸、3-羟基丙酸、同型半胱氨酸等有机酸蓄积，造成一系列神经系统损害，严重时引起酮症酸中毒、低血糖、高血氨、高甘氨酸血症等生化异常。重症患儿可于新生儿期发病，MUT^0 型半数于生后1周内发病，起病急骤，死亡率极高。婴幼儿期起病的患儿初发症状多为喂养困难、发育迟缓、惊厥、肌张力低下，常因发热、饥饿、高蛋白饮食、感染等诱发代谢性酸中毒急性发作，出现呕吐、呼吸困难、意识障碍、多脏器损害，若不能及时诊断、合理治疗，死亡率很高，存活者常遗留癫痫、智力障碍等严重神经系统损害。随着筛查的普及，发现了一些发育相对良好、无症状的甲基丙二酸血症病例，可能为晚发型[4,5,9]。

【辅助检查】

1. 新生儿筛查 对于血丙酰肉碱增高和/或丙酰肉碱/游离肉碱、丙酰肉碱/乙酰肉碱比值增高的新生儿，应高度重视，通过尿有机酸分析、血总同型半胱氨酸测定、基因分析进行鉴别诊断。

2. 尿有机酸分析 患儿尿甲基丙二酸、3-羟基丙酸、甲基枸橼酸等有机酸显著增高。

3. 血氨基酸、游离肉碱、酰基肉碱谱分析 患儿丙酰肉碱多显著增高（>5μmol/L），游离肉碱降低，丙酰肉碱/游离肉碱及丙酰肉碱/乙酰肉碱比值增高。甲基丙二酸血症合并同型半胱氨酸血症患儿蛋氨酸常明显下降。

4. 血清或血浆、尿总同型半胱氨酸测定 单纯型甲基丙二酸血症患儿血清或血浆总同型半胱氨酸浓度正常，甲基丙二酸血症合并同型半胱氨酸血症患儿血及尿总同型半胱氨酸浓度常显著增高。

5. 血维生素 B_{12}、叶酸测定，维生素 B_{12} 负荷试验 遗传性甲基丙二酸血症患儿血液维生素 B_{12}、叶酸多正常，而营养不良导致的继发性甲基丙二酸血症患儿血液维生素 B_{12}、叶酸多降低。根据维生素 B_{12} 治疗是否有效，临床分为维生素 B_{12} 有效型和 B_{12} 无效型，每天肌内注射维生素 B_{12}（腺苷钴胺、甲钴胺、羟钴胺）1mg，连续3~7天，如果临床症状好转、生化指标改善则为维生素 B_{12} 有效型。甲基丙二酸血症合并同型半胱氨酸血症患儿中除cblX外，均为维生素 B_{12} 有效型。

6. 影像学检查 脑CT及MRI可见以苍白球损害为主的对称性基底节损害，白质发育落后或变性，随病情进展出现弥漫性脑萎缩；典型患儿可见弥漫性幕上白质水肿和髓鞘化不良，严重患儿发生脑积水。

7. 基因诊断 可采用Sanger测序或高通量测序，分析甲基丙二酸血症相关致病基因。

【诊断与鉴别诊断】 甲基丙二酸血症患儿缺乏特异性症状与体征，临床诊断困难，需要通过生化代谢及基因分析才能确诊。

1. 临床诊断 对新生儿筛查阳性或临床可疑的患儿，立即进行血氨基酸及酰基肉碱谱、总同型半胱氨酸和尿有机酸分析，并检测血糖、氨、电解质、血气，评估脑、心血管、肝肾等脏器功能。患儿血丙酰肉碱、丙酰肉碱/游离肉碱及丙酰肉碱/乙酰肉碱比值增高，蛋氨酸降低或正常，尿甲基丙二酸、3-羟基丙酸、甲基枸橼酸等有机酸显著增高，血同型半胱氨酸升高或正常。

2. 生化分型 单纯型甲基丙二酸血症患儿血、尿总同型半胱氨酸浓度正常，甲基丙二酸血症合并同型半胱氨酸血症患儿血、尿总同型半胱氨酸浓度常显著增高。

3. 基因诊断 根据患儿基因分析结果判断基因型及变异类型。

4. 母亲及婴儿血液维生素 B_{12}、叶酸测定 对于母乳喂养的婴儿，需注意母亲营养状况及其血液维生素 B_{12}、叶酸、总同型半胱氨酸水平，以鉴别母源性营养不良导致的婴儿继发性甲基丙二酸血症。

【治疗与预后】

1. 急性期治疗 以维生素 B_{12}(腺苷钴胺、甲钴胺、羟钴胺)、左卡尼汀及静脉补液为主,纠正酸中毒、能量支持、对症治疗,必要时进行血液净化。同时,保证高热量供给以减少机体蛋白分解。鉴于重症患儿或代谢性酸中毒急性发作期死亡率极高,临床高度怀疑时,可在确诊前即开始治疗,如限制蛋白质摄入、静脉补液保证高热量供给、注射大剂量维生素 B_{12} 及左卡尼汀[9,10]。

2. 长期治疗 根据疾病分型进行针对性饮食和药物治疗。

对于单纯型甲基丙二酸血症维生素 B_{12} 有效型患儿,维生素 B_{12} 需长期维持,每周一次或数次肌内注射 1~10mg,使血液游离肉碱、酰基肉碱谱、尿甲基丙二酸浓度维持在理想范围,同时口服左卡尼汀 30~100mg/(kg·d)。

对于维生素 B_{12} 无效型单纯型甲基丙二酸尿症,以饮食治疗为主,限制天然蛋白质,补充去除异亮氨酸、缬氨酸、甲硫氨酸、苏氨酸的特殊配方奶粉。如果饮食及药物效果不好,可以考虑肝移植[9-11]。

甲基丙二酸血症合并同型半胱氨酸血症的患儿无需限制蛋白质,正常饮食,保证蛋氨酸等营养支持。以维生素 B_{12}、叶酸、左卡尼汀、甜菜碱支持治疗为主,根据病情对症治疗。

左卡尼汀常用剂量为 30~60mg/(kg·d),急性期可增至 100~500mg/(kg·d),有助于控制急性酸中毒发作,有效改善远期预后。对于合并高氨血症(血氨>100μmol/L)的患儿,需静脉滴注或口服精氨酸或精氨酸谷氨酸 100~500mg/(kg·d),口服苯丁酸钠 100~500mg/(kg·d),分次服用。合并同型半胱氨酸血症的患儿需口服甜菜碱 2~9g/d,分次服用[9-11]。

3. 预后 甲基丙二酸血症患儿的预后取决于疾病类型、发现早晚和长期治疗三方面。单纯型甲基丙二酸血症维生素 B_{12} 有效型患儿预后较好,其中 cblA、cblD 型预后最好。维生素 B_{12} 无效型患儿预后较差,死亡率、残障率很高。甲基丙二酸血症合并同型半胱氨酸血症早发型预后较差,早期诊断及晚发型患儿预后相对较好。随着新生儿筛查的普及,早期诊断率显著地提高,患儿预后明显改善。

【预防】 新生儿筛查是早期发现甲基丙二酸血症的重要措施,如果在发病后开始治疗,患儿可能遗留不可逆性脑损害。如能在症状前开始治疗,绝大多数患儿可以获得正常发育,与同龄人一样就学就业、结婚生育。

对于基因诊断明确的家系,可在母亲下一次妊娠 8~13 周留取胎盘绒毛,或在妊娠 16~22 周抽取羊水,分取羊水细胞,通过胎儿基因分析进行产前诊断。

三、丙酸血症

丙酸血症(propionic acidemia)又称为丙酸尿症,是有机酸血症的较常见病种,为常染色体隐性遗传病,其发病率略低于甲基丙二酸血症[1-3]。

【病因与发病机制】 丙酰辅酶 A 由缬氨酸、异亮氨酸、苏氨酸、甲硫氨酸、脂肪酸和胆固醇代谢产生。丙酰辅酶 A 羧化酶是由 α、β 两种亚单位组成的 $\alpha_6\beta_6$ 多聚体,编码两种亚基的基因分别是 *PCCA* 和 *PCCB*,分别定位于 13q32.3 和 3q22.3。由于丙酰辅酶 A 羧化酶(propoinyl-CoA carboxylase, PCC)缺陷导致丙酰辅酶 A 向甲基丙二酰辅酶 A 的转化障碍,体内大量的丙酰辅酶 A 蓄积,丙酸及其旁路代谢物质甲基枸橼酸、3-羟基丙酸、丙酰甘氨酸、酮体等增多,造成脑损害、代谢性酸中毒、低血糖及心肌损害等[3]。

【病理】 典型丙酸血症患儿脑神经病理损伤为大脑和小脑白质海绵状变性,头颅影像学提示丘脑和基底节信号异常。

【临床表现】 丙酸血症与甲基丙二酸血症患儿临床表现类似,缺乏特异性,个体差异显著。

重症患儿于新生儿期发病,初发症状常为喂养困难、呕吐、脱水、低体温、嗜睡、肌张力低下、惊厥和呼吸困难,如治疗不当,则进行性加重,出现酮症、代谢性酸中毒、高氨血症,死亡率极高。丙酸等有机酸严重蓄积可造成骨髓抑制,引起贫血、粒细胞减少、血小板减少,有易感染和出血倾向。婴幼儿期及以后起病的患儿多表现为喂养困难、发育迟缓、惊厥、肌张力低下,常因发热、饥饿、高蛋白饮食、感染等诱发代谢危象。一些患儿合并心肌病、心律失常、长 QT 综合征,导致心脏性猝死[1-3]。

【辅助检查】

1. 常规检验 可见贫血、粒细胞减少、酮症、代谢性酸中毒、高血氨、低血糖、心肌酶增高。一些患儿心电图异常,心肌肥厚。

2. 尿有机酸分析 甲基枸橼酸、3-羟基丙酸、丙酰甘氨酸显著增高。

3. 血氨基酸、游离肉碱及酰基肉碱谱分析 丙酰肉碱常呈显著增高(>5μmol/L),游离肉碱降低,丙酰肉碱/游离肉碱及丙酰肉碱/乙酰肉碱比值增高。严重患儿伴甘氨酸增高。

4. 酶学分析 外周血白细胞、皮肤成纤维细胞丙酰辅酶 A 羧化酶活性下降。

5. **基因检测** *PCCA* 和 *PCCB* 基因双等位基因致病性变异。

【诊断与鉴别诊断】

1. **新生儿筛查** 对于血液丙酰肉碱增高和/或丙酰肉碱/游离肉碱、丙酰肉碱/乙酰肉碱比值增高的新生儿,通过尿有机酸分析、血总同型半胱氨酸测定及基因分析,与甲基丙二酸血症进行鉴别诊断。

2. **临床诊断** 对于临床可疑的患儿需进行血氨基酸及酰基肉碱谱分析和尿有机酸分析,患儿血丙酰肉碱常显著增高,丙酰肉碱/游离肉碱及丙酰肉碱/乙酰肉碱比值增高,尿中甲基枸橼酸、3-羟基丙酸、丙酰甘氨酸显著增高。

3. **基因诊断** *PCCA* 和 *PCCB* 基因致病变异,有助于基因型诊断、家族成员携带者筛查及母亲再次妊娠时的产前诊断。

【治疗与预后】 一旦诊断,应立即开始治疗。对于高度疑似丙酸血症的患儿,可在确诊前即开始治疗,以降低死亡率及致残率[1,3,12]。

1. **急性期治疗** 暂时中止蛋白摄入,补充含10%葡萄糖的电解质溶液,静脉滴注左卡尼汀100~500mg/(kg·d)及碳酸氢钠,尽快纠正代谢性酸中毒。对于合并严重高氨血症或酸中毒的患儿,静脉滴注精氨酸或精氨酸谷氨酸,必要时进行血液净化。限制天然蛋白质的时间不宜超过48小时,以避免自身蛋白分解。

2. **长期治疗** 应以低蛋白质、高热量饮食为主,限制天然蛋白质的摄入。为保证患儿营养发育需要,应补充去除异亮氨酸、缬氨酸、甲硫氨酸、苏氨酸的特殊奶粉或氨基酸粉,并保证足够的热量供给及其他营养素。左卡尼汀需终身维持,一般剂量为30~100mg/(kg·d)。

3. **肝移植** 对于饮食及药物治疗效果不佳的患儿,可考虑肝移植。

4. **预后** 丙酸血症患儿的预后取决于疾病类型、发现早晚和长期治疗三方面。经新生儿筛查发现、早期治疗的患儿多数相对预后良好。

【预防】 新生儿筛查是早期发现丙酸血症的重要措施,如果在发病后开始治疗,患儿可能遗留不可逆性脑损害。如能在症状前开始治疗,绝大多数患儿可以获得正常发育,与同龄人一样就学就业、结婚生育。

对于基因诊断明确的家系,可在母亲下一次妊娠8~13周留取胎盘绒毛,或在妊娠16~22周抽取羊水,分取羊水细胞,通过胎儿基因分析进行产前诊断。

四、异戊酸血症

异戊酸血症(isovaleric acidemia)又称为异戊酸尿症,由Tanaka等于1966年首次报道,是少数可治疗的致死性有机酸尿症之一,为常染色体隐性遗传病[13,14]。

【病因与发病机制】 异戊酰辅酶A脱氢酶(isovaleryl-CoA dehydrogenase,IVD)是线粒体的一种四聚体黄素蛋白酶,在亮氨酸代谢过程中发挥关键作用。编码异戊酰辅酶A脱氢酶的 *IVD* 基因位于染色体15q15.1,含有12个外显子,基因变异导致异戊酰辅酶A脱氢酶功能缺陷,异戊酰辅酶A向3-甲基巴豆酰辅酶A的转化障碍,异戊酰辅酶A及其代谢旁路代谢产物蓄积,导致自身中毒,引起一系列损害。迄今已发现 *IVD* 基因多种变异,其中错义变异较常见[13,14]。

【临床表现】 临床主要分为两种类型,约半数患儿为新生儿期发病,病情严重,早期死亡率很高。另一半为慢性间歇性发作[13,14]。

新生儿期发病的患儿在出生时多无明显异常,出生数小时到数天后出现拒奶、呕吐、脱水、倦怠和嗜睡,伴有低体温、震颤、惊厥。患儿尿液、汗液常有难闻的“汗脚”样气味。一般检验可见代谢性酸中毒、酮症、阴离子间隙增高、高乳酸血症、高氨血症、低血糖、低钙血症等。严重患儿疾病进展迅速,很快出现呼吸循环衰竭,甚至死亡。一些患儿伴有腹泻、血小板减少、中性粒细胞减少和全血细胞减少,部分病例还有脱发、高血糖等。

慢性间歇型患儿通常在1岁以内出现第一次临床发作,发热、腹泻、高蛋白饮食、预防接种为常见诱因。患儿反复呕吐、嗜睡、昏迷,发作时伴有酮症、酸中毒,以及特殊的“汗脚”样体臭。限制蛋白质摄入和输注葡萄糖可缓解急性期症状。多数慢性间歇型患儿智力及运动发育正常,部分患儿有轻度到重度智力障碍。许多患儿厌食高蛋白食物。

【辅助检查】

1. **常规检验** 急性期患儿常有酮症、代谢性酸中毒、低血糖、高血氨、肝肾功能损害,一些患儿可合并低钙血症、血小板减少、中性粒细胞减少和全血细胞减少。

2. **尿有机酸分析** 3-羟基异戊酸、异戊酰甘氨酸及其代谢产物显著增高。

3. **血酯酰肉碱谱分析** 异戊酰肉碱浓度显著增高,游离肉碱降低。

4. **酶学分析** 患儿皮肤成纤维细胞及外周血白细胞异戊酰辅酶A脱氢酶活性下降。

5. **基因诊断** *IVD* 基因双等位基因致病性变异。

【诊断与鉴别诊断】

1. **新生儿筛查** 对于血液异戊酰肉碱增高和/或异戊酰肉碱/游离肉碱比值增高的新生儿,应进行尿有机酸分析、基因分析,明确诊断。

2. 临床诊断 对于临床可疑的患儿需进行一般检查、血氨基酸及酰基肉碱谱分析、尿有机酸分析，血异戊酰肉碱和尿异戊酰甘氨酸浓度显著增高即可诊断。

3. 基因检测 采用 Sanger 或高通量测序，检测 *IVD* 基因。

【治疗与预后】

1. 急性期治疗 类似其他类型的有机酸尿症，限制天然蛋白质，静脉输注含 10%~15%葡萄糖的电解质溶液，左卡尼汀 100~500mg/(kg·d)，小剂量胰岛素，保证热量，以减少内源性蛋白质分解代谢，必要时应用碳酸氢钠控制酸中毒[14-15]。

2. 缓解期治疗 限制天然蛋白质饮食，根据年龄调整亮氨酸需要量，必要时补充不含亮氨酸的特殊配方奶粉，注意补充其他营养素。左卡尼汀 30~200mg/(kg·d)，需终身维持；补充甘氨酸 100~600mg/(kg·d)有助于改善代谢状况[14-15]。

3. 预后 预后取决于疾病类型、发现早晚和长期治疗三方面。经新生儿筛查发现、无症状时期开始治疗的患儿预后相对良好。如不能及时或正确治疗，死亡率、致残率很高。

【预防】 新生儿筛查是早期发现异戊酸血症的重要措施，如果在发病后开始治疗，患儿可能遗留不可逆性脑损害。如能在症状前开始治疗，绝大多数患儿可以获得正常发育，与同龄人一样就学就业、结婚生育。

对于基因诊断明确的家系，可在母亲下一次妊娠 8~13 周左右留取胎盘绒毛，或在妊娠 16~22 周抽取羊水，分取羊水细胞，通过胎儿 *IVD* 基因分析进行产前诊断。

五、戊二酸血症Ⅰ型

戊二酸血症Ⅰ型(glutaric acidemia type Ⅰ)又称戊二酸尿症Ⅰ型(glutaric aciduria type Ⅰ)，是有机酸代谢病中较常见的病种，为常染色体隐性遗传病[3,16,17]。

【病因与发病机制】 戊二酰辅酶 A 脱氢酶(glutaryl-CoA dehydrogenase，GCDH)位于线粒体基质，参与赖氨酸、羟赖氨酸与色氨酸等氨基酸分解代谢，在线粒体内将戊二酰辅酶 A 转化成巴豆酰辅酶 A。编码戊二酰辅酶 A 脱氢酶的 *GCDH* 基因位于染色体 19p13.2，含有 11 个外显子，长约 8kb，*GCDH* 变异导致戊二酰辅酶 A 脱氢酶活性降低或缺陷，赖氨酸、羟赖氨酸和色氨酸代谢障碍，戊二酰辅酶 A 过度堆积，患儿体内戊二酸、3-羟基戊二酸浓度显著升高，引起以神经系统损害为主的多脏器损害。

【临床表现】 绝大多数患儿出生时正常，多于出生时或出生不久出现大头畸形，婴儿早期发育常无明显异常，常在婴幼儿期发病，出现肌张力低下、头部运动失控、惊厥、肢体扭转、角弓反张、表情怪异、伸舌、肌肉强直等，呈慢性进展。常在感染、高蛋白饮食、疲劳或预防接种等应激刺激后加重，出现酮症、呕吐、脑病(昏迷、惊厥)、肝大等表现，或可停留在静止状态，主要表现为锥体外系症状。患儿多在 10 岁内死于伴发疾病或瑞氏综合征样发作。晚发型患儿在儿童至成年发病，表现为运动迟缓、肌张力异常和进行性运动障碍，智力发育基本正常。少数患儿无明显神经系统表现[16-18]。

【辅助检查】

1. 常规检验 急性发作期可有代谢性酸中毒、贫血、低血糖、酮症、高氨血症等。

2. 血氨基酸、游离肉碱、酰基肉碱谱分析 戊二酰肉碱增高(>0.5μmol/L)，游离肉碱降低，但是游离肉碱显著降低的患儿戊二酰肉碱可能在正常范围，出现假阴性。

3. 尿有机酸分析 尿、血清、脑脊液中戊二酸、3-羟基戊二酸等有机酸显著增高。

4. 影像学检查 脑 CT 扫描结果多为异常，在神经系统症状出现数天内可见侧脑室扩大和皮质沟增宽，额、顶叶脑白质密度降低。MRI 常见皮质萎缩、侧脑室扩大，苍白球、尾状核和豆状核对称性损害，尾状核和豆状核缩小。额颞部脑萎缩、双侧侧裂池明显扩大为戊二酸血症Ⅰ型特征性表现。

5. 酶学分析 皮肤成纤维细胞及外周血白细胞中戊二酰辅酶 A 脱氢酶活性下降。

6. 基因检测 *GCDH* 基因双等位基因致病变异。

【诊断与鉴别诊断】 根据临床症状、尿有机酸分析及血游离肉碱及酰基肉碱谱测定、脑影像学检查等结果进行综合分析，*GCDH* 基因检测有助于确诊，明确变异类型。

【治疗与预后】

1. 饮食治疗 限制天然蛋白质，减少赖氨酸、色氨酸的摄入，为保证营养，需补充去除赖氨酸、色氨酸的特殊配方奶粉。如果患儿疾病控制良好，6 岁以后可以逐渐恢复普通饮食，继续左卡尼汀等药物治疗[16-18]。

2. 左卡尼汀 50~200mg/(kg·d)，急性期静脉滴注或肌内注射，稳定后口服，终身维持[16-18]。

3. 对症治疗 对于肌张力不全患儿，可给予对症治疗药物。对于急性期伴发感染的患儿，应静脉补充液体、左卡尼汀、葡萄糖、碳酸氢盐和精氨酸，纠正酸中毒，保证热量，以防止或减轻脑纹状体损伤。

4. 预后　如能在症状前开始治疗，多数患儿预后相对良好。在治疗前已合并严重脑损害的患儿预后不良。随着新生儿筛查技术的应用普及，戊二酸血症Ⅰ型的症状前诊断率显著提高，患儿预后明显改善。

【预防】　新生儿筛查是早期发现戊二酸血症Ⅰ型的重要措施，如果在发病后开始治疗，患儿可能遗留不可逆性脑损害。如能在症状前开始治疗，绝大多数患儿可以获得正常发育，与同龄人一样就学就业、结婚生育。

对于基因诊断明确的家系，可在母亲下一次妊娠 8~13 周左右留取胎盘绒毛，或在妊娠 16~22 周抽取羊水，分取羊水细胞，通过胎儿基因分析进行产前诊断。

六、生物素缺乏症及多种羧化酶缺乏症

生物素缺乏（biotin deficiency）及多种羧化酶缺乏症（multiple carboxylase deficiency）是由于营养性生物素缺乏或遗传性生物素代谢障碍引起的疾病。生物素又称为维生素 B_8、维生素 H，是一种水溶性的含硫维生素，和其他 B 族维生素一样，大部分从食物中摄取，少数在机体肠道中的细菌体内合成。生物素广泛存在于天然食物中，以动物肝、大豆、蛋黄、鲜奶和酵母中含量较高，粮食、蔬菜、水果、肉类中含量很少。但是，食物中的生物素为蛋白结合状态，需在肠道中经过生物素酶的作用生成游离的生物素才能发挥作用。

生物素是线粒体丙酰辅酶 A 羧化酶、丙酮酰羧化酶、乙酰辅酶 A 羧化酶和甲基巴豆酰辅酶 A 羧化酶的辅酶，作为羧化、脱羧和脱氢反应酶系的辅助因子参与碳水化合物、蛋白质和脂肪三大营养物质的代谢。生物素缺乏导致四种相关羧化酶活性下降，线粒体能量合成障碍，引起代谢性酸中毒、有机酸尿症及一系列神经与皮肤系统损害，严重时致死。生物素在 DNA 合成中也是一个重要的活性物质，参与细胞的修复和再生[1,19,20]。

【病因与发病机制】　在先天原因中，生物素酶（biotinidase）缺乏症引起生物素吸收与利用障碍，患儿体内生物素水平显著下降；全羧化酶合成酶（holocarboxylase synthetase，HLCS）缺乏症患儿体内生物素水平正常，但是对生物素需求显著提高，导致生物素相对缺乏。某些依赖特殊饮食治疗的遗传代谢病，如苯丙酮尿症、丙酸血症患儿，如果配方中没有添加生物素，可能出现生物素缺乏的表现。

在后天原因中，一些慢性胃肠疾病（如短肠综合征、肠道外营养）导致生物素吸收障碍。一些不当的饮食与生活习惯也是引起生物素缺乏的原因，如生蛋清中的抗生物素蛋白可与生物素结合而妨碍生物素吸收，长期食用生蛋清可使生物素利用率降低；雌激素、酒精抑制生物素的吸收；过量使用抗生素、防腐剂导致肠道细菌合成生物素能力下降；长时间服用抗癫痫药物，如丙戊酸、苯妥英、扑米酮、镇静剂亦会降低血液中生物素的含量。生物素对热稳定，但易被酸、碱、氧化剂和紫外线破坏，不当的食品加工过程会造成生物素流失。此外，母亲有慢性胃肠疾病或长期营养障碍可能导致胎儿生物素储备不足[1,19,20]。

【临床表现】　生物素缺乏症以皮肤、黏膜和神经系统损害为主。在普通人群中，长期的生物素缺乏可能导致毛发、指/趾甲、皮肤的损害，例如湿疹、脱发、皮肤干燥、脱皮、口角炎、口腔溃疡、舌炎、结膜炎、角膜炎、会阴炎、银屑病，严重时引起食欲缺乏、四肢无力、瘫痪、共济失调、抽搐、抑郁、脱髓鞘病变、视神经萎缩、视力听力下降等神经精神损害。生物素缺乏亦可引起细胞免疫和体液免疫功能下降，患儿常合并念珠菌、细菌感染。

【诊断】

1. 一般检测　对于临床可疑的患儿应进行常规化验及血糖、氨、电解质测定和血气分析。

2. 血清生物素检测　生物素缺乏及生物素酶缺乏症患儿血清、尿液生物素水平降低。全羧化酶合成酶缺乏症患儿血清生物素正常。

3. 生物素酶活性测定　生物素酶缺乏症患儿血清、白细胞或皮肤成纤维细胞生物素酶活性降低。

4. 血液酯酰肉碱谱分析　患儿血液羟基异戊酰肉碱浓度轻至中度增高，一些患儿丙酰肉碱增高，游离肉碱不同程度下降。

5. 尿液有机酸分析　严重患儿尿液乳酸、丙酮酸、3-羟基丙酸、丙酰甘氨酸、甲基枸橼酸、3-羟基异戊酸、甲基巴豆酰甘氨酸、巴豆酰甘氨酸排泄增加。但是，一些患儿可无明显有机酸尿症。

6. 基因分析　编码生物素酶的 *BTD* 及全羧化酶合成酶的 *HCLS* 基因纯合或复合杂合突变有确诊价值。

【治疗】

1. 生物素　5~40mg/d，根据病因及病情选择剂量。

2. 控制原发病，对症治疗。

3. 对于合并继发性肉碱缺乏症的患儿，应给予左卡尼汀支持治疗。

【预后与预防】　生物素缺乏症及多种羧化酶缺乏症患儿生物素补充治疗疗效良好，如能在症状前开始饮食治疗，绝大多数患儿可以获得正常发育，与同龄人一样就学就业、结婚生育。如果在发病后开始治疗，患儿可能遗留不可逆性脑损害。

七、4-羟基丁酸尿症

4-羟基丁酸尿症(4-hydroxybutyric aciduria)又称琥珀酸半醛脱氢酶缺乏症,是一种罕见的有机酸代谢病,为常染色体隐性遗传病,由于琥珀酸半醛脱氢酶(succinic semialdehyde dehydrogenase,ALDH)缺乏导致谷氨酸-谷氨酰胺循环障碍,引发代谢性脑病。

【病因与发病机制】 由于 *ALDH5A1* 基因突变导致琥珀酸半醛脱氢酶缺乏活性缺陷,首先阻断 GABA 下游产物琥珀酸半醛向琥珀酸的转换,GABA 及琥珀酸半醛蓄积;同时,琥珀酸半醛的下游产物琥珀酸水平降低,无法进入三羧酸循环,且大部分经琥珀酸半醛还原酶作用生成 4-羟基丁酸等旁路产物,4-羟基丁酸蓄积。4-羟基丁酸具有神经毒性,能快速越过血脑屏障,影响包括 GABA、多巴胺、血清素、乙酰胆碱在内的多个神经递质系统。神经递质 GABA 代谢障碍及毒性的 4-羟基丁酸蓄积导致以神经系统损害为主的多脏器损害[1-3]。

【临床表现】 4-羟基丁酸尿症患儿具有较高的表型异质性。新生儿期常见呼吸困难、嗜睡及喂养困难。儿童常表现为行为异常和精神障碍,如过度活跃、焦虑、睡眠障碍和攻击行为。约半数患儿合并难治性癫痫,以强直-阵挛发作、非典型失神发作和肌阵挛发作为主。脑电图异常表现为广泛性和局灶性癫痫样放电、多种背景异常和不同时相的纺锤波等特征。部分患儿表现为进行性退行性脑病,锥体外系功能障碍显著,表现为舞蹈症、肌阵挛和张力失常。患儿体内蓄积的有机酸与游离肉碱结合转化为酰基肉碱由尿液排泄,导致肉碱消耗增加,引起继发性肉碱缺乏。

【诊断】

1. 一般化验 一些患儿合并高氨血症、高乳酸血症、高丙酮酸血症等。

2. 尿有机酸分析 4-羟基丁酸增高,2,4-二羟基丁酸、3,4-二羟基丁酸、4,5-二羟基己酸增高或正常;戊二酸、己二酸及辛二酸水平增高或正常。

3. 血液氨基酸、游离肉碱及酰基肉碱谱分析 游离肉碱水平正常或降低。

4. 其他 血清、脑脊液 GABA 及 4-羟基丁酸水平增高。颅脑 MRI 示双侧苍白球 T_2 高信号;双侧皮质下白质、小脑齿状核和脑干也可累及;一些患儿大脑或小脑萎缩、髓鞘发育延迟、苍白球及齿状核高密度。

5. 酶学分析 皮肤成纤维细胞、血液淋巴细胞琥珀酸半醛脱氢酶活性降低。

6. 基因诊断 *ALDH5A1* 双等位基因致病变异。

【治疗】 尚无确切有效的治疗方法,只能对症治疗。

1. 抗痫治疗 氨己烯酸、右美沙芬、拉莫三嗪及卡马西平;生酮饮食对部分患儿有效。

2. 精神症状治疗 哌甲酯、硫利达嗪、利培酮、氟西汀和苯二氮䓬类药物。

3. 左卡尼汀 纠正继发性肉碱缺乏症,将血液游离肉碱水平维持在正常范围。

4. 线粒体能量支持治疗 鸡尾酒疗法,如辅酶 Q10、左卡尼汀、维生素 B_2、B_1、C 及维生素 E 等。

5. 其他 可能缓解 4-羟基丁酸尿症的药物,包括氨乙烯酸(不可逆的 GABA 转氨酶抑制剂)或联用 mTOR 通路抑制剂如西罗莫司、L-环丝氨酸(GABA 转氨酶抑制剂)、SGS-742(GABA-B 受体拮抗剂)、NCS-382(4-羟基丁酸受体拮抗剂)、维卡巴特汀(琥珀酸半醛抑制剂)、牛磺酸和 L-组氨酸等。

6. 禁忌 由于丙戊酸盐可抑制残存的琥珀酸半醛脱氢酶活性,导致病情加重,故禁用丙戊酸钠抗痫治疗。

【预后与预防】 目前药物疗效有限,可支持治疗并缓解部分症状,预后不良,导致智力及运动落后、精神异常、关节挛缩、痉挛性瘫痪等,并多呈进行性加重,严重者发死亡。

运用羊水有机酸分析、胎盘绒毛或羊水细胞的基因变异分析,国内外在 4-羟基丁酸尿症的产前诊断方面取得了成功的经验。

八、3-羟基-3-甲基戊二酸尿症

3-羟基-3-甲基戊二酸尿症(3-hydroxy-3-methylglutaric aciduria)是一种罕见的有机酸代谢病,由于 3-羟基-3-甲基戊二酰裂解酶(3-hydroxy-3-methylglutaryl-CoA lyase,HMGCL)缺乏导致代谢紊乱,为常染色体隐性遗传病。国外报道本病在活产婴儿中发病率低于 1/10 万,阿拉伯国家发病率较高,占有机酸代谢病的 16%,我国有散发的病例报道[1-3]。

【病因与发病机制】 *HMGCL* 基因突变导致 3-羟基-3-甲基戊二酰辅酶 A 裂解酶活性缺乏,体内 3-羟基-3-甲基戊二酸等有机酸蓄积,并影响了亮氨酸代谢及酮体的生成。当血糖降低时,酮体(如乙酰乙酸和 3-羟基丁酸)是脑、心、肝脏的主要能量来源,因此,3-羟基-3-甲基戊二酸尿症可导致脑、心肌、肝脏等脏器不同程度的损害。

【临床表现】 由于酶缺陷程度的不同,患儿个体差异很大,临床及生化表型不同,多于新生儿期、婴幼儿期发病,少数患儿于学龄期起病。青春期或成人也有散发的病例。患儿常在空腹、长时间禁食后急性发病,以急慢性脑病及肝病为主,主要表现为呕吐、腹泻、肌张力低下、嗜睡,甚至昏迷,一些患儿起病急骤,导致严重代谢紊乱及多脏器损害,急性期死亡率很高。急性期化验可见代谢性酸中毒、低酮症性或无酮症性低血糖、高血氨、肝损害,一些患儿呈瑞氏综合征样表现。发病诱因多为饥饿、超负荷运动、发热等应激刺激。一些患儿以神经系统外的症状发病,部分患儿因合并严重的代谢性酸中毒及心肌损害,被误诊为肾小管酸中毒、扩张型心肌病或心律失常,静脉输注葡萄糖可缓解病情。低血糖可能是导致脑病的主要原因,脑白质和基底节损害是常见的神经影像学异常,一些患儿伴有脑萎缩。脑影像表现与临床特点有时不一致,一些患儿脑 MRI 有较明显的病变,而临床表现正常。

多数患儿发病前发育正常,一些患儿可表现为大头或小头畸形、发育迟缓、扩张型心肌病。因此,对于原因不明的神经精神异常、低血糖、高血氨、酸中毒、肝损害、多脏器损害、脑白质异常的患儿,应及早进行尿液有机酸、血液氨基酸及酯酰肉碱谱分析,协助病因诊断。

【诊断】 对于原因不明的低酮症性或非酮症性低血糖、代谢性酸中毒、呕吐、高血氨和肝功异常的患儿应注意此病。主要诊断依据:

1. 尿有机酸分析 是筛查、诊断本病的关键技术,3-羟基-3-甲基戊二酸显著增高为特征性表现,常伴随 3-甲基戊烯二酸、3-羟基异戊酸增高,严重时可出现戊二酸、己二酸和 3-甲基巴豆酰甘氨酸增高。一些氨甲酰磷酸合成酶缺乏症和 Leigh 样综合征的患儿也可出现尿 3-羟基-3-甲基戊二酸轻度增高,应注意鉴别。

2. 血液酯酰肉碱谱分析 患儿血液羟异戊酰肉碱增高,游离肉碱降低。

3. 基因分析 *HMGCL* 基因定位于 1p36.1,包含 9 个外显子,迄今已发现数十种变异。

4. 淋巴细胞、白细胞、培养的成纤维细胞或活检肝脏组织的酶活性测定 3-羟基-3-甲基戊二酰辅酶 A 裂解酶由 325 个氨基酸组成,具有高度保守性。3-羟基-3-甲基戊二酸尿症患儿酶活性显著下降,仅为正常人的 1%~12%,杂合子个体酶活性为正常人的 37%~69%。

【治疗】 急性期主要原则是能量支持,对症治疗,静脉输注含 10%~15%葡萄糖的电解质溶液、左卡尼汀(100~200mg/kg)、碳酸氢钠,纠正低血糖及代谢性酸中毒,促进有机酸排泄。如能在急性期或间歇发作期得到正确治疗,避免严重合并症,大多数患儿预后良好。维持治疗以饮食控制为主,高碳水化合物、低蛋白饮食,左卡尼汀 20~50mg/(kg·d)有助于控制毒性代谢产物的产生并改善线粒体能量代谢。日常生活中重要的是避免代谢应激,避免长时间饥饿、超负荷运动或感染性疾病等。

【预防】 部分患儿在新生儿期血液羟异戊酰肉碱增高,游离肉碱降低,可通过新生儿筛查检出,进一步采用尿有机酸分析鉴别病因。在先证者基因诊断明确的前提下,母亲再次妊娠时采取胎盘绒毛或羊水细胞可进行胎儿产前诊断。

（杨艳玲）

参考文献

［1］ VILLANI GR, GALLO G, SCOLAMIERO E, et al. "Classical organic acidurias": diagnosis and pathogenesis. Clin Exp Med, 2017, 17(3): 305-323.

［2］ SHIBATA N, HASEGAWA Y, YAMADA K, et al. Diversity in the incidence and spectrum of organic acidemias, fatty acid oxidation disorders, and amino acid disorders in Asian countries: selective screening vs. expanded newborn screening. Mol Genet Metab Rep 2018; 16: 5-10.

［3］ FRASER JL, VENDITTI CP. Methylmalonic and propionic acidemias: clinical management update. Curr Opin Pediatr, 2016, 28(6): 682-693.

［4］ 刘怡,刘玉鹏,张尧,等. 中国 1003 例甲基丙二酸血症的复杂临床表型、基因型及防治情况分析. 中华儿科杂志, 2018, 56(6): 414-420.

［5］ KANG L, LIU Y, SHEN M, et al. A study on a cohort of 301 Chinese patients with isolated methylmalonic acidemia. J Inherit Metab Dis, 2020, 43(3): 409-423.

［6］ HUEMER M, DIODATO D, SCHWAHN B, et al. Guidelines for diagnosis and management of the cobalamin-related remethylation disorders cblC, cblD, cblE, cblF, cblG, cblJ and MTHFR deficiency. J Inherit Metab Dis, 2017; 40: 21-48.

［7］ 李东晓,刘玉鹏,丁圆,等. 转录辅助调节因子 HCFC1 变异致罕见 X 连锁甲基丙二酸尿症 CblX 型一家系报告. 临床儿科杂志, 2016, 34(3): 212-216.

［8］ LIU Y, LI X, WANG Q, et al. Five novel SUCLG1 mutations in three Chinese patients with succinate-CoA ligase deficiency noticed by mild methylmalonic aciduria. Brain Dev, 2016, 38(1): 61-67.

［9］ 杨艳玲,莫若,陈哲晖. 甲基丙二酸血症的多学科综合治疗与防控. 中华实用儿科临床杂志, 2020, 35(9): 647-652.

［10］ 中华预防医学会出生缺陷预防与控制专业委员会新生儿筛查学组,中华医学会儿科学分会临床营养学组,中华医学会儿科学分会内分泌遗传代谢学组,等. 单纯型甲基丙二酸尿症饮食治疗与营养管理专家共识. 中国实用儿科杂志, 2018, 33(7): 481-486.

［11］ 孙丽莹,朱志军,魏林,等. 肝移植治疗儿童遗传代谢性疾病 42 例. 中华器官移植杂志, 2017, 38(6): 337-342.

［12］ CRITELLI K, MCKIERNAN P, VOCKLEY J, et al. Liver Transplantation for Propionic Acidemia and Methylmalonic Acidemia: Perioperative Management and Clinical Outcomes. Liver Transpl, 2018, 24(9): 1260-1270.

[13] TAN J, CHEN D, CHANG R, et al. Tandem Mass Spectrometry Screening for Inborn Errors of Metabolism in Newborns and High-Risk Infants in Southern China: Disease Spectrum and Genetic Characteristics in a Chinese Population. Front Genet. 2021, 12: 631688.

[14] 李溪远，华瑛，丁圆，等. 新生儿期发病的经典型异戊酸血症四例分析. 中华围产医学杂志，2015，18(3)：188-194.

[15] PINTO A, DALY A, EVANS S, et al. Dietary practices in isovaleric acidemia: A European survey. Mol Genet Metab Rep, 2017, 12: 16-22.

[16] 王峤，丁圆，刘玉鹏，等. 戊二酸尿症1型28例的临床与实验室特征. 中华儿科杂志，2014，52(6)：415-419.

[17] 中国医师协会儿科分会内分泌遗传代谢学组，中华预防医学会出生缺陷预防与控制专业委员会新生儿筛查学组，中华医学会儿科学分会出生缺陷预防和控制专业委员会，等. 戊二酸血症1型诊治专家共识. 中华医学遗传学杂志，2021，38(01)：1-6.

[18] BOY N, MUHLHAUSEN C, MAIER EM, et al. Proposed recommendations for diagnosing and managing individuals with glutaric aciduria type Ⅰ: second revision. J Inherit Metab Dis, 2017, 40(1): 75-101.

[19] HSU RH, CHIEN YH, HWU WL, et al. Genotypic and phenotypic correlations of biotinidase deficiency in the Chinese population. Orphanet J Rare Dis, 2019, 14(1): 6.

[20] 杨艳玲. 遗传代谢病的精准治疗. 从病例开始学习遗传代谢病. 北京：人民卫生出版社，2018：1-6.

第5节 尿素循环障碍

一、尿素循环与高氨血症

尿素循环又称鸟氨酸循环，由氨、二氧化碳、鸟氨酸、瓜氨酸、精氨酸组成。先天性尿素循环障碍是引起高氨血症的一组主要疾病，已知10种蛋白(N-乙酰谷氨酸合成酶、氨甲酰磷酸合成酶、鸟氨酸氨甲酰转移酶、精氨酰琥珀酸合成酶、希特林蛋白、精氨酰琥珀酸裂解酶、精氨酸酶、鸟氨酸转运蛋白、鸟氨酸-δ-转氨酶、碳酸酐酶VA)的缺陷(表33-14，表33-15)。不同的疾病临床表现有所不同，急性期死亡率、致残率很高，应积极治疗，尽快控制血氨[1-3]。

表33-14 高氨血症的病因与治疗

疾病	治疗
1. 尿素循环障碍	
(1) N-乙酰谷氨酰胺合成酶缺乏症	卡谷氨酸，苯丁酸钠，苯甲酸钠，瓜氨酸，精氨酸，限制天然蛋白质，肝移植
(2) 氨甲酰磷酸合成酶Ⅰ缺乏症	瓜氨酸，苯丁酸钠，苯甲酸钠，限制天然蛋白质，肝移植
(3) 鸟氨酸氨甲酰基转移酶缺乏症	瓜氨酸，苯丁酸钠，苯甲酸钠，限制天然蛋白质，肝移植
(4) 瓜氨酸血症Ⅰ型	精氨酸，精氨酸谷氨酸，限制天然蛋白质，肝移植
(5) 希特林缺陷病	精氨酸，低碳水化合物、高脂肪高蛋白饮食
(6) 精氨酰琥珀酸尿症	苯丁酸钠，苯甲酸钠，限制天然蛋白质，肝移植
(7) 精氨酸血症	瓜氨酸，限制天然蛋白质，肝移植
2. 其他先天代谢性疾病继发高氨血症	
(1) 鸟氨酸-δ-转氨酶缺乏症	瓜氨酸，苯丁酸钠，苯甲酸钠，限制天然蛋白质，肝移植
(2) 高鸟氨酸高氨高同型瓜氨酸血症	精氨酸，维生素 B_6，限制天然蛋白质，肝移植
(3) 赖氨酸尿性蛋白不耐症	限制天然蛋白质
(4) 有机酸血症	左卡尼汀，饮食干预，维生素等支持
(5) 脂肪酸代谢异常	低脂肪、高碳水化合物饮食，预防饥饿
(6) 酮症性甘氨酸血症	限制天然蛋白质
(7) 家族性蛋白不耐症	限制天然蛋白质
(8) 线粒体病	维生素B、C、E及辅酶Q10
3. 遗传代谢病继发性肝硬化 如肝豆状核变性、半乳糖血症、果糖不耐症、酪氨酸血症	根据病因进行饮食及药物治疗

表33-15　尿素循环障碍的分类及其特点

酶缺陷及病名	遗传形式	基因缺陷	生化改变	临床表现
N-乙酰谷氨酸合成酶缺乏症	常染色体隐性	*NAGS*	血、尿中谷氨酰胺增高，不伴瓜氨酸和乳清酸增高	新生儿期易激惹、呕吐和意识障碍；婴幼儿发病的患儿进行性神经系统损害
氨甲酰磷酸合成酶Ⅰ缺乏症（高氨血症Ⅰ型）	常染色体隐性	*CPS1*	血甘氨酸、谷氨酸增高	多于新生儿期起病，呕吐、惊厥、呼吸困难，死亡率高，智力损害严重
鸟氨酸氨甲酰转移酶缺乏症（高氨血症Ⅱ型）	X连锁	*OTC*	血瓜氨酸下降 尿乳清酸增高	新生儿型起病急骤，惊厥、呕吐、呼吸困难，死亡率高；迟发型个体差异较大，预后不良
精氨酰琥珀酸合成酶缺乏症（瓜氨酸血症Ⅰ型）	常染色体隐性	*ASS1*	血、尿瓜氨酸增高	可于新生儿~成人起病，个体差异明显
希特林缺陷病	常染色体隐性	*SLC25A13*	血瓜氨酸、蛋氨酸、酪氨酸等增高	可于新生儿~成人起病，个体差异明显
精氨酰琥珀酸裂解酶缺乏症（精氨酰琥珀酸尿症）	常染色体隐性	*ASL*	血、尿精氨酰琥珀酸增高	可于新生儿或婴幼儿起病，头发呈结节状、脆且易断
精氨酸酶缺乏症（精氨酸血症）	常染色体隐性	*ARG1*	血、尿精氨酸增高	呕吐、惊厥、智力低下等，步态异常、痉挛性瘫痪、小脑性共济失调
鸟氨酸-δ-转氨酶缺乏症	常染色体隐性	*OAT*	血、尿鸟氨酸增高	呕吐、惊厥、智力低下等，进行性视力下降、夜盲、失明
高鸟氨酸血症-高氨血症-高同型瓜氨酸尿症综合征	常染色体隐性	*SLC25A15*	血鸟氨酸增高，尿乳清酸、尿嘧啶增高	智力、运动落后或倒退，神经退行性疾病
碳酸酐酶VA缺乏症	常染色体隐性	*CA5A*	血谷氨酰胺、丙氨酸、乳酸升高，酮尿	新生儿至儿童早期出现高氨血症脑病，亦有青少年脑病

【病因与发病机制】　各种蛋白质均含有氨基酸氮，氮元素以蛋白质的形式储备于体内。在饥饿、发热等应激状态下，部分蛋白质分解以供给机体能量需要。随着机体蛋白质的合成与分解，各种氨基酸在转氨基、脱氨基、再氨基化等反应中，分解产生氨。此外，肠道微生物的脱氨基酶和尿素酶将部分氨基酸和尿素分解为氨，并经肠道吸收。正常情况下，大部分的氨通过尿素循环在肝脏形成尿素，自尿中排出，部分为机体再利用，不会产生蓄积。而在尿素循环障碍、严重肝损害、有机酸血症、脂肪酸代谢异常、线粒体病时则出现血氨蓄积，导致高氨血症（表33-15）。

氨对机体尤其是神经系统有很强的毒性。患儿的临床表现与血氨浓度密切相关，血氨低于100μmol/L时，患儿表现多正常，血氨为100~200μmol/L时，可能表现为兴奋、行为异常、呕吐、喂养困难、厌食蛋白倾向，200μmol/L左右则将出现意识障碍、惊厥，400μmol/L以上将出现昏迷、呼吸困难，严重时导致脑死亡[1-3]。

【病理】　严重高氨血症可导致中毒性脑病、脑水肿、脑疝，病理可见脑内广泛星形细胞肿胀，肝线粒体呈多形性异常改变。慢性高氨血症可见脑皮质萎缩、髓鞘生成不良、海绵样变性[1-3]。

二、高氨血症Ⅰ型

又称氨甲酰磷酸合成酶Ⅰ（carbamyl phosphate synthase Ⅰ，CPS1）缺乏症，为常染色体隐性遗传病。CPS1只存在于肝细胞线粒体内。*CPS1*基因位于2q34，含38个外显子，目前已报道200余种突变，以错义突变多见[1,2,4]。

【临床表现】　可分为两类形式：

1. 新生儿型　常于生后数日出现反应差、喂养困难、呕吐惊厥、意识障碍、脱水、代谢性酸中毒、呼吸性碱中毒、酮症等异常，死亡率高。

2. 迟发型 可于婴儿早期～成年起病，临床表现轻重不等，发作可为间歇性，常因高蛋白饮食、饥饿、发热等诱发急性发作，神经系统损害进行性加重。

【辅助检查】

1. 血氨增高，血液甘氨酸、谷氨酸增高，瓜氨酸和精氨酸浓度降低，尿乳清酸浓度正常，严重时合并肝损害。

2. 基因诊断 *CPS1* 双等位基因致病变异。

【诊断与鉴别诊断】 根据患儿症状、血氨增高、血液甘氨酸、谷氨酸增高等，结合基因分析结果诊断。需注意鉴别其他疾病导致的高氨血症。

【治疗与预后】

1. 饮食治疗 限制天然蛋白质，保证热量。

2. 精氨酸、瓜氨酸、卡谷氨酸、苯甲酸钠或苯丁酸钠等降氨治疗。

3. 肝移植[1,4,5]。

【预防】 对于基因诊断明确的家系，可在母亲下一次妊娠9～13周左右留取胎盘绒毛，或在妊娠16～22周抽取羊水，分取羊水细胞，通过胎儿 *CPS1* 基因分析进行产前诊断。

三、高氨血症Ⅱ型

又称鸟氨酸氨甲酰转移酶(ornithine transcarbamylase，OTC)缺乏症，是先天性尿素循环障碍中最常见的类型，约占半数。遗传方式为X连锁遗传，男女发病率大致相同。

鸟氨酸氨甲酰转移酶是一种线粒体基质酶，催化尿素循环的第2步。*OTC* 基因位于Xp11.4，包含10个外显子，女性纯合子和男性半合子发病，女性杂合子也有发病，但症状较男性轻，其类型与临床表现有一定关系[1,6,7]。

【临床表现】 新生儿期起病的OTC缺乏症患儿约占1/3，由于起病急骤，多导致严重脑病、肝病，临床表现类似败血症、缺血缺氧性脑病，诊断困难，死亡率极高，一些患儿在获诊前死亡，需要依靠尸检诊断[1,6,7]。

迟发型患儿个体差异较大，可于婴幼儿期至成年起病，氨在体内蓄积，引起高氨血症脑病、肝病等一系列症状，可呈急性、间歇性或慢性进行性病程。大多迟发型患儿初次发病之前无特异性症状，智力发育正常，也有少数患儿成年后发病，甚至有的 *OTC* 基因变异携带者终身不发病。一些患儿由于高蛋白饮食诱发急性高氨血症。在发热、饥饿、疲劳、感染、手术等应激状态时，由于肌肉蛋白分解增加，可能导致高氨血症的急性发作。一些患儿因上呼吸道感染服用退热剂、大环内酯类抗生素诱发瑞氏综合征，发生多脏器损害，死亡率很高[1,6,7]。

【辅助检查】

1. 生化检测 血氨增高，典型患儿血液瓜氨酸降低，谷氨酸增高，尿乳清酸及尿嘧啶排泄增加，常伴有肝损害。

2. 酶学分析 患儿肝脏OTC活性降低。新生儿期发病的患儿肝脏OTC活性极低，多在测定灵敏度以下。

3. 基因诊断 *OTC* 基因致病性变异。

【诊断与鉴别诊断】 根据症状、血氨、血氨基酸及尿有机酸异常，结合基因分析可确诊。

【治疗与预后】

1. 饮食治疗 限制天然蛋白质，保证热量。

2. 降氨药物 苯丁酸钠、瓜氨酸、精氨酸、苯甲酸钠等支持治疗。

3. 肝移植 对于饮食及药物控制不良的患儿，应考虑肝移植[1,6,7]。

【预防】 对于基因诊断明确的家系，可在母亲下一次妊娠9～13周左右留取胎盘绒毛，或在妊娠16～22周抽取羊水，分取羊水细胞，通过胎儿 *OTC* 基因分析进行产前诊断。

四、瓜氨酸血症Ⅰ型

瓜氨酸血症Ⅰ型是由于精氨酰琥珀酸合成酶(argininosuccinate synthetase，ASS)缺乏导致的瓜氨酸降解障碍，为常染色体隐性遗传病。

ASS1 基因位于染色体9q34.11，含16个外显子，国内外已发现多种突变，以错义突变多见。精氨酰琥珀酸合成酶在很多种组织中表达，主要在肝脏，催化瓜氨酸及天冬氨酸合成精氨酰琥珀酸，精氨酰琥珀酸合成酶缺陷导致尿素循环受阻，血氨增高，瓜氨酸增高[1,8]。

【临床表现】 根据病因可分为两类[1,8]：

1. 经典型 全身性精氨酰琥珀酸合成酶缺乏，多于新生儿期起病，成人偶见，血、尿瓜氨酸浓度显著增高，精氨酸水平低下，出现喂养困难、呕吐、惊厥、四肢强直、意识障碍、智力及运动发育落后，急性期死亡率高，存活者多有脑萎缩、智力损害。

2. 成人型 肝脏精氨酰琥珀酸合成酶缺乏，可于青春期至成年发病，血、尿瓜氨酸浓度常为中等度增高，精氨酸水平正常或增高，临床症状可见精神行为异常，半数患儿有嗜豆倾向，急性发作时出现意识障碍、昏迷、猝死。

【辅助检查】

1. **新生儿筛查或高危筛查** 血液瓜氨酸显著增高，尿乳清酸、尿嘧啶增高。

2. **一般化验** 血氨显著增高，肝功能损害。

3. **酶学分析** 经典型患儿全身各组织精氨酰琥珀酸合成酶活性降低，成人型患者肝精氨酰琥珀酸合成酶缺乏。

4. **基因诊断** *ASS1*双等位基因致病性变异。

【诊断与鉴别诊断】 新生儿筛查或高危筛查发现血液瓜氨酸显著增高，尿有机酸分析显示乳清酸、尿嘧啶增高，结合基因分析有助确诊。

对不明原因厌食、呕吐、意识障碍、惊厥、精神行为异常、昏迷或死亡、肝损害的患儿，如血氨持续显著增高，血瓜氨酸明显升高，结合尿乳清酸及尿嘧啶升高可以确诊，通过基因分析可明确类型。

【治疗】

1. **饮食治疗** 限制天然蛋白质，保证热量。

2. **药物** 苯丁酸钠、精氨酸、苯甲酸钠等降氨治疗。

3. **肝移植** 对于饮食及药物控制不良的患儿，应考虑肝移植[1,8]。

【预防】 对于基因诊断明确的家系，可在母亲下一次妊娠9~13周左右留取胎盘绒毛，或在妊娠16~22周抽取羊水，分取羊水细胞，通过胎儿*ASS1*基因分析进行产前诊断。

五、希特林缺陷病

希特林缺陷病（citrin deficiency）又称希特林蛋白缺乏症，是由于线粒体内膜的天冬氨酸/谷氨酸载体蛋白希特林功能缺陷导致的遗传代谢病，为常染色体隐性遗传病。

希特林是一种钙调节蛋白，主要表达于肝细胞线粒体内膜，负责将线粒体内合成的天冬氨酸转运到胞质，同时把胞质中的谷氨酸和质子转运进线粒体内。这一过程与苹果酸穿梭、柠檬酸穿梭、尿素循环、蛋白质合成、糖酵解、糖异生等生化反应相耦联，对肝细胞生理功能的发挥至关重要。编码希特林蛋白的*SLC25A13*基因位于染色体7q21.3，含有18个外显子，突变导致希特林蛋白功能下降，肝脏多种物质代谢失常，引起复杂多样的生化代谢紊乱，造成与年龄相关的不同临床表现。国内外已报道的*SLC25A13*突变类型达百余种，我国希特林缺陷病发病率较高，一般人群中杂合突变携带者高达1/60~1/30，高频突变类型是c.851_854del、c.1638_1660dup、IVS6+5G>A、IVS16ins3kb和c.1399C>T[1,9]。

【临床表现】 已报道3种年龄依赖性的临床表型[9-11]：

1. **新生儿期或婴儿期发病的希特林缺陷病导致的新生儿肝内胆汁淤积症（neonatal intrahepatic cholestasis caused by citrin deficiency，NICCD）** 是最常见的儿童希特林缺陷病临床表型，多在1岁以内发病，生长迟缓，黄疸，胆汁淤积，肝大，肝功能损害，常伴有低蛋白血症、凝血功能障碍、溶血性贫血、低血糖等。

2. **儿童期发病的希特林缺陷病导致的生长迟缓和血脂异常** 多在1~2岁发病，大部分患儿有典型的高蛋白、高脂、低碳水化合物饮食偏好，临床主要表现为体格发育落后和高脂血症，血清甘油三酯和总胆固醇水平增高，伴高密度脂蛋白胆固醇降低。

3. **成人期或青少年发病的成人发病瓜氨酸血症2型（adult-onset type 2 citrullinemia，CTLN2）** 年长儿或成人发病，以反复发作的高氨血症和神经精神症状为主要临床表现，血液瓜氨酸升高、精氨酸正常或增高、苏氨酸/丝氨酸比值增高等氨基酸变化，肝脏精氨酰琥珀酸合成酶活性低下。国内外报道的病例于11~79岁发病，表现为反复发作的高氨血症及神经精神症状，如癫痫、精神行为异常、记忆力下降、定向力障碍或意识障碍等，部分患儿因严重脑水肿、脑疝而死亡。

【辅助检查】

1. **一般化验** 未经治疗的患儿可有血清转氨酶、GGT、DBIL和TBA升高及肝内胆汁淤积表现，常伴随高氨血症，甲胎蛋白显著升高。患儿常有凝血功能障碍，而纤维蛋白原水平降低。另外，常见低血糖、高乳酸血症、轻度代谢性酸中毒和贫血。

2. **代谢分析** 尿液半乳糖、半乳糖醇和半乳糖酸等半乳糖代谢指标与4-羟基苯乳酸和4-羟基苯丙酮酸等酪氨酸代谢指标并存，容易被误诊为半乳糖血症、酪氨酸血症。典型患儿血液瓜氨酸、蛋氨酸、酪氨酸、苏氨酸、赖氨酸和精氨酸等氨基酸升高，而缬氨酸、亮氨酸和异亮氨酸下降，同时伴长链酰基肉碱水平升高，具有相对的特异性。

3. 影像学检查 有脂肪肝表现。由于肠道显影延迟，容易被误诊为胆道闭锁。

4. 肝脏病理 主要特点为肝细胞和小胆管内的胆汁淤积，肝细胞内脂肪沉积，不同程度的炎症和纤维化。

5. 基因诊断 *SLC25A13* 基因分析是确诊的关键方法。

【诊断与鉴别诊断】 缺乏特异性的生化或临床诊断标准，需综合分析临床、生化、代谢组学、影像和病理等多种检查结果，确诊需要依靠 *SLC25A13* 基因分析。需注意与胆道闭锁、胆汁酸合成障碍、酪氨酸血症、半乳糖血症、线粒体肝病等疾病相鉴别。

【治疗与预后】 以饮食管理为基础，限制乳糖、半乳糖等碳水化合物，强化中链甘油三酯，并补充脂溶性维生素和微量元素锌。年长儿及成人除低碳水化合物饮食外，口服精氨酸和丙酮酸钠有助于改善肝功能及代谢状况。大量饮酒或输注高浓度葡萄糖、甘油或果糖制剂，可能诱发代谢危象。对于脑水肿的患儿，应注意避免使用高浓度葡萄糖及甘油果糖[9-11]。

对于饮食及药物控制不良的患儿，可以考虑肝移植，以预防高氨血症导致的脑病。

只要诊断治疗及时，希特林缺陷病患儿大多预后良好，个别患儿因肝硬化及其并发症夭折。

【预防】 新生儿筛查有助于症前诊断希特林缺陷病患儿，但是，半数患儿血液氨基酸代谢改变不典型，可能漏诊。

对于基因诊断明确的家系，可在母亲下一次妊娠9~13周左右留取胎盘绒毛，或在妊娠16~22周抽取羊水，分取羊水细胞，通过胎儿 *SLC25A13* 基因分析进行产前诊断。

六、精氨酰琥珀酸尿症

精氨酰琥珀酸尿症（argininosuccinic aciduria，ASA）是由于精氨酰琥珀酸裂解酶（argininosuccinate lyase，ASL）缺乏症引起的尿素循环障碍，为常染色体隐性遗传病，相对其他尿素循环障碍较少见[1-3]。

ASL 基因位于染色体7q11.21，含有17个外显子，目前报道多种突变类型，以错义突变多见。*ASL* 基因突变导致肝脏精氨酰琥珀酸裂解酶活性下降或缺失，不能裂解为精氨酸和延胡索酸，导致大量的精氨酰琥珀酸及血氨蓄积，对肝脏及神经系统均有很强的毒性[1-3]。

【临床表现】 根据发病时期，精氨酰琥珀酸尿症可分为新生儿型和迟发型。与高氨血症Ⅰ型类似，新生儿型死亡率高，预后差，迟发型患儿的预后取决于诊断与治疗的早晚。约半数患儿有结节性脆发病，发干上有小结节，脆且易断，毛发较短[1,12,13]。

【辅助检查】

1. 新生儿筛查及高危筛查 患儿血液及尿液精氨酰琥珀酸显著增高[1,12,13]。

2. 尿有机酸分析 尿嘧啶和尿乳清酸明显增多。

3. 酶学分析 精氨酰琥珀酸裂解酶存在于全身组织，肝脏最多，患儿肝组织精氨酰琥珀酸裂解酶活性降低。

4. 基因诊断 *ASL* 双等位基因致病性变异[1,12,13]。

【诊断与鉴别诊断】 新生儿筛查及高危筛查发现血液及尿液精氨酰琥珀酸显著增高，结合基因分析可确诊。临床患儿出现高血氨、血液及尿液精氨酰琥珀酸显著增高、尿乳清酸及尿嘧啶增高，结合酶活性测定或基因分析可确诊[1,12,13]。

【治疗与预后】

1. 饮食治疗 限制天然蛋白质，保证热量。

2. 药物 苯丁酸钠、苯甲酸钠、精氨酸、瓜氨酸等支持治疗。

3. 肝移植 是根治方法。

精氨酰琥珀酸尿症预后不良，多数患儿饮食及药物疗效较差，死亡率及致残率很高，需要及早进行肝移植[1,12,13]。

【预防】 新生儿筛查有助于早期诊断精氨酰琥珀酸尿症，及早干预，改善预后。

对于基因诊断明确的家系，可在母亲下一次妊娠9~13周左右留取胎盘绒毛，或在妊娠16~22周抽取羊水，分取羊水细胞，通过胎儿 *ASL* 基因分析进行产前诊断。

七、精氨酸血症

精氨酸血症（argininemia）由于精氨酸酶-1（arginase-1）缺乏导致精氨酸蓄积，为常染色体隐性遗传病。精氨酸酶-1是尿素循环最后一步，将精氨酸水解为鸟氨酸和尿素。编码精氨酸酶-1的 *ARG1* 基因位于6q23.2，长约11.1kb，主要在肝脏、红细胞中表达，国内外已报道多种突变，以错义突变常见，尚未发现表型与基因型有明显的相关性[14-16]。

【临床表现】 患儿新生儿时期多无明显症状，或表现为非特异性症状，如易激惹、喂养困难、呕吐，严重时抽搐。随着年龄增长及病情加重，可有步态异常、痉挛性瘫痪、小脑性共济失调，常被误诊为脑性瘫痪。少数患儿发生肝功能衰竭[14-16]。

【辅助检查】

1. 新生儿筛查或高危筛查 患儿血、尿液精氨酸浓度增高[1,13,17]。

2. 一般化验 血氨正常至中度增高，常有肝损害。

3. 脑部MRI 随着疾病进展，一些患儿出现小脑萎缩或广泛脑萎缩。

4. 酶学分析 精氨酸酶主要存在于肝与红细胞，肝约占80%，患儿精氨酸酶活性常显著下降。

5. 基因诊断 *ARG1* 双等位基因致病性变异。

【诊断与鉴别诊断】

1. 新生儿筛查或高危筛查 患儿血、尿液精氨酸浓度增高，结合基因分析协助诊断。

2. 对于喂养困难、四肢痉挛性瘫痪、认知能力落后、嗜睡、小脑萎缩等患儿，应及早检测血氨及氨基酸，结合血氨增高、精氨酸增高、精氨酸酶活性降低及 *ARG1* 基因纯合或复合杂合致病变异可确诊[1,13,17]。

【治疗与预后】

1. 饮食治疗 限制天然蛋白质，低精氨酸饮食，保证热量。

2. 药物治疗 苯丁酸钠、苯甲酸钠、瓜氨酸。

3. 肝移植 多数患儿饮食及药物疗效不良，疾病进行性加重，应及早进行肝移植[18]。

4. 预后 与开始治疗时间、依从性及神经系统症状轻重有关。新生儿筛查有助于早期发现，早期治疗，改善预后。

【预防】 新生儿筛查有助于早期诊断精氨酸血症，及早干预，改善预后。

对于基因诊断明确的家系，可在母亲下一次妊娠9~13周左右留取胎盘绒毛，或在妊娠16~22周抽取羊水，分取羊水细胞，通过胎儿 *ARG1* 基因分析进行产前诊断。

（杨艳玲）

参考文献

[1] 北京医学会罕见病分会，中国妇幼保健协会儿童疾病和保健分会遗传代谢学组，中国医师协会青春期医学专业委员会临床遗传学组及生化学组，等. 尿素循环障碍的三级防控专家共识. 中国实用儿科杂志，2021，36(10)：725-730.

[2] HÄBERLE J, BURLINA A, CHAKRAPANI A, et al. Suggested guidelines for the diagnosis and management of urea cycle disorders: First revision[J]. J Inherit Metab Dis, 2019, 42(6): 1192-1230.

[3] MATSUMOTO S, HÄBERLE J, KIDO J, et al. Urea cycle disorders-update. J Hum Genet, 2019, 64(9): 833-847.

[4] 顾学范. 临床遗传代谢病. 北京：人民卫生出版社，2015：74-102.

[5] SUGIYAMA Y, SHIMURA M, OGAWA-TOMINAGA M, et al. Therapeutic effect of N-carbamylglutamate in CPS1 deficiency. Mol Genet Metab Rep, 2020, 24: 100622.

[6] 中国妇幼保健协会儿童疾病和保健分会遗传代谢学组. 鸟氨酸氨甲酰转移酶缺乏症诊治专家共识. 浙江大学学报(医学版)，2020，49(5)：539-547.

[7] 郝虎. 鸟氨酸氨甲酰转移酶缺乏症诊断与治疗. 中国实用儿科杂志，2021，36(10)：744-748.

[8] WU TF, LIU YP, LI XY, et al. Prenatal diagnosis of citrullinemia type 1: A Chinese family with a novel mutation of the ASS1 gene. Brain Dev, 2013, 36(3): 264-267.

[9] 宋元宗，刘睿. 从肝细胞基侧膜载体蛋白角度谈希特林缺陷导致的新生儿肝内胆汁淤积症. 中国实用儿科杂志，2021，36(10)：738-741.

[10] LIN WX, ZENG HS, ZHANG ZH, et al. Molecular diagnosis of pediatric patients with citrin deficiency in China: SLC25A13 mutation spectrum and the geographic distribution. Sci Rep, 2016, 6: 29732.

[11] ZHENG QQ, ZHANG ZH, ZENG HS, et al. Identification of a large SLC25A13 deletion via sophisticated molecular analyses using peripheral blood lymphocytes in an infant with Neonatal Intrahepatic Cholestasis caused by Citrin Deficiency (NICCD): a clinical and molecular study. Biomed Res Int, 2016, 2016: 4124263.

[12] 郭芳，张静，李佳. 新生儿精氨酰琥珀酸尿症一例. 中华新生儿科杂志，2021，36(2)：60-61.

[13] 黄新文，张玉. 尿素循环障碍的新生儿筛查. 中国实用儿科杂志，2021，36(10)：731-735.

[14] 董慧，张尧. 精氨酸血症所致瘫痪的识别与对策. 中国实用儿科杂志，2021，36(10)：741-744.

[15] 吴桐菲，李溪远，丁圆，等. 以痉挛性瘫痪首诊的精氨酸血症七例临床与基因分析及二例产前诊断研究. 中华儿科杂志，2015，53(6)：425-430.

[16] 檀玉乐，孙丽莹，朱志军，等. 精氨酸血症致急性肝功能衰竭6例研究. 中国实用儿科杂志，2021，36(4)：281-284.

[17] 黄新文，张玉，洪芳，等. 浙江省新生儿氨基酸代谢疾病筛查及随访分析. 浙江大学学报(医学版)，2017，46(3)：233-239.

[18] 孙丽莹，朱志军. 尿素循环障碍的肝移植治疗. 中国实用儿科杂志，2021，36(10)：768-771.

第 6 节 肉碱与线粒体脂肪酸代谢障碍

自然界中的肉碱(又名肉毒碱、卡尼汀、维生素 B_T)有左旋、右旋两种形式,只有左卡尼汀(左旋肉碱,以下简称肉碱)具有生理活性,其化学结构为 γ-三甲基胺-β-羟基丁酸,是一种类似氨基酸的水溶性四胺化合物。正常人体内 75%的肉碱来源于食物,主要是肉类和奶制品。其余肉碱为内源性,以赖氨酸、甲硫氨酸、维生素 C、铁等营养素为原料,在肝脏和肾脏合成。体内肉碱包括游离肉碱及酰基肉碱多种形式,约 98%的肉碱存在于心肌、骨骼肌等肌肉组织中,2%存在于肝、脑、肾及细胞外液(如血浆、尿液)。肉碱主要从尿液中排出,而 95%从肾脏滤过的肉碱在近曲小管内被吸收,以保持体内肉碱内环境平衡。

由肉碱参与的长链脂肪酸转运系统称为肉碱循环。肉碱在细胞膜肉碱转运蛋白的作用下进入细胞内。长链脂肪酸在长链脂肪酸转运蛋白的作用下进入细胞质,在线粒体外膜酰基辅酶 A 合成酶作用下生成长链酰基辅酶 A,经肉碱棕榈酰转移酶Ⅰ催化与肉碱结合,生成酰基肉碱。酰基肉碱在线粒体内膜的肉碱酰基肉碱转位酶的作用下进入线粒体基质,经线粒体内膜内侧面的肉碱棕榈酰转移酶Ⅱ的催化转变为酰基 CoA,进行 β-氧化,而释出的游离肉碱则在肉碱酰基肉碱转位酶作用下转运出线粒体内膜外,重新被利用。过剩的酰基辅酶 A 也在肉碱棕榈酰转移酶Ⅱ的作用下再转化为酰基肉碱,经肉碱酰基肉碱转位酶的帮助排出到细胞外。通过这些反应,完成肉碱循环[1-3]。

【病因】 很多遗传和非遗传性疾病可导致肉碱和线粒体脂肪酸代谢障碍(表 33-16),如肉碱转运蛋白、肉碱棕榈酰转移酶Ⅰ、肉碱棕榈酰转移酶Ⅱ、肉碱酰基肉碱转位酶缺乏症等常染色体隐性遗传病,均可导致肉碱合成或转运障碍,由于病因、受累器官及程度的不同,临床表现差异显著,可引起脂肪累积性肌肉病、脑病、脂肪肝或心肌病。继发性肉碱缺乏症较原发性肉碱缺乏症多见。短链、中链、长链脂肪酸脱氢酶缺乏及多种酰基辅酶 A 脱氢酶缺乏导致脂肪酸 β-氧化障碍,肉碱消耗增加;有机酸代谢病患儿体内蓄积的大量有机酸需转化为酰基肉碱从尿排泄,肉碱消耗增多,常引起严重肉碱缺乏;慢性肝病患儿肉碱合成能力下降,慢性肾病、肾小管疾病患儿由于肾小管重吸收功能下降,肉碱丢失增加,易合并肉碱缺乏;透析或长期服用丙戊酸、抗生素、糖皮质激素等药物,导致医源性肉碱丢失或消耗增加,严重时诱发瑞氏综合征。

早产儿、严重感染、脑性瘫痪、顽固性癫痫、长期静脉营养或鼻饲喂养的患儿肉碱摄取不足;一些氨基酸代谢病、尿素循环障碍、有机酸尿症等患儿需限制肉类食品,以控制天然蛋白摄入,常合并继发性肉碱缺乏症;对可能出现继发性肉碱缺乏的患儿,应额外补充左卡尼汀[4-6]。

表 33-16 导致肉碱与线粒体脂肪酸代谢障碍的病因

疾病
1. 原发性肉碱缺乏症
肉碱转运蛋白缺乏
肉碱酰基肉碱转位酶缺乏
2. 脂肪酸 β-氧化障碍
极长链酰基辅酶 A 脱氢酶缺乏症
长链 3-羟酰基辅酶 A 脱氢酶缺乏症
中链酰基辅酶 A 脱氢酶缺乏症
短链酰基辅酶 A 脱氢酶缺乏症
多种酰基辅酶 A 脱氢酶缺乏症(戊二酸尿症Ⅱ型)
3. 有机酸代谢病(如甲基丙二酸血症、丙酸血症、戊二酸血症Ⅰ型等)
4. 高氨血症(如尿素循环障碍)
5. 线粒体病
6. 其他导致继发性肉碱缺乏的原因
(1) 摄取不足、合成能力低下
a. 低肉碱饮食(长期素食、低蛋白饮食)
b. 完全静脉营养
c. 慢性消耗性疾病(胃肠、肝、肾、内分泌、肌肉、肿瘤等疾病)
(2) 酰基肉碱生成过剩,消耗增加(服用丙戊酸、抗生素、糖皮质激素等药物)
(3) 丢失增加(透析、肾小管损害)
(4) 剧烈运动、肥胖、酒精中毒

【诊断与产前诊断】 肉碱及线粒体脂肪酸代谢障碍的患儿临床表现缺乏特异性,需要提高警惕,重视病史调查与营养调查,新生儿筛查及高危筛查是发现患儿、早期诊断与治疗的关键。确诊需通过血液游离肉碱及酰基肉碱谱分析、尿液有机酸分析及基因分析。

迄今所知肉碱和线粒体脂肪酸代谢障碍疾病均为常染色体隐性遗传病,患儿父母为携带者,每次生育时胎儿有

25%的可能患病。生育过肉碱与线粒体脂肪酸代谢障碍患儿的夫妇应在再次妊娠前进行遗传风险评估和咨询。患儿的健康同胞也应进行基因分析及血游离肉碱和酰基肉碱谱分析。对于基因诊断明确的家系,可在母亲再次妊娠9~13 周左右采取绒毛,或在妊娠 16~22 周抽取羊水,通过基因分析进行胎儿产前诊断。植入前遗传学诊断也是可以选择的方法,以减少治疗性引产,争取胎儿期治疗。

原发性肉碱缺乏症患儿的健康同胞也应进行血液游离肉碱、酰基肉碱谱分析及基因分析,携带者常有轻度肉碱缺乏症,需要在生育前、妊娠期、哺乳期补充左卡尼汀。原发性肉碱缺乏症患儿仅需补充左卡尼汀,疗效良好,一般不建议进行产前诊断。对于患短链、中链酰基辅酶 A 脱氢酶缺乏症和原发性肉碱缺乏症的胎儿,不建议医学引产,需监测母亲血液游离肉碱水平,孕期及哺乳期补充左卡尼汀。新生儿出生后监测血液游离肉碱及酰基肉碱水平,及早补充左卡尼汀[1,5,6]。

一、原发性肉碱缺乏症

原发性肉碱缺乏症(primary carnitine deficiency)又称原发性肉碱吸收障碍(carnitine uptake defect),是罕见的常染色体隐性遗传病。美国报道发病率为 1/70 000~1/20 000,日本为 1/40 000,法罗群岛为 1/300,中国新生儿筛查结果显示发病率约为 1/45 000~1/20 000,具有较明显的种族差异[5,7,8]。

【病因与发病机制】 游离肉碱通过位于细胞膜上 *SLC22A5* 基因编码的肉碱转运蛋白 OCTN2 作用进入细胞内,OCTN2 在心肌、骨骼肌、肾小管、成纤维细胞和胎盘中高表达,对维持细胞内高浓度的游离肉碱起重要作用,通常细胞内游离肉碱浓度是细胞外的 20~50 倍。*SLC22A5* 基因缺陷时肾小管重吸收游离肉碱功能下降,尿液中游离肉碱丢失增多,血清及细胞内游离肉碱浓度降低,脂肪酸 β-氧化障碍,导致体内酮体和能量产生减少,脂肪酸在受累细胞中蓄积,损伤多种器官如心肌、骨骼肌及肝脏。这种现象在饥饿和应激时更明显。肉碱缺乏导致线粒体脂肪酸 β-氧化代谢受阻,能量生成障碍,引起心肌病、肌无力及脂肪肝等病理损害[5,9]。

【临床表现】 原发性肉碱缺乏症患儿临床表现缺乏特异性,可在新生儿至成年发病,以急性、间歇性或慢性形式发病,轻重不等,可单个或多脏器受累,以心肌、骨骼肌、肝损害为主,轻症无症状,但是可能在剧烈运动、饥饿、发热、酗酒、药物(如红霉素、阿司匹林)时猝死[4,5]。主要表现如下:

1. 发作性急性代谢紊乱 多在 3 个月至 2 岁发病,易被误诊为瑞氏综合征、暴发性心肌炎、脑炎、肝炎。患儿常因上呼吸道感染、胃肠炎、疲劳、药物等应激因素引起的高代谢状态下诱发代谢危象,出现低酮症性低血糖、代谢性酸中毒、高尿酸血症,一些患儿伴心律失常、心功能衰竭、脂肪肝、脑损害等,严重者猝死。

2. 心肌病 原发性肉碱缺乏症患儿通常在 1~4 岁时出现进行性或间歇性心肌损害,扩张型心肌病较肥厚型心肌病多见,往往数年后出现明显的心肌病或充血性心力衰竭,强心剂和利尿药对改善患儿心脏功能疗效不良。如果未能及时诊断并补充左卡尼汀治疗,可能导致心脏性猝死。心肌组织病理检查可见大量脂质沉积,伴心内膜纤维化。部分患儿发生心房颤动、室性早搏、心室颤动等心律失常,甚至猝死。

3. 肌病 可见于任何年龄,肌无力,肌张力减弱,肌无力多从近侧肢体开始,进行性加重,运动后肌肉疼痛。肌肉活检可见脂质沉积。

4. 肝损害 可发生于各个年龄,婴幼儿及儿童较为多见,多发生肝大、肝功能损伤、脂肪肝。

5. 其他表现 常有运动耐力下降、贫血、呼吸窘迫、智力及运动发育落后、学习困难、精神行为异常、妊娠期脂肪肝等症状。部分成人患者仅表现为易疲劳或无明显症状,可能在剧烈运动、感冒或暴饮暴食时猝死。焦虑、抑郁也是较常见的异常,常被疑诊为心理疾病。

【诊断】

1. 血液氨基酸、游离肉碱及酰基肉碱谱检测 患儿游离肉碱水平显著降低(<10μmol/L),常伴多种酰基肉碱水平降低。对于婴儿患儿尚需检测母亲血液氨基酸、游离肉碱及酰基肉碱谱,以鉴别母源性肉碱缺乏症[5]。

2. 常规化验及检查 患儿急性期常有低酮症性低血糖、血清肌酸激酶及肌酸激酶同工酶升高、高氨血症、代谢性酸中毒、转氨酶升高,尿酮体可正常。腹部超声常见脂肪肝,一些患儿合并心肌病。病理检查可见脂肪累积性心肌病及肌肉病。

3. 基因检测 *SLC22A5* 双等位基因致病性变异。

【鉴别诊断】 原发性肉碱缺乏症患儿临床表现缺乏特异性,与其他有机酸代谢病及线粒体脂肪酸氧化障碍症状类似,需要通过生化代谢分析、基因分析等进行筛查、诊断鉴别诊断。

1. 新生儿筛查及诊断 定量分析血液氨基酸、游离肉碱及酰基肉碱谱,对异常者应尽快复测,并检测母亲血液氨基酸、游离肉碱及酰基肉碱谱，以排除母源性肉碱缺乏症。根据病情进行生化、影像学及遗传学检查，争取早期确诊[5,7]。

2. 高危筛查及诊断 对发作性急性代谢紊乱及其他临床症状疑似肉碱缺乏症的患儿，应根据病情及时进行血液氨基酸、游离肉碱及酰基肉碱谱检测、生化、影像学及遗传学检查。

对于血游离肉碱水平降低的患儿，需通过病史调查、尿有机酸分析、基因分析等鉴别继发性肉碱缺乏症。对于母乳喂养的婴儿，需注意母亲营养状况及其血液游离肉碱及酰基肉碱谱，以鉴别母源性肉碱缺乏症[5,7]。

【治疗与预后】

1. 长期治疗 原发性肉碱缺乏症患者需终身补充左卡尼汀，维持血液游离肉碱浓度在正常范围（20～60μmol/L），以保护心脏、肝脏、大脑等脏器功能，改善生存质量。

2. 急症处理 急性重症患儿初始剂量100～400mg/（kg·d），分3次口服或静脉滴注。病情稳定后改口服左卡尼汀30～100mg/（kg·d）。应注意监测患儿生长发育、代谢状况、肝肾及心肌功能，避免饥饿及疲劳，防止发生低血糖[4,5]。

3. 在脏器不可逆损伤前开始补充左卡尼汀的原发性肉碱缺乏症患儿长期预后良好。

【预防】 新生儿筛查是早期诊断原发性肉碱缺乏症的关键，在无症状期开始治疗，终身补充左卡尼汀，可避免脏器损害，绝大多数患儿预后良好，可以健康成长。

患儿的健康同胞也应进行血液游离肉碱、酰基肉碱谱分析及基因分析，携带者常有轻度肉碱缺乏症，需要在生育前、妊娠期、哺乳期补充左卡尼汀。

原发性肉碱缺乏症患儿母亲再孕时一般不建议进行产前诊断，需监测母亲血液游离肉碱水平，母亲孕期及哺乳期补充左卡尼汀。新生儿出生后监测血液游离肉碱及酰基肉碱水平，及早补充左卡尼汀。

二、中链酰基辅酶A脱氢酶缺乏症

中链酰基辅酶A脱氢酶（medium-chain acyl-CoA dehydrogenase）缺乏症是先天性线粒体脂肪酸氧化缺陷中最常见的一种类型，是常染色体隐性遗传病，由于中链脂肪酸β-氧化障碍，导致能量生成不足。中链酰基辅酶A脱氢酶缺乏症在欧洲北部、澳大利亚和美国的发病率为1/14 600，中国南方人群发病率为1/222 902，日本的发病率为1/110 000～1/80 000[2,8]。

【病因与发病机制】 中链酰基辅酶A脱氢酶是特异性催化中链脂肪酸β-氧化的第一步。患儿中链酰基辅酶A脱氢酶活性下降，线粒体内中链（C8～C12）酰基辅酶A及其中间产物积聚，抑制丙酮酸脱氢酶和α-酮戊二酸脱氢酶活性，丙酮酸转变成乙酰辅酶A进入三羧酸循环减少，供能障碍；患儿在空腹情况下不能产生足够的酮体，易出现低血糖，耗能器官易出现损害；血浆脂肪酸随空腹时间延长而增高，游离脂肪酸与甘油结合生成甘油三酯，导致脂肪肝、心肌脂肪变性，心脏受累严重者可发生严重的室性心律失常，导致心脏性猝死[1,4]。

【临床表现】 患儿临床表现复杂多样，从无症状到心肌病、瑞氏综合征样表现、急慢性脑病、肝病、猝死均有报道。急性发作时，患儿常表现为低酮症性低血糖、呕吐，常有肌无力、抽搐、肝大、高氨血症、嗜睡、昏迷，甚至猝死。部分患儿表现为室性心动过速、肺出血等症状，也有以黄疸为首发症状的患儿。约20%的患儿死于第1次代谢紊乱发作，20%的患儿合并严重神经系统损伤。患儿急性发作前常有诱因，如疫苗接种、感染、疲劳、饥饿、外伤等需要高能量的应激状态[10-13]。

【诊断】

1. 新生儿筛查与高危筛查 血液氨基酸、游离肉碱及酰基肉碱谱检测，辛酰肉碱（C8）浓度显著增高，己酰肉碱（C6）、癸酰肉碱（C10）、C8/C8∶1（辛烯酰肉碱）及C8/C10比值增高。

2. 常规检验及检查 急性发作期可有低酮症性低血糖、代谢性酸中毒、肝功能损害、高氨血症、肌酶增高、高尿酸血症等；腹部超声常见脂肪肝，病理检查可见脂肪累积性心肌病及肌肉病。

3. 酶学分析 皮肤成纤维细胞、外周血淋巴细胞及骨骼肌细胞中链酰基辅酶A脱氢酶活性降低。

4. 基因检测 *ACADM*双等位基因致病性变异。

【鉴别诊断】

1. 新生儿筛查及诊断 采取足跟血或静脉血，分析氨基酸、游离肉碱及酰基肉碱谱，并根据病情进行生化、尿液有机酸、影像学及遗传学检查，争取早期确诊。

2. 高危筛查及诊断 对发作性急性代谢紊乱及其他脏器损害的患儿，及时进行血液氨基酸、游离肉碱及酰基肉碱谱分析、生化、影像学及遗传学检查，及早确诊。

【治疗与预后】

1. 急症处理 应以能量支持及对症治疗为主，限制高脂肪食物，给予高碳水化合物饮食，静脉点滴或口服葡萄糖及左卡尼汀，根据病情补液，缓解低血糖、纠正代谢性酸中毒、保肝、降血氨等治疗[10-13]。

2. **长期治疗**　避免长时间饥饿及疲劳，高碳水化合物饮食，限制高脂肪食物，监测血糖，对婴幼儿患儿应定时喂养；补充左卡尼汀，将血液游离肉碱水平维持在 20～60μmol/L，预防肉碱缺乏症，保证充足的脂肪酸氧化[10-13]。

通过新生儿筛查可在疾病早期或无症状期发现患儿，早期治疗，预后一般较好，可有效降低致死率及致残率。需预防感染、外伤等应激条件下引发急性发作。

【预防】　新生儿筛查是早期诊断中链酰基辅酶 A 脱氢酶缺乏症的关键，在无症状期开始治疗，终身补充左卡尼汀，可避免脏器损害，绝大多数患儿预后良好，健康成长。

在先证者基因诊断明确的基础上，母亲再孕时可以进行产前诊断，如果胎儿患中链酰基辅酶 A 脱氢酶缺乏症，需监测母亲血液游离肉碱水平，母亲孕期及哺乳期补充左卡尼汀。新生儿出生后监测血液游离肉碱及酰基肉碱谱，及早补充左卡尼汀，并进行饮食干预。

三、极长链酰基辅酶 A 脱氢酶缺乏症

极长链酰基辅酶 A 脱氢酶（very long-chain acyl-CoA dehydrogenase，VLCAD）缺乏症是一种罕见的遗传代谢病，是长链脂肪酸代谢障碍中最常见的类型，以常染色体隐性遗传方式遗传。在澳大利亚、德国及北美联合筛查中，极长链酰基辅酶 A 脱氢酶缺乏症发病率为 1/85 000，我国发病率不详[14-15]。

【病因与发病机制】　极长链酰基辅酶 A 脱氢酶是催化线粒体内膜 12～18 个碳的线粒体脂肪酸 β-氧化过程第一步的关键酶，催化长链酰基辅酶 A 产生烯酰基辅酶 A，与其他酶共同完成长链脂肪酸 β-氧化过程，最终产生乙酰辅酶 A 和少 2 个碳原子的乙酰辅酶 A。极长链酰基辅酶 A 脱氢酶缺乏时，乙酰辅酶 A 水平降低，无法参与三羧酸循环进行氧化磷酸化供能，也无法在肝脏形成酮体供能。同时，毒性长链酰基肉碱在患儿体内积蓄，损伤肝脏、心肌及骨骼肌[14-15]。

【临床表现】　根据临床特点，极长链酰基辅酶 A 脱氢酶缺乏症可分为 3 种亚型：①心肌病型，病情最重，病死率极高，患儿多于新生儿期出现心肌病、心律失常、低酮症性低血糖、脑病、新生儿猝死等。②肝病型，于婴儿晚期或幼儿期起病，以低酮症性低血糖为主，可伴有肝功能异常，一些患儿表现为肝性脑病，类似瑞氏综合征。少数患儿心脏受累。③肌病型，多于青少年或成人期起病，表现为运动不耐受、肌痛、横纹肌溶解、肌红蛋白尿等。急性发作的常见诱因为饥饿、发热、疲劳、药物、饮酒及高脂肪食物摄入[2,14-15]。

【诊断】

1. **新生儿筛查或高危筛查**　检测足跟血或静脉血氨基酸、游离肉碱及酰基肉碱谱，多种长链酰基肉碱水平增高，如肉豆蔻烯酰肉碱 C14：1、C14、C14：2、C16、C18、C14：1/C10 等，其中以 C14：1升高最为明显，游离肉碱水平不同程度降低[14-15]。

2. **常规检验及检查**　常见肝功能异常、高脂血症、血清肌酸激酶、肌酸激酶同工酶增高，一些患儿急性期出现肌红蛋白尿，常见于低酮症性低血糖、代谢性酸中毒等。腹部超声可见肝大、脂肪肝，超声心动图常见肥厚型心肌病样改变[14-15]。

3. **酶学分析**　对患儿成纤维细胞、外周血淋巴细胞、骨骼细胞或组织进行极长链酰基辅酶 A 脱氢酶活性测定。

4. **基因检测**　*ACADVL* 双等位基因致病性变异。

【鉴别诊断】

1. **新生儿筛查及诊断**　通过足跟血或静脉血氨基酸、游离肉碱及酰基肉碱谱分析，早期发现患儿，并根据病情进行常规生化检查、尿有机酸分析、影像学及遗传学检查以确诊。

2. **高危筛查及诊断**　对发作性急性代谢紊乱及其他临床症状疑似脂肪酸代谢病的患儿，应尽早进行血氨基酸、游离肉碱及酰基肉碱谱分析、生化、影像学及遗传学检查。

需要注意的是，长时间禁食后健康人体也会出现血液 C14：1和 C14：2酰基肉碱升高，这是对脂肪分解的一种生理反应，应加以鉴别[4,14-15]。

【治疗与预后】

1. **长期治疗**　规律饮食，对婴幼儿应缩短喂奶间隔，避免长时间空腹，高碳水化合物饮食，限制高脂肪食物，禁酒，补充中链甘油三酯，监测血糖、血脂、心肌酶谱及肝功能；补充小剂量左卡尼汀，将血液游离肉碱浓度维持在正常范围（20～60μmol/L），保证脂肪酸氧化效率。应禁止大剂量左卡尼汀，以免产生大量毒性长链酰基肉碱；苯扎贝特能提高患儿细胞的脂肪酸氧化能力，减少毒性长链酰基肉碱的生成[4,14-15]。

2. **急症处理**　应以能量支持及对症治疗为主，限制高脂肪食物，高碳水化合物饮食，静脉输注葡萄糖，并根据病情予补液、纠正酸中毒、保肝、解痉、降血氨、缓解低血糖等治疗[4,14-15]。

3. **预后**　通过新生儿筛查可在疾病早期或无症状

期发现患儿，并开始治疗，显著降低本病的致死率及致残率。肌肉型及肝脏型的患儿早期治疗预后良好，部分心肌型患儿预后不良。需避免感染、外伤、暴饮暴食、药物等应激刺激，以免引发疾病急性发作。

【预防】 新生儿筛查是早期诊断极长链酰基辅酶A脱氢酶缺乏症的关键，在无症状期开始治疗，可避免或减轻脏器损害。

在先证者基因诊断明确的基础上，母亲再孕时可以进行产前诊断，如果胎儿患极长链酰基辅酶A脱氢酶缺乏症，需监测母亲血液游离肉碱水平，母亲孕期及哺乳期补充左卡尼汀。新生儿出生后监测血液游离肉碱及酰基肉碱谱，及早补充左卡尼汀及中链甘油三酯，并进行饮食干预[2,14]。

四、多种酰基辅酶A脱氢酶缺乏症

多种酰基辅酶A脱氢酶（multiple acyl-CoA dehydrogenase，MAD）缺乏症又称戊二酸尿症Ⅱ型（glutaric aciduria type Ⅱ），是一种罕见的常染色体隐性遗传代谢病[16-17]。

【病因与发病机制】 线粒体脂肪酸β氧化过程中，由黄素蛋白酰基辅酶A脱氢酶、二甲基甘氨酸脱氢酶和肌氨酸脱氢酶等多种脱氢酶脱氢产生电子，经电子转运黄素蛋白（ETF）转运至位于线粒体内膜的黄素蛋白-泛醌氧化还原酶（ETFDH），再由ETFDH所结合的泛醌运至呼吸链复合体Ⅲ，产生ATP为机体供能，因此ETF及ETFDH是脂肪酸β-氧化电子传递过程中关键的转运体。而ETF的α亚基、β亚基及ETFDH分别由*ETFA*、*ETFB*和*ETFDH*基因编码，其中任何一个基因缺陷都可导致线粒体呼吸链脱氢酶脱氢产生的电子不能下传，引起脂肪酸、氨基酸及胆固醇代谢障碍，即多种酰基辅酶A脱氢酶缺乏症。

多种酰基辅酶A脱氢酶缺乏导致短链、中链、长链、极长链脂肪酸代谢障碍，主要病理改变为肝细胞、肾小管上皮细胞和心肌细胞脂肪变性，由于线粒体能量生成障碍，一些患儿发生脑基底节损害、脑水肿、脑萎缩等脑损害[16-17]。

【临床表现】 根据临床特点，多种酰基辅酶A脱氢酶缺乏症分为3型，即新生儿期发病伴先天畸形、新生儿期发病不伴先天畸形、迟发型。前两型为严重多种酰基辅酶A脱氢酶缺陷，后者有轻度多种酰基辅酶A脱氢酶缺乏或乙基丙二酸-己二酸尿症[16-17]。

1. 新生儿期发病伴先天畸形型的患儿多为早产儿，于生后数小时至48小时发病，多于新生儿期死亡。患儿常有肌张力低下，惊厥，肝大，严重低血糖，代谢性酸中毒。典型患儿有“汗脚”样体臭。部分患儿可触及肿大的肾，或有畸形表观及发育异常（高前额、低耳位、眼距过宽、下面部发育不良、腹部肌肉发育缺陷、外生殖器异常等）。

2. 新生儿期发病而无先天畸形的患儿常在生后数小时或数天发病，急慢性脑病，惊厥，智力运动障碍，与新生儿期发病伴先天畸形的患儿症状类似，但不存在先天畸形。部分获得及时诊断和治疗的患儿可存活较长时间，但伴有严重心肌病者常在数月内死亡。

3. 迟发型患儿临床表现多变，可于婴儿期到成年发病，常累及骨骼肌、心脏、肝脏、脑等多器官，主要表现为间歇发作性呕吐、低血糖、酸中毒、肌无力、肌痛（以躯干及四肢近端骨骼肌为主）、横纹肌溶解等，部分患儿伴心脏增大、心肌病、肝大、肝损害和脂肪肝等器官损伤，甚至出现脑白质病变、周围神经损害或精神行为异常。

【诊断】

1. **新生儿筛查或高危筛查** 血液氨基酸、游离肉碱及酰基肉碱谱检测，多数患儿血氨基酸谱正常，游离肉碱水平正常或降低，短、中和长链酰基肉碱（C4～C18）不同程度增高。

2. **尿有机酸分析** 可有多种谱型，包括挥发性短链有机酸、戊二酸、乙基丙二酸、3-羟基异戊酸、2-羟基戊二酸、5-羟基己酸、己二酸、辛二酸、癸二酸、十二烷酸、异戊酰甘氨酸和2-甲基丁酰甘氨酸增高。部分患儿，尤其是迟发型的患儿，仅在急性期存在尿有机酸谱异常。

3. **常规检验及检查** 急性期可见严重代谢性酸中毒，轻至中度高氨血症，严重非酮症性或低酮症性低血糖，血清肝酶、肌酶增高，凝血功能异常；腹部超声可见肝大及脂肪肝；超声心动图检查部分患儿心脏扩大，可合并肥厚型心肌病；腹部超声或CT扫描可见肾囊肿；部分患儿脑部磁共振扫描可见脑室旁白质脱髓鞘性病变。

4. **酶学分析** 患儿皮肤成纤维细胞、肌肉组织中ETF或ETF-辅酶Q氧化还原酶活性降低，可以辅助诊断。

5. **基因检测** *ETFDH*、*ETFA*和*ETFB*基因双等位基因致病性变异[16-17]。

【鉴别诊断】

1. **新生儿筛查及诊断** 足跟血或静脉血氨基酸、游离肉碱及酰基肉碱谱分析，典型患儿多种酰基肉碱增高，游离肉碱降低，根据病情进行生化、尿有机酸分析、影像学及遗传学检查，协助确诊。

2. 高危筛查及诊断 对急性发作期及其他临床症状疑似多种酰基辅酶 A 脱氢酶缺乏症的患儿，应及时进行血氨基酸、游离肉碱及酰基肉碱谱检测、常规生化、尿有机酸检查、影像学及遗传学检查[16-17]。

【治疗与预后】

1. 早发型 患儿多为维生素 B_2 无反应型，需终身低脂饮食，以苯扎贝特、左卡尼汀、辅酶 Q10 及 3-羟基丁酸钠等治疗为主，一些患儿预后不良。部分患儿口服苯扎贝特有效。

2. 迟发型 患儿多为维生素 B_2 有效型，需口服维生素 B_2(100~300mg/d)，低脂饮食，并予左卡尼汀及苯扎贝特治疗，预后较好。

3. 急症处理 应以能量支持及对症治疗为主，限制高脂肪食物，高碳水化合物饮食，补充左卡尼汀，静脉输注葡萄糖，根据病情予补液、纠正酸中毒、保肝等对症治疗。需预防感染、外伤等应激条件下引发的急性代谢紊乱。

患儿预后与疾病分型及诊疗时间相关，一般迟发型患儿疗效较好。

【预防】 新生儿筛查是早期诊断多种酰基辅酶 A 脱氢酶缺乏症的关键，如能在无症状期或疾病早期开始治疗，维生素 B_2 反应型患儿预后较好。

在先证者基因诊断明确的基础上，母亲再孕时可以进行产前诊断。

五、肉碱棕榈酰转移酶 1 缺乏症

肉碱棕榈酰转移酶 1(carnitine palmitoyllransferase 1，CPT1)缺乏症是一种罕见的常染色体隐性遗传病。美国、德国、澳大利亚的新生儿发病率低于 1/75 万~1/200 万，国内报道较少。

【病因与发病机制】 现已发现肉碱棕榈酰转移酶 1 三种同工酶形式：肝型(CPT1A)、肌肉型(CPT1B)和脑型(CPT1C)。CPT1A 和 CPT1B 位于线粒体外膜上，催化长链酰基辅酶 A 与肉碱合成酰基肉碱。而 CPT1C 位于神经元内质网，不参与脂肪酸氧化代谢，可能与摄食行为和整体内稳态的调节有关。

CPT1A 基因致病变异导致肉碱棕榈酰转移酶 1 活性降低或缺乏，肉碱与中长链酰基辅酶 A 合成酰基肉碱过程受阻，中长链脂肪酸不能进入线粒体进行氧化代谢，导致乙酰辅酶 A 生成减少；同时影响肝脏的生酮作用，且长链酰基辅酶 A 大量堆积，尤其当葡萄糖摄入不足或其他疾病导致能量需求增高时，出现肝功能损害及脑损害[2,18,19]。

【临床表现】 肉碱棕榈酰转移酶 1 缺乏症患儿临床表现多样，从胎儿至儿童期均可发病[2,18,19]。

1. 胎儿罹患肉碱棕榈酰转移酶 1 缺乏症时，孕妇可发生妊娠急性脂肪肝、低血糖、高氨血症、肝功能异常等。

2. 新生儿的低血糖常被误认为是新生儿的“生理性”低血糖而漏诊。大多数患儿在新生儿期至儿童期早期因饥饿诱发肝性脑病，出现低体温、呼吸窘迫、惊厥、喂养困难、昏迷、肝大、肝功能衰竭、心脏扩大，死亡率很高。

3. 儿童期发病的患儿常因饥饿、感染、腹泻、劳累、寒冷、睡眠不足、药物及全身麻醉等引发疾病急性发作，起病急骤，类似瑞氏综合征发作，常可复发。主要表现为肌痛、肌红蛋白尿、肌无力、肌强直及横纹肌溶解，严重者可引起肾衰竭、心肌病，死亡率较高。患儿脑功能远期预后主要取决于低血糖的严重程度。

【诊断与鉴别诊断】

1. 新生儿筛查或高危筛查 检测血液氨基酸、游离肉碱及酰基肉碱谱，患儿游离肉碱显著增高(>100μmol/L)，以 C16、C18 和 C18:1为代表的多种中长链酰基肉碱水平降低，且 C0/(C16+C18)升高[2,18,19]。

2. 常规检验及检查 急性期可见低酮症性低血糖或非酮症性低血糖、代谢性酸中毒、血清肌酶增高、高血氨、肝酶升高、高血脂，一些患儿伴肾小管性酸中毒。腹部超声可见肝大、脂肪肝。一些患儿超声心动图检查可见心肌肥厚、心脏扩大。

3. 尿液有机酸分析 在急性期和随后的几天中可见十二烷二酸水平升高。

4. 酶学分析 患儿皮肤成纤维细胞、肌肉组织肉碱棕榈酰转移酶 1 酶活性降低。

5. 基因检测 *CPT1A* 基因双等位基因致病性变异[2,18,19]。

【治疗与预后】

1. 长期治疗 基本原则为避免饥饿，低脂肪、高碳水化合物饮食，以减少低血糖的发生、减少脂肪动员的供能途径，并增加糖原储备。对婴儿应增加喂养频率，夜晚则应食用生玉米淀粉预防低血糖。对儿童及成人应在饮食控制的基础上，补充中链甘油三酯(约占总热量的 1/3)。预防感染，并监测患儿生长发育情况、肝功能及心脏情况[2,18,19]。

2. 急症处理 需给予能量支持治疗及对症治疗。应持续葡萄糖电解质溶液静脉输入，以最大限度地抑制急性期的脂肪分解和脂肪酸氧化，根据病情补液、纠正酸中毒、保肝、解痉、降血氨等对症治疗[2,18,19]。

3. 成年女性患者或携带者孕期时容易发生急性脂肪肝、HELLP综合征,应加强监测,注意避免饥饿,坚持低脂高碳水化合物饮食,避免低血糖的风险,并保护胎儿。

4. 慎用大环内酯类抗生素、丙戊酸钠、水杨酸类等具有潜在肝毒性的药物,禁用左卡尼汀。

5. 在无症状时期或疾病早期开始治疗,可避免脏器损害,显著改善预后。但也有运动、语言、智力发育落后的病例报道,可能与低血糖导致的神经系统受损有关。

【预防】 新生儿筛查是早期诊断肉碱棕榈酰转移酶1缺乏症的关键,在无症状期开始饮食治疗,可避免脏器损害,绝大多数患儿预后良好,健康成长。

在先证者基因诊断明确的基础上,母亲再孕时可以进行产前诊断。

六、肉碱酰基肉碱移位酶缺乏症

肉碱酰基肉碱移位酶(carnitine acylcarnitine translocase,CACT)缺乏症是一种罕见的常染色体隐性遗传的脂肪酸氧化障碍。由于肉碱酰基肉碱移位酶功能缺陷导致长链酰基肉碱不能进入线粒体内膜进行β-氧化,长链脂肪酸代谢受阻,能量生成障碍。国外发病率在(0.2~1.8)/10万,我国的发病率不详,在湖南省约15万新生儿筛查资料中,确诊2例,发病率约为1/76 895;中国香港发病率约为1/60 000[1,2,20]。

【病因与发病机制】 肉碱酰基肉碱移位酶在依赖肉碱的长链脂肪酸的线粒体转运中起到关键作用,可催化线粒体内膜两侧酰基肉碱和游离肉碱的交换。肉碱酰基肉碱移位酶缺陷时,酰基肉碱不能进入线粒体,游离肉碱不能转运出线粒体,长链酰基肉碱不能进入线粒体内进行β-氧化,乙酰辅酶A和酮体生成不足,导致供能不足;蓄积的长链酰基肉碱产生毒性作用,引发脑、心、骨骼肌、肝脏等多脏器损害[20]。

【临床表现】 大部分肉碱酰基肉碱移位酶缺乏症患儿在新生儿期即发病,常以低酮症性低血糖、呕吐、嗜睡、意识障碍、惊厥、心肌病、严重室性心律失常、肝大、肝功能异常、急性肝衰竭、肌无力、肌张力低下等为主要症状,并在新生儿或婴儿期死亡。常因饥饿或感染诱发急性代谢紊乱[1,2,20]。

【诊断与鉴别诊断】

1. 新生儿筛查或高危筛查 足跟血或静脉血氨基酸、游离肉碱及酰基肉碱谱分析,患儿游离肉碱减低或正常,长链酰基肉碱增高,C16、C18:1显著增高,C0/(C16+C18)减低。

2. 常规检查 急性发作期可有代谢性酸中毒、低酮症性低血糖、高氨血症、血清肌酸激酶及肝酶升高等。腹部超声可见肝大,一些患儿心肌肥厚或心脏扩大[1,2,20]。

3. 尿有机酸分析 二羧酸增高或正常。

4. 基因检测 *SLC25A20*双等位基因致病性变异。

【治疗与预后】

1. 长期治疗 基本原则为避免饥饿,低脂肪高碳水化合物饮食,补充中链脂肪酸及小剂量左卡尼汀。对婴儿应增加喂养频率,补充麦芽糊精,对幼儿及年长儿夜间给予生玉米淀粉,防止低血糖。

2. 急症处理 需给予能量支持治疗及对症治疗。应持续葡萄糖电解质溶液静脉输入,以最大限度地抑制急性期的脂肪分解和脂肪酸氧化;静脉输入左卡尼汀,病情平稳后改为口服;并根据病情补液、纠正酸中毒、保肝、解痉、降血氨、抗心律失常等对症治疗。

【预防】 新生儿筛查是早期诊断肉碱酰基肉碱移位酶缺乏症的关键,在无症状期开始治疗,终身补充左卡尼汀,可显著改善预后。但是,与其他类型的线粒体脂肪酸氧化障碍相比,预后不良,早期死亡率很高[1,20]。

在先证者基因诊断明确的基础上,母亲再孕时可以进行产前诊断。

(陆妹)

参考文献

[1] 杨艳玲.重视导致危重症及猝死的潜在遗传代谢病及内分泌疾病.中国实用儿科杂志,2019,34(7):542-547.

[2] 韩连书.重视脂肪酸氧化代谢病的筛查与诊治.中国实用儿科杂志,2019,34(1):6-10.

[3] ALDUBAYAN SH, RODAN LH, BERRY GT, et al. Acute Illness Protocol for Fatty Acid Oxidation and Carnitine Disorders. Pediatric Emergency Care,2017,33(4):296-301.

[4] 陆妹,杨艳玲.线粒体脂肪酸氧化代谢病与猝死.中国实用儿科杂志,2019,34(7):551-555.

[5] 中华预防医学会出生缺陷预防与控制专业委员会新生儿遗传代谢病筛查学组,中华医学会儿科分会出生缺陷预防与控制专业委员会,中国医师协会医学遗传医师分会临床生化遗传专业委员会,等.原发性肉碱缺乏症筛查与诊治共识,中华医学杂志,2019,99(2):88-92.

[6] 中华医学会儿科学分会,神经学组左卡尼汀应用协作组.左卡尼汀在儿童癫痫治疗中的应用专家共识.中国实用儿科杂志.2018,33(8):561-565.

[7] 杨茹莱,童凡,郑静.原发性肉碱缺乏症筛查诊断及治疗.中国实用儿科杂志,2019,34(1):14-18.

[8] 杨池菊,史彩虹,周成,等. 山东省济宁地区新生儿脂肪酸氧化代谢病筛查及随访分析. 浙江大学学报(医学版),2021,50(4):472-480.

[9] 马艳艳,杨艳玲. 原发性肉碱缺乏症与心肌病. 中国实用儿科杂志,2014,29(10):738-741.

[10] 童凡,蒋萍萍,杨茹莱,等. 中链酰基辅酶A脱氢酶缺乏症新生儿筛查及随访研究. 中国当代儿科杂志,2019,21(1):52-57.

[11] WILES JR,LESLIE N,KNILANS TK,et al. Prolonged QTc interval in association with medium-chain acyl-coenzyme A dehydrogenase deficiency. Pediatrics,2014,133(6):e1781-1786.

[12] PUGLIESE M,TINGLEY K,CHOW A,et al. Outcomes in pediatric studies of medium-chain acyl-coA dehydrogenase(MCAD) deficiency and phenylketonuria(PKU):a review. Orphanet J Rare Dis. 2020,15(1):12.

[13] 苏雅洁,张慧,李龙. 极长链酰基辅酶A脱氢酶缺乏症致新生儿猝死一例. 中国临床案例成果数据库,2021,03(01):E027-E027.

[14] 吕拥芬,韩连书. 极长链酰基辅酶A脱氢酶缺乏症. 中国实用儿科杂志,2019,34(1):25-29.

[15] YAMADA K,TAKETANI T. Management and diagnosis of mitochondrial fatty acid oxidation disorders:focus on very-long-chain acyl-CoA dehydrogenase deficiency. J Hum Genet,2019,64(2):73-85.

[16] 陆妹,杨艳玲. 多种酰基辅酶A脱氢酶缺乏症的诊疗进展. 中国实用儿科杂志,2019,34(1):19-22.

[17] 中国妇幼保健协会儿童疾病与保健分会遗传代谢病学组. 多种酰基辅酶A脱氢酶缺乏症的筛查与诊治共识. 中华医学遗传学杂志,2021,38(5):414-418.

[18] 张慧,袁远宏,唐莲,等. 1例肉碱棕榈酰转移酶1A缺乏症的临床特点及CPT1A基因突变分析. 儿科药学杂志,2019,25(11):23-27.

[19] 于玥,沈凌花,邱文娟,等. 肉碱棕榈酰转移酶1A缺乏症患儿六例临床特征及基因突变分析. 中华医学杂志,2021,101(14):1041-1044.

[20] 刘梦娴,李思涛,梁宇珊,等. 新生儿猝死型肉碱-酰基肉碱移位酶缺乏症患儿的临床特征及基因变异分析. 中华实用儿科临床杂志,2019,34(19):1496-1499.

第7节 血浆蛋白质及脂蛋白代谢异常

一、脂蛋白代谢

脂蛋白是一种载体,与脂溶性的血浆脂质结合,成为水溶性的脂质蛋白质复合物而运转至全身。

各种脂蛋白中的脂类和蛋白质都不相同。目前有两种分类法:

1. 电泳分类法 用醋酸薄膜、滤纸、琼脂糖等电泳可将血浆脂蛋白分成四个区带,即:

(1) 乳糜微粒(chylomicron):停留在点样的原来位置上。

(2) α脂蛋白:相当于α球蛋白的位置。

(3) 前β脂蛋白:相当于α2球蛋白的位置。

(4) β脂蛋白:相当于β球蛋白的位置。

2. 超速离心法(密度分类法) 各类脂蛋白中脂类(甘油三酯、胆固醇、磷脂)所占的比例不同,因而密度不同。可分为四种,即:

(1) 乳糜微粒:含蛋白仅1%~2%、甘油三酯50%、胆固醇4%、磷脂5%~7%,由于含蛋白极低故为脂溶性,颗粒大直径约40nm,在血中被脂蛋白脂肪酶清除,半衰期仅5~15分钟。

(2) 极低密度脂蛋白(very low density lipoprotein,VLDL):即前β脂蛋白,含蛋白5%~8%、甘油三酯50%~55%、胆固醇20%~23%、磷脂19%~20%,在肝脏中合成,其脂肪酸的来源是糖在肝脏中转变的脂肪酸,过食碳水化合物易引起VLDL合成增多。

(3) 低密度脂蛋白(low density lipoprotein,LDL):即β脂蛋白,含蛋白23%~25%,占血浆脂蛋白的2/3,甘油三酯10%、胆固醇40%~43%、磷脂24%~25%,在血浆中半衰期约2~4天,一般认为是运载胆固醇给肝外组织的工具。

(4) 高密度脂蛋白(high density lipoprotein,HDL)即α脂蛋白,含蛋白50%、甘油三酯5%~6%、胆固醇20%、磷脂24%~25%。在血浆中半衰期为3~5天,此类脂蛋白增高不引起高脂血症[1]。

二、高脂蛋白血症

高脂蛋白血症(hyperlipoproteinemia)根据症状、血脂改变和基因缺陷等特点分为五型,又分为原发性(家族性)与继发性两大类。儿童时期所见的高脂蛋白血症多为家族性[1-3]。

（一）Ⅰ型，家族性高乳糜粒血症

家族性高乳糜粒血症（familial hyperchylomicronemia）的病因为脂蛋白脂肪酶缺乏症（lipoprotein lipase deficiency），为常染色隐性遗传病，发病早，多于10岁前出现急性发作性腹痛，肝脾中度大，视网膜血管苍白，症状随血液甘油三酯的浓度而改变，常见皮肤黄色瘤。

患儿血清于放置后顶层呈奶油样，低密度和极低密度脂蛋白正常或降低，甘油三酯明显增高，可达2 000～4 000mg/dl（22.7～45.3mmol/L）。电泳分析显示乳糜微粒深染。肝素试验显示脂蛋白脂肪酶活性降低。脂肪耐量试验显著异常。部分患儿合并糖代谢异常，血糖增高，尿糖阳性。

当限制脂肪饮食后，患儿血中乳糜微粒降低，α脂蛋白、β脂蛋白轻度增高，与内源性甘油三酯结合的前β脂蛋白亦增高。

目前尚无特效药物治疗，需限制高脂肪饮食。为了保证热量，可补充中链甘油三酯，但不得超过0.5g/(kg·d)。经低脂饮食后，患儿腹痛可消失，肝脾缩小。本症多不并发动脉粥样硬化，如不发生严重合并症，寿命同普通人[4]。

（二）ⅡA型，家族性高胆固醇血症

家族性高胆固醇血症（familial hypercholesterolemia）又称家族性高脂蛋白血症（familial hyperbetalipoproteinemia），是儿童时期高脂蛋白血症最常见的类型，是一种罕见的常染色体显性遗传病，由于低密度脂蛋白胆固醇（LDL-C）分解代谢关键基因突变引起。纯合子家族性高胆固醇血症是指这些关键基因纯合性突变或复合性杂合突变所致。发病率为1/300 000～1/160 000，女性略多于男性。临床特点为低密度脂蛋白胆固醇水平明显升高，胆固醇在皮肤、眼睛和肌腱等处沉积，以及有早发动脉粥样硬化性心血管疾病的倾向[2,5,6]。

【病因】 低密度脂蛋白胆固醇分解代谢的关键基因纯合或杂合突变引起。目前发现主要为以下四种基因功能性突变：①编码LDL受体的*LDLR*基因；②编码载脂蛋白B的*APOB*基因；③编码前蛋白转化酶枯草杆菌蛋白酶9的*PCSK9*基因；④编码LDL受体衔接蛋白1的*LDLRAP1*基因，多数患儿为*LDLR*基因突变[5,6]。

【临床表现】 应基于血脂分析及基因诊断，最特征的表现为血清低密度脂蛋白胆固醇水平增高、黄色瘤、角膜弓和早发性冠心病[2,5,6]。

1. 高脂血症 纯合子患儿血浆胆固醇浓度通常较正常人高6～8倍，介于600mg/dl～1 200mg/dl（15.5～31.1mmol/L），血浆低密度脂蛋白胆固醇水平显著增高。

2. 黄色瘤 胆固醇在身体其他组织沉着，沉积在肌腱者称肌腱黄色瘤，以跟腱和手部伸肌腱多见；在肘部和膝下也易形成结节状黄色瘤；眼睑处可形成扁平状黄色瘤。随着年龄的增长，肌腱黄色瘤更常见。

3. 角膜弓 胆固醇在角膜浸润形成角膜弓，在10岁以前即可出现。角膜弓也可见于其他类型的高脂血症。

4. 早发动脉粥样硬化 多在10岁左右出现冠心病的症状和体征，降主动脉、腹主动脉、胸主动脉和肺动脉主干发生进行性动脉粥样硬化，心瓣膜和心内膜表面形成黄色瘤斑块，多在30岁以前死于心血管疾病。

5. 其他 常出现反复性的多关节炎和腱鞘炎，主要累及踝关节、膝关节、腕关节和近端指间关节，抗炎药物不能抑制。

【检查】

1. 影像学检查

（1）超声检查：B型超声检查常可发现主动脉根部硬化，逐渐加重，同时可出现主动脉瓣钙化和/或左冠状动脉主干狭窄。

（2）冠状动脉造影：15%的患儿有冠状动脉瘤样扩张。

2. 心电图检查 随着疾病进展，患儿出现冠状动脉缺血的表现，如ST段压低≥0.1V、ST段水平延长>0.16秒、T波低平或倒置、QT间期延长等。

3. 基因检测 检测4个目标基因（*LDLR*、*APOB*、*PCSK9*、*LDLRAP1*），如发现双等位基因致病性突变即可诊断。但是，未发现上述基因突变也不能排除诊断，需要结合临床表现加以判断[5,6]。

【诊断】 未经治疗时血清LDL-C>500mg/dl（>13mmol/L）或治疗后血清LDL-C>300mg/dl（>8mmol/L），合并以下情况之一，即可诊断：

1. 10岁之前皮肤或肌腱有黄色瘤。

2. 父母LDL-C升高，符合杂合子家族性高胆固醇血症。本病多有明显的家族史，父或母中至少1人有高胆固醇血症，家系成员中有的于50岁前死于心肌梗死。杂合子患儿在动脉硬化出现前可无其他症状，多在筛查中发现。

需要注意的是，对于年龄较小的儿童，若未经治疗，LDL-C<500mg/dl时，也不能排除本病。

【鉴别诊断】 纯合子家族性高胆固醇血症应与其他导致黄色瘤、高胆固醇血症及早发冠心病的疾病进行鉴别,如植物固醇血症(谷固醇血症)和脑腱黄瘤病等。其他高胆固醇血症合并早发冠心病的疾病可以是多基因、家族性复合性高脂血症,或继发于其他疾病(如梗阻性肝病、甲状腺功能减退和肾病综合征)。

【治疗】 主要包括饮食控制、药物治疗、脂蛋白血浆清除和手术治疗等方法,目的是降低血液 LDL-C 的水平,以减少动脉粥样硬化性心血管病的风险[5,6]。

1. 饮食控制　低饱和脂肪、低胆固醇、高纤维素、高维生素饮食。生长中的儿童每日热量脂肪尽量少于30%。水果、蔬菜等有益于降低血中胆固醇。

2. 药物治疗　当儿童的低密度脂蛋白胆固醇超过160mg/dl 或 4.1mmol/L(正常<110mg/dl 或 2.9mmol/L)时,需小心评估,为了降低心血管疾病的风险,必须予以药物治疗,如胆汁酸螯合剂及他汀类药物等。

3. LDL 血浆清除　对于降脂药物治疗效果不佳的纯合子家族性高胆固醇血症,以及伴有冠心病、对他汀类药物不能耐受或无效的杂合子家族性高胆固醇血症,可以选择 LDL 血浆清除的治疗方法。

4. 手术治疗

(1) 肝移植:移植正常人的肝脏,是根治方法。

(2) 其他手术:气囊扩张术或冠状动脉搭桥术治疗心血管狭窄,以改善患儿症状。

【预后】 对于纯合子家族性高胆固醇血症,要尽早开始降低低密度脂蛋白胆固醇的治疗,否则患儿很容易在青少年时期发生动脉粥样硬化性心脏病,死于心脑血管疾病。

【预防】 对先证者已明确致病基因突变的家系成员进行携带者筛查及遗传咨询,监测血液低密度脂蛋白胆固醇水平,指导下一胎同胞的产前诊断。

(三)ⅡB 型,家族性高 β 和高前 β 脂蛋白血症

家族性高 β 和高前 β 脂蛋白血症(familial combined hyperlipoproteinemia)为常染色体显性遗传病,多有家族发病史。发病率在成人中大约为 1/200,60 岁以下的动脉硬化患者大约 20%有此病。其特点为血中胆固醇与内源性甘油三酯皆增高。儿童时期发病的患者血清甘油三酯增高常出现在胆固醇增高之前,故与Ⅳ型很难区别。

重型类似ⅡA 型,常伴以糖耐量减低、肥胖、高血压和高胰岛素血症,黄色瘤不多见。血液胆固醇增高的程度比甘油三酯增高严重。电泳分析显示血清低密度与极低密度脂蛋白皆增加,低密度脂蛋白增高显著。

主要治疗方法为饮食限制,脂肪入量可高于ⅡA 型,但同时应限制碳水化合物。可服用烟酸与去脂乙酯[1-3]。

(四)Ⅲ型,家族性高 β 脂蛋白血症

家族性高 β 脂蛋白血症(familial hyperbetalipoproteinemia)尚无儿童时期发病的病例报道,为常染色体隐性遗传病。主要是由于载脂蛋白 E(*ApoE*)基因突变,*ApoE2* 等位基因发生的频率约 7%,纯合子 *E2* 等位基因型(*E2/E2*)最多见,但个别患者可能没有家族性高 β 脂蛋白血症,常伴有肥胖、糖尿病、甲低、肾病和酒精中毒。

14%的患者为 *ApoE4* 基因变异,不伴有家族性高 β 脂蛋白血症,可有肌腱黄色瘤、扁平黄色瘤和结节性疹状黄色瘤。早期有冠状动脉与周围动脉硬化,也有无症状者,筛查发现高脂血症,血胆固醇与甘油三酯皆明显增高。电泳分析可见阔 β 带为 β 脂蛋白与前 β 脂蛋白融合带。血清极低密度脂蛋白升高,HDL 浓度相对正常。

治疗:除饮食治疗外,还应减轻体重,禁止饮酒。药物治疗可用二甲苯氧庚酸或烟酸。

(五)Ⅳ型,家族性高前 β 脂蛋白血症

家族性高前 β 脂蛋白血症(familial hyperprebetalipoproteinemia)是成人和儿童中皆常见的高脂蛋白血症类型,多有家族发病史。内源性甘油三酯增高,血液胆固醇正常或轻度增高电泳显示前 β 脂蛋白增多。血中尿酸显著增高,眼底有视网膜脂血症表现。偶见黄色瘤。本型可继发于糖尿病、糖原贮积症Ⅰ型、肥胖、肾病、特发性高钙血症和甲状旁腺功能减低症,取血检查必须在空腹 12 小时后,否则很难与上述疾病相鉴别。

治疗:饮食中脂肪含量可占供热的 40%,以多链不饱和脂肪酸为主,同时要限制碳水化合物,以减少内源性高脂血症的产生,可服用烟酸和去脂乙酯。

(六)Ⅴ型,高前 β 脂蛋白血症合并高乳糜微粒血症

高前 β 脂蛋白血症合并高乳糜微粒血症(familial

hyperpreletalipoproteinemia with hyperchylomicronemia)为高脂蛋白血症中极少见的类型。患儿多体型肥胖,常有糖尿病家族史,可有Ⅰ、Ⅳ型特征,如发作性腹痛、疹状黄色瘤、眼睑和肌腱黄色瘤、脂血症性视网膜病变。血清外观可见顶层奶油样混浊。空腹血液甘油三酯明显增高,可高于1 000mg/dl(11.3mmol/L),胆固醇轻度增高,电泳分析乳糜微粒、前β脂蛋白和β脂蛋白皆增高。脂蛋白脂肪酶活性正常。

治疗:主要限制碳水化合物及脂肪摄入,减轻体重。并可服用烟酸与去脂乙酯。

(七)无β脂蛋白血症

无β脂蛋白血症(abetalipoproteinemia)又称为刺状红细胞增多(acanthocytosis),是一种罕见的常染色体隐性遗传病,可能是由于编码甘油三酯转运蛋白基因突变,不能形成β脂蛋白、前β脂蛋白和乳糜微粒,脂类转运功能受损,甘油三酯蓄积于肠黏膜细胞内,红细胞和神经系统也有严重损害。

临床特点为脂肪吸收障碍、脊髓小脑退行性变和色素性视网膜病。婴儿期的主要症状是脂肪泄和营养不良。约至5岁开始出现神经系统症状,特别是共济失调、震颤、不自主运动、巴宾斯基征、腱反射及深感觉消失等。一些患儿智力落后、肌萎缩、脊柱后侧弯、眼肌和面肌无力。约10岁开始出现色素性视网膜炎,伴夜盲及视野缩小,视力下降。成年期发生心律失常和心力衰竭。

实验室检查可见新鲜红细胞有多数尖刺伸出,故称为刺状红细胞增多。脑脊液蛋白不增高。特征性改变是血清中总脂、胆固醇、磷脂、甘油三酯均明显减少。测不到β脂蛋白、前β脂蛋白及乳糜微粒。

本病尚无有效的治疗方法。可给予低脂肪饮食,用中链甘油三酯以补充热量。供给大剂量脂溶性维生素A、D、E、K等可能改善症状[7]。

(八)无α脂蛋白血症

无α脂蛋白血症又称为丹吉尔病,为常染色体隐性遗传病。由于α脂蛋白合成障碍,大量胆固醇酯蓄积于网状内皮系统、肠黏膜和皮肤中。

临床特点是扁桃体肥大,且有橘黄色带纹,肝、脾、淋巴结也可肿大,一些患儿合并周围神经炎样表现。血浆HDL胆固醇含量低于5mg/dL(0.1mmol/L),甘油三酯正常或增高,乳糜微粒减少,ApoA1消失或严重降低。

本病无特殊疗法,扁桃体肥大引起上呼吸道梗阻时可做摘除术,组织化学检查可证明有脂类蓄积。

(九)谷固醇血症

谷固醇血症(sitosterolemia)又称植物固醇血症(phytosterolemia),是罕见的常染色体隐性遗传代谢病[8-10]。

【病因】 由于*ABCG5*或*ABCG8*基因突变导致植物固醇外排受阻,负反馈引起肠道对固醇过度吸收,导致患儿血清植物固醇水平和胆固醇水平异常升高,引起皮肤肌腱多部位黄色瘤、动脉粥样硬化、早发心血管疾病、溶血性贫血等病变。冠心病的风险显著高于正常人,如不能有效控制,青壮年时期死亡率很高[8-10]。

【临床表现】 于幼儿期开始出现多部位皮肤/肌腱黄色瘤,如跟腱、肘关节、膝关节等。血液中植物固醇含量明显增加,导致细胞膜固醇成分中植物固醇比例增高,红细胞、血小板等细胞膜功能异常,引起贫血和血小板减少,患儿常有乏力、面色苍白、皮肤出血等表现。随着疾病进展,部分患儿可能出现关节炎、关节痛、肝损害、轻度脾大等异常[8-10]。

【诊断】 依赖于临床表现、高血清植物固醇水平以及基因诊断[8-10]。

1. 实验室检查 一些患儿存在明显的血液系统异常,包括溶血性贫血、血小板数量减少。血细胞形态检查可发现口形红细胞增多、巨大血小板和血小板减少三联症,这是本病的特征性表现。骨髓涂片同样可见到口形红细胞及巨大血小板,而巨核细胞的形态和数目基本正常。

2. 血清植物固醇谱分析 植物固醇含量明显升高是本病的特征性表现,需要借助气相色谱或液相色谱质谱等技术进行植物固醇的定量或半定量检测。

3. 基因检测 *ABCG5*或*ABCG8*双等位基因致病变异。

【治疗】 治疗目标是降低血浆中植物固醇和胆固醇水平,以减少等靶器官损伤。

1. 饮食治疗 严格控制日常饮食中植物固醇和胆固醇的摄入。对于一般心血管病患儿的健康饮食,如橄榄油、蔬菜、小麦和坚果等,都富含植物固醇,应避免食用。海鱼和海带等海产品、巧克力以及谷物也都含有较高的植物固醇,应减少食用。患儿可以食用精加工的大米来代替谷物摄入。

2. 药物治疗 建议2岁开始药物联合治疗。

(1) 依折麦布:可作为首选,是固醇吸收抑制剂,建议起始口服剂量2.5mg(1/4片)每日1次,早上服用。

(2) 血脂康胶囊:从低剂量开始口服,每次0.3g(1粒),每日1次,晚饭后服用,可考虑逐步增加剂量,最大剂量为0.6g(2粒),每日两次。

3. 肝移植 是根治的方法。

【预后】 早发心脑血管疾病是谷固醇血症患儿死亡的主要原因,如能早期诊断、早期干预,可以改善预后。

三、其他血浆蛋白质代谢异常

(一)无白蛋白血症

无白蛋白血症(analbuminemia)又称先天性白蛋白缺乏症,为常染色体隐性遗传病。患儿血浆白蛋白明显减少,但症状往往不明显,有的出现轻度水肿,可能与血浆渗透压降低有关,但无严重周身水肿。本病常不需特殊治疗,必要时间断注射白蛋白可减轻水肿。

(二)转钴胺素蛋白Ⅱ缺乏症

转钴胺素蛋白Ⅱ缺乏症(transcobalamin Ⅱ deficiency)患儿有维生素 B_{12} 的运转障碍,一些患儿合并严重的婴儿巨幼红细胞贫血,也可有神经系统症状。可试用大剂量维生素 B_{12} 治疗[11-12]。

(三)补体C1酯酶抑制物缺乏症

C1酯酶抑制物是一种α2神经氨酸糖蛋白,当其缺乏时C1酯酶活性增加,释放血管活性肽,使毛细血管通透性增加,引起血管神经性水肿。发作时有时伴剧烈腹痛,可试用泼尼松龙治疗。补体C1酯酶抑制物缺乏症(C1 esterase inhibitor deficiency)可能是常染色体隐性遗传病。

(四)其他

结合珠蛋白(亲血色蛋白)缺乏症(haptoglobin deficiency)及转铁蛋白缺乏症(absence of transferrin)等罕见病种,尚需进一步研究[11-12]。

(杨艳玲)

参考文献

[1] 国家心血管病中心,中华医学会心血管病学分会,中华医学会糖尿病学分会,等.中国成人血脂异常防治指南(2016年修订版).中华心血管病杂志,2016,44(10):833-853.

[2] 中华医学会心血管病学分会,动脉粥样硬化及冠心病学组,中华心血管病杂志编辑委员会.家族性高胆固醇血症筛查与诊治中国专家共识.中华心血管病杂志,2018,46(2):99-103.

[3] 江龙,王春梅,王绿娅.国际家族性高胆固醇血症基金会患者管理的整合指南解读.中华心血管病杂志,2014,42(11):969-970.

[4] 杨艳玲.从病例开始学习遗传代谢病.北京:人民卫生出版社,2018:196-200.

[5] LOZANO P, HENRIKSON N B, DUNN J, et al. Lipid Screening in Childhood and Adolescence for Detection of Familial Hypercholesterolemia. Jama, 2016, 316(6):645-655.

[6] RAAL FJ, HOVINGH GK, CATAPANO AL, et al. Familial hypercholesterolemia treatments: Guidelines and new therapies. Atherosclerosis, 2018, 277:483-492.

[7] 贺小金,皮明明,郭朝慧,朱肖鸿.无β脂蛋白血症误诊为药物性肝损伤1例.中国现代医学杂志,2020,30(6):123-124.

[8] 徐丽媛,杨娅,王绿娅.植物固醇血症与早发冠心病关系的研究进展.中国循证心血管医学杂志,2019,11(06):754-756.

[9] XU L, WEN W, YANG Y, et al. Features of Sitosterolemia in Children. Am J Cardiol, 2020, 125(9):1312-1316.

[10] 程仕彤,王银玲,周雯雯,等.植物固醇血症的临床诊断现状及相关分子致病机制的研究进展.临床检验杂志,2020,38(02):126-129.

[11] ÜNAL S, KARAHAN F, ARIKOĞLU T, et al. Different presentations of patients with transcobalamin II deficiency: a single-center experience from Turkey. Turk J Haematol, 2019, 36(1):37-42.

[12] 北京医学会罕见病分会,中国妇幼保健协会儿童疾病和保健分会遗传代谢学组,中国医师协会青春期医学专业委员会临床遗传学组及生化学组,等.遗传代谢病所致贫血的诊疗专家共识,标记免疫分析与临床杂志,2021,28(10):1626-1634.

第8节 糖原贮积症

糖原贮积症(glycogen storage disease,GSD)是由于先天性酶缺陷所造成的一组糖原代谢异常,患儿肝脏、肌肉、心肌组织内糖原累积,导致多种疾病。糖原是由葡萄糖构成的带分支的多糖,是葡萄糖的储备形式,维持血糖稳定及能量代谢。已知糖原合成和分解代谢中至少需要十余种酶,导致不同类型的糖原贮积症。不同的糖原贮积症受累组织不同。Pompe病(糖原贮积症Ⅱ)是糖原贮积症中唯一的溶酶体贮积症,主要影响心肌和骨骼肌(表33-17)。

表33-17 各型糖原贮积症的酶缺陷、基因缺陷与主要特征

分型	别称	缺陷酶	基因	遗传方式	主要受累组织
0		糖原合成酶2/糖原合成酶1	*GYS2/GYS1*	AR	肝,骨骼肌
Ⅰa	Von Gierke病	葡萄糖-6-磷酸酶	*G6PC*	AR	肝,肾,小肠
Ⅰb		葡萄糖-6-磷酸酶转运体	*SLC37A4*	AR	肝,肾,小肠,中性粒细胞
Ⅱ	Pompe病	酸性α-葡糖苷酶	*GAA*	AR	心肌,骨骼肌
Ⅲ	Cori病	糖原脱支酶	*AGL*	AR	肝,骨骼肌,心肌
Ⅳ	Andersen病	糖原分枝酶	*GBE1*	AR	肝,骨骼肌
Ⅴ	McArdle病	肌糖原磷酸化酶	*PYGM*	AR	骨骼肌
Ⅵ	Hers病	肝糖原磷酸化酶	*PYGL*	AR	肝
Ⅶ	Tarui病	磷酸果糖激酶	*PFKM*	AR	骨骼肌
Ⅸ	GSD9a型	磷酸化酶激酶	*PHKA2*	XL	肝
	GSD9b型		*PHKB*	AR	肝
	GSD9c型		*PHKG2*	AR	肝
	GSD9d型		*PHKA1*	XL	骨骼肌
Ⅺ	Fanconi-Bickel综合征	葡萄糖转运体2	*SLC2A2*	AR	肝,肾小管

注:AR:常染色体隐性遗传;XL:X连锁遗传。

大多数糖原贮积症为常染色体隐性遗传病,父母为携带者,每一次生育胎儿有25%的可能性患病,与性别无关。在先证者基因诊断明确的基础上,母亲再次妊娠时通过绒毛或羊水细胞的基因分析可进行产前诊断。植入前遗传学诊断是可选择的方法,确定植入健康胚胎,但也需要进行产前诊断[1]。

一、糖原贮积症0型

糖原贮积症0型(glycogen storage disease type 0),为常染色体隐性遗传病,是由于糖原合成酶(glycogen synthase,GYS)缺陷所致的疾病,为罕见病[2,3]。

【病因】 糖原贮积症0型(肝型)是由于编码肝糖原合成酶的*GYS2*基因变异,导致肝糖原合成酶功能缺陷,引起肝糖原的合成和储备减少。*GYS2*基因定位于12p12.1,包含16个外显子。糖原贮积症0型(肌肉型)是由编码肌糖原合成酶的*GYS1*基因变异引发,*GYS1*定位于19q13.3,包含16个外显子。

【临床表现】 糖原贮积症0型患儿肝脏无过多糖原贮积,在婴儿期或幼儿期出现空腹低血糖,伴有血酮体增高和丙氨酸、乳酸浓度降低,进食后可以缓解症状,但进食后通常会出现餐后高血糖和高乳酸血症。患儿无肝大和高脂血症,偶有肌痉挛,提示肝脏和肌肉受累。患儿多无认知障碍,常有生长迟缓,体格矮小。少数患者猝死[2,3]。

【诊断】

1. **常规检验** 空腹酮症性低血糖,餐后血糖和乳酸升高。

2. **基因诊断** *GYS2/GYS1*基因分析是目前确诊的唯一方法。

【治疗与预后】

1. 治疗 饮食管理及对症处理，频繁高蛋白饮食，夜间补充生玉米淀粉1~1.5g/kg。

2. 预后 如能早发现早治疗，预后良好。

二、糖原贮积症Ⅰ型

糖原贮积症Ⅰa型(glycogen storage disease type Ⅰa)是相对常见的糖原贮积症，国外不同人种糖原贮积症Ⅰa型发病率为1/100 000~1/20 000，我国目前暂无准确的流行病学数据[1,4]。

【病因】 糖原贮积症Ⅰa型是由于编码葡萄糖-6-磷酸酶(glucose-6-phosphatase，G6Pase)的*G6PC*变异所致，为常染色体隐性遗传病。

葡萄糖-6-磷酸酶是糖原分解和葡萄糖生成过程中最后步骤的关键酶，催化糖原异生和糖原分解，主要在肝脏、肾脏和小肠中表达。编码葡萄糖-6-磷酸酶的*G6PC*基因位于染色体17q21.31，含有5个外显子，9个跨膜蛋白，已发现多种致病变异可导致糖原贮积症Ⅰa型[1,4]。

【临床表现】 临床表现差异较大，发病年龄及受累脏器不同。重症患儿在新生儿期发病，出现严重低血糖、惊厥、酸中毒、呼吸困难和肝大等异常。绝大多数患儿出生时正常，新生儿期没有明显症状，婴幼儿期出现腹部膨隆，娃娃脸明显，生长迟缓，反复鼻出血、腹泻，易饥饿或多食，部分患儿抽搐、呕吐。极少数患儿以血尿、便血、骨折、贫血或痛风等为首发表现。一些成年患者以肝腺瘤、肾功能不全、痛风等疾病首诊[1,4]。

【诊断】

1. 常规检验 空腹低血糖、肝功能损害、高乳酸血症、代谢性酸中毒、严重高甘油三酯血症、高胆固醇血症和高尿酸血症等。

2. 口服糖耐量试验 测定空腹血糖及乳酸，口服葡萄糖1.75g/kg，最大量75g，分别于30分钟、60分钟、120分钟、180分钟测定血糖、乳酸，正常人血乳酸基础值升高不超过20%，患儿基础值明显升高，而在服用葡萄糖后乳酸明显下降。

3. 肝脏病理、葡萄糖-6-磷酸酶活性和糖原含量测定 肝细胞肿胀，胞质空淡，核小而居中，酷似植物细胞。肝窦狭窄或消失，呈现出镶嵌状图像。空泡核明显，常见脂肪变性，轻至重度不等，纤维化一般比较轻。电镜下胞质及核内有大量的糖原颗粒。PAS染色显示肝细胞中大量的阳性物质，肝糖原明显升高，肝细胞葡萄糖-6-磷酸酶活性降低。

4. 基因分析 *G6PC*双等位基因致病变异[1,4]。

【治疗与预后】 以生玉米淀粉为核心的综合饮食治疗及营养管理，将血糖控制在理想范围(餐前或空腹3~4小时血糖3.9~6.1mmol/L)。

1. 饮食治疗 膳食结构中，碳水化合物(鼓励复杂碳水化合物)需占总能量的60%~65%，蛋白质供能占10%~15%，脂肪摄入占20%~30%，限制蔗糖、单糖、乳糖，避免长时间空腹。生玉米淀粉能在肠道中缓慢释放葡萄糖，维持血糖稳定6~8小时，建议1岁左右开始生玉米淀粉治疗，每次1.5~2.5g/kg，每3~6小时一次。改良支链玉米淀粉较生玉米淀粉能维持血糖稳定更长时间，降低胰岛素反应，睡前口服有助于维持夜间血糖水平。

2. 对症治疗 针对肝损害、痛风、癫痫、结石等合并症进行干预。若患儿因其他疾病不能进食，建议静脉点滴10%葡萄糖，将血糖维持在3.9~6.1mmol/L，直到能进食为止。

3. 肝移植 对于内科治疗失败、多次肝腺瘤切除术后复发、肝腺瘤快速增多、增大且无远处转移证据、肝癌高风险的糖原贮积症Ⅰa型患儿，应考虑肝移植治疗。肝移植能降低肝腺瘤恶变的风险，纠正低血糖、高乳酸性酸中毒、高尿酸血症和高脂血症，改善生长发育，术后患儿不再需要控制饮食，生活质量提高[5]。

4. 预后 重症低血糖有诱发惊厥及低血糖脑病的风险，未经正确治疗的患儿，如果低血糖和酸中毒发作频繁，常见体格矮小、智能发育障碍。伴有高尿酸血症患儿常在青春期并发痛风、肾结石。成年期患者心血管病、胰腺炎、肝脏腺瘤或腺癌的发生率高于正常人群，少数患者发生肾小球硬化症[1,5]。

三、糖原贮积症Ⅱ型

糖原贮积症Ⅱ型(glycogen storage disease type Ⅱ)也称为Pompe病(蓬佩病)，是一种罕见的常染色体隐性遗传代谢病。

【病因】 由编码酸性α-葡糖苷酶(acid alpha-glucosidase，GAA)(又称为酸性麦芽糖酶)的*GAA*基因变异所致，引起进行性肌病及心肌病。*GAA*基因位于染色体17q25.3，含20个外显子，长约18kb。*GAA*基因变异导致溶酶体内酸性α-葡糖苷酶活性缺乏，溶酶体内糖原不能被降解，沉积在骨骼肌、心肌和平滑肌等细胞内，导致溶酶体肿胀、细胞破坏及脏器功能损害。*GAA*基因变异存在种族差异，不同组合的致病性变异可能导致酶活性残余不同，导致疾病个体差异。早发型婴儿患者常见无义变异，酸性 α-葡糖苷酶活性几乎完全缺乏[6-8]。

【临床表现】 根据发病年龄、受累器官和疾病进展速度，Pompe 病分为婴儿早发型和晚发型两类。

婴儿早发型通常在 1 岁内起病，主要累及心肌和骨骼肌，酸性 α-葡糖苷酶活性严重缺乏，喂养困难，运动发育迟缓，松软，心脏扩大，肝大，舌体肥厚，病情进展迅速，常于 1 岁内死于心力衰竭及呼吸衰竭。

晚发型患儿通常于 1 岁后起病，也可晚至老年发病，主要累及躯干肌、四肢近端肌群及呼吸肌，易疲劳，肌无力，少数以突发呼吸衰竭起病，躯干肌受累常导致脊柱弯曲、脊柱强直。可伴有脑血管病，心脏一般不受累。疾病早期可仅表现为高肌酸激酶血症。起病越早，进展越快，病情越重，常死于呼吸衰竭[6-8]。

【诊断】 对于肌无力、肌张力低下、心脏扩大、心肌肥厚、血清肌酶升高的患儿，应高度警惕，通过外周血斑或白细胞 GAA 活性测定及基因分析获得确诊[6-8]。

1. 常规检验 血清肌酸激酶显著升高，且伴有丙氨酸转氨酶、天冬氨酸转氨酶和乳酸脱氢酶升高。

2. 心脏检查 早发型患儿早期心脏扩大，心肌肥厚，晚期表现为扩张型心肌病。迟发型患儿心脏多不受累。

3. 肺功能测定 呼吸功能下降，CO_2 慢性潴留，通气功能不足。

4. 肌电图检查 多为肌源性损害，可出现纤颤电位、复合性重复放电和肌强直放电。

5. 肌活检组织病理检查 肌纤维内空泡变性及嗜碱性颗粒沉积，空泡大小和形态各异，糖原含量增多，溶酶体酸性磷酸酶染色强阳性。婴儿型患儿肌纤维结构破坏严重，迟发型患儿个体差异较大，肌肉病理表现与发病年龄、病程、临床表现、活检部位等有一定关系，肌肉活检正常不能排除诊断。

6. 酸性 α-葡糖苷酶活性测定 外周血白细胞或培养的皮肤成纤维细胞、干血斑酸性 α-葡糖苷酶活性缺乏，是诊断 Pompe 病的金标准之一。

7. 基因分析 *GAA* 双等位基因致病变异。

【治疗与预后】 Pompe 病累及心脏、呼吸、消化、肌肉等多系统，需要神经内科、营养科、心内科、呼吸科、骨科及康复科等多学科综合治疗，如呼吸机辅助通气、纠正心力衰竭、控制呼吸道感染、营养运动疗法等。

人工合成 α 阿糖苷酶（alglucosidase alfa，rhGAA）替代治疗对晚发型患儿疗效较好，一旦确诊，应尽早开始酶替代治疗，可显著改善运动发育和心脏功能，延长生存期。通过新生儿筛查可早期发现 Pompe 病，早期治疗。其他治疗还包括正在研究中的基因治疗。

Pompe 病患儿多因心力衰竭或呼吸衰竭死亡，如诊断时心脏、骨骼肌受累已经非常严重，酶替代治疗的疗效有限，预后不良[6-8]。

四、糖原贮积症Ⅲ型

糖原贮积症Ⅲ型（glycogen storage disease type Ⅲ，GSDⅢ）又称 Cori 病。

【病因】 由糖原脱支酶（glycogen debrancher enzyme）缺陷引起，为常染色体隐性遗传病。可分成Ⅲa 型、Ⅲb 型、Ⅲc 型和Ⅲd 型，Ⅲa 型占多数（约 85%），肝脏和肌肉均受累；Ⅲb 型较少，占 15%，仅肝脏受累；其余两种类型罕见。

糖原脱支酶由 *AGL* 基因编码，位于染色体 1p21.2，含 34 个外显子，已报道百余种变异，尚未发现 *AGL* 基因变异与疾病表型的相关性。*AGL* 基因变异导致糖原脱支酶活性缺陷，糖原链除去分支过程受阻断，磷酸化酶无法继续发挥作用，支链糖原大量堆积于肝脏、肌肉组织。同时促进了脂肪酸的 β 氧化，导致高脂血症、高胆固醇血症[9-11]。

【临床表现】 婴儿期和儿童期发病的糖原贮积症Ⅲ型与Ⅰ型患儿临床表现类似，如肝大、低血糖、高脂血症、矮小。与糖原贮积症Ⅰ型不同的是，Ⅲ型患儿血液肝酶升高和酮症明显，血乳酸和尿酸水平正常或轻度升高。大部分糖原贮积症Ⅲ型患儿肝大和肝损害随着年龄增大逐渐改善，青春期后症状可消失，但远期可能发生肝硬化、肝衰竭、肝腺瘤、肝细胞癌等并发症。糖原贮积症Ⅲa 型患儿多见于肌病和肥厚型心肌病，儿童期肌无力症状较轻，成年后表现为进行性肌无力，30 岁后患者心脏受累的症状更为突出，随年龄增长而恶化[10-11]。

【诊断】

1. 生化异常 常见低血糖、高脂血症、肝功能异常、血清肌酸激酶升高，血乳酸和尿酸正常或轻度升高。

2. 肝组织活检 PAS 染色阳性物增多，普遍性肝细胞扩张和纤维间隔，肝纤维化和脂肪变性较少，电镜见胞质糖原增多。

3. 口服糖耐量试验 测定空腹血糖及乳酸，口服葡萄糖 1.75g/kg（最多 75g），分别于 30 分钟、60 分钟、120 分钟、180 分钟测定血糖、乳酸，血乳酸可轻度升高。

4. 基因诊断 *AGL* 双等位基因致病变异[10-11]。

【治疗与预后】 婴儿和儿童早期增加进餐次数，高蛋白高中链脂肪酸饮食，半岁后开始生玉米淀粉饮食治疗，维持血糖稳定。高蛋白饮食可预防低血糖发生。对于晚期肝硬化患者应考虑肝移植。

如不能有效控制病情，肝脏、骨骼肌、心肌进行性损害，导致肝硬化、肝癌、肌病和肥厚型心肌病等并发症[10-11]。

五、糖原贮积症Ⅳ型

糖原贮积症Ⅳ型（glycogen storage disease type Ⅳ，GSD Ⅳ）又称 Andersen 病，为常染色体隐性遗传病，是糖原贮积症中较罕见的类型，发病率不详[2,12]。

【病因】 *GBE1* 基因变异引起糖原分支酶（glycogen branching enzyme，GBE1）活性缺陷。*GBE1* 基因位于染色体 3p12.2，含有 16 个外显子，错义变异多见。患儿糖原多聚体（支链淀粉样物质）降解障碍，贮积在肝、心、肌、皮肤、肠、脑和外周神经，引起多脏器损害[12,13]。

【临床表现】 由于受累组织及程度不同，患儿表现多种多样，典型患儿婴儿期易饥饿，非结合胆红素升高，肝脾大，肝硬化，生长迟缓。少数患儿肝病为非进展型或缓慢进展型。一些患儿合并心肌及神经肌肉受累[12,13]。

根据发病年龄的不同、严重程度和临床特征，糖原贮积症Ⅳ型分为几种不同的亚型：

1. 致死性围产期神经肌肉亚型　胎动减少、羊水过多、胎儿水肿、关节挛缩、严重肌张力减退、出生时肌肉萎缩、早期新生儿死亡。

2. 先天性神经肌肉亚型　出生时新生儿张力减退、呼吸衰竭、扩张型心肌病、早期婴儿死于呼吸循环功能衰竭。

3. 经典（进行性）肝脏亚型　生长发育落后、肝大、肝功能不全、进展性肝硬化合并门静脉高压、腹水、食管静脉曲张，肌张力低下，心肌病，通常在 5 岁前死于肝衰竭。

4. 非进展性肝脏亚型　儿童期肝功能不全，肌病，肌张力低下。

5. 儿童神经肌肉亚型　慢性进行性肌病，部分扩张型心肌病。

6. 成人神经肌肉型　成年起病，慢性神经源性肌无力，伴感觉缺失和尿失禁等。

【诊断】 主要依据临床表现和 *GBE1* 基因分析诊断[12,13]。

1. 生化异常　血清转氨酶明显升高，胆固醇轻度升高，一般无低血糖。

2. 肝脏组织学异常　小结节型肝硬化，肝细胞内无色或淡染的包涵体沉积。电镜和组织化学染色可见结构异常的糖原贮积。

3. 酶活性测定　肝脏、肌肉组织或红细胞、白细胞糖原分支酶活性降低。

4. 基因诊断　*GBE1* 双等位基因致病变异。

【治疗与预后】 除一般的支持治疗外，尚无有效治疗方法，预后取决于患儿的表型及干预。对于有进行性肝病的患儿可以考虑肝移植。对神经肌肉型患儿主要采取对症治疗。

六、糖原贮积症Ⅴ型

糖原贮积症Ⅴ型（glycogen storage disease type Ⅴ，GSD Ⅴ）又称 McArdle 病，为常染色体隐性遗传病，发病率约 1/100 000[2,14]。

【病因】 由于肌磷酸化酶（myophosphorylase）缺陷导致糖原累积。编码肌磷酸化酶的 *PYGM* 基因位于 11q13.1，包含 20 个外显子，已发现多种基因变异类型。磷酸化酶分布于骨骼肌、肝脏、肾脏等多个组织，但糖原贮积症Ⅴ型患儿只有骨骼肌内磷酸化酶缺乏，造成糖原在肌纤维内沉积，糖原降解障碍，ATP 生成不足[2,14]。

【临床表现】 多数患儿在学龄期或青少年期发病。几乎所有的患儿均有"二阵风"现象，也称为继减现象，即剧烈的运动后出现肌肉痛性痉挛，运动不耐受，特别是在运动最初的 10 分钟内，休息或活动速度减慢后会缓解。部分患儿在剧烈运动痛性痉挛后出现横纹肌溶解、肌红蛋白尿，严重者合并肾功能不全。患儿的运动不耐受也可以表现为轻度运动后就出现呼气困难和心动过速[2,14]。

【诊断】 根据典型的临床表现、血清肌酶明显升高、*PYGM* 双等位基因致病变异可以确诊。如果基因检测结果不明确，可通过生化或组织化学方法测定肌肉肌磷酸酶活性确诊。

1. 生化异常　血清肌酸激酶升高，急性期可有血及尿肌红蛋白升高。

2. 肌肉组织病理　肌纤维大小不一，排列紊乱，有核内移、肌细胞再生坏死等非特异性肌源性损害表现。较有特征性的改变为肌膜下空泡，PAS 染色阳性，提示空泡为堆积的糖原。电镜下肌纤维间和肌膜下有大量的糖原聚集。

3. 肌磷酸化酶活性测定　肌肉组织肌磷酸化酶的生物活性明显降低。

4. 基因诊断　*PYGM* 双等位基因致病变异。

【治疗与预后】 尚无特殊治疗方法，在生活中应注意自我管理，避免疲劳导致的痛性肌痉挛和横纹肌溶解。在运动前可服用少量葡萄糖和果糖，给予高蛋白、高碳水化合物饮食。维生素 B_6(60~90mg/d)可促进肌纤维的再生、肌磷酸化酶活性的恢复,改善症状。

如因其他疾病手术必须行全身麻醉时,应避免长时间饥饿,以免发生肌肉缺血、横纹肌溶解等并发症。糖原贮积症Ⅴ型患儿或基因携带者应谨慎服用他汀类降脂药物,以免诱发肌病。

如能控制饮食,避免剧烈运动、长时间饥饿及暴饮暴食,多数患儿预后较好。频繁或严重横纹肌溶解,可能导致肾损害[2,14]。

七、糖原贮积症Ⅵ型

糖原贮积症Ⅵ型(glycogen storage disease type Ⅵ, GSDⅥ)又称 Hers 病,为常染色体隐性遗传病,发病率约 1/60 000~1/85 000[2,14,15]。

【病因】 由于肝糖原磷酸化酶缺乏导致糖原贮积症。编码肝糖原磷酸化酶的 *PYGL* 基因位于染色体 14q22.1,含 20 个外显子。磷酸化酶通过磷酸分解作用从糖原的末端分支中除去糖基单元,形成葡糖-1-磷酸。*PYGL* 基因变异导致肝糖原磷酸化酶活性缺陷,糖原在肝脏中累积,造成肝大、肝功能障碍、低血糖、能量生成不足[2,14,15]。

【临床表现】 糖原贮积症Ⅵ型病程进展缓慢,患儿多于婴幼儿期出现肝大和生长迟缓,多无低血糖的症状,无心肌和骨骼肌受累,智力正常,肝大和生长迟缓随年龄增长而改善,青春期症状消失[2,14,15]。

【诊断】 患儿有不明原因的肝大伴生长迟缓,长时间禁食后发生轻度酮症性低血糖,结合 *PYGL* 基因分析确诊。

1. 生化异常 血清丙氨酸转氨酶、天冬氨酸转氨酶增高,可有轻度低血糖、酮症、高脂血症。乳酸和尿酸水平正常。

2. 肝脏病理分析 肝细胞肿胀变形,糖原颗粒凝聚,部分患儿可有肝脂肪变性、肝硬化。

3. 肝细胞糖原磷酸化酶活性明显降低。

4. 基因诊断 *PYGL* 双等位基因致病变异。

【治疗与预后】 膳食结构方面,碳水化合物(鼓励复杂碳水化合物)占总能量的 40%~45%,蛋白质供能占 20%~25%,脂肪占 25%~30%,少食多餐,预防低血糖,改善生长发育。对于有空腹低血糖表现的患儿,建议每天 1~3 次口服生玉米淀粉(每次 1.5~2g/kg),以维持血糖,避免酮症。没有空腹低血糖的患儿,睡前口服生玉米淀粉一次(1.5~2g/kg),以改善体力,保护肝脏。

如不能有效控制血糖及代谢状况,由于进行性肝损害及脑损害,可导致矮小、肝硬化、智力及运动障碍。

八、糖原贮积症Ⅶ型

糖原贮积症Ⅶ型(glycogen storage disease type Ⅶ, GSDⅦ)又称 Tarui 病,为常染色体隐性遗传性代谢性肌病[2]。

【病因】 由于磷酸果糖激酶(phosphofructokinase, PFK)缺陷导致的遗传代谢病。磷酸果糖激酶由三个不同基因编码的同工酶亚单位组成,分别为肌磷酸果糖激酶、肝磷酸果糖激酶和血小板磷酸果糖激酶,不同的同工酶亚单位在不同的组织中表达。骨骼肌中仅有肌磷酸果糖激酶表达,由位于 12q13.11 的 *PFKM* 基因编码,基因变异造成肌肉中磷酸果糖激酶活性明显降低,红细胞酶活性部分降低,导致糖原贮积症。

【临床表现】 糖原贮积症Ⅶ型的临床表现与Ⅴ型类似,主要表现为运动不耐受、肌痛、肌痉挛、肌红蛋白尿、代偿性溶血性贫血、网织红细胞升高和高尿酸血症。根据发病年龄及病情,分为四种类型:经典型、迟发型、婴儿型和溶血型。经典型患儿表现为运动不耐受,急性发作时可出现横纹肌溶解和肌红蛋白尿。迟发型患儿表现为近端肌无力,常在 50 岁后发病。婴儿型表现为肌无力,进行性加重,常伴心肌病和呼吸功能不全,儿童早期死亡。溶血型表现为非球形红细胞溶血性贫血,无肌病症状。糖原贮积症Ⅶ型患儿个体差异显著,轻症患儿无症状,重症患儿肌病、心肌病严重,具有高度的异质性。

【诊断】 由于患儿临床表现缺乏特异性,需要依靠生化、病理及基因分析确诊。

1. 常规检验 血清肌酸激酶增高,可伴轻度高尿酸血症、网织红细胞升高,血红蛋白、肝功能、肾功能、血脂一般正常。

2. 肌电图 正常或轻微肌源性损害。

3. 肌肉组织病理 PAS 染色轻度增加,电镜下可见肌纤维和肌内膜下糖原聚集。

4. 肌肉磷酸果糖-1-激酶活性测定 肌肉匀浆组织中酶生物活性明显降低。

5. 基因诊断 *PFKM* 双等位基因致病变异。

【治疗与预后】 尚无特殊的治疗方法,以对症治疗及营养支持为主。限制碳水化合物、高蛋白高脂肪饮食有助于改善患儿代谢状况,对严重患儿需补充中链脂肪酸,保证能量支持。如饮食不当、暴饮暴食或剧烈运动,引起严重肌肉病,可致死或致残。部分患儿运动前口服葡萄糖可能会加重症状，所以适当避免高碳水化合物饮食有可能减少发作。日常生活中应注意规律饮食，避免长时间饥饿及剧烈运动。

九、糖原贮积症Ⅸ型

糖原贮积症Ⅸ型（glycogen storage disease type Ⅸ，GSDⅨ）又称磷酸化酶激酶（phosphorylase kinase，PhK）缺乏症，国外报道发病率 1/100 000，我国发病情况不详。

【病因】 糖原磷酸化酶激酶缺陷，糖原不能分解，在肝脏和/或肌肉中累积，导致肝大、肝功损害、空腹低血糖、肌肉受累，表现为以肝损害为主的肝脏磷酸化酶激酶缺乏症和以肌病为主的肌肉磷酸化酶激酶缺乏症。糖原磷酸化酶激酶的功能是激活糖原磷酸化酶，是糖原分解的限速酶，由 α、β、γ 和 δ 亚基组成，每个亚基由位于不同染色体的基因编码，其中研究比较明确的致病基因包括 *PHKA2*、*PHKG2*、*PHKB* 和 *PHKA1*。已知 α 亚基缺陷有两种亚型，*PHKA2* 基因变异导致肝型 α 亚基缺陷，为 GSDⅨa 型，临床最常见，*PHKA1* 基因变异导致肌肉型 α 亚基缺陷，为 GSDⅨd 型，均为 X 连锁遗传病。*PHKB* 基因编码的 β 亚基和 *PHKG2* 基因编码的 γ 亚基缺陷分别导致 GSDⅨb 和 GSDⅨc，为常染色体隐性遗传病[2,16,17]。

【临床表型特征】

1. **GSDⅨa 型**　临床表现最轻，常于 1~5 岁出现低血糖、肝大、生长迟缓、运动发育落后。肝大和生化异常随着年龄增大逐渐正常。多数患儿成年身高正常。

2. **GSDⅨb 型**　类似 GSDⅨa 型，肝大和生长迟缓是儿童早期最明显的症状，一些患儿伴肌无力和肌张力低下。

3. **GSDⅨc 型**　可有明显肝大、低血糖，一些患儿合并肝硬化、肝脏腺瘤、肾小管酸中毒和神经病变。患儿临床症状较严重，肝病有可能会呈进展性。

4. **GSDⅨd 型**　常在成年期发病，一些患儿学龄期运动后出现肌肉痉挛和肌肉疲劳，成年后出现缓慢进展性的远端肌无力和肌萎缩，剧烈运动后出现低血糖或肌红蛋白尿，血清肌酸激酶水平明显升高[2,16,17]。

【诊断】 根据临床表现、外周血红细胞或白细胞糖原磷酸化酶激酶活性明显降低，结合基因变异分析结果确诊，如没有条件进行酶活性测定，可直接进行基因分析。

1. **生化异常**　低血糖一般较轻。血清胆固醇、甘油三酯和肝酶轻度增高，饥饿后可能发生酮症。血乳酸和尿酸水平正常。

2. **肝脏病理**　糖原含量明显增加，可有肝纤维化和轻度炎性改变。

3. **酶活性测定**　肝脏、红细胞和白细胞中糖原磷酸化酶激酶活性明显降低。*PHKB* 基因变异患儿肌肉糖原磷酸化酶激酶活性也明显降低。

4. **基因诊断**　*PHKA2*、*PHKG2*、*PHKB* 或 *PHKA1* 致病基因变异。*PHKA1* 和 *PHKA2* 基因变异以 X 连锁形式遗传，男性半合子发病，母亲为携带者。*PHKG2*、*PHKB* 所致糖原贮积症Ⅸ型为常染色体隐性遗传病，检出双等位基因致病变异可以确诊[2,16,17]。

【治疗与预后】 预防低血糖，改善生长发育，应限制谷物等碳水化合物，频繁喂养高脂肪、高蛋白食物，夜间补充生玉米淀粉（0.6~2.5g/kg），避免剧烈运动及暴饮暴食。

如能控制饮食，多数患儿病情稳定。如果饮食不当、暴饮暴食、酗酒、剧烈运动，可导致严重肝损害，甚至死亡。

十、糖原贮积症Ⅺ型

糖原贮积症Ⅺ型（glycogen storage disease type Ⅺ，GSDⅪ）又称 Fanconi-Bickel 综合征，为常染色体隐性遗传病，发病率不详[18]。

【病因】 系由于葡萄糖转运体 2（glucose transporter type 2，GLUT2）缺陷导致的糖原贮积症。编码 GLUT2 的 *SLC2A2* 基因位于染色体 3q26.2，由 11 个外显子组成，在肝脏、胰腺 β 细胞、肠道基底膜以及肾脏的上皮细胞上表达，将葡萄糖转入或转出肝、胰、肠基底膜和肾小管上皮细胞，*SLC2A2* 基因变异导致近端肾小管功能障碍、葡萄糖和半乳糖利用障碍、肝肾糖原贮积[18]。

【临床表现】 患儿常于 3~10 个月时出现发热、呕吐、生长发育迟缓，检查可见空腹低血糖、矮小、腹膨隆、肝大、满月脸，肩膀和腹部脂肪沉积。糖原贮积症Ⅺ型患儿常伴牙齿畸形、易位及牙釉质缺损等，易发生骨折，常见骨质疏松及低磷性佝偻病[18]。

【诊断】 需根据患儿的临床表现、血液及尿液生化代谢改变及基因分析确诊。

1. **常规检验**　尿酮体、糖、氨基酸增多，24 小时尿磷、尿钙升高；血清丙氨酸转氨酶、天冬氨酸转氨酶增高，甘油三酯、碱性磷酸酶升高，空腹酮性低血糖，血乳酸、尿酸、肌酸激酶多正常。口服半乳糖或葡萄糖耐量试验显示不耐受。

2. **长骨 X 线**　骨小梁稀疏紊乱，干骺端增宽如杯口状、毛刷样等活动期佝偻病改变。

3. **基因诊断** *SLC2A2* 双等位基因致病变异。

【治疗与预后】 尚无特效治疗，以对症为主，补充水、电解质，纠正酸中毒；补充足量的维生素D、钙和磷酸盐合剂；生玉米淀粉每次2g/kg，每6小时1次，防止低血糖；予以低碳水化合物饮食，限制半乳糖，少量多餐，并注意保证热量、蛋白质。一些患儿成年后病情稳定，一些患儿预后不良，进行性肝损害及骨骼损害。

（陈永兴）

参考文献

［1］魏珉. 糖原累积病的治疗进展. 北京医学，2014，36（4）：244-246.

［2］MARION RW，PALJEVIC E. The Glycogen Storage Disorders. Pediatr Rev. 2020，41（1）：41-44.

［3］MIWA I，TAGUCHI T，ASANO H，et al. Low level of fasting plasma mannose in a child with glycogen storage disease type 0（liver glycogen synthase deficiency）. Clin Chim Acta，2010，411（13-14）：998-999.

［4］梁翠丽，刘丽，盛慧英，等. 糖原累积病Ⅰa型患儿20例基因突变分析与临床研究. 中华实用儿科临床杂志，2013，28（8）：581-585.

［5］孙丽莹，朱志军，魏林，等. 肝移植治疗儿童遗传代谢性疾病42例. 中华器官移植杂志，2017，38（6）：337-342.

［6］中华医学会儿科学分会内分泌遗传代谢学组，中华医学会医学遗传学分会，中华医学会儿科学分会罕见病学组，等. 儿童糖原累积病Ⅱ型诊断及治疗中国专家共识. 中华儿科杂志，2021，59（6）：439-445.

［7］HERBERT M，CASE LE，RAIRIKAR M，et al. Early-onset of symptoms and clinical course of Pompe disease associated with the c. -32-13T-G variant. Molec. Genet. Metab. 2019，126：106-116.

［8］KORLIMARLA A，SPIRIDIGLIOZZI GA，CRISP K，et al. Novel approaches to quantify CNS involvement in children with Pompe disease. Neurology，2020，95：e718-e732.

［9］王霞，邱文娟，叶军，等. 糖原累积病Ⅲ型十例AGL基因突变研究. 中华儿科杂志，2009，47（6）：416-420.

［10］ZHANG Y，XU M，CHEN X，et al. Genetic analysis and clinical assessment of four patients with Glycogen Storage Disease Type Ⅲa in China. BMC Med Genet，2018，19（1）：54.

［11］SENTNER CP，HOOGEVEEN IJ，WEINSTEIN DA，et al. Glycogen storage disease type Ⅲ：diagnosis，genotype，management，clinical course and outcome. J Inherit Metab Dis，2016，39（5）：697-704.

［12］潘思年，陈虹，邢玉，等. 糖原累积病Ⅳ型1例及其家系的临床和分子遗传分析. 中国儿童保健杂志，2017，25（8）：780-782.

［13］SZYMAŃSKA E，SZYMAŃSKA S，TRUSZKOWSKA G，et al. Variable clinical presentation of glycogen storage disease type Ⅳ：from severe hepatosplenomegaly to cardiac insufficiency. Some discrepancies in genetic and biochemical abnormalities. Archives of Medical Science. 2018，14（1）：237-247.

［14］NOGALES-GADEA G，GODFREY R，SANTALLA A，et al. Genes and exercise intolerance：insights from McArdle disease. Physiol Genomics，2016，48（2）：93-100.

［15］刘杰，张梅红，龚敬宇，等. 糖原累积病Ⅵ型和Ⅹa型7例病例报告并文献复习. 中国循证儿科杂志，2017，12（4）：284-288.

［16］郭红梅，郑必霞，李玫. X连锁遗传糖原累积病Ⅸa一例. 中华儿科杂志，2017，55（5）：392-393.

［17］BALI DS，GOLDSTEIN J，FREDRICKSON K，et al. Clinical and molecular variability in patients with PHKA2 variants and liver phosphorylase b kinase deficiency. JIMD Rep，2017，37：63-72.

［18］史佩佩，王淼，窦文杰，等. SLC2A2基因变异致Fanconi-Bickel综合征一例. 中华儿科杂志，2018，56（1）：65-66.

第9节 溶酶体贮积症

溶酶体是体内酸性最强的细胞器，含有50余种可降解大分子物质的酶，将黏多糖、鞘脂、糖蛋白、糖原等多种大分子降解为小分子，供机体再利用或排泄出去。如果溶酶体内的某种酶或其激活因子功能缺陷，相关大分子降解障碍，在细胞内外堆积，导致溶酶体贮积症。溶酶体贮积症是一组疾病，人群中的总体发病率约为1/6 000～1/7 000，可能在任何年龄发病，儿童时期多见。

按照贮积物及致病基因，溶酶体贮积症分为六类：黏多糖贮积症、黏脂贮积症、鞘脂贮积症、神经元蜡样质脂褐质沉积症、溶酶体膜蛋白转运障碍及其他溶酶体病。儿童时期较常见的溶酶体病是黏多糖贮积症和鞘脂贮积症。

黏多糖是一种长链复合糖分子，由己糖醛酸、氨基己糖或中性糖组成的二糖单位相连而成，可与蛋白质相连形成蛋白多糖。蛋白多糖是结缔组织基质、线粒体、核膜、质膜等的重要组分。黏多糖贮积症是溶酶体贮积症中一组主要疾病，为溶酶体内降解氨基葡聚糖的水解酶缺陷所致（表 33-18）[1-3]。

表 33-18　导致黏多糖贮积症的酶缺陷、基因缺陷及遗传方式

疾病	酶缺陷	基因	基因定位	遗传方式
Ⅰ型	α-L-艾杜糖苷酶	*IDUA*	4q16.3	AR
Ⅱ型	艾杜糖醛酸-2-硫酸酯酶	*IDS*	Xq28	XL
ⅢA 型	乙酰肝素 N-硫酸酯酶	*SGSH*	17g25.3	AR
ⅢB 型	α-N-乙酰氨基葡萄糖苷酶	*NAGLU*	17q21.2	AR
ⅢC 型	乙酰辅酶 A：α-氨基葡糖苷乙酰转移酶	*HGSNAT*	8p11.2～p11.1	AR
ⅢD 型	N-乙酰氨基葡糖 6-硫酸酯酶	*GNS*	12q14.3	AR
ⅣA 型	半乳糖胺-6-硫酸酯酶	*GALNS*	16q24.3	AR
ⅣB 型	β-半乳糖苷酶	*GLB1*	3p22.3	AR
Ⅵ型	芳基硫酸酯酶 B	*ARSB*	5q14.1	AR
Ⅶ型	B-葡糖醛酸糖苷酶	*GUSB*	7q11.21	AR
Ⅸ型	透明质酸酶	*HYAL1*	3p21.31	AR

注：AR：常染色体隐性遗传；XL：X 连锁遗传。

鞘脂包括糖鞘脂和神经鞘磷脂，基本组成成分为神经酰胺，神经酰胺与磷酸胆碱（或磷酸乙醇胺）组成神经鞘磷脂。鞘脂是细胞膜的主要成分，对神经组织尤为重要。鞘脂贮积症包括戈谢病、尼曼-皮克病 A 和 B 型、异染性脑白质营养不良、球形脑白质营养不良、GM1 神经节苷脂贮积症、GM2 神经节苷脂贮积症（包括 Tay-Sachs 病、Sandhoff 病）、法布雷病等。

除黏多糖贮积症Ⅱ型和法布雷病以外的其他溶酶体病为常染色体隐性遗传病，父母均为携带者，每一次生育胎儿有 25%的可能性患病，与性别无关。在先证者致病基因变异明确的基础上，母亲再次妊娠时通过胎盘绒毛或羊水细胞的基因分析可进行产前诊断。

黏多糖贮积症Ⅱ型为 X 连锁遗传病，男性半合子发病，母亲多为携带者，再次妊娠时通过胎盘绒毛或羊水细胞的基因分析可进行产前诊断。如果先证者为新发变异，母亲未检测到致病变异，应警惕生殖细胞嵌合[1-3]。

植入前遗传学诊断是可选的方法，植入不含致病基因型的胚胎，但也需要进行产前诊断。

一、黏多糖贮积症Ⅰ型

黏多糖贮积症Ⅰ型（mucopolysaccharidosis type Ⅰ，MPSⅠ）为常染色体隐性遗传病，国外报道发病率约为 1/100 000，我国尚无确切的发病率研究。

【病因】　系由于编码 α-L-艾杜糖苷酶（α-L-iduronidase）基因 *IDUA* 变异所致的疾病，α-L-艾杜糖苷酶缺乏，机体多种组织硫酸皮肤素和硫酸类肝素贮积，骨骼、脑、肝、心脏、眼等多脏器损害。*IDUA* 基因位于 4p16.3，含有 14 个外显子，长约 19kb。*IDUA* 等位基因的频率因种族人群而异[4,5]。

【临床表现】　根据病情的严重程度分为 3 个亚型，Hurler 综合征最严重，发病早，症状重，伴神经系统损害，常于 10 岁以内死于心力衰竭及呼吸衰竭；Scheie 综合征最轻，一般在 3～10 岁发病，症状轻，智力正常；中间型为 Hurler-Scheie 综合征。

患儿出生时一般无明显颜面特征，严重型婴儿期常出现脐疝和腹股沟疝，半岁以后出现脊柱后凸，1 岁左右呈现粗陋面容、舟状头颅、角膜混浊、鼻梁低平、口唇肥大外翻、牙齿小而稀疏、关节僵硬、关节挛缩、腹部膨隆、肝脾大等，进行性加重。1 岁半左右出现智力发育落后、矮小。部分患儿伴视力、听力损害，易患中耳炎和呼吸道感染[4,5]。

【诊断】　根据患儿的临床表现、α-L-艾杜糖苷酶活性明显降低、特征性影像学检查等即可诊断，基因分析有助于确诊及产前诊断[4,5]。

33 章

1. 尿液黏多糖代谢物分析 甲苯胺蓝试验呈阳性或强阳性，定量分析可以发现黏多糖排出量增加，电泳可见硫酸皮肤素和硫酸类肝素条带。

2. 酶活性测定 外周血白细胞、干血斑或皮肤成纤维细胞 α-L-艾杜糖苷酶活性明显降低。

3. 骨骼损害 头颅大，呈长型，X 线检查显示多发骨发育不良，颅骨板增厚，蝶鞍底部呈 J 形；锁骨中 1/3 增厚，锁骨近端增宽远端变细；肋骨似"飘带样"；胸腰椎椎体发育不良，呈"鸟嘴样"突起，各指骨似"子弹头"样改变。

4. 基因分析 *IDUA* 双等位基因致病变异。

【治疗与预后】

1. 造血干细胞移植 对于重型患儿，若能在 2 岁前进行造血干细胞移植，能改变疾病的自然进程，促进身高增长，改善脏器功能，特别是神经功能，但对已经发生的心脏瓣膜病变、角膜病变效果不明显[6]。

2. 酶替代治疗 对于智力正常的轻型患儿首选酶替代治疗。重型患儿在进行造血干细胞移植的围手术期也应该进行酶替代治疗，安全性好，但价格昂贵[4,5]。

3. 基因治疗 尚处于研究阶段。

4. 对症支持治疗 康复治疗、心瓣膜置换、疝修补术、人工耳蜗、角膜移植等治疗，改善患儿的生活质量。

5. 预后 早期诊断、早期治疗可改善预后。新生儿筛查是早期诊断的重要方法。

二、黏多糖贮积症Ⅱ型

黏多糖贮积症Ⅱ型(mucopolysaccharidosis type Ⅱ，MPS Ⅱ)又称 Hunter 综合征，是临床最常见的黏多糖贮积症，为 X 连锁遗传病。不同国家和地区的发病率有差异，白种人发病率约在 1/166 000。亚洲国家黏多糖贮积症Ⅱ型发病率较其他型高，约占黏多糖贮积症的 50%，男性发病为主，女性较少[7]。

【病因】 是由于艾杜糖醛酸-2-硫酸酯酶(iduronate-2-sulfatase，IDS)缺乏所致黏多糖贮积症。*IDS* 基因位于染色体 Xq28，含有 9 个外显子，长约 24kb，在距离 *IDS* 基因的端粒方向 30kb 的 *IDS2* 为假基因。*IDS* 基因变异导致艾杜糖醛酸-2-硫酸酯酶缺乏，硫酸皮肤素及硫酸类肝素降解障碍，贮积在溶酶体内，损害骨骼、脑、肝、脾等多器官功能。各国患者基因变异谱不同[7]。

【临床表现】 根据患儿是否合并智力损害，MPS Ⅱ分为两型，即智力受累的重型(A 型)及智力正常的轻型(B 型)，轻型约占 30%。重型患儿类似黏多糖贮积症Ⅰ型的 Hurler 病，粗陋面容，关节僵硬，爪形手，肝脾大，矮小，一些患儿合并呼吸系统损害、复发性腹股沟斜疝、心脏瓣膜病。与黏多糖贮积症Ⅰ型不同，Ⅱ型患儿角膜无混浊，可能合并色素性视网膜炎、听力损害，病情进展稍慢，多动，较常见攻击行为。一些患儿出现皮肤结节或鹅卵石样改变。轻型患儿寿命较长，易患呼吸道感染，通气障碍[7,8]。

【诊断】 MPS Ⅱ的诊断不能单独根据临床表现，需根据疾病的严重程度、症状、体征、酶学和基因分析综合判断[7,8]。

1. 临床特点 随时间演变，在 18 个月至 4 岁常见表现是身材矮小、肝脾大、关节挛缩、面容粗糙、反复耳/鼻窦感染及脐疝等。

2. 骨骼损害 类似黏多糖贮积症Ⅰ型改变，X 线检查发现多发性骨质疏松、骨关节损害。

3. 尿黏多糖定性及定量试验 甲苯胺蓝试验阳性，尿中出现大量硫酸皮肤素和硫酸类肝素。

4. 外周血白细胞、皮肤成纤维细胞艾杜糖-2-硫酸酯酶活性明显降低。

5. 基因检测 *IDS* 基因致病变异。

【治疗与预后】

1. 骨髓移植 一些患儿经过造血干细胞移植治疗后症状及体征改善。

2. 酶替代治疗 是黏多糖贮积症Ⅱ型轻型的有效治疗方法。

3. 对症治疗 如心脏瓣膜置换，人工耳蜗等。

4. 如果不能早期、正确治疗，预后不良。

三、黏多糖贮积症Ⅲ型

黏多糖贮积症Ⅲ型(mucopolysaccharidosis type Ⅲ，MPS Ⅲ)又称 Sanfilippo 综合征，是较罕见的黏多糖贮积症，为常染色体隐性遗传病，特征是硫酸类肝素在组织中沉积[9]。

【病因】 MPSⅢ的四个亚型病因不同。MPS ⅢA 型是由于 *SGSH* 基因变异引起溶酶体乙酰肝素-N-硫酸酯酶缺乏；MPS ⅢB 型为 *NAGLU* 基因变异引起 N-乙酰氨基葡萄糖苷酶缺乏；MPS ⅢC 型是由于 *HGSNAT* 基因变异导致乙酰 CoA-α-葡萄糖胺-N-乙酰转移酶缺乏；MPS ⅢD 型是由于 *GNS* 基因变异引起 N-乙酰-氨基葡萄糖苷-6-硫酸酯酶缺乏。MPS ⅢA 型和 MPS ⅢB 型相对常见[9]。

与其他类型的黏多糖贮积症相似，黏多糖贮积症Ⅲ型患儿不能完全降解硫酸类肝素，聚集在全身组织，导致神经、骨骼、肝、脾等多脏器损害[9]。

【临床表现】 患儿出生时一般正常，躯体异常较轻，轻度的骨骼畸形及肝脾大，常在 2~3 岁左右智力及运动倒退、发育迟缓。10 岁左右神经症状明显，交流障碍，癫痫发作。与黏多糖贮积症其他类型相比，Ⅲ型患儿智力受损严重，睡眠障碍、行为异常明显，骨骼和关节及生长损害较轻，角膜清亮。大部分患儿有多毛，无明显的粗陋面容，部分患儿肝脾大[9]。

【诊断】 虽然酶缺陷不同，但四型患儿的症状类似，临床上难以区分，需依靠酶和基因分析确诊。

1. 尿黏多糖定性及电泳 甲苯胺蓝试验阳性，可检测出较多硫酸类肝素。

2. 外周血白细胞酶、成纤维细胞活性检查 患儿相应的酶活性明显降低。

3. X 线检查 骨骼损害类似黏多糖贮积症Ⅰ型，骨关节病变较轻。

4. 基因诊断 *SGSH*、*NAGLU*、*HGSNAT*、*GNS* 基因分别导致 MPS ⅢA、MPS ⅢB、MPS ⅢC、MPS ⅢD 四种亚型，检出双等位基因杂合变异有诊断价值。

【治疗与预后】 目前尚无特异性药物治疗方法，预后不良，一般能存活到 10 岁以上。

四、黏多糖贮积症Ⅳ型

黏多糖贮积症Ⅳ型（mucopolysaccharidosis type Ⅳ，MPS Ⅳ）又称 Morquio 综合征，为常染色体隐性遗传病。我国黏多糖贮积症患儿中，MPS ⅣA 型发病率较高，仅次于黏多糖贮积症Ⅱ型，MPS ⅣB 型罕见[10]。

【病因】 Morquio 综合征为常染色体隐性遗传代谢病，根据致病基因缺陷的不同，分为两型。MPS ⅣA 型由于编码 N-乙酰半乳糖胺-6-硫酸酯酶（N-Acetylgalactosamine 6-Sulfatase，GALNS）的 *GALNS* 基因变异所致，*GALNS* 基因定位于 16q24.3，含有 14 个外显子，长约 50kb。MPS ⅣB 型是由于编码 β-半乳糖苷酶（β-galactosidase，GLB）的 *GLB1* 基因变异所致，*GLB1* 基因定位于 3p22.3，包含 16 个外显子，长约 62.5kb。乙酰葡萄半乳糖胺-6-硫酸酯酶和 β-半乳糖苷酶缺乏导致患儿溶酶体硫酸角质素和 6-硫酸软骨素不完全降解，引起骨骼、角膜等脏器病变[10]。

【临床表现】 黏多糖贮积症Ⅳ型的特征是脊柱-干骺端发育不良。患儿智力正常，1~2 岁后体格生长迟缓、矮身材、进行性骨骼畸形及步态异常、常有鸡胸、肋骨外翻、颈短，腕关节松弛，随着疾病进展，X 形腿逐渐明显。

黏多糖贮积症ⅣA 型和ⅣB 型临床表现无明显区别，ⅣB 型相对较轻，随着年龄增大，出现角膜混浊、青光眼、轻度肝脾大、心瓣膜病变[10]。

【诊断】 根据患儿矮小、骨骼畸形等临床表现，参考骨骼影像学改变、外周血白细胞 N-乙酰半乳糖胺-6-硫酸酯酶或 β-半乳糖苷酶活性下降可确诊，基因分析有助于分型及产前诊断[10]。

1. 骨骼损害　多发性骨发育不全，骨骼变化较其他黏多糖贮积症更严重。

2. 尿黏多糖定性及电泳　硫酸角质素、6-硫酸软骨素增高。

3. 外周血白细胞 N-乙酰半乳糖胺-6-硫酸酯酶或 β-半乳糖苷酶活性下降。

4. 基因检测　*GALNS* 或 *GLB1* 双等位基因致病变异。

【治疗与预后】

1. 治疗

（1）骨髓移植：一些患儿经过造血干细胞移植治疗后症状获得了改善。

（2）酶替代治疗：静脉补充基因重组酶，可改善骨骼病变。

（3）对症治疗：如矫形、角膜移植等。

2. 预后 如果不能早期、正确治疗，预后不良。

五、黏多糖贮积症Ⅵ型

黏多糖贮积症Ⅵ型（mucopolysaccharidosis type Ⅵ，MPS Ⅵ）又称 Maroteaux-Lamy 综合征或马-兰综合征，为常染色体隐性遗传病。不同人群发病率差别较大，德国的发病率约为 1/433 000，但德国的土耳其移民中发病率为 1/43 000，澳大利亚发病率为 1/320 000，我国研究较少[11-13]。

【病因】 MPSⅥ是由于 N-乙酰半乳糖胺-4-硫酸酯酶（N-acetylgalactosamine-4-sulfatase，ARSB，又称芳香硫酸酯酶 B）缺陷导致的黏多糖贮积症，*ARSB* 基因位于染色体 5q14.1，含 8 个外显子，长约 206kb。*ARSB* 基因变异导致 N-乙酰半乳糖胺-4-硫酸酯酶活性缺乏，硫酸皮肤素降解不完全，导致骨骼、角膜、心脏瓣膜、肝脾等器官损害[11-13]。

【临床表现】 绝大多数患儿智力正常，面容粗陋，身材矮小，肝脾大，关节僵硬，骨发育不全，角膜混浊。重型患儿出生时或 1~3 岁发病，矮小，骨骼畸形，心脏瓣膜改变，早期即可出现角膜混浊，多于 20 岁前死于心肺功能衰竭。轻型患儿发病较晚，面容及骨骼畸形等体征不明显或较轻,多见髋关节发育不良,鸭步样步态,伴骨关节疼痛,一般可存活到20岁以上[11-13]。

【诊断】 根据患儿典型的粗陋面容、矮小、关节僵硬等临床表型,结合影像学改变及血白细胞N-乙酰半乳糖胺-4-硫酸酯酶活性降低可诊断,基因分析有助于确诊及产前诊断[11-13]。

1. X线检查 骨骼病变类似其他黏多糖贮积症。

2. 尿黏多糖分析 甲苯胺蓝试验阳性,硫酸皮肤素排出增多。

3. 外周血白细胞N-乙酰半乳糖胺-4-硫酸酯酶活性降低。

4. 基因检测 *ARSB*基因检出纯合或复合杂合致病变异具有确诊价值。

【治疗】

1. **酶替代治疗** 是较理想的治疗方法。

2. **骨髓移植** 对缓解病情有一定的治疗效果。

3. **对症治疗** 如角膜移植、心脏瓣膜移植等。

六、黏多糖贮积症Ⅶ型

黏多糖贮积症Ⅶ型(mucopolysaccharidosis type Ⅶ, MPS Ⅶ)又称Sly综合征,为黏多糖贮积症中少见的类型,属于常染色体隐性遗传病,国内外均缺乏发病率研究数据[14,15]。

【病因】 为β-葡糖醛酸糖苷酶(glucuronidase,GUSB)缺乏导致的黏多糖贮积症,β-葡糖醛酸糖苷酶是一种溶酶体水解酶,参与含葡糖醛酸的糖胺聚糖降解。*GUSB*基因位于染色体7q11.21,含12个外显子,长21kb,*GUSB*基因变异导致β-葡糖醛酸糖苷酶活性缺乏,三种黏多糖(硫酸皮肤素、硫酸乙酰肝素和硫酸软骨素)降解障碍,肝脾、骨骼及神经系统进行性损害[14,15]。

【临床表现】 个体差异显著,主要特点是骨关节畸形,一些患儿伴角膜混浊、肝脾大和智力障碍。严重者于胎儿时期发病,胎儿水肿,生后呼吸困难,肝脾大,多脏器损害,多于新生儿期至婴儿期死亡。轻者为晚发型,智力正常,以骨骼损害为主,可存活至50岁左右。多数患儿表现为中间型,进行性骨关节损害、体格发育落后、骨骼畸形、面部粗陋、大头、短颈、鸡胸、四肢屈曲挛缩、脊柱侧弯、脊柱后凸畸形、髋臼发育不良、马蹄足。

患儿常合并多系统损害,如腹股沟疝、脐疝、肝脾大、心脏瓣膜异常、动静脉畸形、听力障碍、角膜混浊、反复呼吸道感染、多毛、肌张力低下、认知障碍、脑积水、智力运动障碍[14,15]。

【诊断】 根据临床表型、多发性骨发育不良、尿黏多糖增加、血白细胞β-葡糖醛酸糖苷酶活性明显降低及基因分析可确诊[14,15]。

1. **X线检查** 可发现与其他黏多糖贮积症类似的骨骼损害。

2. **尿黏多糖分析** 甲苯胺蓝试验阳性,硫酸皮肤素、硫酸乙酰肝素和硫酸软骨素显著增高。

3. **酶活性分析** 外周血白细胞β-葡糖醛酸糖苷酶活性降低。

4. **基因分析** *GUSB*双等位基因致病变异。

【治疗与预后】 目前尚无针对性药物治疗,对症治疗、支持性护理和并发症的治疗对延长生命、改善生存质量至关重要。国外一些机构尝试进行了造血干细胞移植治疗和酶替代治疗研究。

七、戈谢病

戈谢病(gaucher disease)又称葡萄糖神经酰胺贮积症,为常染色体隐性遗传病。戈谢病是较常见的溶酶体贮积症之一,其发病率在不同种族间有很大差异,我国关于戈谢病的研究以Ⅰ型为主,Ⅱ型报道很少,上海交通大学医学院附属新华医院10万新生儿筛查结果显示,戈谢病在中国发病率约为1/80 855[16,17]。

【病因】 戈谢病是由于溶酶体葡糖脑苷脂酶(glucocerebrosidase,GBA;又称为酸性β-葡糖苷酶)缺乏所致,葡糖脑苷脂酶缺乏导致其底物葡糖神经酰胺(也称为葡糖脑苷脂)及其脂质代谢产物在巨噬细胞溶酶体内蓄积,肝、脾、骨骼、肺及脑组织病变。*GBA*基因位于染色体1q22,包含11个外显子,*GBA*基因下游16kb处存在一个假基因[16,17]。

【临床表现】 戈谢病受累组织器官广泛,常表现为多脏器受累,临床症状多样,轻重不同,差异显著。常见症状为脾大、肝大、贫血、血小板减少、骨痛、神经系统病变、生长发育落后等,仅凭临床症状诊断困难,需依赖酶学及基因分析才能确诊[16,17]。

根据神经系统是否受累,戈谢病主要分为三型,其他少见的亚型尚有围产期致死型、心血管型等。

1. **Ⅰ型(非神经病变型)** 为最常见的亚型,无原发性中枢神经系统损害,各年龄段均可发病。主要脏器表现为肝脾大,尤以脾大显著,可伴脾功能亢进,甚至出现脾梗死、脾破裂等。血液学主要异常为贫血及血小板减少。多数患儿有骨骼受累,急性或慢性骨痛,严重者出现骨危象(严重骨痛急性发作,伴发热及白细胞增高、血沉加快)。部分患儿可有间质性肺病、肺动脉高压等。此外,还有糖和脂类代谢异常、多发性骨髓瘤等恶性肿瘤发病风险增高、胆石症、免疫系统异常等。

2. Ⅱ型(急性神经病变型) 除与Ⅰ型相似的肝脾大、贫血、血小板减少等表现外,合并急性神经系统损害,延髓麻痹、动眼障碍、癫痫发作、角弓反张等症状迅速进展,精神运动发育落后,2~4岁前死亡。

3. Ⅲ型(慢性或亚急性神经病变型) 早期表现与Ⅰ型相似,逐渐出现神经系统异常,病情进展缓慢,寿命可较长。常有动眼神经受累、眼球运动障碍,并有共济失调、角弓反张、癫痫、肌阵挛、发育迟缓。在未出现神经系统症状之前,与Ⅰ型很难区分。

【诊断】 参考不明原因的肝脾大、贫血、血小板减少、骨痛、神经系统损害等临床表现,结合骨髓特征性"戈谢细胞"、葡糖脑苷脂酶活性缺乏或*GBA*基因变异,可确诊[16,17]。

1. 常规检验 可有贫血及血小板减少。

2. 骨髓形态学检查 可见充满脂质的巨噬细胞,为特征性"戈谢细胞",需注意假阳性及假阴性。

3. 外周血白细胞或皮肤成纤维细胞葡糖脑苷脂酶活性缺乏 低于正常值的30%是诊断戈谢病的金标准。壳三糖酶是一种几丁质酶,是戈谢细胞过表达的一种"替代"型巨噬细胞活化的标志物。与正常人及某些溶酶体病患儿相比,戈谢病患儿血浆壳三糖酶活性显著升高,是目前戈谢病诸多生物标记物中升高最显著的一种。

4. 基因分析 *GBA*双等位基因致病变异,需注意假基因。

【治疗与预后】

1. 酶替代治疗 补充葡糖脑苷脂酶为Ⅰ型戈谢病治疗的主要方法,需终身用药。伊米苷酶(imiglucerase)是国内可获得的特异性治疗药物。

2. 非特异性治疗 根据患儿的临床表现对症治疗。贫血患儿可补充维生素B_{12}及铁剂,必要时输血以纠正贫血或血小板减少。骨骼病变的处理包括止痛、理疗、处理骨折、人工关节置换等,并可辅助钙剂及双膦酸盐治疗骨质疏松。

3. 探索性治疗 底物减少疗法、分子伴侣疗法、干细胞移植、肝移植及基因治疗等尚待研究。

八、尼曼-皮克病

尼曼-皮克病(Niemann-Pick disease)是一组由于鞘磷脂沉积导致的溶酶体贮积症,分为三型,均为罕见的常染色体隐性遗传病[18]。

【病因】 尼曼-皮克病A、B型是由于*SMPD1*基因变异导致酸性鞘磷脂酶缺陷,鞘磷脂广泛蓄积在单核巨噬细胞系统及中枢神经系统。*SMPD1*基因位于11p15.4,含有6个外显子。C型为*NPC1*或*NPC2*基因变异导致的胆固醇转运及代谢障碍,引起细胞内未酯化的胆固醇蓄积。*NPC1*基因位于18q11.2,含有25个外显子,长约47kb。*NPC2*基因位于14q24.3,含有5个外显子[19]。

【临床表现】

1. A型(神经型) 出生后数周内出现喂养困难,肌力和肌张力低下,体重不增,反复呕吐、腹泻等。3~6个月时出现肝脾大和淋巴结肿大,精神运动倒退,听力、视力下降,惊厥。皮肤有棕黄色素沉着。约半数患儿可见眼底樱桃红斑。病情进展迅速,多数于3岁前死亡。

2. B型(肝脾型) 内脏受累严重,较少累及中枢神经系统。发病较A型稍晚,常见脾大,然后出现肝大。患儿身材矮小,肺部因弥漫性浸润而容易发生感染。

3. C型 主要表现为神经系统及内脏(肝、脾、肺)损害。常见眼球运动异常、学习障碍、智力倒退、共济失调、构音障碍等。内脏损害包括围产期水肿、胆汁淤积症、肝脾大、呼吸衰竭等。个体差异显著,根据发病年龄分为围生期型、早期婴儿型、晚期婴儿型、青少年型、成人型。

【诊断】 根据患儿神经系统受累表现、肝脾大、黄疸、骨髓细胞检测及酶活性测定明显降低及基因分析可以确诊。

1. 常规检验 一些患儿血小板减少甚至全血细胞减少,肝功能异常。

2. 细胞形态学异常 骨髓、脾、肝脏等组织可见特征性泡沫细胞,病程较长者可见"海蓝细胞"。C型患儿成纤维细胞Filipin染色镜下可见核周溶酶体强荧光信号,是确诊尼曼-皮克C型的方法。

3. 酶活性检测 A、B型患儿白细胞及皮肤成纤维细胞酸性鞘磷脂酶活性减低,C型患儿血浆壳三糖苷酶活性可轻度增高。

4. 基因分析 *SMPD1*、*NPC1*及*NPC2*基因变异分析有助于患儿确诊、家系成员的携带状态确认、遗传咨询及产前诊断。

【治疗与预后】

1. 对症治疗 控制感染,缓解呼吸困难,抗癫痫药控制惊厥,抗胆碱能药物改善肌张力障碍及震颤,输注血小板,镇静及抗惊厥治疗,保证营养供给。

2. 酶替代治疗 尚在研究中。

3. 底物减少疗法 鞘磷脂合成抑制剂美格鲁特可

缓解C型症状,延缓进展。

（张惠文）

参考文献

[1] 梁雁,罗小平. 提高对溶酶体贮积症诊断与治疗的认识. 中华儿科杂志 2021,59(6):435-438.

[2] PLATT FM,d'AZZO A,DAVIDSON BL,et al. Lysosomal storage diseases. Nat Rev Dis Primers,2018,4:27.

[3] KHAN SA,PERACHA H,BALLHAUSEN D,et al. Epidemiology of mucopolysaccharidoses. Mol Genet Metab. 2017,121(3):227-240.

[4] HAMPE CS,EISENGART JB,LUND TC,et al. Mucopolysaccharidosis Type I:A Review of the Natural History and Molecular Pathology. Cells. 2020,9(8):1838.

[5] PARINI R,DEODATO F,Di ROCCO M,et al. Open issues in Mucopolysaccharidosis type I-Hurler. Orphanet J Rare Dis. 2017,12(1):112.

[6] TAYLOR M,KHAN S,STAPLETON M,et al. Hematopoietic Stem Cell Transplantation for Mucopolysaccharidoses:Past, Present,and Future. Biol Blood Marrow Transplant. 2019,25(7):e226-e246.

[7] 中华医学会儿科学分会内分泌遗传代谢学组. 黏多糖贮积症Ⅱ型临床诊断与治疗专家共识. 中华儿科杂志 2021,59(6):446-451.

[8] 李奕颖,梅世月,孔祥东,等. 黏多糖贮积症Ⅱ型家系IDS基因的突变分析. 中华医学遗传学杂志,2017,34(1):58-60.

[9] BENETÓ N,VILAGELIU L,GRINBERG D,CANALS I. Sanfilippo Syndrome:Molecular Basis,Disease Models and Therapeutic Approaches. Int J Mol Sci. 2020,21(21):7819.

[10] 中华医学会儿科学分会内分泌遗传代谢学组,中国医师协会医学遗传医师分会临床生化遗传专业委员会,中国医师协会青春期医学专业委员会临床遗传学组. 黏多糖贮积症ⅣA型诊治共识. 中华儿科杂志,2021,59(5):361-367.

[11] HARMATZ P,SHEDIAC R. Mucopolysaccharidosis Ⅵ:pathophysiology,diagnosis and treatment. Front Biosci(Landmark Ed),2017,22:385-406.

[12] 梁庭溢,许宇,赵培泉. Maroteaux-Lamy综合征伴眼部异常一例. 中华眼底病杂志,2018,34(1):73-74.

[13] OUSSOREN E,BESSEMS JHJM,POLLET V,et al. A long term follow-up study of the development of hip disease in Mucopolysaccharidosis type Ⅵ. Mol Genet Metab,2017,121(3):241-251.

[14] 丁圆,李东晓,刘玉鹏,等. 黏多糖贮积症Ⅶ型1例患儿的临床与GUSB基因分析及其同胞的产前诊断. 中华实用儿科临床杂志,2016,31(8):604-608.

[15] FOX JE,VOLP L,BULLARO J,et al. First human treatment with investigational rhGUS enzyme replacement therapy in an advanced stage MPS Ⅶ patient. Mol Genet Metab,2015,114(2):203-208.

[16] 中国儿童戈谢病诊治专家共识(2021)中华医学会儿科学分会内分泌遗传代谢学组 中华医学会儿科学分会血液学组 中华医学会医学遗传学分会 中国罕见病联盟 中华儿科杂志,2021,59(12):1025-1031. DOI:10. 3760/cma. j. cn112140-20210611-00494.

[17] 张威,解恩博,滕大洪,等. 肝移植治疗Ⅰ型戈谢病一例. 中华器官移植杂志,2021,42(8):490-493.

[18] ERDÖS M. Niemann-Pick disease:own observations and new therapeutic options. Orv Hetil. 2021,162(2):74-80.

[19] HAMMOND N,MUNKACSI AB,STURLEY SL. The complexity of a monogenic neurodegenerative disease:More than two decades of therapeutic driven research into Niemann-Pick type C disease. Biochim Biophys Acta Mol Cell Biol Lipids. 2019,1864(8):1109-1123.

第10节 过氧化物酶体病

一、概述

过氧化物酶体(peroxisome)是一种圆形或卵圆形胞质细胞器,含有50多种酶,主要是氧化酶、过氧化物酶。成熟的过氧化物酶体经分裂形成子代过氧化物酶体,再经装配形成成熟的过氧化物酶体。

过氧化物酶体病是一类由于过氧化物酶体功能缺陷导致的疾病,主要分为两类:

1. 过氧化物酶体生物发生障碍 因多种*PEX*基因变异引起peroxins异常,导致过氧化物酶体生成障碍、蛋白的转运和导入异常,主要表现为过氧化物酶体功能的完全丧失。根据致病基因的不同分为两类:一类为Zellweger系列病,包括Zellweger(肝脑肾)综合征、新生儿肾上腺脑白质营养不良、婴儿Refsum病以及高哌可酸血症,具有相似的生化缺陷,临床表现类似,其中典型的Zellweger综合征最重,婴儿Refsum病临床表现最轻;

另一类为 *PEX7* 基因变异所致，称为肢根斑点状软骨发育异常1型。

2. 单个过氧化物酶体酶缺陷　患儿过氧化物酶体生物发生正常，因过氧化酶体中单个酶蛋白的功能缺陷，导致某一种或几种物质的代谢缺陷[1,2]。

二、X连锁肾上腺脑白质营养不良

X连锁肾上腺脑白质营养不良（X-linked adrenoleukodystrophy）是一种罕见的遗传代谢病，为过氧化物酶体病中最常见的类型，为X连锁遗传病。多为男性患病，男性发病率为1/50 000～1/20 000，约20%的女性携带者可出现相对较轻的神经系统损害[3,4]。

【病因】　X连锁肾上腺脑白质营养不良是由于 *ABCD1* 基因变异导致过氧化物酶体极长链脂肪酸降解障碍，在中枢神经系统、肾上腺皮质和睾丸间质细胞等组织聚集，导致脏器功能进行性损害。*ABCD1* 基因位于Xq28，由10个外显子组成，已发现多种变异，迄今研究未发现基因型与临床表型之间明确的相关性[3,4]。

【临床表现】　X连锁肾上腺脑白质营养不良患儿临床表现多样，可从学龄期到成年发病，多数患儿表现为进行性神经系统损害，大部分伴有肾上腺皮质功能减退，约10%的患儿仅表现为肾上腺皮质功能减退。根据起病年龄、受累部位、进展速度等不同，男性患儿分为七型[3,4]：

1. 儿童脑型　约占所有X连锁肾上腺脑白质营养不良患儿的35%，多于4～8岁起病。患儿学习能力下降，智力及运动倒退，行为异常，约20%的患儿合并癫痫，进行性加重。多数患儿伴肾上腺皮质功能减退。

2. 青少年脑型　起病年龄为11～21岁，视力损害是最常见的首发症状，临床表现与儿童脑型相似，疾病进展稍慢。

3. 肾上腺脊髓神经病型　多见于20～40岁成年男性，脊髓功能障碍，进行性下肢运动障碍，僵直，无力，括约肌控制异常，性功能障碍。部分患者伴肾上腺皮质功能减退，病情进行性加重。根据是否合并脑白质脱髓鞘病变，分为单纯肾上腺脊髓神经病型和脑-肾上腺脊髓神经病型两个亚型。

4. 成人脑型　约占所有X连锁肾上腺脑白质营养不良者的2%～3%，不伴脊髓损害的症状，临床表现与儿童脑型相似，病情进展快于儿童脑型。

5. 橄榄-脑桥-小脑型　为罕见类型，可在青少年或成人期发病，以进行性协调障碍和共济失调为主要表现。

6. 单纯Addison病　约10%的男性患者仅表现为肾上腺皮质功能减退，于2岁到成年期起病，乏力、恶心、呕吐等。大多数在中年发展为肾上腺脊髓神经病型。

7. 无症状型　仅有 *ABCD1* 基因异常及生化改变，无神经系统和内分泌系统异常，部分患者伴头颅MRI异常，多见于有先症者的家系成员通过筛查确诊，可能是迟发型，需要观察。

8. 女性携带者　20%左右的女性携带者出现症状，以外周神经病变和脊髓病变为主。90%的患者60岁以后出现轻至中重度的痉挛性下肢瘫痪，括约肌控制异常和深浅感觉异常。罕见肾上腺皮质功能减退症和脑功能障碍。

【诊断】　以男性患儿多见，典型表现为智力运动倒退、视力损害、听力减退、肾上腺皮质功能减退，血清二十六烷酸显著增高，参考脑脊髓磁共振成像及基因分析确诊[3-5]。

1. 血清极长链脂肪酸谱分析　二十六烷酸、二十四烷酸显著增高，二十六烷酸/二十四烷酸比值增高。

2. 脑、脊髓MRI异常　脑白质多呈对称性长 T_1、长 T_2 信号，脑干皮质脊髓束受累，并可累及胼胝体压部、小脑及脑干。病灶多由后头部开始，依次累及枕、顶、颞，增强扫描病灶周边呈“蝴蝶”状强化，与疾病进展相关。脊髓MRI可见脊髓萎缩。

3. 肾上腺皮质功能异常　血浆ACTH浓度升高，皮质醇水平正常或降低，24小时尿17-羟类固醇和17-酮类固醇减少。

4. 基因分析　男性患儿 *ABCD1* 基因半合子致病变异，女性携带者可检测到杂合变异。

【治疗与预后】　针对不同的表型，选用不同的治疗方案，预后亦不同[3-5]。

1. 造血干细胞移植　适用于中枢神经系统早期损害、尚无神经精神症状的患儿。已经发生重度神经损害的患儿疗效不良。

2. 皮质激素替代治疗　对肾上腺皮质功能不全的患儿，需给予氢化可的松替代治疗，但不能改善神经系统症状。

3. 对症与支持治疗　物理康复改善肢体运动功能，抗癫痫治疗，护理，饮食及营养支持治疗。

如果不能早期治疗，患儿预后不良，脑型多于发病后6个月至2年内发展至终末期。以脊髓病变发病的患儿在数年至数十年内缓慢进展。单纯Addison型患儿多在中年时出现进行性脊髓病变。

【预防】　X连锁肾上腺脑白质营养不良为X连锁

遗传病,男性半合子发病,携带者母亲再次妊娠时通过胎盘绒毛或羊水细胞的基因分析可进行产前诊断。男性胎儿 50%的可能患病,女性胎儿 50%可能性为携带者。但是,由于 X 染色体失活,女性携带者也可能患病。

植入前遗传学诊断是可选择的方法,植入不含致病基因型的胚胎,但也需要进行产前诊断[3-5]。

三、脑肝肾综合征

脑肝肾综合征(Zellweger syndrome)是一种罕见的常染色体隐性遗传病,由于过氧化物酶体功能缺陷引起的累及多器官的严重疾病[3,6-7]。

【病因】 编码过氧化物酶体 peroxin 的 *PEX* 基因变异,导致过氧化物酶体组装障碍,机体所有组织细胞中过氧化物酶体缺如,过氧化物酶体功能完全丧失,导致脑、肝、肾等多脏器进行性损害。已知多种 *PEX* 基因变异可导致 Zellweger 综合征,包括 *PEX1*、*PEX2*、*PEX3*、*PEX5*、*PEX6*、*PEX10*、*PEX12*、*PEX13*、*PEX14*、*PEX16*、*PEX19* 和 *PEX26*,以 *PEX1* 基因变异最常见,约 68%的患儿为 *PEX1* 基因变异所致。*PEX1* 基因定位于 7q21.2,包含 24 个外显子[3,6-7]。

【临床表现】 Zellweger 综合征患儿病情危重,多在 6 个月内死亡,通常不发育或发育落后。常有面容异常(前额广阔、大囟门、枕部平坦、框上脊浅、小耳畸形、内眦赘皮、小下颌、颈部皮肤褶皱),智力运动落后,肌张力下降,感觉神经性耳聋,肝功能损害,白内障,青光眼,角膜混浊,色素沉着性视网膜病,视神经发育不良;多数患儿有肾囊肿,一些患儿合并多发畸形,如心脏畸形、肘外翻、四肢挛缩、马蹄内翻足、尿道下裂、隐睾、单脐动脉等[3,6-7]。

【诊断】 虽然 Zellweger 综合征患儿有较特殊的临床表现,如特殊面容、智力运动落后、癫痫发作等,但是缺乏特异性,必须通过生化和基因分析才能确诊[3,6-7]。

1. 生化分析 血清极长链脂肪酸增高,植烷酸升高。由于胆汁酸生成障碍,胆汁酸代谢中间产物如三羟甾胆固醇和二羟甾胆固醇升高。哌可酸代谢障碍导致血浆中哌可酸蓄积和尿中哌可酸排泄增多。

2. 影像学检查 MRI 常显示巨脑回、多小脑回、脑白质营养不良及髓鞘形成不全。X 线可见髌骨和髋臼点状钙化、长骨斑点状软骨发育异常。心脏彩超可见动脉导管未闭、室间隔缺损。腹部 B 超可见肝大、肾囊肿、多囊肾、输尿管扩张、肾积水等。

3. 基因分析 *PEX* 双等位基因致病变异。

【治疗与预后】 尚无有效治疗方法,以对症治疗为主。对喂养困难的患儿可给予鼻饲喂养,对抽搐患儿给予抗惊厥治疗。限制植烷酸摄入可使植烷酸水平恢复正常。口服胆酸和脱氧胆酸(各 100mg/d)可改善肝脏功能和神经精神系统。口服二十二碳六烯酸 250mg/d 可改善动作、语言功能和视觉诱发电位。这些治疗能降低血浆相应代谢产物水平,但临床疗效尚不清楚。对于合并白内障的患儿,需手术或佩戴眼镜。Zellweger 综合征预后不良,多于 1 岁内死亡[3,6-7]。

【预防】 Zellweger 综合征患儿父母多为杂合变异携带者,对于基因诊断明确的家系,母亲再生育时,可在妊娠 9~13 周采取胎盘绒毛膜或在 16~22 周抽取羊水,进行胎儿基因诊断。

植入前遗传学诊断也是可选择的方法,但需要进行产前诊断。

四、植烷酸贮积症

植烷酸贮积症(phytanic acid storage disease)即 Refsum 病,或多神经炎型遗传性运动失调症(heredopathia atactica polyneuritiformis),发病率约为 1/1 000 000,为罕见的常染色体隐性遗传代谢病[3,8-9]。

【病因】 由于植烷酰辅酶 A 羟化酶(phyanoyl-hydroxylase,PHYH)缺乏或酶再生系统辅助因子 PEX7 缺陷,过氧化物酶体植烷酸代谢障碍,导致表皮基底和基底上层脂质空泡形成,视网膜、周围神经、内耳、骨骼系统、皮肤、心脏和肾脏等多脏器损害。

约 90%的 Refsum 病患儿为 *PHYH* 基因变异所致。*PHYH* 基因编码植烷酸辅酶 A 羟化酶,位于染色体 10pter~p11.2,由 9 个外显子组成。约 10%的 Refsum 病患儿为 *PEX7* 基因变异所致,*PEX7* 基因编码酶再生系统辅助因子 PTS2 受体,定位于 6q22~24[3,8-9]。

【临床表现】 常在青少年时期发病,约 1/3 的患儿在 10 岁前出现症状。病程缓慢进展,进食过多。感染或妊娠等因素可导致病情恶化,死于呼吸衰竭或心力衰竭[3,8-9]。

1. 骨骼畸形 部分患儿发生骨关节病,掌骨和第四跖骨趾缩短最常见。

2. 缓慢进展的脏器损害 ①色素性视网膜炎:常为首发表现,视力障碍、夜盲症较常见,可有畏光、白内障、瞳孔缩小和光反应减弱等。②嗅觉障碍:从青年时出现嗅觉障碍。③耳聋:进行性听力下降是 Refsum 病的早期症状之一。④慢性多神经病:肢体无力,肌萎缩,呈“手套-袜子形”感觉减退,深腱反射减弱或消失。

3. 快速进展的症状 部分患儿步态不稳、乏力、肢体肌肉萎缩、感觉障碍、腱反射减弱。

4. 其他症状　部分患儿皮肤粗糙，鳞状增厚。ECG 检查可发现房室传导障碍，严重时发生心力衰竭和猝死。

【诊断】　主要诊断依据为视网膜色素变性、多发性周围神经病、小脑共济失调三大主要症状，结合生化指标和基因变异分析确诊，血浆植烷酸水平增高是诊断的关键[3,8-9]。

1. 常规检验　血浆植烷酸水平>200μmol/L，降植烷酸<2μmol/L，植烷酸/降植烷酸比值增加。

2. 影像学异常　X 线片骨骼变化。头颅 MRI 可见皮质脊髓束、小脑齿状核和胼胝体对称性改变。

3. 神经传导速度　非均匀减慢，为多发性神经脱髓鞘性改变所致。

4. 视网膜电图　严重异常。

5. 酶活性测定　皮肤成纤维细胞或淋巴细胞植烷酰辅酶 A 羟化酶活性降低。

6. 基因检测　*PHYH* 或 *PEX7* 双等位基因致病变异。

【治疗与预后】

1. 饮食治疗　需终身限制植烷酸，所有植烷酸均来源于饮食，需完全避免绿色植物，减少食用动物脂肪组织、牛肉、羊肉、乳制品，限制鱼类如金枪鱼、鳕鱼和黑线鳕，以减少不饱和脂肪酸。家禽、猪肉、水果和其他蔬菜可食用。饮食中应鼓励高碳水化合物饮食，以保证足够的热量。饮食治疗后血浆植烷酸水平下降缓慢，在数月后才明显改善。

2. 去血浆法或血浆置换　在饮食治疗初期或多神经病亚急性发作时，可考虑去血浆法或血浆置换，快速降低血液中的植烷酸。

对于 Refsum 病目前尚无有效的治疗方法，早期预防尤为重要。严格低植烷酸饮食或血浆置换可使血浆植烷酸浓度降低，缓解鱼鳞病、感觉神经病、共济失调等症状。未经治疗的患儿预后不良，大多失明，半数患儿在 30 岁前死亡。对患儿的同胞应进行筛查，以发现症状前或间歇期患儿，给予早期治疗[3,8-9]。

【预防】　Refsum 病为常染色体隐性遗传病，携带者父母每次生育时胎儿有 25%的可能患病，与性别无关。在先证者基因诊断明确的基础上，母亲再次妊娠时通过胎盘绒毛或羊水细胞的基因分析可进行产前诊断。

植入前遗传学诊断是可选择的方法，植入不含致病基因变异的胚胎，但也需要进行产前诊断。

（张尧）

参考文献

[1] STRADOMSKA TJ. Peroxisomal disorders. Postepy Biochem. 2018,64(4):359-367.

[2] 王燕敏，田国力，纪伟，等. 串联质谱法在过氧化物酶体病筛查中的应用. 浙江大学学报（医学版），2021，50(4)：481-486.

[3] 顾学范. 临床遗传代谢病，北京：人民卫生出版社，2015：267-269.

[4] ENG L, REGELMANN MO. Adrenoleukodystrophy in the era of newborn screening. Curr Opin Endocrinol Diabetes Obes. 2020,27(1):47-55.

[5] STRADOMSKA TJ, DRABKO K, MOSZCZYNSKA E, et al. Monitoring of very long-chain fatty acids levels in X-linked adrenoleukodystrophy, treated with haematopoietic stem cell transplantation and Lorenzo' s Oil. Folia Neuropathol, 2014, 52(2): 159-163.

[6] HEDJOUDJE A, TORRE S, BEKRI S, et al. Zellweger syndrome. Arch Pediatr, 2017, 24(7):689-691.

[7] GE MM, HU L, LI Z, et al. Novel compound heterozygous mutations in the PEX1 gene in two Chinese newborns with Zellweger syndrome based on whole exome sequencing. Clin Chim Acta, 2017, 470:24-28.

[8] 赵典，唐伟，张军. Refsum 病一例中国神经免疫学和神经病学杂志，2017，24(4)：298-299.

[9] WEINSTEIN R. Phytanic acid storage disease(Refsum' s disease): clinical characteristics, pathophysiology and the role of therapeutic apheresis in its management. J Clin Apher, 2015, 14(4):181-184.

第 11 节　线粒体病

线粒体病（mitochondrial diseases）是由于遗传性氧化磷酸化功能缺陷导致的一组疾病，ATP 合成障碍，也称为线粒体细胞病。线粒体基因或核基因突变均可以导致线粒体病的发生，遗传方式复杂，可呈常染色体显性、常染色体隐性、X 连锁、母系遗传或散发性发病。

对于线粒体病的研究可以追溯到 20 世纪中叶，

1931 年 Alpers 首先报道一例以大脑灰质受累为主的神经遗传性疾病 Alpers 病。1951 年 Leigh 首先描述了以脑干对称性坏死为特点的 Leigh 综合征。1958 年 Kearns 和 Sayre 等报道了 Kearns-Sayre 综合征(KSS),患儿表现为进行性眼外肌瘫痪,伴视网膜色素变性和心肌病。1962 年 Luft 等首次报道了一例以骨骼肌极度不能耐受疲劳为特点的患儿,证实病因为线粒体氧化磷酸化脱耦联,首次提出线粒体病的概念。1966 年 Shy 等报告了一例肌病儿童,肌肉线粒体形态学异常,发现线粒体聚集的肌细胞内,在肌纤维周边形成许多红染颗粒,称不整红边纤维(ragged red fiber,RRF),线粒体明显肿大或数目增多。20 世纪 70 年代,随着生化、酶组织化学和基因分析技术的发展,线粒体病诊断技术显著提高[1-3]。

1988 年发现线粒体 DNA(mtDNA)突变可导致线粒体病,为线粒体病研究的里程碑之一。Holt 等在线粒体肌病患儿中发现了 mtDNA 缺失,Wallace、管敏鑫等在 Leber 遗传性视神经病(Leber hereditary optic neuropathy,LHON)患者中发现 mtDNA 蛋白编码基因的点突变。其后陆续报道了大量的 mtDNA 突变,迄今已发现几百种 mtDNA 致病性突变。除了 mtDNA 突变外,还相继发现一些核基因突变引起的线粒体病,逐渐了解线粒体病的病因(表 33-19)[1-3]。

表 33-19 已知线粒体病的主要类型

综合征	基因突变	RRF	高乳酸血症
线粒体肌病	*mtDNA 3250*	+	-
CPEO 和 KSS	*mtDNA 3243* 或片段缺失	+	-
Leigh 综合征和 NARP	*mtDNA 8993*	-	+
MERRF	*mtDNA 8344*	+	±
MELAS	*mtDNA 3243*	+	+
LHON	*mtDNA 3460, 4160, 11778*	-	-
MNGIE	*TP*	+	-
Alpers 病	*POLG1*	-	-

注:"+"代表有;"-"代表无。CPEO:慢性进行性眼外肌麻痹(chronic progressive external ophthalmoplegia);MERRF:肌阵挛性癫痫伴不整红边纤维(myoclonic epilepsy and ragged red fibers in muscle);MELAS:线粒体脑肌病伴高乳酸血症和卒中样发作(mitochondrial encephalomyopathy with lactate acidosis and stroke like episodes);MNGIE:线粒体神经胃肠型脑肌病(mitochondrial neurogastrointestinal encephalomyopathy)。

【发病机制】

1. 线粒体的结构和功能 线粒体是位于细胞质中的一种膜性细胞器,也是一种半自主复制的细胞器,除成熟的红细胞外,其他细胞都含有数量不等的线粒体,线粒体的膜为脂质双层膜,其内有膜性的线粒体嵴含有 mtDNA。线粒体可以完成多种生物化学反应,包括三羧酸循环、丙酮酸氧化、脂肪酸代谢、固醇代谢以及氧化磷酸化(oxidative phosphorylation,OXPHOS)过程,还参与细胞分化、细胞信息传递、细胞内钙离子稳态调节和细胞凋亡等。OXPHOS 系统也称为线粒体呼吸链,是线粒体的主要功能之一,由 5 个酶复合体(Ⅰ~Ⅴ)组成,位于线粒体内膜上。酶复合体Ⅰ~Ⅴ分别由 46、4、11、13 和 16 个亚单位组成,这些蛋白多肽由核基因和线粒体基因共同编码,主要功能是将丙酮酸和脂肪酸等底物氧化成水和二氧化碳,在此过程中产生三磷酸腺苷,为细胞的活动提供能量。

人类 mtDNA 为含有 16 569 个碱基的双链环状 DNA 分子(图 33-1)。每个线粒体内有 2~10 个拷贝的 mtDNA。线粒体 DNA 共编码 37 个基因,包括 22 个 tRNA 基因、2 个 rRNA 基因(12S 和 16S rRNA)和 13 个蛋白多肽的编码基因。其中线粒体 DNA 编码的 13 种蛋白质产物均参与组成呼吸链,包括酶复合体Ⅰ(NADH 脱氢酶)的 7 个亚单位、酶复合体Ⅲ(细胞色素 C 还原酶)的 1 个亚单位、酶复合体Ⅳ(细胞色素 C 氧化酶,cytochrome C oxidase,COX)的 3 个亚单位(COX Ⅰ~Ⅲ)酶复合体Ⅴ(ATP 合成酶)的 2 个亚单位[1-3]。

2. 原发性 mtDNA 突变 约 20% 的线粒体病为 mtDNA 突变所致,在病因已经明确的线粒体病中,大部分为原发性 mtDNA 缺陷导致。mtDNA 的遗传特性与核 DNA 不同,具有以下四个特点:①母系遗传特点,受精卵的线粒体全部来自卵细胞,母亲可能将 mtDNA 传递到所有子代,女儿才能将 mtDNA 传递给下一代。②突变异胞质性,病理性突变多为部分性,而非"全或无"现象,同一个线粒体中可能同时含有正常的和突变的 mtDNA,同一个细胞中也可能同时含有不含 mtDNA 突变的正常线粒体和含不同数量的突变 mtDNA 的异常线粒体。③突变的阈值效应,突变型与正常型 mtDNA 的相对比例达到一定水平才引起线粒体功能障碍,功能障碍的线粒体达到一定数量后才能导致组织器官的功能异常而发病,不同组织和器官因其对能量依赖程度的不同,其突变阈值也不相同。由于 mtDNA 突变的特点导致患儿临床表现的差异,如一女性携带者其细胞内突变型 mtDNA 未达到阈值而未发病,她可将 mtDNA 突变传递给后代,子女中得到较多突变型 mtDNA 的个体可能

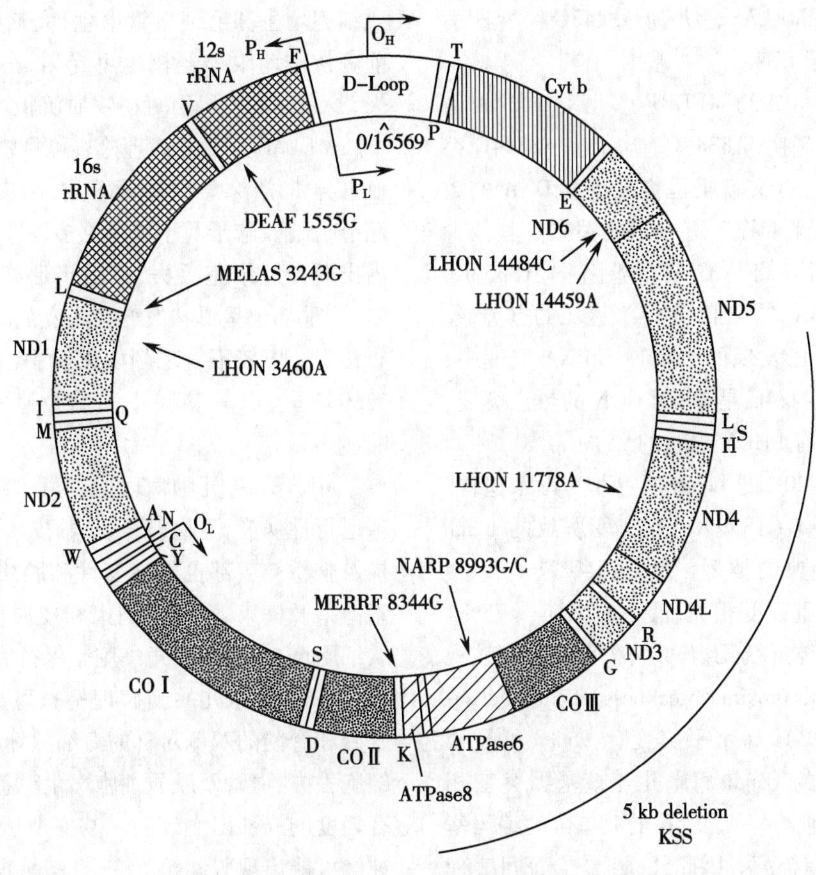

图 33-1　人类 mtDNA 图谱

发病，而得到较少突变型 mtDNA 的个体病情较轻或不发病。mtDNA 突变特征、异质性程度及组织氧化代谢需要等多因素决定 mtDNA 突变的严重程度。

mtDNA 突变的类型包括点突变、缺失、重复和丢失等。①点突变：迄今为止共发现 200 余种 mtDNA 致病性点突变。以 tRNA 基因最易受影响，如 A3243G 导致 MELAS、A8344G 导致 MERRF、T8993G 导致 Leigh 综合征等。②片段缺失：mtDNA 拷贝数丧失量可多达数千个核苷酸，使基因组缩短，目前已经发现数百种缺失，包括单一缺失和多发性缺失。单一缺失所致疾病多为散发，如 CPEO 和 KSS 综合征；多发性缺失是由于核基因突变导致的 mtDNA 继发性改变，可呈常染色体显性或隐性遗传，如家族性 PEO。③片段重复：多余的 mtDNA 以数千核苷酸插入基因组；④片段丢失：mtDNA 拷贝数目减少。

3. 核 DNA 突变　近年来陆续发现了一些核基因突变所致线粒体病，包括：①编码线粒体呼吸链亚单位的基因突变，如编码复合体Ⅰ多个亚单位的基因突变导致的 Leigh 综合征；②编码线粒体呼吸链亚单位的组装或翻译蛋白质基因突变，如参与复合体Ⅳ亚单位组装的 *SURF1* 基因突变导致的 Leigh 综合征；③影响 mtDNA 复制和转录的蛋白质编码基因突变，如 *POLG1* 基因突变导致的常染色体显性或隐性遗传性 PEO、*TP* 基因突变导致 MNGIE。

4. 导致不同类型线粒体病的基因突变

（1）线粒体肌病：青少年型线粒体肌病患儿最常见的致病突变包括 mtDNA 编码细胞色素 b 的基因突变，以及位于 $tRNA^{Leu(UUR)}$ 的 3 250 位点突变。严重致死型的线粒体基因 *TK2*，该基因突变后造成 mtDNA 继发性多发片段缺失，而可逆型基因突变为 14 674 点突变。

（2）KSS 和 CPEO：几乎所有的 KSS 患儿及半数 CPEO 患儿骨骼肌组织可检测到 mtDNA 的单一大片段缺失，不同患儿缺失的区域及大小不同，目前已报道几百种 mtDNA 缺失。其中约 1/3 的患儿有共同缺失，缺失区域从 mtDNA 第 8 482 位到 13 459 位碱基，共缺失 4 977bp。缺失的类型似乎与临床症状严重程度之间无明显相关性。导致常染色体显性或隐性遗传 PEO 的核基因突变包括 *ANT1*、*POLG1* 和 *C10orf2* 等，其功能均与 mtDNA 的合成有关。这些核基因突变后，导致继发性的 mtDNA 多发片段缺失。

（3）MELAS：已知 40 种 mtDNA 突变与 MELAS 相关，最常见的突变是 mtDNA 第 3243 位 A→G 点突变

(A3243G),约80%的MELAS患儿为A3243G突变所引起。A3243G突变位于tRNA$^{Leu(UUR)}$基因。

(4) MERRF:约90%的MERRF患儿系mtDNA上第8 344位的A被G替换(A8344G)所引起,A8344G突变位于tRNA^{Lys}基因。有文献报道突变型mtDNA的数量与起病年龄和疾病严重程度有一定的关系。其他少见的突变形式包括位于tRNA^{Lys}基因的T8356C、G8363C以及位于tRNA$^{Leu(UUR)}$和tRNA^{Ser}区域的点突变。

(5) LHON:迄今已发现的十余种mtDNA突变中,G3460A、G11778A、T14484C是导致LHON的热点突变,这3种基因突变占所有LHON患儿的95%。

(6) Leigh病:约20%的Leigh病患儿为母系遗传,mtDNA第8993位T→G(T8993G)点突变所致的Leigh病是其中的一个较经典的类型。患儿组织T8993G突变的比例与疾病的严重程度相关,低比例突变(<75%)可导致神经病变伴肢体近端无力、共济失调及色素性视网膜炎(neuropathy with proximal weakness, ataxia and retinitis pigmentosa, NARP),高水平突变(>95%)可导致Leigh病。另外,80%的Leigh病患儿与核基因突变相关,已报道呼吸链酶复合体Ⅰ、Ⅱ、Ⅳ的亚单位的编码基因突变导致的Leigh综合征。因此,Leigh综合征可表现为多种遗传方式,如线粒体基因母系遗传、常染色体隐性遗传或X连锁遗传。

(7) MNGIE:致病基因*TP*位于22q13.32,编码胸腺嘧啶磷酸化酶,已发现多种点突变,多数在第4或7外显子。*TP*基因异常导致胸腺嘧啶磷酸化酶功能丧失,胸腺嘧啶在血浆中大幅度升高,干扰了线粒体内胸腺嘧啶代谢,引起mtDNA的多发性片段缺失,并导致线粒体呼吸链酶复合体Ⅰ和Ⅳ活性缺乏。

(8) Alper病:致病基因为*POLG1*,编码线粒体DNA多聚酶γ,已报道多种突变。*POLG*突变影响了mtDNA的复制与修复,导致mtDNA的多发性片段缺失或mtDNA拷贝数下降。Uusimaa等报道mtDNA编码COXⅡ的基因突变也可导致Alpers综合征。

5. 病理改变 mtDNA突变所导致的线粒体病患儿肌肉活检可见RRF(见书末彩图33-2)。婴儿型还可以发现COX阴性肌纤维。头颅MRI检查可见脑基底节病变。KSS和CPEO患儿肌肉组织可见散在的RRF、COX阴性肌纤维,SDH染色可见深染纤维。多数MELAS患儿肌肉中可见RRF,RRF的COX活性可以缺乏,也可以升高,肌肉中常发现SDH强阳性的血管(SSV),SSV在COX染色也呈阳性[4-6]。

KSS患儿的大脑白质、脑干、小脑及脊髓可见空泡样变和海绵样退变,神经元变性也较常见,并伴星形胶质细胞增生和毛细血管增生,大脑皮质、基底节、红核、前庭核和动眼神经核也可受累,小脑浦肯野细胞常丢失,苍白球和丘脑可见矿物质沉积。

MELAS患儿脑病理检查可见蛛网膜下腔和皮质小血管异常增多,管壁厚薄不均,脑皮质、皮质下白质、基底节、丘脑、脑干及小脑可见多发性灶性海绵样改变,其内出现神经细胞丢失,伴随星形细胞增生和小血管增多,严重部位呈囊状改变。病变范围不符合动脉血管分布特点。电镜下发现颅内血管平滑肌和内皮细胞内线粒体增多,以软脑膜小动脉及直径250μm的动脉较明显。

MERRF患儿脑病理检查可见齿状核、红核及苍白球退行性病变,下橄榄核、小脑皮质、蓝斑、薄束核、楔束核及脑桥被盖部也发生变性和胶质增生。脊髓可见后索薄束及楔束、脊髓小脑束和皮质脊髓束变性,神经胶质细胞增生,脊髓前角细胞常保持完好。

Leigh病患儿的脑病理检查可见丘脑、中脑、脑桥、延髓和脊髓的双侧对称的海绵状坏死灶,伴随局部神经细胞丢失、血管及胶质细胞增生。急性起病的病例可能有轻度的局部出血改变。基底节区病变是特征。周围神经可能出现脱髓鞘改变。Leigh病的中枢神经系统病变分布及组织学表现类似Wernicke脑病(硫胺素缺乏症),但Leigh病的病变范围更为广泛并严重,有时涉及纹状体以及大脑皮质。

Alper病患儿的脑组织病理显示皮质受累为主,尤其枕叶皮质常受累,包括神经元丢失、海绵样变性和胶质细胞增生。MNGIE患儿的周围神经病理检查可见轴索脱失,一些患儿出现脱髓鞘病变。肠道平滑肌细胞和神经节细胞内也存在大量的异常线粒体[4-6]。

【流行病学】 近十年来一些国家进行了几项线粒体病的流行病学研究,最早的一项研究在芬兰北部,Majamaa等对临床疑诊为线粒体病的患儿进行了外周血白细胞mtDNA A3243G点突变的筛查,发现在该地区成人A3243G点突变的携带率为16.3/100 000。Chinnery等对英国北部的成人进行线粒体病的筛查,发现7.59/100 000的成人携带有明确的mtDNA突变,而携带明确致病突变且发病的线粒体病的患病率为6.57/100 000,其中A3243G突变的检出率为1.41/100 000。英国北部地区对新生儿进行了十种常见的mtDNA点突变筛查,发现携带率达1/200,其中A3243G点突变的阳性率最高,达0.14%(4/2 810)。日本的一项研究表明,MELAS的患病率达0.58/100 000。我国尚无线粒体病的流行病学资料[4-6]。

【临床表现】 线粒体病临床表现复杂多样,其共同的特点可归为下列儿方面,①中枢神经系统损害:智力运动发育迟滞,心理障碍,精神障碍,焦虑,痫性发作,认知障碍,共济失调,偏头痛,脊髓病,急性偏盲,失语,卒中样表现,运动异常如肌阵挛、肌张力障碍等;②骨骼肌损害:运动不耐受、肌无力和骨骼肌溶解等;③眼外肌麻痹:眼球活动受限或眼睑下垂;④视路损害,如皮质盲、色素性视网膜病、视神经病、白内障;⑤听神经损害:听力丧失;⑥周围神经损害:感觉神经病和交感神经病;⑦其他系统损害:如身材矮小、糖尿病、心肌病、胃肠道疾病、胆汁淤积、肝功能衰竭等。

虽然线粒体病的临床表现如此繁杂多样,但最常见的线粒体病亚型有其特定器官受累的症状组合,成为其核心症状以及临床命名的依据。如LHON的视神经病、MERRF的肌阵挛性癫痫、MELAS、CPEO、NARP、KSS的进行性眼外肌瘫痪加视网膜色素变性和心脏传导阻滞等。有时两种综合征可能在一个患儿身上叠加出现,如KSS叠加MELAS或MERRF综合征,PEO叠加MERRF,以及MELAS叠加MERRF综合征等。除上述不同疾病的核心症状外,这些疾病还常伴有其他系统性损害的表现,如身材矮小、内分泌疾病(特别是糖尿病)和乳酸酸中毒等[4-6]。

1. 线粒体肌病 主要侵犯骨骼肌,多不累及其他系统,也称为单纯型线粒体肌病,或孤立的线粒体肌病。本病有两种发病形式,即青少年型和婴儿型。

(1)青少年型:一般隐袭发病,若仔细追问病史,幼年期可能有乏力、耐力差、劳力性呼吸困难、心动过速等症状,这些症状比较轻微且进展缓慢,一般在青少年期逐渐出现四肢近端肌无力,常以双上肢为著。半数以上的患儿以骨骼肌极度不能耐受疲劳为主要特征,轻度活动后即感极度疲乏,休息后好转。多数患儿肢体无力呈现肢带性分布,个别患儿的肌无力呈面-肩-肱或肢带型分布。常伴肌肉酸痛和压痛,偶有剧烈运动后出现骨骼肌溶解的现象。

(2)婴儿型:包括严重致死型和良性可逆型。两型均在生后很快发病,表现为严重的全身肌无力、呼吸和喂养困难、乳酸中毒。可逆型在5个月后血乳酸水平逐渐下降,病情也随之改善。重型的线粒体肌病患儿肌无力持续进展,病情进行性恶化,早期夭折[1,7]。

2. CPEO和KSS CPEO多于儿童或青少年期发病,其中mtDNA突变多为散发性,家族型患儿需要考虑为核基因突变导致,表现为缓慢发展的眼睑下垂伴眼球运动障碍,通常不伴复视、斜视,或最多只有短暂复视。眼肌瘫痪一般持续性进行性发展,最终可致眼球固定。多数CPEO患儿症状一直局限在眼外肌,少数患儿在发病数年后出现四肢近端力弱,个别患儿合并视网膜色素变性以及吞咽困难,多数患儿在疾病后期出现严重呼吸肌瘫痪。

KSS综合征包括PEO、视网膜色素变性和20岁前起病的三联症,具有以下三项中至少一项:小脑性共济失调、心脏传导阻滞、CSF蛋白含量高于100mg/dl。部分患儿合并智力障碍、神经性耳聋、身材矮小、癫痫、锥体束征、锥体外系损害,也常见内分泌异常(甲状旁腺功能减退、性腺功能减退、性成熟延迟)。

常染色体显性或隐性遗传性CPEO多在成年发病,除眼外肌瘫痪外,肌无力和运动不耐受也是常见症状。部分患儿出现周围神经病、共济失调、震颤、视网膜色素变性、吞咽困难等。其中感觉共济失调性神经病、构音不良和眼外肌瘫痪称为SANDO综合征(sensory ataxic neuropathy, dysarthriaand ophthalmoparesis)[8-9]。

3. MELAS综合征 最常见的线粒体病之一,具有母系遗传特点,多为散发病例,常于儿童期起病,以头痛、呕吐和反复卒中样发作为突出特点。卒中样发作的表现形式包括视野缺损、失语、精神症状、轻偏瘫、偏身感觉障碍等。脑卒中样发作导致的功能损害一般可逐渐恢复,但随病程延长及发作次数增多,常导致认知功能减退。一些患儿卒中样发作前有感染、发热等诱因,易误诊为病毒性脑炎。部分患儿合并神经性耳聋、糖尿病、眼外肌麻痹、多毛、身材矮小、乏力或运动不耐受等。

在同一家系中有的成员表现为MELAS,有的成员仅出现耳聋或糖尿病,还有的成员为无症状的基因突变携带者[6,7,10]。

4. MERRF综合征 发病率低于MELAS综合征,大多数患儿有阳性家族史,为母系遗传病。患者一般在儿童期或青少年期发病,少数晚至60岁发病。主要临床表现为肌阵挛、癫痫发作、共济失调和肌无力。惊吓等刺激因素易诱发肌阵挛。癫痫发作包括跌倒发作、局灶性癫痫、强直阵挛等形式,经常是光敏感型。一些患儿共济失调进行性恶化,成为主要症状。肌病通常表现隐匿或轻度乏力。一些患儿合并其他表现,如耳聋、智力减退、视神经萎缩、眼肌瘫痪、颈部脂肪瘤、身材矮小或周围神经病。

10岁前起病的MERRF患儿病情更为严重,常在30岁之前死亡。起病年龄晚的患儿临床表现较轻[11,12]。

5. Leber遗传性视神经病(Leber's hereditary optic neuropathy, LHON) 为母系遗传病,85%的Leber遗传性视神经病患者为男性,发病年龄多在15~35岁,多数患者双眼视力同时丧失,少数先单眼发病,数周或数月后累及另一只眼,中心视力丧失,周边视力保存,全盲者少见，瞳孔对光反射保存，可伴色觉障碍。以后病情相对稳定并逐渐好转。眼底检查在急性期可见视网膜毛细血管扩张、充血和视盘水肿，晚期可见视神经和节细胞萎缩，不伴炎症反应。

少数患者除视觉损害外，有其他神经系统受累表现，包括震颤、周围神经病、共济失调、肌张力障碍等[3,13]。

6. **利氏病(Leigh disease)** 也称为亚急性坏死性脑脊髓病，部分患者起病急骤，所以也被称为急性坏死性脑脊髓病。临床表现复杂多样，根据起病年龄不同，可分为新生儿型、婴儿型、少年型及成人型，其中新生儿型和婴儿型最常见，成人型罕见[14,15]。

(1) 新生儿型：吸吮无力，吞咽障碍，惊厥，肌张力低下，眼球活动异常，呼吸困难及严重运动发育落后等，常早期死亡。

(2) 婴儿型：多于出生后3~4个月发病，呈急性或亚急性起病，有时由发热或手术诱发，表现为无法控制头部及其他运动能力丧失、肌张力低下、吮吸无力、厌食、呕吐、烦躁、持续哭闹、惊厥发作和肌阵挛，并出现特征性的呼吸功能紊乱，如过度换气发作、呼吸暂停、气短以及安静地抽泣。起病后进展迅速，多于2岁内死亡。

(3) 少年型：于青少年期发病，相对少见，出现眼外肌瘫痪、眼球震颤、凝视障碍、吞咽困难及四肢肌张力障碍，进行性加重。有些少年型患者发病后有一段间歇期，几年后又出现急性或亚急性症状。周围神经也可受累，如腱反射消失、四肢无力、肌萎缩。部分轻型患者主要表现为发育迟缓，常被误诊为脑瘫。

(4) 成年型：在成年期发病，罕见，眼外肌瘫痪，眼球震颤，凝视障碍，吞咽困难，四肢肌张力障碍，进行性加重，一些患者伴随周围神经病。

7. **线粒体神经胃肠型脑肌病(mitochondrial neurogastrointestinal encephalopathy disease，MNGIE)** 为常染色体隐性遗传病，发病年龄为5个月至43岁，多在20岁前发病，38岁左右死亡。临床表现包括眼睑下垂、眼外肌瘫痪、胃肠道功能异常、恶病质、周围神经病和脑白质营养不良[16]。

8. **阿尔珀斯病(Alpers disease)** 又称进行性脑灰质营养不良或婴儿弥漫性大脑变性，是一种常染色体隐性遗传病，好发于婴幼儿，多在5岁前发病。临床特征为难治性癫痫、皮质盲、精神运动倒退、进行性肝功能衰竭或应用丙戊酸后发生急性肝功能衰竭。常见共济失调，为中枢或外周感觉神经受累所致。患儿病情进行性加重，常于3岁前死亡，主要死因是癫痫持续状态和肝功能衰竭，尤其是应用丙戊酸后诱发的急性肝损害[17]。

【诊断】 线粒体病的诊断需要通过临床表现、家族病史、确凿的线粒体病病理和基因突变进行综合分析。辅助检查中某一项结果阴性，不能排除线粒体疾病[18-20]。

1. **临床症状** 线粒体病患儿呈明显的临床异质性和复杂多样性，症状的不同组合为诊断提供重要的线索，如出现共济失调、癫痫发作和肌阵挛提示MERRF综合征，出现偏头痛样发作、反复的癫痫和卒中样发作提示MELAS综合征，渐进性眼外肌瘫痪多出现在CPEO，而同时合并视网膜色素变性、心脏传导阻滞提示KSS，单纯视神经萎缩多出现在LHON。同时也应注意有些常见症状(如智力损害、周围神经病、身材矮小、糖尿病、多发对称的脂肪瘤、乳酸酸中毒等)可以出现在不同线粒体病。其他器官或系统的功能障碍也不少见，包括铁粒幼细胞贫血、肾小管损害、甲状腺功能减退、肝病、心肌病、假性肠梗阻等。对于一些无明显病因的孤立临床表现，如智力损害、肌无力、癫痫、神经性耳聋、偏头痛伴卒中、身材矮小、肌阵挛性癫痫、心肌病，也应考虑到线粒体病的可能，糖尿病已成为早期起病的MELAS和MERRF疾病的重要标志之一。

在怀疑线粒体病时，家族史的调查非常重要。应询问家族中有无新生儿死亡、原因不明的癫痫及上述渐进的神经系统疾病，如果家族中发现不明原因的耳聋或糖尿病患儿，也应怀疑线粒体病的可能。当患儿家族史显示为母系遗传时，应考虑线粒体病。当然部分线粒体病为核基因缺陷所致，呈孟德尔遗传模式[18-20]。

2. **生化检测**

(1) 血清肌酶谱检查：30%的线粒体病患者血清CK、LDH、SGOT增高。部分Alper病患者肝功能损害。

(2) 血清及脑脊液乳酸测定：某些婴儿线粒体病的首发表现就是乳酸酸中毒或酮症昏迷。KSS和CPEO患者的血乳酸水平也升高。MNGIE和KSS脑脊液和血乳酸水平常升高。Leigh综合征和MELAS患者的血乳酸升高尤其明显。静态血清乳酸正常值为0.56~2.2mmol/L(5~20mg/L)；血清乳酸/丙酮酸比值正常时<20，血液和脑脊液中乳酸浓度、或乳酸/丙酮酸比值升高，提示呼吸链功能异常。血乳酸/丙酮酸最小运动量试验是分析运动前后乳酸、丙酮酸含量，运动前血乳酸、丙酮酸水平高于正常值，或运动后5分钟尚不能恢复到正常水平，均为异常，其中乳酸/丙酮酸比值在运动前<7或>17，运动后<7或>22，则有诊断意义。幼儿或瘫痪患者也可采用葡萄糖刺激试验，但是这种有氧能力测试有其局限性，静息和运动诱发后血乳酸与丙酮酸浓度正常，并不能除外线粒体疾病。

（3）缺血性运动后测量前臂静脉血中的氧分压，有助于区分线粒体病患者与正常人。患者的氧分压平均升高 27~38mmHg，而正常人的氧分压则有下降。

（4）线粒体呼吸链酶复合体检测：从新鲜的肌标本、培养的成纤维细胞、外周血白细胞分离线粒体，测定氧化磷酸化过程中各种酶复合体活性，是协助诊断的重要依据。

（5）白细胞胸腺嘧啶磷酸化酶活性：MNGIE 患者低于正常人的 5%。

3. 电生理检查

（1）肌电图检查：可以分析患者肌肉有无肌源性损害或神经源性损害。神经传导速度检查有助于发现周围神经损害，在儿童患者应当成为常规检查。MNGIE 患者可见混合性损害。

（2）诱发电位检查：对各种脑病综合征的病变部位有辅助诊断价值，听力图检查可分析有无神经性耳聋。

（3）脑电图：有助于评估线粒体脑病伴癫痫样发作患者的脑电特征，以皮质损害为主的 MELAS、MERRF、Alpers 病不仅有弥散性全脑异常脑电图，也可有局灶性改变。Leigh 病、和 KSS 患者的脑电图变化相对较轻。

（4）心电图：在 KSS 和母系遗传性成年期发病的肌病及心肌病患儿中常有阳性发现。在 MNGIE 也可以发现心电图异常。

4. 影像学检查　脑部 CT、MRI 的某些特点对线粒体病的临床诊断有辅助作用，如 MELAS、Leigh 和 KSS 可见相应的特征性影像学改变。头颅影像学检查对 MELAS 的诊断有非常重要的价值。脑部 CT 常可见双侧基底节区对称钙化。在 MELAS 的卒中样发作期，头颅 MRI 可显示脑内的病灶多位于顶、枕、颞叶等脑后部区域。随着病程演变，病灶常表现为进展性、可逆性和游走性。在急性发作期时，病灶可以向周围扩大（图 33-2），或从一个脑叶转移发展到其他脑叶。在亚急性期，皮质肿胀逐渐消退。慢性期病灶可以完全消失，遗留不同程度的皮质萎缩。头颅 MRA 显示脑血管无狭窄或闭塞。

KSS 患者头颅 MRI 可发现双侧大脑半球皮质下白质、苍白球、丘脑和小脑齿状核对称性的长 T_2 信号改变。Alper 病患者脑 MRI 显示枕叶、颞叶、额叶皮质及白质萎缩。MRS 显示高乳酸峰。MERRF 的神经影像学检查仅见非特异性大脑和小脑萎缩、小片白质信号异常。Leigh 病患者脑 MRI 典型表现为双侧对称性基底节和脑干长 T_1、长 T_2 信号，尤以壳核为著。脑白质也可受累。MNGIE 患者的头颅 MRI 显示脑白质营养不良改变。

磁共振波谱（MRS）分析如果检测到病灶区或脑脊液的乳酸峰增高，对线粒体病的诊断有重要提示价值。

5. 肌肉活体检查

（1）光镜检查：主要改变是 RRF（见书末彩图 33-3）、琥珀酸脱氢酶深染的不整边蓝染肌纤维、COX 染色可见细胞色素 c 氧化酶缺乏肌纤维。一般与 mtDNA 缺失、丢失及 tRNA 基因点突变相关的疾病（如 KSS、MELAS、MERRF）常伴 RRF，而与 mtDNA 蛋白编码基因点突变相关的疾病（如 Leigh 综合征和 LHON）常不伴 RRF。此外，随着年龄增加可以出现骨骼肌内线粒体增生。年龄大于 50 岁的患者 RRF>2%、COX 阴性肌纤维 >5% 才有诊断意义。其他疾病可导致继发性线粒体代

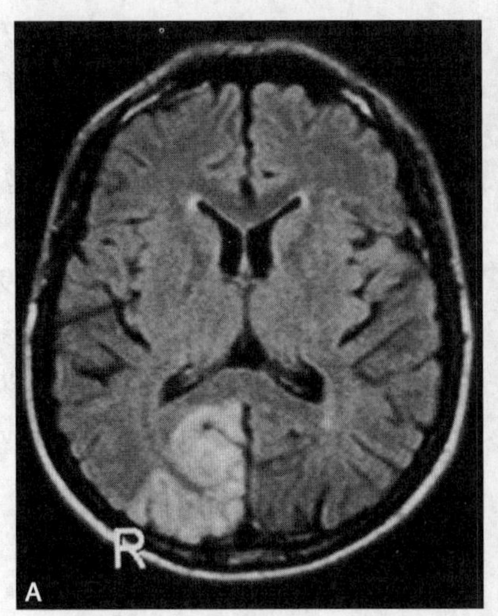

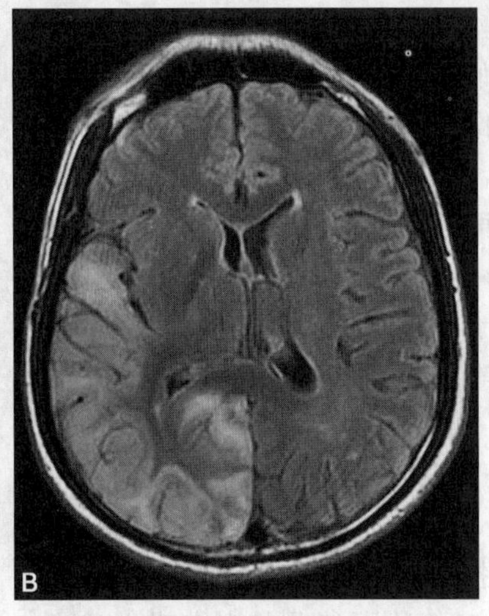

图 33-2　一例 MELAS 患儿在一次中风样发作期间的两次头颅 MRI 所见

A. 发病第 3 天；B. 发病第 16 天，发病第 16 天病灶明显扩大。

谢障碍,如肌营养不良、包涵体肌炎和运动神经元病患者也可见少量 RRF 和 COX 阴性肌纤维。

(2) 电镜检查:可见肌膜下和肌原纤维间大量异常线粒体堆积,形态大小不一,线粒体嵴变平或延长,旋绕成同心圆状,线粒体内出现嗜锇小体及类结晶样包涵体。发现大量脂滴或糖原颗粒堆积对诊断有重要价值,用免疫(胶体金标记抗体)技术可检出酶复合体缺陷部位。

6. 分子遗传学检查 检出致病基因突变是诊断线粒体病的可靠依据,并提供疾病分类的证据,需包括 mtDNA 和核基因突变检测。

(1) mtDNA 检测:mtDNA 突变包括大片段缺失和点突变,大片段缺失的检测是采用 Southern 杂交或长程 PCR 的方法,对组织的 mtDNA 进行分析。点突变的检测是对白细胞、尿液或肌肉组织的 mtDNA 进行分析。如果常见突变位点正常而临床高度疑诊线粒体病时,可以进行 mtDNA 的全长测序。

(2) 核基因突变检测:对于高度疑似线粒体病的患儿,如果 mtDNA 正常,应进行核基因全外显子组或全基因组分析。如果 mtDNA 存在多发性片段缺失或 mtDNA 拷贝数量下降,应进一步检查 *ANT1*、*POLG1*、*C10orf2*、*TP* 等核基因。呼吸链酶复合体活性下降时,可以进行相应的复合体亚单位编码基因筛查。

【治疗】 目前对线粒体病的治疗主要包括三方面,即对症治疗、药物治疗及饮食干预。

1. 对症治疗 是线粒体病的主要干预方法,针对不同器官系统的损害,给予相应的对症处理,经常是有效的措施。

(1) 抗癫痫治疗:癫痫是线粒体病的常见症状,大部分抗癫痫药可用于线粒体病患儿癫痫的治疗。丙戊酸和卡马西平可以加重病情,应慎重使用,对 Alpers 综合征患儿尤其要避免使用丙戊酸。

(2) 骨骼肌运动不耐受,有氧训练可以提高线粒体病患儿的肌肉工作能力、增加肌肉对氧的摄取和利用。

(3) 眼睑下垂,可行整形手术改善症状,传统的方法是额肌悬吊术。

(4) 心脏病,对合并严重的心脏传导阻滞的 KSS 患儿,应及时安装起搏器。心肌病变严重时,可施行心脏移植术。

(5) 听力丧失,佩戴助听器或施行人工耳蜗植入术。

(6) 其他症状,控制血糖、肠内或肠外营养支持、纠正酸中毒、防治肾衰等均可能是挽救患儿生命的治疗。

2. 药物治疗 针对线粒体代谢紊乱的不同环节,药物从以下几方面发挥作用。

(1) 补充代谢辅酶或增加旁路电子传递,改善线粒体氧化磷酸化功能,包括辅酶 Q10、艾地苯醌、琥珀酸盐、维生素 K、肌酸、左卡尼汀、烟酰胺、硫胺素(维生素 B_1)、核黄素(维生素 B_2)、丙酮酸钠等。近年一些新药针对线粒体呼吸链,初步研究有一定效果。

(2) 减少体内毒性代谢产物,如精氨酸口服治疗。

(3) 清除氧自由基,包括辅酶 Q10、艾地苯醌、维生素 C、维生素 E 和硫辛酸等。一般联合运用多种抗氧化剂和代谢相关辅助因子形成“鸡尾酒疗法”,部分患儿临床症状改善,淋巴细胞 ATP 生成增加。

(4) 保护血管:精氨酸、依达拉奉和糖皮质激素可以保护 MELAS 患儿的血管。精氨酸通过增加一氧化氮可改善 MELAS 患儿的血管内皮功能,减少卒中样发作的次数,缓解病情,急性期剂量为 0.5g/(kg · d)静脉点滴,具有一级循证医学证据。依达拉奉是氧自由基清除剂,可以抑制急性期病灶的扩大。糖皮质激素可以减轻卒中样发作急性期的脑水肿,但不宜长期使用。

3. 饮食措施 生酮饮食(高脂肪、高蛋白、低碳水化合物)是治疗丙酮酸脱氢酶复合物缺陷患儿的主要方法。个别 MELAS 或非综合征线粒体病患儿,在服用维生素 B_1、B_2、C、硫辛酸和辅酶 Q10 的同时,给予高脂肪饮食后症状改善。考虑到脂肪代谢障碍在线粒体病中并不少见,长期的高脂饮食对心脑血管病也是危险因素,因而生酮饮食在线粒体病的治疗中应慎重。

4. 预防发作 感染、过度劳累、精神刺激均可以导致肌体能量消耗增加,诱发线粒体病,应当避免上述诱发因素。有一些药物可导致线粒体功能受损,应当防止应用,如布比卡因和 β-阻滞剂可影响呼吸链功能、他汀类药物引起内源性辅酶 Q10 降低、巴比妥及氯霉素影响线粒体蛋白合成、双胍类药物诱发乳酸升高。对于手术患儿应尽量选择局部麻醉,需进行全身麻醉的线粒体病患儿应谨慎选用麻醉药品,避免过度镇静抑制呼吸、加剧心脏传导阻滞和神经肌肉阻滞的药物,尽量减少机体能耗,维持内环境的稳定。

【预后】 线粒体病的预后与发病年龄、症状、严重程度、基因突变类型和突变比例等多种因素有关。发病年龄越早,症状越多,预后越差。以眼症状为主对生命威胁不大,但出现心脏和脑损伤症状多预后差。

(王朝霞)

参考文献

[1] RAHMAN S. Mitochondrial disease in children. J Intern Med. 2020, 287(6):609-633.

[2] CRAVEN L, ALSTON CL, TAYLOR RW, TURNBULL DM. Recent Advances in Mitochondrial Disease. Annu Rev Genomics Hum Genet. 2017, 18: 257-275.

[3] YU JL, LIANG XY, JI YC, et al. PRICKLE3 linked to ATPase biogenesis manifested Leber's hereditary optic neuropathy. J Clin Invest. 2020, 130(9): 4935-4946.

[4] 中华医学会神经病学分会,中华医学会神经病学分会神经肌肉病学组,中华医学会神经病学分会肌电图与临床神经生理学组. 中国神经系统线粒体病的诊治指南. 中华神经科杂志,2015,48(12):1045-1051.

[5] 袁云. 神经系统线粒体病. 中华神经科杂志,2019,52(4):327-333.

[6] 中国医师协会检验医师分会线粒体疾病检验医学专家委员会. 线粒体糖尿病临床检验诊断专家共识. 中华糖尿病杂志,2021,13(9):846-851.

[7] 北京医学会罕见病分会,北京医学会神经内科分会神经肌肉病学组,中国线粒体病协作组. 中国线粒体脑肌病伴高乳酸血症和卒中样发作的诊治专家共识. 中华神经科杂志,2020,53(3):171-178.

[8] WATSON E, AHMAD K, FRASER CL. The neuro-ophthalmology of inherited myopathies. Curr Opin Ophthalmol. 2019, 30(6): 476-483.

[9] CHERTKOF J, HUFNAGEL RB, BLAIN D, et al. Retinoschisis associated with Kearns-Sayre syndrome. Ophthalmic Genet. 2020, 41(5): 497-500.

[10] EL-HATTAB AW, ADESINA AM, JONES J, SCAGLIA F. MELAS syndrome: Clinical manifestations, pathogenesis, and treatment options. Mol Genet Metab. 2015, 116(1-2): 4-12.

[11] FINSTERER J, ZARROUK-MAHJOUB S, SHOFFNER JM. MERRF Classification: Implications for Diagnosis and Clinical Trials. Pediatr Neurol. 2018, 80: 8-23.

[12] 孙翀,陆珺,奚剑英,等. 线粒体基因 8344A>G 突变相关肌阵挛性癫痫伴破碎红纤维-Leigh 叠加综合征一例. 中华神经科杂志,2021,54(10):1059-1063.

[13] 中华医学会眼科学分会神经眼科学组,Leber 遗传性视神经病变协作组. Leber 遗传性视神经病变诊断和治疗专家共识. 眼科,2019,28(5):328-335.

[14] 王朝霞,杨艳玲,张月华,等. Leigh 综合征的线粒体 DNA 突变分析. 中华神经科杂志,2003,36(1):28-31.

[15] 陆相朋,张婧韬,梁瑞星,等. 丙酮酸脱氢酶复合物缺陷 Leigh 综合征 2 例临床及 PDHA1 基因分析. 临床儿科杂志,2019,37(3):218-222.

[16] 袁云,王朝霞,秦炯,等. 线粒体胃肠肌病二例的临床和病理研究. 中华神经科杂志,2003,36(2):142-145.

[17] TARKA S, LAURE-KAMIONOWSKA M, WIERZBA-BOBROWICZ T, et al. POLG gene mutation. Clinico-neuropathological study. Folia Neuropathol, 2020, 58(4): 386-392.

[18] 方方,马祎楠,王晓慧,等. 线粒体脑肌病伴乳酸血症和卒中样发作综合征的临床特征及遗传学研究. 中国循证儿科杂志,2008,3(03):169-176.

[19] MA YY, WU TF, LIU YP, et al. Heterogeneity of six children and their mothers with mitochondrial DNA 3243 A>G mutation. Mitochondrial DNA, 2013, 24(3): 297-302.

[20] MA YY, WU TF, LIU YP, et al. Mitochondrial respiratory chain enzyme assay and DNA analysis in peripheral blood leukocytes for the etiological study of Chinese children with Leigh syndrome due to complex I deficiency. Mitochondrial DNA, 2013, 24(1): 67-73.

第 12 节　肾小管运转功能障碍

一、肾性尿崩症

肾性尿崩症(nephrogenic diabetes insipidus, NDI)或肾源性尿崩症是由于肾脏集合管对抗利尿激素(antidiuretic hormone, ADH)不反应导致尿浓缩障碍,出现多饮、多尿和尿比重降低。肾性尿崩症可以是遗传性或获得性疾病,儿童患者遗传性病因比成人常见,本节主要介绍先天性(原发性)肾性尿崩症[1,2]。

【病因】 原发性肾性尿崩症有三种遗传方式,多为 X 连锁遗传病,约 90% 为编码精氨酸升压素受体 2(arginine vasopressin receptor 2, AVPR2)基因变异,*AVPR2* 位于 Xq28,编码集合管主细胞基膜侧的 2 型受体蛋白的 7 个跨膜结构。其次为水通道蛋白 2(aquaporin 2, AQP2)基因变异,呈常染色体隐性或显性遗传,*AQP2* 基因位于 12q13,编码水通道蛋白[1,2]。

【发病机制】 精氨酸升压素作用于肾脏集合管的 AVPR2,刺激 cAMP 的磷酸化反应,促使 AQP2 移至肾小管集合管的主细胞膜顶部,使水分子从低渗状态的肾小球腔内进入高渗状态的肾脏间质,产生抗利尿效应。

由于 *AVPR2* 基因或 *AQP2* 基因变异,使得 AVPR2 或 AQP2 功能缺陷,肾脏对精氨酸升压素不敏感,尿液浓缩功能障碍,导致肾脏排出大量低渗尿液及继发性多饮[1,2]。

【临床表现】 出生后即发病,但是多数患儿在数月龄后才得到确诊,主要表现为烦渴、多尿、便秘、反复脱水、生长发育障碍,尿量可高达 6~10L/(m^2·d)。同胞中常见有同样症状的患儿。患儿皮肤弹性差,多伴有厌食、间断呕吐和不明原因的发热。由于高渗性脱水,可能发生惊厥、智力运动发育落后。由于尿量多,可继发肾集合小管、输尿管和膀胱扩张[1,2]。

【诊断与鉴别诊断】

1. 多饮多尿 尿量>3L/(m^2·d),尿比重下降(1.001~1.005)。

2. 一般化验 血清钠升高,脱水时血氯也可升高,尿渗透压降低(80~100mOsm/L);部分患儿会出现肾功能受损,血糖、尿糖正常。

3. 禁水升压素试验 如果患儿最初检查血浆渗透压超过 295mOsm/L,则不需做禁水试验。如血浆渗透压低于 295mOsm/L,要做禁水试验,一般禁水 6~8 小时,患儿持续排除低渗尿,血清钠和血浆渗透压分别超过 145mmol/L 和 295mOsm/L。然后皮下注射垂体后叶素 0.1~0.2U/kg 或 5U/m^2,每 1 小时测血浆和尿的渗透压,共测 4 小时,若尿与血浆渗透压比值小于 1.0,可考虑为肾性尿崩症。若比值大于 1.0,应考虑中枢性尿崩症或精神性多饮。如果试验过程中体重下降 3%,应终止试验。

4. 影像学检查 部分患儿输尿管扩张、肾积水;垂体 MRI 正常。

5. 基因诊断 检测到 *AVPR2* 和 *AQP2* 基因变异有确诊价值。

需与强迫性多饮(即精神性多饮)相鉴别。尿糖阴性,尿比重降低,血糖正常,可排除糖尿病的多饮多尿。此外,肾盂积水、肾小管酸中毒伴肾脏钙沉着症、低血钾、高血钙症和镰状红细胞溶血等患儿亦可尿浓缩功能受损,某些药物可导致肾小管损害,需鉴别[1-3]。

【治疗】

1. 一般治疗 保证液体入量,适当限制钠盐。年长儿应限制钠盐的入量在 2~2.5mmol/(kg·d),保证 6~10L/(m^2·d)水的摄入。食物中碳水化合物与脂肪的比例应相应地提高,蛋白质 2g/(kg·d),磷的入量亦应适当限制。

2. 药物治疗 氢氯噻嗪 1~3mg/(kg·d),阿米洛利 0.3~0.625mg/(kg·d),吲哚美辛 1~2mg/(kg·d),分 2 次口服。目前首选方案为氢氯噻嗪联合阿米洛利。但药物使用一段时间后效果会下降,建议间断使用[1-3]。

【预后】 如能早期诊断和治疗,多数肾性尿崩症患儿体格和智力发育正常,可长期存活,但不能治愈,必须终身保持足够的水入量。

【预防】 原发性肾性尿崩症多为 X 连锁遗传病,患儿的母亲和半数姐妹为基因携带者,虽无明显临床症状,但尿浓缩功能不正常。母亲所生的男性子代半数发病,故应尽早检查尿比重,注意尿量,以便早期诊治。

二、低磷性佝偻病

低磷性佝偻病(hypophosphatemic rickets)是儿童时期常见的代谢性骨病,由于遗传性或获得性的疾病致使肾小管对磷酸盐的重吸收障碍,大量磷从尿中丢失,导致血磷降低和骨矿化障碍[4-6]。

【病因与发病机制】 多为 X 连锁遗传病,也有常染色体显性、常染色体隐性和伴高钙尿症的遗传性低血磷性佝偻病,获得性的低磷性佝偻病有范科尼综合征和肿瘤相关性低磷性骨软化症。X 连锁低磷性佝偻病是最常见的遗传性佝偻病,男女均可受累,病因为磷调节基因 *PHEX* 致病变异,*PHEX* 基因定位于染色体 Xp22.2~p22.1,包括 22 个外显子,约 219kb,由于 *PHEX* 基因失功能性突变,促进 FGF23(成纤维细胞生长因子)的合成,FGF23 减少肾脏对磷的重吸收,促进尿磷排泄[4-6]。

【临床表现】 主要特点为:①血磷低下,对一般剂量维生素 D 没有反应;②尿磷增加;③肠道钙吸收不良,尿钙减少或正常;④佝偻病症状在一周岁以后引起注意;⑤生长缓慢,但年长儿发病者生长正常。

患儿婴儿期常不被家长注意。多数患儿在将近周岁下肢开始负重时才被发现症状,常以 O 形腿或 X 形腿为最早症状,其他佝偻病体征很轻,较少出现肋串珠和郝氏沟,缺乏营养性维生素 D 缺乏性佝偻病常见的肌张力低下。较重的患儿有进行性骨畸形和多发性骨折,并有骨骼疼痛,下肢明显,甚至不能行走,身长增长迟缓。牙质较差,牙痛,牙易脱落且不易再生。

骨骼 X 线检查可见轻重不等的佝偻病变化,活动期与恢复期病变同时存在,在股骨、胫骨最易查出。实验室所见主要以低血磷为主,多在 0.65mmol/h(2mg/dl)左右,血钙可在正常范围内或偏低。尿常规和肾功能正常,尿液氨基酸正常。肾小管重吸收磷率降低[4-6]。

【诊断与鉴别诊断】

1. 临床诊断 1 岁后出现佝偻病的表现,多有家族史,血钙正常,血磷降低,尿磷排泄增多,影像学检查提示活动性佝偻病,单独给予大剂量钙剂或维生素 D 治疗无效。

2. 鉴别诊断

(1) 维生素 D 缺乏性佝偻病：发病早，多见于小婴儿，早期有神经兴奋性增高的表现，如兴奋、激惹、多汗、睡眠不安等。骨骼改变有颅骨软化、方颅、肋骨串珠、郝氏沟、手镯脚镯征等。血清 25-(OH)D_3 水平降低、血钙降低、碱性磷酸酶升高，激发甲状旁腺素（parathyroid hormone，PTH）升高，使血磷降低。维生素 D 治疗有效，可以与低磷性佝偻病相鉴别[7]。

(2) 维生素 D 依赖性佝偻病：维生素 D 依赖性佝偻病Ⅰ型是由于肾 1α-羟化酶缺乏，使 25-(OH)D_3 转变成 1,25-$(OH)_2D_3$ 障碍，引起血钙降低，继而导致 PTH 升高，使血磷降低，血清 25-(OH)D_3 水平升高，而血清 1,25-$(OH)_2D_3$ 水平降低，治疗上予以生理剂量的 1,25-$(OH)_2D_3$ 治疗有很好疗效。Ⅱ型为维生素 D 受体基因变异，多维生素 D 不敏感，除佝偻病表现外，多伴有秃发，血清 1,25-$(OH)_2D_3$ 水平明显升高[8]。

此外，低磷性佝偻病需与范科尼综合征、肝豆状核变性、McCune-Albright 综合征鉴别，临床上分别有代谢性酸中毒、铜蓝蛋白降低和性早熟表现[4-6]。

【治疗】 低磷佝偻病的治疗目标是纠正或改善患儿骨软化、影像学异常及骨畸形，同时防止继发性甲状旁腺功能亢进、高钙血症、高钙尿症。既往以维持血清磷在正常低限范围内、碱性磷酸酶正常化为治疗目标，在低磷性佝偻病患儿身上很难达到。因为使血磷和碱性磷酸酶达标，需要过量服用磷酸盐制剂，会导致继发性甲状旁腺功能亢进。国际方案是补充磷酸盐合剂、活性维生素 D，在足够的药物治疗疗程后，可考虑骨整形治疗[4-6]。

1. 磷酸盐制剂　一般用磷酸氢二钠 145g 和磷酸二氢钠 18.2g 加水至 1 000ml，每 100ml 含元素磷 2.08g。口服磷酸盐合剂每日 3~5 次，20~40mg/(kg·d)，逐渐增加至 50~100mg/(kg·d)（最大剂量 2~3g/d）。磷酸盐制剂味道差，易引发恶心及腹泻。儿童生长至成年骨骺闭合，磷酸盐补充量减少。部分无症状成年患者可能不需要药物治疗。

2. 活性维生素 D　骨化三醇的剂量为 20~30ng/(kg·d)，分 2~3 次服用。可在最初的几个月使用较大剂量的骨化三醇 50~70ng/(kg·d)，以加快骨矿化的反应。

为了预防血钙过高，每 3 个月检查一次血清钙、磷、肌酐、PTH 水平，以及尿钙/肌酐比值。尿钙与尿肌酐的比值正常为 0.15~0.3，如果>0.4，说明活性维生素 D 剂量太大，应及早减量，以减少中毒的机会。有人提倡用利尿剂如氢氯噻嗪 1.5~2mg/(kg·d)，分次口服，可避免高钙血症，并可使血磷浓度明显增高[4-6]。

【预后与预防】 通过补充磷酸盐、活性维生素 D，部分低磷性佝偻病患儿的骨畸形可明显改善。在先证者基因诊断明确的基础上，母亲再次妊娠时，可通过胎盘绒毛或羊水细胞基因变异分析，进行胎儿产前诊断。

三、范科尼综合征

范科尼综合征（Fanconi syndrome）又称 de Toni-Debre-Fanconi 综合征，是一种遗传代谢病，由于肾近球小管功能多发性障碍，近球小管对葡萄糖、氨基酸、尿酸、磷酸盐、重碳酸盐（钠、钾及钙盐）的重吸收能力下降，从尿中大量排出，引起骨骼变化、生长缓慢[9,10]。

【病因与病理改变】 原发性范科尼综合征属于常染色体隐性遗传病，偶见显性遗传。儿童时期亦见继发性范科尼综合征，继发于胱氨酸血症、糖原贮积症、酪氨酸血症 1 型、半乳糖血症、肝豆状核变性、肾小管酸中毒、乙酰辅酶 A 脱氢酶缺乏症等。亦可继发于重金属中毒，如铅、汞、镉、铀等中毒，重金属类物质损害近球小管上皮细胞或刷毛缘。某些药物（如过期的四环素、氨基糖苷类）亦可导致范科尼综合征。有研究认为主要病理是近球小管变短，与肾小球连接部分变窄，从而发生代谢障碍，出现低血磷和不同程度的酸中毒，亦曾见尿浓缩功能障碍及低血钾。但是有些患儿肾病理检查则为正常[9,10]。

【临床表现】 原发性范科尼综合征婴儿于 4~6 月龄发病，生长缓慢，软弱无力，食欲差，常有呕吐、多尿、烦渴，亦常见便秘。多数患儿因营养不良、反复发热、脱水及酸中毒而住院。较大儿童虽经维生素 D 常用量治疗，仍显示活动性低磷性佝偻病表现，体格矮小，骨骼畸形。部分患儿出现畏光现象，但无神经系统损伤[9,10]。

【诊断与鉴别诊断】

1. 血液化验　血清二氧化碳结合力（HCO_3^-）低，可在 10mmol/L 以下。血磷低，血钙正常，碱性磷酸酶增高。但当肾功能衰竭时，血磷与非蛋白氮同时升高，血钙降低。血钾有时低。往往可出现高氯性酸中毒。血糖、氨基酸不高。

2. 尿液检查　尿糖由微量至 5mg/dl，氨基酸浓度显著增高。尿排出氨基酸达十几种。患儿虽有代谢性酸中毒，但尿 pH 值往往相对高。尿内氨含量和可滴定酸度均低。

单从尿内碱性物和氨基酸增多及血清碱性磷酸酶升高，尚不能与其他类型的佝偻病相鉴别[9,10]。

【治疗与预后】 先用大量维生素 D 控制佝偻病，

每日约1万~5万IU，从较小量开始，必要时加多，同时追踪血钙及尿钙浓度，慎防高钙血症。如用维生素D治疗数周，未见功效，并有酸中毒时，应加用电解质液。

枸橼酸钠和枸橼酸钾合剂（钠盐和钾盐各100g溶在1 000ml水中，钾、钠含量各为2mmol/ml），对缓解低血钾症和酸中毒有效，合剂用量约为2ml/(kg·d)，需根据血二氧化碳结合力和血钾浓度以调整剂量。即使没有低钾血症，也应持续口服钾盐，否则在大量补充钠时，更多的钾将由肾脏丢失。

在发病晚期往往出现肾功能不全，须根据肾脏对电解质排泄的情况而调节钾、钠用量。

治疗适当时，佝偻病、酸中毒和氨基酸尿均可见明显好转，但最后仍发生肾功能衰竭和尿毒症，发病年龄越早，预后越严重。

四、肾小管酸中毒

肾小管酸中毒（renal tubular acidosis）是一组由于不同病因引起的肾小管排泌氢离子和重吸收HCO_3^-障碍，尿酸化受损，以高氯性酸中毒为主要临床表现。

肾小管对酸碱的主要调节功能是重吸收原尿中的水、Na^+、Cl^-和HCO_3^-，其次是排泌H^+和K^+。原尿中99%的HCO_3^-均被重吸收，其中约85%~90%在近曲小管中被吸收。

按受累的部位和主要特点，肾小管酸中毒分四类：①远端肾小管酸中毒（Ⅰ型，distal renal tubular acidosis，DRTA）；②近端肾小管酸中毒（Ⅱ型，proximal renal tubular acidosis，PRTA）；③混合型，即近端和远端肾小管同时受损（Ⅲ型，distal and proximal renal tubular acidosis）；④高血钾性肾小管酸中毒（Ⅳ型，hyperkalemic renal tubular acidosis）[11]。

（一）远端肾小管酸中毒

远端肾小管酸中毒是由于尿酸化功能障碍，不能产生尿和血浆间的H^+陡峭梯度，由于氨排泌也减少，H^+排泌障碍所致。主要特点是持续性高氯性酸中毒，尿pH值不低于5.5，多有生长障碍和佝偻病体征。病程长的部分患儿可继发肾脏微细结石症或肾钙化。

【病因】 分为原发性和继发性远端肾小管酸中毒。

1. 原发性 属于常染色体隐性遗传病，亦有报告常染色体显性遗传的先天性远肾单位缺陷。多在婴儿期发病，散发者可于任何时期发病。

2. 继发性 由多种原因引起，继发于其他遗传病（如镰状细胞贫血、马方综合征、埃勒斯-当洛斯综合征）、各种自身免疫性疾病（如全身性系统性红斑狼疮、高免疫球蛋白血症和慢性活动性肝炎等）、各种原因造成的钙磷代谢异常（如甲状旁腺功能亢进症、甲状腺功能亢进症等）、药物损害（如维生素D中毒、毒物中毒）。此外，肾盂肾炎、梗阻性肾疾患也可导致远端肾小管酸中毒。

【临床表现】 典型远端肾小管酸中毒患儿的临床表现为高氯性酸中毒，厌食，恶心。随着大量Na^+、K^+、Ca^{2+}的丢失，水也大量排出，出现脱水、烦躁及心率增快等。患儿生长明显落后，主要原因是慢性酸中毒造成生长激素释放减低。低血钾可致肌肉无力，多尿，甚至出现肌麻痹。重症及病程较长的病例合并高尿钙症、肾钙化和肾结石症。由于尿钙排出增加，造成低血钙，经常出现手足搐搦，甚至惊厥。血钙降低，继发性甲状旁腺功能亢进，加重骨钙脱出。出现佝偻病及纤维性骨炎，晚期可有肾功能不全或肾功能衰竭。

远端肾小管酸中毒轻症患儿可无症状，只有做$NaHCO_3$负荷试验时可发现尿PCO_2不升高（<10mmol/L）。

除典型远端肾小管酸中毒外，尚有一些变异型：①不完全性远端肾小管酸中毒，常不合并全身性酸中毒，多因肾钙化或结石引起反复尿路感染才被发现。有时在对完全性远端肾小管酸中毒患儿家族成员进行筛查时发现。②远端肾小管酸中毒伴神经性耳聋，为常染色体隐性遗传病，男女均可发病，耳聋可从生后出现或儿童期发生。

远端肾小管酸中毒的高尿钙可以发生于有酸中毒的患儿，亦可无代谢性酸中毒，高尿钙可继发肾钙化、肾结石和肾小管酸中毒。单纯长期高尿钙即可引起肾小管功能损伤，形成恶性循环。

继发性远端肾小管酸中毒，常见于许多全身性疾病或肾脏疾患，其临床表现因原发病而异，都具有尿酸化功能障碍的特点。

【诊断】 远端肾小管酸中毒以持续性高氯性酸中毒为特点。血浆pH值和CO_2结合力降低，HCO_3^-浓度常<15mmol/L。血氯明显增高，血钾多<3mmol/L。

尿pH值持续>5.5，尿比重降低，常在1.010左右。尿最大浓缩功能为300~500mQsm/L，HCO_3^-肾阈正常（23~25mmol/L）。混合型患儿HCO_3^-肾阈值常低于正常。尿钙定量增高，24小时尿钙定量常>4mg/kg。尿磷正常，不出现氨基酸尿和葡萄糖尿。

X线检查：病程长的患儿在腹部平片中可见肾结石和/或肾钙化。腕部骨及长骨干骺端可见佝偻病或纤维性骨炎的改变。

【诊断与鉴别诊断】 除临床症状外，诊断主要根据有慢性代谢性酸中毒的存在。酸中毒程度与尿pH值不成比例，在严重酸中毒情况下尿pH值仍呈碱性，持续高于6。肾小球滤过功能正常，血浆尿素氮和肌酐在正常范围。典型病例诊断不困难，对疑似病例可做氯化铵负荷试验，注意氯化铵剂量必须足以使血浆碳酸氢盐浓度下降4～5mmol/L。儿童至少下降至20mmol/L，婴儿至少下降至18mmol/L。必要时可做碳酸氢钠负荷试验协助诊断。

尚需与慢性肾功能衰竭、严重脱水酸中毒、垂体性侏儒症以及肾性尿崩症等疾病相鉴别。

【治疗】 原发性远端肾小管酸中毒的治疗主要是纠正酸中毒和电解质紊乱。

1. 碳酸氢钠 口服剂量为1～3mmol/(kg·d)，分4～5次。一般病例2mmol/(kg·d)，可获得显著疗效，使酸中毒和高尿钙症得到纠正。

2. 钾盐 根据缺钾的程度补充钾，一般开始时口服氯化钾2mmol/(kg·d)。碱性液可用钠或钾的枸橼酸缓冲液代替。用枸橼酸140g，含水的枸橼酸钠结晶98g，加水至1 000ml；或用15%枸橼酸钠和15%枸橼酸钾糖浆，使钠、钾含量各为1mmol/ml，HCO_3^-为2mmol/ml，用量1～2mmol/(kg·d)。Ⅲ型远端肾小管酸中毒患儿碱性药用量偏大，为5～10mmol/(kg·d)。

3. 维生素D 对合并佝偻病的患儿，需加用维生素D_2。服用维生素D时注意监测24小时尿钙，以免发生维生素D中毒。

原发性远端肾小管酸中毒患儿如能得到早期诊断和治疗，使HCO_3^-维持在正常水平，酸中毒完全纠正，临床症状可消失，生长发育于两年内达到正常标准。预后较好。如诊断时已有肾钙化，则多遗留肾功能障碍。

（二）近端肾小管酸中毒

近端肾小管酸中毒又称Ⅱ型肾小管酸中毒，其特点为：①当血中碳酸氢盐浓度正常时肾小球滤过的HCO_3^-大部分被排出，HCO_3^-重吸收减少。②当血中HCO_3^-浓度降低到患儿HCO_3^-肾阈值以下时，尿中HCO_3^-排泄很少。③严重代谢性酸中毒时尿pH值可降至最低≤5.5，并可以排出可滴定的酸和铵[11]。

【病因】 分为原发性和继发性近端肾小管酸中毒。①原发性近端肾小管酸中毒又称特发性近端肾小管酸中毒。有家族史，多见于女性，散发病例无性别差异。②继发性近端肾小管酸中毒可能是范科尼综合征的一部分，或继发于某些代谢性疾病（如胱氨酸病、半乳糖血症、肝豆状核变性、Lowe综合征、维生素D代谢障碍）和药物中毒等（如乙酰唑胺、重金属铅、镉），也可继发于甲状旁腺功能亢进症和高免疫球蛋白血症。

原发性近端肾小管酸中毒可能由于碳酸酐酶产生或H^+分泌的先天缺陷，使近端肾小管HCO_3^-重吸收障碍所致。

【临床表现】 通常近端肾小管酸中毒比远端肾小管酸中毒严重，原发性近端肾小管酸中毒有家族史的病例多为女性，常在一岁半内发病。除有生长缓慢外，可有多尿、脱水、酸中毒症状（如恶心、呕吐、厌食、疲乏等）。也可出现肌无力，便秘。一般无骨骼改变，亦不出现肾钙化。并发范科尼综合征、胱氨酸症、肝豆状核变性或半乳糖血症等遗传病的患儿，伴有原发病表现。

【诊断】 当高度怀疑近端肾小管酸中毒时，首先应测定晨起第一次尿pH值<5.5，同时测定血电解质，血氯增高>100～106mmol/L，血钾低于正常，血pH值<7.35，血浆HCO_3^-浓度低于正常<18mmol/L，一般情况下尿液中HCO_3^-排泄增多，严重酸中毒患儿血浆HCO_3^-浓度低时，尿排出HCO_3^-极少或完全被吸收。HCO_3^-排出为0时，尿pH值降低。患儿肾脏HCO_3^-阈值低于正常。若血浆HCO_3^-水平在18～20mmol/L时，应做氯化铵负荷试验，可用一次性氯化铵负荷试验，NH_4Cl 0.1g/kg，顿服后，收集2～8小时的尿，每小时排尿一次，测尿pH值。尿pH值可逐渐降低至≤5.5。

肾HCO_3^-阈值的检测方法：肾小管重吸收HCO_3^-的阈值是指尿中开始出现HCO_3^-时血浆HCO_3^-的最低浓度。方法是给患儿足量的$NaHCO_3$，血浆HCO_3^-浓度正常（≥25mmol/L）后停药，血浆HCO_3^-将逐渐下降，遂每天测血中HCO_3^-、肌酐和尿中HCO_3^-、肌酐和尿pH值1～2次，或用5%的$NaHCO_3$ 500ml，以4ml/min的速度静脉滴入，每30～60分钟起立排尿一次，同时取血测血和尿中的HCO_3^-及肌酐浓度，测尿pH值。当尿中HCO_3^-全吸收，尿pH值降为5.5～6.0时，血中HCO_3^-的浓度即为肾HCO_3^-的阈值，正常人肾HCO_3^-阈值1岁以内婴儿为21～22mmol/L，儿童为22～24mmol/L。患儿则低于正常。用血和尿肌酐计算出肾小球滤过率（GFR），再用以下公式计算出肾小管HCO_3^-的重吸收率和排泄分数，近端肾小管酸中毒患儿当血浆HCO_3^-浓度正常时，肾HCO_3^-最大排泄分数常>15%，HCO_3^-的重吸收率降低。

肾小管HCO_3^-重吸收率（%）= 尿HCO_3^-/血

$HCO_3^- \times GFR$

肾小管 HCO_3^- 排泄分数(%)=(尿 HCO_3^- ×血肌酐)/(血 HCO_3^- ×尿肌酐)×100

一旦确诊为近端肾小管酸中毒,首先应测定尿常规、尿糖、肾功能及氨基酸等,以除外某些代谢性疾病所致继发性近端肾小管酸中毒。

【治疗】 目的是经常维持血中 HCO_3^- 的浓度在正常范围,酸中毒得以纠正,生长速度正常。

碱性药的需要量大于远端肾小管酸中毒,一般口服碳酸氢钠5~10mmol/(kg·24h),方可使血浆 HCO_3^- 浓度维持在正常水平;也可与枸橼酸盐缓冲液交替服用。配方:枸橼酸钠50g、枸橼酸钾50g、枸橼酸100g加水至1 000ml。每日口服3次,每次50ml。补充大量 $NaHCO_3$ 后流入远端肾单位的量增多,超过远端肾小管重吸收的能力而从尿中排出。低盐饮食使细胞外液缩减刺激近端肾小管 HCO_3^- 的重吸收,可减少 $NaHCO_3$ 的用量。氢氯噻嗪对本病亦有作用,用量1.5~2mg/kg,有利于酸中毒被纠正。服用期间应注意钾的补充。

长期服用碱性药物治疗无明显副作用,当生长停止后,临床无明显症状时可以停药。如再出现症状可再服药治疗。

【预后】 特发性近端肾小管酸中毒预后较好。经治疗后生长可达正常标准,有的患儿于4~12个月自然痊愈。继发性近端肾小管酸中毒患儿的预后与原发病控制有关。

(三)混合型肾小管酸中毒

又称Ⅲ型肾小管酸中毒,是近端肾小管 HCO_3^- 重吸收障碍和远端肾小管 H^+ 排泌障碍的综合缺陷,有两种肾小管酸中毒的特点和临床表现,治疗与Ⅰ型和Ⅱ型相同。

(四)高血钾性肾小管酸中毒

又称Ⅳ型肾小管酸中毒,其特点为高氯性代谢性酸中毒伴有高血钾,由许多原因引起,其中以醛固酮分泌减少或对肾脏作用发生抵抗为主要原因。多数患儿在各种原发的肾脏疾病和肾上腺疾病的基础上发生,部分患儿为先天性醛固酮合成不足或其受体系统的缺陷,或是药物对醛固酮抑制所致。高血钾性肾小管酸中毒主要是由于远肾单位纯酸排出减少、钾的清除减低所致[11]。

此型多见于慢性肾功能不全伴高血钾性肾小管酸中毒。其中有半数伴有醛固酮分泌减少,通过尿排醛固酮量与血浆钾浓度的比值低于正常,可证实醛固酮分泌减少与高血钾呈负相关。由于慢性肾功能不全患儿肾小球滤过率明显降低,钾和氨排出减少,常有低肾素、低醛固酮血症,同时肾脏对醛固酮的反应性减低,若给生理量的醛固酮不增加尿氨的排出和纠正酸中毒,只有给超生理剂量醛固酮才使酸排出量增加和酸中毒被纠正。

对于慢性肾功能不全伴高血钾性肾小管酸中毒患儿,除应积极治疗原发病外,主要是限制钾的摄入,低钾饮食可控制高血钾,血钾降低,H^+ 和氨的排泌增加,酸中毒可得到纠正。还可用钾结合树脂及排钾利尿剂,呋塞米有利于降低血钾和纠正酸中毒。碳酸氢钠1.5~2.0mmol/(kg·d),以纠正酸中毒,使血钾维持在<5.0mmol/L。当无高血压时,可同时应用呋塞米与盐皮质激素,效果较好。

高血钾性肾小管酸中毒不伴有慢性肾脏病时,主要由于醛固酮合成和分泌减少,如合并有肾上腺皮质功能不全或先天性皮质酮甲基氧化酶缺乏,或由于肾素-血管紧张素缺乏等产生的低醛固酮血症。此类患儿用生理量的醛固酮类激素代替治疗,可使高血钾和酸中毒得以恢复。

此外,还有生理量醛固酮不能纠正的高血钾性肾小管酸中毒,临床上有典型的假性醛固酮减少症。其中Ⅰ型发生于婴儿期,有家族史,脱水,排钠增多致低血钠,排钾减少引起高血钾和酸中毒,生长障碍。其病因可能是醛固酮与其受体结合过程中的缺陷。血中肾素和醛固酮类盐皮质激素水平增高或正常,血去氧皮质酮和皮质醇浓度正常。外源性醛固酮类激素治疗效果不明显,给高盐饮食,摄入大量氯化钠后低血钠、高血钾和酸中毒均可得到纠正,生长恢复正常。然后,可减少食盐摄入量,症状一般不再复发。随患儿年龄的增长可自然恢复。

假性醛固酮减少症Ⅱ型是原发的肾小管分泌钾的功能障碍。也有实验证明是细胞内钾浓度增高或是原发性钾转运缺陷,导致细胞代谢和膜结构的变化,使 Cl^- 重吸收增加。本病特点是高血钾、高血压和高氯性酸中毒,肾小球滤过率正常,体内产生的肾素、醛固酮均低。

治疗方法主要是限制食盐摄入、服用促使排泄 Cl^- 的利尿剂,如呋塞米或氢氯噻嗪,可改善高血钾和酸中毒。

五、巴特综合征

巴特综合征(Bartter syndrome)是一种罕见的遗传

性肾小管疾病，由于肾单位髓袢升支粗段水盐重吸收障碍造成的原发性肾性失盐疾病，主要生化特点为低血钾、低氯性代谢性碱中毒、高肾素活性和高醛固酮血症[12,13]。

【病因】　根据致病变异所在基因不同，巴特综合征可分为5型，分别由*SLC12A1*（Ⅰ型）、*KCNJ1*（Ⅱ型）、*CLCNKB*（Ⅲ型）、*BSND*（Ⅳ型）、*CASR*（Ⅴ型）等基因变异造成。其中Ⅲ型患病率最高（表 33-20）[12,13]。

表 33-20　巴特综合征的病因及遗传方式

分型	遗传方式	基因缺陷	编码蛋白	基因定位	外显子数
Ⅰ型	AR	*SLC12A1*	肾小管 Na^+-K^+-$2Cl^-$ 联合转运体（NKCC2）	15q21.1	26
Ⅱ型	AR	*KCNJ1*	ATP 敏感的肾内向调节 K^+ 通道（ROMK）	11q24.3	4
Ⅲ型	AR	*CLCNKB*	肾小管 Cl^- 通道（CLCBK）	1p36.13	19
Ⅳ型	AR	*BSND*	Barttin 蛋白	1p32.3	4
Ⅴ型	AD	*CASR*	钙敏感蛋白受体（CaSR）	3q13.3～q21.1	6

注：AR：常染色体隐性遗传；AD：常染色体显性遗传。

【临床表现】　新生儿型（Ⅰ型）为常染色体隐性遗传病，*SLC12A1* 基因编码 NKCC2 蛋白，为钠钾氯共同转运体，分布于髓袢升支粗段上皮细胞，可将肾小球滤过钠的30%进行重吸收。NKCC2 蛋白功能缺失引起钠、钾、氯在肾小管的重吸收减少。该型发病早，常有羊水过多及早产史，增多的羊水是胎儿多尿所致，生后即表现为多尿、多饮、脱水及生长发育迟缓，多数患儿肾功能维持良好，常因高尿钙而出现肾脏钙质沉着。

新生儿型（Ⅱ型）为常染色体隐性遗传病，*KCNJ1* 基因编码 ROMK 蛋白，为内流性电压依从性 K^+ 通道，分布于髓袢升支粗段和皮质集合小管上皮细胞的管腔膜上。ROMK 是 NKCC2 的一个辅助蛋白，ROMK 蛋白失活会影响 NKCC2 的功能，引起一系列类似于Ⅰ型的临床表现，但较Ⅰ型患儿轻。

经典型（Ⅲ型）为常染色体隐性遗传病，*CLCNKB* 基因编码 CLC-Kb 蛋白，为肾小管基底膜氯离子通道，分布于髓袢升支粗段、远端小管和皮质集合小管上皮细胞的基底外侧膜上，对氯在肾小管的跨膜转运起重要作用。患儿可于2岁前出现症状，多数在学龄期到青春期确诊，部分患儿可有胎儿期羊水过多和早产史，有多饮、多尿、呕吐、嗜盐、发育停滞、疲劳、肌肉无力及抽搐等表现。尿钙升高，而肾脏钙化不常见。由于 CLC-Kb 蛋白并氯的唯一通道，因而与Ⅰ型及Ⅱ型相比，其临床症状相对较轻。

伴感觉神经性耳聋型（Ⅳ型）为常染色体隐性遗传病，*BSND* 基因编码 Barttin 蛋白，表达于髓袢升支粗段、细段肾小管及内耳上皮细胞，为氯离子通道 CLC-Kb 和 CLC-Ka 的β亚单位，其功能失活导致的表型除了巴特综合征外，还伴有感觉神经性耳聋。该型患儿出生前即发病，表型重，部分可进展至肾功能衰竭，耳聋在出生后1个月即可出现。

常染色体显性遗传性伴低血钙型（Ⅴ型）为 *CASR* 基因激活突变所致。*CASR* 基因编码 CaSR 蛋白，表达于甲状旁腺及髓袢升支粗段上皮细胞的基底膜。一方面，*CASR* 基因激活突变通过抑制 ROMK 蛋白的表达，出现新生儿型（Ⅱ型）表现；另一方面，CaSR 作为一个 G 蛋白耦联受体，可调节甲状旁腺素的分泌，当 CaSR 蛋白功能缺陷时，甲状旁腺素的分泌受到抑制，出现低血钙、高尿钙。因此，该型患儿除了巴特综合征表现外，还具有明显低血钙、高钙尿和肾脏钙化。

【诊断与鉴别诊断】

1. 不明原因生长发育迟滞，部分患儿有多饮多尿、呕吐、腹泻、抽搐、乏力等其他表现；可能有家族史。

2. 不明原因顽固性持续性低钾低氯性代谢性碱中毒。

3. 肾素-血管紧张素-醛固酮系统活化，但血压正常。

4. 基因检测　是目前确诊巴特综合征最可靠的方法。

应与假性巴特综合征以及其他肾小管性酸中毒相鉴别。假性巴特综合征通常是由于滥用利尿剂等药物或神经性厌食、习惯性呕吐所致。肾小管酸中毒患儿有明显的代谢性酸中毒可与巴特综合征相鉴别。

【治疗与预后】

1. 对症综合治疗　首要应纠正酸碱及水电解质紊乱，以维持正常生长发育。

（1）纠正低钾血症：根据缺钾程度，口服或静脉补充氯化钾等含钾药物。

（2）抗醛固酮药物：螺内酯2～10mg/（kg·d），分3

次口服。

（3）前列腺素酶抑制药：吲哚美辛1～5mg/（kg·d）或布洛芬30mg/（kg·d），分3次口服，对新生儿型巴特综合征疗效显著，对经典型巴特综合征部分有效。

（4）血管紧张素转化酶抑制药：卡托普利1mg/（kg·d），剂量应由小到大渐增，最大为6mg/（kg·d），分3次空腹时服用。

2. 预后 巴特综合征患儿需终身进行治疗，需定期随访，预后取决于受体功能障碍的程度，不正确治疗可能会导致严重电解质紊乱、感染、生长发育迟滞、肾功能不全，甚至危及生命。

【预防】 巴特综合征为常染色体隐性遗传病，患儿同胞的患病概率为25%。对于基因诊断明确的家系，母亲再生育时，可在妊娠9～13周左右进行胎盘绒毛膜穿刺或16～22周进行羊膜腔穿刺，进行产前诊断。

植入前遗传学诊断也是可选择的方法，但需要在常规的产前诊断孕周期抽取羊水，进行羊水细胞相关的基因检测，以确认胎儿的基因型。

六、吉特曼综合征

吉特曼综合征（Gitelman syndrome）为常染色体隐性遗传病，由于肾远曲小管的噻嗪类利尿剂敏感钠氯共同转运体（Na^+-Cl^- cotransponer，NCCT）蛋白结构和/或功能异常，引起肾脏远曲小管对钠氯重吸收障碍，为失盐性肾小管疾病[13]。

【病因与发病机制】 吉特曼综合征为*SLC12A3*基因变异所致。*SLC12A3*基因位于16q13，有26个外显子，编码噻嗪类利尿剂敏感的NCCT，分布于远曲小管，负责钠和氯的重吸收，可被噻嗪类利尿剂所阻断。

*SLC12A3*基因变异导致NCCT功能缺陷，肾小管Na^+/Cl^-联合转运功能受损，导致远端集合管对Na^+和Cl^-重吸收障碍，引起NaCl的丢失、低血容量、低血压和代谢性碱中毒，而继发肾素-血管紧张素-醛固酮系统激活，使Na^+经皮质集合管上皮细胞Na^+通道的重吸收增加，有利于增加H^+和K^+的分泌。由于Na^+/Cl^-联合转运异常使细胞内Cl^-的超极化作用减弱，Ca^{2+}重吸收增加，尿钙减少。血镁水平下降可能是因为在醛固酮的作用下，管腔侧Na^+重吸收增加形成了管腔侧负电位，Mg^{2+}/Na^+交换增加而使尿镁增多、血镁降低[13]。

【临床表现】 多数吉特曼综合征患儿于青少年或成年发病，但一些临床症状也可在儿童期甚至新生儿期出现，约1/3的患儿有明确的家族史。吉特曼综合征的临床症状多为非特异性，常与电解质紊乱及肾素-血管紧张素-醛固酮系统激活等有关，包括以下表现：

1. 全身症状 乏力，疲劳，运动耐量下降，口渴，多饮，嗜盐等。

2. 心血管系统 血压正常或偏低，心悸，QT间期延长，室性心律失常等。

3. 消化系统 发作性腹痛，便秘，呕吐。

4. 泌尿系统 多尿，夜尿，遗尿，蛋白尿，低钾性肾病。

5. 神经-肌肉系统 头晕，眩晕，共济失调，假性脑瘤，肢体麻木，感觉异常、肌肉痉挛，抽搐，横纹肌溶解。

6. 骨关节系统 关节痛，软骨钙质沉着症。

7. 生长发育 发育停滞，生长迟缓，青春期延迟。

【诊断】

1. 生化异常 ①血清钾降低，常持续存在或反复出现，尿钾升高；②代谢性碱中毒；③低镁血症，肾脏排泄镁增多；④低尿钙；⑤血浆肾素、血管紧张素及醛固酮水平增高或活性增强。

2. B超 肾脏超声检查正常，一般无钙质沉着或发育异常。

3. 基因诊断 *SLC12A3*基因变异分析可以确诊，我国患儿中以T60M和D486N变异较为多见。

【治疗】

1. 饮食治疗 鼓励患儿根据个人饮食习惯，多进食含氯化钠和钾镁的食物。

2. 钾和镁的补充 口服或静脉补钾和/或补镁是吉特曼综合征患儿最主要的治疗，需要个体化及终身补充，将患儿的血钾和血镁水平分别至少维持在3.0mmol/L及0.6mmol/L。首选口服，可选用氯化钾、门冬氨酸钾镁、硫酸镁或氯化镁。氯化钾起始量1～2mmol/（kg·d），元素镁起始剂量5mg/（kg·d）或0.2mmol/（kg·d）。

3. 药物治疗 当出现严重不良反应或补充电解质仍不能有效缓解持续的低钾血症时，可以使用下列药物。

（1）潴钾类利尿剂（醛固酮拮抗剂）：螺内酯2～10mg/（kg·d），分3次口服。

（2）血管紧张素转化酶抑制剂：卡托普利1mg/（kg·d），剂量应由小到大渐增，最大为6mg/（kg·d），分3次空腹时服用。

【预后】 吉特曼综合征是一病情缓和、预后良好的疾病，目前尚没有证据表明吉特曼综合征会影响患儿的寿命。但长期低血容量、低血镁、低血钾以及碱中毒，会导致心律失常、慢性肾功能不全等，要密切随访。

（陈晓红）

参考文献

[1] 刘竹枫,张碧丽.先天性肾性尿崩症的研究进展.天津医药,2019,47(8):891-896.

[2] REFARDT J, WINZELER B, CHRIST-CRAIN M. Diabetes Insipidus: An Update. Endocrinol Metab Clin North Am. 2020,49(3):517-531.

[3] 王传凯,王春林,梁黎. AVPR2 基因变异致先天性肾性尿崩症 2 例报告并文献复习.临床儿科杂志,2020,38(2):90-93.

[4] 丁桂霞.低磷性佝偻病研究新进展.中华实用儿科临床杂志,2019,34(17):1304-1308.

[5] LAMBERT A S, LINGLART A. Hypocalcaemic and hypophosphatemic rickets. Best Pract Res Clin Endocrinol Metab, 2018,32(4):455-76.

[6] HAFFNER D, EMMA F, EASTWOOD D M, et al. Clinical practice recommendations for the diagnosis and management of X-linked hypophosphataemia. Nat Rev Nephrol, 2019, 15(7):435-55.

[7] 仰曙芬,吴光驰.维生素 D 缺乏性佝偻病.中国儿童保健杂志,2015,23(7):680-683.

[8] 苏蔚,苏喆,徐明进.维生素 D 依赖性佝偻病 IA 型两例报告.中华骨质疏松和骨矿盐疾病杂志,2020,13(1):49-54.

[9] 陈志新,张磊,陈丽萌.近端肾小管能量代谢障碍导致范科尼综合征的机制.中华肾脏病杂志,2019,35(7):544-547.

[10] FOREMAN JW. Fanconi Syndrome. Pediatr Clin North Am. 2019,66(1):159-167.

[11] PALMER BF, KELEPOURIS E, CLEGG DJ. Renal Tubular Acidosis and Management Strategies: A Narrative Review. Adv Ther. 2021,38(2):949-968.

[12] MRAD FCC, SOARES SBM, de MENEZES SILVA LAW, et al. Bartter's syndrome: clinical findings, genetic causes and therapeutic approach. World J Pediatr. 2021,17(1):31-39.

[13] FULCHIERO R, SEO-MAYER P. Bartter Syndrome and Gitelman Syndrome. Pediatr Clin North Am. 2019,66(1):121-134.

第 13 节　铜代谢异常

一、肝豆状核变性

肝豆状核变性(hepatolenticular degeneration)也称 Wilson 病,是一种罕见的常染色体隐性遗传代谢病,在欧洲,其发病率估计在 1.2~2/100 000,杂合携带率为 1/90[1,2]。

【病因】 由于编码铜转运 P 型 ATP 酶 B 的 *ATP7B* 基因变异,铜氧化酶活性缺陷,肝细胞内铜跨膜转运障碍,过量铜在体内沉积,导致脑、肝、肾、骨骼等多脏器功能损害。*ATP7B* 基因定位于染色体 13q14.3,含 21 个外显子,长约 80kb,主要在肝细胞和肾脏表达,已报道多种变异[1,2]。

【临床表现】 患儿可在任何年龄起病,无性别差异。多数患儿发病前无症状,随着体内铜沉积的进展,逐渐出现器官损害的症状与体征。疾病损害涉及多个系统,可呈慢性或急性发病,表现复杂多样,常见肝脏、神经系统、角膜损害。少数患儿在进食海鲜、肉类等高铜食物后急性发病。多数患儿为慢性进行性病程。肝脏损害轻重不一,可表现为肝硬化、慢性或急性肝炎、急性重型肝炎等,一些患儿初诊时已经存在肝硬化。神经系统损害较常见,一些患儿初发症状为运动障碍、共济失调、癫痫,颅脑 MRI 多见双侧基底节损害。多数患儿在 10 岁以后出现肌张力障碍、智力运动倒退、精神行为异常等。其他异常有溶血性贫血、血尿、蛋白尿、心理异常等。部分患儿可见角膜 KF 环[1,2]。

【诊断】 需结合临床表现、角膜 KF 环、血清铜蓝蛋白及基因分析等综合判断。

1. 常规检验　血清转氨酶升高,早期血 γ-谷氨酰转肽酶和胆红素可正常,肝硬化时 γ-谷氨酰转肽酶和胆红素升高。

2. 血清铜蓝蛋白　铜蓝蛋白明显降低,通常 <200mg/L。

3. 24 小时尿铜测定　成人>100μg/24h(1.57μmol/24h),儿童>40μg/24h(0.63μmol/24h)。

4. 肝铜　肝铜>250pg/g 肝干重。

5. 基因分析　*ATP7B* 双等位基因致病变异。

【治疗与预后】 尽早治疗,终身治疗,监测生长发育及脏器功能。治疗方案包括低铜饮食、驱铜药物、对症治疗及肝移植。

1. 促进铜排泄　青霉胺,儿童每天 20mg/kg,每天 2~3 次口服,病情平稳后可酌情减量。口服青霉胺期间需补充维生素 B_6 25~50mg/d。一些患儿对青霉胺过

33 章

敏,首次服用前应作青霉素皮内试验。

2. 减少铜吸收 常用锌制剂(硫酸锌、葡萄糖酸锌、醋酸锌),副作用小,但起效较慢,与青霉胺联用以减少青霉胺用量,对无症状肝损害患儿首先口服锌剂。

3. 低铜饮食 限制含铜量高的食物,如动物内脏、贝壳类、蘑菇、蚕豆、豌豆、玉米和巧克力等。

4. 肝移植 对于暴发性肝衰竭、肝硬化失代偿期、药物治疗无效的严重肝病患儿,应考虑肝移植。

现行治疗对多数肝豆状核变性患儿有效,临床症状及生化指标可得到改善。

【预防】 肝豆状核变性为常染色体隐性遗传病,父母为致病突变携带者,每次生育时胎儿有25%的可能性患病,与性别无关。在先证者*ATP7B*基因诊断明确的基础上,母亲再次妊娠时通过胎盘绒毛或羊水细胞的基因分析可进行产前诊断。

植入前遗传学诊断是可选择的方法,植入不带有致病基因型的胚胎,但也需要进行产前诊断。

二、门克斯病

门克斯病(Menkes disease)也称为Menkes卷发综合征,是一种罕见的X连锁遗传病,发病率约为1/300 000。

【病因】 Menkes病患儿绝大多数发生在男性,也有少数女性发病的报道。*ATP7A*基因编码跨膜铜转运P型ATP酶,位于染色体Xq21.1,包含23个外显子,长约150kb。由于*ATP7A*基因变异导致小肠上皮细胞铜转运障碍,铜吸收障碍,细胞中的铜不能转运至细胞间液及血液,血中铜蓝蛋白降低,多组织铜缺乏,线粒体细胞色素C氧化酶、超氧化物歧化酶、酪氨酸酶、赖氨酰氧化酶、多巴胺-β-羟化酶等铜相关性酶活性缺陷,多种蛋白合成障碍,引起多系统损害[3,4]。

【临床表现】 根据临床表现,Menkes病分为经典型、轻型和枕骨角综合征。

1. 经典型 患儿1~2个月时出现特征性的头发改变,发短、稀疏、粗糙、扭曲,面颊肥胖,皮肤苍白,骨骼异常。常于3个月左右发生顽固性癫痫,智力运动落后或倒退。

2. 轻型 主要表现为轻、中度的智力运动落后,伴有毛发、皮肤改变,动脉造影可见血管迂曲。

3. 极轻型枕骨角综合征 患儿多在成年后被发现,临床可无症状,智力运动可正常或轻度落后。头部侧位X线片见枕骨外生骨疣。

【诊断】 根据典型的临床表现、血清铜蓝蛋白及血清铜降低、*ATP7A*基因致病变异,可确诊Menkes病[3,4]。

1. 常规检验 血清铜和血浆铜蓝蛋白降低。

2. 影像学检查 典型患儿头颅MRI显示白质损害,髓鞘化落后,弥漫性脑萎缩,基底节损害等。一些患儿动脉造影显示颅内及颈部血管迂曲,呈"螺丝锥"样改变。骨骼X线检查提示长骨干骺端骨刺形成,也可有肋骨骨折、骨膜增生或骨质疏松。

3. 基因分析 男性患儿*ATP7A*检出半合子变异,具有确诊价值。

【治疗与预后】 主要依赖铜剂补充和对症治疗。

由于Menkes病患儿肠道铜吸收障碍,口服铜剂无效,需皮下注射硫酸铜、组氨酸铜、氯化亚铜等药物,监测血清铜离子浓度及铜蓝蛋白水平,保持血清铜浓度在正常范围内(75~150μg/dl),终身治疗,早期诊断及治疗可明显改善预后,铜替代治疗不能缓解已发生的神经系统损害。

经典型Menkes病为进行性病程,预后较差,多在3岁内因感染、血管并发症或脑病死亡[3,4]。

【预防】 Menkes病为X连锁遗传病,男性半合子发病,母亲再次妊娠时通过胎盘绒毛或羊水细胞的基因分析可进行产前诊断。男性胎儿50%的可能患病,女性胎儿50%可能性为携带者。

植入前遗传学诊断是可选择的方法,植入不带有致病基因型的胚胎,但也需要进行产前诊断[3,4]。

(巩纯秀)

参考文献

[1] 中华医学会神经病学分会神经遗传学组. 中国肝豆状核变性诊治指南2021. 中华神经科杂志,2021,54(4):310-319.

[2] MULLIGAN C, BRONSTEIN JM. Wilson Disease: An Overview and Approach to Management. Neurol Clin. 2020,38(2):417-432.

[3] VAIRO FPE, CHWAL BC, PERINI S, et al. A systematic review and evidence-based guideline for diagnosis and treatment of Menkes disease. Mol Genet Metab. 2019,126(1):6-13.

[4] 李小丽,贾天明,张晓莉,等. 三例Menkes病患儿的家系及基因变异分析. 中华医学遗传学杂志,2021,38(2):108-111.

34 第三十四章 儿童心理卫生

第1节 智力发育障碍

【概述】 智力发育障碍(intellectual developmental disorder,IDD)是2013年5月美国精神障碍统计与分类手册第五版(DSM-5)[1]首先使用的术语。以前称之为精神发育迟滞(mental retardation,MR)。智力缺陷目前还是桥梁术语,ICD-11发表后将统一使用智力发育障碍。

智力发育障碍是指一组起病于18岁以前、精神发育不全或受阻的综合征;指生长发育阶段的儿童,由遗传因素、环境因素或社会心理因素等原因引起,以智力发育不全或受阻为特征,以各种技能不同程度的损害和社会适应困难为主要临床表现的一组疾病。该组疾病可单独出现,也可与其他精神或躯体疾病并存[2]。教育部门倾向称为弱智,而民政部门则称为智力残疾,儿科称为智力低下,国外如英国称为学习能力低下(learning disability),本章采用目前最新的诊断术语——智力发育障碍。

智力又称智能,是人们认识客观事物并运用知识解决实际问题和适应环境的能力。通常由各种技能体现出来,包括记忆、观察、想象、思考、判断、语言及社会能力等。智力受遗传和环境双重影响,有明显的个体差异。衡量人的智力高低的数值是智商(intelligence quotient,IQ)(数字资源34-1)。智商在100±15为正常范围,低于平均水平的两个标准差即智商(IQ)低于70为智力低下。但是,智力内涵复杂,任何现有的测验都不能得到全部智力,所有的测验方法都难免受习俗、环境、学习、经验和个人生长过程中种种因素的影响。因此,必须结合临床表现及适应环境能力来综合判断。

数字资源34-1 智商

据WHO报道,世界任何国家、任何民族智力发育障碍的患病率不低于1%~3%,严重的智力发育障碍约0.6%。我国2001年六省市0~6岁残疾儿童抽样调查显示智力残疾患病率为0.93%。智力发育障碍患病率的分布特点:农村高于城市,这是由于农村医疗卫生条件差,预防措施落后,造成损害的因素较多所致;男孩患病率高于女孩,主要原因为男性比女性更容易发生与X染色体有关的缺陷疾病,也与女孩有两条X染色体,而男孩XY各只有一条有关。因此,性染色体遗传疾病,男孩缺少保护,易发生异常,即男孩比女孩更易受到伤害。智力发育障碍的患病率随着年龄的增长而增高,婴幼儿期最低(0.76%),到学龄期达最高(小学期为1.44%,中学期为1.50%)。小儿年龄越小,越难以做出智力发育障碍的诊断,常常要等小儿运动和智能达到一定界限时才被发现。学龄前智力低下多为中重度,学龄期轻度智力低下明显增多,这与学龄前期缺乏较敏感的智力测验和行为评定量表以及学龄前期学业难度小有关,有些轻度智力低下在学龄前期易被漏诊有关。

【病因与发病机制】 智力发育障碍(IDD)的病因复杂,涉及范围广,包括生物学因素和心理、社会等诸多因素。最近由美国智力缺陷协会(American association mental deficiency,AAMD)提供的数字显示,至少有350种原因可以引起智力发育障碍。随着医学和分子生物学的发展,每年均有新的致病因素被发现。目前认为至少有750多个基因与智力有关,大约有95种智力发育障碍与X染色体异常有关。一般而言,重度IDD以生物因素为主,心理和社会因素为次;轻度IDD者生物因素较轻,以心理和社会因素为主。特别是与儿童被忽视和虐待,神经发育关键期脑损伤或教育缺乏有关。

世界卫生组织(WHO)对IDD的病因分类为:①感染、中毒;②脑机械损伤、缺氧;③代谢、营养、内分泌因素;④肉眼可见的脑部疾病;⑤先天脑畸形及其综合征;⑥染色体病;⑦围产期因素;⑧伴发于精神病;⑨社会心理因素;⑩特殊感官缺陷及其他因素。可以将上述因素概括为生物医学因素和社会心理文化因素两个方面。

从IDD病因作用的时间看可分为产前、产时和产后三个时期。其中,产前因素包括染色体病、遗传代谢病、先天畸形、宫内感染、宫内窒息、母孕期接触有害理化因素、孕妇患严重疾病等。产时因素包括早产、低体重儿、未成熟儿、窒息、颅内出血、产伤等。产后因素包括颅内感染、颅脑外伤、胆红素脑病、中毒、脑变性病、脑血管病、营养不良、文化剥夺以及特殊感官缺陷等。

需要指出的是还有相当一部分IDD的病因尚不明确,其所占比例为30%~50%,国外报道轻度IDD有40%~55%病因不明,重度IDD有20%~30%病因不明。

1. 遗传因素　国内外的大量研究表明,IDD病人中的遗传因素是很明显的。家系研究、双生子研究、寄养子研究均支持这一观点。

2. 母孕期损伤

(1) 感染:母孕期感染包括病毒、细菌、螺旋体、寄生虫等的感染,以病毒感染为最常见,目前认为至少有12种病毒可以通过胎盘感染胎儿。以风疹病毒、巨细胞病毒、单纯疱疹病毒、弓形虫对胎儿的影响最大,引起胎儿的发育异常或死胎。

(2) 毒性物质和药物:经常接触铅的妇女不孕、流产、死胎、早产及婴儿死亡率较高。有机汞是由农药污染食物而侵入。汞进入人体后与酶蛋白及细胞膜中巯基结合,可抑制多种酶的活性,影响细胞的正常功能。汞蒸汽具有脂溶性,可通过血脑屏障进入脑组织,影响脑功能,出现智力低下。

孕妇服用某些药物有时可导致胎儿畸形(如水杨酸类、地西泮、氯氮䓬等),其中一部分出现智力低下。这些药物一般在妊娠最初3个月影响最大,4个月后较安全,但仍有一定的影响。

(3) 烟和酒:孕期吸烟过度易引起早产,且生下的婴儿体重过轻。葵碱可降低子宫内绒毛间隙对胎儿的供氧,进而影响胎儿脑的发育,引起智力低下。酗酒对胎儿发育影响较大,所生的婴儿常发育差、小头和智力低下。

(4) 物理因素:从受精卵到卵裂期是胚胎对放射线最敏感的时期,放射线可使DNA断裂而危害发育中的胚胎,产生畸形,影响中枢神经系统的发育。妊娠期特别是最初3个月,以直接照射盆腔危害性最大。

(5) 妊娠期疾病:如孕妇患有高血压、心脏病、严重贫血、缺碘、肾脏病、糖尿病、癫痫、严重感染以及多次堕胎未成等,均可引起胎儿缺氧、中毒、代谢障碍,从而影响胎儿脑发育。地方性单纯性甲状腺肿,由于缺碘直接影响胎儿甲状腺素的合成,导致中枢神经发育受阻,引起智力低下。

另外,高龄孕产、孕期营养不良、胎盘功能低下、不良情绪因素也易发生IDD。

3. 围产期有害因素　围产期指胎龄12周至出生后28日这一阶段。围产儿易受内外环境因素的影响,重者可发生死胎,较多的是脑损伤引起IDD或其他残疾。围产期危险因素包括产前出血、前置胎盘、胎盘早剥、妊娠高血压综合征、妊娠贫血、早产等。

4. 出生后有害因素　出生后是指从出生到18岁左右,这一阶段可能接触到的致病因素较多,其中以学龄前期最重要,其次为学龄期。

(1) 婴幼儿期感染:各种中枢神经系统感染如化脓性脑膜炎、流行性乙型脑炎、流行性脑脊髓膜炎、结核性脑膜炎、中毒性脑病和疫苗接种性脑炎后神经系统损害等,均可导致智力低下。

(2) 严重颅脑外伤:一般指较严重的颅脑外伤并伴有意识障碍,可能造成神经系统损伤或继发智力障碍。外伤程度越重,受伤时年龄越小,后遗损伤也就越重,部分患儿伴有癫痫发作。

(3) 各种原因引起的脑缺氧:尤以3岁以内婴儿为多见,由于其中枢神经系统处于迅速发展时期,任何原因引起的小儿惊厥、小儿癫痫以及窒息、缺氧持续时间较长等,均可造成婴幼儿智力低下。

(4) 婴幼儿期营养不良:婴幼儿的脑神经元处于快速分化时期,需要丰富的营养供应,如果母乳不足、喂养不当、慢性腹泻或呕吐等会造成严重营养不良,影响智力的发育。

(5) 内分泌和代谢障碍

1) 甲状腺功能减退:是造成智力低下的主要病因之一,发生越早,对中枢神经系统的影响越大。我国缺碘地区颇为广泛,累计查出地方性甲状腺疾患病人为3.7亿,地方性甲状腺功能减退症(克汀病)病人有20多万(1993年报道)。克汀病均伴有智力低下,其中以中度为多。

2) 促性腺激素功能低下:可引起Laurence-Moon-Biedl综合征,表现为身材矮小、肥胖、夜盲,常伴有智力低下。

3) 先天性代谢障碍:先天性代谢异常以苯丙酮尿症引起重度智力低下最为严重。几乎所有的先天性代谢异常都有神经系统障碍,主要表现为智力低下和惊厥发作。

(6) 心理社会因素:人是社会性动物,儿童智力发育不仅需要丰富的营养,还需要良性的社会环境刺激。从孕期母亲的情绪变化到出生后的母爱缺乏;从早年缺乏文化教育机会到社会交往的不足;从亲子关系不良到虐待儿童,都不同程度地影响着儿童智力发展。

【临床表现】

1. 早期症状和表现 IDD患儿早期往往有以下表现:①喂养困难:吸吮能力差,咀嚼晚,吃固体食物容易出现吞咽困难和呕吐。②睡眠过多:不易唤醒,不爱哭闹,显得很乖。③哭声异常:哭声尖锐或尖叫,也有表现哭声无力。④3~4个月后才会笑,对外界刺激缺乏反应,表情呆滞。⑤注视手和玩手的动作在6个月后还持续存在。⑥对周围事物缺乏兴趣或兴趣短暂,反应迟钝,注意力不集中,无目的地多动,不喜欢与人交往,无依恋情感;似乎听力、视力异常,但客观检查无异常。⑦精细动作和大动作较正常儿童落后2~3个月以上。⑧语言发育落后,发音不清,1岁半还不会说出有意义的词。⑨具有特殊的外貌,如眼距过宽等。

2. 主要临床表现 智力发育障碍的主要临床症状是智力低下,社会适应能力差,可伴有一些精神症状和躯体疾病。但是,不同类型、不同程度表现各异。智力水平可按标准智力测评方法测出其低于正常标准。

一般根据智力水平及适应能力、缺陷程度、训练后达到的水平分为:轻度、中度、重度、极重度四级。智商在70~86为边缘智力,属于智力缺陷与正常智力之间的过渡状态,严格地讲不应被归入智力发育障碍。

(1) 轻度IDD:较常见,占智力发育障碍的85%以上。智商为50~69。患儿在学习和理解复杂的语言概念和学习技能方面表现出困难。患儿在幼儿期即可表现出语言发育延迟,理解和分析能力差,抽象思维发展落后,最终难以或只能勉强完成小学学业。大部分患儿日常生活能自理。成年以后智力水平相当于9~12岁正常儿童。

(2) 中度IDD:约为智力发育障碍的10%。智商为35~49。患儿从幼年开始,智力和运动发育均明显比正常儿童迟缓,发音含糊不清,词汇贫乏以致不能完整表达意思。不能适应普通小学的就读。生活技能差,训练后能学会一些简单的生活技能,监护下可做简单重复的劳动。成年以后智力水平相当于6~9岁正常儿童。

(3) 重度IDD:约占智力发育障碍总数的3%~4%。智商20~34。患儿出生后表现出明显的发育迟缓,语言和学习能力非常有限,词汇很少,用单字或短语进行表达,不能理解书面语言或涉及数字、数量和时间的概念。日常生活需人照料和指导。成年以后智力水平相当于3~6岁正常儿童。

(4) 极重度IDD:仅占1%~2%。智商<20。患儿拥有非常有限的沟通能力,不会说话也听不懂别人的话。不认识人和环境,毫无防御和自卫能力。常合并严重神经系统发育障碍和躯体畸形,完全依靠别人照顾生活。成年以后仅能达到3岁以下正常儿童的智力水平。

智力发育障碍常伴有精神症状、神经系统症状和躯体畸形。部分智力发育障碍患儿可共患其他精神障碍,常见的是注意缺陷多动障碍[3];此外,智力发育障碍患儿也可伴有幻觉、妄想等精神病性症状,情绪易激惹,出现攻击行为和破坏行为,或刻板行为、强迫行为和自伤行为等症状[4]。

【诊断】

1. 智力发育障碍的诊断标准

(1) 智力明显低于同龄人的平均水平,一般智商低于70以下。

(2) 社会适应能力不足,表现在个人生活能力和履行社会职能方面有明显缺陷。

(3) 起病于18岁以前。

2. 诊断原则与方法

(1) 确定智力缺陷的存在。

(2) 评定其严重程度。

(3) 在确诊智力缺陷的同时,应积极寻找病因,尽可能做出病因学诊断。

(4) 对同时存在的其他躯体疾病和精神疾病[5],也应单独列出诊断,如苯丙酮尿症、儿童孤独症、精神分裂症等,从而使患儿得到更全面、更合理的治疗。

(5) 横纵结合,综合诊断。

3. 分级 见表34-1。

【鉴别诊断】

1. 痴呆 18岁以后,任何原因导致的智力低下,皆不能称之为智力缺陷,而归属于痴呆。痴呆的程度不同,症状各异。

2. 分离性障碍 发作时可有痴呆样表现,如有的表现不语,无能,呆滞,不能听懂别人讲话等;有的虽讲话,却又显得什么也不懂;但是,这类患儿未发作时,基本正常,各方面活动皆如常人。发作时间短,平时聪明,而且查不出相应体征,无痴呆史,发育正常(数字资源34-2)。

表 34-1　智力发育障碍临床四级分类表

分级	智商水平（IQ）	相当智龄	适应能力缺陷	从特殊教育中受益水平
轻度	50~69	9~12岁	轻度	通过特殊教育可获得实际技巧及实用的阅读和计算能力，并能在指导下适应社会
中度	35~49	6~9岁	中度	可学会简单的人际交往、基本卫生习惯和简单手工技巧，但阅读和计算方面不能取得进步
重度	20~34	3~6岁	重度	可从系统的训练中受益
极重度	<20	<3岁	极重度	对于进食、大小便训练有反应

数字资源 34-2　分离性障碍

3. **孤独症谱系障碍**　孤僻，有不同程度的人际交往障碍，行为方式刻板，可对某物有特殊爱好如绒毛娃娃，兴趣狭窄，可自娱自乐，3/4伴明显智力缺陷。对这类患儿，可将两个诊断并列。

4. **特殊发育障碍**　特殊发育障碍儿童也常有学习困难，易误认为是智力问题。但仔细检查多数能力正常，学习成绩不平均，有些课目有困难，如阅读、计算或诵读困难，而其他成绩较好，社会适应能力缺损不明显。

5. **注意缺陷多动障碍**　由于注意力不集中和多动影响学习和社会适应，但病史中发育迟缓不明显，智力检查一般正常，经教育训练或服用提高注意力的药物，症状明显好转，学习成绩显著提高。

6. **儿童精神分裂症**　一般病前无躯体及智力发育障碍。病后虽然有学习成绩下降、反应迟钝、淡漠、环境适应不良，但主要特征是思维、情感与行为的不协调，并不是真正的智力低下。

【治疗】

1. 治疗原则

(1) 早期发现，早期诊断，查明原因，早期干预。干预以教育和康复训练为主。

(2) 婴幼儿期：尽可能针对病因进行早期干预治疗，减少脑功能损伤，使已损伤的脑功能得到代偿。

(3) 年长儿期：教育、训练和照管是治疗的重要环节。轻度智力发育障碍可接受教育；中度可予以训练；重度和极重度以养护为主，并辅以药物治疗。

2. 治疗方法

(1) 病因治疗：临床实践中要特别重视可治疗的病因：如营养性疾病（如维生素 B_{12} 或叶酸缺乏所致的巨幼红细胞贫血）；各种先天性（遗传）代谢病如甲状腺功能减退及部分神经变性病（如黏多糖贮积症、结节性硬化症等）。

(2) 行为训练：对重度智力发育障碍者有潜在的帮助，可用于训练患儿的基本生活技能，如洗漱，穿衣。父母常需要学习相关训练方法，以便在日常生活中能长期坚持训练，促使训练疗效最大化。

(3) 药物治疗：益智类药物是人们一直在探索和研发用于治疗智力发育障碍的药物。目前主要有补充神经磷脂，微量元素，维生素等药物。要注意应该在科学检测和评估有缺少时，在医生指导下使用。也有中医药治疗智力发育障碍的报道，针灸、推拿按摩、古方“益智散”、现代制剂精苓口服液等。

伴发其他精神症状，可对症治疗[6,7]，如伴发注意力缺陷多动行为者可考虑选用哌甲酯、托莫西汀等，伴冲动攻击行为症状可予小剂量抗精神病药，对合并癫痫发作者，可予抗癫痫治疗。

【疾病管理】　智力发育障碍长程管理建立在规范评估基础上。发育行为儿科、儿科神经病学和/或心理医生应系统评估言语、语言、沟通和适应功能。以个体化确定哪些方面需要持续支持。儿童精神科医生可在患儿有更复杂共患病的情况下帮助评估精神药物需求。作业治疗师和物理治疗师可帮助评估患儿的功能损害、强项和需求。社会工作者可帮助评估家庭状况及家庭需求、提供咨询和社会支持。遗传学工作者可对疑似遗传性疾病进行评估，提供遗传咨询。此外，还可能需要多位其他专科的医生帮助评估和治疗其他相关问题。

对智力发育障碍的长程管理中，需定期检查评估功能进步或功能损害以利进一步干预开展，为家庭提供相关干预建议和实用的操作方法，为每一个患儿提供相应教育训练。

（郑毅）

参考文献

[1] American Psychiatric Association. Diagnostic and statistical manual of mental disorders, 5th edition. Philadelphia: American Psychiatric Association, 2013.

[2] PURUGGANAN O. Intellectual Disabilities. Pediatr Rev, 2018, 39(6): 299-309.

[3] MULAS F, ROJAS M. Intellectual developmental disability overlapping with autism spectrum disorder and attention deficit-hyperactivity disorder. Medicina(B Aires), 2018, 78 Suppl 2: 63-68.

[4] SCHALOCK RL, LUCKASSON R, TASSÉ MJ. The contemporary view of intellectual and developmental disabilities: Implications for psychologists. Psicothema, 2019, 31(3): 223-228.

[5] ROSTON A, EVANS D, GILL H, et al. SETD1B-associated neurodevelopmental disorder. J Med Genet, 2021, 58(3): 196-204.

[6] MCLAREN JL, LICHTENSTEIN JD, METCALFE JD, et al. Psychotropic Use Among Youths With Intellectual and Developmental Disabilities. Beasley JB. Psychiatr Serv, 2021, 72(9): 988-997.

[7] 孙洪强,马辛. 精神科诊疗常规. 北京:中国医药科技出版社,2021.

第 2 节 孤独症谱系障碍

【概述】 孤独症谱系障碍(autism spectrum disorder, ASD)是一类起病于发育早期,以持续的社交互动与社交交流能力缺陷及受限的、重复的行为模式和兴趣为主要临床特征的神经发育障碍[1,2]。该障碍患病率日益增高,美国疾病预防控制中心 2002 年报道为 1/150,2018 年报道升为 1/59,2020 年报道升为 1/54。我国患病率低于美国的报道,但也呈现上升趋势。该障碍男性更易罹患,通常为慢性终身性病程,常常严重损害患者的社会功能,是导致儿童精神残疾的最重要疾病,并导致严重的疾病负担,因此是近年来受世界各国共同关注的一个重要疾病。

【病因与发病机制】 ASD 的病因和发病机制尚不明晰。大量研究表明,该障碍是一种由生物学因素导致的神经发育障碍性疾病,其中,遗传是最主要的因素,遗传度为 0.7~0.9。该障碍是一种多基因复杂疾病,数百个基因与该障碍相关。同时,microRNA、表观遗传机制也参与该障碍发生。环境因素增加个体发病风险,包括父、母生育年龄大,第 2 胎或第 4 胎之后,母妊娠前肥胖或体重不足,母妊娠前和妊娠糖尿病,母妊娠高血压、病毒感染、服用某些药物、暴露于环境污染、先兆流产、胎儿窘迫,出生窒息,低出生体重等。遗传因素与环境因素相互作用导致个体脑发育异常,包括额叶、颞叶等多个脑区灰质发育异常,杏仁核等多个脑区局部脑功能异常,面孔加工网络等多个脑网络功能连接异常;某些递质系统(如 5-HT 系统)或神经肽(如催产素)通路异常等。从而导致个体出现面孔识别、情感认知、心理理论能力、执行功能、中央信息整合能力等发展受损,导致 ASD 症状。

【临床表现】 ASD 起病于发育早期,多在 36 个月以内。其中,约 2/3 的患儿出生后逐渐起病,约 1/3 的患儿经历了 1~2 年正常发育阶段后退行性起病。ICD-11 和 DSM-5 将 ASD 的核心症状分为两大领域,即社交互动与社交交流能力缺陷,受限的、重复的行为模式和兴趣。

在社交互动方面,ASD 患者存在质的缺陷。婴儿期起病的患儿缺少目光对视、呼唤反应、社会性微笑及情感互动。幼儿期患儿社会交往障碍更加突出。患儿缺乏交往兴趣,不主动发起或回避交往互动,目光对视少,呼唤反应少,不关注和难以正确理解他人的表情、情绪和心理活动,情感交流互动少,不会与他人分享兴趣与欢乐,不能根据社交情景或社交线索调整社交行为,不能以适合其智龄的方式进行交往和与同龄人建立伙伴关系,对父母缺少依恋,并存在共同注意(彼此引发对第三者注意)障碍。轻症患儿或年长患者,可能有一定社会交往兴趣,但依然缺乏社会交往技巧,难以建立友谊,也难以建立恋爱关系和结婚。

在社交交流方面,ASD 患儿存在不同程度的困难。多数 ASD 患儿言语发育迟缓,甚至无语言,言语理解能力和运用能力均受损。患儿常常不会启动交流、维持交谈,或仅限于表达需求,或用简单、刻板、重复的言语进行交流,或反复说其感兴趣的话题,而不关注他人的反应。患儿言语形式及内容也常常异常,可能存在模仿言语、刻板重复言语,或答非所问,或说一些唐突的、与当时情景无关的内容,语法结构、人称代词常用错,语调、语速、节律、重音等也常存在异常。部分ASD患儿言语发展无明显迟缓，但依然会出现刻板重复言语，反复与他人说同一个话题，对成语、幽默或言外之意难以理解。ASD患儿非言语交流能力发展也受损，常常不会用点头、摇头等动作姿势进行交流，缺乏丰富细腻的面部表情，言语和非言语交流的整合也存在困难。

在受限的、重复的行为模式与兴趣方面，ASD患儿兴趣范围狭窄，对某些事物或活动非常感兴趣甚至痴迷；行为方式刻板重复，生活的多个方面墨守成规、僵化刻板，并可能固着于一些特殊而无用的常规或仪式；还会出现刻板重复的动作和奇特怪异的行为，如将手放在眼前凝视和扑动等；对于各种感觉刺激可能反应过度或不足，如过分关注物体的气味、质感、产生的振动等。

除上述主要临床表现外，ASD患儿还常常存在其他精神症状，如情绪不稳、冲动、自伤等，多数患儿共患其他精神障碍，包括智力发育障碍、注意缺陷多动障碍、焦虑障碍、情感障碍、进食障碍等。部分患儿存在某些躯体症状或躯体共患病，包括胃肠功能紊乱[3]、癫痫、结节性硬化症、脑瘫等，还可能存在染色体异常，如：脆性X综合征、唐氏综合征等。

【诊断】 目前ASD仍无可以用于确诊的实验室检查[4]。诊断主要基于详细而客观的病史、全面的精神检查及辅助的量表评定。躯体、神经系统检查及辅助检查对于诊断并无重要意义，主要用于寻找可能的病因及确定共存的躯体或神经系统疾病。

1. 采集详细而客观的病史 通过采集详细而客观的病史，了解儿童的精神心理发展情况及各种相关情况。首先要取得完整的发展史。接着要了解儿童的情绪和行为，包括一天24小时生活细节的清楚描述。诊断过程一定包含直接评估社会、沟通、智能，以及对儿童行为的观察，尤其是观察他们在互动时相互沟通情绪交流的行为，这是诊断儿童孤独症不可少的。

2. 全面的精神检查 通过全面的精神检查，确定儿童在社会交往、言语和非言语交流、兴趣行为、认知发展及其他精神活动方面存在的异常。

3. 量表评定 在此需要注意，虽然量表对儿童孤独症的筛查和诊断具有重要作用，但是量表评定只是用于辅助诊断，并不能完成替代临床诊断。

(1) 智力或发育水平的评定：因孤独症儿童常常存在发育水平和智力的落后，因此，应对患儿的发育水平及智力进行评定。可用丹佛发育筛查量表(Denver developmental screening test，DDST)(数字资源34-3)、格塞尔发展诊断量表(Gesell development diagnosis scale，GDDS)对儿童发育水平进行评定。

数字资源34-3 丹佛发育筛查量表

(2) 孤独症症状的评定[5]：常见的量表有筛检婴幼儿孤独症检查量表(Checklist for autism in toddlers，CHAT)和幼儿孤独症修正量表(Modified CHAT，M-CHAT)，筛检儿童的孤独症行为评定量表(Aberrant behavior checklist，ABC)、儿童孤独症评定量表(Childhood autism rating scale，CARS)、克氏行为量表(Clancy behavior rating scale)及Asperger评定量表(Asperger rating scale)等(数字资源34-4~数字资源34-6)。诊断孤独症的国际化评定量表则包括询问父母的孤独症诊断访谈问卷-修订版(Autism diagnostic interview-revised，ADI-R)和观察检查病人使用的孤独症诊断性观察量表(Autism diagnostic observation scale，ADOS)。ADI-R和ADOS有适合不同年龄病人使用的版本。

数字资源34-4 ABC量表

数字资源34-5 CARS量表

数字资源34-6 克氏行为量表

4. 重视ASD早期诊断线索和发育监测

(1) 重视早期诊断线索：如果婴幼儿在发展过程中，出现以下情况，应警惕ASD的可能：①4个月时不会看着别人的脸微笑;②6 个月时没有明显的快乐情绪;③12 个月时听力无问题,但喊其名字不理睬;④16 个月不会说任何一个单词;⑤18 个月时不会用示指指点东西,目光不会跟随别人的指点看东西,不会玩假扮游戏;⑥经历 1~2 年正常发育阶段,语言、交往能力等出现倒退。对于存在这些问题的婴幼儿,应及时到医院就诊,系统评估和诊治。

(2) 重视发育监测和早期筛查:目前,我国正逐步将 ASD 的早期筛查列入儿童保健的发育监测之中,通过早期筛查,发现可疑患儿,及时转诊治疗。常用筛查量表包括:婴幼儿孤独症量表(CHAT),改良婴幼儿孤独症量表(M-CHAT),CHAT-23,儿童孤独症行为量表(ABC),克氏孤独症行为量表(CABS)等。

将上述从问诊、直接观察、精神检查及标准的评估和筛查所取得的资料整合起来,通常可以对幼儿进行 ASD 的诊断。

5. 诊断标准

(1) 症状标准:在下列 1)~4)项中,至少有 7 条,且 2)~4)项的核心症状至少各有 2 条:

1) 功能发展异常或障碍(三项至少要有一项):①缺乏社交沟通情境理解性或表达性语言;②选择性社交依恋或交互性社会互动障碍;③不会玩功能性或象征性游戏。

2) 人际交往存在质的损害(四项至少要有两项):①不会适当使用注视、脸部表情、姿势等肢体语言以调整社会互动;②未能发展和同伴分享喜好的事物、活动、情绪等有关的同伴关系;③缺乏社会情感的交流,表现出对别人情绪的不恰当反应,或不会依社会情境而调整行为,或不能适当的整合社会交往、情绪与沟通行为;④缺乏分享别人的或与人分享自己的快乐。

3) 沟通和交流方面质的损害(四项至少要有两项):①语言发展迟滞或没有口语,也没有用非口语的姿势表情来辅助沟通之企图;②不会发动或维持人际间的信息交换和沟通;③以固定、反复或特异的方式使用语言;④不会玩自发的装扮性游戏或社会性模仿游戏。

4) 狭窄、反复、固定僵化的行为、兴趣和活动(两项至少要有两项):①执着于反复狭窄的兴趣;②强迫式地执着于非功能性的常规或仪式;③拒绝改变重复的动作或姿势;④过分执着于物品的某一部分或玩具无功能的成分。

(2) 严重标准:社会交往功能受损。

(3) 病程标准:通常起病于 3 岁以内。

(4) 排除标准:排除 Rett 综合征、选择性缄默症、语言障碍和社会交往障碍、智力缺陷、刻板运动障碍、注意缺陷多动障碍及儿童精神分裂症。

【鉴别诊断】

1. 言语或语言发育障碍 语言表达或理解能力发展落后,智力水平正常或接近正常(智商≥70),非言语交流能力发展良好,社会交往无质的缺陷,无受限的、重复的行为模式与兴趣。

2. 智力发育障碍 智商<70,社会适应能力缺陷,社会交往水平、言语水平与其智力水平相一致,无受限的、重复的行为模式与兴趣。如果患儿同时存在 ASD 典型症状,两个诊断均需做出。

3. 注意缺陷多动障碍 以活动过度、注意缺陷和易冲动为核心表现,无社会交往质的缺陷,无受限的、重复的行为模式与兴趣。如果患儿同时存在 ASD 典型症状,两个诊断均需做出。

4. 选择性缄默症 言语发育良好,缄默不语局限于特定场合(如学校),而在其他场合言语交流良好,无社会交往质的缺陷,无受限的、重复的行为模式与兴趣。

5. 儿童精神分裂症 存在幻觉、病理性幻想或妄想等精神病性症状;虽然交流困难,但言语功能并未受到实质性损害,随着疾病缓解,言语交流可逐渐恢复;药物治疗疗效明显优于 ASD,部分患儿经过药物治疗后可以达到完全康复水平。

【治疗】

1. 治疗原则

(1) 早诊断、早干预[6]:因 ASD 是一个严重影响患者社会功能的慢性疾病,因此,早诊断、早干预对改善患儿预后具有非常重要的意义。通常来说,患儿 2 岁前,可在专业人员指导下进行家庭干预;2 岁后,可进行医院、专业机构、家庭共同参与的综合系统干预。

(2) 选用科学有效的治疗方法进行干预:目前,有多种治疗方法被用于 ASD 的治疗,但许多治疗方法尚缺乏良好的循证医学证据或被日益充分的研究所否定。因此,应充分了解各种治疗方法的研究现状,选择具有良好循证医学证据的治疗方法进行干预。

(3) 采用综合治疗的方法进行干预:因 ASD 患儿不仅存在发育方面的广泛落后,也存在情绪行为的异常,并可能共患精神疾病,因此,应根据患儿的具体情况，运用多种治疗方法，如教育训练、行为治疗、药物治疗等对患儿进行综合系统干预。

（4）坚持长期治疗干预：因 ASD 为长期慢性、甚至持续终身的疾病，因此，应坚持长期的、持之以恒的治疗干预，从而促进患儿各方面能力的发展，改善其社会功能和适应能力，减轻家庭负担，提高患儿及其家庭的生活质量。

2. 治疗方法

（1）教育康复：教育康复是 ASD 最主要的治疗干预方法[7]。比较有循证依据的是以功能为取向的教育康复技术方法。较常用的干预技术包括发展理念下的教育干预技术（如地板时光、关系发展介入、丹佛模式以及早期介入丹佛模式等）和以应用行为分析（applied behavior analysis，ABA）为基础的行为教学技术。后者是当前循证依据最为充分的可以有效改变 ASD 患儿社会适应和生活能力的方法。它是基于强化等行为原理，利用辅助等教学技术，从无到有、从少到多地增加患儿适应性的学习技能和生活技能。常用的行为教学技术包括回合试验教学（discrete trial teaching，DTT）、串联行为教学以及自然情境教学等。

（2）问题行为管理与矫正：ASD 患儿容易出现影响自身和他人的各种挑战性问题行为，如：自伤、攻击和破坏性行为等。

对于这些问题行为，首先应进行行为功能评估，在了解问题行为发生的背景、行为表现及行为功能的基础上，采用相应的行为矫正方法和预防策略，从多到少、从少到无地减少干扰患儿学习和生活的问题行为。

（3）药物治疗：ASD 以教育康复为主，不首选药物治疗，但在患儿存在较严重的自伤、攻击和破坏性行为，而行为矫正方法无效或不可获得的情况下，或共患其他精神障碍，可以采用精神药物对症治疗。在使用精神药物时，应遵从以下原则：①权衡利弊，根据患者的年龄、症状、躯体情况合理选择治疗药物。一般情况下，学龄前儿童不建议使用精神药物。②做好知情同意。③低量起始，根据疗效和药物不良反应逐渐增加药物剂量；达到理想疗效后，可连续服用 6 个月，然后逐渐减药，并视情况决定是否停药。如停药症状反复，则需继续服药治疗。④密切监测和及时处理药物的不良反应。⑤同时进行其他形式的治疗干预，如教育训练、行为治疗等。

各类精神药物在 ASD 患者中均有应用，包括抗精神病药、抗抑郁药、情绪稳定剂、抗焦虑药、治疗注意缺陷多动障碍药物，可对症治疗相应的症状。利培酮、阿立哌唑已被美国食品药品管理局批准用于治疗 5～16 岁及 6～17 岁孤独症儿童的易激惹。

【疾病管理】　ASD 是一种预后不良的神经发育障碍，早期识别、诊断及干预非常重要。相关知识的科普宣传，基于儿童保健系统的早期筛查，筛查阳性儿童的转介诊断，以教育康复为贯穿生命全程的支持和矫正措施，必要时的药物治疗等，均是该障碍系统管理中的重要内容。同时医疗和教育信息的完善和管理也很重要。针对该障碍危险因素的防范，则对该障碍的预防可能起到积极作用。

在生命全程的不同阶段，均应了解 ASD 人士的当前能力和水平、适应社会和家庭生活的挑战以及具体表现、可以利用的支持体系和解决问题的策略以及其效果，从而给予患者生命全程的支持和帮助。

（郑毅）

参考文献

［1］ American Psychiatric Association. Diagnostic and statistical manual of mental disorders，5th edition. Philadelphia：American Psychiatric Association，2013.

［2］ ALPERT JS. Autism：A Spectrum Disorder. Am J Med，2021，134（6）：701-702.

［3］ MADRA M，RINGEL R，MARGOLIS KG. Gastrointestinal Issues and Autism Spectrum Disorder. Psychiatr Clin North Am，2021，44（1）：69-81.

［4］ LONG M，REGISTER-BROWN K. Autism Spectrum Disorder. Pediatr Rev，2021，42（7）：360-374.

［5］ BRACONNIER ML，SIPER PM. Neuropsychological Assessment in Autism Spectrum Disorder. Curr Psychiatry Rep，2021，23（10）：63.

［6］ KODAK T，BERGMANN S. Autism Spectrum Disorder：Characteristics，Associated Behaviors，and Early Intervention. Pediatr Clin North Am.，2020，67（3）：525-535.

［7］ ANDERSON G. Autism Spectrum Disorder：Pathophysiology and Treatment Implications. Curr Pharm Des，2019，25（41）：4319-4320.

第3节 注意缺陷多动障碍

【概述】 注意缺陷多动障碍（attention deficit hyperactivity disorder，ADHD）是最常见的神经发育障碍，主要表现为与年龄不相称的注意力分散、过度活动、行为冲动，通常智力正常或接近正常，但常伴有学习困难及多种共患病，导致社会功能受损，是物质依赖、反社会人格、违法犯罪的高危人群[1]。流行病学研究显示患病率在全球范围内是相似的，统计为5.3%，成人ADHD患病率为2.5%。

【病因与发病机制】 研究显示ADHD由复杂的遗传易感性和环境危险因素暴露相互作用所致，通常发生于胎儿或出生早期。大量双生子研究分析显示其遗传度为0.76（数字资源34-7）。近年的研究在病因病理机制方面取得了重要进展，发现了全基因组显著性的遗传风险位点，但每一个单独的遗传变异对于致病风险仅有微小的效应。基因通路与网络的分析提示易感基因集中于神经元发育相关基因[2]。环境危险因素包括出生前和围产期因素如孕期烟酒接触、低出生体重和早产、环境毒素如铅暴露以及家庭环境因素等[3]。

数字资源34-7 遗传度

脑影像学较一致的发现是ADHD患者存在脑体积减小，脑体积的差异在青少年和成人期消失[4]。功能脑影像研究发现与奖赏期待相关的腹侧纹状体激活降低。ADHD存在广泛的认知缺陷，包括执行功能如抑制控制、视空间和言语工作记忆、警觉和计划等障碍。部分ADHD患者不喜等待，倾向即刻而非延迟的奖励。

【临床表现】 ADHD的主要临床表现为注意集中困难、活动过度和冲动，并常伴有学习困难、情绪和行为方面的障碍。

1. 注意集中困难 ADHD患儿注意很易受环境的影响而分散，因而注意力集中的时间短暂。因此，患儿在听课、做作业或做其他事情时，注意力常常难以保持持久，好发愣走神；经常因周围环境中的动静而分心，并东张西望或接话茬；做事往往难以持久，常常一件事未做完，又去做另一件事；难以始终地遵守指令而完成任务；做事时也不注意细节，常因粗心大意而出错；经常有意回避或不愿意从事需要较长时间集中精力的任务，如写作业，也不能按时完成这些任务。常常丢三落四，遗失自己的物品或好忘事；与他/她说话，也常常心不在焉，似听非听等。

2. 活动过度 活动过度是指与同年龄、同性别大多数儿童比，儿童的活动水平超出了与其发育相适应的应有的水平。活动过度多起始于幼儿早期，但也有部分患儿起始于婴儿期。在婴儿期，患儿表现为格外活泼，爱从摇篮或小车里向外爬，当开始走路时，往往以跑代步；在幼儿期后，患儿表现好动，坐不住，爱登高爬低，翻箱倒柜，难以安静地玩耍。上学后，因受到纪律等限制，患儿表现更为突出。患儿上课坐不住，在座位上扭来扭去，小动作多，常常玩弄铅笔、橡皮甚至书包带，与同学说话，甚至下座位；下课后招惹同学，话多，好奔跑喧闹，难以安静地玩耍。进入青春期后，患儿小动作减少，但可能主观感到坐立不安。

3. 冲动 患儿自我克制能力差，容易激惹，在遇到一些不愉快的刺激时，往往过分激动，或作出愤怒反应，常因一些小事与同学争吵打架。他们在行动之前，不经大脑考虑，也不顾后果，以致感情用事，小题大做，甚至在冲动之下伤人毁物。患儿情绪不稳，哭笑无常，要求必须立刻满足，显得很任性，否则会哭闹发脾气。

4. 认知障碍与学习困难 部分本病患儿存在空间知觉障碍、视听转换障碍等。虽然患儿智力正常或接近正常，但由于注意障碍、活动过度和认知障碍，患儿常常出现学习困难，学业成绩常明显落后于智力应有的水平。

5. 共患病 ADHD患儿常常伴随其他发育障碍或精神障碍。据著名的美国ADHD多模式研究（the multimodal treatment study of ADHD，MTA）报道：单纯的ADHD只占31%；69%共患其他精神障碍，其中共患对立违抗障碍占40%、焦虑障碍占31%、品行障碍占14%、抽动障碍占11%、心境障碍占4%。Biederman等研究也显示ADHD患者中75%至少共患一种下列障碍：焦虑障碍、物质滥用[5]、心境障碍或人格障碍；33%共患两种或以上这些障碍。

共患的障碍不仅使患儿的病情更为复杂，也使患儿需要更多的治疗干预，对患儿的预后有不同程度的不良影响。因此了解 ADHD 儿童可能共患的障碍及其临床特点对完善患儿诊断、充分予以干预、改善患儿预后具有重要意义。

【诊断】 应综合病史、躯体和神经系统检查、精神检查、辅助检查的结果予以诊断。在此过程中，采集详细而正确的病史非常重要，因病情较轻的患儿在短暂的精神检查过程中，症状表现可能并不突出。

1. 症状标准。一种持续的注意缺陷和/或多动-冲动状态，影响功能或发育。具有以下(1)和/或(2)特征，必需≥下列症状中的 6 条。持续时间>6 个月，症状与发育水平不相称并对社会和学业/职业活动带来直接的不良影响。

注：这些症状不只是对立行为、违抗、敌意、或不理解任务和指令。对于青年和成人(≥17 岁)至少应有 5 条症状。

(1) 注意缺陷症状

1) 经常在学习、工作或其他活动中难以在细节上集中注意或犯粗心大意的错误。

2) 经常在学习、工作或娱乐活动中难以保持注意力集中。

3) 经常在与他人谈话时显得心不在焉、似听非听。

4) 经常不能按要求完成作业、家务及工作任务。

5) 经常难以有条理地安排作业和工作。

6) 经常不愿意或回避进行需要持续动脑筋的任务。

7) 经常丢失学习和活动的必需品。

8) 经常因外界刺激而容易分心。

9) 经常在日常生活中健忘。

(2) 多动、冲动症状

1) 经常坐立不安，手脚不停地拍打、扭动。

2) 经常在应该坐着的时候离开座位。

3) 经常在不适宜的场合中跑来跑去、爬上爬下(在青少年或成人只是有坐立不安的主观感受)。

4) 经常很难安静地参加游戏或课余活动。

5) 经常一刻不停地活动，犹如被“马达驱动”一样(对于青年或成人表现如，在餐馆、会议场所，时间稍有延长就坐立不安，不能与大家同步)。

6) 经常讲话过多、喋喋不休。

7) 经常在问题尚未问完时就抢着回答。

8) 经常难以耐心等候。

9) 经常打断或干扰别人的讲话和游戏。

2. 症状出现在 12 岁之前。

3. 症状出现在两个以上的环境。

4. 症状明显地影响了社会、学业和职业功能。

5. 症状不是由精神分裂症或其他精神病性障碍引起；也不能由其他精神障碍来解释(心境障碍、焦虑障碍、分离性障碍、人格障碍、物质依赖或戒断)很难遵照指示做事或无法完成功课、家事或工作(并不是由于对立性行为或无法了解指示的内容)。

根据表现的不同分为三种类型：注意缺陷多动障碍，混合性表现；注意缺陷多动障碍，注意缺陷为主要表现；注意缺陷多动障碍，多动/冲动为主要表现。

【鉴别诊断】 由于 ADHD 的症状是非特异的，常见于其他多种情况，因此需要仔细鉴别。包括与正常活泼儿童的鉴别，以及除外各种躯体、神经系统及精神疾病所致的注意问题。

1. 智力发育障碍 主要表现是智力发育落后，标准智力测验可供鉴别。

2. 心境障碍 双相躁狂与 ADHD 有症状重叠，但 ADHD 通常起病早，呈慢性持续性病程，双相障碍则通常起病于青春期以后，为发作性病程。

3. 焦虑障碍 焦虑的患儿也常常表现为注意力不能集中，鉴别要点在于 ADHD 通常起病较早，呈长期慢性病程，而焦虑障碍通常在一定的心理因素下起病，有明显的担心、恐惧等情绪障碍表现，常伴有躯体不适。

4. 抽动障碍 抽动障碍通常表现为一组或几组肌群的突然不自主的快速运动，与 ADHD 的无目的活动增多不同。

5. 发育性学习障碍 表现为阅读、计算、书写能力发展落后，低于生理年龄和智商预期水平。

6. 对立违抗障碍和品行障碍 常常表现为不听话和破坏性行为。鉴别要点在于单纯的对立违抗障碍和品行障碍无多动和注意缺陷的典型表现。

【治疗】 目前普遍认为 ADHD 是一种慢性神经发育障碍，需要长期治疗[6]。确诊 ADHD 者需要药物和心理行为联合治疗，需要医生、父母、老师等多方合作，并需要定期进行随访。

1. 药物治疗

(1) 中枢兴奋剂[7]：国内主要为哌甲酯及其缓释剂。哌甲酯主要作用部位在大脑皮质和皮质下的纹状体，主要作用于多巴胺转运体(DAT)，阻断多巴胺再摄取回突触前神经末梢，调节多巴胺能神经传递的增加，进而增强大脑的控制能力，克制无目的的多动，提高注意力和学习能力。临床剂型包括速释剂和不同释放时间的缓释剂。速释剂需要每日 2~3 次服药，缓释剂通常只需早上一次服药。无论速释剂或缓释剂均需要从小剂量开始逐渐增加，最大剂量一般不超过 60mg/d。目前尚没有有效的方法预测治疗反应，因此需要个体化的剂量滴定。常见的不良反应有食欲抑制、睡眠障碍（入睡延迟）、心率加快和血压升高、心境不稳（从爱哭到严重的抑郁样综合征）、易怒等。

（2）非中枢兴奋剂：托莫西汀为特异性去甲肾上腺素再摄取抑制剂，主要作用于前额叶皮质的去甲肾上腺素转运体，其疗效亦经过多项随机对照研究验证，并特别适用于共患抽动、焦虑和物质使用障碍的患儿。临床用药也需要从小剂量开始逐渐增加至治疗量，可每日早晨单次服用或早晚分次服用，通常起始剂量为每日 0.5mg/kg，至少服用 3 天后可增加剂量，逐步增加到每日 1.2mg/kg 的目标剂量，缓慢加量可减少不良反应。常见不良反应有食欲抑制、恶心、呕吐、失眠、困倦、疲劳、心境不稳、眩晕、血压和心率增加等。

α_2 肾上腺素能受体激动剂可乐定和胍法辛能够增加神经末梢中去甲肾上腺素的含量，改善 ADHD 症状，因此适用于合并有冲动、攻击行为及不能耐受中枢兴奋剂治疗的 ADHD 患儿。因可乐定改善冲动、多动、激惹症状比改善注意障碍显著，故往往与抗抑郁剂或兴奋剂合用。此外，可乐定和胍法辛还能减少 Tourette's 综合征的抽动症状。

安非他酮为一类非典型儿茶酚胺能抗抑郁药，有类似兴奋剂作用的特性，其化学结构与苯丙胺相似，但不存在滥用可能性，且无镇静嗜睡作用。近来的临床对照试验证实该药能够有效治疗 ADHD，同等剂量药物在改善抑郁症状的同时，也能有效改善 ADHD 症状。该药通常耐受良好，有些患者服用后出现坐立不安、失眠、头痛、恶心、出汗等副作用。有诱发癫痫的报道，不能用于贪食症或既往曾有癫痫发作的患者。

在我国有许多中医方剂可用于治疗注意缺陷多动障碍，常用的有静灵口服液、小儿黄龙颗粒、地牡宁神口服液、小儿智力糖浆，但仍缺乏大样本双盲随机对照研究证明其疗效。

2. 非药物治疗 无论是否服药均可采用非药物治疗。一些非药物治疗能有效改善 ADHD 相关损害。对于 ADHD 核心症状改善证据最强的是行为治疗和父母培训，特别是对于低年龄的儿童。适合于儿童的行为治疗包括行为矫正和执行功能训练，可有效改善儿童的行为表现。一个完整的治疗方案需要医生、父母、老师等多方合作。与一般儿童相比，多数 ADHD 儿童需要针对预期行为进行更频繁和明确的提醒，并对他们的表现做出反馈。

【疾病管理】 ADHD 需要长期治疗，医生的主动用药管理能够提高临床疗效，增加治疗依从性。在治疗开始时需要针对患儿的个体情况制定长期的治疗计划。药物治疗前需要系统的评估以保证用药安全。药物剂量要根据治疗反应进行个体化的滴定。在达到最佳剂量以后仍需要定期随访，并对不良反应进行监测。行为治疗需要医生、家庭、教师多方面合作，需要给父母、患儿和教师提供包括疾病知识的心理教育，培训父母和教师使用行为矫正的方法在家庭和学校中管理孩子的行为[8]。随着孩子年龄增长出现新的问题时要相应地调整治疗方案。

（郑毅）

参考文献

[1] POSNER J, POLANCZYK GV, SONUGA-BARKE E. Attention-deficit hyperactivity disorder. Lancet, 2020, 395(10222): 450-462.

[2] FARAONE SV, LARSSON H. Genetics of attention deficit hyperactivity disorder. Mol Psychiatry, 2019, 24(4): 562-575.

[3] MAHONE EM, DENCKLA MB. Attention-Deficit/Hyperactivity Disorder: A Historical Neuropsychological Perspective. J Int Neuropsychol Soc, 2017, 23(9-10): 916-929.

[4] PEREIRA-SANCHEZ V, CASTELLANOS FX. Neuroimaging in attention-deficit/hyperactivity disorder. Curr Opin Psychiatry, 2021, 34(2): 105-111.

[5] TERÁN PRIETO A. Attention-deficit/hyperactivity disorder and substance abuse. Scientific evidence. Medicina (B Aires), 2020, 80 Suppl 2: 76-79.

[6] FAWNS T. Attention Deficit and Hyperactivity Disorder. Prim Care, 2021, 48(3): 475-491.

[7] RUBIA K, WESTWOOD S, AGGENSTEINER PM, et al. Neurotherapeutics for Attention Deficit/Hyperactivity Disorder (ADHD): A Review. Cells, 2021, 10(8): 2156.

[8] FARAONE SV, BANASCHEWSKI T, COGHILL D, et al. The World Federation of ADHD International Consensus Statement: 208 Evidence-based conclusions about the disorder. Neurosci Biobehav Rev, 2021, 128: 789-818.

第 4 节　抽动障碍

【概述】　抽动障碍（tic disorder，TD）是一类起病于儿童青少年时期的神经发育障碍，主要临床特征为不随意的突发、快速、重复、刻板、非节律的单一或多部位肌肉抽动和/或发声抽动。根据抽动特征及病程，抽动障碍分类为短暂性抽动障碍、慢性运动（或发声）抽动障碍、图雷特综合征（Tourette syndrome，TS）。流行病学显示 5%～20%的学龄儿童曾有短暂性抽动障碍病史，一般症状较为局限，程度较轻，对日常生活影响小，病程小于 1 年，能自行缓解。慢性抽动障碍患病率为 1%～2%，病程大于 1 年，通常在青少年后期症状缓解，部分患者成年期仅残留慢性运动或发声抽动。TS 在总人群中的患病率为 0.5%～1%，是抽动障碍中最为严重的类型，常常严重影响患者心理健康和学习等社会功能，给家庭和社会带来沉重负担[1]。

【病因与发病机制】　抽动障碍确切病因与发病机制尚不清楚。目前公认的发病机制为遗传因素与环境因素共同作用所致[2]。TS 患者病理上主要为皮质-纹状体-丘脑-皮质环路异常，纹状体、丘脑体积异常及不对称，皮质不同部位体积不平衡。双生子及家系研究显示 TS 存在明显的家族聚集性[3]，其遗传度为 0.77。研究显示多巴胺相关基因、5-羟色胺相关基因、组胺相关基因等均参与疾病的发生，但均未得到一致的重复。一些新发突变基因 *SLITRK1*、*COL27A1*、*CNTN6*、*NRXN1*、*TBC1D7*、*ASH1L* 等可能参与部分 TS 的发生。母亲围产期因素（如感染、缺氧、母亲压力、吸烟等）为可能的危险因素。

【临床表现】

1. 短暂性抽动障碍　又称为一过性抽动，是儿童期最常见的抽动障碍，以简单的运动抽动和/或发声抽动为主要表现，运动抽动为颜面部、头颈及手臂的抽动，发声抽动主要表现为吸鼻子、清嗓子等简单发声抽动。病程不超过 1 年，症状较轻，一般对社会功能影响较小。

2. 慢性抽动障碍　主要临床特征为一种或多种运动抽动或发声抽动，运动抽动与发声抽动不同时存在，病程大于 1 年。运动抽动主要涉及颜面部、头颈部及肢体的抽动。发声抽动明显少于运动抽动，吸鼻子、清嗓子相对多见。抽动症状相对不变，持续数年甚至终身。通常青少年晚期或成年早期逐渐缓解，成人后表现的可能只是慢性运动抽动或发声抽动的残留症状。

3. Tourette 综合征　TS 是抽动障碍中最复杂、最严重的类型，表现为一种或多种运动抽动和发声抽动，运动抽动与发声抽动在某个时间段同时存在，病程大于 1 年。运动抽动从颜面部、头颈部及肢体等到躯干及腿部（从头到脚发展），从简单运动抽动（如眨眼、皱眉、摇头等）到复杂运动抽动（如做鬼脸、拍打、触摸、旋转、跳跃等）；发声抽动早期多表现为简单发声抽动（如清嗓子、咕噜声等），逐渐发展为复杂发声抽动（如不合适的音节、单词及短语、重复言语、模仿言语甚至秽语）。甚至出现暴力性抽动（如自我拍打、抓咬等）。

TS 常共患其他神经发育障碍或情绪行为障碍[4,5]，常见共患病包括注意缺陷多动障碍、强迫障碍、发育性学习障碍、品行障碍、自伤行为、不宁腿综合征、焦虑障碍、冲动控制障碍、睡眠障碍等（数字资源 34-8）。

数字资源 34-8　哪些行为与抽动症状有关

【诊断】　应综合病史、精神检查、评估等结果做出诊断。诊断要点如下：

1. 短暂性抽动障碍　运动抽动和/或发声抽动，大部分时间内每天均发生，持续 4 周，总病程不超过 1 年，起病于 18 岁之前。既往不符合慢性抽动障碍、Tourette 综合征诊断标准，排除躯体疾病及药物不良反应所致。

2. 慢性抽动障碍　运动抽动或发声抽动，同一时间段只存在其中之一，大部分时间内每天均发生，总病程至少 1 年，起病于 18 岁之前。既往不符合 Tourette 综合征诊断标准，排除躯体疾病及药物不良反应所致。

3. Tourette 综合征　运动抽动与发声抽动在某一个时间段同时存在，大部分时间内每天均发生，总病程至少 1 年，起病于 18 岁之前。排除躯体疾病及药物不良反应所致。

【鉴别诊断】

1. 小儿舞蹈症　以舞蹈样异常运动为特征，常为单侧，无发声抽动，有风湿免疫感染的体征和阳性化验结果，抗风湿治疗有效（数字资源 34-9）。

数字资源 34-9 小儿舞蹈症

2. 肝豆状核变性 可出现肌张力增高的症状，同时有肝损害，主要为铜代谢异常所致，血浆铜蓝蛋白减低于正常。

3. 分离转换障碍 症状多变，可出现肢体抽动，一般无发声抽动，症状变化与心理因素及暗示相关。

4. 肌张力障碍 与抗精神病药物的使用相关，一般停药后症状逐渐消失。

5. 迟发性肌张力障碍 主要见于传统抗精神病药物长期大量使用或突然停药后出现，表现为不自主运动，症状较固定单一，无发声抽动。

【治疗】

1. 治疗原则 首先全面评估患儿抽动症状、共患症状及疾病，评估患儿心理、社会、教育、成长史及家庭环境；在全面评估的基础上确立治疗方案；定期评估疗效与不良反应；建立医患治疗联盟，提高治疗依从性；尽可能改善预后。

短暂性抽动障碍通常可首先给予心理支持和健康教育，避免加重因素，如改善不理想，影响社会功能，则需进一步干预。慢性抽动障碍若抽动症状较轻，社会功能正常，暂给予心理支持和健康教育，避免加重因素，并定期随访；若症状加重，社会功能受损则需要积极治疗。而 Tourette 综合征则必须积极治疗干预。

2. 治疗方法

（1）支持、教育和心理治疗[6-8]：抽动症状常在兴奋、紧张时加重，放松时减轻，睡眠时消失，常导致患儿焦虑、自责，甚至不愿出门，社交退缩等，进行心理转移、心理支持等心理治疗能起到较好效果（数字资源 34-10）。共患强迫症状，可进行认知行为治疗；行为矫正治疗有益于控制共患冲动、多动等症状。

数字资源 34-10 抽动障碍的心理治疗

（2）药物治疗[9]：药物治疗的重要原则：起始剂量尽量小，逐渐加量；尽量保持最低有效剂量；最低程度合并用药；调整药物时，每次仅能改变一种药物；缓慢减药，减少复发风险。

1）典型抗精神病药物：氟哌啶醇起始剂量 0.5mg/d，睡前顿服，逐渐加量，一般治疗剂量 1～6mg/d，分两次服用。主要不良反应为锥体外系综合征、嗜睡、体重增加等，定期监测不良反应，及时处理。硫必利起始剂量 50mg/d，逐渐加量，一般治疗剂量 50～100mg，每日三次。主要不良反应为头昏、乏力、嗜睡，总体不良反应低于氟哌啶醇，但抽动症状容易波动。

2）非典型抗精神病药物：非典型抗精神病药物在临床上使用比典型抗精神病药物更为普遍，主要是锥体外系等不良反应明显低于典型抗精神病药物，临床上常用的有阿立哌唑、利培酮、喹硫平、奥氮平等。

3）α_2-肾上腺素受体激动剂：目前临床上主要使用可乐定透皮贴片代替传统口服片剂，根据体重选择不同规格，20～40kg，使用 1mg/片；41～60kg，使用 1.5mg/片；>60kg，使用 2mg/片，一片可持续使用 1 周，不良反应明显低于口服片剂，使用中应注意皮肤过敏现象，尽量避免贴片脱落，若脱落，应及时更换新贴片。

4）在控制抽动症状的同时，评估共患病情况，如共患病症状突出，影响社会功能，则需要合并用药，如合并舍曲林、氟伏沙明治疗强迫障碍，合并托莫西汀治疗注意缺陷多动障碍等。

（3）物理治疗：临床中有部分患者经过系统的心理治疗和药物治疗仍存在严重的抽动症状，成为难治性抽动障碍，可以考虑联合物理治疗。有 Meta 分析显示 rTMS 可以有效地改善 Tourette 综合征患者的抽动症状。

（4）饮食调整与环境治疗：在治疗过程中，应加强饮食调整，尽量减少食物添加剂、色素、咖啡及水杨酸等摄入。为患者提供安全舒适轻松愉快的环境，作息规律，适当文体活动，有利于疾病的康复。

【疾病管理】 应加强抽动障碍的科普介绍，促进父母、教师等对该障碍的识别；应加强儿保医师和发育儿科医师的培训，以甄别并对抽动障碍患儿及时转诊。治疗中要形成患者、家庭、医院、学校、社区多位一体的协调合作，共同改善患者预后（数字资源 34-11）。

数字资源 34-11 如何照顾抽动障碍患儿

（郑毅）

参考文献

[1] LI F,CUI Y,LI Y,et al. Prevalence of mental disorders in school children and adolescents in China:diagnostic data from detailed clinical assessments of 17,524 individuals. J Child Psychol Psychiatry,2022,63(1):34-46.

[2] UEDA K,BLACK KJ. A Comprehensive Review of Tic Disorders in Children. J Clin Med,2021,10(11):2479.

[3] GARRIS J,QUIGG M. The female Tourette patient:Sex differences in Tourette Disorder. Neurosci Biobehav Rev,2021,129:261-268.

[4] KUHN J,HUYS D. Tic-Disorder-A Disease between Neurology and Psychiatry. Fortschr Neurol Psychiatr,2019,87(10):538-539.

[5] DEEB W,MALATY IA,MATHEWS CA. Tourette disorder and other tic disorders. Handb Clin Neurol,2019,165:123-153.

[6] KIM KM,BAE E,LEE J,et al. A Review of Cognitive and Behavioral Interventions for Tic Disorder. Soa Chongsonyon Chongsin Uihak,2021,32(2):51-62.

[7] SINGER HS. Tics and Tourette Syndrome. Continuum (Minneap Minn),2019,25(4):936-958.

[8] STIEDE JT,WOODS DW. Pediatric Prevention:Tic Disorders. Pediatr Clin North Am,2020,67(3):547-557.

[9] COTHROS N,MEDINA A,PRINGSHEIM T. Current pharmacotherapy for tic disorders. Expert Opin Pharmacother,2020,21(5):567-580.

第 5 节　儿童焦虑障碍

一、引言

儿童焦虑障碍(child anxiety disorder)是指起病于儿童时期,与儿童的发育和境遇有一定关系,以焦虑、恐惧、羞怯等为主要表现的情绪异常。特发于童年的焦虑障碍与成人神经症一般无连续性。主要包括儿童分离性焦虑症、儿童恐惧症、儿童社交恐惧症等[1]。

DSM-5 将特发于儿童时期的童年情绪障碍取消,统一划归到焦虑障碍中,取消了年龄界限[2]。并将既往的焦虑障碍诊断和分类进行了较多的调整。强迫和相关障碍,创伤和应激相关障碍不再归属为焦虑障碍。本节重点介绍儿童常见的分离性焦虑障碍、特定性恐惧症和社交性焦虑障碍。

二、病因与发病机制

儿童焦虑症的病因至今尚不完全清楚,但多数学者认为与心理社会因素、遗传易感素质及后天环境因素有关。

(一)心理社会因素

儿童所处的家庭及学校的环境,虽然较成年人单纯,但也常常伴随着矛盾的不断出现,早期的社会化过程的人格形成,极易受到父母的影响,对各种应激事件的突然发生,他们应付的能力和方式往往单纯而简单,有时身处矛盾而无法应对,就会出现情绪波动,问题往往得不到及时解决,进而发生情绪疾病。

(二)遗传因素

儿童早期的社会化过程的人格形成与塑造,易受到父母的抚养态度及情绪变化的影响。有研究证明,单卵双生子的患病率明显高于双卵双生子的患病率,并有家族性高发病率。父母的焦虑情绪投射到患儿身上,他们出现情绪不稳定,遇事多疑敏感,焦虑不安,多愁善感,易紧张,做事优柔寡断,胆怯,孤僻、固执,不善表达自己的意见等等。女孩较男孩发生率高,年龄大的儿童较年龄小的儿童发生率高。提示遗传在发病因素中的作用较大。

(三)后天环境因素

父母离异,家庭不和睦,过分溺爱,要求过于苛刻,学习负担过重,遭遇突然应激事件的发生及环境的突然变化。如火灾、地震等引起患儿出现急性应激反应。

三、分离性焦虑障碍

【概述】　分离性焦虑障碍(separation anxiety disorder)是指儿童与其所依恋对象(数字资源 34-12)分离时

产生的与其发育水平不相适宜的过度的焦虑情绪。

数字资源 34-12 依恋

该障碍较常见，国外研究报道该障碍患病率在 7~11 岁儿童中为 4.1%，在 12~16 岁儿童中为 3.9%，平均起病年龄为 7.5 岁。目前有报道提示，分离性焦虑障碍也可发生于成年。

该障碍的产生与儿童气质、对主要抚养者的依恋、父母的教养方式等有关，是上述因素相互作用的结果。应激性变化，如转学、住院、依恋对象的变化等均有可能促使该障碍的发生。

【临床表现】 该障碍主要表现为过分担心与依恋对象（多为患儿的母亲，也可以是患儿的父亲、祖父母或其他抚养照管者）分离后，依恋对象可能会遇到伤害，或一去不复返；过分担心依恋对象不在身边时自己会走失、被绑架、被杀害或住院，以至再也见不到亲人；非常害怕与依恋对象分离而不想上学，甚至拒绝上学；非常害怕一个人独处，或没有依恋对象陪同绝对不外出活动；夜间没有依恋对象在身边即不愿意上床就寝，或反复出现与分离有关的噩梦，以至多次惊醒；与依恋对象分离时或分离后出现过度的情绪反应，如烦躁不安、哭喊、发脾气、痛苦、淡漠或社会性退缩，或每次分离时出现头痛、恶心、呕吐等躯体症状。

【诊断要点】

1. 涉及与个体依恋对象分离时出现的，与心理、发育水平不协调和过分的恐惧或焦虑。有如下至少三条表现：

（1）当预期或经历离开家、或与主要依恋对象分离时反复出现过分地烦恼。

（2）持续或过分地担忧可能失去依恋对象，或他们有可能受到伤害，如患病、受伤、灾难或死亡。

（3）持续或过分地担忧会经历不幸事件（如走失、被绑架、意外事件、生病），造成与依恋对象分离。

（4）由于害怕分离，持续地不愿意或拒绝外出、离家去学校、去上班或去其他地方。

（5）在没有主要依恋对象在家或其他地方的时候，持续、过分地害怕或不愿意独处。

（6）持续地勉强或不愿在家以外的地方睡觉，或在没有主要依恋对象的地方入睡。

（7）重复出现的以分离为主题的噩梦。

（8）当与主要依恋对象分离或预期要与其分离时，反复出现躯体不适主诉（如头痛、胃痛、恶心、呕吐）。

2. 在儿童和青少年持续至少 4 周的恐惧，焦虑或回避。在成人一般要持续 6 个月以上。

3. 这些症状引起了有临床意义的不适或导致在社会、学习、工作及其他重要方面的功能缺损。

4. 这些症状不能用其他精神障碍解释，如孤独症谱系障碍，精神病性的幻觉及妄想，广场恐怖，广泛性焦虑障碍或疾病焦虑障碍。

【治疗】

1. **心理治疗** 行为治疗是治疗该障碍的重要方法，家长教育是实施系统行为治疗的基础，可选用系统脱敏、正性强化、放松训练等方法治疗该障碍（数字资源 34-13，数字资源 34-14）。

数字资源 34-13 系统脱敏治疗

数字资源 34-14 放松训练法

2. **药物治疗** 对于症状较严重或行为治疗效果较差的患儿，可选用小剂量抗抑郁药或抗焦虑药[3]。

【疾病管理】 国外报道该障碍在焦虑障碍中缓解率最高，甚至高达 96%。关键是早期诊断，早期治疗。改变父母的教养方式在治疗过程中很重要[4,5]。

四、特定性恐惧症

【概述】 特定性恐惧症（phobic anxiety disorder）是指对日常生活中一般的客观事物或处境产生过分的恐惧，这种恐惧具有显著的发育阶段特定性，并出现回避、退缩行为。

该障碍的患病率目前尚无确切报道。该障碍的产生与儿童气质、意外事件的惊吓等有关。间接的创伤经验和信息传达,对该障碍的产生也起着非常重要的作用[6]。

【临床表现】 该障碍主要表现为患儿对日常生活中一般的客观事物或处境产生过分的恐惧,这种恐惧具有发育阶段特定性,即这种恐惧不同程度地发生于其他同龄患儿,但患儿的恐惧程度超出了与其发育相适宜的水平,并出现回避、退缩行为。恐惧的对象包括两大类,即恐惧身体损伤,如怕死、怕出血等;恐惧自然对象或事件,如怕黑暗、怕动物等。常见的恐惧对象为怕高、怕雷电、怕黑暗、怕打针、怕昆虫、怕狗等。当患儿接近恐惧对象时,恐惧情绪持续存在,并出现回避或退缩行为,影响患儿的正常生活、学习和社交活动。

儿童恐惧症与成人恐惧症略有不同,儿童恐惧症并不要求患儿一定认识到恐惧和担心是不合理的和无必要的。

【诊断要点】

1. 对特定事物或场景(如飞行、高空、广场、动物、接受注射或看见血液)严重的恐惧或焦虑。注:在儿童中,恐惧或焦虑可以表现为哭闹,暴怒发作,麻木或黏人。

2. 事物或场景几乎总是即刻地引起恐惧或焦虑。

3. 主动地回避或伴有强烈的恐惧或焦虑地接受引起恐惧的事物或场景。

4. 这种恐惧或焦虑与引起恐惧或焦虑的事物或场景及相关的社会文化情境实际带来的危险不相符。

5. 恐惧、焦虑或回避行为一般持续6个月或更长。

6. 恐惧、焦虑或回避引起有临床意义的不适或导致在社会、学习、工作及其他重要方面的功能缺损。

7. 这些症状不能用其他精神障碍解释,如惊恐发作,强迫障碍,创伤后应激障碍,分离性焦虑障碍及社交恐惧症解释。

特别地恐惧对象包括:动物(如蜘蛛,昆虫,狗);自然环境(如高度,暴风,水域);血-注射-创伤(如针头,有创医学操作等);情境(如飞机,电梯,封闭空间);其他(如可以导致窒息或呕吐的情境,在儿童中可以是对噪声或真人扮演的卡通人物)[7]。

注:如果有一种以上的恐怖对象存在,应将其对应的疾病诊断一并列出。

【治疗】

1. **心理治疗** 行为治疗是治疗该障碍的主要方法,在各种行为治疗方法中,主要选用系统脱敏方法,不宜选用冲击疗法。

2. **药物治疗** 对于症状较严重的患儿,可选用小剂量抗抑郁药或抗焦虑药。

【疾病管理】 症状轻者病程短暂,预后好。有关症状重者预后的研究较少。在疾病管理方面,不同年龄的孩子要根据各自的心理发育水平制定治疗方案。

五、社交焦虑障碍

【概述】 社交焦虑障碍(social anxiety disorder)是指患者对新环境或陌生人产生恐惧、焦虑情绪和回避行为[8]。

该障碍的患病率尚无确切报道。其起病时间多为儿童和青少年,目前报道可以发生于任何年龄。无性别差异。

有关该障碍的产生原因研究很少。该障碍的产生与儿童气质、父母的教养方式等有关。

【临床表现】 患者对新环境或陌生人产生一定程度的担心和焦虑是常见现象,只要这种担心和焦虑较轻,没有超出与其发育相适宜的程度,则为正常的。如果患者对新环境或陌生人产生持久或反复的恐惧,并出现回避行为,则应归于社交焦虑障碍。

社交焦虑障碍具体表现为患者在与陌生人(包括同龄人)交往时,存在持久的焦虑,患者表现得过分胆小、紧张、害羞、害怕或尴尬,对自己的行为过分关注,并有社交回避行为。患者进入新环境时,对新环境感到痛苦、不适,并出现哭闹、不语、退出,因而出现社交回避行为。患者与家人或熟悉者在一起时社交关系良好。

【诊断要点】

1. 症状标准 以上述症状为主要临床表现。

2. 严重程度标准 显著影响社交(包括与同龄人)功能,导致交往受限。

3. 符合症状标准和严重程度标准一般持续6个月以上。

4. 除外其他疾病。

注:有些特殊类型,仅限于在公共场合演讲和表演时恐惧。

【治疗】

1. **心理治疗** 系统脱敏治疗和家庭治疗是治疗该障碍的重要方法。通过小组治疗而开展的社交技能训练对改善症状也有一定帮助[9]。

2. **药物治疗** 对于症状较重者,可选用小剂量抗抑郁药或抗焦虑药。

【疾病管理】 该障碍持续时间较长，对患儿社会功能有不同程度的影响。在疾病管理中，坚持长期治疗，充分发挥家庭在治疗中的作用至关重要。

（郑毅）

参考文献

［1］ SCHIELE MA, DOMSCHKE K. Separation anxiety disorder. Nervenarzt, 2021, 92(5): 426-432.

［2］ PARK SC, KIM YK. Anxiety Disorders in the DSM-5: Changes, Controversies, and Future Directions. Adv Exp Med Biol, 2020, 1191: 187-196.

［3］ BANDELOW B. Current and Novel Psychopharmacological Drugs for Anxiety Disorders. Adv Exp Med Biol, 2020, 1191: 347-365.

［4］ PATEL AK, BRYANT B. Separation Anxiety Disorder. JAMA, 2021, 326(18): 1880.

［5］ STRÖHLE A, GENSICHEN J, DOMSCHKE K. The Diagnosis and Treatment of Anxiety Disorders. Dtsch Arztebl Int, 2018, 155(37): 611-620.

［6］ EATON WW, BIENVENU OJ, MILOYAN B. Specific phobias. Lancet Psychiatry, 2018, 5(8): 678-686.

［7］ GARCIA R. Neurobiology of fear and specific phobias. Learn Mem, 2017, 24(9): 462-471.

［8］ LEICHSENRING F, LEWEKE F. Social Anxiety Disorder. N Engl J Med, 2017, 376(23): 2255-2264.

［9］ PELISSOLO A, ABOU KASSM S, DELHAY L. Therapeutic strategies for social anxiety disorder: where are we now? Expert Rev Neurother, 2019, 19(12): 1179-1189.

第 6 节 品行障碍

【概述】 品行障碍（conduct disorders, CD）是指在儿童少年期反复、持续出现的攻击性和反社会性行为。这些行为违反与年龄相适应的社会行为规范和道德准则，侵犯他人权利。轻则影响儿童少年本身的学习和社交功能，重则损害他人或公共利益，给家人带来痛苦，给社会造成危害；DSM-5 将品行障碍在首先发生于儿童和青少年的情绪和行为障碍的栏目取消，归入破坏性、冲动控制和品行障碍栏目中[1]。

品行障碍是一种较常见的现象。国外报道如果以临床会谈为确定诊断的方法，该障碍的患病率为 1.5%~3.4%，男女比例为 3~5∶1。国内报道该障碍患病率为 1.45%~7.35%，男女比例约为 8.9∶1。患病高峰年龄为儿童后期和青少年早期[2]。

【病因与发病机制】 该障碍由生物学因素、家庭因素和社会因素等相互作用所导致[3]。

1. 生物学因素 双生子和寄养子研究均表明该障碍与遗传因素有关，该障碍家庭成员中患精神障碍的比例也高于普通人群。还有研究表明雄性激素水平高的男性儿童出现攻击和破坏行为的倾向增加；中枢 5-羟色胺水平降低的个体对冲动控制力下降，易于出现违抗和攻击行为。

2. 家庭因素 家庭中的不良因素与该障碍的形成密切相关，这些因素包括家庭严重不和睦；缺乏爱的、温暖的亲子关系（数字资源 34-15）；双亲对孩子缺少监督或监督无效；双亲对孩子的管教过严或不当；不良的社会交往；家庭成员道德水平低，缺乏良好的行为榜样，如酗酒、性犯罪；家庭社会经济地位低等。

数字资源 34-15 亲子关系

3. 社会因素 社会中的不良因素，如追求高消费、经常接触暴力或黄色文化、不良的社会交往（如同伴有敲诈、欺骗、偷窃等行为）、接受不正确的道德观、价值观等均对该障碍的形成起着重要作用。

4. 其他因素 学业成绩低、学习困难、注意障碍和多动、困难气质等均与该障碍的形成有关。

【临床表现】

1. 对立违抗性行为 经常说谎而并非为了逃避惩罚；经常暴怒；常怨恨他人，怀恨在心或心存报复；常拒绝或不理睬成人的要求或规定，长期严重的不服从；常因自己的过失或不当行为而责怪他人；常与成人争吵，常与父母或老师对抗；经常故意干扰他人等。

2. **反社会性行为及攻击性行为**　经常逃学；擅自离家出走；不顾父母禁令而彻夜不归；参与社会上的不良团伙，一起干坏事；经常虐待动物；故意破坏他人或公共财物；故意纵火；经常偷窃；勒索和抢劫他人钱财或入室抢劫；反复欺负他人；经常挑起或参与斗殴；对他人进行躯体虐待或持凶器故意伤害他人；强迫与他人发生性关系或有猥亵行为等。

3. **共患其他障碍**　品行障碍患儿常常合并注意缺陷与多动障碍，并可合并情绪焦虑或抑郁、情绪不稳或易激惹、物质使用障碍、智力偏低、学习困难等。

【诊断】

1. 起始于儿童少年期，以反社会性行为、攻击性行为及对立违抗性行为为主要临床表现。

2. 日常生活和社会功能明显受损。

3. 符合症状标准和严重程度标准至少已 6 个月。

4. 排除反社会性人格障碍、躁狂发作、抑郁发作、注意缺陷与多动障碍等其他疾病。

【鉴别诊断】

1. **注意缺陷与多动障碍**　该障碍起病时间较品行障碍早，为 7 岁之前，主要临床表现与品行障碍不同，为注意障碍、活动过度和冲动，因此不难与品行障碍相鉴别。但是，该障碍与品行障碍同病率较高，因此，如果患儿同时存在这两方面问题，并符合这两个障碍的诊断标准，则两个诊断均应做出。

2. **心境障碍（数字资源 34-16）**　在躁狂或抑郁发作期间都有可能出现攻击或对抗性行为，因此，需注意与品行障碍相鉴别。两者的鉴别要点在于：

数字资源 34-16　心境障碍

（1）心境障碍为发作性病程，而品行障碍为持久的品行模式。

（2）心境障碍患儿在出现攻击或对抗性行为的同时，尚有明显的情感高涨或低落，思维奔逸或迟缓等，行为异常只是临床表现的一部分。

（3）心境障碍患儿经过相应药物治疗后，攻击或对抗性行为随情绪症状的改善而消失。

3. **对立违抗障碍**　该障碍多见于 10 岁以下儿童，主要表现为明显的不服从、违抗或挑衅行为，即以对立违抗性行为为主要临床表现，没有更严重的违法或冒犯他人权利的反社会性或攻击性行为。

【治疗】　品行障碍多年来一直被认为是难治的、顽固的，而且治疗过程中的阻抗很强。近年来治疗方面有许多进步，如认知行为治疗、社交技能训练等。CD 的治疗强调要针对受损的社会功能，根据患儿的年龄、主要症状、家长的目标以及可用资源等制定个体化的治疗方案。许多研究都认为治疗应该是一个结合心理治疗、药物治疗以及社区干预等的一个长期的综合治疗过程。

1. **家庭治疗**　家庭治疗（数字资源 34-17）的目的在于：①协调和改善家庭成员间的关系，尤其是亲子关系，增加家庭成员间的交流和相互支持，帮助家庭成员找到新的方法来解决他们的人际问题；②帮助父母学会如何与子女进行交流，如何运用正确的教育方式对患儿进行教育；③指导家长如何进行行为矫正，使家长能够用适当的方法矫正患儿的不良行为；④减少家庭内的生活事件及父母自己的不良行为。以上均需要家长的很好配合。

数字资源 34-17　家庭治疗

2. **认知治疗**　因品行障碍患儿不能很好地运用他们的认知能力去遏制不适当行为的出现，因此，需要帮助这些患儿学会发现问题、分析原因、考虑后果，并找到解决问题的正确方法，从而减少不适当行为的出现。

3. **行为治疗**　应选用适当的行为矫正方法对患儿进行行为矫正，以逐渐减少和消除不良行为，建立良好行为。并应对患儿进行社交技能训练，从而增加伙伴关系，改善社交能力。

4. **药物治疗**　研究发现，心境稳定剂、经典或非经典抗精神病药物、安非他酮、胍法辛等对 CD 有一定的疗效。但很少有临床随机对照实验来研究药物疗效[4]。

【疾病管理】　众所周知，品行障碍一旦形成，治疗非常困难。因此，因首先强调早期预防的原则。有研究表明，早期预防并及时干预可以防止不良行为进展为更加严重的问题。成功的预防手段包括以父母为导向的、社会认知技能的训练、学业技能的训练、班级管理、教师培训和团体治疗等。

（崔永华）

参考文献

［1］FAIRCHILD G, HAWES DJ, FRICK PJ, et al. Conduct disorder. Nat Rev Dis Primers, 2019, 27, 5(1):43.

［2］LILLIG M. Conduct Disorder: Recognition and Management. Am Fam Physician, 2018, 98(10):584-592.

［3］PISANO S, MURATORI P, GORGA C, et al. Conduct disorders and psychopathy in children and adolescents: aetiology, clinical presentation and treatment strategies of callous-unemotional traits. Ital J Pediatr, 2017, 20, 43(1):84.

［4］KHAN S, DOWN J, AOUIRA N, Current pharmacotherapy options for conduct disorders in adolescents and children. Expert Opin Pharmacother, 2019, 20(5):571-583.

第7节 儿童抑郁症

【概述】 抑郁症（数字资源34-18）是以抑郁情感为突出症状的心理障碍。据世界卫生组织统计资料表明，本病约占人口的3%～5%。儿童抑郁症是在儿童时期因自己愿望没能实现或因痛苦的遭遇而产生不愉快、低沉、悲伤、抑郁的情感，持续时间较长，伴有神经系统症状的心理障碍。正常儿童在突然遇到某种“应激事件”时，会表现出情绪低沉，但他们能很快摆脱这种情绪，及时适应，对这种暂时的情绪波动，一般不当作抑郁症看待。

数字资源34-18 抑郁症

儿童抑郁症（child depression）在儿童青少年中发病率也有逐年上升趋势。幼年时可能以分离性焦虑及交焦虑障碍为主，在青少年阶段可能有发展成为抑郁症的危险。抑郁症对儿童青少年的生理和心理发育不利，有些会反复发作，可持续到成年期。

儿童抑郁症是以情绪抑郁为主要临床特征的疾病，因为患儿在临床表现上具有较多的隐匿症状，恐怖和行为异常，同时由于患儿认知水平有限，不像成人抑郁患者那样能体现出诸如罪恶感、自责等情感体验。

【病因与发病机制】

1. 遗传因素 家族内发生抑郁症的概率，明显高于正常人群，亲属患病的概率颇高。血缘越近，发病率越高，同卵双生子的发病率明显高于异卵双生子发病率。

2. 生物学因素 最主要的是脑内5-羟色胺和去甲肾上腺素等神经递质含量减少，同时与下丘脑-垂体-肾上腺、甲状腺的内分泌功能失调有关。抑郁症患儿的脑电图检查发现，觉醒次数增多。

3. 社会心理因素 先天易感素质的儿童经历创伤及心理应激事件的体验，早年母子情感剥夺，亲人去世，父母离异，受虐待，被抛弃，缺乏家长温暖，失败的经历过频，如平时学习成绩较好的儿童，由于考试成绩差，升学失败或失学，不能实现自己的目标和愿望，他们的个性往往比较固执、倔强、违拗、孤僻，易形成无助感，失去自信产生沮丧或忧虑，认为自己没有前途了，被人讥笑，看不起。进而产生绝望及抑郁[1,2]。

【临床表现】

1. 情绪症状 情绪低落，不开心，不愉快，过分悲伤，哭泣，自我评价过低，自责、认为自己笨、傻、无用，对什么事情都无兴趣，甚至感觉活着没意思，有的表现情绪激惹，好发脾气，冲动，出现自残或自杀行为。

2. 思维和行为异常 思维迟缓，感到不会思考问题，大脑中一片空白，记忆力下降。注意力不集中，讲话音量低，语速慢，言语活动明显减少，退缩，孤僻，拒绝与人交流，有时出现对抗，逆反或冲动行为。

3. 躯体症状 常表现各种躯体不适，如诉头晕，头痛，疲劳无力，气短胸闷，伴有胃肠道症状，恶心、呕吐，食欲缺乏，体重下降，面色倦怠，睡眠障碍。睡眠质量差，多梦，易早醒，早上醒后就发愁，如同度日如年。

【诊断】 儿童抑郁症主要是依据抑郁情绪及抑郁症的其他临床表现进行诊断，目前应用较多的为经

Weinberg 修订的诊断标准,可概括为以下四条:

1. 情绪恶劣及自我评价低。

2. 下述八项症状中有至少两项,这些症状为:攻击行为、睡眠障碍、同其他人的接触减少、不愿上学、情绪低落、躯体主诉、精力不足、食欲和体重改变。

3. 这些症状能说明患儿平时的行为改变。

4. 症状至少持续一周以上。

【治疗】

1. 药物治疗　药物治疗是治疗抑郁症的首选方法,尤其对抑郁症状改善明显。抗抑郁药(antidepressant)的用药原则是,从小剂量开始,根据疗效和出现的不良反应,逐渐加至有效剂量。常用抗抑郁药有氟西汀、舍曲林、来士普、文拉法辛等(数字资源 34-19)。

数字资源 34-19　抗抑郁药

2. 心理行为治疗　在药物治疗缓解抑郁症状的基础上,认知心理治疗是抑郁症的有效心理治疗方法之一,也可采取放松疗法,阳性强化等方法矫正。

3. 环境治疗　父母、亲人、同伴,要了解抑郁症的性质,给患儿温暖及关爱,尽量创造宽松、和谐的治疗环境,对有自杀观念或冲动行为的患儿,要密切观察病情变化,必要时采取住院治疗。

【疾病管理】　儿童抑郁症的自然病程不太清楚。儿童抑郁症发作的平均病程约 9 个月,大多数在 15~18 个月后抑郁症状基本缓解,少数在 3 个月内缓解。青少年发病愈后与成人接近,一般愈后尚好,但不及时治疗,疾病可逐渐发展。可出现适应不良、学习困难、甚至药物滥用和自杀。需要特别提醒家长注意的是,一旦发现儿童有抑郁症的种种迹象,应随即带孩子到医院咨询或诊治,要知道,任何疾病都要求早期诊断、早期治疗,切勿随便带孩子乱投医、乱用药[3]。

(崔永华)

参考文献

[1] LEMOULT J, HUMPHREYS KL, TRACY A, et al. Meta-analysis: Exposure to Early Life Stress and Risk for Depression in Childhood and Adolescence. J Am Acad Child Adolesc Psychiatry, 2020, 59(7): 842-855.

[2] BARCH DM, HARMS MP, TILLMAN R, et al. Early childhood depression, emotion regulation, episodic memory, and hippocampal development. J Abnorm Psychol, 2019, 128(1): 81-95.

[3] FORMAN-HOFFMAN VL, VISWANATHAN M. Screening for Depression in Pediatric Primary Care. Curr Psychiatry Rep, 2018, 23; 20(8): 62.

第 8 节　儿童精神分裂症

【概述】　儿童精神分裂症(child schizophrenia)是指发生在儿童少年时期(指 18 岁以下)、有特征性思维歪曲、情感不协调、明显的感知障碍、行为异常为特征的精神病症。1968 年美国精神病学会编写的 DSM-Ⅱ已列有儿童精神分裂症。我国自 1953 年以来,有关儿童精神分裂症的报道逐年增多。1978 年我国精神病分类中已有儿童精神分裂症的篇章。1992 年在 ICD-10 和 1994 年 DSM-TV 诊断手册中,已有儿童精神分裂症的诊断标准,DSM-5 诊断标准出台以后,淡化了年龄的界限[1]。此病的发病率较低,但症状相对较严重,预后也较困难。

【病因与发病机制】　迄今为止,病因仍处于探索阶段。

1. 遗传因素　遗传学研究发现,青春期早期精神分裂症中,双卵孪生子的共同患病率为 17.1%,单卵孪生子则为 70.6%。一般人群中,精神分裂症发生的危险因素仅占 1%,而患儿父母、兄妹患精神分裂症,则患儿发生精神分裂症的危险率上升为 12%。可见遗传因素在儿童精神分裂症的发病中起着重要作用。

2. 环境-社会心理学说　当前环境对心理的影响日益受到重视。自然环境、社会和家庭的应激事件发生对儿童均产生心理紧张因素,如天灾人祸、交通事故、社会竞争、学业受挫、家庭变故、亲人去世、父母离异,使其心理压抑,无法应对和解决这些矛盾,加上本身的情感脆弱,和具有精神分裂症的易感基因的综合作用导致其发病[2]。

3. 中枢神经系统损伤学说 持此观点者认为,患儿在出生前或出生时并发症发生率较高。如母孕期的病毒感染,出生时伴有缺氧,缺血性脑病,出生后的高热惊厥,中枢神经系统的感染可能增加了精神分裂症的易感性[3]。

4. 其他 持此观点者把儿童精神分裂症的发生归属为在原发性先天遗传基因缺陷的基础上,又存在后天环境和心理的作用影响下导致患儿发病[4]。

【临床表现】 因儿童大脑发育尚不成熟,临床症状与成人相比并不明显,也不典型,但也有个性、情感、思维、感知、运动和意志行为等方面的症状,且因人而异。

1. 早发性症状 早期起病缓慢者多且不易被发现,常被家人误认为是思想问题或坏脾气而被忽略。儿童精神分裂症的早期症状可表现为注意力不集中,记忆力和学习成绩下降,对身边发生的一些事情显得斤斤计较,自私,与同龄儿童来往减少;不愿参加集体活动,甚至讲话减少,易疲劳,睡眠障碍,伴有害怕、紧张、焦虑、抑郁、恐惧、无故哭闹,生活变得懒散、不修边幅,不讲卫生、不洗漱、不换衣服、还有些患儿表现为不听话,自以为是,不服管教,不守纪律、上课捣乱、不愿上学说谎、逃学、冲动、行为怪癖。

2. 疾病发展阶段

(1) 感知障碍:各种形式的幻觉在儿童精神分裂症均可见到,年龄较小的患儿以视幻觉和病理性幻觉多见,内容大多数为恐怖性。幻听可为原始性,内容多为比较简单,缺乏变化,不完整。触幻觉和味幻觉较少见,感知综合障碍也可见到,有的患儿经常照镜子,说自己长的样子变丑了,眼睛变得一个大一个小了,双眼皮变成了单眼皮,鼻子变塌了,肩膀一边高一边矮,并总纠缠家里人让带他去整容。

(2) 思维及言语障碍:低年龄患儿的思维障碍主要表现为各种形式,模仿言语和重复言语,有的言语很单调,且吐字含糊不清或喃喃自语;有的患儿谈话断断续续,内容很不连贯。使别人很难听懂和理解。年龄大的患儿可出现思维贫乏,表现联想缺乏、思维内容空洞、词汇短缺;内容不连贯,联想散漫、松弛,没有固定指向性,思维内容虽然有些联系,但缺乏必然的逻辑联系;破裂思维,每句话之间常常缺乏联系;逻辑倒错,对某种不真实的思想坚信不疑。常见有:被害妄想,患儿坚信父母在饭中放毒,要迫害他;关系妄想,坚信周围人说话或广播电视中的内容都是针对他的;父母均不是亲生的;夸大妄想,认为自己有很高的才能,可以拯救世界,破解万物之谜;同时又感到自己一言一行都受到电磁波或仪器的控制;有的还出现思维被洞悉感,认为自己的思想没有说出来就被别人知道了。

(3) 情感障碍:情感淡漠是患儿很突出的症状,表现对周围环境中任何事物均不感兴趣,不与周围儿童接触,常独自一人待在一旁,对亲人冷淡,丧失儿童天真活泼的好奇心。另一突出的情感障碍为紧张性恐惧情绪,这种恐惧是无具体对象的,莫名其妙的,在晚上睡觉前更为明显,常有无缘无故的情绪波动,一会儿高兴傻笑,一会儿伤心哭泣,有的患儿情绪激动,动辄发脾气。无故哭笑,可表现情感幼稚,要求未能满足则出现较原始的情感反应,表现为大哭大闹,可在地上打滚,打人咬人,有的出现情绪欣快。

(4) 意志和行为障碍:一类患儿表现兴奋,话多、躁动,不能安静,到处乱走,乱买东西,乱管闲事,有时伴自言自语,情绪激动,偶有冲动伤人,毁物表现。另一类则表现呆滞,活动明显减少,一个人待在某处或卧床不起,表情变化少,无任何要求,生活懒散,被动,不洗漱,明显退缩及见人不打招呼。

(5) 智能障碍:在精神分裂症儿童中,年龄越小,智能受损越重,表现为言语减少,含糊不清,待人接物的能力丧失,甚至学过的知识已不能回忆,记忆力下降,如学过的词语、数字记忆损害。损害的程度与发病年龄、病程、复发次数有关。年龄较大的儿童,如病前智能良好者,病后智能不受累。若出现智能障碍,常是联想障碍或失用性衰退的结果。

(6) 对自身的病态毫无认识。

【诊断】 要全面收集详细的病史,了解患儿病情的个性特点,疾病的发展过程,症状的表现,以及家族史的情况,患儿的周围环境影响(如幼儿园或学校情况),全面的体格及实验室检查。

CCMD-3 诊断标准:

1. 症状标准 至少有下列两项,并非继发于意识障碍、智能障碍、情感高涨或低落,单纯型精神分裂症另规定。

(1) 反复出现的言语性幻听。

(2) 明显的思维松弛、思维破裂、言语不连贯,或思维贫乏或思维内容贫乏。

(3) 思想被插入、被撤走、被播散,思维中断或强制性思维。

(4) 被动、被控制或被洞悉体验。

(5) 原发性妄想(包括妄想知觉、妄想心境)或其他荒谬的妄想。

(6) 思维逻辑倒错、病理性象征或词语新作。

(7) 情感倒错或明显的情感淡漠。

(8) 紧张综合征、怪异行为或愚蠢行为。

(9) 明显的意志减退或缺乏。

2. 严重标准　自知力障碍,并有社会功能严重受损或无法进行有效交谈。

3. 病程标准

(1) 符合症状标准和严重标准至少已持续 1 个月,单纯型另有规定。

(2) 若同时符合精神分裂症和心境障碍的症状标准,当情感症状减轻到不能满足心境障碍症状标准时,分裂症状需继续满足精神分裂症的症状标准至少两周以上,方可为精神分裂症。

4. 排除标准　排除器质性精神障碍及精神活性物质和非成瘾物质所致精神障碍。尚未缓解的精神分裂症病人,若又罹患本项中前述两项疾病,应并列诊断。

【治疗】

1. 药物治疗　要在专业机构由专业医师指导下进行足量足疗程抗精神病药物治疗。急性期病人最好选择住院治疗。常用药物为利培酮、奥氮平、喹硫平、齐拉西酮、阿立哌唑、奋乃静、舒必利、氯氮平等。

2. 心理治疗　急性期的药物治疗后,患儿的症状得到改善和减轻,同时要组织患儿参加文体活动、游戏活动,激发他们对生活、学习的兴趣,逐渐转移对残留症状的注意,提高他们对疾病的认识能力。增强对环境的适应能力,同时也要对父母进行心理干预,说服他们不要过分溺爱,包办代替患儿的生活,要培养患儿的动手能力及生活自理能力以及劳动技能的培训。

【疾病管理】　坚持长期遵医嘱服药。不要随便给患儿减药或停药,以免疾病的再次复发。坚持定期去医院复查。父母应学会密切注意观察患儿的病情变化,发现症状有所波动,不要私自做主增加药量,要及时就医。同时要注意观察患儿用药后的不良药物反应。定期到医院复查化验肝功能、血常规、心电图及相关的实验室检查。照顾好患儿的生活起居,搞好个人卫生。培养生活的规律性,加强户外体育锻炼,培养患儿的社会交往及社会适应能力。

(崔永华)

参考文献

[1] DRIVER DI, THOMAS S, GOGTAY N, et al. Childhood-Onset Schizophrenia and Early-onset Schizophrenia Spectrum Disorders: An Update. Child Adolesc Psychiatr Clin N Am, 2020, 29(1): 71-90.

[2] POPOVIC D, SCHMITT A, KAURANI L, et al. Childhood Trauma in Schizophrenia: Current Findings and Research Perspectives. Front Neurosci, 2019, 13: 274.

[3] KARLSSON H, DALMAN C. Epidemiological Studies of Prenatal and Childhood Infection and Schizophrenia. Curr Top Behav Neurosci, 2020, 44: 35-47.

[4] STILO SA, MURRAY RM. Non-Genetic Factors in Schizophrenia Curr Psychiatry Rep, 2019, 21(10): 100.

第 9 节　物质使用和成瘾行为所致障碍

ICD-11 在精神和行为障碍分类中将原有的“使用精神活性物质所致的精神和行为障碍”调整为“物质使用和成瘾行为所致障碍”。DSM-5 中则命名为“物质相关与成瘾障碍”。

结合儿童青少年的特点,本部分内容物质使用所致障碍主要介绍精神活性物质所致障碍和网络成瘾所致障碍(游戏障碍)。

一、精神活性物质使用所致障碍

【概述】　精神活性物质滥用简称为“物质滥用(abuse)”,是一个全球范围内的重大公共卫生问题。近年来,物质滥用的多元化和年轻化趋势愈加明显,青少年物质滥用已成为当今世界严重的公共卫生问题之一[1,2]。

精神活性物质是主要作用于中枢神经系统,从而影响认知、情绪、意识等心理过程的化学物质。按作用机制的不用，精神活性物质可以分为如下 7 类：①中枢神经系统抑制剂，如巴比妥类、苯二氮䓬类、酒精等；②中枢神经系统兴奋剂，如咖啡因、苯丙胺、可卡因等[3]；③大麻；④致幻剂，如 LSD、仙人掌毒素等；⑤阿片类，如海洛因、吗啡、阿片、美沙酮、冰毒等；⑥挥发性溶剂，如丙酮、苯环己哌啶（PCP）等；⑦尼古丁（烟草）。

【病因与发病机制】 青少年的物质滥用常伴随着一个国家的经济发展和社会变革而显现。常见的青少年物质滥用的原因主要包括物质因素、社会文化因素、家庭因素、个人因素、学校教育因素等。

【临床表现】 据统计，不少青少年首次吸烟是因为"出于好奇"，最终毁于"第一口烟"。开始吸烟的年龄越早，成年后的吸烟量越大，也越难戒断。青少年控烟工作面临着一些新形势和新挑战，如在青年人群中电子烟的使用日益流行，电子烟的使用容易诱导青少年开始尝试使用传统卷烟，从而加快了吸烟人群的年轻化趋势。

学生饮酒普遍存在，青少年饮酒在许多国家已成为社会问题。研究显示，无论高中生或大学生，常饮或狂饮男生报告率均超过女生。2015 年，中国疾病预防控制中心营养与健康所发布了首份《中国六城市青少年饮酒状况调查》。调查显示，我国青少年的饮酒问题不容忽视，12 岁以上中学生的曾饮酒率竟有 51%。

当前，我国新发生毒品滥用者持续增加，以"冰毒、K 粉"为代表的合成毒品滥用人群快速增长，且不断趋于年轻化。2015 年全国累计发现登记 18 岁以下吸毒人员 3.8 万名，18 岁至 35 岁吸毒人员 188.7 万名，35 岁以下青少年占在册吸毒人员数量的 58.4%。

国内外对青少年这些行为特点有较统一的认识：①不只对行为持有人的健康产生威胁，对周围的人也有影响；②不仅影响健康，对生存发展也有危害；③青少年危险行为受到家庭和社会的影响，也对家庭、社会产生负面作用；④具有普遍性；⑤具有性别差异；⑥具有聚集性，一种危险行为的发生将使另一种危险行为成为可能[4]。

【诊断与鉴别诊断】 修订后的 ICD-11 对物质成瘾的诊断标准进行了简化，由原来的 6 条核心症状简化为 3 条，并要求在过去 1 年中反复出现，或者既往 1 个月中持续出现下述核心症状中的至少两条即可以诊断为物质成瘾：①对物质使用行为难以控制，通常伴有主观强烈的渴求感；对使用某种物质的控制能力受损，指开始或停止使用该物质，以及使用该物质的量及使用环境等各方面的控制力都受到损害，通常（但非必需）还伴有对该物质的渴求。②物质使用在日常生活中处于优先地位，超过其他兴趣爱好、日常活动、自身责任、健康以及自我照顾等。即使已经有不良后果出现依旧坚持使用成瘾物质。③生理特征的出现（神经适应性的产生）：a. 主要表现为耐受性；b. 停止或减少使用后出现戒断症状；c. 再次使用原来物质（或者药理作用相似的物质）可以避免或减轻戒断症状。必须是该成瘾物质所致的戒断症状，而非仅仅是宿醉效应。

DSM-5 诊断标准中统一使用"物质使用障碍"这一更加中性的词汇来描述更加广泛的障碍，例如从轻度到重度的慢性、复发性、冲动性的毒品使用。而"成瘾"一词由于其不确定的定义和潜在的负性含义，已经从 DSM-5 物质使用障碍的诊断术语中被略去。同时 DSM-5 还将物质使用障碍的诊断进行量化，设定物质使用障碍至少满足 11 个条目中的两条诊断标准，同时根据满足诊断条目数量的不同进一步对病情的严重程度进行分类，满足 2~3 条诊断标准为轻度，满足 4~5 条为中度，满足 6 条以上为重度。

【治疗】 面对青少年健康危害行为的严重性，社会、学校、家庭都应给予密切关注并采取干预措施。正如美国 CDC 主任 Julie Gerberding 博士所说，"我们应该不断地给青少年提供信息、技能，帮助青少年作出正确选择，以便更健康地生活。"

1. 以学校为基础的健康教育 解决行为和生活方式问题不能期望医疗服务，而只能依靠社会性措施的突破。健康教育和健康促进的核心是促进青少年建立新的行为和生活方式，制定一系列使行为和生活方式有益于健康发展的策略，减少危险因素，增加保护因素。具体包括研发健康教育课程、同伴教育、学校生活技能训练、心理技能训练等。

2. 学校、家庭、社会协同合作 学校是青少年健康危险行为预防教育的核心阵地，但是，单纯依靠学校健康教育预防青少年健康危险行为是远远不够的。以公共卫生理念为基础，建立学校-家庭-社会三联防治屏障，着重改善环境，将预防青少年健康危险行为提高到公共卫生高度来认识，动员全社会共同参与，建立多部门合作机制，才能发挥最大效能。

【疾病管理】 综合国外对青少年健康危害行为开展的干预训练，由此发现：①理论体系日趋完善。儿童的心理、生理特点构成了干预训练实施的理论基点，自我效能感及各种社交技能等人格完善和健康发展所必需的个体因素得到充分的重视，且对其中单一因素的研究日趋深入和细化。②从干预对象上来说，突破了以往局限于中学生甚至年龄更大学生的做法，从小学生开始进行预防和矫正。③干预的实施者也从专门的心理学工作者扩大到由校长、教师、广大社会工作者甚至包括父母在内的人员。④干预方法日益综合化，兼顾内外、主客体等因素，注意各种方法的整合应用。整合家庭、学校和社会三方面的力量。

二、游戏障碍

【概述】 近年来，网络游戏的普及率大大提高，过度参与游戏带来的多重问题逐渐受到重视。2013 年，互联网游戏障碍(IGD)首次作为一种“需要进一步研究的疾病”列入美国疾病诊断与分类系统(DSM-5)的附录[5]。2018 年 6 月，WHO 发布了《国际疾病分类》第 11 版(ICD-11)，游戏障碍作为一个诊断实体正式纳入了“成瘾障碍”章节。

游戏障碍在 ICD-11 中做了定义，即一种游戏行为(“数码游戏”或“视频游戏”)模式，特点是对游戏失去控制力，日益沉溺于游戏，以致其他兴趣和日常活动都须让位于游戏，即使出现负面后果，游戏仍然继续下去或不断升级。

最近 WHO 对互联网游戏障碍的横断面和纵向流行病学研究进行了系统的回顾，游戏障碍的患病率在 0.7%~27.5%，地区间差异较大。东亚和东南亚国家的年轻人为 10%~15%，韩国的一项在线调查显示 14%的成年人达到了的游戏障碍标准。在欧洲和北美国家中，游戏障碍的患病率总体在 1%~10%，年轻人的流行率在 1%~5%。

【病因与发病机制】

1. 生物学因素 在游戏障碍患儿中，存在着快速折扣奖励和在决策测试中表现不佳的倾向。网络成瘾者更容易有高的冲动倾向。研究发现网络游戏频率高者左侧腹侧纹状体体积较大，这与网络游戏过程中多巴胺释放增加的发现一致。游戏障碍还表现为奖赏缺乏，特别是前额叶腹内侧皮质活动减弱，以及多巴胺能途径的参与。成瘾行为常在家庭中聚集出现，说明了基因、气质和早期生活经历是重要的发病因素。

2. 生活心理压力 生活压力会使青少年对互联网产生偏好，出现病理性使用状态。青少年在生活中所承受的压力程度越大，越容易依赖网络的各种功能去释放压力，进而也增加了游戏障碍的发生率。

3. 社会支持情况 有研究显示，社会支持属于网络成瘾行为一个非常重要的中介变量。游戏障碍患儿多数情况下属于社会支持率相对较低的一个群体。

4. 家庭环境因素 研究显示，父母的情感温暖理解，家庭的组织性与知识性与青少年游戏障碍呈负相关。因此，父母的温暖理解，生活有规划，知识性高的家庭能减少青少年游戏障碍的可能性。相反，父母的拒绝、否认，过分干涉，矛盾，过分控制的家庭会增加青少年游戏障碍的风险。

5. 自我认同因素 自我认同指的是能够以理智的心态看待和接受自己和外界环境，热爱生活、充满活力。自我认同能够对游戏障碍现象进行反向的预测，自我认同状态相对较为稳定的青少年，出现游戏障碍的可能性较小。

6. 性别因素 男性、女性之间不仅是生理结构的差异，在人格方面也有不同。与女性比较，男性产生游戏障碍的可能性更大。

【临床表现】 游戏障碍主要表现为在无成瘾物质作用下对互联网使用冲动的失控行为，表现为过度使用互联网后导致明显的学业、职业和社会功能损伤。

【诊断与鉴别诊断】 在 ICD-11 中，“游戏障碍”的诊断主要包括 3 个行为模式：对游戏行为的控制力减弱；玩游戏的优先级高于日常生活和其他正常兴趣爱好；尽管出现了负面后果，仍继续游戏，对个人、家庭、社会、教育、工作或其他重要领域造成了严重损害。此外，上述行为模式需要持续至少 12 个月才能作为诊断依据。

【治疗】 研究表明[6]，多种精神心理疗法和药物疗法对游戏障碍有效。在许多心理治疗研究中，提供治疗主要是为了激励患儿恢复和学习适当使用互联网的技能。然而，严重的合并精神障碍患儿需要合并药物治疗。

精神心理治疗包括：认知行为疗法(cognitive behavioral therapy，CBT)、现实治疗(reality therapy)、接受和承诺治疗(acceptance and commitment therapy，ACT、家庭治疗(family therapies)。其中最常用和循证医学证据最多的是 CBT。

【疾病管理】 临床医生、教育工作者和政策制定者一致认为，应对网络成瘾问题的治疗策略需要辅之以预防策略，以应对在网络成瘾演变为更严重形式之前的风险因素。

在我国乃至世界范围内，网络成瘾是青少年日益严重的身心健康问题。因此，青少年网络成瘾问题应引起高度重视。网络成瘾与个体、家庭、社会等因素之间的关联性已初步得到验证，但还有很多不明确的关系，如网络成瘾与上网时间的关系、心理问题与网络成瘾之间的因果关系、使用网络之后的心理行为变化及其因果关系等[7]。总之，互联网对青少年身心健康的影响及其防治等研究值得更多探索和验证。

（崔永华）

参考文献

[1] WARRICK BJ, TATARU AP, GERONA R. New Psychoactive Substances in Pediatric Patients. Pediatr Clin North Am, 2017, 64(6): 1223-1241.

[2] ALY SM, OMRAN A, GAULIER JM, et al. Substance abuse among children. Arch Pediatr, 2020, 27(8): 480-484.

[3] WANG GS, HOYTE C. Novel Drugs of Abuse. Pediatr Rev, 2019, 40(2): 71-78.

[4] BURGIĆ RADMANOVIĆ M. Mental Disorders in Sexually Abused Children. Psychiatr Danub, 2020, 32 (Suppl 3): 349-352.

[5] GENTILE DA, BAILEY K, BAVELIER D, et al. Internet Gaming Disorder in Children and Adolescents. Pediatrics, 2017, 140(Suppl 2): S81-S85.

[6] ZAJAC K, GINLEY MK, CHANG R, et al. Treatments for Internet gaming disorder and Internet addiction: A systematic review. Psychol Addict Behav, 2017 31(8): 979-994.

[7] PAULUS FW, OHMANN S, VON GONTARD A, et al. Internet gaming disorder in children and adolescents: a systematic review. Dev Med Child Neurol, 2018, 60(7): 645-659.

35 第三十五章 青少年生殖健康

第 1 节 概述

青春期儿童也称青少年,生命年龄一般为 10~18 岁,有的国家甚至到 21 岁,青春期萌发的年龄女童一般为 10~12 岁,男童一般为 12~14 岁。在青春期身体的所有组织系统都受到青春发育的影响,突出表现在神经内分泌、性成熟、骨骼发育成熟。

生殖系统的成熟和第二性征的出现决定青春期所特有的变化。处在青春发育期的青少年,在神经内分泌系统影响下,身心发生巨大变化[1]。在身体上,表现为体格生长加速,出现第二次生长突增,身体大小和形状发生明显变化,男女差别变得显著,青春期第二次增长高峰期间增长的身高约占成年最后身高的 25%,青少年时期的骨骼生长评估通过身高速度曲线来监测。青春期前需要对性发育进行监测,青春期是生殖能力建立的时期,表现为生殖系统发育骤然加快,女孩月经来潮,男孩出现遗精;性激素的分泌,不仅影响着身体组织的变化,同时也影响着心理、情绪和行为的变化。由于边缘系统/皮质下和额叶功能变化之间的平衡直至成年早期才能发育好,大部分青少年的执行功能延迟发育直至成年早期,青春期神经内分泌通过下丘脑-垂体-性腺轴控制,雄激素被认为是许多与青春期相关变化的原因。性行为与雄激素的变化有关,睾丸激素增高,使男孩开始性交,变得更不耐心、具有攻击性和易激惹;雄激素增加女孩的自慰活动[2]。

面对性发育,一些青少年感到困惑不解,如有的男少年对本属生理现象的遗精进行种种猜测,有的甚至把遗精视为病理现象而苦恼、焦虑。青少年由于对性发育好奇,开始对性知识发生兴趣,这是正常现象;但如果缺少对他们的正确引导,内心的疑惑得不到解答,又羞于启齿询问,很容易受一些不良影视、书刊的影响,有的甚至误入歧途,走向犯罪。随着年龄的增长,与外界接触、交往的增多,青少年渴望独立的愿望变得越来越强烈,与家庭的联系逐渐疏远,与同伴的关系变得更加紧密,愿意自己做出重要决定。但他们对社会的认识能力还不强,分析问题不够全面,缺乏分辨是非的能力。青少年情感不稳定,容易从一个极端走向另一个极端。他们好奇心强,爱模仿,容易受周围环境因素的影响,沾染不良行为习惯,如吸烟、酗酒,甚至吸毒。同时由于青春期性发育年龄提早,平均结婚年龄后延,使得性成熟到结婚期的时间延长。青少年过早的性行为增加了少女怀孕、患性传播疾病的危险。

青少年问题是全球问题。成年期众多的疾病与社会卫生问题多起源于青春期的不良生活方式[3]。青春期不仅是躯体发育和性发育成熟的时期,同时也是态度、行为、信念、人际关系、责任感、价值观等学习和形成的时期。今天的青少年生活在一个急剧变革的时代,他们所面临的许多问题是成人们未曾经历过的。我们要面对现实,探索新的解决途径。利用青少年具有积极向上、敏感、可塑性强的特点,为青少年提供适合年龄特点的、综合性的健康教育,以满足青少年健康需求、提供全面可靠的卫生服务。帮助青少年发展正确的价值观、生活态度及各种生活技能,选择健康的生活方式,为自己及他人的健康和生活负起更大的责任,降低患病率、死亡率,使他们成长为健康的成年人。

(李廷玉)

参考文献

[1] 王卫平. 儿科学. 9 版. 北京:人民卫生出版社,2018.

[2] ROBERT MK, JOSEPH WSG, NATHAN JB, et al. Nelson Textbook of Pediatrics. 21st ed. Elsevier Inc. 2020.

[3] 毛萌,江帆. 儿童保健学. 4 版. 北京:人民卫生出版社,2020.

第 2 节 常见性卫生问题

一、遗精

遗精通常指非性交状态下精液自体内排出体外的过程。青春期男孩睾丸、附睾、前列腺等性器官逐渐发育产生精液,当精液在精囊腺内蓄积饱和而未能主动排放时便以遗精的方式排出体外。因为遗精常在晚上睡眠时发生,所以也叫作梦遗。遗精是男性青春期发育后的正常生理现象。男孩的第一次遗精称为首次遗精,多出现在青春期中期,是男性性发育成熟的标志。首次遗精发生的年龄与遗传、营养、生活习惯、家庭和社会环境等多因素有关。根据 1980—2013 年公开发表的文献报告统计分析，我国青少年首次遗精年龄平均为 14.40 岁，由 1980 年的 15.18 岁提前至 2013 年的 13.78 岁。男孩首次遗精年龄可早到 11 岁，到 17、18 岁时，已有 95%以上的男孩发生过遗精。男孩首次遗精后就可能具有生育能力。

遗精的间隔时间个体差异很大。即使同一个人，在不同时期或不同条件下，间隔时间的长短也不同。所以很难确定遗精间隔的正常范围。一般认为每月 1~2 次，偶尔每周 1~2 次，只要不过于频繁，并且对身体和精神状态都没有明显的不良影响，都应算是正常。如果遗精过于频繁，2~3 天一次，或甚至一夜几次，还有的在白天清醒状态下发生遗精，明显地影响生活和学习，甚至产生神经精神症状者，则属于病理性遗精，应该仔细查找原因，并进行治疗。

二、手淫

手淫是指用手或其他器具摩擦自己的性器官借以获得性快感的性行为。适度手淫对身体没有害处。从预防性病、避免怀孕的角度看，手淫比性交能更安全地满足人们对性的需求。手淫是个人的隐私行为，对他人和社会不构成威胁，因此，也谈不上“不道德”。然而，手淫却是困扰青少年的一个常见的性问题。这是因为手淫在青少年中比较常见，而长期以来又一直流传着“手淫有害”“手淫是不道德的、可耻的行为”的说法。使得青少年对手淫行为缺乏正确认识，一方面不能控制这种生理欲望，另一方面手淫后又为自己的行为倍感自责，有的甚至陷入终日焦虑不安和恐惧之中。

然而，说手淫无害，并不等于说手淫必需，更不等于说可以不加限制地手淫。过度手淫也会带来不良后果，如注意力不集中、失眠、疲惫感，对学习、工作和日常生活造成不良影响。如果手淫时将异物放入尿道或阴道内，则容易造成感染和损伤，也易产生不健康的自我形象[1]。

青少年可通过丰富多彩的文化体育活动来淡化过强的手淫欲望。睡觉时侧卧，不要俯卧，被褥不要盖得过重过暖，内裤不要穿得过紧，早睡早起，平时注意性器官的清洁卫生，这些均有利于减少手淫[2]。

三、男性外阴部的清洁卫生

男性外阴主要是指阴茎、阴囊及其毗邻的耻骨前、阴囊和肛门之间的部位。男孩也应注意外阴部清洁卫生，以免引起感染或影响发育。具体注意事项如下：

1. 包皮内板与阴茎头皮肤之间的腔隙为包皮腔。包皮内板和阴茎头部的小腺体不断产生分泌物，它与少量尿液和脱落上皮细胞及污垢混合成乳酪状的包皮垢。包皮垢长期附着在包皮腔内，易引起炎症和腐臭等异味。有些包皮垢未及时除掉并缓慢增大，甚至被家长或男孩误以为是肿瘤。洗澡时应将包皮向上翻转洗掉包皮垢，清洗应用流水或自己单独使用的盆、巾。

2. 阴囊内容物有睾丸、附睾等。阴囊的皮肤薄、柔弱，所以应避免涂用碘酒及一些刺激性较大的药物，以免造成疼痛和损伤。

3. 内裤和外裤均要宽松，精子生成的最佳温度是 35℃左右，比体温低。穿着紧身裤，会束缚阴囊的活动，使局部温度增高而影响精子的生成。另外，夏秋季节，出汗较多，透气散热不良，容易引起腹股沟癣或湿疹。因此，男孩子不适合穿紧身裤。

4. 内裤最好单独清洗，最起码要与袜子等分开清洗，尤其是有脚气的情况，以避免股癣的发生。

5. 青春期的男孩也往往对身体比较好奇，有时可能会尝试将各种异物放入尿道。应尽量避免这种情况发生，以免引起尿道和膀胱损伤、炎症、结石、甚至严重尿道狭窄等。

四、女性外阴部的清洁卫生

女性外阴是阴道入口周围一些结构的总称。

女孩进入青春期后，随着卵巢的发育，雌激素分泌增多，开始有阴道分泌物排出，称“白带”。白带是由阴道黏膜渗出物、子宫颈腺体及子宫内膜的分泌物混合而成，内含阴道上皮脱落细胞、白细胞、乳酸杆菌等成分。正常情况下，白带为白色稀糊状，无味，量多少不定。在月经中期即接近排卵时，由于宫颈内膜腺细胞分泌旺盛，白带中的宫颈黏液占主要成分，此时白带清澈透明，量增多。排卵 2~3 天后，白带变得混浊、黏稠而量少。行经前后，因阴道黏膜渗出物增加，白带往往增多。如果阴道分泌物增多而且有异味，表明阴道有炎症。

由于女性外阴部特有的解剖结构、白带和经血排出，以及外阴皮肤腺体的分泌物和黏附在外阴处的污垢，易出现外阴部炎症，并且可能同时导致泌尿系统和生殖系统感染。因此，应当重视外阴部的清洁卫生，并注意做到以下几个方面：

1. 经常清洗外阴部　应用流动水清洗外阴，清洗时注意从前往后，由内向外，最后清洗肛门。使用专用的盆、巾。不要过度使用肥皂，尤其不要用碱性强的肥皂清洗外阴，避免外阴缺少油脂而过分干燥。无明显感染时，不宜用高锰酸钾溶液等洗涤用品洗涤外阴。

2. 内裤要宽松，并应经常换洗　内裤质地为纯棉制品最佳。化纤制品(如合成纤维、尼龙制品)透气性能差,可使局部温度、湿度增加,容易引起外阴瘙痒。

3. 不穿紧身裤 裤装过紧可使内裤与外阴部过度接触和摩擦,使肛门处的粪便污染阴道口与尿道口的机会增加,引起泌尿和生殖系统感染。裤装过紧还可导致外阴部湿度增加,利于细菌繁殖,引起炎症。

4. 一般情况下不冲洗阴道 阴道本身具有自净作用,这是由女性生殖器官的解剖特点和生化特点所决定的。正常情况下,阴道前后壁紧贴在一起,阴道口闭合;未婚女性的两侧大阴唇自然合拢,遮盖阴道口和尿道口,可部分阻挡病原体进入阴道内。宫颈内口平时是闭合的,宫颈腺细胞所分泌的黏液在宫颈管内形成黏液栓,可进一步阻止病原体进入宫腔。子宫内膜周期性的剥脱,还可以清除宫腔内的部分污物和病原体。阴道上皮组织丰富的糖原,在阴道杆菌的作用下变成乳酸,因而正常情况下阴道呈酸性环境(pH 值 4~5),可抑制适应于碱性环境繁殖的病原体;宫颈管的黏液栓呈碱性,可抑制适应于酸性环境繁殖的病原体。这样,适应酸性或碱性环境的病原体分别在女性生殖道的不同部位受到抑制,可使女性内生殖器官保持相对清洁和卫生。冲洗阴道将会破坏阴道内和子宫颈管的正常酸碱环境,使原来受到抑制的病原体生长和繁殖活跃起来,以致引起生殖器官的炎症。因此,除非治疗的需要,一般情况下不宜冲洗阴道。

五、经期卫生

月经是指子宫内膜在卵巢分泌的激素作用下,周期性地发生内膜剥脱出血。

第一次来月经称为月经初潮。初潮年龄可早至 9 岁,晚到 15 岁[3]。月经初潮的时间在很大程度上取决于遗传;影响因素可能包括肥胖、慢性病、营养状况以及生理和心理社会环境。2017 年全国 8 个省城市和农村调查结果显示,城市及农村女生平均月经初潮年龄为 12.7 岁,城市女生初潮平均年龄为 12.4 岁,农村女生初潮平均年龄为 13.0 岁[4]。

月经初潮通常发生在乳房发育以后 2~3 年内,在 Tanner 4 期[4]。月经期为月经持续出血的天数,一般为 3~7 天。月经量的多少很难估计,一次月经的出血量约为 50ml。月经的第 2~3 天时,子宫内膜剥脱最多,所以出血量也最多。随着子宫内膜的修复,经血逐渐减少并停止。

每个月经周期是从月经第 1 天起至下次月经来潮前一天止。早期月经周期通常是无排卵的,因此有些不规则。但月经周期通常为 21~45 天[3],提前或延后 7 天仍属正常范围。每个女性的月经周期有自身的规律。

许多女孩在月经初潮后半年到一年的时间内月经周期不规律,这是因为此时卵巢功能尚未完全发育成熟。当生活环境和情绪突然变动时也容易出现月经失调现象,如月经量过多或过少、经期提前或推后、痛经、子宫功能性出血等。

月经期由于子宫内膜脱落,血管破裂未愈,子宫内表面形成创面,加上子宫颈口微张,阴道酸性分泌物被经血冲淡,因此很容易感染各种致病菌。所以女孩在月经期要注意经期卫生[5]。做好经期卫生保健的关键是及时向女孩讲授有关月经的生理卫生知识,做好思想准备,并注意以下几点:

1. 保持外阴部清洁,每天睡前用温开水冲洗外阴部,要点见“外阴部的清洁卫生”。经期不要坐浴,以免污水进入阴道内。

2. 使用符合卫生要求的卫生巾并注意更换。选购卫生巾时,要注意是否为正规产品,注意生产日期和保质期,以确保其质量符合卫生标准。

青春期女孩不宜使用阴道棉塞。据报道青春期女性中毒性休克综合征可能与月经期间使用阴道棉塞有关。中毒性休克综合征的发生率虽然很低,但一旦发病却很严重,甚至危及生命。

3. 保持心情愉快、情绪乐观 有的女孩在月经期情绪不稳定,遇事爱激动、急躁和发脾气,有的女孩则表现为闷闷不乐、易伤感、抑郁寡欢。还有的女孩由于对月经缺少正确认识,把月经来潮视为“倒霉”,在月经来潮的前几天就开始紧张,烦躁不安。这些不良情绪又加重了经期的不适感。

应该教导她们懂得月经是女性正常生理活动的一部分,月经按时来潮是身体健康的表现,应以愉快的心情面对即将到来的月经,并开展一些有利于缓解紧张情绪的活动。

4. 适当的体育活动 运动可使大脑皮质的兴奋和抑制过程更加协调,使人精神愉快,从而缓解经期容易出现的情绪激动和烦躁。另外,适当的体育活动还可促进体内的新陈代谢,减轻经期盆腔充血和下腹坠胀感觉。因此,对于身体健康、月经正常的青少年,在月经期不应该停止体育活动。宜做比较缓和、运动量不太大的身体活动,如广播操、太极拳、乒乓球、羽毛球等活动。但由于经期与平时毕竟不一样,所以锻炼时应注意时间不宜过长,要避免比较激烈、使腹压增高的运动,如耐力练习、较大负重的力量练习、快速奔跑、跳跃等。如果有子宫功能性出血、严重的痛经、经血量过多、生殖器官炎症等,经期不要参加体育锻炼。适当休息,睡眠充足,防止过劳,注意保暖,多吃蔬菜水果,多饮开水,保证大便通畅。

5. 记录月经周期 最好准备一个月经日历,从月经出血的第 1 天记起，月经持续几天，就在日历的相应日期上标记几天，同时记下月经情况。

六、痛经

月经期前后及行经期间发生腹疼和其他不适，以致影响生活、工作，称为痛经。在此期间仅有下腹部轻微胀痛、腰酸、乳房发胀、情绪不稳、易疲劳等，属于生理现象，不需要特殊处理。

痛经可根据病因分为原发性和继发性两种。

1. 原发性痛经 亦称功能性痛经，指不伴有盆腔疾病的经期疼痛[6]。多见于未婚和未生育过的妇女，生育后会逐渐减轻或消失。大部分青春期女孩经历的痛经为原发性痛经[6]。

一般认为原发性痛经是由子宫过度收缩引起，与心理和精神因素有关。如有些女孩子对月经怀有本能的恐惧和焦虑，认为"来月经很疼痛"，有沉重的精神负担，从而加重了对痛觉的敏感性。当经血伴随子宫内膜大块排出时，引起经血暂时性排流不畅，也会引起痛经，但排出后疼痛即可消失。另外，在月经期间进行可引起腹压增加的剧烈运动、淋雨受寒、接触冷水、吃过多的冷饮等，也会引起子宫剧烈收缩，造成经血排出不畅，引发痛经。

当患者的病史提示原发性痛经，应给予对症治疗，并注意体育锻炼，增强体质；生活有规律，注意劳逸结合，保证充足的睡眠；保持精神愉快，消除对月经的恐惧和各种不必要的思想负担；注意经期卫生等，均有利于减轻痛经[7]。若经 3~6 个月治疗没有改善，妇科医生应查找其他可能的病因并选择其他治疗方案[6]。

2. 继发性痛经 由于生殖器官器质性病变妨碍经血排出而引起的痛经。常见病因有子宫内膜异位症、子宫腺肌病、生殖道畸形、慢性盆腔炎及子宫肌瘤等。子宫内膜异位症是青春期继发性痛经的主要原因[6]。已婚妇女的痛经大多属于继发性痛经[7]。继发性痛经应针对病因积极治疗。

七、乳房卫生

女性乳房有哺乳功能，其发育通常是女孩进入青春期的标志。按照性成熟度评定量表，乳房的发育可以分为 1~5 期，分别为青春期前、乳突呈小丘状隆起且乳晕直径增大、乳房和乳晕增大且无轮廓分离、乳晕和乳头进一步增大，成熟乳房。7~12 岁之间，乳房开始发育并进入性成熟度第 2 期[3]。

乳房发育存在着个体差异，可受遗传、心理社会环境、环境暴露、营养和整体健康状况的影响[3]。主要表现为：①乳房发育开始年龄的差异，这与营养和遗传因素有关。②乳房发育速度不同，有些女孩乳房发育开始后，一年左右发育到成熟水平，而有些女孩要用 6 年或更长的时间才能发育到成熟水平。发育开始的早晚与发育速度的快慢没有关系。③乳房大小的差异，有一些女孩，由于两侧乳房发育速度不同，而致乳房大小不一。绝大多数女孩发育成熟时，两侧乳房大小基本一样。发育开始的早晚与成熟时乳房的大小无关。

有些少女为乳房发育隆起感到害羞，为此而束胸。束胸使乳腺受压，乳腺血液循环不畅，从而导致乳房发育迟缓、受限。长期压迫还可使乳头不能突出而内陷。内陷的乳头不利于将来给婴儿哺乳，易引起乳腺炎症。乳房早期发育对女童的社会能力和心理有一定影响[8,9]。

乳腺主要由乳腺管、乳腺泡和脂肪组成，肌纤维较少，因此乳房自身的支持作用较差。如果乳房很大而又不戴胸罩，活动时尤其是跑步或运动量大的时候，乳房就会上下摆动，长期可导致乳房周围韧带松弛，而致乳房下垂。乳房下垂后一般很难恢复，既影响美观又产生不适感。佩戴胸罩能使乳房得到支持和扶托，使血液循环通畅，有利于乳房的发育。所以要鼓励少女及时佩戴合适的胸罩。佩戴胸罩不仅能体现出女性美，更重要的是对健康有利。选择胸罩要注意胸罩的大小，太大起不到托起乳房的作用，太小影响胸廓和乳房的发育。睡觉时应把胸罩解开，以免影响呼吸和睡眠。

应重视乳房自检。乳腺癌为女性常见的恶性肿瘤之一。乳腺癌的早期表现常常是无痛，也无其他不适的肿块。绝大多数乳腺癌是患者自己最先发现的。早期发现、早期诊断、早期治疗是乳腺癌预后良好的关键。因此，乳房自检对女性很重要，其目的在于发现包块或其他不规则的肿物并尽早就医。

乳房自我检查可以每月做一次，最佳时间是月经期刚过。检查包括两部分，即观察和触摸。触摸时注意乳房、胸壁和腋窝有无肿块或增厚。如果在观察和触摸时发现了包块、乳房外形的变化、凹陷、肿胀、皱缩、皮肤发暗或发红、溃疡、隆起或者硬的橘皮样外观的皮肤增厚或异常液体流出、一侧乳房比另一侧高或者乳头突然内陷（或内陷的乳头突然凸起），都要尽快就诊。

需要向青春期女孩讲清楚的是，并非所有的乳房包块或异常现象都是癌症的征兆。实际上，自检发现的大多数乳房包块都不是恶性的，但推广乳房自检可早期发现乳腺癌并降低乳腺癌的死亡率。

（陈立）

参考文献

[1] WILKINSON B，JOHN RM. Understanding Masturbation

in the Pediatric Patient. J Pediatr Health Care, 2018, 32(6): 639-643.

[2] KLUKAS E, DRAPER E, KASEWETER K, et al. The Impact of Parenting Style on Attitudes toward Masturbation: A Latent Profile Analysis. J Genet Psychol. 2021, 182(6): 435-449.

[3] ROBERT MK, JOSEPH WSG, NATHAN JB, et al. Nelson Textbook of Pediatrics. 21st ed. Elsevier Inc, 2020.

[4] 罗珊,廉启国,毛燕燕,等. 中国中小学女生月经初潮年龄和月经模式调查分析. 中华生殖与避孕杂志, 2017, 37(3): 208-212.

[5] FAKHRI M, HAMZEHGARDESHI Z, GOLCHIN NAH, et al. Promoting menstrual health among Persian adolescent girls from low socioeconomic backgrounds: a quasi-experimental study. BMC Public Health, 2012, 12: 193.

[6] 潘宏信. 美国妇产科医师协会第760号委员会意见青春期痛经和子宫内膜异位症. 国际妇产科学杂志, 2019, 46(1): 66.

[7] 毛萌,江帆. 儿童保健学. 4版. 北京: 人民卫生出版社, 2020.

[8] 乔晓红,俞建,谢晓恬. 青春期发育提前女童行为问题的病例对照研究. 中国心理卫生杂志, 2008, 22(4): 249-252.

[9] 朱虹,陈临琪. 乳房早发育女童社会能力和心理行为问题研究. 中国公共卫生, 2004, 20(3): 351-352.

第3节 少女怀孕

少女怀孕通常指19岁及以下处在青春发育期的女孩怀孕。少女怀孕是一个世界性的公共卫生问题,必要的性与生殖健康知识和技能缺乏,过早的性行为,性虐待和卖淫,必要且易为青少年接受的生殖健康服务缺乏,使得未成年少女处于意外怀孕的高危险状态。近几十年来,全世界观察到青少年怀孕率显著下降,但青少年怀孕仍然占全球出生人数的10%以上[1]。在我国,根据中国2010年的人口普查数据,10~50岁的女性中有8.5%是青春期女性怀孕[2]。

少女怀孕和生育对母婴都有相对高的危险性。在发展中国家,18岁以下母亲的死亡率是18~25岁母亲死亡率的2~5倍。未婚怀孕的少女通常以人工流产的方式结束妊娠。世界范围内,非安全性人工流产是危害少女身心健康的一个重要公共卫生问题,是20岁以下孕妇死亡的主要原因。特别是在发展中国家,它占妇女死因的13%以上。做出人工流产的选择通常有以下原因:①怀孕少女害怕被学校开除或中断学业;②少女没有经济来源或来源较少,无法养育孩子;③少女未婚先孕不被社会认可,被认为是不道德的,为了不给家庭带来羞辱,保护自己的名誉,不得不选择终止妊娠;④避孕失败,在有性行为的少女中采取避孕措施的比例通常较低,而且采用的避孕措施效率低甚至方法不当;⑤遭强奸或乱伦。

不安全人工流产所致死亡或疾病的危险对各年龄段的妇女都很高,但对少女来说更高。从医学、心理、社会和经济等方面来看,非安全性人工流产的不良后果主要有:①死亡。②并发症。短期并发症主要有宫颈或阴道撕裂、败血症、出血、子宫穿孔、破伤风、盆腔感染等。长期并发症(持续1个月以上)主要有再次怀孕后容易产生自发流产和异位妊娠,以及由于盆腔炎症所致的继发性不孕。③对心理、社会和经济的不良影响。在怀孕少女中普遍存在失落感和悲痛感。相当一部分心理问题会持续存在或出现抑郁等症状。怀孕还可导致少女辍学;被迫离家出走;从事卖淫活动;治疗非安全流产所导致的长期并发症也需要大量的开支。同时少女妊娠与围产期(胎儿和新生儿)不良结局有关,如早产、死产和新生儿死亡,特别是在较年轻的少女妊娠中[3]。

以下几项措施可以减少少女怀孕及由此而产生的不良后果:

1. 学校和社区开展有关性与生殖健康方面的健康教育,与青少年进行情感、观念的沟通,开展有关性道德、健康的负责任行为等话题的讨论。培养青少年健康的性道德观念和负责任的健康行为。避免过早性行为的发生。

2. 为少女提供有效的生殖健康服务,包括提供避孕知识和预防性病知识。

3. 为怀孕少女提供安全和可支付的人工流产手术。作为儿科医生,设法与妇产科医生联系,使怀孕少女得到安全有效的服务。

4. 国家应该制定有关保护青少年生殖健康的相关政策、法规,以及有效处理少女怀孕问题的管理办法。

(魏华)

参考文献

[1] OLSZEWSKI L, DIAZ A. Adolescent Parenting: Global

Perspective, Local Action. Ann Glob Health. 2019;85(1):62,1-4.;62.

[2] 国务院人口普查办公室. 中国2010年人口普查资料. 中国统计出版社,2012.

[3] ZHANG T, WANG H, WANG X, et al. The adverse maternal and perinatal outcomes of adolescent pregnancy: a cross sectional study in Hebei, China. BMC Pregnancy Childbirth. 2020, 1; 20(1):339.

第4节 预防性虐待

儿童性虐待,也称儿童性侵犯,是指成人利用儿童获得性的满足,造成儿童身体或情绪创伤的现象。性虐待包括施虐者观看儿童的性器官或向儿童暴露自己的生殖器;猥亵行为包括抚摸儿童,触摸和玩弄儿童的外阴部,或虐待者迫使儿童触摸虐待者的性器官以达到性挑逗的目的;严重的性虐待是性虐待者试图或强迫与儿童发生的性交行为[1]。

我国男性和女性儿童期性虐待的估计发生率分别为9.1%和8.9%[2]。施虐者可能为父母、继父母、其他亲属、家庭朋友或陌生人。性虐待常造成儿童青少年受伤、感染性传播疾病、少女怀孕,甚至死亡。同时性虐待对儿童、青少年不仅造成身体上的伤害,还有心理上的伤害,如自杀意念、自杀企图和自杀行为;严重的药物滥用;人际交往障碍;过早的性行为等。性虐待对儿童的伤害有的可以持续很长时间,甚至影响其一生。

因此预防性虐待工作应该引起全社会的关注,促进保护儿童的生长环境,教育儿童掌握基本的预防性虐待技能,远离可导致性虐待发生的环境;不要歧视受害者,对受害者尽快提供医学、心理、社会方面的帮助。

预防性虐待,教育是一个重要的预防手段[3,4],应让儿童青少年知道:

1. 珍惜自己的身体。身体的隐私部位不能轻易让人看和触碰,医生看病时检查身体除外。

2. 不要单独去你得不到帮助的地方。尽量不要单独在外边玩耍、上街、去公园或僻静的地方,尽可能避免黑夜单独外出。

3. 遇到强奸的威胁时,要大声喊叫,并迅速跑向人多的地方。

4. 要避免婚前性行为的诱惑。不要出入于录像厅、歌舞厅、宾馆等地方;更不要看充满色情气味的电影、录像及书刊。

5. 不要轻易相信陌生人,不要随意接受他人的钱或礼物,不要跟不信任的人外出。

6. 如果有性虐待发生,要告诉值得信任的家长或其他值得信任的成人,防止再次发生。

7. 不要饮酒,酒精和其他一些药物的使用可影响做出正确决定的能力。

8. 如果不幸被强奸,告诉青少年努力地使自己镇静下来,不要感到羞耻,受害者没有错误;告诉家人和/或其他可信赖的成人,尽快寻求医疗和心理帮助、报警。

(魏华)

参考文献

[1] 陶国泰,郑毅,宋维村. 儿童青少年精神医学. 南京:江苏科学技术出版社,2008.

[2] YIDAN MA. Prevalence of Childhood Sexual Abuse in China: A Meta-Analysis. J Child Sex Abus, 2018, 27(2): 107-121.

[3] LYNAS J, HAWKINS R. Fidelity in school-based child sexual abuse prevention programs: A systematic review. Child Abuse Negl, 2017, 72:10-21.

[4] 杜亚松. 儿童心理障碍治疗学. 上海:上海科学技术出版社,2005.

第5节 寻常性痤疮

寻常性痤疮,是一种由多因素引起的毛囊皮脂腺单位的慢性炎症性疾病[1]。临床表现从轻度的粉刺型痤疮到暴发型伴有系统性症状的痤疮。虽然所有年龄均可患病,但主要好发人群为青少年。痤疮经常造成患者的自卑,对患者心理上的影响是无可否认的。最近关于痤疮的发病机制研究非常多,但并不完全清楚,研究结果提示该病是由多因素的综合作用导致的。

遗传因素在痤疮发展中的作用并不完全肯定。皮脂腺的数量、大小、活性受到遗传因素的影响。痤疮的患病率和严重度在同卵双生儿之间具有极高的一致性,包括结节囊肿型痤疮在内的痤疮常有家族发病倾向。但由于痤疮极高的患病率,故很难把这一现象全归结于遗传因素。

性激素是痤疮产生的关键因素。除皮脂腺以外的性腺和肾上腺可生成雄激素外,皮脂腺内局部经由雄激素代谢酶,如 3β-羟类固醇脱氢酶(HSD)、17β-HSD 和 5α-还原酶也可生成雄激素。在皮脂腺基底层细胞内和毛囊的外毛根鞘内发现的雄激素受体,对雄激素睾酮和双氢睾酮敏感。雄激素在新生儿期发挥作用,从出生到 6~12 个月,由于睾丸的过量生产,男婴具有较高水平的睾酮。在组织学上婴儿的肾上腺具有不成比例的巨大的肾上腺皮质,后者是雄激素的生产区域,所有男婴和女婴都有较高水平的脱氢表雄酮。1 岁左右,睾丸和肾上腺的雄激素生成均下降,并在青春期前保持在稳定的低值。青春期,由于性腺、肾上腺功能活跃,雄激素分泌增多,特别是皮肤组织中生物活性较高的双氢睾酮的增加,使皮脂腺增大、发育旺盛,皮脂分泌增多。

毛囊口角化在痤疮的发生中发挥了重要作用。正常情况下,角质形成细胞脱落到毛囊内腔,进而通过毛孔排出,当它被阻留,累积导致角化过度时,即形成粉刺。此现象与这些角质形成细胞黏着性增加有关系。细胞间黏合性增加和细胞增殖的现象出现在漏斗下部,并形成一种瓶颈现象,继而形成微粉刺。在毛囊上皮下方,透明角质颗粒的数量和大小增加,而板层颗粒和张力丝减少。随着粉刺增大,皮脂小叶逐渐退化。由于皮肤表面的开口非常狭窄,脱落的角质形成细胞和皮脂在开口处积聚,起初松散。随着粉刺的增大,内容物变得紧密,形成板状致密物。当压力增大时,粉刺破裂,溢出的有免疫原性的角蛋白和皮脂诱发炎症反应。

炎症不仅仅是粉刺破裂的结果,它在痤疮皮损形成的早期就已出现。如研究显示在有痤疮倾向的区域,$CD4^+$细胞数增加和 IL-1 活性的增加要早于角化过度。炎症反应的类型决定临床皮损。如果中性粒细胞占优势(典型的早期皮损)则形成脓癫。如果 T 辅助淋巴细胞、异物巨细胞、中性粒细胞聚集则导致炎症性丘疹、结节和囊肿。炎症反应的类型在瘢痕化的过程中也起着重要的作用。快速、非特异性炎症反应比延迟、特异性炎症反应所导致的瘢痕要小。

痤疮丙酸杆菌在痤疮形成中作用明显。毛囊内寄生有痤疮丙酸杆菌,痤疮患者毛囊内的痤疮丙酸杆菌数量多于非痤疮者。痤疮丙酸杆菌可产生脂酶、蛋白酶及透明质酸酶等;另外,痤疮患者皮脂中的游离脂肪酸较高。游离脂肪酸、脂酶、蛋白酶及透明质酸酶等均能引起毛囊皮脂腺的炎症反应,加上细菌感染进而形成炎性丘疹或脓疱。当炎症波及真皮结缔组织时,引起炎症性肉芽肿反应,形成结节。严重者,愈后留有瘢痕。

除了上述研究,痤疮的发生还与饮食的摄入、应激等因素有关。尤其是近年来的研究结果提示牛奶摄入、胰岛素样生长因子(insulin-like growth factor,IGF)可能在痤疮中发挥作用。已有研究发现奶类摄入与血清 IGF 水平升高有关。摄入高血糖负荷膳食也会升高 IGF 水平[2,3]。从而可能将饮食与痤疮联系起来。

皮肤损害多发生于皮脂腺分布密集的部位,首先是面部,其次是胸背及肩部。初起为粉刺。粉刺可分为黑头与白头两种。黑头亦称开放性粉刺,见于扩大的毛孔中,呈点状黑色,可挤出脂栓,顶端为黑色。白头亦称为封闭性粉刺,为灰白色小丘疹,不易挤出脂栓[4]。

由于寻常性痤疮可影响青少年的形象、外观,又是青少年中比较常见的皮肤问题,应该引起注意。

防治痤疮的主要措施:少吃油腻、甜食及其他刺激性食物;保持皮肤清洁,用温水和中性肥皂洗脸。紧张可使粉刺加重,粉刺又增加青少年的焦虑心情。对患粉刺的青少年要不断地给予情感上的支持。如果紧张程度较高,应使用减少紧张的技术,包括心理治疗和放松运动,来缓解青少年的紧张情绪。平时切忌用手去挤压粉刺,以免继发感染。

(向娟)

参考文献

[1] JEAN L, JOESPH L, RONALD P. 皮肤病学. 2 版. 朱学骏,王宝玺,孙建方,等译. 北京:北京大学医学出版社,2015.

[2] ADEBAMOWO CA, SPIEGELMAN D, BERKEY CS, et al. Milk consumption and acne in teenaged boys. J Am Acad Dermatol, 2008, 58(5):787-793.

[3] OZDARSKA K, OSUCHA K, SAVITSKYI S, et al. Diet in pathogenesis of acne vulgaris. Pol MerkurLekarski, 2017, 43(256):186-189.

[4] 张学军,郑捷. 皮肤性病学. 9 版. 北京:人民卫生出版社,2018.

36 第三十六章 肿瘤及肿瘤样疾病

第1节 概述

儿童肿瘤(childhood cancer)是指发生在儿童期的良性和恶性肿瘤。多数儿童恶性实体瘤起源于神经外胚层、中胚层间叶组织、生殖细胞或胚胎残余组织,主要有中枢神经系统肿瘤、神经母细胞瘤、间叶组织来源的各种肉瘤、胚胎性肿瘤、生殖细胞恶性肿瘤等。首都医科大学附属北京儿童医院1955—1995年40年中收治的小儿肿瘤资料显示[1],良性肿瘤8 337例,恶性肿瘤2 705例。良性肿瘤中,以软组织肿瘤居首,占45.28%,其次为胚胎残余组织肿瘤,占19.73%,第三位为神经组织来源的肿瘤,占14.56%。上皮来源的肿瘤占极少数。软组织肿瘤依次为血管瘤、淋巴管瘤、纤维瘤和脂肪瘤,以淋巴网状内皮系统肿瘤居首位(图36-1);而成人以上皮源性肿瘤为主,常侵犯肺、乳腺、胃肠道、肝脏和头颈部等。在儿童尤其是婴儿期的肿瘤,无论是良性或恶性,有自行消退的可能性。如毛细血管瘤大部分可自行消退;婴儿期的神经母细胞瘤部分也有自行消退或转化为良性神经节细胞瘤的病例。儿童肿瘤的主要致病因素与遗传有关,常伴发多种先天性畸形和常呈双侧或多发性发病;染色体异常较为常见。

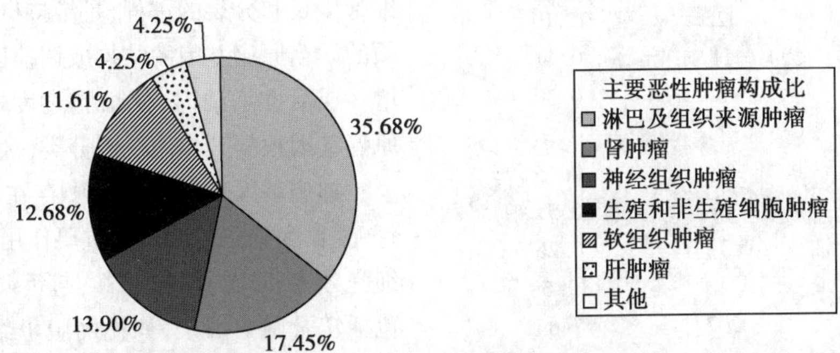

图36-1 小儿主要恶性肿瘤的构成比例

一、流行病学

《2015年中国恶性肿瘤流行情况分析》显示[1]:全国2015年新发恶性肿瘤病例约392.9万例,全国恶性肿瘤发病率为285.83/10万(男性305.47/10万,女性265.21/10万)。全国2015年恶性肿瘤死亡病例约233.8万,死亡率为170.05/10万(男性210.10/10万,女性128.00/10万),累积死亡率(0~74岁)为11.94%。城市地区死亡率为172.61/10万,农村地区死亡率为166.79/10万。但我国儿童肿瘤的发病情况缺乏全国性统计。上海市肿瘤研究所报告2002—2004年上海全市共新诊断儿童恶性肿瘤447例,粗发病率为112.5/100万,标化发病率为120.3/100万。男、女性儿童恶性肿瘤发病率接近,分别为118.2/100万和122.6/100万。不同年龄组发病率不同,0~4岁组发病率最高,达148.7/100万。白血病是最常见的儿童恶性肿瘤,约占全部病例的1/3(30.9%),主要为淋巴细胞白血病(66.7%)。中枢神经系统肿瘤为第二位常见的肿瘤(21.9%),其次为淋巴瘤(9.6%)。不同性别和不同年龄别发病率不同,且瘤别分布也不同,提示儿童恶性肿瘤病因的复杂性。而据北京市肿瘤防治研究所、北京市肿瘤防治研究办公室提供的资料,1988年0~14岁小儿恶性肿瘤在北京城区的发病率男性为85/10万,女性为69/10万,合计为77/10万,1990年男性为65/10万、女性为26/10万,合计46/10万,两个年份中均为男性发病率显著高于女性。1993年北京0~14岁小儿恶性肿瘤死亡率为31/10万。

儿童肿瘤发病与年龄密切相关,多见于出生后5年内,根据国内5所儿科医院1 805例恶性肿瘤的统计显示,1 176例(65.2%)诊断时年龄小于5岁。小婴儿以神经母细胞瘤为多,1岁以后以肾母细胞瘤和肉瘤为主,但骨肿瘤及卵巢肿瘤多见于青春期前后。颅内肿瘤在婴幼儿发病率较低。首都医科大学附属北京儿童医院2 705例小儿恶性肿瘤的统计资料显示,儿童恶性肿瘤中,以造血和网状内皮系统肿瘤最常见(35.68%),其中非霍奇金淋巴瘤和霍奇金淋巴瘤最多见,占全部肿瘤的19.26%。白血病为最常见的恶性肿瘤,但多数通过血液学检查即可诊断,病理活检诊断的只是一小部分(表36-1)。

表 36-1 首都医科大学附属北京儿童医院 2 705 例小儿恶性肿瘤的构成比

组织来源及类型	例数	百分数/%
造血和网状内皮系统	970	35.68
白血病	154	5.69
非霍奇金淋巴瘤	365	13.16
霍奇金淋巴瘤	165	6.10
组织细胞增生症	256	9.47
恶性组织细胞增生症	39	1.44
肾肿瘤	472	17.45
肾母细胞瘤	420	15.53
恶性横纹肌样瘤	16	0.59
透明细胞瘤	30	1.11
肾癌	6	0.22
神经来源肿瘤	376	13.90
神经母细胞瘤	325	12.01
髓母细胞瘤	11	0.41
室管膜母细胞瘤	8	0.30
胶质细胞瘤	7	0.26
多形胶质母细胞瘤	4	0.15
恶性雪旺氏细胞瘤	14	0.51
其他神经系统肿瘤	7	0.26
生殖及非生殖细胞瘤	343	12.68
内胚窦瘤	207	7.65
不成熟和恶性畸胎瘤	107	3.96
其他肿瘤	29	1.07
软组织肿瘤	314	11.61
横纹肌肉瘤	176	6.51
纤维肉瘤	76	2.81
恶性间叶瘤	16	0.59
血管肉瘤	9	0.33
滑膜肉瘤	12	0.45
脂肪肉瘤	6	0.22
其他软组织细胞肿瘤	19	0.7
肝肿瘤	115	4.25
肝母细胞瘤	108	3.99
肝癌	7	0.26
恶性骨肿瘤	16	0.59
尤因肉瘤	6	0.22
骨肉瘤和软骨肉瘤	8	0.30
其他骨肿瘤	2	0.07
肺肿瘤	13	0.48
胸膜肺母细胞瘤	10	0.37
肺癌	3	0.11
胰母细胞瘤	12	0.44
肾上腺皮质癌	15	0.55
甲状腺癌	19	0.7
鳞癌	15	0.56
其他癌	25	0.93

引自:北京儿童医院 1955—1995 经病理科检查证实诊断的病例统计(李佩娟. 小儿肿瘤病理学. 北京出版社,2001)。

二、病因

儿童肿瘤主要致病因素与遗传有关。有很多肿瘤,如神经母细胞瘤、肾母细胞瘤、肝母细胞瘤和视网膜母细胞瘤等,常伴发多种先天性畸形或常呈双侧或多发性发病,染色体异常较为常见,且多集中分布在若干条染色体上,如第 11 对染色体,主要表现为缺失、重复、移位、倒位等。这些肿瘤的发生可为单基因所致。但更多肿瘤的发生受内外环境多种因素调节。

1. 参与肿瘤发生的基因 主要有两种:原癌基因(proto-oncogene)和抑癌基因(tumor suppressor genes)。原癌基因是细胞内与细胞增殖相关的基因,其表达产物对细胞的生理功能极其重要,负责调节细胞周期、控制细胞生长和分裂的进程,是维持机体正常生命活动所必须的。当原癌基因的结构或调控区发生变异,基因产物增多或活性增强时,使细胞过度增殖,从而形成肿瘤。原癌基因根据其作用机制分类(表 36-2)。

抑癌基因是正常细胞中存在的基因。对细胞的发育、生长和分化的调节起重要作用,抑制细胞增殖,促进细胞分化和抑制细胞迁移,起负调控作用,其产物主要包括转录调节因子,如视网膜母细胞瘤基因(*Rb*)、*p53* 等。*Rb* 基因是人类发现的第 1 个肿瘤抑制基因,定位于 13q14。大多数视网膜母细胞瘤以及多种其他恶性肿瘤中 Rb 蛋白表达缺失或降低。Rb 蛋白通过抑制多种与细胞周期进程有关的基因的转录活性,从而抑制细胞周期的进程,*Rb* 基因与细胞凋亡有关。

2. 与肿瘤相关的综合征 小儿患某些疾病时,并发肿瘤的频数增高,如有些先天性畸形患儿较易并发肿瘤。单侧肢体肥大的患儿易发生肾母细胞瘤;小儿有毛细血管扩张性共济失调综合征或着色性干皮病时,合成脱氧核糖核酸障碍,对放射线易感性增加,前者易并发淋巴瘤和白血病。免疫缺陷患儿发生白血病、淋巴瘤的频数增加。13 号染色体失去长臂时,易并发视网膜母细胞瘤。又如慢性粒细胞白血病患者的细胞有"Ph1"染色体。因此,小儿患恶性肿瘤时,应详询家族中有无肿瘤的历史,并检查有无先天畸形及免疫缺陷等异常情况。

3. 其他因素 成人 60%~90% 的肿瘤都与环境中的致癌因素有关,故多见上皮性肿瘤,如胃肠道癌、肺癌、膀胱癌。而小儿肿瘤与外环境有关的,目前只有在伯基特(Burkitt)淋巴瘤患儿的恶性淋巴细胞及血清中可找到 Epstein Barr 病毒;恶性肿瘤放疗时发生第二个恶性肿瘤的概率增加。此外,曾有用合成雄性类固醇(anabolic androgenic steroids)治疗再生障碍性贫血时并发肝细胞癌的报道。

表36-2 儿童肿瘤相关的原癌基因激活

机制	染色体	基因	蛋白功能	肿瘤
染色体移位	t(9;22)	*BCR-ABL*	嵌合酪氨酸激酶	ALL,CML
	t(1;19)	*E2A-PBX1*	嵌合转录因子	Pre-B ALL
	t(14;18)	*CMYC*	转录因子	Burkitts lymphoma
	t(15;17)	*APL-RARα*	嵌合转录因子	APL
基因扩增	扩增子	*NMYC*	转录因子	Neuroblastoma
	扩增子	*EGFR*	生长因子激酶,酪氨酸激酶	Glioblastoma
点突变	1p	*NRAS*	GTP 酶	AML
	10q	*RET*	酪氨酸激酶	MEN2

注:ALL:acute lymphocytic leukemia,急性淋巴细胞白血病;CML:chronic myelocytic leukemia,慢性髓细胞白血病;APL:acute promyelocytic leukemia,急性早幼粒细胞白血病;AML:acute myelocytic leukemia,急性髓细胞性白血病;Burkitts lymphoma:伯基特淋巴瘤;Neuroblastoma:神经母细胞瘤;Glioblastoma:神经胶质瘤;MEN 2:multiple endocrine neoplasia,type 2,多发性内分泌瘤病2型。

近年来,儿童癌症的基因组图谱方面取得了显著的进展。基因组研究结果为靶向药物治疗提供了方向,包括:*NPM-ALK* 融合基因与间变性大细胞淋巴瘤的关系、*ALK* 点突变与神经母细胞瘤相关、与儿童胶质瘤亚群相关的 *BRAF* 基因改变、与急性淋巴细胞白血病(ALL)患者 *ABL* 家族基因易位激活的研究。基因组学的发现对于在组织学中确定具有独特生物学特征和临床特征有重要意义,以髓母细胞瘤的 WNT 亚型为例,由于其良好的疗效,临床试验中单独研究如何降低治疗强度,以保持良好的疗效,同时降低远期慢性病的发病率。

研究显示,儿童癌症的突变并非随机发生,而是与疾病类别相关。如横纹肌样肿瘤中 *SMARCB1* 的丢失、幕上室管膜瘤中 *RELA* 移位的存在、不同儿童肉瘤中特异性融合蛋白的存在等。结构变异对许多儿童癌症起着重要作用。易位导致癌基因融合或癌基因过度表达,尤其是对于白血病和肉瘤。将全基因组和外显子组测序应用于儿童癌症队列,有助于理解生殖系突变作为儿童癌症的病因。致病性生殖系突变明显与患者的癌症有关,例如,在 Li-Fraumeni 综合征的 *TP53* 突变。生殖系突变的频率因肿瘤类型而异,如神经母细胞瘤较低,骨肉瘤较高,且许多已鉴定的种系突变符合已知的易感综合征(如胸膜肺母细胞瘤 *DICER1*,横纹肌样瘤和小细胞卵巢癌 *SMARCB1* 和 *SMARCA4*,肾上腺皮质癌和 Li-Fraumeni 综合征 *TP53*,视网膜母细胞瘤 *RB1* 等)。

三、诊断与分期

【临床表现】

1. 肿瘤最常见的症状及体征 皮肤苍白、淤青、持续发热或感染;血细胞减少;持续和不明原因的疼痛,以转移瘤,骨髓恶性肿瘤,原发骨肿瘤多见;伴有神经障碍的头痛;晨起的头痛和呕吐,颅内压升高;持续并且不明原因的淋巴结肿大;腹部包块;肿块或持续增大;眼球凸出、白色乳突状反光等眼部表现。

2. 肿瘤常见的临床表现 血液系统表现包括发热、贫血和出血。神经母细胞瘤和急性白血病在初期即表现为急性感染症状或长期高热;全身症状主要包括发热、体重减轻、骨痛和关节痛,慢性骨痛常表现为跛行。跛行或诉关节肢体疼痛者,需注意骨肿瘤。任何慢性腹痛、腹胀,均需考虑到肿瘤的可能,特别是有大小便困难、便血、尿血、黄疸等症状时,需追问发病时间与规律。应注意腹部肿块的病史,腹内肿块常被后来的腹胀和腹水所掩盖(表36-3)。

肿瘤压迫或浸润症状多出现在眼、颈、胸部、后纵隔、脊柱、腹部、肌肉或骨骼肿块。对于以肿块就诊或体检可触及肿块者,需注意肿块的位置,大小,境界,形状,表面平滑度,硬度,活动度以及压痛等。有些肿块须了解它有无压迫变形、缩小,听诊有无血管杂音,叩诊音响性质及叩诊有无震动,疑为囊性者应做透光检查。

表 36-3 肿瘤常见的临床表现

临床表现及体征	临床意义	例如
血液系统		
苍白、贫血	骨髓侵犯	白血病、神经母细胞瘤
瘀点瘀斑、血小板减少	骨髓侵犯	白血病、神经母细胞瘤
发热、持续或反复感染,中性粒细胞减少	骨髓侵犯	白血病、神经母细胞瘤
全身		
骨痛、跛行、关节痛	原发性骨肿瘤、骨转移瘤	骨肉瘤、尤因肉瘤、白血病、神经母细胞瘤
不明原因发热、体重降低、盗汗	淋巴瘤	霍奇金或非霍奇金淋巴瘤
无痛性淋巴结肿大	淋巴瘤、转移性实体瘤	白血病、霍奇金淋巴瘤、非霍奇金淋巴瘤、伯基特淋巴瘤、甲状腺癌
腹部包块	肾上腺、肾脏或淋巴结肿瘤	神经母细胞瘤、肾母细胞瘤,淋巴瘤
高血压	肾脏或肾上腺肿瘤	神经母细胞瘤、嗜铬细胞瘤、肾母细胞瘤
腹泻	肠道血管活性多肽	神经母细胞瘤、节细胞神经瘤
软组织包块	局部或转移性肿瘤	尤因肉瘤、骨肉瘤、神经母细胞瘤、甲状腺癌、横纹肌肉瘤、朗格汉斯细胞组织细胞增生症
尿崩症、溢乳、发育落后	神经内分泌功能异常	腺瘤、颅咽管瘤、催乳素瘤、朗格汉斯细胞组织细胞增生症
呕吐、视力障碍、共济失调、头痛、视盘水肿、脑神经麻痹	颅内压升高	颅内原发肿瘤,转移瘤
眼部表现		
白瞳征	视网膜区肿物	视网膜母细胞瘤
眼眶青紫	转移瘤	神经母细胞瘤
瞳孔缩小、上睑下垂、异色症	Horner 综合征、颈交感神经受压	神经母细胞瘤
眼阵挛-肌阵挛综合征,共济失调	自身免疫功能异常	神经母细胞瘤
眼球突出	眼眶肿瘤	横纹肌肉瘤、淋巴瘤、朗格汉斯细胞组织细胞增生症
胸部包块		
咳嗽、喘息、气管-支气管受压、上腔静脉综合征	前纵隔	生殖细胞瘤、霍奇金淋巴瘤、非霍奇金淋巴瘤
椎体或神经根受压、吞咽困难	后纵隔	神经母细胞瘤、神经管原肠囊肿

慢性颅内压增高常以呕吐就诊,而在 1 周岁内婴儿有时仅表现为头颅稍大,偶尔嗜睡,惊厥而被疑为佝偻病,手足搐搦症,故任何可疑线索均需认真询问。胸内肿瘤多以压迫呼吸道为主,常伴喘憋、呛咳,需追问发作时间,有无颈静脉怒张,如何缓解,发作间歇时呼吸情况,以及第一次发作以来的规律与变化。

【血液、细胞学与生物化学检查】

1. 血液学和血清学常规检查 包括血常规、尿、粪便常规、电解质、肝肾功能、血清钙磷和尿酸水平。

2. 胸腹水、脑脊液及其他体液的细胞学检查 脑脊液检查为白血病、淋巴瘤和中枢肿瘤治疗前的常规检查,是确定有无中枢神经系统受累最好的诊断方法。有胸腔或腹腔积液时,也应进行胸腹水的检查以明确肿瘤的性质。

肿瘤生物因子(特殊标记物)检查:主要应用免疫化学方法。目前主要有临床价值的是甲胎蛋白(alpha fetoprotein,AFP)。它开始产生于6周胎龄,至12周时达最高峰,出生后1周迅速下降,用一般免疫学方法已不能测出,一般在生后2个月降到成人水平(<25ng/ml)。原发性肝细胞癌患儿约80% AFP阳性。睾丸和卵巢的恶性畸胎瘤约半数AFP阳性。而卵黄囊瘤则多伴AFP增高,经治疗后原已下降的AFP又复增高时,说明有肿瘤复发或转移。其他还包括血清乳酸脱氢酶(lactate dehydrogenase,LDH),是一种非特异肿瘤标志物,对预后有判断价值。神经元特异性烯醇化酶(neurone specific enolase,NSE),也是神经母细胞瘤的重要标志物之一,但特异性不高。另外,小儿常见的交感神经源类肿瘤如神经母细胞瘤,可有儿茶酚胺增高,可查尿内最终代谢产物,最常见的是香草杏仁酸(vanillylmandelic acid,VMA)增高,少数病例高香草酸(homovanillic acid,HVA)增高,或两者均增高。VMA可协助诊断神经母细胞瘤,并用以监测对治疗的反应。

3. 骨髓常规和病理检查 骨髓常规是诊断白血病的主要依据。神经母细胞瘤在骨髓腔的瘤细胞浸润常出现在骨质有可见的X线影像变化之前。故也为诊断实体瘤骨髓转移的重要手段,但由于肿瘤转移呈区域性,故容易漏诊。最好选择瘤灶就近的部位进行(如腹腔瘤灶选择髂后)。骨髓病理检查可以弥补骨髓常规检查的不足,进一步确定是否存在骨髓侵犯,包括形态学和免疫组化(见书末彩图36-2,表36-4)。

表36-4 常用的儿童恶性肿瘤检查方法以评估原发肿瘤及潜在的转移肿瘤

恶性肿瘤	骨髓穿刺或病理	X线	CT	MRI	PET/CT	骨扫描	脑脊液	特殊标志物	其他
白血病	是,包括MICM	是	—	—	—	—	是	—	
非霍奇金淋巴瘤	是,包括MICM	是	是	—	是	是,选择性	是	—	
霍奇金淋巴瘤	是(晚期)	是	是	—	是	是,选择性	—	—	
中枢肿瘤	—	—	—	是	—	—	是,根据不同肿瘤	—	
神经母细胞瘤	是,包括细胞遗传及分子生物学	是	是	—	—	是	—	VMA HAV	MIBG,骨平片
肾母细胞瘤	—	是	是	—	—	—	—		
横纹肌肉瘤	是	是	是	是,选择部位	—	是	是,只对脑膜旁肿瘤		
骨肉瘤	—	是	是,胸部	是,低分化肿瘤	—	是	—		
尤因肉瘤	是	是	是,胸部	是,低分化肿瘤	—	是	—		
生殖细胞瘤	—	是	是	是,头颅	—	—	—	AFP hCG	
肝脏肿瘤	—	是	是	—	—	—	—	AFP	
视网膜母细胞瘤	选择性	—	是	是,头颅	—	选择性	选择性		

注:MICM:morphology immunophenotype cytogenetics molecular biology,即形态学-免疫学-细胞遗传学-分子生物学;hCG:human chorionic gonadotropin,人绒毛膜促性腺激素;AFP:alpha fetoprotein,甲胎蛋白:VMA,vanillylmandelic acid,香草杏仁酸。

【影像学检查】

1. X线检查 头颅部、胸部、腹部等处以及骨的肿瘤,多可根据X线做出诊断。

2. 超声探测 由于安全,无创,常作为腹腔内及腹膜后病变的初步筛选,除可检出肿块,并可分辨为囊性或实性者外,还可检出腔静脉是否有梗阻以及作为肿瘤治疗前后的随诊监测。

3. 计算机断层扫描(computed tomography,CT)和磁共振成像(magnetic resonance imaging,MRI) 用于颅内、胸腔、腹腔内或腹膜后肿块和泌尿系统病变等全身肿瘤的诊断。可检出有无淋巴结转移，协助肿瘤的分期及了解肿瘤与周围组织的关系。可确定肿瘤的大小位置、周围组织受累程度，与大血管、周围脏器关系以及肿瘤转移的情况（图 36-3）。MRI 对肝脏根据变换序列成像可区分囊肿，血管瘤，原发或转移瘤，对神经系统和泌尿系统病变的图像清晰，更具优越性。

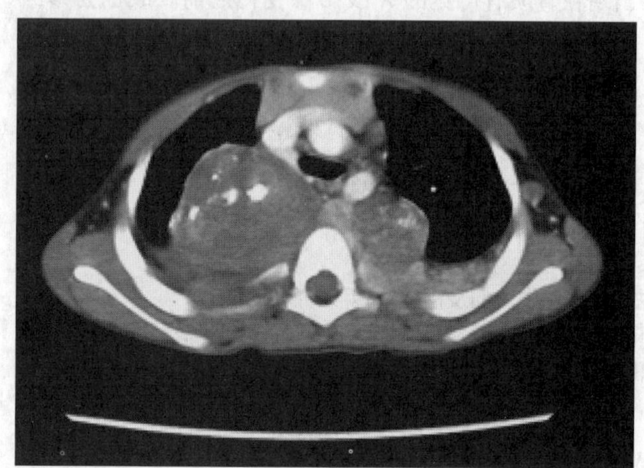

图 36-3 后纵隔神经母细胞瘤胸部增强 CT 所见，瘤灶广泛分布于累及双侧后纵隔、膈肌脚

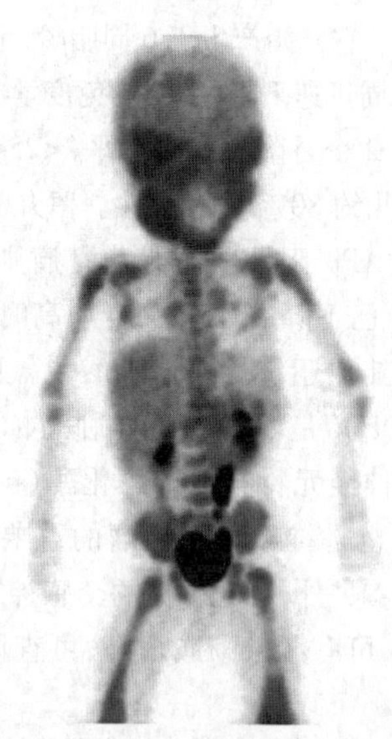

图 36-4 腹膜后左侧肾上腺的神经母细胞瘤，并全身多发部位侵犯 PET/CT 表现：显示全身多部位异常高代谢恶性肿瘤病变，主要分布在腹膜后左肾上腺区，累及双侧额骨、双侧上颌骨、双侧下颌支、双侧眼眶外侧壁、右侧颞骨鳞部、右侧肱骨头、右侧髂骨、双侧股骨、脊柱多个椎体等处骨骼、骨髓。其中肿瘤负荷较大位于全身骨髓，以面颅部骨骼骨髓为著，累及邻近组织结构

4. **正电子发射体层成像（positron emission tomography，PET）** 是将 PET 与 CT 完美融为一体。PET/CT 一次全身扫描，能分别获得 PET、CT 及两者融合的全身横断面、矢状面和冠状面图像，可直观地看到疾病在全身的受累部位及情况，具有灵敏、准确、特异及定位精确等特点。尤其适用于肿瘤临床分期、评价治疗效果以及判定肿瘤治疗后的肿瘤复发（图 36-4）。

【其他特殊影像学检查】

1. **骨扫描（bone scan）** 是一种全身性骨骼的核医学影像检查，它与局部骨骼的 X 线影像检查不同之处是检查前先要注射放射性药物（骨显像剂），等骨骼充分吸收，再用探测放射性的显像仪器，探测全身骨骼放射性分布情况，若某处骨骼对放射性的吸收异常增加或减退，即有放射性异常浓聚或稀疏现象。骨扫描中骨放射性吸收异常正是骨代谢异常的反映，骨扫描比 X 线检查发现的病灶要早，可早达 3~6 个月（图 36-5）。

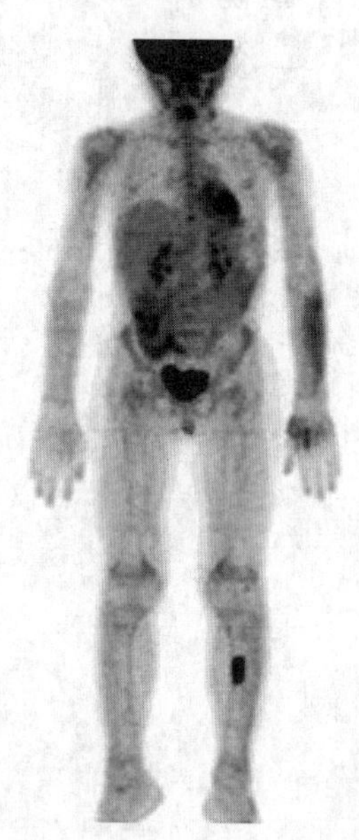

图 36-5 神经母细胞瘤骨扫描所见，主要累及四肢长骨

2. **放射性核素扫描** 如有 2cm 以上肿瘤存在时，多可由放射性核素扫描显示，如胶体金 198（^{198}Au）用于肝扫描以诊断肝肿瘤。碘 131（^{131}I）用于甲状腺扫描以诊断甲状腺肿瘤。^{99m}Tc-DTPA 用于肾扫描以诊断肾肿瘤。一般用量尚未见远期危害性。

间碘苄胍（metaiodoenzylguanidine，MIBG）是一种胍乙啶衍生物，结构上类似于去甲肾上腺素，后者在交感神经组织和神经嵴来源肿瘤中多见。放射性碘标记的肾上腺阻滞剂起先被用来作为肾上腺髓质显像剂，应用于成人嗜铬细胞瘤和儿童神经母细胞瘤的研究，^{131}I-MIBG 不但用于这类肿瘤的显像诊断，对某些具有高度摄取的病变，还可应用大剂量 ^{131}I-MIBG 进行有效的治疗。

3. **内镜检查** 包括结肠镜、胃镜、腹腔镜和鼻咽镜等。鼻咽镜检查可观察鼻咽肿瘤的大小和部位，也可通过纤维镜取活组织检查及脱落细胞检查；膀胱镜和/或逆行肾盂造影检查常作为泌尿系肿瘤X线检查的辅助方法，可以对肿瘤进行活检以了解其恶性度及深度，对决定治疗方案及预后是很重要的。乙状结肠镜检查常用于检查乙状结肠息肉，光导纤维结肠镜可用于检查结肠息肉或肿瘤，而腹腔镜也有助于腹腔内肿块的诊断。

4. 静脉肾盂造影（intravenous pyelography，IVP） 可显示小儿腹膜后肿块与肾和输尿管的关系，并能了解双肾的分泌功能，以便决定是否可行必要的肾切除术。胃肠道造影可以了解肿块与消化道的关系。

5. 数字减影血管造影（digital subtraction angiography，DSA） 是一种新的X线成像系统，是常规血管造影术和电子计算机图像处理技术相结合的产物。目前DSA快速三维旋转实时成像，实时减影功能，可动态地从不同方位对血管及其病变进行形态和血流动力学的观察。对介入技术，特别是血管内介入技术，DSA更是不可缺少的。常用的儿童恶性肿瘤检查方法见表36-4。

【肿瘤临床分期】 目前常用恶性肿瘤的临床分期为术后-病理分期，一般分四期：Ⅰ期：手术完全切除，显微镜下无残留；Ⅱ期：手术完全切除，显微镜下有残留；Ⅲ期：手术不能切除或肿瘤破溃；Ⅳ期：肿瘤远处播散或转移。

根据单病种不同，增加TNM术前临床分期（详见各疾病章节），作为分层治疗的依据。

四、病理组织检查

【儿童恶性实体肿瘤的病理学特点】 儿童恶性实体瘤的组织学形态重叠，多种肿瘤表现为缺乏明确组织分化证据的低分化或未分化小细胞肿瘤，主要有尤因肉瘤/原始神经外胚叶瘤PNET、腺泡状横纹肌肉瘤、某些胚胎性横纹肌肉瘤、促纤维增生性小圆细胞肿瘤等，淋巴造血系统恶性肿瘤（淋巴瘤、白血病）和神经母细胞瘤通常也表现为小圆细胞肿瘤。同样，多种儿童常见的肿瘤表现为梭形细胞肿瘤，包括滑膜肉瘤、先天性婴儿型纤维肉瘤、成人普通型纤维肉瘤、恶性外周神经鞘膜瘤（malignant peripheral nerve sheath tumor，MPNST）、未分化梭形细胞肉瘤等。某些梭形细胞肿瘤也可能出现部分圆形细胞形态，如低分化滑膜肉瘤、黏液样脂肪肉瘤。某些圆形细胞肉瘤也可有梭形细胞结构，如尤因肉瘤，使肿瘤分型更加困难。而准确诊断和分型决定了患者正确入组、治疗和预后评估。

儿童很多肿瘤与胚胎期残余幼稚组织有关，称为各种母细胞瘤，随着生长发育可能有成熟变化趋势。包括肝母细胞瘤、肾母细胞瘤、肺母细胞瘤、视网膜母细胞瘤、神经母细胞瘤、髓母细胞瘤、骨母细胞瘤、软骨母细胞瘤等，可以是良性、中间性或恶性。除了病理组织学检查，临床信息对于正确的病理诊断有重要参考价值，如患者年龄和病变部位。根据患者年龄有不同诊断思路。小圆细胞肿瘤如果发生在1岁以内，以神经母细胞瘤多见。位于肢体末端或浅筋膜表浅部位肿瘤以良性多见，躯干、胸腹腔等中心部位肿瘤以恶性多见。来自儿童肾脏的肿瘤以肾母细胞瘤和横纹肌样瘤可能性较大。特别是在穿刺或少量活检样本标本较少的情况下，病变部位对正确诊断具有重要意义。

儿童肿瘤类型多样，不乏病理特点和发病部位不典型的肿瘤。儿童实体瘤的完整病理诊断应该包括如下信息：肿瘤类型、具体分型（亚型）、分子标记。肿瘤类型和具体分型对治疗方案选择及预后评估尤为重要。

【活体组织检查方法】

1. 切取活检 是指从病变处切取适量组织进行病理切片检查，适用病变较大、部位较深或尚未破溃的肿瘤。

2. 钳取活检 适用于体表或腔道黏膜之表浅肿瘤或溃疡性肿瘤。

3. 切除活检 适用于原发瘤较小或病变较浅，容易将整个病灶切除，既达到活检目的，也是治疗措施之一。

4. 穿刺活检 优点为操作简单，可取较深部的组织。缺点为不能直视，有可能引起出血或转移，也可能使肿瘤沿穿刺针道播散。并且，取出的组织小，易被挤压。细针穿刺取出的组织较难保留组织结构，适用于细胞学检查。粗针穿刺取出组织稍多，能用于常规切片、免疫组化染色和分子检测等。最好在病灶内多点穿刺活检。

【儿童恶性实体肿瘤病理学检查方法】 儿童恶性实体瘤临床病理诊断通常需要特殊染色、免疫组化、电镜、分子检测等多种方法的辅助才能确诊。

1. 组织固定 常规组织学检查最常用的组织固定液是中性缓冲的甲醛溶液（甲醛终浓度4%），固定石蜡包埋组织可适用于常规组织学检查、免疫组织化学染色、FISH染色、DNA提取PCR检测等。少数分析方法需要留取未经固定的新鲜组织冻存，比如核型分析、流式细胞分析、蛋白质免疫印迹、比较基因组杂交、转录组学分析等。

2. 免疫组织化学染色 甲醛溶液固定会使氨基酸残基形成醛基，多肽链在醛基的作用下发生交联，抗原决定簇可能被封闭，因此需要进行抗原修复。可采用热修复、蛋白酶消化等不同的抗原修复方法将抗原决定簇暴露。多数免疫组化抗体并不具有绝对特异性，并且受到染色技术、组织制备过程、抗体特异性、抗体来源、肿瘤异质性表达等多种因素影响，可能存在非特异着色、交叉反应、假阳性/假阴性等情况，需要根据所用抗体进行正确评判，包括有无着色、着色强度、阳性细胞类型、亚细胞定位：胞膜、胞质、胞核、核周、高尔基器、胞膜/胞质、胞质/胞核。应当设置阴性对照和阳性对照保证染色结果的可靠性[2]。

3. 儿童实体肿瘤的分子病理学检测 近些年关于肉瘤的分子遗传学研究取得极大进展，发现多种染色体易位/转位、与细胞生长分化密切相关的癌基因扩增、抑癌基因突变、DNA 甲基化、染色体印迹、DNA 错配修复基因缺陷、端粒酶活性等。这些遗传学改变与肿瘤发病机制密切相关，如 *NTRK3* 基因易位对婴儿型纤维肉瘤的诊断。*FOXO1* 基因易位仅见于腺泡状横纹肌肉瘤，不存在于胚胎性横纹肌肉瘤。有些改变与肿瘤预后及治疗相关，例如神经母细胞瘤中 *N-MYC* 基因扩增。

4. 临床病理诊断中常用的分子病理学检测方法

（1）染色体荧光原位杂交技术（FISH）：目前成为很多病理科的常用技术。尤因肉瘤常用 *EWSR1* 基因的分离探针，分离探针可以观察所标记基因是否发生断裂，但无法显示断裂之后发生易位的伙伴基因。FISH 方法也可以通过计数荧光信号的数量反映标记基因扩增、获得/丢失情况。

（2）聚合酶链反应（PCR）：主要用于单个位点基因突变检测和易位或伴已知的融合基因检测。近年以 PCR 反应为基础的高通量基因测序技术可以同时对成百上千个基因序列同时进行扩增测序。

（3）单核苷酸多态性（SNP）：单核苷酸多态性（single nucleotide polymorphisms，SNP）是单个核苷酸变异引起的 DNA 序列多态性，成为第三代遗传标记。SNP 在人群中的变异频率大于1%。发生在基因编码区或调控区的 SNP 与个体表型差异、疾病易感性和药物敏感性等有密切关系。对肿瘤组织进行全基因组范围的 SNP 芯片基因型分析可以反映基因丢失、获得全貌，类似于高通量的核型分析或比较基因组杂交方法，可用于疾病研究、疾病诊断和临床预后风险评估。

五、治疗

国际公认的儿童肿瘤标准治疗策略为“保护器官、切除肿瘤、配合化疗”。良性肿瘤及瘤样病变以手术治疗为主，而恶性肿瘤则采取手术、放射治疗及化学治疗的综合措施，临床需要肿瘤内、外科、放疗科以及影像、病理等多学科联合诊治。

【多学科联合诊治模式（multimodal，multisciplinary myapproach）】 是指多个儿童肿瘤治疗专业参与诊断、治疗和管理。包括主要治疗和辅助治疗（图 36-6）。化疗、手术、放疗和生物治疗是最重要的治疗方法。通常单一治疗效果差，至少有两种手段联合应用。儿童白血病通常以化疗为主，少部分患者接受颅脑放疗，以预防中枢神经系统白血病（central nervous system leukemia，CNSL）。

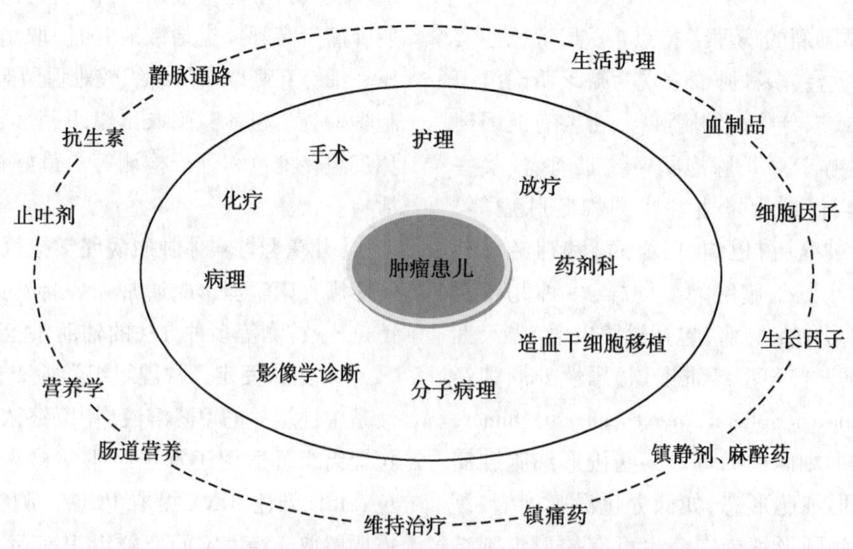

图 36-6 儿童肿瘤的多学科诊治和管理模式图

儿童非霍奇金淋巴瘤(non-Hodgkin lymphoma)伴有中枢神经系统受累者,在化疗的同时也需放射治疗。放疗和手术治疗是大多数儿童实体瘤包括霍奇金淋巴瘤局部治疗的重要手段。为提高儿童肿瘤的治愈率,临床需要肿瘤内科管理下的,包括外科、放疗科、移植科以及影像、病理等多学科的参与,进行规范化的诊治。

生物免疫治疗已经成为一些儿童肿瘤的重要手段。如视黄酸(retinoic acid)治疗急性早幼粒细胞白血病(acute promyelocytic leukemia),单克隆抗体(monoclonal antibody)用于神经母细胞瘤和一些类型的非霍奇金淋巴瘤的治疗,伊马替尼(imatinib mesylate)治疗费城染色体阳性的慢性粒细胞白血病(chronic myelogenous Philadelphia chromosome-positive leukemia),以及 MIBG 治疗神经母细胞瘤。

儿童处于生长发育期,可能出现化疗药物及放疗对机体器官的损伤,造成生长发育障碍及远期的脏器功能不良,因此,儿童肿瘤在整个治疗过程中应长期随访。目前越来越多的儿童肿瘤患者可以采用输液泵、口服化疗药物、强化疗后尽早出院在门诊给予支持治疗和家庭护理等。只要有可能,儿童在整个门诊治疗过程中,可以像正常儿童一样在家和学校生活。如果有些患儿为了治疗的需要,在诊断和治疗的第1年无法上学,尽可能保留学籍,帮助和鼓励他们完成学业。

【术前知情同意】 为保障肿瘤患儿、患儿监护人或近亲属、授权委托人合法权益,主管医护人员应向患儿监护人或近亲属、授权委托人说明病情及治疗方式、特殊治疗及处置并获得其同意,说明内容应有记录。开展试验性临床医疗应严格遵守国家法律、法规及部门规章制度,有审核管理程序并征得患儿监护人或近亲属、授权委托人的书面同意。保护患儿的隐私权,尊重民族习惯和宗教信仰。

【手术治疗】 手术切除治疗小儿肿瘤,不受年龄限制。经过准备的小儿只要保证手术时循环血量充足,一般对手术耐受良好。对易继发感染的淋巴管瘤,有恶性变可能的畸胎瘤以及肿块生长过大易产生压迫腔道或增加手术操作困难等良性肿瘤,均应尽早手术切除。而对早期局限性恶性肿瘤,则应视为紧急手术。相反,对于体积小,生长慢,不造成任何症状的良性肿瘤,可以定期检查,不必急于手术。

一般说来,患儿年龄越大,手术越安全。小儿肿瘤在手术完全切除的基础上(Ⅰ期或Ⅱ期)加用连续全身化疗效果最好。对于巨大、侵犯周围组织器官或大血管而不能一次性手术切除干净的肿瘤(如Ⅲ期),应暂不手术,给予2~3个月的术前化疗。术前化疗可使肿瘤的体积减小、血供障碍、包膜增厚,还可使肿瘤与正常组织界限变得清楚,降低肿瘤破裂转移的概率,有利于手术完整切除。

【放射治疗】 放疗一直是小儿实体肿瘤综合治疗的常用手段之一[3,4]。放疗也存在明确的近期和远期不良反应,并可影响长期生存者的生活质量,尤其影响骨骼生长、性腺功能和智力发育等,使其在儿科的应用一直受到限制和争议。因此,只有在明确放疗能改善其预后或利大于弊的条件下才能采用。

放疗可单独用于治疗颅内肿瘤,表浅血管瘤等,也可作为手术的辅助治疗,如对于肾母细胞瘤、神经母细胞瘤、横纹肌肉瘤等,一般用于术后治疗。对于巨大肿瘤,与化疗并用,使肿瘤缩小,可增加手术切除的可能性。放疗与化疗并用治疗恶性淋巴瘤及一些转移瘤,也可提高疗效。对1岁以下小儿的恶性肿瘤,放疗剂量较难控制,应谨慎使用。

在临床上,小儿对放疗的耐受量相对较大,但实际上由于控制部位及深度和范围都有困难,因此,放疗对小儿的损害却比成人严重,特别是远期影响。近年来,由于应用高能放射线如钴-60($^{Co}60$)、β线后,骨吸收量少,可减少骨骼的发育障碍。虽然小儿全身反应如食欲缺乏、恶心、呕吐较成人轻,但照射过程中,需注意照顾小儿饮食,每周应测体重。照射野广泛则易产生骨髓抑制现象,故在治疗过程中,每周需查血象1~2次。

【化疗】 对化疗敏感的肿瘤,除白血病外,尚有恶性淋巴瘤、神经母细胞瘤、肾母细胞瘤、横纹肌肉瘤、胚胎性癌、肝母细胞瘤、恶性畸胎瘤、未分化癌、视网膜母细胞瘤及脑的髓母细胞瘤和松果体恶性肿瘤等。未确诊为恶性肿瘤的不宜应用化疗;凡有手术指征的,也不应单纯用化学治疗。

1. 化疗原则 个体化化疗:同一种肿瘤有不同的病理形态或免疫、细胞遗传学亚型,化疗敏感性不同。诊断时处于不同的疾病阶段,需接受不同强度的治疗。联合用药:3~5种药物联合化疗不仅能够提高完全缓解率和获得长期缓解,还可以克服副作用和单一化疗药物的耐药性。

2. 常见化疗药物分类 常用于小儿的抗癌化学治疗药物及其作用机制见表36-5。

(1)烷化剂类

1)环磷酰胺(cyclophosphamide,CTX):本品静脉注射300~1 000mg/m²。可用于治疗各种恶性实体瘤、淋巴瘤及白血病,也是横纹肌肉瘤、肾母细胞瘤和神经母细胞瘤的一线化疗药物。

表 36-5 儿童常用化疗药物

药物	机制或归类	副作用(部分)	备注
甲氨蝶呤	叶酸拮抗剂:阻止二氢叶酸减少	长期摄入可致骨髓抑制、黏膜炎、口咽、皮炎、肝炎;大剂量药物可致骨质疏松及骨折;鞘内注射可致肾脏和中枢神经系统毒性;蛛网膜炎、脑白质病和脊髓白质炎	可通过口服、肌注或静脉注射、鞘注。大剂量应用或存在肾脏受损时需监测血清甲氨蝶呤血药浓度,同时需酌情应用亚叶酸解救
6-巯基嘌呤	嘌呤类似物:抑制嘌呤合成	骨髓抑制,肝脏坏死,黏膜炎	抑制别嘌醇代谢
阿糖胞苷	嘧啶类似物:抑制DNA聚合酶	鞘内注射可致恶心、呕吐、骨髓抑制、结膜炎、黏膜炎、中枢神经系统损伤;蛛网膜炎、脑白质病和脊髓白质炎	可通过口服、肌注或静脉注射、鞘注
环磷酰胺	烷化剂:抑制DNA聚合酶	恶心、呕吐、骨髓抑制、出血性膀胱炎、肺纤维化、抗利尿激素异常分泌、膀胱癌、过敏	需要肝脏活化,肝功能受损时药效降低。 美司钠预防出血性膀胱炎
异环磷酰胺	烷化剂:抑制DNA聚合酶	恶心、呕吐、骨髓抑制、出血性膀胱炎、肺纤维化、抗利尿激素异常分泌、膀胱癌、中枢神经系统损伤、心脏毒性、过敏	美司钠预防出血性膀胱炎
表柔比星、柔红霉素、去甲氧柔红霉素	结合到DNA插入	恶心、呕吐、心肌炎、红色尿、渗漏处软组织坏死、结膜炎、辐射性皮炎、心律失常	右丙亚胺减少心肌毒性
放线菌素D	结合到DNA,阻止转录	恶心、呕吐、渗漏处软组织坏死、骨髓抑制、放射致敏、黏膜溃疡	
博来霉素	结合到DNA,剪断DNA	恶心、呕吐、肺炎、口腔炎、肺纤维化、雷诺现象、皮炎	
长春新碱	阻止微管形成	局部蜂窝织炎、周围神经病变、便秘、肠梗阻、下颚痛、抗利尿激素异常分泌、抽搐、上睑下垂、轻微骨髓抑制	只能静脉注射;绝不能渗出
长春花碱	阻止微管形成	局部蜂窝织炎、白细胞减少	只能静脉注射;绝不能渗出
门冬酰胺酶	减少左旋门冬	过敏性胰腺炎、高血糖、血小板功能障碍和凝血功能障碍、脑病	培门冬酰胺酶相较门冬酰胺酶更好
培门冬酰胺酶	聚乙二醇连接于左旋门冬	用于延长门冬酰胺酶时间和对于门冬酰胺酶过敏患者	
泼尼松和地塞米松	淋巴细胞裂解	库欣综合征、白内障、糖尿病、高血压、肌病、骨质疏松、股骨头坏死、感染、消化性溃疡、精神异常	
卡莫司汀(亚硝基脲)	DNA氨甲酰化:抑制DNA合成	恶心、呕吐、迟发性骨髓抑制(4~6周)、肺纤维化、致癌性口炎	苯巴比妥加快代谢、减少活性
卡铂和顺铂	抑制DNA合成	恶心、呕吐、肾功能损害、骨髓抑制、耳毒性、手足抽搐、神经系统毒性、溶血尿毒症综合征、过敏	氨基糖苷类可能增加肾毒性
依托泊苷	拓扑异构酶抑制剂	恶心、呕吐、骨髓抑制、继发白血病	
视黄酸(包括顺势视黄酸)和异视黄酸	增加正常分化	口干、脱发、假性脑瘤、干骺端早闭、出生缺陷	

2）异环磷酰胺（ifosfamide，IFO）为CTX的同分异构体，静脉注射800～3 000mg/m^{2}可用于治疗急性淋巴细胞白血病、非霍奇金淋巴瘤、霍奇金淋巴瘤、软组织肿瘤、尤因肉瘤。

（2）抗生素类

1）放线菌素D（dactinomycin D）：静脉注射12μg/(kg·d)，或15μg/(kg·d)。用于治疗肾母细胞瘤、各种肉瘤。

2）多柔比星（adriamycin，doxorubicin）：静脉注射每3～4周40～50mg/m^2，由静脉1次注入或分为2～3天注入，累积量不可超360mg/m^2（大于18岁者，累积剂量最大可达550mg/m^2）。用于急性白血病、淋巴瘤、肾母细胞瘤、神经母细胞瘤、骨肉瘤、卵巢或甲状腺瘤、尤因肉瘤、横纹肌肉瘤和其他软组织肉瘤。如总剂量超过最大累积剂量，较易发生心肌损害（坏死），甚至可致死。心脏功能不全者忌用多柔比星。对曾因肺转移瘤接受胸部放疗的患儿可促使心脏损害的发生。

3）博来霉素（bleomycin）：非霍奇金淋巴瘤、霍奇金淋巴瘤、恶性生殖细胞瘤。

（3）植物碱类

1）长春新碱（vincristine）：静脉注射，每周1次，1.5～2mg/m^2，连续6～10周，然后根据各种肿瘤的治疗方案每隔1～2周1次。每次极量是2mg。用于急性白血病、淋巴瘤、横纹肌肉瘤、肾母细胞瘤、神经母细胞瘤、尤因肉瘤、视网膜母细胞瘤、肝母细胞瘤、骨肉瘤和中枢肿瘤等。

2）长春花碱：非霍奇金淋巴瘤、霍奇金淋巴瘤等。

（4）抗代谢药物

1）甲氨蝶呤（methotrexate，MTX）：口服或肌注每次15～20mg/m^2，每周1～2次，患中枢神经系统白血病时，做蛛网膜下腔注射12～15mg/m^2，每周1次。用于淋巴细胞白血病、中枢神经系统白血病、淋巴瘤、中枢肿瘤。

2）5-氟尿嘧啶（5-fluorouracil，5-FU）：静脉注射12～15mg/(kg·d)，连用5天。用于肝癌和肝母细胞瘤。

3）丙卡巴肼（procarbazine）：用于缓解诱导，开始时口服25～50mg/(m^2·d)，以后渐增至100mg/(m^2·d)，服7天停7天为一疗程。目前只用于霍奇金淋巴瘤。

4）6-巯嘌呤（6-mercaptopurine，6-MP）：口服50～60mg/(m^2·d)。用于急性淋巴细胞白血病，是急性白血病维持治疗的首选药物。

5）阿糖胞苷（cytarabine，cytosine arabinoside）：静脉注射或肌注100mg/(m^2·d)，每周注射5天。用于急性淋巴细胞白血病、急性髓细胞白血病、非霍奇金淋巴瘤、霍奇金淋巴瘤。也可用于中枢神经系统白血病做蛛网膜下腔注射，每次30～50mg/m^2。

（5）激素类

1）泼尼松（prednisone，PRED）：口服40～60mg/(m^2·d)，分2～3次。

2）地塞米松（dexamethasone，Dex）6～10mg/(m^2·d)，每日分2～3次，口服或静脉给予。用于白血病、淋巴瘤、转移瘤所致骨痛和中枢神经系统肿瘤，可增进食欲，但亦可致钠潴留和高血压及骨质疏松。因此，口服激素2周以上者，需同时服用钙剂和维生素D。

（6）其他

1）左旋门冬酰胺酶（L-Asparaginase，L-Asp）或培门冬酰胺酶（pegaspargase，PEG）：用于急性淋巴细胞白血病的治疗。

2）卡铂和顺铂：骨肉瘤、神经母细胞瘤、中枢神经系统肿瘤、生殖细胞瘤等实体肿瘤。

3）依托泊苷：急性淋巴细胞白血病、非霍奇金淋巴瘤、生殖细胞瘤。

4）视黄酸（包括顺势视黄酸）和异视黄酸：急性早幼粒白血病、神经母细胞瘤。

【化疗与放射治疗的毒性及检测】 常用化疗药物毒副作用（表36-6）：化疗药物毒性主要表现在血液、心、肺、肝、肾和脑等，联合用药时，应注意加强对肿瘤细胞的杀伤力而不增加药物的毒性作用。在用药过程中，除注意增强营养，补充维生素，防治水和电解质紊乱，矫正贫血，控制和避免交叉感染外，并根据化疗药物急性及亚急性毒性反应，如骨髓抑制及胃肠道反应等（见表36-6），加强支持和对症治疗。1岁以下婴儿用化疗，则应适当减至常用量的2/3～1/2，进行化疗的患儿，应每日或隔日查血常规。有的药物还有特异性副作用，如甲氨蝶呤引起黏膜炎，环磷酰胺可引起出血性膀胱炎，长春新碱可引起肠麻痹和便秘，多柔比星可引起心脏损害，均需注意检测和预防。

儿童恶性肿瘤的远期毒副反应、高危因素：大剂量化疗药物的应用和放疗是远期毒副反应发生的主要原因，如化疗药物甲氨蝶呤、颅脑放疗、全身放疗，治疗年龄<3岁，幕上肿瘤放射剂量>24Gy等，均是感知神经功能障碍的高危因素，表现在执行功能、持续注意力、记忆力、处理速率、视觉运动整合、学习障碍、智商降低、行为改变。糖皮质激素的应用，全身放疗影响到眼睛、颈部、眼眶，可造成视力障碍、白内障、泪管萎缩、眼干燥症，视网膜病变和青光眼。放疗、化疗可造成肺纤维化，间质型肺炎等慢性严重性肺病变等。因此，儿童处于生长发育期，可能出现化疗药物及放疗对机体器官的损伤，造成生长发育障碍及远期的脏器功能不良，因此，治疗肿瘤的同时，需关注儿童肿瘤的生存质量。肿瘤患者治疗结束，仍需长期随访[5]。

【肿瘤急症与并发症】 常见肿瘤急症主要为肿瘤压迫、肿瘤破裂和肿瘤溶解所致的电解质功能紊乱、弥散性血管内凝血（DIC）等（表36-7）。

表 36-6 化疗药物（血液、心、肺、肝、肾和脑）的急性及亚急性毒性反应分级标准

	0 度	Ⅰ度	Ⅱ度	Ⅲ度	Ⅳ度
血液学					
血红蛋白/$g \cdot L^{-1}$	≥110	95~109	<95(80~94)	65~79	<65
白细胞(×10^9/L)	≥4.0	3~3.9	2~2.9	1~1.9	<1.0
粒细胞(×10^9/L)	≥2.0	1.5~1.9	1.0~1.4	0.5~0.9	<0.5
血小板(×10^9/L)	≥100	75~99	50~74	25~49	<25
出血	无	轻微	中度	重度	威胁生命
胃肠道(包括肝脏)					
恶心、呕吐	无	恶心	呕吐可控制	呕吐需治疗	难以控制
腹泻	无	短暂(2 天)	能耐受(>2 天)	需治疗	血性腹泻
胆红素	≤1.25×N*	(1.26~2.5)×N*	(2.6~5)×N*	(5~10)×N*	>10×N*
血清转氨酶	≤1.25×N*	(1.26~2.5)×N*	(2.6~5)×N*	(5~10)×N*	>10×N*
口腔炎	无	疼痛红斑	溃疡、能进食	溃疡、只进流汁	溃疡、不能进食
泌尿系统					
BUN/mmol/L	≤7.14	7.50~14.28	14.64~21.42	>21.42	症状性尿毒症
肌酐/μmol/L	≤106.1	114.9~176.8	185.6~353.6	>353.6	症状性尿毒症
蛋白尿	无	+	++	+++	++++
血尿	无	镜下血尿	肉眼血尿	肉眼血尿/血块	泌尿道梗阻
肺毒性(并登记胸部 X 线所见)					
呼吸困难	无	症状轻微	活动后呼吸困难	安静时呼吸困难	需完全卧床
心脏					
心律、心率	正常	窦性心动过速,(依据年龄)	单灶性期前收缩	多灶性期前收缩	严重心律不齐
功能	正常	无症状,有异常体征	短暂心动功能不全无需治疗	有症状的心功能不全、需治疗	充血性心衰
皮肤	无异常	红斑、色素沉着	水泡、瘙痒、干性脱皮	湿性脱皮、溃疡	剥脱性皮炎坏死
神经系统					
神志	清醒	短暂嗜睡	嗜睡时间<50%	≥50%时间嗜睡	昏迷
周围神经	正常	感觉异常和/或腱反射减退	严重感觉异常或轻度无力	不能耐受的感觉异常或显著运动障碍	瘫痪
便秘	无	轻度	中度	腹胀	肠麻痹
听力#	无	26≤PTA≤40dB HL;或 8kHz 听阈位于 26~40dB HL	41≤PTA≤55dB HL;或 8kHz 听阈位于 41~55dB HL	56≤PTA≤70dB HL;或 8kHz 听阈位于 56~70dB HL	71≤PTA≤90dB HL;或 8kHz 听阈位于 71~90dB HL

注:N* =正常值;#以 CTCAE5.0 版为参考标准;PTA:(0.5~4kHz);dB HL:decibel hearing level,平均听阈。

表 36-7　肿瘤的急症

	表现	病因	恶性肿瘤	治疗
代谢异常				
高尿酸血症	尿酸性肾病	肿瘤溶解综合征	淋巴瘤、白血病	别嘌醇、碱化、碱化尿液、水化及利尿、拉布立酶
高钾血症	心律失常、心搏骤停	肿瘤溶解综合征	淋巴瘤、白血病	聚磺苯乙烯、碳酸氢钠、葡萄糖及胰岛素；注意假性高钾血症
高磷血症	低血钙性手足抽搐、转移性钙化、畏光、光过敏、瘙痒	肿瘤溶解综合征	淋巴瘤、白血病	水化、强制利尿、停用别嘌醇、口服铝氧化物结合磷酸盐
低钠血症	抽搐、精神反应弱或是无明显症状	SIADH、呕吐时体液或钠丢失	白血病、中枢神经系统肿瘤	对于SIADH限制水摄入，补充消耗的钠
高钙血症	厌食、恶心、多尿、胰腺炎、胃溃疡、PR间期延长，Q-T间期缩短	骨吸收、异位甲状旁腺素、维生素D或前列腺素	骨转移瘤、横纹肌肉瘤、白血病	水化并与呋塞米利尿，糖皮质激素、光神霉素、降钙素、二磷酸盐类
血液学				
贫血	苍白、无力、心衰	骨髓抑制或浸润、失血	化疗后	输血
血小板减少	瘀点、出血	骨髓抑制或浸润	化疗后	输血小板
DIC	休克、出血	脓毒血症、低血压、肿瘤因子	早幼粒细胞白血病、其他	输新鲜血浆、血小板、控制感染
中性粒细胞减少	感染	骨髓抑制或浸润	化疗后	如果发热，可给予广谱抗生素；必要时可予粒细胞刺激因子
白细胞增多（>50万/mm^3）	出血、血栓、肺部浸润、缺氧、肿瘤溶解	白细胞黏附或血管内栓塞	白血病	去除白细胞、化疗
移植物抗宿主病	皮炎、腹泻、肝炎	免疫抑制和输注未经照射的血制品；骨髓移植	免疫抑制治疗后	糖皮质激素、环孢素、他克莫司、抗胸腺免疫球蛋白
特殊部位占位				
脊髓受压	背痛和神经根表现 T_{10}以上：对称性无力、深反射亢进、感觉平面、脚趾上翘 脊髓圆锥（T_{10}~L_2）：对称性无力，膝反射亢进、踝反射减弱、会阴鞍部感觉缺失；脚趾上翘或下垂 马尾（L以下）：非对称性无力、深反射消失和感觉缺失；脚趾下垂	转移到椎管或其他髓质	神经母细胞瘤、成神经管细胞瘤	MRI或脊髓造影诊断；糖皮质激素、放疗、椎板切除、化疗
颅内压升高	意识障碍、昏迷、呕吐、头痛、血压升高、心动过缓、抽搐、视盘水肿、脑积水、第Ⅲ和第Ⅵ对脑神经麻痹	原发或转移性脑肿瘤	神经母细胞瘤、星形细胞瘤、神经胶质瘤	CT或MRI诊断；糖皮质激素；苯妥英钠；脑室引流；放疗；化疗
上腔静脉综合征	颈静脉怒张、头颈部水肿、发绀、眼球突出、Horner综合征	上纵隔肿物	淋巴瘤	化疗、放疗
气道压迫	呼吸困难	纵隔肿物压迫气道	淋巴瘤	放疗、糖皮质激素

1. 呼吸道梗阻 原因是气道受压和纵隔侵犯，治疗措施为变换体位，保持通气；必要时气管插管，机械通气；应用小剂量化疗减积、局部放疗等。

2. 肿瘤溶解综合征 强化疗作用下，尤其是第一疗程，大量肿瘤细胞溶解坏死，引起高尿酸血症，高磷酸血症的低钙血症，尿酸结晶堵塞肾小管导致急性肾功能衰竭。治疗原则是水化、碱化尿液，利尿，别嘌醇口服。

3. 急腹症 很多实体瘤原发于腹腔内，以消化道症状和急腹症表现为主，常出现上下消化道出血，机械性肠梗阻，粘连性梗阻，胃肠道继发感染，套叠或肠穿孔。治疗措施为对症和外科急诊手术。

4. 肿瘤破裂 儿童实体肿瘤，如肝母细胞瘤、神经母细胞瘤伴有巨大肿瘤，侵犯局部血管，可发生肿瘤破裂，临床表现为贫血加重，腹痛等。治疗措施为严格保静，避免有创操作，对症止血，输注血制品等。

六、疗效评估和长期随访

【疗效评估标准】 国际儿童实体瘤的疗效评价标准（response evaluation criteria in solidtumor，RECIST）分为完全缓解、部分缓解、疾病稳定和疾病进展4个等级：①完全缓解（complete response，CR）：肿物消失（包括临床及影像学），肿瘤标记物转阴；②部分缓解（partial response，PR）：肿物大小较化疗前减小30%以上；③疾病稳定（stable disease，SD）：肿物大小改变介于PR或PD之间；④疾病进展（progressive disease，PD）：肿物大小较化疗前增加20%以上，出现1个或多个新发病变。

【长期随访】 儿童肿瘤的治疗是一项巨大工程，对儿童及家庭成员具有挑战性和破坏性。研究表明，接受癌症治疗的儿童和癌症长期存活的儿童患抑郁症、焦虑症和其他心理困扰的风险有一定程度的增加。因此，儿童肿瘤长期随访是改善生存质量必不可少的环节[5]。

长期随访（long-term follow-up，LTFU）是指自诊断开始，随访1年以上。包括一般健康、心理健康、功能状态、生长发育、远期疾病。治疗结束后：1年内2~3月；2~3年内4~6月，4~5年内1年。依据专病、脏器、造血、免疫及内分泌等功能，随访全过程均需要各学科间密切配合和协同。

（倪鑫 马晓莉 杨绍敏）

参考文献

[1] 郑荣寿，孙可欣，张思维，等. 2015年中国恶性肿瘤流行情况分析. 中华肿瘤杂志，2019，41（1）：19-28.

[2] SCHAEFER IM，HORNICK JL. Diagnostic Immunohistochemistry for Soft Tissue and Bone Tumors：An Update. Adv Anat Pathol，2018，25（6）：400-412.

[3] DENUZIO NJ，YOCK TI. Modern radiotherapy for pediatric brain tumors. Cancers，2020，12（6）：1533.

[4] 李晔雄. 肿瘤放射治疗学. 5版. 北京：中国协和医科大学出版社，2018.

[5] CARLOS RG，PAOLA F，PATRICIA A，et al. Toward the cure of all children with cancer through collaborative efforts：pediatric oncology as a global challenge. J Clin Oncol，2015，33（27）：3065-3073.

第2节 白血病

白血病（leukemia）是造血系统的恶性增生性疾病，是儿童时期最常见的恶性肿瘤。早在1827年，Velpeau就对白血病的症状进行了描述报道，由于这些病人的血中白细胞增多、在血中呈现白色，故1845年Virchow和Craigie分别在病例报道中称此病为“白血（white blood）”。两年后，Virchow正式命名此病为“白血病（leukemia）”[1]。

【流行病学】 我国对145个癌症注册中心2000—2010年期间1.58亿人口分析结果表明，儿童癌症总体发病率为8.7/10万，并发现每年以2.8%的速率增加，死亡率减少不显著。白血病发病率为3.56/10万，占该时期所有恶性肿瘤的35%左右[2]。

儿童和青少年白血病中，急性白血病占95%，慢性白血病只占3%~5%。20世纪70年代以来，由于化疗药物的出现和多药联合化疗方案的实施，白血病成为第一个通过化疗手段可治愈的肿瘤性疾病。目前儿童急性淋巴细胞白血病的治愈率已达80%以上；急性髓细胞白血病的总体治愈率已达70%左右，其中急性早幼粒细胞白血病的治愈率已达90%以上。

【病因与发病机制】 白血病病因尚不明确，但通过研究其发生趋势和发病特点，认为白血病是一组异质性疾病，是遗传与环境相互作用的结果。目前认为白血病的发生与病毒、电离辐射、化学药物及遗传因素有关。

1. 病毒因素 自Ellerman和Bang在1908年证实家禽的白血病可以通过无细胞滤液感染其他家禽诱发白血病的事实后，病毒致瘤的研究便成为一个十分活跃的领域。20世纪80年代初人们发现成人T淋巴细胞白血病是由一种病毒即HTLV-Ⅰ病毒（human T-cell leukemia virus type Ⅰ）引起，因此人们推测儿童白血病也可能由于病毒引起，但目前尚未找到确凿证据。

2. 电离辐射 已有证据肯定电离辐射可以引起人类白血病。日本广岛、长崎原子弹爆炸后，受严重辐射地区的白血病发病率是未受辐射地区的17~30倍。爆炸后3年，白血病的发病率逐年增高，5~7年时达到高峰。至原子弹爆炸21年后其发病率才恢复到接近于整个日本的水平。

在医学诊疗中使用的电离辐射能否引发白血病仍有争议。放射治疗霍奇金病、朗格汉斯细胞组织细胞增生症等疾病可能使急性粒细胞性白血病的发生率上升，在曾经放射治疗胸腺肥大的小儿中，白血病的发病率比正常儿高10倍，妊娠妇女照射腹部后，其新生儿的白血病发病率比未经照射者高17.4倍。但常规影像学检查使用的放射线剂量很小，没有发现继发白血病的报道。

3. 化学因素 一些化学物质如杀虫剂、苯及其衍生物、甲醛、亚硝胺类、氯霉素等均可能诱发白血病。抗肿瘤的细胞毒性药物如环磷酰胺、氮芥、依托泊苷、丙卡巴肼等也可诱发第二肿瘤。近来研究表明，暴露于金属粉尘、烟熏和铅的父母，其孩子的白血病发生率也较高，主要以急性髓细胞白血病为主。

白血病不是遗传病，但具有遗传缺陷的人群更容易发生白血病。如唐氏综合征、先天性远端毛细血管扩张性红斑（Bloom综合征）、先天性再生障碍性贫血伴多发畸形（范科尼综合征）的患儿，白血病发病率均较一般儿童高；单卵双生中如一个患急性白血病，另一个发生率为20%~25%。全基因组相关研究显示某些基因如*GATA3*、*ARID5B*、*IKZF1*、*CEBPE*和*CDKN2A/B*的单核苷酸多态性（single nucleotide polymorphisms，SNPs）发生B-ALL的风险升高，家族性白血病一般很少见，常伴有*PAX5*、*ETV6*及*TP53*突变，低亚二倍体B-ALL常会伴有*TP53*突变。这些常染色体显性、常染色体隐性或X连锁隐性遗传，或新发的涉及DNA修复、核糖体生物合成、端粒生物学、造血转录因子、抑癌因子及其他的细胞致病性变异可致白血病易感综合征。认识白血病的遗传易感性非常重要，将提高对这类病人的鉴别能力，并为他们及家庭成员白血病监测及治疗干预提供建议。

【分类】 根据白血病细胞的分化程度、自然病程的长短，可将白血病分为急性和慢性两大类，再根据细胞的类型进一步分类。儿童时期以急性淋巴细胞白血病为主，约占儿童白血病的75%；急性髓细胞白血病占20%左右；慢性粒细胞白血病占3%~5%。其他特殊类型白血病如幼年型粒单细胞白血病、嗜酸性粒细胞白血病、毛细胞白血病等，在儿童中均少见甚至罕见。

一、急性淋巴细胞白血病

【概述】 急性白血病居小儿恶性肿瘤发病率首位，是儿童时期的主要死亡原因之一。急性淋巴细胞白血病（acute lymphoblastic leukemia，ALL）约占儿童白血病的2/3；目前ALL的5年无病生存率达80%以上，儿童ALL的治愈主要归功于规范的诊断分型极大地提高了危险度分型的准确性；治疗反应评估体系不断完善，尤其是将治疗不同阶段患儿的微小残留病（minimal residual disease，MRD）水平前瞻性地应用于再次调整临床危险度；不断改进优化组合化疗方案，根据不同危险度进行分层治疗，避免治疗不足与过度治疗；采用多中心协作组的模式，这是前瞻性大宗临床研究、规范诊治及相互促进最好的模式[3]。

【诊断】

1. 临床表现 儿童白血病一般起病较急，也有部分患儿起病时症状较为隐匿，并持续数月。个体间可存在较大差异，不能仅凭临床表现做出诊断。

（1）骨髓造血衰竭的临床表现：贫血常表现为乏力、苍白、活动后气促、嗜睡等，查体时发现面色、甲床、眼睑结膜不同程度的苍白，合并出血时可进一步加重贫血。皮肤、口腔黏膜出血点或瘀斑及鼻出血，可有消化道出血及尿血，颅内出血很少见。T淋巴细胞功能下降加之中性粒细胞减少极易发生感染，常见部位有呼吸道、消化道、皮肤黏膜，甚至是脓毒血症。

（2）白血病细胞浸润表现：70%~80%的患儿有不同程度的肝脾大、淋巴结肿大。①纵隔淋巴结肿大：常见于T淋巴细胞白血病，可造成呛咳、呼吸困难、上腔静脉综合征等。②中枢神经系统白血病：早期通常仅在脑脊液检查中发现白血病细胞，晚期可见脑神经麻痹、偏瘫、脑炎、脑膜炎、脊髓炎或末梢神经炎等症状。③睾丸白血病：可为单侧或双侧，局部肿硬或阴囊积水可导致阴囊无痛性肿大,高白细胞的婴儿或青少年易睾丸受累。④白血病细胞浸润眼眶、视神经、视网膜、虹膜、角膜或结膜;眼前房积脓会使眼部受累,出血及白血病细胞在视网膜或视神经沉积是 ALL 最初的表现。⑤骨及关节浸润所致疼痛:可有胸骨、长骨的压痛。值得注意的是年长儿常以骨关节痛为首发症状而误诊为关节炎,需及早做骨髓穿刺,明确诊断,诊断未明确时不宜使用激素类药物。⑥白血病细胞浸润皮肤可有结节、肿块及斑丘疹等;浸润唾液腺可有唾液腺肿大等;脊髓硬膜外压迫少见,但后果严重需及时发现并立即化疗及应用高剂量的糖皮质激素以阻止永久性的下肢瘫痪。

2. 实验室检查

(1) 外周血常规检查:白细胞(white blood cells,WBC)计数多增高,也可正常或减低。高 WBC(>100×10^9/L)占 15%,粒细胞减少(<0.5×10^9/L)占 40%。通常血红蛋白及红细胞下降,血小板呈不同程度降低,外周血涂片可见原始及幼稚细胞。

(2) 骨髓形态学检查:可见骨髓增生活跃,甚至极度活跃,也可见骨髓增生减低,骨髓中原始及幼稚细胞≥20%,高者达 90%以上。粒系及巨核系增生明显减少或抑制。

(3) 骨髓细胞组织化学染色:ALL 的组织化学特征为:过氧化酶染色和苏丹黑染色阴性;糖原染色(±)~(+++),多为粗大颗粒或呈小珠、团块状;酸性磷酸酶(-)~(±),T 细胞胞质呈块状或颗粒状,其他亚型为阴性;非特异性酯酶阴性,加氟化钠不被抑制。

(4) 查明浸润部位做相关检查:如肝肾功能、血生化、脑脊液常规生化及脑脊液细胞离心涂片等。白血病细胞负荷大的患者可出现血尿酸及乳酸脱氢酶含量增高。0.5%的患者会出现血钙过多,这是由于白血病细胞和白血病细胞骨浸润产生甲状旁腺激素样蛋白所致。胸部影像学检查可明确有无胸腺、纵隔淋巴结肿大及胸膜渗出。骨骼影像学检查可明确有无骨膜反应,溶骨等。必要时做腹部 B 超、头颅 CT 或 MRI。

3. MICM 检测 ALL 的形态学-免疫学-细胞遗传学-分子生物学(morphology-immunophenotype-cytogenetics-molecular biology,MICM)检测是急性白血病现代诊断方法的重要手段,是实施 MICM 分型是规范化治疗的前提和提高疗效的基本保证。

(1) 骨髓形态学检查:通过光学显微镜进行细胞形态及细胞化学染色仍然是白血病诊断的基础方法,骨髓涂片使用瑞氏-吉姆萨染色(Wright-Giemsa 或 May-Grünwald-Giemsa)对白血病细胞进行形态学分析(具体见 MICM 分型)。

(2) 免疫学检查:白血病细胞的免疫学特征为分化阻滞导致原始及幼稚细胞比例异常、跨系表达、抗原表达时序性错乱以及抗原表达缺失或过表达,它是确诊白血病细胞和进行免疫分型的基础。应用系列单克隆抗体对白血病细胞进行标记,采用多参数流式细胞术分析白血病细胞的细胞膜和细胞质或细胞核的免疫表型,由此了解被测白血病细胞所属细胞系列及其分化程度,确定白血病类型。

(3) 染色体检查:白血病的细胞遗传学诊断常用方法是染色体显带技术(G 带或 R 带)。另外荧光原位杂交(fluorescence in situ hybridization,FISH)即利用荧光标记的特异核酸探针与相应的靶 DNA 或 RNA 分子杂交,在荧光显微镜或共聚焦激光扫描仪下观察荧光信号来确定杂交后被染色的染色体区域变化、分布和光谱核型分析(spectral karyotyping,SKY)技术是常规技术的补充。SKY 是一项显微图像处理技术可揭示 G、R、Q 带通常无法检测到的染色体结构上的细微变异,一次成像可同时区分 24 条染色体,例如结构复杂的易位、缺失、扩增、重排、双着丝粒、等臂及标记染色体,检测稳定性染色体畸变等,并能准确推算生物剂量曲线。SKY 技术已成为染色体核型分析的一种精确、灵敏和可靠的检测手段,可作为早期诊断、治疗监测和随访过程中的有效指标,为相关基因的克隆及癌症的发病机制的研究提供了更先进和有效的方法。

(4) 基因检测:绝大部分 ALL 可以根据基因的异常分类,这有助于风险分层的细化、目标基因病变的识别以及与治疗相关毒性风险的评估,对儿童白血病的治疗产生积极影响。除聚合酶链反应(PCR)、FISH 检测染色体易位产生的相关融合基因外,新一代测序技术(next-generation sequencing,NGS)在白血病克隆演变、诊断、预后分析、疗效评价、复发预测以及药物开发等方面得到广泛应用,NGS 最显著的特征是高通量,一次能对几十万到几百万条 DNA 分子进行序列测序,使得对一个物种的转录组测序或基因组深度测序变得方便易行。

4. 微小残留病(MRD)检测 MRD 是指白血病细胞的存在低于常规形态学方法检测的阈值。MRD 是序贯治疗过程中患者评估的重要组成部分和预后指标,是对不同危险度患儿采用适当化疗强度的重要评估手段,大大提高了治疗效果。研究表明如果诱导缓解治疗中期或结束时 MRD 呈阴性的患儿预后好;诱导缓解治疗结束直至巩固治疗时 MRD 水平仍较高的患儿,则预后较差,需要强度更高的化疗,甚至造血干细胞移植。

MRD 评估最常用的方法是多色流式细胞术检测异常白血病细胞相关免疫表型,是目前应用最广泛、最快速的方法，NGS检测免疫球蛋白（Ig）克隆性重排、T-cell受体（TCR）基因重排的方法，敏感度达到10^{-5}～10^{-6}，可同时监测患者白血病克隆演化的发生。逆转录酶定量PCR（reverse transcriptase quantitative PCR，RT-qPCR）追踪融合基因，灵敏度高，可作为其他方法的补充手段。MRD评估的最佳样本是第一次或早期抽吸的骨髓。目前的流式细胞术或PCR方法可以检测灵敏度阈值至少为1×10^{-4}的白血病细胞。MRD评估时间：诱导治疗完成后、巩固治疗结束、其他额外的时间点应该遵循所使用的方案。MRD的定量可能受到骨髓再生不良的影响，最好在MRD检查前进行血细胞计数，骨髓再生不良时进行的MRD检测最好于血细胞恢复后重复检测。

【CNSL的诊断与分级】 中枢神经系统白血病（central nerve system leukemia，CNSL）的诊断和脑脊液的分级。

1. CNSL的诊断 CNSL在ALL发病时或治疗过程中往往缺乏临床症状，仅在脑脊液行常规检测时发现异常，并且需与细菌感染及药物所致化学性脑膜炎相鉴别。CNSL在ALL停药时，早期有颅内压增高如头痛或呕吐症状，后期出现脑神经麻痹、脑炎症状如嗜睡甚至昏迷。

（1）诊断时或治疗过程中以及停药后脑脊液中WBC计数≥5个/μl，同时在脑脊液离心涂片标本中以白血病细胞为主，或白血病细胞所占比例高于外周血幼稚细胞百分比。

（2）或有脑神经麻痹症状。

（3）或影像学检查（CT/MRI）显示脑或脑膜病变。

（4）排除其他病因引起的中枢神经系统病变。

2. 脑脊液的分级 新诊断的ALL判断是否存在CNSL需进行CNS状态分级，准确评估CNS状态对于CNSL的诊断、预防和治疗具有重要指导意义。根据脑脊液细胞学（包括脑脊液细胞计数及细胞形态学）、临床表现和影像学检查结果，通常将CNS分为以下3级：

（1）CNS1：需要同时符合以下3项，①脑脊液中无白血病细胞；②无CNS异常的临床表现，即无明显的与白血病有关的脑神经麻痹；③无CNS异常的影像学（CT/MRI）依据。

（2）CNS2：符合以下任何1项，①腰椎穿刺无损伤，脑脊液中WBC计数≤5个/μl，并见到明确的白血病细胞；②腰椎穿刺有损伤即脑脊液混血（RBC∶WBC>100∶1），脑脊液中见到明确的白血病细胞；③腰椎穿刺有损伤并为血性脑脊液。

（3）CNS3（即CNSL）：符合以下任何1项，①脑脊液中WBC>5个/μl，并以白血病细胞为主，或白血病细胞所占比例高于外周血幼稚细胞百分比；②无其他明确病因的脑神经麻痹；③CT/MRI显示脑或脑膜病变，并除外其他中枢神经系统疾病。

【睾丸白血病的诊断】 ALL男童睾丸白血病（testis leukemia，TL）常发生在白血病停药后、不治疗或不规则治疗的白血病晚期。ALL患者表现为睾丸单侧或双侧肿大，质地变硬或呈结节状，缺乏弹性感，透光试验阴性，超声检查可发现睾丸呈非均质性浸润灶，活组织检查可见白血病细胞浸润。

【鉴别诊断】

1. 类白血病反应 可有肝脾大，血小板减少，末梢血象中偶见中晚幼粒细胞及有核红细胞，但本病往往存在感染灶，原发病控制后血象即恢复。

2. 传染性单核细胞增多症 为EB病毒感染所致，可有肝脾大、淋巴结肿大、发热，血清嗜异凝集反应阳性，EBV抗体阳性，白细胞增高并出现异型淋巴细胞，但血红蛋白及血小板计数正常，骨髓检查无白血病改变。

3. 再生障碍性贫血 出血、贫血、发热和全血细胞减少与白血病低增生表现有相似点，但本病骨髓细胞增生低下，无幼稚细胞增生，不伴有肝脾大、淋巴结肿大。

4. 风湿与类风湿关节炎 风湿与类风湿关节炎常见发热、游走性及多发性关节痛，轻者仅有关节痛而无局部关节红、肿、热、痛，这与首发症状为关节痛而无明显血液学改变的急性淋巴细胞白血病易混淆，遇不典型病例应尽早行骨髓检查。

【MICM分型】 准确的MICM分型反映了白血病细胞的生物学特征及临床特征，因此对准确诊断、预后评估及分层治疗有重要意义。

1. 细胞形态学分型 骨髓形态学改变是确诊本病的主要依据。骨髓涂片中有核细胞大多呈明显增生或极度增生，仅少数呈增生低下，均以淋巴细胞增生为主，原始+幼稚淋巴细胞≥20%可确诊为ALL。

2. 免疫学分型 儿童ALL主要为B-ALL、T-ALL，NK-ALL少见。B-ALL主要分为前体B-ALL（包括早期前B、普通B、前B）和成熟B。通常CD19、cCD79a及cCD22阳性且高表达，多数白血病细胞CD10、表面CD22、CD24、PAX5和TDT阳性，CD34和CD20表达不定。早期前B表型患儿易合并伴*KMT2A*重排（原*MLL*重排），CD10和CD24阴性，也有CD15、CD65、CD13、CD33及7.1的表达；成熟B-ALL表达κ或λ、CD19、CD20、CD22及CD10、BCL6；CyIg、TdT和CD34阴性。

T-ALL通常表达TDT（末端脱氧核糖核酸转移酶），

不定表达 CD1a、CD2、CD3、CD4、CD5、CD7、CD8。cyCD3 是系列特异性的，CD4 和 CD8 经常双阳性。除 TDT 外，鉴别前体 T-ALL 的特异性标志是 CD99、CD34 和 CD1a。WHO-2016 造血和淋巴组织肿瘤分类中命名早期 T 前体（early T cell precursor，ETP）ALL，有独特的免疫表型为特征：$cCD3^+$，$sCD3^-$，$CD1a^-$，$CD2^+$，$CD5^{dim}$（$<75\%^+$），$CD7^+$，干细胞和/或粒系标志阳性包括 HLA-DR，CD13，CD33，CD34，或 CD117，约占 T-ALL 的 15%。

3. 细胞遗传学及融合基因检测 染色体数量异常：①超二倍体：约占 ALL 的 1/4，以 B 前体-ALL 多见，染色体数目 51～67 或 DNA 指数>1.16，与预后良好相关。②亚二倍体：较少见，染色体数目<44 条或 DNA 指数<0.8，预后不理想。亚二倍体根据染色体数目进一步分为多个亚型：近单倍体（NH）ALL：24～30 条染色体；低亚二倍体（LH）ALL：31～39 条染色体，预后极差；高亚二倍体 ALL（40～43 条染色体）和近二倍体 ALL（44～45 条染色体）。亚二倍体的白血病细胞因有 PI3K/mTOR 和 MEK-ERK 信号通路活化，而对 *PI3K* 抑制剂敏感。

iAMP21 其特点是 21 号染色体的部分扩增，FISH 的 *RUNX1* 基因探针典型地检测到 5 个或更多的基因拷贝，或在单个异常的 21 号染色体的中期检测到 3 个或更多的拷贝，在扩增区域基因组测序证实了导致序列扩增和异常基因的复杂重组。iAMP21 多见于年长儿，中位年龄 10 岁，初诊低白细胞（中位数 5×10^9/L）者，通常核型复杂伴有多种异常，如 X 染色体扩增、-7、*ETV6* 以及 *RB1* 基因缺失等，按标危治疗预后差，强化治疗可减少复发。

染色体结构异常及相应融合基因：表 36-8 中列出了一些白血病的细胞遗传学中染色体异常及相应融合基因，其中一组患者尽管缺乏 *BCR-ABL1* 融合基因，但其基因表达谱与 Ph+B-ALL 类似，被归类为费城染色体样 B-ALL（或 *BCR-ABL1* 样 B-ALL），预后差。Ph 样疾病是常见的高风险 B-ALL，Ph 样疾病的发病率随年龄而增加，儿童 10%～15%，在青少年、青年期达高峰 25%～30%。新一代测序技术破译 Ph 样 ALL 基因组特征，根据细胞因子受体及存在激酶融合类型将 Ph 样 ALL 分为 5 个亚类型：*CRLF2* 过表达、*ABL* 类基因重排、*JAK2* 和 *EPOR* 重排、激活 JAK-STAT 或 MAPK 信号通路序列突变及缺失和其他罕见激酶突变。

IKZF1 异常为缺失或序列突变，约 16%～20% 的儿童 BCP-ALL、30% 的成人 B-ALL 和 5% 的 T-ALL 患者有 *IKZF1* 缺失。Ph 样 ALL 比 *BCR-ABL1* 阴性的非 Ph 样 ALL 更容易发生 *IKZF1* 异常，*BCR-ABL1* 阳性、*MLL* 基因重排患者较阴性患者也更易检出 *IKZF1* 缺失。

肌细胞增强因子 2D 重排（*MEF2D* 重排）在儿童 B-ALL 占 3%～4%，几乎全部出现在 B 前体细胞 ALL 病例中，发生在年龄较大的儿童中，中位年龄 12.1 岁；融合基因有 *MEF2D-BCL9*、*MEF2D-HNRNPUL1*、*MEF2D-SS18*、*MEF2D-FOXJ2*、*MEF2D-DAZAP1*、*MEF2D-CSF1R* 等，复发风险高，对化疗反应不敏感，是一个预后不良的标志。*MEF2D* 重排导致 HDAC9 过表达，提示组蛋白去乙酰化酶抑制剂如帕比司他（panobinostat）是其潜在的治疗策略。

锌指 384 重排（*ZNF384* 重排）见于 4%～5% 儿童 B-ALL 中；常见的有 *TCF3-ZNF384*、*EP300-ZNF384*、*CREBBP-ZNF384*、*TAF15-ZNF384*，*ZNF384* ALL 通常被诊断为带有髓系抗原表达的 B-ALL 或 B/髓系混合型急性白血病，提示 B/髓系造血潜能的祖细胞的转化而来；高表达 *GATA3*，*CEBPA* 和 *CEBPB*，但不同的 *ZNF384* 伙伴基因表现出不同的临床特征，*TCF3-ZNF384* 融合基因阳性患者半数以上白细胞计数较高且对化疗不敏感，是 *ZNF384* 融合者中复发率最高的亚型，预后较差，*ZNF384* 重排其特征是上调 JAK-STAT 通路，这提示使用该通路抑制剂对治疗可能有好处，HDAC 抑制剂可能有效。

T-ALL 中涉及 *TAL1*、*KMT2A*、*MLLT10*、*TLX1* 和 *TLX3* 的重排。*CDKN2A/B* 和 *PTEN* 的缺失突变分别出现在约 50%和 20%的 T-ALL 中。最常见的突变基因是参与正常 T 细胞发育的跨膜受体 *NOTCH1*，在 70%的患者中存在。泛素连接酶基因、*FBXW7*、活化信号通路和表观遗传调控因子的突变也很常见。表 36-8 列出了 T-ALL 中常见的染色体及基因异常及预后[4]。

【临床危险度分型】

1. 与儿童 ALL 预后确切相关的危险因素

（1）诊断时年龄<1 岁婴儿或≥10 岁的年长儿童。

（2）诊断时外周血白细胞（WBC）计数 ≥ 50×10^9/L。

（3）诊断时已发生中枢神经系统白血病或睾丸白血病。

（4）免疫表型为 T-ALL。

（5）不良的细胞及分子遗传学特征：染色体数目<44 条的低二倍体（或 DNA 指数<0.8；t(9;22)(q34;q11.2)/*BCR-ABL1*；t(4;11)(q21;q23)/*MLL-AF4* 或其他 *MLL* 基因重排；t(1;19)(q23;p13)/*TCF3-PBX1*，t(17;19)(q21;p13)/*TCF3-HLF1*，Ph 样、iAMP21、*IKZF* 缺失、*TCF3-HLF* 及 *MEF2D* 重排等。

表36-8 儿童ALL几种亚型的特点与临床疗效

亚型	频率/%	特点	预后
B前体细胞			
超二倍体50~66	20~25	采用基于抗代谢药物治疗,预后很好	5yEFS>90%
t(12;21)(p13;q22)/*ETV6-RUNX1*	20~25	表达髓系相关抗原CD13和CD33;应用门冬酰胺酶治疗,预后很好,但>10岁及初诊高白细胞是预后不良因素	5yEFS>90%
t(1;19)(q23;p13)/*TCF3-PBX1*	2~6	在黑种人中发病率增高;CNS复发的风险增加,应用大剂量甲氨蝶呤治疗及中等强度治疗预后很好	5yEFS>80%~85%
t(17;19)(q22;p13)/*TCF3-HLF*	1	高钙血症、凝血功能障碍,早期需考虑造血干细胞移植,可能对BCL-2抑制剂敏感	预后差
21号染色体内部扩增	2~3	年龄较大的儿童和青少年中更常见;初诊低WBC	强化治疗有益
t(v;11)(v;q23.3.2)/*KMT2Ar*	1~2	婴儿多发,尤其是年龄小于6个月;*FLT3*过表达,对硼替佐米或DOT1L抑制剂敏感	预后不良,CNS复发
t(9;22)(q34;q11.2)/*BCR-ABL1*	2~4	初诊高WBC及年长儿预后不良风险高,常伴*IKZF1*缺失和突变	TKI加强烈化疗可以改善疗效
t(5;14)(q31.1;q32.1)/*IGH/IL3*	<1	外周血嗜酸性粒细胞增高,易出现Loeffler心内膜炎及血栓	预后中等
亚二倍体<44条染色体	1~2	常伴有*TP53*突变	预后不良
Ph like-ALL	10~25	多种激酶改变,*IKZF1*缺失和突变,*CDKN2A/B*缺失,唐氏综合征患者中常见*CRLF2*异位,西班牙裔及美国土著常见*IGH/CRLF2*	预后不良
T细胞			
t(1;14)(p32;q11)t(1;7)(p32;q34);*TAL1*融合	30~40	伴有*PTEN/PI3K*突变和6q缺失	可能预后不良
t(10;14)(q24;q11);*TLX1*融合	5~10	伴有*PHF6*突变、*JAK/STAT*和*ras*激活的信号通路突变;*NUP214-ABL1*融合激活STAT5和Ras-MAPK通路;JAK抑制剂和MEK抑制剂可应用	预后好
t(11;14)(p15;q11),t(5;14)(q35;q32);*TLX3*融合	20~25	near-ETP-ALL相关;伴*WT1*突变、*PHF6*突变,JAK/STAT Ras-激活信号通路突变;*NUP214-ABL1*融合激活STAT5和Ras-MAPK通路	预后不好
t(11;14)(p15;q11);*LMO1*融合	<5	通常发生*LYL1*或*TAL1*融合	预后不好
t(11;13)(p15;q11);*LMO2*融合	2~3	通常发生在*LYL1*或*TAL1*融合;ETP-ALL多见	预后不好
*KMT2A*重排	5	包括在HOXA过表达亚群	部分预后好,部分预后差
早期T前体细胞(EPT)	12~15	预后不好;表达髓系或干细胞标志	预后不好
*NOTCH*突变	>70	γ-分泌酶抑制剂具有潜在反应性,*CDKN2A/B*缺失和*FBXW7*缺失/突变相关;在TAL1-ALL中少见	预后良好
*FBXW7*突变/缺失	20	*NOTCH1*负调节器;伴*NOTCH1*的突变/缺失	
*CDKN2A/B*缺失	50~60	与*NOTCH1*突变相关;在ETP-ALL中不太常见	预后良好
*PTEN*突变	~20	与TAL1 T-ALL相关	预后不好
缺失/突变	20~25	表观遗传调节;TLX1/3中常见的突变/缺失、HOXA过表达、TAL1、NKX2-1 T-ALL	预后不好

36章

（6）诱导缓解治疗结束后骨髓未缓解（原始及幼稚淋巴细胞≥20%）；或诱导缓解治疗结束骨髓未获得完全缓解，原始及幼稚淋巴细胞>5%。

（7）微小残留病（MRD）水平：如诱导缓解治疗早期（d15~19）MRD≥10^{-1}，诱导缓解治疗后 MRD≥10^{-2}，或巩固治疗开始前 MRD≥10^{-4}。

2. 根据上述危险因素进行临床危险度分型 国内外各治疗组主要采用 BFM 协作组与 COG 协作组分型方法。一般将 ALL 分为 3~4 型，即标（低）危组、中危组、高危组或者低危组、中危组、高危组、高高危组，根据临床危险度不同组别采用不同强度的治疗方案。表 36-9 为中国儿童白血病协作组 ALL-2018 方案（CCLG-ALL2018）、中国儿童肿瘤协作组 ALL-2015 方案（CCCG-ALL2015）及华南地区儿童急性淋巴细胞白血病治疗协作组 ALL2016 方案（SCCLG-ALL2016）的临床危险度分型。

表 36-9 CCLG-ALL2018、CCCG-ALL2015 及 SCCLG-ALL2016 方案的临床危险度分型

	标危	中危	高危
CCLG-ALL2018 方案	必须满足以下所有条件： （1）年龄≥1 岁且<10 岁 （2）WBC<50×10^9/L（无法监测 MRD） （3）非 CNS2、CNSL（CNS3）和/或睾丸白血病（TL） （4）非中高危组细胞遗传学、分子生物学特征 （5）MRD 标准： 1）诱导治疗 d15：MRD<1×10^{-3} 2）诱导治疗 d33：MRD<1×10^{-4} 3）巩固治疗前：MRD<1×10^{-4}	符合以下 1 项或多项： （1）年龄≥10 岁 （2）初诊最高 WBC≥50×10^9/L（无法监测 MRD） （3）CNS2、CNSL（CNS3）和/或睾丸白血病（TL） （4）*E2A-PBX1*/t（1;19） （5）iAMP21 （6）Ph+ALL （7）Ph-like ALL （8）*ZNF384* 重排 （9）*IKZF1* 缺失（且诱导治疗 d33MRD<1×10^{-4}） （10）T-ALL （11）诱导治疗 d15 骨髓 M2（5%≤原淋+幼淋<20%，且 d33 骨髓 M1（原淋+幼淋<5%）（无法监测 MRD） （12）且符合 MRD 的 IR 标准 1）诱导治疗 d15：1×10^{-3}≤MRD<1×10^{-1} 2）诱导治疗 d33：1×10^{-4}≤MRD<1×10^{-2} 3）巩固治疗前 MRD<1×10^{-4}	符合以下任何 1 项或多项： （1）t（4;11）/*MLL*-AF4 或其他 *MLL* 基因重排阳性 （2）低二倍体（≤44）或者 DI 指数<0.8 （3）*IKZF1* 缺失（且诱导治疗 d33：MRD≥1×10^{-4}） （4）*MEF2D* 重排 （5）*TCF3-HLF*/t（17;19）（q22;p13） （6）诱导治疗 d15 骨髓 M3（原淋+幼淋≥20%），d33 骨髓未完全缓解 M2 及 M3（原淋+幼淋≥5%）（无法监测 MRD） （7）诱导治疗 d33 评估时纵隔瘤灶没有缩小到最初肿瘤体积的 1/3。巩固治疗前仍存在瘤灶者列入高危 （8）符合以上 1 项或符合 MRD 的 HR 标准中的任一项 1）诱导治疗 d15：MRD≥1×10^{-1} 2）诱导治疗 d33：MRD≥1×10^{-2} 3）巩固治疗前 MRD≥1×10^{-4}
CCCG-ALL2015 方案	（1）必要条件（B-ALL 满足以下条件之一）： 1）年龄≥365 天，但≤10 岁，且 WBC≤50×10^9/L 2）染色体数目≥50，或 DNA 指数≥1.16 3）*TEL-AML1* 融合基因型 （2）必须除外下列情况 1）CNS3 状态和/或睾丸白血病； 2）t（1;19）），t（9;22），MLLr、染色体数目<44、*MEF2D* 重排、*TCF3-HLF*、iAMP21 3）第一评估点 MRD1>1% 或第二评估点 MRD2>0.01%	（1）Ph+ALL （2）T-ALL （3）MLLr：年龄≥6 个月或 WBC<300×10^9/L （4）染色体数<44 （5）其他所有不符合低危和高危组的 ALL （6）高危组 MRD1<0.01%	（1）诱导缓解治疗失败：第二评估点 MRD2≥1%，无 MRD 标记者幼稚细胞≥5% （2）MLLr-ALL：年龄<6 个月且 WBC≥300×10^9/L （3）*MEF2D* 重排、*TCF3-HLF*

续表

	标危	中危	高危
SCCLG-ALL2016 方案	（1）泼尼松 7 天反应佳（PGR）：第 8 天（d8）外周血幼稚细胞 < 1.0×10^{9}/L； （2）年龄≥1 岁且<10 岁 （3）WBC<50×10^{9}/L （4）诱导化疗第 15 天（d15）骨髓 M1（原淋+幼淋<5%） （5）诱导化疗第 33 天（d33）骨髓 M1 符合以上（1）~（5）标准，或初诊时有以下两项之一且符合 MRD 的 LR 标准： 1）t（12；21）/*ETV6-RUNX1*； 2）超二倍体（>50）且伴 4、10 号三倍体。 MRD 的 LR 标准：符合以下各项：①诱导治疗 d15：FCM-MRD < 1×10^{-3}；②诱导治疗 d33：FCM/PCR MRD<1×10^{-4}；③巩固治疗前：FCM/PCR-MRD<1×10^{-4}	强的松泼尼松 7 天反应佳（PGR），且符合以下 1 项或多项： （1）年龄<1 岁，或≥10 岁 （2）WBC≥50×10^{9}/L （3）T-ALL （4）CNSL（CNS3）和/或睾丸白血病（TL） （5）t（1；19）（*E2A-PBX1*） （6）t（9；22）（*BCR-ABL1*）阳性 （7）d15 骨髓 M2（5%≤原淋+幼淋 < 25%），且 d33 骨髓 M1 MRD 的 MR 标准：符合以下一项或多项：①d15 骨髓 FCM-MRD 0.1%~10%；②d33 骨髓 MRD 10^{-4}~10^{-2}；③巩固治疗前（W12~14）骨髓 MRD<10^{-4}	符合以下 1 项或多项： （1）泼尼松反应差（PPR）：d8 外周血幼稚细胞≥1.0×10^{9}/L （2）d15 骨髓 M3（原淋+幼淋≥25%） （3）d33 骨髓未缓解（原淋+幼淋≥5%） （4）t（4；11）/*MLL*-AF4 或其他 *MLL* 基因重排（MLLr）阳性 （5）低二倍体（≤44） （6）iAMP21 MRD 的 HR 标准：符合以下一项或多项：①d15 骨髓 FCM-MRD≥10%；②d33 骨髓 MRD≥10^{-2}；③巩固治疗前（W12~14）骨髓 MRD≥10^{-4}

【ALL 治疗】　当前儿童 ALL 的主要治疗方法是化学治疗（chemotherapy），简称化疗。现代 ALL 治疗模式是在 MICM 检测基础上进行临床分型，按不同危险度分型选择方案：采用早期强化疗、后期弱化疗、加强髓外白血病的预防；分阶段、长期规范治疗的方针；在治疗早期进行治疗反应的评估，调整下一步的化疗强度，体现个性化治疗；治疗程序依次是：诱导缓解治疗、早期强化治疗、巩固治疗、延迟强化治疗和维持治疗，总疗程 2~2.5 年[5]。

【化疗方案】　近年来我国 ALL 的治疗方案日趋成熟，治疗策略及原则大致相同。《儿童急性淋巴细胞白血病诊疗规范（2018 年版）》（国卫办医函〔2018〕868 号）是以中国儿童白血病协作组 ALL-2018 方案（CCLG-ALL2018 方案）为主体框架，结合中国儿童肿瘤协作组 ALL-2015 方案（CCCG-ALL2015 方案）、华南地区儿童急性淋巴细胞白血病治疗协作组 ALL2016 方案（SCCLG-ALL2016 方案）及国外 ALL 协作组的研究结果制定而成，故以下主要介绍 CCLG-ALL2018 方案，CCCG-ALL2015 方案及 SCCLG-ALL2016 方案见表 36-10、表 36-11。

1. 诱导缓解治疗　B-ALL 采用 VDLP 方案，T-ALL 采用 VDLD 方案，减积治疗：泼尼松（PDN）60mg/（m^2·d），d1~7。长春新碱（VCR）1.5mg/（m^2·次），每周 1 次，共 4 次，每次最大量不超过 2mg，无长春新碱可用长春地辛替代，长春地辛（VDS）3mg/（m^2·次）；柔红霉素（DNR）30mg/（m^2·次），每周 1 次，标危 2 次，中危及高危 4 次；培门冬（PEG-ASP）2000U/（m^2·次），d9、d23，肌内注射；泼尼松（PDN，VDLP 方案）60mg/（m^2·d），d8~28，第 29~35 天递减至停。地塞米松（Dex，VDLD 方案）6mg/（m^2·d），d8~28，第 29~35 天递减至停。中枢白血病预防和治疗：d1 MTX 单联鞘内注射，CNS1 者 d15 及 d33 三联鞘内注射（TIT）。对于诱导期间鞘内注射损伤者、CNS2 每周一次 TIT，诱导治疗期间共 5 次，对于 CNS3 患者每周一次 TIT 直至脑脊液中肿瘤细胞消失。d15、d33 行骨髓穿刺，评估治疗效果。

2. 早期强化治疗　标危组采用 1 个疗程 CAM，中高危组予以 2 个疗程 CAML 方案：环磷酰胺（CTX）1 000mg/（m^2·d），第一天静脉滴注 1 次；阿糖胞苷（Ara-C）75mg/（m^2·次），d3~6、d10~13，共 8 次，每天 1 次静脉滴注；6-巯基嘌呤（6-MP）50mg/（m^2·d），1~14 天，空腹口服。培门冬酶（PEG-ASP，CAML 方案）2 000U/（m^2·d），d2，肌内注射。中枢白血病预防和治疗：标危组 d3、d10 予 TIT；中高危组 CNS1 者仅 d3TIT；在诱导期间鞘内注射损伤者、CNS2 者 d3、d10 予 TIT。

表 36-10 CCLG-ALL2015 方案简表

治疗阶段	低危 LR	中危 MR	高危 HR
诱导缓解治疗(7~10周)	DEX(4天),WBC>50×10⁹/L,d0给予地塞米松3mg/m² 一次 PVDL(DNR×1,PEG-ASP×1) CAT	PVDL(DNR×2,PEG-ASP×2) CAT(MRD19≥5%者CTX 300mg/m²,q.12h.×4次) CAT+×1(仅用于T-ALL或MRD1>1%)	
巩固治疗(8周)	HD-MTX 3g/m²×4+6-MP	HD-MTX 5g/m²×4+6-MP	
继续治疗第1阶段(间期治疗+再诱导治疗)共19周)	(1) 6-MP+Dex+VCR+TIT(1周)之后6-MP+MTX(2周)×2次,6周 (2) 再诱导1:VDLD(DNR×1,PEG-ASP×1)+IT,3周 (3) 6-MP+MTX(3周)继予6-MP+Dex+VCR+TIT(1周)之后予以6-MP+MTX(3周),7周 (4) 再诱导2:VDLD(无DNR,PEG-ASP×1)+IT,3周	(1) Dex+DNR+VCR+6-MP+PEG-Asp+TIT(1周)之后6MP(2周)×4次,12周 (2) Dex+DNR+VCR+6-MP+PEG-Asp+TIT(1周)之后6MP(3周),4周 (3) 再诱导治疗VDLA(VCR×3、PEG-ASP×1、Ara-c2g/m2/次×4),3周	
继续治疗第2阶段(98周)	(1) 6-MP+MTX(3周)之后6-MP+MTX+DEX(1周)×4次,共16周 (2) 6-MP+MTX(7周)之后6-MP+MTX+DEX+VCR(1周)×6次,共48周 (3) 6-MP+MTX(23周)	(1) 6-MP+MTX(2周)之后CTX+VCR+Ara-C+DEX+TIT(1周)+休1周×5次,20周 (2) 6-MP+MTX(6周)之后CTX+VCR+Ara-C+DEX(1周)+休1周×7次,56周 (3) 6-MP+MTX(15周)	
总疗程	125周		

表 36-11 SCCLG-ALL2016 方案简表

治疗阶段	低危 LR	中危 MR	高危 HR
诱导缓解治疗	VDLP(DNR×2,PEG-ASP×2) CAM×1轮	B:VDLD(DNR×4,PEG-ASP×2) T:VDLD(DNR×4,PEG-ASP×2)+CPM CAM+VL×2轮	B:VDLD(DNR×4,PEG-ASP×2) T:VDLD(DNR×4,PEG-ASP×2)+CPM CAM×2轮
巩固治疗	随机:HD-MTX 2g/m²×4+6-MP或MTX 100~300mg/m²+VCR×5轮,然后再诱导治疗CAM后重复序贯MTX 100~300mg/m²+VCR×5轮	HD-MTX 5g/m²×4+6-MP	(HR-1′,HR-2′,HR-3′)×2轮
再诱导治疗	VDLD(DNR×3) CAM×1轮	VDLD(DNR×4) CAM+VL×1轮	VDLD(DNR×4) CAM×1轮
维持治疗	6-MP+MTX/VD	6-MP+MTX/VD	6-MP+MTX/VD
总疗程	男女均2年(104周)	女2年(104周),男2.5年(126周)	男女均2.5年(126周)

3. 缓解后巩固治疗　标危、中危组：标危组（HD-MTX）2g/（m^2·次），中危组（HD-MTX）5g/（m^2·次）。均为每两周 1 次，即 d1、d15、d29、d43 共 4 次。MTX 24 小时持续静脉滴注，1/10 量于 30 分钟内给入，9/10 量持续静脉滴注 23.5 小时。充分水化、碱化，至少从 HD-MTX 治疗前 4 小时至 72 小时充分水化及碱化，3 000ml/（m^2·d），5%碳酸氢钠 5ml/（kg·d）保证尿 pH 值 7.0~8.0。CF 解救原则：四氢叶酸钙（CF）42 小时开始解救，每 6 小时 1 次，3~8 次，根据 MTX 血药浓度给予调整。如果单次的亚叶酸钙解救量超过 20mg/kg，或是 600mg/m^2，为预防高钙副作用，则单次亚叶酸钙需要静脉滴注 1 小时给予。42 小时统一按 15mg/m^2 解救，48 小时以后按 MTX 血药浓度解救，直至 MTX 水平小于 0.2μmol/L。HD-MTX 治疗期间避免使用复方磺胺甲噁唑、非甾体类抗炎药物和青霉素。在 HD-MTX 静脉滴注过程中，MTX 配液需保持避光。TIT 于 HD-MTX 后 2 小时进行，d1、d15、d29、d43，共 4 次。6-MP：25mg/（m^2·d）口服，睡前空腹服用 d1~56。部分患者不能耐受，血细胞计数下降，低于开始时标准，可适当将 6-MP 减至 10mg/（m^2·d）甚至延迟。

高危组：HR-1'方案：DXM 20mg/（m^2·d），口服或静脉推注，d1~5；VCR 1.5mg/（m^2·次）（最大 2mg），静脉推注，d1、d6；HD-MTX 5g/（m^2·次），静脉滴注，d1；CF 15mg/（m^2·次），6 小时 1 次，3~8 次，根据 MTX 血药浓度调整；CTX 200mg/（m^2·次），12 小时 1 次，静脉滴注，d2~4，共 5 次，HD-MTX 结束后 7 小时开始予 CTX；美司那 400mg/（m^2·次），于静脉滴注 CTX 的 0、4、8 小时；Ara-c 2 000mg/（m^2·次），12 小时 1 次，d5，共 2 次；维生素 B_6 150mg/（m^2·次），Ara-c 后 2 小时静脉滴注，12 小时 1 次，d5，共 2 次；PEG-ASP 2 000U/（m^2·次），肌内注射，d6；TIT d1。

HR-2'方案：DXM 20mg/（m^2·d），口服或静脉推注，d1~5；长春地辛（VDS）3mg/（m^2·次），静脉推注，d1、d6；HD-MTX 5g/（m^2·次），静脉滴注，d1；CF 15mg/（m^2·次），6 小时 1 次，3~8 次，根据 MTX 血药浓度调整；异环磷酰胺（IFO）800mg/（m^2·次），静脉滴注，12 小时 1 次，d2~4，共 5 次，HD-MTX 结束后 7 小时开始予 IFO；DNR 30mg/（m^2·次），静脉滴注，d5；PEG-ASP 2 000U/（m^2·次），肌内注射，d6；TIT d1。

HR-3'方案：DXM 20mg/（m^2·d），口服或静脉推注，d1~5；Ara-c 2 000mg/（m^2·次），静脉滴注，12 小时 1 次，d1~2；维生素 B_6 150mg/（m^2·次），Ara-c 后 2 小时静脉滴注，12 小时 1 次，d1~2；依托泊苷（VP-16）100mg/（m^2·次），静脉滴注，12 小时 1 次，共 5 次，d3~5；PEG-ASP 2 000U/（m^2·次），肌内注射，d6；TIT d5。之后再重复 HR-1'、HR-2'、HR-3'方案。

4. 延迟强化治疗

（1）VDLD 方案：VCR 1.5mg/（m^2·次），每周 1 次，3~4 次，每次最大量不超过 2mg；或者 VDS 3mg/（m^2·次），每周 1 次，共 3~4 次，静脉推注；DXM 10mg/（m^2·d），d1~7，d15~21，口服；PEG-ASP，2 000U/（m^2·次），共 2 次（间隔 14 天），肌内注射。DNR 或表柔比星（ADR）30mg/（m^2·次），每周 1 次，静脉滴注，共 3~4 次。B-ALL 中危组患儿 VCR 及 ADR 为 4 次，其他组均为 3 次。

（2）CAM/CAML 小/CAML 方案：标危组患儿予以 1 疗程 CAM 剂量及用法同早期强化治疗，中危 B-ALL 患儿予以 2 疗程 CAML 方案、高危患儿予以 1 疗程 CAML 方案，剂量用法同早期强化治疗。T-ALL 中危组予以 2 疗程 CAML（小）方案，具体为：CTX 750mg/（m^2·d），静脉滴注 1 次，d1；Ara-c 75mg/（m^2·次），每天 1 次静脉滴注，d3~6 共 4 天；6-MP 50mg/（m^2·d），d1~7 共 7 天空腹口服；培门冬酶（PEG-ASP，CAML 方案）2 000U/（m^2·d），d2，1 次，肌内注射。中枢白血病预防和治疗：CAM 方案及 CAML 方案：d3、d10 各 TIT 一次；CAML（小）方案 d3 TIT 1 次。

5. 中间维持治疗和延迟强化Ⅱ　仅 T-ALL 的中危组患儿采用中间维持治疗和延迟强化Ⅱ：6-MP+MTX 方案，8 周之后开始延迟强化Ⅱ治疗，即重复上述 T-ALL 延迟强化Ⅰ：VDLD+2 轮 CAML（小）方案后进入维持。

6. 维持治疗　B-ALL 患儿及 T-ALL 的高危患儿完成延迟强化Ⅰ后直接进入维持治疗，T-ALL 的中危组完成延迟强化Ⅱ后进入维持治疗，即 6-MP+MTX/VD 方案。6-MP+MTX 方案期间每 4 周插入 1 周 VD 方案：VCR 1.5mg/（m^2·次），1 次，静脉推注，每次最大量不超过 2mg；Dex 6mg/（m^2·d），d1~5，口服（表 36-10、表 36-11）。

7. CNSL 的防治　初诊未合并 CNSL 的患儿取消放疗，在进行全身化疗的同时，采用三联鞘注。CNS2 者在诱导早期增加 1~2 次腰椎穿刺及鞘内注射至少 17~26 次，根据危险度分组可单用 MTX 或三联鞘注，具体药物剂量如下（表 36-12）。

表 36-12　各年龄段鞘内注射药物剂量

年龄	Ara-C	MTX	DXM
<12 月	12mg	6mg	2mg
12~24 个月	24mg	8mg	2.5mg
24~36 个月	30mg	10mg	3mg
>36 个月	36mg	12mg	4mg

初诊时合并 CNSL 的患儿在进行全身化疗的同时,采用三联鞘注,诱导治疗期间每周 1 次直至脑脊液肿瘤细胞消失,之后在不同治疗阶段鞘内注射。<4 岁不建议放疗,年龄≥4 岁剂量为 12Gy。CCCG-2015ALL 方案所有患儿(包括初诊合并 CNSL)取消放疗。放疗后不再应用 HD-MTX 及 HD-Ara-c,但仍然需鞘注直至停止全身化疗。对于反复发作的 CNSL 可采用脑室注射法,安置 Omeya 囊,使药物在蛛网膜下腔充分循环吸收;避免反复腰椎穿刺给患儿带来的巨大痛苦。

8. 睾丸白血病治疗 初诊时合并 TL 在全身化疗的巩固治疗结束后 B 超检查仍有病灶者进行活检,若确定白血病细胞残留者需行睾丸放疗。或在全身化疗骨髓缓解的患儿出现睾丸白血病复发,也需放疗。一般做双侧睾丸放疗,剂量 24Gy。

费城染色体阳性 ALL 的治疗 费城染色体(Philadelphia chromosome,Ph chromosome)即 t(9;22)(q34;q11.2)/*BCR-ABL1* 阳性被认为是儿童 ALL 最重要的预后不良因素之一。CCLG-2018ALL 方案将初诊阳性者纳入 IR 组,诱导早期加用 TKI 治疗,建议达沙替尼[60~80mg/(m^2·d)],TKI 治疗时间至少应用至维持治疗结束。一旦出现 TKI 相关严重非造血系统毒性时可暂停 TKI 直到毒性作用明显减轻后恢复使用。若仍不能耐受可考虑换用其他 TKI 制剂。若有明显血液系统毒性表现,原则上先停止或减量化疗药物,然后再考虑暂停 TKI。中性粒细胞计数<0.3×10^9/L,血小板计数<50×10^9/L 应停用达沙替尼。对达沙替尼或伊马替尼反应不良者应该进行 *BCR-ABL* 融合基因 *ABL* 激酶区耐药突变位点测定,并按照突变情况选择合适的 TKI,并在巩固治疗后进行 HSCT。

【造血干细胞移植】 将 ALL 中诱导缓解治疗失败(第 33 天骨髓形态未达到缓解,即原淋+幼淋≥20%)、诱导缓解治疗后具有高水平 MRD(如 MRD≥1×10^{-2})、早期血液学复发的患儿作为明确的移植候选病人。移植并不能提高其他类型极高危白血病的疗效,包括婴儿白血病及具有 MLL 基因重排的白血病。

【靶向治疗】 时代的到来,以及最新一代全基因组与转录本测序技术为白血病发生与耐药以及新白血病亚型的识别带来了新的视野,并将为治疗带来新的靶点。费城染色体阳性患儿使用 TKI 抑制剂是白血病分子治疗的典范。利妥昔单抗(抗 CD20)和依帕珠单抗(抗 CD22)已经用于治疗难治复发 B-ALL,抗 CD19 与抗 CD3 特异性的双重特异性抗体即贝林妥欧单抗(blinatumomab)通过将 T 细胞上的 $CD3^+$受体与 CD19 结合起作用,它能使全面复发或难治的儿童/成人患者的 CR 率达 30%~40%。对于化疗敏感但 MRD+的 CR 患者,70%~80%可获得 MRD-,FDA 批准它治疗 Ph^+和 Ph^-的复发/难治性 B-ALL 及成人和儿童第一次或第二次缓解,MRD≥0.1%时使用。对于 NOTCH-1 信号通路突变的 T 细胞 ALL 患者来说,γ-分泌酶抑制剂可能是一个有吸引力的治疗干预。鲁索替尼(ruxolitinib)可能在 JAK-STAT 信号增加的 ALL 治疗中起效。CD38(达雷木单抗,Daratumumab)在部分复发、难治性 T-ALL 病例中成为一种有效的治疗选择。

嵌合抗原受体(chimeric antigen receptor,CAR)的 T 细胞,免疫疗法 CAR-T 细胞过继免疫治疗在复发难治 B-ALL 中取得突破性进展,CAR-T19 应用最多,疗效得到肯定。目前 CAR-T 细胞治疗已经应用于临床难治复发病例,并取得了巨大进步,但仍有较高的治疗失败率,耐药及复发的问题。尽管部分患者存在严重的 CRS 及罕见的致命性神经毒性风险,对难治/复发的患者也应考虑使用 CAR-T 治疗,时机最好在疾病复发时,而不是在尝试其他治疗方法失败后。随着技术的改进、毒性反应的降低,CAR-T 细胞治疗技术不断演变进步,CAR-T 技术逐渐走向成熟[6]。

【常用药物使用注意事项】

1. 门冬酰胺酶(L-asparaginase,L-Asp)或培门冬酰胺酶(pegaspargase,PEG) 警惕过敏反应的发生,特别是在多次应用后发生风险较高(30%),应用 L-Asp 前需皮试。PEG 需采用双侧肌内注射,如果对大肠埃希菌制剂的 L-ASP 过敏可用欧文菌制剂替代。如果发生胰腺炎,需立即停止使用门冬酰胺酶,进行内科保守治疗甚至外科治疗,在后续治疗中一般不再使用门冬酰胺酶。门冬酰胺酶对凝血功能的影响是双相性的,主要影响蛋白 S、蛋白 C、纤溶酶原、AT-Ⅲ及 FIB 的生成,因此有明显出血表现并证实有明显凝血功能异常者可以给予相应的血制品替代治疗,过分补充可能造成危害更大的血栓形成。初诊时高白细胞、导管植入、年龄大可能是血栓形成的危险因素。血栓诊断明确,根据血栓部位及分级,门冬酰胺酶酌情在抗凝剂保护下使用,随着门冬酰胺酶活性的变化,凝血功能波动较大,应用低分子肝素抗凝治疗时如 AT-Ⅲ<50%,需要补充 AT-Ⅲ,且患儿常同时伴有血小板的减少,因此应该严密监测血小板数量,根据血小板的数量调整抗凝药物的使用。

2. 环磷酰胺(cyclophosphamide,CTX) 为预防出血性膀胱炎,CTX 输注过程中需要水化碱化尿液,可应用美司钠预防,每次用量为 CTX 剂量的 40%,与 CTX 同步,每 4 小时 1 次,共 3 次。异环磷酰胺(ifosfamide,IFO)为 CTX 的同分异构体,溶解度较 CTX 增加,代谢活性增强，其抗癌作用有累积性，毒性却因分次给药而降低。

3. **阿糖胞苷（cytarabine，Ara-C）**　大剂量 Ara-C 应用时，从第 5 天起使用激素眼膏 2 天以预防角膜结膜炎；同时使用大剂量维生素 B_6 预防神经毒性，150mg/(m²·次)静脉注射或口服，每 12 小时一次，如出现神经毒性的症状如眼球震颤和/或共济失调，需立即停药。如果这些症状未能消失，或再次输注后又复出现，则不能再使用 Ara-C，否则会导致浦肯野氏细胞的不可逆损伤。

4. **柔红霉素（daunorubicin，DNR）、多柔比星（doxorubincin，Dox）**　持续静脉滴注 DNR 或 Dox，尽量使用中央静脉通道，如果无中央静脉通道，可给予缓慢静脉注射 1 小时以上。为减少蒽环类药物对心脏的毒性，需常规监测 ECG 和超声心动图检查。如果短轴缩短率（SF）<30%或出现心功能不全的征象，如射血分数（EF）<50%，需在专科医师会诊后决定是否能应用。不能与肝素混合。

5. **地塞米松（dexamethasone，Dex）、泼尼松（prednisone）**　对于肿瘤负荷大的病人，泼尼松可减低起始用量[（0.2~0.5mg/(kg·d)]，以避免发生肿瘤溶解综合征。激素引起的糖尿病可用胰岛素治疗。激素导致溃疡病发生风险增大，可给予 H_2 受体阻滞剂预防，如果出现持续腹痛，需予质子泵抑制剂。激素引起精神改变也很常见，可根据个体情况给予对症。

6. **6-巯基嘌呤（6-mercaptopurine，6-MP）**　在维持治疗间 6-MP 剂量可根据情况调整，当 ALT/AST>10 倍正常上限值、胆红素>3 倍正常上限值，可暂停 1 周。

7. **长春新碱（vincristine，VCR）或长春地辛（vindesine sulfate，VDS）**　VCR 仅供静脉使用，禁止鞘内注射及肌内注射，如误入脑脊液中可导致严重的中枢神经毒性甚至死亡。静脉使用避免漏出，漏出可致严重的组织坏死。VCR 导致轻、中度神经病变时不必停药，引起严重的神经病变，或抗利尿激素分泌异常综合征（SIADH）时停用。VDS 作用机制与长春新碱相似，神经毒性较 VCR 低，但抗瘤谱较其广，作用也较强，细胞毒作用呈时间依赖性。

8. **MTX**　大剂量 MTX 需水化、碱化尿液使尿 pH 值 7.0~8.0，HD-MTX 只能通过中心静脉给药，建议根据 MTX 血药浓度进行 CF 解救。羧肽酶是利用基因重组技术从假单胞菌获得的 MTX 解毒剂，能迅速将 MTX 转化为两个非活性代谢产物，经肝脏代谢，通过肾脏快速排泄，被允许应用在肾功能衰竭所致的高 MTX。羧肽酶只能酶解血液中游离的 MTX，不能取代亚叶酸钙 CF 对细胞内 MTX 进行解救，目前尚未进入国内市场，故当前国内医疗机构仍沿用传统的 CF 解救及水化碱化标准方案，促进 MTX 从机体代谢排出。一旦发生超高甲氨蝶呤血症合并肾损害时，给予大剂量的 CF 解救、水化碱化仍无法有效降低血浆 MTX 浓度，也无羧肽酶时，进行持续性血液净化治疗，在替代肾脏快速代谢 MTX 和水分的同时，亦能有效清除炎性因子，极大程度阻断全身炎症反应，减轻或避免全身系统性多脏器损害的发生。

二、急性髓细胞性白血病

急性髓细胞性白血病（acute myelogenous leukemia，AML）占儿童急性白血病的 20%左右，全球每年新发儿童和青少年（0~21 岁）AML 约 10 000 人。儿童 AML 可发生于任何年龄，男女之间无差异。AML 在 1 岁以内出现第一个发病高峰，然后逐渐下降，4 岁后处于平台期，为 5~7/100 万，到青少年期以后 AML 发病率又开始上升。既往 AML 的治愈率约为 40%，远不及儿童 ALL，近年来在既往强化疗、短疗程方案的基础上，结合靶向治疗、免疫细胞治疗等方法，儿童 AML 的治愈率已达 70%以上。

【分型】　白血病的分型是指导临床选用治疗方案和提示预后的基础。目前采用 MICM，即形态学（morphology）、免疫学（immunology）、细胞遗传学（cytogenetics）和分子生物学（molecular biology）分型。随着人类基因组计划的完成和基因研究的不断进展，基因学分型将是白血病新的分型方向。

1. **形态学分型**　也称 FAB 分型，1976 年法、美、英（French-American-British，FAB）国家的血细胞形态学专家讨论制订了白血病的形态学分型，将 AML 分成 M1~M7 共 7 个亚型，后来又增加了"M0"型。

（1）急性髓系白血病微分化型（M0）：极少见。骨髓中幼稚细胞占 30%以上，形态学和细胞化学染色不能证明髓系来源，但免疫方法或电镜能检出髓系表达标志。该型的其他特点有表达 T 细胞相关抗原 CD7 及具有 *RUNX1* 基因的突变。

（2）急性髓系白血病未成熟型（M1）：骨髓中髓系幼稚细胞占 90%以上，细胞大，核圆、规则，核仁 1 个或数个，胞质少，可有 Auer 小体，MPO（±），无颗粒。

（3）急性髓系白血病部分分化型（M2）：骨髓中髓系幼稚细胞占 30%以上，细胞很大，核肾形，核仁 1 个或数个，胞质量不等，有细小颗粒及 Auer 小体。

（4）急性早幼粒细胞白血病（M3）：细胞很大，核肾形,核仁1个或数个,胞质量不等,可有Auer小体,胞质含粗大颗粒是其特征。

(5) 急性粒单细胞白血病(M4):可以说是M2+M5,粒单幼稚细胞(不含早幼粒细胞)占20%以上。骨髓中嗜酸性粒细胞增多时称为M4Eo。

(6) 急性单核细胞白血病(M5):骨髓原始中幼稚单核细胞增多。细胞大,核不规则,锯齿状,核仁少见,轻度嗜碱,含天蓝色颗粒。

(7) 纯红系细胞白血病(M6):骨髓中有核红细胞占80%以上,以原始及早幼红为主,原始红细胞占30%以上。

(8) 急性巨核细胞白血病(M7):骨髓中原始细胞占20%以上,其中原始巨核细胞占50%以上,形态学很难独立诊断,常需用免疫学等方法协助鉴别。

以上FAB分型只是根据白血病的形态学,但后来随着对AML研究的不断深入,发现了AML一些特异的遗传学和分子学标志。WHO于1997年、2001年、2008年和2016年4次修订AML的分型标准,不仅将诊断AML的幼稚细胞百分率降到20%,而且指出即使幼稚细胞未达诊断标准,但如果具有特异的遗传学和分子学标志,也应诊断为AML[7]。

2. 免疫学分型 根据血细胞在发育不同阶段表达不同的抗原,用相应抗体进行检测的一种方法。特别是20世纪80年代后采用流式细胞术结合单克隆抗体的方法检测白血病细胞的抗原表达,能精确区分不同系列的白血病,并发现了急性混合细胞白血病(acute mixed leukemia),即白血病祖细胞中同时表达髓系和淋系相关抗原标志。2008年WHO在血液肿瘤分类标准中将此类白血病统一命名为混合表型急性白血病(mixed phenotype acute leukemia, MPAL),在2016年修订版中MPAL的诊断没有变化。

髓过氧化酶(myeloperoxidase, MPO)是髓系特异性标志,CD13、CD33、CD117、CD123是髓系最常见的表达标志,在90%以上AML患者的幼稚细胞上表达。CD14多见于M5、CD15在M4型100%表达,但M3由于已经分化到早幼粒细胞阶段,故祖细胞标志的CD34、HLA-DR常常阴性。血型糖蛋白A或膜收缩蛋白阳性见于纯红白血病中。CD41、CD42b、CD61见于急性巨核细胞白血病。

3. 细胞遗传学和分子生物学分型 在儿童AML中,可检出70%以上的染色体/基因异常。2001年WHO发表了AML的遗传学分型,其后在2008年及2016年又进一步修订,确立了AML遗传学及分子学特点,从此对AML的诊断不再机械地定义于幼稚细胞必须达到20%以上,而是更重视特异的遗传学异常,即如果有特异的AML遗传学变异,不管幼稚细胞比例多少,都应诊断为AML。

儿童AML常见染色体/基因变异与FAB分型具有一定的相关性,其发生率及预后情况见表36-13[8]。

表36-13 儿童AML常见染色体/基因变异的发生率及预后

WHO遗传学/基因变异分型	FAB分型	发生率/特点	预后/5年生存率
t(8;21)(q22;q22))/*RUNX1-RUNX1T1*	M1,M2	12%~14%	良好
inv(16)(p13.1q22)/*CBFB-MYH11*	M4Eo	8%	良好
t(15;17)(q22;q21)/*PML-RARM*	M3,M3v	6%~10%	良好
t(11;17)(q23;q12)/*PLZF-RARα*	M3	<1%	预后不良
t(9;11)(p22;q23)/*MLLT3-MLL*	M4,M5a	7%	一般或良好(63%~77%)
t(10;11)(p12;q23)/*MLLT10-MLL*	M5	3%,婴儿多见	不良
t(6;9)(p23;q34)/*DEK-NUP214*	M2,M4,MDS	<2%	不良
inv(3)(q21q26.2)或t(3;3)(q21;q26.2)/*RPN1-EVI1*	M2,M4,MDS	<1%	不良
t(1;22)(p13;q13)/*RBM15-MKL1*	M7	婴儿多见	一般
AML伴*NPM1*突变	M1,M2,M4,M5	5%~10%(*CN14%~22%)	良好
AML伴*CEBPA*双突变	M1,M2	5%(CN 14%)	良好
FLT3-ITD	M5,M3	10%(CN 18%)	依情况而定

良好、一般及不良定义:5年生存率>70%为良好,50%~70%为一般,<23%为不良。*CN:细胞遗传学正常。

【临床表现】 AML的临床表现主要由骨髓造血衰竭和白血病细胞浸润脏器引起。

1. 骨髓造血衰竭的临床表现 贫血、粒细胞和血小板减少。贫血为正细胞正色素性,表现为面色苍白、乏力、头晕和食欲缺乏;粒细胞减少表现为发热、感染;血小板减少可出现皮肤瘀点瘀斑、鼻出血和牙龈出血。

2. 白血病细胞浸润脏器 常有骨痛、肝脾大、腹胀、牙龈增生、睾丸肿大或视觉障碍(视网膜浸润),当有中枢神经系统白血病时可出现面神经瘫痪。但AML的骨痛、关节痛不如ALL常见,淋巴结、肝、脾大也不如ALL明显。巨大肝脾仅见于小婴儿AML。M3型常合并严重的出血和DIC。M4型、M5型多发生于小婴儿伴高白细胞、皮肤浸润及伴CNSL。M6型的胎儿血红蛋白(HbF)和血红蛋白H(HbH)多增高。M7多发生在3岁以下特别是伴Down综合征的婴幼儿。

白血病细胞聚集成团可以形成肿物,如髓细胞肉瘤或绿色瘤,多见于M1、M2型,易误诊为恶性实体瘤。当出现眼眶肿瘤或皮肤浸润灶时,应高度怀疑AML。

【实验室检查】

1. 血液检查 多数患儿的血常规检查有贫血和血小板减少。白细胞数量可高可低或正常,约20%的患儿白细胞数超过100×10^9/L,但中性粒细胞多降低。外周血涂片需仔细观察,有些会出现Auer小体,更提示为AML。所有AML患儿均需行凝血功能检查,如果APL患儿出现DIC表现,还需行D-二聚体检查。AML患儿还需常规行尿酸检查,以监测肿瘤溶解综合征的发生。化疗及输血前的其他常规检查还有肝炎病毒A、B、C,HIV,EBV及VZV等。

2. 骨髓检查 AML的确诊必须行骨髓穿刺检查,并进行MICM分型。

3. 脑脊液检查 中枢神经系统白血病占白血病的5%,在起病时可无任何症状,常见于高白细胞、年龄小、单核细胞性及MLL基因重排的白血病。腰椎穿刺抽取脑脊液后行离心甩片法检测,如果腰椎穿刺无损伤,WBC>5×10^6/L并见有幼稚细胞,便可诊断为中枢神经系统白血病。当患儿伴有高白细胞血症或为APL时,应避免行腰椎穿刺,以免将白血病细胞带入中枢神经系统。对这类患者可先行化疗及输注血小板等,使其白细胞下降及DIC纠正后再进行腰椎穿刺术。

4. 影像学检查 所有患儿都应行胸部X线检查。由于白血病患儿的化疗用药具有心脏毒性,因此ECG和超声心动图也是必须做的基本检查。根据患儿情况,选择性进行头颅CT或MRI检查。

【鉴别诊断】 根据临床表现及实验室检查,AML的诊断并不困难,但需与急性淋巴细胞白血病(acute lymphoblastic leukemia,ALL)、骨髓增生异常综合征(myelodysplastic syndrome,MDS)和类白血病反应进行鉴别。

1. ALL AML的临床表现与ALL相似,仅骨髓形态学有时很难鉴别,需行免疫学及遗传分子生物学检查以鉴别。

2. MDS 当患儿骨髓幼稚细胞比例偏低时,很难鉴别AML和MDS,一般用幼稚细胞20%以上的标准来诊断AML。当幼稚细胞<20%时,如果存在AML特异的遗传学变异、高白细胞血症、髓外疾病以及在短时间(2~4周)内出现病情进展,则应考虑为AML。鉴别AML和MDS非常重要,因为后者通常需要造血干细胞移植(hematopoietic stem cell transplantation,HSCT)。

3. 类白血病反应 此时外周血可出现幼稚细胞,但本病多见于某些细菌和病毒的严重感染,骨髓细胞分类基本正常,与周围血象表现不同步,其原发病去除后,血象可恢复正常。

【治疗】 WHO新的分类方案(2016版)对髓系肿瘤和急性白血病提出了遗传学变异的分型,强调新诊断的AML需完善遗传学检查后开始化疗。由于现代化疗方案的进步,目前AML完全缓解率已达85%以上,总体生存率已达70%以上,其中APL的生存率已达90%以上,这些成绩的获得依赖于高强度的化疗及有力的支持治疗,使致死性的并发症得到有效控制。目前HSCT一般只用于初次缓解的高危AML患儿[9]。

1. 治疗原则 对AML患儿应实施强化疗以获得早期缓解和长期生存。应根据初诊时的复发危险度评估给予分层强化疗:当患儿具有良好预后因素时,应避免高强度化疗;反之,当患儿具有不良预后因素时,应给予高强度化疗。近年来由于AML靶向药物的上市,采用靶向药物联合低强度化疗达到了很好的初次诱导完全缓解,这是AML治疗的新方向。

2. 危险度评估 MICM诊断分型和早期治疗反应是评估预后的两个重要方面。中国儿童白血病协作组(China children's leukemia group,CCLG)结合欧洲儿童BFM协作组、美国COG协助组及NCCN指南,将儿童AML的预后分成低危、中危和高危三组:

(1)低危组:同时符合以下四项

1)具有以下预后良好的遗传学标记之一:①t(8;21)/*AML1-ETO*或*RUNX1-T1RUNX1*;②inv(16)或t(16;16)/*CBFβ-MYH11*;③正常核型,并具有*NPM1*突变;④正常核型,并具有*CEBPα*双突变。

2)初诊时白细胞(WBC)≤100×10^9/L。

3）除外髓系肉瘤、中枢神经系统白血病、睾丸白血病。

4）诱导治疗第1疗程后d28骨髓MRD<10^{-3}。若无条件行MRD检测，则骨髓完全缓解（即原始细胞<5%）。

注：病人若无良好核型，即使形态学提示有良好预后（如M4eo），亦不能进入低危组。

（2）中危组：具有下列因素之一

1）CBF[t(8;21)或inv(16)或t(16;16)]伴*c-KIT*突变。

2）低危和高危之间的病人。

（3）高危组：具有下列因素之一

1）具有以下预后不良遗传学标记之一（染色体核型分析、PCR和/或荧光原位杂交FISH检测方法）：①5号、7号染色体单体、5q−、7q−；②12p/t(2;12)/*ETV6-HOXD*；③除外t(9;11)的MLL重排；④t(6;9)/*DEK-NUP214*或*DEK-CAN*；⑤t(7;12)/*HLXB9-ETV6*；⑥t(9;22)/*BCR-ABL1*；⑦t(16;21)/*TLS-ERG*或*FUS-ERG*；⑧复杂核型（3种及以上遗传学异常，但不包括良好核型）；⑨*c-kit*突变（除外CBF-AML）；⑩*FLT3-ITD*突变；⑪*RUNX1*突变；⑫*TP53*突变。

2）转化型AML(tAML)

tAML包括：治疗相关AML，即化疗或放疗后诱发AML，是一种与治疗相关的罕见型白血病；由骨髓增生异常综合征（MDS）转化的AML。

3）髓系肉瘤。

4）诱导治疗第一疗程后d28骨髓MRD≥10^{-2}。若无条件行MRD检测，则骨髓原始细胞≥20%。

3. 化学治疗（除外APL）

（1）诱导治疗：蒽环类药物和阿糖胞苷是最常用于诱导治疗的两类细胞毒性药物。最常用的蒽环类药物有三种，即柔红霉素、去甲氧柔红霉素和米托蒽醌。去甲氧柔红霉素在用药2~4周内清除幼稚细胞较快，但对总体生存率无明显影响。诱导期蒽环类药物一般用3天，柔红霉素剂量为40~60mg/(m^2·d)，去甲氧柔红霉素剂量为10~12mg/(m^2·d)，米托蒽醌剂量为10~12mg/(m^2·d)。相关研究表明，这三种蒽环类药物没有疗效差异。阿糖胞苷一般用7~10天，剂量为100~200mg/m^2，每天1次或两次静脉滴注。上述组合被称为“3+7”或“3+10”诱导方案。儿童AML治疗方案中，在诱导期常加用依托泊苷（VP16）。近来我国成人AML多中心协作组及儿童AML协作组采用基于高三尖杉酯碱的诱导方案治疗AML，取得了显著进步，并成为具有中国特色的AML化疗方案。多数研究组重复一次诱导治疗，当患者骨髓恢复后即开始第二轮诱导治疗，一般在初次诱导治疗后第4周左右。如果初次诱导治疗后骨髓缓解不理想如15天或21天幼稚细胞>15%，也可提前进行第二轮诱导治疗。

HiDAC有助于增加AML尤其是CBF-AML的疗效，用法可为阶梯式递增，从1g/m^2增加至3g/m^2，也可采用标准剂量3g/m^2。

（2）维持治疗：关于AML的维持治疗，多数协作组认为如果已在诱导和巩固期进行了强化疗，就没有必要进行维持治疗。但欧洲儿童BFM协作组采用小剂量阿糖胞苷+6-硫鸟嘌呤维持治疗1年，结果显示比无维持治疗的总体生存率提高5%左右。

4. 中枢神经系统治疗 约有5%~10%的AML患儿初诊时即有中枢神经系统（CNS）受累。对所有AML患儿，均需进行CNS预防治疗。鞘注化疗药是常规预防治疗方法，可行单剂阿糖胞苷或单剂甲氨蝶呤鞘注，也可行三联鞘注，即阿糖胞苷+甲氨蝶呤+类固醇激素。对已有CNS白血病的患儿，予每周两次鞘注直至脑脊液幼稚细胞消失。AML患儿的鞘注总次数没有统一规定，许多中心在每个疗程治疗期间至少给予一次鞘注，因此鞘注总次数在4~10次。如果患儿已接受大剂量阿糖胞苷和鞘注化疗，则无须进行颅脑预防性放疗。

5. 髓系肉瘤治疗 髓细胞肉瘤或粒细胞肉瘤是髓外白血病的表现形式，占AML的2%~4%。髓细胞肉瘤可为首发表现，可以单发、也可同时伴有骨髓浸润。此时即使骨髓幼稚细胞<20%，也应诊断为AML而不是MDS。眶部绿色瘤多见于AML t(8;21)。皮肤（皮肤白血病）、淋巴结、骨或软组织均可受累。髓细胞肉瘤的患儿即使骨髓幼稚细胞<5%，也应同样进行高强度的AML方案化疗。经过系统化疗后，多数肿瘤反应良好并消失，不需局部放疗。但如果治疗后肿瘤仍不消退，可采用局部放疗。由于对这种罕见情况很难开展临床研究，目前仍不确定放疗是否获益，但建议行造血干细胞移植。

6. 造血干细胞移植 随着强化疗的实施，AML的疗效已相当甚至高于自体造血干细胞移植。异基因造血干细胞移植曾一度被认为是治疗AML的最佳选择，后来随着大规模临床研究的开展，发现对于低危组、且获得首次缓解的AML患儿，采用化疗而不行移植也能获得相似的疗效。对中危和高危组AML，采用化疗还是移植仍有争论。异基因造血干细胞移植复发率可能较低，但却存在早期或晚期的移植相关并发症。早期并发症与供者类型、HLA相合程度及病人移植前状况有关，无关供者移植后出现急性或慢性移植物抗宿主病和感染的概率较高。许多中心已不采用全身放疗的预处理方案,这样可以减少远期的并发症如生长迟缓和内分泌疾患。白消安和环磷酰胺是目前AML移植的常用预处理方案。第二肿瘤是长期生存患儿的另一种远期并发症。当AML患儿选择移植治疗时,一般在巩固治疗第1~2疗程后进行,这样的缓解状态使移植效果更好。

7. 靶向治疗 近年来AML的新药研发呈爆发时进展,包括激酶类抑制剂、靶向细胞凋亡机制药物、表观遗传学异常抑制剂、单克隆抗体及细胞免疫疗法等。

(1)激酶类抑制剂:最经典的是针对*FLT3*突变的抑制剂。自2002年起第一代索拉菲尼(sorafenib)、米哚妥林(midostaurin)进入临床试验以来,新一代*FLT3*抑制剂奎扎替尼(quizartinib)、吉列替尼(gilteritinib)、克莱拉尼(crenolanib)也相继进入临床试验。其中米哚妥林于2017年4月被美国FDA批准用于新发*FLT3*突变的AML一线治疗;吉列替尼于2018年11月被美国FDA批准用于难治复发*FLT3*突变的AML治疗。

(2)靶向细胞凋亡机制药物:BCL2抑制剂被认为是目前最有前景的AML治疗新药之一,已被美国FDA批准用于>75岁或有合并症不能使用强诱导化疗的新发AML一线用药。目前常用的BCL2抑制剂是venetoclax,推荐与低剂量阿糖胞苷(LDAC)或去甲基化药物联合使用。美国St. Jude儿童研究医院用venetoclax联合化疗治疗儿童复发/难治AML的Ⅰ期临床试验(NCT03194932)正在进行中[10]。

(3)表观遗传学异常靶向药:异柠檬酸脱氢酶(isocitrate dehydrogenase, IDH)抑制剂是目前具有*IDH*突变成人难治复发AML的首选药物,但儿童*IDH*突变非常低。*IDH1*突变抑制剂ivosidenib(AG-120)、*IDH2*突变抑制剂enasidenib(恩西地平)(AG-221)分别于2018年7月和8月被美国FDA批准用于*IDH1*、*IDH2*突变的复发/难治性AML。

(4)单克隆抗体:最经典的是抗CD33的吉妥珠单抗(gemtuzumabozogamicin, GO),从2000年首次被美国FDA批准用于治疗复发的AML以来,经历了2010年撤市、2017年再次批准用于CD33阳性AML的一线或复发治疗。此外,还有针对CD123、CD45、CD47、CLL1的靶向药物也正在进行临床试验。

(5)CAR-T细胞免疫疗法:目前针对AML的CAR-T细胞免疫治疗主要有CD123 CAR-T、CD33 CAR-T和CLL1 CAR-T。CD123分子在AML细胞和AML-白血病造血干细胞(AML-LSC)中过表达,而在正常造血干/祖细胞(HSPC)中以低水平表达,因此它在AML细胞和AML-LSC更具特异性。美国国立癌症研究所(NCI)、纪念斯隆·凯特琳癌症中心(MSKCC)正在进行CD33 CART-儿童AML临床试验,St. Jude儿童研究医院正在进行CD123 CART儿童AML临床试验。

三、急性早幼粒细胞白血病

急性早幼粒细胞白血病(acute promyelocytic leukemia, APL)是急性髓细胞白血病的一种特殊类,即M3,约占儿童急性髓细胞性白血病的10%~20%,某些地区发生率更高,与国家、地区和经济发达程度有关。APL的临床表现与其他亚型AML相同,但出血倾向明显,常以严重出血的弥散性血管内凝血(disseminated intravascular coagulation, DIC)为首发表现,起病可十分凶险,早期死亡率高。20世纪80年代中末期,国内学者研发了全反式维A酸(all-trans retinoic acid, ATRA)联合三氧化二砷(arsenic trioxide, ATO)诱导分化及细胞凋亡治疗理念,获得了成功并逐渐替代传统化疗为主的治疗方案,使得APL的治愈率大大提高,并形成了白血病靶向治疗的经典案例,得到国际同行的公认,成为国际规范治疗指南,5年无病生存率(disease-free survival, DFS)达95%以上[11]。

【病因与发病机制】 原发性APL的病因目前尚未完全清楚。继发者常见于应用化疗和/或放疗的肿瘤患者,也有应用烷化剂和拓扑异构酶Ⅱ抑制剂引起继发性APL的报道。

典型的APL以特异染色体易位t(15;17)(q22;q21)为特征,特征性的分子遗传学变化为15号染色体*PML*基因与位于17号染色体上*RARα*基因发生断裂和重排,形成*PML-RARα*融合基因。*PML*和*RARα*的相互易位,促进*RARα*与共抑制复合物的结合,抑制*RARα*所调节的靶基因的分化成熟以及使其增殖,细胞凋亡受抑,导致大量早期细胞滞留在早幼粒细胞阶段,形成M3型AML。APL的特殊亚型:即形态学上表现为M3,但*PML-RARα*检测为阴性,研究发现APL中除*PML-RARα*外,其他一些基因也被发现与*RARα*融合形成诸如*PLZF-RARα*、*NPM-RARα*、*NUNM-RARα*和*STAT5B-RARα*等,这些APL亚型对ATO不敏感。

【诊断】 根据WHO 2016诊断标准,APL常有典型的形态学特征以及特征性的融合基因*PML-RARα*。偶有形态学不典型但同样具有*PML-RARα*的病例同样可以诊断APL。

1. 血常规 血红蛋白和红细胞呈不同程度降低。白细胞大多增高,也可正常或减低;外周血片可以找到异常早幼粒细胞;血小板常降低。外周血白细胞数高、血小板降低明显者更易发生 DIC,合并严重出血。

2. 骨髓表现 骨髓以异常早幼粒细胞增生为主(≥40%),细胞胞质中含嗜天青颗粒和 Auer 小体。FAB 分类根据颗粒的大小将 APL 分为:①M3a(粗颗粒型):颗粒粗大,密集或融合染色深紫色,可掩盖核周围甚至整个胞核;②M3b(细颗粒型):胞质中颗粒密集而细小,核扭曲、折叠或分叶,易与急性单核细胞白血病混淆;③M3c(微颗粒型):少见,易与其他类型 AML 混淆。APL 的细胞化学具有典型特征,表现为过氧化物酶强阳性,非特异性酯酶强阳性,且不被氟化钠抑制,碱性磷酸酶和糖原染色(PAS)呈阴性或弱阳性。

3. 免疫分型(immunology) 白血病免疫分型至少应该包括以下所有抗体,并可根据实际情况增加必要抗体,免疫表型分析明确为髓系白血病。典型的 APL 表达 CD13、CD33、CD117 和 MPO,不表达或弱表达 CD3、CD7、CD14、CD64、HLA-DR、CD34、CD56。

4. 细胞遗传学(cytogenetics)及分子生物学(molecular biology)检查 典型的 APL 以特异染色体易位 t(15;17)(q22;q21)为特征,易位使 15q22 的 *PML* 基因和 17q21 的 *RARα* 基因形成 *PML-RARα* 融合基因,*PML-RARα* 融合基因不但是 APL 的分子遗传学标志也是 APL 发病的分子基础。可同时采用:①染色体 G 带或 R 带分析,可检出特征性 t(15;17)易位;②FISH 检查:用分离探针做 *RARα* 重排或多色探针 *PML-RARα* 融合;③PCR 方法 *PML-RARα* 融合基因检出。各种方法特异性均较好,但检出率(敏感性)略有差异,任何一个方法检出均可作为诊断依据。如骨髓细胞形态学符合,但以上方法未检出 *PML-RARα* 融合基因或染色体 t(15;17)易位,可考虑补充 RNA 或 DNA 测序检测。

5. 血生化 常规生化电解质、肝肾功能有助于疾病状态的判断。肌酐升高者提示在诱导过程中发生分化综合征的可能性较大。

6. 凝血功能 APL 病人一般都存在凝血功能异常。确诊或疑诊 APL 时应及时检查凝血功能,以便及早预防和治疗严重出血。凝血异常表现为 PT 延长,APTT 延长,FIB 降低;D-二聚体及 FDP 增高,结合血小板降低,提示存在 DIC。

【诊断与鉴别诊断】 骨髓细胞形态学、免疫分型及细胞遗传学是重要的确诊依据,主要与其他类型的白血病相鉴别,还需与以下几种疾病鉴别:

(1) 除 APL(M3)以外的髓系白血病(AML):非 M3 的 AML,临床上表现与 M3 相似,但出血倾向较轻(M7 除外);髓外浸润(肝脾大程度)较明显(尤其 M4、M5)。根据形态学、细胞染色体和分子生物学可明确区别。

(2) 急性再生障碍性贫血:该病表现为贫血、发热、出血三大症状,外周血全血细胞减少,骨髓检查可以鉴别。

(3) 弥散性血管内凝血(DIC):DIC 是症状性疾病,任何原因导致出凝血机制紊乱,如血管内皮受损、血小板消耗增加、凝血因子消耗、纤维蛋白原降解、纤维蛋白溶解过度等所表现的一系列临床广泛出血症状。常见原因为严重感染、外伤后、大手术后、肿瘤等。与 M3 的鉴别需要依赖骨髓和分子检查。

【临床危险度分层】 多数协作组根据初诊白细胞计数进行危险度分组,即 WBC<10×10^9/L 为低危组,WBC≥10×10^9/L 为高危组。也有将 *FLT3-ITD* 突变者归为高危组。但中国儿童急性早幼粒细胞白血病协作组(CCLG-APL)2021 方案已不再以初诊白细胞计数评估危险度,而是对两次巩固后 *PML-RARα* 不转阴的患儿定为高危组。

【治疗】 治疗指征:*PML-RARα* 阳性的 APL,选择方案为中国儿童急性早幼粒细胞白血病诊疗规范(2018 年版)。如 *PML-RARα* 阴性的 APL,可选用儿童急性髓细胞白血病(AML)治疗方案(参考 AML 方案)[11-12]。

1. 诱导治疗 目前绝大多数 APL 的化疗方案采用去化疗、减化疗的优化方案,其目标为促使早幼粒细胞诱导分化和细胞凋亡,提高分子水平的缓解。当外周血或骨髓形态学检查高度怀疑 APL 时,应立即给予全反式维 A 酸(ATRA)口服。根据中国儿童急性早幼粒细胞白血病协作组(CCLG-APL)2016 方案的全国多中心研究结果,证明了砷剂在儿童 APL 使用的安全性[12],故推荐在形态学检查高度怀疑 APL 时,同时给予 ATRA+砷剂治疗。

诱导期间的减积治疗非常关键,可采用羟基脲、高三尖杉酯碱、阿糖胞苷或蒽环类药物,但要注意减积治疗的原则是求稳不求快。

2. 巩固治疗 最新研究将原诱导治疗沿用于巩固治疗中。由于 APL 已成为高治愈率的疾病,目前的研究方向是降低蒽环类药物的累积量、避免晚期心脏毒性的发生。

3. 维持治疗 维持治疗采用 ATRA 与砷剂交替治疗,每 28 天为一个循环,总计 8~10 个循环。每个循环 ATRA d1~7 天、d15~21 天,砷剂 d1~14 天。

APL 治疗期间应定期进行细胞遗传学或分子生物学检查,如果 *PML-RARα* 融合基因残留<10^{-4},提示治疗效果好。如有上升或持续增高(≥10^{-4}),可用强化疗药物,或选择造血干细胞移植。

【并发症治疗】

1. **DIC 的预防及治疗**　①尽早给予 ATRA 治疗是防治凝血功能异常最重要的因素，因此一旦怀疑 APL，不必等细胞遗传学和分子遗传学的确诊，就应该立即给予 ATRA 治疗；②输注新鲜血浆、冷沉淀和凝血因子（凝血酶原复合物、纤维蛋白原等），维持纤维蛋白原在 1.5g/L 以上；③输注血小板悬液，保持血小板 $>30\times10^9/L$；④密切观察凝血功能改变，早期每天检查 PT、APTT、FIB 等；⑤颅内出血是 APL 最主要的致死原因，因此一旦出现头痛及其他可疑颅内出血的表现应立即做影像学检查以排除颅内出血；⑥APL 病人诊断时发生脑膜白血病非常罕见，诱导缓解治疗一周内应避免腰椎内穿刺。

2. **分化综合征（differentiation syndrome，DS）**　分化综合征是使用诱导分化剂（ATRA、砷剂）后出现的常见并发症，一般在用药后 2~3 天发生，严重可危及生命，故需密切观察，及时处理。同时存在以下 3 项或 3 项以上临床表现可诊断分化综合征：外周血白细胞增高、呼吸困难、呼吸窘迫、发热、肺水肿、肺部浸润、胸腔积液或心包积液、周围性水肿、短期内体重增加（较同时段基础体重增加 10%）、骨痛、头痛、低血压、充血性心力衰竭、急性肾功能不全、肝功能异常。应与肺部感染、白细胞黏滞综合征和其他原因所致心力衰竭相鉴别。①一旦出现分化综合征，应立即使用类固醇激素：常用地塞米松 $10mg/(m^2 \cdot d)$（最大量 10mg/d），分 1~2 次使用，症状好转后应减停，一般不超过 2 周；②根据患儿病情判断是否需要减量或暂停诱导剂，或只单独使用砷剂；③积极对症治疗：如甘露醇降低颅内高压、疼痛控制、保持大便通畅等，症状改善后逐渐恢复治疗剂量。

【未来展望】　中国儿童 *PML-RARα* 阳性 APL 多中心协作和修改治疗规范起步较晚，需要进一步推广宣传，改变理念。早期治疗须密切关注治疗反应，以减少 DIC 死亡风险，提高整体治愈率[12-13]。

对部分难治复发患者，需高度警惕分子基因变异型 APL 和少见 M3 亚型，有望在药物靶点上有新的突破。

四、慢性白血病

慢性白血病（chronic leukemia，CL）是一组造血干细胞恶性克隆性疾病，与急性白血病相比，自然病程进展慢，骨髓和外周血中以异常的较成熟的细胞为主。CL 包括髓系和淋系即慢性髓系白血病（chronic myeloidleukemia，CML）、慢性淋巴细胞白血病（chronic lymphocytic leukemia，CLL）等。2001 年 WHO 分类将 CL 归入骨髓增殖性疾病（myeloproliferative disease，MPD），2008 年、2016 年 WHO 分类将 MPD 更名为骨髓增殖性肿瘤（myeloproliferative neoplasm，MPN），包括 CML、慢性粒单细胞性白血病（CMML）、幼年型粒单细胞白血病（juvenile myelomonocytic leukemia，JMML）等，CLL 更名为成熟 B 淋巴细胞肿瘤，称为慢性淋巴细胞白血病/小淋巴细胞性淋巴瘤（chronic lymphocytic leukemia/small lymphocytic lymphoma，CLL/SLL）。儿童 CL 中可见为 CML、JMML，其他类型 CL 罕见。

（一）慢性粒细胞白血病

CML 儿童患者很少见，占儿童和青少年白血病的 2%~3%。流行病学数据显示儿童发病率为每年 0.6~1.2/100 万，婴幼儿时期非常罕见，1~14 岁的发病率为每年 0.7/100 万，青少年的发病率为每年 1.2/100 万。WHO 将 CML 分为 2 型即慢性髓性白血病（CML），*BCR-ABL* 阳性，占儿童 CML 的 90%~95%，*BCR-ABL* 阴性的不典型慢性髓细胞性白血病（aCML），儿童罕见。

1. **慢性髓细胞性白血病（CML），*BCR-ABL* 阳性**

【分子生物学特点与发病机制】　CML 是迄今为止发病机制研究最为明确的白血病。1960 年 Nowell 和 Hungerford 首次在费城发现 CML 患者细胞中存在一个小于 G 组的染色体，即费城（Ph^1）染色体。1973 年 Rowbey 确定了 Ph 染色体是由于第 9 号和第 22 号染色体易位形成 t(9;22)(q34.1;q11)，即 *BCR-ABL1*，此基因表达多个分子量的具有高酪氨酸蛋白激酶（PTK）活性的 *BCR-ABL1* 融合蛋白，该蛋白使下游多种蛋白质的酪氨酸磷酸化，扰乱了细胞内正常的信号传导途径，使细胞失分化并抑制凋亡，最终导致了 CML 的发生。90%~95% CML 细胞伴有特异的染色体异常即 t(9;22)(q34;q11)[13]。

人 *ABL1* 原癌基因位于 9 号染色体长臂 3 区 4 带（q34），有 1b、1a 和 2~11 共 12 个外显子。9 号染色体的断裂点通常位于外显子Ⅰb 或Ⅰa 上游或两者之间，断裂的 *ABL* 基因外显子从 9 号染色体移位到 22 号染色体 *BCR* 基因的断裂点位置。*BCR* 基因位于 22q11，由 20 个外显子组成。*BCR* 基因的断裂点丛集区主要有三个，所以 *BCR-ABL* 融合基因根据 *BCR* 基因断裂点位置分为 3 个主要类型：主要（majorBCR，M-BCR）、次要（minorBCR，m-BCR）和 μ（μ-BCR）区域及 6 种 *BCR-ABL* 融合转录方式：b2a2、b3a2、b3a3、b2a3、e1a2、e19a2。

Ph^1 染色体除了见于典型的 CML 外，还见于 3%～10%的儿童 ALL、2%～3%的成人急性髓系白血病及 30%的成人急性淋巴细胞白血病。

【临床表现】 发病缓慢，早期症状不明显，有些患者表现为乏力、体重减轻、夜间盗汗、骨关节疼痛、左上腹饱满不适，有些患者偶然发现腹部肿块而就诊，常于体检时发现血象异常而就诊。开始时症状较轻，约 95%的患儿脾大，部分可有巨脾；45%的患者肝大，但有些年幼儿的肝脾可在正常范围。部分患者有淋巴结轻度肿大、视盘水肿等。晚期患者可有皮肤浸润和中枢神经系统白血病表现。患者可合并贫血、血小板降低、出血。女性患者可发生闭经，男性患者罕见有阴茎异常勃起。

【实验室检查】

(1) 血象

1) 白细胞：外周血白细胞数显著增多。80% CML 患儿白细胞在 100×10^9/L 以上，高白细胞血症比成人常见。血涂片可见各阶段的粒细胞，以中性中幼粒细胞和晚幼粒细胞的增多为主。原粒细胞和早幼粒细胞<10%。嗜酸和嗜碱性粒细胞绝对数可增多。

2) 红细胞和血红蛋白：早期一般正常。血红蛋白的浓度通常>100g/L，少数病例甚至稍高，随着病情发展血红蛋白呈现轻或中度降低，多在 80g/L 左右，疾病晚期可出现严重贫血。贫血为正细胞正色素性贫血。血涂片可见少量有核红细胞，红细胞形态正常。

3) 血小板：血小板正常或中度增加，约有 1/3 以上的早期或中期患者血小板计数明显增加，可达 800×10^9/L 以上。随着病情进展，血小板计数逐渐减少。部分患者血小板的形态和功能出现异常。

(2) 骨髓象：骨髓增生明显活跃，以粒系增生为主，粒∶红为10～50∶1。原粒细胞<10%，多为中、晚幼粒细胞及杆状核细胞。可见各期嗜酸与嗜碱性粒细胞。粒细胞形态异常，可见细胞大小不一，核浆发育不平衡，分裂象增加。一些细胞中核染质较疏松，染色不佳。部分细胞胞质内有空泡现象，偶见 Auer 小体。骨髓中幼红细胞早期仍明显增生，但与粒细胞比较则相对减少，疾病晚期红系明显抑制。巨核细胞明显增多，以成熟巨核细胞为主。骨髓培养集落与丛落皆增多。有时骨髓和脾出现脂质沉积的组织细胞，与戈谢细胞或海蓝细胞类似。部分患者可见骨髓纤维化。细胞组化染色的特点是白细胞碱性磷酸酶(ALP)活性明显降低。

(3) 染色体检测：约 85%～94%的慢粒患者有 Ph^1 染色体，见于幼稚的粒系细胞、幼稚的单核、红系、巨核细胞及幼稚的嗜酸-嗜碱性粒细胞等细胞内，偶可见于 B 淋巴细胞系祖细胞，在体细胞、骨髓成纤维细胞及外周淋巴细胞(尤其是 T 淋巴细胞)检测不到。

(4) *BCR-ABL* 检测：定性和定量 RT-PCR 和荧光原位杂交(FISH)检测 *BCR/ABL* 融合基因阳性。

(5) 其他：血清尿酸、乳酸脱氢酶、Vit B_{12} 和 Vit B_{12} 结合蛋白(运钴蛋白Ⅰ)增高。白细胞碱性磷酸酶减低。HbF 不增高。血清免疫球蛋白不增高。

【临床分期与诊断】 自然病程分为慢性期(chronic phase，CP)、加速期(accelerated phase，AP)、急变期(blast phase，BP)，儿童患者大约 90%诊断时为慢性期，平均病程 3 年左右。每年约 3%～4%的慢性期病人进展为急变期。

(1) 慢性期(CP)：外周血或骨髓中原始细胞<0.10；未达到诊断加速期或急变期的标准。

(2) 加速期(AP)：加速期持续约 6～9 个月，之后发展到急变期。WHO 的诊断标准是出现下列一项及以上者即可诊断为加速期。

1) 进行性脾大。

2) 持续对治疗无反应或进行性白细胞增高($>10\times10^9$/L)。

3) 外周血和/或骨髓原粒细胞 10%～19%。

4) 外周血嗜碱性粒细胞≥20%。

5) 治疗未控制的血小板持续增多($>1\,000\times10^9$/L)或与治疗无关的持续性血小板减少($<100\times10^9$/L)。

6) 出现初诊没有的染色体克隆异常或 Ph^1 以外的克隆异常(如另 1 个 Ph^1 克隆、8 或 19 三体、等位染色体 17q)和/或 3q26.2 异常或复杂核型。

(3) 急变期(BP)：约 60%～70%的病人急变为 AML，约 30%为 ALL，且大多为 B 系 ALL。WHO 的标准是出现下列 1 项及以上者即可诊断为急变期：

1) 外周血或骨髓原始细胞≥20%。

2) 出现髓外原始细胞浸润。

3) 骨髓活检有原始细胞聚集灶。

【鉴别诊断】

(1) 类白血病反应：多伴有细菌和病毒的严重感染，外周血虽可出现幼稚细胞，但骨髓细胞分类基本正常，Ph^1 染色体或 *BCR-ABL* 融合基因阴性，炎性指标 ALP 积分明显增高。当感染控制后，血象变化可恢复正常。

(2) 幼年型粒单细胞白血病(juvenile myelomonocytic leukemia，JMML)：白细胞增多和脾大没有 CML 明显，但单核细胞明显增多，常伴有皮肤及淋巴组织受累，骨髓幼稚细胞>20%，Ph^1 染色体或 *BCR-ABL* 融合基因阴性。可有某些特异基因(*RAS*、*PTPN11*、*NF1*)的改变。

(3) MDS：骨髓增生可减低、正常或增高，但存在病态造血。Ph[1] 染色体或 *BCR-ABL* 融合基因阴性。可存在特异的染色体异常如7单体、5q-等。

【治疗】 CML里程碑式的治疗是分子靶向治疗和异基因造血干细胞移植。过去的20年中，酪氨酸激酶抑制剂（tyrosine kinase inhibitor，TKI）的出现极大地改变了慢性髓性白血病（CML），*BCR-ABL* 阳性的治疗方式，甲磺酸伊马替尼（imatinib，57148或STI-571）用于治疗费城染色体阳性（Ph[1]）的CML，使CML的10年总体生存率大于80%。2003年美国FDA批准使用伊马替尼治疗Ph[1]的CML-CP患儿，大大改善了儿童的预后。2017年、2018年FDA又批准第二代TKI（2G-TKI）达沙替尼（dasatinib）、尼洛替尼（nilotinib）用于儿童CML的一、二线治疗，博舒替尼（bosutinib）在儿童人群中的使用也已进行了评估。同种异体干细胞移植（allo-SCT）已成为三线治疗。

（1）分子靶向治疗：目前TKI药物已发展到第四代并广泛用于临床。国内外对儿童慢性髓性白血病（CML），*BCR-ABL* 阳性的治疗均也首推TKI制剂。在慢性期、加速期及急变期CML的患者，使用伊马替尼后可以有95%、60%及30%的血液缓解，有60%、24%及16%的染色体转阴反应。推荐儿童用量：

1）伊马替尼（imatinib）：260~340mg/(m^2·d)，最大剂量600mg/(m^2·d)；

2）达沙替尼（dasatinib）：60~80mg/(m^2·d)，最大剂量100mg/(m^2·d)；

3）尼罗替尼（nilotinib）：460mg/(m^2·d)，分2次服用。

对伊马替尼耐药的患儿，使用达沙替尼后40%能达完全细胞遗传学缓解，使用尼罗替尼治疗伊马替尼耐药患者，30%可获得完全细胞遗传学缓解。

（2）传统药物治疗：白消安或羟基脲为首选药物。白消安剂量为2~6mg/(kg·d)。一般用药2~4周后白细胞开始下降，白细胞降至20×10^9/L或血小板<100×10^9/L时应停药，两周后用原剂量的一半，维持白细胞在15×10^9/L左右。应根据血象调整用量。羟基脲用量为20~40mg/(kg·d)，白细胞下降后减量，白细胞降至15×10^9/L左右时用1/4量维持。

（3）造血干细胞移植：儿童慢性髓性白血病（CML），*BCR-ABL* 阳性的TKI治疗可能需要终身服药，TKI长期使用的副作用尚不明了，因此，Allo-SCT治疗CML可使患儿受益。目前认为异基因造血干细胞移植是唯一可使CML患儿获得治愈的治疗方法，但移植相关死亡率较高，达17%~31%，高危患者更达50%~70%。COG诊治中心的调查表明，对新诊断的CML，血液肿瘤学家偏向于一线使用靶向药物，而移植专家偏向于一线使用造血干细胞移植。但共识是，在下列预后不良的情况时，移植的效果更好：①治疗6个月内未达遗传学缓解；②在血液学缓解12~18个月期间出现遗传学复发；③治疗18个月未达遗传学完全缓解；④对靶向药物的治疗无反应。

2. *BCR-ABL* 阴性的不典型慢性髓细胞性白血病（atypical chronicmyelogenous leukemia，aCML） aCML的Ph及 *BCR-ABL* 融合基因均阴性即Ph(-)BCR(-)，该类患者约占5%~10%。发病原因尚不明确，其临床特点和主要血液学特征归类于骨髓增生异常综合征/骨髓增殖性肿瘤（MDS/MPN）。研究发现aCML患者存在不同的异常核型，最常见的是+8和del(20q)，其他还可见13、14、17、19、12号染色体异常。但这些异常均无特异性，在MDS及其他MDS/MPN等也可见到。aCML也存在多种基因突变，约35%的患者存在 *RAS* 突变，15%~32%有 *SETBP1* 突变，30%有 *TET2* 突变，10%的 *ETNK1* 和8%的 *CBL* 突变，极少数 *JAK2V617F* 和 *U2AF1* 突变，但也均没有特异性。诊断比较有特异性的是aCML通常会有 *SETBP1* 和 *CSF3R* 突变，但最近对 *CSF3R* 突变在aCML中的意义存在争议。

【临床表现】 临床表现与慢性髓细胞性白血病（CML），*BCR-ABL* 阳性类似，但程度较轻。

【诊断】 2016年世界卫生组织（WHO）aCML诊断标准如下：

（1）外周血WBC增多、中性粒细胞及其前体细胞（早幼粒细胞、中幼粒细胞、晚幼粒细胞）增多≥10%白细胞，由中性粒细胞及其前体细胞增多所致；

（2）无Ph和 *BCR-ABL1* 融合基因；

（3）粒细胞生成异常（包括染色质凝集异常）；

（4）无或轻微嗜碱性粒细胞增多<2%；

（5）无或轻微单核细胞绝对值增多<10%；

（6）骨髓粒系增生明显活跃，粒系发育异常，伴或不伴红系或巨核系发育异常；

（7）外周血和骨髓中原始细胞<20%；

（8）无 *PDGFRA*、*PDGFRB*、*FGFR1* 重排，*PCM1-JAK2* 突变阴性；

（9）不符合WHO规定的CML、原发性骨髓纤维化（PMF）、真性红细胞增多症（PV）或原发性血小板增多症（ET）诊断标准。

【鉴别诊断】 同慢性髓细胞性白血病（CML），*BCR-ABL* 阳性。

【治疗】 缺乏标准的治疗方案，由于缺乏 *BCR-ABL* 融合基因，其对酪氨酸激酶抑制剂不敏感，尚无靶向药物。传统药物如羟基脲、干扰素等虽能缓解症状但是持续时间不长，所以首选造血干细胞移植治疗。

（二）幼年型粒单细胞白血病

幼年型粒单细胞白血病（juvenile myelomonocytic leukemia，JMML）既往称为慢性粒单核细胞白血病（chronic myelomonocytic leukemia，CMML）、婴儿7号染色体单体综合征（infant monosomy-7 syndrome）、幼年型慢性粒细胞白血病（juvenile chronic myelogenous leukemia，JCML）等。CMML是婴幼儿期一种侵袭性克隆性造血系统疾病，以单核细胞和粒系细胞过度增殖为特征，属MDS/MPN亚类。1990年国际JMML工作组和欧洲儿童MDS工作组将JCML更名为JMML。JMML在儿童中的发病率为1.2/100万，占儿童白血病的2%~3%，约60%在2岁以内发病，男女发病比例约为(2~3)∶1。

JMML是一种多能造血干细胞异常性疾病。研究表明90%的JMML患者存在RAS途径基因的体细胞和/或种系突变，包括*NF1*和*RAS*、*CBL*、*PTPN11*等，少部分患儿可有*FLT3*、*ASXL1*、*RUNX1*、*JAK3*、*SETBP1*基因异常[14]。

【临床表现】 95%的患儿在诊断时年龄小于4岁，其中60%发生在2岁以前，多见于3~12月婴儿。男性多于女性，男∶女为(1.4~2.5)∶1。起病可急或缓，常表现为苍白、发热、出血倾向和感染。以呼吸道症状感染为主，咳嗽、扁桃体炎、支气管炎、肺部感染。肝、脾大显著，可导致腹胀；半数患儿淋巴结肿大。部分患者有骨、关节痛。由于血小板减少而继发出血，对激素治疗无反应。

皮肤损害是常见且重要的特征，见于半数以上的患儿，表现为多见的面部斑丘疹或湿疹样皮疹，甚至为化脓性皮疹，黄色瘤，牛奶咖啡斑等。

【实验室检查】

1. 血象 白细胞>10×10^9/L，25~35×10^9/L，5%~10%的患者外周血白细胞>100×10^9/L；单核细胞轻度或中度增多，绝对计数>1×10^9/L；外周血原始细胞比例一般在5%~20%。外周血涂片主要表现为白细胞及单核细胞增高，可见各阶段粒系细胞、单核样细胞和幼红细胞，嗜酸性细胞和嗜碱性细胞可增多。Hb轻中度减低，多数患者Hb 70~110g/L；半数患者PLT在50×10^9/L以下，14%的患者<20×10^9/L。

2. 胎儿血红蛋白测定 HbF增多，2/3的患儿HbF>10%，HbA2减低。

3. 骨髓 粒系增生，单核系幼稚细胞增多，原粒细胞<20%。可见病态造血，红系病态造血少见，巨核细胞减少。骨髓病理在部分患儿可见纤维增生，但较CML少见。

4. 细胞遗传学和分子生物学 无Ph^1染色体，30%患者可见-7，4%的患儿+8（8-三体），可见+21（21-三体）。

约75%的JMML患儿可检出*NF1*、*NRAS*、*KRAS*、*PTPN11*、*CBL*基因突变。15%的JMML患儿虽然能检出*NF1*基因突变，但没有多发性神经纤维瘤Ⅰ型的临床表现。约30%的患儿具有*RAS*基因突变，但同一病例中没有发现*NF1*和*RAS*基因的同时突变。

5. 细胞培养 粒单系祖细胞（CFU-GM）可在缺乏外源性生长因子时大量自发生长，而正常造血祖细胞生长受抑，并且这种自发生长表现为对粒-巨噬细胞集落刺激因子（GM-CSF）具有选择性，抗GM-CSF抗体可选择性的抑制JMML克隆的生长，而其他生长因子抗体不能抑制其克隆生长。

6. 其他检查 70%的患者血清溶菌酶增加；25%的患者抗核抗体滴度升高和抗人球蛋白试验阳性；免疫球蛋白呈多克隆增加，出现高免疫球蛋白血症；中性粒细胞碱性磷酸酶减低、正常或增加；维生素B_{12}水平增加。

【诊断标准】 参照2016 WHO JMML诊断修订标准：所有病人必须满足条目1，在此基础上若能满足条目2或条目3，即可诊断为JMML（表36-14）。

表36-14 2016 WHO JMML诊断修订标准

1. 临床和血液学特征（必须具备下列4条）
（1）外周血单核细胞≥1×10^9/L
（2）外周血和骨髓原始细胞百分比<20%
（3）脾大
（4）费城染色体（*BCR1/ABL*重排）缺失
2. 遗传学检查（满足下列1条）
（1）体细胞*PTPN11**或*KRAS**或*NRAS**突变
（2）临床诊断NF1或*NF1*突变
（3）种系*CBL*突变和*CBL*杂合缺失#
3. 对于没有遗传特征的患者，除了要满足标准1的临床和血液学特征外，还必须满足以下条件
（1）血红蛋白F（HbF）增加（对年龄而言）
（2）血涂片可见幼稚髓系或红系细胞
（3）集落分析存在GM-CSF刺激超敏反应
（4）STAT5过度磷酸化

*需要排除种系变异（特指努南综合征）；#偶有杂合剪切位点的突变病例。

【鉴别诊断】

1. **婴幼儿期类白血病反应**　可有肝脾大，血小板减少，末梢血象中偶见中晚幼粒及有核红细胞，但往往存在慢性感染灶，无单核细胞增高及 HbF 明显升高。

2. **巨细胞病毒及 EB 病毒感染**　可有发热、肝脾大、淋巴结肿大，白细胞增多，血小板减少，但骨髓常增生低下，巨核细胞不减少，无明显单核细胞增高及 HbF 明显升高。病毒学检查为阳性。

3. **朗格汉斯组织细胞增生症**　可表现为白细胞增多，单核细胞增多，肝脾大，皮肤损害。与 JMML 特征性的鉴别是绝大多数患儿有骨骼的损伤并在骨髓、脾、皮肤等组织中发现 S-100+的朗格汉斯细胞。

4. **CML**　CML 患儿亦可表现为白细胞增多、脾大，需与 JMML 患儿进行鉴别（表 36-15）。

表 36-15　JMML 与 CML 比较

项目	JMML	CML
性别	男>女	男=女
发病年龄	<4 岁，1~2 岁多见	>4 岁，10~12 岁多见
起病急缓	急	缓
症状		
发热	多见	少见
皮疹	多见	少见
贫血	中度	轻、中度
出血	多见	少见
体征		
肝大	多显著	多不显著
脾大	显著	巨脾
淋巴结肿大	多见	少见
血象		
白细胞	<10 万	>10 万
嗜酸性细胞	正常	↑
嗜碱性细胞	正常	↑
淋巴细胞	正常	↓
单核细胞	增多明显	正常
有核红细胞	多见	少见
血小板	↓	↑或正常
骨髓		
白∶有核红细胞	(2~5)∶1	(10~50)∶1
巨核细胞	减少	正常
其他		
胎儿血红蛋白	15%~50%	正常或稍高
白细胞碱性磷酸酶	减少	减少
尿、血溶菌酶	增加	正常
Ph^1 染色体	阴性	阳性
急变时间	短（平均 4 个月）	长（1 年以上）
治疗效果	差	对 TKI 疗效好
平均生存期	9 个月	3 年长期生存

【治疗】　目前，JMMA 的治疗尚无规范统一的化疗标准方案，HSCT 是 JMML 唯一的根治手段。

常规的化疗手段并不能改善 JMML 患者病情的进展及预后，只能作为造血干细胞移植前的辅助及桥接手段。常见方案有单药应用 6-巯基嘌呤，或联合小剂量的阿糖胞苷。有文献报道氟达拉滨联合大剂量的阿糖胞苷可用于肺部浸润或病情危重的 JMML 患儿，但也只能短暂控制病情，并不能获得完全缓解。

1. **靶向治疗**　JMML 的靶向治疗主要是抑制 RAS 及其调控通路中的相关蛋白（如 P13K、MEK 及 mTOR 等）。FTI R115777 是一种法尼基蛋白转移酶抑制剂，靶分子是 RAS 蛋白。COG 近期完成的一项临床Ⅱ期试验表明，FTI R115777 可使 47%的初诊 JMML 患儿得到缓解。其他一些靶向药物如 SHIP-1（细胞因子信号抑制剂）、E21R（GM-CSF 类似物）、唑来膦酸（zoledronicacid，RAS 通路抑制剂）等，正在细胞及动物中进行研发。

2. **基因治疗**　SHIPL1（the SH2 containing inositol 5-phosphatase1）蛋白是一种细胞信号传导抑制蛋白，有研究将 SHIPL1 通过转基因技术导入含有 *KRAS2* 突变或 *PTPN11* 突变的 JMML 细胞内，可以抑制其增殖。可能成为治疗 JMML 患者的一个有效途径。

3. **造血干细胞移植**　JMML 的化疗效果不佳，造血干细胞移植是目前唯一明确能改善 JMML 预后的治疗方法。但移植前的化疗迄今没有标准方案，对无明显症状的 JMML 患儿，在等待适合供者时，可以观察而无需治疗。移植前强化疗已不再推荐，如果患儿具有高白细胞及明显脏器浸润，可用 6MP 50mg/(m^2·d)。也可加用维 A 酸，但治疗效果不肯定。对病情严重患儿，可用小剂量阿糖胞苷 40mg/(m^2·d)，5 天；如果效果不佳，可联用蒽环类药物。移植前是否脾切除仍有争论，过去美国儿童肿瘤协作组（COG）对 JMML 患儿均在移植前行脾切除，但欧洲 EWOG-MDS 协作组临床试验结果表明，JMML 移植前行或不行脾切除，无病生存率和复发率均无显著差异。JMML 患儿经移植治疗后，5 年长期生存率可达 50%以上，而移植相关死亡率在 15%以下。

【病程与预后】　JMML 预后差，多数自然生存期短于 9 个月，但其病程存在异质性，并与诊断时年龄明显相关。67%的婴儿 JMML 平均生存期可达 5 年，而 1 岁以上的儿童 JMML，若不治疗，将不能获得长期缓解。提示预后良好的因素有：①年龄<1 岁；②HbF<15%；③PLT>40×10^9/L；④无克隆性遗传学异常者。具有良好因素的患儿，即使不行造血干细胞移植，也有一半的孩子可获得 2~4 年的长期生存。

五、其他特殊类型白血病

1. 先天性白血病(congenital leukemia,CL) 指新生儿时期(4周以内)发病者。绝大多数是急性粒细胞白血病。其临床表现除一般急性白血病的共同特征外,皮肤损害最为突出,甚至可为首发症状。多为结节性皮肤浸润,结节较硬,可移动,表面皮肤常呈蓝色或灰色。直径大约为0.2~0.3cm,多见于头部、面部、耳、鼻或躯干部,表面偶可形成溃疡。皮肤损害亦可表现为丘疹、多形性红斑、出血斑,湿疹或疱疹样损害。初生时贫血常不明显,但生后血红蛋白常很快下降而出现贫血。血小板减少。白细胞一般增高,甚至可高达1 000×10^9/L。急性粒细胞白血病时原始粒细胞约为10%~80%。骨髓所见与其他时期的白血病相同。本病可合并其他先天畸形。诊断本病时应与新生儿败血症、新生儿溶血以及其他疾病引起的类白血病反应相鉴别。本病一般病程较短,患儿多于2~3个月内死亡,对化疗药物不敏感。

2. 毛细胞白血病(hairy cell leukemia,HCL) 旧称白血病性网状内皮组织增生。本病以出现形态学上特异的多毛细胞为特征。这种细胞在光镜下为圆形、椭圆形或多角形,胞质边缘不规则,呈锯齿状或毛状突起,因而得名。细胞核常不规则,核周常有一圈光晕,偶见核仁,胞质量中等,瑞氏染色呈天蓝色。扫描电镜下可见细胞膜表面有较多散射状的细长毛状突起,一部分细胞呈皱褶状突起。其细胞膜单克隆抗体表型属成熟B淋巴细胞,膜表面免疫球蛋白(SmIg)大多为阳性。酸性磷酸酶阳性,且不被酒石酸抑制。

临床表现在成人以慢性病程者多见,70%~90%的病例有明显脾肿大,部分病人常因体检时发现脾肿大而确诊,约半数病例有肝肿大,淋巴结肿大多不显著。周围血象常表现全血细胞减少,多数病例有明显粒细胞减少。骨髓检查比较困难,往往呈“干抽”现象,需做骨髓活检。骨髓表现粒系增生减低,网状纤维增多,有中度至广泛的毛细胞浸润。小儿时期此病罕见,多为急性病程,一般为3~10个月。

诊断主要依据找到典型的毛细胞。此病对目前常用化疗效果不佳。脾切除可使生存期明显延长,并能纠正全血细胞减少。文献报道应用α干扰素治疗有一定效果。

3. 嗜酸粒细胞白血病 本病罕见,临床除具有急性白血病的共同症状外,常有心脏、中枢神经系统和肺等脏器的浸润症状。心脏浸润可出现心室壁血栓、心内膜、心肌纤维化和坏死,表现为充血性心力衰竭以及心电图异常改变。尚可见嗜睡、昏迷、抽搐、偏瘫等中枢神经系症状。肺浸润可出现慢性咳嗽、呼吸困难、青紫、肺部杂音等。

血象中嗜酸粒细胞明显持续增多,多数高达60%以上,并常有幼稚型嗜酸粒细胞。骨髓中嗜酸粒细胞增多、形态异常、核左移、有各阶段幼稚嗜酸粒细胞、原粒细胞>5%。

诊断需排除其他原因所致的嗜酸粒细胞增多。本病化疗效果不好。

4. 嗜碱粒细胞白血病 本病亦少见。临床症状以贫血、出血症状较突出,肝、脾、淋巴结肿大少见。

血象中嗜碱性粒细胞明显增多,并有幼稚型嗜碱粒细胞。骨髓中可见大量嗜碱性粒细胞,原始粒细胞增多,各阶段嗜碱性粒细胞增多,核左移。胞质中有粗大颗粒,甲苯胺蓝或闪花蓝(Astia Blue)染色阳性,以此可与中性粒细胞相区分。

诊断应排除其他原因所致的嗜碱性粒细胞增多。化疗效果不佳,常引发DIC,多在短期内死于颅内出血及内脏出血。

六、青少年白血病

青少年(包括少年及青年,adolescents and young adults,AYAs)白血病是广义儿童(0~18岁)白血病中的一个特殊部分。其年龄界定尚无统一标准,我国公安部将AYAs标准认定为13~25岁,世界卫生组织将AYAs的年龄界定为10~19岁;美国国立癌症研究院定义为15~39岁,英国国家癌症研究院定义为13~24岁。儿童白血病预后已得到极大提高,但AYAs患者治疗疗效并未得到同等程度的提升,一直以来生存率劣于儿童。AYAs白血病患者一部分在儿童医院按“大儿童”白血病方案诊治,另一部分在成人医院按“小大人”行成人方案诊治,均未得到充分重视,导致AYAs急性淋巴细胞白血病ALL的无病生存率和生存质量明显低于1~12岁的白血病儿童。

自20世纪初以来,对AYAs白血病及其肿瘤的研究日趋重视,如美国儿童肿瘤研究组(Children's Oncology Group,COG)在2000年成立了AYAs肿瘤研究小组,欧洲BFM协作组也开展了对AYAs肿瘤的研究,尤其是英国在2005年建立了“国家癌症研究所AYAs临床研究组(national cancer research institute teenage and young adult clinical studies group)”和“AYAs 癌症基金会(teenage cancer trust,TCT)”,使 AYAs 白血病和肿瘤的诊治研究具有系统性和团队性。北京儿童医院从 2010 年开始组建 AYAs 白血病多学科诊治团队(multi-disciplinary team,MDT),从医疗、护理、心理、内分泌、营养等多方面对白血病 AYAs 进行干预,不断提高他们的治疗效果和生存质量。

【生物与心理特点】

1. AYAs 白血病的临床及生物学特点　AYAs 白血病具有自己独特的临床和生物学特点。AYAs 白血病中约 60%的白血病是 ALL,40%是急性髓细胞性白血病(AML)。ALL 发病率与年龄密切相关,其发病高峰是 3~5 岁,青少年时期开始发病率逐渐处于低谷。ALL 约占儿童期白血病的 80%,而至青少年期白血病发生率则降至 56%。青少年 ALL 以男性为主(约占 65%),其发病高峰出现在 15~20 岁。研究资料表明,与儿童白血病相比,青少年 ALL 中的 T 细胞白血病较多,t(9;22)易位发生率较高,中枢神经系统受累较多,而预后良好的因素如染色体多倍体、t(12;21)易位、普通 B 淋巴细胞表型等在 AYAs 白血病中却相对少见,这些生物学特点是导致 AYAs 白血病治疗效果欠佳的重要因素。近年来,随着基因测序技术的不断发展,发现 AYAs 白血病的基因学特征也与儿童白血病相差很多。如在儿童 ALL 中,Ph 样 ALL 的发生率只有 10%左右,但在青少年 ALL 中,却高达 25%~30%。并且通过单核苷酸多态性微阵列分析和基因表达谱分析还发现,儿童 Ph 样 ALL 细胞中 *ABL1*、*ABL2*、*CSF1R*、*PDGFRB* 基因与其他基因发生融合的频率较高,而在青少年 Ph 样 ALL 细胞中,*JAK2* 的易位更为常见。另外青少年 ALL 中,*NRAS* 和 *KRAS* 的突变、*IKZF1* 缺失、21 号染色体内部扩增(intrachromosomal amplification of chromosome 21,iAMP21)发生率也较儿童期高(见表 36-16)。

与 ALL 不同,AML 发病率在 2 岁内出现高峰,随后逐渐下降,至青少年期发病率再次出现升高。一项针对 5 564 例新发 AML 的研究结果显示:相比婴儿及儿童 AML,青少年 AML 呈现更高频率的正常遗传学表现型、t(8;21)、inv(16)/t(16;16)及 11q23,而较少出现复杂核型、-7 及-5。此外,COG 最新研究发现部分基因突变发生频率与年龄存在相关性。如 *NPM1* 突变在婴儿期仅为 3%,儿童期为 10%,至青少年期则升至 18%。与此相反,*NRAS* 突变则更多见于婴儿期(23%),至青少年期则降至 7%。

2. AYAs 白血病患者的心理特点　青少年处于心理-生理急剧变化的阶段,是一个心理、生理向成人过渡但并不健全的群体。AYAs 白血病患者易出现抑郁、焦虑以及自闭的心理问题,某些患者甚至出现自杀倾向。AYAs 白血病患者通常需要面对两大挑战,一是经历身心由幼稚到成熟的转变;二是白血病疾病本身。处于青春期的患者在双重压力下,其心理往往呈现出波动大、抗拒强、变化快等特点。有一定认知的他们因重病愧对父母而极度自责,也因疾病折磨自己而愤怒难遏,在各种各样复杂心理背景下,他们往往拒绝沟通,伪装真实感受,这对疾病的诊治造成了困难。而在后期治疗中,抗拒及逆反心理使得他们依从性差,拒服或故意漏服药物导致治疗无法保质保量,这也成为其治疗效果及预后比儿童白血病差的重要原因。

【临床试验研究与治疗方案选择】

1. AYAs 白血病参加临床试验研究的情况　开展白血病方案的多中心临床试验研究是提高白血病治疗效果的最佳途径。研究发现,儿童白血病入组临床试验的比例明显高于 AYAs 白血病入组临床试验的情况。在美国,85%的儿童白血病加入由美国国立癌症研究所资助的临床试验研究,但 AYAs 肿瘤患者加入的临床试验研究却很少。Stiller 等总结了英国英格兰和威尔士地区 1984—1994 年的白血病诊治情况,发现小于 14 岁的白血病患者有 80%进入临床研究,而 15~29 岁的白血病患者只有 36%进入临床研究。

2. 治疗 AYAs 白血病的方案选择　国外大量研究表明,用儿童方案治疗青少年 ALL 的效果远比用成人方案的治疗效果好,5 年无病生存率分别是 70%和 40%左右。采用儿童 ALL 方案疗效好的重要原因是门冬酰胺酶的应用,而成人方案中则很少使用门冬酰胺酶。最近的一项调查报告显示,2008 年以前在成人医院治疗的青少年 ALL 均未采用儿童方案治疗。2008—2012 年,有 31%的青少年 ALL 采用儿童方案治疗,2013—2014 年又降到 21%。结果提示在儿童医学中心采用儿童方案治疗的青少年 ALL,均获得跟儿童相同危险度类型 ALL 相似的治疗效果,因此建议对 AYAs 白血病采用儿童方案进行治疗[15]。

美国 Dana-Farber 癌症研究所等 13 家研究中心将儿童 ALL 方案推广至 18~50 岁的新诊断 ALL 患者,取得了良好效果。共入组 92 例 ALL 患者,4 年无病生存率到达 69%,并且对化疗药物的耐受较好。

表 36-16 儿童和青少年急性淋巴细胞白血病的生物学特点比较

ALL 亚型	类别	发生率	基因改变	临床预后
超二倍体(染色体>50 条)	非整倍体	儿童高(25%),青少年<5%	Ras 通路,表观遗传修饰因子	预后良好
低亚二倍体(31~39 条染色体)	非整倍体	儿童<1%,青少年 5%	*IKZF2* 缺失,*TP53* 突变(通常遗传而来)	预后不良
近单倍体(24~30 条染色体)	非整倍体	所有年龄<3%	Ras 通路,*IKZF3* 缺失	预后中等
iAMP21	拷贝数增加	儿童和 AYAs 占约 3%	21 号染色体复杂结构变化	伴强化疗、低白细胞的预后良好
ETV6-RUNX1 t(12;21)(p13;q22)	TF 重排	儿童高(25%),青少年<5%	*PAX5* 缺失,*WHSC1* 突变	预后良好
ETV6-RUNX1 样	TF 重排	儿童约 3%	*ETV6* 融合和缺失,*IKZF1* 融合和缺失	未知
DUX4 重排	TF 重排	在青少年达高峰(约 8%)	*ERG* 缺失,*IKZF1* 缺失,Ras 通路	预后极好
KMT2A 重排	TF 重排	婴儿(约 90%)和成人(约 15%)高	Ras 通路(通常亚克隆)	预后不良,对硼替佐米或 DOT1L 抑制剂敏感
TCF3-PBX1 t(1;19)(q23;p13)	TF 重排	儿童约 5%,青少年少见		预后良好,CNS 复发
ZNF384 重排	TF 重排	在青少年达高峰(约 5%)	表观遗传修饰因子,Ras 通路	预后中等
MEF2D 重排	TF 重排	在青少年达高峰(约 7%)	Ras 通路	预后不良,对 HDAC 抑制剂敏感
NUTM1 重排	TF 重排	仅存于儿童(1%)	未知	预后良好
TCF3-HLF t(17;19)(q22;p13)	TF 重排	所有年龄组罕见(<1%)	*TCF3* 突变,*PAX5* 缺失,Ras 通路	预后极差,对 Bcl2 抑制剂敏感
PAX5alt	其他 TF 驱动	儿童最高(约 11%)	*PAX5* 融合、突变、扩增	预后中等
PAX5 P80R	其他 TF 驱动	成人最高(约 4%)	信号改变	未明
BCL2/MYC 重排	其他 TF 驱动	几乎仅存于青少年和成人(约 3%)	未知	预后不良
Ph 样	激酶驱动	在青少年达高峰(25%~30%)	多种激酶改变,*IKZF1* 缺失和突变,*CDKN2A/B* 缺失	预后不良,适合 TKI 治疗
BCRBCR-ABL1 t(9;22)(q34;q11.2)	激酶驱动	儿童 2%,青少年 6%	*IKZF1* 缺失和突变,*CDKN2A/B* 缺失	预后不良,可被 TKI 改善
其他		儿童约 5%,青少年约 10%	未知	预后中等

注:TF(transcription factor):转录因子。

关于青少年AML，目前研究报道较少。美国的检测、流行病学及最终结果资料库（US surveillance epidemiology and end results，SEER）1975—2011年登记数据显示，年发病率为4.4/10万，15~29岁青少年AML的20年生存率为20%~27%。美国MD安德森癌症中心总结了1965—2009年收治的432例16~29岁青少年AML的诊治情况，占全部成人AML的11%。发现青少年AML的预后好于其他年长AML，但仍然低于儿童AML，5年无病生存率和总体生存率分别是28%和31%[16]。

AYAs白血病临床试验，但单中心报道仍提示青少年ALL的治疗效果明显低于儿童ALL。首都医科大学附属北京儿童医院总结了2008—2012年收治的723例ALL病例的临床资料，其中10~18岁AYAs患者102例，均采用CCLG-2008儿童ALL方案治疗。相比儿童患者，AYAs患者骨髓免疫分型具有更高T系表达比例（14.71% *vs.* 5.8%），且细胞遗传学特征分析提示AYAs患者中存在明确的预后不良基因t（9；22）（8.82% *vs.* 4.99%）以及t（1；19）（8.82% *vs.* 5.15%）表达比例增高的趋势，而提示预后良好的t（12；21）（21.74% *vs.* 8.82%）发生比例则显著性减低。但在相同危险分组情况下，中危组中AYAs组与儿童组两个年龄组5年整体生存率与无事件生存率未见显著统计学差异，分别为（92.88% *vs.* 90.86%）与（77.09% *vs.* 82.9%）。但在高危组中，AYAs组患者5年EFS明显低于儿童组（42.78% *vs.* 54.12%）。

【康复AYAs白血病的长期并发症】 AYAs白血病在治疗过程中，需要多药化疗。ALL治疗包括烷基化剂、蒽环类药物、大剂量类固醇激素及频繁的鞘内化疗，有时还需要颅内放疗。AML和ALL存活者均接受了大量累积剂量的蒽环类药物，这使他们具有心肌病和心脏代谢异常的风险。相比儿童，AYAs患者对于颅脑放疗所导致的副作用如继发肿瘤、内分泌功能异常等耐受性更差。此外，AYAs白血病存活者的社会心理和健康行为也受到很大影响。

1. 心脏损害 化疗药中对心脏损害最大的是蒽环类药物，高危组方案（包括大多数AYAs年龄范围内患者）通常使用较高的累积剂量，而心肌病和充血性心力衰竭（congestive heart failure，CHF）的风险与蒽环类药物剂量累积呈正相关。在607名接受蒽环类药物治疗并随访的儿童和AYAs癌症存活者的大队列研究中，累积剂量大于300mg/m^{2}的患者比小于300mg/m^{2}的患者的心衰风险高11.8倍。虽然蒽环类药物的“安全剂量”尚无明确界定，但美国COG的最新数据以及国际儿童癌症迟发效应指导方针协调组的报告提示：接受250mg/m^{2}或更高累积剂量的蒽环类药物的儿童癌症存活者具有较高的心肌病发生风险。除了蒽环类药物，其他的治疗暴露如纵隔辐射、环磷酰胺和难以控制的高血压，也会增加心血管疾病发生的风险。

因此，对白血病存活者的心脏功能追踪观察非常重要。COG建议在完成心脏毒性治疗后2年内复查一次超声心动图，在诊断后5年复查一次，此后每5年复查一次。首都医科大学附属北京儿童医院对完成蒽环类治疗的患者，监测的时间点是完成强化疗后（即维持前）、停药时、停药后3年内每6~12个月进行超声心动图评估。

2. 内分泌疾病与性腺功能障碍 内分泌系统很容易受到癌症治疗特别是颅脑放疗的影响。接受颅内放射治疗的患者容易发生一种或多种垂体前叶激素的缺乏，这些激素包括生长激素（growth hormone，GH）、卵泡刺激素、黄体生成素、促肾上腺皮质激素和促甲状腺激素。虽然AYAs患者已完成部分生长发育，但GH在整个生命中都扮演着重要的角色。成年期GH缺乏可导致疲劳、身体成分异常（脂肪量增加、肌肉量减少）、骨量减少，并可导致心血管疾病风险增高。GH缺乏的AYAs可能无法达到骨量峰值，因此增加了未来骨质疏松的风险。

男性和女性的性腺功能在暴露于化疗和/或放疗后会受到影响。ALL或AML的标准治疗方案对AYAs人群的性腺组织没有特别毒性。然而，对于接受高强度化疗的高危或复发患者则存在卵巢早衰或睾丸功能受损的风险。对于需要造血干细胞移植的ALL或AML患者，暴露于大剂量烷基化剂和全身辐射将导致大多数女性的性腺功能衰竭。对于男性，造血干细胞移植所需使用的白消安、大剂量环磷酰胺、美法仑及全身辐射会导致男性性腺功能衰竭。暴露于大剂量烷基化剂可导致生殖上皮功能衰竭，导致少精症或无精症，对睾丸的辐射可导致生殖上皮损伤和无精症，以及间质细胞功能障碍和睾酮缺乏。

有研究提示在诊断后5年，对平均年龄为14.5岁的儿童癌症存活者评估心血管病风险和胰岛素抵抗的结果显示：相对于兄弟姐妹对照组，存活者有更严重的肥胖、更高比例的脂肪和更低的净体重（去脂体重）。研究发现，这些存活者的总胆固醇、低密度脂蛋白胆固醇和甘油三酯水平较高，且根据血糖钳夹试验，他们比对照组更具有胰岛素抵抗性。这些发现意义重大，因为它表明了心血管病危险因素从儿童期一直延续到成年。如果在更年轻的时候就已经存在，这些因素很可能会导致早期心血管病的风险,甚至可能导致死亡。AYAs 存活者应定期检测血压、空腹血脂和基线血糖,鼓励适当锻炼、营养均衡饮食,并进行营养及健康咨询。

3. 骨坏死 虽然骨坏死(osteonecrosis,ON)通常在治疗期间出现,但其潜伏期在治疗后可长达十余年。发生骨坏死的主要危险因素是全身应用类固醇激素和放射治疗。因此,这种并发症主要见于 ALL 存活者或造血细胞移植后接受类固醇治疗移植物抗宿主病的患者。在 ALL 患者中骨坏死的总发病率约为 5%,但 AYAs 患者的发病风险较高。地塞米松所致骨坏死发病率高于等效剂量的泼尼松所致骨坏死发病率。

4. 继发肿瘤 关于继发性肿瘤(subsequent neoplasm,SN)风险的现有数据主要来自儿童期 ALL 的长期存活者。St. Jude 儿童研究医院对 980 名 ALL 幸存者(年龄≥18 岁、距初诊≥10)的随访调查发现,180 人(18.4%)继发 626 种第二肿瘤,其中良性肿瘤 123 例次、恶性肿瘤 503 例次。除 4 人外的所有人均有前期放疗病史。第二肿瘤中,中枢神经系统肿瘤最为常见,其次为甲状腺癌,由于现代儿童白血病的治疗已取消中枢神经系统白血病的预防性放疗,SN 的总体风险显著降低[17]。

5. 社会心理和健康行为影响 癌症相关的担忧可能会影响 AYAs 向成年人的转型、选择、教育、就业以及身份、亲密关系和家庭的建立。最近的数据显示,与对照组或年龄较大的存活者相比,AYAs 癌症存活者的抑郁症、创伤后应激症状、疲劳、注意力不集中和性功能障碍的发生率更高,但 AYAs 癌症存活者的个人成长意识也更高,但尚未有针对白血病 AYAs 存活者的专门研究。

通过对自 2009 年进入行为风险因素监测系统(behavioral risk factor surveillance system,BRFSS)的 350 000 人进行的队列研究发现,AYAs 存活者与同龄的一般人群相比,有更高的吸烟率(26% *vs.* 18%),肥胖率(31% *vs.* 27%),慢性疾病发病率(14% *vs.* 7%)和心理不健康率(20% *vs.* 10%)。

即使在白血病治疗缓解后,AYAs 白血病康复者的社会功能仍然比正常人差。AYAs 康复者可能感到他们与同龄人不同,这种不同导致他们没有归属感从而自我孤立。癌症的诊断对他们来说不仅是一种困扰,也改变了他们的生活。对于参加工作、建立亲密关系、成立家庭等社会功能存在消极影响。AYAs 癌症康复者工作率、结婚率要低于正常同龄人。研究显示,28%~33% 的 AYAs 血液肿瘤康复者未开始工作;与正常人相比,AYAs 血液肿瘤康复者结婚率要低 6%,而离婚率则高 8%。因此需要帮助 AYAs 存活者心理正常化及鼓励他们尽早融入社会。

【展望】 相信随着对 AYAs 白血病的关注不断提高,更多的临床试验研究结果将为 AYAs 白血病患者提供针对性的治疗策略。不仅如此,现代生物-心理-社会医学模式认为未来的治愈目标应是高质量的生存状态。强调适时的支持治疗及高质量的生存质量管理,制订完善的随访及干预体系,建立包括针对患者生理(生殖、内分泌等)、心理及社会功能的管理系统,由此可极大提高 AYAs 患者的生存质量。面对多领域的相互交融,最有效的方式则是建立多学科联合团队。英国从 2005 年起开始在各地肿瘤医院或专科医院建立了 AYAs 肿瘤中心(病房)及 MDT,为青少年患者提供了全方位的保障。首都医科大学附属北京儿童医院 AYAs 白血病 MDT 从 2010 年始建,成员包括血液/肿瘤学医师、护士、心理医师、营养师、内分泌医师、药剂师、社会工作者、游戏师、教师等,开展多维度、多层次的综合治疗。对 AYAs 白血病的治疗目标不再局限于躯体疾病得到痊愈,而是要努力让他们成为心理及社会适应良好的正常人。

(吴敏媛 郑胡镛 蒋慧 刘玉峰)

参考文献

[1] KAMPEN KR. The discovery and early understanding of leukemia. Leuk Res,2012,36:6-13.

[2] ZHENG R,PENG X,ZENG H,et al. Incidence,mortality and survival of childhood cancer in China during 2000—2010 period:A population-based study. Cancer Lett, 2015, 363(2):176-180.

[3] HUNGER SP, MULLIGHAN CG. Acute lymphoblastic leukemia in children. N Engl J Med,2015,373(16):1541-1552.

[4] PUI CH,NICHOLS KE,YANG JJ. Somatic and germline genomics in paediatric acute lymphoblastic leukaemia. Nat Rev Clin Oncol,2019,16(4):227-240.

[5] CUI L,LI ZG,CHAI YH,et al. Chinese Children Leukemia Group(CCLG). Outcome of children with newly diagnosed acute lymphoblastic leukemia treated with CCLG-ALL 2008:The first nation-wide prospective multicenter study in China. Am J Hematol,2018,93(7):913-920.

[6] PARK JH,RIVIÉRE I,GONEN M,et al. Long-term follow-up of CD19 CAR therapy in acute lymphoblastic leukemia. N Engl J Med,2018,378(5):449-459.

[7] ARBER DA, ORAZI A, HASSERJIAN R, et al. The 2016 revision to the World Health Organization classification of myeloid neoplasms and acute leukemia. Blood, 2016;127(20):

2391-2405.

[8] BOLOURI H, FARRAR JE, TRICHE T JR, et al. The molecular landscape of pediatric acute myeloid leukemia reveals recurrent structural alterations and age-specific mutational interactions. Nat Med, 2017, 24(1): 103-112.

[9] DINARDO CD, WEI AH. How I treat acute myeloid leukemia in the era of new drugs. Blood, 2020, 135(2): 85-96.

[10] POLLYEA DA, STEVENS BM, JONES CL, et al. Venetoclax with azacitidine disrupts energy metabolism and targets leukemia stem cells in patients with acute myeloid leukemia. Nat Med, 2018, 24(12): 1859-1866.

[11] LO-COCO F, AVVISATI G, VIGNETTI M, et al. Retinoic acid and arsenic trioxide for acute promyelocytic leukemia. N Engl J Med, 2013, 369(2): 111-121.

[12] ZHENG H, JIANG H, HU S, et al. Arsenic Combined With All-Trans Retinoic Acid for Pediatric Acute Promyelocytic Leukemia: Report From the CCLG-APL2016 Protocol Study. J Clin Oncol, 2021, 39(28): 3161-3170.

[13] HIJIYA N, SUTTORP M. How I treat chronic myeloid leukemia in children and adolescents. Blood, 2019, 133(22): 2374-2384.

[14] Current Treatment of Juvenile Myelomonocytic Leukemia. J Clin Med, 2021, 10(14): 3084-3090.

[15] ROBERTS KG. Genetics and prognosis of ALL in children vs adults. Hematology Am Soc Hematol Educ Program, 2018, 30(1): 137-145.

[16] O'DWYER K, FREYERDR, HORAN JT. Treatment strategies for adolescent and young adult patients with acute myeloid leukemia. Blood, 2018, 132(4): 362-368.

[17] MULROONEY DA, HYUN G, NESS KK, et al. The changing burden of long-term health outcomes in survivors of childhood acute lymphoblastic leukaemia: a retrospective analysis of the St Jude Lifetime Cohort Study. Lancet Haematol, 2019, 6(6): e306-e316.

第3节 淋巴瘤

【概述】 淋巴瘤是起源于淋巴结或结外淋巴组织的恶性肿瘤，儿童及青少年时期恶性肿瘤中占第3位，约占12%～15%。近10年的发病率已经从1.64/10万升至2.23/10万。儿童淋巴瘤包括非霍奇金淋巴瘤(non-Hodgkin lymphoma, NHL)和霍奇金淋巴瘤(Hodgkin lymphoma, HL)。

儿童淋巴瘤特点：①发病有性别差异，男女比例约为4∶1。②儿童NHL病理类型与成人不同，以高度恶性、高侵袭性淋巴瘤为主，伯基特淋巴瘤占40%左右，淋巴母细胞淋巴瘤占30%～35%，间变大细胞淋巴瘤占13%～15%，均明显多于成人。成人较常见的惰性淋巴瘤在儿童极为罕见。③临床进展快，容易出现中枢及骨髓转移，B症状多见。④化疗效果好，总体5年无事件生存率(EFS)达80%以上，疗效明显好于成人。

一、霍奇金淋巴瘤

【概述】 1832年霍奇金(Hodgkin)首先描述本病，后命名为霍奇金病(Hodgkin disease, HD)。WHO现已将HD重新定名为霍奇金淋巴瘤(Hodgkin lymphoma, HL)。北美0～14岁组白人儿童HL的年发病率为6.2/100万。上海市肿瘤登记系统显示，1986—1992年0～14岁组儿童HL年发病率为2.39/100万，男女比为2.3∶1。

20世纪50年代仅用局部放疗，对Ⅰ～Ⅱ期病例治疗有效。60年代MOPP(nitrogen mustard、vincristine、procarbazine、prednisone)4药联合化疗方案使约50%的病例获得长期生存，但发现髓系白血病(AML)、不育发病率增加，为减少这两个合并症的发生，1970年制订了ABVD方案(doxorubicin、bleomycin、vinblastine、dacarbazine)，但ABVD中应用较大量蒽环类药物可导致远期心肌毒性。自20世纪80年代起儿科专家对HL的化疗、放疗进行了不断的修正使之更适用于儿童[1]。

【发病机制】 流行病学调查提示EB病毒、疱疹病毒6、巨细胞病毒感染可能与发病有关。EBV检出率与年龄、种族、地理区域、社会经济状态相关，亚洲地区较高，可高达90%，小于10岁、社会经济较差地区较为高发。EB感染使HRS细胞免于凋亡。由于NOTCH-1、STAT(STAT 3,5,6)、酪氨酸激酶AP-1转录子、NFκB等信号通路变异使HRS细胞凋亡受抑制，是细胞恶变的主要机制。

【临床表现】

1. 全身症状 非特异性全身症状包括发热、乏力、厌食、轻度消瘦、瘙痒。原因不明的38℃以上或周期性发热、6个月内体重减轻10%以上、大量(如湿衣服)夜间盗汗被定义为HL的B症状。与预后有较高相关性。

2. 淋巴结肿大 大部分病例有无痛性锁骨上、颈部或其他部位淋巴结肿大,淋巴结质韧,有橡皮样感觉。纵隔淋巴结浸润引起咳嗽等气道受压症状。

3. 免疫功能紊乱 可合并免疫性血小板减少和贫血。

【辅助检查】

1. 影像学检查 胸腹盆腔影像学检查(以增强CT检查为主)、疑有骨骼浸润时全身骨扫描。PET/CT作为分期诊断和评估早期治疗反应的依据。

2. 血液系统检查 早期疾病常无变化,晚期病例可出现贫血、血小板减少等表现。

3. 非特异性指标 血沉、铁蛋白可增高,C反应蛋白也可增高,这些指标无特异性,可作为随访综合评估的指标。

【诊断】 当发现无痛性淋巴结增大时应及时做肿块病理活检。避免诊断不明时使用激素及化疗类药物,以免延迟诊断或误诊。

1. 病理诊断及分型 HL必须依赖病理诊断,开放性手术活检因样本量充足为最佳。细针穿刺样本过少并缺少病理所需结构,不推荐。活检病变组织中常有正常淋巴细胞、浆细胞、嗜酸细胞、组织细胞反应性浸润,伴有细胞形态异常的R-S细胞。未见到R-S细胞时很难诊断本病。1966年提出的Rye分类系统,将HD分为4个组织学亚型。1994年Real及2001/2008/2016年WHO又分别在此基础进行了修订,见表36-17。

2. 分期诊断及标准 以病理诊断为依据,完整的诊断还必须包括治疗前疾病分期,常规分期检查包括以下项目:全身体格检查、骨髓活检及涂片、胸腹盆腔影像学检查。越来越多的肿瘤中心将PET/CT检测作为初诊分期及早期治疗(一般为2个疗程)后对治疗反应评估的依据[1,2]。HL分期系统为Ann Arbor分期标准(表36-18)。

表36-17 病理分型的变迁及WHO 2008/2016分型标准

Rye(1966)	REAL(1994)	WHO(2008/2016)	发生比例/%
淋巴细胞优势型	淋巴细胞优势型(类肉芽肿)	结节性淋巴细胞优势型(NHPHL)	<5
弥漫生长型	经典型	经典型(CHL)	
结节生长型	结节硬化型	结节硬化型	40~70
结节硬化型	富含淋巴细胞型	富含淋巴细胞型	<5
混合细胞型	混合细胞型	混合细胞型	30
淋巴细胞削减型	淋巴细胞削减型	淋巴细胞削减型	<5

表36-18 HL Ann Arbor分期系统

分期	定义
Ⅰ期	单个解剖区淋巴结(Ⅰ),或单个结外脏器或部位病变($Ⅰ_E$)
Ⅱ期	横膈同一侧的≥2个淋巴结区病变(Ⅱ)。或横膈同一侧的单个结外脏器或部位肿块,伴有区域淋巴结浸润或≥2个淋巴结外病变($Ⅱ_E$)
Ⅲ期	横膈两侧淋巴结病变(Ⅲ),伴有脾浸润($Ⅲ_S$),伴有结外病变($Ⅲ_E$),或两者都有($Ⅲ_{SE}$)
Ⅳ期	广泛或布散性结外器官/组织病变、伴或不伴淋巴结浸润

3. 临床危险度分组诊断 根据影响临床预后的各个因素,主要由肿瘤大小、分期、是否存在B症状、治疗反应等进行归纳分成不同临床危险度的组别,不同危险度组别接受不同强度的治疗,以避免过度和不足治疗。但各个协作组或大型肿瘤诊疗中心的临床危险分组标准不完全相同,如美国COG目前将其分为高危和标准危险度两个组别:标危组:①Ⅰ期A或B型;②Ⅱ期/Ⅲ期A型;③Ⅱ期B型无巨大肿块。高危组符合任何1条:①Ⅱ期B伴巨大肿块;②Ⅲ期B;③Ⅳ期A或B。也有协作组或治疗中心分3个临床危险组。

临床症状A、B两组定义:A型临床上无:①6月内体重减少>10%;②反复无原因发热>38.0℃;③夜间盗汗。B型有上述任何一项。巨大肿块定义:符合任何一条即为巨大肿块,①单个肿块或融合肿块6cm;②纵隔肿块在横膈顶上方12~15cm处纵隔宽度>1/3胸腔[3]。

【鉴别诊断】 HL需与其他恶性淋巴瘤相鉴别,如原发于纵隔的淋巴母细胞性淋巴瘤和弥漫大B细胞淋巴瘤,或同样可表达CD30的间变大细胞淋巴瘤。一般来说其他非霍奇金淋巴瘤(NHL)临床起病较快、尿酸和乳酸脱氢酶相对高。其他如纵隔生殖细胞瘤、软组织肿瘤、感染性和其他炎性淋巴结病等在病理上也应仔细鉴别。病理检查是必须的鉴别手段。

【治疗】 儿童HL治疗目标是使疾病获得完全缓解并长期无病生存,同时获得相对正常的远期生活质量。目前对HL主要的治疗手段仍是化疗和放疗,手术主要目的为病理活检明确诊断。

1. 放疗 20世纪50年代以来放疗方法在不断改进,儿童放疗与成人逐渐形成差别。由于放疗的远期副作用,因此多个临床试验逐步采用依据临床不同危险度和治疗反应调整放疗剂量的方式,对部分低危和治疗反应良好者减少剂量、缩小放疗野或取消放疗,以减少放疗带来的远期合并症。目前对儿童以全身化疗为主,联合肿瘤浸润野低剂量放疗为标准治疗(18~25Gy)。有研究提示如治疗早期肿瘤对化疗反应好,如两个疗程即能达到完全缓解,可避免放疗。但对高危病例来说,化疗联合放疗疗效优于单纯化疗。

2. 化疗 自1980年以来联合治疗逐步改进,目前通常采用累及野低剂量15.0~25.5Gy放疗加2~4个疗程非交叉耐药组成的化疗方案(低危组)和4~6个疗程非交叉耐药组成的化疗方案(高危组)。化疗方案药物组成的原则是:单药也对HL敏感、药物作用机制不同且非交叉耐药、相对低的药物毒性并不与其他药物叠加。德国儿童血液/肿瘤协作组GPOH-HD系列方案、美国儿童肿瘤协作组COG系列方案以及Stanford、St. Jude和Dana-Farber联盟系列研究方案较为突出。对于低危组而言均提示低危组早期化疗CR者可避免放疗;中高危组治疗而言提示早期治疗反应评估对后续治疗有指导意义。

国际上较为常用儿童经典型HL化疗方案总结于表36-19[3]。

表36-19 儿童经典型HL化疗方案

28天1疗程				
方案名	药物	剂量	给药方式	第X天
MOPP	氮芥	6.0mg/m²	i.v.	1,8
	长春新碱	1.4mg/m²	i.v.	1,8
	丙卡巴肼	100mg/m²	p.o.	1~15
	甲泼尼龙	40mg/m²	p.o.	1~15
COPP	环磷酰胺替代MOPP中氮芥	600mg/m²	i.v.	1,8
COPDac	达卡巴嗪替代COPP中丙卡巴肼	250mg/m²	i.v.	1~3
OPPA	长春新碱	1.5mg/m²	i.v.	1,8,15
	丙卡巴肼	100mg/m²	p.o.	1~15
	甲泼尼龙	60mg/m²	p.o.	1~15
	表柔比星	40mg/m²	i.v.	1,15
OEPA	Vp-16替代OPPA中丙卡巴肼	125mg/m²	i.v.	2~6
ABVD	表柔比星	25mg/m²	i.v.	1,15
	博来霉素	10U/m²	i.v.	1,15
	长春地辛	6mg/m²	i.v.	1,15
	达卡巴嗪	375mg/m²	i.v.	1,15
COPP/ABV	环磷酰胺	600mg/m²	i.v.	1
	长春新碱	1.4mg/m²	i.v.	1

36章

续表

28天1疗程				
方案名	药物	剂量	给药方式	第X天
COPP/ABV	丙卡巴肼	100mg/m²	p. o.	1~7
	甲泼尼龙	40mg/m²	p. o.	1~14
	表柔比星	35mg/m²	i. v.	8
	博来霉素	10U/m²	i. v.	8
	长春地辛	6mg/m²	i. v.	8
VAMP	长春地辛	6mg/m²	i. v.	1,15
	表柔比星	25mg/m²	i. v.	1,15
	甲氨蝶呤	20mg/m²	i. v.	1,15
	甲泼尼龙	40mg/m²	p. o.	1~14
ABVE-PC(每21天)	表柔比星	25mg/m²	i. v.	1,2
	博来霉素	5U/m²	i. v.	1
	博来霉素	10U/m²	i. v.	8
	长春新碱	1.4mg/m²	i. v.	1,8
	Vp-16	125mg/m²	i. v.	1~3
	甲泼尼龙	40mg/m²	p. o.	1~7
	环磷酰胺	800mg/m²	i. v.	1

*引自:MONIKA L. METZGER,MATTHEW J. Krasin,JOHN K. CHOI,et al. In:PizzoPA,Poplack DG,eds. Principles and practice of pediatric oncology,7th ed. Wolters Kluwer,2016:568-584。

3. HL复发　HL局部复发有时较难与感染、胸腺增生恢复、无菌性炎症、炎性结节性病变等相鉴别,因此临床考虑复发时需经病理确认。首次诊断为低危组、治疗负荷相对低的患者再治疗疗效较好,甚至可达70%再治疗成功率。再治疗方案应根据初治失败方案做相应调整。

近期HL新的药物如偶联微管蛋白抑制剂抗CD-30单克隆抗体(Brentuximab vedotin)在复发难治HL中可获得40%~80%的治疗反应率。研究已经发现PD-1表达增加、PD-L1/PD-L2变异是经典型HL的特征,PD-1抗体和PD-L1竞争与PD-1的结合,从而抑制酪氨酸激酶2信号通路活化而抑制肿瘤生长,其机制见图36-7。据研究报告,对高强度化疗、抗-CD30等高负荷前期治疗失败者,仍有大于65%的经典型HL对PD-1抗体有效[4]。

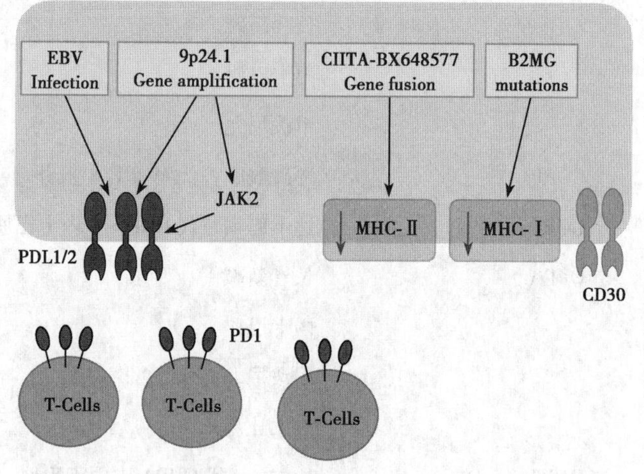

图36-7　霍奇金淋巴瘤PD-L1和PD-L2表达调控简图

【预后】　HL在规范的治疗下预后良好。分期、有否巨大肿块、是否存在全身症状、早期治疗反应影响预后;反复复发的晚期广泛病变预后仍不良。

有效治疗获得长期生存者,远期死于治疗相关并发症的风险可能高于疾病本身,因此应在诊断治疗初期即应考虑远期合并症。儿童常见的与放疗、化疗相关并影响远期生活质量的合并症有放疗部位的软组织、骨骼发育不良,放疗野内脏器功能障碍,心肺功能障碍、不育和第二肿瘤等。

1. 大剂量放疗　可使免疫功能受损,因此HL患者易感染。大剂量放疗部位的软组织和骨发育不良导致人体外形变化、不对称。纵隔放疗可合并放疗性肺炎、肺纤维化、结节,博来霉素也可导致肺纤维化或肺静脉阻塞性疾病。

2. 心脏毒性　放疗和蒽环类药物对心肌、血管均有损伤,远期心肌病发生率增高。蒽环类药物累积<250mg/m^2,患儿远期心功能不全发生率低于5%;累积250~600mg/m^{2}时增加至10%;当大于600mg/m^{2}时高达30%病例发生心功能不全同时伴胸部放疗者发生率更高。

3. 内分泌系统合并症　甲状腺功能减退较高发,尤其是颈部放疗者,促甲状腺激素(TSH)增高是较为敏感的指标。

4. 不育　成年后不育较为常发,烷化剂累积剂量相关,环磷酰胺累积剂量大于6 000mg/m^{2}时随剂量增加不育发生率也增加,尤其是男性。盆腔放疗极易造成卵巢损伤以致月经障碍、不育。

【未来研究方向】　HL预后良好,对于远期副作用的预防和控制是未来重点研究方向之一。目前研究主要集中于哪部分病人可以避免或减少放疗,如何进一步减少蒽环类、烷化剂等的累积剂量。研究及开发靶向及免疫药物、疗法的临床应用,以替代细胞毒性化疗药物和放疗[4]。

二、非霍奇金淋巴瘤

【概述】　儿童NHL是一组原发于淋巴结或结外淋巴组织的高恶度、高侵袭性的恶性肿瘤,占儿童淋巴瘤的80%~85%。不同的病理亚型临床特点、治疗方案及预后各有特点。

【病理类型】　目前普遍采用WHO 2016分类。儿童NHL常见病理分类如下:

1. 淋巴母细胞性淋巴瘤(lymphoblastic lymphoma,LBL)　包括前T淋巴母细胞性淋巴瘤/白血病(T-LBL/ALL)和前B淋巴母细胞性淋巴瘤/白血病(B-LBL/ALL)。约占儿童NHL的30%~35%。

2. 成熟阶段淋巴细胞淋巴瘤　包括成熟B细胞淋巴瘤(占儿童NHL的40%~45%)和成熟T细胞淋巴瘤(占儿童NHL的15%~20%)。

(1)成熟B细胞淋巴瘤包括:伯基特淋巴瘤(Burkitt lymphoma,BL)、高级别B细胞淋巴瘤(high grade B cell lymphoma,HGBCL),约占儿童NHL的30%~35%;弥漫大B细胞淋巴瘤(diffuse large B-cell lymphoma,DLBCL),约占8%~10%;滤泡细胞淋巴瘤等,约占0.5%~1%。

(2)成熟T细胞淋巴瘤包括:主要为ALK阳性的间变大细胞淋巴瘤(ALK$^+$ anaplastic large-cell lymphoma,ALK$^+$ ALCL),约占10%~15%。其他病理类型包括外周T细胞瘤淋巴瘤,非特指型、结外NK/T细胞淋巴瘤、肝脾γδ-T细胞淋巴瘤等,约占2%~5%。

下面就不同病理类型NHL的特点及治疗进行分别论述。

(一)儿童淋巴母细胞性淋巴瘤

【概述】　LBL是一组起源于不成熟前体T或B淋巴细胞的恶性肿瘤,是儿童NHL最常见的病理类型之一。鉴于其与急性淋巴细胞白血病(ALL)有着包括细胞形态学、免疫表型、基因型、细胞遗传学以及临床表现和预后等相似临床和实验室特征,WHO分类将两者共同命名为前体T/B淋巴母细胞性白血病/淋巴瘤(T/B-ALL/LBL)。当临床以肿瘤性病灶起病而无骨髓及外周血浸润或骨髓中幼稚淋巴细胞<25%时诊为LBL;当有骨髓和外周血受累,骨髓中幼稚淋巴细胞>25%时,则诊为ALL。按照免疫表型分为T细胞型(约占70%~80%)和B细胞型(约占20%~30%)。

ALL与LBL仍有一些差别:如LBL以肿瘤性病变为主,且较ALL起病更凶险,更易发生气道梗阻、上腔静脉压迫综合征等肿瘤急症。两者均应用ALL方案化疗,LBL治疗中除需评估骨髓外还需进行瘤灶评估。

【发病机制】　本病发病机制目前已知与多种基因异常有关,现已知与T-ALL/LBL发病有关的重要原癌基因有T细胞急性白血病基因1(*TAL-1*)/*SCL*、*HOX11*、*HOX11L2*、*LYL1*、*LMO1*和*LMO2*等。del(9p)缺失导致的抑癌基因*CDKN2A*的丢失也是本病发生的机制之一。

【病理特点】

1. 病理形态学　淋巴结结构破坏,肿瘤侵犯淋巴结包膜、结外脂肪和纤维组织。细胞学特征与FAB分型中的L1或L2型幼稚淋巴细胞相对应。瘤细胞间很少有其他反应性细胞成分。

2. 免疫表型　LBL表达末端脱氧核苷酸转移酶(TdT)、CD99等前体淋巴细胞的免疫标志。①T-LBL发生于胸腺组织,肿瘤细胞来源于前胸腺细胞、胸腺细胞,表达CD3、CD2、CD5、CD7,CD7是其特异性抗原;②B-LBL肿瘤细胞来源于骨髓,属于前前B、前B、普通B阶段,表达CD10、CD19、CD20、CD22、CD79a,CD79a为特异性抗原。

3. 早前T-ALL/LBL(ETP-ALL/LBL)　起源于最初分化阶段的胸腺细胞,具有向T系、髓系、树突状细胞、NK细胞分化潜能,占儿童T-ALL/LBL的10%~

15%。具有独特的免疫分型特点：缺乏 CD1a、CD4、CD8的表达；CD5 弱表达或者不表达；至少表达一个髓系或干细胞相关的抗原（CD13、CD33、CD117、CD11b、CD34、HLA-DR 等）；表达 CD7、CD2、CD3 等 T 细胞标志。本型预后较差。

【临床表现】

1. T-LBL 85%～90%表现为 LBL，少数表现为 ALL。中位发病年龄 12 岁。男性多见。典型的临床表现为前纵隔肿物，气道压迫症状，可合并胸腔积液（图 36-8）；纵隔肿物压迫食管可引起吞咽困难；压迫上腔静脉可致静脉回流受阻、颈面部和上肢水肿，即"上腔静脉综合征（superior vena cava syndrome）"。淋巴结病变以颈部、锁骨上和腋下多见。约 50%的患者骨髓受累；约 15%中枢神经系统转移，性腺受累约占 5%。本病往往进展迅速，90%以上病例就诊时已处于临床Ⅲ、Ⅳ期。

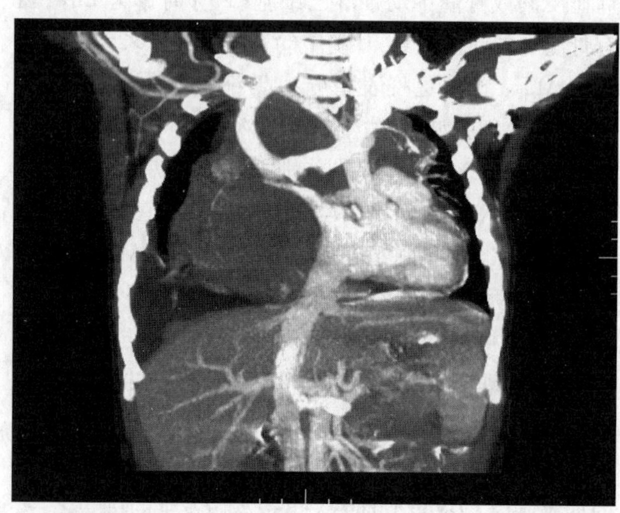

图 36-8 胸部 CT 提示 T-LBL 的纵隔巨大占位伴右侧胸腔积液

2. B-LBL B-LBL 发病年龄较小，中位年龄<6 岁。发病无明显性别特征。常见淋巴结肿大及皮肤、软组织（尤其是头颈部）、骨等结外侵犯（见书末彩图 36-9），表现为皮肤多发性结节，影像学检查示溶骨性病变。

【辅助检查】

1. 血常规 可有正细胞正色素性贫血。当骨髓受累时，可有白细胞总数升高或减低，外周血出现幼稚细胞，血小板减低。

2. 血生化 包括尿酸、乳酸脱氢酶等，对疾病严重程度有提示作用。

3. 骨髓检查 骨髓中幼稚淋巴细胞<25%时流式细胞术、细胞遗传学、基因重排等检查有助于诊断和分型。骨髓活检对骨髓侵犯的检出率高于骨髓形态学。

4. 脑脊液检查 常规行脑脊液常规、生化、甩片找肿瘤细胞了解有无中枢神经系统（central nervous system，CNS）的侵犯。流式细胞术可提高 CNS 侵犯检出率。

5. 影像学检查 B 超、CT、PET/CT 等可以发现肿瘤累及部位；行头颅和/或脊髓 MRI 检查了解有无 CNS 病变。

【诊断与鉴别诊断】

1. 诊断 除依据患者临床特点外，均需经过受累组织活检，进行组织病理学、免疫表型、细胞遗传学和分子学的检测确诊。并结合影像学检查及脑脊液、骨髓等检查。

2. 分期 以往按照 St Jude 分期系统分期。随着新的诊断方法如检测微小扩散病灶或微小残留病灶的临床应用以及影像学方面的重要进展，分期系统改良为"修订国际儿童 NHL 分期系统"（IPNHLSS），见表 36-20A、表 36-20B。

3. 鉴别诊断

（1）细胞形态学上需与急性髓系白血病和粒细胞肉瘤、Burkitt 淋巴瘤、非淋巴造血系统小细胞性恶性肿瘤包括尤因肉瘤、原始神经外胚叶肿瘤、神经母细胞瘤、小细胞未分化癌等相鉴别。

（2）纵隔肿物需与其他纵隔肿瘤相鉴别：如胸腺瘤、畸胎瘤、神经源性肿瘤、纤维瘤、脂肪瘤、淋巴管瘤等。

【危险因素的评估】 在治疗早期需根据危险因素，确定危险度分组，尽早发现高危病人。

1. 临床预后因素 包括年龄、性别、分期、纵隔占位、CNS 侵犯、骨髓侵犯、LDH 水平等指标。

2. 分子遗传预后因素

（1）T-LBL 需结合 *TCR* 基因重排、癌基因和染色体异常等综合判断预后。①*NOTCH1* 和/或 *FBXW7* 基因突变激活突变与良好的治疗反应和预后相关。②LOH6q 者复发风险增高。③T-LBL 病人伴有 *PTEN* 基因突变，与预后不良相关。④*TCRγ* 双等位基因缺失（absence of biallelic T-cell receptor gene gamma locus deletion，ABD）与诱导治疗失败相关。即使同时存在 *NOTCH1* 和/或 *FBXW7* 基因突变仍预后不良。⑤microRNA223（MIR223）的过表达可以促进 T-LBL 肿瘤细胞增殖和转移，预后不良。

（2）B-LBL：亚二倍体（染色体数<45）、t（9；22）（q34；q11.2）形成 *BCR/ABL1*、t（4；11）或 *MLL/AF4*、t（1；19）（q23；13.3）形成的 *E2A-PBX1*、*TCF3/PBX1* 等与临床疗效不佳、预后不良相关。

表 36-20A　修订国际儿童 NHL 分期系统（IPNHLSS）

分期	肿瘤侵犯范围
Ⅰ期	单个肿瘤(淋巴结、结外骨或皮肤),除外纵隔或腹部病变
Ⅱ期	单个结外肿瘤伴区域淋巴结侵犯
	膈肌同侧≥2 个淋巴结区域侵犯
	原发于胃肠道肿瘤(常在回盲部)±相关肠系膜淋巴结受累,肿瘤完全切除
	如果伴随恶性腹水或肿瘤扩散到邻近器官应定为Ⅲ期
Ⅲ期	膈肌上和/或膈肌下≥2 个结外肿瘤(包括结外骨或结外皮肤)
	膈肌上下≥2 个淋巴结区域侵犯
	任何胸腔内肿瘤(纵隔、肺门、肺、胸膜或胸腺)
	腹腔内或腹膜后病变,包括肝、脾、肾和/或卵巢,不考虑是否切除
	任何位于脊柱旁或硬脑膜外病变,不考虑其他部位是否有病变
	单个骨病灶同时伴随结外侵犯和/或非区域淋巴结侵犯
Ⅳ期	任何上述病变伴随中枢神经系统侵犯(Ⅳ期 CNS),骨髓侵犯(Ⅳ期 BM)或中枢和骨髓侵犯(Ⅳ期 BM+CNS)
	采用常规形态学方法检测

注:对每一分期和骨髓中枢侵犯的程度和检查方法均需要特定简称描述。

表 36-20B　分期中骨髓侵犯、中枢神经系统侵犯的定义

骨髓侵犯定义:

骨髓穿刺细胞形态学:骨髓幼稚细胞或淋巴瘤细胞≥5%,适用于所有组织学亚型

每一期、每一类型骨髓肿瘤侵犯程度和检查方法均需要特定简称描述:

BMm:骨髓形态学阳性(特指淋巴瘤细胞百分比)

BMi:骨髓免疫表型方法阳性(免疫组织化学或流式细胞术分析:特指淋巴瘤细胞百分比)

BMc:骨髓细胞遗传学或 FISH 分析阳性(特指淋巴瘤细胞百分比)

BMmol:骨髓分子生物学技术阳性(PCR 基础:特指侵犯水平)

外周血侵犯同样采用相同方式表达(PBMm、PBMi、PBMc、PBMmol)

需要行双侧骨髓穿刺和活检进行分析定义骨髓侵犯

中枢神经系统(CNS)侵犯定义:

影像学技术证实 CNS 肿瘤包块(如:CT,MRI)

不能用硬膜外病变解释的脑神经瘫痪

脑脊液细胞形态学检测到幼稚细胞

定义 CNS 侵犯应特指为:CNS 阳性/包块,CNS 阳性/瘫痪,CNS 阳性/幼稚细胞

脑脊液(CSF)状况:CSF 阳性:以脑脊液淋巴瘤细胞形态学为依据

CSF 检测到任何数量的幼稚细胞均应考虑 CSF 阳性

CSF 状况不明(未做,技术困难)

与骨髓相似,尽可能描述脑脊液侵犯的检测方法:

CSFm:脑脊液形态学阳性(特指幼稚细胞数/μl)

CSFi:脑脊液免疫表型方法阳性(免疫组织化学或流式细胞术分析:特指淋巴瘤细胞百分比)

CSFc:脑脊液细胞遗传学或 FISH 分析阳性(特指淋巴瘤细胞百分比)

CSFmol:脑脊液分子生物学技术阳性(PCR 基础:特指侵犯水平)

注:PET 在分期中应谨慎使用,PET 结果应该结合其他影像学的结果进行综合分析。

3. 免疫表型与预后 ETP-ALL/LBL 易发生激素耐药、化疗耐药、MRD 高水平,故诱导缓解失败率、复发率高于经典 T-ALL/LBL,总体生存率低于经典 T-ALL/LBL,预后不良。

4. 治疗反应与预后 诱导结束时有残留病灶、骨髓或外周血 MRD 增高与预后不良相关。

【治疗】

1. 常规化疗 基于 LBL 生物学特性类似于 ALL,近年来采用类似 ALL 的化疗方案后改善了预后,5 年无病存活率已达到 75%~90%。治疗方案包括 VDLP+CAM 诱导缓解治疗、4 疗程大剂量甲氨蝶呤(HD-MTX)巩固治疗、VDLD+CAM 再诱导治疗、6-MP+MTX 的维持治疗等环节(具体方案详见表 36-21)。LBL 达到完全缓解后需进行维持治疗达到彻底清除残留病灶的目的。不同于 ALL,LBL 中Ⅰ、Ⅱ期患者无再诱导治疗,巩固治疗后直接进入维持治疗。维持治疗时间为 18~24 个月。治疗过程中需定期进行评估,包括骨髓常规、MRD 的检测及瘤灶的评估。

2. CNS 预防 是 LBL 方案的重要组成部分。依据临床表现、影像学、脑脊液细胞计数、形态学及流式细胞术进行脑脊液状态分级,给予相应的治疗。①所有病人均给予包含 Dex、HD-MTX 等具有良好 CNS 渗透性药物的全身系统化疗;②鞘内注射(intrathecal therapy, IT):CNS1 病人按方案定期预防性 IT,整个化疗过程中,B-LBL 至少 IT 20 次,T-LBL 22 次;CNS2 共 22~24 次。CNS3 共 26~30 次。③颅脑放疗(cranial radiation therapy, CRT):因其近、远期并发症当前多数协作组已取消预防性 CRT。仅用于 CNS 难治复发病人。

表 36-21 BFM-90-LBL 治疗方案

药物	剂量	给药方法及用药时间
诱导缓解Ⅰ		
泼尼松(Pred)	60mg/m²	口服第 1~28 天后减量,每 3 天减半,9 天减完
长春新碱(VCR)	1.5mg/m²(最大 2mg)	静脉推注,第 8、15、22、29 天
柔红霉素(DNR)	30mg/m²	静脉滴注,第 8、15、22、29 天
门冬酰胺酶(L-ASP)	10 000IU/m²	静脉滴注,第 12、15、18、21、24、27、30、33 天
环磷酰胺(CTX)	1 000mg/m²	静脉滴注,第 36、64 天
阿糖胞苷(Ara-c)	75mg/m²	静脉滴注,第 38~41、45~48、52~55、55~62 天
6-巯基嘌呤(6-MP)	50mg/m²	口服,第 36~63 天
MTX*	12mg	鞘注,第 1、15、29、45、59 天
巩固治疗:方案 M		
6-巯基嘌呤(6-MP)	25mg/m²	口服,第 1~56 天
甲氨蝶呤(MTX)#	5g/m²	静脉滴注,第 8、22、36、50 天
MTX*	12mg	鞘注,第 8、22、36、50 天
再诱导治疗Ⅱ		
地塞米松(Dex)	10mg/m²	口服,第 1~21 天后减量,每 3 天减半,9 天减完
长春新碱(VCR)	1.5mg/m²(最大 2mg)	静脉推注,第 8、15、22、29 天
表柔比星(ADR)	30mg/m²	静脉滴注,第 8、15、22、29 天
门冬酰胺酶(L-ASP)	10 000IU/m²	静脉滴注,第 8、11、15、18 天
环磷酰胺(CTX)	1 000mg/m²	静脉滴注,第 36 天
阿糖胞苷(Ara-c)	75mg/m²	静脉滴注,第 38~41、45~48 天
6-巯基嘌呤(6-MP)	50mg/m²	口服,第 36~49 天
MTX*	12mg	鞘注,第 38、45 天
维持治疗		
6-巯基嘌呤(6-MP)	50mg/m²	口服
甲氨蝶呤(MTX)	20mg/m²	口服,每周 1 次

注:*3 岁以内儿童剂量需调整;#HD-MTX 总剂量的 10%在 0.5 小时内滴注,90%在 23.5 小时内滴注,42 小时开始甲酰四氢叶酸(CF)15mg/m² 静脉推注解救,6 小时 1 次,根据血清 MTX 浓度调整 CF 用量和次数。

3. 肿瘤急症 约10%的T-LBL可能出现严重气道梗阻(伴或不伴上腔静脉综合征)。对此类病人禁忌应用全身麻醉,若尚未经病理确诊,可先予小剂量化疗[如泼尼松60mg/m² 口服或VP(VCR+Pred)方案]缓解呼吸困难,用药后24~48小时内症状控制后尽早行病理检查,并应选择侵袭性最小的操作确诊。

4. LBL复发后的补救治疗 约10%~20%的进展期T-LBL属难治或复发病例。缓解后一旦复发,往往病情极其凶险,迅速全身多脏器转移,再次缓解困难,预后极差。

挽救治疗的目标是尽快达到稳定的二次缓解,尽早行造血干细胞移植(haematopoietic stem cell transplant, HSCT)。

5. 靶向治疗的应用 对于复发难治病人,传统化疗的有效率低于10%,故其挽救治疗更依赖于靶向治疗[5]。

(1) T-LBL靶向治疗

1) 奈拉滨(nelarabine):对T淋巴母细胞的DNA合成具有选择性抑制作用而致细胞死亡。可单药治疗或与其他细胞毒性药物联用。儿童应用剂量650mg/(m²·d),5天,21天一疗程。

2) 达雷妥尤单抗(daratumumab):CD38人源化单抗,CD38抗原在化疗前后或在复发后T-ALL/LBL细胞上表达稳定,可作为CAR-T细胞治疗靶点,目前均在探索中。

3) 其他靶向药物:PI3K抑制剂、mTOR抑制剂或PI3K-mTOR双重抑制剂用于高危*PTEN*缺失的病人;MEK抑制剂如曲美替尼抑制RAS-RAF-MEK-ERK通路;JAK/STAT通路抑制剂鲁索利替尼(ruxolitinib)能够克服糖皮质激素耐药。

4) CAR-T细胞治疗:CD7、CD1a、CD5等的CAR-T细胞治疗在临床试验中。

(2) B-LBL靶向治疗

1) 酪氨酸激酶抑制剂(TKI):通过靶向作用于*BCR/ABL*融合基因治疗Ph^+ ALL/LBL。第二代达沙替尼和尼罗替尼具有透过血脑屏障的特性,疗效优于伊马替尼,用于对伊马替尼耐药的病人。

2) 双特异性抗体(blinatumomab):用于治疗B细胞恶性肿瘤的双特异性T细胞衔接器(BiTE)抗体药物。主要作用是激活表达CD3的细胞毒性T细胞以裂解表达CD19的B淋巴细胞。

3) CD19特异性嵌合抗原受体T细胞(CAR-T细胞):治疗复发/难治B-ALL/LBL CR率达到70%~92%,疗效显著,缓解后可桥接移植,是目前治疗复发难治B-LBL最有效的方法。

4) 硼替佐米(Bortezomib):蛋白酶体抑制剂,联合化疗治疗复发/难治ALL/LBL有一定疗效。

(二)成熟B细胞淋巴瘤

【概述】 成熟B细胞淋巴瘤(mature B-cell lymphoma)是一组发生于较成熟阶段B淋巴细胞和组织的恶性肿瘤。约占儿童NHL的40%~45%,主要病理亚型包括伯基特淋巴瘤(Burkitt lymphoma, BL),弥漫大B细胞淋巴瘤(diffuse large B-cell lymphoma, DLBCL),高级别B细胞淋巴瘤(high grade B cell lymphoma, HGBCL),原发纵隔大B细胞淋巴瘤(primary mediastina large B cell lymphoma, PMBCL),滤泡淋巴瘤(follicular lymphoma, FL),EB病毒阳性弥漫大B细胞淋巴瘤(epstein-barr virus positive diffuse large B cell lymphoma, EBV^+-DLBCL)本章主要介绍BL及DLBCL2种亚型。

1. 伯基特淋巴瘤(Burkitt lymphoma, BL)

【流行病学与发病机制】 BL为儿童NHL中最常见的病理类型,约占成熟B细胞淋巴瘤的80%。1958年首先由Burkitt医生报道,具有独特的临床和组织学特征。目前存在三种临床亚型:地方性,散发性和免疫缺陷相关。在赤道非洲等EB病毒流行地区98%的病例与EB病毒感染有关。约40%~50%的BL发生于流行区域以外,伴或不伴有活动的EB病毒感染,属散发型(sporadic),我国以散发型为主。

儿童BL几乎所有病例均存在*c-MYC*基因的易位以及高表达。*c-MYC*基因位于染色体8q24上,是一种转录因子,可以促进细胞增殖和细胞转化,并且抑制细胞分化。*c-MYC*易位为t(8;14)(q24;q32)、t(8;22)(q24;q11)及t(2;8)(q12;q24)重排。另外,有13q缺失、1q重复以及6q缺失等染色体异常。

【病理学特点】 BL形态学上属小无裂细胞型淋巴瘤,特点是中等大小的肿瘤细胞,核呈圆形或椭圆形,包含多个嗜碱性核仁。部分胞质嗜碱性伴脂肪形成的空泡,组织切片上表现为"星空现象(starry sky)"(见书末彩图36-10)。"星空现象"并非BL所特有,任何快速分裂的NHL均可见到。免疫分型上,所有成熟B细胞膜表面均表达CD19、CD20、CD22、CD10和膜免疫球蛋白,多有*MYC/IgH*基因易位。BL是增殖速度最快的人类肿瘤之一,大约12~24小时细胞就增长一倍,表达增殖活性的抗原Ki-67常大于90%。

【临床表现】 地方型多见咽淋巴环侵犯形成的颈部巨大包块,60%的BL儿童有典型的颌骨肿瘤(见书末彩图 36-11),可能伴眼眶的受累,有时导致脑神经受压。

散发型以腹腔淋巴结肿大或腹部肿物最常见,表现为腹痛、腹水、复发性肠套叠或肠穿孔、肠出血、阑尾炎等急腹症表现。本型临床凶险,进展快,极易全身扩散。伴骨髓受累者细胞形态通常为多空泡 L3 型白血病的表现(见书末彩图 36-12),治疗应按 BL 方案进行。

【实验室检查】

(1) 一般检查:包括各脏器功能及生化的检查。

(2) 骨髓穿刺或活检:本型易侵犯骨髓,手术行病理检查前应常规行骨髓检查,最好进行胸骨及髂骨两个部位的骨髓穿刺及骨髓活检。检查细胞形态学、流式细胞免疫表型分析(CD10、CD19、CD20、CD79a)等常用 B 细胞标记外,应包括细胞膜免疫球蛋白及 TDT 等,以区分是否成熟 B 细胞来源。细胞遗传学 t(8;14)和 FISH 行 *c-MYC* 基因断裂筛查也是本病诊断的重要环节。

(3) 脑脊液、胸腹水及其他体液的检查:脑脊液检查(常规、生化、找瘤细胞、流式细胞学)为化疗开始前的常规检查,是确定有无中枢神经系统受累的最好的诊断方法。

【影像学检查】

(1) B 超:可发现浅表淋巴结结构改变及发现腹腔等深部肿瘤。

(2) CT:影像学检查的范围视临床表现及好发部位而定。

(3) MRI:能特征性反映神经系统、眼眶及椎管内肿瘤浸润情况。

(4) PET/CT 检查:其应用使其他影像学检查后瘤灶的检出率再增加 15%~20%(图 36-13),使治疗前病灶分期及危险度评估更加准确。对于评估残存病灶的活性也有其重要意义,目前临床已经普遍应用于分期及评估检查。

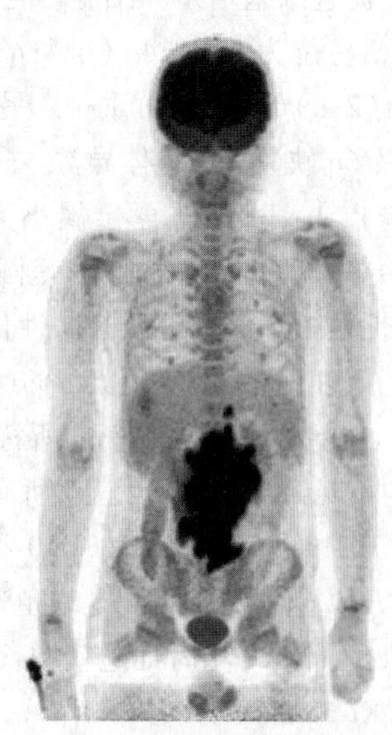

图 36-13 PET/CT 显影了多处骨髓穿刺没有发现的骨髓转移

【诊断】 BL 需经活检组织的病理及组织化学染色确定诊断。由于 BL 进展很快,所以根据患儿的临床表现或体征就应做出初步的诊断并尽快进行病理组织学诊断。取材除淋巴结或肿瘤组织活检外,也可选择淋巴结/肿物粗针穿刺、骨髓穿刺、浆膜腔积液的细胞学检查确诊。若病理组织化学检查未能提供足够证据,可以用未固定的组织进行分子生物学和细胞遗传学检查。细胞遗传学或分子生物学如 *c-MYC* 等基因检测可协助确诊疾病,同时也可以区别不同类型的 B 细胞淋巴瘤。

【鉴别诊断】

(1) 急腹症:对于反复肠套叠的病人,需警惕本病。

(2) 腹腔其他类型肿瘤:如神经母细胞瘤、肝母细胞瘤、肾母细胞瘤、生殖细胞肿瘤等均可表现为腹腔的巨大瘤灶,部分伴有瘤灶的钙化,及相应的肿瘤指标增高(如 NSE、尿 HVA/VMA、AFP、HCG 等),需病理检查鉴别诊断。

【分期】 按照修订国际儿童 NHL 分期系统(IPNHLSS),详见表 36-20A、表 36-20B。

【治疗】

(1) 治疗策略:对于高侵袭性、高恶性度的 B 细胞淋巴瘤需要采用高剂量、短疗程的化疗方案。5 年 EFS 已达到 80%~90%以上。而抗 CD20 抗体(利妥昔单抗)的靶向治疗使得本病晚期患儿的疗效大幅度提高。针对患者不同的病理类型及危险程度采用不同的治疗方案的分层治疗是目前的治疗理念[6]。

(2) 治疗方案

1) 化疗:目前国际上广泛应用的化疗方案包括 LMB 协作组及 BFM 协作组的方案(表 36-22A、表 36-22B),其中 LMB 协作组方案主要以 LMB89 方案为骨架,在此基础上又相继诞生出了 96 方案和 02 方案,不同治疗方案疗效总结见表 36-23。目前方案以 LMB89 方案作为儿童 BL 主要治疗方案,同时取消颅脑放疗。首都医科大学附属北京儿童医院采用改良 LMB89 方案(见表 36-24):①首剂 HD-MTX 剂量减量,以减少初期 MTX 治疗相关死亡。具体如下:C 组 CNS+病人除首次应用 MTX 为 $5g/m^2$ 外,余疗程 MTX 均为 $8g/m^2$,而 C 组 CNS-病人首次应用 MTX 为 $3g/m^2$,余疗程均为 $5g/m^2$。取消 C 组病人的放疗。②为了适应国情,将 COPADM 巩固治疗中的蒽环类药物输注时间由 $60mg/m^2$ 48 小时持续输注,改为每次 $30mg/m^2$ 输注 6 小时,连用 2 天。

表 36-22A BFM95 方案流程

BFM 协作组方案	
R1 组	
Ⅰ期和Ⅱ期肿瘤完全切除	A(地塞米松、甲氨蝶呤 500mg/m², 依托泊苷、异环磷酰胺、阿糖胞苷、鞘内注射)→B(地塞米松、甲氨蝶呤、环磷酰胺、阿糖胞苷、多柔比星、鞘内注射)
R2 组	
Ⅰ期和Ⅱ期肿瘤未完全切除或Ⅲ期且 LDH<500U/L	预治疗 V(地塞米松、环磷酰胺、鞘内注射)→A(长春新碱、地塞米松、甲氨蝶呤、依托泊苷、异环磷酰胺、阿糖胞苷、鞘内注射)→B(地塞米松、甲氨蝶呤、环磷酰胺、阿糖胞苷、多柔比星、鞘内注射)→评估完全缓解→A→B
R3 组	
Ⅲ期且 LDH 水平 500~1 000U/L Ⅳ期+伯基特白血病,且无中枢侵犯,并且 LDH 水平<1 000U/L	V→AA(长春新碱、地塞米松、甲氨蝶呤、依托泊苷、异环磷酰胺、阿糖胞苷、鞘内注射)→BB(地塞米松、甲氨蝶呤、环磷酰胺、阿糖胞苷、多柔比星、鞘内注射)→CC(地塞米松、长春地辛、阿糖胞苷、依托泊苷)→AA→BB
R4 组	
Ⅲ/Ⅳ期+伯基特白血病期,LDH≥1 000U/L,伴或不伴有中枢侵犯	V-AA-BB-CC-AA-BB-CC

表 36-22B BFM95 化疗方案

药物/方案	剂量	治疗天数/天
预治疗		
地塞米松	5mg/m², 10mg/m²	d1~2、d3~5
CTX	200mg/m²	d1~5
鞘内注射		1
Course A		
Dex	10mg/m²	d1~5
VCR	1.5mg/m²(max=2mg)	d1
IFO	800mg/m²	d1~5
MTX(4 小时输注)	1 000mg/m²	d1
Ara-C	300mg/m²(分 2 次)	d4~5
VP-16	100mg/m²	d4~5
鞘内注射		d1
Course B		
Dex	10mg/m²	d1~5
VCR	1.5mg/m²(max=2mg)	d1
CTX	200mg/m²	d1~5
MTX(4 小时输注)	1 000mg/m²	d1
ADR	25mg/m²	d4~5
鞘内注射		d1
Course AA		
同 Course A 方案,除了	5 000mg/m²	d1
MTX(4 小时输注)		d1、d5
鞘内注射		
Course BB		
同 Course B 方案,仅增加		
MTX(4 小时输注)	5 000mg/m²	d1
鞘内注射		d1、d5
Course CC		
Dex	20mg/m²	d1~5
VDS	3mg/m²(max=5mg)	d1
Ara-c	3g/m²	d1~2,每 12 小时一次
VP-16	150mg/m²	d3~5
鞘内注射		d5

表 36-23 儿童侵袭性 B 细胞淋巴瘤不同治疗方案疗效总结

方案名称	LMB89	FAB/LMB96	BFM90	BFM95	B-NHL03
协作组	SFOP	SFOP/UKCCSG/CCG	BFM	BFM	JPLSG
总体疗效(5Y-EFS)	91%	88%	88%	89%	87%
A 组疗效(5Y-EFS)	98%	99%	100%	94%	99%
B 组疗效(5Y-EFS)	92%	89%	96%	85%	94%
C 组疗效(5Y-EFS)	84%	79%	79%(CNS-) 65%(CNS+)	81%(CNS-) 69%(CNS+)	84%(CNS-) 78%(CNS+)

引自:Alfred Reiter, Mitchell S. Cairo, Birgit Burkhardt, John T. Sandlund, Catherine Patte, 2015.

表 36-24 首都医科大学附属北京儿童医院成熟 B 细胞淋巴瘤方案（改良的 LMB89 方案）

治疗计划	用量	用法	天数/天
预治疗 COP			
CTX	0.3g/m²	Ivgtt	1
VCR	1mg/m²	Ivgtt	1
Pred	60mg/m²	Ivgtt 或口服(分 2 次)	1~7
MTX+Dex(C 组 Ara-c)	15mg+4m(30mg)	IT	1(C 组:+3+5)
诱导治疗			
COPADM 1. 在预治疗第 1 天后 1 周开始			
VCR	2mg/m²	Ivgtt	1
HD-MTX	B:3g/m²(C 组+8g/m²)	Ivgtt 3 小时	1
CFR(四氢叶酸钙)	15mg/m² 每 6 小时	PO	2、3、4(第 24 小时开始)
MTX+Dex(C 组+Ara-c)	15mg(C 组+30mg)	IT	2、6(C 组+4)
DNR	30mg/m²	Ivgtt 6h	2、3
CTX	0.5g/m²	Ivgtt(分 2 次,每 12 小时一次)	2、3、4
Pred	60mg/m²	口服	1~5,减停 3
COPADM 2 除以下两点外同 COPADM 1			
VCR(2 次)	2mg/m²	Ivgtt	1,6
CTX	1g/m²	Ivgtt(分 2 次,每 12 小时一次)	2、3、4
COPAD(A 组)同 COPADM 1,但没有 HDMTX 和 IT 同时有额外的 VCR			
额外 VCR	2mg/m²(最大 2mg)	Ivgtt	6
巩固治疗			
B 组:CYM1 和 CYM2			
HD-MTX	3g/m²	Ivgtt(3 小时)	1
CFR	15mg/m²,q. 6h.	PO	2、3、4
MTX+Dex	15mg+4mg	IT	2
Ara-c	100mg/m²	Ivgtt(24 小时持续静脉滴注)	2~6
Ara-c+Dex	30mg+4mg	IT	6
C 组:CYVE1 和 CYVE2			
Ara-c	50mg/m²	Ivgtt(12 小时持续静脉滴注)	1~5(8p. m. ~8a. m.)
HD- Ara-c	3g/m²	Ivgtt(3 小时)	2~5(8~11a. m.)
VP16	200mg/m²	Ivgtt	2~5(2~4p. m.)
维持治疗			
M1			
VCR	2mg/m²(最大 2mg)	Ivgtt	1
HD-MTX	B 组:3g/m²; C 组:+8g/m²	Ivgtt 3h(C 组 4 小时)	1
CFR	15mg/m²,q. 6h.	PO	2~4
Pred	60mg/m²	PO	1~5
MTX+Dex(C 组+Ara-c)	15mg(C 组+30mg)	IT	2
CTX	1g/m²	Ivgtt(分 2 次,每 12 小时一次)	1、2
ADR	60mg/m²	Ivgtt	2
M3 同 M1,但是没有 HDMTX 和 IT			
M2 或 M4			
VP16	150mg/m²	Ivgtt	1~3
Ara-c	100mg/m²	SC(分 2 次)	~5

注:Ivgtt:静脉滴注;IT:鞘注;PO:口服;HD:大剂量;CTX:环磷酰胺;VCR:长春新碱;SC:皮下注射。

2）中枢神经系统（CNS）疾病的预防：鞘注的总次数根据不同方案及不同危险程度各异。颅脑放疗与鞘内注射 MTX/或 Ara-C 相比较，不接受颅脑放疗即可达到很好的 CNS 预防作用，国际上多数治疗中心不再用放疗预防中枢神经系统疾病。

3）合并症的处理：早期合并症的处理直接关系患者的疗效和总体生存率。①肿瘤溶解综合征（tumor lysis syndrome）：表现为高尿酸血症（hyperuricemia）、高钾血症、高磷血症、低钙血症及肾功能衰竭，治疗原则是水化（3 000~4 000ml/m^2），利尿［呋塞米 0.5~1mg/（kg·次）］，口服别嘌醇或应用尿酸氧化酶（urate oxidase）降解血尿酸。纠正存在的电解质紊乱，少尿、无尿、肾衰竭严重者可行血滤或肾透析；②急腹症：以肠道侵犯为主的淋巴瘤化疗后易发生消化道出血、穿孔等合并症，应提前做好治疗预案。

4）难治/复发病例：预后非常差，5 年的 OS 低于 30%，目前国际上对于难治/复发病人采用的化疗方案为 R+ICE（异环磷酰胺+卡铂+依托泊苷）。

目前如第 2 代、第 3 代抗 CD20 单克隆抗体，Blinatumomab：CD19、CD3 双标抗体，PI3K 抑制剂、STAT3 通路抑制剂、BCL-2 抑制剂等在成人中进行临床试验；另外目前国内外已有多项 CD19、CD20、CD22 的嵌合抗原受体（chimeric antigen receptor，CAR）的 T 细胞治疗难治复发成熟 B 细胞淋巴瘤的临床试验在进行中[7]。

【预后与影响因素】 最近 10 年来以上协作组的治疗可以达到约 90% 的 EFS 率，即使是Ⅳ期或白血病的患者的 EFS 率也达 70%~80%。影响预后的因素较公认的包括：治疗前的巨大瘤灶及高肿瘤负荷、LDH>1 000IU/L、进展期病人伴 CNS 侵犯、早期治疗反应差、3~4 个疗程后未达完全缓解者预后差。

【展望】 应用新技术研究基因表达谱及遗传多态性将促进精准诊断、危险评估以及靶向治疗的发展[8]。

2. 弥漫大 B 细胞淋巴瘤

【概述】 弥漫大 B 细胞淋巴瘤（diffuse large B cell lymphoma，DLBCL）是成人非霍奇金淋巴瘤（NHL）最常见的组织学亚型，在儿童相对少见，约占儿童 NHL 的 15%。表 36-25 比较了儿童和成人 DLBCL 的临床特点。

【发病机制】 DLBCL 的病因复杂，原发或从其他低度侵袭性淋巴瘤转化而来，可转化为 DLBCL 的淋巴瘤包括滤泡淋巴瘤、某些霍奇金淋巴瘤等。免疫缺陷是与 DLBCL 发生密切相关的危险因素；HIV、EB 病毒和人类疱疹病毒 8 型（HHV8）与 DLBCL 发生有着密切的关系。

表 36-25　儿童和成人 DLBCL 的临床特点比较

	儿童	成人
占 NHL 比例/%	15	40
性别	男>女	男>女
病理亚型	几乎全部为 GCB	GCB>ABC
		随着年龄↑，ABC↑
分子生物学特点	无	*MYC* 重排占 10%
预后	EFS>90%	70%

摘自：Thomas G. Gross，2019，Blood。

【临床表现】 DLBCL 临床上以迅速增大的无痛性肿块为典型表现，肿瘤主要位于淋巴结内，结外发生部位常见于胃肠道、皮肤、骨骼、中枢神经系统、纵隔、肺、肝、脾、生殖器及 Waldeyer 环，骨髓和中枢神经系统累及少见。DLBCL 的临床过程较 BL 相对缓慢，侵袭性相对 BL 弱。

【病理】

（1）形态学：表现为相对单一形态的肿瘤细胞弥漫性浸润破坏正常结构。细胞体积为正常淋巴细胞的 2 倍以上，形态具有异质性特点，可类似于中心母细胞或免疫母细胞。根据基因表达谱将 DLBCL 分为两类，生发中心 B 细胞样（GCB 样）和活化的外周血 B 细胞样（ABC 样）。两型 DLBCL 来源于不同分化发育阶段的 B 细胞：GCB 型起源于生发中心细胞，而 ABC 型来自后生发中心细胞（PGC）。

（2）免疫组化

1）B 细胞标记：表 36-26 列出了 BL 与 DLBCL 的免疫组化的共同点及区别。

2）GCB 相关标记：*bcl-6* 表达于成熟的生发中心 B 细胞和静止 B 细胞，可作为生发中心细胞的标志物。CD10 在淋巴细胞的分化过程中表达于前 B 细胞和生发中心 B 细胞。*bcl-6* 和 CD10 联合应用能够确定 DLBCL 的 GCB 型。

3）PGC 相关标志物：约 50%~70% 的 DLBCL 细胞表达 *MUM1/IRF4*。*MUM1/IRF4* 可作为 PGC 来源细胞的标志物，*MUM1* 的表达与 ABC 亚群密切相关。

【临床分期与治疗】 DLBCL 采用与 BL 相同的分期、危险度评估系统及类似的治疗方案，详见 BL 部分。

【预后】 儿童 DLBCL 预后较好，首都医科大学附属北京儿童医院单中心报道应用改良 LMB89 方案联合利妥昔单抗治疗 46 例 DLBCL，5 年 EFS 为 97.8%±2.2%。

表 36-26 BL 和 DLBCL 免疫组化、细胞学、分子生物学比较

	CD10	CD19	CD20	CD79a	BCL6	MUM-1	细胞学	分子生物学
BL	+	+	+	+	+	-	t(8;14)(q24;q32) t(2;8)(p12;q24) t(8;22)(q24;q11)	*MYC/IGH* *IGK/MYC* *MYC/IGL*
DLBCL	+	+	+	+	>50%+	<50%+	R8q24(30%)	

(三)ALK 阳性的间变性大细胞淋巴瘤

【概述】 间变大细胞淋巴瘤激酶(ALK)阳性的间变性大细胞淋巴瘤(anaplastic large cell lymphoma,ALCL)是一种T细胞淋巴瘤,肿瘤细胞经常有丰富的胞质,多形性,常有马蹄形细胞核。涉及ALK的融合基因易位,表达ALK蛋白,表达CD30抗原。ALK^{+} ALCL多在30岁之前发病,占成人非霍奇金淋巴瘤的3%,儿童淋巴瘤的10%~20%,并以男性占多数(男∶女为1.5∶1)[9]。2001年WHO淋巴瘤分类中首次将T细胞来源的间变性大细胞淋巴瘤确立为成熟T细胞淋巴瘤中一个独立的实体。2008年WHO淋巴瘤分类进一步将其分为两型:ALK^{+}的ALCL和ALK^{-}的ALCL。

【病因与发病机制】 ALCL多有克隆特性的染色体异位t(2;5)(p23;q35)。*ALK*基因位于2q23染色体上,所编码的ALK蛋白是跨膜受体,转录因子激活ALK的催化区域使包括PI3激酶,MAP激酶,JNK等,STAT3等细胞信号通路异常活化,并上调PD-L1的表达,使肿瘤细胞逃避免疫系统的监控。

【病理变化与分型】 ALCL有广泛的形态谱。但所有患者均有不同比例的标志性细胞(hallmark cells),表现为偏心、马蹄型或肾型细胞核,核旁经常可见嗜酸性区域(见书末彩图36-14)。这些细胞出现于所有细胞亚型中。典型的标志性细胞为大细胞,但也可见到形态相似的小细胞。

ALCL复杂的组织学表现有时会导致误诊。较多见的有5个亚型:普通型、淋巴组织细胞型、小细胞型、霍奇金样型、混合型,复发患者的形态特征可以与原发时不同。

【免疫表型】 免疫组化染色可见CD30在肿瘤细胞的细胞膜和高尔基体区域阳性,大的肿瘤细胞染色最强,小的细胞可为弱阳性。由t(2;5)/*NPM-ALK*转录的NPM-ALK融合蛋白,由于NPM为转运蛋白,使ALK染色同时分布于胞质和胞核。而ALK与其他伙伴基因易位(X-ALK)转录形成的融合蛋白多分布于细胞膜或胞质。因此ALK染色可代替基因学检测筛查*NPM-ALK*基因易位。CD3在超过75%的病例中为阴性。EBER和LMP1阴性。

【临床表现】 患者经常伴随B组症状,特别是高热。大部分患者(70%)在确诊时已达Ⅲ~Ⅳ期。ALK^{+} ALCL患者较其他亚型的NHL更多地出现包括皮肤、骨、软组织、肺在内的结外侵犯。患者在确诊前可以有一个缓慢进展的临床过程,包括淋巴结肿大或较长时间发热。

88%~97%的患者淋巴结肿大。外周淋巴结最常受累,软组织和皮肤是最常出现的结外受累部位,其次为骨和肺。肺部病变可为结节样或浸润样。骨侵犯的表现多种多样,从小的溶骨性损害到骨瘤样的大瘤灶均可见(图36-15)。皮肤损害可以为单个或多个皮肤/皮下结节及大的溃疡灶(见书末彩图36-16),多发或弥漫的丘疹样红黄色皮损。儿童ALCL患者在诊断时很少出现中枢神经系统和骨髓侵犯。骨髓中出现噬血现象在ALCL患者中并不罕见。中枢神经系统疾病可以表现为脑膜侵犯(脑脊液甩片中找到肿瘤细胞)和/或出现颅内占位。合并噬血细胞综合征(hemophagocytic lymphohistiocytosis,HLH)的概率相对较高。少数患者可合并上腔静脉综合征。

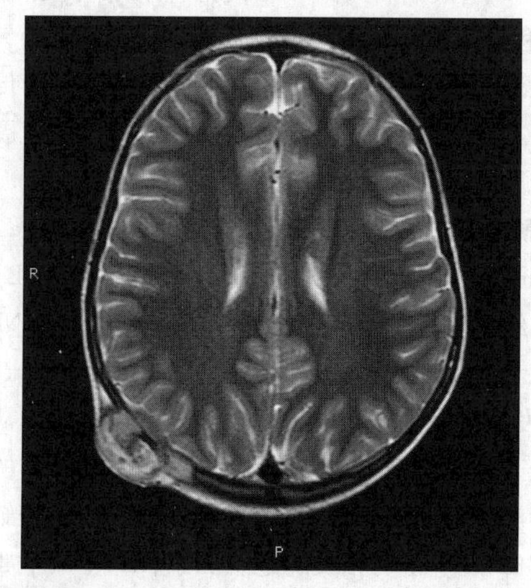

图 36-15 MRI 显示 ALCL 患者右顶部包块,颅板骨质破坏

【影像学检查】 同成熟B细胞淋巴瘤。

【诊断与鉴别诊断】 ALCL的诊断仍然依据组织病理学和免疫表型,需获得足够大的活检样本以完成淋巴瘤的全面分析。ALCL的误诊率较高,应注意与以下疾病相鉴别:

1. 结节硬化型霍奇金淋巴瘤 ALCL是T细胞来源的肿瘤,HL是B细胞来源的肿瘤,通过做CD15、pan-B、pan-T抗原、EMA、PAX-5/BSAP、ALK蛋白,抗原受体基因重排,两者则较易区别。

2. ALK阴性的ALCL 为另一种CD30阳性的外周T细胞淋巴瘤。形态学很难与ALK阳性的ALCL相鉴别,多数表达T细胞相关的免疫标记,但ALK阴性。本病多见于成人,预后较ALK阳性ALCL差。

3. ALK阳性的DLBCL 罕见。患者表达ALK融合蛋白,PAX-5/BSAP阳性,但CD30和CD20阴性。本病侵袭性强,预后差。

4. 原发皮肤的ALCL 儿童罕见,肿瘤细胞形态与系统性ALCL相似,但以局限性皮肤损害为主,ALK多阴性,临床进展多较为缓慢。本病需与系统性ALCL伴皮肤侵犯相鉴别。

5. 噬血细胞综合征 本病与其他类型的淋巴瘤相比更易继发HLH,需积极进行活检及*ALK*基因检测,与感染或其他诱因所致的HL鉴别。

6. 其他恶性肿瘤 软组织肉瘤、原发骨瘤以及反应性淋巴增殖性疾病等,根据免疫标记及基因检测鉴别诊断。

7. 其他感染性或非感染性疾病 本病患者多有发热症状,瘤灶局部可有红肿热痛等炎性表现,或有肺部侵犯、浆膜炎、骨破坏等,易误诊为淋巴结炎、结核、幼年类风湿关节炎等。需通过组织活检明确诊断。

【预后】 已报道的预后不良因素包括:0~4岁幼儿,纵隔、内脏、皮肤、骨髓侵犯,LDH>800IU/L,病理为淋巴组织细胞亚型或小细胞亚型,在循环(骨髓和/或外周血)中检测到微小肿瘤播散,抗ALK抗体水平低,合并噬血细胞综合征等。而完全切除的Ⅰ期ALCL预后好。

【治疗】 目前ALCL最优的治疗方案尚无定论。部分应用急性淋巴细胞白血病方案,部分则应用短疗程,脉冲式B细胞淋巴瘤的化疗方案。方案的疗程也各不相同,如BFM方案2个月(Ⅰ期,完全切除的Ⅱ期)到12个月完成,意大利协作组改良的LSA2-L2方案疗程超过24个月。报道的5年EFS为55%~76%。治疗失败主要发生于确诊后的一年内。

本病虽然对化疗反应良好,但复发率较高。与其他类型的NHL不同的是,即使在二次甚至三次复发后,许多患者仍能长时间存活。长春花碱(vinblastine,VBL)对骨髓移植治疗失败的患者仍可有效,VBL可以诱导树突状细胞的成熟,强化抗肿瘤的免疫反应。

除了常规治疗以外,靶向药物治疗也在探索中。本妥昔单抗或称维布妥昔单抗(Brentuximab vedotin,SGN-35)是一种靶向CD30的抗体-药物偶联药物,克唑替尼(crizotinib)是一种间变性淋巴瘤激酶抑制剂,两者均有报道单药或联合化疗成功治疗难治复发ALCL。但这两种药物均不能有效进入血脑屏障(blood brain barrier,BBB)。而新一代的ALK抑制剂艾乐替尼(alectinib)、色瑞替尼(ceritinib)等具有良好的BBB穿透性,有成功治疗ALCL中枢神经系统侵犯的报道。

治疗中还需注意对危重症的处理。部分ALK^+ ALCL患者合并有高细胞因子血症,出现高热和/或超敏状态,严重者表现为噬血细胞综合征,全血细胞减低,脏器功能损害,甚至危及生命。

(四)外周T细胞淋巴瘤(除外间变性大细胞淋巴瘤)

【概述】 外周T细胞淋巴瘤(peripheral T-cell lymphoma,PTCL)是一组起源于成熟T细胞(胸腺后)和NK细胞的恶性肿瘤,占所有NHL的5%~10%(西方),10%~20%(亚洲),种类繁多,主要发生在成人和老年人。除外间变性大细胞淋巴瘤(ALCL),儿童外周T细胞淋巴瘤极罕见,占儿童NHL的0.9%~1.8%。主要类型为外周T细胞瘤淋巴瘤,非特指(PTCL-NOS);结外NK/T细胞淋巴瘤(ENKL);肝脾T细胞淋巴瘤(HSTL);血管免疫母T细胞淋巴瘤(AITL);皮下脂膜炎T细胞淋巴瘤(SPTL-AB);皮肤γ/δ T细胞淋巴瘤(CGD-TCL);蕈样霉菌病(MF)和Sezary综合征(SS)等。除外ALCL和某些皮肤T细胞淋巴瘤,儿童PTCL的5年生存率为45%~59%。

36章

1. 外周T细胞瘤淋巴瘤,非特指型 外周T细胞淋巴瘤,非特指型(peripheral T-cell lymphoma,not otherwise specified,PTCL-NOS)是一类淋巴结或结外成熟T细胞淋巴瘤,目前不能归类为任何一种已知的成熟T细胞淋巴瘤亚型。PTCL-NOS在儿童T细胞淋巴瘤的发生率仅次于T-LBL和ALCL,占儿童NHL的3%,中位年龄12岁。

【病理诊断】 淋巴结结构破坏,皮质旁或滤泡间淋巴结弥漫性肿瘤细胞侵犯。肿瘤细胞中等大小或较大,并伴有丰富的炎症背景。免疫表型:全T细胞抗原阳性($CD3^+CD2^+CD5^+CD7^+$),可缺失或弱表达其中一个或两个抗原。多数病例 $CD4^+$、$CD8^-$;少数 $CD4^-$,$CD8^+$。可伴有 *TP53*、*TP63*、*CDKN2A*、*WWOX*、*ANKRD11* 基因突变[10,11]。

【临床表现】 大部分患者为晚期,高度侵袭性。全身浅表淋巴结肿大,伴有 B 症状,也可侵犯骨髓、肝脾、皮肤和胃肠道等结外器官。

【治疗】 儿童 PTCL-NOS 目前尚无最优的治疗方案。一般采用含蒽环类药物为主的联合化疗方案。可采用儿童 T-NHL 或 B-NHL 方案,5 年生存率约为 59%[12]。自体或异体造血干细胞移植可作为治疗选择之一。近年来采用新的药物进行探索性研究,如:Pralatrexate(普拉曲沙)单药或联合化疗、HDAC 抑制剂罗米地辛等单药或者联合用药均获得较好疗效,获得美国 FDA 批准用于治疗复发难治的 PTCL[1]。我国自主研发的 HDAC 抑制剂西达苯胺单药或联合化疗对 PTCL 也获得较好的疗效。

【预后】 儿童 PTCL-NOS 预后较其他儿童 NHL 亚型差,但是比成人外周 T 细胞淋巴瘤好,5 年总生存率 56%[13]。

2. 结外 NK/T 细胞淋巴瘤 NK/T 细胞淋巴瘤(NK/T cell lymphoma)是起源于成熟 NK/T 细胞的淋巴系统恶性肿瘤。占儿童和青少年 NHL 的 0.2%~1.6%[14],占 20 岁以下淋巴瘤的 3%(亚洲)。中位发病年龄 10.1~13 岁,男性稍高于女性。大部分为鼻型结外 NK/T 细胞淋巴瘤,与 EB 病毒感染相关。外周血 EBV-DNA 负荷量是 NK/T 细胞淋巴瘤的重要生物学指标。

【病理诊断】 表现为凝固性坏死和多种炎症细胞混合浸润的背景上散在或弥漫分布着大小不等的肿瘤性淋巴样细胞。瘤细胞呈血管中心性浸润,围绕并侵入破坏血管壁,导致血管损伤破坏,伴组织大片坏死。免疫组化表达 CD2、CD56,$CD2^+$,$cyCD3^+$,$CD56^+$,$TIA\text{-}1^+$,Granzyme B^+。原位杂交 $EBER^+$。大约 80% 的 NK/T 细胞和肿瘤浸润免疫细胞表达 PD-L1。

【临床表现】 多数原发于鼻腔和咽喉部以上部位,表现为鼻腔、腭部和鼻咽部进行性溃疡和坏死性肉芽肿,肿瘤常侵犯周围组织,如面部皮肤,鼻旁窦和眼眶,可发展为广泛破坏中线的病变。鼻塞、鼻出血、听力下降、声音嘶哑、面部肿胀、黏膜溃疡、眼球突出等,逐渐出现骨质破坏、鼻中隔、硬腭等部位穿孔,并有恶臭的黏液脓性分泌物。少数病例原发于鼻外部位,如皮肤、胃肠道和呼吸道等。常伴噬血细胞综合征,可侵犯肝、肺、远处淋巴结和中枢神经系统。

【治疗】 儿童结外 NK/T 细胞淋巴瘤治疗参考成人治疗方案。对放疗敏感,常规放疗剂量 50~54Gy。大多数结外 NK/T 细胞淋巴瘤存在多药耐药基因(*MDR-1*)和表达 P-糖蛋白(PgP),对多柔比星等脂类细胞毒性药物产生耐药。含门冬酰胺酶的化疗方案疗效优于 CHOP 方案。常用化疗药物包括铂类、门冬酰胺酶、依托泊苷、吉西他滨、甲氨蝶呤和地塞米松等。常用方案为 DeVIC、SMILE、GDP、DDPG、GELAD、P-Gemox 等。造血干细胞移植是晚期或复发难治的结外 NK/T 细胞淋巴瘤的治疗选择之一。

对于局限期患者,放疗是必要的治疗手段。广泛期 NK/T 细胞淋巴瘤则采用含门冬酰胺酶联合方案±放疗±HSCT。目前推荐 HSCT 作为晚期初诊患者 CR 后的巩固治疗和复发或难治患者的治疗选择。大约 50% 的 NK/T 细胞淋巴瘤表达 CD30,抗 CD30 单抗(brentuximab vedotin)可能有效。组蛋白去乙酰化酶(HDAC)抑制剂伏立诺他、西达苯胺等药物也有报道对结外 NK/T 细胞淋巴瘤有效[15]。

【预后】 治疗前外周血高水平 EBV DNA 和疾病晚期是独立的不良预后因素。局限期结外 NK/T 细胞患者采用放疗联合化疗,5 年 OS 为 70%~80%,广泛期患者尽管采用积极的综合治疗,OS 大约为 40%~50%。

3. 肝脾 T 细胞淋巴瘤(HSTL) 肝脾 T 细胞淋巴瘤(hepatosplenic T-cell Lymphoma,HSTL)是一种侵袭性、少见的 T 细胞淋巴瘤,来源于细胞毒 T 细胞,常为 γ/δ T 细胞受体类型。发生率占 NHL<1%,常见于青少年和年轻成人,儿童极罕见。免疫缺陷患者有较高患病风险。

【病理】 肿瘤细胞通常在肝脾的髓窦以窦状排列为特点。免疫组化显示肿瘤细胞是 CD3 阳性,CD4 和 CD8 双阴性的 T 细胞,CD56 明显阳性,细胞毒标志蛋白 TIA-1 通常阳性,但 granzyme B 和穿孔素常阴性。大多数病例肿瘤细胞来源于 γ/δ T 细胞,少数来源于 α/β T 细胞。目前已发现 HSTCL 有两个独特的细胞遗传学标志:三体 8 和 7q 等臂。40% 的病例存在 *STAT5B* 突变,10% 的病例存在 *STAT3* 突变。

【临床表现】 侵袭性强,进展快。患者通常有 B 症状,肝脾大,而淋巴结肿大不明显。通常有全血细胞减少。明显肝脾大,系统性症状血细胞减少,骨髓侵犯。出现噬血细胞综合征风险高。

【治疗】 目前尚无标准治疗。化疗和 HSCT 是主要的治疗选择。对蒽环类或铂类药物敏感性低。化疗方案包括 CHOP,Hyper-CVAD,GCD(吉西他滨、卡铂和地塞米松),但复发率高,异基因骨髓移植后少数患者可获得长期生存。

【预后】 预后差。生存时间短，罕见长期生存患者，5年总生存率仅13%[13]。

4. 皮下脂膜炎样T细胞淋巴瘤 皮下脂膜炎样T细胞淋巴瘤（subcutaneouspanniculitis-like T-cell lymphoma，SPTL）起源于细胞毒T细胞，选择性侵犯皮下组织。好发于成人，儿童罕见。女性略多于男性。约20%的患者与自身免疫系统疾病，特别是系统性红斑狼疮相关。根据T细胞受体表型，分为皮下脂膜炎样α/β T细胞淋巴瘤（SPTL-AB）和皮肤γ/δ T细胞淋巴瘤（CGD-TCL）两种类型，分别占所有T细胞淋巴瘤的0.9%和1%。两种类型有不同的临床过程、表型和预后。

【病理】 SPTL的病理表现独特，脂肪坏死区常见，单个脂肪细胞被非典型肿瘤淋巴细胞包绕。小、中型或大型多形性T细胞的皮下浸润，组织学上类似非特异性脂膜炎或大叶脂膜炎。常混有反应性组织细胞，由于吞噬脂肪组织，组织细胞中常见空泡。CD8常阳性，TIA-1、granzyme B和穿孔素等细胞毒相关抗原阳性。克隆性*TCR*基因重排，EB病毒阴性。SPTL-AB：肿瘤细胞TCR β阳性，βF1阳性，CD56阴性。CGD-TCL：肿瘤细胞TCR δ阳性，βF1阴性，CD56阳性。

【临床表现】 单发或多发皮下结节、红斑主要累及下肢和躯干，但也可累及全身，发生在面部、颈部和背部。为多发皮下结节，四肢和躯干最常见。可伴随的全身症状有发热、不适、厌食、体重下降。部分罕见病例可自发消退。本病极少侵犯淋巴结和其他器官。实验室异常包括血细胞减少和肝功能异常。

【治疗】 目前尚无标准的治疗方法。类固醇：泼尼松有效率为50%。CHOP方案有效率为53%。CGD-TCL患者预后差，可考虑初诊CR后行造血干细胞移植。贝沙罗汀（Bexarotene）现已获批用于一线治疗失败的皮肤T细胞淋巴瘤。美国一项临床研究报道15例成人和儿童皮下脂膜炎样T细胞淋巴瘤口服贝沙罗汀治疗结果，总有效率82%（*CR*：54.5%，*PR*：27.2%）。中位无进展生存率38.4个月，中位有效率26.3个月，贝沙罗汀对皮下脂膜炎样T细胞淋巴瘤和皮肤γ/δ T细胞淋巴瘤有效率高，耐受性好，疗效维持时间长。是一种有前景的治疗方法。

【预后】 皮下脂膜炎样α/β T细胞淋巴瘤（SPTL-AB）预后好，5年中位生存率为80%。皮肤γ/δ T细胞淋巴瘤（CGD-TCL）预后差，5年*OS*仅为17%，但随着新的药物出现，生存率也已逐步获得改善。

5. 蕈样霉菌病（MF）和Sezary综合征（SS） 蕈样霉菌病（mycosis fungoides，MF）是一种趋表皮性的，原发于皮肤的T细胞淋巴瘤。成年及老年人多发，也可见于儿童，占所有儿童原发皮肤淋巴瘤的65%，儿童中位诊断年龄10岁。男性发病率高。进展缓慢，病程可为几年甚至几十年，皮肤受累从斑片期（patches），发展到浸润性斑块期（infiltrated plaques），最后到肿瘤期（tumour stage），部分患者有红皮病期。病变虽分布广泛，但长期只限于皮肤受累，晚期患者可以发生皮肤外播散，主要侵犯淋巴结、肝、脾、肺和血液。儿童MF通常表现为低色素斑块，但也可以表现为滤泡状或痤疮状丘疹或鳞状红斑，很少进展到肿瘤期。大多数儿童MF是ⅠA期，ⅠB期或ⅡA期[16]。

对于局灶病变的患者，可以局部表面应用类固醇激素或视黄酸类、贝沙罗汀等，更广泛的皮肤病变，可予紫外线A照射光化学治疗，疗效较好，但易复发。也可局部应用氮芥、α干扰素。抗CD30单抗（brentuximab vedotin）对部分进展期MF治疗有效。

儿童蕈样霉菌病预后较成人好，5年生存率为97%。最重要的预后因素是皮肤侵犯范围和有无皮肤外的侵犯。

（五）儿童少见类型淋巴瘤

【概述】 儿童NHL中部分病理类型在成人患者中常见，但在儿童期只占儿童非霍奇金淋巴瘤的7%左右。少见类型的儿童NHL在组织学上与成人淋巴瘤相似，但其生物学特征与成人不同。如低级别或中度级别的成熟B细胞淋巴瘤如滤泡细胞淋巴瘤（follicular lymphoma，FL）、黏膜相关淋巴组织（mucosa-associated lymphoid tissue，MALT）淋巴瘤、套细胞淋巴瘤以及骨髓瘤等成人常见淋巴瘤在儿童中少见，甚至罕见。

1. 儿童型滤泡性淋巴瘤 FL在成人期较常见，而儿童FL因为与成人在遗传学和临床上都存在部分差异，被2016版WHO分类中列为与成人常见滤泡性淋巴瘤不同的实体疾病，称为儿童型滤泡性淋巴瘤（pediatric-type follicular lymphoma，PTFL），PTFL是一种少见的结节性滤泡性淋巴瘤，主要发生于儿童和年轻人，也可偶见于老年人。国外报告PTFL不超过同年龄组各型淋巴瘤的2%。

PTFL特点为：最常累及头颈部淋巴结，进展缓慢，发病时多为Ⅰ期。发病中位年龄为15～18岁（国内报告以学龄期为主）。男女比例≥10∶1。其组织学特征表现为病变呈高级别，虽然肿瘤细胞增殖率很高，但预后很好，通常很多患儿仅通过手术完全切除受累淋巴结就可以达到持续的完全缓解。遗传学或分子学无*bcl-2*基因重排，但可有若干BCL-2蛋白表达，而且通常*bcl-6*

和 *myc* 基因重排也是阴性。

【病因与发病机制】 儿童型滤泡性淋巴瘤与成人 FL 在分子水平上有明显差异。PTFL 缺乏 *BCL-2* 基因重排；通常也没有 *BCL-6* 和 *MYC* 基因的重排。*TNFSFR14* 突变在儿童型滤泡性淋巴瘤中常见，其与成人滤泡性淋巴瘤中发生频率相似。部分 PTFL 可以检出成人 FL 罕见的 *MAP2K1* 突变。在没有 *MAP2K1* 突变的病例中可以发现其他基因（如 *MAPK1* 和 *RRAS*）发生突变。

【临床表现】 PTFL 病例报告较少，临床特征及预后与成人 FL 显著不同[17]。男女比例≥10∶1，大部分均为早期病变。临床病变较轻，大多数病人表现为孤立的、无症状的外周淋巴结肿大，发病部位又多表现为头部和颈部区域淋巴结肿大。很少累及主动脉旁或肠系膜淋巴结。结外病变则以扁桃体受累多见。没有骨髓受累的报告，通常没有 B 组症状。

【辅助检查】

（1）病理及免疫表型：淋巴结结构完全或大部分破坏，滤泡呈星空状，很少见到成型的套区。PTFL 细胞具有成熟的 B 细胞表型，CD20、CD79a 和 PAX5 阳性。CD10 通常强表达，BCL6 阳性。大多数病例不表达 BCL-2，少数病例染色弱阳性。通过 PCR 检测技术可见 Ig 基因重排呈阳性，最常见的基因突变是 1p36 位点的缺失和 *TNFRSF14* 的缺失或突变，约 40%～50%的病例中可检出 *MAP2K1* 突变。

（2）影像学：超声等检查提示局部受累淋巴结结构的破坏。很少有纵隔或腹腔内淋巴结受累。

（3）血常规及骨髓常规：PTFL 目前没有骨髓侵犯报告，无特殊。

【诊断与鉴别诊断】 鉴别诊断主要是病理诊断，需要鉴别弥漫性浸润的病例（即弥漫大 B 细胞淋巴瘤）。如果符合 PTFL 的诊断标准，则不采用分级。目前也有认为儿童型 FL 可能是一种“良性克隆增殖伴低度恶性变潜能”的疾病[18]。

【治疗】 儿童型滤泡性淋巴瘤的预后良好，与成人滤泡性淋巴瘤不同，临床很少复发。所有报告中仅有少数病例治疗失败。儿童滤泡性淋巴瘤的治疗方案包括：①手术完全切除；②含或不含利妥昔单抗的诸如 CHOP 等方案的多药化疗。研究表明，对于完全切除的Ⅰ期儿童，可以采用不进行化疗的观察等待方法。病理提示高级别患儿即便接受低强度和中强度化疗也有较好的预后。

2. 边缘区淋巴瘤（包括 MALT 淋巴瘤） 边缘区淋巴瘤（marginal zone lymphoma，MZL）是起源于淋巴结后生发中心 B 细胞的惰性淋巴瘤，占成人非霍奇金淋巴瘤的 5%～7%。但 MZL 是儿童期非常罕见的惰性淋巴瘤。MZL 可表现为结内或结外两种，绝大多数表现为早期（Ⅰ期或Ⅱ期）疾病。儿童大多数结外 MZL 表现为 MALT 淋巴瘤，可能与幽门螺杆菌（胃肠道）或鹦鹉热衣原体有关。

【临床表现与诊断】 MZL 临床相对少见。发生于儿童的 MZL 在临床表现和形态学特征上均与成人 MZL 存在明显差异，它主要出现在无症状和局限性疾病（90%的病例为Ⅰ期）的男性（儿童 MZL 患儿多为男孩，男女比例为 20∶1）。WHO 2008 年最新分类标准特别将儿童结外 MZL 单独列出，作为一独立疾病。MZL 临床表现多以头颈部无症状的孤立淋巴结肿大起病，病情进展缓慢。MZL 患儿就诊时临床分期较早，多为Ⅰ期。儿童 MZL 预后良好，复发率极低。

【诊断与鉴别诊断】 MZL 的诊断：①组织病理学诊断：小至中等大小 MZL 肿瘤细胞弥漫分布于滤泡间区，边缘带区显著扩大，滤泡边缘不规则。②免疫表型诊断：肿瘤细胞表达成熟 B 淋巴细胞表型 $CD19^+$、$CD20^+$、$CD79a^+$，部分共同表达 $CD43^+$，SIgM 强阳性。③分子生物学诊断：多数 MZL 可发现 *IgH* 基因重排，较少病例可见 *IgL* 基因重排。

【治疗】 大多数儿童边缘区淋巴瘤只需要局部治疗，MZL（包括 MALT 淋巴瘤）的治疗方案：①手术；②放射治疗；③利妥昔单抗联合或不联合化疗；④针对 MALT 淋巴瘤 HP 感染的抗生素治疗。因 MZL 病例数量很少，目前无统一推荐的化疗方案，对于部分Ⅰ期 MZL 患儿，局部肿块的完整切除后观察或术后予以适当局部放疗即可获得良好预后，不推荐过度治疗。

【预后因素】 Ronceray 等回顾了 66 例 18 岁及以下边缘区淋巴瘤，5 年总体 EFS 为 70%，OS 为 98%。其中 32%为 MZL：几乎所有患者为男性，表现为头部和颈部有局限性的原发性肿瘤。所有患者均行手术切除（完整或不完整）后观察，EFS 为 94%，OS 为 100%[19]。

3. 儿童原发中枢神经系统淋巴瘤 原发性中枢神经系统淋巴瘤（primary central nervous system lymphoma，PCNSL）是一种罕见的结外侵袭性非霍奇金淋巴瘤，其发病率占中枢神经系统肿瘤的 2.2%，发病年龄一般为 53～57 岁。PCNSL 在儿童期是一种极其罕见的儿童脑肿瘤。日本脑肿瘤协作组曾报告了在 1969—1990 年登记的 596 例 PCNSL 中只有 9 例为儿童（1.5%）。美国报告了世界范围内 1978—2008 年登记的包括 7 家国际 PCNSL 协作组和 3 家儿童肿瘤中心的 10 家单位小于 21 岁的儿童及青少年病例，30 年中也仅有 29 例[20]。

【病因与发病机制】 PCNSL的发病机制尚不明确,既往的研究认为中枢神经系统可能缺乏淋巴系统,主要存在以下几种学说:①EB病毒感染可使免疫缺陷患者的B细胞逃离T细胞监视而过度增殖,进入神经系统导致PCNSL。②淋巴结和淋巴结外的B细胞被激活,发生间变而演变成为肿瘤细胞,通过血液迁移到中枢神经系统形成淋巴瘤。③脑血管内部分未分化的多潜能干细胞最终分化为肿瘤细胞,导致PCNSL的发生。④PCNSL的发生可能与凋亡基因的表达程度有关。*Bcl-2*基因在淋巴瘤患者中常呈高表达,抑制细胞的凋亡。而*Bax*和*Bcl-x*基因呈低表达,延长淋巴细胞的生存。

【临床表现】 儿童及青少年病例报告罕见,Oussama等报告的多中心29例儿童PCNSL中,男性21例(73%),女性8例(27%)。诊断的中位年龄为14岁。其中3例伴有免疫缺陷:1例为先天联合免疫缺陷;1例为肾移植术后4个月的获得性免疫缺陷;还有1例红斑狼疮患者应用免疫抑制剂霉酚酸盐治疗一年后发生PCNSL。其临床表现多与肿瘤位置有关。所有病人的病情都局限于脑(26例)或脑膜(3例),无全身弥漫性淋巴瘤受累的证据。

临床表现主要累及神经系统,表现为局灶性神经功能受损,如认知能力下降、偏瘫、共济失调及脑神经麻痹等;或神经精神症状,如冷漠、抑郁、癫痫等;或颅内压增高症状。

【辅助检查】 CT和MRI检查是PCNSL最常用的检查方式。而MRI是诊断PCNSL的主要影像学方式。Oussama报告中所有29例患者中11例(38%)患者诊断为多发性病变,12例(41%)累及深部脑结构(基底节、小脑或大脑),14例大脑半球受累,3例孤立的脑膜受累。

【诊断与鉴别诊断】 PCNSL的确诊依赖病理检查。立体定向活检以其创口小、并发症少、术后恢复期短、死亡率低等优点,成为诊断PCNSL的主要方法。再根据病理及免疫表型可进一步分为生发中心来源和非生发中心来源,前者表达CD10和BCL-6,对化疗敏感,预后较好;后者表达MUM-1,对化疗不敏感,预后较差。大多数PCNSL来源于非生发中心。90%的PCNSL为弥漫大B细胞淋巴瘤,其表达LCA、CD19、CD20、CD22、CD79a、Ki-67、p53、MUM-1等标志物。

可供参考的儿童及青少年的大宗病例报告结果提示29例中59%(17例)的患者经立体定向脑活检确诊,31%经过手术切除(9例,4例全组,5例次全组),10%(3例)通过脑脊液行细胞及免疫表型分析确诊。其中共有20例(69%)为DLBCL,5例(17%)为间变性大细胞淋巴瘤(ALCL),2例(7%)为淋巴母细胞淋巴瘤(1例为前体B母细胞,1例未明确),2例(7%)诊断为Burkitt样淋巴瘤。所有患者均通过免疫表型分析确诊为PCNSL。可见最常见的病理亚型为DLBCL(69%),这与既往儿童PCNSL一致报告,而在成人超过90%的PCNSL病理类型为DLBCL。

【治疗】 儿童PCNSL(*OS*,70%~80%)预后优于成人原发性中枢神经系统淋巴瘤患者。目前最大的儿科病例系列提示可通过化疗获得长期缓解治疗方案,不需要全脑放疗(WBRT)。

【预后因素】 大剂量甲氨蝶呤(HD-MTX)是迄今为止PCNSL中最有效的单药。通过以上治疗,应用含有HD-MTX的化疗方案者整体预后良好,年龄≥15岁的青少年是预后不良因素,另外肿瘤与大剂量的MTX反应之间存在微弱的显著关系。

4. 儿童原发纵隔大B细胞淋巴瘤 原发纵隔大B细胞淋巴瘤(primary mediastinal large B-cell lymphoma,PMLBL)是一种来源于胸腺髓质成熟B细胞的高度恶性NHL,属于儿童NHL中较为少见的类型,约占儿童NHL的1.0%~1.9%,主要发生在青少年和年轻的成年人(AYA)。虽然以往被视为一个DLBCL的亚型,由于近年来认识到PMLBL在临床、组织学以及分子遗传学方面具有自己独特的生物学特性,故WHO在2008版和2016版造血与淋巴组织肿瘤分类中均将其列为独立的病理类型。

【病因与发病机制】 从生物学的角度来看,PMLBL发病机制与经典霍奇金淋巴瘤有许多相似之处,包括JAK-STAT和NF-kB通路的组成性激活。类似于霍奇金淋巴瘤一样,PMLBL会发生免疫逃避,造成MHCⅠ和Ⅱ类的下调和程序性死亡配体的上调。

【临床表现】 在儿童PMLBL中,瘤灶主要位于前上纵隔,且肿瘤巨大,肿块直径>10cm者占多数,其比例为69.2%~78.4%,由于大肿块压迫,常见浸润到肺、壁胸膜、心包,可引起多种相关疾病(如胸腔、心包积液,上腔静脉综合征等)。采用St. Jude NHL分期系统分期,较少侵犯骨髓及CNS,临床分期多为Ⅲ期。

【辅助检查】 胸部X线或CT平扫及增强提示纵隔增宽及巨大肿块会提示进一步进行活检诊断,骨髓通常很少受累。

【诊断与鉴别诊断】 病理光镜下PMLBL各个病例都会有广泛的形态/细胞学变化,其增长模式是分散的,与结节性硬化性霍奇金淋巴瘤的组织学特性有重叠,诊断PMLBL要谨慎。恶性肿瘤细胞表达B细胞标记(CD19、CD20、CD22、CD79a),但普遍缺乏表面免疫球蛋白表达。相对于结节性硬化型霍奇金淋巴瘤 CD30 的强阳性表达,CD30 在 PMLBL 80%的病例会有非常微弱的表达,同时 CD15 标记也是阴性的。而 B 细胞转录因子包括 *PAX5*、*OCT2*、*BCL6*、*BOB1*、*PU1* 等通常阳性。EBV 阴性。

【治疗】 由于 PMLBL 与弥漫大 B 细胞淋巴瘤同属于成熟 B 细胞 NHL,采用成熟 B-NHL 方案 FAB/LMB96 治疗,3 年无事件生存率为 66%,采用剂量调整(DA)的 R-EPOCH(利妥昔单抗、依托泊苷、泼尼松、长春新碱、环磷酰胺和多柔比星)方案进行治疗,3 年无事件生存率为 81%,意大利血液学儿科肿瘤学协会(Associazione Italiana Ematologia Oncologia Pediatrica,AIEOP)NHL-97 方案(包含大剂量甲氨蝶呤、阿糖胞苷和利妥昔单抗)化疗 5 年无事件生存率为 83.9%,提示 DA-R-EPOCH 与 AIEOP LNH-97 方案对于儿童 PMLBL 均是有效的。对于复发或难治性儿童 PMLBL,通用的治疗方案仍是在大剂量化疗获得缓解后行自体造血干细胞移植。由于 PMLBL 与经典 HL 具有许多相似的生物学特性,诸如 CD30、PD-1 等靶点很多,用于复发或难治 HL 的治疗方法可能对儿童 PMLBL 同样有效,有报道针对复发/难治儿童 PMLBL 经 PD-1 抑制剂 Nivolumab 治疗后可以达到缓解。

(汤静燕　张永红　段彦龙)

参考文献

[1] MONIKA L, METZGER, MATTHEW J, et al. In: Pizzo PA, Poplack DG, eds. Principles and practice of pediatric oncology, 7th ed. Wolters Kluwer, 2016: 568-584.

[2] JOHNSON P, FEDERICO M, KIRKWOOD A, et al. Adapted treatment guided by interim PET-CT scan in advanced Hodgkin lymphoma. N Engl J Med, 2016, 374(25): 2419-2429.

[3] SHANBHAG S, AMBINDER RF. Hodgkin lymphoma: A review and update on recent progress. CA Cancer J Clin, 2018, 68(2): 116-132.

[4] ROEMER MG, ADVANI RH, LIGON AH, et al. PD-L1 and PD-L2 genetic alterations define classical Hodgkin lymphoma and predict outcome. J Clin Oncol, 2016, 34(23): 2690-2697.

[5] BIRGIT B, MICHELLE LH. Lymphoblastic Lymphoma in Childhood and Adolescence: review of current challenges and future opportunities. British Journal of Haematology, 2019, 185(6): 1158-1170.

[6] CAIRO MS, BEISHUIZEN A. Childhood, adolescent and young adult non-Hodgkin lymphoma: current perspectives. Br J Haematol, 2019, 185(6): 1021-1042.

[7] SCHUSTER SJ, SVOBODA J, CHONG EA, et al. Chimeric Antigen receptor T cell in refractory B cell lymphomas. N Engl J Med, 2017, 377(26): 2545-2554.

[8] ABRAMSON JS, MCGREE B, NOYES S, et al. Anti-CD19 CAR T cells in CNS diffuse Large-B-Cell lymphoma. N Engl J Med, 2017, 377(8): 783-784.

[9] TURNER SD, LAMANT L, KENNER L, et al. Anaplastic large cell lymphoma in paediatric and young adult patients. Br J Haematol, 2016, 173(4): 560-572.

[10] lIJIMA-YAMASHITA Y, MORI T, NAKAZAWA A, et al. Prognostic impact of minimal disseminated disease and immune response to NPM-ALK in Japanese children with ALK-positive anaplastic large cell lymphoma. Int J Hematol, 2018, 107(2): 244-250.

[11] PEDERSEN MB, HAMILTON-DUTOIT SJ, BENDIX K, et al. DUSP22 and TP63 rearrangements predict outcome of ALK-negative anaplastic large cell lymphoma: a Danish cohort study. Blood, 2017, 130(4): 554-557.

[12] XAVIER, AC, SUZUKI R. Treatment and prognosis of mature(non-anaplastic) T- and NK-cell lymphomas in childhood, adolescents, and young adults. Br J Haematol, 2019, 185(6): 1086-1098.

[13] K MELLGREN, A ATTARBASCHI, O ABLA, et al. Non-anaplastic Peripheral T Cell Lymphoma in Children and Adolescents-An International Review of 143 Cases. Ann Hematol, 2016, 95(8): 1295-1305.

[14] SORGE C, COSTA LJ, TAUB JW, et al. Incidence and outcomes of rare paediatric non-Hodgkin lymphomas. Br J Haematol, 2019, 184(5): 864-867.

[15] PAMELA BA, MARY JL. Management of NK/T-Cell Lymphoma, Nasal Type. J Oncol Pract, 2019, 15(10): 513-520.

[16] WU JH, COHEN BA, SWEREN RJ. Mycosis fungoides in pediatric patients: Clinical features, diagnostic challenges, and advances in therapeutic management. Pediatr Dermatol, 2020, 37(1): 18-28.

[17] O'SUOJI C, WELCH JJ, PERKINS SL, et al. Rare pediatric Non-Hodgkin lymphomas: a report from Children's oncology group study ANHL 04B1. Pediatr Blood Cancer, 2016, 63(5): 794-800.

[18] A TTARBASCHI A, ABLA O, ARIAS PADILLA L, et al. Rare non-Hodgkin lymphoma of childhood and adolescence: A consensus diagnostic and therapeutic approach to pediatric-type follicular lymphoma, marginal zone lymphoma, and nonanaplastic peripheral T-cell lymphoma. Pediatr Blood Cancer, 2020, 67(8): e28416.

[19] RONCERAY L, ABLA O, BARZILAI-BIRENBOIM S,

et al. Children and adolescents with marginal zone lymphoma have an excellent prognosis with limited chemotherapy or a watch-and-wait strategy after complete resection. Pediatr Blood Cancer, 2018, 65(4).

[20] A TTARBASCHI A, ABLA O, RONCERAY L, et al. Primary central nervous system lymphoma: initial features, outcome, and late effects in 75 children and adolescents. Blood Adv, 2019, 3(24): 4291-4297.

第 4 节　软组织肉瘤

软组织肉瘤（soft tissue sarcomas）约占小儿恶性肿瘤的 6.5%[1]，常表现为肿块。最多的是横纹肌肉瘤，约占 21 岁以前软组织肉瘤的 2/3，更好发于 5 岁以前。而纤维肉瘤则多发于 10 岁以后，这些肿瘤的主要治疗是完整切除和化疗。

一、横纹肌肉瘤

横纹肌肉瘤（rhabdomyosarcoma，RMS）是来源于将要分化为横纹肌的未成熟间叶细胞，属于骨骼肌谱系。但也可以起源于没有横纹肌的组织或器官，如膀胱、子宫等。可全身发生，以头颈部多发，其次为躯干、臀部、四肢及泌尿生殖器。根据首都医科大学附属北京儿童医院 1955—1995 年收治的 2 705 例恶性实体瘤统计，有 RMS 176 例（6.51%）[2]。约为恶性实体瘤的 4%～8%，居第 7 位。目前经手术、化疗和放疗的综合治疗，5 年存活率已达 50%～70%。北京儿童医院对收治的 213 例统计，男 140 例，女 73 例，诊断中位年龄 48.0 个月（3～187.5 个月）。其中 136 例患儿发生于 10 岁以前（91.1%）[3]。

【病因与遗传学】　儿童及青少年 RMS 的病因仍不明确，大多是偶发性的，没有公认的易感危险因素。Li-Fraumeni 癌症易感综合征（伴有种系 TP53 突变）、DICER1 综合征、Ⅰ型神经纤维瘤病、Costello 综合征（伴有种系 HRAS 突变）、Beckwith-Wiedemann 综合征、努南综合征、出生体重大及大胎龄儿可能会增加发病风险。根据横纹肌肉瘤组织形态学特点，主要以胚胎性横纹肌肉瘤（embryonal rhabdomyosarcoma，ERMS）、腺泡状横纹肌肉瘤（alveolar rhabdomyosarcoma，ARMS）为常见。ARMS 侵袭性最强、预后差。进一步细胞遗传学及分子生物学研究提示：部分 ARMS 中存在染色体交互式易位 t(2;13)(q35;q14)（约占 ARMS 的 60%～70%）或 t(1;13)(q36;q14)（约占 ARMS 的 10%）。这两种易位分别形成了相应的融合基因 *PAX3-FKHR* 和 *PAX7-FKHR*。其中，融合基因 *PAX3-FKHR* 编码的 PAX3-FKHR 融合蛋白与预后不良相关，具有 t(2;13)(q35;q14) 易位的横纹肌肉瘤多有转移，也可能是其预后不良因素之一[4]。目前，临床已经开始应用 PCR 和 FISH 检测两种融合蛋白，以进一步协助诊断 ARMS。

【诊断依据】　根据临床表现、影像学及病理检查确定诊断。RMS 诊断包括以下 5 个方面：①明确 RMS 的诊断；②是哪一种组织学类型；③原发部位；④肿瘤局部的浸润和对周围组织器官的破坏程度；⑤有无远处的肿瘤转移。肿瘤描述包括病理、位置、分期和分组（如 2 期，临床Ⅲ组，眼眶的胚胎型 RMS），以确定治疗方案，判断预后。

1. 临床表现　特征之一为肿瘤可以发生于身体的任何部位。诊断时约 25%发生远处转移，其中肺是最常见的转移部位，约占 40%～45%；其次是骨髓转移，再次是骨转移。

2. 影像学检查　包括瘤灶局部 B 超、增强 CT、增强磁共振检查（MRI）和 PET/CT 检查，以决定肿瘤范围；胸部 CT、骨扫描，腹部 B 超等，以确定是否存在肺、纵隔、骨或肝等内脏转移。

3. 其他检查　骨髓检查以确定是否有转移，应做两个部位常规或骨髓活检。若肿瘤位于头部脑膜旁区，浸润中枢神经机会较高，应做脑脊液检查。

4. 脏器功能检查　血、尿、粪便常规，心电图、超声心动图、血生化（肝肾功能和乳酸脱氢酶）。

【病理分型】

1. 基本组织学类型　目前世界卫生组织（WHO）第 4 版《软组织和骨肿瘤分类》将 RMS 细分为四个亚型[5]：

（1）胚胎型（embryonal RMS，ERMS）：最常见，约占

50%～60%。绝大多数发生在婴幼儿期，好发生于头颈部和泌尿生殖道、腹膜后等。葡萄簇状细胞型（botryoid RMS）：属于胚胎型。约占 ERMS 的 50%～60%，其预后最好。6 岁以下多见。好发于头颈部和泌尿生殖道。镜下主要由非常原始的梭形横纹肌细胞和小圆细胞组成，可见有丝分裂。

（2）腺泡型（alveolar RMS，ARMS）：10～20 岁青少年多见。好发于四肢，尤其是前臂、股部，其次为躯干、直肠周围、会阴部。恶性程度高，5 年生存率低于 20%。

（3）梭形细胞/硬化型（spindle cell/sclerosing，SRMS）：新亚型，目前不确定生物学行为更类似 ERMS，还是成人类型或多形性。近期研究报告指出，与儿童相比，成人预后更差，脑脊膜旁区域预后差，伴有 *MYOD1* 突变预后差，而婴儿 SRMS 和 *NCOA2* 或 *VGLL2* 易位预后较好。针对 SRMS 精准分层治疗有待于进一步临床。

（4）多形性（pleomorphic RMS）：多见于中老年，儿童较为少见，常发生于四肢，胸部和腹部，组织学特点为大的间变性细胞，具有扩大的、深染色的核。

2. 肿瘤部位

（1）头颈部：无症状的软组织肿块最为多见，约 25%来源于眼眶，50%来源于脑脊膜旁区域，25%来源于非眶非脑脊膜旁位置，如头皮、面部、颊黏膜等。

（2）泌尿生殖道：最常见于膀胱和前列腺，约占 30%～50%。女性生殖道内、男性睾丸旁也可发生。

（3）四肢和躯干：肢体部分肿胀是肉瘤的特征，也可出现疼痛、触痛、发红等。50%左右是 ARMS，局部淋巴结转移多见。

（4）胸腔内和腹膜后骨盆区域：胸腔内和腹膜后骨盆区肿瘤位置深，诊断前可能已经很大，常因包绕大血管而不能完全切除。

（5）其他：会阴-肛周区域，少见，似脓肿或息肉，常是 ARMS，局部淋巴结转移较多见。胆道肿瘤更少见，常产生阻塞性黄疸并有肝内转移，可转移至腹膜后或肺。

肿瘤部位与预后：预后良好的位置是指眼眶、头颈（脑膜除外）、胆道、非膀胱和前列腺区的泌尿生殖道；预后不良的位置是指膀胱/前列腺、肢体、脑膜，其他包括背部、腹膜后、盆腔、会阴部/肛周、胃肠道和肝脏。

【临床分期】 目前，国际上使用的分期方法有多种，各不完全相同。国际儿科肿瘤研究协会，根据不同部位的临床分期系统（TNM-UICC）见表 36-27[4~7]。

TNM 临床分期是治疗前，基于体格检查、实验室和治疗前影像学检查，包括 MRI 或 CT，根据解剖位置进行测量的肿瘤大小，进行全身评估后的结果。只要不存在可见的远处转移，所有发生在“良好”部位的肿瘤均为 1 期。所有已出现远处转移的肿瘤均为 4 期。发生在不良部位的肿瘤可能为 2 期（肿瘤较小，且无区域淋巴结转移）或 3 期（肿瘤较大，或存在区域淋巴结转移）。大部分儿童 RMS 为 2 期或 3 期。

但 TNM 分期系统基于影像学异常而不需要病理证实，因此分期可能不够准确。国际横纹肌肉瘤研究组（International rhabdomyosarcoma research group，IRS）手术病理分组由 IRS 根据术后-病理的临床分组系统[6,7]（表 36-28），同时采用 TNM-UICC 治疗前临床分期和 IRS 术后-病理临床分组，相互补充，有助于危险度分组。

表 36-27 国际横纹肌肉瘤临床分期（TNM-UICC 治疗前分期）

分期	部位	T	N	M
1	眼眶 头颈部（除外脑膜） 泌尿生殖系统-非膀胱/非前列腺 胆道	$T_1/T_{2a/b}$	$N_0/N_1/N_x$	M_0
2	膀胱/前列腺 肢体 脑膜	T_1/T_{2a}	N_0/N_x	M_0
3	膀胱/前列腺 肢体 脑膜 其他（包括躯干，腹膜后等）	T_1/T_{2a} b	N_1 $N_0/N_1/N_x$	M_0
4	任何	$T_1/T_{2a/b}$	N_0/N_1	M_1

TNM 定义：T、N、M 分别代表原发肿瘤、区域淋巴结和远处转移。T_x：原发肿瘤不能估价；T_0：未发现原发肿瘤；T_1：肿瘤局限于原发器官或组织。T_{1a}：肿瘤最大径≤5cm；T_{1b}>5cm；T_2：肿瘤侵犯邻近器官或组织；T_{2a}≤5cm；T_{2b}>5cm；N_x：区域淋巴结转移不能评估；N_0：无区域淋巴结转移；N_1：有区域淋巴结转移；M_x：远处转移不能评估；M_0：无远处转移；M_1：有远处转移。

表 36-28 国际横纹肌肉瘤研究组临床分组

分型	临床特征
Ⅰ	局限性病变，肿瘤完全切除，且病理证实已完全切除，无区域淋巴结转移（除了头颈部病灶外，需要淋巴结活检或切除以证实无区域性淋巴结受累）
Ⅰa	肿瘤局限于原发肌肉或原发器官
Ⅰb	肿瘤侵犯至原发肌肉或器官以外的邻近组织，如穿过筋膜层
Ⅱ	肉眼所见肿瘤完全切除，肿瘤已有局部浸润或区域淋巴结转移
Ⅱa	肉眼所见肿瘤完全切除，但镜下有残留，区域淋巴结无转移
Ⅱb	肉眼所见肿瘤完全切除，镜下无残留，但区域淋巴结有转移
Ⅱc	肉眼所见肿瘤完全切除，镜下有残留，区域淋巴结有转移
Ⅲ	肿瘤未完全切除或仅活检取样，肉眼有残留肿瘤
Ⅲa	仅做活检取样
Ⅲb	肉眼所见肿瘤大部分被切除，但肉眼有明显残留肿瘤
Ⅳ	有远处转移，肺、肝、骨、骨髓、脑、远处肌肉或淋巴结转移（脑脊液细胞学检查阳性，胸腔积液或腹水以及胸膜或腹膜有瘤灶种植等）

所有在初始手术时，完整切除的肿瘤为Ⅰ组，具有可见远处转移为Ⅳ组。初始手术后仍可见肿瘤者（扫描或查体）为Ⅲ组，Ⅱ组指所有可见肿瘤被切除，但局部仍有“微小”残留，伴或不伴区域淋巴结转移（包括被切除后）。半数患儿为Ⅲ组。“局部转移”指肿瘤浸润或侵犯原发部位邻近的组织。“区域转移”指肿瘤迁移至原发部位引流区的淋巴结。肢体及睾丸旁RMS区域淋巴结转移率最高。“远处转移”指肿瘤进入血液循环转移至身体其他部位，最常见远处转移部位为肺、骨和骨髓。

【危险度分组】 根据临床分期、病理分为低危、中危、高危3组（表36-29）[4~7]。

表 36-29 横纹肌肉瘤危险度分组

病理分型	TNM 分期	IRS 分期	危险组
胚胎型	1	Ⅰ~Ⅲ期	低危
胚胎型	2~3	Ⅰ~Ⅱ期	低危
胚胎型	2~3	Ⅲ期	中危
腺泡型/多形型等	1~3	Ⅰ~Ⅲ期	中危
任何	4	Ⅳ期	高危

【治疗】 应用手术、化疗、放疗等综合治疗，以达到最好的效果[8,9]。

1. 手术 最好能做到完整的肿瘤切除或仅有镜下残留。为了保存器官及其功能，如膀胱、阴道、子宫，可先用化疗或加放疗，使肿瘤缩小，再进行手术。如第一次手术仅做肿瘤部分切除，可经化疗和/或放疗3~6个月后再次手术。

2. 放疗 RMS胚胎型IRS-Ⅰ期不做放疗，Ⅱ~Ⅳ期则须放疗。腺泡型易有局部复发，故Ⅰ期也做放疗。为减少晚期损伤，放疗需采用多分次照射，单次剂量不超过180cGy。手术已经完全切除瘤灶者，可于术后1周内放疗；伴颅底侵犯的患儿，有明显压迫症状，可于化疗前先放疗。肿瘤较大无法手术者，建议放疗时间在原发瘤灶化疗第13周，转移瘤灶可延迟到化疗第25周。在有条件的情况下，可以考虑采用质子放疗。

3. 化疗 全部患儿均用化疗。化疗方案多采用美国COG的方案[6,7]，主要化疗药物包括环磷酰胺（CTX）、放线菌素D（AMD）及长春新碱（VCR）（表36-28），其中低危组化疗方案主要应用VCR及AMD。中危组方案中则加入伊立替康（Irinotecan）。高危组及复发病人多加入多柔比星、异环磷酰胺和依托泊苷等药物，化疗原则为早期、联合、足量、交替、个体化等。总疗程24~52周。

【疗效评估】 化疗每间隔两个疗程评估原发瘤灶及转移瘤灶大小。治疗中首次评价为CR、PR和PD的患儿，间隔6~8周再评价以确认。治疗结束后针对总体的治疗效果再次评价和确认。

1. 瘤灶评估标准 完全缓解（CR）：所有病灶完全消失>4周，骨髓转移者细胞涂片检查阴性。部分缓解（PR）：原发肿瘤缩小≥64%，转移瘤灶缩小≥30%，没有新的病灶。疾病进展（PD）：原发肿瘤较初诊时增大≥40%，转移瘤灶≥20%，或出现新病灶。疾病稳定（SD）：肿瘤体积介于PD和PR之间。

2. 总体疗效评价标准 CR：原发瘤灶和转移瘤灶均CR，无新发病灶。PR：原发瘤灶CR，转移瘤灶PR/SD，无新发病灶；或原发瘤灶 PR，转移瘤 CR/PR/SD，无新发病灶。SD：原发瘤灶 SD，转移瘤 CR/PR/SD，无新发病灶。PD：原发瘤灶、转移瘤灶任何处进展。

【预后】 横纹肌肉瘤通常在接受综合治疗的局限性疾病儿童中可治愈，70%以上的患者在确诊后 5 年内存活。首都医科大学附属北京儿童医院 213 例 RMS 患儿生存因素分析显示，5 年总生存率为 64%±4%。低、中和高危组 RMS 患儿 5 年总生存率分别为 100%、74%±5%和 48%±8%。患儿的总生存率与年龄、肿瘤 TNM 分期、IRS 术后分期以及危险度分组密切相关。复发进展中位时间 10 个月，68.4%的复发进展发生在 1 年内，随访>5 年的患儿均无复发。因此，根据不同危险度的多学科联合下的分层治疗，是改善 RMS 生存率的关键。

二、非横纹肌肉瘤软组织肉瘤

软组织肉瘤好发于 20 岁以下的儿童和青少年，约占恶性肿瘤的 7%；软组织肉瘤种类繁多，分型也较复杂，生物学行为各异；儿童软组织肉瘤中近半数为横纹肌肉瘤，排在第二位的为外周原始神经外胚层瘤/尤因肉瘤，余下的肉瘤统称为非横纹肌肉瘤的软组织肉瘤（non-rhabdomyosarcom soft tissue sarcomas，NRSTSs），如腺泡状软组织肉瘤、纤维肉瘤和平滑肌肉瘤等，近年来随着分子生物学技术的应用，发现了一些尤文样小细胞肿瘤，如伴有 *CIC-DUX4* 易位的未分化圆形细胞肉瘤（undifferentiated round cell sarcoma with CIC-DUX4 translocation）、*BCOR-CCNB3* 等[10]。本节介绍几种儿童非横纹肌肉瘤的软组织肉瘤。

【病因及遗传学】 与软组织横纹肌肉瘤一样，非横纹肌肉瘤软组织肉瘤病因未明，可能与环境因素、免疫功能、致瘤病毒、遗传因素等有关（表 36-30）。

【诊断依据】 根据临床表现、影像学及病理检查明确诊断。

NRSTSs 的临床表现与影像学特点大多与软组织横纹肌肉瘤相似，症状与肿瘤发生部位密切相关，躯干四肢的肿瘤多表现为生长迅速的肿块、深部软组织和内脏器官的肿瘤，除肿物外，患儿还可有相关或邻近器官受压的症状；约 1/3 的患者有疼痛或撞击后疼痛，罕见有全身症状，如发热、盗汗和体重减轻等。

表 36-30 儿童良性和恶性肿瘤分子遗传学异常

肿瘤	异常	受累基因或融合产物
腺泡状软组织肉瘤	t(2;22)(q33;q12)	*EWSR1-CREB1*
	t(12;22)(q13;q22)	*EWSR1-ATF1*
	t(12;16((q13;p11)	*FUS-ATF1*
先天性(婴儿型)纤维肉瘤和中胚叶肾瘤	t(12;15)(p13;q25)	*ETV6-NTRK3*
	8,11,17,20 三体	
隆突性皮肤纤维肉瘤和巨细胞成纤维细胞瘤	t(17;22)(q22;q13)	*COL1A1-PDGFB*
促纤维组织增生性小圆细胞瘤	t(11;22)(p13;q12)	*EWS-WT1*
尤因样 EWSR1 原始小圆细胞肿瘤	t(4;19)(q35:q13、1)	*CIC-DUX4*
		BCOR-CCNB3
		BCOR-MAML3
		BCOR-ZC3H7B
平滑肌肉瘤	重排 12q t(12;14)(q14~15;q23~24)	未知
	1p 丢失，3p21~23，6q，8p21-pter，11p，13q12~13，13q32-pter，22	
黏液和圆形细胞脂肪肉瘤	t(12;16)(q13;p11)	*FUS(TLS)-DDIT3(CHOP)*
	t(12;22)(q13;q12)	*EWS-DDIT3*
	t(12;22;20)(q13;q12;q11)	*EWS-DDIT3*
恶性外周神经鞘瘤	17q11.2 缺失或重排	*NF1*
	10p，11q，17q，22q	
PEComa	9q34 杂合性缺失	*TSC1*

续表

肿瘤	异常	受累基因或融合产物
滑膜肉瘤	t(X;18)(p11.23;q11)	*SS18-SSX1*,*SS18-SSX4*
	t(X;18)(p11.21;q11)	*SS18-SSX2*
	t(X;20)(p11.2;q13.3)	*SS18L-SSX1*
	t(5;18)(q11;q11)	*SS18*-未知
	7,8,12 三体 3 丢失	
软组织透明细胞肉瘤	t(12;22)(q13;q12)	*EWSR-ATF1*
	t(2;22)(q13;q12)	*EWSR-CREB1*
孤立性纤维性肿瘤	t(12;19)(q13;q13)	未知
	t(13;22)(q22;q13.3)	
肝脏未分化肉瘤	t(11;19)(q13;q13.4)	*MALAT1-MHLB1*
	1q,5p,6q,8p,12q 获得	*12q* 获得:*MDM2*,*CDK4*
	9p,11p,14 丢失	

较为理想的肿瘤病理诊断应包括组织形态、免疫组织化学、超微结构、细胞遗传学、分子生物学以及影响肿瘤治疗和存活率的生物化学因素等。

【病理分级】 病理组织学分级[10]用于判断肿瘤预后,美国国家癌症研究所(NCI)根据肿瘤坏死、细胞密度、多形性和核分裂活跃程度等不同将肿瘤分为三级,美国儿童肿瘤研究协作组(Children's Oncology Group,COG)根据组织学亚型、肿瘤组织坏死范围、核分裂数和肿瘤多形性将肿瘤分为三级(表 36-31)。

表 36-31　儿童非横纹肌肉瘤的软组织肉瘤组织学分级

病理分级	肿瘤
1 级(低度恶性)	黏液性和高分化脂肪肉瘤 ≤4 岁的婴儿型纤维肉瘤 ≤4 岁的婴儿型血管周细胞瘤 血管瘤样恶性纤维组织细胞瘤 位置较深的隆突性皮肤纤维肉瘤 黏液软骨肉瘤
2 级(中度恶性)	肿瘤符合以下特点: <15%肿瘤表面区域坏死 核分裂≤5 个/10HPF 核异型不明显 肿瘤细胞密度不高
3 级(高度恶性)	肿瘤符合以下特点: 多形性或圆形脂肪肉瘤 间叶软骨肉瘤 恶性蝾螈瘤 腺泡状软组织肉瘤 任何不属于 1 级的肉瘤、>15%肿瘤表面区域坏死或核分裂≥5 个/10HPF

【临床分期】 软组织肿瘤的分期如下:

四肢和躯干软组织肉瘤:摘录自 2017 年第 8 版肿瘤 AJCC 分期手册。

T——原发肿瘤

T_x 原发肿瘤无法评估;

T_0 无原发肿瘤证据;

T_1 肿瘤最大径≤5cm;

T_2 5cm<肿瘤最大径≤10cm;

T_3 10cm<肿瘤最大径≤15cm;

T_4肿瘤最大径>15cm。

N——区域淋巴结

N_0 无区域淋巴结转移;

N_1 区域淋巴结转移。

M——远处转移

M_0 无远处转移;

M_1 有远处转移。

【治疗】 一般采用手术切除肿瘤、化疗及放疗的综合治疗方案。

【预后】 不同组织学类型的非横纹肌肉瘤软组织肉瘤的预后不尽相同,总体来说预后与肿瘤分类、临床分期、病理分级、是否有残留、对化疗及放疗的敏感性等因素有关。

几种非横纹肌肉瘤软组织肉瘤如下:

(一)腺泡状软组织肉瘤

腺泡状软组织肉瘤(alveolar soft part sarcoma,ASPS)是软组织恶性肿瘤,其形态特点是大、多角形瘤细胞形成假

36 章

腺泡样结构，并具有特征性分子遗传学改变 t(X;17)(p11.2;q25)易位，形成 *APSL-TFE3* 基因。

【临床表现】 少见，好发于儿童和青少年；女孩多见。多表现为无痛性、肌肉内缓慢生长的包块。

【影像学特点】 X 线片可显示肿瘤有钙化或侵蚀邻近骨质，CT 及 MRI 表现呈非特异性，多为软组织界限清楚的包块(图 36-17)。

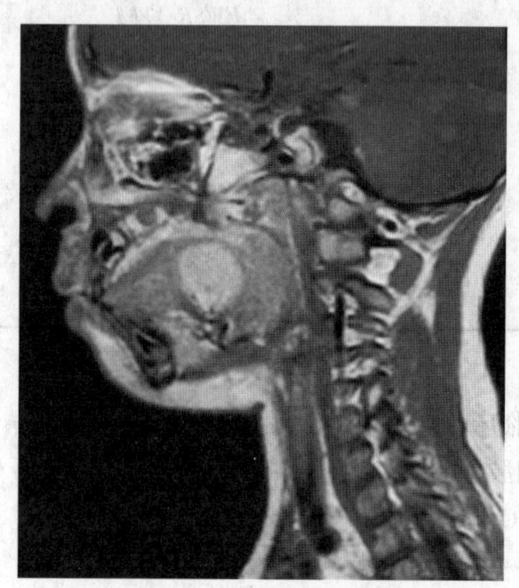

图 36-17　腺泡状软组织肉瘤
CT 示舌根部肿物。

【病理学特点】 四肢肿瘤直径 3~10cm，头颈部通常较小，1~3cm。镜下观察：瘤细胞呈多角形，胞质嗜酸、颗粒状，中心或偏位核，核仁明显；瘤组织被纤维血管分割成巢状和分叶状；假腺泡样结构，或实性片状结构；核分裂少见，坏死罕见。免疫组织化学染色：TFE3、desmin 阳性，Vinentin、Myogenin、MYOD1、CK、S-100、HMB45、SMA 等阴性(数字资源 36-1)。分子遗传学特点：t(X;17)(p11.2;q25)易位，形成 *APSL-TFE3* 基因。

数字资源 36-1　腺泡状软组织肉瘤病理学特点

【治疗】 手术切除为主，若有转移灶亦应切除。手术后应放疗，可选用长春新碱、环磷酰胺、放线菌素 D 等联合化疗。

【预后】 开始进展较慢，总体预后较差；中位生存期为 40 个月，5 年总生存率为 20%，无转移肿瘤的患者预后相对良好，5 年总体生存率为 71%。

(二)透明细胞肉瘤

透明细胞肉瘤(clear cell sarcoma，CCS)是一种软组织发生的伴有黑色素细胞分化的恶性肿瘤，也叫软组织黑色素瘤[10]。

【临床表现】 罕见，10~40 岁多见，也可见于儿童。好发部位为四肢、足部等，表现为缓慢生长的肿物，可伴有疼痛。临床表现缺乏特征性，多表现为疼痛及局部压痛。足、踝部肿瘤占全部病例的 40%。透明细胞肉瘤是 NRSTS 中唯一具有区域淋巴结扩散倾向的肿瘤。

【影像学特点】 软组织肿物，界限欠清(图 36-18)。

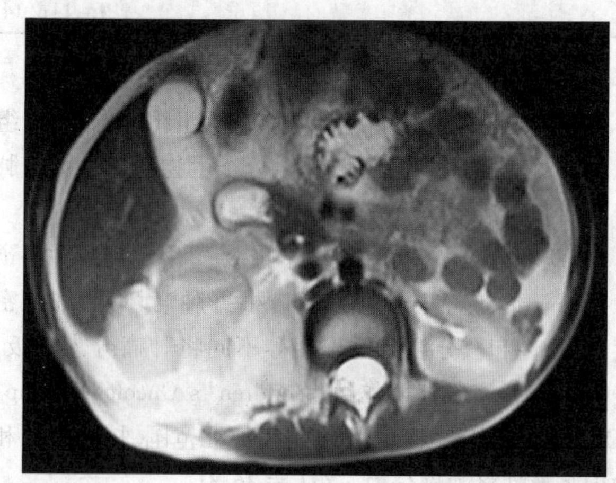

图 36-18　软组织透明细胞肉瘤，CT 示腹膜后软组织影

【病理学特点】 肿物平均 2~5cm，灰白色、分叶状，与腱鞘或腱膜关系密切。镜下观察：圆形、卵圆形、梭形细胞排列呈巢状、束状，其间见胶原交织分割，瘤细胞胞质透明、浅染、嗜酸，核仁明显，位于中央，约半数局部可见黑色素颗粒，还可见花环状巨细胞，核分裂各异。免疫组织化学染色：HMB45、melan-A、S-100 阳性，还可局灶性表达的抗体有 SYN、CD56、NSE、CD34 等(数字资源 36-2)。分子遗传学特点：90%的肿瘤有染色体 t(12;22)(q13:q12)易位，FISH 检测有 *EWSR-ATF1* 融合基因；6%的肿瘤有染色体 t(2;22)(q13:q12)易位，FISH 检测有 *EWSR-CREB1* 融合基因。

数字资源 36-2　透明细胞肉瘤病理学特点

【治疗】 CCS 治疗多采取手术为主的综合治疗。由于这种肿瘤有淋巴结转移的倾向，故可行前哨淋巴结活检。手术的最终目标应该是广泛切除，若无法将肿瘤完全切除，则辅以放疗。化疗和放疗疗效较为有限。

【预后】 CCS 预后较差，患者 5 年、10 年和 20 年生存率分别为 67%、33%和不足 10%，较易出现局部复发、淋巴结转移及远处转移（常见转移部位为肺、骨骼和肝脏）。

（三）硬纤维性肿瘤

也称侵袭性纤维瘤病，为交界性肿瘤，好发 40 岁左右成年人，5%的患者为<10 岁的儿童，婴儿也可发病，儿童年发病率约为 2～4/100 万。10%家族性腺瘤病（FAP）患者可伴有韧带样纤维瘤病。分子遗传学特点：显示正常核型或见 8，20 染色体三体，21%的成人患者可见 *APC* 基因（5q21）突变，约 74%深部组织韧带样纤维瘤病患者可见 *β-catenin* 基因突变，而伴有 Gardner 相关的纤维瘤病患者，100%的可见该基因突变。

【临床表现】 临床表现缺乏特异性，多表现为可触及的无痛性肿块，成人约 1/3 的硬纤维性肿瘤起源于四肢，1/3 起源于内脏，10%起源于头颈部。在 63 名儿科患者的回顾性研究中，硬纤维性肿瘤更常见于四肢（61%）、头颈部（18%）和躯干（13%），约有 8%的儿童肿瘤呈多器官累及。

【影像学特点】 深部软组织或腹腔内软组织肿物（图 36-19）。

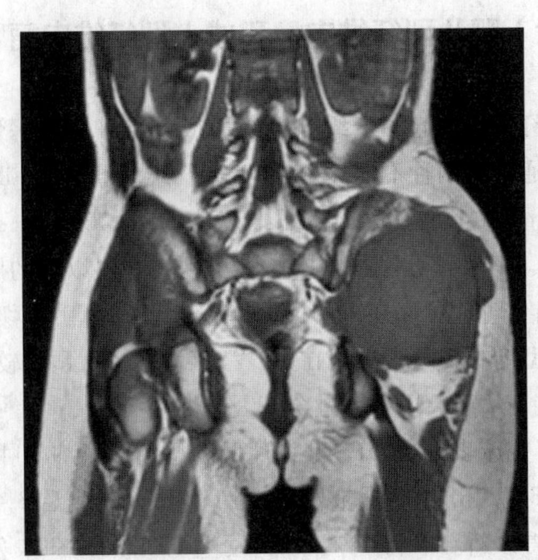

图 36-19 韧带样纤维瘤病，MRI 示左臀部软组织影

【病理学特点】 多数肿瘤直径 5～10cm，切面灰白、实性、质硬。组织学特点：肿物界限不清，常常浸润至肿物肌肉组织，瘤细胞常为长梭形成纤维细胞、大小较一致，呈束状排列，与胶原相互交织在一起；瘤细胞也可呈星状，也可见黏液变区域，肿瘤血管丰富，核分裂罕见，瘤细胞缺乏异型。免疫组化：瘤细胞核 β-catenin 染色阳性，表达 Vimentin、SMA 等；电镜观察瘤细胞可见丰富的粗面内质网、细胞外成熟的胶原纤维等成纤维细胞特点（数字资源 36-3）。

数字资源 36-3 硬纤维性肿瘤病理学特点

【治疗】 手术切除是主要的治疗方法，只要肿瘤边缘呈阴性，无论是否进行辅助放疗，局部复发率都为 15%～30%；若肿瘤浸润，无法达到切缘阴性，即使接受辅助放疗，局部复发的风险也会增高，为 22%～68%。儿童患者放疗的治疗效果不佳。

【预后】 儿童患者复发率为 50%，腹壁肿瘤较腹壁外肿瘤复发率低。

（四）促纤维组织增生性小圆细胞肿瘤

促纤维组织增生性小圆细胞肿瘤（desmoplastic small round cell tumor，DSRCT）是一种细胞谱系不确定的高度恶性小圆细胞肿瘤，具有明显的间质纤维组织增生，多表型和具有特异性的染色体易位 t（11；22）（p13，q12），导致 *EWSR1* 和 *WT1* 基因融合等特点的肿瘤。

【临床表现】 该肿瘤罕见。通常表现为腹部或盆腔的巨大肿块。其他部位罕见，如有发生，以阴囊部位最常见。儿科病例主要发生在青少年男性。DSRCT 的症状和体征通常与它们发生的腹部位置相关联，包括腹部疼痛，体重减轻，腹水和肝脾大。

【影像学特点】 大多数 DSRCT 起源于网膜或肠系膜。影像特征包括在腹膜中体积巨大、不均质的包块，常伴有中心坏死。MRI 特征包括异质性 T_1 低信号和异质性 T_2 高信号。经过钆给药后，异质性对比增强。

【病理学特点】 肉眼观察：腹腔内形成质硬的大肿块，伴有多个卫星结节，通常直径达 10cm 或更大，并常附着于肠系膜或网膜。镜下观察肿瘤由未分化的原始小圆或椭圆形细胞组成。瘤细胞被周围密集的胶原基质包围形成界限清楚的大小不一细胞巢。免疫组化染色通常会出现上皮(CK、EMA),神经(NSE、S100)和间叶(Desmin、Vimentin)标记的共同表达,但一些病变可缺乏CK表达。典型Desmin染色模式是球形或核周点状阳性(数字资源36-4)。超微结构特点:瘤细胞可见核旁中间丝团和致密核心颗粒。

数字资源36-4 促纤维组织增生性小圆细胞肿瘤病理学特点

分子遗传学特点:DSRCTs包含*EWSR1-WT1*基因融合,因此通过*EWSR1*基因分离探针的FISH或*EWSR1-WT1*融合基因FISH或RT-PCR测试可用于诊断。

【治疗】 该肿瘤没有标准治疗方案。由于预后极差,多应用联合治疗,包括大剂量化疗、维持性化疗、肿物减灭手术或细胞减少手术和放射治疗。

【预后】 本瘤属于高度恶性的肿瘤,其5年生存率仅达到30%。最近的报道表明通过联合治疗可能会提高患者的存活率。

(五)上皮样肉瘤

上皮样肉瘤(epithelioid sarcoma,ES)是具有上皮样形态和免疫表型的少见的软组织恶性肿瘤,于1971年正式命名,根据发病部位,分为经典型和近端型。

【临床表现】 "远端型"即经典的ES,多发生在四肢末端,好发于青少年。"近端型"多发生在头颈、躯干、外阴等近中线部位,且易侵及深层组织,并且好发于中老年。X线上可见软组织结节状肿块,钙化、骨化、骨质增生和骨皮质侵蚀,MRI为非特异性,可显示边缘液平或强化。肿瘤可向远处转移至淋巴组织、心、肺、脑、骨骼和皮肤等器官。

【影像学特点】 邻近骨骼的肿物可引起骨膜反应或骨质破坏,局部软组织包块可显示与周围组织分界不清,提示其可能的侵袭性。

【病理学特点】 肉眼观察,多为实性肿物,可覆包膜,呈单结节或多结节状,部分与周围软组织分界不清,剖面呈实性,灰白均质,部分肿瘤切面因出血可呈灰黄或灰褐色,质韧。镜下见肉芽肿样结节,结节中央可见坏死及退变,瘤周或肿瘤组织可被增生或硬化的胶原纤维分割,或出现胶原纤维的沉积,瘤细胞间散在慢性炎细胞浸润,部分区域可见上皮样血管肉瘤及横纹肌样瘤的形态,尤其是近端型,单纯从病理形态上,几乎与恶性横纹肌样瘤难以区分(数字资源36-5)。

数字资源36-5 上皮样肉瘤病理学特点

免疫组织化学染色,肿瘤细胞可同时表达Vimentin、CK、EMA,且上皮样和梭形细胞Vimentin表达几乎都阳性,上皮标志物则局灶或部分阳性,近50%的病例中CD34阳性,此外CD99、Desmin、SMA、CK5/6、CK14、CK20、CK19、ERG均可有不同程度的表达,较为特异性的是近90%的ES病例中出现*INI-1*表达的缺失(见数字资源36-5)。

分子遗传学特点:染色体22q11.2上的SMARCB1位点的*INI-1*基因表达缺失,但仍有部分病例INI-1阳性表达。

【治疗】 手术切除肿瘤是ES的首选治疗方法。当ES发生转移后,可采用化疗。

【预后】 5年存活率可达50%~80%,近端型较经典型预后差。

(六)婴儿型纤维肉瘤和成人型纤维肉瘤

纤维肉瘤起源于纤维组织中成纤维细胞的恶性肿瘤。通常有两种不同类型:婴儿型纤维肉瘤(infantile fibrosarcoma,IFS)、成人型纤维肉瘤(adult fibrosarcoma,AFS)。其中婴儿型纤维肉瘤常出现在5岁以内的婴幼儿,出生时即可存在,远处转移率较低,常可手术切除。成人型纤维肉瘤常出现在10岁以后的儿童,预后较差。IFS伴有*ETV6-NTRK3*融合基因阳性。

【临床表现】 IFS是一种低度恶性梭形细胞肿瘤,约1/3患儿出生时即被发现,约1/2患儿于生后3个月内获得诊断。本病44%~70%发生于四肢,约30%发生于躯干,9%~10%发生于头颈部,亦可发生于肠道。AFS以青壮年多见,预后较差。若婴儿或年长儿童肢体出现软组织肿块,均应考虑此诊断。

【影像学特点】 AFS病灶的主体在T_1WI上显示

低等信号，T_2WI 上显示脑回状高低混杂信号，以 T_2WI 信号更具特征性。而 IFS 约 69% 肿瘤边界清楚，约 50%IFS 肿瘤实质表现为 T_1WI 等或稍高信号、T_2WI 高信号，脂肪抑制序列呈高信号，约 50% 病灶在增强扫描中呈明显均匀增强，余 50% 呈不均匀增强（图 36-20）。

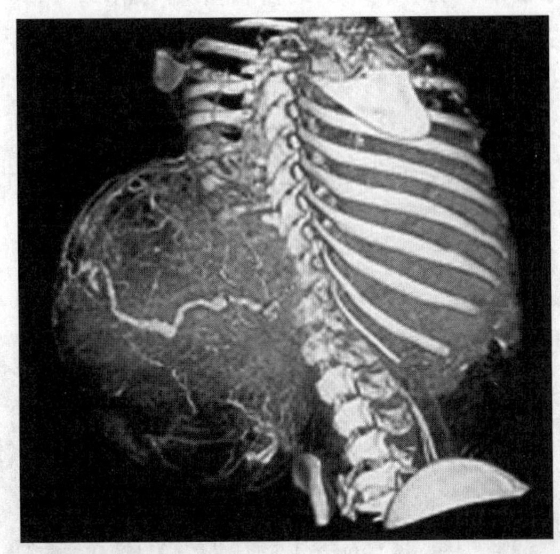

图 36-20　婴儿型纤维肉瘤，CT 检查显示有胸背部巨大软组织影

【病理学特点】　肉眼观察，肿物界限欠清，分叶状，切面灰白、实性、鱼肉状，可见出血坏死区。镜下观察，梭形、圆形、肥胖多角形瘤细胞排列呈实性片状、带状、相互交织的束状，人字形排列，可见灶状出血坏死，钙化等，还可见血管周细胞样排列区、圆形细胞为主、黏液变性、髓外造血、片状炎细胞浸润、广泛坏死、囊性变等改变。免疫组织化学染色：瘤细胞 SMA、CD34 局灶阳性，Vimentin、CD68 可阳性，Desmin、Myogenin、CK、S-100 阴性。超微结构特点：显示成纤维细胞特点。

分子遗传学特点：t(12;15)(p13;q25) 易位，产生融合基因 *ETV6-NTRK3*，该融合基因也可见于细胞型中胚叶肾瘤（数字资源 36-6）。

数字资源 36-6　婴儿型纤维肉瘤病理学特点

【治疗】　广泛地彻底手术切除肿瘤为首选方法。肿瘤对放疗不敏感，仅用于姑息性治疗，且需大剂量（50~70Gy）才可能有效果，但可发生放疗后遗症。化疗可参照横纹肌肉瘤方案。

【预后】　婴儿纤维肉瘤的预后较好，尤其位于肢体及躯干部，5 年的生存率可达 80%~90%。但切除不彻底，术后复发率高，2 年内可达 35%~70%，平均复发期为 8 个月。转移罕见，如肿瘤累及重要器官，可致死（<5%）。

（七）平滑肌肉瘤

少见。由于发现了胃肠道间质瘤（gastrointestinal stroma tumor，GIST），过去文献报道或诊断的儿童平滑肌肉瘤，大多为 GIST，AIDS 患儿、免疫功能抑制、器官移植后患儿易患平滑肌肉瘤。平滑肌肉瘤还可发生于恶性肿瘤患儿治疗后再发第二种肿瘤。

【临床表现】　平滑肌肉瘤按发生部位可出现三种不同表现。腹膜后和腹腔内肿瘤可表现为腹部肿块，腹痛或肠梗阻，常伴有其他消化道症状。皮肤和皮下组织肿瘤浅表，表面皮肤可有色泽改变，凹陷或溃疡。而脉管源性肿瘤受累皮肤可有肿胀、疼痛。如发生在内脏（如肝）则可出现腹痛、肝脾大、腹水等症状。

【病理学特点】　肿瘤细胞主要由梭形平滑肌细胞和原始圆形平滑肌细胞组成，分化较好，呈束状、编织状排列，嗜酸性，常伴有淋巴细胞浸润（数字资源 36-7）。肿瘤细胞存在 EBV 感染是诊断的主要依据。

平滑肌肿瘤细胞免疫组化染色 SMA，结蛋白（desmin）和高分子钙调素结合蛋白（H-caldesmon）阳性。人类免疫缺陷病毒引起的平滑肌肿瘤原位杂交 EBER 阳性（见数字资源 36-7）。

分子遗传学特点：有报道染色体 t(12;14) 易位病例，也可显示低倍体，假二倍体或异源性核型。

数字资源 36-7　平滑肌肉瘤病理学特点

【治疗】　治疗原则均以外科手术切除为主，放疗效果不佳，化疗可能取得较长期的缓解。西贝替丁（trabectedin）是一种新型抗肿瘤药物，可用于治疗晚期平滑肌肉瘤。

（八）脂肪肉瘤

黏液性脂肪肉瘤（myoid liposarcoma，MLS）是一种恶性肿瘤，由恶性脂肪母细胞、丰富的黏液性间质、明显的弓形“鸡笼网线样（chicken wire）”血管构成。以前所谓的“圆形细胞脂肪肉瘤”也属于此类。

【临床表现】 黏液性脂肪肉瘤是成人最常见的肉瘤之一，儿童中较少见，但却是儿童中最常见的“成人”型肉瘤。约1/3病例发生在股部、臀部，其次为背部、腹膜后。CT和MRI若能显示肿瘤内的脂肪密度或信号有助于确立诊断。

【影像学特点】 MRI显示体积较大、通常为边界清楚的分叶状肿块。病变常缺乏脂肪信号，并且水分含量增加。MRI不能鉴别脂肪肉瘤与脂肪母细胞瘤。

【病理学特点】 肉眼观察，黏液样脂肪肉瘤一般>10cm。肿块呈分叶状，有部分包膜，切面呈黄白色，黏液状。镜下观察，黏液性脂肪肉瘤由底细胞密度的原始星状或小梭形状细胞及印戒样和多空泡脂肪母细胞组成，背景常呈黏液样改变，有时伴有囊性变产生肺水肿样外观。此肿瘤常富含薄壁弓形分支状血管，是典型的黏液性脂肪肉瘤组织学的一个特征，有诊断意义。典型的黏液性脂肪肉瘤是一种低级别的肿瘤，通常缺乏明显的细胞异型和核分裂活性。圆形细胞黏液性脂肪肉瘤则显示高细胞密度，高核分裂活性，免疫组织化学染色：瘤细胞S-100阳性，CD34、SMA、desmin、MDM2、CKD4阴性。典型和圆形细胞黏液性脂肪肉瘤均含有由t（12；16）或t（12；22）易位产生的*FUS-DDIT3*（*CHOP*）或*EWSR1-DDIT3*（*CHOP*）基因融合。可以通过*DDIT3*基因分离探针的FISH来明确诊断（数字资源36-8）。

数字资源36-8 脂肪肉瘤病理学特点

【治疗】 手术是脂肪肉瘤最主要的治疗手段。圆形细胞脂肪肉瘤属于高度恶性的肿瘤，除手术外，还需要辅助化疗或放射治疗。化疗仅作为手术或放疗无效时的姑息治疗。新型抗肿瘤药物对晚期脂肪肉瘤也有一定效果。

【预后】 如果缺乏圆形细胞脂肪肉瘤的特征，预后很好。圆形细胞黏液样脂肪肉瘤是高度恶性的侵袭性肿瘤，预后差于普通黏液样脂肪肉瘤。

（九）恶性外周神经鞘瘤

恶性外周神经鞘瘤（malignant peripheral nerve sheath tumor，MPNST）是显示神经鞘细胞分化的恶性肿瘤，常起源于外周神经，或之前有良性神经鞘瘤，或伴有神经纤维瘤病1型。

【临床表现】 少见，约占软组织肉瘤的5%，20~50岁好发，年轻患者多伴有神经纤维瘤病1型；躯干、四肢、头颈部多见，多为深部软组织，多数起源于主要神经干，以坐骨神经多见。临床表现为无痛或疼痛性肿物，如已有神经鞘瘤的患者，肿物快速增大，要考虑恶性转化的可能。

【影像学特点】 深部软组织肿物（图36-21）。

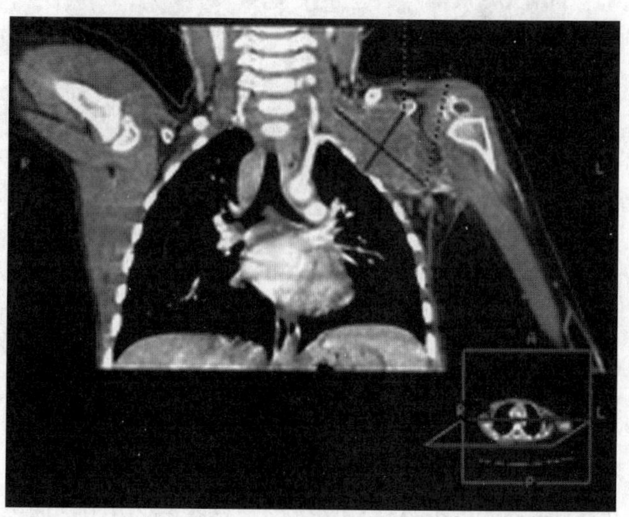

图36-21 恶性外周神经鞘瘤，CT显示左锁骨下软组织肿物

【病理学特点】 肉眼观察：肿物较大，常为梭形，切面灰白、实性，胶样、鱼肉状，常见出血、坏死。镜下观察：梭形细胞排列呈束状或轮辐状，胞质弱嗜酸，界线欠清，10%~15%可见异源性间叶分化，包括肌母细胞分化-恶性蝾螈瘤（malignant triton tumor）、骨肉瘤、软骨肉瘤、血管肉瘤、脂肪肉瘤等。上皮成分如腺体等多见于伴有神经纤维瘤病1型患者。免疫组织化学染色：50%的肿瘤S-100染色阳性，不同程度CD34、GFAP阳性，CK、EMA、SMA、Desmin、HMB45阴性；由肌源性分化时，desmin等肌表达阳性（数字资源36-9）。

数字资源36-9 恶性外周神经鞘瘤病理学特点

【治疗】 外科手术切除为主,放疗不敏感,化疗效果不肯定。

【预后】 较差,局部复发率40%,转移率30%~60%。当Ki-67增殖指数>20%时,提示预后差。

(十)滑膜肉瘤

滑膜肉瘤(synovial sarcoma,SS)是细胞谱系来源不明的恶性梭形细胞肿瘤,具有包括腺体形成的多样性上皮分化和特异性染色体易位t(X;18)(p11;q11)[10]。

【临床表现】 肿瘤好发于大关节附近,以膝、髋关节居多,四肢其他关节、躯干、头颈部等处均可见。症状与病程长短、肿瘤大小有关。生长缓慢者症状轻微,肿块无痛、轻度疼痛或压痛;生长迅速者,肿块体积增大伴有剧痛,并可出现运动功能障碍。肿瘤可经血运转移到肺、脑、肝,也可经淋巴系统转移到区域淋巴结。

【影像学特点】 MRI结果通常是非特异性的,在T_1加权图像上的信号与肌肉等强度,在T_2加权图像上呈高强度信号(图36-22)。滑膜肉瘤是目前报道中最常见的被误诊为良性病变的恶性软组织肉瘤。

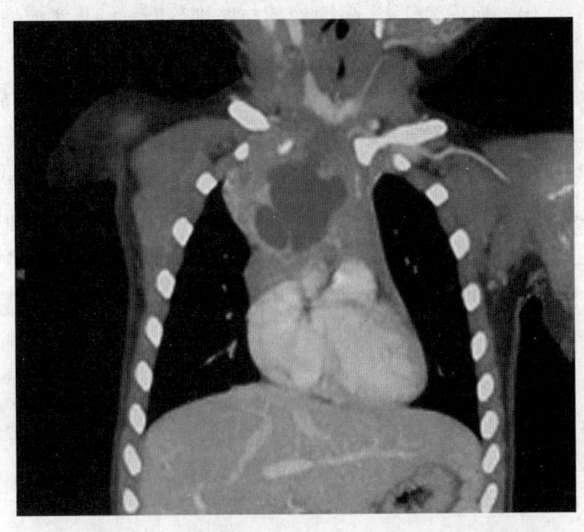

图36-22 滑膜肉瘤,CT示右上纵隔软组织影

【病理特点】 肉眼观察,滑膜肉瘤通常位于大关节周围深部软组织,有时附着于肌腱样组织。根据组成肿瘤的细胞形态,滑膜肉瘤可以分为4个亚型:单相梭形细胞型,单相上皮细胞型,由型梭形细胞和上皮细胞组成的双相型,未分化型。梭形肿瘤细胞一般胞体较大,含有丰满的梭形细胞核。滑膜肉瘤常含有局灶性钙化,此现象往往提示肿瘤恶性度相对较低。大多数滑膜肉瘤显示局灶性上皮膜抗原(EMA)和/或细胞角蛋白(cytokeratin)阳性染色。通常Bcl-2和CD99也呈阳性染色,但非特异性。偶尔S100染色也可呈阳性。曾经有报道指出一种新的标记物TLE1呈阳性染色,对滑膜肉瘤的诊断有帮助,特异性也不够高。未分化性亚型显示明显减低或缺失*INI-1*表达(数字资源36-10)。分子生物学检查:疑难的病例最好通过分子生物学方法检测有无t(X;18)易位产生的*SSX1-SYT*或*SSX2-SYT*基因融合,进而证实诊断。*SYT*基因分离探针的FISH检测方法是目前最常用的检测方法。

数字资源36-10 滑膜肉瘤病理学特点

【治疗】 滑膜肉瘤恶性程度高,单纯局部肿瘤切除不能控制局部复发和远处转移。对转移病灶用以异环磷酰胺/多柔比星为主的化疗,可以延长患者生存时间,但针对转移灶的放疗,不能改善预后。

【预后】 SS属高级别浸润性肉瘤,5年和10年的生存率分别约为60%和50%。

(十一)伴有*CIC-DUX4*易位的未分化圆形细胞肉瘤

伴有*CIC-DUX4*易位的未分化圆形细胞肉瘤(undifferentiated round cell sarcoma with CIC-DUX4 translocation)是伴有*CIC-DUX4*易位,未见明显细胞分化特点的高度恶性、软组织肉瘤。又称CIC-重排肉瘤[11,12]

【临床表现】 罕见,儿童和青年人好发,6~62岁均有报道。好发部位为四肢,其他如躯干、头颈部、脑、骨盆等也有报道;表现为快速生长、表浅或深部软组织肿块。实验室检查未见特异性改变。

【影像学特点】 软组织质均、分叶状肿物。

【病理学特点】 肉眼观察,肿物较大,切面鱼肉状,可见出血、坏死。镜下片状致密小圆形瘤细胞,中度核多形性,染色质粗糙、核仁明显,胞质界限不清,瘤细胞可见局灶性透明胞质,核分裂易见,有时可见梭形瘤细胞,可见地图样坏死,局部可呈黏液样,或索状排列。组化染色无特殊。84%呈CD99阳性,仅23%弥漫阳性,16%的肿瘤CD99阴性,其他如WT1、FLI-1、ERG、INI1阳性,S-100、CK、Desmin、Myogenin、TLE1阴性。肿瘤有染色体 t(4;19)(q35;q13、1)易位,t(10;19)(q26;q13)易位。FISH 检测可见 8 染色体三体及 *CIC-DUX4* 融合基因(数字资源 36-11)。

数字资源 36-11 伴有*CIC-DUX4* 易位的未分化圆形细胞肉瘤病理学特点

【治疗】 肿物局部手术切除为主要治疗方式,加化疗及放疗。

【预后】 预后差,多数患者 2 年内死亡,5 年存活率仅为 43%,肿瘤转移率高。

(马晓莉 何乐建)

参考文献

[1] RUDZINSKI ER, ANDERSON JR, HAWKINS DS, et al. The World Health Organization Classification of Skeletal Muscle Tumors in Pediatric Rhabdomyosarcoma: A Report From the Children's Oncology Group. Archives of Pathology & Laboratory Medicine, 2015, 139(10): 1281-1287.

[2] 李佩娟. 小儿肿瘤病理学. 北京:北京出版社, 2001: 132-141.

[3] 徐娜,段超,金眉,等. 单中心多学科联合诊治儿童横纹肌肉瘤的临床及预后分析. 中华儿科杂志, 2019, 57(10): 767-773.

[4] SKAPEK SX, ANDERSON J, BARR FG, et al. PAX-FOXO1 fusion status drives unfavorable outcome for children with rhabdomyosarcoma: a children's oncology group report. Pediatr Blood Cancer, 2013, 60(9): 1411-1417.

[5] WEISS AR, LYDEN ER, ANDERSON JR, et al. Histologic and Clinical Characteristics Can Guide Staging Evaluations for Children and Adolescents with Rhabdomyosarcoma: A Report From the Children's Oncology Group Soft Tissue Sarcoma Committee. J Clin Oncol, 2013, 31(26): 3226-3232.

[6] 中国抗癌协会小儿肿瘤专业委员会,中华医学会儿科学分会血液学组,中华医学会小儿外科学分会肿瘤组. 中国儿童及青少年横纹肌肉瘤诊疗建议(CCCG-RMS-2016). 中华儿科杂志, 2017, 55(10): 724-728.

[7] 中华人民共和国国家卫生健康委员会. 儿童及青少年横纹肌肉瘤诊疗规范(2019 版). 2019.

[8] WEIGEL BJ, LYDEN E, ANDERSON JR, et al. Intensive Multiagent Therapy, Including Dose-Compressed Cycles of Ifosfamide/Etoposide and Vincristine/Doxorubicin/Cyclophosphamide, Irinotecan, and Radiation, in Patients With High-Risk Rhabdomyosarcoma: A Report From the Children's Oncology Group. J Clin Oncol, 2016, 34(2): 117-122.

[9] BEN AM, MINARD-COLIN V, MOSSERI V, et al. Does aggressive local treatment have an impact on survival in children with metastatic rhabdomyosarcoma? Eur J Cancer, 2015, 51(2): 193-201.

[10] 何乐健. 临床病理诊断与鉴别诊断——儿童疾病. 北京:人民卫生出版社, 2020.

[11] 何乐健. 新近认识的几种儿童罕见肿瘤或疾病的病理诊断. 中华病理学杂志, 2018, 47(11): 817-821.

[12] ANTONESCU CR, OWOSHO AA, ZHANG L, et al. Sarcomas With CIC-rearrangements Are a Distinct Pathologic Entity With Aggressive Outcome: A Clinicopathologic and Molecular Study of 115 Cases. Am J Surg Pathol, 2017, 41(7): 941-949.

第 5 节 中枢神经系统肿瘤

一、颅内肿瘤

(一)概述

【流行病学】 儿童肿瘤中颅内肿瘤的发病率相当高,仅次于白血病,居儿童期肿瘤的第二位,约占儿童期肿瘤的 20%,年发病率在我国为 10.2~25.9/100 万,约占儿童死亡人数的 11%。儿童期颅内肿瘤患者占全年龄组的 15%~20%,占 15 岁以下各类肿瘤的 40%~50%,远远高于成人发病率。首都医科大学附属北京天坛医院报道儿童肿瘤前五位分别为星形细胞瘤(30%)、颅咽管瘤(20%)、髓母细胞瘤(16%)、生殖细胞肿瘤(8%)和室管膜瘤(6%)。在全部儿童中枢神经系统肿瘤中,恶性肿瘤约占 91%,而良性肿瘤仅占 9%[1]。

儿童颅内肿瘤,不同类型的好发年龄有一定差异。多数学者认为儿童脑瘤的好发年龄在 10 岁以前,Ingraham 指出儿童颅内肿瘤的高发年龄为 5~8 岁。儿童颅内肿瘤的总性别分布大致相等,性别与肿瘤的部位和组织类型有关。

儿童幕下肿瘤占多数。儿童幕上肿瘤多位于中线的鞍区及第三脑室前或后部，幕下肿瘤则多位于第四脑室、小脑蚓部及小脑半球。成人多见的脑膜瘤、垂体瘤、听神经瘤和转移瘤在儿童极少见，而胚胎残余组织发生肿瘤在儿童比较常见。

儿童常见中枢神经系统恶性肿瘤分类如表 36-32 所示[2]：

表 36-32　儿童常见中枢神经系统恶性肿瘤分类

分类
神经上皮组织肿瘤
星形细胞肿瘤
少突胶质细胞肿瘤
少突星形细胞肿瘤
室管膜肿瘤
脉络丛肿瘤
其他神经上皮肿瘤
神经元和混合性神经元-胶质肿瘤
松果体区肿瘤
髓母细胞瘤
生殖细胞肿瘤
生殖细胞瘤
畸胎瘤
未成熟性
成熟性
伴有恶性转化
胚胎癌
内胚窦瘤（又称卵黄囊瘤）
绒毛膜上皮癌
混合性生殖细胞肿瘤

【脑肿瘤继发损害】　颅内肿瘤常引起颅内组织改变，这些改变对患儿的影响有时可能超过肿瘤本身。

1. 肿瘤周围脑组织反应　脑肿瘤可引起周围组织继发改变，星形细胞瘤可导致星形细胞反应性增生，小胶质细胞可见于肿瘤坏死区周围；各类血管反应是肿瘤引起的重要间质反应之一，在肿瘤远隔部可见小型脱髓鞘病灶及脑软化灶。

2. 脑水肿　是患儿出现颅内压增高的重要原因。

3. 脑积水　是脑肿瘤的重要并发症，也是导致颅内压增高的主要原因。脑肿瘤患儿出现脑积水的原因除脉络丛肿瘤所致的脑脊液分泌增多之外，几乎都为梗阻性脑积水。此外一些特殊位置肿瘤也可导致相应位置出现局限性脑积水。

4. 视盘水肿　是颅内压增高的重要体征，严重者静脉破裂出血形成火焰样出血，晚期可导致视神经萎缩，出现永久性失明。

5. 脑出血　导致脑出血的肿瘤除血管源性肿瘤和恶性胶质瘤外，部分良性肿瘤也可发生。直接因素包括肿瘤新生血管脆弱、肿瘤本身为血管源性肿瘤、肿瘤增大后血管供血不足出现动脉瘤性扩张并破裂、肿瘤血栓及坏死和肿瘤位于特殊部位等，间接因素指并非肿瘤本身导致出血的因素，主要是由肿瘤所致的颅内高压引起。突然大量出血严重者可致死亡。

6. 脑移位　脑肿瘤本身体积增大，或是瘤周胶质增生、肿瘤卒中以及肿瘤所致的脑水肿、脑积水均可使正常脑组织移位，出现脑神经压迫等表现，严重者可出现脑疝甚至死亡。

【临床表现】　小儿颅内肿瘤好发于中线及后颅窝，故易早期阻塞脑脊液循环通路出现颅内压增高，压迫脑干等重要结构。同时，由于儿童颅骨发育不完全，代偿能力较成人强，因此局限性神经系统损害症状相对较成人少。

1. 颅内压增高症状

（1）呕吐：约 70%～85% 的患儿有呕吐，此为颅内压增高或后颅窝肿瘤直接刺激延髓呕吐中枢所致，部分患儿（约 10%～20%）呕吐是唯一的早期症状。

（2）头痛：70%～75% 的患儿有头痛。幕上肿瘤头痛多在额部，幕下肿瘤多在枕部，主要是颅内压增高或脑组织移位引起脑膜、血管或脑神经张力性牵拉所致。

（3）视觉障碍：视力减退可因鞍区肿瘤直接压迫视传导通路引起视神经原发性萎缩，或颅内压增高出现视盘水肿引起的继发性视神经萎缩。视野改变者较少，鞍区较大的肿瘤可有双颞侧偏盲；视盘水肿后期可有视野向心性缩小。

（4）头颅增大及破壶音（McCewen 征）阳性：多见于婴幼儿及较小的儿童，颅内压增高可致颅缝分离、头围增大，叩诊可闻及破壶音。1 岁以内的婴儿也可见前囟膨隆及头皮静脉怒张。

（5）颈部抵抗或强迫头位：第三脑室肿瘤可呈膝胸卧位，后颅窝肿瘤则头向患侧偏斜，以保持脑脊液循环通畅。颈部抵抗多见于后颅窝肿瘤。对此类患者要防止枕骨大孔疝的发生，应尽早行脑室穿刺外引流或脱水药降低颅内压。

（6）癫痫发作：由于小儿幕下肿瘤及脑室内肿瘤较多，故小儿脑肿瘤癫痫发生率较成人低。

（7）发热：是小儿脑肿瘤的特征性表现，这与小儿脑肿瘤恶性者多及体温调节中枢不稳定有关。

（8）复视及眼球内斜视：多为颅内压增高引起外展神经麻痹所致，也可为肿瘤局部压迫所致，可同时出现,多为双侧性。

小儿颅内压增高可表现为烦躁和易激惹,有的则淡漠或嗜睡。若有意识障碍、脉缓、呼吸减慢、血压增高,说明已进入脑疝前期,需做紧急降颅内压处理。小儿颅内压代偿能力较成人高,颅内压增高出现较晚,一旦失代偿则病情急剧恶化,故早期诊断十分重要。

2. 局部症状 因肿瘤的部位和大小而异,接近中央前后回的大脑半球肿瘤可有对侧肢体力弱或偏瘫;影响到语言中枢可有运动性或感觉性失语;鞍区肿瘤可有视神经原发性萎缩及视力、视野改变;肿瘤影响垂体-丘脑下部可有生长发育紊乱、肥胖或消瘦、多饮多尿及体温调节障碍;幕下肿瘤多有步态不稳、眼球震颤、肌张力及腱反射减退;脑干肿瘤则有脑神经损害及对侧锥体束征;松果体肿瘤则有眼球上视困难和性早熟等。

【诊断】 小儿出现无明显原因的反复发作性头痛和呕吐及神经反应时,应考虑颅内肿瘤的可能性。对疑有颅内肿瘤的患儿应酌情做以下辅助检查:

1. 颅骨X线检查 了解有无颅内压增高征(颅缝分离及指压迹增多等)及有无异常钙化斑(多见于颅咽管瘤和少枝胶质瘤)。目前已不用X线检查来诊断颅内肿瘤,但如X线检查发现此类异常,应考虑肿瘤的存在。

2. 脑血管造影 肿瘤有占位效应时可见血管移位;血供丰富的肿瘤可见肿瘤异常染色。此检查属于有创性检查,用于了解肿瘤的供血情况,现已被CT血管造影和磁共振血管成像所替代。

3. 计算机断层扫描(CT) 不仅可以精确定位,尚可了解肿瘤大小、囊实性、有无钙化、血运是否丰富及瘤周水肿情况等。通过CT的三维重建及CT血管造影可立体了解肿瘤及周围血管情况,CT增强检查可辅助明确肿瘤位置及大小。另外随着神经导航技术的发展,薄层CT扫描在术前定位方面越来越不可或缺。

4. 磁共振成像(MRI) 具有更鲜明的对比度和较好的解剖背景,对中线和后颅凹肿瘤显示尤为清晰,但对钙化和骨质显示不如CT。随着技术的发展,MRI不同序列,如弥散成像、脑功能成像、脑血管成像及波谱成像的广泛应用,为了解病变的性质,周围脑组织功能的定位及肿瘤供血情况提供了非常大的帮助。

5. 腰椎穿刺 有颅内压增高或后颅窝肿瘤的患儿应列为禁忌,可诱发脑疝。小儿哭闹时测压常不准确。脑肿瘤患儿脑脊液"白细胞"可增高,但应与脱落的肿瘤细胞相鉴别,蛋白增高而糖及氯化物多正常,这与炎症反应不同。以部分生殖细胞肿瘤为代表,这些肿瘤可能通过内分泌或放化疗治愈而避免手术治疗。因此,在这些病例中脑脊液肿瘤标记物检查及脱落细胞检查至关重要。

【鉴别诊断】 小儿脑肿瘤最易被误诊为以下几种疾患:

1. 脑膜炎或脑炎 因小儿脑肿瘤有发热者占4.1%,脑脊液可呈炎症样改变及合并有小脑扁桃体下疝时表现为颈抵抗,可通过脑脊液化验及MRI检查鉴别。部分炎性脱髓鞘从影像学角度与肿瘤不易鉴别,可关注其病程长短、进展速度,通常感染性疾病进展更快。

2. 胃肠道疾患 通常颅内肿瘤患儿呕吐与进食关系不密切,部分颅内压增高患儿有反复进食后呕吐,易被误诊为胃肠炎或幽门梗阻及肠蛔虫症。

3. 先天性脑积水 婴幼儿脑肿瘤的头围增大、前囟张力增高及头皮静脉怒张与脑积水表现相似,但以下特点有助于鉴别:脑积水起病较颅内肿瘤早,多在生后头颅逐渐增大,明显眼球落日征,视盘多无水肿,呕吐症状少。

4. 神经性头痛 小儿头痛多为器质性病变,青春期学龄儿童可出现功能性头痛,应注意发生年龄并进一步检查。

5. 尿崩症 多为鞍区肿瘤的一个症状而非一种疾病。

6. 眼科疾病 脑肿瘤引起视盘水肿和继发性视神经萎缩可影响视力、视野,易误诊为视盘炎或视神经炎,病史及辅助检查有助于鉴别。

7. 癫痫 儿童脑肿瘤中10%左右有癫痫发作,只有排除肿瘤和血管病变才能做原发性癫痫的诊断。

8. 小脑性共济失调 是小脑的退行性病变,进展缓慢及无颅内压增高可与后颅窝肿瘤相鉴别。

【治疗】 治疗小儿颅内肿瘤以手术切除为主,对多数肿瘤,术后可辅以放射治疗。恶性胶质瘤可用化疗或免疫治疗。

1. 手术治疗 其原则及目的包括以下几方面:①尽可能行肿瘤全切除;②保证术后能缓解颅内高压;③手术应解除或至少部分解除对重要神经结构的压迫;④不能全切除的肿瘤,应尽量多切除以达到充分减压,为后期放、化疗创造条件;⑤对脑脊液循环梗阻者,手术主要目的是解除梗阻,恢复循环通畅;⑥手术可明确肿瘤的组织学类型。但对于部分脑肿瘤,考虑术后严重的并发症和低下的生活质量,手术已不是首选治疗方案,如脑桥弥漫性内生胶质瘤,国际已提出活检后放疗甚至非手术后直接放疗而不是手术后放疗,视路胶质瘤手术的目的也不是全切肿瘤等,手术选择应严格遵循标准。近来术后72小时复查MRI在国内大型神经外科中心已得到共识,有助于评估肿瘤切除情况,并指导下一步治疗。

2. 放射治疗　小儿髓母细胞瘤、生殖细胞瘤对放疗敏感,应列为术后常规辅助治疗。其次,各种类型胶质细胞瘤对放疗也有一定效果,未能完全切除的肿瘤也应使用。对较良性的颅咽管瘤、星形细胞瘤的放疗早年存在争议,但近年来也倾向于术后放疗能延缓肿瘤的复发。放疗的指征包括:①所有颅内恶性肿瘤,无论切除程度如何;②手术未能完全切除的肿瘤;③随访发现增长较快的肿瘤。目前对于年龄<3岁的患儿,考虑到放射治疗对脑组织发育的长期副作用,放射性脑坏死、甲状腺功能低下、生长发育迟缓、智商降低等并发症,临床基本不考虑给予放射治疗。近来利用高剂量分割照射(hyperfraction radiotherapy,HFRT)、瘤腔间质内放疗(interstitial irradiation,II)和立体定向放射神经外科(stereotactic radioneurosurgery)来提高放疗效果、减少副作用的研究取得了一定进展。

3. 化学治疗　化疗原则上是用于恶性肿瘤术后,与放疗协同进行,复发颅内恶性肿瘤也是化疗的指征,对儿童髓母细胞瘤的脊髓内播散种植,化疗可做首选方法。给药途经视药物的特征,可选择口服、静脉、动脉灌注等方式,其他给药途径,包括椎管内给药、瘤灶内给药等,均取得了一定进展。常用的化疗药物有顺铂、长春新碱、氨甲蝶啶等。近来,对婴幼儿采用术后早期化疗来延迟放疗开始时间而不影响疾病控制效果的研究,以及大剂量多药联合化疗后辅以自体造血干细胞移植(high dose chemotherapy and autologous hematopoietic stem cell rescue)来减少化疗副作用的研究成为热点。

4. 个体化治疗　随着中枢神经系统肿瘤分类的细化,在传统的手术-放疗-化疗基础上,进一步提出了辅以靶向治疗的个体化研究作为儿童胶质瘤分子治疗原则。多项研究表明儿童胶质瘤在分子机制上与成人存在较大差异,分子靶向治疗存在巨大潜力,需要投入更多关注。

【预后】　不同类型肿瘤术后生存期不同,患儿生存期长短取决于下列因素:手术切除程度、肿瘤的组织类型、病人是否完成术后放疗或化疗、肿瘤的部位及大小、是否有复发和神经系统内外的种植或转移。我国目前缺乏单病种多中心儿童中枢神经系统肿瘤研究,不过目前已开展国家儿童肿瘤平台登记,将逐渐弥补在此方面的空缺。

(二)颅咽管瘤

颅咽管瘤(craniopharyngioma)是儿童时期最常见的鞍区肿瘤之一,年发病率为1.2~5.25/100万,其中30%~50%为儿童患者,占小儿颅内肿瘤的1.2%~4%[3,4]。发病的高峰年龄为5~14岁及50~74岁,儿童男女之比为1.4∶1。颅咽管瘤组织学分类为成釉细胞型及乳头型。肿瘤的血供主要来源于大脑前动脉、前后交通动脉及颈内动脉的分支。

【临床表现】

1. 颅内压增高症状　表现为头痛、呕吐、视盘水肿或继发性视神经萎缩,严重者可出现嗜睡甚至昏迷等。

2. 内分泌功能紊乱　因压迫垂体使其分泌的生长激素、促甲状腺激素、促肾上腺皮质激素及促性腺激素明显减少,表现为生长发育迟缓、皮肤干燥及第二性征不发育等(图36-23);当肿瘤向鞍上发展压迫下丘脑时患者可出现尿崩症,多饮多尿;当肿瘤侵犯视丘下部,患者可出现嗜睡及高热或低体温等体温调节障碍表现;侵犯灰结节及漏斗部可表现为向心性肥胖;少数患者亦可出现消瘦等间脑综合征表现及精神症状。

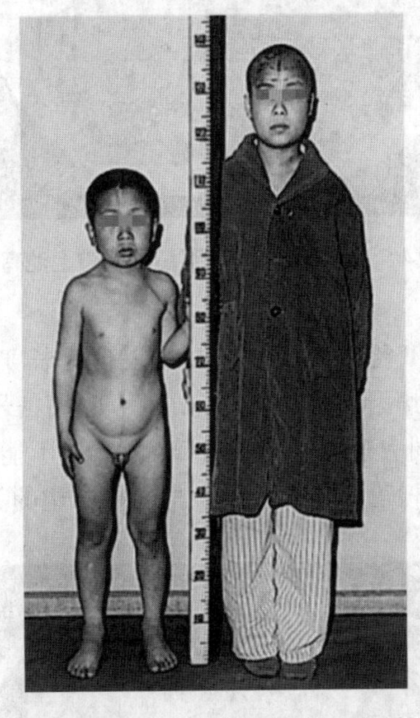

图36-23　男,12岁,颅咽管瘤所致身材矮小及生殖器幼稚型(右为同龄儿童)

3. 视力视野障碍　视力障碍常因患儿主诉不清或对侧视力代偿等原因被忽视,常进展到非常严重才被发现。颅内压增高时可引起视盘水肿,晚期可见视神经继发性萎缩、视野向心性缩小,无论原发或继发性视神经萎缩,晚期皆可导致失明。少数肿瘤向前颅窝发展而出现Foster-Kennedy综合征。

4. 其他　肿瘤向邻近结构扩展,可伸入额叶、颞叶、鞍后及斜坡等部位,临床表现为复视、偏瘫、癫痫、眼肌麻痹、共济失调、精神症状等。

【辅助检查】

1. 颅骨 X 线检查　55%的患儿有颅缝分离及指压迹加深等颅内压增高症。小儿患者有钙化斑者占 85.8%。

2. CT 检查　肿瘤多数表现为鞍上池内囊性或囊实性占位，呈低密度，囊内蛋白含量高时 CT 值略高，囊壁环状强化；实质性肿瘤可呈均匀稍高或等密度病变，均一强化。肿瘤内弧形蛋壳样或斑点样钙化是其特点（图 36-24）。

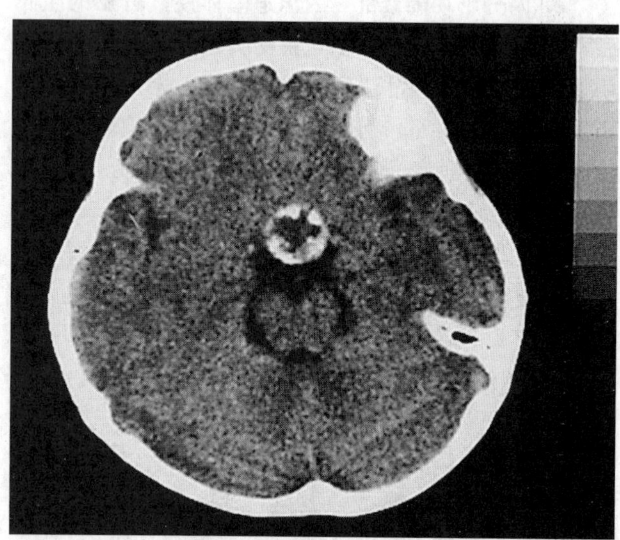

图 36-24　男，6 岁，CT 平扫可见鞍上池有钙化斑

3. MRI 检查　实质性肿瘤表现为长 T_1 长 T_2 信号，囊性肿瘤因囊内成分不一，常为 T_2 高信号，T_1 像可因成分不同表现复杂（图 36-25）。MRI 不能显示肿瘤内钙化灶，但可清楚显示肿瘤与周围结构的关系，对指导手术方案及后续放疗意义重大。

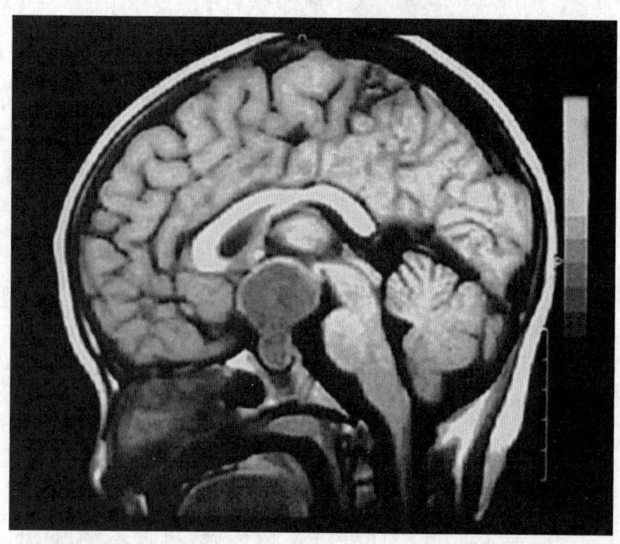

图 36-25　女，5 岁，MRI 的 T_1 加权像可见鞍内及鞍上囊性肿物

【诊断】　小儿颅咽管瘤诊断并不困难，其特点为多数患儿有颅内压增高、生长停滞和第二性征不发育，肿瘤位于鞍区，囊性和钙化多见，视力减退较视野缺损更突出，头部 CT 和 MRI 检查及内分泌检查可明确。

【鉴别诊断】　本病注意与下列疾病相鉴别：

1. 鞍上生殖细胞肿瘤　发病率较低，首发症状几乎皆为多饮、多尿，钙化囊变罕见，可有性早熟出现，人绒毛膜促性腺激素（β-hCG）、甲胎蛋白（AFP）常增高。

2. 视神经胶质瘤　单侧无痛和非搏动性突眼多见，常伴眼震，出现视力减退多为首发症状。X 线检查可见视神经孔扩大，钙化少见，MRI 可见视神经增粗，占位因起源于视神经，故与视神经界线不清，不易分辨。

此外伴颅内高压症状的患儿还应与 Rathke 囊肿、第三脑室前部肿瘤、脑干肿瘤等病变进行鉴别。

【治疗】

1. 手术治疗　为首选，传统认为对于位置较好（肿瘤位置不牵涉视神经及下丘脑）的患者可行肿瘤全切。但对于生长位置较差者，是否全切目前仍存在争议。最近文献支持对其行近全切除术，因为完整切除常导致下丘脑损伤并引起一系列并发症；另外对于较低龄儿童，术中看似全切患者常出现复发。肿瘤部分切除患者进展率为 71%~90%，但经过辅助放射治疗进展率下降至 21%。目前，手术切除颅咽管瘤的方式主要分为两种：一种为幕上开颅手术切除，一种为内镜经蝶窦手术切除。鞍区的肿瘤可行冠状切口，右额开颅，经额底入路到达肿瘤，术中要尽可能多地切除肿瘤，应做到视神经减压充分；位于第三脑室已梗阻室间孔者，可经胼胝体-穹窿间入路，暴露肿瘤后，先穿刺抽出囊液，囊壁塌陷后再分块切除肿瘤，与视丘下部粘连紧密的部分不必勉强切除，以免损伤下视丘导致术后长期昏迷和消化道出血。术野应反复冲洗，防止外溢囊液中的胆固醇结晶刺激而产生无菌性脑膜炎。

2. 非手术治疗　无论手术切除程度，术后进行常规辅助放疗有助于降低复发率，能将患儿的 10 年期无复发存活率提高到 80%~90%。在肿瘤未能完全切除的患儿中，实质性或部分实质性肿瘤残余以 γ 刀立体定向放射是最佳选择。囊性残余肿瘤可在抽空囊液证明无渗漏后，作囊腔间质内放疗，常选择产生纯 β 射线的同位素，其作用范围局限，半衰期短，如 ^{32}P 或 ^{190}Ag，已取得良好效果。研究证明术后立即放疗在无病生存率及视力保护、尿崩症发生率等方面均优于复发后放疗，故目前大多数学者建议术后早期放疗。

由于儿童颅咽管瘤常伴囊性结构产生，对此可采用囊内近距离放、化疗，主要包括囊内放射性核素、博来霉素、α干扰素治疗。Ommaya囊内注射博来霉素主要用于手术不易完整切除的巨大囊性占位或不宜放疗的患儿。

目前针对颅咽管瘤的靶向药物研究也正在进行，达拉非尼、曲美替尼等丝氨酸激酶抑制剂及络氨酸激酶抑制剂等药物均在部分病例的治疗中取得了良好效果。

【预后】 肿瘤复发是影响儿童颅咽管瘤术后长期存活的首要因素。预后与多种因素相关，确诊时肿瘤体积过大、肿瘤侵入第三脑室或与下丘脑关系密切是预后不佳的因素。手术中尽可能多地切除肿瘤，术后辅以放射治疗是降低复发率、延长生存期的有效措施。

（三）髓母细胞瘤

【概述】 髓母细胞瘤（medulloblastoma，MB）是儿童时期中枢神经系统最常见的恶性肿瘤，占19岁以下儿童原发颅内肿瘤的10%，占儿童颅内胚胎性肿瘤的63%，发病高峰年龄为5~9岁，70%的病例在20岁之前诊断。MB在男性中更常见，男女比例为1.8∶1。肿瘤高度恶性，常有瘤细胞脱落沿脑脊液播散转移，发生脑脊髓转移者占12%~46%。MB主要治疗方法是手术联合放疗和辅助化疗等综合治疗，目前标危组5年总生存率达到80%，高危组约为60%。

【发病机制】 5%~6%的MB与癌症易感综合征相关，如*PTCH1*或*SUFU*胚系基因突变引起的Gorlin综合征、*TP53*基因突变引起的Li-Fraumeni综合征、*APC*基因失活突变所致的家族性腺瘤性息肉病、*BRCA2*突变所致Fanconi贫血、*CREBBP*胚系基因突变相关的Rubinstein-Taybi综合征。MB可能是这些易感基因中存在种系突变的最初表现，大约18%的患者在确诊MB后30年内发生其他肿瘤。

【临床表现】 MB 80%位于小脑蚓部，多数突向第四脑室生长，少数位于小脑半球，极少数肿瘤可经枕大孔向下发展到上颈髓椎管（即脑内下降型枕大孔区肿瘤）。MB通常表现为以下症状和体征：

1. 颅内压增高　突然发作的头痛，尤指在早晨醒来时；恶心和/或呕吐；视盘水肿。较小的儿童可有颅缝裂开、前囟膨隆、落日眼、嗜睡或精神运动迟缓。

2. 小脑损害征　主要为小脑蚓部损害引起的躯干性共济失调、走路不稳及站立摇晃、Romberg征阳性。肿瘤压迫延髓可有吞咽发呛和锥体束征，2/3的患儿表现有肌张力及腱反射低下。有些病人有眼球震颤及肢体共济障碍。

3. 其他　合并有慢性小脑扁桃体疝时可因刺激上颈神经根而颈部抵抗或强迫头位；脑神经受累表现不常见，有时脑积水可引起单侧或双侧的第六神经麻痹；脊髓转移病灶可引起截瘫。

【辅助检查】

1. 影像检查

（1）MRI：肿瘤实质部分表现为长T_1长T_2信号，增强显像可见肿瘤呈不均匀性强化，DWI表现为弥散受限，矢状位可显示肿瘤起源于小脑蚓部及肿瘤与第四脑室底的关系（图36-26）。术后应在72小时内完善头颅MRI，评价肿瘤残留情况，避免水肿及出血影响残留病灶的测量。如果此时不便于获得影像学资料，应在术后21~28天内完成。髓母细胞瘤可在病程早期通过脑脊液播散到脊髓，故应同时完善全脊髓MRI（图36-27）。

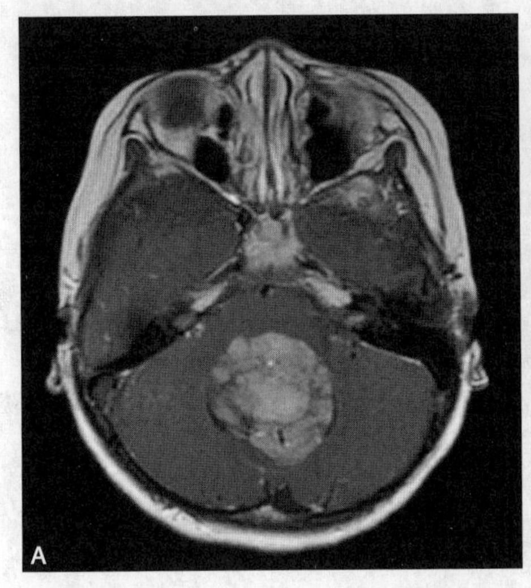

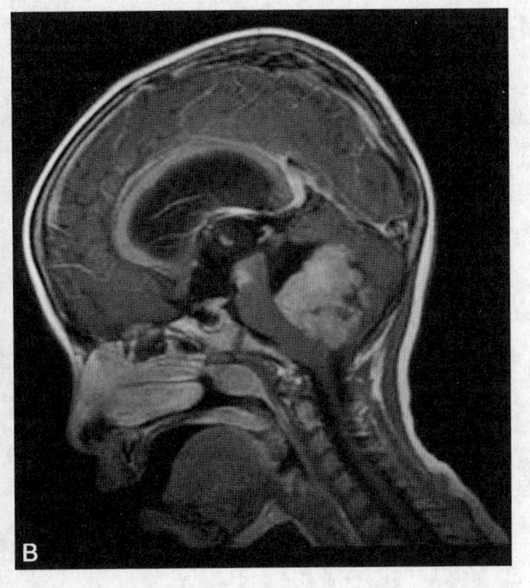

图36-26　头颅增强MRI

A. 后颅窝MBI（轴位）；B. 后颅窝MBI（矢状位）。

36章

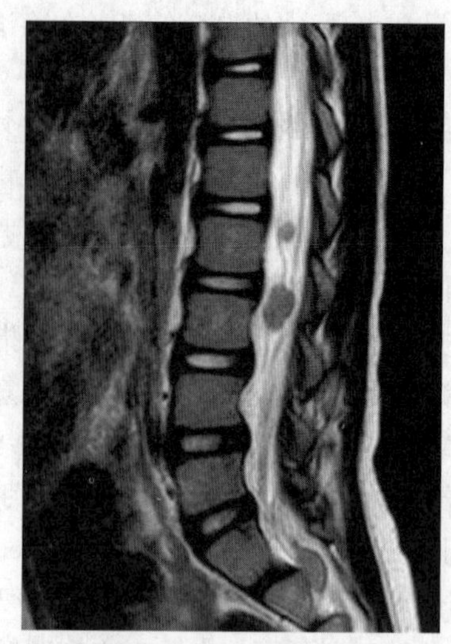

图 36-27 脊髓 MRI：MB 脊髓 $L_2 \sim L_3$ 部位转移

（2）CT：可见小脑蚓部或第四脑室内均匀一致的等密度或稍高密度占位病变，多与第四脑室底有分界，将脑干向前推移。肿瘤周边环绕有薄的低密度水肿带，明显均匀强化，少见出血、钙化、囊变或坏死。

2. 脑脊液检查 因瘤细胞可脱落播散，故脑脊液瘤细胞检查十分重要。在无临床禁忌的情况下，行脑脊液细胞学检查以明确是否有播散转移。但对于有颅内压高表现及梗阻性脑积水患者，腰椎穿刺要延迟至术后，以免诱发脑疝。

3. 病理检查和分型 MB 需要依靠病理诊断进行确诊，2016 年世界卫生组织（WHO）中枢神经系统肿瘤分类将 MB 分为 4 个组织学亚型：

（1）经典型（classic）：肿瘤细胞核圆形或椭圆形，细胞核深染，细胞质少，以纤维性菊形团样结构多见，部分肿瘤细胞向神经元或神经胶质细胞分化，间质及瘤细胞间常无网状纤维及结缔组织分布，肿瘤性血管少见，部分可见薄壁血管。

（2）促结缔组织增生/结节型（desmoplastic/nodular，DN）：肿瘤细胞呈小圆形，主要特征为广泛的结缔组织增生，即存在由密集的、有丝分裂活性细胞包围的、缺乏网蛋白的神经细胞分化的“苍白岛”。

（3）广泛结节型（medulloblastoma with extensive nodularity，MBEN）：可见广泛结节样结构，肿瘤细胞体积较小，核圆形。

（4）大细胞型/间变型（large cell/anaplastic，LC/A）：肿瘤细胞核大而圆，呈囊泡状，核仁明显，细胞核具有明显的多形性，可见非典型有丝分裂形成及大量凋亡体。

4. 分子亚型 采用二代测序方法，髓母细胞瘤分为四种分子亚型，各亚型的临床及生物学特征见表 36-33。

表 36-33 髓母细胞瘤分子亚型的临床及生物学特征[5]

临床/生物特征	WNT	SHH	Group 3	Group 4
发生率	10%	30%	25%	35%
年龄	大年龄儿童及成人，少见婴儿	高发于婴儿和 5 岁以下儿童；另一个高发年龄是青少年和成人	婴儿及年少儿童	所有年龄儿童（中位年龄 9 岁）
性别（男：女）	1∶1	1.5∶1	2∶1	3∶1
组织学	经典型；罕见大细胞/间变性型	经典型；促结缔组织增生/结节型；大细胞/间变性型	经典型；大细胞/间变性型	经典型；罕见大细胞/间变性型
肿瘤位置	中线蚓部	小脑半球	第四脑室/中线	第四脑室/中线
转移情况	罕见（<5%）	不常见（15%~20%）	常见（40%~50%）	常见（35%~40%）
染色体改变	6 号染色体单体	9q、10q、17p 缺失；3q、9p 获得	10q、16q、17p 缺失；1q、7、17q、18 获得	8、10、11、17p 缺失；4、7、17q、18 获得
驱动基因	*CTNNB1*、*DDX3*、*SMARCA4*、*TP53*、*KMT2D*	*PTCH*、*TP53*、*KMT2D*、*DDX3X*、*MYCN amp*	*MYC amp*、*LRP1B SMARCA4*、*OTX2 amp*、*CTDNEP1*	*KDM6A*、*SNCAIP gain*、*MYCN amp*、*CDK6 amp*
预后（5 年 OS）	95%	75%	50%	75%

（1）WNT—活化型；

（2）SHH—活化型和TP53突变型，SHH—活化型和TP53野生型；

（3）非WNT/非SHH，Group 3型；

（4）非WNT/非SHH，Group 4型。

【诊断】 MB的诊断基于临床症状、影像学、脑脊液细胞学、组织病理学和分子生物学。

1. 临床症状 学龄前或学龄期儿童，尤其是男孩，出现不明原因的头痛、呕吐，继而走路不稳、眼球震颤、复视，首先应考虑MB的可能。

2. 影像学 神经影像学提示肿瘤位于小脑或小脑蚓部，可伴第四脑室扩张。

3. 组织病理和/或脑脊液细胞学检查 MB的诊断依赖于病理检查，肿瘤组织活检或手术切除标本组织确诊为MB，部分患儿脑脊液检查找到脱落细胞也可确诊。

4. 分子生物学 进一步明确分子亚型。

【临床分期】 分期评估检查包括：脑和脊髓的MRI（通常术前做）、术后颅脑MRI确定残留病灶大小、腰椎穿刺脑脊液检查。

1. 根据Chang分期系统，分为局限期（M0）和转移期（M1~4）[6]

（1）M0：影像MRI及脑脊液细胞学均无肿瘤转移证据；

（2）M1：仅脑脊液肿瘤细胞阳性；

（3）M2：可见除原发部位以外的颅内转移（小脑、蛛网膜下腔、第三脑室或侧脑室的粗大结节样播散）；

（4）M3：脊髓蛛网膜下腔可见粗大结节样种植；

（5）M4：颅外转移。

2. 术后残留病灶定义

（1）全切除/近全切除：切除后无或仅有少量残留病灶（$\leqslant 1.5\text{cm}^2$）；

（2）次全切除：切除后可测量残留病灶$>1.5\text{cm}^2$；

（3）活检：未切除肿瘤，仅切取肿瘤组织样本。

【危险度分组标准】

1. 年龄>3岁儿童MB ①标危：肿瘤完全切除或近完全切除（残留病灶$\leqslant 1.5\text{cm}^2$），无扩散转移；②高危：手术次全切除（残留病灶$>1.5\text{cm}^2$）；伴有转移疾病（神经影像学有播散性疾病证据，或者手术14天后腰椎穿刺或脑室脑脊液阳性细胞学证据，或者颅外转移）；病理组织学为弥漫间变型。

2. 年龄≤3岁儿童MB ①标危：同时符合下述标准：肿瘤完全切除或近完全切除（残留病灶$\leqslant 1.5\text{cm}^2$），无扩散转移，病理亚型为促结缔组织增生型或广泛结节型；②高危：除标危外，全部为高危。[7]

【治疗】 MB的标准治疗包括手术切除肿瘤、细胞毒性化疗以及非婴儿（通常定义为≥3岁的患者）的颅脊髓放疗。

1. 手术 在保障安全的情况下尽可能全切或近全切，使梗阻的第四脑室恢复通畅。部分患儿术后可能会出现神经系统障碍，往往由术前肿瘤相关的脑损伤、脑积水或手术相关脑出血造成。肿瘤切除术后4周内，根据具体情况进行术后治疗。

近25%的MB患者术后会出现小脑缄默综合征（也称为后颅窝综合征），表现为言语延迟、球上麻痹、共济失调、张力减退、情绪不稳定。50%的该综合征患者表现出长期症状，遗留永久性神经和神经认知后遗症。

2. 放疗 是MB重要的治疗手段，包括原发灶和全脑全脊髓放疗（craniospinal irradiation，CSI）。年龄>3岁MB患者，手术后4~6周开始放疗。原发瘤灶给予54~55.8Gy放疗，标危和高危分别给予CSI 23.4Gy、36Gy放疗。患者年龄<3岁，考虑放疗对此年龄段严重的不良影响，可取消或延迟放疗。CSI的远期副作用需引起关注及长期监测，尤其对于年龄较小的患儿，包括认知功能下降、智力下降、生长发育迟缓、内分泌功能紊乱、不孕不育及继发第二肿瘤等。

3. 化疗 MB通常对化疗敏感。化疗已经被证明是外科手术和放射治疗的一个有价值的辅助手段，大大提高了转移性和非转移性髓母细胞瘤患者的生存率，降低了复发概率。但长期幸存者必须监测远期并发症，如听力损伤、心脏并发症和继发性肿瘤。

（1）初诊年龄≤3岁：治疗方法包括使用多药化疗，包括环磷酰胺、依托泊苷、顺铂和长春新碱等药物，可同时使用大剂量静脉甲氨蝶呤和/或鞘内注射甲氨蝶呤。

（2）初诊年龄>3岁：化疗通常在放疗结束后4周开始。化疗药物包括顺铂、洛莫司汀和长春新碱组合，或顺铂、环磷酰胺和长春新碱组合。

【预后】 目前标危髓母细胞瘤5年生存率为70%~80%，高危约50%~60%。近年随着基因测序及分子生物学进展，研究发现MB分子亚型与预后关系密切。WNT组MB很少发生转移，预后最好，5年生存率可达95%；SHH组预后中等，5年生存率70%~75%，但SHH伴有*TP53*突变者预后很差，5年生存率仅有40%。Group3组与预后不良密切相关，40%~50%在诊断时即有软脑膜转移，5年生存率为50%，伴有等臂染色体17q和*MYC*扩增患儿预后特别差，5年生存率仅为20%。Group4组预后较Group3组好，5年生存率为75%~90%，尤其伴有染色体17获得或染色体11缺失患者预后很好[6]。

（四）小脑星形细胞瘤

小脑星形细胞瘤（astrocytoma）是低级别的胶质瘤，在儿童多发生于小脑半球，是儿童常见的后颅窝肿瘤之一。其生长缓慢，分化良好，预后较佳。占儿童后颅窝肿瘤的25%～35%，男性发病多于女性，多发病于10岁以下，发病高峰年龄为6～8岁。肿瘤多位于小脑半球（56.6%），其次为蚓部（20.4%）和第四脑室（19.5%），少数位于桥小脑角（3.5%）。肿瘤囊性变是其显著的特征，约占小脑星形细胞瘤的55.4%～82%，小脑星形细胞最常见的类型是毛细胞星形细胞瘤，WHO Ⅰ级肿瘤，约占所有小脑星形细胞瘤的75%。

【临床表现】 头痛是最为常见的临床表现，其他主要是颅内压增高及一侧小脑半球损害的症状。患儿出现共济失调时常表现不明显，但可表现为行走能力较前减退。70%以上的患儿可见粗大的眼球水平震颤，患儿也可出现双眼辨距不良，小脑损害严重时还可有小脑性语言（构音不清或爆发式语言）。患儿可有肌张力及腱反射低下，部分有强迫头位，晚期可出现"小脑危象"。有部分患儿仅表现为颈强直或斜颈。

【辅助检查】

1. **CT检查** 可见小脑半球及中线部位的低密度占位，星形细胞瘤Ⅰ级多元强化，Ⅱ～Ⅲ级可不均一强化。有的肿瘤表现为高密度中多发低密度灶（即囊在瘤内），有的为低密度囊内侧壁上的高密度瘤结节（即瘤在囊内）（图36-28），典型的毛细胞星形细胞瘤常表现为偏心的巨大低密度囊性占位。

2. **MRI** 毛细胞星形细胞瘤表现为后颅窝短T_1长T_2异常信号，边界清楚，囊液因蛋白成分含量高而与脑脊液有别，增强像中实体部分明显增强，通常囊壁由薄层的小脑组织组成，不会强化，在一些病例中也可见到囊壁为肿瘤细胞所组成，MRI增强像中可见囊壁薄层强化。弥漫性星形细胞瘤表现为多种性强化，边界不清。其他类型星形细胞瘤则可于囊壁见到一些不易发现的瘤结节。

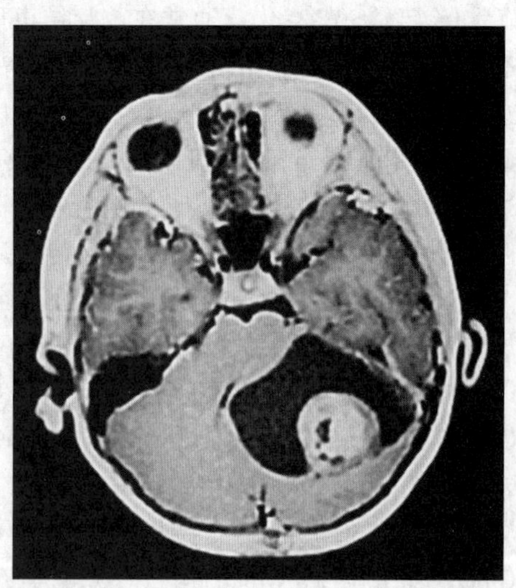

图36-28 男，10岁，MRI轴位强化扫描可见左小脑半球有大囊及附壁结节

【诊断与鉴别诊断】 病程较长且隐匿，被确诊时肿瘤常常生长为巨大占位，在颅内压增高表现的基础上出现一侧小脑损害征，应首先考虑小脑星形细胞瘤的可能性。需注意与小脑血管网状细胞瘤相鉴别：后者影像上也多表现为小脑半球内含有瘤结节的囊性占位，增强比星形细胞瘤明显，在儿童的发病率极低，可伴有先天性多脏器多发囊肿、红细胞增多及视网膜血管性病变，少数有家族史，数字减影血管造影（DSA）可见畸形血管团。

【治疗】 肿瘤对放、化疗不敏感，故应首选手术切除。如瘤在囊内型，切除瘤结节即可获痊愈；如为实性肿瘤，应尽可能多地切除；若肿瘤侵及脑干，则允许残留少许以免损伤脑干，术后辅以放疗[8]。

【预后】 低级别肿瘤全切除后10年无进展存活率能达到约90%，肿瘤复发是影响其预后的最重要的因素，未完全切除患者5年无进展生存率为45%～65%，部分肿瘤存在自发缩小现象，可等待肿瘤复发再行手术。

（五）后颅凹室管膜瘤

室管膜瘤（ependymoma）和室管膜母细胞瘤（ependymoblastoma）的发病率在儿童后颅凹肿瘤中仅次于髓母细胞瘤和小脑星形细胞瘤而居第3位。发病的高峰年龄为5岁和34岁，男性略多于女性。儿童室管膜瘤90%发生于颅内，10%发生于脊髓。成人则为颅内40%、脊髓60%[9]。

2016年WHO肿瘤组织学分类将室管膜瘤分为以下五类：①室管膜瘤（WHO Ⅱ级）；②间变性室管膜瘤（WHO Ⅲ级）；③黏液乳头状室管膜瘤（WHO Ⅰ级）；④室管膜下室管膜瘤（WHO Ⅰ级）；⑤室管膜瘤（RELA融合-阳性）（WHO Ⅱ或Ⅲ级）。

【临床表现】 脑脊液循环梗阻时可出现头痛、呕吐、视盘水肿等颅内压增高的征象，但疾病早期的呕吐症状多与肿瘤刺激第四脑室底的延髓呕吐中枢有关。脑干受压症状出现早且重是本病的特点，可表现为脑桥或延髓内脑神经核受累征（如面瘫、复视、吞咽反呛等）

和肌力减弱、腱反射活跃等锥体束征。部分病人可因颈神经根受压出现后颈部疼痛及强迫头位。向后生长压迫小脑脚或其腹侧时,可出现眼震、步态不稳、共济失调、肌张力降低等小脑损害征。部分患儿可因肿瘤椎管内种植转移表现为脊髓受损征象。

【辅助检查】

1. CT 检查　混合密度占位,中等增强,密度不均或伴有低密度囊变区和环壁。也可见单个环形增强、结节状增强,肿瘤内少许斑片状钙化,幕上脑室外的肿瘤常有囊变形成。

2. MRI　多为信号不均匀的短 T_1 长 T_2 病变,分叶状,矢状位有利于区分肿瘤与第四脑室底、小脑蚓部的位置关系和向椎管内伸延的长度(图 36-29、图 36-30)。

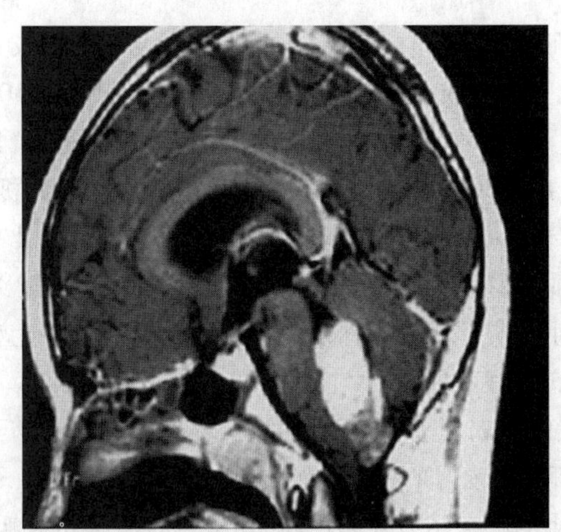

图 36-29　男,12 岁,MRI 强化扫描可见肿物位于第四脑室内,下界已伸入枕大池内

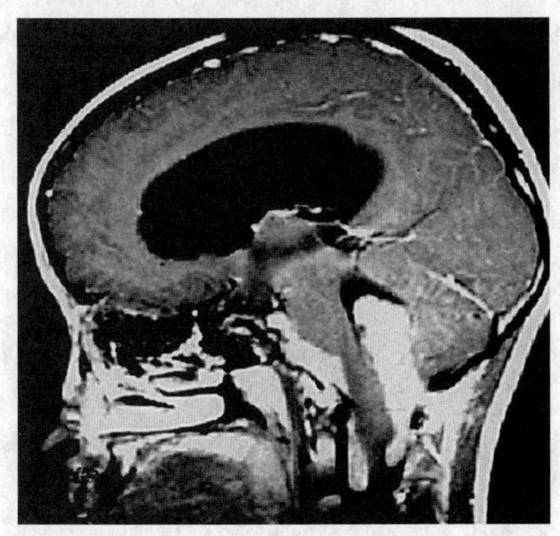

图 36-30　女,11 岁,MRI 强化扫描肿物主体在第四脑室内,下极伸入上颈髓(环绕一周)

【诊断】 病程早期即表现第四脑室底脑神经核刺激症状和锥体束受压征象,随后出现小脑受损及高颅压时,应想到室管膜瘤的可能。但要与小儿小脑星形细胞瘤和髓母细胞瘤相鉴别,临床症状出现的先后及特征性的影像学改变使鉴别并不困难。增强 MRI 下髓母细胞瘤呈类圆形,增强明显,是与室管膜瘤鉴别的要点。

【治疗】

1. 手术　手术切除为首选治疗手段。因肿瘤多与脑干和后组脑神经粘连,使手术全切除率降低,术中加强神经电生理监测将有利于更完全切除肿瘤,减少术后并发症和死亡率。对于自第四脑室底长出的肿瘤,不必勉强全切,可残留一薄层肿瘤组织在第四脑室底,以免损伤面丘和脑干,但手术务必使脑脊液梗阻恢复通畅。对临床上未表现为急性脑积水患者不建议早期行脑室腹腔分流术,因手术本身可解除梗阻打通脑脊液通道,分流本身可能诱发小脑幕上疝、瘤体出血、术后硬膜下血肿和术后分流依赖状态。

2. 放疗　室管膜瘤对放疗中度敏感,手术切除肿瘤后辅以局部瘤床放疗,可以改善患者生存率。大多数在具有"脱落转移灶"或脑脊液细胞学检查阳性的情况下给予脊髓放疗,而对于是否进行预防性脊髓放疗目前尚有争议。

3. 化疗　室管膜瘤较髓母细胞瘤化疗敏感性差,大剂量化疗也不能产生显著疗效,目前多因低龄儿无法接受放疗而使用辅助化疗延缓肿瘤生长,但也有学者认为化疗能使残余肿瘤增殖受到抑制,在二次手术时易从脑干和脑神经处进行剥离。

【预后】 本病预后较差,在儿童尤为明显。影响预后的主要因素有年龄、肿瘤部位、手术切除程度、肿瘤病理类型,术后的放化疗等。

(六)大脑半球胶质瘤

儿童大脑半球胶质瘤(cerebral hemisphere glioma)较成人相对少见。儿童颅内肿瘤中此类肿瘤占 10%~14%。半球胶质瘤的组织学类型构成为星形细胞瘤(64%)、多形胶质母细胞瘤(10%)、室管膜瘤(10.9%)及少枝胶质细胞瘤(0.9%)。低分化的星形细胞瘤是儿童最常见的大脑半球胶质瘤,约占所有患者的一半,高级别胶质瘤只占幕上的 20%。

【临床表现】 儿童大脑半球胶质瘤有两个特点:首先是病史较长,平均为 1 年,胶质母细胞瘤相对短(平均 8 个月);其次是部分患者临床表现为急性起病或症状突然加重。颅内压增高和局灶性症状是小儿大脑半球胶质瘤的两大表现。后者多表现为癫痫发作(发生率为50%,多为首发症状);肢体运动障碍;失语和精神症状(呆滞、淡漠或行为异常),偏身感觉障碍比较少见。

【辅助检查】

1. **脑电图** 多用于有癫痫发作者,可见病变区域有局灶性或弥漫性棘波、慢波和棘慢综合波。

2. **颅骨X线检查** 主要是高颅压征象,少枝细胞瘤可见病理性钙化。

3. **CT** 多表现为半球深部的低密度或等密度病变,可有囊变和坏死出血,少枝细胞瘤可见钙化,占位效应和周围水肿带明显。低恶性度肿瘤可不强化,但少枝母细胞瘤和胶质母细胞瘤多有明显不规则强化。

4. **MRI** 多数肿瘤呈等或稍长 T_1 信号,长 T_2 信号,弥散大片状、边界不清病变,不易与周围水肿相鉴别,T_2WI 和 FLAIR 像可显示肿瘤实体侵犯范围,增强扫描有助于肿瘤的定性和周围结构的显示(图 36-31)。

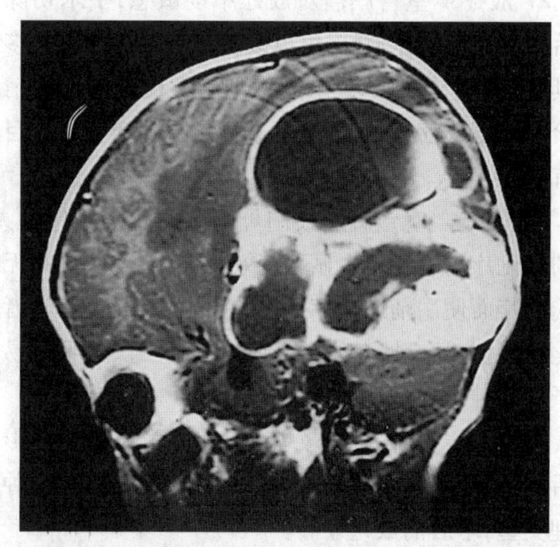

图 36-31 女,9岁,MRI强化矢状位像可见颞顶枕巨大少枝胶质母细胞瘤

【治疗】 对于Ⅰ~Ⅱ级星形细胞瘤和少枝胶质细胞瘤特别是边界较清楚者应尽早行全切除或近全切除术,残余的肿瘤术后行放疗或立体定向放射外科治疗(SRS)。而对于间变星形细胞瘤(AA)、间变型少枝胶质细胞瘤(AO)及胶质母细胞瘤(GBM)等恶性胶质瘤,则应采取手术、化疗和放疗的综合应用,且手术切除程度是影响术后存活率最重要的因素。恶性胶质瘤表现一定程度的放疗耐受性,残余肿瘤的局部放疗多采用高剂量分割照射(hyperfractionrediotherapy,HFRT)、瘤腔间质内放疗和立体定向放射外科来实现。对手术后患儿辅以预防性全脑全脊髓照射(CSI)和局部追加照射亦是必要的。GMB、AA 对不同化疗方案的敏感反应率是40%~80%,而且利用大剂量多种药物联合化疗后辅以自体造血干细胞移植来减少化疗副作用也被证明是可行的。

【预后】 预后取决于肿瘤的病理性质、手术的切除程度及术后的辅助治疗情况。首都医科大学附属北京儿童医院星形细胞瘤患者5年生存率为52.2%,而多形胶质母细胞瘤的5年生存率为7.9%。美国儿童肿瘤协作组(CCG)的大宗病例分析证实,在GBM患儿中,根治性切除组和部分切除组的5年期无肿瘤进展生存率(PFS)分别为29%±6%和4%±3%。

(七)脑干胶质瘤

脑干胶质瘤(brain stem glioma)在儿童期较成人常见,发病率为成人的9~10倍,约占儿童脑肿瘤的10%~15%,其中15%~20%为低级别肿瘤,呈慢性进展,化疗敏感性好,80%为弥漫浸润性高级别胶质瘤,预后极差。肿瘤部位以脑桥、延髓部最为多见。肿瘤的性质几乎皆为胶质瘤,以星形细胞瘤和多形胶质母细胞瘤最多见。根据生长类型可分为弥漫内生型、局灶型、背外生型和延颈交界型四种。

【临床表现】 一个或多个脑神经麻痹常为脑干肿瘤的重要特征,首发症状为脑神经麻痹者占24%。最常见损害的脑神经为外展神经,其次为面神经和舌咽、迷走神经,症状可表现为眼球内斜及复视、面瘫、吞咽发呛、上睑下垂、瞳孔扩大、光反射消失等。肿瘤同时损害锥体束时会出现特征性的交叉性麻痹(同侧脑神经损害合并对侧肢体偏瘫),锥体束征常为双侧阳性,脑神经损害则对侧较同侧严重。肿瘤侵犯小脑、齿状核、红核、丘脑束时可导致小脑损害征(64.6%),表现为步态不稳、肢体共济障碍及眼震阳性。文献报道颅内压增高发生率为15%~23.3%,少数患儿有智力减退及精神改变(强哭或强笑等)。

【辅助检查】

1. **CT** 表现为脑干部位的低或等密度占位病变(图 36-32),也可为混杂密度,肿瘤多实性少囊变,不均匀强化。由于受后颅窝伪迹影响,肿瘤的显像效果不佳。

2. **MRI** 大多数为长 T_1 长 T_2 信号,脑干形态膨大,边界不清(图 36-33),呈不均匀强化,强化程度与肿瘤的恶性度相关,瘤内囊变和出血比较少见。

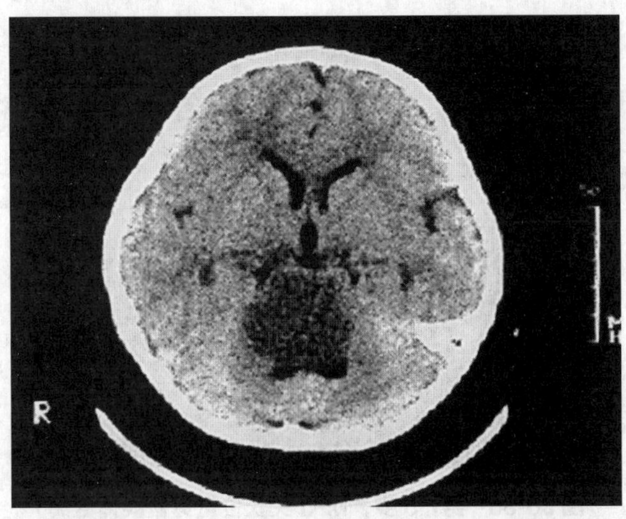

图 36-32 男，3 岁，CT 显示脑干部位低密度占位性病变

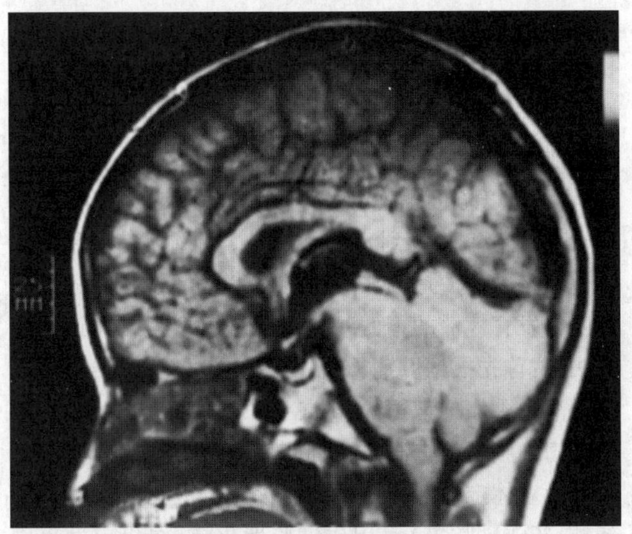

图 36-33 男，8 岁，MRI 矢状位可见中脑、脑桥及延髓膨大（脑干胶质瘤）

【诊断】 脑干胶质瘤多为慢性起病，进行性加重，低龄儿童若出现眼球内斜（复视）、周围性面瘫、言语不清、吞咽呛咳、走路不稳等症状，应想到此病的可能。若检查有一侧脑神经麻痹和对侧（或双侧）锥体束征者基本可明确脑干肿瘤的判断，需行进一步神经放射的检查。

【治疗】 颅内压不高、边界不清的实质性肿瘤可放疗，一般放射总量应达到 50~55Gy，超过此剂量会造成放射性坏死，照射部位通常为脑干肿瘤局部。对于可能为良性病变者，肿瘤呈外向生长者，向第四脑室内生长并导致脑脊液堵塞者可考虑手术治疗。肿瘤伴囊变者可考虑穿刺，在明确病理性质的同时可改善症状、延长生存。有人对无法切除的小儿脑干肿瘤进行放疗后联合化疗，选用的药物有长春新碱、卡莫司汀或洛莫司汀、5-氟尿嘧啶等，但疗效并不肯定，故非临床上常规应用。

【预后】 小儿脑干胶质瘤的预后主要与肿瘤的病理性质、部位、大小、手术的技术及术后的辅助治疗有关。Kim 等报告 63 例脑干肿瘤放疗后（剂量>50Gy）3 年生存率为 40%，5 年生存率为 35%，10 年生存率为 28%；Packer 报道 31 例脑干胶质瘤患儿放疗后（剂量为 72Gy）2 年生存率为 32%。

（八）松果体区肿瘤

松果体区肿瘤（pineal region tumors）在儿童期的发病率较成人高 2 倍以上，占儿童颅内肿瘤的 0.6%~2.5%。主要包括松果体细胞瘤、松果体母细胞瘤、胶质瘤、松果体囊肿、表皮样囊肿等松果体区实质细胞肿瘤及生殖细胞肿瘤。

【临床表现】

1. 颅内压增高（95.5%） 肿瘤突向第三脑室后部或向前下发展使导水管狭窄及闭锁，可早期引起梗阻性脑积水致使颅内压增高。

2. 邻近脑受压症状 肿瘤压迫四叠体上丘和动眼神经核可出现双眼向上或向下运动困难，瞳孔对光、调光反射消失，称为上视麻痹（Parinaud 综合征）；肿瘤生长压迫下丘及内侧膝状体可出现耳鸣或听力下降；肿瘤向下发展压迫小脑上脚或上蚓部可出现躯干性共济失调及眼球震颤；肿瘤直接侵犯或沿脑室播散转移至丘脑下部可导致尿崩、嗜睡等下丘脑受损症状。

3. 内分泌症状 部分患儿可表现为性早熟（占 17.1%）（图 36-34），也有少数表现为性征发育停滞。

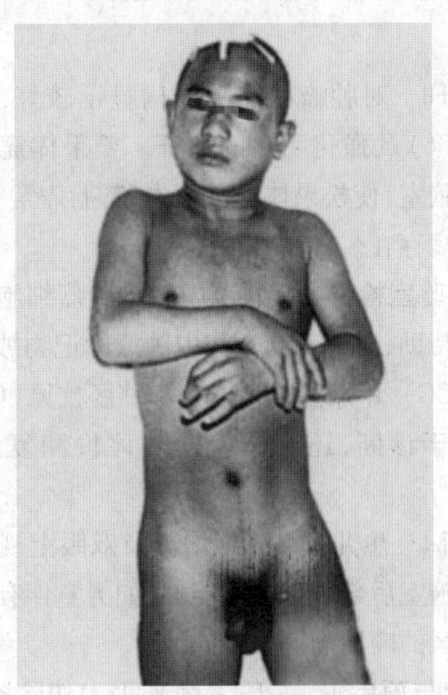

图 36-34 男，8 岁，松果体区畸胎瘤所致性早熟

4. 其他症状 部分患儿可出现癫痫发作,双侧锥体束受压的症状。

5. 椎管内转移 生殖细胞肿瘤可因瘤细胞脱落发生椎管内转移,出现脊髓受损的表现。

【辅助检查】

1. 头颅 X 线检查 除颅内压增高的征象外,生殖细胞肿瘤可见病理性钙化斑。

2. CT 松果体细胞瘤多呈边界清楚的类圆形病灶,等或等高混杂密度,有散在的钙化,发生室管膜下转移时可见脑室周围带状、略高密度的病灶。生殖细胞瘤边界不规则,有时呈蝴蝶状,多有弹丸状钙化,有的可见侧脑室内播散,可以此确诊(图 36-35)。畸胎瘤含有脂肪、骨骼及牙齿,故多呈混杂密度,有低于脑脊液密度的脂肪密度区和接近骨质密度的高密度区。相比胶质瘤,松果体细胞瘤发生钙化的概率明显更大。

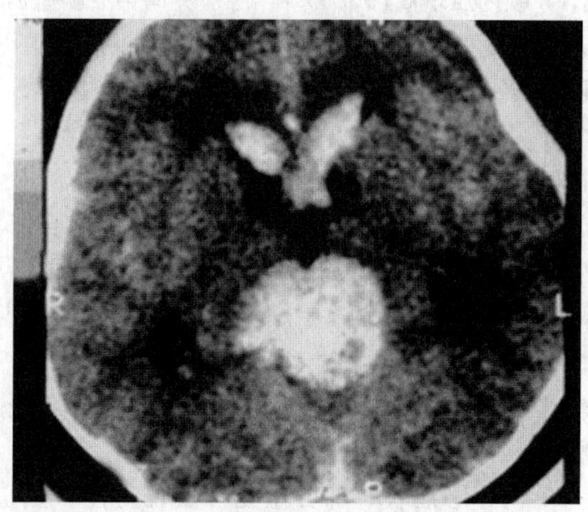

图 36-35 男,11 岁,CT 强化可见松果体区类圆形肿物,双侧脑室及第三脑室内播散

3. MRI 对肿瘤的周围结构显示较好,有信号不均(图 36-36)及强化明显的特征。松果体瘤常倾向于突入第三脑室,使松果体隐窝消失;畸胎瘤常突向一侧,松果体隐窝存在。

4. 实验室检查 脑脊液中脱落肿瘤细胞学的检查对诊断有帮助;血清和脑脊液中肿瘤标记物绒毛膜促性腺激素(hCG)、甲胎蛋白(AFP)和癌胚抗原(CEA)含量增高有助于诊断,还可作为疗效评价和复发监测的指标。

【诊断】 患儿有颅内压增高及双眼上视困难时应考虑第三脑室后部肿瘤的可能性,如男童伴有性早熟者应考虑此区的畸胎瘤。

【治疗与预后】 一般主张先手术切除肿瘤,目的为明确肿瘤性质,减小肿瘤体积,为放疗创造条件。生

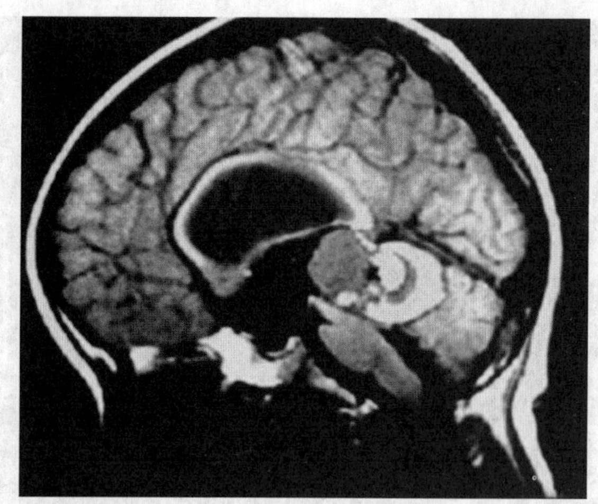

图 36-36 男,5 岁,MRI 矢状位可见松果体区畸胎瘤(信号不均)

殖细胞瘤是颅内肿瘤中对放疗最敏感的肿瘤。对高度怀疑生殖细胞瘤,但不具备手术切除条件的患儿可在做脑室腹腔分流术后,行放射治疗。传统的放疗方案是全神经轴放射治疗,包括肿瘤灶 50~55Gy,全脑和脊髓 30~36Gy,以防止播散转移,此方案效果良好,能将患儿 10 年期生存率提高到 85%~100%。目前研究多是用联合化疗来减少放疗的范围和剂量,以防止放疗造成的儿童生长发育停滞的不良反应[10]。现已取得普遍认同的方法是:首先根据肿瘤 CT、MRI 影像学特点,结合血液脑脊液中肿瘤标记物(AFP,β-hCG)含量测定及脑脊液中肿瘤细胞学检查结果,对肿瘤性质作初步判定,必要时可做立体定向活检。常用的化疗药物(如卡铂、长春新碱、环磷酰胺等)可用作试验性化疗,在化疗过程中对影像学及肿瘤标记物复查以评价肿瘤对化疗的敏感性,如果化疗反应敏感则在化疗疗程结束后做减量放疗,有人只减少放疗剂量(瘤灶 30Gy;脊髓轴 21Gy)而不减少照射范围。近来有学者在化疗后对肿瘤做局部小范围、低剂量(24Gy)的放射治疗也取得良好效果。而对于松果体区以外的生殖细胞肿瘤,除成熟畸胎瘤预后较好外(手术切除后 10 年期 PFS 为 92.9%),其他类型均表现显著侵袭性,虽然对放、化疗也有一定效果,但 3 年期整体生存率仅为 27.3%。

(九)脉络丛乳头状瘤

脉络丛乳头状瘤(choroid plexuspapilloma)是缓慢生长的良性肿瘤,起源于脑室的脉络丛上皮细胞,常产生交通性脑积水。脉络丛乳头状瘤发病率较低,文献报告约占全年龄组颅内肿瘤的 0.4%~0.6%,在儿童期相对多见。发病年龄多在 10 岁以下,2 岁以下患儿最多

见,男女性别比例无差异。好发于第四脑室(50%),其次为侧脑室,第三脑室少见,发生于侧脑室者三角区多见,体部及前角则少见。

【临床表现】

1. 脑积水和颅内压增高 大部分病人表现为脑积水,小儿可表现为头颅增大、前囟张力增高、精神淡漠或易激惹。

2. 局限性神经损害 肿瘤长在侧脑室及第三脑室者,因对内囊挤压可造成对侧轻度锥体束征;影响到视放射还可出现视野视力障碍;位于第三脑室后部可出现双眼上视困难;位于后颅窝者可表现步态不稳、眼球震颤及共济失调;部分肿瘤在脑室内移动可造成脑脊液循环的突然梗阻出现强迫头位,还可出现自发性蛛网膜下腔出血。位于桥小脑角区域的患者可出现患侧耳鸣和面瘫表现。

【辅助检查】

1. 腰椎穿刺 合并有梗阻性脑积水时可见颅内压增高。脑脊液蛋白含量增高是本病的特点之一,有的甚至外观呈黄色。肿瘤细胞筛查可能对于确诊有帮助。

2. X线检查及造影 部分病人表现有高颅压征象;15%~20%的肿瘤可见钙化;脑室造影的共同特点为脑室扩大和肿物的不规则充盈缺损;脑血管造影的特征表现为:侧脑室三角区肿瘤异常染色,脉络丛前或后动脉扩张并向肿瘤供血,脑室扩大并向健侧移位。

3. CT 肿瘤平扫时多表现为等或高密度,边界清楚而不规则,可见病理性钙化,多伴有与肿瘤大小不相称的脑积水,增强扫描可见明显均一强化(图36-37)。

4. MRI表现 T_1低信号,较脑实质信号低但较脑脊液信号高,T_2像呈等或高信号(图36-38),肿瘤与脑脊液的边界清楚,增强不明显,一般用作定位。

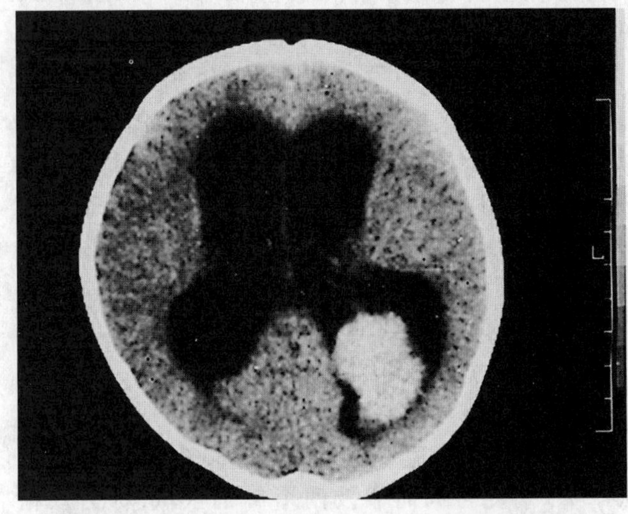

图36-37 男,2岁,CT强化可见左侧脑室三角区肿物,边界欠光滑,侧脑室有扩张

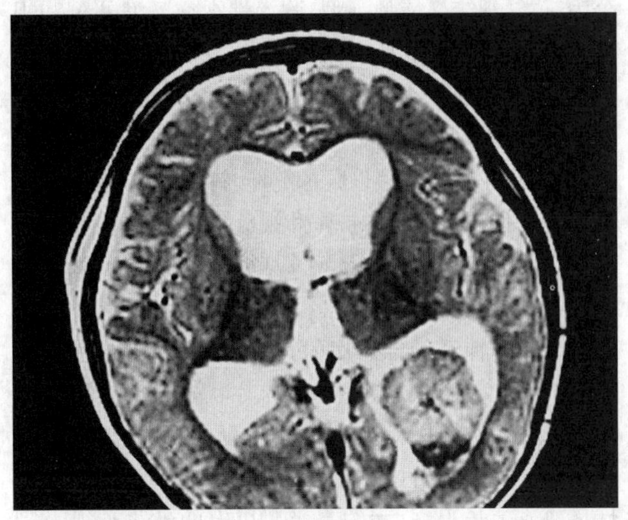

图36-38 女,1岁,MRI轴位T_2加权像可见左侧脑室三角区有等信号肿物影

【治疗】 脉络丛乳头状瘤的治疗以手术切除为主,应尽可能全切除。对侧脑室三角区的肿瘤多采用颞顶开颅,在颞后横行切开脑皮质暴露三角区的肿瘤,先阻断肿瘤基底的供血动脉(多为脉络膜前或后动脉)可减少术中肿瘤的出血。对位于第四脑室和桥小脑角的肿瘤可采用后正中或耳后钩型切口开颅切除。近年随着手术显微镜的应用和手术技术的提高,手术死亡率已大大降低到1%以下。对于手术病理证实的脉络丛乳头状癌应行术后化疗及放射治疗。对于手术难度较大且伴明显脑积水的患者,可先行脑室腹腔分流术。

【预后】 本病系良性肿瘤,全切除后效果良好。Farwell报道儿童脉络丛乳头状瘤的5年生存率为67%;Ellenbogen也报告此病预后极好,即使是脉络丛乳头状癌,5年生存率也达到50%。

(十)视路胶质瘤

儿童视路胶质瘤(optic pathway glioma,OPG)是指起源于视交叉、视神经、视束及下丘脑的低级别星形细胞瘤,以儿童较为多见,19岁以上患者仅占10%。大约占儿童脑肿瘤的3%~5%。大约1/3的肿瘤仅局限于一侧视神经,而2/3的患者联合有视交叉、下丘脑、第三脑室底及视束的侵犯。累及视神经者总体死亡率约5%,而累及丘脑者死亡率约50%。20%~50%的视神经胶质瘤患儿合并有神经纤维瘤病,而15%的神经纤维瘤病患儿表现有视神经的侵犯。

【临床分类】 肿瘤自然病程的多样性使得治疗效果的评价十分困难,有的学者根据术前MRI表现将其分为三类:视交叉前型Ⅰ型、弥漫性视交叉型Ⅱ型和视交叉-下丘脑外生型Ⅲ型,后两者的发病率和死亡率均高于前者。

【临床表现】 视交叉前型常表现为进行性视力下降和突眼,在婴幼儿多以眼球震颤、斜视为首发症状,眼底检查可见视盘静脉的扩张和视盘水肿,病程较长时可见视盘萎缩。弥漫视交叉型多表现为视敏度下降和双侧视野的缺损,内分泌症状和脑积水较为罕见,此类患儿多合并有神经纤维瘤病的其他表现(如皮肤色素沉着等)。视交叉-下丘脑型的临床症状多与年龄相关:<2岁的幼儿多表现为脑积水、发育延缓、视力减退和间脑综合征;2~5岁的患儿,内分泌紊乱最常见,可表现为性早熟或生长迟缓,大约有半数以上的患儿有视力障碍。年龄稍大的儿童以视力障碍和丘脑下部的损害(嗜睡、尿崩、间脑癫痫等)最为多见。近年发现部分低龄儿可出现极度消瘦、食欲下降等表现,考虑为下丘脑等部位受影响所致,称为"间脑综合征"。

【辅助检查】

1. **颅骨X线检查** 可见视神经孔的扩大,蝶鞍呈"梨形"或"葫芦形",影响到脑脊液循环时可见颅内压增高征。

2. **CT** Ⅰ、Ⅱ型多有视神经的增粗,病灶呈等密度,不规则强化,少有钙化,囊性变罕见;可见前床突、鞍结节的骨质吸收和视神经孔的扩大。Ⅲ型多表现鞍上池的闭塞,鞍区等密度的占位病变,少数梗阻室间孔而使侧脑室扩大。

3. **MRI** 通常表现为T_1低信号,T_2高信号,均明显强化,病变多呈分叶状,囊变尤其在伴随神经纤维瘤病患者中常见,常常能清楚显示解剖结构的移位受压和视神经、视交叉的增粗,外观似梨状,前小后粗(图36-39),信号强度无特征改变。

【诊断】 儿童表现为无痛、无搏动性突眼伴有视力进行性下降时引起高度注意,应行神经眼科学和神经放射学检查。部分患者可以内分泌障碍和下丘脑受压表现为首发症状就诊。肿瘤Ⅰ、Ⅱ型需与下列鞍区占位相鉴别:眶部脑膜膨出、视网膜母细胞瘤、畸胎瘤、眶骨骨纤维结构不良等,Ⅲ型需与生殖细胞瘤或颅咽管瘤相鉴别。

【治疗】 目前对于手术选择一直未达成广泛共识,通常以下情况需考虑手术治疗:局限于一侧;突眼明显影响容貌或失明;外生型肿瘤并导致占位效应及脑积水者。手术目的为保护眼球和阻止肿瘤向视交叉的蔓延,同时获得病理性质以进行下一步放化疗,在解决占位效应及脑积水的情况下不必要追求肿瘤的完全切除,否则会导致不可逆的视力损害,近年来神经导航的应用使很多患者在最大程度切除肿瘤的情况下尽可能地保护神经功能。目前多采用卡铂和长春新碱对患儿进行化疗。毛细胞型星形细胞瘤对放疗较敏感,放射治疗的剂量应达到50~55Gy。文献报道肿瘤自然缩小可存在于视路胶质瘤患儿,不过多为个案报道,需进一步研究,但也为部分患者选择性保守观察提供了依据[11]。

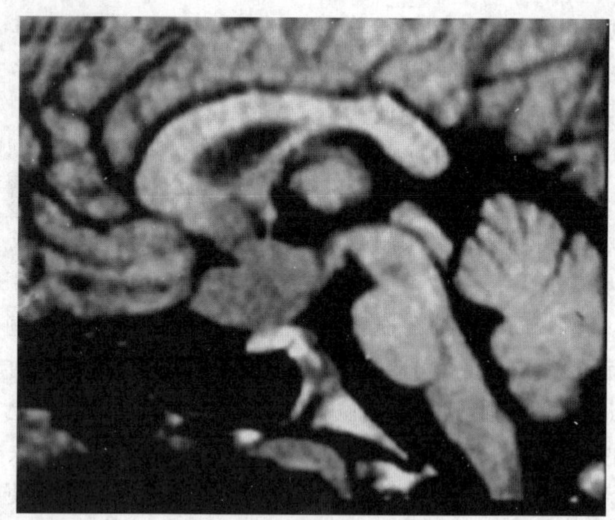

图36-39 女,12岁,MRI矢状位T_1加权像可见鞍上等信号肿物似梨形

【预后】 视路胶质瘤是生长缓慢的良性肿瘤,原发于视神经者预后较发生于视交叉或视交叉后部的患者明显要好。部分切除术后辅以放化疗的患儿预后良好,但治疗方案需慎重选择以避免造成视力不可逆损害等并发症出现。

(十一)颅内生殖细胞肿瘤

颅内生殖细胞肿瘤(intracranial germ cell tumors, iGCTs)是一种罕见的原发在中枢神经系统的恶性肿瘤,发病率0.1~0.27/10万[12]。依照2016年WHO中枢神经系统肿瘤分类,iGCTs分为以下类型:生殖细胞瘤、胚胎癌、卵黄囊瘤(又称内胚窦瘤),绒癌、畸胎瘤(包括成熟畸胎瘤和未成熟畸胎瘤、畸胎瘤恶性变)和混合性生殖细胞肿瘤[13]。除生殖细胞瘤以外的其他亚型,又统称为非生殖细胞瘤性生殖细胞肿瘤(non-germinomatous germ cell tumors, NG-GCTs)。

iGCTs发病高峰年龄在青春期前后(10~12岁)。发病部位主要集中在鞍区(30%~35%)、松果体区(40%~45%)以及底节(丘脑)区(<20%);少部分患者(<5%)病变可同时累及两个解剖区域,称为双靶iGCTs;颅内其他部位原发罕见(图36-40)。本病地域分布差异明显,亚洲人群发病率大约是西方的3~4倍。

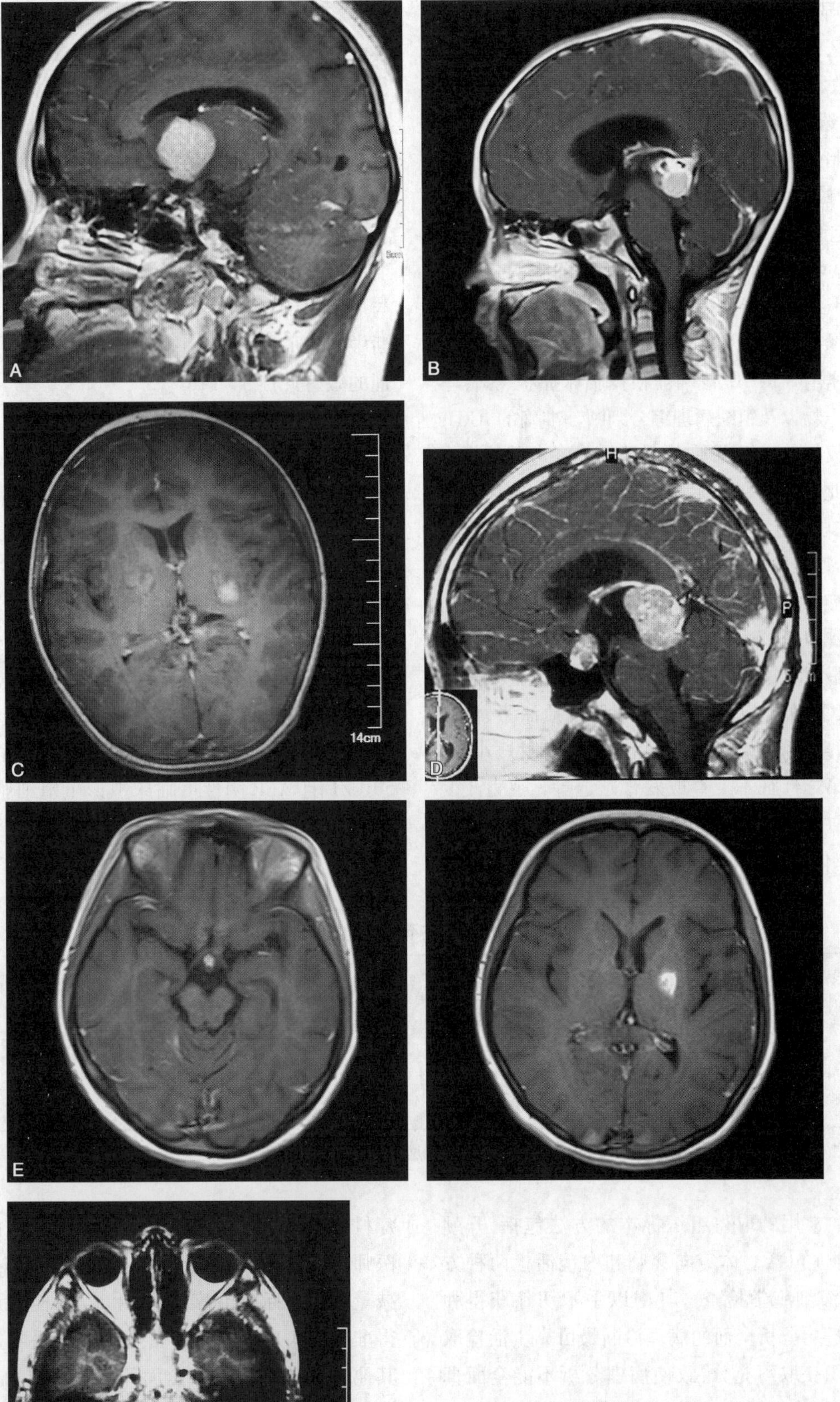

图 36-40　不同部位 iGCTs 影像

A：鞍区 iGCTs；B：松果体区 iGCTs；C：底节区 iGCTs（双侧底节）；D：双靶 iGCTs（鞍区和松果体区）；E：双靶 iGCTs（鞍区和左底节区）；F：小脑 iGCTs。

此外,男性明显多于女性,特别是病变位于松果体区或底节(丘脑)区的患者,>90%为男性;肿瘤位于鞍区者,男女比例大致相当,女性略占优势。

【病因与遗传学】 iGCTs确切发病原因不清楚,推测可能与胚胎发育时期,生殖细胞的发育异常有关。*C-KIT*突变是最常见的获得性遗传学异常。此外,在亚洲的生殖细胞肿瘤患者中发现,携带有*JMJD1C*胚系突变的概率明显增高,而JMJD1C与胚胎干细胞的自我更新有关。胚系突变可能使人群获得了本病的遗传易感性,而获得性突变促使了肿瘤的发生。

【诊断依据】 iGCTs诊断需根据临床症状、影像学表现、肿瘤标志物以及组织病理综合判断。准确的iGCTs亚型区分,不仅依赖组织病理,同时还需要参考肿瘤标志物的结果,因此iGCTs的诊断和治疗十分复杂,临床上误诊误治常见。国际上有关iGCTs治疗的共识明确建议,患者应在有治疗经验的中心接受治疗[12,13]。

1. 临床症状 肿瘤位于鞍区者,主要表现为尿崩症、内分泌紊乱以及视力改变。尿崩症几乎可见于所有患者,而且是最常见的首发症状。内分泌紊乱主要表现为垂体功能低下,如甲状腺激素、肾上腺皮质激素、性激素以及生长激素分泌不足,临床上可表现为身材矮小、闭经,性器官及第二性征不发育或发育延迟等。视力改变与肿瘤压迫视神经有关,可表现为视力下降、复视以及视野缺损。松果体区肿瘤常常堵塞导水管引起梗阻性脑积水,表现为颅内压增高或嗜睡。肿瘤压迫中脑视听中枢,可引起耳鸣、听力下降以及上视不能(Parinaud综合征)。肿瘤位于底节(丘脑)部位者,主要表现为一侧肢体轻瘫。部分患者还会伴有多动、认知下降、人格改变等,这些都与锥体系和/或锥体外系功能受损有关,此外,松果体区和底节(丘脑)区GCTs还可伴有性早熟。

2. 影像学检查 头颅CT和磁共振是iGCTs最重要的检查手段,可以明确病变位置、判断病变性质、观察与周围组织的关系。PET/CT/MRI在生殖细胞肿瘤诊断中的价值还在探索中,目前结果显示,^{11}C蛋氨酸示踪剂的敏感性优于^{18}FDG。

3. 肿瘤标志物 目前临床用于本病诊断的肿瘤标志物指标为人绒毛膜促性腺激素β(beta human chorionic gonadotropin,β-hCG)和甲胎蛋白(alpha-fetoprotein,AFP)。在典型临床和影像学表现基础上,任一指标的增高(血和/或脑脊液)都可诊断本病。一般而言,β-hCG轻度增高可见于生殖细胞瘤或含有生殖细胞瘤成分的NG-GCTs,极度增高应考虑绒癌或含有绒癌成分;AFP轻度增高可见于畸胎瘤和胚胎癌,极度增高应考虑卵黄囊瘤成分的存在。此外,脑脊液中肿瘤标志物水平往往高于血中水平。虽然有共识指出,β-hCG≤50IU/L且AFP阴性可临床拟诊生殖细胞瘤,其余可拟诊NG-GCTs,但需要特别强调的是,这种区分并不准确,仍有很大误诊误治的可能性(表36-34)[14]。

表36-34 β-hCG和AFP在不同生殖细胞肿瘤亚型中的水平

项目	生殖细胞瘤	畸胎瘤			胚胎癌	卵黄囊瘤	绒癌
		成熟	未成熟	恶变			
β-hCG	−/+	−	−/+	−/+	−/+	−	+++
AFP	−	−	−/+	−/+	−/+	+++	−

注:混合性生殖细胞肿瘤可因含有上述不同成分组合,出现相应肿瘤标志物异常。

4. 病理 常用的取得组织标本的方法包括:开颅手术切除、活检(包括立体定向穿刺和内镜活检两种方式)以及脑脊液细胞学检查。其中以手术切除获得肿瘤组织应用较多,分析全面的病理诊断最可靠。活检取材少,肿瘤组织获取不充分,致使病理分析不能全面真实地反映肿瘤的实际情况,容易发生误诊。脑脊液细胞学检查对于准确病理分型,意义十分有限。但如脑脊液发现肿瘤细胞,则有更高的播散转移风险,应推荐进行全脑全脊髓放疗。

【治疗】

1. 一般原则 iGCTs治疗策略,应在神经外科、放疗科、神经病理科、神经肿瘤科和神经影像科等多学科医师,共同研究和讨论后确定。生殖细胞瘤以化疗联合减量放疗为标准治疗模式,手术/活检的目的只是为取得准确的病理。成熟畸胎瘤只需要手术完整切除。而其他NG-GCTs则必须全面评估手术切除,术前和/或术后化放疗的利弊,采取个体化的综合治疗。

2. 生殖细胞瘤 通常采用"三明治"(先化疗后放疗再序贯化疗)治疗策略,化疗方案首选以铂剂为基础的联合化疗,常为顺铂(或卡铂)、依托泊苷以及异环磷酰胺中两药或三药的联合。iGCTs放疗设计靶区有局部照射(local irradiation,LR)、全脑室照射(whole-ventricle irradiation,WVI)、全脑照射(whole-brain irradiation,WBI)和全脑全脊髓照射(craniospinal irradiation,CSI)。局部照射复发风险最高,CSI 近/远期毒副作用明显,对于鞍区或松果体区单/双发病灶,优选 WVI 或 WBI 加局部照射推量;对于单侧或双侧底节生殖细胞瘤,首选 WBI 加局部照射推量;伴有肿瘤播散或脊髓种植者,应选择 CSI;对于其他少见部位生殖细胞瘤,原则上放射野应涵盖潜在转移部位。生殖细胞瘤放疗局部总剂量 30~36Gy,WVI/WBI/CSI 预防照射剂量 20~24Gy[15]。

3. NG-GCTs　目前此类患者的治疗还没有金标准。肿瘤切除完全,一般状况良好的患者应首先化疗,如化疗后有明显残余,应积极手术切除。绒毛膜上皮癌和含有绒毛膜上皮癌的混合性生殖细胞肿瘤,应首选化疗或手术,通常选择顺铂(或卡铂)、依托泊苷、异环磷酰胺三药联合化疗。放疗靶区设计原则与生殖细胞瘤类似,但肿瘤局部总剂量应达到 45~60Gy。鞍区肿瘤患者总剂量应控制在 54Gy 以内。WVI/WBI/CSI 预防照射剂量 30~36Gy[16~18]。

【并发症】

1. 疾病相关并发症

(1) 脑积水:治疗前后均可发生,多为梗阻性,松果体肿瘤常见,体积较大的鞍区肿瘤也可并发脑积水。首选内镜第三脑室底造瘘缓解脑积水,脑室腹腔分流术是既往常用手段,临床并发症较多,并可发生肿瘤腹腔种植。

(2) 电解质紊乱:主要见于鞍区肿瘤。患者多饮多尿,多导致继发性高钠血症,表现为谵妄、精神萎靡、嗜睡等症状。少数患者表现为低钠血症,均可通过补液、调整口服去氨加压素对症治疗。

(3) 激素分泌障碍:鞍区肿瘤可影响垂体下丘脑轴功能,生长激素、甲状腺激素、肾上腺皮质激素和性激素分泌不足,催乳素反应性增高,可导致患者发育障碍、应激性下降、精神萎靡、食欲缺乏,闭经等,治疗前后应积极补充足量的皮质激素和甲状腺素,可快速改善临床症状。

(4) 视力/听力改变:鞍区较大肿瘤直接压迫视神经导致视力下降,肿瘤体积快速增大如卒中,可致视力急剧下降,甚至失明。松果体区肿瘤压迫中脑被盖部视/听觉中枢,可出现复视、眼球运动障碍和失聪。

2. 治疗相关并发症　主要与放疗范围、部位、剂量相关。减少脑组织照射体积、减低剂量、严控 CSI 适应证均可减轻放疗相关损害。

(1) 生长发育迟缓:垂体激素分泌障碍而导致的青春期发育落后于同龄儿童,如身材矮小、第二性征发育延迟、闭经等。放射治疗对鞍区肿瘤患者的生长发育影响最大,CSI 主要影响身高。

(2) 认知功能下降:表现为计算、记忆、表达等能力下降,影响患儿生活、学习及社交,底节(丘脑)肿瘤常伴有言语、智力障碍,WBI 可加重损伤。

(3) 继发性肿瘤:如脑膜瘤、胶质瘤及肉瘤均有不少报道,其发生与放疗剂量最密切,同时化疗也可诱发继发肿瘤发生。

【预后】　生殖细胞瘤 5 年和 10 年生存率均超过 90%。即使复发患者,仍对常规放化疗敏感,并在解救治疗后获得长期生存。畸胎瘤恶性变罕见,预后极差。

(十二)垂体腺瘤

儿童垂体腺瘤(pituitary adenoma)十分少见,约占儿童颅内肿瘤的 0.4%~2.3%。发病以青春期大龄儿童较为多见(13~15 岁),年龄愈小垂体瘤愈罕见。男女发病大致相近或男性稍多。儿童垂体瘤多自鞍内发展到鞍上。青少年垂体瘤的侵蚀性和鞍外扩展的发生率较高。肿瘤发生囊变、出血和坏死的概率也高于成人,儿童垂体腺瘤 90%以上具有内分泌功能。

【临床表现】

1. 内分泌改变　垂体腺瘤可引起垂体功能低下,表现为生长发育停滞、性征不发育,常伴有向心性肥胖和低血糖,肾上腺或甲状腺功能减退可表现为易疲劳,多饮多尿者较罕见。嗜酸性腺瘤主要表现为巨人症(图 36-41),随着病情的发展可与肢端肥大症同时存在,患儿多伴有血糖增高。嗜碱性腺瘤在儿童中发生率低,因此库欣(Cushing)综合征少见。

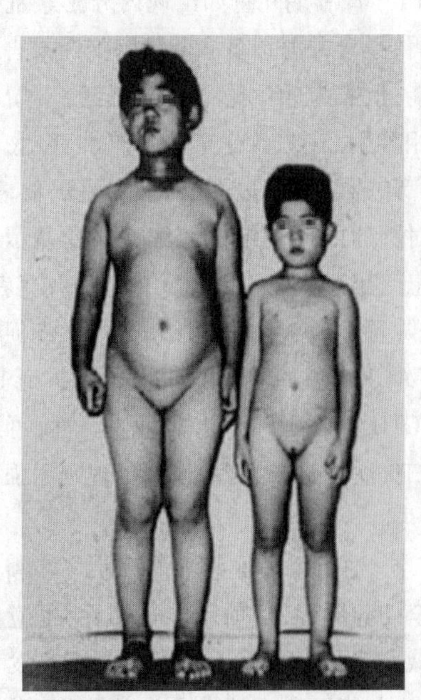

图 36-41　女,4 岁,生长激素腺瘤所致巨人症(右为同年龄女孩)

2. 视力视野障碍 儿童垂体腺瘤此症状较为突出，多表现为单侧视力的明显下降和双颞侧的偏盲，眼底检查多见视盘原发萎缩。

3. 头痛 蝶鞍内压力增高牵拉鞍膈可引起头痛。但儿童鞍膈孔发育不完善，头痛症状较成人发生率低。

4. 其他 儿童垂体瘤多向鞍外侵犯，常侵犯海绵窦，因此脑神经受损的症状较多见，表现为Ⅲ、Ⅳ、Ⅴ、Ⅵ脑神经的麻痹。肿瘤向上发展梗阻脑脊液循环时可致高颅压症状。肿瘤体积多较大，T_1 加权像可见肿瘤内出血（图 36-42）。

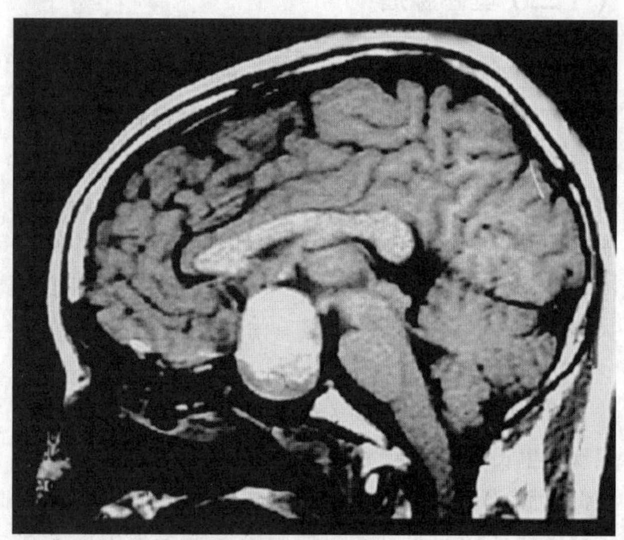

图 36-42 男，15 岁，MRI 在 T_1 加权像可见肿瘤最大径达 4cm，瘤内有出血（高信号区）

【诊断】 青春期儿童如出现内分泌紊乱症状和视力视野障碍，且合并海绵窦多个颅脑神经损害时应想到此病的可能，但需与颅咽管瘤、视神经胶质瘤和鞍上生殖细胞瘤相鉴别。CT 多有蝶鞍的扩大、鞍底骨质的破坏，肿瘤呈等或高密度，边界清楚，内囊出血，多均匀强化。MRI 对肿瘤的周围结构和细微病变显示良好。对于青春期患儿出现垂体膨隆但无内分泌改变者，则观察为主，以排除青春期生理性垂体增生。此外促肾上腺皮质激素型（ACTH 型）垂体瘤常为微腺瘤，诊断相对困难，需行 ACTH 试验确诊是否为垂体源性，可通过 MRI 垂体动态扫描明确诊断，若垂体部出现延迟强化占位可提示该病。

【治疗】 主要手段是手术加放疗。经额开颅手术应尽可能全切除肿瘤，即使不能全切除，也应做到视神经视交叉减压充分。小垂体腺瘤只要蝶窦发育也可采用经蝶手术，首都医科大学附属北京儿童医院收治最小年龄的经蝶切除肿瘤为 8 岁。对于催乳素瘤可直接采用溴隐亭等多巴胺抑制剂治疗，根据疗效决定进一步治疗方案。垂体腺瘤对放射线敏感，故术后多辅以放疗，通常只做局部照射，剂量以 40Gy 为宜。对术后垂体功能低下的患儿可进行激素替代治疗。

（十三）脑膜瘤

脑膜瘤（meningioma）在儿童期极少见，仅占儿童期颅内肿瘤的 0.4%～4.6%。儿童脑膜瘤以 5～14 岁为好发年龄，婴儿期极为罕见。男女比例为 1.1∶1。儿童患者肿瘤常生长较快，就诊时肿瘤可生长巨大（图 36-43）。

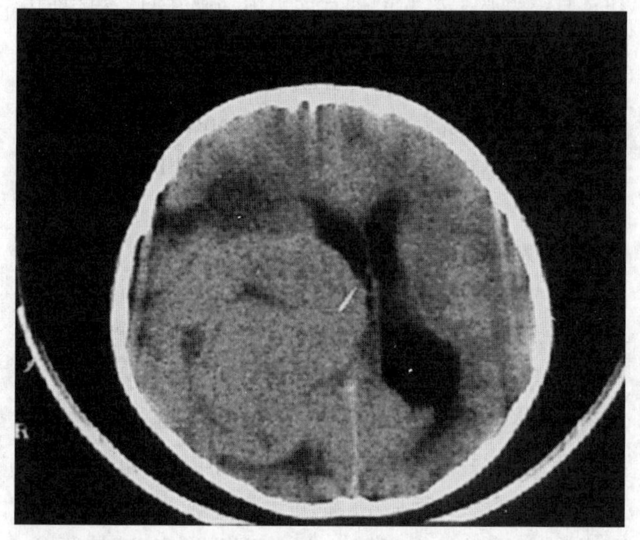

图 36-43 男，11 岁，CT 平扫可见巨大脑膜瘤
右颞顶肿瘤突入侧脑室。

【临床表现】 儿童脑膜瘤最常见的症状是颅内压增高，可表现为头痛、呕吐和视盘水肿，多由侧脑室内或后颅凹肿瘤导致的梗阻性脑积水引起，也可由肿瘤的占位效应引起。其次是视力视野障碍，可因肿瘤压迫视通路或梗阻性脑积水造成继发性视神经萎缩引起，侧室内的肿瘤可压迫颞叶深部的视放射引起同向性偏盲。肿瘤沿颅底匍匐生长时可造成脑神经的障碍，以面听神经最常见。有 8%～31%的患儿表现为抽搐发作，但癫痫的发生率较成人低。幕上脑膜瘤因无梗阻常生长至非常巨大才引起症状，若生长在功能区可表现为相应的占位效应。

【诊断】 只凭临床症状和体征诊断较为困难，多结合神经放射检查。脑膜瘤 CT 上表现为密度均匀的等或稍高密度占位，强化均一。儿童型肿瘤，囊变和出血较多见而钙化少见。肿瘤位于脑实质内，不与脑膜和颅骨粘连也较成人多见。MRI 检查多表现皮质样 T_1 和 T_2 信号占位，均匀强化，可见周围有包绕流空血管征，肿瘤的部位和特征表现有助于鉴别诊断，部分小儿脑膜瘤可因囊变坏死表现为信号不均一的特征。

【治疗与预后】 手术全部切除是取得良好疗效的最佳选择，手术范围应包含硬脑膜及被侵犯的颅骨。另外，术中应尽量保护周围脑组织的引流静脉，因为电凝不必要的引流静脉是术后脑水肿和神经功能损伤的重要原因。因为肿瘤多体积较大、位于侧室或后颅凹、肉瘤样变和浸润生长较多，因此手术全切除困难、手术死亡率高。脑膜瘤对放疗不敏感。

（十四）听神经瘤

听神经瘤（acoustic neuroma）在儿童期发病相当罕见，多合并有多发神经纤维瘤病（von Recklinghausen 病Ⅱ型，NF2），表现为双侧听神经瘤，而且常有家族史。儿童期听神经瘤的发病年龄较大，以10～15岁居多，男女性别比例相似。绝大部分肿瘤起源于听神经的前庭支，起源于耳蜗支者极少见。

【临床表现】 儿童听神经瘤症状和体征与成人基本相似，但最大的特点是临床表现不典型，常常以颅内压增高症状为主，定位征不明显，有时可出现假性定位征。相比成人听神经瘤90%首发症状表现为听力症状，儿童仅59%首发表现为听力障碍。当肿瘤侵及面神经时可出现周围性面瘫、面肌抽搐、疼痛等；肿瘤向内侵犯三叉神经或外展神经时，可出现面部麻木和眼球内斜视；向后压迫脑干和小脑时可出现锥体束征、眼球震颤和肢体共济障碍等；向下发展压迫后组脑神经时可出现吞咽呛咳、声音嘶哑等症状。

【诊断】 儿童听神经瘤由于发病率低及症状不够典型，使诊断较为困难，多依靠以下辅助检查来明确诊断。

1. 颅骨X线检查 主要表现为内听道的扩大和骨质破坏。

2. CT检查 多表现为桥小脑角区的圆形或分叶状低密度或等密度占位，边界清楚，与岩骨后缘紧密相连，肿瘤较大时可见低密度坏死囊变区，第四脑室可见受压变形移位，幕上脑室扩大。强化扫描多为明显强化，有囊变时可见囊壁强化或不均匀强化。77%～95%骨窗像可见内听道呈锥形或漏斗状扩张。CT脑池造影可见桥小脑角池内的充盈缺损。

3. MRI检查 表现为桥小脑角区长 T_1 长 T_2 信号肿物，双侧者为NF2，但双侧大小多不对称（图36-44）。

4. 脑干听觉诱发电位 多表现为患侧波峰紊乱、波幅减低及峰潜伏期的延长。听力测定多表现高频听力的丧失，属于感觉神经性耳聋。在儿童患者中，听神经瘤需与桥小脑角区常见的脉络丛乳头状瘤、室管膜瘤及胆脂瘤相鉴别。

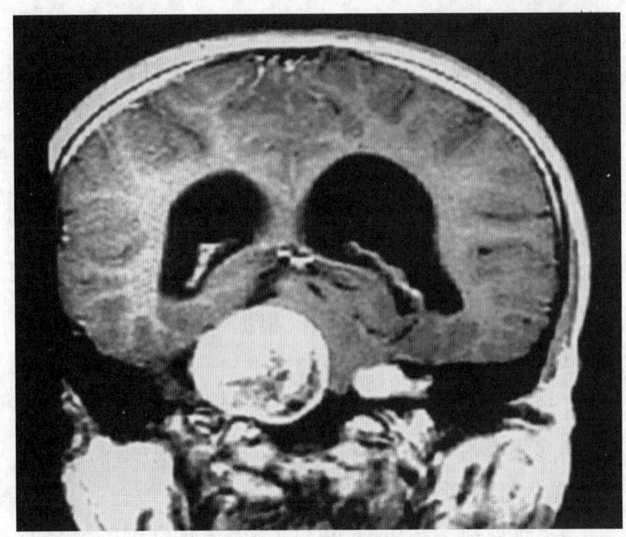

图36-44　女，12岁，MRI冠扫可见双侧听神经瘤

右侧巨大，最大径达4cm，左侧较小。

5. 听力试验 包括Weber试验及Rinne试验，以区别是传导性耳聋还是感觉神经性耳聋。

6. 复聪现象 可以判断听力障碍为耳蜗前还是耳蜗后病变，亦能鉴别是感觉神经性耳聋还是传导性耳聋，耳蜗病变患者存在复聪现象，但听神经瘤患者不会出现。

【治疗与预后】 听神经瘤属良性肿瘤，手术全切除后预后良好。但对NF2患者因肿瘤多发则预后较差。儿童听神经瘤多数较大且与脑干粘连紧密，并伴有严重的高颅压，故手术全切除困难，手术死亡率和致残率也较高。

（十五）血管网状细胞瘤

血管网状细胞瘤（angioreticuloma/hemangioblastoma）起源于中胚叶细胞的胚胎残余组织，为颅内真性血管性肿瘤。发病率占全年龄组颅内肿瘤的1.1%～2.5%，占后颅窝肿瘤的7.2%～7.9%。首都医科大学附属北京天坛医院报道13例小儿患者，占2000例儿童颅内肿瘤的0.65%。儿童各年龄期均可发病，以6～11岁好发，男性稍多于女性，有家族病史者占4%～20%。肿瘤好发于小脑半球（62.3%～80%），也可发生于小脑蚓部或突入第四脑室，偶见位于脑干和大脑半球。有家族倾向的血管网状细胞瘤称von Hippel Lindau病，即脑内脏血管瘤病综合征，年龄越小者越易发生，是一组多发、多器官的良恶性肿瘤症候群，与一个或多个以下脏器病变并存：视网膜血管瘤、肝与肾的血管瘤、肾细胞瘤、嗜铬细胞瘤与胰腺、肾和附睾的囊肿。

【临床表现】 肿瘤可分为囊性和实性两种类型。实性者生长缓慢，病程可达数年；囊性者以小脑半球多见，病程较短，可因肿瘤突然囊变或出血急性起病。肿瘤位于小脑半球者可产生颅内压增高和小脑症状：位于小脑蚓部突入第四脑室者多早期产生梗阻性脑积水和躯体性共济失调，位于或接近延髓者可有后组脑神经和脑干的损害；位于大脑半球者，根据部位产生相应的症状和体征。

【诊断】 患儿（多为男性）有视网膜血管瘤或肝、肾、胰多发囊肿及红细胞增多症，如果出现颅内压增高和小脑体征应考虑此病的诊断。可做以下检查：

1. **血常规** 有9%~49%的患者出现红细胞增多及高血红蛋白。

2. **脑脊液生化** 多出现蛋白、细胞分离现象。

3. **椎动脉造影** 多见小脑后下动脉或小脑上动脉供血的异常肿瘤染色，可显示瘤结节。

4. **CT** 典型表现为大囊内有小的瘤结节影，瘤结节和实性肿瘤呈等密度并均一强化，囊壁不强化。

5. **MRI** 肿瘤 T_1 像信号高于脑脊液，为等 T_1 信号，T_2 像为长 T_2 信号，并可见肿瘤周围水肿带或小的血管流空影（图 36-45、图 36-46）。此病应注意与小儿常见的后颅凹囊性星形细胞瘤鉴别。

6. **数字减影血管造影（DSA）** MRI 显示有明显血管流空效应的患儿应做此项检查，可显示血管团和供血动脉，必要时还可做供血动脉栓塞治疗（图 36-47）。

【治疗及预后】 此瘤为血管源性良性肿瘤，手术全切除为首选治疗。对于囊性有瘤结节者，单纯放出囊液是不恰当的，多在短期内复发，应仔细寻找瘤结节予以全切。对于实质性肿瘤不能随意穿刺或活检，可引发大出血；瘤切除时应沿周围正常组织仔细剥离，先处理供血动脉再阻断引流静脉，以免引起“正常灌注压突破综合征”（NPPB），应争取完整剥离，避免分块切除引起的大出血。对考虑术中可能出血凶猛者，可术前行供血动脉介入栓塞再手术。放射治疗效果不肯定。完全切除后预后良好，术后复发率为 12%~14%，术后 5 年存活率为 50%以上。对于颅内发现血管网状细胞瘤的患儿，应行全身检查以排除身体其他系统合并病变。

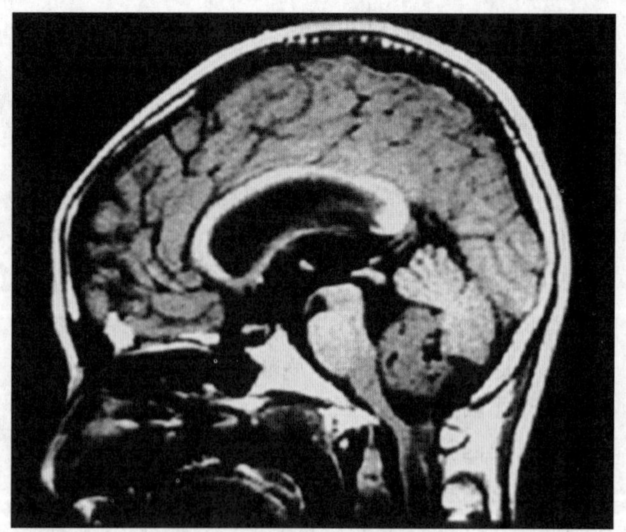

图 36-45 女，15 岁，MRI 的 T_1 加权像显示下蚓部及四脑室内肿物，有异常血管流空

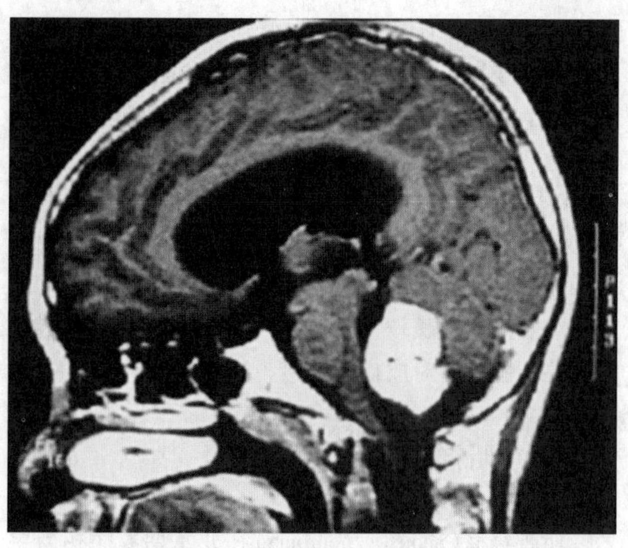

图 36-46 女，15 岁，同一病人的 MRI 强化扫描见肿物明显强化

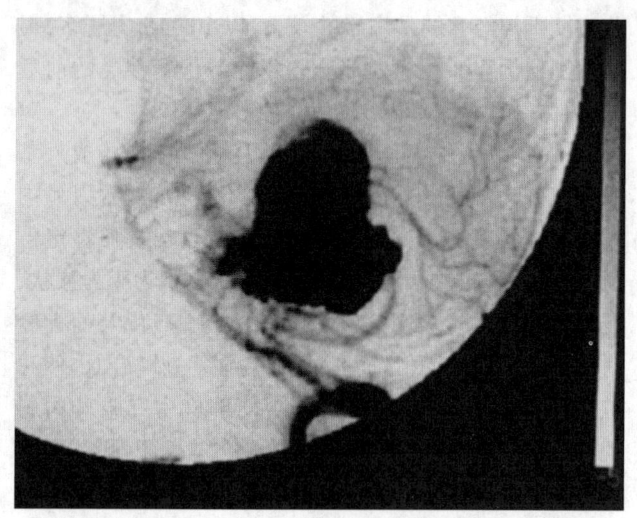

图 36-47 女，15 岁，同一病人的 DSA 可见肿物明显染色，有小脑后下动脉及基底动脉分支供血

（十六）下丘脑错构瘤

下丘脑错构瘤（hypothalamic hamartoma）又称下丘

脑神经元错构瘤，主要见于儿童及婴幼儿，临床上极为罕见。国外研究显示发病率约 1/100 000～1/50 000，发病多在儿童早期，发病年龄为 1.47～2.49 岁，北京天坛医院的数据显示男女性别比例为 1.52∶1。

【临床表现】 下丘脑错构瘤有较独特的临床表现，多数发生在儿童早期，有性早熟，痴笑样癫痫，有些可伴有其他类型癫痫或行为异常。

1. 痴笑样癫痫（gelastic seizures） 属于间脑性癫痫的一种，由错构瘤异常放电所导致，表现为发作性傻笑，持续数秒或数十秒而突然停止，发作时无神志丧失，每日可发作数十次，无任何诱因，随病情的发展，可逐步出现其他类型的癫痫。痴笑多于婴幼儿开始，随年龄增加而发作渐频繁。

2. 性早熟（precocious puberty） 表现为婴幼儿女孩出现乳房发育、月经初潮或男孩阴茎增大，出现阴毛、痤疮及声音变粗等。有作者报告错构瘤中 74%有性早熟。性早熟儿童的 LH、FSH 及雌或雄激素水平增高，过早进入青春期，因骨髓发育过快，早期表现为生长超速，但亦较早停止发育，丧失了身高发育的潜力而使身材矮小。性早熟可能与错构瘤内存在独立的 GnRH 分泌单元有关，该分泌单元不受性腺轴调控导致了性早熟的出现。

3. 智力低下 本病为先天性脑发育异常，且癫痫发生本身可导致认知功能减退，故常伴有智力较差，且患儿多出现精神行为症状，认知功能减退与精神症状的轻重与癫痫发生的早晚密切相关。

4. 其他类型癫痫 几乎全部的患儿在 4～10 岁时出现各种类型的癫痫，主要有癫痫大发作和跌倒发作（drop attack）。

5. 本病常合并其他先天性畸形 伴有单个或多个脑及脑外先天性畸形，包括小脑回、囊肿、胼胝体缺如、多指等。

【辅助检查】 神经影像学检查对本病诊断极为重要：CT 表现为鞍背，垂体柄后方，脚间池，中脑前池及鞍上池的等密度占位性病变，体积大者可有第三脑室前部变形。因其血脑屏障正常，故注药无强化，与此部位真性肿瘤有明显区别。MRI 被认为是本病确诊的首选检查，T_1 加权像的矢状位及冠状扫描可准确提供肿物形态和与垂体柄及周围结构的关系，其特征为等皮质信号（图 36-48、图 36-49）；在 T_2 加权像为等信号或稍高信号，注药无强化。当病变较小或完全位于下丘脑内时，应当仔细与正常乳头体相鉴别，大的下丘脑错构瘤直径可达 3cm（图 36-50）。

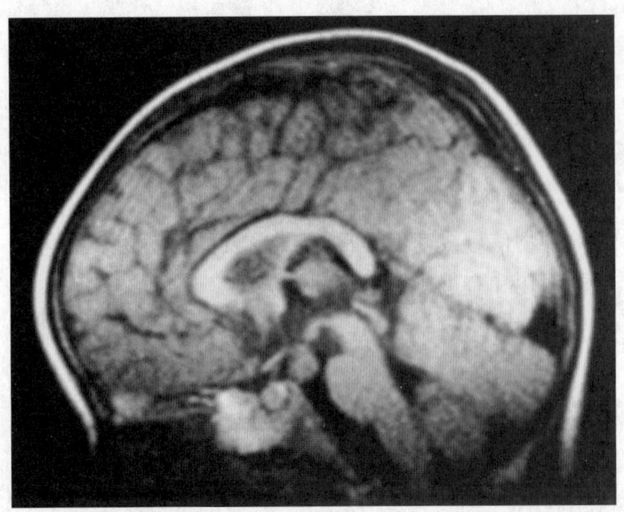

图 36-48　女，2 岁，MRI 在 T_1 加权像矢状位在脚间池可见等信号肿物（直径 1.5cm）

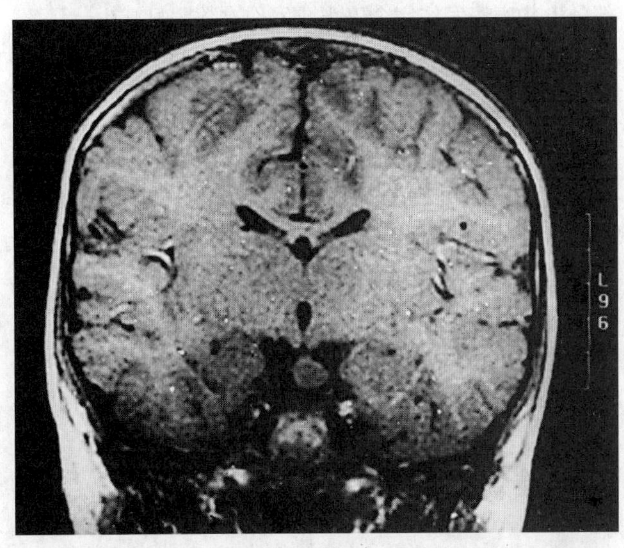

图 36-49　女，2 岁，同一病人的 MRI 冠扫在脚间池可见等信号肿物

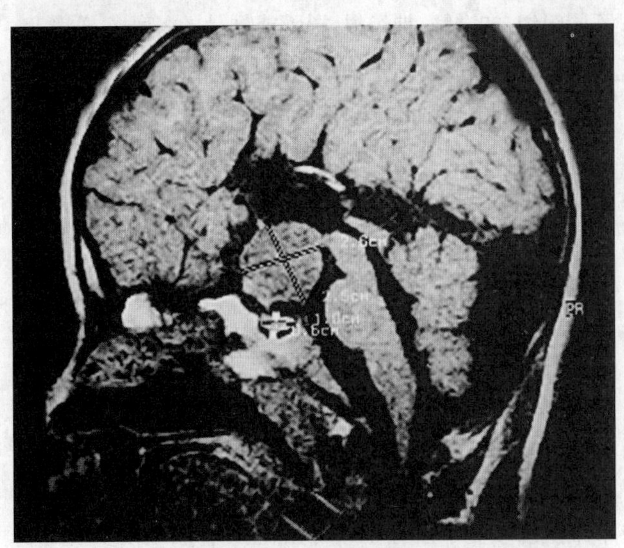

图 36-50　女，5 岁，MRI 显示巨大下丘脑错构瘤，伴有胼胝体缺如及后颅凹蛛网膜囊肿

【诊断】 根据下丘脑错构瘤特有的临床表现及神经影像学特征作出诊断并不困难。当小儿出现性早熟，痴笑样癫痫，MRI 或 CT 显示脚间池占位性病变，注药无强化，首先考虑为下丘脑错构瘤。但需与下列疾病相鉴别：颅咽管瘤、鞍上胶质瘤或生殖细胞瘤等。这些疾病除肿物信号或密度异常外，最重要的是病变有不同程度的强化和有进行性增大的趋势。

【治疗】

1. 手术治疗　手术入路应根据肿瘤所在位置具体考虑，对于肿瘤位于视交叉下者可采用翼点入路或结合颞下入路，肿瘤位于视交叉以上者可考虑经胼胝体入路，术中应注意垂体柄和动眼神经的保护，并防止颈内动脉痉挛，术后注意患儿水、电解质的平衡，及时纠正尿崩症。错构瘤全切除后性早熟症状停止，激素水平恢复正常[11]。部分患儿癫痫发作完全停止或发作次数明显减少。

2. 药物治疗　对于痴笑性癫痫，目前各种抗癫痫药物均无肯定疗效。对于单纯性早熟者，可注射 GnRH 类似物“达必佳”治疗，疗效肯定，但费用昂贵。

3. γ 刀治疗　对于体积小、术后残留的患者可作为首选，但因其起效时间久，不适用于反复癫痫及精神症状出现的患儿。

4. 由于下丘脑错构瘤为内源性致癫灶，只需要切断病变与下丘脑的连接并解除潜在的视神经受压可能即可达到手术目的。

二、椎管内肿瘤

【概述】 椎管内肿瘤（intraspinal tumors）分为原发性和继发性两类，原发性椎管内肿瘤包括起源于椎管内不同组织，如脊髓、神经根、脊膜或椎骨的各种瘤样病变；继发性椎管内肿瘤指系统性恶性肿瘤经血源性转移至椎管内或脑肿瘤经脑脊液途径播散、种植、转移至椎管内。

椎管内肿瘤可发生在脊椎的任何节段，首都医科大学附属北京儿童医院临床总结显示，儿童椎管内肿瘤的节段分布为颈段占 16.4%，胸段占 29.3%，腰段占 20%；腰段及腰骶段共占 33.8%，远较成人组高，这与小儿胚胎残余组织肿瘤易发生于此部位有关。

肿瘤位于髓内和硬脊膜外者较成人常见，肿瘤位于髓内者约占 1/4，硬脊膜外者占 1/5。各种肿瘤有其特有的好发部位，如上皮样囊肿和皮样囊肿多发生在腰骶段；而神经胶质瘤则以胸腰段和胸段多见；肉瘤及神经节细胞瘤多见于硬脊膜外；肠源性囊肿以颈段硬膜下髓外、脊髓腹侧多见，可与髓内皮样囊肿并发。

【临床表现】 主要为肿瘤所在平面的神经根损害及该水平以下的长束受累的症状和体征。髓外肿瘤病程发展具有规律性，即刺激期：神经根受刺激表现出的感觉异常，以疼痛最常见；脊髓部分受压期：受压平面以下出现不同程度的感觉和运动障碍；脊髓功能横断期：受压节段以下出现截瘫表现。髓内肿瘤则常表现为：行动退化、疼痛、步态异常、脊柱后凸或侧弯畸形、尿潴留、斜颈等。

1. **神经根性疼痛**　为神经根或硬脊膜的刺激所致，部位较固定，常局限于一处，并沿受累神经根分布区放射，性质如刀割、针刺或烧灼样，常呈间歇性发作，在用力、咳嗽或打喷嚏时加重或诱发。

2. **感觉障碍**　表现为受损脊髓平面以下的感觉减退或感觉异常（麻木或蚁走感）。发生率较成人组低，主要是因为小儿对感觉障碍表述能力差，检查又不合作，故判断较困难。

3. **运动障碍**　肢体力弱在小儿椎管内肿瘤表现较突出，颈髓病变可有四肢肌力减弱；胸腰段损害表现为下肢无力、肌张力增高及病理反射阳性等；腰骶段表现为马尾神经损害征、肌张力及腱反射低下等；部分患儿因下肢肌力不能支持体重而走路不稳，可伴有脊椎骨骼的变形和肌肉的萎缩。

4. **直肠和膀胱功能障碍**　表现为括约肌功能损害，发生率较成人高，可有肛门松弛，哭闹时大小便失禁。

5. **合并脊柱或中线部位皮肤异常**　可有脊柱畸形（前突或侧弯畸形），多为胚胎残余组织发生肿瘤的长期慢性压迫的结果。椎管可有发育闭合障碍，表现为椎板缺如、隐性脊椎裂等；背部或腰骶部皮肤可有皮毛窦或局部毛发异常分布。

6. **脑膜炎史**　约 10%的患儿有不明原因的脑膜炎史，其中多数为脑膜炎反复发作，各种抗生素难以控制，常见于椎管内皮样或上皮样囊肿，有皮毛窦与椎管内相通，因此易招致感染。

【常见椎管内肿瘤分类】

1. **椎体肿瘤**　儿童起源于椎体骨质的肿瘤较成人少见得多，最常见的是动脉瘤样骨囊肿和骨嗜酸性肉芽肿，脊索瘤和良性骨肿瘤也比较常见。动脉瘤样骨囊肿可多导致椎体膨胀性骨质破坏，临床表现以疼痛和脊髓受压症状为主，颈椎病变可表现为特征性斜颈，腰椎病变出现神经根性疼痛。治疗可采取病变椎体的切除和椎体融合固定术，放射治疗效果不肯定。骨嗜酸性肉芽肿常见于颈椎，轻微的外伤可导致颈部的疼痛，虽然患儿很少发生颈椎脱位，但剧烈的疼痛、斜颈及神经根性疼痛在患儿中比较多见，治疗可手术切除病变椎骨，但应保留部分椎体结构作内固定以免椎体不稳，应行全身检查以排除其他系统部位病灶,如发现多发病灶,放疗和化疗可以试用。脊索瘤多见于骶尾区和上颈段,椎体骨质破坏时产生相应节段的脊髓压迫症状,上颈段和斜坡脊索瘤的浸润性生长可导致后组脑神经受损症状,临床表现类似于后颅窝肿瘤。因肿瘤具有恶性变的倾向,因此应当早期诊断、早期治疗,放化疗价值有限,应争取手术完全切除。

2. 髓外肿瘤 儿童期髓外肿瘤多位于髓尾部,常合并有椎管闭合不全,局部皮肤可有显著标志,如皮下脂肪瘤、血管瘤、毛发异常分布及皮毛窦(图36-51),常见的肿瘤有椎管内脂肪瘤、皮样囊肿、表皮样囊肿、肠源性囊肿和畸胎瘤,均系先天性发育异常引起,可产生脊髓栓系综合征。儿童骶尾区脂肪瘤侵犯范围广泛,神经根性疼痛症状少见,主要以肢体麻木和直肠膀胱括约肌功能障碍为主,手术全切除困难。皮样囊肿和表皮样囊肿除了有椎管内占位的一般表现外,多因囊肿内容物的渗漏刺激导致反复发作的脑膜炎。颅内肿瘤的椎管内种植转移也可表现为小儿髓外肿瘤,常见的有髓母细胞瘤、恶性室管膜瘤或恶性脉络丛乳头状瘤等,后颅窝肿瘤脊髓播散者很少在早期表现出脊髓损害,但约20%的患者入院检查时便已发现颅内肿瘤脊髓转移。

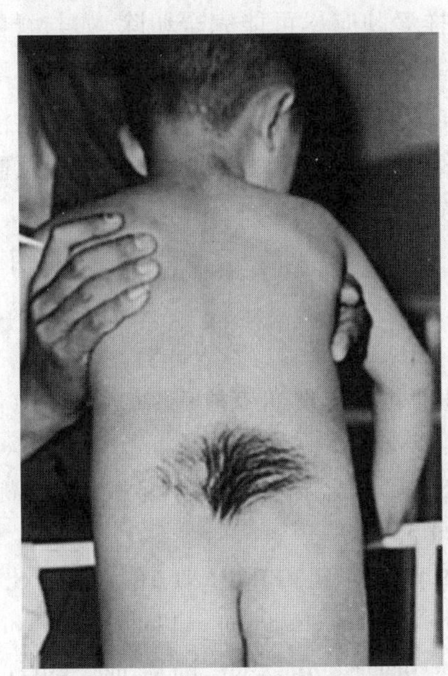

图36-51 男,4岁,腰部皮毛窦
其下为椎管内上皮样囊肿。

3. 髓内肿瘤 脊髓内原发性肿瘤约占儿童期所有中枢神经系统肿瘤的6%,其中星形细胞瘤占65%,室管膜瘤占28%,星形细胞瘤和神经节细胞瘤在婴幼儿多见,而室管膜瘤在青少年中多见。其余为一些少见的肿瘤。儿童髓内肿瘤多位于脊神经节的颈段和胸段,肿瘤常侵犯多个脊髓节段,疼痛是最常见的首发症状,肿瘤所在位置最明显,性质为烧灼痛或刺痛,但不如神经根性疼痛强烈,后期可出现运动、感觉功能障碍及括约肌功能紊乱,斜颈和脊柱侧弯也比较常见。

绝大多数髓内星形细胞瘤为低级别胶质瘤,大约10%~15%为恶性。患儿多可见延髓到脊髓圆锥任何脊髓节段中空性囊变,约占所有脊髓星形细胞瘤的60%,因此确定囊内的实质性肿瘤。结节的部位十分重要。当肿瘤为间变型星形或胶质母细胞瘤时,多表现为囊在瘤内,囊壁即肿瘤,与脊髓无明显界限,而且质韧,手术切除困难。术中应用运动诱发电位和体感诱发电位监测脊髓功能,有助于更完全切除肿瘤,减少正常脊髓组织的损伤。

室管膜瘤囊变和钙化少见,发生在马尾和终丝的肿瘤为髓外肿瘤。肿瘤可沿着脑脊髓轴播散,形成软脑膜种植转移,因此手术部分切除后应进行常规放疗,如能做到肿瘤全切除可不放疗[12]。髓内血管母细胞瘤在儿童较为少见,多数为Hippel-Lindau氏病的一个临床表现。肿瘤常局限于几个脊髓节段,可有囊变,肿瘤易自发性出血。

【辅助检查】

1. 脊柱X线检查 由于先天性肿瘤的长期压迫使椎弓根变扁及椎管变宽,椎体后缘出现凹陷压迹。椎管内胚胎组织源性肿瘤的患儿多合并有隐性脊柱裂或椎管闭合不全,哑铃状神经纤维瘤多有椎间孔扩大,硬脊膜外肿瘤常有椎体或推弓根骨质的破坏。弥散性髓内肿瘤常表现为椎体骨质的破坏和脊柱侧弯。

2. 腰椎穿刺 腰椎穿刺后测压及动力试验,常有不同程度的脊髓蛛网膜下腔梗阻,脑脊液蛋白含量绝大多数增高。梗阻越完全,梗阻部位越低,蛋白含量越高。神经纤维瘤和脊膜瘤的蛋白定量较其他肿瘤高,脑脊液的细胞数一般正常,有上皮样囊肿或皮样囊肿继发感染者白细胞数可增高,如穿刺恰好刺入腰骶段肿瘤内,可无脑脊液流出。皮样或上皮样囊肿腰椎穿刺可抽出"豆腐渣"样物。

3. CT 椎体的肿瘤(如动脉瘤样骨囊肿、嗜酸性肉芽肿、脊索瘤、骨巨细胞瘤等)多见于椎体塌陷、骨质广泛性破坏,出现低密度病变区,周围可见高密度成骨反应或钙化;多有椎体膨胀和边界不清的软组织肿块影,向椎管内发展时,可见脊髓的受压移位。髓内肿瘤(室管膜瘤、星形细胞瘤、成血管细胞瘤等)多见脊髓的局限性增粗、胀大,伴有脊蛛网膜下腔或硬膜外间隙的变窄,肿瘤密度均一,多为低或等密度,少数为高密度,肿瘤与正常脊髓界限不清,可增强或不增强。髓外硬膜下肿瘤(神经纤维瘤、脊膜瘤、脂肪瘤和肠源性囊肿)可因不同肿瘤的类型表现各异。髓外硬膜下肿瘤有一共同的特征是:脊髓密度多正常,以受压移位改变为主,可见肿瘤上、下蛛网膜下腔的扩大,而在肿瘤平面则变狭窄或消失。硬脊膜外肿瘤见椎管内边缘锐利的软组织肿块影,硬脊膜囊受压,脊髓呈浅弧形移位,相邻骨质可有破坏。

4. MRI 脊髓的 MRI 矢状位成像可不受脊椎生理弯曲的影响,充分连续地显示脊髓的全长及椎管前后缘的关系,更好地确定病变的解剖界限;冠状位可观察脊髓两侧的神经根和脊髓的形状,以鉴别髓内髓外病变及其范围(图 36-52、图 36-53);是椎管内病变的首选检查措施。T_1 像可发现囊性肿瘤,并突出病变对比增强特点,T_2 像可鉴别水肿与囊变。几乎所有髓内室管膜瘤都为均匀强化,其他肿瘤则为不强化或不均一强化,T_1 像结合 T_2 增强像对诊断有较大帮助。

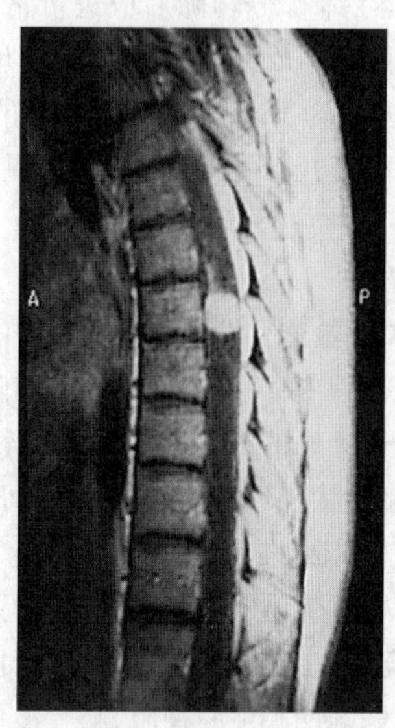

图 36-52 男,12 岁,MRI 矢状位强化可见上胸段神经鞘瘤

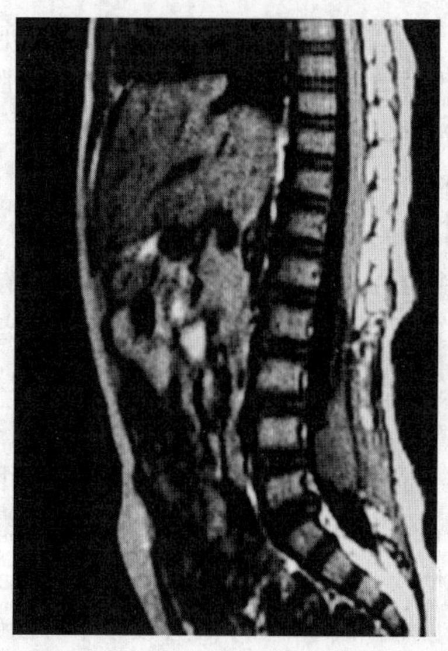

图 36-53 男,2 岁半,MRI 矢状位可见马尾部脊膜瘤

【诊断】 诊断较成人椎管内肿瘤困难。如小儿有不明原因的哭闹,下肢力弱或大小便失禁或出现运动退化等应想到有脊髓肿瘤的可能性,如合并有不明原因的反复发作的脑膜炎,应仔细检查腰骶部是否有毛发异常分布或皮毛窦,对可疑病例可先做脊柱正侧位 X 线检查,有变化时再做 CT 或 MRI 检查,以明确诊断。

【治疗】 主要治疗方法为手术切除肿瘤,对恶性肿瘤术后可辅以放射治疗。小儿椎板切除及术野暴露较成人方便。手术治疗应注意如下几点:①围手术期给予激素减少脊髓水肿;②大范围椎板切除后应给予复位;③术中注意肿瘤可能改变脊髓及神经根走向,需细致鉴别再继续下一步操作。近来,首都医科大学附属北京儿童医院改进了传统椎板切除的方法,可称为“椎板整体移除法”,即将拟切除椎板节段之近椎弓根 1~2mm 处用微钻磨断椎板,再剪断棘间韧带和黄韧带,将棘突及椎板暂时取下(双侧椎板断端两侧各钻小孔备用),当肿瘤切除及硬膜缝合后,再将取下的椎板整体复位并用丝线加以固定,这样可保留脊椎的解剖完整性,避免椎板切除后所致的儿童发育期脊柱不稳定性引起的脊柱畸形。神经纤维瘤可以全切除,皮样或表皮样囊肿应尽可能完全切除,如与脊髓或马尾神经粘连紧密,不可勉强切除,以免加重神经功能障碍。但囊内容物应尽可能刮除干净。儿童椎管内肿瘤的手术死亡率在 5%以下,死因多为高颈髓手术后呼吸功能衰竭或合并症。

(葛明 邱晓光)

参考文献

[1] 罗世祺,张玉琪. 儿童神经系统肿瘤. 北京:北京大学医学出版社,2006.

[2] 王忠诚. 王忠诚神经外科学. 2 版. 武汉:湖北科学技术出版社,2015.

[3] MÜLLER HL, MERCHANT TE, PUGET S, et al. New outlook on the diagnosis, treatment and follow-up of childhood-onset craniopharyngioma. Nat Rev Endocrinol, 2017, 13(5):299-312.

[4] MÜLLER HL. Craniopharyngioma. Endocr Rev, 2014, 35(3):513-543.

[5] KHATUA S. Evolving molecular era of childhood medulloblastoma:time to revisit therapy. Future Oncol, 2016, 12(1):107-117.

[6] NORTHCOTT PA, ROBINSON GW, KRATZ CP, et al. Medulloblastoma. Nat Rev Dis Primers, 2019, 5(1):11.

[7] 孙晓非. 儿童髓母细胞瘤多学科诊疗专家共识

(CCCG-MB-2017). 中国小儿血液与肿瘤杂志,2018,23(04):169-174.

[8] BONFIELD CM, STEINBOK P. Pediatric cerebellar astrocytoma: a review. Childs Nerv Syst, 2015, 31(10):1677-1685.

[9] ELIZABETH R GERSTNER, KRISTIAN W PAJTLER. Ependymoma. Semin Neurol, 2018, 38(1):104-111.

[10] DAVID M, CHRISTIAN IM. Stereotactic Radiosurgery for Pineal Region Tumors. Prog Neurol Surg, 2019, 34:173-183.

[11] RASOOL N, ODEL JG, KAZIM M. Optic pathway glioma of childhood. Curr Opin Ophthalmol, 2017, 28(3):289-295.

[12] MURRAY MJ, BARTELS U, NISHIKAWA R, et al. Consensus on the management of intracranial germ-cell tumours. Lancet Oncol, 2015, 16(9):e470-e477.

[13] LOUIS DN, PERRY A, REIFENBERGER G, et al. The 2016 World Health Organization Classification of Tumors of the Central Nervous System: a summary. Acta Neuropathol, 2016, 131(6):803-820.

[14] BOWZYK AL-NAEEB A, MURRAY M, HORAN G, et al. Current Management of Intracranial Germ Cell Tumours. Clin Oncol(R Coll Radiol), 2018, 30(4):204-214.

[15] LEE DS, LIM DH, KIM IH, et al. Upfront chemotherapy followed by response adaptive radiotherapy for intracranial germinoma: Prospective multicenter cohort study. Radiother Oncol, 2019, 138:180-186.

[16] CALAMINUS G, FRAPPAZ D, KORTMANN RD, et al. Outcome of patients with intracranial non-germinomatous germ cell tumors-lessons from the SIOP-CNS-GCT-96 trial. Neuro Oncol, 2017, 19(12):1661-1672.

[17] GOLDMAN S, BOUFFET E, FISHER PG, et al. Phase II Trial Assessing the Ability of Neoadjuvant Chemotherapy With or Without Second-Look Surgery to Eliminate Measurable Disease for Nongerminomatous Germ Cell Tumors: A Children's Oncology Group Study. J Clin Oncol, 2015, 33(22):2464-2471.

[18] FANGUSARO J, WU S, MACDONALD S, et al. Phase II Trial of Response-Based Radiation Therapy for Patients With Localized CNS Nongerminomatous Germ Cell Tumors: A Children's Oncology Group Study. J Clin Oncol, 2019, 37(34):3283-3290.

第 6 节　头颈部肿瘤及肿瘤样疾病

小儿头、颈部可发生许多不同类型的良性及恶性肿瘤。本文仅叙述在小儿时期常见的视网膜母细胞瘤、甲状腺癌和其他头颈部常见恶性肿瘤。

一、视网膜母细胞瘤

视网膜母细胞瘤(retinoblastoma,Rb)是小儿最常见的眼内肿瘤,多见于婴幼儿,2/3 在 3 岁以下,5 岁以上者<5%。首都医科大学附属北京同仁医院眼科 2011 年报告,从 2006 年 8 月—2009 年 8 月,共收治了 470 例 Rb 患儿(595 只眼),84%的患儿确诊年龄<3 岁;平均确诊年龄为 23 个月,双眼患儿的确诊年龄明显小于单眼患儿(分别为 15 个月和 27 个月);双眼发病占总数的 32%;84%的患眼为晚期病例(D 期和 E 期);在性别、种族、地域上无明显差异。本病有两种情况:一是有遗传倾向与家族性,常为多发病灶,且发生其他恶性肿瘤的概率增多,但仅 12%的患者可追溯出家族史。二是无遗传倾向,为单发病灶。

【病因与遗传】 Rb 是因为抑癌基因的失活而发生的。视网膜母细胞瘤基因 *RB1* 是人类发现的第一个抑癌基因。在此之前大家普遍认为,肿瘤的发生是致癌基因导致的。个别遗传 Rb 发生的危险因素有高龄父、母及父亲受雇于金属工厂。也有报道提出 Rb 的发生与光照增加及体外受精有关。近年来,高危 HPV 亚型的病毒蛋白 E7 与 *pRB* 的失活有关。因此 HPV 感染相当于 *RB1* 的两个等位基因的缺失。

【病理】 近年的研究认为 Rb 起源于视网膜分化中的前体细胞池。根据肿瘤分化程度,组织病理可分为未分化型与分化型。未分化型占绝大多数;分化型 Rb 特征性形态是出现 F-W 菊形团(Flexner-Wintersteiner rosette),此外还可见 H-W 菊形团(Homer-Wright rosette)。电镜下菊形团的中心腔内可见刷状突起,酷似视神经花状饰(fleuret)的扇状突出的超微结构,提示 Rb 与视细胞同源。肿瘤细胞免疫组织化学可表达 NSE、SYN、CD56 等,具有视网膜视感细胞分化的肿瘤细胞还可表达视网膜结合蛋白、锥体视蛋白、视网膜视杆蛋白、MLGAPC 等特异性标记物,此外,Ki-67 往往呈现高表达。

【诊断与分期】 自19世纪60年代开始，眼眶外放疗(external beam radiation therapy，EBRT)应用于Rb的临床治疗，提高了患儿的生存率，而且部分患儿还保住了眼球。为了指导临床EBRT，为临床医生选择合适的病例提供依据，两个著名的眼科医生提出了临床Reese-Ellsworth分期(以他们两个人的姓名命名)：

Reese-Ellsworth的肿瘤分期如下：

Ⅰ期：预后很好，单发或多发，肿瘤<4视盘直径(disk diameter)，位于或在中纬线之后。

Ⅱ期：预后好，单发或多发肿瘤，4~10视盘直径，位于或在中纬线之后。

Ⅲ期：预后不定，病变位于中纬线之前；单发肿瘤>10视盘直径，位于中纬线之后。

Ⅳ期：预后差，多发肿瘤，有些>10视盘直径；任何病变扩散到视网膜锯齿线。

Ⅴ期：预后很差，巨大肿瘤侵犯视网膜一半以上；玻璃体种植。

从19世纪90年代开始，人们陆续发现：一些Rb患儿，在成年以后又发生了其他组织的恶性肿瘤，以骨肉瘤和软组织肉瘤多见。这些恶性肿瘤与Rb的组织来源不同，因此提出了第二肿瘤的概念。考虑是年幼时的放射治疗诱发了第二肿瘤。多种药物的联合化疗一样可以提高生存率和眼球保存率。标准化疗联合局部治疗的兴起，使得既往针对放疗的R-E分级已不再适应新的要求，美国洛杉矶儿童医院的Linn Murphree教授和加拿大多伦多病童医院的Brenda Gallie教授等针对Rb眼内期提出了新的IIRC或IRC分级(international intraocular retinoblastoma classification)，共分五级，分别以A、B、C、D、E表示眼内期Rb的IIRC分期：

A期：所有肿瘤局限在视网膜内，均≤3mm，并远离黄斑中心>3mm、视盘>1.5mm。

B期：无seeds的局限于视网膜的肿块，可有清亮的视网膜下积液(subretinal fluid，SRF)，但距肿块边缘≤6mm。

C期：有局限性的玻璃体和/或视网膜下种植*(距肿块边缘≤3mm)。可有≤1象限的SRF。

D期：弥漫性的玻璃体和/或视网膜下种植*(距肿块边缘>3mm)，SRF距肿块边缘>3mm(SRF>1个象限)。

E期：无恢复视功能的可能，包括下列任何1项：累及眼前节(包括达晶体或超过前界膜)、累及睫状体、新生血管性青光眼、源于玻璃体积血或前房积血的介质混浊、眼球痨、眶蜂窝织炎。

*种植：视网膜下间隙和/或玻璃体的卫星状损害。

美国癌症联合委员会(American joint committee on cancer，AJCC)提出了临床分期和病理分期，对分期和治疗有指导意义，目前临床应用较多(表36-35~表36-43)。

1. 临床分期(cTNM)

表36-35 原发肿瘤的分期(cT)

cT分类	cT标准
cTX	未知的眼内肿瘤的证据
cT0	没有眼内肿瘤的证据
cT1	视网膜下肿瘤或视网膜下积液≤5mm
cT1a	肿瘤直径≤3mm且距视盘和黄斑中心凹>1.5mm
cT1b	肿瘤直径>3mm或距离视盘或黄斑中心凹<1.5mm
cT2	眼内肿瘤伴视网膜脱离、玻璃体腔种植或视网膜下种植
cT2a	视网膜下积液直径>5mm
cT2b	玻璃体腔种植或视网膜下种植
cT3	晚期眼内肿瘤
cT3a	眼球萎缩
cT3b	肿瘤侵及睫状体平坦部、睫状体、晶状体、悬韧带、虹膜或前房
cT3c	新生血管性青光眼或牛眼
cT3d	前房积脓或玻璃体积血
cT3e	无菌性眼眶蜂窝织炎
cT4	肿瘤侵犯眼眶及视神经
cT4a	眼球后神经受累或视神经增厚或眼眶组织受累的放射影像学证据
cT4b	眼球突出或眼眶占位

表36-36 淋巴结转移的定义(cN)

cN分类	cN标准
cNX	区域性淋巴结无法评估
cN0	无区域淋巴结受累
cN1	耳前，下颌下和颈部淋巴结受累的证据

表 36-37　远处转移的定义（M）

cM 分类	cM 标准
cM0	没有征象显示颅内或远处转移
cM1	远处转移无显微镜确认
cM1a	临床发现或影像检查提示的远处肿瘤（骨骼，肝脏等）
cM1b	影像检查提示中枢神经系统累及（不包括三侧性视网膜母细胞瘤）
pM1	显微镜下证实的远处转移
pM1a	肿瘤远处转移的病理证据（如：骨骼，肝脏等）
pM1b	脑脊液或中枢神经系统的肿瘤转移的病理证据

2. 病理分期（pTNM）

表 36-38　原发肿瘤的分期（pT）

pT 分类	pT 标准
pTX	未知的眼内肿瘤的证据
pT0	没有眼内肿瘤的证据
pT1	眼内肿瘤没有任何局部侵犯：局灶性脉络膜侵犯，或视神经乳头的前或内层受累
pT2	眼内肿瘤伴局部浸润
pT2a	伴随的局灶性脉络膜侵犯，或视神经乳头的前或筛板间受累
pT2b	肿瘤侵犯虹膜、小梁网和 schlemm 管
pT3	眼内肿瘤伴有明显的局部侵袭
pT3a	脉络膜侵犯（直径>3mm，或多发脉络膜浸润总直径>3mm，或全层脉络膜浸润）
pT3b	视盘浸润，未累及视神经横切端
pT3c	任何累及巩膜的部位超过其内层 2/3
pT3d	侵犯巩膜外层 1/3
pT4	有球外肿瘤的证据：位于视神经断端，视神经周围脑膜腔内，侵犯全层巩膜，侵犯相邻的脂肪组织，眼外肌，骨骼，结膜或眼睑

表 36-39　淋巴结转移的定义（pN）

pN 分类	pN 标准
pNX	区域性淋巴结无法评估
pN0	无淋巴结浸润
pN1	区域淋巴结浸润

表 36-40　远处转移的定义（M）

M 分类	M 标准
cM0	没有征象显示颅内或远处转移
cM1	远处转移无显微镜确认
cM1a	临床发现或影像检查提示的远处肿瘤（骨骼，肝脏等）
cM1b	影像检查提示中枢神经系统累及（不包括三侧性视网膜母细胞瘤）
pM1	组织病理证实的远处转移
pM1a	组织病理证实的肿瘤远处转移（如：骨骼，肝脏等）
pM1b	组织病理证实的脑脊液或中枢神经系统的肿瘤转移

3. AJCC 预后分期分组

表 36-41　临床分期（cTNM）

cT 分期	N 分期	M 分期	H 分期	临床分期
cT1、cT2、cT3	cN0	cM0	Any	Ⅰ
cT4a	cN0	cM0	Any	Ⅱ
cT4b	cN0	cM0	Any	Ⅲ
Any	cN1	cM0	Any	Ⅲ
Any	Any	cM1 或 pM1	Any	Ⅳ

表 36-42　病理分期

pT 分期	N 分期	M 分期	H 分期	临床分期
pT1、pT2、pT3	pN0	cM0	Any	Ⅰ
pT4	pN0	cM0	Any	Ⅱ
Any	pN1	cM0	Any	Ⅲ
Any	Any	cM1 或 pM1	Any	Ⅳ

表 36-43　组织病理分级

G	定义
GX	无法评价
G1	肿瘤伴有视网膜瘤的区域（花结或神经元分化）
G2	肿瘤伴有任何菊形团（F-W 或 H-W）
G3	肿瘤偶尔伴有菊形团（F-W 或 H-W）
G4	肿瘤伴有低分化细胞不伴有菊形团和/或伴有广泛的间变（>50%）

【临床表现】 最常见的临床表现为“白瞳征”,约占所有临床表现的73%。临床上常表现为瞳孔后有特殊的黄白色光反射(俗称猫眼)及视力障碍,患儿多因此就医。斜视是我国第二常见的临床表现,约占总数的12%,可以是内斜视(发病多早于6个月内)或是外斜视(最常见)。其他临床表现还包括眼睛充血(包括青光眼),约占总数的5%。虹膜表面血管破裂可致前房积血。视力下降多发生于较大患儿,约占总数的5%。肿瘤如沿视神经或视神经鞘膜生长,可向颅内蔓延。如经巩膜导水管向眶部蔓延,充满眼眶,使眼球突出,或形成溃烂巨块突出于眼睑部。少数病例可因肿瘤坏死引起眼内炎症反应,而呈眼内炎或全眼球炎的表现。晚期病例经血行转移,多至肝或骨。总之,白瞳征(73%)、斜视(12%)、眼睛充血(5%)和视力下降(5%)是我国最常见的Rb的临床表现,占到总数的95%。

有5%患儿合并其他畸形,如有报告染色体13的长臂丢失综合征,表现为小头畸形,宽而显著的鼻前额骨,眼小,眼距宽,内眦赘皮,眼睑下垂,上门齿凸出,小下颌,颈短并两侧有皱襞,畸形及旋转的耳朵,肛门闭锁或会阴瘘和拇指发育不良或缺如。有些畸形也并发Rb,包括智力迟钝,生长迟滞,腭裂和多指/趾畸形。对这些其他畸形认识的重要性包括:①如小儿有Rb及小头畸形、发育落后,需做染色体分析及试验以除外宫内感染。②儿科医生如诊断有上述畸形及精神运动迟钝,在幼儿应辨认有无并发的Rb。

【诊断】 临床眼部检查(主要是眼底检查)和必要的辅助检查就可以确诊。单纯的临床眼底检查可以确诊并分期。如果条件许可,初诊患者还应做下述检查:

1. 眼眶MRI及CT,头颅MRI 75%的病例可见眼球内有钙化。瘤内可见钙斑或整个瘤体钙化。此表现具有定性诊断意义。眼外期肿瘤同时可见视神经增粗,视神经孔扩大或眶内肿块。MRI对钙化显示不如CT,但可与Coat's病或其他炎性疾病及PHPV相鉴别;对于评价病变周围侵犯较CT敏感。

2. 镇静或麻醉下眼科检查(examination under anesthesia,EUA) 是Rb诊断的“金标准”,临床确诊后就可以开始治疗。全麻检查的同时做眼底照相,记录肿瘤的初始状态行临床分期。

3. 必要时眼压计 测眼内压。

4. 超声检测 应用超声检测肿瘤的高度并记录角膜表面到晶状体后面的深度及肿瘤高度。

5. 骨髓穿刺、骨髓活检及CSF检测 对于双眼晚期(D~E期)患者,如果怀疑肿瘤发生了转移,还要多部位骨髓穿刺、骨髓活检及CSF检测,有骨痛时行骨扫描,血象异常时行骨髓穿刺或骨髓活检,影像学提示异常时性CSF细胞学检查。

6. 脏器功能评估 血常规、肝肾功检查、心电图、心脏彩超、听力、肌酐清除率、胸部X线、腹部B超。

7. 免疫功能检测 Ig系列、CD系列。

【预后】 在美国及其他发达国家,Rb患儿的生存率已超过95%,而全世界的Rb患儿平均生存率约50%。至少一眼留有正常视力的概率>90%。目前国际上保眼率是62%~75%。IIRC A~C期保眼率为100%,D~E期保眼率为48%~57%。死亡病例多由于颅内扩散及远处转移。

【治疗】 治疗原则如下:首要目的是保存生命,其次是尽可能保存眼球,最后才是在有可能的情况下尽量保存患眼的视力。要对患者病变是单眼或双眼,是否有残留视力,及眼内期及眼外期分期进行综合考虑,进行个体化治疗。这就需要丰富的临床经验,一旦看出保存的患眼治疗失败,就需尽早做患侧眼球摘除术。

1. 眼球摘除术 眼球摘除术(简称眼摘)适用于患者晚期没有视力的眼球;巨大肿瘤填充玻璃体,破坏了眼内正常的组织结构,或有前房侵犯或存在新生血管性青光眼。对于较小的孤立性肿瘤,<3mm的,可用激光凝固或冷冻治疗;对于较大的肿瘤,在配合放疗、化疗减容后,联合局部治疗。对于单侧视网膜母细胞瘤患儿,就诊时多已超出上述病变范围,建议做患侧眼球摘除,包括至少长10~15mm的视神经。对双侧病变,一般先进行3~4个疗程的化疗,然后评估化疗效果,对于化疗效果差和没有视力的严重侧的眼球建议摘除,做病理检查,另一眼的肿瘤可联合用放疗及冷冻或激光凝固。眼球摘除时如果条件允许,建议同时植入义眼台,约4~6周后,就可以佩戴义眼片,以后根据小儿生长情况更换义眼片以保持小儿眼眶骨的正常生长。

2. 化学疗法

(1)系统化疗:适用于肿瘤较大、单纯局部处理不能治愈的Rb患者及眼摘后患者伴有病理高危因素需给予辅助化疗。目前常用的化疗药有长春新碱(vincristine,V)、卡铂(carboplatin,C)、依托泊苷(etoposide,E)。Gombos等发现位于黄斑处的肿瘤和年龄>2个月的Rb患儿对化疗较敏感,直径<2mm的肿瘤则不敏感。目前常用的方案为VEC联合应用6个疗程,两个疗程间隔3周。尽管Rb对化疗敏感,但单纯化疗很少能够治愈。

(2)动脉内灌注化疗治疗:利用微导管对眼动脉直接插管注射3~5mg美法仑后即可实现较高的眼部保存率。一次化疗后1个月复查化疗效果,根据检查结果决定是否继续选择介入动脉内灌注化疗治疗。重复进行动脉化疗 2~6 次治疗，间隔 3~4 周。

(3) 玻璃体内化疗：为了更好地控制玻璃体腔内种植的视网膜母细胞瘤患者症状，可玻璃体腔内注射美法仑（或与拓扑替康组合），但是玻璃体腔内化疗药物注射存在眼内毒性。临床医生还应该意识到反复玻璃体内注射，会增加肿瘤细胞眼外扩散的风险。

3. 局部治疗　通常用于肿瘤小于 3~6mm，可用激光光凝或冷冻等，配合化疗减容。激光光凝的适应证多是体积较小的 Rb。该疗法可以单独用于直径≤3mm、高度≤2mm 而无玻璃体和视网膜种植的肿瘤。冷冻疗法是治疗周边部较小 Rb 的有效方式。

4. 放疗　视网膜母细胞瘤对放疗极其敏感。放疗结合局部治疗可以很好地控制肿瘤。放疗的主要目的是化疗及局部治疗失败患儿的拯救治疗，通常这些患儿有进行性晶体和网膜下种植。

针对眼外期 Rb，通过目前的化疗可以很好地控制眼眶浸润的 Rb，不再需要进行眶内容剜除术，进行 3~6 个疗程新辅助化疗减少眶内瘤灶的体积，再进行眼摘术，在眼摘后 2 个月内进行眼眶 40Gy 的放疗。

【随访】　视网膜母细胞瘤可以双眼先后发病，因此对于单眼患儿，定期检查健眼是非常重要的。单眼患儿的患眼摘除后，要定期复查健眼和磁共振检查患眼眼眶。健眼复查频率建议如下：眼摘后第 1 次复查时间是 4~6 个月后，第 2 次复查间隔 6~8 个月，然后每年复查至术后 5 年，以后 3~5 年复查至成年。眼眶磁共振检查一般 3~4 个月一次，复查 1 年后如果无异常就不再复查。对于发病年龄小，有 Rb 家族史的患儿应该增加复查频率；对于发病年龄大，单眼并且是单灶肿瘤，基因检测为阴性的，可以减少复查频率。

二、甲状腺癌

甲状腺癌（thyroid carcinoma）是来源于甲状腺上皮细胞的恶性肿瘤，绝大部分甲状腺癌起源于滤泡上皮细胞。据美国国立癌症研究所 SEER 数据库统计，儿童和青少年甲状腺癌的发病率约为 0.59/10 万，且发病率逐年上升。男女差别较大，男∶女患病比例为1∶4.4。按病理类型将甲状腺癌分为乳头状癌、滤泡状癌、髓样癌和未分化癌四种，乳头状癌和滤泡状癌属于分化型甲状腺癌，临床上以乳头状癌最多见，而髓样癌和未分化癌罕见，但后两者恶性度高，尤其是甲状腺髓样癌多见于 4 岁以下幼儿，需引起重视。

【病因】　儿童甲状腺癌除了需要关注碘的摄入量、基因遗传因素、环境因素和内分泌因素等问题，还需要重视颈部放射性物质接触史，如苏联切尔诺贝利和日本福岛的核泄漏事件后，长期流行病学调查已证实受累地区的儿童甲状腺癌风险与事故后颈部辐射暴露有关。另外，也有文献报道因霍奇金病、白血病及其他头颈部恶性病变的患儿接受颈部放疗后 6~30 年发现甲状腺癌。因此，儿童应慎行颈部 CT 检查。甲状腺癌的相关基因研究也取得了很大进展。与成人最常见的 *BRAF* 基因突变不同，在儿童和青少年乳头状甲状腺癌中最常见的是 *RET/PTC* 的重排。甲状腺髓样癌有家族性发病倾向，约 30% 的甲状腺髓样癌伴多发性内分泌肿瘤（multiple endocrine neoplasia，MEN）。另外，许多遗传综合征容易罹患甲状腺肿瘤，如 Gardner 综合征、PTEN 错构瘤综合征等。

（一）甲状腺乳头状癌

甲状腺乳头状癌（papillary thyroid carcinoma，PTC）作为儿童甲状腺癌最常见且分化最好的病理类型，其发病率占甲状腺恶性肿瘤的 80%~90%，颈部淋巴结转移率达 60%~80%，约 25% 的病例可发生血行转移（主要是肺转移）[1]。

【病理】　肿瘤体积大小不等，体积小者多为实性病变，体积大者往往伴有囊性变，囊腔内常合并出血，穿刺可见陈旧性血水。该型肿瘤一般无包膜或包膜不完整，显微镜下可见肿瘤细胞排列呈乳头状，大小不等，其中心为纤维血管囊。典型的乳头状癌病理表现为特殊的胞核特征（包括毛玻璃样核、核沟或核内假包涵体）及包绕纤维血管轴心的乳头样结构，可伴有砂粒体或纤维结构。

【临床表现】　小儿多以甲状腺结节和无痛性的颈部肿块为主诉而就诊，肿瘤可单发，也可累及双侧腺体，触之质较硬，边界不清，活动度差，临床有时误诊为慢性甲状腺炎或甲状腺肿。肿瘤较大者常伴有囊性改变，易误诊为甲状腺良性病变，易伴有吞咽困难。肿瘤侵犯至喉返神经可出现声音嘶哑，甚至呼吸困难。初诊时约半数以上患者已发生颈淋巴结转移，双侧颈淋巴结转移占 38%[2]。由于早期没有明显症状，故从淋巴结肿大到就诊相距时间多较长，有长达数年者。除颈部淋巴结外，肺是最常见的转移部位，肺 CT 可见类似粟粒样肺结核阴影的病灶，主要在肺的基底部。其他转移部位包括纵隔、长骨、颅骨与脑。偶见甲状腺癌合并桥本甲状腺炎的患者，其预后较好。

【辅助检查】

1. 实验室检查　实验室检查甲状腺素水平，包括

甲状腺激素 T_3、T_4、促甲状腺激素(thyrotropin,TSH),可反映甲状腺功能,但不能鉴别甲状腺结节的良恶性。抗甲状腺抗体和抗微粒体抗体滴度升高往往提示甲状腺炎,但不能排除恶性病变。对甲状腺癌行甲状腺全切患儿,甲状腺球蛋白可用于术后监测肿瘤复发。髓样癌患者的降钙素水平经常升高,降钙素>100μg/L 提示甲状腺髓样癌的可能。

2. 颈部软组织超声 对判断甲状腺病变的大小、位置、囊实性、是否有钙化以及颈部淋巴结转移具有重要价值。甲状腺结节超声表现为边界不清,内部回声不均匀,结节内部血流增加,并且存在微钙化提示恶性肿瘤。提示淋巴结转移的特征包括淋巴结肿大、变圆、淋巴结门消失、强回声、囊性变、微钙化及血流增加,其中微钙化、血流增加的特异性最高,但敏感度均不高。

3. 超声引导下细针穿刺抽吸活检(fine-needle aspiration biopsy,FNAB) 用以明确肿瘤组织的病理类型以及可疑淋巴结的转移情况,是术前定性诊断最有效的方法,其诊断儿童甲状腺癌的敏感性为 86%~100%,特异性为 65%~90%。另外,超声引导下 FNAB 能够提高穿刺的准确性,具有成本低、微创、可重复操作等优点,在临床中得到了广泛应用。

4. 甲状腺核素扫描 不作为儿童甲状腺癌术前常规检查。经甲状腺核素显像证实为热结节时,并不能除外恶性可能,结合儿童甲状腺结节中恶性比例可达 20% 以上,因此,即使为热结节,仍需慎重评估。

5. CT、MRI 检查 对于甲状腺肿物较大或固定、声带麻痹或颈淋巴结广泛转移患者,针对局部侵犯情况尤其考虑到侵犯气道和消化道的患者,可进一步行增强 CT 或 MRI 检查,以评估肿瘤范围及周围结构受累情况。然而,增强 CT 需要使用含碘造影剂,术后碘治疗将因此推迟 2~3 个月,而此类高分期患者恰恰多数需要碘治疗。因此,建议此类儿童优先选择增强 MRI 检查。

【诊断】 儿童甲状腺癌的诊断原则与成人基本相似,一般根据病史、查体及辅助检查可初步诊断,如穿刺细胞学检查结果阳性,可明确诊断。对高度怀疑本病但不能确诊者,也可行手术探查,术中行冰冻病理以便进一步确诊。但考虑到术中冰冻病理的准确性,手术切除范围需谨慎。

【治疗】 儿童一经确诊即应尽快手术治疗。应根据肿瘤分期和淋巴结转移情况采取适当的手术方案。结合儿童甲状腺癌通常为多病灶且常伴有双侧淋巴结转移、甚至远处转移的特点,为减少术后复发,对于分化型甲状腺癌患儿大多采取综合治疗措施,包括甲状腺全切术、术后进行 ^{131}I 放射治疗等;对于有头颈部放射史等高危因素的患者应选择甲状腺全切除术。术前有中央区淋巴结转移证据的患儿,行治疗性颈部中央区淋巴结清扫术(central neck dissection,CND),对于肿瘤较大者常规行预防性 CND。术前评估或术中探查有颈侧区转移的患者,行颈侧区淋巴结清扫,但不常规行预防性颈侧区清扫。术后常规给予左旋甲状腺素片治疗抑制促甲状腺激素(thyroid stimulating hormone,TSH)分泌,从而预防肿瘤复发。

【预后】 甲状腺乳头状癌总体上预后较好,尤其早期明确诊断并及时治疗者其生存率可达 90% 以上。影响预后的主要因素有发病年龄、肿瘤大小、有无包膜外侵犯、是否存在远处转移、肿瘤是否完整切除等,但若最初诊断时即伴有肺部、骨骼、脑等远处转移,则整体预后较差。

(二)甲状腺滤泡状癌

甲状腺滤泡状癌(follicular thyroid carcinoma,FTC)发病率仅次于乳头状癌,约占甲状腺恶性肿瘤的 10% 左右[1]。因其具有侵犯脉管的特性,好发血行转移,常伴有肺或骨等远处转移,并出现相应症状,颈淋巴结转移少见。FTC 恶性程度较乳头状癌高,预后较差。

【病理】 肉眼观可见肿瘤为实性、具有包膜,包膜上常有密集分布的血管网,切面呈红褐色,常可见到出血坏死、纤维化和钙化。显微镜下可见肿瘤细胞具有滤泡上皮分化特性并排列成滤泡结构,常伴有包膜或血管侵犯。滤泡状癌分化程度不一,分化好者滤泡结构典型,细胞异型性小,可依据包膜和血管受累情况与甲状腺腺瘤区分;分化差者,滤泡结构较少,细胞异型性大,核分裂多见,此时较易鉴别。由于甲状腺滤泡状癌易于发生血行转移,有时可见肿瘤细胞穿透包膜进入脉管中形成癌栓。

【诊断】 甲状腺乳头状癌与滤泡样癌都属于分化型甲状腺癌,临床表现、辅助检查及诊断原则可参考甲状腺乳头状癌部分。

【治疗】 治疗以甲状腺全切除术辅助术后 ^{131}I 放疗的综合治疗为主,其他治疗原则与甲状腺乳头状癌基本相同。由于甲状腺滤泡状癌转移方式主要为血行转移,故无淋巴结肿大者可不行预防性颈淋巴结清扫术。

(三)甲状腺未分化癌

甲状腺未分化癌(anaplastic thyroid carcinoma,ATC)起源于甲状腺的滤泡细胞,但与分化型甲状腺癌不同的是，ATC 肿瘤细胞不保留滤泡细胞的任何生物学特性或功能（如碘摄取、Tg 合成、TSH 依赖性），约占甲状腺癌的 1%～2%，肿瘤生长快，侵犯性强，易转移，高度恶性，预后极差。

【病理】 肉眼观可见肿瘤瘤体较大、质硬、无包膜、边界欠清楚，切面呈暗红色，伴有明显出血和坏死。显微镜下可见肿瘤细胞主要由分化不良的上皮细胞组成，核分裂象常见。甲状腺未分化癌的细胞学病理特征有：细胞排列拥挤、呈片状，形态可有鳞样、梭形、瘤巨细胞，伴有多形核、核增大、核膜不规则、染色质粗糙且凝集、大核仁等异型核分裂象。

【临床表现】 未分化癌多见于老年男性，小儿罕见未分化癌。患者常诉颈部疼痛，触之肿块坚硬、固定、边界不清。患者多有长期甲状腺肿大病史，短期内迅速增大，并伴随声音嘶哑、呼吸及吞咽困难、颈静脉怒张等颈部压迫症状。确诊需组织病理学检查。

【治疗】 一经确诊本病，宜根据病情尽早采取手术、放疗、化疗相结合的综合治疗，但本病在各型甲状腺癌中预后最差，平均存活期半年左右，确诊后常在 1 年内死亡。目前，除常规疗法外，新型分子靶向疗法是最有前途的新兴治疗方式。这些药物通常是多种受体酪氨酸激酶抑制剂，但仍处于临床试验阶段，对于 ATC 患者的治疗效果仍需进一步观察。

（四）甲状腺髓样癌

甲状腺髓样癌（medullary thyroid carcinoma，MTC）起源于甲状腺的滤泡旁细胞（C 细胞，属神经内分泌细胞），约占甲状腺恶性肿瘤的 3%～5%[1]。由于滤泡旁细胞可产生降钙素（calcitonin，CT），患者常伴有手足抽搐、类癌综合征等症状。MTC 可分为散发型和家族型。大部分病例为散发型（75%～80%），家族型髓样癌少见（20%～25%）。儿童 MTC 多见于 4 岁以下幼儿，男女发病率无明显差别。

【病理】 肉眼观可见肿瘤呈圆形、卵圆形或不规则形，边界清楚或伴周围甲状腺实质浸润，切面可呈淡红色或灰白色，可伴有出血坏死和钙化。显微镜下可见肿瘤细胞呈巢状或腺样排列，形态多样，可为卵圆形、梭形或多边形；细胞核规则、核分裂少见、核仁不明显，伴有不同程度的纤维化或淀粉样变。

【临床表现】 MTC 具有局部浸润性生长、易发生血行转移的特性，恶性程度较高，常转移至肝、肺、脑、骨等。散发型髓样癌占多数，为非遗传性，多表现为单发肿块。家族型髓样癌患者的家族中常伴有多发性内分泌腺瘤病，癌灶常呈双侧甲状腺多病灶发病，并伴有双侧颈淋巴结转移。

【辅助检查】 甲状腺髓样癌的辅助检查除颈部软组织超声、超声引导下 FNAB、甲状腺核素扫描外，还有一些特有的辅助检查，如下：

1. 血清降钙素测定 血清 CT 水平升高可作为甲状腺髓样癌特异性的诊断方法，且血清降钙素与瘤负荷密切相关，可作为术后有无复发的参考指标之一。

2. *RET* 原癌基因检测 *RET* 原癌基因是多发性内分泌腺瘤病（multiple endocrine neoplasia，MEN）2A 和 MEN2B 的致病基因，若甲状腺结节患儿有 MTC 或者 MEN2 型家族史，建议进行 *RET* 基因突变检测。检测阳性者，高度怀疑甲状腺髓样癌。

【诊断】 根据典型的临床表现、血清降钙素检查、家族史、影像学及基因检测等可初步诊断。

【治疗】 可根据甲状腺肿瘤大小、是否单发，侵犯甲状腺包膜与否，伴或不伴有 *RET* 基因突变、颈部淋巴结转移及远处转移而制定手术方式。多采取甲状腺全切除并行择区性颈淋巴结清扫术。对于甲状腺结节 *RET* 基因突变检测阳性患儿，建议行预防性全甲状腺切除，手术年龄视甲状腺髓样癌发病风险的高低（根据 *RET* 基因突变位点评估）而定；对术前确诊为甲状腺髓样癌的患儿应该尽早采取手术治疗；对于术中冰冻未能明确而术后病理确诊为髓样癌的患者，若首次手术切除范围不够，应考虑二次手术，且应追加相应颈淋巴结清扫，防止肿瘤复发或转移，再次手术需要注意尽量避免术后并发症的发生。

【预后】 甲状腺髓样癌预后较分化型甲状腺癌差，儿童甲状腺髓样癌的 5 年和 15 年生存率均超过 85%，但 30 年生存率仅约 15%。

三、头颈部其他恶性肿瘤

（一）头颈部淋巴瘤

来源于淋巴组织恶性增生的实体瘤，包括霍奇金和非霍奇金淋巴瘤，确诊时病理分期多已属晚期。颈内静脉区淋巴结为其好发部位。无痛性坚硬肿大的淋巴结常先出现于一侧或两侧颈侧区，后相互融合成团，生长迅速。手术指征限于活检完善病理检查以确诊。

（二）恶性肿瘤的颈部淋巴结转移

发生于儿童的颈部淋巴结转移性恶性肿瘤较为少

见。纵隔等处的软组织肉瘤、神经母细胞瘤、恶性畸胎瘤和甲状腺癌等常转移至锁骨上淋巴结;头、鼻咽部肿瘤如横纹肌肉瘤则多转移至颈上深组和颌下组淋巴结。如遇有异常肿大的颈部淋巴结,又难以鉴别是炎症性或是肿瘤性,应行增强 CT、MRI 及鼻咽镜检查。切除活体组织检查常可确定病变的性质和原发灶,从而拟定可行的治疗方案。

（三）头颈部横纹肌肉瘤

是一种来源于未分化骨骼肌的恶性肿瘤。头颈部横纹肌肉瘤约占所有儿童横纹肌肉瘤的1/3[3]。组织学可分为胚胎型(60%)、腺泡型(20%)及多形型或间变型(共占20%)。根据肿瘤发生的部位,头颈部横纹肌肉瘤分为三个亚型:眼眶型、脑膜型和非眼眶非脑膜型。

【临床表现】 具体临床表现因肿瘤的部位而异。

1. 眼眶型 典型症状为突发的单侧眼球突出,眼球向下或向颞侧移位。也可出现逐渐加重的眼睑或结膜水肿及红斑、可触及的肿物、眼肌麻痹或睑下垂。

2. 脑膜型 鼻咽和鼻窦是脑膜型肿瘤最常见的发病部位。约65%~80%的脑膜型患者呈高危特征,包括颅内受累、颅底浸润及脑神经麻痹:动眼神经(Ⅲ)、滑车神经(Ⅳ)和外展神经(Ⅵ)受累引起复视。Horner 综合征亦可作为仅有的临床表现。7%的患者出现临床症状时已发生淋巴结受累。

3. 非眼眶/非脑膜亚型 该亚型可在浅表位置(脸颊、外耳和头皮等)或深部位置(腮腺、咽、腭、喉和颈部等)发病。浅表肿瘤呈无痛性肿物,深部(如口咽和喉部)肿瘤可引起吞咽困难、发音困难和/或呼吸道阻塞症状。腮腺肿瘤可致面神经(Ⅶ)麻痹。除脸颊和头皮具有腺泡型肿瘤倾向外,非脑膜亚型肿瘤多为胚胎型。

【治疗】 横纹肌肉瘤的治疗主要包括化疗、手术和放疗。由于儿童肿瘤累及范围较大,头颈部解剖复杂,完整切除肿瘤困难,化疗是横纹肌肉瘤的重要治疗方法。低危患者经标准化疗,结局良好(存活率>90%)。多数中危组患者(头颈部)则需使用较强的化疗方案;与放疗相结合,该组患者的存活率接近60%~70%。转移性肿瘤患者预后较差,需强化治疗。除可全切的低危肿瘤外,放疗是其他肿瘤治疗方案的重要组成部分。

【预后】 近年来,多学科综合治疗已将非全身转移患者的存活率从20世纪70年代的25%左右提高到70%以上。确诊时已发生转移的患者,即使采取积极治疗,其长期存活率仅为20%。

（四）鼻咽癌

是一种发生于鼻咽顶部和侧壁的恶性肿瘤。好发于广东、广西、福建、湖南等省份(自治区)。鼻咽癌在各个年龄阶段均可发生,但儿童期鼻咽癌较为少见,发病率约为14.6/10万,约占儿童恶性肿瘤的1%。儿童鼻咽癌的中位发病年龄为13岁,男童高于女童。世界卫生组织(WHO)将鼻咽癌病理学分为三类:Ⅰ型,角化鳞状细胞癌;Ⅱ型,非角化鳞状细胞癌;Ⅲ型,未分化癌(或淋巴上皮样癌),为鼻咽癌最常见的亚型。

【临床表现】

1. 涕血 晨起回吸时痰中带血最有诊断意义;肿瘤体积过大伴有破溃坏死时可出现鼻咽大出血。

2. 鼻塞 根据肿瘤的位置不同,患儿可出现单侧或者双侧鼻塞,严重者可致张口呼吸。

3. 头痛 多表现为单侧的持续性钝痛,常在颞、顶和枕后部,少数可有颈项部痛,程度不一。

4. 脑神经损害 肿瘤可侵犯第Ⅲ、Ⅳ、Ⅵ对脑神经引起一系列临床表现,包括面部感觉异常、复视等。

5. 耳鸣与听力减退 肿瘤压迫咽鼓管使鼓室形成负压而出现耳鸣。随着鼻咽侧壁肿瘤的增大,耳鸣的同时伴有不同程度的听力下降,常误诊为中耳炎。

6. 淋巴结肿大及远处转移 鼻咽癌常见的转移部位依次是骨、肝和肺,引起相应脏器的临床症状。可早期侵入淋巴结,常累及双侧淋巴结致淋巴结肿大。高达80%的患者诊断时已发生淋巴结受累。

【辅助检查】 儿童鼻咽癌早期诊断率低,误诊率高。有效及时的检查手段在儿童鼻咽癌的诊治过程中具有重要意义。

1. 纤维鼻咽镜检查或鼻内镜检查 视野清晰直观,有利于早期发现微小病变。可以在鼻内镜下对鼻咽部组织进行活检以明确病理性质。

2. EB病毒血清学检查 可作为鼻咽癌的辅助检查手段,多个指标联合检测更能提高鼻咽癌的早期诊断率[4]。

3. 影像学检查 对确定肿瘤侵犯范围十分关键,有助于提高早诊率。CT扫描可以很好地显示早期颅底破坏和骨质破坏;增强 MRI 对于肿块与肌肉的信号可以进行良好的区分,对于咽后淋巴结的显像优于CT,并可了解肿瘤范围及其与周围组织的关系。

【诊断与鉴别诊断】 儿童鼻咽癌较易误诊漏诊,其关键是早期诊断,诊断主要结合临床表现、鼻咽部检查及辅助检查综合判断。需注意与以下疾病相鉴别:

1. 鼻咽纤维血管瘤 好发于10~25岁的男性青

年,临床表现为反复大量鼻出血。鼻咽肿瘤临床检查为红色或淡红色分叶状,表面光滑,无颈部淋巴结转移。可通过动脉造影鉴别。鼻咽活检需慎重,需做好止血准备谨防大出血。

2. 淋巴瘤 鼻咽部的恶性淋巴瘤好发于青春期男性,肿瘤巨大,可侵及口咽,与鼻咽癌肿瘤形态相似,需病理检查明确。

3. 鼻咽囊肿 好发于鼻咽顶部,鼻腔后部有脓性分泌物流入口咽部,患者自觉呼吸时有臭味。鼻咽镜下可见鼻咽顶部正中有表面光滑的息肉样肿物。

4. 鼻咽腺样体 在儿童时期,当腺样体受到感染、炎症等刺激影响时增生肥大,分泌亢进,需与鼻咽癌相鉴别。值得一提的是,临床上会出现鼻咽癌发生于腺样体条脊之间的夹缝中,需依靠病理活检鉴别。

【治疗】 鼻咽癌大部分为低分化鳞癌,首选放射治疗。放疗是早期鼻咽癌的主要一线局部治疗方法,通常需行高剂量(>65Gy)放射治疗。另外,化疗使晚期鼻咽癌患者获益,目前的化疗方式包括新型辅助化疗、同步放化疗及辅助化疗,其中鼻咽癌的化疗研究主要来自成人相关报道。鉴于 EB 病毒在儿童期鼻咽癌的发病机制中发挥关键作用,有报道上述治疗结束后给予 β 干扰素治疗,可强化抗病毒和抗肿瘤效果。

【预后】 通过结合新辅助化疗和同步放化疗,小儿鼻咽癌的存活率已达到 80%~85%。但是,高剂量放疗和铂剂的密集使用可导致严重的远期并发症,如神经内分泌系统、口腔和眼部并发症,以及继发性恶性肿瘤等。多学科团队共同识别、预防和治疗各种远期效应,才能够提高小儿鼻咽癌的长期存活率。

(五)神经母细胞瘤

是一种交感神经系统的实性肿瘤,在儿童常见恶性肿瘤中排名第三位。

【临床表现】 颈部原发神经母细胞瘤最常见的症状是颈部肿物、眼部症状和呼吸困难。面部骨结构和颅骨转移病灶的主要表现是疼痛。约 8% 的神经母细胞瘤患者在诊断时即表现出眼部症状,包括 Horner 综合征、斜视眼阵挛和突眼。人们将斜视眼阵挛和肌阵挛视作一种免疫介导的副肿瘤综合征,约 2%~3% 的神经母细胞瘤患者可发生该综合征。咽后间隙肿物或多个肿物可压迫气管,导致呼吸窘迫,亦可合并吞咽困难和声带麻痹等其他症状。

【辅助检查】

1. 实验室检查 超过 90% 的神经母细胞瘤患者存在尿儿茶酚胺代谢产物 4-羟基-3-甲氧杏仁酸(VMA)和高香草酸(HVA)升高。

2. 影像学检查 头颈部检查应包括疾病范围内和重要结构的 MRI 检查。另外,必须检查颅骨骨质结构,评估是否发生转移。间位碘代苄呱(MIBG)可在交感神经支配细胞内聚集,90% 的神经母细胞瘤可吸收该物质。因此,MIBG 扫描比骨扫描更具敏感性和特异性。

【治疗】

1. 手术 是治疗颈部神经母细胞瘤最为关键的方案。低危的患儿,完整的手术切除即可获得良好的疗效。同时,手术切除应最大程度降低手术副损伤。

2. 放射治疗 虽然神经母细胞瘤对放射治疗较敏感,但是由于头颈部放疗可引起较多副作用,因此较少采用放射疗法治疗头颈部神经母细胞瘤。此外,由于微小转移的存在,仅采用放疗很难达到疾病治愈的效果。

3. 化疗 为中高风险神经母细胞瘤的主要治疗方式。中危组可使用以卡铂为主的化疗方案,可合并使用环磷酰胺、依托泊苷和多柔比星。对于高危组和转移患者,化疗方案范围更广,常采用多药物化疗诱导治疗,其次是原发肿瘤局部控制、大剂量化疗和自体造血干细胞移植巩固治疗等。

【随访和预后】 局限性颈部神经母细胞瘤的总体预后较好,转移性神经母细胞瘤预后不佳。18 个月龄以上且具有高风险特征(*MYCN* 扩增和预后不良的组织学分型)的患儿,其预后较差,整体存活率约为 40%~60%。

(赵军阳 金眉 郃隽)

参考文献

[1] PAULSON VA, RUDZINSKI ER, HAWKINS DS. Thyroid Cancer in the Pediatric Population. Genes(Basel), 2019, 10(9):723.

[2] BAUMGARTEN H, JENKS CM, ISAZA A, et al: Bilateral papillary thyroid cancer in children: Risk factors and frequency of postoperative diagnosis. J PediatrSurg, 2020, 55(6): 1117-1122.

[3] BUSZEK SM, LUDMIR EB, GROSSHANS DR, et al. Patterns of Failure and Toxicity Following Proton Beam Therapy for Pediatric Bladder and Prostate Rhabdomyosarcoma. International Journal of Radiation Oncology Biology Physics, 2019, 105(1):E633.

[4] PENG H, LI Z, LONG Y, et al. Clinical value of a plasma Epstein-Barr virus DNA assay in the diagnosis of recurrent or metastatic nasopharyngeal carcinoma: A meta-analysis. Bioence Reports, 2019, 39(9):BSR20190691.

第7节 胸部肿瘤及肿瘤样疾病

一、乳腺肿瘤

儿童期乳腺肿瘤非常罕见，临床常见儿童因乳核发育或乳腺发育不对称就诊。患儿一侧或双侧乳晕下出现乳核发育的包块或一侧乳腺发育较对侧迟缓，常引起家长的不安。一些女孩可早在2岁时出现此种现象，但更常见于7~9岁，出现的乳核常呈圆饼状，恰位于乳头之下，直径2~3cm，厚约1cm，常有轻压痛，一般约在1年内对侧也开始出现发育。

根据肿块的大小、形状、对称性、无红肿、与深部组织无粘连，以及被发现后并无明显增大的特点，结合乳腺的超声检查，基本可以做出诊断，不必做活体组织检查。

男孩青春期后也常见上述单侧或双侧乳核发育，一般1~2年可自行消退。偶见双侧乳腺继续发育，呈男性乳腺发育。对于年龄较小的儿童出现乳腺发育的情况，建议做内分泌相关的检查，以除外性早熟的情况。

小儿乳腺偶见纤维腺瘤，多为单发性[1]，通常无症状，但可在月经期开始前出现不适，查体纤维腺瘤质地韧，边界清楚，活动度良好。在临床上常位于乳腺外上象限。由于纤维腺瘤与周围组织无粘连，故易于推动。文献报道青少年的大多数纤维腺瘤会随时间推移变小，部分可能完全消失。对于包块较小且无症状者，可每隔1~2个月复查观察包块生长情况。如果病变持续存在，需综合患儿有无乳腺癌家族史以及患儿年龄等因素决定是否进行手术切除[2,3]。对于持续存在的乳腺肿块，多数医生推荐女孩在即将成年前完成手术。在青少年中与纤维腺瘤相关的恶性肿瘤的报道非常罕见。

小儿乳腺的转移瘤，如横纹肌肉瘤与神经母细胞瘤等的转移瘤均罕见，而淋巴瘤则可能系全身恶性淋巴瘤的局部表现（详见各有关章节）。

二、肺囊肿及肿瘤

小儿的肺囊性病变并不少见，分为先天性与后天性两类（详见呼吸系统疾病章节）。

小儿肺肿瘤较少见，病理类型与成人有很大区别。错构瘤是肺良性肿瘤中最常见的一种，但在儿童非常少见[4]。它基本上是肺部正常组织成分的异常混合。从组织结构看，错构瘤主要由软骨和腺样组织组成，也可能同时含有大量的脂肪。大多数错构瘤是无症状的，而且往往由常规胸部X线检查发现，错构瘤主要发生在男性，而且各个年龄组均可发病。错构瘤可以发生在肺部的任何部位，最常见于肺的周围部分，罕见于肺门。它们常位于肺实质中，偶尔也可以表现为支气管黏膜病变，发生阻塞现象，如肺体积减小。X线检查大多数表现为肺部单发肿物，极少表现为多发者。界限清楚，直径1~2cm。有的可以看到钙化。CT检查有助于证实钙化的存在，50%以上的病例可以看到脂肪。错构瘤一般生长缓慢，极少发生恶变。肺错构瘤的主要治疗方法为手术，预后良好。肺的原发性实体瘤极罕见，如上皮源性腺瘤及癌、错构瘤、软骨瘤等。临床上亦以压迫和/或肺部并发感染为主要表现，如咳嗽、气喘、呼吸困难、发热与乏力等症状。影像学检查可能仅见肿瘤本身，或以肺不张及继发性感染为主。治疗亦以手术为主，良性肿瘤效果好，恶性肿瘤根据病变类别选用化疗及放疗。

此外，应注意有无肺部转移瘤。肺的转移瘤常在小儿恶性肿瘤的晚期出现，如肾母细胞瘤、神经母细胞瘤、横纹肌肉瘤、恶性畸胎瘤以及尤因肉瘤等[5]。转移瘤可以是孤立的，也可表现为多发性，散布在两肺的不同部位。近年肾母细胞瘤发生肺转移，经手术、放疗、化疗的综合措施能长期存活者不断增多，有报告可达50%。

三、胸膜肺母细胞瘤

胸膜肺母细胞瘤（pleuropulmonary blastoma，PPB）是一种极为罕见、具有高度侵袭性、发生于儿童肺部的恶性肿瘤，常累及胸膜和肺，有家族发病倾向。胸膜肺母细胞瘤首先由Manivel于1988年提出，1999年在世界卫生组织分类中正式被确认。目前认为儿童PPB是家族癌症综合征的表现之一，约20%的患儿具有遗传性肿瘤易感倾向，部分患儿存在*DICER1*基因的杂合突变[6]。

【临床表现】 胸膜肺母细胞瘤临床表现无特异性，绝大多数6岁以内发病，平均发病年龄3.2岁，男女发病率无明显差异。常表现为反复咳嗽、发热、气促等症状，少见的临床表现有气胸或胸腔积液。抗感染治疗效果差。PPB患儿可同时患有囊性肾瘤或多发性小肠息肉病。只有当肿瘤发展到一定程度才出现呼吸困难、胸痛、厌食、乏力、消瘦，贫血等症状。PPB临床表现不特异，少数患儿无症状，临床容易误诊。与儿童时期常见的许多恶性实体瘤不同，PPB 在确诊时发生远处转移比较罕见，通常是在肿瘤复发时有远处转移，常发生在确诊后 2 年内，Ⅰ型发生远处转移罕见，而 25% 以上的Ⅱ型和Ⅲ型 PPB 发生转移，Ⅲ型转移率高于Ⅱ型，中枢神经系统和骨是Ⅱ型、Ⅲ型 PPB 常见的转移部位。

【影像学检查】 包括胸部 X 线、胸部 CT 等检查。肿瘤多位于肺的周边、胸膜，也可以位于心脏、主动脉、肺动脉或隔膜间的肺组织。CT 表现为肺部单发的巨大单囊或多囊性肿物，也可表现为囊实混合性肿物或实性肿物，与肿瘤的病理类型有关。囊实性肿瘤表现为巨大多囊肿物，壁厚，形态与先天性肺囊肿相似。肿物密度多均匀，边缘较清楚，体积较大，可有假包膜，肿物一般不与支气管相通，少数有肺不张，肺门淋巴结肿大者少见。少数表现为单个结节或小肿块迅速增大，肿块巨大时可侵占半侧胸部。常伴有中心坏死引起的低密度区，有些巨大肿瘤形似脓胸，但钙化少见。有的向纵隔内生长易被误诊为纵隔肿瘤。

【病理分型】 根据大体标本和镜下特点将 PPB 分为三型。Ⅰ型 PPB 为囊肿型，纯囊性病变。肿瘤大体观囊性，壁薄，部分囊壁区域可增厚，镜下病变区与正常肺实质的分界是由末端细支气管或肺泡管扩张为囊状而形成。有透明变性的纤维间隔构成“隔膜”为其病变的特征，囊壁内衬良性立方上皮或假复层纤毛柱状上皮，上皮下可见原始间叶细胞，部分区域仍可见分化良好或正在分化的软骨结节。PPB 国际研究组织的病理学家发现还有一种新的类型Ⅰr 型，即Ⅰ型退化型或静止型，指囊样变有自然退化倾向。Ⅱ型 PPB 为囊、实性病变。镜下囊性表现同Ⅰ型，实性同Ⅲ型，肿瘤有原始胚芽，或梭形恶性细胞在囊壁上斑片状或结节状增生，或上皮内存在横纹肌肉瘤样细胞。Ⅲ型为实性病变。显微镜下全部为胚胎性间叶成分。PPB 免疫组化检查中代表间叶组织或细胞分化的特异性标记物波形蛋白（vimentin）阳性，分化不同免疫组化表达也不同，向横纹肌分化的区域肌原调节蛋白（MyoD1）、肌特异性肌动蛋白（MSA）、平滑肌肌动蛋白（SMA）、肌细胞生成素（MyoG）可表达阳性。上皮膜抗原（EMA）、突触素（Syn）、嗜铬素（CgA）阴性。

【诊断与鉴别诊断】 本病恶性程度高，早期诊断很重要，根据临床表现、影像学特征和病理组织学检查可明确诊断。Ⅰ型 PPB 需与支气管源性囊肿、肺先天性囊性腺瘤样畸形（CCAM）相鉴别。Ⅱ型与Ⅲ型 PPB 则需与纵隔神经母细胞瘤、胚胎性横纹肌肉瘤、炎性肌细胞瘤和原始神经外胚层肿瘤相鉴别。

【治疗】 胸膜肺母细胞瘤是一种恶性程度高的高侵袭性肿瘤，目前国际上 PPB 的治疗为手术、化疗和放疗综合治疗[7,8]。

外科手术是治疗 PPB 的重要方法。PPB 是一种恶性程度高的肿瘤，一旦确诊应尽早切除肿瘤。手术完整切除决定患儿预后。对于肿瘤巨大或病情危重无法完整切除者，可行穿刺活检或手术活检，明确诊断后予 2~4 个疗程化疗，肿瘤缩小后行根治性手术。Ⅰ型 PPB 以手术为主，通常不需要化疗，如果手术中肿瘤破溃或切缘阳性给予化疗，建议予 VAC（vincristine，dactinomycin，cyclophosphamide）方案。Ⅱ型与Ⅲ型 PPB 手术切除后均要化疗，应用国际胸膜肺母细胞瘤化疗方案 IVADo（ifosphamide，vincristine，actinomycin-D，doxorubicin）。目前没有针对性的临床研究或较大宗的病例报告支持 PPB 放射治疗的有效性，但如果化疗和手术切除仍然有残留病灶，建议遵循肺实质辐射的参考剂量给予局部放疗[9]。

【预后】 2014 年国际胸膜肺母细胞瘤中心报到显示，Ⅰ型、Ⅱ型、Ⅲ型 PPB 的 5 年生存率分别为 91%、71%、53%。PPB 预后与胸膜、纵隔是否受累，远处有无转移，肿瘤是否完全切除及肿瘤间胚叶成分的分化程度等密切相关。

四、纵隔囊肿及肿瘤

为便于确定纵隔疾病的起源，人为地把纵隔划分区域，常用的有四分法和三分法。四分法通常如下：以胸骨柄下缘与第四胸椎平面为界，其上为上纵隔，其下即为下纵隔。上纵隔内主要包含大血管、气管、食管、部分胸腺及淋巴组织，因此易发生畸胎瘤、淋巴瘤、支气管囊肿等。下纵隔再以心包前缘为界，其前为前纵隔，其内主要有胸腺及脂肪组织等，前纵隔肿瘤多为畸胎瘤、淋巴瘤、胸腺瘤、淋巴管瘤等。以心包后缘、气管分叉及肺动静脉水平为界，其后与脊柱前缘之间的区域为后纵隔，其内有降主动脉、食管、交感神经链、迷走神经、胸导管、奇静脉、半奇静脉等，常见的肿瘤有神经源性肿瘤，如神经母细胞瘤、神经节细胞瘤、节细胞性神经母细胞瘤等，以及前肠囊肿，包括支气管源性囊肿、肠源性囊肿等。儿童后纵隔神经源性肿瘤中恶性约占 50%。中纵隔肿物主要有心包囊肿、气管源性/肠源性囊肿等。畸胎瘤也可发生于心包内或后纵隔，但较少见。临床上也常把纵隔分为三部分：前纵隔、中纵隔、后纵隔。前纵隔为胸骨后、心包前缘的区域，主要包含胸腺、脂肪等组织。后纵隔为胸椎椎体前缘及向后的区域，主要包含交感神经链。中纵隔为心包前缘与胸椎前缘之间的区域，主要包含了心脏、心包、气管、食管、大血管、淋巴结组织等。

【分类】

1. 前纵隔肿瘤

（1）胸腺瘤：胸腺位于前上纵隔，心包前上方，可异位至颈部及后纵隔。文献报道约15%～30%的胸腺瘤患者有重症肌无力表现，而重症肌无力发现胸腺瘤者占80%左右。胸腺瘤约占原发性纵隔肿瘤的1/4～1/5，男女发病比例相近。胸腺瘤通常局限于胸腺及周围组织，部分患儿可出现上腔静脉综合征。与胸腺瘤相关的最常见的副肿瘤综合征是重症肌无力，合并重症肌无力的胸腺瘤患儿由于神经肌肉症状较早出现，通常比未合并重症肌无力的胸腺瘤患儿更早诊断。大多数胸腺瘤具有完整包膜，浸润性胸腺瘤可表现为镜下的浸润或肉眼可见的浸润，如包绕纵隔重要组织或扩散到胸膜或侵入肺部。WHO将胸腺瘤分为A、AB、B1、B2、B3型，其中A型预后良好。影像学检查胸腺瘤通常界限清晰，胸腺癌常含坏死、囊性或钙化区域。

胸腺瘤的治疗原则是手术切除，包括完全切除胸腺。若术中发现肿瘤侵及周围大血管等组织致手术不能完整切除，术后应根据病理结果采取综合治疗[10]。

（2）畸胎瘤：畸胎瘤可发生于纵隔的任何部位，但多位于前纵隔。分为囊性、实性及囊实性，由外、中、内三胚层组织构成，内有软骨、平滑肌、支气管、肠黏膜、神经血管等成分。体积小者，常无症状，多在X线检查中发现。若瘤体增大压迫邻近器官，则可产生相应器官的压迫症状。胸部X线及CT见肿物位于前纵隔，并突向一侧胸腔，内含脂肪、骨骼、牙齿等多胚层组织结构；气管及心影可因肿瘤压迫出现移位。肿瘤增大可占据一侧胸腔，压迫气管，并有胸腔积液；患侧胸廓饱满，心音低钝或遥远。肿瘤起源于心包内者，常与主动脉外膜紧密粘连，营养血管可直接来自主动脉。婴儿期可有心脏压塞表现。源于后纵隔者与食管粘连，不易分离。

（3）胸内甲状腺肿：包括先天性迷走甲状腺和后天性胸骨后甲状腺。前者少见，为胚胎期残留在纵隔内的甲状腺组织，发育成甲状腺瘤，完全位于胸内，无固定位置。后者为颈部甲状腺沿胸骨后伸入前上纵隔，多数位于气管旁前方，少数在气管后方，胸内甲状腺肿大多数为良性，个别病例可为腺癌。肿块牵引或压迫气管，可有刺激性咳嗽，气急等，这些症状可能在仰卧或头颈转向侧位时加重。胸骨或脊柱受压可出现胸闷、背痛，偶可出现甲状腺功能亢进症状。出现剧烈咳嗽、咯血、声音嘶哑时，应考虑到恶性甲状腺肿的可能。约有半数病人可在颈部摸到结节样甲状腺肿。X线检查可见到前上纵隔块影，呈椭圆形或梭形，轮廓清晰，多数偏向纵隔一侧，也有向两侧膨出。在平片上如见到钙化的肿瘤，具有诊断价值。多数病例有气管受压移位和肿瘤阴影随吞咽向上移动的征象。

（4）淋巴瘤：儿童恶性淋巴瘤常见为非霍奇金淋巴瘤[11]，肿大淋巴结融合成巨大分叶状肿块，突向两侧肺野，可伴有肺门淋巴结肿大，也可侵入肺组织形成浸润性病变，出现胸腔积液或心包积液。本病病程短，症状进展快，常伴有全身淋巴结肿大、不规则发热、肝脾大、贫血等。影像学检查可能发现颈部、胸部或腹部的肿块或淋巴结肿大，纵隔常见肿大淋巴结位于气管两旁及两侧肺门，可侵犯前中纵隔。明显肿大的淋巴结可融合成块，密度均匀，可有大分叶，但无钙化，可致大血管受压移位、支气管受压变窄。

2. 中纵隔肿瘤

（1）支气管囊肿：是纵隔内最常见的囊性病变，支气管囊肿属先天性，多考虑继发于胚胎发育过程中肺芽的发育异常。多见于10岁以下儿童，囊肿常位于气管、支气管旁或支气管隆突处、肺门周围，可导致咳嗽、气促、反复肺炎甚至肺气肿。囊肿多表现为单房性囊肿，充满黏液，并且不与气管支气管树相交通。病理检查可见囊壁含有软骨、平滑肌及呼吸道上皮组织，也可表现为多发囊肿。胸部X线检查示阴影位于气管隆嵴及肺门周围，呈圆形液体样密度的肿块，若囊肿与支气管相通，可见到液平面。CT可表现为边界清楚的囊性肿块，以及表现为低密度的水样肿块。囊肿与周围疏松含气组织附着较松，易于分离，但与气管及支气管粘连紧密，部分可有蒂相连，应结扎切断，部分可有共壁，为防止气管或支气管损伤，必要时遗留少部分囊壁，并电灼或碘酊化学腐蚀破坏囊壁黏膜，以免复发。如有气管副损伤，可缝合修补，如缺损较大可用心包片、胸膜组织等进行修补。

（2）肠源性囊肿：是常见的纵隔囊肿之一，考虑与胚胎发育过程中肺胚芽以及气管食管分离过程中的发育异常相关[12]。囊肿与食管相连，偶可相通，囊内衬食管或胃上皮细胞，外为平滑肌。肿物小者无症状，一旦增大压迫气管可引起呼吸梗阻或反复肺炎。囊肿黏膜具胃上皮细胞成分时，可有溃疡形成。一旦穿破至食管或肺，发生呛咳、咯血。胸部平片、B超及CT是重要诊断方法，必要时亦可应用MRI和同位素^{99m}Tc检查。当肠源性囊肿与脊柱畸形同时出现时，常称为神经源性肠囊肿。

(3) 心包囊肿:发生率较低,文献报道约 1/10 万,多数位于中纵隔右侧心膈角处,构成心包膨出的一部分,可与心包腔相通或不通。为由间皮细胞组成的薄壁含液囊肿。属良性病变,常无症状,偶然发现。无症状且较小的心包囊肿可观察,定期复查,如影像学检查不能确诊,建议手术切除。

3. 后纵隔肿瘤 神经源性肿瘤起源于交感神经节(神经节细胞瘤、神经节母细胞瘤和神经母细胞瘤)、肋间神经(神经纤维瘤、神经鞘瘤、神经肉瘤)和副神经节细胞(副神经节瘤)等;儿童恶性者以神经母细胞瘤最为多见。多数病例无症状,于胸部 X 线检查时偶然发现。肿物增大可压迫气管、血管、神经等引起相应症状,如气促、呼吸困难等呼吸道症状,患侧面部出汗变少、眼裂变小的 Horner 综合征,或自纵隔经椎间孔长入椎管的哑铃型肿瘤可压迫脊髓,造成下肢疼痛、无力,甚至瘫痪等。X 线检查可见后脊柱旁的椭圆形包块。增强 CT 和 MRI 可以显示肿瘤与大血管的关系,椎管内有无病变,恶性者常引起骨质破坏,神经母细胞瘤可见肿瘤钙化。肿瘤标记物 VMA、HVA 以及 NSE 等对诊断具有一定参考价值。肿瘤的营养血管常来自主动脉的异常分支或肋间血管,术中需小心处理。术前发现肿瘤已进入椎管内,肿瘤完全切除困难或手术有可能损伤神经根和脊髓,或难以止血,根据患儿情况可考虑由胸外科与神经外科医师协同手术。

【临床表现】 由于纵隔肿瘤包括多种不同的肿瘤,根据肿瘤的部位、性质而表现各异。部分儿童常无症状,部分可因肿瘤恶性侵蚀周围组织或肿瘤较大,压迫纵隔重要脏器而出现相应的症状和体征。临床表现大体上可分为下列三类:

1. 无症状 有不少肿瘤无症状,在 X 线检查时偶然发现。

2. 常见症状 胸痛,如疼痛剧烈,大多因肿瘤侵犯骨骼或神经所致,为恶性肿瘤的常见体征。肿瘤若压迫气道可出现咳嗽、气促、喘鸣、呼吸困难等。

3. 局部症状

(1) 肿瘤侵犯骨骼或神经引起局部疼痛。

(2) 上纵隔的肿瘤可压迫上腔静脉,引起颈部静脉怒张,以及面颈和上胸部水肿。

(3) 交感神经受压或受侵时可出现霍纳氏综合征。

(4) 喉返神经受压或被侵入时则发生声嘶。

(5) 位于脊椎椎间孔部的哑铃形肿瘤可引起脊髓压迫,而出现下肢疼痛、麻木或瘫痪。

(6) 食管受压可发生吞咽困难。

【辅助检查】

1. X 线平片检查

(1) X 线透视主要观察肿块有无搏动,能否随吞咽而上下移动,肿块与横膈的关系,以及肿块形态改变与呼吸的关系等,目前临床较少应用。

(2) 胸部 X 线平片可明确肿瘤部位,根据好发部位作肿瘤类型的鉴别。

(3) 查看肿瘤阴影的形状、数目和大小,良性肿瘤或囊肿常自纵隔向外凸出,多为单个的卵圆形或圆形肿块,边缘清楚光滑。恶性肿瘤常出现纵隔的一侧或两侧增宽,肿瘤形态不规则,边界不清或呈分叶状。

(4) 阴影密度情况,囊肿密度浅而均匀,实质性肿块密度较深,畸胎瘤及结核性淋巴结有时可出现钙化斑点、牙或骨性阴影。

(5) 了解肋骨、胸廓、脊柱有无骨质破坏,椎间孔是否增大等表现。

2. 上消化道造影检查 对明确肿块与食管的关系具有重要作用。

3. CT 检查能清楚地显示纵隔肿瘤与纵隔内各重要脏器的相互关系;明确病变部位、范围、解剖层次及密度,能根据组织密度鉴别囊肿、脂肪性、血管性、骨性及钙化点,从而对肿块定性。增强 CT 可了解肿瘤与纵隔血管的关系,利于手术的开展。

4. 超声检查 有助于了解肿瘤的部位、大小、囊性或实性,与周围组织的关系,必要时可在 B 超检查引导下做穿刺活检。

5. MRI 可明确肿瘤与心脏和大血管的关系,也有助于与胸内血管病变的鉴别。明确肿瘤与椎管内的关系,如有无神经源性肿瘤侵入椎管压迫脊髓。

6. 活组织检查 疑诊恶性肿瘤转移或肿瘤巨大手术困难时可考虑做活组织病理检查,如肿瘤的穿刺活检、淋巴结活检,或胸腔镜、开胸的活组织检查。

7. 放射性核素检查 当疑及纵隔内肠源性囊肿时,可采用 ^{99m}Tc 扫描检查,大约半数以上的胸内消化道重复畸形含有胃黏膜组织。

8. 数字减影血管造影(DSA) 对了解肿瘤与胸内大血管的关系以及肿瘤与原发血管病变的鉴别有价值。

9. 其他检查 疑及神经母细胞瘤或节细胞神经母细胞瘤时,可进行尿液 24 小时 VMA(香草扁桃酸)检查,具有特异性诊断价值。疑及畸胎瘤,血清甲胎蛋白(AFP)的定量检查有一定价值:良性成熟畸胎瘤,AFP 在正常范围;含未成熟组织的畸胎瘤,一般也可在正常范围;恶性生殖细胞肿瘤,如含有卵黄囊组织等,则 AFP

增高明显。疑似畸胎瘤伴性早熟者,可作尿妊娠试验,以明确畸胎瘤有无混合恶性绒毛上皮组织。

【诊断】 对于纵隔肿瘤的诊断,除有纵隔肿块外,需鉴别良性或恶性,以便制定治疗方案,但在实际工作中常有困难。一般来说,良性肿瘤生长缓慢,除了与附近结构产生粘连外,多数肿瘤边缘清楚、光滑而完整,特别是囊性者,多呈圆形或卵圆形;而恶性肿瘤则常有明显的分叶状轮廓,当肿瘤突破包膜时,其轮廓常模糊不清,或呈毛糙不齐现象。两侧纵隔同时增大,有骨质破坏的通常为恶性肿瘤。良性的神经源性肿瘤虽可引起邻近骨质压迫性损害,但不致骨质结构破坏。如患儿有贫血、体重减轻和间歇性低热或局部剧烈疼痛时应考虑恶性肿瘤的可能。定期检查,如见肿瘤逐渐增长可能属恶性,但良性肿瘤亦可因感染或出血而迅速增大。

【治疗】

1. 外科治疗 原发性纵隔肿瘤的治疗,绝大多数患儿应行外科手术治疗,由于肿瘤和囊肿有发生恶性变、合并感染的可能,即使无症状的良性纵隔肿瘤或囊肿,在无手术禁忌证的情况下,也应以手术切除为宜。纵隔肿瘤的手术切除方式通常采用开胸或胸腔镜微创手术方式[13]。根据患儿年龄以及肿瘤的位置、大小、与周围组织的关系,对于肿瘤巨大、包绕大血管、小年龄患儿不耐受单肺通气等情况,需采用开胸术式,其余情况通常均可采用胸腔镜手术。

2. 化疗或放疗 部分远处广泛转移者,或估计肿瘤难以切除、或与重要器官相连的恶性肿瘤患儿,必要时可考虑先做活体组织检查,根据病理结果应用化疗或放疗,待肿瘤缩小,再行手术治疗[14]。恶性肿瘤切除后,应按其病理种类,加用化疗或放疗;对于纵隔的恶性淋巴瘤,可进行化疗和/或放疗。如已出现气管压迫或上腔静脉综合征,在安排肿瘤活检的同时可考虑做抢救性化疗,待压迫症状缓解后,根据病理结果及患儿情况,制定下一步化疗或放疗方案。

【预后】 良性纵隔肿瘤及囊肿手术切除效果良好。有些良性肿瘤,如神经纤维瘤、畸胎瘤,尤其是位于上纵隔及中纵隔的肿瘤或类癌,同大血管及心包粘连紧密,手术剥离过程中需小心细致,以免发生大出血而危及生命。恶性肿瘤的预后可参阅各有关肿瘤章节。纵隔神经母细胞瘤的治疗存活率较腹膜后神经母细胞瘤高。

(曾骐 张大伟)

参考文献

[1] EZER SS, OGUZKURT P, INCE E, et al. Surgical Treatment of the Solid Breast Masses in Female Adolescents. J Pediatr Adolesc Gynecol, 2013, 26(1):31-35.

[2] OMAR L, GLEASON MK, PFEIFER CM, et al. Management of Palpable Pediatric Breast Masses With Ultrasound Characteristics of Fibroadenoma: A More Conservative Approach. American Journal of Roentgenology, 2019, 212(2):450-455.

[3] SANDERS LM, SANDERS LM, SHARMA P, et al. Clinical breast concerns in low-risk pediatric patients: practice review with proposed recommendations. Pediatric Radiology, 2018, 48(2):186-195.

[4] SAADI MM, BARAKEHDH, HUSAIN S, et al. Large multicystic pulmonary chondroid hamartoma in a child presenting as pneumothorax. Saudi Med J, 2015, 36(4):487-489.

[5] HEATON TE, DAVIDOFF AM. Surgical treatment of pulmonary metastases in pediatric solid tumors. Seminars in Pediatric Surgery, 2016, 25(5):311-317.

[6] SCHULTZ KAP, WILLIAMS GM, KAMIHARAJ, et al. DICER1 and associatedconditions: Identification of at-risk individuals and recommended surveillance strategies. Clin Caner Res, 2018, 24(10):2251-2261.

[7] CHRISTOSOVA IR, AVRAMOVA BE, DREBOV RS, et al. Diagnosis and treatment of pleuropulmonaryblastoma-single center experience. Pediatr Pulmonol, 2015, 50(7):698-703.

[8] 张旭,曾骐,张娜,等. 儿童胸膜肺母细胞瘤 38 例诊治分析. 临床小儿外科杂志, 2020, 19(1):63-68.

[9] 中华医学会儿科分会血液学组. 中国儿童胸膜肺母细胞瘤诊疗建议. 中国小儿血液与肿瘤杂志, 2018, 10(5):225-228.

[10] STACHOWICZ-STENCEL T, ORBACH D, BRECHT I, et al. Thymoma and thymic carcinoma in children and adolescents: A report from the European Cooperative Study Group for Pediatric Rare Tumors (EXPeRT). European Journal of Cancer, 2015, 51(16):2444-2452.

[11] ROSOLEN A, PERKINS SL, PINKERTON CR, et al. Revised International Pediatric Non-Hodgkin Lymphoma Staging System. Journal of Clinical Oncology, 2015, 33(18):2112-2118.

[12] SCARPA AA, RAM AD, SOCCORSO G, et al. Surgical Experience and Learning Points in the Management of Foregut Duplication Cysts. Eur J Pediatr Surg, 2018, 28(6):515-521.

[13] CHRISTISON-LAGAY ER, THOMAS D. Minimally Invasive Approaches to Pediatric Solid Tumors. Surgical Oncology Clinics, 2019, 28(1):129-146.

[14] 中国抗癌协会小儿肿瘤专业委员会,中华医学会小儿外科学分会肿瘤外科学组. 儿童神经母细胞瘤诊疗专家共识. 中华小儿外科杂志, 2015, 36(1):3-7.

第 8 节　腹部、胃肠道肿瘤及肿瘤样疾病

一、唾液腺肿瘤

唾液腺肿瘤很少见，占儿童和青少年所有恶性肿瘤的 0.5%。约 2/3 唾液腺肿瘤为良性病变，如血管瘤、错构瘤或混合瘤。混合瘤罕见于 10 岁前，偶见于 10 岁后，男女发病率相似，最多见的是腮腺混合瘤（mixed tumor of parotid gland），而最常见的症状是局部肿块。肿块常无压痛，硬而活动，可伴面神经麻痹，治疗为肿瘤切除，预后良好，如复发则须再次手术。儿童最常见的唾液腺恶性肿瘤是黏液表皮样癌，其次是腺样细胞癌和腺样囊性癌。较少见的恶性肿瘤包括横纹肌肉瘤，腺癌和未分化癌。根治性手术切除是唾液腺肿瘤的首选治疗方法，对于高级别肿瘤或具有浸润性特征的肿瘤，需结合放化疗等综合治疗手段，其中质子治疗在头颈部肿瘤中的应用更具有优势。

二、胃肿瘤

胃肿瘤（*stomach tumor*）在儿童期极少见，良性者有畸胎瘤、平滑肌瘤、神经纤维瘤等。恶性肿瘤多系恶性淋巴瘤、平滑肌肉瘤或胃肠道间质瘤（GIST），罕见胃癌，青少年中有罕见的与 *CDH1* 种系突变相关的家族性弥漫性胃癌病例报道。

（一）胃癌

【临床表现】 胃癌在儿童中很少见，只占所有胃肠道恶性肿瘤的 0.05%。常有上腹不适感，隐痛或呕吐。肿瘤位于幽门附近并向胃腔内生长，肿瘤表面常有溃疡，容易渗血并可发生大出血。如肿瘤向胃外生长时，上腹可有压迫膨胀感，并可触及肿块。幽门梗阻症状常不明显。大便隐血阳性，X 线钡餐、B 超、CT 或 MR 等检查可明确肿瘤的部位、形态及与周围的关系。胃液找瘤细胞或有助于诊断。而胃镜对向腔内生长的肿瘤可较早做出诊断，并可取活体组织做病理检查。

【治疗】 胃癌应做胃大部分连同区域淋巴结和大小网膜一并切除。术后根据肿瘤病理类型、临床分期、分子遗传特点等，进行化学治疗或放射治疗。化学治疗有不同的化疗方案，放射治疗有不同的照射模式，需要由相应的专业医生进行治疗。化疗过程中应注意骨髓和胃肠道反应，根据疗效和副反应进行调整。

（二）胃肠道间质瘤

胃肠道间质瘤（GIST）是成年人胃肠道最常见的间质肿瘤，而这些肿瘤在儿童中很少见。所有 GIST 中大约只有 2% 发生在儿童和年轻人中。在小儿患者中，GIST 最常见于胃部，几乎只影响青春期女性。*KIT* 和 *PDGFA* 的激活突变在 90% 的成人 GIST 中出现，而在儿童 GIST 中仅占 15%，这说明儿童 GIST 不同于成人。大多数患有胃肠道间质瘤的患儿为 10~20 岁，可伴有与贫血相关的胃肠道出血。此外，GIST 患儿常伴多灶性和淋巴结转移。这些特征可能解释了该患者人群中局部复发的高发生率。一旦确定了小儿胃肠道间质瘤，应评估是否发生 *KIT*、*PDGFR* 和 *BRAF* 突变，并据此予以相应药物治疗。手术治疗是主要的治疗方法，但 70% 以上会复发。尽管复发率很高，但在小儿人群中这种肿瘤的病程缓慢，具有多次复发和长期生存的特点，因此手术应考虑保守方法。

三、小肠肿瘤

小儿小肠偶见腺肌瘤及血管瘤。血管瘤可为多发性，肿瘤不大，但易引起肠道出血。恶性肿瘤中多见恶性淋巴瘤，常为多发性，可以原发于小肠壁或肠系膜淋巴结。

【临床表现】 临床症状差异很大，可有以下一种或一种以上表现：①肠套叠：小肠肿瘤可以诱发慢性或复发性肠套叠，患儿有间歇性腹痛，并可有肠道出血，大便带血和黏液；②慢性肠梗阻：肠管因肿瘤浸润呈环形狭窄或因肿瘤向肠腔内生长而引起梗阻，常易与腹腔结核混淆；③腹部肿块：当肿瘤生长达较大体积或合并肠套叠时，均可触及肿块；④肠穿孔：肠壁被肿瘤浸润，溃破可以产生急性或慢性穿孔，前者并发弥漫性腹膜炎，后者可形成局限性腹膜炎或肠瘘。

大便隐血检查常阳性。X 线平片仅在并发肠梗阻时才能见到肠袢扩大，而 X 线钡餐检查可见病变部肠壁僵硬，黏膜皱襞中断，充盈缺损或肠腔狭窄。B 超、CT 和 MR 对可辨认的包块有较清晰的显示，具有较好的诊断价值。近年来，胶囊胃镜等新技术也逐步开始使用，

丰富了小肠肿瘤的影像学检查。

【治疗】 小的良性肿瘤可做局部切除,较大的肿瘤需做肠切除吻合术,而恶性肿瘤则需配用放疗及化疗。恶性淋巴瘤系广泛性病变,以化疗为主,仅在为明确病理诊断或外科并发症时进行手术。

四、结肠息肉

肠息肉可发生于肠道的任何部位,结肠及直肠息肉占儿童肠息肉的85%,是小儿常见病,也是小儿便血的主要原因,多见于3~5岁小儿。息肉表面光滑,色鲜红,如有发炎或出血则呈暗紫色,质软而易碎,少数则质地坚硬,一般直径约0.5cm,大者可达2~3cm。组织学检查多为炎性肉芽组织,也有是错构瘤样结构的息肉(juvenile hamartomatous polyp)。息肉发生的早期有广宽的基底,以后由于肠蠕动逐渐将息肉向远端推移,而使其附着的肠黏膜被拉长形成息肉的长蒂。如息肉在其蒂部自行折断脱落,则引起便血,出血多能自止而自愈。

小儿直肠及结肠息肉多为单发,但也可有数个散在于肠腔不同部位,本症系良性,非癌前病变,而多发性青年息肉症可能非良性。除作为家族性息肉症或Garden综合征的一部分外,小儿罕见真性腺瘤性结肠息肉。

【临床表现】 小量慢性便血是小儿结肠及直肠息肉的主要症状。一般发生于排便终了时,在粪便的表面可有一条压痕及少量血迹。小儿排便时无任何痛苦,带长蒂的息肉在排便时可被推出至肛门外,呈一红色小肿块,如不及时还纳,可发生嵌顿。

直肠指检可触及直肠息肉,乙状结肠镜及钡灌肠检查可发现乙状结肠息肉。纤维结肠镜可以连续检查结肠至回盲部,对于多发息肉有诊断价值。

【治疗】 直肠息肉可用手法摘除,对乙状结肠的长蒂息肉可经乙状结肠镜拉出至肛门外,用线结扎息肉蒂部后送回直肠内,待其坏死自行脱落。对于没有症状的高位息肉,因有自行脱落的可能,故可随诊观察。近年来,纤维结肠镜的使用提高了结肠息肉的检出率,镜下电切安全可靠,是理想的手术方式,从而避免了开腹手术。

五、结肠及直肠癌

罕见于小儿。患儿对化疗的反应可能较差。在各年龄的患者中,发生于小儿的结肠及直肠癌不及1%。小儿结肠及直肠癌(colorectal cancer)的发生被认为可能是溃疡性结肠炎及多发息肉症的并发症,然而在大多数病例却并未发现合并息肉症或溃疡性结肠炎。本症多见于男性及9岁以上的儿童和青少年,但也可发生于婴幼儿。病变多位于乙状结肠远段及直肠,组织学检查50%的病例是黏液腺癌。

【临床表现】 大肠癌的临床症状除腹部不适及腹痛外,右侧结肠癌以全身症状、贫血及腹部肿块为主要表现。左侧结肠癌则以肠腔梗阻,排便紊乱(便秘或腹泻)为显著症状。直肠癌则以排便习惯改变(次数增多),粪便带血及黏液为突出现象。

【诊断】 除病史及体检外,直肠指检有无肿块,粪便及指套上有无血迹,结肠镜及钡剂灌肠检查可协助诊断。如疑为直肠及乙状结肠癌,可在结肠镜直视下钳取肿块活体组织病理检查,以确定诊断。B超及CT扫描可协助检出肝转移。大多数研究报告表明,儿童患病严重程度通常比成人高,80%~90%的儿童患者为Dukes C/D或TNM Ⅲ/Ⅳ期。

【预防】 结肠癌的病因虽不明确,但一部分病例与结肠息肉病及溃疡性结肠炎有密切关系,如能及时治疗上述疾病,或可减少一部分结肠癌的发生。

【治疗】 目前,结肠及直肠癌仍以手术切除为主要治疗方法,但因手术时多已有广泛淋巴结或门脉系统的扩散,只能做姑息性手术(palliative operation),如病变近端的结肠造瘘术。偶有以肠造瘘术作为术前准备,待病人一般情况改善后才做根治性大肠癌切除术。

六、大网膜肿瘤

小儿大网膜肿瘤中以大网膜囊肿(omental cyst)多见,也曾有软骨瘤和纤维肉瘤的报道,但极罕见。大网膜囊肿是小儿腹部少见的良性肿瘤,多见于4岁以下幼儿。该病根据病因可分为原发性和继发性,原发性多为先天性,小儿多见,主要由胚胎源性发育异常,大网膜淋巴管远端引流不通形成囊样扩张导致。大网膜囊肿系囊状淋巴管瘤,单房或多房,壁薄覆内皮细胞,腔内含浆液或乳糜液。临床上多因巨大的大网膜囊肿出现腹部膨胀就诊。大网膜囊肿的治疗为手术切除,完整去除病灶,若病灶与肠管粘连紧密,可行肠切除吻合术,效果良好。此外,大网膜囊切除后,应仔细探查小网膜囊等处有无多发囊肿,应同时切除。

七、肠系膜肿瘤

肠系膜原发性肿瘤,多为系肠系膜囊肿及淋巴肉瘤,后者多合并胃肠道的淋巴肉瘤。肠系膜继发性肿瘤与腹膜继发性癌瘤相同,系晚期癌瘤的并发症。下面仅叙述肠系膜囊肿。

肠系膜囊肿(mesenteric cyst)在小儿并不少见,首都医科大学附属北京儿童医院曾收治 41 例,其中 32 例在 7 岁以下,最小年龄是 4 天。其病理性质与大网膜囊肿相同,可能是淋巴管扩张或囊状淋巴管瘤。肠系膜囊肿多生长于空肠或回肠系膜,偶有生长于结肠系膜者。囊肿大小不一,单房或多房性,壁薄,可有平滑肌纤维。内层被覆内皮细胞,偶分叶或呈圆形。腔内含浆液,乳糜或陈旧血性液,空肠系膜囊肿多含乳糜液。可合并乳糜腹,偶见囊壁内钙化。肠系膜根部囊肿有时与腹膜后淋巴管瘤不易区分。

【临床表现】　囊肿发展到较大体积时才有症状,表现为腹部逐渐膨胀,继而因囊肿重量牵拉肠系膜引起腹痛,间或伴有呕吐。偶见合并肠回转不良的病例,并发肠扭转者少见,但因囊肿压迫肠段或使肠管曲折而引起肠梗阻者却不少见。

放射线平片(abdominal plain film)可见界限清楚的圆形阴影位于腹腔前方,并使肠管移位,借此与腹膜后肿块相鉴别。如无肠梗阻,则肠袢不扩大。随着 B 超的普及,无症状病例明显增多,CT 或 MR 也可协助诊断。

【治疗】　有临床症状者应手术切除囊肿。若囊肿巨大或囊肿位于肠系膜根部,切除囊肿有损伤大血管的可能时,可行囊肿大部分切除,保留紧贴主要血管的囊壁,用碘酒涂拭残留囊壁的表面,破坏黏膜的分泌。当然,肠系膜囊肿属于良性的错构瘤,对于较小的偶然发现的无症状囊肿,可以随诊观察,并非必须手术切除。

八、肝肿瘤

原发性肝脏恶性肿瘤占小儿肿瘤的 1.2%~5%,其中最常见的是肝母细胞瘤(hepatoblastoma)、肝细胞癌(hepatocellularcarcinoma, HCC)和未分化胚胎性肉瘤(undifferentiated embryonal sarcoma, UES)。良性肿瘤主要是血管瘤、错构瘤及畸胎瘤。肝母细胞瘤较肝细胞癌多见,4 岁前发生的肝脏恶性肿瘤中 90%是肝母细胞瘤。男孩较女孩多见,尤以肝细胞癌为著,男∶女为 2∶1。发生肝细胞癌的高峰年龄是 10~14 岁。与肾母细胞瘤相似,先天性畸形如半侧肢体肥大与广泛血管瘤等可并发肝恶性肿瘤,肝脏肿瘤与肾母细胞瘤可发生于同一患者。曾有报告,肝母细胞瘤和肝细胞癌发生于孪生儿中。

肝母细胞瘤几乎都发生于正常肝脏,而小儿肝细胞癌常并发于肝硬化或原有的肝实质病变。如继发于胆道闭锁及巨细胞肝炎的肝硬化发生肝恶性肿瘤的病例增多。此外,先天性再生障碍性贫血(Fanconi's anemia)应用雄激素治疗者有发生肝肿瘤的报告。如有慢性遗传性酪氨酸血症,小儿存活至 2 岁左右,发生肝细胞癌的危险可达 40%。出生体重在 1 000g 以下的小儿,发生肝母细胞瘤的危险是正常出生体重者的 15 倍。

肝脏未分化胚胎性肉瘤位列儿童和青少年常见肝脏恶性肿瘤的第三位,占肝肿瘤的 9%~13%。高发年龄为 5~10 岁。

【病理变化】　肝母细胞瘤多为单病灶、肝右叶者较多。可有或无包膜、切面灰白至棕色,有出血、骨化及坏死区。1967 年 Ishak 和 Gkunz 将肝母细胞瘤分为两型:上皮型和上皮间叶型。纯上皮型肿瘤呈结节状,切面均匀一致,由两类细胞组成。其一为胎儿型细胞,形似胎肝细胞、常排列成两个细胞厚的不规则肝板。细胞大小不一,但常小于正常的肝细胞,胞质嗜酸性,含糖原。核圆形或椭圆形、嗜碱性,有少数核分裂象。其二为胚胎型细胞、分化稍差,排列成束状、细胞小而染色深,胞质少、含少量或不含糖原。核染色深,常见核分裂象。混合型肿瘤切面由胶原纤维分隔呈分叶状、可见胎儿型细胞和胚胎型细胞分布区,由网状纤维支持。原始间叶细胞为长梭形,胞质少,可见骨样组织。近年,CCSG(Children's Cancer Study Group)、SWOG(Southwest Oncology Group)和 POG(Pediatric Oncology Group)根据 Weinber 和 Finnegold 的建议将肝母细胞瘤分为胎儿型、胚胎型、粗梁型和小细胞未分化型(间变型)。肝母细胞瘤最先发生肝内转移,形成多发病灶。最常见的远方转移是肺,腹腔内局部扩散也不少见。较少见的是转移到中枢神经系统。

【临床表现】　小儿多以不规则局限性肝大为最初症状,肿块位于右腹或右上腹部。病史中常记述肿瘤生长迅速,有的可达脐下或超越中线,表面光滑,边缘清楚,硬度中等,略能左右移动,无压痛。早期除有轻度贫血外,一般情况多良好。晚期则出现黄疸、腹水、发热、贫血、体重下降,腹壁可见静脉怒张,并可因腹内巨大肿块造成呼吸困难。约 20%的肝母细胞瘤病例有骨质疏松,严重者可导致多发骨折。偶可见到合并性早熟表现,性激素明显升高。

很多病人就诊时有贫血和血小板增多,尤多见于肝母细胞瘤患儿。肝母细胞瘤患儿的肝功能常正常,但肝细胞癌病例因并发于肝炎或肝硬化,血清胆红素、碱性磷酸酶和转氨酶可能增高。60%~90%的肝细胞癌病例和 90%以上的肝母细胞瘤病例的甲胎蛋白增高。肝母细胞瘤患儿尿内胱硫醚(cystathionine)排泄增多。

30%的病例在X线平片或CT中可见肿瘤内有钙化影,约10%的病例诊断时有肺转移瘤。

【诊断与鉴别诊断】 首要区别肝大的原因,是否代谢性疾病、良性肝肿瘤如肝海绵状血管瘤以及肝的转移瘤如神经母细胞瘤。经甲胎蛋白(AFP)测定、超声检查、CT或磁共振可协助诊断,可与腹膜后肿瘤如肾母细胞瘤、神经母细胞瘤、畸胎瘤相鉴别。其中在肝脏肿瘤的诊断和治疗中,AFP和β-hCG是非常有用的指标。尽管多数肝肿瘤患者的AFP水平升高,但AFP并不能单独用于确诊肿瘤良恶性。因为在良性、恶性实体瘤中均可见AFP升高,尤其新生儿的AFP水平较高,待1周岁时AFP水平应当低于10ng/ml。PET/CT可以鉴别良恶性,并能发现远处转移。经皮肝穿刺活检可以明确病理。

【临床分期】 目前国际上多采用PRETEXT分期(pretreatment extent system),这是一种术前分期,PRETEXT分期系统将肝脏分为四个部分,根据诊断时肿瘤侵犯肝脏的范围将肿瘤分为4期,PRETEXT 1期是指肿瘤仅侵犯肝脏一个部分,其余相连的三个部分无肿瘤。PRETEXT 2期是指肿瘤侵犯一个或两个部分,有相连的两个部分无肿瘤。PRETEXT 3期是指肿瘤侵犯三个部分,有一个部分无肿瘤。或者肿瘤侵犯两个部分,另外两个不相连的部分无肿瘤。PRETEXT 4期是指四个部分均受累[1]。

COG的分期则主要基于肿瘤的侵犯和可切除程度。但其实各有优劣。

【治疗】 肝母细胞瘤治疗可参照中国抗癌协会小儿专业委员会(CCCG)肝母细胞瘤协作组多中心诊疗方案治疗。最有效的治疗是手术切除肿瘤,大部分病例可做完整切除。手术后4~6周肝组织可迅速修复。术后可以复查CT、B超及AFP以观察肿瘤切除效果。肿瘤对放疗相对不敏感。如果肿瘤无法一期行手术切除,可以联合应用顺铂与多柔比星化疗,为避免多柔比星的心脏毒性,可以联合应用长春新碱、顺铂和氟尿嘧啶,均对肝母细胞瘤有效,可使不能切除的肿瘤转变为能手术切除的病变,并可清除肺转移灶。对于化疗后仍无法手术切除以及术后复发的病例,可以考虑进行肝移植。国外有两次或多次肝移植的报告,但远期生存并无明显提高。其他可选的治疗方式还包括肝动脉插管栓塞化疗、射频消融、海扶HIFU(高能聚焦超声)等[2,3]。

【预后】 肝母细胞瘤经手术完整切除,存活率可达85%以上,而肝细胞癌的存活率仅9%~35%。肝移植的结果也不乐观。

其他原发性肝肿瘤(primary liver cancer)常见的有海绵状血管瘤及血管内皮细胞瘤两种,前者因肿瘤生长可压迫肝组织,使肝细胞变性,有时肿瘤内有动静脉短路,可致小儿心力衰竭或因肿瘤破裂出血死亡。小的血管瘤生长慢,可无临床症状。

婴儿型血管内皮瘤(infantile hemangioendothelioma)是婴儿时期常见的良性肿瘤,肝内有血窦形成。临床上除了肝大外,一般无特殊症状,少数病例可有疼痛、高热及黄疸,或可合并凝血功能障碍。该病有自然退化的可能,但也有破裂大出血而发生死亡的危险。

肝错构瘤、畸胎瘤及单发或多发肝囊肿等均较少见,来自牧区的病人应注意肝包虫病可能。

良性或恶性肿瘤均需手术切除。广泛的良性肝肿瘤不能行肝切除者,目前尚无有效疗法,有症状者可以考虑肝移植。对侵及左、右肝叶不能切除的血管瘤患儿,引起心力衰竭的肝血管瘤如不能切除,可做肝动脉结扎。目前主张做肝动脉插管栓塞治疗。

九、腹膜后间隙肿瘤

腹膜后间隙(retroperitoneal space)是指脊柱两旁腹膜后与腰方肌之间的一个空隙,它自第12肋骨向下伸展至髂嵴,范围广泛。胰腺、肾上腺、肾脏、输尿管和许多血管及神经(特别是交感神经系统)都在这区域内。

畸胎瘤、淋巴管瘤、脂肪瘤、神经纤维瘤及肾上腺的肿瘤等都可发生于腹膜后间隙内。腹膜后神经纤维瘤可生长达相当大体积,并可沿闭孔生长到股内侧,有时边界不清,与周围组织及器官粘连紧密,手术切除比较困难,须予以注意。

(一)胰腺肿瘤

小儿胰腺肿瘤(pancreatic neoplasms)并不多见,临床表现因肿瘤细胞来源而异。胰腺腺瘤及腺癌可来自外分泌及内分泌细胞(胰岛),而内分泌细胞增生的临床表现与功能性肿瘤相似。临床更多见急性胰腺炎或外伤后的假性胰腺囊肿,从胰腺病变所产生的血液或炎症渗出液积聚于网膜囊腔内,刺激周围器官及腹膜,形成纤维性假膜。

1. 外分泌胰腺腺瘤和腺癌 小儿罕见。实体性胰腺外分泌腺瘤,小而局限,不表现临床症状,故常是手术时的意外发现或尸解所见。大的囊腺瘤能引起临床症状的也不多见,但有报告婴幼儿患囊腺瘤者。胰腺癌罕见于小儿,多发生于胰头部,生长迅速,转移较早,先转移至胃幽门下或肠系膜上动脉附近淋巴结,也可经血流转移至肝、肺及脊椎等处。如胰头癌直接蔓延，侵及胆总管下端及十二指肠，则产生肝大及梗阻性黄疸。

【临床表现】 为上腹无痛性或隐痛性肿块，偶可见较大肿块引起压迫症状，如饭后饱胀、不适或疼痛，继而可有食欲低下、乏力、消瘦等全身症状。胰腺癌可有贫血、黑便、体重下降等。胰腺囊腺瘤或腺癌 B 超、CT 或 MR 可以显示其位置、大小、与胰腺及周围脏器的关系、肿瘤本身组织特点等信息以供诊断。

【治疗】 胰腺囊腺瘤应行整个肿瘤切除，常包括其所在的部分胰腺，假性胰腺囊肿可做内或外引流术。胰腺癌以手术广泛切除癌瘤为主，但多数病例手术时肿瘤已转移至肠系膜上动脉及主动脉旁淋巴结及组织，多不能做胰头、十二指肠切除术（pancreaticoduodenectomy）。Grosfeld 等曾强调术中做肠系膜门脉造影（mesoportal venography）以确定手术切除癌瘤的可能性，并报告 2 例手术成功。

2. 胰母细胞瘤（pancreatoblastoma，PB） 是小儿时期最常见的胰腺恶性肿瘤，可合并 Beckwith-Wiedemann 综合征。好发于 10 岁以内，大部分可见 AFP 升高，还可见促肾上腺皮质激素（ACTH）和抗利尿激素（ADH）升高。可转移至肝、肺、脑等。本病恶性度高，往往发现较晚，预后不良。

【临床表现】 主要表现为腹部包块、腹痛、乏力、食欲缺乏、体重下降等，如果侵犯胰头可以出现梗阻性黄疸、胃肠道出血等。超声和 CT 等可见胰腺占位，实性，可有坏死和钙化，周围侵犯严重。发生于胰头者，多合并胆道和胰管扩展。胰母细胞瘤近 80%分泌甲胎蛋白，因此 AFP 可用于检测治疗反应及监测肿瘤复发。因肿瘤还分泌促肾上腺皮质激素（ACTH）或抗利尿激素，所以患者还可以出现库欣综合征和抗利尿激素分泌不当综合征。

【治疗】 胰母细胞瘤的治疗方案包括手术、化疗和放疗。手术方法包括局部切除术、局部切除加转移灶切除和 Whipple 术。一般认为，对于有完整包膜，肿瘤局限者，可将肿瘤完整切除；若肿瘤位于胰头部，有时要同时进行胰胆管重建，术后辅以化疗；对于侵犯周围组织者，可行 Whipple 术式，术后加强放化疗；若肿瘤无法一期切除，可先行化疗或放疗，使肿瘤缩小后再行完整切除。对于局部复发、未完整切除的患儿，应辅以放疗。对于紧贴脾门的肿瘤为了保证完整切除，需一并切除脾。

胰母细胞瘤大多化疗有效，一般建议采用顺铂为主的方案，即顺铂联合多柔比星常常有效。手术后化疗可选顺铂、多柔比星、异环磷酰胺及依托泊苷。采用多模式联合治疗，胰母细胞瘤预后较成人好，应积极治疗。

3. 胰腺实性-假乳头状瘤（solid pseudopapilloma of the pancreas，SPTP） 是一种少见的低度恶性或交界性的胰腺外分泌肿瘤，约占胰腺外分泌肿瘤的 1%～2%。在儿童胰腺实体瘤中仅次于胰母细胞瘤而位居第二位。好发于年长儿童或青少年。最常见于胰尾、体部，其次是胰头，罕见于胰腺以外的异位胰腺组织，如肝脏、胃肠道、腹膜后等。

【临床表现】 最常见的临床表现是腹痛和腹部肿物，也可出现腹胀、食欲缺乏、恶心、呕吐、体重减轻等。罕见梗阻性黄疸，偶见巨大肿瘤因外伤等诱因发生破溃。超声或 CT 等检查可见类圆形囊实性肿块，边界清晰，有包膜，可有钙化，一般无胆管及胰管扩张，邻近脏器可受压推移，很少有受侵征象。

【治疗】 主要是手术切除。可行肿瘤局部切除、胰腺部分切除，如果位于胰头，则需胰腺十二指肠切除术。如果肿瘤侵犯脾血管不重，可试保留脾。术后容易发生胰瘘，注意防治。达 15%的病例会出现转移性疾病，通常转移至肝脏，药物吉西他滨对不可切除或转移性疾病治疗有效。胰腺实性-假乳头状瘤有 5%～15%的病例会出现局部复发，但因属低度恶性，其预后良好，10 年存活率超过 95%。

4. 胰岛细胞瘤（islet cell tumor） 分为功能性和非功能性两大类。功能性胰岛细胞瘤主要是胰岛素瘤，即内分泌 β 细胞的腺瘤。1969 年 Welch 收集文献中引起胰岛素分泌增加者 149 例，其中 β 细胞增生（hyperplasia including micro adenosis）93 例（62.4%），良性胰岛细胞瘤 54 例（36.2%），功能性腺癌 2 例（1.4%）。上述 54 例中 22 例年龄不足 2 岁。胰岛细胞增生发生于 1 岁以内，引起严重的低血糖发作，影响脑神经和智力发育。目前，倾向于将这种出生后不久发生的持续性高胰岛素血症称为先天性高胰岛素血症（congenitalhyperinsulinism，CHI）），具有一定遗传倾向。胰岛细胞瘤在成人多发生于胰腺体、尾部，多系单发性，约 10%为多发性，个别有位于胰腺外者。曾有报告功能性胰腺组织位于十二指肠壁、脾门、后腹膜组织、胃壁、梅克尔憩室内，甚至位于纵隔畸胎瘤内。在儿童，弥散型病变多于局灶型病变。胰岛细胞瘤多属良性，一般较小，直径约 1.5cm，有完整包膜。新生儿和婴幼儿病例，其肿瘤病灶直径仅 2～5mm。

【临床表现】 症状在一定程度上因年龄而异。通常在婴儿主要表现为惊厥、昏迷。在幼儿则因代偿性释放肾上腺素而表现为出汗、苍白、兴奋和烦躁。少年患者有时表现为食量增大、肥胖和智力障碍。如系胰岛细胞增生引起胰岛素分泌增加,症状多于生后一年内出现。

除上述症状并伴有发热和惊厥,不能被抗惊厥药物控制外,可因低血糖而出现困倦谵妄。也有因轻度脑功能紊乱而注意力不集中,性格和情绪不稳定而易于诊断为非器质性行为异常。如测血糖低于 50mg/dl,血浆胰岛素水平为 5~10IU/ml 时则应疑有胰岛细胞瘤。超声和 CT 等影像学检查可以发现较大的病灶,但对于<1cm 的病灶或弥散型病变无法显示。近年来,[18F]-L-DOPA PET 扫描技术在局灶性病灶的检测和定位方面有着卓越的效果,准确率超过了 96%。

【治疗】 维持适当的血糖是治疗的基本要求。可以输注葡萄糖,婴幼儿加强口服或鼻饲喂养。药物治疗包括二氮嗪(diazoxide)、奥曲肽(octreotide)等。外科治疗针对病灶,如能确定病灶位置,可行胰腺部分切除。由于胰岛细胞腺瘤小(直径<1.5cm),多位于胰腺体及尾部,故不易辨认。术中由胰腺尾部开始切除,并检测血糖和 C-肽变化判断切除的效果。对于弥散型病变,往往需要切除大部胰腺组织(约 80%~90%),超过肠系膜上动脉之左缘,仅留取十二指肠乳头周围少量胰腺组织。对于不能切除或已有转移的恶性胰岛细胞瘤,可用化疗或介入治疗,50% 的患儿获缓解或延长生存时间,并可推荐使用 mTOR 抑制剂。本病预后明显好于胰腺癌,因此一旦确诊应积极治疗。

(二)肾上腺肿瘤

肾上腺肿瘤(tumors of the adrenal gland)可分为皮质和髓质肿瘤两大类。实际上,肾上腺皮质及髓质是不同的内分泌腺。一般内分泌腺体,过多的内分泌量可来自腺体增生和良性腺瘤或腺癌。肾上腺肿瘤发病率很低,主要见于 5 岁前和青少年,女孩略多于男孩[4]。

1. 肾上腺皮质腺瘤(adenoma of the adrenal cortex) 小儿偶可见到小的皮质结节,常不引起临床内分泌紊乱症状,仅为尸体解剖时发现,组织学检查小的结节内含似网状带的肾上腺皮质细胞。大的腺瘤直径为 2~10cm,呈巧克力色,有完整包膜,圆形和椭圆或分叶状,可有出血、坏死。镜下肿瘤包膜可有浸润,但不能说明是恶性的,含有多角形细胞,嗜伊红细胞质内有小的中性脂肪粒,其细胞核较大,核仁清楚。细胞排列成柱状,包绕有薄壁毛细血管及纤维束。大的腺瘤,当细胞呈多形性且有浸润时不易与肾上腺皮质癌区别,后者肿瘤内出血、坏死常更广泛。

2. 肾上腺皮质癌 Beckwith-Wiedemann 综合征及偏身肥大综合征患儿容易罹患肾上腺皮质癌。首都医科大学附属北京儿童医院 2002—2008 年共收治 15 例肾上腺皮质癌(adrenocortical carcinoma),年龄 10 个月至 11 岁,3 岁前 10 例。其中,女性 3 例,男性 1 例。肾上腺皮质癌常较大,呈黄或粉白色,有包膜,常见坏死组织,质脆。镜下由于细胞质少故似神经母细胞,核深染,多见分裂象。肾上腺皮质癌的细胞核较神经母细胞瘤更圆而大,有显著的核仁。肺是肾上腺皮质癌的好发转移部位,较少侵及区域淋巴结。

【临床表现】 由于肾上腺皮质癌以分泌糖皮质激素及雄激素为多见,故多见皮质醇增多症(库欣综合征)及肾上腺性征异常症(男孩的性早熟及女孩的男性化)的混合表现。有乏力,声音低沉,毛发增多和高血压。男孩的阴茎增大,睾丸及前列腺发育正常;女孩有阴蒂肥大和肌肉过于发达。腹部检查时,于上腹季肋部一侧可触及坚硬而固定的肿块。X 线静脉肾盂造影,可见肾脏因受肿瘤压迫向外下移位。嗜酸性粒细胞计数降低,尿内 17-羟皮质类固醇增高。腹部超声及 CT、MR 检查更可协助定位诊断,影像学检查很难区分良恶性。有研究认为 FDG-PET 扫描可判断病变的良恶性并检测远处转移。穿刺活检是取得病理诊断的良好方法。

【治疗】 最根本的治疗是手术切除肿瘤,一般经腹腔入路,良好显露后腹膜间隙,充分解剖和切除肿瘤及周围受侵犯组织。然而,发现较晚的病例,常常难以手术切除,肾上腺肿瘤血运十分丰富,与下腔静脉等大血管关系密切,容易造成大出血。这种情况下可以进行术前化疗,可选用顺铂、多柔比星、依托泊苷等。手术前后应补充皮质类固醇以预防肾上腺皮质功能不足。双氯苯二氯乙烷(米托坦 Mitotane,o,p'-DDD),毒性大,只能拮抗肾上腺皮质功能亢进症状而不能控制肿瘤生长,在成人病例中有一定优点,但在儿童尚无足够证据。如术中肿瘤未能完整切除,术后可以加放疗。但一般认为肾上腺皮质癌对放疗不敏感,而且有发生第二肿瘤之虑,需要进一步研究。

3. 神经母细胞瘤(*neuroblastoma, NB*) 是婴幼儿最常见的颅外实体瘤,占儿童恶性肿瘤的 8%~10%。NB 是一组临床表现差异很大的疾病,其中大多数具有起病隐匿、恶性度高,很容易发生骨髓、骨骼和远处器官转移的特点,俗称为"儿童癌症之王"。1955—1995 年首都医科大学附属北京儿童医院经病理证实的恶性肿瘤 2 705 例中,神经母细胞瘤和节细胞性神经母细胞瘤共 325 例(12%)。略多见于男孩,诊断时的平均年龄是 2 岁,75% 的病例诊断时年龄<5 岁,偶见于大儿童或成人。

神经母细胞瘤发展迅速，早期转移，故 2 岁以上小儿就诊时约 70% 的病例肿瘤已扩散，而<2 岁者也有 40%~50% 的病例伴有转移瘤。另一方面，本病也是人类恶性肿瘤中自然退化率最高的肿瘤。Everson 及 Cole(1966) 收集的大组恶性肿瘤自然消退 (spontaneous regression) 病例中，17% 是神经母细胞瘤，他们收集自愈的 29 例中，21 例患儿的年龄<6 个月，同组年龄都在 2 岁以内。

NB 在临床表现上存在极大的异质性，瘤细胞既能从未分化的恶性状态自然消退，或分化为良性细胞；也能表现为即使通过高强度、多种手段 (化疗、放疗、手术、自体外周血干细胞移植、GD2 抗体等) 联合治疗也不能控制疾病的进展、复发。NB 这种特性与其复杂的分子生物学改变密切相关。高危 NB 患儿常存在体系变异特点，主要包括：①常 1p、1q、3p、11q、14q、17p 等节段性染色体畸变；②*MYCN* 基因扩增 (占 16%~25%)；③低频率的外显子突变，其中 *ALK* 为最常见突变，占 10%，其他如 *ATRX*、*PTPN11*、*ARID1A*、*ARID1B* 等；④促进端粒延长的基因组改变。复发 NB 体系变异特点为体系突变频率增加，这使得应用二代深度测序更有意义，复发病例主要表现为 RAS-MAPK 信号通路活跃。近几年分子生物学改变已纳入评判 NB 预后的重要指标，其中最重要的是 *MYCN* 扩增、染色体倍性及节段性染色体改变。这些多预示着患儿确诊时年龄较大、肿瘤处于较晚期、复发风险较高、预后较差。在无 *MYCN* 扩增的情况下，节段性染色体改变可预测 NB 患儿复发。

神经母细胞瘤来源于未分化的交感神经节细胞，故凡有胚胎性交感神经节细胞的部位都可发生肿瘤。根据 7 个单位 (每个单位的病例都超过 100 例) 1 310 例原发瘤的统计显示，发病频度依次为肾上腺、腹膜后脊柱旁、后纵隔、盆腔以及颈部。找不到原发瘤者约占 17%。这数字比近期报道者高，或因 1975 年前未用 CT、MRI、超声、MIBG 检查。上述 1 310 例的分布为肾上腺 32.1%、腹部 28.4%、胸腔 15%、盆腔 5.6%、其他 16.9%。首都医科大学附属北京儿童医院的资料亦以腹膜后和肾上腺原发瘤为最多，其次为后纵隔，找不到原发瘤者占 1%。

如肿瘤来自肾上腺，而肾未被浸润时，则肾被推下移；如来自交感神经链，则将肾推向外侧。当肿瘤破裂时，沿腹膜后大血管迅速生长，超越中线，并包绕大血管。如肿瘤位于脊柱旁沟，常沿神经根蔓延，从椎间孔侵入椎管，形成哑铃形肿块。此瘤可沿淋巴管转移到局部淋巴结及远处淋巴结，或沿血行转移。新生儿及婴儿常见肝及皮肤转移，幼儿常见肝和骨髓及骨转移，特别是颅骨、眼眶、脊柱及长骨；罕见肺转移，颅内侵犯硬膜可致颅内压升高，脑转移多为终末期表现。

【病理组织学检查】 本瘤是交感神经节的肿瘤，它们是从发育中的脊髓外层迁移过来的神经母细胞或由原始神经嵴细胞衍化而来。恶性未分化的神经母细胞及良性已分化的神经节细胞可能是“成熟”连续过程的不同阶段，相应地，节细胞神经母细胞瘤在细胞分化程度上是介于神经母细胞瘤和节细胞神经瘤两者之间。

基本组织学类型包括神经母细胞瘤 (neuroblastoma/NB)、节细胞性神经母细胞瘤 (ganglioneuroblastoma/GNB)、神经节细胞瘤 (ganglioneuroma/GN) 三个基本组织学类型，与交感神经系统的正常分化模型相一致，具有独特和难以预测的临床行为及生物学特性，表现为退化、自然消退、分化成熟以及侵袭进展等。Shimada 分类新修订的国际神经母细胞瘤病理学分类 (shimada system) 中，以 shimada 分类为框架将神经母细胞瘤分为 4 个组织病理类型，即 NB(schwannian 少基质型)、GNB 混合型 (schwannian 基质丰富型、GN(schwannian 基质占优势型) 成熟型、GNB 结节型 (包括少基质型和基质丰富型)。前三型代表了神经母细胞瘤的成熟过程，最后一型为多克隆型[4]。

【预后分级】 NB 根据细胞分化分为三级，包括未分化、分化不良、分化型；细胞的有丝分裂指数 (MKI) 也分为低、中、高三级。Shimada 分类综合肿瘤细胞的分化程度、MKI 和年龄，进一步将 NB 分为具有预后判断意义的预后良好组 (FH) 和预后不良组 (UFH)。

FH 包括：NB，MKI 为低中度，年龄<1.5 岁；NB，MKI 为低度，年龄 1.5~5 岁；GNB 混合型；GN。UFH 包括：NB，MKI 高；NB，MKI 为中级，年龄 1.5~5 岁；未分化或分化不良型 NB，年龄 1.5~5 岁；所有>5 岁的 NB；GNB 结节型。

【基于影像学定义的危险因子 (IDRFs)】

(1) 单侧病变，延伸到两个间室：颈部-胸腔；胸腔-腹腔；腹腔-盆腔。

(2) 颈部：肿瘤包绕颈动脉，和/或椎动脉，和/或颈内静脉；肿瘤延伸到颅底；肿瘤压迫气管。

(3) 颈胸连接处：肿瘤包绕臂丛神经根；肿瘤包绕锁骨下血管，和/或椎动脉，和/或颈动脉；肿瘤压迫气管。

(4) 胸部：肿瘤包绕胸主动脉和/或主要分支；肿瘤压迫气管和/或主支气管；低位后纵隔肿瘤，侵犯到 T_9 和 T_{12} 之间肋椎连接处 (因为此处易损伤 Adamkiewicz 动脉)。

(5) 胸腹连接处：肿瘤包绕主动脉和/或腔静脉。

(6) 腹部和盆腔：肿瘤侵犯肝门和/或肝十二指肠韧带；肿瘤在肠系膜根部包绕肠系膜上动脉分支；肿瘤包绕腹腔干和/或肠系膜上动脉的起始部；肿瘤侵犯一侧或双侧肾蒂；肿瘤包绕腹主动脉和/或下腔静脉；肿瘤包绕髂血管；盆腔肿瘤越过坐骨切迹。

(7) 椎管内延伸：轴向平面超过1/3的椎管被肿瘤侵入，和/或环脊髓软脑膜间隙消失，和/或脊髓信号异常。

(8) 邻近器官/组织受累：包括心包、横膈、肾脏、肝脏、胰-十二指肠和肠系膜。

注：下列情况应当记录，但不作为IDRFs：多发原发灶；胸腔积液，伴有/无恶性细胞；腹水，伴有/无恶性细胞。需要的影像学技术包含：CT和/或MRI；I-123 MIBG；^{99m}Tc MDP骨扫描。

【临床分期】 NB分期系统分为术前国际神经母细胞瘤风险组分期系统(International Neuroblastoma Risk Group Staging System，INRG)(表36-44)和术后国际神经母细胞瘤分期系统(International Neuroblastoma Staging System，INSS)(表36-45)。目前北美儿童肿瘤学组(Children's Oncology Group，COG)以INRG分期为主，而国内普遍使用INSS分期系统[5,6]。

表36-44 国际神经母细胞瘤风险组分期(INRG)

分期	定义
L1	局限性肿瘤，位于一个间室内，不具有影像学定义的危险因子(IDRFs)。孤立的椎管内的肿物的范围不能满足IDRFs，则归到L1组别中
L2	局限区域性病变，具有一项或多项影像学定义的危险因子。同侧连续两个间室的病变(如左侧胸腔和左侧腹部)则为L2组，但如果明显异侧一个间室的病变(如左侧腹部和右侧胸腔)则视为转移
M	存在远处转移病变(除外MS)。区域性淋巴结转移不视为远处转移，应归为局限病变，如上腹部的肿物伴下纵隔的淋巴结转移或盆腔肿物伴有腹股沟淋巴结肿大；原发病灶同一间室的胸腔积液或腹水，即使存在肿瘤细胞也不定义为远处转移
MS	年龄<18个月的婴儿，远处转移病变限于皮肤、肝和/或骨髓。骨髓中的肿瘤细胞<10%，^{123}I-MIBG扫描骨骼和骨髓必须阴性，原发病变为L1或L2，与肿瘤是否越过中线无关

表36-45 国际神经母细胞瘤分期(INSS)

分期	定义
1	肿瘤局限于原发组织或器官
2A	不完全切除的单侧瘤灶，扩散至原发组织或器官附近，但不超过中线*，无同侧区域淋巴结转移
2B	完全或不完全切除的单侧瘤灶，同侧淋巴结转移；但对侧淋巴结无侵犯
3	肿瘤超越中线(脊柱)，有双侧淋巴结转移
4	转移到骨髓等远处的组织或淋巴结
4S	病程属Ⅰ期或Ⅱ期的肿瘤，有肝、皮肤和骨髓转移等远处转移*(骨骼除外)，但骨骼摄片检查无溶骨性破坏。诊断年龄<6个月。

注：*远处转移：是指肿瘤侵犯非区域淋巴结或局部淋巴结，但是上腹部病灶伴有下纵隔淋巴结病变；骨盆病灶伴有腹股沟淋巴结病变应该属于局部病变；纵隔肿瘤伴有胸膜渗出；腹腔肿瘤伴有腹水也属于局部病变。

【临床表现】

(1) 症状和体征：肿瘤的一般症状包括不规则发热、乏力、贫血、骨痛、头痛、恶心、呕吐、腹泻等；儿茶酚胺代谢率增高的症状包括发作性多汗、兴奋、心悸、面部潮红、苍白、头痛、高血压、脉速及腹泻等；肿瘤压迫、浸润或转移瘤的症状包括眼、颈、胸部、后纵隔、脊柱、腹部、骨骼、骨髓及淋巴结，肌肉等其他转移瘤灶。常见的转移部位为骨髓、骨骼、肝、皮肤和淋巴结。少见的转移部位为脊柱、心脏和肺；儿茶酚胺所致症状包括高血压、多汗、心悸、心动过速及腹泻等。有些肿瘤分泌血管活性肠肽(VIP)而出现顽固腹泻，有些病例合并眼震颤-手舞蹈综合征，相信是与锥体外系有交叉抗原导致免疫损失所致。

(2) 实验室检查：肿瘤的生物标记，最常见的是

VMA增高,少数病例HVA增高,或两者均增高。尿VMA可协助诊断神经母细胞瘤,并用以检测对治疗的反应。LDH是一种非特异肿瘤标志物,对预后有判断价值。一般认为LDH高于1 000IU/L则预后不良。晚期神经母细胞瘤患儿常有血清铁蛋白增高,经治疗达临床缓解时血清铁蛋白可下降至正常。血清NSE也是神经母细胞瘤的重要标志物之一,对于复发监测较敏感。末梢血象可示贫血,如极度贫血,应疑有髓腔转移。骨髓穿刺可见瘤细胞集结成团,形似玫瑰花环,但如瘤细胞少而分散,则不易辨认。

(3) 影像学检查:如X线检查、B超、CT或MRI、PET/CT,确定肿瘤的位置、周围组织受累程度,以及肿瘤转移的情况。同位素骨扫描检测有无肿瘤转移至骨骼,还可检出原发灶及转移灶范围。

(4) 遗传学检查:染色体检查数量和质量异常(包括1p、3p、4p或11q缺失;1q、2p或17q获得等);应用FISH方法,检测肿瘤组织的*N-MYC*基因。目标基因拷贝数等于2号染色体拷贝数,即≤2为阴性;拷贝数为3~9为获得;拷贝数为2号染色体的5倍或以上,即≥10为扩增。

【诊断】 首先根据肿瘤原发部位及转移症状做初步检查。对腹部肿瘤,超声及对比剂增强CT检查(contrast enhancement CT scan)最有帮助。约40%~60%的患儿在局部X线平片和CT扫描上可见肿瘤内有沙砾样点状钙化。肾上腺神经母细胞瘤静脉肾盂造影时,可见患侧肾被推向外下移位;如肿瘤侵入肾,则引起肾盂、肾盏变形或不显影。在胸部神经母细胞瘤的患儿,可见脊柱旁阴影。骨转移常见于颅顶而少见于颅底;股骨下端及肱骨上端的近骺端亦易受累,呈溶骨性变化,也有硬化性者,并可见骨膜增生及病理性骨折。其他尚有超声检查。CT扫描神经母细胞瘤一般呈混合性组织的密度即有实质及囊性成分,囊性是由于出血或组织坏死。有时X线平片上见不到的钙化灶可呈现在CT上,故神经母细胞瘤中的80%可在CT扫描上找到钙化灶。CT上也可见转移灶如肝、骨。MRI可检出脊髓及椎管内外肿瘤侵犯情况。骨扫描对检出原发瘤及转移灶的范围也很有用。PET/CT不仅可以鉴别良恶性,还可以发现全身转移灶。最后诊断仍依赖切除标本或穿刺活体组织检查。活体组织还可以进行分子遗传学研究,最主要是*N-MYC*基因检测,多用FISH方法检测该基因拷贝情况。另外,如果骨髓抽吸涂片和活检发现特征性神经母细胞(小圆细胞,呈巢状或菊花团状排列;抗GD2抗体染色阳性),并且伴有血清神经元特异性烯醇化酶(NSE)或尿中儿茶酚胺代谢产物升高,也可以诊断此病。

【鉴别诊断】 以腹部肿块为主要症状的,需与其他腹膜后肿瘤相鉴别,如肾母细胞瘤、畸胎瘤等(详见本章肾母细胞瘤部分)。以发热、腹痛、右上腹肿块就诊的,须与肝脓肿、肝癌相鉴别。以发热、胃痛、全身症状为主诉者,则需与风湿热、急性白血病、骨髓炎相鉴别。只要想到神经母细胞瘤的可能性,经X线检查、尿的儿茶酚胺检查,特别是VMA定性(必要时做定量)检查以及骨髓穿刺检查等,90%的病例可以不经组织切片而做出明确诊断,这样就可避免单纯诊断性剖腹探查术。

【治疗】 临床研究表明,NB预后与肿瘤的生物学特性,包括病理分型、肿瘤分期、基因状态等密切相关,因此包括这些因素在内的危险分组系统(表36-46)用以指导治疗,希望用较少的治疗减少较低危险度病人的治疗副作用,用较强的治疗提高高危险度病人的生存率。临床需要肿瘤内科管理下,外科、放疗科、移植科以及影像、病理等多学科的参与,才能规范NB诊治[7]。

(1) 极低危组和低危组治疗:治疗方案包括手术、化疗、观察和放疗,其中放疗仅用于紧急治疗。为减少不良反应的发生,在保证疗效的前提下,应尽量减少治疗。低危组患儿预后较好,出现肿瘤自然消退概率高。低危组仅在其有症状、手术无法完全切除且疾病进展的情况下接受化疗。低危组化疗药物的累积剂量应保持在较低水平,尽量减少远期不良影响。

(2) 中危组治疗[8]:治疗方法包括手术、化疗、观察和放疗。研究认为组织学预后良好者接受8个或4个周期化疗,两者总生存(OS)率无明显差异(100% *vs.* 96%)。中等剂量的化疗后,约一半无法切除、非转移性、MYCN不扩增的NB患儿可切除肿瘤,并且避免了长期副作用。

(3) 高危组治疗:高危组治疗包括三个阶段,诱导期(化疗和手术)、巩固期(序贯移植及针对原发肿瘤和残余转移部位的放疗)和巩固期后治疗(免疫治疗和异视黄酸)。

1) 手术治疗(surgical treatment):术前需矫正贫血及代谢紊乱,约5%的患儿并发高血压,亦需控制。经腹腔入路,将肿瘤整体切除是最好的治疗方法,但这只局限于Ⅰ期或Ⅱ期的肿瘤。Ⅲ期或特殊Ⅳ期的患者需先接受化疗,待转移瘤灶清除后,2~3个月后才用外科手术将原发肿瘤切除。如有区域淋巴结转移,也应一并切除。如肿瘤来自肾上腺,则常严重侵犯肾脏血管,根据危险分组等综合考虑,一般尽量避免切除肾脏。

表 36-46 神经母细胞瘤国际委员会危险度分组

<table>
<tr><th>INRG分期</th><th>诊断年龄/月</th><th>组织学类型</th><th>肿瘤分化程度</th><th>MYCN</th><th>11q 缺失</th><th>DNA 倍性</th><th>危险度分组</th></tr>
<tr><td>L1/L2</td><td></td><td>节细胞瘤-成熟型/节母混杂型</td><td></td><td></td><td></td><td></td><td>极低危</td></tr>
<tr><td rowspan="2">L1</td><td rowspan="2"></td><td rowspan="2">除节细胞瘤和节母混杂型以外</td><td rowspan="2"></td><td>不扩增</td><td rowspan="2"></td><td rowspan="2"></td><td>极低危</td></tr>
<tr><td>扩增</td><td>高危</td></tr>
<tr><td rowspan="6">L2</td><td rowspan="2"><18</td><td rowspan="2">除节细胞瘤和节母混杂型以外</td><td rowspan="2"></td><td rowspan="2">不扩增</td><td>无</td><td rowspan="2"></td><td>低危</td></tr>
<tr><td>有</td><td>中危</td></tr>
<tr><td rowspan="4">≥18</td><td rowspan="4">节母结节型神母</td><td rowspan="2">分化型</td><td rowspan="2">不扩增</td><td>无</td><td rowspan="4"></td><td>低危</td></tr>
<tr><td>有</td><td rowspan="2">中危</td></tr>
<tr><td>分化差或未分化型</td><td>不扩增</td><td></td></tr>
<tr><td></td><td>扩增</td><td></td><td>高危</td></tr>
<tr><td rowspan="5">M</td><td><18</td><td></td><td></td><td>不扩增</td><td></td><td>超二倍体</td><td>低危</td></tr>
<tr><td><12</td><td></td><td></td><td>不扩增</td><td></td><td>二倍体</td><td>中危</td></tr>
<tr><td>12~18</td><td></td><td></td><td>不扩增</td><td></td><td>二倍体</td><td>中危</td></tr>
<tr><td><18</td><td></td><td></td><td>扩增</td><td></td><td></td><td>高危</td></tr>
<tr><td>≥18</td><td></td><td></td><td></td><td></td><td></td><td>高危</td></tr>
<tr><td rowspan="3">MS</td><td rowspan="3"><18</td><td rowspan="3"></td><td rowspan="3"></td><td rowspan="2">不扩增</td><td>无</td><td></td><td>极低危</td></tr>
<tr><td>有</td><td></td><td>高危</td></tr>
<tr><td>扩增</td><td></td><td></td><td>高危</td></tr>
</table>

2）放射治疗（radiotherapy）：神经母细胞瘤对放疗敏感，肿瘤已完全切除的不做放疗，肿瘤未完全切除或有淋巴结浸润者应做术后放疗。然而，对于高危组病例，即使切除了肿瘤，原发灶区域也建议放疗。范围：原发肿瘤外 3cm；长骨外 2cm；脊柱上下 2cm。紧急放射治疗仅在具有威胁生命和器官的症状、并且对化疗没有明显的效果的情况下，如 4S 期肝转移体积巨大严重影响呼吸，但给予化疗后并无明显缓解。再如出现脊髓压迫症状者如对化疗无效或手术无法改善症状的情况下，也可以进行放疗。晚期肿瘤患者或骨骼已经受到癌细胞破坏的儿童，局部放疗暂时控制肿瘤可减轻疼痛。

3）化疗（chemotherapy）：通过积极、有效的化疗，许多初治无法完整切除的患者可获得手术切除的机会，根据患儿肿瘤分期及危险度分组，决定化疗方案。常用的有效化疗药物包括环磷酰胺（cyclophosphamide，CTX）、多柔比星（adriamycin，ADR）、长春新碱（vincristine，VCR）、顺铂（cisplatin，DDP）、依托泊苷（etoposide，VP16）等。疗程一般 3~12 个月。4 个化疗周期结束后的疗效评估与整个治疗完成后的 EFS 率相关。

4）大剂量化疗支持下的自体外周血干细胞移植：自体外周血干细胞移植的本质是巩固化疗，以进一步清除残留病灶，提高生存率。与仅接受化疗的 NB 患儿相比，接受干细胞移植治疗的高危 NB 患儿无事件生存（EFS）率显著改善。而且目前国际上已证实序贯移植优于单次移植。序贯移植的 3 年生存率为 61%，单次移植为 48%（$P=0.008$）。序贯自体干细胞移植和单次自体干细胞移植的 3 年 OS 率分别为 74%和 69%。

13-顺式维甲酸（13-Cis-Retinoic，Isotretinoin）是一种强分化诱导剂，具有控制细胞分化、增殖和凋亡的能力，它可以诱导神经母细胞瘤分化，达到治疗肿瘤作用。80mg/(m^2·次)［每天 160mg/m^2，<12kg，2.7mg/(kg·次)］，每天 2 次口服，连续 14 天，共 6~9 个疗程。最好与食物同时服用。酌情减量，可以与脂类食物同时服用，可以咀嚼或吞服。

5）靶向治疗和免疫治疗：GD2 抗体是目前唯一被

FDA批准的治疗NB的靶向药物,GD2抗体地努图希单抗(dinutuximab)靶向地与肿瘤表面GD2抗原结合后可被免疫细胞识别,随后注射粒细胞-巨噬细胞集落刺激因子(GM-CSF)提升患儿体内的免疫细胞数量,进而白细胞、巨噬细胞和NK细胞等免疫细胞攻击并杀伤肿瘤细胞。在干细胞移植后缓解的高危NB患儿中,dinutuximab联合GM-CSF、IL-2、异维甲酸协同使用,已被证明能改善NB的EFS。

①分子靶向治疗:依据NB的分子分型进行风险分层或靶向治疗,这是近期NB的研究热点。变异类型及对应靶向药物包括:PI3K哺乳动物西罗莫司靶蛋白(mTOR)抑制剂LY3023414、泛成纤维细胞生长因子受体(FGFR)酪氨酸激酶抑制剂erdafitinib、*NTRK*基因融合抑制剂拉罗替尼(larotrectinib)、细胞外调节蛋白激酶(ERK)1/2抑制剂ulixertinib、周期蛋白依赖性激酶(CDK)4/6抑制剂哌柏西利、MEK抑制剂司美替尼、PARP抑制剂奥拉帕尼、间变性淋巴瘤激酶(ALK)抑制剂恩沙替尼(ensartinib)和针对BRAF V600突变的药物维罗非尼等。

②免疫治疗:目前在靶向GD2的嵌合抗原受体T细胞(CAR-T细胞)治疗复发难治性NB的研究中,采用自体活化T细胞或EB病毒特异性T细胞,制备靶向GD2的CAR-T细胞治疗NB,约50%的患儿出现肿瘤坏死或缓解,靶向GD2的CAR-T细胞治疗NB具有良好的反应性。

首都医科大学附属北京儿童医院单中心多学科联合诊治1 041例神经母细胞瘤临床分析结果显示,低危患者5年EFS为91.3%,5年OS为97.5%;中危患者5年EFS为85.1%,5年OS为96.7%;高危患者5年EFS为33.8%,OS为43.1%。另外,由CCCG神经母细胞瘤协作组研究,即对NB患儿采用"儿童神经母细胞瘤诊疗专家共识(2015年版)"诊治,至目前进行中期疗效评估,共入组病例近200例,高危组3年OS率为66.9%,EFS率为49.3%,总生存率和无事件生存率均与国际上报道的数值接近。接受干细胞移植组3年OS率较未移植组具有明显差异($P=0.05$),3年EFS率亦具有明显差异($P=0.02$),证明接受干细胞移植治疗的高危NB患儿OS率和EFS率均显著改善。

【治疗中监测与随访】

(1) 肿瘤病灶的监测和评估

1) 每两个疗程复查受累部位的影像学(B超、增强CT或MRI);

2) 有骨髓侵犯者,每两个疗程复查骨髓常规、MRD;

3) 每两个疗程复查血NSE、LDH、尿VMA/HVA;

4) 每3个月复查头颅MRI;

5) 骨骼侵犯者间隔6个月后复查骨扫描;

6) 停化疗前行*^{123}I-MIBG*扫描。

(2) 随访

1) 体格检查和肿瘤标记物检查:第1年每3个月1次,第2~3年每4~6个月1次,第4~5年每6~12个月1次。

2) 原发肿瘤部位及转移瘤灶部位的影像学检查:第1年每3个月1次,第2~3年每4~6个月1次,第4~5年每6~12个月1次。

3) 存在骨髓、骨骼转移者:复查骨髓常规、骨髓MRD,第1~3年每3个月1次,第4~5年每4~6个月1次。

4) 存在骨骼转移者:复查骨扫描第1~3年每6个月1次直至正常;如果MIBG阳性,则停药1年后复查。

5) 脏器功能/远期毒性:血GFR评估到停药2年和5年除外肾损害;应用铂类者进行听力检查到停药2年、5年和10年;心电图检查和心脏超声检查:停药后2年、5年和10年。

4. 嗜铬细胞瘤(pheochromocytoma)　起源于肾上腺髓质,交感神经节,旁交感神经节或其他部位的嗜铬组织,故可发生自颈交感神经链至盆腔的部位。这些细胞产生血管活性的胺类。肾上腺素仅产生于肾上腺髓质及主动脉旁体(organs of Zuckerkandl)的肿瘤,而去甲肾上腺素产生于交感神经链的肿瘤。在小儿嗜铬细胞瘤的另一特点是,有更多家族遗传及并发多发内分泌肿瘤。

【临床表现】　本病占儿童高血压(hypertension)的1%,临床症状由血循环中肾上腺素和去甲肾上腺素过多所致。由于两种激素分泌量不同,各病例临床表现也有差别。高血压为本病特征,可高达21.3~26.7/14.7~12.0kPa(160~200/110~90mmHg),90%以上为持续性高血压,少数为阵发性高血压(成人50%为阵发性),亦有为持续性而有阵发加剧者。开始时发作不频繁,逐渐发作增多,有些由阵发性转变为持续性。发作时伴有头痛、心悸、出汗、苍白、恶心、呕吐及腹痛等症状。在发作间期可以完全缓解。有时由于某些体位如侧卧或屈曲身躯,或按压腹部或肾区而引起高血压的发作。然而,儿童常以有神经症状如头痛、视力障碍、惊厥或精神病而住院,有时误诊为脑瘤。此外,还有消瘦及多饮、多尿的症状。多饮、多尿可以由大量出汗所致,也因儿茶酚胺有抑制抗利尿激素的作用。持久的高血压使心脏肥大,尤其以左心室肥厚明显,引致高血压心脏病及充血性心力衰竭。眼底可出现视盘水肿、出血和小动脉痉挛等病变。患儿可以有高血糖及糖尿,糖耐量曲线不正常。基础代谢率往往升高。代谢异常特别在那些以分泌肾上腺素为主的肿瘤中更为明显。

少数嗜铬细胞瘤发生于膀胱。瘤体常不太大,位于肌层内,覆有正常膀胱黏膜。临床特点为当膀胱膨胀或在排尿时血压骤高及出现其他儿茶酚胺增多症的症状,甚至晕倒。少数病人有血尿。

【诊断】 小儿患高血压除病史及体检外,需做尿常规、尿培养、血清肌酐、尿素氮测定和静脉尿路造影。最常用的儿茶酚胺的代谢检查是测 VMA,如结果异常应考虑嗜铬细胞瘤,最主要的定位检查是腹部超声和 CT。

【预后与治疗】 确诊后应行手术摘除肿瘤。近年来由于注意到肿瘤多发性的特点及手术前使用 α 及 β 受体阻滞剂,手术死亡率已大为降低。

术前使用 α 及 β 受体阻滞剂可使血压、脉搏趋于正常,使心脏得到恢复,然后方可手术。否则可能因为心力衰竭而引起手术死亡。一般先使用 α 受体阻滞剂酚苄明(phenoxybenzamine,dibenzyline),最开始用 0.2mg/(kg·d),逐渐增量至 1mg/(kg·d)或直至血压降至正常。术前 3 天可加用普萘洛尔。由于长期血管收缩导致血容量减少,故术前、后应补充足够血容量。近年有报告,术前使用钙通道阻滞剂或 ATP 以稳定血压,但在小儿尚缺乏这方面的经验。

经腹腔手术,需注意多发瘤及肾上腺外肿瘤,术中需严密监测血压变化,并准备好血管活性药物如快速升压和降压药物,以备血压快速变化时使用。一般情况下,手术切除肿瘤后血压即可恢复并保持正常,但术后仍需监测血压变化及行儿茶酚胺代谢的检查,以防有肿瘤遗漏及复发。

对于有转移性疾病的患者,已证明其对化疗有效,如吉西他滨和多西他赛;另外,近些年认为大剂量^{131}I-MIBG 放射治疗或予以酪氨酸激酶抑制剂舒尼替尼靶向治疗也是治疗此病的重要手段。

(赵强 王焕民)

参考文献

[1] REBECKA LM, RUDOLF M, EISOHIYAMA, et al. Risk-stratified staging in paediatric hepatoblastoma:a unified analysis from the Children's Hepatic tumors International Collaboration. The Lancet Oncology,2017,18(1):122-131.

[2] HOOKS KB, AUDOUX J, FAZLI H, et al. New insights into diagnosis and therapeutic options for proliferative hepatoblastoma. Hepatology, 2018,68(1):89-102.

[3] 中国抗癌协会小儿肿瘤专业委员,中华医学会小儿外科学分会肿瘤专业组. 儿童肝母细胞瘤多学科诊疗专家共识. 中华小儿外科杂志,2017,38(10):733-739.

[4] 李佩娟. 小儿肿瘤病理学. 北京:北京出版社,2001:1-6.

[5] 中国抗癌协会小儿肿瘤专业委员,中华医学会小儿外科学分会肿瘤外科学组. 儿童神经母细胞瘤诊疗专家共识. 中华小儿外科杂志,2015,36(1):3-7.

[6] 国家卫生健康委员会. 儿童神经母细胞瘤诊疗规范(2019 年版). 2019.

[7] NAVIN RP, MARK A A, SAMUEL LV, et al. Advances in Risk Classification and Treatment Strategies for Neuroblastoma. J Clin Oncol,2015,33(27):3008-3017.

[8] CLARE JT, MARY LS, ARLENE N, et al. Maintaining Outstanding Outcomes Using Response- and Biology-Based Therapy for Intermediate-Risk Neuroblastoma:A Report From the Children's Oncology Group Study ANB10531. J Clin Oncol,2019,37(34):3243-3255.

第 9 节 性腺外颅外生殖细胞瘤

生殖细胞肿瘤(germ cell tumor,GCT)发生于原始生殖细胞,在胚胎发育过程中沿肠系膜迁移到生殖腺,是一组具有分化为不同细胞潜力特点的肿瘤[1],在同一肿瘤中有不同类型细胞的混合。在 15 岁以下的儿童中,约占癌症的 3%;在青少年(15~19 岁)中,这一比例增加到 14%[2]。性腺外生殖细胞瘤最好发部位依次是骶尾部、腹膜后、纵隔和脑的松果体区。小儿生殖细胞瘤中 70%位于性腺外。如单潜能性生殖细胞期发生变化,形成未分化的生殖细胞瘤(germinoma),如精原细胞瘤(seminoma)或无性细胞瘤(dysgerminoma);多潜能性生殖细胞期发生变化,可分化为胚胎的(embryonal)或外胚胎的(extraembryonal)细胞型,其分化程度可介于完全未分化的胚胎癌至完全分化的良性畸胎瘤。

畸胎瘤分为成熟性、未成熟性以及含恶性成分的恶性畸胎瘤。成熟的畸胎瘤是高分化的良性瘤,所有肿瘤标志物阴性。未成熟的畸胎瘤在小儿可呈良性过程,也可呈恶性生物学行为,故不能简单视为良性或者恶性畸胎瘤。未成熟和成熟的畸胎瘤可能代表不同的生物学实体,而不仅仅是一个疾病成熟的过程。

本节只介绍性腺外生殖细胞瘤,性腺的生殖细胞瘤可参阅泌尿生殖系肿瘤部分。

一、骶尾部生殖细胞肿瘤

【流行病学】 骶尾部生殖细胞肿瘤(sacrococcygeal teratoma,SCT)是儿童时期最常见的 GCT,占所有 GCT 的 40%,占所有性腺外 GCT 最多可达 78%。SCT 也是胎儿期最常见的肿瘤,估计其发病率为 1/27 000。SCT 偶可见于成年期。女性患者比男性多,男女比例约为 1∶4~1∶3。在婴儿中通常较少检查到有恶性成分的 SCT,其恶性成分的发生率随着年龄增加而升高。肿瘤多紧密粘连于尾骨,良性畸胎瘤边界清楚,高度分化时可认出肠管与指/趾。

【病理学】

1. 组织学 畸胎瘤通常由代表 3 个生殖细胞胚层的细胞构成,有实性、囊性和/或混合性成分。GCT 可包含成熟、未成熟以及恶性组织。含有任何恶性成分的 SCT 均被认为是恶性,其中很多都伴有肿瘤标志物升高[3]。SCT 患者的初始评估应包括筛查 AFP 和 β-人绒毛膜促性腺激素(β-hCG)。

2. 遗传学 目前尚未在成熟和未成熟畸胎瘤中发现一致的遗传学改变。婴儿期性腺和性腺外 GCT 常会出现染色体 1q 和 20q 扩增,以及染色体 1p 及 6q 缺失。青春期后恶性 GCT 与等臂染色体 12p 异常相关[4]。

【临床表现】

1. 无痛性肿块 这是畸胎瘤最常见的症状。奥特曼分型(Altmanclassification)描述了肿瘤在体外和/或体内的程度(图 36-54)。

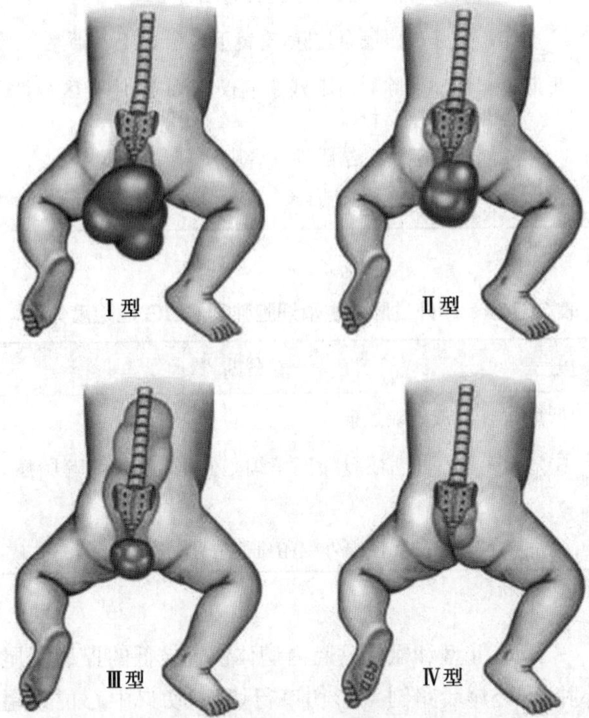

图 36-54 奥特曼分型

Ⅰ型(显露型):肿瘤发生于尾骨尖,出生时骶尾部即有肿物,主要向臀部内生长,不向小骨盆腔内生长。肿物垂于两腿之间,可以偏向一侧臀部,将肛门推向前下。巨大肿瘤可引起难产;直肠指检时,尾骨处只有很小的肿物,肿瘤基底部一般很宽,但也有肿瘤与婴儿体之间只有较细的蒂。

Ⅱ型(混合型):肿瘤向盆腔内生长,但是显露部分多于盆腔内肿瘤。肿瘤位于直肠和骶骨之间,将直肠推向前方,尾骨向后倾并被肿瘤包绕,直肠指检可触及肿瘤上界。

Ⅲ型(也为混合型):肿瘤进一步向腹腔延伸,甚至可达肾脏水平,盆腹腔内肿瘤多于臀部肿瘤,腹部查体可扪及肿物,直肠指检不可触及肿瘤上极。

Ⅳ型(隐匿型):肿瘤仅位于骶前,可以在很长时间内无任何症状,只有当肿瘤增长到一定程度引起排尿排便困难等并发症或偶然做直肠指检时才发现肿瘤。恶性成分在Ⅳ型 SCT 中更常见。

2. 压迫及腔道梗阻症状 盆腔及骶尾部隐匿型生殖细胞肿瘤多因便秘、排便困难、尿潴留等就诊。

3. 肿瘤异常变化的其他症状 肿瘤继发感染和囊内出血时、肿瘤感染破溃,则形成慢性窦道。

4. 肿瘤恶变的症状 肿瘤恶变多见于 3 个月以上婴幼儿,常表现为肿瘤迅速增大,常于短期内浸润并压迫直肠,膀胱颈及尿道,以致患儿发生排便及排尿困难。

【诊断与鉴别诊断】 SCT 多为良性,生长缓慢,如肿瘤于短期内迅速增大,并出现排尿、排便困难,应考虑为恶性畸胎瘤或肿瘤恶变,应测定 AFP 和 β-hCG 的血清水平,以评估肿瘤是否存在恶性成分。通常出生时的新生儿 AFP 水平较高,随年龄增长 AFP 水平缓慢下降,大约 6 月龄时接近正常水平,之后会继续下降[5]。

【分期与危险度分层】 目前,美国儿童肿瘤协作组(COG)、国际儿童肿瘤协会(The International Society of Paediatriconcology,SIOP)及中国抗癌协会小儿肿瘤专业委员会(Chinese Children’s Cancer Group,CCCG)均对儿童恶性生殖细胞肿瘤有诊断治疗方案或建议,本节介绍 COG 使用的分期及危险度分层系统(表 36-47、表 36-48)。

【治疗】 SCT 虽生长缓慢,但有恶性变、感染、破溃并形成经久不愈窦道的可能,故一经发现,应尽早切除。年龄不是手术禁忌,例如新生儿期 SCT 肿瘤破溃也应急诊准备手术。

表 36-47 颅外性腺外生殖细胞肿瘤 COG 分期

分期	疾病程度
Ⅰ期	局限性病灶、肿瘤肉眼完全切除、切缘无镜下残余； 骶尾部病灶需要完整切除尾骨
Ⅱ期	肿瘤肉眼完全切除、有镜下残余、淋巴结阴性
Ⅲ期	肿瘤切除后肉眼残余或仅取活检，伴有区域性淋巴结转移； 腹膜后淋巴结阴性或者阳性
Ⅳ期	远处转移包括肝脏

表 36-48 颅外性腺外生殖细胞肿瘤 COG 危险度分层

分层	分期
低危	未成熟畸胎瘤
中危	Ⅰ~Ⅱ期性腺外生殖细胞肿瘤；未成熟畸胎瘤恶性复发
高危	Ⅲ~Ⅳ期性腺外生殖细胞肿瘤

Ⅰ型、Ⅱ型和骶前盆腔内瘤体位置较低的Ⅳ型骶尾部肿瘤，经尾后路倒 V 形切口行切除，切口中心位于尾骨部，以使切口远离肛门，防止污染，直肠内放置肛管做标记，以免损伤直肠；骶前盆腔内瘤体位置较高的上界超过第 3 骶椎水平的Ⅲ型、Ⅳ型骶尾部肿瘤需要经腹联合骶尾部切口切除。手术中完整切除尾骨，注意完全切除肿瘤向周围正常组织嵌入或浸润生长的"卫星病灶"。尽早结扎骶正中动静脉及切缘送病检。注意保护骶前神经和直肠，重建盆底肌肉、闭合创口、臀部整形。术前应该确定肿瘤的疾病程度，对于直肠、骶骨、广泛腹部受累或转移性疾病的病变，首诊时完全切除是不合适的，应进行初始活检，对易于暴露的肿瘤组织进行病理活检，不推荐初始不完全切除或切除重要结构。

如估计 SCT 为恶性且不能手术切除时，宜先做化疗，待肿瘤缩小后再行二期手术。恶性生殖细胞肿瘤对化疗敏感，目前 COG、SIOP 及 CCCG 均推荐使用以铂类药物为基础的化疗方案，如 PEB（博来霉素、依托泊苷和顺铂）或 JEB（博来霉素、依托泊苷和卡铂）等，多数肿瘤化疗后明显缩小。诊断时已经出现大小便困难等表现，也首先推荐化疗。如果已经出现肺转移等，同样需要术前化疗。在局部进展期或转移性肿瘤患者中，接受术前新辅助化疗后再进行切除患者的 5 年 EFS 为 79%，5 年 OS 为 83%，而直接尝试手术完全切除患者的 5 年 EFS 和 OS 均只有 49%。手术后仍需继续化疗，巩固疗效。

对于恶性生殖细胞肿瘤，放疗不作为常规治疗手段，但在复发性生殖细胞肿瘤经过挽救性化疗后仍不能手术切除或不能完全切除的病例中可以尝试。

【复发】 成熟和未成熟的畸胎瘤都会出现局部或远处复发。复发患者根据复发性肿瘤的病理学和范围接受进一步的手术或化疗。对于出现具有恶性成分的复发 SCT 患者，通常可采用以铂类为基础的化疗方案进行挽救治疗。对于既往接受了化疗（PEP 或 JEB 方案）的恶性肿瘤患者，可采用挽救方案，包括紫杉醇+异环磷酰胺+顺铂；大剂量化疗后骨髓细胞解救（移植）等。最近针对难治性 GCT 进行的 COG 研究采用了紫杉醇+异环磷酰胺+卡铂方案。研究显示，该方案对年龄较小的典型 SCT 患者效果较好，但对于青少年和年轻成人效果并不比其他方案好[6]。

【随访】 恶性畸胎瘤及未成熟畸胎瘤综合治疗结束后定期复查肿瘤标志物 AFP 和 β-hCG，超声和/或 CT 或/MRI 检查原发部位和易转移部位（肝、肺和引流淋巴结等）至少 5 年。

第 1 年前 3 个月：1 次/月；

第 1~2 年：1 次/3 个月；

第 3 年：1 次/6 个月；

第 4~5 年：1 次/6~12 个月；

建议终身随访。

【预后】 肿瘤预后与初诊年龄、肿瘤部位、治疗结果等密切相关。初诊年龄越小、恶性发生率越低。最新研究发现，妊娠期胎儿肿瘤体积与胎儿体重比值（tumor volume to fetal weight ratio，TFR）>0.12 是预后不良的标志。SCT 预后不良的因素有：①肿瘤大部分或全部位于盆腔内；②骶尾骨 X 线片有破坏；③病理切片组织不成熟或呈脉络丛样胚胎癌如内胚窦瘤（endodermal sinus tumor）；④切除后肿瘤复发。

二、腹膜后生殖细胞肿瘤

腹膜后也是生殖细胞肿瘤的好发部位，生长在膈下，腹膜后间隙的上部，多位于脊柱旁的一侧，也有的跨越中线。肿瘤多为囊实混合性，含有三个胚层成分，绝大多数为良性，个别病例含未成熟成分或卵黄囊组织。

【病理】 大体标本中有时可见肠管和肢体样结构，高度分化时则与寄生胎不易区分。组织学检查可见皮肤、皮下脂肪、肌肉、神经组织、骨和气管壁等，少许病例可含未成熟成分或卵黄囊组织。

【临床表现】 肿瘤早期不引起任何症状，当肿瘤生长到一定程度，可表现为腹部一侧肿块，少数病例因肿瘤巨大，压迫肠道，食欲低下以致影响患儿营养发育。查体时可于腹部一侧触及分叶状或不规则包块，肿块边界清晰，表面光滑。肿块质地不均，有些部位呈骨性，有些部位呈囊性感。多数患儿一般情况良好，个别患儿肿瘤发生恶变或本身为恶性，可能出现贫血，甚至恶病质。

【诊断与鉴别诊断】 全身情况良好的患儿，有上述腹部肿物的体征，应考虑腹膜后生殖细胞瘤，B 超可提示肿物为囊实性，腹部 CT 可见腹膜后肿块内有骨质及钙化阴影，极少包绕腹膜后大血管生长。并非所有病例都可见到骨骼或牙齿影，同时需与腹膜后其他肿瘤相鉴别，如神经母细胞瘤、肾母细胞瘤，参阅肾母细胞瘤节。

【分期与危险度分层】 腹膜后恶性生殖细胞肿瘤的分期及危险度分层同骶尾部生殖细胞肿瘤，具体见前。

【治疗】 无论肿瘤体积大小，腹膜后生殖细胞肿瘤应尽早经腹腔手术切除，以免发生恶变，影响预后。手术取患侧上腹部横切口或患侧肋缘下切口，必要时超过中线向对侧延长。由于畸胎瘤多与肾、肾上腺、胰腺等重要脏器粘连，以及与主动脉、下腔静脉及其分支等血管包绕或镶嵌，故应从升或降结肠的外侧切开腹膜壁层，游离升、降结肠并推向对侧，充分暴露肿瘤，沿肿瘤内层被膜外直视下由浅表向深面钝性锐性分离，注意受肿瘤挤压的邻近器官的保护性分离，注意被肿瘤推移变形镶嵌入的重要血管的血管骨骼化剥离。最新一项研究表明，腹膜后畸胎瘤切除术围手术期并发症发生率较高，肿瘤包绕血管和使器官移位与手术风险增加相关。

对于术前评估考虑为恶性且不能手术切除的病例，宜先做化疗，待肿瘤缩小后再行手术，术后继续化疗。化疗方案仍然采取铂类药物为基础的化疗方案。不同的恶性成分，预后可能不同，但总体预后较好。

【随访】 同骶尾部生殖细胞肿瘤。

三、纵隔生殖细胞肿瘤

【概述】 纵隔是儿童颅外性腺外 GCT 常见的好发部位，约占 15%~20%，仅次于骶尾部，占儿童纵隔肿瘤的 6%~18%。纵隔是大龄儿童和青少年性腺外颅外 GCT 最常见的发生部位。纵隔 GCT 几乎全部位于前纵隔，少数位于后纵隔、心包和主动脉外膜。根据 2015 年 WHO 分类，纵隔 GCT 被分为精原细胞瘤、非精原细胞瘤（包含卵黄囊瘤、绒毛膜癌、胚胎癌、混合性生殖细胞肿瘤）、畸胎瘤、伴有体细胞型恶性肿瘤及造血恶性肿瘤的生殖细胞肿瘤（表 36-49）。

表 36-49 2015 年 WHO 纵隔生殖细胞肿瘤分类[7]

纵隔生殖细胞肿瘤
精原细胞瘤
胚胎性癌
卵黄囊瘤
绒毛膜癌
畸胎瘤
畸胎瘤，成熟型
畸胎瘤，未成熟型
混合性生殖细胞肿瘤
伴有体细胞型恶性肿瘤的生殖细胞肿瘤
伴有造血恶性肿瘤的生殖细胞肿瘤

【病因与发病机制】 纵隔 GCT 起源仍有争议。胚胎学发育过程中，卵黄囊内形成生发上皮，原始生殖细胞从近端外胚层沿中线向肠系膜背侧迁移，再向泌尿生殖嵴迁移，最后在阴囊内形成睾丸。一种理论认为，在胚胎发生过程中，原始生殖细胞从卵黄囊迁移到生殖嵴，在中线部位发生异位偏移而发生纵隔 GCT。另一种理论认为纵隔 GCT 可能是性腺隐匿 GCT 的逆向迁移[7]。性腺和纵隔 GCT 之间存在相似之处：它们有共同的细胞遗传学异常，即等臂色体 12p；相同的组织学（非精原细胞瘤及精原细胞瘤）；相同的肿瘤标记物（甲胎蛋白，β-人绒毛膜促性腺激素）。

【临床表现】 纵隔 GCT 发生于前纵隔，肿瘤体积较小时则无临床症状，若瘤体长到一定程度产生压迫时，可出现相关压迫症状；侵蚀心包、邻近血管结构或通过皮肤形成引流瘘；全身症状可表现为体重减轻、发热、乏力等；畸胎瘤囊性内容物破裂可腐蚀气管或支气管树，可见皮脂样物质或毛发排出。当畸胎瘤含有胰腺成分时，患者可表现为高胰岛素和低血糖。在含有绒毛膜癌成分的肿瘤中，由于分泌大量绒毛膜促性腺激素，可以看到乳房女性化。部分病人可见心包和胸腔积液，但通常不是恶性的。

原发纵隔精原细胞瘤、成熟畸胎瘤通常生长缓慢，大约 50% 在无症状的情况下被偶然诊断出来。纵隔非精原细胞瘤更具侵袭性，大多数患者就诊时有发热、体重减轻、胸痛、咳血、呼吸困难等症状。20%~25% 的纵隔 GCT 患者在诊断时已经出现转移，常见转移部位包括肺、胸膜、淋巴结（尤其是锁骨上和腹膜后）以及肝脏；较少转移部位包括骨、中枢、肾脏。

【辅助检查】

1. 影像学

(1) 胸部 X 线：绝大多数肿瘤位于前纵隔，呈圆形、椭圆形或大分叶状，一般向一侧突出，右侧多见。可伴有钙化或骨性成分。

(2) 胸部 CT 或 MRI：CT 常表现为大的异质性肿块，偶尔有坏死和出血的迹象，可分辨出脂肪组织与钙化(高亮点)，辅助良性畸胎瘤的诊断。未成熟畸胎瘤为实性肿块，很少有钙化和脂肪成分，增强扫描强化不均匀(图 36-55、图 36-56)。磁共振成像(MRI)有助于定位病变和确定与周围结构的空间关系。

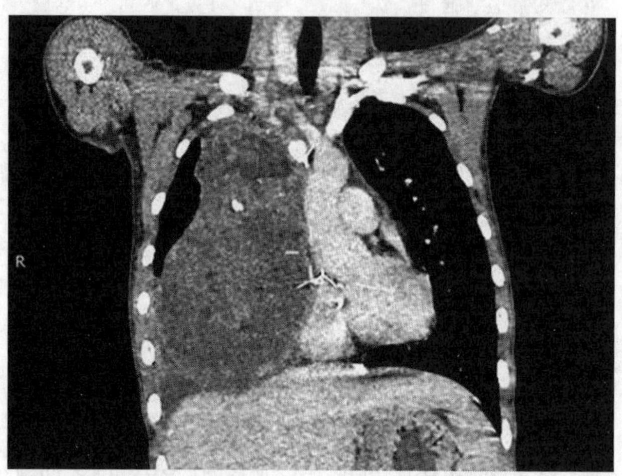

图 36-55 胸 CT 增强：纵隔未成熟畸胎瘤

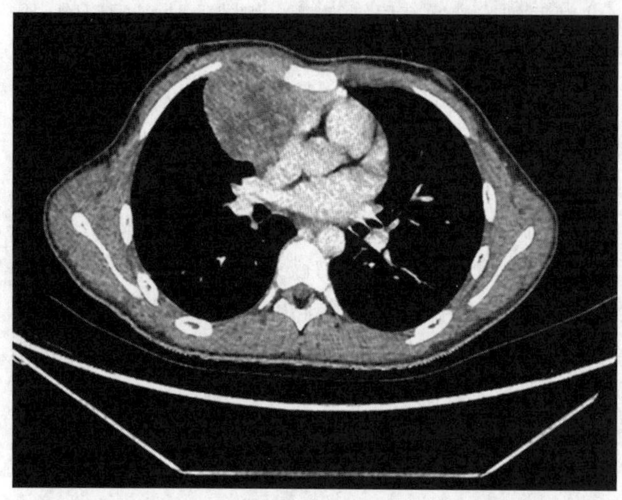

图 36-56 胸 CT 增强：纵隔混合性生殖细胞肿瘤

2. 肿瘤标记物 卵黄囊肿瘤产生甲胎蛋白(AFP)，绒毛膜癌肿瘤可以分泌 β-人绒毛膜促性腺激素(β-hCG)。70%～80% 的纵隔 GCT 在诊断时出现 AFP 和/或 β-hCG 升高。因此，可以测定血清肿瘤标记物水平协助诊断并在治疗及随访过程中进行监测。畸胎瘤可能会产生少量 AFP 和 β-hCG；精原细胞瘤不产生 AFP，若血清 AFP 升高则表明存在非精原细胞瘤成分，即使组织病理诊断为精原细胞瘤，这类肿瘤应该被当作非精原细胞瘤治疗。10% 的纵隔精原细胞瘤患者血清 β-hCG 升高，超过 100ng/ml 提示存在非精原细胞瘤成分。

3. 病理 纵隔 GCT 与发生在性腺的 GCT 病理形态学一致，所有组织学类型在纵隔 GCT 中都有报道。包括精原细胞瘤、畸胎瘤、卵黄囊瘤、胚胎性癌、绒毛膜癌及混合生殖细胞瘤。与性腺和腹膜后 GCT 相比，纵隔非精原细胞瘤很少含有胚胎性癌成分。畸胎瘤偶尔会发生恶性转化，恶性转化最常见恶性成分是肉瘤，横纹肌肉瘤最常见，其他实体瘤包括腺癌、鳞状细胞癌和原始神经外胚层肿瘤，也可见到成熟畸胎瘤与肉瘤、上皮性或其他生殖细胞肿瘤成分混合。

4. 骨髓穿刺及染色体检查 由于原发纵隔生殖细胞肿瘤与 Klinefelter 综合征和血液系统恶性肿瘤密切相关(详见下文)，应进行染色体及骨髓检查，并在随访中定期监测骨髓情况。

Klinefelter 综合征又称精曲小管发育不全，是一种性染色体畸变遗传病，患者染色体为 47XXY。Klinefelter 综合征患者发生纵隔 GCT 风险较非 Klinefelter 综合征患者高 19 倍。发生纵隔 GCT 的 Klinefelter 综合征患者的平均年龄为 18 岁，比没有 Klinefelter 综合征患者小 10 岁。因此，诊断纵隔 GCT 的年轻男性都应该进行染色体检查以确定是否为 47XXY 综合征患者。

【治疗】 成熟畸胎瘤被认为是良性肿瘤，采用单纯手术切除即可治愈；精原细胞瘤绝大多数学者还是倾向于化疗而非放疗；纵隔非精原细胞瘤是一种侵袭性肿瘤，常在诊断时已经出现转移，通常采用多学科综合诊治模式，先给予新辅助化疗，再手术切除残留肿块，术后继续化疗。

1. 手术 纵隔 CGT 通常需要大手术来达到充分切除。纵隔 GCT 手术更需要有经验的胸外科医生完成，通过保留毗邻但不紧密附着的关键结构，如肺、大静脉、膈神经、心包等，将手术并发症降至最低。

2. 放疗 部分不适宜化疗的纵隔 GCT 患者，在没有大体积或转移性疾病的情况下，原发灶放疗(35～50Gy)是一种可接受的替代策略。纵隔精原细胞瘤虽然对辐射敏感，但由于已知的放疗后心血管、继发性恶性肿瘤和其他毒性事件风险增加，即使疾病仅限于局部，绝大多数学者还是建议以顺铂为主的化疗，而不是放疗。

3. 化疗　生殖细胞肿瘤对化疗敏感，治疗通常从顺铂为主的化疗开始。化疗 3~4 个周期后进行纵隔残留病灶切除术，术后根据手术切除情况、切除肿瘤活性以及肿瘤标记物水平酌情继续化疗。

对于纵隔精原细胞瘤且无非肺脏转移患者，初始治疗可给予 3 个周期的顺铂+依托泊苷+博来霉素化疗或 4 个周期的顺铂+依托泊苷化疗；纵隔精原细胞瘤伴有肝、骨、其他非肺脏转移以及纵隔非精原细胞瘤患者，初始治疗给予 4 个周期的顺铂+依托泊苷+博来霉素化疗。英国学者对 16 岁以下颅外性腺外 GCT 患儿给予了卡铂+依托泊苷+博来霉素方案，结果显示其无事件生存率、总生存率与顺铂+依托泊苷+博来霉素方案类似。

传统上，含博来霉素化疗一直是颅外生殖细胞肿瘤患者标准治疗方案。然而，博来霉素引起的肺毒性是主要不良反应。部分学者建议，对于将会接受胸部巨大手术的纵隔 GCT 患者，应考虑减少博来霉素使用量，或用异环磷酰胺+依托泊苷+顺铂方案替代，而后者与经典含博来霉素方案相比，患者总生存率相似。

【预后】　儿童纵隔成熟畸胎瘤，可以通过完全手术切除达到治愈。90%接受化疗的无非肺脏转移的纵隔精原细胞瘤患者实现了长期无病生存，而接受原发性放疗患者远处复发率升高，5 年无事件生存率为 60%~67%；原发性放疗后复发患者可以通过再次化疗挽救，但初次化疗的总生存率更高。现有资料显示，纵隔非精原细胞瘤在目前的治疗方案中预后明显不佳，未合并血液恶性肿瘤患者 5 年生存率为 40%~45%；如果有肺、肝或锁骨上淋巴结转移，生存率只有 25%；如果合并血液系统恶性肿瘤，则很少长期存活。

【附】：纵隔生殖细胞肿瘤与恶性血液系统疾病

原发纵隔生殖细胞肿瘤（GCT）有并发恶性血液系统疾病（hematological malignancy，HM）的独特倾向，1970 年首次报告了纵隔 GCT 并发急性白血病病例，此后文献报告了约 100 余例。

纵隔 GCT 并发 HM 病例主要发生于青春期及年轻成年男性，中位年龄 22 岁，女性病例罕见；99%见于纵隔非精原细胞瘤，而腹膜后、性腺、颅内 GCT 及纵隔精原细胞瘤并发 HM 病例极少。GCT 病理类型主要为畸胎瘤和/或卵黄囊瘤。纵隔 GCT 表现通常早于 HM，从 GCT 到 HM 中位时间 6 个月，30%的患者同时表现两种肿瘤。诊断纵隔 GCT 后第 1 年发生 HM 风险最高，2/3 的 HM 发生在纵隔非精原细胞瘤诊断的第 1 年。

目前尚不清楚为什么部分纵隔非精原细胞瘤患者会发展成血液系统恶性肿瘤，许多间接证据支持 HM 源自生殖细胞。多能原始生殖细胞和造血干细胞分享胚胎学起源同一部位——卵黄囊，在胚胎发生早期，原始生殖细胞和造血干细胞具有共同的前体细胞。研究发现，在纵隔卵黄囊瘤合并白血病的纵隔肿瘤成分中发现造血前体细胞，并且 GCT 中的白血病细胞和骨髓中有相似形态学，有髓系早期细胞表达以及更成熟的髓系、单核系、红系、巨核系表达。在 38%纵隔非精原细胞瘤并发 HM 患者的骨髓中发现了 GCT 特异性核型 i(12P)。进一步提示了两种不同恶性肿瘤的共同克隆起源。

纵隔非精原细胞瘤并发的 HM 主要包括急性髓细胞性白血病、骨髓增生异常综合征、恶性组织细胞增生症等，其中涉及巨核细胞系的 HM 是该综合征的重要特征，如急性巨核细胞白血病、伴明显巨核细胞分化的骨髓增生异常综合征、原发性血小板增多症等比例明显升高。纵隔非精原细胞瘤患者发生血液系统恶性肿瘤，与之前的细胞毒化疗、放疗无关。

目前对于纵隔 GCT 并发 HM 尚无治疗指南。与骨髓来源的血液肿瘤相比，来源于 GCT 的血液肿瘤细胞对目前化疗反应极差，死亡率近 90%，诊断 HM 后中位生存时间仅 2 个月。许多病例 HM 呈暴发性、强侵袭性，一旦出现，近一半患者死亡前未能接受针对 HM 的治疗，幸存者是极少数接受异基因造血干细胞移植患者。

（王珊　苏雁）

参考文献

[1] LAFIN JT, BAGRODIA A, WOLDU S, et al. New insights into germ cell tumor genomics. Andrology, 2019, 7(4): 507-515.

[2] BHAKTA N, FORCE LM, ALLEMANI C, et al. Childhood cancer burden: a review of global estimates. Lancet Oncol, 2019, 20(1): e42-e53.

[3] VAN HEURN LJ, KNIPSCHEER MM, JPM D, et al. Diagnostic accuracy of serum alpha-fetoprotein levels in diagnosing recurrent sacrococcygeal teratoma: A systematic review. J Pediatr Surg, 2020, 55(9): 1732-1739.

[4] RONCHI A, COZZOLINO I, MONTELLA M, et al. Extragonadal germ cell tumors: Not just a matter of location. A review about clinical, molecular and pathological features. Cancer Med, 2019, 8(16): 6832-6840.

[5] NAM SH, CHO MJ, KIM DY, et al. Half-life of alpha-fetoprotein in neonatal sacrococcygeal teratoma. J Pediatr Surg, 2018, 53(12): 2470-2474.

[6] PASHANKAR F, FRAZIER AL, KRAILO M, et al. Treatment of refractory germ cell tumors in children with paclitaxel, ifosfamide, and carboplatin: A report from the Children's Oncology Group AGCT0521 study. Pediatr Blood Cancer, 2018, 65(8): e27111.

[7] MARX A, CHAN JK, COINDRE JM, et al. The 2015 World Health Organization Classification of Tumors of the Thymus: Continuity and Changes. J Thorac Oncol, 2015, 10(10): 1383-1395.

第 10 节 泌尿生殖系肿瘤

小儿泌尿系肿瘤主要是肾的恶性肿瘤，也是小儿最常见的腹膜后恶性实体瘤，占腹膜后肿瘤的 50%以上；良性肿瘤少见。生殖系肿瘤中多见睾丸及卵巢肿瘤，现仅述几种常见的肿瘤。

一、肾母细胞瘤

肾母细胞瘤（nephroblastoma）又称肾胚胎瘤（renal embryoma）、维尔姆斯瘤（Wilms 瘤），是婴幼儿最多见的恶性实体瘤之一，也是应用现代综合治疗最早和效果最好的恶性实体瘤。从 20 世纪 20～30 年代的死亡率达 80%以上到目前转变为存活率达 80%以上[1,2]。现代治疗的目标是，对低危患儿注重降低治疗剂量，以期减少放化疗并发症，提高生活质量；对高危患儿探索更有效的综合治疗方法，特别是加强化疗，以期进一步提高长期生存率。

【发病率】 文献报道<15 岁的儿童 Wilms 瘤的每年发病率是 7～10/100 万，肾母细胞瘤占 15 岁以下小儿恶性泌尿生殖系肿瘤的 80%以上，约占小儿实体瘤的 8%。男女性别及左右侧别相差不多，双侧占 1.4%～10.3%。诊断时单侧病变平均年龄约 40 个月，双侧病变平均年龄 30 个月。90%的病例诊断时年龄<7 岁，罕见于成人及新生儿。统计国内 6 所儿科医院 2 133 例恶性实体瘤中，有肾母细胞瘤 503 例（24%），75%诊断时年龄为 1～5 岁，年龄最高峰是 1～3 岁，平均年龄是 3.1 岁。

【病因】 1%～2%的患者有家族史。肿瘤起源于后肾胚基，目前已肯定 *WT1* 和 *WT2* 基因的突变与肾母细胞瘤的发生有关，或可解释为抑癌基因丢失。*WT1* 基因的靶向突变导致了肾脏和生殖腺的发育不全。虹膜缺失的 Wilms 瘤患者有染色体 11p 位置的 *WT1* 基因的缺失。Denys-Drash 综合征（DDS）病人有 *WT1* 基因的突变。在肾母细胞瘤病人的正常组织细胞未检出这种缺失。由于在染色体 11p15 区发现有 LOH 存在，所以第 2 个 Wilms 基因-*WT2* 也被证实存在于这个区。*WT2* 基因与 Beckwith-Weidemann 综合征有相关性。*WT3* 基因的意义不清楚，可能伴发双侧肾母细胞瘤。在大约 20%的 Wilms 瘤病人中检测出 16 号长臂染色体的缺失，据此可推 16q 位置基因的存在影响 Wilms 瘤的生物学特性。同时，染色体 1p 短臂的缺失在大约 10%的 Wilms 瘤患者当中存在。研究表明这些异常与肿瘤复发和病人死亡有相关性，可能作为判断预后的指标。

【合并畸形】 在美国国家维尔姆斯瘤研究（National Wilms Tumor Study, NWTS）报告的 547 例肾母细胞瘤中，1.1%有虹膜缺如，4.4%有泌尿生殖系畸形如尿道下裂、假两性畸形、隐睾症。单侧肢体肥大在一般人群中为 0.003%，但在肾母细胞瘤患者中为 2.9%。故对这些小儿应随访监测，如每 3 个月做一次超声检查，直至 5～6 岁。

【病理】 肾母细胞瘤是一边界清晰和有包膜的单个实体瘤，可发生于肾的任何部位，其大小不一，小者仅限于肾区；大者可上起膈下，下达盆腔，跨越中线并使主动脉和下腔静脉移位。肿瘤突破肾被膜后，可广泛浸润周围器官及组织。肿瘤经淋巴转移至肾蒂和主动脉旁淋巴结，亦可沿肾静脉延伸入下腔静脉，甚至右心房。NWTS-3 组报告 11%侵入肾外静脉，3%有下腔静脉瘤栓，长入右心房者少于 1%。有腔静脉或心房栓塞时产生临床表现的不及 10%。血行播散可至全身各部位，而以肺转移为最常见。如无其他部位转移证据，则双侧肾肿瘤可认为双侧原发病变，虽然双侧不对称，但在绝大多数病例其两侧肿瘤是同时发生的。

罕见肾外肾母细胞瘤，可位于腹膜后或腹股沟区，其他部位包括后纵隔、盆腔和骶尾区。

【病理组织学】 它有三种结构,即间质、上皮和胚芽组织。胚芽成分为呈巢状分布的中等大小的幼稚细胞,细胞核圆形或卵圆形,核仁不明显,胞质中等量,核染色质深染并可见核分裂。上皮成分是与胚芽幼稚细胞形态相似的肿瘤细胞,排列成原始肾小管形态。间叶成分肿瘤细胞呈梭形,其长宽之比>3∶1,细胞成分较胚芽型略少,其内可见骨骼肌、软骨或较成熟的结缔组织。由于肾母细胞瘤的预后与构成肿瘤的结构有关,故目前将肿瘤分为两大类:

1. 良好组织型(favorable histologic type) 典型肾母细胞瘤一般光镜易于辨认。肿瘤组织中三种基本组织成分之一占65%以上则分别定为上皮型、间叶型和胚芽型;如三种成分均未达65%则定为混合型[3]。从以上各型中检出肿瘤具有间变者归入间变型或称未分化型(anaplasia)。

2. 不良组织型(unfavorable histologic type) 即间变型(anaplasia),局灶或弥散性。间变诊断根据三种异常特性:核直径>周围组织细胞的3倍或更多;扩大的细胞核染色质深染;异常的有丝分裂象即多极核分裂象。在诊断时,<2岁的儿童的Wilms肿瘤很少存在间变特性,其发生率约为2%,但是在>5岁的患儿中该特性的存在率增长到一个稳定的水平,约为13%。间变型诊断应慎重,要求取材广泛,有作者认为应按肿瘤长轴每1cm取材一块。

上述各型肾母细胞瘤占小儿肾肿瘤的85%,其他既往误诊为或归入肾母细胞瘤的有先天性中胚叶肾瘤(congenital mesoblastic nephroma,CMN)、恶性横纹肌样瘤(malignant rhabdoid tumor of kidney,MRTK)及透明细胞肉瘤(clear cell sarcoma of kidney,CCSK)。

【肾母细胞瘤病】 妊娠36周后仍持续有后肾胚基称为结节性肾母细胞瘤(nodular renal blastoma)。如肉眼可见但小则被认为是后肾错构瘤(metanephric hamartoma,Wilms小瘤,tumorlets),与分化良好的典型肾母细胞瘤组织相同,但其直径仅为1~3.5cm。双侧肾母细胞瘤都有一些肾母细胞增生的表现;而那些肾母细胞瘤病患者中40%有双侧病变。但目前肾母细胞瘤病是肿瘤的前驱表现还是与肿瘤无关的单独良性病变,还不清楚。

【诊断】

1. 临床表现 腹部肿块是最常见的症状,约75%的患者以腹部肿块或腹胀就诊。肿块在较小时不影响患儿营养及健康情况,也无其他症状,多在家长给小儿沐浴更衣时偶然发现。肿块位于上腹季肋部一侧,表面平滑,中等硬度,无压痛,早期可稍具活动性,迅速增大后,少数病例可超越中线。此时虽无远距离转移,但小儿受巨大肿瘤压迫,可有气促,食欲缺乏,消瘦,烦躁不安现象。肉眼血尿少见,但镜下血尿可高达25%。高血压可见于25%~63%的患者,一般在肿瘤切除后,血压恢复正常。此外,偶见腹痛及低热,但多不严重。食欲缺乏、体重下降、恶心及呕吐是疾病晚期的信号。肿瘤也可产生红细胞生长素导致红细胞增多症。极少数肾母细胞瘤自发破溃,临床上与急腹症表现相似。

2. 化验检查 为与神经母细胞瘤鉴别,可查尿儿茶酚胺代谢产物和骨髓穿刺涂片等。如患儿有高血压则肾素水平可能上升,也有报告有红细胞增多者。如肾母细胞瘤并发先天性畸形,则应查染色体。

3. 影像检查 如小儿以腹部肿块就诊,应先做超声检查,可以分辨肿瘤的脏器来源,区分实质性及囊性,也可检出肾静脉及下腔静脉瘤栓。如疑有腔静脉瘤栓,可做腔静脉造影,增强CT扫描重建已经基本替代腔静脉造影和右心导管检查。传统的静脉尿路造影是一重要手段,患侧肾不显影或表现为肾内肿块,即患侧肾盂肾盏被挤压,移位,拉长变形或破坏。10%的病例因肿瘤侵犯肾组织过多或侵及肾静脉而不显影。CT扫描对于肿瘤较静脉尿路造影有优势,特别是增强扫描一定程度上已经取代静脉尿路造影。CT可判断原发瘤的侵犯范围,与周围组织、器官的关系;有无双侧病变,有无肝转移及判断肿块性质,因肿瘤包含成分不同,CT值及增强后的变化可提示是否为错构瘤。有的作者提出,如患侧不显影或有镜下和肉眼血尿,应做膀胱镜及逆行肾盂造影,因有报告肿瘤沿同侧输尿管生长,甚至进入膀胱及尿道。MRI与CT相比较无射线伤害,更易辨别肾静脉及腔静脉情况,一定程度上还能检测肿瘤代谢活性,在小儿具有优势。

肺是肾母细胞瘤最好发的转移部位,应常规行胸部X线检查,胸部CT扫描对肺转移敏感性更高。对透明细胞肉瘤应做骨扫描、头部CT,而恶性横纹肌样瘤应做头部CT检查。

【鉴别诊断】 小儿腹部肿块的鉴别诊断应包括肾积水,多囊肾(polycystic kidney),神经母细胞瘤,畸胎瘤等其他腹膜后肿物。

【分期】 在北美,早期有美国国家维尔姆斯肿瘤研究(NWTS)开展针对肾母细胞瘤的相关研究,后于2000年与CCG、POG、IRS合并,成立了美国儿童肿瘤协作组(COG)。

目前,COG肾母细胞瘤分期如下:

Ⅰ期:肿瘤限于肾内,肾包膜完整,完整切除;切除前无活检或破溃;肿瘤未涉及脉管及肾窦,切除边缘无肿瘤残存。局域淋巴结阴性。

Ⅱ期:肿瘤完整切除,切除边缘无肿瘤残存。局域淋巴结阴性。具有以下一项或更多:肾被膜受侵;肾窦软组织或标本内肾实质外血管浸润。

Ⅲ期:肿瘤残存,限于腹部,伴有以下一项或多项:1个或多个局域淋巴结阳性;肿瘤侵及腹膜或已突破腹膜;肉眼或镜下切除边缘有肿瘤残存;术前或术中肿瘤溢出、破溃,包括活体组织检查;肿瘤分为两块及以上取出;术前化疗。

Ⅳ期:肿瘤有血源性转移,如肺、肝、骨、脑;或腹腔、盆腔以外的远处淋巴结转移,如胸腔。

Ⅴ期:双侧肾母细胞瘤:按照上述分期,把双侧病变做不同分期。

【影响预后的因素】 在合理的综合治疗情况下,相关因素有:①病理组织类型及分期:对预后好的组织结构在 NWTS-2,两年存活率已经达 90%,对预后不好的组织结构只有 54%。预后好的组织结构中 65%病例是属Ⅰ或Ⅱ期;而预后不好的组织结构中,50%病例是属Ⅲ或Ⅳ期。②有淋巴结转移的病例存活率是 54%,没有淋巴结转移的存活率可上升至 82%。无论如何,Ⅳ期病例预后仍差,存活率仅 53%。

用流式细胞仪测肾母细胞瘤细胞 DNA 含量,Kaplan-Meier 分析一组达到 3 年无瘤存活率者,细胞内 DNA 含量高的存活率低。近期分析一组既往未治疗的肾母细胞瘤,83 例预后好的组织结构中只有 3 例 DNA 指数>1.5,而 11 例预后差的组织结构中 10 例 DNA 指数>1.5。近年研究显示染色体 16q 的杂合性缺失(LOH)肾母细胞瘤患者发生率为 20%,NWTS-5 的研究已证实染色体 16q 或 1q 有杂合子缺失的 FHⅠ期和Ⅱ期病人中,其复发和死亡相对危险度较无杂合子缺失的增高;Ⅲ期或Ⅳ期病人中,染色体 16q 和 1q 同时出现杂合子缺失者,其复发和死亡危险度升高。这部分病人需要强化治疗。另外,NWTS-4 中 226 例肿瘤标本的检测表明,1q 染色体扩增在 FH 肾母细胞瘤中发生频率很高,约为 25%,与复发高度相关。1q 染色体扩增在临床上可以快速检测,如果阳性,则可以精准地预测有 40%的复发概率,而目前 1p 和 16qLOH 检测阳性仅能提示有 9%的复发概率。如果 1q 染色体扩增的诊断特异性能够被确认,那么它将成为 FH 型肾母细胞瘤新的风险判断因子。

【治疗】 肾母细胞瘤是应用手术、放疗、化疗一系列现代综合治疗措施最早和效果最好的实体瘤之一,具体分述如下:

1. 手术 经腹腔手术,检查对侧肾和肝脏,如有可疑肿瘤,需取活体组织检查。有血运障碍的瘤组织较软而脆性大,易于破溃,操作应轻柔,以免肿瘤被挤破。术中肿瘤破溃,局部复发机会较未破溃多一倍。NWTS 提出切除肾蒂旁、主动脉和腔静脉旁的淋巴结并不能改变预后,但仔细检查及选取淋巴结活检对肿瘤分期非常重要。如肾静脉内有瘤栓,需切开静脉取出瘤栓,这并不意味着预后恶劣。在处理巨大肿瘤的肾蒂时需格外小心,以免误伤重要血管。如肿瘤侵及肠系膜根部,十二指肠和胰头等部位,完整切除肿瘤可能冒极大危险,则应在可疑肿瘤残存部位放银夹标记,与估计肿瘤过大,不能切除的病例相同,先用放疗、化疗,3~6 个月后再做二次探查术。

2. 放疗 肾母细胞瘤对放疗是很敏感的,术前放疗用于巨大肾母细胞瘤,6~8 天内给 800~1 200cGy,2 周内可见肿瘤缩小,再行手术。术后放疗用于 FH Ⅲ期、Ⅳ期及 UH 即间变型Ⅱ~Ⅳ期。术后放疗于术后 48 小时与术后 10 日开始,疗效无明显差异。早期做放疗并不影响切口愈合,但不宜晚于 10 日,否则增加局部复发机会。一般给予 180cGy/d,每周 5 天,当放疗容积较大时(如全腹),肿瘤剂量可减少至 150cGy/d。如有特殊情况可考虑 14 天内。一般<6 月龄不宜放疗,6~12 月龄剂量不大于 1 080cGy[4,5]。

3. 化学治疗 常用的药物有长春新碱(vincristine,VCR),放线菌素 D(actinomycin D,ACTD)和多柔比星(doxorubicin、adriamycin,ADR),二线药物有顺铂(CDDP)、依托泊苷(VP16)等,表 36-50 总结了 COG 肾母细胞瘤治疗方案。

(1) EE-4A:适用于 FHⅠ、Ⅱ期:

评估							↓						↓						↓
周数	1	2	3	4	5	6	7	8	9	10	11	12	13	14	15	16	17	18	19
方案	A			A			A			A			A			A			A
	V	V	V	V	V	V	V	V	V	V			VX			VX			VX

评估:6、12、18 周后 B 超及胸部 X 线,化疗结束时胸部 CT 和腹部增强 CT。

A:放线菌素 D 0.023mg/kg(<1 岁),0.045mg/kg(>1 岁,最大 2.3mg),第 1 天,静脉滴注。

V:长春新碱 0.025mg/kg(<1 岁),0.05mg/kg(1~3 岁),1.5mg/m^2(>3 岁,最大 2mg),第 1 天,静脉推注。

VX:长春新碱 0.033mg/kg(<1 岁),0.067mg/kg(1~3 岁),2mg/m^2(>3 岁,最大 2mg),第 1 天,静脉推注。

表 36-50　COG 方案 WT 治疗方法总结

治疗	
术前治疗	
局部肿瘤	无
肝静脉以上瘤栓、转移、双侧以及难以完整切除肿瘤	化疗
术后治疗	
Ⅰ期	
FH	
<2 岁,肿瘤<550g	观察
1p,16qLOH(-)	EE-4A
1p,16qLOH(+)	DD-4A
UH	DD-4A 方案/如 6 周评估不良转 M 方案+RT
Ⅱ期	
FH	
1p,16qLOH(-)	EE-4A
1p,16qLOH(+)	DD-4A
UH	
局灶	DD-4A 方案/如 6 周评估不良转 M 方案+RT
弥漫	PE/CDV 方案+RT
Ⅲ期	
FH	
1p,16qLOH(-)	DD-4A 方案+RT
1p,16qLOH(+)	M 方案+RT
UH	
局灶	Ⅰ方案+RT
弥漫	PE/CDV 方案+RT
Ⅳ期	
FH	
1p,16qLOH(-)	DD-4A+RT
1p,16qLOH(+)	M 方案+RT
UH	
局灶	PE/CDV 方案+RT
弥漫	PE/CDV 方案+RT

(2) DD-4A:适用于 FH Ⅲ、Ⅳ期,局灶间变Ⅰ、Ⅱ期。

评估						↓						↓						↓							↓
周数	1	2	3	4	5	6	7	8	9	10	11	12	13	14	15	16	17	18	19	20	21	22	23	24	25
方案	A			D+			A			D+			A			DX			A			DX			A
	V	V	V	V	V	V	V	V	V	V			VX			VX			VX			VX			VX

A:放线菌素 D 0.023mg/kg(<1 岁),0.045mg/kg(>1 岁,最大 2.3mg),第 1 天,静脉滴注。

V:长春新碱 0.025mg/kg(<1 岁),0.05mg/kg(1~3 岁),1.5mg/m^2(>3 岁,最大 2mg),第 1 天,静脉推注。

VX:长春新碱 0.033mg/kg(<1 岁),0.067mg/kg(1~3 岁),2mg/m^2(>3 岁,最大 2mg),第 1 天,静脉推注。

D+:多柔比星 1.5mg/kg(<1 岁),45mg/m^2(>1 岁),第 1 天,静脉滴注。

DX:多柔比星 1mg/kg(<1 岁),30mg/m^2(>1 岁),第 1 天,静脉滴注。

若术前化疗 6 周评估反应不良,则转入 M 方案。

(3) M 方案:FH Ⅲ、Ⅳ期、局灶间变Ⅰ、Ⅱ期 6 周评估反应不良及 1p 和 16q 基因变异的患儿。

评估							↓		↓		↓		↓
周数	1	2	3	4	5	6	7	10	13	16	19	22	25
方案		V	V		V	V	VX	VX		VX		VX	VX
	C			C			A	A	C	A	C	A	A
	E			E			D	D	E	D	E	D	D

A:放线菌素 D 0.023mg/kg(<1 岁),0.045mg/kg(>1 岁,最大 2.3mg);(放疗后)0.01mg/kg(<1 岁),0.02mg/kg(>1 岁,最大 2.3mg),第 1 天,静脉滴注。

V:长春新碱 0.025mg/kg(<1 岁),0.05mg/kg(1~3 岁),1.5mg/m^2(>3 岁,最大 2mg),第 1 天,静脉推注。

VX:长春新碱 0.033mg/kg(<1 岁),0.067mg/kg(1~3 岁),2mg/m^2(>3 岁,最大 2mg),第 1 天,静脉推注。

D:多柔比星 1mg/kg(<1 岁),30mg/m^2(>1 岁),第 1 天,静脉滴注。

C:环磷酰胺 14.7mg(kg·d)(<1 岁),440mg/(m^2·d)(>1 岁),第 1~5 天,静脉滴注。

E:依托泊苷 3.3mg/(kg·d)(小于 1 岁),100mg/(m^2·d)(大于 1 岁),第 1~5 天,静脉滴注。

(4) Ⅰ方案:Ⅲ期局灶间变型。

评估							↓								↓				
周数	1	2	3	4	5	6	7	8	9	10	11	12	13	14	16	19	22	25	27
方案	D			C			D			C			D		C	D	C	D	
	V	V	V	E	V	V	V	V	V	E	V	V	VX	VX	E	VX	E	VX	
	XRT						C_X						C_X			C_X		C_X	

V:长春新碱 0.025mg/kg(<1 岁),0.05mg/kg(1~3 岁),1.5mg/m^2(>3 岁,最大 2mg),第 1 天,静脉推注。

VX:长春新碱 0.033mg/kg(<1 岁),0.067mg/kg(1~3 岁),2mg/m^2(>3 岁,最大 2mg),第 1 天,静脉推注。

D:多柔比星 1.5mg/kg(<1 岁),45mg/m^2(>1 岁),第 1 天,静脉滴注。

C:环磷酰胺 14.7mg/(kg·d)(<1 岁),440mg/(m^2·d)(>1 岁),第 1~5 天,静脉滴注。

Cx:第 1 周如无手术和放疗,加用环磷酰胺 14.7mg/(kg·d)(<1 岁),440mg/(m^2·d)(>1 岁),第 1~3 天,静脉滴注。

E:依托泊苷 3.3mg/(kg·d)(<1 岁),100mg/(m^2·d)(>1 岁),第 1~5 天,静脉滴注。

XRT:放疗术后 10 天内进行。

(5) PE/CDV 方案:Ⅱ~Ⅳ期弥漫间变型、Ⅳ期局灶间变型。

评估			↓						↓							↓
周数	1	4	6	7	8	9	10	13	16	17	18	19	22	25	26	27
方案	P	P		C			P	P	C			P	P	C		
	E	E		D			E	E	D			E	E	D		
				V	V	V			V	V	V			V	V	V
	XRT×															

V:长春新碱 0.025mg/kg(<1 岁),0.05mg/kg(1~3 岁),1.5mg/m^2(>3 岁,最大 2mg),第 1 天,静脉推注。

D:多柔比星 1.25mg/kg(<1 岁),37.5mg/m^2(>1 岁),第 1 天,静脉滴注。

C:环磷酰胺 14mg/(kg·d)(<1 岁),440mg/(m^2·d)(>1 岁),第 1~4 天,静脉滴注。

E:依托泊苷 3.3mg/(kg·d)(<1 岁),100mg/(m^2·d)(>1 岁),第 1~5 天,静脉滴注。

P:卡铂 15mg/(kg·d)(<1 岁),350mg/(m^2·d)(>1 岁),第 1~2 天,静脉滴注。

目前 COG 正在进行的临床试验如表 36-51 所示:

表 36-51 COG 目前正在进行的临床试验

AREN 0532:极低危/中危 FH 肾母细胞瘤	
1	极低危患者(Ⅰ期 FH 肿瘤<550g;<2 岁)仅行瘤肾切除术,目标是达到 4 年无瘤生存
2	不够资格仅行肾切除术的低危患者(Ⅰ或Ⅱ期 FH 肿瘤>550g;>2 岁)将接受 18 周放线菌素 D 和长春新碱的化疗(EE-4A 方案)
3	Ⅲ期 FH 肾母细胞瘤,且不具有 1p 和 16q 染色体杂合子缺失的患者,接受长春新碱、放线菌素 D、多柔比星化疗(DD-4A 方案),并加用放疗。目标是 4 年无瘤存活率≥85%,4 年总存活率≥95%
4	Ⅰ或Ⅱ期 FH 肾母细胞瘤,且具有 1p 和 16q 染色体杂合子缺失的患者,接受 DD-4A 方案化疗但不加用放疗。目标是提高目前的 4 年无瘤生存率
AREN 0533:高危 FH 肾母细胞瘤	
1	Ⅳ期 FH 肾母细胞瘤患者,接受 DD-4A 方案化疗。若 6 周后肺转移灶消失,则不接受放疗。目标是不接受全肺放疗,4 年无瘤存活率达到 85%
2	Ⅳ期 FH 肾母细胞瘤患者,接受 DD-4A 方案化疗。若 6 周后肺转移灶不消失,则在 DD-4A 方案基础上加用环磷酰胺与依托泊苷化疗。目标是 4 年无瘤存活率达到 85%
3	Ⅲ或Ⅳ期 FH 肾母细胞瘤,且具有 1p 和 16q 染色体杂合子缺失的患者,在 DD-4A 方案基础上加用环磷酰胺与依托泊苷化疗,同时加用放疗。目标是将 4 年无瘤存活率提升至 75%
AREN 0321:高危肾肿瘤	
1	Ⅰ期发散间变型或Ⅰ~Ⅲ期局灶间变型肾母细胞瘤患者,接受 DD-4A 方案化疗,加用放疗
2	Ⅰ期肾透明细胞肉瘤患者接受长春新碱、放线菌素 D、多柔比星(DD-4A 方案),不加用放疗
3	Ⅳ期局灶间变型,Ⅱ~Ⅲ期发散间变型肾母细胞瘤,Ⅳ期肾透明细胞肉瘤,或是Ⅰ~Ⅳ期肾恶性横纹肌瘤患者接受新化疗方案尝试提高生存率
AREN 0534:双侧,多中心,或是具有发展为双侧肾母细胞瘤的易感性	
1	双侧肾母细胞瘤患者接受 6~12 周长春新碱,放线菌素 D 和多柔比星化疗。手术不晚于 12 周。目标是提高 4 年无瘤生存率至 73%
2	弥漫增生叶周型肾源性残余(diffuse hyperplastic perilobar nephrogenic rests)患者接受 18 周长春新碱和放线菌素 D 化疗。目标是评估化疗在肾母细胞瘤患儿保留肾单位和预防肾母细胞瘤进展中的有效性
3	单侧肾肿瘤和虹膜缺失患者、BWS、偏身肥大或其他生长过度型综合征患者,行肾切除术前接受 6 周长春新碱和放线菌素 D 化疗。目标是在争取 25%的患儿可以实行肾脏部分切除术

【关于术前化疗】 欧洲国际儿科肿瘤学会(International Society of Pediatric Oncology Europe,SIOPE)认为在临床诊断基础上即可对>6月龄患儿进行术前化疗4周或8周,不必等待病理组织学结果。

NWTS及COG的研究者认为术前化疗可能干扰病理组织分型,影响间变型检出率,降低临床分期,术前化疗会使重要的原始信息丢失,而且可能造成误诊(1%),因而强调在病理组织学诊断基础上只对以下情况考虑先化疗:①存在肝静脉水平以上的下腔静脉瘤栓;②肿瘤侵犯邻近组织,切除肿瘤的同时需要切除相应器官(如脾、胰、结肠等,肾上腺除外),不提倡过度切除邻近脏器的手术方式;③外科医生评估认为肿瘤切除可能导致严重并发症或病死率、肿瘤可能在手术中播散或肿瘤不可能完全切除;④存在远处转移如肺部转移等;⑤双侧肾母细胞瘤。笔者认为是否进行术前化疗不必强求一致,应根据不同医疗机构及手术医生的临床经验综合分析。对于手术切除无困难者先手术,然后根据病理组织类型和临床分期决定化疗方案为好。对双侧病变、巨大肿瘤手术困难者或长段腔静脉瘤栓进行术前化疗更能体现其优越性。

4. 复发与转移瘤的治疗 也应用手术、放疗、化疗的综合措施。除上述各药外,可用异环磷酰胺、鬼臼噻吩苷(teniposide,VM26)等。有肺转移的经治疗后,存活率可达50%~60%,腹部复发如是良好组织型,经综合治疗后15个月才出现转移灶,90%仍可获治。但诊断后6个月内就转移的,存活率只有28%。无论如何,有报告有7处转移瘤包括腹部、胸部,经综合治疗仍存活。

5. 双侧肾母细胞瘤(bilateral wilms tumor) 双侧肾母细胞瘤诊断时年龄较单侧者小,合并畸形及细胞基因缺陷概率较单侧大10倍。应用现代影像技术及第一次手术时探查对侧肾脏可早期发现对侧肿瘤。

双侧肾母细胞瘤的治疗目的是最大限度地保留肾组织,故术前最少用VCR及ACTD 4周,使肿瘤缩小,如不奏效可加多柔比星和放疗1 500cGy,应用影像检查监测以选择再次手术探查的适宜时间。NWTS-Ⅲ建议经腹探查,如是良好组织型(不良组织型仅占12%),仅做双侧活检,包括取淋巴结活检。如能保留患肾在2/3以上,也可做肿瘤切除活检而不是全肾切除。这种处理方法能降低肾衰竭的发生率,同时发生双侧Wilms瘤的病人肾衰竭的发生率为9.1%,而不同时者为18.8%。50%的病人如先进行组织学活检后行化疗,可以避免肾切除[6]。

必须做双侧全肾切除及肾移植时,需在化疗药应用2年以后,以免肿瘤复发。Penn报告有15例双侧肾母细胞瘤在停药一年以内做肾移植,7例肿瘤复发;另5例在化疗2年后做肾移植无一例出现肿瘤复发。经上述诊断及治疗手段,在NWTS中同期诊断的存活率可达87%,不同期诊断的则降为40%。另外,双侧肾母细胞瘤组织类型可能不一样,故需双侧分别送病理检查。

6. 成人肾母细胞瘤 预后较小儿差,有一组31例中Ⅰ及Ⅱ期3年存活率为48%,Ⅲ及Ⅳ期为11%,可能因肿瘤大和不良组织型多。化疗同小儿,只是各期均用放疗。

【治疗并发症】 肾母细胞瘤的综合治疗可引起并发症及死亡。放线菌素D和多柔比星可加重放疗的毒性,常见骨髓抑制和胃肠道症状。放疗病人中约6%可发生早期或晚期肝功能障碍。虽然多柔比星有心肌毒性,如剂量不超过前述之方案则罕见发生。放疗在骨科方面的合并症有脊柱发育不良及脊柱侧弯。由于放疗对卵巢的损害可致第二性征发育不良及原发性闭经,卵泡刺激素及黄体素均增高。妇女如有生育能力则围产期小儿死亡率及产出低体重儿的概率高。环磷酰胺化疗可致男性无精子。放疗后长期存活者第二瘤的发生率可高达3%~17%,常见的有软组织肉瘤、白血病、甲状腺瘤和肝癌,也曾有报告发生结肠癌者[7]。

年幼小儿如有巨大肿瘤时,手术合并症也不少见,应注意避免损伤主动脉及其主要分支。尤需注意肠系膜上动脉和对侧肾动脉。因此,如何应用损害最小的治疗,使患儿能健壮成长,仍须不断采用新药,新疗法,继续总结提高。

二、其他肾肿瘤

约占小儿肾肿瘤的15%,既往曾经误诊或归入肾母细胞瘤,其组织来源和生物学特性均与肾母细胞瘤不同,需注意区分[3]。

1. 先天性中胚叶肾瘤(congenital mesoblastic nephroma,CMN) 也称胎儿错构瘤(fetal hamartoma)或婴儿间叶性错构瘤,是一种少见的好发于新生儿和婴儿早期的先天性纯间叶性错构瘤,平均年龄3.5个月,偶见于周岁以后,罕见于年长儿。Bolande等(1967)首次命名并描述组织形态,国外报道占小儿肾肿瘤的2.8%~3.9%,国内文献仅首都医科大学附属北京儿童医院报告14例,占同期380例肾肿瘤的3.7%。其中<1岁者11例,<3个月者4例。首发症状为腹部肿块或血尿,近年也有产前超声发现者。影像学检查不能与其他肾肿瘤相鉴别,诊断主要依靠病理。肿瘤表面硬而苍白,切面组织的螺旋样排列如子宫肌瘤,少见出血与坏

死。组织结构分为两型,平滑肌瘤型和细胞型。平滑肌瘤型主要是交错排列成束状或编织状的梭形细胞,形态类似成纤维细胞或平滑肌细胞,胞质丰富,淡嗜酸性,细胞核为长杆状或长梭形,核分裂象不多,核仁不明显。细胞型是在平滑肌瘤型基础上细胞成分增多,排列无明显极向,细胞呈短梭形、多边形或星形。细胞核为短梭形或椭圆形,核分裂象增多,核仁明显。两型之间有重叠过渡。治疗为瘤肾切除,罕见复发或转移。如小儿年龄>3月龄,属细胞型者,宜按肾母细胞瘤FH类型做术后化疗。Richmind曾报道28例中胚叶肾瘤无一例死于肿瘤,而有3例死于化疗或放疗合并症,故认为小婴儿应用化疗及放疗需慎重。

2. 恶性肾横纹肌样瘤(malignant rhabdoid tumor of kidney,MRTK) 是婴儿罕见而极度的恶性肿瘤,在NWTS注册中MRTK占肾肿瘤的2%。细胞来源不清楚,并非来源于后肾胚基,不属肾母细胞瘤范畴。还可发生于胸腺、软组织、肝及脑,诊断时平均年龄13个月。其大体标本与肾母细胞瘤相似,但易浸润周围组织,有更多瘤内出血及坏死。镜下肿瘤细胞有偏心、含空泡的核、有大而显著的核仁,胞质嗜酸性,部分肿瘤细胞靠近细胞核旁的胞质内可见嗜酸性玻璃样包涵体;电镜观察瘤细胞的包涵体是由紧密的轮状的中间丝构成,没有交替排列的细丝结构和Z带。肿瘤完整切除是最主要的治疗,NWTS-3的综合治疗所获4年存活率仅为25%,NWTS-5对恶性横纹肌样瘤各期用卡铂、环磷酰胺和依托泊苷联合化疗并加用放疗。

3. 肾透明细胞肉瘤(clear cell sarcoma of kidney,CCSK) 亦称为小儿骨转移性肾肿瘤(bone metastasizing renal tumor in children),易发生骨转移,脑转移亦较肾母细胞瘤多见。约占小儿肾肿瘤的3%。过去也曾归入肾母细胞瘤预后差的组织结构中,但与间变型不同,Ⅰ期病变也较多发生转移。一般认为原发于肾脏,细胞来源不明,现多数作者认为不属肾母细胞瘤。NWTS-4已将其与肾母细胞瘤分开研究。首都医科大学附属北京儿童医院30例肾透明细胞肉瘤占同期380例肾肿瘤的7.9%。90%病例发病年龄为1~5岁。肿瘤大体标本切面所见与肾母细胞瘤基本相同。显微镜下可见肿瘤向周围肾组织浸润。肿瘤细胞呈巢状分布,细胞核圆形或椭圆,核仁不明显,细胞质呈透明或淡嗜酸性,细胞核及细胞质均为透明空泡样。肿瘤细胞巢由细薄的网状纤维组织分割,其内含有较多的毛细血管。治疗仍为手术、化疗、放疗的综合治疗。透明细胞肉瘤多发生于3岁以前的男孩,易转移至骨,如盆骨、脊柱和肋骨。NWTS-1、NWTS-2透明细胞肉瘤预后很差,NWTS-3在原长春新碱和放线菌素D基础上加用多柔比星,4年存活率上升至74.8%。NWTS-4推荐对透明细胞肉瘤各期均用长春新碱、放线菌素D、多柔比星三种药联合化疗并加用放疗。目前COG高危肾肿瘤临床试验(AREN0321)的治疗方案首先是手术切除,之后Ⅰ~Ⅲ期患儿给予长春新碱、环磷酰胺、多柔比星、依托泊苷化疗24周,Ⅳ期患儿在上述药物的基础上,加入卡铂,化疗周期更强化。Ⅰ期患儿是否给予放疗目前尚有争议,Ⅰ~Ⅳ期患儿均接受放疗(10.8Gy)。透明细胞肉瘤除易发生脑转移、骨转移外,另一特点为转移和复发可以出现较晚,对其应延长随访年限[8]。

4. 肾癌(renal carcinoma) 在小儿少见,约占12岁以下小儿肾肿瘤的1%~2%,一般发生在5岁以后,是10~20岁最常见的肾恶性肿瘤。青少年肾癌平均发病年龄为12岁,国内文献报道最小年龄为2岁。与成人肾癌男性多于女性相反,青少年肾癌女性占2/3。90%的患儿以无痛性全程血尿就诊,60%可触及腹部肿块。肾癌与肾母细胞瘤同属恶性实体瘤,术前难与肾母细胞瘤区别,诊断须依据病理切片[3]。肾癌治疗以根治性肾切除及区域淋巴结切除为主,化疗和放疗无效。Robson将肾癌分为四期:Ⅰ期肿瘤局限于肾内;Ⅱ期肿瘤侵及肾周脂肪,但在肾周筋膜内;Ⅲ期肿瘤转移到区域淋巴结或侵及下腔静脉;Ⅳ期有远处转移。一般认为小儿肾癌肿瘤分期是影响预后的最主要因素。12岁以下小儿肾癌预后较成人好,长期存活率可达72%。需要注意的是Xp11.2易位/*TFE3*基因融合相关性肾癌,2004年WHO泌尿及男性生殖系统肿瘤分类中将该类肿瘤正式列为一类独立的肾癌亚型,命名来源于肿瘤中均含伴染色体Xp11.2易位形成的*TFE3*融合基因。Xp11.2易位/*TFE3*基因融合相关性肾癌多发生于儿童和青少年。有研究显示,该型肾癌分别占儿童和青年人肾癌的41%。成人Xp11.2易位/*TFE3*基因融合相关性肾癌常表现为高侵袭性、进展性疾病,多数病例就诊时已出现局部或远处的转移,在儿童则相反,预后较好[9,10]。

5. 其他 其他原发肾内肿瘤尚有血管平滑肌脂肪瘤、脂肪瘤、畸胎瘤、淋巴管瘤、纤维瘤、神经节神经母细胞瘤、脂肪肉瘤等均罕见,而转移至肾脏的肿瘤常见的有白血病或霍奇金淋巴瘤。

三、肾盂与输尿管肿瘤

偶见肾盂移行上皮癌的报道,治疗为肾、输尿管切除,近期对低度恶性者可做局部处理。输尿管病变主要是输尿管上1/3段上皮纤维性息肉,可引起间歇性梗阻及疼痛。治疗为病变部切除及肾盂输尿管吻合。

四、膀胱肿瘤

1. 膀胱横纹肌肉瘤(rhabdomyosarcoma of bladder) 小儿横纹肌肉瘤中 15%~20%源发于泌尿生殖系,多见于男孩[11]。

膀胱横纹肌肉瘤就诊时多<5 岁,年龄<1 岁或>10 岁预后不佳。但是多发生于膀胱基底部,尤其是三角区黏膜下或浅肌层。常在有淋巴或血行转移前就扩散到尿道、前列腺、阴唇和阴道。在空腔脏器内,本瘤倾向呈葡萄状,故又称葡萄状肉瘤,在有症状前可达很大体积。常出现膀胱梗阻,偶伴尿路感染,急性尿潴留或有组织碎屑从尿道排出。因膀胱黏膜破溃而出现血尿并不多见。体检时耻骨上肿块可被误诊为膨胀的膀胱。静脉尿路造影 50%以上可见上尿路扩张,膀胱内可见不规则充盈缺损。膀胱内镜检查可见息肉样物,取活体组织做病理检查,可肯定诊断。在女孩膀胱横纹肌肉瘤可自尿道口脱出。

【治疗】 在保证存活率基础上,尽量保存膀胱。先做活体组织检查,病理证实诊断后,先用化疗 3~6 个月,做超声或影像学检查评估,肿瘤体积缩小者手术探查,切除肿瘤。应该注意的是,化疗后膀胱内占位不一定是肿瘤,可能是肿瘤的良性分化。如无肿瘤残存,术后再用化疗。如术后有肉眼或镜下肿瘤残存,则加用放疗,以达到膀胱部分切除或前列腺切除[12]。多种化疗药物的配合以 VAC(长春新碱、放线菌素 D、环磷酰胺)方案为最好,如疗效不显著,可加用其他药物。虽然目前趋向保存器官及其功能,但不能屏弃膀胱全切除术[13]。

2. 膀胱的其他肿瘤 恶性肿瘤除横纹肌肉瘤外,其他肿瘤极罕见,如膀胱移行细胞癌(transitional cell carcinoma,TCC)。最新的报道显示,年龄<20 岁的患者大约有 125 例,而小于 10 岁的患者仅 20 例[14]。男女比例为 3∶1~9∶1。临床上以肉眼血尿为主,低度恶性,治疗后罕有复发,约有 12 例膀胱平滑肌肉瘤的报道,多见于男性,与横纹肌肉瘤相反,平滑肌肉瘤多位于膀胱壁,罕见侵及三角区,临床表现无特异性,主要有尿急、尿频及血尿。多为局部复发,治疗为膀胱部分切除。不能切除时,放疗和化疗可能有效。

膀胱的原发性恶性淋巴瘤和白血病浸润也极罕见,多经尿道切除或电灼加放疗和化疗。

膀胱良性瘤也罕见,如血管瘤、神经纤维瘤、纤维瘤、平滑肌瘤、纤维瘤样息肉、肾源性腺瘤、内翻性乳头状瘤,黏液瘤和皮样囊肿。

五、前列腺和尿道肿瘤

小儿前列腺肿瘤中最多见的是前列腺横纹肌肉瘤(rhabdomyosarcoma of the prostate),平均发病年龄是 3.5 岁,肿瘤多呈实质性,易向膀胱内扩展,常难于区分肿瘤始自膀胱或者起源于前列腺,由于浸润膀胱颈及前列腺、尿道导致膀胱出口梗阻,如浸润直肠可致便秘,由于症状进展不明显,导致延误诊治。

直肠指检易于低位直肠腔前壁触及肿瘤,于耻骨上方可触及胀大的膀胱。静脉尿路造影可见膀胱底抬高,排尿性膀胱尿道造影见前列腺尿道变形。超声及 MRI 检查可以明确肿物位置,诊断可经尿道或会阴部取活体组织检查确诊。治疗详见横纹肌肉瘤章节。

先天性前列腺尿道部息肉罕见。息肉单发,有蒂,与精阜附近相连,由移行上皮与纤维组织构成,可经尿道或经膀胱切除。

六、睾丸肿瘤

睾丸肿瘤(tumors of testis)在儿童期发病率不高,不同于青春期后发生的睾丸肿瘤,青春期前睾丸肿瘤多为良性,即使为恶性,预后也相对良好。粗略估计睾丸肿瘤约占儿童实体肿瘤的 1%,发病率为 0.5~2/100 000。此数据来源于儿童睾丸肿瘤登记组(pediatrictestistumor-registry,PTTR)。儿童的良性肿瘤所占比例要高于成人,达 38%~74%。首都医科大学附属北京儿童医院于 1956—1980 年收治经病理证实的 4 524 例各类肿瘤中,仅有睾丸肿瘤 72 例,占 1.6%。一项源自四家大型儿童医院的综述回顾了 98 例<12 岁的睾丸肿瘤,指出畸胎瘤占 48%,卵黄囊瘤占 15%,表皮样囊肿占 14%,幼年颗粒细胞瘤占 5%,Leydig 细胞瘤占 4%,Sertoli 细胞占 3%,混合型性腺间质瘤占 1%,剩余 9%的肿瘤为性腺母细胞瘤,淋巴瘤,囊性发育不良和炎性肌成纤维细胞瘤。基于上述分析,74%以上的青春期前睾丸肿瘤为良性病变。睾丸肿瘤的发病高峰在 2 岁左右,第 2 个高峰期在围青春期。隐睾与生殖细胞肿瘤的发生有密切关联,大约 10%的患者有睾丸下降不全的病史。隐睾患者发生睾丸生殖细胞肿瘤的可能性比正常人高 4 倍,即使行睾丸下降固定术后,此危险因素仍不能降至基线水平[15]。睾丸原发性肿瘤可从睾丸组织或睾丸的鞘膜发生,如纤维瘤、神经纤维瘤或血管瘤等。

【青春期前睾丸肿瘤分类】

1. 生殖细胞肿瘤 卵黄囊瘤、畸胎瘤、精原细胞瘤。

2. 睾丸间质肿瘤 间质细胞瘤、支持细胞瘤、幼稚粒层细胞瘤、混合型。

3. 性腺母细胞瘤。

4. 支持组织的肿瘤 纤维瘤、平滑肌瘤、血管瘤。

5. 淋巴瘤和白血病。

6. 瘤样病变 皮样囊肿、先天性肾上腺增生继发的增殖性小结。

7. 继发性肿瘤。

8. 睾丸附件的肿瘤 小儿生殖细胞瘤占小儿睾丸肿瘤的60%～75%。儿童生殖细胞肿瘤常见的染色体异常为:1p 缺失、6q 缺失、2 号染色体和 3p 的畸变。很多染色体位点已经在成人生殖细胞肿瘤中被识别,Poynter 和他的同事们(2012)进行了一项队列研究,评估这些位点在儿童生殖细胞肿瘤中的情况。*SPRY4* 的单核苷酸多态性(single nucleotide polymorphism,SNP)是男童和青春期男性发生生殖细胞肿瘤的危险因素。

【临床表现与诊断】 小儿多以阴囊内无痛性肿块就诊,有自发痛及压痛者少见。一般生殖细胞瘤从发病到就诊平均 6 个月,而非生殖细胞瘤可达 18～24 个月。查体阴囊内扪及不透光的无压痛肿块,约 15%～20%并发鞘膜积液。如有腹膜后肿块或锁骨上肿大淋巴结应疑有肿瘤转移。内分泌功能性肿瘤则有性早熟现象。超声对检出阴囊内肿瘤非常有价值。超声和 CT 均可检出腹膜后转移瘤,并了解上尿路情况。

甲胎蛋白(AFP)作为瘤标对恶性睾丸肿瘤分期及随访监测都很有用。AFP 是在胎儿早期由卵黄囊细胞、近端小肠和肝产生。正常时 AFP 半衰期约 5 天,故在患侧睾丸切除后,血清增高的 AFP 应于 25 天内恢复到正常。由于一岁以内婴儿甲胎蛋白有生理性升高的特点,在评估婴儿睾丸肿瘤甲胎蛋白水平时必须引起注意。直到 6～8 月龄时甲胎蛋白水平才能降至正常基线水平,一些患者甲胎蛋白会持续升高可到 12 月龄。92%的卵黄囊瘤患者甲胎蛋白升高(>10ng/ml)。如果一名年龄>1 岁的睾丸肿瘤患者甲胎蛋白升高,那么诊断卵黄囊瘤的可能性很高,不能行保留睾丸的手术。青春期前小儿睾丸肿瘤很少有 hCG 升高。

几种常见的睾丸肿瘤如下:

1. 卵黄囊瘤(yolk sac tumor) 是小儿最常见的睾丸恶性肿瘤,在生殖细胞来源的青春期前睾丸肿瘤中排在第 2 位,多发生于 2 岁前,又称婴儿胚胎癌、内胚窦瘤。睾丸实质被硬而均匀的黄灰色黏液样瘤组织所替代,直径约 1～8cm。它在光镜下表现差异很大,可有网状结构、假乳头形、囊性或实质性及一致的淡嗜伊红染的圆形小体,最特殊的病变是在血管周围有 Schiller-Duval 小体,其结构似乎要形成卵黄囊。

小儿卵黄囊瘤就诊时约 85%属Ⅰ期病变。约 90%的卵黄囊瘤小儿血清 AFP 阳性,故可作为肿瘤残存或复发的监测。

(1) 肿瘤的分期

Ⅰ期:肿瘤局限于睾丸内,腹股沟切口睾丸肿瘤高位完全切除。无临床、影像学或组织学证据表明肿瘤突破睾丸。如经阴囊切口行睾丸切除术,所有肿瘤边界均阴性,切除精索达内环口水平。肿瘤标记物在半衰期后转阴。如果术前影像学提示腹膜后淋巴结>2cm,患者在诊断时肿瘤标记物正常或不详,一定需要单侧腹膜后淋巴结取样的证据证明阴性才可确认为Ⅰ期。

Ⅱ期:阴囊或精索(距离精索断端<5cm)镜下残留。半衰期后肿瘤标记物再次升高。术前肿瘤破裂或阴囊肿物活检。

Ⅲ期:腹膜后淋巴结受累。CT 淋巴结>4cm 考虑为转移。淋巴结活检提示转移,淋巴结 2～4cm。

Ⅳ期:远距离播散至肺、骨、肝等。

(2) 治疗:尽管组织学上相似,但是小儿卵黄囊瘤的临床行为与成年人的胚胎癌有很大的区别。出现腹膜后淋巴结转移的概率为 4%～6%。有超过 90%的青春期前患者初诊时为Ⅰ期病变。因此初始治疗是进行睾丸根治性切除,这种方法可治愈大多数患儿,对Ⅰ期病变不建议进行常规的腹膜后淋巴结清扫术或辅助化疗。术后 3 年内每 3 个月复查胸部 X 线、腹部 B 超和测血清 AFP。Ⅱ、Ⅲ期病变小儿有腹部肿块,则先用联合化疗,使肿瘤缩小,再经腹探查。如有肿瘤残存则做放疗。有效化疗药有顺铂,长春新碱和博来霉素,可显著提高存活率。

2. 畸胎瘤(teratoma) 绝大多数肿瘤包括三个胚层,而以外胚层为主,如皮肤及其附件结构和成熟的神经胶质成分。中胚层包括软骨、平滑肌和骨。内胚层包括胃肠系和呼吸系结构与内皮。畸胎瘤多见于 4 岁以前小儿。畸胎瘤是青春期前儿童中最常见的睾丸肿瘤。在最近的一项多中心报告中指出,畸胎瘤占了青春期前肿瘤的 48%。小儿睾丸畸胎瘤可根据组织的分化程度分为成熟畸胎瘤与不成熟畸胎瘤。

(1) 成熟畸胎瘤:与成人及儿童其他部位(如卵巢、骶尾部等)的畸胎瘤不同,睾丸畸胎瘤常表现为良性,以成熟畸胎瘤为主,预后好。畸胎瘤的 AFP 指标大部分均正常,B 超表现主要以缺乏血供、囊实性混合回声的肿物为主,可伴有不规则钙化。

(2) 不成熟畸胎瘤:睾丸不成熟畸胎瘤约占5%~10%,其特点为在分化成熟的组织结构中,常混有未成熟的胚胎组织,多为神经组织(如原始神经管、未成熟菊形团等)。未成熟畸胎瘤按照Norris病理分级,以神经上皮的定量多少而定级。

(3) 畸胎瘤的治疗:成熟畸胎瘤可首选保留睾丸的剜除术,对于肿瘤体积较大、剜除后残余睾丸较少的患儿亦可行睾丸切除术。睾丸不成熟畸胎瘤的治疗尚存争议,应行腹股沟切口高位精索切断睾丸切除术,由于大部分文献认为此病生物学行为较好,亦可选择性地行保留睾丸的剜除术,术后可不加辅助治疗。目前临床上实行保留睾丸治疗居多。注意手术后随诊复查。

3. 间质细胞瘤(leydig cell tumor)　好发于5~10岁的患儿,约占小儿睾丸肿瘤的4%,因肿瘤产生多种内分泌激素,包括雄激素、雌激素、黄体素和皮质类固醇,故表现有性早熟,男性乳房增殖,骨龄超过同龄儿。本瘤需与先天性肾上腺皮质增生并发间质细胞增生相鉴别。故检查需包括血清雄激素代谢及尿17酮类固醇的测定。hCG刺激试验也可区分间质细胞瘤与间质细胞增生[16]。

肿瘤直径数毫米至3~4cm,虽然局限,但无真包膜。间质细胞瘤绝大多数为单侧良性病变,手术切除患侧睾丸预后良好。

4. 支持细胞瘤(sertoli cell tumor)　肿瘤可分泌求偶素和雄激素,故20%的患者有男性乳房增殖。这种肿瘤在婴儿期,小而无症状,常呈良性过程。95%的病例可经腹股沟切口,睾丸切除治愈,如有播散则需化疗或加放疗。

5. 睾旁横纹肌肉瘤(paratesticular rhabdomyosarcoma)　本瘤是小儿精索最常见的肿瘤,占阴囊内恶性瘤的17%。常表现为单侧的位于睾丸上的阴囊内无痛性肿块,可起源于精索和睾丸被膜及附睾,肿瘤生长迅速,早期经淋巴转移。

经腹股沟做内环部精索切断,睾丸切除。如经阴囊做活检或肿瘤已与阴囊皮肤粘连,则需切除该部阴囊皮肤。Ⅰ期病变经根治性睾丸切除后用VAC化疗。远期预后较好。

七、卵巢肿瘤

卵巢肿瘤约占小儿恶性肿瘤的1%,罕见于5岁前,约20%发生于月经来潮前的女孩,2/3来源于生殖细胞,最多见的是成熟的畸胎瘤。

【分类】

1. 肿瘤样病变　单发性滤泡囊肿和黄体囊肿。
2. 普通上皮肿瘤　浆液性肿瘤、黏液性肿瘤。
3. 性腺间质肿瘤　颗粒细胞瘤、泡膜细胞瘤。
4. 脂类细胞瘤。
5. 生殖细胞肿瘤　无性细胞瘤、内胚窦瘤、胚胎癌、畸胎瘤、绒毛膜上皮癌。
6. 性腺母细胞瘤。
7. 转移性肿瘤。

据报道,小儿卵巢肿瘤中生殖细胞肿瘤占60%~89%,性腺间质肿瘤占10%~13%,上皮性肿瘤、纤维肉瘤和其他肿瘤仅占5%~11%,卵巢恶性肿瘤在10岁前小儿较为罕见,一般见于13岁以后。成熟畸胎瘤可见于小儿各年龄组,最多见于青春期前。

首都医科大学附属北京儿童医院1955—1993年10 023例小儿肿瘤中有卵巢肿瘤239例(2.3%)。其中良性肿瘤175例(73.2%),包括上皮性囊肿37例(15.4%)、颗粒细胞瘤3例(1.2%)、腺瘤3例(1.2%)、成熟畸胎瘤132例(55.2%),恶性肿瘤64例(26.8%),包括腺癌4例(1.6%)、颗粒细胞癌6例(2.5%)、无性细胞瘤17例(7.1%)、内胚窦瘤21例(8.7%)、不成熟畸胎瘤14例(5.8%)、纤维肉瘤1例。生殖细胞肿瘤共184例(76.9%)。

【临床表现】　较小的肿块一般不产生症状,偶有患侧下腹沉坠或牵痛的感觉。可清楚触及腹部肿块,表面光滑,无压痛,有囊性感。多数良性肿瘤以输卵管形成一较长的柄蒂,因肿瘤与周围组织多无粘连,故移动性较大,常可将肿块自下腹一侧推移至上腹部。

恶性肿瘤生长迅速,肿块多不规则,无移动性,可伴腹水,短期内出现全身症状如衰弱、发热、食欲缺乏等。

功能性卵巢肿瘤如粒层细胞瘤,因产生大量雌激素,可引起性早熟的症状。女性特征如体格、乳腺、外生殖器均发育迅速,并出现月经,但不排卵。骨骼发育可超越正常范围。尿中雌激素增高,同时尿中促性腺激素亦升高,超出一般规律而达成人水平。

中等大小、蒂部较长的卵巢肿块(包括潴留性卵巢囊肿)可发生瘤体和蒂部扭转。一旦扭转,可发生出血和坏死,临床上表现为急腹症,患儿可有腹痛、恶心或呕吐,腹肌紧张、压痛明显,患儿可有体温升高和白细胞增多。肿瘤较大时,压迫邻近器官,可致排尿及排便困难。

【诊断】　根据病史、肿块生长部位及移动性较大等特点,一般可诊断为卵巢肿瘤。但少数固定于盆腔中的肿块也不能除外卵巢肿瘤。卵巢畸胎瘤在腹部平片上可显示钙化、骨骼和牙齿影。肿块较大并向腹腔内生长时,可行钡餐造影,应与腹腔内或腹膜后其他肿块相鉴别。临床上曾有将异位肾误诊为卵巢肿瘤而行手术探查者,应引起注意。

卵巢肿瘤发生扭转时,则需与其他急腹症如阑尾炎、梅克尔憩室炎相鉴别。

超声和CT检查可协助定位和定性。胸部放射线检查有无肺野及胸腔淋巴结转移,肿瘤标记——AFP、hCG和LDH的测定也很重要,用以决定治疗计划和监测肿瘤行为。

继临床分期后做剖腹探查,切除肿瘤,并判断其组织类型。

首都医科大学附属北京儿童医院1956—1980年经病理切片证实的4 524例实体瘤中有卵巢肿瘤144例(3.2%),其中7岁以上91例(63.2%)。

今仅简述多见于小儿的卵巢肿瘤:

1. 无性细胞瘤(dysgerminoma) 亦称生殖细胞癌,是儿童及青春期最常见的恶性生殖细胞瘤。在形态学及生物学上相当于睾丸生殖细胞癌及松果体区、前纵隔、腹膜后的性腺外生殖细胞癌。

腹部肿块的症状及体征发展相对迅速,除肿瘤扭转外,不常有腹痛。75%的病例诊断时属Ⅰ期,可有局部扩散,区域淋巴结转移及远距离转移到肺、肝或膈上淋巴结。无性细胞瘤是一大结节状瘤,直径可达20cm,多发生于右侧,双侧同时发生者占5%~10%。约14%~25%为混合型无性细胞瘤,即含其他生殖细胞瘤成分,如性腺母细胞瘤、不成熟畸胎瘤、内胚窦瘤、成熟畸胎瘤和绒癌。

如肿瘤局限于卵巢,仅做患侧卵巢及输卵管切除,加或不加放疗,存活率相似,可达80%以上。如为Ⅱ~Ⅳ期则须用综合治疗。

根据FIGO(international federation of gynecology and obstetrics)进行卵巢肿瘤分期。

Ⅰ期:肿瘤局限于卵巢。

Ⅱ期:肿瘤侵犯单侧或双侧卵巢,有盆腔扩散。

Ⅲ期:肿瘤侵犯单侧或双侧卵巢,并有腹腔内转移,扩散到盆腔外和/或腹膜后淋巴结。

Ⅳ期:远距离转移。

2. 内胚窦瘤 几乎代表了所有高度恶性的胚胎性上皮瘤,其特点是胚胎性细胞(embryonal cells),呈疏松网状结构,类似于鼠胎盘内胚窦的特殊的血管周围结构,以及细胞内外都存在有PAS反应阳性的玻璃样小体(hyaline globules)。这种肿瘤也被称为卵黄囊瘤(yolk sac tumor),而且含有许多类似卵黄囊空泡的小囊。

本瘤恶性度高,迅速向淋巴和腹腔组织扩散,故病程短。较常伴腹痛,诊断时多属Ⅲ期,平均诊断时年龄为18~19岁。可查出血清AFP增高,需注意婴儿(<6个月时正常情况AFP也可能增高)。

手术加多种药物联合化疗治疗。

3. 胚胎癌(embryonal carcinoma) 约占卵巢恶性瘤的4%,平均诊断时年龄为14岁。除腹部肿块外,半数患者有腹痛。肿瘤表面平滑,最大径可达10~20cm。虽然镜下像内胚窦瘤,但细胞不分化,核分裂象、出血和坏死更显著,无Schiller Duval小体。临床上内分泌表现的发生率更高,包括妊娠反应阳性,hCG增高。诊断时60%属Ⅰ期病变,偶为双侧病变。Ⅰ期病变仅做患侧卵巢和输卵管切除,存活率可达50%。放疗效果不明显,化疗可参照内胚窦瘤。

4. 畸胎瘤(teratoma) 是生殖细胞瘤中最常见的,可分为成熟型(99%)与不成熟型(1%)。成熟型包括:①典型囊性及实性畸胎瘤,常包括三个胚层;②单胚层病变包含甲状腺组织、类癌、神经外胚层瘤或甲状腺类癌(strumal carcinoid)。除神经外胚层病变外,小儿及青春期的这些肿瘤均属良性,但有报告恶性变者。未成熟畸胎瘤诊断时平均年龄是11~14岁,半数发生于月经来潮前。除腹部肿块外,常有腹痛,由于迅速生长及浸润被膜,故手术时50%患者的肿瘤已超出卵巢。肿瘤可扩展到腹膜、区域淋巴结、肺和肝。如肿瘤破溃则预后恶劣。

典型肿瘤有包膜,最大径可达15~20cm,切面有囊性及实质部分。根据卵巢肿瘤神经上皮的含量又分为不同等级:

0级:见仅成熟组织。

1级:主要是成熟组织,有些不成熟成分。一切片仅见1低倍视野见神经上皮。

2级:中等量不成熟成分,一切片可见1~3低倍视野神经上皮。

3级:多量不成熟成分,一切片可见4低倍视野神经上皮。

综上情况,即根据神经上皮量来判断不成熟的等级,0级为成熟畸胎瘤,属良性病变,首都医科大学附属北京儿童医院146例卵巢畸胎瘤中成熟畸胎瘤占132例(90.4%)。1~3级为不成熟畸胎瘤。

病变在临床Ⅱ期以下,组织病理幼稚程度Ⅱ级以下,可仅做患侧卵巢及输卵管切除,否则需加化疗,用VAC及顺铂以控制局部复发和转移。

5. 恶性混合性生殖细胞瘤(malignant mixed germ cell tumor)　占小儿及青春期卵巢生殖细胞瘤的20%及恶性卵巢生殖细胞瘤的8%。平均诊断年龄为16岁,40%是月经初潮前女孩。术前需测AFP和hCG,因肿瘤可含内胚窦瘤及胚胎癌成分。双侧病变可多达20%,故手术时需检查对侧卵巢。

预后取决于组织结构,存活率约为50%,用化疗如长春新碱、放线菌素D、环磷酰胺、顺铂、博来霉素可改善预后。

6. 颗粒细胞瘤(granular cell tumor)　占小儿卵巢瘤的3%,平均诊断时年龄是8岁。60%的患儿有性早熟,多为单侧病变。恶性趋向低,做患侧卵巢及输卵管切除,放疗、化疗只用于晚期和复发病例。

7. 普通上皮性肿瘤　在成人卵巢肿瘤占87%~90%,而在青春期前小儿却较为罕见。病理可分为浆液性、黏液性,子宫内膜异位或透明细胞瘤。肿瘤细胞可有不同的分化程序,呈良性、恶性及边缘性。首都医科大学附属北京儿童医院44例小儿卵巢上皮性肿瘤,仅4例为恶性。治疗为早期手术切除。

【治疗】　小儿卵巢肿瘤应早期手术切除,手术时需探查双侧卵巢,如系双侧病变,则应切除肿瘤,尽量保存一侧卵巢组织。即使是恶性肿瘤,一般也不宜做盆腔清除术。

【预后】　小儿卵巢的恶性肿瘤,如恶性畸胎瘤、无性细胞瘤若能早期发现,在没有局部及远处扩散前切除,并配合放疗、化疗,预后较好。胚胎性癌预后最差。

(孙宁　张潍平)

参考文献

[1] LESLIE SW, SAJJAD H, MURPHY PB. Wilms Tumor (Nephroblastoma). Treasure Island (FL): StatPearls Publishing, 2021.

[2] ALDRINK JH, HEATON TE, DASGUPTA R, et al. American Pediatric Surgical Association Cancer Committee. Update on Wilms tumor. J Pediatr Surg, 2019, 54(3): 390-397.

[3] HE Q, CHANG DE, CHEN WW, et al. Application of the pathological classification of "CCCG-WT-2016" (2019 revision) for treatment of Wilms tumors. Zhonghua Bing Li Xue Za Zhi. 2020, 49(4): 324-328.

[4] FERNANDEZ CV, PERLMAN EJ, MULLEN EA, et al. Clinical outcome and biological predictors of relapse after nephrectomy only for very low-risk Wilms tumor: A report From Children's Oncology Group AREN0532. Ann Surg, 2017, 265(4): 835-840.

[5] FERNANDEZ CV, MULLEN EA, CHI YY, et al. Outcome and prognostic factors in stage Ⅲ favorable-histology Wilms tumor: A report from the Children's Oncology Group Study AREN0532. J Clin Oncol, 2018, 36(3): 254-261.

[6] CHARLTON J, IRTAN S, BERGERON C, et al. Bilateral Wilms tumour: a review of clinical and molecular features. Expert Rev Mol Med, 2017, 19: e8.

[7] LOPES RI, LORENZO A. Recent advances in the management of Wilms' tumor. F1000Res, 2017, 6: 670.

[8] 王冠男,孙宁,张潍平,等. 儿童肾透明细胞肉瘤诊治分析. 中华小儿外科杂志, 2018, 39(9): 670-675.

[9] MA WL, LIU N, ZHUANG WY, et al. Clinical features of renal cell carcinoma associated with Xp11.2 translocation/TFE3 gene fusions-single-center study. Zhonghua Yi Xue Za Zhi. 2018, 98(38): 3068-3073.

[10] LIU C, ZHANG W, SONG H. Nephron-sparing surgery in the treatment of pediatric renal cell carcinoma associated with Xp11.2 translocation/TFE3 gene fusions. J Pediatr Surg, 2017, 52(9): 1492-1495.

[11] MCDOUGAL WS, WEIN ALAN J, KAVOUSSI LOUIS R. Campbell-Walsh Urology 11th Edition Review. Philadelphia Elsevier Saunders, 2015: 3582-3598.

[12] CASTAGNETTI M, HERBST KW, ESPOSITO C. Current treatment of pediatric bladder and prostate rhabdomyosarcoma (bladder preserving vs. radical cystectomy). Curr Opin Urol, 2019, 29(5): 487-492.

[13] KIERAN K, SHNORHAVORIAN M. Current standards of care in bladder and prostate rhabdomyosarcoma. Urol Oncol, 2016, 34(2): 93-102.

[14] LERENA J, KRAUEL L, GARCÍA-APARICIO L, VALLASCIANI S, Suñol M, Rodó J. Transitional cell carcinoma of the bladder in children and adolescents: six-case series and review of the literature. J Pediatr Urol, 2010, 6(5): 481-485.

[15] CHENG L, ALBERS P, BERNEY DM, et al. Testicular cancer. Nat Rev Dis Primers, 2018, 4(1): 29.

[16] MENNIE N, KING SK, MARULAIAH M, et al. Leydig cell hyperplasia in children: Case series and review. J Pediatr Urol, 2017, 13(2): 158-163.

第 11 节 骨肿瘤及肿瘤样疾病

骨肿瘤及肿瘤样疾病(bone tumor and tumor-like diseases)在小儿肿瘤中占重要位置。骨骼源于间叶细胞,因此骨肿瘤可含从间叶细胞发展而来的成纤维细胞、软骨母细胞、骨母细胞和骨髓网状细胞[1]。

一、概述

骨肿瘤临床上可按病变对患儿生命、健康的危害性分类;病理学家则根据肿瘤细胞形态及其来源分类;放射学家依据X线表现分类。但骨肿瘤发生的来源变化多端,甚至有些来源不明,故其分类很难全面、明确(表36-52)。

表 36-52 骨肿瘤分类

肿瘤分类	肿瘤分类
(一)良性骨肿瘤和错构瘤	2. 动脉瘤样骨囊肿
1. 成骨	3. 纤维性干骺端缺损(非骨化性纤维瘤)
骨样骨瘤	(三)破骨细胞瘤及其他肿瘤
骨瘤	(四)恶性骨肿瘤
2. 成软骨	1. 成骨
骨软骨瘤	2. 成软骨
软骨瘤	3. 成胶原的和其他肿瘤
良性软骨母细胞瘤	纤维肉瘤
软骨黏液纤维瘤	滑膜肉瘤
3. 成胶原和其他肿瘤	血管肉瘤
韧带纤维瘤	4. 成髓
血管瘤	尤因肉瘤
神经纤维瘤	网状细胞肉瘤
滑膜瘤	淋巴肉瘤
(二)类肿瘤和骨的囊性病变	
1. 骨囊肿	

【临床表现】 患儿多因疼痛和肿物就诊。恶性骨肿瘤的疼痛性质可以是间歇性的,也可能为持续性的。疼痛多在活动后或睡眠时加重。肿瘤生长速度加快或发生瘤内出血时,疼痛加重。此外,患儿可能发生肌力减弱、局限性力弱、有跛行和一定程度的运动受限。这些都取决于肿瘤的部位和对四周软组织的影响。

局部肿物是另一重要体征。原发或继发性骨恶性肿瘤以及良性肿瘤均可发生病理性骨折。患儿突然有局部疼痛和压痛。肌肉保护性痉挛可使该部位活动受限。体积有变化的肿瘤多为血管性肿瘤。同样,加用止血带后体积增大或摸到震颤的,也要考虑血管性肿瘤。

【诊断】

1. **X线检查** 若有骨的破坏,可看出破坏的范围,边缘整齐的穿凿样病变,骨皮质缺损或广泛侵蚀。有时骨结构改变系中心性或偏心性膨胀。有的破坏可与死骨或新生骨相间。边界清晰的多为良性肿瘤。

2. **其他影像学检查** 必要时可辅以椎管造影、CT、核素扫描或MRI检查。

3. **病理检查** 针吸活检操作简单,但可引起瘤内出血和病理所见不能确诊等缺点。切开活检加冷冻切片或常规蜡块包埋法,后者的检查结果可靠。

二、骨样骨瘤

骨样骨瘤(osteoid osteoma)系骨内良性小肿瘤,约占所有良性骨肿瘤的10%~20%,其特点是以自发性疼痛和压痛为突出症状。骨样骨瘤并不少见,主要见于儿童和青少年,男女比例约3:1,股骨发病最多[1]。

【病理变化】 病变的特点为<1cm的肿物,瘤巢内含血管丰富的结缔组织基质,混以骨样组织和成熟的骨小梁。数月乃至数年后,瘤体四周环以范围大小不等的硬化骨质。

【临床表现】 夜间疼痛是突出症状,特点是疼痛严重,定位不清,持续存在,并与活动无关,疼痛严重的可影响睡眠,因而需服止痛药。下肢肿瘤可导致跛行,脊柱骨样骨瘤可因疼痛出现脊柱侧弯。发病之初,在未查出病变前,可误认为是精神因素所致。

【影像学检查】 X线片在局部骨皮质内可见一透亮区,直径多在1cm以内,四周包围硬化骨,其范围可超出瘤巢2~4cm。有时需CT断层扫描或核素^{99m}Tc扫描协助诊断。肿瘤部位通常位于长骨的干骺端,尤以下肢为多见。偶可见于髓腔内、骨膜下、关节周围、关节内。上述不典型部位的肿瘤四周可无反应性新生骨。在瘤穴中可见钙化。

【治疗】　治疗有药物治疗、外科手术治疗、经皮CT引导下射频消融术(RFA)、经皮CT引导下冷冻消融术和MRI引导下聚焦超声术[1]。

药物治疗包括甾体类镇痛抗炎药及双膦酸盐药物。

外科手术治疗原则为彻底切除病变。重点是切除瘤巢而不是四周硬化骨组织。手术中C形臂透视,或用X线片,或术中CT定位瘤巢,并核对瘤巢是否已彻底清除。一旦切除病变,疼痛症状立即消失,局部刮除往往因未根除瘤巢而复发。

经皮CT引导下射频消融术(RFA),经皮CT引导下冷冻消融术,MRI引导下聚焦超声术,为微创肿瘤治疗手段,有条件的医院可以开展。

放射治疗对本病无效。

三、良性骨母细胞瘤

良性骨母细胞瘤(benign osteoblastoma)系一罕见的源于骨组织的良性骨肿瘤。约占所有骨肿瘤的1%,占良性骨肿瘤的3.5%,脊柱是骨母细胞瘤最好发部位,约占32%~46%,其次好发于长骨。

【病理变化】　此瘤像骨样骨瘤,但直径>2cm,平均3~4cm,最大的直径可达10cm。瘤体有膨胀性骨质破坏,由骨外膜或新生骨包裹。组织学特点为丰富的血管性结缔组织,间质中有大量骨母细胞,在结缔组织的基质中常有丰富的血管[2]。

【临床表现及诊断】　主要症状为局部疼痛、压痛,神经损害和脊柱侧弯。若肿瘤邻近关节或位于关节内,每因疼痛而有局部肌肉痉挛致该肢体活动受限。脊柱病变可向椎管内侵犯而致脊神经或脊髓受压,出现神经症状,此外儿童腰痛也应注意本病的可能。

【X线检查】　X线片表现为局限性膨胀性透明度增高的病变,肿瘤多位于干骺端或骨干,但在手、足部的肿瘤可位于骨骺部,其直径超过2cm,有的可达7~10cm。病变成熟后则有钙化,密度增高,瘤体四周的硬化骨不如骨样骨瘤明显。

【治疗】　应行肿瘤切除手术,椎体和椎管受累时,如压迫神经,需行减压术。手术不易切除的部位,可用中等量X线放疗,使病变钙化而愈合。

四、骨瘤

骨瘤(osteoma)是一种真性骨良性肿瘤,任何膜性化骨部位,如颅骨、髂骨等均可发生骨瘤。CT检查是骨瘤诊断的有效手段。骨瘤的组织学为成熟的骨结构,外面包裹鳞状上皮和骨膜,生长缓慢。多发骨瘤需排除Gardner综合征(遗传性肠息肉综合征)[2]。

骨瘤分三型:致密型、海绵型和混合型,小的无症状骨瘤可临床观察,只有引起功能障碍时才需手术切除。

五、骨软骨瘤

骨软骨瘤(osteochondroma)其实并不属于肿瘤,而是生长方面的异常或称错构瘤。瘤体包括软骨帽,其外包以骨膜,其下连以骨组织的瘤体三个成分。本症又称骨疣(exostosis)或骨干续连症(diaphyseal aclasis)。本肿瘤居骨肿瘤的首位,多发生于青少年,10~20岁发病的占80%,男女发病无明显差别。是一种常染色体显性遗传性疾病,已知8号染色体长臂、11号染色体短臂以及19号染色体短臂*EXT*基因与肿瘤形成有关。

任何长管状骨均可发生,但下肢占半数。股骨下端和胫骨上端最为多见。

【病理变化】　肿瘤呈丘状突起或为带蒂的肿物,直径为1~10cm。肿瘤表面高低不平。剥去骨膜,见玻璃样的软骨帽,蓝白色。年龄越小,软骨帽越厚,介于1~3mm之间。骨疣内部为松质骨,其基底与干骺部的松质骨相连。

小儿骨软骨瘤显微镜下宛如另一骨端,只是没有二次化骨中心。骨疣的增长是靠软骨帽深层的软骨化骨作用。患儿发育成熟,骨疣停止生长。

【临床表现】　常是意外中摸到肿物或在X线片上偶然发现。多数患儿没有症状。股骨下端或胫骨上端的内侧骨疣可有腱滑动感。肿物遭到直接冲击或蒂部发生骨折以后才会有疼痛感觉。瘤体较大时可压迫神经。有的可并发滑液囊肿或滑囊炎。

【X线检查】　本病X线所见的特点是邻近骺板部骨性突起,方向与骨干垂直。肿物的骨皮质和松质骨均与基底骨组织相连。软骨帽看不出,但其中如有钙化也会使局部密度增高。病变邻近的干骺端较正常宽。若发生在胫骨下端外侧或桡骨远端的尺侧可造成胫腓下联合或下尺桡关节分离。

【治疗】　骨软骨瘤目前以手术治疗为主,包括肿瘤切除以及改善外观畸形和肢体功能的矫形手术。瘤体压迫血管神经或影响关节活动,以及蒂部外伤发生骨折的,为手术切除的指征。无明显症状的也不禁忌手术。目前已经开展了对骨软骨瘤的药物治疗研究。

六、单发内生软骨瘤和多发内生软骨瘤病

内生软骨瘤系起源于软骨内化骨的骨内良性软骨肿瘤，侵犯单一骨者称单发性内生软骨瘤（enchondroma），多发的称多发内生软骨瘤病（enchondromatosis）。单发者软骨病变位于髓腔内，而多发者软骨瘤源于骨外膜，以后穿入髓腔。

（一）单发内生软骨瘤

男女发病无差别，多数在小儿时发病，到成年后发现。

【病理变化】　以单核小软骨细胞为主，分叶排列成团。细胞间有玻璃样软骨。肿瘤内可发生局灶性钙化。

长管状骨的内生软骨瘤可发生恶变，但发展过程缓慢。手指等短骨恶变者尤为罕见。指/趾骨的单发性内生软骨瘤应与上皮细胞囊肿相鉴别；位于干骺端的单发性内生软骨瘤容易与小的骨囊肿和非骨化性纤维瘤区分。

【临床表现】　四肢骨发病的居多，特别是手部指骨和掌骨。有的病例是发生病理性骨折后始被发现。肿瘤增大还可压迫神经使活动受限。

【X 线检查】　显示卵圆形的骨质稀疏，骨皮质有局限性的变薄。骨髓腔内囊状破坏区内沙粒状、点环状钙化是其特征，是具有诊断意义的特征性影像学征象，约 95%的患者可显示不同程度的肿瘤基质钙化。

【治疗】　包括保守治疗、单纯病灶刮除术和病灶刮除+植骨术。牢记本病有恶变的可能，需长期随访。一旦疑有复发时应再次手术切除。

（二）多发内生软骨瘤

多发内生软骨瘤（enchondromatosis）又称软骨发育不全（dyschondroplasia）或 Ollier 病。局限于单侧或双侧手部或波及一个肢体，多数发生在下肢骨。累及上下肢时，常以一侧上下肢为主。病理特点是多数骨内含球状或柱状软骨。本病的成因不明，可能系干骺血管吞噬钙化软骨的异常，导致未钙化软骨的聚集。

多发内生软骨瘤合并皮肤和其他软组织散在血管瘤和静脉石称为 Maffucci 综合征。本综合征有的同时有内脏血管瘤、皮肤浅静脉扩张、多发色素痣和白斑病。

【病理变化】　显示长管状骨变短弯曲，干骺端加宽。纵向劈开病骨，见软骨团内有多数圆形或卵圆形灰白色区，其间有骨隔膜。组织学检查可见小软骨细胞和大空泡软骨细胞相间，排列紊乱。除细胞间基质内钙化不良外，均与单发内生软骨瘤相似。

【临床表现】　症状出现较早。好发于掌、指骨，膝关节上下和尺桡骨远端。病变波及手部，使手指肿大，手外形呈怪状，功能受损。股骨和胫骨受累会产生膝内、外翻。下肢病变常不对称，常造成下肢不等长。3 岁的患儿双下肢可差 2~4cm。骨成熟后平均差别可达 5~25cm，患儿跛行。发生在上肢的前臂可发生弯曲，旋前受限。

【X 线检查】　手和足部的短管状骨的病变常扩张呈球形。骨皮质变薄膨胀，其中常有钙化。长管状骨的病变表现为干骺端纵向的透亮条纹并向骨干延伸。

【治疗】　出现明显的下肢不等长可行肢体延长术并可同时矫正膝内、外翻和其他畸形。首都医科大学附属北京儿童医院曾有一例右下肢短 16cm，经 llizarov 法延长手术，使患儿双下肢等长。但近期文献报道若经病变部位行肢体延长，因促进细胞生长活跃而恶化。

七、良性软骨母细胞瘤

良性软骨母细胞瘤（benign chondroblastoma）罕见，主要发生在青少年，好发于肱骨近端、股骨远端和胫骨近端的骨骺。男性患儿较多。

【病理改变】　组织学特点为多角形软骨母细胞密集，间有钙化和坏死区。

【临床表现】　症状轻微。病变靠近关节时有肿胀、疼痛，肌肉痉挛致关节活动受限。触诊肿瘤有压痛。发生在下肢的有避痛性跛行。出现症状至诊断可有数年之久。

【X 线检查】　照片上可见圆形或卵圆形的透亮区，一般有 1~4cm 大小。反应骨可描出肿瘤边界。病变区的“透亮部”呈毛玻璃状。局部骨皮质膨胀，骨膜反应少。骨骺瘤体偏心发展，伸向干骺端。

【治疗】　应彻底刮除或切除病变，注意不要破坏关节和生长板。刮除的骨腔植骨填充。做放疗可使肿瘤恶化为软骨肉瘤，但罕见。

八、软骨黏液样纤维瘤

软骨黏液样纤维瘤（chondromyxoid fibroma）是一种少见的良性软骨源性骨肿瘤，约占送检骨肿瘤的 0.4%，占良性骨肿瘤的 2.1%，多发生于 10~30 岁的年长儿或

青壮年。好发于下肢长骨,胫骨约占半数,也可见于股骨、腓骨、跗骨或跟骨。上肢、肋骨及骨盆很少发生。男性多于女性[3]。

【病理改变】 肉眼检查瘤体呈白色、坚硬,与周围组织界限清楚。肿瘤的基质细胞小而圆,由空泡和黏液状的细胞分隔。

【临床表现】 临床症状不明显,常在外伤后做 X 线检查时偶然发现。间断疼痛是较多见的症状,触诊并无压痛。

【X 线检查】 X 线片显示长管状骨干骺端有偏心性圆形或卵圆形骨质稀疏。骨膜反应可描出肿瘤的外缘。同时硬化骨勾画出内侧轮廓。肿瘤直径最大可达 5cm,鉴别诊断应考虑单发骨囊肿、良性软骨母细胞瘤、骨纤维异样增殖症。

【治疗】 常用刮除术治疗,缺损较大者可植骨填充或肿瘤病段切除术。

九、骨囊肿

单纯性骨囊肿(simple bone cyst)多发生在 4~10 岁的小儿,又称孤立性骨囊肿,约占全部良性骨肿瘤的 3%,男孩较多见,男女之比为 2∶1,约 50%的病例发生在肱骨近端;18%~27%好发于股骨近端的干骺端。其次好发于胫骨的远端和近端。偶见于跟骨、腓骨、尺骨和骨盆。单发的骨囊肿又称为单纯性骨囊肿;单房性骨囊肿(unicameral bone cyst,UBC)指囊肿呈单房特点。单纯性骨囊肿又可分为距生长板近的“活跃性”和远离生长板的“稳定性”两类。后者为生长缓慢或不再生长的骨囊肿。

【病因学】 确切原因不明,有多种假说,其中静脉阻塞假说最为被接受。有以下临床特点:①70%以上病例发生在儿童;②95%骨囊肿发生在长骨的干骺端;③最多发生在肱骨或股骨的近端;④囊壁和囊肿中的液体蛋白质含量高;⑤表现为良性,但治疗后复发率较高。

【病理学】 囊肿增长致骨皮质突出,一旦骨皮质变薄可发生病理性骨折。相反,骨折后囊壁骨皮质日趋增厚而且在囊内形成多个骨性间隔。囊内液体呈草黄色或黏液血性。囊内压力多在 30cmH_2O。骨折后囊内液体充以血凝块、肉芽组织和纤维骨性组织。另外,病理学特征为囊内局部衬以薄膜,包含扁平上皮细胞、破骨性巨细胞、脂肪细胞、胆固醇细胞、含铁血黄素、钙化组织以及反应性新生骨。

【临床表现】 多无临床症状,只是在其他 X 线检查时偶然发现,可行三维 CT 及磁共振检查明确,也可因轻微损伤后致微小骨折引起疼痛时发现。骨折很快愈合,而囊肿则愈合缓慢。这种病理性骨折引发生长板过早闭合的接近 10%。

【治疗】 骨囊肿治疗方式主要包括保守治疗、囊肿壁清除、钻孔减压、激素注射、骨移植、红骨髓移植、髓内针固定、异体骨填充、微创治疗等。

十、单房性骨囊肿

单房性骨囊肿(UBC)又称为骨囊肿、单发性骨囊肿,是儿童常见良性骨病变,男性多见,常发生在 20 岁之前。

最初病变源于邻近骺板的干骺端,随生长而远离骺板。肱骨上端占 50%,其次为股骨上下端和胫腓骨近端,偶见于跟骨、掌骨和髂骨。最近也有发生在骨骺部的报告。本病预后较好。根据囊肿与骺板的距离分为活动期和静止期,距离<5mm 为活跃期,>5mm 为静止期。

【病因学】 真正病因目前存在争议,普遍认为单房性骨囊肿的发生可能是由于创伤导致的病理性反应或静脉阻塞造成的骨内滑膜囊肿,形成空腔,进而体液不断透过薄膜渗透到囊内,形成积液所致。

【病理变化】 囊壁如蛋壳的厚度,因囊内液体使囊的外观呈蓝色。切开囊壁,流出草黄色液体。若近期发生过病理性骨折,其中液体可为血性。除反复发生骨折的病例囊腔内有纤维间隔外,一般均为单房。囊壁内有骨嵴。病理学上无特异性。纤维膜为结缔组织,含巨细胞、吞噬细胞、含铁血黄素棕色颗粒和黄色瘤细胞,还可见到囊壁骨折后形成的反应性新骨。

【临床表现】 临床表现大多取决于其生长部位,囊肿多因外伤甚至病理性骨折后意外发现。肢体局部隆起,小部分会感到疼痛,除外伤外一般没有疼痛,关节附近的骨囊肿可影响关节活动度,股骨上端病变常因步态异常才引起注意。

【影像检查】 X 线检查简单易行,是诊断单房性骨囊肿的首选,囊肿一般位于长管状骨的一端,局部骨干的骨皮质略向外膨胀。囊肿与骺板之间尚间隔有一小段松质骨。囊肿距骺板的远近依病变发生时间的长短和范围而定。偶见囊肿穿透骺板进入骨骺。如发生骨折,囊肿与骺板之间的松质骨可发生变形,但骨折多无移位。

对于 X 线检查难以发现的病灶,如脊柱及骨盆的微小病变,可通过 CT 检查发现。

单房性骨囊肿在 MRI 检查可看到囊腔内存在液-液平面。

【诊断与鉴别诊断】 诊断主要依靠影像学检查和病理活检,影像学检查包括X线片、三维CT及MRI检查等。X线片上显示骨干部中心性大透亮区有助于诊断,局部骨皮质变薄,体积略有膨胀。单发性骨囊肿是中心性膨胀,而动脉瘤性骨囊肿系偏心性扩张。骨囊肿发生骨折后,囊内含血性液体或血凝块,易使两者的肉眼病理混淆。甲状旁腺功能亢进多在成年发病,血钙增高可资鉴别。

单发骨性纤维异样增殖症和单发骨囊肿的影像表现类似。纤维异样增殖的纤维骨性病变所显示的毛玻璃样影像内有纤细的小梁,放大后尤甚,另外,纤维异样增殖的病变多呈偏心性扩张。

单发骨囊肿不应与巨细胞瘤相混淆,巨细胞瘤多发生在成人,几乎都是侵犯骺部,其肿瘤细胞系典型的梭形细胞和卵圆形的间质细胞,并散有多核巨细胞。骨囊肿虽能看到巨细胞,但看不到间质细胞。

【治疗】 单房性骨囊肿治疗方法暂无统一共识,分两种情况:早期发现的无症状单房性骨囊肿和出现症状甚至发生病理性骨折的单房性骨囊肿。小的骨囊肿发生病理性骨折后常可自愈。较大的囊肿可选用手术刮除囊壁以内的薄层纤维膜,并植骨填充囊腔,否则骨囊肿很容易复发。手术最好在本病的稳定期施行,在活动期手术复发率高达50%。有作者采用骨钻孔、骨开窗、留置克氏针等方法,有作者主张将骨膜下囊肿彻底切除,骨膜管内植骨。这种手术往往需加髓内针支撑固定。近年来有报道穿刺抽出内容物后注入肾上腺皮质酮(methyl prednisolone acetate)或自体骨髓的疗法,同样取得满意疗效。较大的骨囊肿和负重骨的病变应予制动预防病理性骨折。

十一、动脉瘤样骨囊肿

动脉瘤样骨囊肿(aneurysmal bone cyst)是一种良性单发骨肿瘤,特点是瘤内有均匀泡沫状透亮区。本症常发生在大儿童和青壮年,较单房性骨囊肿少见。无明显性别差异。

【病因】 尚未明确,可能系骨内局部血管组织异常或血流动力学变化致静脉压明显增高,使患处产生怒张的血管床。类胰岛素生长因子也是致病因素。

【病理变化】 好发于椎体、椎弓根、椎板、棘突和长管状骨。脊柱病变邻近的肋骨和椎体可发生压迫性侵蚀。长管状骨的瘤体居骨干或干骺端,呈偏心性膨胀。此外,本症还可见于跟骨、趾骨、锁骨、掌骨和指骨。偶可发生在软组织内。

肉眼观察囊外具有薄膜,内有张力,呈蜂窝状。刮除囊壁时可得红棕色软组织,其中含类黄色素瘤细胞,纤细的骨小梁和多数巨细胞,间有弯曲的血管与之交通。

【临床表现】 局部疼痛感。若病骨表浅,可摸到肿物局部温度增高,有压痛,偶有搏动。大的动脉瘤样骨囊肿可闻杂音。长管状骨的病变邻近关节时可造成运动障碍。脊柱病变能引起腰背疼痛和局部肌肉痉挛。瘤体持续长大或椎体塌陷会出现脊髓和神经根的压迫症状。

【X线检查】 肥皂泡沫状透亮区是本症X线片的特征。病变呈明显扩张,其薄壳内缘如贝壳状。病变内可见多数不规则的细隔。薄壳破裂者也不少见。本病源于松质骨,但很快发展为偏心位置。

【治疗】 切除或刮除病变并植骨常可治愈。除植骨方法外,还可佐以冰冻或骨水泥填充法治疗。对于脊柱椎体病变,在手术切除肿瘤后应做脊柱融合术以求稳定。对不易施行手术的部位,放射治疗也能奏效。局限性病变可采用动脉栓塞方法配合局部切除病变。经根治手术或部分刮除的病例复发者罕见。

十二、骨血管瘤

骨血管瘤(angioma of the bone)是一种少见的疾病,是一种良性成血管性肿瘤,或是血管内皮来源的一种发育状态,好发于椎体和颅骨。患儿多无症状,但肿瘤使椎体塌陷,可产生脊髓或神经根压迫症状。椎体部肿瘤的X线片特点为椎体的透亮度增加,并有垂直的粗线条阴影。一种罕见的类型为出现广泛性溶骨乃至骨消失。

骨血管瘤需要手术根治的不多。放射治疗可使病变栓塞硬化。

十三、纤维性干骺端骨皮质缺损

纤维性干骺端骨皮质缺损(fibrous metaphyseal cortical defect)也称非成骨性纤维瘤(non osteogenic fibroma),可见于儿童和青年,多见于2~8岁小儿。好发于长管状骨的干骺端,典型部位为股骨远端及胫骨近端干骺端,病灶长径与长骨长轴一致,多为偏心性生长,股骨的骨皮质缺损可高达20%。患儿一般无症状,2~5年消失。病因不明,可能系缺血后的溶骨,或是对过去骨膜下出血的一种反应。病变区有黄棕色组织,内含陷窝状结缔组织和多核巨细胞。

骨皮质边缘局灶性的缺损有时扩大而演变为纤维性骨内缺损(fibrous endosteal defect)。此时即非成骨性纤维瘤。肿瘤随发育而远离骺板。瘤体逐渐变小,边界不清,最后消失。

一般对无症状的病例不需特殊治疗,发生病理性骨折或病变长大容易产生骨折、疼痛症状明显者,可刮除瘤体,进行植骨。

十四、骨肉瘤

(一)概述

骨肉瘤是最常见的骨原发恶性肿瘤,年发病率约为2~3/100 万,占原发骨肿瘤的 11.7%。骨肉瘤好发于青少年,男女比例约为 1.4∶1。最常见的发病部位是股骨远端和胫骨近端,其次是肱骨近端,这三个部位大约占到所有肢体骨肉瘤的 85%。骨肉瘤主要发生部位是干骺端,发生于骺端和骨干的病例相对罕见。

历史上,截肢曾经是治疗骨肉瘤的标准方法,仅10%~20%的患者能够长期存活。随着现代影像学的不断进步和外科技术的不断提高,尤其是化疗的广泛应用,骨肉瘤的综合治疗水平得到大幅度提高,骨肉瘤的保肢治疗成为趋势,5 年生存率可提高至 50%~75%。

(二)诊断依据

1. 临床表现

(1) 疼痛:疼痛是恶性骨肿瘤的重要症状,夜间痛、静息痛、不规则痛是恶性骨肿瘤的重要特征。疼痛的性质主要以钝痛、胀痛为主,发生病理性骨折可以剧痛或锐痛。

(2) 肿胀和包块:肿胀一般在疼痛经过一段时间后出现。表浅部肿胀可能出现较早。骨肉瘤生长迅速,病程较短,增大的肿块可有皮温升高和静脉曲张,位于长骨骨端、干骺端的肿瘤可有关节肿胀和活动障碍。

(3) 全身症状:骨肉瘤早期往往没有全身症状,发展到晚期可出现消瘦、乏力、贫血等恶病质表现。但也有一些患者全身症状并不明显。发热不是骨肉瘤的特异性表现。

2. 影像学检查

(1) 疑似骨肉瘤的患者的标准影像学诊断步骤:应包括体检、原发病灶的影像学检查(X 线片、局部增强CT 扫描、局部增强 MRI)、全身骨扫描和胸部 CT;然后进行活检(首选穿刺活检)获得组织学诊断,完成骨肉瘤分期诊断。条件允许可应用 PET/CT 对肿瘤进行分期,为化疗后疗效评估提供基线值。

(2) 原发肿瘤的影像学诊断:X 线检查包括病灶部位的正侧位平片。增强 CT 检查可显示骨破坏状况、显示肿瘤内部矿化程度、强化后可显示肿瘤的血运状况、肿瘤与血管的关系、在骨与软组织中的范围。MRI对软组织显示清楚,便于显示肿瘤在软组织内侵及范围、骨髓腔内侵及范围、发现跳跃病灶、提供计划截骨长度的依据。骨扫描(ECT ^{99m}Tc)和 PET/CT(FDG),可反映肿瘤部位的代谢活跃程度,对于判断化疗效果也有指导意义,如骨扫描可以显示肿瘤部位的浓聚程度变化,PET/CT 可以显示肿瘤部位的 SUVmax 值变化。

(3) 远处病灶的影像学诊断:胸部 CT 是必需的影像学检查。全身骨扫描可以显示全身其他部位骨骼的病灶,有助于诊断多中心骨肉瘤或跳跃转移病灶。有条件者可行 PET/CT 检查全身其他部位病灶情况。淋巴结也可受到骨肉瘤的侵犯,因此区域淋巴结 B 超和 MRI检查是诊断区域淋巴结转移的可选策略。

3. 病理检查 骨肉瘤治疗前应通过活检获得组织学诊断依据,推荐行穿刺活检。

(1) 活检方式:外科治疗前一定要对可疑病灶进行组织学活检,活检位置选择对以后的保肢手术非常重要,穿刺点必须位于最终手术的切口线部位,以便于最终手术时能够切除穿刺道。推荐进行芯针穿刺活检(core needle biopsy)。不推荐进行冰冻活检,骨肉瘤为成骨性肿瘤,不适宜制作冷冻切片,质软的肿瘤部分即使能制作冷冻切片,因为形态多样诊断准确性差。

(2) 病理诊断:了解肿瘤所在部位、范围、大小及影像学特点,观察肿瘤的组织结构、细胞形态特点、细胞异型性及细胞分化的情况(包括有否骨样组织或肿瘤性骨质生成;有否软骨及软骨性钙化及其他组织)。经典型骨肉瘤是骨内高级别恶性肿瘤,肿瘤细胞直接产生瘤骨或肿瘤性骨样基质是其根本特点。对于 HE 条件下符合骨肉瘤组织学特征的活检标本,可直接进行诊断。

4. 实验室检查 是骨肉瘤检查的辅助方法,主要包括血象、血生化、血清酶学和肿瘤特异性标记物的检查。如乳酸脱氢酶、碱性磷酸酶[4]与骨肉瘤诊断及预后相关。

(三)临床分期

1. 概述 对新诊断骨肉瘤患者进行肿瘤分期是必要的,具有十分重要的意义。不同分期骨肉瘤的预后和治疗原则有很大差别，骨肉瘤通常使用SSS分期系统，也称为MSTS分期系统，适合于外科治疗，内科医生更常采用AJCC分期。

2. 骨及软组织肿瘤外科分期系统（SSS分期） Enneking提出的SSS外科分期系统（表36-53）是目前临床上使用最为广泛的分期系统，此系统被美国肌肉骨骼系统肿瘤协会（Musculoskeletal Tumor Society，MSTS），又称MSTS外科分期。此系统根据肿瘤的组织学级别、局部累及范围和有无远隔转移进行分期：肿瘤病理分级用G（即Grade）表示；肿瘤解剖定位用T（即site）表示；有无局部与远隔转移用M（即metastasis）表示。

肿瘤病理分级G反映肿瘤的生物学行为和侵袭性程度：G0良性，G1低度恶性，G2高度恶性。解剖定位T：T0示囊内，T1示囊外间室内，T2示囊外间室。分期的第三个主要因素是有无区域及远隔转移，M0为无转移，M1为存在转移。

表36-53 骨及软组织肿瘤外科分期系统（SSS分期）

分期	分级	部位	转移
ⅠA	G1	T1	M0
ⅠB	G1	T2	M0
ⅡA	G2	T1	M0
ⅡB	G2	T2	M0
Ⅲ	G1~2	T1~2	M1

注：MSTS分期系统和AJCC分期都有一定的局限性，因此也有学组提出其他分期系统，如Birmingham分期系统。

（四）治疗

当前，骨肉瘤的治疗模式是包括术前化疗、手术和术后化疗在内的综合治疗。

1. 外科治疗

（1）外科边界：对于骨肉瘤手术治疗，Enneking等最早提出外科边界的概念，Kawaguchi对此进行了进一步研究，在术前化疗后根据影像学的检查结果，最终外科边界分成四类：根治性边界、广泛性边界、边缘性边界和囊内边界。

（2）手术方式选择：经典型骨肉瘤需要以手术为主的综合治疗手段。肢体骨肉瘤的外科治疗方式通常分为截肢和保肢。

截肢仍然是治疗骨肉瘤的重要手段之一，截肢的适应证包括患者要求截肢、化疗无效的ⅡB期肿瘤、重要血管神经束受累、缺乏保肢后骨或软组织重建条件和预计义肢功能优于保肢。

目前大约90%的患者可接受保肢治疗。保肢适应证包括ⅡA期肿瘤、化疗有效的ⅡB期肿瘤、重要血管神经束未受累、软组织覆盖完好和预计保留肢体功能优于义肢。远隔转移不是保肢的禁忌证，有效的化疗反应仍然是保肢治疗的前提。

（3）保肢手术：保肢手术包括肿瘤切除和功能重建两个步骤。在对骨肉瘤的治疗上也要满足肿瘤学及骨科学两方面的要求，即完整、彻底地切除肿瘤（细胞学意义上的去除肿瘤）及重建因切除肿瘤所造成的股骨肌肉系统功能病损（骨及软组织的重建）。

保肢手术的重建方法包括骨重建与软组织重建。目前临床上最普遍的重建方法为人工假体置换，可以提供足够的稳定性和强度，允许早期负重行走，目前组配式假体功能良好，易于操作，但人工假体最主要的问题仍然是松动、感染和机械性失败等并发症，影响患者的长期使用和肢体功能。

生物重建方式包括异体骨关节移植，其最大优点是可以提供关节表面、韧带和肌腱附着，但缺点是包括感染、骨折等在内的并发症发生率高；游离或带血管蒂自体骨移植，该重建方法的优点是生物性重建、无排斥反应、愈合率高，但缺点是手术复杂、适应证较少、容易导致供体部位的并发症；瘤段灭活再植术，目前应用相对较少；旋转成型术，适用于儿童患者，可以获得相对较好的肢体功能，但肢体的外观不佳，年龄较大的患者容易存在心理接受方面的问题。

（4）外科治疗的其他问题

1）Ⅲ期骨肉瘤的外科治疗：在局部病灶和转移瘤化疗均有效的前提下，推荐进行局部保肢手术和转移瘤切除。术前化疗疗效不佳，预示病人疗效不好，不建议行局部根治术。

2）伴有病理性骨折的骨肉瘤的外科治疗：病理性骨折不是保肢的禁忌证，对于ⅡA期经典骨肉瘤病理性骨折，由于间室破坏，建议行术前化疗后再行评估保肢治疗。对于ⅡB期骨肉瘤合并病理性骨折，部分研究显示病理性骨折截肢率更高，复发率增加且病理性骨折的生存率较低，但是在术前化疗有效前提下，多个研究表明病理性骨折保肢治疗复发率并不增加。

2. 内科治疗

（1）化学治疗：骨肉瘤患者术前化疗疗效好的，术后可维持术前化疗药物种类和剂量强度；术前化疗疗效不好的则需更换药物，未达足够剂量强度者可考虑加大剂量强度。术前未进行化疗的，术后进行一线常规化疗。

1）化疗前评估及检查：化疗前需要详细评估患者是否存在化疗的禁忌，以及患者对拟行化疗方案的耐受情况。

2）推荐药物：骨肉瘤辅助化疗推荐药物亦为大剂量甲氨蝶呤、异环磷酰胺、多柔比星、顺铂，给药方式可考虑序贯用药或联合用药。

3）术前化疗的疗效评估：骨肉瘤化疗疗效的评价包括了临床症状及体征、影像学、实验室检查（碱性磷酸酶、乳酸脱氢酶的变化趋势）和组织病理学等多方面的综合评定，最重要的是组织病理学对肿瘤坏死率的评估，要求多点、足量取材。肿瘤坏死率评估的技术方法和标准，Huvos 评级系统是至今应用最为广泛的方法（表 36-54）。肿瘤坏死率Ⅲ～Ⅳ级者为化疗反应好，推荐术后化疗采用与术前相同的化疗方案；肿瘤坏死率Ⅰ～Ⅱ级者为化疗反应差，提示远期预后差，术后应提高剂量强度或修改化疗方案（包括增加新药）。术前化疗疗效持续不佳的患者应考虑停止术前化疗，而行外科手术治疗。

表 36-54　Huvos 评级系统

Huvos 评级系统的具体标准
Ⅰ级：几乎未见化疗所致的肿瘤坏死
Ⅱ级：化疗轻度有效，肿瘤组织坏死率>50%，尚存有活的肿瘤组织
Ⅲ级：化疗部分有效，肿瘤组织坏死率>90%，部分组织切片上可见残留存活的肿瘤组织
Ⅳ级：所有组织切片未见活的肿瘤组织

（2）二线治疗/靶向治疗：骨肉瘤暂无证据级别较高、能明显提高生存率的二线治疗/靶向治疗，一线治疗失败后，首选推荐患者参加临床试验。骨肉瘤二线药物治疗/靶向治疗方案循证医学证据力度均较弱，应用较多的为吉西他滨联合多西他赛、依托泊苷联合环磷酰胺或异环磷酰胺、索拉非尼和帕唑帕尼等几个方案。

（3）抗血管生成治疗：围手术期给予重组人血管内皮抑制素治疗骨肉瘤能够显著地提高无远处转移生存率和疾病无进展生存率，安全性好，具有一定参考意义。

3. 放射治疗　骨肉瘤是一种对放疗不敏感的肿瘤，在大剂量放疗后大多数患者仍有明显的肿瘤残存，局部控制率低，因此，不能用单纯放疗来治愈骨肉瘤。放疗的作用主要是辅助性治疗或姑息治疗，对于不能手术切除的病变或拒绝截肢的患者，局部放疗有一定的作用。

4. 少见部位骨肉瘤的治疗　骨盆、骶骨、脊柱及其他部位的骨肉瘤发病率低，其治疗结果差于四肢经典型骨肉瘤。临床有效证据少。

（1）骨盆骨肉瘤：化疗可获得全身和局部控制，如化疗无效均不建议保肢治疗，骨盆骨肉瘤的局部复发率和转移率均高于肢体，预后差。有研究表明肿瘤大小、边界、早期发生转移、是否累及骶骨是影响骨盆骨肉瘤预后的因素。外科治疗仍是主要手段，对于外科治疗失败和难以达到足够外科边界的骨盆骨肉瘤，局部放疗和全身化疗则非常必要，较非放疗病人生存率改善。

（2）骶骨骨肉瘤：外科治疗并发症和风险较高。对于化疗有效的骶骨骨肉瘤，安全的外科边界切除有利于减少局部复发和提高无疾病生存。肿瘤大小、对化疗的反应、远隔转移直接影响预后，由于骶神经受损，患者的生活质量下降，但是仍不推荐牺牲边界而保留功能。因此对于化疗无效的骶骨骨肉瘤，放疗可作为局部控制的重要手段。

（3）脊柱骨肉瘤：外科治疗选择需要根据术前化疗反应、病灶部位、是否存在脊髓、神经根压迫等因素来考虑。同样，化疗有效对于脊柱肿瘤外科治疗意义重大，报道显示全椎体整块切除术对局部复发控制明显优于分块切除。对于不可切除或难以整块切除的病例，辅助放疗和化疗仍然是重要的治疗手段。

（五）随访

1. 随访时间　推荐的随访时间间隔为：手术后最初 2 年，每 3 个月一次；第 3 年，每 4 个月一次；第 4、5 年，每 6 个月一次；以后，每年一次至术后 10 年。

2. 随访项目　随访的内容包括全面体检，局部 X 线、B 超或 CT，骨扫描，胸部影像学检查（胸部 CT），功能评分和实验室检查。如怀疑有复发可能，需行局部增强 CT 检查。全身骨扫描、实验室检查和肢体功能评分在术后 5 年内，每 6 个月检查一次，术后 5 年以后，每年检查一次。

（六）预后

1. 肿瘤的复发　Jeys 等提出了 Birmingham 分期系统用于预测复发风险，其中引入肿瘤坏死率（≥90%和<90%）和外科边界（>2mm 和≤2mm）两个因素，最终分为 1a、1b、2a、2b 四级，其 5 年无复发生存率分别为 98.6%、91.7%、84%和 76.1%，各组间差异有统计学意义。

对于复发的骨肉瘤患者，建议行手术治疗，术后再次进行化疗。通常认为：对于复发时间间隔小于术后一年的患者，建议换二线方案化疗；复发时间间隔超过一年者可考虑原一线方案化疗；术后边缘阳性者，如果能够接受手术可考虑行扩大切除或截肢术，如果不能接受手术可考虑行局部放疗。

2. 肿瘤的转移 转移性骨肉瘤的二线治疗是骨肉瘤化疗的难点，长期生存率不足20%。如果化疗有效，对肺转移病灶行外科切除是非常必要的。对于进展期骨肉瘤患者建议进行姑息性切除或截肢，不能切除者应进行放疗，即使有远隔转移也应考虑手术治疗，并强烈建议加入临床试验研究。支持治疗是晚期患者多采用的治疗方案。

3. 骨科并发症 患者术后常见的近期并发症主要包括伤口不愈合、皮瓣坏死、伤口感染、神经损伤等。远期并发症包括假体松动失效、植骨吸收或不愈合、双下肢不等长等，其中假体失效患者需要行人工假体翻修手术，植骨不愈合患者需要再次手术植骨，或者换用其他重建方式进行治疗。

十五、软骨肉瘤

软骨肉瘤（chondrosarcoma）发病率约占骨恶性肿瘤的20%，儿童较少见。本肿瘤源于软骨母细胞和胶原成纤维细胞。好发于躯干骨和肱骨、股骨上端。分为原发性和继发性软骨肉瘤，小儿的软骨肉瘤几乎均由骨软骨瘤或内生软骨瘤恶性变继发而来。

【病理改变】 肿瘤外观如软骨，中等硬度，呈分叶状，由肿瘤性软骨及软骨基质构成，无骨样结构，软骨细胞多聚集在小叶边缘。瘤体外有包膜，肿瘤内散在黏液性变或不规则的钙化区。每个肿瘤的组织学不尽相同，肿瘤不同部位的组织变化也不完全一样。生长活跃的可见到有不规则的核分裂。静止型的犹如一般的内生软骨瘤。瘤内的钙化和软骨内化骨是软骨肉瘤所特有。

【临床表现】 发病之初患儿只感钝痛，随后转为持续性疼痛。检查局部有硬性肿物。

【X线检查】 X线片显示透亮度较高的实体，其中有片状钙化。位于骨边缘的软骨肉瘤，瘤体可很大。同时可见附近软组织被推移。居骨中心部位的肿瘤常位于骨干的髓腔之中。由于髓腔内压力升高，骨皮质的内面腐蚀并有新生骨。最后因骨皮质穿破而并发病理性骨折。

【治疗】 早期手术是软骨肉瘤最有效的治疗方法，对于长骨低级别软骨肉瘤可行病灶内刮除，辅以苯酚、乙醇、高速磨钻、骨水泥等治疗，对于肿瘤恶性程度较高或瘤体广泛侵犯周围组织并与周围血管神经关系密切者，可做截肢或关节离断手术治疗，5年治愈率约为30%。

十六、骨纤维肉瘤

骨纤维肉瘤（fibrosarcoma of the bone）可分为两种类型：自骨髓发生的中心型纤维肉瘤和从骨外膜发生的骨外膜纤维肉瘤（周围型），中心型纤维肉瘤较多见，儿童较青少年发病率低。肿瘤生长缓慢，主要症状是局部疼痛和软组织肿块。好发于长管状骨的干骺端，偶见于髂骨。X线片：中心型呈骨髓腔内边缘参差不齐的囊性破坏区，骨皮质可破坏，但无明显骨膜反应，周围型可见较大软组织阴影，骨皮质破坏常局限于一侧，向髓腔凹陷为压迹，侵入髓腔时，出现虫蚀样或不规则囊性骨缺损。

治疗应做彻底切除或截肢，化疗只适用于术后，放疗不敏感。

十七、尤因肉瘤

尤因肉瘤（Ewing sarcoma，ES）属于尤因肉瘤家族肿瘤（Ewing sarcoma family of tumor，ESFT）。ESFT被多数学者认为是一类同一细胞起源，具有相似的组织学、免疫组化特征和共同的非随机染色体易位的肿瘤，包括骨和骨外的ES、原始神经外胚层肿瘤（primitive neuroectodermal tumor，PNET）、骨的PNET和胸壁的小细胞恶性肿瘤（Askin瘤）以及胸肺部恶性小细胞瘤。

【病理变化】 典型的ES组织学检查显示密集多层的形态均一的圆形蓝色小细胞，核深染，胞质少而透明。常有广泛坏死，核分裂象罕见。本症另一个组织化学所见是细胞内含有糖原。组织学表现和电子显微镜检查也有其特征，如细胞内可见糖原颗粒，相反，网状细胞肉瘤的细胞内不含糖原。几乎所有的瘤细胞均出现特征性的膜表达，大部分肿瘤表达CD99、Vimentin、NSE等神经标志的表达也很常见。

【分子生物学】 特异性染色体是ESFT的重要诊断特征。ESFT多数病例都表达几种不同相互易位中的一种，大部分相互易位涉及集中在染色体22q12上单基因位点（即*EWSR1*基因）内的断裂点。85%~90%的ESFT病例中，通过FISH方法检出频繁性染色体易位t(11;22)(q24;q12)使22号染色体上*EWSR1*基因的

5' 端与 11 号染色体上 Friend 白血病融合位点-1(Friend leukemia integration locus-1, *FLI-1*)基因的 3' 端融合。另外,在缺乏 *EWSR1-FLI1* 易位的 ESFT 中,类似易位使 *EWSR1* 基因与其他跟 *FLI-1* 结构同源的 ESFT 家族基因(即 *ERG*、*ETV1*、*ETV4* 或 *FEV*)融合,分别形成 t(21;22)(q22;q12)、t(7;22)(p22;q12)、t(17;22)(q12;q12)或 t(2;22)(q35;q12)易位。

【临床表现】 突出的主诉是局部疼痛和肿块,以及由肿块所引起的压迫症状。本病最易转移的部位为肺、骨骼、骨髓及颅内。最常累及的骨骼为脊柱。肿瘤累及骨髓时表现为发热、出血、贫血、感染等血细胞异常而出现的症状。部分患儿就诊时存在发热、乏力、体重减轻、食欲低下或贫血等全身症状。

【影像学检查】 X 线的特点为患处松质骨和骨皮质均有斑点状骨质稀疏,表示骨质的破坏。病变部位的骨质略有膨胀。骨外膜掀起后,新生骨常呈多层的"洋葱皮样",CT 造影有利于发现骨皮质破坏;MRI 可及时查出骨髓内病变的范围。PET/CT 检查可以了解全身肿瘤侵犯及转移情况。

【诊断与鉴别诊断】 根据患儿的发病年龄、临床表现、影像学检查,临床考虑 ES,经肿瘤穿刺活检或肿瘤切除的大体标本经病理诊断结果可确诊。另外,可通过 *EWSR-1* 基因检测可协助诊断。鉴别诊断,应考虑骨髓炎、嗜伊红肉芽肿、网状细胞肉瘤、恶性淋巴瘤、溶骨型骨肉瘤、转移的神经母细胞瘤和白血病。

【治疗】 目前国际上采用手术、化疗及放疗等多学科联合治疗策略。

通过手术将病变骨和组织切除是 ES 综合治疗的重要组成部分。达到切缘阴性对于 ES 手术尤为重要。骨折、骨不连及感染等为术后常见的并发症。

目前 ES 的标准化疗方案为 VDC(长春新碱+多柔比星+环磷酰胺)与 IE(异环磷酰胺+依托泊苷)两者交替,化疗间隔 2~3 周,总疗程 48 周左右。

对于术后有大体残留或镜下残留、术中肿瘤污染、淋巴结或胸膜转移时应给予局部放疗;也可用于有可能完全切除肿物时的术前放疗;另外,放疗对于转移部位的局部治疗也有重要意义。

【预后】 尤因肉瘤的 5 年治愈率已从 10% 提高到 50%~75%。主要是由于手术化疗和放疗的联合应用。目前已知的影响 ES 预后的因素包括病初是否存在转移、原发瘤灶位置和大小、患儿年龄、对治疗的反应及是否存在某些染色体易位。

(孙琳　牛晓辉)

参考文献

[1] 金渊涵,周光新. 骨样骨瘤临床诊疗进展,东南大学学报,2019,38(1):199-201.

[2] 代晓梅,李晓华,李洪垒,等. 颅骨骨瘤一例病例报告及文献复习. 中国美容整形外科杂志,2018,29(4):255.

[3] 刘晋红,成兰云,邓晋芳,等. 头颈部软骨黏液样纤维瘤 7 例临床病理特征分析. 诊断病理学杂志,2018,25(3):181-185.

[4] KIM SH, SHIN KH, MOON SH, et al. Reassessment of alkaline phosphatase as serum tumor marker with high specificity in osteosarcoma. Cancer Med, 2017, 6(6):1311-1322.

第 12 节　皮肤肿瘤及肿瘤样疾病

一、血管瘤与脉管畸形

(一) 婴儿血管瘤

婴儿血管瘤(infantile hemangioma, IH)是婴儿常见的良性肿瘤,指由胚胎期间的血管组织增生而形成的,以血管内皮细胞异常增生为特点,发生在皮肤和软组织的良性肿瘤。临床发病率为 4%~5%,所有病变在出生后几周内即可出现。女婴发病率为男婴的 4 倍多。白种人和早产儿发病率较高。

【分型】 根据肿瘤组织形态,分为局灶型、节段型、中间型和多发型四型。局灶型 IH 是最常见的,指瘤体的生长增殖围绕一个中心向四周生长,表现为结节性、圆形或椭圆形瘤体,通常<2cm。节段型 IH 是指沿着特定皮肤结构分布,皮肤结构与皮节、神经分布及 Blaschko 线无关,而是与残留的胚胎动脉及其变异血管的分布有关[1],通常为斑块状的大面积瘤体。而中间型 IH 指无法明确分类为局灶型或多发型婴儿血管瘤。多发型 IH 通常指全身有多于 5 个以上的,相互间无任何联系的独立瘤体构成的婴儿血管瘤。

【分类】 根据肿瘤组织累及的深浅分为浅表性 IH、深在性 IH、混合性 IH 和微小增殖性 IH 四类。浅表性IH起源于真皮浅层,即过去所称的“草莓状血管瘤”;深在性IH位于真皮深层或皮下组织内,外观呈蓝色或无色;混合性IH起源于真皮浅层和真皮深层或皮下组织。

【临床特征】 婴儿血管瘤最早期的皮损表现为充血性、擦伤样或毛细血管扩张性斑片,其病理改变为内皮细胞增生。患儿生后会有一个快速增殖期,通常发生在生后5.5~7.5周,增殖期与它的分型、分类无关。在生后3个月内的增殖期,瘤体大小可达到最终面积的80%。早期增殖期后增殖变缓,6~9个月为晚期增殖期,最终在几年后逐渐消退。不同婴儿血管瘤治疗方法不同,需要结合病史、临床表现、影像学检查等来判断其风险等级,从而决定治疗方案。

【风险分级】 目前国际上将婴儿血管瘤分为高风险、中风险及低风险三个风险等级。高风险IH包括面部节段型IH(伴随结构异常,瘢痕,眼/气道受累);腰骶部、会阴区节段型IH(伴随结构异常,溃疡);面部厚度达真皮或皮下,或明显隆起皮肤表面的非节段型IH(有导致组织变形及形成永久瘢痕/毁形性风险);早期有白色色素减退的IH(溃疡形成的标志);面中部IH(高度存在毁形性损害的风险)及眼周、鼻周及口周IH(存在功能损害,毁形性损害风险)。中度风险IH包括面部两侧、头皮、手、足IH(存在毁形性风险,但功能损害风险较低);颈、会阴及腋下等躯体皱褶部位IH(高度存在形成溃疡的风险);躯干、四肢直径>5cm的节段型IH(存在溃疡形成风险,和皮肤永久的残留物)。低风险IH包括躯干、四肢局灶性、浅表性IH(低度风险的毁形性损害和功能损害)。

【治疗】 婴儿血管瘤有自行消退的特征,并且消退后多数不会出现严重后遗症,所以大部分患儿不需要治疗。但风险等级为高风险的血管瘤,可能引起溃疡、毁形性损害、功能损害或重要组织脏器结构改变等并发症;处于增殖期的血管瘤,也有可能在很短的时间内从低风险级别增至高风险级别。因此,血管瘤是否治疗一定要平衡治疗的疗效和治疗可能带来的不良反应。应根据其风险级别、是否处于增殖期等因素综合评估,选择合适的治疗方法。

1. 口服普萘洛尔治疗 该药目前是治疗高风险婴儿血管瘤的首选药物[2,3],其安全性和有效性均优于糖皮质激素。服药前对患儿做全面的体格检查及实验室检查,询问家族史及既往史,服药期间应监测血压、心率和血糖等指标。新生儿接受治疗时要慎重。目前国内常用剂量为1.5~2.0mg/(kg·d)[2]。目前国内口服普萘洛尔治疗婴儿血管瘤无确切疗程标准,原则为瘤体临床已消退,同时局部B超下显示瘤体消退,未见血供,可考虑在1个月内逐渐减量至停药。停药过早极易出现复发,故服药疗程通常会超过1年,停药年龄经常会延续到15月龄以上。

2. 口服糖皮质激素治疗 主要用于有普萘洛尔禁忌证的高风险婴儿血管瘤。用药方法:口服泼尼松3~5mg/kg(总量不超过50mg)[2],隔日顿服,根据瘤体消退情况逐渐减量,服药期间应注意糖皮质激素的副作用。

3. 激光治疗 选择性光热作用的激光,如595nm、585nm脉冲染料激光等目前可以用于浅表性婴儿血管瘤的治疗。

4. 外用药物治疗

(1) β受体阻滞剂:主要治疗小的、浅表性血管瘤,目前常用药物有噻吗洛尔、卡替洛尔等。

(2) 咪喹莫特:可用于有β受体阻滞剂禁忌证的浅表性、局灶型的血管瘤。

5. 局部注射治疗 建议用于局灶型、深在性、非重要组织器官周围的血管瘤,也可作为综合治疗的一部分,如术前使血管瘤减小、用于术后残留的病灶或某些不宜切除和修复的部位等。常用的药物有糖皮质激素、聚桂醇、平阳霉素等。

6. 外科手术治疗 部分血管瘤可采取手术切除,但手术切除需要严格掌握适应证,要根据皮损部位、患儿年龄、皮损大小及有无并发症等综合因素考虑,对于早期的并且有消退可能的血管瘤不建议手术治疗。

(二)毛细血管畸形

毛细血管畸形(capillary malformation,CM)包括通常所谓的鲜红斑痣(或葡萄酒样痣)及鲑鱼色斑(salmon patch,或天使吻斑、鹳啄斑)。

【临床表现】 是皮肤临床中较为常见的脉管畸形。鲜红斑痣在新生儿的发病率为0.1%~2%,皮损多在生后即可出现,大部分不会自然消退。可发生于身体任何部位,以面部最常见,部分皮损沿三叉神经支配范围分布,颜色可由淡粉色到紫红色不等。随年龄的增长,颜色多逐渐加重,皮损逐渐增厚,斑片逐渐变为斑块,甚至有结节样皮损出现。鲜红斑痣可为系统疾病的皮肤表现之一,患者可出现与神经、眼部受累相关的症状,如单侧抽搐、青光眼等,如Sturge-Weber综合征。鲑鱼色斑在各种族中的发病率为20%~60%,大约一半以上的皮损在生后一年内可变浅。面部鲑鱼色斑多表现为界限不太规则或清晰的淡粉红色斑片,颈后部最常受累。

【组织病理学】　真皮中上部毛细血管扩张，皮损隆起或呈结节状者真皮深层及皮下组织亦可出现血管扩张，但血管内皮细胞不增生。

【诊断与鉴别诊断】　根据生后即有的红斑，压之可褪色，与儿童的生长发育成比例，诊断即可成立，必要时结合影像学检查、皮肤活检等明确。

【治疗】　可用脉冲染料激光或光动力治疗。

（三）静脉畸形

静脉畸形（venous malformation，VM）在以往分类中称为“海绵状血管瘤”，是一种血管异常发育导致静脉管腔结构异常所致的脉管畸形。

【临床表现】　可发生在任何部位的皮肤或黏膜，表现为圆形、红色或紫红色的海绵状结节。以四肢最多见，其次是口腔颌面部。由于皮损内纤维组织含量不同，导致皮损的硬度不同，但大多数情况下，加压可使皮损压缩。可伴有血栓静脉炎、钙化静脉石及局部压迫出血的症状。静脉畸形也可作为一些综合征的皮肤表现之一。

【组织病理学】　真皮下部和皮下组织内不规则腔隙，充以红细胞及纤维样物质，腔壁为单层内皮细胞；较大血管腔隙可见外膜细胞增生，管壁增厚。

【诊断与鉴别诊断】　根据病史、病变发生、发展及演变，特别是具有特征性的蓝色或蓝紫色、压缩性、柔软性、无搏动性肿物，诊断即可成立，必要时结合影像学检查、皮肤活检等明确。

【治疗】　局部束缚是长期管理的基础方法。治疗可用局部注射、栓塞、介入或手术等。治疗无效时可用西罗莫司[2]。

（四）淋巴管畸形

淋巴管畸形（lymphatic malformation，LM）在以往分类中称为“淋巴管瘤”，是一种常见的儿童先天性脉管畸形疾病。淋巴管畸形根据囊腔的大小分为巨囊型、微囊型和混合型。巨囊型淋巴管畸形囊腔$\geqslant 2cm^3$，可以为单囊或者多囊结构；微囊型淋巴管畸形则一般由多个体积$<2cm^3$的囊腔构成；两者兼有的称为混合型淋巴管畸形。

【病因】　淋巴管畸形致病机制目前尚未清楚，但认为与体细胞中的 *PIK3CA* 突变有关。*PIK3CA* 突变后，可以增强其与细胞膜的结合和/或激活其激酶，使得 AKT/mTOR 级联激活，促进淋巴内皮细胞生长、增殖和迁移，最终导致淋巴管畸形的发生发展。

【临床表现】　淋巴管畸形可以发生在全身任何部位，其中以富含淋巴系统的区域最为多见，如颈部、腋下、外阴等，同时腹膜后、纵隔处淋巴管畸形也较为常见。巨囊型淋巴管畸形的囊腔内含有水样透明或琥珀色样淋巴液体，有明显波动感；如果多个囊腔，彼此之间可能相通或不相通。微囊型淋巴管畸形在皮肤黏膜上可以表现为多个充满液体的小囊样结构，或呈蛙卵样外观，皮色，如果囊内出血，可表现为暗紫红色。淋巴管畸形多数认为是良性病变过程，生长缓慢，但一般不会自行消退。如外伤、感染、囊内出血或不当治疗后可以突然增大。一些重要器官部位，如气管前、纵隔、盆腔，淋巴管畸形持续增殖，可能导致毁型性损害、器官功能障碍，甚至危及患儿生命。

【辅助检查】　超声检查可以明确瘤体性质、大小、内容物以及与周围组织的关系。MRI 增强检查图像可以用来区分淋巴管和血管。对于一些复杂部位或者影像学手段不能明确时，可行诊断性穿刺术，如抽吸出淡黄色淋巴液即可诊断为淋巴管畸形。

【组织病理】　淋巴管内皮细胞组成薄壁、形态不规则及大小各异的淋巴管腔，内充满淋巴液，周围可见中性粒细胞、成纤维细胞、脂肪细胞和肌细胞等。

【诊断与鉴别诊断】　结合病史、体检结果、影像学检查，不难诊断淋巴管畸形。

【治疗】　目前治疗淋巴管畸形的手段多种多样，如手术切除、激光治疗、硬化剂注射、外用治疗等，但尚无一种方法可以治疗所有的淋巴管畸形，应根据畸形类型、位置、大小、患儿年龄等综合判断和选择治疗方法。巨囊型淋巴管畸形可以选择硬化剂注射或者手术切除治疗。微囊型或浅表型淋巴管畸形可以选择激光（如长脉冲 1 064nm Nd：YAG 激光）或外用药物（如 0.1%西罗莫司软膏）治疗[4]。

二、表皮样囊肿及皮样囊肿

表皮样囊肿（epidermal cyst）又称表皮囊肿、表皮包涵体囊肿，是最常见的皮肤囊肿。许多临床医生错误地认为其来源于皮脂腺，不恰当的称其为“皮脂腺囊肿”。

【病因】　表皮样囊肿起源于毛囊漏斗部的复层鳞状上皮，可以是原发性的，也可以起源于破坏的毛囊结构或外伤、粉刺等植入性上皮。

【诊断依据】

1. 临床表现　表皮样囊肿可见于身体任何部位，

通常表现为皮肤色的真皮结节，临床经常可见有一中央孔。其直径为数毫米至数厘米不等，可保持稳定或进行性增大。无菌性囊肿多无症状，囊壁破裂时可引起疼痛和剧烈的炎症反应。

2. 组织病理 囊肿位于真皮，囊壁由复层鳞状上皮构成，由外向里依次为基底细胞层、棘细胞层、颗粒层，囊腔内充满角质物质。如果囊肿破裂，内容物释放到真皮内可引起异物炎性肉芽肿反应。

【治疗】 对于无炎症并发症的表皮样囊肿，可以选择单纯切除或微小切口挤出内容物及取出囊壁。如未能完整去除囊壁，囊肿可复发。对于有炎症的囊肿，合理的做法是等到炎症消退后再尝试切除。波动性囊肿，甚至继发严重蜂窝织炎的囊肿常常需要切开引流，同时辅以抗生素治疗。

皮样囊肿（dermoid cyst）是在胚胎发育过程中，由外胚层组织沿胚胎闭合线分离而形成。

【诊断依据】

1. 临床表现 可在出生时发现，但大多发现于幼儿早期，随年龄增长可缓慢增大，直径一般0.5~5cm。肿物多单发，圆形，肤色，质韧，无痛感，因与基底部筋膜粘连而不能活动，如长期压迫骨面时可使骨凹陷。肿物常发生于面部，尤以眼周、眉外和鼻根处多见，也可发生于头皮、耳周、颈部、胸骨、骶骨和阴囊。

2. 组织病理 皮样囊肿的囊壁由逐渐角化的复层鳞状上皮构成，壁内可有皮肤附属器结构。囊内容物多为淡黄色牙膏状，可见皮脂、上皮碎屑、毛发和较黏稠液体。

【治疗】 治疗方法为手术切除，切除彻底不易复发。术前应进行影像学检查，尤其当囊肿位于头颈部中线附近时，以除外与中枢神经系统相交通可能。

三、脂肪瘤

脂肪瘤（lipoma）是由成熟脂肪细胞构成的良性肿瘤。是最常见的间叶组织来源的良性肿瘤。发病机制不清，家族性多发性脂肪瘤病有遗传因素参与。

【诊断依据】

1. 临床表现 任何年龄均可发生，成人多见。可单发或多发，多发者可有家族史。表现为圆形或卵圆形皮下肿物，质地柔软，可以移动，基底较宽，触诊呈分叶状。多无自觉症状，肿瘤可逐渐长大，侵犯和压迫神经时可引起疼痛。脂肪瘤极少恶变为脂肪肉瘤。在小儿常见以下两种类型：①家族性多发性脂肪瘤病：与遗传有关，为多发，达数百个较小的皮下肿瘤，质软，可推动，表面皮肤正常，分布于躯干、四肢等处。单个损害发生迟，发展慢。多发损害则发生早，发展快；②先天性弥漫性脂肪瘤病：其特点是出生后即可见脂肪瘤，呈弥漫状，多发于某侧肢体或指/趾节，界限不清，随年龄增大而增大，可合并骨肥大、蔓状静脉血管畸形或肌组织肥大。

2. 组织病理 由均一成熟的脂肪细胞群集成小叶状，与正常脂肪组织不同点是脂肪瘤周围有完整的包膜。多发性脂肪瘤可能混有多少不等的间质成分或其他成分，因此可以出现一些亚型，称之为纤维脂肪瘤、血管脂肪瘤、肌脂肪瘤。

【治疗】 如因疼痛、美观等原因可采取手术完整切除脂肪瘤，对于较大或系统性的脂肪瘤也可采用脂肪抽吸治疗。

四、肥大细胞增多症

肥大细胞增多症（mastocytosis）是一组以肥大细胞在单个或多个组织器官浸润及聚积为特征的疾病谱，可累及皮肤、骨髓、肝、脾、胃肠道及淋巴组织，其症状由肿瘤性肥大细胞浸润和/或肥大细胞释放生物学介质引起。根据有无皮外器官受累，分为皮肤型及系统型。仅有皮肤受累者为皮肤型，儿童期发病者多为本型，包括色素性荨麻疹、肥大细胞瘤、弥漫性皮肤肥大细胞增多症。

【病因与发病机制】 尚不明确。目前认为可能与*c-kit*基因活化性点突变有关。

【临床表现】 色素性荨麻疹是最常见的一型，占60%~90%，皮损可散发或泛发，表现为大小不等的红棕色或褐色圆形或椭圆形斑疹、丘疹及斑块，直径一般5~20mm，在机械性刺激下，可出现风团，甚至水疱，在新生儿、婴儿及疾病早期多见。本型又分为2个亚型：①"单形性"病变，表现为大小、形态均一的小斑疹；②"多形性"病变，皮损大小、形态不相同。肥大细胞瘤占10%~40%，表现为生后或生后不久出现棕色或黄褐色斑块或结节，表面橘皮样外观，可有水疱、大疱。弥漫性皮肤肥大细胞增多症较少见，占1%~3%，表现为皮肤弥漫肥厚，呈橘皮样外观，瘙痒明显，易出现弥漫性水疱，常伴潮红发作[5]。

本病一般发病缓慢，少数患儿合并系统症状，可伴发作性颜面或全身潮红、心动过速、低血压、头晕、头痛、呕吐、腹痛、腹泻等。还可并发自发性荨麻疹，偶有皮肤划痕症。

【病理变化】 皮肤型为真皮内多形性肥大细胞浸

润，吉姆萨（Giemsa）或甲苯胺蓝染色可观察到细胞内异染颗粒。

系统型为受累皮外器官内见多形性肥大细胞浸润。

【诊断】 根据发病早、典型皮损摩擦等机械刺激后出现风团，结合皮肤组织病理，不难诊断。需注意有无肝脾大，查全血细胞计数、肝功能、血清类胰蛋白酶水平，必要时骨髓活检，以评估是否存在系统受累。

【治疗与预后】 主要为对症治疗。避免引起肥大细胞脱颗粒的物理刺激或药物，如热、摩擦刺激，阿片类、阿司匹林、乙醇、奎宁、东莨菪碱、十烷双胺加拉明、利血平、两性霉素B、多黏菌素B及D-筒箭毒等。口服抗组胺药或色甘酸钠可减轻瘙痒、潮红及荨麻疹。面积<10%体表面积者，可局部外用糖皮质激素，亦可行局部紫外线治疗。单个肥大细胞瘤可手术切除。严重的弥漫性肥大细胞增多症可用系统糖皮质激素治疗。本病预后良好，多数患儿青春期可自愈。

五、色素痣

色素痣（nevus pigmentosus）又称痣细胞痣，色痣，是黑素细胞来源的良性肿瘤。按发生时期不同分为先天性色素痣及后天获得性色素痣。

【病因】 导致色素痣形成的因素尚不明确。色素痣细胞来源于从神经嵴进入表皮的成黑素细胞，其在表皮内发生增殖形成了色素痣。目前认为遗传因素在早期起到了作用，随后紫外线为主的环境因素发挥了作用。

【诊断依据】

1. 获得性色素痣

（1）临床表现：可于儿童期出现，随年龄增长逐渐增多，根据痣细胞的组织学分布部位，可将其分为交界痣、皮内痣和复合痣。色素痣有着明确的生长周期，在儿童期多为交界痣，后逐步发展为复合痣，最终在中老年期发展为皮内痣。获得性色素痣可发生于身体任何部位，多为形状对称、色素均匀、边界规则且清楚的圆形或椭圆形，往往直径≤6mm。交界痣表现为棕褐色斑疹或斑片，表面光滑而平坦。复合痣表现为棕色丘疹或斑丘疹，轻度隆起，颜色较交界痣更浅，表面光滑或呈疣状，可覆有毛发；皮内痣多表现为圆顶状质软丘疹，较复合痣明显高起，颜色更浅或呈正常肤色。

（2）组织病理：交界痣的痣细胞巢位于表皮真皮交界处。复合痣的痣细胞巢位于表皮真皮交界处和真皮内。皮内痣的痣细胞巢位于真皮内。真表皮交界处的痣细胞可呈圆形、椭圆形或梭形，并聚集呈巢。真皮浅层痣细胞一般呈上皮样外观，胞质包含颗粒状黑色素。细胞核内为均匀的染色质。真皮深层的痣细胞胞质减少，似淋巴细胞，常呈线状排列。

（3）皮肤镜：儿童获得性黑素细胞痣的皮肤镜表现最常呈球状模式，尤其是位于头部、颈部或躯干上部的病灶。而位于四肢及皮肤色素沉着较深的儿童中的获得性痣，以及成年期发生的痣，在皮肤镜下更常呈网状模式。

2. 先天性色素痣

（1）临床表现：出生时即有，全身各处均可发生，大小差异显著。皮损直径在1.5cm内为小型，直径1.5~19.9cm为中型，≥20cm为巨型。先天性中小型痣发病率较巨痣高，皮损可不对称，颜色不均，随年龄增长颜色加深，表面隆起，可呈疣状外观。表面如出现增殖性结节建议组织学检查。先天性巨痣临床少见，好发于头、面、背、腰部或一侧肢体，常呈褐色、棕黑色或黑色，界限清楚，柔软而有浸润感，表面不平，常有粗黑毛，呈兽皮状，外围可有卫星状损害。皮损可随患儿年龄增长而缓慢增大、增厚。多发先天性色素痣具有伴发神经皮肤黑变病的风险。恶变的潜在风险与先天性色素痣的大小有关，皮损面积越大，危险越高。

（2）组织病理：与获得性黑素细胞痣相比，先天性色素痣中黑素细胞倾向于深入真皮和皮下组织，黑素细胞的分布更多是沿着或位于神经血管和皮肤附件（如毛囊、皮脂腺、小汗腺导管），或在胶原束之间排成一列。

（3）皮肤镜：先天性色素痣中常见的皮肤镜模式有网状、球状/鹅卵石状、均质型以及混合型。

【治疗】

1. 获得性色素痣 多数获得性痣可终身保持良性，通常不需其他治疗。但是，对于具有大量获得性痣的患者应定期随访，并建议积极防晒。对于具有不对称性、边界不规则、颜色多变、直径>6mm等表现的色素痣，往往认为具有不典型性，需要密切观察。对于易刺激部位（如掌跖及其他易摩擦部位）及短期内皮损发生明显变化者可考虑手术切除。对于有美容要求者也可行手术切除。

2. 先天性色素痣 对于中小型先天性色素痣应监测其变化情况，儿童期间恶变风险非常低，应结合其生长变化情况、部位、美观影响及家长焦虑程度来选择是否进行手术干预。青春期后，应更为密切地观察先天性色素痣的变化情况，比如颜色、边界、形状、溃疡、卫星灶等情况。皮肤镜检查是评估色素痣的重要工具。对于大型先天性色素痣建议早期手术切除，因其较中小型先天性色素痣的恶变风险明显增加。并常常对美观造成明显影响。对于大型先天性色素痣伴多个卫星痣的患者或多个中型先天性色素痣的患者有发生中枢神经系统黑变病的风险，应该对其脑和脊柱行增强 MRI 检查。

六、乳头状瘤

乳头状瘤（papilloma）是人乳头瘤病毒（human papilloma virus，HPV）感染皮肤和黏膜的上皮组织引起的一组肿瘤。最常见 HPV 感染皮肤黏膜的临床表现是疣。HPV 有 150 多种不同亚型，不同亚型倾向于感染特定身体部位。

【病因】 HPV 感染通过直接的皮肤黏膜接触发生，有浸渍或创伤部位的患者易被传染。正常的皮肤也可能发生 HPV 潜伏感染。HPV-1、2 或 4 型常引起皮肤寻常疣，而 HPV-6、11 型则易感染肛门生殖器区域，引起肛门生殖器疣。

【诊断依据】

1. 临床表现 皮肤疣可表现为寻常疣、跖疣和扁平疣，寻常疣的特征性病变是疣状增生的皮损表面可见黑色斑点，提示毛细血管栓塞。扁平疣通常表现为皮色或粉红色、轻度隆起、表面光滑且顶部较平的丘疹。肛门生殖器疣又称尖锐湿疣，通常表现为肛周或生殖区域的肉色或色素沉着过度的菜花状丘疹或斑块。尖锐湿疣可能通过性接触或非性接触途径感染 HPV 而发生。

2. 组织病理 通常通过临床表现即可做出诊断，很少需要进行活检，活检通常仅适用于诊断不明确的皮损。组织学检查可见明显的棘层增厚伴一定程度的乳头瘤样增生和角化过度，可见空泡化的挖空细胞。

【治疗】 治疗方法较多，目前常用的干预措施包括化学性或物理性方法，如冷冻疗法、外用水杨酸、斑蝥素、三氯醋酸、手术和激光等。增强局部免疫应答的方法，比如外用咪喹莫特等。以及抗增生的治疗如外用 5-氟尿嘧啶等。

七、毛母质瘤

毛母质瘤（pilomatrixoma）又称 Malherbe 钙化上皮瘤，起源于毛囊下段的毛基质部分。常见于儿童。

【病因】 WNT-信号通路中 β-连环蛋白的激活突变与该肿瘤的发病有关，在毛母质瘤中普遍存在着 β-连环蛋白的突变。

【诊断依据】

1. 临床表现 可发生于任何年龄，但以儿童期发病最为多见。好发于头面部，其次为上肢、颈、躯干及下肢。多单发，也可多发。肿物位于真皮或皮下，表现为质硬的结节，略隆起，与表皮粘连，基底可活动，呈皮肤色、红色和淡蓝色，直径 0.5~5cm，触之可有“帐篷征”或“跷跷板征”。依据临床表现还可有穿通型、水疱型、巨大型和多发型等特殊的临床类型。

2. 组织病理 肿瘤位于真皮并延伸至皮下组织，可有包膜，肿瘤内含三种基底样上皮细胞，即嗜碱性细胞、过渡细胞和影细胞，影细胞由嗜碱性细胞发展而来，新发损害中嗜碱性细胞较多，陈旧损害则较少，甚至不见嗜碱性细胞。

【治疗】 主要治疗为手术完整切除，一般不易复发。

八、婴幼儿纤维增生性疾病

本组疾病为组织学上起源于成纤维细胞/肌成纤维细胞的一类纤维增生性疾病，包括肌纤维瘤/肌纤维瘤病、婴儿纤维性错构瘤、婴儿肢端纤维瘤病等。这类疾病好发于婴幼儿，临床上常表现为单发或多发的皮肤或皮下软组织肿块，极少数累及内脏器官。大多数婴幼儿纤维增生性疾病为良性，少数呈低度恶性潜能，大多数疾病通过手术切除可以治愈，少部分有自愈倾向。

（一）肌纤维瘤/肌纤维瘤病

肌纤维瘤/肌纤维瘤病（myofibroma/myofibromatosis）亦称先天性纤维瘤病，是婴幼儿期最常见的纤维增生性疾病。病因尚不明确。近年来报道本病与某些基因突变相关。部分病例伴有 *PDGFRB* 基因突变，PDGFRB 可促进间充质细胞（包括血管和平滑肌）的分化和生长。本病常于出生时或出生后不久发病，多见于头颈及躯干部。临床上，以肌纤维瘤常见，表现为孤立的、皮内或皮下红色硬结，直径数毫米至 2~3cm。病变多发者称为肌纤维瘤病，常累及皮肤、皮下软组织、肌肉及骨骼。约 50% 的多中心性肌纤维瘤病患儿伴有骨骼受累，影像学上表现为溶骨性损害。少数累及多个内脏系统。如本病仅累及皮肤和骨骼，预后良好。但多中心性肌纤维瘤病患儿常因早期器官功能衰竭而在数周或数月内死亡[6]。

【组织病理】 皮损边界清楚，但无包膜。真皮或皮下组织中可见梭形细胞团，低倍镜下由两群比例不同的细胞构成,形成独特的双相模式。高倍镜下,一类细胞为胞质呈深染的嗜酸性肌成纤维细胞;另一类细胞较为原始,胞质少,核小而圆或梭形,常围绕血管分布,可见核分裂象。这类细胞平滑肌肌动蛋白免疫标记阳性。

【诊断】 本病皮损形态上易被误认为婴儿血管瘤,临床上需要鉴别。婴儿血管瘤一般质地软,而本病质地较硬或韧。本病确诊最终需依据皮肤损害结合组织病理。

【治疗】 肌纤维瘤多为单发,临床可采取手术切除。部分病例有自限性,若位于体表且不影响患儿生活,可以观察。对于肌纤维瘤病,需早期评估病变累及范围,若出现内脏受累的泛发型患儿,常因器官功能衰竭在早年死亡。有报道小剂量的甲氨蝶呤和长春新碱联合治疗有助缩小肿瘤。

(二)婴儿纤维性错构瘤

婴儿纤维性错构瘤(fibrous hamartoma of infancy)于1956年由Reye首先报道。本病原因不明,以皮肤或皮下肿块为特点,主要发生在3岁以下的婴幼儿,一般不累及内脏。这类疾病具有相似的组织学特征[7]。预后良好。

【临床表现】 男性略多于女性。通常在1岁以内发病,可出生即发生,大多数病例为单发,亦可多发。皮损好发于躯干或四肢。皮损特点为皮下肿块质地坚硬,偶有质软,多数可活动,少数固定。皮损可呈肤色或淡红色,表面可伴有多毛。肿块大多数直径数厘米,也可表现为巨大肿物。早期有生长趋势,部分病例可自行消退。

【组织病理】 肿瘤由三种成分组成:成熟的脂肪组织、纤维性小梁和黏液基质中不成熟的梭形细胞巢,并伴毛细血管增生。

【诊断】 依据皮肤损害结合组织病理可以确诊。

【治疗】 手术切除可治愈。

(三)婴儿肢端纤维瘤病

婴儿肢端纤维瘤病(infantile digital fibromatosis, IDF)是一种罕见的发生于婴幼儿指/趾的良性肿瘤,以肌成纤维细胞增生为特征,病理学上在胞质内存在独特的包涵体结构。

【诊断依据】

1. 临床表现 通常在出生后第一年出现,男女均可受累。一般无自觉症状,通常单发或多发、坚实、平滑、肤色或淡红色、圆顶形结节,位于手指或足趾的背外侧,拇指/趾特征性地不受累。如果瘤体较大,可能导致指/趾关节畸形和功能障碍。

2. 组织病理 肿物界限不清,无包膜,位于真皮或皮下组织,增生的梭形肌成纤维细胞与胶原基质交织排列呈束状。特征性的改变是梭形细胞内可见嗜酸性包涵体。

【治疗】 由于病变可能在数月至数年内自发消退,等待观察是合理的一线处理策略。如果肿瘤影响到局部功能可采用Mohs显微外科手术,或广泛扩大性切除,但常需植皮,单纯切除局部复发率高(60%~75%)。瘤体生长迅速也可考虑瘤体内注射糖皮质激素控制其生长。

(四)侵袭性婴儿纤维瘤病

侵袭性婴儿纤维瘤病(aggressive infantile fibromatosis)也称硬纤维瘤、深部肌腱膜纤维瘤病,是一种少见的局部侵袭性软组织肿瘤。局部侵袭性生长,但不发生远处转移及恶变。

【病因】 本病病因尚不清楚,可能是遗传、内分泌和物理等多方面因素共同作用的结果。目前认为存在某些危险因素,例如家族性腺瘤性息肉病、妊娠和既往创伤史。研究证实Wnt信号通路中的β-连环蛋白基因(*CTNNB1*)突变在侵袭性纤维瘤病的发病中起着关键作用。

【诊断依据】

1. 临床表现 大多数侵袭性纤维瘤病表现为深部的无痛或轻微疼痛包块,生长缓慢。几乎任何身体部位都可发生。家族性腺瘤性息肉病患者的硬纤维瘤主要发生于腹内。在非家族性腺瘤性息肉病的相关病例中,最常被累及的区域为肩胛带、髋-臀区域和四肢,儿童多发于四肢,这些部位的硬纤维瘤通常位于深部肌肉或沿着筋膜平面。

2. 组织病理 大体病理显示病灶质硬,切割时有砂粒感,切面白色,有粗大的梁状结构,类似瘢痕组织。界限不清,浸润至周围软组织。组织学特征为单克隆性成纤维细胞增殖,表现为大量纤维间质中的梭形细胞小束。通常存在极少核分裂象,不存在坏死。

【治疗】 对于可能充分随访的无症状患者,观察是合适的选择。如果硬纤维瘤保持不变或缩小,可继续观察。如果肿瘤增大或出现症状,即将危及邻近结构或会引起美观问题，则建议完全手术切除。对于需要治疗但不适合手术或会出现过多手术并发症的患者，可采用放疗。本病手术复发率高，术后需长期随访观察，对于复发患者可考虑再次手术或放疗。

（五）幼年透明蛋白纤维瘤病

幼年透明蛋白纤维瘤病（juvenile hyalin fibromatosis，JHF）是一种罕见的遗传性进行性致残性疾病。

【病因】 本病属于常染色体隐性遗传病，致病基因为染色体4q21区的炭疽毒素受体2基因。

【临床表现】 一般在婴幼儿期发病，男性略多见，主要表现为多发透明样纤维瘤、皮肤白色丘疹、牙龈纤维瘤病、关节屈曲挛缩、溶骨性骨损害，弥漫性骨质疏松等。少数表现为生长缓慢、低血红蛋白性贫血、肌病、毛发稀疏、食管反流、高尿糖、组氨酸尿及颅脑异常等。

【组织病理】 肿瘤位于真皮内，肿瘤细胞表现为条纹样圆形排列的梭形细胞，周围包绕着同质、无定形、嗜伊红染色、过碘酸希夫染色（PAS）阳性基质。超微结构显示成纤维细胞及其细胞器过度增殖，可见异常高尔基体。

【诊断】 根据临床表现和组织病理特点可以确诊。

【治疗】 主要是外科切除结节，但切除后易复发。对于先证者的家庭应进行遗传咨询，预测患病风险，提供产前诊断。

（李丽　韩晓锋）

参考文献

［1］REIMER A，FLIESSER M，HOEGER PH. Anatomical patterns of infantile hemangioma（IH）of the extremities（IHE）. J Am Acad Dermatol，2016，75（3）：556-563.

［2］中华医学会整形外科分会血管瘤和脉管畸形学组. 血管瘤和脉管畸形诊断和治疗指南（2019版）. 组织工程与重建外科杂志，2019，15（5）：277-317.

［3］KROWCHUK DP，FRIEDEN IJ，MANCINI AJ，et al. Clinical Practice Guideline for the Management of Infantile Hemangiomas. Pediatrics，2019，143（1）：e20183475.

［4］GARCÍA-MONTERO P，DEL BOZ J，BASELGA-TORRES E，et al. Use of topical rapamycin in the treatment of superficial lymphatic malformations. J Am Acad Dermatol，2019，80（2）：508-515.

［5］HARTMANN K，ESCRIBANO L，GRATTAN C，et al. Cutaneous manifestations in patients with mastocytosis：consensus report of the European Competence Network on Mastocytosis；the American Academy of Allergy，Asthma & Immunology；and the European Academy of Allergology and Clinical Immunology. J Allergy Clin Immunol，2016，137（1）：35-45.

［6］DACHY G，DE KRIJGER RR，FRAITAG S，et al. Association of PDGFRB Mutations With Pediatric Myofibroma and Myofibromatosis. JAMA Dermatol，2019，155（8）：946-950.

［7］徐教生，徐子刚，周春菊，等. 婴儿纤维性错构12例临床病理分析. 中华皮肤科杂志，2015，48（11）：807-809.

第13节　肿瘤的细胞免疫治疗与基因治疗

【概述】 肿瘤免疫治疗是一种利用不同方式激活、修复和/或重建患者免疫系统功能，以实现抗肿瘤目的的治疗方法。1891年，美国外科医生William Coley首次使用减活的化脓性链球菌和黏质沙雷菌混合物（Coley's toxin）通过瘤内注射的方式治疗肿瘤，并在包括骨肉瘤、淋巴瘤及睾丸癌等肿瘤中获得了显著疗效，从而为肿瘤免疫治疗领域的发展奠定了重要的科学基础。因此，Coley也被称为现代肿瘤免疫治疗之父[1]。

经过近200年的发展，肿瘤免疫治疗已经成为继手术、化疗和放疗之后的第四种临床治疗手段。治疗使用的效应成分也从天然来源的细菌类微生物，扩展到人工合成小分子化学药物，多肽药物以及抗体等生物大分子药物。这些药物的应用极大提高了肿瘤治疗的临床效果。随着分子生物和细胞生物学的发展，以细胞类制剂和基因类药物为代表的新型抗肿瘤免疫技术产品在临床研究中取得了一系列重大突破，不但推动了抗肿瘤治疗技术的革命性进步，更为实现患者长期带瘤生存和/或肿瘤的治愈带来了新的希望（图36-57）。

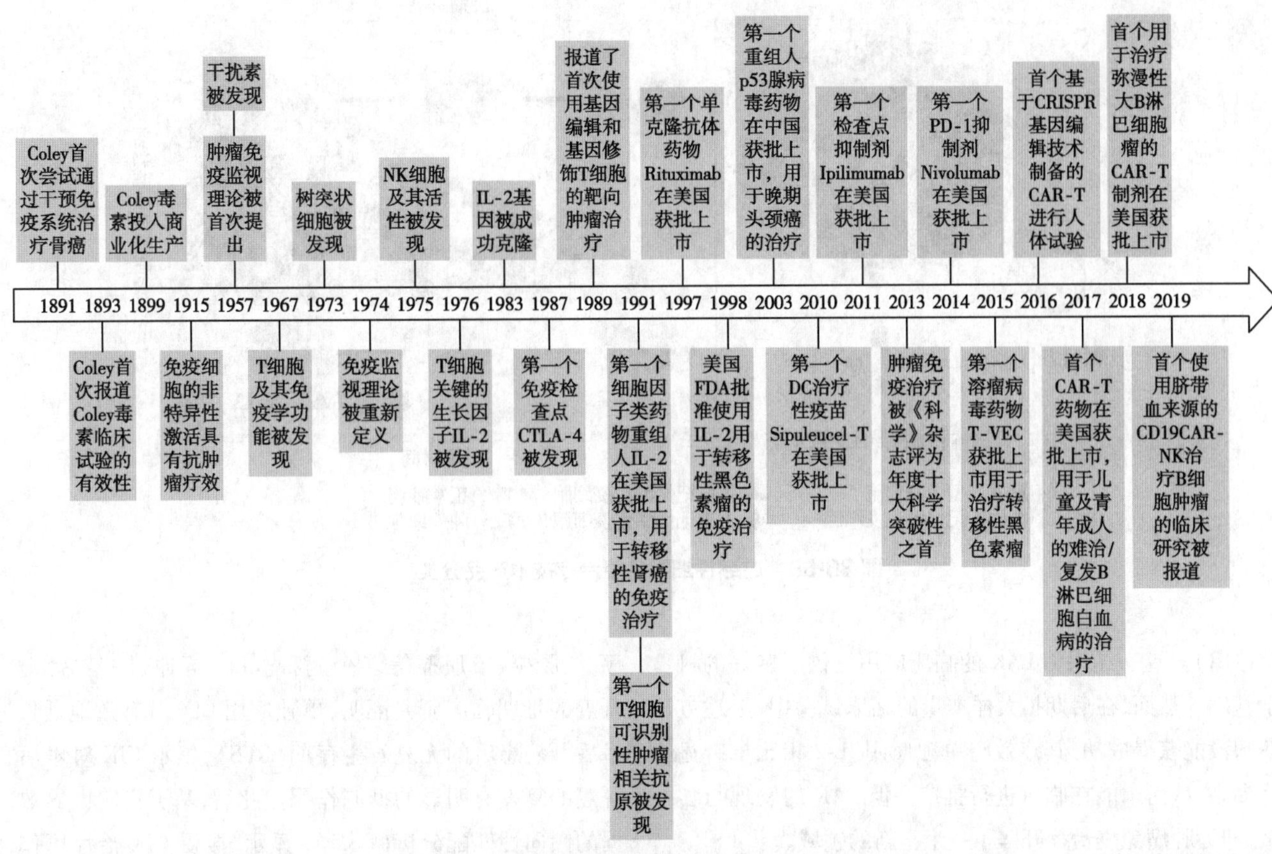

图 36-57　肿瘤免疫治疗及基因治疗发展历史及重要事件

一、过继性细胞免疫治疗

过继性细胞免疫治疗（ACT），即是一种将患者自体或异体来源的免疫效应细胞经体外活化、修饰及培养后再回输给患者，提高和/或者重建患者免疫系统，实现抗肿瘤治疗的临床技术手段。按照制备工艺可将 ACT 分为非基因修饰类和基因修饰类；从效应细胞种类，ACT 涵盖了淋巴因子活化性杀伤细胞（LAK）、肿瘤浸润性 T 淋巴细胞（TIL）、细胞毒性 T 淋巴细胞（CTL）以及自然杀伤细胞（NK）等（图 36-58）。

目前，ACT 已应用到几乎所有的肿瘤临床治疗中，全球已注册的在研的 ACT 临床项目已达 2 000 余项。与传统的化疗/放疗相比，ACT 不但具有更好的安全性；且对化疗和放疗不耐受的患者，或对化疗/放疗不敏感的肿瘤，ACT 有可能表现出更显著的疗效。此外，ACT 与化疗/放疗联合应用，还可发挥协同效应，在提高化疗/放疗效果的同时，还可减轻相关副反应，提高患者的生存质量。因此，ACT 为新型抗肿瘤治疗药物和治疗方法的研发提供了一种全新的解决思路。

（一）非基因修饰性过继性细胞免疫治疗

非基因修饰性 ACT 是一类在制备过程中不涉及对细胞进行基因改造的技术产品。其主要工艺流程是将患者自体或供者来源的免疫细胞分离后，在体外纯化、激活及扩增后，直接回输进行治疗。非基因修饰性 ACT 是最早进入临床的细胞制剂。按照效应细胞种类非基因修饰性 ACT 主要包括以下五种。

1. 淋巴细胞因子活化性杀伤细胞　淋巴因子活化性杀伤细胞（LAK）是一类来源于外周血中未知前体细胞的效应淋巴细胞，是最早被应用于临床的 ACT，1982 年由 Rosenberg 团队首次发现并报道。LAK 是一类 $CD3^+$ 且具有 Ⅰ 类组织相容复合物（MCH-Ⅰ）非限制性杀伤活性的淋巴细胞，可分为 $CD16^+$ 和 $CD16^-$ 两个亚群。体外研究显示，LAK 对 20 多种肿瘤细胞系均有显著杀伤活性，包括部分对自然杀伤细胞（NK）和细胞毒性 T 淋巴细胞（CTL）不敏感的肿瘤细胞。

1985 年，Rosenberg 等首次利用自体 LAK 联合 IL-2 对 25 名转移性肺癌和肝癌的患者进行了临床安全性和疗效评估。在 1~3 次回输后，11 名患者获得了客观缓

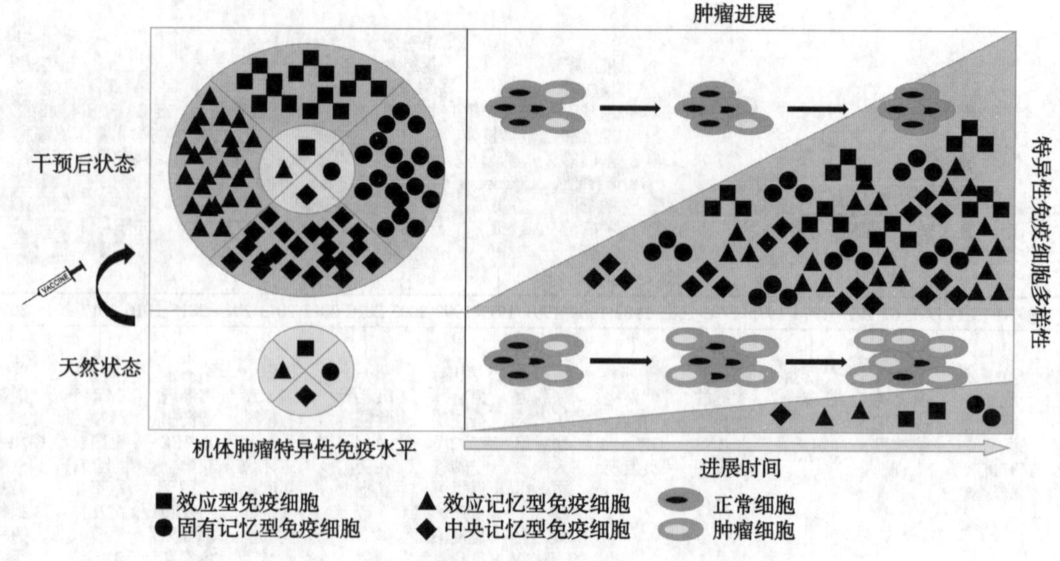

图 36-58 过继性细胞免疫治疗技术产品分类

解(OR)。这一结果为 LAK 的临床应用提供了良好的科学基础。然而,在后期扩大样本量的临床试验中,上述方案却没能获得成功,其疗效与单独应用 IL-2 相比未有显著提高,从而未能在临床进行推广。但 LAK 的发现与尝试,却为肿瘤免疫治疗开辟了一个全新的领域。

2. 细胞因子诱导性杀伤细胞 细胞因子诱导性杀伤细胞(CIK)是一类存在于外周血中的具有异质性的 $CD8^+$T 细胞亚群。根据 CD56 的表达水平,CIK 可分为 $CD3^+/CD56^+$ 和 $CD3^+/CD56^-$ 两个亚群,其中 $CD3^+/CD56^+$亚群又被称为 NK 样 T 细胞,该亚群的 CIK 约占正常人 PBMC 的 2.5%。大量研究表明,CIK 主要通过以下四种途径杀伤肿瘤细胞:①通过 MHC-Ⅰ非限制性途径,依赖细胞表面包括 NKp30、NKp46、NKp44 等活化性受体识别靶细胞表面的相应配体,介导杀伤;②释放 γ 干扰素(IFN-γ)、肿瘤坏死因子-α(TNF-α)、白细胞介素-2(IL-2)等促炎性细胞因子,直接和/或通过调控包括 T 细胞、NK 细胞、树突状细胞(DC)等其他免疫效应细胞对靶细胞进行杀伤;③通过 Fas 配体(FasL)结合靶细胞表面的 Fas 受体,诱导靶细胞发生凋亡;④通过释放颗粒酶和穿孔素,促进靶细胞的溶解。

作为与 LAK 同期被发现的免疫细胞,CIK 也是最早被用于细胞免疫治疗的效应细胞之一。Schmidt-Wolf 等报道了首个 CIKⅠ期临床研究。结果显示,10 名肿瘤患者接受回输后,未观察到严重的副反应,表明 CIK 具有良好的安全性。随后,针对不同适应证的临床研究大量开展。截至 2020 年 3 月,在 ClinicalTrials. gov 注册的临床研究数量为 117 个,适应证涵盖了肝癌、乳腺癌、肺癌、结肠癌、胶质瘤等多个病种。Lee 等通过一项针对肝癌的Ⅲ期临床研究证明,单独应用 CIK 可有效地延长术后肝癌患者的无复发生存期(RFS),提示 CIK 对术后肝癌的复发有明显的抑制作用。此后,基于真实世界数据的倾向性匹配分析(PSMA)显示,接受 CIK 治疗可作为预测肝癌复发的独立因素。但在扩大适应证的更多临床试验中,CIK 获得的疗效却极为有限。因此,CIK 也未能获得进一步的推广。

3. 细胞毒性 T 淋巴细胞 细胞毒性 T 淋巴细胞(CTL)是机体中直接参与细胞免疫杀伤的细胞亚群,根据表型可分为 $CD4^+$ 和 $CD8^+$两个亚群。在抗肿瘤免疫反应中,$CD8^+$CTL 是主要效应细胞。研究表明,CTL 主要通过 3 种途径杀伤靶细胞,包括:①释放促炎性细胞因子进行直接杀伤;②通过 Fas-FasL 途径诱导凋亡;③释放穿孔素和颗粒酶诱导靶细胞溶解。由于上述杀伤作用必须依赖 TCR 与 MHC-Ⅰ-抗原肽复合物的结合,CTL 的抗肿瘤免疫反应被称为 MHC-Ⅰ依赖性杀伤。与 LAK 和 CIK 相比,CTL 的抗肿瘤免疫杀伤具有更好的特异性。

CTL 最先被用于造血干细胞移植患者的抗病毒治疗。Riddell 等在 1992 年首次报道了回输供者来源的 CTL 细胞重建患者抗病毒免疫的案例。回输后免疫监测显示,患者骨髓内可以检测到 CMV 特异性 $CD8^+$ CTL。随着第一个 T 细胞特异性肿瘤抗原—黑色素瘤相关抗原(melanoma-associated antigen,MAGE)的发现,肿瘤特异性 CTL 开始被应用于抗肿瘤免疫治疗中。截至 2020 年 3 月,全球注册的 CTL 临床研究为 327 项。

但由于缺乏大规模临床试验有效性的数据，因此，CTL 的临床疗效还有待进一步的评估。

4. 肿瘤浸润性 T 淋巴细胞　肿瘤浸润性 T 淋巴细胞(TIL)是一种存在于肿瘤组织中，具有靶向杀伤活性的 T 淋巴细胞亚群，可分为 $CD4^+$ 和 $CD8^+$ 两个亚群；其中 $CD8^+$ 亚群是发挥细胞抗肿瘤活性的主要效应细胞。1986 年 Rosenberg 团队首次分离，并验证了 TIL 的抗肿瘤活性。研究表明，TIL 通过与 CTL 相似的机制发挥抗肿瘤活性。

1988 年，Rosenberg 团队利用 TIL 针对转移性黑色素瘤进行了首个临床试验。结果显示，TIL 治疗的客观缓解率可达到 40%~60%。此后，TIL 相关的抗肿瘤临床研究大量展开。全球目前注册的临床项目为 227 项；适应证涵盖了多种恶性肿瘤。但此后的 30 多年中，研究人员未能获得更显著的疗效。直至 2011 年，Rosenberg 等通过优化治疗方案，才再次取得了重大突破。研究显示，回输前进行淋巴细胞清除，可以有效地提高 TIL 对转移性黑色素瘤的疗效，治疗的客观缓解率(ORR)可达 49%~72%，22%的患者达到完全缓解(20/93)。目前，美国 FDA 已经批准了至少 5 个基于 TIL 的新药注册性临床试验，使 TIL 有望成为第一个获批上市的非基因修饰性 ACT 制剂。

5. 自然杀伤细胞　自然杀伤细胞(NK)是一类广泛存在于机体外周血、骨髓等多种组织中，不表达 CD3，而表达 CD56 分子的淋巴细胞亚群[1]。根据 CD56 表达强度，NK 可被分为 CD56 高表达($CD56^{bri}$)和 CD56 低表达($CD56^{dim}$)两个亚群。NK 主要通过以下 3 种途径清除肿瘤细胞，①“缺失自我”机制(missing-self mechanism)：机体正常细胞被病毒感染、衰老以及发生恶性突变后，其表面的 MHC-Ⅰ分子会发生下调或丢失。NK 可直接识别并杀伤此类细胞；②释放促炎性因子杀伤靶细胞；③通过 CD16 结合单克隆抗体，介导细胞毒活性(ADCC)杀伤靶细胞。因此，NK 在新型 ACT 制剂研发方面也具有较大的应用潜力。

按照来源，基于 NK 的 ACT 可分为 3 类：自体来源、健康供者来源(半相合供者和非血缘供者)以及干细胞来源(脐带血干细胞来源、造血干细胞来源以及重编程干细胞来源)。早期以自体 NK 进行的临床研究表明，自体 NK 虽然在体内具有良好的临床安全性，但并未观察到明显的抗肿瘤效果；提示肿瘤患者体内的免疫微环境对于自体 NK 可能具有抑制作用。因此，更多的团队开始利用异体 NK 作为效应细胞开展针对不同适应证的临床研究。

Ruggeri 等首次报道了供者来源的 NK 可诱导移植后的移植物抗白血病效应(GVL)，证明了异体 NK 具有更好的抗肿瘤活性。此后，更多的研究证实，半相合、造血干细胞以及脐带血来源的异体 NK 在治疗急性粒细胞白血病(AML)、慢性粒细胞白血病(CML)、多发性骨髓瘤(MM)以及 B 细胞非霍奇金淋巴瘤(B-NHL)等血液系统肿瘤中具有良好的临床疗效[2]。在针对实体瘤的试验中，异体 NK 也表现出良好的临床效果。一项利用半相合 NK 联合 GD-2 抗体治疗神经母细胞瘤的临床试验表明，11 名接受治疗的患者 ORR 为 63.6%，中位无进展生存期为 274 天；一年存活率为 77%。

综上所述，NK 在肿瘤细胞免疫治疗中具有良好的临床应用前景。虽然目前还没有 NK 细胞制剂获批上市，但是目前已有多个 NK 制剂的注册性临床试验正在进行，有望进一步丰富 ACT 的产品管线。

(二)基因修饰性过继性细胞免疫治疗

如何提高 ACT 的抗肿瘤特异性，增强疗效以及打破肿瘤免疫微环境的抑制性等，长期以来是 ACT 研发领域亟待解决的重大科学难题。基因修饰性 ACT 为解决上述问题提供了全新的解决方案。

与非基因修饰性 ACT 相比，基因修饰性 ACT 不仅具有更好的抗肿瘤特异性，同时还可通过对细胞表达谱的编辑，强化细胞生物学活性，提升体内扩增能力，增强对肿瘤免疫抑制微环境抵抗性，获得更理想的临床疗效。根据修饰方式，基因修饰性 ACT 主要包括嵌合抗原受体(CAR)修饰性免疫细胞和 T 细胞受体(TCR)修饰性免疫细胞。

1. 嵌合抗原受体修饰性细胞免疫治疗　CAR 是一种将单克隆抗体抗原识别可变区(scFv)、膜受体铰链区(HD)、跨膜区(TM)以及胞内信号结构域融合的可特异性识别肿瘤抗原的人工受体。CAR 修饰的免疫细胞不仅可对肿瘤抗原特异性识别；且可打破 T 细胞杀伤肿瘤的 MHC-Ⅰ限制性，发挥直接靶向杀伤活能力，提高抗肿瘤免疫活性。目前，CAR 修饰性免疫细胞主要包括 CAR-T 和 CAR-NK 两类。

1989 年 Gross 等首次提出了 CAR 的概念并完成了第一代 CAR 的设计和活性评价，证明 CAR-T 可以通过 MHC-Ⅰ非依赖性发挥靶细胞杀伤。该研究为 CAR 修饰性免疫细胞的发展奠定了科学基础。然而，在后期的临床试验中发现，上述 CAR-T 在体内无法有效扩增，且缺乏促炎性细胞因子分泌能力，因此临床疗效并不理想。

随着对抗肿瘤免疫机制的深入研究，CAR修饰性免疫细胞治疗技术获得了长足的发展。Sadelain等在2002年首次将T细胞共刺激分子CD28的胞内共刺激结构域与第一代CAR分子的胞内信号转导结构域CD3ζ融合，构建了第二代CAR。研究表明，第二代CAR-T不但具有肿瘤特异性杀伤活性，同时具有良好的增殖及细胞因子分泌功能。随后，Sadelain等将小鼠抗人CD19单克隆抗体的scFv克隆到第二代CAR中，成功地在小鼠淋巴瘤模型中验证了CD19CAR-T的体内抗肿瘤活性。该项成果为CAR修饰性免疫细胞的临床应用奠定了又一个里程碑式的基础。2010年，Rosenberg等首次利用CD19CAR-T完成了1例晚期滤泡性淋巴瘤患者的治疗并成功地使患者获得了完全缓解，证明了CAR-T对血液系统肿瘤的临床有效性。

2014年，June等报道了利用另一款第二代CD19CAR-T（胞内共刺激信号结构域来源于CD137）治疗复发/难治急性B淋巴细胞白血病（r/r B-ALL）的临床试验。结果显示，30名患者中，ORR为100%，CR为90%，6个月无进展生存率为68%。随后June团队与企业合作，向美国FDA（递交了创新性药物（IND）申请（新药代号：CT1019），启动了注册临床试验。经过三个独立的注册性临床试验显示，治疗后，患者3个月的总缓解率为69.0%~94.5%，显著高于已上市的化疗药物氯法拉滨（ORR：20%）和靶向药布莱那妥单抗（ORR：43.5%）的疗效。

在复发/难治性弥漫性大B细胞淋巴瘤（r/r DLBCL）治疗方面，CD19CAR-T也展示了振奋人心的效果。一项关于CD19CAR-T（新药代号：KTE-19）针对r/r DLBCL的注册性Ⅰ期临床试验表明，KTE-19治疗r/r DLBCL后4周的ORR为71%，其中CR为57%；Ⅱ期临床研究显示，KTE-19治疗r/r BLBCL 4周的总缓解率为82%，其中CR为54%；12个月的无进展生存率为73%[3]。鉴于上述优异的临床疗效，美国FDA于2017年批准了CD19CAR-T上市，用于治疗儿童和青年成人的r/r B-ALL和DLBCL。这是全球首批获批上市的ACT。

随着CAR-T的上市，CAR修饰性免疫细胞成为抗肿瘤免疫治疗行业炙手可热的前沿热点。一方面，以提高CAR-T制备效率和CAR临床安全性的研究大量开展。Zhao等报道了一款CD19特异性的具有选择性扩增活性的人源化CAR受体（CD19hsCAR）。该款CAR在对鼠源性scFv进行人源化改造的同时引入了来自人核蛋白LaSS-B的10肽作为筛选结构域，使hsCAR在体外可以通过靶向筛选结构域的特异性抗体的刺激被二次活化。上述改进不但提高了hsCAR-T的终产品纯度，而且使其终产品中中央记忆型T细胞的比例显著增加，增加了其体内抗肿瘤的持久性。研究显示，CD19hsCAR-T对鼠源CAR-T治疗后复发以及原发抵抗的患者具有显著的临床疗效，具有良好的转化前景[4]。

另一方面，大量研究进一步尝试CAR-T针对其他血液性肿瘤的治疗。根据最新的统计分析表明，已有针对包括难治/复发多发性骨髓瘤（r/r MM），急性粒细胞白血病（AML）、慢性B淋巴细胞白血病（B-CLL）等多个其他血液系统肿瘤的CAR-T临床研究项目在全球开展。

此外，多项针对不同实体瘤靶点的CAR-T/NK的研究也在生物医药领域快速推进。根据最新的统计，目前正在进行的利用CAR-T针对实体瘤治疗的临床研究为55项，主要的适应证包括胶质母细胞瘤（GBM）、神经母细胞瘤（NB）、肝癌（HCC）等。

但是，CAR-T/-NK类制剂针对实体瘤的临床研发仍然处于早期阶段。GBM是目前关注度较高的适应证之一，已报道的治疗靶点包括胶质瘤相关蛋白IL-13受体α2（IL13Rα2）、人类表皮生长因子受体2（HER-2）以及表皮生长因子受体变体Ⅲ（EGFRvⅢ）等。已报道的临床研究显示，靶向上述肿瘤抗原的CAR-T在GBM临床治疗中均具有较好的安全性、同时可以观察到部分患者的病灶出现缩小甚至消失；在NB和HCC治疗的相关临床研究中研究者也获得了类似的结果。因此，CAR修饰性免疫细胞在实体瘤治疗应用方面具有很好的转化潜力和应用前景。

综上所述，作为抗肿瘤免疫治疗领域的一个里程碑，CAR-T的上市极大地推动了肿瘤细胞免疫治疗行业的发展，拓展了传统药物的概念，将活细胞药物理念引入了新药研发的领域，开启了抗肿瘤药物发展的新纪元。

2. T细胞受体修饰性细胞免疫治疗　T细胞受体（TCR）修饰性免疫细胞是一类将可特异性识别肿瘤抗原的TCR异二聚体α链和β链编码基因共转导进细胞，获得的一种具有靶向抗肿瘤活性的免疫细胞制剂。目前，TCR修饰的效应细胞主要以$CD8^+$ TIL为主。作为T细胞介导的肿瘤特异性免疫的分子基础，TCR是TIL、CTL等天然效应T细胞识别肿瘤抗原的主要功能性分子。通常，TCR通过α链和β链可变区识别靶细胞表面抗原肽-MHC-Ⅰ分子复合物（pMHC），同时在共刺激分子的激活下，诱导T细胞活化，并发挥靶细胞杀伤活性。与CAR相比，TCR具有以下优势：①即可识别肿瘤表面也可识别胞内抗原。由于肿瘤相关抗原

(TAA)70%以上为胞内抗原。因此,TCR 技术理论上可以开发出种类更多的肿瘤特异性 ACT;②具有更好的体内安全性和有效性。大量研究显示,TCR-T 在杀伤肿瘤时释放的细胞因子水平较 CAR-T 低,但杀伤效果与 CAR-T 相当;此外,重组 TCR 亲和力比 CAR 更好,进而预测 TCR-T 的临床有效性可能会优于 CAR-T;③更适用于实体瘤治疗。与血液肿瘤相比,实体瘤的抗原异质性更强,且多数为胞内抗原;另外,TCR-T 具有更强的肿瘤浸润性和迁移性。因此,可能会使 TCR-T 在实体瘤治疗中有更大的优势。

1989 年 Rosenberg 等完成了首个 TCR-T 的设计,并评价了其临床安全性;2011 年,该团队利用靶向 NY-ESO-1 的自体 TCR-T 针对转移性黑色素瘤和转移性滑膜肉瘤完成了首个 TCR-T 临床试验。研究显示,治疗的 11 名转移性黑色素瘤患者中,2 名获得了 1 年的 CR;6 名滑膜瘤患者中 1 名获得了 18 个月的 PR。该研究为 TCR-T 的临床转化奠定了重要的科学基础。截至 2020 年 3 月,在 ClinicalTrials. gov 上注册的在研的 TCR-T 临床项目为 165 个,以靶向 NY-ESO-1 为主;适应证主要针对黑色素瘤,占总体项目数的 16% [5]。

疗效方面,多数 TCR-T 临床研究均现处于早期阶段,可供参考的数据尚不充分。通过已发表的研究分析显示,NY-ESO-1 特异性 TCR-T 治疗 MM 的 ORR 为 80%,PFS 中位时间为 19.8 个月。总体而言,TCR-T 在血液瘤治疗方面的疗效与 CAR-T 相似,在实体瘤治疗方面目前获得的数据比 CAR-T 略有优势,但仍需要更多独立临床研究的进一步证实。

因此,作为另一款新型基因修饰性细胞免疫治疗技术产品,TCR-T 为实体瘤的免疫带来了更有效的解决思路,虽然目前临床疗效还需要进一步的验证,但其巨大的临床应用前景为利用新型细胞免疫制剂攻克肿瘤带来了更大的希望。

二、主动性细胞免疫治疗

主动性细胞免疫治疗(active cellular immunotherapy)是一种通过免疫原性肿瘤抗原刺激机体免疫系统,驯化和提高免疫系统对肿瘤的特异性识别能力,诱导机体产生新的和/或激发已存在的内源性肿瘤免疫反应,实现肿瘤治疗的手段。与过继性细胞免疫治疗的区别在于,主动性细胞免疫治疗是利用免疫原性物质,激活具有免疫识别功能的抗原提呈细胞(APCs),进而介导内源性肿瘤特异性免疫反应实现对肿瘤的治疗。由于该过程与预防性疫苗诱导的免疫激活作用相似,因此,主动性细胞免疫治疗技术产品也被称为肿瘤治疗性疫苗。APC 是主动性细胞免疫治疗中的关键效应成分。

经过 30 多年的发展,治疗性肿瘤疫苗根据使用的效应成分来源可分为自体和异体两大类,前者以树突状细胞(DC)为主,后者以成熟细胞系及细胞系衍生品为主。基于该类技术产品的生物药学特性,目前治疗性疫苗主要应用于低肿瘤负荷患者的维持性治疗(图 36-59)。因此,该类产品对于提高肿瘤患者长期生存率有重要意义,也是当前抗肿瘤细胞免疫治疗行业预防性治疗新药研发方向关注的前沿热点领域。

机体内源性肿瘤特异性免疫细胞的种类和数量是有限的,随着肿瘤的进展,内源性肿瘤特异性免疫细胞

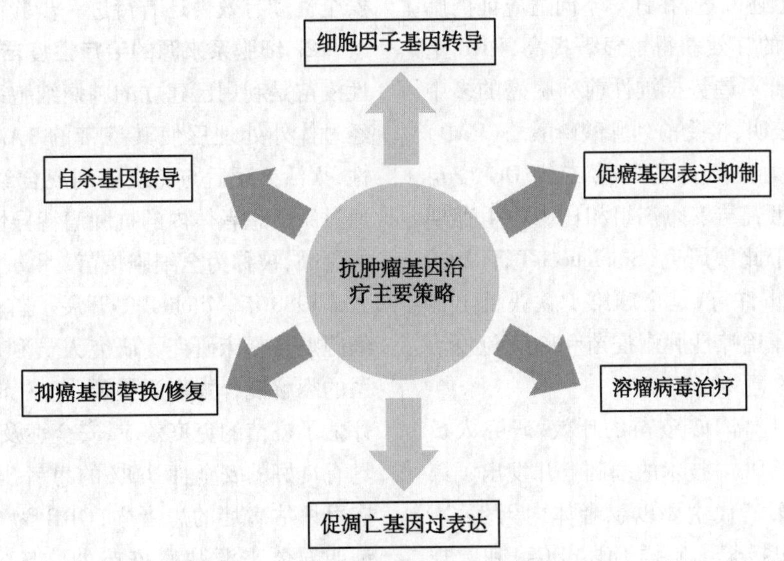

图 36-59　主动性细胞免疫治疗的抗肿瘤机制

36 章

无法有效地清除和阻止肿瘤的进展。肿瘤特异性治疗性疫苗可以诱导免疫系统中肿瘤特异性免疫细胞的种类和数量显著增加，使免疫系统不但可有效清除肿瘤细胞，还可预防肿瘤的复发/转移。

1. DC治疗性疫苗 1975年，Steinman等首次发现了DC并揭示了其抗原提呈功能[6]。在获得性免疫中，DC将抗原信息传递给免疫效应细胞，激活特异性免疫反应，在抗肿瘤免疫监视和免疫识别过程中发挥着重要的作用。正常情况下，DC通过吞噬肿瘤抗原，经胞内加工，以pMHC的形式提呈到细胞表面；pMHC-DC迁移至次级淋巴结，活化初始T细胞，诱导产生$CD8^+$和$CD4^+$抗原特异性T细胞；同时激活B细胞及NK等免疫效应细胞，触发机体的抗肿瘤细胞免疫反应，实现杀伤肿瘤的目的。因此，DC是目前治疗性肿瘤疫苗理想的效应种子细胞之一。

前期研究表明，按技术特点和细胞来源可将DC疫苗分为三代。第一代疫苗以外周血来源的单核细胞为种子细胞，在体外利用粒细胞巨噬细胞集落刺激因子(GM-CSF)和白介素-4(IL-4)共刺激，将其诱导分化为未成熟DC(iDC)，再利用不同来源的TAA冲击iDC，获得DC治疗性疫苗。由于该技术体系中DC未充分成熟化，因此，第一代疫苗在临床试验中没能观察到显著的临床疗效，患者的ORR只有3.3%[7]。

第二代疫苗对第一代的制备工艺进行了改进，在制备体系中使用了包括白介素-6(IL-6)、白介素-1β(IL-1β)、肿瘤坏死因子-α(TNF-α)以及聚胞苷酸(poly I:C)等DC成熟化因子，促进DC由iDC转化为成熟DC(mDC)。临床前研究表明，mDC才可有效地刺激幼稚T细胞转化为成熟的肿瘤抗原特异性T细胞，激活肿瘤细胞免疫反应。基于上述改进，在针对不同适应证的临床试验中，第二代疫苗的疗效获得了显著提高，ORR上升至8%~15%。一项针对趋势抵抗性前列腺癌的多中心双盲Ⅲ期临床试验表明，接受前列腺酸磷酸酶(PAP)与GM-CSF融合蛋白为抗原冲击的第二代DC疫苗(Sipuleucel-T)治疗的患者与安慰剂组相比中位生存期延长了3.9个月。基于此项研究，Sipuleucel-T于2010年获得美国FDA的上市许可，是全球第1款获批上市的治疗性DC疫苗，对于治疗性肿瘤疫苗和肿瘤免疫治疗的发展具有划时代的意义。

随后，为了进一步提高DC疫苗的疗效，研究人员在单核细胞来源DC(moDCs)技术的基础上开发出了第三代疫苗技术平台。第三代主要以患者体内天然DC(nDCs)为种子细胞，包括浆细胞样DC(pDCs)和常规DC(cDCs)。研究表明，在黑色素瘤中，cDC的丰度分别与肿瘤预后的总生存期以及患者对PD-1单克隆抗体药物治疗的临床疗效呈正相关。此外，与moDC相比，基于cDC研发的治疗性疫苗在刺激$CD8^+$肿瘤特异性T细胞方面效率更高。因此，nDC疫苗可能在后期的大规模临床研究中具有比前两代DC疫苗更好的临床疗效。

随着2010年第一个靶向前列腺癌的DC疫苗制剂Sipuleucel-T的获批上市，DC疫苗的临床研究在近10年来飞速发展，截至2020年3月，全球已注册的DC疫苗类临床研究项目已达到600余项，黑色素瘤、乳腺癌和肺癌是受关注最高的三种适应证。然而，针对其他适应证的DC疫苗获得的临床疗效均不理想。经过综合分析，可能由于以下原因影响了DC疫苗的临床应用，主要包括：①患者自体来源的DC抗原提呈功能异常。②肿瘤组织通过释放可溶性免疫抑制因子，抑制DC向T细胞的抗原提呈。③肿瘤免疫微环境的抑制性调控，导致DC活化的肿瘤特异性T细胞失能。④Treg的活化抑制了CTL等效应细胞的产生[8]。⑤缺乏有效的直接反映临床评估方法。

为解决上述问题，研究人员已经开始尝试多种方式以提高DC的疗效并进行更准确的评估。与化疗、放疗及靶向药等进行的联合应用是近年来DC临床研究中的重要方向。一项评估DCVax-L，一款基于moDC以自体肿瘤组织裂解物为抗原成分的胶质瘤特异性自体疫苗与化疗药物替莫唑胺(TMD)联合治疗术后复发的胶质瘤患者的Ⅲ期临床研究显示，与单独手术组相比，接受DCVax-L和TMD联合治疗的患者中位生存时间从23.1个月，延长至40.5个月[9]。另一方面，改进抗原制备方法以及通过基因修饰方法提高DC的抗原提呈活性等均是当前DC疫苗领域研究的热点，但相关的临床安全性和有效性还有待进一步验证。

2. 细胞系来源的治疗性疫苗 细胞系来源的治疗性疫苗是利用已建立的肿瘤细胞系或其他成熟细胞系，经过体外处理后使其携带的TAA获得更好的免疫原性，灭活处理后与免疫佐剂混合经皮下注射给予患者，通过激活患者体内的抗肿瘤特异性免疫反应，治疗肿瘤的制品，被称为全细胞疫苗。

1988年，Mitchell等开展了首个针对黑色素瘤的全细胞疫苗临床研究。研究人员利用两株黑色素瘤细胞系的裂解混合物作为抗原，与佐剂混合后注射给患者，评估了疫苗的免疫效应、安全性及疗效。研究显示疫苗具有良好的安全性；60%的患者出现了免疫应答；在具有可评估病灶的患者中，ORR为30%。上述研究首次证明异体来源肿瘤疫苗的临床安全性和疗效。1993年，Dranoff等利用过表达GM-CSF的肿瘤全细胞抗原

(GVAX),在一项针对黑色素瘤的临床研究中验证了 GM-CSF 修饰性全细胞抗原的安全性和免疫效应。

在随后的 20 多年中,随着更多肿瘤特异性抗原的发现和鉴定,基于细胞系来源的异体治疗性疫苗的临床研究在全球逐步开展,涉及的适应证包括黑色素瘤、乳腺癌、肺癌等。然而,这类疫苗的临床疗效却并不稳定。总体而言,全细胞疫苗免疫治疗在体内均能诱导免疫应答,但直接响应比例并不高。2004 年,前列腺癌特异性 GVAX 疫苗Ⅲ期临床研究由于疗效未达预期而提前终止,最终未能获准上市[10]。因此,如何提高肿瘤细胞系来源的异体疫苗的临床疗效是该类产品面临的巨大挑战。

通过对既往开展的临床研究结果结合体外基础研究分析表明,全细胞疫苗临床治疗效果不佳的原因可能包括:①不同的体外灭活方法制备的疫苗,其诱导细胞发生免疫原性死亡的效率不同,直接影响了疫苗的抗原性。②不同来源的细胞系诱导产生肿瘤抗原特异性的免疫应答效率差异。③肿瘤免疫微环境抑制了 APC 对全细胞抗原的识别与吞噬,进而影响 APC 的 TAA 提呈,降低肿瘤特异性免疫细胞的产生导致治疗的失败。

因此,基于细胞系开发的治疗性疫苗,在临床治疗有效性方面依然面临着巨大的挑战,如何通过更先进的技术手段和干预方法进一步提高此类治疗性疫苗的临床有效性是该领域亟待解决的重大问题。

三、基因治疗

基因治疗是一种利用分子生物学手段在 DNA 和 RNA 层面对靶细胞进行干预和处理,从而实现治疗疾病的一种新型治疗技术(图 36-60)。根据技术产品的药效学机制,可将目前已经进入临床阶段的基因类药物分为三类:细胞因子药物,抑癌基因药物以及溶瘤病毒药物。前两类基因药物的效应成分为功能明确的蛋白分子,而后者则为一种对肿瘤细胞具有高亲和性的活病毒。因此,三类药物具有不同的药效学特征和药理机制,在临床应用中也表现出了各具差异的治疗效果。

1. 细胞因子药物　细胞因子是一类由体细胞分泌的,具有多种生物学活性的小分子蛋白。作为免疫系统重要的功能性分子,其在机体的抗肿瘤免疫中发挥着重要的生物学活性。根据产生的免疫学效应,可将参与肿瘤免疫的细胞因子分为促炎因子、抗炎因子以及调理因子。1965 年,第一个细胞因子 IFN-γ 被发现。1985 年,IL-2 首次被用于转移性黑色素肿瘤的治疗,并被证实有一定的抑制效果。90 年代初,FDA 先后批准了两款细胞因子制剂:重组人 GM-CSF 注射液和重组人 IL-2 上市,分别用于白血病移植后患者的恢复性治疗和转移性肾癌的治疗。

基因转导技术的发展为细胞因子类新药的研发带来了有一个全新的发展机遇。根据调研显示,不同研究团队利用 IFN-γ、TNF-α、IL-2、IL-6、IL-4、GM-CSF 等多个具有抗肿瘤活性的细胞因子开发了基因疗法/药物并在不同肿瘤模型和临床研究中对其有效性进行了验证。Nemunaitis 等首次报道了基于 IFN-γ 进行的针对晚期黑色素瘤的基因治疗的临床研究。团队利用逆转录病毒载体将 IFN-γ 基因导入患者自体的肿瘤组织,然后再将其移植给患者。结果表明,该项治疗耐受性良好,但患者的生存期并没有显著延长。

直至 1999 年,Mastrangelo 等开展了一项以胸苷激酶(TK)基因敲除的牛痘病毒作为递送载体,以 GM-CSF 为效应分子针对晚期皮肤型黑色素瘤进行治疗的Ⅰ期临床研究,并在疗效方面取得了突破性的进展。该项研

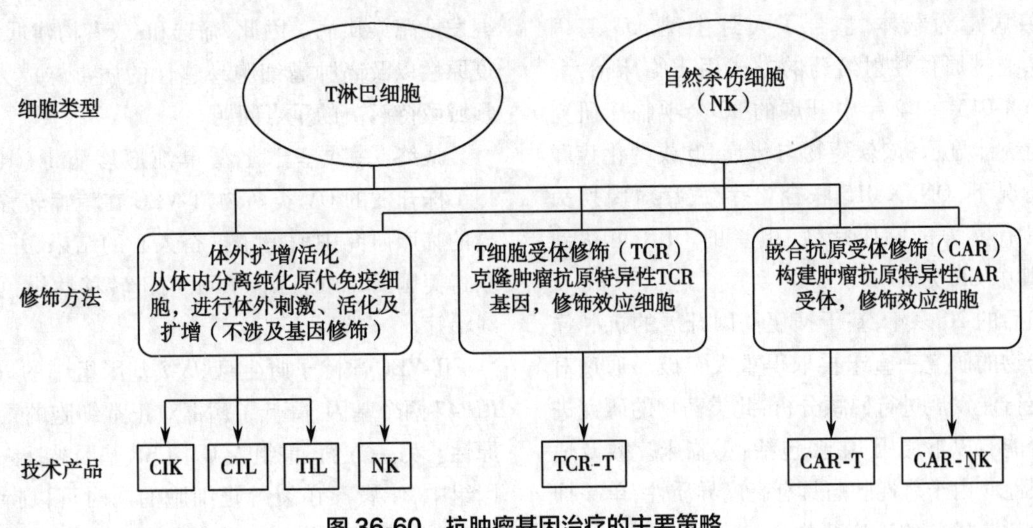

图 36-60　抗肿瘤基因治疗的主要策略

究中患者的 ORR 为 71%，CR 为 14.3%，成为细胞因子基因治疗药物领域的一个里程碑事件。

然而由于细胞因子在免疫系统中复杂的调控机制和多样的生物学活性，细胞因子类基因药物在大规模临床研究中的结果并不理想。因此，目前还没有一款细胞因子类基因治疗药物进入临床应用。但是，细胞因子类基因治疗的研究却为肿瘤免疫治疗的新药研发开拓了一个全新的领域，同时也为其他抗肿瘤免疫治疗药物的研发提供了全新的思路。

2. 抑癌基因类药物 抑癌基因是一类对细胞增殖具有负调控作用，但是对细胞的凋亡、周期阻止等具有正调控作用的基因。1970 年，Knudson 教授提出的“双重打击”假说是目前阐明肿瘤发病分子机制的经典学说。该理论指出，任何肿瘤的发生均是由于细胞中癌基因的活化与抑癌基因失活两方面原因导致的。目前已经鉴定了包括视网膜母细胞瘤易感基因（*RB*）、B 细胞淋巴瘤 2 基因（*BCL2*）、肿瘤蛋白 53 基因（*TP53*）等多个与细胞周期调控，细胞凋亡以及 DNA 修复功能相关的肿瘤抑制基因。

20 世纪 60 年代，科学家们首次提出了利用外源基因修复/替换内源性功能失活的基因从而实现治疗疾病的设想。随后，利用外源性抑癌基因修复肿瘤细胞内突变的抑癌基因，进行抗肿瘤治疗的理念也逐步融入抗肿瘤基因药物研发中。重组 *RB* 基因腺病毒是首个进行临床前研究的抑癌基因治疗候选药物。在小鼠肿瘤模型中，Ad-RB 可以有效抑制小鼠肿瘤的生长，并延长荷瘤小鼠的生存期。上述研究成果为抑癌基因类抗肿瘤药的临床转化奠定了坚实的科学基础。

2003 年，原国家食品药品监督管理总局（CFDA）批准了全球首个抗肿瘤基因治疗药物，重组人 *p53* 基因腺病毒治疗药物，ONYX-015，用于晚期头颈癌的治疗。该款药物以腺病毒为载体，整合了人野生型 *p53* 基因 cDNA 序列，通过原位注射给药的方式用于临床治疗。一项对 ONYX-015 在 12 年中开展的 30 余项临床研究结果进行的统计显示，该款药物与化疗和/或者化疗联合使用的情况下，ONYX-015 联合化疗/放疗对晚期头颈癌患者具有显著的临床疗效，患者的 ORR 可达到 90%以上，其中 CR 为 30%[11]。

但是随后的 20 多年，基于抑癌基因开展的抗肿瘤基因治疗药物的研究一直未再取得重大突破。通过对既往研究及行业发展进行回顾分析：此类药物的研究进入平台期可能有以下原因，主要包括：①临床疗效及适应证的局限性。由于恶性肿瘤具有高度异质性，单一抑癌基因作为效应成分的治疗药物在扩大临床样本量中难以重现小规模临床研究的结果。②高昂的治疗成本影响了该类药物的市场化，患者受众人群小[14]，一定程度上制约了领域内对该类药物研发的积极性。

综上所述，抑癌基因类抗肿瘤药物由于后期临床转化中面临的诸多挑战，使其发展受到了一定制约，但该类产品为抗肿瘤靶向治疗的发展奠定了重要科学基础，积累了宝贵临床经验。

3. 溶瘤病毒药物 溶瘤病毒药物（OVs）是一类以天然病毒为基础研发的可特异性感染肿瘤细胞并在肿瘤细胞内繁殖，通过引发肿瘤细胞溶解，从而发挥抗肿瘤作用的基因工程药物。OV 主要通过两种方式发挥抗肿瘤活性：①感染肿瘤细胞后在细胞中大量复制，介导肿瘤裂解。②通过溶瘤过程中释放的肿瘤特异性抗原，趋化体内多种免疫效应细胞迁移至病灶部位，发挥系统性抗肿瘤活性。随着近 20 年抗肿瘤免疫疗法的飞速发展，OV 药物已经成为肿瘤免疫治疗领域备受关注的研究热点。

乙型肝炎病毒（HBV）是首个被用于抗肿瘤治疗临床研究的天然病毒。Hoster 等利用 HBV 感染者的血浆或组织提取物对 22 名霍奇金淋巴瘤患者进行了治疗，其中 4 名观察到了肿瘤病灶的缩小。但由于 HBV 的高致病性，这项研究最终被终止。但该项研究为后期 OV 新药及相关治疗方法的研发和临床应用奠定了科学基础。

随后，多个利用天然病毒作为效应成分的临床研究陆续展开，包括新尼罗病毒、EB 病毒、腮腺炎病毒等均被作为候选药物用于多种肿瘤的临床治疗，并取得了一定临床疗效。Asada 等利用腮腺炎病毒针对包括消化道肿瘤、肺癌等开展的临床研究显示，40%的患者肿瘤缩小超过 50%。但研究人员也发现，天然病毒抗肿瘤疗效的维持时间较短。此外，治疗过程中易导致患者患上继发性感染疾病。因此，筛选和/或者构建低毒性、低免疫原性以及高肿瘤细胞易感性的病毒株成为 OV 研究领域亟待解决的重点问题。

最终，一款基于Ⅰ型单纯疱疹病毒（HSV-Ⅰ）的 JS-1 株开发的 OV 类药物，T-VEC 在治疗转移性黑色素瘤的临床研究中取得了振奋人心的结果，并于 2015 年获得美国 FDA 的上市许可，用于转移性黑色素瘤的一线治疗。

T-VEC 敲除了野生型 *JS-1* 基因组中的 *ICP34.5* 和 *ICP47* 两个基因，降低了病毒对正常细胞的毒性和免疫原性。另一方面，重组人 GM-CSF 基因被插入到病毒基因组中，使病毒在裂解靶细胞的同时可以持续性释放 GM-CSF，有效地将效应细胞趋化至病灶部位，诱发机体产生级联性免疫杀伤效应。在针对晚期黑色素瘤的Ⅲ期临床试验中，与 GM-CSF 单独治疗组相比，T-VEC 单独治疗组的 ORR 和 CR 分别为 26.4%和 10.8%，显著高于对照组的 5.7%和 1%，提高了晚期黑色素的疗效[12]。

作为全球第一款 OV 药物，T-VEC 为抗肿瘤免疫基因治疗药物的研发及临床转化的发展开启了一个全新的领域。基于 T-VEC 的成功上市，OV 类药物已经成为抗肿瘤免疫治疗和基因治疗新药研发领域备受关注的热点。截至 2020 年 3 月，全球注册的 OV 临床研究项目已达 101 项，涵盖了 20 多个品种，适应证涉及乳腺癌、肺癌、肾癌等多个病种。但是，OV 在临床应用中依然面临着一些瓶颈和风险：①OV 给药途径以原位注射为主，在给药过程中有可能引发患者出血；此外，在介入过程中可能出现药物在组织中发生渗漏，导致给药的有效剂量降低，影响疗效。②由于 OV 主要用于实体瘤治疗，瘤内免疫微环境中存在的抑制性因子以及机体中的中和性抗体可能会影响 OV 的疗效。

因此，虽然 OV 药物在产业化和临床应用中还诸多瓶颈需要克服；但其成功上市为肿瘤基因治疗新药的研发开辟了一个全新的方向。

四、发展趋势及展望

作为一种古老的治疗手段，肿瘤免疫治疗从诞生至今已经有近 200 年的历史，而作为其中重要的分支领域，细胞免疫治疗和基因治疗已经成为现代肿瘤免疫治疗行业中极具发展前景的研究热点（图 36-61）。随着生物医药专业多学科的融会交叉，细胞免疫治疗和基因治疗已经发展成为一个相互交织，融合汇聚的跨界领域。两个研究方向取得的突破性成果相互整合，不断推动着肿瘤免疫治疗领域的飞速发展。该领域已经形成了以下发展趋势，以此进一步满足未来抗肿瘤免疫治疗的临床和市场需求。

1. 从个体化到规模化　由于制备的种子细胞大多数为患者自体来源，因此目前应用于临床的细胞免疫治疗技术产品，属于一种高度个体化的治疗方法。如之前介绍的 CAR-T、TCR-T 等均属于个体化的治疗产品。

对于疾病进展较快的晚期患者，可接受临床干预的窗口期较短，一旦疾病进展或者制备分析等环节遇到问题而错过检测和治疗的时机，不但会造成治疗周期的延长，甚至可能危及生命。因此，如何解决个体化导致的临床可操作难度大是该类技术产品在临床应用中亟待解决的问题。

目前，研究人员主要通过扩大种子细胞来源的方式降低细胞免疫治疗的个体化程度，提高批量制备能力，将这种定制化产品转变为货架式产品，以提高其临床适用性。目前使用的异源种子细胞包括以下几类：①健康供者的种子细胞。健康的血源性供者和非血源性供者是细胞免疫治疗制剂理想的种子细胞来源之一。尤其是在针对血液系统肿瘤的治疗中，使用供者来源的细胞

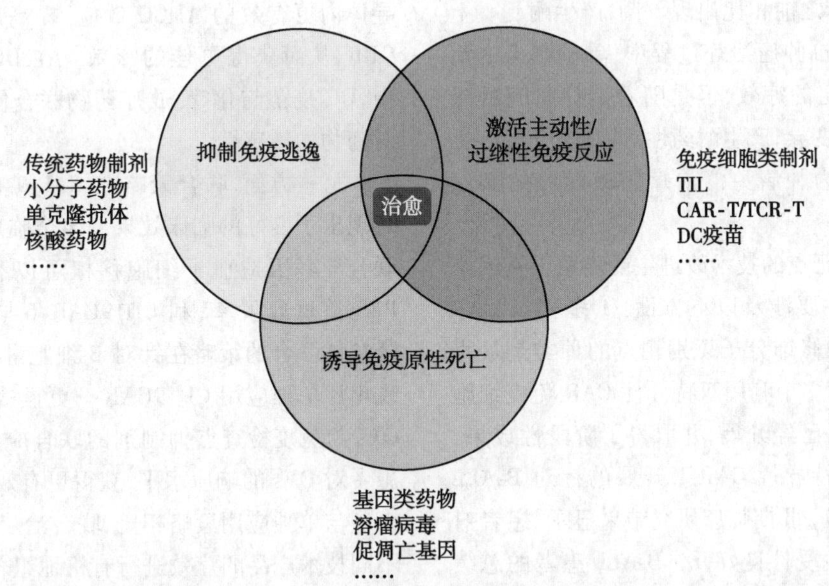

图 36-61　肿瘤免疫治疗体系的发展趋势肿瘤免疫治疗已经形成了以抑制免疫逃逸，激活主动性/过继性抗肿瘤免疫反应以及诱导肿瘤免疫原性死亡为主要目的的协同性治疗体系

作为种子细胞制备的免疫细胞制剂比患者自体来源的制剂具有更好的临床疗效[13]。②造血干细胞（HSCs）来源的种子细胞。作为最早应用于血液系统疾病治疗的多潜能干细胞，HSC是实现细胞免疫治疗产品大规模治疗的理想候选种子细胞。Rezvani等报道了利用脐带血（UCB）来源的HSC制备的CD19CAR-NK治疗难治复发非霍奇金淋巴瘤（NHL）和难治/复发慢性淋巴细胞性白血病（CLL）的Ⅰ/Ⅱ期临床研究。结果显示，在接受治疗的11名患者中，总缓解率为73%（8/11）[14]。③iPSC来源的种子细胞。作为获得2012年诺贝尔生理学或医学奖的突破性研究成果，iPSC技术有效地解决了HSC获取困难的问题。利用体细胞在体外重编程获得的iPSC可以被诱导分化为HSC，进而转分化为不同功能的免疫细胞。美国已于去年获得了FDA批准的全球首个基于iPSC来源的NK的IND申请，目前正在针对血液病开展临床研究。

上述技术性进展极大地促进了细胞免疫治疗技术产品的制备由个体化向规模化的转化，提高了其临床适用性，降低了患者使用过程中的风险，为其进一步的临床推广和成药提供了保障。

2. 从单一靶点到组合靶点 自靶向药物诞生之日起，脱靶问题一直是困扰该领域发展的一个长期且未能解决的技术瓶颈。细胞免疫治疗药物也同样面临着这一问题。以目前已获批上市的CD19CAR-T为例，接受CD19CAR-T治疗的r/r B-ALL患者中，CD19阴性复发的比例大约为20%。在利用靶向EGFRvⅢ的CAR-T治疗胶质瘤的临床研究表明，接受治疗后有患者肿瘤中EGFRvⅢ表达与治疗之前相比出现下调，产生耐受。上述情况表明，在靶向抗肿瘤治疗过程中，单一靶点的治疗虽然可以取得一定的疗效，但是随着治疗时间的延长，肿瘤会发生新的变异，产生耐药性。因此，开展多靶点的组合治疗也成为肿瘤免疫治疗领域发展的必然趋势。

目前，针对组合靶点的技术改进主要应用于基因修饰性ACT设计中，主要涉及以下方面：①多靶点CAR的设计及应用。增加修饰分子识别靶点的种类是最直接的改进方式。目前多个利用双特异性CAR免疫细胞进行的临床研究项目已经开展，并取得了阶段性成果。利用CD19/CD22双特异性CAR-T开展的针对B-ALL和DLBCL的Ⅰ期和Ⅰ/Ⅱ期临床研究结果显示，患者对双特异性CAR-T的耐受性良好，r/r B-ALL患者的总缓解率为100%，CR为90%；DLBCL患者的ORR为95%，其中CR为25%，PR为75%。上述研究表明，双特异性CAR-T具有良好的临床安全性，在未来的临床治疗中双特异性CAR-T可能会在一定程度上解决单靶点CAR-T治疗后阴性复发的问题。②分泌型抗体修饰的CAR及其应用。将CAR与分泌型单克隆抗体和/或者双特异性抗体在免疫细胞中共表达是目前常用的另一种降低脱靶风险的技术。该技术已经应用于针对实体瘤治疗的临床前研究。Wang等将PD-1特异性scFv与CD19CAR融合，构建了一款可同时表达CD19CAR和PD-1特异性scFv的CAR-T，PD-1特异性scFv可解除应PD-L1引发的T细胞失能。体内实验表明，该款CAR-T可有效提高CAR-T在实体瘤中的抗肿瘤活性。上述研究表明，抗体分泌型CAR在提高CAR修饰性免疫细胞抗原识别多样性的同时，有可能提高CAR修饰性免疫细胞针对实体瘤的临床疗效。③TCR与CAR的联合修饰。利用TCR特异性T细胞作为种子细胞制备CAR-T也是一种解决单靶点CAR-T脱靶的有效途径，该技术也被称为TETARs技术。Bianca等报道了利用糖蛋白100gp100）特异性TCR-T制备的一种硫酸软骨素蛋白聚糖-4（CSPG-4）特异性CAR-T并在体外验证了其靶向杀伤活性，证明其可以同时杀伤表达gp100和CSPG-4抗原的靶细胞。

3. 从单独应用到联合治疗 联合治疗已经成为恶性肿瘤治疗的常规手段。细胞免疫治疗和基因治疗药物也由早期仅被用于晚期患者的末线治疗，逐渐发展为与其他治疗药物/手段联合用于更早期阶段的临床干预。

在早期开展的以NK等非特异性免疫细胞的临床研究就表明，NK与单克隆抗体药物的联合，可以通过介导体内更有效的ADCC效应，提高患者对抗体药物的ORR，从而获得更佳的疗效。在DC疫苗的临床研究中，DC疫苗与化疗/放疗药物联合使用，可以提高患者对药物的敏感性[8]。

另一方面，联合策略在CAR-T的临床应用方面也表现出了良好的临床效果。多个临床研究显示，CAR-T联合异基因造血干细胞移植可以有效地延长患者的PFS，降低复发率；利CD19CAR-T与PD-1/PD-L1单克隆抗体联合的策略在针对B细胞淋巴瘤的治疗中也表现出比单独应用CD19CAR-T更显著的疗效[15]。此外，OVs与免疫检查点抑制剂的联合应用可以有效地提高患者对OVs的响应水平，获得更有效的抗肿瘤疗效[16]。

与单独应用策略相比，联合治疗的优势在于可以将不同技术产品的疗效进行有机地组合，可能通过协同效应提高治疗的总体治疗效果。因此，细胞免疫制剂/基因治疗药物之间的联合，以及其与不同抗肿瘤药物的联合应用已经成为抗肿瘤细胞免疫与基因治疗领域的主要治疗策略和发展趋势。

总之，随着对肿瘤发病机制研究的深入以及肿瘤免疫监视、识别、杀伤与逃逸相关分子机制的揭示，不但使研究人员认识到恢复和重建机体免疫系统的功能是获得良好疗效的关键，更使得免疫类制剂和基因治疗药物逐渐成为新型抗肿瘤治疗药物研发领域关注的前沿热点。多种细胞类和基因类创新性技术产品的出现及其转化，进一步推动了抗肿瘤临床治疗手段的革新与进步；虽然目前该领域依然存在着诸多亟待解决的瓶颈，但是随着行业技术的发展与进步，通过多种治疗手段的有效结合，肿瘤终将变为一种可控的，甚至是可治愈的疾病。

（陈志国　赵宇）

参考文献

[1] DOBOSZ P, DZIECIATKOWSKI T. The Intriguing History of Cancer Immunotherapy. Frontiers in immunology, 2019, 10: 2965.

[2] NGUYEN R, WU H, POUNDS S, et al. A phase II clinical trial of adoptive transfer of haploidentical natural killer cells for consolidation therapy of pediatric acute myeloid leukemia. J Immunother Cancer, 2019, 7(1): 81.

[3] RIEDELL PA, BISHOP MR. Safety and efficacy of axicabtagene ciloleucel in refractory large B-cell lymphomas. Ther Adv Hematol. 2020, 11: 2040620720902899.

[4] ZHAO Y, LIU Z, WANG X, et al. Treatment with Humanized Selective CD19CAR-T Cells Shows Efficacy in Highly Treated B-ALL Patients Who Have Relapsed after Receiving Murine-Based CD19CAR-T Therapies. Clinical cancer research: an official journal of the American Association for Cancer Research 2019, 25(18): 5595-5607.

[5] ZHANG J, WANG L. The Emerging World of TCR-T Cell Trials Against Cancer: A Systematic Review. Technology in cancer research & treatment, 2019, 18: 1533033819831068.

[6] MASTELIC-GAVILLET B, BALINT K, BOUDOUSQUIE C, et al. Personalized Dendritic Cell Vaccines-Recent Breakthroughs and Encouraging Clinical Results. Frontiers in immunology, 2019, 10: 766.

[7] VAN WILLIGEN WW, BLOEMENDAL M, GERRITSEN WR, et al. Dendritic Cell Cancer Therapy: Vaccinating the Right Patient at the Right Time. Frontiers in immunology, 2018, 9: 2265.

[8] PEREZ CR, DE PALMA M. Engineering dendritic cell vaccines to improve cancer immunotherapy. Nature communications, 2019, 10(1): 5408.

[9] LIAU LM, ASHKAN K, TRAN DD, et al. First results on survival from a large Phase 3 clinical trial of an autologous dendritic cell vaccine in newly diagnosed glioblastoma. Journal of translational medicine, 2018, 16(1): 142.

[10] LE DT, PICOZZI VJ, KO AH, et al. Results from a Phase Ⅱb, Randomized, Multicenter Study of GVAX Pancreas and CRS-207 Compared with Chemotherapy in Adults with Previously Treated Metastatic Pancreatic Adenocarcinoma (ECLIPSE Study). Clinical cancer research: an official journal of the American Association for Cancer Research, 2019, 25(18): 5493-5502.

[11] ZHANG WW, LI L, LI D, et al. The First Approved Gene Therapy Product for Cancer Ad-p53 (Gendicine): 12 Years in the Clinic. Human gene therapy, 2018, 29(2): 160-179.

[12] BAI Y, HUI P, DU X, et al. Updates to the antitumor mechanism of oncolytic virus. Thoracic cancer, 2019, 10(5): 1031-1035.

[13] DEPIL S, DUCHATEAU P, GRUPP SA, et al. Off-the-shelf' allogeneic CAR T cells: development and challenges. Nature reviews Drug discovery, 2020, 19(3): 185-199.

[14] LIU E, MARIN D, BANERJEE P, et al. Use of CAR-Transduced Natural Killer Cells in CD19-Positive Lymphoid Tumors. The New England journal of medicine, 2020, 382(6): 545-553.

[15] MCGOWAN E, LIN Q, MA G, et al. PD-1 disrupted CAR-T cells in the treatment of solid tumors: Promises and challenges. Biomed Pharmacother, 2020, 121: 109625.

[16] SUN L, FUNCHAIN P, SONG JMSUN L, et al. Talimogene Laherparepvec combined with anti-PD-1 based immunotherapy for unresectable stage Ⅲ-Ⅳ melanoma: a case series. J Immunother Cancer, 2018, 6(1): 36.

37 第三十七章 皮肤疾病

第 1 节　儿童皮肤结构功能特点及护理

一、儿童皮肤结构与功能

（一）皮肤的组织结构

皮肤重量约占总体重的 16%，成人皮肤面积为 1.2~2.0m²，新生儿约为 0.21m²，皮肤的厚度（不包括皮下脂肪）约 0.5~4mm，随年龄、部位不同而异。在组织学上，皮肤由外向内可分为：表皮层、真皮层和皮下组织，其间含有各种皮肤附属器，如毛囊、皮脂腺、汗腺、毛发和指/趾甲，并有丰富的血管、淋巴管及神经。

1. 表皮　为终末分化的复层鳞状上皮，位于皮肤的最外层，由外胚层分化而来。表皮中 90% 以上为角质形成细胞，其次为少量的树枝状细胞。产生角蛋白是角质形成细胞的主要功能，并构成皮肤屏障，阻止外界各种因素的侵袭，同时防止体内各种营养物质、水及电解质的丢失。构成表皮的树枝状细胞包括黑素细胞、朗格汉斯细胞和默克尔细胞。黑素细胞起源于神经嵴，其功能是产生黑素，并与邻近的角质形成细胞组成表皮黑素单元，起到保护机体免受紫外线辐射的作用。朗格汉斯细胞来源于骨髓，位于表皮棘层细胞之间，在免疫应答中起抗原提呈的作用。默克尔细胞分布于表皮基底层，通过与神经轴突的联系起到触觉感受器的作用。

2. 真皮　由中胚层分化而来，位于表皮的下方，通过基底膜带与表皮相连。真皮的基本成分是胶原纤维。真皮中胶原纤维和弹力纤维被凝胶状的黏多糖包围，具有很强的机械韧力和弹力。真皮中同时含有成纤维细胞、肥大细胞、炎症细胞等，以及皮肤的附属器、血管、淋巴管及神经。这些成分是皮肤实现散热调节、宿主防御、营养等功能的基础。

3. 皮下组织　位于真皮下，由纤维间隔的脂肪细胞或脂肪小叶构成，又称皮下脂肪层或脂膜。皮下脂肪具有弹性并能缓冲对皮肤的机械冲击，此外，皮下脂肪能起到能量储藏和内分泌器官的作用。

（二）儿童皮肤结构功能特点[1]

1. 皮肤相对面积较大　婴幼儿皮肤面积/体重比是成人的 2.5~3 倍，身体各部位皮肤面积所占的比例因年龄不同而发生变化。因此，婴幼儿经皮肤吸收和散热面积相对也较大。

2. 皮肤屏障功能不成熟　婴幼儿角质层细胞含水量高、结构松散，皮肤通透性增高。年龄越小，皮肤角质层细胞层数和表皮的厚度均明显减少（表 37-1），通透性越高。

表 37-1　婴幼儿皮肤结构特点

项目	早产儿	足月儿	婴幼儿
皮肤厚度/mm	0.9	1.2	2.1
表皮厚度/μm	20~25	40~50	>50
角质层厚度/μm	4~5	9~10	10~15
层数	5~6	≥10~15	≥10~15
表皮真皮连接	平坦无表皮突	表皮突开始形成	较深的表皮突
汗腺发育	位于真皮上部不活跃	位于真皮上部几乎无活动	位于真皮深部完全活跃
真皮弹性纤维	微小纤维无弹性蛋白	弹性纤维网不成熟	弹性纤维网相对成熟

3. 真皮发育不完善　婴幼儿真皮层较薄，真皮乳头层平坦，其胶原纤维、弹性纤维、血管网和神经的发育均不成熟，易受外伤。

4. 皮肤出汗和调节体温功能不成熟　皮肤是参与体温调节的重要器官，通过其真皮血管网的舒缩和小汗腺分泌汗液的蒸发而起到体温调节作用。新生儿汗腺密度高于成人，但有分泌功能的汗腺比例低，诱导出汗的温度阈值高于成人，因此热性出汗能力差。2~3 岁儿童小汗腺的神经调节发育逐渐成熟，功能性出汗与成人相似。

5. 皮脂分泌呈双高峰　婴儿出生时皮脂腺发育已完善，结构与成人基本相同。受母体雄激素影响，从出生至 1 月龄，皮脂分泌量与成人相似，至 3 月龄末，皮脂腺的活跃程度开始下降，儿童期进入静止阶段，仅分泌少量皮脂。至青春期受雄激素刺激，皮脂腺分泌再度活跃。

6. 表皮酸性环境易受破坏　正常皮肤表面 pH 值 5.0~5.5，刚出生时，新生儿皮肤表面呈中性~碱性，

pH 值 6.2~7.5。生后 1 周 pH 值开始下降,至 4 周龄达到正常水平。出生 3 个月后,由于皮脂分泌开始减少、加上频繁使用洗浴用品等,容易使皮肤表面的酸性外膜遭到破坏。

二、正常儿童皮肤护理[2]

(一)洗澡及润肤

洗澡的目的是清除皮肤表面的污物、改善皮肤外观和减少细菌定植。洗澡也能增进与婴儿触觉交流和互动的机会。沐浴的频率和时间应根据每个儿童的需要和家庭条件来确定,同时还要结合不同季节和环境等综合考虑。室温应保持在 24~26℃,新生儿沐浴水温以 38~40℃ 为宜,儿童沐浴水温适当降低,可为 32~38℃。选择 pH 值中性或弱酸性的液体清洁剂,尽量不含色素和香料。沐浴后应尽快涂抹润肤剂,能增加皮肤角质层含水量、减少水分丢失,从而改善皮肤的屏障功能。建议每天使用≥2 次,皮肤特别干燥者,可增加使用频率。

(二)臀部护理及尿布使用

新生儿和婴儿每次大便后用清水清洗臀部,清洗后涂抹护臀霜并更换尿布。高吸水性纸尿布在吸水性能和防止尿布皮炎上优于棉质尿布。但尿布应频繁更换,至少每次哺乳时间换一次。预防尿布皮炎最主要的措施是保持皮肤干燥,含氧化锌成分的屏障保护霜可阻止皮肤损伤并促进愈合。

(王华)

参考文献

[1] HOEGER P, KINSLER V, YAN A, et al. Harper's Textbook of Pediatric Dermatology. 4th Edition, UK: John Wiley & Sons Ltd. 2019.

[2] JOHNSON E, HUNT R. Infant skin care: updates and recommendations. Curr Opin Pediatr. 2019 Aug;31(4):476-481.

第 2 节 感染性皮肤病

一、脓疱疮

数字资源 37-1 感染性皮肤病

脓疱疮(impetigo)俗称"黄水疮",是一种常见的急性化脓性球菌感染性皮肤病,具有接触传染和自体接种感染的特性。夏、秋季汗多闷热、湿度大和皮肤外伤等,是本病的易感因素。病原菌绝大多数是金黄色葡萄球菌,少数由乙型溶血性链球菌或两者混合感染引起。各年龄组均可发病,多见于 2~7 岁儿童。

【临床表现】 临床上常将本病分为大疱型脓疱疮和非大疱型脓疱疮两型。

1. 大疱型脓疱疮 由噬菌体Ⅱ组 71 型金黄色葡萄球菌所致,最常见于新生儿。皮损好发于面部、四肢等露出部位,初起为散在的水疱,在 1~2 日内迅速增大到直径 2cm 以上的浅表性大疱,疱液开始为淡黄色且清亮,约经 1 日后,疱液变混浊,由于重力作用,脓汁沉积于疱底,形成特征性半月形的积脓现象。由于疱壁薄而松弛,因此脓疱很容易破溃,露出浅表糜烂面,干燥后形成蜜黄色脓痂。可出现乏力、发热、腹泻等全身症状。新生儿可并发败血症、肺炎或脑膜炎(数字资源 37-1)。

2. 非大疱型脓疱疮 又称寻常型脓疱疮,是脓疱疮中最常见的一型,好发于颜面、口周、鼻孔周围、耳郭和四肢露出部位。皮损初起为红斑或小丘疹,迅速转变成脓疱,周围有明显的红晕,疱壁薄,易破溃、糜烂,脓液干燥后形成蜜黄色厚痂,自觉瘙痒,常因搔抓而不断将细菌接种到其他部位。痂皮一般于 6~10 天后自然脱落而愈,不留瘢痕。重症患儿可伴有发热、淋巴结炎、败血症和急性肾小球肾炎等。

此外,还有两个特殊类型,①新生儿脓疱疮:此型实际是新生儿期的大疱型脓疱疮;②深脓疱疮:多由 A 族乙型溶血性链球菌引起,多见于营养不良的儿童和老年人,好发于小腿和臀部。初起为一炎性水疱和脓疱,很快侵入深部组织,表面有深褐色痂,去除痂皮后可见边缘陡峭的溃疡。可伴有疼痛,病程 2~4 周,愈后可遗留瘢痕及暂时性色素沉着。

【诊断与鉴别诊断】 本病依据发病季节、临床特点、有传染性等容易诊断。疮面、脓液细菌培养出金黄色葡萄球菌和/或溶血性链球菌不但能明确诊断，药敏结果还有助于治疗。

寻常型脓疱疮有时需与水痘、丘疹样荨麻疹等进行鉴别。

【治疗】

1. **局部治疗**　本病以局部治疗为主，在外用药前应先清洁局部皮损，去痂挑疱，然后外用莫匹罗星软膏、夫西地酸乳膏或复方多黏菌素 B 软膏等。

2. **全身治疗**　皮损广泛及有合并症的患儿，可系统应用药敏试验敏感性高的抗生素，如头孢类抗生素等。

【预防】

1. 开展卫生宣教，注意个人卫生，保持皮肤清洁，及时治疗各种瘙痒性皮肤病。

2. 患儿要适当隔离，尤其在托儿所、幼儿园、中小学校等场所，患儿接触过的衣服、毛巾、梳子、刷子、玩具或图书等，均应予消毒。

二、葡萄球菌性烫伤样皮肤综合征

葡萄球菌性烫伤样皮肤综合征（staphylococcal scalded skin syndrome，SSSS）主要是由凝固酶阳性、噬菌体Ⅱ组 71 型金黄色葡萄球菌引起的一种急性感染性皮肤病。原发感染灶多位于鼻咽部，其次为皮肤创伤处、结膜和血液，新生儿多位于脐部或泌尿道。

【临床表现】 本病多见于 5 岁以内的婴幼儿。皮损初起为眼周、口周红斑，迅速波及躯干、四肢，以褶皱部位及脐部为重。特征性表现是在弥漫性红斑基础上出现无菌性脓疱或松弛性大疱，稍用力摩擦，表皮很快就发生剥脱，露出鲜红水肿性糜烂面，状似烫伤，尼科利斯基征阳性。手足皮肤可呈手套或袜套样剥脱。皮损经过 2~3 日后渗出减少，出现结痂和脱屑。口周、眼周的皮损由于运动表现为放射状皲裂，但无口腔黏膜损害，成为本病的另一个特征（见书末彩图 37-1，数字资源 37-1）。急性期患儿自觉皮肤疼痛，触痛明显，拒抱。常伴有发热、厌食、腹泻或结膜炎等症状。病情轻者 1~2 周后可痊愈，不留瘢痕；病情严重者可继发肺炎、细菌性心内膜炎或败血症等危及生命。

【辅助检查】

1. 血常规　正常或白细胞轻度升高。

2. 细菌培养　对皮肤原发感染灶、咽部、外鼻腔和眼分泌物进行细菌培养，新生儿发生的 SSSS 还需对脐部和外阴部皮损进行细菌培养明确致病菌。

3. 血培养　在儿童常为阴性。

4. 生化、胸片及心电图　了解患儿有无系统累及情况。

5. 典型的病理表现为表皮细胞变性、坏死，表皮棘细胞与颗粒细胞层有不同程度的松解、裂隙和水疱形成。真皮细胞炎症反应轻微，仅在血管周围有少量细胞浸润。本病一般不需行病理检查即可确诊。

【诊断与鉴别诊断】 根据起病急骤，表皮剥脱似烫伤，口周放射状皲裂、不累及口腔黏膜等特点，再结合触痛、拒抱等明显的自觉症状可以诊断本病。

本病需与中毒性表皮坏死松解症相鉴别。后者多发生于大龄儿童，主要由药物过敏引起，皮损表现多样，常伴有口腔黏膜损害，死亡率高。病理为表皮全层坏死，表皮下水疱。发生在新生儿的 SSSS 需与新生儿脓疱疮相鉴别，后者以脓疱为主，无表皮松解现象，尼科利斯基征阴性。

本病的顿挫型易发生在大龄儿童，表现为颈周、腋窝、肘窝及腘窝、腹股沟和脐周等褶皱部位分布的潮红斑疹，一般不相互融合成大片，其上可有大小不等的脓疱或脓湖，脓疱不易破溃，尼科利斯基征阴性，皮肤触痛较明显。本型需要与急性泛发性发疹性脓疱病（acute generalized exanthematous pustulosis，AGEP）相鉴别。后者发病前一般有用药史，皮疹虽在皱褶处较重，但更加弥漫，浅表脓疱更易于破溃，且患儿触痛感不明显。

【治疗】 治疗包括早期使用有效抗生素、支持治疗及皮肤护理。

1. **系统治疗**

（1）首选耐 β 内酰胺酶半合成青霉素或头孢菌素，疗程 7~10 日。对青霉素过敏时，慎重选择大环内酯类抗生素，可选用夫西地酸或替考拉宁。住院患儿（如重症监护室、手术后置管患儿等）出现 SSSS，首选万古霉素或利奈唑胺治疗。如果用药 7 日后临床表现无改善，应再次进行细菌培养并做药敏试验，根据结果调整相应抗生素种类。

（2）支持疗法：注意维持水和电解质平衡，尤其是口周皮损影响患儿进食的阶段。严重病例可给予丙种球蛋白，建议剂量 1g/kg，1 日，或 400mg/（kg · d），疗程 1~3 日[1]。

2. **局部治疗**

（1）急性期：按烫伤原则护理，如放置于消毒房间，应用烫伤支架；保持室内合适的温度、湿度；新生儿应置于暖箱内；护理和陪住人员严格执行消毒隔离制度。尽量减少搬动患儿的次数；皮损面积较小时，可用碘伏消毒后涂抹外用抗生素；皮损面积较大时，可用凡士林油纱贴敷于表皮剥脱区，不必每日揭除，按时用碘伏消毒即可。

（2）恢复期：由于自觉皮肤干痒，因此可应用润肤霜剂。

三、传染性软疣

传染性软疣（molluscum contagiosum）是由痘类病毒属的传染性软疣病毒感染所致的皮肤良性赘生物。可通过直接皮肤接触或间接接触（毛巾、内衣和公共游泳池等）传播，亦可自身接种。皮肤屏障功能受损（如特应性皮炎）、免疫功能低下、使用糖皮质激素及免疫抑制剂的患儿常泛发。

【临床表现】 多见于2~5岁，可发生于任何部位。通常数目不等，散在分布，互不融合，直径2~5mm，形圆而光滑，肉色半透明的圆顶状丘疹，部分有脐凹，可挤出粉刺样物质，内含病毒。略有痒感，无其他不适。皮损有时直径可达10~15mm，称为巨大软疣，常单发（见数字资源37-1）。

传染性软疣可通过皮肤镜、反射共聚焦显微镜或组织病理学检查，显微镜下软疣可见表皮通常增厚，内可见Henderson-Paterson小体，其内包裹病毒颗粒，与汗管瘤、闭合性粉刺（白头）和肛门生殖器疣等进行鉴别诊断。

【治疗】 本病为良性自限，自然病程1~2年，个别皮损可持续3~5年，一般愈后不留瘢痕。1/3患儿会复发。治疗方法包括物理清除疣体和局部用药，可与患儿及家属共同决定。物理清除疣体（液氮冷冻、刮除）通常较为痛苦，激光（二氧化碳或脉冲染料激光）也可使用，但不作为一线治疗。

局部用药包括斑蝥素、氢氧化钾、水杨酸、三氯醋酸、过氧化苯甲酰和视黄酸。必须用于每个皮损，目的是诱导炎症反应产生。及时治疗瘙痒性皮肤病，注意卫生，不去公共游泳池，可预防本病的发生。

（马琳 王榴慧）

参考文献

［1］马琳. 儿童皮肤病学. 北京：人民卫生出版社，2015：130-132.

第3节 儿童变态反应性疾病

一、特应性皮炎

特应性皮炎（atopic dermatitis，AD），是一种与遗传过敏素质有关的慢性炎症性皮肤病，表现为瘙痒、多形性皮损并有渗出倾向，常伴发哮喘、过敏性鼻炎。“特应性”本身的含义是：①常有易患哮喘、过敏性鼻炎、湿疹的家族倾向；②对异种蛋白过敏；③血清中IgE水平升高；④外周血嗜酸性粒细胞增多，故被认为是一种系统性疾病。

【病因】 AD的发病与遗传和环境等因素关系密切。遗传因素主要影响皮肤屏障功能与免疫平衡，皮肤屏障功能减弱或破坏与表皮中丝聚蛋白减少或缺失有关，免疫失衡主要以Th2细胞活化为主。环境因素包括气候变化、生活方式改变、不正确的洗浴、感染原和变应原刺激等，引起免疫系统与皮肤屏障异常，参与AD的发病[1,2]。

【临床表现】 本病临床表现多样，基本特征是皮肤干燥、慢性湿疹样皮损及明显瘙痒。根据在不同年龄段的表现，分为婴儿期、儿童期和青少年及成人期[2]（数字资源37-2）。

数字资源37-2 儿童变态反应性疾病

1. 婴儿期（出生至2岁） 约60%于1岁以内发病，以出生2个月以后为多。初发皮损为面颊部瘙痒性红斑，继而在红斑基础上出现针尖大小的丘疹、丘疱疹，密集成片，皮损呈多形性，境界不清，搔抓、摩擦后很快形成糜烂、渗出和结痂等，皮损可迅速扩展至其他部位（如头皮、额、颈、腕及四肢伸侧等）。患儿因瘙痒常烦躁和哭闹，部分可影响睡眠。一般在 2 岁以内逐渐好转、痊愈，部分患儿病情迁延并发展为儿童期 AD。

2. 儿童期(2~12 岁)　多在婴儿期 AD 缓解 1~2 年后发生并逐渐加重，少数自婴儿期延续发生。皮损多表现为红斑、丘疹，部分可呈苔藓样改变。皮损多累及四肢屈侧或伸侧，肘窝和腘窝为最常受累部位。

3. 青少年及成人期(>12 岁)　指 12 岁以后青少年及成人阶段的 AD，皮损与儿童期类似，大部分呈干燥、肥厚性皮炎损害，部分可为痒疹样。主要发生在肘窝、腘窝和颈前等部位，也可发生于躯干、四肢、面部和手足部。大多数患者在 20 岁后病变自发性消退，少数严重者可持续至老年期。

AD 可以伴随一系列皮肤特征性改变，包括干皮症、耳根裂隙、鱼鳞病、掌纹征、毛周角化、Dennie-Morgan 眶下皱褶、眶周黑晕、毛周隆起、非特异性手足皮炎、白色糠疹、颈前皱褶、乳头湿疹、复发性结膜炎和白色划痕征等，这些体征有助于 AD 的辅助诊断。

【鉴别诊断】　AD 在不同的年龄，根据皮损特点，需与不同的疾病进行鉴别诊断[1]。如疥疮、寻常型银屑病、接触性皮炎、体癣、玫瑰糠疹、副银屑病、朗格汉斯细胞组织细胞增生症、肠病性肢端皮炎、生物素缺乏症和苯丙酮尿症，Wiskott-Aldrich 综合征、Omenn 综合征和 Netherton 综合征、高 IgE 综合征、先天性 X 连锁无丙种球蛋白血症、痒疹样营养不良型大疱性表皮松解症、慢性肉芽肿病、早发型结节病、皮肌炎、皮肤 T 细胞淋巴瘤、嗜酸性粒细胞增多性皮炎以及移植物抗宿主病等进行鉴别诊断。

【治疗】　治疗目的是缓解或消除临床症状，消除诱发和/或加重因素，减少和预防复发，减少或减轻合并症，提高患儿的生活质量[1,2]。

1. 疾病管理与患者教育　AD 可严重影响患儿及其家庭的生活质量，健康宣教是 AD 治疗的基础。健康宣教目的主要是让患儿及其家长充分了解本病的性质、临床特点、注意事项以及治疗方案的选择与制订，使患儿与医生在 AD 的治疗管理中配合良好，尽可能将疾病控制在缓解状态。

2. 基础治疗

(1) 洗浴：去除皮肤表面污秽痂皮，降低皮肤表面金黄色葡萄球菌定植，增加皮肤含水量。建议洗浴温度在 32~37℃，洗浴时间 5~10 分钟。可使用 pH 值约为 6 的低敏无刺激洁肤用品；如皮损有感染倾向，可在盆浴时加入次氯酸钠(0.005%漂白粉浴)抑制细菌活性；洗浴频率每日或隔日一次。

(2) 润肤：恢复和保护皮肤的屏障功能。润肤剂的剂型和类型应根据地域、季节及皮损部位合理选择，建议足量使用，浴后立即使用。儿童每周用量至少 100g。

(3) 改善环境：避免搔抓、摩擦、毛织物、酸性物质和漂白剂等各种机械和化学刺激，及时清除汗液对皮肤的刺激；避免过度干燥和高温等刺激；居住环境适宜温度为 18~22℃。

(4) 食物干预：约 1/3 的中重度 AD 患儿可能有食物过敏的存在，当怀疑有食物过敏时，需要详细询问病史(包括过敏史和喂养史)，结合临床表现及相关辅助检查(包括皮肤点刺试验、血清特异性 IgE 检测和特应性斑贴试验)，可采取饮食回避，必要时进行口服食物激发试验综合判断。除非明确食物和 AD 之间的因果关系，否则不推荐盲目避食，回避过敏食物期间，需对患儿的营养状况和生长发育进行定期监测[3]。

3. 外用治疗[4-6]

(1) 外用糖皮质激素(topical corticosteroids，TCS)：TCS 是 AD 治疗的一线药物，TCS 治疗儿童 AD 的注意事项包括：①根据病情严重程度、年龄、部位和皮损类型选择强度足够的制剂，快速控制炎症；②尽可能选择中、弱效 TCS，尤其是薄嫩部位应避免使用强效 TCS；③面颈部易吸收 TCS，故应短期使用；④皮损控制后，可采用"主动维持疗法"，在既往皮损部位和新发皮疹部位每周使用两次 TCS，可推迟 AD 的复发时间和减少复发次数，并减少 TCS 的用量；⑤注意检测 TCS 的不良反应。

(2) 外用钙调磷酸酶抑制剂(topical calcineurin inhibitors，TCI)：TCI 是治疗和控制各期 AD 的二线药物，是其他治疗疗效不佳、出现不良反应、与 TCS 联合应用或序贯使用及长期维持治疗的选择，在某些特殊部位，如面颈和皱褶部可作为一线治疗。目前主要的药物有 1%吡美莫司乳膏和 0.03%及 0.1%他克莫司软膏，适用于 2 岁以上儿童。

(3) 外用磷酸二酯酶 4(PDE-4)抑制剂软膏：适用于 2 岁及以上轻度至中度 AD。

(4) 其他：氧化锌油(糊)剂、黑豆馏油软膏等对 AD 也有效；硼酸溶液、生理氯化钠溶液及其他湿敷药物对于 AD 急性期的渗出有较好疗效。

4. 系统性治疗[4,5]

(1) 抗组胺/抗炎症介质药物：用于 AD 瘙痒的辅助治疗，特别是对于伴有荨麻疹、过敏性鼻炎等的患儿，推荐使用第二代非镇静抗组胺药治疗；对于瘙痒明显或伴有睡眠障碍的患儿可尝试选用第一代或第二代抗组胺药，考虑到第一代抗组胺药对睡眠质量(快速动眼期延迟并减少)及学习认知能力的影响，不推荐长期使用，特别是儿童。

（2）抗微生物治疗：①抗细菌治疗：有明确大面积细菌感染伴系统性感染症状时，可应用一代/二代头孢类或半合成青霉素治疗；②抗病毒治疗：发生疱疹性湿疹时应积极给予抗病毒治疗如阿昔洛韦、伐昔洛韦等；③抗真菌治疗：马拉色菌可能参与AD发病，外用或系统使用唑类抗真菌药可能有效。

（3）糖皮质激素及免疫抑制剂：在儿童AD的治疗中应格外慎重和反复评估风险效益比，慎重使用。

（4）生物制剂和Janus激酶抑制剂：度普利尤单抗，白细胞介素4（IL-4）/13受体α链的全人源单克隆抗体，我国已批准适用于6岁以上中重度AD患儿的治疗。Janus kinase（JAK）激酶抑制剂是新型小分子制剂，在成人中重度AD患者中的治疗效果良好，尚缺乏治疗儿童AD患者的数据。

（5）变应原特异性免疫治疗（allergen-specific immunotherapy，ASIT）：对于合适的高致敏状态的AD患儿有一定疗效，目前最为有效的是尘螨变应原的免疫治疗。对于合并过敏性鼻结膜炎、轻度过敏性支气管哮喘的AD患儿可考虑ASIT治疗。

（6）紫外线疗法：是AD的二线治疗，可选择窄谱中波紫外线（NB-UVB）和UVA1，主要用于治疗慢性、瘙痒性和肥厚皮损。注意全身光疗不适用于年龄<12岁的儿童。

（7）中医中药：根据临床症状和体征辨证施治。

（8）心理咨询：对一些反复、重度AD患儿，由于疾病本身、睡眠障碍及精神压力过大，可导致病情加重，心理疏导也是重要的治疗措施。

二、尿布皮炎

尿布皮炎（diaper dermatitis）指尿布区皮肤的各种炎症反应，主要为刺激性接触性皮炎，是新生儿和婴儿最常见的皮肤病，发病率为7%～50%，尿布皮炎只是描述性诊断，并不反映病因[6]。

【病因】 尿布皮炎的主要原因是尿布区封闭的微环境引起皮肤含水量高、pH值升高、局部温度高；尿布机械性的压力和摩擦进一步造成皮肤损伤；生化作用包括尿粪的直接刺激、粪便酶的激活、皮肤微生态发生改变导致局部白念珠菌和金黄色葡萄球菌增殖[7]。

【临床表现】 皮肤损害多见于下腹部、生殖器部位、大腿内侧、臀部、腹股沟和肛周。可见红斑、丘疹、糜烂、脓疱及溃疡等。主要应与银屑病和特应性皮炎相鉴别，还要排除肠病性肢端皮炎等[6]（见数字资源37-2）。

【预防与治疗】 选择一次性纸尿布、勤换尿布，预防性外用护肤品和大便后彻底清洁，均能有效减少尿布皮炎[8]。轻者仅外用润肤剂或氧化锌软膏；合并感染可外用抗生素和/或抗真菌药物；皮疹严重者可短期外用糖皮质激素制剂。常规治疗无效时要考虑过敏性接触性皮炎[9]。

三、摩擦性苔藓样疹

摩擦性苔藓样疹（frictional lichenoid eruption）俗称沙土皮炎，是学龄前儿童在夏秋季节常见的皮肤病，表现为手背、前臂、肘和膝部的丘疹性皮炎。

【病因】 病因不明。是与外界刺激有关的一种非特异性皮肤反应。可能与某些物品接触或摩擦有关，如在室外地上、沙土上或在地毯和粗制羊毛毯上爬行游戏，玩沙子坑，玩水等。也有作者认为除机械性刺激外，还可能与日晒、病毒感染有关。

【临床表现】 好发于学龄前儿童，以易摩擦和暴露部位如手背、指背、手腕处多见，也可见于指节、肘、膝、大腿等处，为针头到米粒大小、多角形或圆形小丘疹，呈对称性、细密成群，可融合、覆少许细糠秕样鳞屑，时有苔藓化，一般为肤色、灰白色，较重者可呈淡红色。瘙痒因人而异或轻或无，无全身不适。经过慢性，可复发。预后良好，避免接触泥沙、玩具后，皮疹可逐渐消退。组织病理为非特异性炎症反应（见数字资源37-2）。

【诊断】 根据皮肤损害，结合患儿多有接触外界刺激物史。可诊断本病。

【鉴别诊断】 应与儿童丘疹性肢端皮炎相鉴别，后者系乙肝病毒感染所致，皮疹泛发，为较大的暗紫红色扁平丘疹，自下肢渐扩展至上肢、面部，常伴颈部淋巴结肿大及急性无黄疸性肝炎，血中HBsAg阳性。

【治疗】 本病有自限性，不经治疗4～8周可自愈。应避免接触外界不良刺激、减少摩擦。对症治疗可缩短病程。一般采用外搽炉甘石洗剂，外涂中低效糖皮质激素类霜膏，瘙痒明显时可口服抗组胺药。

四、荨麻疹

荨麻疹（urticaria）是一组异质性疾病，临床以瘙痒性风团伴或不伴有血管性水肿为特征，严重者可伴有腹痛、喉头梗阻或窒息。风团是皮肤真皮浅层小血管扩张及通透性增加，血浆外溢到周围组织所引起的皮肤黏膜局限性水肿反应。

【病因与发病机制】 荨麻疹的原因较多，儿童急性荨麻疹最常见的病因为感染，尤其是上呼吸道感染。其次为食源性组胺过多、食物/药物过敏、节肢类昆虫叮咬以及疫苗接种等。慢性荨麻疹在儿童较成人少见，病因以特发性或自身免疫为主，少部分由感染、食物/药物过敏（尤其是假过敏）所致。出生后不久即发生的慢性荨麻疹，应注意自身炎症综合征可能。荨麻疹的发病机制较为复杂，有免疫性和非免疫性机制参与，主要涉及 IgE 依赖的Ⅰ型变态反应，即抗原或血清中的自身抗体与肥大细胞表面高亲和力 IgE 受体（FcεRⅠ）的 α 链胞外段结合，促使其脱颗粒并释放炎症介质，诱发风团产生。

【临床表现】 急性荨麻疹常突然起病，先觉皮肤瘙痒，随后出现大小不等、形态不一的风团块，呈红色或苍白色，少数病人可仅有水肿性红斑。红斑风团持续数分钟至数小时消退，但又可在其他部位新发，常此起彼伏，瘙痒剧烈。病情严重者可伴心慌、恶心、呕吐、脉搏细弱甚至血压降低等过敏性休克样症状。胃肠道受累可发生腹痛、腹泻，累及气道和喉黏膜时，出现胸闷、吞咽或呼吸困难甚至窒息。当风团反复发作超过 6 周，称为慢性荨麻疹，可持续数月甚至数年。

此外，临床上还可见到一些特殊类型的荨麻疹，如皮肤划痕症、寒冷性荨麻疹、胆碱能性荨麻疹、日光性、压力性及水源性荨麻疹等（见数字资源 37-2）。

【诊断与治疗】 根据典型的红斑和风团，荨麻疹很容易诊断，但要确定病因，尤其是慢性荨麻疹比较困难。需详细询问病史，并选择适当的实验室检查。同时要注意与表现为类似风团的皮肤病，如丘疹样荨麻疹、色素性荨麻疹、药疹、荨麻疹样毛囊黏蛋白病等鉴别。对慢性荨麻疹，需要与一些系统性疾病，如荨麻疹样血管炎、血清病样反应、婴儿急性出血性水肿、嗜酸性粒细胞增多综合征及自身炎症综合征等相鉴别。

急性荨麻疹的治疗应尽量明确病因，并采取针对病因的治疗，同时给予二代非镇静类抗组胺药，发病期间忌食富含组胺类的食物（表 37-2）[10]。对伴有休克、喉头水肿或呼吸困难者应立即抢救。

慢性荨麻疹的一线治疗为二代非镇静类抗组胺药，如使用两周后症状仍持续，可考虑二线治疗，即增加二代抗组胺药，剂量最多至 4 倍或，两种抗组胺药联合应用。1~4 周后症状仍不能控制，则应考虑三线治疗，应用奥马珠单抗 150mg 或 300mg 每 4 周一次[11]。儿童慢性荨麻疹自然病程往往>2 年，因此，治疗周期长，需定期随访。

表 37-2　急性荨麻疹患儿需忌食的富含组胺类食物（同一餐或同一天内不能同时或大量吃的食物）

食物种类	食品
发酵奶酪	各种奶酪制品
猪肉食品	香肠、猪肝、干火腿，包装的猪肉食品类
蛋类	各种禽蛋
鱼、贝壳、甲壳类	金枪鱼、沙丁鱼、鲑鱼 鱼罐头（金枪鱼、鲭鱼、鱼卵） 干鱼、熏鱼
蔬菜	西红柿（及番茄酱）、菠菜、豌豆
发酵食品	泡菜、腌菜
水果	香蕉 草莓 猕猴桃 柑橘类（柚子、柠檬、橙子、橘子，及果实、果汁、果酱） 坚果、榛子（奶油、冰激凌、饼干、糖果中的果仁） 花生、榛子
巧克力和可可	含巧克力和可可的棒、粉、糖、糕点、冰激凌、奶油、饮料

五、丘疹性荨麻疹

丘疹性荨麻疹（papular urticaria），又称虫咬皮炎。多见于婴幼儿及儿童。

【病因】 本病多与昆虫叮咬有关，如臭虫、蚤、虱、螨、蚊、蠓等昆虫叮咬所致的过敏反应。本病全年均可发生，但夏秋季多见。特应性体质的儿童更易患本病。

【临床表现】 皮疹初起时为红色丘疹，继而呈绿豆或花生米大小，略带纺锤形的红色风团样损害，可有伪足，顶端常有小水疱。部分可伴有半球形隆起的紧张性大疱，内容清，周围无红晕。有的皮疹表现为较硬的粟粒大丘疹，抓后呈风团样水肿。皮疹经 7~10 日可消退，可留有暂时色素沉着。皮疹好发于四肢伸侧和腰腹部，群集或散在分布。新旧皮疹常同时存在。瘙痒感剧烈，一般无发热等全身症状。搔抓有时可导致继发感染，引起局部化脓和附近淋巴结肿大（见数字资源 37-2）。

【诊断与鉴别诊断】 本病依据发病季节、临床特点容易诊断。临床上需与水痘和 Hebra 痒疹相鉴别。水痘皮疹呈向心性分布，头面及躯干较多，四肢较少，同时可见丘疹、水疱及结痂等不同时期的表现。水痘有传染性，发病前常有水痘或带状疱疹患者接触史。Hebra痒疹是以四肢伸侧为主的米粒至绿豆大丘疹，浸润显著，多对称性分布，可见抓痕、血痂、湿疹化，常伴淋巴结肿大。大疱性丘疹样荨麻疹应与类天疱疮相鉴别，后者皮疹以水疱为主，皮疹可泛发全身。

【治疗与预防】 口服抗组胺药有较好的疗效。局部外用止痒剂，如炉甘石洗剂、樟脑软膏、止痒消炎水或外用糖皮质激素等。局部感染时可适当口服或外用抗生素。对出现大疱者，可无菌穿刺抽液。本病有复发倾向，预防以注意环境卫生，消灭蚊虫为主，注意勤换内衣，勤晒被褥，防止蚊虫叮咬。

六、药疹与药物超敏反应综合征

药疹（drug eruption）又名药物性皮炎（dermatitis medicamentosa），是指药物经各种途径进入体内（如内服、注射、吸入或塞入等），诱发宿主机体不同类型免疫应答而引起的皮肤或黏膜炎症反应[12]。药疹临床表现多种多样，根据有无系统受累，可分为轻型药疹和重症药疹，前者占药疹的90%左右，主要包括发疹型、荨麻疹型、固定性、多形红斑型、苔藓样型、光敏皮炎型、血管炎型等；后者除皮肤黏膜外，可造成多脏器损伤，甚至危及生命，主要包括药物超敏反应综合征（drug induced hypersensitivity syndrome，DIHS）、Stevens-Johnson综合征（Stevens-Johnson syndrome，SJS）/中毒性表皮坏死松解症（toxic epidermal necrolysis，TEN）和急性泛发性发疹性脓疱病（acute generalized exanthematous pustulosis，AGEP）。

【临床表现】

1. 发疹型 是最常见的一型药疹，约占所有药疹的90%。潜伏期可达1～4周，最常见为用药后5～14天内发疹，已致敏的个体再次用药后可在1～2日内发生。主要累及躯干和四肢近端、弥漫对称性分布，鲜红色斑丘疹和丘疹，呈麻疹样，自觉瘙痒。通常无黏膜受累。可伴有低热、CRP增加和轻度嗜酸性粒细胞增多。多数发疹型药疹无严重并发症，在停药两周后皮疹完全消退，退后出现程度不等的脱屑。极少数情况下发疹型药疹可能是某些SCARs的前驱征象。

2. 荨麻疹型 通常在最近一次用药后1小时内迅速发生。表现为全身分布的风团，大小不等，形态不规则，伴有明显瘙痒，通常经数小时消失。部分患儿伴有发热、乏力、关节痛和腹痛等症状。致敏药物再次暴露后发作更为迅速，症状也更为严重，甚至进展为累及多器官系统的全身性过敏反应，如喉头水肿、喘鸣、心动过速等，甚至过敏性休克。

3. 紫癜型 即血管炎型。首次用药潜伏期为7～10日，再次暴露可缩短至2～7日，使用长效药物如苄星青霉素时潜伏期可超过2周。临床表现以可触及性紫癜、瘀点为主，可有荨麻疹样皮疹，伴发热、关节痛、淋巴结肿大、补体水平降低和血沉增快。通常累及下肢，偶可累及胃肠道和肾脏。停用致敏药物后数日至数周内消退。

4. 多形红斑型 多形红斑约90%由感染引起，药物诱发的多形红斑不到10%，儿童较成人发生率更高。皮损常对称分布于肢端的伸侧面，向心性蔓延，面颈部、手掌、足底、四肢屈侧和躯干也可受累。靶形红斑是典型表现，为同心圆状的三区，一般直径不超过3cm，可由最初的圆形红色斑丘疹进展而来。部分患儿可见非典型靶形红斑，即同心圆状的二区带皮损。重症患儿可伴有口腔、眼部和/或生殖器黏膜受累，以及发热、不适和肌痛等全身症状。多数患儿病程良性，2～3周内缓解，皮损消退后可遗留色素沉着。

5. 固定性药疹 好发于口周、肛周和外生殖器等腔口部位，以及面部和肢端。急性期表现为紫红色或青紫色水肿性红斑，中央浅灰色或有明显大疱，呈圆形或椭圆形，界限清楚。通常不累及黏膜或仅轻度受累，患儿无发热和不适等全身症状，局部瘙痒和刺痛感常见。停药后1～2周内可自行消退，留有持久性灰褐色或青灰色炎症后色素沉着斑。重复用药可在原处复发，且症状加重。

6. 急性泛发性发疹性脓疱病（AGEP） 临床表现为急性发疹，发生于药物暴露的数小时或数日内，抗生素引发的潜伏期常短于3天。特征表现为水肿性红斑基础上出现大量针头帽大小、非毛囊性无菌性浅表脓疱，一般始于面部或间擦部位，迅速扩展至躯干和四肢，呈弥漫性分布但皱褶处加重。黏膜和器官受累并不常见，可有血清转氨酶轻度升高或肌酐清除率可逆性降低。急性期常伴发热（体温>38℃）和外周血白细胞增多，尤其中性粒细胞升高>7 000/mm^3。停药后1～2周内自行消退，留有环形鳞屑。

7. Stevens-Johnson综合征/中毒性表皮坏死松解症（SJS/TEN） 是一种罕见的致死性皮肤黏膜急症，由于特征性的大面积皮肤全层及黏膜坏死和剥脱，又被称为急性皮肤衰竭。80%～95%的TEN由药物致敏引发，因此将其归于重症药疹，可发生于各种年龄，致死率高达30%～50%。TEN属于病谱性疾病，根据表皮剥脱面积（percentage of body surface area，BSA%）不同可分为Stevens-Johnson综合征（<10% BSA）、SJS/TEN重

叠(10%~30% BSA)和 TEN(>30% BSA)。潜伏期 4~28 天,特点为起病急,进展快,皮疹初发面颈部和胸部的粟粒至绿豆大小鲜红色至暗红色斑片,迅速融合呈大片并发展至全身,在红斑基础上出现大小不等的松弛性水疱、大疱,Nikolsky 征阳性,稍受外力即形成糜烂面呈烫伤样外观。皮损触痛明显。口腔、眼、外阴、肛周、呼吸道、胃肠道黏膜等均可受累,常伴有显著高热、内脏损害,全身中毒症状较重。如抢救不及时通常因继发感染、电解质紊乱、消化道出血、呼吸衰竭及肝肾等多脏器衰竭和感染性休克等死亡(见数字资源 37-2)。

8. 药物超敏反应综合征(DIHS) 又称伴发嗜酸性粒细胞增多及系统症状的药疹(drug reaction with eosinophilia and systemic symptoms,DRESS),以急性广泛的皮损伴发热、淋巴结肿大、血液系统异常(嗜酸性粒细胞增多、异型淋巴细胞增多)和多脏器受累(肝、肾、肺等)为特征的严重的全身性药物反应。DRESS 临床发病及病程有两个特点,①延迟性:多于开始服用致敏药后 2~8 周发病;②症状迁延:停用致敏药后,临床症状仍持续存在,可长达 2 个月以上。本病皮疹呈多形性,初发皮疹多为瘙痒性斑丘疹或麻疹样损害,亦可出现不典型的靶形损害及紫癜,偶见无菌性毛囊炎或非毛囊性小脓疱,受累面积>50% BSA 和出现两种以上皮损类型为 DRESS 特点。20%~30%患者可进展为红皮病,后期呈剥脱性皮炎样改变。约 50%的患者出现面部水肿,为 DRESS 典型表现,约 1/4 患者可出现单一黏膜炎症,最常见为口腔或咽部。患者可触及颈部淋巴结肿大(>2cm),内脏累及以肝功能损害最为常见,肾、肺、心均可受累,还可出现腹泻、胰腺炎、贫血、甲状腺功能减退等。血液系统受累通常表现白细胞升高、嗜酸性粒细胞升高及异型淋巴细胞升高。

关于 DRESS 的诊断,尚无绝对可靠的诊断标准,临床医师必须排除所有可能的其他疾病如感染性、肿瘤性、自身免疫病等。日本严重皮肤不良反应研究委员会标准,重点强调了 HHV-6 在 DRESS 诊断中的作用,具体包括:①使用致敏药物后至少 3 周出现斑丘疹;②停用致敏药物后临床症状持续迁延;③发热>38℃;④肝功异常(ALT>100U/L)或其他脏器受累;⑤白细胞异常≥1 项:白细胞增多>11×10^9/L;异形淋巴细胞>5%;嗜酸性粒细胞增多>1.5×10^9/L;⑥淋巴结病;⑦HHV-6 再活化。具备全部 7 项为典型 DRESS,具备前 5 项为不典型 DRESS[13]。

【诊断与鉴别诊断】

1. 诊断 任何接受药物治疗的患儿出现新发皮疹时均应怀疑药疹。药疹的基本特点是有明确的用药史、一定的潜伏期、相对特异的临床表现、停用可疑药后症状减轻或消失、多数病人对抗组胺药和激素治疗敏感以及病程自限,再结合实验室检查、皮肤活检等辅助手段可以进行正确的临床诊断。

2. 鉴别诊断 发疹型药疹要与病毒疹相鉴别。荨麻疹样药疹与感染、食物等诱因引起的荨麻疹相比,皮疹持续时间长,更容易出现手足及关节肿胀等血清病样反应,单纯抗组胺药物治疗效果不佳。固定型药疹可在固定部位反复发生,需与单纯疱疹进行鉴别,后者愈后易遗留浅表瘢痕,一般不会有色素沉着。多形红斑型药疹需与川崎病和幼年型类风湿关节炎进行鉴别。TEN 需与葡萄球菌性烫伤样皮肤综合征进行鉴别。急性泛发性发疹性脓疱病需与泛发脓疱性银屑病早期相鉴别。药物超敏反应综合征早期表现为发疹样皮疹,可进展为红皮病,病程有延迟性和迁延性的特点,同时伴有严重的脏器损伤,实验室检查可有嗜酸性细胞增多以及疱疹病毒感染的证据,可与其他类型药疹进行鉴别。

【治疗原则】

1. 立即停用致敏药物及一切可疑药物。

2. 系统治疗

(1) 轻型药疹:口服抗组胺药、维生素 C、钙片等,外用炉甘石洗剂或糖皮质激素药膏。必要时口服小剂量激素。

(2) 重型药疹

1) 支持疗法:注意水、电解质平衡,纠正低蛋白血症,加强营养支持,鼓励尽快经口进食,必要时可进行鼻饲;加强疼痛控制,可给予止痛镇静治疗如布洛芬、咪达唑仑和吗啡等。

2) 糖皮质激素:足量、尽早使用,如地塞米松 0.3~0.5mg/(kg·d)静脉滴注,足量维持 3~5 天,必要时可予以甲泼尼龙 10~20mg/(kg·d)冲击治疗 3~5 天,依病情变化逐渐减量并改为口服。同时注意使用胃黏膜保护剂以避免大剂量糖皮质激素的刺激作用。

3) 丙种球蛋白静脉滴注:宜早期使用,1g/(kg·d)连续两天静脉滴注或 400mg/(kg·d),静脉滴注 3~5 天,黏膜损伤越重需要量越大。

4) 预防感染:严密监测体温和血象变化,以及皮肤创面、管腔上皮器官包括呼吸道、消化道和泌尿生殖道分泌物情况,每 48 小时行皮肤、血液、导管、胃管及尿管等标本细菌学检查,以早期发现潜在感染。加强创面及黏膜护理的无菌操作,外用抗生素治疗为主,酌情选用非致敏抗生素系统治疗。

5) 保护脏器功能:对症支持处理,保护受损脏器功能如肝肾、心肌功能,保护胃肠道和呼吸道黏膜等。

3. 局部治疗 以消炎、止痒、保护皮肤黏膜和防止继发感染为原则。

(1) 皮肤护理:TEN 急性期如烧伤创面护理,放置消毒房间、应用烫伤支架、铺不粘贴的消毒床单;水疱大疱应无菌穿刺及时抽取疱液,创面贴无菌油纱,每日两次络合碘消毒,外涂莫匹罗星软膏抗感染,烫伤纱覆盖全部皮肤,注意保持皮肤清洁,防止继发感染;保持室温在 30~32℃;护理和陪住人员严格执行消毒隔离制度;由于疼痛剧烈及表皮剥脱,尽量减少搬动患儿的次数。恢复期注意使用润肤剂和防晒霜以避免皮肤干燥、色素异常甚至瘢痕形成等并发症。

(2) 黏膜护理:用生理盐水定时清除口腔、眼、肛门及外生殖器部位的分泌物,加强局部清洁、防止继发感染和粘连。抗生素眼药水及可的松眼药水交替点眼,正确处理假膜粘连及角膜溃疡,以免引起眼睑粘连及失明,可请眼科会诊协助诊疗。口腔、肛门及外生殖器部位涂金霉素鱼肝油、制霉菌素鱼肝油或金霉素软膏,男性患儿包皮处可予半月形油纱保护以免后期发生包皮粘连。

4. 心理治疗 病程中注意观察患儿情绪和行为变化,如出现异常表现,需及时进行心理治疗,以减轻或消除疾病对患儿精神、情绪、心理乃至行为的影响,改善心理精神状态,适应家庭、社会和学习环境。

(马琳 陈戟)

参考文献

[1] 中华医学会皮肤性病学分会免疫学组,特应性皮炎协作研究中心. 中国特应性皮炎诊疗指南(2020 版). 中华皮肤科杂志,2020,53(2):81-88.

[2] 中华医学会皮肤性病学分会儿童皮肤病学组. 中国儿童特应性皮炎诊疗共识(2017 版). 中华皮肤科杂志,2017,50(11):784-789.

[3] 中国医师协会皮肤科医师分会儿童皮肤病专业委员会,中华医学会皮肤性病学分会儿童学组,中华医学会儿科学分会皮肤性病学组. 儿童特应性皮炎相关食物过敏诊断与管理专家共识. 中华皮肤科杂志,2019,52(10):711-716.

[4] WOLLENBERG A, BARBAROT S, BIEBER T, et al. Consensus-based European guidelines for treatment of atopic eczema(atopic dermatitis) in adults and children: part I. JEADV, 2018,32(5),657-682.

[5] WOLLENBERG A, BARBAROT S, BIEBER T, et al. Consensus-based European guidelines for treatment of atopic eczema(atopic dermatitis) in adults and children: part Ⅱ. JEADV, 2018,32(6):850-878.

[6] 马琳. 儿童皮肤病学. 北京:人民卫生出版社,2014:38-41.

[7] ZHENG Y, WANG Q, MA L, et al. Shifts in the skin microbiome associated with diaper dermatitis and emollient treatment amongst infants and toddlers in China. Exp Dermatol, 2019, 28(11):1289-1297.

[8] CARR AN, DEWITT T, CORK MJ, et al. Diaper dermatitis prevalence and severity: Global perspective on the impact of caregiver behavior. Pediatr Dermatol, 2020, 37(1):130-136.

[9] YU J, TREAT J, CHANEY K, et al. Potential Allergens in Disposable Diaper Wipes, Topical Diaper Preparations, and Disposable Diapers: Under-recognized Etiology of Pediatric Perineal Dermatitis. Dermatitis, 2016, 27(3):110-118.

[10] 金华,郝飞,唐慧,等. 中国荨麻疹诊疗指南(2018 版). 中华皮肤杂志,2019,52(1):1-5.

[11] ZUBERBIER T, ABERER W, ASERO R, et al. The EAACI/GA^2 LEN/EDF/WAO guideline for the definition, classification, diagnosis and management of urticaria. Allergy, 2018, 73(7):1393-1414.

[12] 张学军. 皮肤性病学. 8 版. 北京:人民卫生出版社,2013.

[13] SHIOHARA T, KANO Y. Drug reaction with eosinophilia and systemic symptoms(DRESS): incidence, pathogenesis and management. Expert Opin Drug Saf, 2017, 16(2):139-147.

第 4 节 红斑丘疹鳞屑性皮肤病

一、银屑病

银屑病(psoriasis)俗称“牛皮癣”,是一种常见的以红斑、银白色鳞屑为特点的慢性反复发作的炎症性皮肤病。近年来,儿童发病有上升趋势,儿童期较婴幼儿期多见,也有新生儿期发病的报道。

【病因】 病因未明,引起银屑病的原因和诱因主要有遗传因素、免疫因素、感染因素、内分泌因素等,儿童银屑病与呼吸道感染,尤其扁桃体炎关系更为密切。儿童期发病的脓疱型银屑病常常伴有 *IL-36RN*、*CARD14*

等基因突变,近年被认为是一种自身炎症性疾病。

【临床表现与鉴别诊断】 临床分为四种类型:寻常型、脓疱型、关节型及红皮病型(数字资源 37-3)。

数字资源 37-3 红斑丘疹鳞屑性皮肤病

1. 寻常型银屑病 典型皮损为红斑、丘疹,表面覆盖较厚的银白色鳞屑,轻轻刮除鳞屑,可见一层淡红发亮的薄膜,称薄膜现象。刮除薄膜后可见小出血点,称为点状出血。儿童银屑病的损害与成人类似,但鳞屑比成人菲薄、柔软。根据病程可将寻常型银屑病分为进展期、静止期和消退期。在进展期,患儿正常皮肤外伤或针刺后有典型的银屑病皮损,称为同形现象。寻常型银屑病临床上可表现为急性点滴状、斑块状、钱币状、地图状或环状。儿童以点滴状银屑病多见,表现为 1~10mm 大小圆形红色丘疹、斑丘疹,均匀分布于躯干及四肢近端,面部及头皮较少见,发疹前多有上呼吸道感染或化脓性扁桃体炎。

2. 脓疱型银屑病 在儿童多表现为泛发型,可在原银屑病的皮损处或正常皮肤上出现多发的无菌性脓疱,表面覆着鳞屑。常急性发病,伴高热、白细胞升高,脓疱融合成大片,易形成"脓湖",屈侧皱褶处好发,因间擦而糜烂,脓疱成批反复出现,干涸后留有鳞屑,病程长短不一。除皮肤受累外,尚可累及口腔黏膜、舌和指/趾甲,还可伴有电解质紊乱,继发感染及败血症。

3. 红皮病型银屑病 多因银屑病治疗不当,尤其是寻常型银屑病系统使用糖皮质激素治疗后骤停所致,或由脓疱型银屑病发展而来。表现为全身皮肤弥漫浸润、潮红、脱屑,红斑几乎覆盖整个体表,伴有畏寒、发热、乏力、头痛及浅表淋巴结肿大等全身症状,常出现皮肤感染、肺炎和败血症等多种并发症。

4. 关节型银屑病 又称银屑病关节炎(psoriatic arthritis,PsA),具有银屑病皮疹,合并关节和周围软组织疼痛、肿胀、压痛、僵硬和运动障碍,部分患儿可有骶髂关节炎和/或脊柱炎。病程迁延、易复发、晚期可关节强直,导致残疾。

【治疗】 儿童银屑病的治疗原则:轻中度寻常型银屑病主要采取局部外用药治疗,也可辅以光疗以增加疗效。对于重度寻常型银屑病(体表受累面积≥10%,或银屑病面积与严重程度指数≥10,或皮肤病生活质量指数≥10)、脓疱型、红皮病型和关节型银屑病以及局部外用药及光疗效果不佳的银屑病,需采用系统治疗。外用药治疗主要包括润肤剂和角质剥脱剂、糖皮质激素、维生素 D_3 衍生物、钙调磷酸酶抑制剂和维 A 酸类等。光疗包括窄谱 UVB 以及 308nm 准分子光。系统治疗包括抗生素、甲氨蝶呤、环孢菌素、阿维 A、生物制剂等,使用系统治疗应注意对药物不良反应的监测。对于由感染诱发的银屑病建议早期使用抗生素,阿维 A 是脓疱型银屑病的一线用药,严重的斑块型银屑病可选用甲氨蝶呤。目前国内已批准阿达木单抗、司库奇尤单抗治疗儿童中重度斑块型银屑病。

二、副银屑病

副银屑病(parapsoriasis)是一组以鳞屑性红斑、丘疹为特征的炎症性皮肤病。病程慢性,可自发缓解或加重。本病好发于青壮年,儿童可见。

【病因】 病因未明,可能与以下原因有关:如感染、疫苗及药物等诱发的慢性炎症反应;T 淋巴细胞克隆性增殖;免疫复合物沉积于血管壁或真表皮交界。

【临床表现】 根据临床表现可分为苔藓样糠疹及斑块型副银屑病[1]。

1. 苔藓样糠疹 包括慢性苔藓样糠疹及急性痘疮样苔藓样糠疹。可发生于各年龄段,发病高峰年龄为 5 岁及 10 岁。多见于男孩。皮损多分布于躯干及四肢,屈侧为主,较少累及头面部及掌跖。慢性苔藓样糠疹表现为红色的丘疹、斑丘疹,伴有中央粘附性鳞屑。单个皮损 4~6 周或数月可自然消退,消退后留有暂时性色素改变。常无自觉症状或伴有轻微瘙痒。病程常持续数月至数年,可自发缓解消退。急性痘疮样苔藓样糠疹表现为突然出现的淡红色或红褐色的斑疹、丘疹,针头至豌豆大小,随后可出现水疱、出血、坏死及结痂。皮损消退后遗留暂时性色素改变或永久性痘疮样瘢痕。在病程中或起病前 2~3 天,可伴有乏力、发热、头痛、咽痛、关节痛及淋巴结肿大等症状。病程一般为 4 周至半年,亦可持续数年,可自发缓解消退。

2. 斑块型副银屑病 分为小斑块型及大斑块型。本型在儿童少见。大斑块型表现为慢性萎缩性红色斑块或斑片,直径通常在 5~10cm 或更大。无自觉症状或轻度瘙痒。好发于躯干、臀部及四肢的屈侧。经数年至数十年后可发展成为蕈样肉芽肿。小斑块型表现为持久性鳞屑性斑片或斑块,红色、淡黄色或色素减退性,圆形或类圆形,直径为1~5cm。通常无自觉症状或轻微瘙痒。对称分布于躯干和四肢,沿着皮肤张力线排列,很少累及面部、掌跖。病程慢性,部分可消退,多数持续存在甚至终身不愈。发生于儿童期的斑块型副银屑病多表现为鳞屑性色素减退斑(见数字资源37-3)。

【组织病理】 病理表现主要为真皮浅层血管周围淋巴细胞浸润,伴有界面改变。表皮内淋巴细胞浸润,伴有海绵水肿。慢性苔藓样糠疹病理表现较轻,急性痘疮样苔藓样糠疹炎症细胞浸润更深更致密,海绵水肿及角质形成细胞坏死更为严重,形成表皮水疱或坏死。大斑块型副银屑病可见亲表皮性,浸润的淋巴细胞可呈非典型性。小斑块型伴有角化过度、角化不全及轻度棘层肥厚,浸润的淋巴细胞形态正常。

【鉴别诊断】 本病需要与银屑病、玫瑰糠疹、二期梅毒、蕈样肉芽肿等相鉴别。

【治疗】 本病无特效的治疗方法。光疗效果较好,口服抗生素(红霉素、阿奇霉素、米诺环素及四环素等)对苔藓样糠疹有一定效果。病情较重或常规治疗效果不佳时,可考虑口服免疫抑制剂。

三、白色糠疹

白色糠疹(pityriasis alba)又名单纯糠疹。病因不明,为儿童和青少年常见的慢性皮炎。特应性皮炎、过度阳光照射、营养元素缺乏等可能与本病有关。

【临床表现】 好发于3~16岁儿童,深肤色人群多见,夏季加重。表现为色素减退性圆形或卵圆形斑片,通常直径为0.5~2cm,也有达4cm大小,常多发4~5个或更多,边缘欠清晰,上覆少量细小灰白色鳞屑。多见于面部,尤其在颊、前额多发。一般无自觉症状,少数有轻度瘙痒。病程缓慢,多为良性、自限性,常持续数月至数年且易反复。本病需与白癜风及花斑癣等相鉴别(见数字资源37-3)。

【治疗】 避免日光照射、内服复合维生素B、驱虫治疗等可有助本病消退。可外用保湿剂、弱效糖皮质激素制剂、钙调磷酸酶抑制剂等。

四、玫瑰糠疹

玫瑰糠疹(pityriasis rosea)病因不明。发病率约为0.5%~2%。好发于年龄较大的儿童和成年人,可能与病毒感染有关,一般无传染性。

【临床表现】 玫瑰糠疹临床特征是躯干、四肢近端出现早期皮损:1~2个较大、境界清楚的圆形或椭圆形的淡红色鳞屑斑,称为"母斑",2~5cm大小或更大,1~2周后成批出现较小与母斑类同的斑疹,称"子斑"。子斑为圆或椭圆形,上覆少量糠秕样鳞屑,中心为淡红色、浅棕色或淡黄褐色,边缘为玫瑰色,皮损长轴和皮纹的方向一致。皮损多分布于头面部、躯干及四肢近端,肢端一般较少受累(见数字资源37-3)。可有轻、中度瘙痒。部分患者有流感样的前驱症状。不典型玫瑰糠疹可表现为暗紫色斑疹、色素减退斑及紫癜样皮损。本病具有自限性,自然病程8~12周。

【诊断】 一般根据皮损外观进行诊断。皮肤病理活检仅显示与慢性炎症相似的非特异性特征。

【治疗】 本病自限,无症状不需治疗。如有瘙痒,可口服抗组胺类药物,外用炉甘石洗剂或弱效糖皮质激素制剂。对于病程长、泛发全身的患儿,可酌情紫外线(UVB)照射。

(徐子刚 王榴慧)

参考文献

[1] 赵辨. 中国临床皮肤病学. 南京:江苏凤凰科学技术出版社,2017:1126-1131.

第5节 遗传性皮肤病

一、鱼鳞病

鱼鳞病(ichthyosis)是一组以先天性皮肤角化异常导致皮肤干燥并伴有鳞状脱屑为特征的遗传性皮肤病。国内外研究发现的鱼鳞病及鱼鳞病综合征有30余种,其临床表现因致病基因的不同而有很大差异。大致可分为非综合征型和综合征型两大类。

【临床表现】 非综合征型鱼鳞病主要分为四型:寻常型鱼鳞病、X性联隐性鱼鳞病、常染色体隐性鱼鳞病和角蛋白鱼鳞病(数字资源37-4)。如下:

数字资源 37-4　遗传性皮肤病

1. **寻常型鱼鳞病（ichthyosis vulgaris，IV）**　最常见，为常染色体半显性遗传，发病率为 1∶300～1∶1 000，*FLG* 基因是目前唯一明确的基因。临床特点是出生数月后发病，1～4 岁时症状已较明显，皮肤出现细薄的片状多角形鳞屑，以腹部和四肢伸侧为重，小腿明显，皮褶处和面部不受累，可伴毛周角化病及掌跖角化。个体差异较大，纯合子症状较重，杂合子较轻，甚至仅见胫前鳞屑。易合并特应性皮炎、哮喘和鼻炎等。

2. **X-性联鱼鳞病（X-linked ichthyosis，XLI）**　又称类固醇硫酸酯缺乏症，性联隐性遗传鱼鳞病，发病率为 1∶1 000～1∶6 000，由于类固醇硫酸酯酶相关的 *STS* 基因缺陷致病。本病男性发病，女性为携带者。男性皮疹较寻常型鱼鳞病重，多于生后 3 个月内发病，表现为周身弥漫分布大片状暗褐色鳞屑，以躯干部位显著，腹部受累更多。女性携带者无明显临床表现或表现轻微。男性患者可能出现深部角膜混浊、隐睾和睾丸癌[1]。

3. **常染色体隐性遗传鱼鳞病（autosomal recessive congenital ichthyosis，ARCI）**　是一组异质性非综合征型的角化障碍，由编码角质形成细胞脂质处理相关酶的一系列基因突变所致。临床严重程度可能有很大差异[1]。其中，板层状鱼鳞病症状相对较重，出生时常为火棉胶婴儿，之后出现全身大片、褐色鳞屑厚似铠甲、明显角化过度、睑外翻、严重掌跖受累、伴或不伴红皮病。先天性非大疱型鱼鳞病样红皮病常表现为出生时火棉胶样膜，之后弥漫性红斑基础上出现角化性鳞屑、睑外翻、掌跖角化、少汗、可伴有红皮病。丑角样鳞病表现为新生儿较厚的铠甲样板状角化过度，严重唇外翻及睑外翻及耳郭畸形。早期可由于角化过度、角质层裂开而导致感染，胸壁扩张受限引起呼吸窘迫[1]。

4. **角蛋白鱼鳞病（keratinopathic ichthyosis，KI）**大多数是常染色体显性遗传。角蛋白 *K1* 或 *K10* 基因突变可导致表皮松解角化过度型鱼鳞病（epidermolysis ichthyosis，EI）、环状表皮松解性鱼鳞病、Confetti 鱼鳞病、Curth-Macklin 型鱼鳞病以及其嵌合突变所致表皮松解角化过度痣[3]。角蛋白 *K2* 基因突变可导致浅表型表皮松解型鱼鳞病。其中相对常见的 EI，发病率为 1∶300 000，出生或生后不久即发病，全身潮红伴表浅松弛性大疱，屈侧较多，部分皮肤见疣状灰褐色鳞屑。随年龄增长，皮肤潮红症状逐渐改善。病理表现为表皮角质层高度增厚，颗粒层有粗大角质透明颗粒及颗粒细胞变性，棘细胞层增厚。

综合征型鱼鳞病目前已报道 20 余种，表现多种多样，可累及皮肤和其他器官或系统，如耳部或眼部异常、掌跖角化症、肠病、胆管炎、胆汁淤积、关节挛缩、肾小管功能障碍和发育不良等多系统异常[2]。

【治疗】　对症治疗，保湿护肤。①局部治疗：外用油脂霜剂、尿素等保湿剂、功效性护肤品改善皮肤屏障功能。必要时使用羊毛脂或凡士林等封包。②系统治疗：严重者可口服单芳香族视黄酸类药物如阿维 A，但要注意监测相关副作用。继发感染时适当应用抗生素软膏。丑角样鱼鳞病及火棉胶样儿重在加强支持治疗，提高生存率[1,2]。

二、遗传性大疱性表皮松解症

遗传性大疱性表皮松解症（hereditary epidermolysis bullosa，EB）是一组异质性的以皮肤和黏膜轻微外伤后出水疱为特点的遗传性疾病。当前国际共识分类包含四种主要类型：单纯型、交界型、营养不良型和 Kindler 综合征。因临床特征又分为若干亚型。目前发现至少 20 种不同致病基因。

【临床表现】　EB 共同临床特点出生后或 2 岁内发病，摩擦部位如手足、膝、肘、踝和臀部等，可出现大小不等的水疱、血疱、糜烂、结痂和色素沉着。可见粟丘疹、萎缩、瘢痕、甲营养不良、秃发和继发感染等。单纯型、交界型和营养不良型三型临床表现见表 37-3，数字资源 37-4。

四种类型 EB 及不同亚型的临床特点如下[4]：

1. **单纯型大疱性表皮松解症（epidermolysis bullosa simplex，EBS）**　最常见，其特点是局限性或全身性创伤诱发的皮肤水疱，愈合后不留瘢痕。常见亚型如下：

（1）局限性（localized）

1）手足单纯型大疱性表皮松解症（EBS of hands and feet）：亦称 Weber-Cockayne 型，是最常见的 EBS 亚型。水疱常见于手足，也可发生于身体任何部位，疱周可有红晕，愈合后一般不留瘢痕，可能残留色素改变。有时会口腔内起疱或糜烂。冬轻夏重，长时间行走及机械摩擦均可使病情加重。随年龄增长有些病情有所缓解，少数有甲营养不良、粟丘疹，无皮肤外病变。

表 37-3 三种类型大疱性表皮松解症临床表现

类型	EBS	JEB	DEB
遗传方式	AD、AR	AR	AD、AR
发病率	1/5 万	<1/30 万	1/30 万
皮肤症状			
水疱、糜烂	+	+	+
尼科利斯基征	-	++	++/-
瘢痕	+/-	+	+
粟丘疹	+/-	+	+
甲改变	+/-	+	++
掌跖角化	+/-	+/-	+/-
秃发	+/-	+/-	+/-
黏膜损害	+/-	+	++
皮肤外表现			
发育迟缓	-	+	+
贫血	-	++	+
消化道异常	-	+	++
牙龈异常	-	+	+
预后	较好	可致死	易致残、致死

注：EBS：单纯型大疱性表皮松解症；JEB：交界型大疱性表皮松解症；DEB：营养不良型大疱性表皮松解症；AD：常染色体显性；AR：常染色体隐性。

2）牙或牙发育不全性单纯型大疱性表皮松解症（EBS with anodontia）：少见，除局限性水疱外，伴有脆发、部分秃发和牙发育不全。

（2）全身性（generalized）

1）Koebner 型单纯型大疱性表皮松解症（EBS, Koebner variant）：为 EBS 的第二常见亚型。常在出生时或生后不久发病。全身泛发水疱，手足及摩擦部位明显，少有甲损害、暂时性粟丘疹及表浅局限的瘢痕。一般无皮肤外病变。

2）疱疹样单纯型大疱性表皮松解症（EBS herpetiformis）：亦称 Dowling-Meara 型。为 EBS 的第三常见亚型。出生时即发病。可广泛的皮肤剥脱引起败血症而致患儿在生后第一年死亡，可伴明显瘙痒、水疱愈合后局部色素改变、甲增厚和甲营养不良，而粟丘疹和瘢痕较少发生。青春期前，部分患儿形成融合性掌跖角化。

3）伴有或不伴有皮肤角化病和花斑状色素沉着的单纯型大疱性表皮松解症（EBS with mottled pigmentation with/without keratoderma）：边界清晰的色素沉着斑多数见于躯干和近端肢体未出水疱的部位，亦可混合色素减退斑。可伴点状掌跖角化、甲异常、毛发粗糙等。

4）表浅性单纯型大疱性表皮松解症（EBS superficialis）：水疱或裂隙仅发生在角质层下。病变位置非常浅，糜烂和炎症后色素沉着或减退斑比水疱更常见。

5）Ogna 型单纯型大疱性表皮松解症（EBS Ogna variant）：特点是局部常见似挫伤样红色出血斑、水疱，可伴钩甲。

6）单纯型大疱性表皮松解症伴肌萎缩（EBS with muscular dystrophy）：表现为早期出现全身广泛水疱，伴萎缩性瘢痕、色素改变和甲营养不良，后期出现进行性肌萎缩。喉受累可能引起呼吸障碍。

2. 交界型大疱性表皮松解症（junctional epidermolysis bullosa，JEB） 特点是皮肤及黏膜水疱，伴萎缩性瘢痕、肉芽组织及慢性溃疡。所有 JEB 均为常染色体隐性遗传，可分为 6 个亚型。分类如下：

（1）局限性

1）反向性交界型大疱性表皮松解症（JEB inversa）：水疱、糜烂和萎缩瘢痕仅发生在皮肤皱褶部位，如腋窝、腹股沟和颈部，除口腔和食管内会出现严重的水疱和瘢痕外，无皮肤外病变。

2）肢端交界型大疱性表皮松解症（JEB acral）：水疱病变仅局限于肢端部位。

3）进行性交界型大疱性表皮松解症（JEB progressiva）：特点为儿童期或青春期后才出现水疱样皮损。

（2）全身性

1）重型交界型大疱性表皮松解症（JEB gravis）：亦称 Herlitz 型，特点为全身泛发水疱、糜烂和萎缩性瘢痕，多于生后 2 年内死亡。累及头皮时可形成部分或完全性秃发；口鼻周可形成高度增生的肉芽组织；累及鼻孔时，可形成鼻孔狭窄甚至闭塞。肉芽组织还可以累及颈后、背部中上部、腋窝和甲周皱褶。常见甲营养不良、甲沟炎，可造成甲脱落，甲床被瘢痕组织覆盖。皮肤外受累广泛而严重，常有小口畸形和舌系带短缩、牙釉质发育不全，食管狭窄、小肠受累导致的生长发育障碍，以及眼和泌尿生殖道受累。少数患儿可出现严重的气管和喉部病变。

2）轻型交界型大疱性表皮松解症（JEB mitis）：亦称非 Herlitz 型 EB。本型可见水疱、糜烂、萎缩瘢痕和炎症后色素减退或加深，甲营养不良、瘢痕性脱发，但缺乏增生性肉芽肿。皮肤外病变可累及气管、喉部、眼、牙和泌尿系统等。

3）交界型大疱性表皮松解症合并幽门闭锁（JEB with pyloric atresia）：此型特征是黏膜皮肤脆性和幽门闭锁，需尽早通过手术矫正。大部分皮损严重，常有泌尿生殖道受累。

3. 营养不良型大疱性表皮松解症（dystrophic epidermolysis bullosa，DEB）　特点是周身广泛的水疱、糜烂、结痂、萎缩性瘢痕、粟丘疹和甲营养不良或甲缺乏，黏膜症状重，并发症多。类型如下：

（1）局限性

1）反向性营养不良型大疱性表皮松解症（DEB inversa）：皮损局限于颈部、腋窝、腹股沟和腰骶部，皮肤外病变累及口腔和食管。

2）肢端型营养不良型大疱性表皮松解症（DEB acral）：水疱病变仅局限于肢端部位。

3）胫前型营养不良型大疱性表皮松解症（DEB pretibial）：皮损仅限于胫前，为反复发作的小水疱和瘢痕，有时皮疹呈紫红色类似于扁平苔藓。可有趾甲营养不良。

4）痒疹型营养不良型大疱性表皮松解症（DEB pruriginosa）：多发于四肢，尤其是胫骨，也可见于躯干。特征是瘙痒性丘疹、苔藓样斑块，伴有瘢痕形成。甲营养不良常见。

（2）全身性

1）常染色体显性遗传性营养不良型大疱性表皮松解症（dominant dystrophic epidermolysis bullosa，DDEB）：白色丘疹型 DDEB（DDEB albopapuloidea）和增生型 DDEB（DDEB hyperplasique），亦称 Pasini 型。这两型皮损相似，区别仅在于前者有白色纤维化型丘疹，该丘疹是局限性的瘢痕。皮肤外可出现轻微的口腔糜烂和瘢痕，有时可见严重的食管受累。极少数患儿可发生鳞状细胞癌。有些轻症患者可仅有趾甲营养不良。

新生儿大疱性皮肤松解型 DDEB，常在出生时或生后不久发病，6~9 月龄时自愈，遗留轻微的萎缩性瘢痕和局限性甲营养不良。

2）常染色体隐性遗传性营养不良型大疱性表皮松解症（recessive dystrophic epidermolysis bullosa，RDEB）：重型 RDEB（RDEB gravis）亦称 Hallopeau-siemens 型 EB，是 EB 的严重型之一。出生时即发病，皮损逐渐累及全身，婴儿早期死亡率高，常在反复发生水疱和瘢痕的皮肤表面发生侵袭性鳞状细胞癌，从而导致死亡。常见严重的多器官受累，如小口畸形和舌系带短缩、广泛龋齿导致牙齿早期脱落、食管狭窄、营养不良、骨矿物质降低、生长迟缓和严重贫血等并发症。少见的并发症有角膜和结膜水疱、糜烂和结痂、广泛的泌尿生殖道和下消化道受累。儿童早期即可发生假性并指/趾畸形，从而导致肌肉萎缩，部分指/趾骨吸收，反复继发感染还可导致脓毒血症。

4. Kindler 综合征（Kindler syndrome）　特点为出生或生后早期发病，创伤诱发皮肤水疱，主要累及肢端，伴光敏感、进行性皮肤异色及广泛的皮肤萎缩。在新生儿时期其临床表现类似于 JEB 的 Herlitz 型或 DEB，水疱症状严重且泛发，到儿童期后期症状趋向缓和，水疱减轻，但出现皮肤异色及萎缩。属于常染色体隐性遗传，由编码黏着斑蛋白 Kindlin-1 的 *FERMT1* 基因突变引起基底膜区多层组织裂开。

光镜下除了表浅型 EBS，所有 EBS 的水疱或裂隙都在表皮内接近表皮最下方，JEB 和 DEB 的水疱或裂隙均位于表皮下，因此光镜不能区分两者。Kindler 综合征的皮肤分离可发生在表皮、交界部位或致密板下层。透射电镜显示表浅性 EBS 的裂隙发生于颗粒层，而其他 EBS 的裂隙均在基底层或基底层上，JEB 水疱发生于透明板中层，DEB 裂隙位于真皮表皮交接下方的致密板处[5]。

【诊断与鉴别诊断】　根据 2 岁前发病，摩擦部位出现水疱的特征结合病史可作出初步诊断，结合透射电镜、免疫荧光抗原定位及基因检测后明确诊断。新生儿期 EB，需与单纯疱疹、水痘、先天性卟啉症、色素失调症、大疱性肥大细胞增生症、婴儿天疱疮、葡萄球菌性烫伤样皮肤综合征和表皮松解角化过度型鱼鳞病等相鉴别。

【治疗】　目前 EB 尚无特效治疗，主要对症治疗防止发生严重并发症。

1. 一般治疗　口服补充皮损处丢失的营养。口服多种维生素及微量元素，如钙和维生素 D、锌、铁和硒等。

2. 全身治疗　骨髓移植等干细胞移植疗法可改善某些重度 DEB 患者的症状及总体状况。其不良反应发生率可能较高，有报道一些患者死于骨髓移植并发症。

3. 局部治疗　皮肤保护，减少摩擦，防止水疱发生；出现水疱时，可吸除水疱，防止进一步扩大；适当选用敷料，如凡士林油纱、水凝胶敷料、泡沫敷料、硅胶带等；防治继发感染，必要时每日或隔日清洁创面。慢性感染创面外用莫匹罗星软膏抗感染。

4. 外科治疗　少数 JEB 及 DEB 可行狭窄扩张术、尿道松弛术和手足指/趾间假蹼松弛术等。长期不愈的糜烂行皮片移植，或采用同种或自体角质形成细胞培养后移植覆盖创面。皮损处发生鳞癌时，应将病损完整切除。JEB 患儿必要时气管切开，避免气道梗阻而死亡。釉质发育不全早期行牙齿修复术。

5. 试验研究进展 ①基因疗法：JEB 和 RDEB 中，基因校正的自体表皮移植；②细胞疗法：供体间充质干细胞输注治疗 RDEB；③蛋白疗法：静脉或皮内重组胶原蛋白Ⅶ注射改善 DEB 小鼠表型；④RNA 靶向治疗：反义寡核苷酸介导外显子跳跃可通过部分功能性胶原蛋白Ⅶ改善小鼠皮肤稳定性；⑤诱导终止密码子读取：局部或皮内注射庆大霉素治疗 DEB 显示皮肤中胶原蛋白Ⅶ增多；⑥症状缓解：口服氯沙坦缓解中重度 DEB 纤维化临床试验正在开展；白介素 1β 抑制剂外用 EBS 减轻炎症反应等。

三、掌跖角化病

掌跖角化病（palmoplantar keratoderma，PPK）是一组以掌跖皮肤角化过度为特征的高度异质性遗传性皮肤病，包含多种亚型。

【临床表现】 临床上按皮损分布主要分为局限型和弥漫型（见书末彩图 37-2，数字资源 37-4），按有无合并症又可分为无综合征型和伴综合征型。

弥漫型 PPK 主要分为长岛型、表皮松解型、Bothnia 型、meleda 型等；局限型包括点状、线状 PPK；伴综合征型主要包括残毁型如 Olmsted 综合征、伴感应性耳聋型、伴牙周炎型、伴有汗性外胚层发育不良型等。

出生或出生不久即出现双侧手掌、足底弥漫性红斑脱屑，随着年龄增长逐渐出现角化过度，表面可呈黄色蜡样外观，可伴有皲裂及手足多汗。伴综合征患者可有附属器如毛发、牙齿及指/趾甲异常、心脏疾病和耳聋等。残毁型 PPK 患者如 Olmsted 综合征可导致指/趾畸形及关节挛缩。

【治疗】 PPK 目前无有效根治方法，主要注意护理，避免外伤，摩擦和浸水等外界刺激。对症处理的方法如外用 5%~10%水杨酸软膏、15%~20%尿素软膏等角质松解剂，口服或外用维 A 酸减轻角化过度，外用糖皮质激素减轻炎症反应等。

四、皮肤松弛症

皮肤松弛症（cutis laxa，CL）是一类由弹性纤维合成或功能障碍所导致的综合征。非衰老所致的皮肤弹性降低及松弛下垂是特征性表现之一，在面部常表现为“忧愁貌”或早衰样面容。同时，患者还可伴有其他富含弹性纤维的组织器官（如肺、胃肠道和血管等）的功能障碍。

【临床表现】 目前本病主要分为遗传性和获得性两类。

1. 遗传性 出生时或出生不久即发病，起初为水肿性改变，以后皮肤逐渐松弛、下垂，症状逐渐加重。全身皮肤均可受累，以面、颈和皱褶部位最为常见，导致幼儿呈老人外貌。过度的皮肤皱褶可使皮肤形成有蒂的皮肤下垂，上眼睑下垂可妨碍视线，下眼睑下垂可形成睑外翻。

常染色体显性遗传性 CL 病情相对较轻，一般呼吸系统受累轻微，常在青春期才出现肺气肿和腹股沟疝。常染色体隐性遗传性 CL 主要包括两种临床类型，病情相对严重，预后不良。Ⅰ型特征性表现为新生儿期即出现肺气肿、疝气和多发憩室。Ⅱ型常伴发生长发育迟缓、关节松弛和前额隆起。性联遗传性 CL 表现为皮肤松弛、关节过度伸展、膀胱憩室和枕骨特征性膨大。

2. 获得性 与遗传性 CL 皮疹表现类似，但发病相对较晚，合并内脏系统损害相对少见。相关原因包括炎症后损伤，如系统性红斑狼疮、副肿瘤反应如多发性骨髓瘤、药物诱发如青霉胺等。部分获得性 CL 可表现为局限型如仅影响眼周或肢端。

【治疗】 本类疾病尚无满意的治疗方法，必要时可行外科整形手术改善外观，但维持时间不长久，可能需要二次手术。患儿如合并其他多系统损害，需多学科协作诊疗。产前基因诊断优生优育仍是主要干预措施。

五、外胚层发育不良

外胚层发育不良（ectodermal dysplasia，ED）是一组外胚层来源组织发育不良的先天性疾病，受累器官包括头发、牙齿、甲、黏液腺、汗腺及皮脂腺等。常见类型为少汗型外胚层发育不良、有汗型外胚层发育不良和外胚层发育不良综合征等。外胚层发育不良综合征通常伴有非外胚层来源的组织受累，如局灶性真皮发育不良、睑缘粘连-外胚层发育不良-唇腭裂综合征等。

【病因】

1. 少汗型外胚层发育不良 常染色体显性、常染色体隐性及 X 连锁隐性遗传，其中以 X 连锁隐性遗传最常见，由 *EDA* 基因突变引起；常染色体显性和常染色体隐性模式的相关基因有 *EDAR* 和 *EDARADD*。

2. 有汗性外胚层发育不良 常染色体显性遗传，主要由编码连接蛋白 30 的 *GJB6* 基因突变引起。

3. Goltz 综合征 X 连锁显性遗传。致病基因为

PORCN。多累及女性(约90%),男婴通常会流产或死胎,个别存活下来的为镶嵌突变所致。

【临床表现】 少汗型外胚层发育不良特征是汗腺缺乏或减少,毛发稀少,全部或部分牙齿缺损(见书末彩图37-3A,数字资源37-4)。在婴儿期或儿童期首先出现原因不明的发热,因汗腺缺如或减少所致。乳牙和恒牙可完全缺如或仅少数几个。在初出牙时,门牙、尖牙和前磨牙呈圆锥形,换牙时则呈圆锥形或弯曲状。唾液腺减少常表现为口腔干燥。其他腺体如泪腺、呼吸道和胃肠道黏液腺均可减少而引起相应的症状。

有汗性外胚层发育不良又称Clouston综合征,临床表现为掌跖弥漫性角化过度,尤其在压迫处,伴严重的增厚型甲营养不良,全身毛发稀疏,包括头发、眉毛、睫毛、腋窝及生殖器区。可伴有神经性耳聋、多指/趾畸形、并指/趾、杵状指、智力迟钝、侏儒症、畏光和斜视等。

局灶性真皮发育不良又称Goltz综合征,为中胚层(真皮和骨骼)和外胚层(皮肤、牙齿)结构存在嵌合性发育缺陷的综合征。临床表现为皮肤、骨骼、齿、毛、甲等发育缺陷。因表皮发育不良,形成境界清楚的皮肤变薄。某些部位脂肪可由真皮缺陷部位向外突出,形成脂肪疝,呈柔软的黄色结节,线状排列。另一特征性皮损为唇、肛门、阴道口周围小的红色进行性发展的乳头状瘤,易被误为尖锐湿疣(见书末彩图37-3B)。皮肤外表现为骨骼发育不良、牙齿畸形、指/趾畸形等。

睑缘粘连-外胚层发育不良-唇腭裂综合征又称AEC综合征,表现为出生时出现眼睑睑缘粘连或部分粘连。可出现头发稀少、牙齿缺损、唇裂和腭裂、甲营养不良、尿道下裂、并指/趾畸形、小体型、泪点缺乏和耳道狭窄(见书末彩图37-3C)。

【治疗】 本类疾病目前无有效根治方法,主要是对症处理。无汗或少汗患儿要避免高热环境。牙齿畸形、指/趾畸形、唇裂和腭裂等畸形可至相关科室进行矫正。预防主要是进行产前基因诊断。

六、白化病

白化病(albinism)是一种与色素合成有关的基因突变导致黑色素缺乏的单基因遗传病,具有遗传异质性。依据临床表型特征白化病可分为眼、皮肤和毛发均有色素缺乏的眼皮肤白化病(oculocutaneous albinism,OCA)和仅眼部色素缺乏的眼白化病(ocular albinism,OA)两大类。迄今已明确了22种可导致白化病的致病基因,与之对应的有18种临床亚型。根据临床表现和涉及基因的不同,白化病可分为非综合征型白化病(non-syndromic albinism)和综合征型白化病(syndromic albinism)两大类。其中,非综合征型白化病包括眼皮肤白化病1~8型(OCA-1~8)和眼白化病的2种亚型(OA-1,FHONDA)。综合征型白化病不仅具有眼皮肤白化病表型,还伴有其他器官或系统异常,包括Hermansky-Pudlak综合征1~10型(HPS-1~10)和Chediak-Higashi综合征1型(CHS-1)[6]。除OA1为X连锁隐性遗传外,其余均为常染色体隐性遗传。

【临床表现】 非综合征型白化病OCA和OA,只累及皮肤、毛发和/或眼,其他器官和系统一般不受累。OCA患儿还表现为毛发和皮肤的黑色素减少或缺乏、对紫外线敏感,易晒伤,甚至诱发皮肤癌。根据皮肤、毛发的颜色,OCA大致分为OCA-1和OCA-2两种类型(见书末彩图37-4A、37-4B)。OCA-1患儿表现为出生时皮肤和毛发色素缺乏,根据酪氨酸酶是否有残存的活性,又分为A、B两种亚型,A亚型酪氨酸酶活性完全缺乏,患儿皮肤和毛发终身雪白。B亚型酪氨酸酶可残留部分活性,随年龄增长,毛发、虹膜颜色可逐渐加深,视力也会有所好转。OCA-2又被称为“黄色OCA”,患儿出生时头发有色素但皮肤灰白,典型OCA-2表现为黄头发和白皮肤(各种人种)。OA患儿则只有眼部症状,皮肤、毛发颜色正常或略浅(见书末彩图37-4C)。

综合征型白化病HPS和CHS,除具有OCA或OA表型外,还因累及肺、心脏、肠道等其他器官和系统,出现慢性炎症或纤维化,或者因免疫功能受损出现反复感染等严重并发症,甚至危及生命。

【诊断与鉴别诊断】

1. 诊断 临床诊断依据先天性发病和典型临床特征:眼、皮肤、毛发色素减退或缺乏,伴有眼球震颤、畏光、视力低下等眼部症状。皮肤和毛发色素减退一般肉眼可以判别。眼科检查除肉眼观察虹膜颜色、是否有眼球震颤和视力检查外,常需要借助一些专科设备进行检查,如检眼镜、眼光学相干断层成像(optical coherence tomography,OCT)等。HPS和CHS的诊断需要做较全面的血液学检查,电镜下血小板致密颗粒是否减少或缺失是诊断HPS和CHS的金标准。基因诊断是目前确诊的金标准,也是鉴别诊断和产前诊断最可靠方法。

2. 鉴别诊断 白化病主要需与白癜风、苯丙酮尿症、斑驳病相鉴别。

【治疗与预后】 白化病目前尚无有效治疗办法。需尽可能减少紫外线对眼睛和皮肤的损害。紫外线强烈时,尽量减少外出,或穿长袖衣物,戴帽子、墨镜及涂抹防晒霜等。眼球震颤、头位斜视严重者,可通过手术矫正。HPS患儿因有出血倾向,应避免服用含乙酰水杨酸和阿司匹林等成分的药物。分娩、拔牙或做大的手术时，需提前做好预防措施。急性期 HPS 患儿可行输血治疗。严重肺纤维化患儿可考虑肺移植。炎性肠病可使用激素类药物或其他抗炎治疗。CHS 患儿可出现严重免疫缺陷，通常需要考虑做骨髓移植。

七、斑驳病

斑驳病（piebaldism）是一种少见的常染色体显性遗传疾病，有家族遗传倾向。多为位于染色体 4q21 的肥大细胞/干细胞生长因子受体（mast cell/stem cell growth factor receptor，*c-kit*）基因突变，黑素母细胞分化受阻导致[7]。

【临床表现】 临床表现为白色额发（white forelock），及生后出现的额前中线三角形或钻石形白发及白斑（可跨越发际），眉毛和睫毛亦可受累。除额白斑外，躯干及四肢也可出现白斑，双侧受累但可不对称，边界清晰，随患儿同步生长。白斑部位和/或正常皮肤部位可见过度的色素沉着斑，呈白斑中央的岛屿状色素沉着（见书末彩图 37-5，数字资源 37-4）。

本病需与无色素性痣、结节性硬化症、白癜风、贫血痣、Waardenburg 综合征鉴别。

【治疗】 本病的治疗目的多为改善美观，故可使用遮盖剂。其他方法如自体表皮移植、皮肤磨削及黑素细胞悬浮液治疗均有治疗成功的报道，未来亦存在基因治疗的可能。

八、色素失调症

色素失调症（incontinentia pigmenti，IP）是一种以红斑、水疱、疣状损害及色素改变为特征，并常伴有眼、骨骼和中枢神经系统畸形的复合遗传性皮肤病。

【病因】 本病为 X 连锁显性遗传，主要见于女性。男性病情严重，多于子宫内死亡，只有极少数核型异常（47XXY，即 Klinefelter 综合征）、镶嵌突变或轻型点突变的男性可存活。*NEMO* 基因突变是本病主要原因，导致其编码蛋白 NF-κB 关键调节因子活性下降或失去活性，触发炎症反应，而出现多系统发育和代谢异常。

【临床表现】 97%以上为女性，常于出生时或出生后第一周内发病。皮损分为四期：①红斑水疱期；②疣状增生期；③色素沉着期；④萎缩期，但不是所有患儿都会出现。红斑水疱期的损害为清澈紧张的水疱，线状排列，成批的发生在四肢，每批持续几天或 1~2 个月，以后代之以疣状皮疹，可持续数周至数月，1 岁内消退，继而进入色素沉着期，色调由蓝灰色进展为大理石色，直至灰色，其分布呈墨滴状、线条状、旋涡状或地图状（见数字资源 37-4），不沿皮纹或神经分布，历时多年。而萎缩期则表现为色素减退斑，假性斑秃、手萎缩性变化（如慢性萎缩肢端皮炎）、甲萎缩及掌跖多汗，往往是成年患者皮肤受累的唯一表现。患者可伴癫痫、痉挛性四肢瘫痪、智力迟钝、心脏异常、牙列不良或缺牙、白内障、斜视、小眼畸形、唇裂、腭裂、高腭弓、脊柱裂、并指/趾、多余肋、短腿和短臂畸形等。

【实验室检查】 贫血，白细胞减少，嗜酸性粒细胞相对增多，血沉增快。

【组织病理】

1. 红斑水疱期 表皮呈海绵状态，可见角质层下水疱，疱内有大量嗜酸性粒细胞，真皮可见带状血管周围炎症细胞浸润。

2. 疣状增生期 棘层增厚，不规则的乳头瘤样增生，可见角化过度和角化不良细胞，棘层细胞排列成旋涡状。

3. 色素沉着期 在真皮上部可见许多噬色素细胞及血管充血反应，可有黑素细胞树枝状突在基底膜下被真皮巨噬细胞吞噬的现象。基底层色素减退，细胞空泡化变性。

4. 萎缩期 表皮萎缩，表皮突变平，基底黑素细胞结构正常，但数量减少。真皮内汗腺缺失。同时毛囊皮脂腺也有缺失，仅残留孤立的立毛肌。

【诊断与鉴别诊断】 根据病史，皮损发展，特别是特征性的色素斑或伴发红斑、水疱及疣状皮损病史，即可诊断。本病需与新生儿脓疱疮、大疱性表皮松解症、大疱性类天疱疮、线状表皮痣及 Franceschetti-Jadasson 综合征相鉴别。

【治疗】 目前无特殊治疗，皮损多在 2 岁后逐渐消退。如合并眼部、神经系统异常，需早检查，早干预。

（徐哲 魏爱华）

参考文献

[1] OJI V，TADINI G，AKIYAMA M，et al. Revised nomenclature and classification of inherited ichthyoses：results of the First Ichthyosis Consensus Conference in Sorèze 2009. J Am Acad Dermatol，2010，63(4)：607-641.

[2] CRUMRINE D，KHNYKIN D，KRIEG P，et al. Mutations in Recessive Congenital Ichthyoses Illuminate the Origin and Functions of the Corneocyte Lipid Envelope. J Invest Dermatol，2019，139(4)：760-768.

[3] HOTZ A, OJI V, BOURRAT E, et al. Expanding the Clinical and Genetic Spectrum of KRT1, KRT2 and KRT10 Mutations in Keratinopathic Ichthyosis. Acta Derm Venereol, 2016, 96 (4): 473-478.

[4] FINE JD, EADY RA, BAUER EA, et al. The classification of inherited epidermolysis bullosa (EB): Report of the Third International Consensus Meeting on Diagnosis and Classification of EB. J Am Acad Dermatol, 2008, 58(6): 931-950.

[5] HAS C, LIU L, BOLLING MC, et al. Clinical practice guidelines for laboratory diagnosis of epidermolysis bullosa. Br J Dermatol, 2020, 182(3): 574-592.

[6] ZHANG Z, GONG J, SVIDERSKAYA EV, et al. Mitochondrial NCKX5 regulates melanosomal biogenesis and pigment production. J Cell Sci, 2019, 132(14): jcs232009.

[7] WEI A, YUAN Y, BAI D, et al. NGS-based 100-gene Panel of Hypopigmentation Identifies Mutations in Chinese Hermansky-Pudlak Syndrome Patients. Pigment Cell Melanoma Res, 2016, 29(6): 702-706.

第 6 节　儿童疱病

一、大疱性类天疱疮

大疱性类天疱疮(bullous pemphigoid, BP)是最常见的获得性自身免疫性疱病,主要见于老年人,儿童少见[1]。本病为免疫介导,体液免疫和细胞免疫主要针对两个自身抗原即 BP 抗原 180 和 230,均为半桥粒成分,形成表皮下水疱。母亲发生妊娠类天疱疮者,BP180 自身抗体可通过胎盘转移至新生儿体内,引起新生儿 BP。

【临床表现】 儿童 BP 好发于女性,有两个发病高峰,第一个高峰在出生后 1 岁内,平均发病年龄 4 个月,第二个发病高峰平均为 8 岁[1]。与老年人相比,除了正常或红斑上出现紧张性水疱和大疱,及荨麻疹样斑块伴剧烈瘙痒外,儿童 BP 还有其他特征。婴儿期 BP 常累及肢端,包括掌跖部位和面部;儿童期 BP 则泛发全身(数字资源 37-5),口腔溃疡多见;有一种特殊类型局限于生殖器部位,几乎只发生于女孩,累及阴唇和肛周[1]。其他亚型包括结节性 BP、增殖性 BP、汗疱疹样 BP、慢性肾移植排斥反应相关 BP 及疫苗注射后 BP 等。本病预后良好,常数周至数月缓解,病程约 14 个月,很少复发[2]。

数字资源 37-5　儿童疱病

【组织病理】 病理表现为表皮下水疱,真皮和疱腔内中性粒细胞和嗜酸性粒细胞浸润。直接免疫荧光表现为基底膜带呈锯齿状的 IgG 和 C3 沉积,盐裂试验可见免疫沉积物位于表皮侧,可有助于与其他自身免疫性疱病鉴别。

【治疗】 儿童 BP 对治疗应答好,起效快。首选治疗为系统使用糖皮质激素[泼尼松 1~2mg/(kg·d)],局限于阴唇部位的儿童 BP,外用皮质激素治疗为首选。激素不敏感或病情顽固病例可用磺胺吡啶、氨苯砜或红霉素等单独或与激素联合使用。其他治疗还包括环孢素、多西环素联合烟酰胺、硫唑嘌呤、吗替麦考酚酯、IVIg、血浆置换和体外光化学疗法以及利妥昔单抗等,获得不同程度的疗效。

二、线状 IgA 大疱性皮病

儿童线状 IgA 大疱性皮病(linear immunoglobulin A bullous dermatosis, LABD)是一种少见的表皮下水疱病,其发病机制为免疫介导,也有药物如阿莫西林克拉维酸、米诺环素和多西环素致病的报道[3]。

【临床表现】 与成人不同,儿童 LABD 具有独特的临床表现,紧张性的水疱常表现为环形或玫瑰花形(称为"王冠上的珍珠"或"珍珠项链"),好发于下腹部、大腿、外生殖器和口周,也可累及黏膜(见数字资源 37-6)。平均发病年龄 4.5 岁,临床经过通常比成人好,复发更少,平均病程约 3.9 年,而成人为 5.6 年。部分可进展至成年期。也有新生儿 LABD 的报道。

【组织病理】 病理可见表皮下大疱和真皮中性粒细胞浸润,伴或不伴嗜酸性粒细胞。免疫病理为 IgA 沿基底膜带呈线状沉积,且循环中存在抗基底膜带抗原的抗体。根据免疫电镜下 IgA 沉积部位,可分为透明板型和致密板下型,大多数 LABD 为透明板型。

【治疗】 本病缺乏明确有效的治疗建议。氨苯砜可作为首选药物,起始剂量 0.5mg/(kg·d),逐渐增加剂量至控制症状[通常 2mg/(kg·d)]。也可用磺胺嘧啶。可短期联合糖皮质激素,考虑其长期副作用,应避免常规使用。秋水仙碱可用于葡萄糖-6-磷酸脱氢酶缺乏症(G-6-PD)或对氨苯砜和磺胺嘧啶不耐受的患儿,0.6mg 每日 2 次服用。抗生素如红霉素、双氯西林和苯唑西林对 CBDC 有效,但四环素禁用于 8 岁以下儿童。也有吗替麦考酚酯治疗有效的报道。

(姚志荣)

参考文献

[1] SCHULTZ B, HOOK K. Bullous Diseases in Children: A Review of Clinical Features and Treatment Options. Paediatr Drugs, 2019, 21(5): 345-356.

[2] GAJIC-VELJIC M, NIKOLIC M, MEDENICA L. Juvenile bullous pemphigoid: the presentation and follow-up of six cases. J Eur Acad Dermatol Venereol, 2010, 24(1): 69-72.

[3] GAREL B, INGEN-HOUSZ-ORO S, AFRIAT D, et al. Drug-induced linear IgA bullous dermatosis: a French retrospective pharmacovigilance study of 69 cases. Br J Clin Pharmacol, 2019, 85(3): 570-579.

第 7 节 色素异常性皮肤病

一、无色素痣

无色素痣(achromic nevus),是一种少见、先天性、非进行性色素减退性疾病。本病病因不明,可能与黑素小体的合成和转运异常有关。任何种族、男女均可发病,一般无家族史,不合并系统损害。

【临床表现】 生后即有或出生后不久出现,皮肤损害表现为苍白色或淡白色局限性斑片,白斑表面光滑,无炎症表现,边缘常不规则,呈锯齿状或泼溅状,周边无色素增殖晕,躯干、下腹、四肢近端多发,面颈部亦可受累,脱色区内毛发色素可减退,故毛发可呈淡黄色或灰白色。通常无自觉症状。白斑随患儿年龄增大其面积等比例扩大,相对大小、分布区域及形状终身不变。(数字资源 37-6)。

数字资源 37-6 色素异常性皮肤病

【诊断与鉴别诊断】 根据出生后即有或生后不久发生于单侧局限或系统化分布的色素减退斑,无进行性增大,持续终身不退,伍德灯下无亮白色荧光改变,一般可诊断。

需鉴别的疾病有,①白癜风:后天性进行性色素脱失性疾病,皮损表现为色素脱失完全的乳白色斑片,边界清楚,白斑边缘色素沉着,还可出现白斑中央或边缘的色素再生现象,伍德灯下可见亮白色荧光;②结节性硬化症:结节性硬化症的柳叶白斑需与无色素痣相鉴别,前者生后不久发现,常有家族史,可合并其他系统受累(颅内多发皮质结节、视网膜错构瘤、心脏横纹肌瘤及肾脏的囊肿性损害等),皮肤亦有其他改变(面部血管纤维瘤、鲨革样斑和甲周纤维瘤等),*TSC1*、*TSC2* 基因检测有助于诊断;③斑驳病:常染色体显性遗传病,有家族史,白斑生后即有,白色额发为其最具特征性的改变,其他部位白斑多为双侧分布,白斑处可见岛屿状色素沉着;④脱色素性色素失调症:旋涡状的无色素痣需与之鉴别。本病与遗传有关,多见于女性,皮损生后不久出现,多见于面部、躯干及四肢,呈奇特的线状或涡轮状脱色斑,伴有神经系统异常、肌肉骨骼畸形,白斑通常可自行消退。

【治疗】 目前尚无有效的药物治疗。若美容需要,可考虑遮盖疗法或自体表皮移植治疗。

二、白癜风

白癜风(vitiligo)为较常见的难治性疾病,是一种后天色素脱失性疾病,临床上以皮肤、黏膜和毛囊的黑素细胞缺失为特征。其黑素细胞破坏的机制目前尚不清楚,可能与自身免疫、氧化应激、遗传、黑素细胞自身破坏、神经精神因素和角质形成细胞功能障碍等多种因素有关。

【临床表现】 白癜风可发生于任何年龄,约一半患者在 20 岁以前发病,无种族和性别的差异,女性初发年龄较男性早。本病好发于腔口周围和骨性隆突摩擦部位，典型皮损表现为大小、形态不一的色素脱失斑，边界清楚，白斑周围皮肤可正常或黑素增加。如累及头皮，局部头发颜色可正常或呈白色。单侧或对称发生，也可沿神经呈节段性分布。皮损可以长期稳定于一处，也可以逐渐增多，甚至泛发全身(见数字资源 37-6)。

本病可引起眼色素上皮或脉络膜黑素细胞破坏，导致葡萄膜炎、脉络膜视网膜脱色和色素性视网膜炎等，但一般不影响视力。耳蜗黑素细胞受累可导致听力损失。大多数白癜风患儿在其他方面是正常的，少数伴发甲状腺功能亢进、甲状腺功能减退、Addison 病、恶性贫血、糖尿病、斑秃、红斑狼疮、多发性骨髓瘤和硬皮病等。

需要鉴别的疾病如下：无色素痣：出生或生后不久出现，为色素减少而非色素缺失，伍德灯下呈暗白色、无荧光，其相对大小及形状终身不变。结节性硬化症：叶状白斑也可生后或生后不久出现，临床上易误诊为白癜风，但患儿可有家族史，并可有神经系统受累和皮肤其他改变。贫血痣：先天性色素减退斑，系受累区毛细血管收缩所致，与白癜风的鉴别要点在于前者用玻璃片压诊后白斑与周围正常组织不易区分；用手摩擦局部，白斑周围正常皮肤充血发红而白斑不红。斑驳病：常染色体显性遗传，患儿存在 *c-kit* 基因突变，80%～90%的患儿有白色额发，白斑出生即有，好发于身体近中线部位，白斑内可见正常色素岛。

【治疗】 目前治疗白癜风的方法较多，应根据患儿病期、病型、白斑面积、白斑部位和患儿年龄等进行选择[1]。白斑累及体表面积<3%的稳定期患儿建议单纯局部治疗，快速进展期及皮损泛发者应予联合(系统+局部)治疗。

1. 激素治疗

(1) 局部外用激素：适用于白斑累及面积<3%的进展期皮损。<2 岁患儿，可外用中效激素治疗，采用间歇外用疗法较为安全；>2 岁患儿，可外用中强效或强效激素。

(2) 系统用激素：有争议。快速进展期患儿可以试用，建议口服小剂量激素治疗，推荐口服泼尼松 5～10mg/d 连用 2～3 周，如有必要，可在 4～6 周后再重复治疗 1 次。

2. 光疗及光化学疗法

(1) 局部及全身光疗：308nm 准分子激光或窄波 UVB 局部或全身照射是目前公认的操作简便、不良反应小、疗效确切的治疗方法。可安全用于儿童。

(2) 光化学疗法：由于其疗效不优于 NB-UVB，且不良反应多，已被窄波 UVB 取代。

3. 移植治疗 适用于稳定期患儿，尤其适用于未定类型和节段型白癜风。

4. 免疫抑制剂 外用钙调磷酸酶抑制剂包括他克莫司软膏及吡美莫司乳膏。特殊部位如眶周可首选，黏膜部位和生殖器部位也可以使用。基于此类药治疗儿童特应性皮炎的文献和经验，婴儿期白癜风也可应用。

5. 维生素 D_3 衍生物 外用卡泊三醇软膏或他卡西醇乳膏。可以和光疗、外用激素及钙调磷酸酶抑制剂等联合使用。

6. 中医中药 进展期以驱邪为主，疏风清热利湿，疏肝解郁；稳定期以滋补肝肾、活血化瘀为主，根据部位选择相应引经药。

7. 脱色治疗 适用于白斑累及体表面积>95%的患儿。

8. 遮盖疗法 适用于暴露部位皮损，采用含染料的物理或化学遮盖剂涂白斑处，使颜色接近周围正常皮肤色，从而改善美观问题。

三、蒙古斑

蒙古斑(Mongolian spot)临床常见，黑人和亚洲婴儿中发生率为 80%，白种人中只有 10%。常见于出生时或出生后数周。男女发病率相等，预后良好，罕见系统受累。

【临床表现】 最常见的发病部位为骶尾部、腰部及臀部，发生在四肢伸侧和肩背部少见。皮损为单发或多发性斑片，范围大小可以从数毫米至 10cm 以上不等，呈圆形、椭圆形或不规则形。颜色表现为浅蓝色至深蓝色或蓝灰色，皮损边界不清，逐渐融入周围皮肤。皮损常在婴儿期稳定，多于儿童早期消退，但少数可在青春期后持续存在(见数字资源 37-6)。在神经纤维瘤(NF1)患儿中，可能与咖啡斑同时存在。也可能与唇裂畸形有关[2]。

【诊断】 根据皮损好发于骶尾臀部、生后或新生儿期发生以及皮损的典型表现，一般都可以诊断，不需要活检。不能诊断时可结合组织病理检查。

【鉴别诊断】 需与太田痣、伊藤痣及斑片状蓝痣相鉴别，根据蒙古斑的皮损部位及随着时间推移可逐渐消退的特征有助于鉴别这些疾病，必要时皮肤活检可以确认黑色素细胞在皮肤中的位置。其他还需与血管畸形、血管瘤以及皮肤挫伤相鉴别。

【治疗】 皮损于儿童早期逐渐消退不留痕迹，无需治疗。持续存在的皮肤病变可以选择遮瑕膏或激光治疗。如皮损泛发持续不退需排查其他疾病如先天性代谢性疾病。

四、太田痣

太田痣（nevus of Ota）病因同蒙古斑。常见于深肤色人种，特别是亚洲人和黑人，女性好发。临床有两个发病高峰期，约50%～60%出现在1岁以内的婴儿期，且大部分于出生时出现，而40%～50%出现在青春期左右。本病很少恶变。

【临床表现】 常单侧受累，最常发生于面部三叉神经的前两支即眼、上颌支分布区域，累及范围包括上下眼睑、鬓角、前额、头皮、颊部、耳垂、耳前后、鼻部和结膜，2/3的患儿会累及同侧巩膜，是本病的典型特征。5%～15%为双侧发病。皮损通常由针尖至数毫米大小斑点融合而成，单个斑点可呈圆形、椭圆形或不规则形，而整个皮损边界不规则且色素分布不均。整个皮损可从数厘米至单侧大面积受累。颜色可以从浅棕褐色至灰色、蓝色、黑色和紫红色。还可出现结膜、角膜、虹膜和脉络膜色素沉着，视神经、球后脂肪、眼眶骨膜和眼外肌色素沉着较少见，也可发生口腔黏膜[3]和鼓膜色素沉着。皮损范围随时间扩大，可持续终身（见数字资源37-6）。

【诊断】 根据皮损发生于三叉神经分布区域，持续不退的特点一般都可以诊断，不需要活检。

【鉴别诊断】 需要鉴别的疾病包括蒙古斑、伊藤痣、蓝痣、黄褐斑、部分单侧着色斑病累及面部时、斑痣发展为蓝痣时、血管畸形及瘀斑。新生儿皮损需与淡色斑点状小痣、先天性蓝痣和褐黄病相鉴别。主要根据临床表现，必要时需结合皮肤活检。

【治疗】 可选择遮瑕膏或激光治疗，Q开关红宝石激光、翠绿宝石激光[4]及Nd：YAG激光治疗效果最佳。尽管恶变概率很小，当累及眼部时仍需密切监测，需每年进行眼科检查排除青光眼及眼黑色素瘤，出现可疑病损尤其是眼的皮下结节时必须活检。如伴发神经系统症状则需进一步检查排除脑部受累。

（邢嫒 李萍）

参考文献

[1] 中国中西医结合学会皮肤性病专业委员会色素病学组. 白癜风治疗共识（2018版）. 中华皮肤科杂志，2018，51（4）：247-250.

[2] ALIMI Y，IWANAGA J，LOUKAS M，et al. A comprehensive review of Mongolian spots with an update on atypical presentations. Childs Nerv Syst，2018，34（12）：2371-2376.

[3] MAGUIRE J，HOLT D. Nevus of Ota-an intraoral presentation：a case report. J Med Case Rep，2019，13（1）：174.

[4] LSAKIO R，OHSHIRO T，SASAKI K，et al. Usefulness of picosecond pulse alexandrite laser treatment for nevus of Ota. Laser Ther，2018，27（4）：251-255.

第8节 皮肤附属器疾病

一、斑秃

斑秃（alopecia areata）是一种突然发生的非瘢痕性秃发。本病严重程度不一，部分患者病情迁延，可致全秃或普秃，严重影响患者生活质量和精神心理健康。

【病因】 尚不十分清楚，除遗传因素、环境因素（压力、感染等）外，自身免疫性机制在斑秃发病中发挥重要作用。主要是毛囊免疫赦免机制被打破，$CD8^+$T细胞在毛囊周围浸润，加速生长期毛囊向退行转变，从而导致脱发发生[1]。

【临床表现】 本病可发生在皮肤任何附毛发的部位，以头皮毛发受累多见。起病急，典型表现为头皮出现圆形、椭圆形秃发斑，严重者累及全头皮，甚至眉毛、睫毛等体毛脱落。秃发模式多样，可表现为斑片型（单灶、多灶）、网状型、匍行型（匍匐形、马蹄形）、弥漫型、全秃和普秃。其中匍匐形脱发是指发际处局灶或完全性脱发，表现为自枕部经由耳上、颞缘至额前发际呈环状的脱发。而马蹄形脱发与匍匐形脱发相反，仅仅累及前额部、顶颞部，余四周发际并无受累。患者常无自觉症状，受累区域皮肤可发红或者正常皮肤色（数字资源37-7）。

数字资源37-7 皮肤附属器疾病

本病临床分三期:①活动期:秃发面积扩大,受累区头皮可发红,秃发边缘区拉发试验阳性。②稳定期:秃发斑面积无变化,拉发试验阴性。③恢复期:可见新生毳毛,逐渐变粗,颜色加深呈正常毛发。

皮肤镜下表现:斑秃活动期以黑点征、惊叹号样发和断发为主要表现,恢复期可见直立再生发,猪尾样发改变。

【诊断与鉴别诊断】 根据病史、症状及体征,辅以毛发镜检查一般可做出诊断。必要时需做局部活检,以鉴别有斑秃样皮损的其他疾病。

临床需与其他表现为脱发的疾病如休止期脱发、拔毛癖、头癣、早期扁平苔藓和结缔组织病等相鉴别。

1. 休止期脱发 正常休止期毛发受某些病理或生理因素影响脱落突然增加,如药物、某些应激事件等。皮肤镜下毛干直径常无异质性,以单一毛发毛囊单位为主,可见直立再生发,黄点征等。

2. 拔毛癖 一种习惯性、重复性自发拔发导致脱发。临床表现为局限毛发稀疏斑,头发完全缺如区域少见。皮肤镜下以断发,末端分叉的短发,黑点征多见。

3. 头癣 头皮可见红斑、脓疱、鳞屑,断发明显、发干易拔出。真菌镜检可鉴别。

4. 皮肤型红斑狼疮 常可见沿 Blaschko 线分布的脱发斑,头皮可见浸润性红斑。组织病理检查可协助两者鉴别。

【治疗】 目前尚无斑秃治疗的特效药物,本病易反复发作,迁延不愈。对脱发面积超过50%的重症斑秃患者,治疗更加困难。目前斑秃主要治疗方法包括:

1. 局部治疗 适于各型斑秃,外用糖皮质激素、米诺地尔溶液;或局部注射糖皮质激素。

2. 系统用药 糖皮质激素口服或肌注,不作为常规治疗,可用于斑秃急性期控制病情进展;复方甘草酸苷片、白芍总苷胶囊在斑秃的治疗中运用较为广泛,安全性好。

3. 其他 中医中药,局部光疗等。

4. JAK 通路抑制剂 口服托法替布、鲁索替尼、巴瑞替尼及外用托法替布、鲁索替尼等被报道对斑秃治疗有效[2]。

二、甲营养不良

甲营养不良(onychodystrophy)指由各种原因造成的指/趾甲损害,包括甲形态与结构的异常。儿童甲营养不良可分为先天性和获得性两类,以获得性多见,其中大多数为非真菌性甲营养不良,而儿童甲真菌病少见。

【病因】 各种涉及甲母质,甲床或周围组织的创伤或炎症反应均可引起甲营养不良,包括某些皮肤病、系统性疾病、遗传性疾病和局部因素。手足口病、线状苔藓、扁平苔藓、光泽苔藓、手部湿疹、银屑病、斑秃、习惯性咬甲和穿鞋不当导致的足趾挤压等是儿童获得性甲营养不良的常见原因;伴有甲病的先天性疾病有先天性厚甲症、外胚层发育不良和大疱性表皮松解症等。20 甲营养不良的病因尚不清楚。

【临床表现】 甲营养不良可表现为指/趾甲外形改变,如甲粗糙、甲分离、纵嵴、纵裂、横沟和萎缩,甲板表面失去光泽、混浊和粗糙,还可能有短甲、薄甲、厚甲、嵌甲和钩甲等。部分仅表现为甲色泽改变如白甲、黄甲。手足口病引起的甲脱落表现为自甲中部偏近端开始空甲或破坏,变白,然后甲慢慢与甲床分离并脱落。部分甲损害特点有助于原发病的诊断,如银屑病的顶针甲,油滴状异色改变;斑秃的特征性苏格兰甲凹陷。

20 甲营养不良(twenty-nail dystrophy)表现为甲板弥漫均一粗糙,不透明、无光泽,有斑点,甲变脆,多见于学龄期儿童,在 6~18 个月中逐渐累及多甲或是全部甲。本病预后较好,大多数患儿可在几年内自然缓解,且不留瘢痕(见数字资源 37-7)。

【诊断与鉴别诊断】 根据甲的典型改变结合原发病皮损表现,必要的实验室检查(真菌检查或组织病理)可以做出诊断,但需要寻找可能的原因,尤其是要鉴别甲真菌病与非真菌性甲营养不良,皮肤镜检查,真菌荧光检查和真菌培养有助于鉴别诊断。

【治疗与预防】 本病原则上首先要针对引起甲营养不良的皮肤原发病及系统性疾病进行治疗。部分儿童病例有自限性,可予以一般支持治疗如补充维生素和锌等。局部外用多磺酸黏多糖乳膏或水胶体敷料可加快病甲的恢复。纠正咬甲习惯和穿宽松鞋是预防措施之一。

三、痤疮

痤疮(acne)是一种累及毛囊皮脂腺的慢性炎症性皮肤病,青少年中痤疮患病率为 35%~90%,甚至更高。近年来,痤疮发病年龄逐渐减小,不同年龄段患儿痤疮的病因、临床症状、鉴别诊断以及治疗各不相同。

【病因】 痤疮的发病主要与遗传背景下激素诱导的皮脂腺过度分泌脂质、毛囊皮脂腺导管角化异常、痤疮丙酸杆菌等毛囊微生物增殖以及炎症和免疫反应等有关。

【临床表现】

1. 痤疮分类 目前临床上青少年痤疮可根据年龄组分类,将 0~18 岁青少年划分为 0~11 岁和 12~18 岁两个年龄组,前者称为儿童痤疮,后者称为青春期痤疮(见数字资源 37-8)。儿童痤疮中再进一步细分为 4 个亚群:即新生儿痤疮,出生至生后6周;婴儿痤疮,6周至1岁;儿童中期痤疮,1~6岁;青春期前痤疮,7~12岁/女性初次月经。

(1) 新生儿痤疮:多于生后2周左右出现,典型表现为红色丘疹、丘脓疱疹,部分可见粉刺。皮损主要累及面部,尤其是面颊、下颏及前额,有时也可蔓延至头皮、颈部甚至上胸部。新生儿痤疮多见于男婴,皮损通常较轻,且具有自限性,大多数患儿皮损可在1~3个月内自然消退,但可遗留瘢痕。目前认为,新生儿痤疮主要是由于母源性雄激素刺激皮脂腺增生所致。

(2) 婴儿痤疮:临床上婴儿痤疮较新生儿痤疮少见。通常男婴的发病率高于女婴,可于1岁之前的任何时间发生,多见于3~6月龄小婴儿,可与新生儿痤疮重叠,最长可至16月龄。婴儿痤疮多累及面颊,临床表现较新生儿痤疮严重,可见粉刺、丘疹、脓疱甚至结节和囊肿。婴儿痤疮的发病机制尚未明了,除了母源性雄激素刺激皮脂腺增生之外,与家族遗传史也有一定联系,此类患儿成年后更易发生痤疮。

(3) 儿童中期痤疮:1~6岁儿童期很少发生痤疮,主要是因为肾上腺的分泌功能在生后1岁即进入静止期,直到7岁左右肾上腺功能逐渐恢复,肾上腺分泌的雄激素水平才随之升高。因此,如果出现儿童中期痤疮,一定要考虑雄激素增多症可能。其他潜在原因包括肾上腺功能早现、库欣综合征、先天性肾上腺皮质增生症、性腺或肾上腺肿瘤以及真性性早熟。

(4) 青春期前痤疮:可以看作是即将进入青春期的特征性表现,通常早于女孩的阴毛和乳晕发育或是男孩的阴毛发育和睾丸增大。通常认为青春期前痤疮是一种正常变异,并无潜在的内分泌疾病风险。典型皮损为面部T区(指前额、鼻部及鼻周以及下颏)的粉刺样皮损,炎性损害也可伴随发生。

(5) 青春期痤疮:好发于面颊和额部,其次是胸背部和肩部。初发损害为与毛囊一致的圆锥形丘疹,顶端呈黄白色或黑色,即为痤疮早期典型的非炎症性损害-白头粉刺和黑头粉刺;随后可形成炎症性丘疹、脓疱甚至大小不等的暗红色结节或囊肿,挤压时有波动感,破溃后常形成窦道和瘢痕。皮损一般无自觉症状,炎症明显可伴有疼痛。

2. 痤疮分级 是痤疮治疗及疗效评价的重要依据。根据痤疮皮损性质及严重程度可将痤疮分为3度、4级。1级(轻度):仅有粉刺;2级(中度):除粉刺外还有炎性丘疹;3级(中度):除有粉刺、炎性丘疹外还有脓疱;4级(重度):除有粉刺、炎性丘疹及脓疱外还有结节、囊肿或瘢痕。

【治疗】 根据分级选择相应治疗药物和手段,1级和2级一般采用局部治疗,外用维A酸类制剂是最佳选择。炎症性丘疹和脓疱较多的2级和3级通常采用联合治疗的方法,其中口服抗生素与外用维A酸联合治疗是目前轻中度痤疮的标准疗法。抗生素首选四环素类,其次是大环内酯类,其他如复方磺胺甲噁唑和甲硝唑可酌情使用,也可同时使用过氧化苯甲酰。但四环素类药物用于8岁以上儿童,8岁以下中重度青春期前痤疮口服抗生素应首选红霉素或其他大环内酯类抗生素。其他联合应用如红蓝光、光动力疗法和果酸疗法等物理疗法也可采用。4级口服异维A酸是这类患儿最有效的治疗方法,可用作一线治疗。

四、痱

痱(miliaria),又称粟粒疹,俗称痱子、汗疹,是由于汗液排泄不畅、潴留于皮内,使汗腺导管堵塞,内压增高而破裂,汗液外溢刺激周围组织引起的汗腺周围炎。大都发生在湿热地区或在温度高、闷热的夏季。

【临床表现】 根据汗管堵塞部位的深度及疱液的内容,痱在临床上一般分为四型:

1. 晶形粟粒疹(又称白痱) 常见于新生儿,突然大汗或暴晒之后儿童亦可发生,是角质层下潴留汗液所致。表现为多数散发或簇集的直径1~2mm表浅水疱疹,壁薄、清亮,周围无红晕,易破,密集分布在前额、颈部、胸背部及手臂屈侧等处。无自觉症状,多于1~2日内干涸后留下细小鳞屑。

2. 红色粟粒疹(又称红痱) 多见于婴幼儿及儿童,汗液潴留在表皮稍深处。突然发病,表现为成批出现的圆而尖顶的针头大小的红色丘疹或丘疱疹,散发或融合成片,分布在头面部、颈、胸部及皮肤皱褶处,痒、灼热和刺痛,一周左右可消退,留少许细屑,患儿烦躁不安,遇热后则症状加重。

3. 脓疱性粟粒疹(又称脓痱) 表现在红痱顶端有针尖大小浅表性小脓疱,以孤立、表浅、与毛囊无关的粟粒脓疱为特点。常发生在皮肤皱褶、四肢屈侧或阴部,在小儿尤其易发生在头皮处。脓疱内容为无菌性或非致病的球菌,脓疱破后可继发致病菌感染(见数字资源37-8)。

4. 深部粟粒疹(又称深痱) 常见于严重且反复发生红痱的患儿,是由于汗管在真皮上层特别是表真皮分界处发生破裂,形成密集的与汗孔一致的非炎症性皮肤色的水疱,表面无光泽,出汗刺激后明显增大,不出汗时皮疹不明显,刺破后有透明浆液流出。好发于躯干和四肢,面部和掌跖不发生皮疹。

【预防与治疗】　注意室内通风,保持室内适宜温度和湿度,勤洗温水澡,穿宽敞单薄棉布衣服,保持皮肤干燥、清洁。小婴儿注意多喂水、勤翻身,儿童避免在烈日下玩耍,应避免搔抓继发感染。治疗上可外用清凉粉剂如痱子粉,或炉甘石洗剂,含薄荷的清凉止痒洗剂。35%~70%酒精对轻型痱子有一定疗效。忌用油膏因其妨碍汗液蒸发,一般不需内服药物。天气凉爽时皮疹能迅速自愈。

（汤建萍　梁源）

参考文献

[1] JUÁREZ-RENDÓN KJ, RIVERA SÁNCHEZ G, REYES-LÓPEZ MÁ, et al. Alopecia Areata. Current situation and perspectives. Alopecia areata. Actualidad y perspectivas. Arch Argent Pediatr, 2017, 115(6): e404-e411.

[2] DAMSKY W, KING BA. JAK inhibitors in dermatology: The promise of a new drug class. J Am Acad Dermatol, 2017, 76(4): 736-744.

第 9 节　代谢性皮肤病

肠病性肢端皮炎(acrodermatitis enteropathica, AE)是婴幼儿期较罕见的常染色体隐性遗传性疾病。发病率1/50万。1942 年由 Danbolt 和 Closs 首先报告,又称 Danbolt -Closs 综合征,其临床特征为腔口周围及四肢末端对称性的皮炎、间歇性腹泻和脱发三联症(数字资源 37-8)。

数字资源 37-8　肠病性肢端皮炎

【病因】　本病是由基因突变导致肠道锌吸收功能障碍所致的一种锌代谢异常的遗传性皮肤病,属常染色体隐性遗传病。2002 年, Kury 首次研究发现本病是由位于染色体 8q24.3 区域的 *SLC39A4* 基因突变所致[1]。截至 2018 年底,大约有 52 种基因位点突变报道,包括错义突变、无义突变、移码突变和剪切位点突变等[2]。

【临床表现】　本病婴幼儿发病。与牛奶比较,锌在母乳中是与小分子物质结合,较易吸收。因此本病一般在婴儿断奶后 4~6 周出现。而人工喂养的新生儿出生数天后即可发病。平均发病年龄为生后 9 个月,与性别、人种及季节无明显关系。早期常被误诊,多表现食欲差,精神弱,多睡,易哭闹,轻或中度贫血,间有发热,营养不良和生长发育迟缓。

典型临床表现为相继出现的腔口周围和肢端皮炎、腹泻和脱发。皮疹好发于口、鼻、眼和肛门等腔口周围,以及四肢末端和骨骼突起处(如肘、膝、踝、腕、指/趾关节)。也可以累及头皮、耳周、甲周和臀部等处,躯干则很少受累。皮疹常成群对称分布。开始时为炎性基底的水疱,迅速融合成大疱。疱壁破裂后成为片状糜烂面,几天后干燥结痂,并形成鳞屑。皮疹消退后不留瘢痕。患儿易继发细菌、真菌或混合感染。绝大多数病例有不同程度的腹泻,排出酸臭含泡沫或黏液的水样便。腹泻与锌缺乏程度具有一致性,从无腹泻症状到间歇性甚至持续性腹泻,并进一步加重缺锌。脱发为静止期非瘢痕性脱发。眉毛和睫毛亦可累及。据统计仅 20% 的 AE 患儿有完整的三联症表现。

【实验室检查】　*SLC39A4* 基因检测。血清锌在绝大多数病例中降低,尿锌含量、碱性磷酸酶活力的降低可作参考。

【组织病理】　皮肤组织病理无特异性。早期皮疹可有细胞质苍白、膨胀和网状变性,以及角质层和颗粒层的细胞坏死,晚期可表现为银屑病样增生。

【诊断与鉴别诊断】　根据特有皮疹、间歇性腹泻和脱发等临床表现,结合补锌治疗有效可以临床诊断 AE。血清或血浆锌水平降低则进一步支持诊断,而 *SLC39A4* 基因检测阳性则可确诊 AE。在婴幼儿中,锌缺乏可以是遗传性的 AE,但也可以是获得性的,其中暂时性症状性锌缺乏(transient symptomatic zinc deficiency, TSZD)最常见。TSZD 是一种常染色体显性遗传性皮肤病,系母亲的 *SLC30A2* 基因突变导致乳腺组织中 ZnT2 转运体减少,乳汁中锌分泌量减少,可比正常的锌水平低 75%,婴幼儿摄锌不足所致[3]。

【治疗】　口服锌剂是治疗本病的首选药物,其中以硫酸锌(220mg 硫酸锌 = 50mg 元素锌)最为常用。目前多数推荐两种方案:①开始剂量为元素锌 5~10mg/(kg·d),维持剂量为儿童 1~2mg/(kg·d),分 3 次口服。②元素锌 3mg/(kg·d)。口服锌能迅速缓解症状,一周内明显改善,但本病不能根治,需终身补锌;若停止补锌,一般 2 周左右病情复发。治疗期间需定期检测血锌水平,同时需要预防锌中毒发生。过量的锌[>20mg/(kg·d)]可使血铜、铁水平下降,故间隔3~6个月应复查血清锌浓度,同时要监测血清中铜、铁水平。

(马琳)

参考文献

[1] KURY S. DRENO B. BEZIEAU S. et al. Identification of SLC39A4, a gene involved in acrodermatitis enteropathica. Nat Genet, 2002, 31: 239-240.

[2] WANG XIALING, SHANG PANPAN, FU XI'AN, et al. Detection of SCL39A4 gene mutation in one patient with zinc deficiency and literatures review. Chin J Lepr Skin Dis, 2019, 35(1): 17-19.

[3] LIEW HM, TAN CW, HO CK, et al. Transient neonatal zinc deficiency caused by a novel mutation in the SLC30A2 gene. Pediatr Dermatol, 2017, 34(2): e104-e105.

第10节 寄生虫和昆虫性皮肤病

疥疮(scabies)是由人型疥螨通过直接接触引起的传染性疾病,亦可通过接触患儿使用过的衣物、毛巾等物而间接传染,偶尔可通过与患疥疮的动物接触后感染,可在家庭、幼儿园和学校小范围内流行。

【病因】 疥疮是由人型疥螨寄生于人的表皮所致。疥螨成虫体形扁平,呈圆形或椭圆形,黄白色,腹侧有四对足。雄虫长约0.2~0.3mm,雌虫约0.3~0.5mm。雄虫常在交配后不久即死亡,雌虫在交配后钻入宿主表皮角质层,边掘进边排卵,每日可产卵2~4个,一生共可产卵40~50个,排卵后即死于隧道末端。成虫多于夜间活动,离开人体还能存活2~3天。

【临床表现】 典型皮疹为针尖大小的丘疹和丘疱疹,指缝处常可见由疥虫所掘出的线状隧道,常伴有夜间剧痒。瘙痒症状与疥螨在皮损中活动、疥螨粪便等排泄物的物理、化学刺激以及炎性因子的参与有关。本病好发于皮肤薄嫩处,如指缝及其两侧、手腕屈侧、腋窝、下腹部、脐周及生殖器,一般不累及掌跖和头面部。但婴幼儿、儿童的皮肤角质层薄,皮损可累及头面部、掌跖。部分患儿可在阴囊、阴茎等处可出现淡色或红褐色、绿豆至黄豆大半球炎性硬结节,有剧痒,称为疥疮结节(数字资源37-9)。另一种罕见类型为挪威疥(Norwegian scabies),是一种严重的疥疮,传染性极强,多发生于身体虚弱、皮肤感觉障碍、有严重系统性疾病和免疫功能低下者,该型皮疹广泛、角化明显且有特殊臭味[1]。

数字资源37-9 疥疮、虫咬皮炎

【诊断】 根据典型的皮疹(如丘疹、丘疱疹、隧道、疥疮结节)、特殊的发病部位(如手指缝)、夜间剧痒、有接触传染史及家中有类似患者,不难诊断。如能用钝口刀片轻刮新生的皮疹,可得少许液体与皮屑,和以生理盐水,置玻片上,用显微镜检查,常可找到疥虫、虫卵或粪便。

【治疗】 以外用杀疥虫的制剂为主。凡集体发生或家庭成员患者均应同时治疗。涂药时应从颈部以下行全身涂抹药物,每天1次,连涂3天为一疗程;疗程结束时再用热水、肥皂洗澡,及时更换衣被,并将换下衣被等用水烫洗或煮沸消毒。如尚未痊愈,可于1周后重复一疗程。治疗后,应观察2周,如无新皮损出现,方可认为痊愈。

常用药物如下:①硫磺软膏:婴幼儿用5%硫磺软膏,儿童用5%~10%硫磺软膏,涂擦颈部以下全部皮肤;②克罗米通、丁香罗勒油亦可用于治疗疥疮;③疥疮结节:可局部外用糖皮质激素,必要时冷冻治疗;④对于用以上治疗方法效果不佳者,可口服伊维菌素片(Ivermectin)治疗[2]。

【预防】 注意个人卫生,"三勤":勤洗澡、勤换衣、勤晒衣被。发现病人及时治疗,换下的衣服要煮沸消毒,不能煮烫者用塑料包包扎一周后,待疥螨饿死后再清洗。

(胡瑾)

参考文献

[1] NELSON N, SONG M, NG VL. Crusted Scabies. J Clin Microbiol, 2019, 57(9): e00480.

[2] MOTSWALEDI HM. Clinical diagnosis and treatment of scabies, a neglected tropical disease. S Afr Fam Pract, 2021, 63(1): a5224.

38 第三十八章 骨科疾病

第1节　小儿骨科特点

小儿骨科学是一门预防和治疗小儿运动系统，即肌肉、骨骼疾病的医学专业，服务对象的年龄范围从新生儿到青少年。小儿处在生长发育阶段，因此首先要熟悉孩子的生长发育特点和表现。诸如功能发育、何时能独立走路；不同部位的第一次骨化中心出现时间、骺板闭合时间；语言和动作技巧的成长，如持握能力、站立平衡、肌力强弱、能堆积木的层数和时间、解开纽扣等[1]。

小儿骨科病史的采集从分娩开始，妊娠是否足月或早产；生产是否顺利，有无生后窒息；母亲羊水过少或过多常是患儿畸形、神经系统缺陷的线索。主诉内容应注意脊柱四肢畸形、步态、局部和全身性力弱、关节肿胀、疼痛、僵硬。同时应关注主诉的来源是患儿的诉说，还是家长或同学的反映。

总之，了解小儿生长发育和病史询问最重要的是生长发育是否落后；心理活动或智力是否迟钝；有无行为异常。检查者应判断在预期年龄段能不能达到应有水平。对此，检查者要查找神经肌肉骨骼系统的功能缺陷，如体位姿势、上下肢的功能、日常生活动作、讲话能力和态度，以及小儿对家长和外界环境的反应[2]。

骨科的检查方法实际上包括肌肉骨骼和神经的检查。这些检查针对新生儿（出生至28天）、婴幼儿（2~3岁）、学龄前（3~6岁）、学龄期（6~12岁）和青少年（12~18岁）等各个不同阶段。由于神经骨骼肌肉正常功能的发挥取决于神经系统，因此，从诊断层面讲，骨科和神经学科检查的分界是模糊不清的。从骨科角度划分年龄的方法还有学步幼儿（1~3岁）、小儿（4~10岁）、青少年（11~15岁）。这与患儿的合作程度相关[3]。

骨科检查要查找有无畸形、存在什么样的畸形并要确定畸形的确切部位。若有畸形，是否能用特殊试验测定。值得注意的是：畸形根源在骨、关节还是软组织？畸形的严重程度？畸形是固定的，还是可以经过被动或主动矫正的？产生畸形的因素是什么？是否同时伴有肌肉痉挛？局限性压痛或活动进而诱发疼痛？

一项基本检查是熟悉每个关节的正常活动范围，常用两侧对比检查以了解患儿该关节有无受限或活动范围过度。

有几个特殊试验值得提出，如：特伦德伦堡（Trendelenburg）征、应力特伦德伦堡试验、Gower征、Meryon征等（图38-1~图38-3）。

小儿骨科的一项非常重要而有用的检查法是各种影像学检查，其中尤以X线平片最有价值。近20年，B超、CT和MRI也已得到广泛应用。这对于过去诊断有困难的病例是非常有帮助的。但有两点值得提出：一是不能忽略一般的体格检查和实验室检查；二是不能跨过

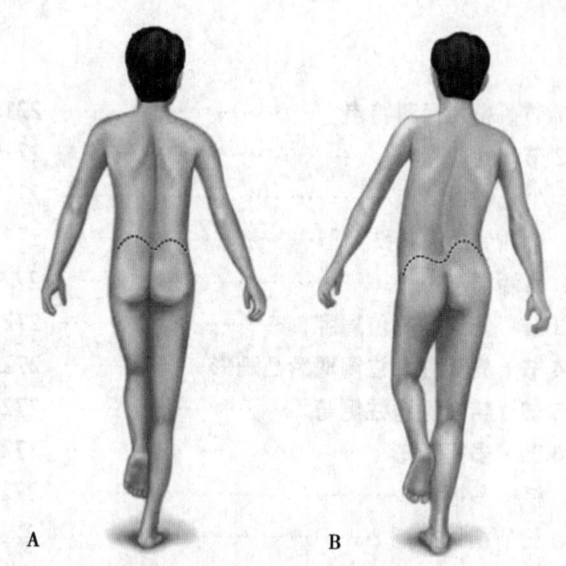

图38-1　特伦德伦堡征

A.正常：单腿站立对侧下肢屈膝屈髋负重侧臀中肌能拉住骨盆使对侧骨盆上升，使重心移向站立侧，维持身体稳定；B.特伦德伦堡征阳性：表现为站立负重一侧髋外展肌力弱无法拉住骨盆，对侧下肢重量使骨盆降低，躯干不稳。

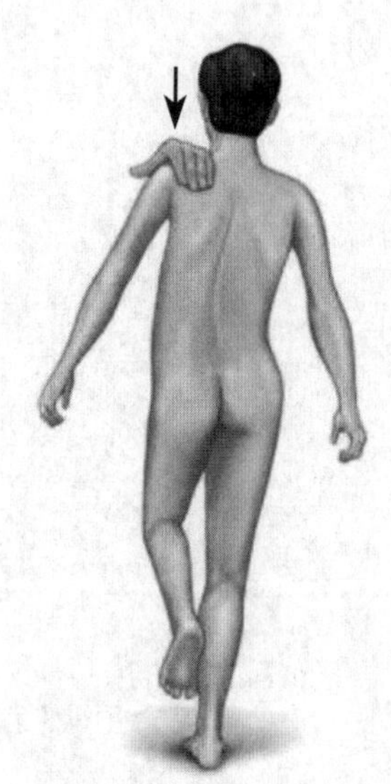

图38-2　应力特伦德伦堡试验

患儿单腿站立时，检查者用手在屈髋、屈膝不负重侧的肩部下推。目的是检测负重侧外展肌（臀中、小肌）的肌力。如不负重侧骨盆下垂加重说明对侧髋外展肌力弱。

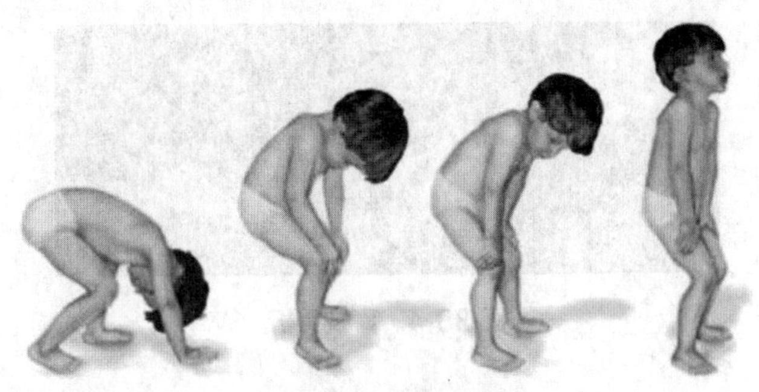

图 38-3　Gower 征

让患儿平卧于检查台上，要求无外力协助下站立。此征阳性时表现动作艰难，先翻身俯卧，再用双手支撑抬高臀部，然后用手置于膝部并逐渐向大腿上部挪动，直至勉强站起，此表现称 Gower 征阳性。多出现在全身性肌无力的患儿。

影像学的诊断而直接依赖病理检查。正如 70 多年前有名的外科医师、病理学家尤因氏所讲的"大体解剖"（也在 X 线平片上有其表现）对正确理解疾病常比多变而捉摸不定的一小块组织更加安全和有指导意义[4,5]。

（潘少川）

参考文献

［1］PARIKH SN. Pediatric orthopedics. Orthop Clin North Am，2015，46(2)：xix-xx.

［2］MURPHY RF，MOONEY JF 3RD. Orthobiologics in Pediatric Orthopedics. Orthop Clin North Am，2017，48(3)：323-331.

［3］MINAIE A，SHLYKOV MA，HOSSEINZADEH P. Pediatric Orthopedic Workforce：A Review of Recent Trends. Orthop Clin North Am，2019，50(3)：315-325.

［4］SHLYKOV MA，HOSSEINZADEH P. Pediatric Orthopedics：Is One Fellowship Enough? Orthop Clin North Am，2021，52(2)：133-136.

［5］ANDRAS LM，ABOUSAMRA O. What's New in Pediatric Orthopaedics. J Bone Joint Surg Am，2021，103(4)：287-294.

第 2 节　儿童骨折

骨骼损伤在小儿中较常见，Landin 回顾了超过 8 000 例骨折儿童资料，超过 40%的男孩和 25%的女孩在 16 岁之前有骨折的病史[1]。小儿骨与关节的损伤与成人有许多相似之处，但未发育成熟的骨骼有独一无二的性质，所以它们的损伤与成人骨骼损伤相比，有不同的特点。无论损伤的机制、原因、受伤部位、远期生物学反应（尤其是生长结构损伤时），还是诊断治疗原则、并发症、处理原则和预后等都有显著的不同。因此，不能简单地把儿童看作是缩小了的成人，也不能完全按照对待成人的方法对待小儿的骨与关节损伤。

许多研究分析了儿童骨折的流行病学特点。大多数研究表明，男孩骨折多于女孩，特别是青春期的男性更为多见。<18 个月的小儿骨折较为少见，多由产伤或虐待所致。5 个大型流行病学研究表明，前臂远端的骨折在小儿中是最常见的，约占 12 946 例骨折中的 25%左右，其次是颈部的损伤，占小儿骨折的 8%以上。

一、小儿骨折特点

小儿不是成人的缩影，其独有的特性影响着小儿外伤的治疗。这些特性包括对应力有较强的弹性，肥厚的骨膜，很强的潜力，愈合时间短以及骨骺的存在等。

1. 骨折愈合快　小儿骨折比成人愈合快，厚的骨膜和丰富的血运使骨折后很少有不愈合者。有些儿童骨折也可能不愈合，如股骨干骨折、较大儿童的舟状骨骨折或桡骨头骨折，以及有软组织损伤和感染的复合创伤，手术干扰可引起迟缓愈合或不愈合。小儿年龄越小骨折愈合越快，股骨干的产伤骨折可在 12 天内愈合，2~3 岁需 3 周愈合，8~10 岁需 6 周愈合。

2. 可塑性强　一些研究比较了小儿和成人骨骼的机械特性，Currey 和 Butler 发现[2]，在弯曲应力中未发育成熟的骨骼承受力较弱，但是在骨折前它可吸收更多能量，这是未发育成熟的骨骼有承受较大可塑性变形能力的结果。虽然在成人中骨骼有可塑性变形的情况，但是在小儿中则更为常见，Borden[3] 曾首先对小儿骨骼可塑性变形进行报道。小儿可塑性变形中最常见的部位是前臂，尤其是尺骨。虽然幼儿的骨骼可以重塑，但大多数专家认为：假如小儿前臂骨折后成角超过 20°或孩子已超过 4 岁，临床上有明显的畸形或旋前旋后受限，前臂的可塑性变形将降低。Sanders 和 Heckman[4] 在麻醉下，用手法在骨折畸形的顶点施加稳定的力量并持续按压几分钟,可使畸形角度平均减少85%。尺骨的可塑性变形在大多数桡骨小头脱位的报道中已经作了描述。

长骨骨折后的成角畸形,根据小儿的年龄、从干骺端到骨折部的距离和成角的度数,可有一定的概率自行矫正。年龄越小、越接近干骺端的骨折,越能接受较大的成角。接近屈戌关节运动平面的成角更可能被矫正,其他方面的成角矫正较困难,旋转畸形常不能自行矫正。

3. 再生长和过度生长 不仅小儿的骨折愈合较成人快,而且愈合以后残留的畸形还可能重塑。影响畸形重塑的因素包括:生长潜力和畸形与相邻关节的关系,这些因素决定骨折重塑的潜力,而小儿的骨龄是最重要的因素。其他因素包括畸形是否接近骨骺板,不同部位骺板的生长潜力也不同。如肱骨近端的生长80%来自近端的骺板,肱骨近端骨折较肱骨远端骨折畸形重塑的可能性更大。

根据Wolf定律,骨骺按通过它的压力方向来重塑。因此,与关节活动在同一平面的畸形比不在同一平面的畸形更易重塑。如股骨干骨折的畸形在矢状面可有大量的重塑,冠状面仅有少量,而旋转畸形的也很少重塑。

在处理小儿骨折时还要注意的是,肢体骨折后有加速生长的潜力。临床上最常见的是在股骨干骨折复位时,有意识地将骨折断端重叠移位2cm,已被广泛地接受。长骨干骨折在一定时间内可刺激生长加速,在伤后3个月最大,超过正常生长的38%,以后逐渐下降,一般可维持2年。通常在胫骨骨折后40个月、股骨骨折后50~60个月才恢复正常速度,甚至在股骨骨折后,同侧的胫骨也可加速生长。在7~13岁的患儿中,股骨干的过度生长为1cm,而在幼儿中可达2cm。

4. 骨骺滑脱多见,韧带断裂少见 因小儿处在生长发育期,具有骨骺和骺板等结构,而骨骺的连接不如韧带的连接坚固,故造成成人韧带断裂或外伤性关节脱位的暴力,在小儿多造成骨骺撕脱、骨骺滑脱等骨骺损伤。

二、小儿骨折的特殊类型

1. 青枝骨折 多见于10岁以下的小儿,成角的外力作用于骨干,可以使一侧骨皮质和骨膜发生断裂,而对侧尚完好,状如折断嫩树枝的表现(图38-4)。因为未发育成熟的骨骼较成人骨骼有更大的弹性和更厚的骨膜,因此青枝骨折是儿童独有的骨折。在青枝骨折中,在张力侧的皮质骨完全断裂而压力侧的皮质和骨膜则保持完整,且经常承受着可塑性变形。这种骨折比较稳定,骨折端没有明显移位,整复也比较容易,预后良好。

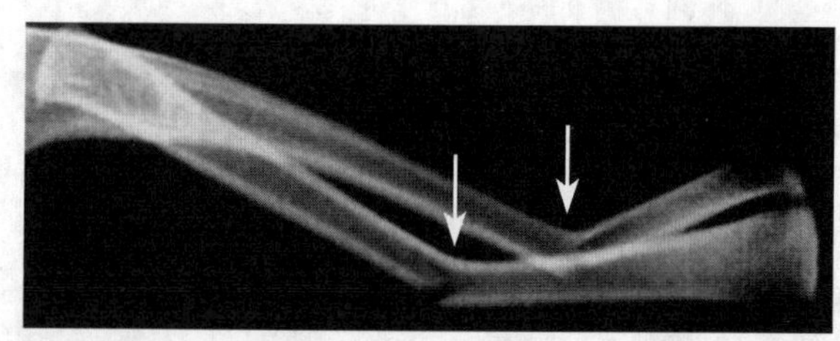

图38-4 青枝骨折

2. 竹节样骨折 多为纵向的外力,特别是在干骺端,可表现为压缩性的挤压骨折,在X线片上可见两侧骨皮质出现喙嘴样改变(图38-5),如果外力有一定成角的话,则这种喙嘴样表现出现在一侧骨皮质,一般骨膜没有断裂。骨折治疗比较容易,许多仅需要单纯的外固定,防止再骨折,预后也好。

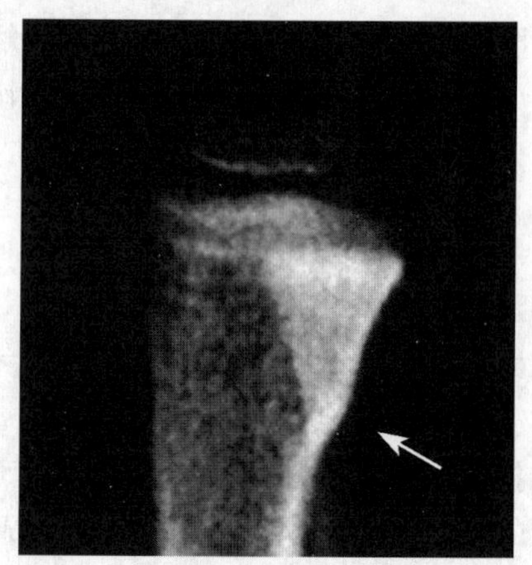

图38-5 竹节样骨折

3. 弯曲型骨折 实际上也是另一种青枝骨折,多发生在年龄更小的婴幼儿。在普通X线片上看不到骨折线,仅表现为长骨的弯曲变形,稍不注意就容易漏诊,其最大的特点是始终无骨痂生成。往往要结合外伤史,局部多伴有疼痛和压痛,或较轻微的肿胀,必要时需拍射对侧X线片比较,方可做出明确诊断。这种弯曲骨折,其自愈能力反而不如其他骨折,甚至遗留长久的弯曲变形。

4. 产伤骨折 范围广,如颅内出血、颅骨凹陷性骨折、腹腔实质脏器破裂、神经损伤和四肢骨折。产伤骨折是几乎不需手术而且预后最好的一种骨折。多见于股骨干骨折、肱骨干骨折、近关节部位的骨骺滑脱以及锁骨骨折等。

5. 虐待骨折 多发生于幼小患儿,约66%发生在3岁以下。患儿父母诉说病史明显不合理或不符合检查结果。患儿同时有多发骨折、不同时期的皮下淤血、皮肤烧伤或裂伤,常见新鲜及陈旧骨折并存,可见不同时期的修复过程,证明损伤重复进行的特征。常见于肱骨、胫骨和股骨,在骨干和干骺端连接处更为多见。

6. **病理性骨折** 各种原因造成骨质异常而产生的骨折,可称为病理性骨折,儿童较为多见。发育性成骨不全,如脆骨病;内分泌疾病和维生素缺乏,如维生素C缺乏病、佝偻病;原发或继发性甲状旁腺功能亢进、垂体功能亢进;失用性肌萎缩,如神经肌肉疾病——脊髓灰质炎、脑瘫、多发性关节挛缩症等。此外,炎症、肿瘤和先天性疾病等,均可并发骨折。

三、骨骺损伤

骨骺板也称生长板(growth plate),是儿童特有的结构,由软骨细胞组成,故具有橡胶样韧性,有减震作用,保护关节面避免遭受像成人常见的严重粉碎骨折。

骨骺分离常发生在临时钙化区骨骺一侧的肥大软骨细胞层,因此生长细胞仍附着在骨骺上,这些细胞可从供给骨骺的血管获得血液供应,若骨骺血管损伤,则会影响生长细胞。在骨骺分离时,从距生长板远的部位进入骨骺的血管比经生长板边缘进入骨骺者损伤小,因此股骨近端和桡骨近端骨骺易受到损伤。

骨骺板的直径至少为同骨骨干直径的2倍,甚至高达3~6倍,这可以减少软骨板的压力。它也不是简单的平板,其表面凹凸不平,增加了与干骺端的接触面并有大的隆起,如肱骨上端呈帐篷状,股骨下端有四个大的凹陷,周边软骨变厚形成强的软骨膜环与关节软骨相连,近侧覆盖在骨骺上,远侧强有力地附着于骨膜。

骺板的连接比正常的肌腱、韧带或关节囊弱,所以引起成人韧带撕裂或关节创伤性脱位的损伤,在小儿多导致骨骺分离。当骨折时,骨骺移位的凹侧骨膜仍完整,起铰链作用,当骨骺复位时则变得紧张,可防止整复过度。

骨骺损伤占小儿骨折的15%~30%,发生率随年龄而变化,在青春期达到高峰,男孩较女孩多见,约为2∶1。有报道损伤骺板的骨折占所有骨骺骨折的30%。虽然骺板损伤较为常见,但却很少发生生长畸形,其发生率仅占所有骺板损伤的1%~10%。

由骺板损伤而引起的问题并不多见,这些问题常可以预见,有时是可以避免的。了解骺板的解剖和生理以及它们对损伤反应的基础理论知识,对临床医师正确处理骺板损伤非常重要。

骺板的解剖详见数字资源38-1。

数字资源38-1 骺板的解剖

骺板损伤分类 许多年过去了,骺板损伤有的许多种分类方法,已经被描述,包括如Foucher、Poland、Aitken及Ogden的分类方法,然而最广泛应用的是Salter和Harris的分类[5,6](图38-6)。

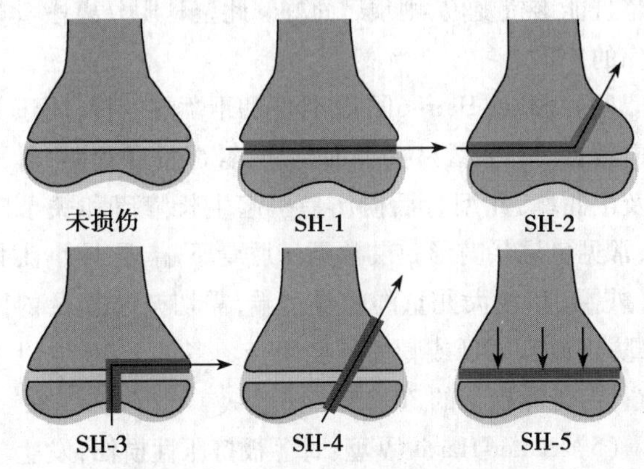

图38-6 Salter-Harris(SH)分型

(1)Salter-Harris Ⅰ型:单纯骨骺分离。多发生于婴幼儿,占骨骺损伤的15.9%。骨骺沿全部骨骺线从干骺端分离,发生在生长板肥大细胞层,不伴有任何干骺端骨折。如骨膜仍然完整,则无移位或很少移位,除了骨骺线可轻微增宽外,在X线片上很难做出诊断。分离较大则会有骨膜破裂,如已经部分或完全自行复位,容易漏诊。损伤常由剪力、扭转力或撕裂所引起,尤见于产伤和幼儿较大的骨骺。X线片上可见骨化中心移位,如在骨骺骨化之前发生,临床诊断较X线片诊断更有意义,可用关节造影或超声影像协助诊断。如未伤及骨骺的血管,此种类型骨骺损伤整复容易,对以后生长的预后良好,多不引起生长障碍。但对于股骨头骨骺分离、骺动脉损伤,预后通常不佳。也可见于维生素C缺乏病、佝偻病、骨髓炎等。

(2)Salter-Harris Ⅱ型:骨骺分离伴干骺端骨折,是最常见的类型。骨骺分离沿骨骺板延伸到不同距离,骨折线通过肥大细胞层,然后斜向干骺端,累及干骺端一部分,产生一个三角形干骺端骨块。更常见于7~8岁的儿童,并受到一个向外侧移位的外力,骨折端成角的凸侧有骨膜撕裂,而在三角形干骺端骨块处的骨膜完整,骨折容易整复,完整的骨膜可防止过度复位。通常骨干可被扣眼样撕裂的骨膜套住,如在肩部有大的干骺端骨块时更是如此,这种情况需切开复位,预后良好,占骨骺损伤的48.2%。多见于桡骨远端、肱骨近端、胫骨远端。

(3) Salter-Harris Ⅲ型:骨骺骨折,属于关节内骨折。关节内的剪力可产生垂直劈裂,从关节面延伸到骨骺板,然后沿骨骺板平行横越部分骨骺板肥大细胞层到边缘,骨块可能移位或无移位。这种骨折-分离的类型不常见,最多见于胫骨远端内、外侧、肱骨远端外侧。移位超过2mm,精确的切开复位对于恢复关节面平整很重要,若分离骨骺的血供完整、骨骺分离无移位、关节面平整且能维持复位,则预后尚好。此型骨骺分离占骨骺损伤的4%。

(4) Salter-Harris Ⅳ型:骨骺和干骺端骨折,属于关节内骨折。骨折线从关节面延伸,斜行贯穿骨骺、骨骺板及干骺端,此型骨骺损伤易引起生长障碍和关节畸形,常见鱼尾状畸形。最常见于肱骨下端、肱骨小头骨骺(外髁)和较大儿童的胫骨远端,需切开整复及内固定,防止愈合不良或骨骺早期闭合。多见于10岁以下儿童,占骨骺损伤的30.2%。

(5) Salter-Harris Ⅴ型:骨骺板挤压性损伤,发生于严重暴力情况下,相当于骨骺板软骨压缩骨折,不常见但是很严重。多发生在单向活动关节,非常少见,仅占骨骺损伤的1%。这种骨骺损伤在早期X线片上显示阴性。骨骺板软骨细胞破坏严重,骨骺营养血管广泛损伤。多见于膝关节、踝关节。其结果导致骨骺板早闭、生长停止、骨变形、关节畸形。因该种骨骺损伤难于被发现,故常常属于回顾性诊断,即已经出现畸形才做出诊断。目前应用CT、MRI检查可以协助诊断。它也可因干骺端骨髓炎或骨骺缺血性坏死导致。

(王强)

参考文献

[1] LANDIN LA. Fracture patterns in children. Analysis of 8,682 fractures with special reference to incidence, etiology and secular changes in a Swedish urban population 1950-1979. Acta orthopaedica Scandinavica. Supplementum,1983,202:1-109.

[2] CURREY JD, BUTLER G. The mechanical properties of bone tissue in children. J Bone Joint Surg Am, 1975, 57(6): 810-4.

[3] BORDEN S 4TH. Roentgen recognition of acute plastic bowing of the forearm in children. Am J Roentgenol Radium Ther Nucl Med,1975,125(3):524-30.

[4] SANDER WE, HECKMAN JD. Traumatic plastic deformation of the radius and ulna. A closed method of correction of deformity. Clin Orthop Relat Res. 1984 Sep;(188):58-67.

[5] SALTER RB, HARRIS WR. Injuries involving the epiphyseal plate. J Bone Joint Surg Am,1963,45:587-622.

[6] CEPELA DJ, TARTAGLIONE JP, DOOLEY TP, et al. Classifications In Brief: Salter-Harris Classification of Pediatric Physeal Fractures. Clin Orthop Relat Res, 2016, 474(11): 2531-2537.

第3节 先天性高位肩胛

先天性高位肩胛(congenital high scapula)又称Sprengel畸形,是一种少见的先天性畸形。一侧肩胛骨的位置比正常高,同时可伴有颈胸椎、肋骨等畸形。

【病因】 这类畸形是肩胛带下降不完全的结果。胚胎期第3个月末,两侧肩胛带应从颈部下降到胸廓的上部。羊水量不正常导致子宫内压力过高,肌肉发育缺陷,肩胛骨与脊椎间有异常的软骨或骨性连接,可能是发病的直接原因。概括说,肩胛骨下降不良可能不是肌肉异常,而是因为子宫内环境或其他因素致肩胛骨不能下降。但也可能是肩胛骨的大小和形态正常而因肌肉张力不良使肩胛骨发育停滞。一些患者有遗传性。

【病理】 骨和肌肉均有异常。肩胛骨的形状多较正常者小,横径增宽,位置高,靠近脊柱,甚至接近枕骨。岗上部位向前倾斜,与上胸壁相适应。肩胛骨的内上角延长或增宽。枕部、颈椎与肩胛骨的内上角之间由发育有缺陷的肌肉构成束带、纤维组织、软骨或不正常的骨组织——肩椎骨(omovertebral bone)相连。有肩椎骨的病例约占1/3。这种肩椎骨自肩胛骨的上缘向上内侧伸展,附着于下部颈椎的棘突、椎板或横突的软骨或纤维组织上,很像低级脊椎动物的肩胛上骨(suprascapula bone)。

【临床表现】 两侧肩部不对称。患侧肩胛骨较小,向上方和前侧凸出,并有旋转,位置高于健侧1~12cm(平均3~5cm)。肩胛骨的上角可达到第四颈椎,其下角可达到第二胸椎。患侧颈部较丰满而且变短,颈肩弧度平坦,在锁骨上区可摸到肩胛骨的岗上部分。锁骨向上方和外侧倾斜,并与水平线成25°角(立位)。肩椎骨也可摸到。举起上臂时肩胛骨向外侧和旋转的活动均受限。患侧肩部外展受限。肩肱关节的被动运动幅度正常。肩胛骨与肋骨之间的活动受限。视诊和触诊可查出斜颈、短颈、脊柱后凸，脊柱侧弯等畸形。如两侧均有畸形，颈部显得粗而短，两肩外展受限，颈椎前凸增加。

X 线片对比两侧肩部，可显示患侧肩胛骨位置较高，并伴有某种畸形。如拍照两上臂外展位的 X 线片，可见到患侧外展受限。

【治疗】

【附】高肩胛选择外科手术的因素(数字资源 38-2)

数字资源 38-2　高肩胛选择外科手术的因素

手术方法包括切断或切除纤维索带，切除不正常的肩椎骨，剥离肩胛骨，从高位下移至正常部位，或切除部分肩胛骨。手术最好选在 2~4 岁进行，6 岁以后手术效果常不满意。有时是因单侧肩胛骨较小或脊柱有畸形而表现外观异常。手术效果应以改善功能为主。常用的手术方法有 Green 和 Woodward 术式[1-5]。各种方法均可发生暂时性臂丛麻痹，应予警惕。

（张学军）

参考文献

[1] PATWARDHAN S, SODHAI V, GUGALE S, et al. Surgical correction of Sprengel's deformity by modified Woodward procedure: outcomes in twenty eight patients. Int Orthop, 2020, 44 (6): 1143-1151.

[2] ÖNER A, KÖKSAL A, ÇIMEN O, et al. Modified Woodward Technique for Sprengel Deformity and a Modification of the Cavendish Classification. J Pediatr Orthop, 2020, 40 (8): 401-407.

[3] ELZOHAIRY MM, SALAMA AM. Sprengel's deformity of the shoulder joint treated by Woodward operation. Eur J Orthop Surg Traumatol, 2019, 29(1): 37-45.

[4] ÖNER A, AŞANSU MA, AKMAN YE. Sprengel Deformity: Comprehensive Evaluation of Concomitant Spinal and Extraspinal Anomalies in 90 Patients. Spine (Phila Pa 1976), 2020, 45 (18): E1150-E1157.

[5] SOLDADO F, BARRERA-OCHOA S, DIAZ-GALLARDO P, et al. Outcomes following endoscopic-assisted Woodward procedure for Sprengel deformity. J Child Orthop, 2021, 15 (6): 583-588.

第 4 节　先天性脊柱侧弯后凸畸形

先天性脊柱侧弯(congenital scoliosis)的发病率约为 1‰，是小儿骨科和儿童脊柱外科的治疗难点之一。经过长期的基础研究和临床实践，其病因、分类和治疗方面有了一些进展。

【病因】　试验研究表明孕期接触有毒物质，如 CO，可导致胎儿发生先天性脊柱侧弯。母亲孕期患有糖尿病或服用抗癫痫药也有可能导致孩子发生先天性脊柱畸形。近年来我国和国际学者陆续发现了多个先天性脊柱侧弯的致病基因，但基因学说目前尚不能解释所有先天性脊柱侧弯的发病，还需要进一步研究。现在通过 MRI 或超声检查可以在胎儿时期发现孩子是否患有先天性脊柱畸形，但是由于胎儿解剖结构较小以及脊柱的发育特点，其诊断准确性通常不高。

【分类】　先天性脊柱侧弯的椎体畸形分为：椎体形成不良、椎体分节不良和两者的混合型三种类型[1,2](数字资源 38-3)。

数字资源 38-3　先天性脊柱侧弯分型

38 章

近年来，也有学者提出目前的分类方法过于简单，要从基于 CT 的三维层面对先天性脊柱侧弯进行分类，以更好地帮助诊断和治疗。但目前尚无学术界统一认可的分类方法。

【伴发畸形】　先天性脊柱畸形可合并的畸形包括中枢神经系统、消化系统、呼吸系统、心血管系统、骨骼与肌肉(运动)系统、泌尿生殖系统等,种类较多。关于先天性脊柱畸形合并各系统畸形的发病率,较高的主要为以下三类:神经系统畸形(18%~58%)、泌尿系统畸形(18%~34%)、肋骨及胸壁畸形(19%)。

首都医科大学附属北京儿童医院 2003 年 3 月—2008 年 11 月入院治疗的 425 例先天性脊柱畸形患者中 284 人并发其他系统畸形,合并畸形总数共计 494 例次[3]。并发泌尿生殖系畸形共计 50 人,泌尿生殖系统畸形例数共计 67 例,发生率为 11.8%(50/425),孤立肾最常见,约占全部泌尿生殖系统畸形的 26.9%,其次为肾发育不良(17.9%)、马蹄融合肾(14.9%)、肾输尿管重复畸形(11.9%)、肾脏异位(9.0%)、输尿管梗阻(7.5%)。

【附】先天性脊柱侧弯合并胸廓功能不全综合征(数字资源 38-4)

数字资源 38-4 先天性脊柱侧弯合并胸廓功能不全综合征

【降低手术治疗风险的原则】 由于先天性脊柱侧弯患儿脊柱和椎体本身的复杂性,以及合并畸形的多样性,尤其是合并较多的中枢神经系统畸形,因而先天性脊柱侧弯的手术风险远高于其他类型脊柱侧弯。如何降低手术风险是先天性脊柱侧弯的重点和难点[4]。

早期干预,减缓和控制先天性脊柱侧弯的加重进度,是降低手术风险的主要方法。针对先天性脊柱侧弯的非手术治疗,可以选择系列石膏矫正、支具和牵引治疗。系列石膏与支具的交替使用能够拖延小年龄先天性脊柱侧弯的手术时间,为将来进行截骨矫正奠定基础。北京儿童医院观察了一组先天性脊柱侧弯患者共 8 例,其侧弯 Cobb 角平均 58.5°,经过平均 5.4 次,共 15 个月的系列石膏矫正,其侧弯降低至 48.5°。部分患者改为支具后继续随访,平均延迟了手术 21 个月[5]。牵引治疗主要应用在手术矫正前降低侧弯角度,需要指出的是针对僵硬的先天性脊柱侧弯,牵引通常很难减小结构性主弧,但能够减小没有先天畸形的代偿弧弯度,此外牵引能够改善患者肺功能,也能降低手术过程中的神经系统症状发生率。

降低手术过程中的风险包括以下几点:

1. 手术治疗是一个团队合作,需要手术医生、麻醉师、手术护士、巡视护士以及脊髓监测师等相关人员通力合作,随时相互通报信息并根据情况对操作或治疗作出调整,以降低风险。

2. 手术当中减少脊柱或脊髓拉长的操作,尽量采用使脊柱或脊髓短缩的方法或操作。

3. 手术剥离和置钉过程中可适当降低血压以控制出血。术中采用控制性低血压,应当严密监测脊髓的血供情况,尤其是在进行矫形手术操作时,避免低血压可能造成脊髓血供减少情况的发生。有学者提出矫形过程中,需要适当进行升血压以保护脊髓供血。

4. 脊柱畸形矫形手术中运动和感觉诱发电位的监测是必须的,对可疑阳性波形的出现,应当结合术中唤醒试验。大年龄的先天性脊柱侧弯患儿术中唤醒试验比较容易进行,难点在于那些年龄小,合作困难的孩子。但是,术中脊髓功能监测只局限于手术中对脊髓功能的评价,有些病例可以发生迟发型脊髓功能障碍,最长的可以为术后 72 小时,所以术后的脊髓功能观察同样重要。

【半椎体切除术】 孤立的半椎体会导致脊柱侧弯进展和躯干失平衡,因此此类半椎体需要手术切除。历史上曾针对半椎体患者进行原位融合或凸侧骨骺阻滞手术,其治疗效果均不理想,目前已经淘汰。前后路联合方法切除半椎体,可以将半椎体和邻近椎间盘一同切除。优点是半椎体切除完全,术野显露良好。缺点是前后路显露,需要开胸,胸腹联合或腹膜外手术操作,手术打击大,手术时间长,术中需要孩子改变体位。

随着后路手术技巧的发展,出现了一期后路行半椎体切除,钉棒器械矫形并植骨融合。在这类手术刚开始出现时,切除半椎体通常选择"蛋壳技术"。这是通过半椎体的椎弓根从后路将半椎体刮除,残留下一个椎体的空壳后加压闭合。但这种术式存在显露不完全,半椎体附属的椎间盘切除不彻底,术后难以充分融合。目前切除半椎体通常需要切断与椎体连接的肋骨头 2cm(胸椎半椎体),切除半椎体椎板,暴露椎弓根,沿着骨面分离椎弓根周围软组织,切除椎弓根后继续显露椎体,刮除椎体并切除半椎体远近端椎间盘,一直显露到骨面。这样才能保证充分矫形后的可靠融合。由于目前超声骨刀和止血材料的广泛应用,使得半椎体切除操作更加安全高效(图 38-7)。

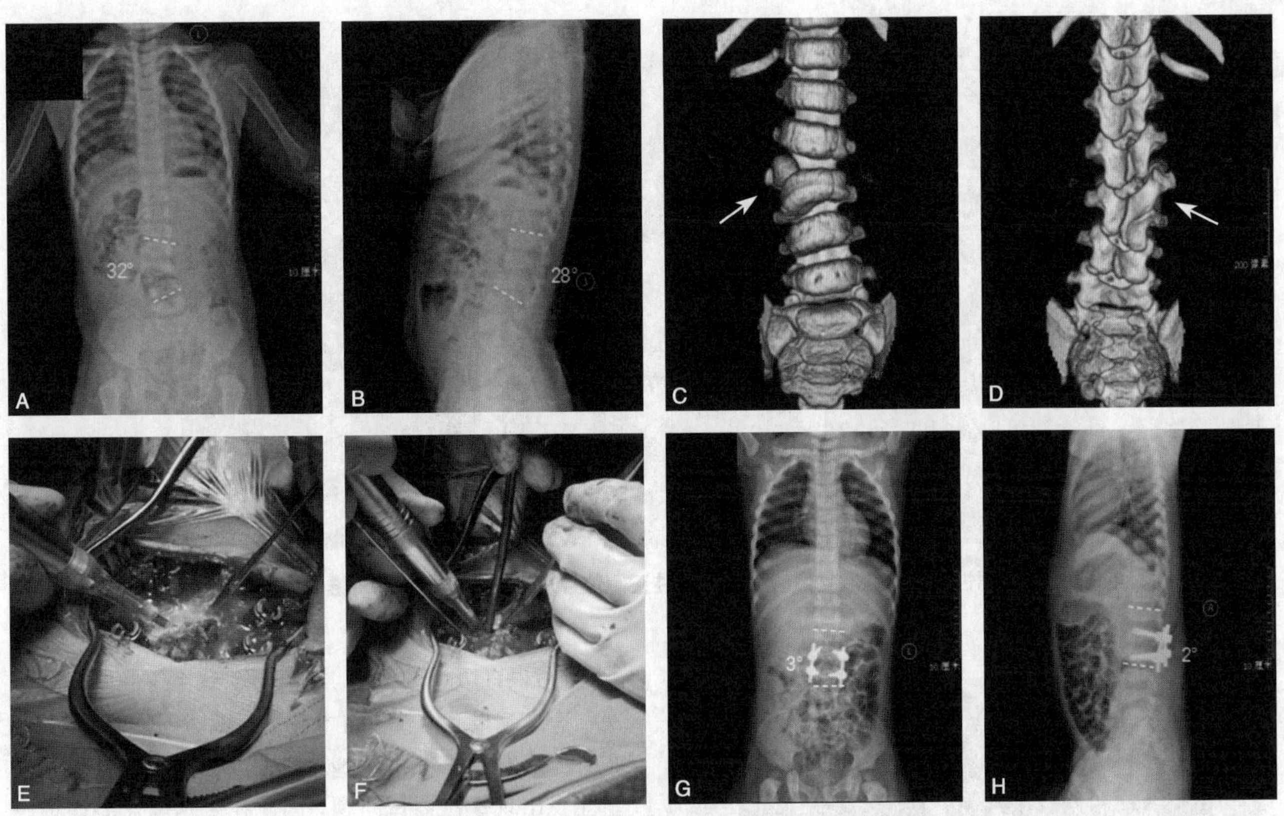

图 38-7　先天性脊柱侧弯椎体畸形手术示意图

A、B. 男性患者，2 岁 6 个月，脊柱正侧位片显示右侧 $L_{2/3}$ 之间半椎体畸形，局部侧弯 Cobb 角 32°；C、D. 脊柱 CT 显示半椎体为完全分节型；E、F. 手术采用超声骨刀切除半椎体；G、H. 术后侧弯完全矫正。

针对半椎体切除术融合固定的节段，总的原则是在保证稳定的基础上尽量减少固定节段。半椎体上下各一个节段固定显然对脊柱生长和活动的影响更小，但这可能造成椎弓根钉切割移位或交接部后突等风险。针对这种风险，可以采用椎板钩棒加强，及"三棒"技术。而对于椎弓根发育较差或合并后凸的患者，应适当延长融合固定节段[6]。

【生长棒技术】 生长棒技术（growing rod techniques）可以在纵轴上提供持续撑开力量，矫正脊柱侧弯，既能保持脊柱的生长发育，又能为肺的发育提供空间，到达脊柱融合手术年龄后，脊柱侧弯相对变轻，矫正难度降低，风险降低，矫正效果提高。生长棒技术又分为单侧生长棒和双侧生长棒。

Harrington 于 1962 年最早介绍了生长棒技术，该方法为日后生长棒技术的完善提供了基础和宝贵的经验。Moe 随后对其进行了改进，用于治疗进行性加重的儿童脊柱侧弯，并将其称为"皮下棒（subcutaneous rods）"，并于 1978 年在脊柱侧弯研究协会做报告。但基于其治疗理念和特点，"生长棒"这个称呼更加准确和形象。在历史上，骨科学界对于生长棒的应用方法，经历了从单侧生长棒到双侧生长棒的变迁。北京儿童医院骨科也经历了这个过程。虽然目前我国乃至世界上仍然有专家宣称单侧生长棒的效果更好，但总体上采用双侧生长棒治疗儿童生长过程中的脊柱侧弯已成为共识。

生长棒的治疗理念是在脊柱侧弯的两端（通常跨越端椎）分别用器械锚定，旷置其间的顶椎区域，避免这部分椎板的剥离显露以避免自发融合。锚定器械通常选择椎弓根钉，但针对近端椎体，如果存在椎弓根发育不良也可以使用椎板钩。远近端锚定器械分别置棒，远近端棒重叠的部分采用连接器进行连接。连接器可以是纵向连接的"生长阀"，但更多见的是横向连接的"多米诺"连接器。在首次置入生长棒系统后，定期进行再撑开手术，文献报道撑开间隔从 4～18 个月不等，北京儿童医院骨科常采用 9 个月至 1 年进行撑开，每次撑开距离根据生长棒跨越的节段范围以及患儿年龄，从 0.5～1.5cm 不等[7]。在间断进行撑开过程中，脊柱侧弯畸形得到控制和部分矫正，而脊柱也能够继续生长。经历多次再撑开手术的患者到达骨骼成熟后，再根据患者情况进行顶椎区域截骨矫正，从而进一步矫正畸形（图 38-8、图 38-9）。

在置入生长棒时，除了需要矫正冠状面畸形，也要

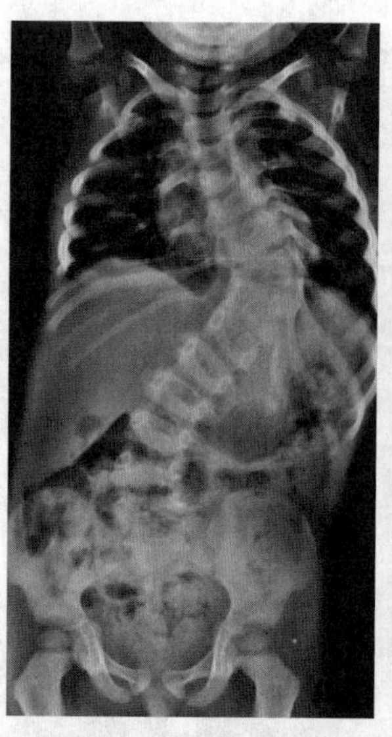
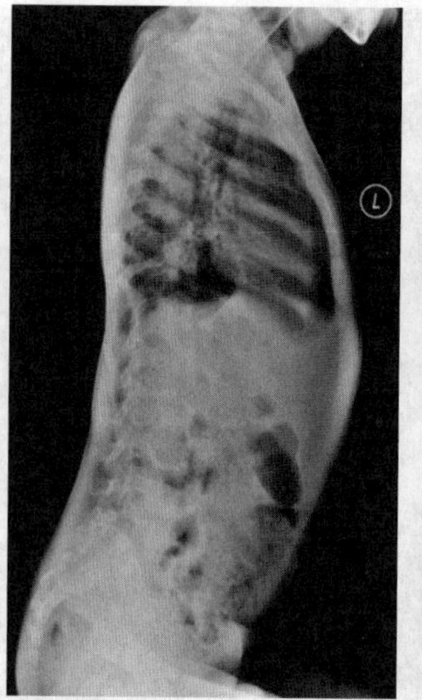
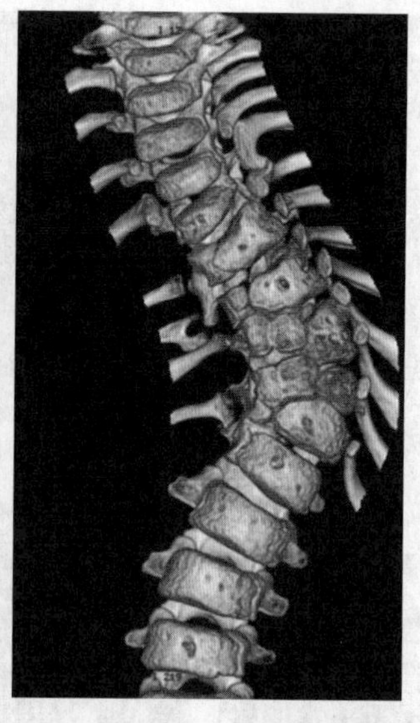

图 38-8　男性患儿，首次就诊时 3 岁，脊柱正侧位片及脊柱 CT 提示多发椎体先天性畸形

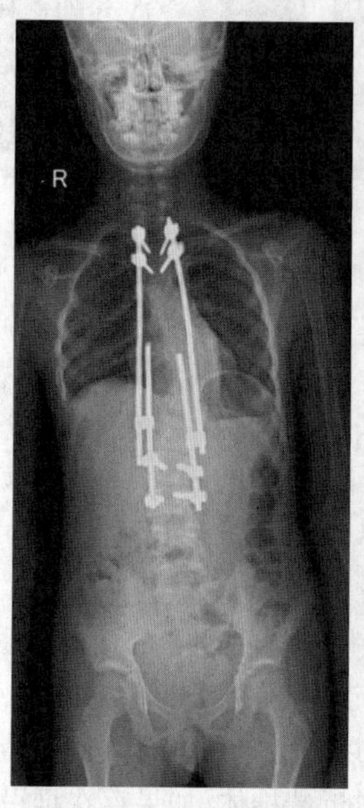
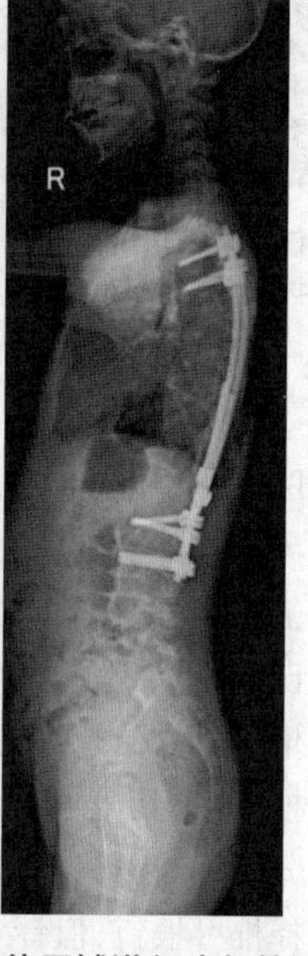

图 38-9　手术选择跨越畸形椎体区域进行生长棒置入并定期撑开，经过 8 年定期撑开，患者已经 11 岁，侧弯从首次就诊的 86°矫正至 53°，矫正率为 38.2%，脊柱 T_1 ~S_1 高度从 22.7cm 增加至 30.2cm，平均每年增加 1cm

考虑脊柱矢状面生理曲度以及异常后凸情况。留置多米诺连接器要选择皮下脂肪厚的部位，以避免压伤。针对营养状况差、皮下脂肪少的患者，需要在术前加强营养。

需要指出的是，由于生长棒系统结构上跨越的脊柱节段范围较大，而整个治疗过程跨越的时间范围较长，在治疗过程中儿童由于天性也在频繁地进行活动。因此其并发症比例较高。最常见的就是器械并发症，包括棒断裂、椎弓根钉切割移位等，皮肤压伤、感染等问题也不罕见。有文献报道生长棒技术并发症随时间逐渐增加，器械并发症发生率超过 100%。即每个患者在治疗过程中都至少出现一次器械问题。因此在手术前需要谨慎决策，治疗过程中也定期检查，每次再撑开手术后也需要通过 X 线机确认钉棒位置，避免或减少并发症的影响。

除了传统的生长棒系统，欧美在近年还出现了基于磁力系统的自动撑开生长棒系统，其再撑开不需要手术切开，可以在门诊通过磁控进行。由于可以更加频繁地少量多次撑开，很多学者乐观地预估其治疗效果。但其疗效目前尚缺乏长期研究。另外，其高昂的价格也限制了应用。

【附】先天性脊柱侧弯 VEPTR 技术（数字资源 38-5）

数字资源 38-5　先天性脊柱侧弯 VEPTR 技术

【小结】 总之，先天性脊柱侧弯需要早期诊断，针对不断进展的先天性脊柱侧弯应尽早干预，避免其持续加重。所有的先天性脊柱侧弯患者在术前应当进行脊柱 MRI 检查，以评估其中枢神经系统的发育状况，以及进行泌尿系统和心脏系统的筛查，检查有无相应的畸形。畸形范围局限的先天性脊柱侧弯可以考虑进行一期脊柱后路器械置入矫形，重度的先天性脊柱侧弯可以

考虑采用脊柱截骨或者椎体切除、脊柱牵引手术等。先天性脊柱侧弯的矫正较为危险，应当选择相对简单、安全和有效的方法。生长棒技术适用于那些发育未成熟，并且弯度较大，侧弯范围较广的患者。合并胸廓功能不全的先天性脊柱侧弯患儿适宜进行 VEPTR 器械的胸腔扩大成型术[8]。先天性脊柱侧弯的治疗目标是在矫正脊柱畸形的同时，最大限度地保留脊柱生长和胸廓发育。

（曹隽）

参考文献

［1］MACKEL CE，JADA A，SAMDANI AF，et al. A comprehensive review of the diagnosis and management of congenital scoliosis. Childs Nerv Syst，2018，34（11）：2155-2171.

［2］KAROL LA. The Natural History of Early-onset Scoliosis. J Pediatr Orthop，2019，39（Issue 6，Supplement 1 Suppl 1）：S38-S43.

［3］GUO D，CAO J，ZHANG XJ，et al. Congenital intraspinal anomalies associated with congenital vertebral malformations. J Clin Ped Sur，2010，9（4）：255-257.

［4］CAO J，ZHANG XJ. Hotspots and consensus in the diagnosis and treatment of congenital scoliosis. J Clin Ped Sur，2018 Sep；17（9）：641-644.

［5］CAO J，ZHANG XJ，SUN N，et al. The therapeutic characteristics of serial casting on congenital scoliosis：a comparison with non-congenital cases from a single-center experience. J Orthop Surg Res，2017，12（1）：56.

［6］曹隽，张学军，白云松，高荣轩，郭东，冯磊. 后路半椎体切除短节段融合固定术治疗儿童腰骶段半椎体畸形及近端代偿侧凸自发矫正的影响因素. 中国脊柱脊髓杂志，2021，31（5）：408-415.

［7］郭东，曹隽，张学军，潘少川，祁新禹，白云松，刘虎，孙琳，李成鑫. 应用生长棒技术治疗小儿先天性脊柱侧凸对椎体生长发育的影响. 中国脊柱脊髓杂志，2015，25（8）：695-698，704.

［8］CAMPBELL RM Jr. VEPTR：past experience and the future of VEPTR principles. Eur Spine J，2013，22 Suppl 2（Suppl 2）：S106-17.

第 5 节　特发性脊柱侧弯

【病因】　尽管特发性脊柱侧弯（idiopathic scoliosis，IS）的病因仍不明确，但学者们经过研究提出了诸多理论。如遗传因素、激素学说、生长异常学说、生物力学学说以及神经肌肉学说等[1]。

尽管特发性脊柱侧弯的病因尚不明确，其发病人数却占结构性侧弯的 80%。该病的诊断需要建立在通过体格检查及辅助检查排除神经原因、综合征、先天性异常等其他病因的基础上。根据发病年龄的不同，可以分为婴儿（3 岁以下）、幼儿（3~10 岁）、青少年（11 岁至骨骼发育成熟）及成人（骨骼发育成熟以后）特发性脊柱侧弯。本章节主要讨论青少年特发性脊柱侧弯（adolescent idiopathic scoliosis，AIS）。

【脊柱畸形的评价】

1. 病史　了解患儿的病史、生长发育所处的阶段、畸形发展的情况，对脊柱畸形的早期评价很有帮助。偶尔在检查非脊柱畸形时，意外发现了脊柱畸形。对于脊柱侧弯患儿，应将其生长发育史及青春期状态关联考虑。男孩的生长发育可以持续到青春期的后期，而女孩在青少年的中期，生长速度减缓甚至停止。加速生长高峰期前的 6~12 个月，女孩在初潮前，男孩在长出腋毛和胡须之初。Y 形软骨闭合预示生长发育高峰的结束（图 38-10）。Risser 征是评估生长发育程度的较为方便的影像学方法。多数发育不成熟的患者没有帽状髂骨骺出现，如图 38-11 所示髂骨骨骺是从侧方向中间生长。发育成熟的患者髂骨骨骺全部出现，并且与髂骨融合（Risser 征 5 级）。如果一个患者处于生长发育高峰

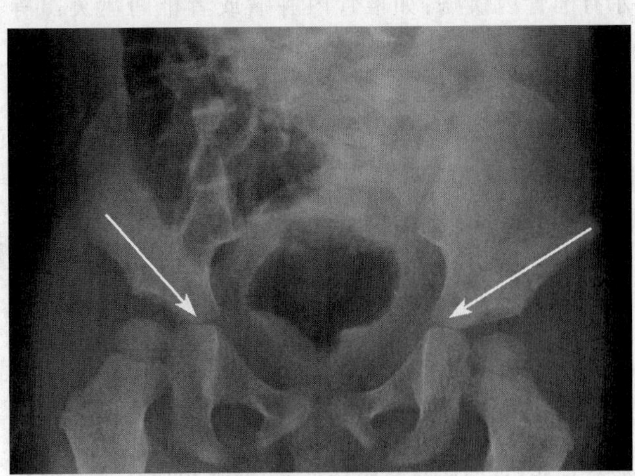

图 38-10　Y 形软骨

38 章

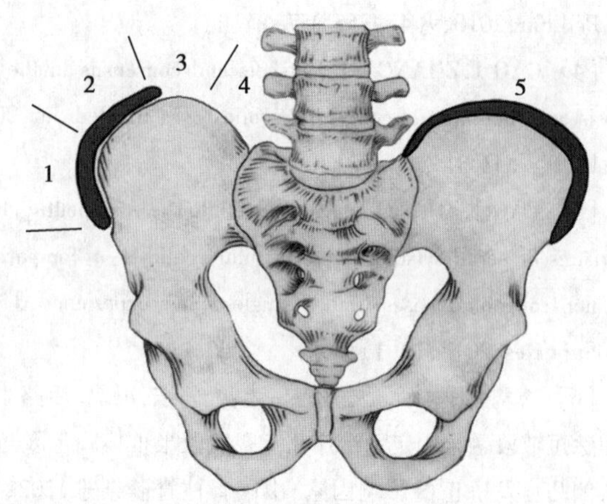

图 38-11 Risser 征：髂骨骨骺的评定

髂骨骨骺的闭合是从前(1区)向后(4区)，完全闭合为5级。

期，而且髂骨的骨骺还处于开放阶段，该患者脊柱侧弯就有加重的风险。

2. 体格检查 在完成病史采集之后，全面的身体检查对确定诊断和评估脊柱侧弯的状况非常重要。为保证对脊柱和躯干有一个全面的了解，必须前后都要检查。也只有这样，才能全面了解脊柱畸形的情况。否则，不全面的查体会导致错误的诊断和治疗。

冠状面和矢状面的力线可以用铅垂线方法来检查。更为准确的方法是拍摄站立位脊柱全长的 X 线拼接片作划线测量，务必能够了解整个脊柱情况。前屈试验要特别注意脊柱两侧有无隆起，要从上胸椎、胸椎中部、胸腰椎交界部，仔细观察到腰椎。脊柱两旁的不对称是由脊柱侧弯椎体旋转引起的。一般而言，最隆起的位置是侧弯弧度的顶点，弧度的突侧是隆起的一侧。

检查脊柱的柔韧性对判断是否为结构性脊柱畸形非常重要。侧向弯曲试验出现疼痛常常意味着有潜在的病变，疼痛性前弯受限或根性病变使侧弯受限，常提示有椎管内疾病，如椎管内肿瘤或者椎间盘突出等疾病。

3. 影像学检查 对于特发性脊柱侧弯，X 线平片是最主要的影像学检查方法。X 线平片应当包括站立位脊柱的后前位和侧位，后前位比前后位可以减少对射线敏感组织的曝光，例如乳房和甲状腺。

测量 Cobb 角，首先要确定端椎(end vertebra，EV)，EV 是弧度两端倾斜最大的椎体，分别称为上端椎和下端椎。一旦确定某一弧度的 EV，它也应当是相邻弧度的端椎。上端椎的上终板和下端椎下终板是测量 Cobb 角的参照基准。Cobb 测量技术是分别沿这两个端椎的终板划线，再做这两条线的垂线，两条垂线的交角即为 Cobb 角。一旦确定主弧(Cobb 角最大的弧度)，那么对另外弧度(次弧)要判定是否为结构性。

还要评估脊柱侧弯主弧的柔韧性，以及判定次弧是结构性还是非结构性。判断脊柱弧度柔韧性的常用方法有拍摄左右侧弯像，应当采用仰卧位，并且向左右两侧弯曲到最大程度。

此外，影像学检查方法还有脊髓造影、CT 脊髓造影、MRI 及骨扫描，这些方法对评估脊柱畸形也很有用，特别是怀疑存在椎管内或脊髓内病变，以及对先天性脊柱侧弯的评估。

【治疗】

1. 支具治疗 胸腰骶支具(TLSO)是特发性脊柱侧弯有效的非手术疗法，并且有很多成功的病例。支具治疗适应证为侧弯弧度超过 25°，或初次就诊时侧弯弧度就已经超过 30°，而且患儿还处于继续生长发育阶段(Risser 征 0、1 或 2)。

支具通过包容躯干和脊柱，在生长发育期间，提供持续的矫正力。每天穿戴时间应不少于 22 小时。研究表明：患者穿戴支具的时间越长，脊柱侧弯进展的可能性越小[2]。

2. 手术治疗 脊柱侧弯的手术治疗(矫正器械植入加脊柱融合)是唯一能够持续矫正畸形的方法，但是会丧失一部分脊柱的活动度。手术治疗有两个目的：首先是预防脊柱侧弯的加重，其次是最大程度地安全矫正脊柱畸形。一般来说，骨骼未成熟的患儿，侧弯弧度超过 40°~50°；以及骨骼发育成熟的患儿，侧弯弧度超过 50°，都可以考虑手术治疗[3]。

【手术指征】 特发性脊柱侧弯的手术指征：超过 45°的胸椎侧弯弧度和超过 40°的胸腰椎或腰椎侧弯。冠状面主弯 Cobb 角；患者的外观，如肩是否平衡，剃刀背程度，患儿及其家长对外观的接受程度，以及骨骼是否成熟都应在考虑之列[4]。

尽管前路手术，包括经胸腔镜或胸腹联合入路矫正胸弯，或胸腰弯可以缩短融合节段、保护椎旁肌等，但随着椎弓根钉棒系统的应用，后路矫正手术目前是比较流行的术式。手术固定节段的选择可以根据 AIS 术前的分型决定，目前常用的分型系统为 Lenke 分型[5]。一般而言，Lenke 1A、1B 仅需融合主胸弯，Lenke 1C 则需要根据胸弯腰弯 Cobb 角比，顶椎偏移比及顶椎旋转度比来决定是否融合腰弯；Lenke 2 型需要融合双胸弯；Lenke3 型需要融合双主弯；Lenke 4 型需要融合三主弯；Lenke 5 型需融合腰弯；Lenke 6 型需同时融合腰弯、胸弯。

(姚子明)

参考文献

[1] WEINSTEIN SL, DOLAN LA, CHENG JC, et al. Adolescent idiopathic scoliosis. Lancet, 2008, 371 (9623): 1527-1537.

[2] HAWARY RE, ZAAROOR-REGEV D, FLOMAN Y, et al. Brace treatment in adolescent idiopathic scoliosis: risk factors for failure-a literature review. Spine J, 2019, 19(12): 1917-1925.

[3] WEISS HR, GOODALL D. The treatment of adolescent idiopathic scoliosis (AIS) according to present evidence. A systematic review. Eur J Phys Rehabil Med, 2008, 44(2): 177-193.

[4] MILLER DJ, CAHILL PJ, VITALE MG, et al. Posterior Correction Techniques for Adolescent Idiopathic Scoliosis. J Am Acad Orthop Surg, 2020, 28(9): e363-e373.

[5] LENKE LG, BETZ RR, HARMS J, et al. Adolescent idiopathic scoliosis: a new classification to determine extent of spinal arthrodesis. J Bone Joint Surg Am, 2001, 83(8): 1169-1181.

第 6 节　多指畸形

多指(polydactyly),又称赘生指(supernumerary finger)、多余指(extra finger),是一种以手指或其组分,如指骨、掌骨数目高于正常为主要表现的先天畸形,临床上极为常见,属肢体孪生性畸形。

现在,常用桡侧多指替代轴前多指,用中央多指表述示/中/环指多指,用尺侧多指取代轴后多指,用三节指骨拇指、镜影手表达特定类型的多指。

多指类型不同,其病因及治疗方法也有所不同。

一、桡侧多指

桡侧多指(radial polydactyly),又称复拇(thumb duplication),指的是拇指数量超过 1 个。拇指多指并非像复拇一词表达得那样简单,而是具有多样性的畸形,冠以桡侧多指也许更为合适。

【发病率】 0.08‰~0.33‰。

【病因】 不明。极少数病例有家族史,但基因缺陷片段未明。

【临床表现】 桡侧或尺侧或两侧多出 1~2 个拇指,一样大小或一大一小,但都小于正常。既可单独发生,也可是某综合征的临床表现;男性多于女性,多发多于单发,右侧多于左侧。有时,多指发育极差,悬挂在另侧拇指侧方,而无关节连接,常被称作浮动拇(floating thumb)、赘生拇(supernumerary thumb)或无发育拇(rudimentary thumb)。1969 年 Wassel 依据桡侧多指的 X 线平片表现,将其分为七型,以后 Upton 对其又有补充,使之更为详细,成为目前应用最为广泛的分类方法[1](图 38-12):

(1) Ⅰ型:远节指骨源自 1 个骨骺,远端分开或分叉形成多指。

(2) Ⅱ型:远节指骨源自 2 个骨骺,各自成骨形成多指。

(3) Ⅲ型:近节指骨源自 2 个骨骺,远端分开或分叉,各连 1 节远节指骨形成多指。

(4) Ⅳ型:近节指骨源自 2 个骨骺,各自成骨,分别或其中 1 个连接远节指骨形成多指。

(5) Ⅴ型:掌骨源自 1 个骨骺,远端分叉,各自连接 2 节指骨形成多指,或者远端不分叉,侧方连接 1 块掌骨残端及远、近节指骨或仅连接近、远节指骨形成多指。

(6) Ⅵ型:掌骨源自 2 个骨骺,各自成骨,分别连接远、近节指骨形成多指。

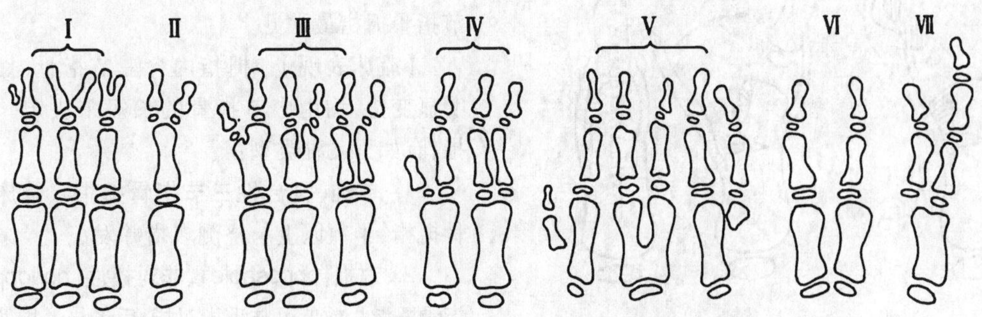

图 38-12　Wassel-Upton 将桡侧多指分为 7 型

（7）Ⅶ型：拇指还是 1 个，但指骨有 3 节，多出 1 节；或者，Ⅳ型多指中，一指有 3 节指骨。

其中，Ⅳ型多见，其次是Ⅱ、Ⅲ型，Ⅵ型最少见。许多学者，包括 Flatt、Upton，都认为Ⅶ型为特殊类型的多指，因而更愿意接受前六型分类。

【合并畸形】 并指最常见。

【治疗】 首选手术治疗，方法包括：①切除发育不良多指，改善外观（图 38-13、图 38-14）；②楔形截骨，矫正偏斜畸形（图 38-15）；③重建侧副韧带及肌腱止点，稳定关节、改善运动功能（图 38-16～图 38-17）。无碍拇指发育及功能者，手术可推迟到学龄前 1 年。反之，需尽早手术治疗[2]。

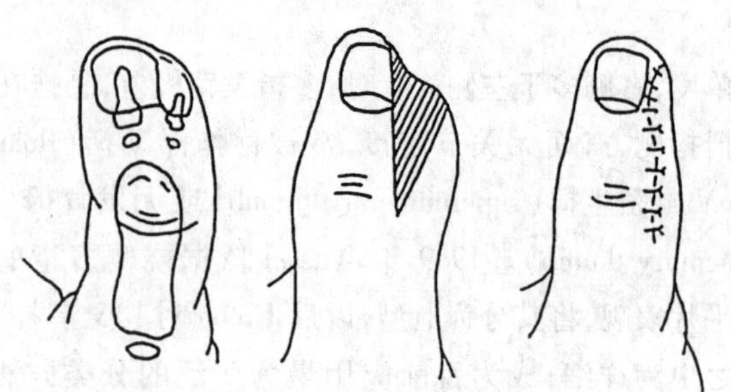

图 38-13　切除发育不良多指

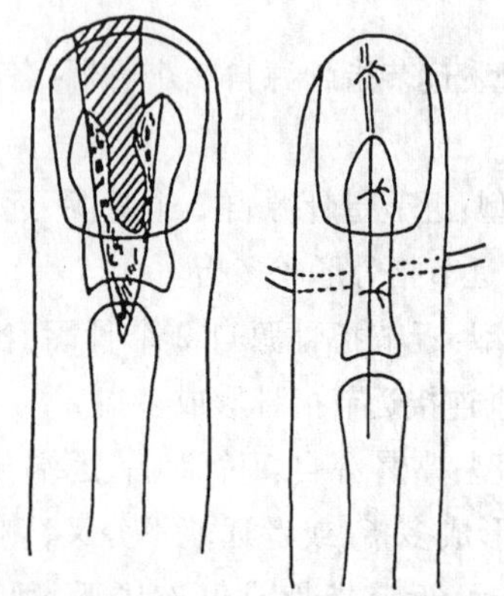

图 38-14　等大多指，可合并之

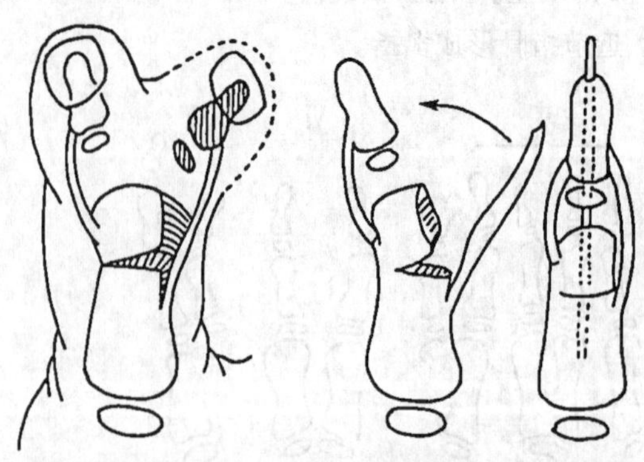

图 38-15　斜形截骨矫形，重建侧副韧带止点

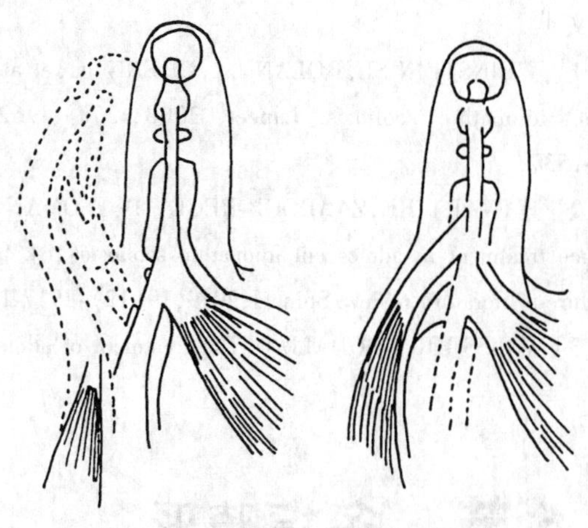

图 38-16　切除多指，重建鱼际肌止点

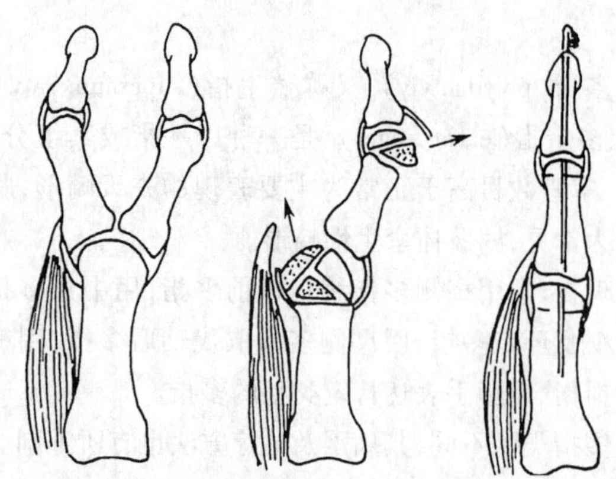

图 38-17　掌、指骨楔形截骨矫形，侧副韧带及鱼际肌止点重建

二、三节指骨拇指

三节指骨拇指（triphalangeal thumb），又称指样拇指（finger-like thumb），即拇指内含三节指骨，多出一节指骨，是一种较少见的先天性畸形。

【发病率】 既往为 0.04‰；现在可能高于此值。

【病因】 不明。部分病例有家族史，似乎是第 7 对染色体的长臂有缺陷。但每代，甚至是同一病例的两侧受累拇指，畸形程度却差异甚大，如何解释，还无定论。孕期服用沙利度胺者，婴儿多有肢体畸形，其中三节指骨拇指最常见。

【临床表现】 拇指内含三节指骨，长于正常或无明显变化，均由中节指骨的长短来决定。三节指骨拇指，有如下几种类型：

1. 单纯、复合性三节指骨拇指　临床所见三节指骨拇指，半数以上与桡侧多指并发。

2. 对指（opposable）、非对指性（nonopposable）三节指骨拇指　前者可与手指对指；后者与手指处在同一平面，不能对指，又称五指手（five-fingered hand）。

3. Buck-Gramcko分类　依据中节指骨的形态，Buck-Gramcko将三节指骨拇指分为六型(图38-18)：

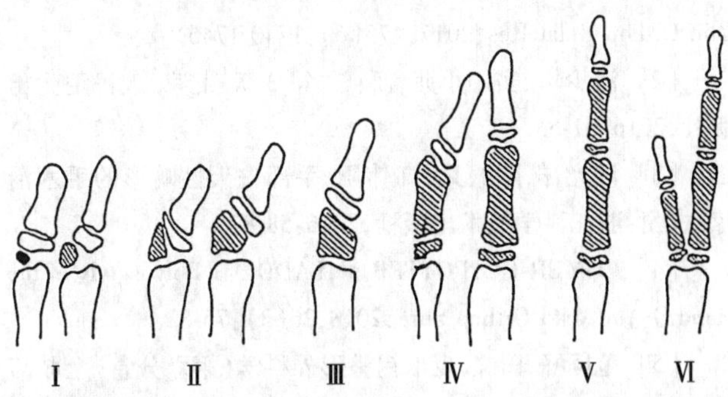

图38-18　Buck-Gramcko将三节指骨拇指分为6型[3]

【**合并畸形**】 桡侧多指最常见，第一足趾多趾、裂手次之。此外，还可见Holt-Oram综合征、先天性心脏病等。

【**治疗**】 手术治疗方法，依据畸形而定。远节指骨尺偏较轻者，无需处理。对于偏斜严重者，早期切除或截骨的指间关节偏斜，重建侧副韧带。如果拇指还长于正常，可做掌骨短缩截骨，必要时开大指蹼；对于发育不良的拇指，将示指移位至拇指的位置，即示指拇化。

三、中央多指

中央多指(central polydactyly)，指的是示/中/环指或其组分数目高于正常，是一种少见的先天畸形，尤其是示指多指。合并并指的中央多指，又称并指多指(synpolydactyly)或多指并指(polysyndactyly)。

【**发病率**】 不明。

【**病因**】 不明。合并并指者，多有家族史，与染色体非限制部聚丙氨酸超量扩张，即*HOXD13*突变有关。

【**临床表现**】 多种多样，难有一个全面的分类。其中，以环指多指最多见：位于环小指之间，既可是无骨骼、无肌腱的软组织团块，也可是短小或者有四节指骨的手指，与第四掌骨远侧方突起成关节。畸形严重者，多指周围的骨骼也有畸变，如指骨横置，掌、指骨融合等[4]。

【**合并畸形**】 并指、裂手最常见。

【**治疗**】 软组织团块，切除即可。骨骼畸形者，切除多指之后常要植皮修复皮肤缺损。

四、尺侧多指

尺侧多指(ulnar polydactyly)，即小指多指。

【**发病率**】 不明。

【**病因**】 不明。多有家族史。

【**临床表现**】 表现多种多样，Temtamy将其划分为三型(图38-19)：

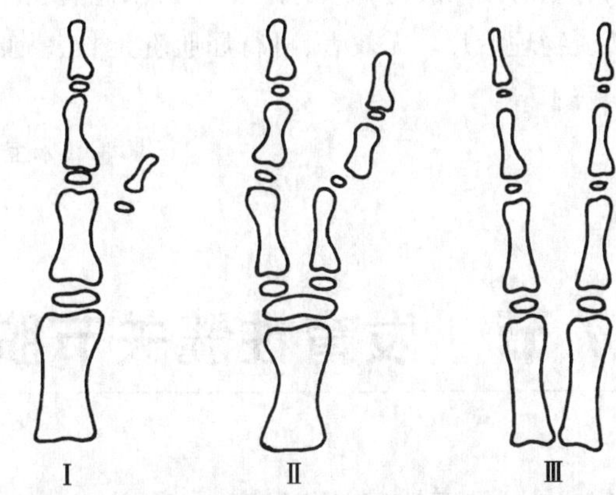

图38-19　Temtamy将尺侧多指分为3型

Ⅰ型，多指，无肌腱连接；Ⅱ型，肌腱发育不良或缺如，指甲小，指间关节多有屈曲畸形；Ⅲ型，多指近乎正常。

【**合并畸形**】 有种族差异，多见于白种人；各器官畸形均可见。

【**治疗**】 Ⅰ型尺侧多指，仅有软组织连接，生后即可切除。Ⅱ、Ⅲ型多指，尽可能保留尺侧手指，避免损伤尺侧副韧带及小鱼际附着。Ⅱ型多指，常常还要：①切除掌骨远端骨突，斜形截骨、矫正偏斜畸形；②重建骨间肌止点。

五、镜影手

镜影手(mirror hand)，又称原位赘生手，是一种以桡骨、拇指缺如，代之以尺骨及示中环小指，即尺骨和手指孪生为特征的先天性畸形。

【**发病率**】 不明。

【**病因**】 不明。

【**临床表现**】 手有8指或7指、9指、10指，拇指缺如，手掌增宽；大多角骨、小多角骨、舟骨发育不良或缺如；桡骨缺如，代之以尺骨。单侧多于双侧。镜影手的指伸肌发育不良或缺如，手指常呈屈曲状，运动受限，而前臂内侧手指运动功能正常。肱骨远端，通常由两个发育不良的滑车构成，肘关节运动受限。肱二头肌、肱肌止于肱骨远端，不再跨越肘关节。

【**合并畸形**】 下肢胫骨缺如，代之以腓骨，即腓骨孪生。

【治疗】 手指畸形，可切除大部分镜影指，只保留示指或中指，然后短缩和旋转截骨，放置在原拇指的位置，即手指拇指化；移位屈、伸肌腱，重建拇指屈伸运动功能。必要时，还需移位骨间肌止点，使重建拇指具有外展内收运动。

腕关节屈曲畸形是一个渐进的过程。长期正规的理疗具有预防或减缓此畸形的作用。因此，患者出生后即应接受物理治疗。无效者，可行屈肌腱延长、掌侧关节囊松解术[5]。

（宋宝健）

参考文献

［1］MANSKE, MC, KENNEDY CD. HUANG JI, Classifications in Brief: The Wassel Classification for Radial Polydactyly. Clin Orthop Relat Res, 2017, 475(6): 1740-1746.

［2］潘少川. 实用小儿骨科学. 第3版. 北京：人民卫生出版社，2016：51-53.

［3］洪光祥，陈振兵，高伟阳. 手部先天性畸形的手术治疗. 杭州：浙江科学技术出版社，2016：58-87.

［4］COMER GC, POTTER M, LADD AL. Polydactyly of the Hand. J Am Acad Orthop Surg, 2018, 26(3): 75-82.

［5］范巨峰，田文. 麦卡锡整形外科学（第六分卷）上肢与手外科. 3版. 北京：人民卫生出版社，2019：603-614.

第7节 发育性髋关节脱位

【定义】 发育性髋关节发育不良（developmental dysplasia of the hip, DDH）是髋臼发育不良、髋关节半脱位、髋关节脱位这一类疾患的统称，在20世纪80年代前也称为“先天性髋关节脱位”，随着对其病理过程认识的深入，国际儿童骨科界一致认为该类疾患与生长发育密切相关，从更好地理解此类疾患的病理变化特点、诊断、治疗以及预后评估的角度出发，将其更名为“发育性（developmental）[1]”。

【发病率】 DDH是儿童骨科最常见的髋关节疾患，较公认的发病率为髋关节脱位1～5/1 000，髋臼发育不良或半脱位10/1 000，随着DDH早期筛查的普及，据报道，包括髋臼发育不良在内，DDH发病率可高达25～50/1 000。发病率同时也有明显的地域和文化差异，一致的观点认为襁褓体位与DDH发病密切相关，有报道显示北美印第安人改变其襁褓方式后，DDH发病率比不改变的地区下降6倍，日本等亚洲学者也得出了类似的研究结果。DDH发病的另一个显著特点为女性易患，80%患儿为女性，推测可能与雌性激素水平有关。发病率的统计国内外差别很大，国内学者之间的统计数字也呈现较大的分离现象，与取样误差、地区经济状况、统计学设计方法和实际操作误差有很大的关系。据天津市2013—2017年普查结果，发病率为5.72‰，男女比例为1∶6.6[2]。

【病因】 目前的研究结果还没有出现被所有学者所公认的确切致病原因。流行病学研究中有如下的危险因素。

1. 性别因素 即女性的发病率明显高于男性，可达5～6倍。

2. 胎位因素 臀位生产的新生儿中髋关节脱位的发生率明显高于非臀位产。虽然没有证据证明此病为遗传性疾病，但是统计数据表明髋脱位患儿中有家族史者占10%。此外，髋脱位中第一胎出生的多见。

3. 人种发病率的差别 白人儿童的发病率明显高于黑人。

病因学说也有以下几种推测性理论：①机械学说：认为胎儿的异常体位如臀位使患儿的髋关节在异常的屈曲位置上遭受到机械压力，从而引起股骨头脱位。②激素遗传学说：母亲妊娠期间激素、孕激素等水平大幅度的变化使得胎儿体内雌激素水平异常增高，产生关节韧带的松弛，从而导致股骨头脱位。③原发性髋臼发育不良和遗传学说：此学说依据为有学者调查统计一个家族中数代人都发生同样的髋臼发育不良，据此而认为有遗传的倾向，分析经典著作和教科书会发现所有作者均引用同一作者的调查结果[3]。

此外，统计显示单卵双胎中共同发病的比例明显高于双卵双胎的髋脱位发生率。

【病理】 脱位后股骨头和髋臼以及周围的软组织结构均发生相应的改变，理解这些病理改变对诊断、制定手术方案、分析治疗结果和预后评价都具有重要的意义。并且随着患儿年龄的增长，其股骨头脱位形成的病理改变也在不断地变化，特别是患儿开始负重行走后更是髋脱位病理改变的分水岭，如果未能获得及时恰当的治疗则会造成非常严重的后果，这种继发的病理改变甚至是日后无法挽救的，将伴随患者的一生。

正常发育的髋关节应当是股骨头与髋臼形成非常匹配的同心圆对应关系，具备均匀的关节间隙。髋关节脱位时股骨头与髋臼没有相对适应和磨造作用，导致股骨头发育迟缓、股骨头骺变形；髋臼发育浅平；随脱位而继发的髋关节病理改变在不同年龄段表现各不相同，在婴幼儿期，股骨头向髋臼外侧脱位，髋臼盂唇被脱位的股骨头推挤而发生变形，此时，髋臼发育潜力尚未被破坏，其病理改变具有一定的可逆性，如能及时获得复位，有望获得较好的头臼对应关系；随年龄增加，病理改变进展，股骨头圆韧带拉长或肥厚、髋臼横韧带挛缩、关节盂唇增厚并内翻、髋臼内纤维脂肪组织增生、关节囊因长期异常负重而发生肥厚，关节囊外髂腰肌肌腱跨越关节囊，成为阻碍股骨头复位的因素，内收肌也相应发生紧张、挛缩，引起髋关节外展活动受限，这些病理改变导致治疗的难度增加，股骨头复位困难。如病变仍继续发展，长期失去正常股骨头形态刺激的髋臼可产生臼顶陡峭、臼窝小浅、髋臼内壁增厚、股骨近端前倾角异常增大、髋外翻等病理改变。在如此诸多病理因素的联合作用下，疾病早期即可造成髋关节骨性关节炎而导致无法忍受的疼痛症状，严重影响患者的生活质量[4]。

【症状】 在疾病早期，新生儿、婴幼儿及较小儿童的发育性髋关节脱位均无主观症状，绝大多数是由于异常体征被家人察觉而就诊。较大儿童甚至青少年患者可以髋关节不适及运动后髋部疼痛为首发症状。所以此病大多数情况是以体征异常而被发现从而得到诊断。

【体征】 发育性髋关节脱位的体征取决于患儿的年龄以及脱位的程度。

新生儿期可以发现患儿的双下肢皮纹不对称，脱位侧的臀纹升高或皮纹数量增加。家长会叙述患儿髋关节部位的弹响，此时检查会发现 Ortolani 试验阳性，即患儿大腿从屈髋屈膝位外展时可感觉到髋部弹响同时外展明显改善。其病理基础为脱位的股骨头越过髋臼后缘重新进入髋臼而产生的跳动感，Ortolani 征具有非常重要的意义，其阳性提示股骨头脱位于髋臼，可作为该病确定诊断的体征。

此外，另有一种检查婴儿髋关节不稳定的体征称为 Barlow 试验，即在屈髋屈膝位用拇指在患儿大腿近端内侧加压，使得股骨头经髋臼后缘处脱出，解除拇指压力后，股骨头可自动弹回髋臼内。此检查方法可以判断髋关节有无不稳定，但是，因操作具备一定创伤性，所以注意检查过程中手法轻柔，对于 6 周以上患儿，慎用此法。必须注意当患儿年龄较大，股骨头脱位较高，软组织继发挛缩较重时，股骨头无法还纳入髋臼时不会产生 Ortolani 征。而且检查者也不应当强行做以上两种试验，否则极易对患儿股骨头骺的血运造成严重的损伤。随着髋脱位患儿年龄增大，逐渐出现其他体征，患侧下肢短缩，大转子向外侧突出并上移，臀部扁平，因双下肢不等长而出现 Allis 征阳性，部分患者在屈髋 90°时髋关节外展受限，股动脉搏动触摸不清等。

患儿负重行走后可以出现典型的短肢跛行步态，多数患儿是因此体征而发现异常就诊。高位脱位儿童可以脊柱向患侧偏斜，双侧脱位患儿出现摇摆步态，类似“鸭步”行走，会阴部增宽，臀部后翘导致腰椎前凸增大，因大转子上移，致外展肌力减弱，患肢单独负重时骨盆向健侧倾斜，即 Trendelenburg 征阳性。较大儿童及青少年患者会出现痛性跛行及关节活动受限。

【辅助检查】 发育性髋关节脱位的早期诊断主要依靠详细、认真的体格检查，辅助检查手段包括 B 超、X 线片、CT 等。

新生儿阶段主要使用超声检查，自 20 世纪 80 年代奥地利学者 Reinhard Graf 教授将超声诊断技术运用于 DDH 早期诊断以来，以其名字命名的 Graf 髋关节超声诊断方法逐步成为 6 个月以下婴幼儿 DDH 早期筛查和诊断的金标准。Graf 超声诊断方法通过对骨性和软骨性髋臼的角度测量，量化定义了髋关节发育的成熟程度，可重复性强，操作技术易于推广，适用于对婴幼儿的大范围筛查，依据髋关节标准冠状切面声像图，观察髋臼形态及股骨头与髋臼的位置关系，并测量 α 与 β 角，将髋关节分为四大类型及九个亚型（表 38-1）。

虽然超声检查比 X 线片更敏感，但是仍旧不能取代 X 线片对发育性髋关节脱位的诊断作用，目前对于 4~6 个月以上的婴幼儿诊断主要依靠 X 线片。

出生后 6 个月以前的小婴儿股骨头骺的二次骨化中心尚未出现，同时患有髋脱位的儿童股骨头骺二次骨化中心出现时间延迟均导致 X 线诊断的困难。在一张标准投照的双髋关节前后位的平片上有几条重要的划线对诊断至关重要。

Hilgenreiner 线：又称 Y-Y 线，通过双侧髋臼 Y 形软骨中点的水平连线。Perkins 线：通过髋臼骨化边缘外上界的垂直线与 Y-Y 线交叉从而形成四个象限，正常的股骨头骺骨化中心应当位于内下象限内。

表 38-1 髋关节超声检查 Graf 分型

分型	骨性臼顶（α 角）	软骨臼顶（β 角）	骨性边缘	年龄	临床描述
Ⅰ	发育良好，α 角≥60°	Ⅰa≤55°，Ⅰb>55°	锐利或稍圆钝	任意	成熟髋关节
Ⅱa+	发育充分，α 角 50°~59°	覆盖股骨头	圆钝	0~12 周	生理性不成熟
Ⅱa-	有缺陷，α 角 50°~59°	覆盖股骨头	圆钝	6~12 周	有发展为髋臼发育不良的风险（10%）
Ⅱb	有缺陷，α 角 50°~59°	覆盖股骨头	圆钝	>12 周	骨化延迟
Ⅱc	严重缺陷，α 角 43°~49°	仍可覆盖股骨头，β 角<77°	圆钝或平	任意	盂唇未外翻
D	严重缺陷，α 角 43°~49°	移位，β 角>77°	圆钝或平	任意	开始出现半脱位
Ⅲa	发育差，α 角<43°	软骨臼顶推向上	平	任意	臼缘软骨外翻，软骨未发生退变
Ⅲb	发育差，α 角<43°	软骨臼顶推向上，伴回声增强	平	任意	臼缘软骨外翻，软骨发生退变
Ⅳ	发育差，α 角<43°	软骨臼顶挤向下	平	任意	完全脱位

近年来，国际髋关节发育不良研究会（International Hip Dysplasia Institute，IHDI）针对婴幼儿髋关节发育的独特性，重新制订了分型办法，该方法以股骨近端骺板中点为参照，根据其在 Hilgenreiner 线（H 线）和 Perkin 线（P 线）之间的位置定义髋关节发育不良的病理改变程度，分为 4 级，该分型方法实用性更强，已有研究认为 IHDI 在指导治疗和判断预后方面具有更为明显的优势（图 38-20）。

髋臼指数：髋臼外上缘至 Y 形软骨中点连线与 Y-Y 线所形成的夹角。正常新生儿不超过 30°，随生长发育此角逐渐减小，2 岁时应降至 20°。

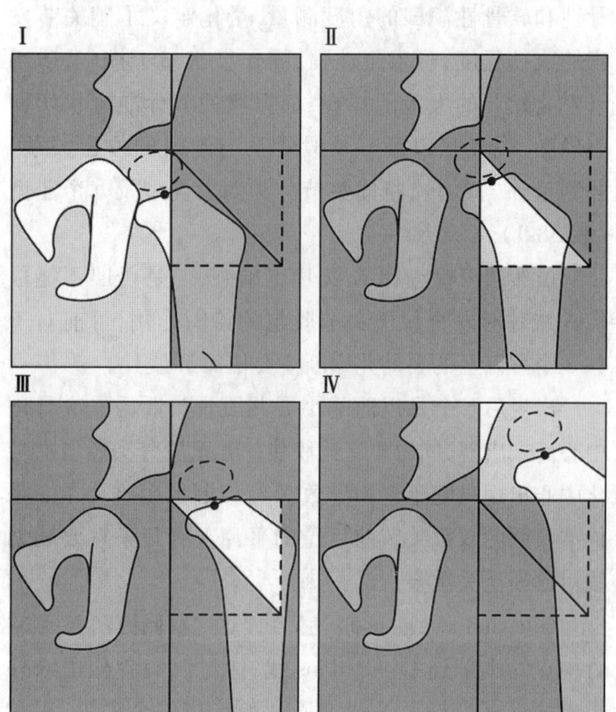

图 38-20 IHDI 髋关节脱位分型方法

CE 角：股骨头中心和臼外缘的连线与经髋臼骨性外上缘垂线之间的夹角。用于识别股骨头骺相对于髋臼的位置关系，正常为 20°，半脱位时为 19°~0°，全脱位时此角度为负值。

Shenton 线：股骨颈内缘与耻骨下缘的连线，正常时为连续性完好的弧形抛物线。股骨头脱位时位置上移使得此线中断。此外，投照角度不佳的 X 线片会导致对确切病情的判断失误，甚至误导治疗。观察髋臼底部的"U"形泪滴影可以客观地衡量骨盆是否有旋转、倾斜，同时，此影像学标志也可以作为衡量治疗效果的客观指标。"泪滴"征象三个边缘分别是髋臼的侧壁、骨盆壁和臼底的骨皮质。

掌握以上 X 线标记可以对绝大多数的发育性髋关节脱位的患儿做出正确的诊断、脱位评估、治疗效果判断等。

计算机断层扫描（CT）检查在判断脱位状况、制定相应的治疗方案和术式选择上非常有价值，可以通过测量股骨内外髁连线与股骨颈的轴线的夹角，大致判断股骨前倾角，同时可以多个角度观察股骨头髋臼之间的相对关系，有助于指导手术方式。磁共振（MRI）检查的意义近年来得到了越来越多的重视，通过 MRI 检查，可以明确髋臼盂唇软骨形态，判断股骨头软骨的复位质量，也有报道根据盂唇软骨内出现的高信号区，判断髋臼的发育趋势，也可以观察股骨头内血供状态，对于指导预后有明确意义。

【诊断】

1. 体格检查　新生儿期的髋脱位体征包括大腿内侧皮纹及臀纹不对称,股三角空虚导致股动脉触摸不清、大转子外上方移位,双下肢不等长,Allis 征、Klisic 征阳性等。对于完全的髋关节脱位,其外展活动可受明显影响。行走期儿童,则表现为跛行,腰前凸增大,大转子上移,特伦德伦堡试验阳性,明显的双下肢不等长等。较大儿童及青少年甚至以髋关节疼痛为首发就诊主诉从而得到髋脱位的诊断。

2. 影像学检查　近年来最大的进展在于早期超声检查的使用,极大的提前了婴幼儿 DDH 获得诊断的年龄,使得早期正确的治疗更有依据。在全国各大城市已经相继开展了婴幼儿 DDH 的早期筛查工作并扎实推进,必将使得 DDH 的早期治疗更为规范。

对于超过 6 个月的患儿,因股骨头骨化中心的出现,超声诊断的准确性受到影响,对于有明确体征的患儿,行标准 X 线检查非常有必要,如前所述,采用 IHDI 分级标准可以对早期 DDH 做出相对明确的诊断,对于超过 4 岁的患儿,通过测量髋臼指数、CE 角等方法,均可获得诊断。

【鉴别诊断】　发育性髋关节脱位需要与以下疾病进行鉴别。

1. 先天性髋内翻　患儿所表现的症状和检查体征与髋脱位非常类似,也会出现双下肢不等长的各种表现。标准的前后位 X 线片可以发现颈干角明显减小,股骨近端干骺端内下方存在一个三角形骨块,此特征性的影像学表现可以为诊断髋内翻提供肯定的依据。

2. 病理性髋脱位　耐心仔细地询问患儿病史非常重要,往往有新生儿或婴儿期的髋部感染史,虽然这种感染过程可能很轻微,甚至没有得到医生的确认诊断,但是从不可解释的发热史、改变患儿体位时的明显哭闹、患侧下肢少运动等均可以怀疑有感染发生。体检可以发现患侧髋关节活动受限(与发育性髋脱位中的表现截然相反),较重的病例 X 线片可以有股骨头骺部分或全部缺如,甚至股骨颈的长度也明显缩短。

3. 此外,临床上较为少见麻痹性髋关节脱位和痉挛性髋脱位。根据患儿的前期病史、肌肉力量的变化、除髋脱位外躯体其他部位并发的病理改变,如各种各样的截瘫等可以不难做出正确的判断,有些综合征在局部也可表现为髋关节脱位,如 Ehlers-Danlos 综合征、Larsen 综合征及儿童较为常见的多发关节挛缩等疾患,伴随有全身结缔组织松弛或大关节脱位等其他部位的异常,应注意全身系统检查,做出诊断。

【治疗】　此时重要的是客观地评估整套治疗计划的合理性和预后情况,需要在开始治疗前即充分地与患儿家长沟通,使其明了患儿的现状和治疗后可能出现的结果,对于不太理想的预后结果比较容易理解,避免不必要的医疗纠纷发生。

依据患儿具体病情大致分为保守治疗和手术治疗两大类。毫无疑问制定合理的治疗方案与患者的年龄密切相关,早期及时的诊断为争取到较好的治疗结果奠定了非常重要的基础。

多数医生赞同与年龄相关的治疗选择与预后分析:新生儿期开始治疗者可期望获得完全正常的关节发育和功能;患儿在 1 岁以内开始治疗者 90% 以上仍可获得正常的关节功能,对今后的生活和工作不会造成影响;1~2 岁应当是采取各种保守治疗方式的最后时间段;当患儿年龄位于 2~7 岁时,采取切开复位和各种髋关节重建性手术就是大势所趋,即使从髋脱位的治疗角度讲,此时才开始治疗已经很迟了,但是通过专业小儿骨科医生的努力仍旧可以期待获得比较满意的效果;如果由于各种各样的原因患儿迟至 8 岁以上就诊,治疗效果就会明显地变差,很可能无法达到恢复髋关节解剖对应关系的目的。即使如此仍应当积极地治疗,行各种髋关节挽救性手术,争取改善患儿的功能状况,提高生活质量。医生应当根据患儿年龄、体重、是否已经负重行走、髋关节发育状况、X 线片表现、CT 三维重建表现等因素综合起来考虑,从而制定出完全个性化的、最适合每一个患儿的治疗方案。无论采取何种治疗手段其终极目标均为恢复股骨头与髋臼之间稳定的同心圆解剖关系,而且髋关节的运动功能不应受到影响,即获得复位的同时不应当对患儿造成新的损伤[5]。

1. 保守治疗

(1) Pavlik 吊带:新生儿期 Pavlik 吊带可以使出生数月内的脱位逐渐获得复位并维持稳定,此技术应用的关键是固定体位必须合理,正确的方法是将患儿髋关节置于超过 90°屈曲、适度外展位。Pavlik 吊带使用期间,应注意密切随访,观察患儿佩戴后肢体的活动情况,髋膝关节的过度屈曲体位,可能造成股神经麻痹。通过超声检测,可以观察到股骨头的复位情况,如髋关节极度外展位则可能造成新生儿股骨头骺脆弱的软骨血运受损从而导致严重的缺血性坏死,此种状况可以遗留严重的功能障碍,甚至比单纯的髋脱位对患儿的影响更大,所以,连续观察 3~4 周,如股骨头不能复位,应该及时终止该方法。

(2) 闭合复位、石膏(支具)固定:如患儿诊断延迟失去了各种挽救治疗的机会后,必须选择手法复位和外固定的方法。此种治疗包括如下几个方面:复位前准备可以采取短时间的徒手牵引或持续性的双下肢皮肤牵引，以期待股骨头适当地降低脱位高度，或至少使髋关节周围结构松弛有利于复位，甚至有学者认为可以降低复位后股骨头骺缺血性坏死的发生率。对于此种牵引方法也有作者认为对复位过程、复位后位置稳定、股骨头骺血运改善没有任何作用，复位前选择牵引或不牵引两组病例的治疗效果之间统计结果显示没有显著性差别。手法复位股骨头骺进入髋臼内的操作必须在手术室内、全身麻醉下进行，获得充分可靠的肌肉松弛效果对复位过程非常重要。术者可在持续牵引患肢的同时轻柔地加大髋关节屈曲和外展的角度，此外可以在大转子部位适当施加压力以有利于股骨头骺进入髋臼。切记所有操作均应当避免暴力和反复多次地做复位动作，否则可以造成股骨头骺血运被破坏而致缺血性坏死，甚至可发生股骨头骺滑脱。为使复位更容易并且降低股骨头骺复位后的压力，减少股骨头骺缺血性坏死的风险，复位前应当做内收长肌切断，高位脱位患儿还应当做髂腰肌腱的切断。手术中行 X 线片检查确认股骨头骺已经复位后行石膏制动，制动体位为所谓的“人类位”(human position)，避免行传统的“蛙式位”固定，虽然理论上“蛙式位”是髋关节最稳定的位置，但是髋关节外展 90°位置使得构成股骨头骺血供主要血管的旋股内侧动脉受压迫，容易造成股骨头骺的缺血性坏死，故此种强迫体位现在已经被大多数小儿骨科医生所放弃而改用更安全有效的“人类位”石膏或支具固定。两种固定体位的重要区别在于髋关节外展的角度，使用“人类位”石膏制动时需要选择适当的安全角，即髋关节从外展、外旋 90°开始逐渐内收直至股骨头脱位的角度，确认这个角度后将股骨头置于达到脱位之前的这段安全范围内。如髋关节内收至 50°时发生脱位，则建议将髋关节制动于外展 60°~70°之间固定。安全角越大，则说明复位后的股骨头越稳定。人类位石膏制动 2~3 个月后，应该更换石膏，根据术中造影情况，适当改变髋关节体位，注意避免股骨头超过 3 个月的长期制动。石膏制动可以使复位后的股骨头保持稳定，有利于股骨头和髋臼的相对应的生长发育。

2. 手术治疗 当患儿的髋关节脱位没有得到及时治疗，超过了闭合复位年龄，或闭合复位失败，患儿已处于行走期，通过手术切开复位，恢复头臼对应关系，并通过髋臼或股骨近端截骨矫形，可以维持髋关节复位，也有望获得满意的治疗效果。

较为常用的手术截骨方法可分为改变髋臼方向类的手术和改变髋臼形态类的手术，改变髋臼方向的手术有骨盆 Salter 截骨、骨盆三联截骨和髋臼周围截骨术。

(1) Salter 截骨术：由加拿大医生 Salter 教授设计，是针对髋臼发育不良及股骨头已获复位但髋臼覆盖不佳而设计的髂骨完全性截骨术，远截骨端以耻骨联合为轴心，向前、下、外侧旋转，矫正了髋臼的方向，但髋臼的结构和形状保持不变。相对于其他截骨术而言，本术式的优点为操作简单、成形后的髋臼不易被吸收、髋臼与股骨头的包容性较好、不改变髋臼内的容积。此术式需要二次手术取出髂骨侧克氏针，同时，对于髋臼指数过大的病理情况，其矫正能力有限，可能存在矫正不足的问题，其适用年龄为 2~6 岁。

(2) 骨盆三联截骨术：DDH 患儿年龄超过 6 岁，耻骨联合柔韧性降低，髋臼旋转困难，故需要将耻骨和坐骨支截骨，以使髋臼能够获得充分的旋转，从而改善股骨头包容。对于耻骨和坐骨支的截骨位置，不同学者提出不同的术式选择，但截骨位置越靠近髋关节，髋臼的旋转程度越大，同时越不容易发生截骨端不愈合，其适应证为明显的髋臼发育不良，外展位可以达到股骨头复位，髋关节脱位或半脱位经切开复位后，需要恢复解剖稳定性。

(3) 髋臼周围截骨术：20 世纪 80 年代由瑞士骨科医生 Ganz 教授介绍开展的髋臼周围截骨术对于青少年髋臼发育不良的患者，有极其重要的意义，该术式保留了坐骨后柱的连续性，从而保持了骨盆环的稳定性，对于骨盆内形状改变不大，尤其适用于女性患者。该术式适用于骨骼成熟直到 50 岁，可允许髋臼自由旋转或移动，同时因其保留了骨盆后柱的完整性，需少量固定，可以早期行走，该术式的具体截骨方式为坐骨侧不全截骨，保留后柱完整，通过平行于后柱的截骨，连通坐骨和髂骨的截骨线。通过这种截骨方式，截骨块去除了周围附着韧带的固定，游离范围大，可以获得充分的头臼覆盖，是青少年目前手术保髋最常用的手术方式，但是，该术式的缺点为手术操作相对困难，需要一定的学习曲线，可能引起医源性损伤。

改变髋臼形态的手术有 Pemberton 截骨和 Dega 截骨手术。

1) Pemberton 截骨术：Pemberton 于 1965 年设计的不完全性髂骨截骨手术，以髋臼底部 Y 形软骨为旋转支点、沿关节囊周围不完全的髂骨截骨术。此术式可纠正过大髋臼指数的浅平髋臼、骨盆环维持完整、髂骨截骨处无需内固定、适用年龄范围较大，可用于 10 岁患儿。

2) Dega 截骨术：该术式为另一种髋臼成形手术，由髋臼顶部外侧向下折弯以矫正发育不良的髋臼，其与 Pemberton 截骨的不同之处在于并不是以 Y 形软骨为旋转止点，植骨块由外向内植入，而 Pemberton 截骨的植骨块由前向后方植入，因此，Dega 截骨术增加了股骨头的上外侧覆盖，有时，还可以将骨块放入更后方，可治疗因神经肌肉疾患导致的髋关节发育不良。

上述手术方式对于适龄儿童，可望获得较好的治疗效果，然而，如患儿年龄已经超过 8 岁的严重头臼不匹配的髋关节脱位，手术治疗则需慎之又慎，需要反复评估手术可能带来的髋关节功能障碍和是否会增加人工关节置换手术的难度，与患儿及家长反复沟通，了解其治疗愿望和实际的病理状态，反复权衡，做出切合实际的手术方案。

【合并症】 发育性髋关节脱位治疗后的合并症是一个尚没有引起同行们足够重视的严重问题，从某种意义上讲，严重合并症的危害甚至超过髋脱位本身对患儿的影响，是一类医源性损伤。

1. 术后再脱位 包括急性脱位和迟发的慢性脱位，其中急性脱位与手术过程中操作不妥当直接相关。而慢性脱位是随着患儿逐渐恢复活动，负重行走而缓慢发生的，与软组织松弛、骨性结构发育滞后、髋臼外上缘软骨损伤等因素有关，甚至有学者报道髋臼成形后血运丰富可以导致臼底骨性增厚从而发生股骨头的缓慢外移。

2. 髋关节活动受限 包括软组织因素和骨性因素两方面，绝大多数为手术剥离范围广、术后组织间隙渗血、制动时间过长、功能锻炼方法不当等原因导致软组织挛缩所致。大部分患者通过松解术和合理的功能锻炼可以弥补。如果是手术中软骨性关节面受损则预后不佳，很难再次补救。

3. 成形后的髋臼吸收 截骨过薄、范围过大、下翻和外翻的距离过度容易形成术后髋臼吸收。改善手术操作方式可以得到很好的预防。

4. 肢体不等长 这是一个至今未能得到很好预防和解决的问题。临床上往往看到的是患侧肢体过长，与截骨后血运代偿性丰富，刺激二次骨化中心过度生长有关。幸运的是很少有指征需要二次手术均衡肢体长度。

5. 股骨头缺血性坏死 为所有合并症中最严重、对患者生活质量影响最大的合并症，而且往往导致无法挽救的恶劣结果。此种合并症既可以发生于保守治疗也大量地见于手术治疗后，如对小婴儿和低幼儿童长时间的“蛙式位”强迫体位固定损伤股骨头骺血运供应；粗暴地反复手法复位；切开复位中损伤股骨头骺周围血管环；高位脱位时股骨近端短缩不足；髋臼成形时髂骨截骨端下压过度造成股骨头压力过大等。股骨头骺缺血性坏死后可以产生扁平髋，头臼不对称；股骨头骺缺损；股骨颈短缩、内翻；大转子上移等。患者可早期出现跛行、疼痛、髋关节活动明显受限，严重影响生活质量。

【预后】 发育性髋关节脱位的预后直接取决于治疗介入的时间和疾病的严重程度，在早期筛查发达的地区，患儿可以很早获得诊断和治疗，其预后较为乐观，很多患儿可达到正常髋关节，随年龄增长，病理状态的严重性加重，其预后逐渐变差，对于闭合复位成功的患儿约 60%长期随访可得到相对正常的髋关节。经手术治疗的发育性髋关节脱位关节置换发生率的获得需长期随访，Salter 等曾统计 45 年随访数据，约 45%的患者行全髋关节置换手术，因此，早期筛查、早期诊断和治疗仍是发育性髋关节脱位获得良好预后的保障，也是以后小儿骨科的研究和发展方向之一。

（张建立）

参考文献

[1] YANG S，ZUSMAN N，LIEBERMAN E，et al. Developmental Dysplasia of the Hip. Pediatrics，2019，143（1）：e20181147.

[2] PATON RW. Screening in Developmental Dysplasia of the Hip（DDH）. Surgeon，2017，15（5）：290-296.

[3] HARSANYI S，ZAMBORSKY R，KRAJCIOVA L，et al. Developmental Dysplasia of the Hip：A Review of Etiopathogenesis，Risk Factors，and Genetic Aspects. Medicina（Kaunas），2020，56（4）：153.

[4] SWARUP I，PENNY CL，DODWELL ER. Developmental dysplasia of the hip：an update on diagnosis and management from birth to 6 months. Curr Opin Pediatr，2018，30（1）：84-92.

[5] BLANKERSPOOR M，FERRELL K，REUTER A，et al. Developmental Dysplasia of the Hip in Infants-A Review for Providers. S D Med，2020，73（5）：223-227.

第 8 节　髋内翻

髋内翻（coxa vara）是指股骨近端颈干角<110°的畸形。1894 年 Hofmeister 首次使用髋内翻这一名词。髋内翻的病因很多，可以是一种独立的原发畸形，也可并发于其他疾病[1]。主要疾病如下：

一、先天性髋内翻

此病准确的描述应是伴有股骨先天性短缩的髋内翻。先天性髋内翻(congenital coxa vara)生后就出现,可能是胚胎期肢芽异常发育所致。几乎都是单侧发病。常伴随先天性肌肉骨骼异常和继发于股骨短缩的肢体明显不等长。主要疾病包括股骨近端局灶性缺陷(proximal femoral focal deficiency,PFFD)、先天性短股骨和先天性股骨弯曲[2]。

【分类】 Aitken 分类法应用最为广泛。股骨近端局灶性缺陷(PFFD)可分类 A、B、C、D 组(图 38-21,表 38-2)。

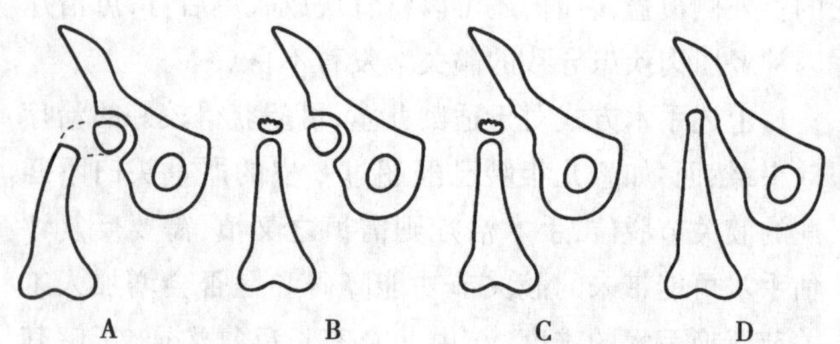

图 38-21 PFFD Aitken 分类

A. A 组:PFFD 其股骨近端最后骨化为粗隆下严重内翻并常有假关节;B. B 组:股骨头留在原有的髋臼内,但头与股骨干之间无骨性或软骨连接;C. C 组:股骨头髋臼和股骨近端骨突缺失;D. D 组:股骨头和髋臼缺失外,残留股骨段过短和高度屈曲,近端股骨突缺失。大部分双侧病变的 PFFD 均为 D 组。

表 38-2 股骨近端局灶性缺陷 Aitken 分类

分类	股骨头	髋臼	残留的股骨干	股骨与髋臼的关系
A	存在	正常	短	股骨头在臼内与股骨有骨性连接,粗隆下呈内翻
B	存在	中度发育异常	短股骨近端呈一小团状	头与干间无骨性连接,头留在臼内
C	缺失或有小骨块	严重发育异常	短,近端变细	干与小骨块可有骨性连接,干与臼无连接
D	缺失	缺失	短,畸形	无任何关联

【病因】 绝大多数病例病因不明,可能为多因素所致。妊娠第 4~6 周,下肢胚胎生成期的发育紊乱可导致股骨缺陷。环境和遗传因素很可能在肢体缺陷的发病中起作用[3]。

【临床表现】 先天性髋内翻常并发先天性短股骨和 PFFD,故而髋部畸形多不是主诉。

伴有 PFFD 患儿的典型临床特征为肢体严重短缩,大腿外观增粗,髋关节屈曲外展,下肢外旋。通常患侧足仅到健侧的膝部。由于膝和髋关节的屈曲挛缩,肢体长度往往比实际解剖长度显得短。可出现同侧腓骨缺失(腓骨未能正常发育)。

【X 线表现】 通常 X 线平片就可诊断先天性髋内翻。

注意髋臼、股骨头和股骨干的情况,有助于对肢体缺陷进行分类。测量可了解下肢的长度差别。髋或膝关节的屈曲挛缩可影响对肢体长度的测量。

【治疗】 先天性髋内翻伴 PFFD,有外展蹒跚步态(特伦德伦堡步态),适合做股骨与髂骨的融合以稳定髋关节。PFFD 的肢体不等长可通过手术或非手术方法治疗。对于股骨大部缺失,下肢严重短缩致患侧足部位于健侧膝关节甚至膝以上的患儿(Gillespie C 型),建议佩戴假肢。

肢体延长术的指征:成熟后的股骨长度至少等于健侧股骨的 1/2。在肢体延长前,髋部畸形如髋内翻和股骨头后倾应先矫正,以避免延长术期间发生医源性髋关节脱位。膝关节的稳定也要注意,跨过膝关节外固定装置(如 llizarov 外固定器),能同时延长软组织,可防止膝关节半脱位。

二、发育性髋内翻

发育性髋内翻,又称婴儿型或颈型髋内翻。患儿生后无异常表现,儿童早期出现病变,有轻度的肢体短缩,X 线有特征性表现。随着生长发育,股骨近端颈干角呈进展性减小。发育性髋内翻不同于髋发育异常性髋内翻,后者多有全身性的骨骼发育异常[4]。

【流行病学】 本病是少见病,在斯堪的纳维亚发病率为 1/25 000。发病率无种族、性别和左右侧差异。30%~50%为双侧病变。

【病因学】 病因不清。

这种疾病可出现在有遗传因素的骨骼发育不良中。被广泛接受的假说为股骨颈内侧软骨内骨化的原发性缺陷,这导致股骨颈局部骨营养不良,不能很好地承受负重后的剪应力,肌力和体重的持续作用导致髋内翻畸形不断进展。

【临床表现】 大部分发育性髋内翻从开始走路到6岁之间的某一时段出现症状。常见的主诉为跛行,可伴易疲劳但少有疼痛。患儿如果为双侧病变,常见的主诉为摇摆步态,与双侧髋关节脱位的鸭步相似。

体格检查通常可发现大粗隆凸出和上移,常伴有外展肌群肌力下降和特伦德伦堡征阳性。单侧病变有轻度的肢体短缩,即使在未治疗的情况下,成人后下肢短缩也很少有超过3cm的。患髋外展和内旋受限。可有髋关节的屈曲挛缩。

【X线所见】 对疑似的病例需摄双髋的前、后位和蛙式位X线片进行评估。X线特征包括:颈干角减少;HE角增大;骺板几乎呈垂直状,股骨颈下方的干骺端可有一看似三角形的骨块,由倒V形的透亮区包绕;股骨的正常前倾角减少,有的演变成后倾;短髋;有些患儿有轻度的髋关节发育不良。

正位X线片上:颈干角低于110°(正常儿童的颈干角为130°~145°),典型病例大约为90°(图38-22A)。HE角(Hilgenreiner线与骺板平行线相交角度)>25°(正常<25°),典型病例可发展到介于45°~70°间(图38-22B)。骺板近于垂直。

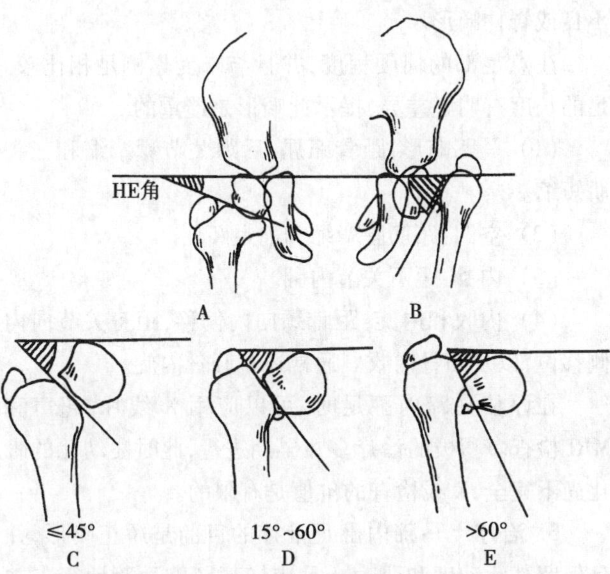

图38-22 发育性髋内翻股骨上端畸形X线照片的定量测定

A.股骨颈-干角是股骨长轴线与股骨颈长轴线的交角;B.HE角是Hilgonreiger水平线与骨头骺板相交角;C~E.示不同程度髋内翻畸形的HE角度。

股骨颈下方的倒V形为该病的特征性改变。V形内侧的X线透亮区代表增宽的骺板。三角形内充以发育不良的骨质。

【自然病史】 发育性髋内翻患儿存在股骨颈应力性骨折不愈合和早发性骨性关节炎的危险。

有研究表明内翻畸形进展的决定性因素为HE角。骺板越趋水平位(HE角低于45°),股骨颈缺损区越可能自发愈合,从而使内翻畸形停止进展[5]。

【治疗】 治疗目标为刺激、促进股骨颈缺陷区的骨化和愈合,矫正股骨颈干角至正常,恢复髋关节外展肌的正常功能。非手术治疗措施如外展支具等无确切疗效。临床症状和HE角大小是决定是否需要手术的主要因素。通过粗隆间或粗隆下的股骨近端外展截骨,使股骨近端骺板从垂直转为水平位,加速缺损区的骨愈合是最为有效的方法。

Pauwel Y形截骨和Langenskiold外展截骨均为通过粗隆间截骨矫形的典型术式(图38-23),临床效果均满意。为防止截骨愈合前,矫正角度丢失,推荐使用坚强的内固定如张力带技术,钢板或钉板系统。要尽可能避免内固定物损伤骺板。术后是否使用髋人字石膏或支具外固定取决于内固定的稳定性和患儿的合作程度。

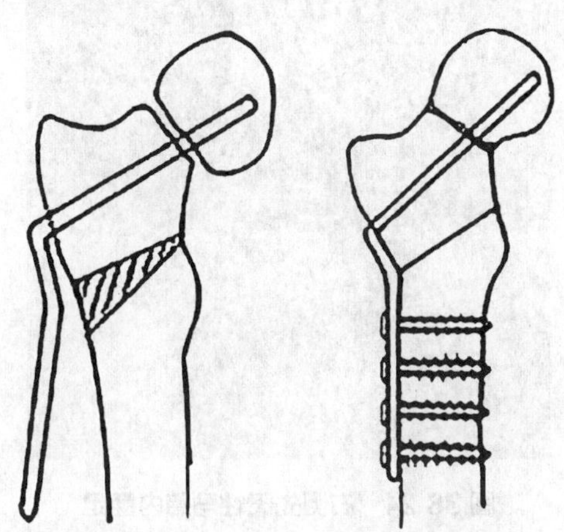

图38-23 Pauwel Y形截骨示意图

(祁新禹)

参考文献

[1] JOHARI AN, HAMPANNAVAR A, JOHARI RA, Dhawale AA. Coxa vara in postseptic arthritis of the hip in children. J Pediatr Orthop B, 2017, 26(4): 313-319.

[2] RIZK AS. Transfixing Kirshner wires for fixation of intertrochanteric valgus osteotomies in management of pediatric coxa vara. J Orthop Traumatol, 2017, 18(4): 365-378.

[3] ROBERTS DW, SAGLAM Y, DE LA ROCHA A, et al. Long-term outcomes of operative and nonoperative treatment of congenital coxa vara. J Pediatr Orthop, 2018, 38(4): 193-201.

[4] GALAL S. Percutaneous multiplanar subtrochanteric osteotomy with external fixation for developmental coxa vara (prelim-

inary results). J Pediatr Orthop B,2017,26(4):320-328.

[5] BIAN Z,XU YJ,GUO Y,et al. Analyzing risk factors for recurrence of developmental coxa vara after surgery. J Child Orthop,2019,13(4):361-370.

第 9 节 先天性马蹄内翻足

先天性马蹄内翻足是一种儿童较常见的畸形,严重影响儿童骨与关节的生长发育。马蹄内翻足畸形复杂,包括前足旋前、中足内收、空凹、后足内翻、马蹄等畸形。其发病率约为1‰~2‰[1],其中一半为双侧发病,男性居多(图 38-24)。未经治疗的马蹄内翻足可能导致下肢严重畸形,伴有相关疼痛和步态障碍,通常导致生活质量和工作能力下降[2]。

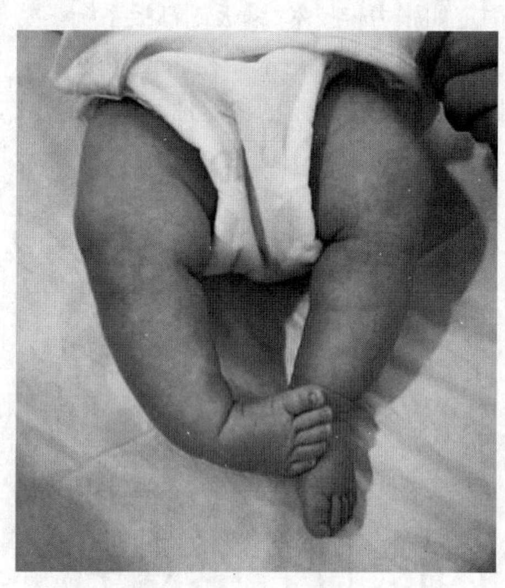

图 38-24 右侧先天性马蹄内翻足

1. 病因学 病因是多方面的。有家族史患者,其子代发病率是正常人群的 30 倍。胎儿最初 3 个月,超声检查可以显示此畸形。马蹄内翻足可并发其他先天性畸形,如神经管的缺陷,泌尿和消化系统的畸形以及其他肌肉骨骼的畸形。

2. 病理 马蹄内翻足的病理表现是发育不良。足部和小腿的多处组织存在结构性缺陷,导致足部和踝关节位置异常[3]。足部的跗骨和距骨体积减小,距骨颈短,轴线偏向内侧和跖侧。由于距骨形态的畸形,舟状骨与距骨颈的内侧部分形成关节。跗骨间的排列关系也存在异常。中足向内侧移位,跖骨内收且跖屈。不仅仅存在软骨与骨骼的畸形,其韧带也有增厚,肌肉有发育不良,表现为足的短小、小腿变细。由于发育不良主要累及足部,短缩不超过 1cm。足部短小的程度与马蹄内翻足的畸形严重程度相关。

3. 自然病程 不治疗的马蹄内翻足可以产生严重的残疾。足背外侧的皮肤变成了负重的区域,从而形成胼胝,行走困难俗称踝行足。

手术治疗后的马蹄内翻足常常会出现足部的僵硬、力弱。到成人时,这些问题将导致一定程度的残疾。

4. 临床表现 马蹄内翻足的诊断并不困难,有时可与严重的跖骨内翻畸形混淆,但是,马蹄内翻足还存在马蹄畸形,这一点使之容易鉴别。另外,还要仔细检查有无其他肌肉骨骼系统的问题。

检查腰背部是否存在神经管闭合不全,髋关节是否有发育不良,膝关节有无畸形。注意足的大小、形状和柔韧性。体格检查发现脊柱和骨盆有畸形时,要予以摄片检查。特发性马蹄内翻足可并发发育性髋关节发育不良或脊柱畸形。

注意足部的僵硬程度,并且与未受累侧足相比较。足的长度有明显差异,提示此畸形是严重的。

(1) 马蹄畸形:距骨跖屈、后踝关节囊挛缩和三头肌短缩。

(2) 空凹:跖筋膜挛缩和前足跖屈。

(3) 内翻:距下关节内翻。

(4) 内收和内旋:距骨颈向内偏移,距舟关节向内侧移位,以及跖骨内收。通常还有胫骨内旋。

在评估马蹄内翻足时,可以应用 X 线片、超声和 MRI 检查。积极的治疗多在早期进行,此时婴幼儿的骨化尚不完全,X 线检查的价值是有限的。

5. 治疗 马蹄内翻足治疗的目的是矫正畸形,并且保留其活动度和肌力。足应恢复跖侧面落地行走并有正常的负重区。其次是能穿正常的鞋,有满意的外观。与正常足相比较,治疗后的马蹄内翻足常有残留少量的僵硬、短小或畸形。

特发性马蹄内翻足出生后就应该尽早予以治疗。

目前,在许多国家,Ponseti 治疗方法已经成为一种标准的治疗方法。这种方法包括按照一定的顺序用手法和石膏来矫正畸形[4]。首先矫正前足旋前,再矫正中足内收,最后矫正后足内翻、马蹄畸形。通常还需要做经皮跟腱切断术以有利于马蹄畸形的矫正。后期应用支具来防止畸形的复发(图 38-25~图 38-27)。

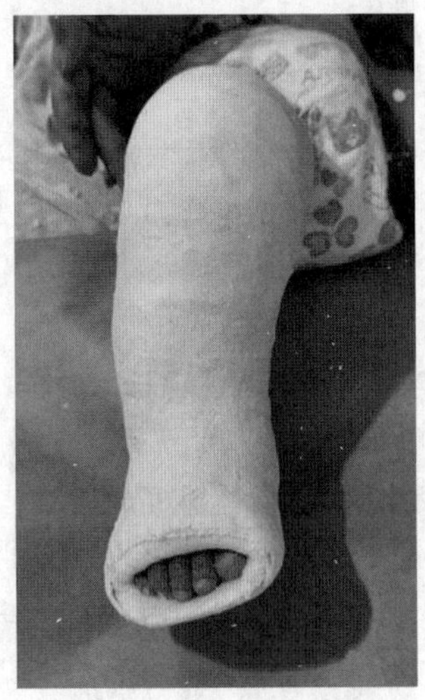

图 38-25 石膏矫形

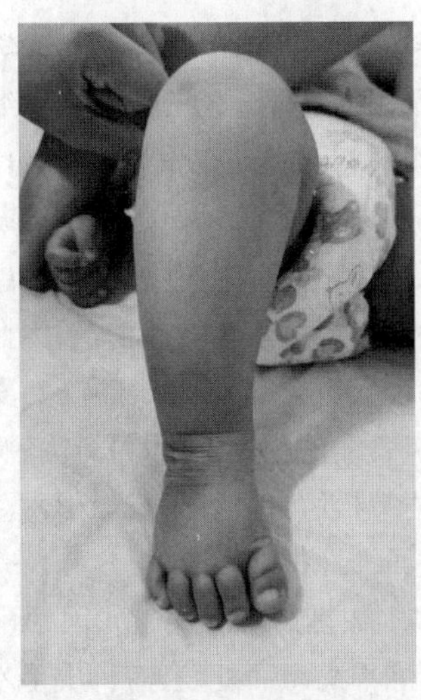

图 38-26 石膏矫形后

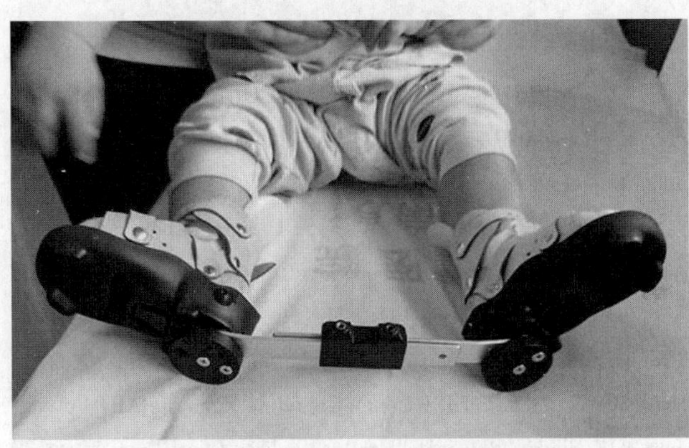

图 38-27 支具固定维持矫形效果

6. **并发症** 复发是最常见的早期并发症。

(1) 复发:石膏矫正复发畸形可避免重复大的手术操作。在生长停止阶段最后运用骨性矫形手术。

(2) 僵硬:僵硬可能由于治疗过程中关节压力大、手术后筋膜间隔综合征,内固定材料、距骨缺血坏死及手术瘢痕等原因引起。

(3) 无力:三头肌无力影响活动功能,过度延长及反复行延长肌腱手术都会增加三头肌无力的危险。

(4) 内翻畸形:常引起第五跖骨基底部跖侧压力过大。

(5) 过度矫形:后足外翻常出现在手术后,多为关节过度松弛的患儿,矫正有挑战性。

7. **挽救手术** 以下手术治疗适用于一些特殊情况的畸形足。

大年龄的严重的畸形足治疗常结合肌腱延长、转位、截骨等多种手术方式,甚至需要关节融合手术治疗。也可应用 llizarov 外固定器矫正,运用外固定器牵伸软组织以达到逐渐矫形目的[5]。

(李浩)

参考文献

[1] DOBBS MB, GURNETT CA. Genetics of clubfoot. J Pediatr Orthop B, 2012, 21(1):7-9.

[2] FALDINI C, PROSPERI L, TRAINA F, et al. Surgical treatment of neglected congenital idiopathic talipes equinovarus after walking age in Eritrea: an Italo-Eritrean cooperation. Musculoskelet Surg, 2016, 100(2):133-137.

[3] BASIT S, KHOSHHAL KI. Genetics of clubfoot; recent progress and future perspectives. Eur J Med Genet, 2018, 61(2):107-113.

[4] FALDINI C, TRAINA F, NANNI M, et al. Congenital idiopathic talipes equinovarus before and after walking age: observations and strategy of treatment from a series of 88 cases. J Orthop Traumatol, 2016, 17(1):81-87.

[5] 刘行,李明,刘星,等. Ilizarov 技术治疗大龄儿童僵硬型先天性马蹄内翻足. 中国修复重建外科杂志, 2018, 32(10):1267-1270.

第10节 先天性肌性斜颈

【定义】 颈部胸锁乳突肌先天性变性挛缩导致的斜颈，表现为头和颈的不对称畸形。

【一般情况】 发病率不详。是最常见的先天性无痛性斜颈。多为单侧受累，双侧罕见。颈部其他肌肉挛缩导致的斜颈极罕见[1]。

【病因】 虽然早在1749年就有了此病的首次报道，但肌性斜颈的病因仍不确定，可能的原因包括：胎儿位置异常、产伤或难产等[2,3]。

【症状】 生后数周内被家长发现颈部有一肿块，半岁后多表现为患侧颈部紧张的条索伴斜颈。斜颈的临床表现不一，可以是简单的头偏、轻度的旋转伴少许活动受限，也可以是严重的斜头畸形（婴儿的睡眠姿势可以加重这一畸形）。年长的斜颈患儿会因为同侧肩部的显著抬高而表现出脊柱侧弯。

【体征】 患侧胸锁乳突肌的中或下部可见及一梭形肿块。肿块边界清晰，质硬，无皮肤红、热，无压痛，不活动。多数肿块逐渐缩小，半年后消失成一紧张的条索。头部向患侧倾斜，下颏旋向对侧。颈部向患侧旋转和向对侧倾斜均受限制。如果年幼时不治疗，3个月后逐渐出现面部和头部继发性畸形。

双侧性斜颈罕见，颈部在中线显得缩短，下颏抬起，面部向上倾斜。

【辅助检查】 可行B超检查明确肿块部位及性质。

【诊断】 无痛性斜颈。早期胸锁乳突肌肿块，以后呈索条状挛缩；晚期有头面部畸形，诊断并无困难。

【鉴别诊断】 先天性肌性斜颈表现不典型（颈部包块或紧张条索不明显）的或颈部出现疼痛的应考虑其他罕见原因导致的斜颈。

1. 神经性斜颈 如后颅窝肿瘤、阿-奇畸形、脊髓空洞和婴儿阵发性斜颈，常同时有运动功能障碍、反射异常、颅内压升高或MRI显示脑干位置下降。此外，颈部运动时受限伴有疼痛、斜视、眼球震颤、眼外肌麻痹、肌体僵硬，过度兴奋等均为颅内病变的重要体征。

婴儿阵发性斜颈可能为前庭功能障碍所致，可从数分钟到全天发作，可伴有躯干倾斜，眼球偏斜。更为突出的是颈部倾斜的方向左右可以变化，可自愈，不需特殊治疗。

2. 炎症性斜颈 浅在的颈部淋巴结炎，深部的椎体骨髓炎及颈椎结核引起胸锁乳突肌痉挛致斜颈，多有相应的炎症表现。

3. 眼性斜颈 多为先天性斜视，眼球外上方肌肉麻痹致斜颈。通常在生后9个月以后，患儿能坐稳后才能诊断，因斜视或复视企图自我纠正始出现斜颈症状。矫正眼肌失衡后，斜视消失。

4. 骨性斜颈 如先天性短颈综合征，半椎体，除颈部姿势异常，还有颈部活动明显受限。此外，短颈综合征后发际低，颈两侧皮蹼等也同时存在。拍颈椎X线片或CT可明确诊断。

5. 外伤 颈椎损伤（骨折或旋转性半脱位），锁骨骨折，均可表现为斜颈，根据病史拍X线片或CT可明确诊断。

【治疗】

1. 保守治疗 从畸形的相反方向诱导做旋转和后伸颈部的“生活矫正”。指导家长牵拉挛缩的胸锁乳突肌的方法，轻柔地将患儿下颌转向同侧肩部，同时将患儿头部倒向对侧肩部。

2. 手术治疗 国外有报道肌性斜颈患儿在2岁左右紧张的胸锁乳突肌可逐渐自然消散，因此建议手术治疗推迟至学龄前患儿。我国一般建议1岁后手术。依患儿年龄、肌肉挛缩的程度，手术可分为：胸锁乳突肌下端松解、上下两端松解和下端延长成形术。乳突端松解时要注意防止面神经损伤[4,5]。

【预后】 多数良好。个别患儿因手术松解不彻底或术后功能锻炼不满意而复发，需再次手术矫正。

（祁新禹）

参考文献

[1] SARGENT B, KAPLAN SL, COULTER C, et al. Congenital Muscular Torticollis: Bridging the Gap Between Research and Clinical Practice. Pediatrics, 2019, 144(2): e20190582.

[2] GÖTZE M, HAGMANN S. Der Schiefhals beim Kind [Torticollis in children]. Orthopade, 2019, 48(6): 503-507.

[3] KAPLAN SL, COULTER C, SARGENT B. Physical Therapy Management of Congenital Muscular Torticollis: A 2018 Evidence-Based Clinical Practice Guideline From the APTA Academy of Pediatric Physical Therapy. Pediatr Phys Ther, 2018, 30(4): 240-290.

[4] HEIDENREICH E, JOHNSON R, SARGENT B. Informing the Update to the Physical Therapy Management of Congenital Muscular Torticollis Evidence-Based Clinical Practice Guide-

line. Pediatr Phys Ther, 2018, 30(3): 164-175.

[5] ELLWOOD J, DRAPER-RODI J, CARNES D. The effectiveness and safety of conservative interventions for positional plagiocephaly and congenital muscular torticollis: a synthesis of systematic reviews and guidance. Chiropr Man Therap, 2020, 28(1): 31.

第 11 节　急性化脓性骨髓炎

【定义】 急性骨髓炎的多数病例系化脓性细菌经血行侵袭骨髓内结缔组织所引起的炎症，所以本症也称急性血源性骨髓炎（acute hematogenic osteomyelitis）[1]，少数从邻近软组织感染扩散而来或继发于开放性骨折。若不及时治疗，会使骨结构破坏导致残疾，甚至感染扩散危及生命。有些病例可转成慢性病变，病程冗长，影响小儿营养和生长发育。

【病因】 40%的病例并发于败血症或软组织化脓性感染。本症可发生于任何年龄，多数发生在 5 岁以下儿童，男孩发病率约为女孩的 2 倍。致病菌常为金黄色葡萄球菌，其次可见溶血性链球菌、肺炎链球菌、金氏杆菌及其他细菌[2]。

【临床表现】 骨髓炎的好发部位是股骨下端和胫骨上端，其次为股骨上端、肱骨和桡骨远端。但其他各骨均可发生。其致病机理主要与干骺端血流速度减慢相关[3]。症状和体征随感染的严重程度、部位、炎症范围、病程的长短、患儿年龄以及抵抗力的大小而临床表现不同，大体可分为三种类型：

1. **脓毒血症型** 此型占 80%左右。全身症状为急性败血症的表现，可有高热、昏迷、谵妄等症状。甚至出现中毒性休克。因有血行播散，常伴有其他部位的严重感染，如化脓性心包炎、脓气胸、脑脓肿等。严重病例可并发心、肺、肝、肾等器官的迁徙性病灶，引致多脏器的功能损害。局部症状为患肢持续性剧烈疼痛、不敢活动、压痛、轴向叩痛以及环周性肿胀。

2. **并发关节炎型** 此型大部分是新生儿和小婴儿。全身症状常较轻，体温不高，但有烦躁、拒食和体重不增。病变多见于股骨上端、胫骨上端或肱骨上端。由于长骨干骺端包括于关节囊之内或干骺端破坏影响骺板附着的基础，炎症容易向关节内扩散，有的发生骺滑脱或破坏，影响日后的发育。

3. **局限性破坏或骨脓肿型** 此型多见于学龄儿童，临床症状较轻，局部肿痛，附近关节活动受限。个别患儿可出现交感性关节积液。

【附】骨髓炎发病机理（数字资源 38-6）

数字资源 38-6　骨髓炎发病机理

【X 线检查】 发病的初期 X 线片上骨病变不明显，只能见患处软组织肿胀、脂肪层增厚、肌肉密度增加。7~10 天后炎性渗出使骨阴影稍模糊，有如烟雾掩盖。10~15 天才出现不规则的斑点状脱钙。不久以后骨膜下有新骨形成，表明感染已沿骨皮质扩散。骨干内脓肿扩大，可见透亮区在髓腔内延伸。进入慢性期可见死骨形成以及骨膜新生骨形成的骨包壳。

【实验室检查】 白细胞计数增高，中性粒细胞比例增加并有核左移。危重患儿白细胞可不增高。在高热时取样血培养阳性率较高。对诊断有困难的金黄色葡萄球菌感染，如脊柱化脓性骨髓炎可行血清抗体试验，即抗溶血素、抗凝血素、抗链球菌激酶和抗杀白细胞凝集素。后者比较恒定，诊断价值较大。

【诊断与鉴别诊断】 根据上述不同类型的临床症状、实验室所见及 X 线片表现的特点可以诊断。需要鉴别的疾病如下：

1. **软组织蜂窝织炎或深部脓肿** 肿胀多限于肢体的一个侧面，无轴向叩痛。

2. **维生素 C 缺乏病引起的肢体疼痛、假性瘫痪和骨膜下血肿** 有缺乏维生素 C 的病史及 X 线干骺端的维生素 C 缺乏病特殊病变，给维生素 C 后症状很快缓解。

3. **婴儿骨皮质增生症** 主要见于 6 个月以下的小婴儿，全身症状轻，可有低热、烦躁，局部肿胀，肢体可呈假性瘫痪。X 线片的特点为骨膜下大量新生骨，如为长骨发病，病变局限于骨干部，不累及干骺端与骨骺。

4. 急性白血病 有局限性骨质破坏者局部肿胀与触痛,如伴以发热和血沉加快而白细胞计数正常者,常可被误诊为骨髓炎。但注意病史,X线片上可见弥漫性脱钙及新的受累病变部位出现,提示为全身性疾患,做骨髓穿刺可获诊断。

【治疗】 必须尽早治疗。骨髓炎的抗菌治疗通常始于确诊之前。不同年龄的患儿由于致病菌不同而选用的经验性抗菌药物有所不同。在开始经验性抗菌治疗之前,应取得血液和疑似感染灶的标本进行培养。至少应该行1次血培养,但最好2次。应根据临床疗效和培养及药敏试验的结果(若分离出病原体)来调整经验性抗菌治疗。对特殊群体可能要采用更广谱的经验性治疗。当明确致病菌和敏感的抗生素后,立即更换有效的药物。静脉给药2~3周,感染控制后可改为口服抗生素2~3周。

患肢用石膏或皮牵引固定于功能位以保证休息、减少疼痛并防止感染扩散与病理骨折。

全身支持疗法不容忽视,如退热剂、补液、输新鲜血液、高蛋白饮食和多种维生素等。全身中毒症状严重者,可酌情采用肾上腺皮质激素。

急性骨髓炎常需手术引流。发病24小时内的早期病例经充分有效的治疗后体温下降、疼痛减轻者保守疗法可能治愈。延迟就诊或延误诊断的病例如全身及局部症状严重者穿刺有脓需手术引流。手术干预的指征[4]包括:①骨膜下、软组织脓肿和髓内化脓需要引流;②邻近感染灶清创;③死骨切除;④在48~72小时的抗菌治疗后未见改善。手术治疗包括切开引流与骨钻孔或开窗减压。

【慢性骨髓炎】 慢性骨髓炎(chronic osteomyelitis)往往是就诊晚或急性阶段治疗不当所致[5],与急性骨髓炎的过程是连续的,针对后遗死骨和慢性窦道而言。易引起病理性骨折及肢体畸形等并发症。其治疗主要包括抗菌药物的应用、死骨的清除以及并发症的处理等。

(朱丹江)

参考文献

[1] 潘少川. 用小儿骨科学. 3版. 北京:人民卫生出版社,2016.

[2] Yi J, WOOD JB, CREECH CB, et al. Clinical Epidemiology and Outcomes of Pediatric Musculoskeletal Infections. J Pediatr, 2021, 234:236-244. e2.

[3] FUNK SS, COPLEY LA. Acute Hematogenous Osteomyelitis in Children: Pathogenesis, Diagnosis, and Treatment. Orthop Clin North Am, 2017, 48(2):199-208.

[4] MCNEIL JC. Acute Hematogenous Osteomyelitis in Children: Clinical Presentation and Management. Infect Drug Resist, 2020, 13:4459-4473.

[5] MCNEIL JC, JOSEPH M, SOMMER LM, VALLEJO JG. The Contemporary Epidemiology, Microbiology and Management of Chronic Osteomyelitis in US Children. Pediatr Infect Dis J, 2021, 40(6):518-524.

39 第三十九章 肌肉系统疾病

第1节 小儿肌肉系统解剖生理特点

小儿肌纤维较细，间质组织较多。生后肌肉重量的增长几乎完全归因于肌纤维加粗，肌纤维数目很少增加。

新生儿肌肉发育较差，其总重量只占体重的23.5%。以后，肌肉重量的增长较其他器官快得多。健康成人的肌肉重量达体重的41.8%，几乎是小儿肌肉与体重之比的两倍。

新生儿期及婴儿期头几个月时，肌紧张度较高，尤以四肢的屈肌最为显著。所以小婴儿卧位时四肢往往屈曲[1]。

检查肌紧张度和力量时，可观察小儿自动运动的灵活程度和被动运动时肌肉抵抗的程度，也可触诊肌肉的发育情况，并从握力做出估计。

小儿肌力随年龄而显著增长。应利用一切机会来发展小儿的自动与被动运动。给予适合其年龄的玩具，利用走圈、围栏、游戏和体育活动，帮助肌肉的正常发育。蛋白质营养与肌肉发育有直接关系[2]。

缺乏适合于年龄的体育锻炼，长期患关节、肌肉或神经系统疾病以及各种消耗性疾病，均可使全身肌肉发育不良，甚至萎缩。常见的有全身性疾病，如营养不良、佝偻病，风湿或类风湿病、舞蹈症及先天性肌病等也可影响肌肉发育。

局限性肌紧张度减退，多见于脊髓灰质炎、神经炎、低钾血症等。全身性肌紧张度增强，多见于中枢神经元发生病变，如脑炎后遗症、脑发育不全、脑性瘫痪、脑积水、肝豆状核变性等。肌痉挛，可见于神经系统疾病，也较常见于婴儿性手足搐搦症。

（孙琳　潘少川）

参考文献

[1] HERRING J A. Tachdjian's Pediatric Orthopedics from the Texas Scottish Rite Hospital. 5th ed. WB Saunders CO, 2013: 43-44.

[2] 张金哲. 张金哲小儿外科学. 北京：人民卫生出版社, 2013:1444-1445.

第2节 斜颈

斜颈(torticollis)分为骨性斜颈和非骨性斜颈。以先天性肌性斜颈(congenital myogenic torticollis)最多见，是由一侧胸锁乳突肌挛缩造成头向一侧偏斜的病症(图39-1)。

【病因】 本病的直接原因是胸锁乳突肌的纤维化引起挛缩与变短。一般认为，胸锁乳突肌缺血、水肿以致纤维化和挛缩，是由胎儿颈部在宫内扭转和/或宫内胎儿体位限制致分娩困难所致。

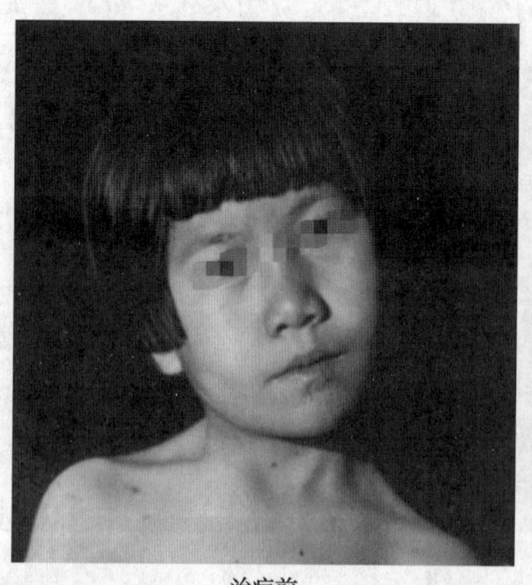

治疗前

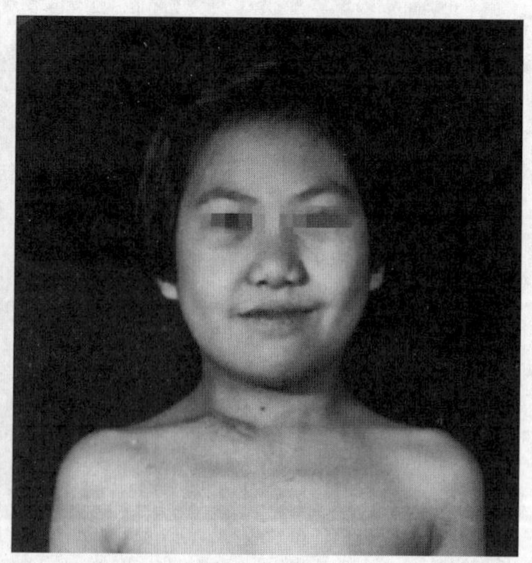

在外科治疗后

图39-1 先天性斜颈

【病理变化】 ①早期病变：胸锁乳突肌内肿物，肉眼观察是一软性纤维瘤。显微镜下，肿物由致密的纤维组织组成，没有出血与含铁血黄素的残迹。②晚期病变：肿物已消失，显微镜下观察切下的部分胸锁乳突肌组织，可见肌肉组织被纤维组织替代，肌细胞凋亡增多。

【临床表现】 患儿头向病侧偏斜，下颏转向对侧，生后即可存在，但一般出生后2~3周出现。触诊时在患侧胸锁乳突肌内可发现硬而无疼痛的梭形肿物，2~4周内逐渐增大(如成人拇指末节大)，然后开始退缩，2~6个月内逐渐消失。大部分病人不遗留斜颈。少数患儿肌肉远段为纤维索条所代替，头部因挛缩肌肉的牵拉向患侧偏斜。头与面部因不正常的位置可产生继发性畸形，患侧面部长度变短，面部增宽，患侧眼外眦至口角间的距离比对侧变短。随着骨骼的发育，面部的不对称加重。颈深筋膜、颈阔肌、斜角肌均可挛缩，颈动脉鞘与血管也可挛缩。最后颅骨发育不对称，颈椎及上胸椎出现侧弯畸形[1]。

【诊断与鉴别诊断】 诊断一般多无困难。鉴别诊断中应考虑颈椎畸形、颈椎外伤半脱位、单侧性颈部感染所致淋巴结炎、视力不正常、颈部双侧肌力不对称、颈髓肿瘤和肌痉挛所致的获得性斜颈及姿势性斜颈。

婴儿期偶见良性阵发性斜颈，每次发作时间自10分钟至数日，同时可有躯体侧弯，预后良好，1~5年(平均2年)自愈，原因不明。有时发作停止后出现共济失调，可能与小脑功能异常有关。

【治疗】 患儿一旦明确诊断先天性肌性斜颈，应及早行主动生活矫正。这要比反向牵拉颈部更为安全有效，约90%的病例在生后2年内能得到矫正。

主动生活矫正，需依靠家长来付诸实施。医生应逐一向患儿家长解释清楚主动生活矫正方法的内容。

1. 每次喂奶、饮水时都从斜颈的患侧方向给予，尽可能多的用声音和彩色玩具引导患儿主动向患侧转头。

2. 在卧床时，坚持健侧靠墙，这样可利用室内环境中家人走动、讲话等声响起到引诱患儿的头转向患侧的动作，从而达到主动牵动治疗的目的。

3. 待生后5个月时，白天让患儿试行俯卧，如观察到患儿确能较长时间抬头玩耍，不致堵嘴而影响呼吸，此时说明颈后伸肌群有力，可让患儿在夜间俯卧位睡觉。如此，患儿必定会将头颈转向两侧入睡，轮替休息。在下颌转向健侧时纵然不起矫正牵动作用，但每次转向患侧时就可以收到矫正效果。

少数对保守疗法无效或被延误的2岁以上患儿，需手术治疗[2]。手术治疗的目的是矫正外观畸形，改善颈部的伸展和旋转功能。对12岁以上的患儿即便手术治疗，面部的不对称也很难恢复。常选择的手术方式为单极切断胸锁乳突肌的胸骨头与锁骨头，或部分切除挛缩的胸锁乳突肌的胸骨头与锁骨头。对6岁以上或挛缩严重的患儿还需要双极切断胸骨头和锁骨头以及乳突头肌腱。术后要佩带矫形器械——反向石膏或支具，矫枉过正位，至少6周，在伤口愈合后继续采用伸展治疗，以防止复发(数字资源39-1)。

数字资源39-1　先天性肌性斜颈

（孙琳　潘少川）

参考文献

[1] HERRING J A. Tachdjian's Pediatric Orthopedics from the Texas Scottish Rite Hospital. 5th ed. WB Saunders CO, 2013: 169-172.

[2] 张金哲. 张金哲小儿外科学. 北京：人民卫生出版社，2013:1486-1488.

第3节　肌肉炎症性疾病

常见的骨骼肌炎症可分两大类：①化脓性肌炎：多在细菌感染或菌血症之后，或由周围组织的化脓性疾病延及肌肉所致。病原菌主要为葡萄球菌、链球菌、结核菌等。除全身症状外，局部有红肿、疼痛，如形成较大脓肿，触诊时可感觉波动。②非化脓性肌炎：可由病毒(如埃可病毒、柯萨奇病毒)、寄生虫(如旋毛虫)、变态反应、毒性产物或其他原因(详见第18章风湿性疾病)所致，肌炎症状往往被原发病的症状所掩蔽，不被注意。

上述化脓性及非化脓性肌炎详见各有关章节。本节仅对急性良性肌炎、流行性肌痛、纤维织化肌炎、进行性骨化性肌炎和进行性股四头肌纤维性变做简要叙述。

一、急性良性肌炎

1957 年 Lundberg 首先报道了 70 例瑞士儿童在流感病毒感染中出现剧烈肌痛的病例，其后世界各地陆续有相关报道[1]。急性良性肌炎(acute benign myositis)是一种伴发于急性感染的自限性疾病，主要见于儿童。该病最常发生在甲型或乙型流感病毒感染后，另有少数患者在感染登革热病毒、EB 病毒、副流感病毒和肺炎支原体等病原体后出现，表现为明显的肌肉疼痛和压痛，主要累及双下肢肌肉，以小腿肌肉最为多见[2]。该病多发生在急性感染性疾病消退时，通常在发热、咳嗽和流涕这些症状消退后 24~48 小时出现。由于疼痛或肌无力，患儿常拒绝或难以行走。患者踝关节呈跖屈位，因疼痛拒绝踝关节背屈[2]。

血清肌酸激酶(creatine kinase，CK)可升高至正常值的20~30 倍。横纹肌溶解罕见，有报道在316 例儿童期肌炎病例中，发生率为 3%。症状消失后血清 CK 可恢复正常。肌电图呈非特异性病变，症状期肌肉活检显示肌肉坏死和肌纤维再生，伴多形核白细胞或单个核白细胞轻度浸润。临床完全恢复通常需 3~10 日，CK 可在 3 周内降至正常水平[3]。

本病与流感过程中所出现的肌痛不同，剧烈肌痛局限于双侧小腿部，不像流感初期的广泛性肌痛。与多发性肌炎或皮肌炎也不同，这两种疾病主要表现为对称性四肢近端肌无力。急性良性肌炎具有自限性，对症治疗即可。

二、流行性肌痛

流行性肌痛(epidemic myalgia)大多为柯萨奇病毒 B 组 1~6 型感染所引起，呈小流行[4]。

【病因】 柯萨奇病毒属于小核糖核酸病毒科的肠道病毒属。按照在乳鼠中病变的不同而分为 A、B 两组。A 组有 24 个血清型，B 组有 6 个血清型[5]。A 组病毒引起骨骼肌广泛性肌炎和弛缓性瘫痪，多于 1 周内死亡。B 组病毒可引起灶性分布的肌炎，并可引起脂肪组织炎、脑炎、心肌炎、胰腺炎、肝炎和心内膜炎。

【临床表现】 主要表现为发热和阵发性肌痛，可伴有乏力、咽食欲缺乏。肌痛可累及全身肌肉，以胸腹部最多见，尤以膈肌最易受累，可突然出现明显的胸痛和/或腹痛。可为压迫性痛、刺痛、刀割样或撕裂样的疼痛。多呈痉挛性发作，每次持续 1~2 小时。发作间歇期亦可有钝痛。疼痛可为一侧或两侧。同时可伴有发热、咽痛和头痛等感染症状。流行性肌痛可随呼吸、咳嗽或转动体位加剧，并可放射至颈肩及上腹部，肌痛轻重不一，严重者甚至引起休克，肌肉活动时肌痛加剧，肌痛多半在 3~4 日后消失，发热亦随之好转，本病多能自愈[5-7]。偶有反复发作，病程迁延数周者。

【诊断】 临床上遇到突然发生，轻重不一，甚至是从未体验过的胸部和/或腹部剧烈疼痛，而相应部位脏器检查结果阴性者，应考虑流行性肌痛的诊断。以下可协助诊断：

1. 外周血象白细胞总数正常或稍增多。

2. 病毒分离是确诊的主要方法

(1) 从粪便中分离病毒的阳性率最高，起病后 10 天内仍可阳性[8]；

(2) 在起病前 36 小时及发热期间可从血中分离出病毒；

(3) 呼吸道感染者可从咽拭或含漱液中分离病毒；

(4) 脑脊液中分离病毒阳性率较低，但确诊意义较大；

(5) 粪便标本可保存于 4℃多日，其他标本需保存于-7℃以下。

从粪便及呼吸道中分离出病毒仅具有参考意义，因为可能是合并感染。而从血液、脑脊液和心包积液中分离出病毒则具有确诊意义。所以应尽可能从多个来源采集标本，以增加结果的可靠性。

3. 病毒血清学检查由于血清型繁多，仅在下列情况下才适用：

(1) 已分离出病毒，有确定的血清型时；

(2) 已具备特征性临床表现如剧烈胸痛，且有明显指征采用某些特定抗原(如 B 组病毒)来检测抗体时，或手-足-口病由柯萨奇 A16 型病毒所引起时；

(3) 正在普遍流行由单一血清型病毒引起的单一症状时；

(4) 用于某一特定血清型的病毒流行病学调查时。

【鉴别诊断】 流感过程中所见的肌痛为流感初期出现，肌痛为酸痛，乏力且疼痛广泛，部位不固定，随流感急性病程减轻而逐渐缓解。本病需与多发性肌炎或皮肌炎、进行性肌营养不良症、急性肌红蛋白尿症相鉴别。

【治疗及预后】 治疗原则为一般治疗和对症治疗。一般治疗，如急性期卧床、休息，加强营养，避免感染；对症治疗，如应用布洛芬。治疗后多数患者迅速康复。

三、纤维织化肌炎

纤维织化肌炎(myositis fibrosa)又称多发性肌炎，是一种慢性或亚急性进行性病变，较多见于女童，原因不明，似与遗传无关。

【临床表现】 发病初期，患者在运动时局部感觉僵硬，但无疼痛。侵犯的肌肉或多或少，可累及全身大部分肌肉，但各肌肉的病变程度不同。往往首先侵犯大腿肌、腓肠肌及胸锁乳突肌等。步行困难为明显症状。亦可延及髋、腹、胸、颈及背部诸肌。颜面肌及括约肌一般正常，偶可侵犯咀嚼肌。发病中后期，僵硬感觉加重，按触患肌可查到无痛性砂囊样感觉的硬块。硬化区可逐渐增大，延及全部肌肉，终至弹力性消失，自动及被动运动均受限制，肌腱收短而引起挛缩，致肢体处于屈曲位置，在显著病例可致四肢变形。腱反射正常或消失。病肌对感应电流尚有反应，但兴奋性减退，对平流电不呈变性反应。肌电图一般不正常。尿中肌酸排泄量增多，肌酐量减少。

【诊断】 诊断要点包括起病缓慢，缺少全身症状和皮肤变化，进行性肌僵硬两侧对称，多自下肢开始，患处呈砂囊样触感而少见假性肌肥大。只有肌炎而缺乏皮炎，对皮肌炎的鉴别有帮助。如病肌萎缩后脂肪组织明显增多，可与进行性肌营养不良假性肥大型相似，但本病多见于女性，肌肉较硬。活组织检查可见肌纤维呈透明变性，大小不等，横纹消失，结缔组织增加，圆形细胞浸润可有可无。

【治疗】 供给适当营养和预防并发感染，为疗养要点。可用针刺疗法、按摩法矫正挛缩。可尝试应用中医补益药，甘氨酸和肾上腺皮质激素等，以缓解症状。

四、进行性骨化性肌炎

进行性骨化性肌炎(myositis ossificans)可分四类。第1类为继发于单次严重的创伤，如肘部骨折后；第2类并发于反复多次轻的损伤，如发生在微小血肿之后；第3类可继发于重症的神经疾患，如吉兰-巴雷综合征，艾滋病，颅脑损伤及脊髓损伤之后；第4类为发生在大面积灼伤和血友病的肌肉内出血的部位[9]。

【病因】 进行性骨化性肌炎的特点是肌肉内异位钙化和化骨。本病如无外伤诱因，又称为假恶性骨化性肌炎(pseudo-malignant myositis)。多发生于10岁左右的儿童。婴儿和新生儿罕见。还可见于虐婴。曾有报道见于双胞胎。

【临床表现】 男性多见，多数在6岁以前发病。偶可见筋膜和肌腱内病变在出生前即已存在。多数患儿合并各种先天性异常，拇指或趾细小畸形尤为多见。

典型病变首先出现于颈部、躯干的背侧与肩部，最后才是肢体的近侧端(图39-2)。病变区肿胀，范围较小，有时可达鸡蛋大小。早期急性期局部呈软泥样肿胀、疼痛、触痛和轻度发热。可伴有全身性低热。肿物常紧贴深筋膜，局部皮肤可松动。皮肤的潮红与肿胀可有可无，可误诊为感染。经过数日或数周后，局部肿胀消退，遗留比较坚实的结节。2~8个月后，局部形成骨性组织，可以触知，可用X线检查证实。肘、膝部的肢体很少累及。手、足、舌、膈、喉、括约肌和平滑肌不被侵犯。病变广泛者脊柱常僵直，肩胛不能自由活动，终致臂、腿和腭肌均呈强直。

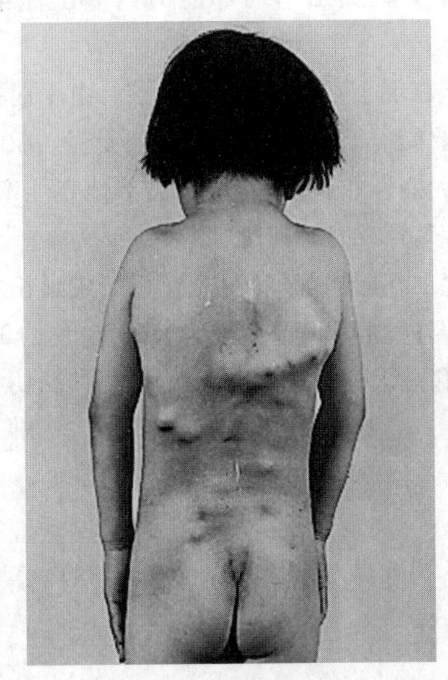

图39-2 进行性骨化性肌炎(7岁，女孩)

【X线检查】 X线片上可见柱状或不规则形态的团块状不同密度的骨化阴影，可与骨骼相连，也可完全游离。骨骼现失用性萎缩。

【诊断与鉴别诊断】 显著病例诊断不难。发病早期，病变肌肉表现为肿胀、疼痛，之后逐渐加重，拇指/趾细小和肌内结节。骨性肿物开始时只有豌豆大，无痛感，后渐增大，融合成不规则的团块。

本病需与风湿病、多发性骨疣、纤维织化肌炎、皮肌炎及泛发性钙化等相鉴别。

【预后】 病程进展缓慢，迁延多年，可反复发作，也可有较长时间的缓解期。在病程进展中，肌质消损，关节强直，最终变成完全无力，只能做有限度的运动。

【治疗】 多数病人需要保守疗法，少数需要手术治疗。自然消退者约38%。可用非类固醇抗炎药止痛,但疗效未定。病变比较局限者可考虑切除,但有时手术的创伤可加剧病变,导致更多的骨形成。

有作者提出三阶段疗法:第一阶段是制动和冷敷,避免局部加热和按摩;第二阶段逐步练习伸展活动;第三阶段是在有90°屈曲后可行抗阻力练习。

五、进行性股四头肌纤维性变

进行性股四头肌纤维性变(progressive fibrosis of quadriceps femoralis),是指该肌的一股或多股发生以纤维化渗出为主的病变。1961年Hneokoosky首先报道。病因未明,有学者认为与先天性肌性斜颈的病因相同,亦有学者提出与局部肌肉内多次注射抗生素有关。

【临床表现】 本病多见于女孩。由于股四头肌的远侧是主要受侵部分,股中间肌最常受侵。肌纤维组织增生引致无痛性屈膝受限,即膝关节伸直性挛缩,并进行性加重,髌骨有时可高位。

【治疗】 主要是外科手术。切断或延长股四头肌的纤维化部分,术后膝关节固定于90°位置约3周,以后进行主动和被动锻炼,以获得完全恢复伸屈功能。

(李彩凤 孙琳 潘少川)

参考文献

[1] LUNDBERG A. Myalgia cruris epidemica. Acta Paediatr Scand,1957,46:18.

[2] CAPOFERRI G,MILANI GP,RAMELLI GP,et al. Sporadic acute benign calf myositis: Systematic literature review. 2018,28(5):443-449.

[3] CHU EC,YIP AS. A rare presentation of benign acute childhood myositis. Clinical case report,2019,7(3):461-464.

[4] VAIRO F,HAIDER N,KOCK R,et al. Chikungunya: epidemiology, pathogenesis, clinical features, management, and prevention. Infectious disease clinics of North America,2019,33(4):1003-1025.

[5] KING R,MILLS D. Coxsackie B virus. The great pretender. Aust Fam Physician,2000,29(1):51-52.

[6] SHUBINA VA,SITNIKOVA TI,SEMENOV IG,et al. Acute malignant myocarditis and pleurodynia as the manifestation of a probable Coxsackie B viral infection. Ter Arkh,1992,64(3):143-145.

[7] TAGARAKIS GL,KARANGELIS D,TSOLAKI F,et al. Bornholm disease—a pediatric clinical entity that can alert a thoracic surgeon. Journal of paediatrics and child health,2011,47(4):242.

[8] MIZUTA K,YAMAKAWA T,KUROKAWA K,et al. Epidemic myalgia and myositis associated with human parechovirus type 3 infections occur not only in adults but also in children: findings in Yamagata,Japan,2014. Epidemiol Infect,2016,144(6):1286-1290.

[9] 唐学阳,蒋欣,王道喜,等.小儿局限性骨化性肌炎的诊断与治疗.中华小儿外科杂志,2013,34(11):839-842.

第4节 肌营养不良

肌营养不良(muscular dystrophy)是一组遗传性肌肉病,常表现为以骨骼肌近端为主的进行性无力、肌萎缩,严重型最终完全丧失运动功能。可分为多种亚型,其中以进行性假肥大性肌营养不良(Duchenne muscular dystrophy,DMD)最多见[1],其他常见类型包括贝氏肌营养不良(Becker muscular dystrophy,BMD),面肩肱型肌营养不良(facioscapulohumeral dystrophy,FSHD),Emery-Dreifuss型肌营养不良(Emery-Dreifuss muscular dystrophy,EDMD)和肢带型肌营养不良(limb-girdle type muscular dystrophy,LGMD)等。

【病因】 本病可呈常染色体显性、隐性和X染色体连锁遗传,DMD是最常见的X连锁遗传病之一,临床上较轻型的BMD为其等位基因病。DMD和BMD的发病率分别为30/10万和3/10万。约1/3的新生患者是由基因突变所致。迄今,已发现40余种致病基因。随着基因的发现,按照病变基因表达蛋白的不同,进行了更精准的分类,可分为细胞外基质蛋白、基膜蛋白、肌纤维膜蛋白、酶、核膜蛋白、肌节蛋白及内质网蛋白等相关蛋白病[2]。DMD和BMD等由抗肌萎缩蛋白基因突变所导致的一组疾病,统称为抗肌萎缩蛋白病(dystrophinopathy)。

【病理变化】 肌肉病理,各型大致相同,可见变性坏死和再生的肌细胞,肌纤维失去原有的多角形态,呈圆形改变,萎缩与肥大的肌纤维混杂存在,许多肌纤维,细胞圆形异常肥大(opaque cell),失去正常内部肌细胞结构,或有透明变性,肌肉组织间结缔组织明显增生,晚期患者肌肉组织可大部分被脂肪组织取代(见书末彩图39-3)。

【临床表现】

1. 进行性假肥大性肌营养不良(DMD) 又称为假肥大性肌营养不良(数字资源39-2)。本型是最多见的肌营养不良。学龄前或学龄期开始缓慢发病,随年龄进行性发展。主要表现为进行性四肢无力和肌肉萎缩,萎缩肌群主要累及四肢近端肌群、盆带肌和肩带肌。同时见假性肥大,腓肠肌最明显。

数字资源39-2 进行性假肥大性肌营养不良病例分析

患儿在婴幼儿时期(3岁前)常常表现为运动发育迟缓,很多患儿在18个月以后获得独立行走能力,运动能力较同龄儿差,走路易跌跤,跑步慢,肌酸激酶(CK)呈10~20倍的升高,CK的升高常常在入托体检时被发现。学龄前期,患儿下肢无力逐渐加重,双小腿腓肠肌肥大逐渐明显,走路姿势异常,上楼时常见一手扶楼梯栏杆和蹲起时用手扶膝盖。学龄期,患儿四肢近端肌肉萎缩进一步加重,出现本病特有的征象Gowers征(图39-4)。Gowers征表现为,患儿自仰卧位站起时需先翻身成俯卧位,屈曲膝关节及髋关节,并用手支起躯干成俯跪位,然后以双手及双腿共同支持躯干,用手按压膝部,呈深鞠躬位,再将支持膝部的两手,逐渐沿大腿前方上移,最终完成身体直立。腱反射逐渐减弱,终至消失。

部分患儿由于跟腱挛缩,双足下垂,走路时足尖着地。直立和走路时腰椎明显前突。较晚举臂时肩胛骨内侧远离胸壁,宛如鸟翼,称翼状肩胛。大部分患儿在青少年期12岁以后,出现肌肉进一步萎缩,丧失独立行走的能力(平均9.5岁),并出现关节挛缩[2]。患儿出现心肌受累,心脏扩大和通气不足。部分患儿出现智力低于同龄儿。成年期18岁以上,全身肌肉萎缩,出现脊柱侧弯,关节挛缩加重,因呼吸肌受累通气障碍,反复肺

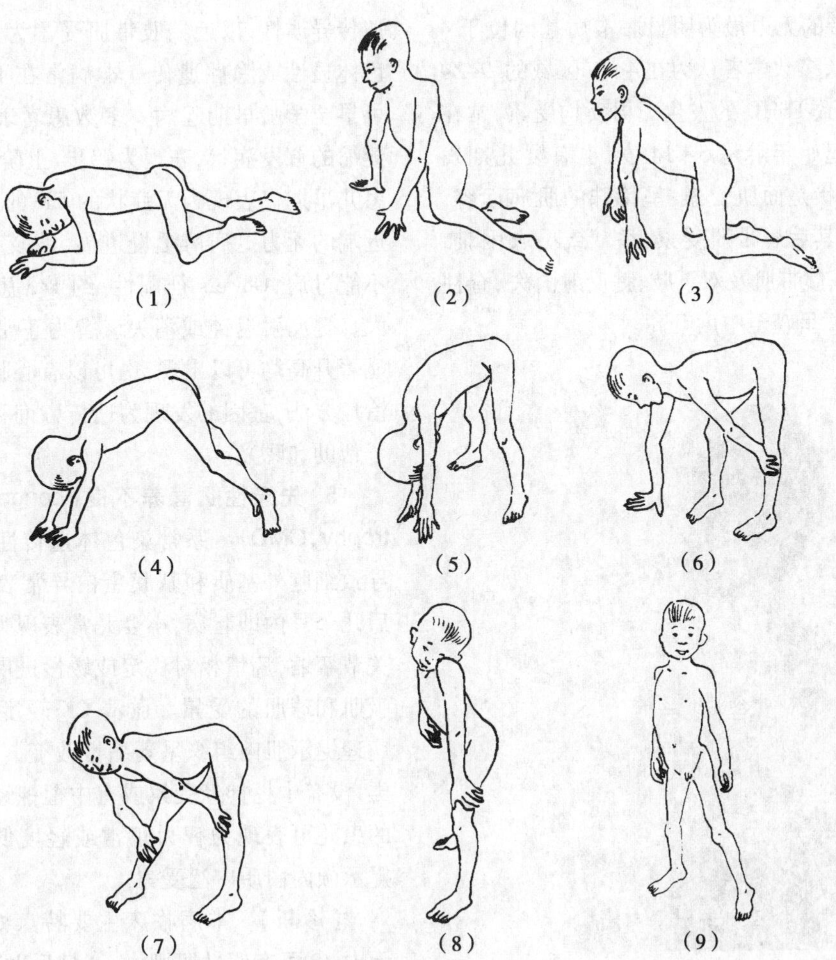

图39-4 (1)~(9)示进行性肌营养不良小儿自卧位至起立位的动作步骤

部感染并发心功能不全，最终不治，平均寿命在20岁左右。由于近些年来多学科综合管理和糖皮质激素的应用，患儿的寿命逐渐延长至30岁到40岁左右。

女性DMD患者：女性患儿出现DMD的临床表现，有些是由于染色体核型为X0(一条X染色体)，或染色体核型为X0/XX的嵌合体，也有X和常染色体异位而导致DMD的患者。正常女性核型但表现为典型的DMD患者，发病机制多为患儿DMD基因杂合突变，且两条X染色体中有一条失活。女性DMD患者症状往往较轻，进展也相对较慢，极少数女性DMD患者病情与男性相类似。

携带者：女性携带者可没有症状并且CK正常，约60%~70% DMD携带者可有CK的轻度升高和轻微的下肢近端无力。

BMD较少见，于1957年，由Becker首先报道。BMD患儿多于5~25岁缓慢起病，表现为四肢近端为主的肌肉无力和萎缩，病情进展较DMD患儿慢，智力多正常，心肌受累少，一般不会丧失行走能力且对寿命影响不大。

2. 面肩肱型肌营养不良(FSHD) 本病是一种常染色体显性遗传病，其主要临床特征为进行性面、肩带、上肢肌无力，以肩带的无力最为明显。本病基因位于4号染色体上(4q35)，多数学者认为在4q35区域的*D4Z4*重复序列的缺失导致FSHD的发生。男女均受累，常在青春期发病，发病起始年龄是5~14岁，也有婴儿期发病的病例。首发症状是面肌受累，呈特殊的肌病面容，鼓腮和闭目无力。其后肩带肌受累、举臂或更衣困难，最终可波及躯干肌、髋带肌及双下肢、腱反射消失，脊柱前凸(图39-5)。CK呈轻至中度升高。

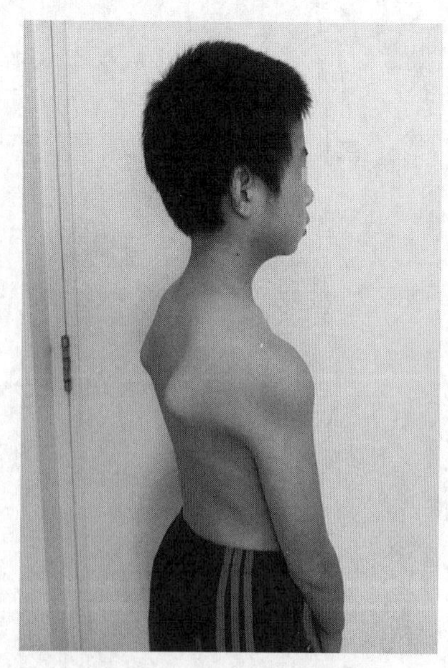

图39-5 面肩肱型肌营养不良

3. Emery-Dreifuss型肌营养不良(EDMD) 1966年首先由Emery Dreifuss报道。临床罕见，其中呈X连锁遗传的致病基因位于X染色体上(Xq28)，突变基因编码Emerin蛋白。但亦有呈常染色体显性和隐性遗传的患者，突变基因*LMNA*编码核膜蛋白Lamin A/C。起病年龄2~15岁，临床特征是四肢肌肉无力，关节挛缩和心脏受累。肘、颈关节挛缩，导致颈前屈受限，双上肢举物不能，继之出现膝踝挛缩，数年后出现足尖走路和双下肢远端无力的特殊步态。由于脊柱出现强直，故弯腰低头和转身困难。常累及上肢的肱二头肌、肱三头肌和下肢腓骨肌群，但不伴有腓肠肌假性肥大，偶可见前臂肌的假性肥大，进行性肢体无力可导致患者在30岁以后丧失行走能力。腱反射消失，智力正常。本病患者可伴有心律失常，扩张性心脏病，患儿常因心脏病而致死，未及时诊治的EDMD患者猝死率高达40%，故早期诊断及时纠正心脏并发症非常重要。本病患儿CK仅升高2~10倍，肌肉病理显示萎缩性肌肉病病理变化，Ⅰ型纤维占优势，但这些均是非特异性改变，确诊还要依靠基因学的检查[2]。

4. 肢带型肌营养不良(LGMD) 本病是一组具有遗传异质性，以近端肢带肌受累为主的肌肉病，呈常染色体显性或隐性遗传。本病常在10~30岁隐匿起病，可早至学龄早期起病。多数患者表现为盆带肌无力和萎缩的首发症状，表现为鸭步，上阶梯及蹲起困难，有些患儿早期仅表现为无症状的CK的升高，逐渐出现肢体近端的无力。病情缓慢进展，波及双肩带肌，表现举臂不能过肩，Gowers征阳性，约1/3患儿有假性腓肠肌肥大。腱反射迟钝或消失。智力正常。心肌酶从正常到显著升高均可以出现，也可以有心脏的受累。本病尚无治疗方法，基因的发现为遗传咨询和基因治疗研究带来了帮助和曙光。

5. 先天性肌营养不良(congenital muscular dystrophy，CMD) 系常染色体遗传性疾病，多基因致病，导致细胞外基质和基膜蛋白异常表达。患儿生后或生后几个月内即起病，小婴儿常表现为四肢软弱无力甚至关节挛缩，病情相对稳定或缓慢进展，患儿可有心脏、呼吸肌和球肌的受累。血清CK轻度升高或正常。肌肉病理提示肌肉组织呈萎缩性改变。CMD可以分为两大类，没有中枢神经受累或有中枢神经受累。有中枢受累的患儿可表现为智力正常或轻度低下，头颅MRI检查提示颅内白质广泛受累。

【诊断】 本病临床主要特点如下：①对称性四肢无力；②可有假性肌肥大；③腱反射减弱，无肌纤维性颤动，无感觉异常；④病情缓慢进展；⑤可有家族史。明确诊断需做如下检查：

1. 血清CK检查 血清中CK在病程早期，甚至生后即可增高，可高达正常值的数十倍甚至上百倍。BMD的CK水平通常比DMD低些，但CK值也常在数千以上。随着病情进展，肌肉严重萎缩和脂肪化，至病程晚期，CK水平逐渐减低，甚至接近正常。此外，血清中心肌酶、乳酸脱氢酶、天冬氨酸转氨酶、丙氨酸转氨酶等均升高。

2. 肌电图检查 具有典型肌源性受损的肌电图表现，针电极检查股四头肌、三角肌，静止时可见纤颤波及正锐波，小力收缩时可见时限缩短，波幅减低，多相波增多，大力收缩时可见干扰相或病理干扰相。

3. 基因检测 所有临床拟诊肌营养不良的患儿均应进行遗传基因的检测，是目前确诊的主要依据。采用MLPA（多重连接探针扩增）技术可检测所有外显子的基因缺失与重复，没有缺失和重复的患者可以用基因测序的方法进一步寻找点突变和微小突变，首选外显子靶向捕获二代测序技术，也可以采用全外显子检测。进一步要分析患儿是否为新发突变病例，要采集双亲的血样进行遗传学的分析对比，还要对父母和患儿兄弟姐妹进行遗传学检查以发现家族中的未知携带者[3,4]。

4. 肌肉活体组织检查和肌营养不良蛋白（dystrophin）检测 如果基因检测不能确定是肌营养不良，则应进行肌肉活组织学检查和肌肉组织的dystrophin免疫组化染色，进一步采用蛋白印记法（western blotting）定量分析dystrophin缺失程度。

5. 肌肉MRI 可用来观察骨骼肌病变的严重程度，肌肉MRI检查可以发现肌肉组织呈现水肿、脂肪浸润和间质增生改变，以臀大肌受累最早且最重，其次为大收肌、股二头肌、股直肌、股外侧肌、半腱肌和半膜肌[5]。

6. 其他 如胸部X线、心电图、超声心动等能早期发现本组疾病患儿心脏受累的程度。智商检测对于DMD/BMD患儿应列为常规检查项目。肺功能和多导睡眠监测可以协助发现患儿的呼吸功能障碍。

【鉴别诊断】

1. 脊髓性肌萎缩（spinal muscular atrophy，SMA）Ⅱ型和Ⅲ型 两者均表现为以四肢近端无力为主，SMA患儿肌电图示神经源性受损，常有自发纤颤电位，血清CK值一般正常。肌营养不良患儿肌电图示肌源性受损，故两者初鉴别主要依据肌电图，基因检测是最根本的鉴别手段。

2. 多发性肌炎 应与LGMD及FSHD鉴别。多发性肌炎病变累及广泛，波及肢体、躯干、颈部及咽部肌肉，病情进展迅速，常有肌痛，发热，血沉增高，无家族史。肌肉病理示炎症细胞浸润，皮质类固醇治疗有效，故不难鉴别。

3. 重症肌无力 眼肌型重症肌无力应与眼肌型肌营养不良相鉴别，全身型重症肌无力应与进行性肌营养不良相鉴别。重症肌无力患儿甲基硫酸新斯的明药物试验阳性，低频重复电刺激示波幅递减，有助鉴别诊断，必要时做基因检测。

4. 线粒体肌病 需与FSHD、LGMD、眼肌型肌营养不良相鉴别。线粒体肌病主要表现为不可耐受疲劳及肌无力，可有眼外肌麻痹；血乳酸和/或丙酮酸增高；肌活检可见破碎红纤维（ragged red fibers，RRFs）；电镜可见线粒体大小、结构异常，结晶样包涵体。不难与肌营养不良诸型相鉴别。

5. 腓骨肌萎缩症（Charcot-Marie-Tooth disease） 需与远端型肌营养不良相鉴别，前者有临床及电生理特征性改变，不难与后者相鉴别。腓骨肌萎缩症的肌萎缩常由腓骨肌及伸趾总肌开始，随后屈肌群萎缩，逐渐向上发展，一般不超过大腿下1/3，似倒置花瓶样。弓形足，膝踝反射消失，可有感觉障碍。电生理示运动神经传导速度减慢，腓肠肌活检示脱髓鞘或轴索变性改变。

【治疗】 本病尚无治愈方法，近年来倡导多学科综合治疗，神经内科联合呼吸科、心脏科、骨科、康复科、心理科等全方位管理患者，定期检查和指导患者[4-6]。

1. 一般疗法 为保持肌肉功能及预防挛缩，进行适度运动甚为重要，不宜久卧床上。对症治疗包括肌肉、关节的被动运动和按摩。按摩可保持并增进肌力，防止和矫正关节挛缩。严重脊柱侧弯和足畸形的患儿需矫形外科手术治疗。

2. 小剂量糖皮质激素治疗 4岁以后运动能力进入平台期的患儿，应用泼尼松［0.75mg/(kg·d)］治疗，减缓疾病进展速度，延长独立行走时间和生存期。副作用有体重增加，多毛，血压增高，骨质疏松及身材矮等。为避免激素的副作用，可以采用间歇口服激素的方法，口服10天后休息10天。服用泼尼松的患儿需要同时补充钙剂和维生素D。服用激素后，如体重增长过快或已经不能行走，可以减量泼尼松至0.3~0.6mg/(kg·d)。

3. 细胞移植和基因治疗 肌原细胞移植、干细胞移植等技术并未取得令人满意的疗效。基因治疗前景更为广阔，通过基因替代治疗，外显子跳跃和基因编辑技术来获得更多的抗肌萎缩蛋白的表达，希望达到从DMD到BMD的转变，减轻临床症状，延长生存期。目前45号、51号和53号外显子跳跃基因治疗法[7]，改进了DMD患者的步行能力，此项治疗在国内尚未开展。国内已经开始应用Translarna治疗无义突变的DMD患儿，取得一定疗效。

4. 合并症的治疗 对于中晚期 DMD 患者，呼吸和心脏功能的评估非常重要。注射流感和肺炎球菌疫苗可以有效预防肺炎，增加接触阳光的时间防止骨质疏松，控制体重以防止肥胖和通气不良。物理治疗是避免晚期肢体功能障碍的重要方法。对肺部出现感染和呼吸功能不全的患儿，应及早应用抗生素，辅助吸痰，机械通气等措施。晚期心脏功能不全的患儿，应及早应用强心和抗心律失常的药物。

【预防】 由于本病尚无根治手段，故通过基因诊断与产前筛查预防 DMD 患儿的出生是有效的措施。

1. 基因携带者检出 首先根据患儿家系的调查，对可疑的携带者应用 MLPA 和基因测序方法来检测。确定的 DMD 基因携带者怀孕后应进行产前基因诊断。

2. 产前诊断 在妊娠 9~12 周时取绒毛膜绒毛，或 16~23 周时取羊水做基因突变分析。如发现男性胎儿携带与先证者相同的 DMD 突变基因时，可对胎儿进行判断。也可做试管婴儿进行胚胎植入前检测，检测后再植入正常的囊胚[4]。

（吕俊兰 吴沪生）

参考文献

[1] MENKES JH. Textbook of Child Neurology. 5th ed. Baltimore: Lippincott Williams & Wilkins, 1995: 827-834.

[2] MERCURI E, BÖNNEMANN CG, MUNTONI F. Muscular dystrophies, Lancet, 2019, 394(10213): 2025-2038.

[3] 张俊武，吴沪生. 60 例 DMD/BMD 患者用抗肌营养不良 CDNA 探针的基因分析. 中国医学科学院学报，1993, 15(6): 399-404.

[4] 中华医学会神经病学分会，中华医学会神经病学分会神经肌肉病学组. 中国假肥大型肌营养不良症诊治指南，中华神经杂志，2016, 1(49): 17-20.

[5] 北京医学会罕见病分会，北京医学会神经内科分会神经肌肉病学组，中国肌营养不良协作组. Duchenne 型肌营养不良多学科管理专家共识，中华医学杂志，2018, 98(35): 2803-2814.

[6] 杨欣英，吕俊兰. Duchenne 型肌营养不良多学科治疗，中国实用儿科杂志，2017, 32(7): 549-554.

[7] TAKEDA S, CLEMENS PR, HOFFMAN EP. Exon-Skipping in Duchenne Muscular Dystrophy, Journal of neuromuscular diseases, 2021, 8(2): 343-358.

第 5 节 其他肌肉系统疾病

一、先天性肌病

先天性肌病是一组非进展或进展缓慢的，在骨骼肌中出现特征性形态学异常的遗传性异质性肌病。通常于生后至儿童早期起病，表现为松软儿，面部和颈肌受累明显，常发生呼吸问题，少数患者病情进展迅速或早期死亡。也可在成年期发病。遗传方式可为常染色体显性、隐性或性连锁遗传。多数先天性肌病的病因尚不明确，但普遍认为是肌纤维在发育过程中出现障碍所致[1]。

该组疾病的临床表现相似，如广泛性肌无力、肌张力减低、腱反射减弱，肌容积减少，因肌病继发的表观畸形（长脸、高腭弓、漏斗胸、脊柱侧弯、足部畸形），一般只影响到横纹肌，而无多系统受累表现。肌酸激酶（CK）多数正常或轻度升高；肌电图检查常提示正常或部分肌源性、部分神经源性改变，没有特异性；肌肉影像学可以用于观察肌肉的大体结构改变以及病理改变的全身分布规律，但不具有疾病诊断特异性。诊断先天性肌病最重要的方法是肌肉病理检查结合基因检测。病理表现为Ⅰ型肌纤维萎缩、占优势，ⅡB 型肌纤维缺乏，严重婴儿型可表现为肌纤维发育不成熟，电镜下可见肌纤维网结构紊乱，免疫组织化学染色或超微结构上可见独特的形态学改变。同一基因致病性变异可出现不同的肌纤维病理改变，而同一种病理改变可由不同基因致病性变异所致[2]。

由于先天性肌病的临床表现没有特异性，所以在诊断过程中首先应除外导致新生儿肌张力低下和自发运动减少的非骨骼肌疾病，包括脓毒症、窒息、染色体病及中枢神经系统病变。鉴别诊断还需要除外脊髓性肌萎缩症、先天性肌营养不良、先天性肌无力综合征、各种代谢性肌病及其他肌肉病等。本节着重介绍几种相对常见的先天性肌病。

（一）中央轴空病

中央轴空病（central core disease，CCD）是一种非进行性或进展缓慢的先天性肌病，发病率低。1956 年 Shy 和 Magee 通过肌肉活检，首先发现并报道，肌纤维的中央可见贯穿肌纤维全长的轴空结构。多为常染色体显性遗传，也可为常染色体隐性遗传，致病基因为 *RYR1*。

【临床表现】 临床表现为由轻到重的肌无力，差异性大，轻者可基本无症状，重者需要呼吸支持。轻症患者，主要表现为对称性近端为主的肌无力，肌张力减低，面肌及颈肌可轻度受累，眼外肌通常不受累。运动发育落后，但多可最终获得独立行走能力，长期生存。重症患者，胎儿期胎动即减少，生后可表现为明显的肌张力低下，脊柱畸形，髋关节脱位，关节挛缩，吸吮、吞咽困难，呼吸困难，需辅助通气支持。常 1 岁以内死亡，偶可生存至 5 岁以后。

【实验室检查】

1. **血清 CK** 正常或轻度升高。

2. **肌电图** 提示肌源性损害。

3. **肌肉 MRI** 股四头肌、缝匠肌、大收肌、比目鱼肌、腓肠肌多受累，T_1 加权成像可见异常高信号，胫骨前肌及股直肌等相对受累较少。

4. **肌肉病理** 有特征性改变（见书末彩图 39-6）。在磷酸化酶及氧化酶染色（NADH，SDH 及 COX）下，Ⅰ型肌纤维可见中央或偏心位置出现单个或多个轴空结构，轴空在纵轴切面上可贯穿于肌纤维的全长；个别肌纤维可存在多微小轴空结构。

5. **基因检测** *RYR1* 致病性变异。

【诊断标准】 典型的临床表现；血清 CK 正常或轻度升高；肌电图提示肌源性损害，肌肉病理有特征性轴空结构。基因检测发现 *RYR1* 致病性变异。肌活检病理仍是诊断该病的金标准。

【治疗】 目前尚无根治性方法，需要对患者进行多学科综合管理，包括营养支持、呼吸支持、物理康复治疗和矫形外科手术等。注意合理膳食、增强营养。患者需长期坚持进行物理康复训练，借助移动设备进行活动，加强肌肉功能锻炼，延缓关节挛缩和脊柱畸形的进展，必要时应用矫形器，或进行恰当的矫形外科手术干预，如髋关节脱位纠正术、跟腱延长术、脊柱外科矫形手术等，以提高患儿的生活质量。注意避免感染，行多导睡眠监测，监测肺功能，对呼吸困难的患儿必要时予以呼吸支持。

（二）多微轴空病

多微轴空病（multiminicore disease）由位于 1p36～p35 的硒蛋白 N1 基因（*SEPN1*）和 *RYR1* 致病性变异所致，后者还引起中央轴空病、中央核肌病、先天性肌纤维类型不均和恶性高热。本病为常染色体隐性遗传。

【临床表现】 *SEPN1* 相关多微轴空病以躯干和近端肢体无力为特点，高腭弓和胸部畸形常见。随病程发展可出现脊柱侧弯和呼吸肌受累，膈肌无力明显，夜间低通气常见。常有不同程度的脊柱强直，脊柱侧弯呈进行性。多数患者除了存在严重脊柱侧弯和需要辅助呼吸外，可以独立行走，直至成年。死因常为反复呼吸道感染导致的严重呼吸功能不全。

【实验室检查】

1. **血清 CK** 正常或轻度升高。

2. **肌电图** 正常或呈肌源性损害。

3. **肌肉病理** 发现大量肌纤维内出现多个氧化酶、磷酸酶及 ATP 酶活性减退区。在此微小轴空区糖原含量减少，肌纤维横纹消失，COX 染色提示线粒体缺失。肌膜核内移轻度增加。在电镜下多发或微小轴空表现为 Z 盘呈水纹样或锯齿样改变，线粒体减少或消失，肌质网增多。

4. **基因检测** 发现 *SEPN1* 和 *RYR1* 致病性变异，*SEPN1* 突变占大多数，主要表现为经典型多微轴空病，而 *RYR1* 突变表型相对轻。

【诊断与鉴别诊断】 主要依靠临床表现和基因检测。多发微小轴空，并不是该病特异的病理改变，也可以出现在其他先天性肌病，如中央轴空病、杆状体肌病、中央核肌病等。因此，当病理检查发现大量肌纤维内出现多发微小轴空改变而临床上先天性肌病的病情进展缓慢或相对不进展时，应考虑本病，进一步行基因检测以确诊。

【治疗】 应重视呼吸管理，定期行多导睡眠监测和肺功能检查，适时给予辅助呼吸支持。长期坚持进行物理康复训练，加强肌肉功能锻炼，延缓关节挛缩和脊柱畸形的进展。

（三）杆状体肌病

杆状体肌病（nemaline myopathy，NM）是一种先天性肌病，由 Shy 等人于 1963 年首次报道，因肌肉病理可见特征性杆状体而得名。可呈常染色体显性遗传或常染色体隐性遗传。表现为不同年龄起病的不同程度的肌无力。NM 存在常染色体显性遗传（29%）及常染色体隐性遗传（20%）两种遗传方式，50% 为散发患者（多数为新发常显突变）。目前发现 12 种可导致 NM 的基因。

【临床表现】 临床特点为起病年龄早（少有成人期起病），运动发育里程碑落后，肌无力、肌张力低、腱反射减弱或消失，肌无力以四肢近端、面肌及颈屈肌为著,可表现为吞咽困难、面狭长和高腭弓等。病情严重的患儿,在胎儿期可出现宫内胎动减少,出生后有明显呼吸困难。欧洲神经肌肉病委员会国际协作组将 NM 分为 6 型:

1. 先天重症型 生后即无自主运动,无自主呼吸,有关节挛缩,有骨折,4 条标准满足 1 条即可。

2. 先天中间型 婴儿期起病,生后有自主呼吸和自主运动,儿童早期不能自主呼吸,或不能独坐、独走,儿童早期即出现关节挛缩,11 岁之前就需借助轮椅。

3. 先天经典型 儿童早期起病,肌无力以面肌、延髓肌和颈屈肌为主,肢体近端受累较远端严重,随着疾病进展,远端也会受累;运动里程碑发育落后,但均可达到各运动水平;病程进展缓慢或不进展。

4. 儿童轻症型或青少年起病型 儿童期或青少年期起病,无面肌受累,无足下垂。

5. 成人起病型 成人期起病。

6. 其他 心肌病、眼肌麻痹、肌无力分布异常、核内杆状体等。

继此临床分型之后,Johnston JJ 等人于 2000 年 8 月报道了 AMISH 型,表现为生后肌张力低,关节挛缩,以生后 2 个月内出现震颤为突出特点[3]。

【实验室检查】

1. 血清 CK 正常或轻度升高。

2. 肌电图 提示肌源性损害。

3. 肌肉病理 光镜下可见肌膜下及核周围成簇的特征性杆状体分布,HE 染色呈紫红色(见书末彩图 39-7);电镜下可以发现在肌纤维内出现电子密度和 Z 盘一样的杆状颗粒,与 Z 线有结构连续性。

4. 基因检测 与杆状体肌病相关的基因微小突变、微缺失或微重复。

【诊断标准】 典型的临床表现;血清 CK 正常或轻度升高;肌电图提示肌源性损害;肌肉病理有特征性改变;基因检测到与 NM 相关的基因致病性变异。肌活检病理仍是诊断该病的金标准。

【治疗】 目前尚无确切有效的治疗方法,患者需要终身接受不同类别的康复治疗,以维持肌肉的伸展性和预防关节挛缩。该类患儿面肌及延髓肌无力,常表现为吸吮、吞咽困难,需注意避免呛咳,保证营养,避免感染。

(四)中央核肌病

中央核肌病(centronuclear myopathy)是一种先天性肌病,因肌肉病理突出特征为具有中央核的肌纤维比例明显增高而得名。1966 年由 Spiro 等人首先报道,因病理表现类似胎儿期的肌管,亦命名为肌管肌病。致病基因包括:*MTM1*(定位于 Xq28)、*DNM2*(定位于 19p13.2)、*BIN1*(定位于 2q14.3)、*RYR1*(定位于 19q13.2)及 *TTN*(定位于 2q31.2)。

【临床表现】 中央核肌病主要分为三型:

1. X 连锁隐性遗传中央核肌病 此型发病最早,病情最重,主要为男性患儿,胎儿期起病,胎动减少,出生时肌无力、肌张力低,常出现严重呼吸困难及喂养困难,伴眼外肌瘫痪、眼睑下垂、面肌无力,常于 1 岁以内死亡。个别病例可不典型。X 连锁隐性遗传的女性携带者多无症状,少数表现为轻度肢体无力或面肌无力。

2. 常染色体隐性遗传性中央核肌病 此型临床症状介于第 1 型及第 3 型之间。婴儿期起病者症状较第 1 型轻,也可于儿童期起病,主要表现为近端肌无力,肌张力低,眼外肌瘫痪,上睑下垂,面肌无力,胸廓畸形及脊柱畸形。临床表现可分为 3 个亚型:①早期起病,眼外肌瘫痪;②早期起病,无眼外肌瘫痪;③晚期起病,无眼外肌瘫痪。

3. 常染色体显性遗传中央核肌病 此型为儿童晚期起病或成人期起病,症状轻,临床表现为慢性进展的肌无力,主要累及肢带肌、中轴肌及颈部肌,还可累及远端肌,可伴有眼睑下垂、眼外肌瘫痪。可分为两个亚型:①经典型,发病晚(可 30 岁发病)并且进展缓慢;②经典型合并假性肌肥大,此类型症状出现较早,病情进展较快。

【实验室检查】

1. 血清 CK 正常或轻度升高。

2. 心电图及心脏超声心动 正常。

3. 肌电图 提示肌源性损害。

4. 肌肉 MRI 股外侧肌、大收肌和肱二头肌受累为主。

5. 肌肉病理 有特征性改变,具有中央核的肌纤维增加,超过 5%,Ⅰ型肌纤维占优势,肌质网链排列紊乱,肌纤维间结构异常(见书末彩图 39-8)。

【诊断标准】 典型的临床表现;血清 CK 正常或轻度升高;肌电图提示肌源性损害;肌肉病理有中央核肌纤维增加 5%,Ⅰ型肌纤维占优势,肌质网排列紊乱,肌纤维间结构异常;基因检测有 *MTM1*、*DNM2*、*BIN1*、*RYR1* 及 *TTN* 基因致病性变异。

【治疗】 目前尚无根治性治疗方法,X 连锁隐性遗传患儿预后差,需要对患者进行多学科综合管理,包括营养支持、呼吸支持、物理康复治疗等。该类患儿面肌受累常见,常表现为吸吮、吞咽困难,需注意避免呛咳，保证营养，避免感染。锻炼肺功能，对呼吸困难的患儿进行呼吸支持。患者需长期坚持物理康复训练，加强肌肉功能锻炼，以提高生活质量。

（五）先天性肌纤维类型不均

先天性肌纤维类型不均（congenital fiber type disproportion），可能是由于肌纤维在成熟过程中存在发育缺陷所致。有 6 个基因致病性变异与此病有关，*ACTA1*、*MYH7*、*RYR1*、*SEPN1*、*TPM2* 和 *TPM3*。*ACTA1* 突变还可引起杆状体肌病；*RYR1* 突变还可引起中央轴空病、多微轴空病、中央核肌病和恶性高热；*SEPN1* 突变可引起多微轴空病等；*TPM2* 和 *TPM3* 突变还可引起杆状体肌病。

【临床表现】 虽然个别病人没有临床症状，但大多数病人的症状比较明显，表现为婴幼儿或新生儿期出现广泛性肌无力和肌张力低下，腱反射减弱或消失（表 39-1）。严重者可出现呼吸衰竭。眼外肌瘫痪和眼睑下垂罕见。患儿常有肌病面容、高腭弓、四肢畸形和运动发育迟缓。由于出生后生长发育缓慢，病人表现为低体重和身材矮小。智力发育正常。小于 2 岁的患儿可因呼吸功能不全而威胁到生命。一般 2 岁以后病情可以逐步缓解。

表 39-1　先天性肌纤维类型不均的临床表现

受累患儿出现的频率	临床表现
	肌张力低下
	轻至重度全身或近端肌无力
	身高和体重低于正常同龄儿第 3 百分位
50%～75%	腱反射减弱或消失
	血清 CK 正常或轻度升高
	EMG 正常或呈肌源性损害
	智力正常
	肌病面容：长脸、高腭弓
	轻至重度呼吸问题
	轻至重度喂养困难
10%～50%	眼肌麻痹
	关节挛缩或先天性多关节挛缩
	先天性髋关节脱位
	脊柱异常：脊柱侧弯和脊柱后侧凸
	关节松弛
	心脏受累
<10%	认知障碍
	隐睾

【实验室检查】

1. **血清 CK** 仅在一部分病人有轻度的升高。

2. **肌电图检查** 结果差异很大，部分患者显示神经源性或肌源性损害，多数显示正常。

3. **肌肉病理** 检查发现不同类型肌纤维的差异比例加大（见书末彩图 39-9），Ⅱ型肌纤维比Ⅰ型肌纤维大 15%，Ⅰ型肌纤维占优势，出现ⅡC 型肌纤维，缺乏ⅡB 型肌纤维，偶尔有少量的肌核内移、虫蚀样肌纤维、杆状体，极少有氧化酶活性改变和环状肌纤维。免疫组织化学染色显示有肌间线蛋白沉积。电镜检查一般正常，可见肌纤维直径变异度加大，已报道过的结构异常包括偶见多微轴空、杆状体、肌膜下肌节排列紊乱或糖原蓄积等。

4. **基因检测** 可发现 *ACTA1*、*MYH7*、*RYR1*、*SEPN1*、*TPM2* 和 *TPM3* 致病性变异。

【诊断与鉴别诊断】 先天性肌纤维类型不均指Ⅰ型和Ⅱ型肌纤维直径之间的差别应当大于 12%～15%。肌纤维类型不均可见于大多数其他先天性肌病，如杆状体肌病、中央核肌病等。因此先天性肌纤维类型不均的诊断应首先除外这些先天性肌病。此外，类似的病理改变也见于其他神经肌肉病，如强直性肌营养不良、新生儿起病的脊髓性肌萎缩症、新生儿型面肩肱肌营养不良等。因此在诊断先天性肌纤维类型不均时应当结合患者的临床症状，除外这些疾病。

【治疗】 无特异性治疗。除呼吸肌受累的患儿外，一般预后良好，临床症状常保持稳定或随着年龄的增加而逐渐减轻。

二、强直性肌病

（一）强直性肌营养不良

强直性肌营养不良（myotonic dystrophy，DM）是一组多系统受累的常染色体显性遗传病，眼、心脏、内分泌及中枢神经系统均可受累。主要临床症状为肌强直，进行性肌无力和骨骼肌系统以外的多器官损害（包括脱发，早发的白内障，内分泌功能障碍等）。发病率约为 1/20 000。

【病因】 DM 包括 1 型和 2 型，DM1 的致病基因为强直性肌营养不良蛋白激酶基因（*DMPK*），DM2 的致病基因为细胞核酸结合蛋白基因（*CNBP*）。电生理研究表明，肌肉松弛减慢是肌纤维持续电发放的结果，是肌膜异常兴奋所致。

【病理变化】 肌活检为 DM 的重要诊断方法之

一,疾病早期,除散发性肌纤维肥大外,往往可见多数胞核排列成行,聚集于肌纤维膜下或肌纤维的中心位置。肌萎缩显著时,则见肌纤维退行性变广泛存在,脂肪组织和结缔组织含量较多。高频率出现的中心核和肌质块是最典型的肌肉病理改变。睾丸亦萎缩。

【临床表现】

1. DM1 型 可根据发病年龄分为 4 型:先天型、儿童型、经典成人型和晚发型。

先天型 DM1 患儿在产前即可出现胎动减少,羊水增多,胚胎发育小于胎龄,可在产前超声检查中发现畸形;出生后表现为明显的肌张力减低、肌无力,常见多发的关节挛缩,马蹄内翻足,面肌麻痹,帐篷形的上唇是典型的体征;严重者可出现呼吸窘迫、喂养困难,死亡率高。

儿童型 DM1 患儿颜面肌明显受累,常伴有手肌强直和心肌受累。通常早期没有突出的肌无力和肌强直表现,更多是由于智力低下、语言和听力障碍、笨拙、心律失常等就诊而被发现。多在 40~50 岁死于心力衰竭及肺部感染。

经典成人型 DM1 型患者,肌强直与肌萎缩并存。病初面肌及远端肢体无力是本病特点,表现握力差及肌萎缩。病情进展缓慢,逐渐累及咀嚼肌、胸锁乳突肌、肩胛带肌、前臂肌及足背屈肌等,累及舌、软腭、咽部肌肉时,可致说话有鼻音,吞咽困难,面无表情,面容瘦长,咀嚼肌及颞肌萎缩,颧骨隆起,腭弓高耸,眼睑下垂,形容为“斧头脸”。无假性肌肥大。肌强直的特点是患儿将手握紧或闭眼后难以放松。腿部的肌强直可影响行走,反复活动后强直缓解。叩诊检查舌肌、大鱼际肌、三角肌可引起肌肉持续性收缩,引出“肌球”。此外,可有前额脱发,白内障,便秘,内分泌异常包括甲状腺功能减退、肾上腺皮质功能不全等。

晚发型 DM1 表现为 40 岁以后出现轻度肌无力和肌强直以及白内障。

2. DM2 型 起病较 DM1 型晚,在儿童晚期或成人期发病。以早发的白内障、用力握拳后不能立即放松、运动启动时大腿僵硬、肌肉疼痛和肌无力为主要特点。肌无力以近端为著,故又称为近端强直性肌营养不良。

【实验室检查】 血清 CK 轻度到中度升高,DM2 型患者 CK 水平可完全正常。肌电图提示肌强直放电和肌源性损害,部分 DM2 型患者的肌电图可表现正常。肌活检为 DM 的重要诊断方法之一。需进行基因检测来进行确诊及分析。

【诊断】 主要根据临床及辅助检查所见。首先出现远端肌无力和肌萎缩、肌强直及其他系统受累的临床特点,“斧头脸”“秃顶”是患者的特征性面容,肌电图有强直放电,典型的肌肉病理改变为细胞核内移及肌质块,基因分析中存在有致病基因核苷酸重复序列异常扩增。

【治疗】 以对症治疗为主。首先应控制患者的肌强直症状,可给予美西律。脱氧表雄酮可改善肌无力症状。随着疾病的进展,需要多学科综合管理,如康复治疗师评估患儿是否需要踝关节支具、轮椅等辅助设备。当发现患者有心律失常时,应尽早干预。针对其他多系统损害,可对症行骨科矫形、白内障手术、激素替代治疗、加强疼痛管理等[4]。

(二)先天性副肌强直

先天性副肌强直(congenital paramyotonia congenita,PC),又称 Eulenberg 病,呈常染色体显性遗传。多在儿童早期起病,成年后病情稳定或好转。表现为寒冷或运动诱发的骨骼肌强直,部分患者可同时伴发持续时间长于肌强直的肌无力,重复运动后肌强直加重是其突出特征,又称反常性肌强直。肌萎缩少见(数字资源 39-3)。

数字资源 39-3 先天性副肌强直病例报告

【病因】 PC 的致病基因是 *SCN4A*,定位于染色体 17q23~25。

【病理变化】 肌肉病理,多数仅表现为肌纤维大小不等,无其他特殊表现。有时可见肌原纤维紊乱、管聚集。

【临床表现】 本病多 10 岁前发病,典型临床表现为寒冷或运动诱发的肌强直症状,主要累及舌肌、面肌、颈轴肌及手部肌肉,部分患者伴有双下肢轻度受累,肌强直症状在反复运动后加重。变异型 PC 患者在寒冷环境下仅诱发一过性肌无力,而无肌强直表现。

【实验室检查】 CK 可轻度升高;肌电图显示肌强直电位,寒冷刺激后纤颤电位和正相电位明显增多;肌肉病理无特异改变。

【诊断与鉴别诊断】 诊断本病时,主要根据临床表现、辅助检查及基因检测结果。需与强直性肌营养不良(DM)及先天性肌强直(MC)相鉴别。DM 通常伴有肌萎缩和多系统损害。MC 强直程度重，下肢症状往往较著，肌肥大明显，有“热身现象”，特别是非寒冷环境下仍有肌强直和肌无力表现，冷水诱发试验阴性。

【治疗】 治疗目的为尽可能地减少非自发性的肌肉动作电位的产生。平时注意保暖，避免寒冷和过度运动刺激。抗心绞痛药物雷诺嗪在临床试验中取得了很好的抗肌强直效果[5]。此外，美西律、拉莫三嗪和乙酰唑胺也有一定作用。

（三）软骨营养不良肌强直

软骨营养不良肌强直（chondrodystrophic myotonia）又名施瓦茨-杨佩尔综合征（Schwartz-Jampel syndrome，SJS）、骨-软骨-肌营养不良（osteochondromuscular dystrophy）或睑裂狭小-肌痛-侏儒综合征（blepharophimosis-myopathy-dwarfism syndrome），是一种罕见的常染色体隐性遗传病。

【病因】 SJS1 型的致病基因 *HSPG2* 定位于染色体 1p35-36，可引起软骨发育不良和异常的神经肌肉活动。目前认为本病与钠离子通道缺陷有关[6]。

【临床表现】 临床上以持续性肌强直和软骨发育不良为主要特征，表现为噘嘴、眼裂狭小、开口困难，面具脸、骨骼畸形、肌强直和身材矮小等。

【实验室检查】 CK 轻到中度增高；肌电图显示肌强直电位；X 线显示骨软骨发育不良。

【诊断与鉴别诊断】 主要依据临床及辅助检查所见。患者出生后出现肌强直、眼睑痉挛和面具脸，肌电图显示肌强直电位。患者身材矮小，骨骼 X 线提示骨软骨发育不良，通过基因检测确诊。需与 PC 相鉴别。

【治疗】 本病目前无特效治疗，以对症治疗为主。应用卡马西平、苯妥英、普鲁卡因等钠离子通道阻滞剂可减轻肌强直症状，缓解病情进展。康复治疗可预防关节挛缩和骨骼残疾（图 39-10）[7]。

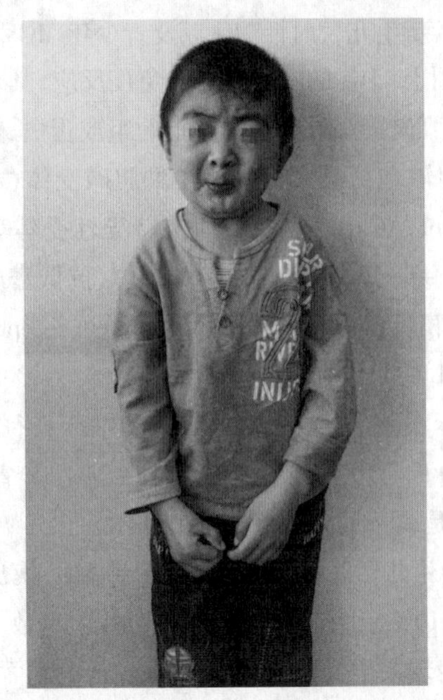

图 39-10　Schwartz-Jampel 综合征

（熊晖　丁昌红）

参考文献

［1］DARRAS BT，JONES J，ROYDEN H，et al. Neuromuscular Disorders of Infancy，Childhood，and Adolescence：A Clinician's Approach. 2nd ed. US：Academic Press，2015.

［2］SWAIMAN KF. Swaiman's pediatric neurology：principles and practice. 6th ed. New York：Edinburgh Elsevier，2018.

［3］KLIEGMAN R. Nelson textbook of pediatrics. 20th ed. Phialdelphia，PA：Elsevier，2016.

［4］JOHNSON NE，ALDANA EZ，ANGEARD N，et al. Consensus-based care recommendations for congenital and childhood-onset myotonic dystrophy type 1. Neurol Clin Pract，2019，9（5）：443-454.

［5］LORUSSO S，KLINE D，BARTLETT A，et al. Open-label trial of ranolazine for the treatment of paramyotonia congenita. Muscle & nerve，2019，59（2）：240-243.

［6］HANSASHREE P，RENU S，NAVEEN S，et al. Stiffness，Facial Dysmorphism，and Skeletal Abnormalities：Schwartz-Jampel Syndrome 1A. J Pediatr，2018，200：286-286.

［7］张翀，吴沪生，吕俊兰，等. Schwartz-Jampel 综合征四例分析. 中华儿科杂志，2012，3（50）：231-234.

第 6 节　神经肌肉接头疾病

一、重症肌无力

重症肌无力（myasthenia gravis，MG）是神经肌肉接头处传递障碍所致的自身免疫受体病。临床特点是自主运动时肌肉明显易疲劳性和无力，经休息或用胆碱酯酶抑制剂治疗后症状减轻或消失。临床上本病有不同类型,包括新生儿暂时性 MG 以及青少年 MG[1]。

【病因】 MG 的本质是自身免疫反应,其攻击的靶点是神经肌肉接头处突触后膜上的组成蛋白,产生致病性自身抗体,包括最常见的抗乙酰胆碱受体(acetylcholine receptor,AChR)抗体、抗肌肉特异性受体酪氨酸激酶(muscle-specific kinase,MuSK)抗体、抗低密度脂蛋白受体相关膜蛋白 4(low-density lipoprotein receptor-related protein 4,LRP4)抗体。

【临床表现】 根据发病年龄和临床特征,本病主要分为以下两型:①新生儿暂时性 MG;②青少年型 MG,此型是属于后天获得性,临床最常见。

1. 新生儿暂时性 MG 如母亲患 MG,娩出的新生儿中约有 10%~15% 患本病。患儿出生后数小时至 3 天内,可表现哭声低弱、上睑下垂、吸吮无力、吞咽困难、呼吸窘迫。大部分患儿肌张力低下,小部分患儿可伴有先天性多发性关节挛缩。肌内注射甲基硫酸新斯的明(详见下文)或腾喜龙,症状立即减轻。患儿血中抗 AChR 抗体水平增高。轻症可自然缓解,但重症患儿需用 4~6 周的胆碱酯酶抑制剂。

2. 青少年型 MG 最多见,虽然国际上统称为青少年型,中国儿童 MG 中发病年龄高峰在出生后第 2 年及第 3 年,早于 1 岁发病非常罕见。国内文献中北京儿童医院报道本病 88 例,6 个月~5 岁者发病者有 74 例(84%)[2]。复旦大学附属儿科医院总结 77 例患儿,有 53 例(68%)为 1~3 岁发病[3]。中国南方 MG 患者的大样本量(n=2 154)临床回顾性研究中,45%的患者在 14 岁及 14 岁前起病,其中 50% 的患者发病年龄在 6 岁前[4]。

该病最突出的特点是骨骼肌的无力,活动后加重,休息后减轻。根据受累肌群,具有多种表现。提上睑肌和眼外肌最常受累,表现为单侧、双侧或者交替性上睑下垂,眼球运动障碍(严重时眼球固定)、斜视或复视,部分患儿表现为视物时头位异常。颜面肌受累的患儿表现为面部表情僵硬、闭口困难、咀嚼障碍。肢体肌无力的患儿中,近端肌无力较远端肌无力更明显。颈项肌受累时,伸肌群受累较屈肌群明显,也有少部分患儿出现垂头表现。球部肌肉受累表现为声音低弱、语音含混、吞咽困难及易呛咳等。呼吸肌无力表现为呼吸表浅,睡眠欠安稳。

临床简易分型可分为:眼肌型 MG(OMG)和全身型 MG(GMG)。美国重症肌无力基金会(MGFA)具体分型见表 39-2[5]。

表 39-2 美国重症肌无力基金会临床分型

分型	描述
Ⅰ型	眼肌型(仅眼部肌肉无力,可合并闭目无力)
Ⅱ型	轻度全身型(除不同严重程度的眼部肌肉无力外,其他肌群轻度无力)
Ⅱa	主要为四肢肌和/或中轴肌群(颜面肌、颈项肌、躯干肌)受累,可合并程度更轻的球部肌肉受累
Ⅱb	主要为球部肌肉和/或呼吸肌受累,可合并程度更轻和/或相同程度的四肢肌或中轴肌群受累
Ⅲ型	中度全身型(除不同严重程度的眼部肌肉无力外,其他肌群中度无力)
Ⅲa	主要为四肢肌群和/或中轴肌群(颜面肌、颈项肌、躯干肌)受累,可合并程度更轻的球部肌肉受累
Ⅲb	主要为球部肌肉和/或呼吸肌受累,可合并程度更轻和/或相同程度的四肢肌或中轴肌群受累
Ⅳ型	重度全身型(除不同严重程度的眼部肌肉无力外,其他肌群重度无力)
Ⅳa	主要为四肢肌群和/或中轴肌群(颜面肌、颈项肌、躯干肌)受累,可合并程度更轻的球部肌肉受累
Ⅳb	主要为球部肌肉和/或呼吸肌受累,可合并程度更轻的和/或相同程度的四肢肌或中轴肌群受累
Ⅴ型	除常规术后支持外,需气管插管(机械通气与否)或者在非气管插管时需应用鼻饲管

MG 患儿可发生两种不同类型的危象:肌无力危象和胆碱能危象。肌无力危象更为常见,是指呼吸肌无力所致的严重呼吸功能不全状态。部分患者由球部肌肉无力出现发作性青紫及喘鸣,也能导致呼吸衰竭。胆碱能危象,除有明显肌无力外,还有抗胆碱酯酶药物过量的临床表现,如面色苍白、腹泻、呕吐、高血压、心动过缓、瞳孔缩小及黏膜分泌物增多等。如遇上述症状不典型的病例,可应用腾喜龙进行鉴别诊断或指导治疗。如患儿用药后症状有改善,则考虑为肌无力危象,仍可继续应用抗胆碱酯酶药物。如用药后症状加重,则考虑为胆碱能危象,应停用抗胆碱酯酶药物。

【诊断】 临床诊断 MG 主要依据为抗胆碱酯酶药物的应用,重复神经刺激(repetitive nerve stimulation,RNS)及自身抗体的测定。

抗胆碱酯酶药物临床常选用甲基硫酸新斯的明。肌内或皮下注射甲基硫酸新斯的明(neostigmine)剂量为每次 0.02~0.04mg/kg,儿童最大剂量不超过 1mg,用药后可使肌力暂时增强,敏感者在数分钟后即见眼裂张大,发音响亮,动作有力。注射该药物后应认真观察 15~45 分钟,注意是否有明显的肌力改善。如反应不明显可适当增大剂量,再作观察。如遇腹痛等不良反应,可于下次试验前 15 分钟,先肌内注射阿托品每次 0.01mg/kg。注意在试验前设定明确的观察目标,如睑裂宽度、眼球活动范围等,以便于准确判定结果。该类药物有可能引起心动过缓和心脏停搏。需注意的是,新斯的明试验阴性亦不能除外 MG,需结合另外两项检查。

【鉴别诊断】 MG 的鉴别诊断需要从两方面考虑:

1. 根据受累肌群不同进行鉴别 OMG 注意同先天性上睑下垂、Horner 综合征、动眼神经麻痹、线粒体脑病及发作性睡病相鉴别;以球部肌肉受累为主要表现注意与脑干病变(炎症、占位、血管病变)、GBS、眼咽型肌营养不良等进行鉴别;近端肌受累为主患儿的鉴别诊断中需注意排除先天性肌无力综合征(congenital myasthenic syndromes,CMS)、Miller-Fisher 综合征、心因性发作、周期性瘫痪等疾病。

2. 与其他神经肌肉接头病进行鉴别 如 CMS、Lambert-Eaton 肌无力综合征及肉毒杆菌中毒。其中 Lambert-Eaton 综合征在儿童中十分罕见,可通过电生理试验进行鉴别。肉毒杆菌中毒经过仔细排查,多有中毒史。临床上容易误诊 CMS,CMS 是一组由遗传缺陷导致的神经肌肉传递障碍疾病,必要时行基因检测。

【治疗】

1. 抗胆碱酯酶药物(又称胆碱酯酶抑制剂) 是 MG 的首选对症治疗方法,适用于除胆碱能危象以外的所有 MG 患者。首选药物为溴吡斯的明,剂量为 5~7mg/(kg·d),起效时间为 30~60 分钟,药效持续 3~4 小时,每日 3 次或 4~6 小时一次。每次最大量一般不超过 60mg。副作用有腹痛、腹泻、出汗、恶心、呕吐等,此时应注意药物是否过量,严重者可产生胆碱能危象。胆碱酯酶抑制剂治疗对上睑下垂的疗效优于眼球活动障碍。对抗 MuSK 抗体阳性的患者,胆碱酯酶抑制剂疗效欠佳,甚至出现临床症状恶化[6,7]。长期应用胆碱酯酶抑制剂类药物,可导致胆碱酯酶异构体的产生,降低疗效[8]。

2. 肾上腺皮质激素 对单用胆碱酯酶抑制剂不能有效改善的 OMG 和 GMG 患儿,均首选激素治疗。首选药物为泼尼松或泼尼松龙,起效时间 2~4 周。使用方法分为增量法和减量法。增量法从低剂量开始(0.25~0.5mg/kg),逐渐增加剂量(5~10mg/2~4 周),达到最低有效剂量。减量法从中高剂量(1~2mg/kg,总量最大 60mg)起始。无论增量法还是减量法,当症状缓解后,维持有效剂量 4~8 周(最大剂量不超过 8 周),之后逐渐递减,大多数患儿需要 1 年及 1 年以上的疗程。部分患者需要长期(数年)低剂量(5~10mg/d)泼尼松或泼尼松龙口服。应用减量法的患儿或起始大剂量甲基泼尼松龙冲击治疗的患儿,在激素起始治疗中,约 1/3~1/2 出现一过性的病情加重,需与 OMG 患儿家长充分沟通,GMG 患儿需要住院治疗。用药期间应定期随访,注意泼尼松的副作用,如白内障、青光眼、糖尿病、高血压、骨质疏松等,早发现早处理。联合维生素 D、钙剂等药物可降低不良反应发生率。

3. 免疫抑制剂 对于部分长期依赖较大剂量泼尼松、激素无效或不能耐受激素不良反应的患儿,需要考虑免疫抑制剂治疗。硫唑嘌呤是一线免疫抑制剂,治疗前需要进行硫嘌呤甲基转移酶检测,如果此酶缺陷,易导致骨髓抑制。用法为起始剂量 1mg/(kg·d)(q.d./b.i.d.),每 2~4 周增加 0.5mg/kg,直至最大剂量 2.5mg/(kg·d),全量[2.5mg/(kg·d)]维持 10~12 个月缓慢减量撤离[9]。此药起效慢,起效时间 2~12 个月,当病人症状重,需要较快的疗效时,硫唑嘌呤并不是一个良好的选择。口服治疗期间需要监测血常规、肝功能,注意其致畸性。

临床中,其他免疫抑制剂在儿童 MG 也有应用,如吗替麦考酚酯,美罗华(rituximab)。美罗华是 CD20 单克隆抗体,对一些严重的难治性 GMG 患者,尤其是抗 MuSK 抗体阳性的患者,具有显著疗效[10]。

4. 剂量丙种球蛋白(IVIG)和血浆置换 均可以用于 MG 危象治疗,其中 IVIG 起始剂量为 2g/kg,可在 2~5 日内输注。患者用药后第 1~2 周内可以见到临床好转,但作用时间短,因而重症患儿可在 1 个月后重复使用。病情有明显好转,且抗 AchR 抗体水平降低。IVIG 副作用小,且重复使用不会降低疗效。

血浆置换,通常需要 4~6 次血浆置换,每次间隔 1~2 天,每次 50ml/kg[1]。疗效常出现在第一次或第二次置换后的 48 小时内。疗效持续时间短,通常需续贯其他治疗。

5. 胸腺切除术 目前普遍认为,青春期到 60 岁的 GMG 可通过胸腺切除获益。近年来,已经广泛应用于儿童 MG 的治疗[1]。术后缓解率的良性预测因子:①病程在 1 年以内手术;②在 12~16 岁起病;③球部症状;④合并其他自身免疫性疾病[1]。

二、先天性肌无力综合征

见数字资源 39-4。

数字资源 39-4 先天性肌无力综合征

(周水珍)

参考文献

[1] SWAIMAN KF, ASHWAL S, FERRIERO DM, et al. Swaiman's Pediatric Neurology Principles and Practice. 6th ed. Philadelphia, PA: Elsevier, 2014: 1098-1105.

[2] 吴沪生,安家滨,张新根,等.小儿重症肌无力临床及免疫功能研究.中华儿科杂志,1992,30(4):221-222.

[3] 周水珍,李文辉,孙道开.儿童重症肌无力 77 例临床研究.中华儿科杂志,2004,42(4):256-259.

[4] HUANG X, LIU WB, MEN LN, et al. Clinical features of myasthenia gravis in southern China: a retrospective review of 2154 cases over 22 years. Neuro Sci, 2013, 34(6): 911-917.

[5] JARETZKI A, BAROHN RJ, ERNSTOFF RM, et al. Myasthenia gravis: recommendations for clinical research standards. Task Force of the Medical Scientific Advisory Board of the Myasthenia Gravis Foundation of America. Ann Thorac Surg, 2000, 70(1): 327-334.

[6] LUCHANOK U, KAMINSKI HJ. Ocular myasthenia: Diagnostic and treatment recommendations and the evidence base. Curr Opin Neurol, 2008, 21(1): 8-15.

[7] SANDERS DB, SALEM K, MASSEY JM, et al. Clinical aspects of MuSK antibody positive seronegative MG. Neurology, 2003, 60(12): 1978-1980.

[8] JANI-ACSADI A, LISAK RP. Myasthenia gravis. Curr Treat Options Neurol, 2010, 12(3): 231-243.

[9] IONITA CM, ACSADI G. Management of juvenile myasthenia gravis. Pediatr Neurol, 2013, 48(2): 95-104.

[10] HEHIR MK, HOBSON-WEBB LD, BENATAR M, et al. Rituximab as treatment for anti-MuSK myasthenia gravis: multicenter blinded prospective review. Neurology, 2017, 89(10): 1069-1077.

第 7 节 家族性周期性瘫痪

周期性瘫痪(periodic paralysis)是一组与钾代谢有关的少见遗传病。临床以发作性骨骼肌弛缓性瘫痪及血清钾变化为主要特征。根据血钾的变化可分为低血钾型、高血钾型及正常血钾型 3 种类型[1]。现以低血钾型周期性瘫痪为重点进行简述。

一、低血钾型周期性瘫痪

低血钾型周期性瘫痪(hypokalemic periodic paralysis)以骨骼肌发作性弛缓性瘫痪及发作时血清钾降低为主要特征。根据有无原发病,可分为继发性和原发性低血钾型周期性瘫痪。前者多继发于甲状腺功能亢进症、原发性醛固酮增多症、肾小管酸中毒等。后者呈常染色体显性遗传,有不完全外显率,可见散发病例。目前发现至少有两个致病基因:*CACNA1S* 基因位于 1 号染色体长臂区域(1q31-32),约 70%的患者发现该基因突变;另有约 12%的患者是由于 *SCN4A* 基因突变[2,3]。

【病因与病理变化】 病因尚未明确,目前认为与钾离子浓度在细胞内外的波动有关。由于发作前钾排出量未见增加,故推测发作期血清钾降低可能系血钾移向肌细胞所致。电生理研究证实,肌细胞外钾浓度降低时,肌膜处于超极化状态。肌肉对神经的刺激反应降低,可能导致肌肉麻痹。病理学所见:于发作期间进行肌肉活检发现,肌浆内空泡形成,空泡内含有糖原,提示本病可能为肌纤维内碳水化合物代谢缺陷所致,当肌肉功能恢复,空泡即消失。一般本病发作间期的肌活检应显示正常。当病变成为不可逆时,则为永久性肌病(permanent myopathy, PM),因而 PM 患者即使在发作间期肌活检也可见到空泡等变性改变。

【临床表现】 据报道,88%的病例首次发病在 7~21 岁。首都医科大学附属北京儿童医院曾报道一例患儿 4 岁发病。男孩多见。发作间歇期患儿多无任何症状,无肌萎缩。间歇期可自数日至数年不等。发生麻痹的时间不定,以睡醒及休息时多见。过食碳水化合物、受惊、精神紧张、外伤、感染及经期等均为诱发因素。有时可因肢体浸入冷水而诱发局部弛缓性瘫痪。将该肢体继之浸入温水后可渐缓解。

发作前往往有前驱症状，如肌肉僵硬、疲乏、四肢知觉异常、困倦、头痛等，或于发作前一日有兴奋、神经过敏、忧虑、烦渴等症状。较大儿童对于发病及其严重程度多能预知。麻痹常自四肢近端肌肉开始，尤其常见的首发症状是双下肢无力，近端重于远端。麻痹范围大小不一，从几组肌群乃至全身。轻者仅有全身乏力，尚可行走；重者除颜面肌、眼肌、与发音和言语有关的肌群、膈肌、括约肌外，全身的骨骼肌均可受累。麻痹程度可为完全性或不完全性。如麻痹范围广泛者，有时可致呼吸障碍，心界扩大或心力衰竭。发作期间意识清楚，腱反射减退或消失，感觉正常。每次发作持续时间1～3小时，长则6～24小时，个别病例可长达1周左右。本病可反复发作，严重者常死于心力衰竭或呼吸障碍。一般来说，中年后有发作减轻的倾向。

1891年Oppenheim首先报道周期性瘫痪患者可发生PM。可见于儿童、青少年及成年人。北京儿童医院曾确诊一例，其临床表现为慢性进行性近端肌无力和肌萎缩，尤以盆带肌、股四头肌无力为著，肩带肌和颈肌相对较轻。本病轻者多被忽视，重者可波及肢体远端肌群，甚至丧失肌肉功能，只能坐轮椅或卧床不起。据报道，PM与麻痹发作的频数及严重程度无关，但与年龄密切相关，年龄越大，该病发生率越高，症状更重。

【辅助检查】 当麻痹发生时，患儿血清钾可降低。心电图示PR与QT间期延长，出现U波，ST段下降及T波平坦或倒置等。发作期间肌电图可显示肌源性受损。运动诱发试验有助于在发作间期诊断，小指展肌运动诱发试验记录其复合肌肉动作电位（compound motor nerve action potential，CMAP）波幅，运动后小指展肌CMAP波幅可见明显减低，肌力和外展幅度亦明显下降。

【诊断】 诊断依据：①病史提供发作性骨骼肌弛缓性瘫痪而无感觉障碍；②发作时血清钾低于3.5mmol/L，给予钾盐治疗有效；③排除其他疾病所致继发性低血钾麻痹。

对疑似病例，可在心电图监护下进行葡萄糖诱发试验，有助于诊断[4]。试验前患儿血钾及心电图正常，然后患儿口服葡萄糖50g（2g/kg），同时皮下注胰岛素10U（0.4U/kg），每隔1小时观察肌力、血钾及心电图变化。如果在观察过程中，患儿出现肢体无力，血清钾递减至3.5mmol/L以下，本试验结果阳性。该法简便易行、安全可靠。但试验结果阴性也不能完全除外本病（某些患儿可不对葡萄糖和胰岛素产生反应）。

对疑似病例，也可行肾上腺素试验。动脉注射肾上腺素（速度为2μg/min），持续5分钟，10分钟后，检测手的动作电位幅度减低30%以上，本试验结果阳性。

【鉴别诊断】 对首次发作者，应与急性多发性神经根炎、多发性肌炎以及其他原因所致继发性低血钾性麻痹和无力（如原发性醛固酮增多症、肾小管酸中毒、利尿剂的应用、胃肠丢失导致）相鉴别。

本病需与吉兰-巴雷综合征相鉴别。后者急性起病，多见双下肢受累后波及双上肢，对称性弛缓性瘫痪，进行性加重5～7天时，病情多达高峰。可伴有感觉障碍，脑脊液有蛋白细胞分离现象。肌电图检查提示神经源性受损。

【治疗与预防】 发作时可鼻饲或口服氯化钾0.1～0.2g/kg，必要时可于15～30分钟后再服一次。病情严重出现心律不齐或呼吸肌麻痹者，应在心电图监护下缓慢静脉滴入含钾溶液（40mmol/L）。病因学治疗上，有报道乙酰唑胺可有效降低*CACNA1S*基因突变所致发作性无力的发作频率，但对*SCN4A*基因突变所致效果较差，甚至可能症状加重[5]。

每晚睡前服用一次氯化钾可预防发作。采用低碳水化合物饮食，限制钠盐摄入，尽量避免诱因，如受寒、运动过度等。

二、高血钾型周期性瘫痪

高血钾型周期瘫痪（hyperkalemic periodic paralysis）又名遗传性发作性无力症（adynamia episodica hereditaria）。本病与电压门控性钠离子通*SCN4A*基因突变有关系，为常染色体显性遗传，外显率高。男女均可受累。

【临床表现】 发病年龄多小于10岁，本病临床表现与低血钾型周期瘫痪相似。患儿发作往往从下肢开始，逐渐波及上肢、躯干部位的肌肉，脑神经所支配的肌肉及呼吸肌不常受累。患儿多在白天发作，剧烈活动后休息，遇冷、饥饿、情绪紧张及服用含钾制剂可诱发麻痹。发作时间可持续几分钟至数小时，儿童是以短暂发作为特征。青春期后发作时间、严重程度及频数均有增加，部分患者可进展为持久性肌无力和肌萎缩。发作时腱反射减退或消失。另外，某些患儿临床可表现轻度肌强直，可发生于舌、眼睑、面部和手掌小鱼际肌肉。寒冷时加重。患者在肌电图检查时出现肌强直放电，当肢体浸入冷水中易引起肌肉僵硬，故又称为肌强直性周期性瘫痪。

【治疗及预防】 发作时，静脉缓慢注入葡萄糖酸钙溶液 10ml,也可应用呋塞米,促使钾排出。

预防方法包括多服用钠盐及碳水化合物,避免高钾饮食,避免剧烈的体力活动和避免暴露于寒冷环境等。

三、正常血钾型周期性瘫痪

正常血钾型周期性瘫痪(normokalemic periodic paralysis),为常染色体显性遗传。发作时血钾正常。发病年龄为 2~11 岁,男女均可受累。一般易于清晨或剧烈运动后发作,部分患儿肌无力持续时间较长,可持续数天至数周。散步或轻微运动有时能预防麻痹发生。

患儿口服氯化钾后可诱发麻痹发生并可使其加重。用氯化钠治疗有效。平日宜避免进食含钾多的食物,如肉类、香蕉、菠菜、薯类。应避免过劳,避免过度的肌肉活动,并注意寒冷及暑热。

(吕俊兰　吴沪生)

参考文献

[1] WANG Q, ZHAO Z, SHEN H, et al. The clinical and genetic heterogeneity analysis of five families with primary periodic paralysis. Channels(Austin), 2021, 15(1): 20-30.

[2] ALLARD B, FUSTER C. When muscle Ca2+ channels carry monovalent cations through gating pores: insights into the pathophysiology of type 1 hypokalaemic periodic paralysis. J Physiol, 2018, 596(11): 2019-2027.

[3] WU F, QUINONEZ M, DIFRANCO M, et al. Stac3 enhances expression of human Cav1. 1 in Xenopus oocytes and reveals gating pore currents in HypoPP mutant channels. J Gen Physiol, 2018, 150(3): 475-489.

[4] PHILLIPS L, TRIVEDI JR. Skeletal muscle channelopathies. Neurotherapeutics, 2018, 15(4): 954-965.

[5] SANSONE VA, BURGE J, MCDERMOTT MP, et al. Randomized, placebo-controlled trials of dichlorphenamide in periodic paralysis. Neurology, 2016, 86(15): 1408-1416.

40 第四十章 耳鼻咽喉头颈外科疾病

第 1 节　耳部疾病

一、耳解剖生理特点

耳部发生在颞骨，可分为外耳、中耳和内耳三部分。

1. 外耳　包括耳郭和外耳道。

（1）耳郭：由弹性软骨构成，外覆以皮肤，前面凹凸不平，后面稍膨隆。

（2）外耳道（external auditory canal）：自耳门止于鼓膜，小儿全长 1.5~2.5cm，外 1/3 为软骨段，内 2/3 为骨段。软骨段皮肤有毛囊和耵聍腺，骨部皮肤较薄。新生儿外耳道尚未发育成熟，外耳道塌陷，上下壁贴近，需将耳垂向下拉，向前推耳屏，方能窥见鼓膜。待 5~6 岁时鼓部渐发育，耳道呈管状与成人近似。耳郭有收集音波作用，经耳道传至鼓膜。

2. 中耳　包括鼓室、咽鼓管、鼓窦和乳突。鼓室为含气腔，内有黏膜附着。鼓室外壁为鼓膜，高约 10mm，宽约 9mm[1]。鼓室前方有咽鼓管鼓口，咽鼓管（eustachian tube）通向鼻咽部的咽口。新生儿咽鼓管长约 1.9cm，随年龄增长其长度增加[2]。儿童咽鼓管咽口与鼓口接近水平，且宽敞，易受感染，成人鼓口高于咽口 2.5cm，且较窄。鼓室后壁凹陷延伸为一含气腔，称为鼓窦，儿童随年龄增长，乳突逐渐气化，一旦遇炎症破坏，常使气化终止，形成硬化乳突。鼓室内壁为内耳外壁，中央隆起处称鼓岬，为耳蜗底周所在。鼓岬后上有前庭窗，被镫骨底板和环韧带封闭；后下有圆窗，此窗通向耳蜗鼓室阶。前庭窗上方有面神经隆凸，为面神经水平段，此段常有先天骨缺损。鼓室内有锤、砧、镫三个听小骨，为传声结构，传导自鼓膜的声波振动至内耳。

3. 内耳　为听觉和位觉感受器官。胚胎 3 周由外胚上皮形成，逐渐发育成内耳膜迷路，后有骨质包绕为骨迷路。内耳分三部分，即耳蜗、前庭和半规管。耳蜗为听觉末梢神经所在；前庭耳石为人体直线加速运动感受器；半规管壶腹为角加速感受器。

二、耳的检查

进行耳部检查时，婴幼儿取坐位，由护士或家长抱患儿于怀中，一手扶住头部，另一手及臂抱住患儿躯干及双手，两腿夹住患儿双腿。极不合作儿童，宜取卧位，包裹四肢，助手固定头部。年龄稍长，取坐位。

1. 耳部查体　首先检查耳郭大小、有无畸形，皮肤有无湿疹，耳周有无肿大淋巴结，有无瘘管及压痛。牵拉耳郭是否引起疼痛，耳道有无狭窄。选用适合耳道的最大号耳镜，婴幼儿牵拉耳垂向下，儿童向后上牵拉，将耳道扩大，放入耳镜。如耳道有耵聍或分泌物，应先清除拭净，检查鼓膜。可利用放大耳镜、耳显微镜或耳内镜检查。

正常鼓膜呈银灰色半透明薄膜，中央有锤骨柄附着，前下有锥状光反射区。鼓膜（tympanic membrane）上 1/5 为松弛部，余为紧张部（见书末彩图 40-1）。婴儿鼓膜大小几乎与成人相等，但较厚，倾斜度较大，几乎与颅底平行。一般 2 月龄后近乎正常，呈半透明状。注意鼓膜有无充血：①轻度充血：沿锤骨柄血管扩张；②中度充血：紧张部有放射状血管及部分周边部位充血；③重度充血：全鼓膜充血，无法辨认锤骨柄，注意鼓膜有无内陷或膨隆。透过鼓膜注意中耳有无积液、液面或气泡，注意鼓膜有无穿孔、增厚或钙化斑。

2. 咽鼓管检查　一般检查只能在鼻咽部见到咽口，或通过鼓膜大穿孔见到鼓口。功能检查可用听诊管听到吞咽时或捏鼻鼓气时耳内有声响。年长儿可测量咽鼓管开放时最低压力，一般正常为 40~100mmH_2O。近年来，可以通过咽鼓管测压仪来评定患儿咽鼓管的功能。

3. 听力检查

（1）6 个月以下婴儿，①听睑反射：给予 80~90dB（分贝）音响刺激，1 秒内出现眨眼或闭眼。②惊跳反射：105~115dB 音响，婴儿全身惊动、伸臂、伸腿、仰头。③呼吸和心率听力检查：将动力感应器放在婴儿摇篮床垫下，连接记录仪，定时给 90dB 音响，记录婴儿身体活动、呼吸和心率变化。④条件反射（conditioned reflex）：3 个月以上婴儿给音响后针刺足底，出现缩足，重复 15 次以上，只给音响，不刺激足底，亦出现缩足，说明有听觉。⑤耳声发射（otoacoustic emission，OAE）：在外耳道记录到的由耳蜗产生的音频能量。主要反映耳蜗毛细胞运动功能，具有快速、简便、无创、有频率特性且不易受睡眠及麻醉影响等优点。

（2）6~24 个月：听觉定向反射（auditory orientation reflex），给予 60~80dB 音响，头转向声源。

（3）2~6 岁：采用条件定向反射听力计检查法（conditioned orientation reflex audiometry），此方法系利用

受试儿形成的转向声源或光源的定向-探寻反射进行测试，适用于年龄较小的婴幼儿[3]。

（4）6岁以上儿童：多能配合检查，同成年人。①音叉检查（tuning fork test）：比较高频低频音叉，气导与骨导值，典型传导性聋骨导延长；感觉神经性耳聋，骨导气导均减小，高频明显。②纯音检查（pure tone audiometry）：利用电流产生各种频率和强度的纯音发生器，在隔音室检测。受试者戴耳机，向受试者说明由耳机内听到声音时，举手或按电钮信号示意。③声导抗测试或称鼓室压图（tympanogram）：主要测试鼓室压、鼓膜声阻抗值和镫骨肌反射。可以辨别耳聋类型、病变性质、部位和咽鼓管功能，亦可协助面神经麻痹定位。

（5）电反应测听：为客观反应听觉系统情况，通过一系列声刺激引出与刺激相关的生物电活动，经前置放大器放大而后进行平均叠加的结果。①耳蜗电图（electrocochleography，Ecochg）；②听脑干反应（auditory brainstem response，ABR）；③40Hz听觉相关电位（40Hz auditory event related potential，40Hz AERP）；④听觉稳态诱发反应（auditory steady state-response，ASSR）。

4. 前庭功能检查　人体平衡由前庭系统、视觉和本体感受器共同作用来维持。前庭系统包括前庭末梢、神经和中枢。前庭功能发生故障时，出现真性眩晕，伴恶心、呕吐、面色苍白、出汗，有自发眼震、错指物位，闭目直立时倾倒。客观检查有以下方法：

（1）旋转试验：坐在椅子上，旋转转椅，突然停止，观察眼震方向、持续时间。对比顺时针和逆时针转动结果。

（2）冷热试验：两耳分别用定量温热水、冰水或空气，注入耳道内，观察眼震。

（3）瘘管试验：用鼓气耳镜在封闭外耳加压，观察有无眼震，正常无瘘孔（指骨迷路瘘孔），加压+300mmH$_2$O，不出现眼震，如有瘘孔+20mmH$_2$O时即可诱发眼震，即瘘管试验阳性。

（4）眼震电图：利用人体眼球角膜为正电位，视网膜为负电位，眼球运动时，眼周电场电流改变，自眼周电极导线记录分析，对照眼震方向、频率、振幅、潜伏期、慢相速度和反应时间等，判断前庭功能。

三、耳部常见疾病

（一）耳先天畸形

1. 小耳耳郭畸形　为第一和第二鳃弓发育异常所致。小耳畸形分为三级，Ⅰ级：耳郭形态缩小，但耳郭特征性的标志存在，可伴有外耳道闭锁；Ⅱ级：可见垂直向外的软骨及覆有皮肤的残迹，外耳道完全闭锁；Ⅲ级：耳郭几乎完全缺失。

2. 外耳道闭锁　外耳道未发育，常有颌面骨发育不全。①轻度：外耳道发育不良，但其一部分仍可出现，鼓膜小，鼓室腔正常或发育不良；②中度：外耳道完全缺乏，鼓室腔小，其内容物有畸形，闭锁板部分或完全骨化；③重度：外耳道缺乏，鼓室腔明显发育畸形或缺失。

3. 耳前瘘管（congenital aural fistula）　耳郭由胚胎第一、二鳃弓外胚层6个小丘融合而成，若融合时遗有上皮残余，即形成盲管，多位于耳轮脚耳屏前方，瘘口可有脂性或酪状分泌物。如遇感染，应将瘘管全部切除。

4. 第一鳃裂囊肿或瘘管（brachial cleft cyst or fistula）　来源于胚胎第一对鳃裂残余组织，多发生在耳后沟，位于耳垂与乳突之间，如有瘘口，多位于外耳道后下壁骨与软骨交界处。年幼时囊肿不明显，待年长，渐增大，如受感染形成脓肿，可反复化脓。按Works分型标准（1972年）[4]：Ⅰ型起源于外胚层，位于外耳道耳郭内侧，可延伸至耳后；Ⅱ型起源于外胚层和内胚层，可累及外耳道皮肤和软骨部，具有皮肤附属器存在。囊肿或瘘管可位于面神经浅面或深面，手术切除时应注意避免损伤面神经。

5. 中耳畸形　现代广泛接受的观点认为第一鳃弓内的Michel软骨发育成砧骨短脚、砧骨体和锤骨头，第二鳃弓的Reichert软骨发育成锤骨柄、砧骨长脚和镫骨。Teunissen（1993）将中耳畸形为分四型：Ⅰ型为先天性镫骨固定；Ⅱ型为先天性镫骨固定伴听骨链畸形；Ⅲ型为先天性听骨链畸形但镫骨足板活动；Ⅳ型为先天性前庭窗或蜗窗发育不全或重度发育异常。

6. 内耳畸形　内耳畸形主要是内耳在发育过程中受到各种因素的影响，导致胚胎发育停滞所致。内耳的胚胎发育在不同阶段出现停滞，会出现不同类型的内耳畸形。参照Sennaroglu（2017）分类标准分析各类内耳畸形如下[5]。

（1）耳蜗畸形：①Michel畸形；②耳蜗未发育；③共同腔畸形；④耳蜗发育不全（cochlear hypoplasia，CH）；⑤耳蜗分隔不全（incomplete partition，IP）。

（2）非耳蜗畸形：前庭导水管扩大或半规管畸形。

（3）耳蜗神经异常：①耳蜗神经发育不全；②耳蜗神经缺如；③耳蜗前庭神经发育不全；④耳蜗前庭神经缺如。

（二）外耳疾病

1. 外耳道炎 由感染导致的外耳道内局限性疾病。致病菌多为金黄色葡萄球菌、铜绿假单胞菌，好发生在体弱多病、内分泌紊乱、糖尿病患儿。感染侵及皮肤、皮下组织，甚至软骨膜。可致耳郭皮肤红肿、疼痛、发热，如有糜烂，可有渗出、耳道堵塞，耳周淋巴结肿大。应局部清洁，做细菌培养，给予敏感抗生素，如已化脓，应充分引流，如有软骨坏死，应清除全部坏死组织。

2. 外耳道耵聍栓塞 正常外耳道皮肤有耵聍腺分泌耵聍，一般分泌物不多，干燥呈片状，可自行落出。有时分泌过盛，积聚成棕黄色团块，状如果酱，或黏稠，可试用匙或耵聍钩取出，稀稠耵聍可用拭子清理。日久未清理，耵聍干燥，凝结成硬块，堵塞耳道，取出有困难，应先用液状石蜡或耵聍水（含5%碳酸氢钠、甘油、水）浸泡3日，待溶解软化，用温生理盐水冲洗、拭净。

3. 外耳湿疹 常见于过敏体质婴儿，尤其人工喂养者。皮肤发痒、渗出，急性者潮红、丘疹、水疱、糜烂、浆液渗出、结痂，有灼热感。如有继发感染则有疼痛，可累及耳郭和外耳道。慢性者皮肤皲裂、脱屑、结痂、增厚。治疗应以清洁、干燥、消炎为主。排除诱因，避免摩擦，禁用热水烫洗，勿用肥皂刺激。饮食宜清淡，少吃鱼腥，全身可用抗组胺药，给予镇静剂、维生素C、糖皮质激素。

（三）中耳疾病

1. 急性中耳炎 为48小时内突然发生的中耳急性炎性反应，可伴中耳积液。分为急性非化脓性中耳炎和急性化脓性中耳炎[6]。

（1）急性非化脓性中耳炎，①临床表现：48小时之内突然发生；耳痛；鼓膜完整，伴急性充血；可存在中耳积液；发病前可有上呼吸道感染史。②治疗：局部治疗可用抗炎止痛类药物（如苯酚滴耳剂），鼻腔用减充血剂减轻鼻塞或局部理疗。全身治疗包括病因治疗和对症治疗；诊断明确、没有并发症、随诊有保障的患儿可以不用抗生素，采用观察疗法；需用抗生素者，可根据病情选用敏感抗生素；48~72小时的初期治疗效果不佳或无效，应重新评估并排除其他疾病的可能。

（2）急性化脓性中耳炎，①临床症状：多伴畏寒、发热、倦怠、食欲减退等全身症状，穿孔后症状减轻；耳痛；听力减退；可见鼓膜穿孔并流脓；可合并乳突炎。②治疗：局部治疗可清洁耳道，引流脓液，应用抗生素滴耳剂（如氧氟沙星滴耳剂），禁用耳毒性药物；全身治疗可酌情使用抗生素，疗程不少于7天。密切观察病情发展，如持续流脓，应注意乳突炎及中耳炎合并症。如有脑膜刺激症状等，应除外颅内外合并症，一旦发现，应手术治疗。

2. 分泌性中耳炎（otitis media with effusion，OME） 又称渗出性中耳炎或卡他性中耳炎，以中耳积液（包括浆液、黏液、浆-黏液）及听力下降为主要特征的中耳非化脓性炎性疾病。婴幼儿常见，多因咽鼓管功能障碍、中耳负压引起。常发生在上呼吸道感染、腺样体肥大、扁桃体炎，尤其有病毒感染时。

【临床表现】 患儿感耳内闷胀、听力减退、自声过响，自诉吞咽时耳内作响，耳鸣如吹风样，擤鼻时耳内有气过水声，可有轻度耳痛。鼓气耳镜检查，鼓膜通常活动度降低，伴有云雾状影，可有不同程度内陷，有时鼓膜后可见气液平或气泡影。听力检查多呈传导性聋或混合性聋，鼓室负压，鼓室图呈B型或C型。

【治疗】 保守治疗：发病3个月内的需要密切观察，建议2~4周随诊1次，酌情对症处理。

外科治疗：指征为病程持续3个月以上；伴有高危因素（腭裂，永久性听力下降，言语发育迟缓或障碍，自闭症，与遗传有关的综合征，颅面发育异常等所引起的认知和言语表达障碍等）的患儿宜尽早手术。最常见的外科手术为鼓膜切开置管，必要时可考虑腺样体切除术。对于多次置管仍反复罹患分泌性中耳炎的病人可以考虑施行咽鼓管球囊扩张术。

3. 中耳胆脂瘤及并发症 中耳胆脂瘤主要是鳞状上皮组织在中耳、乳突生长堆积所致的一种慢性中耳疾病，可以延至颞骨岩部。听力下降、长期耳道流脓、鼓膜穿孔为其主要特点，其对周围组织具有侵袭性，易引起中耳传音结构的破坏和骨质的吸收，进而引起各种颅内外并发症。依据不同的发病机制，临床上分为先天性中耳胆脂瘤、后天性原发胆脂瘤及后天继发性胆脂瘤。先天性胆脂瘤从病理形态上又将其分为闭合型和开放型。根据病变侵袭部位不同，Potsics将中耳先天性胆脂瘤分为四级[7]，①Ⅰ级：病变仅位于鼓室内一个象限；②Ⅱ级：病变至少侵犯两个象限；③Ⅲ级：病变侵犯听骨链；④Ⅳ级：病变蔓延至乳突。

【临床表现】 早期先天性胆脂瘤较为隐匿，往往于听力筛查未通过或常规耳部查体时发现鼓膜后白色团块影而被发现。当胆脂瘤累及听骨链后表现为传导性听力下降。后天性继发胆脂瘤耳内可有持续或间歇流脓，有特殊恶臭，鼓膜穿孔，从穿孔处可见鼓室内有灰白色鳞屑状或豆渣样物质。

【并发症】 临床中可见耳后骨膜下脓肿；如病变

侵犯面神经可造成周围性面瘫；损伤半规管引发迷路炎；破坏脑板产生脑脊液耳漏；波及耳蜗，耳聋呈混合性；侵及颞骨岩部出现岩尖综合征。同时，中耳胆脂瘤还可以引发颅内并发症如硬脑膜外脓肿、脑脓肿、乙状窦血栓性静脉炎等。

【治疗】 目前手术是治疗中耳胆脂瘤的唯一方法。一经确诊，尽早施行手术，防止病灶范围扩大侵及邻近组织造成更为严重的后果。病变局限于鼓室内，可考虑经耳道内镜下手术。而当病灶累及后上鼓室甚至乳突时，可显微镜下施行乳突切除术，依据病灶范围决定是否保留外耳道后壁。同时也要视病情决定是否一期重建听力，必要时可于二次手术时进行听骨链重建。

四、听力障碍

根据发病部位与性质不同可将听力障碍分为传导性、感觉神经性及混合性听力障碍三大类。

1. 传导性听力障碍　因声波传导径路外耳、中耳病变导致的听力障碍称传导性聋。如耵聍栓塞、外耳道炎、外耳道异物、分泌性中耳炎、中耳胆脂瘤、先天性外中耳畸形、听骨链脱位、早期耳硬化症等。传导性听力下降骨气导差>15dB，最大骨气导差为60dB。

2. 感觉神经性听力障碍　由于先天或后天因素引起内耳或听觉传导通路疾患所致的听力障碍。按照病变部位还可再分为中枢性聋、神经性聋和感觉性聋。听力检查表现为骨气导同时下降，相互重叠。感觉神经性聋先影响高频听力，逐渐向低频听力扩展，因此听力曲线多表现为向高频倾斜的斜坡型，当低频与高频均受影响时，表现为平坦型曲线。根据其发病时间不同，分为先天性和后天性两大类，具体如下：

（1）先天性感觉神经性聋：生后即发病，如为遗传或非遗传性聋、伴内耳畸形、伴有各种系统和器官异常的综合征的耳聋，患儿言语发育将受到严重影响。

（2）后天性感觉神经性聋：指由于感染、免疫、药物反应、颞骨骨折、噪声损伤、梅尼埃病等因素引起的耳聋。可表现为突发性聋或进行性听力下降。

3. 混合性听力障碍　中耳传音结构病变如耳硬化症等伴有轻度或中度感音神经性聋时称为混合性聋，表现为听力曲线低频部分有较大的骨气导差，高频部分气骨导听阈均有提高，无明显骨气导差存在。

目前国内外普遍采用的听力障碍分级仍为国际标准化组织（ISO）1964年公布的标准，以500Hz、1 000Hz和2 000Hz的平均听阈为准，听力损失26~40dB为轻度聋，41~55dB、56~70dB、71~90dB和>91dB依次为中度聋、中重度聋、重度聋、极重度聋。

对于各种类型听力障碍的诊断，除常规行听力学检查外，应完善颞骨CT等影像学检查，特别是对于鼓膜完整的传导性听力下降，可混合先天性听骨链畸形，起病隐匿，易误诊、漏诊。对于不同类型的听力障碍，治疗方式不同，传导性听力下降多以对因治疗为主，如清理外耳道耵聍；治疗分泌性中耳炎，鼓膜切开置管术，听骨链探查及重建术；对于伴有外中耳畸形的患儿，若畸形严重，人工听骨植入效果欠佳者，可植入骨锚式助听器以改善听力。对于感觉神经性或混合性聋，需要尽早进行听觉干预，避免影响言语发育，如耳道发育正常，听力损失<80dB，可验配助听器，若听力损失>80dB，则建议进行人工耳蜗植入（详见本节第六部分）。

五、眩晕

眩晕（vertigo）是临床上常见的症状之一，它是空间定位觉障碍产生的一种运动幻觉或错觉，是患者主观空间定向觉错误，能明确叙述自身转动（自动性）或环境转动（他动性）。空间运动幻觉主要表现为旋转感、水平摇摆不稳、垂直波浪起伏、下落感等，同时可伴平衡失调、身体倾倒、行走步态异常，还可有自主神经系统反射，如恶心、呕吐、出汗、面色苍白。儿童眩晕的发病率低于成人。

【病因】 引起眩晕的病因复杂，涉及多个学科。儿童眩晕病因与成人有很大区别，而且各年龄阶段引起眩晕的病因也有区别。眩晕分类方法目前不统一，按疾病发生部位分为前庭系统性眩晕和非前庭性眩晕。

1. 前庭系统性眩晕　又分为前庭周围性病变和前庭中枢性病变。

（1）前庭周围性病变：①不伴听力障碍的周围性眩晕：良性阵发性位置性眩晕，前庭神经炎，运动病等。②伴听力障碍的周围性眩晕：梅尼埃病、迷路炎，大前庭水管综合征等。

（2）前庭中枢性病变：前庭性偏头痛，还有儿童少见的脑桥小脑角肿瘤、椎基底动脉供血不足等。

2. 非前庭性眩晕　包括眼源性眩晕、颈源性眩晕、全身系统如血液和心血管等系统疾病引起的眩晕。

【临床表现】 眩晕发作多伴有旋转感、不稳感。可伴有平衡失调，闭目时倾倒朝向眼震慢相方向。眩晕症状持续时间与病因有关，如眩晕以秒计，见于位置性眩晕，反复测试有疲劳现象；眩晕以分计，见于椎基底动脉供血不足；眩晕以小时计，见于内耳淋巴水肿；眩晕以日计，见于耳毒性药物、外伤、血栓等。眩晕典型体征是眼球震颤,前庭性眼震为一种有节律、朝一定方向、不自主的眼球活动,眼球运动有快相和慢相,多呈水平性,偶有旋转性,应与眼性眼震起因于黄斑部成像不清、眼球往返等速摆动相鉴别。

【儿童眩晕常见疾病】

1. 前庭性偏头痛(vestibular migraine,VM) 前庭性偏头痛是青春期儿童最常见的引起眩晕的病因。前庭性偏头痛可以出现在不同年龄,由于前庭性偏头痛并无任何年龄限制,当标准符合时,成人的诊断标准可用于儿童。确诊诊断标准:至少5次中重度前庭症状发作,持续时间5分钟至72小时;既往或目前存在符合国际头痛疾病分类(international classification of headache disorders,ICHD)诊断标准的伴或不伴先兆的偏头痛;50%的前庭发作时伴有至少一项偏头痛性症状,①头痛至少有下列两项特点:单侧、搏动性、中重度疼痛、日常体力活动加重头痛,②畏光及畏声,③视觉先兆;难以用其他前庭或ICHD疾患更好地解释。

2. 良性阵发性眩晕(benign paroxysmal vertigo of childhood,BPVC) 儿童良性阵发性眩晕是阵发性、非癫痫样、反复出现事件,以主观或客观眩晕而神经系统无损伤为特点的疾病。它被认为是前庭性偏头痛的前驱表现,也是儿童眩晕的常见疾病。1964年Basser第一次诊断了此病。好发年龄为2~4岁。其发作特点是眩晕突然发作,患儿常伴面色紧张、恐惧表现,有共济失调,抓住邻近的父母或支撑物维持平衡,患儿希望被抱着,如果放在地上,患儿会站立不稳或拒绝站立,小孩会哭闹,年龄稍大儿童会解释此种感觉:有旋转、摔倒感。发作有时伴面色苍白、恶心、出虚汗等。发作持续数秒钟至数分钟,甚至超过数小时。但无神经系统改变和意识改变。本病在发作数月或几年后自行消失,预后好。

3. 前庭神经炎(vestibular neuritis,VN) VN临床表现为突发性剧烈眩晕,有旋转性,伴恶心、呕吐等自主神经反应,无耳聋及耳鸣耳蜗症状。眩晕可持续数日或数周,发病时有明显的平衡障碍。多数患者在病前数天或数周内有上呼吸道感染或腹泻史。早期有自发性眼震,眼震方向朝健侧。前庭功能检查显示一侧前庭功能减退。

4. 良性阵发性位置性眩晕(benign paroxysmal positional vertigo,BPPV) 良性阵发性位置性眩晕是一种相对于重力方向的头位变化所诱发的、以反复发作的短暂性眩晕和特征性眼球震颤为表现的外周性前庭疾病,常具有自限性,易复发。它可发生在各年龄段,儿童少见。临床表现:典型的BPPV发作是由患者相对于重力方向改变头位(如起床、躺下、床上翻身、低头或抬头)所诱发、突然出现的短暂性眩晕(通常持续不超过1分钟)。其他症状可包括恶心、呕吐等自主神经症状,头晕、头重脚轻、漂浮感、平衡不稳感以及振动幻视等。位置试验(Dix—Hallpike或Roll test)中出现眩晕及特征性位置性眼震可诊断此病。

【治疗】 儿童眩晕针对不同病因采取不同的治疗方法。良性阵发性眩晕没有较好的治疗方法,去除诱发因素如避免劳累、感染,眩晕严重时可给予止晕药物对症处理。前庭神经炎急性发作期积极控制感染、止晕、止吐治疗,早期进行前庭康复训练。良性阵发性位置性眩晕采用耳石复位治疗。

六、听觉植入

感觉神经性聋及混合性聋严重影响患儿正常生活及学习,根据其听力损失程度不同,需尽早进行听觉干预。目前听觉植入主要有以下四大类:

1. 骨锚式助听器 通过骨导方式改善听力,适用于重度传导性聋、混合性聋及单侧感觉神经性聋患者。目前国内外常用两种类型骨导助听器:BAHA和骨桥(数字资源40-1)。

数字资源40-1 骨桥植入

2. 振动声桥 振动声桥(vibrant sound bridge,VSB)主要包括体外的听觉处理器(audio processor,AP)和内植设备即人工振动听骨植入器(vibrating ossicular replacement prosthesis,VORP)等两部分组成。AP接受外界声信号,解析、编码声音后将声能转化为电磁能,通过驱动漂浮质量传感器(floating mass transducer,FMT)产生振动,带动听骨链、圆窗或前庭窗,使得内耳淋巴液振动,以此达到改善听力目的。

3. 人工耳蜗 人工耳蜗植入(图40-2)主要用于治疗双耳重度或极重度感音神经性聋(听阈≥80dB HL)。语前聋患者的选择标准:植入年龄一般为12个月至6岁,但脑膜炎导致的耳聋因面临耳蜗骨化的风险,建议尽早手术。如内耳严重畸形,如Michel畸形、听神经缺如或中断等不适宜人工耳蜗植入。

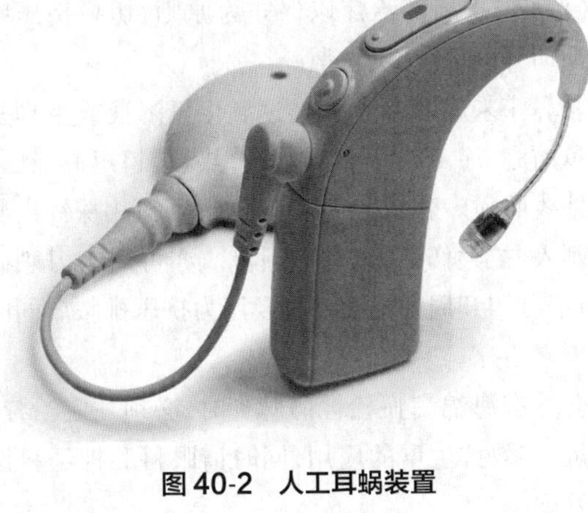

图 40-2 人工耳蜗装置

4. 听觉脑干植入 主要适应于双侧听神经瘤或多发性神经纤维瘤病切除后、耳蜗骨化或听神经发育不全等患者。听觉脑干植入术中准确定位并将电极放于耳蜗核表面是手术成功的关键。

（张杰）

参考文献

[1] WETMORE RF, MUNTZ HR, MCGILL TJ. Pediatric otolaryngology: principles and practice pathways. 2nd ed. New York: Thieme Medical Publishers, 2012.

[2] 倪鑫，张天宇. 实用儿童耳鼻咽喉头颈科学. 2 版. 北京：人民卫生出版社，2021.

[3] 黄选兆，汪吉宝，孔维佳，等. 实用耳鼻咽喉头颈外科学. 2 版. 北京：人民卫生出版社，2008.

[4] WORK WP. Newer concepts of first branchial cleft defects. Laryngoscope, 1972, 82(9): 1581-1593.

[5] SENNAROĞLU L, BAJIN MD. Classification and Current Management of Inner Ear Malformations. Balkan Med J, 2017, 34(5): 397-411.

[6] 中华耳鼻咽喉头颈外科杂志编辑委员会，中华医学会耳鼻咽喉头颈外科学分会小儿学组. 儿童中耳炎诊断和治疗指南（草案）. 中华耳鼻咽喉头颈外科杂志，2008, 43(12): 884-885.

[7] POTSIC WP, SAMADI DS, MARSH RR, et al. A staging system for congenital cholesteatoma. Arch Otolaryngol Head Neck Surg, 2002, 128(9): 1009-1012.

第 2 节 鼻部疾病

一、鼻部解剖生理特点

详见小儿呼吸系统解剖生理及病理特点部分。

二、鼻部常见疾病

（一）鼻部先天性畸形

鼻部先天性畸形（congenital abnormalities of the nose）较少见。

1. 先天性外鼻畸形 唇裂合并鼻翼及鼻底畸形较常见。鼻背中线皮样囊肿及瘘管，鼻根部脑膨出，鼻翼萎陷和鞍鼻偶见。鼻前孔闭锁或狭窄、鼻裂、双鼻畸形、单鼻畸形和管形鼻少见，这些畸形均需手术矫治。

2. 鼻窦发育异常与畸形（sinusal malformation）是指由于先天或后天的各种原因导致鼻窦发育出现异常，且因此出现不适症状或有病理表现者。通常主要表现为三种形式：鼻窦仅部分发育、完全未发育或缺失；鼻窦过度发育，扩张至通常情况所不能到达的颅面骨区域；鼻窦的正常间隔缺如或出现异常间隔等，该畸形引起不适症状或病理表现者，经手术治疗畸形可得到矫正，症状可缓解或消失[1]。

3. 先天性后鼻孔闭锁（congenital choanal atresia） 分为单侧或双侧后鼻孔闭锁，大多数是混合性闭锁，少数为骨性闭锁。新生儿中先天性后鼻孔闭锁的发生率约为 1/5 000～1/8 000，单双侧发病比率为 1.6：1，男女发病率约 1：2。病因发生迄今未明，大多认为系先天发育缺陷，常伴有其他发育畸形（如 CHARGE 综合征等）[2]。

【临床表现】 双侧先天性后鼻孔闭锁患儿的临床表现往往比较典型，一出生即呈现周期性的呼吸困难，即闭口、吮奶时面唇发绀，张口啼哭时明显缓解。

单侧先天性后鼻孔闭锁的患儿早期可无明显的症状或吮奶时出现气急等不适，后期可表现为患侧鼻塞或充满黏液但无气泡等。

常合并其他畸形，如硬腭高拱、面骨不对称、扁平鼻、鼻翼软骨裂、外耳道闭锁、虹膜缺损、多指、先天性心脏病、泌尿系统畸形等。

【诊断】 新生儿期生后即会出现拒奶及有较典

型周期性呼吸困难，每当张口啼哭或行压舌检查时症状立见缓解。稍大的患儿可见其以口呼吸，患侧前鼻孔内充满胶冻样鼻涕但无气泡。患鼻分泌出的黏性蛋白状物刺激鼻翼及上唇等处而皮肤发红或出现湿疹。双侧闭锁的成年患者，因其长期用口呼吸，可有硬腭高拱，上列切牙不整。单侧闭锁者则见其鼻中隔偏向患侧。

对怀疑本病者，确诊还可用下列辅助检查方法，最基本的检查方法是棉絮试验、经鼻触探、滴鼻反流、鼻咽指检、X线造影、纤维鼻咽镜检及电子鼻咽镜检等。对婴幼儿拟诊先天性后鼻孔闭锁的病例，螺旋CT检查应列为首选检查方法。

【治疗】

1. 双侧先天性后鼻孔闭锁者，出生后即出现呼吸困难和发绀，需气管插管和经口腔胃管喂食，必须尽早处理。单侧闭锁者可延期手术。紧急救治：当婴儿出现窒息时，需立即以手指或压舌板将舌压下，使其离开软腭，开通呼吸道。然后将小号的口咽通气管或其顶端已剪开扩大的橡皮奶头，置于婴儿口内，并以胶布或系带妥善固定。

2. 后鼻孔闭锁成形术是根本性的有效治疗方法。目前共识认为：对新生儿先天性双侧闭锁者，宜早手术，而单侧者可在6~12个月后再进行手术。术后需要置放适合的支撑扩张管，以防术后再次闭锁。

3. 鼻内镜下后鼻孔成形术具有手术损伤小、视野清晰、出血少、术后恢复快、成功率高、并发症少等优点。

（二）鼻部感染性疾病

1. 鼻疖(nasal furuncle) 是鼻前庭或鼻尖部皮脂腺或毛囊的急性化脓性炎症。

【病因】 多因挖鼻、用力摩擦鼻尖或其他原因使局部皮肤损伤细菌感染所致。慢性鼻前庭炎者易继发本病。致病菌多为金黄色葡萄球菌。

【临床表现】 初起时觉局部胀痛或跳痛，发热、红肿、渐成一疖肿突起。成熟时顶部中央有黄色脓点，多在1周后破溃出脓而愈。疖亦可多发，常局限于一侧鼻前庭。严重病例可引起上唇及面颊部蜂窝织炎等，可伴有恶寒、发热、头痛不适等全身症状。

【并发症】 由于鼻面部解剖特点，鼻疖可引起严重的并发症：①上唇及面部蜂窝织炎；②眼眶蜂窝织炎；③海绵窦栓塞：为鼻疖的严重并发症，死亡率甚高。多因挤压鼻疖，感染由面静脉经内眦静脉、眼静脉至海绵窦而引起；④败血症：由多发性迁移性脓肿或栓塞脱落引起。

【治疗】 局部治疗以保守为原则，切忌挤压疖肿或早期切开，以免感染扩散。

若鼻疖未成熟，可用3%过氧化氢溶液或生理盐水清洗鼻前庭，涂10%鱼石脂软膏，热敷、超短波、红外线或紫外线照射。若疖肿化脓有波动时，可用探针由脓头顶部刺入，扩大伤口，以利于引流。亦可用小刀刺破脓头，但不可切开周围浸润部分及用力挤压排脓。同时应用抗生素治疗。

合并有海绵窦血栓性静脉炎时，必须住院治疗，给予足量、有效抗生素的应用，同时请眼科和神经科医生协助处理。

2. 急性上颌骨骨髓炎 急性上颌骨骨髓炎(acute osteomyelitis of the maxilla)多发生于新生儿及小婴儿。发病仅次于股骨骨髓炎，居第二位，死亡率在25%以上。近年来由于卫生知识普及和抗生素的广泛应用，发病有明显下降趋势。

【病因】 常继发于上呼吸道感染、脐炎、皮肤脓疱疹、口腔感染等。有时口腔黏膜擦伤，母亲乳腺炎亦可为感染来源。婴儿上颌骨的骨皮质薄弱，骨髓多而疏松，血液循环旺盛，尚有造血功能，又与口鼻黏膜贴近，上颌窦口相对较大，所以易于感染。病原体中以金黄色葡萄球菌占绝大多数。

【临床表现】 感染侵入骨皮质后，1天左右即进入软组织，表现为患侧内眦部红肿，腭部和齿龈充血肿胀。同侧鼻黏膜肿胀，有脓性分泌物。早期有时可见对侧反应性肿胀，经1~2天即可消退，仅患侧有局限性炎症。若双侧上颌骨发炎，则症状见于两侧，硬腭肿胀在正中。重者，上龈、硬腭、面部、眼睑、眼眶、鼻中隔及颧部形成脓肿，脓肿破溃后形成流脓瘘管，以齿龈部瘘管最为多见。若破溃到眼睑处，皮肤愈合后会遗留瘢痕。眼眶感染多位于内、下壁，致眼球突出，并向外、下方移位。全身症状为发热，体温38~40℃，部分患儿发生呕吐或腹泻。若鼻腔堵塞严重可出现呼吸困难，呛奶，烦躁不安。

【鉴别诊断】 应与急性泪囊炎、眼眶蜂窝织炎(表40-1)[3]、急性筛窦炎、面部蜂窝织炎相鉴别。这些疾病发生于年龄较大儿童，少见于小婴儿，而上颌骨骨髓炎的发病年龄大多为3个月以下的小婴儿，并有鼻腔炎症、齿槽和硬腭肿胀等。

【并发症】 有菌血症、支气管肺炎、肺脓肿、心包炎、胸膜炎、颅内感染及失明等。愈合可能遗留颜面部及牙齿畸形。

表40-1　婴幼儿急性上颌骨骨髓炎与眶内蜂窝织炎的鉴别诊断

项目	婴幼儿急性上颌骨骨髓炎	眶内蜂窝织炎
发病时间	多见于出生12周内的婴儿	多见于出生6个月后
致病菌	多为葡萄球菌感染	多为链球菌感染
局部症状	单侧流脓涕,非首见症状,较晚出现	双侧流涕,早期出现,且常为首见症状
检查所见	双睑及患侧尖牙窝、硬腭等处可见肿起	仅眼睑肿胀
	牙槽肿胀或瘘管	无
	死骨形成,牙胚可能脱出	无
	颜面、牙槽或硬腭处有持续性瘘管	无,术后颜面创口终必愈合

【治疗】

1. 及早采用有效的抗生素疗法,并做脓细菌培养及药物敏感试验。选用有效抗生素静脉滴注3~5天,待体温正常,局部红肿消退后,改用口服抗生素,连服4~6周,以免感染迁延,形成慢性炎症。

2. 脓肿形成时,及时切开引流。牙龈和硬腭组织比较紧张,虽然骨质已被破坏成一空洞,软组织波动往往尚不明显,应做两侧对比,如患侧较软,即可引流。如面部有脓肿形成,应尽可能多次穿刺抽脓以免面部形成瘢痕。必要时可在鼻根旁、内眦内下方或外眦部做小切口,确保颜面美容。

3. 支持疗法　对全身情况差,有脓毒败血症者,应输血浆或鲜血以增加抵抗力,注意营养和液体补充及电解质平衡。

4. 其他　为了促进鼻腔通畅,应定时滴入0.25%~0.5%麻黄碱溶液,随时吸引鼻腔分泌物。经常用盐水棉球清洗口腔,保持口腔清洁。

(三)鼻出血

鼻出血(epistaxis)指血液由鼻腔流出,常由鼻、鼻窦及其邻近部位局部病变、外伤以及某些影响鼻腔血管状态和凝血机制的全身性疾病引起,是鼻科常见症状和急症之一。

【病因】 儿童鼻出血病因与成人有些不同,常见原因有[1]:

1. 外伤　儿童跌倒撞伤鼻部;剧烈咳嗽或喷嚏;擤鼻、挖鼻引起鼻前庭糜烂;中隔前部黏膜糜烂以涌血为多。

2. 鼻腔异物　儿童把玩物、纸团、果皮、瓜子等塞入鼻腔继发感染,引起黏膜糜烂出血。

3. 鼻腔炎症　分泌物积聚在鼻腔、鼻前庭,引起干、痒、痛等不适,儿童不会擤鼻涕,经常用手挖鼻所致。部分变应性鼻炎患儿喷嚏时也可引起出血。

4. 肿瘤　鼻腔、鼻窦和鼻咽部肿瘤。良性肿瘤如鼻腔血管瘤或鼻咽纤维血管瘤,出血一般较剧,常多发于青壮年,但近年儿童发病率有增高趋势。儿童鼻部恶性肿瘤较少见,早期反复少量出血或血涕,晚期可因破坏较大血管致大出血。

5. 急性发热性传染病　流感、出血热、麻疹和疟疾等疾病,鼻黏膜干燥血管破裂出血。

6. 血液病　以白血病、血小板减少、血友病、再生障碍性贫血为多见,引起凝血机制异常、凝血因子缺乏,导致鼻腔出血。

7. 营养障碍或维生素缺乏　因偏食等不良饮食习惯导致营养摄入不全,维生素C、P、K或钙缺乏常导致儿童鼻出血。

8. 其他　风湿热和遗传性毛细血管扩张症患儿常有鼻出血。青春发育期的月经期可发生鼻出血。磷、汞、砷、苯等化学物质中毒也可引起鼻出血。

【临床表现】 鼻出血可发生于鼻腔任何部位,但90%的患儿出血区在鼻中隔前下方的Little区。出血量大小不一,站立或坐位时多从鼻前孔流出,卧位时多流向鼻后孔而咽入胃内,量多时可呕血。

【治疗】 对鼻出血的处理应采取综合治疗。首先止血,在达到止血目的后,再进行病因的检查和治疗。止血可采用填塞物止血,可也采用药物止血。

(四)鼻腔异物

鼻腔异物(foreign bodies in the nasal cavity)常易发生于儿童,男孩多于女孩。小儿玩耍时常将糖纸、果核、豆类、小纽扣或小玩具等塞入鼻内。塞入后因怕家长斥责,不敢声张,可存留甚久而未被发觉,直至患侧鼻臭、流脓血性分泌物始就医诊治。也有当时被家长发现而推入鼻腔深部者。遇到患儿一侧鼻塞、鼻臭、流脓血性分泌物,首先应想到鼻腔异物,应及时检查取出异物。腐蚀性鼻腔异物应尽早取出,以防止鼻腔黏膜的严重损伤甚至鼻中隔穿孔。

（五）鼻窦炎

鼻窦炎（sinusitis）是鼻窦黏膜的炎症性疾病，多与鼻炎同时存在，所以也称为鼻-鼻窦炎。儿童鼻窦炎是儿童临床常见的多发疾病，易患年龄多为5岁以上。因筛窦发育最早，所以2~3岁时即可发生炎症；此后上颌窦及蝶窦也常被感染发炎。额窦6~10岁开始发育，多于7岁后易发炎。其中以上颌窦炎和筛窦炎发病率较高。儿童鼻窦炎不是一个孤立的疾病，常可伴随其他疾病出现于儿童中，如腺样体肥大、变应性疾病、慢性中耳炎和哮喘等[1]。

【临床分类】 按照症状、体征的发生和持续时间分为急性鼻窦炎和慢性鼻窦炎[4]。

1. 急性鼻窦炎 是指鼻腔和鼻窦黏膜细菌感染后的急性炎症，鼻部症状持续10天以上，12周内完全缓解。

2. 慢性鼻窦炎 是指鼻腔和鼻窦黏膜的慢性炎症，鼻部症状持续12周以上，症状未完全缓解，甚至加重。

【病因】

1. 感染 是鼻窦炎最重要的原因之一。急性鼻窦炎与慢性鼻窦炎的致病菌是有差别的。中华儿科学会2000—2002年在北京、上海、广州三地区儿童鼻窦炎致病菌的调查显示：①肺炎链球菌、流感嗜血杆菌是急性鼻窦炎的主要致病菌（约占76%）；②厌氧菌是慢性鼻窦炎的主要致病菌（占67%）。

2. 非感染性黏膜炎症 变态反应因素在儿童鼻窦炎发病中的作用远远超过成人，可占22%~80%。其他如真菌感染引发的变态反应等。

3. 伴随性疾病 包括全身性伴随疾病和局部伴随性疾病两种，前者多见于机体免疫功能缺陷、纤毛不动综合征、囊性纤维化、HIV感染等，可导致鼻窦反复感染。后者多见于腺样体肥大，下呼吸道感染，胃食管反流因素等。

【临床表现】

1. 鼻塞 鼻塞为主要症状，患儿不会主诉鼻腔通气不好时，家长会发现患儿张口呼吸，或气粗，或夜间睡眠打鼾。

2. 流涕 鼻窦炎患儿可以为脓涕，或为黏稠白色分泌物。如果分泌物积聚在鼻腔，或在鼻窦，尤其是鼻腔前部形成结痂，可以表现为鼻塞。

3. 咳嗽 咳嗽是儿童鼻窦炎的一个临床症状，主要是分泌物倒流，刺激下呼吸道引起，或因伴黏膜变态反应引起。

4. 听力下降 因鼻腔黏膜炎症累及咽鼓管咽口，或腺样体肥大，阻塞咽鼓管口，导致中耳负压，鼓膜内陷，或引起分泌性中耳炎，导致听力下降。

5. 行为变化 包括儿童注意力下降，学习成绩下降，易烦躁，年龄较小儿童可以表现为易激惹等，是儿童鼻窦炎的体征之一。病史中，有时儿童可能仅表现为行为上的变化。

【诊断】[1]

1. 症状

（1）主要症状：鼻塞、流涕、咳嗽、头痛。

（2）伴随症状：嗅觉障碍、听力下降、行为异常。

注：儿童鼻塞可表现为张口呼吸、气粗或夜间睡眠打鼾等；行为异常可表现为注意力不集中、易烦躁、易激惹等。

2. 体征

（1）主要体征：下鼻甲充血、肿大，鼻腔、中鼻道有黏（脓）性分泌物，咽后壁淋巴组织增生，并可见黏（脓）性分泌物附着。

（2）伴随体征：腺样体和/或扁桃体增生肥大，部分患儿表现为分泌性中耳炎的体征。

3. 辅助检查

（1）内镜检查：下鼻甲充血、肿大，鼻底、下鼻甲表面有黏（脓）性分泌物，多来源于中鼻道或嗅裂，也可以见到来源于中鼻道的息肉。

（2）影像学检查：鼻窦CT扫描显示窦口鼻道复合体或鼻窦黏膜病变，密度增高。

诊断时应依据主要症状和体征，并结合鼻（内）镜检查结果进行综合判定。如无特殊情况，不建议进行鼻部CT检查。

【治疗】[1,4,5]

儿童鼻窦炎的治疗策略是药物治疗为主。治疗儿童急性鼻窦炎，主要目的是迅速消灭鼻-鼻窦中的细菌，预防迁延成慢性鼻窦炎及并发症发生。慢性鼻窦炎药物治疗的目标是控制感染、改善通气和恢复鼻-鼻窦生理功能，抗炎、抗水肿为治疗儿童鼻窦炎的关键环节，还包括抗过敏、促进黏液纤毛传输及改变机体免疫缺陷等方面。

1. 药物治疗

（1）抗菌药物

1）急性鼻窦炎，可以选用：①青霉素类首选阿莫西林+克拉维酸；②头孢菌素类首选第二代头孢菌素；③大环内酯类药物。不推荐多种抗菌药物联合使用。用药疗程：建议临床症状控制后继续治疗1周。

2）慢性鼻窦炎：除非鼻分泌物呈脓性，一般不使用抗菌药物治疗。由于慢性鼻-鼻窦炎的耐药菌株增多，推荐选择耐β-内酰胺酶类药物；用药时间至少2周。也可根据细菌培养及药敏试验结果选用抗菌药物，包括抗厌氧菌药物。

（2）鼻用糖皮质激素：鼻用糖皮质激素具有显著的抗炎、抗水肿作用，无论急性还是慢性鼻-鼻窦炎，都是一线治疗药物。

1）急性鼻窦炎：使用时间2~4周，症状控制后继续用药2周。

2）慢性鼻窦炎：建议使用8~12周，症状完全控制后进行临床评估，可继续使用2~4周。对需要较长时间使用鼻用糖皮质激素（特别是手术后）的患儿，建议选择生物利用度低的制剂。不推荐常规使用全身糖皮质激素治疗。

（3）鼻腔冲洗：使用生理盐水或2.3%的高渗盐水，进行鼻腔雾化、滴注或冲洗，可改善症状、刺激鼻黏膜黏液纤毛活性和增加清除速率、改善鼻腔局部微环境，应作为常规治疗方法。

（4）抗组胺药：参照《儿童变应性鼻炎诊断和治疗指南（2010年，重庆）》，对伴有变态反应者可全身和/或局部使用第二代或新型H1抗组胺药。

（5）黏液溶解促排剂：具有稀释黏液并改善纤毛活动的功能，疗程至少2周。

（6）鼻用减充血剂：伴有持续性严重鼻塞的急性鼻-鼻窦炎患儿可以短时间（<7天）、低浓度用药。推荐使用赛洛唑啉或羟甲唑啉，禁止使用萘甲唑啉。

（7）中药：中医中药治疗儿童鼻-鼻窦炎目前仍缺少高级别循证医学证据，可作为辅助治疗方法。

2. 手术治疗　由于儿童鼻腔和鼻窦均处于发育阶段，手术后黏膜炎性反应重，术腔护理患儿不易配合，鼻腔狭窄易发生粘连，为此对儿童慢性鼻-鼻窦炎原则上不采用手术治疗，除非具有下列情况之一者：

（1）影响鼻腔通气和引流的腺样体肥大和/或扁桃体肥大。

（2）鼻息肉和/或上颌窦后鼻孔息肉对窦口鼻道复合体引流造成阻塞。

（3）出现颅内、眶内或眶周等并发症。

儿童慢性鼻窦炎的手术原则是小范围、精细和微创，手术后也不宜频繁进行鼻内镜检查和外科干预。手术后应定期随访，但要避免对术腔过度干预。术后鼻腔冲洗和鼻用糖皮质激素的使用至少持续12周。

三、鼻变态反应性疾病

详见第十七章第2节变应性鼻炎。

四、鼻颅底相关疾病

（一）脑膜脑膨出

鼻部脑膜脑膨出（endonasal meningoencephalocele）是脑膜和部分脑组织经过发育不完善或钙化不全的颅底骨质疝入鼻部所致的先天性畸形。

病因尚不明确，通常认为是遗传和环境等多因素综合作用的结果[6]。

【临床表现】　有些患儿可能没有症状。多数患儿出生时就出现位于鼻部、眉间或额部的包块。包块可大可小，最大可至半个患儿头颅的大小。包块在患儿哭闹时增大。体检时压迫双侧颈内静脉，包块增大，即Furstenberg试验阳性。

【诊断】

1. 症状　基底型脑膜脑膨出位于鼻腔内部，外观不可见，但可能出现上气道阻塞，如鼻塞、打鼾、流涕等症状。经蝶窦脑膜脑膨出可能压迫视神经或垂体导致视力障碍和垂体功能障碍。可能出现脑脊液鼻漏，继发感染引起脑膜炎。有些患儿伴有其他异常，如腭裂、脑积水、胼胝体发育不全。

2. 体征　最常见的表现是鼻中线部位质软、可压缩、搏动性、可透光的包块，外表可呈淡蓝色，患儿哭闹、做Valsalva动作或压迫颈内动脉（Furstenberg试验）时肿块体积增大。

3. 辅助检查

（1）CT检查：可显示是否有颅底骨质缺损以及缺损的位置、大小，是否伴有颅内容物的疝出。能同时显示颌面部的其他骨性异常。

（2）MRI检查：可很好地显示颅底和颅内的软组织，明确颅内容物是否疝出及疝出内容物的性质。

（3）内镜检查：行鼻内镜或显微内镜检查以探查鼻腔和鼻咽部。观察肿物的起源、质地和大小。

【治疗】　手术是先天性脑膜脑膨出唯一的治疗手段。手术需要耳鼻喉科、神经外科、麻醉科、整形外科等多学科团队协作完成。由于鼻部脑膜脑膨出通常在出生时出现，但其表面覆盖有表皮或皮肤，而且不危及生命，因此很少需要立即手术。如果伴有脑积水需要急诊手术，二期再行择期脑膜脑膨出手术。手术时机应该选择在生命的早期以允许更加充分和全面的切除和修复。

（二）脑脊液鼻漏

脑脊液鼻漏（cerebrospinal fluid rhinorrhea）是指脑

脊液经颅底的某缺损处漏入鼻腔鼻窦，头颅外伤以及因各种先天和后天疾病侵犯和破坏颅底，导致颅底缺损，都可能引发此病。

头部外伤致鼻颅底骨折是脑脊液鼻漏最常见的病因，但并非全部的颅底骨折都会发生脑脊液鼻漏，只有同时发生硬脑膜撕裂才有可能出现脑脊液鼻漏。

【临床表现】 脑脊液鼻漏最具特征性的症状是鼻漏液，为清亮液体（数字资源40-2），或间歇性、或持续性。低头屏气或压迫颈内静脉时鼻漏液量增多。若鼻漏液发生在颅底骨折或损伤初始，可能为血性，若仅是少量出血，鼻漏液的特征通常中间是血（红色），周围是脑脊液（淡黄色）。鼻漏液的另一个特征是干燥后也不结痂。头部外伤致脑脊液鼻漏者，常常涉及相应部位的头颅骨和鼻窦骨折，因此可能合并如鼻塞、鼻出血、嗅觉丧失、视力障碍、额部和上睑感觉消失及面部感觉缺失等症状，当大量空气经颅底骨折处进入颅内可表现为头痛。

数字资源40-2 俯卧位时右侧鼻腔可见清亮的脑脊液流出

【诊断】

1. 病史 头部外伤史或鼻窦手术史，间歇性或持续性清亮液体鼻腔漏液，即应高度怀疑本病。

2. 实验室检查

（1）鼻腔漏出液的糖定量测定超过30mg/dl，被认为是确定诊断的有力依据。

（2）高分辨率CT检查：薄层CT冠状面扫描比水平扫描更能发现骨折或骨质缺损，因其对好发骨折的部位，如筛顶、筛板、蝶窦外侧壁显示能力强，怀疑额窦后壁的可加做矢状位。

（3）MRI检查：颅脑MRI轴扫、冠扫和矢状位 T_1 和 T_2 加权扫描能很好显示颅底和颅内的软组织，一般将脑组织或脑膜疝入骨缺损或脑脊液信号沟通颅内外作为阳性诊断标准。

【治疗】 脑脊液鼻漏的治疗包括：保守治疗、脑脊液分流及手术修补。

1. 除手术中并发脑脊液漏应即给予修补外，一般情况下脑脊液鼻漏患者均应先保守治疗，尤其是外伤性者。保守治疗也应该贯彻于脑脊液鼻漏治疗的始终。所谓保守治疗即指患者取半卧位，避免用力擤鼻涕、打喷嚏和其他增加腹压的动作，给予抗生素，禁用激素，酌情使用甘露醇，或反复腰穿降颅压等措施。脑脊液鼻漏持续10天以上，继发颅内感染的机会增加，因此脑脊液鼻漏持续时间超过2周而无自愈倾向，或反复漏液者，应考虑手术修补。

2. 脑脊液分流的方法远期疗效差，有诱发感染和气脑的危险；目前很少单独使用，但可将其作为辅助治疗手段之一。

3. 脑脊液鼻漏的手术修补术的方法较多，有颅内法和颅外法，颅外法分为鼻内入路和鼻外入路两种。目前鼻内镜下修补术可作为脑脊液鼻漏外科治疗的首选手段，但脑脊液鼻漏如合并颅内病变，则需神经外科协助处理，或需开颅手术；如果脑脊液鼻漏发生在额窦内板而鼻内镜不能完整暴露的区域，则需鼻外入路修补。

五、鼻-鼻窦肿瘤

（一）鼻血管瘤

【临床表现】 鼻部血管瘤相较于其他部位的血管瘤有以下特殊性：

1. 鼻部如因瘤体过大而引起占位性病变可影响患者的正常呼吸功能，导致鼻塞。

2. 鼻部血管丰富，位于危险三角区，如果血管瘤发生破溃或继发感染，可导致脑部等其他部位的病变。

3. 面部血管瘤存在着无法完全消退或消退后皮肤出现萎缩等并发症的可能性。

【诊断】 血管瘤主要靠临床诊断及影像学诊断两种方法：符合血管瘤形态学特点且发病于婴幼儿则很有可能是血管瘤。B超检查快捷无创，可区分血管瘤的层次，有较高的敏感性和特异性，是首选的影像学检查方案。

【治疗】 鼻部血管瘤中，以鼻翼部（包含鼻侧部及鼻唇沟）发病率最高，且治疗疗程最长，难度最大。

治疗鼻部血管瘤的方法很多，不同的方法对鼻部血管瘤的效果不同，各有优劣，主要包括口服激素治疗、干扰素治疗、硬化剂封闭治疗、激光治疗、冷冻治疗、放射性核素治疗、手术切除治疗、电凝治疗等，目前普萘洛尔等β受体阻滞剂已成为临床治疗各种血管瘤的一线药物。

（二）上颌窦后鼻孔息肉

上颌窦后鼻孔息肉(antrochoanal polyps)起源于上颌窦内，经上颌窦自然窦口或副口突出并垂至后鼻孔、鼻咽部的一种息肉样病变，多见于一侧鼻腔，双侧病变者极少[7]。

【临床表现】 主要表现为单侧渐进性鼻塞，息肉较大者可表现为双侧鼻塞、鼻溢液、头晕痛、涕中带血、打鼾、嗅觉障碍、听力下降等。

【诊断】 依据单侧渐进性鼻塞病史，结合内镜下可表现为鼻腔后部息肉样新生物，蒂源自中鼻道，可得出诊断，鼻窦CT及MRI可作为检查诊断的重要依据。

【治疗】 关于上颌窦后鼻孔息肉的治疗，目前一般采用鼻内镜下息肉摘除+上颌窦内病变切除，手术成功及预防复发的关键在于将上颌窦内的病变完整切除。

（三）鼻咽纤维血管瘤

鼻咽纤维血管瘤(juvenile nasopharyngeal angiofibroma，JNA)是鼻咽部最常见的良性肿瘤，多见于青春期男性患者(平均年龄15岁)，女性少见。是发生于鼻咽部、易出血的良性肿瘤，占头颈部肿瘤0.05%~0.5%[6]。

【临床表现】 鼻咽纤维血管瘤的主要临床表现是出血和鼻塞。肿瘤侵入翼腭窝、上颌窦后壁、颞下窝、眼眶和压迫咽鼓管咽口可引起面颊部隆起、耳鸣、耳闭、听力下降、眼干燥症、眼球外突、运动受限、视力减退和视野受损等症状。

【诊断】 根据患者的典型临床症状及检查，结合年龄及性别可以初步做出诊断，因肿瘤极易出血，活检应列为禁忌。影像学检查以CT、MRI的诊断率高。CT、MRI可准确显示肿瘤的范围、边缘及骨质受压、吸收和破坏的情况。对于病史不典型或肿瘤扩展至邻近结构而出现相应症状者，有时难以做出诊断，常需与后鼻孔出血性息肉、鼻咽部脊索瘤及鼻咽部恶性肿瘤相鉴别，最后诊断有赖于术后病理检查。

【治疗】 鼻咽纤维血管瘤的治疗包括手术、放射、药物、冷冻治疗等。目前最主要的仍为手术治疗。但术后肿瘤的复发率高达30%~50%。目前多采用血管介入栓塞联合鼻内镜手术径路。

（四）鼻腔鼻窦恶性肿瘤

儿童头颈部恶性肿瘤可发生于任何年龄组，其中鼻腔鼻窦恶性肿瘤约占呼吸道恶性肿瘤的3%，占全身恶性肿瘤不足1%。早期大多表现为鼻出血、鼻腔阻塞等症状，这些临床表现既不具有典型性，又因鼻窦肿瘤部位隐蔽，加上儿童自诉能力相对较低，在查体时不能很好配合及肿瘤本身发病率很低等因素，常会导致误诊、漏诊，延误治疗。临床常见的鼻-鼻窦恶性肿瘤主要有横纹肌肉瘤和淋巴瘤。

1. 横纹肌肉瘤 横纹肌肉瘤(rhabdomyosarcoma，RMS)是儿童期最常见的软组织肿瘤，占儿童肿瘤的6.5%左右。具有侵袭性，可经血行和淋巴结转移。RMS对化疗、放疗敏感，但单一治疗效果差，需要肿瘤内科、外科、放疗等多学科联合的综合治疗。

2. 鼻淋巴瘤 淋巴瘤是一组起源于淋巴结及其他淋巴组织的恶性肿瘤。淋巴瘤进一步细分为霍奇金淋巴瘤(Hodgkin lymphoma，HL)和非霍奇金淋巴瘤(non-Hodgkin lymphoma，NHL)。

（葛文彤）

参考文献

[1] 倪鑫，张天宇. 实用儿童耳鼻咽喉头颈科学. 2版. 北京：人民卫生出版社，2021.

[2] MOREDDU E，RIZZI M，ADIL E，et al. International Pediatric Otolaryngology Group(IPOG) consensus recommendations：Diagnosis，pre-operative，operative and post-operative pediatric choanal atresia care. Int J Pediatr Otorhinolaryngol，2019，123：151-155.

[3] 黄选兆，汪吉宝，孔维佳，等. 实用耳鼻咽喉头颈外科学. 2版. 北京：人民卫生出版社，2008.

[4] 中华耳鼻咽喉头颈外科杂志编辑委员会，中华医学会耳鼻咽喉头颈外科学分会小儿学组、鼻科学组. 儿童鼻-鼻窦炎诊断和治疗建议(2012年，昆明). 中华耳鼻咽喉头颈外科杂志，2013，48(3)：177-179.

[5] 中华耳鼻咽喉头颈外科杂志编委会鼻科组，中华医学会耳鼻咽喉头颈外科学分会鼻科学组、小儿学组，中华儿科杂志编辑委员会. 儿童变应性鼻炎诊断和治疗指南(2010年，重庆). 中华耳鼻咽喉头颈外科杂志，2011，46(1)：7-8.

[6] REZA RAHBAR，CARLOS RODRIGUEZ-GALINDO，JOHN G. MEARA，等. 儿童头颈肿瘤. 倪鑫，主译. 北京：人民卫生出版社，2019.

[7] 中华耳鼻咽喉头颈外科杂志编辑委员会鼻科组，中华医学会耳鼻咽喉头颈外科学分会鼻科学组. 中国慢性鼻窦炎诊断和治疗指南(2018). 中华耳鼻咽喉头颈外科杂志，2019，54(2)：81-100.

第3节 咽部疾病

一、咽部解剖生理特点

详见小儿呼吸系统解剖生理及病理特点部分。

二、咽部常见疾病

（一）咽后脓肿

咽后脓肿（retropharyngeal abscess）是指发生在咽后隙的化脓性炎症，常见于3个月至3岁婴幼儿，多数为1岁以内婴儿。3岁后咽后间隙淋巴结逐渐萎缩，7岁时已完全消失，故年长儿少见此病。本病分急性和慢性两型。急性者较常见（占95%~97%），常并发于上呼吸道感染、猩红热、麻疹，咽后壁外伤或咽异物。慢性者较少（占3%~5%），由颈椎结核、咽后壁结核性淋巴结炎或骨髓炎所引起[1]。

【临床表现】

1. **急性型** 起病较急，有发热、拒食、吞咽困难与咽痛、咳嗽、言语不清等症状。入睡时加重，可有鼾声。如脓肿压迫气管或炎症侵及喉部，则有声音嘶哑、吸气性呼吸困难及喘鸣音。因吞咽困难，可发生脱水及衰弱现象。患儿头后仰，哭声如鸭鸣，口流唾液。患侧颌下多有淋巴结肿大，部分患儿有颈部活动受限。

2. **慢性型** 多数伴有结核病的全身表现，起病缓慢，病程长，无咽痛，随着脓肿的增大，患儿逐渐出现咽部阻塞感。脓肿位于咽后壁中央，表面黏膜充血不著。有时自然破裂，破裂口可出现肉芽肿。

【诊断】 根据典型的病史、症状及临床查体诊断不难，急性型患儿呈急性病容，患侧或双侧颈淋巴结肿大、压痛。检查见咽后壁一侧隆起，黏膜充血、肿胀，较大的脓肿可将患侧的腭咽弓和软腭向前推移。颈椎结核引起的脓肿，多位于咽后壁的中央，黏膜色泽大致正常。外伤或异物引起的多位于喉咽部，需借助直接或纤维喉镜方能发现。

【影像学检查】 鼻咽或颈部正侧位片及鼻咽部CT可确定脓肿部位及颈椎病变。颈部B超检查对咽后脓肿也有很好的诊断价值。

【鉴别诊断】 咽后脓肿应与扁桃体周围脓肿、咽旁脓肿、淋巴管瘤或血管瘤、颈椎畸形等相鉴别。

【并发症】 致命性并发症是喉梗阻、脓肿破裂误吸导致窒息。脓肿控制不及时也可能出现咽旁、椎旁或纵隔脓肿、败血症，大血管糜烂出血、海绵窦炎、脑膜炎和压迫交感神经节出现的Horner征等。

【治疗】 治疗原则为控制感染、引流脓液及防治并发症。

1. 控制感染 应给予敏感的抗生素，可两种抗生素合并使用。

2. 切开引流 脓肿成熟时即应切开引流。脓肿位置较高，大龄儿童配合较好者可以采用坐位切开，坐位时病变部位暴露清楚，仅用压舌板轻压舌头，故患儿咳嗽、吞咽、呕吐等动作自如，不易误吸，比较安全有效。喉咽部脓肿位置较深，宜采用仰卧头低位在开口器辅助下暴露咽喉后壁进行切开。如脓肿范围较大，患儿年龄小、配合困难，可在全身麻醉下切开引流。切开后用止血钳将伤口扩大，以充分引流。术后每日扩张伤口，直至无脓流出。术后患儿呼吸困难多能缓解，但少数病例可因并发喉部炎性水肿而术后呼吸困难不能解除，或因手术反应致呼吸困难反而加重。对术后仍有呼吸困难者，应静脉滴注激素以消除喉部水肿，并做好气管切开的准备。

3. 对于慢性咽后脓肿，应先行相关检查，或从咽部抽脓进行涂片及培养，明确原发病，再行相应治疗。

（二）腺样体肥大

腺样体（adenoids）为鼻咽部淋巴组织，又称咽扁桃体（pharyngeal tonsil），位于鼻咽部的后壁及顶部，2~6岁是生长旺盛时期，10岁后逐渐开始萎缩，成年后则大部分消失。儿童期如果腺样体增生肥大引起一系列临床症状，称为腺样体肥大（adenoidal hypertrophy）。肥大的腺样体可妨碍鼻腔空气的流通，阻止鼻咽部分泌物的排泄；也可以堵塞咽鼓管口，影响中耳的通气与引流。

【病因】 腺样体炎症反复发作或邻近部位如鼻腔、鼻窦、扁桃体的炎症波及鼻咽部，刺激腺样体发生病理性增生。2岁以下的儿童尤其要考虑胃食管外反流诱导引起腺样体炎反复发作导致腺样体增生的可能。

【临床表现】

1. 鼻阻塞为本病主要症状，患儿常张口呼吸，入睡打鼾，呼吸粗重，运动时呼吸短促，鼻孔常流黏脓性分泌物。

2. 言语含糊，鼻音明显。

3. 反复中耳炎发作，致听力下降。

4. 可呈“腺样体面容”，张口呼吸、鼻梁下陷、嘴唇增厚、鼻唇沟变浅、上唇短而上翻、上门齿外突等。检查口腔，可见腭弓高拱，牙齿排列不整齐。

5. 打鼾症状严重，可导致肺动脉高压和肺心病等。因长期呼吸费力，还可发生鸡胸或漏斗胸等。

【辅助检查】 鼻咽镜检查可见肥大的腺样体阻塞鼻后孔（见书末彩图40-3）；鼻咽侧位X线片可观察大小及鼻咽部气道宽窄（图40-4）；多导睡眠监测仪检查可有不同程度的睡眠呼吸障碍，如原发性鼾症、上气道阻力综合征及阻塞性睡眠呼吸暂停低通气综合征（OSAHS）；鼻咽CT、MRI扫描可判断腺样体大小，还可与鼻-鼻窦炎、鼻咽部肿瘤相鉴别。

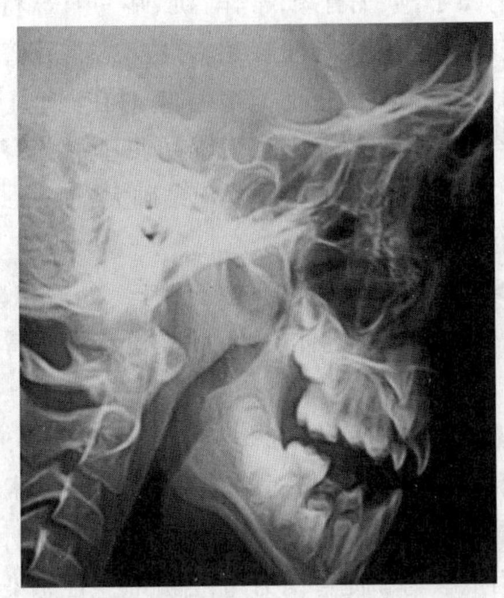

图40-4 鼻咽侧位片可见局部气道变窄

【诊断】

1. 入睡打鼾、张口呼吸、睡眠不安等。

2. 慢性鼻塞、流涕和闭塞性鼻音。

3. 耳闷胀感、耳鸣、传导性听力下降。

4. 还可伴有阵咳及支气管炎等下呼吸道感染症状。

体格检查发现有腺样体面容，营养发育不良或有分泌性中耳炎的体征。纤维/电子鼻咽镜见鼻咽顶后壁腺样体组织堵塞后鼻孔。睡眠监测检查见不同程度的睡眠呼吸障碍。

【治疗】 具有临床症状者，可选手术治疗方案。对于腺样体肥大程度不重的患儿，鼻喷激素及口服白三烯受体拮抗剂可起到一定的治疗效果。

【腺样体切除指征】

1. 阻塞症状

（1）腺样体增生引起的慢性鼻塞或习惯性张口呼吸。

（2）睡眠呼吸障碍，如OSAHS、上气道阻力综合征。

（3）排除其他原因引起的生长发育不良，如肺心病、吞咽异常等。

（4）颌面部或牙齿发育异常。

2. 感染因素

（1）反复发作或慢性腺样体炎症。

（2）合并反复发作或慢性分泌性中耳炎。

（3）合并慢性鼻-鼻窦炎。

（三）慢性扁桃体炎

慢性扁桃体炎（chronic tonsillitis）通常表现为咽痛至少3个月且伴有扁桃体的炎症，多由急性扁桃体炎反复发作或因腭扁桃体隐窝引流不畅，窝内细菌、病毒滋生感染而演变为慢性炎症，是临床上最常见的疾病之一。链球菌和葡萄球菌为本病的主要致病菌。扁桃体窝易储存细菌及分泌物，细菌毒素经腺窝周围的血管网传播到周身，产生抗原、抗体复合物，到远离扁桃体的其他器官，如心脏、肾脏、关节等引发疾病。因而扁桃体成为不少全身性疾病如风湿热、心肌炎、肾炎等的病灶。

【病理分型】

1. 增生型 多见于儿童，因炎症反复刺激，腺体淋巴组织与结缔组织增生，腺体突出于腭弓之外，儿童多为此型。扁桃体隐窝口宽大，可见有分泌物堆集或有脓点。镜检腺体淋巴组织增生，生发中心扩大，丝状核分裂明显，吞噬活跃。

2. 纤维型 多见于成人，淋巴组织和滤泡变性萎缩，为广泛纤维组织所取代，因瘢痕收缩，扁桃体小而坚韧，常与腭弓及扁桃体周围组织粘连。病灶感染多为此型。

3. 隐窝型 扁桃体隐窝内有大量脱落上皮细胞、淋巴细胞、白细胞及细菌聚集而形成脓栓或隐窝口因炎症瘢痕粘连，内容物不能排出，形成脓栓或囊肿，成为感染灶。

【临床表现与诊断】

1. 大多数慢性扁桃体炎患儿无自觉症状，有易患感冒及急性扁桃体炎反复发作病史，年龄较大患儿发作时常诉有咽痛，发作间歇期可有咽内发干、发痒、异物感、刺激性咳嗽等轻微症状。

2. 若扁桃体隐窝内潴留干酪样腐败物或有大量厌氧菌感染，则出现口臭。

3. 患儿如扁桃体过度肥大，可能出现呼吸不畅、睡眠打鼾、吞咽或言语共鸣障碍。

4. 由于隐窝脓栓被咽下，刺激胃肠或隐窝内细菌、毒素等被吸收引起全身反应，导致消化不良、头痛、乏力、低热等。

扁桃体的大小并不表明其炎症程度。单纯的扁桃体肥大不一定是慢性发炎。应观察注意隐窝大小及分泌物情况，腭舌弓是否慢性充血，下颌角淋巴结是否肿大等。

【鉴别诊断】

1. 扁桃体生理性肥大 常无自觉症状，扁桃体光滑，隐窝口清晰，无分泌物潴留，与周围组织无粘连，触之柔软，无反复炎症发作病史。

2. 扁桃体角化症 常易被误诊为慢性扁桃体炎。角化症为扁桃体隐窝口上皮过度角化，出现白色尖形砂粒样物，触之坚硬，附着牢固，不易擦拭掉。如用力擦除，则遗留出血创面。类似角化物也可见于咽后壁和舌根等处。

3. 扁桃体肿瘤 良性肿瘤多为单侧，以乳头状瘤较多见，恶性肿瘤以鳞状细胞癌、淋巴肉瘤、非霍奇金淋巴瘤较常见，除单侧肿大外还伴有溃烂，并侵及软腭或腭弓，常伴有同侧颈淋巴结肿大，需病理切片确诊。

【并发症】 慢性扁桃体炎在身体受凉受潮、身体衰弱、内分泌紊乱、自主神经功能失调或生活及劳动环境不良的情况下，容易产生各种并发症，如风湿性关节炎、风湿热、心脏病、肾炎、长期低热等。因此，慢性扁桃体炎常被视为全身感染的“病灶”之一。

【治疗】

1. 一般疗法 增强体质和免疫力，急性扁桃体炎发作时治疗要充分。

2. 局部治疗 涂药、隐窝灌洗、冷冻及激光疗法等均有人试用，远期疗效仍不理想。

3. 扁桃体切除术 见视频 40-1。

视频 40-1 扁桃体切除术

扁桃体是一个免疫器官，具有细胞免疫和体液免疫功能。可抑制细菌在呼吸道黏膜的黏附、生长和扩散，对病毒有中和与抑制扩散作用，还可通过补体的活化，增强吞噬细胞功能。扁桃体的免疫功能在小儿期（3~5岁）最活跃，此期行扁桃体手术应慎重。应严格掌握手术适应证，但年龄不是手术的禁忌。

（四）慢性咽炎

慢性咽炎（chronic pharyngitis）是指咽黏膜或黏膜下组织的弥漫性炎症，多见于成人，但近年儿童的发病率有所上升。常继发于鼻、鼻窦、腺样体和扁桃体的慢性炎症。此外，一些全身性因素，如贫血、消化不良、下呼吸道感染、维生素缺乏也会影响本病的发生。近年来认为胃食管反流和鼻咽反流也是重要的致病因素，约占4%~10%。

【临床表现】 常有急性咽炎发作，间歇期不发热，仅觉咽部不适，咽干或有异物感，年龄较小者多有家长主诉常清嗓子，喉咙有痰，常作“吭、咯”声，欲将分泌物排出，重者可发生刺激性咳嗽。检查见咽后壁黏膜充血，毛细血管扩张，淋巴滤泡增生，有时在滤泡上可见小白点。若由鼻炎、鼻窦炎所致，常可见咽后壁有黏脓性分泌物附着。可以伴有颌下淋巴结肿大[2]。

【治疗】

1. 明确病因，针对病因进行治疗 如治疗鼻炎、鼻窦炎、腺样体炎和扁桃体炎、下呼吸道感染及胃食管反流病等。

2. 药物治疗 可使用清热解毒、消炎的中成药；对过敏因素存在者，可用抗过敏药物；疑有维生素缺乏者可加用维生素 B_1、B_2、C 或复合维生素；有胃食管反流病者要加用抗酸药和促胃动力药；合并有急性感染者可考虑使用抗生素。

3. 局部治疗 如使用抗生素含片或雾化吸入等以缓解症状。

4. 中医治疗 如针灸、中药等。

三、阻塞性睡眠呼吸暂停低通气综合征

阻塞性睡眠呼吸暂停低通气综合征（obstructive sleep apnea hypopnea syndrome，OSAHS）是指睡眠时上气道塌陷阻塞引起的呼吸暂停和低通气，通常伴有打鼾、睡眠结构紊乱、频繁发生血氧饱和度下降、白天嗜睡等病症。儿童阻塞性睡眠呼吸暂停低通气综合征是儿童最主要的呼吸睡眠障碍性疾病，严重者可导致生长发育受限、注意力不集中、智力发育落后等，严重危害儿童健康。

【流行病学】 各个国家儿童 OSAHS 发病率报道

不一，目前中国儿童OSAHS的发生率逐年增高，2010年中国儿童的OSAHS患病率男孩为5.8%，女孩为3.8%。

【病因】 上气道阻塞是儿童OSAHS的主要原因，包括局部因素及全身性因素。局部因素主要包括扁桃体肥大、腺样体肥大、过敏性鼻炎、鼻-鼻窦炎、鼻息肉、鼻甲肥大、鼻中隔偏曲、颅面部发育异常：如小下颌等。多数研究认为腺样体肥大和扁桃体肥大是儿童OSAHS主要病因。全身性因素包括肥胖、哮喘、上呼吸道感染、内分泌代谢障碍：如甲状腺功能减退、糖尿病等，以及一些神经系统性疾病，如重症肌无力、脑炎和先天疾病如Down综合征、Crounz综合征等。

【临床表现】 OSAHS儿童临床上主要表现为睡眠打鼾、张口呼吸、呼吸暂停，夜间睡眠不安、多汗、尿床等。患儿打鼾症状在仰卧位时加重，侧卧时能稍好转。

儿童OSAHS患儿白天嗜睡往往不明显，但症状严重者可能出现记忆力减退、注意缺陷、多动及学习成绩下降、烦躁、易怒等。年龄较小的儿童还可能出现因频繁缺氧导致的生长发育受限。

【诊断】

1. 临床症状 是否具有典型的睡眠打鼾、张口呼吸症状及持续时间，有无夜间憋醒，有无反复鼻塞、流涕等症状，有无反复中耳炎发作及听力下降病史。

2. 体格检查 应包括患儿的身高、体重及耳鼻喉专科检查：要注意患儿有无小下颌、下颌后缩、说话是否带有鼻音、鼻腔中有无息肉或鼻甲有无肿胀、鼻中隔是否偏曲等；口腔检查应注意舌的形态、扁桃体的大小、悬雍垂的大小，耳部检查注意有无分泌性中耳炎等。

【辅助检查】

1. 纤维（电子）鼻咽镜检查 使用鼻咽镜可以清楚地观察儿童的鼻腔、鼻咽部、口咽部、舌根的情况，判断腺样体及扁桃体大小，并且可以动态地观察上呼吸道狭窄的部位及程度。

2. 放射学检查 鼻咽侧位片有助于评价上气道阻塞的程度，特别是腺样体、扁桃体阻塞鼻咽部和口咽部的情况。CT及磁共振成像检查可以了解上气道的狭窄部位，但操作相对复杂，且部分患儿需要在镇静下进行。

3. 多导睡眠监测检查（polysomnography，PSG） 被认为是诊断睡眠呼吸障碍的“金标准”，包括脑电图、眼电、下颌等处的肌电及心电信号，同时还检测血氧饱和度、胸腹壁呼吸运动、口鼻气流、血压、鼾声等。PSG检查不仅可以用来诊断OSAHS，评价OSAHS的严重程度，还可以用来评估术后效果，评估睡眠结构及一些非呼吸相关性的睡眠障碍疾病。

2007年，中华耳鼻咽喉头颈外科杂志发表了《儿童阻塞性睡眠呼吸暂停低通气综合征诊疗指南（草案）》，在该草案中，阻塞性呼吸暂停是指睡眠过程中口鼻气流停止，在呼吸暂停过程中同时有胸腹的运动，低通气为睡眠过程中呼吸气流强度（幅度）较基础水平降低50%以上并伴有0.03以上的血氧饱和度下降和/或觉醒呼吸事件的时间长度定义为≥2个呼吸周期。每夜睡眠过程中阻塞性呼吸暂停指数（obstructive apnea index，OAI）>1次/h或AHI>5次/h，最低血氧饱和度（lowest saturation of blood oxygen，$LSaO_2$）<92%定义为低氧血症，满足以上两条则诊断为OSAHS[3]。2020年，由首都医科大学附属北京儿童医院牵头组织儿童OSA诊断和治疗指南工作组，更新指南，定义OAHI>1次/h[4]，为正常临界值，并就相关临床问题进行循证指导。

【治疗】 儿童OSAHS的病因和临床特点与成人有较大的区别，所以其治疗与成人亦有很大的不同，应在查明病因、明确诊断的基础上，选择针对性较强的治疗方法。一般可分为手术治疗和非手术治疗两个方面。

1. 手术治疗 在目前的情况下，扁桃体和腺样体切除术仍是最主要的治疗方法。腺样体和扁桃体手术方法多样，包括传统的腺样体刮除术、扁桃体剥离术，现阶段常用的鼻内镜下吸切钻腺样体切除术、低温等离子射频消融术等。对于扁桃体全切或部分切除目前仍存在一定争议，绝大多数学者认为扁桃体全切可取得更好的手术治疗效果[5]。

2. 非手术治疗

（1）调整睡眠姿势：OSAHS儿童对于环境的刺激比较敏感，所以予以较好的睡眠环境，避免外界刺激对于OSAHS的症状会有帮助作用。睡姿主要取侧位或俯卧位，可减少舌根后坠，使症状减轻。

（2）减肥疗法：控制体重可有效减轻儿童OSAHS症状，但对于儿童来说，实现比较困难。

（3）药物治疗：目前使用鼻喷激素及应用白三烯受体拮抗剂可使部分轻、中度OSAHS患儿呼吸暂停指数得到改善[3]。尽管如此，患者的个体差异性很明显，有的患儿停药后症状复现，仍然需要手术。

（4）持续正压通气：持续正压气道通气用于治疗临床疾病已有很长的历史，根据患者不同的要求，呼吸机的种类可分为单水平持续正压（continuous positive airway pressure，CPAP）呼吸机、双水平正压（biphasic positive airway pressure，BiPAP）呼吸机以及自动调压（auto CPAP）呼吸机。

（张亚梅）

参考文献

[1] 倪鑫,张天宇. 实用儿童耳鼻咽喉头颈科学. 2版. 北京:人民卫生出版社,2021.

[2] 黄选兆,汪吉宝,孔维佳,等. 实用耳鼻咽喉头颈外科学. 2版. 北京:人民卫生出版社,2008.

[3] 中华耳鼻咽喉头颈外科杂志编委会,中华医学会耳鼻咽喉科学分会. 儿童阻塞性睡眠呼吸暂停低通气综合征诊疗指南草案(乌鲁木齐),中华耳鼻咽喉头颈外科杂志,2007,42(2):83-84.

[4] 中国儿童OSA诊断与治疗指南制定工作组. 中国儿童阻塞性睡眠呼吸暂停诊疗指南(2020),中华耳鼻咽喉头颈外科杂志,2020,55(8):729-747.

[5] American Academy of Sleep Medicine. International Classification of Sleep Disorders, 3rd ed. Darien, American Academy of Sleep Medicine, 2014.

第4节 喉部、气管及食管疾病

一、喉部及气管解剖生理特点

详见小儿呼吸系统解剖生理及病理特点部分。

二、喉梗阻概述

喉是呼吸道最狭窄的部位,即呼吸道门户。喉腔因各种原因发生急性阻塞或缩窄导致喉生理功能障碍引发呼吸困难称为喉梗阻。任何病变引起的喉梗阻均可导致机体氧的摄取障碍及二氧化碳蓄积,若不及时解除梗阻,将会导致各主要脏器如脑、心、肺、肾严重损伤。急性喉梗阻(acute laryngeal obstruction)为小儿常见危重症状,发病甚急,必须以急症对待,积极抢救处理。

【病因】

1. 喉部炎性疾病 如急性喉炎、急性喉气管支气管炎、白喉、急性会厌炎等。

2. 喉部外伤 如挫伤、喉软骨骨折、裂伤、烧灼伤等。

3. 喉部水肿 可分感染性及非感染性两类。

(1) 感染性疾病,①喉部疾病:如喉脓肿、喉软骨膜炎、喉结核等。②咽部疾病:如化脓性咽峡炎、扁桃体周围脓肿、咽旁脓肿、咽后脓肿波及喉水肿等。③颈部疾病:如急性化脓性淋巴结炎、颌下蜂窝织炎、口底蜂窝织炎等。

(2) 非感染性疾病,①全身疾病:如心脏病、肾炎、肝硬化、营养不良性水肿、黏液性水肿、血管神经性水肿等。②局部损伤或器械伤:如喉部手术损伤,支气管镜检查或喉插管损伤,冷冻疗法、腐蚀剂烧灼伤、强力化学气体或高热气浪的灼伤,以及喉部放射疗法的反应等。③纵隔或颈部肿物:较大的纵隔肿瘤、颈部淋巴管瘤、颈部动脉瘤等,均可压迫或妨碍喉部血液循环而发生水肿。④对药物的过敏反应:如服碘化钾或阿司匹林,偶可致喉水肿。

4. 喉部异物 详见本节“喉、气管及支气管异物”部分。

5. 先天性喉畸形 如喉蹼及先天性喉喘鸣等。

6. 喉肿瘤 如舌根会厌囊肿、喉囊肿、喉息肉及喉部乳头状瘤等。

7. 声带麻痹 单侧麻痹者喉梗阻不重或无梗阻现象。先天性心脏病常致左侧喉返神经麻痹。新生儿有时出现此症,由分娩时损伤颈部迷走神经所致。两侧麻痹者声带固定不动,吸气时声门不能张开,可发生严重喉梗阻。甲状腺手术个别可损伤喉返神经而导致声带麻痹。

【临床表现】

1. 吸气性呼吸困难及喘鸣 为喉梗阻的主要表现。患儿吸气困难,呼吸急促,喉鸣,鼻翼扇动,烦躁不安,面色苍白,额冒汗珠,四肢发冷,脉搏加速。

2. 吸气性软组织凹陷 因呼吸极度困难,胸腹肌均加速动作以助呼吸,吸气时胸骨上下、两侧锁骨上以及下部肋间隙均显凹陷(称为“三凹征”)。

3. 声音嘶哑 如病变原因在喉内会出现声音嘶哑,甚至失声。如系喉外病因则声音大多正常。咳嗽声可为哮吼样。

4. 缺氧症状 因用力呼吸,患儿极感疲倦,而似入睡状态。呼吸似乎平缓,但1~2分钟后终因缺氧而呼吸又见困难,甚至惊醒。出现皮肤发绀或苍白发灰,发生呼吸及循环衰竭。

根据梗阻程度的不同可将喉梗阻分为四度:

(1) 一度:安静时无呼吸困难,活动哭闹时可有轻度吸气性的呼吸困难、呼气性喉喘鸣及胸廓周围软组织凹陷。

（2）二度：安静时也有轻度吸气性呼吸困难，活动时加重，但不影响睡眠和进食。脉搏正常，无烦躁不安等缺氧症状。

（3）三度：吸气性呼吸困难明显，喘鸣声音较响，吸气性胸廓周围软组织凹陷显著，并出现缺氧症状，如烦躁不安，不易入睡，拒食，脉搏加快等。

（4）四度：呼吸极度困难，由于严重的缺氧和体内 CO_2 积聚，患儿坐立不安，手足乱动，面色苍白或发绀，出冷汗，定向力丧失，心律不齐，脉搏细数，血压下降，昏迷，大小便失禁等。如不及时抢救，可因窒息、呼吸衰竭、呼吸心跳停止而死亡。

【诊断与鉴别诊断】　根据上述临床表现，喉梗阻的诊断较易，但应及时做出病因诊断，呼吸困难严重者应先解除呼吸困难后再进行检查。检查咽、喉、胸部以明确梗阻原因，并应与下呼吸道的阻塞及肺部疾病相鉴别。如呼吸困难时主要在下胸部出现凹陷，应考虑肺炎。支气管哮喘及毛细支气管炎的呼吸困难则以呼气性为主；气管不完全梗阻表现为混合性呼吸困难。胸部 X 线检查以排除肺炎、肺不张及先天性心脏病等。纤维喉镜或直接喉镜检查可明确喉部病变。如细菌感染是喉梗阻的原因，当即可做咽培养。破伤风发生喉痉挛时多伴有其他肌痉挛，易于识别。表 40-2 可协助喉梗阻常见病的鉴别。

表 40-2　喉梗阻常见病的鉴别

病症	常见年龄	呼吸困难	嘶哑	哮吼性咳嗽	发热	其他诊断要点	主要治疗
先天性喉鸣	新生儿	+	无	无	无	喉喘鸣，间歇或持续，纤维喉镜或直接喉镜检查	补充维生素 D 及钙剂
急性感染性喉炎	婴幼儿	+（可呈阵发性）	+	+	+/++	其他上呼吸道感染	
急性喉、气管、支气管炎	婴幼儿	++	+	+	++	败血症；直接喉镜及支气管镜检查	潮湿空气，抗菌药物，肾上腺皮质激素，必要时气管切开
痉挛性喉炎	3~6 岁	夜间骤发或加重	+	++	±	重复发作历史	
急性会厌炎	3~6 岁	+++	−	无	+	咽喉痛，流涎，咽部唾液潴留	
白喉	任何年龄	渐进	渐进（或失声）	±	+	失声，咽喉白膜及细菌检查	抗毒素，抗生素，气管切开
气管异物	婴幼儿等	++	无	无	±	病史，体征，X 线	直接喉镜及支气管镜取异物
喉乳头状瘤	任何年龄	++	++	±	无	喉镜检查	气管切开，切除光疗
咽后脓肿	3 岁前（主要是 1 岁内婴儿）	±	无	无	++	咽后壁红肿及同侧淋巴结炎	切开排脓，抗生素，必要时气管切开
婴幼儿手足搐搦	婴幼儿	++	无	无	±	缺钙病史，血钙低	钙及维生素 D 有效

【治疗】　应根据病因进行治疗。如为喉部异物，应立刻用直接喉镜取出异物。咽喉部脓肿，及时切开引流即可解除梗阻。对于一时不能除去原因的严重喉梗阻（三度或四度喉梗阻）则应施行气管切开术。也可先插入气管插管或支气管镜，然后再做气管切开术，以缓解危急情况，减少手术并发症。

三、喉部先天性疾病

（一）喉软化症

喉软化症（laryngomalacia）是以吸气时声门上组织塌陷，产生吸气性喉鸣等呼吸道梗阻和呛咳误吸等吞咽困难症状的一类疾病。

【病因】 喉软化症病因尚未完全明确，目前有以下致病学说。

1. 喉软化学说。

2. 解剖学说。

3. 神经肌肉学说。

4. 胃食管反流等炎症学说。

喉软化症病因复杂，用单一病因机制常不能完全解释，应多方面综合考量。

【临床表现】 喉软化症的基本症状包括吸气性喉鸣、呼吸困难和吞咽困难。轻症患儿可能只有喉鸣，严重时引起呼吸衰竭，导致患儿反复呼吸道感染，病程长时导致患儿营养不良、生长发育落后。

1. 吸气性喉鸣 是喉软化症的特征，表现为吸气期高调喉鸣音。常于生后2周内出现，4~6个月达高峰，多于2岁前消失。

2. 呼吸困难 表现为呼吸急促、间歇性或持续性三凹征、吸气费力、吸气相延长、睡眠时呼吸节律不齐，如低通气和呼吸暂停、口唇发绀等。

3. 吞咽困难 表现为误吸呛咳、进食不耐受、进食时间延长。轻症患儿仅喝水时呛咳，严重的导致误吸窒息、吸入性肺炎，甚至需要长期经胃管进食。

4. 生长发育落后和反复呼吸道感染 重症患儿常伴有营养不良，体重、身长、皮脂厚度落后于同龄儿，运动发育落后。这与呼吸困难增加消耗，进食量少，吸入性肺炎，长期缺氧导致代谢改变和免疫功能下降等有关，严重影响患儿生长发育。

【诊断】 喉软化症除典型症状和体征外，还需要进一步明确声门上组织塌陷的类型和程度，以明确诊断。

1. 喉内镜检查 多采用门诊电子喉镜或纤维喉镜。当需要同时排查声门下及气管病变时，可选择支气管镜检查。

2. 喉镜所见及分型 多采用1999年Olney提出的方法[1]（数字资源40-3）。Ⅰ型（后部，杓突塌陷型），杓突组织冗余，黏膜水肿，可伴有小角软骨和楔状软骨突出，随吸气向内下方塌陷，阻挡声门；Ⅱ型（侧方，杓会厌襞塌陷型），杓会厌襞短，或呈膜状遮盖侧方声门，吸气时内陷；Ⅲ型（前部，会厌塌陷型），会厌明显卷曲两侧遮盖侧方声门，或会厌软塌呈活瓣状向声门塌陷甚至被吸入声门；组合型，任意两种或三种组合。其中单纯型少见，常属于组合型，大部分存在Ⅱ型塌陷。

数字资源40-3 喉镜所见及分型

3. 病情分度 目前，尚无统一的喉软化症分度标准。Roger于1995年结合手术指征提出的重症喉软化症标准认可度较高[2]。包括：①平静时呼吸困难和/或活动时重度呼吸困难；②进食困难；③身高和体重增长迟缓；④睡眠窒息或阻塞性通气不足；⑤无法控制的胃食管反流；⑥有因阻塞性呼吸困难而气管插管病史；⑦活动时低氧血症；⑧活动时高二氧化碳血症；⑨睡眠监测示阻塞性低通气和呼吸暂停指数异常。一般符合3项可判断为重度。

【辅助检查】 喉软化症病情复杂，诊断后需要进行详细的病情评估，特别是重度病例，需要明确病情程度，排查可能伴发的第二气道病变，并且查明是否合并先天性心脏病、神经肌肉及遗传性疾病、颅面畸形、咽喉反流等，以便制订合理的治疗方案。

【治疗】[3]

1. 一般治疗 大多数患儿病情不严重，可保守治疗。

2. 抗反流治疗 治疗前应有使用药物的告知和沟通。

3. 声门上成形术（supraglotto plasty） 声门上成形术已被证实疗效明确，安全性高，已成为治疗重度喉软化症的首选方式。

手术包括三种基本术式，根据喉软化症塌陷的不同部位和分型，患儿可能需要做其中的一种或多种。

（1）杓突减容成形术（debulking of arytenoids）：当杓突黏膜冗余肥厚，小角软骨楔状软骨明显凸起，随吸气塌陷，即存在Ⅰ型塌陷时，需行杓突减容成形术。

（2）杓会厌襞切开术（aryepiglottic fold division, aryepiglottoplasty）：适用于Ⅱ型。

（3）会厌成形术（epiglottoplasty）和会厌固定术（epiglottopexy）：适用于Ⅲ型。

4. 气管切开术 对于重度喉软化症患儿无法实施成形手术干预时可行气管切开。部分病人需长期带管生活。

5. 无创正压通气治疗（CPAP） 无创正压通气的使用，大大减少了呼吸梗阻患儿使用气管插管和气管切开等有创呼吸支持的频率。通过鼻导管或面罩下，给予持续气流形成气道正压，婴幼儿约3~5cmH_2O，可以防止气道萎陷,从而减轻声门上组织塌陷,还能增加肺功能残气量、改善呼吸顺应性、减少呼吸做功、提高氧饱和度。但无创正压通气治疗可能影响幼儿面部发育,使用时需考虑患儿耐受性。

(二)会厌囊肿

会厌囊肿是发生在会厌黏膜下的囊肿,属于喉囊肿的特殊类型。可发生于会厌的任何部位,多见于会厌谷、会厌舌面和会厌游离缘。病因分先天性和获得性。常由机械刺激或创伤阻塞黏液腺管或炎症反应引起黏液潴留所致,部分也可因先天发育畸形导致。先天性会厌囊肿源于胚胎期的内胚层、中胚层细胞,为喉室囊的病理性发育或腺管堵塞导致,出生后即可有临床症状,其严重程度与囊肿的大小有关。

【临床表现】 囊肿较小时一般无明显临床症状,逐渐增大可表现为咽部异物感、咽喉部梗阻感,当继发感染时可出现明显咽痛、吞咽疼痛、呼吸困难。

对婴幼儿来说,常见为先天性会厌囊肿。主要表现为出生后哭声无力或含混不清、吸奶中断或呛咳、喉喘鸣、呼吸困难随体位变化,俯卧时减轻,仰卧时加重。由于不能主动表达身体的不适,先天性会厌囊肿往往长到很大,引起呼吸困难甚至喉梗阻,才被发现,存在生命危险。

【检查】 纤维/电子喉镜、间接喉镜检查可见,囊肿多位于会厌舌面,大者充满整个会厌谷。囊肿呈半球型,蒂部广,表面光滑,灰白、浅黄或淡红色,间有细小血管纵横其上。囊壁一般很薄,触之有波动感,用注射器可抽吸出黏稠内容物,色乳白或褐色。如有继发感染,则为脓液。

下咽部 CT 扫描可显示会厌软组织肿块影。颈部 B 超检查显示会厌上方低回声区声像,这些辅助影像有助于诊断。

【诊断与鉴别诊断】 根据临床表现及喉镜检测诊断并不困难。确诊可行囊肿穿刺抽液,囊壁的病理检查。本病应与引起新生儿喉喘鸣的疾病相鉴别。先天性喉软化症、喉蹼、先天性声门下血管瘤等。这些疾病在喉镜下均有其典型的解剖学特征,行喉镜检查可较容易鉴别。异位甲状腺、甲状舌骨囊肿等可行颈部 CT 或 MRI 检查。另外,随着肿瘤性疾病的发病率逐年增高,因此还需与咽部早期肿瘤相鉴别。

【治疗】 对于微小的囊肿,可暂不做处理,密切观察即可。较大的囊肿宜手术切除。需注意切除较大的会厌囊肿后,因会厌缺少囊肿的支撑而引发喉软化症。常用的手术方式有:①单纯穿刺抽吸:操作简便,可即刻改善呼吸困难,可作为抢救手段,必将复发。②切除部分囊壁(揭盖术):疗效好,复发率低,安全性高。③有条件者可在显微镜下完全摘除囊壁,技术要求高,易损伤周围组织。④巨大会厌囊肿也可采用颈外入路,损伤大,不适用于新生儿。

【预后】 术后 1~2 周内进食冷流食或半流食。若有明显出血,需尽快前往医院检查。术后一般不易复发。

(三)喉囊肿

【概述】 喉囊肿(laryngeal cyst)是发生于喉部的囊肿,是先天性喉喘鸣的重要病因,1881 年始被报道。国外文献新生儿发病率为 1.81~3.49/10 万,国内尚不明确。本病虽然少见,但可引起呼吸道狭窄、梗阻、窒息。因此早期准确诊断、及时治疗极为重要。

【临床表现】

1. 症状 先天性喉囊肿的临床症状视囊肿大小、部位及上呼吸道阻塞的程度而不同。最常见的症状是喉喘鸣,主要表现为吸气性喉鸣,也可为双相性,哭声低弱,吸气性三凹征阳性。当囊肿较小时,可无临床症状;囊肿长大影响声带活动,可出现声音嘶哑,出现喉喘鸣和喂养困难,如反复呛奶和吐奶;阻塞气道时,出现气促及呼吸困难,合并上呼吸道感染时,症状更为明显,出现重度呼吸困难,甚至窒息。

2. 检查 位于喉部的囊肿行喉镜检查可发现。

【辅助检查】

1. 纤维/电子喉镜检查 是首选的检查方法(数字资源 40-4)。大部分患者均可通过喉镜检查获得诊断,同时可以判断部位、大小。喉镜下可见囊肿表面光滑,无充血,突出于喉腔。可以清晰直观地观察到病变的部位和范围,有助于明确诊断。

数字资源 40-4　喉囊肿电子喉镜下表现

2. 影像学检查 CT、MRI 和 B 超检查。主要用于明确囊肿的范围与性质。可明确诊断,但非必需。

【诊断与鉴别诊断】 结合病史、临床表现和电子喉镜检查,多可诊断。喉囊肿常表现为喉喘鸣,需要与以下疾病相鉴别:如喉软化症、喉裂、声门下狭窄、声门下血管瘤、喉部感染性脓肿、喉部良恶性肿瘤、声带麻痹等。

【治疗】 手术切除是治疗先天性喉囊肿的最佳方法,手术需要在全麻下进行。紧急情况下、极度呼吸困难或妨碍麻醉插管的患儿,可以先行穿刺抽液,缓解呼吸困难,为手术治疗争取时间和机会。如果患儿同时合并喉软化症,可同期行声门上成形术。

【并发症】

1. **近期** 喉部水肿、呼吸困难、感染。
2. **远期** 局部粘连、复发。

(四)喉气管狭窄

喉气管狭窄(laryngotracheal stenosis,LTS)是指由于喉气管软组织和软骨支架结构损伤、缺失致喉气管腔内发生畸形、缩窄性病变。可分为先天性和获得性两类,早期一直以先天性多见。先天性的喉狭窄的常见原因为功能性异常包括喉软化、喉麻痹(声带麻痹),结构发育异常包括喉蹼、喉裂、小喉畸形等,占位性病变包括囊肿、血管瘤等。获得性喉气管狭窄主要有外伤和感染两大类,以医源性损伤及颈部外伤为主。随着新生儿抢救和护理技术的进步和日趋完善,气管内插管、气管切开术也已广泛应用于各种患儿,咽喉部的重症感染也造成获得性喉气管狭窄的发病率上升。

【临床表现】 临床表现与气管狭窄的程度和范围密切相关。

1. **先天性喉气管狭窄** 部分轻度狭窄的患儿,出生后可无特征性的临床表现,或仅在上呼吸道感染、喝奶、哭闹时出现吸气性喘鸣、轻度的呼吸困难。也可表现为反复发作性咳嗽、喂养困难。但随着月龄、患儿活动量的增加,类似的症状会表现得越来越明显、频繁、严重。

2. **后天获得性喉气管狭窄** 患儿在出生后通气是正常的。获得性喉气管狭窄有一明确的外伤史、误吸、误食化学物质及气管插管史,以先天性心脏病手术、重症肺炎、病毒性脑炎、手足口脑干型患儿为多见。早期以气管拔管后24~48小时内即出现呼吸困难为主要表现,较晚的往往是拔管2~3周后,出现渐进性的吸气性喘鸣并呼吸困难,明显的三凹征,合并上呼吸道感染后加重,导致急性喉梗阻Ⅲ~Ⅳ度,再次气管插管时成为困难插管,需紧急行气管切开术。

【诊断与鉴别诊断】 通过询问病史,特别是有无麻醉插管和外伤史,观察患儿喘鸣及吸气性呼吸困难程度,再结合内镜检查可基本诊断喉气管狭窄。诊断关键是了解狭窄部位、性质、程度及是否合并全身重要脏器疾病。喉镜检查可了解喉气管狭窄的具体部位、形状及程度。

患者可首先于门诊行清醒状态下的纤维或电子喉镜检查,以排除喉软化症、声带麻痹甚至声门区异物。CT喉气管三维重建和MRI检查,可更客观地对喉气管狭窄的范围与程度、软骨缺损以及狭窄部位与周围邻近组织器官关系的情况进行评估。其他如肺功能检查、超声检查、喉部正侧位片等也可作为初步筛查手段。

【分级】 目前尚无公认的声门下狭窄分级系统,文献报道较为成熟的分级系统包括Cotton-Myer[4](1994)(图40-5、书末彩图40-6);McCaffrey(1992)[5];Lano(1998)[6]。由于Cotton-Myer声门下狭窄分级系统较为简单、直接、容易记,所以在临床上接受度较高,在诊治过程中多参考该分级系统。

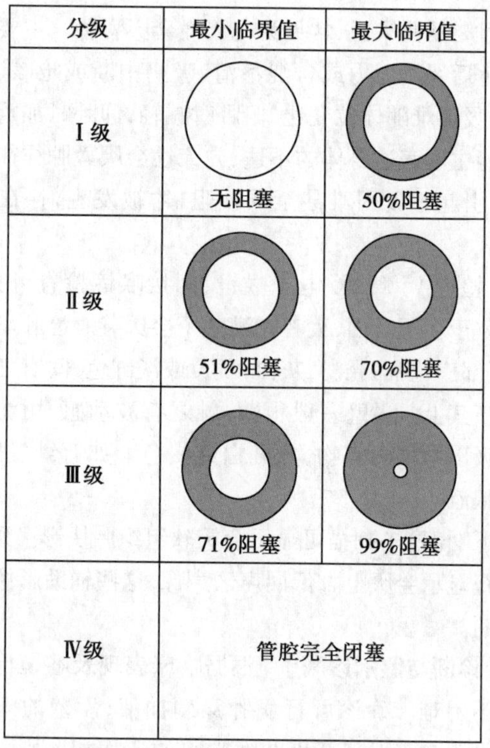

分级	最小临界值	最大临界值
Ⅰ级	无阻塞	50%阻塞
Ⅱ级	51%阻塞	70%阻塞
Ⅲ级	71%阻塞	99%阻塞
Ⅳ级	管腔完全闭塞	

图40-5 Cotton气管狭窄分级图

【鉴别诊断】 对于先天性者,应注意与先天性喉、气管功能性病变,如喉软化症、气管软化症、声带麻痹等;喉结构发育畸形,如喉蹼、喉裂、气管食管裂、畸形移位血管压迫等相鉴别;喉气管占位性病变,如喉囊肿、声门下血管瘤、呼吸道乳头状瘤等其他少见局部肿块相鉴别;同时注意与感染性疾病、胃食管反流等相鉴别。

【治疗】

1. 随访观察 适用于轻度声门下狭窄病例，Cotton-Myer Ⅰ度与轻Ⅱ度。无论是先天性还是后天性的，均应作为首选方法。若出现明显的呼吸道问题，应及时行气管切开，全面评估患儿全身状况后再制定手术方案。

2. 药物治疗

(1) 适用于急性期的不伴有气管黏膜坏死单纯黏膜水肿，可用含激素的雾化剂或肾上腺素(1∶20 000～1∶1 000)+0.9% NaCl 5ml 雾化吸入，同时静脉滴注地塞米松(0.1～0.5mg/kg)和持续正压通气。

(2) 经验性抗酸治疗：通常在术前2周开始应用，在无症状患者中，术后常规抗酸治疗3个月。对诊断为胃食管反流的患儿，可与消化内科协同治疗。

3. 外科治疗

(1) 气管切开术。

(2) 气道内镜手术：包括激光手术、球囊扩张术、等离子射频消融术等。

(3) 开放性喉-气管成形术：包括喉气管支架手术、环状软骨前裂开术、喉气管成形术或喉气管重建术、环状软骨后裂开术、环状软骨气管切除端端吻合术等。

(五) 喉气管食管裂

喉气管食管裂(laryngotracheoesophageal cleft)是罕见的先天性喉部畸形[7]，指喉后部中线处的先天缺损，缺损位于喉、气管和喉咽部、食管的间隔。喉裂在1792年由Richter首次报道，1955年Petterson首次成功施行喉裂修补术，随着新生儿医学的发展和内镜诊断技术的提高，喉裂的报道越来越多，发病率约为1/10 000～1/20 000，男性多于女性。

【分型】 目前国内外普遍采用1989年报道的Benjamin-Inglis分类法(图40-7)[8]：Ⅰ型是指声门上杓状软骨间组织缺损，裂开深度位于环状软骨上缘水平；Ⅱ型是指环状软骨板部分裂开至声带水平以上；Ⅲ型是环状软骨板全部裂开至颈段气管；Ⅳ型是裂开至胸段气管及隆突。

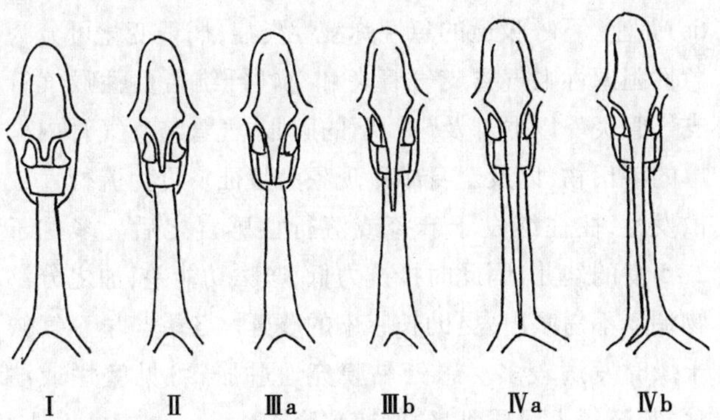

图40-7 喉气管食管裂 Benjamin-Inglis 分型

【临床表现】

1. 症状 临床表现与喉裂分型及合并疾病有关。声嘶、喂养困难及反复吸入性肺炎，称喉裂三联症。

2. 检查

(1) 支撑喉镜显微镜联合支气管镜检查是喉裂诊断的金标准。由于电子喉镜检查较为方便，且可明确喉软化程度和声带活动情况，可作为喉裂初步筛查的重要诊断工具，对确诊或怀疑病例需进一步全麻下行支撑喉镜联合支气管镜检查(数字资源40-5)。

数字资源40-5 喉裂喉镜与支撑喉镜下表现

(2) 影像学检查：X线片可评估肺炎情况，CT、MRI等检查可发现黏膜完整的隐性裂隙、确定喉裂程度，并排除声门下或气管狭窄等。

【诊断与鉴别诊断】

1. 诊断 对于喉裂患儿，除了支撑喉镜显微镜联合支气管镜检查确诊分型，还需要对呼吸、吞咽功能、全身状态、合并症进行详细评估。

2. 鉴别诊断 喉裂的鉴别诊断同时也是判断合并症的存在。辅助检查对鉴别尤为重要，如喉软化症、气管软化症、气管食管瘘、声带麻痹、声门下狭窄等常需要支撑喉镜显微镜联合支气管镜检查加以鉴别；胃食管反流可行24小时pH值监测；神经肌肉性吞咽障碍可行吞咽功能和神经电生理检查；脑瘫、颅内压增高等中枢病变需要颅脑MRI检查等。

【治疗】

1. 保守治疗 饮食调节和抗反流治疗是最主要的保守治疗方法，Ⅰ型喉裂患儿首选保守治疗，治疗的目标是防止误吸，改善吞咽功能，减少吸入性肺炎的发生，获得足够营养保障正常生长发育。

2. 手术治疗 保守治疗效果不佳的Ⅰ型喉裂患儿和Ⅱ、Ⅲ、Ⅳ型患儿常需要手术治疗。手术方法包括杓间区注射填充、内镜修补和开放性手术。应注意即使喉裂得到修复，也可能因为吞咽功能异常导致吞咽困难和误吸。术前除了详细的呼吸和吞咽功能评估,还需要和监护人充分沟通。术前应控制反流,减少误吸,治疗肺部感染。

【术后处理】 术后转入重症监护室监护。内镜手术围手术期的处理包括术前抗反流、全身激素、预防感染等治疗;术后常规在重症监护室密切监护 24~48 小时,给予鼻饲、全身使用糖皮质激素、抗反流、抗感染等治疗;术后 1 周随访,可行电子喉镜评估伤口愈合情况,抗反流治疗需持续到伤口完全愈合甚至更长时间。

四、喉部感染性疾病

(一)急性喉炎

急性喉炎(acute laryngitis)为喉部黏膜弥漫性炎症,好发于声门下部,又称"急性声门下喉炎"。春、冬两季发病较多,常见于 6 个月至 3 岁幼儿。与成人相比,小儿急性喉炎更容易发生喉梗阻且进展迅速。

【病因】 可分为感染性和非感染性两类,前者常继发于急性上呼吸道感染,有时在麻疹、流感、肺炎等病程中并发。常见病毒为副流感病毒、嗜血性流感病毒和腺病毒;常见的细菌为金黄色葡萄球菌、肺炎链球菌、乙型链球菌和流感嗜血杆菌等。非感染性因素包括胃食管反流性疾病、声带创伤、过敏、使用哮喘吸入剂、环境污染,吸烟以及喉部热性或化学性灼伤等。

【临床表现】 多继发于上呼吸道感染,也可为急性传染病的前驱症状或并发症。起病急,可有不同程度的发热,夜间突发声嘶,犬吠样咳嗽和吸气性喉鸣和吸气性呼吸困难。白天症状较轻,夜间加剧(因入睡后喉部肌肉松弛,分泌物潴留阻塞喉部,刺激喉部发生喉痉挛)。少数患儿有呛食现象,哺乳或饮水即发呛,吃固体食物呛咳较轻。

喉镜检查可见喉部声带充血,声门下黏膜红肿或有白色假膜。

【诊断与鉴别诊断】 小儿急性喉炎发作快,有其特殊症状,声嘶、喉鸣、犬吠样咳、吸气性呼吸困难,一般诊断无困难,但应与急性喉气管支气管炎、白喉、急性膜性喉炎、喉水肿、喉痉挛、急性会厌炎、喉或气管异物等婴幼儿喉梗阻相鉴别。

【治疗】 小儿急性喉炎病情发展快,易并发喉梗阻,应及时治疗。

1. **抗生素疗法** 急性喉炎病势进展迅速,应及早选用适当足量的广谱抗生素控制感染。

2. **肾上腺皮质激素疗法** 激素有抗炎及抑制变态反应的作用,治疗喉炎效果良好,但用量要够大,否则不易生效。凡有二度以上呼吸困难者均用激素治疗,常用泼尼松、地塞米松或氢化可的松。

3. **吸氧** 急性喉炎患儿因呼吸困难缺氧,多烦躁不安,可低流量吸氧。

4. **超声雾化吸入** 以利喉部水肿的缓解,是喉炎治疗中重要的辅助治疗。

5. **直接喉镜吸痰** Ⅲ度呼吸困难患儿,由于咳嗽反射差,喉部或气管内常有分泌物潴留,可在直接喉镜下吸出,除去机械性梗阻,减轻因分泌物刺激所引起的喉痉挛,多可立即缓解呼吸困难。吸痰后,应严密观察病情变化,必要时行气管插管、气管切开术。

6. **无创通气** Ⅱ度及以上呼吸困难患儿,可以给予面罩或鼻导管 CPAP 无创通气治疗,辅助呼吸。

7. **气管切开术** Ⅳ度呼吸困难者,应立即行气管切开术抢救,Ⅲ度呼吸困难经治疗无效者也应做气管切开。

8. **其他对症支持疗法** 体温高者,应用物理或药物降温,进流质或半流质易消化食物,多饮水,必要时补液,痰黏稠干燥者用雾化吸入。

(二)急性会厌炎

急性会厌炎(acute epiglottitis)又称急性梗阻性声门上喉炎,是一种凶险的、进程快的会厌及其周围组织的急性炎症。炎性水肿常侵犯会厌、杓会厌皱襞、杓状软骨和喉室带,很少侵犯声门和声门下区。本病仅为急性喉、气管炎住院患儿的 1/400,多发生于温带的冬季。常见于年龄较大的儿童,小婴儿较少见,此病病情危重,应予以高度重视。

(三)急性喉气管支气管炎

急性喉气管支气管炎(acute laryngotracheo bronchitis)是上、下呼吸道的急性弥漫性炎症,病理变化可分为急性阻塞性喉气管支气管炎和急性纤维蛋白性喉气管支气管炎。以喉部及声门下的肿胀、气管与支气管内稠厚的渗出物,以及全身中毒现象为特征。可为流行性或散发性,往往继发于麻疹或流行性感冒之后。多见于 2~5 岁的幼儿,因此时抵抗力低,咳嗽功能差,加之分泌物稠厚不易咳出,更助长感染的蔓延。冬季与早春气候干燥时发病较多。患处黏膜充血肿胀,可见糜烂或溃疡,甚至侵入肌层,以致管腔狭窄。

【病因】 常见的病原体为病毒(主要是副流感病

毒、腺病毒，呼吸道合胞病毒次之），但很易发生流感嗜血杆菌、金黄色葡萄球菌、肺炎球菌、β溶血性链球菌、α溶血性（草绿色）链球菌、大肠埃希菌等继发感染。

【临床表现】　临床表现为急性喉炎和气管支气管炎的症状和体征。肺部体征是本病与小儿急性喉炎鉴别的要点。

临床上可分两型：

1. 暴发型　初始有上呼吸道感染的症状，不久即有刺激性咳嗽和吸气性喉鸣，此时发声尚清亮或轻微嘶哑，继之咳嗽呈犬吠样。呼吸道内多黏稠分泌物，有时呈小块状干痂，不易咳出，出现气管异物体征。有些患儿自始至终咳嗽不明显。晚期常有失声、发声无力或发“沙沙”声的咳嗽。患儿在很短时间内即发生呼吸困难，安静或入睡时为吸气性呼吸困难，活动或哭闹时则吸气与呼气均困难，三凹征明显。两肺呼吸音部分或全部降低，间有干音。若喉梗阻继续发展，可出现严重青紫，烦躁不安与挣扎，呼吸增快。体温迅速升高达39~40℃以上。脉搏增速可达160次/min以上。患儿表现为严重中毒现象，衰竭、脱水，面色由发绀转为死灰样苍白，虚脱、昏迷。若不积极抢救，患儿多因缺氧及全身衰竭而死亡。白细胞增高至$(20\sim30)\times10^9$/L或更高，有时有中毒颗粒及核左移。胸部X线检查可见支气管炎、肺不张或肺气肿。

2. 轻型　症状与急性单纯性喉炎或急性支气管炎相仿。

【诊断】　根据病史及症状多可诊断。必要时可施行纤维喉镜和支气管镜检查，以确定局部病变。检查时可见喉、气管及支气管黏膜高度红肿，声门及声门下狭窄，气管及支气管内有稠厚分泌物或脓痂堵塞，同时可进行微生物学检查。应与急性膜性喉气管支气管炎、喉气管支气管白喉及呼吸道异物相鉴别。

【治疗】　暴发型病例病情多严重，必须在病情剧变之前积极抢救，主要是控制感染，保持呼吸道通畅，维持水、电解质平衡以及预防严重并发症的发生，如喉梗阻所致的窒息。本病有明显喉梗阻症状，下呼吸道分泌物不易咳出者，及早行气管插管和/或气管切开术。

1. 抗生素疗法　抗生素虽对病毒感染病例无效，由于较重病例大都合并细菌感染，故应选用适当的抗生素。一般可先使用1~2种广谱抗生素，待细菌培养及药物敏感试验得出结果后，再选择敏感药物治疗。对此症应早期使用肾上腺皮质激素疗法。

2. 气管插管　国外自20世纪70年代后，随着儿科气管插管机械通气技术的成熟，气管插管机械通气已渐超过气管切开成为治疗此类疾病的主要手段。

3. 气管切开术　气管切开适用于少数呼吸道狭窄严重（3.0~3.5号气管插管可能无法通过）、导管保留时间长、气管插管后可能继发严重呼吸道损伤、狭窄引起拔管困难或拔管失败的患儿。

4. 雾化吸入　因气管内分泌物稠厚结痂，雾化吸入十分重要，可增加湿度，以利于分泌物咳出。

5. 其他对症疗法　此类患儿常需输入适量液体，可预防脱水、酸中毒及毒血症，也可减少下呼吸道分泌物的干结。

五、复发性呼吸道乳头状瘤

儿童复发性呼吸道乳头状瘤（recurrent respiratory papillomatosis，RRP）是一种良性肿瘤，是由人乳头状瘤病毒6型和11型引起的病毒性疾病，特点是复发性和多发性，病变组织可对气道造成阻塞引起声音嘶哑和呼吸困难。

【流行病学】　复发性呼吸道乳头状瘤是儿童喉部最常见的良性肿瘤，此病可发生于任何年龄段的儿童，80%发生于7岁以前，更多集中于4岁以下，婴幼儿的发病率为4.3/100 000。男女发病率无明显差异，青春期多可自愈，预后良好。

【临床表现】

1. 症状　最常见的症状是进行性声嘶，肿瘤较大时可出现喉喘鸣甚至失声，严重者导致呼吸困难。部分患者还有慢性咳嗽、呛咳、反复发作的肺炎、睡眠呼吸暂停等症状。

2. 体征　咽部检查通常未见异常，可见发音异常，肺部听诊双肺呼吸音可减低。

【辅助检查】　喉镜检查镜下可见广基多发或单发淡红、暗红、表面不平、呈菜花或乳头状的肿瘤，不同程度堵塞声门（见书末彩图40-8）。

【治疗】　儿童复发性呼吸道乳头状瘤由于其瘤体生长的位置和易于复发的特点，一直是治疗极为棘手的疾病，就治疗而言，手术治疗可以清除病变组织，快速解除呼吸道梗阻，保证呼吸道通畅，恢复患儿发音。但病变为多部位发病，复发快，往往需要在短时间内多次手术，反复多次手术容易导致日后嗓音的损害和遗留喉狭窄等严重并发症。

1. 手术治疗　微动力切吸钻、CO_2激光手术、低温等离子射频消融等，为目前治疗复发性呼吸道乳头状瘤常用的方案。但均有一定程度的复发率。

2. 非手术治疗　基于复发性乳头状瘤的病因，目前有很多针对RRP病毒的内科治疗手段，疗效不明确，只能作为辅助治疗手段。

六、喉、气管及支气管异物

喉、气管及支气管异物(foreign bodies in the throat, trachea and bronchi)是儿科的急症[9],可以造成小儿的突然死亡。

【病因】 小儿臼齿未萌出,咀嚼功能差;喉头保护性反射功能不良;小儿进食时爱哭笑打闹;学龄期的儿童喜将一些小玩具、笔帽、哨等含于口中,当其哭笑、惊恐而深吸气时,极易将异物吸入气管。重症或昏迷患儿,由于吞咽反射减弱或消失,偶有将呕吐物、血液、食物、牙齿等呛入气管。

【临床表现】 异物进入喉气管后,因气管黏膜受刺激而引起剧烈呛咳,继以呕吐及呼吸困难,片刻后症状渐减轻或缓解。气管异物一般有以下三个典型症状:①气喘哮鸣:因空气经过异物阻塞处而发生,于张口呼吸时听得更清楚。②气管拍击音:异物随呼出气流撞击声门下发生,以咳嗽时更为显著,异物固定不动无此音。③气管撞击感:发生原理同气管拍击音,触诊气管可有撞击感。

可分为呛咳期、无症状期、感染刺激期、合并症期。

体征:①气管异物,活动性异物于颈部气管可听到异物拍击音和喘鸣音;肺部听诊双侧呼吸音对称、减弱,可闻及干湿啰音及哮鸣音;颈部触诊,可有异物碰撞振动感。②支气管异物,患侧胸部视诊可有呼吸动度减低,单侧肺不张者可有胸廓塌陷;有阻塞性肺气肿者,叩诊呈鼓音;有肺不张者,叩诊呈浊音;听诊一侧肺部呼吸音减弱,闻及啰音或哮鸣音。

【诊断】 对典型病例,根据病史、症状、体征即可诊断。对于可疑病例可做胸部X线透视或拍片,尤以胸透为重要,必要时支气管镜检查(数字资源40-6)。

数字资源40-6 气管异物病例分析

【鉴别诊断】 主要应与以下两种疾病区别:①支气管哮喘:常有喘息发作史。有喘鸣性呼气性呼吸困难,重者端坐呼吸。经氨茶碱或激素治疗后,症状大都在短时期内缓解。此类药物对呼吸道异物所致的呼吸困难则无效。②支气管炎及肺炎:支气管异物极易被误诊为肺炎,但肺炎常有上呼吸道感染史及发热等症状。肺部常有粗、细啰音,而无明显的单侧呼吸音降低。

【预后】 此病非常危险,当异物嵌顿于声门或气管而致完全性梗阻时,可突然死亡。若诊断不及时,拖延了治疗时间,可致支气管炎、支气管扩张、肺气肿、肺不张、肺炎、肺脓肿,也可发生自发性气胸,纵隔、皮下气肿等严重并发症。

【预防】 呼吸道异物是完全可以预防的,应广泛地向父母及保育员进行宣教,3岁以下臼齿尚未萌出的小儿,不应给予花生、瓜子、豆类及其他带核的食物。在小儿进食时不要乱跑乱跳,以免跌倒时将食物吸入。进食时不可惊吓、逗乐或责骂,以免大哭大笑而误吸。教育儿童要改掉口含笔帽、哨及小玩具等坏习惯。对于幼儿可能吸入或吞下的物品,均不应作为玩具。危重及昏迷患儿进食时,应特别注意,以防误吸。

【治疗】 异物已进入气管或支气管,自然咳出的概率只有1%左右,因此必须设法将异物取出。

1. 术前评估 治疗前应进行恰当准确的术前评估,制订治疗方案,选择手术时机,减少并发症。

2. 手术治疗 气道异物的手术具有相当风险,也有一定难度,应在病情允许的前提下充分进行术前准备,包括充分掌握病情,要根据异物性质、大小和形态准备合适的异物钳。手术方式包括直接喉镜下异物取出;全身麻醉下硬质支气管镜下异物取出(视频40-2:气管支气管异物取出术);可弯曲支气管镜(纤维/电子支气管镜)下异物取出;经气管切开异物取出;经胸腔镜或开胸手术取异物。

术后需在1~3天进行随访。以防止异物残留、合并感染等后遗问题的发生。

视频40-2 气管支气管异物取出术

七、食管异物及食管腐蚀伤食管狭窄

(一)食管异物

食管异物(foreign body in esophagus)是因误咽异物

停留于食管内而致病者。如不及时取出,可发生食管感染、穿孔及大出血等并发症,故属临床急症。食管异物在耳鼻咽喉科各类异物中虽不是最常见的,但因症状重、处理复杂而需要特别重视。

【病因】

1. 小儿咽喉部保护性反射不完善,不易感到食物中的异物而囫囵下咽,儿童磨牙发育不全,食物未经充分咀嚼下咽。

2. 小儿常将喜爱之玩物含在口中不慎咽下。

3. 小儿食管相对狭窄,受刺激时易发痉挛而导致异物嵌顿。

【临床表现】　食管异物的患者可能无症状,或可能表现为拒绝进食、吞咽困难、流涎或呼吸道症状(包括哮鸣音、喘鸣或窒息)。年龄较大的儿童也许能够定位有东西卡在颈部或下胸部的感觉,这分别提示食管上段或下段受到刺激。腐蚀性异物可导致异物存留部位的黏膜炎症、水肿、糜烂、出血,甚至可出现声带麻痹、食管腐蚀性穿孔、周围大血管破裂,气管食管瘘、纵隔炎、纵隔脓肿的发生。

【诊断】　异物误咽史、典型的临床表现结合检查做出诊断。

1. 病史　根据患儿明确的异物误吞史,并有吞咽困难、疼痛、拒食、流涎、呕吐等症状。

2. 体格检查

(1) 间接喉镜或电子/纤维喉镜检查下咽部、梨状窝、食管入口等部位有唾液存留。

(2) 颈部检查发现肿胀、发红、捻发音,提示食管穿孔。胸部检查发现吸气性喘鸣或呼气相哮鸣音提示压迫气管等。

3. 影像学检查

(1) X 线平片检查:对于所有疑似吞入异物的患者,初步诊断性检查应该是颈、胸和腹部的双平面 X 线摄影(前后位和侧位)。纽扣电池与硬币有时 X 线片可能难以鉴别。当异物位于食管时这种鉴别最为重要,纽扣电池 X 线片(图 40-9)呈现双环征特殊征象,可与硬币 X 线片相鉴别(图 40-10)。

(2) CT 扫描或 MRI 检查:如果患儿有症状,看护人不确定异物类型,X 线检查阴性或疑有并发症时建议 CT 扫描,也可用 MRI 检查评估异物与周围大血管等软组织的关系。

(3) 食管镜检查:对有明确异物史并有吞咽困难或吞咽疼痛等症状,但 X 线及 CT 检查不能确诊的患儿,应考虑行食管镜检查,以明确诊断,及时取出异物。

【治疗】　尽早取出异物,防止并发症的发生是治疗食管异物的主要原则。

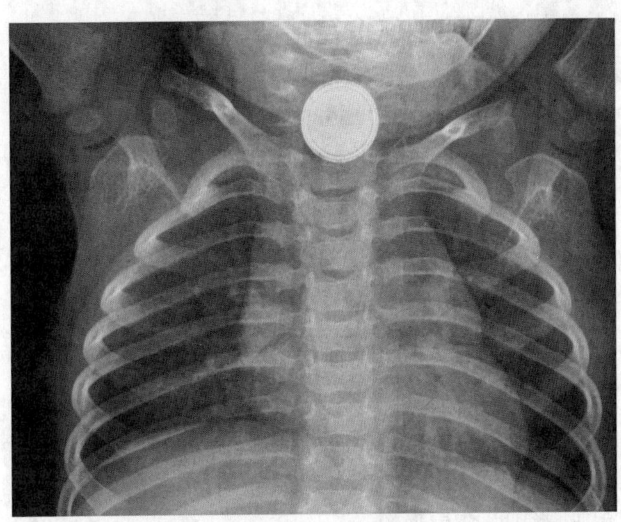

图 40-9　食管异物
纽扣电池,X 线片呈现双环征。

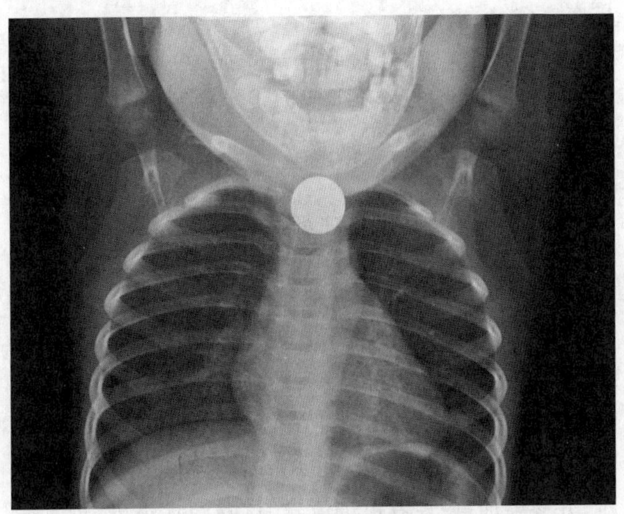

图 40-10　食管异物
硬币 X 线片。

患儿就诊在发病后 12~24 小时内,一经确诊,应尽快取出异物。发病后 24 小时以上或全身情况较差局部有感染时,可行短时间的支持治疗,控制感染后尽快行异物取出。

手术方法:一般在全身麻醉下硬质食管镜异物取出,纤维/电子食管镜适用于局麻下较小而细长的异物取出,圆钝光滑的异物可用 Foley 导管取出,异物巨大并嵌顿紧或带有金属钩等异物无法经内镜取出时,应颈侧切开或开胸取出异物。

【预防】

1. 进食切忌匆忙,应细嚼慢咽,忌用带刺或碎骨的鱼汤、鸡汤与米、面混合。

2. 教育儿童不要将玩具、硬币等放入口中玩要。

3. 误吞异物后,切忌强行吞咽食物试图将异物咽下,以免加重食管损伤,应及时到医院就诊。

（二）食管腐蚀伤食管狭窄

食管腐蚀伤(caustic injuries of esophagus)为吞食腐蚀剂造成的食管损害，又称为食管化学烧伤，为耳鼻喉科急重症之一，如处理不当，可引起食管穿孔、食管瘢痕狭窄或食管闭锁。

【病理】 腐蚀剂通常有酸性和碱性两类，前者如硫酸、盐酸、硝酸等，后者如氢氧化钠、氢氧化钾、碳酸氢钠、高锰酸钾等。发生腐蚀伤后，局部病变程度与腐蚀剂的化学性质、剂量、浓度和局部停留时间长短有关。按损伤的严重程度，食管腐蚀伤分为三度：

1. 一度(轻度) 累及黏膜表面，引起黏膜表层的充血、水肿及浅表损伤。

2. 二度(中度) 累及食管壁的黏膜层及肌层，引起渗出性变、溃疡及假膜形成，1~2周出现肉芽，3~4周后瘢痕挛缩狭窄。

3. 三度(重度) 食管全层受损，并累及食管周围组织，可能发生食管穿孔及纵隔炎等并发症。

【症状】

可分为三期：

1. 急性期 吞入腐蚀剂后可立即出现局部的疼痛、吞咽困难、流涎，恶心、呕吐，声嘶及呼吸困难等，严重者出现全身中毒症状，如嗜睡、高热及休克等。

2. 症状缓解期 病程1~2周后，疼痛缓解，创面逐渐愈合，饮食逐渐恢复，全身症状好转，轻症者2~3周愈合。

3. 瘢痕狭窄期 损伤3~4周后，再度出现吞咽困难，并逐渐加重，轻者可进流食，重者滴水不进，进食后呕吐、脱水、营养不良等症状。

【检查与诊断】

1. 口腔、咽喉部检查 吞食腐蚀剂后，口咽部黏膜充血肿胀，上皮脱落后假膜形成，喉部受累时可见会厌、杓状黏膜水肿。

2. 影像学检查 X线胸腹部透视或CT扫描检查可协助检查有无并发症发生，在急性期后可行上消化道造影检查，了解受损性质、食管狭窄部位与程度。

3. 食管镜检查 可直视下观察食管内受损情况，进一步了解病变性质、程度和范围，注意不要强行通过损伤部位，避免穿孔发生。

【治疗】 原则为急性期抢救生命，预防狭窄形成，瘢痕期主要为食管扩张治疗。

1. 急性期 可给予中和剂，酸性物灼伤给予氢氧化铝凝胶，碱性物灼伤给予食用醋、柠檬汁中和，误服高锰酸钾粉剂或片剂，可应用维生素C溶液清洗局部存留的药粉，避免造成局部黏膜严重损伤，应用抗生素、糖皮质激素以及支持治疗，必要时早期可给予鼻饲饮食。如喉梗阻明显，及时行气管切开。

2. 缓解期 根据病情轻重应用抗生素及糖皮质激素治疗，疑有食管狭窄者，应尽早置入胃管鼻饲。

3. 瘢痕期 已发生食管狭窄的患儿，可采用手术治疗，包括食管镜下球囊扩张、探条扩张、记忆型钛网合金支架置入等，对于食管烧伤严重、狭窄范围广泛、扩张未成功者可考虑行结肠代食管手术、狭窄段切除食管端-端吻合术等。

【预防】 食管腐蚀伤是可以预防的，应加强对酸性或碱性等腐蚀剂的存放管理，容器上要有醒目的标记，最好专人保管，上锁存放。家庭应用的腐蚀剂，忌用饮料瓶、杯、碗等盛装，一定要放在儿童接触不到的地方，避免意外发生。

（张杰 李兰）

参考文献

[1] OLNEY DR, GREINWALD JH JR, SMITH RJ, et al. Laryngomalacia and its treatment. Laryngoscope, 1999, 109(11): 1770-1775.

[2] ROGER G, DENOYELLE F, TRIGLIA JM, et al. Severe laryngomalacia: Surgical indications and resultsin 115 patients. Laryngoscope, 1995, 105(10): 1111-1117.

[3] CARTER J, RAHBAR R, BRIGGER M, et al. International pediatric ORL group(IPOG) laryngomalacia consensus recommendations. Int J Pediatr Otorhinolaryngol, 2016, 86: 256-261.

[4] COTTON RT, MYER CM 3RD, O'CONNOR DM, et al. Pediatric laryngotracheal reconstruction with cartilage grafts and endotracheal tube stenting: the single-stage approach. Laryngoscope, 1995, 105(8 Pt 1): 818-821.

[5] MCCAFFREY TV. Classification of laryngotracheal stenosis. Laryngoscope, 1992, 102(12 Pt 1): 1335-1340.

[6] LANO CF JR, DUNCAVAGE JA, REINISCH L, et al. Laryngotracheal reconstruction in the adult: A ten year experience. Ann Otol Rhinol Laryngol, 1998, 107(2): 92-97.

[7] JOHNSTON DR, WATTERS K, FERRARI LR, et al. Laryngealcleft: evaluation and management. Int J Pediatr Otorhinolaryngol, 2014, 78(6): 905-911.

[8] BENJAMIN B, INGLIS A. Minor congenital laryngeal clefts: Diagnosis and classification. Ann Otol Rhinol Laryngol, 1989, 98(6): 417-420.

[9] 中华医学会耳鼻咽喉头颈外科学分会小儿学组. 中国儿童气管支气管异物诊断与治疗专家共识. 中华耳鼻咽喉头颈外科杂志, 2018, (5): 325-338.

第 5 节　头颈部疾病

一、头颈解剖和生理特点

头颈部是头颅和躯干的重要连接,其血管神经以及淋巴循环具有非常重要的生理功能,受到损害时轻则功能障碍,重则危及生命。了解儿童头颈部解剖,筋膜和相关间隙的知识对于了解儿童头颈部感染及先天性疾病的病因学、症状、并发症和治疗措施是至关重要的。

(一)颈部血管

1. 动脉　颈总动脉左、右各一,右侧颈总动脉起自头臂干,左颈总动脉直接起自主动脉弓。颈总动脉、颈内静脉和迷走神经共同包于颈动脉鞘内。

2. 静脉　颈外静脉是颈部浅静脉最大的一支。由下颌后静脉的后支和耳后静脉等在下颌角附近汇合而成。

(二)颈部淋巴结

颈部淋巴结分区在临床中具有重要意义,临床上通常将颈部淋巴结分为 7 个区。

(三)颈部神经

1. 颈丛(cervical plexus)　可分为浅支和深支两2两组。浅支又称颈丛皮神经,在胸锁乳突肌后缘中点附近呈扇形穿出。深支多数支配肌肉,可分为向前内侧走行的内侧组和向后外侧走行的外侧组。

2. 后组脑神经　颈部共有四对后组脑神经,包括舌咽神经、迷走神经、副神经和舌下神经。

(四)颈部分层

颈部由前向后分别为颈深筋膜浅层、颈深筋膜中层和颈深筋膜深层。

1. 颈深筋膜浅层　该筋膜围绕整个颈部形成一个总鞘。包绕胸锁乳突肌和斜方肌形成两个肌鞘,包绕腮腺和颌下腺,形成两个腺体筋膜鞘。

2. 颈深筋膜中层(颈内脏筋膜)　在颈部大血管及神经周围形成颈鞘;在气管、食管和甲状腺周围,形成气管鞘、食管鞘和甲状腺鞘。

3. 颈深筋膜深层　在颈椎前方的颈深筋膜深层即椎前筋膜,沿该筋膜向上、下可追踪至颅底和第三胸椎。

二、头颈部常见疾病

(一)鳃裂瘘管及囊肿

在人类胚胎发育的过程中,鳃沟、咽囊、鳃膜或颈窦的闭合时间与面神经的迁移和腮腺的发育同时发生。而鳃裂瘘管及囊肿是由于胚胎发育时鳃弓融合不全、上皮残留而形成的先天性疾病。根据来源不同,分为第一鳃裂、第二鳃裂、第三鳃裂和第四鳃裂囊肿和瘘管。其中第四鳃裂囊肿和瘘管较为少见。凡在咽内及颈侧皮肤均有开口者称瘘管(fistula),仅在咽内或颈侧皮肤一端有开口者称不完全瘘管或窦道(sinus);若两端均无开口,仅为残留于组织内的上皮腔隙,因分泌物潴留而发展成为囊肿(cyst)。有时三者可以互相转变,如因反复发炎导致肉芽、瘢痕形成,使瘘管的一端或两端封闭,则可转变为窦道或囊肿;反之,囊肿也可向咽内或颈侧皮肤穿破,形成窦道或瘘管。

【病因学】　关于鳃裂囊肿的病因学仍有争论,但大多赞同鳃源性器官残留,主要认为:①鳃器上皮细胞的残留。②鳃沟闭合不全。③分隔鳃沟与咽囊的闭膜破裂。④鳃器的发育异常。⑤颈窦存留[1]。

【临床表现】

1. 第一鳃裂囊肿和瘘管如何判断　与外耳道关系密切为其共同特征。Work 和 Proctor(1963)将该畸形分为两类[2],Ⅰ类:完全来自外胚层,表现为膜性外耳道的折叠,通常位于耳前区。瘘管可开口于外耳道,偶尔可开口于内(中)耳。Ⅱ类:来自外胚层和中胚层,与外耳道并行,位于下颌角的后方或下方。外耳发育开始于胚胎第五周末,从第一鳃弓和第二鳃弓发育而来,第一鳃裂囊肿和瘘管可与外耳道共壁。故第一鳃弓、第二鳃弓发育异常导致第一鳃裂囊肿和瘘管的同时可能会伴有外耳畸形、耳道狭窄等。故仔细的专科检查和辅助检查不可缺少。

2. 第二鳃裂囊肿和瘘管　位于第二和第三鳃弓衍生物之间。外开口可位于下颌角和锁骨上窝处之间胸锁乳突肌前缘的任何部位。穿过深筋膜浅层,行于颈内和颈外动脉之间(第三鳃弓动脉)瘘管通过二腹肌后腹的(第二鳃弓肌肉)后方和第Ⅻ对脑神经和第Ⅸ对脑神经(第三鳃弓神经)的前方,并到达咽侧壁开口于咽腔的扁桃体窝内。

3. 第三鳃裂瘘管 第三鳃裂囊肿临床上罕见,主要见于新生儿,通常表现为累及甲状腺叶的囊性包块,可见囊肿位于颈总动脉内侧,纤维或管样组织通向梨状窝底部。第三鳃裂瘘管走行存在争议[3],是指其外口一般位于胸锁乳突肌前缘前下部,其走行经颈阔肌深面顺颈动脉鞘上行,沿迷走神经越过舌下神经、在舌咽神经或茎突咽肌下方,绕过颈内动脉,穿过舌骨与喉上神经之间的甲状舌骨膜,内口开口于梨状窝,故临床上亦称之为梨状窝瘘。

4. 第四鳃裂囊肿和瘘管 此种畸形发病较少,虽有报道但无确定描述,窦道可能行程在升主动脉弓下方延伸于胸锁乳突肌下缘和颈部之间,并位于喉返神经的后方,开口于食管入口或梨状窝尖。

【辅助检查】

1. CT检查 可对病变的范围、大小、是否合并感染等进行诊断。

2. MRI检查 可提供病变部位及范围等信息。一般在T_1WI呈均匀低信号、边界清楚,T_2WI呈均匀高信号;囊内信号升高或囊壁增厚,周围组织间隙欠清,T_1WI呈稍低信号、T_2WI呈稍高信号,增强后囊壁有强化,提示感染。

3. B超检查 显示内部无回声,后方回声增强;若囊肿合并感染时,囊内呈低弱回声暗区,分布不均。继发感染时,囊壁增厚、毛糙。

4. 针吸穿刺 对孤立性囊肿或合并囊肿的瘘管可以采用针吸穿刺进行病检。既可了解肿块是否为囊性,又可通过抽出的内容物来判断性质。

5. X线造影 经外瘘口注入40%碘油或其他造影剂,X线片或CT扫描,可显示瘘管的走行部位及内口位置。对于内口在咽部或梨状窝的完全性瘘管可在喉镜观察下,经外口注入染料,观察其内口显示。

【治疗】

1. 非手术治疗 如有急性感染,应给予抗感染治疗,使用包括抑制厌氧菌在内的广谱抗生素或根据细菌培养结果选用敏感抗生素。脓肿形成时,部分病例可自然破溃或切开引流,脓肿消退后症状多能缓解。

2. 手术治疗 目前认为,完整切除囊肿及瘘管是唯一有效的根治方法。对于无症状的患者,可暂时观察。反复感染者,应在感染控制后,于下次感染发作前或瘢痕形成前行手术切除。

(二)甲状舌管囊肿

甲状舌管囊肿与瘘(thyroglossal cyst and fistula)是颈部常见的先天性畸形,多于儿童或青少年期发病,囊肿大多数为良性病变,仅有少数可癌变。

【临床表现】 多表现为颈前正中无痛性肿块,常位于舌骨和甲状软骨间的舌根、口底、舌骨、甲状腺峡等处,但以舌骨前下方和甲状舌骨膜前较为常见,偶见于舌的盲孔或胸骨上窝。肿块表面光滑,边界清楚,直径约为1~3cm,随吞咽或伸舌可上下移动。若囊肿处于感染急性期则可表现为颈部皮肤红肿、发热、压痛、颈前瘘管形成则常有少量混浊黏液排出。发生在咽部及喉内的不典型甲状舌管囊肿,在新生儿期可能表现出呼吸窘迫,发声困难或进食困难,在婴儿和较大儿童则可表现为舌底的肿块,因其症状不典型容易漏诊。

【辅助检查】

1. 超声检查 位于颈前中线的薄壁无回声或低回声肿块,边界清楚,感染后可表现为囊壁增厚和低回声消失。

2. 颈部MRI T_1加权像呈低信号,T_2加权像呈高信号,MRI可明确囊肿与舌骨及其他周围结构的关系。当肿物巨大或需要了解肿物与周围组织关系时可进行该检查。

3. 颈部CT 边界清楚的均匀液性低密度影,并有薄薄的一圈强化边缘。囊壁增厚提示继发感染。考虑电离辐射对甲状腺的影响,不推荐常规进行该项检查。

4. 甲状腺功能检查 术前甲状腺功能检查(T_3、T_4、TSH)有助于了解甲状腺功能情况,防止漏诊术前既已存在先天性甲状腺功能减退的风险。

【诊断与鉴别诊断】 根据发病年龄、病变部位、病变性质及超声检查,易于诊断。但需严格与异位甲状腺、甲状腺良恶性肿瘤、颈部表皮样囊肿、鳃裂囊肿、淋巴结肿大及颈部脓肿等疾病相鉴别。

【治疗】 完整切除瘘管及其分支是消除反复感染和恶变的最好方法。对于正处于感染急性期的患者,首先应彻底控制感染。Sistrunk术式为目前最经典、最有效的手术方法,其核心在于切除以舌骨为中心的组织而非单纯切除瘘管。

(三)头颈部脉管性疾病

1. 毛细血管畸形 是最常见的脉管畸形,系由异常扩张的毛细血管或毛细血管后微静脉组成,病变主要集中于较浅的皮肤乳头层和网状层,随着患者年龄增长出现进行性扩张，导致病灶变暗、增厚、结节生成。

【临床表现】　临床上常见的毛细血管畸形为鲜红斑痣，又称"葡萄酒样痣（port wine stains，PWS）"。皮损常在出生时出现，表现为边缘清楚而不规则的红斑，压之褪色或不完全褪色；红斑颜色常随气温、情绪等因素而变化。

葡萄酒样痣临床可分三型，①粉红型：病变区平坦，呈浅粉红至红色，指压完全褪色。②紫红型：病变区平坦，呈浅紫红至深紫红色，指压褪色至不完全褪色。③增厚型：病变增厚或有结节增生，指压不完全褪色至不褪色。

【诊断与鉴别诊断】　单纯葡萄酒样痣根据病史、临床表现即可诊断。组织病理改变为真皮浅层毛细血管网扩张畸形，管壁仍由单层内皮细胞构成，表皮层及其周围组织正常。6 个月内的葡萄酒样痣患儿需与婴儿血管瘤相鉴别，早期两者均表现为红斑，但后者红斑可表现为逐渐隆起，呈鲜红颗粒状，而葡萄酒色斑在幼儿期均呈平坦的红斑，病灶随年龄增长成比例增大。

因该病变常沿三叉神经分布，故需排除 Sturge-Weber 综合征。后者因侵犯软脑膜，在婴儿期即可出现惊厥，可导致智力障碍和神经功能损害；若侵犯脉络膜，可出现青光眼等，可通过增强 MRI 及眼底眼压检查进行鉴别。

此外，葡萄酒样痣还需与毛细血管畸形-动静脉畸形相鉴别，后者为家族遗传性，可伴有全身多发红斑，同时伴有深在的动静脉畸形病灶。需要行增强 CT、增强 MRI 或血管造影来确定动静脉畸形病灶。

【辅助检查】　葡萄酒样痣根据临床表现即可诊断，必要时可行病理检查确诊，辅助检查主要用于鉴别诊断。

【治疗】　毛细血管畸形除了可能造成局部出血及皮肤外表畸形外，对儿童的心理、社会、人际关系和认知发育均有持久的不利影响，因此提倡尽早治疗。目前有激光的选择性光热作用治疗、强脉冲光治疗、光动力疗法以及手术治疗。

2. 静脉畸形　静脉畸形以往多称为海绵状血管瘤，是临床常见的脉管畸形，是静脉异常发育产生的静脉血管结构畸形，由大量充满血液的血窦构成。散发病例多呈单病灶，遗传性病例常呈多病灶，临床多为散发性静脉畸形。出生时即存在，大部分生后即被发现，少部分在幼年或青少年时被发现。头颈面部为好发部位，四肢、躯干次之，多见于皮肤和皮下组织。其生长速度与身体生长基本同步，不会自行退化，发病无性别差异。

【临床表现】　静脉畸形临床表现不一，从独立的皮肤静脉扩张或局部海绵状肿块，到累及多组织和器官的混合型。病灶外观亦表现多样，典型的浅表皮损表现为可压缩无搏动的蓝紫色柔软包块，其体积大小可随体位改变或静脉回流快慢而发生变化；也可呈局部大小不一的结节状突起，质地坚韧；或深在包块，表面皮肤完全正常。在体积较大和病程较长的皮损中，可触及因血栓机化形成的颗粒状静脉石。静脉血栓形成，表现为反复的局部疼痛和触痛。

【诊断】　由病史及详细的体格检查即可确诊大部分静脉畸形，但对于分布不明确的病灶，可通过辅助检查进一步明确诊断，同时与动静脉畸形、血管瘤、淋巴管畸形等相鉴别。

【辅助检查】

（1）瘤体穿刺：从瘤体中央处穿刺，很容易抽到回血；但也无法完全排除血供十分丰富的疾病包块。

（2）X 线平片：用于确定瘤体范围及骨质的变化；有助于确认静脉畸形腔内钙化灶及静脉石。

（3）B 超：病灶表现为明显的液性暗区。对较深病变显示欠佳，难以作为一种独立的影像诊断方式。

（4）MRI：可显示静脉畸形的范围以及与周围组织的关系。因其无创，可在任意层面成像，是静脉畸形的首选影像学检查方式；同时进行血管增强，可与淋巴管畸形相鉴别。

（5）CT：进一步明确 X 线平片的可疑发现，更清楚地显示静脉畸形的静脉石，在静脉石显示方面，CT 优于 MRI。增强 CT 扫描时，局限的静脉畸形可有良好显示，大多数静脉畸形未见强化。

（6）瘤体造影：有经手背或足背浅静脉穿刺的肢体顺行静脉造影和瘤体直接穿刺造影两种方法。顺行静脉造影适用于四肢部位的静脉畸形，其特征为造影剂进入并潴留在与静脉沟通的异常血窦组织内。

（7）选择性动脉造影：可显示瘤体的营养和回流血管，对是否存在动静脉瘘有帮助。

【治疗】　静脉畸形是常见的脉管病变，目前采用的治疗方法有手术、激光、硬化剂注射等。目前，对于多数患者硬化治疗已经可以取代手术，成为静脉畸形的主要治疗手段。

（1）血管内硬化治疗：是目前国内外较常采用的治疗方法，常用的硬化剂有鱼肝油酸钠、平阳霉素、十四烷基硫酸钠、无水乙醇、聚桂醇等。

（2）激光治疗：皮肤或黏膜的浅表静脉畸形可采用激光治疗，长脉宽 Nd：YAG（1 064nm）能取得较好的效果。

(3) 手术治疗:静脉畸形有丰富的血窦及周围血管,难以手术切除,其创伤大、出血控制难、复发快、功能和外观影响大。因此,手术不是静脉畸形的首选治疗方法。

3. 动静脉畸形 动静脉畸形是一种高流量的先天性血管畸形,由扩张的动脉和静脉组成,异常的动静脉之间缺乏正常毛细血管床。其发生率低,无性别差异。40%~60%的患儿出生时即被发现,易被误诊为毛细血管畸形或血管瘤。头颈部相对好发,其次为四肢、躯干和内脏。

【临床表现】 病灶最初通常仅表现为皮温略高的皮肤红斑,可触及搏动或震颤。动静脉畸形中的动静脉瘘因血流动力学异常可导致组织缺血,局部可出现疼痛、溃疡或反复出血,严重者因长期血流动力学异常可致心力衰竭。动静脉畸形还可引起外观畸形、重要组织器官受压、功能损害等。

【诊断与鉴别诊断】 绝大多数动静脉畸形可通过临床表现诊断。与血管瘤不同,动静脉畸形病灶在婴儿期无明显增生变大的病程,其高流量特征可与毛细血管畸形、静脉畸形或淋巴管畸形区分。若临床表现不能明确,可利用影像学检查辅助诊断。

【辅助检查】 彩色多普勒超声可检测动静脉畸形的高流量特征,从而与其他低流量脉管畸形相鉴别。MRI 有利于明确病灶范围,在 T_1WI 和 T_2WI 上均表现为低信号,其中可见有明显的流空效应。数字减影血管造影(DSA)是动静脉畸形诊断的金标准,治疗前需进行 DSA 检查,为治疗方案的选择提供指导。

【治疗】 动静脉畸形的治疗方式包括介入栓塞、无水乙醇介入治疗、外科手术和联合治疗(介入栓塞后手术治疗)。目前尚无成熟的内科药物治疗方式。

4. 淋巴管畸形 淋巴管畸形(lymphatic malformations,LMs)过去称为淋巴管瘤。因其不存在淋巴管内皮细胞的异型增生,仅出现管腔形态的异常扩张,故更名为淋巴管畸形。发病率约为 1/2 000~1/4 000。该病好发于头颈部,可发生于任何年龄,50% 出生时即有,90%在 2 岁前即可发现。根据其囊腔大小可分为大囊型(≥2cm)、微囊型(≤2cm)及两者兼有的混合型。淋巴管畸形为良性病变,但极少能自行消退。

【临床表现】 根据累及部位、病变大小及程度不同,临床表现多样,大囊型淋巴管畸形多发生于颈部,可表现为颈部一侧巨大柔软囊性肿物,无压痛,皮肤纹理正常,透光试验阳性;微囊型淋巴管畸形多发生于口腔、颊部及舌咽等部位,呈浸润性,分界较差。临床上,混合型淋巴管畸形亦较常见。

【辅助检查】

(1) 超声检查:是诊断头颈部淋巴管畸形的首选方法。典型的大囊型淋巴管畸形超声提示病灶边界清晰,内部显示为单纯多发无回声区,回声清晰,可见多个分隔,病灶外壁及分隔光滑;病灶内无血流信号。微囊型淋巴管畸形表现为低回声或无回声混合低回声型,常规二维超声显示病灶欠规则,呈不规则的低回声区,内有少量小的不规则无回声区,形成以实性为主的囊实混合性病变。

(2) MRI 检查:对于明确病变及其与周围组织关系具有重要意义,其判断病灶的范围及大小要明显优于超声。MRI 通常表现为多房囊性包块,T_1WI 中等信号,T_2WI 高信号(图 40-11)。

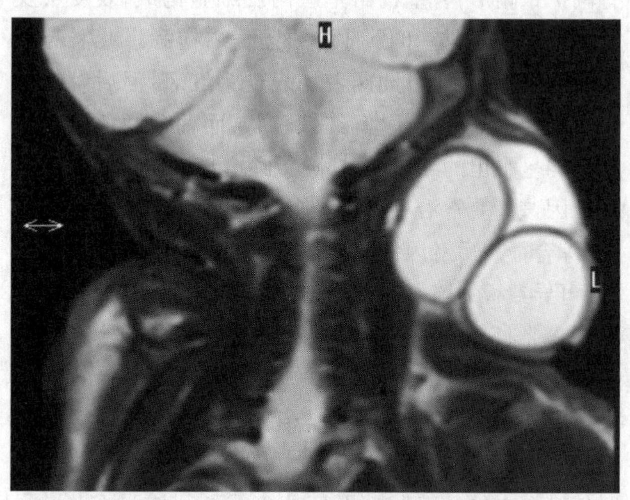

图 40-11 颈部大囊型淋巴管畸形 MRI

T_2 压脂相水平位,可见肿物呈多房性,内容为高信号,间隔呈低信号影。

(3) CT 检查:对软组织显示不如 MRI 清晰,当病变累及骨性结构时可行 CT 检查,但 CT 存在一定的电离辐射伤害,因此在儿童的淋巴管畸形诊断中应该谨慎选择。

【诊断与鉴别诊断】 根据病史和临床表现,诊断淋巴管畸形并不困难。微囊型淋巴管畸形最常累及的部位为面部下 2/3,如唇、颊、舌、耳等,常引起软组织肥大,如巨舌、下颌肥大等。大囊型淋巴管畸形多见于颈部和颌下,表现为局部柔软的囊性肿物。超声和 MRI 是明确病变部位、大小和范围的重要辅助诊断手段。

【治疗】

(1) 硬化剂治疗:大囊型淋巴管畸形通常首选硬化治疗,硬化治疗亦可用于治疗小范围局限性口腔黏膜的微囊型淋巴管畸形,目前常用的硬化剂为博来霉素。随着影像技术的发展进步及新硬化剂的出现,硬化治疗逐渐取代手术治疗成为淋巴管畸形的主要治疗方法。

(2) 激光治疗:常用激光器包括 CO_2 及 YAG 两种,可用于浅表微囊型淋巴管畸形。

(3) 手术治疗:是最传统的治疗方法。直到目前在某些患者中仍然起到重要作用。主要适用于:①有症状或影响外观的微囊型淋巴管畸形;②硬化剂治疗无效的大囊型及混合型淋巴管畸形;病变累及气道严重危及生命者,可采取手术治疗;③病变局限,充分评估后认为手术可彻底切除病变,且重要神经血管结构损伤风险极低者,手术具有低复发率的优势。

(4) 药物治疗:对于大范围弥漫性生长、引起持续性呼吸困难或乳糜胸等严重并发症,硬化治疗和手术等局部处理均无法奏效的难治性淋巴管畸形,近年来很多医疗中心试验性采用系统给药治疗,取得了一定的疗效。主要包括口服抗炎药物和抗血管生成药物,如干扰素、普萘洛尔、西地那非、西罗莫司等。其中,口服西罗莫司治疗难治性淋巴管畸形的研究最受关注[4]。

(四)甲状腺腺瘤

甲状腺腺瘤(thyroid adenoma)是甲状腺最常见的良性肿瘤,可发生在任何年龄,女性多见,但儿童发病率不高。腺瘤可分滤泡型、乳头型,其中滤泡型包括嗜酸细胞型、胚胎型、胎儿型及不典型等。

【临床表现】 甲状腺腺瘤一般无明显自觉症状,部分患儿可伴有甲状腺功能亢进(高功能甲状腺腺瘤)。触诊可及单发结节,质坚实,呈圆形或椭圆形,与周围正常甲状腺组织分界明显。

【辅助检查】

(1) 超声检查:甲状腺局限性增大,呈圆形或卵圆形单发肿块,内部呈均匀低回声,若伴有囊性变、坏死、出血和钙化则回声不均匀。

(2) 增强 MRI 检查:对于较大的甲状腺肿瘤,推荐 MRI 作为制订手术方案的辅助检查。可了解肿瘤与周围组织关系。

(3) 超声引导下的细针抽吸活检(fine needle aspiration biopsy,FNAB):是术前判断甲状腺结节良恶性的最佳方法。适用于甲状腺功能正常或减退、结节最大径 >1cm 和超声特征提示可疑的患儿。

(4) 甲状腺核素扫描:非临床常规检查。可用于诊断高功能甲状腺腺瘤。

【治疗】

1. 甲状腺激素治疗 口服左旋甲状腺激素治疗甲状腺腺瘤在儿童中仍有争议。对于有压迫症状或有辐射暴露史的患者,治疗获益可能更明显。

2. 手术治疗 既往常规采用腺瘤切除术,但由于良性病变中可能有微小癌灶的存在,切除术后仍有腺瘤复发和恶变的可能。尤其对于儿童患者,甲状腺单个结节中超过半数为恶性或包含恶性变。目前一致的观点是,最小切除范围为患侧腺叶全切除术。手术适应证:①病变直径 ≥4cm;②生长趋势明显的甲状腺结节;③高功能腺瘤;④超声随诊其特征有变化,经细针穿刺细胞学检查等手段仍不能排除恶性变可能者。

【转归】 甲状腺腺瘤发展缓慢,其转归为:①退行性变形成囊肿。②转化为高功能甲状腺腺瘤。③发生恶变。

(倪鑫 李晓艳)

参考文献

[1] WALDHAUSEN JH. Branchial cleft and arch anomalies in children. Semin Pediatr Surg, 2006, 15(2): 64-69.

[2] WORK WP, PROCTOR CA. The otologist and first branchial cleft anomalies. Ann Otol Rhinol Laryngol, 1963, 72: 548-562.

[3] 宫喜翔,陈良嗣,许咪咪,等. 先天性梨状窝瘘瘘管走行分段及毗邻解剖临床研究. 中华耳鼻咽喉头颈外科杂志, 2018, 53(8): 604-609.

[4] WANG S, DU J, LIU Y, et al. Clinical analysis of surgical treatment for head and neck lymphatic malformations in children: a series of 128 cases. Acta Otolaryngol, 2019, 139(8): 713-719.

41

第四十一章 眼科疾病

第 1 节　眼部检查

婴幼儿时期是眼球发育最快的阶段。以眼轴发育为例，其前后径在 5 岁时就由出生时平均 14mm 增长至 21mm 左右，接近成人的 24mm 水平[1]。眼内组织和视细胞不断发育成熟，视力逐渐提高，正常儿童发育到六岁时的裸眼或矫正视力不低于 0.7。由于视力发育尚未成熟，婴幼儿的眼病早期可无任何症状，如能早期进行必要的客观检查，及时发现视力异常，早诊断、早干预，即可达到较好的治疗效果。

婴幼儿眼部器官十分娇嫩，医师检查时应手法轻柔，动作敏捷。年龄越小配合越差，需眼前放置吸引患儿注意力的玩具或表面麻醉状态下借助开睑器、眼睑拉钩、手持裂隙灯等检查；直接间接眼底镜或广角数码视网膜成像系统对眼底（特别是早产儿）的检查。必要时可视检查需要结合全身状况给予适当水合氯醛或全身麻醉下进行。

对患儿视力的评价可以通过以下方法。

1. 观察视觉行为有无异常　3 岁以下的幼儿可通过观察其注视和追随手电光、玩具，瞬目反射等。稍大的幼儿有无持物近视，眯眼，歪头，或看电视距离很近。根据患儿发育认知的各年龄段，使用视动性眼震仪、条栅视力表、点状视力表、认知视力发育测试法、儿童图形视力表等检查记录。

2. 观察幼儿注视性质　当幼儿注视聚光手电光时，双眼的角膜映光点的位置，遮盖一眼后另眼的注视和位置。注视眼有无眼球震颤。必要时使用同视机、三棱镜检查眼位和其他的视功能项目检查。

3. 视力检查　3 岁以上根据不同年龄以及配合情况，选用儿童视力表或国际标准视力表，并准确判读检查结果。检查视力时必须严格检查单眼视力，特别要避免因偷看而漏诊视力低下的患眼。

4. 其他视觉评估　适用于婴幼儿的其他特殊检查方法还有眼部 B 超，UBM，视觉电生理检查（包括视觉诱发电位、视网膜电流图和眼电图），眼底血管荧光造影，角膜厚度、角膜曲率和眼轴等生物物理指标测量以及普通和功能性 MRI、CT 检查等。

（陆斌）

参考文献

［1］ DONALD OMUTTI, LORAINE TSINNOTT, GLYNN MITCHELL, et al. Ocular Component Development during Infancy and Early Childhood Optom. Vis Sci, 2018, 95(11): 976-985.

第 2 节　眼及附属器疾病

一、眼睑疾病

（一）先天性异常

1. 先天性眼睑缺损（congenital coloboma of eyelid）　指一眼或双眼的部分或全部眼睑缺损。缺损的大小不同，多位于上睑内 1/3 处。缺损的形状多为三角形，基底位于睑缘，缺损处角膜可因暴露而受损。常伴有眼部及其他部位的缺损，如小眼球，虹膜、脉络膜缺损，睑球粘连及唇裂、腹疝等。本病可是全身综合征的一个表现，也可为染色体畸变的结果，为常染色体显性或隐性遗传。

2. 内眦赘皮（epicanthus）　为遮盖内眦部垂直的半月形皮肤皱襞，与上睑皮肤相连。与下睑皮肤相连者为反向内眦赘皮。多伴有内眦间距增宽，鼻梁低。常合并上睑下垂、睑裂缩小、眼球向上运动受限、真性内斜视及先天性睑内翻。为常染色体显性遗传，一般无需治疗，如合并其他先天异常，需酌情手术矫正。

3. 先天性上睑下垂（congenitalptosis）　为提上睑肌发育不全或支配提上睑肌的中枢性或周围性神经发育不全所致。即指上睑的上睑提肌和 Müller 平滑肌功能不全或丧失，导致上睑部分或全部下垂。

【临床表现】　根据下垂程度而分为轻度、中度、重度，出生后即发病，可为单侧或双侧。提上睑肌力减弱或完全无力，患儿常抬眉借额肌力量睁大睑裂，多有仰头视物习惯。单侧上睑下垂患儿可因上睑遮盖瞳孔造成形觉剥夺性弱视。上睑下垂可合并其他先天性异常，如上直肌不全麻痹（可有患眼下斜视，上转受限），下颌瞬目综合征,又称 MarcusGunn 现象(患者下颌向健侧运动或咀嚼时,睑裂开大并随之运动),或内眦赘皮、小眼球等。

【治疗】 以手术治疗为主。先天性上睑下垂如遮盖瞳孔,为避免弱视应尽早手术,尤其是重度单眼合并屈光参差、高度屈光不正、斜视时可在 1 岁左右早期手术。若双眼或单眼轻中度上睑下垂,宜在 3~6 岁进行手术矫正。

4. 先天性小睑裂综合征(congenital blepharophimosis syndrome) 临床特征为睑裂较小,常伴有内眦间距扩大,上睑下垂,反向内眦赘皮,鼻梁低平,下泪点向外侧偏位。本病为常染色体显性遗传,可能为胚胎 3 个月前后,因上颌突起发育抑制因子量的增加,与外鼻突起发育促进因子间平衡失调所致。

【治疗】 可分期进行整形手术。一般 2 岁时先行内眦成形术,6~12 个月后再行上睑下垂矫正术。

(二)眼睑水肿

【病因与临床表现】 眼睑组织疏松,易于发生局部水肿。可因局部炎症,血液回流障碍、过敏或全身因素引起。症状严重时甚至可以造成全眼球炎、眶蜂窝织炎等,尤其是婴幼儿病程进展较快,需要及时治疗。

【治疗】 对因治疗,必要时联合全身抗炎治疗。

(三)慢性睑缘炎

1. 鳞屑性睑缘炎

【病因】 睑缘的皮脂溢出,刺激皮肤引起。屈光不正、视力疲劳、营养不良和化学药物可能为其诱因。

【临床表现】 睑缘充血潮红,睫毛和睑缘表面附有上皮鳞屑,自觉有刺痛、刺痒及烧灼感。睑缘充血,睫毛根部鳞屑附着,皮脂溢出。

【治疗】

(1) 去除诱因及避免刺激因素,增强营养和加强体育锻炼。

(2) 清洁睑缘,去除鳞屑后涂抗生素眼膏每日 2~3 次。

2. 溃疡性睑缘炎

【病因】 睫毛毛囊和腺体的化脓性炎症。多为金黄色葡萄球菌感染。

【临床表现】 多发生于营养不良、贫血或全身慢性病的儿童,与鳞屑性睑缘炎一样,也有眼痒、刺痛和烧灼感等。但较前者更严重,睫毛根部有脓疱,脓痂与睫毛粘着,除去脓痂后为小溃疡或脓疱。破坏毛囊造成睫毛乱生或秃睫。

【治疗】 最好能进行细菌培养和敏感试验,选用敏感抗生素积极治疗。

3. 眦部睑缘炎

【病因】 为莫-阿(Morax-Axenfeld)双杆菌感染所引起,也可能与维生素 B_2 缺乏有关。

【临床表现】 外眦部睑缘和皮肤充血、浸渍糜烂,伴结膜炎。睑缘炎经久不愈可致睑缘肥厚、外翻。多为双侧,主要发生于外眦部,自觉眼痒、异物感和烧灼感。

【治疗】 3%硼酸溶液清洗眼睑,除去鳞屑、脓痂。点用抗生素滴眼液,夫西地酸滴眼液(5g:50mg),红霉素眼膏(1g:5mg)。鳞屑性睑缘炎可用皮质激素眼药膏。眦部睑缘炎可用 0.3%硫酸锌滴眼剂,每日 3~4 次。口服复合维生素,治疗应持续炎症消退后 2~3 周。如有慢性结膜炎应同时治疗。

(四)睑腺炎

睑腺炎(hordeolum)是指化脓性细菌侵入眼睑腺体而引起的急性炎症,又称麦粒肿。详见数字资源 41-1。

数字资源 41-1 睑腺炎

【病因】 眼睑腺体的化脓性炎症,金黄色葡萄球菌感染。内麦粒肿为睑板腺(Meibom 腺)感染。外麦粒肿为睫毛毛囊、皮脂腺(Zeis 腺)或汗腺(Moll 腺)感染。

【临床表现】 患处呈红肿热痛等急性炎症的典型表现。内麦粒肿炎症被局限在睑板腺内,外麦粒肿可在眼睑皮下触及有明显触痛的硬结,内外麦粒肿均表现为眼睑、结膜红肿及耳前淋巴结肿痛。脓肿严重者可向结膜囊或皮肤破溃甚至演变为眼睑或眼眶蜂窝织炎,引起败血症或海绵窦血栓。

【治疗】

(1) 局部点抗生素眼药水,严重者可口服或注射抗生素。

(2) 脓肿未形成时避免挤压,脓肿形成后可切开排脓。

(3) 外麦粒肿在皮肤面平行睑缘切口,内麦粒肿在睑结膜面垂直睑缘切口。必要时放置引流条。有眼睑蜂窝织炎者应全身足量应用广谱抗生素及相应对症支持处理。

（五）睑板腺囊肿

睑板腺囊肿(chalazion)又称霰粒肿,为睑板腺特发性无菌性慢性肉芽肿性炎症。

【病因】 为睑板腺开口阻塞,腺体分泌物潴留,刺激周围组织产生的肉芽肿性炎症。在病理形态上类似结节,但不形成干酪性坏死。可能与其睑板腺分泌功能旺盛有关。

【临床表现】 眼睑皮下硬结,无红肿及触痛,与皮肤无粘连。结膜面可见暗红色隆起。囊肿可自行破溃或在结膜面形成肉芽肿。严重者可继发感染。

【治疗】 小而无症状的睑板腺囊肿无需治疗,可热敷或按摩,有可能自行吸收。较大者应手术治疗,手术切口原则同麦粒肿。

（六）睑内翻

【病因】 ①先天性睑内翻:内眦赘皮牵拉、睑缘部眼轮匝肌过度发育或睑板发育不全、肥胖及鼻根部发育不饱满所致。②痉挛性睑内翻:严重的角膜结膜炎时下睑轮匝肌收缩使下睑向内翻卷。③瘢痕性睑内翻:眼睑外伤、炎症或沙眼瘢痕期引起眼睑瘢痕性收缩。

【临床表现】 先天性多为双侧,痉挛性和瘢痕性睑内翻多为单侧。睑缘内翻,睫毛摩擦角结膜引起刺激症状,常伴畏光流泪、球结膜充血等症状。如继发感染形成角膜溃疡,愈后可导致角膜薄翳或白斑。

【治疗】 去除病因。轻度先天性睑内翻常随着年龄增长,鼻梁的发育,可自行消失,不必急于手术,如按摩无效,患儿 3~6 岁眼睑仍然内翻,睫毛严重刺激角膜导致角膜擦伤时应考虑手术。

（七）睑外翻

【病因】 ①痉挛性睑外翻:由于角结膜炎症、眶内容饱满,眶部轮匝肌痉挛引起。②瘢痕性睑外翻:睑皮肤炎症、烧伤或创伤后瘢痕收缩。

【临床表现】 溢泪,睑结膜干燥、肥厚、充血,角结膜干燥、溃疡。

【治疗】 去除病因,牵拉眼睑保护角膜和结膜,严重者应行手术治疗。

（八）眼睑闭合不全

【病因】 由于瘢痕性眼睑外翻、面神经麻痹、眼睑瘢痕或缺损、眼球突出膨大(如甲状腺相关性眼病、先天性青光眼、角巩膜葡萄肿和眼眶肿瘤引起的眼球突出)引起、全身麻醉或重度昏迷时可发生暂时性、功能性眼睑闭合不全导致部分眼球暴露。

【临床表现】 轻度眼睑闭合不全因闭眼时眼球反射上转(Bell 现象),下方的球结膜暴露,引起结膜充血干燥、溢泪;严重的眼睑闭合不全表现为角结膜干燥、充血、肥厚,因角膜暴露,干燥导致暴露性角膜炎,甚至可致角膜溃疡。

【治疗】 去除病因,保护角膜。大量眼药膏涂在角结膜表面,必要时用湿房罩眼或睑缘缝合术,对眼睑瘢痕或缺损可手术矫正。

二、泪器疾病

（一）先天性泪器异常

1. 先天性泪囊瘘(congenital lacrimal sac fistula) 是一种泪道附属器的先天发育异常。可为单侧或双侧。

【临床表现】 先天性泪囊瘘常开口于鼻外侧、内眦韧带下方的皮肤,因与泪囊相通,常流出透明液体。由于液体排出量少,出生时常不被发现。泪液常引起漏口周围皮肤湿疹或脱屑。感染时有脓液排出。

【治疗】 若瘘管有急性感染,瘘口周围皮肤红肿,应用抗生素控制感染后及时手术。先天性泪囊瘘手术方法很多,主要包括缝合瘘管,热烙或硝酸银烧灼,瘘管搔刮术,手术切除瘘管,鼻腔泪囊吻合术联合瘘管切除术,以及微波射频封瘘术。

2. 先天性泪点闭锁(congenital lacrimal punctumatresia) 泪点表面开口极小或被上皮遮盖而闭塞,下泪点受累较多。本病多为常染色体显性遗传。泪点开口小者,可用探针扩大;无开口者,可在睑缘内面相当于正常泪小点解剖位置进行针刺并扩大形成人造泪小点。

3. 先天性泪点及泪小管缺如(congenital absence of lacrimal punctum and canaliculus) 是一种先天性泪道胚胎发育异常引起的泪道疾病。临床少见,可以单眼或双眼发病。

【临床表现】 存在上泪点及泪小管先天性缺如者,部分患儿常无特殊症状。有症状者主要表现为溢泪,伴有或不伴有眼部分泌物。分泌物一般为黏液脓性。症状一般生后即出现,严重者可以出现眼周皮肤湿疹、结膜炎、角膜炎等典型表现。存在上下泪点及泪小管均缺如者,患儿自出生或生后不久即出现溢泪,伴有或不伴有眼部分泌物等症状。

【治疗】 一般认为无临床症状者无需处理。如果有临床泪道阻塞症状则需要考虑手术治疗。其主要手术方式是泪道旁路手术;或实施泪点、泪小管再造术,包括泪点成形联合泪道探通、泪道插管、泪道激光及鼻腔泪囊吻合手术治疗。

4. 新生儿泪囊炎(neonatal dacryocystitis) 是婴幼儿常见的眼病,其发病率约占新生儿的6%。其因先天性鼻泪管下段的胚胎性残膜没有退化,阻塞鼻泪管下端而引起的泪囊继发感染。

【临床表现】 患儿生后即出现溢泪,同时伴有较多的分泌物,压迫泪囊即可见黏液性或脓性分泌物溢出。溢泪使泪囊部皮肤潮红、糜烂,出现慢性湿疹,严重者局部泪囊区出现红肿热痛等急性炎症表现。

【治疗】 早期发现即应施行泪囊按摩治疗,用示指自泪囊上方向下方(鼻泪管方向)挤压,使压力向下冲破先天残膜。若保守治疗无效,可进行手术治疗。手术治疗主要包括泪道探通、泪道插管及鼻腔泪囊吻合手术等。

5. 先天性泪囊突出(congenital dacryocystocele) 先天性泪囊突出是一种特殊的先天性眼-鼻相关疾病。其在先天性泪道阻塞患儿中的发生率为0.1%。发生原因是中胚层管道化不良及泪道远端同时存在阻塞。如果不及时治疗可能导致急性泪囊炎或眼眶蜂窝织炎。

【临床表现】 患儿生后内眦部即出现淡蓝色无痛性囊性肿物。部分患儿出现患侧流泪伴黏液脓性分泌物。

【治疗】 早期可以施行泪囊按摩治疗。如保守治疗无效,应积极进行手术治疗。手术治疗方法主要包括泪道探通或泪道插管手术、鼻窦内镜下先天性泪囊突出破囊手术等。

6. 先天性骨性鼻泪管发育异常(congenital nasolacrimal cannal agenesis) 其临床特点是出现与先天性泪道阻塞相同的流泪伴黏液脓性分泌物症状,严重时继发急性泪囊炎。泪道CT是诊断此种先天性泪道发育异常的主要方法。治疗方法主要是通过经鼻鼻腔泪囊造孔术。

7. 先天性泪囊憩室(congenital lacrimal sac diverticulum) 该疾病的特点是患者出现患眼流泪及泪囊区肿物。对于没有症状的泪囊憩室患儿可以暂时观察不治疗。对于有溢泪、分泌物增多等症状或合并急性炎症并反复感染者,应考虑在全麻下行泪囊憩室摘除手术。

(二)急性泪囊炎

急性泪囊炎(acute dacryocystitis)多由慢性泪囊炎的急性发作引起的。主要诱因是泪道堵塞造成泪液潴留而引起泪囊内细菌的滋生。致病菌多为毒力强的链球菌或肺炎双球菌。上述疾病先天性泪囊突出、先天性骨性鼻泪管发育异常及先天性泪囊憩室在临床上也常常引起急性泪囊炎的发生,严重者会造成眼眶蜂窝织炎。

【临床表现】 泪囊区红肿,局部压痛,耳前淋巴结肿大。若未及时治疗,可形成脓肿,进一步炎症加重破溃则形成泪囊瘘。随着脓液流出,炎症逐渐消退。

【治疗】 炎症早期局部及全身应用抗生素。如泪囊脓肿已经形成,目前不主张行脓肿切开引流,而是通过上、下泪小点引流泪囊内的脓液。因为切开引流后会造成局部永久皮肤瘢痕形成,进而影响患儿的外观。待急性炎症消退后,需要进一步完善泪道相关的影像学检查。根据检查结果明确病因后,再根据不同的病因选择不同的手术治疗方法。

三、结膜疾病

结膜富含神经血管,因此结膜炎(conjunctivitis)占结膜病首位,按病程可分为急性和慢性两类,按病因可分为细菌性、衣原体性、病毒性、真菌性和变态反应性等,儿童真菌性结膜炎罕见。

(一)细菌性结膜炎

1. 淋菌性结膜炎 是一种极为剧烈的急性化脓性结膜炎。若治疗不及时,可在短时间内发生角膜溃疡及穿孔,导致失明。病原菌为淋病奈瑟球菌。

【临床表现】 新生儿淋菌性结膜炎:潜伏期2~5天者多为母亲产道感染,生后7天发生者为产后感染。双眼眼睑及球结膜水肿,充血,分泌物为水样、血清样或血性,数小时后迅速变为脓漏期,大量脓性分泌物流出。

【治疗】 同时全身联合局部应用抗生素治疗以控制感染,预防并发症。

(1) 全身治疗:对新生儿可肌内注射或静脉给予

单剂量头孢噻肟钠25mg/kg,8~12小时一次,共7天。

(2) 局部治疗:用温生理盐水冲洗结膜囊,冲洗时要注意健眼隔离,应将头偏向患侧,防止冲洗时污染健眼。局部用0.5%左氧氟沙星滴眼液频点。有角膜病变时,用1%阿托品散瞳,角膜溃疡穿孔时,在控制感染后行治疗性角膜移植术。

【预防】 一旦确诊必须隔离治疗。患眼应戴透明眼罩以保护健眼。预防的关键是做好产前检查,凡患有淋病的孕妇,要立即彻底治疗。婴儿出生后,在清洁眼部的污物后,立即滴1%硝酸银溶液或2.5%聚维酮碘于结膜囊内。

2. 急性卡他性结膜炎 是由细菌感染引起的急性结膜炎症。儿童中的常见致病菌为流感嗜血杆菌,肺炎葡萄球菌和金黄色葡萄球菌,多发生于冬季和春季。

【临床表现】 结膜充血,分泌物为黏液性或黏液脓性,结膜可有点片状出血,重症者可有假膜形成。角膜边缘可有浸润并形成新月形溃疡,称为卡他性角膜溃疡。

【治疗】 生理盐水或3%硼酸水冲洗结膜囊分泌物。根据不同的病原菌选用抗生素眼药水,睡前涂抗生素眼膏。对流感嗜血杆菌引起的合并有全身症状的婴幼儿,需全身用药。有假膜形成者,应将其剥除后用药,每日1次。

【预防】 传染性强,易造成广泛流行,消毒和隔离至关重要。

(二)衣原体性结膜炎

1. 沙眼 由沙眼衣原体的A、B、Ba及C型引起的慢性、反复发作的感染,是水源缺乏和卫生条件较差的干旱地区致盲的主要原因。

【临床表现】 本病多发生于儿童少年时期,常隐匿发病。急性期症状为畏光、流泪、异物感、分泌物增多等角结膜炎症状,甚至伴耳前淋巴结压痛。慢性期可无不适,或仅觉眼易疲劳,重者睑结膜乳头增生呈天鹅绒状,血管模糊,结膜污秽肥厚。其中角膜血管翳呈垂帘状,是沙眼的特殊表现。慢性期还可有睑内翻、倒睫、泪囊炎、角膜混浊和干燥症等并发症。

【诊断】 ①典型的睑球结膜炎体征。②角膜血管翳形成。③结膜刮片有包涵体。④对上穹窿结膜及眦部结膜充血,有少量乳头或滤泡,已排除其他结膜炎者,可疑似沙眼。

【治疗】 局部可应用10%~30%磺胺醋酰钠和0.1%利福平眼药水,或金霉素、红霉素和四环素眼膏,治疗应坚持用药1~2个月。沙眼流行区口服阿奇霉素1g(只用一次),可有效治疗沙眼。

【预防】 沙眼病人的分泌物有传染性,预防应着重于培养儿童良好的卫生习惯。

2. 包涵体性结膜炎 由沙眼衣原体中D~K型衣原体感染所致。眼部感染的途径为尿道、生殖道分泌物感染,新生儿产道感染,游泳池间接感染。

【临床表现】 新生儿包涵体性结膜炎潜伏期5~14天。患儿眼睑轻度肿胀,黏液或脓性分泌物,睑球结膜充血、水肿,睑结膜乳头增生,甚至假膜、耳前淋巴结肿大等,晚期有滤泡形成。

【治疗】 新生儿口服琥珀酸乙酯红霉素40mg/(kg·d),分4次,共2周。局部点10%~15%磺胺醋酰钠和0.1%利福平眼药水,红霉素或四环素眼膏3~4周。

【预防】 清洁眼睑及结膜的污物后,滴1%硝酸银溶液于结膜囊内。

(三)病毒性结膜炎

特征性表现为滤泡性结膜炎,在下睑最显著。应与衣原体感染和局部药物引起者相鉴别。

1. 流行性角结膜炎 由腺病毒8、19、29和37型引起,传染性极强,接触传染,可散在或流行性发病。

【临床表现】 潜伏期4~7天,双眼同时发病,表现为结膜高度充血,眼睑肿胀等急性滤泡性结膜炎表现,甚至结膜下出血或假膜形成,耳前淋巴结肿大,角膜上皮圆点状浸润,数月吸收,视力受一定影响。

【治疗】 抗病毒药物与干扰素类眼液联合使用,可以减轻症状,避免继发角膜病变。后期可适当使用含有糖皮质激素的抗生素类眼药水。

【预防】 控制传染源,切断传播途径。对患者应严格消毒隔离。

2. 流行性出血性结膜炎 由70型肠道病毒引起。多发生于夏秋季节。

【临床表现】 发病急,潜伏期短,一般12~24小时。双眼同时发病。眼睑红肿,睑球结膜高度充血水肿,结膜下出血,睑结膜滤泡增生或假膜形成。角膜可有细小上皮点状剥脱。多数患儿可伴有耳前淋巴结肿大。

【治疗】 局部联合全身使用抗病毒药物,抗生素仅在有继发性细菌感染时使用。

3. 其他 病毒性结膜炎如咽结膜热,又称咽结膜炎,主要由腺病毒3型引起。本病主要通过水和直接接触传染,多见于中小学生,感染后有一定的免疫力。

【临床表现】 除眼部滤泡性结膜炎症状外,还伴有高热、咽炎等类似上感症状。半数病例发生角膜并发症,但极少引起上皮下浸润和糜烂。平均病程7~10天。

【治疗】 对症治疗,联合人工泪液。

(四)过敏性结膜炎

【分类与临床表现】 过敏性结膜炎(allergic conjunctivitis)最常见的症状是眼痒、流泪、灼热感、畏光及分泌物增加等,儿童患者可表现为揉眼或频繁眨眼。结膜乳头增生是另一个常见的非特异性体征。根据过敏性结膜炎的发病机制及临床表现,可分为5种亚型。其中季节性过敏性结膜炎、常年性过敏性结膜炎和春季角结膜炎,约占总数的88.6%。

(1) 季节性过敏性结膜炎(seasonal allergic conjunctivitis,SAC),以Ⅰ型超敏反应为主,多数致敏原是花粉,在儿童尤为多见。一般无结膜乳头。

(2) 常年性过敏性结膜炎(perennial allergic conjunctivitis,PAC),以Ⅰ型超敏反应为主,轻症者缺乏特异性临床表现,致敏原以尘螨为主。

(3) 春季角结膜炎(vernal keratoconjunctivitis,VKC),Ⅰ型和Ⅳ型超敏反应共同参与,奇痒、畏光、黏液性分泌物,严重者视力下降。结膜乳头是本病的主要体征,多发于上睑结膜,典型的如铺路石样。本病在临床分为结膜型(以结膜乳头为主)、角膜缘型(以角膜缘Horner-Trantas结节为主)和混合型(结膜和角膜缘均累及),严重者合并角膜盾形溃疡(shieldulcer)。结膜刮片检查常可见嗜酸性粒细胞。本病与遗传因素有关。

(4) 巨乳头性结膜炎(giant papillary conjunctivitis,GPC),Ⅰ型和Ⅳ型超敏反应共同参与,以直径>1mm的结膜乳头为主要临床特征,患者常有角膜接触镜、眼部假体或结膜缝线等诱因。

(5) 特应性角结膜炎(atopic keratoconjunctivitis,AKC),Ⅰ型和Ⅳ型超敏反应共同参与,面部伴发特应性皮炎,部分病情迁延患者甚至可出现睑球粘连和结膜囊狭窄。

【治疗】

(1) 对于轻度和中度症状SAC和PAC,推荐使用双效的1%奥洛他定滴眼液,每日2次。联合使用不含防腐剂的人工泪液稀释过敏原并缓解眼部症状。局部肥大细胞稳定剂如色甘酸钠眼液等可在SAC发作前预防使用。

(2) 合并全身过敏症状,可口服抗过敏药西替利嗪、氯雷他定等。

(3) 重症或急性发作的SAC或PAC,可滴用0.5%可的松或0.1%氟米龙等类固醇激素眼液缓解眼痒症状,使用时间不超过一周,密切注意高眼压等并发症。

(4) VKC发作症状较重,严重影响视力,需慎重对待。急性期使用0.1%地塞米松或1%泼尼松龙眼液,迅速消除症状后使用0.1%氟米龙眼液并逐渐降低浓度及点药频率,同时使用双效抗过敏眼液,严密监控眼压。对糖皮质激素眼液使用后眼压明显增高者,使用0.05%~0.1%FK-506眼液或1%~2%环孢霉素A眼液。

(5) 对于儿童VKC首选使用免疫抑制剂眼液,以防止青光眼等严重并发症的发生。冷敷、冰敷或夏季冷空调房间有助于缓解VKC的症状。

(6) 非甾体抗炎药0.1%普拉洛芬眼液的使用,可减轻难治性春季角结膜炎病人的结膜和表层巩膜的充血,使角膜炎和角膜缘浸润消退。推荐联合使用不含防腐剂的人工泪液,以利稀释过敏原、润滑眼表和缓解症状。不推荐长期使用缩血管眼液。

(7) GPC和AKC:对因治疗,联合双效抗过敏治疗。

(五)其他儿童相关结膜炎

1. 泡性角结膜炎 眼部迟发型变态反应,由外源性蛋白,如结核菌素、金黄色葡萄球菌蛋白、真菌及衣原体或寄生虫蛋白所引起的。如泡性角膜炎变大波及角膜基质层,畏光流泪刺激症状明显。局部给予糖皮质激素眼液,如0.1%氟米龙眼药水滴眼,每日3次;全身应加强营养,局部点抗生素眼液。反复发作者需行结核菌素试验。

2. 结膜滤泡症 常见于儿童,一般为双眼,无自觉症状不需治疗。

四、角膜疾病

(一)角膜先天异常

1. 角膜大小和形态异常 角膜横径等于或大于13mm为先天性大角膜,需与先天性青光眼鉴别。患儿90%为男性,常为性连锁隐性遗传,多双眼发病。角膜组织结构和角膜曲率均正常。角膜直径等于或小于10mm者为先天性小角膜,眼球大小可正常,也可为小眼球。后者常伴有虹膜缺损,先天性白内障等其他眼部异常。

2. 圆锥角膜(keratoconus) 病因不明。多在青春期发病,双眼发病,可先后发生,程度不一。症状为进行性视力下降，不规则散光和高度近视。典型特征是角膜呈圆锥状前突，顶端角膜基质变薄。角膜后弹力层可发生破裂，出现角膜急性水肿，称急性圆锥角膜。此时局部应用高渗滴眼剂，水肿逐渐消退，晚期可残留瘢痕组织。早期诊断方法为角膜地形图分析。高度近视性散光不能以框架眼镜矫正视力时，可试用硬性角膜接触镜。若角膜接触镜也不能矫正时，可考虑交联手术或角膜移植术。

3. **角结膜皮样瘤(dermoid)** 出生即存在的类似肿瘤的先天异常，属迷芽瘤。多位于颞下方角膜缘，为黄白色圆实性肿物，表面可有毛发。少数多发，甚至侵犯全角膜。随年龄增长可略增大加深。合并有眼睑缺损，结膜脂肪瘤等眼部、耳部、脊柱异常者称为 Goldenhar 综合征。治疗以手术切除为主，联合板层角巩膜移植是最理想的手术方式。

4. **Peters 异常** 病因与基因突变或孕期环境因素相关。表现为角膜中央或偏中央灰白混浊，伴有混浊部位的角膜基质，后弹力层及内皮层的缺失。分为两型，Ⅰ型为角膜混浊伴虹膜角膜异常粘连，晶体正常。Ⅱ型为角膜混浊伴白内障或角膜晶体异常粘连。Peter Plus 综合征是与 Peters 异常相关的全身系统疾病，除眼部症状，伴身材矮小，肢体短，唇腭裂，耳异常或智力缺陷。Peters 异常大多数需接受穿透性角膜移植手术以重新打开视轴通路。

（二）角膜炎

1. **细菌性角膜炎(bacterial keratitis)** 是最常见的化脓性角膜炎，发病急，发展迅速。多为角膜外伤后或剔除角膜异物后感染所致。常见致病菌主要是表皮葡萄球菌、金黄色葡萄球菌、铜绿假单胞菌等。

【临床表现】 角膜感染后 24~48 小时发生视力下降、眼部红、痛、畏光、流泪、患侧头痛等。眼睑红肿，球结膜混合充血水肿。角膜出现黄白色浸润，边界模糊，周围角膜组织水肿、黄绿色脓性分泌物。可伴前房反应，治疗不及时容易造成角膜穿孔及眼内炎。确诊主要依靠角膜病灶刮片和细菌培养结果。

【治疗】 局部应用广谱、敏感抗生素，如果初始治疗 48 小时没有好转，需要调整方案。如果感染不能控制，应果断采取病灶清创术、结膜瓣遮盖术、角膜移植等手术治疗。

2. **真菌性角膜炎(fungal keratitis)** 一种严重致盲性角膜病，多有植物外伤史、角膜接触镜佩戴史、眼部手术史等危险因素，或发生于糖皮质激素或免疫抑制药的情况下。

【临床表现】 起病缓慢，典型的体征有菌丝苔被、伪足、卫星灶、免疫环、内皮斑、前房积脓等。

【治疗】 局部使用抗真菌药物。首选那他霉素、氟康唑或两性霉素 B 滴眼液。临床治愈后，维持用药 2~4 周，以防止复发。本病忌用糖皮质激素。药物治疗无效，可行穿透性角膜移植手术。

3. **单纯疱疹性角膜炎(herpes simplex keratitis, HSK)** 单纯疱疹病毒的原发感染多发生于幼儿，有全身发热，耳前淋巴结肿大，唇部或皮肤疱疹，有自限性。眼部主要表现为急性滤泡性结膜炎、膜性结膜炎等，角膜病变可分为上皮型、基质型和内皮型三种临床类型。潜伏感染和反复发作是本病的特点。

【临床表现】

(1) 上皮型：根据角膜上皮病变形态分为点状、树枝状和地图状角膜炎。早期轻度异物感、畏光、流泪等刺激症状，如反复发作和经久不愈，可进一步向基质层发展。

(2) 基质型：根据浸润深度进一步分为浅中基质型和深基质型两类。前者往往会留下角膜斑翳。深基质型又包括基质坏死型和盘状角膜炎。

(3) 内皮型：初期可无明显基质浸润，角膜基质水肿继发于内皮细胞的炎症反应，可见明显的睫状充血、角膜水肿、增厚、角膜后沉着物，甚至眼压升高、内皮失代偿引起大泡性角膜病变。

【治疗】

(1) 上皮型：原发感染者常可自愈。复发者需要局部频繁使用抗病毒滴眼液，如阿昔洛韦滴眼液、更昔洛韦眼用凝胶，禁忌使用糖皮质激素滴眼液。干扰素滴眼液可起到辅助作用。

(2) 基质型：在局部抗病毒治疗有效的情况下，可适当使用激素类眼液，一般不超过 4 周。

(3) 内皮型：局部抗病毒药物和糖皮质激素联合应用，减少角膜内皮的损害。症状控制后，仍需维持一段时间的抗病毒药物治疗，必要时全身应用抗病毒药物。已经形成角膜瘢痕的，角膜移植手术是恢复视力唯一有效的方法。

4. **角膜基质炎(interstitial keratitis)** 也称为非溃疡性角膜炎，是角膜基质层的非溃疡性和非化脓性炎症，往往是全身疾病的局部表现，可能与细菌、病毒、梅毒螺旋体、寄生虫感染有关。多为对角膜基质内的抗原引起的免疫反应。

【临床表现与治疗】 患眼有畏光流泪，眼痛和视力下降等表现，重症者伴有水样分泌物和眼睑痉挛。体征:形态学表现多样,角膜基质水肿、炎性浸润伴有深层新生血管是其共同特点。治疗原则是局部应用糖皮质激素滴眼液和非甾体消炎药。此外,针对病因进行全身治疗是控制复发和治疗局部炎症的关键。

(三)角膜软化症

角膜软化症(keratomalacia)是由于维生素 A 缺乏引起的角膜病变。多见于营养不良的婴儿,有夜盲症。

【临床表现与治疗】 患儿全身营养不良,易动、睡眠差、易烦躁。眼部表现分为三期,①夜盲期:在暗处和夜间不能视物。②干燥期:睑裂部位出现干燥斑(Bitot 斑),角膜失去光泽,呈毛玻璃样外观。③软化期:角膜上皮持续缺损,出现溃疡、坏死,严重者可发生角膜穿孔。

去除引起维生素 A 缺乏的原因,补充维生素 A 和 D;局部应用抗生素滴眼液预防感染。未纠正全身营养不良时,慎重考虑角膜移植手术,避免术后不能愈合。

(四)角膜变性和营养不良

角膜变性是因为眼部炎症性病变等引起的角膜组织退化变质及功能减退,但与遗传无关。角膜营养不良指一组遗传性、双眼性、原发性的角膜病理组织特征改变的疾病。

1. 带状角膜变性(band-shaped keratopathy) 本病常发生于慢性眼病之后,如儿童葡萄膜炎。角膜睑裂区累及前弹力层的白色钙化性混浊。由鼻侧、颞侧近角膜缘处开始,渐向中央扩展,最终融合成一边界清楚带状混浊。可有畏光流泪和疼痛等刺激症状,并影响视力。可配戴治疗性角膜接触镜缓解症状。重症可手术刮除角膜上皮,并去除钙质,同时行羊膜移植促进正常上皮修复。

2. 颗粒状角膜营养不良(granular dystrophy) 角膜基质营养不良之一,常染色体显性遗传。10~20 岁发病,可多年无症状,在常规眼科检查时发现。角膜中央前弹力层下局灶性白色颗粒状沉积,大小不等,界限清晰,病灶之间角膜正常透明。早中期无需治疗,当视力下降明显,可考虑行角膜移植术或准分子激光治疗性角膜切削术,但术后可在植片上复发。

五、葡萄膜疾病

(一)葡萄膜先天性异常

1. 先天性无虹膜(congenital aniridia) 视杯前部生长分化障碍,虹膜不能充分发育所致。常染色体显性遗传,多为双侧性。约 2/3 患者是家族性的,具有高外显率和差异表达特性。1/3 散发突变,其中 30% 可能患有 Wilms 瘤和 WAGR 综合征(Wilmstumor, aniridia, genitourinary anomalies and mental retardation)。

【临床表现】 患儿畏光、不同程度的视力低下。晶状体前无虹膜组织,可见晶状体赤道部和悬韧带,房角有虹膜残基。可伴有青光眼、白内障、黄斑和视盘发育不良等。

【治疗】 佩戴有色眼镜或角膜接触镜可减轻畏光症状。密切观察眼压,及时治疗青光眼。

2. 先天性虹膜脉络膜缺损(congenital coloboma of iris and choroid) 胚胎发育过程中视杯下方的胚裂闭合不全可形成虹膜和/或脉络膜缺损,可伴有视盘的部分缺损。

【临床表现】 视力可正常、低下或严重障碍。虹膜缺损位于下方,瞳孔呈倒梨形。脉络膜缺损区多位于视盘下方,呈纵椭圆形,边界清楚,有色素增生。区内裸露白色巩膜,可有视网膜血管跨过。合并视盘缺损时,脉络膜缺损区不同程度地包绕视盘。可伴有先天性小眼球、小角膜、眼球震颤等。

【治疗】 本病无需治疗,患儿发生视网膜脱离的比例较高,应注意随诊。

3. 永存瞳孔膜(persistent pupillary membrane) 又称瞳孔残膜,是由于胚胎时期晶状体表面血管膜萎缩吸收不全而致。

【临床表现】 裂隙灯下可见永存瞳孔膜呈丝、网状或膜状,源于虹膜卷缩轮,可跨过瞳孔附着在对侧的虹膜卷缩轮处。

【治疗】 多数病例无自觉症状,不需要治疗。如影响视力可采用激光或手术治疗。

4. 先天性纤维血管瞳孔膜(congenital fibrovascular pupillary membrane, CFPM) 是瞳孔区残留胚胎时期的白色纤维血管膜。

【临床表现】 瞳孔区白色纤维血管膜自虹膜延续至晶状体前囊,与晶状体前囊粘连,可伴随部分房角发育异常。单眼散发,进行性,遮挡视轴影响视力,甚至眼压升高损伤视神经。

【治疗】 当遮挡视轴或继发青光眼时及时手术治疗,采取膜切除瞳孔成形虹膜周切术。切除不净容易复发。术中尽量保留晶状体。术后存在屈光参差、斜视、弱视[7]。

(二)儿童葡萄膜炎

儿童葡萄膜炎根据病因分为两类,一类为感染性,由细菌、病毒、立克次体、真菌等微生物及少数寄生虫感染所致;另一类为非感染性,由外源的各种创伤和内源的各种能引起机体反应的因素所致。根据病变部位分为:前葡萄膜炎、中间葡萄膜炎和后葡萄膜炎。前葡萄膜炎主要为虹膜睫状体炎,中间部葡萄膜炎少见,以下主要描述虹膜睫状体炎和后葡萄膜炎。

1. **虹膜睫状体炎(iridocyclitis)** 以青少年类风湿关节炎最为常见。

【临床表现】 眼痛、畏光、流泪、视力下降等症状。患眼睫状充血,角膜后沉着物(keratic precipitates,KP),房水混浊,有浮游细胞或纤维素性渗出物,虹膜纹理不清,虹膜表面结节,周边虹膜前粘连,瞳孔缩小、对光反应迟钝及后粘连。可引起并发白内障、继发青光眼、低眼压及眼球萎缩等严重并发症。

【治疗】 积极针对全身性病因治疗,眼部 1%阿托品眼膏散瞳,0.1%地塞米松、1%醋酸泼尼松龙或 0.5%氯替泼诺滴眼液点眼,4~8 次/d,严重者加用结膜下注射地塞米松,1 次/d。注意激素引起的青光眼、白内障及全身性副作用。

2. **后葡萄膜炎(posterior uveitis)** 又称脉络膜炎,累及脉络膜、视网膜、后部玻璃体的炎症性疾病。儿童常见眼弓形体病、眼弓蛔虫病、Lyme 病等类型,部分病例病因不明。

【临床表现】 视物不清、眼前飘黑影等或无症状。病灶为弥漫性、局限性或播散性的。急性期为视网膜边界模糊的黄白色或灰白色斑块,表面网膜可有水肿、出血,玻璃体不同程度的混浊。恢复期时病灶渐消退或形成边界清晰的萎缩斑,附近视网膜上出现色素改变。

【治疗】 积极查找病因,注意母孕期有无感染史,儿童是否有接触小动物史,怀疑有弓形体或弓蛔虫感染时可做实验室检查。确诊后行病因治疗,病因不明者对症治疗,局部应用类固醇皮质激素减轻眼内炎症反应。当玻璃体混浊机化,存在视网膜牵拉网脱风险时可行玻璃体切割术。

六、晶状体疾病

(一)晶状体结构和位置的异常

1. **先天无晶体** 原发性无晶体,临床上较为罕见。晶状体形成后发生退行性变致晶状体消失为继发性无晶体,多合并小眼球和其他眼部异常。

2. **球形晶状体** 常染色体隐性遗传,多双侧性。晶状体小、呈球形。易造成瞳孔阻滞而继发青光眼。少数可发生半脱位或全脱位,还可能发生视网膜脱离。

3. **晶体缺损** 晶状体下方偏内赤道部切迹样缺损。晶状体表面脐状缺损少见。

4. **Marfan 综合征** 常染色体显性遗传。双侧晶状体脱位,多为向上方半脱位,亦有全脱位者。常合并白内障、高度近视、视网膜病变甚至脱离,可继发青光眼等。身材细长伴细长指/趾,常伴先天性心脏病、骨骼肌肉发育异常等。

5. **Marchesani 综合征** 常染色体隐性或显性遗传。晶状体小、呈球形、常半脱位,可继发青光眼。多呈矮胖型,四肢和指/趾短粗,皮下脂肪丰富,可伴心脏疾患及智力障碍等。

6. **同型胱氨酸尿症** 因胱硫醚合成酶缺乏所致的代谢性疾患,常染色体隐性遗传。晶状体半脱位,可伴有先天性白内障、继发性青光眼、视网膜脱离、视网膜色素变性、视神经萎缩等。多数患儿身材细高、蜘蛛样指/趾、骨质疏松、毛发稀疏、智力障碍、脑血栓、心肌梗死等。血浆或尿中同型胱氨酸增多。胱硫醚合成酶活性可降低。

7. **全身弹力纤维发育异常综合征** 晶状体不全脱位,可伴有眼睑皮肤弹性纤维增加所致睑外翻。全身皮肤变薄,关节松弛易脱臼等表现。

【治疗原则】 如不影响视力,无任何损伤眼球的并发症,无需治疗。如伴发晶状体混浊,或出现复视、继发青光眼可手术治疗。

(二)先天性白内障

出生前即存在或出生后才逐渐形成的先天遗传性或发育障碍所引起的晶状体混浊。新生儿中患病率为 0.5%左右。多为常染色体显性遗传。环境因素也是其发病原因,部分白内障是全身疾患的并发疾病,部分合并其他眼部异常(数字资源 41-2)。

数字资源 41-2 先天性白内障扩展阅读

七、儿童青光眼

(一)原发性儿童青光眼

原发性先天性青光眼(primary congenital glaucoma, PCG):指单纯先天的房角发育异常(伴或不伴轻度先天性虹膜异常),伴眼球扩大,无综合征性异常且不伴眼部其他异常的先天性青光眼。我国患病率为(0.2~0.35):10 000。约10%~40%的病例为常染色体隐性遗传。发病机制是小梁发育不全,导致房水流出减少(数字资源41-3)。

数字资源41-3 原发性先天性青光眼扩展阅读

【鉴别诊断】

1. 先天性大角膜 角膜直径异常增大(>13mm)。角膜透明,眼压无升高,无视盘病理性凹陷或萎缩,视功能正常。

2. 青少年型开角型青光眼(juvenile open-angle glaucoma,JOAG) 是指3岁以后至成人早期发病之先天性青光眼,无眼球扩大,无先天性眼部异常和综合征,房角开放。多为外显率减低的常染色体显性遗传。目前有自中国*JOAG*家族的*OAS3*的杂合突变的报道[1]。一般无症状,无角膜增大,到一定程度可有眼痛,虹视及视物模糊、头痛、恶心等症状,视力明显下降及视野缩小。眼压升高,甚至会超过40mmHg。眼底检查可见视神经纤维层变薄,青光眼性视神经改变。房角为宽角,虹膜附着位置较高也可有较多的虹膜突及色素沉着。部分病例的近视可因眼压高巩膜持续伸展而增加,所以在学龄儿童或青年人如近视程度迅速进行性加重应警惕有无青光眼存在。

(二)继发性儿童青光眼

1. 继发性儿童青光眼合并非获得性眼部异常 出生时就存在的主要表现在眼部的各种异常合并或不合并其他全身体征,符合青光眼定义。常见眼部异常为无虹膜症、先天性葡萄膜外翻、Peters异常(如伴有全身表现则称为综合征)、Axenfeld-Rieger异常(如伴有全身表现则称为综合征)、永存性胚胎血管(persistent fetal vasculature,PFV)、眼皮肤黑素细胞增多症(太田痣)、先天性小眼球等。

2. 继发性儿童青光眼合并获得性全身疾病或综合征 出生时就存在的主要表现在全身的各种已知综合征、全身异常或全身疾病,可合并眼部体征。如21三体综合征、13和15三体综合征、18三体综合征、马方综合征、眼-短肢-短身材综合征、Stickler综合征、同型胱氨酸尿症、Lowe综合征、斯德奇-韦伯综合征等。

3. 继发性儿童青光眼合并获得性疾病 儿童葡萄膜炎继发性青光眼,外伤性青光眼,局部或全身应用皮质类固醇所致的激素性青光眼,眼内肿瘤继发青光眼,儿童视网膜病变继发青光眼等。

4. 白内障术后继发性儿童青光眼 是指儿童时期在白内障摘除术后继发的青光眼,白内障术前无青光眼。在低龄手术儿童和小角膜患儿发生率较高。

【治疗原则】 儿童青光眼一般需手术治疗,药物治疗仅作为不能手术或术后眼压仍高的辅助治疗。

1. 药物治疗 降眼压药物均有不同程度的全身副作用,儿童不宜长期应用,尽可能使用低浓度小剂量药物。局部点药后应按压泪囊区以防药液进入鼻腔诱发全身副作用,并密切注意药物对全身,特别是对呼吸和循环系统的影响。

2. 手术治疗

(1) 目前小梁切开术已成为治疗PCG和JOAG的首选术式,微导管引导下的小梁切开术进一步提高了手术成功率(见书末彩图41-1)[2]。PCG患儿一经发现应尽早手术治疗。JOAG在药物控制不良后考虑手术。

(2) 对于小梁切开术后眼压再次升高、合并其他发育异常的先天性青光眼、白内障术后继发青光眼等复杂病例,可采用的术式包括微导管引导下的小梁切开术、传统小梁切开术、小梁切除术、引流阀植入术、内镜下或外路睫状体光凝术、睫状体冷凝术等。根据病情选择术式。很多患儿需要多次手术治疗。

八、玻璃体、视网膜疾病

(一)视网膜先天性异常

视网膜有髓神经纤维(retinal medullated nerve fibers):是一种发育异常性疾病。由于发育异常,神经纤维髓鞘的少突细胞从视神经异位至视网膜上,导致出生后髓鞘仍持续性生长,并越过筛板水平,达到视网膜甚至更周边的眼底。

【临床表现】 典型眼底改变为视盘周围可见不透明白色混浊，从视盘边缘向外扩张呈羽毛状。该病的患病率约为 0.3%～0.6%，男性是女性的 2 倍，多单眼发病。本病遗传倾向不明确。病变累及视网膜仅限于视盘周围或视网膜周边部者无明显临床症状，视力一般无影响。大面积的视网膜有髓神经纤维或病变累及黄斑的患儿，多伴发高度近视、弱视甚至斜视等缺陷。临床上常见的位于视盘附近，远离视盘的髓斑较罕见。

【治疗】 多数情况下无需治疗。

(二)白瞳症

白瞳症(leukocoria)又称“猫眼”，表现为患者瞳孔区内黄白色的反光。引起白瞳症的眼病包括婴幼儿中最常见的眼内恶性肿瘤及其他可治性疾病。

1. 早产儿视网膜病变(retinopathy of prematurity, ROP)

【病因】 ROP 的发病机制尚不够完全清楚。出生孕周和体重愈小，发生率愈高。早产儿出生时周边视网膜尚未血管化。出生后早期吸入过高浓度的氧是致病的常见危险因素。

【临床表现】 对新生早产儿，早期没有肉眼可见的临床表现。需要通过专业的眼底筛查才能发现。首次检查应在生后 4～6 周或矫正胎龄 31～32 周开始。患儿双眼发病，两眼的病情可有差异。病变按严重程度分为 5 期，1 期：约发生在矫正胎龄 34 周，在眼底视网膜颞侧周边有血管区与无血管区之间出现分界线；2 期：平均发生于矫正胎龄 35 周(32～40 周)，眼底分界线隆起呈嵴样改变；3 期：平均发生于矫正胎龄 36 周(32～43 周)，眼底分界线的嵴样病变上出现视网膜新生血管，伴随纤维组织增殖；阈值前病变平均发生于矫正胎龄 36 周，阈值病变平均发生于矫正胎龄 37 周；4 期：由于纤维血管增殖发生牵拉性视网膜脱离，先起于周边，逐渐向后极部发展；此期根据黄斑有无脱离又分为 A 和 B，4A 期无黄斑脱离，4B 期黄斑脱离；5 期：视网膜发生全脱离(大约在出生后 10 周)，可表现为白瞳症。病变晚期前房变浅或消失，可继发青光眼、角膜变性、眼球萎缩等。

【治疗】 早期筛查和正确治疗可以阻止病变的发展。早产儿视网膜病变防治是公共卫生问题，争取让每个 ROP 患儿都能够被及时地发现和治疗，是大量减少因 ROP 引起的可以避免儿童盲的关键。筛查标准：①对出生体重<2 000g，或出生孕周<32 周的早产儿和低出生体重儿，都应进行眼底筛查，随诊直至周边视网膜血管化；②对患有严重疾病或有明确较长时间吸氧史，可适当扩大筛查范围。筛查到矫正胎龄 45 周，无阈值前病变或阈值病变者，或视网膜病变退行者，可终止筛查。确诊阈值病变或 1 型阈值前病变后，应尽可能在 72 小时内接受治疗，无治疗条件要迅速转诊。急进型后部 ROP 应尽早治疗。

减少或采用间歇供氧的方式能有效降低本病的发生率。目前对于早产儿视网膜病变的激光治疗至今依然是治疗本病的标准方法。抗新生血管药物成为早产儿视网膜病变治疗新生力量。发生牵拉性视网膜脱离可行玻璃体视网膜手术。

2. Coats 病(Coats' disease)

【病因】 Coats 病以视网膜血管异常扩张和视网膜内层及外层渗出为特征，所以又称为外层渗出性视网膜病变或视网膜毛细血管扩张症，是一种先天的视网膜毛细血管性异常。

【临床表现】 Coats 病在儿童与成人中均可发生，通常不与全身疾病相关联。儿童 Coats 病早期无自觉症状，直至出现视力下降、眼痛、新生血管性青光眼、白瞳症和斜视才被发现，本病好发于 8～12 岁的儿童，男性多见，多为单眼发病。眼底改变主要为视网膜毛细血管的扩张和小动脉的扩张畸形，以周边部改变为主，视网膜渗出多出现在黄斑区，位于深层，为大片广泛的黄白色，夹有胆固醇结晶，可并发渗出性视网膜脱离、并发性白内障、继发性青光眼等而致盲。

【治疗】 早期诊断并根据临床分期及时治疗对保留患者的视功能至关重要。对于早期 Coats 病采取抗 VEGF 联合激光光凝治疗，晚期 Coats 病采取抗 VEGF 联合微创玻璃体切割手术能够达到较好疗效[3]；4 期出现剧烈疼痛时可考虑摘除眼球；对于那些无症状，已失明且恢复无望的 5 期患者，则可观察，不予以处理。Coats 病是一种慢性疾病，因此应使患儿认识到长期密切的随访是十分必要的。

3. 永存胚胎血管(persistent fetal vasculature, PFV)

【病因】 由于原始玻璃体及玻璃体血管没有消退，持续增生所导致的玻璃体先天异常，称为永存原始玻璃体增生症(persistent hyperplasia of primary vitreous, PHPV)。1997 年 Goldberg 提议用更全面的强调病因的名称——PFV 取代 PHPV，重新定义了这一疾病。

【临床表现】 永存胚胎血管(PFV)是一组与胚胎血管退化失常相关的异常，在临床上比较少见，表现形式多种多样，如永存瞳孔膜、晶状体后纤维血管膜，Mittendorf 点、Bergmeister 乳头、黄斑发育不全、视神经发育不良、视网膜皱褶等，大部分伴有晶状体混浊。使用裂隙灯显微镜,在散瞳后仔细检查,可以清楚地观察到晶状体前面的异常和晶状体后纤维增生成灰白色或粉红色。然而连接于视盘和晶状体的原始玻璃体动脉以及眼底病变往往难以查出。

【治疗】 PFV 目前主要的治疗方法为手术治疗。永存瞳孔膜或机化膜严重时需要手术切除。若机化膜严重且伴瞳孔后粘连,为了防止虹膜后粘连出现瞳孔阻滞性青光眼的可能,在行机化膜切除手术时有必要做一个虹膜周边切除。对于合并视网膜病变的 PFV,则需要全面的功能和解剖学的评估,方能决定治疗方案[4]。

4. 先天性白内障 见本节"六、晶状体疾病"。

5. 视网膜母细胞瘤(retinoblastoma,Rb) 是儿童时期最常见的眼内恶性肿瘤。本病发生于视网膜核层,我国患病率约为 1/18 000~1/21 000,是一种罕见病。

【病因】 虽然已经确定 Rb 是先天性遗传性疾病,但是真正有明确家族史的仅为 10%~20%,绝大部分患儿是因为自身的体细胞(视网膜细胞)或生殖细胞的变异引起。其中生殖细胞变异约占 40%,视网膜细胞变异约占 60%。目前已知,所有双眼患者,是由生殖细胞变异引起,具有遗传性,后代发病率为 50%;单眼患者中,约有 15%也是由生殖细胞变异引起,多为单眼多灶,其余 85%为视网膜细胞先后发生两次变异引起的。

【临床表现】 Rb 患者多因眼外观异常就诊,瞳孔区发白(白瞳症)和斜视是最主要的就诊原因,部分患者会出现眼红和眼部不适(揉眼)。较大年龄患儿会主诉视力下降、眼前黑影等症状。三侧性 Rb 可出现头痛、呕吐、发热、癫痫发作。早期病变扁平或隆起于视网膜表面,呈白色或半透明状,表面光滑边界清;随着病情的发展,内生型肿瘤向玻璃体腔内突起,肿瘤细胞在玻璃体内播散种植,引起玻璃体混浊。外生型肿瘤则在视网膜下形成肿块,常常引起明显的渗出性视网膜脱离。目前国际常用的眼内期 Rb 国际分期对 Rb 全身化疗和局灶性治疗方法的选择以及判断预后有很大帮助,但其仅适用于眼内期 RB。TNM 分期(第 8 版)的最大特点是引入了 H 分期,即遗传特性分期。TNM 分期适用于判断 Rb 的整体预后。

【诊断】 应对患儿进行全麻下眼底检查(EUA),Rb 按严重程度进行分类是确定治疗方案和判断预后的重要依据。B 超检查:典型病例可有以下发现:①玻璃体腔内发现 1 个或数个肿物,与眼球壁相连,晚期肿物充满玻璃体腔;②肿物呈实体性,光点强弱不等,分布不均,甚至有囊性区存在;③钙斑反射,肿瘤内强光斑之后出现声影;④视神经增粗;⑤眶内出现形态不规则低回声区,并与眼内光团相连接。CT 检查可显示肿瘤形态、密度、范围、是否有钙化及向眶内、颅内蔓延情况。MRI 检查在分辨肿瘤侵犯视神经和眶内,颅内的范围方面更具有优势。

【治疗】 Rb 的治疗原则为首先保存和挽救患儿生命(保命)的前提下,尽量保存眼球(保眼)和视功能(保视力),提高患儿的生存质量。治疗从过去的眼球摘除转化为首选"化学减容"(chemoreduction),用合理的化疗方案使肿瘤体积缩小,然后对采用创伤较小的治疗方法,如光凝、冷冻、温热、表层巩膜敷贴器等眼局部治疗,称为"化学减容法加局部治疗"。针对双眼视网膜母细胞瘤患者的治疗,"全身化疗"(化学减容结合局部治疗)是目前国际、国内首选的治疗手段。

随着技术的进步,越来越多的医院开始开展的眼动脉化学药物治疗(intra-arterial chemotherapy,IAC)和化学药物眼内注药治疗(球注化疗),可以使部分 D 期和 E 期 Rb 患眼以及以往难以控制的复发 Rb 患眼得到有效控制,从而明显降低眼球摘除率[6,10]。眼内复发性 Rb,若其他保守治疗方法均已失败,或并发症影响对肿瘤的侵袭性进行评估和治疗时,应摘除眼球。若发现肿瘤突破巩膜壁向眼外生长或肿瘤突破筛板侵犯视神经等,则为 Rb 眼外生长(眼外期 Rb),患儿行眼球摘除术后要追加全身化疗和局部放射治疗(放疗)。肿瘤已穿破眼球壁者行眶内容摘除术。对于肿瘤已经侵犯到颅内或全身转移的患者,目前国际上多采用姑息对症治疗,减轻患儿临终痛苦。

(三)遗传性视网膜营养不良

1. 视网膜色素变性(retinitis pigmentosa,RP)

【病因】 视网膜色素变性是最常见的遗传性视网膜变性之一。遗传方式多种多样,通常 X 连锁、隐性遗传者发病较早且预后较差。可以单独出现,也可以与全身综合征相关联。具体发病机制目前尚不明确,主要与光感受器及其代谢中相关基因突变造成的光感受器功能和完整性异常所致,但环境因素也起一定作用。目前,常见的致病基因近 200 个,是迄今最复杂的单基因遗传病。

【临床表现】 无论是孤立的还是以综合征形式表现出来的 RP,早期阶段可能完全不出现或仅仅部分表现出常见的 RP 三联症:周边部骨细胞样沉着、血管狭窄和视盘蜡黄。视网膜色素上皮萎缩呈现出典型的黄斑回避。

RP 患儿的临床评估十分重要,如视力、瞳孔、眼球运动、视网膜、视野和电生理检查。多数有先天性盲的患儿，固视能力差，伴有严重的眼球震颤和瞳孔反射不良。准确的视野检查对确定 RP 诊断是极其重要的。视野缺损是 RP 的重要特征，可区分 RP 和其他类型的静止性视网膜功能异常。电生理检查在大多数 RP 诊断中极其重要。此外，光学相干断层扫描（OCT）可清晰显示是否存在外层视网膜细胞的广泛变薄和缺失以及黄斑囊样水种，并可以客观跟踪随访变化情况。

【鉴别诊断】 视网膜色素变性容易与其他视网膜营养不良和可引起色素性视网膜病变的疾病混淆，如 Leber 先天性黑矇（Leber's congenital amaurosis，LCA），视杆视锥营养不良和无脉络膜症，这些疾病临床表现与 RP 类似，可通过 ERG 和视野检查相鉴别。

【治疗】 对于 RP 患儿，除屈光矫正外，多数医学干预的效果和价值还有待商榷。目前，对于伴有黄斑囊样水肿的患儿，可给予低剂量乙酰唑胺（125～500mg/d）。伴有影响视力的后囊膜下白内障患儿，可行白内障摘除术。建议患儿在日常生活中注意避光或佩戴专用眼镜，一方面能增加患儿在强光下的舒适感，另一方面可通过减少紫外光和短波长光线的接触，减少对光感受器的损伤。

2. Leber 先天性黑矇

【病因】 Leber 先天性黑矇与成年视网膜色素变性相对应，是在婴儿期就表现出失明的一系列遗传性疾病，最常见的为常染色体隐性遗传，具有异质性，且与许多其他视网膜营养不良重叠。目前已确定 14 个基因超过 400 种突变，可解释 70%LCA，另外 30%的 LCA 还未找到突变。

【临床表现】 通常在婴儿期即有临床表现，主要表现为视物注意力低、过度揉眼，在明环境和暗环境中均不能视物，一些患儿表现出“压眼征”，即频繁地触戳和按压眼睛，可能原理是为了激活患儿完整视皮层的光感知。眼科检查显示固视不能、追物不能，并伴有旋转性眼球震颤、眼球内陷或伴有白内障。常规眼底检查无明显异常。LCA 诊断的关键是发病年龄小、眼底改变小、暗视和明视 ERG 严重下降甚至熄灭。

【治疗】 LCA 的基因治疗是近年来医学界突破性进展之一。*LCA2*（即 *RPE65* 基因）突变引起的 LCA 是近几年 LCA 治疗的研究新方向，并已取得一定的突破和进展[8,11]。

3. 先天性静止性夜盲

【病因】 先天性静止性夜盲（congenital static night blindness，CSNB）是一种视网膜功能异常，但不伴有视网膜结构完整性损害的进行性疾病。重要特征是保留有相对正常的周边视力和视野。CSNB 具有常染色体显性、常染色体隐性和 X 连锁隐性遗传。其发病机制是在视网膜光捕获或光转导过程中涉及的基因发生了突变，如 *CACNA1F* 和 *NYX* 等，任一介质的缺失将干扰暗视力，但不会导致光感受器完整性的丧失，因此患者一般无视网膜形态上的异常。

【临床表现】 患儿一般在出生时就有表现，此时与 LCA 易混淆。婴儿可固视，可追物，无眼球震颤，视力正常。家长可能会发现患儿在暗处难以识别物体位置，或在暗处走路困难。在 X 连锁隐性和显性遗传病例中可有家族史，X 连锁类型中近视尤为明显。

目前已知，本病是视觉通路功能上而非结构上的损害，因此电生理检查是评估的重要方法。需注意排除医源性或消化道疾病所致营养不良维生素缺乏的患儿，因此必要时需检测血清中维生素 A 水平。CSNB 患儿一般可以保持相对正常的视力和视野。

【治疗】 目前尚无有效治疗措施。

4. 全色盲

【病因】 全色盲（monochromatism）是一种遗传性色盲，有完全型和不完全型两种，具有相似的临床表现。完全型全色盲或称视杆全色盲，是一种常染色体隐性遗传疾病。目前发现，完全型全色盲至少与三个已知基因突变有关。*CNGB3*（染色体 2q11）、*CNGA3*（染色体 8q21）和 *CNAT2*（染色体 1p13）它们都编码整合至视锥光转级联过程的蛋白。不完全型全色盲指不完全视杆细胞全色盲，或更常指蓝视锥细胞全色盲，是 X 连锁疾病，与 Xq28 上红和绿视蛋白基因突变有关。特征为红和绿视锥敏感性的丧失。

【临床表现】 表现为视力减退、畏光和眼球震颤，两种具有相似的临床表现。完全型全色盲临床表现在婴儿期即已出现，表现为严重的视力减退和感觉性眼球震颤，可有矛盾性瞳孔反射（光线变暗时瞳孔不放大反而收缩），视力通常低于 0.1。眼底往往显示视神经和视网膜正常。在疾病早期，ERG 暗视反应正常，但无明视反应。OCT 发现黄斑总体积可减少，中央视网膜厚度减少。不完型全色盲临床表现与全色盲相似，但患者为男性，视力相对好，一般为 0.1～0.3。ERG 检查暗视反应正常，明视反应虽严重下降，但仍然存在。

【治疗】 对全色盲目前没有明确的治疗方法。干预主要集中在低视力助视，采用有色眼镜或接触镜，以减少畏光症状。已证实红色接触镜特别有利于减轻全色盲患者的畏光症状。

（四）全身性疾病和异常伴有视网膜表现

1. 先天性心脏病并发视网膜病变

【病因】 先天性心脏病是胎儿时期心脏血管发育异常而形成的先天畸形，分为非发绀型和发绀型，发绀型心脏畸形较为严重。其病因可能与血细胞比容及血红蛋白显著升高、凝血因子减少、血氧分压及饱和度下降等，导致视网膜血管栓塞有关。

【临床表现】 眼底表现为视盘周围小出血、晕圈（双环征），并伴有视盘发育不良。视网膜静脉扩张，迂曲明显，可伴有点或小片状出血，动脉呈中度扩张。动静脉血管都比正常血管深，静脉为深紫色，动脉则为正常情况下静脉的颜色，毛细血管扩张明显。FFA 见视网膜周边部小血管闭塞，晚期血管渗漏，伴片状无血管灌注区及新生血管。

【治疗】 部分发生玻璃体积血，需玻璃体切割手术治疗。因此，强调发绀型先天性心脏病需定期进行眼科检查，及时发现视网膜血管闭塞、视网膜出血等眼底病变，避免晚期发生增生性玻璃体视网膜病变而造成患者视力不可逆性损失。

2. 高血压性视网膜病变

【病因】 系统性血压升高导致的视网膜血管病变。

【临床表现】 按照 Keith-Wagener 眼底分级法将 HRP 分为 4 级，Ⅰ级：视网膜血管特别是小分支血管收缩、变窄；Ⅱ级：视网膜动脉硬化，普遍和局限性缩窄，反光增强，呈铜丝或银丝状，存在动静脉交叉征；Ⅲ级：眼底出血或棉絮样渗出及广泛微血管改变；Ⅳ级：在Ⅲ级改变的基础上，伴有视盘水肿和动脉硬化的各种并发症。高血压性视网膜病变对其他高血压靶器官损害的风险具有评估作用。如存在高血压视网膜病变者发生冠状动脉病变的风险是无视网膜病变者的 2 倍；在高血压及其他卒中危险因素均得到控制的前提下，眼底存在渗出期高血压性视网膜病变者（眼底出血、微动脉瘤、棉絮斑）罹患脑卒中的风险为眼底正常者的 2~3 倍；因此可以将 HRP 作为评估脑卒中风险的一项独立指标。因此，高血压患儿均需进行眼底检查。

【治疗】 治疗原则为控制血压，包括平衡膳食，规律运动，必要时降血压药物治疗。

3. 糖尿病视网膜病变

【病因】 糖尿病视网膜病变（diabetic retinopathy）是 1 型和 2 型糖尿病性微血管病变。高血糖状态使视网膜血管壁变薄，出现渗漏。

【临床表现】 可以分为单纯性和增殖性糖尿病视网膜病变。儿童以单纯性较常见，眼底可出现视网膜内出血和黄色渗出物，随着病情进展，眼底血管会出现扭曲、闭塞，造成局部组织缺血、坏死而出现视力下降；增殖性视网膜病变时出现新生血管，同时毛细血管内皮细胞增殖加重出血、渗出、机化，严重时出现视网膜脱离，给患儿造成不良后果。特别需要注意的是，儿童的玻璃体较成人黏稠，容易发生增殖性改变。且与视网膜粘连紧密，难以完全分离，故手术效果差，手术并发症多，可导致患儿失明。因此，对于儿童糖尿病性视网膜病变，早期筛查特别重要，需避免发展到增殖性后方开始治疗[9]。

【治疗】 控制血糖可延缓糖尿病视网膜病变的进展，根据病程发展可行玻璃体腔内注射抗血管内皮生长因子、视网膜激光光凝术等。有研究表明抗氧化、改善微循环类药物对其有治疗效果，但循证医学证据尚不足。

4. 白血病视网膜病变

【病因】 白血病视网膜病变是白血病最多见的眼部并发症，主要由两种情况导致：①肿瘤细胞直接浸润视网膜；②由于贫血、血小板减少，以及因白细胞数量增加血液黏度增高产生的高血黏度视网膜病变。

【临床表现】 少数白血病儿童可能因眼部症状先就诊于眼科；眼病也可能是白血病复发的最先表现。眼底表现轻者可见含白心的视网膜出血（Roths 斑）或血管外白鞘，重者为视网膜白色增厚，可见棉绒斑、硬性渗出及水肿，视盘水肿、隆起。视网膜静脉扩张、迂曲；视网膜下、内及视网膜前甚至玻璃体可见出血。脉络膜因肿瘤细胞浸润，致色素上皮功能受损而引起渗出性视网膜脱离。周边视网膜因毛细血管瘤栓也可出现微血管瘤、无灌注区、新生血管及其并发症如玻璃体积血和牵拉性视网膜脱离。此外，由于化疗后免疫功能受损，病程中可并发感染性视网膜炎，以巨细胞病毒性视网膜炎居多；治疗白血病的放疗与化疗药物也能导致视网膜并发症；异体骨髓移植后发生的 GVHD，其眼部表现可为视网膜微血管病变或视网膜感染，临床上需仔细鉴别。

【治疗】 应与血液科医师密切配合，在病情许可的情况下减少免疫抑制药的使用，以帮助患者恢复免疫功能、增强自身抵抗力。行血清和眼内液检测，如明确为巨细胞病毒性视网膜炎，可给予更昔洛韦（0.25mg，每周一次）眼内注射。当玻璃体高度混浊或有视网膜脱离时，需考虑玻璃体手术以挽救部分视力。

5. 系统性红斑狼疮眼底病变

【病因】 系统性红斑狼疮（systemic lupus erythematosus,SLE)眼部组织病理和免疫荧光的研究显示,炎症细胞、细胞因子和免疫复合物可以阻塞视网膜小血管,造成眼底一系列缺血性改变。

【临床表现】 SLE眼部病变可以累及眼睛的各层组织,视网膜血管病变是SLE患儿中最常见的眼部病变。除此之外,其他眼部病变主要包括眼睑皮肤受累(睑缘的圆盘状红斑和水肿为主)、继发性干燥综合征、葡萄膜炎、神经眼科病变(主要为视神经病变,表现为球后视神经炎、视盘水肿、缺血性视神经病变)等,它们对儿童的视力危害极大,最终可导致失明。

SLE视网膜血管病变最常见的是伴或不伴有视网膜内出血的棉絮斑,其次为视网膜血管阻塞,包括中央或分支的视网膜动脉、静脉闭塞。根据累及范围不同,可分为3种类型:毛细血管阻塞型、动脉阻塞型和静脉阻塞型。眼底表现分别为:①毛细血管阻塞型呈视网膜点片状出血、棉絮斑,FFA显示小片无灌注区;部分患者可以有静脉迂曲,但造影上无大片静脉引流区缺血;这些患儿无视盘异常表现;②动脉阻塞型:视网膜出血、棉絮斑、视网膜黄白色斑片,FFA显示视盘周围中、小动脉闭塞或分支动脉闭塞,视盘多有高荧光、荧光素渗漏,黄斑区缺血或水肿;③静脉阻塞型:视网膜分支或中央静脉阻塞、视网膜静脉白鞘,阻塞区视网膜出血、水肿,FFA表现为视网膜静脉充盈迟缓、毛细血管无灌注。其中,动脉阻塞型的疾病活动性最大,其疾病活动性指数(SLEDAI)通常为重度或极重活动度。

【治疗】 治疗原发病。眼部如出现静脉堵塞引起的大片无灌注区,则给予视网膜光凝。

6. 幼年特发性关节炎相关眼底病变

【病因】 幼年特发性关节炎(juvenile idiopathic arthritis,JIA)是最常见的引起葡萄膜炎的儿童风湿性病变。以慢性关节炎为主要特征,并伴有全身多系统受累,是造成小儿残疾的首要原因。

【临床表现】 幼年特发性关节炎相关性葡萄膜炎(juvenile idiopathic arthritis-associated uveitis,JIA-U)是JIA最常见的关节外表现,约占7.4%~38.0%。多数为非肉芽肿性葡萄膜炎,约80%累及双眼,双眼可同时或先后受累。其中少关节炎型患儿最易伴葡萄膜炎,其次为类风湿因子(RF)阴性的多关节炎型,RF阳性的多关节炎型和系统型发生葡萄膜炎的比例则较低。JIA-U是一种前葡萄膜、非肉芽肿性、慢性炎症性眼病,表现隐匿,可以无任何症状。高达37%的患儿出现白内障、青光眼、带状角膜病变、虹膜粘连、视力丧失甚至失明等眼部并发症,尤其是诊断延迟或治疗不充分时。需要引起注意的是,约10%的JIA-U患者先出现葡萄膜炎,然后才出现关节炎症状,因而临床表现不典型。

【治疗】 葡萄膜炎的治疗要结合全身疾病的治疗。目前的一线治疗药物是糖皮质激素(GC),它是起效最快、疗效最强的药物。二线药物为一些免疫抑制剂,主要为甲氨蝶呤(MTX)、硫唑嘌呤、环孢素、他克莫司(FK506)、环磷酰胺(CTX)、苯丁酸氮芥等,均有一定的疗效,但大多作为联合用药时效果较好。

九、视神经疾病

(一)视神经发育异常

1. 视神经发育不全(aplasia of optic nerve) 是最常见的先天性视盘发育异常,约占新生儿严重视力损害的15%~25%,并且呈上升趋势。此病非遗传性疾病,病因不详,可能与患儿母亲孕期酗酒及滥服药物有关。病理学检查显示从视神经乳头延伸到视交叉和外侧膝状体的视网膜节细胞轴突数目减少,可以是原发的轴突和节细胞发育异常,也可以是视交叉或颅内发育异常导致的逆行性节细胞变性。病变可为单侧或双侧,或双侧不对称。患儿的视力变化较大,可以从正常到无光感,主要取决于视盘黄斑束的完整。眼底可见视盘小,颜色灰白或苍白色,视盘周围常绕有黄色的环,环周有色素沉着(双环征),从视盘发出的血管相对较粗。严重的视神经发育不良可以表现为无视盘。部分患者同时存在颅内其他结构的异常,影像学检查有助于本病的诊断。

2. 视盘缺损 由于胚胎5~6周时胚裂近端的闭合不全所致。本病单、双侧的发生率各为50%,视力变异很大,从正常到无光感。眼底:视盘扩大、凹陷,边界锐利;凹陷总是位于下方,并伴随相应的视网膜脉络膜缺损。部分同时伴有小眼球、虹膜、晶状体和睫状体缺损。部分患儿的视盘缺损为全身综合征的一部分,如CHARGE综合征。

3. 牵牛花综合征 本病为一种特殊类型的视神经缺损,主要原因是胚胎发育时视泡和视茎之间的连接加宽,视杯内层呈锥状扩展到视茎远端而形成的一种凹陷性视盘异常。本病多为散发病例,单眼发病,患者的视力多因黄斑陷入缺损的视盘内而明显减退并伴有弱视。眼底改变特征:视盘增大、中央有深凹陷;凹陷底部被白色的神经胶质组织填充;视盘周围绕以灰白隆起的环并杂有色素;有20~30只狭细的血管放射状走出视盘的边缘。30%患儿可发生视网膜脱离。部分患儿存在颅内发育异常如基地脑膨出,可出现五官间距过宽和鼻根扁平,或鼻腔口腔包块。

尽管视神经的发育异常本身无法治疗,但对此类患儿仍应试行弱视训练,不放弃可提高视功能的机会。

（二）视神经炎

【病因】 视神经炎泛指视神经发生的炎性脱髓鞘、感染、非特异性炎症等病变。儿童期的视神经炎多为特发性视神经炎,可单次或反复发作,其临床特点为单眼、或双眼先后,或双眼同时视力急剧下降,多有前驱症状。可单独发生,但需警惕神经系统和全身疾病,如急性脑膜炎、伴脑炎的全身病毒感染,以及免疫系统疾病和脱髓鞘性疾病,如 SLE、多发性硬化(multiple sclerosis,MS)、视神经脊髓炎(neuromyelitis optica,NMO)、急性播散性脑脊髓炎(acute disseminated encephalomyelitis,ADEM)等[12](数字资源 41-4)。

数字资源 41-4　视神经炎扩展阅读

（三）视神经萎缩

视神经萎缩是严重的视网膜和视神经各种疾病的晚期结果。根据眼底改变可分为原发性、继发性以及上行性萎缩三种。原发性视神经萎缩是筛板以后视路的损害,除视盘苍白外常无其他明显的改变;继发性视神经萎缩是由长期的视盘水肿或严重的视盘炎引起,视盘苍白、边界模糊,视网膜动脉管径变细,血管旁可有白鞘;上行性视神经萎缩则源于严重而广泛的视网膜脉络膜病变,在视盘蜡黄色萎缩的基础上,还有视网膜脉络膜原发病的体征。

发生在婴幼儿的视神经萎缩多数病因不清,很多患儿伴有中枢神经系统的疾病,多数在围产期有低氧史。患儿视力差,双眼视神经萎缩者伴有眼球震颤,单眼则以斜视为多见。诊断视神经萎缩一定要慎重,不要放弃任何治疗的机会,即使已确诊有视神经萎缩,也应给予必要的验光检查,尽可能地提高患儿的视力。

十、眼眶疾病

（一）眼眶先天性疾病和发育异常

1. 眼眶皮样囊肿

【临床表现与治疗】 儿童期多见于眶周部,于上睑、眉弓眶周之鼻、颞侧皮下,呈圆形肿物,界限清楚,可活动或固定。若囊肿破裂并发炎症,可有窦道和瘘管形成。B 超检查为圆形不匀低回声。CT 检查示眶周可见圆形低、中密度影,眶骨壁可有压痕或缺损。本病要与眼眶黏液囊肿相鉴别。治疗宜行手术切除。

2. 神经纤维瘤病(neurofibromatosis)　本病是累及神经、皮肤、骨骼等几个系统的疾病。由中、外胚叶发育障碍所致,为常染色体显性遗传。

【临床表现与治疗】 自幼发病,眼部可见眼睑皮肤松软下垂弥漫性增生病变,皮下结节状肿块,颈、背皮肤散在棕色斑(咖啡[牛奶]斑),若伴有眶顶缺损,重者可有眼球搏动,也可伴有脊柱和下肢弯曲。以上表现为神经纤维瘤病Ⅰ型。若以上某些体征伴有听神经瘤,则为神经纤维瘤病Ⅱ型。有时可伴有视神经胶质瘤、脑膜瘤等。CT 检查:可显示眶骨壁缺损及眶内肿瘤的形状、大小、部位及范围。MRI 检查:可显示眶内、颅内肿瘤的范围、大小等。

眼睑松软肿瘤局限者,可适当局部切除;眶顶缺损重者需与神经外科联合手术修补。

（二）眼眶肿瘤

1. 眼眶淋巴管瘤　本病组织学上分为:毛细管状、囊状和海绵状淋巴管瘤。儿童则以毛细管状和囊状为多见,可能由胚胎时的内皮组织或淋巴组织发育异常所致。

【临床表现与治疗】 本病发生在结膜者常呈小滤泡状;瘤内小血管易破裂而常致眼睑、结膜和眶内出血,重者眼球突出,甚至失明。B 超检查可显示长圆形暗区或低回声区,有压缩性。MRI 检查示 T_1WI 为低信号,T_2WI 为高信号,信号可不均匀。应与眼外伤、白血病、横纹肌肉瘤等相鉴别。治疗以手术切除为主,对于囊腔较大的淋巴管瘤可以在超声引导下穿刺抽吸囊内液并注入博来霉素后包扎治疗,如有复发可以重复上述治疗。

2. 眼眶毛细血管瘤(orbital capillary hemangioma)　本病由残余胚胎成血管细胞形成。

【临床表现与治疗】 本病位于眼睑真皮内者,5 岁内大部分消失。多呈不规则圆形，色红呈草莓状，压之褪色，放开则复原；出生后 1~2 个月即可出现，进行性发展。发生于眶内者易引起眼球突出。B 超检查：眶内者可显示类圆形，不匀强回声，界限不清，有压缩性。MRI 检查示 T_1WI 为中信号，T_2WI 为高信号，有时信号混杂。本病应与眶内淋巴管瘤、绿色瘤等相鉴别。

浅表、轻者可定期观察，影响容貌者可考虑激光或口服普萘洛尔治疗；重者范围大的患者可口服普萘洛尔，或于瘤体内注射皮质激素，或硬化剂如 5% 鱼肝油酸钠、博来霉素、无水酒精等。必要时手术切除。眶内者可口服普萘洛尔治疗，无效或残留可行手术切除。

3. 视神经胶质瘤(optic glioma)　本病是视神经内的星形胶质细胞及少突胶质细胞病理性增殖的结果。多见于儿童，极少恶性。

【临床表现与治疗】　患儿可先有视力障碍或斜视，瞳孔散大，此后眼球逐渐突出，可向颅内蔓延。B 超检查可显示视神经暗区呈梭形或葫芦形低回声。MRI 检查：与脑灰质相比，T_1WI 为低或等信号，T_2WI 为高信号。增强扫描，强化明显；形态常呈梭形、葫芦形或蝌蚪形。向颅内蔓延者，可见视神经管扩大及颅内病变信号。本病主要与视神经鞘脑膜瘤相鉴别。

治疗：轻者观察；重者手术切除。蔓延至视神经管或颅内者，应与神经外科联合手术切除肿瘤。也可行高能超声聚焦治疗。

4. 眼眶横纹肌肉瘤(orbital rhabdomyosarcoma)　本病在儿童眼眶恶性肿瘤中居首位。发生于有横纹肌的部位，有研究认为可能与 *Ras* 基因的产物有关。

【临床表现与治疗】　病初眼睑红肿，继而眼球突出、结膜水肿、角膜溃疡甚至穿孔，发病急、进展快，或伴有耳前、颌下淋巴结肿大。易蔓延及转移。B 超检查可显示眶内有圆或类圆形，内为均匀、密集、小点状之低或中强度回声，小者界限清楚，大者后界不清。MRI 检查：与脑灰质相比：T_1WI 为低信号，T_2WI 为高信号；增强扫描，肿瘤明显强化。晚期可见眼眶或眶上裂扩大。本病要与神经母细胞瘤，淋巴管瘤及眶蜂窝织炎相鉴别。按急症手术全切除，重者行眶内容摘除术，术后要及时作放疗和化疗。

5. 朗格汉斯细胞组织细胞增生症(Langerhans cell histiocytosis，LCH)　该病是异源性疾病，其特征为朗格汉斯细胞在单系统(单发或多发)或多系统的肿瘤性增生，几乎所有器官或系统均可受累。

【临床表现与治疗】　该病临床表现多样，有些单系统的单发病灶可能具有自限性，有些发展迅速，可导致死亡。LCH 可以累及眼眶、眼内及皮肤组织，眼眶受累可导致眼球突出，损伤眶骨可造成眶骨缺失，也可表现为神经系统受损，包括视盘水肿、视神经萎缩、海绵窦综合征等。眶内肿物压迫可导致眼球运动障碍，脑神经并不受累。眼眶受累可能是中枢神经系统受累的前期表现，因此全身检查以排除 LCH 在神经系统的病变十分必要。眼眶部位的 LCH 需要与眼眶蜂窝织炎、横纹肌肉瘤、转移性神经母细胞瘤、皮样囊肿相鉴别。眼眶受累的 LCH 可采取手术切除术联合化学疗法，病变累及眼睑时常采用手术切除、放射治疗、化学治疗等方法。

(三)全身肿瘤眼眶转移

1. 白血病　是儿童造血系统常见的恶性肿瘤。白血病的眼眶受累主要是指急性髓性白血病细胞直接浸润眶骨及软组织，因瘤体内有骨髓过氧化酶，肉眼观察呈绿色，故常称为绿色瘤。

【临床表现】　眼球突出或伴有眼睑、结膜或眶内出血。单眼多见。B 超检查：可显示与眶壁相连之类圆形大部为不均匀低回声区，内有强回声。CT 检查：可显示眶壁面有类圆形高密度影，界限清楚，重者骨质有破坏。增强扫描，有强化。血象检查：一般白细胞增多，以幼稚细胞增多明显；血红蛋白与血小板低。骨髓象检查：骨髓增生异常活跃，粒细胞系统增生明显，原粒细胞比率增高，血小板低。本病要与皮样囊肿、眶壁血肿、淋巴管瘤、神经母细胞瘤等相鉴别。

【治疗】　本病一旦确诊，即转血液科进行化疗。病情稳定，眶内肿块仍不消退者，可行手术切除。

2. 神经母细胞瘤(neuroblastoma)　本病为儿童时期高度恶性肿瘤，多发生于肾上腺髓质、腹膜后的神经节、纵隔、颈部、眼眶等。发生于眶内者多为转移性神经母细胞瘤，原发于眶内者少见。本病恶性程度高、进展快、易转移，早期不易发现，预后不良。

【临床表现】　眼球突出，眶内可及肿块，部分伴有眼睑、结膜下出血；或伴有耳前、颌下、颈部淋巴结肿大。半数儿童伴有面色苍白，或腹痛、发热等。B 超检查：可显示圆形或分叶状，内为不均匀、密集、中等强度回声。CT 检查：眶内可显示类圆形高密度影，边界清楚；重者可有眼眶或眶上裂扩大。骨髓象：约 73% 病例可查见肿瘤细胞。血象：大多有贫血，或可有幼稚细胞或瘤细胞。尿儿茶酚胺代谢产物测定：24 小时尿中发现 VMA(香草扁桃酸)及 HVA(高香草酸)增高。本病要与眶内横纹肌肉瘤、淋巴管瘤、蜂窝织炎、绿色瘤等相鉴别。

【治疗】　眼科首诊疑本病时，需与儿科肿瘤专业医师联合诊治。为明确诊断,可局部取活检送病理检查。以化疗、放疗为主。眶内肿瘤经化疗而未完全消退者可手术切除。

十一、屈光不正

眼在无调节的状态下,远距离(5米以外)的平行光线经眼的屈光系统屈折后在视网膜黄斑中心凹聚焦,因而能看清远处的物体,称为正视眼。如平行光线经眼的屈折后不能在视网膜黄斑中心凹聚焦,将不能产生清晰像,称为非正视眼,又称为屈光不正(ametropia)。分为远视、近视、散光。

(一)远视

眼在不使用调节时,平行光线经眼的屈折后在视网膜后聚成焦点,为远视(hyperopia)。远视眼的眼轴过短或眼球屈光成分的屈光力下降。≤+3.00D为低度远视,+3.00~+5.00D(含+5.00D)为中度远视,>+5.00D为高度远视。

【临床表现】

(1)视力:根据远视程度不同,通过调节代偿,远近视力可正常,或远视力正常,近视力下降或远近视力均下降,远视程度越高,视力下降越明显,在幼儿可引起弱视。

(2)视力疲劳:由于过度使用调节,持续近距离用眼,如看书久后有视物模糊、眼痛、头痛症状,或看近一段时间后看远处不清,为调节痉挛,呈假性近视表现。

(3)眼位:调节过度,集合作用增强,易发生内斜视。

(4)过度用眼疲劳,可有结膜炎、睑缘炎等症状。

(5)眼底表现:视盘小,视盘颜色红。

【治疗】 儿童和青少年应用睫状肌麻痹剂散瞳验光,配镜矫正。并积极治疗弱视、斜视等问题。

(二)近视

眼在不使用调节时,平行光线经眼的屈折后在视网膜前聚成焦点,为近视(myopia)。近视眼的眼轴过长或眼球屈光成分的屈光力增高。≥-3.00D为低度近视;-6.00~-3.00D(含-6.00D)为中度近视,<-6.00D为高度近视。

【病因】

(1)环境因素。①近距离工作:被公认为是影响近视发生发展的危险因素;②户外活动:户外活动时间与近视的发病率和进展量呈负相关,是近视的一种保护因素;③读写习惯:不良读写习惯是近视的危险因素;④采光照明:读写应在采光良好、照明充足的环境中进行;⑤眼保健操:可让眼睛放松,从而有助于控制近视;⑥其他:近视发生发展的其他环境因素可能还包括营养、睡眠时间、微量元素、电子产品的使用等。

(2)遗传因素:对于单纯的低中度近视者,基因与环境共同作用导致近视的进展。

【临床表现】

(1)远视力下降,近视力正常,远点近移。

(2)看近处,使用调节减少,集合不足,易发生外隐斜或外斜视。

(3)眼底:高度近视容易引起退行性变性,可发生玻璃体混浊、黄斑变性、出血、视网膜裂孔及视网膜脱离等。

【治疗】

(1)光学矫正:①框架眼镜为目前矫正近视最基础、相对最成熟的方法;②角膜接触镜是一种可逆性非手术的物理矫形方法,临床观察长期配戴可以延缓青少年近视的进展。硬性角膜接触镜(RGP)适用于任何年龄有需求的患者。

(2)药物和物理疗法:尽管目前近视病因不是特别清楚,但有证据证明一些药物可以延缓近视的进展,包括M受体拮抗剂如阿托品、哌仑西平等,其次还有中医针灸、按摩等手法辅助治疗缓解视疲劳。

(3)手术治疗:目前准分子激光术已经较为成熟,其疗效肯定,但不适用于儿童进展性近视。后巩膜加固术是目前针对眼轴加长治疗高度近视的手术方法之一,改良Snyder-Thompson单片式后巩膜加固术,四直肌间片式后巩膜加固术等多种手术方法。加固材料也是多种多样包括自体材料(阔韧带)、同种异体材料(异体巩膜)、异种或合成材料等。

【预防】

(1)加强青少年防治近视的卫生宣教,重视用眼卫生。用眼卫生措施包括:①看书写字时有足够的光线照明;②近距工作时间超过30~40分钟应休息、远眺;③保持正确的坐姿,眼距书本1尺(33cm)远;④阅读物字迹应清晰;⑤定期检查视力,发现视力减退及时诊治;⑥注意全身健康,营养,加强锻炼。

(2)治疗假性近视。

(3)户外运动:每天2~3小时的阳光下户外活动。

（三）散光

散光（astigmatism）指平行光线经眼的屈折后不能形成一个焦点，而形成前后两条焦线。这种情况下，人眼通过调节作用或移动目标均不能在视网膜上成一清晰的物像。

【临床表现】

（1）轻度散光视力尚好，高度散光远近视力均下降。

（2）经常使用调节达到看清目标的目的，可引起视力疲劳，致使调节痉挛，引起假性近视。

（3）为看清楚患儿可有歪头、眯眼的代偿头位，或反复揉眼、眨眼等动作。

（4）严重患儿可出现睑缘炎、结膜炎等症状。

【治疗】 散瞳验光，柱镜片矫正散光。原则上散光应全部矫正。合并弱视者同时进行弱视治疗。

（四）屈光参差

双眼屈光状态不等，球镜≥1.5D，柱镜≥1.0D称为屈光参差（anisometropia）。

【临床表现】

（1）轻度可通过调节及融合维持使双眼单视，但有视力疲劳。重度无双眼单视。

（2）用一眼看近，一眼看远，形成交替视力，有可能造成单眼弱视或视疲劳等。

（3）如一眼高度屈光不正，视力很差，长久不用产生弱视，可有知觉性斜视的发生。

【治疗】 屈光参差应试戴完全矫正镜片，如不能适应则视力好的一眼完全矫正，视力差的眼镜度数减低到患儿能够适应配镜并逐渐增加度数至适应；或配戴硬性角膜接触镜（RGP），尽量保留一定的双眼单视。如果合并弱视、斜视等需要进行对症治疗。

十二、斜视

斜视（strabismus）是指双眼眼位有偏斜的倾向，而融合力不能控制，表现为偏斜状态。最常见的类型是内斜视和外斜视。儿童发生斜视的高危因素包括屈光参差、远视、神经发育受损的儿童、出生时低体重、Apgar评分低、遗传性疾病、胚胎期不良环境如母亲滥用药品、吸烟、酗酒；或有斜视家族史的儿童等。

（一）共同性斜视

为眼外肌及其支配神经均无器质性病变，眼偏斜度在向各方向注视时均相等，眼球无运动障碍。可分为内斜视、外斜视（数字资源41-5）。

数字资源41-5 共同性斜视扩展阅读

（二）非共同性斜视

包括由神经肌肉麻痹引起的麻痹性斜视和限制因素引起的限制性斜视。儿童中限制性斜视比较少见，非共同性斜视主要以麻痹性斜视为主（数字资源41-6）。

数字资源41-6 非共同性斜视扩展阅读

（三）斜视综合征

1. Duane眼球后退综合征 眼球内转或企图内转时睑裂变小，眼球后退，眼球外转时睑裂开大，可有面向患侧转的代偿头位。眼位可以是正位、外斜或内斜。病因为展神经核发育不全或缺失，动眼神经异常支配外直肌有关。临床上主要依据水平运动受限将本病分为三类：Ⅰ型：外转受限；Ⅱ型：内转受限；Ⅲ型：内外转均受限。

2. 先天性眼外肌纤维化综合征 先天性眼外肌发育异常，双眼眼外肌广泛纤维化，可累及提上睑肌，出现上睑下垂，眼球固定于内下方，向各方向运动均受限。有下颌上举的代偿头位。

3. Mobius综合征 先天性第6、7、9、12脑神经麻痹综合征，为神经核发育不全，也可累及脑桥旁正中网状结构。表现为患眼内斜视，外转受限，个别患者有垂直肌肉受累。嘴闭不上，吸吮不好，睑裂闭合不全，笑时没有表情等。

【治疗】 对患者伴有患眼弱视者要积极进行弱视治疗。眼位正位者,不考虑手术。有明显代偿头位者可手术矫正。手术主要改善外观。

十三、弱视

弱视(amblyopia)是指在视觉发育期,排除眼部器质性病变后,单眼或双眼最佳矫正视力低于相应年龄的视力正常值下限,或双眼视力相差两行及以上,视力较低眼为弱视[13,14]。在我国,弱视发病率约为2%~4%[15]。

【诊断标准】 可参见2017年眼科临床指南(preferred practice pattern,PPP)(表41-1)[16]。

表41-1 弱视的诊断标准

评估指标	检测结果
单眼弱视	
对单眼遮盖的反应	不对称的抵抗
固视偏好	无法固视或无法维持固视
优先注视	双眼间差别≥2个倍频
最佳矫正视力	双眼间差别≥2行
双眼弱视	
最佳矫正视力	3岁<年龄≤4岁:视力<20/50
	4岁<年龄≤5岁:视力<20/40
	年龄>5岁:视力<20/30

注:2个倍频差别是指Teller视力卡4个卡片的差别。

【病因与分类】 弱视是一种由于视觉图像处理异常导致的中枢神经系统发育障碍。最近研究发现弱视存在脑初、高级视觉皮质及与之相连的传导通路和复杂的网络连接损伤,存在多个与视觉相关的脑区白质神经网络结构异常[17-20]。

按不同发病原因,弱视可以分为:

(1) 斜视性弱视(strabismic amblyopia):由于患者存在斜视,双眼黄斑中心凹接受的物象不同,产生混淆视或复视,视觉中枢产生不正常竞争或抑制,导致非注视眼弱视[15]。

(2) 屈光参差性弱视(anisometropic amblyopia):双眼球镜相差大于1.5D,柱镜相差大于1.0D,使双眼视网膜成像清晰度或物象大小不等,融合困难,视觉皮质中枢抑制屈光度数较高眼而形成弱视[14,21]。

(3) 屈光不正性弱视(refractive amblyopia):高度屈光不正(主要为远视、散光)使患眼虽经调节仍无法在视网膜上形成清晰的物像,远视性屈光度数≥+3.00DS,散光度数≥1.50DC,近视性屈光度数≤-6.00DS,可增加弱视形成风险。近视性弱视的诊断需排除高度近视性视网膜病变。一般在屈光不正矫正3~6个月后确诊[14]。

(4) 形觉剥夺性弱视(deprivation amblyopia):在婴幼儿期发生于视轴任何部位、任何形式的遮挡,导致视网膜上影像模糊或完全形觉剥夺而引起弱视。出生3个月内发生则预后更为严重。形觉剥夺性弱视最常见的原因是先天性或早期获得性白内障,角膜混浊,感染性或非感染性眼内炎症,玻璃体积血,重度上睑下垂及医疗遮挡等。单眼弱视较双眼严重[14]。

【临床表现】

(1) 视力减退:睫状肌麻痹下行散瞳验光,充分矫正屈光不正后单眼或双眼视力仍低于相应年龄正常值或双眼视力相差两行及以上。

(2) 拥挤现象:表现为分辨排列成行的视标的能力较分辨单个视标的能力差。

(3) 注视性质:可表现为中心注视或旁中心注视。注视点离中心凹越远,视力越差。

(4) 双眼视觉功能降低。

(5) 对比敏感度降低。

(6) 视觉电生理检查可表现为潜伏期延长,振幅下降。

【治疗】

(1) 对形觉剥夺性弱视患者需先去除引起形觉剥夺的原因[22]。

(2) 充分矫正屈光不正:12岁以下及存在内斜视的患儿首次验光建议使用0.5%~1%阿托品眼药膏作为睫状肌麻痹剂进行散瞳,12岁及以上患儿可行快速散瞳验光,根据屈光状态选用框架镜、角膜塑形镜或手术进行屈光矫正[23]。

(3) 遮盖治疗:可采用传统眼罩、眼贴、程控式遮挡镜等对优势眼进行遮盖。根据弱视程度,选择不同遮盖时间,通常认为,遮盖时间每天2~6小时有效。

(4) 压抑疗法:可采用药物压抑(0.5%~1%阿托品眼药膏)和光学压抑(bangerter压抑膜、LED液晶眼镜)等方法对优势眼进行抑制,以刺激弱视眼发育。

(5) 视功能刺激训练:分为单眼知觉训练(红光闪烁、精细作业、海丁格刷治疗、后像治疗、对比敏感度训练等)和双眼立体视觉训练(实体镜、同视机、多媒体、3D、4D、双眼分视、虚拟现实等)。

(6) 其他治疗方法:包括药物治疗,如氟西汀、左旋多巴、多巴丝肼片、胞磷胆碱等,以及中医疗法,如针灸、按摩、推拿等。

【预后和随访】 弱视治疗的效果评估,除了矫正视力提升之外,同时包括双眼三级视功能的重建。治疗时机十分关键,弱视治疗越早,疗效越好。此外,治疗的依从性对于治疗效果也是非常重要。弱视治疗是一个长期过程,需要密切随诊,根据随诊结果以及对治疗依从性的评估,及时调整治疗方案。治愈后仍需有计划地随诊,以避免复发。

十四、眼球震颤

眼球震颤(nystagmus)是一种非自主性、有节律的眼球"晃动"。在方向上可表现为水平、垂直、旋转方向上的眼球颤动,或在任一方向上的震颤组合。震颤形式可分为钟摆样和冲动样,前者震颤幅度和节律基本一致,而后者则有快慢相之分,甚至出现在某个方向上的震颤静止带(nullzone)。眼球震颤病因比较复杂,可以是中枢的、前庭的、小脑的,以及视器和视路疾病引起,震颤表现的形式也多样,故临床上有较多分类。近年来,美国眼球运动疾病命名委员会根据眼球震颤描记特点,结合病因和发病时间,将眼球震颤分为先天性眼球震颤(congenital nystagmus)、后天获得性眼球震颤(acquired nystagmus)、隐性眼球震颤(latent nystagmus)三大类。我国儿童期常见的眼球震颤主要是先天性眼球震颤、融合发育不良性眼球震颤(fusional maldevelopment nystagmus)或隐性眼球震颤,以及婴儿型点头痉挛综合征(spasmus nutants syndrome)。从时间角度,婴儿型点头痉挛综合征发病晚于先天性眼球震颤时间,故可归为后天获得性眼球震颤(数字资源 41-7)。

数字资源 41-7　眼球震颤扩展阅读

十五、眼外伤

眼球的机械性眼外伤可分为开放性眼外伤和闭合性眼外伤。闭合性眼外伤可进一步分为挫伤、板层撕裂伤、浅层异物。开放性眼外伤则分成破裂伤和裂伤。其中的裂伤又包括穿通伤(一个裂口),贯通伤(一个入口,一个出口)和眼内异物伤三种。

(一)眼部皮肤裂伤

(1) 通常于伤后 24 小时内视伤口深度酌情肌内注射破伤风抗毒素(TAT)或破伤风免疫球蛋白。

(2) 表皮损伤及短小的全层裂伤不伴伤口裂开者予以清洁消毒和眼垫加压包盖,不必缝合。

(3) 全层伤口长,不规则或伴伤口裂开者必须急诊清创缝合,用 5-0 或 6-0 可吸收线缝合,术中视致伤机制酌情做伤口探查以排除异物存留,如高度怀疑异物存留则需根据致伤物性质考虑行 X 线、CT 或 MRI 等影像学检查。

(4) 视致伤物、伤口深度和受伤时间酌情口服抗生素,酌情给予止血药。

(二)角结膜异物

1. 结膜异物常为灰尘、煤屑、小昆虫等被吹入结膜囊内,隐藏在上睑的睑板下沟处。切勿揉擦眼睛,以免加重角膜损伤,待泪水将其冲掉或翻转眼睑,用棉签拭去即可。

2. 角膜异物常见为金属碎屑、灰尘、谷壳、爆炸物等。伤眼多有异物感、刺痛、流泪。治疗需在表面麻醉下,用针头将异物剔去。角膜深层异物应在手术显微镜下摘取。术后局部滴用抗生素眼药水及药膏。

(三)眼挫伤

包含眼球挫伤和眼眶挫伤(数字资源 41-8)。

数字资源 41-8　眼挫伤扩展阅读

41 章

(四)眼球穿通伤

1. 角巩膜裂伤　外界的钝力或锐器伤及眼球,造成眼球壁穿孔或破裂者,均为眼球穿孔伤。致伤物在儿童中多见为刀、剪、针、铅笔、玩具手枪弹等,农村中则以雷管、爆竹爆炸之碎片,高粱秆、麦秸等植物性损伤多见。穿孔伤除带来组织的机械性破坏外,常导致眼内容物脱出及嵌塞、感染以及愈合后遗留的瘢痕,同时还有可能发生交感性眼炎,危及健眼。

【临床表现】 伤眼充血、畏光、流泪;可见角膜、巩膜或角巩膜缘破裂伤口;前房积血或变浅,低眼压等。对于不能合作的儿童,切忌用力开睑,必要时表面麻醉后或在口服水合氯醛睡眠状态下进行检查。凡穿孔性眼外伤应注意有无球内或眶内异物存留。

【治疗】 急诊处置,尽早探查并修复伤口。积极止血及抗感染治疗。常规肌内注射TAT。

2. 眼内异物 较单纯穿通伤更为严重,不仅造成机械性损伤,还可以带入病原菌引起感染。由此产生的并发症多,失明率高,延误诊断和处理,常会导致眼内炎,眼内铜、铁锈沉着症,甚至眼球萎缩。

【诊断】 角巩膜可见穿孔伤口,患者眼痛、流泪、视力下降等。有时病史不明确,细小的穿通口已闭合,或被出血遮挡巩膜伤口不易被发现时,应仔细检查。在屈光间质透明时,可以借助裂隙灯及检眼镜发现异物所在部位,根据异物的形态、外观来推测异物的性质。由于伤后屈光间质混浊及炎症反应,不能直接看到异物者,需借助X线、CT、超声波等方法进行检查。

【治疗】 进入眼内的异物,原则上应尽早摘去,尤其是因异物引起的炎症反应,应在积极控制炎症的同时,争取早手术,除去感染源,以减轻炎症。严重的眼球破裂伤、爆炸伤所致的眼内多发异物,以及眼压低,眼内活动出血者,宜暂缓手术,待伤口愈合,眼内出血稳定,眼压有所恢复,异物定位完善后再进行手术。

3. 眼内炎(endophthalmitis) 是穿孔性眼外伤最严重的并发症,可由细菌、真菌等引起。病变发展迅速,尽管近年来玻璃体手术可挽救部分早期眼内炎的患者,但对于晚期患者预后仍然很差,最终导致眼球萎缩。因此,早期诊断,积极治疗至关重要。位于前部的感染,可出现前房渗出、积脓,晶状体混浊,继而向后部扩展。若感染始于后部,则玻璃体首先出现絮状渗出、混浊甚至脓肿。外伤性眼内炎发病急、进展快,一旦确诊,应立即全身及局部应用广谱抗生素,怀疑细菌感染时需用大剂量类固醇皮质激素,药物治疗1~2日无效者,应尽早行玻璃体注药及切割术。

4. 交感性眼炎(sympathetic ophthalmia) 本病是一种特殊类型的眼炎,为眼外伤最严重的后果之一。当眼穿孔性眼外伤或内眼手术后,引起的双眼弥漫性肉芽肿性葡萄膜炎,称为交感性眼炎。病因与自身免疫性迟发过敏反应有关。约占穿孔性眼外伤的0.55%~1.2%,发病高峰多在伤后2~8周,伤口愈合差以及色素嵌塞是引起交感性眼炎的潜在危险。

临床表现为双眼葡萄膜炎反应,眼疼、畏光、视力急剧下降。全身及局部大剂量应用类固醇皮质激素治疗是有效的措施,配合结膜下或球后注射及局部滴眼剂。以眼后部炎症为主时,加用口服血管扩张剂及维生素。

(五)化学烧伤

【临床表现】 本病多是由于眼内误入酸碱引起。伤后表现为眼睑痉挛、视力减退。轻者可见球结膜充血及点状角膜上皮剥脱,重者球结膜高度水肿、苍白、甚至缺血,角膜上皮大片脱落,呈瓷白色混浊,前房内可见渗出,可以并发白内障、继发性青光眼等。

【治疗】 争分夺秒,就地取材,尽快使用大量清水反复冲洗,尽可能除去残留化学物质,然后到医院接受治疗。继续应用生理盐水冲洗结膜囊,消炎、散瞳,预防感染。严重者尽快行前房穿刺术,更新房水,结膜下注射自家血、血管扩张剂和维生素等改善营养及局部血液循环,促进组织再生。可使用EDTA、半胱氨酸、青霉胺等胶原酶抑制剂,延缓或阻止角膜溃疡的发展。对于重症病例早期可采取羊膜移植,伤后半年以上酌情行睑球粘连分离,板层或全层角膜移植手术。

(李莉 丁小燕 陆方 卢海)

参考文献

[1] XIAO X, HUANG C, CAO Y, et al. Exome Sequencing Reveals a Heterozygous OAS3 Mutation in a Chinese Family With Juvenile-Onset Open-Angle Glaucoma. Invest Ophthalmol Vis Sci, 2019, 60(13): 4277-4284.

[2] HU M, WANG H, HUANG AS, et al. Microcatheter-assisted Trabeculotomy for Primary Congenital Glaucoma After Failed Glaucoma Surgeries. J Glaucoma, 2019, 28(1): 1-6.

[3] FIERSON WM. Screening Examination of Premature Infants for Retinopathy of Prematurity. Pediatrics, 2018, 142(6).

[4] 赵云娥,胡曼. 重视婴幼儿永存胚胎血管的诊断和治疗. 中华眼视光学与视觉科学杂志, 2018, 020(001): 7-13.

[5] 中华医学会眼科学分会眼底病学组,中华医学会儿科学分会眼科学组,中华医学会眼科学分会眼整形眼眶病学组. 中国视网膜母细胞瘤诊断和治疗指南(2019年). 中华眼科杂志, 2019, 55(10): 726-738.

[6] MUNIER FL, MOSIMANN P, PUCCINELLI F, et al. First-line intra-arterial versus intravenous chemotherapy in unilateral sporadic group D retinoblastoma: evidence of better visual outcomes, ocular survival and shorter time to success with intra-arteri-

al delivery from retrospective review of 20 years of treatment. Br J Ophthalmol, 2017, 101(8): 1086-1093.

[7] 梁天蔚,张诚玥,白大勇,等. 先天性纤维血管瞳孔膜的临床特点及治疗分析. 中华眼科杂志, 2018, 54(11): 849-854.

[8] WANG X, YU C, TZEKOV RT, et al. The effect of human gene therapy for RPE65-associated Leber's congenital amaurosis on visual function: a systematic review and meta-analysis. Orphanet J Rare Dis, 2020, 15(1): 49.

[9] MAYER-DAVIS EJ, KAHKOSKA AR, CRAIG J, et al. ISPAD Clinical Practice Consensus Guidelines 2018: Definition, epidemiology, and classification of diabetes in children and adolescents. Pediatr Diabetes, 2018: 7-19.

[10] ABRAMSON DH, SHIELDS CL, JABBOUR P, et al. Metastatic deaths in retinoblastoma patients treated with intraarterial chemotherapy (ophthalmic artery chemosurgery) worldwide. Int J Retina Vitreous, 2017, 3: 40.

[11] PENNESI ME, WELEBER RG, YANG P, et al. Results at 5 Years After Gene Therapy for RPE65-Deficient Retinal Dystrophy. Hum Gene Ther, 2018, 29(12): 1428-1437.

[12] BORCHERT M, LIU GT, PINELES S, et al. Pediatric Optic Neuritis: What Is New. J Neuroophthalmol, 2017, 37(Suppl 1): S14-S22.

[13] 杨培增,范先群. 眼科学. 9 版. 北京:人民卫生出版社, 2018: 253-255.

[14] 史学锋,赵堪兴. 双眼弱视训练是否可以替代遮盖疗法. 中华眼科杂志, 2017, 53(12): 885-889.

[15] WALLACE, DAVID K, REPKA, et al. Amblyopia preferred practice pattern? Ophthalmology, 2018, 125(1): 105-142.

[16] 伍叶,刘陇黔. 弱视患者大脑功能与结构异常的研究进展. 中华眼科杂志, 2017, 53(5): 392-395.

[17] FARIVAR R, ZHOU J, HUANG Y, et al. Two cortical deficits underlie amblyopia: A multifocal fMRI analysis. NeuroImage, 2017, 9(45): 232-241.

[18] 邬涵韵,张黎. 弱视解剖生理变化及治疗进展. 国际眼科杂志, 2019, 19(7): 1154-1157.

[19] KIORPES L. Understanding the development of amblyopia using macaque monkey models. Proc Natl Acad Sci USA, 2019, 116(52): 26217-26223.

[20] 赵博文,付晶,洪洁,等. 屈光参差性弱视儿童双眼视觉状态. 中华眼视光学与视觉科学杂志, 2018, 20(12): 731-736.

[21] KRAUS CL, CULICAN SM. New advances in amblyopia therapy II: refractive therapies. British Journal of Ophthalmology, 2018, 102(12): 1611-1614.

[22] 中华医学会眼科学分会斜视与小儿眼科学组. 中国儿童睫状肌麻痹验光及安全用药专家共识(2019 年). 中华眼科杂志, 2019, 55(1): 7-12.

[23] PARK SH. Current Management of Childhood Amblyopia. Korean J Ophthalmol, 2019, 33(6): 557-568.

42 第四十二章 口腔疾病

第 1 节　儿童口腔解剖生理特点

口腔是消化道的起端,表面被覆黏膜,包括舌(有味蕾)、唇、颊、颌骨、牙齿和唾液腺等。口腔具有咀嚼、消化、味觉、感觉和语言等功能。

新生儿的腭弓及口底皆较浅,口腔黏膜薄,血管丰富,唾液少,较干燥,易受损伤;新生儿口腔内没有牙齿,但上、下颌骨内有全部乳牙胚及部分恒牙牙胚,乳牙牙冠皆已开始形成,且已有不同程度的钙化,恒牙则钙化稍迟。孕期母亲的健康及营养直接影响胎儿牙齿的发育[1]。

一、牙齿概述

牙齿从外观分牙冠和牙根两部分,牙冠和牙根交界处称为牙颈部。露出在口腔的部分称为牙冠,包埋在牙槽骨内的部分为牙根[2]。

牙齿本身称牙体。牙体的组织结构包括牙釉质(enamel)、牙本质(dentin)、牙骨质(cementum)和牙髓(dental pulp)四个部分。牙齿的主体是牙本质,冠部表面被覆一层釉质,根部被覆一层牙骨质。这三种组织是经过钙化的硬组织。牙齿硬组织的中央为空腔,其中含有牙髓。牙髓是由结缔组织、血管、神经、淋巴和牙髓细胞所组成。

牙齿周围的组织称为牙周组织,包括牙周膜(periodontal membrane)、牙槽骨(alveolar bone)和牙龈(gingiva)。牙根借助牙周膜固定在牙槽窝内。

人一生中有乳牙列和恒牙列两副牙齿。牙齿的排列上、下、左、右对称。乳牙依次排列为乳中切牙、乳侧切牙、乳尖牙、第一乳磨牙和第二乳磨牙,共 20 个。恒牙的正常数目应为 28~32 个,依次排列为中切牙、侧切牙、尖牙、第一前磨牙、第二前磨牙、第一磨牙和第二磨牙,有人还有第三磨牙。第三磨牙又名智齿,在人类演化过程中属于退化性器官,有人缺少智齿,有些人有智齿但不能正常萌出。智齿发育完全却由于萌出位置不够,而未萌出或部分萌出的,称为阻生智齿。切牙功能是切断食物,尖牙功能是撕裂食物,前磨牙用于撕裂和嚼碎食物。磨牙主要是磨碎和磨细食物。

乳牙有重要的生理功能。乳牙是幼儿时期的咀嚼器官,正常的咀嚼作用对咀嚼肌和颌骨的发育起着生理刺激作用;乳牙也是辅助语言的重要器官,能使语言清晰;乳牙还是恒牙的向导,继承恒牙循着乳牙原来的位置生长、萌出,最终代替乳牙。乳牙咀嚼食物会刺激唾液分泌增多,增强口腔消化作用。

二、牙齿组织结构

1. 牙釉质　覆盖于牙齿的冠部,是高度矿化的组织,也是人体中最硬的组织,抵抗咀嚼磨损。釉质在牙尖及切缘处最厚,近牙颈部渐薄。釉质从胚胎时即已开始形成,到牙齿萌出前已发育完成,形态不再改变,临床病损如龋齿、生理性磨耗或外伤性损坏等都不能自行修复。

2. 牙本质　为牙齿的主体,含有机质较釉质多,硬度仅次于釉质。牙本质的构造是由基质和小管构成,每条小管内部充满牙髓中造牙本质细胞的胞浆突,所以牙本质与牙髓有密切的联系。小管中没有血管和细胞,但有神经感受器,所以当釉质被磨损或龋坏暴露牙本质时,患者就有酸痛感。

3. 牙髓　为软组织,其成分主要是网状结缔组织、牙髓细胞、毛细血管网和毛细淋巴管与神经。血管和神经通过牙根的根尖孔进入牙髓。幼儿牙齿的牙髓组织较成年人疏松,血运丰富,对感染的抵抗力较强,容易形成慢性炎症。由于牙髓被包在牙本质硬组织之中,受到刺激时除根尖孔外没有缓冲的余地,临床都表现为疼痛。

4. 牙骨质　被覆牙根表面,硬度和致密度与骨相似。牙周膜纤维的一端就埋在牙骨质中(见书末彩图 42-1)。

三、牙周组织

1. 牙周膜　由富于弹性的致密结缔组织束组成,这些纤维束一端埋在牙骨质中,另一端埋在牙槽骨中,使牙齿固定在牙槽窝里,可以缓冲牙齿在咀嚼时受到的压力或牵拉力。牙周膜纤维束间有丰富的血管、淋巴管和感觉神经末梢。儿童的牙周膜和牙槽骨都比较疏松,且乳牙根尖孔大,所以牙髓感染很容易通过根尖孔扩散到根尖周围,甚至引起牙周组织破坏。

2. 牙槽骨　是包围着牙根的颌骨突起部分,容纳牙根的空腔称为牙槽窝。牙槽窝的周缘顶部名牙槽嵴。牙周组织发生感染时，骨硬板和牙槽骨被吸收，X 线上见不到骨硬板和骨小梁。

3. **牙龈** 是口腔黏膜包在牙颈部和牙槽嵴的部分，它与牙槽部黏膜有明显的界限，口腔黏膜是红色，可以牵动的，牙龈则是粉红色（固定不能牵动的），表面有角化，儿童上皮较薄，角化程度低，血管丰富，结缔组织乳突短，所以龈色较红，少点彩，龈质松软，容易被擦伤或被硬质食物损伤，甚至形成溃疡。

四、牙齿的发育和萌出

牙齿是由牙胚形成的，牙胚的发育是上皮与间充质相互作用的过程。牙体、牙周组织是由牙胚中的造釉器、牙乳头和牙囊三部分发育而成的。牙胚从胚胎两个月开始发生，直到 20 岁左右，最后一颗恒牙才完全形成。因此，牙齿的发育和生长是一个长期的、复杂的过程。每个牙齿的发育大体分为 3 个时期，即生长期、钙化期和萌出期。牙齿发育的过程与机体内外环境有密切关系，遗传因素、母体孕期严重代谢障碍、婴幼儿的全身性严重疾患或极度营养缺乏，都可能造成牙齿结构或形态的异常。因此，母亲孕期和婴幼儿预防保健对儿童的牙齿发育极为重要[3]。

牙齿生理性萌出的特征是：有一定的时间和顺序，左右成对萌出，同名牙下颌略早于上颌萌出。牙齿萌出顺序很重要，萌出顺序紊乱可能造成牙齿排列不齐。乳牙开始萌出的平均年龄为 6~8 个月，2 岁半至 3 岁乳牙基本出齐。6~7 岁恒牙开始萌出替换乳牙，12 岁左右乳牙替换完毕。正常牙齿萌出一般无特殊症状，初出牙时婴儿唾液量增加、流涎、喜咬硬物或将手放入口内，哺乳时咬奶头，这可能是牙齿接近萌出压迫牙龈神经所引起的反射作用或异常感觉造成的。

五、口腔黏膜

口腔各个部分的黏膜结构不完全相同，除龈与部分硬腭以外的黏膜都是活动的，龈、部分硬腭和舌黏膜没有黏膜下层。唇、颊、口底和软腭黏膜下层主要由疏松结缔组织组成，其中有深部血管、淋巴管和神经。黏膜下层有脂肪和黏液腺。

儿童的颊部黏膜皮下脂肪层发达，新生儿颊部皮下脂肪使面部丰满，而这时肌肉尚未发达。唇颊黏膜内有很多黏液腺，接近上颌后牙的水平面处有腮腺导管的开口，其周缘突起呈乳头状。

六、唾液腺

口腔唾液腺包括腮腺、颌下腺、舌下腺及黏膜下小腺体。唾液腺可分泌唾液[4]。

唾液有消化和抑制细菌生长的作用，其中含有黏液蛋白，能凝集细菌；还含有消化酶，能对食物初步进行消化；唾液还有机械清洗口腔黏膜和牙齿的作用，可以把细菌和食物残屑从黏膜和牙齿表面上洗去。初生婴儿的前几个月由于唾液分泌相对地少，口腔黏膜较干燥，因此容易发生局部感染。婴儿唾液分泌量约 4 个月时才增加到每昼夜 200~240ml，到第 5 个月以后显著地增加，以致常从口内流出。

5~6 个月婴儿唾液分泌的增加，还由于牙齿接近萌出时对牙龈感觉神经的机械性刺激的缘故。从口腔内流出唾液，不只因唾液量的增加，也因婴儿口腔深度不够，不会节制口内的唾液。当婴儿逐渐会借吞咽来调节口内唾液量及以后牙齿的萌出，口腔的深度逐渐增加，唾液就不再流出了。

（葛立宏）

参考文献

[1] 葛立宏. 儿童口腔医学. 5 版. 北京：人民卫生出版社，2019.

[2] 周学东. 牙体牙髓病学. 5 版. 北京：人民卫生出版社，2019.

[3] DEAN JA，AVERY DR，MCDONALD RE. Dentistry for the Child and Adolescent. 9th edition. St Louis：Mosby，2011.

[4] 张志愿. 口腔颌面外科学. 5 版. 北京：人民卫生出版社，2019.

第 2 节 牙齿发育异常

牙齿发育异常可分为牙齿数目异常、牙齿结构异常、牙齿形态异常和牙齿萌出与脱落异常四类[1-3]。

一、牙齿数目异常

牙齿数目异常(abnormality of teeth number)表现为数目不足和数目过多。

(一)牙齿数目不足

又称为先天缺牙,是指牙胚形成过程中未能发育和形成。按照缺失牙的数目,先天缺牙可分为个别牙缺失(hypodontia)、多数牙缺失(oligodontia)和先天无牙症(anodontia)。按照与全身疾病的关系,先天缺牙又可分为单纯型先天缺牙和伴综合征型先天缺牙。常见的伴综合征型先天缺牙有外胚叶发育不全综合征、Reiger 综合征等。单纯型先天缺牙不伴有其他系统异常。

【病因】 个别牙缺失的原因尚未明确,可能与牙板生成不足、牙胚增殖受到抑制、遗传或牙胚发育早期受有害物质影响有关。

多个牙缺失主要与遗传因素有关,具有常染色体显性遗传特性、常染色体隐性遗传特性和多基因遗传特性。

【临床表现】 先天缺牙可发生在乳牙列,也可发生在恒牙列,恒牙较乳牙多见。除第三磨牙外,最常见的缺牙是下颌第二前磨牙、上颌侧切牙、上颌第二前磨牙和下颌切牙。发现牙齿缺失时应常规拍摄全口曲面断层片以确定缺失牙的数目。

先天无牙症患者常伴有全身症状,如先天性外胚层发育不良,锁骨、颅骨发育不全等。部分患儿可伴有智力低下,皮肤干燥多皱纹,缺乏毛发、指甲、皮脂腺、汗腺等。如汗腺完全缺乏,患儿可长期发热,夏季更可发生高热。部分无牙畸形也可能与佝偻病、先天梅毒或胚胎期母体患严重代谢障碍等有关系。

【治疗】 治疗原则是恢复咀嚼功能,保持良好的咬合关系。缺失牙数量少,对咀嚼功能和美观影响不大时,可以不处理。多数牙先天缺失不仅影响咀嚼功能而且影响患者的容貌和心理健康,可做活动义齿修复体,恢复咀嚼功能,促进面部颌骨和肌肉的发育。修复体需要根据发育情况及时更换,待成年后再考虑永久性修复。

(二)牙齿数目过多

牙齿数目过多(hyperdontia)指正常牙数以外发生的牙齿。牙齿数目过多,主要表现为额外牙,又称为多生牙(supernumerary teeth),牙齿数目过多除表现为多生牙外,还可表现为牙瘤(odontoma)。

【病因】 额外牙的病因至今仍未明确,对其形成的病因有多种推测。

【临床表现】 额外牙可发生于颌骨的任何部位,最常见于上颌前牙区,可出现 1 个或多个额外牙。牙齿形状多为变异圆锥形,有时也与正常牙形态相似。据统计,约 1/4 的额外牙埋伏于颌骨内不能萌出。额外牙常导致正常恒牙发育和萌出障碍,表现为恒牙迟萌或阻生,乳牙滞留、邻牙扭转造成牙齿排列不齐。临床发现或怀疑有额外牙时,需要拍摄 X 线明确诊断,并确定额外牙的数目和位置。常用的 X 线有根尖片、全口曲面断层片和 CBCT。

【治疗】 为减少额外牙对恒牙和恒牙列的影响,应尽早发现,及时处理。已萌出的额外牙应及时拔除。对于埋伏的额外牙如果影响恒牙胚的发育、萌出和排列,应尽早拔除,术中要避免损伤恒牙胚。如果不影响恒牙胚的发育,可以等待恒牙发育完成后再行拔除。

二、牙齿结构异常

牙齿结构异常是反映个体过去的发育过程。在牙齿发育期间,机体的营养、代谢、严重全身性疾患等都能影响发育中的牙齿组织,造成发育不良,留下永久性的缺陷或痕迹。临床常表现为釉质发育不全、牙本质发育不全、氟牙症和先天性梅毒牙等。

(一)釉质发育不全

釉质发育不全(enamel hypoplasia)是牙釉质在发育过程中受到全身性或局部性因素的影响发生结构异常。根据病因分为外源性釉质发育不全和遗传性釉质发育不全。

【病因】 全身性因素:牙齿发育钙化时期机体发生严重营养不良,特别是维生素和钙磷的缺乏,代谢障碍,佝偻病、手足搐搦症、内分泌病和高热等,但这些患儿并不是都有釉质发育不全,存在个体差异。

局部感染和创伤:常见的有特纳牙(Turner tooth),由于乳牙的慢性根尖周感染或外伤,导致下方单个恒牙胚的釉质发育不全。

遗传因素:遗传性釉质发育不全是一组影响釉质发育的遗传疾病,遗传方式有常染色体显性遗传、常染色体隐性遗传及 X 性连锁遗传。

【临床表现】 同期发育的牙齿成组对称出现釉质发育不全,牙齿变色为白垩色或黄褐色,釉质表面出现不平整的横沟状或坑窝状缺损;严重者牙尖或切缘萎缩,磨牙或前磨牙面失去正常窝沟形态,甚至牙冠的某些部位牙本质外露。临床要找出造成釉质发育不全的确切原因是困难的,因为产生发育不良是在牙齿发育阶段,那时牙齿还未萌出,只有牙齿萌出以后,才能发现釉质发育不全,临床只能推断障碍发生的时期。

【治疗】 对于釉质发育不全的牙齿要注意预防早期龋。仅有着色无实质缺损的牙齿可以采用冷光美白或激光治疗。着色深、牙体缺损多的牙齿根据具体情况,可使用树脂充填、瓷贴面或全冠修复。

(二)遗传性牙本质发育不全

遗传性牙本质发育不全(dentinogenesis imperfecta hereditaria)是一种常染色体显性遗传疾病。可以在一个家族的几代人中连续出现,男女都可患病。

【临床表现】 牙本质发育不全主要表现为牙本质病损,牙釉质基本正常。乳牙和恒牙均可发生,乳牙的病损表现更为严重。临床分为三个亚型:

Ⅰ型牙本质发育不全,伴有骨骼发育不全,身材矮小和骨质疏松,易发生骨折和骨关节畸形。部分患者巩膜蓝染,进行性听力丧失。

Ⅱ型牙本质发育不全又称遗传性乳光牙本质(hereditary opalescent dentin):不伴有骨骼发育不全的表现。

Ⅰ型和Ⅱ型牙齿变化基本相同,全口牙齿呈半透明的棕黄色或灰蓝色,釉质较薄,牙冠外形基本正常,牙冠极易磨损变短。牙本质没有小管,X线显示牙髓腔狭小或完全没有髓腔,牙根短小。这种情形在乳牙比恒牙更明显,恒牙相对轻些。

Ⅲ型牙本质发育不全,牙齿空壳状和多发性露髓,牙本质很薄,极易磨损后露出髓腔而发生根尖周炎症,X线显示牙本质很薄,牙根发育不足,根管宽大。

【治疗】 防止牙齿过度磨耗,维持牙齿功能,改善美观。后牙可以全冠修复,前牙可采用树脂贴面修复。

(三)氟牙症

氟牙症(dental fluorosis)又称为氟斑牙,是地方性氟中毒(endemic fluorosis)在牙齿上的表现。

【病因】 主要是在牙齿发育期摄入过多的氟,引起牙齿硬组织发育钙化不良。氟牙症的发生具有明显的地域特征,饮用水或食物中含氟量过高,工业排氟使大气污染等都影响当地居民,特别是在小儿期引起此症,牙齿萌出即可发现斑釉。本症和釉质发育不全症的发病时期相同。牙齿萌出以后氟对釉质的作用仍然存在,但作用缓慢。

慢性地方性氟中毒对人体的主要危害是氟骨症和氟斑牙,流行地区的儿童影响明显,随着年龄的增长而加重。一般在青春期后出现骨质变化,关节疼痛,背驼腰弯,甚至瘫痪。

【临床表现】 其特征是牙釉质表面呈现白垩色、黄褐色斑块或牙冠完全呈黄褐色或褐色。轻者釉质表面凹凸不平,严重者可伴有釉质发育不全,釉质剥落。临床分为白垩状(轻度)、着色型(中度)和缺损型(重度)三种类型。主要发生于恒牙,很少出现于乳牙,因乳牙的釉质发育一部分在胚胎期,一部分在受乳期,通过胎盘和母乳进入胎儿体内的氟量较少,因此乳牙发病较恒牙为轻,发病率也较低。

【治疗】 根据严重程度,可以选择漂白脱色,釉质微量磨除,树脂修复,贴面修复或全冠修复等治疗方法。

氟斑牙根本在于预防,饮用水含氟量高是很重要的发病因素,主要措施是改换含氟低的饮用水源,提高饮用水的质量和改善高氟环境。

(四)先天性梅毒牙

先天性梅毒牙(congenital syphilitic teeth)指在胚胎发育后期和出生后一年内牙胚受到梅毒螺旋体侵害而造成的牙釉质和牙本质发育不全。

【病因】 母亲感染梅毒后,梅毒螺旋体导致胎儿发生梅毒性炎症,引起牙齿发育障碍。

【临床表现】 主要表现上中切牙半圆形或桶状,切缘窄且中央有半月形凹陷,第一恒磨牙呈现桑葚状或花蕾状。

诊断要点:双亲之一有梅毒病史,患者梅毒血清康瓦氏反应阳性,恒中切牙、第一恒磨牙形态结构异常,听力或视力障碍。

【治疗】 对形态异常的牙齿可采用复合树脂修复、嵌体修复或全冠修复。重点是预防,患有梅毒的母亲在妊娠4个月内使用抗生素进行抗梅毒治疗,可以预防婴儿胎传梅毒的发生。

三、牙齿形态异常

牙齿形态异常是由于受到遗传和环境因素的影响导致的牙齿形态变异。常见的牙齿形态异常有畸形牙尖、牙内陷、过大牙、过小牙、双牙畸形等。值得注意的是,恒前牙刚刚萌出时切端呈现锯齿状,属于正常现象。

(一)畸形牙尖与牙内陷

【病因】 病因尚不清楚。有学者报道畸形中央尖多发生在中国、日本、菲律宾等蒙古人种。牙内陷有家族遗传倾向。

【临床表现】 畸形中央尖表现在前磨牙中央窝附近突起圆锥形牙尖,畸形舌尖多见于上颌侧切牙。畸形尖折断或磨损后露出牙本质或牙髓时,会出现敏感疼痛、牙髓感染、根尖周炎症,可能出现牙根发育停止。

牙内陷多见于上颌侧切牙,表现为凹陷的深窝或沟,有的内陷成牙中牙,容易积存食物和菌斑堆积,导致龋齿发生。

【治疗】 畸形中央尖圆钝的可不做处理;畸形尖细高的为防止折断和并发症,可以进行预防性治疗,可采用预防性充填和中央尖加固术。已发生畸形中央尖折断出现牙髓或根尖病变的牙,根据牙根发育情况可采用冠髓切断术、根尖诱导形成术、牙髓血管再生术等方法,控制炎症,促进牙根发育。牙根已经发育完成的恒牙可以进行根管治疗。

牙内陷应早期进行窝沟封闭或预防性充填,预防龋齿发生。已经发生龋齿和牙髓感染的要根据不同情况进行治疗。

(二)过大牙与过小牙

【病因】 病因尚不清楚,与遗传和环境因素有关。

【临床表现】 过大牙形状与正常牙相似,但体积明显过大,多见于上颌中切牙。过小牙体积小于正常牙,通常形态为圆锥形,多见于上颌侧切牙。若为综合征的一种表现,还会有口腔或全身其他异常表现。

【治疗】 对健康无影响,可以不予以处理。为美观要求,过大牙可适当调磨改形,过小牙可做树脂修复或冠修复。

(三)双牙畸形

【病因】 牙齿发育期间受到机械压力或遗传因素影响,两个牙胚融合或结合成一体,或一个牙胚分裂成两个异常形态。根据形态或来源分为融合牙、结合牙和双生牙。

【临床表现】 融合牙是两个正常牙胚的牙釉质和牙本质融合一起形成,表现为冠融合和冠根融合。结合牙是两个基本发育完成的牙由于拥挤和创伤,根部牙骨质增生结合,牙本质是完全分开的。双生牙是一个牙胚发育异常,表现为牙冠完全或不完全分开,但是有共同的牙根和根管。要特别注意乳牙双牙畸形多伴有继承恒牙发育异常。

【治疗】 对健康无影响,可以不予以处理。为美观要求,可适当调磨外形,在异常窝沟处可进行防龋处理。

四、牙齿萌出与脱落异常

牙齿的萌出或脱落异常包括牙齿萌出过早、牙齿萌出过迟、牙齿异位萌出、牙齿过早脱落等。恒牙萌出障碍大多由于乳牙滞留、乳牙过早脱落或过早拔除等原因。

(一)牙齿萌出过早

是指牙齿萌出时间超前于正常萌出时间,而且萌出牙齿的牙根发育不足根长的 1/3。

1. **乳牙早萌** 婴儿初生时口腔内已萌出的牙,称为诞生牙。出生后 30 天内萌出的牙称为新生牙。

【病因】 病因尚不清楚,有人认为有遗传倾向。有人认为由于牙胚距口腔黏膜较近而早萌。

【临床表现】 诞生牙和新生牙多见于下中切牙部位,多数是正常牙,经常成对萌出,但由于没有牙根,常是极松动的。有的牙虽不松动,由于婴儿吮乳时舌系带及其两侧软组织与牙齿摩擦,而产生创伤性舌系带溃疡,长期不愈,婴儿有拒食、啼哭等情况,称为里加病(Riga disease)。

早萌乳牙需与上皮珠鉴别,有些初生或生后不久的婴儿,在相当于牙槽嵴处黏膜上或在腭弓中线的两侧,近于硬腭与软腭交界处,可见一些粟粒、米粒或更大的乳白色片状或球状物,这是牙板上皮残余断离牙胚后增殖所形成的角化物,数目不等,称为上皮珠(epithelial pearls),俗称马牙子或板牙;它们在数月内逐渐被吸收而消失,或接近黏膜表面后,可自行脱落。

【治疗】 如果早萌牙松动明显,有脱落而被吸入气管的危险,应尽早拔除。如果早萌牙不松动,出现创伤性溃疡,应立即停用吮吸哺乳方式,改用汤匙喂乳,以避免摩擦溃疡区,同时调磨牙齿切缘,必要时拔牙,局部可以用药促进溃疡愈合,一般预后良好。这种溃疡有时呈慢性增殖性病变,若误诊为肿物而切除时,极易引起严重出血。

2. **恒牙早萌** 多见于前磨牙,下颌多于上颌。

【病因】 主要与乳牙根尖周病变或过早缺失有关。

【临床表现】 恒牙过早萌出,常伴有釉质矿化不良,而且由于牙根发育不足会出现松动。

【治疗】 预防恒牙早萌,要积极治乳牙龋齿。根据早萌牙松动情况,以及对颌牙是否存在,确定制作阻萌器。同时对早萌牙进行涂氟防龋处理。

(二)牙齿萌出过迟

牙齿萌出显著晚于正常萌出时间。可以是个别牙迟萌,也可能是全部乳牙或恒牙迟萌。

1. **乳牙萌出过迟** 婴儿出生后超过1岁以上尚未长出第一个乳牙,超过3周岁乳牙还未完全萌出,为乳牙迟萌。

【病因】 个别乳牙迟萌,可见于因牙瘤或萌出间隙不足,妨碍牙齿萌出。全口或多数乳牙萌出过迟或萌出困难,就应考虑有无全身性疾病,如佝偻病、甲状腺功能减退、极度营养缺乏、胎传梅毒或全身性骨硬化症等。长期不长第一个乳牙要考虑是否有先天缺牙的可能,可借X线检查确诊。

【治疗】 需要查明原因,由于牙瘤或萌出间隙不足导致的个别乳牙迟萌,可以手术摘除牙瘤及开窗助萌。由于全身性疾病引起的乳牙迟萌,需要针对性治疗,促进乳牙萌出。

2. **恒牙萌出过迟**

【病因】

(1) 个别恒牙萌出过迟与乳牙滞留、乳牙早失及乳牙根尖病变有关。由乳牙过早丧失,儿童习惯用牙龈咀嚼,覆盖缺隙处的牙龈成为致密性结缔组织,恒牙萌出困难,这种情况常发生在上中切牙部位。另外,乳尖牙和乳磨牙过早脱落,邻牙移位萌出间隙不足导致相应恒牙萌出过迟。

(2) 额外牙、牙瘤或含牙囊肿也可造成恒牙萌出困难。通过X线检查可以确诊。

(3) 遗传因素:如颅骨锁骨发育不全,为常染色体显性遗传,表现为牙槽骨重建困难,恒牙缺乏萌出动力。

(4) 其他全身性疾病:如先天性甲状腺功能减退,发育迟缓,牙齿萌出过迟。

【治疗】 乳牙过早脱落,牙龈坚韧导致的恒牙迟萌。可以开窗切龈助萌。只有当恒牙切缘已突出牙槽嵴处到达龈下时,才是切龈指征。过早切龈,反而容易形成瘢痕,使牙齿更不易萌出。由于牙瘤,额外牙或囊肿等阻碍恒牙萌出,需手术摘除牙瘤等后待萌或牵引复位。全身性疾病相关的恒牙迟萌,应查明原因,针对全身性疾病进行治疗。

(三)牙齿脱落异常

1. **牙齿固连** 指牙骨质与牙槽骨直接结合,患牙处于萌出停滞状态。

【病因】 原因尚不明确。一般认为与乳牙根生理性吸收和骨沉积交替过程中,牙周组织发育障碍或遗传因素有关。

【临床表现】 表现为患牙低于邻牙的正常𬌗平面。X线表现为牙周膜消失,根骨连接处不清楚。

【治疗】 轻度者定期复查;中度者可以用树脂或全冠修复,恢复咬合高度;松解法加正畸牵引;重度者考虑拔除乳牙,保持间隙。

2. **乳牙滞留** 指继承恒牙胚已经萌出,乳牙未脱落。乳牙在口腔内行使咀嚼功能到一定时期,牙根就逐渐被吸收而牙冠脱落,由继承恒牙所代替。乳牙根的吸收是一种生理过程,各个乳牙有其吸收和脱落的时限。如果乳牙根吸收不正常,乳牙不能按时脱落,就会造成乳牙滞留。

【病因】 ①继承恒牙胚萌出方向异常;②继承恒牙胚先天缺失、埋伏阻生;③继承恒牙胚萌出无力;④全身性因素:如佝偻病、侏儒症、外胚叶发育异常、颅骨锁骨发育不全等;⑤多数或全部乳牙滞留的原因目前尚不清楚;⑥近年有学者认为乳牙滞留和患儿摄入食物较软,无法实现对牙齿、颌骨的功能刺激有关。

【临床表现】 常见于替牙期的下前中切牙,呈"双排牙"现象。也可能早过了替牙期,乳牙仍然不脱落。

【治疗】 恒牙已经萌出,相应乳牙尚未脱落者,因尽早拔除滞留乳牙,以利于恒牙复位。若恒牙先天缺失,滞留乳牙又不松动,亦无病损者,可暂保留。

五、唇、腭及颌骨发育异常

(一)小颌畸形

小颌畸形(micrognathia)可单独存在,或与其他先天畸形同时发生,以新生儿先天性小颌畸形、舌后移、腭裂及吸气性呼吸道阻塞为特征,严重病例则常因挤压舌根部阻碍咽喉通道,可发生生命危险[4]。

【病因】 病因尚未完全阐明。一般认为小颌畸形发生于胚胎前4个月,由下颌髁状突发生中心受到干扰抑制所致,与孕期营养不良、使用某些药物、放射线及某些毒素中毒可能有关。

【临床表现】

(1) 患儿下颌后缩,表现为吸气性呼吸困难、发绀、喉部喘鸣等,影响婴儿入睡,症状轻重因畸形程度不同而有差异。

(2) 呼吸困难:在仰卧或喂奶时更加明显,易引起呛咳、窒息及吸入性肺炎。

(3) 营养不良:长期喂养困难,可导致营养不良、发育迟缓、生活能力低下、恶病质等表现。

(4) 与腭裂或高腭弓及舌后坠同时发生,称为Pierre Robin综合征,往往伴有其他先天性疾病如青光眼、白内障、视网膜脱离及内斜视。

【治疗】

(1) 一般治疗:在最初几个月常需严密护理,为了避免窒息,常需在新生儿时期采取俯卧位,以防舌根后坠。

(2) 加强营养:给予针对下颌功能的刺激。婴儿吮吸母乳时切忌压迫下颌部,人工喂乳时也应将奶瓶提高,婴儿吮吸时必须将下颌向前伸才能噙住奶头或奶嘴,使下颌得到功能性锻炼,有助于颌骨的发育。必要时采用鼻饲管喂养,部分患儿出生后如能获得充分营养,小颌畸形能在6~8个月内发育到接近正常。

(3) 畅通气道:重症患儿可施行舌固定术或安装下颌支架,以保持呼吸道通畅。

(4) 对症处理:对腭裂和小颌症可做整形和骨成形术。

(二)先天性唇裂、面裂与腭裂

胎儿在发育过程中,由于受到各种因素的影响使各胚胎突起的正常发育及融合受到干扰导致相应的面裂畸形。以唇裂、腭裂最常见,偶见面横裂和正中裂,面斜裂极罕见[5]。

【病因】 目前尚未完全明确。可能与遗传因素、营养缺乏、感染、损伤、药物、射线及烟酒等因素有关。

【临床表现】 唇裂(cleft lip),又名兔唇,常在一侧鼻孔的中央直下方,单侧或双侧,唇裂大小不一,大者可至鼻孔,影响鼻软骨、鼻中隔及齿槽。唇裂为常见的先天畸形,可单独发生或与腭裂并存。如不合并腭裂,单纯唇裂一般不影响喂乳。

腭裂(cleft palate)又名狼咽,腭裂不仅有软组织畸形,更主要的是骨组织畸形。患儿存在严重的吸吮、饮食及语言等生理功能障碍的同时,常因颌骨发育不良导致面中部塌陷,咬合错乱,造成患者严重心理障碍。

【治疗】 唇腭裂的治疗原则是综合序列治疗。国际上通行的是包括口腔颌面外科、整形外科、口腔正畸、儿童口腔科、耳鼻喉科、儿内科、心理学、语音病理学等有关学科医生组成治疗小组进行会诊,共同制订序列治疗计划,在患者恰当的年龄,按照一定的程序对唇腭裂患者进行全面的治疗。治疗包括术前正畸治疗、唇裂修复、腭裂修复、术后正畸治疗、牙槽突裂植骨、听力监测、语音训练、心理治疗等,从而达到功能、形态及心理状态相结合的满意的治疗效果。

唇腭裂序列治疗的程序和基本内容:

1. 手术前治疗 对患儿家长提供咨询和指导喂养;术前正畸由口腔正畸医师实施(出生后2周)。

2. 唇腭裂的手术治疗时机 单侧唇裂(3~6个月),双侧唇裂(6~12个月),腭裂(10个月至2岁),由口腔颌面外科及整形外科医师实施。

3. 腭裂术后语音评价及语音治疗 结构性语音障碍需手术修复,功能性语音障碍需语音训练治疗,由口腔颌面外科医师及语音治疗师联合实施(4~6岁)。

4. 唇腭裂继发畸形的二期手术治疗 唇裂术后唇畸形的修复治疗,腭裂术后腭咽闭合不全的手术治疗,由口腔颌面外科及整形外科医师实施。

5. 唇腭裂患者的牙槽嵴裂植骨术 9~11岁时进行。

(葛立宏)

参考文献

[1] 葛立宏. 儿童口腔医学. 5版. 北京:人民卫生出版社,2019.

[2] 周学东. 牙体牙髓病学. 5版. 北京:人民卫生出版社,2019.

[3] DEAN JA, AVERY DR, MCDONALD RE. Dentistry for the Child and Adolescent. 9th edition. St Louis:Mosby,2011.

[4] 张志愿. 口腔颌面外科学. 5版. 北京:人民卫生出版社,2019.

[5] 傅豫川. 唇腭裂序列治疗计划. 北京:人民卫生出版社,2017.

第3节 牙齿疾病

一、龋病

龋病(dental caries)是以细菌为主的多种因素影响下,牙体硬组织发生的慢性、进行性、破坏性的一种疾病,是最常见的儿童口腔疾病,乳牙龋齿与年轻恒牙龋齿的临床表现及治疗各有特点。乳牙在萌出后不久即可患龋,1岁左右开始直线上升,7~8岁时达到高峰。2015年第四次全国口腔健康流行病学调查结果显示,5岁儿童乳牙龋患率71.9%,龋均4.06,充填率仅有4.1%。年轻恒牙是指新萌出的、在形态和结构上尚未成熟的恒牙,恒牙萌出后龋患率开始逐渐升高,12岁儿童龋患率达到38.5%,充填率也只有16.5%[1]。

【病因】 龋病是由多种因素导致的,主要包括细菌、饮食及宿主等,诸因素相互关联,缺少某一方面都不可能发生龋病[2,3]。

1. 细菌 细菌在龋齿发病和发展过程中起重要作用。致龋细菌种类很多,现代研究证实最主要的是某些变形链球菌和乳酸杆菌。这些细菌与唾液中的黏蛋白和食物残屑混合在一起,牢固地黏附在牙齿表面和窝沟中。这种黏合物也叫牙菌斑或菌斑(dental plaque)。菌斑中的大量细菌使食物残屑或糖发酵产酸,造成菌斑下面的牙釉质表面脱矿溶解,形成龋洞。

2. 饮食 食物中含有大量的碳水化合物和蔗糖,这些物质既给菌斑中细菌提供能量,又通过细菌代谢作用使糖酵解产生有机酸,长期滞留在牙齿表面和窝沟中,使釉质脱矿破坏,继之某些细菌又使蛋白质溶解,形成龋洞。

在牙齿发育时期,营养决定牙齿组织的结构,矿化良好的牙齿抗龋性高。如果食物中含有的矿物盐类、主要维生素和微量元素,如钙、磷、维生素 B_1、维生素D和氟等不足,牙齿的抗龋性就低,容易发生龋病。乳牙在胎儿期即已发生、发育和钙化。母体孕期的营养,对胎儿乳牙的发育有重要影响。

3. 宿主 包括牙齿和唾液。牙的形态、结构和位置与龋齿发病有明显的关系。牙齿的窝沟是发育过程中留下的缺陷,深窝沟内容易滞留细菌和食物残屑,且不易清除;矿化不足的牙齿,釉质和牙本质的致密度不高,抗龋性低,容易患龋。氟在牙齿矿化结构中的含量虽然很微小,但对增强牙齿的抗龋性很重要。牙齿中含适量的氟化物就不易发生龋病,乳牙和年轻恒牙的结构和矿化程度都还不够成熟,因此容易受致龋因素的影响,患龋率更高。

唾液是牙齿的外环境,起着缓冲、冲洗、抗菌或抑菌等作用。量多而稀的唾液可以洗涤牙齿表面,减少细菌和食物残屑堆积。量少而稠的唾液易于滞留,助长菌斑形成和黏附在牙齿表面。唾液的性质和成分影响其缓冲能力,也影响细菌的生活条件。

【临床表现】 龋齿最容易发生在磨牙和前磨牙的殆面小窝、裂沟中,以及相邻牙齿的接触面。前者称为窝沟龋,后者称为邻面龋。根据龋齿破坏的程度,临床可分为浅龋、中龋和深龋(图42-2)。

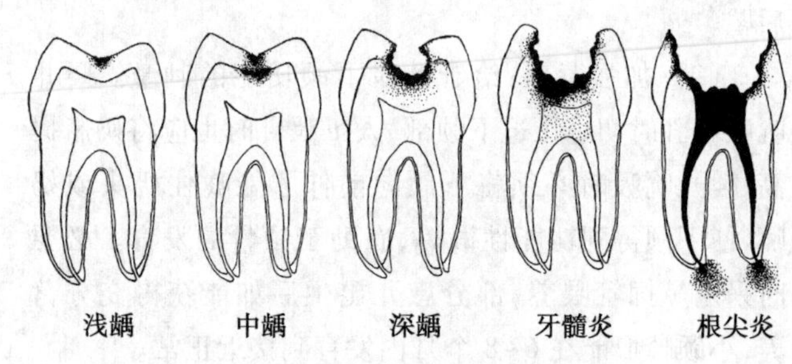

图42-2 龋齿及其并发症

1. 浅龋 龋蚀破坏局限在牙釉质或牙骨质内,初期表现为釉质出现褐色或黑褐色斑点或白垩状斑块,表面粗糙,继而表面破坏成为浅龋。邻面龋开始发生在牙齿接触面下方,窝沟龋则多开始在窝沟内,早期都不容易看到。儿童牙齿窝沟处容易有食物的色素沉着,医师检查不仔细也会误诊或漏诊。浅龋没有自觉症状。

2. 中龋 龋蚀已达到牙本质浅层。患儿对冷水、冷气或甜、酸食物等刺激会感到牙齿疼痛,但刺激去掉以后,症状立即消失。这是因为牙本质对刺激感觉过敏的缘故。中龋及时治疗,效果良好。

3. 深龋 龋蚀已达到牙本质深层,接近牙髓,或已影响牙髓。这时龋洞已深,破坏也较大。患牙对冷、热、酸、甜都有痛感,刺激去掉以后,疼痛可能仍持续一定时间才逐渐消失。深龋未经治疗,则继续发展感染牙髓或使牙髓坏死。

4. 乳牙龋病的特殊表现 由于儿童牙齿的解剖结构及饮食习惯的特殊性,乳牙龋齿具有一些特殊的类型。

(1) 低龄儿童龋(early childhood caries,ECC):指

小于6岁儿童乳牙出现龋齿。重度低龄儿童龋，指小于6岁儿童患严重龋齿（图42-3），应满足以下条件：3岁以下儿童出现光滑面龋；或患儿口内龋失补牙面（dmfs）≥4（3岁），dmfs≥5（4岁），dmfs≥6（5岁）。比较典型的特征是较早发生上前牙龋齿，逐渐波及乳磨牙和下乳尖牙，而下颌切牙常常不受影响。

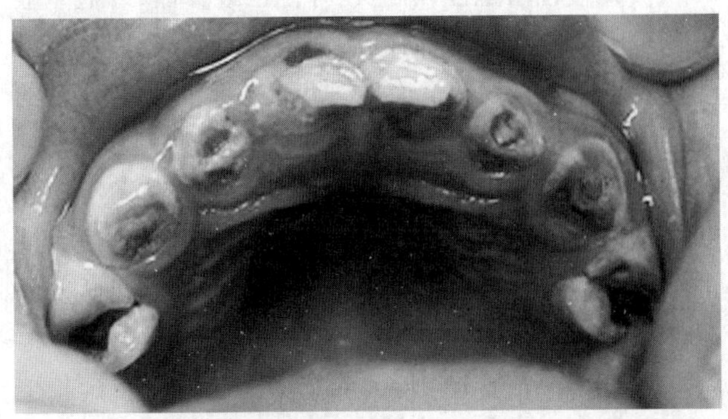

图42-3 重度低龄儿童龋

主要由不良喂养习惯导致，如含奶瓶入睡、延长母乳或奶瓶喂养时间、过多饮用含糖饮料等，加上没有良好的口腔卫生保健。

（2）猛性龋（猖獗龋）（rampant caries）：突然发生、涉及牙位广泛，迅速形成龋洞，早期波及牙髓，而且常常发生在不易患龋的牙位和牙面上，如前牙的唇侧、切端龋，这点可与重度低龄儿童龋鉴别。主要病因为：①喜好食用含糖高的糖果、糕点或饮料，又不注意口腔卫生；②严重乳牙釉质发育不全；③头颈部肿瘤放疗或其他疾病导致唾液腺分泌障碍。

5. 年轻恒牙龋的特点 龋齿发生早，患龋率高，龋坏进展快，易被误认为乳牙而延误治疗；如第一恒磨牙（俗称"六龄齿"），矿化程度差易患龋，而且患龋后进展快，往往很快波及牙髓。

【治疗】 龋齿的治疗目的是终止龋齿发展，保护牙髓正常活力，避免因龋齿引起的并发症；恢复牙齿的外形和咀嚼功能，维持牙列的完整性；有利于颌骨的生长发育，有利于正常发音和美观，有利于儿童的身心健康。龋齿的治疗分为药物治疗和修复治疗。

（1）药物治疗：主要是氟化物。适用于龋损广泛的浅龋，或剥脱状的环状龋，不易制备洞型的乳牙。有条件者应尽量做修复治疗，药物疗法不能恢复外形，仅起到抑制龋齿进展的目的。

（2）修复治疗：治疗龋齿的主要方法是充填修复和预成冠修复。充填修复即将龋坏组织去除净，制备一定的洞形，清洗、消毒以后，用充填材料（filling material）填补，并恢复牙齿缺损的外形，终止龋坏继续发展。浅龋充填效果最好。中龋和深龋的治疗，在去净龋坏组织以后，有时洞底已接近牙髓，就需要在洞底加一层护髓剂再充填修复。充填材料主要有复合树脂（composite resin）、玻璃离子水门汀类（glass lonomer cement）及复合体等，银汞合金（amalgam）因颜色不够美观近年来比较少采用。金属预成冠修复多用于大面积缺损的修复和缺隙保持器的固位体。

未经治疗的龋洞是不会自行愈合的，任其发展的最终结果是牙齿丧失。龋病是细菌性疾病，因此它可以继发牙髓炎或根尖周炎，甚至引起牙槽骨和颌骨炎症。龋齿的继发感染可以形成病灶（focal infection），导致或加重关节炎、心内膜炎、慢性肾炎或眼病等多种其他疾病。

【预防】 预防龋齿的基本原则是针对发病因素，采取相应措施，做好儿童口腔保健工作。首先进行个人患龋风险评估，针对性地制订个性化的预防措施。

1. 对家长及患儿进行口腔健康教育 培养儿童良好的口腔卫生习惯，需要家长的参与和主导。

2. 在饮食方面 控制含糖食品，家长要教育儿童养成少吃零食和糖果糕点的习惯；合理使用奶瓶；多吃蔬菜、水果和含钙、磷、维生素多的食物；多吃粗糙和含纤维质的食物，可以对牙面有摩擦洁净的作用，减少食物残屑堆积；充分咀嚼食物，既增强牙周组织健康，又能摩擦牙面，减少龋齿发生。

3. 减少或消除病原刺激物 减少或消除菌斑，改变口腔环境，创造清洁条件是防龋的重要环节，最实际有效的办法是刷牙和漱口。应该加强宣传教育，使儿童从小养成口腔卫生习惯，学会正确的刷牙方法。刷牙可以清除口腔中的大部分细菌，减少菌斑形成。清除牙菌斑应从第一颗乳牙萌出开始，小婴儿可由家长用湿润的纱布或指套牙刷轻轻清洁牙齿和按摩牙龈。幼儿3岁以后就可以开始学习刷牙。应做到家长帮助幼儿早晚各刷一次，饭后漱口。睡前刷牙更重要，因为夜间间隔时间长，细菌容易大量繁殖。4岁以上儿童由于邻面龋患龋率增高，建议每日由父母帮助使用牙线。

4. 局部使用氟化物 对龋齿易感儿童，可以根据具体情况选用含氟牙膏、含氟漱口水、含氟凝胶、含氟泡沫，氟保护漆等措施预防龋齿。氟化方法对发育期尚未萌出的牙和已萌出的牙都有作用。氟化物可以改变釉质表面或表层的结构，增强其抗龋性。

5. 窝沟封闭预防窝沟龋齿 对于儿童的年轻恒牙和乳磨牙，通过窝沟封闭技术可以对其窄而深的窝沟早期封闭，预防窝沟龋齿的发生。封闭的最佳时机是牙齿完全萌出，龋齿尚未发生的时候。乳牙在3~4岁，第一恒磨牙在6~7岁，第二恒磨牙在11~13岁是最适宜的封闭年龄。

6. 定期口腔检查 建议学龄前儿童每3个月进行口腔检查，学龄儿童每6个月进行一次口腔检查。

总之，龋齿发病因素是复杂的，当前还没有一种能够预防龋齿发生的最有效的单一方法。因此，预防龋齿要防治结合，既要控制新龋发生，又要早发现、早治疗。有计划地开展口腔保健工作，定期在托儿所、幼儿园、小学和初中进行积极预防和早期治疗。同时加强妇幼保健和营养卫生工作，保证身体和牙齿的健康，可以降低龋齿的发病率。另外，龋齿应注意和色素沉着相鉴别。不可将色素沉着当成龋齿过度治疗。

二、牙髓病

牙髓炎（pulpitis）是指牙髓因感染、化学刺激或物理损伤引起的炎症。

【病因】 儿童的牙髓炎主要是因深龋感染或治疗深龋时使用药物的化学性刺激所引起的，牙齿外伤也能引起牙髓炎。由于牙髓存在于硬的牙髓腔中，根尖孔又极狭小，炎症造成的渗出液得不到引流而使髓腔内压增加，可引起剧痛（见图42-2）。

【临床表现】 牙髓病可根据临床表现分为可复性牙髓炎，急性牙髓炎、慢性牙髓炎和牙髓坏死。牙髓炎在乳牙和年轻恒牙都需要与根尖周炎症鉴别。

1. 可复性牙髓炎（reversible pulpitis） 牙髓血管扩张、充血为主要病理变化，受到冷、热、酸、甜等刺激，出现瞬间疼痛，刺激去除，疼痛随即消失，无自发痛。

2. 急性牙髓炎（acute pulpitis） 可由可复性牙髓炎发展而来，也可由慢性牙髓炎（chronic pulpitis）急性发作而来。其主要表现为自发痛、阵发痛及夜间痛，疼痛不能定位，炎症早期阵痛间隔时间较长，夜间较剧烈，冷热刺激都会引起发病和加剧疼痛。待到炎症晚期牙髓坏死、化脓时，典型的症状为冷的刺激可能使疼痛缓解，而热的刺激会使疼痛加剧。这是由于牙髓组织坏死产生的气体热胀冷缩的缘故。检查可以发现深龋或充填体存在。

3. 慢性牙髓炎 症状很不典型，由于大多自发性疼痛阶段已经过去，幼儿又很难提供确切的自觉症状，容易误诊为单纯的深龋。因为小儿牙髓血管丰富，活力旺盛，牙髓的抵抗力和修复功能都比较强，所以乳牙和年轻恒牙很容易因部分控制了急性感染而转为慢性牙髓炎。慢性牙髓炎临床有三种表现：

（1）慢性闭锁性牙髓炎：牙髓没有穿通，没有明显的自发痛，间或有钝痛、容易有急性发作。如果牙髓部分或全部化脓或坏死，则对热刺激敏感。

（2）慢性溃疡性牙髓炎：牙髓已露出，表面形成溃疡，温度刺激或食物嵌入龋洞时有剧痛，刺激去掉以后疼痛逐渐缓解，儿童的乳磨牙患这种类型牙髓炎的较多。

（3）慢性增生性牙髓炎：牙髓已经暴露，牙冠一般破坏较广泛，牙髓组织向龋洞内增殖，形成息肉。有触痛，易出血，无自发痛。有时牙齿有轻微叩痛。儿童的乳磨牙和第一恒磨牙深龋晚期容易发生这一型。

4. 牙髓坏死（necrosis of pulp） 一般无疼痛症状，牙齿变色是牙髓坏死组织分解产物渗入牙本质小管的结果。龋源性所致牙髓坏死开髓时，多有恶臭味。如果部分牙髓坏死，也可以表现为牙髓炎症状。

【治疗】 治疗原则：去除感染，消除炎症；延长患牙保存时间；避免对继承恒牙胚产生病理性影响。尽可能地保存生活牙髓和保存患牙。

1. 间接牙髓治疗 适应于可复性牙髓炎。方法是去除窝洞侧壁腐质，保留洞底近髓部分少量腐质，氢氧化钙等制剂盖髓，玻璃离子水门汀垫底，常规充填。观察3~6个月后，二次去腐，完成永久充填。

2. 直接盖髓术 用药物覆盖于牙髓暴露出，保护牙髓活力。盖髓术后应每3~6个月定期复查。一般不建议用于乳牙。

3. 活髓切断术 在局麻下，去除冠方牙髓组织，用氢氧化钙或MTA覆盖在牙髓创面，保存根部健康牙髓组织。适用于外伤露髓牙、乳牙深龋、部分冠髓牙髓炎。术前行X线检查以了解根尖发育及吸收情况，根尖吸收超过根长的1/2不宜进行活髓切断术。术后需定期复查。首次复查在术后4~6周，以后周期为6个月。

4. 乳牙根管治疗术 通过根管预备和药物消毒去除牙髓腔内感染物质，用可吸收的充填材料充填根管。防止发生根尖周病或促进根尖周病愈合。

5. 年轻恒牙根尖诱导成形术 用于牙根尚未完全形成的年轻恒牙牙髓炎和根尖周炎的治疗。方法是：术前行X线检查；常规备洞开髓；根管预备去除牙髓腔内感染物质，彻底冲洗根管，有急性症状时先做应急处理，开放根管引流，待急性炎症消除后，继续治疗；根管消毒2~4周；根管内导入诱导药物，常用的是氢氧化钙及其制剂；常规充填。术后应每3~6个月定期复查，至根尖发育完成，第二阶段，永久性根管充填修复患牙。

6. 年轻恒牙再生牙髓治疗术 通过牙髓血运重建，诱导根尖区干细胞形成新的牙髓组织。与传统的根尖诱导成形术相比，其优点是不仅能消除根尖炎症，还能够促进年轻恒牙的牙根继续生长发育。但是要想获得成功的治疗，对病例的选择和临床操作的要求比较严格。

三、根尖周炎

根尖周炎(apical periodontitis)是指发生在牙根尖周围或根分歧部位牙骨质、牙周膜及牙槽骨等组织的炎症性疾病。

【病因】 儿童的根尖周炎大多是由龋齿继发牙髓感染，扩散到根尖区所引起的；其次牙齿外伤造成牙髓坏死、感染也可导致根尖周炎。

【临床表现】 根尖周炎临床表现为急性炎症和慢性炎症。

1. 急性根尖周炎(acute apical periodontitis) 是根尖周炎症的初期，也可以是慢性根尖周炎急性发作，表现为剧烈的自发痛、咀嚼痛，上下牙对咬时疼痛。随着炎症加重，转为化脓性炎症时，临床表现为剧烈搏动性痛，牙齿有松动，叩痛，局部牙龈或黏膜红肿，所属淋巴结肿大，或有全身症状，如体温升高，白细胞增加等。由于儿童的颌面部骨质较疏松，根尖周炎如果不及时控制，很容易扩散至颌面部潜在的筋膜腔隙内，继发牙源性的颌面部间隙感染。

儿童急性根尖周炎常见的感染扩散表现为：

(1) 上唇肿胀：上颌切牙的根尖周化脓性感染，常出现上唇的肿胀，有时会误以为是过敏引起的唇血管神经性水肿而延误治疗。检查可发现上颌前牙有龋坏，牙齿松动、移行沟处变浅、肿胀，感染形成的脓液穿破骨壁会形成黏膜下脓肿，脓肿溃破后会遗留有瘘管。

(2) 颌面部蜂窝织炎：幼儿上颌乳尖牙和乳磨牙根尖深部感染容易引起眶下蜂窝织炎，表现为眼眶下区、鼻旁、眼睑内侧、颧部肿胀发红，眼部水肿，睑裂变窄，鼻唇沟消失。患儿有时会误以为是眼科或耳鼻喉科疾病而先到其他科就诊。口腔内检查发现相应部位龋坏牙，牙齿可以有松动、颊侧移行沟变浅。

(3) 软组织脓肿：急性根尖感染形成的脓肿穿破骨皮质后多数会形成唇、颊侧黏膜下的脓肿。幼儿由于腭、舌侧骨壁相对较成年人为薄，上颌形成腭侧脓肿及下颌形成舌侧脓肿也比较多见。

(4) 脓液沿牙周膜从牙龈沟排出：乳磨牙极易由此通路排脓，临床常被误认为是牙周脓肿(periodontal abscess)而不做根管引流，应特别注意。

急性根尖周炎在排脓后，症状逐渐缓解，可转为慢性根尖周炎。

2. 慢性根尖周炎 可以没有明显自觉症状，有时有咀嚼不适感，有的出现牙龈瘘管，有反复肿胀、溢脓史，临床检查有深龋洞或充填体。X线检查可有根尖或根分歧透影区。

【治疗】 根尖炎的治疗原则与牙髓炎相似，急性期先做应急处理，炎症消退以后再根治。

1. 应急处理

(1) 开髓引流：除打开髓腔外，还要将根管内残髓去掉，以便根尖区炎症产物脓液通过根管得到引流。

(2) 脓肿切开：急性牙槽脓肿早期是骨膜下脓肿，这是疼痛最剧烈的阶段；当脓液穿透骨膜形成黏膜下脓肿时，疼痛可稍缓解。此时除开髓引流外，还应切开脓肿排脓，才能使疼痛缓解、炎症逐渐消退。脓肿切开必须在良好的麻醉下进行。切口不宜过小，要切开骨膜。必要时可放置薄的引流条，放置时间不宜太长。儿童黏膜切口既容易愈合，引流过久又容易生长肉芽组织。伴有面部蜂窝织炎时，应由口腔内切开，以免皮肤留有瘢痕。炎症早期切开消炎效果较好，可以缩短疗程。伴有蜂窝织炎时要结合使用合抗生素。

2. 根管治疗 炎症消退以后，可行根管治疗以保存牙齿，无保留价值的牙应该拔除。如果患儿全身情况良好，使用足够剂量的抗生素后，在切开脓肿的同时也可拔牙。

四、牙齿外伤

牙外伤(dental trauma)是指在突然的机械外力作用下，如打击或撞击导致牙体硬组织、牙髓或牙周支持组织发生急性损伤。牙外伤可单独破坏一种组织，也可多种组织同时受累。儿童由于身心发育尚不健全，容易发生跌倒、碰撞等意外情况，造成牙齿外伤[4,5]。

【病因】 常见原因包括玩耍或运动时跌倒、碰撞，暴力打击，交通意外等。切牙由于在面部较为突出部位最常受累，切牙外伤的发生率最高，占所有牙外伤总数的59.2%。

【分类与诊断】 目前比较公认的牙外伤分类法，也是国际牙外伤学会(International Association of Dental Traumatology，IADT)推荐的是Andreasen分类法[4]。

1. 牙齿硬组织和牙髓损伤(injuries to the hard dental tissues and pulp)

(1) 牙釉质损伤(enamel infraction)。

(2) 牙釉质折断(简单冠折)(enamel fracture)(uncomplicated crown fracture)。

(3) 牙釉质-牙本质折断(简单冠折)(enamel-den-

tin fracture)(uncomplicated crown fracture)。

(4) 复杂冠折(冠折露髓)(complicated crown fracture)。

(5) 简单冠根折(uncomplicated crown-root fracture)。

(6) 复杂冠根折(complicated crown-root fracture)。

(7) 牙根折断(root fracture)。

2. 牙周组织损伤(injuries to the periodontal tissues)

(1) 牙齿震荡(concussion)。

(2) 亚脱位(subluxation)。

(3) 脱出性脱位(extrusive luxation)。

(4) 侧方脱位(lateral luxation)。

(5) 嵌入性脱位(intrusive luxation)。

(6) 牙齿撕脱性损伤亦称脱臼(avulsion)。

3. 支持骨损伤(injuries to the supporting bone)

(1) 牙槽窝粉碎性骨折(comminution of alveolar socket)。

(2) 牙槽窝骨壁骨折(fracture of alveolar socket wall)。

(3) 牙槽突骨折(fracture of alveolar process)。

(4) 下颌骨或上颌骨骨折(fracture of mandible or maxilla, jaw fracture)。

4. 牙龈和口腔黏膜损伤(injuries to the gingival or oral mucosa)

(1) 牙龈或口腔黏膜撕裂伤(laceration of gingival or oral mucosa)。

(2) 牙龈或口腔黏膜挫伤(contusion of gingival or oral mucosa)。

(3) 牙龈或口腔黏膜擦伤(abrasion of gingival or oral mucosa)。

(一)牙齿硬组织和牙髓损伤

【临床表现】

1. 牙釉质损伤　一般无自觉症状,牙冠釉质有裂纹,无缺损。

2. 牙釉质折断　仅有牙釉质缺损,一般无自觉症状;检查常见切角或切缘折断,牙本质未暴露;探诊无敏感。牙冠断面锋利时,可能对周围软组织造成损伤。

3. 牙釉质-牙本质折断　牙釉质折断,露出牙本质;患牙出现冷热刺激敏感或疼痛;断面接近牙髓时,牙髓表面牙本质较薄,可以见到透牙髓的粉红色。探诊检查时需小心,避免穿透暴露牙髓。

4. 复杂冠折　牙冠折断,暴露牙髓;触痛明显,冷热刺激痛,进食疼痛;如未及时治疗,有时会出现牙髓组织增生形成息肉,触之易出血;也可能会出现牙髓炎症、坏死或牙冠变色。牙髓活力检测(+),但可出现牙髓暂时性“休克”。X线检查通常牙周膜正常。

5. 简单冠根折　有小的断片松动时,患牙咬合有疼痛感;牙冠斜行劈裂时,可出现牙釉质、牙本质及牙骨质同时折断;牙髓未暴露;折线达根面,常见断端在龈下2~3mm。可伴有牙龈撕裂及牙龈沟渗血。

6. 复杂冠根折　牙釉质、牙本质及牙骨质同时横行折断或纵向劈裂;劈裂部分常有松动,牙髓暴露,刺激牙髓及牙龈疼痛和出血;X线检查有时需要多角度投照才能发现折断线。

7. 牙根折断　包括根部的牙本质、牙骨质折断,根折平面的牙髓和牙周韧带受损。多见于年龄较大的儿童,牙根基本发育完成的牙齿。根折按折线方向分为水平根折、斜行根折和垂直根折三种类型。表现为患者感觉牙变长,咬合疼痛,症状与根折部位有关,越接近冠方症状越明显;牙齿松动或不松动,牙龈出血;X线检查会发现根折线,有时早期不清楚,需要跟踪观察;牙髓活力测试开始可能无反应。斜行根折时牙松动移位明显,常伴有颌面部软组织撕裂伤;牙髓活力测试阴性。

【治疗】

1. 牙釉质裂纹　一般不需处理。较深的裂纹可用无刺激的涂料或用流动树脂封闭。防止细菌侵入,或食物色素渗入沉着。

2. 存在咬合创伤时　需做调𬌗或全牙列𬌗垫。仅有少量釉质缺损的牙齿,可以调磨锐利的断端,使其光滑舒适。釉质及牙本质缺损较大,可即刻复合树脂修复。

3. 复杂冠折　需根据露髓孔大小和牙髓暴露的时间长短,进行直接盖髓术或部分活髓切断术。

(1) 年轻恒牙露髓孔1mm以内,且外伤时间在1~2小时内,可以考虑进行直接盖髓术。

(2) 年轻恒牙露髓,首选冠髓切断术或部分冠髓切断术。

(3) 如果露髓时间长,牙髓感染或坏死,也应尽量保存部分根髓或根尖乳头,进行牙髓再生术或根尖诱导成形术,以利于牙根继续发育。

(4) 患牙根尖已经发育完成,则实施根管治疗,复合树脂修复或冠修复。

4. 牙冠折断的断片　可以采用断冠树脂粘接术粘接,避免咬硬物,作为过渡性修复方法,待成年后根据具体情况可以再改用其他永久修复方法。

5. 简单冠根折

(1) 去除松动断片，可通过排龈止血，间接盖髓，复合树脂光固化修复。

(2) 断端松动Ⅱ度以内，没有错位时，可以进行断冠粘接术。

(3) 牙髓症状明显时，需做根管治疗。

6. 复杂冠根折　预后较差，建议联系口腔修复、口腔正畸及牙周等专业的医生会诊，决定是否保留。

(1) 牙根未发育完成的年轻恒牙，尽量保髓，牙根可继续发育。

(2) 牙根已发育完成的恒牙，可实施根管治疗，纤维桩核树脂修复或冠修复。

(3) 必要时牙冠延长术，正畸牵引。

(4) 断面过深于龈下时拔除。

7. 根折的治疗

(1) 根尖1/3根折，多数可进行观察。调低咬合，软食2周。有移位时采用局麻复位，弹性固定2~3个月，同时调低咬合或全牙列𬌗垫消除咬合创伤。

(2) 根颈1/3根折，尽量保留残根，避免牙槽骨过早塌陷，为成年后种植修复创造条件，拔除折断部分，根管治疗。年轻恒牙，如果可以保留可进行根尖诱导术。以后根管治疗，桩核冠修复、临时冠修复或覆盖义齿修复。

(3) 垂直根折儿童少见，多由于后牙咬硬物所致，易发生根尖感染，通常拔除。

【复查与预后】　外伤牙的预后具有难以预测性，有的患牙会出现牙髓症状或牙根吸收等，需要进一步治疗。因此定期复查牙髓活力、根尖状态十分重要。牙釉质损伤通常后4周复查；牙釉质-牙本质折断患者治疗后4周、8周(X线)，12周复查，至牙髓活力正常；复杂冠根折患者治疗后4周、8周(X线)、12周复查，以后可以每半年复查。

【预防】　儿童运动时可戴护牙托保护牙齿。提高牙外伤的公众认知度，减少并发症。

(二)牙周组织损伤

【临床表现】

1. 牙震荡　患者自觉受伤的牙齿变长、酸痛，咬合不适。患牙叩诊疼痛，无松动移位，牙髓活力测试正常，牙龈沟无渗血。通常没有牙体组织的缺损或折断。X线片显示患牙根尖周间隙正常。

2. 亚脱位　患者自觉受伤的牙齿松动，不能咬合，患牙叩诊疼痛，松动但没有移位，牙龈沟有渗血。牙髓活力测试无反应，但有可能恢复。可伴有牙体组织的损伤，如冠折或根折。X线片显示患牙位于牙槽窝内，牙周间隙一般正常或轻微增宽。

3. 脱出性脱位　牙齿受到外力后，牙齿自牙槽窝向切端方向部分移位，但没有完全脱离牙槽窝造成牙周膜附着破坏，根尖血管神经束断裂，牙髓组织损伤。患者自觉受伤的牙齿松动，明显伸长，不能咬合。患牙松动移位，牙龈出血。牙髓活力测试无反应。可伴有牙体组织的损伤，如冠折或根折，亦可有牙槽突骨折。X线片显示患牙根尖周间隙增宽。需要与牙根折断鉴别，牙根折断也可表现牙齿冠向移位，松动，牙龈出血。X线片检查可确诊，牙根折断有明显的根折影像。

4. 侧方脱位　牙齿受到外力后，偏离其长轴向侧方移位，并伴有牙槽窝的骨折，或牙周膜损伤、牙槽骨壁折断，牙髓组织损伤咬合关系紊乱。患者自觉受伤的牙齿向唇侧或腭侧移位，患牙一般不松动，向唇侧或腭侧移位，牙龈出血。叩诊为高调金属音。牙髓活力测试无反应，以后有可能恢复。常伴有牙槽突骨折，患者可呈开口状、咬合紊乱，牙龈撕裂。X线片显示患牙牙根偏离中心，牙周间隙一侧消失，一侧增宽；牙槽骨断裂。牙齿唇舌向移位时，普通根尖片无法显示，需要拍CBCT片协助诊断。

5. 嵌入性脱位　又称为牙挫入，牙齿受到外力后，沿其长轴向牙槽窝深部移位，嵌入牙槽骨内，并伴有牙槽窝的碎裂，同时伴有牙周膜和牙髓的损伤，自觉受伤的牙齿变短。临床检查牙冠变短，不松动，牙龈出血。叩诊为金属音，叩诊无疼痛。牙髓活力测试无反应。伴有牙槽窝骨折，牙周膜损伤。在混合牙列，要注意与正在萌出的年轻恒牙区别，可以通过仔细询问病史、年龄及临床检查来鉴别。X线片显示患牙牙根与牙槽骨之间的正常牙周间隙和硬骨板影像消失(图42-4)。

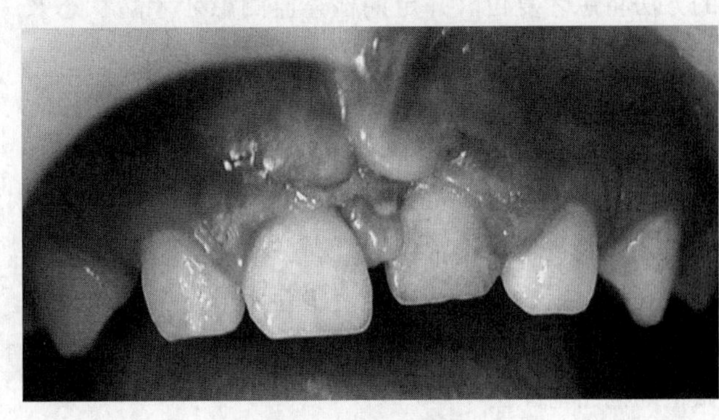

图42-4　嵌入性脱位

6. 牙齿撕脱性损伤　又称为牙齿全脱出，牙齿在外力的突然作用下完全脱出牙槽骨窝，牙周膜和牙髓同时损伤。分为根尖闭合型牙齿撕脱伤和根尖开放型牙齿撕脱伤。牙齿脱落，牙槽窝出血。X线片显示牙槽窝内空虚，没有牙齿影像，有时可见残留折断的牙根或牙槽窝的骨折线影像。

【治疗】

1. 牙震荡 嘱患者勿用患牙咬硬物，进软食2周，必要时调低咬合。以后每半年复查，监测患牙牙髓状态，如患牙电活力测试无反应，牙冠颜色改变，说明牙髓已坏死，应及时行根管治疗术或根尖诱导术。

2. 亚脱位 检查患牙有否咬合创伤，如存在咬合创伤应及时调低对颌牙，牙齿松动明显可行牙弓夹板固定，混合牙列可采用全牙列𬌗垫。嘱患者勿用患牙咬硬物，进软食2周。定期监测患牙牙髓状态，每1、3、6、12个月复查，如患牙电活力测试无反应，牙冠颜色改变，说明牙髓已坏死，应及时行根管治疗术或根尖诱导术。

3. 脱出性脱位或侧方脱位 局麻下手法轻柔复位患牙，弹性牙弓夹板固定2~4周。调低咬合，嘱患者勿用患牙咬硬物，进软食2周。如牙齿根尖孔已闭合，固定期间行根管治疗，或保证定期复查。监测患牙牙髓状态，每1、3、6、12个月复查。如患牙电活力测试无反应，牙冠颜色改变，及时行根管治疗术或根尖诱导术。

4. 嵌入性脱位 牙齿嵌入性脱位应根据牙根发育的不同阶段、患者的年龄、牙嵌入的严重程度、牙槽骨的损伤程度决定治疗方法。

（1）自然再萌（spontaneous re-eruption）：牙根未发育完成的年轻恒牙，根尖孔开阔，血液循环丰富，有可能自然再萌，一般需要6个月左右，可能萌出到原来位置。在患牙自然再萌的整个过程中，要定期监测患牙牙髓状态及有否牙根吸收，并及时进行相应治疗。

（2）正畸牵引（orthodontic extrusion）：牙根已经发育完成的患牙，自然再萌的可能性小，可采用正畸牵引的方法将患牙复位。并定期检查监测患牙牙髓状态及有否牙根吸收，并及时做相应治疗。

（3）完全嵌入的牙齿：局麻下牙钳轻轻解除与骨壁锁结关系，再行牵引。

（4）外科手术（surgical extrusion）：局麻下将嵌入的患牙即刻复位到正常位置，恢复咬合关系，再行弹性牙弓夹板固定，保持6~8周。如有牙龈撕裂应进行缝合。根尖孔闭合的患牙，需做根管治疗。混合牙列，可做全牙列𬌗垫固位。

5. 牙齿撕脱性损伤 牙齿完全脱落后应即刻局麻下进行再植。

（1）患者当时自行即刻将脱落的牙齿清洗后放回牙槽窝的患牙，不需取出，生理盐水冲洗，牙弓夹板固定。

（2）根尖开放型牙撕脱伤，可即刻植入，牙弓夹板固定。年轻恒牙牙根尚未发育完成、根尖孔开放，再植后牙髓恢复活力的可能性大，牙周血运丰富、固位良好。

（3）根尖闭合型牙撕脱伤，绝大部分会发生牙髓坏死，可先再植，2周内考虑根管治疗，以防骨性粘连或牙根吸收。

（4）植入后的牙齿进行牙弓夹板固定4周，嘱病人软食至少两周，并注意清洁口腔。

（5）再植术后需要全身使用抗生素，有助于减少感染和牙根吸收。

（6）定期检查，最初每两周检查一次，以后半年检查一次，如有牙髓坏死及牙根吸收，应即刻进行根管治疗。再植牙应该至少接受2~3年随访。

【预后】 影响全脱出牙再植成功的因素：①牙齿离体时间越短，成功率越高。5分钟之内最好，延迟8分钟以上牙周膜愈合可能性降低50%，15~30分钟内再植成功率较高，30分钟以上牙周膜愈合概率极低。②储存方法越接近生理条件，再植后愈合效果越好。将撕脱的患牙保存在特殊的Hanks平衡液、生理盐水、牛奶或唾液等条件下，预后效果较好。干燥时间超过5分钟，发生根吸收的危险性增加。干燥保存超过60分钟，则牙周膜细胞几乎不可能存活。③牙根面及牙槽窝无污染，牙齿再植的预后较好。④牙根发育为完全成熟的患牙，再植的成功率更高。⑤再植牙的固定方式要采用弹性固定，允许牙齿有正常的生理动度，固定时间小于10天以免发生替代性吸收。

（三）牙槽骨骨折

【临床表现】 牙槽骨骨折包括牙槽窝碎裂、牙槽窝骨壁骨折、牙槽突骨折。简单牙槽骨骨折，局限于牙槽突或牙槽窝。超出牙槽突范围，称为复杂牙槽骨骨折。牙齿向根方、唇向或腭侧移位，牙齿松动，牙齿不能正常咬合；牙龈撕裂、出血，疼痛；牙槽突骨折可不累及牙槽窝，骨折片连同一个或多个牙齿发生松动或移位；牙槽突骨折可伴发上下颌骨骨折，表现为面部肿胀，咬合紊乱，开闭口受限。曲面断层X线或CBCT检查，可清晰显示骨折线位置。

【治疗】

1. 简单牙槽骨骨折 局部麻醉下牙齿复位，软组织裂伤缝合，牙弓夹板固定患牙。4周复查，追踪观察累及牙齿的牙髓活力，对症治疗。

2. 复杂牙槽骨骨折 全麻下复位固定，内固定，牙弓夹板固定。颌间牵引固定等。术后1、3、6、12个月复查，监测牙髓情况。

（四）牙龈和口腔黏膜损伤

牙外伤常常伴有牙龈、唇、颊口腔黏膜及软组织的损伤。由于面部软组织损伤涉及面容美观，处理时要掌握好原则，避免感染，减轻瘢痕。

【临床表现】

1. 擦伤（abrasion wound）　为皮肤与周围物体摩擦产生的表层损伤。

2. 挫伤（contused wound）　皮下或深层组织受到挤压引起血管或淋巴管破裂出血、肿胀，表面皮肤或黏膜无开放性创口。主要表现为局部肿胀、疼痛及皮肤瘀斑。

3. 挫裂伤（lacerated wound）　是软组织在受到较大冲击力时局部组织造成组织断裂、分离。创缘多不整齐，疼痛剧烈，有时出血较多，可能伴骨面暴露及组织缺损。

【治疗】

1. 轻度的擦伤或挫伤　无需处理，主要检查其下方是否有骨折。

2. 严重的挫伤和撕裂伤　在麻醉下仔细清创缝合。

3. 清创缝合的原则

（1）在受伤后6~12小时内，细菌主要停留在创口表面，可以通过冲洗清除。

（2）先用无菌纱布盖住创口，用肥皂水或生理盐水清理周围皮肤，然后在局麻下用过氧化氢和生理盐水交替冲洗创口，清除异物，检查组织损伤情况。同时注意有无邻近周围组织器官的损伤，如腮腺及其导管、面神经、骨组织等，及早发现，及时处理。

（3）对于受损的组织要尽量保留，去除坏死的组织，对不规则的创缘进行修整。

（4）缝合伤口，新鲜创面的组织要尽量严密对位缝合。有可能发生感染的创口可放置引流条。对于组织缺损或水肿严重无法严密缝合的创口，可以定向拉拢缝合，使组织尽量接近正常位置，待后期进行延期缝合或组织移植。处理后的创口可用无菌纱布或凡士林纱布覆盖，如周围环境清洁，也可暴露。对于严重挫伤可以采取早期冷敷及加压包扎，防止肿胀加重。

（五）乳牙外伤

乳牙外伤的处理不同于恒牙。由于乳牙牙槽骨较薄，乳牙的下方有正在发育的恒牙胚，严重的乳牙外伤有可能影响和损伤其下方的继承恒牙胚，需要正确的判断和评估。在乳牙外伤的治疗时，还需要考虑患牙是否接近替牙的年龄，患儿的配合程度等。

【治疗】

1. 乳牙简单冠折　调磨锐利的边缘，避免划伤软组织；缺损较大的患牙，可以光固化复合树脂修复；术后3个月、6个月复查，出现牙髓症状，进行根管治疗。

2. 乳牙复杂冠折　外伤露髓24小时以内，可以做冠髓切断术。牙冠缺损过大或露髓时间过长的牙齿做根管治疗。

3. 乳牙冠根折　一般需要拔除。

4. 乳牙根折　根尖1/3折断，可不做特殊处理，避免用患牙咬物2周。术后3个月、6个月复查，出现牙髓症状，进行根管治疗。根中部折断，如松动明显，应拔除冠部断端，以免脱落误吸入气管。如果松动不明显，可尝试固定4周，如果效果不好则拔除。

5. 乳牙脱位和撕脱损伤

（1）乳牙震荡和半脱位：一般不需治疗。软食2周，主要保持口腔卫生。复查周期，1个月、3个月、6个月，出现牙髓症状，进行根管治疗。

（2）乳牙侧方移位和脱出性移位：如果患牙松动明显，移位严重，应考虑拔除。牙齿移位不明显，就诊及时，可以考虑复位固定2周。术后1个月、3个月、6个月复查，一旦出现牙髓症状，进行根管治疗。

（3）乳牙挫入：如果乳牙挫入小于1/2，X线显示未伤及恒牙胚，可以观察，等待萌出。如果乳牙挫入严重，冠唇向移位，可能影响恒牙胚时，应拔除乳牙。X线可以帮助确认外伤乳牙对恒牙胚的影响。牙根影像变短，牙根唇向，离恒牙胚远；牙根影像显长，牙根腭向，靠近恒牙胚，可能影响恒牙胚。撕脱伤乳牙完全挫入，容易误以为撕脱伤，X线检查可帮助鉴别。挫入的乳牙可能导致恒牙胚牙釉质发育不全、移位，畸形、埋伏阻生等，应定期观察恒牙胚的发育情况。

（4）乳牙完全脱出：一般不再植。需注意观察恒牙胚的萌出和发育障碍。

（朱红）

参考文献

[1] 王兴. 第四次全国口腔健康流行病学调查报告. 北京：人民卫生出版社，2018.

[2] 葛立宏. 儿童口腔医学. 5版. 北京：人民卫生出版社，2019.

[3] JOEL H. BERG，REBECCA L SLAYTON. Early Childhood Oral Health Wiley-blackwell Edition first published 2009.

[4] ANDREASEN JO，ANDREASEN FM，ANDREASEN L. Textbook and Color Atlas of Traumatic Injuries to the Teeth，4th Edition. Oxford：Blackwell Publishing Ltd，2007.

[5] 龚怡. 牙外伤. 2版. 北京：人民卫生出版社，2017.

第4节 牙周组织疾病

一、牙龈病

牙龈病是发生在牙龈组织的病变，包括牙龈组织的炎症及全身疾病在牙龈的表现。在儿童及青少年中比较常见，患病率为70%~90%[1-4]。

（一）单纯性龈炎

单纯性龈炎（simple gingivitis）又称为边缘性龈炎，只发生于游离龈和龈乳头。

【病因】 食物残屑堆积、牙石、不良修复体、牙齿错位拥挤、口呼吸等因素都可能促进菌斑的积聚，引发和加剧牙龈炎症。小儿牙龈上皮较薄，角化程度低，创伤刺激容易引起局限性炎症。

【临床表现】 龈缘和龈乳头红肿、触之易出血，但无自发性出血，无明显疼痛，局部有牙垢和食物残渣附着。用口呼吸的小儿，因牙龈经常暴露在空气中，表面干燥，龈乳头或龈缘增大，组织致密，色浅，质硬，几乎不出血，表现为增生性龈炎（hyperplastic gingivitis）。

【治疗】 主要在于去除刺激物或刺激因素，帮助患儿养成正确刷牙、漱口的习惯，保持口腔卫生；对于单纯性龈炎，去除牙垢、牙石，局部涂擦2%碘甘油；用口呼吸及牙列拥挤的儿童应正畸治疗；有全身因素者，除局部治疗外，要给予全身治疗。

（二）萌出性龈炎

乳牙和第一恒磨牙萌出时常可见到暂时性的牙龈炎，称为萌出性龈炎（eruptive gingivitis）。乳牙萌出前，有时出现青紫色黏膜局部肿胀，称为萌出性囊肿或萌出性血肿。

【病因】 当牙齿萌出时，牙龈出现异样感觉，小儿喜用手指、玩具咀嚼和摩擦，导致牙龈黏膜擦伤；当牙齿未完全萌出时，部分牙龈覆盖在牙面，容易咀嚼咬伤，同时龈袋内易积存食物残渣而感染。

【临床表现】 萌出的牙冠周围龈组织红肿、疼痛、甚至溢脓，严重时可以引起间隙感染。

【治疗】 认真刷牙，保持口腔卫生；可以用3%的过氧化氢溶液和0.9%的生理盐水局部冲洗，涂碘甘油。伴有淋巴结肿大和间隙感染时需应用抗生素治疗。萌出性囊肿通常随牙齿萌出而消失，不需特别治疗。

（三）青春期龈炎

青春期龈炎（puberty gingivitis）为菌斑引起的慢性龈炎，同时受到内分泌因素的影响。

【病因】

（1）局部因素：儿童处于牙齿替换阶段，牙齿排列暂时不齐，加之口腔卫生不良，容易造成菌斑聚积，引起牙龈炎。

（2）青春期儿童体内性激素水平变化，牙龈组织对菌斑等局部刺激物反应性增强，加重原有的牙龈炎症。

【临床表现】 患儿主诉刷牙和进食时牙龈有出血，口腔有异味。检查可见前牙唇侧牙龈乳头和龈缘肿胀明显，颜色鲜红和暗红，探诊易出血。一般口腔卫生较差，牙龈周围软垢和食物残渣附着多。

【治疗】 去除局部刺激，改善口腔卫生状况；教会儿童正确的刷牙和控制菌斑的方法，养成良好的口腔卫生习惯。多数患儿经过基础治疗后，可以痊愈；少数患儿牙龈过度增生肥大，不能完全消退，可以采用牙龈切除术修整牙龈。

（四）药物性牙龈增生

药物性牙龈增生（drug-induced gingival hyperplasia）指长期服用某种药物导致的牙龈纤维性增生。

【病因】 长期服用抗癫痫药物苯妥英钠、免疫抑制剂、钙通道阻滞剂等药物会引起牙龈纤维性增生。局部刺激虽然不是牙龈增生的原发因素，但是菌斑、牙石、食物残渣会加重和加速药物性牙龈增生的发展。

【临床表现】 唇颊侧和舌侧牙龈纤维性增生，牙龈淡粉红色、质韧有弹性，显著增大并呈球状和分叶状，严重者可覆盖整个牙面。苯妥英纳所致牙龈增生一般开始于服药后1~6个月内。

【治疗】

（1）停用药物是最根本的治疗，如病情需要不能停药,可与相关医生协商。替换和交替使用药物,减轻副作用。

（2）通过洁治去除局部刺激,可以用3%的过氧化氢溶液和0.9%的生理盐水局部冲洗,局部涂碘甘油。

（3）对于难以消除的牙龈增生,可以考虑采用牙龈切除术修整牙龈外形。手术应选在全身病情稳定期。

（4）保持口腔卫生。

二、牙周炎病

牙周炎(periodontitis)是由细菌引起的牙周组织感染性疾病。牙周组织由牙龈、牙周膜、牙骨质和牙槽骨组成,合称为牙周支持组织[1-4]。

【病因】　分为局部和全身的两个方面。局部的细菌、牙菌斑、牙石、咬合创伤、食物嵌塞等加上机体的易感性,使牙周组织的牙周附着丧失,牙槽骨吸收、形成牙周袋。一些全身性疾病也可以出现牙槽骨的吸收和牙齿的脱落。

(一)慢性牙周炎

【临床表现】　初期没有自主症状,偶有牙龈出血,随疾病发展,牙龈出血加重,口腔异味,牙周胀痛,牙齿松动,咀嚼无力,牙周脓肿时疼痛剧烈,持续性疼痛、跳痛。口腔检查卫生通常较差,较多牙石、软垢,牙龈红肿,牙齿松动,探诊有牙周袋形成,深牙周袋达根尖时可引起逆行性牙髓炎,出现牙髓炎症状。X线显示有牙槽骨吸收。

【治疗】

（1）局部治疗:单纯性慢性牙周炎以局部治疗为主,全身治疗为辅。龈上洁治控制菌斑、龈下刮治去除龈下结石。局部用1%~1.5%过氧化氢清洗牙周袋,袋内使用碘甘油消除局部炎症。

（2）磨除过高牙尖,去除咬合创伤。

（3）不能保留的患牙及早拔除。

（4）全身治疗:慢性牙周炎一般不用抗生素类药物,当急性发作时可辅以抗生素,口服头孢类抗生素、替硝唑或甲硝唑等药物。

(二)侵袭性牙周炎

【临床表现】

（1）恒牙列局限型侵袭性牙周炎:青春期前后发病多见,女性多于男性。恒切牙和第一恒磨牙附着和牙槽骨丧失,至少波及2颗恒牙,其中一个为第一恒磨牙,恒磨牙及切牙以外的牙不超过2颗,一般左右对称。早期出现牙齿松动和移位,上颌切牙表现为扇形散开,磨牙较少移位。早期牙龈炎症轻微,菌斑及牙石很少,可探及深牙周袋,探诊易出血。晚期可出现牙周脓肿,但牙周组织的破坏程度和局部口腔卫生状况不太相符。X线显示特征性的牙槽骨破坏。第一恒磨牙为垂直型骨吸收,近远中均有骨吸收时表现为“弧形吸收”;切牙表现为水平型骨吸收。

（2）恒牙列弥散型侵袭性牙周炎:侵犯第一恒磨牙和切牙以外的牙数在三颗以上,可侵犯所有牙齿,没有自限性。牙龈附着及牙槽骨丧失进展快速。X线显示特征性的广泛性牙槽骨破坏。

（3）乳牙列的局限型侵袭性牙周炎:典型表现是乳牙局部附着丧失。主要表现在磨牙区域,局限的、对称的附着丧失。

【治疗】　早诊断及早治疗对保留患牙非常重要,X线检查有利于早期发现。洁治及刮治等牙周基础治疗可消除局部感染,对于多数患者可以取得较好的效果。牙周袋内放置缓释抗菌药物,如甲硝唑、米诺环素等,可帮助减少复发。有些病变还需配合手术治疗。全身抗菌治疗,多采用甲硝唑与阿莫西林联合应用,显示更能有效抑制病变进展,抗菌治疗后有些病例出现牙周再附着和牙周炎缓解。定期复查和维护期的菌斑控制十分重要。

（朱红）

参考文献

［1］葛立宏.儿童口腔医学.5版.北京:人民卫生出版社,2019.

［2］中华口腔医学会.临床诊疗指南 口腔医学分册.北京:人民卫生出版社,2016.

［3］北京儿童医院.口腔科诊疗常规.2版.北京:人民卫生出版社,2016.

［4］孟焕新.牙周病学.4版.北京:人民卫生出版社,2018.

第5节 儿童错𬌗畸形的早期矫正

儿童口腔颌面部随着机体的生长发育也都按照一定的规律发育变化中。在这个过程中，如果受到先天的或后天的各种因素影响，导致颅骨、颌骨、牙齿排列及咬合的异常，统称为错𬌗畸形。错𬌗畸形的发病率仅次于龋齿，是位列第二的儿童口腔常见疾病。错𬌗畸形会不同程度的影响儿童的口腔健康、口腔功能，全身健康、颜面部美观及心理健康等[1-6]。

【病因】

1. 龋齿 乳牙邻面龋影响牙弓的长度和宽度；乳牙大面积龋坏，还会影响咬合高度；乳牙牙髓炎及根尖周病，会影响乳牙根的正常吸收，影响乳恒牙正常替换，还可能影响恒牙胚的发育和萌出方向；乳牙因严重龋坏过早缺失，会影响恒牙建立正常的咬合关系，影响咀嚼功能，进而影响恒牙排列。

2. 牙齿发育异常

（1）多生牙：好发于上颌前牙区，影响恒牙胚的正常发育和萌出，造成邻牙扭转、异位和牙列拥挤。

（2）先天缺牙：影响牙齿的排列和咬合关系，导致颜面部发育不协调。

（3）牙齿形态异常：过大牙、过小牙、融合牙影响牙弓长度和咬合关系。

（4）乳牙滞留：影响恒牙正常萌出，导致牙列拥挤。

3. 口腔不良习惯

（1）吮指：可以导致上前牙突，开唇露齿等，同时吮指动作有压下颌向后的作用，使下牙舌侧倾斜。

（2）吐舌习惯：可以导致开𬌗、下前牙唇倾、反𬌗。

（3）咬唇习惯：咬下唇较多见，咬下唇导致上前牙向前突，出现散在牙间隙，压下前牙向舌侧，导致深覆𬌗和深覆盖。

（4）口呼吸：常由于鼻炎、扁桃腺肥大、腺样体肥大、鼻咽结构异常等原因引起，张口呼吸破坏了口腔、鼻腔气压的正常平衡，造成腭盖高拱、牙弓狭窄、上前牙前突出、下颌后缩畸形。

（5）偏侧咀嚼习惯：面部双侧发育不对称，废用侧因无咀嚼功能，牙垢沉积，容易产生牙周疾病。

（6）夜磨牙习惯：导致牙齿磨耗过度，牙齿高度变低，形成深覆𬌗。

4. 遗传因素 有些发育异常具有明显的家族异常倾向，如骨性反𬌗及上颌前突。

5. 不良哺乳姿势和习惯 婴儿使用奶瓶方式不正确，会导致下颌过度前伸形成反𬌗等错𬌗畸形。

【临床表现】 儿童错𬌗畸形主要表现为三个方面：

（1）牙齿排列问题：如牙齿扭转、唇颊向移位、腭舌向移位、近远中移位、过高位、过低位、埋伏阻生等。

（2）上下颌骨的结构形态与生长发育不协调，牙弓发育异常，造成患儿面型过突、凹陷、牙弓狭窄、牙弓过宽或牙弓发育不对称等。

（3）颌骨相对于颅骨位置异常，可表现为平均生长型、垂直生长型和水平生长型这三种不同的生长型的错𬌗畸形。

乳牙列期的主要表现：

（1）乳前牙反𬌗：是乳牙列阶段最常见的错𬌗畸形类型。也有部分患儿后牙反𬌗，这个阶段多数的孩子面型异常不明显，主要表现咬合的异常，但是也有少数孩子鼻部下方显得凹陷，上唇变薄，下唇增厚外翻。

（2）乳前牙深覆𬌗、深覆盖：常表现为上颌突出，微笑时牙龈暴露较多，俗称"露龈笑"，下颌常常后缩，侧面观下颌颏部发育不足。

（3）乳前牙开𬌗：有吐舌习惯的孩子，舌前部常位于上下前牙之间，导致上下前牙呈现"梭形"间隙。

（4）牙齿排列拥挤。在乳牙列期大多数患儿并没有表现出严重的骨性特征。

混合牙列期的表现：乳恒牙替换期间，是最容易出现颅颌面发育异常的阶段。在混合牙列期主要表现为牙齿排列不齐，上颌前突、下颌后缩、上颌发育不足，下颌过度发育等。牙、𬌗、颌、颅面间关系不调而引起的各种畸形在这个阶段可能会有比乳牙列阶段表现更为突出。

恒牙期的表现：乳牙已经完全被替换，颅颌面的发育大部分已经完成，牙齿排列不齐、上下牙弓间的𬌗关系异常、颌骨大小形态位置异常、颅面间关系不协调等各种类型的错𬌗畸形比起混合牙列期更充分表现出来，骨性安氏Ⅱ类、Ⅲ类错𬌗的特征更加明显、更具典型的表现。

【治疗】 早期矫正优势是可以尽早去除病因，创造良好的口腔环境，利用儿童生长发育期的自身生长潜力，引导恒牙正常萌出和排列，促进颌骨及牙槽骨的正常发育，获得更好的面型。同时由于儿童正处于生长发育的最活跃期，颌骨及软组织的可塑性强，比较轻柔的持续外力就可以使其发生改变，因此使用合适的、相对比较简单的矫正器，就可达到较好的矫正效果，使部分患者不再需要二期矫正，而对于较严重的错殆畸形患者可降低二次矫治的难度。

1. 儿童时期的间隙管理　乳牙过早缺失，将会影响继承恒牙的正常萌出造成恒牙排列不齐；恒牙早期丧失，也会引起邻牙移位，导致错殆畸形的发生，因此需要积极治疗。设计间隙保持器来保持早失牙齿的近远中间隙和垂直高度。

间隙保持器的种类，①固定式：远中导板、带环丝圈式、充填式、全冠丝圈式、舌弓式、Nance 弓间隙保持器。②活动式：可摘式功能性保持器。

2. 乳牙及混合牙列期反殆的早期矫治　反殆是指在正中咬合时上下颌牙齿呈反覆殆和反覆盖关系，俗称“地包天”。是儿童中较为常见的一种错殆畸形。治疗的目的是促进上颌发育，抑制下颌过度发育，改善面形。

矫治方法：①上颌殆垫活动矫正器；②下颌斜面导板；③调磨乳尖牙；④上颌前方牵引；⑤螺旋扩大器式活动矫治器；⑥分裂簧式活动矫治器；⑦W 腭弓矫治器。

3. 口腔不良习惯的治疗　口腔不良习惯可能与心理因素有关，因此对于存在口腔不良习惯的儿童，首先应进行心理辅导，讲清口腔不良习惯的危害，指导其自行改正。

(1) 吮指习惯：在被吸吮的手指上涂抹一些对身体无害的苦味剂。年龄稍大的儿童可以戴用唇挡矫治器。

(2) 吐舌习惯：带腭刺的上颌活动矫正器、前庭盾、带腭珠的上颌固定矫正器。

(3) 异常唇习惯：前庭盾或唇挡矫治器。

(4) 口呼吸：消除病因，如治疗鼻炎、腺样体肥大等，快速扩弓，前庭盾矫治口呼吸习惯。

(5) 偏侧咀嚼：去除病因，如治疗龋齿，缺失牙修复或做功能性保持器。加强废用侧咬肌功能训练。

(6) 夜磨牙习惯：心理调节，消除精神紧张；调殆、夜磨牙殆垫矫正器。

4. 功能性矫正器及隐形矫正器的治疗　近年来多种功能性矫正器及隐形矫正器也开始越来越多的应用到儿童的早期矫正，正确的选择和使用这类矫正器也可以取得较好的效果。

（朱红）

参考文献

[1] EUST · QUE A ARAÚJO, PETER H BUSCHANG. 早期错殆畸形——辨析与治疗. 白玉兴，厉松，王红梅，译. 沈阳：辽宁科学技术出版社，2018.

[2] GERMA A, CLÉMENT C, WEISSENBACH M, et al. Early risk factors for posterior crossbite and anterior open bite in the primary dentition. Angle Orthod. 2016.

[3] 朱红. 儿童错殆畸形早期矫正朱红 2020 观点. 北京：科学技术文献出版社，2020.

[4] 葛立宏. 儿童口腔医学. 5 版. 北京：人民卫生出版社，2019.

[5] 赵志河. 口腔正畸学. 7 版. 北京：人民卫生出版社，2020.

[6] 北京儿童医院. 口腔科诊疗常规. 2 版. 北京：人民卫生出版社，2016.

第 6 节　口腔黏膜疾病

一、球菌性口炎

球菌性口炎（coccus stomatitis）主要是口腔常住菌在全身抵抗力降低时所引起口腔黏膜的急性损害，多见于儿童，临床上以形成假膜性损害为特征，故又称为膜性口炎（membranous stomatitis）[1,2]。

【病因】　常以球菌为主要致病菌，包括链球菌和葡萄球菌，黏膜球菌性感染常常是几种球菌同时致病。

【临床表现】　本病可以发生于黏膜任何部位，表现为口腔黏膜普遍充血、水肿，表面出现大小不等，界限清楚的糜烂面，并有纤维素渗出物形成的假膜，假膜特点是较厚而微突出黏膜表面，致密而光滑。剥脱假膜则呈现出血面，不久又有假膜覆盖。少数情况可出现浅溃疡。患处疼痛或极痛，流涎增多，伴有轻微口臭。所属区域淋巴结肿大，体温升高，白细胞增多，有时有寒战。全身症状数日即可消退，但口腔黏膜症状一般仍持续一定时间。

细菌涂片检查可见大量链球菌或葡萄球菌，也可能是混合感染。

【治疗】　感染程度严重或伴有全身症状者应尽量根据细菌学检查和药敏试验使用抗菌药物及全身对症处理。局部口腔处理很重要，可选聚维酮碘、氯己定漱口液、依沙吖啶溶液含漱口。另外,可用西地碘片、溶菌酶片、地喹氯铵片含化,也有较好的抗菌作用。由于引起假膜性口炎的细菌不是厌氧性菌,因此不必用氧化剂,特别是过氧化氢酸性较强,刺激黏膜增加痛苦。

二、原发性疱疹性口炎

原发性疱疹性口炎(primary herpetic stomatitis)又称为急性疱疹性龈口炎(acute herpetic gingivostomatitis)。是一种主要由Ⅰ型单纯疱疹病毒引起的口腔黏膜急性感染性炎症,也可单独发生在唇及口周皮肤。有的学者认为主要是经呼吸道、消化道与皮肤黏膜直接感染。多见于6岁前儿童,特别是6个月至2岁左右儿童,有自限性[1-3]。

【病因】 病原体为单纯疱疹病毒。口腔及颜面部的疱疹主要由单纯疱疹病毒Ⅰ型(HSV-Ⅰ)感染所致。感染单纯疱疹病毒Ⅱ型(HSV-Ⅱ)损害主要发生于生殖器、子宫颈及周围皮肤。

【临床表现】 患者通常有与疱疹患者接触史,潜伏期4~7天,起病急,发热、烦躁、拒食、流涎、全身肌肉痛等急性症状。好发于唇红部及邻近口周皮肤和口腔黏膜。经过1~2天前驱期,黏膜广泛充血水肿,游离龈、附着龈呈现特征性急性炎症损害。黏膜可呈现散在或成丛的小水疱,周围有红边。初起时发痒,继而有痛感。水疱很快溃破,形成浅溃疡。全身症状或轻或重,所属淋巴结有时略肿大。婴儿发生在口腔黏膜者,常因拒食啼哭才被发现。该病有自限性,整个病程约7~10天。

需与疱疹性咽峡炎和手足口病鉴别诊断。

1. 疱疹性咽峡炎(herpangina) 为柯萨奇病毒A4引起,全身症状轻,儿童多见,有流行病史。口腔病损主要分布在口腔后部如软腭、悬雍垂等口咽部位,口腔前部很少受累。

2. 手足口病(hand-foot-mouth disease) 由肠道病毒引起的传染性疾病。常见的病原微生物是柯萨奇病毒A16型及肠道病毒71型。病程通常5~7天,口腔黏膜发生溃疡,多位于舌、颊部及硬腭,很少侵犯牙龈;手掌、足底、臀及臂部可见丘疹及水疱。多数症状轻,预后良好。少数重症患者会出现病情进展迅速,在发病1~5天出现脑膜炎、脑炎、脑脊髓炎、肺水肿、循环障碍等,极少数病例病情危重,可致死亡,需注意识别危重症患者。

【治疗】 总的治疗原则是抗病毒治疗、全身支持疗法、对症处理和防止继发感染。主要目的是减轻症状、缩短病程、促进愈合。首先要保持口腔卫生,进食后用淡盐水漱口,以防止继发感染;可局部涂抹抗病毒软膏;可涂擦鱼肝油软膏促其愈合,疼痛剧烈者可局部用麻醉剂涂抹病损处减轻疼痛;有报道局部应用氦氖激光治疗有缩短病程和减轻症状的效果。进流食或软食;有继发感染者可服用抗生素,也可以应用中药治疗。同时对患者应适当隔离,暂时不要上学或去幼儿园,以减少该病流行的可能。

三、手足口病

手足口病(hand-foot-mouth disease,HFMD)是一种儿童传染病,又称为发疹性水疱性口腔炎。该病以手、足和口腔疱疹或破溃后形成溃疡为特征,发病有季节性[1-3]。

【病因】 该病由RNA病毒科肠道病毒属柯萨奇病毒引起,分为A、B两型。目前国内手足口病主要感染病毒类型为柯萨奇病毒A16和肠道病毒71型(EV71)。该病毒传染性强,主要通过消化道、呼吸道和密切接触等途径传播。

【临床表现】 好发于儿童,多见于2岁以下幼儿。潜伏期3~5天,多数无前驱症状而突然发病。常有1~3天持续低热,口腔咽喉疼痛,或有上呼吸道感染症状。口腔内主要表现为软腭黏膜及口咽部红斑及小疱疹,破溃后形成溃疡,一般无牙龈广泛性充血。皮疹多在第二天出现,呈离心性分布。皮疹可见于手掌、足底、臀部,也可见于手指、足趾及指甲周围。病程5~7天,个别达10天,有自限性。少数患者病情较重,可并发无菌性脑膜炎、脑脊髓炎、肺水肿、急性迟缓性麻痹和心肌炎,个别严重者导致死亡,需要引起警惕。

【治疗】 对症治疗:注意休息、流质饮食及适量冷饮。淡盐水或氯己定清洁口腔,口服维生素B、C。抗病毒治疗主要可以应用阿昔洛韦,通过口服或输液途径治疗。局部用药主要用于口腔溃疡,包括各种糊剂和含片,如含蒙脱石散、珍珠粉和利多卡因的溃疡糊剂。如出现神情淡漠、头痛、呕吐,要警惕严重并发症出现,做好及时救治。该病传染性强,发病后小儿应进行隔离,避免群体传播。

四、急性假膜型念珠菌口炎

急性假膜型念珠菌口炎(acute pseudomembranous stomatitis)又称鹅口疮或雪口(thrush)。是由白念珠菌感染引起的口腔黏膜炎症,多见于婴幼儿[1]。

【病因】 由白念珠菌感染引起的真菌病。可以存在正常人口腔中，人类血清中含有抗真菌成分，可以抑制白念珠菌的生长。婴幼儿体内抗真菌成分含量低，当婴儿营养不良或身体衰弱时可以发病。新生儿多由产道感染，或因哺乳时奶头不洁或喂养者手指污染传播。

【临床表现】 口腔黏膜出现乳白色、微高起斑膜，周围无炎症反应，形似奶块。无痛，擦去斑膜后，可见下方不出血的红色创面。斑膜面积大小不等，可出现在舌、颊、腭或唇内黏膜上。自觉症状为口干、烧灼不适，轻微疼痛，小儿常哭闹不安。严重者口腔黏膜大部或全部被斑膜覆盖，并可蔓延至咽部甚至波及肺，则危及生命。使用一般抗生素可加重病情，促其蔓延。

【治疗】 弱碱性环境不适宜白念珠菌生长，用2%~4%碳酸氢钠溶液局部涂布，可以抑制念珠菌的生长；局部应用制霉菌素混悬剂，浓度 5 万~10 万单位/ml，2~3 小时涂布一次，局部涂用效果良好。同时加强营养，注意口腔卫生。婴儿用具要清洗消毒。母亲哺乳期应注意清洁消毒，消除感染源。

五、流涎症

儿童流涎症（salivation）是指儿童唾液不能自行吞咽，不断从口中溢出现象。

【病因】 其原因分为吞咽功能障碍（继发性）或唾液腺分泌过多（原发性）；又可分为生理性和病理性。

【临床表现】 出生后因唾液腺发育不成熟较少流口水，3~4 个月后随着唾液腺发育的成熟，口水逐渐增多。5~6 月龄时固态食物对口腔、唾液腺刺激，同时出牙也刺激了局部神经，使唾液腺分泌更加旺盛，而此月龄儿童尚不习惯吞咽唾液，加之口腔浅，牙齿稀少，舌短而宽等生理特点，唾液不断外流，此为生理性流涎。生理性流涎一般 15~18 月龄会停止，4 岁以后流涎即是病理现象。

儿童病理性流涎直接原因为吞咽功能障碍，多由神经系统疾病和肌肉疾病、遗传代谢性疾病等引起。如脑性瘫痪、智力障碍、脑血管意外、植物状态等。流涎严重影响了患者的生活，常弄脏衣服、吐字不清、口周皮肤皮疹，严重者出现呛咳、反复下呼吸道感染甚至出现肺纤维化。

【治疗】 一般生理性流涎随着发育会自动停止，不需要治疗。病理流涎目前治疗包括使用阿托品类抗胆碱能药物，一般少用于儿童；康复治疗，通过感觉肌功能统合训练提高吞咽功能；外科手术摘除腺体或破坏支配腺体神经方法；放射疗法破坏腺体，儿童少用；此外，尚有应用肉毒素腺体注射方法也可以取得抑制腺体分泌的效果。

六、口角炎

口角炎（angular stomatitis）是发生于上下唇联合交界处口角区的炎症，好发于儿童，常对称发生。

【病因】 儿童常见的口角炎有三类：

1. **感染性口角炎**　多发生在有舔唇或舔口角习惯的儿童，口角潮湿，皲裂或长期服用抗生素容易导致白念珠菌感染。

2. **营养缺乏性口角炎**　多发生在维生素 B_2（核黄素）缺乏的患儿，此型也可转为感染型。也有的学者认为以上两种是不可分的。

3. **接触性口角炎**　有些过敏体质的儿童可与变态反应性唇炎相伴发生口角炎。

【临床表现】 对称性口角区湿白、潮红，有皲裂向黏膜和皮肤延伸，或有轻度糜烂。皲裂渗出液可结黄色痂，张口可导致痂裂出血、疼痛，影响进食和说话。细菌检查可发现白念珠菌或链球菌等。痴呆患儿易有流涎征，也容易发生口角炎。

【治疗】 主要为改正舔口角习惯，对症治疗。感染性口角炎局部可以应用抗菌药物；营养缺乏引起的可服核黄素；接触性口角炎避免接触可能的致敏物。本病常不易痊愈，缺锌患儿应补锌。

七、复发性阿弗他溃疡

复发性阿弗他溃疡（recurrent aphthous ulcer，RAU）是发生在口腔黏膜常见的溃疡类疾病，多见于学龄期[4,5]。

【病因】 目前病因及发病机制不明。有学者提出发病是遗传、环境和免疫"三联因素论"。即遗传背景+适当的环境因素（精神神经体质、心理行为状态、生活工作和社会环境等）引发异常的免疫反应所致。也有学者归结为外源性感染因素和内源性诱导因素"二联因素论"。

【临床表现】 多表现为反复发作的圆形或椭圆形溃疡，具有"黄、红、凹、痛"的临床溃疡特征。溃疡病程包括发作期、愈合期、间歇期。具有周期性、复发性、自限性特征。临床上可以分为三种类型：轻型、重型、疱疹型。轻型和疱疹型 RAU 发病周期为 10~14 天；重型

RAU 可达 1~2 个月或更长。

【治疗】 国内外尚没有根治 RAU 的方法。目前主要以对症治疗为主,减轻疼痛、促进溃疡愈合、延长复发间歇期。局部可应用激素类药物、止痛药物、抗炎药物消炎止痛,也可以局部应用促进愈合的各种生长因子;中药各种散剂也可用于局部治疗。重症 RAU 可以局部激素封闭治疗。全身用药的目的是对因治疗、减轻复发、缓解病情。常用药物和方法包括全身应用激素、使用免疫抑制剂、免疫增强剂和生物治疗。

(丁桂聪)

参考文献

[1] 葛立宏. 儿童口腔医学. 5 版. 北京:人民卫生出版社,2019.

[2] 陈谦明. 口腔黏膜病学. 5 版. 北京:人民卫生出版社,2019.

[3] 华红,刘宏伟. 口腔黏膜病学. 北京:北京大学医学出版社,2013.

[4] 陈谦明,曾昕. 案析口腔黏膜病学. 2 版. 北京:人民卫生出版社,2019.

[5] 华红,高岩. 口腔黏膜病病例精粹 80 例. 北京:北京大学医学出版社,2018.

第 7 节 唇舌的疾病

一、舌系带过短

新生儿舌系带是延伸到舌尖或接近舌尖的。在舌的发育过程中,系带逐渐向舌根部退缩。正常儿童 2 岁以后舌尖才逐渐远离系带。在少数发育不正常时才出现舌系带过短(tongue tie)[1]。

【临床表现】 舌系带过短的婴儿,舌不能正常自由前伸,勉强前伸时舌尖呈“W”形;上抬困难,还可能影响哺乳或与下前牙摩擦,发生创伤性溃疡。年龄稍大后则不能正确发出舌腭音及卷舌音。

【治疗】 确诊先天性舌系带过短最好在幼儿学说话之前进行手术,通常为1~2 岁时。多数小儿发音不准并不是舌系带过短引起的,与神经系统发育等多个因素相关。

二、唇系带过短

上唇系带是位于上唇正中黏膜与上颌切牙中线牙龈之间。一般情况下随着发育,唇系带会逐渐退缩。如果唇系带不退缩,系带就会附丽于中切牙之间,出现临床所见的唇系带过短[1]。

【临床表现】 上唇系带附着龈中切牙之间,造成中切牙之间缝隙变宽,并影响牙列整齐。

【治疗】 通常在局麻下用 V 形切除术。局麻下切除三角形多余组织,同时也需要切除中切牙之间的纤维结缔组织,缝合伤口。也有用 Z 成形术或 V-Y 成形术。

三、地图舌

地图舌(geographic tongue)是一种发生在舌黏膜浅层的慢性边缘剥脱性舌炎。由于它的病损经常表现在舌面的不同部位,并可变换大小和形状,具有游走性的特点,所以又称为游走性舌炎[2-5]。

【病因】 目前地图舌发生的原因并不十分明确。有人认为与肠道寄生虫或胃肠功能紊乱有关;也有人认为与儿童神经系统发育不健全,情绪波动有关;还有部分患儿的父母也曾患过地图舌,故表现有一定的遗传倾向。也有的认为是变态反应;也有研究发现地图舌儿童血清锌含量低。

【临床表现】 好发于舌背部、舌缘等部位。主要表现为舌背出现暂时性丝状乳头萎缩消失,起初为点状,逐渐扩大形成圆形、椭圆形或不规则形的红色光滑区,而其周围的丝状舌乳头则角化增生微隆起,界限清晰,但菌状乳头无改变。因此在舌面正常黏膜与病变区黏膜间轮廓清晰,形似地图状,故称为地图舌。有时可完全恢复正常,但仍可间歇性发作,有的病程可以长达数年,甚至到成年,但大多数患儿可随着年龄的增长而自愈。地图舌一般没有明显的自觉症状,病变区较大时对刺激性的食物如辣、酸的食物比较敏感,可有轻度烧灼感或刺痒感。

【治疗】 由于本病的病因不明而且多无不适感,对健康没有太大影响,一般也不需治疗。主要是注意分析与发病有关的因素,消除不良因素如不良刺激及口腔病灶;注意合理饮食;应向患者解释,以缓解其焦虑情绪和可能的恐惧心理。对症状明显的患儿可局部涂用金霉素鱼肝油,口服 B 族维生素、硫酸锌等。

(丁桂聪)

参考文献

[1] 葛立宏. 儿童口腔医学. 5 版. 北京:人民卫生出版社,2019.

[2] 张志愿. 口腔颌面外科学. 8 版. 北京:人民卫生出版社,2019.

[3] 陈谦明. 口腔黏膜病学. 5 版. 北京:人民卫生出版社,2019.

[4] 华红,刘宏伟. 口腔黏膜病学. 北京:北京大学医学出版社,2013.

[5] 陈谦明,曾昕. 案析口腔黏膜病学. 2 版. 北京:人民卫生出版社,2019.

第 8 节　唾液腺疾病

一、唾液腺囊肿

唾液腺黏液囊肿(mucocele)是由于黏液腺导管系统破裂或导管阻塞,腺体分泌物外漏于组织间隙或潴留于腺体内而形成囊肿。可分为外渗性黏液囊肿和潴留性黏液囊肿[1-5]。

【病因】 外渗性黏液囊肿主要是腺导管腺泡破裂,涎液外渗所造成的,多可能由于舌腹与牙齿摩擦或不自觉地咬唇创伤造成。潴留性黏液囊肿主要是导管阻塞,如涎石、分泌物浓缩或导管系统弯曲引起。

【临床表现】

1. 黏液囊肿 多见于学龄前儿童,好发于下唇及舌腹部。患儿多有外伤史,如咬伤、碰伤等。囊肿多呈大小不一,半透明、浅蓝的小泡状色,质软有弹性,咬破流出蛋清样透明液体,反复破溃愈合后,表现为较厚的白色瘢痕状突起,质地较硬。

2. 舌下腺囊肿 多见于青少年,囊肿大小不等,多发生在舌系带一侧,也可越过系带到对侧。囊肿较大时排挤舌体向上抬高或向后,状似"重舌"。表面呈现青紫色,囊内充满淡棕色液,缓慢生长,破裂后流出黏稠略成黄色或蛋清样液体。大的囊肿影响咀嚼和语言,部分囊肿向颌下区突出,口内反而不明显。

【治疗】 多主张采取摘除囊肿与腺体的手术。小唾液腺黏液囊肿可行囊肿及受累腺体摘除术;舌下腺囊肿根治方法是摘除舌下腺,残留部分囊壁不致造成复发。也有采取囊腔内注射药物破坏囊壁的非手术方法,但效果不确定。

二、慢性复发性腮腺炎

儿童慢性复发性腮腺炎(chronic recurrent parotitis),可发生于任何年龄的儿童,以腮腺反复肿胀为特点,3~4 岁前发病多见,部分患儿发病前有流行性腮腺炎接触史或患过流行性腮腺炎[1-4]。

【病因】 发病原因不很明确。有些学者认为该病是反复细菌逆行感染引起,也有研究认为可能与先天性腮腺发育异常或自身免疫功能异常等有关。患儿常有变态反应病史,并与腮腺肿胀同时发生。有的患者伴有免疫学指标异常。儿童期免疫系统发育不成熟,免疫功能低下,容易发生逆行性感染。患儿免疫系统发育成熟后可以痊愈。

【临床表现】 发病年龄自婴幼儿至 15 岁均可以发生,腮腺反复肿胀,可发生于一侧或双侧。发病以胀痛为主,肿胀大小不等,持续数日或数周后消退。皮肤可潮红,口内导管口红肿不明显,挤压腺体可见导管口有脓液或胶冻状液体溢出,少数有脓液形成,全身症状不明显。间隔数周或数月发作一次不等,随着年龄增长,发作间歇延长,持续时间缩短。发病年龄愈早,复发次数愈多。多数青春期后不再发作。诊断主要根据临床表现和腮腺造影。

主要和流行性腮腺炎鉴别诊断。流行性腮腺炎有季节流行性,好发于冬春季节,有接触史。

【治疗】 复发性腮腺炎有自愈性,治疗以增强抵抗力,防止继发感染,减少发作为原则。可采取支持疗法对症处理,多喝水。局部按摩腺体促进唾液排除,保持口腔卫生。急性期应全身给予抗生素,尽早控制炎症。腮腺造影检查本身对复发性腮腺炎有一定的治疗作用。

【预后】 儿童复发性腮腺炎具有自愈性倾向,一般在青春期后停止发作。但有部分患者迁延未愈发展为成人复发性腮腺炎。

(丁桂聪)

参考文献

[1] 葛立宏. 儿童口腔医学. 5 版. 北京:人民卫生出版社,2019.

［2］张志愿.口腔颌面外科学.8版.北京:人民卫生出版社,2019.

［3］高岩.口腔组织病理学.8版.北京:人民卫生出版社,2019.

［4］JEFFREY A. DEAN.麦克唐纳-埃弗里儿童青少年口腔医学.北京:北京大学医学出版社,2018.

［5］赵吉宏.口腔颌面外科门诊手术操作规范与技巧.北京:北京大学医学出版社,2015.

第9节　系统病在口腔中的表现

口腔是机体的重要组成部分,儿童口颌系统的生长发育是人体生长发育的一部分。一些影响人体生长发育的遗传或环境因素同时也会对口颌系统的发育造成影响,出现不同的病理改变[1-3]。此外,有些儿童的全身系统性疾病,如血液病、传染病等,在口腔有不同程度的临床表现,且口腔表现通常出现的早,特异性强。患儿常因口腔问题作为首诊症状就诊,对这类疾病口腔表现的认识和关注,有助于全身疾病的早期发现、早期诊断,帮助患儿得到及时治疗。本章第9、10节将介绍一些常见的儿童系统性疾病和遗传病的口腔表现。

一、白血病

白血病(leukemia)是发生于造血器官,以血液和骨髓中的白细胞及其前体细胞的增殖和发育异常为特点的一种进行性恶性疾病,是儿童最常见的恶性肿瘤。临床表现为贫血、出血、感染及各器官浸润症状。该病于1847年由德国病理学家 Rudolf Ludwig Karl Virchow 首次发现。

【病因】 虽然白血病的病因是未知的,但它与电离辐射、某些化学物质及遗传因素等有关。染色体异常儿童(唐氏综合征和胎儿期发育不全毛细血管扩张),儿童免疫功能紊乱导致罹患白血病的风险增加。

【临床表现】 较常见的临床表现为苍白、发热、心动过速、淋巴结肿大、肝脾大、瘀斑、皮肤擦伤、牙龈出血和感染。

【口腔临床表现】 牙龈是白血病最容易侵犯的组织,表现多为牙龈肿胀、出血。白血病侵犯牙龈可涉及龈乳头、边缘龈和附着龈。牙龈颜色苍白或暗红,质地松而脆弱,表面水肿光亮。牙龈肿胀范围广,多为全口牙,严重者可覆盖整个牙面。龈缘可见组织坏死、溃疡和假膜,伴有疼痛似坏死性溃疡性龈炎。牙龈自发性出血倾向严重,出血难以止住,黏膜上可见瘀斑或出血点。可伴有口腔黏膜的坏死,或由于大量幼稚白细胞牙髓内浸润而引发剧烈牙痛。

白细胞浸润牙髓可引起牙痛,侵犯神经可引起面瘫、三叉神经痛、吐舌障碍、吞咽困难。由于白细胞功能障碍、免疫力低下,容易发生病毒、真菌或细菌的继发感染,如疱疹性龈口炎、坏死性溃疡性龈炎和白念珠菌病等。

对白血病的化学治疗也会对口腔造成损害,引起口腔黏膜局部红肿、溃疡或出血等。在幼儿牙齿发育阶段,化疗药可能会影响成釉细胞和成牙本质细胞的分化和功能,导致釉质矿化不全或成熟不全、牙根细而短。

放射治疗也可引起一些口腔并发症,对颅颌面部的直接照射可导致颌骨发育不全、牙齿发育停止、小牙畸形、釉质发育不全、软组织萎缩,破坏唾液腺导致口干。

进行异基因骨髓移植的患者,常发生移植物抗宿主病,而口腔是最早出现症状的部位,表现为口干症和广泛性口炎。患者年龄越小,症状越重。

【口腔治疗要点】 口腔和牙齿感染会影响白血病的全身治疗,因此对相应症状进行早期治疗。一般认为在化疗前至少一个月的时间内检查患者口腔健康状况,治疗已有的口腔和牙齿疾病,进行牙周洁治和刮治并维持良好的口腔卫生状况,治疗时应注意动作轻柔,以防止损伤牙龈。可采用局部涂氟、窝沟封闭等治疗手段预防龋病的发生。对需牙髓治疗及拔除的患牙应进行积极治疗。对患有口腔炎症、黏膜糜烂溃疡者,局部对症治疗。口腔治疗应避免手术、活检等操作,防止出血和感染。

二、中性粒细胞减少症

中性粒细胞减少症(neutropenia)是由于外周血中性粒细胞的绝对值减少而出现的一组综合征。中性粒细胞减少的绝对值随年龄而异,在足月新生儿为 $8\times10^9/L$($8\,000/mm^3$),1周岁时正常低限为 $1.5\times10^9/L$,此值直至成人期皆为正常低限。成人及儿童的中性粒细

胞低于 1.5×10^9/L，出生后 2 周至 1 岁的婴儿低于 1×10^9/L 时，即可诊断为中性粒细胞减少症。当中性粒细胞低于 0.5×10^9/L 时即称为粒细胞缺乏症（agranulocytosis），中性粒细胞缺乏常并发感染甚至败血症。

【病因】 引起中性粒细胞减少的病因有先天性或后天获得性，后天获得性（继发性）较多见。主要由某些药物、理化因素、某些病原微生物的感染、造血系统疾病及免疫系统疾病等所致。

【临床表现】 粒细胞减少症的临床表现主要是感染、发热等非特异性症状，发热常常是首先出现，有时也是唯一的表现。儿童患者有易感染、反复感染、感染难以控制等特点。

【口腔临床表现】 患儿可表现为出现反复发作的口腔炎，口腔溃疡，坏死性溃疡，牙龈红肿、糜烂，龈袋溢脓，牙槽骨丧失等。有些患儿可伴发手足口病、疱疹性龈口炎。重症患儿常伴有全身症状，如发热、颈部淋巴结肿大、面色苍白、精神萎靡、呕吐、腹泻等，可有肺、泌尿系统感染，甚至败血症等表现及体征。

中性粒细胞数目和功能的下降与牙龈炎的发展相关，白细胞功能降低，增加了牙周病的易感性。慢性特发性中性粒细胞减少症的患者，白细胞保护功能下降，牙周破坏的进展迅速。有报道乳牙周围出现严重的牙槽骨破坏，但不影响萌出期恒牙，也有报道在儿童后期，通常发现继发在恒牙周围的牙槽骨破坏，这些儿童表现为正常的恒牙替换，但时间提前，可能是由于之前牙槽骨破坏继发乳牙早失引起。

患儿的病情轻重及预后与粒细胞减少的程度和持续时间密切相关。

【口腔治疗要点】 在去除病因，进行对症治疗的同时，中性粒细胞减少症患儿应特别注意口腔的清洁，对糜烂、溃疡进行积极对症治疗，对有感染风险的病原牙进行早期预防性治疗。

中性粒细胞减少症可增加感染易感性，特别是易发生牙周病。但使用氟化物防龋等预防措施，可以减少因龋病导致的牙齿感染和牙齿丧失。严格执行口腔卫生保健，清除牙石，定期复查可以极大地降低牙龈炎症的发生概率，减少牙槽骨破坏的机会。

三、朗格汉斯细胞组织细胞增生症

朗格汉斯细胞组织细胞增生症（Langerhans cell histiocytosis，LCH），旧称组织细胞增生症 X（histiocytosis X），是一组以朗格汉斯细胞克隆性增生造成的疾病，根据累及部位和程度不同将其分为嗜酸性肉芽肿、汉-许-克病及莱特勒-西韦病三种类型。

【病因】 朗格汉斯细胞组织细胞增生症的病因不明，近年来分子生物学研究证明朗格汉斯细胞组织细胞增生症是一种克隆性增殖性疾病，是由于体细胞突变引起骨髓和其他器官中朗格汉斯细胞或其前体细胞的肿瘤性增殖，或细胞因子作用于未成熟的前体细胞导致组织细胞的非肿瘤性增殖。也有学者认为与病毒感染有关。

【临床表现】 单灶性朗格汉斯细胞组织细胞增生症常发生于儿童和青少年。最常累及骨，也可见侵犯肺、淋巴结、胸腺、甲状腺和颌下腺，以往的嗜酸性肉芽肿属于此类型。

多系统多灶性也称广泛播散性朗格汉斯细胞组织细胞增生症，多发生于 3 岁以内的婴幼儿，相当于以往的病，临床常有肝、脾、淋巴结肿大，多发性溶骨损害，发热伴反复感染（中耳炎、肺炎），病变进展快，预后差。此型也可见于成人。

【口腔临床表现】 口腔颌面部是朗格汉斯细胞组织细胞增生症常发生或累及的部位。首发部位可以是颌面部软组织、上下颌骨及淋巴结。颌面部朗格汉斯细胞组织细胞增生症多发生于幼儿，各类型朗格汉斯细胞组织细胞增生症均可发生口腔病变。最常累及的部位是上、下颌骨，如上颌骨的腭部，下颌骨的牙槽部及下颌骨升支部。骨骼病变的影像学改变为溶骨性骨质破坏、缺损，甚至是多骨（颅骨）性缺损，周围软组织有肿块影。

【口腔治疗要点】 局部和孤立的下颌骨病灶外科刮除有较好的效果。如果病变区骨缺损较大，可以考虑骨移植以减少病理性骨折的风险，促进骨再生。

朗格汉斯细胞组织细胞增生症患者，即使病变区牙齿显著松动、有根尖吸收性病变，也不必拔除全部牙齿。牙周治疗包括洁治、刮治和根面平整，认真做好口腔卫生可以保存牙齿和牙周组织。

（王媛媛）

参考文献

[1] 葛立宏. 儿童口腔医学. 5 版. 北京：人民卫生出版社，2019.

[2] DEAN JA，AVERY DR，MCDONALD RE. Dentistry for the Child and Adolescent. 9th edition. St Louis：Mosby，2011.

[3] CRISPIAN SCULLY，STEPHEN R FLINT，JOSE V BAGAN. 系统疾病口腔颌面部表征. 4 版. 华红，郑立武，译. 北京：人民卫生出版社，2012.

第 10 节 遗传病在口腔中的表现

遗传病(genetic disease)是指由于基因或染色体异常导致的一类疾病,尤其是一些先天性疾病[1-4]。根据造成遗传性疾病的原因又可将其分为:单基因病、多基因病、染色体病、细胞质遗传病。本节将介绍几种与口腔颌面部发育相关的遗传性疾病在口腔中的临床表现。

一、颅骨锁骨发育不全

颅骨锁骨发育不全(cleidocranial dysostosis/cleidocranial dysplasia,CCD)是一种罕见的先天性骨骼系统发育异常综合征,又称为骨牙发育不全、Marie-Sainton 综合征,其主要特点为锁骨发育不全和前囟骨化不全。是一种罕见的遗传性疾病,多属于常染色体显性遗传,半数以上有家族史,具有明显的家族聚集性。出生发病率为 1∶100 000。

【病因】 CCD 的致病基因经遗传连锁分析定位于 6p21,并于 1997 年证实 *RUNX2* 基因为 CCD 的致病基因,主要为转录因子 *Runx2/Cbfa1* 基因的错义突变、无义突变、剪切突变及其核苷酸序列在染色体上易位。

【临床表现】 颅骨锁骨发育不全典型的临床表现有以下几点:①头颅增大,囟门和颅缝增宽、延迟闭合或不闭合;②面骨相对较小,眼距增宽,鼻梁塌陷;③双肩陡峭下垂,肩关节活动大,双肩可向前胸相互靠拢;④牙齿发育不良,排列不齐,出牙或脱牙不正常,易患龋齿,牙脱落早;⑤身材矮小,但智力正常。

【口腔临床表现】 腭盖高拱,腭裂或腭黏膜下裂,下颌骨联合延迟,上颌骨发育不良。乳牙萌出正常,除第一恒磨牙和其他个别牙外,其他恒牙不能正常萌出。额外牙是颅骨锁骨发育不全的重要口腔表现,曲面体层片检查常见"第三副牙列"的表现。患儿表现出的乳牙吸收缓慢或恒牙萌出阻滞与骨吸收障碍或额外牙阻碍有关。阻生的恒牙有时可形成含牙囊肿。

【口腔治疗要点】 颅骨锁骨发育不良在口颌系统的临床表现,可以通过一系列外科及正畸方法来治疗。首先应该分次拔除滞留的乳牙和多生牙,然后通过外科手术去除部分骨质以暴露阻生牙。值得一提的是,当拔除滞留的乳牙后,即使继承恒牙牙冠距离牙龈黏膜很近,继承恒牙仍可能继续静止而不自动萌出。这些迟萌恒牙必须经过外科手术开窗,结合正畸牵引方法才能达到正常牙位。乳牙不脱落和恒牙不萌出的原因可能是乳牙根未吸收,继承恒牙萌出力不足,患者骨代谢有障碍所致。

二、少汗型外胚叶发育不全

外胚叶发育不全(hypohidrotic ectodermal dysplasia,HED)是一种罕见的遗传性疾病,其特点为在胚胎发育过程中来源于外胚层的组织结构如毛发、指甲、汗腺和牙齿发育异常,从而导致无汗或少汗、毛发稀少及先天缺牙。根据外胚叶发育不全患者有汗和无汗将其分为少汗型和有汗型外胚叶发育不全。少汗型患者皮肤无汗腺或少汗腺,体温调节障碍;有汗型患者汗腺发育正常,牙齿、毛发和皮肤结构异常的症状也较轻。

【病因】 该病的遗传方式主要为 X 连锁隐性遗传(75%~95%),也有报道为常染色体显性/隐性遗传,其在出生男婴中的发病率为 1/100 000,女性患者较少且表现型不完全,多为致病基因携带者。

【临床表现】 遗传性外胚叶发育不全综合征具有典型的三联症,包括毛发稀少(无毛或少毛)、牙齿缺如(无牙或少牙)、汗腺缺少而不能出汗(无汗症或少汗症)。无汗型外胚叶发育不全的主要表现是患儿全身汗腺缺失或缺少,不出汗或很少出汗,不能耐受高温,故在气温稍有增高时,或在运动、轻度感染时,即出现明显的不适或高热,不少患儿常常因为不明原因的发热而就诊;患儿缺少毛囊和皮脂腺,皮肤干燥而多皱纹,尤其是眼周围皮肤;毛发、眉毛、汗毛干枯稀少;指/趾甲发育不良;患儿躯体发育迟缓,矮小,前额部和眶上部隆凸而鼻梁下陷,口唇突出,耳郭明显。性发育正常,30%~50%患儿智力较差。

【口腔临床表现】 口腔中最突出的表现是先天缺牙,乳牙和恒牙常常全部缺失,或仅有几颗牙齿,余留牙间隙增宽,牙形小,呈圆锥状。无牙的部位无牙槽嵴,但颌骨发育不受影响。有的唾液腺发育不良,唾液少,口干。家长常因患儿不长牙而就诊咨询。

【口腔治疗要点】 口腔医师要注意观察牙齿的发生发育,以及颌骨发育情况。主要治疗措施包括义齿修复来恢复咀嚼功能,尽量促进颌面达到正常垂直高度,维持颌面软组织功能。尽早进行全口或局部义齿修复,一般建议 3~4 岁就应开始进行,义齿基托应经常修改以适应牙齿萌出、牙槽骨生长发育,以及咬合关系的发育变化周期。

三、掌跖角化-牙周破坏综合征

掌跖角化-牙周破坏综合征（sydrome of palmar-plantar hyperkeratosis and premature periodontal destruction），又称为 Papillon Lefèvre syndrome，是一种较为罕见的遗传性皮肤病。其发病率为 1/10 万～4/10 万，为常染色体隐性遗传，父母不罹患。男女发病概率相同，无人种的差别，1～4 岁幼儿好发。

【临床表现】 掌跖角化-牙周破坏综合征的典型特征是皮肤过度角化，严重的牙周破坏，部分患者伴发硬脑膜钙化。皮肤和牙周的病变通常在 4 岁前发生，约 25%患儿伴发其他部位的炎症。但患儿的智力与生长发育并不受影响。

掌跖角化-牙周破坏综合征患者牙周主要菌群与慢性牙周炎相似，但在根尖部的牙周袋内大量螺旋体聚集，牙骨质上有螺旋体吸附。病理学上与牙周炎一致，但根部牙骨质发育不良。

【口腔临床表现】 典型的口腔表现是“牙周损害”，早期炎症变化导致牙槽骨丧失和牙齿脱落。5～6 岁时乳牙相继脱落，恒牙正常萌出，但随着牙周支持组织的破坏，恒牙也相继脱落。表现为深的牙周袋和严重的炎症状态，溢脓和口臭明显。一般到 15 岁左右，除了第三磨牙外，其他牙齿几乎已全部脱落而呈无牙状态。

【口腔治疗要点】 掌跖角化-牙周破坏综合征的临床症状较难控制，常规的治疗方法效果很差。积极治疗牙周病，包括口服抗菌药物、临床刮治等。口腔治疗基本原则是关键时间内拔除一切患牙，减少或破坏致病菌的生存环境，防止新病变的发生。

四、唐氏综合征

唐氏综合征（Down syndrome）又称 21 三体综合征（trisomy 21），是儿童最常见的一种染色体异常所导致的先天性疾病。主要临床特征为智力障碍、体格发育落后和特殊面容，并可伴有多发畸形。1866 年由 John Langdon Down 医生首先报告并以此命名。

【临床表现】 唐氏综合征患者有典型的面容，患者头小而圆，囟门闭合延迟，眼距宽，睑裂短，外眦上斜、内眦赘皮，面中部发育不良，鼻梁凹陷，鼻孔外翻，耳郭缩窄，额窦缺如，上颌窦缺如或发育不足，下颌前突。同时患者伴有明显的智力和体格发育迟缓。约半数患儿有先天性心脏病，甲状腺功能减退，性发育延迟，免疫功能低下易患感染性疾病，白血病的发病率较高，为 10%～30%。

【口腔临床表现】 腭盖高拱，舌体肥大、吐舌、舌面裂纹，扁桃体和腺样体肥大，牛牙症，先天缺牙，牙齿迟萌，下切牙前突，前牙反𬌗、开𬌗。口腔卫生状况很差，有重度牙周炎、深牙周袋，且其严重程度超过菌斑、牙石等局部刺激的程度。

【口腔治疗要点】 口腔治疗主要是对症治疗和改善口腔卫生状况，进行系统牙周治疗。

五、遗传性牙龈纤维瘤

遗传性牙龈纤维瘤病（hereditary gingival fibromatosis，HGF）是一种罕见的以全口牙龈弥漫性、渐进性增生为特点的良性牙龈病变，又称为先天性家族性纤维瘤病或特发性纤维瘤病。可独立出现，也可以作为综合征的一部分存在，目前已知与近五十种综合征相关，常见的有 Zimmermann-Laband 综合征、Murray-Puretic-Drescher 综合征、Rutherfurd 综合征、Jones 综合征、Cowden 综合征、Cross 综合征和 Ramon 综合征等。非综合征型偶尔合并有多毛、智力低下和癫痫为特征的三联症。

【口腔临床表现】 病变多发生于恒牙萌出前后，也可发生于乳牙萌出时。牙龈增生可分为局限型和广泛型，后者较为常见。局限型常侵犯上颌结节和下颌磨牙颊侧的牙龈，而广泛型者全口牙龈广泛纤维性增生，表面光滑或呈结节状、球状、颗粒状，点彩明显。龈色粉红，质地坚韧，探诊不易出血、无痛，由于牙龈增生不易清洁而导致大量菌斑堆积者也可伴有牙龈炎症。

【口腔治疗要点】 牙龈纤维瘤病的治疗原则主要是控制菌斑，消除炎症，手术切除肥大牙龈，修整外形。需注意牙龈纤维瘤病术后易复发。手术时机目前仍有争议，由于部分患者在青春期后症状可缓解，故有学者建议手术应在所有恒牙萌出后进行，但增生的牙龈常影响恒牙的萌出，因此也有观点认为患儿上小学前进行手术。复发与口腔卫生状况有关，口腔卫生状况良好者可延缓复发。本病为良性增生，复发后可再次手术。对于牙龈增生导致的咬合问题，患者术后可配合正畸治疗，改善牙齿排列状况以利于菌斑控制和口腔健康的维护。

（王媛媛）

参考文献

［1］葛立宏. 儿童口腔医学. 5 版. 北京：人民卫生出版社，2019.

［2］DEAN JA，AVERY DR，MCDONALD RE. Dentistry for the Child and Adolescent. 9th edition. St Louis：Mosby，2011.

［3］JOEL H BERG，REBECCA L SLAYTON. Early Childhood Oral Health. Wiley-blackwell，2009.

［4］CRISPIAN S，STEPHEN RF，JOSE VB. 华红，郑立武，译. 系统疾病口腔颌面部表征. 4 版. 北京：人民卫生出版社，2012.

43 第四十三章 中毒和意外伤害

随着我国经济的快速发展，人民生活水平和公共卫生条件得到很大改善，营养不良和感染性疾病造成的儿童死亡已得到了有效控制，意外伤害成为0~14岁儿童死亡的首要原因[1]。全世界每天有2 000多名儿童死于意外伤害，数以千万计儿童因意外受伤需要就医，其中部分留下终身残疾。儿童常见的意外伤害包括道路交通伤害、溺水、跌伤、中毒和烧烫伤等。

第1节 小儿急性中毒的特点与预防

1. 中毒的定义 具有毒性作用的物质进入人体后，与组织细胞成分发生生物化学或生物物理变化，引起功能性或器质性改变，甚至危及生命，这一过程称为中毒。

2. 小儿急性中毒的流行病学特点 16个中高收入国家的意外伤害流行病学调查显示，在1~14岁年龄组，中毒的死因排名位于交通意外、火灾、溺水之后，居第4位。国内流行病学数据显示，中毒居全人群意外伤害死因的第4位。国外儿童急诊研究网络(Pediatric Emergency Research Networks，PERN)(毒物工作组)于2013年1~12月开展了一项国际多中心横断面前瞻性研究，纳入全球20个国家105个急诊科年龄<18岁儿童的急性中毒数据，结果显示：因急性中毒就诊人数约占总急诊人数的0.47%，发病率在区域间存在巨大差异；多数中毒发生在家中(80.6%)，其中消化道摄入占89%，呼吸道吸入占7.6%；无意接触者占68.5%，以南美洲和东地中海区域为主，其中以治疗性药物(42.7%)、家庭日用品(26.8%)、杀虫剂(5.1%)居前三位；自杀企图者占13.8%，以西太平洋区域和北美洲为主，其中治疗性药物占91.8%，主要是精神类药品和对乙酰氨基酚；娱乐性药物中毒以欧洲和西太平洋区域最常见[2]；目前我国尚缺乏有关儿童急性中毒的大规模、多中心调查的流行病学数据。国内李玮等对1994~2006年中国医院知识仓库(China hospital knowledge database，CHKD)发表的有关儿童急性中毒的论文做Meta分析，共检索文献142篇，有62篇进入Meta分析，总计报告9 335例，覆盖全国23个省，具有较强代表性。结果显示：男女比例为1.46∶1，城乡比例为1∶1.95；急性中毒患儿1~3岁占36.03%，4~6岁占34.51%；中毒物种以农药、药物和灭鼠药3类为主，共占73.03%；中毒原因以误服误食为主(76.13%)；中毒途径以消化道为主(88.19%)；死亡率达4.38%，死亡中毒毒种以灭鼠药为主(70.27%)；中毒致残率为6.07%。近年来，国内外研究均显示药物中毒已跃居首位。在我国，农村患儿以灭鼠药和农药中毒为主，城市患儿则以治疗性药物中毒多见。国内一项单中心前瞻性研究显示，中毒占儿科急诊患者总数的0.4%，占急诊抢救患儿的3.3%，15.9%需要重症监护病房治疗，病死率为1.1%，农药中毒是致死的主要中毒种类，精神类药物中毒比例有所上升，有机磷类仍为农药中毒的主要类型，但百草枯中毒明显增多；鼠药中毒的比例亦明显增高，以溴鼠灵或溴敌隆类中毒为主要类型[3]。

3. 小儿易发生急性中毒的原因 ①年幼无知，缺乏生活经验和安全意识，识别能力差。②喜爱尝试新鲜事物，常趁大人不注意，自取服用造成中毒。幼儿期常误将药片当糖丸。学龄前期活动范围更广，接触毒物机会增多。③与家长安全意识淡薄，看护不周有关。有些家长将有毒物品随意放置，更有家长将农药、强酸、强碱等剧毒液体放在孩子熟知的饮料瓶内，孩子常以为是饮料误服而引起严重后果。④青春期儿童情绪不稳定，学习压力大，自杀发生率有上升趋势。

4. 小儿中毒方式[4] ①摄入中毒：最多见。②接触中毒：小儿皮肤较薄，表面脂质较多，故接触脂溶性毒物易于吸收，发生中毒；眼结膜、鼻黏膜吸收均较快，故新生儿期用药物滴眼或滴鼻都可造成中毒。③吸入中毒：是气体中毒的主要途径。由于肺泡面积大、吸收快，故多为急性中毒。④注入中毒：包括误注射药物、蜇伤、咬伤中毒。⑤直肠吸收：在小儿常由灌肠引起。

5. 毒物在人体内的分布 主要在体液和组织中。影响分布的因素有：①毒物与血浆蛋白的结合力。②毒物与组织的亲和力。③毒物通过血脑屏障、胎盘屏障的能力。例如儿童易患铅性脑病；吗啡对新生儿的毒性也比成人大3~10倍。

6. 毒物在人体内的代谢、转化 肝脏是毒物在人体内转化的主要场所，其他如肾、胃、肠、心、脑、脾、肺以及各组织的网状内皮细胞也进行代谢转化。

毒物的排泄：①经肾排泄：即通过肾小球滤过和肾小管分泌。毒物经肾小球滤过后，在肾小管内或被重吸收,或经尿液排泄。后者与 pH 值有关,一般碱性物质在酸性尿中易被排泄,反之亦然。如苯巴比妥中毒时,可口服碳酸氢钠,使尿呈碱性,以加速其经肾排泄。②经胆道排泄:经胃肠道吸收的毒物先经门静脉系统进入肝脏,在肝内转化后,其代谢产物或毒物本身由肝细胞分泌入胆汁,再进入肠内被排泄。一部分毒物在肠内可被再吸收形成肝肠循环,导致从体内延缓排泄。③其他排泄途径:小肠和大肠的黏膜可排出一些重金属及生物碱。少量毒物可经汗腺、唾液腺排至体外,有害气体则经肺排出,有些毒物还可分泌至乳汁中而引起婴儿中毒。

7. 中毒的机制　①干扰酶系统:毒物通过抑制酶系统,与酶的辅因子或辅基相反应或相竞争,夺取酶功能所必需的金属激活剂,生成配位化合物;②阻抑血红蛋白的携氧功能;③变态反应:由抗原抗体作用在体内激发各种异常的免疫反应;④直接化学性损伤;⑤麻醉作用;⑥干扰细胞膜或细胞器的生理功能。

8. 中毒的防控　首先必须意识到对儿童中毒的有效防控,是一项涉及政府主导、多部门协调合作、全民关注和参与的社会系统工程,不能将其仅仅看作是一个"卫生预防"的问题[5]。可从以下几方面做好工作:①加强儿童看护教育:通过健康教育,提高家长日常生活中的安全意识,根据儿童的年龄、发育状况和伤害危险的暴露程度,注重识别和消除家庭伤害危险因素。如家中药品、剧毒物品要妥善保管;勿擅自给小儿用药;不要将外用药物装入内服药瓶中;各种农药务必按照规定办法使用等。②建立完善的中毒监测网络:我国尚未建立全国儿童中毒监测系统,缺乏准确数据全面描述中毒的概况和变化趋势,影响了中毒控制的研究及针对性措施的制定和实施。

(钱素云)

参考文献

[1] ALONGE O, KHAN UR, HYDER AA. Our Shrinking Globe: Implications for Child Unintentional Injuries. Pediatr Clin North Am, 2016, 63(1): 167-181.

[2] MINTEGI S, AZKUNAGA B, PREGO J, et al. International Epidemiological Differences in Acute Poisoningsin Pediatric Emergency Departments. Pediatr EmergCare, 2019, 35(1): 50-57.

[3] 曹雪笛,高恒妙,廖琨,等. 儿童急性中毒流行病学单中心前瞻性研究. 中国小儿急救医学, 2015, 22(11): 758-761.

[4] LEE J, FAN NC, YAO TC, et al. Clinical spectrum of acute poisoning in children admitted to the pediatric emergency department. Pediatr Neonatol, 2019, 60(1): 59-67.

[5] KENDRICK D, MAJSAK-NEWMAN G, BENFORD P, et al. Poison prevention practices and medically attended poisoning in young children: multicentre case-control study. Inj Prev, 2017, 23(2): 93-101.

第2节　急性中毒的诊断

急性中毒的诊断又易又难。患儿或家长如能告知中毒经过,则诊断极易;否则,由于中毒种类极多,症状与体征往往缺乏特异表现,加上小儿不会陈述病情,诊断有时极为困难。遇有下列情况当怀疑中毒:①集体同时或先后发病,患儿症状相似;②临床遇到病史不明,症状与体征不符,或各种病象不能用一种病解释的患儿;③起病急骤,突然出现多器官受累或意识明显变化而诊断不明者;④患儿经过"认为是有效治疗"而收不到应有效果时;⑤患儿具有某种中毒的迹象;⑥有自杀动机或既往有自杀史,或家长曾训斥患儿。

中毒的诊断步骤:对疑为中毒的患儿,经过详细询问病史、认真体格检查及必要的实验室检查多数可明确诊断,少部分中毒患儿需做毒物筛查、综合分析,有时需做现场调查方能明确诊断。

【病史】　病史是判断急性中毒的首要环节。详细询问患儿发病经过,有无毒物接触史,包括病前饮食内容,生活情况,活动范围,家长职业,环境中有无患儿可能接触到的毒物,如治疗性药品、杀虫药、农药、毒鼠药及有毒日用品,是否发现上述药品数量减少或丢失,经常接触哪些人,同伴小儿是否同时患病等。对于明确中毒的患儿,应取得毒物名称、产品或药品说明,明确用量、摄入途径及经历时间,发现中毒后经过的处理。口服中毒者应询问是否发生过呕吐、呕吐距服毒时间、呕吐量等,用以估计毒物存留、吸收和排泄情况。青少年中毒往往出于自杀行为,意识尚清醒者较容易获得相关中毒病史。对意识不清或有抗拒心理者,需仔细询问家属或看护者,患儿最近精神、心理状态,有无受巨大打击、生活学习是否受挫等,需注意患儿可能隐藏病史,或服用多种药物时只说一种,同时提醒家长寻找有无类似"遗言"的便条或其他信息。此外尚需注意2种特殊类型的中毒，即故意投毒和医源性药物过量。此类中毒虽不常见，但仍需注意排查，寻找患儿受虐待及是否有周边关系紧张的线索，怀疑医源性药物过量时，需仔细询问用药史，包括药品名称、剂量和用药途径，住院患儿需排查医嘱剂量和护理配药过程的错误。

【体格检查】 体检时要注意有诊断意义的中毒特征（表43-1），同时还需留心衣服或皮肤上是否有毒物，口袋中是否留有毒物。认识某些常见的中毒综合征（表43-2），有助于将怀疑范围逐步缩小并及时给予针对性治疗[1,2]。有些毒物的中毒表现与某些疾病非常相似，需注意甄别，部分与常见疾病表现相似的中毒见表43-3。

表43-1 有诊断意义的中毒特征

临床表现	常见中毒种类
生命体征	
心动过速	抗胆碱能药、拟交感神经药物（可卡因、咖啡因）、抗组胺药、苯丙胺类、酒精、茶碱、三环类抗抑郁药、甲状腺激素
心动过缓	洋地黄、镇静催眠药、β受体阻滞剂、钙离子通道阻滞剂、麻醉剂、抗胆碱酯酶和拟胆碱药、可乐定、夹竹桃、蟾蜍、锑、奎宁、钡
心律失常	抗胆碱能、三环类抗抑郁药、有机磷、吩噻嗪类、地高辛、β受体阻滞剂、一氧化碳、氰化物、茶碱
呼吸增快	苯丙胺类、百草枯、肺炎（化学性）、水杨酸盐、一氧化碳
肺水肿	有机磷、麻醉药、水杨酸盐、安宁、苯巴比妥、毒蕈、百草枯、吸入、淹溺
呼吸减慢	镇静催眠药、巴比妥类、酒精、阿片类药物、大麻
呼吸停止	肉毒中毒、有机磷以及任何可引起呼吸减慢的药物（见上）
喘鸣	有机磷和碳氢化合物
体温升高	抗胆碱能药、拟交感药物、抗组胺药、三环类抗抑郁药物、吩噻嗪类、可卡因、苯丙胺类、水杨酸盐、尼古丁、茶碱
体温降低	镇静催眠药、一氧化碳、酒精、吩噻嗪类、三环类抗抑郁药、可乐定、口服降糖药、胰岛素
高血压	拟交感药物、抗胆碱能药、苯丙胺类、可卡因、咖啡因、茶碱、甲状腺激素
低血压	镇静催眠药、麻醉药、三环类抗抑郁药、吩噻嗪类、可乐定、β受体阻滞剂、钙离子通道阻滞药、灭鼠剂（含砷、氰化物）
神经系统检查	
昏迷	麻醉剂、镇静催眠药、巴比妥类、酒精、一氧化碳、三环类抗抑郁药、抗胆碱能药、有机磷
共济失调	苯妥英、苯二氮䓬、有机溶剂、乙醇和巴比妥盐
惊厥	氟乙酸钠、氟乙酰胺、有机磷、抗组胺药、三环类抗抑郁药、吩噻嗪、可卡因、苯丙胺类、茶碱、樟脑、铅、水杨酸类、异烟肼、丙氧芬、士的宁
肌肉震颤、抽动	有机磷、滴滴涕、氯丹、钡、汞、烟碱、异烟肼、巴比妥类
肌肉麻痹	有机磷、氨甲酸酯类、肉毒梭菌、河豚、蛇咬、野芹、钩吻、乌头
幻视、幻听、乱语、癫狂	抗胆碱能、氯丙嗪、异丙嗪、毒蕈、酒精、樟脑、大麻等
张力障碍反应（眼球转动危象）	吩噻嗪、甲氧氯普胺和氟哌啶醇
眼	
瞳孔缩小	镇静催眠药、巴比妥类、麻醉药（哌替啶除外）、吩噻嗪类、有机磷、氨基甲酸酯、毛果芸香碱、毒蕈
瞳孔扩大	拟交感药物、抗胆碱能药、可卡因、苯丙胺类、甲醇、铅、氨茶碱
眼球震颤	苯妥英、巴比妥类、卡马西平、乙醇、格鲁米特、苯丙胺类、一氧化碳
失明	奎宁、甲醇、一氧化碳、氯仿
色视	山道年、洋地黄、大麻

续表

临床表现	常见中毒种类
皮肤、毛发	
皮肤干热	抗胆碱能药、抗组胺药、磷化锌
出汗	有机磷、拟交感神经药、苯丙胺类、可卡因、巴比妥类、毒蕈、砷、汞、野芹、666、氯丹、水杨酸盐、吡唑酮类
大疱	巴比妥类和其他镇静催眠药、咬伤（蛇和蜘蛛）
充血或潮红	抗胆碱能、醇类、烟酸、甲状腺及血管扩张药
口唇和面颊樱桃红	一氧化碳、氰化物等
发绀而无明显呼吸困难（吸氧无效）	高铁血红蛋白血症：亚硝酸盐、吡唑酮类、苯胺染料、磺胺类、非那西丁、氨苯砜等；硫血红蛋白血症：含硫化合物
呼吸困难而无明显发绀	一氧化碳、氰苷及氰酸、砷、汞
痤疮样皮疹	溴化物、氯代芳香族碳氢化合物
脱发	铊、砷、麦角、环磷酰胺
见光部位水肿	植物日光性皮炎
肠道和泌尿系统	
肠梗阻	抗胆碱能药和麻醉剂
剧烈呕吐	茶碱、腐蚀剂、氟化物、水杨酸盐、铁剂和食物中毒
尿潴留	抗胆碱能药
呼吸气味	
水果味	丙酮、甲醇、异丙醇、水杨酸盐、亚硝酸异戊酯
杏仁味	含氰苷及氰酸类
大蒜味	无机磷、有机磷、砷、硒、碲、铊等
硫臭（臭鸡蛋味）	含硫化合物
异味	煤油、酒精、碳酸、煤酚（甲酚皂溶液）、烟草、有机氯、氨水、乙醚等

表 43-2　常见中毒综合征及其提示的毒物种类

中毒综合征	主要表现	提示的毒物种类
副交感神经兴奋性增高综合征	瞳孔缩小、腹泻、尿失禁、多汗、流涎、肌无力[a]、肌束颤动[a]、肌肉麻痹[a]	有机磷杀虫剂、治疗重症肌无力药物如吡啶斯的明
抗胆碱能活性增高综合征	瞳孔散大、心动过速、高热、脸红、皮肤干燥（无汗）、谵妄、幻觉、肠鸣音减弱、尿潴留	三环类抗抑郁药、抗帕金森病药物、抗组胺药、阿托品和茄属植物、解痉药、吩噻嗪类药物、毒蕈中毒（伞形毒蕈）、盐酸环喷托酯滴眼液
交感神经兴奋性增高综合征（亦常见于多种疾病）	烦躁、瞳孔散大、心动过速、高血压、高热、出汗（与抗胆碱能药物类似，不同点在出汗与否）	止咳药、减轻充血药、苯丙胺、可卡因、摇头丸、茶碱
中枢神经抑制综合征	昏迷、呼吸频率降低、瞳孔缩小、血压降低	阿片类药物、麻醉药、镇静催眠药
急性共济失调或眼球震颤综合征	共济失调、眼球震颤	抗组胺药、甲氧氯普胺、乙醇、苯妥英、卡马西平、哌嗪类药、巴比妥类药、一氧化碳、有机溶剂、溴化物
代谢性酸中毒综合征	呼吸频率增快、深大呼吸	乙醇、一氧化碳、防冻剂、铁剂、降糖药、三环类抗抑郁药、水杨酸盐
高铁血红蛋白血症综合征	吸氧不能缓解的发绀	亚硝酸盐、硝酸盐、苯胺染料、非那西丁、硝基苯、氯酸盐、苯佐卡因、磺胺类药和甲氧氯普胺（新生儿期）
化学性肺炎综合征	咳嗽、呼吸窘迫、中枢神经系统抑制、摄入毒物后呕吐（不一定出现）	挥发性碳氢化合物，如石油馏出物（汽油、煤油、松节油、香精油等）、稀料
肾衰竭综合征	少尿或无尿、血红蛋白尿、肌红蛋白尿	四氯化碳、乙二醇、甲醇、鹅膏蕈碱、草酸盐
剧烈呕吐综合征	剧烈呕吐	阿司匹林、茶碱、腐蚀性毒物、氟化物、硼酸、铁剂

注：[a] 由运动终板过度胆碱能刺激引起。

表 43-3 与常见疾病表现类似的中毒

毒物种类	临床表现特征	表现类似的常见疾病
对乙酰氨基酚	肝衰竭	特发性或其他疾病等导致的肝衰竭
茶碱、丙酮	高血糖、酮症、中枢神经系统抑制	糖尿病酮症酸中毒
乙醇	非酮性低血糖、突然昏迷	糖原贮积症、中链乙酰辅酶A缺乏症
水杨酸盐	突然体温增高,呼吸增快	肺炎
摇头丸	中枢神经系统抑制、晕厥、发热	热性惊厥

【辅助检查】

1. 血清浓度 对已明确或基本明确为某种特殊毒物中毒,应测其血浓度。

2. 其他血液检查 严重中毒患儿应采血检查全血细胞计数、凝血酶原时间、血电解质、BUN、肌酐、肝功、血糖、血气分析和血清渗透压等。

(1) 计算阴离子间隙:阴离子间隙 = $Na^+ - (Cl^- + HCO_3^-)$,正常范围 8~12mEq/L。阴离子间隙增大的代谢性酸中毒包括以下疾病或中毒,可简单记为"MUD PILES":甲醇(methanol)、尿毒症(uremia)、糖尿病酮症酸中毒(diabetic ketoacidosis)、副醛(paraldehyde)、铁剂(iron)、异烟肼(isoniazid)、乳酸酸中毒(lactic acidosis)、乙醇(ethanol)、乙二醇(ethylene glycol)和水杨酸盐(salicylate)。

(2) 血气分析能提供患儿酸碱平衡状态的重要信息,如急性水杨酸盐中毒时出现的呼吸性碱中毒和代谢性酸中毒等;低血糖见于乙醇、异烟肼、胰岛素、普纳洛尔、口服降糖药等中毒;高血糖见于水杨酸盐、异烟肼、吩噻嗪类药物、拟交感神经药等中毒;低钙血症常见于草酸盐、乙二醇、氟化物等中毒。

(3) 先以公式计算渗透压(2×Na+血糖/18+BUN/2.8),然后以测定渗透压-计算渗透压得出渗透压差(正常值<10),若渗透压差超过正常值,提示甲醇、乙二醇、糖尿病酮症酸中毒(丙酮)、异丙醇、乙醇等中毒。

3. 心电图 毒物对心电图的影响可大致分为 Q-T 间期延长(阻断心脏钾离子外流通道的药物)和 QRS 波增宽(阻断心脏快速钠离子通道的药物)2 种类型。

(1) 导致 Q-T 间期延长的毒物:任何阻断心脏钾离子外流的药物或毒物均会延迟心肌复极,导致 Q-T 间期延长,出现异常的 T 波和 U 波改变。心肌细胞复极的延长,会导致细胞膜内外电位差的缩小,进而触发内向除极电流的激活,心肌兴奋性增加,形成折返,引发室性心动过速,以尖端扭转型室速最常见。由于 Q-T 间期受心率影响,临床常采用校正的 Q-T 间期,即 Q-Tc 间期。$\text{Q-Tc} = \text{Q-T}/\sqrt{\text{R-R}}$,Q-Tc≥0.46 秒为延长。Q-Tc>0.5 秒易触发心律失常,但 Q-T 间期延长触发心律失常的阈值因人而异,因药物而变。在同等 Q-T 间期数值的情况下,心动过缓较心动过速者更易触发尖端扭转型室速。心电图表现为 Q-T 间期延长的毒物见表 43-4。其他导致 Q-T 期间延长的病因有先天性 Q-T 间期延长综合征、二尖瓣脱垂、电解质紊乱(低钾、低钙、低镁)、低体温、心肌缺血、甲状腺功能减退、神经系统损伤。

(2) 导致 QRS 波增宽的毒物:任何阻断心脏钠通道的药物或毒物均可延缓心肌细胞 0 相除极的速度,导致 QRS 波增宽,被称为膜稳定效应、局麻药效应或奎尼丁样效应。轻症病例仅表现为束支阻滞,重症病例 QRS 波可增宽至难以区分室性还是室上性心律,再进一步可出现正弦波乃至心脏停搏。同样此类药物还可减缓心室内的心电传导,引发折返,导致室性心动过速和室颤。临床难以从心电图的特征来判定 QRS 波增宽源自中毒还是非中毒因素,有研究显示 QRS 波终末期 40 毫秒电轴右偏与三环类抗抑郁药密切相关,但尚不清楚上述表现是否也见于其他钠通道阻滞剂。阻断心脏钠通道的药物见表 43-4,此类药物可有多种不同的临床表现,如苯海拉明、丙氧酚和可卡因可分别表现为抗胆碱能、阿片类、拟交感兴奋等综合征样表现。此外某些药物并非单纯影响心肌钠通道,还可影响心肌钙内流和钾外流通道,从而出现不同类型的心电图改变。但应该强调,表 43-4 列举的钠通道阻滞剂中毒患儿,均会对高渗盐水或碳酸氢钠治疗产生反应。因此对 QRS 波增宽的中毒患儿(尤其是血流动力学不稳定者),可经验性给予 5%碳酸氢钠 1~2mEq/kg,若 QRS 波缩窄则提示钠通道阻滞剂中毒,此举亦可帮助改善心肌收缩力和预防心律失常。

除上述 2 种常见的类型外,还有一些其他药物引发的心电图改变,如锂中毒可出现非特异性的 T 波平坦或倒置,β 受体阻滞剂可导致心动过缓和心脏传导阻滞。

表43-4　常用钾离子通道阻滞剂和钠离子通道阻滞剂

钾离子通道阻滞剂	钠离子通道阻滞剂
抗组胺药	金刚烷胺
阿司咪唑	卡马西平
苯海拉明	氯喹
氯雷他定	ⅠA类抗心律失常药
特非那定	丙吡胺
抗精神病药	奎尼丁
氯丙嗪	普鲁卡因胺
氟哌利多	ⅠC类抗心律失常药
氟哌啶醇	恩卡尼
甲硫哒嗪	氟卡尼
三氧化二砷	普罗帕酮
氯喹、羟氯喹	可卡因
克拉霉素	环类抗抑郁药
红霉素	地尔硫䓬
ⅠA类抗心律失常药	苯海拉明
丙吡胺	羟氯喹
奎尼丁	邻甲苯海拉明
普鲁卡因胺	吩噻嗪类
ⅠC抗心律失常药	美索达嗪
恩卡尼	硫利达嗪
氟卡尼	普萘洛尔
普罗帕酮	丙氧芬
Ⅲ类抗心律失常药	奎宁
胺碘酮	维拉帕米
索他洛尔	
环类抗抑郁药	
阿米替林	
阿莫沙平	
多塞平	
丙米嗪	
氟喹诺酮类	
环丙沙星	
加替沙星	
左氧氟沙星	
莫西沙星	
美沙酮	
奎宁	
他克莫司	

4. **X线检查**　对伴有呼吸窘迫的患儿应拍胸片以观察是否有吸入性肺炎或肺水肿。以下毒物X线不透光，可通过腹部X线检查发现：一些含铁制剂、重金属（铅、砷、汞）、吩噻嗪、碘化物、缓释或肠溶剂型药物。

5. **毒物筛查**　对怀疑中毒患儿，可留血液、呕吐物、灌洗液和尿标本做毒物筛查。由于毒物代谢产物在吸收后48~72小时持续从尿液排出，送检尿液做毒物筛查更有价值。目前多数地区设毒物筛查中心，有些地区可借助公安局毒物鉴定部门进行毒物检测和鉴定。应注意毒物筛查并非万能，亦可出现假阳性及假阴性（药物半衰期短且未及时送检标本），应结合临床综合分析。在缺乏条件时，某些简单的化验可帮助判定毒物（表43-5）。

【现场流行病学调查】　当患儿临床上难以找到诊断依据时，现场流行病学调查十分必要，尤其是群体发病时。例如通过对患儿生活、学习的地方及中毒地点进行仔细调查，寻找有无可疑的化学品、环境中有无造成中毒的物理化学特征等。

表43-5　几种中毒的简单化验

中毒类型	方法
一氧化碳	取血数滴加入水中呈红色（正常黄色） 取血数滴加入10ml水加10%NaOH数滴呈粉红色（正常绿棕色）
变性血红蛋白	取血呈暗红色，放于空气中，15分钟不变色，5~6小时后变鲜红色（正常15分钟变为鲜红色，用氧气吹变色更快）。硫血红蛋白5~6小时后仍不变色
无机磷	尿或呕吐物放置黑暗处有荧光
碘	呕吐物加淀粉变为蓝色
曼陀罗，阿托品	尿滴猫眼能散瞳
有机磷	血液胆碱酯酶活性减低
砷、汞	呕吐物10ml或含毒食物10g加6%盐酸50ml煮沸数分钟，加铜片1~2片再煮15分钟，铜片未变色为无毒，变灰黑色为砷，变银白色为汞
铅	血涂片有点彩红细胞，尿卟啉阳性
水杨酸盐	呕吐物或尿放在试管中煮沸加酸，然后加数滴10%三氯化铁变为红葡萄酒色
氯丙嗪	取尿液1ml，加浓磷酸4ml轻轻摇匀，即呈现紫色
吗啡	取少许残渣置于白瓷反应板上，加浓硝酸2滴即出现红色，随即变为红黄色
亚硝酸盐	取1滴检液，置白瓷反应板上，加联苯胺冰醋酸饱和液1滴即出现棕红色

【诊断性治疗】 当临床怀疑某种毒物中毒，但问不出病史或毒物筛查尚未得出结论前，可针对该毒物选择不良反应较小的特效解毒剂进行试验性治疗，通过治疗效果，进一步验证或否定该诊断。

（周涛　钱素云）

参考文献

［1］高恒妙．儿童急性中毒的快速识别与紧急处理．中国小儿急救医学，2018，25（2）：84-88.

［2］RASIMAS JJ，SINCLAIR CM. Assessment and management of toxidromes in the critical Care Unit. Crit Care Clin，2017，33（3）：521-541.

第 3 节　急性中毒的治疗

儿童急性中毒的治疗强调综合处理，一般分为 5 个步骤：①稳定生命体征；②尽快清除未被吸收的毒物；③阻止毒物吸收；④促使已经吸收的毒物解毒和排泄；⑤对症治疗。治疗时应根据每个患儿的具体情况，灵活安排治疗次序。急性中毒的治疗原则是：抢救分秒必争，诊断未明以前积极稳定生命体征和脏器功能，诊断一旦明确，尽快应用特效解毒剂。

一、一般急救处理

（一）稳定生命体征

1. 一般原则　无论是接触还是摄入毒物，都应立即按以下 ABC 步骤进行复苏治疗。复苏措施最好在解毒或洗胃治疗之前实施。

（1）气道和呼吸（airway and breathing）：对中毒患儿首要的救护措施是建立良好气道和足够的通气。如果出现气道梗阻或呼吸衰竭，行气管插管并实施机械通气。

（2）循环（circulation）：如果出现循环灌注不良或循环衰竭，应静脉输入 20ml/kg 的生理盐水，心功能障碍者需强心治疗。

2. 昏睡患儿　除上述一般原则，对昏睡患儿还应采取以下措施：

（1）建立静脉通道，测血糖，若存在低血糖，按 0.5~1.0g/kg 静脉给予葡萄糖。如有效，再以葡萄糖溶液持续静脉滴注。

（2）纳洛酮：除葡萄糖外，对怀疑阿片类中毒患儿，可考虑纳洛酮静脉推注（<20kg 按 0.1mg/kg；>20kg 按 2mg）。若无效，每 2~5 分钟可重复使用，总量不超过 10mg，若无反应，则诊断可能有误。如需反复使用纳洛酮，可按 5~20μg/（kg·h）持续静脉滴注，根据反应调节剂量。

（3）实施心电监护，并作心电图检查确定是否有心律失常。

（4）送血、尿和最初的胃内容物做毒物分析，并采血测血气、血电解质、血糖、血氨、肝肾和凝血功能。

（5）应考虑其他可能导致昏迷的原因：如外伤、中枢神经系统感染、缺氧缺血性损伤和瑞氏综合征。

（二）清除未被吸收的毒物

1. 对接触中毒的处理　应立即脱去污染的衣服，用肥皂和清水清洗被污染的皮肤，特别注意毛发及指甲部位。对不溶于水的毒物可用适当溶剂清洗，也可用适当的拮抗剂或解毒剂冲洗（表 43-6）。但强酸、强碱等腐蚀性毒物忌用中和剂，因为化学反应可加重损伤。对于深入皮肤或黏膜的毒物颗粒，应该完全清除。毒物溅入眼内，应以室温生理盐水或清水冲洗至少 5 分钟，然后送眼科处理。需注意某些毒物，如金属钾、镁、钠等不可用清水冲洗，应以凡士林或矿物油覆盖。

2. 对吸入中毒的处理　应立即移离有毒场所，呼吸新鲜空气，保持气道通畅，必要时吸氧或进行人工通气。

3. 对口服中毒的处理　对于经口中毒者，摄入毒物 1 小时内胃清除是最有效的，之后清除效果减少。

（1）催吐：曾是排除胃内毒物最简便的方法。但自 2003 年，美国儿科学会不再推荐使用吐根糖浆作为中毒抢救的基础治疗，也不作为家庭中毒治疗的常规措施。2013 年美国临床毒理学会、欧洲中毒中心和临床毒理学家协会再次强调了上述观点。主要理由如下：吐根糖浆可能出现延迟呕吐，清除胃内毒物作用有限；呕

表43-6　毒物局部拮抗剂及其应用

毒物	局部拮抗剂	作用性质
腐蚀性酸	弱碱(如4%氧化镁、氢氧化镁、石灰水上清液),牛奶,豆浆,蛋清	中和作用
腐蚀性碱	弱酸(如稀醋,1%醋酸),果汁,橘子水,牛奶,豆浆,蛋清	中和作用
生物碱类	1∶5 000高锰酸钾液洗胃	氧化作用
砷	2%碳酸氢钠液洗胃	沉淀作用
	活性炭	吸附作用
	硫代硫酸钠2~10g	形成硫化物
	豆浆,牛奶,蛋清	沉淀作用
	12%的硫酸亚铁,20%的氧化镁等量混合液	形成不溶解的砷酸铁
汞	牛奶,豆浆,蛋清 2%碳酸氢钠洗胃 5%甲醛次硫酸钠洗胃 硫代硫酸钠5~10g	沉淀作用
铅	硫酸钠或硫酸镁	沉淀为硫酸铅
无机磷	2%硫酸铜洗胃	沉淀为磷化铜
	1∶5 000高锰酸钾液洗胃	氧化作用
	3%双氧水洗胃	氧化作用
钡盐	2%~5%硫酸钠或硫酸镁溶液	沉淀成硫酸钡
含氰化物	硫代硫酸钠5~10g	形成无毒硫氰化物
铁	碳酸氢钠	生成碳酸亚铁
	去铁敏5~10g	生成络合物
氟化物或草酸盐	牛奶,石灰水上清液,1%乳酸钙或葡萄糖酸钙或氯化钙等	生成氟化钙或草酸钙
福尔马林	0.1氨水,1%碳酸铵或醋酸铵	生成无毒物
苯酚	植物油	延缓吸收
碘	1%~10%面糊或米汤	使无活性
高锰酸钾	维生素C	还原作用
不明性质毒物及其他	活性炭成人30~50g加于250~500ml水中,制成糊状,儿童10~30g加于100~300ml水中,制成糊状	吸附多种毒物

吐时间延长会影响活性炭的使用,而活性炭对胃的净化作用优于催吐;有可能带来不必要的副作用,如吸入肺炎、水电酸碱紊乱、横膈膜破裂、胃破裂、食管黏膜撕裂等。仅在以下情况谨慎考虑使用:无催吐禁忌证、毒物风险很高又无替代方法减少其在胃肠的吸收(如活性炭)、预计到达救援单位需时较长(>1小时),可在毒物摄入后30~90分钟内给予吐根糖浆,且该治疗不应对后续医院内治疗造成不良影响。口服剂量为:6~12个月:10ml;1~12岁:15ml;>12岁:30ml。服用吐根糖浆后应给5ml/kg的液体口服,最大剂量240ml。1岁以上患儿,重复使用1次比较安全。一般在20分钟内可诱发呕吐,最多可清除1/3胃内容物。

催吐禁忌证包括:强酸、强碱中毒;挥发类石化产品或烃类物质,如汽油、煤油及油脂类毒物;惊厥、昏迷及没有呕吐反射的患儿;麻醉剂、镇静剂中毒;樟脑、士的宁等易致惊厥的药物中毒;心血管功能不稳定或严重的心血管疾病患儿;6个月以内的婴儿中毒。

(2)洗胃(gastric lavage,GL):尽管洗胃仍是目前清除胃内毒物的常用方法,但鉴于目前循证医学证据均不足以"支持"和"反对"其在中毒抢救中的基础地位,且有导致严重并发症的风险(吸入性肺炎、食管或胃穿孔、水电酸碱紊乱、心律失常),2013年美国临床毒理学会、欧洲中毒中心和临床毒理学家协会对洗胃的立场文件更新中指出:对中毒患儿不应常规进行洗胃,仅在摄入活性炭不能吸附、没有特效解毒剂的潜在致命性毒物后1小时内考虑洗胃治疗。并且强调一旦决定洗胃,应考虑与活性炭联合使用,并在洗胃期间保证合理的观察和支持治疗。

洗胃应尽早进行,一般在服毒后1小时内最有效。摄入腐蚀性物质或石油馏分时,不能洗胃。毒物性质不明时，一般采用生理盐水洗胃。若已知毒物种类，应以相应的解毒剂（见表 43-6）洗胃。洗胃液温度 25～37℃，用量按每次 5～10ml/kg，反复多次洗胃直至水清无味为止。

注意事项：①兴奋剂中毒时，应在用镇静剂后再行洗胃，以免引起惊厥。②昏迷、惊厥或失去咽反射的儿童，洗胃前须插入带气囊的气管导管保证气道通畅。③洗胃时让患儿侧卧，头呈稍低位。合作患儿可经口插入大孔胃管，不合作或昏迷患儿可经鼻孔插入。若此时已插有带气囊的气管导管，插胃管前应将气囊放气，以免造成食管损伤。胃管插入后，应确认置于胃内，先尽可能抽出胃内容物，洗胃前气管气囊充气避免误吸，再将洗胃液灌入。④洗胃完毕拔出胃管前，将活性炭、泻剂和解毒剂由胃管灌入。拔胃管时要将胃管上端压紧，以免管内液体外流进入气管。

（3）活性炭（active carbon，AC）：通常在摄入毒物后 1 小时内使用，可减少毒物吸收，但并无证据表明能改善预后，需注意误吸风险。活性炭对腐蚀性毒物（酸、碱）、碳氢化合物、二醇类（甲醇、乙醇、异丙醇）、杀虫剂、重金属（铅、铁、汞、帖、锂、钾、镁等）和非水溶性物质无效。当中毒病史不明或摄入的时间不明确，活性炭是首选的胃肠道净化方法，即使延迟使用也有效，且副作用最小。

活性炭用量与摄入毒物量的比例通常是 10∶1，推荐剂量为 1g/kg（最大量 50g），按 1g 加 10ml 水制成糊状，口服或胃管注入，继而给予泻剂导泻。某些药物（表 43-7）可通过多次给予活性炭，提高进入肠肝循环药物的清除，可每 2～4 小时用活性炭 0.5g/kg，在前 2～3 次使用活性炭的同时给予小量泻剂，以后不用泻剂，直至排出有活性炭的大便为止，一般持续 24～48 小时。

表 43-7 重复使用活性炭有效的中毒药物

卡马西平	十氯酮	右丙氧芬
环类抗抑郁药	氨苯砜	地高辛
纳多洛尔、索他洛尔	苯巴比妥	水杨酸盐
茶碱	奎宁	甲丙氨酯

注意事项：①不能与吐根糖浆同时使用，若使用吐根糖浆已诱发呕吐，应于 30～60 分钟后给予活性炭；②不能在 N-乙酰半胱氨酸之前使用，因为它可能吸附这类药物并使其失活；③应用活性炭时，需注意保护气道，并除外胃肠道不完整和肠梗阻；④用活性炭加用盐类泻剂应注意电解质平衡。

（4）导泻（purgation）：毒物进入肠道，应服用泻剂，以使毒物尽快排出。泻剂的选择以对胃肠道黏膜刺激性小而能减少毒物吸收者为佳。临床最常用的是硫酸镁或硫酸钠，以 250mg/kg 配成 10%溶液口服，硫酸钠较硫酸镁安全。25%山梨醇或 20%甘露醇 2ml/kg，内服在肠内不吸收，泻下作用甚好。除苯酚中毒外，一般不用油剂导泻，苯酚中毒时，应先服蓖麻油 30～60ml（成人量，小儿酌减），然后再服硫酸钠。

（5）洗肠（enema）：中毒时间稍久（一般超过 4 小时），毒物主要存留在小肠或大肠，而又需尽快清除时，需洗肠；有些中毒可使肠蠕动减弱，泻药不能发挥很好的作用时，也需洗肠。存于小肠的毒物，最好用“Y”形管以大量液体作高位连续灌洗。洗肠液可用 1%温盐水，1%肥皂水或清水，也可加入活性炭。国外多采用等渗的聚乙二醇电解质溶液，不易产生腹泻或电解质紊乱。对小年龄儿童，剂量 100～200ml/h；青少年，剂量 1～2L/h。灌洗过程是连续的，直至直肠流出的液体清亮为止，约需 4～6 小时。灌肠期间记出入量，并注意电解质平衡。对服腐蚀性毒物者或患儿极度虚弱时，禁忌导泻及洗肠。

（三）阻止毒物吸收

1. 对皮下、肌内注射中毒或蛇咬、蝎蜇中毒的处理 注射处或伤口近心端用止血带结扎，以不让止血带远端的脉搏消失和不让止血带产生搏动感为适度，每 15 分钟放松 1 分钟。若毒物注入不久，可于注入部位注射 1∶1 000 肾上腺素 0.3～0.5ml，或局部放置冰袋，以使血管收缩，延缓吸收。若强毒注入，应作切开吸引和冲洗。

2. 对口服中毒的处理 在催吐、洗胃过程中或其后，应给予拮抗剂（见表 43-6）直接与未被吸收的毒物发生作用，以减低毒性或防止吸收。常用的方法有：

（1）中和解毒：强酸中毒可用弱碱（4%氧化镁、氢氧化镁、石灰水上清液、肥皂水）中和，强碱中毒可用弱酸（1%醋酸、稀醋、果子水、橘子水、5%枸橼酸）中和，以减低或失去毒性。牛奶、豆浆、蛋清也都有中和酸、碱的作用。碳酸氢钠虽为最常见的弱碱，因其与酸作用后产生二氧化碳气体，用于中和胃内强酸腐蚀中毒时，有导致胃穿孔或破裂的危险，故忌用。

（2）氧化解毒：应用氧化剂洗胃，可使多种毒物氧化解毒。如 1∶5 000 高锰酸钾溶液可使多种生物碱、有机毒物、无机磷等氧化，0.3%过氧化氢也有同样作用。

（3）沉淀解毒：牛奶、蛋清以及钙剂，能分别与不同毒物发生沉淀作用，从而解毒或延缓吸收。

（4）吸附解毒：最常用的是活性炭，可吸附多种生物碱、药物和化学物质。

（5）转变为无毒化合物：利用毒物的化学性质与另外一种物质转变为无毒的化合物。如砷或氰化物中毒时，用硫代硫酸钠生成无毒的硫砷化物或硫氰化物；氟化物或草酸盐中毒时，应用钙剂使之转变为无毒的氟化钙或草酸钙。

（6）保护黏膜，延缓吸收：牛奶、豆浆、蛋清、面糊、米汤、脂肪（油类）等内服后，可以混裹毒物，减少毒物与胃肠黏膜接触，起到保护胃肠黏膜、延缓吸收的作用。选用拮抗剂要根据毒物种类而定（见表 43-6）。豆浆、牛奶、蛋清可作为金属毒物的抗毒剂；活性炭和稀释碘酒对抗生物碱的效果好；硫代硫酸钠能与砷、汞、锑、铅、氰化物等形成无毒的硫化物。对中毒物质不明的患儿可给予 0.45%~0.9%盐水以稀释毒素。

（四）促使已吸收的毒物排泄

毒物吸收后，多由肝脏解毒，或由肾脏随尿排出，或经胆管随粪便排出，少数毒物可由肺脏、汗腺排出。因此，促使毒物排泄多从以下几方面着手：

1. 利尿排毒　补液并使用利尿剂清除体内毒物。应用利尿药的先决条件是：毒物必须经肾脏排泄，血液中药物浓度较高，循环和肾功能良好。碱化尿液可促进弱酸性毒物的排泄，如水杨酸盐、苯巴比妥、百草枯等中毒。可用 5%碳酸氢钠 2~3ml/kg 配成等渗溶液于 1~2 小时静脉滴注，期间检查尿 pH 值，维持尿 pH 值 7.5~8.0 为宜。

2. 血液净化疗法（blood purification therapy）　自 1955 年 Schreiner 首次报道用血液透析治疗急性水杨酸中毒患儿以来，血液净化疗法经过 50 多年的发展，已经成为急性中毒救治的重要手段。血液净化疗法是将人体的血液引出体外，利用吸附、透析、滤过、亲和层析、膜分离等原理，清除血液中异常溶质和代谢产物，然后再将净化后的血液回输体内，其不仅可以从血液中直接而迅速地清除药物或毒物，终止其对器官的毒理作用，同时还有替代重要脏器功能、维持内环境稳定的作用。

（1）血液净化时机：血液净化作为一项有创性治疗手段，技术要求高、风险也相对较大，尤其在儿童。是否选择该技术取决于患儿的状态、预期的效益和毒物的特性，并非所有的毒物都可经血液净化排除，也并非所有的中毒都必须使用血液净化。对于毒物性质清楚、毒性小、病情轻或明确有特效解毒剂且预后好的儿童，无须进行血液净化。急性中毒后 4~6 小时内是进行血液净化的最佳时机，此时血液中毒物（药物）浓度达到最高峰，12 小时后再进行治疗则效果较差。临床上血液净化用于中毒救治的时机可参照 Winchester 制定的标准：①临床中毒症状严重并出现深度昏迷，同时伴有多种生命体征异常，如低血压、低体温、低通气或呼吸暂停、低血氧等；②经积极对症处理和常规解毒措施无效，病情仍有进行性加重；③伴有严重肝、肾等解毒脏器的功能障碍；④服用未知种类、数量、成分及体内分布情况的药物或毒物而出现深度昏迷者；⑤已知产生延迟性毒性的毒物中毒，尚未出现严重临床中毒症状、晚期才出现生命危险，若治疗延误，则可能失去抢救机会者，如毒蕈类、百草枯中毒者；⑥根据药物毒性大小及既往经验，毒性大、预后差的毒物中毒；⑦血药浓度达到或超过致死量，或 2 种以上药物中毒。

（2）血液净化模式[1]：包括血液灌流（HP）、血液透析（HD）、血浆置换（PE）、腹膜透析（PD）、连续血液净化（CBP）等。对毒物明确者，模式的选择需在综合分析毒物的分子质量、蛋白结合率、分布容积、内源性清除率等毒理学特性、摄入毒物剂量及患儿病情后判定，具体选择流程见图 43-1。对中毒原因不明者，可采用 HP 或与 HD 串联应用。

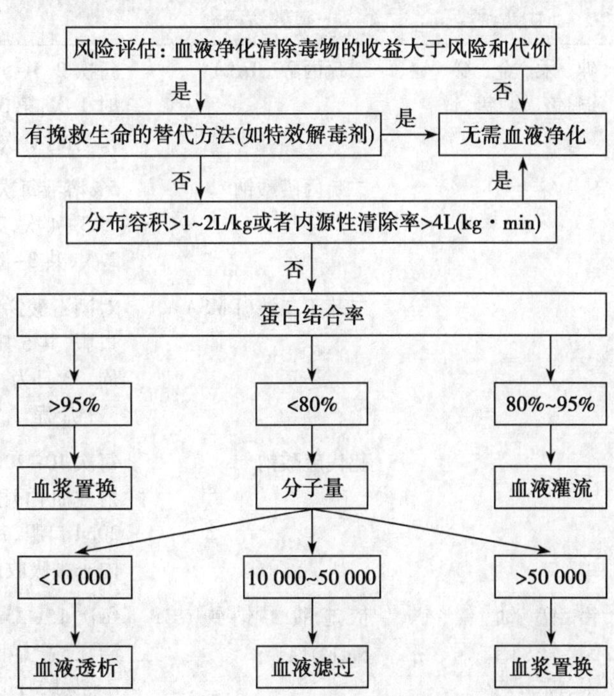

图 43-1　中毒患儿血液净化技术选择流程图

（五）高压氧疗法

在高压氧情况下，血中氧溶解度增高，氧分压增高，促使氧更易于进入组织细胞中，从而纠正组织缺氧。所以高压氧疗法(hyperbaric oxygen therapy)适用于各种中毒引起的严重缺氧。一氧化碳与氧竞争与血红蛋白结合，前者结合力大于后者 20~30 倍，在一氧化碳中毒时，应用高压氧治疗，可以促使一氧化碳与血红蛋白分离。

二、对症治疗

对症治疗非常重要，因为中毒患儿自身解毒或应用特效药解毒都需要一定时间，而各种严重症状如惊厥、呼吸困难、循环衰竭等，若不及时对症治疗，随时可危及生命，使患儿失去解救时机。所以针对症状采取适当对症治疗，是中毒抢救的重要一环。特别是在中毒原因不明或没有特效解毒药治疗的情况下，积极对症治疗至关重要，可支持患儿渡过危险期。

三、特殊治疗

有些中毒有特效解毒药，但对大多数解毒剂而言，目前均缺乏支持其使用的高质量循证医学证据，临床使用也常常是基于对中毒机制的理解和使用解毒剂的预期目标。有些药物作为解毒剂使用时，剂量远超常规用量，可能的不良反应亦应得到重视。因此，解毒剂的使用应充分权衡其风险效益比。对多数轻症中毒患儿，通过支持治疗即可痊愈，使用解毒剂应慎重；对重症病例，则应在评估其风险效益比后使用。对于危及生命的严重中毒，只要有解毒剂，应尽早使用。表 43-8 列举了常见中毒种类和特效解毒药物的名称、用量和用法[2]。

除传统解毒剂外，近年也出现了一些新型解毒剂，脂肪乳剂是其中应用较广的药物之一[3]。英国麻醉协会、美国毒理学会等多个学术组织，将其纳入了局部麻醉药中毒救治指南。近年来，其应用范围逐渐扩大至钙通道阻滞剂、β-受体阻滞剂、三环类抗抑郁药等多种脂溶性药物中毒导致的心血管和神经系统毒性的紧急救治。不同的报道使用的脂肪乳剂不一致，剂量也不统一。但多数选择 20%脂肪乳剂，最常用的剂量为首次负荷量 1.5ml/kg，1 分钟内静脉注射，随后以 0.25~0.5ml/(kg·min)持续静脉输入，持续至血流动力学稳定后至少 10 分钟[4]。

表 43-8　常见毒物的解毒剂名称、剂量和用法

中毒种类	有效解毒剂	剂量、用法	副作用及注意事项
砷、汞、金、锑、铋、铜、铬、镍、钨、锌	二巯丙醇(BAL)	每次 2.5~5mg/kg 肌内注射，最初 2 日每 4 小时 1 次，第 3 日每 6 小时 1 次，第 4 日以后改为 12 小时 1 次，7~14 日为一疗程	局部注射部位疼痛，无菌性脓肿，恶心，呕吐，发热，流涎，肾中毒
	二巯丙磺酸钠	5%溶液每次 0.1ml/kg，皮下或肌内注射，第 1 日 3~4 次，第 2 日 2~3 次，第 3 日以后每日 1~2 次，共 3~7 日，总剂量 30~50ml	可有恶心，心动过速，头晕
	二巯丁二酸(DMSA)	对酒石酸锑解毒力很强，每次 10mg/kg，q.8h. 口服，共 5 日；然后 q.12h.，连服 14 日，停服 2 周，33 日为一个疗程。根据病情，一般应用 2~3 个疗程	恶心、呕吐，转氨酶升高，中性粒细胞减少
	硫代硫酸钠	每次 10~20mg/kg，配成 5%~10%溶液，静脉注射或肌内注射，每日 1 次，3~5 日。或 10~20ml 口服，每日 2 次(口服只能作用于胃肠道内未被吸收的毒物)	静脉注射过快，可有血压下降
铅、锰、铀、镭、钒、钴、铁、硒、铜、铬、汞、镉	依地酸二钠钙($CaNa_2EDTA$)	每次 15~25mg/kg，配成 0.3%~0.5%溶液静脉滴注，需 1 小时以上滴完，每日 2 次，每个疗程不超过 5 日，疗程间休息 2 日，总治疗量以患儿反应而定	恶心，呕吐，发热，高血压，关节痛，过敏反应，局部炎症及肾中毒
	喷替酸钙钠($CaNa_2DTPA$)	每次 15~30mg/kg，配成 10%~25%溶液肌内注射，或以生理盐水稀释成 0.2%~0.5%溶液静脉滴注，每日 2 次，3 日为一疗程，间隔 3 日再用第二疗程	同上

续表

中毒种类	有效解毒剂	剂量、用法	副作用及注意事项
铅、锰、铀、镭、钒、钴、铁、硒、铜、铬、汞、镉	去铁胺	治疗铁中毒，每次 50mg/kg 肌内注射，每 6 小时 1 次，一次量不超过 1~2g，每日总量不超过 6g，严重中毒时静脉滴注速度不超过 15mg/(kg·h)	低血压（避免输液过快）
	青霉胺	治疗慢性铅、汞中毒，每日 100mg/kg，分 4 次口服，5~7 日为一疗程	个别有发热，皮疹，白细胞减少，口服前应做青霉素皮试
高铁血红蛋白血症、亚硝酸盐、苯胺、非那西丁、硝基苯、安替比林、氯酸盐类、磺胺类	亚甲蓝	每次 1~2mg/kg，配成 1%溶液，静脉注射，或每次 2~3mg/kg，口服，若症状不消失或重现，1 小时后可再重复上量治疗，同时给以氧气吸入	恶心、呕吐、头痛、眩晕
	维生素 C	每日 500~1 000mg 加在 5%~10%葡萄糖溶液内静脉滴注，或每日口服 1~2g（作用比亚甲蓝慢）	
氢氰酸或氰酸化合物：桃仁、杏仁、李子仁、樱桃仁、枇杷仁、亚麻仁、木薯	亚硝酸异戊酯	吸入剂用时压碎安瓿，每 1~2 分钟吸入 15~30 秒，反复吸入至亚硝酸钠注射为止	高铁血红蛋白血症
	亚硝酸钠	6~10mg/kg，配成 1%溶液静脉注射，3~5 分钟注入，每次注射前要准备好肾上腺素，当血压急剧下降时应注射肾上腺素	高铁血红蛋白血症。静脉注射过快可引起血压骤降
	硫代硫酸钠	每次 0.25~0.5g/kg 配成 25%溶液，静脉缓慢注射（约 10~15 分钟内注完）	见前
	亚甲蓝	每次 10mg/kg 配成 1%溶液，静脉缓慢注射，注射时观察口唇，口唇变暗紫色即停止注射	见前
	以上 3 种药，最好先注射亚硝酸钠，继之注射硫代硫酸钠，或先注射亚甲蓝，继之注射硫代硫酸钠，重复时剂量减半，注意血压下降时应给注射肾上腺素		
	4-二甲基酚（4-DMAP）	是高铁蛋白形成剂，能迅速消除氰化物的毒害，使被氰抑制的细胞色素氧化酶恢复活性，较亚硝酸钠快，副作用小。用量是 10%4-DMAP 2ml 肌内注射，继以 50%的硫代硫酸钠 25ml 静脉注射。小儿用 4-DMAP（剂量酌减）后，继用 25%硫代硫酸钠 1.6ml/kg 静脉缓注	高铁血红蛋白血症。用本药不能用亚硝酸钠
有机磷化合物：1605、1059、3911、敌百虫、敌敌畏、乐果	碘解磷定、氯解磷定	每次 15~30mg/kg，配成 2.5%溶液静脉缓慢注射或静脉滴注，严重患儿 2 小时后可重复注射，并与阿托品同时应用，至肌肉颤动停止，意识恢复	注射过快有眩晕、视力模糊，恶心，呕吐，心动过速，严重者有阵发性抽搐、呼吸抑制。氯解磷定较轻
		氯解磷定可肌内注射，剂量同上	
其他有机磷农药	双复磷	每次 15~20mg/kg 皮下、肌内或静脉注射均可	注射过快有发热，口干，颜面潮红，少数患儿有头麻、心律失常、口舌麻痹。应避光保存
	阿托品	严重中毒：首剂量 0.05~0.1mg/kg，静脉注射，以后每次 0.05mg/kg，5~10 分钟 1 次，至瞳孔开始散大，肺水肿消退，改为每次 0.02~0.03mg/kg，皮下注射，15~30 分钟 1 次，至意识开始恢复改为每次 0.01~0.02mg/kg，30~60 分钟 1 次	心动过速，口干，颜面潮红，瞳孔散大，眩晕，兴奋，惊厥

续表

中毒种类	有效解毒剂	剂量、用法	副作用及注意事项
其他有机磷农药	阿托品	中度中毒：每次 0.03~0.05mg/kg，15~30 分钟 1 次，皮下注射，减量指征同上。 轻度中毒：每次 0.02~0.03mg/kg，口服或皮下注射，必要时重复。以上治疗均为瞳孔散大后停药，严密观察 24~48 小时，必要时应再给药。同时合并应用解磷定比单用阿托品效果好，阿托品的剂量也可以减小	
	解磷	成人首次 1/2~1 支，肌内注射或静脉注射，小儿酌减	口干，心跳加快，面红，瞳孔散大，过量时有烦躁不安
烟碱、毛果芸香碱、新斯的明、毒扁豆碱、槟榔碱、毒蕈	碘解磷定，氯解磷定或双复磷 阿托品	对烟碱、新斯的明、毒扁豆碱中毒有效，剂量同上 每次 0.03~0.05mg/kg，皮下注射，必要时 15~30 分钟 1 次	同上
氟乙酰胺	乙酰胺	每日 0.1~0.3g/kg，分 2~4 次肌内注射，可连续注射 5~7 日，危重病例第 1 次可注射 0.2g/kg，与解痉药和半胱氨酸合用，效果更好	肌内注射有局部疼痛
芳香族碳氢化合物（苯、甲苯、酚等）	葡糖醛酸内酯	每次 0.05（5 岁以下）~0.1g（5 岁以上），口服，每日 3 次。肌内注射 0.1g/次，每日 1 次，严重中毒亦可加用大剂量静脉滴入	
阿托品、莨菪碱类、曼陀罗、颠茄	毛果芸香碱	每次 0.1mg/kg，皮下或肌内注射，15 分钟 1 次。本要只能对抗阿托品类引起的副交感神经作用，对中枢神经中毒症状无效，故应加用短作用的巴比妥类药物，如戊巴比妥钠或异戊巴比妥等	有毒蕈碱样症状，流涎，流泪，恶心，呕吐，面红，心律失常，瞳孔缩小，视物模糊，对光反应消失。重者呼吸困难，肺水肿、呼吸衰竭，肌肉震颤，眩晕
	水杨酸毒扁豆碱	重症患儿用 0.02mg/kg 缓慢静脉注射，至少 2~3 分钟；如不见效，2~5 分钟后再重复 1 次，一旦见效（显著好转则停药）。复发者缓慢减至最小用量，每次 30~60 分钟 1 次。能逆转阿托品类中毒引起的中枢神经系统及周围神经系统症状	同上
四氯化碳、草酸盐	葡萄糖酸钙	10%溶液 5~10ml 加等量 5%~25%葡萄糖溶液静脉缓慢注射	应缓慢静脉注射
氟化物	氯化钙	3%溶液 10~20ml 加等量的 5%~25%葡萄糖溶液静脉缓慢注射	同上
麻醉剂：			
阿片、吗啡、可待因、海洛因	纳洛酮	每次 0.01mg/kg，静脉注射，若无效，可给 0.1mg/kg，必要时每 2~3 分钟重复用药，至麻醉药的抑制消失。也可按 5~20μg/(kg·h) 持续静脉注射给药	持续静脉注射药物应在 24 小时内使用，超过 24 小时的药物应丢弃 可致急性撤药综合征
哌替啶、美沙酮、其他阿片类	丙烯吗啡	每次 0.1mg/kg，静脉、皮下或肌内注射（成人每次 5~10mg），需要时，隔 10~15 分钟再注射 1 次，总量不超过 40mg	眩晕、瞌睡

续表

中毒种类	有效解毒剂	剂量、用法	副作用及注意事项
苯二氮䓬类(地西泮类)	氟马西尼(易梦醒)	与地西泮竞争苯甲二氮䓬受体,达到解毒。每次0.01mg/kg(最大量0.2mg),缓慢静脉注射。若需要间隔1分钟重复给药,最大累积剂量1mg。需持续静脉输注时按每小时2~10μg/kg,根据反应调整,最大剂量为每小时400μg	恶心、呕吐、头痛、眩晕、惊厥,不用于其他镇静剂中毒
氯丙嗪	苯海拉明	每次1~2mg/kg,口服或肌内注射,只对抗肌肉震颤	有口干,恶心、瞌睡,眩晕,疲乏
苯丙胺(安非他明)	氯丙嗪	每次0.5~1mg/kg,肌内注射或静脉注射,q.6h.,若已用巴比妥类,剂量应减少	注射大剂量引起低血压,锥体外系统反应如震颤,运动障碍,静坐不能
一氧化碳(煤气)	氧气	100%氧气吸入,最好放入高压氧舱	
肉毒中毒	肉毒抗毒素	婴儿型肉毒中毒也应使用,在毒素型别未确定之前,可同时使用2个或3个型的抗毒素。采用肌内注射或静脉滴注,第一次注射1万~2万单位(指1个型),一次静脉注射不应超过40ml,儿童按体重不应超过0.8ml/kg,以后视病情可每12小时注射1次,病情开始好转或停止发展,即可酌情减量或延长间隔时间	
对乙酰氨基酚(泰诺等)	乙酰半胱氨酸	20小时静脉给药方案:总量为300mg/kg,20小时内分3次给药。第1阶段,按150mg/kg加入3ml/kg的5%葡萄糖15分钟内输入;第2阶段按50mg/kg加入7ml/kg的5%葡萄糖4小时内输入;第3阶段按100mg/kg加入14ml/kg的5%葡萄糖中16小时内输入 口服给药方案:首剂140mg/kg,随后每4小时给70mg/kg,口服,共17剂	恶心、呕吐
甲醇	乙醇	用5%或10%乙醇,首剂750mg/kg,于30~60分钟给入,以后80~150mg/(kg·h)输注	恶心、呕吐,镇静
钙拮抗剂、降血糖药、β受体阻滞剂	高血糖素	0.05~0.15mg/kg,最大剂量10mg,静脉注射,接着以0.05~0.1mg/(kg·h)持续输注	高血糖,恶心,呕吐
异烟肼	维生素B_6	按服用量1g对1g	

(周涛 钱素云)

参考文献

[1] GARY RS, WILLIAM RA, ROBERT WS, 等. 儿科急诊医学. 3版. 陈其, 译. 北京: 人民军医出版社, 2012: 480-489.

[2] 中国国家处方集编委会. 中国国家处方集(化学药品与生物制品卷儿童版). 北京: 人民军医出版社, 2013: 677-701.

[3] O'CONNOR J, WILSON SS. Intravenous Lipid Emulsion forManagement of Systemic ToxicEffects of Drugs. AACN Advanced Critical Care, 2016, 27(4): 394-404.

[4] CAO D, HEARD K, FORAN M, et al. Intravenous lipid emulsion in the emergency department: a systematic review of recent literature. J Emerg Med, 2015, 48(3): 387-397.

第4节　食物中毒

食物中毒(food poisoning)是指误食含毒食物引起的中毒,依照毒物性质通常可分为三大类,即感染性(细菌和真菌)食物中毒、化学性食物中毒及有毒动、植物食物中毒。本章简要叙述感染性、植物性和动物性食物中毒等。食物中毒的特点包括:①流行病学特点:中毒与食物有关,季节性明显,发病人群可因进食同一种有毒食物而发生暴发性中毒,在采取相应措施后,发病很快中止。②潜伏期短:大多于半小时到24小时内发病,一般不超过3天,也有长达2周者。真菌性食物中毒可为慢性发病。③临床症状大多相似:一般以急性胃肠炎症状为主,兼有神经系统症状,少数则以神经系统症状为主,伴有胃肠炎或其他症状。食物中毒的治疗原则是尽快清除毒物,应用特殊解毒剂,补充液体损失,控制并发感染和对症处理[1]。

一、细菌性食物中毒

细菌性食物中毒(bacterial food poisoning)是最常见的一种中毒,多发生在夏秋季节,主要是因为食物在制作、储存、出售过程中处理不当,被细菌污染,食后引起胃肠炎及中毒症状。其病原菌有沙门菌、副溶血性弧菌、致腹泻性大肠埃希菌、葡萄球菌、肉毒梭菌、变形杆菌、产气荚膜梭状芽孢杆菌、蜡样芽孢杆菌、空肠弯曲菌、结肠耶尔森菌、枯草杆菌、链球菌、嗜盐菌、椰毒假单胞菌、李斯特菌等[2]。这些细菌在肠内大量繁殖,产生肠毒素,或由细菌裂解产生内毒素,亦有由细菌侵袭肠壁黏膜等作用而致胃肠性食物中毒。此外,尚有肉毒梭菌产生外毒素所致的食物中毒神经性病变。

【常见病菌与临床表现】

1. 沙门菌食物中毒(salmonella food poisoning)　多因吃被沙门菌污染的家畜或家禽的肉、内脏、蛋、鱼及牛、羊乳引起,我国的统计数据显示,70%~80%的细菌性食物中毒由沙门菌引起。潜伏期2~72小时,败血症型和伤寒型可达1~2周。病程短至1天,长达10天。按临床表现可分为急性胃肠炎型、类霍乱型、类伤寒型、类感冒型及败血症型。小儿常表现为急性胃肠炎型,病初即可有持续高热,大便为黄绿色水便,有时可见脓血,并有里急后重,个别患儿出现皮疹。鼠伤寒沙门菌和肠炎沙门菌是中国胃肠炎患儿的主要血清型[3]。败血症型及类霍乱型病情常较重。诊断主要依据早期血培养及可疑食物、排泄物培养,亦可做肛拭子培养,沙门菌阳性即可诊断。发病1周后血清凝集效价1:100可疑阳性,大于1:200为阳性,每周测定,效价增高4倍以上亦可确诊。沙门菌感染者自潜伏期至病愈后数周,可携带病菌,有报道带菌甚至可长达1年之久。

2. 葡萄球菌食物中毒(staphylococcal food poisoning)　致病因子为金黄色葡萄球菌产生的肠毒素。毒素耐热,加热30分钟仍能保持毒力。多因吃被毒素污染的剩饭、剩菜引起,也有因吃被毒素污染的鱼、肉、蛋、牛奶、饼干、米酒等引起者。潜伏期约2~6小时,多在3小时内。来势凶,恢复快,吐比泻重,呕吐物可见胆汁或血性黏液,腹泻多为稀水样便,大多不发热或轻微低热。幼儿对葡萄球菌毒素耐受差,病情可较成人重,吐泻剧烈可致肌肉痉挛、脱水甚至休克,不发热或仅微热,多数患儿1~2天即恢复。可疑食物或呕吐物做培养、涂片即可确诊。

3. 副溶血性弧菌(嗜盐菌)食物中毒(vibrio parahaemolyticus food poisoning)　多因吃被该菌污染的墨鱼、带鱼、虾、蟹、海蜇、贝类、海藻等海产品或食咸蛋、咸肉、咸菜等盐渍食物引起。潜伏期一般6~20小时,最短1小时,最长4天。可表现为胃肠炎型、菌痢型、中毒性休克型、慢性肠炎型(少见)等。典型患儿腹痛常呈阵发性绞痛,位于上腹部、脐部或回盲部,随后腹泻、呕吐,体温38~38.5℃,也可不发热,大便多为水样或黄糊状,也可为洗肉水样或血水样,以后转为脓血便,掺有肠黏膜,里急后重少见。重症后期常有脱水、全身痉挛、甚至休克表现。病程1~6天,多数发病2~3天症状消失,治疗不及时可发生休克,危及生命。注意偶有患儿在腹痛、腹泻好转后突然出现休克样症状而死亡。便培养阳性通常只见于第1天,2~3天大多转阴,患病1~2天内血清对病原凝集效价可达(1:80)~(1:320),1周后即可显著降低或消失。

4. 肉毒梭菌食物中毒(clostrdium botulinum food poisoning)　致病菌为革兰氏阳性厌氧肉毒梭状芽孢杆菌,毒素为嗜神经毒,可阻断周围神经突触释放乙酰胆碱,使神经肌肉接头处传导发生障碍,致使全身骨骼肌软瘫。食物型肉毒中毒是由于摄入了被肉毒梭菌毒素污染的未适当存储或加工的食物而引起,如臭豆腐、豆豉、咸鱼、酱类、霉豆腐及罐头等。婴儿型肉毒中毒多见于6个月以下婴儿食入被该菌污染的食物，如蜂蜜等而引发。创伤型肉毒中毒是由于肉毒梭菌芽孢在创伤组织中出芽、定植而致，类似于破伤风。食物型中毒常在进食后6~36小时发病，最早1小时，最晚8~10天。创伤型肉毒中毒的潜伏期4~14天。由于肉毒梭菌毒素为血源性分布，而血液分布又与神经支配密度相关，延髓肌肉系统毒素含量最多，因此所有类型的肉毒中毒均有延髓麻痹，以对称性、下行性、弛缓性、疲劳性麻痹为特点。毒素主要作用于运动神经，一般无感觉异常。食物型中毒患儿约1/3病初有胃肠道症状，一般不伴发热，除非有继发感染。而创伤型中毒无消化道症状，可有发热。所有类型的肉毒中毒病情严重程度差异很大，从轻症的眼睑下垂、面部表情呆板、轻度吞咽、发音困难到暴发起病、迅速而广泛的麻痹、呼吸暂停和瞳孔固定、散大。婴儿型肉毒中毒是一种少见而不易被识别的疾病，已知的高危因素包括摄入蜂蜜和肠道动力不足[4]。发病年龄3周~6个月，高峰年龄为2~4个月。患儿首发症状是排便次数减少或不排便，但易被忽视。家长容易注意的是喂养困难、嗜睡、精神萎靡、哭声弱和自主运动减少，吞咽困难可表现为流涎，麻痹进展可表现咽反射、吸吮反射和角膜反射消失，眼球固定，对光反射异常。不能竖头是一重要体征，保护性反射消失易致气道梗阻，呼吸突然停止。如对食物被细菌污染的可能性不加警惕，往往诊断困难。如能迅速抢救，症状逐渐消退，病程可延至2~8周。患儿粪便可检出A型或B型梭状芽孢杆菌及其毒素。多价肉毒抗毒素为本病的特效药，使用前必须做过敏试验。

5. 致腹泻性大肠埃希菌食物中毒(enterodiarrheic E. coli food poisoning)　患儿突然发病，有食欲缺乏、恶心，少数呕吐、腹痛、腹泻等。分为5型：①肠毒素性大肠埃希菌(ETEC)，为分泌性腹泻，水样便，少有黏液及血便，重者腹泻量、次均增多，常有脱水现象，病程4~7天；②致病性大肠埃希菌(EPEC)，可有发热、腹痛、恶心、呕吐等，腹泻多为水样，2~3次/d，一般病程2~7天，重者有黏液、脓血便、酸中毒，排便可达10余次/d，腹泻可持续2周以上；③侵袭性大肠埃希菌(EIEC)，症状类似痢疾，除发热、头晕、头痛、腹痛、恶心外，腹泻多为黏液血便，伴里急后重，病程5~7天；④肠出血性大肠埃希菌(EHEC)，血清型$O_{157}H_7$最常见，可分泌细胞毒素致病。潜伏期3~8天，少数长达2周，发病时含毒污染物早已排完，感染源难以找到。是大肠埃希菌中毒性最猛烈的一种，一般不发热，有痉挛性腹痛，初为水样泻，继而血性水样便，病程一般5~7天，有长达12天者，严重者可发生溶血性尿毒综合征及血栓性血小板减少性紫癜；⑤肠聚集性大肠埃希菌(EAEC)，能黏附肠上皮细胞而致腹泻。此类细菌不耐热，加热60℃，15分钟即可杀灭，故中毒主要由于摄入细菌污染且未加热处理的食品和水，或加热后再次被含菌容器等污染，是婴幼儿急性腹泻、迁延性腹泻和旅游者腹泻的常见原因。

6. 变形杆菌食物中毒(proteus food poisoning)　变形杆菌是人类条件致病菌之一，在鱼、蟹类食物中污染率最高，引起食物腐败，产生肠毒素，引起胃肠道刺激症状。在鱼类，变形杆菌能使组氨酸脱羧基形成组胺，引起过敏反应。胃肠型潜伏期3~20小时，主要表现为剧烈腹痛，随后出现恶心、呕吐、腹泻，大便水样，有恶臭，严重者出现脱水，甚至休克。过敏型潜伏期0.5~2小时，表现为皮肤潮红、荨麻疹、头痛和醉酒状态。

7. 椰毒假单胞菌食物中毒(pseudomonas cocovenenans food poisoning)　本病系由致病力和耐热性极强的米酵菌酸(bongkrekic acid)和毒黄素(toxoflavin)所引起。谷类食物在潮湿地区易受此菌污染。我国东北、内蒙古、河北等地农村，有将粗粮置于水中浸泡，使之发酵做成酵米面，再制成各种食品，常因椰毒假单胞菌污染而致食物中毒。潜伏期4~24小时，短至1小时，长达72小时，发病急、病情重，病死率高。患儿开始有上腹部不适、腹泻等，继而出现头晕、头痛、抽搐、昏迷等神经系统症状，再后则出现心血管系统症状和体征以及脑、肝、肾受损和出血倾向。脑膜、消化道、皮肤均可有充血和出血。严重时可发生颅内压增高、肝昏迷、肾衰等危重现象。晚期多继发感染。

8. 蜡样芽胞杆菌食物中毒(bacillus cereus food poisoning)　食用污染的肉类、奶制品或淀粉较多的剩饭菜引起，临床一般分为呕吐型和腹泻型。呕吐型潜伏期半小时到1小时，最短可仅10分钟，主要表现为恶心、呕吐，伴口干、腹痛、头晕、四肢乏力或寒战，病程6~24小时，预后良好。腹泻型平均潜伏期8~16小时，以腹痛、腹泻为主要症状，少数有发热和呕吐，病程12~24小时，预后良好。

9. 空肠弯曲杆菌食物中毒(campylobacter food poisoning)　传染源主要是患者和带菌的家禽、家畜，以及被污染的水源。6~12个月婴儿发病率最高，多秋季发病，潜伏期2~5天，偶有长达10天，主要症状为腹泻，排水样便或黏液血便，伴腐臭味，其他症状有发热、腹痛、头痛和肌肉痛。病程多在1周左右，约20%患儿病情迁延或复发。少数严重感染可导致菌血症、脑膜炎、肝炎、胆囊炎、胰腺炎等，极少数在腹泻后2~3周出现吉兰-巴雷综合征。

10. 耶尔森菌食物中毒(yersinia food poisoning) 常见致病菌为小肠结肠炎耶尔森菌,其次为假结核耶尔森菌。家畜和野鼠是主要传染源,1~4岁儿童发病率最高,潜伏期3~7天,少数长达2~3周。主要表现为急性胃肠炎症状,伴发热及下腹部疼痛,排水样便,有黏液,少数患儿有恶心、呕吐或血便,病程轻症1~2天,重者1~3周,偶有长达3个月。极少数患儿在急性胃肠炎后1~4周出现结节性红斑、反应性关节炎、肾小球肾炎、心内膜炎、骨髓炎、脑膜炎、败血症、溶血性出血等并发症,预后差,死亡率高。

【诊断】 集体发病或怀疑食物中毒时应询问发病前进食情况,是否吃过同样食物,收集患儿呕吐物、胃内容物、粪便和剩余食物行微生物学检查,明确细菌分型要靠细菌培养结果。散发病例往往很难与其他肠炎相鉴别,需要从病史中询得线索,再结合临床经过进行判断。

【预防】

1. 加强食物管理,注重饮食卫生 尤其是在夏秋季,对肉、鱼、蛋、菜、牛奶等的加工制作、运送、储存、零售过程,都要加强管理,防止污染变质;生食熟食分开,熟食不要接触切过生肉的砧板、菜刀及污染容器;剩菜、剩饭要冷藏,时间不宜过久,食用前必须重新加热;变馊发酸的食物要丢弃。

2. 检查牲畜肉 病死牲畜肉不能食用。动物头、蹄、内脏等易污染的食物必须洗净后经过高温加工后食用。

3. 消毒装罐食品 装罐食物,特别是肉食品须彻底消毒,罐头顶部鼓起时绝不可食。海产食物或用盐渍食品,应充分加热熟透才可食用。

4. 预防工作人员污染 从事食品工作人员必须按照食品卫生规则进行工作,工作场所应达到卫生要求,患有能传染食物中毒疾病的人员一定要脱离工作场所,不能接触食品。

【治疗】 治疗原则是清除毒物,控制感染,尽快补液,对症支持治疗。轻型患儿经过催吐、导泻(若已发生严重吐、泻,可免去催吐、导泻处理)、禁食、补液等处理即可恢复。重型患儿的治疗重点是尽快补液,纠正脱水、酸中毒,抗生素可由静脉滴入,积极进行对症疗法。危重患儿抢救与中毒型痢疾相同。

小儿食物中毒比成人来势凶猛,一般情况下都需要给抗感染治疗。在细菌未明确以前可用阿莫西林、头孢菌素等药物;一旦明确细菌,应立刻改用对其敏感的抗生素。如疑为沙门菌中毒可参阅伤寒与沙门菌感染治疗节。若诊断为大肠埃希菌感染可用氨苄西林、头孢菌素等。对无并发症的婴儿型或食物型肉毒中毒无须抗生素治疗,因为毒素为细胞内分子,随细菌溶解释放入肠腔。抗生素主要用于治疗继发感染,在无抗体治疗的情况下,可选用抑菌剂甲氧苄啶-磺胺甲噁唑。创伤型肉毒中毒需同时使用抗生素和抗毒素。目前国内的肉毒抗毒素是马血清制剂,有引起血清病、过敏性休克和潜在马蛋白终身致敏等副作用,婴儿型肉毒中毒一般情况下不使用。目前国外已有可用于婴儿的人肉毒梭菌抗毒素,获得良好效果。人的肉毒中毒多为A型、B型或E型,在毒素型别未确定之前,可同时使用2个型,甚至3个型的抗毒素,采用肌内注射或静脉滴注,第1次注射1万~2万单位(指1个型),一次静脉注射不应超过40ml,儿童按体重不应超过0.8ml/kg,以后视病情可每12小时注射1次,病情开始好转或停止发展,即可酌情减量或延长间隔时间。注射抗毒素前需做皮肤试验,皮试阴性者可以注射,阳性者按脱敏方法给药。椰毒假单胞菌食物中毒,洗胃后应用活性炭和泻剂,并给予二巯基丁二酸、乙酰半胱氨酸等巯基化合物解毒剂。

二、真菌性食物中毒

真菌广泛分布于生活环境中,种类极多,有很多种真菌对动、植物和人类危害极大,不仅寄生可以致病,而且食入可致中毒。由于食入霉变食品引起的中毒称为真菌性食物中毒(fungous food poisoning)。近年来这方面的报道渐多,有些是急性中毒,死亡率极高;有些是慢性中毒,可发生癌变。人类某些原发性肝癌可能与黄曲霉素、岛霉素有关。已知霉菌毒素有100余种,目前已引起全世界的广泛重视。

【病因】 主要是谷物、油料或植物储存过程中生霉,未经适当处理即作食料,或是已做好的食物放久发霉变质误食引起,也有的是在制作发酵食品时被有毒真菌污染或误用有毒真菌株。发霉的花生、玉米、大米、小麦、大豆、小米、植物秧秸和黑斑白薯是引起真菌性食物中毒的常用食料。其中的真菌有:曲霉菌如黄曲霉菌、棒曲霉菌、米曲霉菌、赭曲霉菌;青霉菌如毒青霉菌、桔青霉菌、岛青霉菌、纯绿青霉菌;镰刀霉菌如半裸镰刀霉菌、赤霉菌;黑斑病菌如黑色葡萄穗状霉菌、紫色麦角菌等。真菌中毒是因真菌毒素引起,由于大多数真菌毒素不被通常高温破坏,所以真菌污染的食物虽经高温蒸煮,食后仍可中毒。

【临床表现】 由于一种真菌可有几种毒素,而不同种真菌又可有相同毒素,所以真菌性食物中毒时往往出现相似的症状。一般来说,急性真菌性食物中毒潜伏期短,先有胃肠道症状,如上腹不适、恶心、呕吐、腹胀、腹痛、厌食、偶有腹泻等(镰刀霉菌中毒较突出)。以后依各种真菌毒素的不同作用,发生肝、肾、神经、血液等系统的损害,出现相应症状,如肝大、压痛,肝功能异常,出现黄疸(常见于黄曲霉菌及岛青霉菌中毒)、蛋白尿、血尿,甚至尿少、尿闭等(纯绿青霉菌中毒易发生)。有些真菌,如黑色葡萄穗状霉菌、岛青霉菌中的毒素可引起中性粒细胞减少或缺乏,血小板减少发生出血。有些真菌(如棒曲霉菌、米曲霉菌)中毒易发生神经系统症状,而有头晕、头痛、迟钝、躁动、运动失调,甚至惊厥、昏迷、麻痹等。患儿多死于肝、肾功能衰竭或中枢神经麻痹,病死率高达40%~70%。慢性真菌性食物中毒除引起肝、肾功能及血液细胞损害外,有些种真菌可引发癌症。

几种真菌性食物中毒介绍如下:

1. 黄曲霉毒素中毒 主要是黄曲霉菌,还有一些其他曲霉菌和青霉菌含黄曲霉毒素,这些真菌主要寄生于花生、玉米、大米、小麦等谷物及油料,急性中毒主要产生肝、肾损害,食欲低下,黄疸,1周左右死亡。慢性中毒动物实验可致肝癌、肾癌。

2. 黄变米中毒 主要见于大米,也可发生在小麦和玉米,特点是米变黄色,由青霉菌(毒青霉、橘青霉、岛青霉等菌)引起,急性中毒表现为神经麻痹、呼吸障碍、惊厥等症状,可因呼吸衰竭死亡。慢性中毒发生溶血性贫血,肝脂肪变性,并可导致肝癌。有人认为毒青霉中毒与脚气病有关。

3. 灰变米中毒 米外观为灰褐色,是由半裸镰刀霉菌引起。主要表现为胃肠道症状。

4. 赤霉毒素中毒 小麦或稻类变红色,急性中毒潜伏期10分钟~36小时,有恶心、呕吐、眩晕等,症状消失亦快,病程数小时到数天不等。一般预后良好。

5. 霉变苕渣粉中毒 由黄曲霉菌、橘青霉菌、黑曲霉菌、毛曲霉菌引起,临床表现从恶心、呕吐、不思食,面潮红,皮肤出血点,低热,腹胀、腹泻,头昏到无力、反射消失、瞳孔散大,心率减慢差异较大,可死于呼吸、循环衰竭。

6. 霉玉米中毒 为镰刀霉菌及青霉菌属引起,主要见胃肠道症状。

7. 食物中毒白细胞缺乏症 首见于苏联,由镰刀霉菌及芽枝霉菌引起,急性中毒轻者表现恶心、呕吐,呼吸加快,重者痉挛或心衰死亡,亚急性中毒初期出现急性中毒症状,经3~8周静止期后进入恶化期,白细胞极度减少,淋巴细胞比例增大(90%),血小板减少,凝血时间延长,可出现消化道溃疡和全身多部位出血,并易发生二重感染。轻症3~5天恢复,重症可持续数周,偶有后遗症。

8. 黑色葡萄穗状霉菌中毒 初期有流涎、黏膜充血及龟裂,腭下淋巴结肿大,8~30天后进入静止期,白细胞先增多后下降,继之血小板减少,持续5~50天,再后体温上升,见腹泻、脱水、血小板及白细胞进一步下降,继发感染,口咽黏膜发生坏死,1~6天死亡。非典型症状见于大量毒物摄入后,很快出现神经损害甚至休克,可于72小时内死亡。

9. 紫色麦角菌中毒 为寄生于麦类而产生的紫色麦角菌生物碱,急性中毒可致口渴、呕吐、腹泻、头痛、上腹部有烧灼感、皮肤刺痒、脉搏细速、畏寒,严重时惊厥、意识丧失,最后因呼吸衰竭,心跳停止而死亡。慢性中毒开始四肢无力、头痛、头晕、耳鸣、嗜睡,腹泻、腹痛,四肢末端剧痛、发冷、失去感觉,出现坏疽,最终可死于严重脓毒症,或遗留中枢神经系统症状,如癫痫和精神错乱。

10. 病山芋中毒 因摄入黑斑菌毒素致病。本毒素耐高热,一般蒸、煮、烤均无法破坏其毒性。潜伏期24小时之内,轻者仅有恶心、呕吐、腹泻、腹痛,重者可发热、气喘、呼吸困难、肌肉震颤和痉挛、抽搐、昏迷,甚至引起死亡。

11. 霉变甘蔗中毒 检出病原主要为串珠镰孢霉菌和节菱孢霉菌,其所产生的毒素为3-硝基丙酸(3-NPA),为一种神经毒素,进入人体后迅速吸收,短时间内引起广泛神经中枢损害,干扰细胞内酶的代谢,增加毛细血管通透性,从而引起脑水肿,继发脑疝等,严重者可因脑实质缺血坏死出现各种局灶症状。潜伏期多在15分钟~8小时,亦可长达48小时。轻度中毒主要为胃肠道功能紊乱表现,有恶心、呕吐、腹痛,偶有腹泻,亦可同时有头痛、头晕、视物模糊等,一般很快缓解。中度中毒除胃肠道症状加剧外,还可有阵发性、强直性抽搐,意识不清,运动性失语,眼球震颤、双眼凝视,幻视,瞳孔增大或缩小,腱反射亢进,病理征阳性,指鼻试验、跟膝试验及闭目难立征阳性;脑脊液常规及生化检查无异常;眼底可正常或有视网膜水肿,多于1~2周逐渐恢复;可留有语言、意识及运动障碍等后遗症。重度中毒除症状和体征加重外,主要表现为深度昏迷和癫痫持续状态,可有发热、血尿、柏油样大便及肺水肿等,常因呼吸衰竭而死,生存患儿多留有严重神经系统后遗症,以锥体外系神经损害为主要表现。中-重型患儿头颅CT可见双侧苍白球、壳核、尾状核、豆状核等部位低密度区,间以片状出血,后期可见弥漫性脑萎缩,脑电图可有广泛异常。

【治疗】 由于此类中毒损害身体各种器官,治疗上必须全面考虑才不致顾此失彼。主要治疗是:①尽快催吐洗胃,并给予活性炭及泻剂或洗肠。若患儿已发生呕血、便血,则洗胃、洗肠应特别小心。②补液纠正脱水、酸中毒，治疗休克，但要注意心、肾功能。③狂躁、惊厥均属重症，应给甘露醇等脱水剂及镇静剂，对于霉变甘蔗中毒，更应及早应用脱水剂治疗脑水肿，改善脑血液循环，对促进病症恢复和预防后遗症有益。有报道用高压氧以提高霉变甘蔗中毒患儿的血氧含量，治疗重症脑水肿，效果甚好。④凡有白细胞、血小板严重减少时，应相应补充血液制品，并给予肾上腺皮质激素等。⑤对食入未经杀死真菌的食物应给予抗真菌药物。⑥对症处理和脏器支持治疗，维持内环境稳定，加强护理和营养支持。

【预防】 食品应保持干燥、低温贮存以防止真菌生长，必要时应定期进行菌种分离检验。库房应定期消毒。不食用霉变食物。

三、植物性食物中毒

可引起中毒的植物种类较多。这些植物中有些含剧毒不能食用，如毒蕈；有些属于药材，合理使用可用于临床治疗，如苍耳子、曼陀罗、白果、杏仁、桃仁等；有些经合理处理可以适量食用，如木薯、白果、杏仁等[5]。但因宣传教育不够，或由于小儿无知，以致误食中毒者仍不少见。

（一）毒蕈中毒

毒蕈（poisonous mushroom）属高等真菌植物，又名毒蘑菇，目前我国发现的有180余种，能致死的达30多种，其中导致人严重中毒的主要有10种，包括白毒伞、褐鳞小伞、褐柄白毒伞、肉褐鳞小伞、毒伞、残托斑毒伞、秋生盔孢伞、毒粉褶蕈、包脚黑褶伞和鹿花蕈。某些毒蕈外观与可食用的野生蕈难以区分，易被误食中毒，有时食用干蘑菇也可中毒。

国内学者习惯将毒蕈中毒分为胃肠炎型、神经精神型、溶血毒素型、中毒性肝炎型、急性肾损害型和混合型。新近国外研究者按摄食后起病时间不同，分为早发型（0~4小时）中毒、迟发型（>6小时）中毒（表43-9）。每型再按不同表现分成若干亚型，据此做出预后的判断，并提出相应的诊治措施。一般而言，毒性较重、可能危及生命的毒蕈，症状往往出现较迟，通常在6~24小时出现症状，某些在24小时~2周才出现症状，而低毒性的种类通常在摄食后30分钟~3小时出现症状。对蘑菇中毒，应特别重视出现初始症状的时间。由于采食者可能同时食用多个品种蘑菇，故发现早期症状并不能排除严重中毒的可能。

表43-9 有毒蘑菇的分类

类别	代表	起病时间	毒素	临床表现
早发型（0~4小时）				
含毒蕈碱的蘑菇	白色杯伞属	30分钟~2小时	毒蕈碱	外周胆碱能中毒综合征
鬼伞属类	墨汁鬼伞	30分钟~2小时	4-甲氧甲苯醌和氨基磺丙醇	乙醇双硫仑反应
含鹅膏蕈氨酸和蝇蕈醇蘑菇	蝇蕈碱类和豹亚科	30分钟~3小时	鹅膏蕈氨酸和蝇蕈醇	谷氨酰胺能兴奋作用，包括反射亢进、肌阵挛和癫痫发作；γ-氨基丁酸能作用，包括共济失调、嗜睡、谵妄、烦躁和幻觉
致幻蘑菇	锥盖伞属、裸伞属、斑褶菇属、裸盖菇属	<3小时	二甲-4羟色胺磷酸酯和二甲-4羟色胺	谵妄、幻视、精神异常和古怪行为，瞳孔散大、心动过速、面色红、呕吐、震颤，惊厥少见
胃肠刺激型蘑菇	许多种类	<3小时	胃肠毒素	恶心、呕吐、腹痛、腹泻
晚发型（>6小时）				
含环肽类蘑菇	鹅膏属、盔孢伞属、环柄菇属	6~24小时	鹅膏毒肽、鬼笔毒肽和毒伞肽	胃肠道症状后出现肝毒性
含一甲基肼的蘑菇	类羊肚菌	6~12小时	鹿花毒素、一甲基肼、N-甲基-N-甲酸基肼	胃肠道症状后出现癫痫发作、肝脏损害、血管内溶血和高铁血红蛋白血症
肾毒性				
	丝膜菌属	24小时~2周	奥莱毒素、奥林毒素	胃肠道症状后出现肾脏毒性
	矮生野决明*	20分钟~12小时	丙二烯原亮氨酸、氯丁烯甘氨酸	摄食后很快出现肾脏毒性

注：*与一般危及生命的蘑菇中毒的表现规律有所不同，无中毒症状延迟出现的现象。

1. 早发型中毒(0~4小时) 通常在摄食后30分钟~3小时出现症状,包括5个亚型:含毒蕈碱的蘑菇、鬼伞属类、含鹅膏蕈氨酸和蝇蕈醇蘑菇、致幻蘑菇、胃肠刺激型蘑菇。

(1) 含毒蕈碱的蘑菇(外周胆碱能神经毒性):包括白色杯伞属、杯伞属中的其他种类及丝盖伞属中的多种。症状出现早,通常在摄食后30分钟~2小时,可引起胆碱能中毒综合征样表现,包括流涎、流泪、尿失禁、胃肠道不适、支气管黏液分泌过多、支气管痉挛、腹痛、心动过缓、瞳孔缩小等。治疗以对症支持为主,少数情况下,可用阿托品治疗明显的毒蕈碱样中毒病例。

(2) 鬼伞属类(双硫仑样反应):代表性种类是黑色鬼伞属,也被称为酒精墨汁鬼伞。此类蘑菇含有4-甲氧甲苯醌和氨基磺丙醇毒素,能抑制乙醛脱氢酶,引起酒精摄入后产生的双硫仑样乙醛中毒反应。4-甲氧甲苯醌对乙醛脱氢酶的抑制作用延迟达30分钟~2小时,进食含有4-甲氧甲苯醌蘑菇的同时饮酒,在2小时内可引起心动过速、颜面潮红、出汗、胸痛、恶心、呕吐等双硫仑样反应。中毒症状仅持续短暂的数小时,治疗为止吐、补液等对症支持。

(3) 含鹅膏蕈氨酸和蝇蕈醇蘑菇:代表性种类是蝇蕈碱类和豹亚科,常由于颜色鲜艳而被儿童误食或因其致幻觉效应而被有意识地食用。鹅膏蕈氨酸在结构上与谷氨酸相似,能兴奋中枢谷氨酰胺能受体。蝇蕈醇与γ-氨基丁酸(GABA)在结构上也具有相似性,能兴奋中枢GABA受体。中毒症状出现于摄食后30分钟~3小时,将出现蝇蕈醇介导的GABA能作用,包括共济失调、嗜睡、谵妄、烦躁和幻觉,以及鹅膏蕈氨酸介导的谷氨酰胺能兴奋作用,包括反射亢进、肌阵挛和癫痫发作,这些效应可通过静脉注射地西泮逆转,其余主要是支持治疗。中枢神经系统中毒效应较短暂,死亡罕见。

(4) 致幻蘑菇:在摇头音乐会或其他场合,青少年会娱乐性地摄入这类蘑菇。代表菌属包括锥盖伞属、裸伞属、斑褶菇属和裸盖菇属,其毒素为吲哚生物碱,如二甲-4羟色胺磷酸酯和二甲-4羟色胺。中毒的特征性表现为谵妄、幻视、精神异常和古怪行为,查体可发现瞳孔散大、心动过速、面色红、呕吐、震颤,但惊厥很少见。治疗为对症处理,可将患儿置于安静的暗室以减少刺激,使用地西泮镇静。

(5) 胃肠刺激型蘑菇:是最常见的蘑菇中毒,共有的中毒表现是消化道症状,包括消化道不适、上腹痛、恶心、呕吐、腹泻等。不同于迟发型或缓发型蘑菇中毒,这类蘑菇的胃肠道症状大多数在摄食后3小时内出现。引起胃肠道刺激的蘑菇包括铅灰色叶绿属、奥尔类脐菇、伞蕈类中的特定种类、牛肝菌属、钉菇属、黏滑菇属、乳菇属、环柄菇属、口蘑菇属等。治疗以止吐、补液,维持水电解质平衡为主。

2. 迟发型中毒 症状出现时间在摄食后6小时以上,主要表现为肝脏毒性和肾毒性。

(1) 含环肽类蘑菇:是引起致命中毒的主要种类之一,主要为3个种属:鹅膏属、盔孢伞属和环柄菇属,鹅膏菌属中的鬼笔鹅膏是毒性最强的含环肽类蘑菇,而盔孢伞属毒性最低。环肽被分为3类高分子量多肽:鹅膏毒肽、鬼笔毒肽和毒伞肽。鹅膏毒肽是毒性最强的环肽,通过灭活RNA聚合酶Ⅱ,抑制蛋白合成,引发迟发性的肝衰竭。鬼笔毒肽毒性发作很快,不会大量吸收,通过破坏消化道黏膜细胞的完整性而引发消化道中毒症状。

环肽中毒可被划分为3个时相:第一相由鬼笔毒肽引发,中毒表现包括恶心、呕吐、腹部绞痛和水样便,于摄食后6~24小时出现,胃肠道症状出现的时点可与大多数胃肠刺激型蘑菇中毒相鉴别。第二相出现于摄食后18~36小时,特征性表现为亚临床的肝酶升高和暂时的临床症状改善,此时患儿可能会离院。第三相出现于摄食后2~6天,通常为3天,表现为黄疸、肝转氨酶进行性升高和暴发性肝功能衰竭,常在食入后1周死亡。

大多数含环肽类蘑菇中毒患儿在出现消化道症状后被送入医院,此时已是毒物摄入后6小时以上,洗胃效差,推荐食入后3天内给予活性炭以清除消化道内毒素。其余治疗包括液体复苏和针对脏器功能的监测和支持。尚无特效解毒剂,已经报道过的针对环肽类中毒的干预措施包括:血液灌流、大剂量青霉素、巯基类络合剂(二巯丙磺酸钠、二巯丁二钠)、N-乙酰半胱氨酸、水飞蓟宾及硫辛酸等,这些疗法有成功的个案报道,但均缺乏严格的对照研究,有效性存在争议。针对第三相暴发性肝功能衰竭的血液净化治疗,包括血浆置换、持续血液滤过透析、人工肝等,可考虑作为肝移植的过渡治疗。目前已有肝移植成功治疗此类中毒性肝功能衰竭的病例报道。

(2) 含一甲基肼的蘑菇:主要为含鹿花毒素的"类羊肚菌",常被误认为羊肚菌而食用。鹿花毒素在体内可转变为一甲基肼和N-甲基-N-甲酸基肼,甲基肼与异烟肼相似,可抑制谷氨酸脱酸酶辅助因子吡哆醇,减少抑制性神经递质GABA的产生。

与含环肽类蘑菇相似,该类蘑菇的消化道症状出现于摄食后6~12小时,常见症状有恶心、呕吐、腹痛和腹泻,并可出现肝功能衰竭。在肝损迹象出现后1~3天可能出现血管内溶血和高铁血红蛋白血症。含肼蘑菇的毒性机制与异烟肼类似,过量可引发惊厥发作。中毒初期治疗给予活性炭清除胃肠道毒物,同时使用地西泮和反复静脉注射维生素 B_6(25mg/kg)控制惊厥发作。症状性高铁血红蛋白血症可使用亚甲蓝治疗。血管内溶血可用肾上腺皮质激素,注意碱化尿液,维护肾功能。

(3) 肾脏毒性:包括丝膜菌属和矮生野决明。①丝膜菌属类:含有奥莱毒素和奥林毒素,可致肾损害。症状出现时间较迟,于摄食后 24 小时~2 周出现,早期以消化道症状为主,包括恶心、呕吐、腹泻等。在初始症状出现数天至数周后,肾毒性开始显现,约 30%~45%病例发生肾功能衰竭;②矮生野决明:毒素包括丙二烯原亮氨酸和氯丁烯甘氨酸,有明确的肾毒性,症状开始的时间范围 20 分钟~12 小时。由于摄食后很快出现严重的中毒表现,不同于其他蘑菇的一般规律。这两类蘑菇中毒的治疗均为支持治疗,必要时进行血液透析。

(二)含氰苷果仁及氰化物中毒

【病因与发病机制】 桃、杏、枇杷、李子、杨梅、樱桃、苹果、亚麻仁的核仁皆含有苦杏仁苷和苦杏仁苷酶。苦杏仁苷遇水,在苦杏仁苷酶的作用下分解为氢氰酸、苯甲醛及葡萄糖。因此服食过量可以发生氢氰酸中毒(hydrocyanic acid poisoning)。苦的桃仁、杏仁比甜的毒性高数10 倍,生食数粒即可出现症状。氢氰酸中毒的原理是氰酸离子(CN^-)易与三价铁(Fe^{3+})结合,但不能与二价铁(Fe^{2+})结合,当其被吸收入血后,因血红蛋白含二价铁,故不与其结合,而随血流运送至各处组织细胞,很快与细胞色素及细胞色素氧化酶的三价铁结合,使细胞色素及细胞色素氧化酶失去传递电子的作用,而发生细胞内窒息。正常人体内含有硫氰生成酶,能使少量 CN^-转变为无毒的硫氰化物,由肾脏排出,但这种机体解毒反应进行比较缓慢,当不足以解除氢氰酸的毒性时,即发生中毒。

此外,很多含氰化合物,如氰化钾、氰化钠和电镀、照相、染料所用药物常含氰化物,都可引起急性中毒。

【临床表现】 多于食果仁后 2~6 小时内出现症状。轻者有恶心、呕吐、头痛或头晕、四肢无力、精神不振或烦躁不安等。体温正常或稍高,脉搏增速,呼吸深而稍快。严重者昏迷、惊厥,体温降低、血压下降、脉搏减慢、呼吸困难或不规则,多不伴青紫。瞳孔扩大、对光反射迟钝以致完全消失,阵发性痉挛或四肢强直,腱反射亢进或消失。白细胞可增高。部分患儿有高热、肝大。患儿往往死于呼吸衰竭。若为氰化物中毒,症状发生更急更快,重者顿时昏迷、惊厥而死。

【诊断】 主要靠病史及吐出物中查见毒物残渣。患儿呼气中有时可有杏仁味,可助于诊断。对疑为氰化物中毒时,可用特效解毒剂作诊断性治疗。至于采取标本作氰化物分析,方法复杂,非一般医院所能推广。

【预防】 应使产区群众了解这类果仁含毒,不可随意取食。特别是苦杏仁和苦桃仁等毒性更强,生食少量即可中毒致死。糕点及饮料中采用杏仁、桃仁应严格加工。一般先用热水浸泡,多次换水,然后去皮去胚,煮或炒熟,则毒性减低,用量也不宜过多。医药用杏仁制剂应谨慎开处方。含氰化合物应严格按照剧毒药品保管和使用管理规定。

【治疗】 此类中毒来势凶猛,故抢救必须分秒必争,即使呼吸、心跳已停止,仍应一面心肺复苏,一面应用解毒药物,坚持继续抢救。

1. 一般处理 食入含氰果仁如症状较轻,则即催吐,并用 1∶5 000 高锰酸钾或 3%过氧化氢洗胃洗肠,然后口服硫代硫酸钠 2g,使其与胃肠道内残留氢氰酸结合为无毒的硫氰化物排出,也可开始即用 5%~10%硫代硫酸钠洗胃并留置胃内 100ml。重症应迅速应用解毒剂急救,不要因为催吐、洗胃等耽误抢救时间。保持体温,尽早供氧,镇惊止痉,必要时气管插管人工呼吸直至呼吸恢复。同时进行静脉输液,维持血压等对症治疗,必要时输血或血浆置换。一旦确诊,应尽快应用特效解毒药。

2. 特效解毒药 ①硫代硫酸钠:是利用其中之硫与 CN^-结合成无毒的硫氰化物,由肾脏排出。②亚硝酸盐类:是使血红蛋白转变为高铁血红蛋白,从而夺取 CN^-形成氰化高铁血红蛋白,减少 CN^-与细胞色素氧化酶的结合,恢复细胞呼吸,起到缓解中毒的作用。由于氰化高铁血红蛋白仍将解离,释放出 CN^-,若中毒不重,陆续解离出的 CN^-可被机体自身转变为无毒的硫氰化物,排出体外;若中毒较重,仍需再用硫代硫酸钠。③亚甲蓝:大剂量注射亦可使血红蛋白转变为高铁血红蛋白,且亚甲蓝含硫原子,故有解毒作用。④4-二甲氨基苯酚(4-DMAP)和氨基苯丙酮:是高铁血红蛋白形成剂,用后继用硫代硫酸钠,但不用亚硝酸钠,副作用小,口服和静脉注射疗效相同。⑤含钴的化合物:钴与氰离子生成无毒的氰钴化物,且钴与氰的亲和力大于细胞色素氧化酶与氰的亲和力,所以含钴的化合物如羟钴胺(与氰生成氰钴胺即维生素 B_{12})、依地酸二钴(Co_2EDTA)、氯化钴也是氰酸中毒的有效解毒剂。⑥葡萄糖、蔗糖、淀粉:醛基可与氰离子结合成无毒的腈类,故可解毒,但作用较慢,只可做辅助治疗。

(1) 轻度中毒:应用亚硝酸钠10mg/kg、25%硫代硫酸钠溶液1~6ml/kg、4-二甲氨基酚10%溶液2ml肌内注射(儿童酌减),或亚甲蓝四者中任何一种均可。也可用羟钴胺、氯化钴。

(2) 重度中毒:为了争取时间,应立即给予吸入亚硝酸戊酯,将安瓿包于纱布内压碎,每隔1~2分钟吸入15~30秒,连续数次(成人不超过5~6支)。此时尽快配制1%亚硝酸钠溶液,依年龄大小静脉注射10~25ml(或6~10mg/kg),速度2~3ml/min。注意:①对呼吸、心跳停止患儿应同时进行胸外按压和人工呼吸;②注意血压变化,轻度下降可抬高下肢,明显下降应暂停注亚硝酸钠,并在补足血容量的基础上,用多巴胺或去甲肾上腺素维持血压。无亚硝酸盐时可用1%亚甲蓝每次1~2mg/kg,加25%~50%葡萄糖20ml静脉注射。用药时观察口唇,出现暗紫发绀即可停药。然后再用20%~25%硫代硫酸钠溶液10~50ml于10~20分钟内静脉缓慢注入,症状无改善或反复者,可1小时后重复上述药物1次,剂量减半。10%4-二甲氨基酚2ml肌内注射(儿童酌减),继以50%硫代硫酸钠溶液20ml静脉注射,必要时1小时后重复半量。亚硝酸钠、亚甲蓝和硫代硫酸钠用量过大均可引起中毒,注射时应严密观察患儿反应,防止过量中毒。有条件时可首选依地酸二钴作为特效解毒剂,该药对呼吸、血压无明显影响,副作用小,用法每次5~15mg/kg加入50%葡萄糖40ml内静脉缓慢注射,必要时可重复,其后静脉注射硫代硫酸钠可增加疗效。

(三)木薯中毒

木薯产于我国南方各省,其块根含大量淀粉,可作工业原料或食用。但因木薯中含有木薯配糖体,遇水在其特殊酶的作用下,水解出氢氰酸,故进食未处理或处理不当的木薯即可发生木薯中毒(cassava poisoning)。小儿比成人更易中毒。

【临床表现】 与含氰苷果仁中毒相同。

【预防】 ①在木薯产区应广泛宣传木薯的毒性和去毒办法,使家喻户晓,人人掌握,并教育儿童绝对不能生吃木薯;②木薯去毒方法:先剥除内皮,再用水浸泡和长时间水煮,有些地方剥去内皮后先换水煮两次,再用水泡16小时以上,也可先浸泡4~6天,隔天换水1次,再煮熟食用,煮时将锅盖打开,使氢氰酸蒸发,煮后弃汤食用;③煮木薯的汤和泡木薯的水有大量氢氰酸,应该倒掉,切不可饮用,也不应倒在池沼内;④幼儿、老、弱及孕妇不宜食用木薯。

【治疗】 与含氰苷果仁中毒相同。

(四)白果中毒

白果又称银杏,是银杏树的果仁,中医用以治疗痰、喘及妇女白带症。白果成分尚未完全了解,核仁中含银杏酚(bilobol)、白果酚(ginkgol)及白果酸(ginkgolic acid)等,对皮肤黏膜有刺激作用,作用于中枢神经先兴奋后抑制,并引起末梢神经障碍。婴儿食用10粒即可致死,幼儿生食5~10粒即可引起白果中毒(ginkgo poisoning),3~7岁小儿食用30~40粒可发生严重中毒,甚至死亡。炒熟或煮熟的白果不易中毒。

【临床表现与诊断】 潜伏期1~12小时,最长16小时,呕吐物或大便中可见食物残渣。轻者反应迟钝、食欲缺乏、口干、头晕、乏力等,隔日即愈。稍重者呕吐、腹泻、发热、昏睡,1~2天内清醒好转。重者可有暴发呕吐、腹泻、头痛、腹痛、高热(41℃)、极度恐惧、怪叫、反复惊厥等,轻微声音或刺激即可引起抽搐。开始惊厥时,肢体先强直,以后渐呈疲软,瞳孔散大及反应消失,患儿气促发绀、脉搏微弱,常于1~2天内因循环、呼吸衰竭,肺水肿等危及生命。白细胞总数可高达$(15\sim20)\times10^9/L$,中性粒细胞可占80%~90%;脑脊液清晰,蛋白略增,白细胞可稍增多$[(10\sim30)\times10^9/L]$。发热、白细胞偏高及神经系统症状易引起误诊。诊断主要靠进食白果史或检查中发现白果残渣。

【预防】 白果不能生食,熟食不能过量,食时应去除绿色的胚,婴儿禁食。

【治疗】 洗胃导泻,洗胃后注入适量硫酸镁;应用活性炭中和毒物;注射5%葡萄糖盐水促进排尿,排尿后补钾;白果壳32~64g或甘草煎水内服;生蛋清5~7个加活性炭20g用40℃以下温水调服;避免外界刺激,对症止惊;监测生命体征等。

(五)食物中毒引起的高铁血红蛋白血症

高铁血红蛋白血症(methemoglobinemia)分先天性和后天性两大类。先天性由红细胞内还原高铁血红蛋白酶缺陷所致,后天多因中毒引起。包括青菜或隔夜菜水等引起的肠原性发绀,以及亚硝酸盐、磺胺类、非那西汀、苯胺、硝基苯等多种药物或化学物品中毒。

【病因】 小白菜、青菜、甜菜、韭菜、菠菜、萝卜叶、荠菜、灰菜等均含有较多的亚硝酸盐,有些井水,特别是苦井水亦含有硝酸盐和亚硝酸盐,有些不良商贩在卤肉中加入硝酸盐以使肉色鲜红。上述蔬菜腐败或腌制过久的咸菜,煮熟剩菜放置时间过长,井水在铁锅内加热过夜等均可产生大量亚硝酸盐导致中毒。肠内硝酸盐还原菌,如大肠埃希菌和沙门菌属可将硝酸盐还原成亚硝酸盐而导致中毒。也有用自制青菜水喂饲新生儿发生高铁血红蛋白血症的报告。维生素 C 缺乏、营养不良、腹泻等均可为发病诱因。

【发病机制】 亚硝酸盐可以使正常血红蛋白(含二价铁)氧化成高铁血红蛋白(含三价铁),高铁血红蛋白本身是棕黑色,没有携氧能力,还可阻止正常血红蛋白释放氧气。正常人体中含量约 0.4%~0.5%,当血液中含量高至 1.5%时,皮肤黏膜即出现青紫;若 20%血红蛋白转变为高铁血红蛋白,则出现临床缺氧症状;若 40%转为高铁血红蛋白,则症状严重。亚硝酸盐还可使血管扩张,血压下降。其他可以致高铁血红蛋白生成的物质包括苯胺、硝基苯等。

【临床表现】 潜伏期一般 0.5~3 小时,偶有长至 20 小时,轻症患儿主要是皮肤、黏膜青紫,尤以口唇、口周、甲床明显,常不伴相应的缺氧症状。重症则青紫加重、头晕、乏力、嗜睡、呼吸急促、心率加快、恶心、呕吐。危重患儿则昏迷、惊厥、血压下降、心律不齐、呼吸衰竭,甚至死亡。诊断中患儿突出的表现是青紫与缺氧不成比例。抽出静脉血呈紫黑色,在空气中振摇或用氧气吹后不变鲜红色,放置 5~6 小时后才变为鲜红色。若用 1%氰化钾或氰化钠 3 滴加入血内,于 1 分钟内变为鲜红色。用分光镜检查在 618~630nm 间有吸收光带,加入硫化胺或氰化钾后吸收光带消失。与硫化血红蛋白血症的鉴别是:后者的紫黑色静脉血放置 24 小时不变鲜红色,分光镜检查于 607~620nm 间有吸收光带,加硫化胺或氰化钾后,吸收光带不消失。

【预防】

1. 青菜要保持新鲜,不吃变坏、变质的青菜,腌渍青菜要超过一定时间(5~8 天亚硝酸盐含量最高)再吃。

2. 不用含大量亚硝酸盐或硝酸盐的井水(如苦井水)煮饭、煮菜,或为婴儿调配牛奶等,不用过夜的蒸锅水煮粥饭或作饮料。

3. 及时防治腹泻及营养不良,平时注意摄取富含维生素 C 的食物。

【治疗】 治疗要及时,迅速催吐、洗胃、导泻,进食较久者应给洗肠;青紫较重者应吸氧,保持安静。轻症者可口服亚甲蓝每次 3~5mg/kg,每日 3 次,重症者立即以每次 1%亚甲蓝 1~2mg/kg,缓慢静脉注射,若 1~2 小时症状不消失或重现,可再重复注射全量或半量 1 次。维生素 C 1~2g,加于 10%~50%葡萄糖液内静脉注入有效,但作用时间较慢。应用谷胱甘肽治疗也有疗效。此外,重症病例可静脉注射细胞色素 C,每次 0.25~0.5mg/kg,每日 1~2 次。血压下降者应给升压药物,惊厥者给予镇静剂,严重病例可输新鲜血或换血。并积极采取对症治疗。

(六)发芽马铃薯中毒

马铃薯(solanum tuberosum)又称土豆,含有龙葵碱,是一种碱性生物碱,对胃肠道黏膜刺激性强,对中枢神经有麻醉作用,遇醋酸易分解成无毒的茄啶,高温煮熟煮透亦可破坏,但火烤或炒不易破坏。成熟马铃薯含龙葵碱极微,不致引起中毒,绿色不成熟的马铃薯或发芽的马铃薯,尤其在皮芽孔部及芽胚部,含龙葵碱量增高数倍至数十倍,食后可导致发芽马铃薯中毒。

【临床表现】 食后 30 分钟至 2 小时发病,表现为恶心、呕吐、腹痛、腹泻,剧烈吐、泻可致水、电解质失衡,血压下降,头晕、头痛等。严重者可有体温升高、烦躁、谵妄、昏迷、抽搐、呼吸困难或呼吸中枢衰竭,或有过敏性休克出现。诊断靠食入发芽马铃薯史及检查龙葵碱,检查方法为切开马铃薯,于芽附近加浓硝酸或浓硫酸数滴,如变为玫瑰红色即证明有龙葵碱存在。

【预防与治疗】 储存马铃薯应放在凉爽、干燥、通风的地方,以免生芽。已发芽的马铃薯不宜再食。生芽不多的马铃薯,食前应挖除芽孔周围部分,对已发紫变青的皮肉亦应削去,然后切碎加水浸泡,制熟过程中加醋少许,以便促进龙葵碱分解。治疗着重催吐、洗胃、补液,应用活性炭以吸附毒物及对症疗法。若一般方法无效,适当输血常可显效。

(七)棉子、粗制棉子油中毒

棉子含棉子色素腺体,以棉子酚类色素为主,可引起神经、血液、肝、肾等脏器组织细胞的损害。粗制棉子油内含棉酚高于国家标准多倍,大量或长期食用或误服棉子、棉子饼均可致棉酚中毒(gossypol poisoning),患儿多见于产棉区。

【临床表现】 急性中毒一般于食后 2~4 天发病,轻至中度恶心、呕吐,食欲缺乏、胃部烧灼感、腹胀、便秘、腹痛等胃肠道症状及四肢麻木、头昏、精神萎靡等全身中毒症状。严重者可出现嗜睡、昏迷或烦躁、抽搐等神经症状,以及剧烈腹痛和消化道出血,部分患儿出现心动过缓、血压下降、肺水肿、黄疸、尿毒症等,最后因呼吸、循环衰竭而死亡。若在夏季进食大量本品，部分患儿可出现高热、皮肤发红、有烧灼感和瘙痒。亦可引起低钾肌无力。

【预防】　宣传棉子有毒，不能进食。粗制棉子油需经加碱处理后才能食用，棉子饼经过暴晒3次或发酵后才可做动物饲料。市售的棉子油和棉子饼中的游离棉酚应在0.02%以下，不可超过0.05%。

【治疗】　食入不久者当给催吐及洗胃并服泻剂，食入时间超过半天者应给高位洗肠；静脉输液纠正脱水及电解质紊乱；患儿易有低钾血症，应及时补钾，开始静脉滴注5~10天，以后口服维持量10~30天，对复发病例，需用维持量更久。在补钾过程中，应以心电图及血钾测定值作参考。可试用二巯丙磺酸钠治疗，5%溶液0.1ml/kg，皮下或肌内注射，每日1次，3天为一个疗程，间隔3~7天再进行第2疗程。此外为对症治疗。

（八）四季豆中毒

四季豆（kidney bean）又叫芸扁豆、菜豆角等，内含豆素和皂素等有毒物质，前者是毒蛋白，具凝血作用，加热可破坏；后者刺激黏膜，可致溶血，须在100℃以上才能破坏。因此食入大量未熟透的四季豆可致中毒。

【临床表现】　主要是胃肠道症状，食后不久即发生头晕、恶心、呕吐、腹痛、腹泻、腹胀、无力、四肢发麻，重者可致脱水、酸中毒。

【治疗】　主要是一般中毒处理及对症治疗。

（九）夹竹桃中毒

夹竹桃（oleander）的叶、花含有强心毒苷，作用与洋地黄相同，干燥的叶2~3g左右可以致死。

【临床表现】　主要为恶心、呕吐、腹泻，出现心律失常如心动过缓、房室传导阻滞、心律不齐，最后出现心室颤动、晕厥、抽搐，发生急性心源性脑缺血综合征即阿-斯综合征或心动过速及其他异位心律，可死于循环衰竭。

【治疗】　与治疗洋地黄中毒相同。洗胃可用1∶5 000高锰酸钾，由胃管灌入活性炭混悬液并服泻剂。较重中毒应即时静脉输液，促进毒物排泄。

（十）荔枝病

荔枝病（litchi sickness）是由于连续进食大量荔枝引起的疾病，多发生在荔枝产区的收获季节。目前对荔枝的毒性成分尚不清楚，荔枝主要含果糖，大量摄入后果糖不能及时转化为葡萄糖，引起低血糖，另外荔枝种子中含α-次甲基环丙基甘氨酸，有降低血糖作用。连续大量进食后可导致食欲缺乏，发生低血糖，也有人认为荔枝中含有某种毒素可导致肝脂肪变性。

【临床表现】　主要表现为低血糖症状，多于清晨突然发病，出现头晕、出汗、面色苍白、乏力、嗜睡、心悸、肢冷，有的患儿感到饥饿、口渴、肢痛和腹泻。严重者可突然昏迷，抽搐，瞳孔缩小或扩大，偶有巴宾斯基征和克尼格征阳性，可出现呼吸衰竭，血压下降，甚至死亡。辅助检查常见血糖减低。

【治疗与预防】　轻症患儿口服糖水或葡萄糖液即可恢复，严重患儿应立即静脉注射葡萄糖0.5~1g/kg，即25%葡萄糖2~4ml/kg，继之静脉滴注10%葡萄糖液，尿量增多时可适当补钾。中毒6小时内可给予1∶5 000高锰酸钾溶液洗胃。应用大剂量维生素B_1有效。其他为对症治疗。不要连续大量进食荔枝。

（十一）菠萝过敏症

菠萝过敏症（pineapple hypersensitiveness）的致敏物质是菠萝蛋白酶，特异体质者进食菠萝后这种蛋白酶可导致胃肠道黏膜通透性增加，大分子蛋白质进入血流，进而导致机体超敏反应，出现急性胃肠炎及类似过敏性休克的多种症状，与食入菠萝量无关。

【临床表现】　多于食后10分钟~2小时发病。主要表现为急性阵发性腹部绞痛，伴呕吐及腹泻，大便黄色水样或糊状。部分患儿有皮肤瘙痒及潮红，出现荨麻疹，四肢及口舌发麻，高热、多汗。重症患儿出现头痛、头晕、心动过速、脉搏细弱、四肢冰冷、面色苍白、口唇及甲床发绀、血压下降、意识不清等休克表现，病情凶险。偶有患儿在进食后1小时出现高热、昏迷、阵发性抽搐及巴宾斯基征阳性，血常规及脑脊液常规正常，之后可有四肢强直伴不自主运动，对症治疗数月后可恢复，也可出现体温暂时性升高，呼吸困难等，为中毒性脑病表现。

【预防】　对菠萝过敏者禁食菠萝。将新鲜菠萝切片，用盐水浸泡或煮熟，可破坏菠萝蛋白酶，预防过敏。

【治疗】　针对急性过敏反应采取措施，立即皮下注射1∶1 000肾上腺素0.01~0.02ml/kg。氢化可的松50~100mg加入5%葡萄糖液内静脉滴注，或用地塞米松。严重患儿发生休克者应积极抢救。此外为催吐，洗胃及洗肠，清除胃肠道残留毒物。应用抗组织胺药物如氯苯那敏等。并给对症治疗，腹痛重者可用阿托品。发生中毒性脑病伴颅高压表现者，治疗参见第四十四章第

8节脑水肿与颅内高压综合征，并积极控制抽搐。高热予物理降温，酌情予退热剂，若考虑为中枢性高热，除积极降颅压外，可考虑早期应用大剂量糖皮质激素治疗，甲泼尼龙首剂每日20mg/kg，逐渐减量，疗程随病情而定，一般3~5天停药。

四、动物性食物中毒

（一）河豚中毒

河豚（puffer fish）在我国产于沿海及长江中下游，有很多品种，每种含毒多少及部位不完全相同。一般来说，河豚的卵巢、睾丸、皮、肝、胆、血液、眼球、脑及鱼子均有毒素，以肝脏和卵巢含量最多，冬春之交生殖繁育时期毒性最强。少数品种肌肉也含强毒。鱼体大小与毒力无关。

河豚的有毒成分主要是河豚毒素和河豚酸，河豚毒素毒性稳定，盐腌、日晒、煮沸、高压、高温121℃均不能破坏，毒素极易从胃肠道吸收，并迅速以原形从肾脏排出体外。毒素对胃肠道有局部刺激作用，被吸收后迅速作用于神经系统，阻断电压依赖钠通道从而阻滞动作电位，进而导致相关生理活动障碍，影响神经末梢和神经中枢，中毒后先引起感觉障碍，后出现运动神经麻痹，可致呼吸肌麻痹，严重者出现脑干麻痹，导致中枢性呼吸循环衰竭。

【临床表现】 一般在食后20分钟~3小时发病，首先出现口唇、舌尖发麻，继而出现指端麻木、眼睑下垂、四肢无力、行走困难、肌肉软瘫、痛觉及腱反射减低或消失和呼吸困难。可伴胃部不适、恶心、呕吐、腹痛及腹泻、便血及全身不适。严重者呼吸浅而不规则，面色青紫，血压下降，瞳孔先缩小后放大，最后可因呼吸循环衰竭而死亡。大多数患儿心电图呈不同程度的房室传导阻滞，症状发展迅速，往往在4~6小时内死亡。

【预防】 教育群众河豚有毒，不能随意食用。

【治疗】 无特效解毒药，毒素在体内解毒和代谢较快，若发病8小时未死亡，大多可康复。主要是积极采用中毒的一般处理及对症处理，如尽快催吐、洗胃，洗胃后灌入活性炭，继用泻剂、洗肠及输液，对呼吸衰竭者吸氧，必要时行气管插管机械通气。L-半胱氨酸可用于治疗河豚中毒，成人用量为50~100mg/d，静脉注入，儿童酌减。应用中须注意对肝脏的毒性。近有用莨菪类药物效果较好，能对抗河豚毒素对横纹肌的抑制作用，其剂量依病情而定，以"化量"为度。病情好转可减量维持1~2天。减量不可过急，停药不可过早。重症病例可加用肾上腺皮质激素。病情危重者可予血液透析或血液灌流。

（二）鱼胆中毒

近年来国内各地均有食鱼胆而发生鱼胆中毒（fish bile poisoning）的报道，重者可致死亡，当引以为戒。中毒原因尚不完全明确，目前考虑鱼胆汁中所含胆汁毒素、组胺、鲤醇、氢氰酸及某些致敏物质所致自身氧化性细胞损害，可能是鱼胆中毒致多脏器损伤的机制之一。

【病因】 主要由于应用鱼胆以"清热""明目""止咳平喘"等"功效"治病，生食、熟食均可中毒。引起中毒的鱼种有鲢鱼、草鱼、鲤鱼、青鱼、鲮鱼、鲳鱼、包头鱼等，中毒的轻重虽有个体差异，但主要与用量多少有关。按原南京中医学院编著的中药学规定，青鱼胆用量为1~2.5g，但一般大鱼胆即使半个也远远超过此量。小儿服2个，成人服8~13个可致死亡。

【临床表现】 起病较急，多在服鱼胆后0.5~3小时，迟者可14小时发病。早期主要为胃肠道症状，如呕吐和腹痛，由于毒素引起上消化道黏膜病变，故呕吐较重，多者每日可达30次以上，吐出食物甚至胆汁，有时可带血。腹痛多为阵发性，位于上腹部，并不太重。腹泻较轻，呈不消化便。严重者可伴有呕吐咖啡色液和排出酱油样稀水大便。发病后6~12小时肝脏渐肿大，肝区胀痛、肝功受损，出现黄疸。毒素主要由肾脏排出，故易引起近球小管坏死及集合管阻塞，常于8~18小时后发生少尿，甚至尿闭，肾区叩痛，伴胸闷、心慌、气促。尿蛋白阳性，镜检可见红细胞及颗粒管型，严重者发生肾功能衰竭。此外患儿多伴发热，精神萎靡，小儿易有血压升高。重者昏迷、脱水、休克、反复惊厥，以致死亡。

尸检主要表现为胃及空肠上段黏膜水肿、出血，肝细胞混浊肿胀及变性，肾小管变性、坏死，肾乳头及肾盂出血。心、肺、脑均有水肿。

【治疗】 目前尚无特效治疗方法，主要是中毒的一般治疗及对症治疗。抢救成功的关键在于正确处理肾功能衰竭，渡过危险期，等待变性、坏死的肾小管上皮细胞再生后，即可痊愈。所有来诊患儿均应洗胃，呕吐严重者应补液、纠正酸中毒，但补液时应注意尿量及肾脏功能，有急性肾损伤现象时及早血液透析治疗可明显改善预后。危重者可加用肾上腺皮质激素，对肝功能异常患儿应给保肝治疗。

（三）鱼肝中毒

鱼肝中毒（fish liver poisoning）中，最主要的是鲨

鱼、鳕鱼肝中毒,其他如马鲛鱼、鳇鱼等肝脏中毒亦属屡见。鱼肝内除含有丰富的维生素A、D外,尚有痉挛毒、麻痹毒、鱼油毒等。鲨鱼肝所含维生素A为10 450IU/g,一次进食鲨鱼肝47g左右,即可引起维生素A中毒。国内也有吃狗、狼、狍、熊等肝脏引起中毒的报道,其症状和治疗均和鱼肝中毒相似。

【临床表现】 症状轻重与食量多少有关。一般在食后数小时出现头痛、头晕、恶心、呕吐、腹痛、腹泻、发热恶寒、嗜睡、无力、心跳加快、眼结膜充血、结膜下出血、皮肤潮红、发疹或有水疱,口周面部皮肤脱皮,以后蔓延到全身,甚至头发脱落。可有肝大及肝区压痛。婴儿多有前囟隆起及烦躁不安,偶有轻度脑膜刺激症状。

【治疗】 主要是催吐、洗胃、补液和对症治疗。

(四)含高组胺鱼类中毒

淡水中养殖的鲤鱼及青皮红肉海产鱼如鲐鱼、金枪鱼、沙丁鱼、秋刀鱼、竹鱼等均属含高组胺鱼类(hyperhistamine fishes)。

【中毒原因与毒理】 食入不新鲜的上述鱼类可以中毒,因其体内蛋白质含有大量的组氨酸。此种组氨酸在常温下保存时间较长,由于细菌的作用或遇弱碱低盐环境,可以脱羧形成大量组胺。若食入100mg以上组胺即可出现过敏症状。组胺若和三甲胺及其氧化物、磷酰胆碱、甲基氨脲等共同存在,其毒性可以加强,而使非过敏体质者亦致中毒。鱼不新鲜或未腌透的咸鱼含较多的组胺,也可导致中毒。组胺耐热,一般蒸煮不易破坏;长时间处于低温下,组胺仍不减少。

【临床表现】 潜伏期为5分钟到1小时,过敏体质患儿仅数分钟。中毒患儿呈现组胺反应,如面红、瞳孔散大、眼结合膜充血、视物模糊、口唇水肿和麻木、面部发胀、皮肤发红、发痒、呈现荨麻疹;并可有恶心、呕吐、腹痛、腹泻、头痛、头晕、心悸、胸闷,出现支气管痉挛,手足颤抖,血压下降。患儿可有哮喘和呼吸困难,急重症患儿可发生喉头水肿,过敏性休克等。症状轻者多于数小时内减轻,12小时内消失。重症可致死亡。

【治疗】

1. 催吐,洗胃和导泻以排除毒物。

2. 选用盐酸赛庚啶、曲吡那敏、异丙嗪及钙剂等。组胺 H_2 受体拮抗剂如雷尼替丁或西咪替丁效果较好。亦可并用维生素C。

3. 症状重者可用糖皮质激素治疗,对喉头水肿患儿,可给予1∶1 000肾上腺素0.01ml/kg(最大量0.3ml)肌内注射,若有必要可15~20分钟重复。

【预防】 注意不食不新鲜及青皮红肉的鱼类。

(五)贝类中毒

贝类(shellfish)属软体动物,种类甚多,常引起中毒者有扇贝、牡蛎、蛤贝等,还有一些螺类,如泥螺、织纹螺、香螺等,其携毒原因是有些黄色或棕色色素海藻,在适宜温度下迅速繁殖、大量集结,形成赤潮,具有毒性,贝类和螺类摄取此物后,将毒素存于体内,被人食入即可发生中毒。贝类毒素比较复杂,可分为5大类:石房蛤毒素和双鞭甲藻属神经毒素,引起神经麻痹;大田软海绵酸和原多甲藻酸主要引起胃肠道症状;软骨藻酸多现出现胃肠道症状随后出现神经系统症状。

【临床表现】 发病在5~10月间多见,有误食被毒化贝类、藻类病史。根据症状侧重分以下几型,①胃肠型:潜伏期10~12小时,有恶心、呕吐、腹痛和腹泻,属自限性。②神经型:含毒成分为石房蛤毒素,潜伏期较短,一般0.5~3小时,可见口唇、舌、手足指/趾麻木感,继之颈部和四肢麻痹,步态蹒跚,发音困难,头痛,口渴,可因呼吸肌麻痹而死亡。③皮炎型:主要见于吃泥螺类,潜伏期1~14天,多数在3天内发病,表现为日光性皮炎,面部及四肢暴露部位出现对称红肿,有蚁走感、痒、麻木,后期出现血斑。轻者1周渐愈,重者可迁延数月。④肝型:含毒成分为贝毒素,潜伏期12~42小时,有长达7天者,初有消化道症状,有时躯干、四肢等处有血斑,重者呕血、黄疸,甚至发生急性肝萎缩,以致意识丧失、昏迷等。

【治疗】 食后6小时以内,各型患儿均应催吐、洗胃。活性炭有吸附贝类毒素的功能,于洗胃后灌入胃中,继以泻剂。胃肠型和肝型患儿,除上述措施外,并应输液、保肝治疗。神经型治疗应用阿托品、山莨菪碱或东莨菪碱等,重症应达阿托品化。皮炎型局部涂炉甘石洗剂或用白矾水、蒲公英等煎液冷敷,有消炎、止痒、止痛作用。如有水疱或溃疡可用野菊花煎剂或3%硼酸溶液湿敷,或消毒后涂消炎软膏,纱布包扎,防止感染。

【预防】 注意勿吃含毒的贝类,尤其有赤潮海域中的贝类应禁止食用。吃贝类时应先用碱性液彻底洗涤,再煮30分钟以上。

(六)蟾酥中毒

蟾酥(secretiobufonis)是蟾蜍耳下腺及皮肤腺内的白色浆液。经加工的中药制品如六神丸、蟾蜍丸、金蟾丸都含有蟾酥,具有与激素相似的抗炎效果,并有强心、局麻和升压作用。用量过大即可中毒,食蟾蜍、蟾蜍卵及蝌蚪均可引起中毒。毒素主要是蟾蜍毒素,蟾蜍毒素水解成蟾蜍配基,它的基本结构与强心苷原相似,因此对心脏具有类似洋地黄的作用,易致心律失常,此外尚可刺激胃肠道,有催吐、局麻及引起惊厥等作用。另外,其中的儿茶酚胺类化合物可使血管收缩、血压升高;吲哚烷基胺类化合物可引起幻觉,同时对周围神经有类烟碱样作用。

【临床表现】 头晕、头痛、上腹胀闷、流涎、恶心、呕吐、腹痛、心率变慢、心律不齐、口唇和四肢麻木,严重者躁动不安,出汗、体温不升、脉搏细弱、血压下降、呼吸表浅、发绀。起初患儿神志清醒,中毒晚期可发生抽搐、昏迷,因呼吸循环衰竭而死亡。心电图表现为ST-T改变及传导阻滞。三度传导阻滞可发生心脑综合征。少数有剥脱性皮炎。

【治疗】 主要为对症治疗,类洋地黄表现者治疗同洋地黄中毒;出现房室传导阻滞时可用阿托品,每次0.01~0.015mg/kg,肌内注射或静脉注射,每日3~4次,直至心率恢复正常为止;严重病例,可加用异丙肾上腺素静脉滴注,同时纠正水、电解质紊乱。心律失常及循环衰竭处理参见相关章节。不慎入眼时立即用3%硼酸溶液彻底清洗。

(钱素云)

参考文献

[1] 都鹏飞,杨明功,龚维龙. 中毒急救手册. 4版. 上海:上海科技出版社,2016:59-139.

[2] KIRK MD, PIRES SM, BLACK RE, et al. World Health Organization Estimates of the Global and Regional Disease Burden of 22 Foodborne Bacterial, Protozoal, and Viral Diseases, 2010: A Data Synthesis. PLOS Med, 2015, 12(12): e1001921.

[3] 许云敏,杜艳,单斌,等. 2005-2014年CHINET沙门菌属细菌耐药性监测. 中国感染与化疗杂志,2016,16(3):294-301.

[4] CHALK CH, BENSTEAD TJ, POUND JD, et al. Medical treatment for botulism. Cochrane Database Syst Rev, 2019, 4(4): CD008123.

[5] Hockberger. 罗森急诊医学. 7版. 李春盛,主译. 北京:北京大学医学出版社,2013:2168-2178.

第5节 农药和鼠药中毒

一、有机磷农药中毒

【种类与毒性】 有机磷农药(organophosphorus pesticide, OPs)属于有机磷酸酯或硫化磷酸酯类化合物,根据基本化学结构上的取代基不同,OPs分为磷酸酯、硫代磷酸酯、二硫代磷酸酯、氟磷酸酯、酰胺基磷酸酯与二酰胺基磷酸酯、焦磷酸酯7类,化学结构的差异使其理化性质不完全一致,目前品种已达100多种。OPs的毒性按大鼠急性经口进入体内的半数致死量(LD_{50})分为4类,人体对OPs的反应与大鼠并不完全一致,可为临床诊治提供参考。剧毒类:LD_{50}<10mg/kg,如甲拌磷、内吸磷、对硫磷等;高毒类:LD_{50}10~100mg/kg,如甲基对硫磷、甲胺磷、氧乐果、敌敌畏等;中毒类:LD_{50}100~1 000mg/kg,如乐果、乙硫磷、敌百虫、二嗪农、毒死蜱等;低毒类:LD_{50}1 000~5 000mg/kg,如马拉硫磷、辛硫磷、氯硫磷等。

【中毒原因】 有机磷农药可因食入、吸入或经皮肤吸收而中毒。小儿中毒原因多为:误食被有机磷农药污染的食物(包括瓜果、蔬菜、乳品、粮食以及被毒死的禽畜、水产品等);误用沾染农药的玩具或农药容器;不恰当地使用有机磷农药杀灭蚊、蝇、虱、蚤、臭虫、蟑螂及治疗皮肤病和驱虫,母亲在使用农药后未认真洗手及换衣服而给婴儿哺乳;用包装有机磷农药的塑料袋做尿垫,或接触喷过有机磷农药的土壤而中毒;儿童亦可由于在喷洒过农药田地附近玩耍,引起吸入中毒。年长儿也有因自杀服用后中毒。

【毒物代谢】 OPs主要经胃肠道、呼吸道、皮肤、黏膜吸收,6~12小时血中浓度达到高峰。吸收后迅速分布于全身各脏器,以肝脏中的浓度最高,肾、肺、脾脏次之,脑和肌肉最少。OPs主要在肝脏内代谢,进行多种形式的生物转化。一般先经氧化反应使毒性增强,而后经水解降低毒性。其代谢产物主要通过肾脏排泄,少量经肺排出,多数OPs及代谢产物48小时后可完全排出体外,少数品种如剧毒类在体内存留可达数周甚至更长时间。

【中毒机制】 人体大部分传出的胆碱能神经(包括运动神经,交感、副交感神经的节前纤维,副交感神经及部分交感神经的节后纤维)的传导,靠其末梢在与细胞连接处释放的乙酰胆碱发挥效应;中枢神经系统的某些部位如大脑皮质感觉运动区,特别是皮质深部的锥体细胞、尾核、丘脑等神经细胞间冲动的传递,也有乙酰胆碱参与。胆碱能神经传递必须与胆碱能受体结合产生效应。胆碱能受体分为毒蕈碱型及烟碱型,前者分布于胆碱能神经节后纤维所支配的心肌、平滑肌、腺体等效应器官,后者分布于自主神经节及骨骼肌的运动终板内。正常情况下,释放的乙酰胆碱于完成其生理功能后,迅速被存在组织中的乙酰胆碱酯酶分解而失去作用。

当有机磷进入人体后,以其磷酰基与酶的活性部分紧密结合,形成磷酰化胆碱酯酶而丧失分解乙酰胆碱的能力,以致体内乙酰胆碱大量蓄积,与相应受体结合,表现一系列症状和体征:①毒蕈碱样症状:胆碱能神经节后纤维的毒蕈碱受体兴奋,导致空腔脏器收缩和腺体分泌亢进,出现瞳孔缩小、流泪、流涎、出汗、支气管分泌物增多、呕吐、腹痛、腹泻、尿失禁等;②烟碱样症状:神经肌肉接头烟碱型受体兴奋,出现肌肉纤维震颤或抽搐(痉挛),重度中毒或中毒晚期,转为肌力减弱或肌麻痹,甚至呼吸肌麻痹;自主神经节、节前纤维和肾上腺髓质兴奋,早期可致心率增快、血压升高,晚期则因血管麻痹发生循环衰竭;③中枢神经系统:细胞突触间胆碱能受体兴奋,N-甲基-D-天冬氨酸受体参与,增加乙酰胆碱浓度,共同导致中枢神经系统先兴奋(烦躁不安、谵语、抽搐)后抑制(昏迷、呼吸中枢麻痹)的表现。

长期接触 OPs 时,胆碱酯酶活力虽明显下降,但临床症状往往较轻,对人体的损害主要以氧化应激和神经细胞凋亡为主,机制尚不完全明确。然而,需要注意的是胆碱酯酶活性变化并不能完全解释急性有机磷农药中毒(acute organophosphorus pesticidepoisoning, AOPP)的所有症状,其高低也并不完全与病情严重程度相平行[1]。

【临床表现】 包括急性期的胆碱能兴奋或危象,及其后可能发生的中间综合征(intermediate syndrome, IMS)和迟发性周围神经病(organophosphate induced delayed polyneuropathy, OPIDPN)。

1. 急性期胆碱能兴奋或危象 潜伏期因中毒途径、毒物种类和量而异。经口中毒约为 10 分钟~2 小时,经呼吸道进入约为 30 分钟,皮肤污染中毒约为 2~6 小时。毒物种类不同,潜伏期长短不一,如特普、对硫磷数滴入口即可致死;乐果需氧化后才有毒性,潜伏期可长达 72 小时。一般有机磷中毒症状高峰在 8~12 小时,死亡病例多在发病后 9 小时左右。

初始中毒表现为极度活跃的毒蕈碱样反应,所引起的临床综合征被称为 SLUDGE 综合征或 DUMBELS 综合征(表 43-10),表现为胆碱能神经节后纤维兴奋所致的空腔脏器收缩和腺体分泌亢进,包括瞳孔缩小、流泪、流涎、支气管黏液外溢、支气管痉挛、胃肠道痉挛、呕吐、腹泻和尿失禁。心动过缓是毒蕈碱效应的典型表现,但交感神经节前纤维兴奋(烟碱效应)增加去甲肾上腺素释放,可能导致心率正常甚至心动过速。弥漫性出汗由交感神经的节前烟碱受体和副交感神经的节后毒蕈碱受体共同介导。威胁生命的毒物效应为支气管痉挛和支气管黏液外溢,容易导致通气障碍和呼吸困难。

表 43-10 SLUDGE 综合征或 DUMBELS 综合征

SLUDGE 综合征	DUMBELS 综合征
流涎(salivation, S)	腹泻/出汗(diaphoresis/diarrhea, D)
流泪(lacrimation, L)	排尿(urination, U)
尿失禁(urination, U)	瞳孔缩小(miosis, M)
排便(defecation, D)	心动过缓/支气管黏液溢/支气管痉挛(bradycardia/bronchorrhea/bronchospasm, B)
胃肠道痉挛(distress, G, GI)	
呕吐(emesis, E)	呕吐(emesis, E)
	流泪(lacrimation, L)
	流涎(salivation, S)

毒物的烟碱样效应包括肌肉痉挛和肌束震颤,继而出现肌肉疲劳、麻痹,联合支气管痉挛和分泌物增加,共同导致呼吸衰竭。中毒所致的中枢神经系统症状总体为最初的兴奋到最终的抑制状态,包括头痛、焦虑、躁动、言语不清、意识混乱、共济失调、惊厥、昏迷、中枢性呼吸衰竭。

临床表现因中毒途径而异,吸入中毒患儿,呼吸道及眼部症状出现较早,口服中毒常先发生胃肠道症状,皮肤接触中毒则以局部出汗和邻近肌纤维收缩为最初表现,敌敌畏与皮肤接触处多出现红斑样改变,渐成水疱,患儿有瘙痒、烧灼感。与成人有机磷中毒不同,儿童有机磷中毒,尤其是婴幼儿,更多表现为意识障碍的改变,而非经典的 DUMBELS 征象。一项 37 例年龄 1 个月~11 岁有机磷农药中毒的回顾性分析发现,最常见的临床表现包括瞳孔缩小(73%)、过度流涎(70%)、肌肉乏力(68%)、昏睡(54%),有近 49% 患儿出现心动过速,只有 8 例(22%)出现肌肉震颤,7 例(19%)出现心动过缓。

2. 继发性综合征 除急性期表现外,还有 2 种继发综合征在急性有机磷中毒恢复期出现。

（1）中间综合征（intermediate syndrome，IMS）：在AOPP后1~4天，个别7天后出现的以曲颈肌、四肢近端肌肉、第3~7和第9~12对脑神经所支配的部分肌肉以及呼吸肌麻痹为特征性临床表现的综合征。可表现为转颈、耸肩、抬头、咀嚼无力，睁眼、张口、四肢抬举困难，腱反射减弱或消失，不伴感觉障碍。严重者出现呼吸肌麻痹，表现为胸闷、气短、呼吸困难，迅速出现呼吸衰竭，有时需7~21天的通气支持。发病机制与神经肌肉接头传递功能障碍、突触后膜上骨骼肌型烟碱样乙酰胆碱受体（nicotinic acetylcholine receptor，nAChR）失活有关，阿托品治疗无效[1]。

（2）有机磷诱发迟发性周围神经病（organophosphate induced delayed polyneuropathy，OPIDPN）：少数患儿于急性中毒症状消失后2~5周出现感觉和运动型多发神经病，常先感手足发麻、疼痛、下肢酸痛，进而出现下肢乏力和腱反射减弱，是一种远端的运动性神经病变，脑神经和呼吸肌一般不受累，约6~12个月后恢复。与有机磷农药抑制神经组织中神经靶酯酶并使之老化，或干扰钙离子/钙调蛋白激酶Ⅱ，使神经轴突内的骨架蛋白分解，导致轴突变性有关。胆碱酯酶复活剂不能预防OPIDPN的发生，主要针对周围神经病进行治疗。

（3）中间综合征与反跳的鉴别：两者发病时间相近，但发病机制、临床表现、治疗方法不同。反跳是指AOPP患儿经积极抢救治疗，临床症状好转后数天至一周病情突然急剧恶化，再次出现AOPP症状。其原因可能与皮肤、毛发、胃肠道或误吸入气道内残留的有机磷毒物继续被吸收或解毒剂减量、停用过早有关。需积极使用解毒剂治疗。

【诊断】 多数情况下通过详细询问病史，细致检查有机磷农药中毒的特异征象，即可明确诊断。病史询问包括患儿的食（哺乳）、宿、衣着、接触物及游玩场所等。许多有机磷农药可刺激皮肤，出现红斑或水疱。某些有机磷农药具有特殊的蒜臭味或芳香味。对临床可疑、但又不能确诊的病例，可通过实验室检查和试验性治疗加以明确。

1. 实验室检查

（1）薄层层析法可查出呕吐物、胃内容物、皮肤、衣物、大小便内有机磷。

（2）测定尿中的有机磷分解产物，可作为接触毒物的指标，帮助早期诊断。

（3）测定血液胆碱酯酶活力：体内胆碱酯酶分为真性乙酰胆碱酯酶（ACHE）和假性丁酰胆碱酯酶（BuChE），AChE主要存在于红细胞、脑灰质、交感神经节和运动终板中，水解乙酰胆碱能力最强；BuChE存在于脑白质的神经胶质细胞、血浆、肝、肾等，能水解丁酰胆碱，但难以水解乙酰胆碱。神经突触和神经肌肉接头处AChE受抑程度能够反映中毒程度，由于受技术条件的限制，该部位ChE活力难以直接测得。全血ChE活力包括红细胞AChE活力（60%~80%）和血清BuChE活力（20%~40%），能较好地反映神经突触AChE活力受抑程度，是AOPP诊断的特异性指标之一，可反映OPs对血液中ChE活力的破坏及中毒严重程度。动态观察全血ChE活力恢复情况，对于指导治疗具有重要意义。需要注意的是，目前国内大多数医院检测的多为血清BuChE活力，其活力能否准确反映病情尚有争议。

2. 试验性治疗 对临床可疑病例，注射常规剂量阿托品，若未出现颜面潮红、瞳孔散大、心动过速、口鼻干燥等阿托品化现象，提示有机磷中毒；若出现阿托品化现象表明非有机磷中毒，或仅为轻度中毒。静脉注射碘解磷定，若为有机磷中毒，病情应有所改善。对昏迷患儿试验性治疗往往反应不敏感，易致错误判断。

3. 中毒分级 根据症状轻重和血液胆碱酯酶活力降低的程度，临床可分为3级：

（1）轻度中毒：出现头昏、头痛、恶心、呕吐、流涎、多汗、视物模糊、四肢麻木等早期症状。血清胆碱酯酶活力下降到正常的50%~70%。

（2）中度中毒：除轻度中毒症状外，尚有轻度意识障碍、步态蹒跚、言语不清，并有瞳孔缩小、肌肉震颤、流泪、轻度呼吸困难、支气管分泌物增多、肺部有干湿啰音、心动过缓、腹痛、腹泻、发热、寒战、多汗、血压轻度升高等。血清胆碱酯酶活力下降到正常的30%~50%。

（3）重度中毒：除上述症状体征外，患儿多呈昏迷，常有心动过速、房室传导阻滞、心房颤动等心律失常，血压升高或下降、呼吸困难、发绀、肺水肿、惊厥、大小便失禁或尿潴留、瞳孔极度缩小、对光反应消失、四肢瘫痪、反射消失等，可因呼吸衰竭或循环衰竭而死亡。血清胆碱酯酶活力下降到正常的30%以下。

【治疗】

1. 急性期处理主要针对3个目标 ①去污染；②支持治疗；③解毒药物的使用。

（1）去污染措施：应始于院前急救，防止毒物进一步吸收和后继毒性，注意医务人员的保护。①对皮肤接触中毒者，去污染措施尤为重要。立即使患儿脱离中毒现场，脱去被污染的衣物、鞋袜等，放于密封良好的塑料袋中。彻底清洗污染的皮肤、毛发、外耳道、手部（先剪去指甲），必要时剃除头发，再洗头皮。一般用生理盐水或肥皂水（敌百虫中毒时禁用）清洗，继用微温水冲洗干净。如眼睛受污染，除敌百虫污染需用清水冲洗外，其余均可先用 2%碳酸氢钠溶液冲洗，再用生理盐水彻底冲洗，至少持续 10 分钟，之后滴入 1%阿托品溶液 1~2 滴。②经口中毒者，若神志尚清，立即引吐并洗胃。洗胃要早，反复、彻底进行，直至无农药味为止。因多数有机磷酸酯类在碱性溶液中分解失效，酌情选用 2%碳酸氢钠溶液或 1∶5 000 高锰酸钾溶液洗胃。敌百虫中毒时，忌用碳酸氢钠等碱性溶液洗胃，因可使之变成比它毒性大 10 倍的敌敌畏。对硫磷、内吸磷、甲拌磷、马拉硫磷、乐果、杀螟松、亚胺硫磷、倍硫磷、稻瘟净等硫代磷酸酯类忌用高锰酸钾溶液等氧化剂洗胃，因硫代磷酸酯被氧化后可增加毒性。故凡农药中毒种类不明者，最好采用生理盐水或清水洗胃，洗胃后由胃管灌入活性炭 1g/kg，继之用甘露醇或硫酸钠导泻，禁用油脂性泻剂。食入时间较久者，可作高位洗肠。

（2）血液净化：对重度 AOPP，条件许可时，可在解毒剂及综合治疗的同时尽早给予血液净化治疗。在实施前要严格把握血液净化治疗的指征，在实施期间密切观察患儿中毒症状，及时调整解毒剂用量。血液净化方式首选血液灌流，应在中毒后 24 小时内进行。一般 2~3 次即可，具体需根据患儿病情及毒物浓度监测结果来决定。对于合并肾功能不全、MODS 等情况时，应考虑联合血液透析或 CRRT 治疗。

（3）支持治疗：死亡主要源自气道梗阻、肺水肿和呼吸衰竭，支持治疗的重点主要针对气道管理，包括及时清理分泌物和呕吐物，必要时给予气管插管和机械通气。发生惊厥时选用短效镇静剂，如地西泮、咪达唑仑、水合氯醛，及时处理脑水肿，维护脏器功能和内环境稳定。因可能增加有机磷农药的毒性，禁止使用琥珀酰胆碱、吗啡、咖啡因、氨茶碱、吩噻嗪类药物。

（4）解毒药物的应用：常用的特效解毒剂有 2 类：一类是胆碱能神经抑制剂，即阿托品类；另一类是胆碱酯酶复能剂，常用药物为氯解磷定、碘解磷定及双复磷。具体用药方案表 43-11。

表 43-11　有机磷中毒常用解毒药物剂量表

药名	用药说明	轻度中毒	中度中毒	重度中毒
阿托品	开始剂量	0.02~0.03mg/kg，肌内注射，必要时 2~4 小时重复 1 次，直到症状消失为止	单用阿托品每次 0.03~0.05mg/kg，肌内注射或静脉注射，根据病情 30~60 分钟重复 1 次	阿托品每次 0.05~0.10mg/kg，静脉注射，病情特别危重者，首次可用 0.1~0.2mg/kg 静脉注射，以后改为每次 0.05~0.10mg/kg，10~20 分钟 1 次，必要时 5 分钟 1 次。至阿托品化（瞳孔散大、肺水肿消退）
	阿托品化后		逐渐减少药物剂量及延长给药时间	阿托品化后改为每次 0.02~0.03mg/kg，15~30 分钟一次，直至意识开始恢复，改为 0.01~0.02mg/kg，30~60 分钟 1 次
氯解磷定	水溶性好，疗效高，副作用小	每次 10~15mg/kg，静脉缓慢注射（10 分钟）或用 5%葡萄糖稀释成 2.5%溶液，静脉滴注，2~4 小时重复 1 次	每次 15~30mg/kg，静脉缓慢注射或静脉滴注，每 2~4 小时重复 15mg/kg，一般 2~4 次即可	每次 30mg/kg，静脉缓慢注射或静脉滴注，若症状无改善，于 0.5 小时后重复 15mg/kg，以后根据病情，每 2~4 小时重复 1 次，逐渐延长给药时间和减量
碘解磷定	水溶性低，不稳定，已逐渐被氯解磷定替代	每次 10~15mg/kg，静脉缓慢注射（10 分钟）或用 5%葡萄糖稀释成 2.5%溶液，静脉滴注，2~4 小时重复 1 次	每次 15~30mg/kg，静脉缓慢注射或静脉滴注，每 2~4 小时重复 15mg/kg，一般 2~4 次即可	每次 30mg/kg，静脉缓慢注射或静脉滴注，若症状无改善，于 0.5 小时后重复 15mg/kg，以后根据病情，每 2~4 小时重复 1 次，逐渐延长给药时间和减量
双复磷	治疗作用强，副作用大，剂量过大可影响心律，不作为常规用药	每次 5~10mg/kg，肌内注射或静脉缓慢注射，视病情 3 小时重复 1 次	每次 5~10mg/kg，肌内注射或静脉缓慢注射，视病情 3 小时重复 1 次	每次 10~20mg/kg，肌内注射或静脉缓慢注射，视病情 30 分钟~3 小时重复 1 次，病情好转后延长给药时间或减量

注：阿托品与复能剂合用时，第 2 次注射量应减半。

1）阿托品

机制：拮抗乙酰胆碱的毒蕈碱样作用，解除平滑肌痉挛，减少腺体分泌，使瞳孔散大，防止血压升高和心律失常，同时也能解除部分中枢神经系统的中毒症状，兴奋呼吸中枢，减少惊厥发作，但对烟碱样作用无效，也无复活胆碱酯酶的作用。

使用注意事项：①应根据病情灵活掌握，须早期、足量和反复用药，直至“阿托品化”为止。以后根据病情决定用量和间隔时间。“阿托品化”指标：瞳孔较前扩大、不再缩小、颜面潮红、皮肤干燥、口干、心率加快、肺部啰音显著减少或消失、轻度躁动不安、中毒症状好转等。②判断阿托品化必须全面分析，不可只根据一、两个指标进行判断，例如偶见有机磷中毒者瞳孔不缩小，呼吸循环衰竭可致心率增快，若误认为已经阿托品化，则可造成阿托品用量不足而影响治疗。反之，眼部污染者，用阿托品后瞳孔可不散大，循环衰竭者，颜面可不潮红，还有的患儿，虽然阿托品用至中毒量，瞳孔仍不散大，皮肤仍苍白，若误认为阿托品用量不足而盲目加大剂量，则可导致阿托品过量中毒。③阿托品不能复活胆碱酯酶，对烟碱样症状无效，故中到重度中毒时，应与复能剂联用。阿托品与复能剂合用时，剂量应适当减小。④阿托品减量或停药不能过快，口服中毒者，胃肠道可能有残留的毒物继续不断吸收，故在病情缓解后，若减量或停药过快，病情可能反复，甚至发生致命性的肺水肿和呼吸衰竭，一般达阿托品化后，仍需维持用药 1~3 天，以后逐渐减少剂量及延长给药间隔时间，待中毒症状消失，瞳孔大小正常，不再缩小，可观察停药，观察 12 小时病情无反复时，方可完全停药，停药后仍需继续观察，若有复发征象，立即恢复用药。⑤警惕阿托品中毒，区别阿托品中毒与有机磷中毒（表 43-12）。出现阿托品中毒表现，立即停用阿托品，并用毛果芸香碱解毒，不宜使用毒扁豆碱。若兴奋症状过于强烈，可选用地西泮、水合氯醛等药，但剂量不宜过大。

表 43-12　阿托品中毒与有机磷中毒的鉴别

项目	阿托品中毒	有机磷中毒
神经系统	有精神兴奋症状，如谵妄、躁动、幻觉、抽搐等	精神萎靡、昏迷或抽搐
抽搐特点	面部肌肉抽动、四肢肌肉痉挛、僵硬、强直性惊厥	腓肠肌、上臂肌震颤、蜷曲样痉挛性抽搐
皮肤	潮红、干燥	不潮红
瞳孔	极度扩大	多缩小
体温	高达 40℃以上	一般无高热

2）复能剂

机制：使被抑制的胆碱酯酶恢复活性，减轻和消除烟碱样症状，但对毒蕈碱样症状效果差，也不能对抗呼吸中枢的抑制，故应与阿托品合用，取得协同作用。

注意事项：①急性中毒 2~3 日后及慢性中毒者，因其胆碱酯酶已老化，复能剂无效，仍须以阿托品治疗为主。②复能剂对各类有机磷农药中毒疗效不尽相同：氯解磷定和碘解磷定对内吸磷、对硫磷、甲拌磷、硫特普、1240、特普等疗效显著，对敌百虫、敌敌畏等效差，对乐果、马拉硫磷疗效可疑，对二嗪农、谷硫磷等中毒无效且有不良反应。双复磷对敌敌畏及敌百虫中毒效果优于碘解磷定。③复能剂在碱性溶液中不稳定，易水解成剧毒的氰化物，故禁与碱性药物配伍使用。④复能剂均有毒性，切勿两种以上同时应用，且用量过大、注射太快或未经稀释，均可产生中毒，故须稀释后缓慢静脉注射或静滴为宜。

3）反跳的处理：反跳发生后，可重新按胆碱能危象处理，调整或增加解毒剂用量，同时予以对症支持治疗。及时寻找可能的诱因，阻断 OPs 再吸收的途径为治疗的关键。如考虑为肠道毒物再吸收（如肝肠循环、肠道祛毒不彻底等），尽早予以通便治疗；毛发、皮肤 OPs 清洗不彻底，需再次反复清洗毛发、皮肤。如提示吸入性肺炎，可行纤维支气管镜肺泡灌洗。

2. 中间综合征和迟发性周围神经病的治疗　中间综合征目前尚无特效治疗方法，早期识别，正确、及时的高级生命支持（监测、机械通气等）是救治成功的关键。军事医学科学院毒物药物研究所研究结果显示，AOPP 导致的呼吸肌麻痹予以突击量氯解磷定治疗可取得较好疗效。迟发性周围神经病的治疗：一般为支持辅助疗法，如锻炼及应用营养神经药品维生素 B_1、B_6、B_{12} 等，常在 6~12 个月可恢复。

【预防】　健全农药管理制度，做好健康宣教：①讲解农药的用法、用途及毒性；②被药物污染的用具和包装品必须彻底清洗后才能移作他用，最好弃用；③喷洒药物必须严格执行用药注意事项；④哺乳期妇女尽可能不参加接触有机磷农药的工作，已接触者，哺乳前应脱换衣帽，做好清洗工作，再接触婴儿；⑤喷洒过有机磷农药的瓜果须经过规定时间后方可采食；⑥室内有小婴儿居住者，在用敌敌畏消灭室内蚊、蝇时，须将小儿及其食具移离。决不能将有机磷农药涂洒于小儿头皮、衣服、被褥以消灭虱、蚤；不要将婴幼儿放在喷洒过有机磷农药的田土上；教育小儿勿在正在喷洒或喷洒过农药不久的田间玩耍；⑦向群众说明有机磷农药的早期中毒症状，以便及时发现患儿，免致延误治疗。

二、氨基甲酸酯类农药中毒

氨基甲酸酯类(carbamates)农药是一种较新型的有机杀虫剂,是另一种胆碱酯酶抑制剂,目前应用较广,具有选择性强,杀虫效力大,作用迅速等特点,对有机磷有抗药性的害虫也有效果,但对人畜亦有毒性。

氨基甲酸类农药约有 30 余种,依其作用可分为杀虫剂、除草剂、灭鼠剂等:①杀虫剂:克百威(呋喃丹、虫螨威、呋灭威、卡巴呋喃),灭多威(虫特威),甲萘威(西维因、胺甲萘),速灭威,仲丁威(害扑威、扑东威、速丁威、巴沙),异丙威(叶蝉散、灭扑威、灭扑散、异灭威、速死威),涕灭威(铁灭克、涕灭克),兹克威,抗蚜威(劈蚜威),混灭威(灭杀威、加克死威),呋喃威(丁硫威),猛捕因(茂巴),硫双威,残杀威;②除草剂:禾大壮(禾草特、草特灭、环草丹、杀克尔),禾草丹(燕麦畏、野麦畏、阿畏达、三氯烯丹),除草丹(旱草丹、拦草净),灭草灵,杀草丹(除田莠、稻草完),燕麦灵(巴尔板),丁草丹(莠丹),磺草灵,氯苯胺灵,灭草蜢(巴龙),凯米丰;③灭鼠剂:灭鼠剂 RH-908(LH-106),灭鼠安 RH-945(LH-104)。

【病理生理】 本类农药进入人体后,与胆碱酯酶结合,使该酶活性中心上丝氨酸的羟基被氨基甲酰化,从而失去水解乙酰胆碱的功能。但有别于有机磷,氨基甲酸酯与胆碱酯酶的结合是可逆的,酶的失活不是永久性,功能酶的活力常在 8 小时内恢复,红细胞胆碱酯酶在 48 小时内完全恢复。

【临床表现】 本类农药潜伏期短,经口中毒为 10 分钟到 1~3 小时,经呼吸道、皮肤为 2~6 小时。临床表现与有机磷农药相同,但毒性作用持续较短,主要为毒蕈碱样效应,因该药不能通过血脑屏障,中枢神经系统症状比有机磷农药轻,烟碱样症状也不常见。但严重中毒者也可出现肌肉震颤、惊厥,甚至肺水肿、脑水肿、昏迷和呼吸抑制,死亡多发生于中毒后 12 小时内。皮肤接触处可出现潮红,伴刺痛、奇痒、充血疱疹等。

【实验室检查】

1. 测定红细胞或全血的胆碱酯酶活性下降,但红细胞胆碱酯酶的亲和力明显大于血浆胆碱酯酶。

2. 胃内容物检出氨基甲酸酯类有毒物质。

3. 尿中检出酚类代谢产物。甲萘威中毒者尿中可检出萘酚,超过 400mg/L 则有诊断意义。残杀威中毒者的尿中可测出间甲酚;仲丁威中毒者的尿中可检出邻氯萘酚。

【治疗】 尽快让患儿离开中毒环境,清除毒物;皮肤污染者脱去污染衣服,用清水或肥皂水冲洗皮肤。口服中毒者,及时用微温水、2%~3%碳酸氢钠溶液或生理盐水彻底洗胃,灌入活性炭,硫酸钠导泻。给予静脉输液以促进毒物排泄。解毒治疗:阿托品为首选药物,能迅速控制由于乙酰胆碱蓄积所致的毒蕈碱样症状和体征,用药方法可参照急性有机磷农药中毒,但须用较小剂量以达阿托品化,切忌盲目大量投药,谨防阿托品中毒。一般不用肟类胆碱酯酶复能剂,但非绝对禁用。如为与有机磷农药制成的复合农药中毒,则按有机磷农药中毒治疗。其他为保持呼吸道通畅,防止呼吸衰竭和脑水肿,注意水和电解质平衡失调等。

三、有机氮农药中毒

目前常用的有机氮农药为杀虫脒(chlordimeform),又名氯苯甲脒,2019 年 12 月 27 日,杀虫脒被中国农业农村部列入食品动物中禁止使用的药品及其他化合物清单。其他尚有去甲杀虫脒、克螨克、乙氯苯甲脒等。小儿误服本类农药、皮肤接触或吸入其雾滴均可发生中毒。

【病理生理】 氯苯甲脒属中等毒性农药,进入机体后迅速被吸收,主要分布于肝、肾,其次脂肪、肌肉、肺、脾、脑组织,在组织内没有明显蓄积,其原型及其代谢产物能迅速地从尿、粪排出,尿中以其代谢产物为主(约 64%)。其毒理机制尚不完全清楚,可能与以下因素有关:①氯苯甲脒进入体内后,产生苯胺类代谢产物,引发高铁血红蛋白血症;②氯苯甲脒及其代谢产物对膀胱黏膜有较强刺激,可致出血性膀胱炎;③抑制线粒体三磷腺苷酶的氧化磷酸化作用,干扰能量代谢,引发多器官受损;④抑制单胺氧化酶(MAO)和干扰钙的利用,导致血管麻痹性扩张,导致休克和脑水肿。

【临床表现】 急性中毒轻者先出现兴奋症状,继而恶心、呕吐、头晕、乏力、嗜睡、多汗、心动过缓、四肢发冷,而以嗜睡为突出表现。重者可呈深度昏迷,反射消失,甚至死于呼吸和循环衰竭。中毒患儿常有尿频、尿急、尿痛、血尿、蛋白尿和发绀等。皮肤接触中毒并有烧灼、麻、痒感,局部出现粟粒样丘疹。以嗜睡、发绀、出血性膀胱炎三大症候群为本类农药严重中毒的主要特点。

【治疗】 口服中毒应给予催吐、洗胃(用 2%碳酸氢钠溶液或生理盐水),继之用活性炭及硫酸钠;适当补液、利尿等方法促进毒物排出;有发绀者可用亚甲蓝、葡萄糖液及维生素 C 静脉注射;出血性膀胱炎可用止血药及碱化尿液;其他为对症支持治疗。皮肤接触或吸入中毒者,立即脱离接触环境,并用肥皂水清洗污染部位。

四、敌鼠中毒

敌鼠(diphacinone)是化学名为2-二苯基乙酰基-1,3-茚二酮,是一种抗凝血的高效杀鼠剂,系黄色针状结晶,无臭,不溶于水而溶于乙醇、丙醇等有机溶剂,但其钠盐溶于热水。敌鼠是目前应用最广泛的第一代抗凝血杀鼠药之一。一般投药后4~6天出现死鼠。

【中毒机制】 敌鼠进入机体后,通过竞争性抑制,使维生素K的活性降低,干扰了肝脏对维生素K的利用,从而阻碍肝脏合成凝血酶原及凝血因子Ⅶ、Ⅸ、Ⅹ,使出、凝血时间延长,导致各部位出血现象。此外,敌鼠可直接损伤毛细血管壁,使管壁通透性及脆性增加,加重出血倾向。

【临床表现】 多在误食后短时间或3天内出现中毒症状,初为恶心、呕吐、食欲缺乏、精神不振等。以后可出现全身各处出血现象,如鼻出血、齿龈出血、皮肤紫癜、咯血、便血、尿血等,出血严重者可发生休克。此外,可出现关节痛、腹痛、腰痛、低热等。若有心脑等处出血,可出现相应症状。

【诊断】 根据误服鼠药病史以及以出血为主的临床症状,一般容易诊断。对可疑病例,取可疑食物、呕吐物、洗胃抽出液、胃内容物作毒物鉴定。怀疑该病中毒时建议行实验室检查,可有贫血,出、凝血时间及凝血酶原时间延长,血小板减少、束臂试验阳性,血尿、大便潜血阳性。

【预防】 强化鼠药管理及儿童安全意识教育。

【治疗】 误服中毒时立即催吐、洗胃及导泻。立即应用维生素K_1每次10mg,肌内注射或静脉注射,每日2~3次,持续3~5日。重症患儿首次剂量可以加大,一日可用至50~100mg,用药至出、凝血时间正常为止。此外,给予足量维生素C、酌情用肾上腺皮质激素。失血过多时,可输新鲜血,有条件者可给予凝血因子制剂。

五、百草枯中毒

百草枯(paraquat,PQ)属吡啶类除草剂,化学名1,1'-二甲基-4,4'-联吡啶阳离子盐,是一种高效能的非选择性接触型除草剂,喷洒后起效迅速,进入土壤后迅速灭活,在土壤中无残留。我国曾是世界上最大的PQ生产国和消费国,PQ中毒时有发生,儿童中毒也不罕见,2002~2011年我国PQ中毒患者中18岁以下占14.06%,多数为当作饮料误服。据报道,百草枯中毒病例数已成为继有机磷农药中毒之后的第二位,而其死亡绝对数成为农药中毒中的第一位[2]。

百草枯易溶于水,微溶于低分子量的醇类(如酒精)及丙酮,不溶于烃类,在酸性及中性溶液中稳定,可被碱水解。百草枯可经皮肤、消化道和呼吸道吸收,致死病例主要为经口摄入,少数病例因广泛的皮肤接触致死,吸入中毒未见死亡病例报告。成人致死量为20~40mg/kg。

【病理生理】 百草枯在人体内的代谢过程尚不清楚,多根据动物实验认知。百草枯经口摄入后在胃肠道中吸收率为5%~15%,主要吸收部位在小肠,大部分经粪便排泄。吸收后0.5~4.0小时内血浆浓度达峰值,在体内分布广泛,分布容积1.2~1.6L/kg。百草枯与血浆蛋白结合很少,在肾小管中不被重吸收,以原形从肾脏排出。肾脏是中毒开始浓度最高的器官,也是百草枯排泄的主要器官。当肾功能受损时,百草枯清除率可以下降10~20倍。随着肺组织主动摄取和富集百草枯,口服后约15小时肺中浓度达峰值,肺组织百草枯浓度为血浆浓度的10~90倍。富含血液的肌肉组织中百草枯浓度也较高。肺和肌肉成为毒物储存库,达峰值后可缓慢释放进入血液。

百草枯有局部毒性和全身毒性,对所接触皮肤、黏膜的局部毒性呈浓度依赖性,而全身毒性则呈剂量依赖性。其毒理机制尚不明确,目前认为主要作用于细胞的氧化还原反应,产生超氧化物复合物而产生组织毒性效应。细胞膜脂质的过氧化是导致细胞损伤的一个重要途径。由于肺泡上皮细胞的主动摄取机制,百草枯选择性地集中在肺部。此外,高浓度的氧气显著增加百草枯引起的损伤程度,肺是主要的靶器官。其病理生理变化包括直接伤害肺泡毛细血管膜,导致肺泡表面活性物质丧失、急性呼吸窘迫综合征、进行性肺纤维化、呼吸衰竭。百草枯通过同样细胞膜效应,损伤其他主要器官、系统,包括肝、肾、心脏和中枢神经系统。

【临床表现】 百草枯中毒多为经口途径,注射途径极少见,一般情况下,完整的皮肤能够有效阻止百草枯的吸收,但长时间接触、阴囊或会阴部被污染、破损的皮肤大量接触,仍有可能造成全身毒性。

1. 经口中毒 一般规律为早期化学性口腔炎、上消化道刺激腐蚀表现、肝和/或肾损伤,随后出现肺部损伤。心血管和中枢神经系统的表现亦有报道。

(1) 消化系统:百草枯有腐蚀性,吞服后引起恶心、呕吐,很快引起口咽严重的化学灼伤,进而出现食管黏膜糜烂溃疡、腹痛、腹泻,甚至呕血、便血,严重者可并发食管穿孔、纵隔炎、胃穿孔、胰腺炎等;部分患儿可出现肝大、黄疸和肝功能异常甚至肝衰竭。

(2) 泌尿系统:肾损伤最常见,表现为血尿、蛋白尿、少尿、血 BUN、Cr 升高，严重者发生急性肾功能衰竭。

(3) 呼吸系统：肺损伤最为突出也最为严重。大量口服者 24 小时内可出现肺水肿、肺出血，常在数天内因 ARDS 死亡；非大量摄入者呈亚急性经过，肺纤维化多在 5~9 天内发生，出现胸闷、憋气，2~3 周呼吸困难达高峰，患儿多死于呼吸衰竭。少数患儿可发生气胸、纵隔气肿等并发症。

(4) 心血管系统：中毒性心肌炎、心包出血也有报道，心电图表现心动过速或过缓、心律失常、Q-T 间期延长、ST 段下移。

(5) 中枢神经系统：可有头晕、头痛，少数患儿发生幻觉、恐惧、抽搐、昏迷等症状。

2. 局部接触 表现为接触性皮炎和黏膜化学烧伤，如皮肤红斑、水泡、溃疡等，眼结膜、角膜灼伤形成溃疡，甚至穿孔。大量长时间接触可出现全身性损害，甚至危及生命。

3. 注射途径 通过血管、肌肉、皮肤等部位注射虽然罕见，但临床表现更凶险，预后更差。

【辅助检查】

1. X 线检查 胸部 X 线改变可滞后于临床表现，随病程进展而加重。肺部 CT 改变随中毒程度不同而表现各异。轻度中毒者仅表现为肺纹理增多、散发性局灶性肺纤维化、少量胸腔积液，随时间迁移，病灶可完全吸收；中到重度中毒呈渐进性改变，中毒早期(1 周内)表现为肺纹理增粗、叶间裂增宽，渗出性改变或实变，以肺底及外带为主，可有胸腔积液，中毒后 1~2 周为快速进展期，呈向心性进展，肺渗出性改变或毛玻璃样改变范围迅速扩大，如不能终止，可侵犯全肺；极重度中毒以渗出改变为主，数天内即可侵犯全肺野。

2. 血尿百草枯浓度测定 可帮助明确诊断，并助判断病情的严重程度和预后。但随时间推移，血、尿百草枯浓度逐渐降低甚至难以测出。Hart 等绘制的百草枯血药浓度与预后曲线(图 43-2)有重要参考价值。若接触 24 小时后尿中百草枯仍为阴性，则全身中毒的可能性不大。

【诊断】 依据上述百草枯服用或接触史、典型临床表现以及实验室检查，多可做出急性百草枯中毒的临床诊断。血尿毒物筛查可帮助毒物接触史不详患儿的诊断。服毒量、毒物清除措施的时点是影响预后的重要因素，应尽可能详细询问。根据服毒量早期可作如下分型，①轻型：摄入量<20mg/kg，患儿除口腔刺激及胃肠道症状外，其他症状不明显，多数患儿能够完全恢复；②中-重型：摄入量 20~40mg/kg，患儿除胃肠道症状外，可出现多系统受累，1~4 天出现肾功能、肝功能损伤，数天~2 周出现肺部损伤，多数在 2~3 周死于呼吸衰竭；③暴发型：摄入量>40mg/kg，有严重胃肠道症状，1~4 天死于多器官功能衰竭，极少存活。

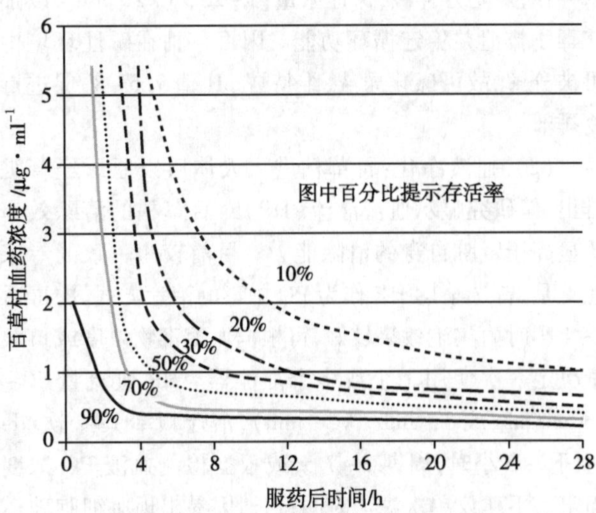

图 43-2 百草枯血药浓度与预后曲线

【治疗】

1. 阻断毒物吸收 急性百草枯中毒救治成功的关键有赖于早期的净化措施，限制毒物的吸收。

(1) 催吐、洗胃与吸附：院前可刺激咽喉部催吐。院内应争分夺秒洗胃，洗胃液可选生理盐水或 2%碳酸氢钠溶液，洗胃尽可能彻底，直到无色无味。由于 PQ 腐蚀作用较大，注意要小容量、低压、轻柔并反复洗胃。上消化道出血并非洗胃绝对禁忌，可用去甲肾上腺素冰盐水洗胃。PQ 接触土壤后迅速失活，故洗胃完毕后应立即注入吸附剂 15%漂白土溶液(15ml/kg)、活性炭(2g/kg)，以灭活并牢固吸附消化道内未被吸收的毒物。因漂白土无药准字号，常用蒙脱石散替代。现场急救可口服泥浆水[3]。

(2) 导泻：使用 20%甘露醇、硫酸钠或硫酸镁、大黄导泻，促进毒物排泄，减少吸收。此后每隔 2~4 小时反复吸附与导泻，持续 2~3 天，直到尿中定性试验阴性为止。

(3) 清洗：皮肤接触者立即脱去被毒物或呕吐物污染的衣物，应用清水或肥皂水彻底清洗皮肤、毛发，注意勿损伤皮肤，防止毒物从创口增加吸收。眼睛接触者，需用流动的清水或生理盐水冲洗至少 15~20 分钟，然后请眼科会诊。

2. 促进毒物排泄

(1) 补液利尿：补液联合静脉注射利尿剂。因市售 PQ 溶液中加有催吐剂，故大部分口服者呕吐频繁，有脱水存在，要充分补液，保证尿量[1～2ml/(kg·h)]，以加速毒物排泄并稳定循环功能。因百草枯在碱性环境中可被分解，故可碱化尿液，维持尿 pH 值 7.5～8，促进毒物排泄。

（2）血液净化：百草枯进入人体后以原形经肾脏排出，但研究显示血液灌流（HP）对百草枯的清除效率明显高于肾脏自身的清除能力。目前较为一致的专家意见是，首选早期 HP 作为 PQ 中毒的治疗方式，中毒后 2～4 小时内实施效果较好，可根据血液毒物浓度或口服量决定一次使用 1 个或多个灌流器。HP 血流量 50～130ml/min 或 3～5ml/(kg·min)，治疗频率 1～2 次/d，时间 2～5 小时，周期 3～7 天或根据检测血液 PQ 浓度而定。不建议单次灌流时间过长，因易出现血细胞破坏增多、出血、栓塞、凝血功能异常等严重后果。由于百草枯自身肾脏清除率（170ml/min）远大于血液透析（HD）的毒物清除作用，因此建议 HD 只用于合并肾功能损伤的中毒患者，或与血液灌流（HP）联合应用，而很少单独应用 HD 治疗百草枯中毒。因百草枯中毒后可产生大量炎性介质，连续静-静脉血液透析滤过（CVVHDF）有一定理论基础，但确切疗效尚需更多临床资料加以证实[3]。

3. 药物治疗 主要用于减轻靶器官肺的损伤，包括糖皮质激素、免疫抑制剂、抗氧化剂等。最近的一些临床研究提示，早期联合应用糖皮质激素及环磷酰胺冲击治疗对中重度百草枯患者可能有益，国内成人多中心研究在常规治疗基础上，冲击量静脉滴注甲泼尼龙（500mg/d，1 次/d，连用 3 天，然后减为 200mg/次，1 次/d）。根据病情 14 天或 21 天后逐渐减量至停药。同时静脉滴注环磷酰胺 600mg（首剂可酌情增至 800mg）2 周，每周 2 次，于中毒后 12 周评价疗效，存活率可达 78.3%，证实甲泼尼龙联合环磷酰胺冲击治疗有较好的疗效。我国台湾 Lin 等进行一项前瞻性研究，研究组患者早期给予甲泼尼龙（1g/d，3 天），联用环磷酰胺（15mg/kg，2 天），然后地塞米松（5mg/次，每 6 小时 1 次）序贯治疗直至 PaO_2 达到 80mmHg；如果 PaO_2 < 60mmHg，则重复应用甲泼尼龙（1g/d，3 天）和环磷酰胺（15mg/kg，1 天）。对照组应用环磷酰胺 2mg/(kg·d) 和地塞米松每 6 小时用 5mg，共 14 天。结果显示研究组患者病死率显著下降，提示甲泼尼龙和环磷酰胺重复冲击治疗 PQ 中毒效果好。抗氧化剂理论上可清除氧自由基，减轻肺损伤，但临床研究多数未取得预期效果，可酌情使用谷胱甘肽、N-乙酰半胱氨酸、维生素 C、维生素 E 等。

4. 对症支持治疗 ①氧疗和机械通气：应避免常规给氧，基于目前百草枯中毒机制的认识，建议将 PaO_2 <40mmHg 或 ARDS 作为氧疗指征；②消化道灼伤严重者，给予禁食、肠外营养支持，使用胃黏膜保护剂和抑酸剂。对腐蚀性疼痛，可用吗啡镇痛。对频繁呕吐者，可用 5-羟色胺受体拮抗剂或吩噻嗪类止吐剂，此外可针对器官损伤给予相应的保护剂。

六、毒鼠强中毒

毒鼠强（tetramine）的化学名称为“四亚甲基二砜四胺”，属剧毒药。人口服最低致死量为 5mg/kg。主要毒理为毒鼠强能与 γ-氨基丁酸（GABA）受体结合，阻止 GABA 与其受体结合。GABA 是脊椎动物中枢神经系统的抑制性物质，GABA 的作用被毒鼠强抑制后，中枢神经呈现过度的兴奋而发生惊厥。同时，毒鼠强可直接作用于交感神经导致肾上腺素能神经兴奋，抑制体内单胺氧化酶和儿茶酚胺氧位甲基移位酶的活性，使其失去灭活肾上腺素和去甲肾上腺素的作用。共同导致肾上腺素作用增强。中毒患儿的主要表现为顽固性惊厥。摄入毒鼠强后潜伏期大多在 0.5～2.0 小时，最快可在 5～10 分钟猝死。早期表现为头晕、头痛、乏力、恶心、呕吐，很快发生全身抽搐，甚至呈惊厥持续状态，可因之导致呼吸衰竭而死。

【治疗】 口服中毒者，立即催吐、洗胃，惊厥患儿应控制惊厥后进行洗胃，意识障碍及呼吸衰竭者，应在气管插管后洗胃，洗胃完毕后注入活性炭，继以 20% 甘露醇或硫酸钠导泻。控制惊厥是挽救患儿生命的关键，视病情酌情使用苯巴比妥、地西泮、咪达唑仑等。加用维生素 B_6 对控制惊厥有帮助。积极做好脏器支持和维持内环境稳定。血液净化是目前唯一证实能有效清除体内毒鼠强方法，宜尽早实施。首选血液灌流，首次血液灌流后，血液中毒鼠强浓度会有一定幅度的回升，是毒物在体内重新分布的结果，因此强调多次治疗，直至惊厥得到控制，病情稳定。合适的间隔时间宜在 8～24 小时。亦有文献报道首次血液灌流后，继续行连续静-静脉血液滤过或连续静-静脉血液透析，能达到持续清除血中毒鼠强的效果，防止反跳。

七、无机磷中毒

磷的用途甚广，在制造火柴、焰火、爆竹、信号弹、某些合成染料、人造磷肥、杀虫剂、灭鼠药及医疗用药中，均应用磷。常用者为黄磷和红磷。小儿中毒多由于误服含磷的灭鼠药如磷化锌（zinc phosphide）所致，偶由吞食含黄磷的火柴头引起；若多次嚼食含磷化物或红磷的火柴盒边，亦可出现中毒症状，红磷中一般含有 0.6%～1%黄磷。由于吸入黄磷烟雾或磷化氢中毒者甚少。

【病理生理】 黄磷毒性甚剧，对成人的最小致死量约为 60～100mg，磷化锌的致死量约为 40mg/kg。黄磷进入人体后，其毒理作用为破坏细胞内酶的功能，造成神经系统、肝、心、肾等脏器的损害，引起上述脏器脂肪变性、出血及骨骼脱钙等。黄磷对皮肤及黏膜尚可引起强烈的灼伤和腐蚀，并可通过创面吸收中毒。磷化锌进入体内与胃酸作用后产生磷化氢和氯化锌，两者对胃肠道黏膜有刺激和腐蚀作用，引起炎症、充血、溃疡和出血等。其所产生的磷化氢可抑制细胞酶，影响细胞代谢，形成细胞窒息，以致中枢神经、呼吸、心血管系统及肝、肾功能均受影响，而以中枢神经系统受损最早亦最重。

【临床表现】 误食含黄磷的火柴头或其他含磷制剂后半小时至数小时内，患儿口腔、食管和胃内有烧灼样疼痛，并出现恶心、呕吐、腹痛、腹泻，呕吐物及粪便有大蒜臭味，在黑暗处可见荧光。轻症可于 1 周内逐渐恢复。重症患儿的呕吐物和粪便带血，甚至大量呕血，可于 1～2 日内出现昏迷、休克、导致死亡。若误服量甚大时，可以迅速发生休克而无明显的呕吐、腹痛和腹泻。部分患儿可在 1～3 日的症状好转后出现吸收中毒的症状，再度吐、泻、腹痛，吐、泻物可为血性，肝大，黄疸，鼻出血及皮下出血，严重者发生呼吸困难，痉挛，肝、肾功能衰竭，谵妄，血压下降，昏迷等，可在 1～3 周内死亡。少数患儿的食管或胃肠因腐蚀导致穿孔。

误食磷化物（如磷化锌等）1～3 日或 10 日后，由于黄磷被吸收而发生全身症状，除出现胃肠道症状外，可发生肝、肾损害，出现肝区疼痛、肝大、阻塞性黄疸、少尿、血尿、蛋白尿等，其他症状还有低血糖、皮肤黏膜出血、瞻望、昏迷、抽搐、虚脱和低血压等，甚至休克、大出血等最终导致死亡。

若吸入大量黄磷烟雾或磷化氢，一般在 24 小时内出现症状，轻症表现为鼻咽干燥、刺激性咳嗽、胸闷、心动过速、头疼、乏力、失眠和胃肠道症状；中度患儿可出现嗜睡、抽搐、呼吸困难和肝脏、心肌损害症状；重症患儿在 10 余分钟内即可有呼吸困难，继后出现惊厥、昏迷、肺水肿、休克、呼吸衰竭等症状，可于短期内死亡。

工作暴露于磷环境 1 年或数年可导致慢性磷中毒，起初出现疲乏、食欲缺乏等症状，随后出现牙龈溢脓、牙齿松动、口内恶臭、咀嚼困难等，最终出现颌部红肿、瘘管等慢性磷中毒特有的颌骨坏疽，如化脓性病变移行到眼窝或脑膜，后果严重。

【实验室检查】 呕吐物及粪便中可检出磷，在夜间或暗处可发磷光。血液检查可有白细胞及血小板减少，血糖降低，胆固醇、胆红素、乳酸、磷、钙等增加，凝血酶原降低，出、凝血时间延长。尿量少，可出现蛋白、红细胞及管型等。

【治疗】 口服中毒而无胃出血者在 5 小时内须立即用 1∶5 000 高锰酸钾溶液或 3%过氧化氢溶液稀释 10 倍或 0.1%～1%的硫酸铜溶液小心洗胃，直至洗出液澄清而无蒜臭味为止；若无法立即洗胃，则可内服 0.5%～1%硫酸铜溶液适量（成人 4ml，小儿酌减），每 15 分钟 1 次，共服 2～3 次或至发生呕吐为止（昏迷患儿仍应洗胃）。必须注意所用硫酸铜溶液不可过浓、过多，洗胃液出入量应大致相等，防止发生铜中毒。亦可先灌注适量液体石蜡于胃中，再以大量清水洗胃。洗胃后连续数日给予硫酸钠或液体石蜡等泻剂，因吞服黄磷后 2～3 日，粪便中仍可检出该类毒物。禁用硫酸镁，因其可与氯化锌（磷化锌在胃内遇酸后生成物之一）起作用后生成卤碱，引起中毒。液体石蜡可使磷溶解于其中而被泻出，且不为胃肠道吸收。勿用其他油类及含脂肪的物质如牛奶等，以防促进磷的吸收。补液利尿促进毒物排泄。发生中毒性肝炎时，加强护肝治疗，可用葡萄糖、支链氨基酸、保肝利胆药物、维生素 C 及 B 族维生素。必要时可输白蛋白、血浆。酌情使用肾上腺皮质激素。出血时使用维生素 K_1 或新鲜冰冻血浆。有脱水、酸中毒、休克及多脏器衰竭时，采取综合治疗措施。

若为吸入黄磷烟雾或磷化氢中毒，迅速将患儿移至新鲜空气处，更换污染衣服；皮肤若被沾染，立即选用 1%硫酸铜溶液、2%碳酸氢钠溶液或 2%过氧化氢溶液冲洗皮肤；其他为抢救肺水肿，并按上述有关项目处理。

【预防】 勿让小儿玩耍火柴。灭鼠药物应做标记，晚上放置，白天拿掉，以免小儿捡食误服；不用的灭鼠药须妥为收藏。教育小儿勿到用磷化氢等熏蒸的场所玩耍。

八、有机氟鼠药中毒

有机氟鼠药（organic fluorine pesticide）常用的有氟乙酰胺（fluoroacetamide）、氟乙酸钠（sodium fluoroacetate）。氟乙酰胺剂，又名敌牙胺、氟素儿，是无臭的白色针状晶状体，化学性质稳定，易溶于水，常用于防治多种害虫。氟乙酸钠（氟醋酸钠、1080）是白色无味粉末，易溶于水，其 1%水溶液是毒性最强的杀鼠剂。主要经口误服引起中毒。一般情况下经呼吸道和皮肤中毒的可能性不大，但可通过破损皮肤侵入人体引起中毒，食用被该鼠药毒死的鸡或狗肉也可发生中毒,人口服氟乙酰胺致死量约为0.5~2mg/kg。

【病理生理】 氟乙酰胺和氟乙酸钠进入人体后,分解为氟乙酸,后者与三磷酸腺苷和辅酶A作用,形成氟乙酰辅酶A,再与草酰乙酸作用生成氟柠檬酸而抑制乌头酸酶,使柠檬酸不能代谢为乌头酸,导致三羧酸循环障碍,能量生成受抑制,引起消化、心血管、呼吸、神经系统等一系列中毒症状。由于氟化物能抑制胆碱酯酶,可出现有机磷中毒样症状。

【临床表现】 潜伏期一般为30分钟至6小时。

1. 轻度中毒 头痛、头晕、视物模糊、黄视、无力、四肢麻木、肢体小抽动、口渴、恶心、呕吐、上腹部烧灼感、腹痛、心动过速、体温降低等。

2. 中度中毒 除上述症状外,可有呼吸困难、分泌物增多、烦躁不安、肢体间歇性抽搐、血压降低、心电图提示轻度心肌损害等。

3. 重度中毒 除上述症状外,可发生惊厥、心律失常、严重心肌损害、心力衰竭、呼吸衰竭、肠麻痹等。

【诊断】 根据农药接触史、神经系统和循环系统症状,血中柠檬酸含量增高(正常全血含量为2.5mg/dl),血氟含量增高(正常为0.2~0.5mg/dl)即可诊断。

【治疗】

1. 一般处理及对症支持治疗 误服中毒者,立即催吐、洗胃。洗胃后口服或灌入活性炭,继以导泻,再饮蛋清、牛乳、氢氧化铝凝胶等保护胃黏膜。对症支持治疗包括输液,应用维生素B_1、维生素C及能量合剂,以保护神经系统与心脏。使用地西泮或苯巴比妥控制惊厥。分泌物多者可使用阿托品。出现脑水肿、心力衰竭、呼吸衰竭、心律失常者采用相应治疗措施。

2. 特效解毒剂 乙酰胺是治疗本类农药中毒的有效药物,具有延长潜伏期、控制发病、减轻症状的作用。乙酰胺与本类毒物的结构相似,在体内生成乙酸基,可与氟乙酰胺产生的氟乙酸竞争,达到解毒效果。用法为每日0.1~0.3g/kg,分2~4次肌内注射或静脉滴注,首次剂量为全日总量的1/2,一般5~7天为一疗程。

3. 其他综合性治疗 镇静及控制痉挛防止脑缺氧和脑水肿,适时进行脱水,及时发现并治疗心律失常,维持水电解质平衡,静脉补钙等。

(钱素云 卢秀兰)

参考文献

[1] 中国医师协会急诊医师分会. 急性有机磷农药中毒诊治临床专家共识(2016). 中国急救医学,2016,36(12):1057-1065.

[2] 屈大卫,钱素云. 急性百草枯中毒的血液净化治疗现状. 中国小儿急救医学,2015,22(8):571-573.

[3] 成怡冰,王檬,周崇臣. 百草枯中毒治疗进展. 中国小儿急救医学,2018,25(2):89-93

第6节 金属中毒

一、铅中毒

自1970年推广使用无铅汽油和油漆以来,儿童铅中毒(lead poisoning)的发病率及严重程度已大为降低,但每年发生铅中毒患儿仍不在少数,尤以低年龄儿童多见。铅是嗜神经和嗜胎盘毒物,同时又是导致多系统、多器官损伤的重金属毒物,已成为日常生活中威胁儿童生长发育和健康的常见危险因素,其损害是终身、不可逆的。儿童铅中毒途径及生理病理反应有其独特表现,与职业病所描述的迥异。防治环境污染、清洁居住环境、保持个人卫生和经常性非药物驱铅是保护儿童避免铅毒害的有效对策[1]。

【中毒原因】

1. 铅暴露 儿童暴露在铅环境中,将铅吸收到体内造成中毒。有人认为贫困儿童更易发生铅中毒[2]。

(1) 大气中的铅:①自然来源:自然环境中的铅通过地壳侵蚀,火山爆发,海啸发生和森林山火等自然现象而释放入大气环境中;②非自然来源:主要指来自工业和交通等方面的铅排放。其数量在环境污染中占绝对优势;其中以含铅汽油燃烧的排铅量最高。

(2) 环境媒介中的铅:①土壤和尘埃中的铅:铅元素是地壳的化学组成成分之一,土壤是自然界中铅的最大储存库。土壤和尘埃中的铅对环境的危害具有积蓄作用,而且影响比较久远,土壤中的铅会在儿童玩耍时被有意无意地摄入,造成儿童的铅中毒。土壤的铅污染还影响生长作物中的铅含量。室内铅尘也是儿童铅暴露的重要来源之一。室内铅尘的含量和儿童血铅水平呈非常明显的相关,控制室内铅尘能有效降低儿童的血铅水平。②水中的铅:一般情况下被铅污染的水不至于成为儿童铅暴露的主要来源。自来水中的铅含量虽然不高,但其生物利用度往往较食物中的铅为高。

(3) 食物中的铅:可能来自几个方面,①大气中的铅直接沉积到谷物和蔬菜中。②室内铅尘污染厨房中的食物。③以含铅釉彩器皿储存食物造成污染,铅质焊锡制作的食品罐头对食物的污染等;其中铅污染罐头食品的危害最大。④含铅的进口糖果及巧克力。⑤爆米花:爆米花机的炉膛和炉盖是由含铅的生铁铸成,在密闭加热时极易挥发并掺入爆米花中。含量最高的超标41倍。⑥皮蛋(松花蛋):皮蛋在传统制作过程中需要加入氧化铅(氧化铅能协助氢氧化钠渗入蛋中)以加快其成熟,因此,皮蛋的含铅量也较高。⑦水果:砷酸铅仍被广泛用作水果园的杀虫剂,致使水果皮含铅量较高。

(4) 含铅油漆与儿童铅暴露:含铅油漆为目前儿童铅暴露的最主要原因。居住于含铅油漆刷饰房内的儿童,其血铅水平明显高于居住于无铅污染住房内的儿童。

(5) 学习用品和玩具的污染:儿童玩具和学习用品的含铅量普遍较高。课桌、椅的棕黑色油漆层,教科书彩色封面,彩色蜡笔等均含铅。

(6) 使用含铅药物(如部分中药)治疗。

2. 铅吸收、分布和排泄

(1) 铅的吸收:目前,铅的生物学作用仍不明确。营养不良儿童及孕妇铅吸收最高。①肠道是非职业性铅暴露时铅吸收的主要途径。铅通过主动转运和被动扩散两种方式由小肠吸收入血。铅和钙、铁、锌等在肠道吸收过程中使用同一部位的转运蛋白,提高膳食中钙、铁和锌的含量可有助于降低铅在肠道的吸收。②呼吸道吸收:空气中的铅经呼吸道吸入肺内,再通过肺泡毛细血管单位吸收入血。③经皮肤吸收:铅极少经皮肤吸收。

(2) 铅在体内的分布:体内铅的分布可分为2部分:交换池和储存池。交换池中的铅主要是指血液和软组织中的铅,这部分铅绝大多数在25~35天转移到骨性组织中。储存池中的铅主要指骨组织中的铅,与交换池中的铅维系着动态平衡。①血液中的铅:参与血液循环的铅99%以上存在于红细胞,仅有1%以下存在于血浆中,红细胞内外的铅也维系着一种动态平衡。②骨组织中的铅:骨组织容纳了体内90%以上的铅。骨铅的积蓄始于胎儿时期,以后随着年龄的增长而逐渐增多,骨铅的积蓄可持续约50年。当由于感染、创伤、服用酸性药物使体液偏酸时,骨内不溶解的正磷酸铅转化成可溶性的磷酸氧铅移动到血液,使血铅浓度剧升引起中毒或使原发病症状加重。当食物缺钙或血钙降低,或体内排钙增加时,铅随钙入血,致使血铅上升。③其他组织中的铅:少量铅分布在肝、肾、脾、脑、肌肉等器官中。脑组织是铅的重要靶器官。软组织中相对含有较多高活性的可移动铅。这是儿童铅中毒时机体反应强烈的原因之一。④铅在体内的半衰期:血液中铅的半衰期约25~35天。血铅水平只能反映近1个月左右时间内的铅暴露状况。骨骼内的铅,其生物半衰期约为10年。

(3) 铅的排泄:铅通过3条途径排出体外。近2/3以肾脏经小便排出;近1/3通过胆汁分泌排入肠腔,然后随大便排出;有8%左右的铅通过头发及指甲脱落排出体外。

3. 儿童铅代谢特点

(1) 吸收多:无论是经呼吸道还是经消化道,儿童均较成人吸收较多的铅。消化道是儿童吸收铅的主要途径。①儿童有较多的手口动作,铅接触的机会多;②儿童单位体重摄入的食物较成人明显为多,通过食物途径摄入的铅量也相对较多;③儿童胃排空较成人快,铅的吸收率会大幅度增加;④呼吸道吸入较大颗粒,多吞入消化道。

儿童之所以从呼吸道吸入较成人多的铅,有以下几个方面原因:①铅多积聚在离地面1米左右的大气中,而距地面75~100cm处正好是儿童的呼吸带;②儿童对氧的需求量大,故单位体重的通气量远较成人为大;③铅在儿童呼吸道中的吸收率较成人高,是成人的1.6~2.7倍。

(2) 排泄少:儿童铅的排泄率仅有66%左右,而仍有约1/3的铅滞留在体内。

(3) 储存池的铅流动大:儿童储存池中的铅较容易向血液和软组织中移动,因而内源性铅暴露的概率和程度均较高。

【发病机制】 铅与巯基及其他配体结合干扰关键酶的催化反应,其毒性作用可表现在神经、造血、泌尿等多个系统。

1. 对神经系统的影响 海马回和大脑皮层是铅毒性作用的主要靶组织。高水平铅暴露下,脑组织可产生细胞水肿、出血、失去细胞内容物、脱髓鞘病变、海马回结构萎缩等病理变化。低水平铅暴露能使突触形成的密度降低,神经元树突分支减少。铅抑制突触前膜在刺激作用下的乙烯胆碱(Ach)释放,而增加无刺激安静状态下的Ach释放。铅也能抑制中枢神经系统中Ach的正常释放。可能是铅毒性引起学习记忆损害的基础之一。铅还影响突触前膜对多巴胺的释放。N-甲基-d天门冬氨酸(N-methyl-d-aspartate,NMDA)受体复合物是中枢神经系统中存在的一种兴奋性氨基酸受体，与神经细胞的发育和认知能力的发展有关。在很低的暴露水平下，铅即能对这一系统产生破坏。

2. 对血液系统的影响 铅主要是通过抑制δ-氨基乙酰丙酸脱氧酶（δ-ALAD）和铁络合酶，从而影响血红素合成。铅中毒时由于血红蛋白合成受阻，使血红蛋白水平下降引起贫血。铅可明显抑制珠蛋白合成，致红细胞寿命缩短，易使红细胞水肿破裂，机械脆性增加，易于溶血、破裂。由于血红蛋白合成障碍，导致骨髓内幼红细胞代偿性增生，血液中点彩、网织红细胞增多。

3. 对泌尿系统的影响 急性期肾脏功能和形态的改变局限于近曲小管，表现为需耗能的肾小管转运功能障碍，因此而出现氨基酸尿、糖尿等。在驱铅治疗后可得到逆转。线粒体是铅毒性作用在细胞内的重要靶细胞器，从而导致肾小管物质排泄和重吸收功能受损。慢性铅性肾病继续发展容易恶变成肾腺癌。

4. 对心血管系统的影响 随着血铅水平增加，收缩压不断上升，血铅值和血压间呈现一明显的剂量-效应关系。血铅水平与舒张压间存在正相关，儿童铅中毒者发展为高血压的危险性比对照组高出7倍。

5. 对免疫功能的影响 铅能使宿主对内毒素的易感性增高，抵抗力下降，降低程度与暴露剂量呈良好剂量-效应关系。免疫细胞的记忆能力明显减弱，甚至消失，因而导致严重的体液免疫损伤。铅暴露使脾淋巴细胞表面的抗原和补体结合位点明显减少。铅抑制迟发型超敏反应，使机体对某些慢性感染的易感性增高。铅能明显降低IL-2活力，使其对辅助性T细胞、抑制性T细胞、细胞毒性T细胞和自然杀伤细胞的免疫调控能力都大为下降。铅暴露能使巨噬细胞数量和吞噬能力均明显下降。铅还能抑制游走抑制因子（MIF）的产生，并使MIF对巨噬细胞游走能力的抑制作用下降。

6. 对内分泌系统的影响 血铅水平和血清维生素 D_3 的活性形式，1,25-二羟维生素 D_3 的水平明显呈负相关。铅中毒时每日钙摄入量的下降，1,25-二羟维生素 D_3 下降使血液中游离钙浓度下降，这使得骨质脱钙。铅暴露可以使血浆肾素浓度、肾素活力和肾脏肾素浓度均升高50%左右。胰岛素样生长因子Ⅰ也与血铅水平呈明确负相关。铅毒性作用可能影响生长激素的分泌。铅毒性作用还能影响促甲状腺素（TSH）对促甲状腺素释放素（TRH）的反应。

【临床表现】 儿童对铅污染的反应与血铅无线性关系，表现各异。多呈现非特异性表现，常见：头痛、腹痛、情绪急躁、攻击行为（如咬人）、板状腹、黄疸、震颤、认知能力下降、学习成绩下降、注意力分散、记忆力下降、持续哭闹，缺钙、缺铁、缺锌及贫血症状，体重不增、身高发育迟滞，偏食、异食，免疫功能低下、反复呼吸道感染，乏力、食欲缺乏、易累、体能下降、耐力素质差，腹泻与便秘交替等。

急性中毒患儿口内有金属味，流涎，恶心，呕吐，呕吐物常呈白色奶块状（铅在胃内生成白色氯化铅），腹痛，出汗，烦躁，拒食等。当发生急性铅中毒性脑病时，突然出现顽固性呕吐（可为喷射性），并伴有呼吸、脉搏增快，共济失调，斜视，惊厥，昏迷等；此时可有血压增高及视乳头水肿。小婴儿前囟饱满，甚至颅骨缝增宽，头围增大。重症铅中毒常有阵发性腹绞痛，并可出现肝大、黄疸、少尿或无尿、循环衰竭等。少数有消化道出血和麻痹性肠梗阻。患儿多不发热或仅微热。病期较长的患儿并有贫血，面容呈灰色（铅容），伴心悸、气促、乏力等。成人可见牙齿与指甲因铅质沉着而染黑色称“铅线”，但很少见于幼儿。四肢麻木和肢体远端出现腕下垂、踝垂征等在婴儿时期较为少见；指、趾麻木则为较大患儿常诉症状。有时可见肢体瘫痪，若发生肋间肌瘫痪，则可出现呼吸困难，甚至呼吸衰竭。

慢性铅中毒多见于2~3岁以后的患儿，一般从暴露铅环境至出现症状约3~6个月。主要表现为严重的中枢神经系统病变如癫样发作、运动过度、攻击性行为、语言功能发育迟滞以至丧失等，但无急性颅内压增高的征象。此类慢性脑病可以是急性脑病的后遗症或与经常摄入过量的铅有关。铅中毒性脑病后遗症中的癫样发作和行为改变到青春期可以逐渐减轻，但智力缺陷仍持续存在；重症病例可有失明和偏瘫。近来有人发现视网膜点彩常出现在尿铅排泄异常之前，不仅为铅中毒早期体征，而且铅吸收患儿的阳性率也很高，但亦有出现假阳性和假阴性的报道。

【实验室检查】

1. 铅检测 检测血铅有直接法和间接法[3]。

（1）直接法：包括电化学原子吸收质谱测量法（electrothermal atomic absorption spectrometry，ETAAS），原子吸收火焰石墨炉法（graphite furnace AAS，GFAAS），快速Zeeman原子吸收石墨炉质谱测量法（a rapid zeeman graphite atomic absorption spectrometry，RZGAAS），持续校正原子吸收火焰炉法（continuum corrected furnace AAS，CCAAS），Delves-杯原子吸收火焰石墨炉法（Delves cup AAS，DCAAS），滤纸原子吸收火焰石墨炉法（filter paper AAS，FPAAS），阳极解析安培测量法（anodic stripping voltammetry，ASV）。这些方法操作较烦琐、技术要求高，价格较高、难以大面积推广应用。

（2）间接法为血叶啉（erythrocyte protoporphyarin）

检测:仅需末梢血即可,检测价格便宜,在人群筛查时较易应用;不作为诊断使用,可作非药物驱铅时的指示参数。

2. 静脉血检查　是评估血铅水平的最佳方法,可避免皮肤表面铅污染血样。若末梢血检查提示血铅水平升高,需行静脉血检复合。实验室铅检测允许存在±4μg/dl(0.19μmol/L)的误差。

3. 周围血象　中度以上铅中毒患儿可有红细胞和血红蛋白减少,点彩红细胞增加,网织红细胞及多染性红细胞亦常增多,但其特异性均较差。检查荧光红细胞为铅中毒早期诊断有价值的方法之一,其常用标准:1%以下为正常,2%~10%为轻度增加,超过10%为过高。但非铅中毒的特异诊断方法。

4. 驱铅试验　对有铅接触史而无明显症状的患儿,尿铅测定正常,可作驱铅试验。一般用依地酸二钠钙(Na_2Ca EDTA)500mg/m^2单次肌内注射,收集其后8小时的尿检测铅含量,若对于所注入的每mg依地酸二钠钙之尿铅排出量大于4.83μmol(1μg),则提示患儿血铅浓度超过2.64μmol/L(55μg/dl)。

5. 脑脊液检查　压力可高达58.8~78.4kPa,蛋白量高,但白细胞一般不增加,偶达0.03×10^9/L(30/mm^3)左右,多数为淋巴细胞,糖量正常。

6. 其他检查　铅中毒患儿的粪便偶见鲜血或潜血,由于大量铅质刺激肠道所致。此外,血糖往往增加。携氧能力下降。

7. X线检查　患儿长骨干骺端出现密度增加,呈一白色带,比佝偻病恢复期所见者宽大而显著。铋、磷大量沉着于骨端,亦能出现同样的白影,但很少见。2岁以前铅中毒患儿的长骨X线改变常不明显,甚至在严重病例也可能无异常改变。患儿腹部平片可见不透光的物质存在。

【诊断与鉴别诊断】　应提高对铅污染的警惕,用直接法或间接法检查血铅即可判别血铅水平。但应注意,即使血铅水平未超过目前制定的可接受水平,也可产生铅中毒症状和损伤,亦应及时予以驱铅干预。凡血铅不为"零"者均应接受驱铅干预。急性中、重症铅中毒根据临床表现,实验室检查多能作出诊断,当属不难。

铅中毒初期呈现消化道症状时,应与急性胃肠炎、病毒性肝炎等鉴别;有腹绞痛时须与急腹症鉴别;发生脑病征象时应与脑炎、结核性脑膜炎、脑肿瘤及手足搐搦症区别。

静脉血铅浓度为诊断儿童铅中毒的金标准。世界卫生组织和美国疾病预防控制中心文件规定,儿童的血铅水平可分五级:Ⅰ级:<0.483μmol/L(10μg/dl);ⅡA级:0.483~0.676μmol/L(10~14μg/dl);ⅡB级:0.724~0.917μmol/L(15~19μg/dl);Ⅲ级:0.965~2.12μmol/L(20~44μg/dl);Ⅳ级:2.172~3.330μmol/L(45~69μg/dl);Ⅴ级:≥3.378μmol/L(70μg/dl)。

我国2006年发布的《儿童高铅血症和铅中毒分级和处理原则》规定:以连续2次静脉血血铅为准,血铅在100~199μg/L,为高血铅;血铅≥200μg/L,为铅中毒。并依据血铅水平分为轻、中、重度铅中毒。即血铅为200~249μg/L,为轻度铅中毒;250~449μg/L,为中度铅中毒;≥450μg/L,为重度铅中毒[4]。

有人认为,Ⅰ级是相对安全的血铅水平,而Ⅱ~Ⅴ级属于不同程度的铅中毒。我国儿科工作者认为"零血铅"为无害水平。

【治疗】

1. 治疗原则　遵循环境干预、健康教育和驱铅治疗的基本原则。首先,积极排查和寻找铅污染源,尽快脱离并切断污染途径,这是处理儿童铅中毒的前提和根本方法。积极开展健康教育和卫生指导,如宣传铅对健康的危害,普及预防知识。实施营养干预,及时补充蛋白质、维生素和微量元素,纠正营养不良和钙、铁、锌的缺乏。同时配合正确的药物和非药物驱铅治疗。

2. 急救处理　对误服大量含铅物品而中毒的患儿,首先需导吐,洗胃;继之向胃内注入硫酸钠或硫酸镁15~20g,使之形成不溶性硫化铅,然后再次洗胃,以清除沉淀出的硫化铅;之后服用较大量牛乳或生蛋白,可使剩余铅质成为不易溶解的盐类,并可保护胃黏膜;再用盐类泻药1~2次以导泻。完善全血细胞计数、网织红细胞计数、尿常规、血清电解质、肌酐、血尿素氮及肝功能检查,并检查有无缺铁。应行腹平片检查确定肠道内有无含铅物质残留。

3. 非药物驱铅　对于大多数没有急性中毒表现的儿童首选非药物驱铅。使用金属硫蛋白的生物饮品可以有助于排出体内的铅。

4. 药物排铅　是通过驱铅药物与体内铅结合并排泄。驱铅治疗只用于血铅水平在中度及以上铅中毒,慎用于儿童,需住院,在有经验的医师指导下进行治疗。驱铅治疗时应注意:①使用口服驱铅药物前应确保脱离污染源,否则会导致消化道内铅的吸收增加;②缺铁患儿应先补充铁剂后再行驱铅治疗,因缺铁会影响驱铅治疗的效果。

(1)中度铅中毒:用于驱铅试验阳性者。驱铅试验的具体方法为:试验前嘱患儿排空膀胱,按500~700mg/m^2体表面积的剂量肌内注射依地酸二钠钙,加2%利多卡因2ml以减少肌内注射时的疼痛。用经无铅处理的器皿连续收集8小时尿液，测定8小时尿量（L）和尿铅浓度（mg/L），以下列公式计算出每毫克依地酸二钙钠的排铅量比值I，I=尿量（L）×尿铅浓度（mg/L）/依地酸二钠钙（mg）。I≥0.6驱铅试验为阳性；I<0.6驱铅试验为阴性。阳性者开始治疗。进行该项试验时应注意2个问题：①集尿器皿应在事先进行无铅处理，以确保尿铅测定结果准确；②8小时中应尽可能多饮水，以保证有足够的尿量，并收集8个小时内的所有尿液。

治疗首选二巯丁二酸。用法：剂量为每次350mg/m^{2}体表面积，每日3次口服，连续5日，继而改为每日2次给药，每次药量不变，连续14日。每个疗程共计19日。

对无法完全脱离铅污染环境的儿童则应采用依地酸二钠钙进行治疗，用量为1 000mg/m^{2}体表面积，静脉或肌内注射，5日为一疗程。

停药4~6周后复查血铅，如等于或高于25μg/dl，可在1个月内重复上述治疗；如低于25μg/dl则按高铅血症或轻度铅中毒处理。

（2）重度铅中毒：选择二巯丁二酸治疗，方法同前。依地酸二钠钙用量为1 000~15 00mg/m^{2}体表面积，静脉或肌内注射，5日为一疗程。

疗程结束后每2~4周复查一次血铅，如等于或高于45μg/dl，可重复上述治疗方案；如连续2次复查血铅低于45μg/dl，等于或高于25μg/dl，按中度铅中毒处理。

血铅水平等于或高于70μg/dl，应即复查静脉血铅，确认后立即在有能力治疗的医院住院治疗。根据患儿病史，经口摄入的要排除消化道内大量铅污染物残留，必要时给予灌肠、洗胃等办法。采用二巯丁二酸和依地酸二钠钙联合治疗。联合治疗时应先用二巯丁二酸治疗4小时，当患儿出现排尿后，方可使用依地酸二钠钙，否则易导致脑细胞内铅含量过高，出现铅中毒性脑病。治疗期间应检测肝肾功能、水电解质等指标。

联合治疗结束后复查血铅，高于或等于70μg/dl，可立即重复联合治疗方案；如果等于或高于45μg/dl，按重度铅中毒治疗。连续驱铅治疗3个疗程后，应检测血中铁、锌、钙等微量元素水平，及时予以补充。并严密观察治疗效果。

5. 对症治疗 如腹痛剧烈，可选用阿托品、消旋山莨菪碱、维生素K等以解除肠道痉挛，并可由静脉徐缓地注射10%葡萄糖酸钙10ml，除减轻腹绞痛以外，并促使铅在骨骼内沉着，减低血铅浓度。较大儿童可使用吗啡。一般选用地西泮、副醛、苯巴比妥钠等药物控制惊厥。静脉输注20%甘露醇等以减轻脑水肿。

【预防】 儿童期铅防治战略的关键是“零血铅战略”，即在理想状况下保持儿童血铅为零。为此，应开展血铅筛查，并作为儿童保健的常规。多数血铅升高患儿可无症状，故常规筛查不应局限于有铅中毒症状或体征患儿。美国CDC以及儿科学会推荐条件允许时应对所有患儿进行铅中毒常规筛查[3]。筛查应在儿童1岁、2岁或3~6岁之间进行，对1岁时血铅水平正常患儿，应在2岁时复查。应根据地区血铅水平决定筛查次数，以实现早检出、早治疗。应大力开展环境保护，改善空气质量和周边环境清洁度，如降低汽油和油漆中的含铅量，由专业人员对垃圾进行处理，清除铅污染土壤。要保证家庭环境的清洁。应开展有关铅中毒的健康教育，尤其是对父母及其他监护者进行宣教，使全社会都认识、重视儿童期铅中毒的知识，身体力行地参加到预防中国儿童免受铅中毒危害的健康运动中来。

日常生活中应采取的措施有：①经常洗手：一次洗手可以消除90%~95%附着在手上的铅，避免消化道摄入。特别要养成饭前洗手的习惯。②清洗用具：凡是小儿可以放入口中的玩具、文具或易舔触的家具均应定期擦洗去除铅尘。③家庭扫除：定期作扫除，用水和湿抹布清洗室内，去除铅尘。食物和餐具加罩，遮挡铅尘。平日常开窗流通空气。④个人卫生：家长（特别是职业接触铅或长期在街边工作的家长）按规定下班前洗手、洗澡，进屋前更衣。小儿少去街边玩耍，避免长期停留吸入汽车尾气、铅尘。⑤营养选择和行为：少吃含铅食品（如松花蛋、爆米花），多吃含钙食品（如牛奶、乳制品、豆制品），含铁食品（如蛋、肉、血、肝）和含锌食品（如肉、海产品）。定时进餐，因空腹时铅的肠道吸收率倍增[3]。

二、汞中毒

【中毒原因及病理】 汞（mercury），亦称水银，是唯一在常温下呈液态的重金属。含汞药物甚多，无机汞类有升汞（氯化汞）、甘汞、白降汞、朱砂、大升丹、小升丹、九一丹、轻粉（水银粉、汞粉）等，分别为内服、皮肤涂布及直肠内使用的药物，用量过大或持续应用时间过长均可发生汞中毒（mercury poisoning）。儿童汞中毒以水银温度计断裂后经肺吸入、吞服或刺入皮肤多见。升汞毒性最大，小儿多由误食此药所致，0.1g即可致死。偶因误服消毒剂硫柳汞、红汞等引起中毒。有机汞类农药如赛力散（含2.5%醋酸苯汞）、西力生（含2%~2.5%氯化乙基汞）等毒力亦强（现已限制使用），误食拌有含汞农药的种子，食用污染水中的鱼、贝类或饮用被污染的水，均可发生中毒。有以醋酸苯汞误作小苏打做成馒头引起中毒者。曾有因吸入含汞熏剂而中毒死亡者。日本的水俣病（minamata disease）系因食人被汞污染河水中的鱼、贝类所引起的甲基汞中毒。孕妇进食此种鱼、贝类，或由其他原因患有汞中毒时，其所生下的小儿也可发生所谓先天性汞中毒。哺乳妇女汞中毒，通过哺乳可致乳儿中毒。婴幼儿经常接触或食入含汞物质如屋内油漆涂料、含汞驱虫剂等，可发生一种慢性汞中毒的综合征——肢痛症（acrodynia）。

我国报告肢痛症病例很少，始于1946年。1963年北京儿童医院报告2例，吉林医科大学亦报告2例，在发病前均曾服用驱虫药，其中含汞或疑似含汞，用BAL治疗后见效。对2例曾定性分析尿汞，得阳性结果。

汞的毒理作用机制主要是金属汞进入体内后随血液循环转运至全身各器官，被细胞内的过氧化氢酶氧化成二价汞离子（Hg^{2+}），Hg^{2+}与巯基（—SH）有特殊亲和力，可使体内具有重要生物活性的酶和蛋白质的功能活性中心失活，阻碍细胞代谢，发生各器官和系统损害，其中以神经系统损伤、肾损伤和局部损害尤为多见。

【临床表现】　儿童汞中毒具有突发性、隐匿性和长期性特点。其临床表现与汞暴露途径、剂量和时间关系密切。以对脑和神经系统的损害较为突出。

短期内在密闭空间里吸入大量金属汞蒸气后，表现为急性气管炎、细支气管炎或间质性肺炎，以咳嗽、胸痛、呼吸困难和发绀为主要临床表现，严重者可有情绪激动、烦躁不安、失眠、手指震颤甚至精神失常或抽搐、昏迷。口服急性中毒的症状为咽喉发紧和疼痛、腹痛、恶心、呕吐、腹泻等，口内有金属味，口腔黏膜可有充血、水肿及坏死、齿龈肿胀、溢血和溃烂，舌、舌下腺及耳下腺肿胀。患儿口流带血黏液，呕吐物有灰色黏液及血性黏膜碎片，粪便也有黏液和血，并含大量剥脱的肠黏膜，类似痢疾粪便，常有里急后重感觉。部分患儿由于胃肠道穿孔形成腹膜炎。重症可发生严重酸中毒、心肌损害、心力衰竭、休克和急性肾功能衰竭。患儿表现脉搏微弱而不规则，呼吸困难，昏迷，惊厥等。由于肾脏受到损害，可出现少尿或无尿，尿内含蛋白、红细胞及管型，颜面或全身水肿[4]。此外，皮肤接触金属汞后表现为过敏性鼻炎，经皮肤吸收的慢性汞中毒可出现失眠，舌及四肢震颤，牙龈肿痛，触觉过敏及高血压等，必须审查外用汞药及检查尿汞，方能确诊。

慢性汞中毒在儿童比较少见，但肢痛症及水俣病是婴幼儿慢性汞中毒的综合征。肢痛症患儿的临床表现为烦躁不安、淡漠、畏光、出汗、高血压、肌张力减低、神经炎、口炎、流涎、胃炎及脱发。还有各种皮疹和皮肤继发感染，指、趾尖端及鼻部初呈粉红色，腮部和鼻尖常呈猩红色，以后手足呈暗红色伴斑块状缺血区和充血区。掌部脱皮，皮肤发痒和手、足剧烈疼痛，甚至指、趾甲脱落，发生肢端坏死。常见心动过速及心肌损害。开始腱反射正常或亢进，以后消失，偶见发热。末梢血白细胞增多，可出现蛋白尿、糖尿。

水俣病者的主要临床表现有肢体感觉障碍、疼痛、麻木、咀嚼和吞咽困难、言语不清、耳聋、视力障碍、畏光、无力、共济失调、偏瘫、震颤、性格异常、智力迟钝、意识模糊、惊厥等。婴儿水俣病是由甲基汞通过胎盘或母乳进入儿体所致，患儿在生后不久即出现不同程度的瘫痪和智力障碍；轻者表现为生长缓慢，其毛发、血、尿中甲基汞成分皆高。

慢性吸入性汞中毒则可出现神经精神症状、肾功能不全和皮肤改变。

【诊断】　尿汞含量测定可用于检测汞中毒及检验螯合治疗效果，但有机汞经尿排泄较少，故确诊需结合全血汞浓度测定。正常情况下，血汞浓度低于10μg/L，尿汞浓度低于20μg/L。金属汞不透X线，因此注射或摄入金属汞患儿可行X线检查。

【鉴别诊断】　红斑性肢痛症（erythromelalgia）为少见疾病，表现为手足发红，伴有针刺样或烧灼样痛感，局部皮肤温度升高，放在冷水中能使痛觉减轻，足部发作较频，夜间尤甚。血压正常。

【预防】　小儿忌用含汞药物如甘汞等，清除居住环境内存在汞害的因素，严禁汞类污染水源，防止孕妇、乳母及小儿摄食被汞污染的水中的鱼、贝类和其他食物，禁止小儿取食或接触含汞的油漆玩具、家具、墙纸等。

【治疗】　对急性中毒患儿，迅速给服生蛋清或奶类、豆浆等，使蛋白质与汞结合，减少毒物吸收并减轻局部刺激，然后用温水洗胃，将毒物洗出。亦可开始即选用牛奶、蛋清水、5%甲醛次硫酸钠溶液或2%碳酸氢钠溶液等洗胃（忌用生理盐水，因其可增加吸收），洗胃须慎重，并在早期进行（一般在服毒后15分钟内），以免引起已腐蚀的胃壁穿孔。洗胃后再给牛奶、蛋清等，使之与剩余的汞结合，酌服硫酸钠或硫酸镁导泻。摄入时间超过4小时，可作高位洗肠。对呕吐剧烈及脱水者，随即输液，纠正水和电解质失衡。多服碱性饮料，促使利尿、排汞。活性炭仅能吸附少量汞，不推荐用于汞中毒。吸入性汞中毒应立即脱离中毒环境，严重吸入性汞中毒患儿应用支气管肺泡灌洗治疗，但禁用于有机汞中毒患儿，应其可增加甲基汞中毒患儿脑汞含量。

二巯丙磺酸钠祛汞疗效较好，毒性较低，用其5%溶液，按每次5mg/kg，作皮下、肌内或静脉注射。开始第1日每4~6小时1次；第2日2~3次；以后每日1~2次；共3~7日。治疗慢性中毒，按每次2.5~5mg/kg，肌内注射，连用3~4日，间歇3~4日为一疗程。以后治疗根据病情和祛汞情况决定。一般用2~4疗程。如有过敏反应，即时停药。二巯丁二酸亦用于祛汞治疗，可用于治疗急慢性汞中毒，可能是治疗甲基汞中毒最好的螯合剂。如无以上二药，亦可肌内注射二巯丙醇(BAL)，一般应用10%油剂(含药100mg/ml)，第1日每次2.5mg/kg(首次可用4~5mg/kg)，全日共6剂，每4小时1剂；第2日共4剂，每6小时1剂；第3日共2剂，每12小时1剂；以后10日每日1剂，直至中毒症状全消失，尿中排汞量极少为止；对重症患儿，在首次注射后的12小时可增加1/4的剂量。此药的生效剂量约为中毒剂量的1/2，在临床应用时，容易发生副作用。如有肾脏损害时，慎用巯基络合剂。青霉胺毒性较小，可口服，对轻度及慢性中毒可以应用。乙酰消旋青霉胺疗效与青霉胺相同，但较青霉胺肾毒性小，用量为每日20~30mg/kg，分3~4次内服，5~7日为一疗程；亦可按每日30mg/kg计量，分2~3次内服，持续4周或至症状改善后停药。用药前应做青霉素过敏试验，与维生素B_6同服可减少副作用。青霉胺可增加肠道汞吸收，用药前须彻底胃肠道去污。对于尿汞浓度在20~150μg/L的患儿，目前尚无应用螯合治疗的临床报道。口腔炎用2%~3%碳酸氢钠溶液或1%过氧化氢液含漱；眼部沾染用2%硼酸溶液冲洗；皮肤损害用3%~5%硫代硫酸钠溶液湿敷或涂5%二巯丙磺酸钠油膏。其他为对症治疗，预防和治疗肾功能衰竭。若发生肾功能衰竭，应做透析治疗。

通常，急性汞中毒中无机汞盐毒性最大。吞食自杀患儿需血液净化及对症支持治疗。自行注射金属汞患儿常需住院清创手术。有机汞引起神经毒性症状也需住院治疗。而无症状患儿可门诊随访监测尿液。

三、砷中毒

【中毒原因】 砷无臭无味，引起中毒的通常为三价砷离子。小儿砷中毒(arsenic poisoning)一般由应用含砷药物剂量过大所致，因砷可用于治疗锥虫病、阿米巴病和白血病，也可由于误食含砷的毒鼠、灭螺、杀虫药，以及由于被此类杀虫药刚喷洒过的瓜果和蔬菜，毒死的禽、畜肉类等所致。三氧化二砷(又称砒霜，红、白信石等)为我国北方农村常用的拌种、杀灭害虫药，毒性很大，其纯品外观和食盐、糖、面粉、石膏等相似，可因误食、误用引起中毒。亦有因饮食被三氧化二砷污染的井水和食物而发生中毒者，有报道发展中国家慢性砷中毒与饮用水污染有关。砷能通过胎盘，也可在胎儿蓄积，母亲中毒可导致胎儿及乳儿中毒。

【毒理】 砷为原浆毒，对体内蛋白质和多种氨基酸具有很强的亲和力，侵入体内的砷与多种含巯基的酶，如葡萄糖-6-磷酸脱氢酶、红细胞色素氧化酶、磷酸氢化酶、胆碱氧化酶、氨基转移酶、丙酮酸氧化酶等结合，使酶丧失活性，细胞内的呼吸氧化过程发生障碍。砷还可直接损害毛细血管，同时也作用于血管舒缩中枢，使血管壁平滑肌麻痹，毛细血管扩张，血管通透性增加，血浆外渗，血容量降低。三氧化二砷和三氯化砷对眼、上呼吸道和皮肤均有刺激作用。

【临床表现与诊断】 口服急性砷中毒早期常见消化道症状，如口及咽喉部有干、痛、烧灼、紧缩感，声嘶、恶心、呕吐、咽下困难、腹痛和腹泻等。呕吐物先是胃内容物及米泔水样，继之混有血液、黏液和胆汁，有时杂有未吸收的砷化物小块；患儿的呕吐物可有蒜样气味。重症极似霍乱，开始排大量水样粪便，以后变为血性，或为米泔水样混有血丝，很快发生脱水、酸中毒以至休克。同时可有头痛、眩晕、烦躁、谵妄、中毒性心肌炎、多发性神经炎等。少数有鼻出血及皮肤出血。严重患儿可于中毒后24小时至数日发生循环衰竭而死亡。少见并发症包括肝炎、横纹肌溶解、溶血性贫血、肾衰竭、单侧面神经麻痹、胰腺炎、心包炎、胸膜炎和死胎，上述并发症可误诊为胃肠炎和脓毒症。少数患儿可在中毒后20分钟~48小时内出现休克，甚至死亡，而胃肠道症状并不显著。患儿可有血卟啉病发作，尿卟胆原强阳性。砷化氢中毒常有肾小管损伤相关的严重溶血现象，可有胃肠道症状、中枢神经系统症状和肝损害，死亡率在30%左右。亚急性中毒时出现多发性神经炎的症状，患儿四肢感觉异常，先是疼痛、麻木，继而无力、衰弱，直至完全麻痹或不全麻痹，出现腕、足下垂及腱反射消失等；或有咽下困难，发音及呼吸障碍。由于血管舒缩功能障碍，有时发生皮肤潮红或红斑。慢性中毒者多表现为衰弱、食欲缺乏，偶有恶心，呕吐，便秘或腹泻等。尚可出现白细胞和血小板减少，贫血，红细胞和骨髓细胞生成障碍，脱发，口炎，鼻炎，鼻中隔溃疡、穿孔，皮肤色素沉着，可有剥脱性皮炎。手掌及足的皮肤过度角化，指甲失去光泽和平整状态，变薄且脆，出现白色横纹，并有肝脏及心肌损害。中毒患儿发砷、尿砷和指/趾甲砷含量增高。严重或反复发作胃肠炎/腹痛患儿和无法解释的周围神经病变相关皮肤病患儿，应考虑砷中毒。吸入高浓度砷化合物粉尘和蒸气时，出现眼和呼吸道的刺激症状，如流泪、眼刺痛、结膜充血、鼻塞、咳嗽等，严重可出现咽喉及喉头水肿而窒息死亡。消化道症状出现较晚且较轻，也可发生肝肾损害。吸入砷化氢气体时，主要表现为急性溶血，1～数日后出现黄疸和肝脾大，重者出现肾功能衰竭。口服大量砷的患儿，在做腹部X线检查时，可发现其胃肠道中有X线不能穿透的物质，但因为砷吸收迅速且随后发生胃肠炎，故诊断价值有限。对有症状患儿，血砷浓度大于5μg/L或24小时尿大于50μg即可诊断砷中毒。但需注意海产食物中可含无毒性的砷甜菜碱（arsenobetaine）及砷胆碱（arsenocholine），可升高尿砷水平，患儿检查血尿砷含量前应禁食海鲜。慢性砷中毒血尿砷可以阴性，此时可行毛发及指甲砷测定。血常规可发现贫血、白细胞增多/减少，亦可见嗜碱性点彩红细胞，肾功检查可异常，可见血尿、蛋白尿、脓尿，肝功ALT、AST及胆红素可升高，但均非特异性表现。

【治疗】 砷中毒早期就应考虑行血浆置换或换血疗法。尽管并无证据表明经口胃灌洗或全肠灌洗可改善中毒患儿预后，对于经口急性中毒患儿，仍应立即催吐，用微温水或生理盐水、1%硫代硫酸钠溶液等洗胃（对中毒超过1小时但腹部X线检查仍能显影患儿亦应洗胃）。之后给服新鲜配制的氢氧化铁解毒剂（12%硫酸亚铁溶液与20%氧化镁混悬液，在用前等量混合配制，用时摇匀），使之与砷结合成不溶性的砷酸铁，每5～10分钟服一匙，直至呕吐，停止给药。如无此药，可给牛乳或蛋清水等，再用硫酸钠或硫酸镁导泻。合并肾衰竭时应用血液透析。同时迅速选用特效解毒剂，如二巯丁二酸、二巯丙磺酸钠、二巯丙醇及青霉胺等（剂量及用法同汞中毒）。危重患儿首选肌内注射二巯丙醇，D-青霉胺仅在不能获取二巯丙醇和二巯丁二酸时考虑使用。注意若患儿症状明显且有砷接触史，螯合剂使用不需等待实验室检查结果。所有接受螯合治疗的急性砷中毒患儿应住院，砷化三氢中毒螯合剂无效。静脉补液促进毒物排泄并纠正水和电解质失衡。对胃肠道症状，神经炎，惊厥，肝、肾损害以及休克等，应给予对症治疗。腹部及肌肉剧烈疼痛时，可用葡萄糖酸钙静脉缓注。

慢性中毒可给青霉胺治疗。用药前收集24小时尿作尿砷定量，若>66.5μmol/L（50μg/L），可连续用药5日，10日后依尿砷下降<66.5μmol/L/24小时（每24小时50μg/L）的速度，再给1～2个5日疗程。也可给予10%硫代硫酸钠静脉注射，每日1次，每次10～20mg/kg。其他为对症治疗[5]。

四、铋中毒

误服大量、医疗用量过大或长期应用铋剂均可引起中毒。小儿铋中毒（bismuth poisoning）大多由于医治腹泻时应用多量次硝酸铋所引起。由于肠道细菌作用，次硝酸铋可以氧化为亚硝酸盐，故可出现铋和亚硝酸盐双重中毒症状。小儿口服次硝酸铋的致死量约为3～5g。静脉或肌内注射可溶性铋盐过量可以导致急性中毒。不溶性铋盐如次碳酸铋等常为治疗胃肠道疾病的内服药物或外用制剂，虽然被吸收量很少，但若大量或长期应用亦可导致铋中毒。哺乳期妇女由于乳头破裂而多次涂拭鱼肝油铋剂，婴儿可因吮入多量引起中毒。

【临床表现】 急性中毒主要由于经口摄入，患儿可有恶心、呕吐、流涎，舌及咽喉部疼痛，腹痛、腹泻，粪便黑色，并带有血液，还有皮肤、黏膜出血，头痛，痉挛等。由于肝、肾损害，可致肝大、黄疸，尿内出现蛋白及管型，甚至发生急性肝、肾功能衰竭。应用大量次硝酸铋，可同时出现亚硝酸盐中毒的症状，如头昏、面红、脉速、胸部压迫感、呼吸困难，以及由于高铁血红蛋白血症引起的发绀；重症由于心血管麻痹，可发生血压降低、休克等。因次硝酸铋、碳酸铋、硅酸铋等中毒所引起的脑病，其前驱症状有头痛、失眠、精神异常；稍后可突然发生明显的脑病症状，如精神错乱、肌肉强直、运动失调、构音障碍、幻觉、惊厥等。对铋盐过敏者，肌内注射后可出现发热、皮疹、急性溶血，偶见剥脱性皮炎。长期应用铋剂可致多发性神经炎、口炎、齿龈肿胀、口腔黏膜的色素沉着及牙龈上出现黑线。患儿长骨端的X线片可见白色带，与铅中毒病例所见相仿。

【治疗】 口服中毒者，催吐后立即微温水或浓茶洗胃，口服硫酸镁导泻，以后内服牛乳或蛋清等。同时选用二巯丁二酸、二巯丙磺酸钠或二巯丙醇等，剂量同汞中毒节。亦可由静脉注射10%硫代硫酸钠溶液（参见本节第三部分砷中毒）。因高铁血红蛋白形成而出现青紫时，可用亚甲蓝及维生素C治疗。血压下降可用多巴胺等持续静脉滴注。如有过敏反应，可用抗组织胺药或肾上腺皮质激素等。其他为对症处理。

五、铁中毒

铁中毒（iron poisoning）并不少见，大多是由于误食过量硫酸亚铁所致。幼婴可因内服硫酸亚铁40mg～1.5g发生严重中毒，甚至死亡；较大小儿有因误服10～15粒糖衣硫酸亚铁丸（每丸0.3g）中毒致死。也有因摄食铁锅里煮的酸性水果而引起铁中毒。注射铁制剂过量可以发生严重中毒。其严重程度依其摄入元素铁而定，元素铁在各制剂中含量如下：硫酸亚铁含20%，葡萄糖酸铁含12%，富马酸亚铁含33%，乳酸铁含19%，氯化铁含21%。中毒剂量是60mg/(kg·d)，元素铁每剂在20~40mg/kg，可以引发中等自限性胃肠症状；若每剂40~60mg/kg可以引发中等毒性；若超过60mg/kg可发生重度中毒，并可致死。多种维生素片剂或液体中也会有不同含量的元素铁，摄入过多也可造成铁中毒。

计算食入的元素铁：食入铁剂片数(mg/kg)×%元素铁/体重(kg)

【临床表现】 误服大量铁剂，发生铁中毒的过程可以分为5期：①在误食铁剂30分钟~2小时，由于铁对胃肠黏膜的刺激作用，发生局部坏死和出血，导致出血性胃肠炎。临床表现恶心、呕吐、腹痛、腹泻、呕血、血性粪便，并可发生严重低血压、休克和昏迷。此期约可持续4~6小时。②继后2~6小时为无症状期，患儿表面现象较好。此时铁聚集于线粒体和各器官中。③在内服大量铁剂约12小时以后，由于铁剂导致细胞损伤，可再次出现胃肠道症状，低血糖、高阴离子间隙代谢性酸中毒、严重嗜睡和昏迷、发热、白细胞增多、肾衰竭和迟发性休克。此时血清铁可高达89.5μmol/L(500μg/dl)以上。④内服铁剂2~5天后发生肝、肾损害，出现肝大、黄疸、肝功能异常以致暴发性肝衰竭，血尿，尿中有蛋白及管型，此期是否出现与摄入铁剂剂量有关，但常可致命。⑤食入铁剂2~4周以后常因瘢痕形成而残存幽门狭窄。此外尚可继发出血性贫血。

若长期内服大量铁剂，可能引起肺、肝、肾、心、胰等处的含铁血黄素沉着症，并可导致栓塞性病变和纤维变性。

【诊断】 摄入铁后3~5小时测定血清铁峰值浓度是评估铁过量严重性的良好实验室指标。铁缓释片或肠溶制剂吸收可能不稳定，所以摄入6~8小时后应再次复查血清铁浓度。通常，血清铁峰值小于350μg/dl时毒性较小，350~500μg/dl毒性中等，超过500μg/dl则存在严重毒性。铁可迅速从血浆清除并储存于肝，所以若检测时间较晚，即使大量摄入，血清铁浓度仍可能较低，从而影响诊断。X线片可发现含有大量铁元素的片剂、丸剂等，但X线片无阳性结果不能除外铁中毒可能。无法及时检测血清铁浓度时，血糖和白细胞计数升高可提示血清铁水平在300μg/dl以上。

【治疗】 对误服大量铁剂的患儿给服大量生蛋清、牛奶等，促使形成铁蛋白复合物，并用吐根糖浆等催吐，继以口服2%~5%碳酸氢钠溶液，使铁盐转变成不溶解的碳酸亚铁，并可口服盐类泻药导泻。洗胃对儿童效果较差，洗胃或催吐无法除去大量含铁剂药片，且若误服时间超过30分钟，则不宜催吐，防止被铁剂腐蚀的胃黏膜发生穿孔。胃有出血时，应停止洗胃或每次用少量液体反复灌洗。对于大量摄入铁元素(>20mg/kg)，特别是腹部X线片提示有药片存在患儿，推荐常规用聚乙二醇电解质溶液全肠灌洗，可口服或鼻胃管给药，婴幼儿灌洗速度20~40ml/(kg·h)，青少年1.5~2L，直至肠道排出物清亮或X射线检查无药物碎片残存。此项技术应用于儿童和青少年未见严重并发症或电解质失衡者，常见不良反应有恶心、呕吐、腹部痉挛和胀气，禁用于肠梗阻、穿孔或肠闭塞患儿。若全肠灌洗效果不佳，则应考虑做胃镜或胃切开术以移去铁丸。铁分布容积大，血液透析和血液灌流对除去铁无效，血清铁大于1 000μg/dl的重症患儿推荐血浆置换或换血疗法，婴幼儿亦可酌情使用。去铁胺可螯合铁离子成为无毒的螯合物经尿排出，100mg去铁胺可螯合9.35mg铁元素。去铁胺还可限制铁进入细胞，并可与细胞内的铁螯合。去铁胺半衰期短，应15mg/(kg·h)连续输注24小时，最大输注速度可达35mg/(kg·h)。快速输注去铁胺可致低血压，治疗时应减慢初始输注速度并逐渐增加到理想速率。有人建议成人及年长儿每日总量勿超过5g，以免发生烦躁不安、低血压、惊厥等副作用，无尿及肾脏病患儿禁用。产生铁氧胺的患儿尿液呈玫瑰红色/橘红色，提示排泄螯合铁，可根据尿色变化检测血清中是否仍存在游离铁，但在尿液稀释时应用受限，严重铁中毒甚至可出现假阴性结果。喷替酸钙钠、依地酸二钠钙能增加铁的排泄，可以酌用(用法见铅中毒)。二巯丙醇在体内与铁形成毒性更大的铁盐，不宜应用。静脉补液可纠正脱水、酸中毒，促进毒物排泄，维持血压。必要时输血或血浆等。在铁中毒过程中，须注意积极防治休克。若有肾衰发生时可用血液透析排出去铁胺铁复合物。其他为对症治疗。

摄入铁元素<20mg/kg的无症状患儿可观察病情，无须进一步治疗，如观察6小时后仍无症状，建议出院。

六、钡中毒

钡及其化合物用途甚广，常用钡盐有硫酸钡、碳酸钡、氯化钡、硫化钡、硝酸钡、氧化钡等。除硫酸钡外，其他钡盐均有毒性。脱毛药中含有的硫化钡，农用杀虫剂或杀鼠药中含有的氯化钡、碳酸钡等皆为可溶性钡盐，其毒性甚强，不慎而被小儿误食，可致钡中毒(barium poisoning)。曾有将氯化钡误作白矾制作油条、面饼等食品，以及将碳酸钡误作熟石膏放入豆浆中，引起多人中毒。X线造影用的硫酸钡不纯或以其他钡盐误作硫酸钡应用均可导致中毒事故。亦有误将实验室用的氯化钾（掺含钡盐）配制治疗用药作静脉滴注导致中毒死亡的报道。

【毒理】 钡离子竞争性抑制钾外排通道，导致全身的钾储备都潴留在细胞内，但钠钾三磷酸腺苷泵的功能依然不变，造成进一步的钾内流和严重的低钾血症。结果导致细胞膜的静息电位下降使心肌细胞更容易发生心律失常，并导致骨骼肌麻痹。

【临床表现】 口服可溶性钡盐发生的急性中毒，开始出现胃肠道症状，如口腔、咽喉部及食管等处有干燥和烧灼感，恶心、呕吐，腹痛、腹泻，排水样血性大便；后因肠痉挛而致便秘。同时可伴有头痛、眩晕、复视、耳鸣、口唇周围麻木感、刺痛等，由于频繁呕吐和腹泻，常致脱水、电解质紊乱，甚至休克。多量钡离子被吸收入血后，对患儿全身肌肉细胞产生过度刺激和兴奋作用，致使肌肉发生强烈而持久的痉挛，出现面肌及颈肌紧张，肌肉震颤和抽搐。其他症状尚有心动过速、期前收缩、心律不齐、血压升高、精神错乱、血钾降低等。严重中毒可引起室颤。部分患儿可因膀胱痉挛而出现尿闭现象。以后并可见进行性肌麻痹，肢体活动障碍，眼睑下垂，瞳孔扩大并失去调节功能，腱反射消失，吞咽障碍，呼吸困难，心率缓慢，血压下降，最后发生昏迷、心力衰竭和呼吸衰竭。由于静脉注射发生中毒时，常不出现胃肠道症状而迅速死于心脏病变。

【治疗】 患儿已经存在麻痹或有进行性麻痹，必要时需气管插管及机械通气。对口服中毒患儿，立即催吐或插入胃管，速将钡剂吸出；并用2%~5%硫酸钠溶液洗胃，直至洗出液澄清为止。洗胃后将硫酸钠10~30g（根据年龄调整剂量）溶于100~250ml水中，1次灌入胃内，或在洗胃前内服1次，1小时后酌情重复1次，使之与可溶性钡盐形成不溶性的硫酸钡。严重中毒病例可用10%硫酸钠溶液5~10ml由静脉徐缓注入，每隔15~30分钟1次，直至症状减退，病情好转时改用5%硫酸钠100ml口服，每日2次。如无静脉注射的硫酸钠溶液，可用20%硫代硫酸钠溶液20~40ml（成人量，小儿酌减）静脉注射，每日1~2次。解毒药物中还可酌用二巯丁二酸、二巯丙磺酸钠或青霉胺等，但疗效均不如硫酸钠确切。对低血钾患儿，在心电图和血清钾监测下，及时、快速、足量补钾甚为重要，如氯化钾口服和静脉滴注。低血钾危象时静脉补钾浓度可增至0.6%~0.8%，滴速60滴/min以下，力争在最初3小时内使血钾升至3.0mmol/L以上，随后逐渐减慢补钾速度，低血钾危象纠正后改为常规补钾。顽固低钾血症或持续性呼吸肌麻痹时，需肾脏替代治疗，可以加快钡的清除及加速低钾血症的纠正。其他处理包括止痛、控制血压、处理心律失常、纠正缺氧等。

七、锌中毒

锌中毒（zinc poisoning）主要由于应用镀锌的器皿制备或储存酸性饮料，此时酸性溶液可分解出较多的锌以致中毒。其他原因为误服药用的氧化锌（常用为收敛剂）或硫酸锌（常用于治疗结膜炎以及小儿食欲缺乏等）或大面积创面吸收氧化锌（常为轻度收敛或防腐的扑粉）等。误用锌盐后出现口、咽及消化道糜烂，唇及声门肿胀，腹痛、腹泻、呕吐以及水和电解质紊乱。重者可见血压升高、气促、瞳孔散大、休克、抽搐等危象。

【治疗】 对误服大量锌盐者催吐并用牛奶或水以稀释毒物，洗胃（若服氯化锌应慎重），但如呕吐物带血，应避免用胃管及催吐剂。根据情况酌服硫酸钠导泻，内服牛奶以沉淀锌盐。必要时输液以纠正水和电解质紊乱，并给予巯基解毒药祛锌治疗。

（贾鑫磊）

参考文献

［1］HAUPTMAN M, BRUCCOLERI R, WOOLF AD. An Update on Childhood Lead Poisoning. Clin Pediatr Emerg Med. 2017, 18(3): 181-192.

［2］American Academy of Pediatrics Committee on Environmental Health. Lead exposure in children: prevention, detection, and management. Pediatrics, 2005, 116(4): 1036-1046.

［3］World Health Organization. Brief guide to analytical methods for measuring lead in blood. 2020.

［4］卫生部. 卫生部关于印发《儿童高铅血症和铅中毒预防指南》及《儿童高铅血症和铅中毒分级和处理原则（试行）》的通知. 卫生部公报, 2006, 3: 21-23.

［5］NELSON LS, HOWLAND MA, LEWIN NA, et al. Goldfrank's toxicologic emergencies. 11th ed. New York, NY: McGraw-Hill Education, 2019: 1244-1245.

第7节 腐蚀性药物中毒

一、强酸中毒

强酸(strong acids)如硫酸、硝酸、盐酸、王水(是硝酸与盐酸的混合物)等(其中硫酸作用最强,盐酸居末)对皮肤、黏膜的刺激和腐蚀作用极强,经口服、皮肤接触或由呼吸道吸入其蒸气均可中毒。氢氟酸、铬酸、醋酸、蚁酸、草酸等腐蚀作用较硫酸、硝酸为弱,但浓度高时其腐蚀作用亦强,氢氟酸尽管是弱酸,但其可造成坏死性损伤及危及生命的全身毒性。强酸类常用于工业、制药和化学试剂等;家庭日用品如去污粉、擦亮剂、蓄电池等亦含有强酸类物质。小儿中毒大多由于误服所致。燃烧蓄电池时可发生吸入中毒。

【临床表现】 吞食强酸后,口腔、咽部表面呈灰白色并发生水疱,食管及胃肠黏膜溃烂、灼痛,有恶心、呕吐、腹痛、便秘或腹泻等症状;呕吐物有酸味,含有血液和黏膜碎片;由于喉头痉挛或水肿,可致声音嘶哑、吞咽困难、窒息等;严重者可发生休克及胃穿孔。经口服大量强酸吸收后,常发生重度酸中毒,出现呼吸困难、惊厥、昏迷等。部分患儿有肝、肾损害,甚至发生肝坏死、尿毒症。硝酸中毒除上述症状外,还可导致高铁血红蛋白血症,并出现血压下降和心肌损害等;小儿因误服氟氢酸、草酸和草酸盐中毒时,可引起低血钙及手足搐搦。若肾小管被草酸钙等结晶体堵塞,则可引起尿闭。强酸中毒后持续流涎和吞咽困难预测严重食管损害敏感性100%,特异性90%。恢复期大多发生食管和幽门狭窄。

吸入中毒主要表现为呼吸道刺激症状,如呛咳、胸闷、呼吸困难、青紫、咳出血性泡沫痰,同时有血压下降,体温升高,甚至发生喉痉挛、气道坏死、窒息死亡。某些酸摄入后可产生相应的症状,如甲醛可发生代谢性酸中毒,氟氢酸、草酸可有低血钙及肾损害,苯酚有肝、肾损害。

皮肤接触则有局部灼伤、疼痛、红肿、坏死和溃疡等,大面积接触可有全身症状。

【治疗】 强酸类中毒时,一般禁忌催吐和洗胃,以免加重食管和胃壁的损伤,引起胃穿孔。误服强酸时,如能立即吸出对患儿有利。可选服2.5%氧化镁溶液或镁乳(75%氢氧化镁混悬液)、石灰水的上清液(含0.17氢氧化钙)、极稀的肥皂水、氢氧化铝凝胶、生蛋清、牛奶等。忌用碳酸氢钠及碳酸钠(因可产生大量气体导致胃穿孔)。忌用大量液体稀释,因为烧伤发生是瞬间的,延迟稀释并无意义反而可能因为热反应加剧损伤。有人认为不应口服弱碱中和。然后给服植物油等以保护消化道黏膜。经静脉补液以纠正脱水、酸中毒。因草酸中毒发生手足搐搦症时,静脉缓注10%葡萄糖酸钙;因硝酸等中毒发生高铁血红蛋白血症时,应用适量亚甲蓝。疼痛明显者可用吗啡等镇痛剂。考虑全层烧伤或存在穿孔证据时需行外科手术治疗。无论患儿有无症状或口腔损伤,存在强酸中毒可疑病史儿童均应留院观察,并行急诊内镜检查。无异常患儿可进流食,有症状患儿尤其有气道损害依据者应收入ICU进一步治疗。食管灼伤时,应给予吞入丝线一根,一头固定于鼻外,另一头吞入胃中以减少粘连。

糖皮质激素在预防消化道瘢痕形成及狭窄中的作用仍存在争议。内镜下球囊扩张术是儿童腐蚀性食管狭窄的首选治疗方法,且宜及早实施[1,2]。必要时可能需要胃造口术。

吸入中毒用2%~5%碳酸氢钠溶液雾化吸入。皮肤损伤可先用清水冲洗10分钟,继用2%碳酸氢钠溶液冲洗,再以生理盐水洗净,并按灼伤治疗。眼部溅伤是眼部急症,除非发生穿孔,应用大量生理盐水冲洗(无条件时用清水),至少2L液体冲洗30分钟,再经眼科诊治。

二、强碱中毒

强碱(strong alkalines)包括氢氧化钠、氢氧化钾、次氯酸钠、氧化钠、氧化钾以及腐蚀作用较弱的碳酸钠、碳酸钾、氢氧化钙、氧化钙、氢氧化铵等。漂白粉内含3%~6%次氯酸钾。强碱类化合物用途甚广,亦含于日常所用的去污剂、沟渠清洁剂、擦亮剂、去除油漆剂及烫发剂中。小儿中毒大多由于误服所致[3]。

【临床表现】 碱无色无味,摄入后不立即引起疼痛,故摄入剂量通常大于强酸。误服后立即导致口腔、咽部、食管及胃等黏膜损伤,可发生烧灼痛、腹部绞痛、流涎;呕吐带血的胃内容物,呈强碱性;排出血性黏液粪便。口、咽处可见糜烂创面,呈黄色。重症有喉头水肿、窒息、肺水肿、休克,食管及胃穿孔。其中口腔溃疡或其他临床症状并不能作为中毒严重程度的指标,因为10%~30%食管灼伤者并无口腔溃疡;出现口腔溃疡的患儿中也仅有33%合并有食管灼伤。食管灼伤后期可致消化道狭窄。幽门下烧伤病死率可达50%。食入固体强碱时，口腔可无明显损伤，而食管与胃腐蚀很重。毒物吸收后，发生碱中毒，患儿可有剧烈头痛、低钙性手足搐搦、昏迷等。其他可有肝、肾等内脏器官的损害，偶致急性肾损伤。吸入中毒症状主要表现为剧烈咳嗽、呼吸困难、喉头水肿、肺水肿，甚至窒息。接触者主要为局部红肿、水泡、糜烂、溃疡等。

【治疗】　对口服强碱中毒的患儿，不可催吐及用导管洗胃，立即内服弱酸溶液如食用醋，1%～3%醋酸，1%稀盐酸、橘汁或柠檬汁等（碳酸盐中毒时用清水稀释，忌用酸类，以免导致胃肠内充气引起穿孔，也有人认为不应该用弱酸中和强碱中毒）；继给橄榄油或其他植物油，生蛋清水或牛奶。适当输液，纠正脱水、碱中毒及休克等。有手足搐搦症时，静脉缓注10%葡萄糖酸钙溶液。口腔黏膜损害处可用大量清水冲洗，尽快稀释碱性物质。皮肤灼伤可用清水冲洗，对Ⅱ、Ⅲ度灼伤，冲洗后用2%醋酸湿敷。眼部被泼洒时，迅速应用大量生理盐水/清水冲洗（不可用酸性液体以中和碱剂），并按眼灼伤处理。其他为对症治疗和预防消化道狭窄的处理（参阅本节第一部分强酸中毒）。

【特殊病例】　电池中毒：摄入纽扣电池或碱性圆柱形电池可造成梗阻和化学损伤，直径<25mm的纽扣电池不易造成食管梗阻。纽扣电池通常是将一种金属盐（锂、汞、镍、锌、镉或银）浸在KOH或NaOH中制成。梗阻可造成食管压迫性坏死，碱性介质泄漏可造成腐蚀性损伤或电损伤。梗阻也可造成溃疡、穿孔和瘘管。尚无导致重金属中毒的相关报道。应尽快行X线检查确定电池位置并迅速取出食管/气管内电池，取出纽扣电池后，应用乙酸溶液冲洗食管以中和残留的碱性物质，并防止组织损伤进展。12岁以下儿童无论是否有临床症状均应立即进行X线检查。电池若在胃或肠道内，可观察等待自行排出，若1周内粪便中未发现电池则需再次X线检查。

三、硼酸或硼砂中毒

【中毒原因】　硼酸（boric acid）或硼砂（borax）（硼酸钠）能从胃肠道、浆膜腔及有损伤的皮肤迅速吸收，故可因内服或局部应用而发生中毒。小儿中毒常见原因有：应用含有硼酸的爽身粉、硼酸粉或硼酸软膏等涂布大面积创伤、湿疹及尿布疹；乳母喂养时多次应用硼酸溶液洗擦乳头而被婴儿吮吸；幼儿误饮硼酸水止渴或误食多量杀蟑螂丸（含30%硼酸）；应用硼酸溶液误作生理盐水注射等。小儿口服硼酸致死量一般为5～6g，曾有婴儿因内服硼酸1g致死。

【临床表现】　硼酸中毒的症状：开始为头痛、头晕、恶心、呕吐、腹部绞痛、腹泻，呕吐物及粪便常带血液，或呈蓝绿色；随即出现大片红皮样皮疹，外观呈煮熟的红虾状，1～2日后脱皮，偶发生剥脱性皮炎，黏膜也可有充血和剥脱现象；皮疹可以波及咽部及鼓膜。部分患儿出现肝脂肪变性、黄疸以及肾脏损害。重症患儿常有感觉异常，视力障碍，共济失调，震颤，精神错乱，惊厥，谵妄，角弓反张，青紫和昏迷，体温、血压下降，患儿可于24小时至数日内因休克、急性肾功能衰竭等而死亡。有些中毒婴儿在昏迷之前，仅有发热或体温下降的征象。

【治疗】　口服硼酸中毒时，立即催吐并选用2%～5%碳酸氢钠溶液（硼砂中毒勿用）、生理盐水或微温清水等洗胃，洗胃后灌入硫酸钠导泻。应给予质子泵抑制剂保护胃黏膜。其他部位沾染的硼酸亦需用生理盐水、清水或肥皂水等洗净。静脉滴注葡萄糖盐水和血浆对治疗休克及加速毒物排泄均有帮助，亦可静滴生理盐水。如有酸中毒，应用适量乳酸钠或碳酸氢钠溶液，纠正脱水、酸中毒后，持续静脉滴注5%～10%葡萄糖盐水，维持尿呈碱性，以利硼酸排出。重症患儿可考虑血液透析、腹膜透析、血液灌流、换血等疗法。其他为对症治疗。

硼砂中毒的治疗和硼酸类似，但洗胃不用碱性溶液。对惊厥患儿除应用镇静剂外，可酌用10%葡萄糖酸钙10～20ml，加入葡萄糖液20～40ml内缓慢静脉注射。

四、高锰酸钾中毒

高锰酸钾（potassium permanganate）是一种强烈的氧化剂，低浓度有消毒及收敛作用，高浓度有刺激和腐蚀作用。小儿中毒常因将其结晶体当作糖类误食或误饮其溶液所致；偶有在解救中毒时应用高浓度的溶液洗胃导致中毒。

【临床表现】　口服中毒的症状因剂量大小和浓度而异。若误食其1%溶液，患儿有口、咽部烧灼感，流涎、恶心、呕吐、腹痛、腹泻等，口腔黏膜及牙齿呈棕黑色。误饮5%以上的溶液或吞食其结晶后，则有强腐蚀作用，口腔、唇、舌、咽喉部及食管水肿，导致说话、吞咽及呼吸困难，甚至引起窒息；亦可发生消化道出血、坏死，出现剧烈腹痛，血性腹泻，甚至消化道穿孔和腹膜炎的症状。锰吸收后可引起感觉异常，定向力丧失，帕金森病，脉弱而快，血压下降，甚至发生精神错乱和循环衰竭。有肾脏损害时，可出现蛋白尿和血尿，并可有血钾升高。皮肤或黏膜上附着高锰酸钾结晶，可被腐蚀成较深的溃疡。

【治疗】 立即服用大量稀释的维生素C溶液，因维生素C是还原剂，故为特效拮抗药。继用清水反复多次洗胃，直至洗出的胃内容物无色为止。若是内服未溶解的高锰酸钾结晶体，因其常附着于胃黏膜上，故在洗胃时须经常变换体位。咽、食管有重度水肿不能插入胃管者，可考虑手术切开胃部，彻底清洗。一般在洗胃后将牛奶、生蛋清等注入胃内以保护胃黏膜，并给硫酸钠导泻，继服维生素C，同时选用喷替酸钙钠，依地酸二钠钙、二巯丁二酸等（见表43-8），以络合体内的锰而排出。喉头水肿引起呼吸困难或窒息时，应行气管插管或气管切开术，同时给氧。有帕金森病时，选用左旋多巴、盐酸苯海拉明、苯海索、莨菪碱等。高钾血症的治疗见第九章液体平衡及液体疗法。其他对症治疗包括应用止痛剂等；注意保护肝肾功能；对口服中毒者的食管损伤及瘢痕收缩进行治疗等。对于高锰酸钾结晶腐蚀的皮肤或黏膜表面，应用维生素C水溶液彻底冲洗，然后敷以消炎软膏。

五、酚类中毒

常用酚（phenol）类药物有苯酚（石炭酸）、甲酚皂溶液（煤酚皂溶液）、木馏油、间苯二酚（雷锁辛）、六氯酚、臭药水（煤焦油皂溶液）等，其中以苯酚的毒性和腐蚀性最大。酚类对皮肤、黏膜有刺激、麻痹和引起坏死的作用，吸收后对中枢神经系统的作用是先兴奋后抑制，并能直接损伤心肌和小血管等。小儿中毒多因误服所致；若用大量酚类药物涂擦皮肤，亦可因迅速吸收而引起中毒。

【临床表现】 误服后可引起唇及口腔、咽喉部、食管、胃肠等处黏膜的灼伤、腐烂、坏死等改变。患儿感到上述部位有烧灼痛，并有恶心、呕吐，呼气及呕吐物有酚味，粪便带血。肾脏损害较重时，尿少，呈深绿色，渐变黑色，其中含有蛋白、血红蛋白、管型及酚等，重症常致急性肾损伤，甚至肾功能衰竭。同时可有肝脏损害，出现黄疸。严重者并有痉挛、昏迷、瞳孔缩小、心动过速，体温及血压下降，腱反射消失，甚至在中毒后数分钟发生休克和呼吸衰竭等危象，后期可有食管狭窄后遗症。患儿偶可发生高铁血红蛋白血症。

【治疗】 口服中毒者迅速给生蛋清或牛奶内服，使之与酚结合，随即选用微温水或植物油（蓖麻油）洗胃，直至洗出液清澈而无酚味为止，洗胃后留置60～90ml植物油于胃中，以防止残余酚的吸收并保护胃黏膜，并给硫酸钠或硫酸镁导泻；洗胃后可再给牛奶、生蛋清、豆浆、氢氧化铝凝胶等；洗胃很重要，即使服毒稍久，亦须进行；若胃内吸出鲜血，说明腐蚀较重，应谨慎洗胃避免穿孔；忌用矿物油和酒精，因可增加胃对酚的吸收。严重中毒者应及早快速补液，并同时给予利尿剂，纠正脱水，促进毒物排泄，防治休克，维持电解质平衡。如有酸中毒，加用适量碳酸氢钠或乳酸钠。血压降低时选用血管活性药物，如去甲肾上腺素、肾上腺素或多巴胺。吸氧，必要时气管插管或气管切开。急性肾损伤时及早血液或腹膜透析肾替代治疗。其他为对症治疗。愈合期食管可有瘢痕形成，导致食管狭窄，常需球囊扩张治疗。

如有大量酚类接触皮肤，用棉花浸沾甘油、聚乙二醇抹去污染物，然后用清水或生理盐水冲洗干净；皮肤灼伤处可用硫酸钠饱和溶液湿敷。如酚类溅入眼内，用微温水冲洗至少15分钟，并按眼灼伤处理。黏膜受到污染，用甘油、植物油等涂洗后，再以清水冲洗。

六、氯气中毒

氯气意外泄露或含氯消毒剂、清洁剂使用不当是氯气中毒（chlorine gas poisoning）的主要原因。由于氯气比重大于空气，常沉积在靠近地面的空气中，所以共处同一环境时，儿童吸入的氯气量要多于成人，中毒症状常比成人重[4]。

吸入低浓度氯气时，上呼吸道吸收了大部分的氯气，下呼吸道吸收量仅占5%，但下呼吸道吸收同等量氯气可导致更大毒性。吸入氯气浓度在2ppm以下即可导致黏膜刺激，在9～50ppm可导致化学性肺炎和闭塞性细支气管炎。动物实验显示，吸入氯气浓度为200ppm可导致广泛支气管痉挛，半数致死量为800ppm，若吸入浓度达2 000ppm，则会立刻导致呼吸骤停[4,5]。

【临床表现】 严重程度取决于吸入氯气的浓度和吸入持续时间[4,5]。接触浓度<5ppm的氯气后，出现上呼吸道及眼部刺激症状，表现为流泪、眼痛、眼部烧灼感、角膜损伤、鼻和咽喉部不适、口水过多。接触高浓度氯气后，则在前述症状基础上，出现呼吸困难、剧烈咳嗽、恶心、呕吐、头晕、头痛、胸痛、腹部不适、眼部烧灼感，查体可有肺部哮鸣音和水泡音。严重中毒则可有昏迷、休克等表现，甚至呼吸心搏骤停。肺部影像学检查可见肺纹理增多、多发片影、磨玻璃样改变、间质浸润和肺水肿，少数可有肺间质气肿、气胸等。

【治疗】 氯气中毒无特效治疗措施，主要为包括适当生命支持和药物治疗的综合治疗措施[4,5]。一旦发现氯气泄漏或使用含氯消毒剂、清洁剂发生意外，所有接触者均应立刻疏散，与氯气脱离接触，并评估病情。症状轻微，仅有上呼吸道刺激症状者，可在现场或送往就近的医院进行观察，时间一般不少于 12 小时。有轻度呼吸困难表现者，应立即予保证气道通畅、吸氧等处理，并尽快转运至有相应救治能力的医院。有呼吸衰竭、意识障碍、休克的患儿，则应在进行保证气道通畅，给氧，必要时气管插管、正压通气等抢救措施的同时，尽快将患儿转运至具备抢救能力的重症监护病房，治疗的重点是保证气道通畅、维持氧合和通气。常规机械通气不能缓解的严重呼吸衰竭可考虑 ECMO 治疗。

有呼吸道水肿者可予布地奈德或地塞米松雾化吸入，有喘息和肺部哮鸣音者可予支气管扩张剂雾化吸入。尽管目前证据并不支持肾上腺皮质激素，但有学者主张对重症患儿应予全身使用肾上腺皮质激素。有眼部刺激症状者，可给予足量生理盐水冲洗眼部，有角膜烧伤或擦伤者应及时请眼科协助治疗；严重鼻塞、流涕者可予鼻部减充血剂；皮肤化学性烧伤者可予大量清水或生理盐水冲洗后，按一般烧伤处理。

（高恒妙）

参考文献

［1］ KATIBE R, ABDELGADIR I, MCGROGAN P, et al. Corticosteroids for Preventing Caustic Esophageal Strictures: Systematic Review and Meta-analysis. J Pediatr Gastroenterol Nutr, 2018, 66(6): 898-902.

［2］ TAŞKINLAR H, BAHADIR GB, YIĞIT D, et al. Effectiveness of endoscopic balloon dilatation in grade 2a and 2b esophageal burns in children. Minim Invasive Ther Allied Technol, 2017, 26(5): 300-306.

［3］ LEE VR, CONNOLLY M, CALELLO DP. Pediatric Poisoning by Ingestion: Developmental Overview and Synopsis of National Trends. Pediatr Ann, 2017, 46(12): e443-e448.

［4］ MORIM A, GULDNER GT. Chlorine Gas Toxicity. In: Stat Pearls. Treasure Island(FL): Stat Pearls Publishing, 2020.

［5］ GOVIER P, COULSON JM. Civilian exposure to chlorine gas: A systematic review. Toxicol Lett, 2018, 293: 249-252.

第 8 节　家用清洁剂及化妆品中毒

一、家用清洁剂中毒

家用清洁剂中包括有肥皂（soaps）、六氯酚（hexachlorophene）和去污剂（detergents）等，后者常掺有软化水的物质、漂白粉、氨的化合物和混合的化学物质。

（一）肥皂

肥皂只有极弱的毒性，对皮肤和眼睛有轻微刺激。卫生药皂含有去污剂，食后可引起呕吐和腹泻。

【治疗】　误食后饮用牛奶或水使之稀释，并立即引吐，以后根据病情作静脉补液和相应的对症处理。

（二）六氯酚

本品为杀菌剂，肥皂、去污剂和软膏中可含有此种成分。它亦可配成溶液，用以清洗和湿敷大面积烧伤或擦破的皮肤，可有相当量被吸收。

【临床表现】　由皮肤吸收多量而中毒时，可发生中枢神经系统兴奋和惊厥。若为误服中毒，可产生恶心、呕吐、腹泻、腹绞痛、惊厥、脱水、休克等，甚至死亡。

【治疗】　皮肤沾染六氯酚时，可用水或生理盐水清洗，并作对症处理。内服中毒则应即刻催吐、洗胃、纠正脱水和电解质紊乱，给予镇静、止惊和治疗休克等对症处理。

（三）去污剂

去污剂有颗粒、粉末和液体 3 种形式，其成分是表面活性物质，可分为阳离子性、阴离子性和非离子性 3 种，阳离子去污剂比阴离子去污剂或非离子去污剂的毒性大。

【临床表现】　食入阳离子去污剂可发生恶心、呕吐、惊厥等，估计致死量为 $1g/m^2$（纯品）。死亡多发生在 4 小时以内，因为阳离子去污剂很快被组织灭活，普通肥皂也能使其灭活。食入阴离子去污剂可引起呕吐、腹泻和腹胀，动物半数致死量为 1~5g/kg。软化水中的物质为无机盐，如磷酸盐、碳酸盐、硫酸盐等，这些盐类可使去污剂的 pH 值增高，更具腐蚀性。阴离子洗盘去污剂即属强碱性，可以引起腐蚀性烧伤。中毒患儿可发生低钙血症，出现手足搐搦和惊厥。非离子去污剂对皮肤有微弱刺激，食入后一般无毒性[1]。

【治疗】 食入阳离子去污剂后，尽快引吐，以后用生理盐水或肥皂水洗胃（普通肥皂是有效拮抗剂）。静脉输液维持水和电解质平衡。必要时应用止惊药物。食入阴离子去污剂后，可进行一般对症治疗。如为阴离子餐具去污剂中毒，患儿多自发呕吐，可饮牛乳或水以使毒物稀释并易吐出，牛乳还有保护胃黏膜作用。如发生低钙血症，可用10%葡萄糖酸钙5~10ml加入20ml葡萄糖溶液内缓慢静脉注射。如仅有皮肤刺激，停用即可。若有腐蚀性烧伤，采取对症处理[2]。

（四）家用漂白粉

本品有轻至中度刺激性，一般不引起组织破坏，但可刺激皮肤、黏膜和眼睛，引起口腔、食管的轻微烧伤。食入家用漂白粉后，可有恶心、呕吐，但不至引起食管狭窄和穿孔。若漂白粉中含有过硼酸钠，则可产生硼酸的毒性而出现相应症状（参见硼酸中毒）。

【治疗】 催吐，用清水小心洗胃，之后口服牛奶、蛋清、面糊等保护黏膜，并用盐类泻剂导泻。皮肤如有灼伤，可用4%碳酸氢钠溶液洗涤，眼灼伤用生理盐水或1%碳酸氢钠溶液冲洗，滴抗生素眼液。其他为静脉补液和对症治疗。

（五）氨的化合物

含氨的化合物中，弱氨溶液有轻微刺激性，浓的溶液具有腐蚀性。饮入家用氨水后可发生口腔炎、食管灼痛、恶心、呕吐、出血性胃炎、腹痛、腹泻，严重者可有食管腐蚀性狭窄等。吸入低浓度氨时，由于其对黏膜有刺激作用，可发生口腔、咽及上呼吸道的充血、水肿，患儿有咽部烧灼感、喉部阻塞感、流涕、咳嗽、痰中有时带血、胸闷、胸骨下疼痛，声音嘶哑、呼吸困难、呼气中有氨味。皮肤接触低浓度氨时，可有红肿灼热；接触氨水的局部有烧灼痛，并可引起红斑、水疱、糜烂、甚至坏死。根据接触含氨化合物浓度大小，眼部可有不同程度的刺激症状。如氨水溅入眼睛可致眼部剧痛，结膜充血，角膜混浊、溃疡，晶体混浊，甚至失明[3]。

【治疗】 吸入氨气时，应将患儿立即移至新鲜空气处，吸氧，酌情进行气管插管及人工呼吸。如出现喉头水肿或肺水肿时，静脉滴注地塞米松，皮下注射阿托品，必要时行气管切开。食入氨水中毒者，可服稀醋水（1份醋、4份水）或稀柠檬水，并食生蛋清、牛奶等以保护胃黏膜，不要催吐或洗胃，以防穿孔。如有较多氨水进入胃内而口服时间极短时，可以考虑催吐。亦可在选饮牛奶、生蛋清或稀醋水、稀柠檬水等之后，谨慎插入较细胃管，用牛奶或稀醋水或清水适量注入胃中，再将毒物吸出。皮肤因氨及氨水刺激时，立即用清水或2%醋酸或食用醋冲洗。其他为对症治疗。

二、化妆品中毒

化妆品中有一些毒性物质存在，如护肤霜中的中和剂溴酸盐及过硼酸盐，两者均有毒性。溴酸盐毒性甚大，4g可以致死，现已少用。过硼酸对婴幼儿毒性与硼酸相似。染发剂中暂时性有毒物质有金属钴、镉、铜、铁、铅、镍、铋和锡，过量食入，均有毒性；永久性有毒物质包括苯的胺基化合物，如萘胺、间苯二酚、甲苯胺等，能形成高铁血红蛋白，甚至溶血。家用除皱液、发胶、头发平整剂含有巯基硝酸盐，有局部刺激及中枢抑制作用。有些化妆品中含有甲醇及酒精，摄入过量也可中毒。过敏反应亦较为常见[3]。

【临床表现】 误服含溴酸盐的化妆品可有恶心、呕吐、腹泻、腹痛、溶血、少尿或无尿、嗜睡、耳聋、昏迷、血压下降、脉搏加快、发绀（高铁血红蛋白血症），严重者有肾衰及惊厥、蛋白尿、血尿等症状。苯的胺基化合物可致溶血，并出现高铁血红蛋白血症。内服甲醇、酒精过量时可致中枢抑制及视力障碍。严重甲醇中毒可致失明。金属中毒可有眩晕、高血压、震颤，重者可致惊厥及昏迷。过敏症状有皮炎、荨麻疹等，局部刺激有红肿、疼痛。若溅入眼中，则有流泪、眼结膜潮红等。

【治疗】 口服溴酸盐中毒，立即催吐，用2%碳酸氢钠液洗胃，以减少在胃中形成毒性大的溴氢酸，继以25%的硫代硫酸钠1.6ml/kg灌入胃中，并给予盐类泻剂。继用1%硫代硫酸钠100~500ml，静脉注射。可服牛奶护胃。过硼酸中毒则按硼酸中毒治疗。其他为对症治疗。有急性肾损伤时需血液或腹膜透析，但不能增加溴酸盐的排泄。对中枢神经系统抑制患儿，轻者加强观察，重者则对症治疗。金属中毒可使用相应的金属解毒剂。高铁血红蛋白症用亚甲蓝治疗（溴酸盐禁用）。其他如毒性刺激作用则施以稀释毒物、保护皮肤黏膜措施。有过敏现象者用抗组胺药物，必要时应用肾上腺皮质激素。

（钱素云）

参考文献

[1] BANNER W, YIN S, BURNS MM, et al. Clinical characteristics of exposures to liquid laundry detergent packets. Hum

Exp Toxicol, 2020, 39(1): 95-110.

[2] DAVIS MG, CASAVANT MJ, SPILLER HA, et al. Pediatric Exposures to Laundry and Dishwasher Detergents in the United States: 2013-2014. Pediatrics, 2016, 137(5): 1-10.

[3] PEREZ AL, NEMBHARD M, MONNOT A, et al. Child and adult exposure and health risk evaluation following the use of metal- and metalloid-containing costume cosmetics sold in the United States. Regul Toxicol Pharmacol, 2017, 84: 54-63.

第 9 节　常用药物中毒

一、镇静剂和麻醉剂中毒

（一）水合氯醛中毒

水合氯醛（chloral hydrate）是常用镇静药，口服或灌肠时，单次用量过大或短时间内重复用药过多，均可发生急性中毒，药物过量后半衰期可显著延长。母亲中毒可导致胎儿或乳儿中毒。中毒量吸收后可抑制中枢神经系统、血管运动中枢及心脏等功能并损害肝、肾。

【临床表现】　急性中毒的主要征象为昏睡以至昏迷，脉弱，血压和体温降低，呼吸微弱、缓慢或停止，心动缓慢及心律失常，发绀或苍白，瞳孔缩小，对光反射减弱或消失，肌肉松弛，反射消失等。部分患儿出现肺水肿和脑水肿，最后可导致呼吸或循环衰竭。内服大量水合氯醛后，可发生严重胃肠道刺激或腐蚀现象，出现咽喉部及食管疼痛、恶心、呕吐、腹痛、腹泻，或见胃肠道出血、血尿、蛋白尿、肝大、黄疸等。少数患儿出现谵妄、精神错乱及癫样发作。

【治疗】　口服急性中毒时，立即用 1∶5 000 高锰酸钾溶液或微温水洗胃（小心操作，防止穿孔），继以活性炭灌入胃中，再用硫酸钠导泻；由直肠给药发生中毒时，立即洗肠；静脉输液促进毒物排泄，保护肝、肾功能并纠正水和电解质失衡；水合氯醛可增加心肌对儿茶酚胺敏感性，应避免使用肾上腺素和去甲肾上腺素，利多卡因不能有效对抗水合氯醛中毒引起的异位节律，治疗应选择 β 受体阻滞剂，尖端扭转室速应静脉注射镁盐或临时起搏；呼吸抑制者气管插管机械通气。血液透析有助于清除本药。

（二）苯二氮䓬类药物中毒

苯二氮䓬类（benzodiazepines，BZPS）为现今常用镇静、催眠、止惊药，依其在体内的作用时间长短分为长效、短效制剂。儿童一般多用短效制剂，如地西泮、咪达唑仑、氯硝西泮、硝西泮、艾司唑仑、替马西泮等，长效品种多用于抗焦虑、抑郁。本类药物应用不当或过量、静脉注射过快以及误服或自杀大量服用均会发生中毒。

【临床表现】　中毒患儿有嗜睡，头晕、乏力、共济失调、言语不清、震颤、复视、视物模糊、反射减弱，少数患儿可出现呼吸抑制，青紫。严重中毒者可发生休克、深度昏迷、抽搐、呼吸和循环衰竭。大部分儿童症状发生于中毒 4 小时内。

【治疗】　内服者立即催吐，再给山梨醇或甘露醇导泻，活性炭对药物过量效用不大。苯二氮䓬类中毒总体来说只需要支持治疗，注意呼吸支持，必要时予气管插管机械通气，维持循环稳定和水、电解质平衡。氟马西尼（flumazenil）为苯二氮䓬类的有效解毒剂，能与本类药物竞争受体从而逆转或减轻中枢的抑制（用法见表 43-8），儿童初始剂量为 0.01mg/kg，最大 0.2mg。氟马西尼作用时间 0.7~1.3 小时，之后 65% 的患儿会再次出现中毒症状，需要再次给药。也可试用纳洛酮治疗昏迷的中毒患儿。重症用血液灌流有效，血液透析无效。

（三）巴比妥类中毒

儿科常用巴比妥类（barbiturates）药物中，长效类有巴比妥、苯巴比妥；中效类有戊巴比妥和异戊巴比妥；短效类有司可巴比妥；超短效类有硫喷妥钠等。一次摄入这类药物 5~10 倍的催眠剂量，即可引起急性中毒；实际吸收的药量超过其本身治疗量的 15 倍时，则有致命危险。长期服用较大量的长效巴比妥类药物，较易发生蓄积中毒，肝、肾功能不全患儿尤易引起。静脉注射速度过快，可发生严重的中毒反应。巴比妥类药物可以通过胎盘，胎儿血药浓度与母体接近，乳汁中也可少量分泌。

【临床表现】　轻度巴比妥类药物中毒类似乙醇中毒，表现为嗜睡、言语不清、共济失调、步态不稳、眼球震颤、情绪波动及认知力下降。严重的急性中毒，中枢神经受抑制，可从木僵发展到深昏迷，甚至呼吸停止。瞳孔大小正常或偏小，反射存在，若合并缺氧可使瞳孔散大固定，角膜反射和咽反射减弱或消失，肌张力减弱，深反射减弱或消失。昏睡患儿可呈现屈肌（去皮质）和伸肌（去大脑）体态。严重巴比妥类药物中毒所致呼吸抑制可危及生命，初期可表现为呼吸浅快，应予脉搏血氧监测。低血压常见于严重中毒患儿，可导致非心源性肺水肿，脑水肿等，长效巴比妥类中毒后期，常因并发坠积性肺炎而加重呼吸困难。重度中毒患儿在进入抑制状态之前，可有一段兴奋期，此时出现狂躁、谵妄、幻觉、惊厥等。部分患儿出现肝、肾损害症状如黄疸、出血、尿毒症等。或有发热和各型皮疹。作用缓慢的巴比妥类可维持药力达4~5天之久；作用迅速者可在1~2天内导致严重后果。

【治疗】 无特效解毒药，原则上以支持治疗为主，尤其是呼吸循环支持。通常需要气管插管以保护气道并维持呼吸。口服巴比妥类中毒者，应尽快催吐、洗胃，超过5~6小时仍应洗胃，因此类药物可致幽门痉挛而存留胃内时间较长，昏迷患儿禁忌催吐，洗胃亦应小心，口服短效巴比妥类药物要避免洗胃，防止吐出液吸入气管。洗胃液用生理盐水，洗胃后灌入活性炭及泻剂。有人认为不用洗胃，用活性炭按1g/kg体重加于水中或使成混悬液，灌于胃中再给泻剂（不用硫酸镁），继用活性炭0.5g/kg体重，每2~4小时1次，不用泻剂，直至排出活性炭大便为止。注意使用活性炭前需先气管插管，禁用于胃肠道穿孔或梗阻患儿。碱化尿液，碳酸氢钠用量以能使尿pH值维持在7.5~8.0为宜，可以增加苯巴比妥排泄，中、短效巴比妥类药物用此法无效。血液透析、血液灌流对于长短效巴比妥类药物均有效，适用于合并肾损伤、呼吸循环不稳定、酸碱失衡及电解质紊乱患儿。在救治巴比妥类药物中毒时应常规监控血中巴比妥类药物浓度、肝肾功能、电解质、尿pH值等，以作为治疗参考。短效巴比妥类最小毒性血浆水平是大于10μg/ml，长效者大于40μg/ml。致死浓度短效者是30μg/ml，长效者是80~150μg/ml。短效及长效巴比妥类药物在摄入后24~72小时出现于尿中，长效巴比妥类药物可长达7天尿中仍能发现。

（四）氯丙嗪类中毒

氯丙嗪（chlorpromazine）类药物为吩噻嗪的衍生物，目前常用者有氯丙嗪、乙酰丙嗪、异丙嗪、奋乃静、三氟拉嗪等。氯丙嗪类中毒多由于用药过量或小儿自取多量误服所致。偶因应用治疗剂量发生过敏反应。

【临床表现】 误用较大剂量时，患儿出现头晕、嗜睡、表情淡漠、软弱，有时引起精神失常，乱语乱动；还可出现流涎、恶心、呕吐、腹痛、腹胀、黄疸、肝大等。过大剂量所致的急性中毒常发生心悸、四肢发冷、血压下降，甚至休克，患儿呼吸困难，瞳孔缩小，昏迷和反射消失。尿中可出现蛋白，红、白细胞及管型。长期应用大剂量可致粒细胞减少、血小板减少、溶血性贫血等，甚至发生再生障碍性贫血。偶有因用治疗剂量而出现黄疸、肝及淋巴结肿大、哮喘、皮疹、紫癜、粒细胞减少、发热等。并可发生锥体外系症状，如震颤、肌肉强直、不自主运动、牙关紧闭、吞咽困难、斜颈、眼旋转等。小儿以强直和不能安静为主，还可出现面神经麻痹，发音困难和口吃，眼眶周围肌肉痉挛，甚至角弓反张状态。少数引起眼部损害，导致视力减退，甚至失明。尿内氯丙嗪试验阳性。

【治疗】 安置患儿平卧，以防发生体位性低血压。如内服大剂量药物，在6小时内均须应用1∶5 000高锰酸钾溶液或微温水洗胃。因此类药物是强力止吐剂，催吐常常失败。洗胃后注入硫酸钠或硫酸镁导泻。静脉输液可以促进毒物排泄，维持体液平衡，防治休克；血压降低时，液体复苏并用血管活性药物，可用去甲肾上腺素，不用盐酸肾上腺素。出现肌肉震颤等锥体外系症状时，可用苯海拉明，每次1~2mg/kg缓慢静脉注射，数分钟内症状即可减轻；若无效，5~10分钟后可重复1次，以后每6小时1次，注射或口服，共24~48小时。氢溴酸东莨菪碱对本类药物引起的类帕金森综合征亦有效果。如出现惊厥，可用地西泮、咪达唑仑及水合氯醛等。呼吸抑制或昏迷时，使用纳洛酮疗效甚好，剂量及用法见表43-8。必要时气管插管呼吸支持。出现黄疸、肝大或过敏性皮炎时，给予肾上腺皮质激素，同时进行保护肝、肾功能等治疗。重症患儿用透析疗法。

（五）新型毒品中毒

由于科学技术和制药工业的进步和发展，精神类药品的范围和种类也在不断扩大，目前逐渐衍生出一系列通过人工合成的化学合成类毒品，称之为“新型毒品”（new-type drugs）。与传统毒品的“镇静、镇痛”作用不同，“新型毒品”对人体有着更强的兴奋、抑制或致幻作用。

根据毒理学性质的差异，可将新型毒品分为以下几类：

1. 中枢兴奋类药物 是一种非儿茶酚胺的拟交感

神经胺低分子量化合物，可兴奋α及β肾上腺能神经末梢，促进儿茶酚胺递质的释放，减少抑制性神经递质的含量，主要包括甲基苯丙胺在内的苯丙胺类兴奋剂，俗称“冰毒（smokable methamphetamine）”。

2. 致幻剂 也称分离性麻醉药，可造成意识与感觉分离状态，具有调控多巴胺能、去甲肾上腺素能和5-羟色胺能神经元的作用，主要为麦角乙二胺和氯胺酮，俗称“K粉（ketamine）”。

3. 兼具有兴奋和致幻作用 属苯丙胺兴奋剂，由麻黄素通过去氧反应制成，可使突触前神经元释放五羟色胺、多巴胺和去甲肾上腺素，并抑制这些递质的再摄取，常用药物是二亚甲基双氧安非他明，俗称“摇头丸（ecstasy）”。

新型毒品的摄入主要有口服、静脉注射和吸入3种方式。

【临床表现】 苯丙胺类药品中毒后常出现极度兴奋症状，如胸闷、气促、心慌、激动不安、颜面潮红、大汗、腱反射亢进等，部分患儿出现反复晕厥、尿频、四肢麻木、震颤，重者出现抽搐、谵妄、狂躁、脑出血、大小便失禁等。

氯胺酮类药品服用后多表现为意识障碍，如意识模糊、烦躁、谵妄、嗜睡或昏迷等，也可伴有幻视、幻听，部分患儿有恶心、呕吐、胸闷、心悸、抽搐、乏力、肢体麻木、大小便失禁等表现。严重者可表现为癫痫样发展、支气管及喉痉挛，过敏反应及恶性高热。有报道称使用剂量达70mg即可中毒，200mg可出现幻觉，500mg会引起呼吸抑制甚至死亡。

二亚甲基双氧安非他明类药品中毒后临床表现为躁动、话多、出汗、恶心、呕吐、胸闷不适、体温升高，严重者出现恶性高热、幻觉、昏睡或昏迷等。

【诊断】 青少年多见，根据发病场所、临床表现及吸毒史，可快速做出临床诊断，结合患儿血、尿毒物筛查可明确诊断。

【治疗】 应将患儿置于安静的环境，减少环境刺激；严密监测生命体征；保持呼吸道通畅，严重呼吸抑制者必要时气管插管机械通气；适当补液，维持体内水、电解质平衡；活性炭口服或灌胃吸附毒物；可应用呋塞米、甘露醇促进毒物排泄；保护肝肾功能；伴意识障碍者可应用纳洛酮每次1.2~2mg静脉注射促醒；有心律失常者需纠正电解质紊乱如低钾血症，根据心律失常的类型选用胺碘酮、利多卡因等相应抗心律失常药物；恶性高热者给以冰帽、冰毯、擦浴等措施降温；有脑水肿、循环障碍者应给予降颅压及循环支持治疗。

二、兴奋剂中毒

（一）咖啡因与氨茶碱中毒

咖啡因（caffeine）与氨茶碱（aminophylline）同为黄嘌呤的衍化物，其药理作用相似，仅在作用强度上有所差异。安钠咖（苯甲酸钠咖啡因）为咖啡因与苯甲酸钠的混合物，含无水咖啡因47%~50%。氨茶碱为茶碱和乙二胺的复合物。咖啡因中毒多由于误服或治疗用量过大引起，少数因摄入含大量咖啡因的饮料所致；偶有婴幼儿对咖啡因敏感性高，可因摄入微量而出现急性中毒症状。氨茶碱的有效治疗量与中毒量相差不大，其中毒原因可由于内服、直肠用药、肌内注射等药量过大、用药间隔时间过短、静脉注射较大剂量或速度过快等引起，少数由于对本药的敏感性过高所致。氨茶碱含80%茶碱，茶碱剂量为1mg/kg时，可使血清茶碱浓度达2μg/ml；通常治疗剂量的血清浓度范围是10~20μg/ml，超过10μg/ml时，即达急性轻度中毒，>20μg/ml为中等中毒，超过50μg/ml可能致死。给予低剂量茶碱有导致慢性中毒可能，危险因素包括：6个月以内的婴儿，同用某些药物如钙拮抗剂、西咪替丁、大环内酯抗生素、异烟肼，发热性疾病、肝损害、心力衰竭、慢性阻塞性肺疾病及流感疫苗注射等，更可能发生严重后果。估计血中茶碱浓度（TPC）的公式为：TPC＝摄入剂量（mg）/体重（kg）×Vd（分布容积）（0.45L/kg）。急性中毒患儿发病与血清茶碱浓度有关；但慢性中毒患儿年龄过大或过小是其危险因素，茶碱峰浓度并不一定升高。

【临床表现】 本类药物主要具有兴奋中枢神经系统、刺激胃肠道、心血管系统功能紊乱、利尿等作用。中毒后出现恶心、呕吐、腹痛，甚至出现呕血、便血；同时有头痛、头昏、耳鸣、烦躁、谵妄、肌肉震颤、惊厥、昏迷、体温升高、呼吸加快、心动过速及其他心律失常；可见血压降低，多尿或血尿。严重病例可因肺水肿、肺栓塞、脑水肿、呼吸循环衰竭等导致不良后果；氨茶碱中毒偶可并发DIC；对本类药物过敏患儿可在注射后发生过敏性休克；静脉注射氨茶碱过快或浓度过高可致心脏骤停。

【治疗】

1. 胃肠道去污染 口服过量，可通过反复口服药用炭（活性炭），减少其吸收。最好立即给予活性炭1g/kg；继予山梨醇或硫酸钠泻剂。以后每2~4小时给予活性炭0.5mg/kg，不用泻剂，直至TPC下降到<20μg/ml为止。活性炭用于急性、慢性、静脉注射中毒均有效，可降低$T_{1/2}$ 50%，一般用至24小时。同时茶碱中毒患儿的呕吐往往为持续性且难以治疗，必须控制呕吐后才能给予药

用炭。不要通过洗胃或催吐的方法使胃排空，已有研究表明先洗胃，后口服活性炭的效果并不优于单独使用活性炭。静脉输液可促进毒物排泄，维持体液平衡。

2. 纠正低钾血症和代谢性酸中毒 氨茶碱所致低钾为钾内流所致，如血钾<3mEq/L或伴有室性心律失常时应补钾。随着茶碱浓度的下降，对补钾的需求也会下降，应密切监测血钾浓度。

茶碱中毒后的代谢性酸中毒一般不需要特殊干预措施，但严重代谢性酸中毒（pH值<7.0）需及时纠酸处理。

3. 控制惊厥或癫痫发作 如有烦躁或惊厥症状，可用地西泮、咪达唑仑、水合氯醛等药物。若惊厥是因氨茶碱中毒诱发的脑血管痉挛、脑缺氧所致，经眼底镜检查证实，可选用阿托品或消旋山莨菪碱。出现脑水肿则应给予脱水剂如20%甘露醇。发生持续性惊厥、顽固呕吐及呼吸衰竭、中枢神经抑制时，立即行气管插管机械通气。

4. 纠正低血压及心律失常 出现低血压时初始治疗包括快速补液和治疗心律失常，如仍无法纠正低血压，可使用肾上腺素或去甲肾上腺素。心律失常初始治疗应根据儿科高级生命支持的相关推荐来进行。低血压、心动过速及严重心律失常时可酌情使用β受体阻滞剂，如普萘洛尔（哮喘或慢性阻塞性肺疾病患儿不适用）或艾司洛尔。其他如吸氧、强心、退热等对症处理。

5. 体外清除 急性过量时，如果根据临床表现预计患儿的死亡风险高，则优选高效能血液透析，也可选择血液灌流或连续性肾脏替代疗法。

（二）麻黄碱中毒

麻黄碱（ephedrine）是中药麻黄的有效成分，也可合成。中毒大多由于误服过量麻黄碱或麻黄所致。婴儿应用含麻黄碱的滴鼻剂或喷雾剂过量常可导致中毒。

【临床表现】 麻黄碱的中毒症状主要是由于中枢神经系统兴奋和周围的拟肾上腺素作用所引起。患儿有头痛、眩晕、耳鸣、烦躁不安、谵妄、震颤、寒战、发热、颜面潮红、出汗、瞳孔散大、视物模糊、口干、恶心、呕吐、腹胀、排尿困难、血压上升、心悸、期前收缩及其他心律失常、昏迷等症状。严重中毒时可致心力衰竭或呼吸衰竭，青少年可发生猝死和卒中。

【治疗】 口服中毒立即催吐；并用1∶5 000高锰酸钾溶液洗胃；用活性炭1g/kg加水注入胃中；硫酸钠导泻；静脉输液促进排泄。注射麻黄碱过量时，应立即在注射部位近心端缚扎止血带以限制药物吸收。氯丙嗪有对抗麻黄碱的作用，对处于兴奋状态的患儿尤为适用，剂量为每次0.5~1mg/kg，每日3~4次肌内注射或口服，严重中毒可用冬眠合剂，静脉缓慢注射或静滴（人工冬眠疗法）。其他为对症治疗如退热、吸氧、强心等。

三、解热镇痛药中毒

（一）水杨酸盐类中毒

【病因】 临床常用的水杨酸盐类（salicylates）药物有阿司匹林、复方阿司匹林、水杨酸钠、水杨酸钠合剂、水杨酸甲酯（冬绿油）以及其他含有水杨酸盐类的酊剂、软膏等。水杨酸盐类药物中毒多为一次用量过大或长期大量应用所致，在婴儿时期更易发生误服过量的意外事故。外用水杨酸油膏或粉类于皮肤大面积破损处，可经皮肤吸收中毒。在有脱水，肝、肾功能不全，低凝血酶原血症的患儿更易发生严重毒性反应。水杨酸盐类可以透过胎盘屏障，孕妇服用过量，常致胎儿或新生儿中毒。小儿摄入阿司匹林或水杨酸钠等治疗量的2~4倍可以出现中毒症状。阿司匹林的最小致死量约为0.3~0.4g/kg，水杨酸钠的最小致死量约为0.15g/kg。

【病理生理】 口服水杨酸盐类药物后，很快由胃及小肠上部吸收。2小时后，血浆内浓度达到高峰。水杨酸盐主要由肾脏排泄，肾功能正常者服后几分钟即可见于尿中，24小时约可排出中毒量的一半；如尿为碱性（pH值7.5以上），则排泄加快3倍，6小时血中水杨酸盐即可下降1/2。

中毒后引起的病理生理变化主要有以下几个方面：①高浓度的水杨酸盐刺激呼吸中枢，发生过度通气，大量CO_2在呼气中排出，引致呼吸性碱中毒，多见于5岁以上患儿。②由于呼吸性碱中毒的存在，发生肾脏代偿，结果使钾、钠随尿大量排出；同时由于呕吐、失水、失钠以及水杨酸盐对脱氢酶和氨基转移酶的抑制，阻断三羧酸循环，使碳水化合物代谢紊乱，终致血酮等上升，形成代谢性酸中毒。特别在婴儿时期，第二阶段的病理生理过程发展甚快，使酸中毒成为主要表现。③中毒剂量的水杨酸盐可直接作用于血管平滑肌，使周围血管扩张，血压下降；并可使血管运动中枢麻痹，导致循环衰竭。④水杨酸盐能抑制肝脏合成凝血酶原，阿司匹林还影响血小板功能，发生出血倾向。阿司匹林为弱酸性物质，对胃黏膜有刺激作用，长期内服可诱发胃肠道溃疡病和慢性出血；还可由于骨髓造血功能受到抑制，引起贫血，甚至发生全血减少。⑤水杨酸盐中毒可引起肾脏损害,重症可以发生肾小管坏死,导致急性肾功能衰竭。长期大剂量应用可引起肾乳头、肾小管坏死,肾变性及萎缩等改变。⑥阿司匹林可引起肝炎、肝衰竭、脑病及过敏反应等。在急性中毒时,其病理生理变化则以①②两项为主。

【临床表现与诊断】 常见症状为恶心、呕吐、腹痛、头痛、头晕、嗜睡、深长呼吸、耳鸣、耳聋及视觉障碍,开始面色潮红,以后皮肤苍白,口唇发绀,体温低于正常。患儿可有多汗、高热、脱水、呼吸性碱中毒或代谢性酸中毒等相关症状,并可出现血尿、蛋白尿、急性肾损伤等;或致转氨酶增高和黄疸;可发生鼻出血、视网膜出血、呕血、血便以及身体其他部位出血,甚至脑脊液也带黄色。由于水杨酸盐能迅速透过胎盘并在胎儿血浆中浓度高于孕妇血浆浓度,故临产孕妇服用阿司匹林后可致新生儿出血。重症中毒患儿可出现谵妄、幻觉、精神错乱,肌肉震颤,直至发生惊厥、昏迷、休克、脑水肿、肺水肿及呼吸衰竭。对本品过敏的小儿可因用小量阿司匹林引起哮喘、咳血、呕血、皮疹、表皮坏死、紫癜、水肿,或发生声门水肿和喉头痉挛。pH值和碳酸氢根浓度降低是病情危重的表现,提示机体代偿能力不足,常需要气管插管和血液透析。

【实验室检查】

1. 三氯化铁定性试验 将洗胃液或尿液放在试管内煮沸,冷却后加酸,然后加入数滴5%~10%三氯化铁溶液,出现紫色转为紫红色,证明有水杨酸盐存在。

2. 检测血中水杨酸盐水平 在服水杨酸盐30分钟后,即可测定其存在;至6小时可达高峰。其中毒标准:轻度中毒为45~70mg/dl;中度中毒为70~100mg/dl,重度中毒为100~130mg/dl及以上。

3. 血液生化检查 可见CO_2结合力明显降低,CO_2分压及pH值降低,血糖下降(可有一过性上升)。治疗过程中,必须监控血pH值、血糖、电解质尤其是血钾、肾功能、凝血酶原等,慢性水杨酸中毒应注意肝功能、胆红素水平及凝血酶原有否异常。

【预防】 严格掌握本类药物应用的适应证和正确剂量,切勿滥用;家庭中有此类药品,须妥为收藏,防止小儿误服。

【治疗】

1. 迅速排除毒物。

2. 维持水、电解质和酸碱平衡 需分析患儿可能存在的混合性酸碱平衡紊乱,即呼吸性碱中毒和代谢性酸中毒各自存在的程度,年长儿以前者为主,婴幼儿则以后者为主,治疗方法如下:

(1) 口服中毒早期立即催吐,并进行洗胃。置入胃管后,先吸取胃内容物供化验用(亦可用呕吐物化验),然后用清水或1∶5 000高锰酸钾溶液洗胃。同时配制类似于细胞外液成分的溶液作洗胃液(此液以生理盐水800ml,5%碳酸氢钠溶液50ml和5%葡萄糖溶液150ml配成1 000ml;其中Na^+ 150mmol/L,Cl^- 120mmol/L,HCO_3^- 30mmol/L)反复清洗胃内容物。然后酌服导泻剂,并作高位洗肠。若在摄入水杨酸盐12小时以内,多次给予活性炭有益。首剂1g/kg加于山梨醇(泻剂)中,继以0.5g/kg加于水中成混悬液,每2~4小时1次,不加泻剂,直至排出活性炭粪便为止。因1g活性炭可吸附550mg水杨酸,水杨酸盐中毒者由于在食物中混有药片以及幽门痉挛、药物凝块等而延迟吸收。此法可缩短水杨酸盐的半衰期。但也有研究认为,即使在服药后1小时内给予活性炭也无助于改善预后、减轻毒性和改变疾病过程。水杨酸中毒早期即可有脱水,需及时静脉补液。

(2) 对中毒症状明显的病例,洗胃后,若有条件,先取血液测定水杨酸盐浓度,并查血气及电解质,根据检查结果酌情补液,定期复查以调整治疗方案。有休克者,积极用等张晶体液扩容,酌情应用血管活性药物。排尿后,液体中应加入钾盐。给含糖液以避免低血糖。在治疗过程中,应注意使患儿有足够尿量以利水杨酸盐尽快排出。并注意控制血pH值在7.5左右及液体出入量相对平衡。补液量不要太多,以免加重肺水肿及脑水肿。

(3) 对严重酸中毒患儿,当血pH值低于7.15时,可静脉注射碱性液。对多数以呼吸性碱中毒为主的患儿,无须采取特殊措施治疗,也无须积极纠正轻度代谢性酸中毒。注意及时补充钾盐;若出现手足搐搦,可静脉缓慢注射葡萄糖酸钙或氯化钙溶液。

水杨酸几乎均由尿液排出,碱性尿时排泄速度增快3倍,故在治疗过程中,应监测尿pH值,保持尿为碱性。

(4) 血液透析是治疗严重水杨酸盐中毒的有效方法[1]。血液透析指征包括:①急性中毒患儿血清水杨酸盐浓度>100mg/dl,慢性中毒大于50mg/dl;②神智改变,可除外合并其他毒物中毒的气管插管患儿;③肾或肝衰竭;④肺水肿;⑤严重酸碱平衡失常;⑥血清水杨酸盐浓度迅速增加;⑦保守治疗效果不理想。

(5) 出血时用维生素K和止血剂,并输新鲜血浆或浓缩红细胞。有过敏症状时,酌用糖皮质激素;有喉头水肿时,应用肾上腺素,必要时气管插管或气管切开。勿用吗啡类药物,慎用巴比妥类及水合氯醛等,因可加重水杨酸盐类对中枢的阻抑作用。

（二）吡唑酮类中毒

吡唑酮类包括氨基比林（amidopyrine）、安替比林（antipyrine）、安乃近（analgin）、保太松（phenylbutazone）、羟基保太松（oxyphenbutazone）等。此类药物中毒多因误服过量或长期应用较大剂量所致。少数患儿虽用治疗量，亦可发生严重的中毒反应。保泰松现已很少使用。

【临床表现】 可出现恶心、呕吐、盗汗、皮疹、粒细胞减少、血小板减少、胃肠道出血、血尿、凝血酶原时间延长，肝、肾功能损害，发绀、谵妄、惊厥、休克、昏迷等。也可有溶血性贫血、再生障碍性贫血、发热等。安替比林较常引起高铁血红蛋白血症。保太松还有水、钠、氯潴留作用，导致浮肿、血压升高，甚至发生心力衰竭和肺水肿。曾有人因用治疗剂量复方氨基比林注射液发生过敏性休克。

【治疗】 口服本类药物中毒，立即选用 1g/kg 活性炭悬液、1∶5 000 高锰酸钾溶液或微温水洗胃，注意操作轻柔，避免加重消化道损伤；之后用硫酸钠导泻，保暖，吸氧，必要时用止痉药物，并静脉补液。保太松中毒时，输液须加慎重，防止液量过多和速度过快，并忌用生理盐水。粒细胞减少<0.5/L 时可用集落细胞刺激因子。发生高铁血红蛋白血症时，参考肠源性发绀节治疗。碱化尿液、血液透析及血液灌流对此类药物中毒无效。

（三）乙酰苯胺类中毒

1. 非那西丁（phenacetin） 非那西丁及含有非那西丁的药物包括复方阿司匹林片、小儿退热片、安钠咖片、散痛片、索米痛片、撒烈痛片、使痛宁片、阿尼利定片等。中毒病例大都由于大量误服、频繁或长期应用所致。

【临床表现】 中毒患儿除有恶心、呕吐、耳鸣、出汗等外，主要表现为高铁血红蛋白血症所致的发绀，并伴有呼吸急促、心率增快等缺氧症状；同时可发生溶血性贫血，出现血红蛋白尿，尿液由鲜明黄色转为红葡萄酒色。重症中毒常有中枢神经系统兴奋症状，如激动、谵妄和惊厥等，之后转为抑制，患儿出现木僵和昏睡，或有血压及体温下降，甚至发生休克。长期应用可有头痛，眩晕，腹痛，发绀，贫血，乏力，激动，失眠以及肝、肾损害，甚至出现急性肾功能衰竭。部分患儿出现药疹、高热、颤抖、面部浮肿、白细胞减少、粒细胞缺乏、血小板减少，偶见剥脱性皮炎。

【治疗】 发现误服过大剂量后，立即催吐并用生理盐水或 1∶5 000 高锰酸钾溶液洗胃，然后由胃管注入硫酸镁导泻，适当补液。有发绀时，应用亚甲蓝，每次 1~2mg/kg 加入 10%葡萄糖溶液内静脉注射。轻症用维生素 C 加入 10%葡萄糖溶液内静脉滴注即可。发绀或贫血较重时输血。必要时给氧。

2. 对乙酰氨基酚（acetaminophen） 本品为非那西丁的衍生物，有退热、止痛作用，由于毒性较非那西丁低，故目前常用，为非处方药，有各种名称的制剂如泰诺等，内含对乙酰氨基酚成分不等。儿童中毒剂量为 150mg/kg。用量过大，服用时间过久，可发生中毒。本品在肝内代谢，约 90%经与葡萄糖醛酸及硫酸结合成为无毒物由尿排出。其中一小部分（<5%）被细胞色素 P450 2E1 氧化成具有高细胞毒性的代谢中间产物 N-乙酰对苯醌亚胺（NAPQI）。治疗剂量下，NAPQI 很快被谷胱甘肽或含硫醇化合物结合形成无毒性的代谢产物从尿中排除，但当过量摄入对乙酰氨基酚时，NAPQI 超过肝内谷胱甘肽储备及再生能力，非结合 NAPQI 可和肝脏细胞内大分子非共价结合进而启动一系列级联反应，最终引起肝细胞死亡。无论是否存在肝损害，对乙酰氨基酚都有造成肾损伤可能。对乙酰氨基酚在体内需要 4 小时才能吸收完全，故 4 小时内测血药浓度意义不大。对多数急性中毒患儿来说，6~8 小时内给予 N-乙酰半胱氨酸及其他治疗即可避免对乙酰氨基酚导致的肝脏损伤和其他器官损害。长期口服对乙酰氨基酚可致肾损害。部分儿童多次口服超过推荐剂量的对乙酰氨基酚，可以导致肝损害。

【临床表现】 对乙酰氨基酚过量摄入主要引起肝损害[2]。一般分为 4 期，①第 1 期：在服后 0.5~24 小时，出现食欲缺乏，恶心，呕吐，身体不适，无力，面色苍白，出汗等，偶见中枢神经抑制现象；②第 2 期：在服后 24~40 小时，第 1 期症状消失，但出现右上腹部触痛，黄疸，胆红素和转氨酶升高，凝血酶原时间延长，少尿或无尿；③第 3 期：在服药后 72~96 小时，肝功能明显异常，重现无力，恶心，呕吐，食欲缺乏等，严重者可发生肝性脑病，有精神错乱、激动、注意力不集中等；④第 4 期：在服药后 4~14 日，异常肝功能恢复，或进而形成不良后果。偶见血小板、白细胞、粒细胞减少，溶血性贫血，可有尿管型、血尿、少尿等肾损害的表现。偶见对本药过敏。

【治疗】 口服中毒后，可在 1~2 小时之内催吐，用生理盐水洗胃，超过 4 小时，效果欠佳；活性炭可有效结合对乙酰氨基酚，但目前尚无有效证据证明使用活性炭可改善患儿预后。若口服 N-乙酰半胱氨酸，则不使用活性炭；解毒剂为 N-乙酰半胱氨酸（N-acetylcysterine），如对乙酰氨基酚血浆浓度超过 1 300μmol/L 以上时，则应立即给药，首剂140mg/kg（用果汁稀释，以减轻呕吐），以后每4小时给予70mg/kg至72小时为止。若有明显肝损害或对乙酰氨基酚血药浓度大于10μg/ml，则应继续用药，延长用药时间后的停药终点为对乙酰氨基酚血药浓度无法测得或肝功能损害缓解（肝性脑病及出凝血障碍纠正，AST接近正常）。中毒6~8小时内给药效果最佳，肝损伤发生率低于4%，死亡率几乎为0；8~24小时给药肝损害发生率可升到30%。肝衰竭时应静脉给予N-乙酰半胱氨酸，可降低低血压、脑水肿和死亡风险。静脉给N-乙酰半胱氨酸时，15%患儿发生皮疹和肌肉酸胀，不足1%患儿会出现血管神经性水肿、支气管痉挛、低血压甚至死亡，通常在给药30分钟内发生，为剂量、给药频率及浓度依赖性。发生类过敏反应时，轻症可给予抗组胺药，如西替利嗪、苯海拉明；重者需暂停给药，开放补液，给予抗组胺药，必要时静脉滴注糖皮质激素，低血压休克者需给予肾上腺素。对乙酰氨基酚严重中毒者可血液灌流清除毒物，肾衰时则需血液透析。其他为对症治疗。长期超量服用对乙酰氨基酚者，若已存在肝损害或血药浓度可能造成肝损害，则应予N-乙酰半胱氨酸治疗[3]。

（四）布洛芬中毒

布洛芬（ibuprofen）是镇痛、解热药，内服后的血清浓度峰值为1~2小时，99%与蛋白结合，半减期为1.8~2小时，大部分在24小时内由代谢排出。药物过量症状仅见于剂量超过100mg/kg时，若剂量超过400mg/kg，则可有严重的中毒表现，如抽搐、昏迷。本药可抑制前列腺素合成，因此而产生毒副作用，如肾损害等。

【临床表现】 症状发生于过量服用本药4小时之内，中毒反应主要是轻微的胃肠道症状和中枢神经系统功能障碍，包括恶心、呕吐、疼痛、倦怠、嗜睡、共济失调、可在24小时内消失。不常见的症状包括轻度代谢性酸中毒、肌肉震颤、瞳孔散大、寒战、出汗、过度换气、收缩压轻度上升、无症状的心动过缓、低血压、呼吸困难、耳鸣和皮疹。罕见昏迷、痫性发作、低体温、上消化道出血和急性肾损伤。可逆性肾功能障碍仅见于严重急性药物中毒和血容量不足所致低血压时，尽管有死亡病例报道，但通常支持治疗效果较好。注意不可用布洛芬血药浓度预测中毒严重程度。多数布洛芬过量是良性、快速、自限性过程。

【治疗】 口服中毒者，给予催吐、洗胃或灌服活性炭，并给泻剂，注意水、电解质、酸碱平衡，肝肾功能监控，对症治疗。

四、抗精神病类药物中毒

（一）氯氮平中毒

氯氮平（clozapine）是常用的抗精神疾病类药物，属二苯二氮䓬类。分子量为326.83D，与蛋白结合率为92%~95%，服药后3.2小时（1~4小时）达血浆峰浓度，消除半衰期（$T_{1/2b}$）平均9小时。适用范围广，但12岁以下儿童不宜使用，儿童中毒主要以误服为主。该药的主要作用是抑制脑干网状系统、中枢性和周围性抗胆碱能，以及阻断去甲肾上腺素及阻断交感神经作用。

【临床表现】 长期服用可能出现血糖和血脂代谢障碍、心脏毒性损害、白细胞下降等副作用。急性大量氯氮平中毒可导致高热、惊厥、昏睡、意识不清、晕厥、流涎、肺水肿、肺出血、低血压、肝损害、心肌损伤、急性肾功能衰竭等。儿童主要以后者为主。

【治疗】 无特效解毒剂，以对症支持治疗为主。急性中毒立即洗胃（24小时以后仍可考虑），选择0.9%氯化钠洗胃。补充液体、维持电解质平衡、利尿促进排泄、保护脏器功能。有惊厥、脑水肿可参照相关章节进行处理。注意监测生命体征，并发急性肺水肿积极给予呼吸支持治疗，首选无创呼吸支持（根据呼吸及血气情况PEEP≥5cmH_2O），病情仍进展及时给予气管插管行有创呼吸支持治疗。合并明显意识障碍者，特别是昏迷、频繁惊厥、肺出血、肺水肿患儿可给予血液灌流治疗。

（二）氟哌啶醇中毒

氟哌啶醇（haloperidol）是丁酰苯类抗精神病常用药物的代表，口服吸收快，生物利用度高，与血浆蛋白结合率为92%，口服3~6小时血药浓度即可达峰值，半衰期为21小时。该药的主要作用是在阻断脑内多巴胺受体的同时促进脑内多巴胺的转化，具有较强的阻断锥体外系多巴胺的作用。由于氟哌啶醇对心血管系统、肝脏毒性较小，常用于伴有躯体疾病的患儿，如抽动秽语综合征，风湿性舞蹈症，兴奋躁动、幻觉、妄想为主的精神分裂症等疾病的治疗。

【临床表现】 氟哌啶醇治疗安全窗相对较小，其治疗剂量与中毒剂量较接近，且儿童对药物阻滞多巴胺受体后出现的多巴胺-乙酰胆碱两种介质不平衡的现象较为敏感，故氟哌啶醇中毒后常以锥体外系症状为主。有报道称，小儿每日服用剂量超过0.05mg/kg，即有可能出现锥体外系症状。首剂口服过量可致急性肌张力障碍,临床表现以肌肉痉挛为特征,常表现在头部肌肉,如舌和口腔肌肉不随意痉挛,导致说话和吞咽困难。过量服用后则以锥体外系症状为主,临床表现为肌张力增高、静坐不能、焦虑不安、双目凝视、言语不清、面部表情怪异、姿势异常、角弓反张等,以上症状可有一种或多种并存。部分患儿可出现体位性低血压、心跳减慢、低血压性休克。

氟哌啶醇中毒不仅与药物剂量有关,用药过快也会加重药物的不良反应,如急性肌张力不全、行走不能、流涎、意识障碍、昏迷等,严重时出现中毒表现。

【治疗】 无特效解毒剂,以对症支持为主。由于该药口服吸收快,主要经肝、肾代谢,发现超剂量症状时应立即停药,给予补液、利尿促进药物排泄等对症及支持疗法。轻症可自行恢复。重症也有以氨茶碱(3mg/kg)静脉注射和苯海拉明(1mg/kg)肌内注射治疗成功的报道。

五、驱虫剂中毒

(一)枸橼酸哌嗪中毒

枸橼酸哌嗪(piperazine citrate)为临床广泛应用的驱肠虫药物,驱蛔、驱蛲效果良好,一般毒性较小,但如误服过量可以发生中毒。原有肾脏疾病及对本品敏感的小儿应用治疗剂量亦可发生严重不良反应。

【临床表现】 临床可见即刻反应和迟延反应2种:即刻反应常在服药后几十分钟内出现症状,如高热、恶心、呕吐、乏力、面色苍白、口唇发绀、四肢冰冷、脉弱、心律失常、血压下降等。此类反应多因对本品过敏所致。迟延反应为药物的毒性反应,一般在服药后7~8小时发生,有迟至2天后(甚至8天)方始出现,症状有畏寒、软弱、乏力、定向力障碍、共济失调、舞蹈病样动作;紫癜、出血、类白血病样反应;心律失常,中毒性肝炎,肌肉阵挛性收缩,四肢强直,惊厥,中毒性精神病,听力减退,眼球震颤,瞳孔扩大,对光反应迟钝,嗜睡,昏迷,弛缓性麻痹,膝腱反射消失;严重者可因呼吸衰竭危及生命。部分患儿可出现血尿、蛋白尿及阴道流血,偶可发生色视症、幻觉及白内障。

本品若与吩噻嗪类(氯丙嗪、异丙嗪等)同用,可以增加锥体外系的反应,促使发生震颤和强直性痉挛等。

【治疗】 大量内服时,应即催吐、洗胃和导泻,应用活性炭。对即刻反应患儿,静脉输液,促进药物排泄,防治休克,给予糖皮质激素,必要时肌内注射肾上腺素0.01mg/kg(最大量0.3mg)。呕吐频繁或出现循环障碍时,静脉补液,补充血容量,维持内环境稳定。若有惊厥,选用地西泮、水合氯醛或巴比妥类药物。余为对症支持治疗。

(二)阿苯达唑中毒

阿苯达唑(albendazole)是一种高效广谱抗蠕虫作用的苯并咪唑衍生物,对多种肠道和组织内的线虫及绦虫有效。对治疗棘球蚴病有特殊疗效。本品选择性抑制寄生虫对葡萄糖的摄取,使虫体糖原耗竭,并抑制延胡索酸还原酶,阻碍三磷酸腺苷的产生,致使虫体死亡。被杀死虫体释放出异性蛋白导致过敏反应也常有发生。可因用药过量或对药物过敏引发中毒症状。

【临床表现】 消化系统常见有恶心、呕吐、腹痛、腹泻,肝功能损害。神经系统症状有头痛、视力模糊、颅内压增高、惊厥、定向力障碍、精神错乱、记忆丧失、眩晕、共济失调、昏睡等;偶有脱髓鞘疾病发生。神经系统异常表现可于服药数次后发生,也可迟至服药60天发生,称为迟发性脑病。血液系统可见纯红细胞再生障碍性贫血、溶血性贫血、白细胞及血小板减少。过敏反应时出现体温升高、皮疹、血管神经性水肿、声音嘶哑、喘息等过敏性体征。

【治疗】 药物过量时,催吐和洗胃,应用活性炭。对过敏反应的患儿,用抗组织胺药物,重者可用糖皮质激素和肾上腺素。颅内压增高者应用脱水剂。其他为对症支持疗法。

【预防】 掌握药物剂量,切勿过量用药。孕妇,乳母,2岁以下小儿,患急性病,肝、肾功能不全,心血管疾患,化脓性或弥漫性皮炎,有癫痫及精神病史者不宜服用本药。

六、苯海拉明中毒

苯海拉明为常用的抗组织胺药物。小儿苯海拉明中毒(benadryl poisoning)多因误服或误用过大剂量所致,致死量约为40mg/kg。偶有应用治疗剂量发生过敏反应者。

【临床表现】 本品剂量过大的毒性作用是使中枢神经系统先抑制,继呈兴奋,而后再转入抑制。中毒患儿有嗜睡、头晕、头痛、耳鸣、无力、口干、恶心、呕吐、便秘、尿频、面部及皮肤发红、烦躁、神经过敏、幻听、精神错乱、肌肉震颤、运动失调、惊厥、瞳孔散大、视力障碍、血压降低、心动过速及其他心律失常,重症可因呼吸或循环衰竭致死。小儿极易发生高热和惊厥,常无兴奋前的抑制现象。少数病例出现全身瘙痒、皮疹、溶血性贫血、粒细胞减少、嗅觉障碍等。

【治疗】　内服中毒者催吐，选用 1∶5 000 高锰酸钾溶液、1%碳酸氢钠溶液或等渗盐水洗胃；在有肠鸣音时用活性炭，继以导泻；严重中毒者可用血液透析疗法；静脉滴注 5%葡萄糖液加速药物排泄；对神经系统抑制患儿应注意呼吸、循环情况，如发生呼吸抑制，应吸氧并辅助通气，必要时给予气管插管和机械通气以维持足够的通气量，直至呼吸功能恢复正常；血压下降者可用升压药物；慎用中枢兴奋剂，避免诱发惊厥使病情恶化；深度昏迷患儿，可酌情选用纳洛酮 10mg/kg 静脉注射，每 15 分钟 1 次。对于兴奋期惊厥的患儿，酌用地西泮或水合氯醛等，不宜应用长效巴比妥类药物，因与苯海拉明联合的镇静作用可使心肌继发缺氧，导致心律失常，并可加重继发于过度兴奋之后的中枢抑制。高热时可采用物理方法降温，勿用水杨酸盐类药物。有学者应用毒扁豆碱 0.5～2mg（成人量）缓慢静脉注射，对抗组织胺药物中毒时所发生的昏迷、幻觉、心律失常、惊厥等有明显疗效；必要时可重复应用。其他为对症及支持疗法。

七、碘中毒

含碘制剂如碘酊、复方碘溶液、碘喉片、碘甘油等为医疗中广泛应用的药物。碘酊更是家庭常备的消毒药品。小儿碘中毒（iodine poisoning）多因误服或用量过大所致；偶有因对本品过敏，应用治疗剂量亦可发生严重反应。小儿误服碘酊 3～4ml 可致死亡；曾见 7 岁儿童因用碘酊涂治发癣引起过敏性休克致死。

【临床表现】　内服中毒后，口内有碘味。口腔、食管和胃有烧灼感及疼痛。口腔及咽喉部黏膜可见水肿，并呈棕色。患儿有头痛、眩晕、口渴、恶心、呕吐、腹泻、发热等；呕吐物为黄色，如胃中有淀粉，则变为蓝色；粪便带血。重症出现四肢震颤、肺水肿、发绀、谵妄、惊厥、休克及昏迷等；或有中毒性肾炎，出现血尿、蛋白尿、尿少，甚至发生急性肾功能衰竭。过敏反应可有血管神经性水肿及过敏性休克等。由于腐蚀性食管炎及胃炎，可能遗留食管或胃的瘢痕和狭窄。

【治疗】　立即口服大量淀粉食物，如米汤、藕粉、面粉、粥及馒头、面包、饼干、山芋、马铃薯等，加水成糊状，多次服入，然后催吐；再用上述含淀粉液体洗胃，直到洗出液无蓝色为止，亦可直接用米汤等洗胃；洗胃后用硫酸钠导泻；内服米汤、生蛋清、牛乳、食用植物油等保护胃黏膜；口服或静脉滴注硫代硫酸钠溶液；补液促进毒物排泄。重度喉头水肿可导致窒息，必须立即作气管插管或气管切开；如系由于过敏反应引起的血管神经性水肿所致，则应并用肾上腺皮质激素。肠道痉挛时可用解痉剂，必要时可用止痛药如吗啡等；治疗休克及肾功能衰竭。

八、溴中毒

溴化物如溴化钠、溴化钾、溴化铵、三溴合剂或三溴片以及溴咖啡因合剂等为医疗常用药物。小儿溴化物中毒（bromide poisoning）多因误服过量所致。由于其排泄缓慢，在治疗疾病中长期应用亦可发生蓄积中毒。溴化物易于透过胎盘，若孕妇内服大量可以引起胎儿或新生儿中毒。溴化钠、溴化钾、溴化铵均为白色结晶性粉末，味咸，曾有误当作食盐做菜引起多人中毒的报道。

【临床表现】　主要是中枢神经系统抑制的症状，可发生抑制后的兴奋现象。口服大量溴化物引起的急性中毒患儿口有溴味及咸味，恶心、呕吐、腹痛、便秘或腹泻、便血，不安、乏力、失眠或嗜睡、头痛、眩晕、意识障碍、定向力丧失等，其后发生情绪异常、激动，严重者有躁狂、谵妄、幻觉、昏迷，或有中毒性精神病；同时可出现全身肌肉及关节疼痛，震颤，共济失调，言语含糊，视觉紊乱，眼睑下垂，眼球震颤，瞳孔缩小、扩大或不等大，对光反射迟钝，体温及血压下降，呼吸浅表，心律失常，木僵等。蓄积性慢性中毒除胃肠道症状及精神抑郁、幻觉、记忆力减退、感觉迟钝、手指震颤、步态蹒跚等外，尚可发生痤疮样皮疹。母亲在分娩前服用溴剂者，其新生儿可有溴疹。

【治疗】　可以用微温水洗胃，最好用 3%～5%的碳酸氢钠和硫代硫酸钠溶液洗胃。硫酸钠导泻后给予牛奶和米汤等。给予 10%硫代硫酸钠静脉注射，每次 10～20mg/kg。严重中毒应立即做血液透析或腹膜透析。纠正脱水和电解质紊乱。出现高铁血红蛋白尿时应足量水化碱化，避免应用亚甲蓝。治疗休克、肾衰、呼吸衰竭等。

九、洋地黄中毒

参阅第二十七章心血管系统疾病第 4 节“二、心力衰竭”。

十、一氧化碳中毒

一氧化碳中毒（carbon monoxide poisoning）也称煤气中毒，大多由于煤炉没有烟囱或烟囱闭塞不通，或因大风吹进烟囱，使煤气逆流入室，或因煤气管道泄漏以及居室无通气设备所致。近年来由于使用燃气热水器洗浴导致的中毒也屡有发生。冶炼车间通风不好，发动机废气和火药爆炸都含大量一氧化碳（carbon monoxide，CO）。CO与血红蛋白的亲和力比氧与血红蛋白的亲和力高200~300倍，故CO极易与血红蛋白结合，形成碳氧血红蛋白，失去携氧能力，造成组织窒息。高浓度的CO还可与线粒体中的细胞色素氧化酶结合，阻断其电子传递，干扰氧化磷酸化过程，抑制细胞内呼吸，造成窒息。此外，大量的CO与肌红蛋白结合，形成碳氧肌红蛋白（MbCO），影响肌细胞内供氧，可导致非创伤性横纹肌溶解综合征。最新研究发现，CO中毒在引起组织缺氧同时还伴有对中枢神经系统的过氧化损害，这种过氧化作用促使蛋白质和核酸的氧化，进而导致典型的再灌注损伤。此外，CO还可使脂质发生过氧化，引起不可逆的中枢神经系统脂质脱髓鞘。并可使大量黄嘌呤脱氢酶转变为黄嘌呤氧化酶，产生大量的氧自由基而损害组织[4]。

【临床表现】 开始有头晕、头痛、耳鸣、眼花，肌肉疼痛，四肢无力和全身不适，症状逐渐加重则有恶心、呕吐、胸部紧迫感，继之昏睡、昏迷、呼吸急促、血压下降，以至死亡。症状轻重与碳氧血红蛋白多少有关。血中含10%~20%碳氧血红蛋白时发生头胀、头痛、恶心；达到30%~50%时则出现无力、呕吐、晕眩、精神错乱、震颤；至50%~60%则出现昏迷和惊厥；至70%~80%则呼吸中枢麻痹，心跳停止。由于碳氧血红蛋白呈红色，所以患儿无青紫，皮肤及口唇呈樱桃红色。迟发型神经系统后遗症（也称迟发型神经精神综合征）的发生率约12%~50%。在2~40天的无症状期后，患儿可以出现不同程度的神经系统异常，一类是易于识别的神经系统综合征，如局灶性损伤和抽搐；还有一类是精神或认知障碍，如淡漠和记忆障碍。对于存活患儿，治疗的主要目标是预防迟发型神经系统和神经精神后遗症的发生。

【诊断】 CO血氧仪可很好地鉴别碳氧血红蛋白和正常血红蛋白。碳氧血红蛋白浓度和中毒严重度并无平行关系，长时间低浓度CO暴露可导致死亡而碳氧血红蛋白浓度不高，短时间高浓度暴露可有很高的碳氧血红蛋白浓度而症状轻微。CO不影响溶解于血中的氧，故即使是严重CO中毒患儿血气分析中的氧饱和度及氧分压仍可正常。普通的脉搏血氧仪不能用来检测CO中毒，因其无法识别正常血红蛋白和碳氧血红蛋白。轻到中度CO中毒临床表现常不典型，易被误认为良性头痛或病毒性疾病，持续或反复发生的头痛，尤其有群体特点或脱离环境可明显改善时，应考虑CO中毒可能。怀疑CO中毒时，病史和症状对诊断非常重要，应用CO-血氧仪或者CO-脉搏血氧仪可以确诊[5]。下述方法亦可用于CO检查：①血液呈樱桃红色；②取血1滴加至一杯水中呈微红色（正常人为黄色）；③取血数滴加水10ml，加10%氢氧化钠数滴，呈粉红色（正常人的血呈绿色）；④煮沸法：取患儿血4~5滴，加蒸馏水10ml后煮沸，正常血呈褐色，患儿血呈红色。

【预后】 轻者在数日内完全复原，重者可发生神经系统后遗症。

【预防】 室内用煤火时应有安全设置（如烟囱、小通气窗、风斗等）；宣传煤气中毒可能出现的症状和急救常识；尤其强调煤气对小婴儿的危害和严重性。加强对煤气管道及灶具开关的管理。

【治疗】 将患儿置于空气畅通场所，注意保暖。轻症患儿离开有毒场所即可逐渐恢复。供氧非常重要，因为吸入氧浓度越高，血内CO分离越多，排出越快。研究表明，血中CO半减期时间，在室内需250~320分钟，吸纯氧时需40分钟。故应用高压氧舱是治疗CO中毒最有效的方法，中毒后6小时内应用疗效最佳，可明显减少神经、精神后遗症和降低病死率[5]。中毒后36小时再用高压氧舱治疗，则收效不大。高压氧还可引起血管收缩，减轻组织水肿，对防治肺水肿有利。急性中毒后2~4小时，患儿可呈现脑水肿，24~48小时达高峰，并可持续多日，故应及时应用脱水剂如甘露醇，同时并用利尿剂等。此外，及时识别和纠正休克及呼吸衰竭等均十分重要。

十一、有机烃中毒

【病因】 煤油、汽油和机油都属于有机烃类混合物。小儿误服或吸入高浓度煤油、汽油、机油蒸气都可引起有机烃中毒（organic hydrocarbon poisoning），在5岁以下儿童常可致命并发生严重肺损伤[6]。有机烃类毒性程度变化很大，人类中毒多数局限于石油馏分。通常情况下，急性中毒主要影响肺、中枢神经系统和心脏3个靶器官，中毒途径除呼吸道和胃肠道外，也可经皮肤吸收中毒。中毒物质黏度越低、挥发性越强，表面张力越低及存在化学侧链，则毒力越大。

【临床表现】 口服中毒患儿即刻感到口渴，咽及胃部有烧灼感；继而出现恶心、呕吐（呕吐物可带血）、腹痛、腹泻、大便带血以及排尿疼痛等，有人在服后立刻发生晕厥。本品被大量吸收后引起全身症状，患儿出现发热、嗜睡、发绀或苍白、呼吸浅表、心跳快速、脉搏细弱、血压下降，并可导致中毒性肝炎和肾炎等。在急性症状减轻后，可以发生肺部并发症，出现咳嗽、咳血性泡沫痰，并有胸痛、发热等。亦有在 24 小时内肺部发生急性出血性坏死性病变，一般可于 3～5 天消散，不留后遗症。

吸入中毒时可出现面红、兴奋、恶心、呕吐、头痛、头晕、胸闷、幻视、幻听、耳鸣、神志恍惚、肢体震颤、心悸等，重者可有谵妄或狂躁、阵挛性或强直性惊厥、昏迷、呼吸浅表和频数、脉快而弱、血压下降、体温升高或下降。发生吸入性肺炎时，患儿有寒战、发热、剧烈咳嗽、胸痛、咳血痰、青紫、呼吸增快，肺部出现啰音。部分有机烃，如计算机键盘常用的清洁剂二氟乙烷可增加心肌对儿茶酚胺敏感性，促发致死性室性心律失常及心肌功能障碍，甚至导致吸入性猝死。慢性吸入中毒患儿可发生疲乏、无力、贫血、体重减轻、情绪易激动、肢体疼痛、麻木、感觉异常、周围神经病、小脑变性等。尿中有蛋白及红细胞。

【治疗】　急性吸入中毒患儿应立即移至新鲜空气处，吸氧、保暖。皮肤接触中毒者需立即清除体表毒物以免发生大面积烧伤，并采取对症治疗。对于口服中毒者，若食入少量，不需催吐和洗胃。误服大量且在摄入 1 小时内就诊时，使用鼻胃管洗胃；对于意识不清缺乏气道自身保护能力的患儿，应先使用带气囊的气管导管插管后再进行洗胃，以防误吸。婴幼儿不宜催吐和洗胃，以免吸入毒物而致肺炎，必要时用细胃管小心抽吸。年长儿进行洗胃时，亦应小心进行，使之左侧卧位，头部稍低，先注入液体石蜡或橄榄油使毒物溶解，然后将油抽出，再用温水洗净，直至无味为止。如无上述油类，亦可用微温开水或植物油（如花生油等）洗胃，继由胃管注入 50%硫酸钠或硫酸镁适量导泻。口服牛奶、蛋清保护胃黏膜。消化道毒物清除存在争议，有研究认为有机烃类在消化道吸收很少，且肺毒性远远高于胃肠毒性，若因此发生误吸则得不偿失。发生晕厥、呼吸困难者应吸氧，必要时气管插管辅助通气。肺表面活性物质疗效尚不清楚。糖皮质激素和抗生素治疗无效，但半数以上患儿可出现发热和白细胞增多，细菌性和化学性肺炎鉴别较为困难。血压下降应给升压药，除非需要心肺复苏，否则禁用肾上腺素和异丙肾上腺素。其他为对症治疗，尚无特效解毒药。

（钱素云　祝益民）

参考文献

［1］YAN M，HUO Y，YIN S，et al. Mechanisms of acetaminophen-induced liver injury and its implications for therapeutic interventions. Redox Biol，2018，17：274-283.

［2］CHIEW AL，GLUUD C，BROK J，et al. Interventions for paracetamol（acetaminophen）overdose. Cochrane Database Syst Rev，2018，2（2）：CD003328.

［3］LUCAS S. The Pharmacology of Indomethacin. Headache，2016，56（2）：436-446.

［4］ASHCROFT J，FRASER E，KRISHNAMOORTHY S，et al. Carbon monoxide poisoning. BMJ，2019，365：l2299.

［5］ROSE JJ，WANG L，XU Q，et al. Carbon Monoxide Poisoning：Pathogenesis，Management，and Future Directions of Therapy. Am J Respir Crit Care Med，2017，195（5）：596-606.

［6］BALME KH，ZAR H，SWIFT DK，et al. The efficacy of prophylactic antibiotics in the management of children with kerosene-associated pneumonitis：a double-blind randomised controlled trial. Clin Toxicol（Phila），2015，53（8）：789-796.

第 10 节　动物咬刺伤

一、毒蛇咬伤

蛇类在我国分布较广，以长江以南的沿海低地到海拔 1 000 米左右的平原、丘陵和低山区最多见。目前已被发现的毒蛇有 50 余种，其中危害较大的有 10 余种[1]。根据蛇毒毒素作用部位的不同，可分为局部作用性毒素和全身作用性毒素，后者主要分为 4 类：以神经毒性为主的金环蛇、银环蛇、海蛇等蛇毒；以血液毒性为主的竹叶青、五步蛇等蛇毒；以组织和肌肉毒性为主的南美响尾蛇等蛇毒；以心血管毒性为主的眼镜蛇、菱斑响尾蛇等蛇毒。毒蛇的毒腺位于头侧眼后下方皮肤下，经由导管与毒牙相连，毒蛇咬伤时毒液即注入患儿体内，然后毒素随血液或淋巴循环遍及全身。蛇毒是各种毒素的复杂混合物，不同蛇种之间蛇毒成分不同[2]。

【临床表现】 毒蛇咬伤(snake bite)引起的中毒表现与毒素成分、毒力、进入体内的蛇毒量及被咬者年龄、体格、咬伤部位有关。毒蛇咬伤后一般局部留有一对较大而深的牙痕,伴有疼痛和皮肤肿胀。其他临床表现因蛇毒性质而异。

1. 神经毒性 毒素主要作用于延髓和脊神经节细胞,且可阻断神经肌肉接头,引起呼吸困难和肌肉瘫痪,对局部组织破坏作用较小。咬伤后局部症状轻微,仅有麻木感,伤口不肿、不红、不痛。全身症状常在伤后2~3小时出现,亦可延至10余小时后出现,表现为头晕、嗜睡、恶心、呕吐、疲乏无力、步态不稳、头低垂、眼睑下垂等,重者视力模糊、言语不清、吞咽困难、声音嘶哑,以致四肢瘫痪、呼吸困难、瞳孔散大、大小便失禁、抽搐、昏迷,呼吸、循环衰竭者可迅速死亡。

2. 血液毒性 此类毒素主要由溶蛋白酶和磷脂组成,具有强烈的溶组织、溶血、促凝或抗凝作用,对局部组织、全身血管内皮细胞、血细胞和心、肾等有严重破坏作用,并通过多种途径引起凝血功能障碍;同时,可释放类组胺物质,引起血压下降和休克。此类毒素引起的局部症状出现早且重,伤处剧烈疼痛如刀割,出血不止,肿胀明显,并迅速向周围扩散,局部皮肤可呈青紫色,并有皮下出血、瘀斑、水疱、血疱。水疱、血疱可逐渐增大以至溃破,并有血性渗出,可有明显淋巴结炎及淋巴管炎。严重者伤处软组织坏死,如治疗不及时可发生严重化脓性感染或肢体坏死。还可出现结膜下出血、咯血、呕血、血尿、血红蛋白尿、少尿和无尿、肾衰竭、胸腔或腹腔大量出血、颅内出血、心力衰竭等。血液毒性毒素中毒潜伏期短,局部症状重,易被重视而早期治疗,病死率反较神经毒性中毒者低。

3. 组织和肌肉毒性 毒素作用靶点一般为骨骼肌,主要表现为肌无力、肌痛、尿色加深等横纹肌溶解症状。若出现大量肌肉组织破坏,可继发高钾血症和急性肾损伤,以及继发性心脏毒性;肢体肿胀明显者需警惕骨筋膜室综合征。

4. 心血管毒性 此类毒素可引起心动过速及低血压、组织灌注不足等休克表现,重者可出现心力衰竭及心脏骤停。可能与毒素引起血管扩张、直接抑制心肌及有效循环血量明显减少有关。

【治疗原则】 初步急救的主要目的是减少毒素扩散,争分夺秒进行急救处理是关键。早期的治疗重点在于,当患儿发生危及生命的呼吸抑制、心力衰竭或休克时,予以基础生命支持。如不能辨别是否为毒蛇咬伤,应先按毒蛇咬伤治疗原则处理,并密切观察病情变化。

1. 局部治疗

(1) 绑扎伤肢:用止血带或布条等绑扎伤口近心端,以达到阻断静脉血和淋巴回流为度,结扎时间20~30分钟,然后放松2~3分钟再绑扎,在急救处理结束或使用有效治疗药物30分钟后即可除去绑扎。

(2) 挤出毒液:用手挤压伤口周围,将毒液挤出。

(3) 局部降温:目的是减轻疼痛,减少毒素吸收速度,降低毒素中生物酶活性和局部代谢。可将伤肢浸于冷水中,温度以4~7℃为宜,一般不低于4℃,3~4小时后改用冰袋。

(4) 伤肢制动:最好用夹板固定伤肢,制动以减缓蛇毒吸收。全身症状严重者,伤口应保持在心脏水平之下,以减缓淋巴系统对毒素的吸收。

(5) 伤口治疗:局部伤口先用清水冲洗,再用生理盐水、1∶5 000高锰酸钾溶液、过氧化氢溶液反复冲洗,至流出的血水变为鲜红色为止。注意勿用碘酊消毒伤口。之后,以牙痕为中心作深达皮下的十字形切口,扩创排毒,使毒液流出。可用吸引器、注射器、吸乳器或拔火罐等吸出伤口内毒液,紧急情况下可用嘴吸出毒液,边吸边吐,并用清水或1∶5 000高锰酸钾溶液漱口。吸吮者的唇舌黏膜破溃或有龋齿时不宜用此法,以免蛇毒从溃破处进入吸吮者体内。

(6) 局部封闭:胰蛋白酶可直接破坏蛋白类毒素,将胰蛋白酶4 000单位加入0.5%普鲁卡因20~30ml中,在牙痕周围注射至肌肉层;或在肢体肿胀上方以地塞米松5mg加0.5%普鲁卡因20ml进行环状封闭。可在12~24小时后重复注射。也可用新鲜半边莲捣烂后外敷伤口,或加雄黄外敷。

2. 全身治疗

(1) 抗蛇毒血清疗法:抗蛇毒血清对蛇毒有中和作用,疗效高、见效快。包括单价及多价抗毒血清,明确毒蛇种类和毒素性质时可用相应的单价抗毒血清,蛇种未知时用多价抗蛇毒血清。病情轻者肌内注射血清,重者可静脉注射治疗。使用前应作过敏试验,阳性者可作脱敏疗法。

(2) 利尿排毒:利尿治疗可加速体内蛇毒排泄,缓解中毒症状。可用呋塞米、依他尼酸、甘露醇等利尿,也可选用中草药如茅根、车前草等利尿。

(3) 中草药解毒疗法:祖国医学对毒蛇咬伤的治疗有悠久的历史和极为丰富的经验。外敷中草药于伤口周围或肿胀部位,有利于毒液排出、肿胀消退、伤口愈合。内服中草药对控制中毒症状作用较好。中草药包括:七叶一枝花、半边莲、鬼针草、一见喜、万年青、鹅掌金星、苦参、蒲公英、青木香、垂盆草、凹叶景天、紫花地丁、紫背天葵、凤尾草、香茶菜、徐长卿、八角莲、草、黄独、山海螺、土黄柏、玉簪、鸭儿芹、水蜈蚣、柚叶、飞来鹤、田基黄、扛板归、白花蛇舌草、鸭跖草、紫珠草、瓜子金、白芷等。

(4) 肾上腺皮质激素和抗组胺药物：对中和毒素和减轻中毒症状有一定作用。

(5) 抗休克及输血治疗：出现低血压及组织灌注不足等休克表现时，应及时扩充循环血量，积极抗休克治疗。若出现急性溶血、大量失血、严重凝血功能异常时，酌情输注成分血。

(6) 抗感染治疗：局部组织肿胀、出血、坏死较重或合并细菌感染时，应予以敏感抗生素治疗。

(7) 破伤风预防治疗：蛇咬伤的伤口容易发生破伤风，应按需注射破伤风抗毒素血清预防治疗。

二、蜂刺中毒

蜂属于昆虫纲，膜翅目。蜂的种类很多，常见的蜇人蜂有黄蜂(亦称胡蜂或马蜂)、蜜蜂、蚁蜂、细腰蜂及丸蜂等。蜂尾的毒刺和蜂体后数节的毒腺相通，蜂蜇人时毒刺刺入皮肤，随即将毒汁注入皮肤内，造成蜂刺中毒(sting poisoning)。根据蜂种类的不同，其毒汁的成分也不完全一样。蜜蜂分泌的毒汁有 2 种：一种是由大分泌腺分泌的酸性毒汁，主要成分为蚁酸、盐酸、正磷酸等；另一种是由小分泌腺分泌的碱性毒汁，有神经毒性。以上这 2 种毒汁均含有介质、抗原性物质及组胺。黄蜂的毒汁毒性更强，除含有组胺外，还含有 5-羟色胺、胆碱酯酶、缓激肽、透明质酸酶和蚁酸，故刺入皮肤后释放出的毒汁可引起严重的全身变态反应[3]。

【临床表现】

1. 蜜蜂蜇伤(bee sting)　蜜蜂尾刺刺入皮内，局部反应较轻，表现为局部灼痛、红肿，刺点的中心可见一黑色小点，即为残留的蜂刺，可引起局部化脓。

2. 黄蜂蜇伤(wasp sting)　黄蜂尾刺不进入皮内，局部症状较重，患处疼痛明显，刺点红肿无蜇刺，有时起水疱或在刺点周围有出血点。可出现全身性反应，轻者表现为发热、头晕、恶心、呕吐等，重者可有口唇麻木、视物不清、昏迷，以至痉挛、休克、肺水肿及呼吸衰竭，可于数小时至数日内死亡。有过敏体质的患儿，即使单一蜂蜇伤，也可引起荨麻疹、水肿、哮喘或过敏性休克[3]。

【治疗原则】

1. 中和毒素　蜜蜂蜇伤可外敷弱碱性溶液如 3%氨水、2.3%碳酸氢钠、肥皂水、淡石灰水等中和酸性毒素。黄蜂蜇伤则外敷弱酸性溶液如醋、0.1%稀盐酸等中和碱性毒素。

2. 取出蜂刺　蜜蜂蜇伤后毒刺易折断在皮内，其他蜂蜇伤一般不折断毒刺。应检查患处有无毒刺折断留在皮内，在家中可用小针挑拨或胶布粘贴取出蜂刺，在医院可用镊子拔出断刺。

3. 局部治疗　局部症状较重者，可用吸奶器或拔火罐拔毒，再用 3%氨水或 5%碳酸氢钠溶液清洗伤口。局部可予以封闭疗法，伤口周围用 1∶1 000 肾上腺素 0.01mg/kg 皮下注射，也可用 3%盐酸吐根碱或 1%麻黄碱作皮下注射。可根据当地药源选用大青叶加薄荷叶，两面针皮加单根木根、半边莲、紫花地丁等中草药或蛇药外敷。

4. 全身治疗　有全身症状者，根据病情予以不同处理。症状轻者给予对症治疗。出现全身性过敏反应者，应迅速用肾上腺素、抗组胺药及肾上腺皮质激素静脉滴注。出现血红蛋白尿者，应用碱性药物碱化尿液，适当补液以增加尿量，并可酌情给予利尿剂。如已出现少尿或无尿，则按急性肾损伤处理。对休克患儿要积极抗休克治疗；对群蜂蜇伤或伤口感染者，应加用敏感抗生素。

三、蝎蜇伤

蝎属节肢动物门，蛛形纲，蝎目。世界上约有 800 余种蝎子，我国主要有 15 种，以东亚钳蝎最为常见。蝎有一弯曲而锐利的尾针，与毒腺相通，刺入皮肤后，随即注入毒液[4]。蝎毒是一种毒性蛋白，具有神经毒性。

【临床表现】　被蝎蜇伤(scorpion sting)处局部皮肤红肿、灼痛、麻木、出现水疱或出血。重者可出现头晕、头痛、全身不适、心动过缓、出汗、流涎、尿少、嗜睡、肌肉痛、痉挛、抽搐、胃肠道出血、肺出血、肺水肿、呼吸中枢麻痹或胰腺炎等，患儿可因呼吸、循环衰竭而死亡。

【治疗原则】

1. 局部治疗　立即于近心侧绑扎，冷敷局部皮肤，切开伤口，拔出毒刺，用弱碱性溶液或 1∶5 000 高锰酸钾溶液冲洗，或用火罐拔毒。局部也可用死蝎酒精涂擦，或用大青叶、薄荷叶、半边莲、紫花地丁、蛇莓等中草药捣烂外敷，或用等量雄黄、枯矾研沫以浓茶或烧酒调匀外敷。若伤口疼痛不止，可用 1%麻黄碱注射液 0.5ml 或复方奎宁液 0.1~0.3ml 沿伤口周围皮下注射。

2. 全身治疗　出现全身症状者酌情给予糖皮质激

素和葡萄糖酸钙静脉注射治疗。口服蛇药片，酌情使用止痛镇静剂。有条件者应尽快注射抗蝎毒血清。

四、蜈蚣咬伤

蜈蚣属节肢动物门，唇足纲，常栖于阴暗潮湿环境中。蜈蚣咬伤(centipede-bite)后，其毒腺分泌出大量毒液，顺鹗牙的毒腺口注入被咬者皮下而致中毒。毒液呈酸性，含有组胺样物质、溶血性蛋白质、酪氨酸、蚁酸、脂肪油、胆固醇等[5]。

【临床表现】

1. 局部症状 小蜈蚣咬伤以局部症状为主。局部皮肤红肿、疼痛，皮肤上出现2个瘀点。热带大蜈蚣咬伤，可致淋巴管炎和组织坏死；重者整个肢体出现紫癜，或发生横纹肌溶解，甚至导致急性肾损伤。

2. 全身症状 大蜈蚣咬伤多引起全身症状，可表现为发热、头晕、头痛、恶心、呕吐、平衡障碍、呼吸加快、呼吸无力、出汗、痉挛、谵语、全身麻木，甚至昏迷，偶有过敏性休克。

【治疗原则】

1. 局部处理 局部伤口用拔火罐拔出毒液，随即用5%碳酸氢钠溶液、肥皂水等清洗伤口。局部冷湿敷，或用等量雄黄、枯矾研末以浓茶或烧酒调匀外敷伤口，或以鲜桑叶、鲜蒲公英或鱼腥草捣烂外敷。疼痛较明显者，可用0.25%～0.5%普鲁卡因于伤口周围封闭治疗。严重者可用蛇药外敷。

2. 全身治疗 全身症状严重者可给予维生素C及糖皮质激素等静脉注射治疗。酌情应用蛇药；有过敏症状时，加用抗组胺药物。

五、犬咬伤

犬咬伤(dog bite)既往多见于农村地区，近年随着我国居民生活水平的不断提高，饲养宠物犬的家庭逐渐增多，城镇和农村犬咬伤病例都有增多趋势，尤其是儿童，因其户外活动多，喜爱与动物玩耍，自我保护能力差，犬咬伤时有发生[6]。

【临床表现】

1. 牙痕 咬伤多见于肢体部位，仅有深达皮下的牙痕孔，可伴疼痛和出血。

2. 撕裂伤 犬攻击人时常有撕扯动作，犬牙撕扯后创口周围组织、血管、神经和肌腱可有不同程度撕裂伤，表现为出血多，创面不规则，组织缺损大，污染严重。

3. 狂犬病(rabies) 狂犬病是所有传染病中最凶险的病毒感染性疾病之一，一旦发病，预后极差，死亡率近100%。本病是由狂犬病毒引起的以侵犯中枢神经系统为主的急性人兽共患传染病。《中华人民共和国传染病防治法》将之列为乙类传染病。狂犬病毒主要通过被病犬咬伤、抓伤后的皮肤破损处进入人体，也可因黏膜组织被病犬唾液沾污而感染。儿童是犬攻击的主要人群，与成人相比，儿童头部和颈部被咬伤的风险更高。

本病潜伏期长短不一，短至几日，长达数年。患儿有被犬咬伤、抓伤、舔舐黏膜或未愈合伤口的感染史。典型的狂躁型临床表现包括恐水、怕风、恐惧不安、咽喉肌痉挛，以及对声音、光亮刺激过度敏感、多汗、流涎和咬伤处出现麻木、感觉异常等。麻痹型病例症状多开始于肢体被咬处，然后呈放射状向四周蔓延，可出现部分或全部肌肉瘫痪，患儿可因咽喉肌、声带麻痹而失声。

根据典型临床表现且同时具有下列至少1项实验室检查阳性即可确诊：①直接免疫荧光法抗体检测；②细胞培养法病毒分离；③死亡后脑组织标本进行上述检查。

【治疗原则】

1. 伤口处理 被犬咬伤后，即使仅留有牙印痕迹，也应立即对伤口进行清洗消毒。先用3%～5%肥皂水或流动的自来水充分冲洗，若伤口较深，则须将注射器伸入伤口内进行灌注清洗，应尽可能去除所有的狗涎，冲洗时间不低于15分钟。冲洗后用酒精消毒，然后用碘酒擦洗伤口。普通犬咬伤根据伤情进行清创缝合。狂犬病犬咬伤伤口应敞开，不宜包扎，严禁缝合。若出血过多必须包扎缝合，则应保证伤口已彻底清洗消毒并已注射抗狂犬病血清；若咬伤头颈部、手指或严重咬伤时，伤口周围及底部还需注射抗狂犬病血清，或狂犬病免疫球蛋白。

2. 注射狂犬病疫苗 被犬咬伤后应立即采取主动免疫，即注射狂犬病疫苗，越早注射越好。一般咬伤接种5次，第0、3、7、14、30天各接种1次，每次肌内注射2ml。严重咬伤患儿接种10次，前6天每日1针，第10、14、30、90天各1针。注射剂量同前。1年内再次咬伤者，第0、3天各接种1次；1～3年内再次咬伤者，第0、3、7天各接种1次；超过3年再次被咬伤者，需重新接种，注射剂量不变。注射部位选择上臂三角肌肌内注射，儿童可在大腿前侧区肌内注射，严禁臀部注射。

3. 注射被动免疫制剂 根据暴露的分级和程度进行被动免疫：①人抗狂犬病免疫球蛋白(HRIG)，按

20IU/kg 肌内注射，也可用半量在伤口底部和周围行局部浸润注射，另半量做肌内注射；②马抗狂犬病免疫血清（ERIG 或 ARS），按 40IU/kg 肌内注射，本药需做皮试，皮试阴性后再肌内注射，皮试阳性者，需脱敏注射。

4. 破伤风预防治疗　可酌情注射破伤风类毒素、破伤风抗毒素或人破伤风免疫球蛋白预防治疗。

5. 抗生素　患儿存在浅表伤口感染（无脓肿）且无全身感染迹象时，可口服抗生素治疗，疗程 5～14 日。出现全身中毒症状、深部感染、伤口附近有留置装置（如人工关节等）、口服抗生素治疗 48 小时临床表现持续进展者，需静脉应用抗生素。可先经验性选择覆盖犬类口腔菌群的抗生素，之后根据微生物培养和药敏结果调整用药。

六、猫抓伤

猫是中国家庭中饲养极为广泛的宠物。猫前肢五指，后肢四趾，趾端具有锐利而弯曲的爪，爪能缩进和伸出。近些年，儿童被猫抓伤的情况时有发生。

【临床表现】

1. 局部皮肤损伤　表现为无出血的轻微伤痕、伴出血的擦伤或裂伤。

2. 猫抓病（cat scratch disease，CSD）　为携带汉赛巴尔通体（Bartonella henselae）的猫抓伤感染所致，猫是本病唯一的自然宿主与传染源。汉赛巴尔通体是一种外形弯曲的革兰氏阴性杆菌，菌体细小，属于立克次体的巴尔通科[7]。90%以上的 CSD 患者有与猫或狗的接触史，75%的病例有被猫或狗抓、咬伤的病史。该病临床表现多样，多数患儿症状较轻，局部病变一般为自限性，但播散性病变可出现危及生命的并发症。在被猫抓伤后 3～10 天，局部可出现一至数个红斑性丘疹，疼痛不显著，少数丘疹可转为水疱或脓疱，偶可破溃形成小溃疡，经 1～3 周结痂而愈，可留短暂色素沉着。皮损多见于手、前臂、足、小腿、颜面、眼部等处，可因症状轻微而被忽视。全身症状可表现为发热、疲乏、厌食、恶心、呕吐、腹痛等胃肠道反应，体重减轻、头痛、脾肿大、咽喉痛和结膜炎等，大多轻微。CSD 的诊断主要依据以下几个方面：①有猫抓伤史、密切接触史及皮肤原发病灶；②引流区淋巴结肿大；③对猫抓病抗原皮内试验呈阳性反应；④淋巴结病初组织病理学改变为淋巴组织样增生，后期可出现伴有微脓肿的“星形”肉芽肿。由于受累淋巴结的组织病理学表现取决于疾病所处阶段，并无特异性，因此淋巴结病理检查对诊断并无决定性意义。此外，巴通体血清学检查也有助于疾病诊断，但如果临床高度怀疑为 CSD，即使血清学检查阴性也不应排除本病[8]。

【治疗原则】

1. 伤口处理　被猫抓伤后，若伤口较浅，可用酒精或碘酊涂擦，消毒 2～3 次，待其自然止血即可。若伤口较深，可用无菌生理盐水或 0.1%新洁尔灭反复彻底冲洗伤口，再用双氧水淋洗。清创后原则上不宜包扎和缝合伤口。

2. 狂犬病及破伤风的预防治疗　由于猫也可携带狂犬病毒，儿童被猫抓伤后需及时注射狂犬病疫苗。视伤口情况酌情注射破伤风类毒素或人破伤风免疫球蛋白。

3. 猫抓病的治疗　目前尚无特效治疗手段，以对症治疗为主。可用解热镇痛药退热止痛，淋巴结化脓时可穿刺抽脓，不宜切开引流，以免形成瘘管。根据临床表现酌情选择抗生素，对于仅有淋巴结炎的患儿可用阿奇霉素等单药治疗，肝脾型猫抓病、存在神经系统或眼部感染者可采用含利福平的联合治疗方案。出现视神经视网膜炎者可酌情使用皮质类固醇治疗。

（周红　钱素云）

参考文献

［1］黄明伟，李秀花，孔来法，等. 毒蛇咬伤治疗进展. 中华危重症医学杂志，2018，11（5）：301-303.

［2］ARNOLD C. Vipers，mambas and taipans：the escalating health crisis over snakebites. Nature，2016，537（7618）：26-28.

［3］GOLDEN DB，DEMAIN J，FREEMAN T，et al. Stinging insect hypersensitivity：A practice parameter update 2016. Ann Allergy Asthma Immunol，2017，118（1）：28-54.

［4］KANG AM，BROOKS DE. Nationwide Scorpion Exposures Reported to US Poison Control Centers from 2005 to 2015. J Med Toxicol，2017，13（2）：158-165.

［5］ROSS EJ，YEE J. Centipede Envenomation. In：StatPearls. Treasure Island（FL）：StatPearls Publishing，2020.

［6］CHEN Y，TAN Y，YAN S，et al. Dog bite and injury awareness and prevention in migrant and left-behind children in China. Sci Rep，2018，8（1）：15959.

［7］NELSON CA，MOORE AR，PEREA AE，et al. Cat scratch disease：U. S. clinicians' experience and knowledge. Zoonoses Public Health，2018，65（1）：67-73.

［8］BARANOWSKI K，HUANG B. Cat Scratch Disease. In：StatPearls. Treasure Island（FL）：StatPearls Publishing，2020.

第 11 节 儿童意外伤害

一、概述

意外伤害(accidental injury)是指外来的、突发的、非本意的、意料之外的、非疾病的事件或事故对人体造成的损伤。儿童因为缺乏自我保护能力和危险辨别能力,是意外伤害的高危人群。近年,我国抽样调查结果显示,意外伤害是14岁以下儿童的首位死因。意外伤害本身的严重性、广泛性和复杂性,决定了其诊疗涉及儿童医疗领域多学科多专业,是儿科医疗工作者面临的新挑战,也是儿科医务人员必须掌握的知识和技能。预防和控制儿童意外伤害是提高生活质量和生命质量的关键因素。

儿童意外伤害是一个社会性问题,有效防范儿童意外伤害,需要全社会的通力合作,是政府、托幼机构、教育部门、新闻媒体、医疗机构、家长责无旁贷的任务。

【分类】 国际疾病分类编码(ICD-10)将意外伤害分为6种:①机动车损伤;②中枢神经系统损伤;③跌落伤;④烧伤;⑤淹溺和溺水;⑥暴力(包括自杀、他杀、虐待伤)。

世界卫生组织将意外伤害也分为6种:①交通意外;②窒息;③淹溺和溺水;④急性中毒;⑤跌落伤;⑥其他。

在临床工作中,儿童意外伤害大致分为两类:

1. 简单伤害 又称为诊室治疗的伤害,多为单一伤口,伤口较小,出血或失血量小,伤情较轻,创伤评分属轻度损伤,通常在外科急诊治疗室就可以处理。常见的有:

(1) 轻微的软组织损伤:包括擦伤、抓伤、挫伤、裂伤。

(2) 韧带、肌腱、关节囊扭伤。

(3) 浅刺伤:木刺伤或异物刺伤。

(4) 手指、足趾绞窄伤:缠绕指/趾。

(5) 无休克及中毒症状的动物蜇咬伤。

(6) 单个骨或关节损伤:简单骨折、脱位、半脱位。

(7) <5%的Ⅱ度或<1%的Ⅲ度烧伤或冻伤。

(8) 无昏迷跌落伤。

(9) 不合并内脏损伤的胸部或腹部挫伤。

(10) 无合并症的自行车或机动车交通伤。

2. 复杂伤害 又称为住院治疗的伤害,伤口大且深,可为多个伤口,出血或失血量大,伤情较重或有生命危险,创伤评分法属危重病例,通常在外科手术室或病房抢救和治疗。常见的有:

(1) 严重的软组织损伤:包括撕裂伤、撕脱伤。

(2) 创伤性窒息和颈部或四肢绞窄伤。

(3) 毒蛇咬伤和合并休克或明显中毒症状的动物蜇咬伤。

(4) 需要牵引或手术的骨折、脱位。

(5) 婴幼儿>10%的Ⅱ度或>1%的Ⅲ度烧伤或冻伤,学龄儿童>50%的Ⅱ度或>15%的Ⅲ度烧伤或冻伤,烟雾或毒雾吸入伤伴呼吸困难。

(6) 坠楼、坠洞、高空坠落。

(7) 有内脏损伤的异物穿透伤或枪弹伤。

(8) 踩踏伤和挤压伤:肌肉挤压中毒症、筋膜间隔综合征。

(9) 淹溺和溺水。

(10) 电击伤、电烧伤、化学烧伤。

(11) 内脏损伤和贯通伤:内脏破裂、穿孔、出血。

(12) 有内脏损伤或多发骨折的机动车或自行车交通伤。

【流行病学】 意外伤害近年来已成为中国0~14岁儿童的首位死亡原因,每年有超过20万0~14岁的儿童因意外伤害而死亡,死亡率为67.13/10万,即每3位死亡的儿童中就有1位是意外伤害所导致,占儿童总死亡的31.3%[1]。

2004年中国疾病预防控制中心《中国三城市儿童意外伤害状况及家长认知水平》的调查结果显示:在接受调查的3个城市0~14岁儿童中,意外伤害总发生率为16.5%。儿童1~4岁是发生意外伤害最多的年龄组,发生率为21.1%。跌落是儿童意外伤害发生率最高的,约占34.7%;其次是碰撞/挤压伤占26.9%;扭伤占11.5%;交通事故占7.2%;烧烫伤占4.7%。儿童意外伤害最常发生的地点是在家中,发生率为43.2%;其次是学校和幼儿园,发生率为22.8%;街道和公路上为22.3%。受伤时,儿童有近一半是在娱乐活动(44.6%),其次是体育活动(17.5%)。

意外伤害所致伤残人数远远超过死亡人数,儿童意外伤害的社会代价是惊人的,我国每年因伤害而带来的损失超过365亿元人民币。意外伤害不单是一种躯体伤害,而且是一个严重的社会经济问题。儿童意外死亡和伤残对家庭的精神打击是无法直接计算的。

【预防】 目前开展的主要预防措施包括：①建立常规的事故记录和报告系统：无论是交通事故，还是家庭中发生的事故，都有现场记录（包括相片、录像等），其中包括时间、地点、伤害部位、伤害程度（包括死亡）、损伤原因及来源、相应的心理学、社会学因素、环境因素及是否可以预防。对家庭、社会造成的影响，采取的治疗和处理措施；②宣传教育：通过电视、报纸、小册子、家长会、专门讲座等各种渠道和形式，就有关内容利用最近发生的案例进行宣教。这种宣教要针对广大群众的错误认识，有针对性地提供教材；③立法：制定有关法律，约束行为，规范各种制度，减少、杜绝事故；④经济惩罚：对有造成意外伤害或有较大伤害风险的行为进行经济惩罚。

二、软组织损伤

软组织损伤（soft tissue injury）是指人体骨骼之外的皮肤、皮下组织、肌肉、韧带、筋膜、肌腱、滑膜、关节囊、周围神经及血管的损伤，这些组织受到外来的致伤因素的作用，造成组织破坏和组织生理功能紊乱。软组织损伤以开放性损伤多见，即皮肤、黏膜的完整性遭到不同程度的破坏，这类损伤一目了然，容易判断，是儿童意外伤害最常见的损伤类型。

（一）擦伤

擦伤（abrasion）指皮肤表皮或部分真皮的损伤，即通常说的“擦破点皮”。

【临床特点】

1. 浅擦伤　为表皮擦破，有少量组织液渗出，几乎不出血，伤口略痛。愈合快，不结痂或结薄痂，愈后不留瘢痕，病程约 1 周。

2. 深擦伤　为真皮损伤，常呈片状创面，创面有少许渗血，疼痛较明显。愈合较慢，结痂较厚，愈后有时留瘢痕，病程约在 2 周以上。

3. 渣土擦伤　多见于跑动中摔倒，身体与地面摩擦致伤，若受伤时的地面有土渣或砂粒，则会嵌入或划破皮肤，形成黑色、棕色、血色交错的创面，愈合较慢。愈合后因带颜色或异物残留而影响外观，病程约 1 个月左右。

【治疗要点】 若创面无明显污染，可用生理盐水冲洗后，外涂络合碘，以后反复涂药几次，直至创面结痂。若创面污染较重，则以 1%利多卡因外敷麻醉后清创，去除创面异物，涂擦络合碘或以络合碘纱布外敷，直至结痂。

（二）挫伤

挫伤（contusion）是身体因碰撞或挤压而产生的皮肤完整的软组织损伤。

【临床特点】 局部肿胀疼痛，皮肤青紫或有瘀斑。关节附近的挫伤肿胀明显，可引起肢体功能或活动障碍。

【治疗要点】 在受伤 24 小时内，局部可用冷敷，可以使毛细血管收缩，组织水肿消退，起到止血消肿止痛的作用。关节附近的挫伤，可用弹力绷带加压包扎或以夹板固定。患处可用利多卡因氯己定气雾剂或双氯芬酸二乙胺乳膏，镇痛消肿作用较好。

（三）血肿

受伤后皮肤完整，血液渗出血管外聚集在组织中，即称血肿（hematoma），俗称“青包”。常见部位在皮下、筋膜下、肌肉。因受伤情况和受伤部位不同，可发生不同的血肿。

【临床特点】 小血肿体积较小，数目多，局部瘀肿、触痛，无波动感，皮色发青或紫红，常与挫伤并存。大血肿常呈孤立性血肿，体积较大，直径可达 5cm 以上，形成外突肿物，皮色发青，触痛不明显，触之软，有波动的感觉。血肿中后期逐渐缩小，变得较硬，皮色青黄，用力按压可有触痛。

【治疗要点】 多数血肿可自行吸收，早期冷敷，24~48 小时后改为理疗、热敷或中药外敷。大血肿可配合使用止血药。

（四）裂伤

裂伤（laceration）是皮肤全层及皮下软组织裂开的创伤，通常因跌落、切割、撕拉等引起。小儿行走摔倒，头部撞到桌角等坚硬物体导致头皮裂伤是最常见的类型。

【临床特点】 伤口较深，皮肤全层裂开，伤口多数较整齐，呈窄条状，少数呈三角形或不规则形。出血较多，尤以头皮裂伤为甚，常常血流如注。

【治疗要点】

1. 止血　止血是首要原则，小的伤口可用创可贴敷于患处，大的伤口用无菌纱布盖住患处，直接局部加压止血。伤口较深出血较多时，若直接压迫仍不能达到止血目的,可用手指压迫出血部位近端的动脉止血。

2. 清创 无菌纱布覆盖伤口,剃除伤口周围毛发,用汽油或乙醚擦去油垢,再用肥皂水、生理盐水清洗伤口周围皮肤。去除覆盖伤口的纱布,依次用1:1 000苯扎溴铵溶液、3%过氧化氢溶液、络合碘冲洗伤口。

3. 缝合 缝合仍然是裂伤最常用的治疗形式。首先切除不整齐的皮肤外缘,剪除污染及失活组织,伤口内彻底止血,之后按组织层次一期对齐缝合创缘。拆线时间根据伤口位置而定。通常头面部裂伤应在5~7天后拆线,而四肢则为10~14天。

4. 黏合 对于无张力简单撕裂伤的儿童,可用2-氰基丙烯酸辛酯局部皮肤黏合剂闭合皮肤裂口。黏合剂越来越受到患儿和家长的欢迎,它的优点在于操作时无须使用局部麻醉剂,减少在急诊室停留时间。

三、烧烫伤

由于热力或某些物理、化学因素引起的组织损伤称之为烧伤(burning)。其中,由于热液(如沸水、沸油、沸汤、热蒸汽等)所引起的组织损伤称为烫伤,它是热力烧伤的一种。烧烫伤常见于体表皮肤、皮下组织、肌肉骨骼等,也可发生于眼、口腔、呼吸道、食管、胃等其他部位[2]。

【病因】

1. 热力烧伤 小儿烧伤多为热力烧伤,即高温物质对皮肤造成的损伤,包括热液、火焰、热蒸汽、热金属等高温物体引起的烧烫伤。婴幼儿常因热水袋、洗澡盆内的热水或碰翻盛热液的容器而烫伤。我国北方农村有锅台与炕相连的习惯,儿童不小心可从炕上跌到热水锅里发生大面积烫伤。

2. 化学烧伤 由强酸、强碱及糜烂性毒剂等化学物质引起的烧伤。

3. 电能烧伤 由电流或雷电引起的组织损伤及功能障碍。

4. 放射能烧伤 由放射线造成的组织烧伤,在儿童中罕见。

【小儿烧伤的特点】 易发生较深的烧烫伤。小儿皮肤薄嫩,避热能力及逃脱能力差,在同等致伤情况下,小儿局部组织损伤的程度较成人严重。

1. 易发生休克 小儿体表面积相对较成人大,同等面积烧烫伤引起体液丢失较成人相对多,容易发生低血容量性休克且较成人严重。

2. 易发生感染 小儿免疫系统发育不成熟,抗感染能力较成人差,烧烫伤后易发生感染。

3. 易发生营养不良 小儿基础代谢率高,机体处于生长发育期,对营养的需求量大。烧烫伤后由于渗出及发热等原因,机体对营养的需要量明显加大。烧烫伤后常发生腹胀、腹泻及食欲缺乏,营养摄入量不足。因此,小儿烧烫伤后容易发生营养不良。

4. 易发生高热和惊厥 小儿神经系统发育不完善,大脑皮层的兴奋和抑制容易扩散,体温调节中枢不稳定,容易发生呕吐、高热和惊厥。

5. 瘢痕增生明显 小儿组织增生活跃,深Ⅱ度及Ⅲ度烧烫伤创面愈合后极易形成增生性瘢痕及挛缩。

【临床表现】

1. 烧伤深度 临床按Ⅲ度四分法判断深度,即Ⅰ度、浅Ⅱ度、深Ⅱ度、Ⅲ度。

(1) Ⅰ度烧伤:组织学特征:包括表皮角质层、透明层和颗粒层的损伤,真皮乳头血管网有充血。有时虽可伤及棘状层,但生发层(亦称基底层)健在,故再生能力活跃。

临床特征:又称红斑性烧伤,表现为皮肤发红、干燥,可有轻度肿胀,疼痛明显,但不起水疱。由于基底细胞未受损害,伤后2~3天红肿痛消失,5~7天表皮皱缩脱屑,不留疤痕。有时有色素沉着,但绝大多数可于短期内恢复至正常肤色。

(2) Ⅱ度烧伤:根据烧伤及皮肤结构的深浅又分为2类:

1) 浅Ⅱ度烧伤:①组织学特征:包括整个表皮直至生发层及真皮乳头层的损伤。由于生发层部分损伤,上皮的再生有赖于残存的生发层及皮肤的附件,如汗腺管及毛囊等的上皮增殖。②临床特征:特点为表皮与真皮之间有血浆样液体积聚,形成水疱,故称水疱型烧伤。去除水疱后可见淡红色基底,基底上有均匀的鲜红色斑点。由于神经末梢裸露,疼痛明显。如无继发感染,一般经过1~2周左右愈合,亦不遗留瘢痕。有时有较长时间的色素改变。

2) 深Ⅱ度烧伤:①组织学特征:包括乳头层以下的真皮损伤,但仍残留有部分真皮。伤后由残余的皮肤附件上皮在肉芽组织创面增殖愈合。②临床特征:损伤已达真皮深层,移去分离的表皮后可见基层微湿,较苍白,质地较韧,感觉较迟钝,有淡红色小点,于伤后12~24小时最明显,形成红白相间的基底。若损伤至真皮与皮下脂肪交界处,可见细小的网状梗死血管。由于有真皮残存,仍可再生上皮,故无须植皮,创面可自行愈合。愈合后,多遗留有瘢痕,发生瘢痕组织增生的机会也较多。如无感染,愈合时间一般约需3~4周。如发生感染,不仅愈合时间延长,严重时可将皮肤附件或上皮小岛破坏,此时则需植皮方能愈合。

(3) Ⅲ度烧伤:①组织学特征:系全层皮肤以下的损伤。因此除表皮、真皮及其附件全部被毁外,有时烧伤可深及皮下脂肪、肌肉甚至骨骼、内脏器官等。②临床特征:皮下组织受累,也可深达肌肉、骨骼,有焦痂形成。皮肤呈皮革状,为蜡白、焦黄或炭黑色。创面基底干燥,无水疱。表浅静脉支有静脉栓塞,呈树枝状,局部疼痛消失。焦痂脱落后形成肉芽创面。由于皮肤及其附件全部被破坏,已无上皮再生来源,创面修复必须依赖植皮或上皮自周围健康皮肤长入。

2. 烧伤面积 临床上烧烫伤面积用创面面积占患者体表面积的百分比表示(Ⅰ度不计算面积)。小儿烧伤面积常用计算方法:

(1) 改良九分法:又称中国九分法,是我国根据大量实测体表面积而获得的估计方法,因此较切合我国人体实际。即将全身体表面积划分为若干9%的等分,便于记忆。成人头颈部占体表面积9%;双上肢各占9%(2×9%);躯干前后(各占13%)及会阴部(占1%)共占27%;臀部及双下肢共占46%(5×9%+1%)。

小儿的躯干和双上肢的体表面积所占百分比与成人相似。特点是头大、下肢短小,并随着年龄的增长,其比例逐渐接近成人。估计烧伤面积时应予注意。因此小儿烧伤面积的计算方法以成人改良九分法为基础(双上肢、躯干、臀及会阴部同成人),头颈部及下肢有所变化,可按下列简易公式计算:头颈部面积%=9+(12-年龄),臀部和下肢面积%=46-(12-年龄)。

(2) 手掌法:小儿五指并拢,一掌面积约等于其体表面积的1%。此法用于小片烧伤面积的估计或配合九分法应用。例如:除一侧上肢烧伤外,胸前尚有一小片烧伤,约2手掌面积,则烧伤面积为9+2=11%;又例如全身大部烧伤,仅余头顶及腰部约5手掌面积未烧伤,则烧伤面积为100-5=95%。

3. 全身表现 小面积烧烫伤一般不引起全身变化,如果小儿烧烫伤面积超过10%(头面部超过5%),且早期救治不及时,可引起全身性变化。

(1) 低血容量性休克:是烧烫伤后最早出现的全身性表现,可发生在伤后数小时至48小时内。

1) 代偿期休克表现:烦躁、口渴,尿量减少,尿量每小时少于1ml/kg,心率加快,血压基本正常,末梢循环差,皮肤发白、肢端发凉。

2) 失代偿期休克表现:心、脑、肝、肾等重要脏器功能不同程度受损甚至衰竭。烦躁、嗜睡,甚至抽搐、昏迷。少尿或无尿,血压下降、脉搏减弱。末梢循环差,肢体发花、发紫,体表温度降低,肛指温差明显增大。

(2) 脓毒症:多在伤后2~3天开始出现。全身表现为寒战、高热、抽搐、烦躁、腹胀、腹泻、尿少或无尿。创面水肿,渗液增加,肉芽组织崩溃,焦痂湿润变色,迟迟不结痂。实验室检查可见白细胞升高或降低,出现中毒颗粒,血钠升高,血钾下降,血培养可阳性。

(3) 急性多器官功能障碍:严重烧烫伤可引起多系统器官障碍甚至衰竭,表现为肺、心、肾、肝功能损害。

4. 烧伤严重程度分类 临床根据烧伤深度、面积、部位及并发症分为:

(1) 轻度烧伤:总面积在5%以下的Ⅱ度烧伤。

(2) 中度烧伤:总面积在5%~15%之间的Ⅱ度烧伤,或Ⅲ度烧伤面积在5%以下,或Ⅱ度烧伤在头面部、手足、会阴部。

(3) 重度烧伤:总面积在15%~25%的Ⅱ度烧伤,或Ⅲ度烧伤面积在5%~10%之间;或烧伤面积不足15%,但有下列情况之一者仍属重度烧伤:①全身情况较重或已有休克;②有严重创伤或合并化学中毒;③重度吸入性损伤;④婴儿头面部烧伤超过5%者。

(4) 特重烧伤:总面积在25%以上的Ⅱ度烧伤,或Ⅲ度烧伤面积在10%以上。

【治疗原则】

1. 现场急救

(1) 迅速脱离热源:烧伤时帮助儿童就地打滚扑灭火焰,或用水将火扑灭,或用棉被、毯子等马上覆盖隔绝空气而灭火。烫伤时迅速脱去热液浸透的衣服。酸碱烧伤立即用大量自来水冲洗。石灰粉烧伤应先去掉粉粒后再用清水冲洗,避免石灰遇水产热而加重烧伤。

(2) 用冷水冲洗受伤部位。

(3) 保持创面清洁:创面处用食物保鲜膜或清洁纱布包好,切忌用有色药物、牙膏等涂抹创面。

(4) 若出现呼吸循环障碍,应立即进行心肺功能支持。

(5) 保持呼吸道通畅:头向后仰使气道充分打开有利于通气。头要偏向一侧以防呕吐时误吸。

(6) 及时转送:危重患儿应及时送往就近的医院救治,运送过程中应继续抢救并注意患儿的神志、呼吸、脉搏及血压情况。

2. 轻度烧烫伤的治疗 轻度烧烫伤患儿常不需静脉输液,在门诊治疗即可。

(1) 防治感染:口服抗生素即可,应选择广谱抗生素,常用药物为青霉素类及头孢类抗生素。一般服用3~5天,体温正常即可停药。

(2) 预防破伤风:烧烫伤后常规注射破伤风抗毒素1 500IU或破伤风类毒素0.5ml,预防破伤风杆菌感染。前者经试敏后无过敏者可肌内注射,如有过敏反应,应进行脱敏注射。后者可直接肌内注射。

(3) 可予以口服补液盐。

(4) 创面处理:应用0.1%苯扎溴铵等对创面刺激性小的制剂清创,然后烧烫伤创面应用紫草油纱或凡士林油纱等覆盖创面,并用吸水纱布或棉垫包扎。对于污染严重、深Ⅱ度或Ⅲ度烧烫伤,创面涂擦磺胺嘧啶银可有效防止局部感染。如创面有感染化脓,要及时清除油纱及脓液,创面改用乳酸依沙吖啶、络合碘等水性敷料湿敷以便创面脓液引流。每天换药一次,直到感染消除为止。

3. 重度烧烫伤的治疗

(1) 补液:①补液计算公式是:伤后第1个24小时每1%烧伤面积每公斤体重需补充胶体和电解质液量2ml。如有特重烧伤或头面部烧伤,1%烧伤面积每公斤体重需要补充给予3~4ml液体。②补液速度:开始时应较快,伤后8小时补入总液量的一半,另一半于以后16小时补入。能口服者争取口服。伤后第2个24小时的补液量为第1个24小时的一半。③补液成分:烧烫伤后丢失液体主要成分为水、电解质及蛋白质,故需补充晶体液及胶体液。晶体液为生理盐水、2∶1液、1.4%碳酸氢钠等含钠的等张液。胶体液为血浆、白蛋白、右旋糖苷及血浆代用品。晶体与胶体液之比为1∶0.5,严重烧烫伤可达1∶1。当较大面积Ⅲ度烧烫伤有较多红细胞破坏时可适量输浓缩红细胞。补充生理需要量用1/3张的10%葡萄糖氯化钠钾维持液。

(2) 防治感染:烧烫伤早期创面以革兰氏阳性球菌感染为主,宜用青霉素、第二代头孢等抗革兰氏阳性菌的药物。烧烫伤后1周左右创面易发生革兰氏阴性杆菌感染,应改用三代头孢等抗革兰氏阴性菌的药物。创面有脓者,要根据分泌物病原培养结果调整用药。

(3) 创面的处理:①清创:应用0.1%苯扎溴铵冲洗创面。②包扎疗法:四肢创面宜采用包扎疗法,创面外敷紫草油纱或凡士林油纱,或用络合碘纱布湿覆,外敷较厚的无菌吸水纱及棉垫,然后加压包扎。当渗出较多或有臭味时应随时换药,若渗出不多应维持包扎10~14天左右。③暴露疗法:适用于头、面、颈、会阴部烧烫伤。对于污染严重、面积较大或有受压部位者选用磺胺嘧啶银局部外涂。清创后,将磺胺嘧啶银粉用0.1%的苯扎溴铵调成糊状均匀涂于创面数次,直到在创面上形成一层痂皮为止。磺胺嘧啶银对创面有刺激,涂药后常引起患儿全身发抖、口周青紫、精神减弱、心率加快,故此药应在休克平稳后应用,用药前静脉给予镇痛剂可减轻不良反应。较小面积、非受压部位的浅Ⅱ度烧烫伤创面选用络合碘局部外涂,对创面刺激性小、经济、应用方便。对已产生感染的创面应及时清理创面脓液及坏死组织,创面用乳酸依沙吖啶等药物湿敷便于脓液引流。④焦痂的处理:可采用手术切痂植皮或自然脱痂后植皮方法。

(4) 营养支持:对严重烧烫伤患儿进行营养支持非常必要。营养支持方法包括胃肠内营养支持、部分静脉营养支持、完全静脉营养支持。小儿大面积烧烫伤后第3天开始可以喂奶、粥等半流食,以后逐渐过渡到正常饮食。

(5) 对症处理:①降温:患儿体温超过38℃要积极降温以防惊厥发生。常用降温方法包括物理降温、药物降温。②抗惊厥:发生惊厥时立即给予地西泮静脉缓慢推注止惊。低钙惊厥者先静脉缓慢推注5%葡萄糖酸钙20ml,再根据血生化结果调整血钙。③镇痛:烧伤后镇痛已视为常规治疗。常用的镇痛药物有:曲马多,每次1~2mg/kg,静脉或肌内注射,无成瘾性;索米痛,3岁以前0.125mg/次,4~6岁0.25mg/次,7岁以上0.5mg,口服;轻中度疼痛可给予非甾体类解热镇痛药如布洛芬、对乙酰氨基酚口服。④预防应激性溃疡:重度烧烫伤患儿在积极抢救休克、抗感染的同时可静脉输注奥美拉唑,或西咪替丁等H_2受体拮抗剂,减少胃酸分泌,预防应激性溃疡。⑤脑水肿治疗:小儿头面部烧烫伤面积较大者由于脑缺氧、酸中毒等原因容易发生脑水肿。当发现脑水肿早期表现时,要及早静脉输入20%甘露醇以减轻脑水肿,并进行镇静止抽等对症处理[3]。⑥尽量早期开始肠内营养,注意蛋白质补充;可考虑补充谷氨酰胺以促进皮肤黏膜生长;对烧伤面积≥60%的儿童可使用基因重组人生长激素以促使创面愈合。

四、溺水

【定义】 溺水(drowning)是指淹没或浸入液体中导致呼吸障碍的过程。溺水结局分死亡、病态和非病态。溺水过程以气道低于液体平面(淹没)或液体覆盖面部(浸入)出现呼吸障碍为起点。任何没有呼吸障碍证据的淹没或浸入不能称为溺水。过去常用的wet、dry、active、passive、silent、secondary等溺水术语均建议摒弃。为利于不同国家和不同背景科研工作者之间交流,溺水研究数据收集和报道使用最新修订的Utstein格式[4]。

【流行现况】 溺水为严重且被忽视的全球公共卫生问题。据世界卫生组织估计,全球每年有360 000人死于溺水,超过90%发生在中低收入国家,5岁以下溺水死亡率最高。溺水是5~14岁儿童的第三位死亡原因[5]。2017年我国溺水发生率为8/10万,死亡率为5.1/10万[6]。不同年龄组人群溺水地点有所不同,1~4岁主要发生在室内脸盆、水缸及浴池,5~9岁主要发生在水渠、池塘和水库,10岁以上主要是池塘、湖泊和江河中。溺水发病率表现为男孩比女孩高,南方比北方高,农村比城市高,夏秋季比冬春季高。

【病理生理】 当溺水患儿不能保持气道通畅,水进入口腔会引起屏气,但持续时间一般不超过1分钟。当吸气冲动强烈时,水被吸入气道,导致呛咳。部分患儿出现喉痉挛,但因大脑缺氧喉痉挛很快终止。如果未得到营救,水被吸入气道,导致患儿出现低氧血症并迅速出现意识丧失和呼吸暂停。心律变化多先出现心动过速,随后是心动过缓和无脉性电活动,最后为心电静止。从淹没或浸入到心跳停止的整个溺水过程一般为数秒或数分钟。但是在低温或冰水中,该过程可持续近1小时。

如果溺水者被救活,随后的临床经过主要与吸入肺内水量多少及其引起的反应有关。水进入肺泡会引起肺表面活性物质功能障碍,也会冲洗、稀释肺表面活性物质,引起肺不张。吸入海水或淡水均会导致肺损伤,使肺泡毛细血管膜的完整性受到损害,通透性增加,引起肺水肿,肺出血,使肺部气体交换障碍。

溺水过程中溺水者会不自主地吞咽部分水入消化道,这会增加呕吐风险,引起误吸和气道梗阻。虽然溺海水可能导致高钠血症和高氯血症,但溺水本身一般很少引起明显电解质紊乱。多数溺水者血容量变化并不明显。

溺水者热量散失迅速,因此低温很常见。严重低温可导致广泛脏器功能异常,如过度通气、肌肉乏力、房颤、室颤、凝血功能异常和意识丧失。体温低于25℃可直接导致死亡。但低温能降低大脑的氧耗,延缓脑细胞缺氧和ATP耗竭,对大脑有一定的保护作用。低温降低脑电和代谢活动呈温度依赖性。在37~20℃之间,温度每下降1℃,脑耗氧大约降低5%。

【治疗】

1. **现场抢救** 一旦发现溺水者,应尽快通过各种方法施救,将其救离水中,但施救者一定要保证自身安全,最好不要贸然下水。一旦溺水者被救助上岸,及时有效的现场急救对挽救其生命至关重要。上岸后只顾控出吞入胃内或吸入肺内的水或者只顾转送医院的做法都将贻误最佳抢救时机。由于一些溺水者发生喉痉挛或屏气,根本未吸水入肺。即使吸入一些水到肺内也会很快吸收入循环系统,没有必要采取各种方法(倒立或挤压腹部)试图将吸入气道的水清除,并且控水容易引起胃内容物反流和误吸,反而会导致气道阻塞和肺部感染。应将溺水者仰卧,迅速检查患儿反应和呼吸。如果神志不清但有自主呼吸,将患儿置于侧卧位。如果无自主呼吸,应立即给予人工呼吸。与原发性心脏骤停不同,溺水者可以出现喘息样呼吸和呼吸暂停,但心跳仍存在。这类患儿只需要人工呼吸即可。溺水者颈髓受伤比例低于0.5%,固定颈椎会影响气道开放及延迟正压通气开始时间,一般不推荐对溺水者常规实行颈椎固定。但是对有明显的颈椎受损证据如跳水或非目击溺水者,救治时应考虑颈椎固定。

溺水时心搏骤停原因是缺氧,最重要的抢救措施是改善通气纠正缺氧。因此溺水时心肺复苏步骤应按照传统的ABC(开放气道-人工呼吸-胸外按压)顺序进行,而不是CAB顺序。开放气道与人工呼吸方法与一般呼吸心搏骤停者相同。开放气道后,立即给予2次有效人工呼吸。为保证通气有效性,欧洲心肺复苏指南推荐首先连续进行5次人工呼吸。如人工呼吸后检查未触及脉搏,立即行胸外心脏按压,并按照常规人工呼吸与胸外按压比例进行,直到自主循环恢复。专业急救人员用复苏囊正压通气及给氧有利于循环恢复。胸外按压或正压通气时患儿可能出现呕吐,应将患儿头转向一侧并用手指清除呕吐物,防止误吸进一步损伤肺部。

所有经过任何复苏措施的溺水者,即使意识清楚且心肺功能看似正常,均需送至医院进行评估和监护。

2. **急诊室处理** 急诊室对溺水者的救治主要是保证通气氧合、稳定循环、神经系统评估和复温。对神志不清或通气不足者行气管插管、吸氧。建立静脉通道,有低血压者进行补液,持续低血压者需输注血管活性药物。用儿童Glasgow昏迷评分量表评估神经系统功能,动态评估可判断对治疗的反应,也对判断预后有助。对抽搐者使用抗惊厥药物如地西泮、苯巴比妥等。多数溺水者出现代谢性酸中毒,一般经改善通气及循环可自行纠正,不推荐常规用碳酸氢钠纠酸。放置胃管排空胃内容物,摄胸片了解肺部情况,对持续昏迷者需行毒物筛查及头颈CT检查。对溺水者应积极保暖复温,最简单的复温措施是加温输注液体、红外线加热器、温化机械通气气体。对体温明显降低者可采用温热液灌洗胃、膀胱或腹腔,或体外循环复温。

对一些轻症溺水患儿,如果急诊观察6小时,没有呼吸窘迫,脉搏氧正常,肺部听诊正常,可以离院回家[7]。详细询问溺水者病史非常重要,一些溺水是由外伤所致或伴随基础性疾病,如癫痫、孤独症和Q-T延长综合征等。这些病史对处置抉择会有影响。

3. 重症监护室治疗 主要是保护脏器功能，维持内环境稳定。对机械通气的呼吸窘迫综合征患儿需采用肺保护性通气策略，吸气峰压尽量限制在 2.5kPa ($25cmH_2O$) 以下，潮气量 6~8ml/kg，设置合适呼气末正压，可试用高频振荡通气，必要时施行体外膜氧合器(ECMO)。由于溺水患儿肺部损害是由于局部因素所致，因此肺部病变多恢复较快。但即使肺部通气氧合情况良好，为了防止病情反复，最好不要在 24 小时内撤机。吸入污染水质可引起吸入性肺炎，应监测体温、血白细胞和肺部浸润片影变化，选择合适抗生素。对怀疑肺内吸入异物患儿可行纤维支气管镜检查。持续输注血管活性药物纠正心功能和周围血管阻力异常，维持正常血压及脏器灌注。

神经系统功能恢复是治疗重点。由于没有确切方法可以逆转神经细胞损伤过程，主要是支持性治疗，目的是维持正常血糖、血氧分压和二氧化碳分压等，避免任何增加脑代谢的因素。维持适当治疗性低温(32~34℃)持续 24~48 小时对保护脑功能有利。需要注意的是，溺水后的低温可能由于淹没时间较长所致，是预后不良的表现，尽快复温有利于心肺复苏；但是在复苏成功后，诱导性低温治疗对脑有保护作用。

【预后】 溺水预后与脑损害程度紧密相关。非目击溺水、溺水时间长、未及时施行心肺复苏、心肺复苏持续时间长和持续昏迷均是预后不良的表现。有研究显示溺水时间长短对预后影响明显，<10 分钟预后较好，>25 分钟预后极差。反复神经系统评估是判断预后的基础。一些辅助检查如头颅 CT、MRI、脑电图及脑干诱发电位对判断预后有一定作用。

【预防】 儿童溺水是可以预防和控制的，需要采取综合性干预措施，除行政立法和监督、监测外，还应加强宣传、教育等方面的措施。为学龄前儿童提供远离水源的安全场所并加强监护；不将儿童单独留在浴缸、浴盆里或待在开放的水源边；无论儿童在家里、室外或其他地点的水中或水旁，家长与儿童的距离要伸手可及，专心看管，不能分心；为住所附近的池塘、小溪和沟渠等安装护栏；培训学龄儿童游泳技术和水上安全技能；普及基础生命支持技术，尽早对溺水者进行基础生命支持，降低死亡率和严重神经系统后遗症。

五、触电与雷击

小儿在日常生活中与电接触的机会随社会的发展而增多，触电(electric shock)的原因多为用手触摸电器、电源插孔或手抓电线的断端，偶有雨天在树下避雨时遭到雷击，重者可造成局部和全身严重伤害，甚至使患儿致残致死。据我国部分统计资料显示小儿电击伤约占住院烧伤患儿的 1%，部分轻伤患儿触电后自动恢复，部分患儿已经当场死亡，故实际发生率尚难统计。

【电流对人体的影响】 电流对人体损伤的严重程度取决于下列因素：①电流种类(交流、直流)；②电流强度；③电压高低；④电流受到的阻力；⑤人体接触电流的时间；⑥电流在体内流经的途径；⑦电流的频率(低频、高频)。根据欧姆定律：电流=电压/电阻，人体各种组织对电流的阻力各异，从大到小依次为骨骼、肌腱、脂肪、皮肤、肌肉、血管、神经。各组织处在不同状态，其电阻也有改变，如皮肤出汗、潮湿时，电阻较皮肤干燥时小。

电流对人体致伤的机制目前尚未完全明了：①电流通过组织时由于电阻的存在，电能转为热能产生组织烧伤。组织损伤严重的部位，常为电阻大的部位。②交流电可引起神经系统和肌肉强烈的兴奋。除骨骼肌外，支气管平滑肌也可因兴奋发生强烈收缩致呼吸停止。也可使心血管功能发生障碍，冠状动脉痉挛致心跳停止。③电流使组织因电解而发生分解，并使细胞膜内外离子平衡受到破坏。

【临床表现】 临床表现主要是局部组织电烧伤和电休克的全身反应。

1. 全身反应 小儿以手部触电多见。

(1) 轻型：触电后表现为面色苍白、无力，触电手指麻木，轻度肌肉痉挛，但易于松手脱离电源，短时间头晕、心悸、恶心、呼吸急促、触电部位皮肤疼痛，一般神志清楚。

(2) 重型：触电后当即昏迷，呼吸浅快或暂停，迅速发生呼吸衰竭，血压下降，心律不齐，心动过速或心室颤动，复苏不利终致呼吸心跳停止，治疗及时大部分患儿可以获救。

2. 局部组织损伤 触电后局部皮肤表现严重烧伤，电流通过人体流出体外形成一个电流入口和一个以上的电流出口，这是电击伤(electric injury)的特殊表现。一般入口皮肤烧伤范围不大，但是烧伤严重，出口烧伤范围较大而烧伤程度较轻。皮肤烧伤多呈椭圆形黑炭状、焦糊状，表皮爆开的干裂口损伤可达皮肤下层各组织，包括骨骼、颅脑、内脏、脊髓等主要脏器，疼痛轻微。在伤后 1~2 周内多为进行性组织坏死性改变，故烧伤早期仅据表皮烧伤，很难准确作出诊断。随着组织发生坏死可并发严重感染，尤以厌氧菌感染危害极大，如发生气性坏疽时，则需截除已感染的患肢。如大血管受到伤害可因突然破溃发生致命的大出血。

由电弧或火花烧伤的患儿可因衣物燃烧引起大面积皮肤烧伤,深部组织损伤的范围和程度均较触电轻微。有研究结果表明,电弧烧伤患儿,体内电流值有一定升高,故认为实际也有一定数量的电流通过体内。

触电后烧伤患儿因肌肉强烈收缩,可引起骨折、脱位,或因意识丧失从高处跌下致颅脑、内脏等严重损伤,应做好全面体格检查。

肢体电烧伤,患肢深筋膜下因肌肉组织高度水肿,局部压力增高,常并发筋膜腔综合征,进一步影响患肢血运,加剧组织损伤,治疗不及时可导致肢体坏死。

电烧伤波及深部肌肉组织时,因广泛的肌肉破坏,产生大量肌红蛋白,需经肾脏排出,故在休克期水、电解质、酸碱平衡尚未完全纠正的情况下,肾脏易发生损害,引起急性肾损伤。

【治疗原则】 首先,尽快使患儿脱离电源。关闭电源离开电闸,用干木棍或竹竿拨去搭在患儿身上的电线,把患儿推离电源现场。施救者不能用手直接推或拉触电患儿。

脱离电源后如已停止呼吸,立刻口对口人工呼吸或复苏气囊人工通气。对已处于昏迷、心跳停止、瞳孔扩大的患儿,也应积极抢救。因触电后电流的强刺激作用,常出现“假死”现象,因此心肺复苏不可间断,同时急送医院进行抢救治疗。

局部创面处理:经心肺复苏治疗,病情相对稳定后仔细检查创面,估计可能的深度及范围。尽快清除坏死组织,可以减少毒素的吸收,减轻临床中毒症状,消除并发感染的病灶。因电烧伤病变是进行性发展的,故应反复多次清创,不能期望 1~2 次清创就可以结束。待坏死组织彻底清除干净,再采用各种方法覆盖创面促进愈合。

患肢因组织坏死或严重感染无法保留时应考虑尽早截肢。并发肢体筋膜腔综合征时,应立即行筋膜切开减张术以恢复患肢血运。大血管损伤出血,多发生在伤后 2 周左右,常于换药时埋在坏死组织中,已损伤血管可突然破裂,故换药时应小心仔细,可给予患儿适当镇痛镇静,争取合作。充分做好精神和物质准备(如止血带、纱布、弹力绷带),发现有出血迹象的大血管,可根据解剖关系及周缘组织健康状况尽早处理。

【预防】 宣传教育儿童使之了解用电知识,了解触电的严重后果;责任明确,经常检验电器运行情况,杜绝漏电;电源安置应远离儿童能触摸到的地方,避免接触;户内电线、变压器材及对人有危险的带电设施,应妥善安装防护网栏,以减少触电事故发生。

六、交通意外伤

交通意外伤(traffic accident)被公认为是严重威胁人类生命安全的“世界第一公害”,也是造成儿童致死、致伤、致残的首要因素[8]。儿童交通伤的类型分为交通伤和车祸伤。交通伤(traffic trauma)系指儿童作为行人在户外活动、行走及玩耍时被行驶的机动车撞伤,称之为“车撞人”。车祸伤系指儿童作为机动车乘客坐在行驶的汽车内,乘坐的机动车与其他机动车发生碰撞、翻车、坠落等自身事故,造成车内乘员伤亡,称之为“人撞车”。在我国交通伤是导致儿童交通意外伤害的常见原因,而车祸伤是导致发达国家儿童交通意外的首位因素。

(一)流行病学特点

统计资料表明,中国每年有超过 1.85 万名 14 岁以下儿童死于道路交通事故。交通伤是导致儿童致伤、致残、致死的前位原因,其受伤的严重程度列为各类伤害之首。学龄前儿童是发生严重交通伤的高峰年龄段,是交通伤的主体人群。学龄儿童构成了交通伤的另一主要人群,调查显示几乎 1/3 的交通意外发生在儿童上学或放学途中。男童发生率较女童高,在交通伤的儿童中,男女之比约为 7∶1。儿童交通伤多发生在郊区及城乡接合部,外来人口居住地成为儿童交通伤害的高发区。中国中小学生骑自行车上学占很高的比例,在致死性交通意外中机动车与自行车相撞最多,也是中小学生车祸死亡的主要原因。

(二)伤情特点

1. 损伤类型特点

(1)步行者损伤:是儿童意外伤害的主要类型和首要死因,交通伤造成的儿童损伤分为撞击伤和碾压伤二类。撞击伤构成儿童交通伤的主要类型,儿童往往遭受两次撞击,第一次撞击是车体前部或车体侧面直接碰击儿童机体造成的损伤,第二次创伤是儿童遭受车撞击后坠地造成的损伤。碾压伤是汽车轮胎压过人体造成的损伤,交通伤引起的儿童碾压伤较为少见。碾压伤常引起肢体软组织撕裂伤及撕脱伤,其病情危急,后果严重。

(2)乘车人损伤:因儿童乘车时未加保护或保护不当,发生车祸时可造成儿童损伤或死亡。乘车人损伤分为车内撞击伤、安全带伤、安全气囊伤及车内抛出坠落伤。

（3）自行车损伤：机动车与自行车撞击时主要导致摔伤和撞击伤。自行车扶手撞伤是儿童作为骑自行车人典型的损伤。儿童骑自行车摔下时，自行车扶手撞击机体，特别是撞击上腹部，挤压车把与脊柱间的内脏，而导致局限性胸腹腔脏器受损，常见的损伤脏器是胰腺、肝脏及脾脏。

2. 损伤部位特点 交通伤涉及全身各个部位、系统和器官，车撞击儿童造成的损伤部位依次为四肢伤、腹部损伤、胸部损伤及颅脑损伤。儿童交通伤导致的多发伤常见，常导致大出血、创伤性出血性休克及呼吸障碍等。

3. 损伤程度特点 交通伤按损伤程度分为致命伤、重伤、轻伤和轻微伤。致命伤指可直接导致死亡的损伤；重伤指造成大面积撕脱伤、多发性骨折、内脏多发性破裂等损伤；轻伤指造成一定程度的软组织损伤、单发骨折等；轻微伤指皮肤轻微擦伤或挫伤。

（三）儿童交通伤的临床特点

儿童交通伤的症状和体征多与成人相似，但儿童语言表达能力差，查体不配合，故诊断较成人困难，容易造成误诊、漏诊。儿童机体损伤后其心理状态、应激反应、表现形式与成人有很大差异，故儿童又具有独特的临床表现和影像学检查特性。

1. 病史 小儿由于年龄小或伤势重，不能准确叙述受伤经过或叙述含糊不清，主要由监护人、目击者或司机代述撞伤过程。由于各自的立场和利益不同，监护人多夸大事实、强化伤情，而肇事司机则避重就轻、淡化过程。故询问病史应听取多方的描述，不可凭借一方叙述而定性。目击者的证词较为客观，应予以重视和采纳，经过综合分析方可作出评价。

2. 临床表现 由于年龄不同儿童对症状的表述不一，3岁以上的儿童基本上能表达受伤部位及疼痛部位，但儿童的定性定位能力较成人差，常表述疼痛最严重的部位，而忽略其余部位，因此，儿童的体格检查比症状更为客观和准确。

（1）全身情况：小儿受伤后观察全身情况对判断病情程度至关重要。不论何种致伤因素，对小儿都是恶性刺激，患儿易产生极度的恐惧，表现为哭闹、惊恐、躁动、拒绝回答问题，为判断小儿神志的改变带来一定的困难。若伤后患儿即哭闹，能够正确回答姓名、年龄等简单问题，则为神志清楚的表现。若患儿不哭不闹、呼唤不醒、抱起无反应，则为神志不清。另外，观察面色有无苍白，呼吸是否平稳，触摸手足是否湿冷，测量脉搏与血压，都可作为全身情况的指标。

（2）疼痛：是儿童交通伤后的首发和主要的症状，2岁以上的小儿多能诉说疼痛，并可指出疼痛的部位。但儿童对疼痛的定位、定性能力差，如年幼儿腹部损伤后其疼痛部位几乎全部指向脐部，年长儿虽能指出腹痛的位置象限，但难以清晰地表明疼痛的性质，很少能正确地叙说放射性痛或牵涉性痛。儿童对疼痛的表达是判断交通伤所致组织或器官损伤的一个重要信号，疼痛点常作为重点部位加以检查。对于多发伤的疼痛，儿童常诉说最显著的疼痛部位，而忽视了其他部位的疼痛，因此对受伤儿童进行耐心的询问和全面细致的体检尤其重要。

（3）拒动：是儿童受伤后的突出表现，可依据此征象判断交通伤的严重程度及损伤部位。儿童受伤后的拒动表现为：肢体制动、不能站立、拒怕震动、拒绝碰撞、固定体位等。如儿童闭合性腹部损伤常表现为行走缓慢、屈背弯腰、手扶腹部、拒怕震动、拒绝蹦跳、屈曲卧位、不喜活动。儿童锁骨骨折常表现为不能抬举患侧上肢，不让触碰锁骨区域。通过观察儿童拒动的表现及拒动的部位，可初步判断损伤的部位和程度。

（4）特殊检查法：儿童的体格检查与成人类似，但儿童自身的特点决定了有其特殊检查方法。①镇静检查法：交通伤的儿童由于惊吓和恐惧，常哭闹不止，拒绝检查，极不合作，检查者难以判断是否损伤及损伤的部位和程度，对此情况采用镇静法尤为必要。镇静可使患儿处于睡眠状态，身体放松，但对损伤部位的触碰仍有反应，可认定损伤的准确位置，防止漏诊。儿童的镇静方法包括：10%水合氯醛0.5ml/（kg·次），口服或灌肠，婴幼儿最大量不超过10ml，儿童不超过15ml。地西泮0.3~0.5mg/（kg·次），静脉注射。②三次检查法：儿童查体至少经过三次，以明确损伤的固定性。每次检查有一定间隔，若三次有一次查为阴性，则不能称为固定性，需要继续观察。急诊室中三次检查如下：第一次，就诊时检查一次；第二次，在常规化验返回之后复查一次；第三次，在给药后回家前或收住院前再复查一次。③腹部“对比”检查法：腹部检查是腹部闭合性损伤的关键检查，也是难点检查，对于哭闹不合作的婴幼儿应采用“对比”腹部检查法，以发现腹部压痛及紧张部位。第一步，先由母亲在患儿床头部哄着孩子，同时握住孩子双手。医生在床旁双手交替按压孩子腹部各处，观察孩子哭闹反应，寻找固定的反应强烈点。第二步，放开孩子左手，允许其自由活动。医生双手同时按压腹部左右或上下两处，任凭患儿以左手抵抗，抵抗之一侧为压痛部位。如特别反抗右上腹即是右上腹有压痛。第三步，医生用一手指重按压痛部位，引导孩子抓住医生的手不放。同时医生另一手按压腹部其他部位。如患儿仅抵抗压痛处按压之手指，则可进一步确定压痛部位，并能了解压痛范围及其他部位有无压痛。同样对比方法观察腹肌紧张，凭手感及压下深度体会肌紧张程度。双手同时压住腹部两侧，孩子几声哭号之后可以发现左手比右手明显压深，表示右腹为不自主的紧张。④腹腔穿刺法：腹腔穿刺是除手术以外最直接、最迅速获得腹腔内情况的手段，是腹部闭合性损伤儿童最常采用的一种安全、快速、有效、简易的检查方法，对腹部损伤具有诊断价值。可根据穿刺液性质及常规化验，确定腹腔脏器损伤。腹腔穿刺及灌洗能快速、敏感地发现腹腔内出血及空腔脏器破裂。抽出不凝固血液可确定为实质脏器损伤，抽出混浊液体、粪便样液体提示空腔脏器破裂，抽出胆汁提示胆道损伤，抽出尿液提示输尿管、膀胱破裂。穿刺液可做细胞镜检计数、病原学检查、淀粉酶、胆红素等生化检查。

3. 辅助检查

（1）实验室检查：交通伤的患儿应常规进行血常规、尿常规、血生化、血淀粉酶、肝功能及血气分析检查。

（2）影像学检查：X 线摄片检查是交通伤的常规检查方法。疑有骨折的部位及疑有损伤的区域应进行 X 线平片检查，以确定骨折、胸腹部损伤。

超声检查具有简便、无创、迅速、费用少等特点。其优越性在于不受病情的限制，在患儿病情危重，不允许搬动情况下，可以在床边、急诊室、手术室快速进行，可反复检查。超声已成为小儿交通伤的首选检查方法。超声能发现实质脏器损伤的部位、形态、类型，发现腹腔和腹膜后积血，并可作为治疗效果的随访检查。小儿腹部检查困难，便携式 B 超仪用以验证腹部检查或有代替小儿腹部检查之趋势，将成为小儿创伤诊断中必不可少的工具。

根据病情的需要可进行消化道造影、泌尿系统造影、CT、MRI 检查、选择性动脉造影检查及放射性核素扫描等。

（四）救治要点

小儿具有独特的解剖生理特点，故儿童交通伤的治疗原则与成人有很大的不同。小儿组织细嫩，器官柔弱，在遭受与成人同等的暴力作用下容易受伤。但儿童组织器官韧性较强，生命力和修复力亦强，因此有些损伤的组织在成人似乎不易修复，但在儿童仍能很快地愈合。如肝脾破裂至腹腔出血，成人多需手术治疗，而儿童肝脾的小动脉分支被切断后，可因血管收缩及血栓形成而自行止血，所以大部分肝脾破裂经保守治疗即可治愈。因此，交通伤的儿童有完全康复的巨大潜能。如何快速、准确地救治交通伤儿童，以减少致死率、致残率是医疗机构面对的挑战。

1. 院前急救

（1）现场呼救：儿童被机动车撞伤后，在尚未确定伤情时，尽量不要盲目搬动患儿，保持平卧体位。鼓励市民建立呼叫急救车意识，尽快电话呼叫 120，通知急救车到达现场。

（2）现场伤情判断：在交通伤现场，急救人员应注意观察：现场地形、车辆型号、伤员位置与姿势，这些有助于了解受伤机制，更准确地判断伤情，防止忽略严重损伤。应尽早发现有无威胁患儿生命的征象，现场检查为初次检查，急救人员主要依靠问、触及观察，无须任何诊断器械，急需确定的内容是：意识状态、运动能力及对疼痛的叙述。①意识状态：是判断神经系统损伤最可靠的征象之一。急救人员应观察小儿是否清醒，能否自主睁眼，能否正确回答问题。②运动能力：是判断有无颅脑损伤、脊髓损伤及骨骼损伤的征象，伤后患儿不能自主活动肢体或伴有感觉丧失，高度怀疑脊髓损伤，提示搬运时应格外小心，以防加重损伤。若患儿一侧肢体不能活动，并伴有剧烈疼痛，则考虑为患侧骨折，应予以制动后再搬动。③疼痛叙述：交通伤儿童最常见的主诉是疼痛，患儿诉说身体某部位的疼痛提示该部位组织器官损伤，为诊断提供可靠的证据。应注意询问患儿有无疼痛、疼痛的部位、疼痛的程度；令患儿小心活动肢体，观察活动时疼痛是否加重；轻触疼痛部位，观察患儿对疼痛的躲避反应；观察疼痛肢体有无畸形及异常。以患儿对疼痛的反应判断损伤的程度。

（3）现场救治：儿童现场救治不需复杂的器械或装备，遵循的原则是：在短时间内基本满足患儿最基本生命活动的需要，为进一步抢救争取时间。

1）基本生命支持：对呼吸、心搏骤停患儿，立即给予心外按压、开放气道和人工呼吸，注意固定和保护颈部。儿童的外出血多选用直接压迫止血法，用手或敷料直接压迫出血部位，再用敷料和绷带加压包扎。如现场无消毒敷料，则用干净的布类代替。疑有骨折的肢体皆应固定，医用夹板置于骨折处，固定范围应包括骨折上、下两个关节。如现场固定器材不足，可将患侧上肢固定于胸壁上，患侧下肢与健侧下肢绑扎在一起。

2）各部位伤的现场救治：疑有颈椎损伤，遵循搬动前先固定的原则，用颈托固定，平移患儿在脊柱板上，用沙袋分别置于头两侧。

疑有连枷胸，应用布类折叠、沙袋或小枕头等压在伤处，再用绷带或宽胶布固定在胸廓上。疑有开放性气胸，立即用消毒敷料或干净布类代替堵塞，封闭伤口。

腹部开放性伤口应覆盖消毒敷料或清洁毛巾、布单等，由腹部伤口脱出的肠管，禁止还纳入腹腔，以清洁湿布覆盖及用碗、盆等容器扣住，再用绷带、布条固定。

（4）现场解脱和搬运

1）解脱：迅速将伤员从致伤环境中解救出来，是提高救治效率的前提条件。交通伤发生的情景及车辆与伤员的位置关系决定了解脱的难易。若车撞击造成儿童坠地，离开车身，则无须特殊解脱；若伤员乘坐的机动车发生车祸，则打开或撬开车门即可解脱；若伤员位于机动车车体下方或被嵌夹在损坏变形的机动车内，则需专业解救人员及解救工具完成。

2）搬运：搬运患儿以专职急救人员为好，搬运前应保证完成项目：①固定骨折的肢体；②控制出血；③包扎好伤口；④固定颈部及脊柱；⑤心肺复苏后。

搬运儿童时切忌将小儿从车身下方拽出或随意抱起，患儿尽量保持平卧位，急救人员位于患儿一侧，以头、肩、臀为支点同时将患儿侧翻，将木板置于背部，然后放平，将儿童置于急救担架上。

（5）现场转运：最好用救护车转运受伤儿童，应用普通车辆转运应保持转运途中患儿平卧，避免震荡及颠簸。转运途中应做到：

1）切忌让患儿饮水及进食，以免延误手术时机。

2）患儿伤情危重，则送往附近医院紧急救治。若病情允许，则送往具备处理儿童创伤资质的专科儿童医院或具有小儿外科的综合医院，避免因再次转院延误治疗。

2. 急诊室救治

（1）急诊室制度：儿童交通伤属于小儿外科急诊范畴，凡由交通伤所致的各种外伤均在外科急诊室进行诊治。急诊室相关的制度包括：

1）首诊负责制度：凡第一个接诊交通伤患儿的科室和医师有义不容辞的责任诊治伤员，不可推诿患儿。首诊医师发现涉及他科或确系他科的伤员时，应在询问病史、进行体检、完成病历，并进行必要的紧急处置后，才可请有关科室会诊或转诊。凡遇诊断未明的患儿，首诊科室和首诊医师应负责邀请相关科室会诊。在未转科或住院之前，首诊科室和首诊医师应负责到底。

2）危重患儿抢救制度：危重患儿到达急诊室后，遵循的原则是：先抢救后挂号，先处理后交费，先口头医嘱后补开处方，先治疗后会诊。实验室检查及影像检查尽可能在急诊床旁进行，电话通知相关科室，进行床旁采血、床旁摄片、床旁B超。各种有创检查及治疗如胸腔穿刺、腹腔穿刺、气管插管等就地进行，避免更换诊床及诊室。

3）会诊制度：交通伤导致的多发伤常需多科多专业会诊，会诊医师由主治医师以上人员担任，接到急会诊通知后，应在10分钟内迅速赶至急诊室。会诊医师应参与诊断、特殊检查或操作及抢救全过程。设立创伤外科病房的医院应将伤员收入该病房，未设立创伤外科病房的医院，以哪科伤情为主收入哪科的原则。如伤情复杂难以明确，会诊主诊医师有权决定收治的病房。

4）法律制度：交通伤常涉及法律问题，急诊室医护人员应具备法律意识。若伤员无家长及监护人陪同，应挽留目击者、护送人员及肇事司机，并通知医务科、交通部门及患儿家长。

（2）急诊室检查和评估：交通伤伤员送至急诊室后，应进行规范化的检查和评估，迅速作出伤情判断和初步诊断。

1）快速查体：对交通伤儿童应进行快速的从头到脚的系统检查。首先重点检查受伤儿童九个重要体征，即：脉搏、呼吸、血压、温度、皮肤颜色、瞳孔、意识状态、运动能力及对疼痛的反应。其次对受伤部位进行局部体查，对伤情作出定位定性判断。

2）实验室检查：伤员在急诊室即应完成基本的实验室检查，包括血红蛋白、红细胞比容、血生化、血淀粉酶、肝功能等。对于交通伤患儿应常规进行输血前检查，如血型鉴定、乙型肝炎病毒五项检查、丙型肝炎病毒检查、艾滋病病毒检查、梅毒血清试验等。危重患儿应在急诊室内采血检查。

3）影像学检查：根据损伤器官及系统选择影像学检查，怀疑骨折应摄X线平片，胸腹部损伤进行超声检查，颅脑脊柱损伤则行CT及MRI检查。当诊断未确定时，常规影像学检查是X线及B超检查。

4）有创性检查：对于腹部闭合性损伤，怀疑实质性脏器破裂出血时，为明确诊断，可在急诊室进行腹腔穿刺，抽出不凝血液即明确腹腔脏器损伤。伤员出现严重呼吸困难，怀疑张力性气胸或血胸时，也可进行胸腔穿刺，达到诊断和治疗的目的。

（3）急诊室抢救：急诊室救治是院前急救的延续及院内急救的首站，当患儿伤情危重及生命体征不稳定时，急诊室的就地抢救刻不容缓。以挽救患儿生命、减少伤残、保护功能为目的，救治的重点是开放气道、呼吸支持、纠正休克及有效止血，为患儿收入病房及进行手术创造条件。

1）开放气道：通畅呼吸道是救治交通伤患儿的重

要环节，在急诊室应首先清除患儿口咽部分泌物、呕吐物及异物，保持头呈后仰位，抬高下颌角。也可放置口腔通气管，使口咽部处于开放状态。

2）呼吸支持：在急诊室常采用复苏器人工呼吸法，帮助患儿进行正压呼吸，在短期内维持机体的气体交换，改善缺氧状态，为转移至病房或手术室赢得机会。复苏器对于气管插管或未插管患儿皆可使用。

3）休克复苏：儿童交通伤一般伤情较重，因此休克的发生率较高，以失血性休克及创伤性休克常见。儿童交通伤导致的休克特点是：进展迅速、程度严重、复苏成功率高。为此抢救休克应始于急诊室，治疗休克的关键是早期、快速、足量的液体复苏。

在急诊室即迅速建立静脉输液通路，保证快速输液，小儿多选用周围静脉通路，一般至少应有两条通道，腹部以下部位的创伤，应开放上腔静脉通路，不宜在下肢建立输液通道。

小儿液体复苏的首选类型以等张晶体液为佳，推荐选用等张生理盐水扩容。复苏实质性脏器损伤引起的失血性休克，血液是最好的胶体液，全血可提供红细胞、白细胞、白蛋白及其他的血浆蛋白等，有携氧能力，能改善贫血状态。所以当患儿有明显的失血征象时，应毫不犹豫地输血。目前多采用成分输血。

小儿休克的液体复苏，应分批输入治疗量，每个治疗量按 10~20ml/kg。首批 20ml/kg 液量应在 30 分钟内输注，输入完成每批治疗量应进行再评估，待血流动力学相对稳定时，将患儿转入病房或手术室。

4）有效止血：在急诊室发现患儿有明显的外出血，最有效的急救措施是在伤口处覆盖敷料加压包扎，待检查完成后，可在急诊室进行清创缝合术。对于胸腹腔内脏大出血患儿可予以止血药物，小儿常经静脉联合使用多种止血药达到止血目的，常用的药物为血凝酶、维生素 K_1、卡巴克洛、酚磺乙胺、氨甲苯酸等。在采用止血药物治疗或输血治疗后，失血性休克仍难以纠正时，应考虑实施止血术。

5）各部位伤的急诊室处理：颅脑损伤伤员到达急诊室已形成脑疝者，立即快速输注 20% 甘露醇，做好开颅手术准备。颅内血肿的诊断一旦成立，应在最短时间内实施开颅术。

疑有张力性气胸，应立即行胸腔穿刺排气减压。用粗针头在伤侧第 2、3 肋间穿刺排气，以缓解胸腔内高压。

对于开放性气胸患儿，应首先封闭胸壁伤口，变开放性气胸为闭合性气胸。可用 5~6 层大块凡士林油纱布封闭伤口，外用无菌敷料严密包扎，转入手术室，实施清创和封闭胸腔手术。

对于活动性血胸患儿，应在急诊室行胸腔穿刺或闭式引流术。出血不止者应紧急施行开胸手术。

疑有尿道损伤，切忌盲目插入导尿管，应先行逆行尿道造影，明确尿道损伤的程度、部位后，再行进一步处理。

对于四肢骨折患儿，在急诊室应施行临时固定，需用夹板或石膏托固定，以防加重疼痛和损伤。

单纯性软组织损伤患儿，可在急诊室进行清创缝合术，损伤严重者可在手术室实施缝合术。

七、儿童灾害性伤害

灾害性伤害（disaster and mass casualty events）多由天灾人祸引起，如地震、洪涝、火灾、战争、空难等。儿童组织细嫩，器官柔弱，在遭受与成人同等的暴力作用下容易受伤，但儿童组织器官韧性较强，修复力亦强，有完全康复的巨大潜能。因此发生灾害性意外不要轻易放弃抢救儿童的举动。

（一）现场急救特点

1. 抢救儿童伤员为先 在灾害面前，儿童的生命更加脆弱，当成人与儿童遭受同等创伤时，现场抢救顺序儿童先于成人。

2. 保证现场救治人员的数量 灾害性创伤多为集体创伤，儿童群死群伤多见，需大批的急救人员到场。

3. 现场急救刻不容缓 灾害往往造成儿童多发性损伤、危重性损伤，现场急救多为抢救性。

4. 急救原则 儿童创伤初检要求在 1~2 分钟内了解大体情况及受伤部位。常规建立 ABC 之外，首先处理大出血与张力性气胸。无论有无头颈伤，必须保护颈椎稳定。所有从灾害性意外救出的患儿一律按重伤患儿对待。

5. 创伤部位特点 以头部及上肢损伤发生率最高，其次是下肢。年龄越小，头部及上肢创伤越多。

（二）儿童灾害性创伤的现场伤情判断

儿童伤员的伤情各异，应尽早发现有无威胁患儿生命的征象。现场检查应为快速筛查，急救人员主要依靠问诊、视诊及触诊，无须任何诊断器械。面对突发灾害，儿童处于极度的惊恐、无助状态中，难以正确表达自身感受及疼痛部位，而且儿童的定性定位能力较差，因此，儿童的体格检查比主诉更为客观和准确。现场伤情判断急需确定的内容是：意识状态、运动能力、疼痛叙述、全身情况及局部伤情判断（详见交通伤）。

一分钟查体是对患儿局部伤情的快速检查方法，非常适用于灾害现场。第一步先注视患儿眼睛，同时双手插入头发摸头皮，并轻轻转动头颈看口腔、鼻腔、双耳，注意有无活动限制与疼痛以及五官出血情况。第二步注意呼吸动作双侧是否对称，轻压双肋缘若出现疼痛，应注意有无肋骨骨折。一般肋骨无损伤不致伤及心肺。第三步轻按腹部，是否有腹胀、压痛。第四步查四肢，牵拉或敲动肢体末端注意压痛与传导痛，并查各关节活动范围。最后翻身观察背部、脊柱及会阴。

（三）儿童灾害性创伤的现场救治和转运

参见本节交通意外伤。

（曾健生）

参考文献

［1］韩琨，项骁，王旸，等. 北京市 7334 例住院儿童意外伤害流行病学特征分析. 中华疾病控制杂志，2015，19（5）：431-434.

［2］SMOLLE C，CAMBIASO-DANIEL J，FORBES AA，et al. Recent trends in burn epidemiology worldwide：A systematic review. Burns，2017，43（2）：249-257.

［3］GREENHALGH DG. Management of Burns. N Engl J Med，2019，380（24）：2349-2359.

［4］IDRIS AH，BIERENS JJLM，PERKINS GD，et al. 2015 Revised Utstein-Style Recommended Guidelines for Uniform Reporting of Data From Drowning-Related Resuscitation：An ILCOR Advisory Statement. Circ Cardiovasc Qual Outcomes，2017，10（7）：e000024.

［5］World Health Organization. Preventing drowning：an implementation guide. Geneva：World Health Organization，2017.

［6］LEILEI D，PENGPENG Y，HAAGSMA JA，et al. The Burden of Injury in China，1990-2017：Findings From the Global Burden of Disease Study 2017. Lancet Public Health，2019，4（9）：e449-e461.

［7］COHEN N，CAPUA T，LAHAT S，et al. Predictors for Hospital Admission of Asymptomatic to Moderately Symptomatic Children After Drowning. Eur J Pediatr，2019，178（9）：1379-1384.

［8］LUDVIGSSON JF，STIRIS T，DEL TORSO S，et al. European Academy of Paediatrics Statement：Vision zero for child deaths in traffic accidents. Eur J Pediatr，2017，176（2）：291-292.

44 第四十四章 急危重症

第 1 节　心搏呼吸骤停与心肺复苏术

一、概述

心搏骤停（cardiac arrest，CA）指心脏搏动突然停止，失去有效收缩和泵血功能，导致全身严重缺氧而迅速死亡。心搏骤停与呼吸骤停互为因果，伴随发生，因此也称心搏呼吸骤停（cardiopulmonary arrest，CPA）。心肺复苏（cardiopulmonary resuscitation，CPR）是指采用急救医学手段，恢复已中断的循环及呼吸功能，为急救技术中最关键的抢救措施。

CPR 的最终目标不仅是重建呼吸和循环，更重要的是保护脑功能，尽量避免神经系统后遗症，保障生存质量。复苏成功的标准是心肺功能恢复至病前水平，神经系统功能基本正常，无明显后遗症。

1960 年 6 月 *JAMA* 杂志首次报道了心脏按压技术，2 个月后在马里兰医学协会年度会议上将心外按压和口对口人工呼吸联合起来，称为心肺复苏术，标志着现代 CPR 技术的诞生。1966 年提出标准化 CPR。20 世纪 80 年代，美国心脏协会（American Heart Association，AHA）和美国儿科学会（American Academy of Pediatrics，AAP）联合建立了儿童基础生命支持（pediatric basic life support，PBLS）和儿童高级生命支持（pediatric advanced life support，PALS）培训课程，1988 年出版了第 1 版培训教材。2000 年，多位国际儿科专家以循证医学为依据，进行大幅度修订后，作为儿童 CPR 指南推荐给全世界儿科工作者。之后基本上每 5 年修订一次，并不定时对部分内容进行修订，于 2020 年发表了最新的指南修订意见。是目前全球普及面最广的儿童复苏指南。

【流行病学】 美国儿童住院患者数据库（kids' inpatient database）的数据显示[1]，1997—2012 年，全美儿童院内心搏骤停（in-hospital cardiac arrest，IHCA）的总发病率为 0.78/1 000，总病死率为 46%。儿童 IHCA 发病率由 1997 年的 0.57/1 000 上升至 2012 年的 1.01/1 000；病死率则呈下降趋势，由 1997 年的 51% 降至 2012 年的 40%。院外心搏骤停（out-of-hospital cardiac arrest，OHCA）的流行病学情况尚不十分清楚，美国的儿童非创伤性 OHCA 发病率约为每年 8.04 人次/100 000 人口，其中约 36% 经 CPR 恢复自主循环，但存活率明显低于 IHCA，一项泛亚洲地区的研究仅有 8.6%[2]。我国有关儿童心肺复苏的研究很少，总体来说，存活出院率低于发达国家水平。

【病因】 儿童 CPA 的原因具有年龄特点，新生儿、婴幼儿以先天性疾病、感染等相对多见，幼儿及学龄期儿童意外伤害则明显增多。常见的病因如下：

1. 呼吸系统疾病　包括各种原因导致的呼吸衰竭，如先天性气道或肺部发育异常、感染性或吸入性肺炎、急性呼吸窘迫综合征、喉部水肿或支气管哮喘等导致的急性气道梗阻等，是小儿 CPA 最常见的原因。

2. 心血管系统疾病　包括严重的先天性心脏病、心肌炎、各种心肌病及离子通道病等导致的心力衰竭、心源性休克及心律失常等。

3. 神经系统及肌肉疾病　中枢神经系统病变如颅内感染、肿瘤等所致脑水肿、颅内高压、脑疝等；外周神经及肌肉疾患，如感染性多发性神经根炎、脊髓性肌萎缩、肌营养不良、皮肌炎等可导致呼吸肌麻痹，引起呼吸衰竭最终导致 CPA。

4. 消化系统疾病　如各种原因导致的消化道大出血、肠梗阻、肠穿孔、肠破裂、细菌性腹膜炎、急性胰腺炎、肝功能衰竭等均可导致休克或严重电解质和酸碱平衡紊乱，最终引起 CPA。

5. 泌尿系统疾病　各种急慢性肾脏疾病等可致急、慢性肾衰竭，导致严重水电解质和酸碱平衡紊乱，引起 CPA。

6. 酸碱平衡紊乱和电解质失调　多种疾病，包括先天代谢性疾病均可导致严重酸碱平衡和电解质紊乱，如高血钾、严重酸中毒、低血钙、低血糖、甲状腺功能减退等。

7. 意外伤害及中毒　近年来交通事故或坠落造成的创伤、溺水和药物中毒已成为儿童意外死亡的主要原因。其他如电击、严重过敏反应等也是导致儿童 CPA 的重要原因。

8. 其他　婴儿猝死综合征国外较多见，国内报告较少。迷走神经张力过高虽不是 CPA 的常见原因，但值得高度注意，如处于严重缺氧状态时，用压舌板检查咽部即有可能致 CPA，应尽量避免。手术、治疗操作和麻醉意外也是原因之一。

【发病机制】 多种病理生理学过程均可导致 CPA，最常见的三种发病机制为：①低氧血症（hypoxemia）。最多见，常见于各种原因导致的呼吸衰竭；②心肌缺血（myocardial ischemia）。常见于各种原因引起的休克；③心律失常（arrhythmia）。CPA 前常有心室颤动

44 章

(ventricular fibrillation,VF)或室性心动过速(ventricular tachycardia,VT)。院内 CPA 的直接原因中,心律失常大约占 10%,缺氧和心肌缺血分别占 67%和 61%(大部分两者兼有);院外 CPA 同样大部分由缺氧或心肌缺血引起,5%~20%为心律失常所致。

【病理生理】 CPA 的病理生理过程可分 4 个阶段:

1. 心搏骤停前期(prearrest phase) 指在心跳停止之前的一段时间。儿童 CPA 多由进行性加重的缺氧或心肌缺血引起,可通过早期识别、治疗呼吸衰竭和休克预防其发展为 CPA。

2. 无血流灌注期(no-flow phase) 心搏停止至开始 CPR 前,此期血流完全中断,持续时间越长,复苏成功的可能性越低,复苏后神经系统损害越重。

3. 低血流灌注期(low-flow phase) 即 CPR 开始至自主循环恢复的一段时间,心排血量取决于胸外按压深度和按压频率。成人有效 CPR 过程中心排血量可达正常的 15%~25%,婴儿可达 30%~40%。此期高质量 CPR 是提高存活率、改善神经系统预后的关键。

4. 复苏后阶段(post-resuscitation phase) 自主循环恢复(return of spontaneous circulation,ROSC)后,会发生一系列独特、复杂、快速进展的病理生理过程,包括心搏骤停后脑损伤、心肌功能不全、全身多器官缺血再灌注损伤,称心搏骤停后综合征(post-cardiac arrest syndrome,PCAS)或复苏后综合征(post-resuscitation syndrome)。PCAS 的病理生理和病情发展具有明显的时间特征,且随病情严重程度、恢复或恶化的速度而异。ROSC 后 20 分钟内,突出的问题是自主循环仍极不稳定;ROSC 后 20 分钟至 6~12 小时,临床出现 PCAS 的相关表现,以循环系统抑制、意识障碍、惊厥发作、脑水肿等最为突出,还可有严重内环境紊乱、其他脏器功能障碍等;ROSC 后 12~72 小时,PCAS 仍处于进展期,临床症状可进行性加重;ROSC 后 72 小时~7 天,PCAS 表现在达高峰后逐渐减轻。早期开始康复治疗可减轻存活者的后遗症,改善生存质量。PCAS 的病情依心搏停止持续时间、CPR 持续时间和 CPR 质量等而异,轻者存活后无明显后遗症,甚至实现 ROSC 后无明显 PCAS 症状;重者存活后可遗留不同程度的神经系统后遗症;最严重者出现脑死亡或严重器官功能障碍导致再次 CPA 最终死亡。

(1) 缺氧、能量代谢障碍与代谢性酸中毒:缺氧是 CPA 最突出的问题。心搏一旦停止,氧合血的有效循环和组织供氧立即停止,能量供应大幅减少,细胞膜泵功能障碍,离子通道失活,细胞外钾离子急剧升高,细胞内钙超载、钠潴留、水肿和酸中毒等导致细胞功能受损,引起器官功能障碍。严重缺氧及膜泵功能障碍使心肌传导抑制,并可引起心律失常。心肌缺血 3~10 分钟,即失去复苏可能。脑对缺氧更敏感,心跳停止 30 秒即出现神经细胞代谢障碍,1~2 分钟脑微循环自动调节功能丧失,脑血管床扩张。无氧代谢情况下,脑细胞只能维持 4~5 分钟即开始死亡。一般常温下心跳呼吸停止 4~6 分钟,即存在大脑不可逆性损害,即使复苏成功,也会留有神经系统后遗症。即使在高质量 CPR 情况下,复苏时间延长也会出现脑损伤,导致各种神经系统后遗症,甚至脑死亡。

(2) 呼吸性酸中毒:CPA 时,CO_2 以每分钟 3~6mmHg 的速度增长。CO_2 潴留和呼吸性酸中毒抑制窦房结和房室结的兴奋与传导,兴奋心脏抑制中枢,引起心动过缓和心律不齐,抑制心肌收缩,并扩张脑血管。自主循环恢复后,扩张的脑血管使血流量增加,导致脑血流过度灌注,血管内流体静水压增高,同时缺氧与酸中毒使毛细血管通透性增强,促使脑水肿形成。CO_2 过度增高可造成 CO_2 麻醉,直接抑制呼吸中枢。

(3) 缺血再灌注损伤:是指缺血一定时间的组织器官,在重新得到血液灌注后,其功能不仅未能恢复,结构损伤和功能障碍反而加重。这种损伤见于脑、心、肺、肝、肾等脏器。因脑对缺血缺氧最敏感,缺血再灌注损伤(ischemical reperfusion injury)的表现尤为突出。其发生机制尚未完全阐明。近年的研究证明,缺血再灌注损伤涉及广泛的病理生理过程,包括严重缺氧导致内皮细胞损伤引起的血管通透性增加和渗漏;缺血再灌注激发的细胞死亡程序,包括细胞的凋亡、坏死及自吞噬相关的细胞死亡;缺血导致的基因表达的转录控制的改变;循环重新建立后,部分组织不能立即获得血流再灌注等。更为重要的是,缺血再灌注损伤具备自身免疫反应的特点,包括新抗原的天然抗体识别及随后的补体系统激活(自身免疫)。尽管缺血和再灌注通常发生在无菌环境中,但固有免疫和获得性免疫反应的激活,包括模式识别受体的激活和炎症细胞进入病变器官(固有免疫和获得性免疫激活),激发炎症因子释放和炎症反应,导致组织损伤。这一过程与脓毒症有类似之处。

【临床表现】

1. 突然昏迷 一般心停搏 8~12 秒后出现,可有一过性抽搐。

2. 瞳孔扩大 心停搏后 30~40 秒瞳孔开始扩大,对光反射消失。

3. 大动脉搏动及心音消失 CPA 时,颈动脉、股动脉等大动脉搏动及心音消失。

4. 呼吸停止 心停搏30~40秒呼吸即停止。过于浅弱、缓慢或倒气样呼吸的病理生理改变与呼吸停止相同。

5. 心电图 可表现为等电位线(心脏停搏)、VF、无脉性VT(pulseless VT,pVT)和无脉性电活动(pulseless electrical activity,PEA)。以等电位线最常见,占70%以上;VF占10%~15%。pVT时虽心电图呈室性心动过速波形,但心肌无有效收缩和排血,病理生理状态与VF相同。PEA也称电机械分离(electromechanical dissociation,EMD),心电图常表现为各种不同程度的传导阻滞、室性逸搏,甚至正常波群的窦性节律,但心脏无有效排血,测不到血压和脉搏,与冠状动脉供血不足、心肌广泛缺血、缺氧、低血容量、张力性气胸、肺栓塞、心肌破裂及心脏压塞等有关。

【诊断】 突然昏迷伴大动脉搏动消失即可确诊。对可疑病例应立刻开始CPR,不可因反复触摸动脉搏动或听心音而延误CPR。

二、儿童心肺复苏流程

立即现场实施CPR,保证心、脑重要器官的血流灌注及氧供应是成功复苏的关键。不同病因所致CPA,其CPR方法基本一致,开始CPR时无需强调寻找病因。待心搏恢复后,再明确病因,治疗原发病。

复苏全过程可分3个阶段。基础生命支持(basic life support,BLS):是复苏的开始,由最早发现CPA患儿的人立刻开始CPR,通常由1或2人进行。高级生命支持(advanced life support,ALS):是在紧急反应系统启动后,由多人组成的复苏团队共同进行的CPR,在BLS基础上应用辅助器械与特殊技术、药物等,尽快实现自主循环恢复。复苏后稳定(post resuscitation stabilization):实现ROSC后,继续给予严密监测、生命支持、稳定呼吸和循环功能、治疗PCAS、维持内环境稳定等综合治疗措施,目的是保护脑功能,防止继发性器官损害,寻找病因,力争患儿达到最好的存活状态[3-5]。

(一)儿童基础生命支持

发现CPA时,根据现场施救人员的数量,应采取不同的流程以保证尽快开始CPR。单人施救的CPR流程见图44-1,双人或多人施救的CPR流程见图44-2[3,4]。

1. 确认环境安全 遇到CPA或可疑CPA的患儿,必须首先确认环境安全。若患儿处于危险区域,必须首先将其移动到安全区域,搬动外伤患儿需要特别注意保护颈椎和脊柱。

2. 检查反应、呼吸和脉搏 发现患儿倒地后,轻拍患儿双肩,并大声说:"喂!你怎么了?"如知道患儿姓名可大声唤其姓名。同时检查患儿是否有肢体活动或语言。对于婴儿,轻拍足底,检查其是否有反应。

如患儿有反应,则快速检查是否存在外伤,是否需要其他医疗帮助。可用手机或离开患儿拨打当地急救电话,随后迅速回到患儿身边,反复评估,等候急救人员到场。对有呼吸窘迫者,使其保持舒适体位。

如患儿无反应,立即现场呼救,然后同时检查呼吸和脉搏,再启动应急反应系统(或请求支援)。AHA 2010版指南已经取消了采用"看、听、感觉"判断自主呼吸的步骤,更新为评估过程中查看患儿有无呼吸动作。在检查呼吸的同时,医疗人员可用5~10秒触摸脉搏(婴儿触摸肱动脉,儿童触摸颈动脉),如10秒内无法确认触摸到脉搏,或脉搏明显缓慢(<60次/min),立即开始胸外按压。若无自主呼吸或呼吸微弱,但大动脉搏动存在且脉率>60次/min,予每分钟20~30次人工呼吸,无需胸外按压。

3. 启动紧急反应系统 在医院内复苏或有多人在场时,应立即派人去启动紧急反应系统并获取除颤/监护仪。对无目击者的OHCA,单人复苏时,应首先进行5个循环CPR,再去启动紧急反应系统;对有目击者的OHCA(如体育活动时突然昏迷倒地),应高度怀疑是VF导致,应首先启动紧急反应系统,获得除颤仪,再进行CPR并尽早除颤。

4. 心脏按压 是最重要的复苏措施,一般采用胸外按压(chest compression),胸内心脏按压仅用于手术过程中发生的CPA。实施胸外按压时,将患儿仰卧于地面或硬板上,施救者通过向脊柱方向挤压胸骨,使心脏内血液被动排出而维持血液循环。胸外按压的频率为100~120次/min,深度婴儿大约为4cm,儿童大约为5cm,青少年与成人一致,为5~6cm。每次按压后应保证胸廓完全回弹复位。具体方法包括:①双掌按压法。适用于年长儿和成人。施救者双掌重叠,掌根置于患儿双乳头连线以下的胸骨下半部,肘关节伸直,凭借体重、肩臂之力垂直向患儿脊柱方向挤压(图44-3)。按压时手指不可触及胸壁以免肋骨骨折,放松时手掌不应离开患儿胸骨,以免按压部位变动。②单掌按压法。适用于年幼儿童。除仅用一只手掌按压外,其他同双掌按压。③双指按压法。适用于单人对婴儿实施CPR,施救者一手置于患儿后背起支撑作用,另一手示指和中指置于两乳头连线下方之胸骨上,向患儿脊柱方向按压(图44-4),效果不及双手环抱法。④双手环抱按压法。是双

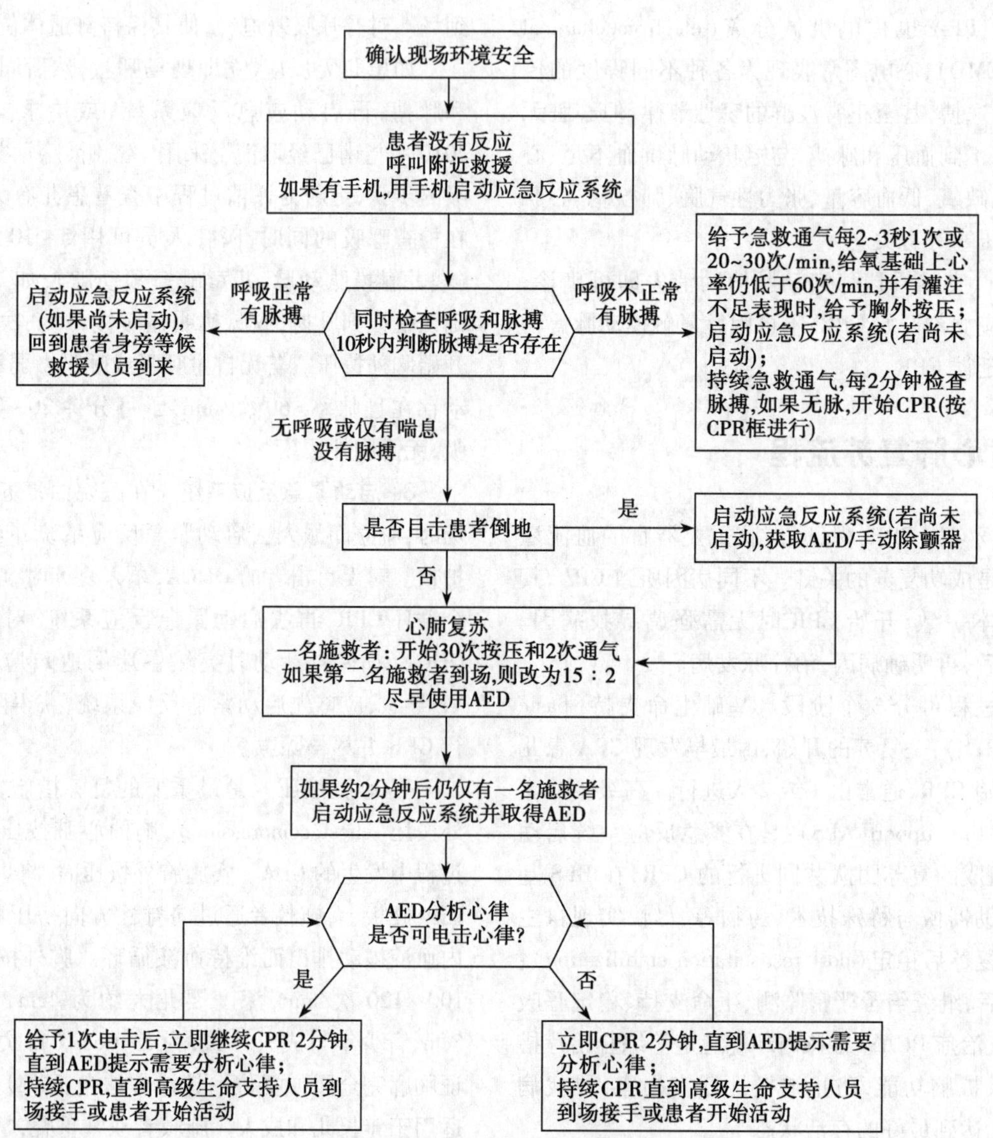

图 44-1 单人施救的 CPR 流程

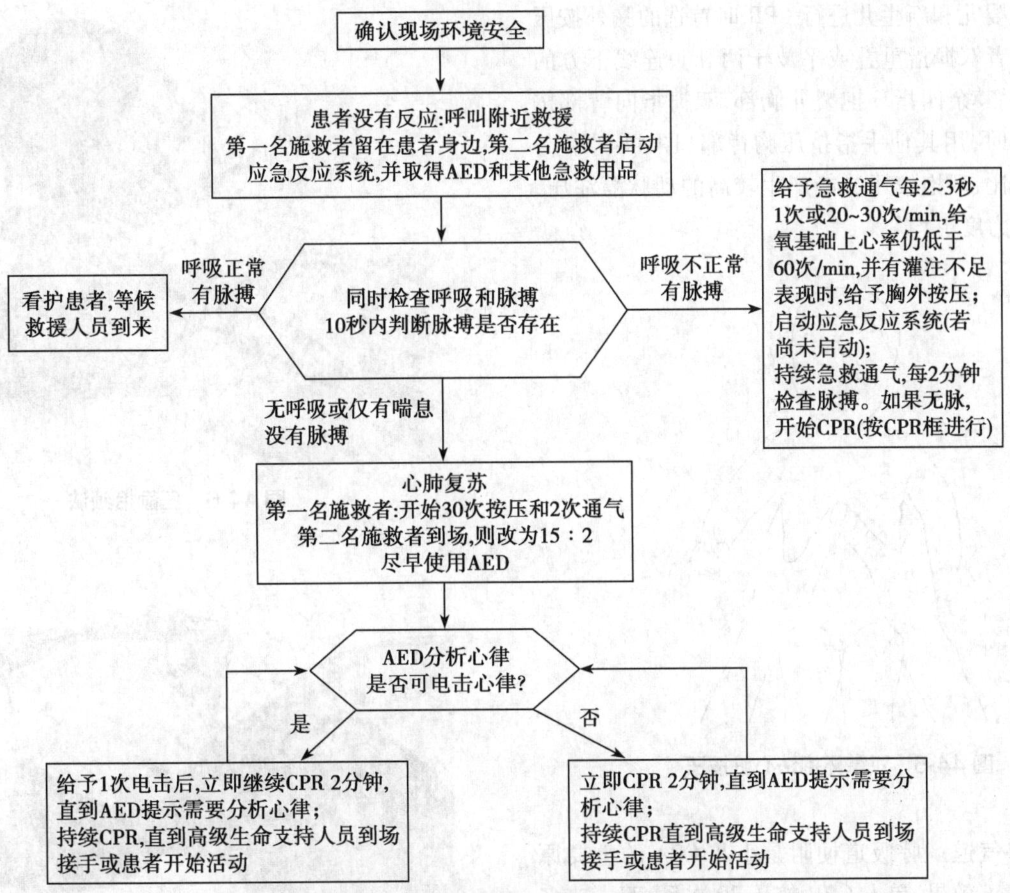

图 44-2　双人或多人施救的 CPR 流程

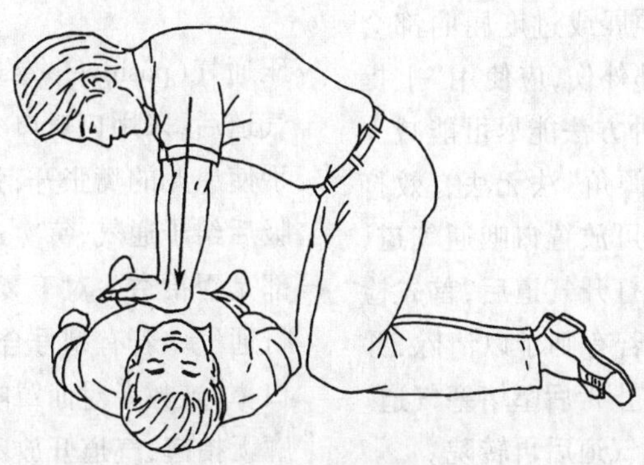

图 44-3　双掌按压法

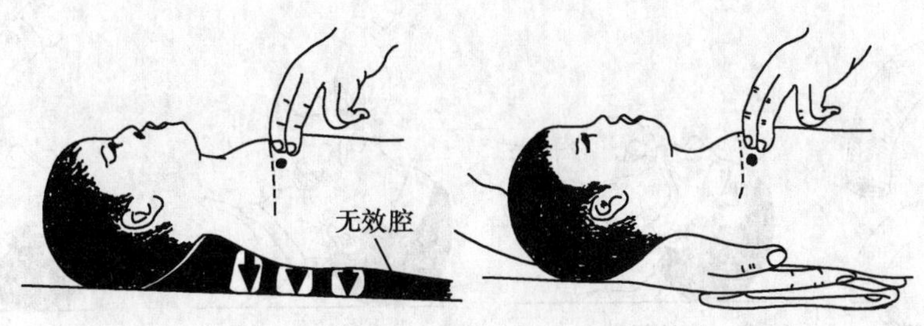

图 44-4　双指法胸外心脏按压

人或多人对婴儿和新生儿进行 CPR 时首选的胸外按压方法。施救者双拇指重叠或平放于两乳头连线下方的胸骨上，两手其余四指环抱婴儿胸部，双拇指向背部按压胸骨的同时，用其他手指挤压胸背部（图 44-5）。与双指按压相比，环抱按压法能产生较高的动脉灌注压，按压深度及力度更均匀。

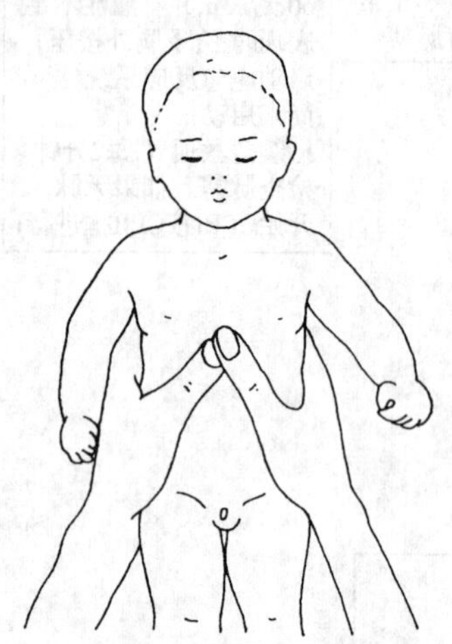

图 44-5　双掌环抱法心脏按压

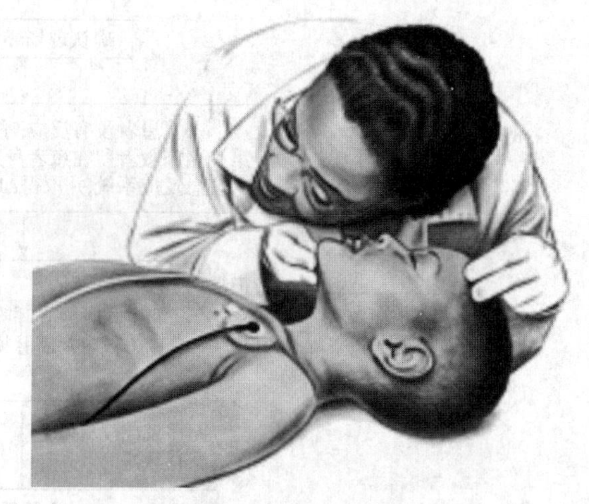

图 44-6　压额抬颏法

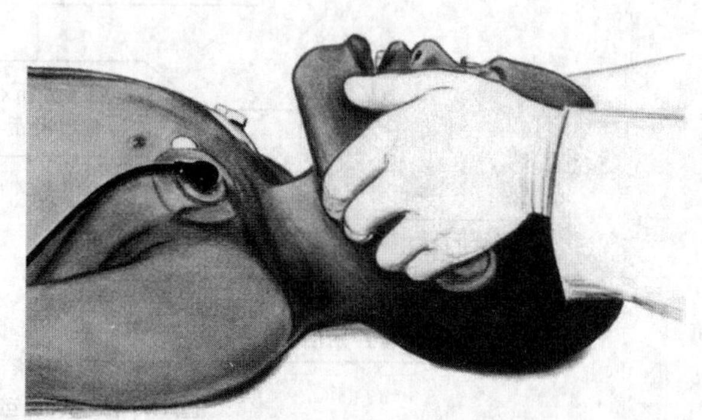

图 44-7　上提下颌角法

5. 打开气道　呼吸道梗阻是小儿 CPA 的重要原因，也影响复苏效果，单人 CPR 按压 30 次后，双人或多人 CPR 按压 15 次后，进行人工呼吸前需打开气道（open airway）。若患儿无头颈部损伤，使用“压额抬颏”法打开气道（图 44-6），颈部过度伸展或过度屈曲都会导致气道阻塞。如怀疑存在头颈部外伤，应使用“上提下颌角”法打开气道（图 44-7），这种方法能尽可能减少移动患儿颈部或头部。若“上提下颌角”法无法有效打开气道，仍使用“压额抬颏”法。亦可放置口咽通气道，使口咽部处于开放状态（图 44-8），打开气道后，首先检查气道内有无异物或分泌物堵塞，若有则予以清除，并保持头轻度后仰，使气道平直，并防止舌后坠堵塞气道。后鼻孔闭锁的新生儿需放置口咽通气道后再转院。

6. 人工呼吸　打开并清理气道后给予 2 次人工正压通气（positive pressure ventilation）。在院外，打开患儿气道后，采用口对口方式，施救者一手捏紧患儿鼻子，一手使患儿的嘴张开，张大嘴完全覆盖患儿口部，平静呼吸后给予通气，每次送气时间 1 秒钟，同时观察患儿胸部是否抬举。对于婴儿，可张口同时覆盖患儿口、鼻进行通气。若有型号合适的单向阀面罩，将面罩覆盖患儿口鼻，施救者对面罩吹气进行通气。如果人工呼吸时胸廓无抬起，气道开放不恰当导致气道堵塞是最常见的原因，应再次尝试开放气道；若再次开放气道后人工呼吸

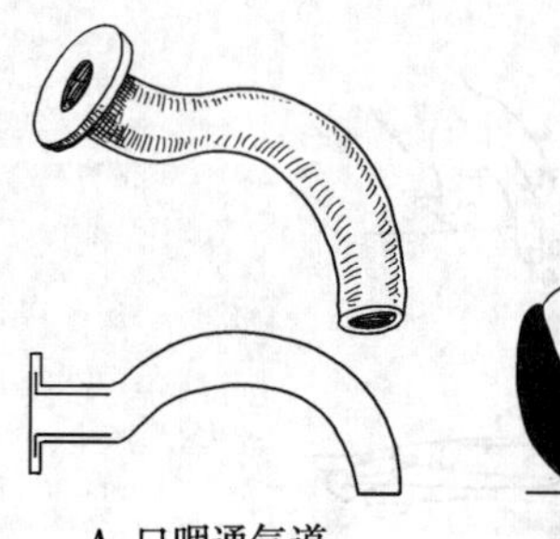

A. 口咽通气道

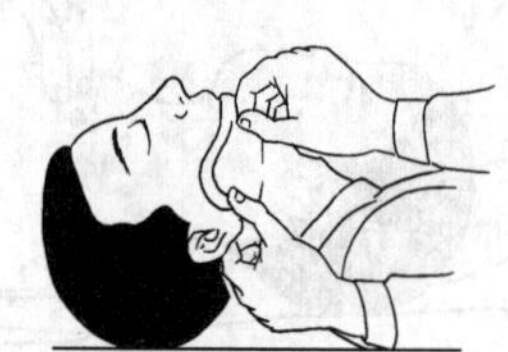

B. 选择大小

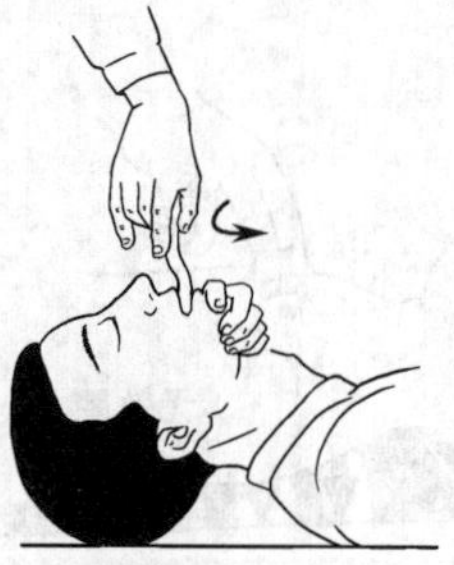

C. 凹侧向上放入，轻压舌背，旋转180°

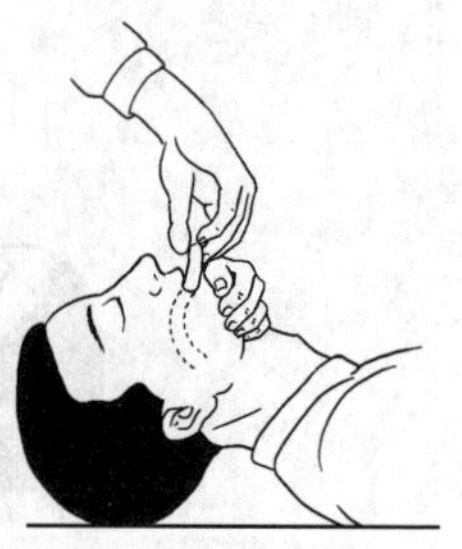

D. 放置完成

图 44-8　放置口咽通气道

仍不能使胸廓抬起，应考虑可能有异物堵塞气道，须给予相应处理排除异物。

医疗人员在院内进行人工呼吸可使用气囊面罩通气。复苏器构造简单、携带方便，通过挤压呼吸囊进行正压通气（图44-9A）。插管与非插管患儿皆可使用。非插管患儿首先选择面罩，大小以完全覆盖鼻、口，上不压迫双眼，下不超过下颌为宜。使用E~C钳技术（图44-9B）扣紧面罩并打开气道，方法为左手拇指与示指呈C状将面罩紧扣于患儿脸部，中指、无名指及小指呈E状置于下颌骨控制头部位置，打开气道，注意不要在下颌软组织上施加过多压力，这样可能阻塞气道。右手挤压球囊给予通气，每次通气时应注意观察胸廓是否抬起。医疗人员充足的情况下，可考虑双人面罩加压通气。气囊面罩人工通气过程中，最好使用100%的氧气。

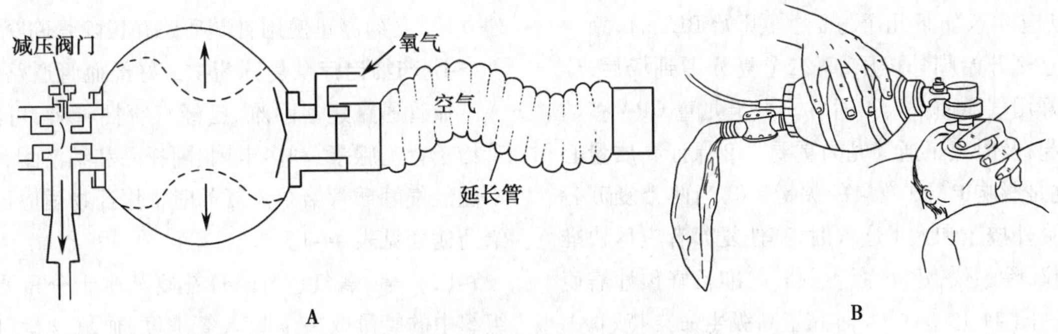

图44-9 复苏气囊结构示意图（A）与E-C夹法（B）

7. 按压与通气的协调 对儿童而言，理想的按压通气比例尚不清楚。目前推荐：未建立高级气道时，按压通气比单人复苏为30∶2，双人复苏为15∶2；建立高级气道后，按压频率仍为100~120次/min，通气频率为20~30次/min，通气时不再停止按压。若未接受过正规CPR培训或因特殊情况不能进行人工呼吸时，可只进行胸外按压。

8. 除颤 对VF或VT导致的CPA，单纯胸外按压和人工通气不能挽救患儿生命，应尽快除颤。除颤每延迟1分钟，复苏成功率降低5%~10%。1岁以下婴儿首选手动除颤器，如无法获得，可考虑使用能量衰减型自动体外除颤器（automated external defibrillator，AED），如两者均无法获得，可使用标准型AED。

9. 高质量心肺复苏 高质量CPR的具体要求包括：①同时进行胸外按压和人工呼吸，胸外按压频率100~120次/min；②按压幅度至少达到胸廓前后径的1/3；③每次按压后保证胸廓完全回弹复位；④尽量缩短中止按压的时间；⑤单人复苏时按压通气比例为30∶2，双人复苏时为15∶2，避免过度通气；每2分钟更换按压者，如按压者疲劳可提前更换。

高质量CPR特别强调给予持续有效的心脏按压。一定量的心肌血液灌注是自主循环恢复的前提，适当的冠状动脉和脑灌注是复苏成功的关键。心肌血液灌注取决于血液由主动脉进入冠状动脉的“驱动压”，或称冠状动脉灌注压（coronary perfusion pressure），即舒张期主动脉和右心房间的压力差。在成人，如果CPR期间冠状动脉灌注压低于15mmHg，自主循环恢复的可能性大幅降低。目前尚不清楚儿童CPR期间主动脉压的恰当数值，动物实验数据和成人资料提示：主动脉舒张期（即胸外按压放松时）血压的合理目标是>20~30mmHg。与之相似，主动脉收缩期（即胸外按压时）血压的合理目标为：新生儿>50mmHg，婴儿>60mmHg，儿童>70~80mmHg，青春期>80~90mmHg。

心脏按压是CA期间引起血液流动的唯一动力，按压深度和按压频率决定了CPR时的心排血量。放射影像学研究表明：胸外按压时胸廓压缩很难达到胸廓前后径的1/2，但婴儿胸廓压缩应达4cm，儿童应达5cm，青少年应达5~6cm，心脏才能产生足够的排出量来保证最低的有效灌注。目前尚不能确定胸外按压的适当频率。大样本的动物实验显示，与80次/min相比，按压频率为100次/min时冠状动脉灌注压、心排血量和生存率明显提高。成人临床研究也显示呼气末CO_2水平在按压频率为120次/min时较80次/min明显增高。即使短暂的停止心脏按压（例如两次人工呼吸时停止按压4秒），也可使主动脉舒张压和冠状动脉灌注压明显降低，进而导致心肌灌注不足。因此应尽可能地缩短停止心脏按压的时间，每次的停止按压时间<10秒，每个复苏周期中按压时间应占整个复苏周期的80%以上，以保持冠状动脉灌注，促进自主循环恢复。

研究表明，医务人员进行CPR时，约1/2胸外按压幅度太浅；CPR过程中24%~49%的时间未进行按压；按压开始仅1~2分钟后，施救者虽并未感到疲劳，但按压效果已有下降。因此双人在场时，按压 2 分钟左右即应换人，转换应在 5 秒钟内完成。

过度通气可使胸膜腔内压增高，静脉回心血量减少，降低心搏输出量，因此应该避免。

（二）儿童高级生命支持

CPR 是一个连续的过程，若要达到最理想的复苏效果，重点应注意如下几个方面：①开始 BLS 时，第一个复苏者立刻开始胸外按压，第二个复苏者到场后，应立刻准备好用气囊面罩人工通气。由于儿童 CPA 多数由缺氧引起，及时人工通气尤为重要。②保证高质量心肺复苏，这是影响 PALS 效果的关键。③当两个复苏者分别进行胸外按压和人工通气时，其他复苏者应尽快准备好监护仪、除颤仪，建立血管通路，并准备好预计需使用的药物。图 44-10 是 CPA 时儿童高级生命支持（pediatric advanced life support，PALS）的流程[3,5]。

1. 尽快做好监护 尽快连接心电监护并确认心电图表现，若为 VF 或 pVT，则尽早除颤；若为等电位线或 PEA，则继续 CPR。气管插管后监测呼气末 CO_2 除可帮助快速确认和监测气管插管的位置外，当其突然或持续增加时，提示自主循环恢复，可减少因确认自主循环是否恢复停止心脏按压的时间。若已行有创动脉压监测，自主循环恢复后，则动脉血压监测波形由仅在按压时出现，变为自发的、与脉搏搏动一致的动脉压力波形；中心静脉压则可协助判断血容量和心脏功能，为复苏后稳定治疗提供更多的有用信息。

2. 建立高级气道 CPR 开始后应尽快气管插管（intubation）或使用喉罩建立声门上高级气道，但不可因建立高级气道长时间停止心脏按压。气管插管前先给予气囊面罩加压通气以使患儿有足够氧储备，插入后立刻验证位置，确认位置恰当后固定插管，开始经气管插管正压通气。

3. 建立血管通路 应尽快建立血管通路（vascular access），首选静脉通路（intravenous access，IV），以周围静脉穿刺最常用。静脉穿刺困难时可予骨髓穿刺，建立骨髓通路（intraosseous access，IO）。所有需静脉输入的复苏药物均可经骨髓通路给予。

骨髓通路建立通常选择胫骨。手动操作时通常选择胫骨粗隆内下方 2～3cm 处为穿刺点。穿刺时进针方向应略向足部倾斜，进针深度为 1～2cm。当有落空感、骨髓穿刺针固定后，拔出针芯，用事先抽好 3～5ml 生理盐水的注射器与骨髓穿刺针连接、抽吸，见到骨髓抽出则证明骨髓穿刺成功。随后推注生理盐水，若推注时阻力小且观察骨髓穿刺针周围无渗出，则可连接输液器输液或给药。有时可能未见骨髓，但推注生理盐水阻力小，骨髓穿刺针周围无渗出，亦说明骨髓穿刺成功。

骨髓输液虽然操作简单，可很快建立血管通路，但其并发症较静脉通路多，发生率随时间延长增高，且可能出现骨髓炎、骨筋膜室综合征等严重并发症。因此，一旦复苏成功，应尽快建立静脉通路。可靠的静脉通路建立后，立刻停止使用骨髓通路并拔除骨髓穿刺针。

4. 药物治疗 复苏药物最好经血管通路注射或输入。血管通路建立困难、已经气管插管者，可经气管插管给予肾上腺素、利多卡因、阿托品和纳洛酮，其他药物不能经气管插管给予。复苏时常用药物适应证、剂量和给药途径见表 44-1。

（1）氧：氧气（oxygen）在复苏中十分重要，输送到组织中的氧量取决于吸入氧浓度、血氧含量、血红蛋白浓度、心排血量及氧的组织弥散力等。即使是高质量 CPR，心搏输出量也仅有正常的 25%～30%，只能提供正常需氧量的 16%～17%，加之许多其他因素，可导致严重低氧血症。故复苏需用 100%氧，而无须顾忌氧中毒。扩张的瞳孔缩小为氧合血液灌注适宜的最早征象，继而皮肤和黏膜方转红润。

（2）肾上腺素：是肾上腺素（epinephrine）受体兴奋剂，为复苏的首选药物。对心脏停搏、通气和氧疗后无反应的症状性心动过缓、非低血容量性低血压疗效确切，还可使心室颤动频率减低，改善电除颤效果。其 β_1 受体兴奋作用可加强心肌收缩力，兴奋窦房结、房室结，加速传导；β_2 受体兴奋可使周围血管舒张，减轻外周血管阻力；α 受体兴奋作用可使周围血管收缩，提高血压特别是舒张压，保证冠脉灌注；由于心、脑血管 α 受体相对少，因此周围血管的收缩较心、脑血管明显，有利于心、脑供血。肾上腺素的 α 与 β 受体兴奋作用与用药剂量关系密切，中小剂量时以兴奋 β 受体为主、大剂量时 α 效应更显著。大剂量肾上腺素可增加自主循环恢复率，但不能降低死亡率，且可能与较重的神经系统后遗症有关，因此自 2005 版以后指南均推荐标准剂量，即经静脉或骨髓内给药，首次及随后剂量均为 1∶10 000 肾上腺素 0.1ml/kg（0.01mg/kg）。若经气管导管内给药，剂量为 1∶1 000 肾上腺素 0.1ml/kg（0.1mg/kg）。每 3～5 分钟给药 1 次。3 次用药无效或心复跳后心率又逐渐变慢，可用肾上腺素 0.1～1μg/（kg·min）持续静脉输入。大剂量肾上腺素仅用于 β 受体阻滞剂过量或中毒时。酸性环境可使肾上腺素灭活，pH 值<7.0～7.2 时，药物效应减弱。

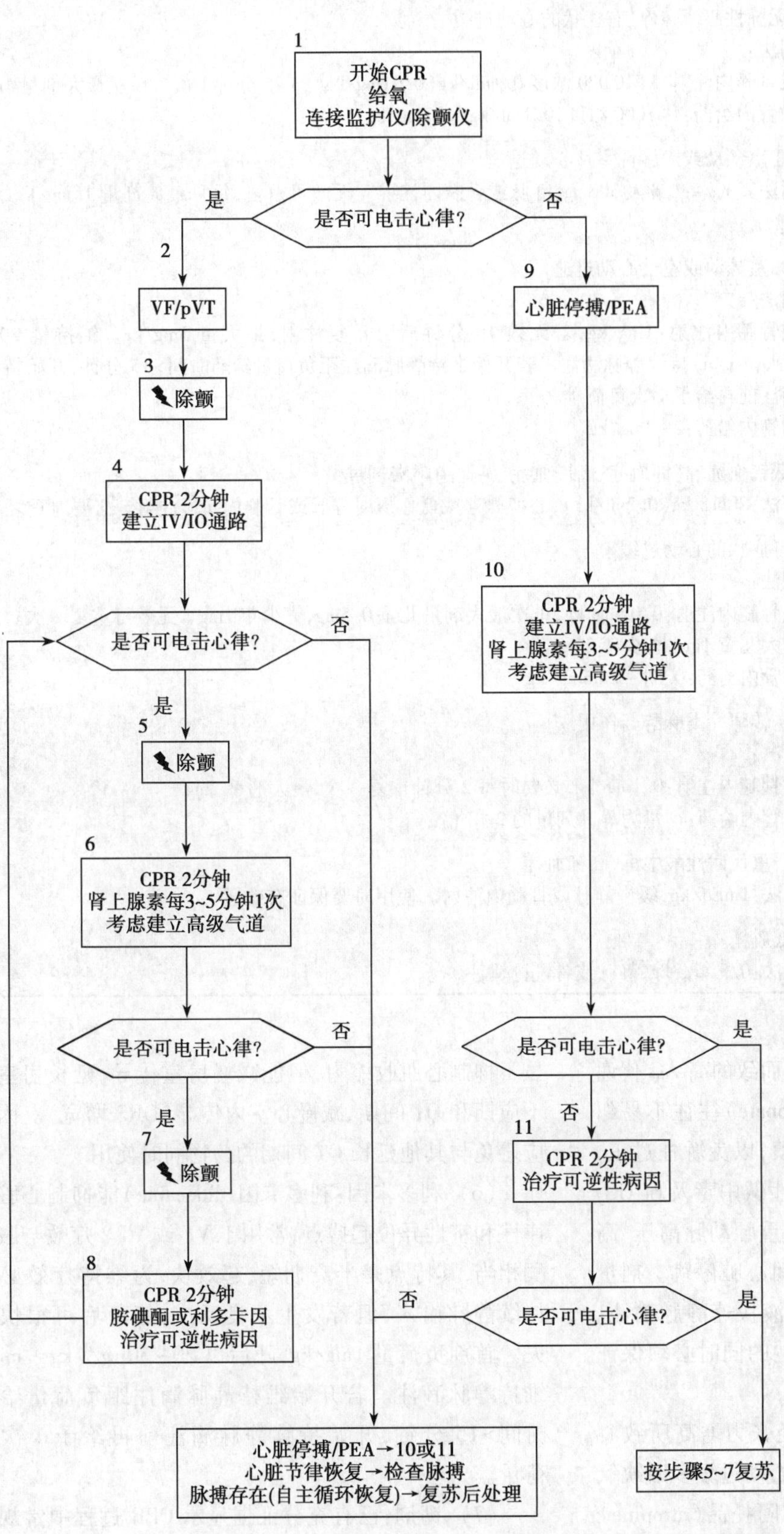

高质量CPR

- 同时进行胸外按压和人工通气
- 用力按压,深度≥胸廓前后径的1/3,频率100~120次/min,保证放松时胸廓完全回弹复位
- 尽量缩短停止按压时间
- 高级气道建立前,单人复苏时按压通气比例为30∶2,双人或多人复苏时为15∶2,避免过度通气
- 2分钟更换按压者,如按压者疲劳可提前更换
- 高级气道建立后,按压频率100~120次/min,通气频率20~30次/min

除颤能量选择

- 首次 2J/kg
- 第2次4J/kg,第3次及以后≥4J/kg,最大为10J/kg或成人剂量

药物治疗

- **肾上腺素**:0.01mg/kg(1∶10 000浓度0.1ml/kg),IO/IV,每3~5min重复1次;若尚未建立IO/IV通路,可予气管插管内给药,剂量0.1mg/kg(1∶1 000浓度0.1ml/kg)
- **胺碘酮**:5mg/kg,IO/IV;若为难治性VF/pVT,可原剂量重复2次
- **利多卡因**:负荷量1mg/kg,随后以20~50μg/(kg·min)维持静脉滴注。若开始维持静脉滴注距负荷量给药时间>15min,开始持续静脉滴注前再给予1次负荷量

高级气道

- 气管插管或声门上高级气道
- 使用呼气末二氧化碳监测确认并监测气管插管位置
- 一旦高级气道建立后,每2~3秒给予1次人工呼吸(20~30次/min)并持续胸外按压

自主循环恢复(ROSC)

- 可触及脉搏,可测到血压
- 有创动脉血压监测显示自发的动脉压力波形

可逆性原因(6H5T)

- 低血容量(Hypovolemia)
- 低氧血症(Hypoxia)
- 酸中毒(Hydrogen ion,acidosis)
- 低血糖(Hypoglycemia)
- 低钾/高钾血症(Hypo-/hyperkalemia)
- 低体温(Hypothermia)
- 张力性气胸(Tension pneumothorax)
- 心包填塞(Tamponade.cardiac)
- 中毒(Toxins)
- 肺栓塞(Thrombosis,pulmonary)
- 冠脉栓塞(Thrombosis,coronary)

图 44-10　儿童心搏骤停高级生命支持流程

表 44-1 儿童复苏常用药物

药物名称	适应证和剂量
肾上腺素(epinephrine)	适应证:无脉性心搏骤停、有症状的心动过缓 剂量和用法: 静脉或骨髓内注射:1∶10 000 浓度 0.1ml/kg(0.01mg/kg),3~5 分钟 1 次。单次最大剂量 1mg 气管插管内给药:1∶1000 浓度,0.1ml/kg(0.1mg/kg)
胺碘酮(amiodarone)	适应证:心室颤动或无脉性室性心动过速 剂量和用法:5mg/kg,最大 300mg,静脉或骨髓内注射。无效可重复,每日最大剂量 15mg/kg(或总量 2.2g)
利多卡因(lidocaine)	适应证:心室颤动或室性心动过速 剂量和用法: 静脉或骨髓内注射:1mg/kg,若无效 15 分钟后可重复注射,最大量 5mg/kg。维持量 20~50μg/(kg·min)持续静脉滴注。若开始维持静脉滴注距负荷量给药时间>15 分钟,开始持续静脉滴注前再给予 1 次负荷量 气管插管内给药:2~3mg/kg
氯化钙(10%)(calcium chloride 10%)	适应证:低钙血症、高钾血症、高镁血症、钙通道阻滞剂过量 剂量和用法:20mg/kg(0.2ml/kg),心搏骤停或低血压时静脉或骨髓内缓慢注射。必要时重复
硫酸阿托品(atropine sulfate)	适应证:有症状的心动过缓 剂量和用法: 静脉或骨髓内注射:0.02mg/kg,单次最大剂量儿童 0.5mg,青少年 1mg。无效可重复一次。总剂量最大儿童 1mg,青少年 2mg 气管插管内给药:0.04~0.06mg/kg
纳洛酮(naloxone)	适应证:逆转阿片类麻醉药作用 剂量和用法: 静脉或骨髓内注射:0.1mg/kg,必要时每 2 分钟重复一次,最大剂量 2mg 气管插管内给药:剂量为静脉剂量的 2~3 倍
碳酸氢钠(sodium bicarbonate)	适应证:严重代谢性酸中毒、高钾血症 剂量和用法:1mEq/kg,缓慢静脉或骨髓内注射。使用时要保证有效通气
葡萄糖(dextrose,glucose)	适应证:低血糖 剂量和用法:0.5~1g/kg,静脉或骨髓内输注

(3) 碳酸氢钠:CPA 时组织缺氧而致的高 AG 代谢性酸中毒用碳酸氢钠(sodium bicarbonate)往往不易纠正。因此复苏时使用碳酸氢钠要谨慎,以免矫枉过正,引起高钠血症、血渗透压过高、代谢性碱中毒及血 CO_2 升高。其应用指征是:pH 值<7.2、严重肺动脉高压、高钾血症、三环类抗抑郁药过量、长时间心脏停跳。剂量为 5%碳酸氢钠 5ml/kg,稀释成等张液快速静脉输注。此后视血气结果而定。使用碳酸氢钠的同时必须保证有效通气。

(4) 阿托品:用于治疗迷走神经张力增高所致心动过缓、二度房室传导阻滞等。小儿心动过缓多因缺氧所致,改善通气更为重要。尚未证实阿托品(atropine)能使停搏的心脏恢复跳动。

(5) 胺碘酮:VF、pVT 若经 CPR、除颤及给予肾上腺素均无效,可考虑使用胺碘酮(amiodarone)。胺碘酮虽不抑制心肌收缩力,但能减慢房室传导、延长房室结不应期和 QT 间期、减慢心室内传导(QRS 增宽)。因此应避免与其他延长 QT 间期的药物同时使用。

(6) 利多卡因:利多卡因(lidocaine)能抑制心脏自律性和室性异位起搏点,常用于 VF 或 VT。疗效与胺碘酮相当,其特点是半衰期短,起效快,为维持疗效必须持续静脉输入,但若发生不良反应,停药后可很快消失。首剂负荷量 1mg/kg,随后以 20~50μg/(kg·min)维持静脉滴注。若开始维持静脉滴注距负荷量给药时间>15 分钟,开始持续静脉滴注前再给予 1 次负荷量。

(7) 钙剂:已有充分证据显示 CPR 过程中常规使用氯化钙(calcium chloride)可增加死亡率,使用钙剂的指征仅限于低钙血症、高钾血症、高镁血症和钙通道阻滞剂过量。

5. 除颤　除颤(defibrillation)指以电击终止VF或pVT,目的是恢复有序的、可触及脉搏的心电节律和心肌收缩。在心脏导管检查过程中诱发的VF,快速除颤后存活率接近100%。有目击者在场的成人VF在3分钟内接受自动除颤器除颤者长期存活率在70%以上。pVT虽然心电图表现为VT波形,但其心肌收缩呈蠕动状,无有效排血,病理生理与VF相同,也应立即除颤。除颤前先给予CPR。首次除颤剂量2J/kg。对顽固性VF,应提高除颤剂量,第2次及以后除颤应至少达4J/kg,但最高不超过10J/kg或成人剂量。每次除颤后立刻以胸外按压开始CPR,2分钟后评估心律是否恢复。双相除颤的效果可能优于单相除颤。

操作方法:首先根据患儿年龄和体重选择大小合适的电极板,一般体重10kg以上选用成人用直径8.0cm电极板,10kg以下儿童选用直径4.5cm电极板。若使用AED,打开电源后按照语音提示步骤操作即可。若使用手动调节能量的除颤器,选择好电极板后首先在电极板上均匀涂好导电膏,随后根据患儿体重调节好除颤剂量并按压充电键充电,充电完成后,按照电极板的标示位置,一个置于胸骨右侧锁骨中线第二肋间,另一个置于左腋中线第4肋间,电击前提醒并确认所有复苏者勿接触患儿或与患儿相连的导体,随后双手拇指同时按下放电键除颤。除颤前CPR要持续进行,所有除颤准备做好后再停止按压进行除颤,以尽量缩短停止按压的时间。放电后立刻以胸外按压开始CPR,2分钟后评估心律是否恢复及是否需要再次除颤。若仍为VF或pVT,重复上述步骤再次除颤。

6. 终止心肺复苏的指征　对自主循环不能恢复者,目前尚无证据支持何时终止心肺复苏最为恰当。意识和自主呼吸等中枢神经系统功能未恢复的表现不能作为终止复苏的指征;在复苏期间不作脑死亡判断,必须待心血管功能重新恢复后再做判断。只要心脏对各种刺激(包括药物)有反应,CPR至少应持续1小时。

7. 体外心肺复苏　近年来有证据表明,对于常规复苏不能恢复自主循环的顽固性CPA,在复苏期间开始体外膜氧合(extracorporeal membrane oxygenation,ECMO),能够维持氧合和循环,增加存活的可能性,称为体外心肺复苏(extracorporeal CPR,ECPR)。对于可逆性病因导致的顽固性CPA,常规复苏无效时,若具备条件,可以实施ECPR。

(三)复苏后稳定

经CPR自主循环恢复并能维持者,进入复苏后治疗阶段,主要包括:严密监护;维持各种高级生命支持措施,维持有效通气、氧合和循环功能;积极治疗PCAS;维持内环境稳定;避免继发感染;查找病因治疗原发病[5,6]。治疗的目的是提高存活率,减轻后遗症,改善生存质量。复苏后稳定治疗流程见图44-11。

1. 监护　实现ROSC后,应进行密切监护,监护的内容应根据病情选择。基本的监测包括意识状态、体温、尿量、经皮氧饱和度、呼气末二氧化碳水平、心电图、血压、血糖、血乳酸、血气分析、电解质、凝血功能、胸部影像学等。循环状态不稳定者应监测中心静脉压、有创动脉血压、中心静脉血氧饱和度、心脏超声等。神经系统损害明显者应进行脑损伤评估,监测脑电图,并行经颅多普勒超声监测脑血流及颅脑CT或MRI等影像学检查。脑电图监测不仅可发现癫痫性电持续状态,指导抗惊厥治疗,而且可协助判断预后。

2. 维持通气和氧合　复苏后继续保持有效通气和维持氧供。过度通气可使心排血量和脑灌注压下降,脑血管收缩,脑血流减少,对神经系统预后弊大于利。除非有脑疝先期症状,不常规使用过度通气。对躁动患儿给予镇静剂(地西泮或咪达唑仑)乃至肌松剂,以保证最佳通气、减少氧耗与气压伤。

复苏后低氧或高氧血症均增加死亡率,但低氧血症更加明显。因此,自主循环恢复后要特别注意吸入氧浓度。在CPR时给予100%氧是合理的。一旦自主循环恢复,应监测血氧饱和度,逐渐调节吸入氧浓度使动脉血氧饱和度维持在≥94%,但<100%。这样既可保证足够氧供,又可防止发生低氧或高氧血症。

复苏后可能存在脑血管的调节异常,动脉血二氧化碳是影响脑血管的重要因素。因此,自主循环恢复后,应尽可能维持正常的动脉血二氧化碳分压,避免过高或过低。

3. 稳定循环功能　复苏后休克很常见,发生的原因主要为心肌抑制和血管调节功能障碍。一般发生在复苏后数小时内,约8小时以内达到高峰,24小时后开始减轻,通常在48~72小时恢复。积极的血流动力学支持治疗可改善预后。研究表明,复苏后低血压或高血压均与不良预后相关,因此复苏后循环支持的目标是达到同年龄的正常血压。对CPR后确认或怀疑有心血管功能障碍者,应该给予血管活性药物调节心血管功能,常用药物见表44-2。此外,对复苏后低血压同时有中心静脉压降低等确认或可疑血容量不足者给予液体复苏,有严重心律失常应给予纠正,并维持电解质和内环境稳定。

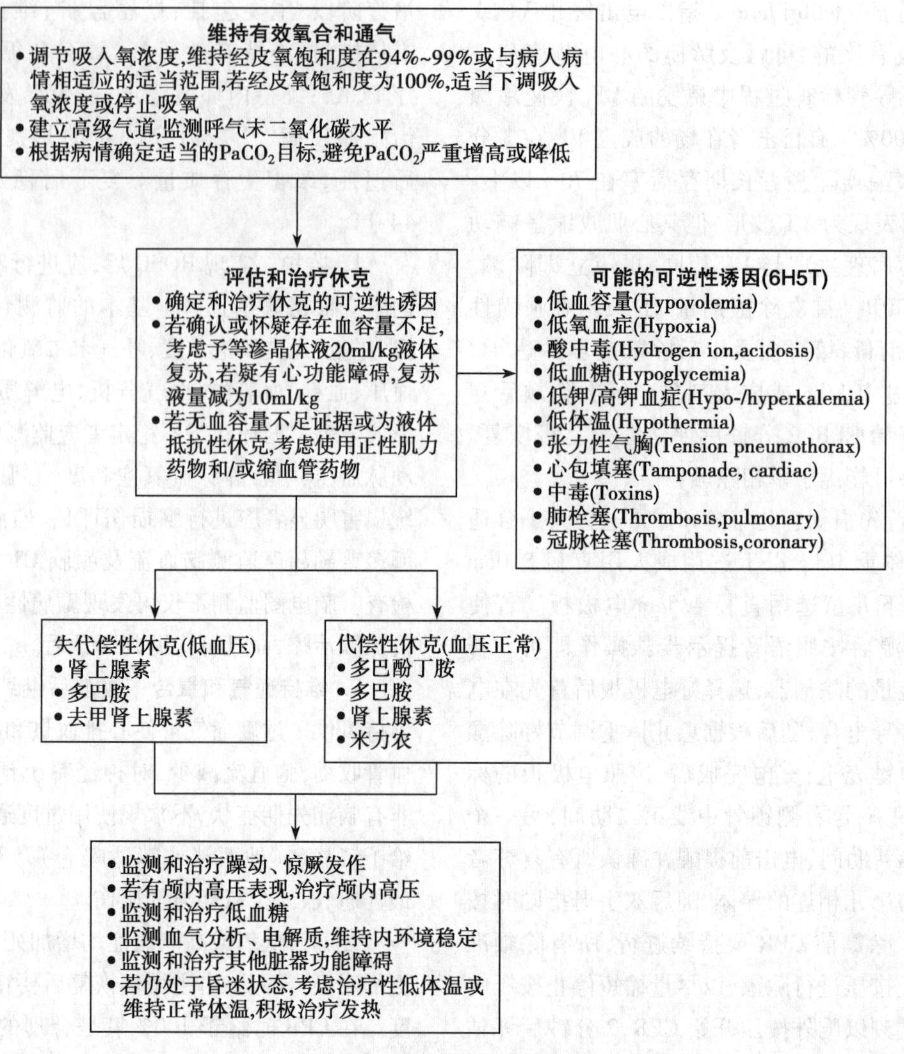

图 44-11 复苏后稳定治疗流程

表 44-2 复苏后稳定循环常用药物

药物名称	适应证和剂量	备注
米力农(milrinone)	适应证:心肌功能障碍伴全身或肺血管阻力增高 剂量和用法:负荷量 50μg/kg,10~60 分钟内静脉或骨髓内注射。随后给予维持量 0.25~0.75μg/(kg·min),持续静脉或骨髓内滴注	因具有血管扩张作用,使用时可能需增加液量
多巴酚丁胺(dobutamine)	适应证:复苏后心肌功能障碍 剂量和用法:2~20μg/(kg·min)持续静脉或骨髓内滴注	
多巴胺(dopamine)	适应证:液体复苏无效、血管阻力低的休克 剂量和用法:2~20μg/(kg·min)持续静脉或骨髓内滴注	<5μg/(kg·min)时可能改善肾脏血流灌注,但目前资料不能证实其效果 >20μg/(kg·min)可使血管阻力过度增高
肾上腺素(epinephrine)	适应证:复苏后心肌功能抑制伴血管阻力降低 剂量和用法:0.1~1μg/(kg·min)持续静脉或骨髓内滴注	在明显心血管不稳定和失代偿休克者,优于多巴胺
去甲肾上腺素(norepinephrine)	适应证:全身血管阻力降低且液体复苏无效的休克 剂量和用法:0.1~2μg/(kg·min)持续静脉或骨髓内滴注	在明显心血管不稳定和失代偿休克者,优于多巴胺

4. 控制体温　治疗性低体温(therapeutic hypothermia)对 CPR 后对神经系统的保护作用已被证实。2015 版 PALS 指南推荐:对婴儿或儿童 OHCA 复苏后处于昏迷状态者,应维持 5 天的正常体温(36~37.5℃),或开始 2 天的治疗性低体温(32~34℃),随之 3 天的正常体温;对于婴儿和儿童 IHCA 复苏后处于昏迷状态者,目前证据尚不足以对采取低温还是正常体温作出推荐意见,但应积极控制体温,在体温达到或超过 38℃时积极退热。

5. 控制惊厥发作、治疗颅内高压　10%~50%的复苏后脑损伤患儿会发生惊厥发作。部分患儿表现为癫痫性电持续状态,只有脑电图监测才能发现。惊厥发作或癫痫性电持续状态均可使代谢率增高、加重脑损伤和颅内高压,应积极治疗。常用苯二氮䓬类药物、苯巴比妥、左乙拉西坦等。有颅内高压者应给予降颅压治疗。

6. 血糖控制　虽然已证实低血糖或高血糖均可增加危重症儿童的病死率,但儿童 PCAS 血糖的最佳水平尚不清楚。以控制血糖水平在 8.3~10.0mmol/L 为宜,避免严重高血糖和低血糖。

7. 维持肾功能　CPR 之后可因肾前原因(血容量不足、肾灌注减少)、肾缺血损害、再灌注损伤等导致急性肾损伤。应针对原因处理,如补充血容量;维持正常血压和循环功能;避免或慎用对肾有毒或通过肾排泄的药物以避免或减轻肾损害。已发生急性肾损伤者则应根据肾损伤程度采取适当限制液量、利尿等措施,必要时可给予持续血液净化治疗,以维持水电解质平衡和内环境稳定。

8. 维持水与电解质平衡　复苏患儿均存在水潴留,宜使出入量略呈负平衡状态。最好每日测量体重,保持体重恒定,同时注意纠正酸中毒、低钙、低钾。

9. 治疗原发病及防治感染　祛除病因是避免再次发生心搏呼吸骤停的根本方法。应特别注意寻找并尽快治疗可逆性的病因。为方便记忆和查找病因,将引起心停搏和血流动力学改变的潜在可逆因素归结为 6H、5T。6H 指:低血容量(hypovolemia)、缺氧(hypoxia)、酸中毒(acidosis)、高/低血钾(hyper-hypokalemia)、低血糖(hypoglycemia)、低温(hypothermia)。5T 指:中毒(toxins)、心脏压塞(tamponade cardiac)、张力性气胸(tension pneumothorax)、肺栓塞(pulmonary thrombosis)、冠脉栓塞(coronary thrombosis)。

(高恒妙　钱素云)

参考文献

[1] MARTINEZ PA, TOTAPALLY BR. The epidemiology and outcomes of pediatric in-hospital cardiopulmonary arrest in the United States during 1997 to 2012. Resuscitation, 2016, 105: 177-181.

[2] THAM LP, WAH W, PHILLIPS R, et al. Epidemiology and outcome of paediatric out-of-hospital cardiac arrests: A paediatric sub-study of the Pan-Asian resuscitation outcomes study (PAROS). Resuscitation, 2018, 125: 111-117.

[3] DE CAEN AR, MACONOCHIE IK, AICKIN R, et al. Part 6: Pediatric Basic Life Support and Pediatric Advanced Life Support: 2015 International Consensus on Cardiopulmonary Resuscitation and Emergency Cardiovascular Care Science With Treatment Recommendations. Circulation, 2015, 132 (16 Suppl 1): S177-S203.

[4] TOPJIAN AA, RAYMOND TT, ATKINS D, et al. Part 4: pediatric basic and advanced life support: 2020 American heart association guidelines for cardiopulmonary resuscitation and emergency cardiovascular care. Circulation, 2020, 142 (16 suppl 2): S469-S523.

[5] MACONOCHIE IK, AICKIN R, HAZINSKI MF, et al. Pediatric life support: 2020 international consensus on cardiopulmonary resuscitation and emergency cardiovascular care science with treatment recommendations. Circulation, 2020, 142 (16 suppl 1): S140-S184.

[6] TOPJIAN AA, DE CAEN A, WAINWRIGHT MS, et al. Pediatric Post-Cardiac Arrest Care: A Scientific Statement From the American Heart Association. Circulation, 2019, 140 (6): e194-233.

第 2 节　惊厥与惊厥持续状态

惊厥(convulsion)又称“抽搐”,俗名“抽风”或“惊风”,是神经元功能紊乱引起的脑细胞突然异常放电所导致的不自主全身或局部肌肉抽搐。是儿童常见急、重病症,也是最常见的小儿神经系统症状之一,尤以婴幼儿多见,6 岁以下儿童的发生率为 4%~6%,较成人高 10~15 倍。发作时间多在 3~5 分钟之内,有时反复发作，甚至呈惊厥持续状态。一般短暂的惊厥几乎对大脑没有明显影响，但频繁反复发作、长时间惊厥，尤其是惊厥持续状态则可导致永久性神经系统损害。

惊厥持续状态（convulsion status）通常称为惊厥性癫痫持续状态（convulsive status epilepticus，CSE），传统上指惊厥持续>30 分钟，或惊厥反复发作，且在间歇期意识不恢复者。近年研究显示，惊厥发作持续>5 分钟者，自发缓解的可能性大幅降低，因此，国际抗癫痫联盟2015 年将癫痫持续状态的定义进行了修改：即强直阵挛发作持续>5 分钟，局限性发作伴意识障碍持续>10 分钟，即应按 CSE 开始紧急治疗，尽快控制惊厥发作；强直阵挛发作持续>30 分钟，局限性发作伴意识障碍>60 分钟则可导致长期神经系统损伤[1]。

【发病机制】 婴幼儿大脑皮质发育未臻完善，表现为兴奋性活动为主，抑制功能较差；神经纤维髓鞘还未完全形成，绝缘和保护作用差，受刺激后，兴奋冲动易于泛化，故容易发生惊厥。免疫功能尚不完善，血脑屏障功能差，各种感染后毒素和微生物容易进入中枢神经系统；某些特殊疾病如产伤、脑发育缺陷和先天性代谢异常等都是造成婴幼儿期惊厥发生率高的原因。

引起惊厥的病因分感染性和非感染性，根据病变部位又可分为颅内和颅外。

1. 感染性

（1）颅内感染：病毒、细菌、真菌、寄生虫等均可导致中枢神经系统感染引起惊厥。

（2）颅外感染

1）热性惊厥（febrile convulsions/febrile seizures）：详见热性惊厥部分。

2）中毒性脑病：指急性感染过程中病原体的毒素、人体对病原体的过度反应引起的脑组织水肿、缺血、缺氧和坏死，而非病原体直接侵犯中枢神经系统。其特点为：①可见于任何年龄儿童；②多见于感染性疾病的极期，尤以细菌感染常见；③多在惊厥前即有意识障碍和其他神经精神异常，并在惊厥发作后加重，严重者出现昏迷；④惊厥多反复发作或持续时间较长。

3）其他：如破伤风等。

2. 非感染性

（1）颅内疾病：如缺氧缺血性脑损伤、癫痫、颅内占位性病变、颅脑畸形、遗传性或代谢性疾病、自身免疫性脑病等。

（2）颅外疾病

1）急性代谢紊乱：常见如低血糖、严重水电解质紊乱或酸碱平衡失调等。

2）急性中毒：多种毒物中毒均可表现为惊厥发作。

3）心血管疾病：如严重高血压、先天性心脏病并发脑血栓、脑栓塞等。

4）肾脏疾病：伴高血压或尿毒症时均可引起惊厥。

5）其他：如放射性脑病等。

【临床表现】 惊厥分全身性（全面性）和局限性发作（详见癫痫部分有关内容）。全身性发作表现为全身肌肉强直-阵挛、强直或阵挛性抽搐伴意识丧失；局限性（部分性）发作则表现为局限性抽搐伴或不伴意识障碍。婴幼儿全身性发作多为阵挛性，部分为强直性，很少出现典型的强直阵挛发作。新生儿惊厥更不典型，可仅表现为阵发性眼球转动、斜视、凝视或上翻，或反复眨眼、咀嚼、吸吮动作等，称轻微发作。难以确定是否为惊厥发作时，脑电图监测有助于诊断。

【诊断】 惊厥的诊断必须包括 3 个方面：①是否为惊厥发作及发作形式；②是否为 CSE；③明确惊厥发作的病因，特别是需立刻治疗的可逆性病因。

1. 确定是否为惊厥发作及发作形式 年长儿童惊厥发作多为典型的全身发作，但小婴儿、特别是新生儿发作常不典型，应仔细询问、观察发作时表现，确定发作形式。儿童期某些特殊情况表现与惊厥相似，必须加以鉴别：

（1）新生儿震颤：是新生儿运动反射发育不完善的表现，表现为全身或局部的快速颤抖，可由突然的触觉刺激诱发，不伴有异常的眼或口、颊运动，一般在生后4~6 周消失。

（2）睡眠期眼球转动及呼吸不规则：常出现在入睡开始或将近觉醒时，眼球在合拢的眼睑下转动，伴有节奏的嘴动、面部微笑或怪相，头部和肢体伸展或扭动，清醒后消失，也可出现肌阵挛，早产儿可出现呼吸暂停。

（3）癔症性抽搐：多见于年长儿，女多于男，多由不良情感刺激诱发，抽搐形式表现多样，无意识丧失，暗示性语言或动作可诱发或终止发作，不会发生跌伤，无大小便失禁，面色无改变，瞳孔不扩大，无发作后睡眠，脑电图示正常。

（4）晕厥：是暂时性脑血流减少导致，可有多种诱因，以由坐位或卧位突然站立、长时间站立等最常见。发作时面色苍白、出汗、手脚发冷、心跳缓慢、血压下降、意识短暂丧失，可有肢体痉挛，醒后常述晕倒前有眼前发黑等症状。

（5）屏气发作：多在 6~12 月龄起病，发作前先有剧烈啼哭，随后屏气、呼吸暂停、发绀，可有短暂强直或阵挛，脑电图无异常。平时身体健康，生长发育正常。

2. 确定是否为 CSE 对于惊厥发作的儿童，必须仔细询问发作的持续时间，若全身性发作>5 分钟，局限性发作伴意识障碍>10 分钟,即应诊断为 CSE 并快速开始抗惊厥治疗。临床绝大多数 CSE 为全身发作性,因此本节主要讨论全身性 CSE。

3. 明确惊厥发作的病因 儿童惊厥的病因诊断须结合年龄、季节、病史、体征,结合必要的辅助检查,进行综合分析。一般首先根据有无发热等感染中毒表现,判断是感染性还是非感染性;然后考虑原发疾病在颅内或颅外;同时有针对性地选择必要的化验或其他辅助检查,最终明确诊断。尤其要注意及时发现需紧急治疗的可逆性病因,如低血糖、严重电解质紊乱、高血压、颅内出血等。

(1) 年龄:不同年龄的儿童引起惊厥的常见病因不同。新生儿以急性代谢紊乱、缺氧缺血性脑病、颅内出血、颅脑畸形、胆红素脑病、败血症、脑膜炎等多见;婴儿期则以低血钙、颅脑畸形、晚发维生素 K 缺乏致颅内出血、热性惊厥(尤其 6 个月后)、化脓性脑膜炎等常见;1~3 岁幼儿常见为热性惊厥、颅内感染、中毒性脑病、低血糖、头部外伤、癫痫等;3 岁以上儿童则癫痫、颅内肿瘤、中毒、头部外伤、颅内感染、中毒性脑病等常见。

(2) 季节:低钙惊厥好发于冬春季,中毒性菌痢和肠道病毒感染夏秋季多见,乙型脑炎一般发生于 7~9 月,流行性脑膜炎则多见于冬春季。

(3) 病史:伴发热者大多为感染所致,应详细询问传染病接触史及伴随症状,但少数非感染性疾病也可伴有发热。不伴发热者大多为非感染性,但新生儿或严重感染时可无发热,甚至体温不升。对新生儿惊厥应特别注意询问母孕史、出生史及惊厥家族史。婴儿惊厥应注意喂养史、出生史及家族史等。年长儿应注意有无类似发作史、误服毒物及颅脑外伤史。

(4) 体检:发作时应注意惊厥发作形式及持续时间,观察生命体征及有无缺氧表现等。惊厥停止后进行全面体检,特别注意有无颅内压增高体征及局灶性神经系统体征。伴发热者应仔细寻找有无皮疹、瘀点,有无脑膜刺激征及局部感染灶。测血压以除外高血压脑病。

(5) 辅助检查:根据患儿年龄、病史、症状与体征,选择进行必要的化验和其他辅助检查,特别是注意发现需紧急治疗的可逆性病因。临床检查如下:

1) 血、尿、粪便常规:血常规可提示有无感染性疾病;夏秋季伴发热的惊厥,须行粪便镜检除外中毒性菌痢,无大便者作冷盐水灌肠取大便标本。婴幼儿病因不明的感染伴惊厥,应查尿常规除外尿路感染。

2) 血生化检查:要特别注意血糖、血钙、血镁、血钠、pH 值、乳酸、血尿素氮、肌酐等。

3) 脑脊液检查:疑颅内感染时应尽快作腰椎穿刺,送检常规、生化及病原学检查。

4) 脑电图:有助对病因、治疗效果和预后的判断。

5) 颅脑影像学检查:头颅 B 超、CT 或磁共振对颅内出血、各种占位性病变、脑积水、颅脑畸形和感染等均有诊断意义。B 超适用于前囟未闭的婴儿。

【治疗】 惊厥,特别是 CSE,是急重症,必须立即紧急处理。治疗的原则是:①评估并维持气道、呼吸和循环;②尽快控制惊厥发作;③寻找并治疗引起惊厥的病因;④预防惊厥复发。

1. 评估并维持气道、呼吸和循环 惊厥发作时常有上气道梗阻、呼吸困难和缺氧,需立刻按照儿童高级生命支持流程评估气道梗阻和缺氧的严重程度,并采取适当体位,将头偏向一侧,清除气道内的痰液和异物,防止误吸,保持气道通畅,并给予吸氧;仍不缓解或有严重缺氧者应气囊面罩正压通气,并及时气管插管、机械通气。CSE 时的循环障碍多由严重缺氧引起,随缺氧改善可恢复,若纠正缺氧后仍不恢复,则需根据病情给予相应治疗。

2. 控制惊厥发作 多数惊厥发作持续时间短暂,到达医院时已停止发作,此时可不必立刻给予抗惊厥药物,应重点查找病因,严密观察惊厥是否反复发作。若病史提示或观察发现惊厥频繁发作,则应尽快建立静脉或骨髓通路并给予抗惊厥药物控制惊厥发作。若全身性惊厥发作>5 分钟,局限性惊厥发作伴意识障碍>10 分钟,则应立刻按 CSE 流程立刻开始评估生命体征,建立静脉或骨髓通路,开始抗惊厥治疗。

(1) 抗惊厥药物治疗:常用抗惊厥药物的选择、用法、用量及注意事项和 CSE 治疗流程见表 44-3。所有抗惊厥药物均应及时、足量给予,给药延迟、剂量不足是导致 CSE 控制率降低、治疗失败的重要原因。

1) 苯二氮䓬类药物:是控制惊厥发作的一线药物,优点是作用快,1~3 分钟内生效,惊厥控制率高,最宜用于急症;缺点是作用短暂,剂量过大可有呼吸抑制,给药时应做好生命体征监测。常用药物有地西泮、咪达唑仑和劳拉西泮。苯二氮䓬类药物在 10 分钟内给予,惊厥控制率可达 96%以上。给药延迟会导致惊厥发作持续时间延长、惊厥控制率降低、病死率增加等不良后果。可根据有无静脉通路选择给药方式,若已建立静脉通路,首选静脉注射;若尚未建立静脉通路,可选择咪达唑仑肌内注射或地西泮经肛门直肠给药。地西泮肌内注射吸收不稳定,不能起到尽快控制惊厥的目的,因此用于 CSE 时不能肌内注射给药;劳拉西泮注射剂起效快且维持时间长,但目前国内市场尚无此药物。

表 44-3 CSE 治疗流程及常用抗惊厥药物[2-5]

流程及关键治疗措施	可选择的药物	剂量及给药方法	注意事项
5~10 分钟： 评估并稳定生命体征，建立血管通路，开始一线药物治疗		评估并稳定气道、呼吸和循环 建立静脉或骨髓通路	
	地西泮	已建立血管通路： 0.2~0.5mg/kg，最大剂量 10mg，IV/IO，速度 1mg/min，10 分钟无效可重复 1 次 未建立血管通路： 0.5mg/kg，最大剂量 20mg，经肛门直肠给药	快速静脉注射可导致呼吸抑制和低血压，应作好监测和正压通气准备
	咪达唑仑	0.2mg/kg，最大剂量 10mg，IV/IO/IM，10 分钟无效可重复 1 次	
10~30 分钟： 若苯二氮䓬类药物未能控制惊厥发作，开始二线药物治疗，收入 ICU	丙戊酸	负荷量：20~40mg/kg，最大剂量 1.5g，IV/IO，15 分钟内注射 维持量：1~2mg/(kg·h)，持续静脉输入；或 30~60mg/(kg·d)，q.6h.，PO	主要副作用：血氨增高、血小板减少、胰腺炎，<2 岁者易发生肝毒性。不能除外代谢病者慎用
	苯巴比妥	负荷量：20mg/kg，IV 维持量：5mg/(kg·d)，q.6~8h.，IV/IO/IM/PO	主要副作用：镇静、呼吸抑制
	苯妥英	负荷量：20mg/kg，IV/IO，注射速度 25~50mg/min 维持量：5~7mg/(kg·d)，IV/IO/PO，q.8h.	主要副作用：心肺抑制、心律失常、低血压、代谢性酸中毒
	左乙拉西坦	60mg/(kg·d)，IV/IO，q.12h.，15 分钟内注射 一般静脉用药不超过 4 天，随后改口服或管饲，剂量不变	无严重副作用
30~60 分钟： 若二线药物未能控制惊厥发作，在作好监测和生命支持准备的前提下，1 小时内开始三线药物治疗，目标是惊厥控制、脑电图达爆发抑制状态	咪达唑仑	负荷量：0.2mg/kg，IV，q.5min.，至发作控制或 2mg/kg 维持量：0.1~2.9mg/(kg·h)，持续静脉输入	主要副作用：镇静、呼吸抑制、低血压
	丙泊酚	负荷量：2mg/kg，IV，q.5min.，至发作控制或 10mg/kg 维持量：2~15mg/(kg·h)，持续静脉输入；若>48 小时，最大 5mg/(kg·h)	主要副作用：镇静、呼吸抑制、低血压、丙泊酚输入综合征
	戊巴比妥	负荷量：5mg/kg，IV，q.5min.，至发作控制 维持量：1~10mg/(kg·h)，持续静脉输入	主要副作用：镇静、呼吸抑制、低血压
	氯胺酮	负荷量：1.5mg/kg，IV，q.5min.，至发作控制或 4.5mg/kg 维持量：1.2~7.5mg/(kg·h)，持续静脉输入	主要副作用：高血压，可能导致颅内压升高，呼吸循环抑制
	利多卡因	负荷量：1~5mg/kg，IV，q.5min.，至发作控制 维持量：最大 6mg/(kg·h)，持续静脉输入	主要副作用：心律失常
	异氟烷	吸入给药，初始浓度 0.8~2vol%，维持量需根据情况调节	需使用麻醉机给药，主要副作用：呼吸循环抑制、肺不张、麻痹性肠梗阻、深静脉血栓

2）二线药物：若苯二氮䓬类未能控制发作，则应在 30 分钟内开始二线药物治疗。常用二线药物包括丙戊酸、苯巴比妥、苯妥英、左乙拉西坦，使用时应首先给予负荷剂量静脉注射，以尽快达到治疗浓度，控制惊厥发作，随后给予维持量。二线药物的惊厥控制率接近，尚无循证医学证据证明何者最佳，可根据当地药源和经验

选择。只有二线药物可用于 CSE 控制后的继续抗癫痫治疗。

3）三线药物：若二线药物仍未控制惊厥发作，发作持续时间>30～60 分钟，则为难治性癫痫持续状态（refractory status epilepticus，RSE），应在 1 小时内开始三线药物治疗，目标是惊厥发作停止、脑电图达到爆发抑制状态，并维持 24～48 小时。三线药物为麻醉剂，常用包括麻醉剂量的咪达唑仑、氯胺酮、丙泊酚、戊巴比妥或硫喷妥钠以及吸入性麻醉剂异氟烷，其中使用异氟烷需要麻醉机等复杂设备，目前临床较少采用。对三线药物同样缺乏支持作出药物选择推荐意见的循证医学证据，也可根据本地药源情况和经验选择。对三线药物的剂量也无一致意见，不同研究者使用的剂量差异很大，多数属于超说明书用药，表中所列为文献报告的剂量范围，使用时应在仔细观察并评估治疗效果和安全性后决定最佳剂量。

三线药物的治疗过程中多数呼吸循环抑制较重，需要严密监护、机械通气和循环支持，同时需监测脑电图以确定是否达到治疗目标，必须在重症监护病房（intensive care unit，ICU）内进行。因此对预计可能需要三线药物治疗的 CSE，应尽快收入 ICU，以免延误开始三线药物治疗的时间。

4）其他药物：若经三线药物治疗仍未缓解，惊厥持续>24 小时，则为超难治性癫痫持续状态（super-refractory status epilepticus，SRSE），极易出现高热、心肺衰竭、电解质紊乱、横纹肌溶解、肾小管堵塞及多器官功能障碍。三线药物无效时，可试用硫酸镁，怀疑与免疫相关者可试用甲泼尼龙冲击疗法或静脉注射用丙种球蛋白，也可试予血浆置换或血浆吸附治疗。

（2）非药物疗法：药物治疗无效时应考虑非药物疗法，以生酮饮食疗法最常用，对部分 SRSE 有效。其他包括迷走神经刺激术、低温疗法、手术治疗等，但这些方法效果尚不确定，风险高，应经多学科讨论，评估风险和获益后决定。

3. 寻找并治疗惊厥的病因　在控制惊厥的过程中和惊厥控制后，尽快查找导致惊厥的病因，并给予有针对性的治疗，尤其要注意快速寻找并治疗需紧急干预的可逆性病因。在静脉通路建立后，应首先取血标本查血糖、电解质、血生化、血气分析等后再予药物治疗，以及时发现低血糖、低钙血症、低钠血症、低镁血症等可能导致惊厥的代谢性因素，并立刻纠正。低血糖者给予 25% 葡萄糖注射液 2～4ml/kg 静脉注射，并根据情况持续静脉输入含糖液，控制输入葡萄糖的速度，维持血糖正常。若为低钙血症，给予 10% 葡萄糖酸钙 5～10ml，缓慢静脉注射，同时要警惕低镁血症的可能，必要时可肌内注射 25% 硫酸镁，每次 0.1～0.2ml/kg。纠正低钠血症时需注意速度不可过快，控制每日血清钠升高的速度不超过 8mmol/L，以免发生渗透性脱髓鞘综合征。异烟肼中毒和怀疑维生素 B_6 缺乏或依赖症者，给予维生素 B_6 50～100mg 静脉注射。对其他原因导致的惊厥或 CSE，应根据病情的轻重缓急，尽早开始病因治疗，如严重高血压导致的高血压脑病需立刻开始降压治疗，脑炎及脑膜炎者需尽快开始适当抗感染治疗，颅脑创伤者需根据病情适时手术治疗，抗癫痫药物突然减量或停用所致者需重新恢复抗癫痫药物治疗等。

4. 预防惊厥复发　在控制惊厥、针对病因进行治疗的同时，需采取措施避免惊厥复发，具体包括：积极治疗继发性脑损伤、防止脑损伤进一步加重，有颅内高压者给予降低颅内压治疗；维持内环境稳定和水、电解质和酸碱平衡；适当的生命支持治疗，维持适当通气、氧合和组织灌注；避免诱发惊厥发作的因素，减少刺激；若患儿惊厥发作为热性惊厥等暂时性因素所致，可先不给予长期抗癫痫药物治疗；若惊厥频繁反复发作或为 CSE、原发病为癫痫或伴有严重脑损伤，则应在惊厥控制后继续使用抗癫痫药物。同时应加强监护，严密观察病情，根据病情变化及时调整治疗，促进患儿康复。

（高恒妙　祝益民　卢秀兰　钱素云）

参考文献

[1] TRINKA E, COCK H, HESDORFFER D, et al. A definition and classification of status epilepticus—Report of the ILAE Task Force on Classification of Status Epilepticus. Epilepsia, 2015, 56(10): 1515-1523.

[2] CAPOVILLA G, BECCARIA F, BEGHI E, et al. Treatment of convulsive status epilepticus in childhood: recommendations of the Italian League Against Epilepsy. Epilepsia, 2013, 54 (Suppl 7): 23-34.

[3] GLAUSER T, SHINNAR S, GLOSS D, et al. Evidence-Based Guideline: Treatment of Convulsive Status Epilepticus in Children and Adults: Report of the Guideline Committee of the American Epilepsy Society. Epilepsy Curr, 2016, 16(1): 48-61.

[4] HIRSCH LJ, GASPARD N. Status epilepticus. Continuum (Minneap Minn), 2013, 19(3 Epilepsy): 767-794.

[5] GOMES D, PIMENTEL J, BENTES C, et al. Consensus Protocol for the Treatment of Super-Refractory Status Epilepticus. Acta Med Port, 2018, 31(10): 598-605.

第3节 意识障碍

意识障碍或称意识水平改变(altered level of consciousness,ALOC),是指意识状况受损,觉醒和对外界的感知能力降低。昏迷(coma)是最严重的意识障碍,表现为患儿不能被唤醒,不能感知周围环境,躯体随意运动丧失,对刺激反应异常和/或反射异常。多数由中枢神经系统病变引起,也可是全身性疾病的后果。

在完全觉醒和昏迷之间存在不同程度的意识受损状态。嗜睡(lethargy)、意识混沌(obtundation)和昏睡(stupor)是指觉醒受损程度较轻的状态。表现为难以维持觉醒状态和注意力,无刺激时容易入睡,对提问和指令反应较差甚至无反应。谵妄(delirium)主要表现为维持、转移或集中注意力的能力降低,活动过度,睡眠减少,常有意识模糊、兴奋、幻觉和易激惹。

【发病机制与病因】 觉醒依赖于上行网状激活系统与下丘脑、丘脑和大脑皮质之间的完好联络。上行网状激活系统是散布在脑干神经元间的组织网络,主要功能是根据环境刺激信号调节觉醒状态。知觉则依赖大脑皮质和皮质下结构之间广泛网络连接。脑干功能障碍、双侧大脑半球受损或神经元活性全面降低的损伤均可使意识减弱或丧失。大脑的局限性病变、包括一侧半球的损伤不会引起昏迷。如果单侧大脑病变挤压或损害对侧大脑或脑干,则可引起昏迷。

意识障碍的病因按病变性质可分创伤和非创伤两大类。创伤性病因主要是交通事故、坠落伤等各种创伤导致的脑损害。非创伤性病因中以感染性疾病最常见,其他包括内分泌及代谢障碍、心血管疾病、中毒及电击、热射病、缺氧、高原病等。按病变部位又可分为颅内和全身疾病。颅内病变常见的包括各种感染、创伤、出血、占位、脑血管病变、自身免疫相关性中枢神经系统病变、代谢性或其他原因导致的脑病以及多种原因导致的颅内压增高等。全身性疾病包括重症感染、休克、内分泌及代谢性疾病、严重高血压、阿-斯综合征或心肺复苏后、肝功能衰竭、肾衰竭、水电解质及酸碱平衡紊乱、中毒、热射病等。

【鉴别诊断】 多种疾病可出现类似意识障碍的表现,但实际患儿意识清楚,觉醒和知觉功能存在,却不能做出自主反应,必须予以鉴别。主要有以下三类情况:

1. 完全瘫痪 多见于急性脑干(特别是脑桥)病变,患儿无法活动或讲话,但意识保留,能够以眨眼或眼球自主上下运动表达意见,称为"闭锁综合征"。其他导致重度运动瘫痪的疾病如吉兰-巴雷综合征、肉毒中毒也可有类似表现。伴有失语的四肢瘫痪者也易被误认为昏迷,但患儿在声光及疼痛刺激时能睁眼,能以表情或眼睛运动等来示意。

2. 无动性缄默 由额叶运动区病变引起。主要表现为缄默不语,四肢不能运动,不能完成指令性动作,对疼痛刺激多无逃避反应,貌似四肢瘫痪,但意识保留且常有眼睛跟踪运动,肌张力、反射和姿势性反射通常保留完好。

3. 精神及心理疾病 ①癔症性不反应状态:可见于年长儿童,表现类似昏迷,但意识存在,常有眼睑眨动,突然强刺激时有瞬目甚至睁眼,拉开眼睑时有明显抵抗感,伴有眼球运动,放开手双目迅速紧闭。常同时伴有感觉和运动异常,但与神经分布不符,各种反射正常存在,无病理反射。有时暗示性语言可使其缓解或减轻。②木僵:见于精神分裂症、抑郁症、癔症性精神病和急性应激反应,也可见于器质性脑病。是一种高度精神运动性抑制状态,患儿不言不语、不吃不喝、不动,言语活动和动作行为处于完全的抑制状态,经常保持固定姿势,一般无意识障碍,各种反射保存。木僵解除后,患儿可回忆起木僵期间发生的事情。

【意识障碍的评估】 急性意识障碍是可能危及生命的急重症,必须尽快评估和治疗。评估内容包括2个方面:①意识障碍程度的评估;②快速判断导致意识障碍的病因,是评估的核心和关键,对确定治疗措施和改善预后至关重要。

1. 意识障碍程度的评估方法 嗜睡、混沌、昏睡、浅昏迷、深昏迷等缺乏量化标准,不能精确反映意识障碍的严重程度。临床有多种评估工具可协助医生量化判断意识障碍程度和监测其变化,以AVPU法和Glasgow昏迷评分(Glasgow coma scale,GCS)应用最广。近年设计和使用的全面无反应性评分(full outline of unresponsiveness score,FOURs)评估内容比GCS更全面,对快速判断病因有一定提示作用,初步研究显示在预测预后方面也优于GCS[1]。

(1) AVPU法:是通过患儿对语言和疼痛刺激的反应来评估意识障碍的程度。A(alert):指意识清楚,对外界刺激反应正常；V（response to voice）：指患儿存在意识障碍，但对语言刺激尚有反应；P（response to pain）：指患儿存在意识障碍，对语言刺激已无反应，但对疼痛刺激仍有反应；U（unresponsive）：指对语言和疼痛刺激均无反应。该方法简单易行，可快速完成，但不能对意识障碍程度进行细致分级，适合于急诊或非重症监护和神经专业医生使用。

（2）Glasgow昏迷评分和儿童Glasgow昏迷评分（pediatric Glasgow coma scale，PGCS）：是目前使用最广的意识障碍程度评估方法。GCS适用于成人和5岁以上儿童，PGCS由GCS改良而来，适用于5岁以下儿童。GCS和PGCS的评估内容包括最佳眼部反应（best eye response，E）、最佳语言反应（best verbal response，V）和最佳运动反应（best motor response，M），每项单独评估和记录，并计算总分（如：E2V2M4，总分8分）。最高分为15分，表示意识状态正常，13~14分提示轻度意识障碍，9~12分提示中度意识障碍，≤8分提示严重意识障碍，最低分为3分，表示最深昏迷程度。GCS和PGCS对判断预后也有一定帮助，总分≤5分提示预后较差。GCS和PGCS可对意识障碍进行比较细致的程度判定，但方法较复杂，评估用时较长，适合重症医学和神经专业医生使用。具体方法见表44-4。

表44-4　GCS和PGCS评估方法

评估项目	<1岁		≥1岁	得分/分
睁眼	自发		自发	4
	声音刺激时		语言刺激时	3
	疼痛刺激时		疼痛刺激时	2
	刺激后无反应		刺激后无反应	1
最佳运动反应	自发		服从命令动作	6
	因局部疼痛而动		因局部疼痛而动	5
	因痛而屈曲回缩		因痛而屈曲回缩	4
	因疼痛而呈屈曲反应（似去皮层强直）		因疼痛而呈屈曲反应（似去皮层强直）	3
	因疼痛而呈伸展反应（似去大脑强直）		因疼痛而呈伸展反应（似去大脑强直）	2
	无运动反应		无运动反应	1
最佳语言反应	0~23个月	2~5岁	>5岁	
	微笑，发声	适当的单词，短语	能定向说话	5
	哭闹，可安慰	词语不当	不能定向	4
	持续哭闹，尖叫	持续哭闹，尖叫	语言不当	3
	呻吟，不安	呻吟	语言难于理解	2
	无反应	无反应	无反应	1

（3）FOURs：FOURs的评估内容包括眼部反应（eye response，E）、运动反应（motor response，M）、脑干反射（brainstem reflexes，B）和呼吸情况（respiration，R），具体方法见表44-5，分别记录每项得分与总分（如E2M2B3R2，总分9），总分最高16分，最低0分，得分越低提示昏迷程度越重。FOURs包括了对脑干反射和呼吸情况的评估，对脑干损害及其严重程度能做出判断，更适合于使用机械通气的昏迷患儿。

2. 确定意识障碍的病因　对于存在意识障碍的患儿，应首先评估并维持气道、呼吸和循环功能，并迅速查找意识障碍的病因，及时针对病因采取治疗措施。尽管在描述这一过程时将查找病因和治疗分开讨论，但实际临床工作中两者必须同时进行。快速确定病因诊断至关重要，及时、针对性的内科治疗和/或手术干预可以挽救生命，改善预后。对病因的查找必须结合病史、体格检查和适当的辅助检查。急诊神经生命支持(emergency neurological life support,ENLS)的昏迷紧急诊断流程虽主要针对成人,但也有助快速确定儿童意识障碍的病因(图 44-12)[2]。需注意的是,每位患儿的具体病因不同,同一疾病的临床表现也有很大差异,具体评估过程中必须结合患儿情况具体分析。

表 44-5 FOURs 评估方法

评估项目	评估内容及结果	得分/分
眼部反应	处于睁眼状态或能够睁眼,可追踪视物或按指令眨眼	4
	睁眼但不能追踪视物	3
	闭眼,大声呼唤能睁眼	2
	闭眼,疼痛刺激时睁眼	1
	疼痛刺激时仍不睁眼	0
运动反应	可以竖起大拇指、握拳,或作出和平手势(V 形手势)	4
	能够对疼痛进行定位	3
	疼痛刺激时呈屈曲反应	2
	疼痛刺激时呈伸展反应	1
	对疼痛刺激无反应,或呈全身性肌阵挛状态	0
脑干反射	瞳孔反射和角膜反射均存在	4
	一侧瞳孔散大固定	3
	瞳孔反射或角膜反射有一项消失	2
	瞳孔反射和角膜反射均消失	1
	瞳孔反射、角膜反射和咳嗽反射均消失	0
呼吸状况	自主呼吸规则,未气管插管	4
	自主呼吸呈潮式呼吸,未气管插管	3
	自主呼吸不规则,未气管插管	2
	已气管插管,呼吸频率高于呼吸机设定频率	1
	已气管插管,呼吸频率等于呼吸机设定频率,或有呼吸暂停	0

(1) 评估并维持气道、呼吸和循环功能:对意识障碍患儿的气道、呼吸和循环应迅速评估并同时进行治疗。保证气道通畅是首要任务,以确保充分氧合和通气。对可能存在创伤的患儿,应固定颈椎。随后进行快速初步检查,以评估头部、颈部、胸部、腹部和四肢有无明显创伤。若有明确创伤病史或发现明显创伤,按创伤高级生命支持流程进行评估和治疗。

在进行气道、呼吸和循环的评估过程中,应尽快完成血糖等快速床旁检查,以尽快发现并处理需紧急治疗的可逆性病因,如低血糖、严重电解质紊乱等。

(2) 快速神经学评估:在完成对气道、呼吸和循环的评估及处理后,立刻对瞳孔大小及反射、脑干反射和运动功能进行评估,可快速发现须紧急治疗的颅高压危象、脑疝等危急情况:如瞳孔不等大,一侧散大固定伴偏瘫常提示小脑幕疝;双侧瞳孔散大固定常提示枕骨大孔疝;发现偏瘫等定位体征则可提示中枢神经系统损害的部位。

(3) 病史:全面、准确的病史可为病因诊断提供重要线索,有时甚至能够明确病因。但询问病史要有层次、有重点,首先应重点询问用药史和特殊暴露史,特别是原因不明的意识障碍,要重点询问在家庭或周围环境中可能的毒物暴露,以确定有无中毒可能。随后重点询问意识障碍的起病缓急、有无诱因及伴随症状,既往史也不能忽略。例如:有明确药物或毒物接触史提示中毒;突然头痛,伴或不伴呕吐、抽搐并出现意识障碍常提示突发颅内病变,如颅内出血等;逐渐发生的意识障碍,伴有头痛、呕吐、走路不稳等则提示颅内占位性病变;平时有糖尿病的患儿出现意识障碍,应高度怀疑为合并了酮症酸中毒或高渗昏迷;同时伴有黄疸等肝损伤表现提示肝性脑病;平时有发育障碍、喂养困难等提示先天性代谢性疾病;意识障碍伴发热则常提示感染性疾病等。

(4) 体格检查:对意识障碍患儿应进行全面细致的体格检查,并重点注意有无特殊中毒综合征、定位性中枢神经系统损害体征或其他提示某种疾病的特殊体征。如多种中毒均可表现为意识障碍,熟悉不同毒物中毒导致的中毒综合征表现有助快速确定导致中毒的毒物种类及救治措施(详见第四十三章中毒和意外伤害);呼出气体有烂苹果味提示糖尿病酮症酸中毒,有腐臭味提示肝昏迷,有大蒜味提示有机磷农药中毒;呼吸深大需考虑各种原因导致的代谢性酸中毒,呼吸浅慢则多见于镇静药中毒、严重中枢神经系统病变、颅高压等;严重血压增高要注意高血压脑病;有皮肤擦伤等提示创伤,皮肤黄染提示肝性昏迷;有脑神经损伤或其他神经系统定位损害体征提示颅内病变等。

(5) 辅助检查:对意识障碍患儿,应在评估和维持气道、呼吸和循环的过程中尽快完成血糖、血气分析、电解质等快速床旁检查,以尽快明确是否存在需要立即纠正的代谢紊乱。随后的辅助检查应在对病史和体格检

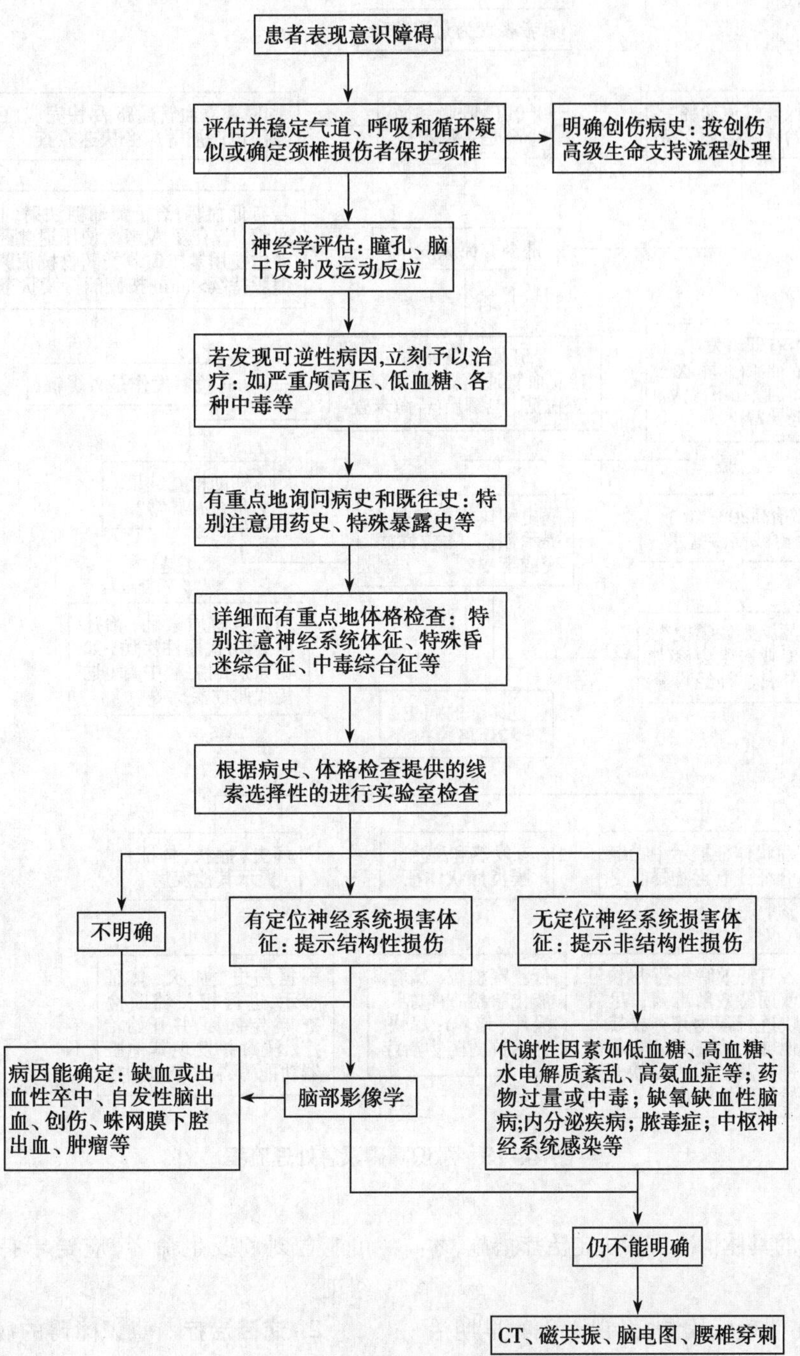

图 44-12 意识障碍紧急诊断流程

查综合分析后，选择适当的项目并确定优先检查的顺序，例如对存在神经系统定位损害体征者，应首先进行颅脑影像学检查，并优先选择CT扫描，磁共振(MRI)虽然在某些方面优于CT，但耗时长、对出血等的分辨能力低于CT等限制了其在紧急情况下的使用；无定位神经系统损害的患儿则应首先进行代谢因素、内分泌和感染性疾病等相关检查，怀疑中枢神经系统感染或免疫性病变时应行腰椎穿刺检查脑脊液。其他项目的选择也应根据综合分析的结果确定，而不应盲目地进行全面检查。

【治疗】 包括支持治疗、病因治疗和其他对症综合治疗，目的是尽量避免或减轻脑损伤进一步加重。具体治疗措施应根据病情评估的结果，优先处理危险性最高的危急情况，然后处理危险性较低的情况。病因治疗是核心和关键，必须根据病因进行针对性治疗。Song等[3]提出的基于循证医学证据的意识障碍紧急处理流程有助临床医生快速评估和判断病因并及时采取适当治疗措施(图44-13)，但每个患儿都有自己的特点，临

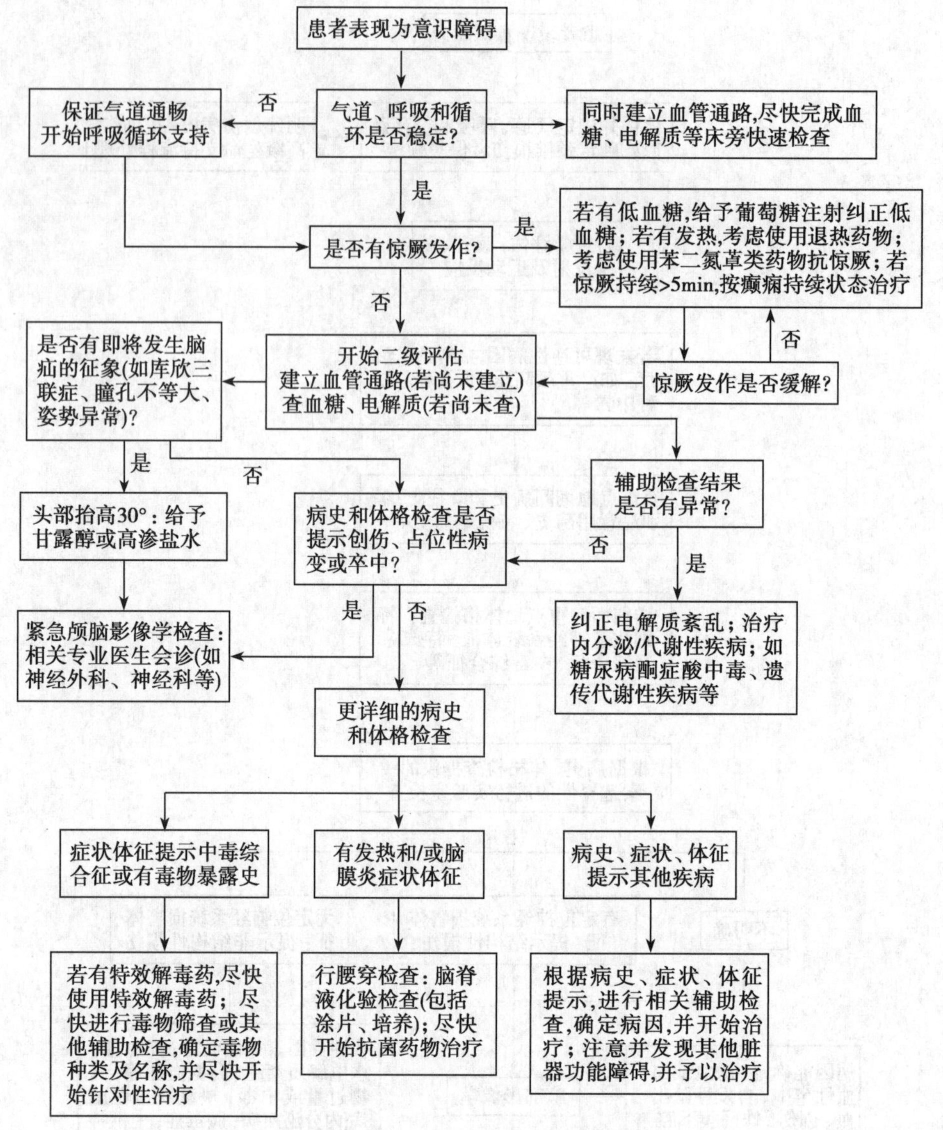

图 44-13 意识障碍紧急处理流程

床医生必须根据患儿的具体情况灵活决定治疗措施,才能达到最佳效果。

1. 支持治疗 在明确病因前,意识障碍的早期治疗主要为支持性治疗,具体包括:

(1)保持气道通畅、维持有效通气和氧合、维持有效循环:意识障碍患儿常不能维持气道开放,建立安全的气道并提供充足通气可能会挽救患儿生命,减轻神经系统损伤。GCS<8 分应给予气管插管、机械通气,疑有创伤者应保护颈椎。维持适当通气的目标是维持动脉血二氧化碳分压和氧分压大致正常,除非有颅高压危象,一般不给予过度通气。若存在终末器官灌注不足,应迅速采取干预措施恢复循环,否则脑血流量降低可加重脑损伤。

(2)其他支持治疗:意识障碍患儿若存在严重酸碱平衡紊乱、电解质紊乱和液体超载,药物治疗无效或可能立刻危及生命者,应给予持续肾替代治疗尽快纠正。

2. 病因治疗 意识障碍的病因一旦明确,应即刻开始针对病因的特异性治疗。及时有效的针对病因的治疗是最终改善预后的关键。具体措施请参照相关疾病的治疗。

3. 其他综合治疗措施 主要包括避免和治疗各种可能导致脑损伤加重的并发症和其他症状:有颅高压危象或脑疝者,应立刻给予降颅压药物治疗,并根据情况决定是否行脑室引流或去骨瓣减压,颅内出血或占位性病变及时手术;发热者应适当退热,避免脑代谢率增高加重脑损伤;有惊厥发作者及时控制惊厥;纠正水电解质和酸碱平衡紊乱,维持内环境稳定;适度镇痛镇静,避免谵妄和躁动等。加强护理,避免院内感染和发生压伤等并发症也非常重要。

【预后】 意识障碍患儿的预后取决于原发病、严重程度及治疗措施是否及时得当。GCS和FOURs对预测预后有一定帮助,临床病程、电生理检测和MRI都可提供有助于预测神经系统预后的信息。轻度意识障碍多数可以苏醒。昏迷持续时间通常很少超过2~4周,可苏醒或死亡,也可进展为植物状态,甚至脑死亡。如果创伤性脑损伤后植物状态持续12个月以上,或非创伤性脑损伤后持续3个月以上,则可认为这种状态为永久性,未来苏醒的可能性极低。早期康复训练和治疗有助改善意识障碍患儿的预后。

(高恒妙 钱素云 卢秀兰)

参考文献

[1] ANESTIS DM, TSITSOPOULOS PP, TSONIDIS CA, et al. The current significance of the FOUR score: A systematic review and critical analysis of the literature. Neurol Sci, 2020, 409:116600.

[2] CADENA RS, SARWAL A. Emergency Neurological Life Support: Approach to the Patient with Coma. Neurocrit Care, 2017, 27(Suppl 1):74-81.

[3] SONG JL, WANG VJ. Altered Level Of Consciousness: Evidence-Based Management In The Emergency Department. Pediatr Emerg Med Pract, 2017, 14(1):1-28.

第4节 儿童脑死亡

脑死亡(brain death)是指病因明确的脑损伤导致患儿出现不可逆状态,即同时存在无反应性昏迷(脑功能丧失)、脑干反射完全丧失和呼吸停止。多数国家使用全脑死亡标准(大脑和脑干)来判定婴儿和儿童的死亡。

一、脑死亡判定的发展历史及现状

心脏停搏、呼吸停止历来是临床死亡(心死)的唯一标准。"脑死亡"一词的提出源于现代临床医学的进步,尤其是重症监护病房(ICU)包括呼吸机在内的生命支持技术的日趋完善和普及,使一些过去不可能存活的危重患儿转危为安,但同时也发现部分重危的脑功能衰竭患儿虽然可以在一定时间内人工维持呼吸、心跳,但是仍难免一死。基于这个现象,1959年法国学者Mollart和Goulon首次提出"超昏迷"(Le Coma Depasse)一词。1968年美国哈佛医学院脑死亡定义审查特别委员会首次定义"脑死亡是包括脑干在内的全脑功能丧失的不可逆转状态",并制订了世界上第一个脑死亡诊断标准。随后脑死亡一词被全世界广泛采用。1979年,英国提出患者一旦诊断脑死亡便可宣告其死亡。1995年,美国神经病学会提出脑死亡实践诊断标准并于2010年进行修订,各国家和地区的脑死亡判定标准大都以此为参考。

我国脑死亡诊断的提出及判定标准制订较其他发达国家稍晚。20世纪80年代,我国开始了脑死亡判定的理论研讨与临床实践。2003年,卫生部脑死亡判定标准起草小组制订了《脑死亡判定标准(成人)(征求意见稿)》;2009年,又颁布了修订后的《脑死亡判定标准(成人)(2009版)》。2013年,国家卫生和计划生育委员会脑损伤质控评价中心发布了《脑死亡判定标准与技术规范(成人质控版)》,2019年,对此标准进行修订并发布了《中国成人脑死亡判定标准与操作规范(第二版)》[1]。

儿童不是成人的缩小版,有其独特的生理与病理特点。国际上早期颁布的脑死亡诊断标准主要针对成人,并不完全适用于儿童尤其是婴幼儿。1987年,美国儿科学会首次制订了儿童脑死亡判定指南;2011年,经过20多年的临床实践,多学科专家组在循证医学依据的基础上对1987年指南进行了修订并发布。

由于世界各地情况不同,儿童脑死亡判定尚无全球统一标准。1989年,我国儿科重症医学建立初期,儿童重症医学专家在丹东召开的全国儿科重症疾病急救学术会上提出了《儿童脑死亡诊断标准试用草案》。为建立我国儿童脑死亡判定的规范化诊断标准和可操作流程,推动儿童脑死亡判定工作有序、规范开展,2014年,国家卫生和计划生育委员会脑损伤质控中心正式推出了《脑死亡判定标准与技术规范(儿童质控版)》[2],2019年,对其进行修改完善后再次发布《中国儿童脑死亡判定标准与操作规范》(简称2019版)[3]。国内外主要儿童脑死亡判定标准及适用人群见表44-6。

表 44-6 国内外儿童脑死亡诊断标准

发表时间/年	国家	名称	适用人群
1987	美国	儿童脑死亡判定指南	足月新生儿~18岁
2000	日本	儿童脑死亡判定标准	12周~6岁
2006	加拿大	严重脑损伤致神经系统死亡的判定:加拿大论坛推荐	足月新生儿、婴儿、儿童、成人
2008	英国	诊断和确认死亡的实施规程	2个月~成人
2009	印度	脑死亡诊断	1岁~成人
2011	美国	婴幼儿和儿童脑死亡判定指南:对1987版的更新推荐	足月新生儿~18岁
2014	中国	脑死亡判定标准与技术规范(儿童质控版)	29天~18岁
2019	中国	中国儿童脑死亡判定标准与操作规范	29天~18岁

二、中国儿童脑死亡判定标准

我国儿童脑死亡判定需严格按照国家卫生健康委员脑损伤质控中心2019年颁布的《中国儿童脑死亡判定标准与操作规范》进行。主要内容包括:

1. 适用年龄 29天~18岁。不包括新生儿。

2. 先决条件 昏迷原因明确;排除了各种原因的可逆性昏迷。

3. 临床判定 深昏迷、脑干反射消失、无自主呼吸(靠呼吸机维持通气,自主呼吸激发试验证实无自主呼吸)。以上3项临床判定必须全部符合。

4. 确认试验 包括:脑电图(electroencephalography,EEG)、经颅多普勒超声(transcranial Doppler,TCD)和短潜伏期体感诱发电位(short latency somatosensory evoked potential,SLSEP)。上述3项确认试验需至少2项符合脑死亡相应表现。如果脑干反射不能完成或缺项,须增加确认试验项目(3项)。

5. 判定间隔时间 29天~1岁的婴儿,须在首次判定24小时后复判;1~18岁儿童,须在首次判定12小时后复判。结果仍符合脑死亡判定标准,方可最终确认为脑死亡。对严重颅脑损伤或心跳、呼吸骤停复苏后的患儿,应至少等待24小时再行脑死亡判定。

6. 判定步骤 分为3个步骤:首先进行脑死亡临床判定;符合判定标准(深昏迷、脑干反射消失、无自主呼吸)的前提下进行第2步脑死亡确认试验;确认试验至少2项符合脑死亡判定标准后进行第3步自主呼吸激发试验,验证自主呼吸消失。按照间隔时间要求,2次完成上述3个步骤并均符合脑死亡判定标准时,方可确定为脑死亡。

7. 判定人员资质要求 判定医师均为从事临床工作5年以上的执业医师(仅限于儿科医师、神经内科医师、神经外科医师、重症医学科医师、急诊科医师和麻醉科医师),且要经过规范化脑死亡判定培训并获得资质者。做脑死亡判定时至少2名临床医师同时在场,分别判定,且意见一致。

三、中国标准与国外标准的异同

有关儿童脑死亡判定的先决条件、临床表现及呼吸激发试验的要求,国内外标准基本相同。总体来讲,国内标准比国外标准更加严格。主要体现在以下几个方面:

1. 适用人群 部分国外指南的适用人群包含了足月新生儿,而国内标准考虑到新生儿的特殊性以及对该年龄组缺乏临床经验和相应的研究数据,所以未包含新生儿。

2. 辅助检查 绝大多数国外指南强调脑死亡诊断以临床判定为准,除非在某些特殊情况下,如临床检查或自主呼吸激发试验无法安全进行或无法完成、不能排除药物干扰或为缩短第2次判定间隔时间等特殊情况下方使用辅助检查。而国内标准则强调除满足临床脑死亡标准外,还须符合2项或以上脑死亡确认试验判定标准。

3. 辅助检查方法选择 美国指南推荐脑电图和放射性核素脑血流检查;加拿大指南要求能够证明全脑血流灌注消失的检查,包括脑血管造影和放射性核素脑血流检查。国内标准则根据近年脑死亡研究成果,结合我国国情和可操作性,选择EEG、TCD及SLSEP作为确认试验。这3项检查均可在床旁完成,可操作性较高,但诊断儿童脑死亡的灵敏度和特异度可能低于成人。3

项试验的两两组合可提高判定的特异度和灵敏度。对于颅骨密闭性受损，如脑室引流、部分颅骨切除减压、前囟未闭的患儿，TCD 判定结果均可能受到影响出现假阴性，此时脑死亡判定应以其他确认试验为依据。

4. **判定间隔时间** 不同国家的判定标准对年龄的划分有所差异，不同年龄段的儿童脑死亡二次判定间隔时间也有所不同。以美国标准为例，足月新生儿~30 天判定间隔时间为 24 小时，30 天<年龄≤18 岁则为 12 小时。国内标准对 1 岁内婴儿二次判定间隔的时间为 24 小时，1 岁以上儿童为 12 小时，可见国内标准对婴儿脑死亡诊断持更为谨慎的态度。

四、问题与展望

国内儿童脑死亡判定标准发布后在临床实践中也发现一些问题，需要思考与讨论。

1. 判定步骤是否合理 从理论上讲，首先需要通过自主呼吸激发试验来证实无自主呼吸后，方能临床诊断脑死亡，之后再行确认试验。但国内标准中之所以将自主呼吸激发试验放在了最后一步，主要考虑该试验有一定风险并可能导致病情加重，故先做确认试验符合脑死亡标准后再做自主呼吸激发试验相对安全，也不会影响或干扰确认试验的实施。但现有研究发现仅 50% 符合脑死亡判定和临床表现的深昏迷患儿进行了自主呼吸激发试验，其中成功率 84%；另有 42% 的患儿因确认试验未达标而未进行自主呼吸激发试验[4]。由此可见，确认试验不符合标准是影响儿童自主呼吸激发试验实施的主要原因，故本标准中儿童脑死亡判定步骤是否合理值得进一步研究探讨。

2. 国内标准中推荐的 3 项确认试验的灵敏度和准确性尚缺乏大样本研究。研究发现近半数患儿因确认试验不符合标准或因严重开放性颅脑损伤无法实施 EEG 和 TCD，而最终未进行自主呼吸激发试验，此时即便患儿或家属存有器官捐献意愿，按照我国现有标准仍不能作脑死亡判定，不能以脑死亡患儿进行器官捐献。因此，能否选择其他辅助检查方法如脑血管造影或放射性核素脑血流灌注确定全脑血流消失等值得探讨。此外，有些国家正积极寻求其他方法如计算机断层扫描血管造影（computed tomography angiography, CTA）评估颅内血流消失协助判定脑死亡。由于 CTA 应用范围广、技术操作简便，有望成为新的辅助检测项目。

（钱素云）

参考文献

[1] 国家卫生健康委员会脑损伤质控评价中心，中华医学会神经病学分会神经重症协作组，中国医师协会神经内科医师分会神经重症专业委员会. 中国成人脑死亡判定标准与操作规范（第二版）. 中华医学杂志，2019，99（17）：1288-1292.

[2] 国家卫生和计划生育委员会脑损伤质控评价中心. 脑死亡判定标准与技术规范（儿童质控版）. 中华儿科杂志，2014，52（10）：756-759.

[3] 国家卫生健康委员会脑损伤质控评价中心. 中国儿童脑死亡判定标准与操作规范. 中华儿科杂志，2019，57（5）：331-335.

[4] 王荃，武洁，刘珺，等. Glasgow 昏迷量表评分 3 分的昏迷患儿脑死亡判定分析. 中华实用儿科临床杂志，2017，32（13）：996-999.

第 5 节 脓毒症与感染性休克

【概述】 脓毒症（sepsis）是感染引起的失调的机体反应导致的危及生命的器官功能障碍，是重症感染的概念。脓毒症是儿童最常见致死原因之一，全球范围内每年死于肺炎的儿童达 190 万，每年有 160 万新生儿死于感染，其中发展中国家占 60%，多由于感染性疾病所致。国内 PICU 的调查表明脓毒症是 PICU 常见病，病死率高，是儿科危重症当中的难点、热点问题。

20 世纪初，脓毒症是指播散性凶险感染，菌血症（bacteremia）是其标志。那时脓毒症的概念还是更强调病原的存在及病原本身对机体的损害，病原在脓毒症的成因中被认为起主导作用。然而，在 20 世纪末，三个重要的医学进展使人们对原有的脓毒症概念产生怀疑。其一，强大的抗生素可以迅速清除患儿体内的病原微生物，但不能因此而改善某些脓毒症患儿的症状甚至预后，这说明脓毒症不仅仅是由细菌的繁殖导致的；其二，有关人体与病原相互作用机制逐渐明确后，人们意识到脓毒症的发展可能与机体释放的复杂的介质有关，而不是由细菌直接作用于机体引起的；其三，危重症监护治疗水平的提高可以改变脓毒症的发展进程。临床医师可应用辅助性器官支持治疗延长危重患儿的生命，使得疾病过程更加复杂化，甚至医源性复苏及器官支持治疗使其在一定条件下可转化为致病因素。因此，20 世纪末及 21 世纪初，随着对于感染、机体反应及 ICU 救治相互影响认识的不断深入，许多问题凸现出来，过去关于脓毒症的定义不能适应科学发展的需要，此外和感染相关的一些概念的使用也比较混乱，如感染、脓毒症、败血症、菌血症、脓毒症综合征等；另外，国内儿科仍存在诊治不规范的问题，有必要统一认识，以利于指导临床及科研工作。

【流行病学】 脓毒症是全世界儿童发病、死亡和医疗资源利用的主要原因。据估计全球范围内，每年有 120 万例儿童脓毒症患儿。我国上海的一项调查儿童脓毒症发病率 188 例/10 万人，远高于国外发达国家。高收入国家超过 4%的 18 岁以下住院儿童，4%~8%的 PICU 儿童患有脓毒症。欧美发达国家儿童脓毒症病死率 3%~10%，感染性休克（septic shock）（又称脓毒性休克）可达 15%~30%，发展中国家感染性休克病死率更高达 50%。世界卫生组织（WHO）统计 5 岁以下儿童死亡 60%为严重感染所致，每年约 600 万新生儿和年幼儿童死于脓毒症。国内北京和上海分别有多项研究显示，严重脓毒症患儿住院病死率为 31%~45%。同时脓毒症治疗费用昂贵且不断上升，在欧洲每例脓毒症治疗费用约 2.5 万欧元。

【病因】

1. 感染病原 脓毒症的致病微生物包括各种细菌、病毒、真菌和寄生虫等，而以细菌占多数。引起儿童脓毒症最常见的细菌病原体是流感嗜血杆菌、肺炎链球菌、奈瑟脑膜炎双球菌和沙门菌属、大肠埃希菌等。随着侵入性操作（如静脉置管、手术等）和静脉营养应用日益增多，使表皮葡萄球菌和念珠菌感染率上升。呼吸机广泛应用增加了黏质沙雷菌、铜绿假单胞菌和不动杆菌的风险。对免疫功能抑制的宿主（如婴幼儿、免疫缺陷、器官移植、有严重基础疾病的患儿）条件致病微生物也可引起脓毒症。某些病毒感染如流感、腺病毒、新冠病毒等也可引起病毒性脓毒症，需引起重视，而病毒性脓毒症与细菌引起的脓毒症无论临床表型及治疗均有不同之处。

2. 感染源 脓毒症可由身体任何部位的感染引起，儿童最常见的感染部位是肺部和血流感染。<1 岁以血流感染最多见，其次是肺部感染，而>1 岁则是肺部感染最多，其次是血流感染。其他常见感染源包括消化道、泌尿道、腹腔、中枢神经系统和皮肤软组织等。致死率最高的是心内膜炎和中枢神经系统感染。脓毒症也常是严重烧伤、创伤或多发伤、外科手术后等的并发症。

3. 基础状况 据美国报道，脓毒症儿童约 50%有原发基础疾病，常见的是慢性肺疾病、先天性心脏病、神经肌肉疾病和肿瘤，而且具有年龄差异，婴儿以呼吸及心血管系统疾病为主，学龄前儿童是以神经肌肉疾病为主，学龄期则是以肿瘤为主，国内缺乏流行病学相关资料。

【发病机制】 脓毒症是由病原微生物感染导致机体发生免疫、炎症及凝血异常等复杂的病理生理反应，反应过度或不足都会导致器官损伤甚至衰竭，其机制如下：

1. 脓毒症早期的非特异性（天然）免疫与炎症反应 病原微生物感染机体后，病原微生物及其代谢产物、毒素等（病原相关的分子机制，PAMPs）、机体内源性的有害物质（危险相关的分子机制，DAMPs，如坏死组织细胞及代谢产物、热休克蛋白等）可以被机体免疫细胞的模式识别受体识别（如 TLR 受体），激活和调动机体多系统、多种细胞组分的反应，目的是控制感染并最终恢复机体稳态使机体恢复正常，反应恰当则预后好，反应失调则可造成机体自身损害甚至多脏器衰竭及死亡。如革兰氏阳性菌的肽聚糖和革兰氏阴性菌的脂多糖分别与 TLR-2 和 TLR-4 结合，激活细胞内信号转导通路，使促炎因子和抗炎因子转录增加。促炎因子上调了中性粒细胞和内皮细胞的黏附分子表达。尽管激活的中性粒细胞可以杀死病原，但其释放的介质也损伤内皮细胞，增加血管通透性，导致富含蛋白的液体进入肺和其他组织。同时，激活的内皮细胞可以释放一氧化氮（nitric oxide，NO），使血管扩张；NO 被认为是导致感染性休克的重要介质。

2. 特异性（获得性）免疫反应和放大效应 病原微生物激活特异体液和细胞介导的获得性免疫反应，使自然免疫反应效应增大。B 细胞释放免疫球蛋白，后者结合病原体，由抗原呈递细胞呈递给自然杀伤细胞和中性粒细胞杀死病原微生物。脓毒症时辅助 T 细胞 Th1 分泌 TNF-α 和 IL-1β 等促炎因子，Th2 分泌 IL-4、IL-10 等抗炎因子。是 Th1 还是 Th2 为主取决于感染的病原体、感染负荷等因素。

3. 促凝和抗凝功能紊乱 脓毒症时促凝因子增加，抗凝因子减少或消耗。脂多糖可以激活内皮细胞，上调组织因子表达，激活凝血，继而纤维蛋白原转变为纤维蛋白，形成微血栓，导致组织缺血缺氧加重损伤。抗凝因子（如蛋白 C、蛋白 S、抗凝血酶Ⅲ、组织因子途径抑制物）在脓毒症时减少，且减少的程度与疾病的严重度密切相关。脓毒症时凝血的激活对防止病原扩散有一定意义，但过度的凝血激活或弥散性血管内凝血则可导致多脏器的功能障碍，临床可表现为栓塞或出血倾向。

4. 脓毒症后期的免疫抑制和凋亡 在临床上常出现治疗无效、淋巴细胞减少、低体温、继发院内感染，因此长期以来，宿主免疫抑制（免疫麻痹）被认为是导致脓毒症后期死亡的原因之一。脓毒症后期导致的多器官功能障碍（multi-organ dysfunction syndrome，MODS）是由于向抗炎表型转化及主要免疫细胞、上皮细胞及内皮细胞的凋亡引起。另外，循环和组织中的淋巴细胞（B 细胞和 $CD4^+$T 细胞）凋亡也引起了免疫抑制。脓毒症时可引起细胞凋亡的促炎因子、活化 B 细胞和 T 细胞、糖皮质激素水平均升高。高水平的 TNF-α 和脂多糖可引起肺和肠上皮细胞的凋亡。

【病理生理】

1. 毛细血管渗漏 脓毒症的炎症反应造成内皮细胞损害和全身毛细血管通透性增加，毛细血管内液体和低分子蛋白渗漏，致全身有效循环容量不足，随即组织灌注不足、氧输送降低。当氧输送不能满足组织氧需求时发生氧债和组织缺氧。由于毛细血管渗漏导致组织灌注不足、氧输送降低、组织和细胞水肿，随之出现感染性休克、MODS 或衰竭。

2. 心肌抑制 约 50%脓毒症患儿并发急性心肌抑制或心功能不全，其机制与多种细胞因子释放、缺血-再灌注损伤、氧自由基、心肌细胞钙平衡失调、能量代谢异常、心肌细胞凋亡等有关，最终致心肌线粒体损伤而引起心肌功能障碍，又称为脓毒症相关性心肌功能障碍或脓毒性心肌损伤。

3. 血流动力学改变 感染性休克主要是分布异常性休克，在儿童常同时伴低血容量性休克，因此有效血容量不足是儿童感染性休克的最基本的血流动力学特点，也是液体复苏的理论基础。与成人感染性休克不同，儿童感染性休克更多是低动力性休克，表现为“低排高阻”或“低排低阻”，少数早期可以表现为“高排低阻”的血流动力学状态。儿童感染性休克常由于外周血管阻力增高，因此休克早期血压可以正常，这也是为什么儿童感染性休克诊断不强调一定有低血压的原因。

脓毒症、感染性休克是机体一系列病理生理改变及临床病情严重程度变化的动态过程，其实质是机体异常反应不断加剧、持续恶化的结果。

【脓毒症定义及诊断标准的演变】

1. 脓毒症 1.0（sepsis1.0） 1989 年，Bone 等[1]最初使用“脓毒症综合征”（sepsis syndrome）一词来描述感染后全身反应的患者的临床症状。Bone 等描述的脓毒症综合征的临床症状和体征包括：体温升高、心动过速、呼吸频率快、外周白细胞计数异常及器官功能障碍。1991 年，美国胸科医师学会和危重病医学学会（ACCP/SCCM）联席会议委员会经共同商讨，对成人全身性感染相关的新旧概念定义进行充分讨论，对脓毒症及其相关的术语作出明确定义，包括全身炎症反应综合征（systemic inflammatory response syndrome，SIRS）、脓毒症、严重脓毒症（severe sepsis）和感染性休克（septic shock）。

1991 年会议确定的关于脓毒症的定义一直沿用到 2016 年新的脓毒症定义和诊断标准问世，是具有里程碑意义的一次重要会议，是对脓毒症本质认识提高的具体标志。现代脓毒症的概念是指危及生命的重症感染的病理生理状态，在这个过程中，病原微生物引起的感染是必要前提，而机体针对感染的反应在脓毒症发生中占有重要地位。尽管当今抗生素及感染检测手段得到有效应用，早期诊断感染及准确判断病原，早期合理使用抗生素在一定程度上能够使部分感染患儿避免发展为脓毒症或感染性休克，降低重症感染患儿的病死率，但并不能解决所有脓毒症的问题，尤其脓毒症发展到一定阶段后，抗生素对改善预后的作用就非常有限了，这说明微生物及其引起的感染在脓毒症的发展中的作用是有限的，或仅是一个触发因素，而决定脓毒症转归的更多的是机体的反应。因此概括地讲，我们对脓毒症认识上的一个重要进展就是从强调病原及对机体的直接损害到更强调机体对病原入侵或对感染的反应，这也为脓毒症的研究开辟了新的思路。

2. 脓毒症 2.0（sepsis 2.0） 2001 年 12 月，SCCM、欧洲重症监护学会（ESICM）、ACCP、美国胸科学会（ATS）及外科感染学会（SIS）在美国华盛顿召开联席会议，讨论与重新评价 1991 年 ACCP/SCCM 提出的脓毒症及其相关术语的定义和诊断标准等问题[2]。通过反复研讨与磋商，最终形成了共识性文件，虽然对脓毒症相关定义未做改变，但提出了脓毒症扩展版诊断标准（脓毒症 2.0）及分阶段诊断系统。这次“国际脓毒症定义会议”认为，既往的脓毒症诊断标准过于宽松，因此对其相关指标进行了重新修订，提出了比过去更为严格的诊断标准。

但由于本次所制定的指标比较烦琐，加之很多人认为如果达到这些标准是否有过晚的嫌疑，所以实际上并未被大家广泛接受。

3. 脓毒症 3.0（sepsis 3.0） 2001 年第二次共识会议虽然认识到脓毒症 1.0 定义的局限，并且列出了扩展的诊断标准，但由于缺少循证医学证据，并未提出新的定义。为此，欧洲危重病学会 2014 年 1 月起组织了

19 个相关组织的专家组。专家组基于对脓毒症病理学的研究进展及临床大数据分析，提出了脓毒症及感染性休克新的定义及诊断标准，结果发表于 2016 年 *JAMA* 杂志上[3]。

脓毒症 3.0 定义为针对感染的失调的宿主反应引起的危及生命的器官功能障碍。因此，脓毒症的标识从 SIRS 变为器官功能障碍，这个新定义强调感染引发的非稳态宿主反应的重要性，也强调了机体异常反应的结局要达到有较高病死率的器官损伤。在这种情况下，原来“严重脓毒症”的概念就没有存在的必要了。

脓毒症是由病原和宿主因素共同作用导致的综合征。区别脓毒症与普通感染的关键是失调的宿主反应和器官功能障碍的存在。脓毒症临床及生物学表型受遗传、不同病原、之前存在的基础疾病、并发症、药物及干预治疗等影响，这是脓毒症的异质性，而研究表明不同的表型其背后的潜在致病机制并不完全相同，因此治疗策略可能不同，所以对于脓毒症患儿既要注意普遍性，也要关注特殊性，实行精准化或个体化治疗。

成人新的脓毒症诊断标准为：感染+SOFA 评分（表 44-7）。

表 44-7 序贯性器官功能衰竭评分（SOFA）

器官系统	指标	得分/分
呼吸系统	<400(53.3)	1
PaO_2/FiO_2/mmHg(kPa)	<300(40)	2
	<200(26.7)+机械通气	3
	<100(13.3)+机械通气	4
神经系统	13~14 分	1
Glasgow 昏迷评分	10~12 分	2
	6~9 分	3
	<6 分	4
心血管系统	平均动脉压(MAP)<70mmHg	1
药物剂量/($\mu g \cdot kg^{-1} \cdot min^{-1}$)	多巴酚丁胺(任何剂量)或多巴胺≤5	2
	多巴胺>5 或(去甲)肾上腺素≤0.1	3
	多巴胺>15 或(去甲)肾上腺素>0.1	4
肝脏	1.2~1.9(20~32)	1
胆红素/($mg \cdot dl^{-1}$)($\mu mol \cdot L^{-1}$)	2.0~5.9(33~101)	2
	6.0~11.9(102~204)	3
	>12(>204)	4
凝血系统	<150	1
血小板/($\times 10^9 \cdot L^{-1}$)	<100	2
	<50	3
	<20	4
肾脏	1.2~1.9(110~170)	1
肌酐/($mg \cdot dl^{-1}$)($\mu mol \cdot L^{-1}$)	2.0~3.4(171~299)	2
或尿量/($ml \cdot d^{-1}$)	3.5~4.9(300~440)或<500$ml \cdot d^{-1}$	3
	>5(>440)或<200$ml \cdot d^{-1}$	4

成人感染性休克诊断标准：脓毒症患者尽管充分的液体复苏仍存在持续的低血压需要用升压药维持平均动脉压在 65mmHg 以上，血乳酸在 2mmol/L 以上。符合这一标准临床病死率超过 40%。

新的脓毒症临床诊断标准更简单实用，即感染+器官功能障碍即可诊断为脓毒症，能够基本反映脓毒症新的定义所涵盖的内容，而 SOFA 评分被用于是否存在脏器功能障碍。新的成人感染性休克标准强调了高乳酸的重要性。在不能测定血乳酸的情况下，用低血压和其他与组织低灌注一致的标准（如毛细血管再充盈时间延长）来诊断休克。

【脓毒症概念对指导治疗的意义】 脓毒症实际上就是重症感染的概念，如果一个感染仅局限于局部，没有引起全身性反应，则是局部感染，通常造成的危害也不大,一旦引起全身性反应或脓毒症则危害很大,因此在感染患儿中要注意脓毒症的发生和识别,实际上就是早期识别重症感染,以期早期干预,降低病死率。而感染尤其是细菌感染是发生脓毒症的基础,从这个角度讲,早期识别感染,早期给予合理抗生素使用,可以避免重症感染或脓毒症的发生。在目前新的儿童脓毒症标准尚未出现之前,大家没有必要纠结于到底该不该诊断脓毒症,对临床医生来讲诊断出感染或什么病原的感染,诊断出什么器官功能受到影响,从而给予及时的治疗是最为重要的。脓毒症是重症感染的一种病理生理状态,不是一个疾病,但脓毒症概念的引入对今后重症感染的认识和深入研究,加深对感染本质的了解是非常有益的。

【儿童脓毒症定义的过去、现在和展望】

1. 儿童脓毒症的过去 无论是 Bone 提出的"脓毒症综合征",还是 1991 年 ACCP/SCCM 联席会议上提出的脓毒症相关定义和标准均针对成人,上述概念并未很快运用于儿童。学者们试图建立儿科脓毒症的诊断标准,但在实际临床应用中存在显著局限性。总之,2004 年之前的儿童脓毒症的定义及诊断标准比较混乱,缺乏统一标准。此外,因为儿童呼吸、心率影响因素更多,儿科 SIRS 诊断标准较成人特异性更差。

2. 儿童脓毒症定义及诊断的现状 2002 年 2 月,来自加拿大、法国、荷兰、英国和美国从事脓毒症临床研究的 20 余位专家组成国际小组,在得克萨斯州圣安东尼奥召开了儿童脓毒症定义大会。会议以成人脓毒症 1.0 及 2.0 定义为基础,结合儿童各年龄组生理值的不同特点(6 个年龄组)明确了儿童感染、脓毒症、严重脓毒症、感染性休克和 MODS 的概念,并首次在儿科就脓毒症的上述相关概念达成共识。经过 3 年的实践,结果于 2005 年 1 月发表[4],成为一段时间内儿童脓毒症诊断主要采用的标准。

(1) 全身炎症反应综合征:至少出现下列 4 项标准的 2 项,其中 1 项必须包括体温或白细胞计数异常(表 44-8):①中心温度>38.5℃或<36.5℃。②心动过速,平均心率>同年龄组正常值 2 个标准差以上(无外界刺激、慢性药物或疼痛刺激);或不可解释的持续性增快超过 0.5~4.0 小时;或<1 岁出现心动过缓,平均心率<同年龄组正常值第 10 百分位以下(无外部迷走神经刺激及先天性心脏病,亦未使用 β 受体阻滞剂药物);或不可解释的持续性减慢超过 0.5 小时。③平均呼吸频率>各年龄组正常值 2 个标准差以上;或因急性病程需机械通气(无神经肌肉疾病,且与全身麻醉无关)。④白细胞计数升高或下降(非继发于化疗的白细胞减少症),或未成熟中性粒细胞>10%。

表 44-8 各年龄组特定生理参数和实验室变量(低值取第 5 百分位,高值取第 95 百分位)

年龄组	心率/(次·min^{-1}) 心动过速、心动过缓		呼吸频率/ (次·min^{-1})	白细胞计数/ ($\times 10^9 \cdot L^{-1}$)
≤1 周	>180	<100	>50	>34
>1 周~1 个月	>180	<100	>40	>19.5 或<5
>1 个月~1 岁	>180	<90	>34	>17.5 或<5
>1 岁~6 岁	>140	不适用	>22	>15.5 或<6
>6 岁~12 岁	>130	不适用	>18	>13.5 或<4.5
>12 岁~18 岁	>110	不适用	>14	>11 或<4.5

(2) 感染:存在任何病原体引起的可疑或已证实(阳性培养、组织染色或 PCR)的感染;或与感染高度相关的临床综合征。感染的证据包括临床体检、X 射线或实验室的阳性结果(如正常无菌体液中出现白细胞、内脏穿孔、胸部 X 射线示持续性肺炎、瘀斑或紫癜样皮疹、暴发性紫癜)。

(3) 脓毒症:SIRS 出现在可疑或已证实的感染中或为感染的结果。

(4) 严重脓毒症:脓毒症+下列之一:心血管功能障碍;急性呼吸窘迫综合征;2 个或更多其他器官功能障碍(表 44-9)。

(5) 感染性休克:脓毒症并心血管功能障碍。

应该说新的标准第一次正式将儿童脓毒症相关定义做了统一的界定,为开展儿童脓毒症的临床试验统一了纳入标准,此外儿童 SIRS 的诊断标准与成人比较有所不同,如体温值增加、心率及呼吸的变化也增加了内容,诊断标准中强调 2 项标准中必须有一项是体温或白细胞改变,即儿童若仅有呼吸、心率增快不能诊断 SIRS,增加了儿童 SIRS 诊断的特异性。对儿童严重脓毒症增加了 ARDS 一项,也与成人不同。对感染性休克及器官功能障碍做了严格的界定。

表 44-9 器官功能障碍标准

器官功能障碍标准
心血管功能障碍
1 小时内静脉输入等张液体≥40ml/kg 仍有：
• 血压下降且<该年龄组第 5 百分位或收缩压<该年龄组正常值 2 个标准差以下
或
• 需用血管活性药物始能维持血压在正常范围［多巴胺>5μg/(kg·min)或任何剂量的多巴酚丁胺、肾上腺素、去甲肾上腺素］
• 具备下列中两条
不可解释的代谢性酸中毒：碱缺失>5.0mEq/L
动脉血乳酸增加：为正常上限的 2 倍以上
无尿：尿量<0.5ml/(kg·h)
毛细血管再充盈时间延长：>5 秒
中心与周围温差>3℃
呼吸
• PaO_2/FiO_2<300mmHg，无青紫型先天性心脏病、病前亦无肺疾病
• $PaCO_2$>65mmHg 或超过基线 20mmHg 以上
• 证明需要高氧或 FiO_2>0.5 始能维持氧饱和度≥92%
• 需紧急侵入或非侵入性机械通气
神经
• Glasgow 昏迷评分≤11 分
• 精神状态急性改变伴 Glasgow 昏迷评分从基线下降≥3 分
血液
• 血小板计数<80 000/mm^3 或在过去 3 天内从最高值下降 50%(适用于慢性血液/肿瘤患儿)
• 国际标准化比值>2(标准化的 PT)
肾脏
• 血清肌酐为各年龄组正常值上限的 2 倍及以上或较基线增加 2 倍
肝脏
• 总胆≥4mg/dl(新生儿不适用)
• ALT 2 倍于同年龄正常值上限

3. 儿童脓毒症诊断标准的展望 脓毒症 3.0 定义更新聚焦成人，并未提出儿童脓毒症的诊断标准，因此新的诊断标准运用到儿童还需要相关专家的努力。但新的定义及标准所体现的意义应该贯彻到感染患儿的管理中。

虽然目前已经启动了儿童脓毒症诊断标准的修订工作，但至少需要若干年的时间方能出台儿童标准，在这段时间内儿童脓毒症诊断陷入一个比较尴尬的局面，按新的脓毒症定义儿童如何界定危及生命的器官功能障碍是今后若干年需要做的工作。有学者已经探讨儿童版的 SOFA 标准用于诊断儿童脓毒症，但无论脓毒症定义或标准如何变化，脓毒症概念必须结合具体感染类型方有实际意义，过去一些临床试验失败的部分原因就是对脓毒症没有进行分层试验和分析，如患儿病前的基础状况及感染的部位、类型(肺炎、腹膜炎、血行感染等)、感染的病原(细菌或病毒等)，其中不同病原感染引起的机体反应是不一样的。另外，大量研究使我们对脓毒症的本质认识越来越深刻，但实际上能运用到临床的却寥寥无几，脓毒症的治疗并未取得根本性改观。因此脓毒症的基础研究仍然有很长的路要走，要探索可反映脓毒症机体反应进程的敏感特异的生化标志物；探索脓毒症不同阶段机体免疫状态，针对不同的阶段进行针对性干预治疗；还应深入探讨脓毒症机体损害的机制，探讨预防和减轻损害的方法；要探讨机体遗传特质的标志物，确定脓毒症的高危人群。需要进一步研究特殊感染的迅速确定方法和对治疗的反应的标志物，以及研究除抗生素以外的针对病原的治疗，如抗毒素及减轻细菌毒力的一些方法，相关工作正在进行当中。

【儿童感染性休克的诊断】 感染性休克是休克的一种特殊类型，通常归类于分布性休克，但常常有低血容量、心源性因素、超敏反应等混杂因素，不同的个体、不同的时期、不同的基础疾病和遗传特质导致感染性休克具有个体差异。在新的儿童脓毒症和感染性休克的诊断标准尚未出台之前，仍使用 2005 年国际儿童脓毒症共识关于感染性休克的诊断标准。此外，根据国际共识和结合我国实际情况，2015 年由中华医学会儿科学分会急救学组制定了《儿童脓毒性休克（感染性休克）诊治专家共识（2015 版）》[5]。与 2005 版国际共识不同，国内诊断标准并未强调要充分扩容后再来判断有无感染性休克的发生，因为在我国，儿童感染性休克的诊断常是延误诊断的更多。以下是国内标准：

1. 儿童感染性休克诊断标准　脓毒症（或明确的重症感染）患儿出现组织灌注不足和心血管功能障碍即可诊断为感染性休克，表现为：

（1）低血压：血压<该年龄组第 5 百分位，或收缩压<该年龄组正常值 2 个标准差以下。

（2）需用血管活性药物始能维持血压在正常范围［多巴胺>5μg/（kg·min）或任何剂量的多巴酚丁胺、去甲肾上腺素、肾上腺素］。

（3）具备下列组织低灌注表现中 3 条以上：

1）心率、脉搏变化：外周动脉搏动细弱，心率、脉搏增快。

2）皮肤改变：面色苍白或苍灰，湿冷，大理石样花纹。如暖休克可表现为四肢温暖、皮肤干燥。

3）毛细血管再充盈时间（CRT）延长（>3 秒）（需除外环境温度影响），暖休克时 CRT 可以正常或出现闪烁充盈。

4）意识改变：早期烦躁不安或萎靡，表情淡漠。晚期意识模糊，甚至昏迷、惊厥。

5）液体复苏后尿量仍<0.5ml/（kg·h），持续至少 2 小时。

6）乳酸酸中毒（除外其他缺血缺氧及代谢因素等），动脉血乳酸>2mmol/L。

2. 感染性休克分期

（1）代偿期：儿童感染性休克的诊断与成人不同之处在于不一定具备低血压。当患儿感染后出现上述 3 条或以上组织低灌注表现，此时若血压正常则诊断感染性休克代偿期。

（2）失代偿期：代偿期灌注不足表现加重伴血压下降，则进展为失代偿期。不同年龄低血压标准参考见表 44-10。

表 44-10　不同年龄儿童低血压标准

年龄	收缩压/mmHg
≤1 个月	<60
>1 个月~1 岁	<70
>1~9 岁	<［70+（2×岁）］
≥10 岁	<90

3. 休克分型

（1）冷休克：低排高阻或低排低阻型休克，除意识改变、尿量减少外，表现为皮肤苍白或花斑纹，四肢凉，外周脉搏快、细弱，CRT 延长。休克代偿期血压可正常，失代偿期血压降低。

（2）暖休克：高排低阻型休克，可有意识改变、尿量减少或代谢性酸中毒等，但四肢温暖，外周脉搏有力，CRT 正常，心率快，血压降低。

【鉴别诊断】

1. 与非感染性疾病鉴别　容易与以炎症反应为特点的免疫性疾病或血液肿瘤疾病相混淆，特别在疾病初期，以发热、外周血白细胞和 CRP 增高为主要临床表现的疾病，如川崎病、幼年型特发性关节炎及白血病、噬血细胞综合征等。应该详细了解病史和体格检查，监测病程的进展，完善影像学检查，并结合特异性的免疫指标或骨髓细胞学等检查，以明确诊断。

2. 与低血容量性和心源性休克鉴别　低血容量性休克往往有明确的液体摄入不足或液体丢失过多导致的绝对有效循环血量不足，且对液体复苏反应良好，休克较容易纠治。感染性休克是毛细血管渗漏、血流异常分布造成相对有效循环血量不足，且儿童感染性休克常与低血容量性休克同时存在，其组织低灌注情况更严重，如果炎症反应持续存在，液体复苏往往难以纠治，此时需要临床医生应用无创或有创血流动力学监测手段，密切监测液体复苏和血管活性药物的反应性。儿童感染性休克易与心源性休克相混淆，如重症心肌炎患儿，前期常有感染史，往往缺乏正确或特异的主诉，休克发生突然，需要通过仔细的体格检查，尤其是心肺听诊（如心音低钝、奔马律及肺部细湿啰音和肝大等），结合心电图（尤其电压、T 波、ST 段）、胸部 X 射线（心影、肺水肿）和心脏超声、心肌酶谱等检查结果，可以明确诊断。但严重脓毒症本身也会引起心肌抑制、心功能不全，特别是有基础疾病的患儿，可出现感染性休克合并心源性休克，这给液体复苏方案的实施带来极大挑战，需要通过各种有创或无创的监测手段，持续或反复评估血管容量状态及心脏功能，以避免容量超负荷导致不良预后。

【治疗】　脓毒症及感染性休克治疗关键在于早发现、早干预，包括纠正血流动力学异常、及时清除病原微生物和病灶及调节机体炎症反应、器官功能支持等是改善预后、降低病死率的关键。其中液体复苏和血管活性药物使用是逆转休克的关键[6]。

1. 感染性休克治疗目标　一旦诊断感染性休克，在第 1 个 6 小时内达到：①CRT<2 秒。②外周及中央动

脉搏动均正常。③四肢温暖。④意识状态良好。⑤血压正常,灌注压(平均动脉压-中心静脉压)达到55+年龄×1.5(mmHg);尿量>1ml/(kg·h)。如果有条件进一步监测如下指标并达到:中心静脉压(central venous pressure,CVP)8~12mmHg(1mmHg=0.133kPa),中央静脉混合血氧饱和度($ScvO_2$)≥70%,心脏指数(CI)3.3~6.0L/(min·m^2),初始液体复苏时血乳酸增高者复查血乳酸至正常水平,血糖和离子钙浓度维持正常。

2. 呼吸、循环支持 为便于记忆采用ABC治疗法则:开放气道(A)、提供氧气(B)、改善循环(C)。

(1) 呼吸支持:确保气道畅通(A),给予高流量鼻导管供氧或面罩氧疗(B)。如鼻导管或面罩氧疗无效,则予以无创正压通气或尽早气管插管机械通气。在插管前,如血流动力学不稳定应先行适当的液体复苏或血管活性药物输注,以避免插管过程中加重休克。如果患儿对液体复苏和外周正性肌力药物输注无反应,应尽早行机械通气治疗。并发ARDS时使用肺保护性通气策略,必要时可采用挽救性通气策略,如俯卧位通气、高频通气等。

(2) 循环支持:通过液体复苏达到最佳心脏容量负荷,应用正性肌力药以增强心肌收缩力,或应用血管舒缩药物以调节适宜的心脏压力负荷,最终达到改善循环和维持足够的氧输送。

1) 液体复苏:需迅速建立2条静脉或骨髓输液通道。条件允许时应放置中心静脉导管。

A. 第1小时快速输液:常用等张晶体液,可用平衡盐液/缓冲液,首剂20ml/kg,5~10分钟推注。然后评估体循环及组织灌注情况(心率、血压、脉搏、CRT等)。若循环无明显改善,可再给予第2剂、第3剂,每剂均为10~20ml/kg。1小时内总量可多达40~60ml/kg,甚至更多。如仍无效或存在毛细血管渗漏或低蛋白血症可给予等量5%白蛋白。不推荐淀粉类或明胶类作为复苏液体,倾向平衡盐液作为首选复苏液体。第1小时输液既要重视液量不足,又要注意心肺功能(如肺部啰音、奔马律、肝大、呼吸做功增加等)。条件允许时应监测CVP或被动抬腿试验或每搏输出量变异率等评估液体反应性。需注意CVP来判断容量是否充足有其局限性,正常或偏高不一定代表液体充足。第1小时液体复苏不用含糖液,血糖应控制在正常范围,若有低血糖可用葡萄糖0.5~1g/kg纠正。

B. 继续和维持输液:由于血液重新分配及毛细血管渗漏等,感染性休克的液体丢失和持续低血容量可能持续数日。继续输液可用1/2~2/3张液体,可根据血电解质测定结果进行调整,6~8小时内输液速度5~10ml/(kg·h)。维持输液用1/3张液体,24小时内输液速度2~4ml/(kg·h),24小时后根据情况进行调整。在保证通气前提下,根据血气分析结果给予碳酸氢钠,使pH值达7.15即可。可适当补充胶体液,如血浆等。一般不输血,若HCT<30%,应酌情输红细胞悬液或鲜血,使Hb>100g/L。继续及维持输液阶段也要动态观察循环状态,评估液体量是否恰当,随时调整输液方案。

2) 血管活性药物:在液体复苏基础上休克难以纠正,血压仍低或仍有明显灌注不良表现,可考虑使用血管活性药物以增加心肌收缩力、提高血压、改善脏器灌注和氧输送。需注意血压显著降低时应同时给予液体和升压药等,延迟给予血管活性药会增加病死率。

A. 肾上腺素:0.05~2μg/(kg·min)持续静脉泵注,冷休克有多巴胺抵抗时首选。目前儿童感染性休克倾向于首选肾上腺素,临床研究表明优于多巴胺。

B. 去甲肾上腺素:0.05~1μg/(kg·min)持续静脉泵注,暖休克有多巴胺抵抗时首选。对儿茶酚胺反应的个体差异很大,用药要注意个体化原则。若有α受体敏感性下调,出现对去甲肾上腺素抵抗,有条件可试用血管紧张素或精氨酸血管升压素,此类药物发挥作用不受α受体影响。

C. 多巴胺:5~10μg/(kg·min)持续静脉泵注,根据血压监测调整剂量,最大不宜超过20μg/(kg·min)。液体复苏难以纠正的低血压患儿可选多巴胺。

D. 正性肌力药物:对于低心排量和高血管阻力的休克(液体复苏之后仍有肢端凉、毛细血管再充盈时间延长、尿量少)可给予多巴酚丁胺5~10μg/(kg·min)持续静脉泵注,根据血压调整剂量,最大不宜超过20μg/(kg·min)。多巴酚丁胺抵抗者,可用肾上腺素。若存在儿茶酚胺抵抗,可选用磷酸二酯酶抑制剂氨力农、米力农或钙增敏剂左西孟旦。米力农:属磷酸二酯酶抑制剂Ⅲ,具有增加心肌收缩力和扩血管作用,用于低排高阻型休克。先予以负荷量25~50μg/kg(静脉注射,>10分钟),维持量0.25~1μg/(kg·min)静脉输注。

E. 莨菪类药物:主要有阿托品、山莨菪碱(654-2)、东莨菪碱。有改善微循环的作用。

F. 硝普钠:心功能障碍严重且又存在高外周阻力的患儿,在液体复苏及应用正性肌力药物基础上,可使用半衰期短的血管扩张剂,如硝普钠0.5~8μg/(kg·min),应从小剂量开始,避光使用。在治疗过程中进行动态评估,适时调整药物剂量及药物种类,使血流动力学指标达到治疗目标。切勿突然停药,应逐渐减少用药剂量,必要时小剂量可持续数天。

(3) 血流动力学监测:在实施目标导向治疗策略

时除密切监测临床体征变化外,如有条件应监测与氧输送相关的一些指标,对指导治疗和疗效判断尤为重要。

1）CVP 监测:治疗目标 CVP 至少达到 8mmHg,机械通气患儿需达到 12mmHg。CVP 数值本身并不能反映患儿实际的液体前负荷,而在补液过程中,CVP 数值的动态变化却能更好地体现液体复苏的反应性。当液体复苏后 CVP 升高不超过 2mmHg 时,提示心脏对容量的反应性良好,可以继续快速输液治疗;反之,机体不能耐受快速补液。

2）动脉收缩压监测:经集束化治疗后需维持收缩压在同等年龄正常值范围。感染性休克患儿需建立有创动脉血压监测,可获得真实可靠的动脉血压数据,且有利于监测动脉血气。无创动脉血压监测因袖带、体位等因素可能存在较大误差。

3）$ScvO_2$ 和 $P(cv\text{-}a)CO_2$ 监测:混合静脉血氧饱和度(mixed venous oxygen blood saturation,SvO_2)是反映组织氧输送的一个有效指标,但临床上获得该项指标有困难,目前应用中心静脉血氧饱和度($ScvO_2$)替代,$ScvO_2$ 达到70%反映氧输送良好。混合静脉血和动脉血 CO_2 分压差$[P(cv\text{-}a)CO_2]<6mmHg$ 也是反映组织灌注良好的指标,可作为目标导向性治疗(early goal-directed therapy,EGDT)目标值的一种补充。目前认为 $ScvO_2$ 与 $[P(cv\text{-}a)CO_2]$ 同时达标更能反映脓毒症患儿组织氧合的改善。

4）每搏量和心排血量监测:有条件行有创(PiCCO)或无创连续心排量监测能更精确反映血流动力学的状态,并指导 EGDT 的实施。

5）血乳酸和血气监测:高乳酸血症和代谢性酸中毒不仅反映疾病的严重程度,也是判断复苏治疗效果的指标,血乳酸持续不降预后不佳。

（4）积极控制感染和清除病灶:在适当的培养标本获取以后,明确严重脓毒症的患儿应在 1 小时内给予有效抗生素治疗(注意不能因留取标本延缓抗生素治疗)。在病原不明确的情况下,需依据流行病学和地方病原流行特点经验性选择能覆盖所有疑似病原微生物的抗感染药物。病原明确后需降阶梯,采用窄谱或单药治疗。PCT、CRP 动态检测有助于指导抗生素治疗。选择影像学检查等积极寻找感染源,尽快确定和去除感染灶,如采取清创术、引流、冲洗、修补、去除感染装置等措施。

（5）肾上腺皮质激素:对液体复苏无效、儿茶酚胺抵抗型休克,或有暴发性紫癜、因慢性病接受肾上腺皮质激素治疗、垂体或肾上腺功能异常的感染性休克患儿应及时应用肾上腺皮质激素替代治疗,可用氢化可的松,应急剂量 $50mg/(m^2 \cdot d)$,维持剂量 $3\sim5mg/(kg \cdot d)$,最大剂量可至 $50mg/(kg \cdot d)$,短期静脉输注。也可应用甲泼尼龙 $1\sim2mg/(kg \cdot d)$,分 2~3 次给予。一旦升压药停止应用,肾上腺皮质激素逐渐撤停。对无休克的脓毒症患儿或经足够液体复苏和升压药治疗后血流动力学稳定的感染性休克患儿,无需肾上腺皮质激素治疗。

（6）抗凝治疗:感染性休克患儿因内皮细胞损伤常诱发凝血功能异常,尤其易导致深静脉栓塞。儿童深静脉血栓的形成往往与深静脉置管有关,肝素涂层的导管可降低导管相关性深静脉血栓的发生风险。如出现血栓紫癜性疾病时,包括 DIC、继发性血栓性血管病、血栓性血小板减少性紫癜,给予新鲜冰冻血浆治疗或血浆置换。

（7）应激性溃疡的预防:儿童脓毒症并胃肠道出血的发生率与成人相似。凝血功能紊乱和机械通气是发生消化道出血的重要危险因素。机械通气的患儿常用 H_2 受体阻滞剂预防应激性溃疡,但疗效尚不明确。

（8）控制血糖:感染性休克可诱发应激性高血糖,如连续 2 次血糖超过 10mmol/L(180mg/dl),可予以胰岛素静脉输注,剂量 $0.05\sim0.1U/(kg \cdot h)$,血糖控制目标值≤10mmol/L。胰岛素治疗过程中需严密监测血糖以防止低血糖的发生,根据血糖水平和下降速率随时调整胰岛素剂量。开始每 1~2 小时监测血糖 1 次,达到稳定后 4 小时监测 1 次。小婴儿由于糖原储备及肌肉糖异生相对不足,易发生低血糖,严重低血糖者可给予25%葡萄糖 2~4ml/kg 静脉输注,并注意血糖检测。

（9）肾脏替代疗法及其他血液净化。在下列情况行连续血液净化(continuous blood purification,CBP)治疗:①AKI Ⅱ期;②脓毒症至少合并一个器官功能不全时;③休克纠正后存在液体负荷过多经利尿剂治疗无效时,防止总液量负荷超过体重的 10%;④有肝衰竭、TTP 或 HUS 时可以行血浆置换等。

（10）镇静或镇痛:推荐对机械通气的脓毒症患儿建立镇静目标。适当的镇静/镇痛是机械通气患儿的标准治疗方法。

（11）血液制品:建议脓毒症患儿血红蛋白(Hb)治疗目标值与成人相近(70~90g/L),在脓毒症患儿休克复苏过程中当 $SvcO_2<70\%$,输血治疗的目标值为 Hb=100g/L。休克和低氧血症纠正后,一般情况稳定时维持 Hb>70g/L 即可。血小板 $<10\times10^9/L$(没有明显出血)或血小板 $<20\times10^9/L$(伴明显出血),应预防性输血小板;当活动性出血、侵入性操作或手术时,需要维持较高血小板,一般 $>50\times10^9/L$。

（12）静脉用免疫球蛋白:不建议对脓毒症及严重脓毒症患儿常规使用丙种球蛋白治疗,感染性休克患儿可酌情使用。

(13) 体外膜氧合(extracorporeal membrane oxygenation,ECMO):对儿科难治性感染性休克和/或 ARDS 患儿可考虑用 ECMO。通常采用 VA 模式,ARDS 时可采用 VV 模式。

(14) 营养支持:能耐受肠道喂养的患儿及早予以肠内营养支持,如不耐受可予以肠外营养。

(刘春峰)

参考文献

[1] BONE RC,BALK RA,CERRA FB,et al. American College of Chest Physicians/Society of Critical Care Medicine Consensus Conference: definitions forsepsis and organ failure and guidelines for the use of innovative therapies in sepsis. Crit Care Med,1992,20(6):864-874.

[2] LEVY MM,FINK MP,MARSHALL JC,et al. International Sepsis Definitions Conference. 2001SCCM/ESICM/ACCP/ATS/SIS International Sepsis Definitions Conference. Intensive Care Med,2003,29(4):530-538.

[3] SHANKAR-HARI M,PHILLIPS GS,LEVY ML,et al. Sepsis Definitions Task Force. Developing a new definition and assessing new clinical criteria for septic shock:for the Third International Consensus Definitions for Sepsis and Septic Shock(Sepsis-3). JAMA,2016,315(08):775-787.

[4] GOLDSTEIN B,GIROIR B,RANDOLPH A,et al. International pediatric sepsis consensus conference: definitions for sepsis and organ dysfunction in pediatrics. Pedia Crit Care Med,2005,6(1):2-8.

[5] 中华医学会儿科学分会急救学组,中华医学会急诊医学分会儿科学组,中国医师协会儿童重症医师分会. 儿童脓毒性休克(感染性休克)诊治专家共识(2015 版). 中华儿科杂志,2015,53(8):576-580.

[6] DAVIS AL,CARCILLO JA,ANEJA RK,et al. American College of Critical Care Medicine Clinical Practice Parameters for Hemodynamic Support of Pediatric and Neonatal Septic Shock,Crit Care Med,2017,45:1061-1093.

第 6 节 急性呼吸衰竭

呼吸衰竭(respiratory failure)指因各种原因引起呼吸功能异常,不能满足机体代谢的气体交换需要,导致动脉血氧下降和/或二氧化碳(CO_2)潴留的临床综合征;即机体的氧供给和 CO_2 排出不能满足代谢需要时,发生呼吸衰竭。呼吸衰竭有明确的病理生理含义,除了相应的临床症状外,尚需结合动脉血气分析作出诊断。正常人动脉氧分压(PaO_2)为 11.3~14.0kPa(85~105mmHg),二氧化碳分压($PaCO_2$)为 4.7~6.0kPa(35~45mmHg),pH 值 7.35~7.45。若 PaO_2 低于 10.6kPa(80mmHg),$PaCO_2$ 高于 6.0kPa(45mmHg),视为呼吸功能不全;如 PaO_2 低于 8.0kPa(60mmHg)和/或 $PaCO_2$ 高于 6.7kPa(50mmHg),则诊断呼吸衰竭。但由于婴幼儿 PaO_2 及 $PaCO_2$ 均较年长儿低,因此其诊断标准也应有所不同。但上述标准并不适于各种情况,如给予氧疗的呼吸衰竭患儿其 PaO_2 可不减低,需要根据具体情况具体分析。

急性呼吸衰竭仍是儿童发病和死亡的重要原因,是新生儿和儿童重症监护病房的常见住院原因[1]。儿童心搏停止主要继发于呼吸衰竭。随着对儿童呼吸生理的深入了解和医学诊疗技术的发展,儿童呼吸衰竭的诊治水平也明显提高,预后明显改善。

【病因】 近年来,儿童呼吸衰竭的疾病谱有较大改变,单纯由呼吸系统疾病所致的呼吸衰竭逐渐减少,而神经肌肉病、先天性遗传代谢病等引起的呼吸衰竭所占比重呈上升趋势。多系统疾病可导致呼吸衰竭,呼吸衰竭可以是很多疾病的终末状态。总的来说,病因可大致分以下三类:

1. 呼吸系统本身的疾病

(1) 上呼吸道梗阻:婴幼儿多见,以吸气性呼吸困难为主要表现。声门下及喉部是儿童呼吸道的狭部,也是梗阻发生的主要部位,如感染所致喉气管支气管炎或会厌炎、咽后壁脓肿、扁桃体周围脓肿等,以及异物吸入、扁桃体和/或腺样体肥大、严重喉软骨软化、喉痉挛、气管插管后声门下狭窄、过敏或化学烧伤或烫伤后喉头水肿、舌根囊肿、局部血管瘤或淋巴管瘤、颅面部发育畸形等均可引起。

(2) 下呼吸道梗阻:以呼气性呼吸困难为主要表现,包括哮喘急性发作、毛细支气管炎、阻塞性细支气管炎、误吸所致窒息、溺水、慢性肺疾病、气管支气管软化或狭窄、血管环压迫等,以及重症肺部感染时的分泌物、坏死物也可阻塞细支气管,造成下呼吸道梗阻。此外,如Steven-Johnson综合征、中毒性表皮坏死性溶解症等可因呼吸道黏膜脱落堵塞引起呼吸衰竭。

(3) 肺部疾病:包括各种肺部间实质病变,最常见的为肺炎,另毛细支气管炎、间质性肺疾病等也是常见疾病;此外,肺水肿、肺出血、肺栓塞、肺挫伤、新生儿呼吸窘迫综合征(RDS)、急性呼吸窘迫综合征(ARDS)等也可导致急性呼吸衰竭。

2. 呼吸泵异常　指从呼吸中枢、脊髓到呼吸肌和胸廓各部位的病变,主要引起通气不足,还可因咳嗽排痰无力,导致肺不张、感染加重。

(1) 神经和/或肌肉病变:包括重症肌无力,各种原因引起的肌肉病变如吉兰-巴雷综合征、肌营养不良、线粒体脑肌病或其他代谢性肌病、膈肌麻痹等,另膈疝、脊肌萎缩、肉毒中毒等也可导致呼吸衰竭。

(2) 胸廓外伤或畸形:如严重的脊柱侧弯、外伤后导致的连枷胸、肋骨骨折、窒息性胸廓发育不良等,胸部大手术后可因胸廓运动受限引起呼吸衰竭。

(3) 胸腔积液、气胸或液气胸。

(4) 脑和脊髓病变:如癫痫持续状态、各种原因引起的脑水肿和颅高压、早产儿呼吸中枢发育不全、药物过量导致呼吸中枢受抑、脊髓损伤或脊髓炎,以及各种原因引起的低通气综合征等。

3. 其他

(1) 心血管疾病:先天性心脏病、急性失代偿性心力衰竭、严重心律失常导致循环灌注不良、心肌梗死等疾病,也可导致急性呼吸衰竭。

(2) 胃肠道疾病:如胃食管反流可刺激声门下,导致喘鸣、呼吸困难;还可因误吸后导致肺炎,发生呼吸衰竭;腹间隙综合征或急腹症致腹膜炎等可因膈肌运动受限或疼痛导致呼吸动度减小,发生呼吸功能不全。

(3) 内分泌和代谢性疾病:如线粒体疾病、高氨血症等。

(4) 血液系统疾病:如重度贫血、异常血红蛋白病等可因组织携氧降低,导致严重低氧血症。

【病理生理】　缺氧和CO_2潴留是呼吸衰竭的基本病理生理改变。机体的气体交换分为通气和换气两个过程,故呼吸衰竭可简单分为换气障碍和通气障碍。

儿童和成人呼吸生理的差异可解释为什么小婴儿更容易罹患呼吸衰竭且症状更严重。新生儿和小婴儿在2~6个月以前主要经鼻呼吸,一旦鼻塞容易导致呼吸困难;婴幼儿舌体较大,喉部位置较高,会厌较大且呈水平位置,容易堵塞咽喉部;婴幼儿声门下狭窄明显,一旦出现水肿容易发生气道梗阻;部分学龄前和学龄儿童,因腺样体肥大或扁桃体肥大,容易导致上气道梗阻;一些先天性解剖异常如腭裂、Pierre-Robin综合征等也可致气道梗阻。婴儿的基础代谢率较成人高2~3倍,平静状态下婴儿的呼吸频率较快,意味着如果耗氧量增加,婴儿没有足够的代谢贮备;儿童Ⅰ型肌纤维较少,容易疲劳,缺氧时其代偿呼吸量最多不超过2.5倍,而成人可达10倍。小婴儿呼吸中枢发育不完善,新生儿可出现呼吸节律不规整甚至呼吸暂停。小儿气道较窄,气流阻力大,阻力与气道半径4次方成反比,故气道半径仅细微变化,气道阻力就会大幅度增加,气流减少;另气道的软骨支撑组织发育不健全,其喉部、气管和支气管较成人软,更容易变形、受压变窄;上气道梗阻时,患儿用力吸气可进一步加重梗阻;下气道梗阻时,用力呼气使胸膜腔内压增加,导致呼气进一步受限(例如,上气道或下气道梗阻患儿如出现哭闹会导致病情恶化)。儿童还可因分泌物、水肿或支气管痉挛等导致气道进一步狭窄。小儿肋骨呈水平位,顺应性高、容易变形,肋间肌发育不全,其胸壁对增加潮气量的作用有限;膈肌与胸廓之间相互作用的面积小,限制了垂直方向的位移量。8岁时,肺泡才从出生时的2 000万个增至3 000万个,因此婴幼儿气体交换面积较小;新生儿和小婴儿肺泡容积小,儿童期肺泡体积从150~180μm增至250~300μm,由于缺乏较大的肺泡,气道的弹性支撑组织较少,肺泡容易塌陷,故小婴儿发生毛细支气管炎或肺水肿时,气道阻塞的同时,周围气道极易塌陷。早产儿慢性肺疾病等使残余肺泡受损,肺顺应性降低。另由于侧支通气未建立完善,儿童更易发生肺不张。

气体交换主要有4个环节:氧气经气道进入肺泡;氧气通过肺泡-毛细血管膜弥散入血液;氧气经肺毛细血管运输至组织(取决于心排血量和血红蛋白含量);CO_2从血液进入肺泡并呼出体外。以下各方面异常均可导致呼吸衰竭:通气/血流比值(V/Q)异常、肺内分流、低通气、气体弥散障碍、吸入氧浓度降低等,其中前三者是导致呼吸衰竭的重要因素。通气不足主要引起$PaCO_2$升高,可伴不同程度低氧血症;换气障碍则主要引起PaO_2下降,$PaCO_2$视病情轻重可降低、正常或增高。低氧血症有别于高碳酸血症,但两者关系密切,可独立存在或共存。

1. 通气障碍　肺泡与外界气体交换不足即为通气障碍(ventilatory disorder),从呼吸中枢至效应器官的任何一个环节发生病变,都可发生通气障碍,常见原因为气道阻力增加或肺扩张受限。$PaCO_2$是反映肺泡通气量的重要指标,通气不足既可导致高碳酸血症,也可引起低氧血症。无效腔增加是婴幼儿肺炎致呼吸衰竭的重要原因，早期主要表现为潮气量小，呼吸浅快；中等病情患儿的每分通气量和肺泡通气量均有增加，但气体在肺内分布不均匀，生理无效腔增大，而肺泡通气量增加幅度较小，但无明显 CO_2 潴留，部分患儿 $PaCO_2$ 可以偏低；病情进一步加重时，潮气量更小，无效腔更大，此时可通过用力呼吸使每分通气量高于正常，但实际肺泡通气量并无增加，仅维持于正常水平或略低，动脉血氧饱和度继续下降，$PaCO_2$ 稍增高；病情危重时，患儿极度衰竭，无力呼吸，呼吸次数减少，潮气量不及正常的1/2，无效腔进一步增大，通气效果更差，结果肺泡通气量大幅下降（仅为正常的1/4），致严重缺氧，CO_2 排出严重受阻，$PaCO_2$ 明显增高。正常时，$PaCO_2$ 与 CO_2 生成量（VCO_2）成正比，与肺泡通气量（VA）成反比，即：$PaCO_2 = VCO_2 \times (k/VA)$，k 为常数=0.863；当 VA 降低或 VCO_2 增加时，$PaCO_2$ 增加。

（1）限制性通气功能障碍（restrictive ventilator disorder）：指由于神经、肌肉、胸廓、胸膜的病变和/或肺间质炎性改变或纤维化而引起的胸廓、肺的顺应性降低，其扩张和回缩均受限，肺容量和通气量减少。正常肺扩张有赖于呼吸中枢驱动、神经传导、呼吸肌收缩、横膈下降、胸廓体积扩大和肺泡扩张。以上任何一个环节出现障碍均可导致限制性通气功能障碍，如神经肌肉病、各种原因引起的呼吸中枢受抑制、脊柱侧弯、大量液气胸、胸廓发育畸形、大量腹水、肺纤维化、肥胖等均可使呼吸动度减弱、肺顺应性降低、扩张受限，导致肺容量和肺活量显著下降，发生限制性通气功能障碍。肺泡表面活性物质产生减少或破坏增多也可使肺泡表面张力增加、肺顺应性降低，肺泡不易扩张并发生萎陷，发生限制性通气功能障碍。

（2）阻塞性通气功能障碍（obstructive ventilatory disorder）：由于气道狭窄或阻塞，气道阻力增加，引起肺泡通气不足；此时肺和胸廓的顺应性变化不大，主要矛盾为气道阻力增加。气道内径是气道阻力最主要的影响因素，80%以上的气道阻力在直径2mm以上的气道产生，直径<2mm的外周小气道阻力不足总阻力的20%。气道外受压（如肺动脉吊带、先天性心脏病）、气道内堵塞（如黏液、渗出物、异物或肿瘤）、气道痉挛、黏膜肿胀或纤维化等均可使气道内径狭窄或不规则，气流阻力增加，导致阻塞性通气障碍。上呼吸道阻塞引起的是全肺通气不足；下呼吸道阻塞时病变部位和程度不均匀，此时并非全肺性通气不足，常因肺泡 V/Q 比例失调而伴有换气功能障碍。

2. 换气障碍 换气障碍（disturbance of ventilation）指肺泡内气体与血液内气体进行交换的过程发生障碍，常见气体交换异常包括 V/Q 比值异常、肺内分流、弥散障碍和通气不足。换气障碍的显著特点为低氧血症，即血液中氧含量降低，$PaCO_2$ 正常或降低，肺内分流引起的缺氧最严重，合并先天性心脏病者 PaO_2 下降更低。低氧血症与缺氧不同，缺氧是指组织中氧含量降低。

（1）V/Q 比值失调：V/Q 比值决定了肺内气体交换是否充分，理想的 V/Q 比值为1.0。一般情况下，成人每分通气量4L，肺循环血量5L，故 V/Q 比值为0.8。当 V/Q 匹配时，氧合充分且 CO_2 可被迅速清除。V/Q 比值不匹配是低氧血症最常见原因。V/Q 比值越低，要求吸入氧浓度越高才能提高 PaO_2。V/Q 比值增大，提示通气肺区域内没有灌注，无效腔增加。生理性无效腔包括肺泡无效腔和解剖无效腔[2]，两者不参与气体交换。极端情况下，V/Q 比值可接近无穷大（Q=0）。正常时，无效腔约占肺总通气量的30%，无效腔增加可导致低氧血症和高碳酸血症；低血压、肺栓塞、机械通气时肺泡过度扩张等均可使肺灌注减少。动脉血和呼出气体中 CO_2 的差异可计算无效腔与潮气量的比值。V/Q 比值降低意味着血流不足，例如气道痉挛或阻塞时，局部通气不足，但流经受累区的血量减少并不明显，形成血多气少的状况，部分血液不能进行气体交换，流经病变区域的血液 PO_2 较正常 PaO_2 明显降低。很多肺部疾病的 V/Q 可以从0到无穷大。

（2）肺内分流：肺内分流（pulmonary shunt）是低氧血症的常见原因。肺部病变引起 V/Q 比值降低，出现毛细血管氧合不足，动静脉血混合而发生肺内分流。可通过比较动脉血、混合静脉血和肺毛细血管氧含量计算出分流情况。极端情况下 V/Q 比值可为0，意味着肺血流无气体交换，形成肺内病理性分流。肺不张和肺动静脉瘘时，都可表现为分流。健康人肺内分流比例低于10%；肺内分流超过30%时，产生低氧血症，分流越多，PaO_2 越低；由于分流的血液无法接触肺泡中的氧，故供氧不能改善缺氧，需通过正压实现肺复张和肺容积增大；肺内分流超过50%时，$PaCO_2$ 才会改变。低氧性肺血管收缩是降低肺内分流程度的保护性反射，缺氧导致肺灌注血管收缩，使得局部 V/Q 比值不匹配得以部分纠正，从而以增加肺血管阻力为代价提高 PaO_2。

（3）弥散障碍：肺泡-毛细血管膜也称弥散膜，由肺泡表面液层、肺泡上皮、基底膜、间质、毛细血管内皮组成。成人的血液与肺泡总接触时间约0.75秒，完成气体弥散过程约需0.25秒，机体有足够时间使气体在血液和肺泡间达到平衡；由于弥散的贮备空间较大，故弥散障碍不是低氧血症的主要原因。但年龄越小，血液与肺泡总接触时间越短，弥散时间占接触时间的比例越大，弥散贮备空间越小。弥散障碍（diffusion disorder）包括弥散面积减小，如肺实质病变、肺不张、肺气肿等；弥散膜增厚，如肺水肿、肺纤维化、肺泡和间质间的炎症等，气体弥散距离增加，速度减慢；其中弥散面积减小是主要因素。正常情况下，CO_2 的弥散速度是 O_2 的 20 倍，因此弥散功能障碍时主要引起低氧血症，$PaCO_2$ 较少升高。弥散障碍可与 V/Q 失衡共存。

3. 其他　呼吸衰竭时的低氧血症和 CO_2 潴留可对全身各重要脏器、系统产生不良影响。低氧血症、高碳酸血症可引起脑水肿、颅高压，呼吸中枢受抑制，出现通气量降低，反过来又加重呼吸性酸中毒和缺氧，形成恶性循环。缺氧时脑细胞膜通透性改变，$PaO_2<20mmHg$ 时，脑细胞可直接死亡。CO_2 潴留时，脑血管扩张，血流量增多，导致颅高压；当 $PaCO_2>90mmHg$ 时，可出现昏迷和呼吸抑制。早期低氧和 CO_2 潴留均可使心率增快、心排血量增加、血压升高；严重缺氧和呼吸性酸中毒时，可直接损害心肌，缺氧可使肺小动脉收缩，引起肺动脉高压，右心负荷增加；两者共同作用的结果使得血压明显下降，出现循环障碍；循环障碍又导致组织缺氧、肾功能不全，形成代谢性酸中毒，后者使得呼吸性酸中毒难以代偿；机体酸中毒加重，血红蛋白与氧结合能力降低，进一步缺氧，形成又一个恶性循环。缺氧可引起肾血管收缩，肾组织缺血缺氧，严重时出现肾小管损伤坏死，肾衰竭；可导致胃肠道和肝脏损害。CO_2 潴留和缺氧还可导致水电解质及酸碱失衡，对机体产生严重影响。低氧血症和/或高碳酸血症最终可导致血 pH 值下降，严重影响体内各种蛋白质和酶的正常活性，重要脏器或系统功能障碍，并可能最终导致死亡。

肺表面活性物质也在呼吸衰竭的发生过程中起重要作用。肺炎等炎症破坏肺Ⅱ型上皮细胞，炎性渗出的蛋白质可抑制表面活性物质，使其减少，且功能在炎性渗出物中失活，肺泡气液界面的表面张力增加，肺顺应性降低；缺氧和酸中毒又可影响肺Ⅱ型细胞表面活性物质的合成与分泌，可导致或加重呼吸衰竭。顺应性下降时产生肺不张，引起换气障碍、血氧下降以及肺扩张困难，是通气量不足的一个基本原因。已证实肺部病变程度与肺顺应性和气管吸出物中磷脂的改变一致，肺病变越重，饱和卵磷脂（肺表面活性物质主要成分）越低，顺应性也越差，预后不良。

【呼吸衰竭类型】

1. 低氧血症型呼吸衰竭（Ⅰ型呼吸衰竭）　因肺通气与血流灌注不匹配而产生的呼吸衰竭，常伴有不同程度肺内分流，血气特点为低氧血症、$PaCO_2$ 正常或降低。通常，凡是引起肺部病变而导致 V/Q 比值下降的疾病多为Ⅰ型呼吸衰竭；此时肺顺应性下降，换气障碍是主要病理生理改变。这类患儿在疾病早期常有过度通气，$PaCO_2$ 降低或正常。若合并气道梗阻或在疾病后期时，$PaCO_2$ 也会升高。

2. 高碳酸血症型呼吸衰竭（Ⅱ型呼吸衰竭）　因通气不足，无法满足生理需要，特点为高碳酸血症和低氧血症。当肺内原因（呼吸道梗阻，生理无效腔增大）或肺外原因（呼吸中枢、呼吸肌或胸廓异常）使呼吸系统负荷明显超过其所能完成的呼吸功时，就会引起Ⅱ型呼吸衰竭，此时的低氧血症与高碳酸血症是成比例的。通常，引起上气道梗阻和呼吸泵病变的疾病均可导致呼吸功和呼吸负荷之间失衡，发生Ⅱ型呼吸衰竭。患儿如果仅单纯通气不足，无肺内病变，这时的低氧血症容易纠正；值得注意的是，通气不足导致的 $PaCO_2$ 增高可以致命。

【临床表现】　急性呼吸衰竭的症状和体征包括原发病的表现，低氧血症和高碳酸血症对全身多系统的影响。临床表现轻重与发生缺氧和 CO_2 潴留的速度密切相关，呼吸急促和低氧血症是最常见表现。如 $PaCO_2$ 在数日内缓慢增加，机体有一定的代偿和适应能力，对患儿影响较小；若 $PaCO_2$ 突然增高，血 pH 值明显下降，当降至 7.20 以下时，可影响循环功能及细胞代谢。缺氧和 CO_2 潴留常同时存在，临床所见是两者的综合作用。

1. 原发病表现　根据原发病不同而异。

2. 呼吸系统　因肺部疾患所引起的周围性呼吸衰竭，常表现为不同程度的呼吸困难，呼吸做功增加，如三凹征、鼻翼扇动、点头呼吸、耸肩等，患儿力图通过增加做功维持通气量。早期呼吸频率多增快，晚期呼吸减慢无力；呼吸频率减至 8~10 次/min 时，提示呼吸衰竭严重，如慢至 5~6 次/min，呼吸随时可能停止。上气道梗阻时以吸气性呼吸困难为主；下气道阻塞时以呼气困难为主；中枢性呼吸衰竭主要为呼吸节律改变，可呈呼吸浅慢，严重时可出现周期性呼吸，如潮式呼吸，还可出现抽泣样呼吸、叹息样呼吸、呼吸暂停和下颌呼吸等。严重周围性呼吸衰竭也可伴中枢性呼吸衰竭。神经肌肉病可表现为呼吸动度减弱甚至消失。值得注意的是，儿童呼吸衰竭可能在呼吸方面的表现并不典型；出现呼吸困难表现时，可能并非呼吸系统的问题所致，如严重代谢性酸中毒也可导致呼吸困难。因此，单从临床表现难以对呼吸衰竭的病因诊断及其程度作出准确判断。

3. 心血管系统　缺氧和 CO_2 潴留早期均可引起交感-肾上腺髓质系统兴奋，出现心率增快、血压升高等；严重时出现血压下降，可有心律不齐或心率减慢。缺氧可导致肺小动脉收缩，肺动脉高压和右心负荷增加，严重时可致右心功能不全。一般 $PaO_2<50mmHg$ 或 $SaO_2<$

85%时，唇和甲床出现发绀，但贫血时发绀可不明显。值得注意的是，心动过速可能是儿童急性呼吸衰竭的早期表现。

4. 神经系统 中枢神经系统对缺氧十分敏感，早期可出现烦躁不安，年长儿可诉头痛。CO_2 潴留也可引起嗜睡、头痛等神经系统改变，随着缺氧和 CO_2 潴留程度的加重，患儿意识障碍程度逐渐加深，可出现定向障碍、球结膜和视神经乳头水肿、抽搐、昏睡甚至昏迷。症状的轻重与呼吸衰竭的发生速度有关。

5. 消化系统 可出现消化道黏膜糜烂或溃疡出血、肠麻痹；还可引起肝脏损害、转氨酶升高等。

6. 泌尿系统 可出现蛋白尿、血尿、少尿甚至无尿，尿中还可出现管型、白细胞；严重时可导致肾衰竭。

7. 水电解质平衡 血钾和钠水平均可异常，缺氧和 CO_2 潴留均可导致高钾血症和低钠血症。部分病例还可出现水潴留倾向，发生水肿。饥饿、摄入减少、药物因素等可引起低钾血症和低血钠。

【诊断】 血气分析是诊断呼吸衰竭的重要手段，但不能过分依赖血气，尚需结合患儿的病因、临床表现和其他化验检查等做出全面分析。

1. 有引起呼吸衰竭的病因存在 即引起呼吸衰竭的原发病或继发病变，这是诊断呼吸衰竭的前提条件。先进医疗设备和检查手段不能替代最基本的病史询问和病因分析。详细了解病史、明确病因，有助于了解呼吸衰竭发生的基础并进行针对性地治疗。以下是需要关注的内容：

（1）现患何种疾病，有无感染、创伤或大手术等容易发生呼吸衰竭的高危因素；有无遗传代谢病、肾衰竭或糖尿病酸中毒等，因其呼吸系统表现可类似呼吸衰竭，应给予鉴别。

（2）有无突然引起呼吸困难的事件发生，如误吸或异物吸入，尤其是婴幼儿有无溺水或烧、烫伤后喉头水肿；是否误服了可抑制呼吸中枢的药物或其他毒物。

（3）是否接受过镇静剂、呼吸抑制剂等治疗。

（4）既往有何病史，如有无哮喘、神经肌肉病、先天性心脏病、慢性肺疾病等病史；有无皮肤或呼吸道过敏史。

（5）新生儿要注意围产期病史，如母亲用药情况，分娩情况，有无引起呼吸窘迫的先天畸形（如横膈疝、食管闭锁）。

2. 符合呼吸衰竭的临床表现 周围性呼吸衰竭（peripheral respiratory failure）时多表现呼吸做功增加，呼吸频率增快，伴/不伴发绀；但出现以上情况并不表明一定发生了呼吸衰竭，且呼吸衰竭患儿也不一定都出现上述典型表现。中枢性呼吸衰竭（central respiratory failure）时呼吸节律不规整。呼吸肌受累时，可出现呼吸动度减弱或消失。呼吸衰竭时呼吸频率变化不一，周围性呼吸衰竭早期多呼吸急促，晚期则呼吸浅慢。

小婴儿可因分泌物堵塞和炎症水肿造成细支气管广泛阻塞，呼吸费力并逐步出现呼吸肌疲劳，通气功能障碍；因此在缺氧同时合并较重的呼吸性酸中毒，可致脑水肿，出现中枢性呼吸衰竭。以肺部病变为主的小婴儿，虽然也可合并严重呼吸道梗阻，但缺氧比 CO_2 潴留更突出。

3. 血气分析 血气分析是诊断呼吸衰竭的重要依据。

表 44-11 列出了正常与病理血气数值界限（以儿童正常值为准）。

表 44-11 血气指标的临床意义

项目	正常范围	有重要临床影响	病情危重
pH 值	7.35~7.45	7.3~7.5 以外	7.2 以下
$PaCO_2$/mmHg	35~45	30~50 以外	急 60 以上；慢 80 以上
PaO_2/mmHg	80~100	60 以下	40 以下
BE/(mmol·L^{-1})	±3	−6 以下	−15 以下

（1）Ⅰ型呼吸衰竭：即低氧血症型呼吸衰竭。PaO_2<60mmHg，$PaCO_2$ 正常或降低。

（2）Ⅱ型呼吸衰竭：低氧血症和高碳酸血症同时存在。PaO_2<60mmHg，$PaCO_2$>50mmHg。$PaCO_2$ 动态变化更有意义，即 $PaCO_2$ 增加的速度较 $PaCO_2$ 的测定值意义更大。

以上血气指标是在水平面、安静、不吸氧状态下测得结果的分型标准。如果患儿病情过重，不可能停止氧疗再查血气，吸氧时所测得的 PaO_2 只反映氧疗效果，这时可计算代表气体交换的指标 PF 比值（PaO_2/FiO_2）。PF<200mmHg 时，常提示肺内分流超过 20%；PF>300mmHg，提示大致正常；PF 可用于快速评估呼吸衰竭的严重程度和指导治疗。也可用氧合指数(oxygenation index, OI)反映,计算公式为 $OI=\frac{(FiO_2 \times mean\ airway\ pressure[cmH_2O])}{PaO_2[mmHg]} \times 100$。还可用肺泡动脉氧分压差($A\text{-}aDO_2$)评估,正常值 5~10mmHg;Ⅰ型呼吸衰竭时,$A\text{-}aDO_2>15mmHg$,提示存在肺内分流;Ⅱ型呼吸衰竭时,$A\text{-}aDO_2$ 多正常。

注意事项:

(1) 婴幼儿时期,PaO_2、$PaCO_2$ 和剩余碱(BE)的数值均较儿童低,诊断时忽略婴幼儿与儿童的不同,而应用同一标准诊断呼吸衰竭欠妥。婴幼儿肺炎急性期动脉血氧下降程度依肺炎种类而不同,以毛细支气管炎最轻,有广泛实变的肺炎最重;4 个月以下小婴儿肺炎由于代偿能力差、气道狭窄等因素,PaO_2 下降较明显。

(2) 通常 $PaCO_2$ 反映通气功能,PaO_2 反映换气功能。肺炎患儿 $PaCO_2$ 与 PaO_2 的改变并非总一致。$PaCO_2$ 增加可有肺部和中枢两方面原因。如 PaO_2 下降而 $PaCO_2$ 不增高提示单纯换气障碍;$PaCO_2$ 增高可伴一定程度的 PaO_2 下降,但是否合并换气障碍,应计算 $A\text{-}aDO_2$。

(3) 对于通气障碍型呼吸衰竭,应鉴别是中枢性还是外周性。中枢性通气障碍(central ventilator disorder)常表现呼吸节律改变,或呼吸减慢。外周性通气障碍(peripheral ventilator disorder)多有气道阻塞,气体分布不均或呼吸幅度受限等,呼吸困难常见。

(4) 对于换气障碍型呼吸衰竭,可根据吸入不同浓度氧后 PaO_2 的改变来判断其性质和程度。吸入低浓度(30%)氧时,因弥散功能障碍引起的 PaO_2 下降可明显改善;因 V/Q 比值异常所致呼吸衰竭可有一定程度改善;而病理性肺内分流增加者,吸氧后 PaO_2 升高不明显。

(5) 诊断呼吸衰竭时,除需了解病因、临床表现等,应及时做动脉血气以尽早诊断;动态监测动脉血气,有助于早期发现、判断病情并评估疗效。另外,血气指标正常,不代表没有呼吸功能不全或呼吸衰竭。病史、临床表现、血气分析都是诊断呼吸衰竭不可或缺的依据。

(6) 除肺功能外,要结合血红蛋白和循环情况对氧运输做出评价。患儿是否缺氧取决于组织氧供能否满足代谢需要,不能只看 PaO_2。组织缺氧时,乳酸会堆积,注意进行乳酸测定。

(7) 动态观察患儿的病情演变以判断病情、指导治疗。要注意呼吸性酸中毒患儿的代偿情况。代偿能力受肾功能、循环情况和液体平衡等多因素影响。急性呼吸衰竭的代偿需 5~7 天。因此,若患儿发病已数日,要注意其既往呼吸和血气改变,以准确判断当前病情。

【病程与预后】 急性呼吸衰竭的病程视原发病而定,严重者可于数小时内死亡,亦可持续数天到数周,演变成慢性呼吸衰竭。若原发病可被治愈或自行恢复,多数患儿可存活,关键是防治并发症和医源性损伤,尤其是继发感染。患儿年龄可影响病程长短,婴幼儿呼吸衰竭常在短时间内恢复或死亡;年长儿代偿能力较强,较少发生呼吸衰竭,一旦发生治疗多比较困难,且住院时间较长。救治是否及时也影响病程,并直接影响预后,错过最佳抢救时机则可明显延长治疗时间、降低救治成功率。

引起呼吸衰竭的潜在病因决定其预后。如无长时间缺氧,一般急性呼吸衰竭的预后良好。如存在神经肌肉病变、胸廓畸形等,预后较差,可能演变为慢性呼吸衰竭,意味着可能需要更长时间的机械通气。呼吸衰竭的预后还与血气和酸碱平衡的改变程度密切相关。临床研究显示,危重低氧血症($PaO_2<36mmHg$)病死率高,严重威胁患儿生命;危重酸中毒(pH 值<7.20)的总病死率为 51%,其中单纯呼吸性酸中毒为 32%,危重呼吸衰竭患儿常为混合性酸中毒,病死率高达 84%;危重酸中毒的严重性还表现在从发病到死亡的时间上,血液 pH 值越低,病死率越高,存活时间越短。

【治疗】 随着医疗水平的提高、监测和诊治手段的多样化、多学科合作,近年来小儿急性呼吸衰竭的存活率和生存质量均明显提高。治疗应以明确和治疗潜在病因为目标,改善通换气功能,纠正低氧血症和高碳酸血症以满足机体代谢所需,保护重要脏器,减少并发症,争取时间渡过危机。

1. 病因治疗　病因治疗是呼吸衰竭治疗的根本。处理急性呼吸衰竭,首先要准确判断病情,了解病因,制定治疗步骤和方法;如肺炎患儿应给予适宜的抗感染治疗;张力性气胸或大量胸腔积液者尽快穿刺排气或排液;颅高压者积极降颅压等。但是对严重濒危者而言,不能因寻找病因而延误救治,应先行抢救,同时尽快明确病因,给予针对性治疗。

感染常是引起呼吸衰竭的原发病或诱因,也是呼吸衰竭治疗过程中的重要并发症,其治疗成败是决定患儿预后的重要因素。应反复多次行病原学检查以指导抗感染药物的选择,避免滥用抗生素。注意加强院内感染的控制,强调手卫生,认真做好吸痰时无菌操作和呼吸机管道的消毒,并在条件许可时尽早拔除气管插管。

2. 加强气道管理,保持气道通畅　保持呼吸道通畅对改善通气十分重要。保持开放气道的体位,采取雾化等方法给予气道充分的温湿化,并加强翻身拍背吸痰;也可口服或静脉注射化痰药物,如盐酸氨溴索等。支气管痉挛时,可给予沙丁胺醇、异丙托溴铵、特布他林雾化解痉;气道黏膜肿胀时,可给予布地奈德雾化减轻水肿。昏迷患儿舌后坠时,可给予口咽通气道,并将头偏向一侧,防止误吸和窒息;选择口咽通气道时,应避免管道过长堵塞会厌或因管道刺激而引起的呕吐后误吸。

呼吸道干燥时,气道黏膜纤毛清除功能减弱。当气道暴露在<25mg/L 的湿度下 1 小时或 30mg/L 时,24 小时甚至更长时间,可导致气道黏膜功能障碍。向呼吸道输送适当水分,保持其正常生理功能,已成为呼吸衰竭综合治疗中必不可少的内容。湿化的方式有加温湿化和雾化两种。无论是有创通气还是无创通气,都应给予足够的温湿化。有创通气时,吸入气应接近生理条件,即相对湿度 100%(即每 1L 气体含 44mg 水分),进入气道时的气体温度应控制在 37℃。为提高依从性和舒适性,无创通气患儿最好采用主动湿化。雾化(atomization)的方法是将水变为直径 1~40μm 大小的雾粒,以利进入呼吸道;常用以压缩空气或氧气为动力的喷射式雾化器,可在给氧同时应用。雾化器内还可加入药物。以对呼吸道局部药物治疗为目的,雾化吸入只需短时间间断应用;以湿化呼吸道为目的时,持续应用加温加湿器较好。超声雾化器能够较快地雾化大量液体,有较好的稀释痰液作用;因其产生的雾化颗粒较大,所产生的气溶胶可能导致支气管痉挛和气道阻力增加;另超声雾化器不能有效雾化混悬液,且可能造成复合物分解,使得药效降低。

为了有效地引流黏痰,湿化吸入必须与翻身、拍背、鼓励咳嗽或吸痰密切配合,才能充分发挥作用。胸部物理治疗包括体位引流、勤翻身、拍背、吸痰等内容。翻身拍背简单有效,有助于防止肺不张,促进肺循环,改善肺功能,但易被忽视。重症患儿以卧床为主,通常 3~4 小时一次。

3. 氧疗 机体几乎没有贮存氧的能力,且低氧血症引起的细胞代谢紊乱和重要脏器(尤其是脑、肾脏等)损害对机体危害极大,因此适宜氧疗十分重要。氧疗(oxygen therapy)目的是纠正低氧血症,满足机体代谢所需;但必须根据患儿原发病、病情、缺氧程度选择适宜氧疗。可经鼻导管、面罩或头罩给氧,也可经鼻高流量或持续气道正压给氧等。应在维持适当氧合的前提下,予以最低吸入氧浓度。

(1) 氧疗指征:发绀和呼吸困难是给氧指征。心率和呼吸增快、烦躁不安是早期缺氧的重要表现,在除外其他原因后,可作为给氧指征。

(2) 氧疗方法:因医用氧含水分很少,不论何种方法给氧,都要进行充分湿化。

1) 鼻导管给氧:氧流量一般儿童为 1~2L/min,婴幼儿 0.5~1L/min,新生儿 0.3~0.5L/min,吸入氧浓度 25%~40%。FiO_2 与氧流量有关,FiO_2 = 21+4×氧流量(L/min)。

2) 简易面罩给氧:氧流量儿童为 3~5L/min,婴幼儿 2~4L/min,新生儿 1~2L/min,氧浓度可达 40%~60%。

3) 头罩给氧:可根据需要调节氧浓度,通常 3~6L/min,氧浓度 40%~50%。

4) 文丘里面罩:为高流量给氧方式,可通过调节侧孔控制氧浓度;氧气与室内空气相混合,孔径决定空气的量;通过不同氧流量调节较为精确的氧浓度。

5) 其他面罩:如部分重复面罩,由简单的面罩和储气囊组成,氧气与部分呼出气在颏下的储气囊中混合后被吸入,FiO_2 可达 50%~60%;如保证持续恒定的供氧,且氧流量超过患儿的每分钟通气量时,吸气时储气囊不会塌陷,CO_2 几乎不被重复吸入;通常氧流量需 10~12L/min。另还有非重复面罩,该面罩在呼气孔处设有活瓣,以防吸入空气;储气囊和面罩间也配有单向活瓣,防止呼出气进入储气囊,避免重复呼吸;如密闭性良好、配戴合适,氧流量达 10~12L/min 时,可提供接近 100%的氧。

6) 经鼻高流量氧疗(high-flow nasal cannula oxygen therapy,HFNC):HFNC 通过无需密封的鼻塞导管直接将加温湿化(37℃,100%湿化)后的高流量空氧混合气体输送给患儿,是目前常用的呼吸支持方法。"高流量"的生理学定义是大于每分钟通气量的流速,HFNC 的气体流速范围为 2~60L/min,氧浓度 21%~100%。HFNC 设备由流量感受器和涡轮系统、加温湿化装置、内置加热线路的呼吸管路、与患儿连接的界面(鼻塞)等组成,部分机器可有泄压阀。

HFNC 提供的高气体流速可增加肺泡有效通气量,减少鼻咽无效腔,降低上气道阻力,减少呼吸功。患儿每次呼吸都会吸入大量氧气,在上气道建立富氧储存室,提高呼吸效率,最大限度减少室内空气的夹带。良好的加温湿化还可保护气道黏膜,增强黏膜纤毛的清理能力,促进痰液排出,避免支气管痉挛和增加气道阻力的风险。HFNC 还可产生呼气末低水平正压[2L/(kg·min)的流速可使平均咽腔 PEEP>4cmH_2O],促进肺泡开放,压力大小取决于流速和张口的程度。患儿舒适性和耐受性好,依从性高,人机对抗少,可降低气管插管率。

使用 HFNC 的患儿应神志清楚、吞咽功能正常,常用于轻度呼吸窘迫或呼吸困难、哮喘、气管软化、气管插管前作为预充氧方式、呼吸机撤机后序贯治疗等。高碳酸血症型呼吸衰竭、颅面部畸形（如后鼻孔闭锁）或妨碍放置鼻塞的损伤、口腔分泌物过多、频繁呕吐、肠梗阻、气漏综合征（如气胸或纵隔气肿）以及患儿无法耐受时，不给予 HFNC。

7）无创正压通气（non-invasive positive pressure ventilation，NPPV）[3]：儿童 NPPV 模式主要包括持续气道正压通气（continuous positive airway pressure，CPAP）和双水平气道内正压通气（bi-level positive airway pressure，BiPAP）。

8）CPAP：设备简单，操作容易，是患儿在自主呼吸条件下，经鼻塞、鼻罩或面罩等方式提供一定的压力水平，使吸气、呼气相均保持气道正压的通气方式。新生儿和小婴儿常用经鼻 CPAP，面罩和鼻罩更适合年长儿童。CPAP 对患儿损伤小，舒适度好，效果明显优于普通给氧。早期应用 CPAP 有助于降低气管插管率，减少医源性感染、气胸等合并症；CPAP 还可作为撤离呼吸机时向自主呼吸过渡的序贯治疗手段，缩短气管插管时间，减少镇静剂，花费较少，适合在基层医院推广。

基本原理和主要作用：当肺实变、肺不张、肺泡内液体聚集时，肺泡不能进行有效气体交换，形成肺内分流。CPAP 可因持续气流产生气道正压，使萎陷肺泡保持开放，增加功能残气量，其增加量可达正常值的 1/3～2/3，使降低的 V/Q 比值增加，减少肺内分流改善换气，提高 PaO_2；可克服气道阻力，增加潮气量，减少呼吸功，在一定条件下改善通气，降低 $PaCO_2$；减轻肺泡毛细血管淤血及渗出，保持气道通畅；稳定胸廓框架结构，减少胸腹不协调的呼吸运动，改善膈肌功能，刺激肺牵张感受器，防止呼吸道、胸廓塌陷及气道阻塞。

CPAP 通过改善换气提高 PaO_2，故无需吸入过高浓度的氧。使用 CPAP 时，PaO_2 的升高与 CPAP 的压力值非直线关系，主要与肺泡开放压有关；当 CPAP 压力增加到一定程度，大量肺泡开放，PaO_2 可明显升高。CPAP 对 $PaCO_2$ 的影响与肺部病变性质和压力大小有关，部分气道梗阻患儿因 CPAP 使气道扩张，$PaCO_2$ 可下降；但气道梗阻严重或 CPAP 压力过高时，可影响呼气，$PaCO_2$ 升高。

适应证：CPAP 常用于毛细支气管炎、肺炎、阻塞性睡眠呼吸暂停、轻度 ARDS、气管支气管软化、肺水肿、有创通气辅助撤机等。临床上出现以下情况时可使用 CPAP：轻中度呼吸困难，即存在呼吸急促、发绀、三凹征和/或鼻翼扇动等呼吸做功增加表现；pH 值<7.35，$PaCO_2$>45mmHg；鼻导管吸氧下氧流量>4L/min，PaO_2≤60mmHg 或经皮氧饱和度<94%；PF 比值<250mmHg。

禁忌证：心跳和/或呼吸停止；自主呼吸微弱或频繁呼吸暂停；气道分泌物多，咳嗽不利，气道保护能力差，误吸危险性高；频繁呕吐；失代偿性休克；先天性膈疝；鼻咽腔永久性解剖异常；颈面部创伤、烧烫伤、肿瘤、畸形；近期面部、颈部、口腔、咽腔、食管及胃部手术后。

设备和使用方法：CPAP 包括提供气流的通气装置和与患儿的连接方式-连接界面。除了最简单的气泡式 CPAP（bubble CPAP），还有专门为儿童设计的 CPAP 装置。

CPAP 使用方法简单，但需选择适宜患儿，以免贻误病情。应用前将管道连接妥当，清除患儿鼻腔分泌物，正确放置鼻塞、鼻罩或面罩，开启适合其年龄的流量。初始压力 4～6cmH_2O，根据肺部氧合情况调节氧浓度；根据需要，压力每次上调 1～2cmH_2O，一般不超过 10cmH_2O，原则上用保持 PaO_2≥60mmHg 的最低压力。初始氧浓度可较高，然后以 0.05 的幅度逐渐下调。如使用 Bubble System 装置，应给予足够大的流量以保持水封瓶内有持续气泡冒出。理论上 CPAP 气流量为每分钟通气量的 4 倍，由于存在漏气可能，常需更大的流量；婴儿为 6～12L/min，儿童 10～20L/min。使用鼻塞连接时，尽量减少患儿哭闹以免漏气。

不良影响与并发症：正确应用 CPAP 多无明显并发症，其不良影响主要与持续气道正压有关，压力过高可致气胸等气压伤，但经鼻 CPAP 由于口腔经常开放，故气压伤较少。常见不良反应包括鼻面部皮肤损伤、漏气、腹胀、CO_2 潴留、误吸等，另外压力过高时可能影响心血管功能。CPAP 治疗失败多因患儿病情过重、气道分泌物过多且黏稠、呼吸肌极度疲劳无法维持自主呼吸、存在特殊基础病如气道严重狭窄或患儿不耐受所致。

9）BiPAP[4]：与维持单一恒定压力的 CPAP 不同，BiPAP 在呼吸周期内提供周期性压力变化。BiPAP 通过提供额外压力支持，促使萎陷肺泡开放，增加潮气量，减少呼吸做功，改善通气，降低氧耗，适用于气道阻力明显升高或肺顺应性降低的患儿。但是实现上述功效的前提是保证良好的人机同步性和耐受性，较 CPAP 更需要患儿合作，因此除了调整适宜参数外，需要适当镇痛镇静。有研究认为如 BiPAP 所需压力>11.5cmH_2O，FiO_2>0.6；使用 1～2 小时后 pH 值<7.25；SPO_2/FiO_2<193，提示治疗可能失败。故 BiPAP 使用 1～2 小时后应复查血气了解治疗效果，必要时及早有创通气。

（3）氧中毒：长期氧疗的患儿要警惕氧中毒（oxygen poisoning）。新生儿尤其早产儿对高浓度氧很敏感，

吸入 $FiO_2>60\%$ 超过 24 小时，肺内即有渗出、充血、水肿等改变。随时间进一步延长，正压通气患儿肺部含气量逐渐减少，可出现增生性改变，严重者表现为广泛间质性纤维化和肺组织破坏，即所谓“支气管肺发育不良(bronchopulmonary dysplasia，BPD)”。肺部损害直接受吸入氧浓度影响。新生儿，特别是早产儿长时间吸入高浓度氧使得 PaO_2 高于正常，可影响视网膜血管，导致早产儿视网膜病，严重时可致盲。小婴儿应用 CPAP 时，氧浓度尽量不超过60%，应用过高的吸入氧浓度不应超过 24 小时。

4. 营养支持 呼吸衰竭患儿常存在能量和/或蛋白质供应充分性不足，而提高营养摄取充分性可显著降低死亡率。同时，由于患儿发热、呼吸功增加，机体容易出现低蛋白血症，而致免疫力低下，感染难于控制，呼吸机易于疲劳等。故营养支持是否充分对呼吸衰竭患儿的病程及预后很重要。合理的营养成分可减轻机体排出 CO_2 的呼吸负担。

5. 药物治疗

(1) 纠正酸碱失衡：呼吸衰竭时的酸中毒以呼吸性酸中毒为主，主要依赖于通气功能的改善。重症患儿常存在混合性酸中毒，当出现混合性酸中毒或代谢性酸中毒，血气 pH 值<7.20 时，可在保证通气的情况下酌情予以碱性液。常用5%碳酸氢钠溶液，每次 2~5ml/kg，稀释为 1.4%等渗溶液静脉滴注，根据血气情况决定下一步是否继续使用。强调纠酸时注意保证足够的通气，否则输入碳酸氢钠将使 $PaCO_2$ 更高。使用碱性液纠正代谢性酸中毒时，计算碱性液的公式如下：

所需碱性液(mmol)= 0.3×BE(mmol)×体重(kg)

5%碳酸氢钠溶液 1.68ml=1mmol

初始一般用总量的 1/2，根据血气结果随时调整，以免矫枉过正。

(2) 其他药物：如适当镇痛镇静，颅高压时应使用降颅压脱水药，有循环灌注不良时酌情使用血管活性药，有心功能不全时使用强心药物等。

6. 有创呼吸支持 给予无创呼吸支持后氧合和/或通气不能保证，或无法维持气道的患儿需使用有创呼吸支持。具体见急性呼吸窘迫综合征章节。

7. 体外膜氧合 部分危重患儿可能需要体外膜氧合支持，但其适应证、疗效等尚需进一步验证，具体见急性呼吸窘迫章节。

(王荃 钱素云)

参考文献

[1] FRIEDMAN ML, NITU ME. Acute Respiratory Failure in Children. Pediatr Ann, 2018, 47(7): e268-273.

[2] NIEVES A, COZZO A, KOSOFF Z, et al. 3D airway model to assess airway dead space. Arch Dis Child Fetal Neonatal Ed, 2019, 104: F321.

[3] 中华医学会儿科学分会急救学组，中华医学会急诊医学分会儿科学组，中国医师协会儿童重症医师分会. 儿童无创持续气道正压通气临床应用专家共识. 中华儿科杂志, 2016, 54(9): 649-652.

[4] 曾健生，钱素云. 促进儿童无创正压通气的临床应用. 中华儿科杂志, 2017, 55(5): 321-323.

第 7 节 儿童急性呼吸窘迫综合征

儿童急性呼吸窘迫综合征(pediatric acute respiratory distress syndrome，PARDS)是指儿童在严重感染、休克、创伤及烧伤等非心源性疾病过程中，肺毛细血管内皮细胞和肺泡上皮细胞损伤造成弥漫性肺间质和肺泡水肿，导致的急性低氧性呼吸功能不全或衰竭。

【急性呼吸窘迫综合征概念变迁】 1967 年，Ashbaugh 等根据 12 例危重患者在原发病治疗过程中出现的临床表现、病理结果和治疗反应，首先提出了“成人呼吸窘迫综合征”概念。为准确诊断该综合征，许多学者分别制订了不同的诊断标准。由于不同国家和地区所用诊断标准不一致，导致不同研究所得出的发病率和治疗效果等差异很大，并且缺乏可比性。1994 年，美欧联席会议(American European Consensus Conference，AECC)认为该综合征不仅发生在成人，儿童亦可发生，因此用“成人呼吸窘迫综合征”这一名称并不适合，并根据其急性起病特点，将其命名为急性呼吸窘迫综合征(acute respiratory distress syndrome，ARDS)。同时认为急性肺损伤(acute lung injury，ALI)和 ARDS 是一种病的两个发展阶段，早期表现为 ALI，而 ARDS 为最严重阶段。经讨论后提出一个新的 ALI/ARDS 诊断标准(AECC 标准)。AECC 标准得到广泛接受，不但为 ARDS 流行病学调查提供了统一标准，使多中心协作研究得以实行，也利于不同临床研究结果进行比较。

尽管AECC标准被广泛应用，但该标准仍有一些缺点，使用过程中也存在一些争议。根据其诊断的ARDS之间存在较大的不一致性，这对一些研究结果产生不利影响。2012年由欧洲危重病学会联合美国胸科学会和美国危重病学会，对AECC标准修订并制定出ARDS柏林标准（Berlin标准）。Berlin标准界定了高危因素致ARDS的"发病时间"为1周；取消ALI术语，而根据肺部氧合障碍程度将ARDS分为轻度、中度和重度；要求评估肺部氧合障碍程度时呼气末正压应≥5cmH_2O；剔除肺动脉楔压对心功能不全的诊断，强调ARDS可以与心源性肺水肿并存，引入其他客观指标（如超声心动图）排查高静水压性肺水肿。

虽然成人ARDS和PARDS在发病机制和病理生理方面有类似之处，但成人ARDS诊断标准未考虑儿童特殊性，用于儿科存在一系列不足。首先，成人ARDS诊断标准中需要用动脉血氧分压（partial pressure of oxygen in artery，PaO_2），但儿科动脉血气采集有时较困难，并且由于脉搏血氧仪使用增加，脉搏氧饱和度（saturation of pulse oxygen，SpO_2）容易获得，因此动脉血气测定在儿科正逐渐减少。由于有时未能测定动脉血氧分压，这可能导致漏诊PARDS，低估其发病率。其次，成人ARDS诊断标准使用PaO_2/吸入氧浓度（PaO_2/fraction of inspired oxygen，PaO_2/FiO_2，PF比值）评价肺部氧合，除需测定PaO_2外，PF比值受多个机械通气参数影响。并且儿童重症监护病房（pediatric intensive care unit，PICU）中呼吸机参数设置的可变性比成人ICU中大，因此PF比值并不能很好地评估儿童肺部氧合状况。另外，成人ARDS诊断标准中未考虑PARDS特有的危险因素、病因和合并症等。

基于以上原因，2012年儿科急性肺损伤委员会（pediatric acute lung injury consensus conference，PALICC）联合多个国家的重症医学会，针对PARDS的危险因素、病因及病理生理等特点制定PARDS诊断标准（PALICC标准）并于2015年发布（表44-12）[1]。PALICC标准除强调应排除围产期相关肺损伤外，并未设定年龄界限，包括从新生儿到青春期所有年龄阶段的儿童；简化了影像标准，不要求胸部X射线出现双肺浸润性病变；在不能获得PaO_2时使用基于SpO_2的参数定义PARDS，如氧饱和度指数（oxygen saturation index，OSI）和SpO_2/FiO_2（SF比值）；对有创通气患儿使用氧合指数（oxygenation index，OI）或OSI评估病情轻重并进行分度；为无创通气患儿设定特殊标准如PF比值或SF比值；并为慢性肺疾病和青紫型心脏病患儿特别设置PARDS标准。

表44-12　儿童急性呼吸窘迫综合征诊断标准

项目	标　准			
年龄	排除围产期相关肺疾病			
时间	7天内明确的临床损害过程			
水肿原因	不能完全用心功能衰竭或液量超载来解释的呼吸衰竭			
胸部影像	胸部影像显示肺部有新浸润的急性实质性病变			
肺部氧合	无创机械通气	有创机械通气		
	儿童呼吸窘迫综合征（无危重程度分级）	轻度	中度	重度
	面罩双水平正压通气或持续气道正压≥5cmH_2O PF比值≤300 SF比值≤264	4≤OI<8 5≤OSI<7.5	8≤OI<16 7.5≤OSI<12.3	OI≥16 OSI≥12.3
特殊人群*				
青紫型心脏病	符合上述年龄、时间、水肿原因和胸部影像标准，出现不能用原有心脏疾病解释的肺部氧合急剧恶化			
慢性肺疾病	符合上述年龄、时间、水肿原因标准，胸部影像出现新的浸润病灶，肺部氧合从基础状态急剧恶化并符合上述标准			
左心功能不全	符合上述年龄、时间、水肿原因标准，胸部影像出现新的浸润病灶，肺部氧合急剧恶化符合上述标准并不能用左心功能不全解释			

注：PF比值：PaO_2/FiO_2；SF比值：SpO_2/FiO_2；OSI=[FiO_2×平均气道压×100]/SpO_2）；OI=[FiO_2×平均气道压×100]/PaO_2。

*：基于OI或OSI的PARDS分度标准不适用于接受机械通气慢性肺疾病或有青紫型先天性心脏病的患儿。

【流行病学】 2015年PARDS诊断标准发布前，PARDS的发生率及病死率使用成人ARDS标准。1994—2014年之间一项关于37个PARDS发病率和病死率的研究发现，PARDS人群发病率为3.5/10万，PICU内发病率为2.3%，总病死率为33.7%，PICU病死率为26%。呈发病率较低而病死率较高状态，病死率与研究所在地域明显相关，亚洲国家PARDS病死率51.0%明显高于西方国家的病死率27.3%。Wong等使用随机效应模型方法荟萃分析了1960—2015年间关于PARDS的8个前瞻性对照研究和21个观察性研究资料，结果显示PARDS总病死率为24%，且病死率呈逐年下降趋势；2000年前为40%，2001—2009年为35%，2010年后为18%。我国缺乏小儿PARDS以人群为基数的流行病学研究。我国PICU内PARDS的发病率为1.42%，病死率为62.9%，其中重症肺炎所致PARDS病死率为64.2%，脓毒症所致PARDS病死率为77.3%。

2015年PALICC标准发布后，至今没有关于PARDS的人群发病资料，多为PICU内PARDS的发病资料。由27个国家145个PICU所进行的调查研究显示，PICU内PARDS发病率为3.2%，病死率为17%。轻、中、重度PARDS病死率分别为12.4%、10.3%和32.7%。死亡原因中顽固性低氧34%，多器官功能衰竭43%，脑死亡和神经系统损害28%，难治性休克18%[2]。使用PALICC标准导致PICU内PARDS发病率较之前稍有增高，但病死率同样具有地域性，中等收入国家PARDS病死率31%比高收入国家的病死率15%更高。国家经济水平与PARDS病死率相关，可能与当地保健系统、可利用资源、就医时间及其他一些因素有关。

【病因】 多种原因均可导致PARDS，根据肺损伤机制将PARDS病因分为直接肺损伤因素和间接肺损伤因素（表44-13）。前者直接损伤肺部，所导致的ARDS称为肺源性PARDS；后者指肺外疾病或损伤通过激活全身炎症反应产生肺损伤，所导致的PARDS称为肺外源性PARDS。肺部感染是肺源性PARDS最常见原因，如肺炎球菌、流感病毒和新型冠状病毒等，而脓毒症是肺外源性PARDS的主要原因。

【发病机制】 PARDS发病机制尚未完全阐明。尽管有些致病因素可对肺泡膜造成直接损伤，但PARDS本质是多种炎症细胞及其释放的炎症介质和细胞因子间接介导的肺脏炎症反应。PARDS是系统性炎症反应的肺部表现，是机体自身失控的炎症瀑布反应结果。

炎症细胞和炎症介质在PARDS发生发展中起关键作用。多种炎症细胞如中性粒细胞、巨噬细胞和血管内皮细胞均参与炎症反应过程。炎症细胞产生多种炎性介质和细胞因子，最重要的是肿瘤坏死因子-α、白介素-1和白介素-6，导致大量中性粒细胞在肺内聚集、激活，并通过“呼吸爆发”释放氧自由基、蛋白酶和炎性介质，引起靶细胞损害，表现为肺毛细血管内皮细胞和肺泡上皮细胞损伤，肺微血管通透性增高和微血栓形成。大量富含蛋白质和纤维蛋白的液体渗出至肺间质和肺泡，导致非心源性肺水肿和透明膜形成。随着巨噬细胞和成纤维细胞等在肺泡间隔持续积累，使细胞外基质纤维连接蛋白及胶原纤维过度沉积，最终导致肺间质和肺泡内纤维化。

表44-13 急性呼吸窘迫综合征病因

直接因素	间接因素
肺炎（细菌、病毒、支原体、真菌等）	脓毒症及感染性休克
误吸	严重非肺部创伤
溺水	心肺分流术后
吸入性损伤（烟雾、氧气）	大量输血
肺部创伤、肺挫伤	药物过量
肺血管炎	药物副作用
肺脂肪栓塞	急性重型胰腺炎
机械通气	大面积烧伤
	弥散性血管内凝血

PARDS病理生理特征是肺泡-毛细血管膜通透性增高，形成间质及肺泡水肿，肺表面活性物质减少，导致小气道陷闭和肺泡萎陷不张，进而导致肺容积减小、功能残气量降低、肺顺应性降低、通气血流比例失调，引起肺部氧合障碍，出现顽固性低氧血症和呼吸窘迫。由于呼吸代偿，$PaCO_2$最初可以正常或降低，严重患儿由于呼吸肌疲劳导致肺通气量减少，发生高碳酸血症。

【临床表现】 PARDS早期临床表现与其病因有关。由于PARDS病因复杂，有时临床表现隐匿或不典型，必须提高警惕。

1. 呼吸窘迫 呼吸频率增快及呼吸窘迫是PARDS的主要表现之一。通常在PARDS起病1~2天内出现呼吸增快，鼻翼扇动，并逐渐进行性加重，出现呼吸困难，呼吸做功增加。严重时表现为点头呼吸，不能平卧。吸气时锁骨上窝及胸骨上窝凹陷。

2. 缺氧表现 由于缺氧逐渐加重，患儿可表现烦躁不安、焦虑、拒奶、心率增快、唇及指甲发绀。缺氧症状用鼻导管或面罩吸氧的常规氧疗方法无法缓解。

3. 其他症状 合并肺部感染时可出现咳嗽、咳痰、发热和畏寒等。

4. 体格检查 部分患儿两肺可闻及干湿性啰音、

哮鸣音。肺部实变时呼吸音减低。

【辅助检查】 尽早诊断和快速明确病因对治疗非常重要。由于PARDS肺部症状体征缺乏特异性，因此系统而合理的辅助检查对明确诊断及鉴别诊断非常必要。但注意诊断检查不应延误治疗。

1. 胸部X射线 PARDS不同时期X射线表现如下：病程早期胸部X射线正常或仅见两肺纹理增多、模糊，可伴有小斑片影；继而出现两肺透光度减低呈磨玻璃样改变，显示弥漫性肺间质水肿；随着病变继续进展，两肺出现大片密度不均匀的融合病灶，其中可见支气管充气征，肺间质水肿也加重，甚至呈白肺。恢复期上述阴影逐渐消失，部分患儿出现肺纤维化改变。

2. 胸部CT 与胸片相比，CT扫描能更准确地反映病变肺区域大小，对早期诊断有帮助。在病变早期胸片改变不明显时，胸部CT可见肺间质有渗出阴影。典型PARDS肺部CT表现为肺内病变不均一，呈现重力依赖现象，上部肺组织正常及相对正常，中部呈磨玻璃样改变，下垂部位呈实变影。但注意CT影像不是病理检查，需要结合临床情况进行解释。

3. 血气分析 是评估肺部通气换气功能的重要方法。PARDS早期多为不同程度的低氧血症和呼吸性碱中毒，肺泡-动脉氧分压差升高。随着病情加重，PaO_2/FiO_2进行性下降。由于PARDS晚期无效腔通气增加，出现CO_2潴留，表现为呼吸性酸中毒。

4. 超声检查 超声心动图可除外心源性肺水肿。肺部超声对判断肺部水肿和实变有帮助，尤其是在不能行肺部高分辨率CT检查时。

【诊断】 PARDS早期诊断并及时干预对改善预后非常重要。由于PARDS早期症状不典型，易忽略，因此对一些存在危险因素的患儿应严密监测呼吸情况；对有呼吸困难的患儿及时行肺部影像学检查，以了解肺部病变情况；通过监测经皮氧饱和度和行血气分析评估肺部氧合情况；结合超声心动图或液体平衡情况排除心功能衰竭或液量超载所致的呼吸衰竭，参照PARDS诊断标准尽早明确诊断（见表44-12）。

PARDS诊断标准中不但使用PF比值和OI评估肺部氧合，对未能测定动脉血氧分压的患儿，还使用SF比值和OSI来评价儿童肺部氧合。但临床使用时应注意，如果测定了PaO_2就使用PF比值或OI。如果未测定PaO_2，应逐渐降低FiO_2使$88\% \leqslant SpO_2 \leqslant 97\%$，计算SF或OSI。诊断标准中根据患儿通气方式采取不同方法来评估肺部氧合。无创通气患儿用PF或SF评估肺部氧合，但不进行病情程度分级；有创通气患儿，不但需用OI或OSI评估肺部氧合程度，还可根据数值大小进行病情程度分级。

一些慢性心肺疾病如慢性肺疾病、青紫型心脏病和左心功能不全，由于基础状态时就存在相当程度的低氧血症，因此用肺部氧合指标难以确切评估肺部实际病变程度，这类患儿的PARDS诊断存在一定困难。PARDS诊断标准中特别列出该类患儿的诊断情况，强调只要符合PARDS发病年龄、时间、肺水肿原因，胸部影像出现新的浸润病灶，出现不能用原有心肺疾病解释的肺部氧合急剧恶化，就可以诊断PARDS。

由于疾病变化是一连续动态过程，临床存在急性肺部病变患儿应严密监测病情变化，对存在表44-14所示PARDS风险指征的患儿需特别关注，因其发展成PARDS可能性很大[1]，这为PARDS的及早诊断提供了线索。

表44-14　儿童急性呼吸窘迫综合征的风险指征

年龄	排除围产期相关肺疾病		
时间	7天内明确的临床损害		
水肿原因	不能完全用心功能不全或液量超载来解释的呼吸衰竭		
胸部影像	胸部影像显示肺部有新浸润的急性实质性病变		
肺部氧合	无创机械通气		有创机械通气
	经鼻CPAP或BiPAP	经面罩、鼻导管吸氧	
	需要$FiO_2 \geqslant 40\%$才能维持$SpO_2 \geqslant 88\%\sim97\%$	至少需要以下氧流量才能维持$SpO_2 \geqslant 88\%\sim97\%$： <1岁：2L/min 1~5岁：4L/min 5~10岁：6L/min >10岁：8L/min	需要给氧才能维持$SpO_2 \geqslant 88\%$但OI<4或OSI<5

【鉴别诊断】 PARDS 诊断标准是非特异性的,需与多种疾病相鉴别。

1. 心源性肺水肿 PARDS 与心源性肺水肿的临床表现有很多相似之处,但临床治疗措施相差甚远,其鉴别诊断见表 44-15。超声心动图对鉴别有帮助。部分 PARDS 患儿本身就可合并心功能不全,应结合病史和症状、体征综合分析。

2. 弥漫性肺泡出血 是一种严重的造血干细胞移植并发症,常发生在造血干细胞移植早期,也可以发生在晚期。其发病机制不甚清楚,可能与急性移植物抗宿主病及免疫重建相关。常见症状为咯血,伴不同程度的呼吸困难,咯血量可有很大差异,但发生广泛肺内出血。胸部影像见弥漫性、两肺或单侧肺、肺泡充填性、融合性实变阴影。通过支气管肺泡灌洗可确诊。应用大剂量激素冲击治疗有一定疗效。

表 44-15 儿童急性呼吸窘迫综合征与心源性肺水肿的鉴别

项目	儿童急性呼吸窘迫综合征	心源性肺水肿
发病机制	肺实质细胞损伤、肺毛细血管通透性增加	肺毛细血管静水压增加
起病	较缓	急
病史	感染、创伤、休克、误吸等	心血管疾病
痰的性质	非泡沫状稀血样痰	粉红色泡沫痰
体位	能平躺	端坐呼吸
胸部听诊	早期可无啰音,后期湿啰音广泛分布,不局限于下肺	湿啰音主要分布于双肺下部
X 射线检查		
心脏大小	正常	常增大
血流分布	正常或对称分布	逆向分布
叶间裂	少见	多见
支气管血管袖	少见	多见
胸膜渗出	少见	多见
支气管像	多见	少见
水肿液分布	斑片状,周边区多见	肺门周围多见
治疗反应		
强心利尿	无效	有效
提高吸入氧浓度	难以纠正低氧血症	低氧血症可改善

3. 肿瘤肺部转移浸润 如淋巴瘤肺浸润、癌性淋巴管炎和肿瘤肺部转移等。

【治疗】 对于 PARDS 尚无特效治疗方法,目前主要根据其病理生理改变和临床表现,在 ICU 内采取综合性治疗措施,主要包括积极治疗原发病、呼吸和循环功能支持、防治并发症。

1. 病因治疗 控制原发病,遏止其诱导的失控炎症反应,是治疗 PARDS 的重要措施。

2. 呼吸支持 呼吸支持是治疗 PARDS 的重要方法,可以改善通气氧合,但也可以加重甚至诱发肺损伤。

(1) 氧疗:氧疗的目的是改善低氧血症。PARDS 患儿常有严重低氧血症,常规氧疗方式如鼻导管、面罩吸氧难以奏效,需要机械通气以提高氧疗效果。

(2) 无创正压通气:关于应用无创通气治疗 PARDS 的研究资料很少,对使用指征及时机也存在很多争议。研究显示 NPPV 可改善肺部氧合、增加潮气量、降低神经肌肉驱动力和呼吸做功,缓解呼吸窘迫,并且可降低有创通气并发症如呼吸机相关性肺炎的发生率;但 PARDS 是 NPPV 治疗失败的独立影响因素。PLACC 指南推荐 NPPV 用于轻度 PARDS 治疗,尤其是有免疫缺陷易发生呼吸机相关肺炎的患儿。不推荐用于中重度 PARDS。最新版儿童感染性休克国际指南也建议对无明确气管插管指征和初期液体复苏有效的脓毒性相关 PARDS 可试用 NPPV。

（3）有创机械通气：PARDS 机械通气指征尚无统一标准，但经吸高浓度氧不能改善低氧血症时，应尽早进行机械通气。轻度 PARDS 可试用 NPPV，无效或病情加重时及时气管插管行有创机械通气。由于 PARDS 的肺部病变为非均一性，部分肺泡病变严重，出现水肿和不张，顺应性下降，不能参与气体交换，只有肺泡病变较轻或无明显病变的肺泡才可以进行气体交换，有效肺容积明显下降，因而 PARDS 患儿的肺被称为"婴儿肺"（baby lung），实际上是"小肺"（small lung）。进行机械通气时既要充分利用，但又要很好地保护尚能气体交换的肺组织。当采用传统的大潮气量通气时，气体容易进入顺应性较好、位于非重力依赖区的肺泡，使这些肺泡过度扩张，从而加重肺损伤；而萎陷的肺泡在通气过程中仍处于萎陷状态，在局部扩张肺泡和萎陷肺泡之间产生剪切力，也可引起肺损伤。因此 PARDS 机械通气时既要使萎陷的肺泡复张并维持开放，以增加肺容积，改善氧合；又要限制肺泡过度扩张和反复关闭所造成的损伤。这就是目前所主张采用的肺保护性通气策略，主要包括小潮气量以限制平台压、肺复张和合适水平的呼气末正压（positive end-expiratory pressure，PEEP）。

1）潮气量：ARDS 网络小组通过随机对照研究发现，与传统机械通气（潮气量 12ml/kg）相比，小潮气量（6ml/kg）通气可降低成人 ARDS 病死率。正常人生理潮气量为 6～8ml/kg，因此控制通气时潮气量应在生理性潮气量范围之内即 5～8ml/kg。潮气量大小不仅与患儿体重有关，而且与患儿尚存留多少可使用的肺容量有关。因此潮气量应根据患儿肺部病理生理变化及呼吸系统顺应性调节。应用小潮气量有利于限制吸气平台压，减少压力伤。为避免呼吸机相关肺损伤，吸气平台压应限制在 28cmH_2O，如同时伴有胸廓顺应性降低，吸气平台压可限制在 29～32cmH_2O。PALICC 指南推荐 PARDS 时潮气量应在 5～8ml/kg 的生理范围，对顺应性明显差的患儿可低于生理范围即 3～6ml/kg，但推荐证据等级弱。PEMVECC 指南亦推荐生理潮气量，避免潮气量>10ml/kg。注意计算潮气量时应使用理想体重[3,4]。

为保证小潮气量和限制吸气平台压，允许一定程度的 CO_2 潴留和呼吸性酸中毒，即允许性高碳酸血症。虽然 $PaCO_2$ 的合理范围不清楚，但只要 pH 值>7.20 对人体影响不明显。如果 CO_2 潴留是逐渐发生的，机体可通过肾脏保留碳酸氢盐来部分代偿，pH 值降低不明显，患儿能很好地耐受。由于高 $PaCO_2$ 对心肌收缩力有直接抑制作用和脑血管扩张作用，因此，允许性高碳酸血症策略禁用于心功能严重受损、血流动力学不稳定、颅内高压和严重肺动脉高压患儿。

2）呼气末正压：PEEP 可防止呼气末肺泡塌陷，恢复呼气末肺容量，改善氧合。PEEP 过低，肺泡在呼气相塌陷闭合，而在吸气相又张开，这种因肺泡闭合张开所产生的剪切力极易导致肺损伤；PEEP 过高使部分正常通气的肺组织过度膨胀，并且 PEEP 增加胸膜腔内压，减少回心血量，对血流动力学有影响。但目前没有确定最佳 PPEP 值的合适方法。ARDS 协作组研究所用 PEEP-FiO_2 对照表为临床 PEEP 设置提供参考。儿科临床常使用相对较低的 PEEP 和较高的 FiO_2。PEEP 设置应遵循个体化原则，综合考虑患儿呼吸力学、肺部氧合及血流动力学等情况。对于重度 PARDS 常需设置 10～15cmH_2O 的 PEEP，有时需要高于 15cmH_2O 的 PEEP。

3）肺复张：使用小潮气量通气限制吸气平台压不利于 PARDS 萎陷肺泡的复张，甚至会出现进行性肺泡萎陷，导致肺不张；而 PEEP 维持肺泡开放的功能依赖于吸气期肺泡膨胀的程度。吸气期肺泡膨胀越充分，PEEP 维持肺泡张开的可能性越高。肺复张是在可接受的气道峰压范围内，间歇性给予高的复张压，使萎陷的肺泡重新打开，并用较高 PEEP 维持其持续开放状态，达到提高氧合目的。

对于采用何种肺复张方法更好一直存在争论。临床应用比较成熟的是控制性肺膨胀法（sustained inflation，SI）和缓慢 PEEP 递增法。SI 是将气道压升至 30～40cmH_2O 并持续 30～40 秒，使萎陷肺泡迅速复张，增加肺容量，改善氧合及肺顺应性。成人研究显示 SI 效果与肺部病变类型和肺顺应性有关，对肺部病变主要表现为肺泡萎陷和肺泡炎性水肿的患儿效果较好。由于很难预计每个患儿对肺复张的反应，并且缺乏儿科相关研究资料，目前不推荐 SI 用于儿童 PARDS。研究显示通过 PEEP 逐步递增法进行肺复张，对改善儿童 PARDS 肺部氧合有效并且安全。PEEP 逐步递增法的实施是将通气模式调整为压力控制通气，设定气道压上限，一般为 35～40cmH_2O，然后将 PEEP 每 2 分钟递增 5cmH_2O，直至 PEEP 达 25cmH_2O，随后每 2 分钟递减 5cmH_2O，直至复张前水平。因为增加 PEEP 时，气道峰压也随之增加，当超过气道压上限时应降低有效通气压。

施行肺复张的主要并发症为血流动力学波动和气压伤等。因此对血流动力学不稳定的患儿实施肺复张时应格外谨慎，应首先保证血容量充足。实施过程中出现血压下降、经皮氧饱和度降低和心律失常时，应及时停止肺复张。

（4）高频振荡通气：高频振荡通气（high-frequency oscillatory ventilation，HFOV）用于临床已有30余年历史，但对其ARDS疗效存在很大争议。HFOV时采用肺复张策略使萎陷的肺泡重新张开，用合适的平均气道压保持肺泡张开，使振荡通气在最佳肺容量状态下进行。由于产生潮气量较小，肺内压力变化小，减少肺泡因闭合张开产生的剪切力。理论上，该通气方法比较符合PARDS的肺保护性通气策略，但临床研究结果很不一致。有研究显示HFOV明显改善肺部氧合，但对30天病死率、住院时间和机械通气时间无明显影响，对于OI>16的重度PARDS，HFOV明显提高存活率。Wong等研究显示HFOV组28天病死率32.2%明显高于非HFOV组病死率16.9%。虽然两组机械通气时间无明显差异，但HFOV组住ICU时间明显更长。Rowan等对儿童造血干细胞移植后发生严重PARDS并使用HFOV的数据分析后发现，早期（机械通气2天内）应用HFOV较后期应用HFOV的生存率高，机械通气7天后才使用HFOV的患儿全部死亡。提示该类患儿越早使用HFOV疗效越好，机械通气7天后再更换为HFOV尤其需谨慎。

目前对于常频通气时平台压超过28cmH$_2$O的中至重度PARDS推荐使用HFOV。由常频通气转换HFOV时，预设平均气道压一般较常频通气时高2~6cmH$_2$O，然后根据经皮氧饱和度情况，逐步调节平均气道压，维持合适的肺容量以保证肺部氧合，同时监测右心功能和血流动力学状态。振荡压力及振荡频率应根据胸壁振动幅度进行调节。

（5）俯卧位通气：PARDS患儿肺部表现为弥漫性肺间质水肿，但是肺内的病变并不是均匀一致的。以重力依赖区（在仰卧位时靠近背部的肺区）最重，通气功能极差，而在非重力依赖区（仰卧位时靠近胸部的肺区）的肺泡通气功能基本正常，介于两者之间的部分通气相对正常。基于以上病理特点，俯卧位通气改善氧合的可能机制主要为：①背侧通气改善，肺内通气重分布，通气血流灌注比值（V/Q）更加匹配；②血流及水肿的重分布；③功能残气量增加；④减少心脏的压迫。另外，俯卧位时局部膈肌运动改变及俯卧位更利于肺内分泌物的引流，可能也是改善氧合的原因之一。

尽管有很多研究显示严重低氧血症患者采用俯卧位显著改善了氧合功能，但前瞻性对照研究显示俯卧位通气并没有提高PARDS患儿存活率，也没有缩短机械通气天数和肺部恢复时间。荟萃分析也显示俯卧位通气改善低氧性呼吸衰竭患者的肺部氧合，甚至降低呼吸机相关性肺炎发生率，但对病死率无影响。进一步分析发现，俯卧位通气能降低PF比值<100mmHg的严重低氧型呼吸衰竭患儿的病死率，但对PF比值>100mmHg的低氧型呼吸衰竭患儿的病死率无影响。因此不推荐俯卧位通气常规用于所有PARDS治疗，但可用于严重低氧的重度PARDS患儿。

严重低血压、休克、室性或室上性心律失常、颜面部创伤、近期有过腹部手术、有未处理的不稳定骨折和脊柱损伤等为俯卧位通气的相对禁忌证。另外，体位改变过程中可能发生气管导管、中心静脉导管和各种引流管意外脱落，应注意预防。

（6）吸入一氧化氮：吸入一氧化氮（nitric oxide，NO）治疗PARDS的机制与NO特性及PARDS病理生理特点有关。NO吸入后，进入肺内通气良好的区域，弥散入肺循环，产生扩张气道和肺循环的作用，从而降低肺血管阻力和肺动脉压，增加该肺区血流，改善通气较好的肺泡通气-血流比例，同时减轻右心后负荷，改善右心功能。而通气较差的肺泡几乎无NO进入，因而无血流量增加，其结果是重新分配经肺部的血流量。原通气较差的肺泡的血流量被分流至通气较好的肺泡周围，整个肺部的通气-血流比例趋于合理，氧合效率提高，从而降低所需吸入氧浓度，提高动脉血氧分压，逆转低氧血症，达到治疗PARDS目的。吸入NO由肺泡弥散进入体循环后，立即与红细胞内血红蛋白结合，形成亚硝酸基血红蛋白而失活。亚硝酸基血红蛋白在有氧条件下，被氧化成高铁血红蛋白，后者最终转化为硝酸盐排出体外。因此，NO无全身血管扩张作用，是一种选择性肺血管扩张剂。

多个临床研究评价了吸入不同浓度NO对肺部氧合和肺动脉压的影响，均发现吸入NO数分钟后PaO$_2$/FiO$_2$明显升高，而肺动脉阻力和平均肺动脉压明显降低。并且有研究发现，NO浓度为1~20ppm时肺部氧合改善，而高于20ppm时肺部氧合反而下降。随后进行了多个前瞻性对照研究以观察NO吸入对PARDS预后的影响，结果均令人失望。多个荟萃分析显示NO吸入并没有降低PARDS的28天病死率和总病死率，也没有缩短机械通气时间，甚至可能增加肾衰竭发生率。目前并不推荐常规使用NO吸入治疗PARDS，但是对于伴有明确肺动脉高压或严重右心功能不全者可考虑使用。也可用于重度PARDS的抢救性治疗或作为体外膜氧合治疗的过度。一旦使用应密切评估其疗效，并密切监测其副作用。

对于NO吸入能够改善PARDS的肺部氧合，但为什么没能降低PARDS的病死率呢？原因可能是多方面的，一个基本的原因是PARDS真正死于低氧血症的很少,多器官功能不全是PARDS死亡的最常见原因。短时间改善氧合对患儿存活无明显影响,而且吸入NO改善肺部氧合的同时,也会改变肺血管阻力,而后者的意义可能更重要。吸入NO后肺部对其敏感性会增高,但多数对照研究没有使用剂量-效应曲线来修正每天最佳治疗浓度,而是使用相同浓度的NO。这可能使患儿吸入相对过高浓度的NO,从而产生一系列的副作用。

3. 液体管理 PARDS的特征性表现是肺毛细血管通透性增高所引发的肺水肿,血管外肺水增多,引起肺部氧合障碍。血管外肺水增加与预后不良直接相关。PARDS患儿的液体管理目标是必须保证液体入量以维持足够血容量、器官组织灌注和氧输送,同时减少血管外肺水和减轻肺水肿。多个临床研究发现,急性肺损伤患儿的液体正平衡导致机械通气时间延长、氧合下降、住ICU时间延长及病死率增加。液体正平衡是PARDS患儿预后的独立影响因素;通过限制性液体管理策略减少液体输入以及用呋塞米利尿,使液体呈平衡或负平衡,有助于减轻肺水肿严重程度、缩短机械通气时间和降低病死率。但是大部分PARDS患儿由全身性感染引起,在早期均存在低血容量状态,为减轻肺水肿而减少液量输入可能进一步降低血管内血容量。研究已经证实,对于此类患儿早期进行积极的液体复苏能够改善患儿的预后,而不恰当限制液体输入会恶化血流动力学指标及导致器官功能障碍,增加病死率。因此,对于存在血流动力学不稳定的PARDS患儿,早期应行积极液体复苏;当血流动力学稳定后,应评估监测患儿的液体平衡状况,实行目标指导的限制性液体策略,保持液体平衡或负平衡,防止体内液体过多。

连续性血液净化已被证实为治疗PARDS的有效措施,它可以去除血液循环中的炎性介质,实现液体负平衡,降低肺血管压,减轻肺水肿及改善氧合。但使用时机尚存在争论。有研究显示,施行CRRT时液体超载越严重,病死率越高。因此对存在液体超载的PARDS患儿可考虑尽早实施。

4. 镇痛镇静及肌松 为使PARDS患儿更好地耐受机械通气治疗,降低呼吸功,减少氧消耗,应使用适当的镇痛镇静治疗。适宜镇痛镇静可减少患儿的痛苦和躁动,有利于改善人机同步性,改善氧合,减少氧耗,减轻应激反应,减少呼吸机相关性肺损伤发生,从而改善患儿预后。

应根据患儿病情制订个体化治疗方案,使用镇痛镇静过程中,应间断停药施行每日唤醒计划。有研究显示,与持续镇静相比,施行每日唤醒计划可缩短机械通气时间、住ICU时间和总住院时间,减少镇静剂使用总剂量和降低治疗费用。当生理指标逐渐稳定时,应定期将镇痛镇静剂减量,唤醒患儿评估其自主呼吸能力。

有些PARDS患儿即使在深度镇静时仍然存在明显的人机不同步,使用肌松剂可提高人机同步性,降低呼吸肌氧耗,减少呼吸机相关性肺损伤。但应注意,使用肌松剂后有可能延长机械通气时间,导致肺泡萎陷和增加呼吸机相关肺炎的发生。使用肌松剂时应监测肌松水平以调整用药剂量,并施行每日停用一段时间,以评估患儿镇痛镇静深度和运动情况。

5. 糖皮质激素 ARDS发生发展与炎症反应失调明显相关,而糖皮质激素具有抗炎、抗纤维化、提高机体应激能力等作用。PARDS治疗中激素应用由来已久,但对其应用时机、剂量、疗程及效果一直存在争议。大剂量糖皮质激素不能起到预防PARDS发生和发展的作用,反而增加感染的并发症。成人研究显示小剂量糖皮质激素治疗早期PARDS可改善氧合、缩短机械通气时间并降低病死率,提示早期使用小剂量糖皮质激素对PARDS患儿可能有利,但仍需要随机对照研究进一步证实。一项观察性研究显示使用激素24小时以上增加PICU获得性感染和延长机械通气时间,但与病死率关系不明显。由于目前仍缺少足够数据资料支持PARDS治疗使用激素,PALICC指南强烈建议对PARDS不使用激素,但应进一步研究哪些患儿可以从激素治疗中获益,同时确定何种激素及何种剂量有效[2]。

6. 肺表面活性物质 PARDS发病过程中内源性肺表面活性物质(pulmonary surfactant,PS)系统发生变化,包括合成不足、组分改变及活性降低。PS含量降低和组分改变是导致难以纠正的低氧血症的重要原因之一。外源性表面活性剂替代治疗对新生儿呼吸窘迫综合征有效已经得到肯定,人们尝试着将PS应用于儿童和成人ARDS患者。

多个临床观察研究显示PS可迅速改善PARDS的肺部氧合,改善肺功能,缩短机械通气时间和住ICU时间。但随后多个前瞻性随机对照研究结果非常不一致,有的显示PS可改善肺部氧合,降低病死率,但并不能缩短机械通气时间;有的显示PS可改善肺部氧合,但并不能降低病死率;有的显示PS并不能改善肺部氧合,更不能降低病死率。外源性PS的治疗效果不同可能与研究对象的肺损伤程度、治疗时机、使用PS种类、给药剂量、给药方式及PS是否均匀分布于肺内等因素有关。鉴于研究结果的不一致,目前不推荐将PS作为PARDS的常规治疗方法。有必要对PS的适应证、给药剂量和给药方法等问题进行进一步研究。

7. 体外膜氧合 体外膜氧合(extracorporeal membrane oxygenation,ECMO)也称为体外生命支持(extracorporeal life support,ECLS),是将静脉血从体内引流到体外,经膜式氧合器(膜肺)氧合后再用驱动泵将血液灌入体内,进行长时间心肺支持的技术。

ECMO适用于治疗肺部病变可逆的重度PARDS或者是准备行肺移植的患儿,一般在常规保护性通气策略不能维持有效气体交换时即可考虑使用。目前对PARDS施行ECMO没有推荐绝对指征。机械通气参数较高且肺部氧合没有改善时可考虑ECMO治疗。尽量在机械通气后7天内实行。合并不可控制的出血或禁用抗凝剂的活动性出血、慢性病终末期和中枢神经系统严重损伤的患儿不适合施行ECMO。

应根据患儿心功能状况选择ECMO类型,如患儿心功能良好,可选择静脉-静脉ECMO,其仅替代肺脏气体交换功能,是治疗PARDS的常用模式。如同时合并心功能不全,应选择静脉-动脉ECMO,可同时支持替代心脏泵血和肺脏气体交换功能。ECMO运行后应注意评估治疗效果,包括PaO_2、$PaCO_2$、动脉血压、末梢循环、尿量、超声心动图等。

体外循环生命支持组织报告因呼吸衰竭行ECMO儿童70%可撤离ECMO,60%存活出院,7%合并脑梗死,5%合并颅内出血[5]。ECMO对PARDS预后影响尚需进一步研究。

8. 营养支持 尽早开始营养支持,提供充足的营养物质,满足机体代谢需要,以促进疾病恢复。应根据患儿的胃肠功能情况,决定营养途径。如果胃肠能耐受,首选肠内营养,不但可提供比较全面的营养,而且利于维持肠黏膜的完整性和功能。如果肠内营养不能满足机体需要,应考虑进行肠外营养。

(曾健生)

参考文献

[1] Pediatric Acute Lung Injury Consensus Conference Group. Pediatric acute respiratory distress syndrome: consensus recommendations from the Pediatric Acute Lung Injury Consensus Conference. Pediatr Crit Care Med,2015,16(5):428-439.

[2] KHEMANI RG,SMITH L,LOPEZ-FERNANDEZ YM, et al. Paediatric acute respiratory distress syndrome incidence and epidemiology (PARDIE): an international, observational study. Lancet Respir Med,2019,7(2):115-128.

[3] WEISS SL,PETERS MJ,ALHAZZANI W,et al. Surviving Sepsis Campaign International Guidelines for the Management of Septic Shock and Sepsis-Associated Organ Dysfunction in Children. Pediatr Crit Care Med,2020,21(2):e52-e106.

[4] KNEYBER MCJ,DE LUCA D,CALDERINI E,et al. Recommendations for mechanical ventilation of critically ill children from the Paediatric Mechanical Ventilation Consensus Conference (PEMVECC). Intensive Care Med, 2017, 43 (12): 1764-1780.

[5] BARBARO RP,PADEN ML,GUNER YS,et al. Pediatric Extracorporeal Life Support Organization Registry International Report 2016. ASAIO J,2017,63(4):456-463.

第8节 脑水肿与颅内高压综合征

颅内高压综合征(intracranial hypertension syndrome)是指脑实质液体增加引起的脑容积和重量增多所致的一系列临床表现。在病理学上,脑细胞组织间隙中游离液体的积蓄称为脑水肿,而脑细胞内液体的增多则称为脑肿胀,但在实际临床工作中两者难以区分,或为同一病理过程的不同阶段,到后期往往同时存在,故常统称为脑水肿(encephaledema)。明显而持续的脑水肿引起颅内高压,在某些儿科疾病,尤其是急性感染性疾病和创伤比较多见。早期诊断和及时治疗颅内高压,是控制脑水肿、预防脑疝形成、降低病死率和致残率的重要措施之一。

【正常颅内压】 在坚实的颅骨腔内容纳着脑、脑膜、血管和脑脊液,其容积基本保持恒定。成人颅腔内可供代偿的空间约为10%,在正常情况下,通过血液及脑脊液的循环来保持颅内压的动态平衡。颅内压与颅腔内容物的容积密切相关,但两者不成正比,如Langifitt的容量压力曲线所示(图44-14),在颅内压正常或轻度增高时,由于颅腔存在一定的顺应性,容积改变对颅压影响不大。然而在颅压明显增高时,容积轻度增加即可使颅内压明显升高,出现颅内高压,导致脑缺血缺氧,脑功能障碍。严重者因颅腔内容物受压变形,部分脑组织移位,可造成脑血流中断、脑疝等严重后果。通常以侧脑室内液体的压力来代表颅内压,在椎管蛛网膜下腔通畅的情况下,与侧卧位做腰椎穿刺时所测得的压力大体相等,故常用腰椎穿刺所测脑脊液压力代表颅内压。因测压条件及测压时小儿状态各异,颅内压正常值各家报道不一。健康成人的颅内压正常值为 7~15mmHg,婴儿和儿童的颅内压正常值可能在 5~10mmHg 之间[1]。

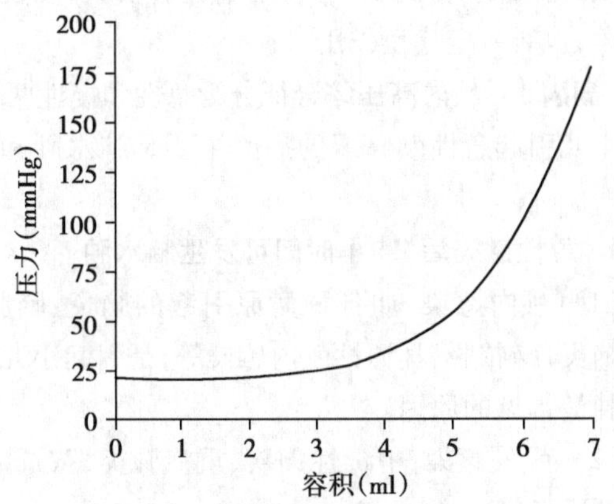

图 44-14　颅内容量-压力曲线

小儿颅内压正常值随年龄增长而变化,新生儿为 0.75~1.47mmHg,婴儿 2.21~5.88mmHg,幼儿 2.94~11.03mmHg,年长儿 4.41~13.2mmHg。一般认为,应将颅高压患儿的颅内压控制在 20mmHg 以内[2]。

【脑毛细血管特点】　脑毛细血管有其形态和功能的特点,与全身毛细血管的区别包括:①内皮细胞之间以紧密连接处相互衔接,在整个脑毛细血管内,形成连续不断的内皮细胞层,有效地将血浆和间质液分开。脂溶性物质和麻醉性气体能通过脑血管内皮细胞,而水溶性大分子物质则不能以很快的速度通过血脑屏障。②内皮细胞内只有很少的饮小泡,故血浆蛋白不能进入脑内。③内皮细胞内线粒体含量比全身任何毛细血管内皮细胞多 3~5 倍,故脑毛细管可以获得更多的 ATP,以供应脑组织的能量代谢。④有主动输送钾和某些特定氨基酸的功能,在维持钾、钙等离子,甘氨酸等氨基酸和其他神经递质的浓度方面起着重要作用。⑤被一层基底膜包围,此基底膜的宽度相当于内皮细胞的 25%,主要功能是维持脑毛细血管在不利条件下的完整性。⑥安静时脑毛细血管均开放,当脑代谢急剧增高时,脑毛细血管的血流量不能相应地增加。

【脑循环特点】　脑的细胞外间隙只占脑容积的 3%~5%,故脑的血管容量有限。脑循环的特点包括:①脑膜微血管之间的吻合仅限于微动脉之间、微静脉之间的吻合,没有微动脉和微静脉之间的分流性吻合,故脑组织内的动静脉短路有限。而在脑毛细血管床内,直径<25μm 的后微动脉和微静脉之间,则有广泛的血管吻合。②脑血流量较丰富,正常成人为 750~850ml/min,相当于心排血量的 15%,脑血流量平均为每分钟 44ml/100g 脑组织,脑灰质中的血流量较白质中高 3~4 倍。③脑血管阻力的正常值是每分钟 0.21kPa[1.6mmHg/(ml 血·100g 脑组织)],颅内压增高时,脑血管阻力上升。④脑组织的能量储备极少,缺氧 3 分钟时氧及葡萄糖即消耗殆尽。脑组织氧化代谢所需葡萄糖,绝大部分由全身血液循环输送而来。无氧代谢时,由于血脑屏障的存在,不易迅速将所产生的乳酸转运至全身血液循环,故易发生细胞内乳酸中毒。

影响颅内压及脑循环的主要因素有:

1. CO_2 分压　CO_2 能自由通过血脑屏障,影响脑脊液与脑组织的 pH 值,是一种快速而有力的血管活性物质。CO_2 分压增高时,脑血管扩张,脑血流量增加,颅内压上升。CO_2 分压降低时,脑血管收缩,脑血流量减少,颅内压下降,此为使用过度通气降低颅内压的主要理论依据。当动脉二氧化碳分压($PaCO_2$)在 20~40mmHg 时,每下降 1mmHg,脑血流量可减少 4%;当 $PaCO_2$>40mmHg 时,每增加 1mmHg,脑血流量可增加 2%~3%;$PaCO_2$<20mmHg 时,脑血流量可能由于缺氧所致继发性血管舒张而增加;而当 $PaCO_2$ 超过 70mmHg 时,脑血管的自动调节功能丧失。脑血管对 $PaCO_2$ 变化反应迅速,为 20~30 秒(其中 4~5 秒是由肺到脑循环的时间),3~4 分钟达平衡。应注意脑血管对 CO_2 变化的反应性可随时间延长而产生耐受现象,即当 CO_2 改变时间持久后,脑血流非但不再继续增减,反而逐渐恢复至原水平。

2. 氧分压　氧分压对脑血流的影响与 CO_2 分压相反,且影响较小。轻度低氧血症不致引起脑血流改变。PaO_2 在 60~140mmHg 范围内,脑血流可保持相对稳定;若 PaO_2 低于 60mmHg,脑血管开始扩张,使脑血流增加,颅内压上升;当 PaO_2 超过 140mmHg 时,脑血管收缩,脑血流减少,颅内压下降。吸 100%纯氧,可使脑血管阻力增加 30%。严重缺氧可使脑微血管腔狭窄、血管内血栓形成、脑血管壁及血脑屏障通透性增加,故可导致缺氧后脑细胞水肿。脑灰质的耗氧量较白质高 3 倍以上,故灰质对缺氧的耐受性较低。

3. 血压　血压在 60~180mmHg 时,脑血管可通过自动调节功能改变自身直径来保持脑血流量均匀一致,即使血容量、血压或灌注压发生改变,脑血流量却不受影响,此即为 Bayliss 效应(Bayliss effect)。当血压低于 60mmHg 或高于 180mmHg 时,自动调节功能丧失。血压低于 30mmHg 时,脑阻力血管不再扩张,脑血流量减少 1/2 以上,将影响脑功能;当脑血流量少于心排血量的 15%时,神经细胞功能将发生不可逆性损害。严重高血压>160mmHg 时，脑阻力血管失去张力而处于被动扩张状态，若此时再提高脑灌注压，则脑血流将随脑灌注压的增加呈线性递增，出现脑过度灌注状态，脑的非阻力血管也被动扩张、充血、渗出，出现脑肿胀，使颅内压增高。严重酸中毒时，Bayliss 效应减弱甚至消失。

4. 颅内血容量 包括存在于静脉系统和动脉系统的血液。其中 60%~70% 在脑静脉和静脉窦中，30%~40%在动脉内。颅内压增高时，静脉系统受压，血液被挤出，使颅内血量减少起到容积代偿的作用。动脉的血液灌注即脑血流量（cerebral blood flaw，CBF），与脑灌注压（cerebral perfusion pressure，CPP）及脑血管阻力（cerebral vascular resistance，CVR）关系密切。表示三者关系的公式为：$CBF \propto \frac{CPP}{CVR}$。CPP 为平均动脉压（mean arterial pressure，MAP）与平均颅内压（mean intracranial pressure，MICP）之差，即 CPP = MAP - MICP。因此维持一定脑灌注压，须以维持正常血压与颅内压为前提。颅内压增高或血压下降都使脑灌注压降低。颅内压急骤增高时，脑灌注压降低，脑血管阻力上升，脑血流量迅速减少，发生脑缺血及缺氧。

5. 神经调节 脑动脉周围存在着广泛的运动血管神经丛，并且在脑血管壁平滑肌发现有肾上腺素能缩血管受体和胆碱能扩血管受体。颈内动脉及其分支周围都被来源于上颈髓以及星状神经节的肾上腺能神经丛所支配，而动脉管壁平滑肌上胆碱能纤维丛主要来源于延髓的网状结构，由岩神经发出支配到相应的脑血管。相应神经兴奋时，血管的收缩/舒张强度与神经丛密度有关，自主神经系统对脑实质血管调节作用弱而对脑表面及基底部血管作用明显。这些发现表明，中枢可以通过神经机制独立的或与其他自动调节机制一起控制脑血管的管径和脑血流量。

6. 脑脊液 脑脊液是颅内三种内容物中最易变动的成分，因此，在颅腔容积代偿功能中发挥较大的作用。正常情况下，脑脊液平均体积为：新生儿 10ml，婴儿 50ml，幼儿 80ml，4~13 岁儿童 100ml，成人 120~140ml。脑脊液的分泌速度主要取决于平均动脉压与颅内压之间的压力差，其吸收则取决于颅内压与上矢状窦之间的压力差。当颅内压增高时，脑脊液生成量仅轻度减少，但吸收速度明显增快，若颅内压>5.15mmHg 时，吸收速度可达到生成速度的 3 倍，使脑脊液体积缩小，实现容积代偿。但若存在脑脊液吸收障碍，则该代偿能力将明显受限。当颅内压降低时，脑脊液吸收减少，分泌因压差增加而增加，使脑脊液量增多，以阻止颅内压的下降。脑脊液的生成尚与自主神经系统有关，脉络丛肾上腺素能受体受刺激时，脑脊液生成减少。

7. 脑实质 脑实质为半固体状，颅内压增高时，不能迅速通过改变体积来适应，相反可因各种病变使脑组织内液体异常积聚，即脑水肿而使脑体积增大。但在缓慢发展的脑积水病例中，随着脑室显著扩大，脑皮质明显变薄，也有一定代偿作用。

【病因】 颅内高压综合征分为急性和慢性两类。

小儿引起急性颅高压的病因主要是脑水肿和占位性病变。

1. 急性感染后 24 小时即可发生脑水肿

（1）颅内感染：如各种病原引起的脑炎、脑膜炎、脑膜脑炎、脑脓肿、耳源性颅内感染等，是引起小儿急性脑水肿最常见的原因。

（2）颅外感染：中毒性痢疾、重症肺炎、脓毒症、急性重型肝炎等。

2. 脑缺氧 严重缺氧数小时，即可发生脑水肿。如颅脑损伤、心搏骤停、窒息、休克、心力衰竭、呼吸衰竭、肺性脑病、癫痫持续状态、严重贫血、溺水、溺粪等均可引起。

3. 颅内出血 颅内畸形血管或动脉瘤破裂，蜘蛛膜下腔出血、婴儿维生素 K 缺乏症、脑型白血病、血友病、血小板减少性紫癜、再生障碍性贫血等均可致颅内出血，偶见颅内血管炎引起的血管破溃出血。

4. 中毒 一氧化碳或氰化物中毒，铅、汞或其他重金属，食物，农药（如有机磷）、兽用药（如硝氯酚），酒精，药物（如苯巴比妥钠、维生素 A、维生素 D）等中毒。

5. 水电解质平衡紊乱 急性低钠血症、水中毒、各种原因所致酸中毒等。

6. 颅内占位病变 脑肿瘤及较大的颅内血肿、颅内寄生虫病（脑型囊虫病、脑型血吸虫病、脑型肺吸虫病、脑型疟疾、阿米巴原虫所致的脑脓肿）等。

7. 其他 如高血压脑病、瑞氏综合征及各种代谢性疾病等。

慢性颅高压的病因：可见于脑积水、颅内肿瘤、慢性硬脑膜下血肿、颅内静脉栓塞、颅腔狭小等。

本节主要叙述急性颅高压。

【脑水肿的分类】 脑水肿的分类方法很多，根据其发生机制可分为：

1. 血管源性脑水肿 主要由于血脑屏障受损所致。脑血管壁受损，内皮细胞破坏或紧密连接处开放，血脑屏障通透性增加，与血浆成分相似的渗出液漏至细胞外间隙，因而形成脑水肿。白质区的细胞排列较灰质疏松、细胞间隙较大、阻力较小，故水肿更明显。常见于脑外伤、中枢神经系统感染、脑肿瘤、脑脓肿、脑出血或梗死。由于水肿脑组织与脑室间有静水压差，部分液体可通过室管膜进入脑室系统，并随脑脊液循环而被吸收，这是水肿液消散的主要途径。

2. 细胞性脑水肿　其特点为液体积聚在细胞内。常见于脑缺氧、缺血、各种颅内炎症、化学制剂中毒、瑞氏综合征等。脑组织不能利用脂肪和蛋白质，葡萄糖是唯一的能量来源。1mmol 的葡萄糖有氧氧化生成 38mmol ATP，以维持脑细胞的正常生理功能，当各种病理情况引起脑缺氧时，1mmol 葡萄糖无氧酵解只能产生 2mmol ATP，使脑细胞能量供应不足，钠泵不能运转，钠离子不能从细胞内转移到细胞外，导致脑细胞内钠离子堆积，膜电位功能不能维持，神经冲动传导暂时停止。带负电荷的氯离子能自由通过细胞膜，与钠离子结合成氯化钠，细胞内氯化钠增多导致渗透压增高，水分大量进入细胞，以保持细胞内外渗透压的平衡，使脑细胞肿胀，体积增大，细胞外间隙缩小，甚至细胞破裂。无氧代谢使乳酸堆积，细胞内 pH 值下降，细胞膜通透性增强，胞质内蛋白质亲水性增强，更促进脑细胞内水肿的发生和发展。此型脑水肿在白质和灰质均有，水肿液中不含蛋白质，钠及氯离子含量颇高。多见于各种中毒、严重脓毒症、各种原因引起的脑缺血缺氧(休克、窒息、心跳呼吸骤停)等。

3. 渗透性脑水肿　各种致病因素引起脑细胞外液渗透压降低，使细胞内含水量增加而发生的脑水肿。常见于急性水中毒、低钠血症、糖尿病酸中毒及抗利尿激素分泌增加时。此型脑水肿的水肿液就是水，水分主要聚集在白质及灰质神经胶质细胞内，以白质更明显。水肿区域内钠离子浓度略低，钾离子浓度明显降低。

4. 间质性脑水肿　见于各种病因引起的交通性或非交通性脑积水，又称脑积水性脑水肿。主要由于脑脊液分泌、吸收失调或循环障碍，使脑脊液过多地聚集在脑室内，扩大的脑室内压力增高，室管膜受压使细胞变扁平，甚至撕裂，脑脊液通过脑室壁进入脑室周围的白质中，引起间质性脑水肿，故其水肿液是脑脊液。严重脑积水时，脑脊液可散布至整个白质，使细胞与神经纤维分离，并有胶质增生，水肿组织内毛细血管正常。脑室周围毛细血管可吸收外渗的脑脊液，故颅内压有时正常，有时增高。脑室扩大持续时间过久，可使脑皮质受压变薄，甚至脑萎缩。

在临床工作中上述几种脑水肿常同时存在，难以截然分开，很难对脑水肿做出准确分类。

【病理变化】　脑水肿的病理改变主要是充血和水肿。

1. 大体标本　可见脑肿胀，脑膜充血、脑沟回浅平、切面灰质与白质分界不清，白质明显肿胀，灰质受压，侧脑室体积减小或呈裂隙状。从理论上讲，血管源性脑水肿的细胞间液增多，脑组织柔软，剖面湿润，称为“湿脑”。细胞性脑水肿主要为细胞内水肿，细胞外液减少，脑组织韧度增高，剖面无明显液体渗出，称为“干脑”。实际上这两种脑水肿发展到一定程度时，可出现混合性脑水肿，也可以其中一种为主。

2. 组织学改变　①细胞外水肿：细胞和微血管周围间隙明显增宽，HE 染色可见粉红色的水肿液，白质含水量增加呈海绵状。在电子显微镜下可见白质的髓鞘纤维束间细胞外间隙加宽而透明，毛细血管内皮细胞紧密连接处开放，基底膜增宽伴电子密度减少，渗出物为电子致密性絮状物质。②细胞内水肿：灰质及白质细胞肿胀，尤以星状胶质细胞最明显，核淡染，胞质内出现空泡，有时核呈固缩状态。神经纤维髓鞘肿胀、变形或断裂。轴索可弯曲、断裂或消失。微血管扩张，内皮细胞肿胀甚至坏死。脑水肿晚期，小胶质细胞参与修复，可形成瘢痕。电子显微镜下可见灰质内有糖原颗粒增加的星状胶质细胞肿胀，累及胞突接触前或后的神经突或树状突甚至胞体。白质内星状细胞、少突胶质细胞及轴索均肿胀。脑缺氧后酸性代谢产物增加，促使脑细胞内与溶酶体相结合的酸性水解酶被激活，使细胞自溶。

3. 脑疝形成　当肿胀的脑组织容积和重量继续增加，颅内压力不断增高，迫使较易移位的脑组织被挤压到较低空间或孔隙中去，形成脑疝(brain hernia)。最常见的是颅中窝的颞叶海马沟回疝入小脑幕裂隙，形成小脑幕切迹疝(transtentorial hernia)(图 44-15)。如果脑水肿继续发展，或以小脑肿胀为主的脑水肿继续加重，使位于颅后窝的小脑扁桃体疝入枕骨大孔内，则形成小脑扁桃体疝，也叫枕骨大孔疝(tonsillar hernia)(图 44-16)，使脑干受压，危及生命。

【脑水肿的发病机制】　随着对细胞分子水平研究的深入，对引起血脑屏障损害和细胞代谢紊乱的原因以

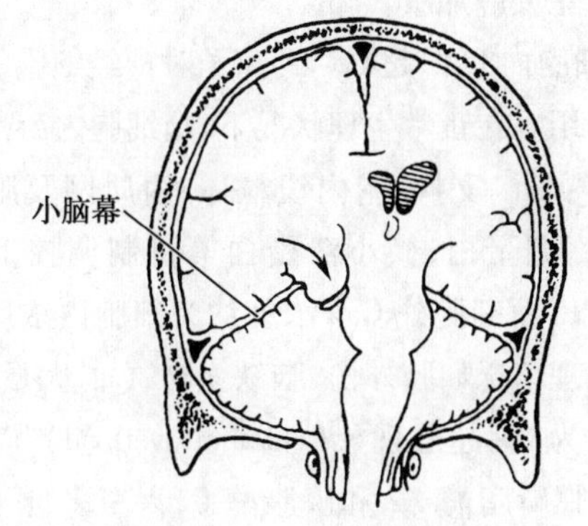

图 44-15　小脑幕切迹疝

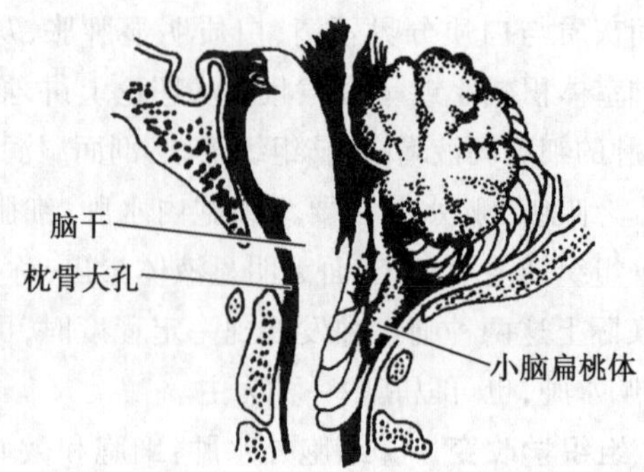

图 44-16 枕骨大孔疝的侧面

及对脑水肿发生机制的认识逐步深入，并出现多种学说[1]。

1. 微循环和血脑屏障学说 血脑屏障作为机体的一个重要屏障系统，可阻止多种物质通过；脑血管内皮细胞对某些物质有特异的转运作用，该作用受多种因素调节；同时脑血管内皮细胞上还有多种酶系统，具有酶屏障作用。由于脑血管内皮细胞的阻挡，水不能自由通过毛细血管壁，水的转移受血流动力学和生化因素的影响；还取决于毛细血管内外静水压、血脑屏障的完整性等。由于脑组织对缺血、缺氧和缺糖都很敏感，当体内外有害因素刺激超过大脑的调节能力时，就会出现脑微循环障碍、毛细血管通透性增加等一系列病理变化。

2. 氧自由基损害学说 在脑创伤、缺血缺氧和出血等病理条件下，体内存在的一系列天然抗氧化剂和防御氧毒性的酶系统被破坏，氧自由基大量产生，过多的自由基不能及时被清除而产生毒性作用，主要包括：①损伤血管内皮细胞，刺激血管内皮细胞吞饮小泡增多，使毛细血管通透性增加；②诱发脂质过氧化反应，破坏线粒体、溶酶体和微粒体等细胞器膜；③破坏 PGI/TXA 平衡及血小板积聚，释放 5-HT，导致毛细血管痉挛；④活化磷脂酶 A 和 C，产生花生四烯酸和白三烯，引起过氧化反应，加快脑水肿的发生。自由基反应还可因脑组织出血，血液中铁、铜等金属离子引起的催化作用而使过氧化反应加重。

3. 细胞内 Ca^{2+} 超载 钙离子对神经细胞的损害起决定性作用。在正常生理状况下，脑细胞内游离 Ca^{2+} 在钙泵、Na^+～Ca^{2+} 交换、胞内线粒体、内质网及胞质钙结合蛋白、钙调蛋白、微小清蛋白等机制调控下维持在 0.1μmol/L，而细胞外 Ca^{2+} 浓度约为细胞内浓度的 1 万倍。在病理情况如脑外伤、脑缺血时，Ca^{2+} 大量内流，病理学称此为“钙超载现象（calcium overload）”。过多的 Ca^{2+} 激活膜磷脂酶 A2 和磷脂酶 C，兴奋多价不饱和脂肪酸，钙泵活性减退，线粒体 ATP 能量产生不足，促发突触膜末梢兴奋性氨基酸递质大量释放，激活突触后膜 NMDA 受体操纵的 Ca^{2+} 通道，使 Ca^{2+} 浓度进一步持续升高，导致神经元水肿死亡。同时 Ca^{2+} 内流增加更多自由基生成，致使更多溶酶体溶解和酶的释放，加重磷酸盐和蛋白酶对膜的破坏，最终导致脑细胞完全损坏。钙离子还可进入脑的小动脉壁内，引起小动脉痉挛而加重缺血与缺氧。

4. 兴奋性氨基酸 脑细胞受损时，兴奋性氨基酸大量释放到细胞外，激活与 NMDA 受体耦联的 Ca^{2+} 通道，使 Ca^{2+} 内流，同时也使 Na^+ 通道开放，Na^+ 内流增加，从而使 Cl^- 和水被动内流，引起细胞毒性脑水肿。兴奋性氨基酸还可作为内源性兴奋毒素，破坏中枢神经细胞，导致神经功能障碍。研究证实，兴奋性氨基酸与缺血性、创伤性脑损伤有关，在缺血早期，大量兴奋性氨基酸如谷氨酸、门冬氨酸等溢出细胞外产生神经毒性作用。此外，脑缺血、外伤、癫痫持续状态、严重低糖血症等可能与 NMDA 受体活性亢进有关。

5. 水通道蛋白 水通道蛋白（aquaporin，AQP）是特异性跨膜转运水分子的蛋白家族，能显著增加细胞膜水通透性，参与水的分泌、吸收及细胞内外水平衡。自 1988 年 Agre 等发现 AQP1 以来，目前在哺乳动物体内已发现 13 种水通道蛋白（AQP0～AQP12），其中 6 种在中枢神经系统内可见分布，分别为 AQP1、AQP3、AQP4、AQP5、AQP8 和 AQP9。与中枢神经系统关系密切的主要为 AQP1、AQP4 和 AQP9。它们在脑水肿病理生理过程中的作用越来越受到重视。

【临床表现】 急性颅高压的临床表现与引起颅内压增高的原发病性质、部位、病情进展速度及合并症等诸多因素相关[3]。早期临床表现多样且缺乏特异性，晚期常合并生命体征改变，发现过晚则死亡风险增加。主要表现包括：

1. 头痛 颅内压增高使脑膜、血管及脑神经受到牵拉及炎性变化刺激神经而致头痛（headache）。开始为阵发性，以后发展为持续性，以前额及双颞侧为主，轻重不等，常于咳嗽、打喷嚏、用力大便、弯腰或起立时加重。脑水肿严重时，可有撕裂样感觉。婴幼儿常不能自述头痛，多表现为烦躁不安，尖声哭叫，甚至拍打头部。有时因耳蜗前庭神经受压，引起耳鸣和眩晕。婴儿因前囟未闭和颅骨缝裂开，可部分缓解颅高压，故头痛多不如成人严重。

2. 喷射性呕吐 颅高压刺激第四脑室底部及延髓的呕吐中枢而引起喷射性呕吐，很少恶心，与饮食无关，清晨较重。

3. 头部体征 前囟膨隆紧张，骨缝裂开，头围增大，头面部浅表静脉怒张，破壶音阳性等体征为亚急性或慢性代偿机制，与婴幼儿颅骨骨缝尚未完全闭合、颅骨骨质软及有一定弹性有关。此种代偿机制常使早期症状不典型。

4. 意识障碍　颅内高压引起大脑皮质的广泛损害及脑干上行网状结构损伤，使患儿发生程度不等的意识障碍、躁动或狂躁。如不能及时控制脑水肿，意识障碍迅速加深而进入昏迷状态。

5. 血压升高　颅内压增高时，延髓的血管运动中枢代偿性加压反应使血压增高，收缩压可上升 20mmHg 以上，且脉压增宽，血压音调增强。

6. 肌张力改变及惊厥　颅内高压对脑干、基底节、大脑皮质和小脑某些锥体外系的压迫，可使肌张力明显增高。多表现为阵发性或持续性上肢内旋、下肢呈伸性强直，有时出现伸性痉挛或角弓反张，以上均为去大脑强直（decerebrate rigidity）的表现。若中脑以上受压，则表现为一侧或两侧上肢痉挛，呈半屈曲状态，甚至两臂在胸前交叉，伴下肢伸性痉挛的去皮层强直（decorticate rigidity）。脑缺氧或炎症刺激大脑皮质时，可致抽搐甚至癫痫样发作。

7. 呼吸障碍　脑干受压或轴性移位，可引起呼吸节律不齐、暂停、潮式呼吸、下颌运动等（图 44-17），多为脑疝的前驱症状。

8. 循环障碍　颅高压影响神经组织压力感受器，使周围血管收缩，表现为皮肤及面色苍白、发凉及指/趾

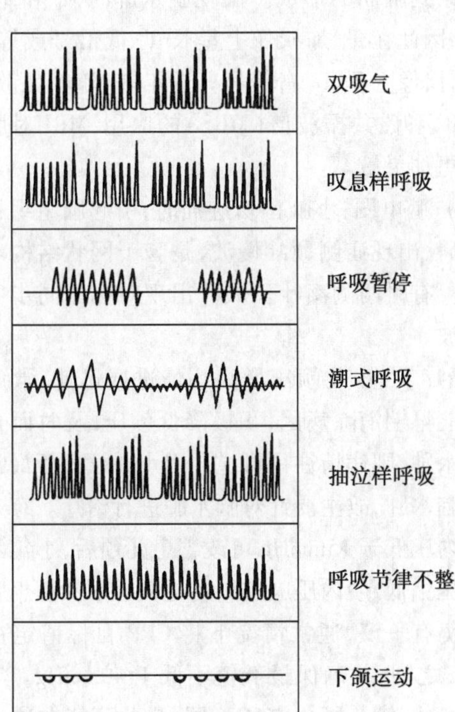

图 44-17　各种异常呼吸示意图

发绀。脑干移位时的缺氧可致缓脉，但在小儿少见。

9. 体温调节障碍　因下丘脑体温调节中枢受压，加之肌张力增高时产热增加，以及交感神经受损，泌汗功能减弱，使体表散热不良，故可在短期内体温急剧升高，呈持续性、难以控制的高热或超高热。因周围血管收缩，直肠温度可明显高于体表温度。体温急剧升高时常同时伴有呼吸、循环和肌张力的改变。

10. 眼部表现　眼部改变多提示中脑受压。①眼球突出：颅压增高通过眶上裂作用于眼眶内海绵窦，眼眶静脉回流受限，故可出现两眼突出；②复视：展神经在颅内的行程较长，容易受颅高压的牵拉或挤压而出现复视，但婴儿不能表达；③视野变化：表现为盲点扩大和向心性视野缩小，但急性颅高压患儿多有意识障碍，故不能检查视野；④眼底检查：视神经乳头水肿为慢性颅内压增高的主要症状，系因眼底静脉回流受阻所致。急性脑水肿时很少见。有时视网膜反光度增强，眼底小静脉淤张，小动脉变细。严重的视神经乳头水肿可致继发性视神经萎缩。

意识障碍、瞳孔扩大及血压增高伴缓脉称 Cushing 三联症（Cushing triad），为颅高压危象，常为脑疝的先兆。

11. 脑疝的临床表现

（1）小脑幕切迹疝：为颅中窝的颞叶海马沟回疝入小脑幕裂隙内，并压迫中脑。可为单侧或双侧。位于中脑的动眼神经核受压引起瞳孔忽小忽大，两侧大小不等，对光反射减弱或消失。动眼神经还支配部分眼肌，受损后可见一侧或两侧眼睑下垂、斜视或凝视等。中脑的呼吸中枢受压，则出现双吸气、叹息样或抽泣样呼吸、下颌运动及呼吸暂停等中枢性呼吸节律紊乱。小脑幕裂隙处硬脑膜受牵扯，能引起显著的颈强直。一侧或两侧中脑及大脑脚锥体束受压时，出现单侧（脑疝对侧）或双侧的锥体束征及/或肢体瘫痪。

（2）枕骨大孔疝：为颅后窝的小脑扁桃体疝入枕骨大孔所致。急性弥漫性脑水肿所引起的脑疝，多先有小脑幕切迹疝，而后出现枕骨大孔疝；有时脑水肿迅速加重，临床未能观察到前者的表现，而以枕骨大孔疝为主。患儿昏迷迅速加深，双侧瞳孔散大，对光反应消失，眼球固定，常因中枢性呼吸衰竭而呼吸骤停。幕上占位性病变所致枕骨大孔疝多发生在小脑幕切迹疝之后，但幕下占位性病变易直接造成枕骨大孔疝。

（3）脑死亡：颅内压升高到颅内平均动脉压水平时，可出现脑血流阻断状态，称为“脑填塞”。此时脑循环停止，若短时间内得不到纠正，全脑细胞则发生不可逆损害，出现深昏迷（Glasgow 评分 2T）、无自主呼吸、脑

干反射消失等临床脑死亡(brain death)表现[3]。

【诊断】

1. 病史中存在导致脑水肿或颅压增高的原因。

2. 颅高压相关症状与体征　小儿颅高压时常常缺乏主诉,婴儿在颅压增高时可通过前囟膨隆、骨缝裂开进行代偿。临床症状不典型,而视神经乳头水肿亦少见于急性脑水肿,因此,必须全面分析病情及综合判断后作出诊断。虞佩兰提出小儿急性脑水肿临床诊断的主要指标和次要指标各五项,具备一项主要指标及两项次要指标时,即可诊断。主要指标为:①呼吸不规则;②瞳孔不等大或扩大;③视神经乳头水肿;④前囟隆起或紧张;⑤无其他原因的高血压(血压大于年龄×0.20+99.75mmHg)。次要指标:①昏睡或昏迷;②惊厥和/或四肢肌张力明显增高;③呕吐;④头痛;⑤给予甘露醇1g/kg静脉注射4小时后,血压明显下降,症状、体征随之好转。

3. 颅高压合并脑疝的临床诊断　①小脑幕切迹疝:颅高压基础上出现双侧瞳孔大小不等及/或呼吸节律不整的一系列中枢性呼吸衰竭的表现;②枕骨大孔疝:颅高压基础上瞳孔先缩小后散大,眼球固定,中枢性呼吸衰竭发展迅速,短期内呼吸骤停,之前可有小脑幕切迹疝的表现。

4. 辅助检查

(1) 有创颅内压(ICP)监测:利用生物物理学方法,直接测量颅腔内压力,是诊断颅高压较准确的方法。因这些方法多为有创性,有感染、脑损伤风险,但脑出血罕见,临床应用时要权衡利弊。优选顺序为脑室内、脑实质、硬膜下、硬膜外。颅脑外伤(TBI)首选脑室内ICP监测,脑出血(ICH)首选同侧脑室内ICP监测,大脑半球大面积脑梗死(LHI)可选对侧脑室内或同侧脑实质ICP监测[4]。

1) 腰椎穿刺测脑脊液压力:多用于脑积水或良性颅压升高患儿,已较少用于重症监护患儿。瞬间压力通常不可靠,理想情况下应在静息状态下测量30分钟取平均值,测量时取侧卧位并保持全身肌肉放松。正常呼吸时脑脊液压力可有0.73~1.46mmHg的波动,当蜘蛛膜下腔阻塞时,此波动消失。需注意蜘蛛膜下腔阻塞时,腰椎穿刺测脑脊液压力来观察颅内压不太敏感,且测定值低于实际颅内压。颅内压明显增高时,腰椎穿刺有导致脑疝的危险。

2) 侧脑室穿刺引流测压:此方法最准确而又较安全,为监测颅内压的金标准。在监测颅压的情况下,还可进行控制性脑脊液引流,达到减压治疗的目的。脑室穿刺对前囟未闭的患儿操作较易,前囟已闭者须作颅骨钻孔。严重颅高压患儿由于脑实质肿胀,脑室受压变小、移位,穿刺往往不易成功。过度引流可因脑室系统排空过快导致颅腔积气及硬膜下血肿。超过5天者感染风险增加。

(2) 无创颅内压监测:可选择眼压计测量眼内压或眼部超声测量视神经鞘直径分析ICP。也可试用经颅多普勒超声(TCD),通过无创、动态监测颅底Willis环大血管(主要检测大脑中动脉)血流速度,了解脑血流动力学改变,可间接判断脑血流灌注情况。近年研究发现,颅高压的TCD频谱表现虽不够特异,但敏感性好,特别是TCD动态监测可协助临床判断颅高压程度、治疗效果和预后。

(3) X射线:慢性颅高压颅骨片上可见指压迹征,骨皮质变薄,骨缝裂开,脑萎缩等。急性颅高压上述表现不明显。

(4) CT扫描:急性颅高压表现为脑组织丰满,脑沟回变浅,外侧裂缩小或消失,脑室受压缩小,中线结构移位等。慢性颅高压时,可见外部性脑积水、脑萎缩。增强CT检查可观察局部脑血流情况并显示与解剖异常之间关系,也可用于观察相应治疗措施对脑血流的改善作用。严重创伤性脑损伤儿童首次CT检查后或入ICU超过24小时,不建议常规重复CT检查,除非有神经功能恶化或颅内压升高的迹象。

(5) 磁共振成像(magnetic resonance imaging, MRI):用此法检查脑内含液量的变化较CT扫描敏感,并可观察到脑疝的形成。出现脑水肿时T_1和T_2像值均延长,因此在T_1加权像上呈长T_1低信号或等信号,在T_2加权像上呈T_2高信号。近年来,随着弥散MRI、动态MRI和磁共振波谱(MRS)的应用,MRI对脑水肿的检验更加灵敏。

(6) 脑电图:小脑幕切迹疝时,引起脑组织移位和循环障碍,出现疝侧颞叶慢波,是脑干网状结构功能紊乱所致。有时两侧额叶及颞叶出现对称的同步中或高幅度慢波。

【治疗】　小儿颅压增高病情进展迅速,常危及生命。如能早期消除病因,积极降低颅压,及时而合理地控制脑水肿,则病情往往可逆。因小儿颅高压最常见的原因为脑水肿,故主要针对脑水肿进行治疗。有人认为控制颅内压低于15mmHg可改善患儿预后,小年龄儿平均动脉压偏低,颅内压应控制在更低水平。理想脑灌注压范围仍有争议,通常情况下将CPP目标值定在40~50mmHg之间,并确保最低值不低于40mmHg。年龄不同CPP目标值范围也有所不同,婴儿可能在这个范围的低限,青少年在这个范围的高限或更高[2]。

1. 病因治疗 去除病因，制止病变发展是治疗本病的根本措施。如抗感染，纠正休克与缺氧，改善通气状况，防治 CO_2 潴留，清除颅内占位性病变等。

2. 一般治疗与护理 患儿须安静卧床休息，必要时可使用镇静剂，避免躁动、咳嗽及痰堵以防颅压突然增高。卧床时抬高头位30°，有研究发现相比于平卧位，头位抬高30°可在不影响脑灌注压的情况下降低颅内压及颈动脉压。做检查或治疗时不可使患儿猛力转头、翻身或按压其腹部及肝脏。同时，还应使患儿保持正常血压与体温。对昏迷患儿应注意眼、耳、口、鼻及皮肤护理，防止暴露性角膜炎、中耳炎、口腔炎、吸入性肺炎及压疮。惊厥使脑代谢率增加，氧消耗量加大，必须迅速制止，常用咪达唑仑、地西泮及苯巴比妥等。已有呼吸障碍者需及时气管插管机械通气。为避免刺激性咳嗽、烦躁等导致颅压增高，插管患儿应加用镇痛剂或吸痰时加用短效麻醉剂，如吗啡等。

3. 药物治疗

（1）高渗脱水剂：静脉注射一定量高渗物质，使血浆渗透压骤然增加，形成血-脑、血-脑脊液渗透压梯度，使脑与脑脊液中水分进入血中，进而由肾脏排出，达到脱水、降颅压目的。因为血脑屏障几乎不能透过钠及甘露醇，故在血脑屏障完整时效果尤为显著，最适用于细胞性或渗透性脑水肿。但在临床工作中，由于渗透性脱水剂疗效确切，起效迅速，可用于各种类型脑水肿。

理想的渗透性脱水剂需具备以下条件：①作用迅速，降颅压效果持久；②药物能迅速经肾脏排出，产生良好的利尿作用，以免加重心脏负担；③药物不易进入脑细胞及其间隙，以免发生反跳作用，再度使颅压增高；④无毒副作用；⑤价格低廉，使用方便。目前尚无如此理想的药物。

常用渗透性脱水剂包括：

1）甘露醇：作为有效的降颅压药物已有50余年的应用历史，目前仍是多数颅高压患儿的首选药物。甘露醇降颅压的作用机制为：①渗透性脱水：其分子量182，临床所用20%制剂渗透压为1098mmol/L，是正常血浆渗透压的3.66倍，能产生渗透性脱水作用，将脑组织中的水分吸收到血管中，使颅压降低40%～60%，起效需要15～30分钟，作用维持1～6小时，血脑屏障受损时此作用减弱；②有减少脑脊液生成，促进脑脊液吸收的作用，可降低颅内压；③清除氧自由基作用、保护脑功能；④能快速而短暂地降低血液黏滞度，从而缩短血管直径及减少脑血容量；⑤还有利尿、抑制醛固酮和抗利尿激素分泌等作用。注射过快可有一过性头痛、眩晕、畏寒、视物模糊及一过性血尿，久用或剂量过大可导致水电解质紊乱、甘露醇肾病。该药无明确禁忌证，但心功能障碍时慎用，因用药后血容量突然增加，可能导致心力衰竭；肾功能不全者亦不宜使用。一般剂量每次0.5～1g/kg，4～6小时1次。脑疝时可加大剂量至2g/kg，以使血浆渗透压增加10mmol/kg，并保持在300～320mmol/kg以下为宜。使用甘露醇利尿后易出现脱水、低钠、低钾、低镁及低钙，乃至低血压，需注意纠正。值得注意的是，甘露醇的渗透性脱水仅作用于相对正常脑组织，而在受损脑组织反而可因甘露醇积聚导致“逆脱水”（即吸收循环中水进入脑组织）而加重受损脑组织脑水肿。尽管其被广泛用于重型创伤性脑损伤伴颅高压儿童治疗，但2019年美国脑外伤基金会发布的《儿童严重创伤性脑损伤的管理指南（第3版）》并未对此药进行推荐[2]。

2）10%甘油果糖：为复方制剂，每100ml含甘油10g，果糖5g，氯化钠0.9g。有高渗性脱水和营养脑细胞作用。本品经血液进入全身组织后，2～3小时在体内分布达到平衡，故降颅压作用起效较缓，持续时间也较长，临床常与甘露醇交替使用。剂量为每次5～10ml/kg，静脉注射，每日1～2次。大部分甘油果糖代谢为 CO_2 和水从体内排出。一般无不良反应，偶有瘙痒、皮疹、头痛、恶心、口渴和溶血现象。对有遗传性果糖不耐受患儿（如果糖1,6-二磷酸酶缺乏症）、高钠血症、无尿和严重脱水者或对本品任一成分过敏者禁用。

3）高渗盐水（hypertonic saline，HTS）：有研究表明高渗盐水能有效降低创伤性脑损伤患儿的颅内压，减少了对其他降颅压措施的需求，尤其被推荐用于重型创伤性脑损伤急性期治疗。理论上，高张盐水还具有维持细胞膜张力、促进心房利尿钠肽释放、抑制炎症反应及强心功能。重型创伤性脑损伤伴颅高压患儿急性期推荐使用高渗性盐水（3%高渗盐水），剂量为2～5ml/kg，10～20分钟静脉给予，持续输入的有效剂量为0.1～1ml/（kg·h），应使用能维持颅内压<20mmHg（小年龄儿童应考虑<15mmHg）的最低剂量；难治性颅高压者，可考虑使用23.4% HTS，剂量为0.5ml/kg，最大剂量不超过30ml。采用高渗盐水治疗应监测患儿血浆渗透压，避免血清钠水平持续>160mmol/L，以避免深静脉血栓形成等并发症[5]。

4）白蛋白：分子量大，一般不易漏出血管外，因而能较持久地提高血管内胶体渗透压及吸收组织间液，有增加循环血容量和维持血管内胶体渗透压的作用。可用于低蛋白血症伴脑水肿时。常用20%白蛋白，剂量每次0.4g/kg，每日1～2次。其脱水与降颅压作用缓慢而持久。有研究认为白蛋白与呋塞米联合使用，既可吸收水分进入血管，使脑组织脱水，又可利尿，比单独使用呋塞米或甘露醇治疗颅高压效果更好。

注意应用高渗脱水剂时，每次静脉注射时间为15~30分钟，否则不能形成血内高渗状态，达不到脱水的目的。心肌炎及心力衰竭患儿，使用脱水剂应慎重，必须用时，一般先给予利尿剂，待尿量增加、血容量适当减少后再用，且给药速度应缓慢，于30~60分钟静脉滴入为宜。婴幼儿心肾代偿功能差，剂量宜偏小，注射速度应稍减慢。用药间隔根据颅高压的轻重和进展速度而定，疗程不可太长，以免引起水电解质平衡紊乱，也不可骤然停用，一般经过减量和延长用药间隔而渐停药。

（2）利尿药：呋塞米为高效利尿药，通过利尿，使全身脱水，达到间接使脑组织脱水的目的；同时有减轻心脏负荷，抑制脑脊液生成的作用。呋塞米静脉注射每次0.5~1.0mg/kg（用20ml的液体稀释），15~25分钟后开始利尿，2小时作用最强，持续6~8小时。

有研究认为联用甘露醇与呋塞米可增加降颅压疗效，配伍应用的顺序是先用甘露醇后用呋塞米。但对心功能不全者，则以先用呋塞米后用甘露醇为宜。联用高渗脱水剂及/或利尿药时，患儿的尿量大增，加上原发疾病与颅高压所导致的发热、呕吐、饥饿、腹泻引起的液体丢失和消耗，可出现水电解质失衡，故要根据具体情况适当地补充液体和电解质，以使患儿保持轻度脱水状态为宜。

对有脑疝、呼吸衰竭、心或肾功能不全或年龄幼小的患儿，应"快脱慢补"；并发休克、血压下降或有明显脱水征者应"快补慢脱"；对兼有明显颅高压及休克者应"快补快脱"或"稳补稳脱"。

（3）肾上腺皮质激素：激素对肿瘤伴随脑水肿有效，地塞米松用量为0.4~1mg/(kg·d)，分4次用药，青少年每6小时4mg。但对代谢性或炎症性脑水肿的作用存在较大争议。2019年《儿童严重创伤性脑损伤的管理指南（第3版）》亦不推荐在重型创伤性脑损伤急性期患儿中应用激素治疗。研究显示，地塞米松治疗并不能有效影响重型创伤性脑损伤患儿的颅内压、脑组织灌注压、气管插管时间及预后，反而可明显抑制患儿的内源皮质醇水平，并且增加了患细菌性肺炎的风险[2]。

（4）巴比妥类药物：血流动力学稳定的难治性颅高压患儿应用巴比妥治疗可减少脑血流，降低脑有氧和无氧代谢率。常用戊巴比妥钠和硫喷妥钠。戊巴比妥钠首剂为3~6mg/kg，以后2~3.5mg/(kg·h)静脉滴注维持，血药浓度不宜超过4mg/L，最好维持72小时以上。硫喷妥钠首剂为15mg/kg，之后以4~6mg/(kg·h)的速度静脉滴注，血药浓度不宜超过5mg/L。治疗时需持续监测血压并给予循环呼吸支持以维持足够的脑灌注压。

4. 其他降低颅内压的措施

（1）充分给氧或高压氧：对颅高压患儿应给氧气吸入，有条件时可行高压氧治疗以改善脑供氧和脑细胞功能。高压氧既能收缩脑血管，减少脑血流量，降低颅内压，又能提高组织氧分压，起到双重作用。高张力的血氧向脑组织超常距离的弥散，改善了脑缺氧和微循环，使脑细胞结构和功能逐渐恢复，从而使ATP产生正常，钙超载得到控制，SOD等自由基清除剂增加。在3个大气压下吸氧时血氧含量可增高37%，颅内压降低40%。这种脑血流量的减少，只有在血管反应存在时才能出现，如颅内压增高至接近动脉压时，高压氧不能降低颅内压，故不宜太晚进行。

（2）过度通气（hyperventilation）：即用呼吸机进行控制性人工通气，使PaO_2及$PaCO_2$分别维持于150mmHg左右及25~30mmHg。$PaCO_2$下降及PaO_2升高可使脑小动脉平滑肌收缩，使脑血容量减少，从而降低颅内压。过去曾强调过度通气降低颅内压，而忽略过度通气使脑血管痉挛、脑血流减少，加重脑缺血缺氧。目前认为过度通气对神经系统预后的弊大于利，故不主张常规使用。如果在治疗难治性颅高压中采用过度换气，应同时采用高级神经功能监测来评估脑组织缺血情况。

（3）控制性脑脊液引流（cerebrospinal fluid drainage）：系通过前囟穿刺或颅骨钻孔后穿刺，将穿刺针留置于侧脑室，借助颅内压监测控制脑脊液引流速度的方法。无条件监测颅内压时，可通过调整引流瓶位置控制脑脊液流出速度。引流瓶放置位置，应使插入引流瓶的针头高于颅内穿刺部位80~120mm，若颅内压超过此数，液体即可自行流出，平均引流速度一般为每分钟2~3滴，使颅内压维持在15mmHg左右。引流速度过快，可出现恶心、呕吐等不良反应，甚至引起脑室塌陷或低颅压综合征。此方法疗效迅速而明显，不但能直接放出脑室液，还可增加水肿的脑组织与脑脊液间的压力差，使水肿液向低压的脑室方向流动，进一步减少肿胀的脑容积，且可减少其他降颅压治疗方式的使用，可以治疗严重的颅高压患儿，对部分脑疝患儿甚至有起死回生的作用。但颅内占位性病变患儿不宜采用此法，因有发生脑疝的危险。一些严重急性脑水肿患儿，脑室严重受压变形、狭小，穿刺常不易成功。此外，脑室穿刺时应尽量避免损伤脑组织，严格执行无菌操作，以防颅内感染。

（4）去骨瓣减压术（decompressive craniectomy）：自1995年以来，去骨瓣减压术治疗大范围脑梗死、重型颅脑外伤、脑出血以及各种原因引起的脑疝逐渐增多。该方法由于减压速度快、减压充分、清理血肿及时等，能立即有效地降低颅内压，改善脑组织血流，对重型颅脑损伤和急性脑出血患儿有一定疗效。当颅高压患儿病情恶化时，适时给予去骨瓣减压术有望降低病死率。2017 年美国第 4 版《重型颅脑损伤救治指南》指出，额颞部的大骨瓣减压术（骨瓣不小于 12cm×15cm 或直径 15cm）优于小骨瓣减压术，可降低重型 TBI 成人患者的病死率并改善神经功能预后[6]。但儿童缺乏具体推荐，且有关手术时机及存活患儿远期预后等目前尚无定论。

（5）低温疗法（hypothermia therapy）：体温每下降 1℃，脑代谢下降 6.7%，颅内压可下降 5.5%。目前临床上亚低温疗法主要用于重型颅脑损伤、脑出血、脑缺血、复苏后脑病、严重的蛛网膜下腔出血及颅内感染等，高热伴严重惊厥的患儿尤为适用。在成人，亚低温疗法通常设置在 33℃，但对于儿童来说，维持理想颅内压的低温条件则变异较大，目前尚无统一标准，一般可选用 32~33℃。低温疗法应该尽早使用，研究证明脑损伤患儿入院 24 小时内体温升高（≥38.5℃）对预后不利。重型创伤性脑损伤后应于 8 小时内开始 48 小时的亚低温治疗以降低颅高压。采用低温治疗后，复温速度应<1℃/4h，甚至更慢，由于复温过程中外周血管扩张，故需严密监测血压，若出现血压降低需积极治疗。降温毯由于其降温及复温的可控性强，对人体无创以及操作简便等特点，已被广泛用于儿科亚低温治疗。

（6）液体疗法：目前主张颅高压患儿液体入量主要根据病情与出水量的多少辩证地调整。过去认为急性脑水肿时，每日入量应限定于 800~1 200ml/m² 或 30~60ml/kg。近年认为该限液标准过于严格，如果脑水肿与颅高压患儿的血压与脑灌注压下降则病死率与致残率明显增高。现认为在应用甘露醇等脱水利尿剂时，可不必过分限制液体入量。患儿有休克、重度脱水、利尿后尿多者均应快速补液与缓慢脱水；而患儿有脑疝、呼吸衰竭、心力衰竭、尿少时，则需快速脱水、缓慢补液补盐，取得了较好的效果。

总之，可根据患儿每日尿量，尿比重，血清钾、钠、氯、渗透压，以及患儿年龄、血压、心肾功能及时调整输液量及输液种类。首都医科大学附属北京儿童医院一般采用维持液，国外主张用半张液。缺氧、酸中毒可使血管通透性增强，脑水肿加重，可适当给予碳酸氢钠。纠酸过程中及排尿增加后，需注意血钾浓度，一般 pH 值升高 0.1，血清钾降低 0.6mmol/L。明显的低钠血症、水中毒时，可用 3%盐水或 5%碳酸氢钠。此外输注速度非常重要，24 小时液量应匀速滴入。

（7）建立人工气道和机械通气：对严重颅高压患儿，如因深昏迷及/或频繁惊厥，呼吸道内痰液阻塞，导致明显缺氧发绀，经一般吸痰和供氧不能缓解者，应作气管插管或切开术以利排痰和给氧，力争缩短脑缺氧的时间。

（钱素云）

参考文献

［1］赵祥文. 儿科急诊医学. 4 版. 北京：人民卫生出版社，2015：127-138.

［2］KOCHANEK PM，TASKER RC，CARNEY N，et al. Guidelines for the Management of Pediatric Severe Traumatic Brain Injury，Third Edition：Update of the Brain Trauma Foundation Guidelines. Pediatric Critical Care Medicine，2019，20（3S）：S1-S82.

［3］国家卫生健康委员会脑损伤质控评价中心. 中国儿童脑死亡判定标准与操作规范. 中华儿科杂志，2019，57（5）：331-335.

［4］中华医学会神经病学分会神经重症协作组，中国医师协会神经内科医师分会神经重症专业委员会. 难治性颅内压增高的监测与治疗中国专家共识. 中华医学杂志，2018，98（45）：3643-3652.

［5］REUTER-RICE K，CHRISTOFERSON E. Critical update on the third edition of the guidelines for managing severe traumatic brain injury in children. American Journal of Critical Care，2020，29（1）：e13-18.

［6］CARNEY N，TOTTEN AM，O'REILLY C，et al. Guidelines for the Management of Severe Traumatic Brain Injury. 4th Edition，2017，80（1）：6-15.

第 9 节　多器官功能障碍综合征

多器官功能障碍综合征（multiple organ dysfunction syndrome，MODS）是基于多器官功能衰竭（multiple organ failure，MOF）的概念提出的。1973 年，Tilney 等对该综合征进行了描述，他们报道了一组腹主动脉瘤破裂的病例，术后发生急性肾衰竭和全身感染，继之心、肺、肝、胃肠道、中枢神经系统、胰腺等相继发生衰竭，称为“序贯性系统衰竭”。1975 年，Baue 等称其为“多发性、进行性或序贯性多系统器官功能衰竭”，具体描述为“严重的、可导致远处脏器损害的局部病理性损伤”。1980 年，Eiseman 和 Fry 等将其命名为 MOF。1991 年，美国胸外科学会（ACCP）和美国危重病学会（SCCM）提出了 MODS 的概念，认为 MODS 是急性疾病导致器官功能改变，不能维持内环境稳定，可表现为失控的全身炎症、高动力循环状态和持续高代谢等全身炎症反应综合征（systemic inflammatory response syndrome，SIRS）。自此，MODS 替代了 MOF，MODS 及其相关术语开始广泛使用。1995 年，我国也正式用 MODS 替代 MOF。脓毒症、外科手术、创伤、大面积烧伤等均可引起 MODS，是儿童重症监护病房（pediatric intensive care unit，PICU）的主要死亡原因。在 PICU，约 20%的患儿在 PICU 入院时存在 MODS，约 13%的患儿在 PICU 治疗过程中会发生新的或进行性 MODS（new or progressive MODS，NPMODS），MODS 和 NPMODS 是预后不良的重要危险因素[1]。在 26 个国家的 128 个 PICU 中进行的脓毒症流行病学、预后和治疗（SPROUT）前瞻性横断面的点患病率研究显示，2013—2014 年儿童严重脓毒症的全因医院病死率为 25%；58%的患儿确诊严重脓毒症时发生了 MODS，40%的患儿在住院期间死亡或在 7 天的观察期内发生 NPMODS[2]，且随着功能障碍器官数目的增加，死亡率明显上升。当功能障碍的器官数量从≤2 个增至≥5 个时，存活者功能不良的发生率从 6.5%升至 28.6%。MODS 的发生受年龄影响，新生儿和婴儿较年长儿更易死于 MODS。从未发生 MODS 的患儿在 PICU 平均住院时间约为 MODS 患儿的 1/2，两者的平均无呼吸机天数相差 4 倍[3]。

【概念】 MODS 的具体定义指机体受到严重感染、创伤、休克、中毒、烧伤及大手术等急性损害 24 小时后，同时或序贯性出现≥2 个器官或系统功能障碍甚至衰竭，以致不能维持稳定内环境的临床综合征。若发病不足 24 小时，尽管有器官损害，不称为 MODS。MODS 既不是独立的疾病，也不是某个单一脏器损伤的过程。临床上常可见多个器官同时出现功能障碍的情况，但并非均为 MODS，例如肝肾综合征、肺性脑病、肺源性心脏病等是在慢性病基础上出现的慢性器官功能障碍甚至衰竭，是器官间互相影响、逐步积累所导致的器质性改变，具有不可逆性。MODS 是动态、可逆的，并非“全或无”；所包含脏器功能障碍由轻至重，出现脏器功能不全后可出现逆转或进展恶化等过程，其范畴更广。MOF 仅是 MODS 这一病理生理过程的终末阶段，是静态概念，不能充分体现该连续发生的病理生理改变，单独使用 MOF 的概念也不利于脏器功能障碍的早期诊治。此外，因机械因素等直接毁损器官组织解剖结构而引起的急性多器官功能障碍也不完全等同于 MODS；MODS 中器官功能障碍可以未受到直接损伤，常在机体受打击后数天至数周发生。

MODS 分为原发性和继发性两种，感染性疾病和非感染性疾病都可导致。原发性 MODS 病因明确，早期即可出现器官功能障碍；继发性 MODS 的器官功能障碍并非损伤直接导致，而是宿主反应的结果。SIRS 是继发性 MODS 的主要发病机制，在原发性 MODS 的发生发展中不如在继发性 MODS 中表现显著[4]。

【病因】 MODS 可由多种疾病状态引起，尽管诱因各不相同，但部分病理生理学驱动条件一致。休克、感染、创伤是 MODS 最常见病因，炎症、内皮和上皮损伤、免疫功能障碍和能量耗竭都与 MODS 的发生有关。脓毒症虽不是导致 MODS 的绝对先决条件，但临床上常以感染起病，经由脓毒症后最终发生 MODS。MODS 是严重脓毒症和感染性休克高致死率的主要原因；炎症和感染引起 MODS 所致的死亡率最高可达 80%，尤其是原发于肺部、胃肠道及中枢神经系统的感染。

【发病机制】 MODS 确切的发病机制仍未完全阐明。已知 MODS 的发生涉及循环、体液、代谢、神经、免疫等多个方面，目前存在多种假说。MODS 的发生不仅与感染、创伤等直接损伤有关，更与机体对感染、创伤等发生的免疫炎症反应相关。目前炎症反应失控学说、缺血再灌注损伤学说和肠道菌群、毒素异位学说得到了较多公认，其中炎症反应失控可能是 MODS 发生的基础。MODS 的发生与两个主要病理生理改变有关：①全身炎症级联反应激活失控；②氧摄取和氧运输关系改变。

1. 炎症反应失控学说 炎症反应是机体的重要防御反应，若过分强烈，炎症反应失控，可引起内环境失衡、细胞凋亡、免疫抑制、感染性休克、MODS。因此，炎症反应失控学说认为各种诱因引起的 SIRS 是 MODS 发生的根本原因。SIRS 进展为 MODS 的过程中可同时或序贯地出现急性肺损伤、急性肾损伤、DIC、胃肠道出血等，过度的炎症反应贯穿于整个过程。

正常情况下，机体受到各种刺激后，动员防御机制，诱导炎症细胞向局部聚集，促进病原微生物的清除和组织修复，保护机体。如果机体受到重症感染、休克、创伤或大手术等严重打击后，会产生复杂的防御反应和免疫系统的应激反应，单核巨噬细胞系统活化并过度表达，产生和释放大量炎症介质，进入体循环，发生炎症级联瀑布效应(cascade effect)。这种炎症反应不断自我加强,以致失控;同时,机体还会针对SIRS发生抗炎症反应。当炎症反应占优时表现为SIRS,可引起细胞死亡和器官功能障碍;反之,内源性抗炎介质释放过多致抗炎反应占优时,免疫功能受抑制,机体的感染易感性增加,发生代偿性抗炎症反应综合征(compensatory anti-inflammatory response syndrome,CARS);另还可出现两者并存的混合拮抗反应综合征(mixed antagonistic response syndrome,MARS),SIRS与CARS两种力量相互作用、不断彼此加强,最终造成免疫失衡。无论SIRS和CARS谁占优势,均可导致MODS。SIRS和CARS导致MODS的过程分为3个阶段:①局限性炎症反应阶段。主要发生于损伤或感染局部,局部释放炎症介质,诱导炎症细胞聚集,清除异物,促进组织修复,对机体发挥保护作用。②有限全身炎症反应阶段。原发损伤增强,炎症介质进入血液循环诱导SIRS发生,巨噬细胞和血小板等聚集;内源性抗炎介质释放增加导致CARS,SIRS与CARS处于相对平衡状态,此时的炎症反应仍属生理性,可增强局部防御作用。③失控性炎症反应阶段。即SIRS和CARS失衡阶段,一方面大量炎症介质释放入循环,刺激更多的炎症介质呈瀑布样释放,内源性抗炎介质不足以抵消其效应,发生SIRS;另一方面,内源性抗炎介质释放过多而导致CARS发生,免疫功能受抑制,容易感染。因此,MODS不是细菌和毒素直接作用的结果,而是炎症反应失控的结果。

促炎症细胞因子包括TNF-α、IL-1、IL-6、IL-8等。TNF-α的释放为自分泌,而非TNF细胞因子和介质(如IL-1、IL-2、IL-6、IL-8、血小板活化因子、干扰素等)会增加其他介质的水平,即旁分泌。抗炎细胞因子包括IL-4、IL-10、IL-11、IL-13等。IL-10和IL-6均可增强B细胞功能(如增殖、免疫球蛋白分泌),并促进机体产生细胞毒性T细胞。它们直接参与机体炎症反应、免疫反应、组织及内皮细胞损伤、微血栓形成、心肌抑制、高代谢状态、循环异常等病理生理过程。

2. 氧供(oxygen delivery,DO_2)与氧耗(oxygen consumption,VO_2) DO_2表示代谢增强或灌注不足时循环的代偿能力。VO_2表示组织耗氧量,是检测患儿高代谢率的可靠指标。生理条件下,氧的动力学为非氧供依赖性VO_2,即血液通过组织时,主要依靠增加氧摄取来代偿。但在病理条件下,如休克、严重感染、SIRS、ARDS等,由于机体呈高代谢、失代偿状态,微循环及线粒体功能障碍,组织细胞摄取和利用氧发生障碍而出现缺氧,氧利用障碍成为SIRS向MODS转变的标志。其机制为:①微血管自主调节能力丧失,DO_2与VO_2不匹配;②微血栓使有效毛细血管数量减少;③组织水肿使氧进入细胞内的距离增大,时间延长。MODS发生时,机体呈高代谢状态,VO_2随DO_2的升高而升高,但DO_2不能满足机体需要,导致组织灌注不足。因此临床上以提高氧输送为复苏目标的治疗未能改善MODS的预后。

3. 再灌注损伤学说 再灌注损伤在MODS的发生发展中也起着重要作用。MODS发生时,机体的组织器官发生微循环障碍,血流灌注明显减少,发生缺血损伤,然而因此引起的再灌注损伤对组织细胞的损害程度远大于缺血本身。缺血-再灌注损伤的发生过程中会产生大量的氧自由基、白三烯、NO、血小板活化因子、TNF-α,以及缺血时磷脂酶A_2被激活产生的花生四烯酸代谢物血栓素A_2等,可参与并加重微循环障碍,促进MODS的发生发展;使中性粒细胞趋化至缺血部位,进一步损伤血管内皮细胞,引起出血、水肿和微血栓形成;同时两者之间的相互作用又可逐级放大,发生级联反应,最终导致炎症反应激活,引起组织器官受损。缺血使细胞膜受损,钙离子内流,激活细胞内蛋白酶,黄嘌呤脱氢酶转变为黄嘌呤氧化酶;再灌注启动后,黄嘌呤氧化酶在有氧情况下使次黄嘌呤向尿酸转变期间生成超氧阴离子,故缺血后再灌注可导致大量的氧自由基产生和释放,内皮细胞是其早期来源;当氧自由基释放后,可激活补体、中性粒细胞和单核巨噬细胞,导致更多的氧自由基释放,而这些氧自由基可重新造成内皮细胞的损伤。

内皮细胞损伤后使毛细血管通透性增高,大量炎性介质生成并释放,血管舒缩功能异常,凝血功能障碍,抗凝系统与促凝系统失衡,产生微血栓;血管内皮细胞损伤后,黏附分子的表达上调,与中性粒细胞相互作用而诱导细胞间的黏附,进一步促进炎症反应并损伤细胞。简单地说,缺血-再灌注损伤可导致自由基大量产生并释放,中性粒细胞与内皮细胞相互作用后加重细胞损伤,促进炎性介质释放并发生级联瀑布效应,最终导致组织和器官受损而发生MODS。

4. 肠道细菌移位学说 肠道是机体最大的细菌和内毒素贮存库。MODS患儿的胃肠道可能是致病菌的重要来源。正常情况下,生理功能完整的肠黏膜是肠道中细菌和内毒素的巨大屏障,使之不能进入体内。创伤、感染、缺氧、休克等应激发生时,肠黏膜上皮受损,通透性增加,屏障功能被破坏,大量细菌和内毒素可经门静脉和肠系膜淋巴系统侵入体循环,导致肠源性内毒素血症和细菌移位,并在一定条件下激发细胞因子和其他炎性介质的级联反应,最终导致全身组织器官受损。肠道细菌通过破损的黏膜屏障移位到肠系膜淋巴结和其他远隔器官聚集并繁殖，细菌毒素和炎性介质进入循环。肠道屏障被破坏、肠道内细菌和/或内毒素移位所引起的肠源性感染可能是无明确感染灶的重症患儿发生 MODS 的重要原因。肠黏膜缺血、再灌注损伤以及肠道营养障碍等所引起的肠黏膜屏障功能受损是发生细菌和内毒素移位的病理基础。肠道是生成 TNF-α 的重要器官，肠道内淋巴组织可产生大量的炎性介质；因此，肠道不仅是 MODS 发生过程中的受损靶器官，也是炎症细胞激活、炎性介质释放的重要场所，对启动和促进 MODS 的发生发展很重要，是 MODS 发生的枢纽器官。肠源性内毒素还可调节库普弗细胞，使之释放可调节肝细胞功能的内源性介质，而肝脏单核巨噬细胞系统对来自门静脉的细菌或内毒素起着重要的清除作用，其功能受损后使得肠源性细菌或内毒素进入全身循环。

5. 细胞凋亡学说 细胞凋亡（apoptosis）和坏死是细胞死亡的两种基本方式。坏死是细胞被动死亡，坏死后发生破裂，释放内容物可引起机体炎症反应。凋亡是细胞主动死亡过程，由细胞凋亡的诱导因素启动；凋亡过程不引起机体炎症反应，凋亡细胞形成凋亡小体后，被吞噬细胞识别并吞噬，不释放细胞内容物，吞噬细胞不被激活。MODS 中，细胞凋亡的发生和结束较早，细胞凋亡峰多在细胞坏死峰之前发生。细胞因子在创伤和感染等所引起的细胞凋亡中发挥着重要作用，如 TNF-α、白介素等。

凋亡程序失衡在脓毒症的组织损伤中起重要作用。炎症细胞过度增生后，机体通过凋亡方式将其清除，若凋亡延迟或凋亡细胞未被及时吞噬可发生继发性坏死，增强炎症反应，进而发生失控的 SIRS 和 MODS。如果血管内皮细胞凋亡增加，微血管通透性增加、炎症细胞聚集、炎症反应加重；实质器官细胞凋亡增加，直接发生器官功能障碍甚至衰竭；胸腺细胞、淋巴细胞等凋亡增加可导致免疫低下，对细菌、内毒素等清除作用减弱。

6. 二次打击学说 1992 年，Deitch 提出二次打击学说：部分患者表现为一次打击型，即严重损伤引起 SIRS 失控后，发展为 MODS；一部分患者则可在首次打击后，机体 SIRS 被激活，启动 CARS，组织和细胞对损伤因素的敏感性提高，此时若病情恶化或出现继发感染，机体受到第二次打击，其强度可能不及第一次打击，但因破坏了 SIRS 和 CARS 间的稳定平衡，SIRS 明显占优，进展至 MODS。危重患者可能遭受二次或更多次打击。因第二次打击可激活炎症反应，故常可致命。我国的胡森、盛志勇等提出了 MODS 发病过程的“双相预激学说”，指创伤后 MODS 发病经历了两次打击和/或应激过程：首次打击造成的直接器官损伤并非真正意义上的 MODS，但引起的炎症细胞活化、肠屏障损害、坏死组织残留、体内抗炎机制削弱以及过度的应激反应等为失控性全身炎症反应提供持续刺激，为第二次打击导致器官功能障碍起了预激作用。

医源性因素是发生 MODS 的又一个重要原因。由于抢救延误或措施不当，休克和低氧血症持续存在，容易发生 MODS。大剂量抗生素、肾上腺皮质激素应用，镇静剂等过量，热量及营养不足，均是感染难以控制和发生机会性感染的重要原因。另外，SIRS 时，机体呈高代谢状态，持久的蛋白质分解是 MODS 的代谢基础，最终可导致能量耗竭，肝线粒体氧化还原反应受限；此时，几乎所有的细胞都发生功能改变，最终发生 MODS。另外，由于炎症表达的控制基因存在多态性，患儿遗传和基因表达也决定了个体间的差异。

以上各种学说之间相互关联、相互重叠，几乎最后都会归结到炎症反应的基础上，可以说最终是各种细胞因子和炎性介质作用的结果。

【MODS 受累系统器官及特点】 儿童 MODS 的发生发展具有年龄特点。年龄越小，MODS 的发生率越高，病情进展越快；以肺脏最先受累者居多。婴儿由于脏器功能发育不完善，代偿能力不全，多起病急，心肺可同时受累，甚至反流误吸等引起的缺氧窒息也可导致 MODS。年长儿发生 MODS 的常见病因为脓毒症、创伤、中毒等。

1. 肺脏 在 MODS 的进程中，系统或器官功能障碍的顺序常出现一定的规律性。肺脏几乎是 MODS 中最早遭受打击的靶器官，也常是临床观察到的衰竭发生率最高的器官；故有人称为 MODS 的前哨器官。这可能与肺本身的解剖学特点，易受各种致病因素打击以及肺部病变更易于观察和监测等因素有关。MODS 常首先出现以进行性低氧血症和呼吸窘迫为特征的急性肺损伤。肺脏不仅是气体交换的器官，而且是一些激素和炎症产生及灭活的场所，故肺功能障碍导致氧输送减少、组织细胞缺氧的同时，可造成血液循环中的某些炎症介质如激肽、5-羟色胺和血管紧张素等含量的改变，进一步促进炎症反应。

2. 胃肠道 肠黏膜屏障功能受损在 MODS 的发生发展中起着至关重要的作用，尤其是休克和缺血-再灌注损伤时，细菌和内毒素发生移位。有研究认为，肠道通透性增加可以预测 MODS。MODS 患儿胃肠道受累的常见表现为喂养不耐受（如呕吐、潴留等），消化道出血或应激性溃疡，腹胀，严重时可发生腹腔间隙综合征。

3. 心血管系统 长时间组织缺氧，细菌毒素和各种炎症因子导致心功能障碍。休克时心肌抑制因子的产生是急性心功能衰竭的重要原因。心功能障碍的主要表现是心肌收缩力减弱、心排血量和心脏指数降低、肺动脉楔压增高、心肌同工酶升高等。

4. 肾脏　脓毒症时，多因素导致的有效循环容量减少和/或低氧血症、炎性介质及免疫复合物的沉积可导致急性肾损伤。患儿可表现少尿或无尿、血肌酐升高、肌酐清除率下降、氮质血症、电解质紊乱等。

5. 肝脏　细菌毒素可直接损害肝细胞；合并感染性休克时，缺血、缺氧和毒素等可导致肝血供持续性减少，出现肝功能不全，主要表现为血清胆红素和肝脏转氨酶升高，凝血功能障碍，毒物清除功能障碍如高氨血症等。肝脏单核巨噬细胞系统是清除细菌及其产物的第一道防线，肝损伤时可使细菌及其产物进入循环。肝功能障碍还可导致代谢异常，如糖代谢异常；使产生能量的氨基酸脱氨基化作用障碍，碳水化合物及脂类向能量转变障碍，去除氨的尿素生成能力下降，血浆蛋白合成减少，产生 ATP 的脂肪酸氧化过快导致酮体增加、解毒能力下降。

6. 中枢神经系统　中枢神经系统功能障碍主要系循环低血压导致脑灌注压降低引起脑血流量减少、炎性介质和毒物、线粒体功能障碍等所致。患儿可有不同程度的意识障碍、惊厥、体温不稳定、血管张力改变、血压和心律波动，甚至脑疝；还可发生周围神经病，出现运动及感觉障碍。

7. 血液系统　脓毒症时，由于蛋白 C、抗凝血酶Ⅲ及组织因子抑制剂减少，血管内皮受损，血小板受破坏等，引起凝血功能障碍，严重时可出现弥散性血管内凝血（disseminated intravascular coagulation，DIC）。PT、APTT 延长，D-二聚体升高，或血小板轻度降低是临床最常见的血液系统改变，严重时可导致 DIC 及急性贫血危象的发生。

【MODS 诊断标准】　见本章第 5 节脓毒症与感染性休克。

诊断 MODS 应注意以下几点：①功能障碍的器官无须直接受到损伤或患病，继发的受损脏器可远隔原发损害；②临终状态时的多脏器功能衰竭以及一些综合征，如心脑综合征、肺性脑病、肝性脑病、肝肾综合征、慢性脏器功能衰竭失代偿期等不属于 MODS 范畴；③病前受损脏器的功能多正常，其功能障碍可逆；④发生 MODS 时，各脏器或系统功能障碍的严重程度不一，可表现为功能不全或衰竭，有/或无临床症状。

【治疗】　MODS 的治疗主要是针对各器官功能障碍的组合措施，治疗功能障碍脏器的同时还应重视该治疗策略是否对其他脏器的影响，并尽力避免或减少这种影响，以免医源性因素成为 MODS 的推动力。

1. 一般治疗

（1）密切监护：凡危重疾病尤其严重创伤、脓毒症/感染性休克、各种原因引起的严重缺氧等，均应密切监护，包括一般情况监测和组织器官功能的监测。一般情况监测包括意识、营养状态、血压、心率、心律、脉搏、体温、尿量、血/尿/粪便常规、C 反应蛋白、降钙素原、血电解质、血糖、血气分析、心电图和相应影像学监测等。组织器官功能监测包括血流动力学、呼吸功能、凝血功能、肝肾功能、胃肠功能、神经系统和免疫系统的监测等。详见本章第 17 节重症监护技术。

（2）对症治疗：开放气道，尽快建立静脉通道（危重患儿难以建立静脉通路时可行骨髓腔输液），纠正低氧血症，早期注意能量供应。

（3）评价器官功能：了解既往病史，尤其对存在基础病的患儿应评估其基础病累及脏器是否存在功能障碍，如先天性心脏病、营养不良、免疫功能低下等，随时注意有可能发生功能障碍的器官系统，并予以支持。可采用儿童死亡危险评分法（pediatric risk of mortality scores，PRISM）、儿童死亡指数（pediatric index of mortality，PIM）、儿童逻辑回归器官功能障碍评分法（pediatric logistic organ dysfunction，PELOD）、儿童多器官功能障碍评分法（pediatric multiple organ dysfunction score，P-MODS）、pSOFA 等对患儿病情及预后进行评估。这些评分方法与 PICU 患儿的死亡率具有较好相关性，可对其病情等提供较为客观的评价并指导治疗。但是这些评分系统尚需不断更新并定期对评分系统本身进行再评估，以期得到更为客观的结果；为获取更为准确的信息指导治疗，不主张仅单一使用某一评分系统。

2. 治疗原发病　积极治疗原发病，去除病因是治疗关键。感染是 MODS 的主要原因之一，控制感染也是治疗的关键。抗感染治疗原则见本章第 5 节脓毒症与感染性休克。

3. 脏器功能保护及支持治疗

（1）循环功能：休克是 MODS 常见病因，无论是失代偿性休克还是代偿性休克，均应积极纠正。凡严重感染、休克、创伤者，均应首先保持足够的循环血量，早期纠正血容量不足和微循环障碍是防治 MODS 的重要因素。一旦发现休克，应准确分型，常有多种休克并存的现象，故应抓住主要矛盾，边治疗边调整策略。

（2）呼吸功能：ARDS 是 MODS 患儿中发生率最高、出现最早的综合征之一，故多在早期即给予呼吸支持（包括无创和有创呼吸支持）。

(3) 肾功能:维持有效灌注及适宜血压,积极治疗休克及DIC,避免使用肾毒性药物等是防治急性肾损伤的重要措施。少尿期应严格控制入量,防止高钾血症,控制氮质血症和酸中毒,给予高热量和低蛋白饮食。多尿期则需注意营养支持和保持水电解质酸碱平衡,应注意监测尿比重和尿液成分。当休克纠正后液体负荷过重,可给予利尿剂;如无效可给予床旁持续血液净化治疗,并根据患儿内环境调整置换液、透析液的成分,帮助患儿度过最艰难时期;血流动力学不稳定、ARDS患儿也可行床旁持续血液净化治疗,以清除尿素氮和肌酐等小分子物质,纠正酸碱水电解质紊乱,更好地实现液体管理,维持内环境稳定;还可清除过多的炎性介质;改善感染性休克患儿的血流动力学,减少血管活性药物的使用剂量,降低细胞因子水平,改善器官功能,降低死亡率。

(4) 肝功能:保护和改善肝功能同样需综合治疗。需积极去除病因,维持有效血容量,纠正低蛋白血症,保证足够的能量摄入。根据病因及病情合理使用保肝利胆药物,促进肝细胞再生及能量代谢、增强肝脏解毒功能。补充凝血因子,如间断输血浆、维生素 K_1、凝血酶原复合物等,并动态监测凝血象,尤其是PT、INR、APTT、纤维蛋白原等。根据胃肠耐受情况酌情经胃肠喂养,可给予支链氨基酸,口服乳果糖等减少胆红素、血氨等毒素的肠肝循环。避免使用肝毒性药物。肝衰竭患儿还可使用人工肝治疗,或血浆置换结合持续血液净化治疗。

(5) 中枢神经系统:去除病因仍是治疗关键,如积极抗感染、清除颅内血肿和脑脓肿、脑室管膜炎患儿积极外引流等。根据病情使用高渗盐水、甘露醇、甘油果糖、呋塞米等减轻脑水肿、降颅压,防治脑疝。积极止惊镇静,降低脑代谢,减轻继发性缺血缺氧对脑的损害。维持足够的MAP以保证脑灌注压,避免血压波动过大,导致脑缺血或ICP急剧增高。

(6) 胃肠道:胃肠道黏膜损害和应激性溃疡的治疗需积极控制感染,纠正内环境紊乱,改善局部灌注,酌情禁食、胃肠减压及局部止血,可给予 H_2 受体阻滞剂、氢离子泵抑制剂等药物;如出现大出血应积极外科干预。腹胀患儿应去除病因,给予胃肠减压等;如发生严重腹腔间隙综合征则应积极外科手术缓解,以防止过高的腹腔压力加重脏器的损害。

(7) 血液系统:动态监测凝血功能,及时补充凝血因子,如间断输注血浆、血小板、凝血因子等。首都医科大学附属北京儿童医院常给予小剂量肝素5~10U/(kg·h),可持续泵维持,直至凝血功能基本恢复正常。当进入低凝阶段时,应给予血浆、血小板及其他凝血因子治疗。

4. 营养支持 代谢紊乱、能量危机是产生MODS及造成患儿死亡的重要因素。15%~20% ICU住院患儿可出现急性蛋白营养不良;首都医科大学附属北京儿童医院PICU脓毒症和严重脓毒症患儿营养不良现患率为38.3%。早期肠内营养有益。密切监测并控制血糖,注意控制血糖≤180mg/dl,可酌情予以胰岛素,但需防治低血糖。组织灌注恢复且休克纠正后,应输注含糖液,可将糖速维持于:新生儿6~8mg/(kg·min)、儿童4~6mg/(kg·min)、青少年2mg/(kg·min)。维持电解质及酸碱平衡。

5. 拮抗和清除细胞因子 理论上拮抗和清除细胞因子有利于阻断MODS的进程。阿那白滞素是重组非糖基化人IL-1受体拮抗剂。有研究报道,阿那白滞素有利于提高巨噬细胞活化综合征者的生存率,但对无巨噬细胞活化者无益,因此可能只适用于极少数患儿。另外也有研究通过吸附材料或吸附膜进行血液灌流或血浆置换等清除内毒素或细胞因子,但证据有限,疗效并不确定。己酮可可碱可减少TNF的产生,抑制红细胞变形性降低和聚集性增高,改善MODS评分和 PaO_2/FiO_2 比值,且无不良反应,但并不降低28天死亡率。总的看来,关于细胞因子的治疗缺乏高质量的临床证据。

6. 中医药治疗 中医应用清热解毒、通里攻下、活血化瘀等治疗法则,通过清除内毒素、保护肠道屏障、拮抗炎症细胞因子、提高机体免疫力、增加器官功能储备等途径,防治MODS。

(王荃 钱素云)

参考文献

[1] TAMBURRO RF, JENKINS TL. Multiple Organ Dysfunction Syndrome: A Challenge for the Pediatric Critical Care Community. Pediatr Crit Care Med, 2017, 18(3 Suppl 1): S1-S3.

[2] Erratum. Global epidemiology of pediatric severe sepsis: The sepsis prevalence, outcomes, and therapies study. Am J Respir Crit Care Med, 2016, 193(2): 223-224.

[3] LIN JC, SPINELLA PC, FITZGERALD JC, et al. New or Progressive Multiple Organ Dysfunction Syndrome in Pediatric Severe Sepsis: Sepsis Phenotype With Higher Morbidity and Mortality. Pediatr crit care med, 2017, 18(1): 8-16.

[4] GOLDSTEIN B, GIROIR B, RANDOLPH A, et al. International Consensus Conference on Pediatric Sepsis. International pediatric sepsis consensus conference: definitions for sepsis and organ dysfunction in pediatrics. Pediatr Crit Care Med, 2005, 6(1): 2-8.

第 10 节 消化道大出血

小儿消化道大出血(massive hemorrhage of gastrointestinal tract)并不罕见,从新生儿到儿童任何年龄段都可能发生。表现为呕血或便血,且多呕血及便血同时或先后发生。急性大量出血常导致休克与重度贫血。一般突然发生大出血者常无其他全身或局部症状,称无痛性大出血,少数继发于某些疾病者可有腹痛或高热等相应症状。经验表明:大多数儿童消化道出血均具有一定的自限性,自发地或在住院早期即停止出血,但由于儿童血容量较小,因此应尽可能早期进行治疗。

【病因】 出血原因大致可归纳为五类:

1. 出血性疾病 如新生儿先天性凝血因子缺乏、维生素 K 缺乏性出血、过敏性紫癜、血友病、白血病等。

2. 感染性疾病 多见于重症感染导致的凝血功能异常,如新生儿败血症、出血性肠炎、肠伤寒出血、胆道感染出血等。

3. 胃肠道局部病变出血 可分为三类:第一类为先天性消化道畸形导致的局部出血,如梅克尔憩室、肠重复畸形、异位胰腺、胃肠道血管瘤等;第二类为继发于其他系统疾病的消化道出血,如食管胃底静脉曲张破裂出血(继发于门静脉海绵样变、胆道闭锁肝硬化导致的门静脉高压);第三类为局部特发性病变,如胃、十二指肠溃疡病出血、应激性溃疡出血(如围手术期、颅脑外伤、大面积烧烫伤)、肠息肉脱落等。

4. 少数"无痛性"急腹症出血 如新生儿肠扭转(肠旋转不良症)、休克性肠绞窄以及少见的无痛性肠套叠(症状以休克及出血为主)等。

5. 近几年有关血管畸形,如肝外门静脉畸形(Abernethy 畸形)、动静脉瘘畸形、肛门直肠血管畸形[1]等引起消化道出血的报道亦有增多的趋势。

【诊断】 在儿童中,胃肠道出血可出现在任何年龄段中,每个年龄段都有与之相对应的鉴别诊断,临床医生应在患儿所处的年龄阶段的基础上分析消化道出血的原因。除血常规、粪便常规等实验室检查外,亦可借助以下辅助检查方法:

1. **胃镜(gastroscope)** 对于屈氏韧带以上的上消化道出血,胃镜检查是有效的检查手段。对于高度怀疑食管、胃及十二指肠近端出血的患儿,胃镜是首选的定位、定性的检查手段,同时也可通过胃镜做到直视下的止血操作。

2. **纤维结肠镜检查(fibrecolonoscopy)** 对于以便血为主的下消化道出血,纤维结肠镜检查可较为准确地诊断结肠病变,并可在直视下完成止血操作。

3. **胶囊内镜检查** 针对不明原因的消化道出血具有一定的诊断价值,但由于价格昂贵,临床应用受到限制。

4. **血管造影** 多选用经股动脉插管,腹腔动脉、肠系膜上动脉和肠系膜下动脉造影,活动性出血时该检查的阳性率较高。尤其是对于血管畸形导致的出血,可以同时对病变的血管进行栓塞,起到治疗作用[2]。

5. **腹部 B 超** 对于 2 岁以下小儿常见的肠套叠以及食管胃底静脉曲张有较高的诊断价值。梅克尔憩室、肠重复畸形以及肠旋转不良也可通过腹部 B 超诊断,但其准确性与检查者的水平直接相关。

6. **核素扫描** 对消化道出血用放射性 ^{99}Tc 扫描,可协助诊断梅克尔憩室和肠重复畸形。

7. **腹腔镜探查** 随着腹腔镜技术的不断进步,该项检查手段已越来越多地应用于消化道出血的患儿,对于梅克尔憩室、肠重复畸形、腹腔血管畸形、血管瘤等具有较高的诊断价值。

【治疗】 消化道出血的治疗原则,首先是要评估患儿一般状况,血流动力学是否稳定,是否存在休克及程度。大出血的治疗原则是在积极抢救休克的同时进一步查明出血原因,随时按可能存在的病因做必要的检查。一般尽可能以非手术方法控制出血,纠正休克,争取条件确定病因诊断及出血部位,进行必要的术前检查作好手术准备。除按照一般原则抢救休克外,大出血的抢救尚须从下列四方面考虑:

1. **一般治疗** 包括镇静、休息和吸氧。严密监测血压、呼吸、脉搏、血氧饱和度等生命体征,动态监测血红蛋白的变化。对于中等量及以上出血的患儿应严格禁食,必要时留置胃管吸出含有胃酸的胃液,以保护食管、胃及十二指肠黏膜,也可通过胃管用冰盐水洗胃并注入止血药物,如凝血酶、云南白药等,同时可以动态评估胃内活动性出血情况。

2. **输液、输血疗法** 等量快速输液、输血为抢救大出血的重要措施。一般早期无休克之出血,可以输注浓缩红细胞和新鲜血浆,有利于预防继续出血;合并休克时,一般首剂给予等张晶体液(如生理盐水、等张碱性液)20ml/kg,10~15 分钟内快速注入扩容,之后尽快输注浓缩红细胞和新鲜血浆。动态监测生命体征和血红蛋白变化,每次输液、输血后评估生命体征、尿量及尿色,以决定下一步输液、输血量及输注速度,直至血压、心率平稳。如血压仍低、心率进行性增快、少尿或者无尿,则应考虑出血不止,需要更积极的治疗,如内镜下止血、动脉血管造影栓塞、手术止血等。大量出血有时较难衡量继续出血的速度、肠腔内存血情况及休克引起心功能变化等,中心静脉压(CVP)监测有助于指导液体复苏。在液体复苏的基础上若血压仍低,酌情使用肾上腺素、去甲肾上腺素、多巴胺等血管活性药,必要时使用多巴酚丁胺、毛花苷丙等强心药物。

3. 药物治疗 对于上消化道出血,合理药物治疗常可得到满意的效果:

(1) 止血药物:蛇毒血凝酶是从巴西蝮蛇毒液中提取的凝血素,在血管破损处局部发挥作用而不发生血管内凝血。

(2) 抑酸药物:如质子泵抑制剂(奥美拉唑)、H_2受体拮抗剂(西咪替丁)等,可抑制胃酸的分泌,保护消化道黏膜的同时改善消化道内环境,使胃液 pH 值>6,凝血因子才能发挥作用。

(3) 生长抑素:可减少内脏器官的血流分配,但不引起体循环血量的变化;减少门静脉主干的血流;并可抑制胃肠道及胰腺分泌,保护胃黏膜。

4. 止血术 对有局限出血病灶者,首先考虑内镜检查同时止血,一般食管、胃、十二指肠及胆道出血均可鉴别,并能进行必要的处理。内镜检查尽量在出血 24 小时内进行,需要迅速纠正休克,循环稳定之后进行[3]。如无内镜条件,或患儿不能耐受内镜检查,最可靠的止血术是外科手术止血。但外科手术需要一定条件,最起码的条件是出血部位的大致确定,从而才能决定手术途径及选择切口。至少要区别食管出血或胃肠出血,以决定进行开胸或开腹探查。成人使用的气囊导尿管或三腔气囊管(图 44-18),也可用于小儿,但需根据食管长度,适当减短食管气囊上方的长度,以防压迫气管。在止血的同时还可对出血部位进行鉴别。经鼻(婴儿可经口)插入胃中,吹起气囊,拉紧后将管固定在鼻翼上或加牵引,使之压住贲门,而把胃与食管分隔成两室。然后从另一鼻孔将另一导尿管插入食管,用盐水冲洗(注意小量冲洗,以免水呛入气管)(图 44-19)。如果食管内无出血,则可很快洗清。如果冲洗时仍有不同程度的出血,则可判断为食管(静脉曲张)出血。可用三腔管的食管气囊压迫止血(图 44-20)。

查完食管后,还可再经该管的胃管冲洗,如果冲洗液很快澄清,则可说明胃内无出血。

如始终有鲜血洗出,则不能排除胃、十二指肠段出血,则须开腹探查胃、十二指肠(切开探查),包括胆道、胰腺。十二指肠悬韧带(屈氏韧带)下用肠钳闭合空肠后冲洗。如果洗胃证明出血不在胃、十二指肠,则可直接探查小肠。小肠出血一般透过肠壁可以看到,但大量出血时,常不易看出出血灶,须采取分段夹住肠管后穿刺冲洗肠腔的办法(图 44-21)。每段 1m,逐段检查出血灶。任何一段发现出血不止,再将该段肠管又分为三段夹住,每段 0.33m。若仍不能找到明确的出血点,可以切除该出血肠管。若事先考虑有直肠肛门出血的可能(如血管瘤、内痔及息肉脱落),则应于术前先行乙状镜检查,以明确诊断,必要时填塞直肠,因开腹不易探查直肠以下部位(图 44-22)。

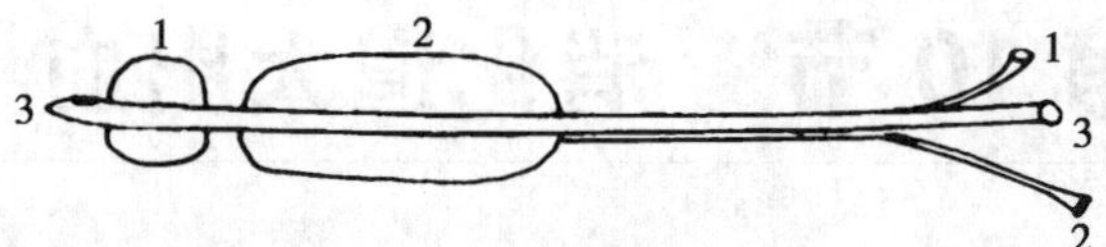

图 44-18 三腔气囊管

管腔 1 连通贲门下气囊,充气后,将管自鼻孔外拉紧,防止脱出并压迫贲门止血;管腔 2 连通食管下段气囊,充气后压迫食管静脉曲张止血;管腔 3 连通胃管,用以冲洗及吸引胃内容。

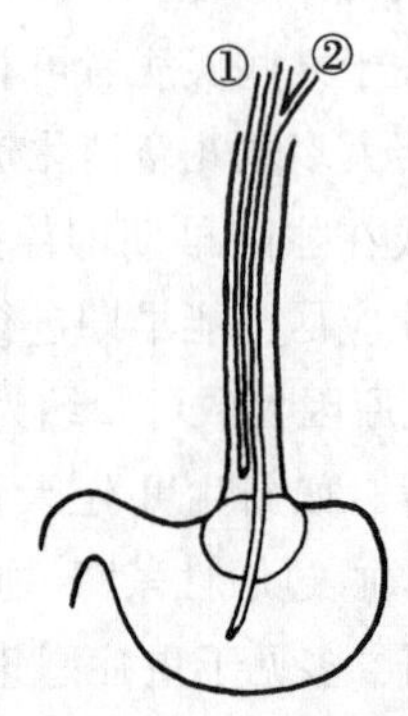

图 44-19 食管出血——气囊管堵住贲门试验

管冲洗后不再有血可排除食管出血,始终有血可诊断食管出血;①②管冲洗后不再有血可诊断食管出血,始终有血可疑诊胃出血。

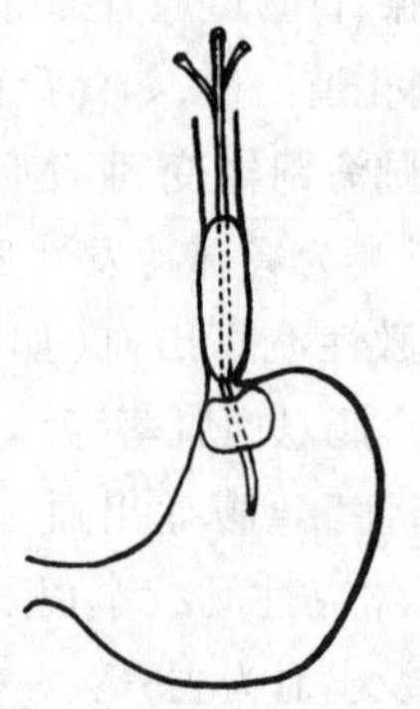

图 44-20 胃出血——堵住幽门试验

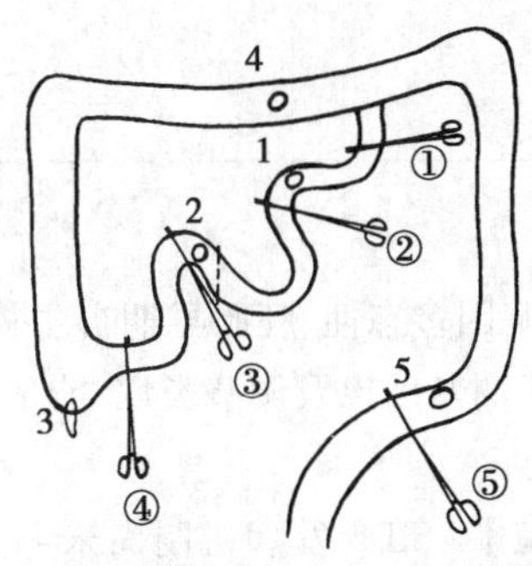

图 44-21　小肠结肠出血——开腹探查分段检查

①②③④钳将小肠分为三段，⑤钳在乙状结肠，顺序造瘘五处(1、2、3、4、5)，用双腔吸引管冲洗探查，③钳待查完近端后移至虚线处探查远端。

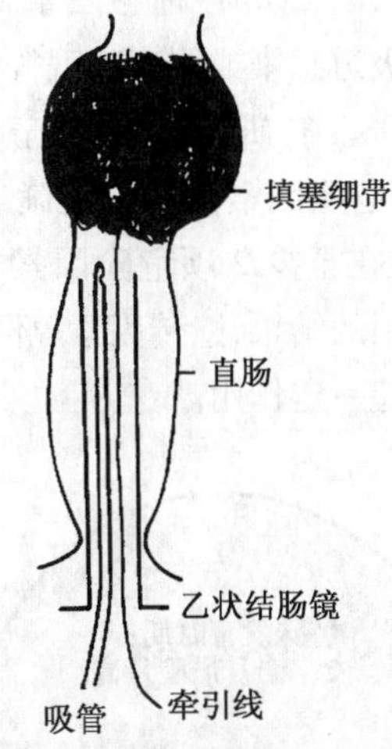

图 44-22　乙状结肠以下出血——乙状结肠镜检探查

通过乙状镜先填入纱布绷带，绷带末端缝一牵引线以备查完时拉出绷带，通过乙状镜用导管冲洗后无血可排除乙状结肠以下出血，始终有血可诊断出血，经镜查出血点。

一般消化道大出血，绝大多数可经非手术治疗而止血。当呕血、便血停止，排出正常黄色大便，或留置胃管吸出物中已无血时，应立即检查大便及胃液有无潜血。若潜血阳性，则应抓紧时间试行下列两项诊断检查。

(1) 吞线试验：在0.5~1m长的粗白丝线的一端扎一小鱼肝油胶囊，使患儿吞下，另端牢固粘在口角上，24小时后慢慢拉出白线(轻拉，以免损伤黏膜出现假阳性)，则可见线之近端为白色，远端一半为黄色(胆汁染成)，中间如有红色血染痕迹，则可推测病变所在，然后再以钡餐证实。线上若未发现红色血染痕迹，可将该线剪成数段，分别作潜血检查，以确定或排除上消化道出血。

(2) 双腔肠减压管试验：以双腔气囊肠减压管经鼻插入胃中，抽出胃液检查潜血，如果阴性则等待双腔管进入十二指肠后，吹起气囊，拉回至幽门，将外端暂时粘在鼻翼上，再抽十二指肠液及胆汁(分四部分)查潜血，如均为阴性，则松开鼻翼上的固定，并在管上涂油，使管可以自由随肠蠕动而渐渐进入肠下段。每小时抽一次肠液检查潜血，任何部位潜血阳性，则立刻将管固定于鼻翼，同时向管内注入少量稀钡浆进行造影，以明确双腔管停留部位及出血可能的病变(特别注意憩室或肿瘤的存在)，作为将来开腹进行根治手术的参考。

出血停止后，一般情况恢复，条件许可时，应再做如下检查：①钡餐X线检查：若怀疑为上消化道出血，如食管静脉曲张、胃及十二指肠溃疡，可行上消化道钡餐X线检查。对小肠病变如梅克尔憩室、肠重复畸形等的诊断多无帮助；②钡灌肠：怀疑结肠病变多可采用，如结肠息肉、肿瘤、溃疡性结肠炎等；③乙状结肠镜检：可发现直肠及乙状结肠病变，达到诊断及治疗目的，如发现息肉可行摘除术；④纤维内镜检查：胃、十二指肠镜可诊断与治疗胃、十二指肠病变及逆行胆道造影诊断肝胆病变。结肠镜可检查结肠病变；⑤选择性血管造影或放射性核素示踪：在急性出血时，在手术台上使用能有助于确定出血部位；⑥^{99}Tc放射性核素腹部扫描，常可显示梅克尔憩室出血。

不少大出血患儿一次出血后，查不出任何原因，并且也不再发生出血。即使有过一两次大出血发作，而无明确局部出血灶病变者，均不宜采取手术探查。但仍宜努力，争取明确诊断。只有出血不止，威胁生命或屡次出血，严重影响健康(贫血不能控制)时，才考虑诊断性探查手术。如探查后仍无法诊断，亦不能控制出血，可以在出血段的小肠中下部行双孔造瘘。可以通过造瘘实施局部止血措施，如局部用止血剂、冰水灌注、血管收缩剂等；还可以进一步明确出血部位在瘘以上或以下，同时可通过瘘进行钡造影或内镜检查，明确诊断。通过瘘口的保护，可早期恢复进食，如瘘以上不出血，则可经口进食，瘘以下不出血则可肠内滴注营养液代替静脉输液。待出血问题解决后，及时关瘘。

(陈亚军　张金哲)

参考文献

[1] 彭春辉，陈亚军，张廷冲，等. 儿童结直肠血管畸形的诊治. 中华小儿外科杂志，2015，36：206-210.

[2] MARCIE F，ELLIOTT RH. Upper gastrointestinal bleeding. Surg Clin N Am，2014，94：43-53.

[3] 中华内科杂志，中华医学杂志，中华消化杂志，等. 急性非静脉曲张性上消化道出血诊治指南(2015年，南昌). 中华医学杂志，2016，96：254-259.

第 11 节 婴儿猝死综合征

婴儿猝死综合征（sudden infant death syndrome，SIDS）是指通过婴幼儿健康状况和既往史不能预测，通过死亡后的全面细致检查，包括完整的尸解、现场勘验和临床病史审查不能揭示原因的婴儿突然死亡[1,2]。对任何突然的不能预料的婴儿死亡病例均应尸解，因为病史及死亡背景的调查不能完全排除许多先天性和后天性疾病。

在发达国家，SIDS 是新生儿期后婴儿死亡的常见原因。1992 年以前，非仰卧位睡姿被推荐为降低 SIDS 风险的措施，美国 SIDS 发生率为（130～140）/10 万活产儿，每年约有 7 000 例患儿死于 SIDS。1992 年以后，尤其是 1994 年美国儿科学会发起了“仰睡行动（back to sleep）”，提倡采取仰卧位睡姿，SIDS 发生率逐年快速下降，至 2001 年降至 55/10 万活产儿。但随后下降速率减慢，至 2015 年 SIDS 发生率降至 39/10 万活产儿。我国上海曾对 SIDS 做过回顾性调查，其发病率为 0. 56‰。SIDS 在 1 个月内罕有发生，其发病高峰期为生后 2～4 个月，95%病例在 6 个月内发生。以冬季及早春发病多，这可能与冬春季上呼吸道病毒感染高发有关。

【危险因素】 尽管 SIDS 很早就被人们认识，且经过很多努力，但确切病因至今仍不清楚。目前认为 SIDS 并非由单一病因所致，而是由婴儿发育、周围环境和多种病理生理因素相互作用所致。“危险因素”是指与婴儿周围环境以及发育有关的一些因素，从而使婴儿容易发生 SIDS。

一般认为下列因素与发病密切相关[3]：①母体危险因素。母亲吸烟，年龄<20 岁，滥用药物（尼古丁、可卡因）和酒精。②婴儿危险因素。早产、低出生体重、SIDS 死者的同胞、双胞胎、呼吸暂停病史。③睡姿。俯卧位睡姿是最易纠正的 SIDS 危险因素，以俯卧位睡眠为主的婴儿 SIDS 发病率比仰卧位睡眠婴儿高 3 倍。在推荐将婴儿置于仰卧位或侧卧位睡觉后，很多国家 SIDS 的发生率降低[4]。在一些俯卧位睡眠姿势很少的地区，SIDS 的发生率一直很低。该结果支持上述关联。④睡眠环境。床面及寝具松软，如毯子、被子、枕头、毛绒玩具和羊皮寝具，父母或兄弟姐妹与婴儿同床睡眠（bed-sharing），睡眠中盖得太多导致婴儿过热（overheating）和室内温度过高或过低等。⑤遗传因素[4]。SIDS 发生可能与某些基因有关，如心脏离子通道基因多态性、延髓 5-羟色胺传递基因多态性、胚胎早期自主神经发育有关的基因，烟碱代谢基因以及调节炎症、能量代谢、血糖与体温的基因等。

【发病机制】 SIDS 发病机制尚未明了，但普遍认为“三重风险模型”能较好地阐明 SIDS 发病机制（图 44-23）。该模型认为有潜在易感性的婴儿，如存在遗传疾病、脑部异常或孕期母亲吸烟等异常，在婴儿心脏、呼吸和睡眠/觉醒模式发生显著发育变化的关键时期，即出生后 2～4 月龄，若经历各种触发事件，如俯卧位睡眠、母亲吸烟、呼吸道感染或同床睡眠等危险因素后，就可能导致发生 SIDS。有研究显示，死于 SIDS 的婴儿存在至少 1 项 SIDS 危险因素如俯卧位睡姿、母亲吸烟或早产等，且多数存在至少 2 项危险因素。因此 SIDS 是多种因素相互作用的结果，遗传因素、环境因素、社会文化和行为习惯均起一定作用。

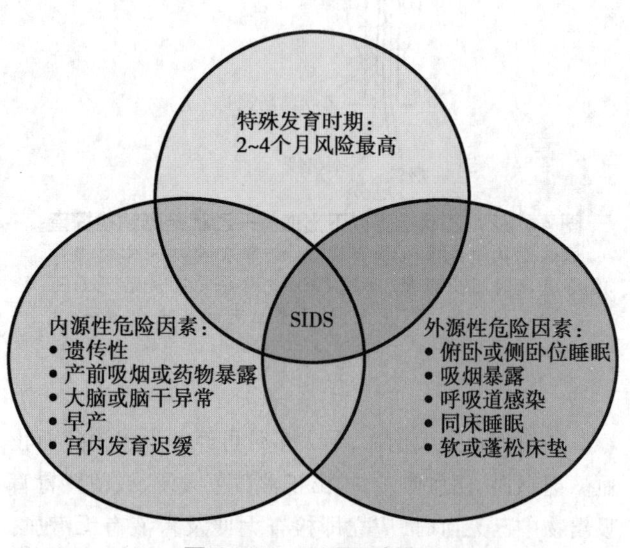

图 44-23 三重风险模型

SIDS 常发生于睡眠中，这与唤醒反应缺陷有关。SIDS 发病高峰为生后 2～4 月龄，这恰是睡眠模式迅速成熟时期。由于脑干发育异常或成熟延迟引起心脏呼吸功能控制、睡眠觉醒调节及昼夜节律性调节异常，导致患儿睡眠中唤醒反应异常，发生一些应急事件时，不能及时从睡眠状态唤醒以避免一些致命的伤害性刺激。生理学研究也显示多种 SIDS 危险因素对婴儿血压、心率及其调节有重要影响，同时也影响唤醒反应。这说明心肺功能调节异常和唤醒反应缺陷是 SIDS 发生的重要原因。

【病理】 SIDS 患儿尸解所见缺乏特异性，诊断 SIDS 也无必备的征象。但是有一些共同的发现，如 90%的患儿有点状出血，且较其他原因所致婴儿死亡明显。肺水肿也常见。对 SIDS 尸解的研究显示 2/3 患儿有慢性缺氧的组织学证据。这些证据包括肾上腺棕色脂肪残留、肝脏红细胞生成、脑干神经胶质增生和其他结构异常。除了星形胶质细胞增生外，还有树状棘残留及髓鞘形成减少。脑干树状棘残留的原发部位位于网状结构的大细胞核及迷走神经的背核和孤核。有些 SIDS 患儿延髓中可见反应性星形胶质细胞增多，这种增多的部位不限于与呼吸神经调节有关的部位。P 物质，这种在中枢神经系统选择性感觉神经元中发现的神经肽传导介质，在 SIDS 患儿脑桥中增多。少数 SIDS 患儿有弓形核的发育不良，此部位正是延髓腹侧心脏呼吸中枢所在之处，并且与调节唤醒、自主节律和化学感受器功能的部位密切相关。有研究发现 SIDS 患儿弓形核中受体异常，包括与红藻氨酸结合的受体、毒蕈碱胆碱能受体及 5-羟色胺能受体减少，且红藻氨酸受体与毒蕈碱胆碱能受体密度降低相互关联。弓形核中至少有一种以上受体的神经递质缺乏，其缺乏与包括唤醒反应在内的整体自主调节，特别是心脏呼吸控制有关。

其他尸解结果与轻度慢性窒息后机体的反应一致。SIDS 有出生前和出生后生长迟缓及血中皮质醇浓度增高。SIDS 婴儿玻璃体液中次黄嘌呤增高，因次黄嘌呤的前体物质腺苷（黄嘌呤）是一种呼吸系统抑制剂，说明其生前有较长时间的组织缺氧。这些观察结果提示在窒息和低通气之间有潜在的重要关系。即各种原因所致窒息引起机体继发性单磷酸腺苷分解加速，导致腺苷堆积可造成持久性通气过低，并形成恶性循环。

【诊断】 猝死前没有任何症状，主要表现在睡眠中心搏呼吸骤停，目前尚无准确的预期诊断方法。SIDS 的诊断只限于 1 岁以内，死亡背景调查及直接询问发现患儿死亡的人员非常必要。对于怀疑为 SIDS 的患儿应行尸解，因为 SIDS 其实是一种排除性诊断。在突然不能解释的婴儿死亡中，一些临床上未能获得诊断的先天性和获得性疾病，如先天性心脏病、心肌炎、心肌病、颅内出血、脑膜炎和外伤等，只有通过尸解才能鉴别。病理学检查的意义在于探讨猝死原因，以确立预防对策。其他的鉴别诊断，包括心律失常、长 QT 综合征、窒息、遗传代谢性疾病和致死性儿童虐待等。

【识别高危儿】 SIDS 研究的主要目的之一是建立准确的筛选方法以识别可能死于 SIDS 的高危婴儿。呼吸描记和多导睡眠描记的筛选方法，可集中监测呼吸或心律的异常形式，但常缺乏足够的敏感性和特异性，不适于 SIDS 患儿的预期识别。对发生过"明显的威胁生命事件（apparent life threatening event，ALTE）"的婴儿、早产儿、SIDS 患儿同胞，发生 SIDS 的危险性明显增加，这是目前临床上最有用的识别 SIDS 高危儿方法。ALTE 是指呼吸暂停、面色改变、肌张力低下和心动过缓等严重症状。因出现 ALTE 而需要心肺复苏的婴儿，其 SIDS 发生率可达 8%~10%，发生过 2 次 ALTE 的婴儿其 SIDS 发生率高达 28%。早产儿 SIDS 的发生率与出生体重成反比。SIDS 患儿同胞发生 SIDS 的概率为普通婴儿的 3~5 倍，达（5~8）个/1 000 活产儿。

【预防】 所有婴儿睡觉时采用仰卧位，不推荐侧卧睡觉；婴儿应睡于专为婴儿设计的硬质床面（婴儿床、摇篮或摇篮床），床上不放置枕头、毛绒玩具及其他柔软物品，不使用婴儿床防撞围垫、毯子或其他松软寝具，不要给婴儿穿过多衣物。婴儿不应睡在气垫/充气床上。婴儿不与父母同睡一张床，但鼓励父母和婴儿睡在同一房间；妊娠女性在妊娠期应避免吸烟，婴儿出生后也要避免接触二手烟[2,3]。提倡母乳喂养，将婴儿放到床上睡觉时使用安抚奶嘴。婴儿家庭心肺监测仪有助于快速识别呼吸暂停、气道梗阻、呼吸衰竭及吸氧患儿的氧供中断等情况，但并不能降低 SIDS 的发生，不推荐作为预防 SIDS 的措施。没有任何药物能有效地预防 SIDS 的发生。

【死后处理方法】 婴儿猝死常引起医疗纠纷和家长的长期不安，因此必须对处理方法多加注意。死后应立即进行尸解，将初步病理检查结果于死后 24 小时内通知家长。为了安慰家长焦虑不安的心情，需为家长提供情感支持，应反复向其说明本综合征难以预防。特别对神经精神不稳定的家长要多加解释说明。如有可能，应建议家长进行基因或遗传代谢方面的检查。

（曾健生　钱素云）

参考文献

[1] GOLDBERG N，RODRIGUEZ-PRADO Y，TILLERY R，et al. Sudden Infant Death Syndrome：A Review. Pediatr Ann，2018，47(3)：e118-123.

[2] HORNE RSC. Sudden infant death syndrome：current perspectives. Intern Med J，2019，49(4)：433-438.

[3] CARLIN RF，MOON RY. Risk Factors，Protective Factors，and Current Recommendations to Reduce Sudden Infant Death Syndrome：A Review. JAMA Pediatr，2017，171(2)：175-180.

[4] BARUTEAU AE，TESTER DJ，KAPPLINGER JD，et al. Sudden infant death syndrome and inherited cardiac conditions. Nat Rev Cardiol，2017，14(12)：715-726.

第12节 热相关疾病

热相关疾病(heat-related illness)是指由于暴露于高温环境对机体造成的一系列损伤,可伴有因环境温度升高使体温调节机制衰竭导致核心温度极度升高。热相关疾病包括一系列异常,从轻微的热应激到伴有多器官功能衰竭的热射病[1]。

人体有完整的体温调节机制使产热与散热过程保持平衡状态,因此在环境温度发生变化时能保持体温相对恒定。正常人体核心温度维持在37℃左右,而皮肤温度大约35℃,存在使热由中心向周围传递的温度差。正常成人静息状态下的基础代谢产热约100kcal/h,而剧烈运动时的产热量较静息状态增加20倍。机体通过四种途径与周围环境进行热交换:传导、对流、辐射和蒸发。当环境温度高于体温时,蒸发是唯一的散热方式。

热相关疾病与发热性疾病不同。发热(fever)是指在致热原作用下,体温调节中枢的调定点上移而引起的调节性体温升高。热相关疾病时的体温升高是体温调节中枢失调控或调节障碍所引起的一种被动性体温升高,体温升高的程度可超过"调定点"水平,解热镇痛药无效。

一、热痉挛

【定义】 热痉挛(heat cramps)是一种短暂、间歇发作的肌肉痉挛,伴有剧烈疼痛,常累及长时间活动的肌群。多发生于脱水或适应不良的运动员。危险因素包括肌肉痉挛病史或先前有肌肉、腱或韧带损伤史,大量出汗、脱水,运动前或运动中钠摄入不足。热痉挛可以单独发生,或与热衰竭同时发生。单纯性热痉挛患儿体温升高不明显,无横纹肌溶解和继发性肾损害。

【治疗】 停止运动、拉伸按摩受累肌群并用冰块局部冷敷降温常可缓解[2]。立即口服补充液体和电解质以预防再次发生,但对急性治疗作用有限。对严重病例或症状持续反复者,静脉补充生理盐水常可迅速起效。

二、热水肿

【定义】 热水肿(heat edema)是一种很轻的中暑症状,主要表现为下垂软组织水肿,常出现于手和足。多发生于进入温热环境又缺少热适应的人员。为增加散热量,周围血管扩张,使液体潴留于肢体远端组织中,血管内静水压增加,液体外渗,组织水肿。机体体温正常,应注意与心、肾及肝功能不全所导致的水肿鉴别。

【治疗】 通过适当休息和抬高手足,水肿可逐渐缓解。对水肿消退缓慢者可穿弹力袜。确保水分和盐摄入以维持足够血容量非常重要。一般经过7~14天的热适应,症状会逐渐好转;如回到原来的气候环境中病情会好转得更快。

三、热晕厥

【定义】 热晕厥(heat syncope)是一种复杂功能失调所导致的短暂意识丧失。机体为适应高温潮湿环境,皮肤血管扩张,皮肤血流量增加,内脏血流量减少,站立时血液滞留于下肢,有效血容量减少,心排血量下降,出现直立性低血压,大脑皮质灌注不足,导致神志改变。长时间站立或由坐位迅速站起时易出现热晕厥。机体体温正常。

【治疗】 热晕厥具有自限性,患儿只需平卧即可恢复。应将患儿转移到凉爽环境中,抬高下肢有利于增加血液回流。补充水分,必要时输注液体纠正血容量减少。热晕厥高危人群如需长时间站立,应经常活动,反复收缩放松腿部肌肉。避免长时间在高温环境中站立。出现前驱症状或体征时,应保持坐姿或平卧。

四、热疹

【定义】 热疹(heat rash),也称汗疹或痱子,为炎热潮湿季节出现的皮肤急性炎性病变,表现为红斑上密集丘疹样水疱,伴明显瘙痒。多出现于衣服覆盖或反复摩擦部位,如颈部、腋窝、腰部、躯干和腹股沟等处。由于大量出汗浸透皮肤表面及堵塞汗腺导管,汗腺导管扩张、破裂,使汗液进入表皮,出现皮肤表皮层特征性水疱。如继发葡萄球菌感染会使病程明显延长。诊断时应与病毒疹、荨麻疹鉴别,但单靠皮疹本身特点是很难鉴别的。热疹出现迅速,常出现于出汗区域,有暴露于过热环境和出汗病史。病毒疹常出现于病毒感染期间,多伴有呼吸道感染。皮疹多为全身性,为斑丘疹。荨麻疹常出现于运动后，表现为高出皮面的红色风团，可融合成片，伴瘙痒。多有过敏病史。

【治疗】 局部保持凉爽及减少衣物覆盖可减轻症状。皮疹一般需持续1周才能完全缓解。局部使用温和消炎洗剂可缓解症状。穿浅色、宽松和干净衣物，避免持续出汗可预防热疹。避免使用滑石粉或婴儿爽身粉。

五、热衰竭

【定义】 热衰竭（heat exhaustion）是热应激时液体丢失所致的以血容量不足为特征的一组临床综合征[1]。核心温度常在37～40℃之间，出现大汗、疲劳、乏力、头晕、恶心、呕吐、头痛、皮肤湿冷，多有心动过速和低血压，但神志清楚，定向能力及认知能力正常。虽可出现体位性晕厥，但迅速恢复正常神经系统功能，无终末器官受损表现。识别热衰竭非常重要，及时处理可以避免发展为热射病。有严重神经系统功能障碍或核心温度>40.5℃时，不应诊断热衰竭。如果对意识状态判断存在疑问，应按热射病进行治疗，并持续评估其他临床情况如低钠血症、低血糖、抽搐和闭合性颅脑损伤[1,2]。

【治疗】 热衰竭的基本特征为血容量减少，补充液体后患儿通常很快恢复。如果生命体征正常，饮用冷的含电解质液体常可有效补充液体并降温。如生命体征异常、呕吐明显，则需要静脉补充液体。补液性质和补液量应根据血清电解质测定结果及脱水程度决定。血浆渗透压下降速度不应>2mOsm/h。过快纠正高钠血症可引起脑水肿，导致抽搐发作。患儿应转移至凉爽环境内，冷水浴、腋下和腹股沟放置冰袋可快速降低体温。监测核心温度变化对准确判断是否会出现永久性损害或需要更高级别的治疗非常有用。

六、热射病

【定义】 热射病（heat stroke，HS）是由于暴露于热环境和/或剧烈运动所致的机体产热与散热失衡，以核心温度升高>40℃和中枢神经系统异常为特征，如精神状态改变、抽搐或昏迷，并伴有多器官损害的危及生命的临床综合征[1,3]。热射病是严重危及生命的急症，及早识别和积极处理可提高生存率。

根据发病原因和易感人群的不同，热射病分为经典型热射病（classic heat stroke，CHS）和劳力型热射病（exertional heat stroke，EHS）。CHS主要由于被动暴露于热环境引起机体产热与散热失衡而发病。CHS常见于年幼、年老、体弱，或有慢性基础疾病的个体。EHS主要由于高强度体力活动引起机体产热与散热失衡而发病，常见于夏季剧烈运动的健康青年人，比如在夏季参加训练的官兵、运动员、消防员、建筑工人等。尽管EHS在高温高湿环境中更容易发生，但环境条件并非必需。

【危险因素】 劳力性热射病是由于内源性产热过多导致核心温度升高。剧烈运动产热量是休息时的15～20倍，在温暖潮湿环境中长时间剧烈运动具有危险性。大量出汗导致机体脱水增加剧烈运动时发生热射病的可能性。青少年和成人患劳力性热射病比儿童常见。具体原因不明，可能与在出现热损伤之前儿童就因为一些不适而降低运动强度有关，而青少年和成人常忽略这些不适并坚持运动，最终发生热射病[1]。

典型性热射病是由于暴露于过热潮湿环境使机体不能散失基础代谢所产生的热量。婴儿睡觉时所盖衣被过多增加危险性，因为婴儿活动能力有限，出现过热时不能将衣被掀开。婴幼儿意外留在阳光直晒或停在温热环境的车内非常危险，因为车内温度可迅速升高，引起热射病[1]。

肥胖、糖尿病和肺囊性纤维化患儿更易患热相关疾病。一些药物如抗胆碱能药（减少出汗）、利尿剂（增加液体丢失）和拟交感神经药（增加热量的产生）会对体温调节能力产生不利影响。

【发病机制】 机体热负荷如超过机体散热能力，可以直接损伤体温调节中枢，导致体温调节机制衰竭，核心温度升高，机体会出现一系列病理生理变化。高热对细胞膜和细胞膜内结构有直接损伤，可使机体结构蛋白和功能蛋白（包括酶和受体）发生热变性，改变细胞膜性结构的流动性，损伤线粒体等，造成组织细胞的广泛损伤。为增加蒸发散热，周围血管扩张使血液分流至皮肤以排汗，内脏血流减少，尤其是肾脏和胃肠道；出汗和不显性失水可使血容量减少；血管扩张导致心率、心搏出量和心排血量增加，最终导致高输出性心力衰竭和心源性休克。血管扩张、血容量减少和心源性休克可引起低血压，最终导致终末器官灌注不良和缺血损害。另外，血管内皮受热力损伤过度暴露可引起弥散性血管内凝血[2,3]。

【临床表现】 热射病影响多个组织器官，使其功能异常。患儿核心温度超过40℃，均有神经系统功能障碍，表现为谵妄、昏睡、昏迷和抽搐。面色潮红或苍白，皮肤发烫、干燥，可出现瘀点、瘀斑。由于大量出汗液体丢失、皮肤血管扩张和心功能异常，患儿常有低血压,血乳酸常增高。高热引起的肺血管内皮损伤、失控的全身炎症反应和弥散性血管内凝血等因素常常诱发急性呼吸窘迫综合征,表现为呼吸急促、口唇发绀。胃肠受损后胃肠黏膜水肿出血,出现腹痛和腹泻,肝脏受损时肝功能明显异常,肝酶多于病程 48~72 小时达高峰,直到病程 10~14 天才逐渐将至正常。横纹肌溶解时会出现肌肉酸痛,茶色尿,血肌酸磷酸激酶升高。由于血容量减少、横纹肌溶解、弥散性血管内凝血及温度的直接损害,部分患儿出现急性肾衰竭,表现为少尿,血肌酐及尿素氮增高。由于高温影响,红细胞寿命缩短,且红细胞膜硬度增加,也增加红细胞破坏,最终出现贫血。

【诊断】 热射病诊断依据为有暴露过热潮湿环境病史,核心温度>40℃伴有中枢神经系统功能障碍。需要注意的是有些患儿入院前已采用了降温措施,到达医院时其体温可能<40℃。这需要仔细询问病史,防止漏诊。

【鉴别诊断】 需要与以下疾病鉴别:①中枢神经系统感染。脑炎和脑膜炎;②感染。感染性休克;③代谢性疾病。糖尿病酮症酸中毒;④药物中毒。抗胆碱能药、抗抑郁药、安非他命、单胺氧化酶抑制剂和水杨酸等;⑤恶性高热。

【治疗】

1. 院前处理 热射病需要及早识别积极处理。迅速脱离热环境,评估气道、呼吸和循环情况,并采用相应急救措施;测量核心温度(肛温),脱去衣物,因地制宜采用降温措施,如冷水浴和冰敷等;及时转送医院。

2. 降温 需采取积极措施降低体温,降温速度与热射病的死亡率直接相关,通常应在 30 分钟内使核心温度降至 39℃以下。立即将患儿由高热环境中转移至阴凉处,并除去所有衣物开始降温。具体降温方法包括:①冷水浸泡是降低全身温度最有效的方法,应将患儿颈部以下身体全部浸入水中,注意保护气道,防止误吸和溺水。水温应保持低于 20℃[4]。②向患儿皮肤喷洒水同时用风扇吹,利用蒸发降温。③冰袋放置于腋下、颈部和腹股沟;④用冰盐水进行胃和直肠的灌洗。⑤输注低温液体。当核心温度降至 38.5℃时即停止降温措施或降低降温强度,维持直肠温度 37~38.5℃,以免体温过低。

3. 治疗休克 主要是恢复有效循环血量和使用血管活性药物。在补液过程中应监测心肺功能,注意有无肺水肿。如果补足血容量后仍有心功能下降或血压低,可使用血管活性药物。

4. 器官功能支持 控制脑水肿,降低颅内压,避免抽搐的发生;维持呼吸道通畅,防止误吸,必要时气管插管,治疗肺部感染和呼吸窘迫综合征。防治 DIC 和消化道出血。发生肝衰竭时,应加强保守治疗,肝移植对改善预后并无益处。如有横纹肌溶解,应充分补液和碱化尿液,尿量至少保持 2ml/(kg·h),防止肌红蛋白阻塞肾小管,发生急性肾衰竭时给予肾脏替代治疗。

【预防】 热射病是潜在致命性综合征,而治疗仅是支持性的。因此预防尤其重要。随着对热射病危险因素的逐渐认识,可采取适当措施进行有效预防。与成人相比,儿童对过热的适应较差,因此在热的环境中运动时容易出现体温增高。儿童和青少年劳力性热射病常发生于体育活动和军训时,因此应预先制订相关计划,减少其发生可能性。热适应训练是一种非常重要而又有效的预防热相关疾病措施,要求每天暴露于高温环境,持续 1~2 周以增强对热应激的适应能力[5]。其他预防措施包括充分饮水、补充电解质溶液、避免在高温环境内剧烈运动。

(曾健生)

参考文献

[1] MANGUS CW, CANARES TL. Heat-Related Illness in Children in an Era of Extreme Temperatures. Pediatr Rev, 2019, 40(3):97-107.

[2] KENNY GP, WILSON TE, FLOURIS AD, et al. Heat Exhaustion. Handb Clin Neurol, 2018, 157:505-529.

[3] GAUER R, MEYERS BK. Heat-Related Illnesses. Am Fam Physician, 2019, 99(8):482-489.

[4] DOUMA MJ, AVES T, ALLAN KS, et al. First Aid Cooling Techniques for Heat Stroke and Exertional Hyperthermia: A Systematic Review and Meta-Analysis. Resuscitation, 2020, 148: 173-190.

[5] PRYOR RR, BENNETT BL, O' CONNOR FG, et al. Medical Evaluation for Exposure Extremes: Heat. Wilderness Environ Med, 2015, 26(4 Suppl): S69-S75.

第 13 节　危重症儿童的代谢和营养支持治疗

一、概述

营养状况是影响危重症患儿预后的重要因素之一，营养不良或肥胖的危重症儿童死亡风险均高于营养状况正常者。营养不良依然是危重症儿童面临的主要问题之一。近年研究显示，入住儿童重症监护病房（pediatric intensive care unit，PICU）的危重症儿童营养不良的发病率仍居高不下，肥胖儿童也逐渐增多。改善营养状况是保证危重患儿治疗成功、提高存活率的关键因素之一[1-3]。本节将讨论危重症儿童的营养支持（不包含新生儿）。

营养支持治疗（nutrition support therapy）的方法包括肠内营养（enteral nutrition，EN）和肠外营养（parenteral nutrition，PN），是危重症综合治疗的基础手段之一。EN 是经胃肠道给予肠内营养制剂供给患儿能量和营养素。PN 指经静脉途径输注由多种营养素混合组成的 PN 营养液，为患儿提供必需的营养素和能量。两者各有其特点和局限性。与普通食物不同，营养支持治疗所使用的是由包括氮源（可以是氨基酸、蛋白质或多肽）、碳水化合物、脂肪、电解质、多种微量元素和维生素组成的、营养成分明确的肠外或肠内营养制剂。

二、危重患儿的代谢和营养需求特点

正常儿童的代谢特点和营养需求见本书第三章。危重症儿童的代谢和营养需求（nutritional requirement）不同于正常儿童，对能量、营养素及液量的需求在疾病不同阶段变化很大。某些治疗措施对消化系统、代谢和营养需求也有一定影响。

1. 疾病的影响　危重症儿童的代谢和营养需求可分为 3 个阶段：①急性期。以高分解代谢（catabolism）为特征。一次应激打击后，高分解代谢很快出现，多在 3~5 天达高峰，7 天后逐渐消退，当有感染等并发症时可持续存在。若分解代谢持续旺盛，最终会导致营养不良、免疫功能降低及器官功能受累。此期由于大量坏死的细胞和细胞器通过自吞噬机制被吞噬，并在溶酶体酶等多种酶的作用下分解为氨基酸、脂肪酸等可用来再次参与合成代谢的物质，导致内源性营养素过多；同时，由于活动减少及镇痛、镇静等治疗，能量需求降低，容易发生喂养过度。最近的研究表明，自吞噬（autophagy）是疾病危重期最重要的修复机制之一，禁食是激发自吞噬的主要因素，外源性营养素，特别是经静脉输入氨基酸可抑制自吞噬，降低机体的修复能力，加重器官功能障碍。②稳定期。多发生在入住 ICU3~7 天后，此期随原发病得到初步控制，分解代谢逐渐减轻，内源性营养素生成减少，合成代谢逐渐增加，对外源性能量和营养素的需求开始增加。③恢复期。多发生在入住 ICU 1 周后或更长时间，可持续至出院后几周或更长时间，此期身体状况逐渐好转，进入康复阶段，合成代谢明显增强，对能量和营养素需求增加明显，可能超过正常同龄儿童，以实现追赶性生长，容易发生喂养不足[4]。

某些特殊的病理生理状态可能明显影响机体的能量需求，如大手术、严重脓毒症、烧伤情况下，能量需求可能明显增加；发热时体温每增加 1℃，能量需增加 12%；自然呼吸时呼吸做功占总耗能的 2%~5%，新生儿可达 10%，应用控制性通气可使呼吸功消耗降至最低，辅助通气时自主呼吸做功有不同程度的增加，严重人机对抗时呼吸功不但不降低，反而可增加 20%~30%；活动减少、卧床、镇静等可使能量需求降低。

多种情况可影响小儿对液体的需要量。高热等不显性失水增加、胃肠道丢失过多、第三间隙液体量增多时应适当增加液体量的供给。机械通气时经呼吸道的不显性失水减少；各种原因导致的肺水肿、脑水肿、心力衰竭、急性肾损伤等情况下，则需适当减少液量。

危重症儿童由于应激反应、摄入不足和疾病本身等因素的影响，除能量代谢改变外，常同时存在多种代谢紊乱。应激时糖皮质激素等多种对胰岛素有拮抗作用的激素水平明显增高，引起不同程度的胰岛素耐受，糖分解代谢受到抑制，导致应激性高血糖。由于糖类提供的能量不足，脂肪分解供能又较慢，在能量供应不足的情况下，机体主要依靠蛋白质的糖原异生继续供能，致使蛋白质大量消耗，出现血清前白蛋白、白蛋白浓度降低；肌红蛋白大量消耗导致患儿肌肉萎缩，肌力下降，脱离呼吸机困难；免疫球蛋白消耗使机体对感染的抵抗力下降，原有感染不易控制或容易继发新的感染。大约 1 周后，脂肪分解代谢供能增加，患儿脂肪储备减少，出现消瘦。应激时体内盐皮质激素代谢紊乱、容易发生水、电解质代谢紊乱。

2. 治疗措施对消化系统的影响　除疾病本身外，

多种治疗措施如机械通气、某些药物等对消化系统功能有一定影响。无创通气或气管插管较细、气道阻力过大、肺顺应性过低，均可使气体进入消化道，引起腹胀。正压通气时胸腔呈正压，可能使中心静脉回流受阻，胃肠静脉淤血，门脉压增高，导致胃肠功能障碍。机械通气患儿常有消化道黏膜血流减少，胃黏膜 H^+ 和 CO_2 浓度升高，通透性增加，可产生溃疡、坏死。危重患儿常使用的镇静剂、抑酸剂、血管活性药等也可影响消化系统功能，阿片类镇痛药物可明显抑制肠蠕动，这些均可引起危重症儿童对 EN 的耐受性降低，导致 EN 摄入量减少。

三、危重症儿童营养支持治疗流程

患儿入住 PICU 后，除对患儿入住 PICU 的原发病进行评估和治疗外，应同时对患儿的营养状况、营养风险及代谢状况作全面分析，以选择适当的营养支持治疗方法、途径和营养素供给量。在营养支持治疗过程中，反复评定其营养状态，是评价治疗效果、保证营养支持治疗的方式和程度适当、预防医源性并发症的重要手段。营养支持治疗流程见图 44-24。

1. 营养状况评估和营养风险筛查 对患儿的营养状况评估和营养风险筛查应在入住 PICU 后 24 小时内

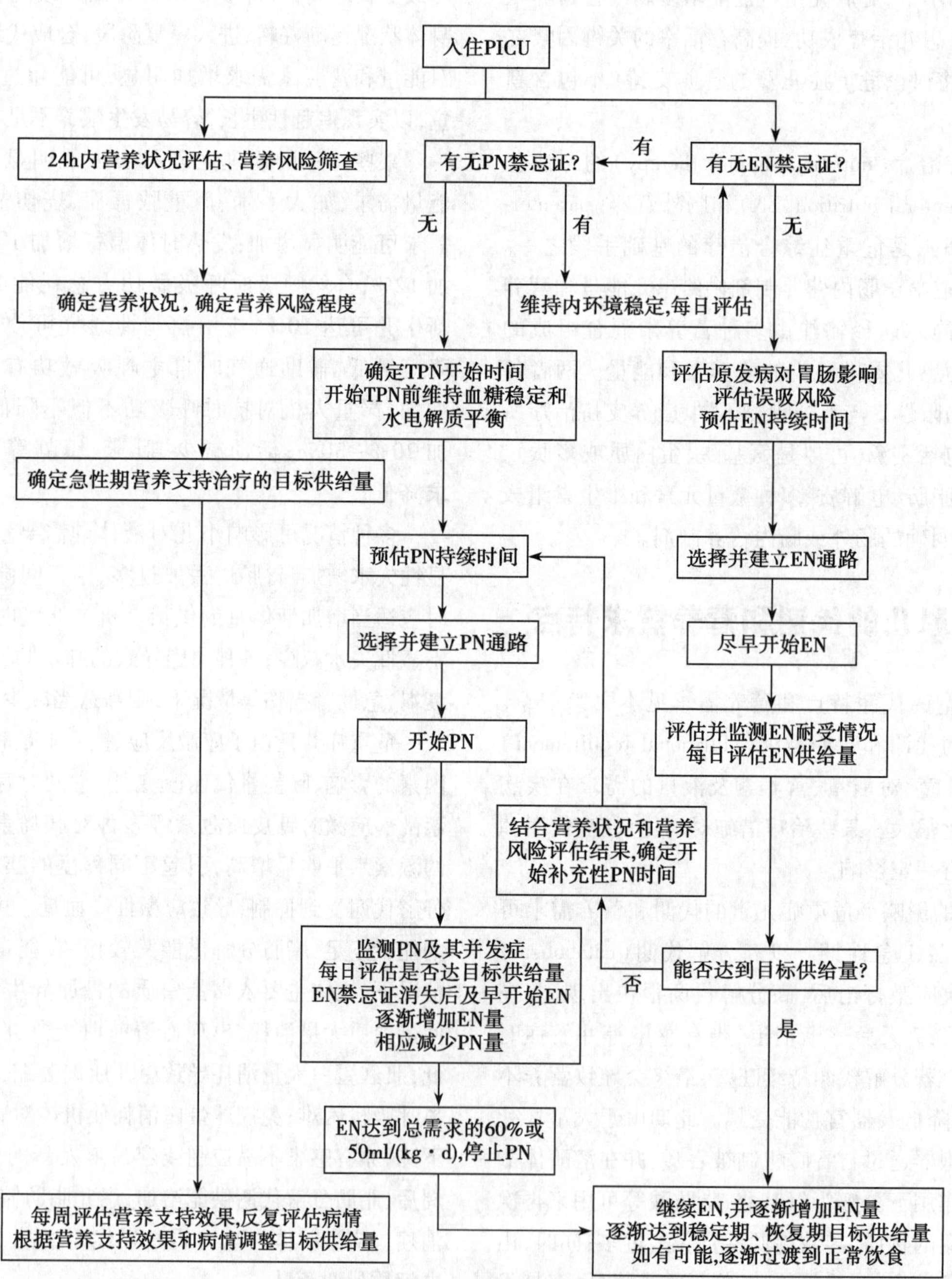

图 44-24 危重症儿童营养支持治疗流程

完成。

（1）营养状况评估（nutrition status assessment）：通过人体测量和生化检查等方法，判断是否存在营养不良或肥胖及其程度，评估营养支持治疗的效果。

1）人体测量学指标：是评估营养状况的主要指标，常用包括反映整体营养状况的身长（高）、体重、头围和体重指数（body mass index，BMI），其他有反映肌肉和脂肪情况的上臂肌围、肱三头肌皮褶厚度。将测量结果与正常儿童生长发育曲线对照，确定患儿的营养状况。年龄别体重的 Z 值、身高别体重的 Z 值和 BMI 的 Z 值均与危重症儿童的病死率呈线性相关，身高别体重和 BMI 的 Z 值与病死率关系曲线高度重合，而年龄别体重 Z 值与病死率的关系曲线明显左移，故推荐以身高别体重的 Z 值或 BMI 的 Z 值作为判断危重症儿童营养状况的指标，能同时评估对患儿死亡风险的影响。正常范围为-2～+2，<-2 为营养不良，>+2 为肥胖[1,2]。

2）实验室检查：对营养状况的判断主要依靠人体测量学指标，任何一种或几种实验室指标的组合均不能作为判断营养状况的唯一或主要指标，仅作为人体测量学指标的补充。多用血浆蛋白质作为观察指标，包括白蛋白、转铁蛋白、前白蛋白、视黄醇结合蛋白和纤维结合蛋白等，对其结果的解读必须结合患儿病情进行综合分析。

（2）营养风险筛查（nutritional risk screening）：是通过对可能导致营养不良的因素进行评估，确定患儿是否存在发生营养不良的风险及风险高低。评估方法多采用量表方式，内容包括病因、发病机制、营养素是否失衡及人体测量学指标等。营养风险筛查量表有多种，研究显示，对营养中高风险者，以世界卫生组织（WHO）营养不良诊断标准作为金标准时，儿科约克希尔营养不良评分（paediatric Yorkhill malnutrition score，PYMS）、STRONGkids 营养筛查工具（screening tool risk on nutritional status and growth，STRONGkids）、儿科营养不良评估筛查工具（screening tool for the assessment of malnutrition in paediatrics，STAMP）诊断营养不良的敏感性和特异性高于其他筛查量表，可选择其中之一作为危重症儿童营养风险筛查工具[2]。

（3）代谢状态评估：包括氮平衡测定、呼吸商测定等，可反映患儿的代谢情况，但由于技术复杂，对临床指导意义有限，很少应用。

2. 确定目标供给量　确定营养需求量（determination of nutrient requirements）的主要依据是测定或计算所得的能量和营养素需求，需结合病情、营养状况、营养风险和营养支持的方式进行调整。间接测热法（indirect calorimetry，IC）测定静息能量消耗（resting energy expenditure，REE）是确定危重症急性期能量需求的最佳方法。尽管有多种计算能量需求的公式，但研究表明，Schofield 公式（表 44-16）计算所得的基础代谢率（basal metabolic rate，BMR）与 IC 法测定结果最为接近。因此不能使用 IC 法测定时，推荐使用 Schofield 公式计算能量需求。也可根据患儿年龄，按 1～8 岁儿童 50kcal/（kg·d）或 5～12 岁儿童 880kcal/d 作为急性期预估能量消耗参考目标值。必须注意的是：在降低病死率方面，蛋白供给量比能量更值得重视，EN 时蛋白摄入量最低应达 1.5g/（kg·d）。PN 时由于没有食物消化吸收的过程，所需能量少于 EN，一般为 EN 的 80%～90%[1-3]。

当病情进入稳定期和恢复期，对能量和营养素的需求开始增加，此时应进行再次评估，以确定不同阶段的营养供给量。

表 44-16　Schofield 公式计算 BMR

年龄	性别	通过体重（kg）计算 BMR
<3 岁	男	59.48×体重-30.33
	女	58.29×体重-31.05
3～10 岁	男	22.7×体重+505
	女	20.3×体重+486
10～18 岁	男	17.7×体重+659
	女	13.4×体重+696

3. 选择营养支持治疗方法　与 PN 相比，EN 在降低病死率、减少感染、缩短住 PICU 时间和住院时间、降低治疗费用等方面具有明显优势，并可避免 PN 相关性肝损伤等 PN 独有的并发症，因此应优先选择 EN。原则是只要肠道有功能，就应选择 EN。若消化吸收功能良好、没有 EN 禁忌证，选择全肠内营养（total enteral nutrition，TEN），即全部营养均经肠道给予；胃肠功能部分受损、无 EN 禁忌证，首先给予 EN，不足部分由 PN 补充，称补充性 PN（supplementary parenteral nutrition，SPN），也称部分性肠外营养（partial parenteral nutrition，PPN）；消化吸收功能全部丧失、有 EN 禁忌证者，选择全肠外营养（total parenteral nutrition，TPN），即全部营养均经胃肠道外（静脉）给予。

4. 建立适当的营养支持通路　确定营养支持的方式后，应综合考虑患儿病情、营养支持时间的长短、患儿的耐受性等因素，选择并建立适当的营养支持通路，保证营养支持的顺利进行。

5. 营养支持治疗的监测和调整 营养支持治疗开始后，应对营养支持治疗的过程进行密切监测，内容包括：实际每日供给的能量和营养素量、是否达到了营养需求量、各种营养素比例是否适当、有无过度喂养或喂养不足、有无并发症，并每周进行1次营养状况评估，以评估营养支持治疗的效果，并根据监测结果及时调整营养支持治疗方式和供给量。营养供给量应根据年龄、病情不同阶段及营养状况进行调整，随病情进入稳定期和恢复期，应逐渐增加供给量；存在营养不良者恢复期营养需求量高于正常同龄儿童，以实现追赶性生长；肥胖者则应相对减少供给量，以控制体重。EN供给量不足者适时加用SPN；对使用TPN者，及时评估胃肠功能恢复情况，尽早开始EN；如果患儿能耐受EN，逐渐增加EN供给量，力争尽早停用PN。

监测是否达到营养需求量（推荐供给量）及达到的时间，若不能达到，适时调整营养支持治疗策略是监测的重要目的之一。目前对达到营养需求量的最佳时间尚存争议。对成人急性呼吸窘迫综合征患者达到推荐供给量时间与预后关系的研究显示，入住ICU后1周之内能量供给达到推荐量的75%以上者30天病死率增高。对儿童危重症能量摄入和预后关系的研究也显示，入住PICU后10天内能量摄入不足推荐量的1/3者60天病死率最高；单纯接受EN者，随EN的热量摄入增加，60天病死率下降，达到推荐量2/3以上者最低；但接受EN+PN患儿，增加能量供给未能降低60天病死率。因此，建议尽早开始EN，若耐受良好，应在1周内通过EN达到推荐量；若对EN耐受不佳，1周内供给的能量以不超过推荐量的70%为宜。

过度喂养和喂养不足均与不良预后相关，应尽力避免。过度喂养的早期表现包括高血糖、高脂血症和动脉血二氧化碳分压增高，长时间过度喂养则可有感染风险增高和脂肪肝。喂养不足早期表现为低血糖、低体温，长时间喂养不足则导致感染风险增高、免疫功能抑制、伤口愈合延迟、肌肉丢失和肌肉无力。

四、营养支持的实施

1. 肠内营养 凡胃肠道尚有功能且无EN禁忌证者均应首选EN[1-3]。

（1）确认适应证和禁忌证：对所有入住PICU的危重症患儿，应在针对原发病进行治疗的同时，评估有无EN适应证（indication）和禁忌证（contraindication），以确定营养支持的方法。

1）EN的适应证：①机体能量和营养需要量明显增加而摄食不足，常见于严重烧伤、创伤、脓毒症、严重营养不良等；②无法经口摄入：常见于口腔、咽喉或食管手术、肿瘤或炎症，吞咽功能丧失等；③原发或继发的胃肠道严重疾病：常见于各种危重症导致的胃肠道功能障碍、蛋白过敏或不耐受、炎症性肠病、吸收不良综合征及顽固性腹泻、短肠综合征、胃肠道瘘等外科疾患或术后胃肠道功能障碍等。

2）EN的禁忌证：绝对禁忌证包括未治疗的急腹症、胃肠道缺血、高流量瘘、严重腹腔感染、经处理无改善的严重腹胀、腹间隔综合征、应激性溃疡等导致的消化道大出血、存在休克或使用大剂量升压药等急性复苏早期阶段；相对禁忌证包括严重短肠综合征、严重肠道炎症的极期。存在相对禁忌证者多数经短时间治疗后胃肠功能有好转即可开始EN。对存在EN绝对禁忌证者，应在治疗过程中及时评估，一旦绝对禁忌证消失即应及早开始EN。

（2）确定EN开始的时机：研究表明，早期开始EN与危重症儿童病死率降低相关，因此只要没有禁忌证，应尽早给予EN，一般应在入住PICU后24~48小时内开始。即使不能达到推荐供给量，微量喂养也对胃肠道功能恢复、降低感染发生率和病情康复有益[1-3]。

（3）确定EN营养供给量：见本节危重症儿童营养支持治疗流程部分。

（4）选择并建立EN通路：若患儿意识清楚，吞咽功能良好，可口服给予。若因各种原因不能口服，则应根据患儿病情、预计EN持续时间和误吸风险选择并建立适当的肠内通路（enteral access）（图44-25）。置管完成后应根据置管的方法和位置选择适当方法确认导管位置。理论上，将喂养管置于十二指肠进行幽门后喂养，或置于空肠进行空肠喂养，能降低胃食管反流和误吸风险，但最近研究显示，经胃置管可更早开始EN，但达到营养需求量所需时间较长；幽门后喂养或空肠喂养会导致EN开始时间延迟，却可更快地达到营养需求量；两者发生误吸的风险并无明显差别[2]。

（5）选择肠内营养配方（selection of enteral nutrition formula）：要选择适当的EN配方，必须综合分析患儿的年龄、病情，并对不同EN配方的组成、特点有充分的了解。不同年龄儿童对营养素的需求量各有特点。应选择适合其年龄段需求的配方，同时考虑患儿胃肠消化吸收能力、所能耐受的渗透压、有无蛋白质过敏或乳糖不耐受、有无长链脂肪酸利用障碍或乳糜胸等需要限制长链脂肪酸摄入量的疾病、是否患有需要使用疾病特异性配方的基础疾病，以及是否需要限制液量和EN途径等因素。

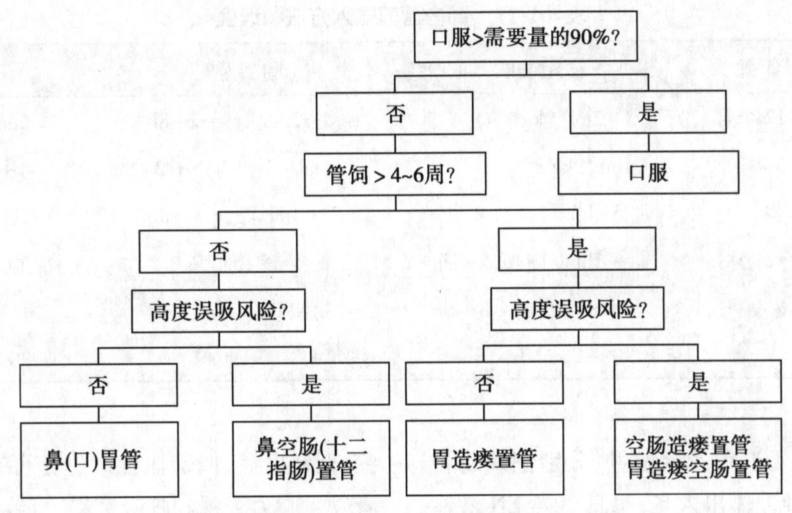

图 44-25　肠内营养通路的选择

不同 EN 配方中的氮源、碳水化合物种类、脂肪酸构成及渗透压等多有很大差别，分别适用于不同的情况。氮源是重点考虑因素之一。要素型配方包括深度水解配方和氨基酸配方，其氮源为短肽和/或游离氨基酸，并以不需消化或极易消化的糖类、脂肪为能源，其特点是抗原性低，不易发生过敏反应，适用于胃肠道消化功能严重紊乱、尚有吸收功能以及对牛奶或其他食物蛋白过敏的患儿。短肽和氨基酸是蛋白质肠道吸收的主要形式，短肽抗原性大幅降低，氨基酸则没有抗原性，故一般可选短肽配方，严重蛋白过敏或吸收障碍者可选择氨基酸配方。非要素配方也称聚合配方，其氮源为整蛋白，适用于胃肠消化功能相对较好的患儿。危重症患儿选择水解配方更常见。配方的选择是一个动态过程，应根据患儿胃肠道功能的变化及时调整，对整蛋白配方不耐受者可试用短肽配方或氨基酸配方，随着胃肠道功能的恢复，则应逐渐过渡到整蛋白配方。乳糖不耐受的患儿应选择无乳糖的肠内营养配方，有长链脂肪酸利用障碍或乳糜胸者则应选择中链脂肪酸含量较高的配方。需要限制液量或有较高能量需求者应选择高能量密度配方，需额外增加蛋白质供给者可选择高蛋白密度配方。胃食管反流或习惯性呕吐的患儿可在配方中加入适当的淀粉，以增加黏稠度，减少反流和呕吐。

EN 途径是影响配方选择的另一重要因素。经胃喂养时可根据其消化功能选择整蛋白、短肽或氨基酸配方。经幽门后或空肠喂养时，由于没有了胃的消化过程，对蛋白的消化能力降低，一般选择短肽或氨基酸配方。

（6）选择输注方式和速度：将选择好的 EN 配方按标准方法配制好后，根据患儿胃肠动力、消化吸收功能和置管位置等确定 EN 液的输注方式和速度。输注方式可分为间歇输注或持续输注。间歇输注接近生理进食，应首先考虑，但只适合于胃肠动力和消化吸收功能较好的经胃喂养患儿。幽门后喂养或空肠喂养时，由于局部肠管容量有限，不能采用间歇输注。持续输注适合于幽门后喂养、空肠喂养，以及胃肠动力和消化吸收功能较差的经胃喂养。危重患儿往往更易耐受持续输注。EN 配方的浓度、喂养量和速度须从低值逐渐增加，直到能为患儿耐受又可满足需要。不论采用什么输注方式，均应监测患儿耐受情况。间歇输注时下次喂养前胃内潴留量低于前次喂养量的 50%，持续输注时胃内潴留量低于 2 小时喂养量，且无腹痛、呕吐、腹泻、腹胀等症状，说明耐受良好，可逐渐增加喂养速度和喂养量；若潴留量增加或出现呕吐、腹痛、腹胀、腹泻，提示喂养不耐受，应考虑减量和减慢输注速度。胃肠功能受损严重者开始 EN 前，可先试喂 5% 糖水，如能耐受，逐渐过渡到稀释配方、全配方。EN 液输注速度的调节见表 44-17。

（7）EN 的监测和护理：目的是观察耐受情况、评估是否可达到推荐供给量，避免和及时发现并治疗并发症。监测的内容包括：有无呕吐、腹痛、腹胀、腹泻等消化道症状；每次喂养前有无潴留及潴留量；每日液体入量和出量及是否达到患儿需求，是否平衡；每日实际供给量及是否达营养需求量；喂养开始的第 1 周每 1~2 日监测血常规、血生化，稳定后可每 1~2 周监测 1 次；每周测量人体测量学指标及评估营养状况，是否有不合理的 EN 中断及其原因，若有及时纠正，尽量避免不合理 EN 中断。

对 EN 的护理包括：每次喂养前确认导管位置和深度；若无禁忌证，床头抬高 30°~45°；核对肠内营养制剂名称、量、浓度、速率、预计输注完毕时间；自 EN 液配制好至输注完毕的时间不超过 8 小时，以避免 EN 液变质；若选择持续输注每日肠内营养液应分次配制和输

表 44-17 肠内营养输入方法和速度

方式	年龄	初始速度	增加速度	最终速度
持续输注	0~12 个月	1~2ml/(kg·h)	1~2ml/kg, q. 2~8h.	6ml/(kg·h)
	1~6 岁	1ml/(kg·h)	1ml/(kg·h), q. 2~8h.	4~6ml/(kg·h)
	>7 岁	25ml/h	2~4ml/kg, q. 2~8h.	100~150ml/h
间歇输注	0~12 个月	5~10ml/kg, q. 2~3h.	每次 1~2ml/kg	20~30ml/kg, q. 4~5h.
	1~6 岁	8~10ml/kg, q. 3~4h.	每次 30~45ml	15~20ml/kg, q. 4~5h.
	>7 岁	90~120ml/h, q. 4~5h.	每次 60~90ml	300~500ml, q. 4~5h.

注;每次喂养前检查有无潴留及潴留量;分别记录每日肠内营养的体积和其他液体出入量;每日更换 EN 液输注管路及 EN 液容器;每次输注结束后冲洗喂养管,避免喂养管堵塞。

(8) EN 并发症及处理:EN 并发症(complications of enteral nutrition)分为机械性、物理性和代谢性三类。

1) 机械性并发症:主要包括喂养管位置不当;喂养管堵塞;鼻咽、食管、胃损伤;鼻窦炎和中耳炎;误吸和吸入性肺炎等。其中误吸和吸入性肺炎是 EN 常见的严重并发症,病死率很高。以经胃喂养最易发生。一旦发生,须立即停用 EN,吸出气管内的液体或食物颗粒,尽量吸尽胃内容物,暂停 EN 或改行 PN;积极治疗吸入性肺炎。预防措施包括:抬高床头;减少每次输入量和输注速度;定时检查胃潴留量;对胃蠕动差、误吸风险高的患儿,采用幽门后喂养或空肠喂养。

2) 物理性并发症:①恶心、呕吐、腹胀、腹泻是 EN 最常见并发症。常见原因包括营养不良、乳糖不耐受、肠腔内脂肪酶缺乏、高渗性膳食、细菌污染、EN 液温度过低、输注速度过快及某些治疗药物影响。处理应首先查明原因,去除病因后症状多能改善。②肠坏死:虽罕见但病死率极高,多在喂养开始后 3~15 天起病,主要与输入高渗性营养液及肠道细菌过度生长引起腹胀,导致肠壁缺血有关。一旦怀疑应立即停止 EN,改行 PN,同时除外肠系膜血栓等需要外科紧急手术的疾病,查找病因并给予相应处理。③肠黏膜萎缩:见于长期应用要素膳者。尽快添加并过渡到正常饮食是最好的预防方法,长期接受 EN 不能添加正常饮食者可加用谷氨酰胺预防。

3) 代谢性并发症:发生率远低于肠外营养。常见包括高血糖症、低血糖、电解质紊乱和再进食综合征(refeeding syndrome, RFS)。RFS 见于处于分解代谢状态的营养不良患儿开始快速营养支持治疗阶段,主要为电解质异常和低血糖引起的相关表现,常见为低钾血症、低镁血症、低磷血症。患儿可有乏力、贫血等,严重者发生心力衰竭和呼吸衰竭,可致死亡。最重要的预防措施是开始营养支持治疗前对患儿进行全面评估,重点是全面测定电解质的水平,如有异常予以纠正;从低能量开始营养支持治疗,逐渐增加,5~10 天达到营养需求量。目前尚不能确定最佳的初始能量,但多认为按预计能量需求的 20%~75%供给较为适宜。

2. 肠外营养 只有 EN 不能满足需求或有 EN 禁忌证时才考虑使用 PN。

(1) 确认适应证和禁忌证

1) PN 适应证:多数危重症患儿保留了部分胃肠道功能,但 EN 耐受性低,当 EN 已达最大耐受量,仍不能满足患儿的能量和营养需求时,应给予 SPN。需要 SPN 的常见疾病包括各种危重症导致的多器官功能障碍综合征、烧伤、顽固性腹泻、短肠综合征、假性肠梗阻等;当患儿有 EN 绝对禁忌证,不能通过胃肠途径提供任何营养支持治疗时,采用 TPN,需要 TPN 的常见疾病包括麻痹性肠梗阻、肠道缺血性疾病、坏死性小肠结肠炎、胃肠道大手术以及腹壁裂、肠闭锁等消化道严重先天畸形。

2) PN 禁忌证:PN 的绝对禁忌证包括尚未纠正严重血流动力学不稳定、严重酸碱平衡失调和电解质紊乱,应在纠正休克、恢复内环境稳定后再开始 PN。相对禁忌证包括液量超载、心力衰竭、无尿等影响液量的情况,此时应首先对上述情况进行治疗,并相应调整 PN 的液量。PN 不能改善肿瘤晚期及疾病终末期患儿的预后,要综合分析风险和获益后决定是否应用。

(2) 确定开始 PN 的时机:对于危重症患儿,既往多主张若 EN 不能满足能量及营养需求,应尽早加用 SPN。但近年研究显示,入住 PICU 后 1 周内加用 PN 会导致感染风险增高、机械通气及住 ICU 时间、住院时间延长;进一步分析显示,静脉输入氨基酸是导致这些风险增高的主要原因,而早期加用葡萄糖和脂肪乳剂则可降低相关风险,因此不建议在入住 PICU 1 周内静脉输入氨基酸。近年的指南也作出了相似的推荐意见。ASPEN 和 ACCM 指南推荐,开始 SPN 的时间应个体化,对基础营养状况正常、营养风险较低的患儿,SPN 应延迟至入住 PICU 后 1 周,严重营养不良或营养恶化高风险者,若 EN 不耐受,可在 1 周内开始 SPN,但不推荐在入 PICU 后 24 小时内启动 SPN。我国的指南则推荐对营养风险不高、EN 未达到目标能量者,1 周后添加 PN。ESPNIC 则主张对于危重新生儿和儿童,在提供微量营养素的同时,不论营养状况如何,最长 1 周内可考虑不给予 PN[1-4]。

(3) 确定 PN 营养供给量:TPN 时全部能量及营养素均通过 PN 给予,SPN 时需首先评估 EN 供给量与营养需求量的差距,不足的部分由 PN 补充。

1) TPN 时能量、液体和各种营养素的推荐供给量分别见表 44-18~表 44-25[5-12]。

表 44-18 危重症患儿 TPN 时能量推荐供给量/(kcal·kg^{-1}·d^{-1})

年龄	急性期	稳定期	恢复期
0~1 岁	45~50	60~65	75~85
1~7 岁	40~45	55~60	65~75
7~12 岁	30~40	40~55	55~65
12~18 岁	20~30	25~40	30~55

表 44-19 危重症儿童 TPN 时液体需求量

体重	所需液量/(ml·kg^{-1})	输液速度/(ml·kg^{-1}·h^{-1})
A:第 1 个 10kg	100	4
B:第 2 个 10kg	50	2
C:20kg 以上	25	1
总量	A+B+C	A+B+C

注:危重症儿童所需液体量和热量关系密切,每提供 1kcal 的热量,至少应提供 1ml 水。上表提供的是为方便记忆提出的简易公式,对低年龄者可能偏少。要准确评估液量需求,需结合年龄和体重计算:1 个月~1 岁为 120~150ml/(kg·d),1~2 岁 80~120ml/(kg·d),3~5 岁 80~100ml/(kg·d),6~12 岁 60~80ml/(kg·d),13~18 岁 50~70ml/(kg·d)。

表 44-20 危重症患儿 TPN 时蛋白质推荐供给量/(g·kg^{-1}·d^{-1})

年龄	稳定期	急性期
1 个月~3 岁	1.0~2.5	1 周内不给予包括氨基酸在内的 PN,仅给予葡萄糖和电解质、微量营养素
3~18 岁	1.0~2.0	

表 44-21 危重症患儿 TPN 时葡萄糖推荐供给量/(g·kg^{-1}·d^{-1})※

体重	急性期	稳定期	恢复期
28 天~10kg	2.9~5.8	5.8~8.6	8.6~14
10~30kg	2.9~3.6	2.8~5.8	4.3~8.6
30~45kg	1.4~2.2	2.2~4.3	4.3~5.8
>45kg	0.7~1.4	1.4~2.9	2.9~4.3

注:※上述推荐供给量是基于危重症患儿不同阶段能耐受的葡萄糖输入速率(glucose infusion rate,GIR)平均范围计算所得,每个患儿的具体供给量应根据其 GIR 确定并考虑葡萄糖的供能比例。

表 44-22 危重症患儿 TPN 时脂肪推荐供给量/$(g \cdot kg^{-1} \cdot d^{-1})$

供给量	1 个月~10 岁	10~18 岁
初始供给量	1	1
最大供给量[※]	3	2

注：[※] 目前无 PN 时脂肪乳剂最低供给量的推荐意见，实际供给量至少应能够预防必需脂肪酸缺乏，并提供适当的供能比例。

表 44-23 危重症患儿 TPN 时电解质和矿物质推荐供给量/$(mmol \cdot kg^{-1} \cdot d^{-1})$

年龄	钠	钾	氯	钙	镁	磷
1~6 个月	2~3	1~3	2~4	0.8~1.5	0.1~0.2	0.7~1.3
7~12 个月	1~3	1~3	2~4	0.5	0.15	0.5
1~18 岁	1~3	1~3	2~4	0.25~0.4	0.1	0.2~0.7

表 44-24 危重症患儿 TPN 时铁和微量元素推荐供给量/$(\mu g \cdot kg^{-1} \cdot d^{-1})$

微量元素	1~3 个月	3~12 个月	1~18 岁	最大量
铁	50~100	50~100	50~100	5mg/d
锌	250	100	50	5mg/d
铜	20	20	20	0.5mg/d
碘	1	1	1	
硒	2~3	2~3	2~3	100μg/d
锰	≤1	≤1	≤1	50μg/d
钼	0.25	0.25	0.25	5μg/d
铬	—	—	—	5μg/d

注："—"代表尚无明确推荐供给量。

表 44-25 危重症患儿 TPN 时维生素推荐供给量

维生素	1~12 个月	1~18 岁
Vit A[a]	150~300μg/(kg·d)	150μg/d
Vit D[b]	400U/d 或 40~150U/(kg·d)	400~600U/d
Vit E[c]	2.8~3.5mg/(kg·d)	11mg/d
Vit K[d]	10μg/(kg·d)	200μg/d
Vit C	15~25mg/(kg·d)	80mg/d
硫胺素(Vit B_1)	0.35~0.5mg/(kg·d)	1.2mg/d
核黄素(Vit B_2)	0.15~0.2mg/(kg·d)	1.4mg/d
吡哆醇(Vit B_6)	0.15~0.2mg/(kg·d)	1.0mg/d
烟酸	4.0~6.8mg/(kg·d)	17mg/d
羟钴胺(Vit B_{12})	0.3μg/(kg·d)	1μg/d
泛酸(Vit B_5)	2.5mg/(kg·d)	5mg/d
生物素	5~8μg/(kg·d)	20μg/d
叶酸	56μg/(kg·d)	140μg/d

注：[a] 按视黄醇活性当量(retinol activity equivalent, RAE)计算。1μg RAE = 1μg 全反式视黄醇 = 3.33U Vit A；[b] 为实用起见，推荐量包括总量和按体重计算的量；[c] Vit E 1mg = 1U。目前的 PN 用脂溶性维生素制剂提供的剂量可能高于此推荐值，但未见明显副作用；[d] 目前的 PN 用脂溶性维生素制剂提供的剂量可能高于此推荐值，但未见明显副作用。

2）确定 SPN 时能量及营养素供给量：确定营养需求量并开始 EN 后，若 EN 供给量不足，则不足部分由 SPN 补充。SPN 的供给量等于营养需求量减去 EN 供给量。一般首先计算目标供给能量和 EN 实际供给能量的差值，即为 SPN 需提供的能量，再分别计算 SPN 所应提供的各种营养素的量。

（4）选择并建立肠外营养通路：静脉通路（venous access）的选择主要根据预计的 PN 持续时间决定。①外周静脉通路：优点是易于置入，并发症发生率低，缺点是耐受的渗透压最高为 900mOsm/L，仅可使用数日至 1 周；②经皮非隧道式中心静脉导管：优点是置入和移除方便，耐受的渗透压高，缺点是感染率较高，最适用于 1~2 周的短期 PN；③经周围静脉置入中心静脉置管（PICC）：优点是置管相对容易，感染风险较低，缺点是对插入长度估计存在误差，适合中期 PN，最多可使用数月；④植入式输液港：放置技术复杂，感染率低，但感染一旦发生，则很难清除，仅用于长期 PN。

（5）确定每日液量、能量和营养素供给量：一般首先确定每日可用于 PN 的液量，能量和营养素的供给一般从低剂量开始，根据耐受情况逐渐增加至营养需求量。

1）液量：预估每日营养液的液量时，在患儿总液量需求的基础上减去其他治疗及 EN 所必需的液量，即为当日可用于 PN 的总液量。

2）氨基酸（amino acid）：一般从 1~1.5g/（kg·d）开始，若耐受良好，可每日增加 1g/kg 直至达到营养需求量。必须注意的是，儿童，特别是婴幼儿，必需氨基酸的种类多于成人，因而必须选择适合儿童的氨基酸制剂，不能以成人氨基酸制剂代替。目前市售的儿童 PN 用氨基酸制剂有多种，均为 L-结晶注射液，浓度多在 5%~7%。

3）脂肪乳剂（lipid emulsion，LE）：一般从 1g/（kg·d）开始，若耐受良好，可每日增加 0.5~1g/kg 直至达到营养需求量。LE 除提供能量外，还提供必需脂肪酸并协助脂溶性维生素的供给和吸收。目前我国市售的 LE 主要有四类：第一类是利用大豆油制备的标准 LE，主要含 ω-6 多不饱和长链脂肪酸（polyunsaturated fatty acid，PUFA），优点是含有足够的必需脂肪酸，缺点是长链脂肪酸的氧化需在肉碱的帮助下进入线粒体，而危重症患儿常有肉碱缺乏或不足，并且代谢过程中产生较多的促炎因子；第二类是长链脂肪酸和中链脂肪酸的混合制剂，优点是既降低了长链脂肪酸的含量，增加了不需肉碱即可进入线粒体进行氧化的中链脂肪酸，既保证了必需脂肪酸的供给，又减少了 ω-6 PUFA 代谢产生的促炎因子；第三类是含有标准 LE 和橄榄油的混合制剂，优点是降低了 ω-6 PUFA 的比例，能减少促炎因子的产生；第四类是含有鱼油的混合制剂，鱼油富含 ω-3 PUFA，能有效降低促炎因子的产生，并且对肠外营养相关性肝病有预防和治疗作用。对于危重症患儿，建议选择中、长链脂肪酸混合制剂或含橄榄油或鱼油的混合制剂。对于已存在肠外营养相关性肝病的患儿，推荐大豆油 LE 的剂量应降至≤1g/（kg·d）。

市售的 LE 有 10%和 20%两种浓度，推荐选择 20% LE，以用较低的液量提供较高的能量。

4）葡萄糖：葡萄糖供给量主要取决于患儿能够耐受的葡萄糖输入速率（glucose infusion rate，GIR），应在开具 PN 处方前确定患儿能耐受的 GIR，根据 GIR 计算全天的葡萄糖供给量。正常儿童耐受的 GIR 多在 4~6mg/（kg·min），危重症患儿急性期能耐受的 GIR 通常很低，多在 1~2mg/（kg·min），随病情好转逐渐增高，至恢复期可高达 12mg/（kg·min）或更高。PN 期间应根据每日的血糖水平和 GIR 调整葡萄糖的供给量，避免高血糖或低血糖。若患儿能耐受的 GIR 过低，可考虑加用胰岛素以提高 GIR，增加葡萄糖供给量，但必须监测血糖，避免低血糖。

5）电解质、矿物质、微量元素和维生素：TPN 时按照前文所述推荐剂量给予，并根据患儿情况做适当调整。SPN 时应以营养需求量减去 EN 供给量，不足部分由 PN 提供。

6）检验 PN 处方合理性：按照上述方法得出每种营养素的供给量后，还需要对 PN 处方的合理性从以下几个方面再次验证：①能量与液量的比例。每供给 100kcal 能量，液量应在 100~150ml。②每供给 1g 的氨基酸，至少要供给 30~40kcal 的能量，或每供给 1g 氮（大约每 6.25g 氨基酸含氮量为 1g），供给 150~200kcal 的非蛋白能量。③非蛋白质能量中，葡萄糖供能占 50%~75%，脂肪乳剂供能占 25%~50%。④按下列公式计算 PN 液渗透压：PN 液渗透压（mmol/L）= 氨基酸浓度（g/L）×10 + 葡萄糖浓度（g/L）×5 +（Na^+ + K^+ + Ca^{2+}）mmol/L×2，若为周围静脉输入 PN，应低于 900mmol/L。⑤再次计算 GIR，确定 GIR 在患儿耐受范围。

（6）营养液的配制与输入：配制应在无菌清洁的环境中进行，按规定顺序逐步加入各种营养素。配制好的营养液应置于三合一（three-in-one）袋中立即封闭，保存于 4℃冰箱内，时间不超过 24 小时。营养液中一般不加其他药物。不论是 TPN 还是 SPN，危重症患儿或短期 PN 者全部营养液应在 24 小时内匀速输入。长期接受 PN 者可考虑实施周期性 PN。

（7）PN的终止：接受TPN者若EN禁忌证消失，应及早开始EN，但须注意给予胃肠道充分的时间和条件“复苏”。可先给予等渗葡萄糖溶液，若能够耐受，逐渐增加喂养量，耐受良好则改为稀释的肠内营养制剂喂养，逐渐过渡到不稀释的肠内营养制剂。增加EN量的同时，相应减少PN的量。当EN喂养量>50ml/(kg·d)或达到营养需求量的60%以上时，停用PN。此过程约需1周左右。停用PN后可能仍需静脉补充液量、葡萄糖和电解质，维持内环境稳定。

（8）肠外营养的监测与护理：表44-26可作为监测项目和频率的参考。PN的护理应注意：①严格控制输液速度，定时记录实际输入液量。②严格记录出入量。③若营养液未在规定时间内输完，不可在短时间内加快输液速度。若未到规定时间，营养液已输入完毕，则应按剩余时间和原速度计算所需PN液量，按原配方比例再次配制，原速度继续输入。④注意静脉导管的护理，小儿尤其要注意固定好导管，严格无菌操作，避免感染。

表44-26 肠外营养的监测项目

监测项目	监测频率	
	第1周	1周后
体检		
体重、身高、头围	每日1次	每日1次
心率、呼吸、体温	每日8次	每日4次
化验检查		
电解质（钠、钾、氯、钙、磷）	每日1次	每周2次
尿素氮、肌酐	每日1次	每周2次
葡萄糖	每日1次	每日1次
总胆红素、直接胆红素	每日1次	每周2次
转氨酶（AST、ALT）	每周2次	每周1次
胆固醇	每日1次	每周1次
甘油三酯、β-脂蛋白	每周1次	每周1次
白蛋白、球蛋白	每周2次	每周1次
血常规（RBC、WBC、Hb、Plt）	每周3次	每周1次
血气分析	每周3次	每周1次
前白蛋白、转铁蛋白	每周1次	每周1次
血渗透压	每日1次	每周2次
血清氨基酸谱	每周1次	每周1次
尿糖、比重、pH值	4小时1次	每日1次
尿渗透压	每日1次	每日1次
尿尿素氮、尿肌酐	每日1次	每日1次
总入量	每日1次	每日1次
总出量	每日1次	每日1次
24小时尿量	每日1次	每日1次
24小时粪便量	每日1次	每日1次
24小时异常丢失量	每日1次	每日1次

（9）PN并发症（complications of parenteral nutrition）：主要有导管相关性并发症（catheter related complication）（包括机械性和感染性）与代谢性并发症两大类。近年有尸体肺病理研究显示TPN可能与肺纤维化相关。

1）导管相关的并发症：①穿刺置管损伤。多与插管技术不熟练或操作不当有关，具体并发症与置管部位有关，包括出血、血肿、气胸、神经损伤或误穿动脉等，预防的关键是规范操作，超声引导下置管有助减少此类并发症。②血栓。主要原因包括凝血功能异常、导管的管理不力等。预防的关键是加强导管护理，积极治疗原发病，纠正凝血异常。一旦发生，应积极予以抗凝、溶栓等治疗。③导管相关性感染。置管部位软组织感染、细菌栓塞、血流感染等，以导管相关性血流感染最为严重，病原菌以葡萄球菌、革兰氏阴性菌、真菌为主。主要预防措施是加强导管护理，严格无菌操作。一旦发生应积极抗感染治疗，并及时拔除导管。

2）代谢并发症：①血糖异常。包括高血糖、低血糖，严重高血糖可致高渗性非酮症昏迷，预防主要是控制营养液输入速度，监测血糖，维持血糖在正常水平。②高脂血症及脂肪超负荷综合征。主要原因是LE输入量过大或速度过快，严重高脂血症可导致脂肪在肺毛细血管和巨噬细胞内积聚，表现为发热、黄疸、肝脾大、消化道出血、肺部弥漫性浸润，甚至发生抽搐、休克，称为脂肪超负荷综合征。严格控制LE供给量和输入速度可预防。③高氨血症。与氨基酸制剂输入过多、过快有关。均匀输入氨基酸溶液可预防。④肠外营养相关性肝病。包括胆汁淤积性黄疸及肝功能异常。发生的原因很复杂，发生率与肠外营养持续时间呈正相关。临床表现为肝大和黄疸。尽量缩短PN时间可最大限度减少其发生，近年报告使用含鱼油的脂肪乳剂对肠外营养相关性肝病有预防和治疗作用。⑤电解质及酸碱平衡紊乱。常见钠、钾、磷、镁的异常。高氯性酸中毒少见，与氨基酸制剂多为盐酸结晶体及电解质液多含有氯离子有关。发现异常应分析原因，确定病因后再决定处理方案。⑥微量元素、维生素缺乏或过量，易发生于长期PN者，与供给不足或过量有关。⑦长期施行TPN可有肠黏膜萎缩、肠腺分泌减少及胆汁黏稠、食欲减退。

（高恒妙　钱素云）

参考文献

[1] 危重症儿童营养评估及支持治疗指南（2018，中国）工作组.危重症儿童营养评估及支持治疗指南（2018，中国，标准版）.中国循证儿科杂志，2018：13（1）：1-29.

[2] NILESH MM，HEATHER ES，SHARON YI，et al. Guidelines for the Provision and Assessment of Nutrition Support Therapy in the Pediatric Critically Ill Patient：Society of Critical Care Medicine and American Society for Parenteral and Enteral Nutrition. JPEN J Parenter Enteral Nutr，2017，41（5）：706-742.

[3] LYVONNE NT，FREDERIC VV，KOEN J，et al. Nutritional Support for Children During Critical Illness：European Society of Pediatric and Neonatal Intensive Care（ESPNIC）Metabolism，Endocrine and Nutrition Section Position Statement and Clinical Recommendations. Intensive Care Med，2020，46（3）：411-425.

[4] ANNIKA RB，METTE MB. Early or Late Feeding After ICU Admission? Nutrients，2017，9（12）：1278.

[5] JOOSTEN K，EMBLETON N，YAN W，et al. ESPGHAN/ESPEN/ESPR/CSPEN guidelines on pediatric parenteral nutrition：Energy. Clin Nutr，2018，37（6 Pt B）：2309-2314.

[6] VAN GOUDOEVER JB，CARNIELLI V，DARMAUN D，et al. ESPGHAN/ESPEN/ESPR/CSPEN guidelines on pediatric parenteral nutrition：Amino acids. Clin Nutr，2018，37（6 Pt B）：2315-2323.

[7] LAPILLONNE A，FIDLER MIS N，GOULET O，et al. ESPGHAN/ESPEN/ESPR/CSPEN guidelines on pediatric parenteral nutrition：Lipids. Clin Nutr，2018，37（6 Pt B）：2324-2336.

[8] MESOTTEN D，JOOSTEN K，VAN KEMPEN A，et al. ESPGHAN/ESPEN/ESPR/CSPEN guidelines on pediatric parenteral nutrition：Carbohydrates. Clin Nutr，2018，37（6 Pt B）：2337-2343.

[9] JOCHUM F，MOLTU SJ，SENTERRE T，et al. ESPGHAN/ESPEN/ESPR/CSPEN guidelines on pediatric parenteral nutrition：Fluid and electrolytes. Clin Nutr，2018，37（6 Pt B）：2344-2353.

[10] MIHATSCH W，FEWTRELL M，GOULET O，et al. ESPGHAN/ESPEN/ESPR/CSPEN guidelines on pediatric parenteral nutrition：Calcium，phosphorus and magnesium. Clin Nutr，2018，37（6 Pt B）：2360-2365.

[11] BRONSKY J，CAMPOY C，BRAEGGER C，et al. SPGHAN/ESPEN/ESPR/CSPEN guidelines on pediatric parenteral nutrition：Vitamins. Clin Nutr，2018，37（6 Pt B）：2366-2378.

[12] DOMELLÖF M，SZITANYI P，SIMCHOWITZ V，et al. ESPGHAN/ESPEN/ESPR/CSPEN guidelines on pediatric parenteral nutrition：Iron and trace minerals. Clin Nutr，2018，37（6 Pt B）：2354-2359.

第 14 节 镇痛镇静治疗技术

一、概述

疼痛(pain)是天生固有的生命素质,这种生命素质在发育早期即存在。国际疼痛学会对疼痛的定义是:“疼痛是与实际或潜在组织损伤相关联的不愉快的感觉和情绪体验”。1995 年,全美保健机构评审联合委员会(JCAHO)正式将疼痛确定为继呼吸、脉搏、血压、体温之后的第五生命体征。疼痛的近期不良反应包括对小儿呼吸、循环、代谢、免疫、神经的影响;远期不良反应包括心理、生长、发育、行为等身心方面的影响;以及因小儿疼痛存在带给其家庭、社会的负面影响。

PICU 中的危重患儿处于强烈的应激环境中,较普通病房患儿更加疼痛、焦虑、恐惧。常见应激原因包括:①创伤、手术、缺氧和感染等引发应激反应,频繁的检查和有创性诊疗操作;②PICU 中的患儿常与父母隔离,大量陌生面孔和仪器的出现,噪声和持续照明扰乱饮食、睡眠及生物钟;③各种插管和长期卧床;④对疾病预后的担心和对死亡的恐惧。

二、镇痛镇静的目的和指征

镇痛镇静(analgesia and sedation)治疗是指应用药物和非药物手段消除患儿疼痛、减轻焦虑和躁动、催眠并诱导顺应性遗忘(adaptive amnesia)的治疗。使用镇痛镇静治疗保持患儿安全和舒适是 PICU 治疗的最基本环节之一[1,2],主要目的和意义包括:①使身体不适和疼痛最小化,尽量消除或减轻患儿的疼痛及躯体不适感,减少不良刺激及交感神经系统的过度兴奋。②控制焦虑,使心理性创伤最小化。帮助和改善患儿睡眠,诱导遗忘,减少或消除患儿对治疗期间病痛的记忆。③控制行为和/或运动使各种操作安全完成。减轻或消除患儿焦虑、躁动甚至谵妄,防止患儿的无意识行为,保护患儿的生命安全。④降低患儿的代谢速率,减少其氧消耗和氧需求,并减轻各器官的代谢负担,起到器官保护作用。⑤减轻患儿家长的焦虑,增加医患合作。因此,对患儿实施镇痛镇静治疗,是临床医师的道义与责任,需要临床医师从专业和人道的角度进行思考和认识[3]。

1. 疼痛 儿童和成人一样能体验许多不同类型的急性和慢性疼痛。儿童的疼痛如未被处理,可导致能量消耗过多、激素分泌异常、睡眠觉醒周期紊乱等,甚至对患儿今后神经发育及情感行为均有不良影响。因此,难以缓解的疼痛对于儿童生理和心理是双重打击。镇痛是为减轻或消除机体对痛觉刺激的应激及病理生理损伤所采取的药物和非药物治疗措施。

2. 焦虑(anxiety) 是一种强烈的忧虑和恐惧状态。尽管采用多种非药物措施,如适合儿童的环境、音乐、卡通动画和视频等,在 PICU 内仍有许多患儿存在焦虑,需要结合镇静药物治疗。对恐惧和诊疗时不合作的焦虑患儿应在去除可逆性诱因和充分镇痛的基础上开始镇静治疗,使用镇静剂能有效减少患儿的焦虑,并为诊疗创造良好的条件。

3. 躁动(agitation) 是一种伴有不停动作的易激惹状态,或者说是一种伴随着挣扎动作的极度焦虑状态。引起焦虑的原因均可以导致躁动,是患儿无意识自我拔管的最危险因素,甚至危及生命。此外,儿童常因躁动不能配合诊断检查和治疗,也需要采用镇痛和镇静治疗。

4. 谵妄(delirium) 儿童谵妄可表现为意识障碍和认知功能的改变,但由于语言表达能力的限制,临床上对儿童谵妄的识别较成人困难,此外长期接受镇痛镇静治疗的患儿停药后可能诱发谵妄。

5. 睡眠障碍 儿童由于语言表达的限制,睡眠障碍很难被观察到,但睡眠被干扰在 PICU 却极为常见,如长期灯光刺激、各种噪声、医源性刺激等。因此,为改善患儿睡眠障碍,也有必要使用镇痛镇静药物。

6. 器官功能保护 近年来强调镇痛镇静的目的不再是简单指让患儿舒适和安全,还具有器官功能保护的作用,可以根据患儿器官储备功能水平决定镇痛镇静目标。危重患儿因疾病及有创操作等原因常处于强烈的病理性应激状态,而应激引起交感-肾上腺髓质轴和下丘脑-垂体-肾上腺皮质轴强烈兴奋可导致儿茶酚胺分泌增加,炎症介质和细胞因子大量释放,全身性炎症反应导致多器官功能障碍综合征(MODS)。而镇痛镇静可改变机体的应激状态,调控机体炎症反应;另外,镇痛镇静能通过减少躁动、减少脑组织氧耗、降低脑代谢、控制癫痫,从而降低颅内压起到很好的脑保护作用。镇痛镇静可以降低 ARDS 患儿呼吸肌的氧耗,改善机体缺氧,有可能避免重要脏器功能损害;有效保证 ARDS 肺保护性通气的实施,改善人机同步性和降低跨肺压。一般在器官功能“不稳定期”实施深度镇痛镇静策略,目的是降低代谢和氧耗，使机体尽可能适应受到损害的氧输送状态，从而实现器官保护，如：①严重人机对抗；②儿童急性呼吸窘迫综合征（pediatri acute respiratory distress syndrome，PARDS）；③严重颅脑损伤和颅内压增高；④癫痫持续状态；⑤需要使用神经肌肉阻滞剂前。在器官功能"相对稳定期"实施浅镇痛镇静策略，目的是抑制躁动，减少不良事件的发生，促进器官功能恢复[4]。

三、评估方法

在实施镇痛镇静技术时应做到先评估，后镇静、镇痛。对 PICU 患儿疼痛及意识状态的评估是镇痛、镇静治疗中的首要工作，它决定患儿是否需要镇痛、镇静治疗，观察治疗效果并作为药物剂量调整的依据。与成人相比，儿童对轻微刺激所产生的生理变化更明显，且多不能以恰当语言表达疼痛的强度和部位，故儿童镇痛、镇静的评估难度更大[5]。至今尚无适用于所有年龄段患儿的评估方法。

（一）疼痛评估

疼痛的评估方法包括自我描述、生理学评估和行为学评估。后两者适用于无法提供疼痛自我描述的婴儿、幼儿或生理缺陷的儿童。应根据患儿的年龄和生理状态选择最合适的评估量表。

1. 自我描述

（1）数字疼痛分级评分法（numeric rating scale，NRS）：由 0 到 10 共 11 个数字组成，让患儿用这些数字描述疼痛强度，数字 0 代表不痛，5 为疼痛但可忍受，10 为疼痛难忍。适用于 8 岁以上能正常交流的学龄期儿童。

（2）视觉模拟评分法（visual analogue scale，VAS）：该方法与数字疼痛分级评分法类似，在纸上画一条 10cm 直线，让患儿在线上标出疼痛的相应位置，数字 0 代表不痛，10 为疼痛难忍。适用于 8 岁以上能正常交流的学龄期儿童。

2. 行为和生理学评估　根据患儿的行为表现和生命体征进行客观评估，适用于无法交流的 3 岁以下儿童。主要包括 CRIES（crying，requires increased O_2 administration，increased vital signs，expression，sleepless）、FLACC（face，legs，activity，cry，consolability）、脸谱疼痛评分法（faces pain scale，FPS）、东安大略儿童医院评分法（children's hospital eastern Ontario pain scale，CHEOPS）和客观疼痛评分法（objective pain scale，OPS）等。

（1）CRIES 评分法（表 44-27）：适用于新生儿和婴儿手术后疼痛评估。1~3 分为轻度疼痛，4~6 分为中度疼痛，7~10 分为重度疼痛。>3 分应进行镇痛治疗。

表 44-27　CRIES 评分法

项目	0 分	1 分	2 分
啼哭	无	高声	不可安抚
SpO_2>95%时对 FiO_2 的要求	无	<30%	>30%
生命体征升高（与术前比较）	HR、BP 无变化	HR、BP 上升<20%	HR、BP>20%
表达	无	做鬼脸，扭歪	咕哝
不能入睡	无	间断性苏醒	经常苏醒

注：HR，心率；BP，血压；SpO_2，血氧饱和度；FiO_2，氧浓度。

（2）FLACC 评分法（表 44-28）：适用于 2 月龄~7 岁儿童术后疼痛评估，共有 5 项指标，0 分为无痛，10 分为最痛。

（3）FPS 评分法（图 44-26）：在标尺刻度旁标有不同程度的微笑、皱眉、哭泣等脸谱示意图，根据患儿面部表情与疼痛表情图谱比较后进行评估，该方法适用于婴幼儿。

（4）其他：如 CHEOPS 评分适用于 1~7 岁患儿，共有 6 项指标，4 分为无痛，13 分为最痛。OPS 评分适用于 8 月龄~13 岁患儿，共有 5 项指标，分值≥6 分需镇痛治疗。

（二）镇静评估

为避免因过度镇静或镇静不足而导致相关并发症，应根据每位患儿不同病情制定其对应的理想镇静水平，并做定期再评估。常用的主观评估有：舒适度评分（COMFORT scale）、Ramsay 评分（Ramsay sedation scores）、镇静-躁动评分（sedation-agitation scale，SAS）、Richmond 镇静程度评分（Richmond agitation-sedation scale，RASS）；客观评估有脑电双频指数（bispectral index，BIS）。

表 44-28 FLACC 评分表

项目	0分	1分	2分
脸	微笑或无特殊表情	偶尔出现痛苦表情,皱眉,不愿交流	经常或持续出现下腭颤抖或紧咬下腭
腿	放松或保持平常的姿势	不安,紧张,维持于不舒服的姿势	踢腿或腿部拖动
活动度	安静躺着,正常体位,或轻松活动	扭动,翻来覆去,紧张	身体痉挛,呈弓形,僵硬
哭闹	不哭(清醒或睡眠中)	呻吟,啜泣,偶尔诉痛	一直哭闹,尖叫,经常诉痛
可安慰	满足,放松	偶尔抚摸拥抱和言语可安慰	难于安慰

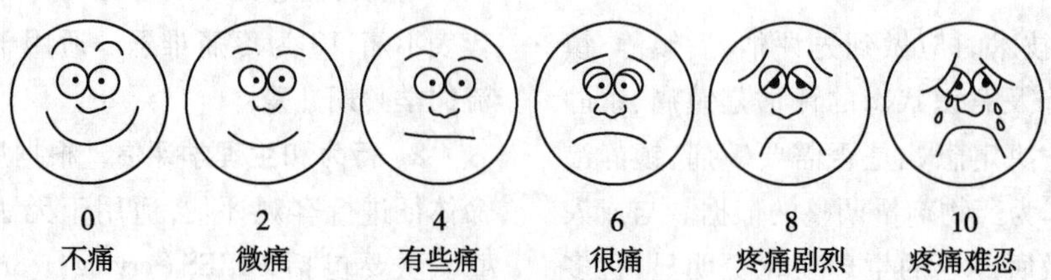

图 44-26 FPS 评分法

[引自:中华医学会儿科学分会急救学组,中华医学会急诊医学分会儿科学组,中国医师协会儿童重症医师分会.中国儿童重症监护病房镇痛和镇静治疗专家共识(2018版).中华儿科杂志,2019,57(5):324-330.]。

1. Comfort 评分法(表 44-29) 该评分系统由8个变量组成,每个变量1~5分,共40分,8~16分为深镇静,17~26分为最佳镇静,27~40分为镇静不足,该评分对各年龄段患儿均适用,但相对复杂、费时。

2. Ramsay 评分法(表 44-30) 简单实用,大多数危重患儿 Ramsay 评分2~4分是理想的临床镇静终点。人工通气的患儿可能需要更深程度的镇静,Ramsay 评分可达3~5分。

表 44-29 Comfort 评分

项目	1分	2分	3分	4分	5分
警觉程度	深睡眠	浅睡眠	嗜睡	完全清醒和警觉	高度警觉
平静或激动	平静	轻度焦虑	焦虑	非常焦虑	惊恐
呼吸反应	无咳嗽或无自主呼吸	偶有自主呼吸,对机械通气无对抗	偶有咳嗽或人机对抗	人机对抗活跃,频繁咳嗽	严重人机对抗、咳嗽/憋气
身体活动	无自主活动	偶有轻微活动	频繁地轻微活动	四肢有力活动	躯干及头部有力活动
血压(平均动脉压)	低于基础值	始终在基础值	偶尔升高超过15%或更多(观察期间1~3次)	频繁升高超过15%或更多(>3次)	持续升高超过>15%
心率	低于基础值	始终在基础值	偶尔升高超过15%或更多(观察期间1~3次)	频繁升高超过15%或更多(>3次)	持续升高超过>15%
肌张力	肌肉完全放松,没有张力	肌张力减低	肌张力正常	肌张力增加,手指和脚趾弯曲	肌肉极度僵硬,手指和脚趾弯曲
面部紧张程度	面部肌肉完全放松	面部肌肉张力正常,无面部肌肉紧张	面部部分肌肉张力增加	面部全部肌肉张力增加	面部扭曲,表情痛苦

表 44-30　Ramsay 评分

分值	临床表述
1	焦虑、紧张、躁动不安
2	合作、安静、良好的定向力、对机械通气耐受良好
3	只对指令有反应
4	对轻叩眉间或巨大声响刺激反应敏捷
5	对轻叩眉间和巨大声响刺激反应迟钝，对疼痛刺激无反应
6	对轻叩眉间和巨大声响刺激无反应

3. 脑电双频指数　BIS 是一种数字化脑电图监测方法，近年也被证明可用于 PICU 患儿。BIS 用 0~100 分来表示不同的脑电活动度，100 分表示患儿完全清醒，<40 分则提示深度镇静或麻醉，较为理想的镇静水平为 65~85 分。客观评估指标仅用于无法进行主观镇静评估的情况，如使用神经肌肉阻滞剂后。

四、治疗策略

在镇痛镇静治疗之前，应尽量明确患儿产生焦虑躁动及疼痛的原因，实行镇痛为基础的镇静，只有充分镇痛后，才能达到理想镇静目标。任何不适的环境及生理因素均应及时处理，注意照明、噪声以及昼夜之分给患儿带来的影响。强调早期干预和以患儿为中心的人文关怀。理想的镇痛镇静应该是建立在对患儿进行全面和动态评估的基础上，以目标指导、与疾病种类以及疾病所处的不同阶段相适应的精准化镇痛镇静。成人精准化镇痛镇静已经以呼吸、循环、中枢神经系统功能相关的指标决定镇痛镇静目标，但儿童目前仍无具体评价指标。

（一）常用镇痛药物

阿片类镇痛药、非阿片类镇痛药及非甾体类抗炎镇痛药（nonsteroidal antiinflammatory drugs，NSAIDs）是 PICU 中常用的三类镇痛药物[6]。

1. 阿片类镇痛药（表 44-31）

（1）吗啡：是目前 PICU 中最常用的阿片类镇痛药，用于缓解内脏、躯体和神经性疼痛，适宜术后镇痛和各种疼痛性操作。吗啡在阿片类药物中脂溶性最低，进入大脑相对缓慢，因而临床起效时间相对较慢。吗啡可导致组胺大量释放，抑制代偿性交感反应，引起血管舒张，血压下降。因此循环功能不稳定患儿慎用，有喘息发作史的患儿禁用。纳洛酮 10μg/kg 可特异性拮抗吗啡产生的不良反应。

表 44-31　常用阿片类和非阿片类镇痛药参考剂量

药品	首剂量/（$\mu g \cdot kg^{-1} \cdot$次$^{-1}$）	维持量（$\mu g \cdot kg^{-1} \cdot h^{-1}$）
吗啡	100	10~40
芬太尼	1~2	1~4
舒芬太尼	0.1~0.3	0.03~0.05
瑞芬太尼	无	3~6
氯胺酮	200~750	300~1 200

注：以上均为静脉泵注，必须使用定量输注装置。

（2）芬太尼：是一种人工合成的强效阿片类药物，有极强的脂溶性，快速起效，镇痛效价为吗啡的 100 倍，不伴有显著的组胺释放，适用于循环功能不稳定者。该药在 2 岁以下儿童使用属超说明书用药。

（3）舒芬太尼：其镇痛效价为芬太尼的 10 倍，镇痛持续时间约为芬太尼的 2 倍，对循环系统、呼吸系统的影响均小于芬太尼，可用于 PICU 长时间镇痛。该药在 2 岁以下儿童使用属超说明书用药。

（4）瑞芬太尼：是一种由酯酶代谢的强效 μ 阿片类受体激动剂，起效快，半衰期短，不易蓄积，不经过肝肾代谢，这些药代动力学特点使其更适用于有肝肾功能不全儿童。瑞芬太尼的镇痛效价比芬太尼略强，由于起效迅速的药代动力特点，不推荐单次静脉推注。该药在 2 岁以下儿童使用属超说明书用药。

2. 非阿片类镇痛药　氯胺酮：既可镇痛亦可镇静，在 PICU 中可用于疼痛性操作。本品能使呼吸道腺体和唾液腺分泌增加，用药前加用阿托品 0.02mg/kg 可以减少气道分泌物。

3. 非甾体类抗炎镇痛药（NSAIDs）　NSAIDs 以对乙酰氨基酚、布洛芬等为代表，适用于轻~中度疼痛，尤其是以炎性疼痛为主的镇痛治疗。NSAID 虽有相当的镇痛效果，但并不能取代阿片类药物的作用，对于剧烈疼痛，则需与阿片类药物合用。与阿片类药物不同，NSAIDs 不抑制呼吸，也不会产生长期依赖，但长期使用有消化道溃疡、药物性肝损等不良反应。对乙酰氨基酚：10~15mg/（kg·次），每 6 小时口服 1 次；布洛芬：10mg/（kg·次），每 6 小时口服 1 次。

（二）常用镇静和肌松药

1. 苯二氮䓬类　该类药物不具有任何内在的镇痛特性，对于除了镇静之外，还需要镇痛的患儿则必须与阿片类药物一起联合用药。地西泮、咪达唑仑最为常用（表 44-32）。

表 44-32 常用镇静和 $NMBA_S$ 参考剂量

药名	首剂量	维持量
地西泮	0.1~0.3mg/(kg·次),静脉泵注(10~15min)	无
咪达唑仑	0.1~0.3mg/(kg·次),静脉泵注(10~15min)	1~5μg/(kg·min),静脉泵注
右美托咪定	0.5~1μg/(kg·次),静脉泵注(10~15min)	0.3~0.6μg/(kg·h),静脉泵注
水合氯醛	20~75mg/(kg·次),口服	无
维库溴铵	0.08~0.1mg/(kg·次),静脉泵注	0.5~1μg/(kg·min),静脉泵注

注:首剂量必须严格控制泵注时间,维持量必须使用定量输注装置。

(1) 地西泮:由于其半衰期长,容易蓄积,易致静脉炎,一般仅用于单次静脉推注,不推荐持续静脉泵注;因肌内注射、直肠、口服用药吸收不稳定,也不推荐使用。其抑制呼吸的不良反应与推注速度有很大关系,故推注速度应控制在 1mg/min 以下。

(2) 咪达唑仑:半衰期短,常规使用蓄积少,对呼吸循环抑制小,而药效比地西泮强,此外咪达唑仑可诱导患儿顺应性遗忘,不影响患儿既往记忆,可显著减少 PICU 患儿的不愉快回忆,因此是 PICU 镇静的首选药物。主要不良反应是产生依赖性以及停药后的戒断反应。

2. 巴比妥类药物 苯巴比妥、戊巴比妥作为单纯的镇静催眠药现已少用。但因其有抗惊厥和降低脑代谢作用,常用于治疗惊厥持续状态和颅内高压患儿的镇静。

3. 水合氯醛 可以口服和直肠给药,不干扰睡眠状态和睡眠周期,常用于非创伤性操作和影像学检查之前的短时镇静,但大剂量使用可致心律失常。

4. 右美托咪定 是一种高选择性 α_2-肾上腺素受体激动剂,具有抗交感、抗焦虑和近似自然睡眠的镇静作用,同时具有一定的镇痛作用。右美托咪定被批准用于机械通气的成人 24 小时内的镇静和非插管患者的操作镇静,以及预防长期使用阿片类药物和苯二氮䓬类药物后产生的戒断反应。该药在成人使用广泛,但药品说明书尚无儿科相关适应证及使用剂量,尚未常规应用于儿童镇痛镇静治疗。近年国内外关于右美托咪定在儿科应用的研究日益增多,显示了较好的治疗效果和安全性。常见不良反应是低血压和心动过缓,该药在儿童属超说明书用药。

5. 丙泊酚 不推荐 3 岁以下儿童使用,也无儿童镇静的适应证。长时间静脉持续输注可能导致丙泊酚输注综合征。

6. 神经肌肉阻滞剂(neuromuscular blocking agents,$NMBA_S$) 又称肌松剂,接受机械通气的危重患儿有时需要使用,以减少人机对抗。$NMBA_S$ 与危重症的多发神经病变及肌肉病变密切相关,因此应限制在充分镇痛镇静后仍不能获得满意疗效时才可以使用(如 PARDS、严重哮喘),并尽可能短时间、低剂量。

(三)常用镇痛镇静技术

1. 阿片类药物联合苯二氮䓬类药物持续静脉泵注 镇痛镇静药应具有镇痛、镇静、抗焦虑、顺行性遗忘特性,然而尚没有任何一种药物能满足所有的这些特性,联合用药的目的是使用最小剂量的药物而取得最佳疗效。阿片类药物联合苯二氮䓬类药物持续静脉泵注是临床最常用的镇痛镇静技术。

2. 患儿自控镇痛术(patient-controlled analgesia,PCA) 是由医护人员确定给药方式,患儿根据疼痛的程度调节给药速度,以达到最佳的镇痛效果。7 岁及以上非镇静状态下有认知能力的儿童可使用 PCA。由于儿童年龄、意识水平和理解能力等因素影响,PCA 在 PICU 中的使用有限。

3. 局部麻醉 用于外科清创、动静脉导管的置入、腰椎穿刺、胸引导管置入等。最常用的是含有利多卡因的局部渗贴膏、乳膏等。

4. 疼痛的非药物治疗 疼痛不仅是生理过程,也是复杂的心理过程,采用分散注意力如计数、看卡通片、听音乐、与双亲交谈、改善就诊环境、催眠等方法不但能转移孩子的注意力,而且可改变孩子的疼痛情感经验。

5. 多模式镇痛镇静 联合应用不同镇痛镇静技术或作用机制不同的镇痛镇静药,作用于疼痛传导通路的不同靶点,发挥镇痛镇静的相加或协同作用,由于每种药物的剂量减少,副作用相应减轻,此种方法称为多模式镇痛镇静。

6. 多学科综合治疗 疼痛治疗成功的标准不仅是减少不适,更重要的是要恢复正常生活和自信。因此各种治疗团队的相互配合,药物和非药物的综合治疗更为重要。

五、常见并发症与预防策略

镇痛镇静药物在改善患儿疼痛、焦虑、躁动或谵妄的同时，几乎不可避免地抑制呼吸、循环功能。危重患儿在使用镇痛镇静治疗时，必须严密监测呼吸、血氧饱和度、心率、血压及血气指标变化，保证有效的气道管理，以防生命体征出现大的波动，对患儿造成危害。在进行镇痛镇静时，应严格遵守个体化治疗方案，避免镇痛镇静不足和过度是减少并发症最有效的方法。

1. 呼吸抑制和低血压　阿片类和苯二氮䓬类药物均有呼吸抑制、血压下降和胃肠蠕动减弱的不良反应，其发生与输注速度和剂量相关。吗啡的拮抗剂为纳洛酮，咪达唑仑的拮抗剂为氟马西尼。

2. 戒断综合征　阿片类和苯二氮䓬类药物大剂量和长时间使用均可发生戒断综合征。多数镇痛镇静药物的使用时间不宜超过 1 周，若因治疗需要，可尝试每日镇静中断、药物循环使用等以避免单一药物的蓄积与依赖。大剂量或使用时间超过 7 天的患儿撤离药物应逐渐减量停药，每日按 20%～30%的用药剂量递减。戒断症状评价量表（withdrawal assessment tool version 1，WAT-1）和索菲亚戒断症状量表（Sophia observation withdrawal symptoms-scale，SOS）可用于 PICU 患儿镇痛镇静药物戒断症状的评估[7]。

3. 谵妄　是一种急性、波动性的大脑功能障碍的状态，其特征是意识改变，注意力集中、维持或转移的能力降低，可导致认知或感知障碍，出现幻觉以及睡眠-觉醒障碍，无法用预先存在、已发生或发展中的疾病更好地解释[8]。长时间使用大剂量苯二氮䓬类药物与谵妄明显增加相关，但低年龄和各种危重疾病因素也是儿童谵妄持续时间延长的诱因。儿科 ICU 谵妄诊断的意识评估量表（the pediatric confusion assessment method for the ICU，pCAM-ICU）、康奈尔儿童谵妄评估量表（the Cornell assessment of pediatric delirium，CAPD）、儿童麻醉苏醒期谵妄量表（the pediatric anesthesia emergence delirium scale，PAED）可用于监测和指导治疗。目前暂无针对儿童谵妄的特效治疗方法。

4. 镇痛不足　危重病患儿进行镇痛镇静治疗时，强调镇痛治疗是镇静治疗基础，只有充分镇痛后，才能达到理想镇静目标。但在实际临床工作中医师往往注意镇静治疗，而忽视镇痛治疗，或以过度镇静替代镇痛。此外，忽视预防性镇痛在 PICU 中也普遍存在，危重患儿在 PICU 内频繁地进行伤口敷料换药、引流管安装与拔除、动静脉穿刺、胸腹腔穿刺、气管导管内吸引、有创机械通气和缝合等疼痛性操作所引起的疼痛并未得到医务人员的普遍重视，造成 PICU 中疼痛的发生率常常被低估。因此，《中国儿童重症监护治疗病房镇痛和镇静治疗专家共识（2018 版）》强调疼痛的早期干预和预防，对一些可能引起疼痛的操作宜预防性镇痛。

5. 过度镇痛镇静　近年来，镇痛镇静技术在 PICU 内的应用日益增多。但有时医生因为担心患儿出现意外拔管、躁动及人机不协调等问题，同时由于缺乏精确的评估体系，实际工作中往往给予过度镇痛镇静。过度镇痛镇静会导致患儿血压波动、影响认知功能恢复、机械通气时间延长、呼吸机相关性肺炎发生率增高；长时间的过度镇痛镇静还容易掩盖患儿中枢神经系统病情变化，延误诊治。

镇痛镇静不足和过度都将对患儿造成伤害。因此需要及时和定时评估镇静镇痛效果和深度，选择恰当的药物和剂量。《中国儿童重症监护治疗病房镇痛和镇静治疗专家共识（2018 版）》提出以目标指导的镇静，建议根据患儿特点及其器官功能状态个体化选择镇静目标，并根据所评估的镇静状态随时调整镇静深度，即“动态评估，动态调整”。

（许峰　钱素云）

参考文献

[1] 许峰，钱素云，刘春峰，等. 中国儿童重症监护治疗病房镇痛和镇静治疗专家共识（2018 版）. 中华儿科杂志，2019，57（5）：324-330.

[2] MONDARDINI MC，VASILE B，AMIGONI A，et al. Update of recommendations for Analgosedation in pediatric intensive care unit. Minerva Anestesiol，2014，80（9）：1018-1029.

[3] LUCAS SS，NASR VG，NG AJ，et al. Pediatric Cardiac Intensive Care Society 2014 Consensus Statement：Pharmacotherapies in Cardiac Critical Care：Sedation，Analgesia and Muscle Relaxant. Pediatr Crit Care Med，2016，17（3 Suppl 1）：S3-S15.

[4] NASR VG，DINARDO JA. Sedation and Analgesia in Pediatric Cardiac Critical Care. Pediatr Crit Care Med，2016，17（8 Suppl 1）：S225-S231.

[5] ZUPPA AF，MAQ C. Sedation Analgesia and Neuromuscular Blockade in Pediatric Critical Care：Overview and Current Landscape. Pediatr Clin North Am，2017，64（5）：1103-1116.

[6] BAARSLAG MA，ALLEGAERT K，KNIBBE CA，et al. Pharmacological sedation management in the paediatric intensive care unit. J Pharm Pharmacol，2017，69（5）：498-513.

[7] DA SPS，REIS ME，FONSECA TS，et al. Opioid and Benzodiazepine Withdrawal Syndrome in PICU Patients：Which

Risk Factors Matter?. J Addict Med,2016,10(2):110-116.

[8] TRAUBE C,SILVER G,REEDER RW,et al. Delirium in Critically Ill Children:An International Point Prevalence Study. Crit Care Med,2017,45(4):584-590.

第 15 节 呼吸机的应用

呼吸机的应用是治疗呼吸衰竭的重要方法。20 世纪 30 年代开始用体外负压通气机治疗呼吸衰竭患儿取得一定疗效,但由于气道管理困难、通气效率低并且不能用于外科手术麻醉等原因逐渐少用。自 20 世纪 50 年代开始使用的正压通气疗效确切,逐渐成为呼吸支持的主要方法,但随着呼吸机相关性肺炎及肺损伤的认识深入,并且因传感技术发展和连接技术进步,无创正压通气得到重视。随着呼吸生理与病理研究的深入和医疗器械与电子技术的进步,呼吸机在临床的应用逐渐完善,从简单地维持通气到更合乎生理,尽量减少肺损伤的通气方式发展,从让患儿被动地接受通气到更注重发挥患儿本身的呼吸能力,在严重肺损伤患儿,通气策略也有重大创新,治疗效果较前更为提高。本节将对与呼吸机应用有关的知识做概括介绍。

一、呼吸机的作用

(一)呼吸机的治疗作用

1. 改善通气功能 呼吸机可以改善通气功能,保证患儿所需要的肺泡通气量,使增高的动脉二氧化碳分压($PaCO_2$)恢复正常,或控制在临床允许的范围。这是呼吸机最基本的作用。

2. 改善换气功能 应用呼吸机,可有效地提高吸入氧浓度,保证需要的氧供应。此外,呼吸机应用合理,可改善肺部通气-血流比例失调和减少肺内分流量,从而提高动脉氧分压(PaO_2)。由于呼气终末正压及其他新技术的应用,在严重换气障碍患儿,如呼吸窘迫综合征患儿,可使肺部氧合改善。

3. 减少呼吸功,稳定循环功能 使用呼吸机可大大减轻呼吸肌的做功,减少机体的氧消耗。在呼吸衰竭患儿,这对于减轻缺氧对机体的影响有重要意义。通过减轻呼吸负担,也将使循环负担减轻,稳定循环功能。

4. 保持呼吸道通畅 应用呼吸机便于呼吸道的湿化和黏痰的引流。吸气时的正压可增大潮气量,有利于肺泡扩张。由于呼吸道的通畅和通气量有了保证,可预防肺不张、窒息等严重并发症的发生。

对呼吸机的治疗作用要有恰当的估计,以上四方面的治疗作用,在一定程度上是可以通过其他治疗方法得到的,但有时呼吸机又可起到其他治疗难于代替的作用。呼吸机对患儿能否起到治疗作用,受患儿病情、呼吸机性能和医务人员对呼吸机管理是否得当等各方面因素影响。呼吸机应用不当或治疗作用超过一定限度还可引起不良反应,如应用呼吸机时发生的肺损伤、通气过度、氧中毒、气胸等。治疗过程中尚可出现多种并发症,如感染、呼吸道阻塞等,严重者导致治疗失败。

(二)呼吸机与肺损伤

机械通气产生治疗作用的同时,也会引起正常肺组织损伤或使已损伤的肺组织进一步加重,这种肺损伤与急性呼吸窘迫综合征类似,称为呼吸机相关性肺损伤(ventilator-induced lung injury,VILI)。经典的 VILI 包括气压伤(barotrauma)、容量伤(volutrauma)、不张伤(atelectrauma)及生物伤(biotrauma)4 类。气压伤是指过高的气道压力使肺上皮与内皮间屏障的严重破坏,空气进入肺实质,形成间质气体泄漏,引起气胸、皮下气肿、纵隔积气和心包积气等;容量伤是由于过高的潮气量使肺泡过度扩张,毛细血管静水压升高,毛细血管失去反应性从而导致内皮和上皮细胞损伤,毛细血管通透性增加,液体及蛋白质渗出,导致弥散性肺泡损害。高肺容量也会加剧肺部氧化应激,加重肺部炎症,引起炎症性级联反应,从而加剧肺损伤;不张伤是指由于呼气末肺容积过低而导致的终末肺单位周期性开放和关闭而导致的肺损伤,在开放肺泡和闭合肺泡的连接点处存在的剪切力加大;另外,肺组织病变的不均一性使通气分布不均,导致正常肺组织过度通气,对相邻不张的肺组织区域产生更高的牵张力。生物伤是指机械通气激活一系列炎症通路引起肺泡内炎症细胞的募集、活化并释放炎症递质和细胞因子使促炎递质和抗炎递质失衡、氧化和抗氧化平衡被打破而导致的肺损伤。

随着研究深入，发现其他一些因素也可导致VILI。机械通气压力较高时突然断开呼吸机管路，气道压力突然降低，肺血管阻力迅速降低，肺血增多，流速加快，但左心舒张压增高，导致肺毛细血管功能障碍，出现炎症和渗漏，导致肺水增多和肺顺应性降低。另外机械通气时过强的自主呼吸会降低胸膜腔内压，增加跨肺压，在压力控制通气时会导致潮气量明显增大，增加容量伤可能；容量控制通气时自主呼吸过强会导致胸膜腔内压降低，回心血量增加，肺血增多，肺血管压力升高，同时气道压降低，使跨肺血管压力增大，易出现肺水肿[1]。这可能是治疗急性呼吸窘迫综合征时使用镇静、肌松剂可改善预后的原因。

VILI是一个多因素参与并相互影响、相互作用的病理过程，为了避免和减少VILI发生，机械通气时应避免高潮气量和高平台压，以避免或减少气压伤、容积伤，设定合适呼气末正压，以预防不张伤，同时尽量减少断开呼吸机管路，适当使用镇痛镇静和肌松药。

二、呼吸机的通气模式

1. 常用通气模式

（1）控制通气（control ventilation，CV）：这是最基本的通气模式，呼吸机以预设频率通气，定时触发吸气并定时切换为呼气，输送预定的潮气量或按预定压力通气。吸气时气体被压入肺内，气道内为正压，呼气时依赖呼吸系统弹性回缩，气体由肺内排出。CV分为两大类，即容量控制通气（volume control ventilation，VCV）和压力控制通气（pressure control ventilation，PCV）。VCV是以潮气量为目标控制气流，而PCV是以压力为目标控制气流。CV时呼吸机完全代替患儿的自主呼吸，应用于严重呼吸抑制或呼吸暂停，如中枢神经系统功能障碍、麻醉或药物过量等。如患儿有自主呼吸，易发生自主呼吸和呼吸机对抗，需要用镇静剂甚至肌松剂避免两者对抗。

（2）辅助/控制通气（assist/control ventilation，A/C通气）：在CV模式中配备同步装置，允许患儿触发呼吸机启动吸气，达到人机同步效果，即为A/C通气模式。应用时需设定触发敏感度（压力、流速、腹部运动或胸部阻抗信号），如患儿吸气能力达到设定的阈值，每次吸气都将得到呼吸机的辅助；若患儿无自主呼吸，呼吸机则按预置频率自动送气。现代呼吸机多用此模式取代单纯控制通气模式。

（3）压力支持通气（pressure supported ventilation，PSV）：是一种由患儿吸气努力触发、以预设压力水平给予支持并通过流速切换的辅助通气方式。应用PSV时，患儿必须具备稳定可靠的自主呼吸，当自主呼吸努力达到设定的触发敏感度时，呼吸机给予一高速吸气流量，使气道压力迅速上升到预设压力值，并通过伺服调节机制降低吸气流速以维持气道压力于设定水平，当吸气流速降低到设定的临界值时，呼吸机停止送气，患儿开始呼气。不同呼吸机上呼气流速临界值设定不一样，有的设定一具体的流速值，如2~6L/min，有的设定为吸气峰流速的10%~40%。PSV时呼吸频率和吸呼比均由患儿决定，但潮气量由设定的压力支持水平、患儿吸气努力和呼吸系统力学特性共同决定。因此应根据患儿情况设定合适的压力支持水平，一般为0.5~3.0kPa（5~30cmH$_2$O）。随着患儿病情好转和呼吸机疲劳的恢复，应及时降低PS水平，以便让呼吸肌得到锻炼。

PSV时人机协调性好，很少有自主呼吸与机器对抗或过度通气。不良反应少，能减少呼吸功，防止呼吸肌疲劳。既可以单独使用，也可以和其他通气模式合用，如SIMV+PSV，BIPAP+PSV等。但应注意：PSV的吸气靠患儿触发，没有触发呼吸机就不提供支持，因此，呼吸中枢驱动受抑制或不稳定的患儿应避免应用PSV。患儿气道阻力增加或肺顺应性降低时，如不及时增加PS水平，就不能保证足够潮气量。因此呼吸力学不稳定或病情短期内可能迅速变化者应慎用PSV。当患儿出现呼吸暂停时，呼吸机自行启动后备通气。

（4）间歇指令性通气（intermittent mandatory ventilation，IMV）：呼吸机按预设频率输送固定的潮气量或压力发挥通气作用，其压力变化相当于CV，两次指令通气之间是不受呼吸机控制的自主呼吸，此时呼吸机只提供气流。

IMV时由于机器送气常与患儿自主呼吸不同步，易出现人机对抗，增加呼吸机相关性肺损伤危险。为增强人机同步性，在IMV的呼吸周期内设定触发窗，这就是同步间歇指令性通气（synchronized intermittent mandatory ventilation，SIMV）。如在触发窗内患儿自主吸气努力达到所设定的触发灵敏度，呼吸机给予一次指令性通气；如果触发窗结束时，呼吸机仍没有感知患儿的自主呼吸，则触发窗结束时呼吸机也给予一次指令性通气。如果患儿自主呼吸出现在触发窗之外，呼吸机不被触发，呼吸过程由患儿控制。SIMV时自主呼吸易与呼吸机协调，增加患儿舒适感，减少镇静剂和肌松剂的使用；适当调节SIMV频率，使患儿呼吸肌功能得到维持和锻炼，避免呼吸肌萎缩，有利于适时撤机。

目前一些呼吸机将SIMV与PSV联合应用，即SIMV+PSV模式，在设定的指令性通气之间的自主呼吸均可得到一定的压力支持。通过适当调节SIMV频率和PSV压力支持水平,使撤机过程更加安全舒适。

2. 几种特殊通气模式 有些呼吸机具备特殊的通气形式,现将较重要的几种简单介绍如下。

(1) 压力调节容量控制通气(pressure regulated volume control ventilation,PRVCV):是一种基于容量恒定的控制通气模式。通过预设潮气量,呼吸机连续测定呼吸系统总顺应性,根据压力-容量曲线特性,计算下一次通气要达到预设潮气量所需的吸气压力,自动调整预设压力水平(通常为上述计算值的75%),使实际潮气量与预设潮气量相符。吸气压力水平可以在呼气末正压与设置的气道压力水平上限以下0.5kPa($5cmH_2O$)范围内自动调节。PRVCV兼具压力控制通气和容量控制通气两种模式的特点,既如容量控制通一样能保持潮气量恒定,又具备压力控制通时的递减吸气流速波型。可在有或无自主呼吸患儿应用,能适应病情复杂、肺病变情况经常改变的需要。

(2) 容量支持通气(volume support ventilation,VSV):VSV可看作是PRVC与PSV结合的通气模式。基本通气模式是PSV,每次通气均由患儿自主触发,吸气量及吸呼比由患儿控制;为了保证PSV时潮气量恒定,呼吸机连续测定呼吸系统顺应性,根据每次呼吸测定的压力-容积关系,自动调节压力支持水平,以保证潮气量达到预设值。随着患儿自主呼吸能力增强,压力支持水平自动降低。如果在无需压力支持即能达到预设潮气量和分钟通气量时,VSV自动转换为自主呼吸。当两次呼吸间隔超过呼吸暂停报警时间(儿童15秒,新生儿10秒),呼吸机自动从VSV模式转换为PRVCV模式。VSV适用于自主呼吸能力存在但不健全、呼吸力学不稳定的患儿,也可用于撤机过程中。

(3) 双相气道正压通气(biphasic positive airway pressure,BIPAP):是一种压力控制-时间切换通气模式,其本质是双水平的持续气道正压,呼吸机工作有高压和低压两个不同水平,两个压力水平的维持时间可任意调节,患儿在两个压力水平都可进行自主呼吸,并且可获得有效压力支持通气(PSV)辅助。为了更好地发挥机械通气与自主呼吸两方面的作用,低压调节要在肺的开放压之上,不宜过低,以起到保持肺泡扩张的作用,而高压的调节不要过高,即不要落在肺压力-容积曲线的平坦部分,否则压力改变难以引起足够的容积改变。BIPAP的优点是降低气道压力,减少通气血流不均匀,改善氧合。临床可用于从急性期到恢复期不同病情患儿的呼吸支持。

(4) 气道压力释放通气(airway pressure release ventilation,APRV):是一种BIPAP通气策略,即BIPAP的反比模式。气道压力维持在高压力水平并短暂释放压力至低压力水平,自主呼吸仅在高压力水平进行。APRV的特点是持续维持高压力水平可保持肺泡在扩张状态,有利于萎陷肺泡的复张,改善氧合,减少无效腔;短暂压力释放可增加肺泡通气量和二氧化碳排出。压力释放时间一般为1~1.5秒。近年出现间歇指令压力释放通气(intermittent mandatory pressure release ventilation,IMPRV)可保证气道压力释放与呼气同步,在若干个自主呼吸周期后发生一次气道压力释放,并且总是同步发生在指定自主呼吸的呼气期。

(5) 神经电活动辅助通气(neurally adjusted ventilatory assist,NAVA):是一种通过监测患儿膈肌电活动(EAdi)信号来感知患儿通气需求从而提供辅助通气的通气模式。通过安放在特殊胃管上的一系列对电活动敏感的微电极监测EAdi,将其转化为控制呼吸机的指令,包括呼吸机的触发、切换和呼吸支持强度等,从而达到较好的人机同步状态。NAVA以EAdi的发放频率为呼吸机通气频率,以EAdi在最小值基础上的增量(ΔEAdi)作为触发灵敏度,而以EAdi开始下降点作为呼气切换点,并按照EAdi的一定比例给予相应强度的辅助通气。正常或高EAdi信号时一般以EAdi下降至峰值的70%为切换点,而低EAdi信号时一般以40%为切换点。NAVA可用于各种原因引起的呼吸衰竭,尤其是明显呼吸机疲劳患儿、婴幼儿及呼吸中枢发育不完善者、自主呼吸处于恢复阶段准备脱机的患儿。对严重呼吸中枢抑制、高位截瘫、严重神经传导障碍和严重电解质紊乱导致膈肌麻痹者禁用。

三、婴儿呼吸机

婴儿呼吸机的设计要能满足婴儿呼吸生理的需要,在这方面婴儿与儿童和成人有明显不同(表44-33)。婴儿呼吸机的设计要能满足下列要求:①潮气量小,一般按6~8ml/kg计算,足月儿18~24ml,早产儿潮气量可能只有10ml左右。②通气压力:可根据患儿肺顺应性变化而调整;能释放吸气压力,以限制吸气峰压,并有呼气末正压。③流速慢,2~40L/min;吸气触发灵敏度高,压力触发为-0.3~0.5cmH_2O($1cmH_2O$=0.098kPa),流量触发为0.3~0.5L/min。④频率快,最高100~150次/min。⑤机械无效腔和可压缩容积要小。⑥氧浓度:可调范围要在21%~100%,新生儿易于发生氧中毒,要求就更加严格。⑦要能恰当地处理好自主呼吸与机械呼吸的关系,并可人-机同步。⑧要有能限压的安全阀。⑨具备完善的监测报警系统。

表 44-33　新生儿与成人呼吸功能的比较

项目	新生儿	成人
呼吸频率/(次·min^{-1})	30~40	12~16
吸气时间/s	0.4~0.5	1.2~1.4
吸/呼比	1:1.5~1:2	1:2~1:3
吸气流速/(L·min^{-1})	2~3	24
潮气量/ml	18~24	500
/(ml·kg^{-1})	6~8	6~8
功能残气/ml	100	2 200
/(ml·kg^{-1})	30	34
肺活量/ml	120	3 500
/(ml·kg^{-1})	33~40	52
肺总量/ml	200	6 000
/(ml·kg^{-1})	63	86
总顺应性/(ml·cmH_2O^{-1})	2.6~4.9	100
/(ml·cmH_2O^{-1}·ml FRC^{-1})	0.04~0.06	0.04~0.07
肺顺应性/(ml·cmH_2O^{-1})	4.8~6.2	170~200
/(ml·cmH_2O^{-1}·ml FRC^{-1})	0.04~0.07	0.04~0.07
比气道传导性/(ml·s^{-1}·cmH_2O·ml FRC^{-1})	0.24	0.28
呼吸道水分不显性丢失/(ml·$24h^{-1}$)	45~55	300

注:气道传导性为气道阻力倒数;1cmH_2O=0.098kPa。

从以上要求可知,成人呼吸机很难用于小婴儿,国外某些成人用呼吸机附有能用于小婴儿的装置,但由于其基本设计不是针对婴儿的,很难满足上述全部要求。

随着呼吸生理研究和医疗仪器技术的进步,国外在婴儿呼吸机设计上基本取得一致意见,最适合婴儿用的呼吸机是定时、限压、持续气流型,能够进行 IMV 和 CPAP 的呼吸机。这类呼吸机与传统成人用的呼吸机有很不相同的设计考虑,这就是避开设计婴儿用同步装置的困难,采取让患儿随时可进行自主呼吸的方式,因而较好地解决了患儿与机械呼吸关系的问题,使呼吸机结构大为简化,操作也较简单。临床实践表明这种呼吸机对婴儿的治疗效果较好,不良反应少。

婴儿呼吸机的三项基本特点的设计根据如下:

1. 定时　小婴儿应用气管插管不带套囊,因漏气而潮气量难掌握,定量型不适用。小婴儿肺顺应性变化多,定压型难以保证足够、合理的通气量,也不适用。定时型则便于保证足够气量入肺。

2. 限压　呼吸机送气到预调的压力水平,但并不切换,在维持该压力水平同时,肺容量继续增加,待到达预定的吸气时间才停止送气。因此可不受呼吸管道膨胀和肺顺应性的影响,保证足够的进气量。

3. 持续气流　婴儿呼吸快而弱,呼吸机很难与之同步。新生儿应用呼吸机时又常有自主呼吸,有持续气流装置的呼吸机,在整个呼吸周期都有经过加温、增湿,含有适当氧浓度的恒定气流供气,随时可满足患儿自主呼吸的需要。

国外多数婴儿呼吸机都是定时、限压、持续气流型的,如 Bear Cub 750PSV、Bourns BP 200、Infant Star、SLE5000 和 Babylog 8000 Plus 等,有些型号还加有更多性能,新的 HFV Infant Star 呼吸机除可用于儿童外还可进行高频通气。

随着技术的进步,婴儿呼吸机朝着性能更完善的方向发展,总目标是让呼吸机和患儿更协调,减少对患儿的不良影响。增加了同步装置(吸气可以同步的 SIMV 和吸、呼均同步的 PSV 方式)。由于减少了患儿与呼吸机的对抗,减少了气胸的发生与镇静剂和肌松剂的应用,由于脑血流波动减少,颅内出血危险也减轻,加速了撤机进程。

四、呼吸机的临床应用

【适应证与禁忌证】

1. 适应证

(1) 严重通气不足:由肺内原因(婴儿肺炎最常见)或中枢性原因(中枢神经系统感染或严重脑水肿)或呼吸肌麻痹引起的通气不足均可应用呼吸机,但其效果视原发病预后可有很大不同。

(2) 严重换气障碍:如 ARDS 引起的严重低氧血症。单纯换气功能障碍可通过提高吸入氧浓度解决,严重者可应用呼吸机如急性肺水肿。

(3) 心脏外科手术后或严重胸部损伤:为预防呼吸衰竭的发生和加重,保护心脏功能,可应用呼吸机帮助患儿度过手术后或创伤后呼吸负担加重的阶段。

应用呼吸机的标准:因疾病种类和患儿具体情况而异,要综合考虑患儿全面情况,因此统一标准很难制定。咳嗽、排痰能力不足或消失;对保守治疗反应不好;呼吸衰竭对全身影响较大(如已经昏迷,循环情况不佳),均宜尽早应用呼吸机。若全身情况都已衰竭时再用,常已失去抢救时机。动脉血气分析,尤其 $PaCO_2$ 对决定应用呼吸机时机有重要参考价值。急性呼吸衰竭 $PaCO_2$ 在 8.0~9.3kPa(60~70mmHg)以上,慢性呼吸衰竭 $PaCO_2$ 在 9.3~10.6kPa(70~80mmHg)以上,pH 值低于 7.20~

7.25；吸入60%氧时，PaO_2 低于6.7kPa（50mmHg），可考虑应用呼吸机（不要求三项条件齐备）。但血气变化受许多因素影响，呼吸机应用主要须根据患儿临床表现决定。

2. 禁忌证 主要包括由于对呼吸道施加正压可使病情加重的疾病，如肺大疱、未经引流的张力性气胸等，大量胸腔积液在穿刺引流前亦不宜应用。

【通气模式的选择】 从宏观看，不论何种通气模式，只要能间断将气体送入肺内，即可满足气体交换的需要。但从微观看，不同通气方式都有不同作用特点，在不同病理生理情况下，它们对肺脏和循环的影响是不同的。通气模式选择应结合患儿年龄、自主呼吸节律是否规整、呼吸力量强弱及呼吸衰竭的病理生理特点等综合考虑。在通气模式选择上有一个重要观点，即除自主呼吸停止患儿需由医生确定呼吸频率和其他参数进行控制通气外，应最大限度地发挥患儿本身自主呼吸的能力。因此，应用可以进行自主呼吸的IMV比单纯CV好，常在开始时即应用IMV方式。在进行机械呼吸时，以同步方式进行又比不同步为好，在年长儿应用带有同步进行强制通气的SIMV比简单的IMV对患儿循环干扰更少，对此已取得共识。过去认为新生儿呼吸力弱，同步机械呼吸在技术上有困难，因此广泛应用没有同步的IMV方式。最近有资料表明，在新生儿用同步形式对患儿干扰更少，能用于新生儿的同步呼吸机在技术上也已可行。过去认为定量型是最好的通气方式，可保证有效通气量。现在更倾向于用压力支持方式，由自主呼吸启动，呼吸频率由患儿控制，此种方式可减少肺损伤，有利于锻炼患儿自主呼吸，为较早地脱离呼吸机创造条件。对常规治疗效果不好的严重肺损伤患儿，则主张应用肺保护通气策略，压力限制-容量控制的新模式。近年发展的通气方式，大多是基于充分发挥自主呼吸能力，最大限度减少肺损伤的考虑设计的。由于这些新的通气方式的应用，以肌肉松弛剂使患儿呼吸肌麻痹，顺从机械呼吸的做法已较前大为减少，但在ARDS等患儿自主呼吸频率过快，难于进行有效通气时，根据病情有时还是需要适当应用肌肉松弛剂，使自主呼吸减弱，以进行机械呼吸。患儿究竟应用何种通气方式为宜，有时要根据临床试用决定，不可拘泥于理论。

【呼吸机参数的调节】 应用呼吸机的目的是合理地改善肺功能，尽可能少地给患儿带来不良影响，具体目标是：①改善通气与氧合；②稳定循环功能；③尽量减轻或避免呼吸机相关性肺损伤；④尽量避免或减轻氧中毒损害。为此要根据患儿不同病情和呼吸生理改变特点，选择适当的呼吸机参数，并在临床应用过程中不断根据病情变化及时调整。要考虑肺保护通气策略的应用，它与一般参数调节有所不同，要注意区别对待。

1. 通气量的调节 通气量是影响 $PaCO_2$ 的主要因素，对血氧水平也有一定的影响。

（1）呼吸频率：根据每分钟通气量（VE）=潮气量（VT）×呼吸频率（f），影响呼吸机通气量的重要因素是呼吸频率和潮气量。对呼吸机频率有两种不同意见，多数意见是采用较低的呼吸频率（成人20次以下，婴儿40次以下），尤其是应用IMV，患儿可自主呼吸，更倾向于应用较低呼吸频率。但应注意，当频率过慢时，吸/呼（I/E）比要适当调整，勿使吸气时间过长。也有人认为在婴儿60次或更高的频率有好处，因可减低通气压力，使气压伤减少。频率快时要注意留有适当呼气时间，防止气体滞留；同时还要有足够的流速，否则因呼吸频率快、吸气时间相对短，可能肺泡充气不足。肺病变不重的患儿，通常用近于正常的呼吸频率。在日常呼吸机调节中，改变通气量，调节 $PaCO_2$（而不影响 PaO_2）的方法，主要是调节呼吸频率。

（2）潮气量：它是影响通气量的基本因素之一。生理状态下潮气量为5~8ml/kg。由于机械无效腔、漏气和肺病变的影响，呼吸机输给患儿的潮气量常大于正常数值，在8~10ml/kg，一般不超过10ml/kg。肺部病变严重如ARDS时潮气量可低至3~6ml/kg[2,3]。注意计算潮气量时应使用理想体重。

（3）通气压力：气体之所以能进入肺内，就是因为有压力差，引起气体流动。压力差即吸气峰压与呼气末正压（PEEP）之间的压差。压差越大，潮气量越大。压力对潮气量大小的影响，不能只看吸气峰压，还要兼顾PEEP。

1）吸气峰压：应用吸气峰压的大小与肺病变程度有关，肺病变轻者需1.5~2.0kPa（15~20cmH_2O）压力，中度者需2.0~2.5kPa（20~25cmH_2O）压力，重度者则需2.5~3.0kPa（25~30cmH_2O）压力。容量控制通气吸气峰压取决于潮气量、流速、气道阻力和肺部顺应性等因素。为减少VILI，指南推荐平台压应≤2.7kPa（28cmH_2O），胸壁顺应性差时平台压应≤2.8~3.1kPa（29~32cmH_2O）[2,3]。

2）PEEP：0.3~0.5kPa（3~5cmH_2O）为生理水平PEEP，0.4~0.7kPa（4~7cmH_2O）为中度水平PEEP，0.8~1.5kPa（8.0~15cmH_2O）在婴儿为高水平PEEP。PEEP高低决定于肺损伤程度和顺应性，严重肺损伤病例，为保持肺泡开放，可用较高PEEP。增加PEEP而不增加PIP，使压差缩小，通气量下降，CO_2 潴留。过高的PEEP可造成肺泡过度扩张，静脉回流受阻，增加肺血管阻力。

3）平均气道压（MAP）：平均气道压是整个呼吸周期中施加于气道的压力平均值。MAP 对改善氧合有重要影响。影响 MAP 的因素包括气道压力曲线的波形、吸气峰压、PEEP 和吸气时间。

（4）流速：若不考虑压力的限制，通常流速越大，峰压越高，潮气量也越大。婴儿呼吸机持续气流的流速，至少是每分钟通气量的 2 倍，一般 4～10L/min。用高流速时，压力开始即可达到限压水平，压力曲线为方形波。此时平均气道压偏高；对改善血氧有利，但短时间肺泡充盈易使肺泡过度扩张，气体分布不均匀。低流速时为正弦波，其优点是平均压低，气压伤少，气体分布均匀。但低流速时若频率较快，可能达不到预调的峰压，不能保证足够进气量。

（5）吸/呼时间比（I/E）：I/E 通常在（1∶2）～（2∶1），个别病例可达 1∶3或 3∶1。常规应用呼吸机可用 1∶1.5 或 1∶1（婴儿）。吸气时间偏长对扩张肺泡有利，可使萎陷肺泡扩张，气体分布均匀，通气改善。支气管梗阻患儿（如哮喘）要注意留有较长的呼气时间，防止气体滞留。

2. 血氧水平的调节 氧合作用影响动脉氧分压（PaO_2）水平。应用呼吸机时影响 PaO_2 的重要因素是吸入氧浓度和 MAP。平均气道压是一个呼吸周期中所有瞬时气道压力读数的均值，可以时间为横轴、压力为纵轴的压力曲线的面积表示，也可根据公式计算。目前的呼吸机可直接监测 MAP 数值。

MAP 增加，对改善氧合有利，但对循环不利，可能使肺泡过度扩张。增加 MAP 的方法有三种：①增高峰压；②倒置吸/呼比，使吸气时间延长；③加用 PEEP（图 44-27）。以适当增加 PEEP 较常用。

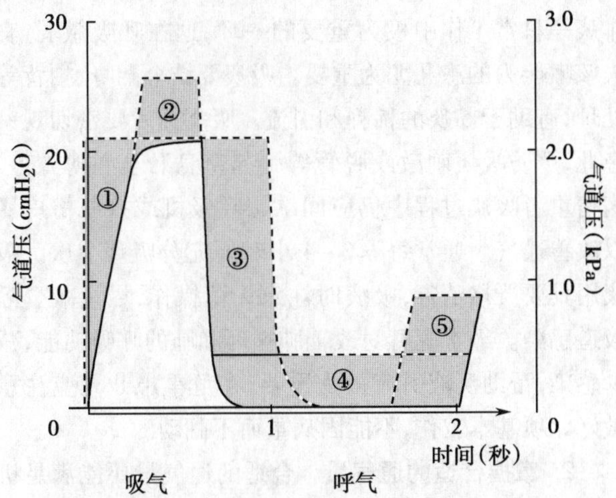

图 44-27 增加平均气道压（MAP）的不同方法
①增加流速；②提高峰压；③延长吸气时间；④应用 PEEP；⑤缩短呼气时间。

吸入氧浓度增加是提高肺泡氧分压最简单而直接的方法，在肺泡氧分压降低或肺泡动脉氧分压差增大时，都可通过提高肺泡氧分压而使动脉氧分压增加。除了肺内分流增大所致低氧血症效果不好外，不论通气或换气障碍患儿，提高吸入氧分压对改善低氧血症都有明显效果。吸入氧浓度通常不宜超过 60%，最好在 40%以下，应用 60%以上高浓度氧的时间不宜超过 24 小时，以防氧中毒，但不能因担心氧中毒而让患儿死于缺氧。

3. 触发灵敏度调节 触发灵敏度是指患儿自主呼吸努力需要达到的能够触发呼吸机送气的触发水平。目前常用的有压力触发和流量触发。压力触发一般设定为低于 PEEP 0.1～0.2kPa（1～2cmH_2O），流量触发一般设定为流速度比值达到 0.5～2L/min。触发灵敏度应该在没有自动触发风险的情况下，尽量灵敏。

4. 血气应保持的水平 调节呼吸机参数的目的是改善呼吸功能，最终使血液气体正常。由于机械呼吸是非生理的通气方式，随着通气量的增加，对肺脏及循环都可有不同程度的不良影响，所以在调节时必须同时考虑对血气的正面影响和对肺脏及循环不良作用两方面，而采取对患儿最有利的方式。

在慢性呼吸衰竭长期 CO_2 潴留的患儿由于对高碳酸血症已有代偿，$PaCO_2$ 突然下降可引起血压下降、抽搐等不良后果，开始应用呼吸机时不要急于将 $PaCO_2$ 降至正常，只要动脉 pH 值能保持在 7.25 以上，PaO_2 保持 8kPa（60mmHg）以上即可。

急性呼吸衰竭患儿，若肺实质病变不是很重（如婴幼儿肺炎），可用较低的通气压力。近于正常的呼吸频率使血气达到正常水平。在有广泛严重肺病变（如 ARDS）和严重气道梗阻（如哮喘持续状态）患儿，为了减少肺损伤，采取允许性高碳酸血症（permissive hypercapnia）策略，在保证血氧基本正常和没有严重 pH 值下降的前提下，可允许维持适当的高碳酸血症，从而避免应用过高的通气压力。至于 $PaCO_2$ 和 pH 值应保持的水平，并无确切的标准，还要兼顾临床情况，如没有严重代谢性酸中毒、脑水肿或心功能不全，pH 值不低于 7.20 是可以接受的。

【应用呼吸机的监测】 对应用呼吸机的患儿进行严密监测是保证治疗成功必不可少的手段，包括仪器监测和医务人员的密切观察。仪器监测内容是呼吸机运行的各项参数和患儿的生命体征，医务人员的观察包括对仪器监测数据的了解、分析和对患儿的临床观察。特别要强调的是医务人员认真负责的工作，不要认为有了仪器监护就可高枕无忧。当患儿临床表现发生变化时

(如自主呼吸与机械呼吸不同步),首先要对患儿进行全面检查和分析(如是否发生气胸),而不是简单地去调节呼吸机,防止“见物不见人”的偏向。

呼吸机监测装置有两大类,一类是监测呼吸机的工作,如压力(吸气峰压、平均气道压、呼气终末正压)、呼吸频率、气流量、吸入氧浓度和吸入气温度等;另一类是呼吸功能的监测,如潮气量和每分钟通气量等。现代呼吸机可利用微电脑技术计算呼吸力学指标,如顺应性、气道阻力等。根据临床需要定出各项指标可允许的上、下限,超限报警,大大增加了应用呼吸机的安全性。有些专用监测仪器可与呼吸机联用,如测定呼出气 CO_2 和氧消耗量,并计算有关通气和代谢的多项指标。

本节主要介绍可用于床边的呼吸力学监测。

在危重儿呼吸力学的测量是用呼吸流速仪和压力传感器进行,需要取得的三项基本数据是呼吸流速、容积和压力变化,据此计算顺应性和气道阻力。流速是用微压传感器测量通过呼吸流速仪气流的压差求出,容积是将流速信号输入积分仪通过积分得出,气道压用压力传感器与呼吸管道相连直接测量。

顺应性有总顺应性与肺顺应性之分,总顺应性测定所需的压力,在应用呼吸机的患儿可取吸气末气流停止时的静态气道压,这是临床常用的方法。近年呼吸机上配有的呼吸力学测量装置都是测量总顺应性。肺顺应性测定须知胸膜腔内压,方法是向食管内放入气囊,测定食管压代替胸膜腔内压,属有创性检查,而且气囊在食管内活动对测值有明显影响。在新生儿由于胸廓易于变形,使此法不可靠。

气道阻力可通过流速和气道两端的压差(应用呼吸机的患儿可从气道压计算)得出。有气管插管患儿所测得的气道阻力包括气管插管阻力在内,但在同一患儿治疗前后气道阻力的改变仍有重要参考价值。

根据呼吸周期中压力和容积的变化,可描绘压力-容积曲线(P-V 曲线),并据此计算顺应性和气道阻力。

应用呼吸机前测定顺应性有助呼吸机参数的设定。在应用呼吸机过程中要避免肺过度膨胀发生气压伤,应使呼吸机的工作保持在压力-容积(P-V)曲线肺顺应性良好的陡直中段(中段两端开始变为平坦段的拐点有重要生理意义),而不要在高功能残气(FRC)位即肺过度扩张或低 FRC 位即肺不张的平坦段,这可从 P-V 曲线的形态得知(图 44-28),或计算 C_{20}/C 的比值(过度膨胀参数)。C 为实测顺应性,C_{20} 为容积在吸气潮气量最后 20%时的顺应性,C_{20}/C 比值<0.8,表明吸气压力增加而容积改变减少,是肺过度扩张的反映。呼吸力学测定还可及时发现气胸、肺不张等并发症,以及漏气、管道阻塞等机械故障。但这些变化通过血气和呼吸机的压力变化亦可有所了解。

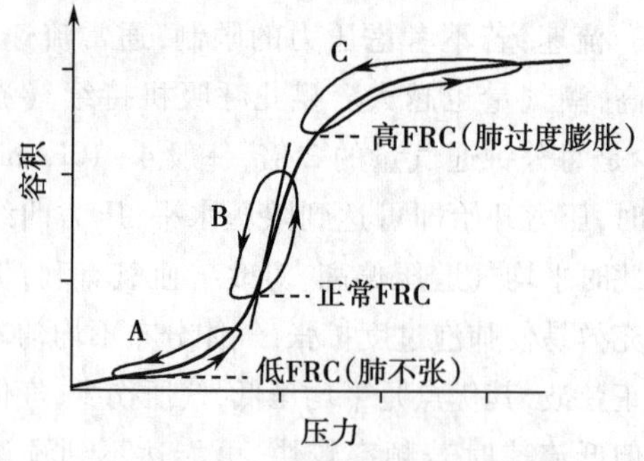

图 44-28 肺压力-容积曲线

A、B、C 分别代表肺不同膨胀程度时顺应性的特征,曲线的中段(B)陡直,顺应性最好,曲线两端(A、C)平缓,顺应性差。

【应用呼吸机的日常管理】

1. 保持呼吸道通畅 在使用呼吸机时,首先要除去各种影响呼吸道通畅的因素。呼吸管道要通畅,不要用过细管道,特别是气管插管与呼吸机管道连接处,切忌用微细口径的小管,还要防止各种原因引起呼吸管道的折叠和堵塞。

由于应用气管插管或气管切开进行机械呼吸时,失去了上呼吸道对吸入气的湿化功能,绝不能应用无湿化装置的呼吸机,否则气管黏膜干燥,易有痰痂,而且易于感染,影响治疗效果。长时间应用呼吸机时,输入气体需达到在 37℃时近于水蒸气饱和(43mg/L),才能满足生理要求。为此,需要有性能完善、可靠的加温湿化装置。

为保持呼吸道通畅,使呼吸机治疗顺利进行,定时排痰是日常工作中极为重要的一环,这在呼吸微弱,丧失咳嗽能力的患儿尤为重要。吸痰要结合翻身、拍背等处理,有助于黏痰的稀释和引流。吸痰前后要密切观察患儿,严防吸痰刺激或脱管等引起窒息乃至心搏骤停。病情重者吸痰过程中仍应间歇用呼吸机或挤压橡皮囊以改善通气。通常每隔 3~4 小时要充分吸痰 1 次。吸痰用具要严格消毒,吸痰时注意无菌操作,尽量减少呼吸道感染。经常翻身对改善肺循环和肺的呼吸功能,减少感染,帮助痰液引流极为重要,在危重患儿尤应注意做好此项基本工作,不能因病重而不翻动。

2. 掌握合适的通气量 合适的通气量要能满足机体代谢需要,保证 $PaCO_2$ 在正常,或近于正常,或可允许的较高水平。因病理情况下呼吸无效腔增大、患儿代谢改变和测量误差等影响,呼吸机仪表或监测仪所示通气量数值只能供参考，患儿胸廓起伏和听诊呼吸音对通气量多少可有大致估计，对通气功能的确切了解要靠血气分析。在日常工作中要随病情改变和肺顺应性变化及时调节呼吸机，使血气保持在相对稳定水平。

3. 合理用氧 应用呼吸机患儿，若单纯为肺外原因所致通气功能障碍，只要保证足够通气量，不一定需要额外加氧。有换气功能障碍的患儿，增加吸入氧浓度有助提高血氧分压，但一般以不超过 60% 为宜，实际给氧浓度应根据患儿肺部病变和给氧后临床表现（面色、脉搏等）决定。在用 60% 以上氧浓度不能提高 PaO_2 的病例，可采用 PEEP。若适当的 PEEP 仍不能提高 PaO_2，或病情不宜应用较高的 PEEP，也可应用 70% 或浓度更高的氧，但为防止氧中毒，最长不要超过 24 小时。

4. 营养支持 良好的营养支持是应用呼吸机患儿康复的基本条件。呼吸中枢的完整，肺病变组织修复，抗感染免疫功能加强，呼吸肌疲劳的恢复和顺利撤离呼吸机，都只有在患儿良好营养状态下才有可能。

5. 防治感染 呼吸道感染是呼吸衰竭患儿最常见的并发症和重要死因。大多应用呼吸机患儿都合并感染，感染可以是呼吸衰竭不能好转和不能撤离呼吸机的主要原因。因此，感染的防治是成功应用呼吸机的一个极重要的环节。

五、肺保护通气策略

肺保护通气策略是根据对 ARDS 发病机制和病理生理而提出的应用呼吸机新观点。它包括多项内容，虽然有些做法文献中尚有不同意见，但低潮气量通气的临床试验已证明是降低 ARDS 病死率的有效方法，使我们对 ARDS 一类严重肺损伤和呼吸机治疗原则有了全新的认识。

1. 肺保护策略提出的基础 通过对 ARDS 病理改变的进一步研究，发现 ARDS 的肺部病变为非均一性，相对正常的肺泡与病变的肺泡混杂。部分肺泡出现水肿和不张，不能参与气体交换，严重者可减少 1/2，因而 ARDS 患儿的肺被称为“婴儿肺”（baby lung），实际上是“小肺（small lung）”。对这些患儿机械通气时应用常规潮气量即可充满其肺总量且导致气道压过高和相对正常的肺泡过度扩张。为避免这些损伤，提出了“小潮气量”的肺保护策略。

另一新认识是应用呼吸机可产生剪切力损伤。研究发现 ARDS 患儿应用呼吸机时若每次呼气无足够的 PEEP，肺泡将萎陷，再次吸气时要用较大压力才能使肺泡扩张，多次重复这样的“扩张-闭合-再扩张”，易于产生剪切力肺损伤；若在呼气时用足够的 PEEP 保持肺泡开放，则再次吸气时所需压力低，可避免肺损伤，这就是提出“肺开放策略”（即肺保护策略）的根据。

2. 肺保护通气的主要内容

（1）小潮气量与允许性高碳酸血症：美国国家卫生研究院（1999）对 800 例 ARDS 患儿比较了呼吸机潮气量为 6ml/kg 和 12ml/kg 的临床治疗效果，低潮气量组平台压 ≤ 3kPa（30cmH$_2$O），高潮气量组 ≤ 5kPa（50cmH$_2$O），pH 值都维持在 7.3～7.45，PaO_2 在 7.3～10.6kPa（55～80mmHg），SO_2 在 88%～95%。结果小潮气量组死亡数减少 25%。这是第一个表明小潮气量和可允许性高碳酸血症可显著改善 ARDS 预后的有说服力的报告。

应用小潮气量时，通气量可能不足，可适当提高呼吸频率，根据“允许性高碳酸血症”的原则，使 $PaCO_2$ 保持在 6.7～9.3kPa（50～70mmHg），pH 值保持在 7.20 以上。但要注意严重代谢性酸中毒患儿不适合应用此原则。高碳酸血症的不良影响包括肺动脉高压、心肌收缩能力减弱、颅内高压等，应注意。

（2）PEEP 与吸气峰压（平台压）：ARDS 患儿为保持肺泡开放，应用 PEEP 防止气道压降至肺泡关闭压（相当于 P-V 曲线的下拐点处）之下，所用压力值较常规 PEEP 高，通常在 0.8～1.2kPa（8～12cmH$_2$O），但最高 PEEP 值不超过仰卧位背-胸高度的厘米（水柱）数。若 PEEP 的压力不足以保持肺泡开放（在 P-V 曲线下拐点之下），将引起剪切力损伤。可见，根据新观点，PEEP 的作用不仅是改善氧合，还可防止剪切伤，不但过高的 PEEP 可损伤肺，过低的 PEEP 也可造成肺损伤。如何确定合适的 PEEP，最好应用 P-V 曲线，若有困难，可参考血气和临床。若血容量正常，通常 PEEP 在 1kPa（10cmH$_2$O）以下不致引起血流动力学改变。

在肺泡开放的情况下，维持通气所需峰压（平台压）较小，一般在 PEEP 之上不超过 2kPa（20cmH$_2$O）（在 P-V 曲线上拐点之下），以应用压力限制-容量控制的通气模式效果较好，主张采用方型压力波，此种波形用同样的平均气道压，峰压较小，肺损伤也较少。

（3）合理用氧：为防止氧中毒要应用以尽可能低的吸入氧浓度维持氧合，在危重病患儿，SO_2 维持在 88% 以上即可，应用 70% 以上氧浓度勿超过 24 小时。

应着重指出，有些一般性急性肺损伤患儿，用常规呼吸机治疗方法即能解决问题，高水平 PEEP 1～2kPa（10～20cmH$_2$O）只用于少数有选择性的严重病例。

六、高频通气

(一)定义

不同年龄正常人,呼吸次数不同,但是呼吸频率快到多少次称“高频”尚无统一标准。有人主张,凡超过正常呼吸频率4倍的机械通气即称高频通气(high frequency ventilation,HFV),在成人每分钟呼吸次数在60次(或1Hz)以上称高频率。按物理学惯例,频率以赫兹(Hz)表示,1Hz=1次/s,即60次/min。

(二)不同类型的高频通气

按发展历史,高频通气可分三类,即高频正压通气、高频喷射通气(high frequency jet ventilation,HFJV)和高频振荡通气(high frequency oscillatory ventilation,HFOV),在儿科应用的主要是后两者。

1. 高频喷射通气 1977年,美国Klain和Smith用14号心导管通过细的喷嘴以每分钟100~200次的高速气流,经气管插管进行正压通气,在动物实验取得效果。HFJV为开放系统,喷嘴的高流速可将四周空气混渗入气道(文丘里效应),气量大而压力不高,是为HFJV(图44-29)。这种通气方法,由于需要适当的自主呼气时间,呼吸频率的加快受到一定限制,最多不能超过300次/min,否则将有气体滞留肺内。多数HFJV呼吸机需0.1~0.3MPa(1~3kg/cm²)的工作压力。这种呼吸机结构较简单,频率的高低由电磁阀、气阀或射流阀门控制。HFJV应用途径比较灵活,根据临床需要,可直接与气管插管接头连接,也可用特制的双腔气管插管;做气管镜检查时,可与供氧的侧管连接。由于HFJV易引起肺内气体滞留,难以保证肺部通气,临床应用较少。目前主要用于一些上气道手术中和气管插管困难患儿。

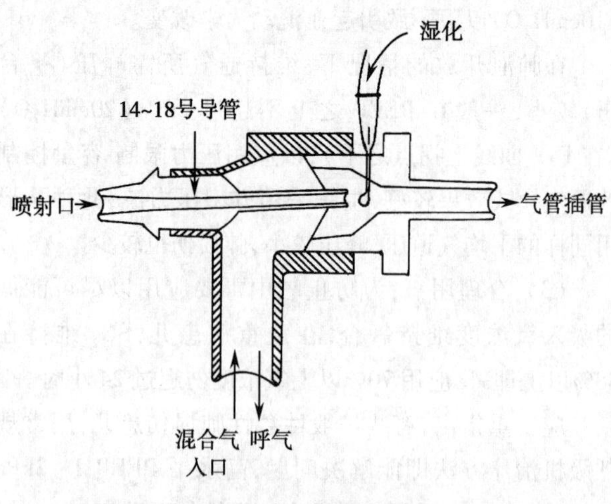

图44-29 高频喷射头

2. 高频振荡通气 HFOV是在一密闭的系统中,用小于解剖无效腔的潮气量以较高频率的振荡产生双相的压力变化,从而实现有效气体交换的机械通气方法。1972年,德国Lunkenheimer在研究心包振荡对心肌的影响时偶然发现,潮气量10~20ml的高频呼吸,频率25~50Hz(1 500~3 000次/min),可维持狗的气体交换。这种呼吸方法,吸气时将气体送入肺内,呼气时将气体“抽”出。换言之,出入呼吸道的气量相等,无气体滞留之患,因此呼吸频率可以甚高,称做高频振荡通气。临床应用的HFOV多数采用往复运动的活塞泵进行送气与抽气。为解决二氧化碳排出问题,通常加用偏置气流(图44-30)。目前用于儿科临床的高频振荡呼吸机主要有:SensorMedics 3100A、Drager Babylog 8000、SLE 5000和Infant Star 950。对体重超过30kg的儿童可使用SensorMedics 3100B。SensorMedics 3100A性能最好,频率为5~15Hz,不能用常频通气是其不足。高频呼吸机多以气泵为动力,进行送气和排气,唯有Infant Star是以间断气流方式送气,以文丘里效应产生负压完成呼气。通常高频呼吸机潮气量与平均气道压的调节互不影响,但Babylog 8000气道压的调节影响潮气量。

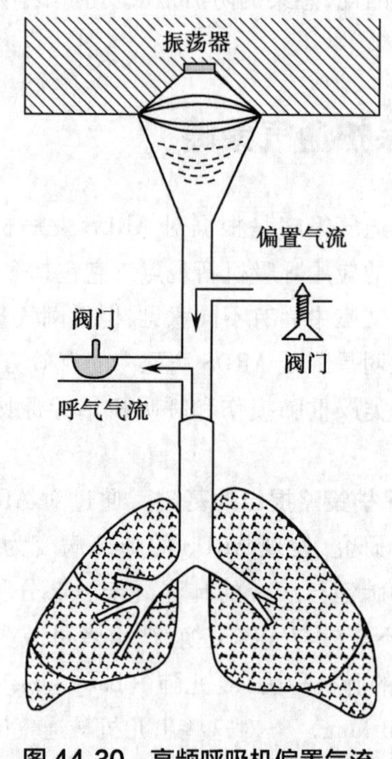

图44-30 高频呼吸机偏置气流

尽管HFOV应用于临床已有30余年历史,但对其疗效一直存在争议。早期进行的一项多中心研究比较了HFOV与常规机械通气对早产儿呼吸窘迫综合征的治疗效果,结果显示HFOV并没有降低慢性肺疾病的发生率，并且 HFOV 治疗组脑室内出血及气漏的发生率更高。分析原因认为可能与使用 HFOV 过程中未实行肺复张策略有关。以后进行的一些随机对照研究并未显示 HFOV 增加早产儿呼吸窘迫综合征的并发症。荟萃分析也显示 HFOV 与常规机械通气对早产儿呼吸窘迫综合征的效果一样。另有作者对 8 个随机对照研究中 419 例儿童和成人 ARDS 分析后认为 HFOV 可以明显降低病死率。但最近发表的一篇针对成人中至重度 ARDS 的多中心研究报告认为，早期使用 HFOV 没有减少甚至可能增加住院病死率。

（三）临床应用

1. 适应证　在一般呼吸衰竭患儿，高频通气不能，也无必要代替常规呼吸机的应用，但它可作为常规呼吸机的补充，用于常规呼吸机治疗效果不好的患儿或不适合应用较高正压通气时。

（1）呼吸窘迫综合征用常规呼吸机难以维持肺部通气和氧合。

（2）严重的间质肺气肿。

（3）气胸与支气管胸膜瘘。

（4）支气管镜检查。

2. 呼吸机调节　不同类型高频呼吸机工作方式不同，很难定出统一调节标准。每个患儿所需呼吸机条件需在实践中根据临床表现和血气调整。

HFOV 时影响氧合的因素包括平均气道压（MAP）和吸入氧浓度（FiO_2）。MAP 决定肺容量，对肺部氧合有重要影响。影响 CO_2 排出的因素包括振荡压力幅度（ΔP）、振荡频率（f）、吸气时间（Ti）和偏置气流（F）。ΔP 和 f 起主要作用。HFOV 时潮气量大小与 f 成反比。f 增加，潮气量减小，$PaCO_2$ 升高，这与常频通气不同。

HFOV 时应根据不同肺疾患采用不同的通气调节策略。对弥漫性肺泡疾病如 ARDS，应采用肺复张策略。即应用较高的 MAP 使萎陷的肺泡重新张开，再用合适的 MAP 保持肺泡张开，使压力振荡通气在最佳肺容量状态下进行，从而改善肺部通气和氧合，减少肺损伤。临床实践中，开始可将 MAP 设置为高于常规机械通气 MAP 0.2~0.5kPa（2~5cmH_2O），再根据经皮氧饱和度不断调节 MAP。若血氧水平不满意，按每次 0.1~0.2kPa（1~2cmH_2O）的幅度提高 MAP，直到经皮氧饱和度≥90%，但要注意气压伤和对循环的影响。还可通过摄胸部 X 射线片观察横膈位置判断肺容量是否合适。ΔP 的调节以产生可以看见的胸壁振动为限。吸/呼比通常为 0.33。新生儿开始应用振荡频率可在 10~15Hz，婴儿和年长儿可用 5~10Hz，此后根据 $PaCO_2$ 变化进行调整。达到充分氧合后应优先降低 FiO_2，以防氧中毒。

对于气漏综合征如肺间质气肿、纵隔气肿和气胸等，初始参数设置与弥漫性肺泡病变一样，但在达到充分的氧合后应优先降低 MAP，而不是 FiO_2，待气漏痊愈后再优先降低 FiO_2。同时应用允许性低氧血症和允许性高碳酸血症通气策略。

对阻塞性肺疾患如胎粪吸入综合征、哮喘和毛细支气管炎所致呼吸衰竭，需应用足够高的 MAP 保持气道开放-打开气道策略（open airway strategy），使用较低振荡频率以减少振荡压力衰减，延长呼气时间。必要时使用肌松剂减少自主呼吸。

3. 并发症和不良影响　婴儿应用 HFJV 可引起气管、支气管黏膜损害，其病变远较常规机械通气严重，可有坏死性气管、支气管炎，管壁增厚，上皮脱落，气道阻塞。有报告称，应用 HFOV 气管纤毛运动受影响，可使黏液引流不畅。高频通气调节不当还可影响心排血量。若湿化装置不良，易引起痰液黏稠，阻塞呼吸道。HFOV 应用不当，由于肺过度扩张，影响静脉回流，可引起低血压，还可使气漏机会增加。

七、无创正压通气

见本章第 6 节急性呼吸衰竭。

八、应用呼吸机的并发症

应用呼吸机的全过程，都要尽力防止发生并发症，为此首先要认识产生并发症的条件，不同病情患儿的防范着重点不同。有些并发症与应用呼吸机经验不足有关，特别要重视的是呼吸机引起的肺损伤，它是在已有严重病变的肺脏，应用呼吸机不当的结果。

1. 呼吸机相关肺炎　呼吸机相关肺炎（ventilator-associated pneumonia，VAP）是患儿接受机械通气治疗 48 小时后或停用机械通气，拔除人工气道 48 小时内发生的肺实质感染性炎症，是机械通气治疗中常见的院内感染。应用呼吸机患儿有下列许多不利因素使其易于发生 VAP，特别是小婴儿。

（1）气管插管或气管切开使患儿完全失去上呼吸道防御功能。

（2）危重症患儿免疫功能低下。

（3）咳嗽功能减弱或消失，排痰无力。

（4）长期应用广谱抗生素，耐药菌株产生。

(5) 口腔卫生不良,革兰氏阴性菌在口腔大量定植,误吸入肺。

(6) 鼻(鼻窦)、咽部感染直接侵入下呼吸道。

(7) 护理操作污染(吸痰时)。

(8) 呼吸机管道污染(管道内冷凝水流入肺内)。

VAP 的病原多为条件致病菌,以革兰氏阴性菌为多,主要是铜绿假单胞菌、大肠埃希菌和克雷伯菌等,革兰氏阳性菌以耐药金黄色葡萄球菌和表皮葡萄球菌为常见。病原诊断应以无菌技术自气管深部取痰送检。

有些患儿由于一般状况衰竭,可导致败血症。故对患儿的治疗要区别对待。病情严重者应用强有力的抗生素静脉给药。预防应用呼吸机时的肺部感染,应特别强调呼吸机管道(包括接头、湿化器等)和吸痰器具的消毒。呼吸管道应每周更换 1 次,吸痰导管应每次更换。

2. 肺不张 气管插管过深,常滑入右侧,造成左侧肺不张。插管后应常规拍胸部 X 射线片明确插管位置,过深者应向外拔出。此外,肺不张常由于吸痰不彻底、引流不畅所致。右上肺和左下肺吸痰管难于达到,为肺不张的好发部位。呼吸道充分湿化和定时翻身、拍背、吸痰,是防止肺不张的重要措施。若经以上处理仍不能解决,可提高通气压力。有时应用 PEEP 也可使肺不张复原。偶尔也有需要应用纤维支气管镜解决难治的肺不张。

3. 气管插管与气管切开的并发症

(1) 窒息:可由堵管与脱管引起。气管插管或气管套管可完全或部分被堵塞。堵塞物常为黏痰、呕吐物,也可因导管位置不当,套囊脱落或其他机械原因引起。堵管造成的危害视导管外壁与气管间空隙大小和患儿呼吸能力强弱而定,严重者可造成窒息。因黏痰堵塞者要及时吸出,气管切开的患儿有内管时可拔出内管检查。气管插管完全被堵要及时拔出更换新管。

脱管的常见原因在气管插管为插入太浅,患儿与呼吸管道移动;在气管切开套管则因其下端离声门太近,固定不牢,气管套管固定带太松,套管垫太厚,患儿咳嗽、移动以及过度肥胖等。导管脱至体外时诊断无困难,但气管切开套管可脱至皮下,气管插管可上移至咽喉,甚至滑入食管。此时若仔细观察,可从插管位置的改变作出判断。脱管的临床表现与堵塞相似,严重者可以窒息。一旦确定脱管要进行紧急处理。无自主呼吸者,复苏气囊正压通气,同时作好重新插管的准备。在重新插管无把握而脱管又不肯定时不要轻易拔管。

(2) 气管损伤:主要是由于气管插管或充气的套囊和气管套管本身压迫气管壁引起。轻度的溃疡、出血和局部感染常见,但通常不致引起严重后果。个别患儿可发生气管软骨环的破坏、软化、穿孔或日后形成瘢痕、狭窄。近年在国外由于应用低压套囊,严重气管损伤已大为减少。

(3) 喉损伤:喉损伤是长期气管插管最重要的并发症。有人统计,长期应用气管插管患儿,严重喉损伤的发生率在 3%~11%。气管插管时间不宜过长,超过 1 周,严重喉损伤的机会增多。喉损伤中以喉水肿最常见。喉水肿可于拔管后数小时至 1 天左右发生,其临床表现可不明显。单纯的喉水肿可在 24 小时内消退,严重损伤可有溃疡、坏死、肉芽肿形成以及喉狭窄等。喉损伤轻重视导管质量(橡胶管刺激大,现已不用)、插管时操作、患儿头颈活动程度和局部循环情况好坏而定。轻度喉水肿可予静脉滴注肾上腺皮质激素,局部喷雾吸入 1%麻黄碱治疗,有严重吸气困难者需做气管切开或重新插入小号导管。

(4) 鼻窦炎:国外内科报告经气管插管进行机械呼吸的患儿,插管超过 5 天,鼻窦炎发生率可达 2%~20%,特别是经鼻插管时更易发生,与插管影响鼻窦引流有关,应引起足够重视。

4. 氧中毒 由于应用呼吸机,容易造成长时间吸入高浓度氧的条件,使发生氧中毒的机会明显高于普通给氧方法。氧中毒包括因吸入高浓度氧直接对肺造成损害的肺氧中毒,可见于任何年龄;与动脉氧分压直接有关的视网膜病变,主要见于早产儿。

九、呼吸机撤离与拔管

呼吸机撤离,简称撤机(weaning),是指应用机械通气的患儿,在原发病得到控制,气体交换功能得到改善后,逐渐地撤除正压通气对呼吸的支持,恢复完全自主呼吸的过程[4]。

1. 撤机标准 经积极治疗引起呼吸衰竭的原发病,患儿一般情况好转和稳定,导致呼吸衰竭机械通气的基础疾病好转;感染控制,胸部 X 射线片无新的浸润病灶;自主呼吸增强,呼吸节律规整;咳嗽有力,能自主排痰,气道分泌物减少;降低呼吸机条件时,患儿能维持有效通气;吸痰等暂时断开呼吸机时患儿无明显呼吸困难,无缺氧症;血流动力学稳定;电解质紊乱已纠正;血红蛋白≥8g/dl;无显著腹胀;12 小时内未使用肌松剂,可开始考虑停用呼吸机。

由于影响撤机因素众多,撤机时机的选择主要还是靠临床综合各方面情况判断,在此基础上可参考以下指标:

(1) $FiO_2 \leqslant 0.4$ 时 $SaO_2 > 90\%$,或 $PaO_2/FiO_2 \geqslant 150mmHg$。

（2）PEEP≤0.5～0.8kPa（5～8cmH_2O）。

（3）呼吸频率（RR）<35 次/min。

（4）最大吸气负压（MIP）≤－2～－2.5kPa（－20～－25cmH_2O）（成人）。

（5）潮气量（Vt）>5ml/kg。

（6）浅快呼吸指数（RR/Vt）<105 次/（min·L）。

（7）CROP 指数（CROP Index）>0.15ml/（kg·breaths·min）。CROP 指数（compliance resistance oxygenation pressure index）是用患儿的肺动态顺应性（dynamic compliance，C）、自主呼吸频率（respiratory rate，R）、氧合情况［动脉氧分压/肺泡氧分压（PaO_2/PAO_2）］和最大吸气压（maximal negative inspiratory pressure，NIP）通过公式计算得出。计算公式为：CORP＝C×NIP×（PaO_2/PAO_2）/R。

2. 撤机方法　经临床判断并确定患儿具备撤机条件后，应进行自主呼吸试验（spontaneous breathing trials，SBT）。SBT 作为判断能否成功撤机的重要诊断性试验，具有简单、实用、预测准确性较高的特点。SBT 的实施可用“T”形管、低水平持续气道正压［CPAP 0.5kPa（5cmH_2O）］或低水平压力支持［PS≤1kPa（10cmH_2O），加或不加 PEEP 0.5kPa（5cmH_2O）］。指南推荐 SBT 给予 PS（5～8cmH_2O）以克服气管插管本身所引起的吸气阻力。SBT 一般持续 30～120 分钟为宜。SBT 成功标准包括患儿感觉舒适，呼吸、循环稳定，肺部气体交换充分。SBT 失败标准见表 44-34。

表 44-34　自主呼吸试验失败标准

临床评估和主观感觉	烦躁、焦虑 意识水平降低 出汗 发绀 呼吸费力 　增加辅助呼吸肌做功 　面部表情紧张 　鼻翼扇动 　呼吸困难
客观监测指标	FiO_2≥0.5 时 PaO_2≤50～60mmHg 或 SaO_2≤90% $PaCO_2$≥50mmHg 或 $PaCO_2$ 升高值≥8mmHg pH 值<7.32 或 pH 值下降≥0.07 浅快呼吸指数（fR/VT）>105 次/（min·L） 呼吸频率 35 次/min 或增加≥50% 心率>140 次/min 或增加≥20% 收缩压>180mmHg 或增加≥20% 收缩压<90mmHg 或低于同年龄儿童的第 5 百分位 低血压 心律失常

患儿耐受 SBT 后，再根据不同病情选择适当撤机方法。有的患儿一般状况好，自主呼吸良好，不需要过渡阶段，可直接从机械通气转为自主呼吸。而有些患儿需要相当长的过渡阶段，采用撤机技术，反复试验才能成功。常用的撤机技术包括同步间歇指令通气（SIMV）撤机技术和压力支持通气（PSV）撤机技术。

SIMV 在小儿撤机技术中最常用。随着自主呼吸功能的改善，逐渐降低 SIMV 频率，达 5～10 次/min，维持 2 小时平稳可撤机。新生儿和小婴儿呼吸频快，SIMV 时同步效果较差，且新生儿能量储备少，若脱机过程较长，消耗能量过多，易造成呼吸肌疲劳，导致撤机失败。PSV 是相对较新的撤机方法，起始压力以能达到正常潮气量为妥，逐渐减低压力支持水平（每次降低 23cmH_2O），减少呼吸机做功，患儿做功逐步增加。当 PSV 水平降低到仅用来克服呼吸机管道及气管插管阻力时，结合患儿全身情况可撤机。PSV 时吸气-呼气时间、吸气深度均由患儿控制，协调性好，患儿舒适和易接受。PSV 可以单独使用，也可与 SIMV 联合使用。不易导致呼吸肌疲劳和患儿不适感，但当肺顺应性和气道阻力改变时，通气量随之改变，故需调整压力支持水平。撤离期间须严密观察，防止病情突变。停用呼吸机后由于直接吸入干、冷的空气，痰易增多、变干，可给予加温湿化或雾化吸氧。也可应用 CPAP，除供应加温湿化氧气外，还有利于防止肺不张。

3. 撤机失败原因　撤机失败是指：①SBT 失败；②或在拔管后重新插管和/或再恢复通气支持；③或拔管后 48 小时内死亡。由于进行无创正压通气（NIV）不需要气管插管，因此有些患儿拔管后，仍可继续应用 NIV 作序贯治疗。这种情况可称为“撤机正在进行中”（weaning in progress）。

撤机失败可能是由于呼吸负荷增加或呼吸能力下降。常见原因如下：

（1）未具备撤离呼吸机条件，仓促撤机。

（2）气道分泌物潴留：常由于肺部感染未控制、咳嗽无力、气道湿化不够、气管吸引不够等原因，使气道分泌物潴留，导致气道阻力增加，致呼吸做功增加。

（3）呼吸肌力弱：由于营养不足，长期应用镇静剂，呼吸肌长期缺乏锻炼，动作不协调，难以满足机体自主通气的要求。

（4）呼吸中枢动力不足：由于镇静、中枢神经系统感染或脑外伤等原因，导致呼吸频率缓慢或呼吸浅速。

（5）心理障碍：患儿长期应用呼吸机，产生心理依赖，一旦撤机出现气急、心率加快、出汗和恐惧等。

恰当地掌握停用呼吸机的时机并非易事，常常不是简单靠以上几条原则就能做好。因为患儿潜在呼吸能力并不都是靠几项检查所能准确判断,更重要的是要靠临床日常工作中密切观察,看患儿全身情况,短时间离开呼吸机时的表现和体力恢复程度等。在呼吸机治疗上有时由于过多担心,错过了可以撤离呼吸机的良机,在继续应用呼吸机的过程中因呼吸道感染加重而失败;也有急于撤离、拔管后患儿全身情况恶化而再次插管也未能挽救的病例。有人说:"呼吸机的应用是艺术,而不是科学。"从强调临床经验重要性的意义上讲正是这样。我们要注意在临床实践中不断积累经验,最大限度地发挥呼吸机的治疗作用,又尽可能减少不必要的和过多的应用,使呼吸机的撤离尽量符合患儿的实际。

4. 拔管 拔管(tube drawing)是指拔除气管内导管(气管插管或气管切开套管)。虽然有些患儿可以脱离呼吸机,但并不意味着可以拔管。拔管指征是撤机成功,咳嗽反射及吞咽反射正常,咳嗽力量较大,可自行排痰,无严重胃食管反流。长期气管切开者先做纤维喉镜检查排除气管狭窄或气管内息肉。小婴儿拔管前由于气管插管本身的阻力,增加呼吸负担,有时难于准确判断自主呼吸能力,常是拔管之后自主呼吸较拔管前更平稳。

拔管前2小时禁食。向清醒年长儿做好解释工作,消除恐惧心理。对带管时间长的患儿,拔管前1~2小时给予地塞米松0.5mg/kg,有助于减轻喉头水肿,减少上气道梗阻的发生率。拔管时应充分吸净存留在口、鼻、咽喉部及气管内分泌物,放松气管导管套囊。

拔管后应密切观察呼吸道是否通畅,有无声音嘶哑,有无缺氧、呼吸困难和发绀。严密监测生命体征:心率、心律、血压、脉搏、神志、经皮氧饱和度。禁食2~4小时,防止在会厌反射未完全恢复的情况下将食物吸入气管。应加强呼吸道管理,鼓励患儿咳嗽,加强翻身、拍背、体位引流等措施以协助患儿咳痰。可使用皮质激素雾化吸入以防止或治疗气道黏膜水肿。对高危病例作好再插管准备。若出现气道阻塞、呼吸窘迫、喘鸣、血气严重恶化等情况应及时再行插管。拔管后应用无创通气作为向完全自主呼吸的过渡,常可取得较好的结果。

(曾健生)

参考文献

[1] KATIRA BH. Ventilator-Induced Lung Injury: Classic and Novel Concepts. Respir Care, 2019, 64(6): 629-637.

[2] RIMENSBERGER PC, CHEIFETZ IM. Pediatric Acute Lung Injury Consensus Conference Group. Ventilatory support in children with pediatric acute respiratory distress syndrome: proceedings from the Pediatric Acute Lung Injury Consensus Conference. Pediatr Crit Care Med, 2015, 16(5 Suppl 1): S51-S60.

[3] KNEYBER MCJ, DE LUCA D, CALDERINI E, et al. Recommendations for mechanical ventilation of critically ill children from the Paediatric Mechanical Ventilation Consensus Conference (PEMVECC). Intensive Care Med, 2017, 43(12): 1764-1780.

[4] SCHMIDT GA, GIRARD TD, KRESS JP, et al. Official Executive Summary of an American Thoracic Society/American College of Chest Physicians Clinical Practice Guideline: Liberation from Mechanical Ventilation in Critically Ill Adults. Am J Respir Crit Care Med, 2017, 195(1): 115-119.

第16节 体外膜氧合

体外膜氧合(extracorporeal membrane oxygenation, ECMO)也称为体外生命支持(extracorporeal life support, ECLS),是将静脉血由驱动泵从体内引流到体外,经膜式氧合器(膜肺)氧合后再将血液输回体内,对心肺功能进行长时间支持。ECMO治疗期间,驱动泵使血液在机体内流动,膜肺可有效摄取氧和排除二氧化碳,全身氧供和血流动力学处于相对稳定状态,使心脏和肺得到充分休息,为肺功能和心功能的恢复赢得时间。

用ECMO治疗新生儿呼吸衰竭于20世纪90年代达高峰,以后由于其他治疗技术进步如肺表面活性物质、高频振荡通气和一氧化氮吸入,ECMO的应用逐渐减少。近年由于技术的进步如膜肺的改进,表面涂层管路的使用,双腔静脉导管的发明,设备小型化、移动化和管理策略精炼化,使ECMO的应用再次得到推广。

一、体外膜氧合的组成

ECMO的组成包括以下几部分[1,2]:①驱动泵。有滚轴泵和离心泵两类,各有优缺点,目前离心泵常用。②氧合器。有微孔膜氧合器和硅胶膜氧合器。目前国内常用的为中空纤维微孔膜氧合器。③动静脉导管和管路。动静脉导管大小是决定ECMO血流量的主要因素。应根据情况选择较大的导管。导管及管路均有表面涂层,可降低血栓形成危险,减少凝血因子和血小板消耗,降低全身抗凝水平。④变温水箱。⑤空氧混合调节器。⑥监测系统:血流速、温度、压力、血氧饱和度、血红蛋白和活化凝血时间监测。

二、体外膜氧合类型

ECMO是将患儿静脉血引流至体外,经膜肺气体交换后,再输回到患儿体内的心肺辅助技术。根据血液引流和膜肺氧合血回输体内的血管类型,ECMO有两种基本模式:血液从静脉引出经动脉回输为静脉-动脉ECMO(VA-ECMO);血液从静脉引出又经静脉回输为静脉-静脉ECMO(VV-ECMO)[2]。这两种模式可以进行不同的变化和组合,以满足特定情况下的特殊需求。

1. VA-ECMO 同时支持呼吸和循环功能。静脉血从静脉系统引出并经膜肺氧合后直接回输入主动脉内,没有血液再循环,能提供更好的氧供。由于血液回输入主动脉,这会增加左室后负荷,在心肌收缩乏力时可导致主动脉瓣不能开放,心脏泵血停止,引起左房和左室膨胀,使心脏功能进一步恶化。左心压力升高会向后传递到肺循环,引起肺水肿和肺出血。适当应用药物降低后负荷或小剂量强心药可能使心脏恢复泵血。有时需要采用房间隔穿孔或左心房插管引流才能实现心脏减压。

2. VV-ECMO 仅支持肺脏功能,用于严重呼吸衰竭患儿。通常血液由股静脉置达下腔静脉的导管引出,经膜肺氧合后经颈内静脉注入右心房;也可使用特制双腔静脉导管经颈内静脉置管达右心房而实现[3]。由于引流孔和回输孔相隔较近,VV模式可出现血液再循环。VV模式经静脉置管,避免了对颈动脉的操作和结扎,中枢神经系统的并发症较少。来自ECMO管路系统的血栓被截留在肺内,不能进入体循环和脑循环,减少动脉栓塞。VV-ECMO虽然没有提供直接血流动力学支持,但氧合血液流经肺循环可缓解低氧导致的肺血管痉挛,降低肺循环阻力和右心室后负荷;并且冠状动脉氧供增加,有助于改善心脏功能;保留的生理性搏动血流有利于改善脏器灌注。另外,VV模式为肺组织提供充分氧合血液,有助于降低肺部炎症反应。

三、体外膜氧合适应证和禁忌证

随着ECMO技术的成熟和应用经验增多,其适应证范围逐渐扩大。

1. 急性严重呼吸功能衰竭 如胎粪吸入综合征、先天性膈疝、各种重症肺炎、急性呼吸窘迫综合征和哮喘持续状态等,严重影响肺部气体交换,经常规治疗无好转,氧合指数一般需>40,血pH值<7.10[1,4]。

2. 急性严重心功能衰竭 常见于重症暴发性心肌炎、心脏外科手术后、急性心肌梗死和心脏移植等待时期等[1,5]。

3. 各种原因引起的心搏呼吸骤停经院内常规心肺复苏无反应又具备ECMO条件时可考虑。

4. 其他一些重症感染如感染性休克及重症肠道病毒71型感染。

绝对禁忌证:不可控制的出血或禁用抗凝剂的活动性出血,慢性病终末期,中枢神经系统严重损伤,染色体病如13和18-三体综合征,肿瘤晚期。

相对禁忌证:机械通气时间>14天,近期(1~7天)行颅内手术或有颅内出血,存在长期预后不良的慢性病。

四、体外膜氧合建立

1. **置管方式** 建立并维持良好的血流进出通路是ECMO的关键。这需要选择合理的置管方式并具备良好的置管技术。

V-A ECMO置管方式有:颈内静脉、颈总动脉置管;股动静脉置管;中心置管,即右心房、升主动脉置管。婴幼儿血管细小,置管尤其困难。体重<10kg的患儿,因股动脉太细,因此经颈动脉、颈静脉置管最常用。体重>20kg者,通常经股动脉、股静脉置管。至于体重10~20kg之间,则视情况而定。一般情况下,选择周边血管(股部、颈部)时,最好手术切开置管,这有利于选择适当尺寸的导管,也可提高置管成功率,同时减少经皮穿刺置管造成的血管损伤及其他并发症。置管前首次给予肝素100U/kg。有研究显示经颈部血管置管时,心脏超声检查比胸片能更准确判断导管位置。

ECMO血流量大小主要取决于静脉导管的粗细。导管内径和长度对血流阻力影响大，理论上应选择内径尽量大、长度尽量短的导管。但由于ECMO常只部分取代心肺功能，不能为了使用粗的导管而把血管（特别是动脉）完全堵死，而妨碍远端动脉血流。静脉弹性较好，可尽量选择较粗的静脉导管，动脉导管则依患儿血管大小决定。V-A ECMO导管选择见表44-35。

表44-35 V-A ECMO导管选择

项目		<2kg	2~5kg	5~10kg	10~20kg	20~35kg	35~70kg
导管(Fr)	A	8~10	8~14	16~20	17~21	17~21	19~21
	V	8~10	10~16	12~17	17~19	21~23	23
氧合器		$0.4m^2$	$0.8m^2$	$1.5m^2$	$2.5m^2$	$3.5m^2$	$4.5m^2$

2. 管道预充 预充液包括晶体液（生理盐水）、胶体液（贺斯、万汶）、血浆、白蛋白和红细胞悬液等。小儿一般采用血液预充，尤其是体重<10kg的婴幼儿，需准备2~4U红细胞悬液、200~400ml新鲜冰冻血浆、10~20g白蛋白。预充用的生理盐水加入肝素（2U/ml）以防血栓形成，加入$CaCl_2$（1mmol/L）以防急性稀释性低钙血症。

将管道与动力泵和膜肺连接，并连接动静脉血氧饱和度接头。首先用肝素生理盐水按顺序将管道、离心泵、膜肺等预充排净空气。然后将红细胞悬液、新鲜冰冻血浆或白蛋白冲入管道。将预充好的管道安装到动力泵上试运行，观察泵运转是否正常，检查管道各接口和膜肺有无渗漏，管道内有无气体，检查流量计安装方向等。

3. ECMO启动 动静脉置管与动静脉管道连接完成后，认真检查动静脉管道，确保无误，启动动力泵，ECMO开始运转。注意观察血流方向和流量读数，再打开气体流量计（1~3L/min，FiO_2 80%~100%），观察动脉血颜色，检查动静脉氧饱和度是否正常。观察患儿动脉血压、中心静脉压、经皮氧饱和度等。

五、体外膜氧合参数调整

1. 血流量 ECMO的初始血流量一般较高，婴幼儿和儿童需要达到100~150ml/(kg·min)，目的是尽快改善循环，增加组织器官氧供，使心肺得到休息。维持正常的平均动脉压、中心静脉压5~12mmHg和静脉血氧饱和>75%。此后根据心率、血压、中心静脉压等调节到适当的流量。随着患儿生命体征的逐渐稳定，流量逐渐下调。当流量小于正常血流量的10%~25%时可考虑撤离ECMO。

2. 气体流量 当ECMO开始运行后，先将FiO_2调至70%~80%，气体流量血流量=(0.8~1):1，必要时使用纯氧和高气流量，观察ECMO动静脉氧饱和度，动脉氧饱和度应达98%以上，静脉氧饱和度70%~75%。通过调节FiO_2及气流量可调节氧合器的气体交换功能，以FiO_2调节PaO_2，以通气量控制$PaCO_2$。

六、体外膜氧合管理

ECMO的管理是一项复杂的工作，需要医生、护士和其他相关人员的密切配合。

1. ECMO系统监测管理 静脉管路的负压监测反映血液引流是否通畅，要注意及时监测。注意监测氧合器前后压力，当跨膜压差显著增高时，应怀疑血栓形成可能。氧合器发生血浆渗漏可导致氧合功能下降，血浆渗漏量大时，可造成低蛋白血症而增加肺水肿可能。股动脉置管时常不同程度影响下肢血流，应定期检查下肢脉搏，测量下肢周长。

2. 抗凝管理 ECMO期间抗凝不足，有血栓形成的风险；抗凝过度又可引起出血并发症。因此维持合适的抗凝状态非常重要。ECMO期间需持续输注肝素，维持活化凝血时间（ACT）180~220秒，视临床情况相应调整。一般肝素输注速度为20~50U/(kg·h)。早期ACT每间隔1小时测1次，ACT稳定后可间隔3~6小时测1次。

3. 呼吸机管理 ECMO过程中仍需使用呼吸机，通常采用"肺休息"策略降低呼吸机相关性肺损伤，维持低频率低压力通气治疗使肺得到休息，潮气量≤6ml/kg（理想体重）。使用较高的呼气末正压（positive end-expiratory pressure，PEEP）并定期行肺复张，防止肺泡萎陷发生肺不张。如PEEP需要高于15cmH_2O，可考虑应用高频振荡通气，维持合适的平均气道压。VA模式时应注意调节通气参数尽量维持肺静脉血的正常氧饱和度，保证冠脉循环氧供。经典的"肺休息"通气策略会加重心肌缺氧缺血损伤，延缓心脏恢复。

4. 温度管理　大量血液连续流经体外管路时，会有大量热量散失，因此管路上配有变温装置。ECMO 期间温度过高，机体耗氧增加；温度太低，易发生凝血机制和血流动力学紊乱。应根据患儿具体情况维持合适的温度，一般维持 36～37℃。为防止 ECMO 期间体温下降，可利用管路中的变温装置保持体温，也可同时在病床上放置变温毯。

5. 镇静管理　为防止患儿体内各种导管移位或脱出，防止机械通气期间的人机对抗，缓解疼痛、解除焦虑，降低氧耗，ECMO 期间应镇静，但又要避免镇静过深对心血管和呼吸系统产生严重抑制，因此应调整药物剂量，维持合适的镇静深度。常用药物有咪达唑仑、芬太尼和吗啡。

七、体外膜氧合效果评估

ECMO 开始运行后，体内氧合血增多，PaO_2 升高，$PaCO_2$ 降低，即使降低呼吸机参数也能维持较好的氧供，表明 ECMO 支持有效。动脉血压能够维持，减少正性肌力药物用量，而平均动脉压无明显降低，患儿四肢逐渐温暖，末梢循环改善，皮肤发花消失，尿量增加，血乳酸下降，表明循环支持有效。需要注意容量负荷，如果辅助流量提高困难，动脉血压不升，静脉管道抖动明显，静脉端负压升高，提示可能存在容量不足，可以适当补充容量，观察动脉血压和中心静脉压。

超声心动图可以实时观察左右室收缩和舒张情况，监测心脏射血分数（EF）、心室收缩指数（FS）等代表心功能的指标，房室壁厚度，室间隔运动，心内血栓形成，畸形矫治情况。动态观察更加有意义，可以反映心功能恢复趋势，判断 ECMO 预后。

八、体外膜氧合更换

临床出现以下情况时，必须更换 ECMO：

1. 机械性溶血。可直接测量血中的游离血红蛋白或临床发现血红蛋白尿。

2. 氧合器出现严重的血浆渗漏，甚至已影响其气体交换功能。

3. 氧合器气体交换功能变差。

4. ECMO 系统内可见到血栓形成。

九、体外膜氧合撤离

一旦患儿心肺功能好转，血流动力学平稳，肺顺应性增加，胸部 X 射线示肺部病变好转。当呼吸机参数达到 $FiO_2<50\%$，$PIP<30cmH_2O$，$PEEP<8cmH_2O$，血气指标满意，超声心动图证实心脏具有足够的射血功能，可逐渐降低 ECMO 流量并逐渐降低膜肺氧浓度，观察患儿生命体征。当流量降至正常血流量的 10%～25% 后，仍能维持血流动力学稳定，血气指标满意，可考虑停机。对 VV-ECMO 只需要逐渐降低膜肺气体流量和氧浓度，直至停止，如果患儿血气正常，说明患儿肺部通气氧合功能正常，可考虑停机。

下列情况应终止 ECMO：①不可逆严重脑损伤；②其他重要器官严重衰竭；③顽固性出血；④肺部出现不可逆损伤。一般在 ECMO 7～10 天后有上述情况应终止 ECMO。

十、并发症及处理方法

1. 出血　是应用 ECMO 最常见的并发症。常由于全身肝素化、凝血因子缺乏和血小板减少所致，有时也因为置管或手术部位止血不彻底。表现为置管部位和手术切口渗血，或其他部位的出血。在应用 ECMO 治疗过程中要尽量避免或者减少一些非紧急的侵入性操作，以免发生难以控制的大出血。血小板低于 $50\times10^9/L$ 时，应输注血小板。应用肝素涂层的 ECMO 管道可减少肝素用量，降低出血发生率。

2. 感染　ECMO 期间发生感染主要与手术创伤过大及置管时间过长有关。感染与患儿成活率呈负相关。防治 ECMO 支持期间感染的发生，应执行严格的无菌操作，合理使用有效抗生素，尽早恢复肠内营养，缩短 ECMO 的时间。

3. 溶血　是 ECMO 常见并发症之一，可能与静脉引流不良，负压过大，造成红细胞的机械性破坏相关。应常规检测血浆游离血红蛋白，当溶血较严重，出现血红蛋白尿时应适当碱化尿液，促进血红蛋白排出，保护肾功能。如出现严重血红蛋白尿，需行血浆置换。

4. 栓塞　ECMO 所致凝血功能紊乱、激活凝血系统、活化血小板以及抗凝不充分等因素可引起血栓形成，导致不同部位的栓塞。应调整肝素用量、适当增加血流量。应用肝素涂层管道，可减少血液成分激活。血栓严重时需更换 ECMO 系统。

（曾健生　钱素云）

参考文献

[1] VALENCIA E, NASR VG. Updates in Pediatric Extracorporeal Membrane Oxygenation. J Cardiothorac Vasc Anesth,

2020,34(5):1309-1323.

[2] JENKS CL, RAMAN L, DALTON HJ. Pediatric Extracorporeal Membrane Oxygenation. Crit Care Clin, 2017, 33(4): 825-841.

[3] KIM W, KWON HW, MIN J, et al. Extracorporeal Membrane Oxygenation in Pediatric Patients With Respiratory Failure: Early Experience With the Double-Lumen Cannula Over 2 Years. Korean J Thorac Cardiovasc Surg, 2020, 53(3): 132-139.

[4] LIN JC. Extracorporeal Membrane Oxygenation for Severe Pediatric Respiratory Failure. Respir Care, 2017, 62(6): 732-750.

[5] THIAGARAJAN RR. Extracorporeal Membrane Oxygenation for Cardiac Indications in Children. Pediatr Crit Care Med, 2016, 17(8 Suppl 1): S155-S159.

第 17 节　重症监护技术

重症监护技术包括对人体信息及各种医疗仪器运转情况的监护。除临床需密切监测病情变化、严格记录生命体征外，还应利用现代自动化医用电子仪器进行系统、连续的监测，为诊断和治疗提供可靠依据及安全保障。

重症监护技术按监测的方法不同可分为无创及有创两种。近年来无创监测日臻完善，应用广泛，有的项目逐步开始替代有创监测，减轻了患儿的痛苦及监护室的工作负担；但是有创监测的测定结果直接、可靠、客观，在一些情况下仍为必要手段。

一、心血管系统监护

1. 体格检查　心率、心律、心音强弱、有无奔马律及病理性杂音、心前区有无隆起，心界有无增大，以及血压、脉搏强弱等指标是心血管系统最基本和最直接的临床观察项目。除此之外，尚需关注患儿的意识状态和呼吸情况，以及体位、面色、皮肤温度及有无发花、指/趾颜色、毛细血管再充盈时间、尿量，有无脱水、水肿、多汗、肝脏大小等。

2. 心电监护　用普通听诊器、多普勒超声等只能获得即刻心脏听诊信息，不能进一步分析心电活动；普通心电图也只能记录短时间内的心电活动，24 小时动态心电图（Holter 监测）可在一定程度上弥补其不足。重症监护病房（intensive care unit，ICU）常用的心电监护仪属无创监护手段，为持续性监测。持续心电监测可监测心率及心律的变化，判断心律失常及起搏器的功效，有利于发现电解质紊乱（如高钾血症）和心肌缺血程度及部位，分析心率变异率，识别心源性症状等。尤其是对一些已有或可能发生心律失常、正在液体复苏、既往有基础心脏病或冠脉病变、电解质紊乱、休克等情况的患儿应密切心电监测以判断病情，指导治疗。

心电监护主要目的在于监测心率，并尽早发现心律失常和心脏停搏等，故要求电极放置部位能够触发心率、及时报警。功能齐全的监护仪可识别并储存各种心律失常，但儿童由于年龄差异，各参数变异较大，不易做出统一的诊断标准。因此，应根据患儿年龄、病情等酌情调节报警限值，并始终保持报警在开启状态，一旦发生危急情况，能够在数秒内及时报警。由于皮肤表面能够监测的心脏电位在 0.5~2mV 之间，信号水平较低，因此心电监护系统必须具备适宜的增益、良好的敏感性和显示系统；监测之前应清洁皮肤，于胸腹部皮肤完整处放置电极，不妨碍抢救、不损伤皮肤，并保证图形清晰。心电监测时电极放置的位置并非做心电图时的标准位置，监护仪所示心电波形为综合导联分析所得，不能取代心电图。此外，应定期更换电极片及其粘贴位置，避免皮损和信号衰减。一般情况下，选择Ⅱ导联为监测图形，并根据情况调整波幅大小。心电监护有利于及时发现严重心律失常并指导治疗，如心室颤动、阵发性室性心动过速、多源性室性期前收缩或 RonT 型期前收缩、极度缓慢的室性心律、严重房室传导阻滞、心搏骤停等。此外，当发生心肌缺血、缺氧、电解质紊乱等时，心电示波上也可出现 ST 段、T 波等的改变。

心电监测的并发症主要与操作不当、技术错误或设备故障等有关。例如皮肤污垢过多、电极黏附不牢或松脱、导线断开、接头接触不良等可致信号减弱、干扰过度、无法有效判断心电情况等。

3. 血压监测　血压是血流对血管的侧压力，与心脏功能及外周循环密切相关，是重要生命体征，可提供与整体循环状态相关的信息。血压显著下降提示循环系统的代偿能力衰竭。血压在心室收缩后达到最大值，即收缩压(systolic blood pressure,SBP)。SBP 由血容量及心肌收缩力决定,在一定程度上反映左心室射血最大压力;其重要性在于克服各脏器的临界关闭压,以保证脏器灌注。如成人肾脏临界关闭压为 9.33kPa(70mmHg),血压低于此值时肾血流不足,出现少尿或无尿。舒张压(diastolic blood pressure,DBP)主要反映流经动脉系统的血液速度和动脉壁的弹性,对维持冠状动脉的灌注十分重要;DBP 是心脏舒张后循环过程中的最低压力,其降低是血容量损失的一个标志。脉压是 SBP 与 DBP 之差值,可评估容量状态,随每搏输出量(stroke volume,SV)和血管顺应性的变化而变化,代表 SV 和血容量。脉压在低血容量性休克时改变最早(变小),心动过速、主动脉缩窄、缩窄性心包炎、胸腔积液等脉压可减小,而动脉导管未闭、动静脉瘘、动脉反流时脉压可能增大。平均动脉压(mean arterial pressure,MAP)是心脏各时相动脉系统的功能压,是动脉循环中的持续压力,也是组织灌注的指标;由于舒张期的持续时间是收缩期的 2 倍,因此 MAP=(SBP+DBP×2)/3 或 MAP=DBP+1/3 脉压。MAP 常用于计算灌注压与血流动力学的各项参数。

可根据患儿的诊断和病情决定血压监测的方法和频次,分为无创和有创两种方法:

(1) 无创血压监测:是间接测压法,为 ICU 内最常用的自动测压技术,工作原理是测量血流引起的压力振荡幅度,连接心电监护仪的袖带通过气泵给予足够高的压力,以阻断动脉到肢体的血流,然后逐步释放(2~4mmHg/s)压力,传感器能检测出振荡变化或压力脉冲振幅,当袖带内压力与 SBP 一致时,可检测到微弱的血流振荡;随着压力释放,脉搏振荡幅度增至与 MAP 相对应的最大值,最终稳定的压力值为 DBP。袖带应覆盖上臂的 2/3,袖带过大,测得值偏低,过小反之。患儿发生抽搐、寒战、心律失常,以及袖带或导管漏气、打结等均可干扰监测。在极低或极高血压时,该方法的准确性还有待明确。有研究发现,较有创血压监测而言,无创血压监测会高估低血压时的 SBP,且随低血压的加重而明显,但两者对 MAP 的一致性较好,故作者认为 ICU 应使用 MAP 作为指导治疗的首选指标[1]。

无创血压监测也可实现持续监测,但在临床实践中的效用需进一步研究,且不能常规取代动脉内压力监测。

(2) 有创动脉血压监测:系直接测压法,放置动脉导管后与充满液体的管道相连,然后连接换能器,将压力信号转为电信号,经滤波后显示于心电监护仪上,是最准确可靠的测压方法,可实现持续监测。换能器需与装有肝素盐水的加压袋连接,以免套管尖端形成凝血块。换能器与大气相通时需校正零点,此时换能器在任何高度均可,但测压时换能器应调至与心脏平齐,约第 4 肋间腋中线水平。如果测压管路或换能器圆顶中有空气、管路过长或卷曲,会增加系统的阻尼,测得的 SBP 偏低、DBP 偏高,但 MAP 不受明显影响。持续有创动脉血压监测是危重患儿血流动力学监测的重要组分,由于保留动脉置管,还便于留取动脉血标本监测血气。一般情况下,直接测压的值较间接测压值高。仰卧时,从主动脉到周围动脉,SBP 渐升高,而 DBP 渐减低,如桡动脉的 SBP 比主动脉高 10~35mmHg,而 DBP 和 MAP 与之相近。

监测有创动脉血压时,常选择的血管依次为桡动脉、尺动脉、足背动脉和股动脉等。桡动脉为首选动脉,因其容易操作且并发症相对少,但放置前应做 Allen 试验确定尺动脉的代偿能力,防止发生手部缺血坏死。有创动脉血压监测的禁忌证为局部感染、雷诺病、脉管炎等,凝血障碍是相对禁忌证;常见并发症为局部血肿、血栓、栓塞、皮肤坏死、假性动脉瘤、感染等。血栓可通过持续泵入适量肝素以减少其发生,另采血时须注意规范操作;感染可通过无菌操作、定期更换无菌敷料等减少其发生;假性动脉瘤是动脉置管的远期并发症,可通过缩短导管留置时间、预防感染、应用小号导管等尽力避免。

4. 中心静脉压(central venous pressure,CVP) CVP 是指胸腔内上、下腔静脉内的压力,可直接反映右心舒张末期压力的变化,即右心室的前负荷;可间接反映肺静脉与左心室压力的变化,但不宜用 CVP 直接评估左室前负荷。CVP 由右心充盈压、静脉内壁压、静脉外壁压和静脉毛细血管压组成。因此,CVP 与右心室功能、血容量及静脉张力等有关。CVP 的正常值为 5~12cmH_2O。吸气时可低至 0 以下,呼气时可达 7~9mmHg。临床常连续监测 CVP 以观察其变化趋势。CVP 更适用于既往无心脏疾患儿,可通过补液试验测定 CVP 来了解是低血容量还是心功能不全引起的血压下降。如果动脉血压降低,CVP<5cmH_2O,提示血容量不足或右房充盈欠佳;CVP>15cmH_2O,提示右心功能不全或肺循环阻力增高。值得注意的是,机械通气或其他原因引起胸、腹压加大,使用缩血管药物等时,CVP 也可增高。CVP 增高的程度与肺顺应性、血管内容量和个体差异等有关。

中心静脉导管可经锁骨下静脉、颈内静脉等处置入,也可经股静脉置管,新生儿还可经脐静脉置管,多采用经皮穿刺法放置导管。股静脉导管长度可能不足以到达下腔静脉，但研究发现经股静脉测得的静脉压与CVP具有可比性。测压时，放置的导管前端应位于上、下腔静脉，以腔静脉入右心房入口处最理想。如置管过深进入心房，吸气时CVP多呈负值。置管成功后可直接连接换能器，并与有压力监测的心电监护仪连接后测压。

其并发症为感染、出血、血肿、空气栓塞、气胸、血胸、神经损伤、血栓栓塞、心律不齐（插管过深进入右室所致）、导管移位等。中心静脉导管留置过程中必须严格无菌操作，如无需要尽早拔管。建立CVP后还可利用开放的静脉输液、给药，进行肠外营养，也可用于监测中心静脉氧饱和度（$ScvO_2$）。

5. 肺动脉导管（pulmonary artery catheter，PAC）监测 PAC也称为Swan-Ganz导管，是由Swan在1970年发明的一种肺动脉导管，可监测的血流动力学参数包括CVP、右心房和右心室压，近年的研究认为，对于各种内、外科危重患儿，放置PAC在生存率和住院天数方面均无益处，故不再常规推荐应用PAC，美国的PAC使用也呈下降趋势[2]。

6. 超声心动图 超声心动图监测无创、可重复进行，结果可靠又较灵敏，已部分替代有创监测。超声心动检查可显示心脏各部位的结构和功能状态，了解心房、心室收缩及舒张情况与瓣膜关闭、开放的规律，测量主动脉及各瓣膜口的直径，还可通过测定舒张末期和收缩末期左心室内径变化，计算出每搏输出量，再乘以心率，即为心排血量。此外，超声心动图还能测定心脏收缩时间间期、左室射血分数、观察瓣膜活动情况及心室壁的异常活动等。多普勒超声技术可反映心脏及大血管内部的血流性质、方向和速度，从而判断心内分流和瓣膜狭窄处的排血量、心内分流量和瓣膜反流量。当前，随着重症超声技术在ICU的推广，ICU医生掌握该技术十分必要。

7. 无创心排量监测 无创心排量监测系统（noninvasive cardiac output monitoring，NICOM）以无创的方式、采用胸电生物阻抗或胸内生物电抗技术连续实时监测心排血量和血流动力学。NICOM可获取的指标包括CO、CI、HR、SV、每搏输出量变异（stroke volume variation，SVV）、SVI、无创血压、SVR等。NICOM操作简单，准确性较高，电极安放方便，适用于危重患儿血流动力学的持续监测。胸内生物电抗是生物阻抗技术的改良，可增加信噪比，其信号与主动脉血流相关。有研究证明，生物电抗技术测定的CO与PAC热稀释法或脉搏轮廓分析得出的测定值相关性较好[3]。一项回顾性队列研究显示，采用NICOM监测SV指导严重脓毒症和感染性休克的治疗，可降低净体液平衡、缩短机械通气、ICU住院和血管加压药的使用时间，减少血液透析[4]。

8. 连续多普勒无创血流动力学监测系统（ultrasound cardiac output monitor，USCOM） USCOM是运用连续多普勒超声技术，测定患儿心功能、了解其血流动力学的无创监测系统。通过测量主动脉、肺动脉的血流速度再乘以其管腔的横截面积，计算出SV。USCOM实时提供的参数包括CO、CI、SV、SVR、血流峰值速度、射血时间等。由于USCOM不能观察心脏及大血管结构、不提供射血分数，故不能替代超声心动图。USCOM不能用于严重心律失常患儿。

9. 容量检测仪（pulse indicator continuous cardiac output，PiCCO） PiCCO是采用热稀释法测量单次的CO，通过分析动脉压力波型曲线下面积获取连续的CO，是监测危重患儿血流动力学的工具之一。需利用一中心静脉导管和一动脉通路，无需放置右心导管。通常需测定3次CO，求其平均值来校正。儿童动脉导管置于股动脉，深静脉导管置于上腔静脉或右心房，导管可留置10天。PiCCO可连续监测HR、SV/SVI、SVV、SVR/SVRI、血压等；还可利用热稀释法测定CO、CI、胸腔内血容积及指数、全新舒张末期容量及指数、心功能指数、全新射血分数、肺血管通透性指数等。

10. 经食管超声心动图（transesophageal echocardiography，TEE）和经食管超声多普勒（transesophageal Doppler，TED） TEE可提供的血流动力学参数包括：CO、左室充盈压、左室充盈时间分布、心腔前负荷、心房相互作用和肺动脉压。TED是使用尖端装有多普勒换能器的可弯曲探头在降主动脉处测量血流速度，进而测定CO。TEE和TED的操作需要正规培训，结果有赖于操作者是否专业和探头定位是否准确。

二、呼吸系统的监护技术

呼吸功能障碍是危重患儿最常见的病理生理状态，其发生率位居各脏器功能不全之首，严密监测呼吸功能有助于及早判断并评估病情、协助诊治、判断预后。随科学技术进步，各种监测仪器日臻完善，即便如此，临床医师的物理检查仍是根本，且不可替代。对呼吸系统的监测主要是针对通、换气功能以及呼吸力学的监测。

（一）体格检查

凡危重患儿均须观察其呼吸频率、节律、呼吸做功、神志、面色、有无发绀、气管分泌物性状和咳嗽能力，以及双侧胸廓是否对称，呼吸动度是否一致，叩诊有无浊音、鼓音等，双肺呼吸音强弱，有无矛盾呼吸运动及呼吸肌疲劳等，以决定是否给予呼吸支持和给予何种呼吸支持。临床常用的多功能监护仪可直观了解呼吸频率，并可了解有无呼吸暂停、周期性呼吸等。应根据患儿的年龄和病情设定适宜的报警限值，以便早发现早处理。

（二）通、换气功能监测

即针对 CO_2 排出和氧合功能的监测评估，包括氧的运输、摄取和利用，CO_2 的产生、转运及排出。

1. 脉搏血氧饱和度（pulse blood oxygen saturation，SpO_2）测定 脉搏血氧饱和度即经皮动脉血氧饱和度（transcutaneous oxygen saturation，$TcSO_2$），是用分光光度法测定外周动脉血中被氧饱和的血红蛋白（即氧合血红蛋白）的比例，因其无创、连续，在 ICU 广泛应用。SpO_2 被视为“第五生命体征”。如果患儿灌注良好、心律稳定、肢端温暖，当存在轻中度低氧血症时，SpO_2 与 PaO_2 的相关性良好。当患儿存在异常血红蛋白如高铁血红蛋白血症、碳氧血红蛋白增高、胎儿血红蛋白增高时，则测得值可能不可靠。如患儿存在严重低氧、组织低灌注、动脉搏动异常、肢端温度低时，SpO_2 的准确性也会受到干扰；此外，一些特殊药物如亚甲蓝等，以及一些特殊情况下如荧光灯、蓝光治疗等也会使其准确性受影响。严重低氧血症时，SpO_2 与 PaO_2 的差值可达 5%~12%。如果患儿存在一氧化碳中毒，碳氧血红蛋白升高，但脉氧仪无法监测碳氧血红蛋白含量，也无法在碳氧血红蛋白存在的情况下监测含氧血红蛋白，使得 SpO_2 的可靠性下降。有研究发现，血液中的高铁血红蛋白达到一定浓度时，无论外部情况如何，测得的 SpO_2 均为 85%左右。SpO_2 无法检测到高氧血症，这是由氧-血红蛋白解离曲线决定的。为防止高氧对机体的损害，小婴儿和新生儿的 SpO_2 保持在 90%~95%即可。临床过分依赖 SpO_2 可能造成低氧血症儿童的漏诊，这是由于 PaO_2 必须从 140mmHg 降至 65mmHg 左右，临床才会检测到 SpO_2 的明显降低。除了监测患儿有无低氧血症，SpO_2 可用于指导调节患儿的 FiO_2 和机械通气参数。

2. 动脉血气分析 详见相关章节。

3. 经皮血气监测 通过加热皮肤电极可监测局部组织的氧分压和二氧化碳分压，并反映局部组织的氧代谢情况，但不能替代动脉血气分析。无论是经皮氧分压还是经皮二氧化碳分压均需 PaO_2 和 $PaCO_2$ 校正。

（1）经皮氧分压（transcutaneous oxygen pressure，$TcPO_2$）监测：为无创监测方法，可连续实时监测，通过放置于皮肤表面的加温血气电极来测量 $TcPO_2$。由于该方法需频繁重新校准，且加温电极可造成暂时性皮肤发红甚至灼伤，使其应用受到限制。

（2）经皮二氧化碳分压（transcutaneous carbon dioxide pressure，$TcPCO_2$）监测：$TcPCO_2$ 监测是无创实时连续监测法，将电极放置于皮肤上测定局部组织的 PCO_2，可动态反映患儿的病情变化，指导呼吸机参数的调节。对于新生儿而言，如果无严重先天性心脏病，$TcPCO_2$ 与 $PaCO_2$ 具有较好的相关性。新近的系统回顾显示，$TcCO_2$ 和 $PaCO_2$ 之间存在实质性差异，为获得最佳准确度，传感器应位于耳垂，如在耳垂以外进行监测，需设置传感器的温度>42℃[5]。此外，$TcPCO_2$ 可用于评价局部是否存在低灌注，而且可能是局部低灌注的早期预警指标。

4. 混合静脉血氧饱和度（mixed venous oxygen blood saturation，SvO_2） SvO_2 是抽取肺动脉导管远端的静脉血测得的血氧饱和度，是反映组织摄取氧的良好指标，常用于判断氧供和氧耗间的平衡。SvO_2 正常，提示组织有充分的氧供；SvO_2 降低，提示氧供减少或氧耗增加，警惕组织缺氧。氧耗增加、心排血量减少、贫血、低氧血症均可导致 SvO_2 降低。低血容量性休克或心源性休克时，心排血量下降，氧输送下降，机体通过增加外周氧耗来维持组织细胞供氧，SvO_2 下降。反之，任何因素引起氧供增加、氧耗减少时，则 SvO_2 升高。感染性休克时，血液分布异常，SvO_2 可能正常或升高，但此时组织却处于缺氧状态。低温时，机体需氧降低，脑死亡时重要脏器停止耗氧，SvO_2 均可升高。混合静脉血氧分压约为 40mmHg，SvO_2 为 60%~75%。由于儿童较少行肺动脉置管，故常用上腔静脉血氧饱和度替代 SvO_2，尽管两者在数值上有所不同，但相关性较好，变化趋势一致。

5. 中心静脉氧饱和度（central venous oxygen saturation，$ScvO_2$）测定 $ScvO_2$ 无需放置肺动脉漂浮导管，一般情况下 $ScvO_2$ 比 SvO_2 高 5%。可从中心静脉导管取血样检测 $ScvO_2$，也可使用中心静脉导管尖端血氧饱和度监测仪测定数据。$ScvO_2$ 可反映组织氧合状态，评价末梢组织器官的缺氧情况，并作为评估 CO 能否满足组织代谢需求的间接指标，建议感染性休克患儿予以监测并实现 $ScvO_2 \geq 70\%$[6]。

6. 呼气末二氧化碳（end tidal carbon dioxide，$EtCO_2$）监测 为无创连续实时监测。CO_2 的产量、肺泡通气和肺血流灌注三者共同影响肺泡 CO_2 浓度。$EtCO_2$

的监测可定量或定性，测得结果可以是数字或波形。$ETCO_2$ 可监测通气功能，判断机械通气时肺泡通气是否合适，并在一定程度反映循环代谢功能和肺血流情况。$EtCO_2$ 常用于判断气管导管是否在气管内，适于 2kg 以上患儿。如果呼气时，指示剂变色或出现 CO_2 波形，提示 CO_2 来自气管内，但无法判定气管导管的确切位置，肺部影像学方能明确。$EtCO_2$ 特异性强，敏感度高，尤其循环灌注良好者；而心搏呼吸骤停、休克、肺栓塞、肺动脉高压等情况时，因肺血流过低使 CO_2 排出受限，结果可为阴性，不能以此判定气管导管位置是否异常，但也有助于判断心肺复苏的有效性。气道严重阻塞、肺水肿、过度通气等，$EtCO_2$ 也可降低。此外，如机械通气时发生漏气、导管扭曲或打折、气管堵塞、脱管等情况时，$EtCO_2$ 可短时间内出现波形或数字的改变，有利于早期发现并干预。肺功能正常者的 $EtCO_2$ 和 $PaCO_2$ 相关性很好。肺部病变者的单次 $EtCO_2$ 与 $PaCO_2$ 相关性不确定，连续监测对临床更有指导意义。

（三）呼吸力学监测

呼吸力学监测是从力学的角度分析呼吸运动，有助于全面了解呼吸系统的病理生理。呼吸力学监测的参数包括有与呼吸相关的压力、容量、流量、顺应性、气道阻力和呼吸做功等。呼吸力学的监测指标还有利于指导机械通气参数的调节，指导治疗。

1. 压力监测 呼吸运动使胸膜腔内压发生变化，胸膜腔内压变化又导致肺内压改变，肺内压变化最终实现肺泡通气；因此，肺通气是通过呼吸道内压力的递进改变而实现的，呼吸运动必须克服压力的变化。压力参数包括经肺压、经胸壁压、经呼吸系统压（即经肺压和经胸壁压的总和）、气道峰压、平均气道压、呼气末正压、内源性呼气末正压、驱动压等。在完整的呼吸运动中，上述压力不是一成不变的，而是随呼吸运动的不同时相发生变化。机械通气时，呼吸机均配有压力传感器以获取气道压，可用于指导呼吸机参数的调节，并可通过气道压间接反映气道阻力和肺顺应性。可采取呼气末气道阻断法监测内源性呼气末正压，给予肌松剂使患儿肌肉完全放松，在下次呼吸开始前按下“hold”键，使肺泡与气道内压力达到平衡，此时测得的气道压即为内源性呼气末正压。当内源性呼气末正压过高时，如果患儿想要触发呼吸机，呼吸做功必然增加，容易导致呼吸肌疲劳。

2. 顺应性监测 顺应性是反映弹性回缩力大小的指标，指单位压力变化所产生的容积变化。按检测方法不同，将顺应性分为动态顺应性和静态顺应性。呼吸系统顺应性包括胸廓顺应性和肺顺应性。肺顺应性指单位跨肺泡压力改变引起的肺容量变化，影响因素包括肺泡表面张力和肺弹性组织回缩力。跨肺泡压变化值等于吸气末肺泡压与胸腔内压间的差值。机械通气患儿的平台压可替代肺泡压，潮气量即为肺泡容积的改变。胸壁顺应性指单位跨胸壁压力的改变引起的胸腔容量改变，胸壁呼吸肌的张力和胸壁弹性回缩力可影响胸壁顺应性。静态顺应性指在呼吸周期中阻断气道，气流量为零时所得的顺应性。动态顺应性指不阻断气流的情况下，呼气末压力和吸气末压力改变引起的容积变化；若无内源性呼气末压力，呼气末压力即为所设置的 PEEP。可通过压力-容积曲线获取肺顺应性信息。

3. 容量监测 包括吸气潮气量、呼气潮气量、深吸气量、呼气末肺容积等。容量传感器放置部位不同，测得值的含义不同：呼吸机送气端监测的容积是进入管道压缩气体容量和进入患儿呼吸系统的气体容量总和；在呼吸机呼气端监测的容量是患儿呼出气量和呼吸机管道压缩气量的总和；在气管插管和呼吸机连接处监测的容量更接近实际输送给患儿的潮气量。因此，合理放置传感器才能准确测定潮气量。由于儿童机械通气时留存在呼吸机管路中的气体比例明显高于成人，故准确测定潮气量十分关键。计算肺顺应性时，应使用有效潮气量，而不能简单地用呼吸机设置的潮气量替代。流量-容积曲线可反映与容量和流量相关的指标，容量变化为 X 轴、流量变化为 Y 轴。X 轴上部表示吸气，下部表示呼气；随吸气流量增加，吸气容积增加；吸气流量结束后呼气开始，呼气流速达峰值后，呼气流量降低。如呼气末存在持续呼气流量，提示存在 PEEP；如呈锯齿样改变，提示气道可能有分泌物；如呼气相流量呈衰减状，提示呼吸流量受限；如容量环未闭合，可能有漏气存在。流量-容积曲线还可用于评估治疗效果。

4. 呼吸系统阻力监测 呼吸系统阻力包括弹性阻力和非弹性阻力。肺和胸壁的顺应性可反映其弹性阻力，弹性阻力占总阻力的 70%左右。非弹性阻力包括气道阻力、惯性阻力和组织黏滞阻力，气道阻力为主要部分，占非弹性阻力的 80%~90%。呼吸系统阻力的测定方法包括食管压监测法、气道阻断法、气道压监测法、吸气末停顿法等。气道阻力的监测可用于指导调节呼吸机参数；了解气道病变，如分泌物阻塞、气道狭窄、支气管痉挛等，评估治疗效果。

5. 电阻抗断层成像（electrical impedance tomography，EIT） 是一种无创、动态、功能成像工具，灵敏度高、安全性好、成像速度快。EIT 可用于评估不同 PEEP 水平下的肺实质塌陷或过度膨胀[7]，在机械通气、局部肺栓塞、局部肺灌注等领域有较好的临床应用前景[8]。

三、神经系统的监护

建立敏感、完善的神经系统监护及评估标准，对于指导中枢神经系统病变患儿治疗、评估疗效、判断预后并实施合理的临床决策至关重要。

(一)体格检查

全面体格检查仍是最重要的神经系统监测手段。涉及对患儿意识水平、姿态、有无不自主运动、深浅反射、颈抵抗、肌力、肌张力、病理反射、眼底、瞳孔反射、呼吸及循环情况、有无肌肉萎缩、定位定向能力、眼球运动、四肢运动等多方面的评估；患儿的基本生命体征也应囊括在内。除了仔细的体格检查，详细询问病史也十分重要。

(二)儿童改良 Glasgow 昏迷量表

儿童改良 Glasgow 昏迷量表(Glasgow coma scale, GCS)于 1974 年由英国人 Teasdale 和 Jennett 始创，简单实用，可在床旁反复进行，是应用最广泛的意识评估法，也是昏迷评分的金标准。目前，GCS 用于衡量多种疾病状态下的神经系统受累情况和预测预后。GCS 通过检查患儿的睁眼动作、语言和运动反应等对其意识障碍程度做出评估，满分 15 分，8 分以下提示意识障碍程度重，最低分 3 分。儿童改良 GCS 评分(见本章第 3 节意识障碍)基于不同年龄儿童的发育特点制定，动态观察更有利于准确评估患儿脑功能、提示预后。但 GCS 量表也存在一些缺陷，例如对于植物状态的评定欠佳，因为植物状态患儿的睁眼和觉醒是无意识的；难以反映脑干功能状态；使用镇静剂、肌松剂等干扰意识或运动能力的药物会影响评分结果；量表的语言部分对气管插管患儿的评估欠可靠，目前使用 T 来表示气管插管者的语言部分；3 岁以下婴幼儿合作困难，评估准确性有待验证；对语言障碍、精神障碍、听力障碍等患儿的评估仅供参考。即便如此，GCS 量表仍是 PICU 患儿昏迷程度和脑功能情况重要评估工具，GCS 量表同其他简单评分方法相结合可提高评估的客观性和准确性。

(三)颅内压监测

颅内压(intracranial pressure, ICP)是脑、脑膜、颅内血管、脑脊液等颅腔内容物对颅腔壁所施加的压力，其中脑组织体积最大，脑脊液和血液在 ICP 发生变化时对颅腔容积起重要的代偿作用。任何原因引起的脑组织体积增大、脑血容量增加、脑脊液增多等均可导致 ICP 升高。ICP 升高时，脑脊液的吸收增快且被挤出颅腔；脑血管张力增加，血容量减少，使 ICP 下降。当颅腔内容物容积的增加超过自身代偿能力时，发生颅高压。此时颅腔内容物受压变形、脑组织移位而致脑功能障碍，脑血流中断甚至脑疝。ICP 的高低可直接影响脑血流(cerebral blood flow, CBF)，CBF 与脑灌注压(cerebral perfusion pressure, CPP)和脑血管阻力(cerebral vascular resistance, CVR)密切相关，三者的关系可表达为 $CBF \propto CPP/CVR$；$CPP = MAP - ICP$。保持 MAP 和 ICP 稳定是维持 CPP 的基本保证。严重创伤性脑损伤时，建议 0~5 岁儿童 CPP 不低于 40mmHg，5~11 岁不低于 50mmHg，11 岁以上儿童 50~60mmHg[9]。但 CPP 并非越高越好，CPP 过高可导致脑充血、压力升高。

当 ICP>20mmHg 超过 5 分钟并有症状或体征，或 ICP 迅速升高>25mmHg，应视为治疗阈值，因为此时，脑容量少量增加即可使 ICP 急剧升高。但值得注意的是，ICP 正常值可因患儿年龄、测定部位及方法而异。

监测 ICP 的常用方法有：

1. 有创性 ICP 监测　可用于颅脑外伤、颅脑术后、蛛网膜下腔出血、严重脑积水或脑病、高血压脑出血等患儿。

(1) 腰椎穿刺测脑脊液压力：因侧卧位时侧脑室与终池内脑脊液压力相当(除梗阻外)，故腰椎穿刺测压可代替直接 ICP 测压。腰椎穿刺时，儿童脑脊液压力的正常范围为 9~21mmHg。但是，若 ICP 明显增高，此法有发生小脑扁桃体疝的风险，故原则上不作为颅脑创伤患儿的初步评估手段。如需进行，应在腰椎穿刺前先评估 ICP 情况；且穿刺时针芯不可完全拔出，放液量不宜太多，穿刺后平卧休息 4 小时。若压力>35cmH_2O 或脑脊液在流出过程中突然中断，均属颅高压危象。

(2) 脑室内压力监测：侧脑室置管监测 ICP 是颅压监测的金标准。穿刺针进入侧脑室后，连接测压管测定 ICP；脑室内测压的同时，还可行控制性脑脊液引流以降颅压并留取脑脊液标本协助诊断。前囟已闭的患儿需钻颅后穿刺。可在急诊或 PICU 床旁操作，但容易引起感染、出血、脑组织损伤、脑脊液漏等并发症；管道留置时间不宜过长，且存在脱落的风险；如脑室严重受压或脑室过小，则置管困难。

(3) 脑实质内压力监测：通过颅骨钻孔直接将监测器插入脑实质内。优点是易于置入，感染及出血的风险较脑室内测压小；缺点是不能为诊断或治疗而引流脑脊液，且传感器置入后无法重新校准，故数日后的准确性可能会降低。

(4) 硬膜外压力监测：将传感器放置在硬脑膜和颅骨之间，需开颅或颅骨钻孔。一般情况下硬膜外压力比脑室内压力高 2~3mmHg。由于硬膜会阻碍压力传向硬膜外间隙，故准确性欠佳。

(5) 硬膜下/蛛网膜下腔压力监测：将传感器置于蛛网膜表面/蛛网膜下腔后监测压力。准确性低于脑室内测压，操作复杂，且时间多不超过 1 周。

由于硬膜外、硬膜下/蛛网膜下腔的压力测定欠准确，故临床已经较少使用。应根据患儿的实际情况酌情选用适宜的方法。

2. 无创性颅压监测

(1) 眼部超声测量视神经鞘直径（optic nerve sheath diameter，ONSD）：ONSD 与 ICP 相关，1 岁以上儿童的 ONSD>4.5mm 多提示 ICP 升高。此法虽无创，但不能连续监测，也非 ICP 绝对值。

(2) 前囟直接测压法：将传感器放置于新生儿、婴儿未闭的前囟处直接读数，可连续实时监测。测定时受囟门大小所限，适用于突出骨缘的前囟。

(3) 经颅多普勒超声（transcranial doppler，TCD）：TCD 可根据脑血流阻力升高时出现波形变化来间接估计 ICP 的情况。当大脑中动脉的搏动指数>1.3 时，提示 ICP>20mmHg。

(4) 其他：包括组织共振分析（一项基于超声的监测手段），双段深度眼动脉多普勒超声检查等，但在临床尚未推广。

（四）神经电生理监测

1. 脑电图（electroencephalography，EEG） 脑电活动与脑血流和脑代谢之间关系密切。EEG 是大脑皮质神经元突触后电位的电信号集合，对脑组织缺氧、缺血性损伤很敏感，其改变早于脑组织形态学变化。通过 EEG 可以了解患儿昏迷、镇静及麻醉程度，是否存在脑缺血、缺氧，了解有无异常放电及病灶定位，尤其是对 PICU 内非惊厥性癫痫发作或非惊厥性癫痫持续状态的识别十分重要，还是儿童脑死亡确认试验之一。EEG 对低体温、药物和极度低血压很敏感，在 ICU 环境中容易受一些设备的影响而出现伪差，检查时应考虑上述因素。在 ICU，持续动态脑电图监测意义更大。ICP 的变化也可引起 EEG 的改变。ICP 升高，可引起脑缺血缺氧，临床尚无明显症状、体征时，EEG 即可出现改变，可表现为慢波、爆发抑制、波幅降低甚至脑电活动消失呈直线样。

2. 诱发电位 诱发电位是给予神经系统（从感受器到大脑皮质）特定的刺激，或使大脑对刺激（正性或负性）信息进行加工，在脑的相应部位产生可以被检出并与刺激有相对固定时间间隔（锁时关系）和特定位相的生物电活动。诱发电位可评估中枢神经系统的完整性及神经系统功能。诱发电位又分为感觉诱发电位（如听觉诱发电位、视觉诱发电位等）及运动诱发电位；还可根据时间程序分为原发反应和原发后反应。原发反应与感觉的接受有关，原发后反应与信息过程有关。在 ICU，感觉诱发电位可监测脊髓损伤后脊髓功能、对昏迷甚至脑死亡患儿进行判定，短潜伏期体感诱发电位是我国儿童脑死亡的确证试验之一。有时诱发电位的异常比神经系统体征出现得更早，对判断脑损伤、昏迷的预后有重要意义。诱发电位不受低温和药物影响，对 ICU 环境要求不高。

（五）脑血流监测

脑组织血流减少或消失可导致脑组织不可逆损害，脑血流低于 10ml/(100g · min)时，数分钟内即可发生不可逆神经元损伤。因此，CBF 是神经重症的重要评估内容。CBF 监测手段包括：

1. TCD 无创，可床旁实时监测，在 ICU 应用较广泛。TCD 将脉冲多普勒技术与低发射频率相结合，使超声波束穿透颅骨较薄的部位，直接投射到颅底血管环及大血管干上，获取颅内血管的血流速度、方向、血管阻力、频谱形态及声音等血流动力学信息。

TCD 可监测中枢神经系统感染、缺氧缺血性脑病、颅内出血、中毒性脑病、心肺复苏后等危重患儿脑血流灌注、脑水肿、颅高压情况及脑血管舒缩调节功能；还可协助诊断脑血管狭窄或闭塞、脑血管畸形、脑血管痉挛等；体外循环时，TCD 可连续监测脑灌注状况，并可监测出通过血管的微气栓或颗粒栓子；TCD 对脑死亡判定也有较高特异性和敏感性。如 TCD 检测出现舒张期反向血流、尖小收缩波、脑血流消失，提示脑功能衰竭或脑死亡。

2. 其他 CBF 监测方法 包括常规数字减影血管造影术（digital subtraction angiography，DSA）、CT 血管造影（CT angiography，CTA）、放射性核素血管造影（radionuclide angiography）、CT 灌注成像（computed tomography perfusion，CTP）和磁共振血管造影等手段。通常 DSA 被认为是 CBF 判定的金标准，但包括 DSA 在内的上述手段均不能床旁完成，危重患儿存在转运风险，且不能连续监测。

（六）影像学监测

1. 计算机断层扫描（CT）　除普通 CT 外，还可做增强 CT、正电子发射断层显像（PET）、单光子发射计算机断层显像（SPECT）等，除了获取图像，判断脑实质损害程度和脑血流灌注情况，还可通过生物数学模型，计算出脑代谢情况；脑神经受体显像可研究脑功能和受体情况。

2. 磁共振成像（MRI）　除传统 MRI，还包括功能磁共振成像（FMRI）、磁共振波谱成像（MRS）等，具有高分辨率，可了解脑血流变化或计算脑血流量，判断神经元的破坏范围和神经元死亡，定量分析脑内氧化反应，了解脑病的一些特征性代谢改变等。

（七）脑组织氧合和代谢监测

脑细胞对缺氧十分敏感，脑组织的氧合情况可反映脑的血流动力学、氧供和氧耗情况。主要监测指标包括：

1. SpO_2 和动脉血氧饱和度（arterial blood oxygen saturation，SaO_2）　SpO_2 和 SaO_2 在一定程度上可间接反映脑组织氧合，但更多的是反映机体整体氧合情况。脑组织中动静脉交错，动脉血仅占 20%，静脉血占 75%；故脑组织的氧饱和度以静脉血氧饱和度为主，是混合血氧饱和度。

2. 脑组织氧分压（partial pressure of brain tissue oxygen，$PbtO_2$）　$PbtO_2$ 测定是有创监测，直接测定探针所在脑组织的氧供情况。$PbtO_2$ 的高低直接与脑细胞的氧利用有关。严重脑创伤患儿的 $PbtO_2$ 应 > 10mmHg。此外，还可监测脑组织二氧化碳分压，这是脑组织有氧代谢的产物，过高提示脑组织内 CO_2 蓄积，提示脑缺血。

3. 颈内静脉血氧饱和度（jugular vein blood oxygen saturation，$SjvO_2$）　颈内静脉的血液直接来自脑静脉，临床上用 $SjvO_2$ 代表脑静脉血氧饱和度。监测 $SjvO_2$ 需行颈内静脉逆行穿刺，将导管顶端置于颈内静脉球部，然后间断采血查 $SjvO_2$；也可放置光纤探头持续实时监测 $SjvO_2$。$SjvO_2$ 比 SaO_2、SpO_2 更准确。SaO_2 和血红蛋白相对稳定时，$SjvO_2$ 可反映脑供氧和氧耗的关系。正常的 $SjvO_2$ 为 55%～75%，低于 50%时，提示脑供氧减少、氧耗增加或脑血流减少；若低于 40%，提示全脑缺血缺氧；$SjvO_2$ 高于 75%时，提示脑供氧或脑血流增加。

4. 局部脑氧饱和度（regional cerebral oxygen saturation，rSO_2）　通过近红外线光谱（near-infrared spectroscopy，NIRS）技术能够无创连续性地监测 rSO_2。NIRS 可测出氧合与非氧合血红蛋白分子，采样区内的氧合血红蛋白与总血红蛋白之比即为 rSO_2。rSO_2 没有“金标准”，正常范围为 60%～75%，持续动态监测更有意义。

对于重症患儿而言，除了密切监测呼吸、循环及神经系统情况外，对肝、肾、胃肠道、凝血功能等也应进行严密监测、及时处理。在充分应用先进设备的情况下，仍要强调详细询问病史及认真查体的重要性，两者为正确诊治的前提和关键。

（王荃　钱素云）

参考文献

[1] LEHMAN LW, SAEED M, TALMOR D, et al. Methods of blood pressure measurement in the ICU. Crit Care Med, 2013, 41(1): 34-40.

[2] IKUTA K, WANGY, ROBINSON A, et al. National Trends in Use and Outcomes of Pulmonary Artery Catheters Among Medicare Beneficiaries, 1999-2013. JAMA Cardiol, 2017, 2(8): 908-913.

[3] LATHAM HE, BENGTSON CD, SATTERWHITE L, et al. Stroke volume guided resuscitation in severe sepsis and septic shock improves outcomes. J Crit Care, 2017, 42: 42-46.

[4] CONWAY A, TIPTON E, LIU WH, et al. Accuracy and precision of transcutaneous carbon dioxide monitoring: a systematic review and meta-analysis. Thorax, 2019, 74(2): 157-163.

[5] DAVIS AL, CARCILLO JA, ANEJA RK, et al. American College of Critical Care Medicine Clinical Practice Parameters for Hemodynamic Support of Pediatric and Neonatal Septic Shock. Crit Care Med, 2017, 45(6): 1061-1093.

[6] PEREIRA SM, TUCCI MR, MORAIS CCA, et al. Individual Positive End-expiratory Pressure Settings Optimize Intraoperative Mechanical Ventilation and Reduce Postoperative Atelectasis. Anesthesiology, 2018, 129(6): 1070-1081.

[7] ZHAO ZQ, LEE LC, CHANG MY, et al. The incidence and interpretation of large differences in EIT-based measures for PEEP titration in ARDS patients. J Clin Monit Comput, 2019 Oct 5. doi: 10. 1007/s10877-019-00396-8.

[8] GEERAERTS T, VELLY L, ABDENNOUR L, et al. Management of severe traumatic brain injury (first 24hours). Anaesth Crit Care Pain Med, 2018, 37(2): 171-186.

[9] KOCHANEK PM, TASKER RC, CARNEY N, et al. Guidelines for the Management of Pediatric Severe Traumatic Brain Injury, Third Edition: Update of the Brain Trauma Foundation Guidelines. Pediatr Crit Care Med, 2019, 20(3S Suppl 1): S1-S82.

45 第四十五章 院前转运与急救

第 1 节　儿科急救医疗体系

随着急救医学的迅速发展，各种危重病抢救水平的提高和急救意识的加强，完善的儿科急诊医疗体系也在逐步建立。与发达国家相比，国内建立急诊医疗体系起步较晚，1988 年 3 月，湖南省儿童医院在 PICU 和急诊室统一管理的基础上，建立了院前急救网络，率先在国内建立了院前急救-急诊室-PICU 三位一体的急救医疗体系，后续全国多家儿童专科医院也建立了三位一体的模式。经过近 30 年的努力和发展，儿科急诊医疗体系已经初步具备了现代急救医学的特征并满足了儿童急重症救治的基本需求。2008 年手足口病大流行之后，政府对儿科给予了大力支持，2011 年近 20 家儿童专科医院及综合医院 PICU 成为卫生部"临床重点专科"项目建设单位，2016 年对建设项目进行验收，儿童急救体系也得到了空前的发展，但软实力仍不足，局限性和不平衡性也显而易见。随着社会及医学的发展、新媒体的兴起，特别是应对新型冠状病毒疫情，对医疗信息公开和卫生应急管理以及医务人员的行为规范带来挑战，为适应新时代的需要，五位一体的急救医疗体系对未来儿科急救医疗体系的建设和发展提出了新的和更高的要求。

一、基本现状

国际上儿童急救体系基本组成单位为院前急救（prehospital transportation）、急诊室（emergency room，ER）和儿童重症监护室（pediatric intensivecare unit，PICU）救治，合称为"急诊医疗服务体系"（emergency-medical service system，EMSS），体系内 3 个单位形成独立的系统和相关专业，独立管理。近年来急诊 ICU（EICU）被逐步建立，也有以重症监护室（PICU）代替 EICU 的功能，把急救绿色通道延伸到重症监护室。发达国家基本上均建立了完善的 EMSS 系统，"三环理论"就是 EMSS 中的 3 个重要环节，即院前急救体系、院内急诊体系和重症监护治疗体系。这个连贯体技术支持内容包含了基础生命支持（basic life support，BLS）、儿童高级生命支持（pediatric advanced life support，PALS）和持续生命支持（persistent life support，PLS），因此 1983 年美国国立卫生院称之为"重症医学连贯体"。院前转运包括直升机转运和救护车转运 2 种主要方式，承担院与院之间的院际转运和院外（野外）急救转运，儿童转运基本上由儿童医院和儿科医务人员承担。院内急诊室救治系统包括预检分诊（triage）、急诊抢救（resuscitation or emergent，需要紧急抢救的危重病例如心肺复苏、休克等）、急诊诊疗（acute area，急诊需快速处理但生命指征稳定的病例）和快速诊疗（fast track，生命指征稳定）；三区域物理分开、快速诊疗功能在国内相当于门诊功能；所有儿童急诊均设有创伤急救组。PICU 救治系统负责危重患儿监护和各脏器功能保护与支持治疗，包括器官移植和严重复合伤等救治。国际上已经形成建设标准、人员配置、管理流程、医疗规范、医疗安全防范、药品配送和继续教育、临床科研等系统规范；同时有明确的准入制度、监管体系和保障体系。

我国儿童急救体系在直辖市和各省已经基本形成规模化。部分儿童专科医院拥有院前急救（主要参与院前转运）、急诊室和 PICU 救治系统，近年来在政府的支持下得到了良好的发展。但是，鉴于我国的国情和儿童急救体系的发展史，各地急救体系的模式和发展程度很不一致，总体上沿海经济发达城市明显较中西部地区发展迅速。目前国内儿科院前急救、急诊及 PICU 还存在一些问题，有待进一步改进的工作主要包括：①统一各地基本建设和人员配置，统一 3 个功能单位相互关系和管理主体；②一致的管理规范，能促进急救体系的发展；③医疗规范尚未基本一致；④制订院前转运管理机制；⑤建设创伤急救系统；⑥建设系统的培训体系和准入制度；⑦强化薄弱的基础和临床科研；⑧人才建设缓慢，风险和强度大、现有效益分配制度不合理等导致儿童急救从业人员匮乏。2009 年全国 PICU 调查中也发现上述问题。虽然目前急诊、PICU 建设和管理主要参照原卫生部关于成人急诊和 ICU 的相关指南进行，但实践中已经证明并不完全适合于儿科领域，如设备、人员配置等，需要进行专业修订。

二、主要问题

1. **院前急救**　在国内主要是院前转运功能，院前急救（家庭、野外等）和转运功能主要由 120 系统承担。国际上儿童院前转运或拥有与成人医院共享空中转运（直升民用机），或独立依附于急诊的专业化转运队伍，接受儿童急救专业培训和复训。我国近几年儿童院前急救网络发展迅速，新生儿院际转运在大型城市已经成熟，上海、北京等中心城市还承担国际转运职能。目前随着国家低空航行的开放，我国也逐步开展空中转运，但目前转院仍受限，并且价格昂贵，救护车转运仍是主要方式，在一定程度上影响了转运体系的发展和效率。同时，儿童救护车转运模式在各地均有不同，至今无法统一，有与政府合作（120 系统）的转运模式如上海市，独立运行模式（120 授权或设点）如广州市、湖南省、重庆市等，少数地方由医院自行组织、自行管理，缺少规范化和法律保障；承担的功能有医院与医院之间的院际转运，也有院外转运，以前者为主。目前我国 120 系统存在对儿童转运系统不熟悉，设备配置不符合儿童急救要求，转运医务人员对儿童急救技能不熟练等问题，无法完全实施或承担儿童急重症转运。院前转运尤其院际转运是儿童急重症管理的要求，也是建立急重症分级管理的需要。为了规范我国儿童院际转运工作，2015 年中华医学会急诊医学分会儿科学组、中华医学会儿科学会急救学组、中国医师协会儿童重症医师学会共同制定了《重症儿童院际三级转诊的专家建议》，对三级医院转诊的指征做了明确规定。Vilcox 等[1]研究发现对使用机械通气转院患者增加 FiO_2、PEEP 及加强神经肌肉阻滞剂管理可以使患者获益。需要进一步开展更多院际间危重患儿转运研究来提高转运的质量。

2. 急诊室　鉴于我国国情和儿童急诊体系的发展史，我国儿科急诊医学水平与发达国家相比仍有一定差距，不同性质的不同医院急救模式和发展程度很不均衡。总体上我国儿童专科医院的急诊建设相对较好，三级综合医院儿科急诊的设置则有较大差异，部分医院没有儿科急诊抢救室，甚至没有儿科专用的抢救床位，缺少儿童专用的抢救器械和设备，不能保证第一时间对急诊危重患儿进行救治。发展不平衡主要体现在急诊室配置上，2015 年全国儿科急诊现状调查协作组对中国 15 个省、市、自治区三级和教学医院儿科急诊情况的调查结果显示：接受调查的 27 家医院，包括儿童专科医院 13 家、妇幼医院 3 家、综合医院 11 家，其中 10 家（37.0%）无儿科急诊抢救室，25 家（92.6%）儿科急诊无洗胃机和心排血量监测设备，5 家（18.5%）无血气分析仪，4 家（14.8%）无呼吸机、除颤器、不能进行床旁 X 线检查或超声检查。人力不足是我国医疗界普遍存在的问题，儿科医生，特别是儿科急诊医生的不足则更为突出。儿科急诊就诊需求日益增加与专业儿科急诊医师不足是当前制约国内外儿科急诊发展的重要问题。美国急救医疗服务体系调查显示，在 2019 年有超过 3 400 万次急诊医疗服务。19 岁以下的儿童每年在美国急诊科就诊中约占 3 000 万人次，其中 5%~10%是通过救护车到达[1]。虽然在急诊科接受治疗的儿童中有一小部分通过救护车到达，但他们比通过其他方式（如私家车）到达的儿童更有可能需要立即救治，他们甚至可能进入病房或重症监护病房[2]。2006 年美国年急诊量为 1.19 亿万人次，其中儿科急诊人次为 2 380 万（20%）。然而，2010 年的一项调查显示，就诊的儿科急诊患儿中仅 23%由专业儿科急诊医师接诊。2016 年国家卫生和计划生育委员会发表声明称，我国儿科急诊年诊疗人次高达 4.7 亿人次，占全国门急诊总量的 9.84%，而我国仅有 93 405 名儿科执业医师（含助理医师），每千人儿科医生比率仅为 0.43。另外，相关调查发现，在有儿科急诊室的医疗单位中，部分儿童急诊科室不是独立科室，急诊本专业的医生不足，急诊室负责医师由其他专业人员轮流担任，缺乏儿科急诊医学的准入制度。

3. PICU　欧美 PICU 发展非常成熟，有良好的分区、单间管理和病床总量控制，人员充足，设备标准化配置，实行半开放式管理；临床药剂师、营养师和呼吸治疗师参与日常工作；医院感染控制良好。我国 PICU 发展也逐步成熟。尤其近几年，随着国家投入增加，原卫生部提出《ICU 建设和管理指南》，质控力度加大，公共卫生事件的发生使 PICU 得到迅猛发展，中心城市儿童专科医院 PICU 设备配置基本上达到国际 ICU 标准。目前总体 PICU 医护人员仍然匮乏，其中医生：床位数平均为（0.49±0.24）：1，护士：床位数为（1.67±0.73）：1；床位使用率及收治非危重患儿比例过高等问题突出。工作人员长期处于紧张状态，精神压力大，体力消耗多。在人力不足的前提下我国重症医学在近 30 年也得到了大力发展，大部分 PICU 配置了呼吸机、监护仪、输液泵、床旁 X 线摄片机、超声、纤维支气管镜等设备，中心城市和部分地市级医院 PICU 还配置了连续性血液净化、人工肝甚至体外膜氧合器设备。但是，地区差异也明显体现在 PICU 配置上，部分地区缺少常规的床旁 X 线摄片机、足够的呼吸机等。发达地区 PICU 开展了血流动力学、呼吸功能、脑功能、颅内压监测等床旁连续监测，连续血液净化技术、高频通气技术、体外膜氧合器替代及脏器移植监护等技术，接近国际同类水平。2017 年中华医学会和中国医师协会进行了儿科急救或重症学组成员单位调查，调查医院分布于华中、华南、华北、东北等 55 家单位，发现连续性血液净化技术在全国儿童重症领域得到了快速推广，东部地区较西部地区设备拥有量高，该技术已经广泛应用于脓毒症及多器官功能障碍的危重患儿的治疗。2015 年对全国三级甲等医院 PICU 进行了 ECMO 技术开展及疗效的调查研究，结果提示国内儿科领域 ECMO 技术尚处于起步阶段且发展不均衡，整体上存活率低于国际水平，但通过近 5 年的发展，目前国内 PICU 的 ECMO 救治水平已经基本接近国际水平。

4. 专业医师队伍的建立　通过近 40 年的发展，ICU 医师治疗团队逐步进入亚专业的发展格局，随着基层医疗水平的提高，市级及省级以上 PICU 的疾病谱逐步发生改变，并且危重患儿的救治需要多学科、综合性、跨专业的救治医疗小组。因此，要关注重症医学实践涉及的方方面面，使患儿、家庭以及医疗小组均处于一种和谐和富有同情心的医疗环境中。我国目前仅少数医院的儿科 ICU 配有呼吸治疗师、临床药师、营养师等，团队建设处于快速发展和逐步完善阶段。特别是新型冠状病毒后疫情时代，全国 PICU 的患儿都有大幅度下降，疾病谱也有很大的变化，由原来的感染性疾病为主变为非感染性疾病为主的状态。为 PICU 医师团队的建设和专业发展提出了新的要求和思考。

5. 护理体系不规范　急重症护理包括转运护理、急诊抢救配合、危重症的护理技术与家属或儿童的心理护理等。进入 PICU 的护士除需具备护理专业知识外，还需进行 1~2 年的专业培训方能胜任工作。因为护士需要 24 小时观察、护理患儿，必须熟悉并能操作许多精密监护仪器，并在医生不在场时能够做出紧急判断和应对处理，然而我国急救护理尚未受到足够的重视，缺乏系统的急重症护理培训模式、准入制度及良好的评价体系。急救护士基本上还是从工作中逐步掌握临床技能，没有形成专业化的急重症护理模式和系统理论，只能在工作中边学边用，此外，护理人员数量不足，人力紧缺，结构配置不合理，工作强度大，工作环境差，导致优质人力的流失大，对于专科的发展非常不利。

6. 缺少系统标准的培训体系　我国儿科急诊与重症生命支持技术培训领域虽然有了十多年的发展，但仍长期滞后于国外。儿童急救体系中最基本的基础生命支持（BLS）和高级生命支持（PALS）并未得到全面培训，只有少数几家儿童专科医院是培训基地，且存在再培训困难、实践不规范等现象。新生儿复苏项目（neonatal resuscitation program，NRP）培训覆盖了 223 个市（地）和 1 270 个县（市），但儿童创伤急救生命支持技术（pediatric trauma life support，PTLS）和儿童危重症基础培训课程（pediatric fundamental critical care support，PFCCS）培训尚未起步，国际流行的生理驱动高仿真模拟教学（simulation）仅在探索阶段。

7. 科学研究薄弱　我国儿科急救医学专业科研总体上可用“基础弱、难度大、项目少”来描述。基础弱体现在国内儿童急救专业缺少顶级科研人物，无突破性成就，课题数量少，论文竞争力不高等，是儿童急救科研领域急需解决的问题。难度大是急重症病例变化快，病理复杂，数据收集困难，同时急救专业人员主要从事临床工作，难以安排足够时间进行基础研究，导致长期以来基础研究人员不足。项目少体现在儿童急救医学缺少专科性，研究深度不够，基金申请困难，发表高质量的论文不多。但是，急救专业科研前景广阔，正如《新英格兰医学杂志》（*the New England Journal of Medicine*）总编辑 Drazen 教授在《中国医学论坛报》和美国《新英格兰医学杂志》共同举办的“医学科研统计学高端研讨会”上所说，中国拥有丰富的医学研究资源，有推进医学发展、使全球医师获益的充分潜能。如何开展高品质的临床科研，尤其在儿科危重病急救医学领域，是摆在我国临床医学各专业领域中的共同问题。

三、发展展望

1. 完善儿科急诊医疗体系　儿科急诊医疗服务应覆盖全社会，各级医院分工协作，密切配合。不同级别的医院，人员和设备的配置应有不同侧重，合理规划可避免有限医疗资源的浪费。充分发挥区域性儿科医疗中心的地位和作用，建立省、市、县及县、乡、村的急诊绿色通道。信息技术和计算机互联网将成为急救网络的重要媒介，网上技术交流、资料共享及远程医疗将逐步实用化。随着 5G 时代的来临，逐步建立五位一体急救模式，做到救治过程一体、救治技术一体、应急指挥一体、救治防控一体、个体群体一体。形成危急重症一体化的救治体系，将公众的教育纳入急救体系的建设和管理，强化第一现场的识别及第一目击者的作用，这将成为未来急救体系的重要环节，湖南已经将第一目击者纳入法律的管理层面，正式颁布了湖南省现场救护条例。不论何时何地出现的危重患儿，都应得到最及时的现场急救，实现最安全的转运及最合理的院内诊断、监护及治疗。目前北京、上海、广东、湖南等地建立了不同形式的儿童医疗联合体，集中区域内的儿科专业力量，充分利用互联网前沿技术，进行平台整合，系统提升，实现专家、临床、科研、教学、患儿等资源共享，有效促进分级诊疗的实施。

2. 建立规范化的儿童急救医疗指南　为健全救治规范，可以从常见急重症如脓毒症、呼吸衰竭、意外伤害（中毒、严重创伤等）、休克、心力衰竭等入手，尽快建立符合我国国情的儿童急重症诊疗指南，目前儿童重症专业的专家通过中华医学会急诊医学分会儿科学组、中华医学会儿科学分会急救学组、中国医师协会儿童重症医学分会逐步制定了《儿童脓毒性休克(感染性休克)诊治专家共识》《重症儿童院际三级转诊专家建议》[3]等。既可以做到同质化医疗服务、提高抢救成功率、降低致残率,同时可保障医疗安全、降低医疗纠纷,并有助于各级急救体系进行人员培训。在新发病、多发病出现时,应及时组织信息收集并制定相关诊疗指南,新型冠状病毒疫情下,学会专家制定了《儿童新型冠状病毒感染/肺炎急诊流程专家建议》,规范新发疾病的诊疗规程。

3. 强化医院儿科急诊室建设 绝大部分儿科急诊和危重症患儿首次就诊不在大型综合医院或儿童专科医院,而是在社区及基层医院急诊科或儿科。因此,建立各级医院的儿科急诊就诊标准和预检分诊原则十分重要,按照儿科急诊要求配备相应的人员和设备,儿科急诊室应当具有规范的布局和分区,三级医院需有独立的儿科急诊区域,进行独立管理,确保医疗质量和安全。加强医院急救绿色通道建设。充分利用有限的人力资源建立符合各地区、各单位情况的切实可行的儿科急救绿色通道,建立一支经过专业培训、有能力的急诊医疗服务队伍,24 小时为急诊医疗提供服务。只有急救力量准备充分和具有良好的反应能力,才可胜任突发事件的急救。应建立规范统一的儿科急诊预检分诊系统;同时需加强对急诊科护士的规范化培训,提高预检护士快速识别儿科危重症(如呼吸衰竭、休克)及提供有效初始干预的能力。为保证急诊安全、有序、高效运行,必须建立和完善各项制度、急诊服务与疾病诊治流程,建立一整套行之有效的儿科急诊工作流程。定期开展急诊医护人员急救技能培训和实战演习培训一支专业化、规范化的急诊医护队伍,建立目标化培训和达标考核制度,在临床工作中加强实战技能的培训,在急诊科定期开展"仿真模拟急救"演习,以强化急诊科医护人员急救的基本技能、急救意识、整体配合等方面的能力。

4. 完善急救医疗设备 确保急诊医疗服务正常运行,配备现代化的急救和监护设备,如加压球囊与面罩、气管插管全套器械、多参数心电监护、呼吸机、除颤仪、心电图机、有创监护设备、血气分析仪、床旁 X 光机、超声设备等;医疗器械须保持性能良好、齐全,有固定的放置位置,有专人保管,以确保抢救工作顺利进行。由于患儿年龄大小不同,医院急诊必须配备适合各年龄段患儿的抢救监护设备、器材和急救药品;还应备有供儿科患儿转运使用的各类监护和氧疗设备,做到转诊设备满足重症患儿的救治需求,建立移动 ICU 的需要。

5. 结合儿科急诊医学特色,开展科研工作 科研是学科发展的基石,是可持续发展的保证。目前国内外急诊医学关注的热点主要为如何有效地实施现场急救,包括 CPR 的临床与基础研究;如何建立有效的 EMSS 及急救医学人才培养与建设等。各医院可结合自身特点,有针对性地开展儿科院前急救、急诊和重症医学的研究工作。在"十二五"期间,湖南省儿童医院急救团队申报获得国家支撑项目——"儿科应急救治相关技术的研究与推广应用",通过该项目的研究大大提高了儿童急救的科研能力和人员的稳定性,逐步形成专业特色,促进了急救体系进一步建设。

(祝益民)

参考文献

[1] WILCOXSR,SAIAMS,WADENH,et al. Mechanical ventilation in critical care transport. Air Med,2016,35(3):161-165.

[2] DIGGS LA,SHETH-CHANDRA M,DE LEO G. Epidemiology of pediatric prehospital basic life support care in the United States. Prehosp Emerg Care,2016,20:230.

[3] 中华医学会急诊医学分会儿科学组,中华医学会儿科学分会急救学组,中国医师协会儿童重症分会. 重症儿童院际三级转诊专家建议. 中华儿科杂志,2015(538):573-575.

第 2 节 儿童院前急救现状与发展

院前急救(first aid)是急诊医学最初和最重要的一环,院前急救包括现场急救和向院内转运患儿,是急救医疗三环节(现场-途中-医院)中的两个重要环节,其意义在于在急危重症患儿的发病初期就给予及时有效的现场抢救,维持患儿的生命,防止患儿再损伤,减轻患儿痛苦,并快速安全地护送到医院进行进一步的急救,为院内救治赢得时间和条件,减少急危重症患儿的病死率和致残率,没有及时有效的院前急救,后面的一切工作就会失去了前提。为发展急救医疗事业,保证急救医疗工作的顺利进行,做到迅速、及时、准确地抢救急危重伤病员,维护人民生命安全,各级卫生行政部门对急救医疗工作要实施监督、加强管理。近年来,发达国家的院前急救工作发展迅速。除了急救知识的普及,院前专业急救队伍与警察、消防系统一体化,能保证急救人员在数分钟内赶到现场进行有效的心肺复苏及其他现场抢救措施,并在转运中始终保持不间断的治疗。有些国家开展了地面与空中救护一体的转运模式。我国目前院前急救工作还在不断发展和完善阶段,各地区也发展不平衡,进一步推动我国城乡的院前急救工作是一项重要而艰巨的任务。

一、院前急救两环节

(一)现场抢救

指现场复苏及其他现场抢救措施。现场第一施救者应当由发现者承担(第一目击者)。第一目击者可能是行人、家庭成员、老师、同学、警察和司机等。一边施救一边通知急救中心、急救站、附近医疗单位。第一批专业急救人员应在数分钟内赶到现场,并代替非专业人员继续进行抢救。包括胸外心脏按压、吸氧、用复苏器人工呼吸、气管插管、心脏除颤、止血等。第一批专业急救人员初步抢救工作完成后,可将患儿抬到救护车内继续抢救和开始转运。整个过程可随时和急救中心通讯联系,取得指导和帮助。有必要时可请第二批人员增援。

(二)转运

转运不是简单的运输,而是在继续进行高水平抢救的同时,向最适于救治此患儿的医疗单位运送。在救护车内要继续进行人工呼吸、胸外心脏按压(可用机械按压)、输液、气管分泌物的吸引、并进行生命体征的监护。车中的通讯设备可直接和急救中心联系。空中救援飞机也应在一定地区应用。

1. 转运的适应证　不同区域不同医疗单位制订了适合自己所在区域或医疗单位的转运适应证,但内容大体相同,主要是针对危重患儿,湖南省儿童医院制订的转运适应证包括心搏呼吸骤停与心肺复苏术后、休克、呼吸衰竭、急性呼吸窘迫综合征、高颅内压、肾功能衰竭、弥散性血管内凝血、多脏器功能障碍综合征、急性中毒等各种急性危重患儿,儿外科急诊、创伤、气管异物等外科重症儿童,有围产期窒息、重症感染、器官功能障碍、早产儿等高危新生儿,还包括在基层医院治疗效果欠佳的重症患儿。

2. 儿童急救转运的措施

(1) 转运前工作:向求助单位或者个人咨询患儿情况,告知如何稳定病情,填好转运前记录单,确定转运专业人员,选择转运工具,了解转运设施对患儿的影响及潜在危险,做好各项准备工作。

(2) 到达求助医院或现场:参与现场抢救,稳定生命体征,建立静脉通道,做好病历书写,认真交接病情经过和使用药物,做好转运前疾病危重度评分。

(3) 转运途中:途中出现病情变化时,在抢救的同时,通过移动电话与中心联络以获得指导,或通知做好抢救与会诊准备,必须加强对生命体征、输液情况等内容的观察记录,保证充足通气,正确评估病情,采取应急处理。

(4) 转运后工作:收入 ICU 或专科病房救治,整理转运记录,做好信息反馈。

二、院前急救现状

(一)国外院前急救现状

早在 1240 年,意大利佛罗伦萨就建立了世界上第一个急救医疗服务组织进行伤员的救治和转运。美国从 20 世纪 50 年代开始有急救专业人员进行科学、规范的现场救治和施行手术,1966 年制定了两项急救法规,提倡在公众中普及心肺复苏初级救生术,将院前急救和医院内的急诊结合在一起,911 作为通用急救电话,首次完成空中救护飞行,1993 年医学研究所发布了院前和医院里儿童 EMSS 陈述的里程碑式的报告,报告强调了成人和儿童急救的重大区别,提高了儿童急救独特性的意识。1948 年英国政府开始实行国家卫生服务制度,向所有居民免费提供包括急诊医疗在内的医疗服务,成为欧洲唯一的国家医疗制医疗机构。英国对于紧急情况出车有全国性统一标准要求,即在呼叫后 3 分钟内出车,7 分钟内到达事发地点。日本有健全的三级急诊医疗机构和急诊医疗制度。德国大部分患儿转运工作由红十字会完成,无论是从陆地上或从空中运送伤病员,救援工作都是高效率的,空中救援是其特点。澳大利亚重视生命支持操作流程,绝大多数医院均按相似的流程进行,强调早期急救处理。近年来,一些国家除现场急救转运外,医院间重症患儿的转运也不断规范与完善。

（二）国内院前急救现状

急救医学是我国医学领域的一门新兴学科，院前急救、120和紧急医疗救援日益被政府和社会所重视，医疗机构急诊科建设日趋完善。目前的急诊模式有院前院内结合型、单纯性院前指挥型、集中性院前指挥型、院前附属医院型和特服联动型等。与成人相比，儿科急症以感染性和先天性疾病为主，意外伤害因其发生率日益增高，已成为儿童期死亡的首位原因。同时，儿科疾病具有起病急、变化快、发展猛、病情险、病死率高的特点，因此儿科急症的高风险性需要建立儿科急诊医疗体系。自20世纪90年代后期开始，国内一些大中城市尤其是省会城市开展了儿科与新生儿的院前急救转运，主要以医院间转运为主，包括远距离转运，以一个单位为核心建立区域内各基层医院参与的转运网络，少数医院也在主动与社会公共服务的120院前急救体系联系开展儿童与新生儿的院前现场救治和转运。但儿童院前急救管理不够规范统一、信息化程度参差不齐、参与院前急救人员专业技术水平有待进一步提高等等问题需要我们去重视和解决。湖南省于2020年7月30日经湖南省第十三届人民代表大会常务委员会第十九次会议通过了《湖南省救护条例》并已公布，自2020年11月1日起施行，让院前急救工作获得了法律和行政法规的保障，从而推动了院前急救的新发展。

三、院前急救发展

1. 把握院前急救两个环节的关系 提升现场抢救的能力是开展转运的基础，现场第一施救者应当由发现者承担，一边施救一边通知急救中心、急救站或附近医疗单位。第一批专业急救人员应在数分钟内赶到现场，并代替非专业人员继续进行抢救，包括胸外按压、吸氧、用复苏器人工呼吸、气管插管、心脏除颤等。初步抢救工作完成后，可将患儿抬到救护车内继续抢救和开始转运，整个过程可随时和急救中心通讯联系，取得指导和帮助。因此，转运不是简单的运输，而是在连续进行高水平抢救的同时，向最适于救治此患儿的医疗单位运送。

2. 兼顾突发与灾难事件的应急救治 突发灾害事故发生后，要具备对众多危重伤员现场抢救和转送到各有关医院的能力，应建立有效的急救体系，能在统一指挥下协同工作。平时要进行模拟演习，不断改进和协调各部门的工作，做到常备不懈。政府应根据本地区实际情况，因地制宜地将城乡急救医疗事业纳入社会发展规划，尤其注重儿童的特点。急诊医疗体系要研究如何把急救医学措施快速、及时、有效地送到伤病员身旁或灾害现场，要普及和提高急诊医学知识、急诊急救医疗质量，培训急诊医学专业人才以及进行有关的急诊医学研究的意识，在群众中普及急救知识，中学也要设立有关课程，参加心肺复苏训练，提高全社会的急救意识和能力。

3. 不断强化医院间的转运 合理利用资源，针对医院内和医院间危重患儿的转运建立有效的医院间转运系统变得越来越重要，将成为区域化儿科急救与围产期保健的基本构成之一。在儿童的院间转运过程中更要提供充分的照顾，建立一套完善的国际准则及标准，来规范重症儿院间转运程序，使院间转运达到儿科学发展的期望目标。利用有组织的新生儿及儿童转运团队可以减少继发性损伤的发生率和病死率，专业救护队的监护相关不利事件发生率为2%，而非专业救护队发生率为20%。因此，转运人员培训十分必要，包括转运小组的结构、设备使用、技术掌握、转运程序与指南的熟练、转运工作相关数据库和观察表格的设计、转运过程中的监护措施以及一些相关的医疗法律问题等[1]。湖南省儿童医院自1998年开展院前急救转运以来，危重儿童和新生儿转运已近4万例，配备专业的设备及人员，建立了一套完善的有组织、高效率的转运程序，确保了患儿的转运安全。医院专门成立了院前急救转运中心，负责24小时呼叫和人员安排，了解患儿病情，联系基层网络单位，协调入院程序和转运质量，反馈患儿住院信息，组织培训和转运交流。医院还专门成立了协调院内、院外确保急诊绿色通道和区域性急救网络建设管理的事业发展部和儿童公共应急救治管理办公室，加强转运质量控制和体系维护。

4. 倡导转运一体化让救治更高效 院前急救转运要因地制宜，采用从陆地或空中运送危重病患儿，在现场救治过程中依据情况可与消防等多部门联动，快速高效的救治患儿。建议政府部门建立健全与急救相关的法律和行政法规来推动急救工作向前发展，更有效的保障人民的生命安全。

（肖政辉）

参考文献

[1] 中华医学会急诊医学分会儿科学组，中华医学会儿科学分会急救学组，中国医师协会儿童重症分会. 重症儿童院际三级转诊专家建议. 中华儿科杂志，2015(538)：573-575.

第 3 节　儿童现场救护

一、概述

随着我国社会和经济的发展，意外伤害已经成为目前儿童的头号“杀手”。在我国，儿童和成年人意外伤害的发生处于高水平状态（每年约 5%~9%），由此而引起的死亡率高达 20% 左右。当命系“第一时间”，在各种危及生命的情况下，现场人员能不能迅速作出正确反应，其结果相差甚远。国内急救医学专家指出，在危重的多发伤、严重创伤性和失血性休克患儿伤后“黄金 1 小时”内，前 10 分钟又是决定性时间，如果伤员现场急救处理正确，即可避免死亡或减轻身体伤害。心搏呼吸骤停（cardiopulmonary arrest，CPA）属最危急的临床疾病状态，必须分秒必争地进行抢救，小儿 CPA 的原因具有年龄特点，院内、外也不尽相同。院外主要原因为外伤、溺水、中毒和自杀等意外伤害，由于复苏效果差，预防极为重要。立即现场实施 CPR 最重要。最基本且简单有效的急救知识，大多数国人都不会现场使用，结果耽误了抢救意外伤害患儿的宝贵时间，以致病情加重或恶化，甚至死亡。与成人患儿一样，儿童院外心脏停搏（out-of-hospital cardiac arrest，OHCA）病例病死率高，预后差，国外报道存活率仅 10% 左右，且多留有严重神经系统后遗症。

二、现场救护

（一）原则

1. 先抢后救　使处于危险境地的伤病员尽快脱离险地，移至安全地带后再救治。

2. 先重后轻　对大出血、呼吸异常、脉搏细弱或心脏停搏、神志不清的伤病员，应立即采取急救措施，挽救生命。昏迷伤病员应注意维持呼吸道通畅。伤口处理一般应先止血，后包扎，再固定，并尽快妥善地转送医院。

3. 先救后送　现场所有的伤病员需经过急救处理后，方可转送至医院。

（二）步骤

1. 现场评估、判断伤病情　呼叫患儿，轻拍其面颊或肩部。

2. 及时呼救判断　患儿意识丧失后，应求助他人帮助。原地高声呼救，并拨打急救电话。

3. 先救生命

4. 再治伤病

5. 脱离现场、安全转移　第一目击者在现场救护中非常重要。医务工作人员对于如何进行有效的现场救护知识的科普非常重要。

三、第一目击者

第一目击者，又称第一反应人，是指在现场为突发伤害、危重疾病的病人提供紧急救护的人。通过医护群体不断对民众进行广泛的急救知识的普及，不断地在大救援观念下建立一个“第一目击者”群体，包括警察、公共场所服务人员、教师、消防员、路人，即达到全民普及急救知识，使得每个人都能成为有用的“第一目击者”。第一现场“救”在身边，强调了第一场的判断及第一目击者的作用。

1. 首先判断环境安全　若发现是在一个危险地域，如火灾现场、CO 中毒现场等，必须将患儿强制性移动到安全区域。搬动创伤患儿需要注意保护颈椎和脊柱。

2. 判断患儿有无反应　施救者通过轻拍和大声说话判断患儿的反应水平。发现患儿倒地后轻拍患儿双肩，并大声与患儿说话：“喂！你怎么了？”，如知道患儿姓名可大声唤其姓名。同时检查患儿是否有肢体活动、面部表情或语言。对于婴儿，轻拍足底，检查婴儿是否有反应。如患儿有反应，包括回答问题或哭闹、肢体活动，则快速检查是否存在外伤，及是否需要其他医疗帮助。必要时，可离开患儿并拨打当地急救电话，但应快速回到患儿身边反复评估患儿情况。对于呼吸窘迫的患儿，允许使其保持舒适的体位。如患儿无反应，没有肢体活动或语言活动，立刻大声呼救或拨打急救电话，启动紧急反应系统，获得自动体外除颤仪（automatic external defibrillator，AED）并准备开始进行心肺复苏。

3. 启动紧急反应系统　在医院内复苏时或有多人在场时，应立即派人去启动紧急反应系统并获取除颤/监护仪或 AED；院外单人复苏时，应首先进行 5 个回合心肺复苏后，再去启动紧急反应系统。但对目击的心搏骤停(如,运动员在参加体育活动时突然晕倒),应高度怀疑是室颤造成的心搏骤停,此时应首先启动紧急反应系统,并获得除颤仪,再回到患儿身边进行心肺复苏。

四、常见的状态

(一)溺水

溺水(drowing)是指水淹没面部及上呼吸道,继而引起窒息,导致生命处于危险状态。溺水是世界各地非故意伤害死亡的第三大原因,占所有与伤害有关死亡的7%。每年导致全球至少50万例死亡,其中美国约有4 000例死亡,是美国意外死亡的常见原因,也是全球儿童事故死亡的重要原因[1]。中、低收入国家的溺水发生率最高,占溺水死亡数的90%以上。溺水损伤的年龄分布为双峰型。第一个峰见于5岁以下的儿童,与该年龄段儿童对危险识别能力差及家属监管不到位有关,一般发生在游泳池、浴缸或其他装有液体的容器;这些意外事件中有7%显示与儿童虐待或忽视有关。第二个年龄高峰见于15~25岁的男性,并且这些意外事件往往发生在河流、水库、湖泊及海滩。致命或非致命性溺水最初表现为恐慌、丧失正常呼吸模式、屏气、缺氧及受害者为浮于水上而努力挣扎。最终发生反射性地吸气用力,因误吸或当水接触下呼吸道时发生的反射性喉痉挛而导致低氧血症,继而影响所有器官系统,并发症和死亡的主要成因与脑缺氧有关。有研究认为海水溺水和淡水溺水之间的区别不重要。两种类型的非致命性溺水均可导致肺顺应性降低、通气血流比例失调和肺内分流,造成低氧血症进而引起弥散性器官功能障碍。水的温度及存在污染物可影响预后。溺水后有以下主要临床表现:

1. **呼吸系统** 液体误吸可导致不同程度的低氧血症。海水和淡水均可洗除肺泡表面活性物质,导致非心源性肺水肿和急性呼吸窘迫综合征(acute respiratorydistress syndrome,ARDS)。可出现呼吸急促、湿啰音和哮鸣音。胸片或CT的表现范围很广,可为局部肺水肿、肺部周围肺水肿或弥漫性肺水肿。

2. **神经系统** 可导致脑水肿和颅内压升高。在受损后约24小时,有时可观察到颅内压进行性升高,提示神经系统损伤严重。约20%的非致命性溺水患儿会遭受神经系统损害,即使心肺复苏成功也限制了功能恢复。

3. **心血管系统** 在非致命性溺水患儿中常出现继发于低体温和低氧血症的心律失常,包括窦性心动过速、窦性心动过缓和心房颤动。另外,游泳(包括潜水)可能诱发Ⅰ型先天性长QT间期综合征患儿发生致命性室性心律失常。

4. **酸碱和电解质** 常观察到代谢性和/或呼吸性酸中毒。非致命性溺水幸存者通常不会发生严重的电解质紊乱,除非患儿被淹没在特殊介质中,如死海,在此处,由于吸收了吞咽的海水,极度浓缩的海水可引起危及生命的高钠血症、高镁血症及高钙血症。

5. **肾脏** 淹没后极少出现肾衰竭,通常是由低氧血症、休克、血红蛋白尿或肌红蛋白尿所致的急性肾小管坏死引起。

6. **凝血功能** 溶血和凝血病是非致命性溺水的罕见潜在并发症。

溺水患儿的处理分为3个阶段:院前救护、急诊科处理及住院治疗。此节重点介绍院前现场救护。

溺水发生后第一目击者实施营救并即刻复苏可改善溺水者的结局[2]。只要不影响救助者的安全并且不会导致患儿从水中被救出的时间推迟,应尽早确定是否需要CPR,这是溺水损伤患儿最重要的初始治疗,并且救助者一到浅水区或较平稳的地方就应开始人工呼吸。在溺水患儿中CPR的优先顺序不同于典型心搏骤停成人患者的CPR顺序,后者强调立即给予持续的胸外按压。如果患儿对给予2次使胸廓起伏的人工呼吸无反应,救助者应立即给予高质量的胸外按压。立即启动EMSS,然后根据标准指南进行CPR(包括应用体外自动除颤器)。强调心律失常的识别,同时判断是否有颈椎的损伤。

(二)急性上呼吸道梗阻

急性上呼吸道梗阻(acute upper airway obstruction)是指发生于呼吸道任何部位的正常气流被阻断。阻断的部位如果位于呼吸道隆突以上,往往会迅速引起窒息,危及生命。上呼吸道梗阻危及患儿的情况取决于多方面的因素,包括梗阻的部位、梗阻的程度、梗阻发展的速度以及患儿的心和肺的功能状态。

1. **临床表现** 气道部分梗阻时可听到喘鸣音,可见呼吸困难、呼吸费力、辅助呼吸肌参加呼吸活动,可有明显的吸气性三凹征(肋间隙、锁骨上窝、胸骨上窝凹陷)。严重病例呼吸极度困难,可表现为头向后仰,发绀,甚至窒息,如瞪眼、口唇凸出和流涎,患儿欲咳嗽,但咳不出。辅助呼吸肌剧烈运动,呈矛盾呼吸运动,吸气时胸壁下陷,而腹部却隆起,呼气时则相反。虽然拼命用力呼吸,但仍无气流,很快出现呼吸停止,继而出现心律失常，最终发生致命的室性心律失常，可因低氧和迷走神经反射引起心脏停搏而迅速死亡。现场正确的急救处理非常重要。

2. 常见原因　鼻咽和口咽部创伤、感染、异物及先天发育畸形；咽后壁软组织脓肿、出血、水肿、物理或化学损伤；颈部软组织创伤及血肿；颌下蜂窝织炎；会厌炎；声门损伤及声带麻痹；喉及声门下水肿、炎症、异物、过敏等。

3. 处理恢复　气道通畅是急救处理的主要目标。急性上呼吸道梗阻患儿应立即设法使其气道通畅，尽量使患儿头向后仰。考虑异物者迅速寻找并取出异物，考虑有喉或主气管完全梗阻的可能，可通过突然增加胸膜腔内压的方法，以形成足够的呼出气压力和流量，使气管内异物排出。婴儿意识清楚者可采用背部叩击-胸部按压法，儿童意识清楚者采用腹部推压（Heimlich 手法）进行施救，同时尽早启动 EMSS。过敏反应累及咽部和/或喉部时，可以引起严重上气道梗阻，现场识别和紧急处理非常重要，立即实施肌内肾上腺素注射，仍不能改善或进一步恶化者，应该立即建立高级气道。

（三）烧烫伤

烧烫伤（burning）一般指热力，包括热液（水、汤、油等）、蒸气、高温气体、火焰、炽热金属液体或固体（如钢水、钢锭）等所引起的组织损害，主要指皮肤和/或黏膜，严重者也可伤及皮下和/或黏膜下组织，如肌肉、骨、关节甚至内脏而危及生命。第一现场处理不当可能引起不可预料的后果，甚至严重并发症。第一现场及第一目击者的处理应该为后续抢救赢得宝贵时间。

1. 第一现场的处理　任何人在任何场所发生不幸被烧烫伤，无论患儿烧烫伤的程度如何，受伤者及第一目击者（保证自身安全的前提下）都应该设法移动患儿离开热源。如果伤者的衣服着火，应在地面上滚动以扑灭火焰。

2. 现场处理　烧伤和烫伤后最简单有效的急救方法是冷疗，在场人员立刻用冷水喷洒在受伤者皮肤或衣服上，不强求脱去患儿衣服，将受伤部位直接放在水龙头下冲淋 5~10 分钟，也可把受伤部位浸泡在冷水中不少于 15 分钟（水温一般为 15~20℃），最后用冷水浸湿的毛巾敷于创面。损伤严重，特别可能危及生命的患儿应该立即启动 EMSS。

3. 现场医疗　处理均应遵循《高级创伤生命支持》的原则，以评估和稳定气道、呼吸、循环、损伤程度。立即进行烧伤的严重程度（部分或全部厚度）和程度（体表面积）的初步和次要评估，以及相关的威胁生命的伤害评估。应提高室温，以防止体温过低，并减少患儿的疼痛。立即进入急诊室、专科甚至重症监护进行支持和创面的进一步治疗。

（卢秀兰）

参考文献

[1] SCHMIDT AC, SEMPSROTT JR, HAWKINS SC, et al. Wilderness Medical Society practice guidelines for the prevention and treatment of drowning. Wilderness Environ Med, 2016, 27(2):236-251.

[2] TOBIN JM, RAMOS WD, PU Y, et al. Bystander CPR is associated with improved neurologically favourable survival in cardiac arrest following drowning. Resuscitation, 2017, 115:39.

第 4 节　儿童空中转运

空中转运（air transport）属于航空医学救援（air ambulance）范畴，是指利用航空飞行器提供紧急医疗服务和公共事件医疗救援，为急、危、重伤病员提供生命支持、监护、救治和转运。它是一项对医务人员身心素质、操作技能和医疗装备等要求严格、专业性强的特殊医疗急救，具有快速、高效、灵活、及时、范围广、受地域影响小等特点，但易受到气象、航空管制、机降场、地面保障等因素的限制。根据航空飞行器类型，分为直升机航空医学救援和固定翼航空医学救援。直升机救援机动性强，但飞行半径小，机身空间小，所携带的医疗装备和药品有限；固定翼救援飞行半径长，机身空间较大，必要的医疗装备可改装固定于机舱内部，但需要机降场等地面基础设施和指挥系统支持，易受航空流量管制。目前国内外航空医学救援以直升机为主，固定翼飞机和其他飞行器为辅。我国航空医学救援起步较晚且处于探索阶段，但发展迅速且势头良好。目前关于儿童空中转运也在探索之中。对于儿童空中转运，主要关注转运患儿评估、转运前飞行安全保障、制订转运流程、转运过程中医疗安全。

1. 儿童空中转运适用范围 早期空中转运仅用于重大灾难或事故处理,现在已成为急诊医疗服务的重要组成部分。转运患儿适用范围包括:重大灾难或者事故医疗救援;地面救护力量难以及时接近伤/病员,如野外、山区、高楼、交通堵塞、高速公路事故等;急危重症患儿的医院间转诊;战伤救护与护送;特殊行动的医疗保障后勤。转运前医护团队应对患儿进行风险评估,包括了解患儿病史、损伤机制、治疗经过、目前生命体征、有无并发症、正在进行的治疗及转运途中可能发生的并发症等。

选择不同转运方式的首要决定因素是安全。首先空运节省的时间优势是否超过急救事件对儿科医生及非急救患儿可能造成损害的风险。转运过程中应对儿童合理使用安全约束设备,在没有安全设备的情况下可以对肺部疾病或受伤患儿延迟转运;对需要持续监护或治疗的患儿在制动时可固定在合适的脊柱板上,这样在多次转运中可单独转运患儿,尤其是新生儿和其家人/兄弟姐妹均为受害者时。转运方式的选择最终取决于多个因素,主要与患儿疾病的严重性、可用的资源、时间、距离、交通和天气相关;选择的转运方式对患儿和转运团队来说应是最安全的。

2. 转运前飞行安全保障 常规飞行准备工作,主要包括航线及起降场准备、飞机的准备,尤其是低空飞行,加上救援任务紧迫,航线的确定主要根据飞行地域、任务特点、飞机性能、气象特点等综合考虑。飞行安全应仅依赖于飞行因素,一般不应受伤病标准影响,应由飞行机组成员决定是否执行空中急救任务。

3. 制订转运流程 对于转运流程应针对飞行对病患疾病的影响、空运途中病情变化、制订转运患儿的具体救治方案、空运前后的相关部门协调工作进行设计。流程设计主要步骤包括病患空运前急救、空运准备工作、空中救护及到达后救治工作四个部分。转运前应准备交接单,可参考999急救中心空中急危重症患儿转运交接单,飞行护士及接诊护士在患儿床旁进行交接,必要时转诊医生和患儿家属协助完成。

4. 航空转运过程中医疗安全 当通过飞机转运危重疾病和受伤的患儿时,需要考虑多种医学压力。飞行的压力影响患儿和转运团队成员,包括气压的变化、缺氧、体温、脱水、噪声、震颤、重力、第三空间和疲劳。团队成员可能遭受视觉问题,空间的无方向感,特别是晚上飞行时。团队成员和患儿需要保护,避免飞行医学转运中潜在的有害危险物的影响(表45-1)。

表45-1 空中转运的压力和风险

应激源	影响
部分氧分压下降	低氧血症
气压的改变	气压性中耳炎、气压性鼻窦炎、气压性牙痛,胃肠系统改变
热量改变	低温、高温
湿度降低	脱水
噪声	影响交流、疲劳、短暂或永久的听力丧失
振动	晕动病,疲劳,气短,胃部或胸部疼痛,代谢率增加,呼吸频率增加,影响听诊
疲劳	影响判断,难以保持对细节和任务的关注,不能有效地交流,风险或错误增加,批判性思维减少
重力	暴露于正反向加速,减压病
空间上的无方向感	不能诠释和处理感官上的信息
闪烁	眩晕、恶心,呕吐
燃料蒸发	改变精神状态,恶心,眼睛炎症

(1)低气压:飞行高度的医学意义在于随着飞机上升气压将随之下降。Boyle定律指出气温恒定状态下气体的容积和压力呈负相关。因此,在气压下降后气体将膨胀。在8 000英尺(2 438.4米)的位置气体膨胀为海平面状态的130%,这在飞行中可能出现危及生命的张力性气胸。其他机体腔隙中的气体也可能膨胀,在大脑中可能出现颅内高压;胃内气体,可能导致恶心和呕吐、胃膨胀,并影响肺扩张;在中耳,如鼻咽管封闭状态可引起明显的疼痛。气管插管气囊中的气体膨胀可能导致气管的压力性损伤。飞行前应提前采取措施降低气体膨胀风险。飞行前排空气胸,插胃管排空胃部气体,检测气管插管的压力,必要时排空或应用水囊注入,留置膀胱导尿管等。如果患儿是清醒状态,可使用安抚奶嘴和/或在下降过程中进行咀嚼。如果团队成员患有严重的上呼吸道感染或堵塞的咽鼓管,则不适于参与飞行转运(常见并发症见表45-2)。

(2)缺氧:飞行高度的另一医学意义在于液体中溶解的气体量与溶液中其他压力相关。当气压随着高度下降时溶解于液体中的气体减少,血液氧含量下降,患儿可能因为高度变化而缺氧。在海平面空气中的血氧饱和度为98%,在8 000英尺高度因气压下降血氧饱和度可降至93%。对于已经存在缺氧的患儿或对于血液中氧含量敏感(如肺动脉高压)的患儿具有重大意义。因此,在飞行上升期间应增加氧浓度或者在较低的位置飞行。关于不同高度需吸入的理想氧浓度及对应的氧流量见表45-3[1]。

表 45-2　预防新生儿和儿童患者空运过程并发症

气体膨胀
(1) 对有可能有胃肠道症状或存在呕吐风险的婴儿和儿童,插入经口或经口鼻的胃管对空气开放
(2) 对带气囊的气管插管和器官切口插管患儿,仔细控制气囊的压力或考虑用水代替其中的空气,避免气囊膨胀
(3) 确保胸腔引流管、气管插管和其他人工管道显露
(4) 根据需要在转运前或转运中充分吸痰
(5) 反复评估肺外气体压力
1) 携带一个便携的可透光的设备(新生儿)
2) 携带胸腔穿刺包
(6) 如转院的患儿有气胸、肺或肠梗阻,请求飞行员如有可能在较低的高度飞行或通过增加机舱压力模仿低高度飞行
氧分压下降
(1) 在离开转诊医院之前
1) 保证儿童充分氧合
2) 检测动脉氧分压和二氧化碳分压,监测皮下脉搏氧分压和呼气末二氧化碳
3) 检查气管插管的位置和稳定性
(2) 转运途中
1) 对所有需要氧气或辅助通气的患儿使用经皮动脉血氧饱和度监测(同时反复仔细评估皮肤和黏膜颜色)
2) 增加必需的吸氧浓度以保证充分氧合
3) 通过以下的氧气矫正公式计算任何机舱高度或目的地高度:
吸氧浓度×目前气压=吸氧浓度×机舱高度或目的地高度的气压

表 45-3　不同高度需吸入的理想氧浓度及对应的氧流量

高度/km	0	1	2	3	4	5	6	8	10
氧浓度/%	21	23.8	27.2	31	36	42	49	68	100
氧流量/(L·min^{-1})	0	0.5	0.9	1.3	1.7	2.1	2.5	3.2	3.9

(3) 温度:当高度上升时空气冷却且湿度下降,每增加 1 000 英尺(304.8 米)的高度,气温下降 2℃,机舱湿度在飞行 1 小时后小于 5%。机舱中注入过多的气体使得环境变得更冷、更干。患儿和转运团队成员需要保暖。转运途中应监测气温和湿度,特别是对于更易于遭受寒冷影响的新生儿,戴帽子可减少 60%以上的热量丢失,或应用保温箱转运婴儿。

(4) 噪声:团队成员和患儿可能需要戴上耳保护物以对抗噪声压力,因为噪声引起的听力损伤可能是永久性的。对于飞行的转运团队成员每年应进行听力测试。振动和重力可能引起恶心和疲劳,应尽可能减少。

5. 其他

(1) 体位:根据习惯转运患儿多采用头朝向机头位。空间条件允许时可采用横位摆放。患有循环系统或呼吸系统疾病的患儿,头最好朝向机尾方向;而脑水肿患儿,最好头朝机头方向。昏迷患儿应采取俯卧位或者半俯卧位以防止误吸。腹部外伤患儿尽量采取端坐位,便于肺的扩张和呼吸,且有利于胸腹腔液体引流。头部外伤应使头抬高 15°~30°,以利于静脉回流和减轻脑水肿。

(2) 静脉通路:推荐留置静脉软管留置针建立静脉通路,配置输液泵输注液体。所有液体为软袋包装,以免输液回血和输液瓶破碎。

(3) 转运人员保护设备:对于保护转运团队成员非常重要。头盔、防火防热制服和保护性鞋可帮助减少或预防意外事故中的损伤。对所有患儿都应采取统一恰当的感染性疾病预防措施,必要时需穿无菌衣,戴手套和口罩。为搬运患儿时提供合适的设备可预防损伤,包括转运肥胖儿童时采用液压拉伸器之类的设备预防转运人员损伤。也应保护转运团队成员免受患儿和/或家长的伤害,包括家庭成员刀具等危险品的携带问题;精神障碍患儿需要约束等。

(曾赛珍)

参考文献

胡平,刘致鹏,肖忠清,等. 空中急救转运的相关安全问题. 中国急救复苏与灾害医学杂志,2018,13(4):322-324.

第5节 儿科院际间转运

院际转运是指在不同医疗单位之间的转运。1993年美国危重病学会等机构专门制定了重症病人转运指南，每个医院应该对医院间转运病人由多学科团队制订逐步完善的正式计划，包括转运的合作和交流、转运设备、陪伴的人员、转运监测和文书书写等。儿童的院间转运过程中更加要提供充分的照顾，建立一套完善的国际准则及标准，来规范儿科患儿，特别是危重患儿院间转运程序。湖南省儿童医院自1998年开展院际转运以来，危重儿童和新生儿的转运已超过2万例。2015年由中华医学会急诊医学分会儿科学组、中华医学会儿科学分会急救学组、中国医师协会儿童重症医师学会制定了《重症儿童院际三级转诊专家建议》，对三级医院转诊的指征做了明确规定[1]，为各级医院提供重症儿童院际转运的基本原则。

一、转诊指征

根据国家医院等级标准和条件，积极开展分级诊疗，建立三级转诊体系，将重症儿童及时向上一级有救治条件的医院转诊。通常为一级医院转往二级及以上医院，二级医院转往三级医院或区域性医学中心救治。

（一）一级医院（乡镇、社区医院）

急性起病，有下列情况之一者需转二级及以上医院儿科治疗：

1. 发热年龄<3个月；超高热；持续高热伴精神反应差或惊厥者；发热时间>3天仍病因不明者。
2. 肺炎伴有呼吸、心率增快；精神反应差；出现并发症（心力衰竭、呼吸功能不全、中毒性脑病、胃肠功能障碍等）或合并症（胸腔积液、脓胸、肺不张、气胸等）。
3. 腹泻病治疗后临床症状未见好转并有加重，或出现下列症状之一者：①腹泻或频繁呕吐；②大便带血或伴有腹胀、腹痛；③不能正常饮食，具有明显口渴、无泪、尿少等脱水表现；④持续发热、精神反应差等。
4. 意外伤害包括急性中毒、烧烫伤、咬伤、窒息、异物、溺水、电击、跌落、创伤等，不具备救治条件的经紧急对症处理后立即转院。
5. 其他急诊惊厥、昏迷、出血、心搏呼吸骤停复苏成功后、需专科救治的儿科急症（含传染病）、需要紧急进行外科手术的均应及时转院。

（二）二级医院（县、区级医疗机构）

急性起病，医疗技术力量、仪器设备不足时，有下列情况之一者应转诊至具有救治条件的省、市三级医院儿科重症监护病房（PICU）：

1. 呼吸衰竭无呼吸支持治疗条件或病情无改善或出现相关并发症。
2. 气道异物或食管异物无取出条件或不能顺利取出。
3. 重症哮喘规范治疗不能缓解。
4. 心力衰竭规范治疗病情无改善。
5. 严重心律失常。
6. 心肺复苏复苏成功后需进一步给予生命支持。
7. 规范抗休克治疗后病情不稳定。
8. 癫痫持续状态规范治疗未控制。
9. 昏迷经治疗无改善；明确脑死亡者不再转运，需器官移植者除外。
10. 外科急诊不具备儿外科条件需要急诊外科手术。
11. 其他任何原因引起的多器官功能障碍或衰竭。

（三）三级医院（省、市级医疗机构）

急性起病，无救治条件，为争取更进一步抢救，有下列情况之一者应尽快转诊至区域性医学中心PICU或条件更好的医院进行监护治疗：

1. 需要体外膜氧合（ECMO）治疗。
2. 需要床旁支气管镜检查或治疗。
3. 严重心律失常需要使用心脏起搏器。
4. 需要血液净化治疗。
5. 需要采用亚低温治疗。
6. 心脏病需限期手术治疗。
7. 急腹症、多发创伤等合并严重并发症。
8. 其他需要开展的新技术。

原则上各系统疾病重症程度超出所在医院救治能力或对救治缺乏经验时应转诊至上一级医院，还要注意识别潜在重症或可能发展为重症的患儿。

二、转运方式

转诊可在上下级医院间进行纵向转诊，也可在同等级医院间进行横向转诊。双向转诊是以区域卫生资源分布和社区首诊为基础的转诊制度。转运交通工具首选使用救护车进行陆地转诊，远距离转运可创造条件开展空中转运。危重患儿需就地抢救，先稳定后再转运。转运要综合考虑患儿的疾病特征、转运缓急、转运距离、转运环境、转运人员、携带设备、路况、天气及患儿的经济承受能力等。救护车应当符合卫生行业标准，医疗救护员应当按照国家有关规定经培训考试合格取得国家职业资格证书，医师和护士上岗前应当培训考核合格。

三、转运设备及用品

1. 救护车与救护设备 符合卫生行业标准并配备车载儿童和婴儿床等装置。

2. 急救箱 内装有不同型号的喉镜和气管导管或各种型号气管插管包、气管插管管芯、吸痰管、牙垫、复苏气囊、面罩、输液器材（包括注射器、葡萄糖盐水）、血压计（包括不同规格的袖带）、体温表、碘伏、固定用胶带、听诊器、胃管、备用电池等。

3. 常用抢救药物 包括肾上腺素、去甲肾上腺素、多巴胺、碳酸氢钠、葡萄糖酸钙、毛花苷 C、甘露醇、呋塞米、阿托品、利多卡因、胺碘酮、地塞米松、地西泮、生理盐水、退热药等。

四、转运人员要求

转运人员应由儿科医生、护士、专职司机共同组成，有条件的医院可以成立专业转运队伍，固定部分人员。医疗救护员可以参与转运，病情不稳定者必须由医师主导转运，病情危重（Ⅱ级）者宜由急诊科和 PICU 的专业儿科医生负责。路途遥远或夜间出诊应适当增加医护人员和专职司机。参与转运的人员应接受过基本生命支持、高级生命支持、人工气道建立、呼吸机应用、休克救治、外伤处理等专业培训，能熟练操作转运设备。

五、转运措施

（一）危重患儿院间转运前的准备工作

1. 转诊医院 ①主管医师根据患儿疾病情况及救治条件决定是否转运，联络接收医院，报告患儿初步诊断、处理及目前生命体征状况。②根据接收医院医师的建议对患儿做好转运前病情稳定的相关处理。③与患儿家长谈话，告知转运的必要性和潜在风险，需要承担的大致费用，征得家长理解和知情同意，填写转运申请单后签字。

2. 接收医院 ①设立 24 小时转运急救电话，由专人接听。②接到转诊医院的转运电话后记录转诊医院地址、患儿姓名、年龄、病情、转诊原因、联系电话等。③通知转诊值班的医护人员和司机，及时赶到。④检查转运设备和药品，重点查看医用气体是否充足，调试各种医疗设施至正常工作状态；司机进行临行前车辆安全、油箱的油量（载有患儿时不能加油）检查。核对后在登记表上打勾后尽快出发。

3. 转运出发前的处理 ①转运人员到达转诊医院后先详细检查评估患儿，可进行转运儿童早期预警评分系统评分（TPEWS）。保持好 2 条通畅的静脉通路。②采用“STABLE”模式对患儿进行处理。维持血糖正常（S：sugar，血糖）；保持体温稳定（T：temperature，体温）；确保呼吸道通畅（A：airway，气道）；维持血压稳定（B：blood pressure，血压）；稳定内环境（L：lab work，基本实验室检查）；向法定监护人解释（E：emotional support，情感支持）。③将患儿病情及转运途中可能会发生的各种意外情况告知家长，征得家长同意并签字、交接后携带好各种病历及影像学资料及时转运。

（二）转运过程的监测

1. 体温管理 保温，保持车厢温度适当，确保患儿转运途中的体温稳定。

2. 呼吸管理 维持好体位，固定患儿头部，保持气道开放。持续呼吸及经皮动脉血氧饱和度监测。气管插管者注意防止气管导管脱出，如病情突然恶化应考虑导管移位或堵塞、发生气胸或仪器故障，尽快做出相应处理。

3. 循环管理 心电监护，监测脉搏血氧饱和度、心率及血压，观察肤色、皮温和毛细血管再充盈时间，了解循环灌注情况，调节适当的输液速度，防止静脉通道堵塞和滑脱。

4. 其他管理 与接收医院的 PICU 医师保持联系，观察并记录患儿转运途中的各种情况、突发事件及处理措施等。司机、医务人员和患儿家长均应系好安全带，严格固定患儿，处理好各类身体管道。不超速行驶，谨防急刹车，遇到交通严重堵塞或交通事故时，请求交通警察协助。

（三）到达接收医院的处理

1. 到达接收医院后，患儿通过急诊绿色通道直接进入 PICU 或相关科室。与值班人员进行交接，包括转运记录和当地病历资料。

2. 转运人员与 PICU 详细介绍患儿转运全过程情况，并再次应用“STABLE”程序进行评估。交接后应书面签字确认。

3. 指导家长办理入院手续，收集整理好全程转运资料，评估转运效果。有条件者建立信息化档案和转运信息化体系，全程管理患儿救治情况，患儿出院后向转诊医院反馈诊疗情况和效果。

六、转运要求

1. 转运存在风险，转运前应该充分评估转运的必要性和可行性。重症儿童具有相对性与可变性，需动态观察患儿病情变化。经积极处理后血流动力学仍不稳定、不能维持有效气道开放、通气及氧合严重障碍、生命体征不稳定的Ⅰ级濒危患儿不宜转运。需立即外科手术干预的重症儿童，创造条件积极转运。

2. 制订转运的相关制度和质控标准，以保证重症儿童的转运质量，包括建立转诊流程、值班调度与审查制度、不良事件报告制度等。转运人员需接受临床培训和定期复训，评估考核合格才能独立转运。

3. 转运设施定期维护，包括急救车辆及车内设备维护。每次转诊完成后应及时检修和补充消耗物品，以备下次使用。转运过程中保持通讯畅通和随时联系。

4. 传染性疾病重症患儿的转运除遵守上述一般原则外，还必须遵守传染性疾病的相关法规及原则。特别是经历了新型冠状病毒肺炎流行后，进一步强调了特殊传染病，特别是规范了经呼吸道传播疾病的转运要求。

5. 实施转运的各类人员在转运过程中均存在人身安全风险，需为所有参与院际转运的相关人员购买人身安全险。

七、转运评价

急救网络建设需要一定的条件，包括组织协调、信息联络、转运系统、人员素质、交通条件、医院间的配合、强有力的急救支持体系和学术权威性等。急救网络需要科学维护和评价，确定和把握好转运反应性、转运有效性、转运稳定性、转运风险性和转运满意度，提高转诊质量。出诊人员要掌握病史与病情，克服院前转运中的常见隐患，不断规范转运体系，强化院前转运队伍专职化建设。

八、区域性危重儿转运网络的建立

区域性危重儿转运是指在建立转运工作规范、转运工作常规及不同级别医院的转运指征的基础上，将基层医院的危重儿转运到具有更高救治能力的三级医院 PICU 或 NICU，使病人在转运中得到较好的监护和诊治。它既可以充分利用 PICU 和 NICU 的专业人员和急救设备，提高抢救质量并降低死亡率，又增加 PICU 和 NICU 的床位使用率，还可以避免在转运途中因病情变化得不到及时有效的治疗而造成的严重后果。区域转运工作的实施对降低相应地区的死亡率是非常有效的，最终达到降低儿童死亡率和致残率。根据我国现状和客观条件，大城市以儿童医院为基础，以医院 ICU 和急诊室为龙头，将各级医院儿科组织成立各种形式的儿科和新生儿急救网络，能做到投资少，节约人力、物力，既有较好急救条件又能缩短急救反应时间和互通信息等作用，还可提高医院新生儿病房和 ICU 的住院人数，更好地发挥急救效能。

（祝益民）

参考文献

[1] 中华医学会急诊医学分会儿科学组，中华医学会儿科学分会急救学组，中国医师协会儿童重症医师分会. 重症儿童院际三级转诊专家建议. 中华儿科杂志，2015，53(8)：573-575.

46 第四十六章 造血干细胞移植

第 1 节　概述

造血干细胞移植（hematopoietic stem cell transplantation，HSCT）泛指将骨髓、脐血及外周血来源的正常造血干细胞在受者接受一定剂量的化/放疗预处理后，通过静脉输注移植入受体内，以替代原有的造血干细胞，从而使患者纠正原来的病态造血、重建原本异常的免疫，使得免疫功能和部分缺陷的酶的功能得以恢复正常的过程。

根据造血干细胞的来源不同，分为自身造血干细胞和异体造血干细胞移植。最早的异体造血干细胞移植源于针对放射损伤后骨髓衰竭的状况，人们开始探索造血干细胞治疗，1949 年，Jacobson 在动物实验中证实，通过尾静脉输注同种异体骨髓，可使动物免除由于致死量全身放射线照射造成骨髓功能衰竭而死亡，证实骨髓中含有造血干细胞，并提示通过干细胞移植治疗可能治愈疾病。1968 年，人类首例同胞相合异基因骨髓移植成功救治了一例重症免疫缺陷患儿。20 世纪 70 年代初起，人们开始用造血干细胞治疗放射病及晚期急性白血病，但由于感染、复发、人类白细胞组织学抗原（human leukocyte antigen，HLA）屏障等问题，当时的成功率仅为 15%。随着 HLA 的发现并被临床应用于寻找合适供体用于骨髓移植，随着努力在白血病缓解状态下实施移植手术，随着早期获得感染的确诊依据以尽早干预防止感染的进一步进展，骨髓移植的成功率获得了明显提高[1,2]。如：目前急性粒细胞白血病在第一次缓解期进行移植，长期无病生存率已经可以达到 70%左右[3]，为此，美国华盛顿大学（University of Washington）Donald Thomas 成为获得诺贝尔奖的第一位临床医生。除了恶性血液病外，免疫缺陷性疾病、一些遗传代谢性疾病和自身免疫性疾病也可以通过骨髓移植得到治愈。近年来，造血干细胞的来源也经历了从单纯骨髓，逐渐发展到脐血（1988 年）和外周干细胞（1995 年）的迅速扩展。随着移植技术的不断提高，移植供体也从 HLA 全相合到部分相合甚至半相合[4,5]。因此，只要患儿的疾病需要进行 HSCT，基本上没有一个患儿会因为没有供体而不能实施移植手术[5]。HSCT 已经成为治疗儿童难治复发恶性肿瘤、免疫缺陷病及遗传代谢等罕见疾病的常用治疗手段，移植治疗已经不仅仅局限在血液肿瘤专业，更深入到儿童的免疫、感染、消化、内分泌、遗传代谢各领域[6]。

（陈静）

参考文献

［1］BADER P，SALZMANN-MANRIQUE E，BALDUZZI A，et al. More precisely defining risk peri-HCT in pediatric ALL：Pre- vs. post-MRD measures，serial positivity，and risk modeling. Blood Adv，2019，3：3393-3405.

［2］PUI CH，REBORA P，SCHRAPPE M，et al. Outcome of Children with Hypodiploid Acute Lymphoblastic Leukemia：A Retrospective Multinational Study. J. Clin. Oncol，2019，37：770-779.

［3］ALGERI M，MERLI P，LOCATELLI F，et al. The Role of Allogeneic Hematopoietic Stem Cell Transplantation in Pediatric Leukemia. J Clin Med，2021，10（17）：3790.

［4］PASSWEG JR，BALDOMERO H，CHABANNON C，et al. Hematopoietic cell transplantation and cellular therapy survey of the EBMT：monitoring of activities and trends over 30 years. Bone Marrow Transplant，2021，56：1651-1664.

［5］XIAO-HUI ZHANG，JING CHEN，MING-ZHE HAN，et al，The consensus from The Chinese Society of Hematology on indications，conditioning regimens and donor selection for allogeneic hematopoietic stem cell transplantation：2021 update. J Hematol Oncol，2021，14（1）：145.

［6］Phelan R，Arora M，Chen M. Current use and outcome of hematopoietic stem cell transplantation：CIBMTR US summary slides，2020.

第 2 节　造血干细胞移植前准备

一、造血干细胞移植基本要求

HSCT 通过造血干细胞重建受者的造血和免疫功能以达到治疗目的，对技术要求极高，尤其当移植的对象是儿童时，技术含量要求更高。为了确保医疗质量与医疗安全，需要满足以下基本要求，临床应用才能达到规范。

（一）对医疗机构的基本要求

病房：需要四间以上的百级层流病房，病房内应采用高效空气过滤器过滤的空气，层流舱内的空气入口和出口的安排应确保层流空气直接流过患儿的身体，即层流空气从房间的一侧流入，流过患儿的病床后从房间的另一侧流出。病房的入口处都应设置一间带有自动门的过渡间，确保在无人进出的情况下始终保持关闭。每间病房供一个患儿使用。病房均应配备下列设备：呼叫系统、电动吸引器、供氧设施、心电监护仪、体温计和听诊器。

（二）关于医护人员的基本要求

1. 医师 取得《医师执业证书》，执业范围为内科或儿科专业的本医疗机构在职医师，具有在省级以上卫生部门认可的移植中心工作半年以上经历。负责人应具有副主任医师以上专业技术职务任职资格、10 年以上血液内科或儿科领域临床诊疗工作经验、参与移植工作 5 年以上，具备移植合并症的诊治能力。低年资医生应有处理危重患儿，尤其是处理粒细胞缺乏期的血液病患儿的经验。

2. 护士 取得《护士执业证书》，护士团队应接受移植中心的培训并合格。百级层流病床≥10 张的床位和护士比是 1∶1.7，<10 张的床位与护士比为 1∶2。

二、造血干细胞移植分类

（一）按照供者细胞来源分类

1. 自体造血干细胞移植（autologous HSCT，auto-HSCT） 在移植之前，预先采集患儿本人的造血干细胞，将其保存。待合适时机，给患儿进行大剂量的放/化疗的骨髓清除后，将预先保存的自体造血干细胞回输入患儿体内。本质是在自体干细胞支持下的大剂量放/化疗，以期最大限度地杀伤肿瘤细胞。

2. 异体造血干细胞移植 分同基因 HSCT（syngeneic HSCT，syn-HSCT）和异基因 HSCT（allogeneic HSCT，allo-HSCT）。

（1）Syn-HSCT：是指供者来自同卵孪生同胞，供受者间的人类白细胞抗原（human leukocyfe antigen，HLA）完全相同，机会极少。

（2）Allo-HSCT：是指供者来自同一种族，可以是异卵孪生同胞、父母或非亲缘供者，供受者间的 HLA 相合程度直接影响移植效果。

（二）按照供者和受者是否有血缘关系分类

1. 亲缘相关 HSCT 来自与受者有血缘关系的供者移植，包括 HLA 同胞全相合、HLA 部分相合的亲缘，如同胞、亲生父母、子女和表亲，以及血缘相关脐带血。

2. 非血缘相关 HSCT 与受者非血缘关系的供者移植，包括非亲缘供者和脐带血。

（三）按照供者与受者 HLA 配型相合程度分类

1. HLA 全相合 HSCT 编码 HLA 的基因位于人类第 6 号染色体短臂上，是一对复合基因，每个人 *HLA* 基因位点含两个等位基因，分别来自父母。目前，*HLA-A*、*B*、*C*、*DRB1* 和 *DQB*1 10 个基因位点相合，称为 HLA 全相合 HSCT。兄弟姐妹之间的概率为 1/4。

2. HLA 部分相合 HSCT 如果供受者之间 *HLA-A*、*B*、*C*、*DRB1* 和 *DQB1* 10 个基因位点部分相同时，称为 HLA 部分相合 HSCT。HLA 不相合数量与移植风险是有关的。

（四）按照造血干细胞来源分类

1. 骨髓 HSCT 是指采用骨髓中的造血干细胞进行的移植。

2. 外周血 HSCT 是指采用外周血中的造血干细胞进行的移植。外周血中的造血干细胞数量很少，通常在采集前，给予供体皮下注射粒细胞集落刺激因子进行动员，再通过血细胞分离机采集而获取足量的造血干细胞。

3. 脐带血 HSCT 是指来源于脐带血中的造血干细胞的移植。根据脐带血来源的不同，又分成自体脐血、亲缘相关脐血和非血缘供体脐血 3 种。

（五）按照移植物体外是否去除 T 淋巴细胞分类

1. 体外去 T 淋巴细胞 HSCT 为了降低 allo-HSCT 后移植物抗宿主病（GVHD），回输经过 CliniMACS 系统体外去除动员后的外周造血干细胞中的 T 淋巴细胞的移植。去 T 方法有抗 T 淋巴细胞抗体加补体、

$CD3^+$T 淋巴细胞阴性选择（去 $CD3^+$），或 $CD3^+$的 T 细胞和 $CD19^+$的 B 淋巴细胞阴性选择（去 CD3/19）或 αβ+的 T 细胞和 $CD19^+$的 B 淋巴细胞阴性选择等。

2. 非去 T 淋巴细胞 HSCT　患儿经过预处理后，接受体外未给予任何去除 T 淋巴细胞处理的移植。

三、HLA 配型及供体选择

（一）HLA 配型

PCR 技术的发明，将 HLA 分型技术带入 DNA 分型阶段，有助于选择最佳供者。低分辨基因分型相当于血清学方法的抗原水平，高分辨基因分型是指 *HLA-Ⅰ* 类分子的第 2、3 外显子，*HLA-Ⅱ* 类分子的第 2 外显子核苷酸序列完全一致。因此，在临床上，一定清楚 HLA 配型结果是低分辨还是高分辨，供受者在低分辨水平是相合，在高分辨水平可能不相合。尤其对于非血缘供者的确认分型中需要确定某位基因的水平。

（二）供者选择

考虑如下因素：年龄、性别、身体状况和个人意愿等。由于移植后的免疫识别是双向的，T 细胞既有供者来源，也有患儿来源，因此，移植后的免疫反应格局异常复杂，首先考虑供受者之间 HLA 匹配情况，HLA 分型结果一致为最佳。

1. HLA 全相合同胞　一般而言，HLA 全相合同胞是最佳供者，是首选供者。

2. 非血缘供者　目前，HLA 配型以 *HLA-A*、*B*、*C*、*DRB1* 和 *DQB1* 5 个位点 10 个等位基因为标准，供受者 HLA 10/10 为全相合。*HLA-DQB1* 一个位点错配对移植预后无影响，但同时联合 1 或 2 个其他位点错配，增加 GVHD 的发生率，降低总体生存率。*HLA-DP* 位点错配被认为是“可容许”的错配。由于 HLA 系统的多态性的复杂因素，非血缘供者全相合的概率只有十万分之几，因此，目前骨髓库均不能完全满足任何移植患儿的需求。因此，在病情不允许再等待的情况下，可以选择 HLA 9/10 匹配的非血缘供者或其他供者。

3. 非血缘脐带血　根据 HLA 匹配程度和脐血细胞数量，是否有 HLA 抗体、非遗传性母亲抗原（NIMA）配型、抗 IPA 特异性细胞等因素选择最佳脐血。以往研究认为，对脐血的 HLA 相容程度要求较低，只需要 *HLA-A* 和 *HLA-B* 抗原水平、*HLA-DRB1* 等位基因水平 ≥4/6 相合即可。近年来研究发现 *HLA-C* 位点错配明显增加死亡，*HLA-C* 和 *DRB1* 同时错配是死亡的高危因素。选择脐血时，细胞数量是首要因素，总有核细胞数（TNC）至少达到 $2.5\sim3.0\times10^7$/kg。如果使用双份，每份至少达到 1.5×10^7/kg，双份总和至少 3.7×10^7/kg。由于细胞数量和 HLA 匹配程度对移植结果有加合效应，一般以 2.0×10^7/kg 作为阈值，如果 TNC＞2.0×10^7/kg，以 HLA 匹配为主要选择因素；如果 TNC≤2.0×10^7/kg，以细胞数量为主要选择因素。错配位点越多，要求的细胞数量也越多。NIMA 匹配的脐带血移植后总生存期更高[1]。

4. HLA 半相合亲属供者　目前，无 HLA 全相合供者时，可考虑在家族中找与患儿 HLA 半相合供者[2]。直系亲属包括生物学父母和兄弟姊妹；旁系亲属包括伯、叔、姑、舅、姨、堂或表兄弟姐妹等。选择中考虑因素包括 HLA 和 KIR 匹配情况、供者年龄和 NIMA 效应。KIR 是指自然杀伤细胞（NK 细胞）表面的免疫球蛋白样受体，通过和靶细胞表面特定的 KIR 配体分子结合，调节 NK 细胞功能。移植后，患儿外周血中最先出现的是来自供者的 NK 细胞。由于 *KIR* 基因和 *HLA* 基因相互独立遗传，供患者之间 HLA 完全匹配，但 *KIR* 基因不一定匹配。供患者之间 *KIR* 错配可激活供者 NK 细胞，活化的 NK 细胞具有减少 GVHD 发生和降低疾病复发等优点。NK 细胞具体增强免疫重建和降低病毒感染的作用，但这些优点并非所有研究中被证实，有的甚至得到不同结论。

四、HSCT 环境管理

由于移植患儿的机体较长时间处于免疫缺乏状态，极易感染，严重威胁生命，因此需要对患儿进行全环境保护（total environmental protection，TEP）。TEP 是指采取综合措施，包括环境、物品、人员三方面的管理，使得患儿体内外环境达到高度净化，从而预防和减少感染的发生。

（一）环境管理

移植病区在空间环境设计上应有层流等级区域划分：一室（患者通道、患者药浴室和更衣室以及工作人员通道和更衣室）、二室（医护办公室）、三室（护士站、治疗室、万级层流洁净走廊等）、四室（百级层流洁净病房）。百级层流洁净病房是 TEP 中核心区域，依靠初、中、高效过滤器，滤过空气中 99.97%以上直径>0.3μm 的尘粒和细菌，从而控制空气中浮游的微生物，使患儿处在基本无菌的生活空间。使用前需通过符合国家资质的第三方检测合格。百级层流洁净病房要求≥0.5μm 的尘粒数范围为>0.35 粒/L~≤3.5 粒/L;≥5μm 的尘粒数为 0;房间维持正压状态,即室内压力>室外压力;室内温度控制在 22~25℃,相对湿度控制在 40%~60%,噪声≤40 分贝。

(二)物品管理

1. 物品配备和消毒 层流洁净病房需配备心电监护仪、氧气吸入装置、负压吸引装置、血压器、听诊器、手电筒、电子体重秤、电子物品秤和卷尺等医疗相关设备。患儿必备的生活用品、所需药品和医疗器械都需经灭菌或消毒处理进入层流洁净病房内,要求放置整齐有序。耐高温的衣物、床单、被套、被褥等物品首选高压蒸汽灭菌消毒,不耐高温的物品可选择环氧乙烷消毒、500mg/L 含氯消毒液浸泡消毒或 75%酒精湿巾擦拭处理。

2. 物品进出管理 分清洁物品和污染物品两个通道。清洁物品、药品、医疗器械等经严格消毒处理后,通过专用的清洁物品通道进入洁净区。污染物品包括医疗废弃物和患儿生活污物,经每间洁净病房专用的污物传出通道传出至外走廊(通常与探视走廊合用),送到污物暂存间后由污梯送出处置。

(三)人员管理

1. 患儿管理 移植前患儿需剃除头发、修剪指/趾甲、沐浴后,使用 0.05%的氯己定溶液药浴浸泡 30 分钟进行药浴,在护理人员协助下,方可进入到层流洁净病房。药浴时,确保腋下、脐部、腹股沟、会阴部等皮肤皱褶处与消毒溶液充分接触,注意水温保持在 38~40℃。患儿保持个人卫生,按照 7 步洗手法正确洗净双手,每天沐浴或者擦身(血小板低下或者虚弱时可选择擦身),更换无菌衣裤。

2. 陪伴管理 父母亲或者其他家人的陪伴对于移植儿童十分必要,可有效缓解患儿心理压力,提高患儿配合度和生活质量。陪伴者必须身体健康,无呼吸道感染性疾病,陪护前接受医护人员的健康教育并遵守移植病区陪伴相关规章制度。陪伴同样需要剪短头发,修剪指/趾甲,药浴后进入层流洁净病房,每天沐浴更衣,保持个人卫生,陪伴期间佩戴口罩及帽子,接触患儿前后洗净双手。不允许陪伴者与患儿共餐及同睡一张床,以减少感染的风险。

3. 工作人员管理 工作人员通过专用通道,按要求洗手、换鞋,进入更衣室,二次洗手、更衣,二次换鞋,快速手消毒,戴口罩帽子后方可进入护士站、治疗室、万级洁净走廊等工作区域,进入层流洁净病房前需再次洗手,穿隔离衣,执行无菌操作原则,尽量缩短医护人员在洁净病房内的滞留时间。

五、造血干细胞移植静脉通道建立

在移植过程,患儿需接受细胞毒性药物、血液制品和肠外营养液等治疗,对静脉血管具有刺激性甚至腐蚀性,因此需为患儿建立适合的静脉导管满足治疗需求。常用静脉导管包括外周静脉留置针、中心静脉导管(CVC)、经外周静脉置入中心静脉导管(PICC)及输液港。根据患儿年龄、血管情况和治疗方案等情况选择适合患儿的静脉通路类型[3]。

六、造血干细胞移植适应证

(一)Auto-HSCT 适应证

1. 自身免疫性疾病(autoimmune disease,AID) 机体免疫系统针对自身抗原发生免疫应答造成慢性、持久性器官损伤的一大类疾病,如皮肌炎、系统性红斑狼疮、幼年特发性关节炎和多发性硬化等。应用 auto-HSCT 治疗常规药物治疗无效的难治性 AID 患儿的安全性和有效性已获证实。

2. 霍奇金淋巴瘤(Hodgkin lymphoma,HL) 大部分 HL 患儿经常规治疗可达到完全缓解(CR)并长期无病生存,随着靶向治疗如抗 CD30 抗体、抗 PD-1 抗体的应用,需要 Auto-HSCT 治疗的 HL 患儿进一步减少,故目前将初治不能达到 CR 的高危患儿和常规化疗后 1 年内早期复发者定为适应证。

3. 非霍奇金淋巴瘤(non-Hodgkin lymphoma,NHL) 大部分 NHL 对化疗敏感,具有不良预后因素的高危初治、复发难治是移植的适应证,复发难治成熟 B 细胞淋巴瘤多进行 Auto-HSCT。应该在诱导化疗达 CR 后实施,在缓解期移植疗效较复发期明显好。

4. 实体肿瘤

(1) 神经母细胞瘤(neuroblastoma,NB):高危 NB 的化疗平均生存率低于<15%,需要大剂量化疗联合 Auto-HSCT 可提高其生存率

(2) 其他实体瘤:如肾母细胞瘤、髓母细胞瘤和肝母细胞瘤亦有 Auto-HSCT 的指征。

（二）Allo-HSCT 适应证

1. 恶性血液病

（1）急性淋巴细胞白血病（acute lymphoblastic leukemia，ALL）：诱导治疗失败、泼尼松反应不佳的 BCR-ABL（+）、或年龄小于 6 个月的 MLL（+），诱导治疗两个疗程后 MRD≥10^{-3} 的 ALL，获得 CR1 后建议移植；对于停药 6 个月以内骨髓复发者，获得 CR2 推荐移植；对于获得 CR3 以上者均需移植；未 CR 者或单纯髓外复发者一般不建议移植。

（2）急性髓系白血病（acute myeloid leukemia，AML）：高危 AML 获得 CR1、MDS 转化 AML、治疗相关 AML、1 个 DAE 标准化疗未能获得 CR 的 AML，建议移植。≥CR2 者，建议移植。经过 2~3 个疗程仍未 CR 者，亦是移植指征，此时建议骨髓幼稚细胞小于 20%，骨髓呈部分缓解。

（3）慢性粒细胞性白血病（chronic granulocytic leukemia，CML）：进展至急变期、加速期的 CML 主张给予伊马替尼等酪氨酸激酶抑制剂或联合化疗，待达到第二次慢性期后再行移植。目前，CML 第一次慢性期虽然将伊马替尼等酪氨酸激酶抑制剂推荐为一线治疗，但考虑到儿童服药时间长、花费多，一般起不到根治作用，必须将移植和伊马替尼等酪氨酸激酶抑制剂长期应用的利弊明确告知父母，在家长充分了解的情况下作出决定。

（4）幼年型慢性粒单细胞白血病：发病率少，占儿童白血病 2%~3%，但预后差，移植是治愈唯一手段。近年来，发现此病异质性强，对于 NF1 突变、体细胞突变的 PTPN11，强烈建议尽早移植（无论何种供者）；而单纯 *KRAS* 突变者，由于对去甲基化药物反应好，可择期移植；*NRAS* 突变者，少部分由于有自愈可能，如无高危因素且病情稳定，可以选择观察等待移植的策略，CBL 存在 LOH（杂合缺失）者，如果病情进展可考虑移植；存在 RAS 途径两种或两种以上复合突变的患者也建议移植。

（5）骨髓增生异常综合征（myelodysplastic syndrome，MDS）：是一组克隆性疾病，异质性强，骨髓形态学呈病态造血、髓系祖细胞成熟障碍，因遗传不稳定导向 AML 转化的风险。Allo-HSCT 是许多儿童 MDS 的首选方法，如原始细胞增多型、既往放化疗后继发、伴有 7 号染色体单体、复杂核型、严重中性粒细胞减少或输血依赖的全血细胞减少症。

（6）噬血细胞性淋巴组织细胞增多症（hemophagocytic lymphohistiocytosis，HLH）：分为家族性 HLH（FHL）和非 FHL。FHL 一旦确诊，在病情稳定的情况下尽早移植。非 FHL 是多种原因引起，HLH 经典方案治疗 8 周无效者或其后复发者，为移植适应证。

（7）非霍奇金淋巴瘤（NHL）：大部分难治复发 NHL 考虑行 Auto-HSCT，但对于多次复发、原发耐药或 Auto-HSCT 后复发者，应考虑 Allo HSCT，尤其是骨髓复发者。迄今为止可参考的临床循证依据少，尚需要进一步研究。一般认为淋巴母细胞淋巴瘤、T 细胞淋巴瘤如间变大细胞淋巴瘤的 Allo-HSCT 的疗效优于 Auto-HSCT。

2. 非恶性血液病　重型再生障碍性贫血（severe aplastic anemia，SAA）：根据欧洲血液学组指南：儿童 SAA，有 HLA 全相合同胞，首选 Allo-HSCT。随着非血缘或半相合供者移植治疗 SAA 的疗效的提高，与同胞供者疗效一致，故对 SAA、VSAA 患者无 HLA 全相合同胞时，非血缘和半相合供者移植可考虑作为一线移植，尤其对于 VSAA 患儿，可以从移植获得益处，逐渐前移为早期治疗的选择[4]。

3. 先天性疾病

（1）原发性免疫缺陷病（primary immunodeficiency diseases，PIDs）：是一组罕见因基因突变导致的免疫细胞或免疫分子缺陷。Allo-HSCT 可重建免疫，是许多 PIDs 的最终疗法[5]。常见适应证包括重症联合免疫缺陷病（SCID）、慢性肉芽肿病（CGD）[6]、极早发型炎症性肠病[7]、湿疹-血小板减少-免疫缺陷综合征（WAS 综合征）、白细胞黏附分子缺陷病、重症先天性中性粒细胞减少症、X 连锁的高 IgM 综合征等。移植疗效受益于严重感染发生前的早期诊断。在无 HLA 全相合同胞时，半相合、非血缘供体和脐带血都可作为造血干细胞来源。

（2）溶酶体贮积病（lysosomal storage disease，LSD）：由编码溶酶体酶基因突变导致溶酶体内大分子不能或仅部分被消化，从而致使细胞功能失常出现的一组罕见遗传性疾病。据病种及其酶活性缺乏程度不同，生命预期不同，重者在出生后的 5 到 10 年内死亡。LSD 的绝对适应证在不断变化，黏多糖贮积症（MPS）IH 型（Hurler 综合征）[8]、X-肾上腺脑白质营养不良（ALD）[9]、α-甘露糖贮积症、婴儿型症状前期 Krabbe 病和晚婴型症状前期或青少年型早期异染性脑白质营养不良（MLD）为标准适应证，移植疗效与患儿就诊年龄、是否累及神经系统有关。球形脑白质病、幼年型 MLD、岩藻糖苷贮积症、天冬氨酰氨基葡萄糖尿症、法布尔病、沃尔曼病和线粒体神经胃肠脑肌病是可以选择的移植适应证，需要在病情早期考虑移植，处于进展期者，不考虑移植。

（3）遗传性骨髓衰竭综合征（inherited bone marrow failure syndrome，IBMFs）：以骨髓衰竭、先天躯体异常及恶性疾病易感性高为特征的一组疾病，包括范科尼贫血（FA）、先天性角化不良（DKC）、先天性纯红细胞再生障碍性贫血（DBA）、舒-戴综合征（SDS）和先天性无巨核细胞性血小板减少症（CAT）等，通过移植可纠正骨髓衰竭，但是先天性躯体异常无法改变，也不能逆转恶性疾病易感性高的特点，甚至移植过程中化疗药物的使用，可能加重其恶变特性。

（4）地中海贫血（thalassemia）：由于α或β珠蛋白基因的点突变或缺失致使一种或一种以上珠蛋白链合成减少或缺如所致的贫血，是常见的遗传性溶血性贫血。根据缺失的α或β肽链的程度不同，临床表现差异相当大，从无症状到输血依赖的重型贫血。Allo-HSCT是根治重型β地中海贫血的治疗方法。

（5）镰状细胞贫血病（sickle cell anemia，SCD）：由于β-肽链第6位上的谷氨酸被缬氨酸代替，构成镰状血红蛋白（HbS）。HbS变形能力降低，在微循环内淤滞，造成血管堵塞，引起组织器官损伤以致坏死。虽然基因治疗已成功进入到临床应用阶段，Allo-HSCT仍然是目前治愈SCD的有效方法。

（6）先天性红系造血异常性贫血（congenital dyserythropoietic anemia，CDA）：是一组罕见病，其特征是红细胞生成障碍和无效红细胞生成，约10%病例输血依赖，唯一治疗方法是移植。

（7）血小板无力症（Glanzmanns' thrombasthenia，GT）：是一种罕见的血小板疾病，由于血小板表面整合素受体异常，导致血小板无法聚集。目前，Allo-HSCT可使造血恢复和血小板聚集正常化。

（8）丙酮酸激酶缺乏症（pyruvate kinase deficiency，PKD）：是一种先天性非球形溶血性贫血，由于红细胞的丙酮酸激酶缺乏，导致葡萄糖代谢量减低，红细胞肿胀成球形，通过脾脏时被破坏。病情轻重不一，急性感染可使溶血加剧，甚至出现"溶血危象"。严重贫血、依赖输血者，Allo-HSCT是根治手段，部分病例切脾有效。

（9）石骨症（osteopetrosis）：Allo-HSCT是治疗婴幼儿恶性型石骨症的唯一有效方法。移植后，患儿骨质硬化和肝脾肿大可在半年至一年内逐渐恢复正常，但生长仍缓慢，视力和听力等脑神经损害为不可逆[10]。

4. 神经母细胞瘤（NB） 对于高危NB、Auto-HSCT后复发、难治NB患儿进行Allo-HSCT，也有长期无病生存的成功病例。

七、造血干细胞前供受体评估

移植前对供者和受者进行评估，对于移植是否顺利、降低并发症，提高移植成功率有着非常重大的意义。

（一）供者评估

1. HLA配型 供受者之间HLA相合度是决定移植成功的最重要因素。HLA全相合同胞是Allo-HSCT的最佳供者；其次，满足*HLA-A*、*B*、*C*、*DRB1*和*DQB1*高分辨9/10以上相合的非血缘、满足HLA-A、B、DRB1 4/6以上相合的脐带血和半相合供体均可作为替代供者。

2. 全面评估供者 仔细询问病史，血液系统评估包括血常规和凝血项。对于遗传代谢病，如选择半相合为供者，尽量不选择携带者，如果无其他选择，需进行原发病的缺陷酶的评估，正常者也可选择；对于X连锁的隐性遗传病，母亲为携带者，一般不建议作为遗传代谢病移植的供者。

3. 器官功能状态 需要进行心电图和血压评估心血管情况，注意血脂和血糖情况。

4. 排除传染病 需要进行肺部胸片排除结核通过血液检查排除病毒性传染病，包括丙型肝炎病毒抗体（HCVAb），人类免疫缺陷病毒抗体（HIVAb）、梅毒螺旋体抗体、乙肝表面抗原（HBsAg）、乙肝表面抗体（HBsAb）、乙肝e抗原（HBeAg）、乙肝e抗体（HBeAg）、乙肝核心抗体（HBcAb），巨细胞病毒（CMV）和Epstein-Barr病毒（EBV）的IgM和IgG，HBV-DNA和HCV-RNA定量。对于HBsAg和HBV-DNA定量阳性者，尽量选用其他供者，如果无其他选择，对供者进行抗病毒治疗后，复查HBV-DNA定量，待转阴后捐献。

5. 尽可能避免选择经产妇 因曾接触过胎儿抗原，DSA的水平可能高，增加移植风险。

6. 采集是否顺畅评估 对儿科移植来说，许多供者的年龄可能较小，2岁以下供者也可以安全捐献。在采集前需评估静脉通道，能否确保外周血干细胞采集顺畅进行。

（二）受者评估

1. 原发病的评估 评估原发病移植是否是目前最好选择；选择自体还是异基因；如需要进行异基因移植，是否有合适供者；选择移植的最佳时机。

2. 全面情况评估 移植需要心脏、肝脏和肾脏等重要脏器功能有一定耐受力，才能确保治疗顺利，因此需要进行患儿整体评估。儿童通常是根据 Lansky Play-Performance 评分标准，见表 46-1。评分低于 60 分，不适合移植。

表 46-1 Lansky Play-Performance 评分（适于 1～14 岁患儿）

分数	表现
100 分	活动自如，正常
90 分	较强体力的活动受限
80 分	活动自如但易疲劳
70 分	玩耍活动明显受限和活动时间缩短
60 分	能起立和活动，但很少玩耍，限于做比较安静的活动
50 分	能起床，但整个白天卧床，能参加所有安静的玩耍，无主动玩耍
40 分	绝大部分时间卧床，参加安静的活动
30 分	卧床，即便安静的活动也需要协助
20 分	经常睡觉，活动完全限于被动
10 分	无反应
0 分	死亡

3. 器官功能状态 移植前，评估患儿心脏、肝脏、肺和肾脏等重要脏器的功能。心脏评估包括心电图和心脏彩超检查，射血分数>40%以上可耐受移植[11]；检测肝功能各项指标，包括血清铁蛋白，此项指标与移植结果呈负相关[12]；肺部评估包括肺部 CT 检查肺部感染情况以及肺功能[13]，肺部慢性病史者，需进行动脉血气分析；肾脏评估包括血清肌酐清除率。反复输血者，需评估血制品的输注量、是否经过辐照处理。

4. 感染情况 评估既往是否有感染史，包括感染脏器和病原体类型，对于 PIDs，是否有少见的病原体感染，同时需要判断目前是否有感染，活动期还是稳定期。对于 HBsAg(+)，但肝功能无异常的患儿，并非是移植禁忌证；对于 HBsAg(-)，但 HBcAb(+)和 HBsAb(+)的患儿，建议行 HBV-DNA 定量检查，如为阳性，应予抗病毒治疗。目前感染并非移植禁忌证，但尽量将感染控制在稳定期行移植。

5. 供者特异性抗体（donor specific antibodies，DSA） 需要评估患儿体内是否存在 DSA，尤其对于反复输血和反复感染者。由于患儿移植前因反复输血或反复感染而产生 DSA，可明显降低植入率，影响移植成功率。

6. 心理准备 对于接受移植的患儿，需要特别关注其心理变化，尤其青少年，移植治疗的经历会引发其安全感的部分缺失。因此，移植前评估，给予人文关怀和安抚，通过主动热情与患儿及其家属交流，充分调动患儿积极性，取得患儿主动参予和配合对移植起着重要作用。

（唐湘凤　张冰花）

参考文献

[1] ROCHA V, SPELLMAN S, ZHANG MJ, et al. Effect of HLA-matching recipients to donor noninherited maternal antigens on outcomes after mismatched umbilical cord blood transplantation for hematologic malignancy. Biol Blood Marrow Transplant, 2012, 18(12):1890-1896.

[2] 黄晓军，吴德沛，刘代红. 实用造血干细胞移植. 2 版. 北京：人民卫生出版社，2019:151.

[3] 中心静脉血管通路装置安全管理专家组. 中心静脉血管通路装置安全管理专家共识(2019 版). 中华外科杂志，2020, 58(4):261-272.

[4] KIM H, IM HJ, KOH KN, et al. Comparable outcome with a faster engraftment of optimized haploidentical hematopoietic stem cell transplantation compared with transplantations from other donor types in pediatric acquired aplastic anemia. Biol Blood Marrow Transplant, 2019, 25(5):965-974.

[5] GENNERY AR, ALBERT MH, SLATTER MA, et al. Hematopoietic stem cell transplantation for primary immunodeficiencies. Front Pediatr, 2019, 7:445.

[6] AHLIN A, FASTH A. Chronic granulomatous disease—conventional treatment vs. hematopoietic stem cell transplantation: an update. Curr Opin Hematol, 2015, 22(1):41-45.

[7] ANNA, MONICA, BIANCO, et al. Genetics of inflammatory bowel disease from multifactorial to monogenic forms. World J Gastroenterol, 2015, 21(43):12296-12310.

[8] RodgersRODGERS NJ, KaizerKAIZER AM, Miller-MILLER WP, et al. Mortality after hematopoietic stem cell transplantation for severe mucopolysaccharidosis type Ⅰ: the 30-year University of Minnesota experience. J Inherit Metab Dis, 2017, 40(2):271-280.

[9] MILLER WP, ROTHMAN SM, NASCENE D, et al. Outcomes after allogeneic hematopoietic cell transplantation for childhood cerebral adrenoleukodystrophy: the largest single-institution cohort report. Blood, 2011, 118(7):1971-1978.

[10] CALVIN CW, MICHAEL JE, LINDA A, et al. Diagnosis and Management of Osteopetrosis: Consensus Guidelines From the Osteopetrosis Working Group J Clin Endocrinol Metab, September, 2017, 102(9):3111-3123.

[11] COGHLAN JG, HANDLER CE, KOTTARIDIS PD. Cardiac assessment of patients for haematopoietic stem cell transplantation. Best Pract Res Clin Haematol, 2007, 20(2):247-246.

[12] ARMAND P, KIM HT, CUTLER CS, et al. Prognostic

impact of elevated pretransplantation serum ferritin in patients undergoing myeloablative stem cell transplantation. Blood, 2007, 109 (10): 4586-4588.

[13] MAJZNER R, SANDOVAL C, DOZOR AJ, et al. Pulmonary function after hematopoietic stem cell transplantation is significantly better in pediatric recipients following reduced toxicity compared with myeloablative conditioning. Bone Marrow Transplant, 2016, 51(11): 1530-1533.

第 3 节 造血干细胞采集、冻存及体外处理

一、造血干细胞采集与冻存

(一) 造血干细胞采集

1. 脐血的采集

(1) 脐血供者条件与要求：产妇小于 35 岁，分娩过程顺利；妊娠 34~42 周；发育、营养正常，无恶性肿瘤及各种遗传性疾病；无传染性疾病；无严重合并症；无性病史。胎儿体重超过 2 500g；无畸形。有下列情况者脐血不宜采集：产妇有输血史；孕期少于 34 周或多于 42 周：胎盘剥离超过 12 小时，胎膜早破超过 24 小时；羊水检查发现染色体异常；产妇有感染、发执：胎儿呼吸窘迫；羊水内有胎粪。

(2) 脐血采集、运输及保存：应在断脐后 3 分钟内采集，采集时间不超过 10 分钟，血量在 100ml 以上为佳。运输温度为 4~25℃，18 小时内到脐血库。

2. 骨髓的采集

(1) 采集时机：血缘相关供者的骨髓通常于移植当日在受者移植中心进行采集。非血缘供者的骨髓，保证在采集后的 24 小时内送达受者所在地。自体骨髓通常在化疗后采集，4℃保存，48 小时内使用。

(2) 采集部位及处理：成人髂后上棘可获得足够的骨髓。小于 1 岁的供者可以选择胫骨。每个部位每次抽吸骨髓量一般为 3~5ml，放进装有肝素化液体的容器，过滤后待使用。

3. 外周血干细胞的采集

(1) 外周血干细胞的采集时机：异基因移植时，采用无关或血缘相关供体，G-CSF 刺激后 4~5 天是采集的最佳时机。

(2) 外周血干细胞的采集准备：采集前应对被采者进行宣教，以减轻其对采集的恐惧感。采集时口服或静脉补钙，体重低于 20kg 或者采集时严重贫血者，需输注照射的同型去白细胞红细胞或悬浮红细胞，将血细胞比容(hematocrit, HCT)提高到 30%以上再进行采集。

(二) 造血干细胞冻存

(1) HPC 细胞浓度：目前认为造血祖细胞(HPC)冻存可接受浓度为(100~200)×10^6/ml[1]。

(2) 低温保护剂：二甲基亚砜(DMSO)仍是 HPC 冷冻保存中最常用的冷冻保护剂。其浓度 10%、7.5%、5%均有使用，建议每家单位通过检测活细胞回收率确定 DMSO 浓度。

(3) HPC 处理与储存：程控降温是 HPC 低温保存的推荐方法，储存于低于-150℃的液氮中。

(4) 解冻：水浴锅温度在 38~42℃时迅速解冻，10~20 分钟内回输细胞。解冻后的细胞要求 NC 活力 >50%。

注：细胞冻存前，应预留微生物培养样本，并从冻存和解冻后的最终细胞产品中进行 NC 计数和 NC 活性测定(NC 浓度≤4×10^8/ml，$CD34^+$ 细胞数≥2×10^6/kg，红细胞浓度≤0.1ml/ml)。

二、造血干细胞的体外处理

(一) 移植物 HLA 不合的 T 细胞处理

1. 体外去除 T 细胞(T cell dislodge, TCD) 以通过阳性或阴性选择 $CD34^+$ 细胞来实现。阴性选择方法包括：①物理方法，如逆流洗脱，或大豆凝集素凝集，然后绵羊红细胞花环缺失(E-花环切)；②免疫方法，使用抗 T 细胞单克隆抗体(如抗 CD6)结合免疫磁珠作为分离靶点。而 $CD34^+$ 细胞的阳性选择目前已成为临床上主要的体外 T 细胞去除技术。2014 年 1 月，FDA 批准 CliniMACS $CD34^+$ 选择系统用于 HCT。目前，更精准的去除 Tαβ 细胞获临床应用[2]。

目前随着骨髓库的建立及不断完善，以及亲缘单倍体移植的开展，越来越多的移植中心采取了外周干细胞(PB)采集技术，相比骨髓干细胞，PB 移植物含有 4~5

倍的造血祖细胞和 T 细胞。通过淘洗、CD34 选择、E-花环或阿伦单抗疗法进行 T 细胞清除，PB 组的病人 GVHD 发生率、治疗相关死亡率与骨髓组比较未见明显增多，同时粒细胞及血小板植入时间更短，造血重建时间更快。劣势则表现为植入失败率高，免疫重建延迟，导致感染、复发风险高。

2. 体内去除 T 细胞

（1）抗胸腺细胞球蛋白：其功能为免疫抑制，可以改变 T 细胞和 NK 细胞功能，或者消除 T 细胞或 NK 细。作用机理：①细胞溶解/调理素作用：使淋巴细胞耗竭，T 细胞被补体依赖性溶解后从循环中清除，由网状内皮细胞系统作用形成的调理素将残存 T 细胞耗竭。②对 T 细胞作用：在使 T 淋巴细胞衰竭基础上，其免疫抑制活性可引发其他淋巴细胞功能反应。③对 B 淋巴细胞的作用：抑制 B 细胞和成熟淋巴细胞的增殖。

在治疗开始的 2 周，除 B 淋巴细胞和单核细胞外，所有亚群的绝对计数显著衰减（CD2、CD3、CD4、CD8、CD25、CD56、CD57 衰减在 85%以上），单核细胞先期衰减至较低的程度，而 B 淋巴细胞几乎不受影响。在治疗 2 个月内，绝大多数亚群可回升至原数值的 50%以上，由于 CD4/CD8 的比值倒置，CD4 的衰竭可以持续到移植后 6 个月。

（2）抗 CD52 抗体阿仑单抗：阿仑单抗是一种针对细胞表面糖蛋白 CD52 的重组人源化 IgG1-kappa 单克隆抗体。CD52 是一个存在于 B 和 T 淋巴细胞表面的抗原，在大多数单核细胞、巨噬细胞、NK 细胞和粒细胞亚群中存在，一些骨髓细胞，包括一些 $CD34^+$ 细胞，表达不同水平的 CD52。其作用机制是阿伦单抗与抗体依赖性的细胞表面抗原结合后介导细胞溶解。淋巴细胞计数随时间增加：B 细胞计数通常在 6 个月内恢复；T 细胞计数恢复较慢，通常在治疗后 12 个月保持在基线以下。阿仑单抗对 Navie、记忆和效应细胞 T 细胞（$CD4^+$ 和 $CD8^+$T 细胞）均有影响。

（3）环磷酰胺：环磷酰胺可以选择性地破坏异基因反应性 T 细胞，增加调节性 T 细胞的数量，从而在短期和长期均降低移植物抗宿主病的发生率[3]。不同于上述两种体内去 T 细胞的作用机制：ATG 和阿仑单抗在消除 T 细胞的同时，对其他细胞类型，如 B 细胞和自然杀伤（NK）细也有作用。二者半衰期很长，在减少 GVHD 发生的同时，可能也减弱了移植物抗白血病效应。特别是使用阿伦单抗的患儿，较 ATG 组比较，其 $CD3^+$T 细胞、$CD4^+$T 细胞、$CD8^+$T 细胞亚群和自然杀伤细胞（NK）的恢复明显延迟，因此，接受这种治疗的儿童中供体嵌合<95%的患者比例相对较高，阿仑单抗治疗的患者治疗失败和复发的风险也明显较高。

我国的"北京方案"基于粒细胞集落刺激因子（G-CSF）诱导免疫耐受的系统研究，证明 G-CSF 和 ATG 诱导免疫耐受、外周血和骨髓移植物混合应用是移植成功的关键，初步阐明通过调节性 T 细胞、髓源性抑制细胞发挥作用；建立了基于 G-CSF 诱导免疫耐受治疗的预处理方案，使其达到了与非血缘供者移植等同的疗效。

（二）血型不合的处理

造血干细胞移植不要求供者和受者的 ABO 血型和 Rh 血型相合。既往研究表明，ABO 血型不合可能并发溶血、红细胞植入延迟及纯红细胞再生障碍性贫血，目前不认为其对移植后生存率有影响。

ABO 血型不合包括主要不合（或称主侧不合），次要不合（或称次侧不合）及双向不合。主要不合指供者血型抗原为受者所不具备，如供者为 AB 型、A 型或 B 型，受者为 O 型；供者为 AB 型，受者为 A 型或 B 型等。次要不合指供者具有受者不具备的血型抗体，如供者为 A 型、B 型、O 型，受者为 AB 型，或供者为 O 型，受者为 A 型、B 型、AB 型等。双向不合则二者皆有，如供者为 A 型，受者为 B 型，或供者为 B 型，受者为 A 型。

Rh 血型系统中，D 抗原的抗原性最强，因此临床意义最重要，目前检测的 Rh 血型主要为 Rh（D）血型。Rh 血型也包括了 Rh 血型主要不合（供者 Rh 阳性，受者 Rh 阴性）及 Rh 次要不合（供者 Rh 阴性，受者 Rh 阳性）。但 Rh 血型抗体为非天然抗体，仅在 Rh 血型阴性的患者输入 Rh 阳性献血者的血液后，发生同种免疫，再次输注 Rh 阳性的血液，才会发生溶血。

1. 骨髓采集物的处理　供受者 ABO 血型不合时，供者骨髓采集物未经处理直接输注，可能会发生溶血，因此在输注前需要对骨髓采集物进行预处理。

（1）供受者 ABO 血型主要不合：目前大多数中心使用血细胞分离装置对骨髓采集物进行骨髓淘洗（BMP）操作，以去除红细胞[4]。

（2）供受者 ABO 血型次要不合：此时供者具备受者血液中所没有的血型抗体。当供者的血型抗体滴度高于 1:256 时，也可能导致不同程度的溶血，因此可通过将骨髓采集物进行离心，弃去部分血浆。

（3）供受者 ABO 血型双向不合：按照供受者 ABO 血型主要不合处理。

2. 外周血造血干细胞的处理　外周血造血干细胞

通常由血细胞分离装置将经过抗凝的全血进行分离和采集,采集物的终体积约在200ml左右,采集物中仅含有很少量的红细胞及血型抗体。因此,无论是ABO血型的主要不合、次要不合或者双向不合,均不会产生严重的急性溶血。因此,外周血造血干细胞可直接输注。

(胡绍燕)

参考文献

[1] KUBIAK A, MATUSZAK P, BEMBNISTA E, et al. Banking of Hematopoietic Stem Cells:Influence of Storage Time on Their Quality Parameters. Transplantation Proceedings, 2016, 48(5):1806-1809.

[2] ADAM R BRYANT, MIGUEL-ANGEL PERALES. Advances in Ex Vivo T Cell Depletion-Where Do We Stand? Adv Cell Gene Ther. 2019,2(1):e29.

[3] AL-HOMSI AS, ROY TS, COLE K, Feng Y, et al. Post-transplant high-dose cyclophosphamide for the prevention of graft-versus-host disease. Biology of blood and marrow transplantation: journal of the American Society for Blood and Marrow Transplantation, 2015;21(4):604-611.

[4] DEL FANTE C, SCUDELLER L, RECUPERO S, et al. Automated red blood cell depletion in ABO incompatible grafts in the pediatric setting. Transfus Apher Sci. 2017;56(6):895-899.

第4节 造血干细胞移植及相关技术

一、造血干细胞移植预处理

(一)预处理基本概念和分类

1. 预处理的概念 预处理是造血干细胞移植(hematopoietic stem cell transplantation, HSCT)技术体系中最关键的一个处理环节,一般指:在HSCT中,移植物(造血干细胞)回输前给受者提前使用细胞毒性及免疫抑制的药物和/或辐照处理。预处理的目的主要有三个:①在恶性疾病的造血干细胞移植中,清除残留的恶性细胞;②充分抑制受者的免疫系统,以防止其排斥外来的异基因细胞;③诱导受者的骨髓造血不全,提供造血龛,使供者造血干细胞在造血重建方面具有竞争优势。能够实现上述三个目标的预处理治疗方案通常也同时具有显著的毒性,因此HSCT中的一个重要目标是研究和应用能在有效的骨髓免疫抑制或细胞清除与可控脏器毒性之间达到最佳平衡的预处理方案,以保证清除靶细胞、移植物植入、造血和免疫重建、减少并发症[1]。

2. 预处理方案分类 预处理方案通常根据强度分为3类:清髓性方案(myeloablative conditioning, MAC)、非清髓性方案(non-myeloablative conditioning, NMAC)和减低强度方案(reduced intensity conditioning, RIC)。根据目前国际的有关分类定义认为:MAC是指预处理后1~3周内,患者因预处理出现不可逆性的骨髓抑制和全血细胞减少,造血功能的恢复必须依赖造血干细胞支持;NMAC是指预处理后患者仅有轻度的骨髓抑制和全血细胞减少,甚至可不需输血支持;RIC强度则介于两者之间。

关于预处理方案的强度需要说明的是:由于多数异基因造血干细胞移植患者最终都是转化为完全供者型,因此所谓的“清髓与否”是指预处理造成的直接结果,而非最终结局,而定义“清髓性”的出发点是指患者造血功能在预处理后能否自我恢复,而非细胞学意义上的完全清除;自体和同基因HSCT,因没有移植物抗白血病(graftversus leukemia, GVL)效应,移植后并发症少,预处理剂量应尽量加强,并不适用这样的分类。

(二)预处理方案

1. 清髓性方案(MAC)

(1)经典MAC方案:Thomas和他的同事于1957年首次进行了人体骨髓移植试验,并借助1959年在贝尔格莱德利用无关供者骨髓治疗辐射事故的受害者的经验,建立了基于全身辐照(totalbodyirradiation, TBI)的预处理的基本原则。Santos, Owens和Sensenbrenner在20世纪60年代首次证实可使用环磷酰胺(cyclophosphamide, Cy)作为预处理药物。因此,在HSCT的最初30年里,TBI联合Cy一直是标准的预处理方案。TBI/Cy的作用强度主要取决于TBI相关参数的调整,包括总剂量、剂量率、是否分次、分次的间隔时间和屏蔽遮挡等参数。原则上,更高的总剂量、更高的剂量率和更大的分次比例(总剂量/次数)与更大的造血清除效应、更强的免疫抑制呈正相关。历经多年临床实践,逐步形成了以单次 8Gy 或分次 12Gy TBI 联合 Cy(120mg/kg)的经典方案。分次辐射经过 1980 年代以来的一系列研究支持,已成为金标准[1-3],然而 TBI 的应用常受限于辐照设备。

基于烷基化药物白消安(busulfan,Bu)/Cy 的预处理方案于 20 世纪 70 年代中期开始研究应用,并迅速成为急性髓系白血病(AML)患者 HSCT 时的预处理方案。后来随着 HSCT 适应证的拓展,Bu/Cy 作为经典的 TBI/Cy 的替代方案得到了更广泛的应用,尤其是在儿童患者和非恶性疾病患者等需避免 TBI 相关的全身毒性作用的情况中。经典的 Bu/Cy 方案的剂量主要为:Bu 0.8mg/kg,q.6h.×4 天,Cy 50mg/(kg·d)×4 天。然而,该方案也显示出了比较明显的近远期毒副作用,例如相对较高的肝静脉阻塞性疾病(veno-occlusive disease,VOD)发生的风险,因此近年来更多的方案采用了下调 Bu 和/或 Cy 的剂量,减少相关毒副作用,例如氟达拉滨(fludarabine,Flu)/Bu/Cy 方案;同时开展 Bu 浓度的监测,以调控预处理强度。一些随机研究和 Meta 分析比较了 TBI/Cy 和 Bu/Cy 的治疗方案,总体来说结果相似。目前多数学者认为对于 ALL 患者,TBI/Cy 具有更好的抗肿瘤作用,而对 AML 患者两者疗效基本等同,具体可根据患者病情和移植条件做相应选择。

(2) 替代性 MAC 方案:除上述经典的 MAC 方案外,在 TBI/Cy 或 Bu/Cy 的骨架上添加多种化疗药物或替代 Cy 的预处理方案也被临床广泛应用中。常见包含的化疗药物包括:氟达拉滨(fludarabine,Flu)、美法仑(melphalan,Mel)、依托泊苷(VP-16,etoposide)、阿糖胞苷(cytosine arabinoside,Ara-C)及氯法拉滨(clofarabine)等,其中 Flu 已成为异基因 HSCT 预处理方案中广泛使用的药物。Flu 具备有效的免疫抑制特性和较低的髓外毒性,与 Bu 联合使用可为供者完全植入提供充分的清髓和免疫抑制作用,在儿童人群中也有相似的疗效,同时具有更快的中性粒细胞植入和较少的移植相关毒性[4]。新药苏消安(treosulfan,Tre)是一种已经在欧洲获得批准的相关药物,与 Bu 相比,其非血液学毒性较低,更适合在儿童患者或 Bu 不耐受的患者中使用,值得关注。

其他多种药物,如氟尿嘧啶、卡莫司汀(BCNU)、高剂量甲氨蝶呤、表柔比星、顺铂(cis-platinum)、卡铂、噻替帕、Mel、6-硫基鸟嘌呤(6-thioguanine)被纳入应用于自体 HSCT 支持的各种高剂量预处理方案中。常用的预处理方案有(简称):CBV(Cy,BCNU,VP-16);BACT(BCNU,Ara-C,Cy,6-thioguanine);BEAM(BCNU,etoposide,Ara-C,Mel);CBP(Cy,BCNU,cis-platinum)等。值得注意的是,在异基因 HSCT 下,这类替代疗法在疾病控制方面通常表现出同等的益处,但常会增加预处理相关毒性。

2. 非清髓性方案(NMAC)和减强度预处理(RIC)　随着 HSCT 技术的发展,免疫机制在移植中发挥的重要作用得到了更深入的认识。人们发现异基因 T 淋巴细胞的靶组织之一是造血祖细胞,供者淋巴细胞的输注足以引起骨髓造血不良,还可将混合嵌合状态转化为供体完全嵌合状态。恶性细胞克隆的清除很大程度上依赖于供体免疫细胞发挥 GVL 效应,同时降低预处理程度将明显提高患儿的脏器耐受性,降低 TRM,扩展移植应用。因此,NMAC 和 RIC 的预处理方案在 20 世纪末期被研究和应用。

NMAC 具有以下特征:①低强度;②含有强效免疫抑制剂;③多为混合嵌合或逐步达到完全植入。最具代表性和应用相对广泛的 NMAC 方案为 2Gy TBI±FLU 和 0.8Gy×10d 全淋巴结照射(total lymphoid irradiation,TLI)+抗胸腺细胞球蛋白(anti-thymoglobulin,ATG)1.5mg/(kg·d)×4d。

RIC 方案的强度介于 MAC 和 NMAC 之间,通常认为其符合下述标准:单次 TBI<5Gy 或分次 TBI 总量<8Gy;Bu 总剂量或 Mel 总剂量低于 MAC 用量。RIC 方案的骨髓抑制虽可以自行恢复,但通常仍需供者 HSC 支持,以避免长期重度血细胞减少导致严重并发症。RIC 方案通常含 90~180mg/m^2 的 Flu 作为基本的免疫抑制剂,在此基础上联合减量的 TBI 或烷化剂(如 Bu、Mel)以发挥抗肿瘤作用,部分方案还包括 ATG 或阿仑单抗[5],以降低移植物抗宿主病(graft versus host disease,GVHD)的发生率和严重程度。

目前国际上常用的不同强度的预处理方案见表 46-2。

表 46-2　MAC、NMAC、RIC 预处理方案列举

MAC	NMAC	RIC
Bu/Cy/Mel	Flu/Cy/ATG	Flu/Bu
TBI/TT/Cy	Flu/TBI	Flu/Mel
Ara-C/VP/TBI	TLI/ATG	Flu/Ara-C

注:参考自 *EBMT-ESH Handbook*。TT:硫替帕。

（三）预处理方案的选择原则

虽然有特定的预处理方案，但具体实施和选择则是一个个体化和综合考虑的过程。疾病种类，疾病状态，患者年龄，移植物种类，合并症等都是影响预处理方案制定的重要考量因素。目前尚缺少全面的前瞻性随机对照研究来比较不同预处理方案的优劣，多数情况下参考的依据主要来自一些大型移植中心的大样本系列回顾性研究，因此需要注意：各研究的疾病组成、疾病状态、移植物种类、患者年龄以及预处理方案的组成成分都是不尽相同的，不能单纯通过一项研究的结果得出确定的何种预处理方案更优的结论。

总体来说，MAC 的骨髓抑制强度高，直接杀伤肿瘤细胞作用强，相对的其脏器毒性更大，感染及 VOD 等并发症和预处理相关死亡率相对较高，因此在高年龄患者、基础疾病状态差、耐受性不佳的患者中应用有限。NMAC 免疫抑制作用更强，杀伤肿瘤的作用减弱，预处理强度低，可显著降低 TRM，但复发、GVHD 及感染等并发症仍是影响患者总体生存率和生存质量的主要问题，尤其对于高度恶性肿瘤患者，复发仍是移植失败的主要原因。因此目前认为，NMAC 主要适用于肿瘤负荷小或非肿瘤疾病、疾病进展慢、对 GVL 敏感、且不适合 MAC 移植的患者。理论上，RIC 方案较 MAC 的器官功能损伤小、输血要求低、早期感染风险下降、炎症反应相对轻微，从而降低了 GVHD 的风险；同时 RIC 强度又高于 NMAC，有利于减少复发，因此对不适合 MAC 移植的患者，可考虑 RIC[6,7]。

预处理方案的选择在儿童需要高度个体化考虑。预处理的移植疗效与患儿疾病及状态也密切相关，例如：肿瘤 CR 期患儿的疗效要显著优于进展期或未达 CR 的患儿；儿童复发难治 ALL 患儿对 GVL 效果欠敏感，因此绝大多数 ALL 患儿不选择 NMAC 和 RIC 预处理方案；原发性免疫缺陷病（PIDs）中 SCID 患儿根据供者来源、受者免疫表型或状态可以不用预处理方案或者 NMAC 方案预处理，而另外一些 PIDs（例如 WAS，CGD，高 IgM 综合征等）在疾病状态稳定或可耐受的前提下需要考虑标准 MAC 方案；先天性骨髓衰竭性疾病（BMF）中具有 DNA 损伤修复缺陷的患儿（例如范科尼贫血），对化疗敏感，所采用的预处理方案要考虑更低剂量的 Cy 以避免严重毒性作用（表 46-3）[6,7]。另外预处理方案的选择还需考虑供者类型，供者 HLA 相合程度也是影响预处理的重要因素，MSD 供者，预计其排斥反应强度较低，可更多考虑 NMAC 或 RIC 方案；对于无关供者和单倍体供者，移植排斥较强，应尽可能选择 MAC 方案。

表 46-3 儿童常见 HSCT 适应证预处理方案列举

疾病/适应证	预处理方案（异基因 HSCT）
急性白血病	Bu/Cy TBI/Cy Bu/Cy/VP（或 Ara-C）
重型地中海贫血	Bu/Cy Azathioprine/Hu/Cy/Flu/TT/Bu
原发性免疫缺陷病	MAC Bu*/Flu（160mg/m²） Flu/Bu/Cy（MSD） Bu/Cy/ATG（MURD） NMAC Bu*/Flu（180mg/m²）

注：*欧洲 ESID/EBMT 推荐的方案中 BU 需要根据体重或药物浓度目标调整剂量；表中 Cy 的剂量需要参考具体方案。MURD：匹配的非亲缘关系供者。

二、造血干细胞移植输血要求及 ABO 血型不合输血策略

输血是造血干细胞移植中支持性治疗的重要组成部分。红细胞和浓缩血小板是移植前后输血的主要血液制品。HSCT 的患儿在经过大剂量放化疗预处理之后，骨髓被清除，全身的皮肤黏膜也有损伤，凝血功能也会发生变化。同时由于免疫抑制剂的使用，患儿免疫功能极其低下，非常容易感染。一旦发生并发症，疾病进展迅速。因此，HSCT 患儿的贫血和血小板减少的支持要较其他血液病积极。

ABO 血型不合已经不是 HSCT 的主要障碍，国内外的资料均显示 ABO 血型不合对骨髓植活、GVHD 发生及长期无病存活率均没影响。研究发现与供者 ABO 血型主要不合的患者，红系开始恢复的时间明显延迟，使红细胞的输注的需要增加。供受者血型不合时，选择输注的血制品的血型至关重要，以避免发生严重的溶血反应。另一方面，输血增加患者体内免疫背景的复杂性，可能引发输血相关的 GVHD，或者因致敏次要组织相容性抗原引起移植后排斥，因此输注的血制品需严格处理，如辐照去除血制品中的 T 淋巴细胞以降低输血相关 GVHD。此外，输血还可能传播 CMV，增加患者 CMV 感染的概率。

综上，HSCT 前后的输血指征需相对放宽，血制品的选择和使用需遵循严格的要求。

（一）HSCT 输注血液制品的要求

1. 输血指征

（1）红细胞输注：HSCT 患者贫血的主要原因是药物或 GVHD 引发的骨髓抑制，另外脏器黏膜受损出血造成失血性贫血及免疫性溶血等也可导致贫血。在积极进行病因调查和治疗的同时，可输注红细胞，保持血红蛋白（Hb）在 80g/L 以上。

（2）浓缩血小板输注：HSCT 过程中，患儿经过大剂量放化疗的预处理，常需预防性输注血小板，以预防严重致命性出血的发生。通常，对无出血，无发热，一般情况较好的患儿，血小板的输注阈值为 $\leqslant 10\times10^9/L$；若患儿有发热、活动性感染、脾大或其他致血小板消耗增多的情况，血小板的输注阈值应调整为 $\leqslant 20\times10^9/L$；对有活动性出血、移植相关并发症导致出血风险增加的情况（如急性 GVHD，黏膜损伤，出血性膀胱炎，弥漫性肺泡出血等），即使血小板大于 $20\times10^9/L$，也可考虑输注血小板；对有活动性出血或将要进行有创操作如中心静脉置管、胃肠活检时，应使血小板水平尽量维持在 $50\times10^9/L$ 以上。

HSCT 过程中所输注的血小板应尽量采用机器单采的浓缩血小板。剂量考虑上：年龄较小的儿童（<20kg），给予 10～15ml/kg 直至 1 个治疗剂量的浓缩血小板；年龄较大的儿童，应当使用 1 个治疗剂量的浓缩血小板。如有需要，可更精细地计算血小板剂量（$\times10^9$），即：剂量 $=PI\times BV\times F^{-1}$（PI：需要的血小板计数增加量；BV：患儿的血液容积，估算方法为患儿体表面积×2.5；F：校正因子，考虑 33%的血小板进入脾脏，故 F 一般设为 0.67）。

需注意的是：除药物或移植物抗宿主病引发的骨髓抑制外，一些移植相关的特殊并发症也可表现为血小板减少，如肝静脉阻塞病（VOD）、血栓性微血管病（TMA，如血栓性血小板减少性紫癜，TTP）。在 VOD 和 TMA 时，输注血小板可加重病情，只有在有严重或致命性出血时才考虑输注血小板止血。除 VOD 及 TMA 外，只要有活动性出血或有明显出血倾向，应立即输注浓缩血小板。

2. 输血注意事项

（1）预防 CMV 感染：输血会增加患儿感染 CMV 的风险。目前减少输血相关的 CMV 感染风险的方法主要为尽可能选用 CMV 阴性者的血制品或去除血制品中的白细胞，使白细胞残留量 $<(1\sim5)\times10^6/U$。目前国际上尚没有 HSCT 中减少 CMV 传播风险的管理共识，通常的做法是 CMV 阴性血制品或去白细胞血制品至少使用到移植后 100 天。

（2）预防输血相关 GVHD：输血相关 GVHD 是由于血制品中有活性的供者 T 淋巴细胞对受者组织器官产生免疫反应和攻击所致，临床表现与移植后 GVHD 类似。输血相关 GVHD 患者多出现骨髓造血不良引起的全血细胞减少，死亡率可达 90%。因此，减少输注的血制品中的淋巴细胞至关重要。目前主要通过辐照处理减少血制品中的淋巴细胞，也可用白细胞过滤器去除淋巴细胞，使每次输入的白细胞 $<5\times10^6/L$。对于 HSCT 受者使用辐照血液制品的时间尚无共识，通常认为自体造血干细胞移植者从造血干细胞采集前 2 周开始直到移植后至少 3 个月；而对异体造血干细胞移植受者，从预处理开始至移植后至少 6 个月或直到免疫重建稳定时，也可终身使用辐照血制品。

（3）其他：准备进行异基因造血干细胞移植的患儿，移植前应避免使用亲属的血液，以免致敏次要组织相容性抗原引起移植后排斥。EBMT 移植手册还建议在中性粒细胞严重减少期间，发生威胁生命的非病毒感染时可考虑输注辐照后的粒细胞，有助于控制活动性的真菌感染或细菌感染，使这类高危患儿有机会进行 HSCT。

（二）ABO 血型不合 HSCT 输血策略

ABO 血型不合的 HSCT 中，除需参照上述输血要求外，还需谨慎的选择血制品的血型，以避免发生严重的溶血反应。①在接受移植物回输前，输注的血制品血型需与受者血型相匹配；②移植后输血，血型的选择需遵循一定原则；③回输的含血液的骨髓移植物可能需要进行特别处理。

1. 造血干细胞移植物的回输

（1）骨髓移植物：供受者血型不合时，采集的供者骨髓血含有大量红细胞，直接输注可能发生溶血。为避免溶血，可进行如下处理。

1）供者和受者 ABO 血型主侧不合：供者有受者不具备的血型抗原，如供者为 A、B 或 AB，受者为 O；或供者为 AB，受者为 A 或 B。可在所采集的骨髓中按一定比例（一般为体积比 4∶1）加入 6%羟乙基淀粉溶液，自然沉淀红细胞后所得血浆中富含骨髓细胞，分离出的红细胞可回输供者。

2）供者和受者 ABO 血型次侧不合：供者具有受者不具备的血型抗体，如供者为 A、B 或 O 型，受者为 AB 型；或供者为 O，受者为 A 或 B 型。当供者的血型抗体滴度高于 1∶256 时，可将采集的骨髓血离心弃去部分血浆。

3）供者和受者ABO血型双向不合：如供者为A，受者为B；或供者为B，受者为A。同时按上述两种方法处理。

（2）外周血干细胞：外周血造血干细胞通过血细胞分离机采集，采集物中仅有很少量红细胞，所含凝集素很少，所以无论哪种血型不合都不会产生严重的急性溶血性反应。因此，外周血造血干细胞采集物可以不做去红细胞或抗体处理，直接输注给受者。

2. 移植后输血 对ABO血型不合的HSCT移植后输血应区别对待。

（1）血型主侧不合：HSCT后可选择与受者血型一致的红细胞或输注与供者血型一致的血小板，直至血型转换，也可全部输O型红细胞及AB型血小板。

（2）血型次侧不合：HSCT后可选择与供者血型一致或O型红细胞及与受者血型一致的血小板直至血型转为供者血型。

（3）混合型ABO血型不合：可输O型红细胞及AB型血小板。

在临床实际操作中，ABO血型不合的HSCT输血应遵循以下原则：每周检测受者的血型抗体滴度，根据当时的血型输注同型血，输注红细胞时必须经过交叉合血，如出现凝集反应，可输注浓缩红细胞或洗涤红细胞。表46-4为ABO血型不合时输血的血型选择。

另外需要注意的是：在常规输血中，血小板输注是不进行交叉配ABO血型的，O型悬浮血小板中的高滴度抗A、抗B可以引起患儿红细胞溶血。

表46-4 ABO血型不合时的输血

ABO血型不合	移植前			移植后				
	受者	供者	所有血制品	红细胞	血小板		血浆	
					首选	次选[a]	首选	次选
主侧不合	O	A	O	O	A	AB,B,O	A	AB
	O	B	O	O	B	AB,A,O	B	AB
	O	AB	O	O	AB	A,B,O	AB	—
	A	AB	A	A,O	AB	A,B,O	AB	—
	B	AB	B	B,O	AB	B,A,O	AB	—
次侧不合	A	O	A	O	A[b]	AB,B,O	A	AB
	B	O	B	O	B[b]	AB,A,O	B	AB
	AB	O	AB	O	AB[b]	A,B,O	AB	—
	AB	A	AB	A,O	AB[b]	A,B,O	AB	—
	AB	B	AB	B,O	AB[b]	B,A,O	AB	—
双向不合	A	B	A	O	AB	B,A,O	AB	—
	B	A	B	O	AB	A,B,O	AB	—

[a]：按优先顺序排列；[b]：在完全植入后首选与供者血型一致的血小板。

三、造血干细胞输注

造血干细胞输注前，再次确定患儿生命体征稳定，将冻存的干细胞放入37~40℃的水浴箱，1分钟内快速融化，融化过程中不断轻摇干细胞袋，一次融化一袋，在患儿耐受的情况下，尽快通过中心静脉置管回输，在确认前一袋干细胞输注完毕后再开始融化下一袋。新鲜骨髓或外周造血干细胞可直接输注。

干细胞输注过程常见副作用：①恶心、呕吐、头痛，大多与DMSO应用有关；②过敏反应，荨麻疹（自体移植少见）；③发热、寒战、高血压（应警惕污染）；④液体过载；⑤呼吸衰竭、胸痛（细胞团或碎片，罕见）；⑥肾功能受损，血红蛋白尿（少见）；⑦脂肪/空气栓塞（极罕见），上述症状大多数为一过性。

四、植入鉴定及嵌合特征

（一）植入鉴定

1. 植入的定义　根据国际细胞疗法认证基金会（FACT）和国际血液和骨髓移植研究中心（CIBMTR）的研究，植入的定义为骨髓抑制期后中性粒细胞和血小板的恢复，其中，中性粒细胞植入定义为：ANC>0.5×10^9/L 持续 3 天；血小板植入定义为：7 天脱离血小板输注情况下，PLT>20×10^9/L 持续 3 天。

2. 植入的时机　在移植过程中，每个血细胞谱系在不同的时间植入。通常，中性粒细胞在输注 HSC 后 1~4 周内首先植入，随之血小板在 HSC 回输后 3~8 周植入，红细胞在 HSC 回输后 1~3 个月植入。血小板恢复正常值大约需要 1~3 个月。淋巴细胞系通常是最后恢复的，可能在 HSCT 之后 1~2 年。植入的时间受到多因素影响，包括供体来源、HSC 来源、并发感染的存在、受体的骨髓微环境、生长因子的应用、供体的移植物处理、预防移植物抗宿主病（graft-versus-host disease，GVHD）的药物和药物毒性。在供体来源对中性粒细胞植入的影响方面，生长因子动员的自体外周血干细胞（peripheral blood stem cell，PBSC）通常植入最快（HSCT 后 7~14 天）。相比之下，来自异体的 PBSC 则在 HSC 回输后的 10~21 天内植入，而同种异体骨髓植入大约需要 14~21 天，脐带血 HSC 植入最慢，通常在 15~40 天时植入。

3. 影响植入的因素

（1）HSC 的来源（生长因子动员的外周血、骨髓和脐带血）：对移植是否成功和植入时机至关重要。通常，中性粒细胞和血小板的植入时间在生长因子动员的 PBSC 较骨髓分别早 2~6 天和 5~8 天。并且，PBSC 的免疫功能恢复比骨髓更快。研究指出这很可能是由于 PBSC 来源的移植物中成熟 T 淋巴细胞的数量高于骨髓，而脐带血中成熟 T 淋巴细胞的数量却相对较低。通常，移植物中的 T 淋巴细胞数目越低，造血恢复所需的时间越长。

（2）HSC 数目：回输的 HSC 中总有核细胞（total nucleated cells，TNCs）数和 $CD34^+$ 细胞数会影响植入的时机和增加排异风险。研究发现供体骨髓中较高的 TNC 和 $CD34^+$ 细胞数可加快中性粒细胞的植入，并且发现 PBSC 中 $CD34^+$ 细胞数与血小板植入更快有关。也有研究表明，HSC 中少量的 $CD34^+$ 细胞数即可使 UCBT 植入。但目前对于长期稳定植活所需的细胞数量尚无准确定论。

（3）供体移植物的处理：从理论上讲，供体移植物的处理可能促进或抑制植入，方式包括：在体外对供体 HSC 进行 T 淋巴细胞消减、在体内输注抗胸腺细胞免疫球蛋白（ATG）或阿仑单抗，但是研究报道 T 淋巴细胞消减对于骨髓移植的植入差异无统计学意义。而 HSC 产品的低温保存和解冻过程可能会对移植物的完整性产生负面影响。此外，在 ABO 血型不相容的情况下对 HSC 产品进行去除红细胞处理也可能对 HSC 产品产生负面影响。

相反，生长因子的应用可以缩短中性粒细胞的植入时间。HSCT 后生长因子的使用取决于许多因素，包括供体来源、HSC 数、基础疾病以及预处理方案。生长因子最常用于自体 HSCT 中，在 UCBT 之后也较常使用。

（4）受体的骨髓微环境：受体骨髓微环境的状态和基础疾病会影响 HSC 的植入。此外，移植前的化疗和放疗以及预处理被认为会造成无法稳定支持造血功能的难治性骨髓微环境。对受体“骨髓龛”的损害包括对构成骨髓基质的内膜、周围血管和血管内皮细胞的损害。因此，这种受损的骨髓微环境和对“骨髓龛”的损害会阻碍 HSCT 后的造血恢复。

（5）预防移植物抗宿主疾病的免疫抑制剂：用于预防 GVHD 的免疫抑制剂可能会影响造血功能的恢复。研究指出，甲氨蝶呤预防 GVHD 同时可使植入至少延迟 5 天。

4. 植入的临床表现　通常，患儿在出现如外周血白细胞计数增加这些客观的植入证据之前，会表现出一定的植入症状和体征。这些症状和体征以新发热的“流感样”综合征最常见。此外，患儿还会出现发冷、出疹（通常为红斑）、全身乏力、关节和肌肉酸痛、腹痛、黏膜炎加重、周围水肿和血小板消耗增加。这些表现是由于供体细胞分泌的细胞因子增加导致的（通常称为“细胞因子风暴”），如果这些表现明显恶化则被称为过度植入综合征，可能需要短期使用类固醇皮质激素干预。然而，这些症状和体征有时不仅仅是植入的表现，感染也会导致这些表现，因此，应积极查找是否存在感染灶并完善病原学检测，同时在新发热时立即使用广谱抗生素经验性治疗。

5. 植入的证据检测　是通过识别供受体之间的遗传学标记差异实现的，这些遗传学标记是指能从受体细胞中区分出供体细胞或能从供体细胞中区分出受体细胞的遗传学标记。因此，在移植前需对供、受体的遗传学标记进行鉴定，并寻找差异的遗传学标记以便移植后应用这些遗传学标记进行植入鉴定。目前，嵌合状态分析是检测植入的标准之一，并可以在几乎所有的异基因HSCT(Allo-HSCT)患儿中进行。

(二) 嵌合特征

1. 嵌合体的定义 嵌合体(chimerism)是指 Allo-HSCT 后供体和受体的造血和淋巴细胞在骨髓中共存，通常由百分数表达。临床上存在五种嵌合状态。

(1) 完全嵌合(full donor chimerism, FDC)：指移植后受体的造血和淋巴细胞超过95%来源于异基因供体。

(2) 部分嵌合或混合嵌合(mixed chimerism, MC)：指移植后能同时检测到供体与受体的造血或淋巴细胞，且5%≤供体细胞比例<95%。

(3) 短暂 MC：指 Allo-HSCT 后出现一过性 MC，之后骨髓或外周血中受体细胞消失，MC 转化为 FDC。

(4) 稳定 MC：指供体细胞比例保持恒定，供体细胞比例稳定<95%。

(5) 不稳定 MC：指骨髓或外周血中受体细胞比例增加，之后供体细胞比例逐渐降至90%以下。此外，也存在分裂嵌合状态，指一种或多种细胞系中的细胞完全来自受体，而另外的细胞系的细胞完全来自供体。移植后嵌合演变是一个动态过程，可随病情的发展和时间的推移相互转化。嵌合状态可敏感、可靠地分析植入状态，并且对 Allo-HSCT 术后临床评估、治疗干预、疾病复发和生存率评估具有重要的指导价值[8]。

2. 嵌合体的检测方法 嵌合体的检测手段随着 HSCT 的发展不断进步，从早期的采用免疫生化分析方法检测红细胞抗原系统、白细胞抗原系统等，到细胞遗传学方法检测性染色体，以及现在临床上广泛采用的分子生物学方法，研究者一直在探索更加准确和敏感的检测方法。但检测方法的选择需要根据具体情况具体对待，需要考虑原有疾病类型及程度、性别是否匹配、预处理方案等因素，因不同情形选择合适的检测方法。2001年国际骨髓供体项目及 CIBMTR 建议嵌合检测应当应用灵敏、信息性强的检测方法，目前推荐应用基于短串联重复序列(STR)或可变串联重复序列(VNTR)的 PCR 检测技术，性别不同者可通过荧光原位杂交技术(FISH)检测 XY 染色体。

1) FISH-XY 检测：采用 X 或 Y 染色体特异性探针分析静止期及分裂期的所有有核细胞，可以克服常染色体核型分析不足，可以同时分析基因标记、形态标记及单个细胞表面标记，可应用于大量细胞分析，敏感性较高(<1%)，且快速、安全、可定量，但只能用于供受体不同性别的嵌合状态监测。

2) 基于 VNTR 及 STR 的 PCR 检测：人类基因的特定核心序列存在重复串联序列，在某一特定位点不同个体串联重复序列数目不同。目前，通常采用半定量或定量方法检测受体 DNA 上特异性 VNTR 及 STR 来监测 HSCT 后早期嵌合状态。该方法敏感性(1%~5%)及特异性均较高(STR 较 VNTR 更高)，重复性好，同时检测只需极少量的细胞，并可进行定量分析，适用于几乎所有供、受体。但该方法不能检测单个细胞水平，等位基因长度差别较大或重叠峰会对结果产生影响。同时检测过程中可能会因污染产生干扰，可通过同时扩增移植后标本、供体及移植前受体标本，避免背景条带引起的干扰。

3. 嵌合体的检测标本 临床上进行嵌合检测的标本通常为外周血或骨髓细胞，但经流式或磁珠分选细胞后，能够提高嵌合检测的准确性及敏感性，也可以在特定情况下作为 T、B、NK 各类细胞的检测。国际骨髓供体项目及 CIBMTR 推荐外周血细胞通常比骨髓细胞更有用，且在非清髓、减低强度预处理(reduced intensity conditioning, RIC)移植时，应当考虑应用分类细胞进行嵌合检测。此外，在进行嵌合检测前需要检测供体及移植前受体外周血标本来确定供、受体之间差异的等位基因，如果移植前无法获得受体的外周血，可以用刮擦颊黏膜细胞、毛囊细胞及皮肤活检组织代替。但刮擦颊黏膜和漱口采样会夹杂有大量来源于血液的细胞可能会对嵌合检测产生干扰。

4. 嵌合体监测的时间和频率 HSCT 后嵌合体的监测应是一个动态的连续过程，监测的时间和频率取决于受体的病情变化和采用的监测方法。通常，首先在 HSCT 后第 30 天内检查供体嵌合状态，此外只要有植入迹象也可进行嵌合状态检测。国际骨髓供体项目及 CIBMTR 推荐在应用去除 T 淋巴细胞移植，非清髓移植或采用新的预防 GVHD 方案时，嵌合检测推荐在移植后 1、3、6 和 12 个月时进行，可以为供体淋巴细胞输注(donor lymphocyte infusion, DLI)等干预措施提供依据。在非清髓移植时，早期的嵌合状态可能预示着 GVHD 或移植排斥，推荐 2~4 周进行一次外周血的嵌合检测；对于非恶性疾病移植，建议在移植后 1、2、3 个月进行嵌合检测。

5. 嵌合体监测的临床意义

(1) 判断植入情况：移植后通过检测供、受体细胞嵌合状态，可尽早评估供体细胞在受体内的植入情况。各系免疫细胞的植入动力学存在差异，监测各系免疫细胞嵌合状态更能有针对性地判断 Allo-HSCT 后移植物早期植入和稳定植入情况[9]。

（2）判断移植物排斥反应：移植物排斥反应是 Allo-HSCT 失败的重要原因之一，移植后14天供者细胞是否达到 MC 对预测移植术后早期是否发生排斥反应具有重要意义，同时动态监测嵌合状态也可预示早期排斥反应。Allo-HSCT 后早期若相继出现 T 细胞和 NK 细胞的 MC 状态，往往提示排斥反应发生风险高[10]。

（3）预测疾病复发：采用 RIC 预处理或去除 T 淋巴细胞进行 Allo-HSCT 患者复发的风险增高，而供体嵌合监测可从分子生物学角度早期预测疾病复发，且早期（移植后30天）监测各系细胞嵌合状态对预测复发更有应用价值。受体细胞百分比的逐渐增加通常是疾病复发的预兆。对于 MC 是否与受体复发风险相关目前尚存争议，但在多数 RIC Allo-HSCT 报道中 MC 比 FDC 受体的复发风险更高。

（4）预测 GVHD：GVHD 是移植后受体非复发死亡率上升及无进展生存率降低的主要原因之一。通过分析各系细胞嵌合率变化可较早预测 GVHD，并指导临床尽早干预，从而提高 Allo-HSCT 受体生存率。其中 T 淋巴细胞嵌合状态与急性 GVHD 的发生密切相关，对于Ⅱ~Ⅲ级急性 GVHD，T 淋巴细胞 FDC 被证明是最具相关性的危险因素。此外，有研究表明 B 淋巴细胞亚群可参与抑制慢性 GVHD 的发生。

（5）预测预后：供体嵌合率的动态变化对预后影响很大。多项研究表明，供体嵌合率大于90%~95%与无事件生存期和总体生存期改善有关。

（6）指导临床干预治疗：临床上可通过密切监测各系免疫细胞嵌合情况，指导临床合理调整免疫抑制剂剂量，使其发挥预防 GVHD 作用的同时不削减移植物抗肿瘤作用或早期识别疾病复发，在肿瘤负荷量较低时行 DLI 或其他有效临床干预。特别是对于那些复发高风险的患儿，如果在移植后90天内仍未达到 FDC，或者在90天后的任一时间点检测到供体嵌合比例下降，则应采取干预措施。首先，应停止免疫抑制治疗，如果未获得 FDC，则应使用 DLI。研究指出早期监测到 T 淋巴细胞嵌合率下降时即行 DLI，能更加及时、有效地消除残留病灶，再次建立 FDC。也有研究指出在受体细胞嵌合比例进行性升高或出现 FDC 向 MC 转化时为 DLI 的合适时机。此外，DLI 后 T 淋巴细胞嵌合状态的监测有助于判断疗效及指导后续治疗，从而避免因过度治疗造成 GVHD 等严重不良反应，也可为进一步行二次移植提供参考。

（于洁　江华）

参考文献

［1］ STEPHEN J F, ROBERT S N, JOSEPH H A, et al. Thomas' Hematopoietic Cell Transplantation: Stem Cell Transplantation, 5th Edition. New Jersey: Wiley-Blackwell, 2016.

［2］ SH ORKIN, DG NATHAN, D GINSBURG, et al. Nathon and Oski's Hematology and Oncology of Infancy and Childhood, 8th edition. Philadelphia: Saunders, 2014.

［3］ 黄晓军. 实用造血干细胞移植. 2版. 北京：人民卫生出版社，2019.

［4］ BARTELINK IH, VAN REIJ EM, GERHARDT CE, et al. Fludarabine and exposure-targeted busulfan compares favorably with busulfan/cyclophosphamide-based regimens in pediatric hematopoietic cell transplantation: maintaining efficacy with less toxicity. Journal of the American Society for Blood and Marrow Transplantation, 2014, 20(3): 345-353.

［5］ LUM SH, HOENIG M, GENNERY AR, et al. Conditioning Regimens for Hematopoietic Cell Transplantation in Primary Immunodeficiency. Curr Allergy Asthma Rep, 2019, 19: 52.

［6］ LOPEZ-GRANADOS L, TORRENT M, SASTRE A, et al. Reduced-intensity conditioning haematopoietic stem cell transplantation in genetic diseases: Experience of the Spanish Working Group for Bone Marrow Transplantation in Children. Anales de pediatria, 2018, 88: 196-203.

［7］ MARSH RA, RAO MB, GEFEN A, et al. Experience with alemtuzumab, fludarabine, and melphalan reduced-intensity conditioning hematopoietic cell transplantation in patients with nonmalignant diseases reveals good outcomes and that the risk of mixed chimerism depends on underlying disease, stem cell source, and alemtuzumab regimen. Biol Blood Marrow Transplant, 2015, 21(8): 1460-1470.

［8］ ELKAIM E, PICARD C, GALAMBRUN C, et al. Peripheral blood cells chimerism after unrelated cord blood transplantation in children: kinetics, predictive factors and impact on post-transplant outcome. Br J Haematol, 2014, 16(6): 557-565.

［9］ BARON F, SANDMAIER BM. Chimerism and outcomes after allogeneic hematopoietic cell transplantation following nonmyeloablative conditioning. Leukemia, 2006, 20(1): 1690-1700.

［10］ BREUER S, PREUNER S, FRITSCH G, et al. Early recipient chimerism testing in the T-and NK-cell lineages for risk assessment of graft rejection in pediatric patients undergoing allogeneic stem cell transplantation. Leukemia, 2012, 26(3): 509-519.

第 5 节 造血干细胞移植并发症处理

一、植入综合征

植入综合征(engraftment syndrome,ES)指造血干细胞移植(hematopoietic stem cell transplantation,HSCT)后,中性粒细胞恢复早期所发生的发热(体温>38.0℃)、皮疹、非心源性水肿、腹泻、肺部渗出、脑水肿、肝肾功能损害,严重者可累及全身多个脏器的临床综合征。

【危险因素】

1. 基础疾病 实体瘤患者进行自体移植后发生ES的概率较高,见于乳腺癌、多发性硬化、多发性骨髓瘤等。儿童异基因全相合造血干细胞移植中,恶性肿瘤发生的风险更高。

2. 年龄和性别 年龄<8岁或男性是发病的危险因素。

3. 移植物种类 非血缘脐血移植高于外周血干细胞(peripheral blood stem cell,PBSC)以及骨髓(bone marrow,BM)移植;双份脐血移植较单份脐血移植患者ES的发生率更高。

4. 移植类型 自体移植发生ES的概率较高,半相合和非血缘移植ES发生率高于同胞全相合移植。

5. 预处理方案 大剂量的白消安注射液(Busulfan)和预处理含放疗是ES发生的危险因素。另外,美法仑、非清髓的预处理方案ES风险较高、环磷酰胺则减少ES的发生。

6. 输注的细胞数量 高剂量的单个核细胞,ES风险较高。

7. 药物 粒细胞刺激因子(granulocyte colony-stimulating factor,G-CSF)、粒细胞-巨噬细胞集落刺激因子(granulocyte-macrophage colony-stimulating factor,GM-CSF)、两性霉素B的使用是引起ES的高危因素。

8. 其他 移植后外周血中单个核细胞出现得越早,ES发生的可能性越大。移植早期(<+d14)供者细胞植入比例>90%的患者发生ES的可能性大。

【发病机制】 ES的发病机制仍不明确,可能与免疫反应损伤血管内皮系统,血管内皮黏附分子表达增高并且释放大量细胞因子有关,同时肠道黏膜屏障损害引起肠道内源性阴性杆菌的脂多糖(lipopolysaccharide,LPS)入血刺激单核巨噬细胞进一步释放炎症因子、募集炎症细胞,在G-CSF的刺激下供者中性粒细胞、T淋巴细胞及单核巨噬细胞等免疫细胞进一步活化,引起"炎症因子风暴",增加毛细血管通透性,导致多脏器功能损害。[1-2]

【临床表现】

1. 发热 是最早出现的临床症状,体温>38℃,无感染证据,属于非感染性发热,抗生素治疗无效。

2. 皮疹 是常见的临床表现,一般在发热后1~2天出现,多为全身或局部充血性红斑或斑丘(上半身多见),严重者可出现水疱,表皮松解或剥脱,需要与药疹鉴别。

3. 腹泻 是较为常见的临床表现,非感染性腹泻,常表现为水样便,约50%的患儿有类似表现。

4. 毛细血管渗漏 是ES中较为常见的临床表现,常伴有体重增加,多浆膜腔积液等毛细血管渗漏的表现。

5. 肺实质浸润和胸腔积液 肺部症状表现为气促、呼吸困难、发绀、胸腔积液,不能用心力衰竭解释,并能排除其他原因引起的低氧血症。

6. 其他症状 可伴有肝、肾功能异常,短暂意识障碍,脑水肿等多器官功能损害的表现。

【实验室检查】 ES目前没有特异性的诊断指标。

【诊断标准与鉴别诊断】

1. 诊断标准 2001年Spitzer推荐了诊断标准。主要诊断标准为:①体温≥38.0℃,无确定的感染原。②非药物所致的红斑性皮疹,累及全身皮肤25%以上。③表现为弥漫性肺浸润的非心源性肺水肿及缺氧症状。次要诊断标准为:①肝功能异常,总胆红素>34μmol/L或转氨酶水平≥2倍以上基值;②肾功能不全,肌酐>2倍以上基值;③体重增加>2.5倍基础体重;④不能用其他原因解释的一过性脑病。确诊需要3条主要诊断标准或2条主要标准加1条或1条以上次要标准。2003年Maiolino把ES的发生时间定义为外周血中性粒细胞开始出现的24小时内有非感染性发热或合并皮疹、肺水肿、腹泻、肺部渗出等任何一项临床表现,可诊断为ES(表46-5)。

2. 鉴别诊断 ES需与超急性移植物抗宿主病、急性移植物抗宿主病、肝窦阻塞综合征(SOS)、感染等移植早期并发症鉴别。

【治疗】

1. 对症治疗 轻度的ES常在停用G-CSF后病情

表46-5 植入综合征的诊断标准

项目	Spitzer 诊断标准	Maiolino 诊断标准
确诊条件	3条主要标准或2条主要标准+1条次要标准	1条主要标准+1条次要标准
主要标准	非感染性发热[a]、皮疹[b]、肺水肿[c]	非感染性发热
次要标准	体重增加[e]、肝功能异常[f]、肾功能不全[g]、一过性脑水肿[h]	皮疹、肺部渗出、腹泻[d]
发病时间	中性粒细胞植入(ANC>0.5×10^9/L)后96小时内	外周血中性粒细胞出现24小时内

注:[a] 体温≥38℃,无临床或微生物学证据提示感染,抗菌治疗无反应;[b] 非药物所致的红斑性皮疹,累及全身皮肤25%以上;[c] 弥漫性肺浸润的非心源性肺水肿及缺氧症状;[d] 水样便>2次/d,粪便致病菌培养无异常;[e] 体重增加>2.5倍基础体重;[f] 总胆红素>34μmol/L或转氨酶水平≥2倍以上基值;[g] 肌酐>2倍以上基值;[h] 不能用其他原因解释的一过性脑病。

好转。对于发热、皮疹、气促、腹泻的患儿应积极给予物理降温、吸氧、外用激素涂擦皮疹等对症治疗,水肿明显的患儿可以使用袢利尿剂治疗,对于不能排除感染的患儿应使用广谱抗生素。

2. 糖皮质激素 停用G-CSF后临床症状无好转,或起病时即存在累及多脏器的ES应尽早使用甲泼尼龙2mg/(kg·d)(1~4mg/kg),在临床症状明显好转的情况下开始激素减量,持续时间为7~10天。研究发现使用激素治疗可以缓解ES的临床表现,但仍有75%的患儿在激素治疗后发展为移植物抗宿主病,这可能与甲泼尼龙的平均剂量较少相关。

【预防】 是否可以使用激素预防ES的发生目前暂无定论,但大部分研究认为过早使用会增加移植后的感染率和恶性疾病的复发率。

1. 钙调抑制剂与甲氨蝶呤 环孢素3mg/(kg·d)联合甲氨蝶呤,使用他克莫司0.03mg/(kg·d)联合小剂量、短疗程的甲氨蝶呤(methotrexate,MTX)(10mg/m^2,d+1;7mg/m^2,d+3),或用西罗莫司作为移植物抗宿主病预防方案能减少ES的发生。在以上药物的基础上加抗胸腺球蛋白作为预防移植物抗宿主病的方案可明显减少ES的发生率。

2. 钙调抑制剂与吗替麦考酚 吗替麦考酚分别联合他克莫司或环孢素也能减少极早期GVHD的发生。

【预后】 ES预后较为良好,轻症患儿在停用G-CSF后临床症状可自行恢复,大部分患儿在使用激素治疗后可缓解,部分患儿转为重症ES危及生命。

二、移植物抗宿主病

(一)概述

移植物抗宿主病(graft versus host disease,GVHD)是异基因造血干细胞移植(hematopoietic stem cell transplantation,HSCT)的患者,在供体免疫重建的过程中,来自供体的淋巴细胞扩增、识别受体细胞并攻击受体脏器产生的临床综合征。

传统上按发生的时间定义GVHD类型:移植后或供者淋巴细胞输注(donor lymphocyte infusion,DLI)两周内发生者称为超急性GVHD;移植后或DLI后100天内发生者称为急性GVHD(acute GVHD,aGVHD),移植后或DLI后100天以后发生者称为慢性GVHD(chronic GVHD,cGVHD)。

随着对GVHD临床表现与发生机制研究的深入,对GVHD的类型有了新的划分方法。美国国家卫生研究院(The National Institutes of Health,NIH)共识将aGVHD分为:①经典aGVHD;②持续、反复或晚期aGVHD。cGVHD分类为:①经典cGVHD;②重叠综合征(同时存在aGVHD和cGVHD)。把具有持续、复发或晚期aGVHD的患者也归入cGVHD。

【危险因素】 人类淋巴细胞抗原(human lymphocyte antigen,HLA)位点不合的程度(HLA不合或非血缘),供受者性别不合(女性供者供给男性受者),移植预处理方案的强度不适宜,急性移植物抗宿主病预防方案等是高危因素。此外,受者年龄、供受者巨细胞病毒感染状态、干细胞来源(外周血干细胞、骨髓或脐血)也是危险因素。原发病不同急性移植物抗宿主病的危险因素也有所不同,在不同的条件下有不同的风险预测模型。

(二)急性移植物抗宿主病

【病理与发病机制】 急性移植物抗宿主病(acute graft versus host disease,aGVHD)是指移植物中的抗原特异性淋巴细胞(主要为T淋巴细胞)识别宿主的组织抗原而发生活化、增殖进而损伤宿主组织的过程。分子病理主要分为三个阶段:预处理相关的组织损伤,与抗原提呈细胞(antigen presenting cell,APC)相互作用后供者T淋巴细胞的激活,细胞因子及细胞介导的靶组织损伤。

【临床表现】 最常累及的靶器官是皮肤,75%患者皮肤受累，44%患者仅表现为皮肤。皮疹是 aGVHD 最常见的初始表现，典型 aGVHD 皮疹多开始于头颈部、耳后、面部、上身-肩膀，累及手掌、足心较多，症状不明显或仅有轻度瘙痒或疼痛，应与药疹和感染性皮疹进行鉴别。重度 aGVHD 可以扩展至全身，出现大疱和表皮剥脱，与 Stevens-Johnson 综合征或葡萄球菌烫伤样皮肤综合征（SSSS 综合征）鉴别非常困难。

第二常见的靶器官是胃肠道，可以累及整个消化道，但主要表现为远端小肠或结肠受累。轻者仅有恶心、呕吐、食欲缺乏，大多表现为水样分泌性腹泻和疼痛。严重者胃肠功能明显受损，导致蛋白丢失性肠病，血性腹泻，甚至肠梗阻。早期腹泻物常为绿色、黏液或水样便，严重时为血性，或混有脱落的肠黏膜上皮细胞形成管状排泄物排出体外。

肝脏是第三常见的受累器官。虽然胆汁淤积是最常见的表现，但伴随或孤立的转氨酶升高并不少见，易与药物性肝损和肝炎混淆或混杂。

皮肤、肝脏和胃肠道三大靶器官中，任何一个靶器官可以单独受累，也可以与其他靶器官同时或先后受累。

其他不典型表现有眼部症状、中枢神经系统症状、弥漫性肺泡出血和特发性肺炎、肾脏受损、血栓性微血管病（thrombotic microangiopathy，TMA）、血小板减少和贫血等。

【诊断与分级】 aGVHD 是临床综合征，临床表现是诊断的主要依据。由于 aGVHD 的病程个体差异大，常需要初始诊断、鉴别诊断、治疗后再诊断及动态评级，以协助调整治疗方案。

1. 初始诊断 主要依靠临床征象进行诊断。①患儿是否具有 aGVHD 的高危因素和诱因；②是否处于 aGVHD 的高发时间。aGVHD 的发生时间因为配型不合的程度、供者 T 淋巴细胞的数量和 GVHD 预防方案的不同而异。

2. 分级 aGVHD 的分级标准有 3 个。目前通用的是 Glucksberg 分级（或称“Keystone criteria”，表 46-6）和 IBMTR 的 aGVHD 严重指数（表 46-7）。

表 46-6 改良的急性 GVHD 的 Glucksberg 分级

分级	累及器官			
	皮肤	肝脏-血胆红素/μmol·L^{-1}（g·dl^{-1}）	上消化道	下消化道
0	无皮疹	<34（2.0）	无持续恶心伴病理证实为上消化道 GVHD	腹泻量<500ml/d
1	皮疹面积<25%*	34～50（2.0～3.0）**	持续恶心伴病理证实为上消化道 GVHD	腹泻量#500～1 000ml/d 或病理证实为上消化道 GVHD 儿童：<10ml/（kg·d）或<4 次/d
2	皮疹面积 25%～50%	51～102（3.1～6）		腹泻量 1 000～1 500ml/d 儿童：10～19.9ml/（kg·d）或 4～6 次/d
3	皮疹面积>50%，全身红斑	103～255（6.1～15）		腹泻量 1 500～2 000ml/d 儿童：20～30ml/（kg·d）或 7～10 次/d
4	全身红斑伴水疱形成或表皮剥脱	>255（>15）		腹泻量>2 000ml/d 或严重腹痛伴肠梗阻 儿童：>30ml/（kg·d）或>10 次/d
分度				
0 度（无）	0	0	0	0
Ⅰ度（轻）	1～2	0	0	0
Ⅱ度（中）	3	和/或 1	和/或 1	和/或 1
Ⅲ度（重）	2～3	2～3		和/或 2～4
Ⅳ度$（致命）	4	和/或 4		—

注：*患者一般情况。Ⅰ度 GVHD，一般情况没有变差；Ⅱ度 GVHD，轻度变差；Ⅲ度 GVHD，明显衰竭；Ⅳ度 GVHD，极度衰竭。

** 如果证实有导致胆红素升高的其他因素，脏器评分下降一个级别。

#腹泻量适用于成年人，儿童患者腹泻量按体表面积校正。

$ Ⅳ度 GVHD 包括了虽然累及器官达不到诊断标准但一般情况极差的患者。

Ⅱ、Ⅲ、Ⅳ度 GVHD 功能受损的程度分别为+、++、+++。

表 46-7　IBMTR 的 aGVHD 严重指数

指数	皮疹		肝脏		胃肠道	
	最高分级	皮疹面积	最高分级	胆红素/(μmol·L^{-1})	最高分级	腹泻量/(ml·d^{-1})
0	0		0		0	
A	1	<25%	0	<34	0	<500
B	2	25%~50%或	1~2	34~102	1~2	550~1 500
C	3	>50%或	3	103~255 或	3	>1 500
D	4	水疱或	4	>255 或	4	腹痛、肠梗阻

注：皮疹面积计算采用新九分法。将体表面积分成 11 个 9%和 1 个 1%，头颈占 1 个 9%(发部 3%、面部 3%、颈部 3%)；双上肢占 2 个 9%(双手 5%、双前臂 6%、双上臂 7%)；躯干占 3 个 9%(腹部 13%、背侧 13%、会阴部 1%)；双下肢占 5 个 9%及 1 个 1%(双臀 5%、双足 7%、双小腿 13%、双大腿 21%)。小儿头颈部面积为 9+(12−年龄)，双下肢面积为 46−(12−年龄)，其他部位与成人相同，简单地说新九分法即上肢十八，下四六躯干二七，头九；手掌法要用病人的手五指并拢后占面积 1%。

近年来，MAGIC(Mount Sinai Acute GVHD International Consortium)发起了基于 GVHD 生物标记物为基础的 GVHD 诊断及预后分层研究，致力于 GVHD 患者的分层治疗。目前被纳入的生物标志物包括 TNFR1、IL2Rα(全身型 GVHD)，REG3α、ST2(胃肠道 GVHD)。GVHD 起病早期的 ST2 及 REG3α 浓度预测了患者的非复发死亡风险及治疗反应。但尚缺乏儿童数据，且不覆盖所有移植物类型。

【鉴别诊断】　初始表现为皮疹时，需与药物疹和感染相关皮疹相鉴别。当皮疹仅出现在生殖器时，要注意与药疹鉴别。初始表现为腹泻时，应与预处理毒性、感染及 TMA 鉴别。当表现为不易解释的食欲缺乏、恶心、呕吐时，需要和念珠菌病、疱疹病毒感染、非特异性胃炎相鉴别。当肝功能损害为初始表现时，应与药物性肝损害、病毒性肝炎及其他原因鉴别。当革兰氏阴性杆菌感染时，可在并无肝脏炎症的情况下，出现高胆红素血症。肝静脉闭塞症导致体重增加、肝区疼痛和腹水。

治疗过程中 GVHD 的再判断和鉴别是另一个重要方面。对 aGVHD 进行经验性治疗或一线治疗后，需要根据后续检查结果和临床反应进行再判断，或加用二线药物治疗，或因倾向于非 GVHD 诊断而调整治疗方案。再判断是否 GVHD 时可能比初始情况更复杂，需结合临床表现、辅助检查、病理活检多个方面综合考虑。治疗过程中出现腹泻或迁延不愈的腹泻需注意。肠道 GVHD 可以由细菌、真菌、巨细胞病毒(cytomegalovirus, CMV)、爱泼斯坦-巴尔病毒(Epstein-Barr virus, EBV)、腺病毒等感染触发或与感染并存。需要结合活检、辅助检查进行鉴别。

对一线经验性治疗反应良好的患儿更加支持 GVHD 诊断，而临床表现典型但治疗无效的患儿可能为一线方案耐药的 GVHD，或 GVHD 控制后出现了与 GVHD 类似表现的其他并发症，对于临床表现不典型的病人也存在诊断错误的可能性。

【辅助检查】　aGVHD 是一个综合的临床诊断，尽管辅助化验在鉴别诊断中起重要作用，但化验结果对诊断或除外 GVHD 同样具有局限性，不能仅凭一项实验室辅助检查结果确认或完全排除 GVHD 的存在。

组织病理活检具有重要的价值，皮肤 GVHD 最明显受累的部位在皮肤的表皮和真皮交接处，活检组织病理为组织层的细胞凋亡；胃肠道 GVHD 的病理表现为隐窝细胞凋亡、黏膜溃疡、隐窝和绒毛结构破坏，结肠比回肠多见。胃镜和肠镜性黏膜活检通常可得到正确诊断，与皮肤病理相比，直肠的黏膜活检更特异。肝脏 GVHD 病理表现为胆小管上皮损伤、变性，肝内小胆管阶段性破裂，胆管数减少，而肝炎破坏部位在肝细胞而不是胆小管。如果能得到满意的活检结果，可以使 50%临床诊断为肝脏 GVHD 的患儿诊断发生改变，所以当治疗效果不满意时，推荐进行肝活检。

【预防】　针对发生 GVHD 的高危因素进行预防是有效的手段。选择合适供者，相合程度高，GVHD 发生率低。避开 aGVHD 的高危因素，如 HLA 高分辨配型寻找配型更接近的供者，避开女性供者，尽量选择年轻供者，优化预处理方案，层流病房隔离，口服抗生素肠道除菌。调整预处理体系及 GVHD 预防体系。免疫抑制剂的使用是有效的预防方式，目前推荐首选环孢素 A（cyclosporin A，CsA）/他克莫司（tacrolimus，FK506）联合低剂量短疗程甲氨蝶呤（methotrexate，MTX）（d+1，15mg/m^2；d+3、d+6±d+11，10mg/m^2），MSD 可以不使用 d+11 的 MTX。早期足量、适当浓度的环孢素 A（150～200ng/dl）及 FK506（5～10ng/dl）有利于预防 aGVHD 的发生。对于需求快速植入的 MAC 异基因移植，如患者有真菌病、免疫缺陷病、极重型再生障碍性贫血伴感染，推荐吗替麦考酚酸酯（mycophenolate mofetil，MMF）替代 MTX。非清髓及减毒方案移植亦推荐使用 MMF。

【治疗】 为便于疗效的判断，尽可能在治疗的早期取得病理诊断。治疗分为一线方案和二线方案，熟悉所用药物的起效时间和有效率。

1. 一线治疗 根据 aGVHD 的严重程度分层治疗。①Ⅰ度 aGVHD：保持 CsA 最佳剂量，最大限度应用局部制剂。皮肤瘙痒时局部应用抗组胺药物，糖皮质激素霜剂或他克莫司膏可能有效。②Ⅱ度 aGVHD：开始全身治疗，应用甲泼尼龙 2mg/（kg・d）静脉滴注，仅有皮肤或上消化道表现时使用甲泼尼龙≤1mg/（kg・d），主张局部应用非吸收的皮质激素以减少全身激素用量，如布地奈德（9mg/d）、倍氯米松（1.3～2mg，每日 4 次）可以用于胃肠道 aGVHD 治疗。③Ⅲ～Ⅳ度 aGVHD：用甲泼尼龙 2mg/（kg・d）静脉滴注。对于超急性 GVHD，一旦诊断应立即开始治疗。初始方案治疗有效 7～14 天，缓慢减停。提高至更高剂量并不能使 5 天无效者的应答率提高，也不能使进展为Ⅲ～Ⅳ度 aGVHD 的发生率下降。2mg/（kg・d）5 天无效，应启用二线治疗。临床中推荐每 5～7 天减量 10%～20%，如果出现了病毒感染或评估为激素无效，激素加快减量，甚至在数天内停用，应依靠二线治疗。

一线治疗联合用药，如抗 CD3 单抗、抗 CD25 单抗或中和 TNF-α 的单抗，有研究显示有效率趋于提高，但长期生存率并未显著提高。目前的指南并不推荐一线治疗使用联合方案。

一线治疗启动后需要适当的评估、再诊断及调整治疗方案。aGVHD 不同的靶器官应用激素治疗后起效时间不同，可能在治疗 24 小时内观察到皮疹的变化，而肝脏和胃肠道 GVHD 需要观察的时间更长。因肝脏和胃肠道 GVHD 的后果严重，初始治疗后 48 小时可评估胃肠道和肝脏的疗效。治疗反应分为完全缓解（complete response，CR）、部分缓解（partial response，PR）、疾病进展（progressive disease，PD）、未缓解（non-remission，NR）。

CR 指 aGVHD 的所有表现完全消失，总体 CR 定义为所有可评估的脏器 GVHD 恢复至少持续 14 天。PR 指器官分级评分降低 1 级，总体 PR 指至少一个可评估脏器任何改善的同时不伴其他器官加重。PD 指脏器分级评分升高 1 分，总体 PD 指至少一个可评估脏器 PD 不伴其他器官改进。NR 指未达到 CR、PR。

糖皮质激素一线治疗失败，需要二线治疗见图 46-1。

2. 二线治疗 多种药物尝试用于治疗激素耐药的 GVHD，尚无统一的标准方案，可以选择的药物包括阿仑单抗、α_1-抗胰蛋白酶、巴利昔单抗、细胞疗法[间充质干细胞（mesenchymal stromal cell，MSC）和调节性 T 细胞（regulatory T cell，Treg）]、达克珠单抗、体外光分离置换，粪便微生物移植、JAK 抑制剂（卢可替尼）、光疗、抗 TNF 抗体、吗替麦考酚酯、MTX、抗 IL-2R 抗体（抗 CD25 抗体）、喷司他丁、rATG、西罗莫司等。

因 aGVHD 表现缺乏特异性，故临床诊断不确定，任何药物都不能达到 100% CR，需要短期内做出诊断及评价，建议采用最佳的规范化治疗进行一线和二线治疗，并熟悉各个药物的有效率和起效时间。根据再评估结果及时修正诊断，当二线药物无效时，可以应用三线治疗。

3. 三线治疗 包括 ATG、MSC 和 MTX 等。

4. 支持及辅助治疗 皮肤严重的 GVHD，局部应用皮肤保护剂，可借鉴烧伤患者的护理措施，加强局部护理，保持清洁，减少渗出，以免继发感染。胃肠道 aGVHD 时，应重视胃肠道休息，减少或停止经口摄入，部分或全部胃肠外营养、应用抗动力药物和非吸收的皮质激素。奥曲肽的应用有利于减少分泌性腹泻的失水量，肠道除菌、便血患儿应加强输血支持，热量补充及水电解质平衡等支持治疗。肝脏 aGVHD 时，注意慎用损肝药物，可以应用熊去氧胆酸。aGVHD 时，除屏障功能受损抗感染免疫功能进一步受抑制外，还易发生严重感染。感染是重症 aGVHD 患儿最主要的死因，可以与 aGVHD 相继发生或同时出现。支持疗法包括针对确定或疑似感染应用抗生素，常规应用阿昔洛韦预防疱疹病毒感染，常规监测 CMV、EBV、HAdV。

（三）慢性移植物抗宿主病

【病理与发病机制】 慢性移植物抗宿主病（chronic graft versus host disease，cGVHD）是异基因 HSCT 后晚期发生的累及多个系统的自身免疫和异基因免疫异常，特点为免疫功能受抑制、免疫调节功能低下、器官功能受损、降低存活率。

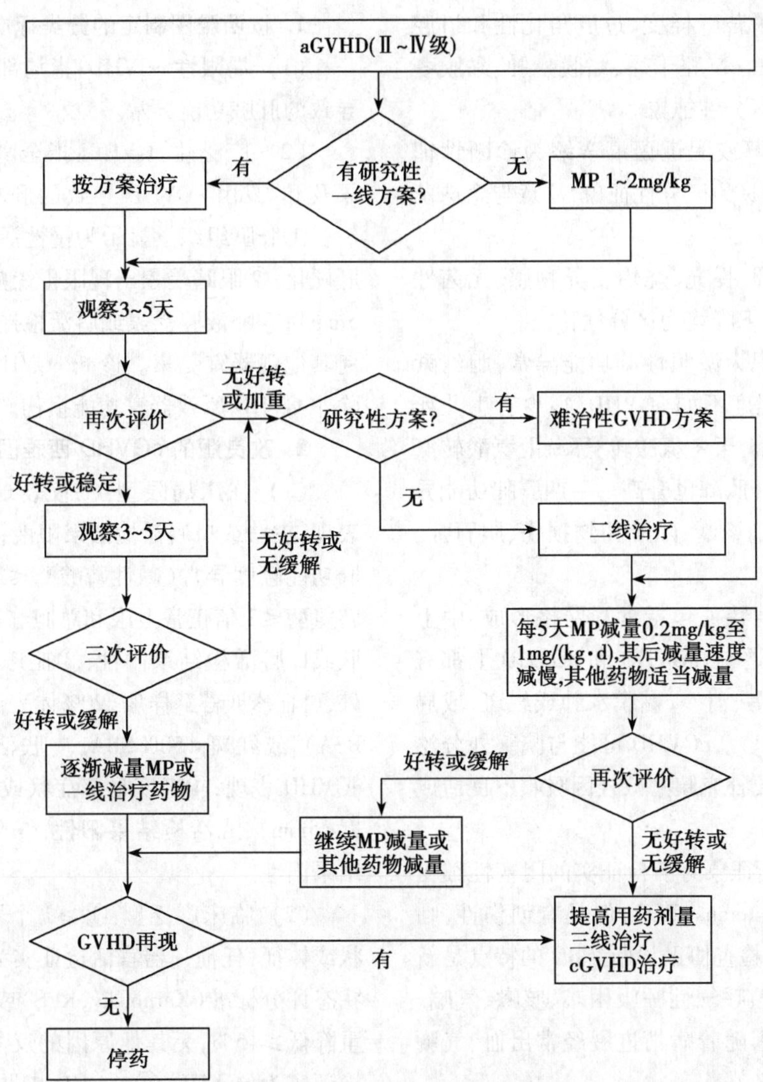

图 46-1　急性移植物抗宿主病的治疗及调整流程

目前研究提示 T 淋巴细胞、B 细胞、非淋巴细胞和 Treg 均可能参与 cGVHD。cGVHD 是通过初始 T 细胞在分泌 IL-17 的 T 淋巴细胞和滤泡 Th 细胞内分化生成 IL-21 和 IL-17A 介导的,分别驱动致病性生发中心(genital center,GC)B 细胞反应和单核巨噬细胞分化。cGVHD 的发病机制包括胸腺损伤、抗原提呈受损和 IL-2 依赖性 Treg 稳态受损。致病性 GC B 细胞抗体合成增多和巨噬细胞反应分泌 TGF-β 导致纤维化发生。

【临床表现】　cGVHD 通常发生于移植后 3 个月至 2 年,2/3 患者发生在 12 个月内。cGVHD 类似于自身免疫性疾病,症状体征可以累及全身的任何一个或多个器官,临床表现多样,最常见的是皮肤、口腔、肝脏、泪腺、指甲、胃肠道、女性阴道、肌肉关节等。NIH 共识将 cGVHD 的临床征象划分为诊断性和区分性两种。诊断性特征指根据现有征象能够诊断 cGVHD。区分性症状指临床征象见于 cGVHD 而不见于 aGVHD 中,但如果没有活检结果或实验室结果又不足以诊断 cGVHD,需要结合其他的检查或结果确定有无 cGVHD。

cGVHD 既可以为单器官症状,也可以广泛累及各器官甚至表现为严重肺损伤或关节挛缩,具体表现如下:

1. **皮肤**　皮肤异色病、扁平苔藓样皮疹、硬斑病样浅层皮肤硬化、深部硬化病、硬化性苔藓样皮损具有诊断意义的表现。色素减少为 cGVHD 区分性皮损,即不出现在 aGVHD 中,但是仅凭此还不足以诊断为 cGVHD,结合皮肤或其他脏器活检结果或实验室方法可以确认 cGVHD,所以这种征象有助于 cGVHD 的诊断。皮肤红斑或紫色丘疹、瘙痒可以出现在 aGVHD 和 cGVHD 中,不具有识别意义。毛发和指甲病甲、脆指、甲软化、竖脊、甲脱离等是区别性特征。新发性的脱发和斑秃,也是区分性表现。

2. 口腔 黏膜扁平苔藓样变、过度角化性和口腔活动受限为诊断性征象。口腔干燥、黏膜囊肿、黏膜萎缩、假膜形成和溃疡为区分性征象。

3. 阴道 扁平苔藓或阴道瘢痕挛缩为诊断性征象。阴道红斑、白斑、溃疡为区分性征象，注意与念珠菌病和疱疹毒感染鉴别。

4. 眼睛 眼睛干涩、畏光、烧灼及异物感、无菌性结膜炎、角膜溃疡、视力下降均为区分性特征。

5. 肝脏 主要表现为淤胆性肝功能异常，胆红素升高与临床结果相关程度不如 aGVHD，很少有患儿死于肝硬化或肝功能衰竭。天冬氨酸转氨酶、丙氨酸转氨酶升高，碱性磷酸酶和转肽酶也升高。后期肝脏功能异常原因复杂，要注意鉴别诊断，除外药物损伤、胆石症、真菌感染和肿瘤等。

6. 胃肠道 诊断性特征包括食管网格形成、中上段狭窄或硬化。一些征象在 aGVHD 和 cGVHD 上都有表现，如恶心、呕吐、腹泻、消瘦，黏膜水肿或红斑，或局部伴有嗜酸性粒细胞增多。cGVHD 可能与胰腺外分泌功能不全有关，有时需要补充胰酶减轻因吸收不良造成的腹泻。

7. 肺 唯一的诊断征象为活检证实的闭塞性细支气管炎（bronchiolitis obliterans，BO），但具有创伤性，临床多通过肺功能和影像检查协助诊断。BO 的特点是新出现的阻塞型肺部病变、呼气性呼吸困难、咳嗽、气喘。有些患儿早期没有症状，随着病情进展经常出血、气胸或纵隔气肿、皮下气肿。

8. 肌肉、筋膜和关节 筋膜炎、继发于筋膜炎或硬化的关节僵硬和挛缩为诊断性征象，肌炎和多发性肌炎为区分性征象。

9. 造血及免疫系统 嗜酸性粒细胞增多、淋巴细胞减少、自身免疫性溶血性贫血、免疫性血小板减少性紫癜、低或高免疫球蛋白血症等。

10. 其他 如周围神经病变、重症肌无力、心包积液、胸腔积液、肾病综合征、心肌病等。

【诊断与分级】 广义的 cGVHD 分类包括典型 cGVHD 和重叠型 GVHD。

cGVHD 的诊断基于临床表现，至少有一个诊断性征象，或至少有一个高度提示 cGVHD 的区分性征象，再联合同一个器官或其他器官活检和辅助检查以确认。如果具有至少一个特征性表现，活检结果是“与 GVHD 相符”或“明确的 GVHD”，则认为足以支持诊断。在存活超过 5 个月的患者中，cGVHD 发生率在配型相合移植病例中约为 33%、亲缘配型不合移植中约为 49%、配型相合的非血缘移植中为 64%。

1. 按西雅图制定的分类标准

（1）局限性 cGVHD：指局部皮肤受累或有 cGVHD 导致的肝脏功能异常。

（2）广泛性 cGVHD：指全身皮肤累及或局部皮肤累及和/或由 cGVHD 导致的肝功异常，并满足下列之一。①肝脏组织学显示为慢性活动性肝炎、桥接坏死或肝硬化；②眼睛受累出现眼干燥症（Schirmer 实验湿度<5mm）；③唾液腺受累或唇活检提示口腔黏膜受累；④任何其他靶器官受累。诊断 cGVHD 及评分前，应首先排除非 GVHD 所致器官功能损伤。

2. 改良版的 cGVHD 西雅图分类

（1）临床局限型：①仅表现在口腔，符合 cGVHD 表现，皮肤或口唇活检结果阳性；②表现在口唇和肝脏，肝功能轻度异常（碱性磷酸酶≤2 倍正常上限或丙氨酸转氨酶≤3 倍正常上限和总胆红素≤27.3μmmol/L），皮肤或口唇活检结果阳性；③丘疹和鳞屑组成的皮損<6处，斑丘疹或苔藓样疹<20%体表面积（body surface area，BSA），或红斑<50% SBA，皮肤活检结果阳性，无其他 cGVHD 表现；④轻度眼部症状或眼干（Schirmer 实验湿度<5mm），或活检结果阳性；⑤阴道或外阴异常，活检结果阳性。

（2）临床广泛型：①≥1 个器官具有 cGVHD 的症状或体征，任何一器官活检证实为 cGVHD；②卡氏功能状态评分标准（Karnofsky，KPS）或 Lansky 评分<60%，体重降低≥15%，无其他原因的反复感染，任何一器官活检证实为 cGVHD；③cGVHD 皮肤累及范围比上述定义的局限型更广泛，并经活检证实；④硬皮病或硬斑病；⑤指甲脱离或指甲营养不良，任何一器官活检证实 cGVHD 诊断；⑥筋膜炎使腕或踝伸展受限；⑦痉挛，cGVHD 导致的筋膜炎或浆膜炎；⑧闭塞性细支气管炎，除外其他原因；⑨肝活检阳性，或除外其他原因的肝功能异常（碱性磷酸酶>2 倍正常上限或丙氨酸转氨酶>3 倍正常上限和总胆红素>27.3μmmol/L），任何器官活检证实为 cGVHD；⑩上消化道或下消化道活检为 cGVHD 改变。

3. NIH cGVHD 分级系统（2014 年更新） 表 46-8 中综合各项积分分为轻、中、重三类。轻度包括 1~2 个器官最高 1 分的患者，中度为至少 1 个器官 2~3 分或多个器官 1 分，肺为 1 分时总分级为中度。推荐所有移植患者在移植后 3 个月起按 NIH 分级，每 3 个月评估分级 1 次，更新 cGVHD 的诊断及分级。

【鉴别诊断】 根据诊断性征象及区分性征象与 aGVHD 鉴别。与非 GVHD 病变鉴别时，应除外其他可能的诊断，如感染、药物毒性、第二肿瘤等。

表46-8　2014版NIH慢性GVHD分级系统

总体分度:□轻度□中度□重度

项目	0分	1分	2分	3分
体能评分	□无症状,活动完全不受限(ECOG[①] 0;KPS[②]或LPS[③] 100%)	□有症状,体力活动轻度受限(ECOG 1;KPS或LPS 80%~90%)	□有症状,可自理,<50%时间卧床(ECOG 2;KPS或LPS 60%~70%)	□有症状,生活自理受限,>50%时间卧床(ECOG 3~4;KPS或LPS<60%)
皮肤 □斑丘疹扁平苔藓样变 □丘疹鳞屑样病变或鳞屑 □色素沉着 □色素减退 □毛发角化 □红斑 □红皮病 □皮肤异色病 □硬化改变 □瘙痒症 □毛发受累 □指甲受累	□无症状	□<18%体表面积,无硬化变化	□18%~50%体表面积,或浅层硬化	□>50%体表面积,或深层硬化
体表面积/%				
口腔	无症状	轻度症状 摄入不受限	中度症状 摄入轻度受限	严重症状 摄入明显受限
眼	无症状	轻度眼干燥症(需要滴眼<3次/d或无症状性干燥性角结膜炎)	中度眼干燥症(滴眼≥3次/d),不伴有视力受损	严重眼干燥症 无法工作 视力丧失
胃肠道	无症状	吞咽困难,厌食,恶心,呕吐,腹泻,腹痛但体重减轻<5%	有症状,体重减轻5%~15%	有症状,体重减轻>15%,需要营养支持或食管扩张
肝	正常	胆红素/丙氨酸转氨酶/天冬氨酸转氨酶升高,但<2倍正常上限	2~5倍正常上限	>5倍正常上限
肺	无症状 FEV_1>80%	轻微症状(爬1楼气短)FEV_1[④] 60%~79%	中度症状(平地活动气短)FEV_1 40%~59%	静息气短,需氧FEV_1≤39%
关节筋膜	无症状	肢体轻微僵直	四肢至少1个关节僵硬关节挛缩,活动中度受限	挛缩伴严重活动受限
生殖系统	无症状	轻微症状,查体时无明显不适	中度症状,检查时轻度不适	严重症状
总体评分		轻度 累及1~2个器官(肺除外),每个器官的积分≤1分	中度 ≥1个器官,1个器官的积分为2分或≥3分,1个器官的积分为1分,或肺积分为1分(不是轻度或重度)	重度 任何器官积分≤3分,或肺积分≤2分

注释:[①]ECOG,即ECOG评分标准,是从患者的体力来了解其一般健康状况和对治疗耐受能力的指标。ECOG体力状况评分标准记分　0分　1分　2分　3分　4分　5分。[②]KPS,卡氏功能状态评分标准(Karnofsky,KPS)。[③]LPS,Lansky评分。[④]FEV_1:第一秒用力呼气量。

【预防】 尽量避开 cGVHD 高发的危险因素，如选择配型相合的供者、采用骨髓移植，延长 CsA 的预防用药时间，清除慢性感染，加用免疫球蛋白或沙利度胺等措施可能会降低 cGVHD 的发生率。但试图通过采用有力的 aGVHD 预防措施降低 aGVHD 并不能降低 cGVHD 的发生率。预处理中加用抗人胸腺淋巴细胞球蛋白(anti-human thymic lymphocyte globulin，ATG)或单克隆抗体减少了广泛型 cGVHD，但也导致了感染和复发率的上升。

【治疗】 cGVHD 治疗的目标是阻断具有破坏性的免疫进程，缓解症状，预防疾病进展到不可逆的残疾和死亡。最终建立免疫耐受，停用免疫抑制剂。cGVHD 的典型病程平均持续 2~3 年。诊断后存活 5 年的患者约 85%可以停用全身治疗。

cGVHD 的治疗主要包括免疫抑制剂或免疫调节剂的全身应用、综合辅助治疗和支持治疗。

1. 一线治疗 最常用的是 CsA 或 FK506 加泼尼松，泼尼松剂量一般为 1mg/(kg·d)，单次服用，CsA 或 FK506 分两次服用以保持有效血药浓度。在单纯皮肤受累的 cGVHD 中，局部应用的皮质激素可以减少全身用药的剂量。激素联合 CsA 治疗中，激素减量后隔日应用，方案为 1mg/(kg·d)×2 周，稳定或好转后，在接下来不少于 4 周的时间内，每周减量 25%，6~8 周后减至 1mg/kg，隔日一次，并继续维持 2~3 个月，每周减量 10%~20%，总疗程 9 个月。在联合应用其他免疫抑制剂如 CsA 时，建议首先减量糖皮质激素，其他免疫抑制剂每 2~4 周减量一次，3~9 个月的时间减停一种。要在减轻 cGVHD 症状获得的益处和治疗带来的并发症之间权衡，需要通过一些可逆指标的变化来评估。一些不可逆转的损害，如泪腺的破坏和小气道的阻塞等与 GVHD 的活动并无关联。

轻度患儿若仅累及局部皮肤，局部应用润肤剂和免疫抑制剂。局部糖皮质激素治疗对硬皮样和苔藓样皮肤改变有效，对硬皮样病变起效时间较长。局部钙调磷酸酶抑制剂对改善皮肤红疹和瘙痒有效。若皮肤累及范围较广、cGVHD 发生时伴血小板降低或卡氏功能状态评分标准(KPS)<80 的患儿应接受全身治疗，泼尼松[0.5~1.0mg/(kg·d)]或等效剂量甲泼尼龙。对肝脏 cGVHD 需全身应用糖皮质激素[甲泼尼龙 1.0mg/(kg·d)]，大剂量熊去氧胆酸[30~40mg/(kg·d)]有助于刺激胆汁分泌、减轻胆汁淤积和瘙痒。口腔 cGVHD 可用甲泼尼龙、布地奈德或地塞米松稀释后含漱。口腔局部应用糖皮质激素同时给予 2.5%碳酸氢钠漱口预防真菌感染。对于皮肤溃疡或口腔白斑、溃疡(尤其是迁延不愈)的患儿需警惕恶变可能。对眼干者除应用人工泪液外，可用地塞米松或他克莫司滴眼液。肠道 cGVHD 患儿早期可仅表现为消瘦或稀便，根据症状可应用蒙脱石散、沙利度胺或布地奈德。对于复发风险较高的患儿可考虑应用非激素类抗炎药，治疗期间密切观察 cGVHD 症状的变化。轻度 cGVHD 治疗主要为控制症状，持续至症状缓解开始减停全身性泼尼松或甲泼尼龙，总疗程一般为 4~8 周。

中至重度 cGVHD 治疗原则与轻度基本相似，一线治疗选择均为全身应用泼尼松 1mg/(kg·d)或等效剂量甲泼尼龙。对中度 cGVHD，糖皮质激素联合其他免疫抑制剂并不如单用糖皮质激素有优势，但联合其他免疫抑制剂有可能减少糖皮质激素用量。皮肤局部应用钙调磷酸酶抑制剂(如他克莫司)、肝脏 cGVHD 应用熊去氧胆酸可提高局部治疗反应。重度 cGVHD 除糖皮质激素外，联合其他免疫抑制剂、局部用药等可提高疗效，但需要注意不良反应。如使用硫唑嘌呤时，需关注肝功能损伤和复发率升高。对于肝脏 cGVHD、肺部及神经系统 cGVHD，泼尼松起始剂量可增加至 2mg/(kg·d)或等效剂量甲泼尼龙，甚至短期大剂量冲击治疗快速控制症状，3~5 天后减量至 1mg/(kg·d)，对进展快的肺部 cGVHD 可同时应用大剂量静脉丙种球蛋白。此外，应用糖皮质激素治疗必须预防真菌、病毒或耶氏肺孢子虫感染。

疗效评定：评价初始治疗疗效的标准有四类，完全有效(所有 cGVHD 的表现消失)，部分有效(cGVHD 症状未能完全消失但恢复 50%以上)，无效(疗效低于 50%)，恶化(治疗的情况下疾病进展)。如果治疗有效，2 周后每周递减泼尼松 25%至隔日 1mg/kg，然后开始递减 CsA 每周 25%至半量。如果 cGVHD 完全恢复，再治疗 9 个月后两种药可以继续缓慢减量，大约每 2 周减一次。治疗 3 个月以上 cGVHD 仍不能完全恢复，对病情需重新评估；治疗 3 个月无效或疾病进展，应开始挽救性治疗。

cGVHD 皮质激素耐药的定义为：标准一线免疫抑制剂治疗，泼尼松≥1mg/(kg·d)，1~2 周疾病进展，或泼尼松≥0.5mg/(kg·d)治疗 1~2 个月才可病情稳定。cGVHD 的激素依赖定义为：泼尼松剂量减至 0.25mg/(kg·d)后相隔 8 周以上的 2 次尝试减量均失败。一线治疗失败表现为 cGVHD 进展、经过 4~12 周持续治疗、cGVHD 稳定持续存在，或虽没有 GVHD 复发但不能减免疫抑制剂。在进展 cGVHD 的患儿中，应以活动性病变评估疗效，评估病情时，警惕有些症状可能来自不可逆的器官损伤。细支气管阻塞的情况比较特殊，因疾病难以逆转，足量泼尼松1mg/(kg·d)维持数月，疾病稳定即认为治疗成功。皮肤硬化或其他缓慢逆转的患儿，其治疗效果评估需要更长时间。

2. 二线治疗 一线治疗失败或不能耐受为二线治疗的指征。患儿病情较重时适合及早应用二线治疗。当二线药物毒副作用较大时，延迟应用是恰当的。

基本原则：①在试验性治疗中发现有效治疗方案或药物，调整药物时应避免几种联合药物同时停用或同时加用（进展性cGVHD除外），从而掩盖了真正有效或无效的药物；②避免病情加重或出现新的并发症，调整治疗时至少保留1种基础性免疫抑制剂；③二线治疗药物起效较慢，避免频繁调整治疗方案。

因未有确定的疗效预测指标，二线治疗尽量避免一次更换一种以上的药物，8~12周评估。如果病情进展，也可以间隔4周评估。许多药物具有严重毒性。对难治的cGVHD，采用MMF和FK506联合治疗，有效率可达46%。其他药物也用于cGVHD的治疗，如MTX、硫唑嘌呤、沙利度胺、芦可替尼、西罗莫司、利妥昔单抗、抗CD25单抗、伊马替尼、伊布替尼、喷司他丁等。

闭塞性细支气管炎综合征治疗：FAM方案[吸入氟替卡松，440μg，每日2次；阿奇霉素250mg(5mg/kg)，3次/周；孟鲁司特，10mg，每日1次(儿童剂量4mg，每日1次)]。

3. 重叠型和进展性cGVHD的治疗 重叠型cGVHD兼有aGVHD和cGVHD的特征和临床表现，预后差，参照aGVHD治疗原则进行治疗。进展性cGVHD是指aGVHD治疗中出现cGVHD的特征和临床表现，对于仅接受钙调磷酸酶抑制剂治疗的患儿可选择糖皮质激素；对于接受糖皮质激素和钙调磷酸酶抑制剂治疗的患儿需选择其他二线药物或临床试验；对糖皮质激素减量中出现cGVHD临床表现的患儿，可暂时增加糖皮质激素或选择其他二线药物。

4. 辅助治疗和支持治疗 辅助治疗指非全身用药，旨在控制症状的局部治疗，如局部皮质激素、CsA眼药水滴眼等。支持治疗包括器官特殊症状或全身症状的干预措施，如抗生素的预防性应用、骨质疏松的处理、代谢问题、理疗、宣教、预防和心理指导等。cGVHD患儿需要长期应用免疫抑制剂包括皮质激素控制疾病。治疗、免疫重建延迟、与cGVHD相关的免疫缺陷是感染的高危因素。辅助和支持治疗的主要目的是预防感染、加强营养、改善慢性病状态和身体功能状态。NIH共识推荐中，经常在系统性免疫治疗基础上，加用辅助治疗和支持治疗。有时，这些措施的应用可能使患儿免于全身治疗或全身用药量下降。

感染是cGVHD患儿最常见的死亡原因，感染的预防需要特别关注。在cGVHD中，免疫缺陷是广泛的，包括巨噬细胞功能、抗体产生、T淋巴细胞功能。cGVHD患儿易于发生链球菌肺炎和流感嗜血杆菌感染。居家接触者不应该接受脊髓灰质炎疫苗。移植后普遍应用免疫球蛋白(IVIG)并没有显示出效果，可用于移植90天后反复发生鼻窦炎/肺炎、IgG水平低的患儿。合并侵袭性真菌感染者要考虑应用唑类抗真菌药进行预防。接受免疫抑制剂治疗期间均应接受复方磺胺甲噁唑预防肺孢子菌肺炎、多浆原虫病和奴卡菌。阿昔洛韦预防单纯疱疹病毒和水痘带状疱疹病毒。100天后CMV病也很普遍，需要继续监测CMV。

在cGVHD的患儿中，影响OS和NRM的因素包括年龄、既往aGVHD病史、移植到cGVHD的时间、供者类型、移植时疾病状态、GVHD预防方案、供受者性别、高胆红素血症、KPS评分、血小板计数以及治疗反应。

三、嵌合及植入失败

（一）供受者嵌合状态的检测

供者造血干细胞的植入对于移植的成功至关重要，而判断移植物是否已植入的重要方式就是检测患者体内是否稳定存在供者来源的细胞。应用供受者细胞之间不同的标记，可以区分供受者细胞并追踪供者细胞在受者体内的存活、分布及分化情况。

嵌合体(chimerism)指造血干细胞移植后受者体内出现异基因供者的造血或淋巴细胞的现象。

【供受者嵌合状态的检测方法】 找到供受者细胞之间具有差异的基因标记，是进行嵌合状态检测的前提。在移植前需要采集供者和受者的标本，以获得供受者细胞特异性的标记，临床上常用于嵌合状态检测的样本类型是外周血和骨髓细胞。嵌合状态的检测方式可分为生化方法、细胞遗传学方法和分子生物学方法。目前临床上最常用的为分子生物学方法。

1. 生化方法 ①红细胞抗原系统的检测：利用供受者红细胞血型抗原的差异，可以区分受者和供者来源的红细胞。但是，红细胞抗原系统的检测具有明显的局限性，仅用于血红蛋白病患者移植后红系嵌合状态的监测。②免疫球蛋白同种异型的检测和细胞同工酶的检测：目前临床不常用。

2. 细胞遗传学方法 该方式通过检测有丝分裂中期的标志染色体来区分供受者细胞，可用于多个细胞系的监测，不受输血的影响，但应用该方法的前提是供受者性别不同或存在特殊的染色体变化,如受者出现染色体的缺失、易位等,且该方式需要进行细胞培养,耗时较长,移植后早期常常难以获得足够的处于分裂相的细胞,因此临床上也不常用。

3. 分子生物学方法 ①DNA 指纹图分析:限制性片段长度多态性(restriction fragment length polymorphism,RFLP)是第一代遗传标记,可变数目的重复序列(variable number of tandem repeat,VNTR)和短串联重复序列(short tandem report,STR)是第二代遗传标记。某一位点串联重复序列的数目在个体间存在差异,通过聚合酶链反应扩增特定的 DNA 片段可以确定 VNTR 和 STR 的多态性,该检测方法的灵敏度为 1%~5%,可以用于几乎所有供受者,不受供受者性别的限制,是目前临床上最常用的嵌合状态检测方式。使用实时定量 PCR 检测单核苷酸多态性或碱基插入及缺失多态性来区分供受者细胞,灵敏度可达 0.1%,该检测方法未来可能会得到更广泛的应用。②基于性别染色体特异探针的荧光原位杂交技术:应用 Y 染色体特异性的 DNA 重复序列探针进行荧光原位杂交分析,可以区分不同性别供受者来源的细胞,该技术简便可靠、重复性好、灵敏度高,且所需样本量少,不需要分裂相细胞,适合移植后早期的嵌合状态监测。其局限性在于只能应用于供受者性别不合或常染色体具有特异标记的病例。

【供受者嵌合状态的定义】 异基因造血干细胞移植后供受者细胞的嵌合状态不是一成不变的,完全供者嵌合和混合嵌合状态可以出现在移植后的不同时期,并可随病情演化和时间推移而相互转化。

1. 完全供者嵌合状态(complete chimerism) 指异基因造血干细胞移植后受者的淋巴造血系统完全被供者来源的细胞所取代,基于目前临床检测方法的灵敏度和特异度,完全供者嵌合状态一般指供者细胞所占比例≥95%。

2. 混合嵌合状态(mixed chimerism) 指异基因造血干细胞移植后供者和受者细胞共存的现象,一般指能同时检测到供者和受者细胞成分且供者细胞比例<95%。根据残余受者细胞比例和持续时间,可进一步分为:①按残余受者细胞比例分 3 度,Ⅰ度指残余受者细胞<10%;Ⅱ度指残余受者细胞占 10%~25%;Ⅲ度指残余受者细胞>25%。②按混合嵌合状态持续的时间,分为暂时性(指移植后早期出现的不稳定的混合嵌合状态,可能发展为完全供者嵌合状态或移植物排斥)和持续性(指移植后稳定存在的混合嵌合状态,一般指移植后至少维持 2 年的混合嵌合状态,此时供受者细胞间形成免疫耐受,移植物具有正常功能,原发病得到控制)的混合嵌合状态。

3. 细胞系特异性的嵌合(lineage-specific chimerism)或分裂嵌合(split chimerism) 指某些造血或淋巴细胞系存在供受者细胞共存的现象,而其他细胞系中不存在。

【供受者嵌合状态检测的临床应用】 异基因造血干细胞移植后出现的移植物排斥、原发病复发及移植物抗宿主病等均与供、受者造血和免疫系统的嵌合状态密切相关,因此移植后动态监测供、受者细胞的嵌合状态,并据此采取适当的干预措施,对于预防移植物排斥、疾病复发及移植物抗宿主病具有重要的临床意义。

1. 嵌合状态检测在监测供者细胞植入情况中的应用 嵌合状态检测常规用于确证移植后供者细胞的植入,对于移植后骨髓造血功能低下、即将进行供者淋巴细胞输注或同一供者二次移植的患者而言尤其重要。移植物排斥的风险与移植后混合嵌合状态出现的时间、残余受者细胞的比例及供受者细胞比例的变化趋势相关。对于非恶性血液病患者而言,造血干细胞移植的目的在于使正常的供者细胞在受者体内稳定植入,从而弥补患者造血、免疫系统的缺陷,合成缺乏或功能异常的酶,这类患者由于移植前反复输血致敏或使用非清髓的预处理方案,易于出现混合嵌合状态,植入失败是这类疾病治疗失败的主要原因。嵌合状态的监测可以识别具有高排斥风险的患者,从而及时采取干预措施,防止移植物被排斥的发生。

2. 嵌合状态检测在复发监测中的应用 嵌合状态检测提示恶性血液病患者移植后仍存在受者来源细胞,存在白血病复发的风险,也可能因受者造血细胞残余所致。残余的受者细胞可对供者细胞产生免疫攻击而抑制其移植物抗肿瘤效应。因此,对于恶性血液病患者而言,获得完全供者嵌合是控制恶性疾病的重要条件。研究发现,供者细胞比例下降是急性淋巴细胞白血病及急性髓系白血病移植后复发的高危因素。监测嵌合状态可以早期识别具有复发风险的患者,以及时采取供者淋巴细胞输注(donor lymphocyte infusion,DLI)等免疫调节措施防止复发,改善患者预后。

3. 嵌合状态检测在移植物抗宿主病预防中的应用 许多研究证明,早期形成的完全供者嵌合状态,尤其是 T 细胞系的完全供者嵌合,与 aGVHD 的发生和严重程度相关,嵌合状态监测能早期识别发生 GVHD 的高风险患者,适当调整免疫抑制剂的使用。

4. 嵌合状态检测的其他应用 嵌合状态检测还可应用于多份脐血移植后植入细胞来源的鉴定、确定复发或淋巴增殖性疾病中的异常细胞来源于供者还是受者、确定免疫缺陷综合征患者移植后免疫重建和植入的相关性等情况。

（二）植入失败与混合嵌合状态

异基因造血干细胞移植后植入失败的发生率与多种因素相关，不同文献所报道的发生率差异较大，约为1%～20%。恶性血液病中，清髓性预处理移植后植入失败的发生率约为1%～5%，减低剂量预处理移植后的发生率约为5%～20%。

【病因与发病机制】　多种免疫及非免疫因素与植入失败的发生相关（图 46-2）。

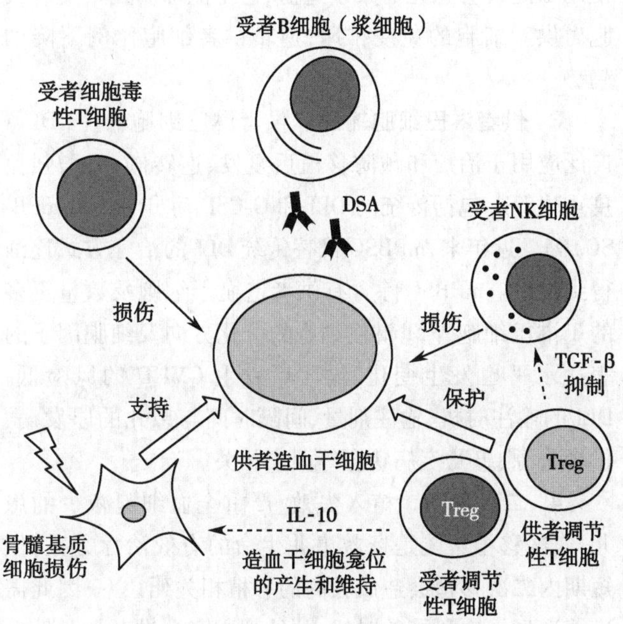

图 46-2　植入失败发生的相关机制

1. 免疫性机制

（1）T 淋巴细胞的作用：预处理后残余的受者 T 淋巴细胞是介导移植物排斥最主要的效应细胞。受者 T 淋巴细胞可以通过识别供者细胞上不相合的 HLA 表位，将供者细胞视为“异己”成分而产生免疫损伤。在供受者 HLA 全相合的情况下，受者 T 淋巴细胞还可以通过识别供者细胞上有差异的次要组织相容性抗原（minor histocompatibility antigens，MiHA）而发生免疫反应。

（2）B 淋巴细胞的作用：移植前受者可通过妊娠、输血等过程致敏，致敏的受者 B 淋巴细胞可以产生针对不相合 HLA 位点的抗体。供者特异性抗体（donor specific antibody，DSA）的产生是导致植入失败的重要原因。当供者造血干细胞进入受者体内后，受者免疫系统可通过抗体介导的细胞杀伤作用造成移植物排斥。

（3）NK 细胞的作用：NK 细胞表面表达杀伤免疫球蛋白家族受体（killer immunoglobulin-like receptors，KIR），HLA-C 分子是决定 NK 同种反应性的主要 KIR 配体。供受者间 KIR 受体-配体不合可引发 NK 细胞的同种反应性，当受者缺乏供者 NK 细胞所表达的 KIR 的相应配体时，供者 NK 细胞会活化并发生移植物抗宿主（graft versus host，GVH）方向的免疫反应；相反，当供者缺乏受者 NK 细胞所表达的 KIR 的相应配体时，受者 NK 细胞会活化并发生宿主抗移植物（host versus graft，HVG）方向的免疫反应。因此，KIR 错配对供受者细胞免疫反应的影响与移植体系相关。

2. 非免疫性机制　移植前及预处理方案中的放化疗药物对骨髓基质细胞的损伤，病毒感染（CMV、人类疱疹病毒 6 型、微小病毒等），败血症等非免疫因素也会造成植入失败。

【危险因素】

1. 受者相关的危险因素

（1）原发病：非恶性血液病患儿发生植入失败的可能性高于恶性血液病。不同的非恶性血液病患儿发生植入失败的原因存在差异。再生障碍性贫血患儿发生植入失败主要与其骨髓微环境异常相关，而地中海贫血患儿易发生植入失败的原因包括移植前反复接受输血而产生 DSA、骨髓增生较为活跃以及患儿移植前免疫系统功能相对完整等。同样接受清髓性预处理方案的恶性血液病者，骨髓增殖性疾病患儿较急性白血病患儿具有更高的植入失败风险。

（2）预处理方案：接受非清髓或减低强度预处理方案的患儿植入失败发生率高于接受清髓性预处理方案的患儿。

（3）供受者 HLA 相合程度：相同预处理体系中，全相合的植入率比不全相合/半相合高。脐血来源的干细胞比骨髓/外周血的 HLA 配型条件放松。

（4）受者 DSA 滴度：体内存在高水平 DSA 的受者容易发生针对供者细胞的抗体介导的细胞杀伤作用，从而使植入失败的风险提高。

（5）既往治疗经过和原发病缓解状态：移植前反复接受输血治疗的患儿可能因产生 DSA 而面临更高的植入失败风险。移植前接受强烈放化疗可能导致骨髓微环境的损伤而影响造血干细胞的植入，未接受过化疗的非恶性病受者免疫细胞更容易产生宿主抗移植物效应而导致植入失败。处于疾病进展期的患儿较缓解期的患儿更易发生植入失败。

2. 供者及移植物相关的危险因素　①移植物的类

型：外周血造血干细胞移植物的植入率高于脐血，去除T淋巴细胞的移植物混合嵌合率高。②移植物细胞数量：异基因造血干细胞移植中骨髓总有核细胞数<2.5×10^8/kg、脐血总有核细胞数<3.7×10^7/kg是植入延迟和失败的危险因素。③供者年龄：高龄供者植入失败率高于年轻供者。

【临床表现】

1. 全血细胞减少 发生植入失败时，由于造血重建延迟，患儿中性粒细胞、血小板、血红蛋白低于正常水平，容易并发严重感染、出血及贫血的相关表现。

2. 原发病复发 植入失败时可随原发病复发，如恶性血液病患儿可能重新出现肿瘤细胞浸润的表现。

【实验室检查】

1. 外周血象、骨髓细胞学或活检 外周血象提示两系至三系血细胞减少。骨髓穿刺或活检时可发现骨髓空虚、增生低下且缺乏粒系、红系和巨核系前体细胞。

2. 供受者嵌合状态的检测 发生植入失败时检测不到供者来源的细胞或供者细胞比例持续下降直至消失。

3. 原发病特异性指标的检测 如果植入失败伴原发病复发，则外周血中可检测到某些原发病特异性的指标。如血红蛋白病者，血红蛋白电泳检测到外周血中重新出现异常血红蛋白；恶性血液病者，外周血细胞形态、流式细胞术及基因检测等方法可找到肿瘤细胞重新出现的证据。

【诊断】 外周血“三系”的植活标准分别是：①中性粒细胞，连续3天中性粒细胞计数不低于0.5×10^9/L；②血小板，连续7天血小板计数不低于20×10^9/L并脱离血小板输注；③红细胞，血红蛋白不低于80g/L且脱离红细胞输注，包括原发性和继发性两大类。

1. 原发性植入失败 广义的原发性植入失败指移植后28天时中性粒细胞、血小板计数仍未达到植活标准。狭义的原发性植入失败除满足上述条件外，还需满足造血细胞完全或部分来源于受者，即未达到完全供者嵌合状态。

2. 继发性植入失败 造血重建后再次出现中性粒细胞计数和血小板计数未达植活标准，伴供者嵌合状态的丢失或无复发情况下骨髓中供者来源细胞比例小于5%。

【鉴别诊断】 需与植入功能不良、移植后纯红细胞再生障碍性贫血或移植后自身免疫性溶血等鉴别。

【治疗】

1. 调整免疫抑制剂 当移植后监测到供者细胞比例开始下降时，快速减停免疫抑制剂可诱发移植物抗宿主反应，促进完全供者嵌合转化。但因免疫抑制剂对供受者双方的免疫细胞均具有抑制作用，当残余受者细胞比例过高时，停用免疫抑制剂可能会使受者免疫细胞的功能进一步恢复，继续对供者细胞进行免疫攻击。同时，因严重GVHD会抑制和损伤造血功能，故需警惕减停免疫抑制剂后发生严重的GVHD。因此，应根据供受者细胞比例的动态变化、发生混合嵌合的时间和患儿GVHD的发生情况对免疫抑制剂进行调整。

2. 造血生长因子 包括粒细胞集落刺激因子（granulocyte colony stimulating factor，G-CSF）、重组人红细胞生成素（recombinant human erythropoietin，rhEPO）、血小板受体激动剂（如艾曲波帕）等。造血生长因子的使用虽能改善患儿的某系造血，但不能抑制残余受者细胞对供者细胞的免疫排斥，逆转供者细胞比例下降的趋势。

3. 供者淋巴细胞输注 供者淋巴细胞输注（DLI）广泛应用于治疗和预防移植后复发、逆转嵌合、增强免疫重建等。包括传统的DLI和G-CSF动员PBSC（mPBSC）等。近年来，mPBSC代替传统DLI的治疗方式逐渐得到推广。mPBSC除含有供者造血干细胞及数量更多的T淋巴细胞外，T淋巴细胞的分化方向及细胞因子的表达水平也发生变化，输注后发生GVHD的风险低。DLI的输注时机、输注剂量、间隔时间与患儿的原发病、供者来源、患儿疾病状态等因素相关。

4. 二次移植 植入失败、严重全血细胞减少的患儿，二次移植可能是拯救患儿生命的有效治疗方案，但短期内二次移植会造成较高的移植相关死亡率，因此需谨慎选择二次移植的时机、预处理方案及供者。恶性血液病植入失败伴自体造血恢复者可监测原发病复发的微小残留病灶，充分评估患儿情况，决定下一步治疗方案。

5. 自体干细胞 移植前已经保存了自体造血干细胞者，可以通过回输自体干细胞进行挽救治疗。

6. 间充质干细胞 由于间充质干细胞可以分泌对于造血干细胞生存和分化具有重要作用的细胞因子，同时参与合成多种构成骨髓微环境的基质分子，可用于植入失败的治疗，但其有效性还需进一步探索。

【预防】 植入失败风险较高疾病的预处理方案中，增加免疫抑制剂；外周血干细胞联合骨髓移植；保证移植物细胞数量；选择HLA高分辨全相合供者；清除DSA后才移植等，可有效降低植入失败率。

【预后】 植入失败的预后很差，原发性植入失败的死亡率可达30%~50%，继发性植入失败的死亡率较低，但多伴有原发病复发。导致植入失败患儿死亡的原因包括长期粒细胞缺乏所导致的严重感染、原发病复发或进展、挽救性移植后的移植物抗宿主病等。

四、造血干细胞移植后肝窦阻塞综合征

肝窦阻塞综合征(hepatic sinusoidal obstruction syndrome,SOS),过去称为肝静脉闭塞症(hepatic veno-occlusive disease,VOD),其主要临床表现包括黄疸、肝大、腹水及血小板输注无效等,严重者会发生多器官功能衰竭甚至死亡。文献报道的 SOS 发病率约为 5%~60%。国外多项流行病学调查显示儿童 HSCT 后 SOS 的总体发病率约为 22%~30%,而其中 30%~60%的 SOS 患儿会逐渐发展成为多器官功能衰竭甚至死亡。

【病因与发病机制】 SOS 的发病机制未明,目前认为肝腺泡Ⅲ带的肝窦内皮细胞及肝细胞损伤是始动因素。肝窦的内皮细胞被多种因素(化疗或放疗预处理致组织细胞受损所产生的细胞因子、黏膜受损后微生物易位等)激活而受损,使肝脏血窦产生缺口,血流中的细胞及细胞碎片会通过血窦屏障的缺口进入内皮下层的窦周隙,从而阻碍肝脏血窦中血液的流动,并造成了肝脏小静脉管腔内径变窄,导致肝脏血窦内血流阻力增加,最终引起窦后性门静脉高压。后者进展会造成肝脏功能恶化,产生腹水等,最终发生多器官功能衰竭甚至死亡。

【临床表现】 主要包括黄疸、疼痛性肝大、肝功能异常、体重增加、腹水,多伴有血小板减少及血小板无效输注。部分患儿还有发热、恶心、呕吐等非特异性症状,大约一半的患儿出现肾功能异常。严重者可发展成肝衰竭甚至多器官功能衰竭,病死率较高。

儿童发生的高峰期为+12 天左右,约 15%~20%的发生在+30 天后。2017 年欧洲骨髓移植协会(European Society for Blood and Marrow Transplantation,EBMT)修订了新的儿童 SOS/VOD 诊断标准:①删除了对发病时间的限制;②32%儿童无胆红素升高,认为高胆红素不是必须的;③重视血小板输注无效。虽然 SOS 患儿中输血无效的消耗性血小板减少的具体发生机制尚未完全明确,但多项研究提示其可能与持续存在的内皮损伤有关,也可能与同种异体免疫反应相关。

【辅助检查】

1. 实验室检查 无特异性诊断指标。肝功能检测大多会出现胆红素升高,部分患儿会有转氨酶升高,同时伴有不同程度的凝血功能紊乱。而当继发多脏器功能衰竭时,肾功能、心功能等相关实验室检查指标也会出现不同程度的变化。

血清学标记物具有易获取、便测量的特点,对疾病的早发现、早治疗有重要意义。目前,血清学标记物主要包括内皮相关标记物、凝血相关标记物和细胞因子等,如纤溶酶原激活物抑制剂 1(plasminogen activator inhibitor-1,PAI-1)、抗凝血酶Ⅲ(antithrombin Ⅲ,AT-Ⅲ)、蛋白 C(protein C,PC)、血管细胞黏附分子-1(vascular cell adhesion molecule-1,VCAM-1)和细胞间黏附分子-1(intercellular adhesion molecule-1,ICAM-1)、血栓调节蛋白(thrombomodulin,TM)等。

2. 影像学检查

(1) B 超:显示肝脏体积增大、实质“地图样”改变、肝静脉非血栓性变细、门静脉增宽、门静脉流速减低、下腔静脉非膜性非血栓性狭窄、腹腔积液及胆囊壁毛糙增厚的超声声像图表现在 SOS 的诊断中有一定的诊断及鉴别诊断价值。

(2) CT:CT 平扫可见肝大、密度减低、腹水等。增强 CT 扫描中,增强期可见肝动脉增粗扭曲,肝脏可有轻度不均匀强化。门静脉期可见“地图状”改变、肝静脉显示不清、下腔静脉肝段明显变扁,下腔静脉及门静脉周围“晕征”或“轨道征”。延迟期肝内仍可见斑片影及地图样低密度区。

(3) MRI:可见与 CT 类似的斑片状改变。由于肝窦阻塞后,肝脏发生异常灌注,肝实质呈不均匀斑片状稍长 T_1、T_2 信号。增强扫描动脉早期肝实质不强化,动脉晚期可见迂曲走行的肝动脉,门脉期可见斑片状强化,延迟期可发现右肝静脉明显狭窄或闭塞。

(4) 肝静脉压力梯度(hepatic venous pressure gradient,HVPG)测定:HVPG 的测定是 SOS/VOD 诊断的较为准确的方法。有研究指出,经颈静脉测量 HVPG,超过 10mmHg 对 SOS/VOD 有特殊的诊断意义。但此操作为侵袭性操作,对移植后早期血象未完全恢复的儿童具有较大的出血及感染风险,且操作的准确度与术者的经验有很大关系。同时,HVPG 的升高多发生在疾病晚期,对早期诊断本病意义不大。

(5) 肝脏活检:是 SOS 诊断的“金标准”。典型的病理表现为肝组织淤血、肝窦扩张,尤其是肝小静脉壁增厚、纤维化、管腔狭窄甚至闭塞。但肝活检为有创检查,具有较多禁忌证,临床很难接受,且因取材问题及病变不均匀性,容易导致假阴性结果。

【诊断】 既往国内外应用于临床的 SOS 的诊断标准主要依据两大中心提出的标准,即 Shulman 等于 1992 年提出的修正 Seattle 标准及 Jones 等于 1987 年提出的 Baltimore 标准,这两种标准被同时用于成人和儿童 SOS

的诊断及严重程度的评估。

但由于儿童与成人在本病临床表现方面的差异,2018 年 EBMT 修订了新的儿童 SOS 诊断标准(表 46-9)[3]。

同时,EBMT-2017 方案对儿童 SOS/VOD 也进行了新的严重程度分级(表 46-10)。

表 46-9 EBMT-2018 儿童 SOS/VOD 诊断标准

对 SOS/VOD 发生的时间无限制,以下标准具备 2 条或以上[a]:
(1) 不能解释的输血无效的消耗性血小板减少[b]
(2) 使用利尿剂后连续 3 天体重增加或体重增加超过原有的 5%
(3) 在原基础上出现肝脏增大(最好有影像学证据)[c]
(4) 腹水(最好有影像学证据)[c]
(5) 连续 3 天胆红素升高或 72 小时内胆红素≥34μmol/L(2mg/dl)

注:[a] 需排除其他可能的鉴别诊断;[b] 根据输血指南需要每天≥1 次适于体重的血小板输注;[c] 建议移植前行影像学检查(包括超声、CT 或 MRI)来确定肝脏大小或腹水的基础值。

表 46-10 EBMT-2017 标准严重程度分级

项目	轻度	中度	重度	极重度
肝功能指标(丙氨酸转氨酶/天冬氨酸转氨酶/谷氨酸脱氢酶)	≤2 倍正常值	>2 倍正常值但≤5 倍正常值	>5 倍正常值	
持续消耗性血小板减少	<3 天	3~7 天	>7 天	
胆红素/($mg \cdot dl^{-1}$)		<2	≥2	
腹水	极少量	中等量	需要穿刺引流	
胆红素动态变化				48 小时内翻倍
凝血功能	正常	凝血功能损害	凝血功能损害需凝血因子替代治疗	
肾功能 GFR/($ml \cdot min^{-1}$)	89~60	59~30	29~15	<15(肾衰竭)
肺功能(需氧量)	<2L/min	>2L/min	有创肺通气(包括连续气道正压通气)	
神经系统		正常	新发认知障碍	

【鉴别诊断】 SOS/VOD 需要与其他表现为黄疸、肝大、腹水及肝功能、凝血功能异常的疾病鉴别。①肝脏移植物抗宿主病;②移植相关血栓性微血管病(transplantation associated thrombotic microangiopathy,TA-TMA);③感染性疾病,如肝炎病毒及细菌、真菌等感染造成的多器官功能衰竭等。

【治疗】

1. 对症 包括利尿、护肝、退黄、改善微循环等,这些治疗应尽早开始,且绝大多数轻症 SOS 能通过对症支持治疗好转。

2. 药物 去纤苷(defibrotide,DF)是唯一被证实在 SOS/VOD 的治疗中有效的药物。DF 是猪肠黏膜的基因组 DNA 分解的单链寡核苷酸混合物,其作用机制还未完全清楚,可能与其保护血管内皮细胞和影响血小板活性有关。DF 可减少内皮细胞表面黏附分子的表达,从而减少白细胞对血管内皮细胞的黏附,保护内皮细胞。此外,DF 也可通过促进前列腺素 I_2(prostaglandin I_2,PGI_2)及前列腺素 E_2(prostaglandin E_2,PGE_2)的释放,以及抑制二磷酸腺苷(adenosine diphosphate,ADP)、花生四烯酸(arachidonic acid,AA)等诱导血小板聚集和释放等途径,产生血管扩张、抑制血小板聚集的作用,从而减轻缺血损伤。DF 是纤溶酶的激动剂,可增加纤溶酶的活性进而促进纤溶过程,因此 DF 和肝素或 t-PA 合用可能具有加强其作用的功能。

DF 使用剂量、疗程等尚未统一。建议静脉给药,给药时间应约每 6 小时一次,初次剂量为 6.25mg/kg,后续剂量增加至 7.5mg/kg(第 2 剂)、10mg/kg(第 3 剂)、12.5mg/kg(第 4 剂),然后维持在 15mg/(kg·次)[60mg/(kg·d)]。一旦出现任何显著而可逆的反应时,则立即调整剂量(停止加量或减低剂量)。一般认为 14 天为一疗程,但可根据临床进行延长或缩短使用时间。

常用药物有肝素、低分子量肝素、前列地尔及熊去氧胆酸。此外，重组人组织纤溶酶原激活剂（recombinant tissue plasminogen activator，rt-PA）、N-乙酰半胱氨酸等也有报道。

3. 外科手术　经颈静脉肝内门体分流术（transjugular intrahepatic portosystemic shunt，TIPS）可以缓解SOS患者的门静脉高压，可能减少腹水量。肝移植仅适用于重度肝衰竭且预计移植后能长期存活的SOS患儿。

五、异基因造血干细胞移植后自身免疫性溶血性贫血

造血干细胞移植（HSCT）后自身免疫性溶血性贫血（autoimmune hemolytic anemia，AIHA）的发生率为1%～6%，中位发生时间为移植后5～12个月，常对皮质激素治疗耐药。虽然AIHA并没有直接增加HSCT的死亡风险，但随着疾病的迁延不愈，治疗副作用及伴随的其他合并状态常导致总生存率下降。

【病因与发病机制】　HSCT后AIHA的发生机制尚不很明确，被认为与免疫耐受及免疫调节功能紊乱有关，患儿体内T、B淋巴细胞构成比例失调，细胞表面信号分子表达异常，淋巴细胞分泌因子和抗体综合作用导致免疫系统全面失衡，从而促发AIHA。所有的危险因素都有一个共同的特点，即不完全的免疫重建或免疫失调。

根据致病抗体作用于红细胞的最佳活性温度，将AIHA分为三类。①温抗体型（wAIHA，约占60%～80%）：自身抗体与红细胞反应的最佳温度为37℃，抗体主要为IgG型。②冷抗体型（约占20%～30%）：包括冷凝集素综合征（cold agglutinin syndrome，CAD）和阵发性冷性血红蛋白尿症（paroxysmal cold hemoglobinuria，PCH）。自身抗体与红细胞反应的最佳温度为0～5℃，抗体为冷凝集素（IgM型）或冷热溶血素（D-L抗体，IgG型）。③混合型（m-AIHA，约占5%）：自身抗体为IgG温抗体和冷凝集素并存。

【危险因素】　小年龄、非恶性疾病、使用无关供者、脐血移植、半相合移植、去除T淋巴细胞移植及并发慢性GVHD是引起移植后AIHA的高危因素。

【临床表现】　移植后AIH表现为不能由出血解释的明显血红蛋白、红细胞计数的下降，临床表现为面色苍白、心悸气短、腰背疼痛、头晕、乏力、食欲缺乏、恶心、呕吐，皮肤巩膜黄疸加深，可伴有发热。病情急慢性进展临床表现差异大，轻症者可无明显临床表现或临床轻微，表现隐伏于移植后的其他不适之中而被忽略，严重者可神志不清、抽搐、肾功能不全、肝脾大、尿色深（极重者尿色呈酱油色），甚至呈溶血危象。

【实验室检查】

1. 血象　血红蛋白和红细胞计数与溶血程度相关，外周血涂片可见球形红细胞、幼红细胞，偶见红细胞被吞噬现象，网织红细胞增多。

2. 骨髓象　呈幼红细胞增生，偶见红细胞系统轻度巨幼样改变，这与溶血时维生素B_{12}和叶酸相对缺乏有关。

3. 有关溶血的检查　血清胆红素升高，以间接胆红素为主；新鲜尿检查可见尿胆原增高；血清结合珠蛋白减少或消失；可有血红蛋白尿和Rous试验阳性，血清乳酸脱氢酶也常升高。

4. 抗人球蛋白（Coombs）试验　分为直接抗人球蛋白试验（DAT，检测红细胞上的不完全抗体）和间接抗人球蛋白试验（IAT，检测血清中的游离抗体），温抗体型DAT阳性，部分患儿IAT也阳性。当抗体数低于试验阈值时，DAT可呈阴性。DAT的强度与溶血的严重程度无关，有时本试验虽呈弱阳性，但发生了严重溶血；反之，本试验呈强阳性，而无明显溶血的表现，故不是移植后AIHA非常特异的指标。

【诊断】　根据临床表现和实验室检查，若Coombs试验阳性可确诊，但阴性者也不能排除。当皮质类固醇或切脾有效时，除外其他溶血性贫血特别是遗传性球形红细胞增多症，可诊断为抗球蛋白试验阴性的AIHA。

【鉴别诊断】　需与供受者ABO血型不合引起的溶血、移植相关血栓性微血管病（TA-TMA）、药物或感染引起的溶血相鉴别。

【治疗】

1. 输血　因危及生命而需要输红细胞者，应进行辐照以灭活血制品中有活性的淋巴细胞，从而减少致命的输血相关性GVHD和其他输血反应。

2. 针对性治疗

（1）一线治疗：与原发性AIHA一样，HSCT后AIHA的一线治疗是糖皮质激素，一般以每天1.5～2mg/（kg·d）给药1～3周，直到血红蛋白大于100g/L，然后在治疗4～6个月后逐渐减量。对于急性溶血或严重贫血的患儿，或伴有伊文思综合征的复杂病例，建议静脉给药。一线治疗整体有效率达70%～85%，但与普通AIHA相比，HSCT后AIHA治疗难度较大，用糖皮质激素长期缓解率不足20%，近一半患儿需要联合其他免疫抑制剂治疗。联合治疗包括利妥昔单抗、多种免疫抑制剂及丙种球蛋白等。

（2）二线治疗

1）利妥昔单抗及其他单克隆抗体：利妥昔单抗

(rituximab,RTX)是一种嵌合的抗 CD20 单克隆抗体,除了直接诱导 B 淋巴细胞凋亡、抑制 B 淋巴细胞增殖,还能通过补体、抗体介导的细胞毒作用,有效清除自身抗体并抑制其分泌,从而治疗溶血性贫血。标准方案为每周 375mg/m^2,用 4 次,低剂量方案为每周 100mg/m^2,用 4 次。标准方案的整体有效率为 75%~83%,完全缓解率为 40%~60%。RTX 在儿童群体中治疗效果优于成人,但是仍有 40%的患儿缓解后复发。低剂量方案虽然在病程相对较短、年轻患者的温抗体型复发/难治性 AIHA 中可以取得 80%整体反应率,但疗效维持的时间相对较短,1/3~1/2 患者治疗后 1 年内复发。

阿仑单抗(alemtuzumab)是一种人源化的抗 CD52 单克隆抗体。在一个小规模病例研究中已被证实对原发性难治性 AIHA 患者有效,完全缓解率为 81%(13/16)。然而由于严重免疫抑制的毒副作用,常被用于难治性原发性 AIHA。达雷妥尤单抗(daratumumab)是一种靶向 CD38 的 IgG1k 单抗。该单抗临床经验更有限,也没有针对该适应证的研究,在 AIHA 中仅有个案报道,故认为是一种潜在的有效治疗药物。

2)其他免疫抑制剂:常用的免疫抑制剂包括环磷酰胺、吗替麦考酚酯、西罗莫司、硫唑嘌呤等。

蛋白酶体抑制剂硼替佐米(bortezomib)可靶向浆细胞并有效地消耗抗体产生,有报道成功治疗 HSCT 后难治性 AIHA。阿巴西普(abatacept)是将细胞毒性 T 细胞抗原 4(CTLA-4)的胞外区域与免疫球蛋白 G(IgG)的 Fc 区域连接而形成的融合蛋白,属于 T 淋巴细胞抑制剂的一种,已被批准用于治疗自身免疫性类风湿关节炎、银屑病关节炎和青少年特发性关节炎,近期有使用阿巴西普治疗难治性 HSCT 后 AIHA 的报道。

3)血浆置换:少数严重 AIHA 患者出现激素及输血无法纠正的重度贫血时,可采用血浆置换作为紧急措施,以清除致病性免疫复合物、循环的自身抗体和激活的补体,但作用通常是短暂的。一般认为,暴发性溶血患者中,血浆置换似乎能稳定病情,提高输血效率,而在其他急性患者中则无明显改善。

4)静脉注射免疫球蛋白(IVIG):IVIG 经常单独或与泼尼松联合用于治疗 AIHA。不良反应发生率相对较低。然而,因只有小样本报道,目前使用仍有争议,除非患者出现危及生命的严重溶血,否则不建议在 AIHA 中使用大剂量免疫球蛋白。在使用抗 CD20 单抗时,可小剂量使用丙种球蛋白,以纠正 CD20 单抗导致的低丙种球蛋白血症,从而减少感染。

5)脾切除:脾切除术通常作为传统的二线治疗,常用于对皮质激素无反应、不耐受或激素大剂量依赖及多次复发的 AIHA 患者中。约 20%患者可维持长期缓解。因 RTX 的疗效明显,而脾切除手术属于创伤性操作,复发率高,且有一定的手术及术后风险,目前国内不作为普通免疫抑制治疗失败后的常规治疗。

总之,HSCT 后 AIHA 是一种比较少见的并发症,不同于常规的 AIHA,常常对一线治疗的皮质激素产生耐药性,目前尚缺乏据以循证依据的可推荐的治疗方案,利妥昔单抗联合皮质激素或其他免疫抑制剂治疗能有效提高移植后 AIHA 的疗效,早期联合利妥昔单抗治疗可以改善其不良预后。

六、造血干细胞移植后神经系统并发症

造血干细胞移植(hematopoietic stem cell transplantation,HSCT)后 11%~59%的患者会发生中枢神经系统(central nerve system,CNS)并发症,并可致 10%患者发生相关死亡。CNS 并发症可发生在移植的整个过程及移植后的各个阶段,疾病的严重程度也可以从没有明显的临床表现到轻微表现、严重表现甚至死亡[4]。而各种并发症的及时处理是提高生存率、改善预后的重要举措。

(一)后部可逆性脑病综合征

后部可逆性脑病综合征(posterior reversible encephalopathy syndrome,PRES)是一种以可逆性神经-精神障碍改变为主,同时伴有特征性影像学改变的 CNS 并发症,HSCT 患儿的 PRES 发病率为 1.6%~20%,86%的 PRES 发生于移植后 100 天内。其特点包括抽搐、头痛、呕吐、视觉障碍和损害的多种表现,也可以单纯精神改变或视力障碍为唯一表现。PRES 起病急骤,症状较重。

PRES 的病理生理机制目前尚不十分明确,一种机制认为血压的快速增高,超过了脑血管的自我调节能力,造成毛细血管床损伤和血管源性水肿。另一机制认为 T 淋巴细胞/内皮细胞活化,导致全身/脑血管收缩,脑灌注不足。目前认为患儿移植前化疗药物的使用、全身放疗、预处理中的氟达拉滨、移植后Ⅱ度以上 GVHD、钙调磷酸酶抑制剂(环孢素和他克莫司)的使用、HLA 配型无关或不全相合供体、高血压以及甲泼尼龙的使用等均有可能诱发 PRES。免疫抑制剂或细胞毒性药物,尤其是环孢素和他克莫司,除直接造成高血压或间接致肾功能障碍而升高血压外,还能造成低镁血症,抑制钙离子通道,使脑血管痉挛,被认为是 HSCT 患儿发生

PRES的主要激发因素。

PRES典型影像学改变为双侧大脑半球后部以白质为主的脑水肿，主要累及顶枕叶，额叶、颞叶、小脑、脑干、基底节、大脑皮质、胼胝体压部等也可受累。影像学检查以MRI最具有特异性。经过及时治疗PRES患儿临床症状和影像学改变可于短期内完全恢复，多数预后良好。虽然PRES通常为可逆性，但如果未及时发现及处理，仍可导致致死性并发症和永久性神经损害。

（二）治疗相关的其他中枢神经系统并发症

可发生在HSCT的不同阶段。除了CNS的直接受累外，多脏器功能受损，如肝肾功能严重受损时也会出现脑病，临床要注意鉴别。

1. 全身放射治疗　全身放射治疗是HSCT移植的必不可少的预处理措施之一。放疗与移植后脑病的发展有一定关系，尤以移植后的远期影响为著。

2. 预处理药物　HSCT预处理中常用的几种抗肿瘤药均可引起CNS并发症。白消安注射液可引起癫痫发作。环磷酰胺可引起脑病，异环磷酰胺也可致患者发生中枢神经系统毒性，氟达拉滨可引起延迟性脑病，大剂量的阿糖胞苷可引发癫痫和短暂脑病，最常见的为小脑性。大剂量的依托泊苷可发生感觉轴突神经病变伴或不伴轻度运动障碍。此外，顺铂、吉西他滨、阿糖胞苷和贝伐珠单抗还可引起PRES。

3. 免疫抑制剂　钙调磷酸酶抑制剂环孢素、他克莫司是预防GVHD的最常规药物，这些药物具有类似的神经毒性作用。最常见的表现是震颤和主观感觉障碍，通常这些副作用会随着药物剂量减低而消退。5%的患者有癫痫发作，有时与低镁血症有关。另外，他克莫司也可诱发脑血管炎。钙调磷酸酶抑制剂较化疗药物更易引起PRES，主要表现为精神状态改变，皮质盲、视幻觉、癫痫发作和运动功能障碍。

药物引起的神经系统功能障碍基本上都是可逆性的，但这并不意味着疾病可自发缓解，如不及时治疗，患儿仍可出现不可逆的改变，轻者出现神经系统后遗症，重者死亡。

（三）代谢性脑病

代谢相关的脑病是引起CNS并发症的常见原因，相对其他类型的移植后CNS并发症，易于明确诊断，只要尽早发现、及时处理，多预后良好。

低钠血症的常见原因是移植过程中的呕吐、腹泻及补液的张力过低。另外50%的低钠血症是因为抗利尿激素分泌异常引起的抗利尿激素分泌失调综合征（syndrome of inappropriate antidiuretic hormone secretion，SIADH）。SIADH的诊断包括：①伴有血浆低渗透压的低钠血症；②尿渗透压高于血浆渗透压；③肾脏排钠增加；④无水肿及消耗性疾病；⑤肾和肾上腺皮质功能正常。SIADH的危险因素包括供体类型、脐血移植及使用皮质激素、预处理药物、甲氨蝶呤等预防GVHD，另外，低渗液体的常规输注，会促进低钠血症的进展。低钠血症所引起的临床表现与血钠水平有关，一般认为血钠115～132mmol/L的患儿易出现注意力缺陷、步态异常、跌倒。SIADH的治疗主要包括去除病因、限制水分入量、积极补充钠盐、积极利尿甚至血液超滤等。

除低钠血症外，低钙、低镁等电解质紊乱，低血糖、高血糖等代谢障碍，或因肺部排异产生低氧血症导致的缺氧性脑病，以及肝、肾功能衰竭导致毒性代谢产物累积等均可造成脑部代谢性病变，而产生相应的CNS异常表现。所幸的是，只要及时治疗、病变程度不是太严重，随着电解质等代谢物质的逐渐平衡，临床情况可恢复正常。

（四）免疫相关性中枢神经系统并发症

慢性移植物抗宿主病（cGVHD）常累及多种器官，cGVHD神经系统表现较少见，通常发生于异体HSCT后数月至数年。

1. 脑血管病变　cGVHD相关的各种脑血管并发症，主要表现为大或小的血管疾病。部分患者的病理组织学发现多灶性血管周围炎性病变，特别是在脑膜和脑实质中小动脉周围。临床上，大中血管炎患者在缺血性或出血性病例中可出现偏瘫、失语等局灶性神经系统体征。小血管炎的特点是多灶性脑部病变症状，如头痛、认知障碍和癫痫发作。此外，儿童小血管炎的临床表现常包括全身性的发热、不适或类似流感的症状。CT/MRI或颅内外动脉超声检查可明确大血管狭窄或闭塞、脑出血或缺血。脑血管炎的检查包括脑电图、神经心理测试、脑脊液检查、增强MRI血管造影术。MRI显示多灶性或白质融合信号，缺血性病变，偶有少量出血表现。最终确认血管炎需要依靠白质和灰质的病变活检，以及软脑膜活检。因此，临床诊断很困难。治疗方面可给予皮质类固醇联合环磷酰胺。

2. 中枢神经系统的脱髓鞘疾病　在cGVHD中，脱髓鞘常影响视神经，同时可伴或不伴有脊髓、脑白质病变。通常情况下，cGVHD期间的脱髓鞘有类似于多发性硬化的复发-缓解过程。诊断是在疾病急性期造影剂增强后显示的CNS白质病变的基础上，结合有以下情况之一或多种的炎症脑脊液表现：轻度细胞增多和蛋白升高，免疫球蛋白G和寡克隆带。诱发电位（视觉、躯体感染、声音）和经颅磁刺激的记录有助于证实中枢神经传导减慢，这是脱髓鞘的标志。予类固醇治疗后症状常迅速得到改善，从而进一步支持CNS脱髓鞘的诊断。通过临床表现来鉴别cGVHD相关的CNS脱髓鞘与其他免疫介导的脱髓鞘疾病，如多发性硬化或急性播散性脑脊髓炎。因此，只有当出现cGVHD的其他系统症状时才能考虑CNS的GVHD。如果只出现反复性视神经炎和脊髓病，应检查血清抗水通道蛋白4抗体来鉴别视神经脊髓炎。CNS脱髓鞘应给予皮质类固醇冲击治疗，可以重复冲击治疗。在取得改善的情况下，再增加免疫抑制治疗或利妥昔单抗可能是有用的。研究提示，在异基因HSCT后100天、1年和6年出现CNS炎症性脱髓鞘病变的发病率分别为0.9%、2.0%和3.6%。

3. 免疫介导性脑炎 免疫介导性脑炎是一个多种疾病群组，特点是免疫细胞或体液因子特别是抗体在中枢神经系统组织的病理性浸润，可导致功能性异常和神经心理障碍。尸检发现免疫介导性脑炎的特点是血管周围和脑实质的淋巴细胞浸润，表达小胶质细胞的广泛活化和脑白质弥漫性变性。临床表现包括脑病的症状，主要为意识改变、神经心理缺陷、局灶性神经功能缺损和癫痫发作。MRI显示弥漫性或局灶性脑白质异常及脑脊液炎症表现，皮质类固醇冲击治疗有效。

（五）中枢神经系统感染

移植后CNS感染与患者的免疫状态密切相关，感染可出现在全血细胞减少阶段、免疫抑制剂治疗阶段、发生移植物抗宿主病（graft-versus-host disease，GVHD）阶段，也可发生于免疫功能恢复阶段。HSCT后CNS感染总体发病率为2%~4.9%，儿童是移植后CNS感染的易感人群，CNS感染率可高达11%[5]。

1. 病毒感染 疱疹病毒和多瘤病毒属比较容易导致HSCT后CNS感染的病毒。常见HSCT后感染的疱疹病毒有单纯疱疹病毒、水痘带状疱疹病毒、CMV和人类疱疹病毒6型（human herpes virus 6，HHV-6），多瘤病毒是HHV-6。脑脊液PCR检测病毒是高度敏感并具有特异性的检测方法。近年来，HHV-6、JC病毒逐渐成为HSCT感染的常见病原体。HHV-6患者常有精神状态的改变，如意识障碍、神志不清、躁动、嗜睡和昏迷，45%~100%的患者会出现记忆丧失，10%~80%的患者会出现癫痫发作、失眠、情绪和行为障碍。50%~100%的患者有MRI的异常，特征性改变为颞叶和边缘系统在T_2加权和液体衰减反转恢复序列的高信号异常。EEG常见为非特异性和弥漫性异常，偶尔有一过性额、颞部异常发作。HHV-6脑炎的移植患者总体预后很差，死亡率为9%~30%。经过急性感染期而存活的患者，18%~56%可出现显著的CNS后遗症。JC病毒感染可造成进行性多灶性白质脑病，成人的JC病毒血清阳性率超过50%。患者可有局灶性神经功能缺陷，如构音障碍、偏瘫、视力下降、共济失调、认知改变或癫痫发作。

EB病毒相关的移植后淋巴增生性疾病，也可影响CNS，曾有鞘内注射利妥昔单抗的成功报道，但总体预后较差。

2. 真菌感染 HSCT后中枢神经CNS曲霉菌感染的发病率为0.8%。局灶性脑脓肿最常见的真菌病因是曲霉菌，其次是毛霉菌和念珠菌，临床表现可有发热、癫痫发作、偏瘫、脑神经麻痹等症状。可伴头痛、颈强直、抽搐、恶心、呕吐、视觉障碍和脑神经障碍。只依靠临床和影像学发现很难区分中枢神经毛霉菌病和曲霉菌病，需要进行组织病理学及真菌培养来鉴别。曲霉菌治疗首选伏立康唑、脂质体两性霉素B等。毛霉菌病治疗的一线药物为脂质体两性霉素B。

3. 细菌感染 李斯特菌、结核分枝杆菌和星状诺卡氏菌是HSCT后比较多见的CNS感染病原体。影像学检查常见一个或数个多发性脓肿。尽早发现、选择针对性地抗菌药物是治疗HSCT后CNS细菌感染的关键。

4. 寄生虫感染 移植后寄生虫感染比较罕见。弓形体和粪类圆线虫是比较常见的病原体。典型的弓形体脑炎一般发生于HSCT后最初6个月内，大多数发生于移植后3个月内，中位时间为移植后45~78.5天。弓形体病好发于基底节、大脑上皮质和幕下皮质下的区域，MRI显示在一个或多个T_1加权成像的低信号病变，T_2加权成像高信号病变。通过对比强化，可看到环形强化，出血和水肿现象。虽然弓形体脑炎的发病率并不高，但其致死率高达60%~80%，故应引起重视。

（六）血管相关性病变

HSCT过程中脏器受损及皮质激素等多种药物都会引起血压升高，高血压脑病是HSCT过程中的引起CNS并发症的重要原因，加强血压监测、及时控制血压变化可以最大程度地防止相关并发症产生的不良后果。

高血压、低血小板是引发脑血管意外、产生颅内出血的重要因素，HSCT过程中的积极预防至关重要。此外，免疫紊乱、血栓栓塞性病变等都容易导致血管病变，严重的脑血管病变也会导致CNS并发症，甚至颅内出血。

（七）肿瘤相关性中枢神经系统并发症

HSCT患儿的CNS并发症也可能与原发病复发、第二肿瘤有关。移植前是否有CNS系统侵犯将提供重要病史依据。CNS复发患儿可出现头痛、呕吐，严重者可颅内出血、脑神经麻痹和反复抽搐等。此外，HSCT的长期幸存者尤其是预处理曾接受全身放射治疗的患儿，易继发第二肿瘤，如恶性胶质瘤、胶质母细胞瘤、星形细胞瘤、淋巴瘤和脑膜瘤等。

七、造血干细胞移植相关感染

感染是威胁HSCT患儿生命的重要因素。细菌、真菌、结核和病毒感染可贯穿在造血干细胞移植的不同时期[5]。

在HSCT过程中，持续的中性粒细胞减少、使用糖皮质激素、皮肤黏膜的破损和中心静脉导管都构成了感染的高危因素。儿童，尤其是婴幼儿，更是因其免疫功能不健全，对气候、住院环境和饮食习惯的变化非常敏感，感染发生率高于成人。临床症状的不典型和缺乏足够的表达都为正确诊断感染部位和性质造成更多困难。仔细的病史询问和认真全面的查体显得更为关键。严格的生命体征监护、体重腹围测量及出入量的检测可以帮助我们随时了解患儿的病情变化。

（一）细菌感染

自体HSCT过程中，细菌感染约占1/3。异基因HSCT甚至高达50%，并且与发病率和死亡率增加相关。在植入前的骨髓空巢期，中性粒细胞缺乏和黏膜屏障的破坏容易导致革兰氏阳性球菌和革兰氏阴性杆菌引起的感染。主要以菌血症、肺炎、鼻窦炎、肠炎和蜂窝织炎为主。随着预处理强度增强，感染风险随之增高。脐带血移植（cord blood transplantation，CBT）与较慢的植入，延长免疫重建，感染风险较高。在植入早期阶段（移植后30~100天），主要危险因素是免疫未重建、深静脉导管感染，GVHD治疗进一步降低免疫增加感染。移植100天后，cGVHD免疫抑制剂治疗和延迟的免疫重建容易导致肺炎链球菌和流感嗜血杆菌感染。

1. 革兰氏阳性细菌感染 多见于皮肤软组织感染和导管相关感染中。皮肤受损、反复的穿刺取血和静脉输液、贴膜过敏和皮肤擦伤、甲沟破损都是感染的常见途径。凝固酶阴性葡萄球菌（coagulase negative staphylococci，CNS）是导致血流感染的最常见病因。金黄色葡萄球菌亦不少见。监测甲氧西林耐药与治疗成败关系重大。肠球菌引起HSCT患者的血流感染为5%~8%，通常发生在HSCT之后，即中性粒细胞恢复时。耐万古霉素的粪肠球菌和屎肠球菌的比例逐年增高，应引起足够的重视。革兰氏阳性细菌的治疗如下：①耐甲氧西林的葡萄球菌，首选头孢唑林和奥沙西林；②金黄色葡萄球菌，万古霉素或替考拉宁仍是主要选择，在MRSA感染情况下利奈唑胺和达托霉素（血流感染）或替加环素（非血流感染）也可作为选择；③肠球菌属，利奈唑胺和达托霉素有更好的治疗效果，替加环素和磷霉素也可考虑。

2. 革兰氏阴性细菌感染 在HSCT过程中更为常见，以血流感染和肠道感染为主；软组织感染亦不少见。以肠杆菌科和非发酵菌为主要感染菌。肠杆菌科肺炎克雷伯菌和大肠埃希菌皆与高死亡率相关。而在非发酵菌感染中，铜绿假单胞菌、鲍曼不动杆菌应引起足够重视。超广谱的β-内酰胺酶（extended spectrum β lactamase，ESBL）和产碳青霉烯酶的死亡率可达60%。

在肺部感染中，军团菌、流感嗜血杆菌和嗜麦芽窄食单胞菌肺炎症状往往不典型，低氧血症可能是唯一症状。深部痰培养、胸部CT和血病原学检测对确诊帮助很大，有条件者行支气管镜检查有确定的诊治作用。

腹泻是HSCT常见合并症，与放化疗、抗生素的长期使用和感染相关。在肠道感染中艰难梭菌相关感染（clostridium difficile infection，CDI）占5%~30%，志贺菌、沙门菌、耶尔森菌、弯曲杆菌属和肠出血性大肠埃希菌引起的细菌性腹泻也应予以足够重视。

（二）真菌感染

侵袭性真菌病（invasive fungal disease，IFD）是HSCT的常见感染并发症。IFD可发生在HSCT的各个时期。在骨髓空巢期由于中性粒细胞缺乏和黏膜屏障破坏，造血恢复早期发生cGVHD时，由于使用免疫抑制剂造成免疫恢复延迟都是高发阶段。

曲霉菌病在儿童造血干细胞移植患者中更为普遍。曲霉菌感染通常通过吸入空气中的孢子获得。在HSCT过程中，吞噬细胞和中性粒细胞在免疫抑制剂和激素的作用下功能大大降低。因此，曲霉孢子进入人体后产生菌丝，然后菌丝侵入血管，随后血管阻塞、梗死并扩散到远处器官。HSCT后合并侵袭性霉菌病者的死亡率可高达60%。

IFD的临床表现通常是非特异性的，难以与非真菌感染甚至非感染性并发症区分开。霉菌病的诊断基于受感染组织的组织病理学、影像学（特别是胸部CT扫描）和微生物学检查，包括基于培养的和基于非培养的。尽管组织病理学仍然是进行明确诊断的金标准，但侵入性手术的风险限制了标本的获得。痰、支气管肺泡灌洗和其他体液以及皮肤样本的培养和直接显微镜检查已成为侵袭性霉菌微生物学诊断的基础疾病。经验诊断或可能诊断更为普遍。

薄层CT扫描是肺部真菌感染首选检查。发现肺部结节，无论有无“晕轮”征兆，均应考虑到侵袭性霉菌病。“晕轮征”往往出现在感染过程的早期，此后，病变变得更加非特异性。中性粒细胞恢复后，可能会出现新月形体征。“反晕轮征”提示毛霉菌病。但儿童出现典型新月征和空洞更为少见，在临床上易误诊。

β-D-葡聚糖（BDG）和半乳甘露聚糖（GM）特异度和阳性预测值均较差，仅有临床参考价值。病原宏基因组学（mNGS）基于高通量平台的非培养的方法，在病原诊断上显示了一定的优势。由于采血量少，检测覆盖面广（数千种细菌、真菌、病毒），微生物核酸100~1 000拷贝/ml，报告时间短（24~48小时），在移植病人中有较好的应用前景。但是在甄别致病菌与污染菌、阈值范围等方面仍存在较多争议，应谨慎期待。

在中性粒细胞减少阶段，使用抗真菌药物预防IFD可取得一定的临床效果。①氟康唑仍作为多数中心预防用药；②伏立康唑、伊曲康唑、泊沙康唑以及棘白菌素类的预防仍没有统一意见。在移植植入后发生GVHD时，鉴于侵袭性霉菌感染的风险显著增加（及其相关的高死亡率），欧洲白血病感染会议（European Conference on Infections in Leukaemia，ECIL）强烈建议不要使用氟康唑预防高危GVHD患者，伏立康唑和泊沙康唑作为预防用药更为推荐。

IFD的治疗：①ECIL指南建议使用卡泊芬净（第1天70mg，以后每天50mg）或2mg/kg的脂质体两性霉素B。②侵入性念珠菌病/念珠菌病治疗，一线治疗首选卡泊芬净。③侵入性曲霉病（包括脑曲霉病）治疗，推荐伏立康唑作为一线治疗方法。④毛霉菌病治疗，包括控制基础疾病、外科清创术和抗真菌治疗。目前，脂质体两性霉素B（5~10mg/kg的剂量）是首选的一线治疗方法。泊沙康唑可用于病情稳定后门诊口服治疗。

（三）病毒感染

病毒感染是HSCT相关感染中重要的病原，占感染相关死亡率的24%。其在免疫功能低下患儿中表现各异，可以侵犯人体的任何器官而造成损害，诊断和治疗更加困难。

1. 疱疹类病毒

（1）巨细胞病毒（CMV）：CMV病毒在异基因HSCT感染发生率为28%。可从无症状到系统性感染。常见症状主要是间质性肺炎、肠胃炎和视网膜炎，以及干细胞移植患儿的非特异性症状，如发热、全身不适和骨髓抑制。

所有接受HSCT的患儿和同种异体干细胞供体中，应在移植前后监测CMV-DNA滴度及抗体状态。至少在HSCT后的前3个月，每周监测异基因HSCT患儿的CMV-DNA。患有GVHD的患儿和曾有CMV复制的患儿应接受更长时间的监测。自体HSCT后无须常规监测。

最常用的技术是qPCR，也可以使用pp65抗原血症检测和其他CMV核酸的检测。

CMV视网膜炎需要眼科检查，眼底检查和必要时行房水病毒DNA检测会有所帮助。对于肺部影像疑似病例，支气管肺泡灌洗中CMV-DNA滴度升高可能与CMV肺炎相关。脑脊液中的CMV-DNA阳性支持CMV脑炎的诊断。对于其他器官疾病，组织病理中发现巨细胞包涵体能协助诊断。

更昔洛韦可以降低CMV疾病的风险，但具有明显的骨髓毒性。大剂量的阿昔洛韦/伐昔洛韦可以降低CMV复制的风险。使用丙种球蛋白或CMV-IgG预防巨细胞病毒病未被证明有效。

更昔洛韦、缬更昔洛韦和膦甲酸都已被证明可以有效地治疗异体造血干细胞移植受者中的巨细胞病毒病，常用于抢先治疗，疗程至少2周或可能需要更长的疗程。大剂量的IgG治疗CMV肺炎数据有限。西多福韦可作为二线治疗方法，治疗的持续时间视具体情况而定。

CMV特异性T淋巴细胞（CMV-CTL）可以治疗异基因HSCT后的CMV感染。特异于CMV的T淋巴细胞主要来自移植供者。但在某些研究中，来自第三方供体甚至是患者预处理前获得的T淋巴细胞也可以作为CMV特异性T淋巴细胞，当对难治性CMV感染的患者进行治疗时，CMV特异性T淋巴细胞输注后病毒载量下降。对于HSCT后难治性CMV感染的患者，过继性T淋巴细胞疗法是有效的治疗选择。减低甚至停用免疫抑制剂促使免疫恢复也对病毒治疗有帮助。

（2）人类疱疹病毒-6（HHV-6）：在2岁以下儿童中易感，是幼儿急疹的主要原因，是异基因HSCT后病毒性脑炎的主要原因，但也有HHV-6A的文献报道。接受CBT的患儿风险增加。

血液和脑脊液中检测 HHV-6 DNA 可协助诊断。MRI 影像学改变可帮助诊断 HHV-6 脑炎。

更昔洛韦或膦甲酸钠均可用于治疗 HHV-6 脑炎。目前尚无针对 HHV-6 感染或其他疑似 HHV-6 相关并发症的患儿的既定治疗方法。细胞免疫疗法仅在少数患儿中进行。

(3) 爱泼斯坦-巴尔病毒(EBV):在 HSCT 患儿中，EBV 可能导致危及生命的并发症——移植后淋巴增殖性疾病(post transplant lymphoproliferative disorder, PTLD)或终末器官衰竭(如脑炎/脊髓炎，肺炎或肝炎)。移植供者 EBV 血清阳性也增加了 cGVHD 的风险。

异基因 HSCT 患儿和供体应在 HSCT 前接受 EBV 抗体检测。移植后对于高危人群应每周检测血清和全血中的 EBV-DNA 滴度。

移植前检测，选择 EBV 阴性的供者减低感染风险。HSCT 后的 EBV 相关 PTLD 通常是供者来源，当供者呈血清阳性时，EBV 相关 PTLD 的风险较高。当 EBV-DNA 滴度>1×10^5/拷贝，应警惕 PTLD。PTLD 治疗包括减低或停止免疫抑制剂，利妥昔单抗静脉滴注，EBV-CTL 细胞回输，对于发展为淋巴瘤的患儿联合治疗及涉及淋巴瘤的化疗都应考虑。

(4) 单纯疱疹病毒(herpes simplex virus, HSV):HSV 激活可能由 1 型或 2 型引起，通常与口面部区域的局部黏膜皮肤疾病有关。血清、疱液或脑脊液中的 PCR 结果是确诊 HSV 感染的主要方法。接受异基因 HSCT 的患儿建议接受抗病毒药物预防。静脉注射阿昔洛韦 250mg/m^2 或 5mg/kg，每 12 小时一次，能口服者可序贯口服。

HSV 的治疗：静脉阿昔洛韦，250mg/m^2 或 5mg/kg，每 8 小时一次，持续 7~10 天。或口服阿昔洛韦(2 岁以上儿童 20mg/(kg·次)，一日 4 次，共 5 日)或伐昔洛韦(成人剂量 500mg/片，2 片，每日 3 次，疗程 7 天)。对于 HSV 肺炎或 HSV 脑膜炎和脑炎，建议静脉注射阿昔洛韦至少持续 14~21 天。HSV 耐药的患儿中膦甲酸钠或西多福韦是二线治疗。

(5) 水痘-带状疱疹病毒(varicella-zoster virus, VZV):HSCT 后很少发生水痘，一旦发生后果严重。带状疱疹的再激活很常见。严重的症状包括类似于水痘的弥漫性感染，部分患儿伴有严重的神经痛。

在 HSCT 之前应对患儿进行 VZV 抗体测试。临床表现水痘或带状疱疹具有特异性表现。VZV 和 HSV 在疱液中检测 PCR 可以区分。血液 PCR 检测可协助诊断。

VZV 抗体阳性的患儿应给予至少 12 个月或免疫抑制剂治疗结束前的抗病毒预防。可以使用阿昔洛韦。对于暴露于 VZV 的血清阴性患儿，建议使用阿昔洛韦或伐昔洛韦进行暴露后预防。预防应持续到暴露后 21 天。

水痘-带状疱疹的一线治疗药物是阿昔洛韦。对于局部或局限性感染，可以给予口服伐昔洛韦、阿昔洛韦，直到病变完全结痂为止(一般为 7~10 天)。如果对阿昔洛韦有抗药性，二线治疗方法是膦甲酸钠或西多福韦。

2. 其他病毒

(1) 流感病毒：在 HSCT 受者中，流感可能是非常严重的感染。据报道，下呼吸道疾病的风险高达 33%，死亡率为 0%~15%。呼吸道症状从非常轻微到危及生命的各种症状。胃肠道症状和中枢神经系统症状也可能发生。继发性细菌感染常见。

鼻咽拭子或呼吸道分泌物检测病毒核酸可帮助诊断。

最重要的预防措施是接种疫苗，在移植前行疫苗注射。一般不建议采取抗病毒预防措施，但暴露于感染个体的患儿可以考虑使用抗病毒药物。

明确诊断可使用奥司他韦或帕拉米韦。5 天用药并不能完全治愈，病毒排泄可能会持续很长时间。应注意奥司他韦的耐药。

(2) 其他社区获得性呼吸道病毒(community acquired respiratory viruses, CARV):呼吸道合胞病毒(respiratory syncy-tial virus, RSV)、副流感病毒(parainfluenza virus, PIV)、鼻病毒和冠状病毒在内的 CARV 感染非常常见。大多数为轻度感染，仅引起上呼吸道症状，但亦可危及生命。这些病毒多数无有效治疗。利巴韦林以吸入或全身给药方式治疗 RSV 感染。

(四)结核感染

HSCT 受者结核感染(tuberculosis infection, TBC)的临床表现与普通人群相似。最常见的肺外疾病是脑膜炎。

培养阳性可以诊断为 TBC。药敏试验是必须的，应考虑到耐药菌株的存在。此外，阳性培养的结果需要花费数天至数周的时间，现在使用高灵敏度和特异度的 PCR 技术是初步诊断的常用方法。由于 HSCT 受体的 T 淋巴细胞免疫缺陷，T-SPOT 并不可靠。X-pert 试验可较快速获得结果。

一旦诊断则应开始经验治疗，但对于治疗药物组合或疗程应更个体化，需考虑患儿综合用药情况和造血恢复情况。

总之,儿童造血干细胞移植合并感染,需尽快诊断和制订治疗计划。鉴于患儿基础疾病、年龄、药物代谢的个体差异较大,要求临床医生能做出更好的判断,应与影像科、感染科、重症监护室、检验科、药学部等科室通力合作,多学科会诊,动态观察和及时调整治疗目标。这些都构成了儿童移植感染治疗的巨大挑战,也成为移植能否取得成功的关键条件。

八、出血性膀胱炎

出血性膀胱炎(hemorrhagic cystitis,HC)是HSCT后常见的泌尿系统并发症,儿童的发生率为10%~70%,临床表现为镜下或肉眼血尿,可伴尿频、尿急、尿痛等膀胱刺激症状,严重者可引起尿路梗阻、肾衰竭,甚至死亡。

【分度与分型】 根据血尿严重程度,按照Droller分级将HC分为4级:Ⅰ级为镜下血尿;Ⅱ级为肉眼血尿;Ⅲ级为肉眼血尿伴血凝块;Ⅳ级为在Ⅲ级基础上并发尿道梗阻。Ⅰ~Ⅱ级为轻度HC,Ⅱ~Ⅳ级为重度HC。根据HC发生时间可分为早发性出血性膀胱炎(early onset hemorrhagic cystitis,EOHC)和迟发性出血性膀胱炎(late onset hemorrhagic cystitis,LOHC)。EOHC多发生在预处理及其后72小时内,主要与预处理化疗药物毒性、放疗损伤及血小板减少有关,一般症状较轻,病程自限。LOHC多发生于预处理结束72小时后,发病高峰在中性粒细胞植入1个月左右,可迁延不愈,延长住院时间,增加患儿的痛苦和移植后死亡率。

【病因与发病机制】

1. 预处理及相关药物因素 EOHC常与HSCT前大剂量放化疗毒性有关,其中环磷酰胺(CTX)的代谢产物丙烯醛可与膀胱黏膜上皮结合引起黏膜损伤,出现充血、水肿、坏死,形成溃疡和膀胱出血,如同时加以白消安、异环磷酰胺、依托泊苷等预处理则增加出血性膀胱炎的发病率。放疗可引起超氧自由基的形成,引起弥漫性黏膜水肿与炎症,导致毛细血管扩张,黏膜下出血、间质纤维化,膀胱顺应性降低,出现尿频、尿急及排尿困难等症状。放化疗使骨髓造血严重受抑,血小板计数低下则加重膀胱出血。

2. 病毒感染 由于大剂量的放化疗预处理,免疫机能明显低下,容易发生病毒入侵或潜伏的病毒激活,病毒通过血行感染、尿道逆行感染、胃肠道局部淋巴结播散等途径入侵膀胱黏膜。LOHC与多种病毒感染关系明确,常见的病毒包括BK多瘤病毒、巨细胞病毒(CMV)、腺病毒、JC病毒、流感病毒等。预处理时放化疗导致尿道上皮损伤及免疫抑制剂的使用,为病毒的复制提供了有利环境。CMV感染是发生LOHC的高危因素。BK病毒感染是LOHC的主要致病因素[7],BK病毒血症的儿童更容易出现严重的HC。监测血浆和尿BK病毒DNA拷贝数对于指导HC的诊断、判断严重程度和预后具有重要意义。儿童血浆BK病毒DNA大于1×10^3拷贝/ml时,诊断HC的灵敏度和特异度最高,血浆BK病毒DNA大于1×10^4拷贝/ml的患者,更易发生重度HC。尿BK病毒DNA拷贝数的诊断价值大于外周血,尿BK病毒载量超过1×10^7拷贝/m1的患者发生LOHC的危险性显著增加,是诊断BK病毒相关性HC的必备条件。

3. 与GVHD相关的免疫反应 重度GVHD时,膀胱可成为GVHD的靶器官之一。有部分患者对糖皮质激素治疗有效,提示免疫反应亦是HC发生的机制之一。临床上病毒感染常与GVHD并存,膀胱上皮细胞表达病毒抗原,受到供者淋巴细胞的攻击,而免疫抑制剂对病毒复制具有促进作用,从而共同参与HC的发病。

4. 其他 研究表明患儿年龄、性别、供者类型、移植方式、预处理强度等与HC的发生有关。男性、非血缘移植、亲缘单倍型移植、清髓预处理、aGVHD是发生HC的危险因素。年幼儿(小于5岁)HC发生率低于年长儿,且年长儿更易发生重度HC。这可能与年幼儿泌尿系统及中枢神经系统发育不成熟,排尿频繁导致药物在膀胱内停留时间缩短,减少毒性代谢产物对膀胱黏膜的刺激与损伤,从而降低了HC的发生率。此外,年幼儿童病毒感染率低,HC发生率也减低。

【临床表现与诊断】 HC的临床表现轻重不一,典型的表现为血尿,通常伴有尿频、尿急、尿痛等尿路刺激征,轻者为镜下血尿,重者为持续性肉眼血尿,严重者有血凝块,并阻塞尿道导致尿潴留,甚至肾衰竭。HC的诊断需要排除其他引起膀胱出血的疾病,如尿路感染、阴道出血、尿路结石、泌尿系肿瘤、血小板减少所致的单纯性血尿,全身出血性疾病等。在患儿出现血尿和膀胱刺激症状时,可进行有关辅助检查。①尿常规检查:可见镜下血尿,并进行尿液细菌培养,排除细菌感染。对尿液进行真菌菌丝检测,排除真菌感染。②血、尿病毒学检查:如血及尿CMV、BKV、腺病毒、HSV等。③膀胱镜检及膀胱黏膜活检:为确诊HC最为可靠的诊断方法,可明确膀胱内炎症样改变或出血部位等。但膀胱镜检及膀胱黏膜活检属有创检查,需慎重选择。④膀胱超声检查:显示膀胱壁增厚及血凝块等。⑤MRI:可显示膀胱内活动性出血征象。

【预防与治疗】

1. **CTX 导致的 EOHC，在使用 CTX 预处理期间，充分水化、碱化尿液及利尿**　给予水化液 3 000～3 500ml/(m^2·d)，1/2 张，其中 5%碳酸氢钠液 80～100ml/m^2，维持尿液 pH 值 7～8，一般水化在 CTX 前 4 小时开始直至停用 CTX 后 48～72 小时，保持平均尿量大于 150ml/h，适量补钾，保持水钠平衡。膀胱黏膜保护剂美司钠可以中和 CTX 代谢产物丙烯醛对膀胱黏膜的毒性作用。美司钠的总剂量为 CTX 的 120%～160%，在使用 CTX 时及以后 3、6、9 小时给予，持续至 CTX 后 48 小时，或美司钠在 CTX 后持续静脉滴注 12～16 小时。谷胱甘肽，氨磷汀可以清除 HC 炎症过程中细胞外的自由基，有结合丙烯醛的作用，并作为广谱细胞保护剂，可以减少 EOHC 的发生。

2. **LOHC 应采用综合治疗手段**　在尽量明确病因的基础上，根据 HC 的严重程度对症治疗。应用止血药物、血小板输注（维持血小板计数>50×10^9/L）、抗胆碱类解痉挛药物及阿片类镇痛药物等支持治疗。

3. **抗病毒治疗**　病毒感染相关的 LOHC，给予抗病毒治疗，下调免疫抑制剂的剂量。处于骨髓抑制期的 HC 患儿可应用阿昔洛韦，血常规恢复正常时可应用更昔洛韦。西多福韦（cidofovir）可选择性抑制病毒复制所需的 DNA 聚合酶，对多种 DNA 病毒有效，尤其 BK 多瘤病毒、CMV、腺病毒等，西多福韦是目前 BK 病毒相关出血性膀胱炎的一线抗病毒药物，完全缓解率为 60%～100%。肾功能异常的患儿还可以选择西多福韦膀胱灌注。西多福韦的治疗剂量为 3～5mg/kg，每 1～2 周一次，同时口服丙磺舒以减轻肾脏毒性；或 0.5～1.5mg/kg，每周 1～3 次，无须口服丙磺舒，直至病毒学检查结果转阴。来氟米特（leflunomide）为具有抗病毒 DNA 复制活性的免疫抑制剂，在支持治疗无效的Ⅲ～Ⅳ级 BK 病毒相关出血性膀胱炎中也有治疗作用。

喹诺酮类抗菌药物（环丙沙星、左氧氟沙星）可通过抑制被病毒感染的哺乳动物机体中的拓扑异构酶活性进而抑制细胞内病毒的复制。对成年人 BK 病毒相关的 LOHC 的预防及治疗均有一定疗效。诺酮类药物在儿童中需慎用。

病毒特异性淋巴细胞在病毒感染性疾病的治疗中具有重要作用，有报道使用多病毒（EB 病毒、巨细胞病毒、腺病毒、人疱疹病毒 6 型）或 BK 病毒特异性 T 淋巴细胞治疗，使难治性 BK 病毒相关 HC 获得完全缓解。

4. **免疫治疗**　根据 HC 是否合并其他部位 GVHD 及其严重程度，应选择不同剂量的糖皮质激素治疗。目前有研究表明间充质干细胞（mesenchymal stromal cell，MSC）具有免疫调节作用，并能够归巢到膀胱损伤部位的上皮，直接分化成膀胱尿道上皮及通过旁分泌途径促进上皮组织的修复，用于重度 HC 的治疗有一定疗效。

5. **持续膀胱冲洗及血块清除**　重度 HC 可采用生理盐水通过三腔导尿管持续性膀胱冲洗，通过降低尿激酶水平，减轻出血症状。通过持续冲洗防止新的血块形成。病情严重时可采用膀胱镜将血块清除，并进行电凝止血。患儿行膀胱冲洗需注意膀胱膨胀或破裂的风险。为防止持续膀胱灌注引发感染，可预防性使用抗生素。

6. **膀胱内药物灌注**　目前已有多种药物应用于膀胱内药物灌注治疗。纤维蛋白胶具有良好的生物相容性，可以促进细胞外基质的合成及新血管的形成。透明质酸为一种葡糖醛酸，可作为多功能基质在受损黏膜表面形成薄膜，促进创伤愈合。前列腺素 E 与肾上腺素具有收缩血管、减少炎症介质渗出等作用。重组人粒细胞-巨噬细胞集落刺激因子（recombinant human granulocyte-macrophage colony-stimulating factor，rhGM-CSF），重组人表皮生长因子（recombinant human epidermal growth factor，rhEGF）具有刺激细胞生长、促进黏膜修复等作用。

7. **高压氧治疗**　可大量提高膀胱黏膜组织内氧浓度，促进新血管生成和损伤组织愈合，同时收缩血管，有助于止血。每日吸入纯氧 1 小时，持续治疗 1 个月以上。

8. **外科治疗**　难治性 HC 内科保守治疗效果不佳，可考虑进行外科治疗，包括膀胱镜下电灼止血、选择性髂内动脉栓塞术、尿流改道术、经皮穿刺膀胱造瘘术、回肠膀胱成形术、皮肤输尿管造口术及膀胱切除术。选择性髂内动脉栓塞术为新近治疗方式，对于内科治疗方案无效的 HC 患儿疗效及耐受性良好。

九、造血干细胞移植后移植物功能不良

异基因造血干细胞移植（allogeneic hematopoietic stem cell transplantation，allo-HSCT）后，即便已经转化为供者来源的造血，但造血延迟恢复或恢复不完全者称为植入功能不良（poor graft function，PGF）。在过去的 10 年里，随着单倍体相合干细胞移植（haploidentical stem cells transplantation，haplo-HSCT）的广泛应用，植入功能不良已经成为异基因造血干细胞移植后一个越来越重要的并发症，严重影响了异基因造血干细胞移植预后，据报道，植入功能不良的发病率为 5%～27%[6,8]。

【病因与发病机制】　造血干细胞（hematopoietic stem cell，HSC）位于骨髓的造血微环境即龛（niche）中，

它们与龛内特定的细胞相互作用以调节其自我更新和定向分化。动物实验表明骨髓微环境主要包括血管微环境、血管周围微环境、骨内膜微环境和免疫微环境。

血管微环境主要位于骨髓腔的血窦区域，起始于骨内膜的皮质毛细血管，终止于全身静脉循环。其主要组成成分是位于血管表面的内皮细胞，在支持造血干细胞的稳态方面，维持和调节造血中起着至关重要的作用。总的来说，骨髓内皮细胞、血管周围细胞、骨内膜细胞、免疫细胞及氧平衡状态，已被确定为调节骨髓微环境中造血干细胞的关键成分。

【危险因素】 相关多因素分析提示早期植入功能不良是单倍体造血干细胞移植后生存不良的独立危险因素。

1. 输注 $CD34^+$ 细胞数 输注较高 $CD34^+$ 细胞数可以获得更快的中性粒细胞和血小板植入。在非全相合和单倍体造血干细胞移植中，$CD34^+$ 细胞数值影响植入时间。当 $CD34^+$ 细胞剂量<8×10^6/kg（受体体重），血细胞数恢复明显延迟。

2. 供者特异性抗体（donor specific antibodys，DSAs） DSAs 是一种存在于受者体内的抗人白细胞抗原抗体，特异性地攻击供者的某些 HLA 位点。多因素分析表明，DSAs 的平均荧光强度（mean fluorescence intensity，MFI）≥10 000 与移植物排斥反应相关，DSAs（MFI≥2 000）与植入功能不良有很强的相关性[9]。

3. 移植物抗宿主病 GVHD 可以造成患者免疫重建受损，血细胞减少、骨髓抑制与Ⅱ度及以上 GVHD 有关。多因素分析表明，GVHD 是发生植入功能不良的主要危险因素。

4. CMV 感染 CMV 感染通常直接感染影响造血或感染基质细胞，通过下调基质中血细胞生成素基因的表达，抑制受体供体骨髓细胞的植入从而间接抑制造血。Allo-HSCT 后患儿 CMV 感染可降低骨基质分泌因子的表达，导致植入功能不良。

【临床表现】 患儿移植后虽已经转化为供者来源的造血，但造血延迟恢复或恢复不完全，常伴有感染、贫血、出血等临床表现。

【诊断】 移植 28 天以后，出现两系或三系细胞计数未达到植活标准（中性粒细胞绝对计数≥0.5×10^9/L 连续 3 天，且脱离 G-CSF 应用；PLT≥20×10^9/L 连续 7 天，且脱离血小板输注；血红蛋白≥70g/L，且脱离红细胞输注）持续 2 周以上；骨髓检查提示骨髓增生低下，原发病处于缓解状态，细胞为完全供者嵌合，而无严重 GVHD 和复发。

早期（原发性）植入功能不良定义为移植第 28 天后骨髓造血功能恢复缓慢或不完全。晚期（继发性）植入功能不良定义为达到正常骨髓造血功能后失去骨髓造血功能。

【鉴别诊断】 本合并症需与移植排斥和原发病复发进行鉴别。

【治疗】 目前，常用的方案包括造血生长因子、免疫抑制剂调整、供体干细胞输注、第二次异基因造血干细胞移植、纯化 $CD34^+$ 细胞或间充质干细胞输注。

近来，有报道阿托伐他汀作为 p38-MAP 的调节因子，通过降低植入功能不良患儿骨髓内皮细胞的凋亡和活性氧（reactive oxygen species，ROS）水平，修复植入功能不良患儿的骨髓微环境，从而改善造血功能。*N*-乙酰-*L*-半氨酸酸通过降低细胞内 ROS 水平，可以抑制干细胞的耗竭，修复植入功能不良患者的骨髓造血干细胞、间充质干细胞和内皮细胞，改善造血并促进巨核细胞生成。艾曲波帕作为一种非肽类 c-mpl 受体激动剂，激活 JAK-STAT 通路，诱导 STAT5 磷酸化，能够促进小鼠体内造血干细胞扩增及移植后三系造血恢复。

十、移植相关血栓性微血管病

移植相关血栓性微血管病（transplantation associated thrombotic micro-angiopathy，TA-TMA）是由小血管内皮细胞损伤造成的以微血管性溶血性贫血、血小板减少、微血管血栓形成以及多器官功能损害（肾脏、神经系统、肺、胃肠道、心脏等）为主要表现的临床综合征，以肾功能及神经系统的损害最为常见。TA-TMA 进展迅速，预后差，严重影响移植后疗效，重症患者病死率高达 80%以上[10]。

【发病机制】 血栓性微血管病（thrombotic micro-angiopathy，TMA）时，血管内皮损伤、补体旁路和经典途径的异常激活以及补体调节蛋白基因缺陷在发病中起关键作用。TMA 的主要病理改变为多脏器的血管内皮细胞损伤，目前将 TMA 患者血管内皮细胞的损伤总结为"三次打击"的过程，首先存在补体系统活化及内皮细胞损伤的种族、基因变异等遗传易感性；进而化疗、放疗预处理毒性导致内皮细胞损伤；药物（钙调磷酸酶抑制剂等）、GVHD、感染、致病性抗体等多因素进一步加重内皮细胞损伤。

【病理学特征】 TMA 的典型病理学靶器官主要包括肾、肺、肠道等，靶器官的病理学表现为小动脉血栓、小动脉和毛细血管壁增厚，以及纤维蛋白样坏死、内皮细胞肿胀及与血管壁分离、内皮下蛋白和细胞碎片聚集。

肾脏是最常累及的器官，表现为肾小球毛细血管壁增厚,红细胞碎片、纤维蛋白沉积和坏死产物阻塞管腔致中小血管腔闭塞,红细胞碎片滞留于系膜基质,肾小动脉和肾小球毛细血管内皮细胞层与血管壁分离,肾小球和肾周毛细血管中C4d沉积,肾小球、间质和肾小管内均有NK细胞、$CD3^+$T细胞、$CD8^+$T细胞和细胞毒性T细胞浸润。

肺的病理学特征为肺高压,根据肺受损血管不同,主要分为肺动脉高压(pulmonary arterial hypertension,PAH)和肺静脉阻塞性疾病(pulmonary veno-occlusive disease,PVOD)。PAH的组织学改变为累及小血管全层,包括平滑肌细胞增生、内膜增生、中膜肥厚、纤维化改变、外膜增厚及血管周围炎性渗出。PVOD的病理学特征为肺小静脉被纤维组织广泛阻塞,形成不含血栓的硬化性阻塞。

消化道表现为毛细血管管腔内纤维素-血小板血栓,或血栓坏死性血管内皮细胞损伤,伴细胞凋亡及组织出血,无淋巴细胞浸润。内皮细胞与血管壁分离,腔内纤维蛋白、微血栓和破碎红细胞聚集,黏膜完全剥落及腺体消失。

【高危因素】

1. 种族、遗传或内在因素 研究表明TA-TMA患者的补体活化基因变异显著高于非TA-TMA者,大约65%的TA-TMA患者存在补体系统基因突变,补体系统的基因突变数≥3个是发生重度TA-TMA的高危因素。非洲裔美国人(补体基因变异率高)、女性、与共刺激和免疫调节相关的*CD40L*基因变异、*HLA-DRB11*携带者发生TA-TMA的风险性显著增加。也有研究认为CMV血清学阳性、重型再生障碍性贫血、β-地中海贫血是发生TA-TMA的易感因素。

2. 移植期间相关的危险因素 HLA不相合供者、ABO血型次侧不合、外周血干细胞来源、清髓预处理及全身放疗、预处理使用白消安、福达拉滨、不用ATG及移植期间发生VOD等因素均增加了TA-TMA的发生率。

3. 移植后相关的危险因素 使用钙调磷酸酶及西罗莫司靶蛋白抑制剂,合并aGVHD,伴随病原微生物感染包括曲霉菌、巨细胞病毒及腺病毒感染等。此外,人类免疫缺陷病毒(human immunodeficiency virus,HIV)、人类疱疹病毒6型(human herpes virus,HHV-6)、微小病毒B19、慢性丙型肝炎病毒(hepatitis C virus,HCV)及登革热病毒感染等也是发生TA-TMA的高危因素。

【临床表现】 儿童TMA通常发生于异体造血干细胞移植后早期,中位诊断时间为移植后35~47天,88%~92%的患儿发生于移植后100天以内,也有报道发生在移植后2年。自体造血干细胞移植发生时间更早,中位诊断时间为移植后18天。个体之间临床症状和严重程度差异较大,几乎所有患儿都出现高血压、血小板减少、乳酸脱氢酶(LDH)升高三联症;而高血压、蛋白尿、LDH升高是TA-TMA最早的征象,可于TA-TMA诊断前10~14天出现,需警惕诊断和定期密切监测。蛋白尿(>30mg/dl)及终末补体活化(可溶性膜攻击复合物)sC5b-9水平升高与预后不良密切相关,1年生存率小于20%。

1. 高血压 常为首发临床表现,但高血压也是HSCT后常见的并发症,特别是接受钙调磷酸酶抑制剂(他克莫司、环孢素)治疗的患儿,如果患儿需要服用两种以上抗高血压药物,需警惕诊断。自体移植或体外去T淋巴细胞移植者通常不需要常规预防高血压,如果需要用降压药物,也应警惕和评估。

2. 微血管病性溶血性贫血 表现为血红蛋白下降或红细胞输注需求增加,外周血红细胞碎片大于2%~5%,LDH升高,网织红细胞比例增高,结合珠蛋白降低,总胆红素增高,以间接胆红素为主。LDH升高是TA-TMA的早期表现,建议移植后的100天内每周监测两次。

3. 血小板减少和输注无效 血小板聚集、微血栓形成导致消耗性血小板减少,血小板输注的需求增加。需排除移植后造血恢复过程或药物抑制所致的血小板减少和贫血。

4. 多器官功能损害 最常见的为肾功能异常和神经系统受损,同时可以累及心肺、胃肠道及多浆膜腔积液等。

(1)肾脏:表现为蛋白尿、高血压、肾小球滤过率下降及血肌酐升高,使用两种及以上降压药物,超过临床治疗GVHD预期的降压药物数量。患儿的血清肌酐对早期诊断不敏感,基于血肌酐测定GFR的敏感性低,而基于胱抑素C测定GFR更为准确。每周定期检测蛋白尿有助于了解TA-TMA的动态变化及早期诊断。

(2)心肺:移植后心肺并发症的发生率多达30%,包括心包积液、右心室压力升高和左心室功能减退。研究发现移植后第7天超声心动图提示右心室压力增加与TA-TMA的发生显著相关,可能由TA-TMA早期肺部血管内皮受损所致,从而用于TA-TMA的早期诊断。肺TA-TMA表现为不明原因的低氧血症或呼吸窘迫,容易发生严重和急性肺动脉高压、右心室衰竭和死亡。心肺受累的患儿移植后1年的存活率显著降低。

(3)胃肠:表现为腹痛、腹泻、呕吐、便血、肠梗阻,而严重消化道出血通常只发生在多系统受累的TA-TMA患儿。肠道GVHD与肠道TA-TMA可同时发生,在病理组织学和临床表现上有相似之处，但两者治疗方案相反，临床鉴别困难时，通过病理学区分肠道 GVHD 与肠道 TA-TMA 很重要。

（4）中枢神经系统：表现为头痛、抽搐、视力障碍、颅内出血、精神错乱和幻觉，是由于代谢障碍及 TA-TMA 相关高血压所致。如果高血压不能控制，因急剧的血压波动或细胞因子对血管内皮损伤，引起脑水肿，可发生可逆性后部脑病综合征，是最常见的 TA-TMA 相关的神经系统损害，出现癫痫发作、精神状态改变和视力障碍，影像学表现为双侧血管源性水肿，主要集中在顶枕下区域。

（5）多浆膜腔积液：常见但容易漏诊，表现为顽固性心包积液、胸腔积液和腹腔积液，心包积液最常见，可突发心脏压塞，一般无全身水肿。

【诊断标准与预后因素】 目前国际上 TA-TMA 的诊断标准不统一，随着研究的深入，诊断指标不断更新和补充，基于不同时期各研究小组的结果，将特异性强和灵敏度高的 TA-TMA 的诊断标准总结（表 46-11）。组织病理学结果仍然是诊断的金标准。

表 46-11 TA-TMA 诊断标准

A：组织病理学证实微血管病变，或 B：实验室/临床标准
1. 突发和持续性血清 LDH 升高
2. 外周血涂片红细胞碎片≥2/高倍视野
3. 血红蛋白下降或红细胞输注增加
4. 进行性血小板减少（血小板计数≤50×10^9/L）
5. 血清结合珠蛋白降低
6. 高血压，血压高于健康人群血压正常参考值的第 95 百分位数
7. 蛋白尿，有肾功异常的其他标志
8. Coombs（直接和间接）试验阴性，凝血功能正常
9. 终末补体活化（sC5b-9 水平升高）

TA-TMA 的预后不良因素：蛋白尿大于>30mg/dl，终末补体活化 sC5b-9 水平升高，年龄≥18 岁，非血缘或单倍型供体，TMA 指数（LDH 水平/血小板计数）≥20，破碎红细胞>5/高倍视野，无西罗莫司暴露的 TMA，肾功能异常，血肌酐水平明显升高等。

【鉴别诊断】 本病需与血栓性血小板减少性紫癜（thrombotic thrombocytopenic purpura，TTP）、溶血性尿毒综合征（hemolytic-uremic syndrome，HUS）、非典型溶血性尿毒综合征（atypical hemolytic uremic syndrome，aHUS）、自身免疫性溶血性贫血（autoimmune hemolytic anemia，AIHA）、肝窦阻塞综合征（sinusoidal obstruction syndrome，SOS）等鉴别。

【治疗】

1. GVHD 预防药物的调整 在 TA-TMA 发生后需减低钙调磷酸酶抑制剂的剂量或更换免疫抑制剂，如吗替麦考酚酯、糖皮质激素或白介素-2 受体抑制剂 CD25 单抗等替代治疗。

2. 治疗性血浆置换（therapeutic plasmapheresis，TPE） 可在病程早期开始血浆置换，去除补体调节蛋白自身抗体、其他内皮蛋白自身抗体、炎症细胞因子、内皮细胞微粒、游离血红蛋白等，再结合使用抗体阻断剂利妥昔单抗治疗，具有逆转多器官功能衰竭的潜能，能够降低 TA-TMA 的死亡率。通常建议 TPE 不宜过早停用，每天一次连用 2~3 周，以后逐渐减少次数再用 3~4 周[11]。

3. 去纤苷（defibrotide） 常规剂量为 20~40mg/(kg·d)，至少使用 14 天，要求维持血小板大于 30×10^9/L，也有小剂量[<10mg/(kg·d)]成功治疗的报道。

4. 利妥昔单抗 剂量为每剂 375mg/m^2，每周一次，可用 2~10 次直至症状缓解，如联合 TPE，在 TPE 后立即使用。

5. 依库珠单抗（eculizumab） 依库珠单抗是人源化与补体蛋白 C5 结合的单克隆抗体，通过阻断 C5 裂解来阻止补体系统活化途径的终末阶段，减少补体膜攻击复合物形成，同时阻断补体系统活化的经典和旁路途径，减少血管内皮细胞损伤及补体活化引起的一系列反应，已被批准用于 aHUS 及 PNH。由于补体系统激活异常是引起 TA-TMA 发生的原因，依库珠单抗已被应用于 TA-TMA 的治疗，特别是在 TPE、利妥昔单抗等治疗无效或伴有多器官损伤的 TA-TMA 患儿中，并在一些病例中取得良好治疗效果。对于确诊 TA-TMA 时尿蛋白值>30mg/dl 及 sC5b-9 水平高于正常参考值上限的高危 TA-TMA 患儿，应尽早开始依库珠单抗治疗。目前尚无统一的治疗剂量标准，大部分参照 aHUS 的治疗方案，为了达到治疗浓度和有效临床反应，儿童 TA-TMA 患者较 aHUS 患者需要更大剂量及更频繁的使用频率以维持治疗效果，治疗过程中要求抑制 50% 补体溶血活性（50% complement hemolytic activity，CH50）小于正常下限的 10% 水平，并维持依库珠单抗的血药浓度>99μg/ml，监测血浆中 sC5b-9 水平，从而指导调整剂量。联合 TPE 治疗可以从血液中去除依库珠单抗并补充了补体，TPE 后需额外补充依库珠单抗。由于利妥昔单抗的作用需依赖补体的活性，需避免依库珠单抗与利妥昔单抗同时使用。

6. 其他 去除或减少潜在危险因素，治疗其他临床合并症，如病毒、细菌、真菌感染和GVHD的治疗。高血压患儿，由于肾素-血管紧张素系统参与TA-TMA高血压调节，最好使用血管紧张素转换酶抑制剂或血管紧张素Ⅱ受体激动剂。严重肾损伤的患儿，钙通道阻滞剂有扩张血管作用可能更安全。明显肾损伤患儿可补充外源性红细胞生成素（erythropoietin，EPO），血小板生成障碍者可予血小板生成素（thrombopoietin，TPO）受体激动剂，减少血液制品的输注，以免补充补体。

患儿维生素D基线水平低与总体生存率下降有关，补充维生素D可以保护内皮细胞免受辐射损伤。二十碳五烯酸（eicosapentaenoic acid，EPA）是鱼油中的一种活性成分，可能通过减少细胞因子和NO产物的刺激减少TA-TMA的发生。别嘌醇降低尿酸，减少预处理造成的内皮损伤。他汀类药物可以提高内皮细胞功能，有潜在的预防作用。*N*-乙酰-*L*-半胱氨酸具有清除活性氧类、增加谷胱甘肽的生物合成和调节免疫系统的多种功能，限制了通过活性氧介导的内皮细胞损伤。由于各种针对内皮的抗体可能触发TA-TMA的发生，预防性使用利妥昔单抗可以降低这种风险，同时在减少EBV活化和GVHD方面也起作用。

十一、造血干细胞移植后器官功能不良的替代治疗

（一）造血干细胞移植后肺部疾病

随着HSCT技术的不断发展，越来越多的患者可长期存活，有研究显示，多达20%的患者可罹患HSCT后肺部疾病。最常见的引起肺功能损害的疾病包括闭塞性细支气管炎（bronchiolitis obliterans，BO）[12]、隐源性机化性肺炎（cryptogenic organizing pneumonia，COP）与迟发型的特发性肺炎综合征（idiopathic pneumonia syndrome，IPS）。

既往应用博来霉素、蒽环类药物、卡莫司汀、白消安等药物，预处理方案包括全身照射，尤其是胸部或腋下区域的辐照，既往有肺部手术病史、移植物抗宿主病，以及移植相关感染，均与HSCT后肺部疾病的发生密切相关。多种原因引起肺部炎症因子浸润，肺泡及肺间质结构受损，小气道阻塞，甚至肺间质纤维化。

本组疾病的症状包括呼吸短促、频繁咳嗽或喘息、胸痛以及频繁的肺部感染，如支气管炎或肺炎。运动不耐受可能是肺损伤的早期症状。

怀疑血栓性微血管病的患儿应进行D-二聚体的检测，疑似肺部感染者应进行相应病原学检查。影像学检查包括胸部CT和胸部X线检查，还需进行肺功能检查。如经上述检查仍无法确诊者可行肺活检。

BO与慢性移植物抗宿主病的相关性使人们认识到上述肺部病变实质是免疫介导的肺损伤，因此，免疫抑制剂是治疗中必不可少的，还包括足够的供氧、必要的广谱抗生素预防等。目前对于HSCT后上述肺部损害的治疗多基于小样本的临床研究，治疗手段有限。治疗方案包括大剂量激素，并于6～12个月内逐渐减量；加用免疫抑制剂（如他克莫司和环孢素）或增加免疫抑制剂剂量。尽管如此，移植后的慢性肺功能损伤患儿中，皮质激素、环孢素、他克莫司、硫唑嘌呤等免疫抑制剂仅在并发症发生早期可以产生有限的疗效，肺功能损伤严重时无论何种联合治疗方式均疗效极差，肺移植能获部分改善[13]。

（二）造血干细胞移植后心血管系统疾病

HSCT后心血管系统疾病（cardiovascular disease，CVD）是造血干细胞移植后引起患儿死亡的常见病因之一。

既往蒽环类药物（包括表柔比星、柔红霉素、伊达比星、米托蒽醌等）的应用，可能导致心功能不全，如左心室功能不全、心肌病和心律失常。预处理方案中的放疗可能造成心脏组织瘢痕化进而引发心律失常，同样可引发心肌病、心脏瓣膜狭窄、冠状动脉疾病，以及心包炎或心包纤维化。其他移植相关并发症如移植物抗宿主病亦与CVD的发生密切相关。

轻至中度心功能不全患儿可无症状，仅表现为心电图、心脏彩超异常。严重者可出现呼吸急促、咳嗽甚至喘息，头晕、晕厥，易疲劳、耐力下降等表现。

应进行CVD相关的血清学检查，如超敏肌钙蛋白I（hs-TnI）、可溶性ST2（sST2）、生长分化因子15（GDF-15）、N末端-脑钠肽前体（NT-proBNP）、超敏C反应蛋白（hs-CRP）和高半胱氨酸等，以进行早期诊断；影像学检查包括心电图、超声心动图、心脏磁共振成像等。

治疗措施有：①保持良好生活方式，保持健康体重，将饮食中的脂肪限制在热量的30%以内，坚持体育锻炼。②根据左心室射血分数（left ventricular ejection fraction，LVEF）进行分层治疗（表46-12）。

（三）造血干细胞移植后肾脏疾病

主要包括血栓性微血管病（TMA）、肾病综合征及膜性肾小球病变。

表 46-12 蒽环类药物引起心力衰竭的分层治疗策略

LVEF 水平	治疗选择
≤40%	血管紧张素转换酶抑制剂+β 受体阻滞剂
40%<LVEF<50%	制订个体化治疗方案，可选用血管紧张素转换酶抑制剂+β 受体阻滞剂
≥50%	个体化治疗方案

其危险因素包括既往肾功能不全病史、移植物抗宿主病、基线肾小球滤过率下降、高血压、钙调磷酸酶抑制剂的使用、预处理时的全身照射等。其发病机制尚不明确，有报道显示与 T 淋巴细胞活化引发的自身免疫反应有关。

水肿、贫血、高血压是本组疾病的临床表现，亦可出现其他症状，如疲劳、恶心和呕吐、困倦、皮肤瘙痒或头痛。

监测评估肾功能的指标，如血、尿肌酐、电解质等。影像学检查包括腹部 CT 及肾脏超声。

治疗措施包括：①停用引起肾损伤的药物；②保持水、电解质和酸碱平衡稳定；③必要的抗感染治疗等。

十二、移植后恶性血液病复发的防治

见数字资源 46-1。

数字资源 46-1 移植后恶性血液病复发的防治

（方建培 秦茂权 朱易萍）

参考文献

[1] SPITZER, TR. Engraftment syndrome: double-edged sword of hematopoietic cell transplants. Bone Marrow Transplant, 2015,50(4):469-475.

[2] İLERI T, ÜNAL İNCE E, ÇAKMAKLI H, et al. Evaluation of engraftment syndrome in children following full-matched related donor hematopoietic stem cell transplantations. Pediatr Transplant, 2016, 20(4):581-589.

[3] CORBACIOGLU S, CARRERAS E, ANSARI M, et al. Diagnosis and severity criteria for sinusoidal obstruction syndrome/veno-occlusive disease in pediatric patients: a new classification from the European society for blood and marrow transplantation. Bone Marrow Transplant, 2018, 53(2):138-145.

[4] CHAUDHARY RK, DHAKAL P, ARYAL A, et al. Central nervous system complications after allogeneic hematopoietic stem cell transplantation. Future Oncol, 2017, 13(25): 2297-2312.

[5] CZYZEWSKI K, DZIEDZIC M, SALAMONOWICZ M, et al. Epidemiology, outcome and risk factors analysis of viral infections in children and adolescents undergoing hematopoietic cell transplantation: antiviral drugs do not prevent epstein-barr virus reactivation. Infect Drug Resist, 2019, 12:3893-3902.

[6] ENRIC CARRERAS, CARLO DUFOUR, MOHAMAD MOHTY, et al. The EBMT Handbook: Hematopoietic stem cell transplantation and cellular therapies. Cham: Springer, 2019.

[7] CESARO S, TRIDELLO G, PILLON M, et a1. A prospective study on the predictive value of plasma BK virus-DNA load for hemorrhagic cystitis in pediatric patients after stem cell transplantation. J Pediatric Infect Dis Soc, 2015, 4(2):134-142.

[8] KONG Y, WANG YT, CAO XN, et al. Aberrant T cell responses in the bone marrow microenvironment of patients with poor graft function after allogeneic hematopoietic stem cell transplantation. J Transl Med, 2017, 15(1):57.

[9] CIUREA SO, CAO K, FERNADEZ-VINA M, et al. The European Society for Blood and Marrow Transplantation (EBMT) consensus guidelines for the detection and treatment of donor specific anti-HLA antibodies (DSA) in haploidentical hematopoietic cell transplantation. Bone Marrow Transplant, 2018, 53(5): 521-534.

[10] KHOSLA J, YEH AC, SPITZER TR, et al. Hematopoietic stem cell transplant-associated thrombotic microangiopathy: current paradigm and novel therapies. Bone Marrow Transplant, 2018, 53(2):129-137.

[11] DVORAK CC, HIGHAM C, SHIMANO KA, et al. Transplant-associated thrombotic microangiopathy in pediatric hematopoietic cell transplantation recipients: A practical approach to diagnosis and management. Frontiers in Pediatrics, 2019, 7(4): 1-15.

[12] HIGO H, MIYAHARA N, TANIGUCHI A, et al. Cause of pleuroparenchymal fibroelastosis following allogeneic hematopoietic stem cell transplantation. Respir Investig, 2019, 57(4): 321-324.

[13] DIAB M, ZAZADITYAFAWI J, SOUBANI AO. Major pulmonary complications after hematopoietic stem cell transplant. Exp Clin Transplant, 2016, 14(3):259-270.

附　录

附录 1　常用检验项目参考区间

1. 临床血液一般检验参考区间[1,2]

血细胞分析参考区间

项目	单位	年龄	静脉血		末梢血	
			男	女	男	女
白细胞计数(WBC)	$\times10^9$/L	0~<7 天	5.0~25		5.0~25	
		7~<28 天	5.0~15		5.0~15	
		28 天~<6 个月	4.3~14.2		5.6~14.5	
		6 个月~<1 岁	4.8~14.6		5.0~14.2	
		1~<2 岁	5.1~14.1		5.5~13.6	
		2~<6 岁	4.4~11.9		4.9~12.7	
		6~<13 岁	4.3~11.3		4.6~11.9	
		13~18 岁	4.1~11.0		4.6~11.3	
中性粒细胞绝对值(Neut#)	$\times10^9$/L	28 天~<6 个月	0.6~7.5		0.6~7.1	
		6 个月~<1 岁	0.8~6.4		0.8~6.1	
		1~<2 岁	0.8~5.8		0.9~5.5	
		2~<6 岁	1.2~7.0		1.3~6.7	
		6~<13 岁	1.6~7.8		1.7~7.4	
		13~18 岁	1.8~8.3		1.9~7.9	
淋巴细胞绝对值(Lymph#)	$\times10^9$/L	28 天~<6 个月	2.4~9.5		3.2~10.7	
		6 个月~<1 岁	2.5~9.0		2.8~10.0	
		1~<2 岁	2.4~8.7		2.7~9.1	
		2~<6 岁	1.8~6.3		2.0~6.5	
		6~<13 岁	1.5~4.6		1.7~4.7	
		13~18 岁	1.2~3.8		1.5~4.2	
单核细胞绝对值(Mono#)	$\times10^9$/L	28 天~<6 个月	0.15~1.56		0.25~1.89	
		6 个月~<1 岁	0.17~1.06		0.15~1.24	
		1~<2 岁	0.18~1.13		0.20~1.14	
		2~<6 岁	0.12~0.93		0.16~0.92	
		6~<13 岁	0.13~0.76		0.15~0.86	
		13~18 岁	0.14~0.74		0.15~0.89	
嗜酸性粒细胞绝对值(Eos#)	$\times10^9$/L	28 天~<1 岁	0.07~1.02		0.06~1.22	
		1~18 岁	0.00~0.68		0.04~0.74	
嗜碱性粒细胞绝对值(Baso#)	$\times10^9$/L	28 天~<2 岁	0.00~0.10		0.00~0.14	
		2~18 岁	0.00~0.07		0.00~0.10	

续表

项目	单位	年龄	静脉血		末梢血	
			男	女	男	女
中性粒细胞百分比(Neut%)	%	0~<6个月	7~56		7~51	
		6个月~<1岁	9~57		9~53	
		1~<2岁	13~55		13~54	
		2~<6岁	22~65		23~64	
		6~<13岁	31~70		32~71	
		13~18岁	37~77		33~74	
淋巴细胞百分数(Lymph%)	%	0~<6个月	26~83		34~81	
		6个月~<1岁	31~81		37~82	
		1~<2岁	33~77		35~76	
		2~<6岁	23~69		26~67	
		6~<13岁	23~59		22~57	
		13~18岁	17~54		20~54	
单核细胞百分数(Mono%)	%	0~<6个月	3~16		3~18	
		6个月~<2岁	2~13		2~14	
		2~18岁	2~11		2~11	
嗜酸性粒细胞百分数(Eos%)	%	0~<1岁	1~10		0.8~11	
		1~18岁	0~9		0.5~9	
嗜碱性粒细胞百分数(Baso%)	%	0~18岁	0~1		0~1	
红细胞计数(RBC)	$\times10^{12}$/L	0~<28天	5.2~6.4		5.2~6.4	
		28天~<6个月	3.3~5.2		3.5~5.6	
		6个月~<6岁	4.0~5.5		4.1~5.5	
		6~<13岁	4.2~5.7		4.3~5.7	
		13~18岁	4.5~5.9	4.1~5.3	4.5~6.2	4.1~5.7
血红蛋白(Hb)	g/L	0~<7天	140~210		140~210	
		7天~<28天	140~190		140~190	
		28天~<6个月	97~183		99~196	
		6个月~<1岁	97~141		103~138	
		1~<2岁	107~141		104~143	
		2~<6岁	112~149		115~150	
		6~<13岁	118~156		121~158	
		13~18岁	129~172	114~154	131~179	114~159
血细胞比容(Hct)	%	0~<28天	35~55		35~55	
		28天~<6个月	28~52		29~57	
		6个月~<1岁	30~41		32~45	
		1~<2岁	32~42		32~43	
		2~<6岁	34~43		35~45	
		6~<13岁	36~46		37~47	
		13~18岁	39~51	36~47	39~53	35~48

续表

项目	单位	年龄	静脉血		末梢血	
			男	女	男	女
平均红细胞体积(MCV)	fl	0~<28天	80~104		80~105	
		28天~<6个月	73~104		73~105	
		6个月~<2岁	72~86		71~86	
		2~<6岁	76~88		76~88	
		6~<13岁	77~92		77~92	
		13~18岁	80~100		80~98	
平均红细胞血红蛋白含量(MCH)	pg	0~<28天	27~37		27~37	
		28天~<6个月	24~37		24~37	
		6个月~<6岁	24~30		24~30	
		6~18岁	25~34		26~34	
平均红细胞血红蛋白浓度(MCHC)	g/L	0~<28天	320~363		320~361	
		28天~<6个月	309~363		305~361	
		6个月~18岁	310~355		309~359	
血小板计数(PLT)	$\times 10^9$/L	0~<6个月	183~614		203~653	
		6个月~<1岁	190~579		172~601	
		1~<2岁	190~524		191~516	
		2岁~<6岁	188~472		187~475	
		6岁~<12岁	167~453		177~446	
		12~18岁	150~407		148~399	

其他血液检测参数[3]

项目	英文缩写	标本类型	检测方法	参考区间
网织红细胞(百分数)	RET%	全血	仪器法	新生儿:3%~6% 儿童:0.5%~1.5%
网织红细胞(绝对值)	RET#	全血	仪器法	(22~139)$\times 10^9$/L
红细胞沉降率	ESR	全血	魏氏法	男0~15mm/h 女0~20mm/h

凝血功能检查[3]

项目	英文缩写	标本类型	检测方法	参考区间
凝血酶原时间	PT	血浆	凝固法	9.4~12.5秒(同时作正常对照,新生儿延长2~3秒)
活化部分凝血活酶时间	APTT	血浆	凝固法	25.1~38.4秒
血浆纤维蛋白原	FIB	血浆	凝固法	2~4g/L
D-二聚体	D-Dimer	血浆	免疫比浊法	0~0.256mg/L
血浆抗凝血酶Ⅲ	AT-Ⅲ	血浆	发色底物法	83%~128%

注:#绝对值。

2. 尿液一般检验参考区间[3]

项目	英文缩写	标本类型	检测方法	参考区间
		尿液常规检查		
颜色	Color	随机尿	目测法	浅黄
透明度	Clarity	随机尿	目测法	清晰
葡萄糖	GLU	随机尿	干化学分析法	阴性
蛋白	PRO	随机尿	干化学分析法	阴性
胆红素	BIL	随机尿	干化学分析法	阴性
尿胆原	URO	随机尿	干化学分析法	阴性或弱阳性
酮体	KET	随机尿	干化学分析法	阴性
比重	SG	随机尿	干化学分析法/折射计法	新生儿:1.002~1.004 儿童:1.003~1.030
酸碱度	pH	随机尿	干化学分析法	4.5~8.0
亚硝酸盐	NIT	随机尿	干化学分析法	阴性
潜血	BLD	随机尿	干化学分析法	阴性
白细胞(中性粒细胞酯酶)	LEU	随机尿	干化学分析法	阴性
		尿沉渣显微镜检查		
白细胞	WBC	随机尿	离心镜检	0~5个/高倍视野
红细胞	RBC	随机尿	离心镜检	0~3个/高倍视野
管型	CAST	随机尿	离心镜检	0~1个/低倍视野
		1小时尿沉渣计数		
红细胞	RBC	3小时尿	显微镜计数	男<3万/h 女<4万/h
白细胞	WBC	3小时尿	显微镜计数	男<7万/h 女<14万/h
管型	CAST	3小时尿	显微镜计数	<3 400个/h
		24小时尿蛋白定量		
尿蛋白定量	u-TP	24小时尿	邻苯三酚红比色法/双缩脲比色法	<150mg/24h

3. 脑脊液检查参考区间

项目	英文缩写	标本类型	检测方法	参考区间
压力	CSFP	脑脊液	物理测压	新生儿:0.29~0.78kPa 儿童:0.69~1.96kPa
细胞数(多为淋巴细胞)	WBC	脑脊液	显微镜检查	婴儿:(0~30)×10^6/L 儿童:(0~15)×10^6/L
细菌	BACT	脑脊液	涂片染色	阴性
蛋白总量(腰椎穿刺)	TP	脑脊液	邻苯三酚红比色法	新生儿:0.8~1.0g/L 儿童:0.2~0.4g/L
蛋白定性	PRO	脑脊液	Pandy试验	阴性
葡萄糖	Glu	脑脊液	己糖激酶法	婴儿:3.9~5.0mmol/L 儿童:2.8~4.5mmol/L
氯化物(以NaCl计)	Cl	脑脊液	离子选择电极法	婴儿:110~122mmol/L 儿童:111~123mmol/L

4. 血液生化、免疫、内分泌检验项目参考区间[4,5]

（1）常规生化 13 项参考区间

<table>
<tr><th rowspan="2">项目</th><th rowspan="2">单位</th><th rowspan="2">年龄</th><th colspan="2">参考区间</th></tr>
<tr><th>男</th><th>女</th></tr>
<tr><td>血清丙氨酸转氨酶(ALT)</td><td>U/L</td><td>0~<28 天</td><td colspan="2">5~40</td></tr>
<tr><td></td><td></td><td>28 天~<1 岁</td><td colspan="2">8~71</td></tr>
<tr><td></td><td></td><td>1~<2 岁</td><td colspan="2">8~42</td></tr>
<tr><td></td><td></td><td>2~<13 岁</td><td colspan="2">7~30</td></tr>
<tr><td></td><td></td><td>13~18 岁</td><td>7~43</td><td>6~29</td></tr>
<tr><td>血清丙氨酸转氨酶(ALT)(含 5'-磷酸吡哆醛)</td><td>U/L</td><td>0~<28 天</td><td colspan="2">/</td></tr>
<tr><td></td><td></td><td>28 天~<1 岁</td><td colspan="2">10~80</td></tr>
<tr><td></td><td></td><td>1~<2 岁</td><td colspan="2">11~47</td></tr>
<tr><td></td><td></td><td>2~<13 岁</td><td colspan="2">8~30</td></tr>
<tr><td></td><td></td><td>13~18 岁</td><td>8~46</td><td>6~29</td></tr>
<tr><td>血清天冬氨酸转氨酶(AST)</td><td>U/L</td><td>0~<28 天</td><td colspan="2">15~70</td></tr>
<tr><td></td><td></td><td>28 天~<1 岁</td><td colspan="2">21~80</td></tr>
<tr><td></td><td></td><td>1~<2 岁</td><td colspan="2">22~59</td></tr>
<tr><td></td><td></td><td>2~<13 岁</td><td colspan="2">14~44</td></tr>
<tr><td></td><td></td><td>13~18 岁</td><td>12~37</td><td>10~31</td></tr>
<tr><td>血清天冬氨酸转氨酶(AST)(含 5'-磷酸吡哆醛)</td><td>U/L</td><td>0~<28 天</td><td colspan="2">/</td></tr>
<tr><td></td><td></td><td>28 天~<1 岁</td><td colspan="2">29~80</td></tr>
<tr><td></td><td></td><td>1~<2 岁</td><td colspan="2">27~60</td></tr>
<tr><td></td><td></td><td>2~<13 岁</td><td colspan="2">18~45</td></tr>
<tr><td></td><td></td><td>13~18 岁</td><td>15~40</td><td>13~33</td></tr>
<tr><td>血清 γ-谷氨酰基转移酶(GGT)</td><td>U/L</td><td>0~<6 个月</td><td colspan="2">9~150</td></tr>
<tr><td></td><td></td><td>6 个月~<1 岁</td><td colspan="2">6~31</td></tr>
<tr><td></td><td></td><td>1~<13 岁</td><td colspan="2">5~19</td></tr>
<tr><td></td><td></td><td>13~18 岁</td><td>8~40</td><td>6~26</td></tr>
<tr><td>血清碱性磷酸酶(ALP)</td><td>U/L</td><td>0~<6 个月</td><td colspan="2">98~532</td></tr>
<tr><td></td><td></td><td>6 个月~<1 岁</td><td colspan="2">106~420</td></tr>
<tr><td></td><td></td><td>1~<2 岁</td><td colspan="2">128~432</td></tr>
<tr><td></td><td></td><td>2~<9 岁</td><td colspan="2">143~406</td></tr>
<tr><td></td><td></td><td>9~<12 岁</td><td colspan="2">146~500</td></tr>
<tr><td></td><td></td><td>12~<14 岁</td><td>160~610</td><td>81~454</td></tr>
<tr><td></td><td></td><td>14~<15 岁</td><td>82~603</td><td>63~327</td></tr>
<tr><td></td><td></td><td>15~<17 岁</td><td>64~443</td><td>52~215</td></tr>
<tr><td></td><td></td><td>17~18 岁</td><td>51~202</td><td>43~130</td></tr>
</table>

续表

<table>
<tr><th rowspan="2">项目</th><th rowspan="2">单位</th><th rowspan="2">年龄</th><th colspan="2">参考区间</th></tr>
<tr><th>男</th><th>女</th></tr>
<tr><td>血清总蛋白(TP)</td><td>g/L</td><td>0~<6 个月</td><td colspan="2">49~71</td></tr>
<tr><td></td><td></td><td>6 个月~<1 岁</td><td colspan="2">55~75</td></tr>
<tr><td></td><td></td><td>1~<2 岁</td><td colspan="2">58~76</td></tr>
<tr><td></td><td></td><td>2~<6 岁</td><td colspan="2">61~79</td></tr>
<tr><td></td><td></td><td>6~<13 岁</td><td colspan="2">65~84</td></tr>
<tr><td></td><td></td><td>13~18 岁</td><td colspan="2">68~88</td></tr>
<tr><td>血清白蛋白(Alb)</td><td>g/L</td><td>0~<6 个月</td><td colspan="2">35~50</td></tr>
<tr><td></td><td></td><td>6 个月~<13 岁</td><td colspan="2">39~54</td></tr>
<tr><td></td><td></td><td>13~18 岁</td><td colspan="2">42~56</td></tr>
<tr><td>血清球蛋白(Glb)</td><td>g/L</td><td>0~<6 个月</td><td colspan="2">9~27</td></tr>
<tr><td></td><td></td><td>6 个月~<1 岁</td><td colspan="2">10~30</td></tr>
<tr><td></td><td></td><td>1~<2 岁</td><td colspan="2">12~32</td></tr>
<tr><td></td><td></td><td>2~<6 岁</td><td colspan="2">15~34</td></tr>
<tr><td></td><td></td><td>6~<13 岁</td><td colspan="2">18~38</td></tr>
<tr><td></td><td></td><td>13~18 岁</td><td colspan="2">19~40</td></tr>
<tr><td>白蛋白/球蛋白比值(A/G)</td><td>/</td><td>0~<6 个月</td><td colspan="2">1.6~3.8</td></tr>
<tr><td></td><td></td><td>6 个月~<1 岁</td><td colspan="2">1.4~3.9</td></tr>
<tr><td></td><td></td><td>1~<2 岁</td><td colspan="2">1.3~3.5</td></tr>
<tr><td></td><td></td><td>2~<6 岁</td><td colspan="2">1.2~3.0</td></tr>
<tr><td></td><td></td><td>6~18 岁</td><td colspan="2">1.2~2.5</td></tr>
<tr><td>血清钾(K)</td><td>mmol/L</td><td>0~<2 岁</td><td colspan="2">4.2~5.9</td></tr>
<tr><td></td><td></td><td>2~<3 岁</td><td colspan="2">3.9~5.4</td></tr>
<tr><td></td><td></td><td>3~<16 岁</td><td colspan="2">3.7~5.2</td></tr>
<tr><td></td><td></td><td>16~18 岁</td><td colspan="2">3.5~4.9</td></tr>
<tr><td>血清钠(Na)</td><td>mmol/L</td><td>0~<6 个月</td><td colspan="2">135~150</td></tr>
<tr><td></td><td></td><td>6 个月~<1 岁</td><td colspan="2">134~143</td></tr>
<tr><td></td><td></td><td>1~18 岁</td><td colspan="2">135~145</td></tr>
<tr><td>血清氯(Cl)</td><td>mmol/L</td><td>0~<6 个月</td><td colspan="2">100~116</td></tr>
<tr><td></td><td></td><td>6 个月~18 岁</td><td colspan="2">98~110</td></tr>
<tr><td>血清尿素(Urea)</td><td>mmol/L</td><td>0~<6 个月</td><td colspan="2">0.8~5.3</td></tr>
<tr><td></td><td></td><td>6 个月~<1 岁</td><td colspan="2">1.1~5.9</td></tr>
<tr><td></td><td></td><td>1~<2 岁</td><td colspan="2">2.3~6.7</td></tr>
<tr><td></td><td></td><td>2~18 岁</td><td>2.7~7.0</td><td>2.5~6.5</td></tr>
</table>

续表

项目	单位	年龄	参考区间	
			男	女
血清肌酐(Crea)	μmol/L	0～<2 岁	13～33	
		2～<6 岁	19～44	
		6～<13 岁	27～66	
		13～<16 岁	37～93	33～75
		16～18 岁	52～101	39～76
血清钙(Ca)	mmol/L	0～18 岁	2.1～2.8	
血清无机磷(IP)	mmol/L	0～<6 个月	1.60～2.51	
		6 个月～<1 岁	1.48～2.20	
		1～<2 岁	1.42～2.13	
		2～<6 岁	1.37～1.99	
		6～<12 岁	1.25～1.93	
		12～<15 岁	1.15～2.01	1.03～1.86
		15～18 岁	0.84～1.71	0.93～1.61

（2）其他生化、免疫、内分泌检验项目参考区间[3]

项目	英文缩写	标本类型	检测方法	参考区间
其他生化检测项目				
甘油三酯	TG	血清	GPO-PAP 法	0.4～1.7mmol/L
总胆固醇	CHO	血清	胆固醇氧化酶法	1.8～5.2mmol/L（新生儿、婴儿偏低）
高密度脂蛋白胆固醇	HDL-C	血清	选择性直接法	1～1.55mmol/L
低密度脂蛋白胆固醇	LDL-C	血清	选择性直接法	0～3.36mmol/L
载脂蛋白-A1	apo-A1	血清	免疫透射比浊法	1～1.6g/L
载脂蛋白-B	apo-B	血清	免疫透射比浊法	0.8～0.9g/L
肌酸激酶	CK	血清	速率法	25～200U/L
肌酸激酶同工酶 MB	CK-MB	血清	免疫抑制法	0～25U/L
乳酸脱氢酶	LDH	血清	速率法(乳酸-丙酮酸,L-P)	110～295U/L
α-羟丁酸脱氢酶	α-HBDH	血清	速率法	80～220U/L
总胆红素	TBIL	血清	矾酸氧化法	2～19μmol/L
			重氮盐改良 J-G 法	2～19μmol/L
			酶法	3.42～20.5μmol/L
直接胆红素	DBIL	血清	矾酸氧化法	0～6.8μmol/L
			重氮盐改良 J-G 法	0～6.8μmol/L
			酶法	0～3.42μmol/L
间接胆红素	IBIL	血清	计算值(矾酸氧化法、重氮盐改良 J-G 法)	1.71～13.0μmol/L
			计算值(酶法)	0～17.1μmol/L

续表

项目		英文缩写	标本类型	检测方法	参考区间
其他生化检测项目					
总胆汁酸		TBA	血清	酶循环法	0~10μmol/L
尿酸		UA	血清	尿酸氧化酶比色法	119~416μmol/L
血氨		AMM	血浆	谷氨酸脱氢酶法	18~72μmol/L
空腹血糖		Glu	血清	己糖激酶法	3.9~6.1mmol/L（新生儿偏低）
口服葡萄糖耐量试验		OGTT	血清	己糖激酶法	空腹3.9~6.1mmol/L 2小时血糖≤7.8mmol/L
糖化血红蛋白		HbA1C	EDTA抗凝全血	离子交换-高效液相色谱法	4.0%~6.0%
乳酸		LAC	血浆	酶法	0.5~2.2mmol/L
丙酮酸		PA	血浆/全血	酶法	空腹静脉血、动脉血丙酮酸浓度均<0.1mmol/L；安静状态下空腹静脉血浆丙酮酸为0.03~0.1mmol/L；动脉全血丙酮酸浓度为0.02~0.08mmol/L
β-羟丁酸		RB	血清	酶法	0.03~0.30mmol/L
脂肪酶		LPS	血清	酶偶联速率法	0~39U/L
淀粉酶		AMY	血清	酶法	0~125U/L
铁		Fe	全血	原子吸收分光光度法	7.52~11.82mmol/L
			血清	亚铁嗪比色法	9.0~32.2μmol/L
				酶法（TPTZ法）	9.0~21.5μmol/L
未饱和铁结合力		UIBC	血清	酶法	27.8~53.7μmol/L
总铁结合力		TIBC	血清	计算法（酶法Fe+酶法UIBC）	45.6~80.6μmol/L
				亚铁嗪比色法	男：50~77μmol/L 女：54~77μmol/L
镁		Mg	血清	二甲苯胺蓝比色法	0.8~1.2mmol/L
			全血	原子吸收分光光度法	1.12~2.06mmol/L
铜		Cu	全血	原子吸收分光光度法	11.8~39.3μmol/L
锌		Zn	全血	原子吸收分光光度法	0~2岁：58~100μmol/L 2~3岁：62~110μmol/L 3~4岁：66~120μmol/L 4~5岁：72~130μmol/L >5岁：76.5~170μmol/L
铅		Pb	全血	原子吸收分光光度法	<0.48μmol/L
蛋白电泳	白蛋白	SPE	血清	丽春红S染色	57%~68%
	α_1球蛋白				1%~5.7%
	α_2球蛋白				4.9%~11.2%
	β球蛋白				7%~13%
	γ球蛋白				9.8%~18.2%

续表

项目	英文缩写	标本类型	检测方法	参考区间
		免疫学检测项目		
抗链球菌素“O”	ASO	血清	速率散射比浊法	<200U/ml
类风湿因子	RHF	血清	速率散射比浊法	<30U/ml
C 反应蛋白	CRP	血清	速率散射比浊法	<8mg/L
铜蓝蛋白	CER	血清	速率散射比浊法	210~530mg/L （新生儿及婴儿偏低）
免疫球蛋白 G	IgG	血清	速率散射比浊法	新生儿:7~16.0g/L 28 天~2 个月:2.5~7.5g/L 3~5 个月:1.8~8.0g/L 6~11 个月:3.0~10.0g/L 1~<2 岁:3.5~10.0g/L 2~4 岁:5.0~13.0g/L 5~8 岁:6.0~13.0g/L 9~12 岁:7.0~14.0g/L >12 岁:4.28~21.90g/L
免疫球蛋白 M	IgM	血清	速率散射比浊法	新生儿:0.1~0.3g/L 28 天~2 个月:0.1~0.7g/L 3~5 个月:0.2~1.0g/L 6~11 个月:0.3~1.0g/L 1~<2 岁:0.4~1.4g/L 2~8 岁:0.4~1.8g/L 9~12 岁:0.4~1.5g/L >12 岁:0.48~2.26g/L
免疫球蛋白 A	IgA	血清	速率散射比浊法	新生儿:无 28 天~2 个月:0.07~0.5g/L 3~5 个月:0.08~0.8g/L 6~11 个月:0.3~1.4g/L 1~<2 岁:0.19~1.75g/L 2~4 岁:0.4~1.8g/L 5~<6 岁:0.43~2.53g/L 6~<7 岁:0.41~2.97g/L 7~9 岁:0.51~2.59g/L 10 岁~12 岁:0.44~3.95g/L >12 岁:0.44~4.41g/L
免疫球蛋白 E	IgE	血清	速率透射比浊法	新生儿:<5.0IU/ml 28 天~11 个月:<15.0IU/ml 1~5 岁:<60IU/ml 6~9 岁:<155IU/ml 10~15 岁:<200IU/ml >15 岁:<100IU/ml

续表

项目	英文缩写	标本类型	检测方法	参考区间
		免疫学检测项目		
补体 C_3	C_3	血清	速率散射比浊法	0.85~1.93g/L
补体 C_4	C_4	血清	速率散射比浊法	0.12~0.36g/L
铁蛋白	Fer	血清	微粒子化学发光法	男:28~397ng/ml 女:6~159ng/ml
癌胚抗原	CEA	血清	微粒子化学发光法	<10ng/ml
神经元特异烯醇化酶	NSE	血清	电化学发光法	<25ng/ml
甲胎蛋白	AFP	血清	微粒子化学发光法	0~9ng/ml
尿香草苦杏仁酸	VMA	24小时尿	色谱-分光光度法	0~13.6mg/24h尿
维生素 B_{12}	VitB_{12}	血清	微粒子化学发光法	140~960pg/ml
叶酸	FA	血清	微粒子化学发光法	3~17ng/ml
降钙素原	PCT	血清	酶联荧光分析	≤0.25ng/ml
高敏肌钙蛋白	hs-Tn-I	血浆	微粒化学发光	0~0.026ng/ml
肌红蛋白	Mb	血清	微粒化学发光	0~140ng/ml
B型尿钠肽	BNP	血浆	微粒化学发光	<100pg/ml
肌酸激酶MB同工酶(质量法)	CK-MB mass	血清	酶联免疫荧光	0.8~5.1ng/ml
N末端脑钠肽	NT-proBNP	血清	酶联免疫荧光	<450pg/ml
抗胰岛素抗体检测	IAA	血清	酶联免疫法	阴性
抗胰岛细胞抗体检测	ICA	血清	酶联免疫法	阴性
抗谷氨酸脱羧酶抗体检测	GAD	血清	酶联免疫法	阴性
白细胞介素6	IL-6	血清	电化学发光法	0~7pg/ml
		内分泌检测项目		
总三碘甲状腺原氨酸	TT_3	血清	微粒子化学发光法	1~3岁:70~250ng/dl 4~8岁:70~220ng/dl 9~18岁:70~210ng/dl
总甲状腺素	TT_4	血清	微粒子化学发光法	1~2岁:4.0~17.0μg/dl 3~8岁:4.0~13.5μg/dl 9~18岁:4.0~12.0μg/dl
游离三碘甲状腺原氨酸	FT_3	血清	微粒子化学发光法	1天~1个月:2.75~16.5pmol/L 2个月~8岁:2.75~9.9pmol/L 9~18岁:3.3~8.25pmol/L
游离甲状腺素	FT_4	血清	微粒子化学发光法	1天~18岁:8.37~29.6pmol/L
促甲状腺激素	TSH	血清	微粒子化学发光法	1天~1岁:0.4~8.0mIU/L 2~8岁:0.4~6.0mIU/L 9~18岁:0.4~4.0mIU/L
甲状腺过氧化物酶抗体	TPOAb	血清	电化学发光法	<34IU/ml
甲状腺球蛋白抗体	TGAb	血清	电化学发光法	<45IU/ml

续表

项目	英文缩写	标本类型	检测方法	参考区间
		内分泌检测项目		
促甲状腺激素受体抗体	TRAb	血清	电化学发光法	<1.75IU/L
全段甲状旁腺激素测定	PTH	血清	微粒子化学发光法	10~69pg/ml
胰岛素	Ins	血清	电化学发光法	0分钟:6.0~27.0μIU/ml 30分钟:36.3~98.1μIU/ml 60分钟:28.2~77.2μIU/ml 120分钟:13.2~44.4μIU/ml
C肽	C-P	血清	电化学发光法	0分钟:1.1~5.0ng/ml 30分钟:4.7~9.1ng/ml 60分钟:4.9~9.7ng/ml 120分钟:2.8~7.0ng/ml
皮质醇	COR	血清	化学发光免疫法	5~25μg/dl
促肾上腺皮质激素	ACTH	血浆	化学发光免疫法	0~46pg/ml
生长激素	GH	血清	微粒子化学发光法	0.05~4.00ng/ml

5. 血气及酸碱分析参考区间[3]

项目	英文缩写	标本类型	检测方法	参考区间
血液酸碱度(37℃)	pH	动脉血	电极法	7.35~7.45(按体温修正的 H^+ 浓度44.7~35.5nmol/L)
标准碳酸氢盐	SB	动脉血	计算值	21~25mmol/L
实际碳酸氢盐	AB	动脉血	计算值	21~28mmol/L
缓冲碱	BB	动脉血	计算值	45~55nmol/L
碱剩余	BE	动脉血	计算值	-3~+3mmol/L
氧分压	$Pa0_2$	动脉血	电极法	80~100mmHg 10.6~13.3kPa (新生儿、婴儿偏低)
氧饱和度	$SatO_2$	动脉血	计算值	91.9%~99%
二氧化碳结合力	CO_2CP	血清	酶法	18~27mmol/L
二氧化碳总量	TCO_2	动脉血	计算值	24~32mmol/L
二氧化碳分压	$PaC0_2$	动脉血	电极法	35~45mmHg 4.65~5.98kPa (新生儿、婴儿偏低)

6. IgG 亚型检验参考区间

免疫球蛋白 G1	IgG1	血清	终点散射比浊法	1~<6 个月:1. 38~6. 55g/L
				6~12 个月:1. 55~7. 26g/L
				1~<2 岁:2. 88~8. 37g/L
				2~<3 岁:3. 05~8. 82g/L
				3~<4 岁:2. 73~8. 65g/L
				4~<6 岁:3. 74~9. 79g/L
				6~9 岁:2. 42~10. 74g/L
				10~12 岁:2. 45~10. 20g/L
				13~16 岁:2. 57~10. 24g/L
免疫球蛋白 G2	IgG2	血清	终点散射比浊法	1~<6 个月:0. 39~2. 53g/L
				6~12 个月:0. 18~2. 17g/L
				1~<2 岁:0. 24~2. 03g/L
				2~<3 岁:0. 58~3. 33g/L
				3~<4 岁:0. 72~3. 93g/L
				4~<6 岁:0. 69~4. 14g/L
				6~9 岁:0. 71~5. 11g/L
				10~12 岁:0. 88~6. 19g/L
				13~16 岁:0. 76~7. 77g/L
免疫球蛋白 G3	IgG3	血清	终点散射比浊法	1~<6 个月:0. 04~0. 79g/L
				6~12 个月:0. 04~0. 77g/L
				1~<2 岁:0. 06~0. 61g/L
				2~<3 岁:0. 03~0. 42g/L
				3~<4 岁:0. 06~0. 95g/L
				4~<6 岁:0. 06~0. 85g/L
				6~9 岁:0. 03~0. 91g/L
				10~12 岁:0. 05~0. 86g/L
				13~16 岁:0. 04~1. 34g/L
免疫球蛋白 G4	IgG4	血清	终点散射比浊法	1~<6 个月:0. 01~0. 84g/L
				6~12 个月:0~0. 82g/L
				1~<2 岁:0. 01~0. 61g/L
				2~<3 岁:0. 01~1. 10g/L
				3~<4 岁:0. 02~2. 08g/L
				4~<6 岁:0. 03~1. 49g/L
				6~9 岁:0. 01~1. 20g/L
				10~12 岁:0. 04~2. 59g/L
				13~16 岁:0. 01~2. 10g/L

7. 儿童外周血淋巴细胞计数及各亚群参考区间

项目	年龄						
	0~6个月	7~12个月	1岁~1.5岁	1.5岁~2岁	2岁~2.5岁	2.5岁~3岁	>3岁
淋巴细胞总数	62%~72%	60%~69%	56%~63%	52%~59%	45%~57%	38%~53%	22%~69%
T淋巴细胞(CD3)	55%~82%						55%~82%
T辅助性细胞(CD4)	45%~57%	49%~55%	46%~51%	42%~48%	38%~46%	33%~44%	25%~57%
T抑制性细胞(CD8)	8%~31%						14%~34%
B淋巴细胞(CD19)	11%~45%						9%~29%
NK细胞(CD16+56)	7%~40%						7%~40%

注:采集静脉血(EDTA抗凝),采用流式细胞技术检测。

8. 治疗药物浓度监测

药物	有效药物浓度范围	潜在中毒浓度	单位	采血时间
茶碱 Theophylline	儿童及成人:10~20 新生儿:5~10	>20 >15	mg/L	静脉给药:维持剂量后1小时; 口服给药:谷浓度,下次给药前
妥布霉素 Tobramycin	0.5~2.0	>2	mg/L	谷浓度:下次给药前 峰浓度:静脉滴注后0.5~1小时;肌注后1小时
卡马西平 Carmazepine	单独用药:4~12 合并用药:4~10	>12 >12	mg/L	谷浓度:达稳态后下次给药前
苯巴比妥 Phenobarbital	15~40	>50	mg/L	谷浓度:达稳态后下次给药前
丙戊酸 Valproic acid	50~100	未定	mg/L	谷浓度:达稳态后下次给药前
利多卡因 Lidocaine	1.5~5.0	>5.0	mg/L	负荷剂量后1小时 维持量后6~12小时
地高辛 Digoxin	0.8~2.0	>2.4	μg/L	服药后8~24小时取血
水杨酸 Salicylate	解热镇痛:25~100 抗炎抗风湿:150~300	长期用药>500考虑 急性中毒: 血药浓度与服药后时间相关	mg/L	达稳态后取血
甲氨蝶呤 Methotrexate (MTX)	取决于恶性肿瘤的种类,最小有细胞毒性浓度1×10^{-8}即0.01μmol/L	24h>10^{-5} 即>10μmol/L 48h>10^{-6} 即>1.0μmol/L 72h>10^{-7} 即>0.1μmol/L	μmol/L	为判断是否中毒于给药后24小时采血。为确定救援剂的剂量,可于停药后24、48、72小时采血。 鞘内注射:于给药后24或48小时测脑脊液药浓度。
环孢霉素 Cyclosporine	期望达到值: 100~450 最低有效值:100	>600	μg/L	根据所移植器官和服药后达稳态时间而定
普乐可复 FK506	有效浓度:5~15	未定	ng/ml	谷浓度:达稳态后下次给药前

9. 乙型肝炎病毒(HBV)标志物检查临床意义

HBsAg	Anti-Hbs	HBeAg	Anti-HBe	Anti-HBc	临床意义
-	-	-	-	-	未感染 HBV
+	-	-	-	-	急性乙肝潜伏后期;慢性 HBV 感染;HBV 携带者
-	+	-	-	-	乙肝恢复期;接种乙肝疫苗或注射抗 HBs 免疫球蛋白
-	-	-	-	+	急性乙肝早期;既往感染 HBV
+	-	+	-	-	急性乙肝早期,病毒复制,传染性强
+	-	-	-	+	急性或慢性乙肝
-	+	-	+	+	乙肝恢复期,开始产生免疫力
-	+	-	-	+	乙肝恢复期,已经产生免疫力
-	-	-	+	+	乙肝恢复期,尚未产生 Anti-Hbs
+	-	+	-	+	急性或慢性乙肝,病毒复制,感染性强
+	-	-	+	+	急性乙肝趋向恢复,慢性携带者,传染性低
+	-	+	+	+	急性或慢性乙肝,传染性中等

10. 漏出液与渗出液鉴别要点

要点 \ 型别	漏出液	渗出液
病因	非炎症性	炎症性、肿瘤性、风湿性、物理化学性刺激等
颜色	淡黄色	草黄色(TB)、红色(出血性、癌性、风湿性、TB)、乳白色(乳糜)、绿色、脓性等
透明度	透明或微混	多混浊
比重	<1.018	>1.018
凝固性	不易自凝	易凝固
黏蛋白定性试验	阴性	阳性
蛋白定量	<25g/L	>30g/L
葡萄糖定量	与血糖水平相近	低于血糖水平
细胞计数	$<100\times10^6$/L	$>500\times10^6$/L
细胞分类	以淋巴细胞、间皮细胞为主	急性炎症多为中性粒细胞,慢性炎症、恶性肿瘤以淋巴细胞为主
细菌学检查	阴性	感染性者可找到病原体
乳酸脱氢酶(LD)	<200U/L	>200U/L
积液/血清 LD 比值	<0.6	>0.6

(宋文琪)

参考文献

[1] WS/T 779 儿童血细胞分析参考区间.

[2] 邵肖梅,叶鸿瑁,丘小汕. 实用新生儿学. 5 版. 北京:人民卫生出版社,2019:1068,1070.

[3] 尚红,王毓三,申子瑜. 全国临床检验操作规程. 4 版. 北京:人民卫生出版社,2015:160-294.

[4] WS/T 780 儿童临床常用生化检验项目参考区间.

[5] ABOU EL HASSAN M,STOIANOV A,ARAÚJO PA,et al,CLSI-based transference of CALIPER pediatric reference intervals to Beckman Coulter AU biochemical assays. Clin Biochem, 2015,48(16-17):1151-1159.

附录 2 小儿脏器测量平均值

1980 例小儿脏器重量及

年龄	身长/cm	体重/kg	重量								
			心	肺		肝	脾	肾		胰	脑
				左	右			左	右		
<24 小时											
平均值	49.3	3.0	20.2	21.1	26.6	100.2	10.0	11.1	11.1	3.1	375.8
例数	24	24	21	9	9	21	21	21	21	18	13
1~7 天											
平均值	49.7	3.0	20.2	25.4	33.3	114.3	11.7	13.5	13.2	3.6	395.0
例数	180	182	136	56	56	147	148	166	167	134	133
8~14 天											
平均值	49.7	3.0	21.2	27.4	34.7	124.1	11.2	14.7	14.2	3.5	411.4
例数	100	100	79	32	27	81	87	91	92	69	78
15~21 天											
平均值	50.7	3.0	22.9	27.5	34.6	132.9	13.6	14.5	14.5	3.6	420.0
例数	58	58	42	15	15	44	51	51	51	42	47
22~30 天											
平均值	50.8	3.0	21.2	28.6	37.7	128.9	14.5	15.6	15.5	3.8	436.7
例数	60	59	52	15	15	47	52	54	53	38	47
1 月~											
平均值	52.9	3.6	24.6	29.5	39.4	151.5	16.0	18.3	17.9	4.8	469.8
例数	143	143	110	39	39	99	111	122	122	91	112
2 月~											
平均值	55.2	4.3	28.3	37.4	49.7	163.9	20.4	20.9	20.4	6.3	522.2
例数	103	104	70	27	26	50	73	90	90	78	82
3 月~											
平均值	58.3	5.0	30.3	41.6	53.7	170.7	20.6	23.0	22.4	7.3	587.3
例数	67	66	46	22	22	28	46	56	56	56	56
4 月~											
平均值	61.1	5.5	33.9	46.4	64.3	201.0	20.9	26.5	25.8	8.0	656.3
例数	67	67	44	16	15	40	47	55	56	51	45
5 月~											
平均值	63.9	6.2	37.4	57.5	71	237.1	23.8	28.0	27.4	8.8	695.4
例数	64	64	42	9	10	36	45	52	53	46	49
6 月~											
平均值	65.1	6.6	40.6	53.5	72.0	241.4	30.0	29.4	29.1	9.4	757.9
例数	55	55	41	19	22	37	41	45	45	45	36
7 月~											
平均值	66.5	6.7	42.9	58.1	74.1	270.9	31.2	31.9	30.9	10.7	783.7
例数	61	61	50	11	12	35	44	51	53	53	49

心脏和肠管测量的平均值

/g				测　量/cm								被选数
肾上腺		胸腺	甲状腺	心　脏								
左	右			左室壁	右室壁	二尖瓣	三尖瓣	主动脉瓣	肺动脉瓣	大肠	小肠	
3.8 22	3.5 23	10.0 23	2.3 17	0.45 14	0.28 14	3.28 16	3.81 16	2.06 16	2.39 16	45.5 18	268.8 18	25
3.5 156	3.3 156	7.7 172	2.1 128	0.47 113	0.29 113	3.16 112	3.79 114	2.02 113	2.38 114	46.5 125	243.9 125	183
3.2 90	3.5 92	6.8 95	2.1 71	0.49 63	0.28 63	3.30 65	3.89 65	2.11 65	2.44 65	49.3 69	267.8 69	101
2.5 51	2.3 50	5.7 54	2.0 44	0.56 36	0.28 36	3.38 36	3.88 36	2.26 35	2.56 35	50.5 37	267.1 37	58
2.7 53	2.2 53	5.7 59	1.9 36	0.55 33	0.27 33	3.21 34	3.76 34	2.22 34	2.54 34	50.0 38	272.8 38	60
2.3 130	2.1 127	7.4 134	1.8 87	0.63 76	0.30 75	3.39 77	4.10 78	2.37 78	2.69 78	56.0 83	330.6 84	144
2.1 89	2.0 90	8.7 89	1.6 73	0.72 61	0.33 61	3.50 65	4.38 66	2.50 66	2.81 66	59.4 78	339.8 78	108
2.3 62	2.1 61	8.5 58	1.8 49	0.76 44	0.30 44	3.64 43	4.39 43	2.58 43	2.74 43	61.5 50	355.9 58	68
2.0 55	1.8 56	9.4 56	2.0 48	0.72 36	0.31 36	3.91 36	4.85 36	2.78 36	3.08 36	64.4 45	363.6 46	67
2.1 61	1.9 61	8.6 50	2.2 45	0.82 38	0.32 38	4.00 38	4.91 38	3.57 39	3.89 39	64.6 43	371.9 42	64
2.0 44	1.8 42	9.3 44	2.2 40	0.77 39	0.27 39	4.14 40	5.07 40	3.00 40	3.21 40	68.4 40	405.1 41	56
2.1 52	2.0 50	6.6 50	2.1 49	0.77 50	0.31 49	4.13 51	5.12 51	3.05 51	3.36 51	69.5 47	384.9 47	61

年龄	身长/cm	体重/kg	重量								
			心	肺		肝	脾	肾		胰	脑
				左	右			左	右		
8月~											
平均值	69.9	7.7	45.6	75.6	98.4	297.6	33.5	31.9	31.3	12.1	808.0
例数	50	50	38	10	12	37	33	38	38	41	34
9月~											
平均值	70.0	7.6	46.1	59.7	80.4	303.5	32.9	34.9	34.0	11.9	891.1
例数	51	51	43	10	10	29	31	44	44	41	38
10月~											
平均值	71.6	8.0	45.1	62.9	90.0	304.9	35.5	33.2	32.8	11.7	867.5
例数	52	52	44	10	15	30	39	47	49	49	40
11月~											
平均值	73.6	8.6	46.8	64.7	83.8	306.9	34.7	35.1	35.0	13.0	915.3
例数	33	32	25	5	4	17	28	26	27	26	23
1岁~											
平均值	75.7	8.9	52.2	81.7	106.0	349.7	37.7	37.4	36.1	14.6	949.2
例数	229	227	184	38	47	148	158	199	198	188	188
1岁半~											
平均值	79.5	9.3	55.1	88.8	110.9	385.8	41.5	39.5	38.8	17.9	1 012.3
例数	96	95	77	16	16	63	71	83	79	82	74
2岁~											
平均值	85.2	10.6	59.4	101.7	120.3	433.2	44.8	42.4	41.0	22.3	1 058.9
例数	96	97	71	29	34	57	69	81	80	69	58
3岁~											
平均值	92.7	13.5	71.9	112.2	135.2	515.9	50.8	46.5	45.4	25.1	1 177.2
例数	60	59	55	23	25	46	46	52	51	51	32
4岁~											
平均值	99.5	14.7	87.3	130.5	153.3	571.6	52.7	57.3	55.8	29.5	1 171.9
例数	52	50	41	18	17	30	32	37	36	42	21
5岁~											
平均值	104.5	16.0	88.8	154.5	182.2	627.8	60.8	57.1	55.9	30.6	1 212.7
例数	53	53	45	25	22	43	37	38	40	39	21
6岁~											
平均值	111.2	17.9	103.2	145.8	187.9	629.0	59.8	66.5	64.7	34.1	1 227.6
例数	42	41	31	16	18	26	22	33	33	32	14
7~9岁~											
平均值	120.1	22.7	119.1	173.6	222.5	752.4	79.5	73.9	73.8	39.4	1 262.3
例数	70	70	54	17	20	45	50	47	49	50	29
10~14岁~											
平均值	133.2	26.1	152.8	226.8	272.1	877.9	94.1	89.9	87.3	50.3	1 305.2
例数	78	81	52	22	23	32	35	55	55	66	43
合计例数	1 944	1 941	1 493	509	531	1 268	1 417	1 634	1 638	1 497	1 362

续表

/g				测量/cm								被选数
肾上腺		胸腺	甲状腺	心脏						大肠	小肠	
左	右			左室壁	右室壁	二尖瓣	三尖瓣	主动脉瓣	肺动脉瓣			
2. 3	2. 0	9. 8	2. 6	0. 79	0. 30	4. 22	5. 30	3. 20	3. 48	66. 9	394. 1	50
45	44	40	35	33	34	33	33	33	33	38	38	
2. 8	2. 7	8. 7	2. 0	0. 79	0. 31	4. 19	5. 36	3. 09	3. 41	73. 4	423. 0	51
40	40	45	38	37	37	38	38	38	38	38	38	
2. 0	1. 8	6. 8	2. 0	0. 74	0. 27	4. 38	5. 43	3. 19	3. 48	75. 0	408. 6	54
48	48	54	49	41	41	43	42	42	42	46	46	
2. 1	2. 0	8. 0	2. 0	0. 77	0. 30	4. 44	5. 61	3. 29	3. 59	73. 8	413. 2	36
32	31	31	27	22	22	22	22	22	22	26	26	
2. 0	1. 8	7. 9	2. 3	0. 77	0. 29	4. 52	5. 67	3. 33	3. 63	77. 7	421. 0	231
197	190	198	170	167	168	169	169	170	170	188	187	
2. 0	1. 9	8. 6	2. 8	0. 76	0. 30	4. 76	5. 88	3. 45	3. 80	81. 7	446. 8	97
84	81	86	79	72	73	74	74	73	73	80	79	
2. 8	2. 9	9. 4	3. 0	0. 78	0. 30	5. 01	6. 30	3. 57	3. 97	83. 2	452. 3	98
85	83	88	61	58	58	58	58	58	58	59	59	
2. 2	2. 0	10. 9	4. 1	0. 82	0. 29	6. 12	6. 45	3. 72	4. 15	96. 4	494. 1	64
57	56	52	45	41	41	44	44	44	44	48	48	
2. 4	2. 3	12. 8	4. 8	0. 89	0. 31	5. 55	6. 76	3. 91	4. 23	94. 8	501. 8	52
41	43	43	39	32	32	32	32	32	32	36	36	
2. 4	2. 2	10. 9	6. 1	0. 84	0. 28	5. 66	7. 19	4. 04	4. 37	104. 1	502. 4	56
42	42	43	43	40	40	40	40	40	40	41	41	
2. 5	2. 3	13. 2	6. 5	0. 95	0. 32	6. 10	7. 47	4. 1	4. 64	106. 2	519. 1	42
34	35	34	28	26	26	26	26	26	25	29	29	
2. 9	2. 8	12. 7	7. 7	1. 00	0. 36	6. 24	7. 87	4. 49	4. 87	110. 7	537. 5	73
64	65	61	61	54	54	56	56	56	56	63	63	
4. 8	6. 4	12. 1	10. 3	1. 05	0. 45	6. 90	8. 48	4. 89	5. 4	114. 0	511. 7	81
65	65	58	55	47	47	48	48	47	47	59	59	
1 699	1 684	1 717	1 417	1 273	1 274	1 296	1 299	1 297	1 297	1 424	1 422	1 980

（首都医科大学附属北京儿童医院病理科
首都儿科研究所病理科）

附录3 量和单位的名称与缩写

度量衡计量单位

类型	单位名称	英文名称	符号
长度	皮米	picometer	pm
	（微微米）	micromicron	
	纳米	nanometer	nm
	（毫微米）	millimicron	
	微米	micrometer	μm
	毫米	millimeter	mm
	厘米	centimeter	cm
	分米	decimeter	dm
	米	meter	m
	十米	decameter	dam
	百米	hectometer	hm
	千米	kilometer	km
重量	皮克	picogram	pg
	（微微克）	micromicrogram	
	纳克	nanogram	ng
	（毫微克）	millimicrogram	
	微克	microgram	μg
	毫克	milligram	mg
	厘克	centigram	cg
	分克	decigram	dg
	克	gram	g
	十克	decagram	dag
	百克	hectogram	hg
	千克	kilogram	kg
	公担	quintal	q
	吨	ton	t
容量	微升	microliter	μl
	毫升	milliliter	ml
	厘升	centiliter	cl
	分升	deciliter	dl
	升	liter	l,L
	十升	decaliter	dal
	百升	hectoliter	hl
	千升	kiloliter	kl

SI单位的英文词头

词头	原文	符号	因数
太	tera	T	10^{12}
吉	giga	G	10^{9}
兆	mega	M	10^{6}
千	kilo	k	10^{3}
百	hecto	h	10^{2}
十	deca	da	10^{1}
分	deci	d	10^{-1}
厘	centi	c	10^{-2}
毫	milli	m	10^{-3}
微	micro	μ	10^{-6}
纳	nano	n	10^{-9}
皮	pico	p	10^{-12}

本书常用的单位及符号

单位名称	单位符号
皮米	pm
纳米	nm
微米	μm
毫米	mm
厘米	cm
米	m
微克	μg
毫克	mg
克	g
千克（公斤）	kg
吨	t
微升	μl
毫升	ml
厘升	cl
分升	dl
升	L
年	y
月	m
日（天）	d
时	h
分	min
摩尔	mol
毫摩尔	mmol
毫渗透分子	mOsm
平方米	m^2
立方米	m^3
立方毫米	mm^3
毫克/分升	mg/dl
毫摩尔/升	mmol/L
国际单位	U
帕斯卡	Pa
摄氏度	℃
焦耳	J
伏特	V
微伏	μV
分贝	dB

参考文献

GB3100-1993，国际单位制及其应用. 中华人民共和国国家标准. 1994.

附录 4　儿科临床技能操作

一、儿童体格检查

体格检查是临床医师运用自己的感官，借助听诊器、叩诊锤等检查工具了解患儿的身体状况，为临床诊断与鉴别诊断提供信息，是最重要的诊断工具之一。不同年龄儿童发育不同，配合度不同，疾病谱不同，体格检查方法及内容略有差异。查体不合作的婴幼儿最好选择被动检查，由家属抱着患儿体检，以减少他们的不安全感。青春期儿童查体方法同成人。查体中以患儿为中心，要关心、体贴、理解患儿，有高度的责任感和良好的医德修养。

（一）注意事项

1. 查体房间　应温暖、安静、自然光线柔和。

2. 常用检查工具　磅秤、体温计、软尺、直尺、听诊器、血压计（适合患儿的袖带）、压舌板、笔形电筒、叩诊锤、无菌棉签、玩具等。

3. 检查者　应戴口罩，手应保持干净、温暖，做到仪表端庄，着装整洁，指甲修短，举止大方。体格检查前和完成检查后，均应洗手，必要时戴帽子、穿隔离衣。查体前，医师应回顾患儿的病历，确认患儿的身份，检查时语言要和蔼，动作要轻柔。检查婴幼儿时需注意面带微笑或用玩具以及颜色鲜亮的物体转移其注意力，预防恐惧，获得患儿的配合，根据检查的阶段，可提供可咀嚼的零食进行安抚。年龄较大，理解力足够，但仍表现出紧张不安的患儿，需对其解释具体检查过程，让他们查看和触摸将要使用的工具以减少紧张。对于危重患儿要以抢救生命为第一位，待病情稳定后再补充检查。查体时位于患儿右侧，检查结束时对患儿或家属表示感谢。

4. 检查顺序　检查要按一定的顺序进行，应视患儿的年龄大小、病情轻重、合作情况和环境灵活掌握。对于年龄大（超过 6 岁）患儿，通常是卧位：先进行生命体征和一般检查，然后按照头，颈，前、侧胸部（心肺），坐位后背部（肺、脊柱、肾区），卧位腹部，四肢，生殖器，肛门，神经系统的顺序检查，要依次暴露检查部位，不要反复翻动患儿，做到卧位患儿只需坐起一次，坐位患儿只需躺下一次。婴幼儿不好交流，注意力易转移，很难进行系统体格检查。因婴幼儿紧张时常有呼吸加快、心动过速，最好安静时先进行心肺听诊、腹部触诊等易受哭闹影响的检查。易观察的部位随时查，如四肢、躯干骨骼、全身浅表淋巴结等。再检查婴幼儿及配合度不佳患儿有刺激不宜接受的部位，如头围、耳、鼻、眼、口腔、咽喉部分。最后检查有疼痛的部位。青春期儿童体格检查注意尊重其隐私和尊严，可穿内衣检查，仅在必要时暴露相应部位进行查体。检查过程中医师操作必须规范、仔细、准确、全面而有重点。

5. 检查时间　患儿的体格检查在诊断及治疗过程中是非常重要的，住院患儿医师接诊时进行适于年龄的全面查体，每天开医嘱之前都应该首先进行患儿的重点查体，要根据体检的结果适当的修改或补充医嘱。

（二）基本检查方法

体格检查的五个基本检查方法是视诊、触诊、叩诊、听诊和嗅诊。

1. 视诊　视诊是医师用眼睛观察患儿全身或局部表现的诊断方法。可以通过全身视诊观察患儿年龄、发育、营养、意识状态、面容、表情、体位、步态、姿势、呼吸频率等。局部视诊观察皮肤、黏膜、眼、耳、鼻、口、头颈、胸廓、腹形、四肢、肌肉、骨骼、关节外形等。视诊要求医师具备丰富的医学知识及临床经验，否则会出现视而不见的情况。视诊对象不仅可以是患儿，也可以是体液如尿液、脑脊液等。视诊也可依赖工具如喉镜、检眼镜、耳镜、胃镜、胸腔镜、腹腔镜等完成。

2. 触诊　触诊是医师通过手接触被检查部位时的感觉进行判断的一种方法，包括触觉、温度觉、位置觉、振动觉。手的感觉以指腹对触觉较为敏感，掌指关节部掌面对震动较为敏感，手背皮肤对温度较为敏感，因此触诊多用这些部位。触诊根据施加的压力轻重，分为浅部触诊法和深部触诊法。

（1）浅部触诊法：用手轻轻地放置在被检查部位，利用掌指关节和腕关节的协同力量，进行轻轻的滑动触诊。多适用于体表浅在的病变，如关节、软组织、浅部的动脉、静脉、神经、阴囊和精索等，常在深部触诊前进行。

（2）深部触诊法：检查时用一手或双手重叠，由浅入深慢慢加压到达深部，用于了解腹腔和脏器病变。分为深部滑行触诊法、双手触诊法、深压触诊法和冲击触诊法。

3. 叩诊 叩诊是用手指叩击身体表面某一部位，使其震动产生音响，根据震动和声响的特点判断被检查部位的脏器状态有无异常的一种方法。婴儿叩诊多数意义不大，且会引起患儿哭闹，叩诊多用于年长儿。叩诊分直接叩诊法及间接叩诊法。

（1）直接叩诊法：指叩诊时用右手中间三指的掌面拍击被检查部位借助于拍击的反响和指下的震动来判断病变的方法，直接叩诊法适用于新生儿、病变区域广泛如胸膜粘连和增厚、大量的胸腔积液等。

（2）间接叩诊法：指左手中指第二指节腹面紧贴于叩诊部位，其他手指微微抬起离开叩诊部位，右手指自然弯曲，右腕关节屈曲，以中指指端叩击左手中指远端指间关节，叩诊时叩诊方向应与叩诊部位垂直、频率相同，叩诊范围内上下移动双手，倾听叩诊音声调和音质的变化，可用于胸、腹等部位的叩诊。手指下方的致密组织呈实音（如骨骼肌），相对疏松的组织（心肌）呈浊音，正常胸部因肺组织充气呈清音，肺气肿时充气过多呈过清音，中空内脏充满气体（胃）呈鼓音。检查患儿肝区或肾区叩击痛时，医师左手手掌平置于检查部位，右手握成拳状，用尺侧叩击左手手背，询问或观察患儿有无疼痛感。

4. 听诊 听诊是用听觉听取身体各部位发出的声音获取体格检查结果的一种诊断方法。分为直接听诊法和间接听诊法。直接听诊法，医师耳部直接贴附于患儿的体壁上听诊，目前仅在紧急情况下使用。间接听诊法通过听诊器完成，常用于听诊心、肺、腹及血管杂音等。听诊器包括膜型和钟型，膜型优先传导高频音，钟型适合听取低频声音，查体时听诊器务必紧贴患儿皮肤（不允许隔衣服听诊）。

5. 嗅诊 嗅诊是以医师的嗅觉判断来自患儿的气味，多发自皮肤、呼吸道、呕吐物、排泄物、分泌物等。如呼吸有烂苹果味多提示糖尿病酮症酸中毒，汗或尿液鼠尿味提示苯丙酮尿症。

（三）基本检查项目

体格检查是全面体检还是诊断性检查，取决于体检的环境和患儿的年龄与病情。作为儿科医师应该掌握全面体检基础上根据实际情况在临床中完成诊断性检查，做到局部检查，系统思考。在此，仅介绍儿童常规体格检查项目，一些特殊检查如检眼镜、直肠指检、关节活动度等会在相应专科疾病内介绍。

1. 儿童的标准测量

（1）生长参数：在整个儿童期和青春期测量标准生长参数是评估正常发育必不可少的，注意动态监测以确定发育进程。包括体重、身高/身长、头围、胸围等。

1）体重：测量时脱去外衣、鞋、袜、帽，排空大小便，婴儿去掉尿布，仅穿单衣裤，准确称量并除去衣服重量，每次测量体重前需校正体重秤零点。体重记录以千克为单位，到小数点后2位。

2）身高/身长：身高/身长是了解小儿生长、发育状态的指标。3岁以上儿童测量应脱去鞋帽立于木板台上，取立正姿势，肩胛骨、臀部和脚后跟紧贴墙壁，测量仪要压紧或分开头发，以除去头发的厚度，测量者注意眼睛要与滑测板在一个水平。3岁以下的小儿应测量卧位身长，把其放于测量木板上，头部接触头板，尽可能拉直婴幼儿双腿，使其脚掌紧贴足板，读标尺数。测量以厘米为单位，记录至小数点后1位。

3）头围：生后至3岁以及有神经系统或发育问题的所有年龄段儿童，应测量头围（3岁以下儿童体格检查最后测量）。测量时前方应包绕眉间上方1~2cm的部位，后方则应包绕枕部最突出的部位。

4）胸围：新生儿体检测量时应围绕乳头线测胸围，但不是儿童常规体格检查项目。大多数新生儿至12~18月龄儿童的胸围比头围小1~2cm。

（2）生命体征：包括体温、脉搏、呼吸、血压。

1）体温：体温的测量有多种：腋测法、肛测法、口测法、耳测法等，体温计有水银体温计、电子体温计和红外线体温计。婴幼儿首选肛测法，也可采用腋测法。只有当患儿的年龄足够大，能够理解如何将口腔体温计保持在舌下时才可测量口腔温度。《中国0至5岁儿童病因不明急性发热诊断和处理若干问题循证指南》指出电子体温计没有水银体温计破碎汞暴露、汞中毒的风险，是更为理想的体温测量工具之一。红外线体温计操作简便、快捷、舒适、安全，但每次测得的耳道体温与肛温差值范围较宽，可通过多次测量取平均值来提高测量的准确性，适用于发热的筛查。

2）脉搏：检查脉搏时应选择桡动脉，也可检查颈动脉、股动脉、肱动脉及足背动脉等。检查者示指及中指扪及上述动脉，节律规整时计数30秒，节律不规整时计数60秒。

3）呼吸：利用胸部的视诊观察胸廓的运动方式、频率、节律、深度等。观察胸壁运动优于听诊，采用触诊脉搏后继续触诊动作同时观察呼吸频率，防止直接观察导致呼吸频率不真实地增加。呼吸规整时计数30秒，呼吸不规整或婴幼儿（患儿睡着或休息时）应完整计数60秒。

4）血压：3岁及以上的儿童、3岁以下儿童存在肾脏疾病、潜在的心血管疾病时测量血压。儿童高血压采用年龄、身高别血压，通过百分位数法判定。测量血压时患儿仰卧位或坐位，测量前 30 分钟应避免剧烈活动，至少安静休息 5 分钟后测量，上肢裸露伸直并轻度外展，肘部与心脏处于同一水平，不同年龄儿童应用不同袖带气囊，宽度应约为上臂围的 40%（上臂围取鹰嘴与肩峰之间的中点处测量），长度应能包绕鹰嘴与肩峰之间中点处上臂围的 80%～100%，气囊宽度与长度之比应该至少为 1∶2，测压时气袖中部放置于上臂肱动脉上方，袖带下缘在肘窝上方 2～3cm，松紧程度一般能塞进两个手指为宜，触及肱动脉搏动后，听诊器置于肱动脉上，快速充气，边充气边听诊，使气囊内压力在桡动脉搏动消失后再增加 30mmHg，以恒定速率（2mmHg/s）放气，收缩压取柯氏音第Ⅰ时相（动脉搏动开始音），舒张压取柯氏音第Ⅴ时相（动脉搏动消失音）、12 岁以下儿童取柯氏音第Ⅳ时相（动脉搏动突然减弱）。每次就诊时至少应测量 2 次血压，间隔 1～2 分钟以释放被阻挡的血流。如果第 2 次的测量值与第 1 次相差 5mmHg 以上，则应继续测量直到获得稳定数值。患儿病历中所记录的数值应是最后 2 次测量值的平均值。

2. 一般状态　一般状态包括观察发育情况、体型、营养状态、意识状态、语调与语态、面容与表情、气味、体位、姿势及步态。如婴儿正在哭泣，则应注意哭声的声调和强度。

3. 皮肤　皮肤检查包括仔细视诊和触诊。观察皮肤颜色（有无苍白、发红、发绀、黄染、色素沉着、色素脱失等）、湿度、弹性、皮疹、脱屑、皮下出血、蜘蛛痣、水肿、皮下小结、瘢痕、毛发、指甲等。水肿触诊胫骨前上方和内踝。皮肤检查可以分散在各部位局部查体里面（如下肢水肿可在四肢检查）。

4. 淋巴结　淋巴结检查需要仔细视诊和触诊。检查方法应按一定顺序对称进行，检查顺序为：耳前、耳后、枕部、颌下、颏下、颈前、颈后、锁骨上、腋窝（外侧、胸肌、肩胛下、中央和腋尖淋巴结群）、滑车上、腹股沟、腘窝淋巴结，可以分在各部位查体里。常规检查包括评估大小、活动度、压痛、与邻近组织粘连，以及上覆皮肤的温度、有无红肿和其他情况。在 2 岁至青春早期的正常儿童中，可触及表浅、肿大、可自由活动的无压痛性淋巴结，尤其在颈前区中。腋窝淋巴结检查时同侧手与患儿交叉握手，另一手按尖、前、内、后、外的顺序触诊。

5. 头部

（1）头部的检查：包括头颅外形、头发、头皮缺损、异常隆起和压痛。头围（婴幼儿最后测量）、前囟（12～18 个月闭合）。

（2）眼：要注意眼眉、眼的位置和眼距、眼睑裂的宽度、眼睑、角膜、巩膜、结膜（5 岁以上做上眼睑检查）、瞳孔（大小、直接及间接对光反射等）以及眼球的活动。评估眼外肌运动时应使用笔形手电筒、手指或其他物体，当患儿眼球随着手指或物体上、下、外、内、斜向活动时，双眼应为对称性运动，注意眼球震颤。可合作儿童完成辐辏反射、调节反射。婴儿对亮光的兴趣和注意力以及伴随的瞳孔反应提示其具有视物的能力。必要时请眼科医师做视力、色觉、视野及眼底的检查。

（3）耳：注意耳郭的外形、大小、对称性和位置、外耳道、乳突、听力。粗略的听力测试方法：婴儿对声音的身体反应如惊吓反应、眨眼和转向声音可大概评估听力；对于年龄更大且更配合的儿童，检查者站在患儿近处对着一侧耳朵以极轻微的声音念出词语，或是在距离一侧耳朵 30～60cm 处低声说话，同时堵住对侧耳朵的外耳道，然后，要求儿童复述检查者说的内容。青春期儿童应用成人方法：患儿闭目，医师一手堵塞一侧耳道，另一手拇指示指摩擦，自 1 米外逐渐移近，听到声音为止，正常人 1 米可以听见。

（4）鼻：注意鼻的外形、鼻中隔、鼻腔及黏膜、有无鼻翼扇动及鼻窦区压痛。检查时为减少患儿不适固定头部，医师应将手的尺侧抵住患儿的前额，并用拇指抬起鼻尖，观察鼻中隔、鼻腔和黏膜。查体合作患儿分别检查两侧鼻窦有无压痛，比较压痛有无区别，包括上颌窦、额窦和筛窦。

（5）口和喉部：婴幼儿最后检查口腔。注意口唇的颜色、口腔黏膜、牙齿、牙龈、舌、咽部、扁桃体（儿童 6~9 月龄前，腭扁桃体一般无法看到）、悬雍垂、颊黏膜、腮腺导管口有无红肿、分泌物及口腔的气味。口腔咽喉最好在打哈欠，患儿愿意张嘴情况下检查，不配合患儿应用压舌板动作迅速，必要时在紧闭牙齿间迅速放入压舌板，施以轻柔而持续向后的压力完成检查。

（6）腮腺、颌下腺：有无肿大、表面红肿及触痛。

6. 颈部　颈部检查包括颈抵抗、颈静脉、颈动脉有无异常搏动及杂音，气管的位置、甲状腺的大小及血管杂音。颈部检查头应处于中线位置，甲状腺检查分为患儿前面或后面两种手法。①前面触诊法：医师拇指从胸骨上切记向上触摸峡部，一手指施压于一侧甲状软骨，将气管推至对侧，另一手示、中指在对侧胸锁乳突肌后缘向前推挤甲状腺侧叶，拇指在胸锁乳突肌前缘触诊甲状腺侧叶，配合吞咽。②后面触诊法：医师以示指从胸骨上切记向上触摸甲状腺峡部，一手示、中指施压于一侧甲状软骨，将气管推至对侧，另一手拇指在对侧胸锁乳突肌后缘向前推挤甲状腺侧叶，示、中指在胸锁乳突肌前缘触诊甲状腺侧叶，配合吞咽。用手指分别轻触两叶，正常情况下为柔软、光滑且不肿大，随吞咽向上移动。

7. 胸部 按照视、触、叩、听的顺序进行检查。

（1）胸壁、胸廓及乳房：胸壁压痛、静脉、皮下气肿、肋间隙，胸廓是否对称，双肩（尤其是新生儿）是否存在锁骨骨折以及锁骨缩短或锁骨缺失，应注意肋骨宽度和胸骨长度。乳头是否对齐以及乳头间距，乳房发育分期。

（2）肺和胸膜：婴儿呼吸系统以视诊和听诊为主，注意预热各种检查设备，喂奶时适于听诊安静时的呼吸；哭泣时深吸气是听诊肺部声音的最佳时期。

1）视诊：患儿的呼吸模式，应注意呼吸的频率、节律和深度。

2）触诊：查体合作患儿完成：①胸部扩张度，检查者两手置于胸廓下面的前侧部，左右拇指分别沿两侧肋缘指向剑突，拇指尖在前正中线两侧对称部位，而手掌和伸展的手指置于前侧胸壁，嘱患儿作深呼吸运动，观察比较两手的动度是否一致。②语音震颤，左右手掌的尺侧缘或掌面轻放于两侧胸壁的对称部位，然后嘱患儿用同等的强度重复发“yi”长音，自上至下，从内到外比较两侧相应部位语音震颤的异同，注意有无增强或减弱。③胸膜摩擦感：手掌尺侧缘，胸部的下前侧部吸气末易触到。

3）叩诊：直接叩诊胸部（右手中间三指并拢，用其掌面直接叩击检查部位）；自上而下、由外向内，双侧对比间接叩诊前胸及侧胸部，应为清音，注意有无过清音、浊音及实音等。儿童可以不叩肺前界、肺下界和肺底移动度。

4）听诊：注意有无异常呼吸音、啰音、语音共振及胸膜摩擦音。肺野的听诊应采取平静呼吸自上而下，两侧对称的方式进行，必要时咳嗽后深吸气再听，比较双侧类似解剖区域的呼吸音。可使用钟型或膜型听诊器，膜型听诊器更适用于体型较大患儿的肺部听诊。全面听诊儿童的肺野有时十分困难，如患儿尖叫不配合，应侧重于听诊吸气相。

（3）心脏：心脏检查按照视、触、叩、听的顺序进行。对于婴儿和较年幼儿童的心脏评估最好在检查早期进行，以触诊和听诊为主。年龄较大且较为配合的患儿，可按查体正规顺序完成。

1）视诊：医师眼睛与患儿胸部同高，切线位视诊心尖区，注意心前区有无隆起及凹陷，心尖冲动的位置、范围、强度及心前区有无异常搏动。

2）触诊：用右手手掌尺侧或示指、中指和环指并拢以指腹触诊心尖冲动的位置、范围、强度、震颤及有无心包摩擦感。

3）叩诊：5岁以上患儿先左后右的顺序叩心脏相对浊音界。叩诊前进行左锁骨中线与前正中线距离（MCL）测定：画出前正中线，通过左侧锁骨的肩峰端与胸骨端两者中点，作前正中线的平行线，即左锁骨中线，两条平行线间的垂直距离。左侧心界从心尖冲动外2~3cm处开始，右侧先叩出肝上界后从上一肋间开始，均由外向内、由下向上，至第二肋间，各肋间叩得的浊音界逐一做标记，测量其与胸骨中线间的垂直距离。

4）听诊：包括心率、心律、心音、额外心音、心脏杂音（杂音的部位、时期、性质、传导、强度）及心包摩擦音。各心脏瓣膜听诊区听诊顺序：二尖瓣区→肺动脉瓣区→主动脉瓣区→主动脉瓣第二听诊区→三尖瓣区。

（4）血管：脉搏有无水冲脉、交替脉、奇脉、无脉及毛细血管搏动征。

8. 腹部 腹部的检查按照视、听、叩、触的顺序进行。腹部体检中以触诊为主，其中又以脏器触诊最为重要。

（1）视诊：患儿处于仰卧位，充分暴露，检查腹部外形、对称性、有无胃肠型及蠕动波、有无腹式呼吸、腹壁静脉形态、皮疹、色素、腹纹、瘢痕、脐部分泌物、脐疝、腹股沟疝、股疝等。

（2）听诊：肠鸣音（气过水音）的次数（3~5次/min），有无肠鸣音活跃、亢进、减弱或消失和血管杂音。对好动、不配合的儿童进行腹部听诊难度较大可不进行，但对于腹部不适的儿童，腹部听诊可能提供诊断依据。

（3）叩诊：包括直接（单手）、间接（双手）叩诊法。全腹叩诊从左下腹逆时针方向至右下腹，再至脐部。叩诊实性器官肝脏（肝界、肝区叩痛）、脾脏浊音界、膀胱、胃泡、包块的界限、脊肋角叩痛、腹部移动性浊音。

（4）触诊：仰卧，下肢屈曲，患儿放松，开始触诊时应温和、轻柔以取得患儿的配合，先浅触诊后深触诊。检查腹壁紧张度、压痛、反跳痛、肌紧张、麦氏点压痛、腹部包块（浅、深部肿块的大小、形态、活动度、质地，压痛）、肝脏（下缘位置、质地、表面、边缘、压痛、肝-颈静脉回流征）、脾脏（双手法触诊，卧位未触及时右侧卧位，左下肢屈曲，右下肢伸直触诊大小、质地、表面、边缘、压痛等）、胆囊压痛、振水音；查体合作患儿检查墨菲征、液波震颤、肾盂及输尿管三个压痛点、肋脊点及肋腰点压痛。

9. 生殖器、肛门 当对婴儿、幼儿或儿童进行检查时,其父母中的一方或监护人应在场。青少年患儿应由患儿和临床医师共同决定对肛门直肠和生殖器区域进行检查时有陪护人在场。

(1) 泌尿生殖系统:检查方法取决于患儿的年龄和性别。男性生殖器要检查阴茎、尿道口位置、阴囊、睾丸位置、阴囊或腹股沟的异常肿块,婴儿注意检查睾丸是否降至阴囊。女性外生殖器检查,大腿在髋部外展体位,检查有无阴蒂肥大、阴道口开放的情况、阴道分泌物及腹股沟直疝等。青春期前和青春期通过评估阴茎和睾丸的大小及阴毛发育的程度,可确定青少年 Tanner 分期。

(2) 肛门:注意有无畸形、感染、肛裂、痔疮、肛门直肠瘘及直肠脱垂等。

10. 脊柱与四肢

(1) 脊柱:检查时要求坐位,视诊脊柱的弯曲度,有无脊柱侧凸、后凸或前凸,脊柱活动度,脊柱表面的中线软组织有无凹陷、血管畸形、色素痣或片状多毛区域。触诊有无侧弯等畸形、压痛。脊柱叩击痛分为直接和间接叩击法。

(2) 四肢:婴儿及年幼儿童的体格检查需要了解解剖限制和可接受的正常下肢力线变异,生后不久至可独立行走后几个月的婴儿,均应检查髋关节以评估是否存在关节松弛或脱位。在较大儿童和青少年中,四肢的体格检查方法与成人类似,注意四肢及关节有无形态异常及运动功能障碍,有无异常肿块或隆凸、关节畸形、少指/趾、并指/趾和/或皮肤异常,关节的活动度,四肢肌张力和肌力。触诊足背动脉。

11. 神经系统检查 除儿童表现出或查出神经系统或神经肌肉异常,应接受全面的神经系统评估外不需要进行全面的神经系统检查,如脑部的 12 对脑神经检查(婴儿和年幼儿童不检查第 1 对脑神经)、感觉功能、运动功能及小脑的检查。一般神经系统检查包括浅反射、深反射、病理反射及脑膜刺激征。神经系统评估的最佳时间为婴儿安静且觉醒时,通常是在喂养后和婴儿入睡前。而对于学龄期儿童,检查从头部、颈部和/或上肢开始。

浅反射检查腹壁反射、提睾反射。深反射有肱二头肌反射、肱三头肌反射、桡骨膜反射、膝反射及跟腱反射、踝阵挛和髌阵挛。病理反射有巴宾斯基征、奥本海姆征、戈登征、查多克征、霍夫曼征。注意双侧对称进行。脑膜刺激征包括颈项强直、克尼格征(克氏征)及布鲁津斯基征(布氏征),检查时注意去枕。

附儿童体格检查视频(附视频 4-1)。

附视频 4-1 儿童体格检查

二、腰椎穿刺术

腰椎穿刺是儿科常见临床操作,对于神经系统疾病的诊断和治疗具有重要的作用。腰椎穿刺用于检查脑脊液的性质,对于诊断脑炎、脑膜炎、脑血管病变、脑肿瘤、脱髓鞘疾病具有重要意义。也可用于测定颅内压力,也可通过引流脑脊液减轻颅内压力,有时也可以通过鞘内注射药物治疗疾病。

【目的】

1. 诊断性目的

(1) 检查脑脊液性质,找出病因,协助诊断中枢神经系统疾病。

(2) 测定颅内压,了解有无颅内压增高或降低。

(3) 检查脑脊液的动力学,了解椎管内是否阻塞。

(4) 注入造影剂或核素等以行神经影像学检查。

2. 治疗性目的

(1) 放出脑脊液以治疗高颅压,可以引流炎性分泌物、血性脑脊液等以改善临床症状。

(2) 鞘内注射药物,达到局部治疗的目的。

(3) 腰椎麻醉注药。

【适应证】

1. 疑似中枢神经系统感染 通过腰椎穿刺获得脑脊液检验结果是诊断中枢神经系统感染的重要方法。在病情允许的情况下,应尽量在应用抗菌药物之前进行脑脊液病原学检查。

2. 疑似蛛网膜下腔出血 当 CT 检查不能明确诊断蛛网膜下腔出血时,可以进行腰椎穿刺检查评估是否存在蛛网膜下腔出血。

3. 其他适应证 包括免疫脱髓鞘疾病的诊断、脑膜肿瘤的诊断、鞘内注射药物等,亦可以通过腰椎穿刺引流脑脊液降低颅内压,脑和脊髓的造影检查以了解脑室大小、脑脊液循环系统是否存在阻塞。

【禁忌证】

1. 穿刺部位感染 穿刺部位的感染包括局部皮肤感染及腰椎穿刺部位疑似的硬脊膜外脓肿是腰椎穿刺的绝对禁忌证。

2. 颅内压增高 颅内压增高是腰椎穿刺的相对禁忌证。儿童颅内压增高的判断包括五项主要指标和五项次要指标，具备一项主要指标及两项次要指标即可诊断。主要指标为①呼吸不规则；②瞳孔不等大或扩大；③视乳头水肿；④前囟隆起或紧张；⑤无其他原因的高血压。次要指标：①昏睡或昏迷；②惊厥或/和四肢肌张力明显升高；③呕吐；④头痛；⑤给予甘露醇 5ml/kg 静脉注射后，血压明显下降，症状体征随之好转。当儿童颅内压明显增高，有发生脑疝倾向时，不能进行腰椎穿刺。

后颅窝肿瘤、偏瘫或伴有意识水平改变的单侧动眼神经麻痹时，特别应注意警惕。在这种情况下，腰椎穿刺引流可导致脊髓管中的压力降低，出现脑疝，可能会发生心肺衰竭、昏迷、癫痫发作和猝死。

对脑脓肿患儿进行腰椎穿刺，存在脑疝的风险。脑脓肿经常表现头痛、精神紊乱、病灶神经系统体征，感染的症状包括发热、脑膜刺激症状往往缺失。对已知或疑似脓肿患儿，腰椎穿刺前应评估是否存在发生脑疝的风险。此类患儿应在腰椎穿刺之前进行头颅 CT 影像学的评估。

3. 凝血功能异常 对存在严重凝血功能异常的患儿进行腰椎穿刺，可能引发脊髓硬膜外血肿，另外腰椎穿刺可损伤硬脑膜或蛛网膜血管，可能导致脑脊液轻微出血，当凝血功能异常时，出血会增加。对于血友病的患儿，尽量纠正凝血功能异常，由经验丰富的医生进行腰椎穿刺，术后仔细检测患儿有无背部疼痛、下肢运动和感觉异常。血小板减少是腰椎穿刺的相对禁忌证，对血小板计数≥50×10^9/L 进行腰椎穿刺是安全的。更低血小板计数也可能是安全的，但证据尚不够充分。

4. 其他禁忌证 包括生命体征、心肺功能不稳定者，潜在解剖结构异常（穿刺部位皮毛窦、脊膜膨出、椎管内囊肿）等。

【术前准备】

1. 知情同意 告知家长腰椎穿刺的目的、腰椎穿刺操作过程及腰椎穿刺可能相关的风险及并发症，取得家长同意并签署知情同意书。

2. 心理疏导 腰椎穿刺是一项创伤性操作，患儿术前和术中恐惧心理较明显，尤其是年龄较小儿童，惧怕疼痛，更容易引起心理和生理的应激反应，常难以配合，给操作造成困难。因此对有理解能力的儿童进行穿刺前应予以心理疏导，包括使其了解穿刺的必要性、操作程序、熟悉操作室环境等，这能使患儿更好地配合，保证操作顺利，减少或减轻术后并发症。

3. 物品准备 需要准备的物品包括皮肤消毒用品、无菌手套、局部麻醉药、腰椎穿刺包。腰椎穿刺包内应包括腰椎穿刺针、5ml 注射器、洞巾、纱布、收集脑脊液的无菌小管，若需要测颅内压时，应准备测压管。

4. 穿刺针选择 儿童常采用带针芯的 7 号（直径 0.7mm）腰椎穿刺针（长度 8.5cm 或 10cm）。对于年龄在 12 岁以上或体型较大的患儿可采用更长腰椎穿刺针。

【操作步骤】

1. 体位 侧卧位是最常用的体位。将患儿置于检查床的边缘，由助手将患儿置于曲颈屈膝位。助手的一只手臂环绕患儿颈后，另一手臂置于患儿腘窝，同时可以抓住患儿的手腕来固定患儿。有研究表明颈部屈曲并不能使椎间隙增宽，因此建议扶儿童时不过度按其头部，而是扶住肩膀即可，以免影响呼吸。因此，对于能配合腰椎穿刺操作的年长儿，可以不必过度屈曲颈部，但对于婴儿或幼儿，屈曲颈部往往可以更好地起到制动作用。

2. 确定穿刺点 儿童由于脊柱与脊髓的生长不一致，与成人不同。胎儿时期脊髓与脊柱一样长，神经根与椎间孔在同一水平，随着发育脊柱增长快于脊髓，出生时，脊髓末端对应 L_3 椎体，到成人期时，脊髓末端位于 L_1 椎体下缘水平。因此，对于 12 月龄以内的婴儿，腰椎穿刺不应高于 $L_3\sim L_4$ 椎间隙，对于较年长儿童，腰椎穿刺可在 $L_2\sim L_3$ 椎间隙至 $L_5\sim S_1$ 椎间隙进行。定位的具体方法为：术者立于患儿背后，两侧髂骨嵴最高点的连线与后正中线交会处，即为第 3~4 腰椎椎间隙。

3. 无菌准备及局部麻醉 严格无菌操作，穿上无菌手套，用聚维酮碘溶液或其他皮肤消毒液消毒穿刺点皮肤，将同心圆扩大到髂棘，清洁范围应达到直径 15 厘米，包括操作时可能被触摸的体表标志，消毒第一遍后待干，第二遍消毒范围小于第一遍，然后铺上无菌洞巾。可使用 2%利多卡因局部浸润麻醉。

4. 穿刺进针

（1）检查腰椎穿刺针是否合格，针芯固定就位。

（2）可用左手拇指指尖放在穿刺椎间隙的上一个棘突上作为导向，穿刺针置于脊柱中线。为了不使穿刺针斜面在进针过程中切断硬脊膜纤维而增加操作结束后脑脊液漏出的风险，穿刺针斜面应平行于黄韧带纤维走向（对于侧卧位患儿，针斜面应朝上）。

（3）腰椎穿刺针应缓慢推进，角度略朝向头方。

（4）如果定位准确，穿刺针应先后穿过皮肤，皮下组织，棘间韧带，黄韧带，硬脑膜，最终穿过蛛网膜进入蛛网膜下腔，当针穿过硬脊膜进入蛛网膜下腔时，通常有一种落空感。穿刺针扎入的深度因患儿年龄和身材不同而不同，且有时落空感不明显，因此常逐步进针，定期缓慢拔出针芯检查是否有脑脊液流出，直到进入蛛网膜下腔。亦有文献指出，针一旦刺破皮肤后即拔出针芯，然后无针芯继续进针刺入蛛网膜下腔，这种方法可以更好地观察有无脑脊液流出，同时可以提高腰椎穿刺的成功率，减少损伤的发生。

（5）完成脑脊液收集后，应重新插入针芯，然后拔出穿刺针。应使用皮肤消毒液消毒操作区域，并用无菌敷料覆盖。

5. 脑脊液开放压力的测定　当临床需要了解颅内压的情况时，可对采取侧卧位腰椎穿刺并且配合的患儿进行脑脊液开放压力的测定。在留取脑脊液标本前将测压计连接穿刺针。脑脊液进入测压计后，嘱患儿适当伸展双腿，测压计中脑脊液液面水平随呼吸和心动周期轻微波动，这提示腰椎穿刺针位于蛛网膜下腔，若无波动，可能提示穿刺针被硬脊膜或神经根部分堵塞，此时读数可能不准确。

6. 脑脊液收集　第 1 管脑脊液送糖、蛋白、氯化物等生化检测，第 2 管脑脊液应送检革兰氏染色和细菌培养，第 3 管脑脊液送细胞计数和分类等常规检测，剩余脑脊液根据病情需要送检相关化验。儿童脑脊液留取量一般不超过 30ml，可根据患儿年龄及标本的需要量适当增减。

【注意事项】

1. 在腰椎穿刺过程中感受到骨阻力很可能由于穿刺针碰到棘突。可退针至皮下，确认体位摆放正确或重新摆放体位以确保腰部充分屈曲以打开椎间隙，再次触摸以确保穿刺点位于中线，然后重新进针并使针头更偏向头侧。

2. 腰椎穿刺针头到达蛛网膜下腔后，拔出针芯，可能出现脑脊液流出不畅。可尝试以下方法使脑脊液流出更加顺畅：①旋转腰椎穿刺针 90°；②重新插入针芯，稍稍增加进针深度；③重新插入针芯，回撤穿刺针至皮下组织，调整方向重新进针；④重新插入针芯，完全拔出腰椎穿刺针，在另一穿刺点尝试操作。

3. 如果腰椎穿刺针位于蛛网膜下腔，收集到的脑脊液通常是清澈的。当穿刺针进入蛛网膜下腔碰到包围在脊髓周围的静脉丛时，则出现血性脑脊液，可稍稍后撤穿刺针，观察脑脊液是否转为清澈，若脑脊液转为清澈，则继续留取脑脊液，若仍为血性，则应拔出腰椎穿刺针，应使用新针在另一不同的穿刺点再次尝试穿刺。

【术后护理】　建议腰椎穿刺后去枕平卧半小时，无需长时间平卧、禁食水。最新的 Meta 分析显示腰椎穿刺后常规卧床休息并不能防止腰椎穿刺后头痛的发生，相反部分研究显示可能会增加头痛的发生。基于首都医科大学附属北京儿童医院已经完成的 400 例腰椎穿刺后去枕平卧禁食水时间不同进行随机对照研究结果，发现儿童进行腰椎穿刺后去枕平卧半小时和 4 小时对于腰椎穿刺后头痛、腰痛的发生并无影响，亦不影响生命体征的平稳。

【并发症处理】

1. 腰椎穿刺后头痛　头痛是腰椎穿刺最常见的并发症之一，儿童腰椎穿刺后头痛的发生率为 5%～15%。目前认为引起腰椎穿刺后头痛的主要原因是穿刺后脑脊液外漏导致的低颅压。若出现低颅压，可给予补液利于脑脊液的生成。已证实，在成人中有多种方法可预防或减轻腰椎穿刺后头痛，如使用尽可能小的针、无创针、使针的斜面平行于脊柱长轴。儿童没有这方面的证据，研究显示使用较小针（5 号）组和较大针（7 号）组之间的腰椎穿刺后头痛发生率差异无统计学差异。同时与 5 号针相比，7 号针更有利于脑脊液流出而缩短操作时间且不易弯曲更易于进针。因此，目前儿童推荐使用 7 号腰椎穿刺针。

2. 脑疝　是腰椎穿刺最严重的并发症。颅内压增高的患儿行腰椎穿刺可能出现脑疝。对于颅内压增高患儿，在腰椎穿刺前应进行头部影像学检查。有引起脑疝风险的征象包括后颅窝肿瘤、偏瘫或伴有意识水平改变的单侧动眼神经麻痹及视乳头水肿。存在颅内压增高的患儿，留取脑脊液时应尽量缓慢，以防治颅内压快速急剧改变。

3. 腰痛　是腰椎穿刺的并发症之一。目前关于腰椎穿刺后腰痛发生的发生机制尚不明确。一般认为与神经根后方受刺激引起，因此症状可自行缓解，当发生腰椎穿刺后腰痛时可采取向前弯腰可使神经根后方的间隙变化，从而使刺激减轻，缓解疼痛。另外有学者认为腰椎穿刺后腰痛与脑脊液从硬脊膜穿刺点漏出、在硬膜外聚集相关，认为恰当地选择直径较少的腰椎穿刺针号可减少腰背痛的发生率，但尚缺乏足够的循证学依据。

4. 感染　如果腰椎穿刺的穿刺点有蜂窝织炎或软组织感染，进行腰椎穿刺操作后可能诱发脑膜炎。因此穿刺部位感染是行腰椎穿刺的绝对禁忌证。

5. 脊髓血肿　脊髓血肿是腰椎穿刺的并发症，通常发生于出血性疾病未纠正的患儿。对于腰椎穿刺后存在背痛伴神经系统表现（如无力、感觉减退或尿便失禁）的患儿，需评估是否可能有脊髓血肿可能。对于有症状的患儿，应及时进行外科手术干预以防止永久性脊髓神经系统功能受损。

附腰椎穿刺术视频（附视频 4-2）。

附视频 4-2　腰椎穿刺术

三、骨髓穿刺术

骨髓穿刺术是儿科常见临床操作,适用于各种血液病的诊断、鉴别诊断及疗效观察,不明原因的红细胞、白细胞、血小板等血细胞的数量增多或减少及形态学异常,不明原因发热的诊断与鉴别诊断。也可用于感染性疾病的病原学检测,为骨髓移植采集骨髓液,紧急情况下也可用于液体输注。

【目的】

1. 诊断性目的

(1) 协助血液系统疾病的诊断、疗效观察和预后判断。

(2) 协助感染性疾病(如败血症、传染病、某些寄生虫病等)病原微生物的诊断。

(3) 协助恶性肿瘤骨髓转移的诊断。

2. 治疗性目的

(1) 采集造血干细胞用于骨髓移植。

(2) 紧急情况时作为输液的一种途径。

【适应证】

1. 用于各种血液系统疾病的诊断、鉴别诊断及疗效观察　如各型白血病、骨髓增生异常综合征、再生障碍性贫血等。抽取骨髓液,进行骨髓细胞形态学、组织化学染色、免疫表型、基因分型、染色体分析、微小残留病监测、造血细胞培养等。

2. 用于了解某些恶性肿瘤是否存在骨髓转移　如恶性淋巴瘤、神经母细胞瘤等。

3. 协助诊断单核巨噬细胞系统贮积病　如戈谢病、尼曼-匹克病等。

4. 用于病原微生物的检测　①骨髓液细菌或真菌培养协助败血症的诊断和病原菌的确定。②某些传染病或寄生虫的病原体确定,如疟疾、黑热病等。③原位PCR或二代测序的方法检测一些病原微生物。

5. 采集骨髓液供骨髓移植之用。

【禁忌证】

1. 先天性凝血因子缺乏或出血性疾病活动性出血时,如血友病等。

2. 血小板重度减低伴显著出血倾向时。

3. 穿刺部位的皮肤、皮下软组织有感染。

4. 濒危患儿,如病情危重生命体征、心肺功能不稳定者。

【操作前准备】

1. 患儿准备

(1) 了解患儿出血情况。向患儿和/或委托人交代骨髓穿刺的目的、可能出现的意外情况及常见并发症,签署知情同意书。

(2) 确认患儿姓名。安抚患儿,消除紧张情绪。

(3) 将患儿送到经过消毒的治疗室。

(4) 术前测量血压、脉搏。

2. 物品准备

(1) 器械车铺台:上置皮肤消毒用品(如碘伏)、无菌手套、局部麻醉药(2%利多卡因)、骨髓穿刺包、胶布等。

(2) 检查一次性骨穿包外观,骨髓穿刺包内应包括骨髓穿刺针、2ml注射器、5ml或10ml注射器、洞巾、纱布。

(3) 载玻片6~8张,推玻片1张,按需要准备肝素抗凝管或EDTA抗凝管、细菌培养瓶、酒精灯和火柴等。

【操作方法】

1. 胸骨穿刺术

(1) 体位:采取仰卧位:让患儿(或由助手固定患儿)仰卧位于硬板床上,两臂束于身旁,肩背部可稍垫高;充分暴露术野,便于穿刺。

(2) 穿刺点选择:胸骨中线、胸骨角(相当于第二肋骨或第二肋间的平面)上下各1~1.5cm平坦处(附图4-1)。

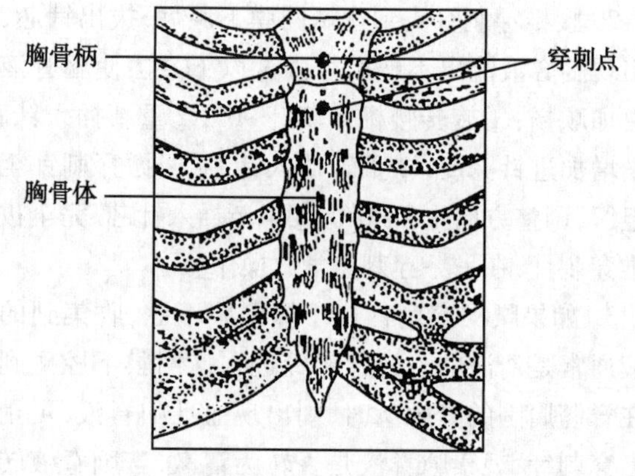

附图4-1　胸骨穿刺点

(3) 操作方法

①助手打开骨穿包置于器械车上。②遵循消毒原则洗手,戴帽子、口罩及无菌手套,术者检查骨穿包内器械后,常规消毒皮肤两次,消毒顺序为从中心向外周,消

毒范围 15cm,末次消毒范围应小于前一次。选择与年龄及体型相符的穿刺针(多使用 5ml 或 10ml 注射器),检查穿刺针是否通畅和针尖锐度。③铺消毒洞巾,可用无菌钳或胶带将消毒洞巾上方固定于患儿皮肤。④非主力手(一般为左手)拇、示指插入第二肋间的胸骨两侧固定皮肤,主力手(一般为右手)取 5ml 或 10ml 注射器,手腕部固定在患儿胸前,针头斜面朝下,针尖朝向患儿头部,与胸骨成 45°~60°角,沿中线刺入,刺入时稍作旋转动作。在距胸骨骨膜下约 0.5~1cm 处常有空松感,且注射器已固定在骨内时,即进入骨髓腔。⑤吸取骨髓,此时患儿常感到疼痛,抽取骨髓的量决定于骨穿目的不同而不同,如涂片可取 0.1~0.2ml,如培养则取 1~3ml,其他检查如免疫分型等则每个抗凝管需抽取 2ml。⑥如单纯涂片,抽得骨髓后随即将注射器与针头同时拔出;如尚需作骨髓细菌培养或其他检查(如免疫分型、基因分型、染色体等),则先抽吸 0.1~0.2ml 涂片(针头保留不拔出),然后第二次再抽需要量的骨髓后,再将注射器与针头同时拔出。助手立即用无菌消毒纱布盖好针孔,轻轻压迫止血,贴好胶布。⑦术者迅速将骨髓液滴于玻片一端,并推制涂片 3~8 张(初诊者至少需要 5 张)。若需抽取较多骨髓,则由助手推制涂片,以免骨髓液凝固。

2. 髂前上棘穿刺术

(1) 体位:适用于年长儿。采取仰卧位:让患儿(或由助手固定患儿)仰卧位于硬板床上,充分暴露术野(髂前上棘最突出部位),便于穿刺。

(2) 穿刺点选择:髂前上棘最突出部位(附图 4-2)。

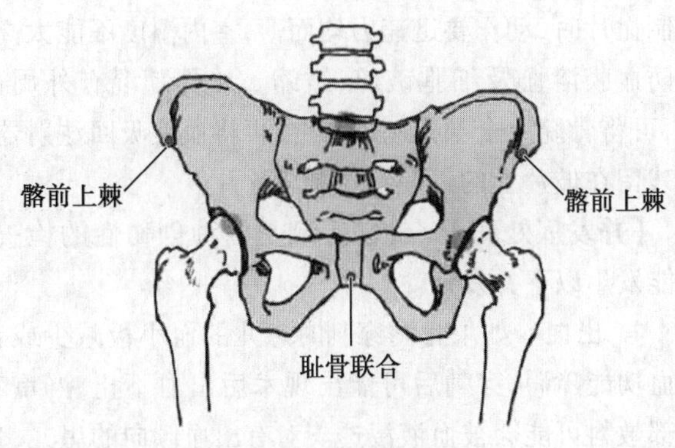

附图 4-2　髂前上棘

(3) 穿刺针的选择:选择与年龄及体型相符的穿刺针(多使用 10ml 注射器或骨穿针),检查穿刺针是否通畅和针尖锐度。使用骨穿针时需根据患儿体型调节穿刺针长度。

(4) 局部麻醉:2%利多卡因 2ml 局部麻醉,先在穿刺点打一皮丘,从皮肤、皮下、直深到骨膜,边进针边推药(婴幼儿可不必局部麻醉)。

(5) 穿刺方法:用左手示指顶住髂前上棘,中指、拇指固定髂骨,髂前上棘最突出部位(髂前上棘后 1~2cm 处下方的一段较宽髂缘)为穿刺点,右手持穿刺针(固定钮固定在 1.5~2.0cm 处),垂直刺入达骨膜后再左右旋转缓慢进针约 1cm,当阻力消失,且穿刺针固定时表明已进入骨髓腔。穿刺的深度视皮下组织及髂骨厚度而有所不同。髂嵴骨质较厚,穿刺时需稍用力。

(6) 余步骤同前。

3. 髂后上棘穿刺术

(1) 体位:采取俯卧或侧卧双腿屈曲位:让患儿(或由助手固定患儿)俯卧或侧卧双腿屈曲位于硬板床上,充分暴露术野,便于穿刺。

(2) 穿刺点选择:髂骨翼与第 5 腰椎间圆钝或三角形骨突起部位(附图 4-3)。

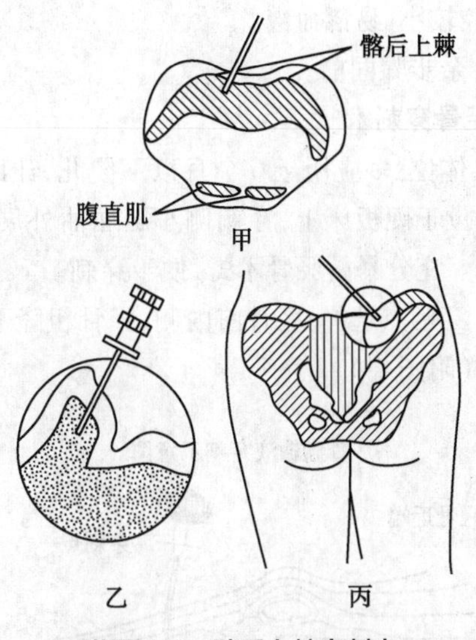

附图 4-3　髂后上棘穿刺点

(3) 穿刺针的选择:选择与年龄及体型相符的穿刺针(多使用 10ml 注射器或骨穿针),检查穿刺针是否通畅和针尖锐度。使用骨穿针时需根据患儿体型调节穿刺针长度。

(4) 局部麻醉:2%利多卡因 2ml 局部麻醉,先在穿刺点打一皮丘,从皮肤、皮下、直深到骨膜,边进针边推药(婴幼儿可不必局部麻醉)。

(5) 穿刺方法:左手固定皮肤,右手持穿刺针垂直刺入髂后上棘,深度为 1~1.5cm(个别体胖患儿可达 2cm),穿刺针与骨面垂直稍向外侧倾斜旋转,进针突感阻力消失,针头固定不动即进入髓腔,迅速吸取骨髓做涂片。髂骨骨髓腔大,含骨髓较多,附近又无重要器官,穿刺比较安全,且不易引起患儿恐惧、紧张,尤以髂后上棘较易刺入,常被临床广泛应用。

(6) 余步骤同前。

4. 脊椎棘突穿刺术

(1) 体位:侧卧双腿屈曲位,使棘突暴露:让患儿(或由助手固定患儿)侧卧双腿屈曲位,卧于硬板床上,或反向坐于椅上,两臂置于椅背,头枕臂上,充分暴露术野,便于穿刺。

(2) 穿刺点选择:以上部腰椎棘突为穿刺点,通常取第1~3腰椎棘突处。

(3) 穿刺针的选择:选择与年龄及体型相符的穿刺针(多使用5ml或10ml注射器),检查穿刺针是否通畅和针尖锐度。

(4) 穿刺方法:术者左手拇指及示指在预定穿刺的棘突上下固定皮肤,右手持5ml或10ml注射器,由棘突的中央垂直刺入,亦可由棘突侧方与正中线成45°角刺入骨髓腔抽取骨髓。此部位穿刺较为安全,但骨质较坚硬,髓腔较小,易混血液。

(5) 余步骤同前。

5. 胫骨穿刺术

(1) 体位:多应用于6个月以下婴儿,让助手固定患儿仰卧位于硬板床上,穿刺侧小腿屈曲外展位,腘窝处稍垫高。充分暴露胫骨术野,便于穿刺。

(2) 穿刺点选择:胫骨前内侧,胫骨粗隆下1~2cm的平坦处(附图4-4)。

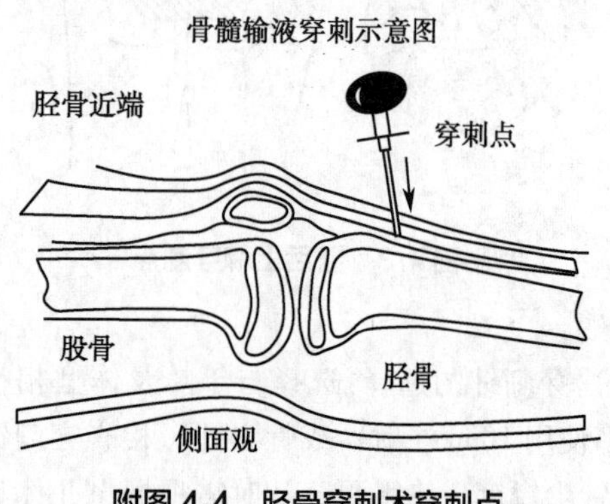

附图4-4 胫骨穿刺术穿刺点

(3) 穿刺针的选择:选择与年龄及体型相符的穿刺针(多使用10ml注射器或骨穿针),检查穿刺针是否通畅和针尖锐度。使用骨穿针时需调节穿刺针长度。

(4) 应用骨穿针时需局部麻醉:2%利多卡因2ml局部麻醉,先在穿刺点打一皮丘,从皮肤、皮下、直深到骨膜,边进针边推药。

(5) 穿刺方法:手术者左手固定皮肤,右手持10ml注射器或骨穿针,由胫骨粗隆下和胫骨脊内侧各1~2cm的平坦处先垂直进针,达骨膜后针头向下使穿刺针与骨干长径成60°角,针尖向足端倾斜刺入。

(6) 余步骤同前。

【注意事项】

1. 术前准备工作一定要妥善,严格掌握骨穿的适应证和禁忌证。

2. 穿刺前应向患儿说明目的,并安慰患儿以减少其恐惧心情,争取合作,对年幼儿要动作迅速,操作熟练,尽量缩短全过程。躁动不安,不能配合检查者,则可镇静后进行。

3. 严格执行无菌操作,以免发生穿刺局部感染,甚至骨髓炎。

4. 胸骨部位表浅,骨质较薄,邻近心脏及大血管,穿刺时切勿用力过猛,必须稳、缓,以防穿透胸骨壁,发生严重出血。胸骨穿刺适于较大儿童,3岁以下儿童因不合作有一定危险性,应酌情应用。

5. 髂嵴骨质较厚,穿刺时需稍用力。用注射器抽取骨髓液时,不能用力过猛,以免负压过大使血窦破裂,导致骨髓液稀释。涂片、培养均需进行时,则先抽取骨髓量0.1~0.2ml推片,然后再继续抽出需要量骨髓。

6. 对于血小板重度减低伴出血倾向的血液病患儿,应先行血小板输注,待血小板计数≥50×10^9/L进行骨髓穿刺会比较安全,并由经验丰富的医生进行操作以减轻局部损伤,术后穿刺部位应以消毒敷料局部按压至少10分钟,直至不出血。

7. 推制涂片要求 玻璃片必须干净,不能有油(如手指上皮脂)或用酒精涂擦。推片边缘要光滑整齐。推制血片时,动作要迅速力均而薄,室内温度不能太高,以防血膜溶血及细胞破碎、皱缩。如骨髓混有外周血液,可将骨髓液全部推制玻片上,再将血液吸回注射器,将残留在玻片上的骨髓颗粒制成涂片。

【并发症处理】 骨髓穿刺是一种创伤性的检查,可能发生以下并发症。

1. 出血 如果骨髓穿刺时患儿的血小板减少或者凝血功能障碍,穿刺后可能出现术后出血不止,严重者局部敷料可能会被血液浸透。对有出血倾向的患儿,骨髓穿刺术后,要较长时间的局部按压止血,直至不出血为止。并要定时观察局部有无渗血,必要时再次局部按压,并酌情输注止血药物如酚磺乙胺,输注血小板或血浆补充凝血因子以尽快止血。

2. 感染 穿刺部位的感染大多由于骨髓穿刺时没有注意无菌操作引起,严重者细菌会通过穿刺损伤部位进入血液甚至骨髓,引起败血症或骨髓炎。故术中注意无菌操作至关重要。术后需要观察局部有无红肿渗出,以及时发现是否感染,及时给予局部消毒、外用莫匹罗星等抗菌药物,必要时静脉滴注抗生素抗感染治疗。

3. 胸骨穿刺时穿透胸骨板损伤胸骨后的大血管或心脏 这是骨髓穿刺术最严重的并发症,甚至是致命性的并发症。在穿刺时患儿哭闹不合作、穿刺用力过猛、操作不熟练等情况下均有可能发生。故当患儿躁动不安,不能配合时,则可镇静后进行,以免发生危险。3岁以下婴幼儿胸骨壁较薄,且不易合作,有一定危险性,应酌情应用。穿刺时需特别注意进针手法和进针深度,谨慎操作,切忌用力过猛。术后要注意观察患儿呼吸、心率、血压、面色等,以及时发现异常,及时抢救。

4. 穿刺部位疼痛 多数是轻微的,不用特殊治疗,可自行消失。

5. 穿刺针折断 比较罕见。由于术者操作幅度过大或患儿骨骼过于坚硬所致。故当穿刺针头进入骨以后,术者应注意穿刺手法及进针深度,如果骨骼过于坚硬,则不可强行进针。

附骨髓穿刺术视频(附视频4-3)。

附视频4-3 骨髓穿刺术

四、胸腔穿刺术

【目的】

1. 诊断性目的 抽取胸腔积液标本检测,以明确胸腔积液病因。

2. 治疗性目的 抽出胸腔内液体或气体,缓解压迫,促进肺复张,胸腔内给药。

【适应证】

1. 不明原因胸腔积液需要明确病因。

2. 大量胸腔积液或气胸影响呼吸、循环功能,抽出液体或气体,缓解压迫,促进肺复张。

3. 胸膜腔内给药。

【禁忌证】

1. 病情危重,生命体征不稳定者。

2. 有严重出血倾向。

3. 穿刺部位皮肤感染或有其他病变。

4. 对麻醉药物过敏者。

【操作前准备】

1. 患儿准备

(1)向患儿监护人交代胸腔穿刺的目的、可能出现的意外情况及常见并发症。再次询问有无药物过敏史,签署知情同意书。

(2)安抚患儿,消除患儿紧张、恐惧情绪,告知患儿需要配合的事项(操作过程中避免剧烈咳嗽,保持体位,如有头晕、心悸、胸痛、胸闷、气促等不适应及时告知),并嘱排尿。

(3)术前测量血压、呼吸、脉搏。

(4)核对患儿姓名,将患儿送到经过消毒的治疗室。

2. 物品准备

(1)无菌胸腔穿刺包

1)审核胸腔穿刺包完整性并审核消毒日期或有效期。

2)审核胸腔穿刺包内物品:内有弯盘、胸腔穿刺针(针座接胶管)、5ml和50ml注射器、血管钳、洞巾、纱布等。

(2)消毒用品:0.5%碘伏。

(3)麻醉药物:2%利多卡因1支。

(4)其他:胶布1卷、无菌手套2副、500ml标本容器、有靠背的座椅1把及抢救车。

3. 操作者准备

(1)了解患儿的病情、穿刺目的、穿刺部位等情况,除外胸腔穿刺禁忌证。

(2)两人操作。操作者洗手,戴帽子、口罩和无菌手套;助手协助患儿体位摆放、观察穿刺过程中患儿的情况等。

【操作步骤】

1. 体位 患儿常规取坐位,反坐于靠背椅上,椅背上放枕头或靠垫,两臂交叉置于椅背,头伏于前臂上。婴幼儿由助手抱于前胸,将患侧上肢抬高至头部,使肋间隙变宽。卧床患儿可以采取仰卧高坡卧位,患侧略向健侧转,便于显露穿刺部位。

2. 穿刺点选择 穿刺抽液部位宜取术前胸部叩诊浊音最低处,或结合胸部超声检查定位选择穿刺点。通常取肩胛下角线、腋后线第7~8肋间或腋中线第6~7肋间、腋前线第5~6肋间为穿刺点。包裹性积液宜根据X线透视或胸部超声定位决定穿刺部位。气胸抽气,一般取半卧位,穿刺点取锁骨中线第2~3肋间,或腋前线第4~5肋间处。

3. 消毒铺巾 用0.5%碘伏以穿刺点为中心,向周

附录

边环形扩展消毒至少 15cm 三次,后一次消毒范围应小于前次消毒范围。无菌孔巾中心对准穿刺点,上方以胶布或巾钳固定于患儿衣服上。

4. 麻醉 核对麻醉药品名称。取 2% 利多卡因在穿刺点局部皮下注射形成一个皮丘,将注射器垂直于皮肤表面,沿肋骨上缘缓缓刺入。间断负压回抽,如无液体或血液吸出,则注射麻醉药,继续进针、回抽、逐层浸润麻醉各层组织直至胸膜;如有液体吸出,则提示进入胸腔,记录进针长度,作为下一步穿刺需要的进针深度;如有鲜血吸出且体外凝集,则提示损伤血管,应拔针、压迫,待平稳后更换穿刺部位或方向再穿。

5. 穿刺 取胸腔穿刺针,夹闭乳胶管。沿麻醉区域所在肋间的肋骨上缘,垂直于皮肤,缓缓刺入穿刺针,达到预定穿刺深度后,停止穿刺(一般穿刺入胸膜腔时有明显的突破感)。用止血钳紧贴皮肤固定穿刺针,将乳胶管连接 50ml 注射器,松开夹闭的乳胶管,负压回抽注射器,如抽得与局部麻醉过程中颜色一致的液体时,标志穿刺针已进入胸腔。如不成功,适当改变穿刺针的深度与角度,回吸直到有液体吸出为止。

6. 抽液 当穿刺针回吸到液体后,经穿刺针导管连接 50ml 注射器抽取胸腔积液。第一次抽得的液体应先留取标本,分别装入各个标本小瓶内。当每次注射器吸满需排空时,需先夹闭乳胶管,取下注射器,排空注射器,再连接乳胶管,打开夹闭的乳胶管,循环操作,抽吸液体。注意各个连接点要连接紧密,防止漏气产生气胸。如果是诊断性穿刺,将抽得的液体,分别装入各个标本小瓶内,即完成操作。如果是治疗性穿刺,则需进一步抽出胸腔内积液,但胸腔积液抽吸速度不能过快,放液量多少视病情和年龄而定,婴幼儿单侧一般不超过 150~200ml,年长儿单侧一般不超过 500ml~600ml。

7. 抽液结束后操作 如需要治疗,可注入药物。术毕拔出穿刺针,局部消毒,压迫片刻,无菌纱布加压覆盖,以胶布固定,安置患儿休息,测量生命体征。

8. 整理用物 将穿刺针、注射器针头等利器放入利器盒,将与患儿接触的所有物品放入黄色医疗垃圾袋。记录抽出液体量及性质,并及时将标本送验(常规、生化、免疫、病原学及病理检查等)。送检后剩余胸腔积液应用含氯消毒剂消毒并保留 30 分钟后,倒入医疗污物渠道。

【操作过程中的注意事项】

1. 穿刺针应沿肋骨上缘垂直进针,不可斜向上方,以免损伤肋骨下缘处的神经和血管。

2. 抽液不可过多过快,以防止负压性肺水肿发生。若患儿为脓胸,则每次应尽量抽净胸腔积液。

3. 标本若需要做实验室检查时,应于抽液后立即送检。

4. 操作中必须严格防止空气进入胸膜腔,始终保持胸腔负压。

5. 穿刺过程中,患儿如有胸痛、出汗,面色苍白或突然频咳,呼吸困难或抽液中含鲜血,则应立即停止穿刺,查找原因并予以处理(见并发症处理)。

6. 应避免在第 9 肋间以下穿刺,以免穿透横膈,损伤腹腔脏器。

【并发症处理】

1. 胸膜反应 穿刺中患儿出现头晕、气促、心悸、面色苍白、血压下降,应停止操作,嘱患儿平卧,皮下注射肾上腺素。

2. 气胸 可由以下原因引起:①穿刺过深伤及肺;②抽液过程中患儿咳嗽,使肺膨胀,被穿刺针刺伤;③在更换注射器或拔除穿刺针时气体漏入胸腔。少量气胸观察即可,无需特殊处理。大量时需要放置闭式引流管。但如患儿接受机械通气治疗时,气胸可能会继续发展,甚至成为张力性气胸,应注意观察,必要时放置胸腔闭式引流管。胸腔积液超声定位的应用大大降低了胸腔穿刺所致气胸并发症的发生率。

3. 复张性肺水肿 胸腔积液抽液或引流速度过快、量过大时,受压肺泡快速复张,引起复张性肺水肿。表现为气促、咳泡沫痰。治疗措施包括:保持呼吸道通畅、呼吸支持、限制入量、利尿、酌情应用糖皮质激素。为避免出现复张性肺水肿,每次穿刺放液量不宜过大,婴幼儿单侧一般不超过 150~200ml,年长儿单侧一般不超过 500ml~600ml,放液速度不宜太快。

4. 血胸 一般情况下,穿刺过程中损伤肺、肋间血管多数可以自行止血,不需要特殊处理。但偶有损伤膈肌血管或较大血管、凝血功能差的患儿可引起活动性出血,出现胸腔积液快速增加、低血压、出血性休克,需要输血、输液、闭式引流,甚至开胸探查止血。

附胸腔穿刺术视频(附视频 4-4)。

附视频 4-4 胸腔穿刺术

五、腹腔穿刺术

【目的】 小儿有腹壁薄、腹腔浅的特点,腹腔穿刺较成人更容易成为了解腹腔间隙内有无液体以及液体性质和治疗的窗口。可以抽取到腹腔内积液、积血和气体,检查其性质(如:常规化验、细菌培养、脱落细胞及其他病原学检查),直观分辨是渗出液、脓液、血性液,还是胆汁和出血,快速明确病因;在急性气腹时,如:小儿肠套叠气灌肠或纤维肠镜检查治疗过程中并发穿孔时,可以腹腔穿刺进行紧急处理。腹水过多,引起呼吸困难或腹部胀痛时,也可穿刺放液或留置引流管以缓解症状。

【适应证】

1. 大量腹水引起呼吸、循环障碍,腹部胀痛,需减轻症状。

2. 不明原因腹水,需要鉴别诊断。

3. 判断外伤、腹膜炎时腹腔液体的性质。

4. 肠道内诊疗过程中,并发急性气腹引起呼吸困难时的紧急处理。

【禁忌证】

1. 患儿精神神经状态异常,不能配合操作。

2. 病情垂危,有昏迷先兆者或有严重出血倾向者。

3. 严重腹胀者。

4. 腹腔广泛粘连者。

5. 疑有棘球蚴病、卵巢肿瘤巨大囊肿者。

【操作前准备】

1. 患儿准备

(1) 向患儿和/或委托人交代腹腔穿刺的目的、可能出现的意外情况及常见并发症。再次询问有无药物过敏史,签署知情同意书。

(2) 核对患儿姓名,安抚患儿,消除其紧张情绪。

(3) 嘱患儿排空尿液。

(4) 患儿卧向穿刺侧 2~3 分钟,使腹腔液体积集在穿刺处。

2. 器械准备 清洁盘1套,腹腔穿刺包1个,无菌小瓶4个或据检查项目增减(留送常规、生化、细菌培养、病理标本,必要时酌加抗凝剂),引流袋1个(腹腔放液时用),腹带及各种急救药品。

【操作方法】

1. 操作必须在洁净的操作室内进行,除术者外应有助手2名,1名固定或稳定患儿,另1名协助操作。

2. 穿刺前必须督促患儿排尿,使膀胱处空虚状态,以免穿刺时损伤充盈的膀胱。

3. 患儿可坐在靠背椅上,也可采取半坐卧位、平卧位和左侧卧位。

4. 选择适宜穿刺点 ①左下腹脐与髂前上棘连线的中1/3与外1/3的交点,此处不易损伤腹壁动脉;②左侧卧位穿刺点在脐水平线与腋前线或腋中线交叉处,此部位较安全;③脐与耻骨联合连线的中点上方1cm,偏左或右1~1.5cm处,此处无重要器官易愈合。④急性气腹时可以在剑突至脐部中点,穿刺排气。

5. 穿刺部位常规消毒,戴手套及盖孔巾,用0.5%普鲁卡因自皮肤、皮下、肌肉至腹膜逐层局部浸润麻醉。

6. 穿刺方法 根据穿刺目的,诊断性腹部穿刺为了防止腹腔液外渗,可选择迷路进针,即进针皮肤、皮下和肌肉层不在一个垂直线上,可以错层或斜行进针。治疗为主的排气或引流时选择垂直进针。垂直进针时,医师用左手固定穿刺部皮肤,右手持针经麻醉处垂直进入腹壁,待感到针头抵抗感突然消失时,表示已进入腹腔,即可抽取腹水。此时助手可用止血钳贴近皮肤夹住穿刺针,协助固定。如作诊断性穿刺,直接用10ml或5ml空针及适当针头进行。如需大量放液,可用8或9号针头,连接带延长管的三通,用止血钳或输液夹调整放液速度。将腹水引入标本瓶或适当容器中以备计量及实验室检查。

7. 穿刺目的完成后,拔出穿刺针,覆盖消毒纱块,再用胶布固定。大量放液后,需用腹带约束,以防腹压骤降,内脏血管扩张引起休克。

【注意事项】

1. 术前有条件可做超声检查以确定腹水量,并除外穿刺禁忌证。

2. 术前嘱患儿先排空尿液,以免刺破膀胱。

3. 术中应密切观察患儿面色、呼吸及脉搏,年长儿应随时询问其有无头晕、恶心、心悸等症状。如有以上情况应立即停止穿刺,并作适当处理。

4. 穿刺针误刺入肠腔,不可拔针,应尽量抽空直至不能抽出肠内容物为止,以免肠液漏至腹腔内,抽吸至无张力时再拔针。

5. 放液速度不宜过快,放液量不宜过多,一般每次不超过1 000ml。以免因腹压骤减发生休克及水与电解质、血浆蛋白大量丢失。故除特殊情况外,一般不予放液。

6. 腹水为血性者于取得标本后,应停止抽吸或放液。

7. 术后注意观察生命体征、腹痛、腹胀、腹围等变化情况。放液术后,患儿应卧床休息至少12小时。

8. 放液前后均应测量腹围,并检查腹部体征,密切观察病情变化。

【并发症处理】

1. 穿刺部位及腹腔感染 局部处理及选用适当抗生素。

2. **大量放液出现休克** 立即停止操作，平卧、腹带约束，输液并适当血管活性药物。

3. **出现肠穿孔腹膜炎** 需要考虑手术治疗。

附腹腔穿刺术视频(附视频 4-5)。

附视频 4-5 腹腔穿刺术

六、气管插管术

气管插管是指将气管导管通过口腔或鼻腔，然后经声门置入气管内的方法，用于维持有效的气道、氧合和通气。气管插管是抢救危重患儿的重要手段之一。

【目的】

1. 保持呼吸道通畅，预防和解除呼吸道梗阻。

2. 改善通气，维持有效气道。

3. 改善氧合。

【适应证】

1. 窒息和心肺复苏。

2. 各种原因导致的急性呼吸窘迫或呼吸衰竭(包括周围性及中枢性呼吸衰竭)，需要有创机械通气者。

3. 各种原因引起的呼吸道梗阻、呼吸道分泌物壅堵，需立即建立可控制的人工气道者，如严重急性喉梗阻、气道受压、哮喘持续状态、昏迷后难以维持气道通畅或有分泌物阻塞者。

4. 全身麻醉、使用肌肉松弛药或其他各种原因导致的呼吸肌无力或麻痹。

5. 气道保护机能丧失(如深昏迷 Glasgow 评分<8分)，咳嗽或吞咽反射消失。

6. 严重休克为保证氧供，可予气管插管机械通气。

7. 肺部严重感染或误吸，需进行气管内吸痰、冲洗、气管内给药或留取标本。

【禁忌证】 气管插管没有绝对禁忌证。严重喉头水肿、严重凝血功能障碍、巨大动脉瘤尤其是位于主动脉弓部的主动脉瘤等，应评估后谨慎操作。颅底骨折是经鼻气管插管的禁忌证。怀疑或证实有颈椎损伤者，气管插管时应谨慎操作，注意保护颈椎，避免二次损伤。

【插管前准备】 插管前做好充分准备，保证安全、顺利地气管插管，减少并发症。

1. **知情同意** 告知家长气管插管的目的和必要性、操作过程及可能出现的风险及并发症，取得家长同意并签署知情同意书。紧急情况下可口头告知，尽快气管插管，完成后补签知情同意书。

2. **器械和物品准备**

(1) 口腔内吸痰管、气管内吸痰管，并调试好负压吸引器的压力；如需要，准备痰培养管。

(2) 镇静镇痛药和肌肉松弛药等药物，没有证据支持阿托品作为紧急情况下气管插管的常规术前用药。

(3) 5~10ml 注射器、无菌手套、听诊器、胶布、复苏气囊(接氧气)、牙垫、气管导管内用金属导丝管芯，如需经鼻气管插管则准备插管钳。

(4) 喉镜和适合患儿年龄的镜片。喉镜由装有电池的柄和带光源的镜片组成，插管以前应测试喉镜灯足够明亮。镜片分为直镜片和弯镜片，由于新生儿的穹窿部弯曲度较小，会厌不易被弯镜片挑起，因此新生儿及小婴儿主要使用直镜片，而弯镜片可用于新生儿以外的任何年龄。

(5) 不同型号的、适合患儿气管内径的气管导管 2~3 根，导管内径的选择以体重或年龄而定(见附表 4-1)。一般极低出生体重儿可选择 2.0 号；早产儿 2.5~3.0 号；足月新生儿 3.0~3.5 号；1 岁以内 4.0 号；1~2 岁 4.5 号；2 岁以上的患儿可按照下列公式计算：插管号=[年龄(岁)/4]+4。紧急时也可通过估计法选择导管型号，即根据患儿小手指的粗细选择直径相当的导管。气管导管分为有套囊及无套囊两种。新生儿可使用无套囊的气管导管，其余则使用有套囊气管导管。需

附表 4-1 不同年龄儿童常用气管插管管径及深度

年龄	导管内径/mm	从口插入长度/cm	从鼻插入长度/cm
早产儿	2.5~3.0	6~8	8~11
足月儿	3.0~3.5	9~10	12
1~6 个月	3.5	10~11	13~14
6 个月~1 岁	4.0~4.5	12	15
1~2 岁	4.5~5.0	13	16
2~4 岁	5.0	14	17~18
4~6 岁	5.5	15	18~19
6~8 岁	6.0	16	19~20
8~10 岁	6.5	17	20~21
10~12 岁	7.0	18	23
12~16 岁	7.5~8.0	20	24
16~成人	8.0~9.0	21~22	25

要注意的是:如果患儿存在上气道梗阻,气管导管的选择宜偏小,以免压迫喉部后导致水肿,从而加重梗阻;肺部病变重的患儿尽量选择有套囊的气管导管,以防误吸和漏气。

(6) 心肺复苏应急抢救药品。

3. 患儿及操作者准备

(1) 清理口腔内分泌物,留置胃管,并排空胃内容物。

(2) 开放静脉通路,心电监护,适当镇静镇痛,必要时可使用肌肉松弛药或麻醉剂。

(3) 操作者应做好手卫生,并戴口罩、帽子和无菌手套。

【气管插管操作步骤】

1. 插管时的人员分配和准备　插管前先在导管内插入软硬粗细适中的金属导丝,顶端不能超过导管的斜面口。如果有条件,气管插管时最好有 2~3 人配合操作:主要术者负责插管;一位助手负责固定患儿头部,另一助手负责传递器械和吸痰。

气管插管前,先使用面罩气囊加压给氧(100%),以保证体内有一定的氧含量;同时给予适当镇静镇痛,必要时给予肌肉松弛药。插管时动作应轻柔、迅速,减少损伤和缺氧。

2. 经口气管插管法

(1) 患儿呈仰卧位,头处于正中位并略向后仰,可在患儿的肩背部垫一小枕,使其口、咽、喉处于一条直线上(怀疑颈椎损伤者不要过度后仰,并保持头正中位),同时清理口咽腔内分泌物。如牙关紧闭或意识清楚,可予镇静镇痛,必要时予肌肉松弛药。

(2) 操作者位于患儿头侧,左手持喉镜从患儿右侧口角进入口腔,并将其舌体向左推,以使喉镜片位于口腔正中;然后镜片沿中线向前推进至会厌谷内,并暴露会厌。注意动作轻柔,不要插入过深,以免损伤咽后壁。

(3) 持喉镜的左手向上提起,暴露声门。如无法完全暴露,可让助手在环状软骨处下压气管帮助暴露声门。

(4) 操作者右手持装有管芯的导管(弯曲部向上),从患儿右侧口角进入,待声门开放时,轻柔插进声门下的合适位置(气管导管上黑色标记应位于声带水平;如系带套囊的气管导管,则将套囊置于声带下)后,请助手拔出管芯并放好牙垫,然后再取出喉镜。

(5) 操作者用手固定好气管导管,请助手接好气囊并进行加压给氧,观察胸廓起伏情况并听诊双肺呼吸音。

(6) 确定好适宜的深度后,用胶布固定并连接呼吸机;记录气管插管顶端距离门齿的距离;然后给套囊注入一定量气体以防止漏气,如有条件,可使用套囊测压计滴定压力。

(7) 继续给予患儿适宜的镇静镇痛,必要时适当约束患儿,以防脱管;如无禁忌,抬高床头 15°~20°。

3. 经鼻腔气管插管法

(1) 插管前应确认鼻腔无阻塞。

(2) 气管插管外可涂以生理盐水湿润或其他无菌润滑剂,经一侧鼻孔轻柔地向前下方插入。沿鼻孔进入 1cm 后,将导管与面部垂直再继续缓慢送入,如到达咽部时遇到阻力,可适当改变头部的前后位置,或改变气管导管的弧度,以保证其顺利通过鼻腔。

(3) 导管通过后鼻孔时,操作者会有突破感,提示导管前端接近声门。此时操作者左手持喉镜,同经口气管插管法暴露声门。然后操作者在直视下,用插管钳夹住气管导管前端并将其送入声门,确认深度合适后固定,再将套囊充气。

新生儿和小婴儿的喉部位置比较靠前,助手可轻压环状软骨以帮助暴露声门。另如果插管过程中导管尖端过声门后不能继续推进,提示患儿存在声门下狭窄,切不可粗暴操作,应退出后换小一号的导管重新操作。全程均应无菌操作。切勿反复试插,助手还应密切观察患儿情况,如 30 秒未成功或患儿心率明显下降,应暂停插管,给予气囊加压给氧,待情况缓解并再次准备好后重新插管。

【确定气管插管位置】　气管插管完成后应确定导管插入深度是否合适,过深或过浅都可对患儿产生不良影响。如导管插入过深,可能误入一侧支气管内(右侧为主),导致患儿通气不足、缺氧、肺不张或肺气肿,甚至气胸的发生;导管插入过浅则容易脱出,故插管后及改变体位时应反复检查导管位置。具体判定方法包括:

1. 操作者用手固定好气管插管位置,助手连接气囊并捏气囊,观察双侧胸廓是否有起伏,且胸廓起伏和听诊呼吸音是否对称。此时如患儿可发出声音,提示气管导管可能不在气管内。

2. 床边拍胸片了解导管管端位置,适宜的位置在气管隆嵴上 1~2cm 或第 2、3 胸椎水平。

3. 有条件可监测呼气末二氧化碳($ETCO_2$)。

4. 运用公式　2 岁以上患儿气管导管的合适深度(cm)=[年龄(岁)/2]+12,或插入深度(cm)= 导管管径×3(见附表 4-1)。

5. 如发现左肺呼吸音明显低于右侧,除外左侧液气胸后,应注意可能系插管位置过深,可向外拔出插管

0.5cm 后再检查呼吸音,直至双侧呼吸音对称。

6. 如果气管内吸痰无痰液吸出,且吸出胃内容物,或气囊加压送气时,腹部进气音强于胸部,胸廓无起伏,上腹部逐渐膨隆,此时提示气管导管误入食管。

【插管后护理】

1. 妥善固定气管导管并定期检查导管位置和固定情况 患儿在气管插管期间,尤其是更换体位时,应定期检查导管深度及固定情况,并根据需要随时更换胶布和调整深度。

2. 加强气道管理,保持气道通畅,适当温湿化 根据需要,及时并规范清理气管内和口鼻腔的分泌物,氧气应加温湿化以防痰痂形成后堵管。

3. 定期监测气囊内压力,做好口腔护理 气囊放气前应充分清理气道分泌物。

4. 适当镇静镇痛,适度约束 增加患儿的舒适度,并防止非计划性拔管。

【插管并发症及处理】

1. 牙齿或口腔软组织损伤 主要系操作不规范、用力不当或粗暴所致,严重时可引起下颌关节脱位。应严格遵循操作规范,动作轻柔。如果患儿开口困难,则给予镇静镇痛后再行操作。暴露声门时切勿以牙齿为支点来挑会厌,也不要把口唇压在镜片和牙齿之间。

2. 加重缺氧甚至导致心搏受抑 操作者不熟练、插管过程不顺利、困难气道等可能导致患儿缺氧进一步加重,还可能导致心动过缓甚至停搏。如插管前应做好充分的准备规范操作,并给予患儿适当的镇静镇痛,如果可以,应充分了解患儿的气道情况。插管过程中,如患儿出现严重发绀,应暂停操作,用复苏气囊加压给氧,待缓解后再行插管。此外,儿童迷走神经反射活跃,插管操作可刺激咽喉部迷走神经感受器,反射性引起心动过缓甚至心搏骤停,缺氧本身也可引起心动过缓。故气管插管前须加压给氧,予镇静镇痛,必要时予阿托品。

3. 气管导管型号选择不当,导致局部损伤或通换气障碍不能缓解 气管导管内径过小可使呼吸阻力加大,过大则可损伤气道黏膜,导致喉头水肿或肉芽肿形成。

4. 呕吐及误吸 插管时喉镜刺激可导致呕吐,如患儿短时间内曾进食或插管前加压给氧导致胃内充气膨胀,此时可能发生呕吐甚至误吸。插管前可下胃管尽量排空胃内容物。

5. 继发感染 操作者的手及器械污染,导致感染。应严格无菌操作。

【拔管指征】 如果病情许可,气管插管应尽早拔除。拔管指征如下:①导致气管插管、机械通气的原发因素得以消除或缓解;②自主呼吸恢复良好,咳嗽有力,痰量少,吞咽功能良好,评估神志 Glasgow 评分≥8 分;③血流动力学稳定,已停用或仅使用小剂量血管活性药;④患儿的通气量可维持血气基本正常,无明显喉梗阻等即可考虑拔管。也可根据具体情况进行自主呼吸试验(spontaneous breathing trial,SBT)和套囊漏气试验评估能否拔除气管插管。

【拔管操作步骤】

1. 拔管前准备 ①拔管前禁食 4 小时,并抽吸胃内容物;②做好再次插管的准备;③准备好拔管后所需的呼吸支持或氧疗设备,并处于备用状态;④减少镇静药物的使用,尤其是避免镇静药物对自主呼吸的抑制作用;⑤拔管前 4 小时内禁用肌肉松弛药;⑥充分吸痰,有气囊的气管导管应排空气囊。

2. 拔管 小心拆除所有固定胶布或固定装置,然后拔除气管插管。

3. 拔管后处理 ①禁食 4 小时。②加强监护观察:检查气道是否通畅,观察患儿的氧合情况、呼吸做功、呼吸频率、呼吸节律等,听诊双肺呼吸音,并根据需要再次清理口鼻腔分泌物。③可给予雾化减轻喉头水肿。④拔管后 1~2 小时复查血气分析。

【拔管后并发症及处理】

1. 喉部水肿 喉部水肿包括声门和声门下水肿,与插管时间长短、气管导管粗细、插管期间护理等有关,对喉部的损伤程度与管径大小、局部循环等有关。主要表现为声音嘶哑、吸气性呼吸困难,可通过雾化、湿化气道、减少局部刺激等缓解。

2. 气道狭窄 局部肉芽肿和/或瘢痕形成、声带纤维化等,可能需内镜介入诊治。

3. 声门关闭不全 长时间气管插管可影响声带闭合,使之失去保护作用。此外,会厌、会厌下水肿、声带麻痹等也可导致声门关闭不全。患儿可出现呛奶、误吸,甚至呼吸困难。因此,长时间气管插管患儿应评估是否需要气管切开。

4. 其他 少见的情况还有气管食管瘘,系因气囊压力过高,导致局部气道黏膜受压、缺血坏死所致,应监测气囊内压力,定期释放气囊内气体,并根据情况随时调整囊内压。

附气管插管术视频(附视频 4-6)。

附视频 4-6 气管插管术

七、胸腔闭式引流术

胸腔闭式引流术是临床基本操作之一，其原理为利用负压将胸腔内的气体和/或液体引流至体外，降低胸腔内压力，减轻对心肺组织的压迫，同时可对引流的液体进行分析并协助诊断。

【目的】

1. 通过引流获取胸腔积液，明确积液的性质和量，协助病因诊断。

2. 通过引流胸腔内的积气和/或积液，重建胸膜腔内负压，促进肺复张，改善呼吸困难。

3. 引流脓胸以利于控制感染。

4. 平衡胸腔内压力，防止纵隔移位和摆动。

【适应证】

1. 各种类型的中量或大量胸腔积液，如脓胸、乳糜胸、恶性疾病所导致的胸腔积液等，需引流以协助诊断并解除压迫、减轻呼吸困难。

2. 开放性气胸、张力性气胸、外伤性血气胸等。

3. 气胸患儿行胸腔穿刺排气后，肺部不能复张或再次受压者。

4. 支气管胸膜瘘、开胸手术后引流。

【禁忌证】

1. 存在明显凝血功能障碍或有出血倾向者，临床医生可谨慎判断后决定是否进行操作，但并非绝对禁忌证。

2. 肺和整个半侧胸壁粘连。

3. 肝性胸腔积液是相对禁忌证，因为持续引流可导致大量蛋白质和电解质丢失。

4. 穿刺部位蜂窝织炎为相对禁忌证。

【术前准备】

1. 知情同意　告知家长胸腔闭式引流的目的、操作过程及可能发生的风险及并发症，取得家长同意并签署知情同意书。

2. 心理疏导　胸腔闭式引流是有创性操作，患儿可因疼痛或疾病本身所造成的不适而产生恐惧心理，即便是年龄较大的孩子也可能产生抵触心理，使得操作困难。因在操作前，医护人员应对患儿进行适当的心理疏导，对于年长儿可以明确告知其引流的目的以及大概操作过程，以保证操作顺利实施。

3. 物品和药物准备　包括皮肤消毒用品、无菌手套、局部麻醉药、镇静镇痛药物、穿刺包（其内包括 5ml/10ml/60ml 注射器、洞巾、纱布、无菌小瓶或试管、无菌棉球等）、水封瓶一套、手术刀、止血钳、专门用于胸腔闭式引流的带针胸管或中心静脉导管（包）、橡皮盖。

【操作步骤】

1. 体位　患儿取半卧位，助手扶住患儿的穿刺侧上肢并上举，暴露穿刺部位。

2. 穿刺部位　一般情况下，如需引流气体，选择患侧锁骨中线第 2 肋间或腋中线第 3 肋间；如需引流液体，则选取腋中线和腋后线之间第 6~8 肋间为引流部位。如果有条件，最好采用（床旁）超声定位以确定最佳穿刺部位，可将手术并发症降到最低。临床医生也可根据患儿的体征、X 线胸片选择合适的肋间隙进行引流。注意引流部位不要过低，以免伤及膈肌或进入腹腔后伤及腹腔脏器。

3. 局部消毒和麻醉　术者应着口罩、帽子和手套；助手应着口罩、帽子，并根据需要带手套。操作时必须严格无菌操作，用聚维酮碘溶液或氯己定等皮肤消毒液仔细消毒穿刺处皮肤，应保证消毒范围足够大，消毒时的同心圆直径可达 10~15cm，然后铺上无菌洞巾。用 2%的利多卡因在穿刺点处分层注射，每次注射麻醉药前均应先抽吸，以免药物进入血管内，应实现皮肤、皮下组织、肋间肌和壁层胸膜的充分浸润麻醉。局麻药注射完毕后等待 4~5 分钟，使其充分发挥作用。

4. 置管引流　用手术刀片在穿刺点皮肤处（下一肋的上缘）做一约 0.5cm 长、与肋间隙平行的切口，沿肋骨上缘伸入血管钳分开肋间肌肉各层直至分开壁层胸膜。将型号适宜的带针导管垂直于胸壁由穿刺点进入，入胸腔后操作者可有明显的落空感；固定针芯，将套管送入 4~5cm 后，拔出针芯；用止血钳夹住导管，连接事先装好生理盐水的水封瓶管路，再打开止血钳，应可见液体引出或气泡产生。

5. 插管后处理　局部消毒后，可用事先准备好的无菌橡皮塞一侧切开并中间挖洞后，套入导管并紧贴住切口处的皮肤，然后用“工”字形胶布将导管和瓶塞固定，或直接以中号丝线缝合胸壁皮肤切口，并结扎固定引流管。

术后可行胸部 X 线检查或超声检查了解导管位置。

【注意事项】

1. 置管后，引流管与水封瓶应紧密连接，注意观察引流管是否通畅，否则需调整引流管位置及深度，调整好深度后须妥善固定。

2. 引流过程中，任何时候引流瓶的位置都不应高于患儿胸腔，以免引流液逆流入胸膜腔造成感染。

3. 操作过程中必须严格无菌操作，动作轻柔。

4. 水封瓶内液体切勿太多，以免阻力过高导致引流不畅。

【术后护理】 术后应保持引流管路的密闭性,每日记录引流量和引流物的性质,并观察水柱是否有波动。如果需要,可每日更换引流瓶,更换前应先将引流管夹闭,再断开接头更换引流瓶,做好液面标记,更换后应仔细观察液面有无波动、引流是否通畅。患儿应经常改变体位,医护人员需定时检查并挤压引流管,以免引流管受压、扭曲、堵塞甚至滑脱。胸腔闭式引流期间可鼓励患儿有效咳嗽。

【并发症】 胸腔闭式引流的并发症发生率很低,主要包括:气胸、血胸(0.8%)、肝或脾裂伤、膈肌损伤、脓胸,肿瘤患儿可能导致肿瘤播散。另外疼痛、咳嗽、胸壁血肿、引流失败、血管迷走性晕厥等也有发生。

【拔管指征及拔管】

1. 48~72 小时后,引流量明显减少且颜色变淡,水封瓶内未见气泡冒出,或 24 小时引流液<50ml 或脓液<10ml,或 24 小时内水柱停止波动。

2. 患儿生命体征平稳,无呼吸困难,患侧肺呼吸音清晰,胸片提示患侧肺复张良好,且夹闭引流管 24 小时后患儿无呼吸困难,即可拔除引流管。

拔管后应观察患儿有无胸闷、呼吸困难、切口渗液/漏气、出血、皮下气肿等。拔管后,立即用凡士林纱布覆盖伤口,然后用宽胶布或蝶形胶布局部密封。

附胸腔闭式引流术视频(附视频 4-7)。

附视频 4-7 胸腔闭式引流术

八、皮内注射技术

皮内注射技术是将少量药液或生物制剂注射于表皮与真皮之间的技术。

【目的】

1. 进行药物过敏试验,观察有无过敏反应。

2. 预防接种。

3. 局部麻醉的先驱步骤。

【操作前准备】

1. **评估解释** 评估患儿病情、年龄、意识状态、合作程度(家长合作程度)、自理能力、心理反应。询问患儿及家长的用药过敏史及酒精过敏史。患儿及家长对皮内注射治疗的了解程度。注射部位皮肤有无皮疹、感染、破溃及皮肤划痕阳性。向患儿及家长解释皮内注射目的、方法、注意事项及配合要点。询问患儿有无特殊需要。

2. **护士准备** 衣帽整洁。洗手,戴口罩。

3. **环境准备** 治疗室清洁、明亮,病室整洁,遮挡患儿,保护隐私。

4. **用物准备** 护理记录单、治疗车、注明有效时间的治疗盘、75%酒精(酒精过敏者备生理盐水)、棉签、1ml 和 2ml 注射器、药液、注射标签、手表、手消液、锐器桶、污物碗、备用急救药等。

【操作步骤】

1. 遵医嘱准备药液并双人核对。

2. 检查药品标签、有效期、质量(溶好的皮试液 24 小时有效),规范储存好。消毒药瓶,检查物品,检查注射器密封性和有效期。

3. 抽吸皮试液 0.2ml,剂量准确,将抽好药液的注射器贴好标签,经双人核对后,放入治疗盘内备用。

4. 携用物至床旁,核对并解释。

5. 打开床挡,协助患儿取舒适体位,选择注射部位(过敏试验选择前臂掌侧下段,预防接种选择上臂三角肌下缘,局部麻醉选择需要麻醉处),评估注射部位皮肤情况,手消毒。

6. 垫一次性垫巾于穿刺部位下方,用 75%酒精(酒精过敏者用生理盐水)消毒皮肤,面积大于 5cm×5cm,待干。

7. 取注射器,核对患儿信息,一手绷紧皮肤,另一手持注射器并固定针栓,针尖斜面向上与皮肤呈 5°角,快速刺入,完全进入皮内,固定针栓,注入药液 0.1ml,使局部隆起形成皮丘,注射完毕,迅速拔针,记录时间。

8. 再次核对患儿信息。

9. 协助患儿取舒适体位,整理衣物及床单位,将呼叫器放置患儿和家长伸手可及之处,观察注射后反应,关上床挡。

10. 整理并处理用物,手消毒。

11. 告知患儿及家长拔针后不能按揉皮丘,等待结果期间不能离开,20 分钟后观察局部反应。

12. 20 分钟后由双人共同判定结果,并及时告知医生。

13. 洗手、记录、签字。

【注意事项】

1. 消毒皮肤时,避免反复用力涂擦局部皮肤,忌用含碘消毒剂。

2. 严禁抽吸回血。

3. 判断、记录皮试结果,告知医生、患儿及家长,皮试结果阳性应标注。

4. 备好相应抢救药物与设备，及时处理过敏反应。

5. 特殊药物皮试，按要求观察结果。

【并发症预防及处理】

过敏性休克为最严重的并发症。

（1）过敏性休克的预防

1）注射前仔细询问药物过敏史。如有药物过敏史者应停止该项试验。有其他药物过敏史或变态反应疾病史者应慎用。

2）皮试观察期间，患儿应安排在护士视线范围内，注意观察患儿有无不适。

3）注射盘内备有急救药品，注射区域有完好的抢救设备。

（2）过敏性休克的处理

1）立即停药，协助患儿平卧，报告医生，就地抢救。

2）立即遵医嘱肌内注射 1∶1 000 肾上腺素 0.01mg/kg(1mg/ml)，间隔 5 分钟可重复。症状如不缓解，可遵医嘱重复用药，直至脱离危险期。

3）给予氧气吸入，如存在上气道受损导致的喘鸣或呼吸窘迫，应给予气管插管。

4）遵医嘱进行药物治疗（糖皮质激素类、抗组胺类药物）。

5）低血压患儿，根据医嘱应用升压药，补充血容量。

6）若发生呼吸心搏骤停，立即进行复苏抢救。

7）严密观察病情，记录患儿生命体征、神志和尿量等病情变化。

附皮内注射技术视频（附视频 4-8）。

附视频 4-8　皮内注射技术

九、皮下注射技术

皮下注射技术是将少量药液或生物制剂注入皮下组织的方法。

【目的】

1. 注入少量药物，用于迅速达到药效，而不能或不宜经口服给药。

2. 预防接种。

3. 局部麻醉用药。

【操作前准备】

1. **评估解释**　评估患儿病情、年龄、体重、意识状态、合作程度（家长配合程度）、自理能力、心理反应；患儿及家长用药、预防接种情况及药物过敏史。患儿及家长对皮下注射治疗的了解程度。注射部位皮肤情况。向患儿及家长解释皮下注射目的、方法、注意事项及配合要点。询问患儿有无特殊需要。

2. **护士准备**　衣帽整洁。洗手，戴口罩。

3. **环境准备**　治疗室清洁、明亮。病室整洁，遮挡患儿，保护隐私。

4. **用物准备**　医嘱执行单、治疗车、注明有效时间的治疗盘、注射器、药液、标签、皮肤消毒液、棉签、砂轮、手消液、锐器桶、污物碗等。

【操作步骤】

1. 遵医嘱准备药液并核对。

2. 检查药品名称、浓度、剂量、有效期，检查有无混浊、沉淀、变色。消毒药瓶。

3. 检查物品及注射器密封性和有效期。

4. 抽吸药液，剂量准确，密封瓶内注射器抽吸药液后在瓶内排气，将抽好药液的注射器贴好标签，经双人核对后，放入治疗盘内备用。

5. 携用物至床旁，核对并解释。

6. 打开床挡，协助患儿取舒适、安全体位，正确选择注射部位（上臂三角肌下缘、两侧腹壁、大腿前侧和外侧等），评估注射部位皮肤情况，手消毒。

7. 注射部位第一遍皮肤消毒，面积大于 5cm×5cm，待干，第二遍皮肤消毒。

8. 取注射器，二次核对，排尽空气（密封瓶已在瓶内排气无须再度排气）。

9. 固定针栓，针尖斜面向上，进针角度呈 30°～40°，深度为针梗的 2/3，回抽无回血后缓慢注入药液。

10. 注射完毕迅速拔针，用无菌棉签轻压进针处，按压片刻。

11. 再次核对。

12. 协助患儿取舒适体位，整理衣物及床单位，将呼叫器放置患儿或家长伸手可及之处，密切观察患儿用药后反应，关上床挡。

13. 整理并处理用物。

14. 洗手、记录、签字。

【注意事项】

1. 遵医嘱及药物说明书使用药品。

2. 观察注射后不良反应。

3. 需长期注射者，合理选择注射部位，有计划地更换注射部位。

4. 注射方法正确，过瘦者可捏起局部皮肤，减小注射角度。

5. 进针角度不宜超过45°，以免刺入肌层。

6. 根据病情或药物剂量、性质可采取分次、分部位注射。

【并发症预防及处理】

1. 出血的预防及处理

（1）正确选择注射部位，避免刺伤血管。

（2）注射完毕后，做好局部按压。凝血机制障碍者，适当延长按压时间。

（3）如刺破血管，立即拔针、按压，更换注射部位。

2. 硬结形成的预防及处理

（1）正确掌握进针深度。

（2）避免在同一处反复注射，避免在瘢痕、炎症、皮肤破损处注射。

（3）注射药量不宜过多，推药速度均匀缓慢。

（4）出现局部硬结，可热敷或理疗。

附皮下注射技术视频（附视频4-9）。

附视频4-9　皮下注射技术

十、肌内注射技术

肌内注射是一种常用的药物注射治疗方法，指将药液通过注射器注入肌肉组织内，达到治病的目的。

【目的】

1. 注射需一定时间内产生药效，而不能或不宜口服的药物。

2. 注射不宜或不能做静脉注射的药物，且要求比皮下注射更迅速发挥疗效。

3. 注射刺激性较强或药量较大的药物。

【适应证】　肌内注射主要适用于注射不宜或不能做静脉注射，要求比皮下注射更迅速发生疗效时，以及注射刺激性较强或药量较大的药物时。

【操作前准备】

1. 评估解释　评估患儿病情、年龄、体重、意识状态、合作程度（家长配合程度）、自理能力、心理反应。患儿及家长有无药物过敏史。患儿及家长对肌内注射治疗的了解程度。注射部位皮肤情况。向患儿及家长解释肌内注射目的、方法、注意事项及配合要点。

2. 护士准备　衣帽整洁，洗手，戴口罩。

3. 环境准备　治疗室清洁、明亮。病室整洁，遮挡患儿，保护隐私。

4. 用物准备　护理记录单、治疗车、注明有效时间的治疗盘、注射器、药液、注射标签、皮肤消毒液、棉签、手消液、锐器桶、污物碗等。

【操作步骤】

1. 遵医嘱准备药液并双人核对。

2. 检查药品名称、浓度、剂量、有效期；有无混浊、沉淀、变色。

3. 消毒药液瓶口。

4. 检查注射器（密封性和有效期）及其他物品。

5. 抽吸药液，剂量准确，贴好标签，经双人核对后，放入治疗盘内备用。

6. 携用物至床旁，核对并解释，遮挡患儿。

7. 打开床挡，摆体位，选部位，评估注射部位。协助患儿取侧卧位（上腿伸直下腿弯曲），选择注射部位（十字法或连线法），评估注射部位皮肤情况，注意保暖，手消毒。

8. 进行注射部位第一次皮肤消毒，面积大于5cm×5cm，待干，进行第二次皮肤消毒，面积大于5cm×5cm。

9. 取注射器，排尽空气，再次核对患儿信息。

10. 绷紧局部皮肤，快速垂直刺入，深度为针梗的1/2~2/3，回抽无回血后缓慢注入药液。

11. 注射完毕迅速拔针，用无菌棉签轻压进针处，按压片刻。

12. 再次核对患儿信息。

13. 协助患儿取舒适体位，整理衣物及床单位，将呼叫器放置患儿和家长伸手可及之处，密切观察用药后反应，拉上床挡。

14. 整理并处理用物。

15. 洗手、记录、签字。

【注意事项】

1. 严格执行无菌操作。

2. 进针深度适宜，一般进针为针梗的1/2~2/3。切勿将针梗全部刺入，以防患儿哭闹扭动时针梗从根部折断。

3. 观察注射后疗效和不良反应。

4. 长期注射者，有计划地更换注射部位。

5. 同时注射两种药物时，应注意药物配伍禁忌。

6. 两岁以下婴幼儿不宜选用臀大肌注射，最好选择臀中肌和臀小肌注射。

【并发症预防及处理】

1. 硬结形成的预防及处理

(1) 严格执行无菌操作。

(2) 选择合适型号的注射器。

(3) 进针深度适宜,一般进针为针梗 1/2~2/3。

(4) 有计划的更换注射部位。

(5) 出现局部硬结时,可热敷或理疗。

2. 神经损伤的预防 正确选择注射部位,避开神经注射。

附肌内注射技术视频(附视频 4-10)。

附视频 4-10 肌内注射技术

十一、静脉采血技术

静脉采血技术是使用采血器具自特定部位的静脉血管采取血液并注入规定试管待检验,为判断患儿的病情进展及治疗疾病、健康评估提供参考依据的方法。

【目的】

1. 采集留取静脉血标本。

2. 协助诊断疾病,为调整治疗方案提供依据。

3. 了解患儿的病情变化、观察治疗效果。

【适应证】

1. 采全血标本测定血液中某些物质的含量,如肌酐、肌酸、尿素氮、血糖、血沉等。

2. 采血清标本测定血清酶、电解质、肝功能、脂类等。

3. 采血培养标本培养血液中的致病菌。

【禁忌证】 有严重出血倾向者慎用。

【操作前准备】

1. 护士准备 衣帽整洁,洗手,戴口罩,戴手套。

2. 环境准备 治疗室清洁、明亮,病室整洁、安静,必要时遮挡。

3. 用物准备 医嘱执行单、化验单、标本条码、治疗车、注明有效时间的治疗盘、皮肤消毒液、棉签、采血管、采血针(或注射器)、持针器、止血带、一次性垫巾、手消液、锐器桶、试管架。

【操作步骤】

1. 评估解释 评估患儿病情、年龄、意识状态、肢体活动度、合作程度(家长配合程度)、自理能力、心理反应及凝血功能。穿刺部位皮肤、血管情况。禁食、禁饮时间符合采血要求。向患儿及家长静脉采血目的、方法、注意事项及配合要点。询问患儿有无特殊需要。询问患儿及家长是否按要求已进行采血前的准备。

2. 准备用物并核对,将标本条码贴在采血管上,携用物至床旁。

3. 核对 操作前核对患儿床头卡、腕带信息、住院号、检查单、检查项目、标本条形码及标本容器。

4. 协助患儿取合适体位,选择合适静脉。嘱患儿握拳,使静脉充盈,首选手臂肘前区静脉,优先顺序依次为正中静脉、头静脉及贵要静脉。

5. 戴手套、垫垫巾、扎止血带、消毒。在穿刺部位上方 6cm 处扎止血带(可根据患儿年龄、生长发育酌情选择),宜在开始采集第一管血时松开止血带,使用时间不宜超过 1min,尽量避免反复进行攥拳的动作。以穿刺点为圆心,以圆形方式自内向外进行消毒,消毒范围大于 5cm×5cm,消毒 2 次。

6. 再次核对 操作中核对。

7. 静脉穿刺 按照说明书的要求组装采血针和持针器;如使用注射器采血,宜在采血前确保注射器内空气已排尽。在穿刺部位下方握住患者手臂,拇指于穿刺点下方向下牵拉皮肤固定静脉,避免触碰消毒区。保持针头斜面向上,使采血针与手臂呈 30°左右的角度刺入静脉。成功穿刺入静脉后,可在静脉内沿其走向继续推进一些,保持采血针在静脉内的稳定。使用真空采血系统时,将第一支采血管推入持针器/连接到采血针上(直针采血时利用持针器的侧突防止采血针在静脉中的移动)。等待采血管真空耗竭、血流停止后从持针器/采血针上拔出采血管,以确保采血量的充足,以及正确的血液与添加剂比例。继续采集时,可将下一支采血管推入持针器/连接到采血针上,并重复上述采血过程。使用注射器采血时,宜缓慢匀速回抽针栓杆直到活塞达到注射器末端刻度。

8. 拔针与穿刺点止血 先松开止血带,从采血针/持针器上拔出最后一支采血管,从静脉拔出采血针。拔出采血针后,在穿刺部位覆盖无菌棉签、棉球或纱布等,按压穿刺点 5min(止血功能异常的患者宜适当延长时间),直至出血停止。不宜曲肘按压,会增加额外的压力,导致出血、淤血、疼痛等情况发生风险的增加。如在正确按压止血的前提下出现血肿或出血持续时间超过 5min,可请临床医生对患者凝血功能进行评估及处理。

9. 再次核对　操作后核对。

10. 协助患儿取舒适体位，整理衣物及床单位，将呼叫器放置患儿或家长伸手可及之处，拉上床挡，观察患儿有无病情变化。

11. 整理并处理用物。

12. 脱手套、洗手　采血完成后立即使用书面或电子记录的方式，正确记录血液标本的采集时间。

13. 血液标本采集后的保存运送　静脉血液标本采集后宜及时送检，宜在 2h 内完成送检及离心分离血清/血浆（全血检测标本除外）。

【注意事项】

1. 一般血标本留取

（1）在安静状态下采集血标本。

（2）严禁在输血、输液同侧肢体抽取血标本。

（3）同时采集多种血标本时，按顺序依次采集，采血顺序：血培养→无添加剂试管→凝血管（蓝、黑）→促凝管（红）→血清分离管（黄）→肝素（绿）→EDTA（紫）→葡萄糖酵解抑制剂（灰）。

（4）标本采集后尽快送检，送检过程中避免过度震荡。

2. 抽取血培养

（1）选择适当消毒剂擦拭、消毒、充分待干。血培养瓶应在室温下避光保存。

（2）根据医嘱选择适合的血培养瓶。

（3）间歇性寒战患儿应在寒战或体温高峰前取血，当预测寒战或高热时间有困难时，应在寒战或发热时尽快采集血培养标本。

（4）已使用过抗生素治疗的患儿，应在下次使用抗生素前采集血培养标本。

（5）根据培养瓶要求采集血量，注入时应消毒瓶口。

（6）血标本注入厌氧菌培养瓶时，注意勿将注射器中空气注入瓶内。

（7）如需从外周及中心静脉导管同时采集血培养标本时，两者采集时间间隔必须小于 5 分钟，并做标记。

（8）血培养的采集顺序：①采血针真空采血时，先抽需氧瓶，后抽厌氧瓶；②注射器采血时，应先注射至厌氧瓶，后注射至需氧瓶；如血样量较少，可先少量注入厌氧瓶，保证需氧瓶的样品量；③相同的血培养瓶采集不同部位。

【并发症预防及处理】

1. 晕针、晕血的预防及处理

（1）采血操作前向患儿及家长做好解释工作，对有晕针史患儿，做好安全防护。

（2）采血时妥善固定患儿及穿刺部位。

（3）发生晕针后让患儿平卧，指压人中穴、合谷穴，口服温水或糖水，适当保暖。

2. 皮下出血、血肿的预防及处理

（1）采血完毕后，在穿刺部位沿着血管方向持续竖压 5 分钟以上，凝血机制障碍或应用抗凝药物者按压 10 分钟以上，直到确认止血。

（2）避免在同一部位反复穿刺进针。

（3）出现皮下血肿，早期冷敷，24 小时后再热敷。

3. 误入动脉的预防及处理　误入动脉后应立即拔针，延长按压时间，重新选择穿刺部位。

4. 静脉采血失败的预防及处理

（1）对血管条件差的患儿，应先对症处理，如对四肢末梢循环不良者，可通过局部热敷等保暖措施促进血管扩张。

（2）如穿刺 2 次仍未成功，应及时更换护士操作。

（3）主动安抚患儿及家长，消除顾虑。

（4）更换采血器具，准备再次穿刺。

附静脉采血技术视频（附视频 4-11）。

附视频 4-11　静脉采血技术

十二、静脉输液技术

静脉输液是将一定量的无菌溶液或药液直接滴入静脉以达到全身疗效的方法。是临床上治疗各种疾病和抢救患儿的重要措施之一。

【目的】

1. 补充水分及电解质，预防和纠正水、电解质及酸碱平衡紊乱。

2. 增加循环血量，改善微循环，维持血压及微循环灌注量。

3. 供给营养物质，促进组织修复，维持正氮平衡。

4. 输入药物，治疗疾病。

【操作前准备】

1. 评估并解释　评估患儿病情、年龄、意识状态、合作程度（家长配合程度）、自理能力、心理反应。患儿出入液体量、心肺功能。患儿及家长对输液治疗的了解程度。患儿及家长有无用药过敏史，输入药物的性质、剂量。穿刺部位皮肤、血管情况(一般在健侧肢体及皮肤无破损处)。向患儿及家长解释输液目的、方法、注意事项及配合要点。询问患儿有无特殊需要。

2. **护士准备** 衣帽整洁,洗手,戴口罩,戴手套。

3. **环境准备** 治疗室清洁、明亮。病室整洁。

4. **用物准备** 护理记录单、输液条、治疗车、药液、输液器、皮肤消毒液、棉签、止血带、输液贴、一次性垫巾、手消液、锐器桶、生活及医用垃圾桶、污物碗、手表、签字笔等(如使用留置针,可根据血管情况选择合适型号的留置针、输液接头、无菌透明敷料)。

【操作步骤】

1. 准备用物并双人核对。

2. 检查药液,粘贴治疗条。

3. 第一次排气至输液器接头处。

4. 携用物至病床旁,核对并解释。

5. 将药液挂于输液架上。

6. 打开床挡,协助患儿取舒适卧位,垫一次性垫巾于穿刺部位下方。

7. 选择血管在穿刺部位上方 6cm 处扎止血带,协助患儿握拳,正确选择血管,松止血带,协助松拳,手消毒。

8. 第一次皮肤消毒,面积大于 5cm×5cm,待干。备输液贴,扎止血带并进行第二次消毒,面积大于 5cm×5cm。

9. 取下针帽,第二次排气。

10. 再次核对患儿信息。

11. 协助患儿握拳,绷紧皮肤,头皮针与皮肤呈 15°~30°进针,见回血后再进针少许,松开止血带,协助患儿松拳,打开输液调节器。

12. 用输液贴固定,第一条固定针柄,第二条(带无菌棉片)固定穿刺点及针梗部位,最后一条高举平台法牢固固定输液管路。

13. 调节滴数,儿童一般 20~40 滴/min。

14. 再次核对患儿信息。

15. 协助患儿取舒适体位,整理衣物及床单位,关上床挡,将呼叫器放置患儿和家长伸手可及之处,观察输液后患儿反应。

16. 整理并处理用物。

17. 洗手、记录、签字。

【注意事项】

1. 严格执行无菌操作原则及查对制度。

2. 合理安排输液顺序,输注两种以上药液时,注意药物配伍禁忌。

3. 选择四肢、粗直、弹性好、易于固定的静脉,避开关节和静脉瓣,对长期输液的患儿要注意保护和合理使用血管,一般从远端小静脉开始穿刺。

4. 不应在输液侧肢体上端使用血压袖带和止血带。

5. 若采用静脉留置针输液,要严格掌握留置时间,留置针保留时间不超过 72~96 小时。

6. 敷料如果卷边、潮湿,应及时更换敷料。

7. 发生留置针相关并发症,应拔管重新穿刺。

8. 一次性静脉输液钢针宜用短期或单次给药,腐蚀性药物不应使用一次性静脉输液钢针。

9. 外周静脉留置针宜用于短期静脉输液治疗,不宜用于腐蚀性药物等持续性静脉输注。

10. 输液过程中,应定时巡视,观察患儿有无输液反应,穿刺部位有无红、肿、热、痛、渗出等表现,并注意观察回血情况,确保头皮针(导管)在静脉内。

【并发症预防及处理】

1. **穿刺部位出血、瘀斑的预防及处理**

(1) 穿刺者要认真评估患儿血管,选择合适型号的头皮针进行穿刺。

(2) 血管一旦被刺破后,应立即将针头拔出,按压止血。

(3) 拔针后按压,切勿揉搓,如凝血功能异常或输注扩血管药物的患儿,应延长按压时间。

(4) 如有出血、瘀斑,可选用以下方法处理:①按压止血,可使用促进吸收的敷料;②局部冷敷,24 小时后可热敷,以促进吸收。

2. **静脉炎的预防及处理**

(1) 严格执行无菌技术操作,对血管壁有刺激性的药物,应避免使用外周血管,必须使用时应选择粗、直的静脉。同时,输液完毕应给予生理盐水冲管。

(2) 发生静脉炎时将患肢抬高、制动,避免受压,应停止在患肢静脉输液。

(3) 观察局部及全身情况的变化并记录。

3. **药液渗漏的预防及处理**

(1) 选择粗、直的血管,适宜的头皮针进行穿刺。

(2) 穿刺成功后妥善固定针头,输液过程中加强观察,及时发现药液渗漏情况,以免引起严重后果。

(3) 一旦发现药液渗漏,应立即停止在原部位输液,抬高患肢,及时通知医生,给予对症处理。

(4) 观察渗漏区域的皮肤颜色、温度、感觉等变化及关节活动度和患肢远端血运情况并记录。

附静脉输液技术视频(附视频 4-12)。

附视频 4-12 静脉输液技术

十三、外周静脉短导管穿刺技术

外周静脉短导管，又称留置针，作为临床最常见的侵入性操作之一，在33%~67%的住院患儿中使用。外周静脉短导管穿刺技术是将外周静脉短导管置入周围静脉进行输液的方法。

【目的】

1. 静脉输液、输血或静脉营养治疗。

2. 静脉注射药物做诊断性检查，如肝胆管、肾等X线造影检查。

3. 减轻反复穿刺给患儿带来的痛苦，利于保护血管，便于给药和抢救。

【适应证】

1. 需要长期输液或输注药物的患儿。

2. 手术患儿及抢救患儿。

【禁忌证】

1. 连续输注发疱剂的患儿。

2. 治疗周期大于6天的肠外营养患儿。

【操作前准备】

1. 评估解释 评估患儿年龄、诊断、病情和配合程度。穿刺部位皮肤及浅表静脉现状，治疗用药情况。是否有敷贴材料、消毒液过敏史。询问患儿是否需要排尿，向患儿和家长解释操作的目的、方法及留置后的注意事项，取得配合。

2. 护士准备 着装整洁，洗手，戴口罩。

3. 血管的选择 选择粗直、易见、弹性好、不易滑动的静脉，穿刺部位避开之前静脉穿刺部位、静脉分支、关节部位、触诊疼痛部位、有开放性伤口、瘢痕增生、曾发生过静脉炎或静脉外渗的部位。

4. 用物准备

（1）用物：根据患儿年龄、留置目的选择合适型号的套管针、无菌透明敷料、皮肤消毒剂、止血带、一次性垫巾、手消毒液，根据需要准备输液接头、2~5ml注射器、10ml 0.9%氯化钠注射液1支。

（2）检查：物品包装是否完整及有效期，针头有无倒钩，套管有无断裂、开叉及起毛边等现象。

5. 环境准备 安全、安静、清洁。

【操作步骤】

1. 准备用物，并核对，协助患儿取舒适的穿刺体位。

2. 选择血管及消毒穿刺部位。消毒面积要大于所贴贴膜面积。

3. 旋转松动留置针外套管。

4. 在穿刺点上方6cm扎止血带，二次消毒。

5. 以15°~30°角行静脉穿刺，进针速度宜慢，见回血后再沿血管进1~2mm，确保套管尖端进入血管。

6. 将外套管全部送入血管，松止血带。

7. 无张力粘贴透明敷料，以穿刺点为中心覆盖整个导管。

8. 标签纸上注明穿刺日期和时间粘贴在敷料上。

9. 整理及处理用物。

10. 洗手，记录穿刺时间和执行情况。

【注意事项】

1. 选择粗直、弹性好、不易滑动的静脉。头皮静脉不作为首选。如需长期静脉给药，应由远心端到近心端进行穿刺。

2. 在满足治疗的前提下，应尽量选用细、短的留置针。

3. 妥善固定，告知患儿及家长注意不抓挠导管留置处，护士应注意观察。

4. 不应在穿刺肢体一侧上端使用血压袖带及止血带。

5. 用药后应及时脉冲式冲管，正压封管，如有敷贴潮湿、渗血应及时更换，发生并发症应拔管。

【并发症预防及处理】

1. 静脉炎的预防与处理

（1）应拔除PVC，及时通知医师，给予对症处理。

（2）将患肢抬高、制动，避免受压；必要时，应停止在患肢静脉输液。

（3）应观察局部及全身情况的变化并记录。

2. 药物渗出与药物外渗

（1）应立即停止在原部位输液，抬高患肢，及时通知医师，给予对症处理。

（2）观察渗出或外渗区域的皮肤颜色、温度、感觉等变化及关节活动和患肢远端血运情况并记录。

3. 导管相关性静脉血栓形成

（1）可疑导管相关性静脉血栓形成时，应抬高患肢并制动，不应热敷、按摩、压迫，立即通知医师对症处理并记录。

（2）应观察置管侧肢体、肩部、颈部及胸部肿胀、疼痛、皮肤温度及颜色、出血倾向及功能活动情况。

4. **导管堵塞**

（1）静脉导管堵塞时，应分析堵塞原因，不应强行推注生理盐水。

（2）确认导管堵塞时，PVC应立即拔除并记录。

5. **导管相关性血流感染** 可疑导管相关性血流感染时，应立即停止输液，拔除PVC，遵医嘱给予抽取血培养等处理并记录。

附外周静脉短导管穿刺技术视频（附视频4-13）。

附视频4-13 外周静脉短导管穿刺技术

十四、鼻导管吸氧技术

氧气吸入法是指供给患儿氧气，纠正由各种原因造成的缺氧状态，促进代谢，以维持机体生命活动的治疗方法。鼻导管吸氧技术是临床上最常见的给氧方式之一，它是将一根细导管插入一侧鼻孔，导管末端连接氧气的供氧方法。

【目的】

1. 提高血氧含量及动脉血氧饱和度。
2. 改善由缺氧引起的各种症状。
3. 提高肺泡内氧分压。

【适应证】

1. 呼吸系统疾患影响肺活量者。
2. 心肺功能不全，使肺部充血而导致呼吸困难者。
3. 各种中毒，使组织内氧化异常而致缺氧者。
4. 昏迷患儿，如脑血管意外等。
5. 外科手术后，大出血休克或颅脑疾患等。

【操作前准备】

1. **评估解释** 评估患儿病情、年龄、意识状态、合作程度、自理能力、心理反应。患儿面色、呼吸状态、缺氧程度、胸闷发作情况。鼻腔有无鼻息肉、鼻中隔偏曲、鼻出血及分泌物阻塞。评估患儿及家长对吸氧的了解程度。向患儿及家长解释吸氧目的、方法、注意事项及配合要点。询问患儿及家长有无特殊需要。

2. **护士准备** 衣帽整洁。洗手，戴口罩。

3. **环境准备** 病室整洁、安静。检查用氧安全（有无漏气）。

4. **用物评估** 护理执行单、治疗车、吸氧记录单、氧气流量表（接于墙壁氧，干燥保存）、一次性吸氧装置、一次性吸氧管、棉签、蒸馏水、小碗盛清水、手电、手消液、根据情况准备胶布。

【操作步骤】

1. 准备用物，并核对。
2. 携用物至患儿床旁，核对患儿。
3. 打开床挡，安装流量表。
4. 一次性吸氧装置正确安装并固定，安装湿化装置。
5. 清洁鼻腔 用两根棉签分别蘸清水，清洁两侧鼻孔。
6. 连接吸氧管，打开流量表开关，调节至相应氧流量，将氧气管出气口置于眼巩膜处，查看氧气管是否通畅。
7. 核对患儿相关信息及氧流量。
8. 吸氧 给患儿连接吸氧管，将吸氧管出气孔放置患儿鼻前庭处。
9. 固定 检查患儿吸氧管松紧度适宜（婴幼儿及哭闹患儿应给予胶布妥善固定）。
10. 指导患儿或家长正确呼吸，告知用氧注意事项，协助患儿取舒适体位，整理衣物及床单位，将呼叫器放置患儿伸手可及之处，观察吸氧后反应，再次核对，关上床挡。
11. 洗手、记录、签字。
12. 遵医嘱停止吸氧，核对医嘱单并确认吸氧开始时间。
13. 评估用氧效果，询问并观察患儿缺氧症状是否改善。
14. 先取下鼻导管再关流量表。
15. 再次核对，清洁患儿面颊部，协助患儿取舒适体位，整理衣物及床单位，将呼叫器放置患儿伸手可及之处，关上床挡。
16. 整理用物 倒掉剩余液体，一次性吸氧装置直接扔进黄色垃圾袋内，取下流量表擦拭消毒备用。
17. 洗手、记录、签字。

【注意事项】

1. 保持吸氧管路通畅，无打折、扭曲，分泌物堵塞。
2. 吸氧时，检查面部、耳郭皮肤受压情况。
3. 观察患儿反应及吸氧效果。给氧过程中，勤巡视勤观察，注意观察患儿面色、唇色、呼吸、缺氧状况有无改善，定时检查一次性吸氧装置，连接是否紧密、有无漏气，固定是否牢固。
4. 吸氧时先调节好氧流量再与患儿连接，停氧时先取下吸氧管，再关流量表。

5. 注意用氧安全，给氧时注意防火、防油、防热，防震。

【并发症预防及处理】

1. **呼吸道黏膜干燥** 吸氧时先湿化，必要时给予雾化吸入。

2. **氧中毒**

(1) 避免长时间使用高浓度的氧气。

(2) 给氧期间监测动脉血液中的氧分压和氧饱和度，密切观察给氧的效果和副作用。

附鼻导管吸氧技术视频(附视频4-14)。

附视频4-14 鼻导管吸氧技术

十五、空气压缩雾化吸入技术

空气压缩雾化吸入法是利用压缩空气将药液变成细微的气雾(直径3μm以下)，使药物作用于呼吸道黏膜和肺泡一种给药方法。是治疗呼吸系统疾病常见的治疗手段。该疗法可将药物直接到靶器官，从而使药物药效起效快，同时用药量少，又由于药物不需经过消化系统和循环系统，所以对无关器官不造成损害，从而副作用小。

【目的】

1. 稀释痰液，消炎、镇咳、祛痰。
2. 湿化呼吸道，预防、控制呼吸道感染。
3. 改善通气功能，解除支气管痉挛。

【操作前准备】

1. **评估解释** 评估患儿病情、年龄、意识状态、合作程度、自理能力、心理反应。咳痰能力及痰液黏稠度情况。呼吸频率、节律、深度。患儿面部及口腔黏膜状况。向患儿及家长解释雾化吸入的目的、方法、注意事项及配合要点。询问患儿有无特殊需要(如小便)。

2. **护士准备** 衣帽整洁。洗手、戴口罩。

3. **环境准备** 整洁、安静、光线充足。

4. **用物准备** 医嘱执行单、治疗车、空气压缩雾化泵、雾化面罩、按医嘱准备药液、治疗巾(或小毛巾)、注射器、手消液、治疗盘。

【操作步骤】

1. 准备用物并核对。

2. 检查并连接压缩泵的电源，初检机器后关上开关。

3. 遵医嘱抽吸药液注入喷雾器的药杯内，将雾化面罩器与压缩泵相连。

4. 携用物至患儿床旁，核对并解释。

5. 打开床挡，协助患儿采取舒适体位，将治疗巾(或小毛巾)垫于患儿颌下。

6. 接通电源，打开压缩泵，嘱患儿将雾化面罩扣住口鼻，指导进行雾化吸入，教会患儿用口深吸气，屏气1~2秒后用鼻呼气。

7. 雾化完毕，取下雾化面罩，关闭电源开关。

8. 雾化后帮助患儿叩背，指导并鼓励患儿咳嗽。

9. 观察雾化吸入的效果。

10. 协助清洁口腔，必要时漱口。协助患儿取舒适体位，整理用物及床单位，将呼叫器放置患儿伸手可及之处，关上床挡。

11. 洗手、记录、签字。

【注意事项】

1. 雾化前半小时尽量不进食，避免雾化吸入过程中气雾刺激气道，引起呕吐误吸。

2. 雾化吸入时应先开启压缩泵开关，见雾后扣住雾化面罩。雾化治疗完毕时应先移开雾化面罩，再关闭电源开关。

3. 治疗中密切观察患儿的病情变化，出现不适时可适当休息或平静呼吸，如有痰液嘱患儿咳出。

4. 使用过程中，如患儿出现喘憋、发绀等情况，立即停止雾化吸入，通知医生，协助处理。

5. 指导患儿有效呼吸 用口深吸气，屏气1~2秒后用鼻呼出。

6. 激素类药物雾化吸入后及时漱口，擦拭面部。

【并发症预防及处理】

1. **呼吸困难预防及处理**

(1) 指导患儿选择合适的体位，尽量让患儿取半坐位。

(2) 雾化过程中持续氧气吸入，以免雾化吸入过程中血氧分压下降。

(3) 控制雾化吸入的时间，及时叩背、鼓励患儿咳痰，保持呼吸道通畅。

(4) 密切观察患儿病情变化。

2. **感染预防及处理**

(1) 使用专人专用雾化管路装置。

(2) 雾化吸入结束后雾化管路、雾化面罩均用500mg/L的含氯消毒液浸泡，再用清水冲洗、晾干备用(一次性不需此步骤)。

(3) 做好口腔清洁。

(4) 必要时遵医嘱使用抗菌药物。

3. 过敏反应预防及处理

(1) 雾化吸入前确认无药物过敏史。

(2) 出现临床症状时,立即终止雾化吸入。

(3) 观察病情变化,遵医嘱进行抗敏治疗。

附空气压缩雾化吸入技术视频(附视频 4-15)。

附视频 4-15 空气压缩雾化吸入技术

十六、手卫生技术

手卫生为医务人员在从事执业活动过程中的洗手、卫生手消毒和外科手消毒的总称。洗手是指医务人员用流动水洗手液(肥皂)揉搓冲洗双手,去除手部皮肤污垢、碎屑和部分微生物的过程。卫生手消毒是医务人员用手消毒剂揉搓双手,以减少手部暂居菌的过程。

【目的】 清除手部皮肤污垢、皮屑和大部分暂住菌,切断通过手传播感染的途径。

【适应证】

1. 接触患儿前后。

2. 清洁、无菌操作前,包括进行侵入性操作前。

3. 暴露患儿体液风险后,包括接触患儿黏膜,破损皮肤或伤口、血液、体液、分泌物、排泄物、伤口敷料等之后。

4. 接触患儿周围环境后,包括接触患儿周围的医疗相关器械、用具等物体表面后。

【操作前准备】

1. **评估** 评估手部污染程度,操作范围、目的,手部皮肤及指甲情况。

2. **护士准备** 衣帽整洁。修剪指甲。

3. **环境准备** 清洁、宽敞、明亮。

4. **用物准备** 流动水洗手设施、洗手液、手消液、一次性纸巾。

【操作步骤】

1. 一般洗手

(1) 准备:打开水龙头,调节适合水流和水温。

(2) 湿手:在流动水下,使双手充分淋湿。

(3) 涂洗手液:手背按压,取适量洗手液,均匀涂抹至整个手掌、手背、手指和指缝。

(4) 洗手:按七步洗手法认真揉搓至少 15 秒。

1) 第一步:双手掌心相对,手指并拢相互揉搓。

2) 第二步:手心对手背沿指缝相互揉搓,交换进行。

3) 第三步:掌心相对,双手交叉沿指缝相互揉搓。

4) 第四步:弯曲手指使关节在另一手掌心旋转揉搓交换进行。

5) 第五步:一手握另一手大拇指旋转揉搓,交换进行。

6) 第六步:五指指尖并拢,在另一手掌心旋转揉搓,交换进行。

7) 第七步:揉搓腕部,双手交替进行。

(5) 冲净:在流动水下彻底冲净双手,冲洗时肘部应高于手掌位置,让水从指尖处流下,避免污水沾污双手。

(6) 干手:关闭水龙头,擦干双手。

2. 卫生手消毒

(1) 涂手消液:用手背按压取适量手消液,均匀涂抹至整个手掌、手背、手指和指缝,必要时增加手腕部及腕上 10cm。

(2) 揉搓:按照洗手的步骤揉搓双手。

(3) 干手,充分待干。

【注意事项】

1. 洗手前应摘掉戒指等首饰,修剪指甲并去除指甲下的污垢。

2. 洗手方法正确,手的各个部位都需清洗到位,注意指尖、指缝、拇指和指关节等处。

3. 洗手液、手消液应均匀涂抹于手部。

4. 揉搓和冲洗时肘部应高于手掌位置,避免污染双手。

5. 戴手套不能替代手卫生,摘手套后应进行手卫生。

附手卫生技术视频(附视频 4-16)。

附视频 4-16 手卫生技术

十七、口服给药技术

口服给药是药物疗法最常采用的给药方式,药物经胃肠道黏膜吸收。

【目的】

1. 预防、治疗疾病。

2. 协助诊断。

【操作前准备】

1. 评估解释 评估患儿年龄、病情、体重、意识状态、吞咽能力、有无口腔和胃肠道疾患、过敏史、不良反应史、合作程度、自理能力等。评估给药目的、药物性质、服药方法、注意事项及药物之间的相互作用。向患儿及家长解释使用口服给药的目的、方法及注意事项。

2. 护士准备 衣帽整洁，洗手，戴口罩。

3. 环境准备 安静、清洁。

4. 用物准备 口服药单、发药车、药杯、量杯、药匙、滴管、水壶、小毛巾、手消液、研钵、搅拌棒。

【操作步骤】

1. 核对医嘱。

2. 取药 根据不同的药物剂型采取不同方法。

（1）固体药：用药匙取药，必要时用研钵进行研磨。

（2）水剂：将药水摇匀，左手持量杯，拇指置于所需刻度，举量杯使所需刻度和视线平行，右手将药瓶有标签一面置于掌心，避免污染标签，倒药液至所需刻度。倒毕，瓶口用清洁湿毛巾擦净放回原处。更换药液品种时，应洗净量杯。保证药液剂量准确。药液不足1ml需用滴管吸取。油剂溶液或按滴计算的药液，可先在杯中加少量温水，以免药液附着杯壁剂量不准确。

3. 摆药 摆药过程严格执行查对制度。先摆固体药，口含药单放，然后摆水剂。同时服用几种药液时应分别放置。

4. 全部药物摆放完毕后，须经双人核对。

5. 发药

（1）备温开水，携带口服药单，推药车到患儿床旁，打开床挡。

（2）核对患儿信息。

（3）根据年龄、病情提供合适的给药方法。

1）婴幼儿喂服方法：将头部抬高，用小毛巾垫于患儿颈部，左手固定患儿前额并轻捏其双颊，右手拿药杯或汤匙将药液从患儿口角处倒入口中并停留片刻，直至其咽下药物。

2）年长儿喂服方法：倒温水，帮助患儿服药，待患儿服下后再离开。鼻饲患儿喂服方法：确定胃管位置及通畅性后，将药物研碎溶解后，经胃管注入，再注入少量温水冲管。

6. 给药后再次核对患儿信息。

7. 协助患儿取舒适卧位，整理床单位，关上床挡。

8. 清理用物。

9. 洗手、记录、签字。

10. 观察用药后反应。

【注意事项】

1. 遵医嘱及药品使用说明书服药。

2. 不宜吞服或不会吞服药物的患儿，要用研钵研碎药物，用温水浸泡使其溶于水中后喂服。

3. 确定患儿将药物服下后方可离开。

4. 患儿哭闹时不可给药，以免呛入气管或呕吐。

5. 患儿因故不能服药时，应将药物收回，做好交接班。

6. 了解药物性质，掌握服药中的注意事项及有无特殊储存要求。

7. 鼻饲患儿给药前应先确定胃管位置及通畅性。

8. 一次性药杯按医疗垃圾分类处理。

【并发症预防及处理】 口服给药的主要并发症为呛咳、误吸，预防及处理要点如下。

1. 给药前，应取得患儿及家长的配合，哭闹时不可给药。

2. 需研碎的药物，使其完全溶解于水中后喂服。

3. 给药时，抬高患儿头部，缓慢喂入。

4. 置患儿于侧卧位或头偏向一侧，叩击背部，必要时用负压吸引器清除呕吐物。

5. 观察患儿面色及生命体征变化，必要时遵医嘱吸氧。

附口服给药技术视频（附视频4-17）。

附视频4-17 口服给药技术

十八、新生儿抚触技术

新生儿抚触也叫新生儿抚摸，有技巧地对婴儿进行抚触，通过抚触者对皮肤各部位进行有次序的、有手法技巧的按摩，让大量温和良好的刺激通过皮肤感受器传到中枢神经系统，产生生理效应的操作方法。根据研究结果显示，新生儿经过触摸后，体重平均增加10%左右，并降低患先天性贫血概率、促进其感官和神经发展，且越早触摸越好。对于1岁以上的幼儿，父母则可进行触摸游戏和肢体活动，还可加深亲子间感情。

【目的】

1. 促进新生儿神经系统的发育，增加新生儿应激能力。

2. 促进新生儿免疫系统的发育，提高免疫力。

3. 促进新生儿胃肠蠕动，使新生儿体重增加。

4. 促进母婴情感交流。

【适应证】 产后12小时的正常新生儿及不需要监护的早产儿、胎儿生长受限及过期儿。

【禁忌证】 疑有或确诊为锁骨骨折的新生儿、发热或需要监护的新生儿。

【操作前准备】

1. **评估解释** 评估新生儿精神状态，是否安静、有无发热、皮肤情况、进食时间，向新生儿母亲讲解抚触的目的、方法及注意事项。

2. **护士准备** 衣帽整洁，修剪指甲，洗净并温暖双手。

3. **环境准备** 室温26~28℃，室内清洁、明亮、关闭门窗。

4. **用物准备** 一次性尿裤、润肤油、湿纸巾、包被、大浴巾。

【操作步骤】

1. 准备用物与核对。

2. 操作台上铺清洁大浴巾，将新生儿取安全、舒适卧位，裸露放于操作台上。

3. 双手涂润肤油，揉搓至温暖再接触新生儿。

4. 抚触顺序及部位 目前我国常用的新生儿抚触的基本方法：采用先仰后俯的抚触顺序前额→下颌→头部→胸部→腹部→上肢→下肢→背部，每个部位的动作重复3~5次，抚触整个过程10~15分钟。

5. 头面部

（1）两拇指指腹从前额中央向两侧推压至太阳穴3~5次，其余4指固定在头两侧

（2）两拇指从下颌部中央向两侧滑行至耳垂，其余四指固定在头两侧，让上下唇形成微笑状，3~5次。

（3）一手托头，另一手指腹从前额发际抚向脑后，最后示指、中指在耳后乳突部轻压一下。换手，同法抚触另一侧，3~5次。

6. 胸部 两手分别从两侧肋下缘向对侧上方交叉推进→至两侧肩部→在胸部划一个大的交叉，避开新生儿的乳腺。

7. 腹部 示指、中指依次从新生儿的右下腹至上腹向左下腹移动，呈顺时针方向画半圆。

8. 上肢

（1）两手交替握住新生儿的一侧上肢，从上臂至手腕轻轻滑行，在滑行过程中分段挤捏。对侧做法相同。

（2）用拇指指腹从新生儿掌面向手指方向推进，示指从手背向指尖推进，并依次抚触每个手指，对侧做法相同。

9. 下肢

（1）两手交替握住新生儿的一侧下肢，从大腿根部至脚腕轻轻滑行，然后在滑行的过程中从新生儿近心端向远端分段挤捏。对侧做法相同。

（2）用拇指指腹从新生儿脚跟向脚趾方向推进，示指从足背向脚尖推进，并依次抚触每个脚趾，对侧做法相同。

10. 背部

（1）协助新生儿翻身，一手托住新生儿头、颈部及背上半部，另一手保护胸、腹部进行翻身，俯卧时把头偏向一侧。

（2）以脊柱为中分线，双手示指、中指并拢，与脊柱呈直角，往相反方向重复移动双手，从背部上端开始移向臀部，最后沿脊柱抚摸至骶尾部，轻拍臀部。

11. 包裹新生儿

（1）检查新生儿皮肤。

（2）更换尿裤。

（3）新生儿包裹松紧适宜。

12. 核对新生儿及母亲信息。

13. 协助新生儿取安全、舒适体位，整理床单位。

14. 整理用物。

15. 洗手、记录、签字。

【注意事项】

1. 抚触者洗净双手，摘掉手上的饰物及手表。

2. 把润肤油涂在手中揉搓温暖后开始抚触，注意保暖。

3. 抚触时，注重与新生儿语言及目光交流，观察婴儿体温、心率、呼吸、肤色，婴儿哭闹时，应暂停抚触，查找原因，必要时通知医生。

4. 抚触时间为10~15分钟，在两次纳奶之间或沐浴后进行。

附新生儿抚触技术视频（附视频4-18）。

附视频4-18 新生儿抚触技术

十九、新生儿沐浴技术

新生儿沐浴技术是为了保持患儿皮肤清洁，促进全身血液循环，使新生儿舒适的清洁方法。

【目的】 清洁新生儿皮肤，促进全身血液循环，观察全身皮肤情况。

【适应证】 适宜于生命体征平稳，一般情况良好的新生儿。

【禁忌证】

1. 体重<2 000g的早产儿。

2. 病情危重如颅内出血、气管插管的新生儿。

3. 皮肤有开放性伤口的新生儿。

4. 低体温的新生儿。

【操作前准备】

1. 评估解释 评估新生儿反应、面色、呼吸、肌张力、体温，全身皮肤清洁度、完整情况，有无感染。脐部干燥情况，四肢活动情况。解释向新生儿家属解释沐浴目的、方法及注意事项。

2. 护士准备 衣帽整洁、修剪指甲、取下手表等尖锐物品、洗手。

3. 新生儿的准备 沐浴于喂奶前或喂奶后1小时进行，以防呕吐和溢奶。

4. 环境准备 关闭门窗，调节室温26~28℃，湿度55%~65%，光线明亮，浴台铺隔水垫，铺清洁大毛巾。

5. 用物准备 婴儿体重秤、沐浴架（或浴盆及浴盆套）、沐浴露、清洁衣服、一次性尿裤、包被、小毛巾、大浴巾、纱布、无菌棉签、皮肤消毒剂、婴儿润肤油、护臀油。

【操作步骤】

1. 准备用物与核对。

2. 称重 在浴台上脱去新生儿衣服，检查全身情况，测体重并记录。

3. 测水温 沐浴前操作者需用自己的前臂手掌内侧测试水温（浴盆沐浴时也可使用水温计进行测量）水温38~40℃，如使用浴盆为患儿沐浴，用水至浴盆2/3位置。

4. 清洁面部及头部

（1）将新生儿身体用大浴巾包裹保暖，左手托住新生儿头颈部，放于左侧腋下，左手拇指和中指反折耳郭，堵住外耳道，以防进水。

（2）小毛巾清洗双眼（由眼内眦→外眦）、面部。

（3）清洗头部：温水湿润头发，滴1~2滴沐浴液至操作者手中，与少量水混合后，涂抹于新生儿头部，右手轻搓婴儿头部（前发际→头顶→枕部），将泡沫冲洗干净。

（4）擦干头发，注意保暖。

5. 清洗躯干及四肢 打开大毛巾，左手握住新生儿左臂及腋窝处，使新生儿头部枕在自己的左手腕处，注意保持颈部中立，不能过度前倾和后仰。用小毛巾依次洗净颈部→前胸→腹部→腋窝→上肢→下肢→外生殖器，注意避开脐部；右手握住新生儿左肩及腋窝处，使新生儿趴在自己的右手腕，头偏向一侧，保持新生儿身体和水面夹角>60°，防止脐带沾到沐浴水，依次清洗背部→臀部，清洗完毕立即将新生儿抱出沐浴盆。

6. 用大毛巾将新生儿包裹，擦干全身皮肤并检查。

7. 脐部用皮肤消毒剂棉签擦拭，用蘸取婴儿润肤油的棉签擦拭皮肤皱褶处，臀部涂抹护臀油，更换尿裤，穿好干净衣服。

8. 使用干棉签清洁鼻孔及外耳道，将新生儿抱回婴儿床，检查腕（脚）带。

9. 整理床单位，并协助新生儿取安全、舒适卧位。

10. 整理用物，医疗垃圾与生活垃圾分类处理。

11. 洗手、记录、签字。

【注意事项】

1. 观察新生儿反应和面色、呼吸等情况，动作轻柔，注意保暖。

2. 沐浴时间不可过长，沐浴过程中关注水温变化，以免受凉。

3. 新生儿每日进行沐浴，可使用温水进行，如需要使用沐浴露，使用前查看沐浴露成分，使用后彻底冲洗干净。

4. 沐浴过程勿使水及泡沫进入耳道、眼睛。

附新生儿沐浴技术视频（附视频4-19）。

附视频4-19 新生儿沐浴技术

（王爱华 焦莉平 陈天明 刘钢 金玲
郑胡镛 刘军 徐保平 王大勇
王荃 刘丽丽 张琳琪）

附录 5　常用药物剂量用法

一、儿科常用药物剂量用法表

（一）抗感染药物

1. 抗菌药物

药品名称及规格	剂量及用法	备注
青霉素 G 钠 penicillin G sodium 针剂：20 万单位，40 万单位，100 万单位 （1mg=1 670 单位）	肌内注射： 2.5 万~5 万单位/（kg·d） 静脉滴注： 5 万~20 万单位/（kg·d） 分 2~4 次	（1）用于各种球菌、革兰氏阳性杆菌和螺旋体所致感染，如蜂窝织炎、丹毒、猩红热、扁桃体炎、心内膜炎、大叶性肺炎、脓胸、流行性脑脊髓膜炎、肺炎链球菌脑膜炎、骨髓炎败血症，以及白喉、破伤风、气性坏疽等，配合抗毒素治疗 （2）本品易引起过敏反应，用前必须询问有无过敏史，并做皮试 （3）本品水溶液很不稳定，要冷藏于冰箱，当日用完
苯唑西林 oxacillin 胶囊：0.25g 针剂：0.5g	口服、肌内注射、静脉滴注： 50~100mg/（kg·d） 分 2~4 次 口服宜空腹	（1）不被青霉素酶水解，故对耐药性葡萄球菌有效 （2）不被胃酸破坏，且易被吸收。宜空腹或半空腹服 （3）使用前用青霉素钠作皮试 （4）溶解后不稳定，应冷藏并于 24 小时内用完 （5）副作用可有轻度上腹部不适、腹泻、恶心、食欲缺乏、皮疹等
氯唑西林 cloxacillin 针剂：0.5g	肌内注射、静脉滴注： 30~50mg/（kg·d） 分次给予 （每 6 或 8 小时）	（1）为半合成异噁唑类耐酶青霉素，作用类似苯唑西林，适用于葡萄球菌感染 （2）其不良反应同苯唑西林
苄星青霉素 G benzathine penicillin G 针剂：120 万单位	肌内注射： 60 万~120 万单位/次 每半月或每 1 月 1 次	（1）作用同青霉素 G 钠，但维持时间长，用前用青霉素 G 钠作过敏试验 （2）本品加注射用水后成混悬状，保存于室温中相当稳定，但以避光冷藏为宜 （3）用于风湿性心脏病患儿，作预防感染措施
氨苄西林 ampicillin （penbritin，polycillin） 片剂：0.25g 针剂：0.5g	口服、肌内注射、静脉滴注或静脉注射： 50~100mg/（kg·d） 严重感染 可达 200mg/（kg·d） 分 4 次	（1）为广谱杀菌抗生素，有与四环素、氯霉素相似的抗菌作用 （2）不被胃酸破坏，且易被吸收，但不耐青霉素酶 （3）使用前用青霉素 G 钠作过敏试验，肌内注射部位宜深，以减轻局部疼痛。溶解后溶液不稳定，保存于冰箱内 （4）副作用可有恶心、皮疹、轻度腹泻 （5）用于大肠埃希菌、变形杆菌、非溶血性链球菌引起的尿路感染，流感杆菌、肺炎链球菌引起的呼吸道感染、伤寒、沙门菌属肠道感染、痢疾、脑膜炎等

续表

药品名称及规格	剂量及用法	备注
阿莫西林 amoxicillin 颗粒:125mg 胶囊:250mg,500mg	口服: 50~100mg/(kg·d) 分3~4次	(1) 广谱抗生素,广谱抗菌和杀菌力强。对呼吸道、消化道、泌尿道的各种敏感菌引起的感染都有高效,也可杀灭钩端螺旋体 (2) 口服吸收完全,作用迅速,体内分布广泛,血清药浓度比氨苄西林高一倍 (3) 毒副作用极轻
羧苄西林 carbenicillin 针剂:0.5g (1mg=1 000单位)	肌内注射: 100mg/(kg·d) 分4次 静脉滴注: 严重感染:100~300mg/(kg·d) 分数次滴注	(1) 主要用于治疗铜绿假单胞菌感染及部分变形杆菌、大肠埃希菌引起的感染,与庆大霉素合用有协同作用 (2) 毒性低,偶见皮疹,肌内注射时,局部疼痛较明显 (3) 忌用于青霉素过敏者,用前做皮试
哌拉西林 piperacillin 针剂:0.5g	肌内注射或静脉滴注: 80~200mg/(kg·d) 分3~4次注入 严重者可用300mg/(kg·d)	(1) 为半合成的氨脲苄类抗假单胞菌青霉素,对G^+菌作用同氨苄西林 (2) 口服不吸收,注射用于严重感染,肠道或泌尿道感染 (3) 副作用同青霉素类
美西林 amidinocillin(mecillinam) 针剂:0.5g,1g	肌内注射: 40mg/(kg·d) 分4次,以200mg/ml浓度作深部注射 严重病例60mg/(kg·d) 分4~6次 静脉滴注: 30~60mg/(kg·d) 2~4次/d 稀释成10~20mg/ml药液缓慢滴入	(1) 口服不吸收,必须注射给药 (2) 对G^-菌,如大肠埃希菌、克雷伯菌、志贺菌、沙门菌及沙雷菌等有良好的抗菌作用 (3) 严重感染可加用其他β-内酰胺类抗生素 (4) 用前作青霉素皮试,偶可致过敏性休克
头孢氨苄 cefalexin 片剂、胶囊:0.125g,0.25g	口服: 25~50mg/(kg·d) 分3~4次服	(1) 对耐药金黄色葡萄球菌、溶血性链球菌、肺炎链球菌、大肠埃希菌、奇异变形杆菌、肺炎杆菌、流感嗜血杆菌、卡他球菌等所致呼吸道、泌尿道、皮肤和软组织、生殖器官等感染有效,对铜绿假单胞菌感染无效 (2) 对青霉素过敏者慎用
头孢唑啉 cefazolin 针剂:0.5g	肌内注射或静脉滴注: 30~50mg/(kg·d) 分2~3次 严重感染:100mg/(kg·d) 分2~4次	同上,特点为对革兰氏阴性菌作用较强
头孢拉定 cefradine 片剂:0.125g,0.25g 胶囊:0.25g,0.5g 干混悬剂:1.5g/瓶 针剂:0.5g,1g	口服: 50~100mg/(kg·d) 分3~4次 肌内注射或静脉滴注: 每日用量为50~100mg/kg,分4次注射	(1) 抗菌性能同头孢氨苄 (2) 注射剂刺激性较低,适宜于肌内注射 (3) 可导致血尿,儿童易发,用药后监测尿常规和肾功能变化,一旦发现异常应立即停药

续表

药品名称及规格	剂量及用法	备注
头孢克洛 cefaclor 颗粒剂:0.1g,0.125g,0.25g 胶囊:0.25g	口服: 20~40mg/(kg·d) 分 3 次 一日量不超过 1g	(1) 系半合成头孢菌素,属第一代,抗菌性能与头孢唑林相似,但对大肠埃希菌、流感杆菌也有良好的抗菌作用 (2) 宜空腹给药,与青霉素有部分交叉过敏性
头孢羟氨苄 cefadroxil 胶囊:0.125g,0.25g	口服: 20~40mg/(kg·d) 分 2 次	同头孢氨苄
头孢孟多 cefamandole(mandol) 针剂:0.5g,1g	肌内注射或静脉滴注: 50~100mg/(kg·d) 分 2~3 次	(1) 为半合成二代头孢菌素,对革兰氏阳性及阴性菌皆有效,尤对阴性菌作用优于第一代 (2) 大剂量可致出血倾向 (3) 新生儿不推荐使用
头孢呋辛 cefuroxime 针剂:0.75g,1.5g 片剂(头孢呋肟酯):0.125g,0.25g,0.5g	口服: 30~100mg/(kg·d) 分 2~4 次 肌内注射或静脉滴注: 60mg/(kg·d) 分 2~4 次 严重感染可加至 100mg/(kg·d)	(1) 对金黄色葡萄球菌、表皮葡萄球菌、化脓性及肺炎链球菌、流感嗜血杆菌、大肠、肺炎、奇异变形杆菌、淋病及脑膜炎链球菌有效 (2) 对青霉素过敏者慎用 (3) 不良反应有皮肤瘙痒、胃肠道反应、血红蛋白降低、血胆红素升高、肾功能改变等 (4) 不可与氨基糖苷类抗生素置同一容器注射。肌内注射需深注,静脉滴注应缓慢 (5) 片剂不可嚼碎服用,故 5 岁以下小儿不宜用。应于餐后服,易获最佳吸收效果
头孢替安 cefotiam 针剂:0.5g,1g	(1) 肌内注射:用 0.25%利多卡因注射液溶解后做深部肌内注射 (2) 静脉滴注:将 1 次用量溶于适量的 5%葡萄糖注射液、氯化钠注射液或氨基酸注射液中,于 30 分钟内滴入 (3) 40~80mg/(kg·d),严重感染可增至 160mg/(kg·d),分 3~4 次给予	(1) 使用前注意确定患儿是否对其他头孢菌素类、青霉素类或其他药物过敏,可能产生交叉过敏反应 (2) 肾功能不全者应减量或慎用,用药期间应监测尿液分析,发现异常应停药 (3) 有胃肠道疾病史者,特别是溃疡性结肠炎、局限性肠炎或抗菌药物相关性结肠炎者慎用 (4) 本品溶解后应立即使用,否则药物色泽会变深 (5) 使用本品期间,用碱性酒石酸铜试液进行尿糖实验时,可有假阳性反应,直接抗球蛋白(Coombs)试验可出现假阳性反应
头孢噻肟 cefotaxime 针剂:0.5g,1g	肌内注射或静脉滴注: 50~100mg/(kg·d) 分 2~3 次 新生儿:25mg/(kg·次) 2~3 次/d	(1) 对革兰氏阴性菌有较强的抗菌效能,对革兰氏阳性菌较头孢氨苄弱,对铜绿假单胞菌不敏感 (2) 长期用药可致二重感染如念珠菌病,假膜性肠炎等 (3) 对头孢菌素过敏者禁用,青霉素过敏者慎用
头孢哌酮 cefoperazone 针剂:0.5g,1g,2g	肌内注射或静脉滴注: 50~100mg/(kg·d) 分 2~4 次 严重者:可加至 200mg/(kg·d) 新生儿的 $T_{1/2}$ 时间延长,因此剂量必须调整	(1) 对革兰氏阳性菌的作用较弱,仅溶血性链球菌及肺炎链球菌较为敏感,对大多数革兰氏阴性菌略次于头孢噻肟,对铜绿假单胞菌作用较强 (2) 大剂量用药时可致出血倾向,肝肾功能损害及胃肠道反应 (3) 主要向胆道排泄,可用于肾脏受损患儿

续表

药品名称及规格	剂量及用法	备注
头孢曲松 ceftriaxone 针剂:0.25g,0.5g,1g	肌内注射或静脉滴注: 20~80mg/(kg·d) 分1~2次	(1) 对革兰氏阳性菌有中度抗菌作用,对革兰氏阴性菌的作用较强,主要敏感菌有金黄色葡萄球菌、链球菌属、肺炎链球菌、嗜血杆菌属、奈瑟菌属、大肠埃希菌、肺炎克雷伯菌、沙雷菌、各型变形杆菌、沙门菌、志贺菌、消化球菌及链球菌、梭形芽孢杆菌、铜绿假单胞菌,但粪链球菌及耐青霉素的葡萄球菌也对本品耐药 (2) 消化道不吸收。半衰期长,8~12小时,可1次/d应用 (3) 肌内注射须深注,且疼痛较重 (4) ≤28天的新生儿不得在使用头孢曲松的同时静脉给予钙剂
头孢克肟 cefixime 颗粒剂:0.05g 胶囊:0.05g	口服: 3~6mg/(kg·d) 分2次	(1) 本品主要敏感菌有克雷伯菌属、链球菌属、沙雷菌属、肺炎球菌、淋球菌、变形杆菌、大肠埃希菌、流感嗜血杆菌等,用于敏感菌引起的呼吸系统、泌尿系统感染的治疗,也可用于耳鼻喉科的细菌性感染 (2) 不良反应主要有腹泻、头痛、恶心、皮疹等
头孢他啶 ceftazidime 针剂:1g	肌内注射或静脉滴注: 30~100mg/(kg·d) 分2~3次	(1) 对革兰氏阴性菌的作用突出,尤其对铜绿假单胞菌的作用强,临床用于革兰氏阴性菌敏感菌株所致的肺炎、败血症、皮肤和软组织、骨和关节、胸腔、腹腔、泌尿生殖系统以及中枢部位感染等 (2) 对青霉素过敏或过敏体质者慎用
头孢地尼 cefdinir 分散片:50mg,100mg 胶囊:0.1g	口服: 9~50mg/(kg·d),分3次口服	(1) 下列患儿应慎重使用:对青霉素类抗菌药物有过敏史者,有支气管哮喘、荨麻疹等过敏疾病者,严重肾功能障碍者,进食或吸收困难者 (2) 可能出现红色尿或红色粪便 (3) 可出现抗球蛋白(Coombs)试验阳性和尿糖还原试验假阳性
头孢布烯 ceftibuten 干混悬剂:0.09g/5ml,0.18g/5ml	口服: 9mg/(kg·d),1次/d 饭前1小时或饭后2小时服用	(1) 肾功能不良者应减量,肌酐清除率30~49ml/min者,正常剂量减半;5~29ml/min者为正常剂量的1/4 (2) 对头孢菌素过敏者禁用,青霉素过敏者慎用
头孢丙烯 cefprozil 片剂:0.25g,0.5g 分散片:0.25g 咀嚼片:0.25g 胶囊:0.25g,0.125g 颗粒剂:0.125g 干混悬剂:0.125g,0.25g,0.5g	口服: 6个月~12岁儿童: (1) 上呼吸道感染,一次7.5mg/kg,2次/d (2) 皮肤或皮肤软组织感染,一次20mg/kg,1次/d 13~18岁儿童: (1) 上下呼吸道感染,一次0.5g,1~2次/d (2) 皮肤或皮肤软组织感染,0.5g/d,分1~2次。严重病例一次0.5g,2次/d。疗程一般不少于14日,但β溶血性链球菌所致急性扁桃体炎、咽炎的疗程不少于10日	(1) 使用前注意确定患者是否对其他头孢菌素类、青霉素类或其他药物过敏,可能产生交叉过敏反应 (2) 肾功能损害者,应减少剂量 (3) 同时使用强利尿药物可能对肾功能产生影响 (4) 胃肠道疾病,尤其是结肠炎患儿应慎用 (5) 对实验室检查指标的干扰:抗球蛋白(Coombs)试验可能出现阳性;尿糖还原试验可呈假阳性血清ALT及AST、碱性磷酸酶和血尿素氮可升高

续表

药品名称及规格	剂量及用法	备注
头孢泊肟酯 cefpodoxime proxetil 片剂:0.1g,0.2g 分散片:0.1g 胶囊:50mg,0.1g 干混悬剂:50mg,100mg,600mg 颗粒剂:40mg	餐后口服: 敏感菌感染: 15天~6个月儿童,一次4mg/kg,2次/d 6个月~2岁儿童,一次40mg,2次/d 3~8岁儿童,一次80mg,2次/d 9~18岁儿童,一次100mg,2次/d	(1) 避免与抗酸药、H_2受体拮抗药、质子泵抑制药同时服用,可降低本品的血浆浓度及药物吸收度 (2) 严重肾功能损害患儿应调节给药剂量和给药间隔。肌酐清除率每分钟10~40ml/1.73m^2,用药间隔每24小时1次,肌酐清除率每分钟<10ml/1.73m^2,用药间隔每48小时1次 (3) 以下患儿慎用:对青霉素类抗菌药物有过敏史、严重过敏体质者、全身营养状态不佳者
头孢美唑 cefmetazole 针剂:0.25g,0.5g,1g	肌内注射或静脉滴注: 50~100mg/(kg·d) 分2~4次	(1) 为半合成三代头孢菌素 (2) 对革兰氏阴性菌作用强于阳性菌,本品的耐酶性极强 (3) 与青霉素有交叉过敏性,有消化道反应 (4) 本品可影响某些检验结果,如库敏氏反应及血肌酐等
拉氧头孢 latamoxef 注射剂:1g,2g	静脉滴注: (1) 时间:至少要30分钟以上 (2) 用量: 1) 早产儿、新生儿,一次20mg/kg,出生后3日内给药2~3次/d,出生4日后给药3~4次/d 2) 儿童,60~80mg/(kg·d),分3~4次给药。严重时早产儿、新生儿、儿童可增量到150mg/(kg·d),分3~4次给药	对青霉素有过敏史者、肾功能损害者慎用 饮酒可发生戒酒硫样反应
头孢吡肟 cefepime 针剂:0.5g,1.0g	静脉滴注: (1) 2个月~12岁儿童,40mg/(kg·次)(最大剂量不超过2g),每12小时1次 (2) 2个月以下儿童慎用,必须使用时30mg/(kg·次),每8小时或12小时1次	(1) 可诱发抗菌药物相关性肠炎 (2) 可能会引起凝血酶原活性下降。如肝肾功能不全、营养不良及延长抗菌治疗的患儿应监测凝血酶原时间。必要时给予外源性维生素K (3) 对肾功能不全的患儿,用量应根据肾功能调整
氨曲南 aztreonam 针剂:1g	肌内注射、静脉滴注: 50~100mg/(kg·d) 分2~3次	(1) 是单酰胺环类的另一种β-内酰胺抗生素,是窄谱抗革兰氏阴性菌药 (2) 与青霉素类无交叉过敏,本品的过敏反应有皮疹,消化道反应 (3) 注射时局部有刺激作用
亚胺培南西司他丁钠 imipenem-cilastatin 注射剂:0.5g(亚胺培南0.25g,西司他丁0.25g),1.0g(亚胺培南0.5g,西司他丁0.5g),2.0g(亚胺培南1g,西司他丁1g)	(1) 静脉滴注:500mg以下滴注时间20~30分钟,500mg以上滴注时间40~60分钟 (2) 用量(以亚胺培南计) 1) 新生儿:<7天新生儿,20mg/(kg·次),每12小时1次;7~12天新生儿,20mg/(kg·次),每8小时1次;21~28天新生儿,20mg/(kg·次),每6小时1次 2) 儿童:1~3个月婴儿,20mg/(kg·次),每6小时1次;3个月~18岁或者体重<40kg儿童,15mg/(kg·次)(最大剂量500mg),每6小时1次;体重≥40kg儿童,250~500mg/次,每6小时1次	(1) 使用前应详细询问患儿过去有无对β-内酰胺抗菌药物的过敏史 (2) 患过胃肠道疾病尤其是结肠炎的患儿需慎用。对在使用过程中出现腹泻的患儿,应考虑抗菌药物相关性肠炎的可能 (3) 中枢神经系统:易发生于已有中枢神经系统疾患的患儿(如脑损害或有癫痫病史)和/或肾功能损害者。本品不宜于治疗脑膜炎 (4) 中性粒细胞减少者慎用 (5) 当丙戊酸钠和碳青霉烯类抗菌药物同时给药时,丙戊酸钠血清水平下降,在一些病例中发生癫痫发作,如果同时给药,注意监测丙戊酸血浆浓度水平

续表

药品名称及规格	剂量及用法	备注
美罗培南 meropenem 注射剂:0.25g,0.5g	静脉滴注: (1) 新生儿<7天新生儿,20mg/(kg·次),每12小时1次;7~28天新生儿,20mg/(kg·次),每8小时1次 (2) 儿童:1个月~12岁或体重<50kg儿童,10mg/(kg·次),每8小时1次;12~18岁或者体重≥50kg的儿童,500mg/次,每8小时1次。治疗院内感染的肺炎、腹膜炎、血流感染以及中性粒细胞缺乏的感染时,剂量可加倍 (3) 治疗脑膜炎:新生儿:<7天新生儿,40mg/(kg·次),每12小时1次;7天~12岁或体重<50kg的儿童,40mg/(kg·次),每8小时1次。12~18岁或者体重≥50kg儿童,2g/次,每8小时1次	(1) 美罗培南与其他碳青霉烯类和β-内酰胺类抗菌药物、青霉素和头孢菌素局部交叉过敏反应 (2) 严重肾功能障碍的患儿,需要根据其肌酐清除率调节用量,严重肝功能障碍的患儿,有可能加重肝功能损害 (3) 进食不良或全身状况不良的患儿,有可能引起维生素K缺乏症状 (4) 较少引起中枢神经系统不良反应(癫痫等)。有癫痫史或中枢神经系统功能障碍的患儿,发生痉挛、意识障碍等中枢神经系统症状的可能性增加
氯霉素 chloramphenicol 片剂:0.05g,0.25g 针剂:0.125g(1ml),0.25g(2ml) (1mg=1 000单位)	口服、肌内注射: 25~50mg/(kg·d) 分4次 新生儿:不超过25mg/(kg·d) 静脉滴注: 25~50mg/(kg·d) (浓度2.5~5mg/ml)	(1) 用药期间必须密切观察血象变化 (2) 忌与碱性药物配伍 (3) 不良反应较多,现已少用 (4) 新生儿及早产儿使用易发生毒性反应(灰婴综合征);当新生儿有指征必须使用时,须在血药浓度监测下使用
红霉素 erythromycin 片剂:0.1g 针剂(乳糖酸红霉素):0.25g,0.3g	口服: 20~40mg/(kg·d) 分3~4次 静脉滴注: 20~30mg/(kg·d) 分2~3次 (浓度0.5~1mg/ml)	(1) 本品为十四元环大环内酯类抗生素 (2) 用于耐青霉素的金黄色葡萄球菌感染,如肺炎败血症,假膜性肠炎等 (3) 为获得较高血药浓度,需空腹(餐前1小时或餐后3~4小时)与等量碳酸氢钠(小苏打)同服 (4) 与其他大环内酯类药物有耐药性
琥乙红霉素 erythromycin,Ethylsuccinate 片剂:0.125g,0.25g 颗粒剂:0.125g,0.25g	口服: 30~50mg/(kg·d) 分2~4次	本品为红霉素乙酰琥珀酸酯,在体内水解释放出红霉素发挥抗菌作用。无味,胃液中稳定。其毒性作用同红霉素
吉他霉素 kitasamycin 片剂:0.2g 注射剂:0.2g	口服: 30mg/(kg·d) 分3~4次 静脉滴注: 6~14mg/(kg·d) 分2~3次	(1) 本品为十六元环大环内酯类抗生素 (2) 主要用于革兰氏阳性菌所致的皮肤软组织感染、呼吸道感染、链球菌咽峡炎、白喉、军团菌症、百日咳等,以及淋病、非淋病性尿道炎、痤疮等
罗红霉素 roxithromycin 分散片:0.05g 片剂:0.05g,0.075g,0.1mg	口服: 6mg/(kg·d) 分2次 早晚饭前服用	(1) 本品为半合成的十四元环大环内酯类抗生素 (2) 临床用于呼吸道感染、生殖器及皮肤感染 (3) 不可与麦角胺/二氢麦角胺及西沙必利合用

续表

药品名称及规格	剂量及用法	备注
克拉霉素 clarithromycin 颗粒剂:0.1g 片剂:0.25g,0.5g 分散片:0.25g	口服: 6 个月到 12 岁以下儿童用量 15mg/(kg·d),分为 2 次; 12 岁以上儿童按成人量算	(1) 本品为半合成的十四元环大环内酯类抗生素 (2) 主要用于治疗由敏感菌引起的呼吸系统感染、中耳炎等 (3) 本品与红霉素的体外抗菌作用相当,临床疗效优于红霉素
阿奇霉素 azitromycin 颗粒剂:0.1g 胶囊:0.25g,0.5g 分散片:0.25g 针剂:0.125g,0.25g	口服: 10mg/(kg·d),1 次/d 连服 3 日	(1) 本品为半合成的十五元环大环内酯类抗生素,与红霉素有着相似的抗菌谱和不完全的交叉耐药性,作用较强 (2) 用于敏感微生物所致的呼吸道、皮肤、和软组织感染 (3) 对于已存在 QT 间期延长、血钾或血镁水平降低、心跳过慢的患儿发生致死性心律失常可能性大
泰利霉素 telithromycin 片剂:400mg,800mg	口服: 一日 1 次 800mg,疗程 5~10 天	(1) 常见不良反应有腹泻、恶心、头痛、呕吐,多为轻、中度 (2) 本品为强 CYP3A4 抑制剂,如酮康唑、伊曲康唑,可使本品血药浓度和 AUC 明显增加
链霉素 straptomycin 针剂:0.75g,1g	肌内注射: 15~30mg/(kg·d) 分 2 次 新生儿剂量: 10~20mg/(kg·d)	(1) 可用于鼠疫、土拉菌病、性病肉芽肿、布鲁氏菌病及敏感的大肠埃希菌、变形杆菌、产气杆菌、肺炎杆菌所致的尿道感染 (2) 与 β-内酰胺类抗生素合用治疗流感杆菌、草绿色链球菌或肠球菌等所致的各种感染 (3) 与其他抗结核药物联合用于结核分枝杆菌所致的各种结核病或其他分枝杆菌感染
庆大霉素 gentamycin 针剂:4 万 U,8 万 U 口服液:4 万 U	口服: 10~15mg/(kg·d) 分 3~4 次 肌内注射、静脉滴注: 3~5mg/(kg·d) 分 2~3 次	(1) 用于敏感菌引起的呼吸道、尿路、胃肠道感染及败血症 (2) 口服吸收差,仅用于肠道感染 (3) 与所有氨基糖苷类抗生素一样,6 岁以下小儿慎用
卡那霉素 kanamycin 片剂:0.25g 针剂:1g	口服: 20~50mg/(kg·d) 分 3~4 次 肌内注射、静脉滴注: 15~30mg/(kg·d) 分 2~3 次	(1) 对铜绿假单胞菌、大肠埃希菌、产气杆菌、变形杆菌、志贺菌等杆菌感染作用强,对金黄色葡萄球菌感染有抑制作用 (2) 本品可用作二线抗结核药,但不宜长期使用 (3) 小儿应慎用,与强利尿剂合用会加重肾毒性、耳毒性
阿米卡星 amikacin 针剂:0.1g(1ml),0.2g(2ml)	肌内注射、静脉滴注: 开始用 10mg/kg,以后 7.5mg/kg,每 12 小时一次;较大儿童可按成人用量	(1) 本品所致耳毒性、肾毒性在 SFDA 有相关报道,在用药过程中应注意听力和肾功能检查 (2) 其抗菌作用同卡那霉素 (3) 不可与青霉素类同一容器混合使用
妥布霉素 tobramycin 针剂:0.01g,0.04g,0.08g	肌内注射、静脉滴注: 2~5mg/(kg·d) 分 2~3 次	(1) 抗菌谱与庆大霉素相似,对铜绿假单胞菌的抗菌作用较庆大霉素强 3~5 倍,对其他革兰氏阴性菌的抗菌作用低于庆大霉素 (2) 其耳毒性、肾毒性低于其他氨基糖苷类抗生素

续表

药品名称及规格	剂量及用法	备注
多黏菌素 E polymyxin E, Colimycin 片剂:12.5 万单位,25 万单位 针剂:50 万单位 (1mg=6 500 单位)	口服: 5 万~10 万单位/(kg·d) 分 3~4 次 肌内注射(深部): 1.5 万~2.5 万单位/(kg·d),分 2 次	(1) 用于致病性大肠埃希菌、铜绿假单胞菌或其他革兰氏阴性杆菌所致严重感染 (2) 对肠道感染疗效较多黏菌素 B 为好 (3) 肌内注射时可加 1%普鲁卡因以减轻疼痛
杆菌肽 bacitracin 眼膏、软膏:500U,1g	软膏 8g(4 000U): 涂于患处,4~5 次/d 眼膏 2g(1 000 单位): 涂于结膜,3~4 小时一次	用于金黄色葡萄球菌、溶血性链球菌、肺炎球菌等敏感菌所致的皮肤、软组织及眼部的感染
克林霉素 clindamycin 胶囊:75mg,150mg 盐酸克林霉素注射液:2ml:150mg,2ml:300mg,4ml:600mg	口服: 8~12mg/kg,严重时可增至 20~25mg/kg,分 3~4 次服用 10kg 以上按 8~12mg/kg,分 3 次 静脉滴注: 1 个月以上儿童,重症按 15~25mg/kg,极重症按 25~40mg/kg,分 3~4 次给予	轻度至中度肾功能损害时,二磷霉素的半衰期无明显延长,无尿等严重肾功能损害时,静脉给药时血药浓度可上升 1 倍,需减至正常剂量的 1/2
万古霉素 vancomycin 针剂:0.5g(50 万单位)	静脉滴注: 20~40mg/(kg·d) 分 2~4 次	(1) 用于耐药性金黄色葡萄球菌所致严重感染,如败血症、肺炎、心内膜炎等 (2) 本品与其他耳毒性抗菌药合用或先后应用时,需进行一系列听力测定;与氨基糖苷类合用,需进行肾功能测定
去甲万古霉素 norvancomycin 针剂:0.4g(效价相当于万古霉素 0.5g)	静脉滴注: 15~30mg/(kg·d) 分 2~3 次	(1) 主要用于葡萄球菌(包括产酶株和耐甲氧西林株)、难辨梭状芽孢杆菌所致的系统感染和肠道感染,如心内膜炎、败血症、假膜性肠炎等 (2) 新生儿禁用
替考拉宁 teicoplanin 注射剂:0.2g	肌内、静脉注射或静脉滴注,静脉滴注时间超过 30 分钟 (1) 新生儿、静脉滴注首剂 16mg/kg,24 小时后 8mg/kg,1 次/d (2) 1 个月~18 岁儿童:中度感染,前 3 剂 10mg/(kg·次)(最大剂量 400mg),每 12 小时 1 次,然后 6mg/(kg·次)(最大剂量 200mg),1 次/d;严重感染和中性粒细胞减少者,前 3 剂负荷剂量 10mg/(kg·次)(最大剂量 400mg),每 12 小时 1 次,最后剂量为 10mg/(kg·次)(最大剂量 400mg),1 次/d。负荷量的 3 剂后,随后的用药可肌内注射	(1) 肾功能不全者根据肾功能调整剂量 (2) 中度感染可肌内注射给药,重度感染需静脉给药 (3) 用药期间需定期复查尿常规、肾功能,并检测听力 (4) 重症患者剂量加大时仍需监测血药浓度
磷霉素 fosfomycin 胶囊:0.25g,0.5g 针剂:0.5g,1g,4g	口服(磷霉素钙): 50~100mg/(kg·d) 分 3~4 次 静脉滴注: 50~200mg/(kg·d) 分 3~4 次 (40mg/ml)	(1) 用于敏感的革兰氏阴性菌所致的尿路、皮肤、软组织及肠道感染,对肺炎、脑膜炎、败血症等也可应用 (2) 与 β-内酰胺类、氨基糖苷类、氯霉素类、四环素类抗生素有协同作用,但与阳离子型注射剂(氨基糖苷类、红霉素乳糖酸盐)合用时,应分别给药

续表

药品名称及规格	剂量及用法	备注
利奈唑胺 linezolid 注射液:100ml:0.2g;300ml:0.6g 片剂:200mg,600mg	口服或静脉滴注,从静脉给药转换成口服给药时无需调整剂量,滴注时间 30~120 分钟 (1) 皮肤或皮肤软组织感染、院内获得性肺炎,疗程 10~14 日: 1) 出生后 7 天内新生儿,10mg/(kg·次),每 12 小时 1 次,治疗反应欠佳,可改为每 8 小时 1 次 2) 出生后日龄大于 7 天新生儿,10mg/(kg·次),每 8 小时 1 次 3) 1~12 岁,10mg/(kg·次)(最大剂量 600mg),每 8 小时 1 次 4) 12 岁以上儿童,600mg/次,每 12 小时 1 次 (2) 万古霉素耐药的屎肠球菌感染以及伴发的菌血症,疗程 14~28 日:剂量同上	(1) 若超过 28 天的最长推荐疗程,可能出现周围神经性疾病和视神经疾病,应及时进行眼科检查。对于所有长期(≥3 个月)使用的患儿,应当进行视觉功能监测。多数视神经病变可于停药后缓解,但周围神经病变并非如此 (2) 肾功能不全者,无需调整剂量;轻度至中度肝功能损害者,利奈唑胺剂量无需调整,重度肝功能损害者中缺乏临床资料,应权衡利弊后应用 (3) 疗程>4 周的有效性和安全性未建立 (4) 对于没有确诊的革兰氏阳性菌感染者,使用利奈唑胺可能提高死亡风险
夫西地酸 fusidic Acid 片剂:250mg 口服混悬液:50ml:2.5g 干混悬剂:0.25g 注射剂:0.125g,0.5g	(1) 口服:儿童可用混悬剂。新生儿及 1 岁以下儿童,15mg/(kg·次),3 次/d;1~5 岁,250mg/次,3 次/d;5~12 岁,500mg/次,3 次/d;12~18 岁,750mg/次,3 次/d (2) 静脉滴注:新生儿:10mg/(kg·次),每 12 小时 1 次;1 个月~18 岁,6~7mg/(kg·次)(最大剂量 50mg),每 8 小时 1 次	(1) 肝功能不全和胆道异常的患儿长期大剂量用药或联合其他排泄途径相似的药物如林可霉素或利福平时,应定期检查肝功能 (2) 早产儿、黄疸、酸中毒及严重病弱的新生儿使用时须注意有无黄疸症状 (3) 静脉注射时不能与卡那霉素、庆大霉素、万古霉素、头孢噻啶或阿莫西林混合 (4) 慢性感染者较长时间使用时细菌易出现耐药 (5) 与 HMG-CoA 还原酶抑制剂相互作用,会引起横纹肌溶解症

【附】β-内酰胺酶抑制剂

药品名称及规格	剂量及用法	备注
舒巴坦 sulbactam 针剂:0.5g,1g	见氨苄西林及头孢哌酮	(1) 可抑制 β-内酰胺酶Ⅱ、Ⅲ、Ⅳ、Ⅴ等型,增加青霉素及头孢菌素类药物抗菌作用 (2) 与氨苄西林的复方针剂、与头孢哌酮的复方针剂,其用量分别按氨苄西林及头孢哌酮剂量计算 (3) 偶有对本品过敏者,须做皮试
克拉维酸钾 clavulanate potassium	常与阿莫西林及替卡西林配伍	(1) 为一有效 β-内酰胺酶抑制剂 (2) 与阿莫西林配伍者,与替卡西林配伍者,其用量分别按阿莫西林及替卡西林的量计算
氨苄西林/舒巴坦 ampiciuin/sulbactam 针剂:750mg	肌内注射或静脉滴注: 75~225mg/(kg·d) 分 3~4 次	(1) 本品为舒巴坦与氨苄西林 1:2混合剂 (2) 二药伍用,扩大氨苄西林的抗菌谱,增强抗菌作用
阿莫西林/克拉维酸钾 amoxicillin/potassium clavulanate 颗粒剂:125mg,156mg,156.25mg 针剂:600mg,1.2g (按阿莫西林计,两者比例颗粒剂为 4:1,针剂为 5:1)	口服: 3 个月~1 岁,62.5mg/次 1~7 岁,125mg/次 7~12 岁,187.5mg/次 >12 岁,250mg/次 3 次/d 静脉滴注: 30mg/(kg·次),3~4 次/d	(1) 阿莫西林为广谱抗生素,本品适用于敏感菌引起的各种感染:呼吸道、泌尿系统、皮肤和软组织感染;克拉维酸钾是一种不可逆性高效 β-内酰胺酶抑制剂 (2) 青霉素钠的皮内敏感实验阳性反应者禁用 (3) 连续治疗期一般不超过 14 天

续表

药品名称及规格	剂量及用法	备注
哌拉西林他唑巴坦 piperacillin sodium andtazobatam 注射剂：1.125g（哌拉西林钠1g，他唑巴坦钠 0.125g），2.25g（哌拉西林钠2g，他唑巴坦钠 0.25g），3.375g（哌拉西林钠3g，他唑巴坦钠 0.375），4.5g（哌拉西林钠 4g，他唑巴坦钠 0.5g）	（1）静脉滴注稀释浓度 15～90mg/ml，滴注时间至少 30 分钟 （2）用量（以哌拉西林钠他唑巴坦复合物计算）： 下呼吸道感染、尿路感染、腹腔感染、皮肤感染、细菌性脓毒血症。新生儿，90mg/（kg·次），每 8 小时 1 次；1 个月～12 岁儿童，90mg/（kg·次），每 6～8 小时 1 次，最大剂量每 6 小时 4.5g；12～18 岁儿童，一次 2.25～4.5g/次，每 6～8 小时 1 次，通常每 8 小时 4.5g	（1）需要控制盐摄入量的患儿使用时，应定期检查血清电解质水平；对于同时接受细胞毒药或利尿药治疗的患儿，要警惕发生低钾血症的可能 （2）出现腹泻时应警惕发生抗菌药物相关性肠炎 （3）能导致低凝血酶原症，用药期间应定期检查造血功能，特别是对疗程≥21 日的患儿 （4）肾功能损害时剂量需减少，<12 岁儿童肌酐清除率每分钟<40ml/1.73m²、12～18 岁儿童肌酐清除率每分钟<20ml/1.73m²，应减少剂量
替卡西林/棒酸 ticarcillin/clavulanate 针剂：3.2g（3g/0.2g）	静脉滴注： 200～300mg/（kg·d） 分 4～6 次	（1）替卡西林是青霉素类广谱杀菌剂，二药伍用增强其抗菌作用，扩大了替卡西林的抗菌谱，用于敏感菌所致的各种感染 （2）对青霉素过敏者禁用
头孢哌酮舒巴坦钠 cefoperazone and sulbactam 注射剂：1.0g（头孢哌酮钠 0.5g，舒巴坦钠 0.5g），1.5g（头孢哌酮钠 1.0g，舒巴坦钠 0.5g），2.0g（头孢哌酮钠 1.0g，舒巴坦钠 1.0g）	静脉注射或静脉滴注： （1）常用量：40～80mg/（kg·d），分 2～4 次；严重或难治性感染可增至 160mg/（kg·d），分 2～4 次。新生儿出生第一周内，应每隔 12 小时给药 1 次。舒巴坦一日最高剂量不超过 80mg/kg （2）肝功能障碍患儿用药：一日给药剂量不应超过 2g	（1）使用注射用头孢哌酮钠舒巴坦钠时应谨慎联合用药，患儿不得一次性超剂量、高浓度应用 （2）其他注意事项及不良反应同“头孢哌酮” （3）肾功能障碍患儿用药：肾功能明显降低的患儿，舒巴坦清除减少。肌酐清除率每分钟小于 30ml/1.73m² 的患儿需要调整剂量

2. 磺胺类药物

药品名称及规格	剂量及用法	备注
磺胺嘧啶 sulfadiazine（SD） 片剂：0.2g，0.25g，0.5g 针剂：0.4g（2ml），1g（5ml）	口服： 0.1～0.15mg/（kg·d） 分 2 次，首剂加倍 肌内注射或静脉滴注： 0.1～0.15mg/（kg·d） 分 2 次（50mg/ml）	（1）为治疗流行性脑脊髓膜炎的首选药，对呼吸道感染、丹毒、蜂窝织炎、疖肿等溶血性链球菌引起的感染及志贺菌痢均有较好的疗效 （2）用于一般感染时，剂量及服药次数，可酌情减少 （3）口服应加等量碳酸氢钠、供充足水分 （4）注射剂为钠盐。忌与酸性药物配伍。肌内注射部位宜深 （5）肾功能减退者忌用
复方磺胺甲噁唑 compound sulfamethoxazole（SMZco） 片剂：SMZ 0.4g TMP 0.08g	口服： 50mg/（kg·d） 分 2 次 （以 SMZ 计算）	适用于敏感菌所致呼吸道、泌尿道和软组织感染等

3. 喹诺酮类

药品名称及规格	剂量及用法	备注
诺氟沙星 norfloxacin 片剂:0.1g,0.2g,0.4g 胶囊:0.1g,0.2g 输液:0.2g,100ml 滴眼液:8ml(24mg)	口服: 10~15mg/(kg·d),分2~3次 静脉滴注: 4~8mg/(kg·次),2次/d	(1) 作用机制为拮抗细菌DNA的旋转酶,具有快速杀菌作用 (2) 主要用于下列系统感染:泌尿生殖系、胃肠道、呼吸系统、骨骼系统等 (3) 一般不用于幼儿
环丙沙星 ciprofloxacin 片剂(盐酸盐):0.25g 针剂(乳酸盐):50ml,0.1g;100ml,0.2g	口服: 10~20mg/(kg·d),分2~3次 静脉滴注: 5~8mg/(kg·d),分2次	(1) 本品口服制剂可用于MRSA所致的皮肤软组织等轻症感染或其带菌状态 (2) 本品的静脉用药可用于重症感染的治疗 (3) 一般不用于幼儿 (4) 对环丙沙星或其他氟喹诺酮药物过敏者禁用;有中枢神经系统疾病者(如癫痫等)应避免用

4. 抗结核药

药品名称及规格	剂量及用法	备注
异烟肼 isoniazid 片剂:50mg,100mg 针剂:50mg(2ml) 100mg(2ml)	口服: 10~20mg/(kg·d) 顿服	(1) 对结核菌有强烈的抑制和杀灭作用,用于各种类型的结核病 (2) 易产生抗药性,与其他抗结核药合用能延缓抗药性的产生 (3) 不良反应与剂量相关,较大剂量时不良反应主要为周围神经炎及肝脏毒性 (4) 肝、肾功能减退及癫痫患儿忌用或慎用
硫酸链霉素 streptomycin sulfate 针剂:1g (1mg=798单位)	肌内注射: 20~30mg/(kg·d)分2次 鞘内: 1mg/(kg·d) (应稀释至5mg/ml) 分2次 喷雾: 300mg/(2ml·次) 2~4次/d	(1) 对结核菌有抑制作用,用于各种类型的结核病 (2) 易产生抗药性,与其他抗结核药合用能延缓抗药性的产生 (3) 毒性反应主要对第八脑神经损害,如耳聋、恶心、头晕、口周麻木,其他反应如蛋白尿及过敏反应
利福平 rifamycin 胶囊:0.1g,0.15g,0.3g	口服: 10~20mg/(kg·d) 空腹顿服或分2次	(1) 与异烟肼合用有协同作用,可延缓细菌耐药性的产生,但应注意导致肝功能损害 (2) 毒性小,偶致腹胀、胃纳减退及血清转氨酶升高 (3) 新生儿不用,3个月内婴儿少用
环丝氨酸 cycloserine 片剂:0.25g	口服: 10mg/(kg·d) 分2次	作用同紫霉素,用于泌尿道结核感染。毒性大,能引起神经系统反应如嗜睡或兴奋、惊厥等,癫痫患儿忌用
吡嗪酰胺 pyrazinamide 片剂: 0.25g	口服: 20~30mg/(kg·d) 分3~4次	(1) 抑菌作用介于链霉素与对氨基水杨酸钠之间,为第二线抗结核药 (2) 能引起严重肝功能障碍及厌食、关节痛、神经过敏、排尿困难及轻度发热等 (3) 常和INH、RFP、SM一起用作四联短程疗法
乙胺丁醇 ethambutol 片剂:0.1g,0.25g	口服: 15~25mg/(kg·d) 分2次 病情严重者开始时用25mg/(kg·d),好转后减量	(1) 疗效次于异烟肼,副作用较轻,可有视力减退及胃肠道障碍等 (2) 应与其他抗结核药合用,主要用于经链霉素或异烟肼治疗失效的患儿

注:由于近年来逐渐出现新的抗生素,临床已较少应用以上药物(复方磺胺甲噁唑除外)。

5. 抗真菌药

药品名称及规格	剂量及用法	备注
制霉菌素 nystatin 片剂:10 万 U,25 万 U,50 万 U 混悬液: 100 万 U:100ml 软膏:10 万 U:1g 栓剂:10 万 U/枚	口服: 5 万~10 万 U/(kg·d) 分 3~4 次 外用: 5 万~10 万 U 分 2~3 次	能抑制并杀灭霉菌,肠道吸收少。可用于预防及治疗肠道内及皮肤黏膜等处念珠菌感染,对深部霉菌病无效,阴道和体表感染时外用有效
两性霉素 B amphotericin B 针剂:0.01g,0.025g,0.05g	静脉滴注: 开始时 0.1~0.25mg/(kg·d) 1 次/d 以后渐增至 1mg/(kg·d)	(1) 抗深部真菌感染,如脑膜炎、败血症、肺炎、尿路感染、心内膜炎 (2) 本品口服仅用于肠道真菌感染,局部用于皮肤、指/趾甲及黏膜念珠菌感染,如传染性口炎、甲沟炎等 (3) 本品与咪唑类抗真菌药可出现拮抗作用;与氟胞嘧啶、四环素、利福平有协同作用
卡泊芬净 caspofungin 注射用醋酸卡泊芬净:50mg,70mg	静脉滴注: 1~3 个月,25mg/m²,1 次/d。3 个月~1 岁,50mg/m²,1 次/d。3 个月~17 岁,第一天负荷剂量 70mg/m²,之后日剂量 50mg/m²	有关本品有效性和安全性的前瞻性临床试验尚缺乏充分研究
酮康唑 ketoconazole 片剂、胶囊剂:0.2g 混悬液:2% 霜剂:2%	口服: 1~4 岁每日 50mg 5~12 岁每日 100mg 顿服(在餐间服用吸收好)	(1) 用于表皮和深部真菌病,如皮肤和甲癣(局部治疗无效者)、胃肠道酵母菌感染以及白念珠菌、类球孢子菌、组织胞浆菌等引起的全身感染 (2) 不宜与抗酸药、抗胆碱药或 H_2 阻滞剂合用,如必须合用时,则在服本品至少 2 小时后再用 (3) 酮康唑可与食物同服,以减少恶心呕吐反应和促进吸收;服药期间禁服酒精类饮料。如发生头晕、嗜睡时应引起注意 (4) 存在严重的肝毒性,应密切监测
伊曲康唑 itraconazole 胶囊剂:0.1g、0.2g 口服液:150ml:1.5g	口服: 3~5mg/(kg·d) 分 1~2 次	(1) 主要用于浅表真菌感染,如甲癣、花斑癣、体癣、股癣、手足癣。也适用于外阴、阴道念珠菌病、真菌性角膜炎和口腔念珠菌病及全身性真菌病的维持治疗 (2) 本品血浆蛋白结合率高,与华法林、地高辛、阿司咪唑、环孢素及特非那定等药物合用时,应减少剂量;尽量避开与药酶诱导剂利福平、苯妥英钠合用
氟康唑 fluconazole 胶囊剂:0.05g,0.1g,0.15g,0.2g 针剂:0.1g,0.2g	口服:1~2mg/(kg·d) 1 次/d 静脉滴注:(用于 3 岁以上儿童) 浅表真菌感染: 1~2mg/(kg·d),1 次/d 深部真菌感染: 3~6mg/(kg·d),1 次/d	(1) 对皮肤真菌病和深部真菌病皆有效,抗菌谱广,与酮康唑相似 (2) 1 岁以下儿童禁用 (3) 肾功能不全者慎用

续表

药品名称及规格	剂量及用法	备注
氟胞嘧啶 flucytosin (flurocytosin, 5-FC) 片剂:0.25g,0.5g	口服: 50~150mg/(kg·d) 分 2~4 次	(1) 用于念珠菌、隐球菌及地丝菌感染 (2) 易通过血脑屏障,常用于真菌性脑膜炎的治疗 (3) 单用本品时真菌易产生耐药性,宜与两性霉素 B 合用
伏立康唑 voriconazole 片剂:50mg,200mg 混悬剂:45g:3g 注射剂:200mg	静脉滴注:7mg/kg,2 次/d 口服:200mg,2 次/d 口服和静脉用药都不推荐用负荷剂量 如果患儿不能耐受 7mg/kg,2 次/d 的静脉用量,可考虑减量到 4mg/kg,2 次/d	(1) 极少数使用者发生了尖端扭转性室性心动过速,伴有心律失常危险因素的患儿需慎用 (2) 连续治疗超过 28 日者,需监测视觉功能,包括视敏度、视力范围以及色觉 (3) 伴有严重的基础疾病(主要为恶性血液病)的患儿可发生肝毒性反应,治疗过程中需检测肝功能,一旦发生肝功能损害,应考虑停药 (4) 片剂应在餐后或餐前至少 1 小时服用,其中含有乳糖成分,先天性的不能耐受半乳糖者不宜应用片剂 (5) 用药期间必须监测肾功能(主要为血肌酐)。中度到严重肾功能减退(肌酐清除率每分钟<50ml)的患儿,不宜应用注射剂,但仍可选用口服制剂

6. 抗病毒药物(参阅病毒感染性疾病章"概述")

药品名称及规格	剂量及用法	备注
金刚烷胺 amantadine (admantanamine symmetrel、virofral) 片剂:0.1g	口服: 3~8mg/(kg·d) (总量不超过 150mg/d) 分 2~3 次	(1) 用于甲型流感病毒感冒的预防及早期病例的治疗和震颤性麻痹症 (2) 可有兴奋、共济失调、语言不清、眩晕等不良反应 (3) 用药疗程不超过 10 天
利巴韦林 ribavirin 片剂、泡腾片、口服液:0.1g,0.15g 针剂:0.1g(10ml) 滴鼻剂、滴眼剂:0.5% 喷雾剂:3mg/喷	口服: 10~15mg/(kg·d) 分 3~4 次 肌内注射、静脉滴注: 10~15mg/(kg·d)分 2 次 喷雾吸入: 每次 1~2 喷,每 4~5 小时一次	(1) 临床常用喷雾及滴鼻的方法治疗上呼吸道病毒感染,静脉注射治疗小儿腺病毒肺炎;气溶胶、气雾剂常用于治疗流感和呼吸道合胞病毒肺炎 (2) 是流行性出血热的首选药,又可治疗肾病综合征出血热、拉萨热,但不用于治疗艾滋病 (3) 注射用疗程不超过 7 天,口服用疗程不超过 10 天 (4) 严重贫血患儿、有胰腺炎症或明确有胰腺炎患儿、有心脏病史或明显的心脏病症状患儿、肝肾功能异常者、肌酐清除率<50ml/min 的患儿不推荐使用
阿昔洛韦 acyclovir 胶囊剂:0.2g,0.25g 针剂:0.025g,0.5g 滴眼剂:0.1% 眼膏:3% 霜剂:5%	口服: 10~20mg/(kg·d) 1 次/4h 静脉滴注: 5~10mg/(kg·次) 3 次/d	(1) 本品为Ⅰ、Ⅱ型单纯疱疹病毒感染的首选药,对带状疱疹病毒、EB 病毒、巨细胞病毒有效 (2) 临床用于治疗疱疹性角膜炎、疱疹性口炎、唇炎、生殖器疱疹、全身性带状疱疹及疱疹性脑炎。也用于乙型肝炎的治疗 (3) 儿童应慎用或在监测下使用 (4) 用药时注意给药浓度、速度、分次给药及用药后水化治疗等问题,避免与其他肾毒性药物配伍使用,用药期间应监测尿常规和肾功能

续表

药品名称及规格	剂量及用法	备注
更昔洛韦 ganciclovir 注射剂：50mg，0.15g，0.25g，0.5g 注射液：10ml：0.5g，5ml：0.25g 分散片：0.25g	（1）诱导治疗：静脉滴注（静脉滴注1小时以上），一次5mg/kg，每12小时1次，共14~21日 （2）维持治疗：静脉滴注（1小时以上），5mg/kg，1次/d，连续7日，总疗程3~4周	（1）不可肌内注射，不能快速给药或静脉推注。用静脉滴注给药，一次至少滴注1小时以上，患儿需给予充足水分，以免增加肾毒性 （2）本品配制需充分溶解，浓度不能超过10mg/ml （3）用药期间应每2周进行血清肌酐或肌酐清除率的测定。肾功能减退者剂量应酌减 （4）孕妇患者及12岁以下患儿用药应充分权衡利弊
膦甲酸钠 foscarnet sodium 输液：每瓶600mg（250ml），1 200mg（500ml）	初始剂量60mg/kg，每8小时1次，至少1小时恒速滴入，用2~3周； 维持量为每日90~120mg/kg，静脉滴注2小时。肾功能不全者需减量用药。	可能引起多系统不良反应，较常见有发热、乏力、寒战、衰弱；头痛、感觉异常、头昏、癫痫发作；贫血、粒细胞减少、白细胞减少；咳嗽、呼吸困难；皮疹、多汗；肾功能改变；视觉异常等。
奥司他韦 oseltamivir 胶囊：75mg 颗粒剂：15mg，25mg，75mg	（1）流感的治疗（口服）：在流感症状开始的第1日或第2日（36~48小时）内开始服用。①13岁以上青少年推荐口服剂量：一次75mg，2次/d，共5日。②儿童（1岁以上）： 体重≤15kg，一次30mg，2次/d； 体重16~23kg，一次45mg，2次/d； 体重24~40kg，一次60mg，2次/d； 体重>40kg，一次75mg，2次/d。共服5日 （2）预防：在与流感患者密切接触后2日内开始用药；一次75mg，1次/d，至少7日	（1）对1岁以下儿童治疗流感，对13岁以下儿童预防流感，对健康状况差、免疫抑制、心肺基础疾病的患儿治疗流感的安全性和有效性尚不确定 （2）奥司他韦不能取代流感疫苗；其使用不应影响每年接种流感疫苗 （3）肝功能不全患者：用于肝功能不全患者治疗和预防流感时剂量不需要调整 （4）在使用该药物期间，应对患儿的自我伤害和谵妄事件等异常行为进行密切监测 （5）注意可能发生严重皮肤反应、肝损害、神经系统等不良反应

（二）镇静、催眠、抗惊厥药

药品名称及规格	剂量及用法	备注
苯巴比妥钠 phenobarbital（luminal） 片剂：0.1g，0.15g，0.3g 针剂：0.5g，0.1g，0.2g	镇静、催眠： 口服： 2~3mg/（kg·次） 3次/d 抗惊厥： 肌内注射： 6~10mg/（kg·次） 必要时过4小时可重复，极量不超过0.2g/次	（1）用于镇静、惊厥、麻醉前给药，可单独用。有激活葡萄糖醛酰转移酶的作用，可用于新生儿高胆红素血症 （2）静脉注射时用生理盐水稀释成10%，缓慢注入，不超过1ml/min，注射时用其钠盐，不可与酸性药物配伍 （3）偶可引起药物过敏、烦躁、多睡、头晕、抑制呼吸、皮疹、胃肠症状等 （4）严重肝肾损害者慎用
异戊巴比妥 amobarbital（amytal） 片剂：0.1g 针剂：0.1g，0.5g	用法基本同上 抗惊厥： 肌内注射或静脉缓慢推注 每次5mg/（kg·次）	同上 （但不用于新生儿高胆红素血症）
水合氯醛 chloralhydrate 溶液：10% 合剂：10%	口服或灌肠： 镇静、催眠： 30~40mg/（kg·次） 抗惊厥： 每次40~60mg/kg	（1）为长时间作用类催眠药（约维持6~8小时）且作用较快 （2）大剂量可影响循环系统和抑制呼吸，一次极量不超过1g（儿童） （3）对胃有刺激作用，口服须冲淡 （4）长期使用易成瘾或产生耐药性 （5）心脏病、肝肾功能严重减退者忌用或减量慎用

续表

药品名称及规格	剂量及用法	备注
副醛（三聚乙醛） paraldehyde 溶液：10% 针剂：2ml，5ml	灌肠：镇静 0.2~0.3ml/（kg·次） （稀释成10%的溶液） 肌内注射：抗惊厥（需深部注射） 0.1~0.2ml/（kg·次）极量不超过5ml/次	（1）灌肠用10%溶液加适量温开水或保护剂 （2）静注时用葡萄糖溶液或生理盐水制成5%溶液 （3）对有呼吸道或肝脏病的患儿慎用，可刺激呼吸道使痰液增加，大剂量或静注可抑制呼吸及血管运动中枢
盐酸氯丙嗪 chlorpromazine hydrochloride （wintermin） 片剂：5mg，12.5mg，25mg 针剂：25mg（1ml），50mg（2ml）	口服、肌内注射、静脉滴注： 0.5~1mg/（kg·次）	（1）对大脑皮质与皮质下中枢都有抑制作用，除镇静作用外，可使体温下降，基础代谢率降低，并有扩张血管、降低血压作用。用药后应平卧，防止体位性休克，应注意测体温、脉搏和血压，保持呼吸道通畅；及维持心血管功能和水电平衡 （2）高浓度对局部有刺激作用，可发生黄疸、体位性低血压、便秘、尿潴留、粒细胞减少等副作用 （3）勿与麻黄碱、咖啡因或茶碱同时使用，不可与苯巴比妥配伍 （4）肝功能严重减退、中枢神经系统明显抑制及心血管病患儿慎用
溴化钾 potassium bromide 溴化钠 sodium bromide 溶液：10%	口服： 50~100mg/（kg·d） 3次/d	（1）本品可增强大脑皮质的抑制过程，产生镇静，使大脑皮质的兴奋与抑制过程恢复平衡。用于神经衰弱、癔症、神经性失眠、精神兴奋状态 （2）毒性较小，但排泄甚慢，久服可致蓄积中毒 （3）不宜空腹服用 （4）高血压、水肿、忌盐者忌用
哌甲酯 methylphenidate 片剂：10mg 针剂：20mg	口服： 0.5~0.75mg/（kg·次） 2~3次/d 肌内注射、静脉滴注： 0.5mg/（kg·次） 一日总量不超过40mg	（1）主要用于脑功能轻微失调，也可用于呼吸衰竭，中枢抑制药中毒 （2）6岁以下小儿避免使用 （3）可有失眠、厌食、兴奋、心悸等不良反应
谷维素 oryzanalum 片剂：10mg	口服： 10mg/次，3次/d	（1）主要用于调整自主神经功能，改善精神神经失调症状 （2）服后偶有恶心、呕吐、口干、皮疹等副作用，停药后可消失
咪达唑仑 midazolam 注射液：1ml：5mg，3ml：15mg	静脉注射用于癫痫持续状态。新生儿及1月龄至18岁：首剂150~200μg/kg，继以持续静脉滴注，每小时60μg/kg；如果发作不能控制，可每15分钟增加每小时60μg/kg，直至惊厥控制或者达到最大剂量每小时300μg/kg	患有心脏疾病、呼吸系统疾病、重症肌无力、新生儿以及药物/酒精滥用者慎用。在低血容量、低体温及循环功能障碍者有出血严重低血压的危险。避免持续使用过长时间以及突然撤药
地西泮 diazepam 片剂：2.5mg 针剂：10mg	口服： <1岁1~2.5mg/d 幼儿不超过5mg/d 5~10岁小儿不超10mg/d 注射：（缓慢静注） 0.25~0.5mg/（kg·次），但不能超过20mg/次	（1）抗痫作用较强且快，但作用短暂（约20分钟）。常与其他抗痫药合用 （2）突然停药可致癫痫发作、寒战等症状 （3）6个月以内的婴儿禁用 （4）有效血浓度为0.15~0.2μg/ml （5）副作用可见嗜睡、共济失调、粒细胞减少等
硝西泮 nitrazepam（mogadon） 片剂：5mg	口服： 幼儿5~15mg/（kg·d） 学龄儿5~30mg/（kg·d） 分2~3次	常用于催眠、抗惊厥、婴儿痉挛症及其他肌阵挛发作，对小发作型癫痫疗效好，对其他型癫痫也有效
氯硝西泮 clonazepam 片剂：0.5mg，2mg	口服： 0.03~0.05mg/（kg·d） 分2~3次 （从小量开始，渐增至发作控制） 维持量：0.1~0.2mg/（kg·d）	（1）是广谱抗癫痫药，作用比地西泮、硝西泮强5~10倍 （2）副作用同上，原来智力低下者易出现异常行为

（三）抗癫痫、抗震颤麻痹、抗精神病药

药品名称及规格	剂量及用法	备注
苯巴比妥 phenobarbital （参阅前页镇静、催眠、抗惊厥用药） 片剂：同前 针剂：0.1g	口服： 2~3mg/(kg·d) 分2~3次 （渐加量直至发作控制后继用原剂量） 肌内注射： 6~10mg/(kg·次)	（1）一般首选应用于大发作病人 （2）与地西泮或苯妥英钠合用治疗大发作，疗效较好 （3）久用可产生耐药性，长期服用时切勿突然停药，否则易引起癫痫发作或癫痫持续状态 （4）一般需达到血浓度20~40μg/ml，才发生疗效
苯妥英钠 phenytoin Sodium （dilantin, diphenyhydation, DPH） 片剂：0.05g，0.1g 针剂：0.05g，0.1g，0.25g	口服： 3~8mg/(kg·d) 分2~3次 肌内注射： 3~5mg/(kg·次) 癫痫持续状态： 5~10mg/(kg·次)	（1）常用于癫痫大发作、局限性发作、精神运动性发作 （2）该药不良反应较大，有胃肠道反应、皮疹、齿龈增生、淋巴结肿大、细胞降低等，治疗量与中毒量接近且不易早期发现，故小儿不做首选 （3）一般需达血药浓度10~20μg/ml，才见疗效；长期应用者应定期查血象
乙琥胺 ethosuximide(zarontin) 糖浆剂：100ml：5g	口服： 5~10mg/(kg·d) 分3次 （从小量开始渐增量，直至发作控制）	（1）用于小发作，特别当苯巴比妥或丙戊酸钠无效时可与其他抗癫痫药合用，以免诱发大发作 （2）一般需达血药浓度35~80μg/ml，才见疗效；应定期查血、尿 （3）不良反应有恶心、头晕、呃逆、皮疹、粒细胞减少等
卡马西平 carbamazepine 片剂：100mg，200mg 缓释片：200mg，400mg	口服： 止痛：10~20mg/(kg·d)，分3次 抗癫痫：5~10mg/(kg·d)起量，每3~5日增加5~10mg/kg，一般维持量10~30mg/(kg·d)	（1）对精神运动性发作最有效，对大发作、局限性发作和混合型癫痫也有效 （2）可促进抗利尿激素分泌，用于神经源性尿崩症 （3）与苯巴比妥、苯妥英钠合用使其血浓度降低；与大环内酯类抗生素、异烟肼合用使血浓度升高 （4）长期应用需定期检查血象、肝功能及尿常规 （5）在使用过程中一旦出现皮疹，应立即停药，避免发展成严重皮肤损害，有过敏史禁用
奥卡西平 oxcarbazepine 片剂：150mg，300mg，600mg 口服混悬液：1ml：60mg	口服： 起始剂量按8~10mg/(kg·d)（不超过600mg/d），分2次服；根据药物治疗反应每周增加一日量10mg/kg，直至发作控制或者达最大剂量一日量43~60mg/kg，分2次服	（1）本品与卡马西平可能存在交叉过敏 （2）肝功能损害者慎用 （3）出现低钠血症时，可减少本品用量或停药，限制液体的摄入量。多在停药几日后，血清钠浓度可恢复正常，一般无需其他治疗
氟哌啶醇 haloperidolum(serenase) 片剂：2mg，4mg 针剂：5mg(1ml)	口服： 3~12岁的精神病或多动症患儿，开始0.05mg/(kg·d)，分2~3次服，5~7日后酌情增加至0.1mg/(kg·次)，2~3次/d	（1）本品系丁酰苯类药，作用与氯丙嗪相似。主要用于抗焦虑症、抗精神躁狂，用于各种精神分裂症及焦虑症 （2）有明显的镇吐作用，可治疗顽固性呃逆及呕吐 （3）副作用多见锥体外系反应、失眠、头痛等，亦可影响肝功能，但停药后可恢复 （4）可能导致QT间期延长或尖端扭转型室性心动过速的风险增加
丙戊酸钠 sodium valproate 片剂：0.2g 注射剂：0.4g 糖浆剂：4%	口服： 开始15mg/(kg·d)，分3次，以后根据情况每周增加5~10mg/(kg·d)，直至发作控制，但不应超过40mg/(kg·d)。单用此药20~40mg/(kg·d)，与其他药合用时相应减量 静脉滴注： 0.5~1mg/(kg·h) 持续或重复滴注	（1）丙戊酸及其钠盐为广谱抗痫药，可用于治疗各类型癫痫，副作用少 （2）对失神性小发作和肌阵挛疗效较好 （3）一般血浓度需达到40~90μg/ml才生效 （4）避免同时服用碳青霉烯类抗生素，以免发生严重相互作用
苯海索 benzhexol 片剂：2mg 胶囊：5mg	口服：>5岁 1~2mg/次，3次/d	（1）为中枢纹状体胆碱受体阻断剂。用于帕金森病、某些药物引起的锥体外系反应等 （2）4岁以下儿童不用或慎用

续表

药品名称及规格	剂量及用法	备注
苄丝肼 benserazide 多巴苄丝肼：每胶囊125mg（含苄丝肼25mg及左旋多巴100mg）；250mg（含苄丝肼50mg及左旋多巴200mg）	口服： 多与左旋多巴合用。开始时一次苄丝肼25mg及左旋多巴100mg，2次/d；然后每隔1周将苄丝肼增加25mg/d及左旋多巴100mg/d，至每日剂量苄丝肼250mg及左旋多巴1 000mg为止。分3～4次服	（1）必要时可加维生素B_6 （2）25岁以下患者及妊娠者，骨质疏松患者慎用
托吡酯 topiramate（topamax） 片剂：0.025g，0.05g，0.1g	口服：（12岁以上） 第一周，每晚口服50mg，以后每周增加剂量50～100mg，不超过1 600mg/d，1～2次/d	（1）本品为新型抗癫痫药物，能调节苯二氮䓬不敏感的GABA受体亚型 （2）用于伴有或不伴有继发性全身发作的部分性癫痫发作的加用治疗 （3）停药时，同其他抗癫痫药一样应逐渐减量
左乙拉西坦 levetiracetam 片剂：0.25g，0.5g，1.0g 口服溶液：150ml（10%），300ml（10%）	口服： （1）1～6月龄婴儿，起始剂量7mg/（kg·次），2次/d，逐渐增加剂量，最大剂量21mg/（kg·次），2次/d （2）6月龄以上儿童和青少年（体重≤50kg者），起始剂量5～10mg/（kg·次），2次/d，目标剂量10～20mg/（kg·次），最大30mg/kg，2次/d。一般每2周增加剂量10mg/kg （3）12～18岁或体重≥50kg者：250mg/次，2次/d，每2周逐渐增加到一次500mg，2次/d。最大量1 500mg/次，2次/d	（1）对于严重肝功能损害的患儿，需调整剂量 （2）如需停止服用本品，建议逐渐减停
拉莫三嗪 lamotrigine 片剂：25mg，50mg，100mg，150mg，200mg	口服： （1）单药治疗 1）2～12岁，第1～2周300μg/（kg·d），分1～2次口服，第3～4周剂量增至600μg/（kg·d），分1～2次口服，第5周后每1～2周增加剂量（一日最大增加600μg/kg），至最佳疗效或最大耐受剂量，一般维持量1～10mg/（kg·d），分1～2次口服，最大剂量可至15mg/（kg·d）。 2）12～18岁，第1～2周25mg/次，1次/d，每1～2周增加剂量，渐增至最佳疗效或最大耐受剂量。一般维持量100～200mg/d，一日1次或分2次服用，最大剂量500mg/d。 （2）与丙戊酸联合服用 1）2～12岁，第1～2周一次150μg/kg，1次/d，小年龄（例如体重低于13kg）者可隔日1次，一次300μg/kg；第3～4周剂量增至300μg/（kg·次），1次/d口服，以后每1～2周增加剂量（一日最大增加300μg/kg），至最佳疗效或最大耐受剂量，一般维持量1～5mg/（kg·d），分1～2次口服，最大单次剂量100mg 2）12～18岁，第1～2周25mg/次，隔日1次，第3～4周剂量增至25mg/次，1次/d，以后每1～2周增加剂量（最大增加25～50mg），一般维持量增至100～200mg/d，一日1次或分2次服用	（1）出现皮疹等过敏反应，应即停药 （2）心功能不全者、严重肝功能不全者及肾衰竭者慎用 （3）癫痫伴抑郁及双向情感障碍的病人存在自杀风险，服用本药的第1个月，应严密观察，防止出现自杀行为 （4）可导致严重皮肤反应，不良反应多在首次用药8周内出现，儿童发生率高于成人；另可引起无菌性脑炎
泰必利 tiapride 片剂：0.05g，0.1g 针剂：2ml：0.1g	口服： 4～8mg/（kg·d），分2～3次	本品能阻断脑内多巴胺受体，用于多动症、舞蹈症、抗精神病药物所致的迟发性运动障碍、Gilles-de la Tourette综合征

(四)解热、镇痛、抗炎药

药品名称及规格	剂量及用法	备注
阿司匹林 acetylsalicylic acid(aspirin) 片剂、泡腾片:0.1g,0.15g,0.2g,0.3g,0.5g	口服: 解热:30~60mg/(kg·d),分4~6次或5~10mg/(kg·次) 抗风湿:80~100mg/(kg·d),分3~4次,后期减量 抗炎:80~100mg/(kg·d)(<25kg),或2 500mg/(m^2·d)(>25kg),一日用量不超过4.9g,每日分2~4次	(1) 用于解热、镇痛、消炎、各种风湿性疾病,儿科用于皮肤黏膜淋巴结综合征(川崎病)的治疗 (2) 与其他非甾体抗炎镇痛药同用时疗效并不加强,而胃肠道副作用(包括溃疡和出血)增加;此外,本品与对乙酰氨基酚长期大量同用有引起肾脏病变的可能,宜同时服用维生素K (3) 应与食物同服或用水冲服,以减少对胃肠道的刺激 (4) 国外报道有个别病例可引起Reye综合征
对乙酰氨基酚 paracetamol(acetaminophen) 片剂:0.3g,0.5g 滴剂:100mg/ml 溶液剂:2.5%	口服: 10~15mg/(kg·次) 分3~4次服	(1) 解热作用与阿司匹林相似,镇痛作用较弱。用于感冒发热、关节痛、神经痛及偏头痛等 (2) WHO推荐为儿科解热镇痛药,但3岁以下儿童慎用 (3) 过量服用会增加严重肝损伤的风险
赖氨匹林(阿司匹林赖氨酸) aspirin-DL-lysine (aspisol,venopirin) 针剂:0.5g(相当于阿司匹林0.28g),0.9g(相当于阿司匹林0.5g)	肌内注射、静脉注射: 10~25mg/(kg·次)	用于治疗多种原因引起的发热、头痛以及手术后或癌性疼痛
吲哚美辛 indomethacin(indocin) 片剂:25mg 胶丸:25mg 栓剂:0.1g	口服: 0.5~1mg/(kg·d),2~3次/d	(1) 用于解热镇痛、消炎,可用于风湿性关节炎 (2) 可用于早产儿动脉导管未闭 (3) 副作用有胃肠道反应以及头痛、头晕,抑制造血系统
萘普生 naproxen(naprosyn) 片剂:0.25g 胶囊剂:0.25g	口服: 抗风湿:10~20mg/(kg·d),分2次,每日剂量不大于2g	(1) 本品为抗炎镇痛药,其抗炎镇痛和解热作用比阿司匹林、对乙酰氨基酚强,可用于风湿性关节炎 (2) 与阿司匹林等非甾体抗炎药有交叉过敏反应,且增加胃肠道不良反应
布洛芬 ibuprofen 片剂:0.1g,0.2g 口服溶液:10ml:0.1g 混悬滴剂:15ml:0.6g	口服: 5~10mg/(kg·次),3次/d,宜饭后服 栓剂:50mg×5枚 混悬液:100ml:2g	(1) 本品抗炎、镇痛、解热作用比阿司匹林强,用于类风湿性关节炎 (2) 对阿司匹林或其他非甾体抗炎药过敏者对本品可有交叉过敏反应 (3) 长期用药时应定期检查血象及肝、肾功能
双氯芬酸 diclofenace 片剂:25mg 栓剂:50mg 针剂:75mg 乳胶剂:1%	口服: 2~3mg/(kg·d),分3次 肌内注射: 1.5mg/(kg·次),1次/d	(1) 用于各种类型风湿性疾病以及各种原因引起的发热及疼痛,其消炎镇痛作用比阿司匹林强20~25倍 (2) 阿司匹林可降低本品的生物利用度 (3) 长期或大剂量服用可能出现胃肠道反应和肝肾功能异常,偶有诱发胃、十二指肠溃疡情况发生

续表

药品名称及规格	剂量及用法	备注
塞来昔布 celecoxib 胶囊:100mg,200mg	口服: 2岁以上儿童,体重范围10~25kg者,100mg/d;体重范围25~50kg者,200mg/d;一日最大剂量不超过200mg,每日分2次口服	(1) 本品属非甾体抗炎药中选择性COX-2抑制药类。它导致胃肠黏膜损伤而引起消化性溃疡和出血的风险较其他传统非甾体抗炎药较少适用于有消化性溃疡、肠道溃疡、胃肠道出血病史者 (2) 本品有引起心血管栓塞事件的风险,且与剂量和疗程相关 (3) 本品化学结构中一个芳基为苯磺酰胺,故与磺胺类药有交叉过敏反应,因此在使用本品前要询问患儿是否对磺胺类药物过敏 (4) 用于治疗2岁以上幼年特发性关节炎患儿 (5) 此类药物有随服用时间延长增加心血管事件发生的风险
非诺洛芬 fenoprofen 片剂:300mg,600mg 胶囊:300mg。	口服: 35mg/(kg·d),分4次,全天最大剂量3 200mg。建议饭后整粒口服,以减少胃肠道不良反应	同"布洛芬"
萘丁美酮 nabumetone 片剂:0.25g,0.5g,0.75g 胶囊:0.25g 分散片:0.5g 干混悬剂:0.5g,1.0g 颗粒剂:0.5g	口服: 30mg/(kg·d),最大剂量2g/d,建议每日顿服	(1) 对阿司匹林过敏者对本品可能有相似反应 (2) 在餐中服用本品可致吸收率增加,应在餐后或晚间服用。服用本品的剂量一日超过2g时腹泻发生率增加

(五)镇痛药

药品名称及规格	剂量及用法	备注
盐酸吗啡 morphine hydrochloride 针剂:10mg	皮下注射: 0.1~0.2mg/(kg·次)	(1) 为中枢抑制药,具有镇痛、镇静等作用。可用于心力衰竭或严重疼痛 (2) 长期使用可致药瘾,故不能随便使用,极量1次不超过10mg (3) 有腹胀或呼吸障碍时禁用。1岁以内不用
羟考酮 oxycodone 胶囊剂:每粒含盐酸羟考酮5mg、对乙酰氨基酚500mg	口服: 术后疼痛每次1~2粒,间隔4~6小时可重复用药一次;癌症、慢性疼痛,每次1~2粒,3次/d。勿空腹服用	慎用对本品过敏者、肝功能不全、甲状腺功能严重减退、艾迪生病、前列腺肥大和尿道狭窄者 不良反应有头晕、嗜睡、恶心等 与麻醉剂、镇静催眠剂合用会增加中枢神经系统抑制作用。不能与抗胆碱能药合用
盐酸哌替啶 pethidine hydrochloride (dolantin) 片剂:25mg,50mg 针剂:50mg(1ml),100mg(2ml)	口服、皮下注射、肌内注射、静脉注射: 0.5~1mg/(kg·次)	(1) 用于剧烈疼痛,"人工冬眠"疗程与盐酸氯丙嗪及盐酸异丙嗪合用,婴儿忌用 (2) 久用可成瘾,过量可致中枢兴奋,以致惊厥,瞳孔散大,心动过速,呼吸抑制等

续表

药品名称及规格	剂量及用法	备注
磷酸可待因 codein phosphate 片剂:15mg,30mg 糖浆:0.5% 针剂:15mg,30mg	口服: 镇痛:0.5~1mg/(kg·次)或3mg/(kg·d),分4~6次 镇咳:1/3~1/2上述量	(1) 适用于刺激性咳嗽及轻度疼痛,如百日咳、充血性心力衰竭等。肺炎时禁用 (2) 副作用有便秘,恶心、呕吐、眩晕等,长期应用可产生耐药性和成瘾性 (3) 禁用于扁桃体或腺样体切除术后儿童的镇痛治疗
氨酚待因 paracetamol & codeine 片剂:每片含对乙酰氨基酚500mg,磷酸可待因84mg	口服:7~12岁,0.5~1片/次,3次/d	(1) 具有镇痛、解热、镇咳的作用 (2) 7岁以下小儿不宜使用
芬太尼 fentanyl 针剂:0.1mg	肌内注射、静脉注射:1~2μg/(kg·次),2~4次/d	(1) 适用于各种疼痛及手术后和手术中的镇痛 (2) 与中枢抑制药,如巴比妥类、安定剂、抗精神病药、麻醉剂连用可增强镇痛效果,剂量应适当减少1/4~1/3 (3) 单胺氧化酶抑制剂合用可加强呼吸抑制,与5-羟色胺能药物同时使用可能导致5-羟色胺综合征
曲马多 tramadole,tramal 胶囊:50mg 针剂:50mg,100mg	口服:1mg/(kg·次) 肌内注射、静脉注射:1~2mg/(kg·次)	(1) 适用于中度至剧烈的急性和慢性疼痛 (2) 切不可与中枢抑制剂单胺氧化酶抑制剂配伍

(六)中枢兴奋药

药品名称及规格	剂量及用法	备注
苯甲酸钠咖啡因(安钠咖) caffeine and sodium benzoate 针剂:0.25g,0.5g	皮下、肌内注射: 8mg/(kg·次),必要时可每4小时重复1次	(1) 小剂量能增强大脑皮质的兴奋作用,大剂量能兴奋呼吸血管运动和迷走神经中枢,最大一次量不超过500mg (2) 用于重症感染所致的呼吸、循环衰竭
洛贝林 lobeline hydrochloride 针剂:3mg(1ml),10mg(1ml)	皮下、肌内注射、静脉注射: 0.3~3mg/次,必要时每隔30分钟可重复使用一次	(1) 对呼吸中枢有兴奋作用,大剂量能引起心动过速、传导阻滞、呼吸深度抑制及强直性挛性惊厥 (2) 用于治疗新生儿窒息、一氧化碳中毒和重感染所致呼吸衰竭 (3) 静脉注射应缓慢
尼可刹米 nikethamide(coramine) 针剂:0.25g(1ml),0.375g(1.5ml)	皮下、肌内注射、静脉注射: 10~15mg/(kg·次),必要时每30分钟可重复一次	(1) 为延髓兴奋药,作用于呼吸中枢及血管运动中枢 (2) 用于中枢性呼吸及循环衰竭,对吗啡中毒效果好 (3) 大剂量时易引起阵挛性惊厥
二甲弗林 dimeflin 针剂:8mg(2ml)	肌内注射、静脉注射:0.1~0.2mg/(kg·次)	(1) 为中枢兴奋药,用于各种原因引起的中枢性、末梢性换气不全及由麻醉药所致的呼吸抑制 (2) 有痉挛病患儿忌用或慎用 (3) 静脉注射需缓慢,注意观察病情的变化

（七）平滑肌、横纹肌兴奋药（拟胆碱药）

药品名称及规格	剂量及用法	备注
新斯的明 neostigmine(prostigmine) 片剂:15mg 针剂:0.5mg(1ml),1mg(2ml)	口服: 1~2mg/(kg·d),分4~6次 皮下、肌内注射: 0.03~0.04mg/(kg·次)	(1) 抑制胆碱酯酶,能增强乙酰胆碱的作用。用于重症肌无力和肠蠕动减弱的腹胀 (2) 机械性肠梗阻及哮喘患儿忌用 (3) 超量时可引起呕吐、腹痛、流泪等,可用阿托品对抗
加兰他敏 galanthamine(nivalin) 片剂:5mg 针剂:1mg(1ml),2.5mg(1ml)	口服: 0.5~1mg/(kg·d),分3次 皮下、肌内注射: 0.05~0.1mg/(kg·次),1次/d,一疗程为2~6周	(1) 具有抗胆碱酯酶作用,作用较弱,用于重症肌无力,脊髓灰质炎后遗症,多发性神经炎等 (2) 超剂量可引起流涎、心动过缓、头晕、腹痛 (3) 癫痫、运动亢进、支气管哮喘者忌用 (4) 使用时应由小剂量逐渐增大,可连用3个疗程,但如1、2疗程无效者应停止使用

（八）骨骼肌松弛药

药品名称及规格	剂量及用法	备注
氯化琥珀胆碱 succinylcholine (scoline) 针剂:50mg(1ml),100mg(2ml)	静脉注射: 1~2mg/(kg·次) 维持量浓度0.1%~0.2%,2.5mg/min	(1) 属去极化型肌松药。最常用于全麻下气管内插管,也可用于破伤风或电休克惊厥 (2) 静脉注射最常用,深部肌内注射可用于小儿 (3) 本品诱发恶性高热的危险在小儿远比成人高
琥珀胆碱 suxamethonium chloride 注射液:1ml:50mg,2ml:100mg	(1) 气管插管: 静脉注射:1~2mg/(kg·次),最高2mg/kg,用氯化钠注射液稀释到每毫克含10mg,一次量不可超过150mg 肌内注射:一般用于找不到合适的静脉注射部位的患儿。1~2mg/(kg·次),一次量不可超过150mg (2) 维持肌松: 静脉注射:婴儿按体重计算的剂量应比成人更大,才能达到相似的肌松作用。婴幼儿剂量为2mg/kg。年龄稍大的儿童和青少年,剂量应下降到1mg/kg 肌内注射:适用于找不到合适的静脉注射部位的患儿,剂量3~4mg/kg(总剂量不超过150mg)	(1) 下列情况慎用,如严重肝功能不全、营养不良、晚期癌症、严重贫血、严重电解质紊乱等患者,以及使用抗胆碱酯酶药者 (2) 不具备控制或辅助呼吸条件时,严禁使用 (3) 忌在患儿清醒下给药 (4) 接触有机农药患儿,已证明无血浆胆碱酯酶减少或抑制者,方能使用至足量 (5) 预先给予阿托品方可防止本品对心脏的作用 (6) 出现长时间呼吸停止,必须用人工呼吸,亦可输血,注射新鲜冷冻血浆或其他拟胆碱酯酶药,但不可用新斯的明
泮库溴铵 pavulon 针剂:1mg,2mg,4mg(2ml)	静脉注射: 0.06~0.1mg/(kg·次) 新生儿0.02~0.05mg/(kg·次),维持量0.5~1.5μg/(kg·min)	(1) 属非去极化型肌松药。与氯胺酮合用,适用于低血容量、出血性和创伤性休克病人;与氟烷合用,可避免后者引起的血压下降。但重症肌无力者禁用 (2) 对新生儿、未成熟儿作用时间长达60~120分钟,使用时注意过量 (3) 心动过速、及对溴化物过敏者禁用
维库溴铵 vecuronine bromide (norcuron,nolcuron) 针剂:4mg(2ml)	插管剂量: 0.1~0.15mg/kg 静脉注射、静脉滴注: 首剂量0.08~0.1mg/kg 追加量0.025~0.05mg/kg	(1) 为中效非去极化型肌松药,竞争胆碱能受体位点而阻断乙酰胆碱的作用,新斯的明等抗胆碱酯酶药所逆转,肌松作用持续时间短 (2) 婴儿对本品较敏感,应先试用小量,恢复时间较成人长

（九）全身或局部麻醉药

药品名称及规格	剂量及用法	备注
羟基丁酸钠 sodium oxybate（sodium γ-hydroxybutyrate） 针剂：2.5g（10ml）	静脉注射：首次剂量，80～100mg/kg，需要时可隔1～1.5小时再用1/4～1/2首次量	（1）有中枢抑制作用，常用量时能使患儿安静地入睡。肌松效果不好，毒性低。常用于基础麻醉或局麻的辅助用药 （2）癫痫或心脏病患儿禁用
氯胺酮 ketamin（ketalar） 针剂：10mg（1ml），50mg（1ml）	静脉注射：1～2mg/（kg·次），缓慢 肌内注射：4～8mg/（kg·次） 个体间差异大	（1）为具有镇痛性的静脉全麻药。无肌松作用，可使肌张力增加，对心血管系统有兴奋作用，使心率加快，血压上升 （2）适用于无需肌松的诊断检查或小手术，常用于吸入全麻的诱导或麻醉辅助用药
硫喷妥钠 sodium pentothal（pentothal） 针剂：0.5g，1g	静脉注射：4～8mg/（kg·次） 深部肌内注射：15～20mg/（kg·次）	（1）单独应用仅适于小手术，常作诱导麻醉和基础麻醉用 （2）容易引起呼吸抑制及喉痉挛，故注射应缓慢，并随时准备插管以备急救 （3）新鲜配制，药液不应漏至血管外及皮下，以免引起局部组织坏死
丙泊酚 propofol 针剂：0.2g（20ml），0.5g（50ml）	静脉滴注： 诱导麻醉：2～2.5mg/kg 维持麻醉： 0.1～0.2mg/（kg·min） 9～15mg/（kg·h）	（1）本品为短效静脉全身麻醉药，用于全身麻醉的诱导和维持 （2）3岁以下儿童不宜使用
普鲁卡因 procaine 针剂：25mg，40mg，50mg，150mg	浸润局麻：0.25%～0.5%溶液，一次量0.5%～1.0g 神经阻滞麻醉：1%～2% 硬膜外麻醉：2%～4% 腰麻：2.5%～5%	（1）有良好的局部麻醉作用 （2）用量过大或血管内注入，可引起恶心、出汗、脉速、呼吸困难，甚至惊厥 （3）极少数患儿可见过敏反应，用前宜做皮肤过敏试验（0.25%溶液0.1ml皮内）
利多卡因 lidocaine（xylocaine） 针剂：10ml（0.2g），20ml（0.4g）	表面麻醉、神经阻滞麻醉及硬膜外麻醉，还用于心律失常 小儿常用量随个体而异，一次给药总量不得超过4.0～4.5mg/kg，常用0.25%～0.5%溶液，特殊情况才用1.0%溶液 治疗心律失常：1～3mg/（kg·次）	（1）局麻作用比普鲁卡因强，且持续时间长，但毒性也较大。具有抗心律失常作用，对室性心律失常疗效较好 （2）心、肝功能不全者应减量，Ⅱ～Ⅲ度房室传导阻滞者应禁用
丁卡因 dicaine（tetracaine） 针剂：50mg（5ml）	滴眼：0.5%～1%溶液 耳鼻喉科用：1%～2%溶液 总量不超过20ml 硬膜外麻醉用：0.25%	（1）局麻作用比普鲁卡因强 （2）因毒性大，不宜用于阻滞或浸润麻醉，但可用于腰麻，与利多卡因合用

（十）解痉药（抗胆碱药）

药品名称及规格	剂量及用法	备注
颠茄 belladonna 片剂：8mg、10mg 合剂：6%	口服： 0.2～0.6mg/（kg·d） 分3次，极量1mg/（kg·次）	（1）适用于胃肠痉挛、输尿管痉挛和膀胱刺激等 （2）可有口干、面红、心悸、兴奋等不良反应，中毒时可见瞳孔散大

续表

药品名称及规格	剂量及用法	备注
硫酸阿托品 atropine sulfate 片剂:0.3mg 针剂:0.5mg(1ml),1mg(1ml)	解痉: 口服、皮下: 0.01mg/(kg·次),极量0.3mg/次 抗休克: 静脉注射: 0.03~0.05mg/(kg·次),用盐水或葡萄糖稀释后静脉注射,根据病情需要隔15~30分钟用一次	(1) 解除平滑肌痉挛效果好,用于胃、肠、胆、肾绞痛,有机磷中毒等 (2) 用于早期感染性休克时,其有效量与中毒剂量很相近。故应用时,如临床好转即可停用,否则易出现中毒症状,如面红、心率加快、高热、腹胀、烦躁、惊厥,甚至呼吸减慢等
山莨菪碱(654-2) anisodamine 片剂:10mg(含654-2 5mg) 针剂:5mg(1ml),10mg(1ml),20mg(1ml)	口服: 0.3~2mg/(kg·次),3次/d 肌内注射、静脉注射: 0.5~1mg/(kg·次),用于感染性休克时,每15~30分钟一次,至血压恢复即减量停用	(1) 可使平滑肌明显松弛,解除微血管痉挛与阿托品作用相似,但较少引起中枢兴奋作用 (2) 多用于抢救休克,改善微循环,解除平滑肌痉挛 (3) 使用剂量及次数取决于病情,但剂量过大仍有类似阿托品中毒症状
东莨菪碱 scopolamine (hyoscine) 片剂:0.2mg 针剂:0.3mg(1ml),0.5mg(1ml)	口服: 0.006mg/(kg·次),3次/d 皮下、肌内注射: 0.006mg/(kg·次),极量:0.5mg/次	(1) 作用和阿托品相似,多用于手术前给药,对呼吸中枢有兴奋作用,对大脑皮质有明显抑制作用 (2) 可扩张毛细血管、改善微循环,用于抢救呼吸衰竭及低排高阻型休克,也可用于胃肠痉挛 (3) 乳幼儿、婴儿应慎用
普鲁本辛(丙胺太林) probanthine (propantheline bromide) 片剂:15mg	口服: 0.5mg/(kg·次),1~3次/d	(1) 主要用于胃肠痉挛、胆道痉挛、胃及十二指肠溃疡的辅助治疗,也用于胃炎、胰腺炎、胆汁排泄障碍、多汗症、妊娠呕吐、膀胱刺激征、遗尿等 (2) 与甲氧氯普胺有拮抗作用 (3) 有口干、视力模糊、尿潴留、便秘、头痛、心悸等

(十一)祛痰镇咳药

药品名称及规格	剂量及用法	备注
溴己新 bromhexine (bisolvon,broncokin) 片剂:8mg 针剂:4mg(2ml)	口服: 4~8mg/次,2~3次/d 肌内注射: 2~4mg/次,1~2次/d	(1) 本品为黏液溶解性祛痰剂,作用较弱 (2) 用于急慢性支气管炎、哮喘、支气管扩张等有白色黏液又不易咳出的患儿 (3) 多用于年长儿 (4) 不良反应较少,偶有恶心、胃部不适等症状
乙酰半胱氨酸 acetylcysteine(mucomyst) 雾化液:0.3g/3ml 颗粒剂:0.1g,0.2g	雾化吸入: 3ml/次,1~2次/d 口服: 100mg/次,2~4次/d	(1) 本品是一种黏液溶解性祛痰剂,能使黏液中黏蛋白的S-S链断裂,使痰液稀释易咳出 (2) 使用时偶尔会发生恶心、呕吐或支气管痉挛
氨溴索 ambroxol 片剂:30mg 糖浆:30mg/5ml(100ml) 针剂:15mg(2ml)	口服: 1.2~1.6mg/(kg·d),)3次/d 静脉滴注: 6岁以下:7.5mg/次,一日2~3次;6~12岁:15mg,一日2~3次	(1) 本品能促进呼吸道内黏稠分泌物的溶解及排出,改善呼吸状况 (2) 本品耐受性好,可以长期使用

续表

药品名称及规格	剂量及用法	备注
羧甲司坦 carbocisteine 口服溶液:10ml:0.2g 颗粒剂:200mg,500mg 片剂:100mg 泡腾片:0.5g	口服。根据 BNFC(2010-2011)推荐: 2~5 岁:62.5~125mg/次,4 次/d 5~12 岁:250mg/次,3 次/d 12~18 岁:起始剂量为一日 2.25g,分次服用;病情好转后一日 1.5g,分次服用 泡腾片:用温开水溶解后缓慢服用。儿童一日 30mg/(kg·d),分 3~4 次口服	2 岁以下儿童安全性尚未确定。消化道溃疡史患儿慎用。本品仅对咳痰症状有一定作用,应避免与强力镇咳药同时使用
复方甘草合剂(棕色合剂) mist. glycyrrhizae Co. (brown mixture)	口服: 1ml/(岁·次) 3~4 次/d	(1) 为镇咳祛痰药,不用于婴儿期 (2) 由甘草流浸膏、酒石酸锑钾、复方樟脑酊、亚硝酸乙酯醑、甘油等配成,每毫升含复方樟脑酊 0.12ml(含吗啡约 0.06mg)
愈创木酚甘油醚 guaifenesin (glyceryl guaiacolate ether) 片剂:0.2g 糖浆剂:1%(100ml)	口服: 3~5mg/(kg·次) 3~4 次/d	(1) 本品能刺激胃黏膜,反射性的促使支气管黏液分泌增加,降低痰的黏滞度,使痰易于咳出 (2) 用于呼吸道感染引起的咳嗽、多痰 (3) 有刺激和扩张血管的作用。肺出血、急性胃肠炎或胃炎患儿不宜应用
标准桃金娘油 myrtol standardized 肠溶胶囊:儿童装,每粒含标准桃金娘油 120mg	口服: 4~10 岁: (1) 急性患儿,120mg/次,3~4 次/d (2) 慢性患者,120mg/次,2 次/d 10 岁以上: (1) 急性患者,300mg/次,3~4 次/d (2) 慢性患儿:300mg/次,2 次/d	(1) 本品为肠溶胶囊,不可打开或嚼破后服用 (2) 本品以在餐前 30 分钟用较多的凉开水送服
喷托维林 pentoxyverine citrate (carbetapentan citrate, toclase) 片剂:25mg	口服: 5 岁以上 0.5~1mg/(kg·次) 6.25~12.5mg/次,2~3 次/d	(1) 用于上呼吸道炎引起的急性咳嗽 (2) 多痰及心功能不全伴有肺瘀血的咳嗽患儿忌用
右美沙芬 dextromethorphan 片剂:10mg,15mg	口服: 5~10mg/次 2~3 次/d	(1) 为中枢性非成瘾性镇咳药,有轻度支气管扩张作用 (2) 服后有口苦、口干、头晕、乏力、痰黏稠,故宜用于无痰干咳的年长儿

(十二)平喘药

药品名称及规格	剂量及用法	备注
盐酸异丙肾上腺素 isoprenaline hydrochloride 片剂:10mg 气雾剂:0.25%~0.5%	舌下: 5 岁以上 2.5~10mg/次 2~3 次/d 气雾吸入: 0.25%吸入 2~3 次/d	(1) 对支气管平滑肌有显著舒张作用 (2) 由于此药对心肌有显著兴奋作用,故用作平喘药时不做全身性给药。对缺氧的心肌过度刺激可能造成心率紊乱,须慎用。心率超过 100 次/min 及多次用药后疗效减少者不用 (3) 用作抗休克药时,用硫酸异丙肾上腺素作静脉滴注。副作用有心悸、头晕、恶心、喉干等 (4) 口服后被胃肠道的消化酶破坏,故不宜口服。大剂量易致血压升高甚至脑出血,长期应用(尤其是气雾吸入)易产生耐受性

续表

药品名称及规格	剂量及用法	备注
特布他林 terbutaline 片剂:2.5mg,5mg 针剂:1mg(1ml) 气雾剂:50mg(200喷),100mg(400喷) 雾化液:5mg/2ml	口服、皮下: 1.25~2.5mg/次 2~3次/d 喷雾吸入: 1~2喷/次 雾化吸入: 20kg以上:每次5mg,可3次/d 20kg以下:每次2.5mg,最多可4次/d	(1) 作用同沙丁胺醇,亦是β_2受体激动剂 (2) 少数患儿会出现手颤、头痛、心悸等副作用
沙丁胺醇 salbutamol(ventolin, proventil) 片剂:2.4mg(含主药2mg) 控释片:4mg,8mg 气雾剂:0.1mg×200/瓶 雾化液5mg/2ml	口服: 片剂:0.1~0.15mg/(kg·次),2~3次/d 控释片:4mg/次(3~12岁),2次/d 气雾吸入: 1~2喷/次 雾化吸入: 12岁以下:最小起始剂量2.5mg/次	(1) 为一强力肾上腺素受体兴奋剂,有舒张支气管作用 (2) 剂量过大可有心率加速、头痛等不良反应 (3) 长期或过多应用气雾剂,可引起受体耐药性
氨茶碱 aminophylline 片剂:50mg,100mg 针剂:50mg(2ml),250mg(10ml)	口服: 4mg/(kg·d),2~3次/d 静脉注射: 2~4mg/(kg·次) (6.25~12.5mg/ml) 静脉滴注: 同上 (1~2mg/ml)	(1) 口服可有恶心、呕吐等不良反应,静脉注射过速、浓度过高时,可致心肌过度兴奋而发生心悸、惊厥、血压下降等。宜饭后服 (2) 静脉滴注时以50%葡萄糖20~40ml稀释后缓缓注入(不得少于5分钟)静脉滴注时以5%葡萄糖稀释 (3) 对肝脏或心脏功能差的小儿,剂量宜较小,最好能监测血药浓度
色甘酸钠 cromoglycate sodium(Intal) 粉雾剂:20mg 气雾剂:700mg(3.5mg/喷)	粉末喷雾吸入: 20mg/次,3~4次/d 气雾吸入: 3.5~7mg/次,3次/d	(1) 为过敏介质阻释剂,作用是稳定肥大细胞膜,抑制介质释放,可用于预防哮喘及其他过敏性疾患 (2) 对于运动或冷空气引起的支气管痉挛可使用本品进行预防和控制 (3) 粉雾吸入可有口干、咽喉干痒、呛咳、胸闷、恶心、气急、甚至出现支气管痉挛,诱发哮喘,同时吸入少量异丙肾上腺素等,可避免之 (4) 突然停药可复发哮喘,应逐步减量后停药
福莫特罗 formoterol 片剂:40μg 糖浆:0.5g (含富马酸福莫特罗20μg)	口服: 4μg/(kg·d),分2~3次	(1) 本品为β_2受体激动剂,具有持续的支气管扩张作用、抗过敏作用、及肺水肿抑制作用。可缓解由各种因素引起的呼吸道阻塞性障碍 (2) 过量使用可引起心律不齐。不良反应有震颤、麻木、头痛及胃肠道反应等 (3) 未使用吸入性皮质类固醇等哮喘控制药物的情况下,禁用LABAs。LABAs单药制剂必须与一种哮喘控制药物联合使用,不能单独使用
沙美特罗 salmeterol 粉雾剂胶囊:50μg 气雾剂:每喷25μg,每支60喷/120喷/200喷	粉雾吸入: 根据BNFC(2010-2011)推荐,粉雾剂胶囊仅用于5岁以上儿童。儿童25μg/次,2次/d 气雾剂: 用法用量同粉雾吸入	(1) 本品不适用于缓解急性哮喘发作 (2) 治疗可逆性阻塞性气道疾病应常规遵循阶梯方案,并应通过对观察临床症状及测定肺功能来监测患儿对治疗的反应。为避免哮喘急性加重的风险,不可突然中断使用本品治疗 (3) 长期使用沙美特罗,哮喘相关性死亡的风险升高

续表

药品名称及规格	剂量及用法	备注
丙卡特罗 procaterol 片剂:25μg	口服(大于6岁): 25μg/次,或1.25μg/(kg·次),2次/d,或睡前服1次	(1) 是具有高度选择性的β_2受体激动剂,有明显的支气管扩张作用,作用强而持久 (2) 早产儿、新生儿和年幼儿慎用 (3) 忌与肾上腺素及异丙肾上腺素等儿茶酚胺类合用
布地奈德 budesonide 气雾剂:每喷50μg,200喷/瓶;每喷200μg,100喷/瓶 吸入用粉剂:每喷100μg,200喷/支 混悬液:2ml:0.5mg;2ml:1mg	吸入: (1) 气雾剂:严重哮喘和停用或减量使用口服糖皮质激素的患儿,开始使用布地奈德气雾剂的剂量如下 1) 2~7岁:200~400μg/d,分2~4次吸入 2) >7岁:200~800μg/d,分2~4次吸入 (2) 粉吸入剂:6岁和6岁以上儿童治疗哮喘。原未使用口服糖皮质激素,200~400μg/次,1次/d,或100~200μg/次,2次/d;原使用口服糖皮质激素,200~400μg/次,1次/d;儿童的最高推荐剂量为400μg/次,2次/d。当哮喘控制后,应减至最低剂量 (3) 吸入用混悬液:0.25~0.5mg/次,2次/d	(1) 肺结核、鼻部真菌感染和疱疹患者慎用 (2) 长期接受吸入治疗的儿童应定期测量身高 (3) 由口服糖皮质激素转为吸入布地奈德或长期高剂量治疗的患者应特别小心,可能在一段时间内处于肾上腺功能不全的状况中。建议进行血液学和肾上腺皮质功能的监测 (4) 不适用于快速缓解支气管痉挛 (5) 每次用药后用水漱口
氟替卡松 fluticasone propionate 气雾剂(每罐60揿或120揿):每揿50μg,每揿125μg,每揿250μg	吸入: (1) 4~16岁,50~100μg/次,2次/d (2) 16岁以上儿童,100~1 000μg/次,2次/d。一般初始剂量: 1) 轻度哮喘:100~250μg/次,2次/d 2) 中度哮喘:250~500μg/次,2次/d 3) 重度哮喘:500~1 000μg/次,2次/d	(1) 下列情况慎用,如活动期或静止期肺结核患儿、有糖尿病史的患儿 (2) 同布地奈德(2)(3)(4)(5)项
孟鲁司特 montelukast 片剂:10mg 咀嚼片:4mg,5mg 颗粒剂:0.5g:4mg	口服: (1) 1~5岁儿童,一次4mg,1次/d (2) 6~14岁儿童,一次5mg,1次/d (3) 15岁以上儿童,一次10mg,1次/d。睡前服用	(1) 本品不适用于急性哮喘发作的缓解治疗 (2) 在医师的指导下可逐渐减少合并使用的吸入糖皮质激素剂量,但不应突然停用糖皮质激素 (3) 在减少全身用糖皮质激素剂量时,偶见嗜酸性粒细胞增多症、血管性皮疹、肺部症状恶化、心脏并发症和神经病变 (4) 有用药后引起精神和行为异常的报道

(十三)助消化药、抗酸药及止吐药

药品名称及规格	剂量及用法	备注
复方胃蛋白酶 pepsin mixture 颗粒剂:10g:100U胃蛋白酶-5mg维生素B_1-3g山楂 散剂:3g	口服: 2岁以下,2.5ml/次 2岁以上,3~5ml/次 3次/d	(1) 用于病后消化功能减退及缺乏胃蛋白酶的消化不良症 (2) 忌与碱性药物配伍,应密闭保存于凉处
乳酶生 biofermin 片剂:0.15g,0.3g	口服: 0.3~0.6g/次 3次/d,饭前服	(1) 是乳酸杆菌的干制剂,产生乳酸使肠内酸性增高,抑制腐败菌的繁殖,用于消化不良性腹泻、腹胀 (2) 不宜与抗菌药物及吸附剂合用,必要时应间隔2~3小时

续表

药品名称及规格	剂量及用法	备注
枸橼酸铋钾 colloidal bismuth subcitrate (tripotassium dicitratobismuthate, De-Nol) 颗粒剂:0.112g/包 片剂:0.12g	口服: 60~120mg/次 3~4 次/d,饭前服 用温开水 40ml 稀释后冲服	(1) 本品能在溃疡表面形成保护性薄膜,并能杀灭胃内幽门螺杆菌,促进溃疡愈合 (2) 服药期间口有氨味,并使舌染色,便黑,严重肾病患儿慎用 (3) 年幼小儿一般不宜服用本品
西咪替丁 cimetidine(tagamet) 片剂:0.2g,0.4g,0.8g 针剂:0.2g(2ml)	口服、肌内注射: 5~10mg/(kg·次) 2~4 次/d	(1) 为 H_2 受体拮抗剂,能抑制胃酸分泌,用于治疗胃溃疡及上消化道出血 (2) 本品在体内广泛分布,对各系统皆有不良反应,多用于年长儿溃疡病或危重病儿应激性溃疡
雷尼替丁 ranitidine 片剂:0.15g 胶囊:0.15g 针剂:50mg(2ml、5ml)	口服: 大于 8 岁 3~5mg/(kg·次),2~3 次/d,于早晚饭时服 静脉注射: 3~5mg/(kg·次),2~3 次/d	(1) 本品系选择性的第二代 H_2 受体拮抗剂,对胃黏膜损伤和急性溃疡有保护作用。对胃、十二指肠溃疡疗效高,具有速效、长效的特点 (2) 婴儿、8 岁以下儿童慎用
奥美拉唑 omeprazole 胶囊:20mg 针剂:40mg	口服: 0.4mg/(kg·次) 1 次/d 静脉滴注: 1 个月~12 岁,0.5mg/kg(最大 20mg),必要时可增加至 2mg/kg(最大 40mg),1 次/d 12~18 岁,一次 40mg,1 次/d	(1) 具有独特的胃酸分泌抑制作用。用于胃和十二指肠溃疡、反流性食管炎及胃泌素瘤 (2) 本品抑制胃酸分泌的作用强,时间长,故应用本品时不宜同时服用其他抗酸剂或抑酸剂 (3) 质子泵抑制剂可能出现艰难梭菌相关性腹泻,导致低镁血症的风险增高
埃索美拉唑 esomeprazole 镁肠溶片:20mg,40mg	口服: 胃食管反流病(糜烂性与非糜烂性食管炎同) (1) 1~12 岁,10~20kg,10mg/次,1 次/d,持续 8 周。20kg 以上,10~20mg/次,1 次/d,持续 8 周 (2) 12~18 岁:40mg,1 次/d,持续 4 周。如果没有完全治愈或症状持续存在,可延长 4 周。维持治疗 20mg/d	同奥美拉唑
甲氧氯普胺 metoclopramide 片剂:5mg,10mg 针剂:10mg(1ml)	口服: 0.2~0.3mg/(kg·d) 3 次/d,饭前 30 分钟服 肌内注射(必要时): 0.1~0.2mg/(kg·次)	(1) 具有强大的中枢性镇吐作用 (2) 用于各种原因引起的呕吐性如脑性、外伤性、消化不良、胃肠道反流、药物所致的呕吐等 (3) 禁用于嗜铬细胞瘤、癫痫患儿,正进行放、化疗的患儿,机械性肠梗阻、胃肠出血者等 (4) 剂量过大可致帕金森综合征(锥体外系反应) (5) 儿童使用时应适当减少剂量
多潘立酮 domperidone(motilium) 溶液剂:0.1%(100ml) 滴剂:30ml 片剂:10mg 栓剂:30mg(儿童用),10mg(幼儿用) 针剂:10mg	口服: 溶液剂:0.25ml/(kg·次) 片剂:0.3~0.5mg/(kg·次) 滴剂:1~2 滴/(kg·次),3 次/d 直肠给药(栓剂): <2 岁,2~4 枚(幼儿用)/d >2 岁,2~4 枚(儿童用)/d 肌内注射: 0.2~0.3mg/(kg·次)	(1) 拮抗多巴胺受体效应,恢复上消化道的正常功能,促进胃排空,增加食管蠕动和减少食管括约肌的压力 (2) 用于呕吐、恶心、嗳气、腹胀、反胃,也有健胃作用 (3) 婴儿期可出现神经系统症状,1 岁以内应特别慎用 (4) 可导致心源性猝死和严重室性心律失常
磷酸铝凝胶 colloidal aluninum phosphate 凝胶:20g/包	口服: 5~10g/次 2~4 次/d 用前摇匀	适用于胃、十二指肠溃疡或出血、急性胃黏膜病变、胃酸过多、肠炎等
麦滋林-S 颗粒 marzulene-S 颗粒剂:0.67g	口服: <6 岁:0.335g/次 >6 岁:0.67g/次 3~4 次/d	用于胃及十二指肠溃疡病、急慢性胃炎、原发及继发性胃炎及其他疾病并发的胃炎

(十四)导泻和止泻药

药品名称及规格	剂量及用法	备注
酚酞 phenolphthalein 片剂:0.1g	口服: 3mg/(kg·次) 1~2次/d	(1) 缓泻药,口服后4~8小时排出软便 (2) 作用大小与肠内容物碱度大小有关
硫酸镁 magnesium sulfate 溶液:50%	口服: 0.15~0.25mg/(kg·次) 睡前或必要时服	具有一定的渗透压,使肠内保有大量水分机械地刺激肠的蠕动而排便。服药4~6小时排便,也可用作利胆药
液体石蜡 liquid paraffin 油剂:100ml	口服: 0.5ml/(kg·次) 睡前服	入肠后不被吸收,能使大便量增大、变软,同时润滑肠壁易于排出。久用可妨碍脂溶性维生素和钙磷的吸收
乳果糖 lactulose 乳果糖粉:5g,100g 溶液:10ml:3.7g,100ml:66.7g,300ml:200g 口服溶液:10ml:5g,15ml:10g,100ml:50g,100ml:66.7g,200ml:133.4g,250ml:166.8g	口服: (1) 治疗便秘和临床需要保持便软(15ml:10g)。婴儿起始剂量2.5ml/次;1~5岁起始剂量5ml/次;5~10岁起始剂量10ml/次;10~19岁起始剂量一次15ml。以上均2次/d,根据效果调节药物剂量 (2) 肝性脑病及其前期:12~18岁,起始剂量30~45ml/d,3次/d给予。每日2~3软便后,调节剂量	(1) 以下情况慎用:乳果糖不耐受者、糖尿病患儿 (2) 本品疗效有个体差异性,需调节剂量
开塞露 10ml,20ml	肛门注入: 5~10ml/次 慢慢插入肛门,将药液挤入直肠,保留5分钟	为适量的甘油或山梨醇制剂,刺激直肠壁,反射引起排便,并有润滑作用
鞣酸蛋白 tannalbin 片剂:0.25g,0.3g	口服: 1岁以内:0.05~0.2g/次 1岁以上儿童:0.2~1g/次 3次/d	有收敛止泻作用,在细菌性感染所致肠炎时,宜先控制感染后使用
药用炭(活性炭) activated charcoal 片剂:0.3g	口服: 0.3~0.6g/次 3次/d	能吸附肠内化学物质及毒物,减少肠黏膜刺激,有止泻作用 受潮湿后可使吸着力减低
蒙脱石 smecta 散剂:每袋含双八面体蒙脱石3g	口服: 新生儿:1/4袋/次,3次/d 1岁以下:1袋/d 1~2岁:1~2袋/d 2~3岁:2~3袋/d 3岁以上:3袋/d 分3次 急性腹泻,首剂可加倍,慢性腹泻剂量酌减	(1) 有抗细菌、病毒的作用覆盖于消化道黏膜,对抗外来侵害 (2) 与黏液蛋白结合,恢复和加强消化道黏膜屏障的生理功能 (3) 不进入血液循环系统 (4) 除食管炎患儿在餐后服用,其他患儿都在两餐之间服,不与其他药物同时服用

（十五）微生态制剂

药品名称及规格	剂量及用法	备注
双歧杆菌制剂 bifidobiogen 胶囊：每粒含双歧杆菌活菌 0.5 亿	口服： 0.5~1 粒/次 早晚餐后各服 1 次	(1) 本品为双歧杆菌活菌制剂，对维持和调整肠道微生态平衡有良好效果 (2) 适用于各种急慢性肠炎，尤其是难治性、复杂性腹泻、便秘等 (3) 防治多种原因所致的菌群失调
酪酸梭菌二联活菌 combined clostyidium butyrium and bifidobacterium powders, live 散剂：500mg（酪酸梭菌不低于 1.0 $\times 10^{7}$ CFU/g，婴儿双歧杆菌不低于 1.0 $\times 10^{6}$ CFU/g）	口服： 1 袋/次，2 次/d。凉开水、果汁及牛奶冲服	本药勿用开水送服
枯草杆菌、肠球菌二联活菌 live combined bacillus subtilis and enterococcus faecium granules with multivitamines 颗粒剂：每袋 1g（含屎肠球菌 1.35 $\times 10^{8}$ CFU/g，枯草杆菌 1.5 $\times 10^{7}$ CFU/g） 胶囊：每 1 粒（250mg）胶囊中含活菌 5 亿个，屎肠球菌 4.5 $\times 10^{8}$ CFU/g，枯草杆菌 5.0 $\times 10^{7}$ CFU/g	口服： (1) 颗粒：2 岁以下儿童 1g/次，1~2 次/d；2 岁以上儿童 1~2g/次，1~2 次/d。用低于 40℃ 的水或牛奶冲服，也可直接服用 (2) 胶囊：12 岁以上儿童，1~2 粒/次，2~3 次/d	(1) 冲服时的水温不得超过 40℃ (2) <2 岁的婴幼儿，不宜直接服用；直接服用时，注意避免呛咳 (3) 过敏体质者慎用
布拉酵母菌 saccharomyces boulardii 散剂（菌粉）：每袋 0.25g（每 1g 药粉含活菌数不低于 1.3 $\times 10^{9}$ CFU） 胶囊（菌粉）：每粒 0.25g	口服：3 岁以下，250mg/次，1 次/d；3 岁以上，250mg/次，2 次/d	本药可以同时与抗生素一起服用。不应与开水、冰水或含酒精的饮料混合后服用。婴儿服用时，可将小袋的粉放入少量水或糖水中，混合后吞服，也可将小袋内的药粉拌在食物中，但食物不宜太冷或太烫

（十六）治疗心力衰竭及心律失常药

药品名称及规格	剂量及用法	备注
洋地黄毒苷 digitoxin 片剂：0.1mg	口服： 饱和量： <2 岁：0.03~0.04mg/kg >2 岁：0.02~0.03mg/kg 分成 3~6 次，1~2 日服完以后，用上述 1/10 量作为每日维持量	(1) 加强心肌收缩力，使心搏出量增加，反射性兴奋迷走神经使心率减慢，用于充血性心力衰竭、阵发性心动过速、心房颤动、心房扑动等 (2) 有蓄积性，中毒症状有恶心、呕吐及心传导阻滞等 (3) 忌与钙剂及麻黄碱同用
去乙酰毛花苷 deslanoside 注射液：2ml：0.4mg	肌内注射或静脉注射：按下列剂量分 2~3 次，间隔 3~4 小时给予。早产儿和足月新生儿或肾功能减退、心肌炎患儿，0.022mg/（kg·d）；2 个月~3 岁，0.025mg/（kg·d）。静脉注射获满意疗效后，可改用地高辛常用维持量。儿童最大初始剂量应不超过 0.4~0.6mg，以后每 2~4 小时可再给 0.2~0.4mg，总量 1~1.6mg	见“地高辛”

续表

药品名称及规格	剂量及用法	备注
地高辛 digoxin 片剂:0.25mg 针剂:0.5mg(2ml)	口服: 饱和量: <2岁,0.06~0.08mg/kg >2岁,0.04~0.06mg/kg 口服分3~6次完成,1~2日用完,以后用上述量的1/4为每日维持量 静注: 饱和量: <2岁,0.04~0.06mg/kg >2岁,0.02~0.04mg/kg	(1) 本品为毛花洋地黄的提纯制剂,作用同洋地黄,但作用较快,易于排出,较少蓄积性 (2) 用于各种原因引起的心力衰竭 (3) 如出现心律失常、频发室性早搏等中毒现象,应立即停药或加服氯化钾 (4) 早产儿、新生儿宜用1/3或1/2量
毛花苷C(西地兰) lanatoside C (cedilanid) 针剂:0.4mg(2ml)	静脉注射、肌内注射: 饱和量: <2岁,0.03~0.04mg/kg >2岁,0.02~0.03mg/kg 分数次注射,维持量为饱和量的1/3~1/4。亦可改为口服洋地黄制剂	(1) 作用甚快排泄更易。适用于急性心力衰竭患儿,较少蓄积性 (2) 用此药前10天内应未使用过洋地黄,用此药24小时后方可用洋地黄毒苷或地高辛进行洋地黄化 如静注困难,可肌内注射,但作用较慢
毒毛花苷K strophanthin K 针剂:0.25mg(1ml)	静脉注射: 0.007~0.01mg/(kg·次) 必要时,可重复1~2次 维持量改为口服洋地黄制剂	(1) 作用快,注射后3~10分钟发生作用,用于急性心力衰竭,毒性较大 (2) 此药注射12小时后,方可应用洋地黄等作用缓慢的制剂。于1~2周内用过洋地黄制剂者忌用或慎用。若用毒毛花苷G时剂量应减半
黄荚苷 thevetoside 片剂:0.25mg 针剂:0.25mg(1ml)	口服: <2岁,0.06~0.08mg/(kg·次) >2岁,0.04~0.06mg/(kg·次) 维持量为上量的1/4~1/3,分2次 静脉注射: <2岁,0.007~0.01mg/(kg·次) >2岁,0.003~0.007mg/(kg·次) 速给法给药,首次用饱和量的2/3,2~4小时后酌情再用1/3,维持量改口服	用于各种心脏病引起的心力衰竭,尤以抢救左心衰竭效果明显,对阵发性室性心动过速和心房颤动也有效
氨力农 amrinone(inocor) 片剂:0.1g 针剂:0.05g(2ml),0.1g(2ml)	口服: 2~4mg/(kg·d),分2~4次 静脉注射、静脉滴注: 首剂0.75mg/kg(在2~3分钟内注完);再以5~10μg/(kg·min)的速度静脉滴注维持7~10日 最大量≤10mg/(kg·d)	(1) 本品是非苷、非儿茶酚胺类强心药,有正性肌力作用和扩张血管作用。适用于各种原因引起的心力衰竭 (2) 静脉注射时,宜用氯化钠注射液稀释,不能用含右旋糖酐或葡萄糖的溶液稀释 (3) 肝肾功能损害者及婴幼儿慎用
米力农 milrinone 注射用米力农:5mg,10mg,20mg。 米力农注射液:5ml:5mg 米力农葡萄糖注射液:100ml:(米力农20mg,葡萄糖5.45g)。 米力农氯化钠注射液:100ml:(米力农20mg,氯化钠0.86g)。 乳酸米力农注射液:10ml:10mg,20ml:20mg	静脉注射: 儿童负荷量25~75μg/kg,缓慢静脉注射。以后按0.25~0.5μg/(kg·min)的速度维持2~3天,疗程应小于2周	(1) 下列情况慎用:如肝功能损害、低血压、心动过速 (2) 本品仅限于短期使用,长期使用增加死亡率 (3) 用药期间应监测心率、心律、血压、必要时调整剂量 (4) 对房扑、房颤患儿,因可增加房室传导作用导致心室率增快,宜先用洋地黄制剂控制心室率

续表

药品名称及规格	剂量及用法	备注
胺碘酮 amiodarone (cordarone) 片剂:0.2g	口服: 10~20mg/(kg·d) 分2次,7~10次后改为5~10mg/(kg·d)顿服,10天后可减至2.5mg/kg,1次/d维持	(1) 有抗心律失常作用,适用于阵发性心房扑动和颤动、室上或室上性心动过速或期前收缩、预激综合征,对顽固性阵发性心动过速尚能奏效 (2) 有胃肠性反应,如食欲减退、恶心、腹胀、便秘等 (3) 与辛伐他汀联合使用有发生横纹肌溶解症的风险
普萘洛尔 propranolol(inderal) 片剂:10mg 针剂:5mg(5ml)	口服: 0.3~1mg/(kg·次),3次/d 静脉滴注: 0.05~0.15mg/(kg·次),(必要时用,需缓滴)	(1) 为β-肾上腺素能受体阻滞剂,阻断心肌的β受体,减慢心率,抑制心脏收缩力与房室传导 (2) 用于各种心律失常、心绞痛、心肌炎,对室性期前收缩效果较好
维拉帕米 verapamil (isoptin,iproveratril) 片剂:40mg 针剂:5mg(2ml)	口服: 1~2mg/(kg·次) 2~3次/d 静脉注射: 0.1~0.2mg/(kg·次)(需缓)	(1) 为钙通道阻滞剂,可降低心脏舒张期自动去极化速率,抑制房室传导及异位节律点 (2) 用于各种心律失常、心动过速、心房颤动、室性期前收缩,对阵发性室上性心动过速最有效 (3) 有心衰者慎用或禁用
美西律 mexiletine 片剂:50mg,100mg 针剂:100mg(2ml)	口服: 3~5mg/(kg·次),3~4次/d,稳定后可减量 静脉注射: 开始2~3mg/kg,加5%葡萄糖液20ml,缓注,如无效可半小时后再注射一次,维持量0.75~1mg/min	(1) 用于急、慢性室性心律失常及洋地黄中毒 (2) 有恶心、呕吐、心动过速、低血压等反应
普罗帕酮 propafenone (fenopraine) 片剂:50mg,150mg 针剂:70mg(20ml)	口服: 1~3mg/(kg·次),2~3次/d,宜在饭后或与食物同用,不可嚼碎 静脉注射: 20~40mg/h,严密监护	(1) 作用于心肌细胞膜,减少心肌自发兴奋性,对各种心律失常均有拮抗作用 (2) 不良反应少,主要有口干、舌麻 (3) 严重心力衰竭、心源性休克禁用
硫酸奎尼丁 quinidine sulfate 片剂:0.2g	口服: 25~30mg/(kg·d) 每2小时1次,5次/d(用前先给实验量2mg/kg) 一旦转律,改用维持量 10mg/(kg·d)	(1) 用于心房纤维性颤动、心房扑动、阵发性心动过速及其他心律失常 (2) 不良反应为恶心、呕吐、头痛、耳鸣、视觉障碍,特异体质者有呼吸困难、发绀、眩晕,甚至心室停搏 (3) 节律恢复正常或服3~4日后仍无效者,均应停药。严重心肌损害者忌用
盐酸普鲁卡因胺 procainamide hydrochloride 片剂:0.125g,0.25g 针剂:0.1g(1ml),1g(10ml)	口服: 10~15mg/(kg·次) 6小时/次 肌内注射: 6mg/(kg·次) 每6小时1次,至症状消失或出现中毒反应即停	(1) 本品适用于阵发性心动过速、频发期前收缩,对室性期前收缩疗效较好 (2) 服后72小时内如心动过速不停止,即停药 (3) 毒性反应有畏食、恶心及腹泻,血压下降,引起休克,偶可出现严重心律异常,长期使用可发生粒细胞减少 (4) 严重心力衰竭及完全性房室传导阻滞及束支传导阻滞者忌用。肝肾功能减退及血压低者忌用

续表

药品名称及规格	剂量及用法	备注
利多卡因 lidocaine 注射液:5ml:50mg;5ml:100mg;10ml:200mg;20ml:400mg	静脉注射负荷量: 0.5~1mg/(kg·次),2~3分钟内缓慢注射,必要时间隔5~10分钟可重复1~2次 维持量:0.6~3mg/(kg·h),或25~50μg/(kg·min)静脉滴注	(1)下列情况慎用,如肝功能不全及肝血流降低、肾功能不全、充血性心力衰竭、严重心肌受损、低血容量者、休克者 (2)新生儿用药可引起中毒,早产儿较正常儿半衰期长 (3)用药期间应注意监测血压、监测心电图,并备有抢救设备
门冬氨酸钾镁 potassium magnesium aspartate 片剂:门冬氨酸钾0.158g,门冬氨酸镁0.148g 针剂:门冬氨酸钾0.452g,门冬氨酸镁0.4g(10ml)	口服: <5岁,1片/次 >5岁,2片/次 3次/d 静脉滴注: 5~20ml/次 1次/d (加入5%或10%葡萄糖注射液250ml~500ml缓慢滴注)	(1)本品门冬氨酸与细胞亲和力强,在体内可转运钾、镁离子进入细胞;钾离子可改善心肌收缩功能及降低耗氧量;镁离子有助于保持细胞内钾含量 (2)主要用于低钾、低镁血症、心律失常、心绞痛等 (3)静脉滴注速度不宜过快,不做肌内注射或静脉注射 (4)过敏体质者慎用
氯化钾 potassium chloride 片剂:0.25g 针剂:1g(10ml),1.5g(10ml)	口服: 0.5~1g/次 或0.1~0.2g/(kg·d) 3次/d 静脉滴注: 0.1~0.2g/(kg·次)	(1)钾离子为神经冲动传导、肌肉收缩及心脏自动功能所必需,用于低钾血症、洋地黄中毒引起阵发性心动过速或频发室性期前收缩 (2)过量可引起恶心、呕吐、肌无力、心律失常、反射消失或心搏停止 (3)肾功能严重减退者,尿少时慎用,无尿或血钾过高时忌用 (4)静脉滴注时稀释后方可使用,浓度以不超过0.3%为宜

(十七)降血压药

药品名称及规格	剂量及用法	备注
氯沙坦 losartan 氯沙坦钾片:50mg,100mg 氯沙坦钾胶囊:50mg	口服: (1)6~16岁:体重20~50kg者初始剂量25mg,1次/d,根据治疗反应最大剂量可增至50mg/d;体重>50kg者初始剂量50mg,1次/d,根据治疗反应最大剂量可增至100mg/d (2)>16岁:初始剂量50mg,1次/d(血容量不足的患儿,初始剂量25mg,1次/d),如需要数周后最大剂量可增至100mg,1次/d	(1)肝硬化患儿氯沙坦的血浆浓度明显增加,对肝功能不全患儿应该考虑使用较低剂量 (2)新生儿、肾小球滤过率<30ml/min和肝脏受损的儿童不推荐使用本品 (3)以下情况慎用:血容量不足的患儿;肾功能不全,肾功能依赖于肾素-血管紧张素-醛固酮系统活性的患儿(如严重的充血性心力衰竭患儿);双侧肾动脉狭窄或只有单侧肾脏而肾动脉狭窄的患儿
卡托普利 captopril 片剂:12.5mg,25mg,50mg,100mg	口服: 开始1mg/(kg·d),逐渐增加,求得最低有效量,最大可增至6mg/(kg·d),分3次	(1)为血管紧张素转换酶抑制剂,对各型高血压皆有降压作用,并能改善心脏功能 (2)不良反应有皮疹、瘙痒,个别有蛋白尿及过敏

续表

药品名称及规格	剂量及用法	备注
美托洛尔 metoprolol 酒石酸美托洛尔片：25mg，50mg，100mg 酒石酸美托洛尔注射液：2ml∶2mg，5ml∶5mg 琥珀酸美托洛尔缓释片：23.75mg，47.5mg	根据 BNFC 推荐： （1）口服 1）高血压：1 个月～12 岁，初始剂量 1mg/（kg·次），2 次/d，如有必要最大剂量可增至 8mg/（kg·d），分 2～4 次给药；>12 岁：初始剂量一日 50～100mg，如有必要剂量可增至 200mg/d，分 1～2 次给药 2）心律失常：1 个月～12 岁，起始剂量 0.5～1mg/（kg·d），分 2～3 次，常用剂量 3mg/（kg·d）；>12 岁儿童，常用剂量 50mg/d，分 2～3 次，如有必要剂量可增至 300mg/d，分次口服 3）心力衰竭：1 个月～12 岁，初始剂量为 0.5mg/（kg·d），分 2 次服，2～3 周内逐渐增加剂量达 2mg/（kg·d），分 2 次服；>12 岁儿童，初始剂量一次 6.25mg，2～3 次/d （2）静脉注射 室上性快速型心律失常时在心电监测下谨慎使用。0.1mg/（kg·次）（不超过 5mg）静脉注射，如病情需要可间隔 5 分钟重复注射，2～3 次。	（1）下列情况慎用：肝脏功能不全、低血压、心脏功能不全、慢性阻塞性肺疾病 （2）对胎儿和新生儿可产生不利影响，尤其是心动过缓、孕妇不宜食用 （3）嗜铬细胞瘤应先行使用 α 受体拮抗药 （4）对于要进行全身麻醉的患儿，至少在麻醉前 48 小时停用
维拉帕米 verapamil 片剂：40mg 缓释片：120mg，180mg，240mg 缓释胶囊：120mg，180mg，240mg 注射用盐酸维拉帕米：5mg，10mg 盐酸维拉帕米注射液：2ml∶5mg	（1）口服 普通制剂：4～8mg/（kg·d），分 3 次 （2）静脉注射 1～15 岁：0.1～0.3mg/（kg·次），缓慢注射至少 2 分钟，15 分钟后可重复相同剂量。最大剂量：首剂 5mg，第二剂 10mg。本药 1 岁以下婴儿禁用	（1）肝功能不全患儿慎用。严重肝功能不全时，口服给予正常剂量的 30%，静脉给药时作用时间延长，反复用药可能导致蓄积 （2）肾功能不全患儿慎用，血液透析不能清除维拉帕米 （3）下列情况慎用：如一度房室传导阻滞、低血压、心动过缓、严重肝功能损害、伴有 QRS 增宽（>0.12 秒）的室性心动过速
硝苯地平 nifedipine 片剂：5mg，10mg 胶囊：5mg 针剂：1mg 气雾剂：100mg/瓶，0.5mg/喷 缓释长效制剂：10mg	口服或舌下含服： 10～20mg/次，3 次/d 静脉滴注： 1mg/次 喷雾剂： 1.5～2mg/次	（1）本品为二氢吡啶类第一代钙拮抗药 （2）用于原发性或肾性高血压、重症恶性高血压及高血压脑病
肼屈嗪 hydralazin hydrochloride 片剂：10mg，25mg，50mg 针剂：20mg（1ml）	口服： 0.75mg/（kg·d） 分 4 次 肌内注射（与利血平合用）： 0.15mg/（kg·次） 每 12～24 小时一次	（1）抑制血管运动中枢及使周围血管扩张起降压作用，作用较利血平迅速 （2）易致耐受性，最好与其他降压药合用 （3）单独应用肌内注射时，剂量可适当加大 （4）剂量过大可引起心悸、头痛、恶心、呕吐、鼻出血、皮疹和体位性低血压等 （5）用于顽固性高血压症，舒张压明显增高的肾炎病人，有心衰时禁用

续表

药品名称及规格	剂量及用法	备注
利血平 reserpine(serpasil) 片剂:0.25mg 针剂:1mg(1ml)	口服: 0.02mg/(kg·d) 分2~3次 肌内注射、静脉注射: 0.07mg/(kg·次) 极量1.25mg/次,1~2次/d	(1) 能阻断向下丘脑交感神经中枢的病理性冲动传导,导致交感神经张力降低,用于急性肾炎的高血压效果较好 (2) 可引起鼻塞、四肢无力、嗜睡、腹泻、神经异常等不良反应
可乐定 clonidine(catapres) 片剂:0.075mg,0.15mg 针剂:0.15mg(1ml)	口服: 0.001~0.005mg/(kg·次) 2~3次/d 静脉注射: 0.003mg/(kg·次) 加入5%葡萄糖液中慢注	(1) 为中枢性交感神经抑制药,能抑制血管运动中枢,使外周交感神经的功能降低,从而引起降压 (2) 与利尿剂合用,疗效较好,亦可治疗青光眼、降低眼压 (3) 不良反应有口干、便秘、嗜睡、畏食等,但不影响治疗
硝普钠 nitroprusside sodium 针剂:50mg	静脉滴注: 1~1.5mg/(kg·次),加入5%葡萄糖溶液500ml 5~15滴/min	(1) 为强血管扩张剂,作用迅速,用药后5分钟见效 (2) 不良反应有恶心、呕吐、头痛、畏食、皮疹等 (3) 溶液需新鲜配制,滴注瓶应用黑纸掩住。开始剂量用25μg/min,须严密观察
硫酸镁 针剂:2.5g(10ml)	肌内注射:25%溶液 0.2~0.4ml/(kg·次) 静脉滴注:1%~2%溶液 0.1~0.15g/(kg·次)	(1) 用于高血压脑病。静脉滴注可产生中枢抑制,血压下降,心脏呼吸抑制,故须密切观察血压、脉搏、呼吸 (2) 一半剂量在15~20分钟内滴入,余量在90分钟内滴完

(十八)升高血压药及拟肾上腺素药

药品名称及规格	剂量及用法	备注
盐酸肾上腺素 epinephrine hydrochloride 针剂:0.5ml:0.5mg;1ml:1mg	过敏性休克:肌内注射 0.5~1mg/次 急性支气管哮喘:皮下注射0.25~0.5mg/次	(1) 本品为α、β肾上腺素受体激动药,作用表现为心脏收缩力加强,心率和传导速度加快,心肌代谢提高,心排出量增加,收缩压上升;皮肤、黏膜和肾血管收缩,骨骼肌血管和冠脉舒张;支气管平滑肌舒张,使支气管黏膜血管收缩,有利于消除黏膜水肿 (2) 用于过敏性休克、急性支气管哮喘等
去甲肾上腺素(正肾上腺素) noradrenalin bitartrate 针剂:1mg(1ml),2mg(2ml)	静脉滴注: 新生儿~1岁:0.3~0.5mg/次;2~12岁:0.5~1mg/次 加入5%~10%葡萄糖250ml中 0.02~1μg/(kg·min),根据血压调节滴速 严防药液外漏,因可引起局部组织坏死	(1) 本品主要兴奋α-受体,对β-受体作用较弱,具有很强的血管收缩作用,使外周阻力增高,血压上升。用于各种原因引起的周围循环衰竭,休克 (2) 逾量时可出现严重头痛、高血压、心率缓慢、呕吐、抽搐及急性肾功能衰竭 (3) 本品不宜与偏碱性药物配伍
间羟胺(阿拉明) metaraminol bitartrate(aramine bitartrate) 针剂:10mg(1ml),100mg(10ml)	肌内注射: 0.1mg/(kg·次) 静脉滴注: 0.3~2mg/(kg·次) 以5%~10%葡萄糖注射液100~250ml稀释,速度以维持有效血压为度	(1) 为拟肾上腺素药,有血管收缩作用和中等增加心肌收缩作用,作用比较缓和持久 (2) 为抗感染性休克首选血管收缩药,适用于各种休克及手术时低血压 (3) 从小量开始,无效时可逐渐加量。滴注时最大效果并非立即发生,因此每当增加剂量时,必须观察10分钟以上,才能决定

续表

药品名称及规格	剂量及用法	备注
多巴胺 dopamine(intropin) 针剂:20mg(2ml)	静脉滴注: 10~20mg/次,以 5%~10% 葡萄糖注射液 100ml 稀释,缓慢静脉滴注,滴速应保持在 2.5~10μg/(kg·min)。开始以 10~15 滴/min 滴注,待血压平稳,休克症状好转后,再逐渐稀释浓度,减慢点滴速度,直至休克完全恢复再停药	(1) 为儿茶酚胺类药物,可增强心肌收缩力,增加心排血量,但心率增快不显著 (2) 升压作用强,改善末梢循环,尿量及尿钠排泄增加 (3) 用于各型休克病人 (4) 大剂量可使呼吸加速,心律失常,停药后即迅速消失
盐酸甲氧胺(甲氧明) methoxamine hydrochloride 针剂:20mg(1ml)	肌内注射: 0.25mg/(kg·次) 1~3 次/d 静脉注射、静脉滴注: 1/3 以上量	(1) 为拟肾上腺素药,血管收缩作用较强,而对心脏无直接作用 (2) 不良反应可致肾血管痉挛,大剂量时偶可见产生过度血压升高,伴有头痛、心动过速、毛发竖立、恶心及呕吐
硫酸阿托品 atropine sulfate		见解痉药
多巴酚丁胺 dobutamine 针剂:0.25g(5ml)	静脉滴注: 10~20mg/次 用 5% 葡萄糖稀释后滴注,速度 2.5~10μg/(kg·min),一般从小剂量开始,视病情调整剂量	(1) 以兴奋 β 受体为主,能增强心肌收缩力,对心率影响比异丙肾上腺素少 (2) 多用于不伴有低血压或伴室性心律失常的急性心衰,特别是心脏术后低心排血量综合征、扩张型心肌病及心内膜弹力纤维增生症等。其改善左心室功能优于多巴胺 (3) 可有心悸、恶心、头痛等不良反应
酚妥拉明 phentolamine (regitine, methanesulfonate) 片剂:25mg 针剂:10mg(1ml)	口服: 1~1.5mg/(kg·次) 3~4 次/d 口服效果差,仅为注射给药的 20% 静脉滴注: 0.2~0.3mg/(kg·次) 必要时 4~6 小时重复	(1) 本品为 α 受体阻滞剂,能显著扩张血管,降低肺动脉及周围血管阻力 (2) 用于血管痉挛性疾病,心力衰竭、休克、急性肺水肿、频发室性期前收缩等 (3) 较常见的不良反应有直立性低血压,心动过速或心律失常,鼻塞、恶心、呕吐等

(十九)利尿药及脱水药

药品名称及规格	剂量及用法	备注
氢氯噻嗪 hydrochlorothiazide (dihydrochlorothiazide) 片剂:25mg	口服: 1~2mg/(kg·d) 1~2 次/d	(1) 抑制近端肾曲管 Na^+ 的回吸收,起利尿作用,兼有降血压作用。用药后 1~2 小时开始生效,可持续 12 小时 (2) 可致低血钾 (3) 肝、肾功能减退者慎用
氨苯蝶啶 triamterene 片剂:50mg	口服: 2~4mg/(kg·d) 1~2 次/d	(1) 通过抑制远端肾小管 Na^+ 再吸收而利尿,不增加钾的排泄。与氢氯噻嗪同用,效果更好 (2) 用于心力衰竭、肝肾疾病所致腹水及水肿

续表

药品名称及规格	剂量及用法	备注
螺内酯(安体舒通) spironolactone (antisterone,aldactone) 胶囊:20mg	口服: 2mg/(kg·d) 分3~4次	(1)有对抗醛固酮的作用,对远端肾小管增加Na^+、Cl^-及水的排泄。用于醛固酮增多症引起的水肿、肾病综合征、肝硬化性腹水等 (2)利尿作用较弱,用药5日后,如效果不满意,可加用其他利尿药 (3)不良反应主要为头痛,大剂量时嗜睡,偶见皮疹,并能引起低血钠、高钾血症
依他尼酸 ethacrynic acid 片剂:25mg 针剂:25mg	口服: 0.5~1mg/(kg·d) 1~3次/d 静脉注射、静脉滴注: 0.5~1mg/(kg·d)	(1)抑制肾小管对电解质的重吸收,从而产生利尿作用,利尿作用强且快,30分钟即开始见效。用于充血性心力衰竭、肺水肿、脑水肿等 (2)静脉滴注时以5%葡萄糖或生理盐水50ml,溶解后缓慢滴注;静脉注射一般加入25%葡萄糖20ml,注射1次。偶须注射第2次,注射部位要更换以免发生血栓性静脉炎;静脉给药须随时调整剂量,并注意引起水电紊乱的可能。连续服用时宜同时口服氯化钾 (3)可致腹泻、胃肠出血及耳聋。可致尿闭症,婴儿禁用。不应与氨基糖苷类抗生素合用
呋塞米 furosemide(lasix) 片剂:20mg 针剂:20mg(2ml)	口服: 2~3mg,分2~3次 静脉滴注、静脉注射: 1~2mg/(kg·d)	(1)抑制近端肾曲管及髓袢升支对Na^+和水的回吸收,利尿作用出现快,5分钟即生效,维持时间较短,约4小时。用于充血性心力衰竭早期、肝硬化(晚期可因低血钾诱发肝性脑病)及肾脏疾病所致的水肿、肺水肿、脑水肿等 (2)长期用药可致电解质紊乱。用药期间定期检查血清电解质、二氧化碳结合力及尿素氮 (3)急性肾小球肾炎超量使用洋地黄、低钾血症、肝性脑病的患儿忌用
布美他尼 bumetanide 片剂:1mg 注射液:2ml:0.5mg,2ml:1mg 注射用布美他尼钠:0.5mg,1mg	口服: 0.01~0.02mg/(kg·次),1次/d,必要时4~6小时1次,最大剂量5mg/d 静脉注射: 0.01~0.02mg/(kg·次),必要时4~6小时1次 静脉滴注: 根据BNFC(2010—2011)推荐,1个月~12岁,0.025~0.05mg/(kg·次);12~18岁1~5mg/次。加入0.9%氯化钠注射液稀释后,30~60分钟缓慢静脉滴注	见“呋塞米”
甘露醇 mannitol 针剂:20%(100ml,250ml)	静脉注射、静脉滴注: 1~2g/(kg·次) 必要时可6~8小时用药一次	(1)增加血液渗透压,降低颅内压。用于脑水肿、急性肾功能衰竭、少尿症 (2)静脉注射在20~30分钟内完成,或30~60分钟内快速滴注。漏出血管外可发生局部组织坏死 (3)室温过低时,可析出结晶,用热水加温溶解后再用
山梨醇 sorbitol 针剂:25%(100ml,250ml)	同上	同上

（二十）抗过敏药

药品名称及规格	剂量及用法	备注
盐酸苯海拉明 diphenhydramine hydrochloride(benadryl) 片剂：12.5mg，25mg	口服： 2~4mg/(kg·d) 分4次	(1) 本品为组胺 H_1 受体拮抗剂。对皮肤及黏膜的变态反应效果最好，用于荨麻疹及皮肤黏膜过敏性疾病 (2) 副作用较多见，如嗜睡、厌食、恶心、呕吐等 (3) 新生儿、早产儿忌用
盐酸异丙嗪 promethazine hydrochloride(phenergan) 片剂：5mg，12.5mg，25mg 针剂：25mg(1ml)，50mg(2ml)	口服、肌内注射、静脉滴注： 0.5~1mg/(kg·次) 1~3次/d	(1) 本品为组胺 H_1 受体拮抗剂，尚有显著的中枢安定作用，用于各种过敏性疾患及小儿哮喘、人工冬眠等 (2) 忌与碱性药及苯巴比妥钠混合注射，有刺激性，不做皮下注射 (3) 禁止用于2岁以下儿童，容易发生呼吸抑制 (4) 肝、肾功能减退者慎用
马来酸氯苯那敏 chlorpheniramine maleate 片剂：4mg	口服： 0.3~0.4mg/(kg·d) 3~4次/d	(1) 与苯海拉明作用类似，副作用较小；抗组胺作用较强；中枢抑制作用较弱 (2) 易致中枢兴奋，可诱发癫痫 (3) 癫痫患儿禁用，新生儿或早产儿不宜使用
富马酸酮替芬 ketotifen fumarate 片剂：0.5mg，1mg 胶囊剂：0.5mg，1mg 酊剂：0.02%	口服： 0.5~1mg/次，2次/d	(1) 本品是一种肥大细胞膜的保护剂，具有阻止过敏介质释放和促进β受体数量和功能的恢复 (2) 用于支气管哮喘的预防性治疗、防治过敏性鼻炎及过敏性皮炎 (3) 避免与降血糖药同时使用，因可使白细胞数下降
氯雷他定 loratadine(claritine) 片剂：5mg	口服： 2~12岁 体重>30kg，10mg/d 体重<30kg，5mg/d 1次/d	(1) 为强力长效三环抗组胺药，具有选择性阻断外周组胺 H_1 受体的作用 (2) 本品适用于缓解与过敏性鼻炎有关的症状以及眼部痒及烧灼感，亦用于缓解急慢性荨麻疹及其他过敏性皮肤病的症状和体征
西替利嗪 cetirizine(zirtec，zirlex) 片剂：10mg 滴剂：5ml，10ml(10mg/ml)	口服： 2~6岁，5mg/d，分1~2次 6~12岁，10mg/d，分1~2次	偶有头痛、头晕、嗜睡、激动、口干、肠胃不适，稀有过敏反应报道
左西替利嗪 levocetirizine 分散片：5mg 口服溶液：10ml：5mg	口服：6岁以上儿童，5mg/次，1次/d。用少量水分散溶解后口服或直接吞服；空腹或餐中或餐后均可服用。中度肾功能损害者，每2日1次，5mg；重度肾功能损害者，每3日1次，5mg。	(1) 中重度肾功能损害患儿应调整用法用量 (2) 6岁以下儿童慎用 (3) 合并服用乙醇或其他中枢神经系统抑制药可能导致其警戒性降低和操作能力削弱
曲普利啶 triprolidine 胶囊：2.5mg 缓释片：10mg	口服： >6岁，1.25mg/次 2~6岁，0.8mg/次 <2岁，0.05mg/(kg·次) 2次/d	(1) 本品与组胺竞争组胺 H_1 受体，使组胺类物质失去同 H_1 受体结合的机会，抑制过敏反应 (2) 不良反应有倦怠、乏力、食欲增加，停药则消失
葡萄糖酸钙 calcium gluconate 片剂：0.5g 针剂：1g(10ml) 口服溶液：10%	口服： 0.5~1g/次 2~3次/d 静脉注射、静脉滴注： >5岁，0.5~1g/次	(1) 使毛细血管的致密度增加，降低其渗透性，具有抗炎、抗过敏作用。保持神经肌肉正常兴奋性，加强大脑皮质抑制过程。常用于过敏性疾患及手足搐搦症 (2) 口服钙剂几无毒不良反应，静脉注射钙剂有全身发热感，故应缓慢注射并观察反应。过浓或注射过速会使心搏停止；漏出血管外有刺激性，可引起局部疼痛及组织坏死，应立即用5%普鲁卡因局封 (3) 洋地黄治疗者忌用

（二十一）抗贫血药及生白细胞药

药品名称及规格	剂量及用法	备注
硫酸亚铁 ferrous sulfate 片剂:0.3g 糖浆:2.5%	口服: 20~30mg/(kg·d)或0.1~0.3g/次(自小量开始) 3次/d 饭后服	(1) 本品为二价铁,口服易吸收。副作用少,有时可有胃肠不适、腹泻等,饭后服可减少胃肠道反应 (2) 铁与肠道内硫化氢结合,生成硫化铁,使硫化氢减少,减少了对肠蠕动的刺激作用,可致便秘,并排黑便 (3) 维生素C能促进Fe^{3+}还原为Fe^{2+},或与铁形成络合物(抗坏血酸亚铁),从而促进铁吸收 (4) 含钙、磷酸盐类、鞣酸药物、抗酸药和浓茶均可使铁盐沉淀,妨碍其吸收 (5) 婴幼儿宜用2.5%硫酸亚铁合剂
富马酸亚铁 ferrous fumarate 片剂:0.05g,0.2g	口服: 0.05~0.2g/次 3次/d	(1) 含铁量较高,稍溶于水,较稳定,刺激性小而起效快 (2) 应用及注意事项同硫酸亚铁 (3) 注意口服补铁剂引起的皮肤反应及其他过敏反应
枸橼酸铁铵 ferric ammonium citrate 溶液:10%	口服: 0.1~0.2g/(kg·d) 分3次/d	(1) 本品为三价铁剂,不如亚铁盐易吸收,故不适于重症贫血病例;用于营养性小细胞性贫血 (2) 收敛作用小,刺激性较少,患儿易耐受,适用于儿童不能吞服片剂者
维生素B_{12} vitamin B_{12} (cyanocobalamin) 针剂:100μg,500μg	肌内注射: 50~100μg/次 每日或隔日1次	(1) 维生素B_{12}参与造血过程中核酸及核蛋白质的合成,与中枢及周围有髓神经纤维的代谢有密切关系。用于营养性大细胞性贫血、肝炎、多发性神经炎等病 (2) 应用本品时间过长,可出现缺铁性贫血,应给以铁剂治疗 (3) 本品不能与大剂量维生素C同时应用,两者应间隔2~3小时;本品忌与葡萄糖溶液、氨基水杨酸等配伍
叶酸 folic acid 片剂:5mg	口服: 5mg/次 3次/d	(1) 参与核酸的合成,用于婴儿营养性大细胞性贫血 (2) 营养性巨幼红细胞贫血常伴有缺铁,应用时补铁,并适当补充蛋白质及B族维生素,特别是维生素B_{12}
多糖铁合剂 polysaccharide irn complex (niferex) 胶囊:0.15g 糖浆剂:60ml(20mg/ml)	口服: 2.5ml/d或5mg/(kg·d) 1次/d	(1) 为低分子多糖和铁的复合物,其中铁元素含量46%,能以分子形式完整的被吸收 (2) 不引起便秘、腹泻和恶心,不污染牙齿。用量过大时,可引起胃肠道反应
重组人促红素 recombinant human erythropolefin 针剂:1 500U/2ml,3 000U/2ml,2 000U/1ml,4 000U/1ml,10 000U/2ml	肾性贫血: 静脉注射、皮下注射: 初始剂量50~150U/kg,3次/周;使血红蛋白增加到100~120g/L。维持剂量为25~50U/kg,2~3次/周	(1) 用于慢性肾衰患儿的肾性贫血 (2) 恶性肿瘤、癫痫、肝功能衰竭和有过敏史者慎用 (3) 本品不能立即纠正严重贫血,故不能代替急救输血 (4) 在血透过程中应用本品时,为防止人工肾凝血,需加大抗凝剂用量

续表

药品名称及规格	剂量及用法	备注
粒细胞巨噬细胞集落刺激因子 granulocyte-macrophage colony stimulating factor, GM-CSF 粉针剂:50μg,100μg,150μg,250μg,300μg,700μg	(1) 骨髓增生异常综合征、再生障碍性贫血:皮下注射3μg/(kg·d),1次/d;3~4日显效后调节剂量,使白细胞维持在所希望的水平 (2) 癌症化疗:皮下注射5~10μg/(kg·d),1次/d;于化疗停药后开始使用,持续7~10天	(1) 接受本品治疗的病人,如发生过敏性休克、血管神经性水肿、支气管痉挛等急性过敏反应时应立即停药,并给予紧急处理 (2) 治疗期间应定期做全血检查 (3) 本品不能与抗肿瘤药合用,以防发生药物相互作用
粒细胞集落刺激因子 granulocyte colony stimulating factor(G-CSF) 针剂:50μg,75μg,150μg,300μg	皮下注射、静脉注射、静脉滴注: 用5%葡萄糖 <3岁 75μg/次 ~6岁 150μg/次 ~12岁 300μg/次 1次/d,可根据白细胞上升数减少剂量或2~5μg/(kg·d)	(1) 即重组人粒细胞集落刺激因子,常用于在白血病化疗中的中性粒细胞减少症,或其他先天性白细胞减少症 (2) 偶尔有皮疹及胃肠道反应,个别患儿转氨酶升高 (3) 不应与抗癌化疗药物同时使用,应在化疗停止后24小时或下一疗程前48小时使用
维生素B_4 vitamin B_4 (adenine phosphate) 片剂:10mg,25mg 针剂:20mg(2ml)	口服: 10~20mg/次 3次/d 肌内注射: 20mg/次 1~2次/d	(1) 有刺激白细胞增生作用,用于白细胞减少症 (2) 注射液中有磷酸氢二钠缓冲剂,不能与其他药物混合注射
茜草双酯 rubidate 片剂:0.25g,0.5g	口服: 15~20mg/(kg·次) 3次/d	本品由茜草中提取,有升高白细胞作用,优于Vit B_4及利血生
利血生 leucogen 片剂:10mg,20mg	口服: 10~20mg/次 3次/d	能增强造血系统功能,用于治疗各种白细胞降低
肌苷 inosine 片剂:0.2g 针剂:0.1g(5ml),0.2g(5ml)	口服: 0.1~0.2g/次 3次/d 静脉滴注: 0.1~0.2g/次 1次/d	(1) 本品是人体内的正常成分,能促进铁的吸收,并有助于肝细胞的恢复 (2) 主要用于白细胞或血小板减少症及肝脏疾病 (3) 不能与硫喷妥钠、氯霉素、潘生丁等配伍

(二十二)促凝血药

药品名称及规格	剂量及用法	备注
卡巴克洛(安络血) carbazochrome (adrenosern, adrenobazone) 片剂:2.5mg,5mg 针剂:10mg(2ml)	口服: <5岁,1.25~2.5mg/次 >5岁,2.5~5mg/次 2~3次/d 肌内注射: <5岁,2.5~5mg/次 >5岁,5~10mg/次 2~3次/d	(1) 有增加毛细血管的损伤抵抗力的作用,或增进断裂毛细血管的回缩作用 (2) 用于血管因素出血,如咯血、衄血、特发性紫癜、胃肠道出血

续表

药品名称及规格	剂量及用法	备注
酚磺乙胺 etamsylate 片剂:0.25g 针剂:0.25g(2ml),1.0g(5ml)	口服: 10mg/(kg·次) 2~3次/d 肌内注射、静脉注射: 0.125~0.25g/次 2~3次/d,视病情可增加剂量	(1) 促使血小板增加,增强血小板功能及血小板黏附性,加速血块收缩,副作用少 (2) 适用于脑出血、眼底出血、鼻出血及其他出血性疾病的预防和治疗 (3) 作用迅速,有效时间可维持4~6小时。手术前预防出血,应于术前15~30分钟应用 (4) 不宜与碱性药物配伍。最好单独使用,防止氧化变质,保证用药安全
维生素 K_1 vitamin K_1 针剂:10mg(1ml),2mg(1ml)	肌内注射、静脉注射: 预防新生儿出血性疾病 0.5mg~1mg; 治疗新生儿出血性疾病 1mg/次,根据需要,8小时一次	(1) 参与肝脏内凝血酶原的合成,用于凝血酶原过低症、新生儿出血病、阻塞性黄疸等 (2) 静脉注射应缓慢,一分钟不超过5mg,可能出现面红、出汗、胸闷等副作用 (3) 维生素 K_1 注射液可能引起严重过敏反应,过敏体质者慎用
6-氨基己酸 6-aminocaproic acid(FACA) 片剂:0.5mg 针剂:1g(10ml),2g(10ml)	口服、静脉滴注: 0.1g/(kg·次) 静脉滴注时溶于50~100ml葡萄糖或生理盐水中,每4~6小时一次	(1) 为一种纤维蛋白溶解抑制剂 (2) 用于外科手术大出血,肺出血及消化道出血 (3) 排泄较快,须给维持量药,有血栓形成倾向者忌用
对羧基苄胺 para-amino-methyl-benzoic acid(PAMBA) 片剂:0.25g 针剂:0.05g(5ml),0.1g(10ml)	静脉滴注: 0.1g/次 溶于葡萄糖液或生理盐水中缓慢滴注	(1) 具有很强的抗血纤维蛋白溶解作用,毒性极低 (2) 适用于血纤维蛋白溶解所引起的各种出血,尤其多用于弥散性血管内凝血的纤溶期,对一般慢性渗血效果特别显著
氨甲环酸(止血环酸) transamic acid (Trans AMCA) 片剂:0.25g 针剂:0.1g(2ml),0.25g(5ml)	口服: 0.25g/次 3~4次/d 静脉注射: 0.25g(加入25%葡萄糖液20ml静脉推注,或加入5%~10%葡萄糖液或生理盐水中静脉滴注),2次/d	(1) 止血作用强,可用于各种出血性疾病,如紫癜症、白血病、肾出血等 (2) 与其他凝血药合用,效果较好 (3) 可出现头晕、呕吐、胸闷、嗜睡等副作用,停药后渐消失
巴曲酶(蛇毒血凝酶) (hemocoagulase) 粉针剂:1KU(2ml) 注:KU=克氏单位	肌内注射: 0.2~0.5KU/次 1次/d 一般疗程为2天 外用: 蘸药压迫止血	(1) 本品是从巴西毒蛇 Bothrops atrox 的毒液中分离提纯的一种高纯度的蛇凝血酶制剂 (2) 治疗新生儿出血,宜与维生素K合用 (3) 大剂量应用,有较强的去纤维蛋白原作用,小剂量主要用于手术出血的预防
抑肽酶 aprotinin 针剂:1万U(5ml),50万U(5ml)	静脉滴注: 8万~12万U/次,以后1万U/2h,直至止血 预防: (手术前一日开始)2万U/d,连续3日 外用: 治疗渗血	(1) 本品是牛脏器中提取的一种可抑制多种蛋白酶的多肽,是纤维蛋白酶的抑制剂 (2) 为防止出现过敏的危险,用时,先输注1万U,观察10分钟,若无反应方可继续使用 (3) 对本品过敏者禁用

续表

药品名称及规格	剂量及用法	备注
硫酸鱼精蛋白 protamine sulfate 针剂:5ml:50mg,10ml:100mg	静脉注射: 中和肝素,缓慢静注,用量与末次肝素用量相当 静脉滴注: 抗自发性出血,5~8mg/kg,分2次,间歇6小时,连续应用不宜超过3日	(1) 本品是从鱼类精子中提取的一种碱性蛋白质的硫酸盐 (2) 主要用于肝素过量所致出血、自发性出血等 (3) 本品注射必须缓慢,否则引起恶心、呕吐、胸闷等,对食鱼过敏者应用时注意
凝血酶原复合物 prothrombin complex 注射用冻干人凝血酶原复合物:100PE,200PE,300PE,400PE。	静脉滴注: 每瓶加注射用水25ml使溶,按输血法过滤,滴速不超过60滴/min 一般输注10~20PE/kg	(1) 仅供静脉滴注 (2) 用前新鲜配制 (3) 婴幼儿易发生血栓性并发症,应慎用 (4) 近期接受外科手术或肝脏疾病者应权衡利弊,斟酌使用
人凝血因子Ⅷ human blood coagulation factor Ⅷ 注射用冻干人凝血因子Ⅷ:50U,100U,200U,250U,300U,400U,500U,1 000U 注射用人血浆凝血因子Ⅷ浓缩剂:200U,250U,500U,750U,1 000U,1 500U 注射用基因重组浆凝血因子Ⅷ浓缩剂:250U,500U,1 000U	(1) 静脉注射 以人血浆制品为例,输注剂量参考下列公式。所需因子Ⅷ)(U)=患儿体重(kg)×需提高的因子Ⅷ浓度×0.5。按WHO标准,1U因子相当于1ml新鲜血浆中因子Ⅷ的活性,可提高血浆因子Ⅷ浓度2% 预防自发性出血: 25~40U/kg,一周3次 (2) 治疗出血 1) 轻度出血:8~15U/kg或将血浆凝血因子Ⅷ水平提高到正常人水平20%~40% 2) 中度出血:首剂量15~25U/kg或将血浆凝血因子Ⅷ水平提高到正常人水平30%~50% 3) 严重出血或出血累及重要器官。首剂量30~50U/kg或血浆凝血因子Ⅷ水平提高到正常人水平60%~100%	对蛋白过敏者可能发生过敏反应;用药过程中定期做抗体测定和定期监测血浆凝血因子Ⅷ浓度;大量或多次使用时监测血细胞比容;用药前及给药中监测脉搏;使用猪血浆纯化的凝血因子Ⅷ时,应监测血小板计数

(二十三)抗凝血药及抗血小板药

药品名称及规格	剂量及用法	备注
枸橼酸钠 sodium citrate 针剂:0.25g	输血时用 每100ml血中加0.25g	能与血中钙离子结合起来制止血液凝固,先以生理盐水10ml溶解后再加入血液中
肝素 heparin sodium 针剂:100单位(2ml),5 000单位(2ml),12 500单位(2ml)	静脉滴注: 100单位(1mg)/(kg·次),溶入10%葡萄糖溶液或生理盐水50~100ml中,在4小时内缓慢滴入	(1) 肝素对血凝机制的各个环节都有影响,用于防治血栓形成,尤多用于DIC的高凝期,使用期间定时测定凝血时间 (2) 用药过多可导致自发性出血,每次注射前须测定凝血时间 (3) 出血性素质及伴有凝血延缓的疾病禁用

续表

药品名称及规格	剂量及用法	备注
低分子肝素 low-molecular-weight-heparins 注射液： 0.3ml:3 075AXaU, 0.4ml:4 100AXaU, 0.6ml:6 150AXaU, 0.6ml:12 300 AXaU, 0.8ml:8 200 AXaU, 0.8ml:6 400 AXaU, 1ml:5 000 AXaU, 1ml:20 500 AXaU	本品不能用于肌内注射。由于每一种低分子肝素都用不同的单位系统（U 和 mg）表示剂量，而且有不同的规格，所以对每一种低分子肝素的剂量说明都必须特别注意 （1）治疗深部静脉血栓形成：按 0.1ml/10kg 的剂量每 12 小时注射一次。对体重大于 100kg 或低于 40kg 的患儿，估计用量比较困难，可能出现低分子肝素用量不足或出血症状，对这些患儿应当加强临床观察。低分子肝素的使用时间不应超过 10 天 （2）血透时预防血凝块形成：每次血透开始时应从动脉端给予单剂量低分子肝素钙 4 100AXaU 或遵医嘱。有出血危险的病人血透时低分子肝素钙的用量可以使推荐剂量的一半。若血透时间超过 4 小时，血透时可再给予小剂量低分子肝素钙，随后血透所用剂量应根据初次血透观察到的效果进行调整	（1）下列情况应小心应用：肝功能衰竭，肾功能衰竭（严重肾功能衰竭应考虑减少剂量），严重的动脉性高血压，有消化性溃疡或其他容易出血的器官病变病史，脉络视网膜血管病变，颅脑手术、脊柱手术、眼部手术术后 （2）肝素可以抑制醛固酮肾上腺的分泌，导致高钾血症，特别是在血钾水平较高的患儿或有高血钾风险的病 （3）药物过量：皮下和静脉注射过量的主要临床征象为出血，应检查血小板计数和其他凝血指标，轻度出血时应减量或推迟应用，一般不需特别治疗。严重病例可注射盐酸鱼精蛋白或鱼精蛋白中和本品，1 单位盐酸鱼精蛋白中和 1.6 抗Ⅹa 因子国际单位的低分子肝素钙
达肝素 dalteparin 注射液：0.2ml:2 500U 抗Ⅹa, 0.2ml:5 000U 抗Ⅹa, 0.3ml:7 500U 抗Ⅹa	皮下注射： 根据 BNFC（2010—2011）推荐： （1）血栓栓塞性疾病：新生儿：一次 100U/(kg·次)，2 次/d；1 个月～12 岁：100U/(kg·次)，2 次/d；2～18 岁：200U/kg，1 次/d，最大量不超过 18 000U，如有出血危险，可改为 100U/(kg·次)，2 次/d。 （2）预防血栓性疾病：新生儿：100U/kg，1 次/d；1 个月～12 岁：100U/kg，1 次/d；12 岁～18 岁：2 500～5 000U/d，1 次/d	（1）以下情况慎用，如血小板减少症和血小板缺陷，严重肝肾功能不全，未控制的高血压，高血压性或糖尿病性视网膜病，近期术后大剂量使用时 （2）禁止肌内注射 （3）使用时须监测血小板计数
华法林 warfarin 片剂：2.5mg,5mg,10mg	口服： 0.2～0.5mg/(kg·次)，以后每日维持量 2～8mg	（1）能阻止血中凝血酶原的形成，使凝血酶含量降低 （2）用于治疗血管栓塞、DIC 等，还能用于治疗银屑病
链激酶 streptokinase(SK) 粉针剂：5 万 U，10 万 U，15 万 U，20 万 U，25 万 U，30 万 U，50 万 U	静脉滴注： 负荷剂量 25 万～60 万 U 维持量 10 万 U/小时 连续静脉滴注	（1）本品用于血栓栓塞性疾病、中央视网膜动脉栓塞等 （2）儿童剂量应根据抗链激酶抗体值高低而定，维持量保持 20IU/(ml·h) （3）本品为异体蛋白，具有抗原性，负荷量须包括中和循环抗链激酶抗体的数量，可用链激酶对抗试验确定
尿激酶 urokinase 粉针剂：500U，1 000U，5 000U，1 万 U，2 万 U	静脉滴注： 开始 2～3 日：200～400μg/(kg·次) 3 日后：1 万～2 万 U/d，维持 7～10 日后改为 5 000U/d 肌内注射维持	（1）本品是从人尿或肾细胞组织中提取精制的，能直接激活纤溶酶原，使纤维蛋白水解，血栓溶解 （2）临床上主要用于血栓栓塞、眼部炎症、外伤性组织水肿和血肿等 （3）6-氨基己酸和对羧基苄胺可对抗本品作用，尿激酶用量过大会引起出血，可用上述二药救治

续表

药品名称及规格	剂量及用法	备注
阿司匹林 aspirin 片剂:0.05g,0.1g,0.2g,0.3g,0.5g 肠溶片(胶囊):40mg,0.15g,0.3g,0.5g	抗血小板治疗: 用量为5mg/(kg·d)	(1) 布洛芬会降低阿司匹林降血小板作用 (2) 应与食物同服或用水冲服,以减少对胃肠刺激;扁桃体摘除后、口腔手术7日内应整片吞服;外科手术病人,应在术前5日停用本品,以免出血
双嘧达莫 persantin(dipyridamol) 片剂:25mg,50mg 针剂:10mg(1ml)	口服: 0.5~1mg/(kg·次) 3次/d 肌内注射: 0.2~0.3mg/(kg·次)	(1) 对冠状动脉有较强的扩张作用,显著增加动脉血流量,增加心肌供氧量 (2) 用于弥散性血管内凝血、抗休克、风湿性心脏病、心律失常,防治血栓形成
氯吡格雷 clopidegrel 片剂:25mg,75mg	口服: 一次1mg/kg(最大量75mg),1次/d	(1) 肾功能不全时不需要调整剂量,但经验优先,需慎用 (2) 下列情况慎用,如创伤、外科手术或其他病理状态使出血危险性增加者,接受阿司匹林、非甾体抗炎药、肝素、血小板糖蛋白Ⅱb/Ⅲa (3) 用药期间监测异常的出血情况、白细胞和血小板计数。择期手术且无须抗血小板治疗者,术前1周停用本药 (4) 合用质子泵抑制药可能影响疗效

(二十四)抗寄生虫药

1. 驱蛔虫、蛲虫、绦虫、血吸虫药

药品名称及规格	剂量及用法	备注
枸橼酸哌嗪 piperazine citrate 片剂:0.2g,0.5g 糖浆:16g(100ml)	口服: (1) 驱蛔虫:0.15g/(kg·d),最大量不超过3g,临睡前服,连服2日 (2) 驱蛲虫:0.06g/(kg·d),2次/d,连服7日,一日量不超过2g	用于肠蛔虫、蛔虫性肠梗阻、蛲虫等病
左旋咪唑 levamisole 片剂:25mg,50mg	口服: (1) 驱蛔虫:2~3mg/(kg·d),晚饭后顿服 (2) 驱钩虫:2mg/(kg·d),晚饭后顿服,连服2日	用于肠蛔虫、钩虫、蛲虫、丝虫等
甲苯达唑 mebendazole(vermox) 片剂:0.05g,0.1g,0.5g	口服: (1) 驱钩虫、鞭虫:每次100mg,2次/d,连服3~4日 (2) 驱蛔虫:顿服200mg/次	用于驱蛔虫、蛲虫、钩虫、鞭虫

2. 抗阿米巴病药

药品名称及规格	剂量及用法	备注
甲硝唑 metronidazole 片剂:0.2g	口服: (1) 治阿米巴:50mg/(kg·d),分3次服,连用5~7日 (2) 抗厌氧菌、治滴虫:15~20mg/(kg·d),分3次服,连用5~7日	(1) 用于阿米巴痢疾、阿米巴肝脓肿、阴道滴虫病,也可用于厌氧菌感染 (2) 有胃肠道反应,偶见头痛、失眠、皮疹、白细胞减少,如出现运动失调应立即停药
磷酸氯喹 chloroquine phosphate 片剂:0.25g	口服: 第1、2日20mg/(kg·d) 分2~3次 以后10mg/(kg·d) 分1~2次,连服14~20日	(1) 对肠外阿米巴病有良效,特别是阿米巴肝脓肿,而对阿米巴痢疾无效 (2) 对肠道梨形鞭毛虫病亦有一定疗效 (3) 亦可用于某些结缔组织病、红斑性狼疮肾病综合征等,剂量约为上述之半,疗程较长

3. 抗疟药

药品名称及规格	剂量及用法	备注
磷酸氯喹 chloroquine phosphate 片剂:0.25g	口服: (1) 首剂:25mg/kg (2) 治疗:6~8小时后及第2~3日,各服1次,12.5mg/(kg·次) (3) 预防:12.5mg/(kg·次),每周1次	(1) 能消灭裂殖体,用于良性及恶性疟的治疗、预防及恶性疟的根治 (2) 一般认为毒性不大,但长期服用能引起副作用如耳鸣、头昏、皮炎等,甚至发生阿-斯综合征
羟氯喹 hydroxychloroquine 片剂:0.1g,0.2g	口服: (1) 用于预防疟疾发作,1次/周,于每周相同日服用,儿童5mg/kg,但不得超过400mg,一般在进入疫区2周前开始服用或当时服用。预防用量须一直持续至离开疫区8周后 (2) 用于治疗疟疾急性发作,儿童首次10mg/kg,6小时后第2次服药5mg/kg,间隔18小时后第3次服药5mg/kg,间隔24小时后第4次服药5mg/kg	(1) 银屑病患儿及卟啉症患儿使用后均可使症状加重,故不应使用,除非根据医师判断,得益超过其可能的风险 (2) 如果视敏度、视野或视网膜黄斑区出现任何异常迹象(如色素变化、失去中心凹反射)或出现任何视觉症状(如闪光和划线),且不能用调解困难或角膜混沌完全解释时,应当立即停药 (3) 肝病或醇中毒患儿,或者与已知有肝毒性的药物合用时,应慎用 (4) 因过量或过敏而出现严重中毒症状时,建议给予氯化铵口服,一周3日或4日,在停止治疗后使用数月,因为尿液酸化可使4-氨基喹啉化合物的肾排泄增加20%~90%,然而对肾功能损伤的患儿及代谢性酸中毒患儿应当谨慎
伯氨喹 primaquine phosphate 片剂:13.2mg	口服: 0.2~0.3mg/(kg·次) 3次/d 连服8日	(1) 对裂殖体无杀灭力,故不能用以控制症状 (2) 对配子体和细胞外型疟原虫有较强杀灭作用,用以控制疟疾复发及传布 (3) 毒性较大,易发生疲乏、头昏、恶心、呕吐、腹痛及发绀、发热、血红蛋白尿等
硫酸奎宁 quinine sulfate 片剂:0.3g	口服: 30mg/(kg·d) 3次/d 连服7日	(1) 对裂殖体有杀灭力,服1、2日后,多能制止发作,但对配子体无效,故易复发 (2) 不良反应有耳鸣、耳聋、恶心、呕吐、视力减退等

续表

药品名称及规格	剂量及用法	备注
无味奎宁 euquinine 片剂:0.1g	同硫酸奎宁	同硫酸奎宁,因无苦味,适用于儿童,剂量可稍大
二盐酸奎宁 quinine dihydrochloride 针剂:0.25g(1ml)	肌内注射(深部)或静脉滴注: 5~10mg/(kg·次)	(1) 用于有昏迷等症状的恶性疟疾 (2) 静脉滴注时应用葡萄糖液稀释成0.5~1mg/ml后使用,并随时观察心脏及血压情况
乙胺嘧啶 pyrimethamine (daraprim) 片剂:25mg	口服、预防用: 年长儿 25mg 学龄前儿童 12.5mg 每 10~14 日服 1 次	(1) 对恶性疟及间日疟的红细胞前型有效,用于疟疾的预防 (2) 过量及长期服用,可引起巨红细胞性贫血、恶心、呕吐、发绀、惊厥等症状,因味甜,应防止小孩误服中毒
青蒿素 artemisinin 片剂:0.05g,0.1g 栓剂:0.1g,0.2g,0.3g,0.4g,0.6g 水混悬液针剂:1ml:0.1g 油混悬液针剂:2ml:0.05g;2ml:0.1g;2ml:0.2g	口服或肌内注射: 总量 15mg/kg,分 3 日用完	(1) 本品是从黄花蒿中提取的带过氧化基团的倍半萜内酯,对各种疟原虫红内期无性体均有迅速强大的杀灭作用,对间日疟、恶性疟有效 (2) 肌内注射给药较口服给药在血中维持有效浓度时间长 (3) 本品代谢快,作用不持久,复发率高

4. 抗血吸虫病药

药品名称及规格	剂量及用法	备注
酒石酸锑钾 antimony potassium tartrate 针剂:0.1g(10ml)	静脉注射: 20 日疗法:25mg/kg,总量分 20 日静脉注射,每用药 6 日停 1 日,注射后绝对卧床 2 小时	(1) 对血吸虫有直接杀死作用,为治疗血吸虫病的主药 (2) 毒性反应大,早期有过敏反应,中期胃肠道反应,晚期有肝、肾及心律失常等毒性反应,儿童禁用 3 日疗法
吡喹酮 praziquantel 片剂:0.2g	口服: 10mg/(kg·次) 3 次/d,连服 2 日	(1) 为新型广谱抗寄生虫药,对血吸虫、绦虫、肝吸虫、肺吸虫等皆有效 (2) 剂量小、疗程短、副作用轻,近期疗效好 (3) 服药后有头昏、乏力、全身不适,一般不需处理,偶见 EKG 异常及中毒性肝炎
呋喃丙胺 furapromide 片剂:0.125g,0.25g,0.5g	口服: 1.0g/次,3 次/d 或 50mg/(kg·d),分 3 次服	(1) 本品能抑制血吸虫的糖酵解、磷酸化酶、磷酸酯酶 (2) 本品不良反应大,胃肠道反应和腓肠肌痉挛十分常见
喷他脒 pentamidine 粉针剂:0.2g,0.3g	肌内注射、静脉滴注: 4mg/(kg·d),连用一个疗程(10~15 天)总量不超过 60mg/kg	(1) 本品能干扰原虫的 DNA 和叶酸的转化以及抑制 RNA 和蛋白合成,对卡氏肺孢子虫、非洲锥虫和某些种利什曼原虫有效 (2) 常见轻度肾脏毒性,但通常能完全恢复

（二十五）抗肿瘤药物

参阅第 36 章表 36-5

（二十六）肾上腺皮质激素类药物

药品名称及规格	剂量及用法	备注
醋酸可的松 cortisone acetate 片剂:5mg,10mg,25mg 针剂:0.125g(5ml) 0.25g(10ml)	口服: 2.5~10mg/(kg·d) 分 3~4 次 肌内注射: 1/3~1/2 口服量	(1) 用于各种重症细菌感染、过敏性疾病、结缔组织病、肾病综合征、严重支气管哮喘、血小板减少性紫癜、粒细胞减少症、肾上腺皮质功能减退、急性淋巴性白血病 (2) 有水钠潴留及促进钾排泄的作用,长期大量应用可引起类库欣综合征,低血钾、血压增高,抵抗力低弱、骨质疏松等 (3) 长期大量应用后不可突然停药,应逐渐减量 (4) 肝肾功能不全、心力衰竭、消化性溃疡、糖尿病患儿慎用
氢化可的松 hydrocortisone 片剂:20mg 针剂:10mg(2ml) 25mg(5ml) 100mg(20ml)	口服: 4~8mg/(kg·d) 分 3~4 次 静脉滴注: 4~8mg/(kg·d) 于 8 小时内滴入,或分 3~4 次滴入	(1) 作用、副作用及注意点同醋酸可的松 (2) 可用于抢救严重中毒性感染、过敏性休克等 (3) 关节腔、滑膜腔内或局部注射可用醋酸氢化可的松混悬液
泼尼松 prednisone 片剂:5mg	口服: 1~2mg/(kg·d) 分 3~4 次	(1) 用于严重细菌感染、结缔组织病、肾病综合征、急性白血病等 (2) 水钠潴留及促钾排泄作用较小,而对糖代谢及抗炎作用则显著增加,副作用较醋酸可的松为小
泼尼松龙 prednisolone 片剂:5mg 针剂:10mg(2ml)	口服: 1~2mg/(kg·d) 分 3~4 次 肌内注射、静脉滴注: 1~2mg/(kg·d) 分 2 次	(1) 作用同泼尼松 (2) 关节腔、滑膜腔内注射或局部注射可用醋酸泼尼松龙混悬液
甲泼尼龙 methylprednisolone 片剂:2mg,4mg 针剂:20mg(1ml) 40mg(1ml)	口服: 1~2mg/(kg·d) 分 3~4 次 静脉注射、静脉滴注: 10~20mg/次,1~2 次/d 关节腔、肌内: 10~80mg/次	其抗炎作用较氢化可的松强约 6 倍,钠潴留作用较弱,不引起排钾副作用
地塞米松 dexamethasone 片剂:0.75mg 针剂:1ml(1mg、2mg、5mg)	口服: 0.1~0.25mg/(kg·d) 分 3~4 次 肌内注射、静脉滴注: 1~2.5mg/次 1~2 次/d	(1) 本品为人工合成的长效制剂,抗炎及控制皮肤过敏作用强,而对电解质的作用弱,故水肿、高血压及肌无力等副作用轻 (2) 因肾上腺皮质激素可抑制患儿的生长和发育,如需长期使用,应采用短效(如可的松)或中效制剂(如泼尼松),避免使用地塞米松等长效制剂

续表

药品名称及规格	剂量及用法	备注
倍他米松 betamethasone 片剂:0.25mg,0.5mg 针剂:1.5mg(1ml) (醋酸酯注射液) 气雾剂:50mg,100mg,200mg	口服: 0.06~0.16mg/(kg·d) 分 3~4 次 肌内注射、静脉滴注: 分 1~2 次 气雾吸入: 每日最大剂量 0.8mg	(1)作用同地塞米松,抗炎作用较上者强 (2)多用于治疗活动性风湿病、类风湿关节炎、红斑狼疮、严重支气管哮喘、严重皮炎、急性白血病 (3)本品不宜长期使用,尤对小儿,因其可抑制生长
曲安奈德 triamcinolone (fluoxyprednisolone) 片剂:1mg,2mg,4mg 针剂:125mg(5ml) 200mg(5ml)	口服: 0.8~2mg/(kg·d) 分 3~4 次 肌内注射: 每次 1~2mg/kg,1~4 周 1 次	(1)本品为中效制剂,抗炎作用较氢化可的松、泼尼松均强 (2)用于风湿及类风湿性关节炎、支气管哮喘、皮炎、湿疹等,尤适用于对皮质激素禁忌的伴有高血压或水肿的关节炎患儿 (3)本品各种酯型制剂肌内注射后均吸收缓慢,作用持久,一般注射一次疗效可维持 2 周以上
醋酸去氧皮质酮 desoxycorticosterone acetate(DOCA) 针剂:1ml(5mg,10mg)	肌内注射: 1~5mg/d 分 1~2 次	能促进肾小管对钠的重吸收,增加钾的排泄,引起钠和水的潴留,钾的缺少及血压升高。主要用于艾迪生病
促肾上腺皮质激素 adrenocorticotropine (ACTH) 针剂:10 单位,25 单位 (1mg=1 单位)	肌内注射: 1.6 单位/(kg·d) 50 单位/(m^2·d) 分 2~3 次 静脉滴注: 0.4 单位/(kg·次) 于 8 小时内滴入 1 次/d	(1)能刺激肾上腺皮质释放皮质激素,故作用与醋酸可的松相似 (2)忌与中性和偏碱性药物混合静脉滴注,用本品加于 5%葡萄糖液中静脉滴注,一般不用生理盐水做溶媒

(二十七)其他

药品名称及规格	剂量及用法	备注
细胞色素 C cytochrome C 针剂:15mg	静脉注射、静脉滴注: 15~30mg/次 1~2 次/d	(1)在细胞呼吸过程中起重要的酶促作用。为组织缺氧治疗急救用药和辅助药物 (2)可引起过敏反应,用前应先作皮试;终止用药后再继续用药时,过敏反应尤易发生,应再作皮试。用时如出现过敏反应,可用肾上腺皮质激素和抗组胺药抢救
三磷酸腺苷 adenosine triphosphate (ATP) 针剂:20mg	肌内注射、静脉滴注: 10~20mg/次 1~3 次/d	三磷酸腺苷水解成二磷酸酰苷,释放出许多能量,促使体内需能反应的进行。适用于细胞损伤后细胞酶减退引起的疾病。如肝炎、心肌炎、心力衰竭、急性脊髓灰质炎、营养不良、贫血等的治疗
辅酶 A coenzyme A 针剂:50 单位	肌内注射、静脉滴注: 50 单位/次 1~2 次/d	(1)是体内乙酰化反应的辅酶,它对糖、脂肪及蛋白质的代谢起重要影响 (2)对白细胞减少、脂肪肝、肝性脑病、肾病综合征等可作辅助治疗

续表

药品名称及规格	剂量及用法	备注
α-糜蛋白酶 α-chymotrypsin 针剂:1mg,5mg	肌内注射: 0.1mg/(kg·次) 1次/d 喷雾或滴入: 0.1mg/(kg·次)	(1)具有分解肽链作用,溶解脓液和坏死组织,助长肉芽组织生长 (2)用于创伤及手术创口愈合、抗炎及防止局部水肿、积血、扭伤水肿、中耳炎、鼻炎等
胰蛋白酶 trypsin 针剂:25mg,50mg	肌内注射: 0.05~0.1mg/(kg·次) 1次/d 喷雾: 0.05~0.1mg/(kg·次) (0.5mg/ml)	(1)作用与用途同上 (2)肌内注射部位可有疼痛,并有类似组胺作用,使体温升高,脉搏加快 (3)肝肾损伤、血液凝固异常和有出血倾向者忌用 (4)水溶液极不稳定,须新鲜配制
谷氨酸钠 sodium glutamate 针剂:5.75mg(20ml)	静脉滴注: 20~60ml/次 (每20ml加10%葡萄糖液250ml)	(1)用于肝性脑病及酸中毒,滴入时应缓慢,否则可引起流涎、潮红、呕吐等 (2)少尿、尿闭或肾功能减退者忌用 (3)可与谷氨酸钾合用,二者比例一般为3:1,2:1,钾低时为1:1
盐酸精氨酸 arginine hydrocholride 针剂:5g(20ml)	静脉滴注: 40~60ml/d (每20ml加入10%葡萄糖液250ml)	(1)能促使尿素生成从而减低血氨量,主要用于治疗肝性脑病 (2)氨合成尿素需三磷酸腺苷和镁离子的参与,故应同时用三磷酸腺苷和硫酸镁 (3)肾功能不全者禁用
苯丙酸诺龙(苯丙酸去甲睾丸素) nandrolone phenylpropionas (durabolin) 针剂:10mg(1ml),25mg(1ml)	肌内注射: 5~10mg/次 每1~2周1次	(1)为蛋白同化激素类药,有促进体内蛋白质的合成代谢与钙、磷、钾的蓄积功能,用于蛋白质缺乏症、营养不良、生长发育迟缓,手术后及慢性消耗性疾患,骨折不易愈合和严重的骨质疏松症等 (2)肝肾功能减退及心力衰竭者慎用 (3)本品不宜作一般营养品应用,因长期用药可引起黄疸及肝功能障碍、水钠潴留、血钙过多等副作用
司坦唑醇 stanozolol 片剂:2mg	口服: 1~4mg/d,分1~3次,约为0.1~0.2mg/(kg·d)	(1)青春期前男孩应用雄激素可能导致骨骺早闭及性早熟,应当定期监视骨骼成熟情况 (2)患儿如患有隐形或显性心脏病、肾病、高血压、癫痫、三叉神经痛或有上述疾病既往史应慎用
达那唑 danazol 胶囊:100mg,200mg 胶丸:10mg	口服: (1)遗传性血管性水肿:开始一次200mg,2~3次/d,直到疗效出现,维持量一般是开始量的50%或更少,1~3个月或更长间隔时间递减 (2)男性青春期乳房发育:200~600mg/d (3)性早熟:200~400mg/d	(1)癫痫、偏头痛、糖尿病患儿慎用 (2)治疗期间注意肝功能检查 (3)服药期间,对一些诊断性试验有影响,如糖耐量试验、甲状腺功能试验 (4)出现女性男性化症状,应停止治疗

(二十八)生物制品

药品名称及规格	剂量及用法	备注
英夫利昔单抗 infiximab 注射剂:100mg	静脉滴注: 6~18 岁,初始剂量 5mg/kg,首次给药后第 2 周、第 6 周再给 5mg/kg,然后每 8 周给药 5mg/kg,共 8 次;对疗效不佳的患儿,可考虑将剂量调整至 10mg/kg。维持治疗剂量的间隔根据疗效确定,如果初次给药后 10 周内没效果则停药	(1) 已存在严重感染,如结核、真菌或细菌感染者慎用。慢性心力衰竭患儿、有异型增生、结肠癌病史者慎用 (2) 警惕出现淋巴瘤不良反应
利妥昔单抗 rituximab 注射液:10ml:100mg,50ml:500mg	稀释后静脉滴注: 无菌条件下,用氯化钠注射液或 5%葡萄糖注射液稀释到浓度为 1mg/ml,通过专用输液管给药。用于滤泡性非霍奇金淋巴瘤,单药治疗,儿童 375mg/(m^2·次),1 次/周,连用 4~8 周,或与化疗合用。弥漫大 B 细胞性非霍奇金淋巴瘤联合 CHOP,375mg/(m^2·次),每个化疗周期的第一天使用,化疗的其他组分应在本品应用后使用。不推荐本品在治疗期间减量使用,与标准化疗合用时,标准化疗药剂量可以减少	(1) 细胞因子释放综合征或肿瘤溶解综合征。出现严重细胞因子释放综合征的患儿应立即停止滴注,并予对症治疗,严密监护至症状和体征消失 (2) 约 50%患儿会出现输液相关不良反应,约 10%患儿较严重,出现低血压、呼吸困难和支气管痉挛 (3) 可能导致严重的皮肤黏膜反应 (4) 定期检查全血细胞计数。骨髓功能差的患儿慎用 (5) 治疗后发生角膜炎和溃疡性角膜炎。在罕见情况下可导致角膜穿孔和失明
依那西普 etanercept 注射用依那西普:25mg	皮下注射: 4 岁以上儿童推荐剂量:每周 0.8mg/kg,分 1~2 次。每周最大剂量为 50mg,分次皮下注射	(1) 本品有诱发感染,患儿有反复发作的感染史 (2) 在使用过程中,应注意过敏反应的发生,包括血管性水肿,荨麻疹以及其他严重反应,根据其情况给予抗过敏药物或停药 (3) 使用本品期间不可接种活疫苗 (4) 本品有导致充血性心力衰竭患儿病情恶化的报道,因此,重度心力衰竭患儿不宜使用本品 (5) 治疗前要接受结核感染筛查,对有结核感染或感染可疑者应首先抗结核治疗 3 个月,再考虑用本品治疗 (6) 在治疗幼年特发性关节炎时宜与甲氨蝶呤联合应用以提高疗效
阿达木单抗 adalimumab 注射液:0.8ml:40mg	用于 13~17 岁,皮下注射,一次 40mg,每 2 周 1 次	(1) 有报道称,使用包括本品在内的 TNF 抑制药可以发严重的感染和败血症,甚至可能致死 (2) 慢性或局部感染的活动性感染患儿不应使用本品治疗

(二十九)皮肤疾病外用药

药品名称及规格	配方	用途
碘酊 tincture iodine 酊剂:2%	碘 2g,碘化钾 0.8g,75%酒精加至 100ml	用于皮肤感染和皮肤消毒,对黏膜有刺激性
聚维酮碘 povidone iodine 溶液:1%、5%、0.5%	系表面活性剂,与碘络合而成的不稳定络合物	用于皮肤、金属医疗器械、食具的消毒

续表

药品名称及规格	配方	用途
复方甲紫 溶液:1%、5%、7.5%、10%	甲紫1g,吖啶黄1g,蒸馏水加至100ml	用于皮肤及黏膜消毒,口腔溃疡
高锰酸钾(P.P) potassium permanganate 溶液:0.1%,0.02%	高锰酸钾1g,加水至1 000ml(或5 000ml)	高锰酸钾1g,加水至1 000ml(或5 000ml)
依沙吖啶 ethacridine 溶液:0.1% 软膏:10g:100mg	溶液:依沙吖啶0.1g加蒸馏水100ml(新鲜配制) 软膏:依沙吖啶2.0g,氧化锌20g,硼酸20g,羊毛脂30g,凡士林加至100g	用于外科创伤,皮肤黏膜的洗涤及湿敷。软膏用以治疗化脓性感染及湿疹
苯扎溴铵(新洁尔灭) benzalkonium bromide 溶液:0.1%	5%苯扎溴铵20ml,加温水1 000ml	用于皮肤、黏膜、创面及器械消毒。器械消毒时可同时加入0.5%亚硝酸钠防锈,忌与肥皂及合成洗涤剂接触,浸泡时间30分钟以上
苯氧乙醇 phenoxyethanol 溶液:2%	苯氧乙醇2ml,新鲜蒸馏水或灭菌等渗盐水加至100ml	为杀菌剂,适用于绿脓感染的表层伤口、灼伤、脓疡的冲洗或湿敷
炉甘石 calamine 洗剂:100ml	每1 000ml含炉甘石150g,氧化锌50g,甘油50ml	急性瘙痒性皮肤病,如湿疹和痱子
硝酸银 silver nitrate 溶液:5%,10%	硝酸银5g(10g),加蒸馏水100ml	用于黏膜收敛,10%溶液用于烧灼黏膜上的溃疡,除去腐肉
呋喃西林 furacilin 溶液:0.02%	呋喃西林0.02g,精盐0.9g加水100ml	杀菌力强,刺激性小,适用于冲洗伤口、洗眼、湿敷等,可用于洗涤痱毒
鱼石脂软膏 ichthammol ointment 软膏:10%	鱼石脂10g,凡士林加到100g	用于局部炎症
氧化锌油 油剂:40%	氧化锌30g,花生油70g	有收敛保护皮肤作用,用于少量渗液、糜烂的皮炎及湿疹等
鞣酸软膏 tannic acid ointment 软膏剂:5%	鞣酸20g,甘油20g,干燥亚硫酸钠0.2g,蒸馏水1ml,羊毛脂10g,凡士林加至100g	有收敛作用,常用于烫伤及婴儿臀部红斑等
阿达帕林 Adapalene 凝胶:0.1%	0.1%阿达帕林	以粉刺、丘疹和脓疱为主要表现的寻常痤疮;面部、胸和背部的痤疮
复方鱼肝油氧化锌软膏 软膏剂:10g	氧化锌35%,清鱼肝油12%,依沙吖啶0.5%,桉叶油等	用于急慢性皮炎、湿疹、烫伤、烧伤、冻伤、外伤及黄水疮等
丙酸倍氯米松乳膏 乳膏剂:10g:2.5mg	丙酸倍氯米松0.025%	激素类药物,适用于湿疹、过敏性皮炎、接触性皮炎、神经性皮炎、干癣及牛皮癣等
丁酸氢化可的松乳膏 乳膏剂:0.1%,10g:10mg	丁酸氢化可的松0.1%	皮肤科,皮肤过敏,脂溢性皮炎,湿疹
5%水杨酸软膏 软膏剂:5%	水杨酸5g,凡士林95g	用于治疗皮肤霉菌病、牛皮癣及鱼鳞癣等

续表

药品名称及规格	配方	用途
复方苯甲酸软膏 软膏剂:6%	苯甲酸 6g,水杨酸 3g,羊毛脂 2.5g,凡士林加至 100g	用于发癣、体癣、手癣、足癣
硝酸咪康唑乳膏 乳膏剂:2%	每克含 20mg 硝酸咪康唑	为广谱抗真菌药,对皮肤真菌念珠菌、酵母菌及其他藻类、子囊菌、隐球菌等具有抑制及杀灭作用,同时对革兰氏阳性球菌和杆菌也有很强的杀菌力
联苯苄唑 bifonazole 软膏、溶液、凝胶:1%	软膏:1% 溶液:1% 凝胶:1%	用于手癣、足癣、体癣、股癣、花斑癣及念珠菌性外阴阴道炎
莫匹罗星软膏 mupirocin 软膏:2%	软膏:2%,5g:100mg	革兰氏阳性球菌引起的皮肤感染,例如脓疱疮、疖肿、毛囊炎等原发性皮肤感染及湿疹合并感染、溃疡合并感染、创伤合并感染等继发性皮肤感染
紫草膏 软膏剂:10g、20g	紫草 300g,白芷 220g,当归 220g,乳香 220g,防风 220g,没药 220g,生地 220g,凡士林 2 000g	化腐生肌、止痛,用于烫烧伤、痈肿溃疡等
硼酸 boric acid 溶液:3% 软膏:5%	溶液:硼酸 3g,加蒸馏水 100ml 软膏:硼酸 5g,凡士林加至 100g	有收敛作用,溶液用于洗涤创面及黏膜面。软膏常用于皮肤溃疡、烧伤、褥疮
小儿痱毒粉 散剂:复方	樟脑 8g,薄荷脑 8g,氧化锌 24g,硼酸 140g,升华硫 20g,滑石粉 800g	用于小儿痱毒
脐带粉 散剂:复方	依沙吖啶 0.1g,氧化锌 20g,滑石粉加至 100g	用于婴儿脐带
尿素软膏 urea ointment 软膏:20%	尿素软膏:20%	皮肤角化症、手足皲裂、干皮症、鱼鳞病等

(三十)五官疾病外用药

药品名称及规格	剂量及用法	用途
氧氟沙星 滴耳液 ofloxacin ear drops 滴耳液:0.3%	滴耳: 3~4 滴/次,2~3 次/d	用于中耳炎及外耳道炎
硼酸滴耳剂 boracic acid otic drops 滴耳液:10ml:0.1g	滴耳: 1 滴/次,3 次/d	用于急性中耳炎、慢性中耳炎、外耳道炎
麻黄碱滴鼻液 ephedrine nasal drops 滴鼻液:8ml:80mg	滴鼻: 1~2 滴/次,3~4 次/d	用于各种鼻炎引起鼻塞

续表

药品名称及规格	剂量及用法	用途
金霉素鱼肝油	0.25%混悬液,按比例将金霉素粉加入清鱼肝油中	用于口腔溃疡
碘甘油 溶液:1%	涂于患处,2~4 次/d	为黏膜消毒剂,用于牙龈炎、牙周炎、口腔溃疡
制霉菌素鱼肝油	50 万单位制霉菌素粉,加入 10ml 清鱼肝油中	用于鹅口疮及口腔溃疡
氯霉素滴眼液 滴眼液:0.25%(8ml)	滴眼:3~5 次/d	用于细菌性结膜炎、角膜炎
盐酸金霉素眼膏 (每克内含盐酸金霉素 5 000 单位)	2~4 次/d,涂于眼皮内	用于结膜炎、角膜炎、沙眼
氧氟沙星滴眼剂 24mg(8ml)	3~6 次/d,滴眼	用于眼睑炎、睑腺炎、泪囊炎、结膜炎、角膜炎、角膜溃疡、术后感染
妥布霉素滴眼液 tobromycin 滴眼液:5ml:15mg	滴眼:轻中度感染 4 小时 1 次,重度感染可 1 小时 1 次。	适用于外眼及眼附属器敏感菌株的抗感染治疗及眼科围手术期的无菌化治疗
妥布霉素地塞米松眼膏 tobramycin and dexamethasone 眼膏剂:3.5g(内含妥布霉素 10.5mg,地塞米松 3.5mg)、3g(内含妥布霉素 9mg,地塞米松 3mg)	涂眼结膜囊内:3 次/d	(1) 对糖皮质激素敏感的外眼和眼表组织,如眼睑、结膜、角膜的伴发细菌感染或有感染危险的炎性病变 (2) 慢性前葡萄膜炎 (3) 用于化学性、放射性、灼伤性及异物穿透所致的角膜病变
阿昔洛韦 aciclovir 滴眼液:0.1% 眼膏:1%~3%	点眼: 4 次/d	用于单疱性角膜炎和眼部带状疱疹
更昔洛韦眼用凝胶 ganciclovir 眼用凝胶:5g:7.5mg	滴眼:4 次/d	用于单纯疱疹病毒性角膜炎
富马酸依美斯汀滴眼液 emedastine 滴眼液:5ml:2.5mg	滴眼:2 次/d,必要时 4 次/d	用于治疗过敏性结膜炎
氟米龙滴眼液 flurometholone 滴眼液:5ml:5mg,10ml:10mg	滴眼:2~4 次/d	(1) 用于对糖皮质激素敏感的外眼、眼表和眼前节组织的炎症,如过敏性结膜炎、巩膜炎、虹膜睫状体炎等 (2) 预防眼前节手术后的炎症反应
复方托比卡胺滴眼液 ompound tropicamide eye drops 滴眼液:5ml(内含托吡卡胺 25mg 和盐酸去氧肾上腺素 25mg)、10ml(内含托吡卡胺 50mg 和盐酸去氧肾上腺素 50mg)	滴眼: (1) 散瞳检查。1 滴/次,间隔 3~5 分钟后再滴 1 次。滴眼 5~10 分钟后开始散瞳,15~20 分钟瞳孔散得最大,约维持 1.5 小时后开始缩瞳 (2) 屈光检查。1 滴/次,间隔 3~5 分钟后再滴,连续 4 次,20 分钟后可做屈光检查	用于散瞳和调节麻痹

续表

药品名称及规格	剂量及用法	用途
硫酸阿托品眼用凝胶 atropine sulfate eye gel 眼用凝胶：2.5g：25mg、5g：50mg	滴眼：3次/d	虹膜睫状体炎、检查眼底前的散瞳、验光配镜屈光度检查前的散瞳
玻璃酸钠滴眼液 sodium hyaluronate 滴眼液：0.4ml：1.2mg，5ml：5mg	滴眼：5~6次/d	眼干燥症，用于泪液缺乏的替代治疗

【附1】常用药物配伍禁忌表

药物	pH值	配伍禁忌药物
氨茶碱	25mg/ml，8.6~9.3	肾上腺素，头孢匹林钠，氯丙嗪，克林霉素，铜离子，促皮质素，地塞米松，茶苯海明，红霉素，肼屈嗪，氢化可的松，异丙肾上腺素，羟嗪，乳糖，甲泼尼龙，麻醉性镇痛药，去甲肾上腺素，土霉素，苯妥英，青霉素钾盐，普鲁卡因，丙氯拉嗪，丙嗪，异丙嗪，磺胺异噁唑，万古霉素
两性霉素B	0.1mg/ml，7.2~8.0	所有电解质，抗组胺药，青霉素，钙盐，羧苄西林，氯丙嗪，庆大霉素，卡那霉素，利多卡因，间羟胺，甲基多巴，呋喃妥因，土霉素，多黏菌素B，普鲁卡因，丙氯拉嗪，依地酸钙钠，甾体类，链霉素，四环素，紫霉素，维生素B，维生素C，所有其他有沉淀危险的药物
氨苄西林	2%，8.0~10.0	肾上腺素，氨基酸类，水解蛋白注射液，阿托品，氯化钙，葡萄糖酸钙，氯霉素，氯丙嗪，金霉素，红霉素，庆大霉素，肼屈嗪，氢化可的松，卡那霉素，林可霉素，间羟胺，去甲肾上腺素，新生霉素，土霉素，戊巴比妥，苯巴比妥，水解蛋白，多黏霉素B，丙氯拉嗪，链霉素，磺胺异噁唑，琥珀胆碱，四环素，硫喷妥，B族维生素，维生素C
青霉素	10万U/ml，5.0~7.5	两性霉素B，头孢噻吩，氯丙嗪，红霉素，羟嗪，林可霉素，间羟胺，去甲肾上腺素，土霉素，苯妥英，丙氯拉嗪，异丙嗪，丙嗪，四环素，硫喷妥，万古霉素，B族维生素，维生素C
葡萄糖酸钙	1g/10ml，6.0~7.0	两性霉素B，头孢噻吩，羟嗪，新生霉素，土霉素，苯妥英，泼尼松龙，丙氯拉嗪，丙嗪，异丙嗪，碳酸氢钠，链霉素，四环素，万古霉素
头孢孟多	10%，3.5~7.0	乳糖酸红霉素，吉他霉素，四环素，氯霉素，氯霉素琥珀酸酯钠，林可霉素，两性霉素B，地西泮，苯妥英钠，硫酸镁，西咪替丁，谷氨酸钙，肝素，氢化可的松，复方氯化钠，氯化钙，葡萄糖酸钙，依地酸钙钠
头孢呋辛	10%，6.0~8.5	青霉素钠，氨苄西林钠，头孢唑林钠，头孢拉定，卡那霉素，庆大霉素，阿米卡星，西索米星，地贝卡星，妥布霉素，乳糖酸红霉素，四环素，磷霉素钠，去甲万古霉素，环丙沙星，培氟沙星，氟康唑，异烟肼，尼可刹米，多沙普仑，细胞色素C，苯巴比妥钠，咪达唑仑，氯丙嗪，盐酸丙嗪，地西泮，吗啡，氯筒箭毒碱，氯化琥珀胆碱，葛根素，利血平，罂粟碱，双氢麦角碱，硫酸镁，氨茶碱，雷尼替丁，法莫替丁，维生素C，异丙嗪，血管紧张素胺，肝素，右旋糖酐40，羟乙基淀粉，肌酐，垂体后叶激素，地塞米松磷酸钠，促皮质素，氯化钙，碳酸氢钠

续表

药物	pH 值	配伍禁忌药物
拉氧头孢	10%,5.0~7.0	哌拉西林钠,庆大霉素,阿米卡星,乳糖酸红霉素,吉他霉素,氯霉素,氯霉素琥珀酸酯钠,林可霉素,多黏菌素 B,两性霉素 B,地西泮,苯妥英钠,硫酸镁,氨茶碱,呋塞米,依他尼酸钠,布美他尼,甘露醇,肝素,氯化钙,葡萄糖酸钙
头孢哌酮舒巴坦钠	1ml:125mg,3.5~6.5	阿米卡星,西索米星,奈替米星,地贝卡星,妥布霉素,磷霉素钠,环丙沙星,加替沙星,地西泮,美西律,维拉帕米,利血平,罂粟碱,硫酸镁,西咪替丁,甲氧氯普耐,异丙嗪,右旋糖酐 40,氯化钠,复方氯化钠,葡萄糖
美罗培南	5%,7.3~8.3	苯唑西林钠,甲硝唑-葡萄糖,两性霉素 B,阿昔洛韦钠,齐多夫定,地西泮,昂丹司琼,维生素 C,葡萄糖酸钙,乳酸钠
氯霉素	0.2%,5.4~7.5	苯甲醇,红霉素(葡庚糖酸盐与乳糖醛酸盐),氢化可的松,羟嗪,新生霉素,土霉素,苯妥英,多黏菌素 B,丙氯拉嗪,异丙嗪,磺胺嘧啶,四环素,曲吡那敏,万古霉素
氯丙嗪	2.5%,3.0~5.0	氨茶碱,氨苄西林,两性霉素 B,可溶的巴比妥类,青霉素,氯霉素,氯噻嗪,氯唑西林,香草二乙胺,甲氧西林,可溶的磺胺药
氯唑西林	2%~10%的水溶液,5.0~7.0	四丁酚醛(0,125%喷雾液),氯丙嗪,红霉素,庆大霉素,土霉素,多黏菌素 B,四环素,维生素 C
红霉素乳糖酸盐	50mg/ml,6.0~7.6	酸性物质,氨茶碱,氨苄西林,羟苄西林,头孢噻吩,氯霉素,氯唑西林,黏菌素甲磺酸盐,庆大霉素,肝素,氢化可的松,间羟胺,水解蛋白,四环素,硫喷妥,维生素 C,复合维生素 B
呋塞米	20mg/2ml,8.5~9.5	其他一切药物,所有酸性静脉注射液[此限制应用于 2ml 注射剂,但 250ml 注射剂(含呋塞米 250mg)可用氯化钠静脉注射液或任氏液稀释,不能用葡萄糖溶液稀释(因 pH 值降低)]
庆大霉素	4 万单位/ml,3.5~6.0	两性霉素 B,头孢噻吩,氯霉素,红霉素,肝素,可溶的磺胺药,所有青霉素类(能使庆大霉素失去活性),链霉素或卡那霉素(毒性加大),替卡西林(使庆大霉素失去活性)
肝素	500U/ml,7.2~8.3	青霉素,氯丙嗪,茶苯海明,红霉素,庆大霉素,氢化可的松,羟嗪,卡那霉素,甲氧西林,新生霉素,丙氯拉嗪,丙嗪,异丙嗪,链霉素,四环素类,万古霉素,肝素在 pH 值低于 6 的溶液中迅速灭活,在葡萄糖溶液中不能滴注太长时间
肼屈嗪	/	氨茶碱,氨苄西林,氯噻嗪,氢化可的松,美芬丁胺,甲己炔巴比妥,苯巴比妥,依地酸钙钠,磺胺嘧啶,磺胺二甲嘧啶
卡那霉素	/	氨苄西林,两性霉素 B,钙盐,头孢噻吩,氯唑西林,庆大霉素,肝素,氢化可的松,甲氧西林,甲己炔巴比妥,呋喃妥因,苯巴比妥,苯妥英,丙氯拉嗪,可溶的磺胺药
利多卡因	2%,3.5~5.5	两性霉素 B,氨苄西林,甲己炔巴比妥,磺胺嘧啶
盐酸克林霉素	10%,3.0~5.5	氨苄西林钠,氨苄西林舒巴坦,氨苄西林-氯唑西林钠,妥布霉素,乳糖酸红霉素,阿奇霉素,氯霉素,新生霉素钠,去甲万古霉素,环丙沙星,磺胺嘧啶钠,苯巴比妥钠,异戊巴比妥钠,氯丙嗪,氟哌啶醇,硫喷妥钠,氯化琥珀胆碱,十烃溴铵,可乐定,氨茶碱,雷尼替丁,奥美拉唑钠,昂丹司琼,异丙嗪,妥拉唑林,氢化可的松,氨丁三醇,多柔比星,伊达比星,长春新碱 不宜配伍:烟酰胺,氟康唑

续表

药物	pH 值	配伍禁忌药物
阿奇霉素	1%,3.5~4.5	氨曲南,卡那霉素,阿米卡星,庆大霉素,西索米星,妥布霉素,乳糖酸红霉素,四环素,氯霉素,林可霉素,克林霉素,万古霉素,多黏菌素 B,磺胺嘧啶钠,氯化钙,乳酸钠,碳酸氢钠
巴比妥	10%,9.5~10.5	卡那霉素,利多卡因,甲氧西林,甲基多巴,碘甲筒箭毒,氮芥,土霉素,喷他佐辛,丙氯拉嗪,丙嗪,异丙嗪,硅酮类,浓维生素 B 与维生素 C 注射液,琥珀胆碱,四环素,维生素 B_1,筒箭毒碱
甲基多巴	/	两性霉素 B,甲己炔巴比妥,四环素,磺胺嘧啶
多黏菌素 B	0.5%,5.0~6.5	两性霉素 B,氨苄西林,头孢匹林钠,头孢噻吩,头孢唑林,氯霉素,氯噻嗪,金霉素,氯唑西林,肝素,呋喃妥因,泼尼松龙,四环素,硫酸多黏菌素 B 溶液须避光
氯化钾	1.5g/10ml,5.0~7.0	脂性乳剂,甘露醇溶液,甲泼尼龙,地西泮,多巴酚丁胺,异丙嗪
异丙嗪	2.5%,4.0~5.5	氨茶碱,巴比妥类,青霉素,羧苄西林,氯霉素,右旋糖酐,氯噻嗪,茶苯海明,香草二乙胺,肝素,氢化可的松,甲氧西林,硫酸吗啡,呋喃妥因,苯妥英,泼尼松龙,放射造影剂,磺胺二甲嘧啶,磺胺异噁唑
磺胺嘧啶钠	20%,9.5~11.0	酸性电解质,氯霉素,氯丙嗪,庆大霉素,胰岛素,肼屈嗪,右旋糖酐铁,卡那霉素,林可霉素,间羟胺,甲氧西林,甲基多巴,麻醉药品的盐,去甲肾上腺素,普鲁卡因,丙氯拉嗪,丙嗪,异丙嗪,链霉素,四环素类,万古霉素
四环素	1mg/ml,2.0~2.8	两性霉素 B,氨苄西林,异戊巴比妥,青霉素,羧苄西林,头孢噻吩,氯霉素,氯噻嗪,氯唑西林,茶苯海明,红霉素,肝素,氢化可的松,甲氧西林,甲基多巴,呋喃妥因(呋喃妥因钠与盐酸四环素在氯化钠注射液中可以配伍使用),新生霉素,戊巴比妥,苯巴比妥,苯妥英,多黏菌素 B,司可巴比妥,核黄素,碳酸氢钠,磺胺嘧啶,磺胺异噁唑,硫喷妥,华法林,四环素溶液须避光
硫喷妥	/	酸类,酸性盐,阿米卡星,青霉素,头孢匹林钠,克林霉素,氯霉素,葡萄糖,茶苯海明,苯海拉明,麻黄碱,氢吗啡酮,胰岛素,转化糖,果糖,间羟胺,硫酸吗啡,麻醉药品的盐,去甲肾上腺素,纤维蛋白溶酶,青霉素,喷他佐辛,哌替啶,普鲁卡因,丙氯拉嗪,丙嗪,水解蛋白,碳酸氢钠,磺胺异噁唑,琥珀胆碱,三乙醇胺,四环素
维生素 C	1g/5ml,5.0~7.0	呋塞米,维生素 K_1,甲钴胺,碱性药物(氨茶碱,碳酸氢钠,谷氨酸钠),乳酸钠,右旋糖酐 40,含铜或铁的注射液 精氨酸,罂粟碱,新斯的明,肾上腺素,硝普钠,肝素

（王晓玲）

【附 2】　150 种静脉注射药物理化性质配伍禁忌表　（见文末插页表）

（本表经授权部分引自：余明莲. 360 种静脉注射药物理化性质配伍禁忌表. 3 版. 北京：人民卫生出版社，2011.）

二、儿科常用中医治法与常用中药、中成药

儿科常用中医治法较多，如解表法、祛风法、清热法、解毒法、凉血法、止咳平喘化痰法、理气法、活血化瘀法、驱虫法、补益法等。运用这些方法时，应结合具体病情辨证施治。

中医儿科与其他各科相同，也是在辨证、立法的基础上选方用药。表内所列都是本书中常用的中药，由于年龄大小不同，故用量各异。中药水煎剂，按习惯每日服一剂，如遇危重病例，可日夜连服一剂以上。表内所列各药的用量，皆系日用量。各药剂量在特殊情况下，尚可适当加减。小儿日用量按年龄及病情约为成人量的1/3~2/3。新生儿及早产儿用量宜酌减。对某些有毒或力峻的药物，婴幼儿宜慎用。成人每剂煎2次，每日分1~2次服完；小儿则每日每剂按年龄大小不同，分为2~6次服。年龄越小越宜少量多次服。一般在2岁以内，每剂可只煎1次；2岁以上，每剂可煎2次。煎时，挥发性物质为主要成分的药物（如芥穗、薄荷等）宜后下；矿物性及介壳类药物（如生石膏、珍珠母等）宜先煎。小婴儿的药煎后量宜少，以便服用。

关于各药的禁忌，“十八反”与“十九畏”已为大家所熟知，本附录中不再重复。与儿科无关者亦未载入。

下列儿科常用中药，每味药内所含化学成分多较复杂，其药理作用在实验室、动物实验及人体生理、病理的影响等，各家观察不尽一致。加之临床多辨证组成方剂应用，其药理作用则更复杂，尚有待深入细致地研究。各种中药的抗菌作用皆为体外实验室的观察，其浓度远比服药后人体内浓度为高，且时间、地点、条件各异，尚需反复核实及动物实验与临床观察证实。抗病毒作用仅为初步的观察，关于中药与免疫功能的关系，则更需要深入研究。下文所述仅供参考。

（一）解表法与解表药

解表法是利用有发汗作用的药物，开透毛窍、祛邪外出，以解除表证的一种治疗方法。解表药除发汗作用外，并有透发斑疹和祛风、散湿的作用。解表药按性味又分辛温解表药与辛凉解表药两类。辛温解表药可治风寒引起的表证；辛凉解表药可治风热引起的表证。但根据儿科发病的特点，感邪之后容易寒随热化，以发热为主，故临床多见风热证候，用药以辛凉解表为主，必要时配以辛温解表药。

1. 辛温解表药

药名	功用	儿科临床应用及药理	药典用量
麻黄（根）	发汗散寒 宣肺平喘 利水消肿 根：固表止汗	用于风寒感冒发热无汗 用于支气管炎、肺炎等之咳喘 用于急、慢性肾炎水肿，或过敏性水肿 用于自汗，盗汗 药理：有松弛平滑肌、兴奋中枢、解热降温、抗病原微生物及利尿等作用	2~10g（麻黄根3~9g，外用适量，研粉撒扑）
桂枝	发汗解肌 温通经脉，助阳化气，平冲降气	用于风寒感冒，发热有汗或无汗 寒湿型的关节炎的肌肉关节酸痛或虚寒腹痛等 药理：有抗菌止咳、镇静镇痛、抗惊厥、解热等作用	3~10g
紫苏叶（梗、子）	解表散寒 行气和胃 梗：理气宽中，止痛，安胎 子：降气化痰，止咳平喘，润肠通便	用于风寒感冒之恶寒发热，咳嗽 用于胸腹胀满，恶心、呕吐等 用于胸脘胀闷，嗳气呕吐 用于咳逆上气，痰多喘急及便秘等 药理：有解热、抗菌、解痉、祛痰、升血糖等作用	紫苏叶（梗）5~10g，紫苏子3~10g
荆芥（穗）	解表散风 透疹 消疮	用于风寒或风热感冒发热无汗 用于麻疹、荨麻疹及各种充血性皮疹，可助疹透发 用于吐血、衄血、便血等 药理：有解热、抗病原微生物、止血等作用	5~10g

续表

药名	功用	儿科临床应用及药理	药典用量
防风	祛风解表 胜湿止痛，止痉	用于风寒或风热感冒，皮肤瘙痒，荨麻疹等 用于风、寒、湿型的关节痛，如风湿性关节炎等 药理：有解热、抗菌、抗惊厥等作用	5~10g
藁本	祛风，散寒，除湿，止痛	用于风寒感冒，头顶疼痛，关节痛 药理：有抗炎、镇静、镇痛和解热、抗菌、平喘等作用	3~10g
苍耳子	散风寒 通鼻窍 祛风湿	用于感冒或过敏引起的急性或慢性鼻炎及鼻窦炎 用于感冒或过敏引起的鼻塞 用于风寒头痛、齿痛、风寒、湿型的关节痛 药理：有抑菌、降血糖、镇咳、减慢心率等作用	3~10g
白芷	解表散寒，祛风止痛，宣通鼻窍，燥湿止带，消肿排脓	用于风寒感冒头痛、鼻塞、眉棱骨痛、牙痛、皮肤瘙痒或鼻窦炎等，以及用于痈疽、疮毒等 药理：有抗菌、兴奋扩张血管等作用	3~10g
辛夷	散风寒，通鼻窍	用于各种鼻炎、鼻塞不通、头痛、鼻窦炎等 药理：有降压、抗病原微生物，对鼻炎黏膜局部有收敛及扩张血管和麻醉等作用	3~10g，包煎。外用适量
细辛	祛风散寒 祛风止痛，通窍，温肺化饮	用于风寒引起的痰饮咳嗽，痰多且清稀 用于风寒头痛、鼻塞、牙痛、关节痛等 药理：有镇痛、镇静、解热抗炎、抗组胺及抗变态反应、抗菌、调节平滑肌等作用	1~3g，散剂每次服0.5~1g，外用适量
生姜	解表散寒，温中止呕，化痰止咳，解鱼蟹毒	用于风寒感冒、痰饮咳嗽等 用于胃寒呕吐 药理：有调节胃肠、胃液分泌、镇吐、抗炎、抗菌及抗原虫作用	3~10g

2. 辛凉解表药

药名	功用	儿科临床应用及药理	药典用量
薄荷	散风清热，清利头目，利咽，透疹，疏肝行气	用于风热感冒，头痛，目赤，咽喉肿痛，口舌生疮，牙痛等 用于麻疹初起，风疹，荨麻疹 药理：有发汗、解热、抗菌、抗病毒、稀释呼吸道黏液、抗病原微生物、解痉、利胆等作用	3~6g，后下
桑叶	散风清热，清肺润燥，清肝明目	用于风热感冒引起的发热、头痛、咳嗽等 药理：有抗菌及降血压、抑制血糖上升等作用	5~10g
菊花	散风清热 平肝明目，清热解毒	用于风热感冒引起的发热头痛 用于眼结膜炎之目赤肿痛 药理：有抗病原微生物、止血、解热、扩张血管作用	5~10g
蝉蜕	疏散风热，利咽 透疹 明目退翳 解痉	用于风热感冒，咽痛、音哑 用于麻疹不透，皮肤瘙痒 用于惊厥，剂量宜稍大 药理：有抗惊厥、镇痛、抑制免疫等作用	3~6g

续表

药名	功用	儿科临床应用及药理	药典用量
葛根	解肌退热，生津止渴，透疹 升阳止泻，通经活络，解酒毒	用于感冒发热、无汗、头痛，透疹 用于腹泻、尿少等 药理：有扩张冠状动脉血管、降压、调节平滑肌、降血糖、抑制血小板聚集等作用	10~15g
柴胡	疏散退热 疏肝解郁 升举阳气	用于感冒发热，寒热往来 用于胸胁胀痛，肝气不舒 用于气虚下陷之腹泻，脱肛、疝气等 药理：有解热、镇静、镇痛及镇咳、抗炎、抗病原微生物、保肝、护肾、抑制胃液分泌、利尿等作用	3~10g
升麻	发表透疹，清热解毒，升举阳气	用于风热头痛，齿龈肿痛，麻疹不透，胃下垂，久泻脱肛，疝气等 药理：有抑菌、调节平滑肌、镇痛、解热等作用	3~10g
牛蒡子	疏散风热 宣肺透疹，解毒利咽	用于风热感冒之咽喉肿痛、咳嗽 用于疹出不透、荨麻疹、痈肿疮毒等 药理：有抗菌、降血糖等作用	6~12g

（二）祛风湿法与祛风湿药

祛风湿法是利用辛温散寒燥湿的药物，通经、活络、祛湿的一种治疗方法。祛风湿药具有祛风湿、利关节、舒筋活络的作用，其中部分药物有不同程度的补肝肾、壮筋骨的功效。从现代医学观点看，有些药物分别具有镇痛、消炎、促进血液循环，解热等作用。祛风湿药主要用于治疗由风、寒、湿三者所致的"痹证"（其中有些药物也可用于外感表证）。从证候性质来说，偏于寒证者多选用温性药物（如羌活、独活、威灵仙、千年健、五加皮、木瓜等），偏于热证者多选用凉性药物（如茜草、络石藤、桑枝等）。但治疗风湿痛（痹证），除内服药外，应配合外治法（如药物外敷、药酒外擦，或按摩、针灸等）。

祛风湿药

药名	功用	儿科临床应用及药理	药典用量
羌活	解表散寒，祛风除湿，止痛	用于风寒感冒，头痛，身痛，四肢酸痛及急慢性肌肉关节肿痛 药理：有镇痛、镇静、抗炎、解痉抗菌、降压、兴奋呼吸等作用	3~10g
独活	祛风除湿，通痹止痛	用于慢性肌肉关节肿痛，腰膝酸痛等 药理：有抗心肌缺血、抗菌等作用	3~10g
秦艽	祛风湿，清湿热，止痹痛，退虚热	用于慢性肌肉关节肿痛，午后潮热，小儿疳热等 药理：有抗炎、抗过敏、降血压、升血糖等作用	3~10g
五加皮	祛风除湿，补益肝肾，强筋壮骨，利水消肿	用于慢性肌肉关节肿痛 药理：有抗炎、抗菌、抗肿瘤、降压、抗疲劳、解毒等作用	5~10g
木瓜	舒筋活络 和胃化湿	用于湿盛的呕吐、腹泻、腹痛及腓肠肌痉挛 用于风湿性关节痛，腰膝酸重 药理：有保肝、降酶、改善肝功能作用	6~9g
豨莶草	祛风湿，利关节，解毒	用于风湿性或类风湿性关节炎等所致的肩臂酸痛，腰膝无力，四肢麻木等 药理：有抗炎、降压、扩张血管、抗菌等作用	9~12g
络石藤	祛风通络 凉血消肿	用于急慢性关节炎，如风湿性关节痛，腰膝酸痛 用于扁桃体炎，痈肿，跌打损伤等 药理：有扩血管、降压等作用	6~12g

续表

药名	功用	儿科临床应用及药理	药典用量
千年健	祛风湿,壮筋骨	用于寒湿型的急慢性关节炎,腰膝冷痛,下肢拘挛麻木,筋骨痿软,胃痛等 药理:有提高淋巴转化率、降压、抑菌等作用	5~10g
桑枝	祛风湿,利关节	用于风湿性或其他急慢性关节炎、肩臂关节酸痛、麻木等 药理:能提高淋巴转化率及抑菌作用	9~15g
桑寄生	祛风湿,补肝肾,强筋骨,安胎元	用于风湿性或其他急慢性关节炎、腰膝酸软、下肢麻木、高血压病等 药理:有镇静、利尿、扩张冠状动脉血管、降压、抗病原微生物等作用	9~15g
威灵仙	祛风湿,通经络	用于风湿性或其他急慢性关节痛,关节不利,腰膝酸痛,四肢麻木,跌打损伤及骨鲠咽喉等 药理:有抗菌、降糖、镇痛、调节平滑肌等作用	6~10g
苍术	燥湿健脾 祛风散寒 明目	用于食欲减退,恶心、呕吐,腹泻等 用于风寒湿痹,包括风湿性或其他急慢性肌肉关节肿痛 药理:有促胃肠运动、抗溃疡、胃炎及降血糖、灭菌等作用	3~9g
伸筋草	祛风除湿,舒筋活络	用于风寒湿痹,包括风湿性或其他急慢性关节肿痛,皮肤麻木,四肢软弱,水肿,跌打损伤 药理:有抗菌、降压、调节平滑肌、解热、利尿等作用	3~12g
铁线透骨草	散风祛湿,解毒止痛	用于风湿性及其他急慢性关节痛,筋骨挛缩,疮癣肿毒 药理:有抗炎镇痛等作用	9~15g,外用适量,煎水熏洗患处
乌梢蛇	祛风,通络,止痉	用于风湿性或其他急慢性关节炎,四肢麻木,抽搐痉挛,皮肤瘙痒等 药理:有抗炎、镇痛等作用	6~12g

(三)清热法与清热药

清热法,是针对治疗热性病而言。所谓"热",不仅指体温增高,还包括体温不高而有热象的证候(如面赤、口干、咽舌红、苔黄厚、脉数、尿赤、大便秘之实证,或病后阴虚内热证)。在临床应区别表热或里热,表热证宜用解表退热法(详见解表法)。本节主要是用寒凉性药物,以治疗里热证的一种治疗方法。清热药性偏寒凉味多苦甘,寒能清热,苦能泻火。某些药动物实验证实具有解热、消炎等作用;有些药在实验室较高浓度有抗菌和抑制病毒等作用。临床使用清热药时,应辨明热在气分或热在血分,属虚热或属实热(虚热宜甘寒清热法,实热宜苦寒清热法),治疗时应有针对性地使用各种不同药性的药物。根据各种药性不同的作用,可分为五类:①清热泻火药;②清热解毒药;③清热凉血药;④清热燥湿药;⑤清热解暑药。现分述如下:

1. 清热泻火药 主要用于温热病热入气分之实热,证见高热烦渴、神昏谵语或肝热、肺热、胃热等引起的证候,均可用清热泻火的药物治疗。

药名	功用	儿科临床应用及药理	药典用量
石膏	清热泻火 除烦止渴	清气分实热,泻胃中实火。用于急性热性病高热,大汗、胃火头痛、牙痛等;亦用于肺热咳喘,如肺炎等 用于热性病高热引起之口渴、烦躁、惊厥 药理:有解热、增强巨噬细胞的吞噬能力,扩张血管和缩短血凝时间等作用	15~60g
知母	清热泻火,滋阴润燥	用于热病烦渴,肺热咳嗽,午后潮热,肠燥便秘等 药理:有解热、抗病原微生物、抗肿瘤、降血糖、降低激素不良反应等功能	6~12g

续表

药名	功用	儿科临床应用及药理	药典用量
莲子心	清心安神,交通心肾,涩精止血	用于高热神昏谵语,心烦少眠、口渴、口舌生疮,高血压症,吐血,目赤肿痛等 药理:有降压、抗心律失常、抗心肌缺血、抑制心肌收缩力等作用	2~5g
栀子	泻火除烦,清热利湿,凉血解毒,外用消肿止痛	用于黄疸,目赤,咽痛、吐血,尿血、便血,热毒疮疡 治热入血分,用于黄疸型肝炎 药理:有抗菌、抗炎、镇痛、镇静、降压、利胆、促胰腺分泌及泻下作用	6~10g,外用生品适量,研末调敷
淡竹叶	清热泻火,除烦止渴,利尿通淋	用于热病烦渴,或热病后期余热未尽或心火上炎,小儿惊痫,咳逆吐衄,口糜舌疮,小便短赤 药理:有抗氧化性、抗心肌缺血、收缩血管、抑菌和肝损伤保护等作用	6~10g
竹茹	清热化痰,除烦,止呕	用于清化热痰,止呕逆 药理:有抑菌作用	5~10g
芦根	清热泻火,生津止渴,除烦,止呕,利尿	清肺胃之热,用于热性病初期,烦渴,口干咽燥,胃热呕吐,肺热咳嗽,疹出不透,小便短赤及用于肺脓肿 药理:有提高机体免疫力、抗菌、抗病毒、抗寄生虫、抗肿瘤、抗辐射、抗衰老、抗氧化、抗炎、降血糖、降血脂等作用	15~30g,(鲜品用量加倍,或捣汁用)
夏枯草	清肝泻火,明目 散结消肿	用于急性眼炎,目赤肿痛,头痛眩晕 用于甲状腺肿大、淋巴结炎、腮腺炎、乳腺炎等 药理:有抗炎、抗菌、降血糖、降血压等作用	9~15g
决明子	清热明目,润肠通便	用于夜盲症、急性眼结膜炎、便秘、高血压症等 药理:有降压、降血脂、抑菌及增强细胞的吞噬功能	9~15g

2. **清热解毒药** 中医认为“毒”的含意较广,泛指感染性疾病所致的发热及其病理改变(指各种感染中毒性反应,各种化脓性感染及部分病毒性与其他病原体所致的传染病等),均属“毒热”范围。有些药物具有不同程度的消炎、利尿和抗感染作用。其抗感染的原理,有的证实在体外具有抗菌和抗病毒作用,有的似能促进机体免疫功能。

药名	功用	儿科临床应用及药理	药典用量
金银花(藤)	清热解毒 疏散风热	用于急性热性病初期,如风热感冒,咽喉肿痛,肺炎等 用于急性化脓性感染,如痈肿、疮疡、丹毒,蜂窝织炎,急性阑尾炎或湿热痢疾等 药理:有抗病原微生物、降血脂、抗炎及解热、抗生素和促进白细胞吞噬功能	6~15g;藤,9~30g
连翘	清热解毒,疏散风热 消肿散结	用于急性热病、咽喉肿痛、发斑发疹等 用于疮疡、丹毒、淋巴结炎等外科化脓性疾病 药理:有解热、抗炎、抗病原微生物、保肝、强心、降压等作用	6~15g
板蓝根	清热解毒 凉血利咽	用于风热感冒,咽炎、扁桃体炎,腮腺炎,淋巴结炎,急性肺炎,丹毒、痈肿等 用于热性病之发斑疹,如麻疹、猩红热、流行性脑脊髓膜炎等。并用于吐血、衄血等 药理:有抗病原微生物、抗肿瘤、解热和抗炎、保肝及增强免疫功能等作用	9~15g

续表

药名	功用	儿科临床应用及药理	药典用量
青黛	清热解毒,凉血消斑,泻火定惊	用于各种急性热性病,及急性热病之发斑疹或吐血、衄血、咯血等;局部用于鼻出血、口炎及疖肿等 药理:有抗菌、保肝及抗肿瘤等作用	1~3g,宜入丸散用,外用适量
蒲公英	清热解毒,消肿散结,利尿通淋	用于急性乳腺炎,痈肿疮疡、胆囊炎等急性化脓外科疾患 药理:有抑菌、抗肿瘤、保护胃黏膜、抗内毒素及改善微循环等作用	10~15g
紫花地丁	清热解毒 凉血消肿	用于疔痈疮疖,丹毒,蜂窝织炎等急性化脓性疾患及尿路感染等 用于急性热性病热入营血之证 药理:有抗病原微生物及抗内毒素作用	15~30g
北败酱草	清热解毒 祛瘀排脓	用于毒血症、化脓性扁桃体炎、肠炎、痢疾、肝炎等 用于急性阑尾炎,阑尾脓肿,痈肿、疔疮等化脓性外科疾患 药理:有抗病原微生物、镇静、保肝、利胆等作用	15~30g
鱼腥草	清热解毒,消痈排脓,利尿通淋	用于肺脓疡,肺炎、支气管扩张,肺热咳嗽,尿路感染,痈、疖等 药理:有抗病原微生物、利尿及提高白细胞吞噬功能等作用	15~25g,不宜久煎;鲜品用量加倍,水煎或捣汁服。外用适量,捣敷或煎汤熏洗患处
重楼	清热解毒 消肿止痛 凉肝定惊	用于急性热性病,如急性扁桃体炎,支气管炎,肺炎等 用于败血症,急性淋巴结炎,痈肿、疔疮等化脓性疾病 用于小儿高热惊风 药理:有抗病原微生物及止咳、平喘等作用	3~9g,外用适量,研末调敷
白头翁	清热解毒,凉血止痢	用于细菌性痢疾、阿米巴痢疾,鼻出血及痔疮出血,白带等 药理:有抗病原微生物及镇静、镇痛作用	9~15g
马齿苋	清热解毒,凉血止血,止痢	用于急性细菌性痢疾及肠炎、疖疮疔肿、丹毒、甲沟炎,虫咬伤等 药理:有抑菌、松弛骨骼肌、提高回肠蠕动,升血钾等作用	9~15g,外用适量捣敷患处
绵马贯众	清热解毒 止血,杀虫	用于防治流行性感冒、病毒性肺炎等 可用于虫积腹痛及吐血、衄血、便血等 药理:有驱虫、抗病原微生物的作用	5~10g
山豆根	清热解毒,利咽消肿	用于咽喉炎,扁桃体炎,牙龈肿痛、肺热、咳嗽及热结便秘。外治诸热肿,毒虫咬伤 药理:有抗菌,提高免疫功能,增强心肌收缩等作用	3~6g,有毒
北豆根	清热解毒 祛风止痛	用于咽喉肿痛,热毒泻痢 用于风湿痹痛 药理:有抗心律失常、抗高血压、抗肿瘤等作用	3~9g,有小毒
射干	清热解毒 消痰,利咽	用于咽喉炎、扁桃体炎等 用于气管炎咳嗽气急、喉间痰鸣等 药理:有抗炎、解热、抗病毒、利尿等作用	3~10g
青果	清热解毒,利咽,生津	用于咽喉肿痛,咳嗽痰黏,烦热口渴,鱼蟹中毒 药理:有消除自由基、抗氧化、抑菌、抗病毒等作用	5~10g
马勃	清肺利咽 止血	用于咽喉炎、扁桃体炎、久嗽、失声等 用于小外伤出血、拔牙出血、鼻出血等 药理:有抗菌及止血作用	2~6g,外用适量,敷患处

3. 清热凉血药 主要用以治疗温热病之热入血分,出现皮肤斑疹,衄血、便血等血热妄行的证候。从现代医学观点认为"血热妄行"的实质,是由于器官的发炎和充血,加以体温增高,使血流加速,血管渗透性增加,毛细血管易于破裂出血。清热凉血药通过清热凉血的作用,减轻炎症和充血,降低体温,从而降低血管渗透性,并降低血压,减慢血流,促进血液凝固,以达止血之目的。清热凉血药也用以治疗热入营分而引起的夜热早凉、神昏舌绛等证候;并可通过滋养阴液而治疗阴虚内热的证候。

药名	功用	儿科临床应用及药理	药典用量
地黄	清热凉血,养阴生津	用于热性病热入营血或阴虚发热 用于热性病发斑疹或吐血、衄血、尿血等 药理:有抗菌、抗炎、镇静、止血、保护、泻下及利尿等	10~15g
玄参	清热凉血 滋阴降火,解毒散结	用于热性病热入营血,烦渴,发斑 用于热性病伤阴,潮热,盗汗,咽喉肿痛,痈肿,津伤便秘等 药理:有抗菌、抗炎、降压、镇痛和抗惊厥等作用	9~15g
牡丹皮	清热凉血 活血化瘀	用于热性病热入营血,吐血,衄血或潮热等 用于热性病发斑疹或疮疖、痈肿、痛经等 药理:有抗炎、抗病原微生物、降血糖及抗癌等作用	6~12g
紫草	清热凉血,活血解毒,透疹消斑	用于热入营血,发斑发疹,紫癜,吐血,尿血,黄疸,痈肿,疮毒,热结便秘等 药理:有抗炎、抗癌、抗病原微生物、抗生育及降血糖作用	5~10g
地骨皮	凉血除蒸,清肺降火	用于久病阴虚发热,盗汗,心烦口渴等 药理:有降血压,调血脂,降血糖,解热,抗菌,抗病毒等作用	9~15g
白薇	清热凉血,利尿通淋,解毒疗疮	用于热病后期低热不退,阴虚潮热,小便涩痛,肺热咯血等 药理:有抑菌与强心作用	5~10g
银柴胡	清虚热,除疳热	用于阴虚潮热,小儿疳积发热等 药理:有解热、抗动脉粥样硬化作用	3~10g
白茅根	凉血止血 清热利尿	用于热性病吐血,咯血,衄血,尿血等 用于热病烦渴,斑疹不透,肺热咳嗽,胃热呕吐或尿路感染,急性肾炎水肿,小便不利等 药理:有抗菌、利尿、降低血管通透性及止血作用	9~30g

4. 清热燥湿药 主要治疗"湿热证",如肠炎、痢疾、黄疸、泌尿系统感染和湿毒疮疖等。这类药物有些在体外有抗菌作用,有的药物在动物实验中表现有消炎、解热作用。

药名	功用	儿科临床应用及药理	药典用量
黄芩	清热燥湿 泻火解毒 止血 安胎	用于湿热之肠炎,痢疾,黄疸,尿路感染等 用于感冒,肺炎,乙型脑炎等热性病,用于痈肿、疔疮 用于实热证之吐血,咯血,衄血,便血等 药理:有抗炎、抗变态反应、抗微生物、降压及镇静解热、利胆解痉等作用	3~10g
黄连	清热燥湿 泻火解毒	用于肠炎、痢疾、黄疸、湿疹等 用于热性病热入营血,吐血,衄血,痈疖疮疡,口舌生疮,中耳炎,脓痂疹等 药理:有抗微生物及抗原虫、有利胆、抗溃疡、抗腹泻。抗炎及增强吞噬细胞的吞噬能力等作用	2~5g

续表

药名	功用	儿科临床应用及药理	药典用量
黄柏	清热燥湿，泻火除蒸 解毒疗疮	用于肠炎、痢疾、黄疸及尿路感染 用于外科化脓性疾患如疮疖、脓痂疹等 药理：有抗病原微生物、抗胃溃疡、心律失常、降压、镇咳祛痰作用	3~12g
龙胆	清热燥湿 泻肝胆火	用于尿路感染，阴部刺痒及湿疹等 用于急性眼结膜炎，黄疸，胁痛，肝炎，胆囊炎，中耳炎等 药理：有利胆、保肝、健胃、抗炎、抗原虫等作用	3~6g
白鲜皮	清热燥湿 祛风解毒	用于湿热之皮肤瘙痒，荨麻疹，湿疹，脓痂疹，阴部瘙痒等 用于湿热内蕴、黄疸等 药理：有抑菌、解热及增加心肌张力等作用	5~10g
秦皮	清热燥湿，收涩止痢，止带，明目	用于湿热泻痢，并可用于慢性支气管炎，眼结膜炎，关节酸痛等 药理：有抑菌、抗炎、镇咳平喘、抗惊厥、镇痛及利尿等作用	6~12g
苦参	清热燥湿 杀虫，利尿	用于湿热泻痢，便血，黄疸，水肿，小便不利等 用于皮肤瘙痒，湿疹、疮疡，外治滴虫性阴道炎，外阴瘙痒等 药理：有抗病原微生物作用，抗炎、抗肿瘤、升高白细胞、平喘、祛痰降血压、抗心律失常作用	4.5~9g

5. 清热解暑药 这类药物多是辛温芳香或甘寒之品，有清暑、利尿和胃、健脾和化湿等作用。一般用于夏暑季节的发热、头痛、呕吐、泄泻及水肿等疾病。

药名	功用	儿科临床应用及药理	药典用量
广藿香	芳香化浊 和中止呕，发表解暑	用于暑热，头晕，胸闷等 用于暑湿呕吐，泄泻，腹痛等 药理：有抗病毒、抗真菌、抗螺旋体及促进胃液分泌助消化等作用	3~10g
佩兰	芳香化湿，醒脾开胃，发表解暑	用于伤暑头重，发热，呕吐，腹泻，胸脘胀闷，食欲缺乏等 药理：有抗病毒等作用	3~10g
香薷	发汗解表 化湿和中	用于暑热感冒，恶寒，发热，无汗 用于暑湿吐泻，腹痛 药理：有利尿镇咳、祛痰等作用	3~10g
荷叶	清暑化湿 升发清阳 凉血止血	用于暑湿泄泻，眩晕，恶心，呕吐等 用于暑热之吐血，衄血，尿血等 药理：有降血脂、减肥、抗氧化、抗菌及止血等作用	3~9g
白扁豆	和中消暑 健脾化湿	用于暑湿之恶心，呕吐 用于脾胃虚弱，食少久泻，疳积，暑湿泄泻 药理：有抑菌、抗病毒作用	9~15g
青蒿	清虚热，除骨蒸 解暑热，截疟，退黄	用于久病低热等 用于伤暑发热，寒热往来 药理：有抗疟、抗吸虫、抗病原微生物、解热镇痛及降压等作用	6~12g

（四）化痰止咳平喘法与化痰止咳平喘药

咳嗽、痰、喘三者关系密切，可以互为因果。一般咳嗽容易生痰，痰多又容易引起咳嗽，因而祛痰多能止咳。但痰有热痰和寒痰之分，热痰宜清化，寒痰宜温化。咳嗽与喘往往同时出现，因而止咳可能平喘，平喘也可同时用止咳的方法。化痰止咳平喘药，根据药性之不同，分为温肺、清肺、润肺三类药物：①温肺化痰止咳平喘药，性偏辛温，可温化寒（湿）痰；②清肺化痰止咳平喘药，性偏苦寒，可清化热痰；③润肺化痰止咳平喘药，性偏甘寒，可润肺养阴，化痰、止咳、平喘。

1. 温肺化痰止咳平喘药

药名	功用	儿科临床应用及药理	药典用量
苦杏仁	降气止咳，平喘 润肠通便	用于咳嗽、气喘，如急慢性支气管炎、肺炎等 用于津亏肠燥之便秘 药理：有止咳、平喘、抑菌、驱虫及润肠通便作用	5~10g
紫菀	润肺下气，消痰止咳	用于新久咳嗽，如支气管炎咳嗽气喘，小儿咳逆上气，喉中有声，咳痰不爽，痰中带血等 药理：作用有祛痰镇咳、抗菌、抗病毒作用	5~10g
款冬花	润肺下气，止咳化痰	用于新久咳嗽、喘息、痰中带血等，如慢性支气管炎及哮喘等 药理：有镇咳平喘祛痰、呼吸兴奋等作用	5~10g
芥子	温肺豁痰利气，散结通络止痛	用于慢性支气管炎之寒痰咳喘，胸胁胀满疼痛等 药理：有抑菌、刺激皮肤扩张血管、止咳、降心率等作用	3~9g
白前	降气，消痰，止咳	用于感冒咳嗽，急慢性支气管炎之咳喘痰多、肺气壅实者，及胃脘疼痛等 药理：有抗菌及抗病毒等作用	3~10g
桔梗	宣肺，利咽，祛痰 排脓	用于外感咳嗽，急性支气管炎之痰多咳嗽等。亦用于咽喉肿痛、音哑 用于肺脓肿、咳吐脓血 药理：有祛痰镇咳、解热、抗炎、增加免疫、降压抑制胃液分泌和抗溃疡作用	3~10g
半夏	燥湿化痰 降逆止呕，消痞散结	用于痰饮咳喘 用于胸脘痞闷，恶心，呕吐，眩晕 药理：有镇咳、镇吐、抗肿瘤作用	3~9g
白果	敛肺定喘 止带缩尿	用于肺虚喘咳，如慢性支气管炎及哮喘等 用于尿频、遗尿等 药理：有抗菌，清除自由基抗衰老作用	5~10g

2. 清肺化痰止咳平喘药

药名	功用	儿科临床应用及药理	药典用量
前胡	降气化痰，散风清热	用于风热咳嗽，痰多气喘，胸膈满闷，如急性支气管炎等 药理：有祛痰、抗炎、抗溃疡，改善心功能等作用	3~10g
枇杷叶	清肺止咳 降逆止呕	用于肺热咳喘痰稠，咯血、衄血，如急性支气管炎、肺炎等 用于胃热呕逆 药理：有抗炎、降血糖作用	6~10g
瓜蒌	清热涤痰，宽胸散结	用于痰热咳嗽，心胸闷痛，乳腺炎等 药理：有抗菌、扩张冠状动脉血管、降压、抑制血小板聚集等作用	9~15g
天花粉	润燥滑肠，清热泻火，生津止渴，消肿排脓	用于热病伤阴口渴，肺热咳嗽，乳痈、疮肿等症 药理：有抗菌、降血糖、调节免疫功能及致流产和抗早孕等作用	10~15g

续表

药名	功用	儿科临床应用及药理	药典用量
桑白皮	泻肺平喘 利水消肿	用于肺热咳喘、咯血 用于面目水肿，尿少 药理：有降压、利尿、导泻、抑菌、镇静、镇咳等作用	6~12g
葶苈子	泻肺平喘 行水消肿	用于痰涎壅盛之咳喘 用于胸胁胀痛，水肿尿少，如胸膜炎之胸腔积液，腹腔积液 药理：有抗菌、抗真菌等作用	3~10g
天竺黄	清热豁痰 凉心定惊	用于肺热咳喘痰多 用于小儿痰热惊风、神昏谵语等 药理：有抑菌作用	3~9g
胖大海	清热润肺，利咽开音 润肠通便	用于肺热咽喉肿痛，音哑、干咳无痰等 用于大便秘结 药理：有抗炎的作用	2~3 枚

3. 润肺化痰止咳平喘药

药名	功用	儿科临床应用及药理	药典用量
百部	润肺下气，止咳 灭虱杀虫	用于新久寒热咳嗽，如急慢性支气管炎、百日咳、肺结核等之阵咳，蜜炙者为佳 用于疥、癣、蛲虫病及头虱、体虱、阴虱等，均有杀灭作用 药理：有平喘镇咳、抗病原微生物、杀虫、降压作用	3~9g
北沙参	养阴清肺，益胃生津	用于久咳阴虚肺燥，干咳无痰，热病伤津，咽干口渴等 药理：有祛痰、强心、抗真菌、解热等作用	9~15g
天冬	养阴润燥，清肺生津	用于病久肺阴不足之咳嗽，燥咳痰黏，咽干，口渴，咯血，百日咳，干燥性鼻炎等 药理：有抗菌、抗衰老、抗肿瘤等作用	6~12g
麦冬	养阴生津，润肺清心	用于病久肺阴不足之肺燥干咳，咯血，热病伤津，咽干，口渴，心烦，便秘等 药理：有抗菌、降血糖，调节心律，提高耐缺氧能力的作用	6~12g
浙贝母	清热化痰，止咳 解毒散结，消痈	用于感冒肺热咳嗽 用于痈肿、瘿瘤等 药理：有镇咳、调节平滑肌、扩张血管、降压等作用	5~10g
川贝母	清热润肺，化痰止咳 散结消痈	用于阴虚燥咳，咳痰带血等 用于痈肿、瘿瘤等 药理：有镇咳、调节平滑肌、扩张血管、降压等作用	3~10g 研粉冲服，1~2g/次
百合	养阴润肺 清心安神	用于阴虚肺燥久咳，痰中带血等 用于病久余热未清、虚烦惊悸 药理：有镇咳、祛痰、镇静、安神、抗肿瘤、保护肾上腺皮质功能等作用	6~12g

（五）理气法与理气药

理气法是用以行气解郁、通调气机，治疗气滞的一种方法。理气药在临床应用较广，很多治疗方法常配理气药，才能更好地发挥作用。理气药性多偏辛温香燥，能行气、消胀、利膈，舒肝止痛。常用于治疗慢性胃肠道疾病，如消化不良、吞酸、腹部胀痛等证候，或神经衰弱和慢性肝胆疾患等。

理气药

药名	功用	儿科临床应用及药理	药典用量
陈皮	理气健脾 燥湿化痰	用于胸脘胀满,嗳气、呕吐等 用于咳嗽痰多 药理:有祛痰平喘、抗胃溃疡、利胆、抗炎、抗过敏等作用	3~10g
木香	行气止痛 健脾消食	用于胸腹胀痛 用于呕吐、腹泻,痢疾里急后重 药理:有降压、抗菌、增强免疫功能及抗癌等作用	3~6g
厚朴	燥湿消痰 下气除满	用于脘腹满痛,食积气滞,腹泻,呕吐等 用于气逆喘咳,如支气管哮喘,支气管炎等 药理:有健胃助消化、抗胃溃疡、抗菌、镇静等作用	3~10g
砂仁	化湿开胃 温脾止泻,理气安胎	用于脘腹胀痛,食欲缺乏,恶心,呕吐等 用于虚寒泄泻,消化不良等 药理:有促进胃液分泌,调节消化功能作用	3~6g,后下
豆蔻	化湿行气 温中止呕,开胃消食	用于气滞、食滞之胸腹胀满疼痛,食欲缺乏等 用于脾胃虚寒,恶心呕吐,腹泻等 药理:有芳香健胃作用	3~6g,后下
草豆蔻	燥湿行气 和中止呕	用于脾胃虚寒之食欲减退,脘腹冷痛等 用于脾胃不和之嗳气呃逆,脘腹胀满,寒湿吐泻等 药理:有保护胃黏膜、抗胃溃疡、促胃肠动力、止呕、抗炎、抑菌、抗氧化及抗肿瘤等作用	3~6g
乌药	行气止痛 温肾散寒	用于胃肠气滞之脘腹胀痛 用于下焦虚寒,小便频多,痛经,疝气等 药理:有胃肠平滑肌双向调节,抗菌止血等作用	6~10g
荔枝核	行气散结,祛寒止痛	用于鼠蹊或阴囊疝气痛,睾丸肿痛或气滞腹痛等 药理:有降血糖、抑制乙肝表面抗原等作用	5~10g
枳实	破气消积,化痰散痞	用于胸腹痞满胀痛,并可用于胃下垂,疝气,脱肛等 药理:有升压、加强心肌收缩,调节胃肠子宫收缩等作用	3~10g
枳壳	行滞消胀	用于食积,痰滞,便秘或痢疾后重 药理:有升压、加强心肌收缩,调节胃肠子宫收缩等作用	3~10g
青皮	疏肝破气 消积化滞	用于肝气郁结,乳腺炎,疝气,食积腹痛等 用于气滞,胸胁胃脘胀痛,呕吐,呃逆等 药理:有祛痰、平喘、升压、调节胃肠平滑肌等作用	3~10g
香附	疏肝解郁,理气宽中,调经止痛	用于气郁不舒,胸、胁、脘、腹疼痛,痛经,月经不调 药理:有抗炎、抗菌、解热镇痛、收缩子宫及雌激素样作用	6~10g
薤白	通阳散结 行气导滞	用于胸闷,刺痛,痰饮咳喘等 用于泻痢后重 药理:有抑菌、降压利尿扩张血管作用	5~10g
沉香(粉)	行气止痛,温中止呕 纳气平喘	用于脘腹冷痛,呕吐,呃逆,泄泻等 用于肾虚咳喘,痰涎壅盛,气逆,胸闷等 药理:有解痉、镇静止喘、止痛抗菌、肌肉松弛等作用	1~5g,后下
小茴香	散寒止痛,理气和胃	用于胃寒胀痛,少腹冷痛,痛经,疝痛,睾丸肿痛,鞘膜积液等 药理:有调节胃肠功能,抗溃疡、利胆、解痉、护肝及性激素样作用	3~6g

（六）理血法与理血药

理血法是利用内服药物治疗出血或瘀血的一种方法。在治疗上分为收敛止血药和活血化瘀药两类，此类药性多偏辛苦温或酸涩。止血药多具有收敛凝固作用，适用于各种内外出血证候；活血药多具有活血化瘀通络的作用，适用于瘀血积聚如肝脾肿大或疮疖痈肿等。止血药常配合补气药；活血药常配合理气药。

1. 收敛止血药

药名	功用	儿科临床应用及药理	药典用量
仙鹤草	收敛止血	用于各种出血，如咯血、吐血、衄血、尿血、便血等 药理：有止血、抗菌、杀虫等作用	6~12g
三七粉	散瘀止血，消肿定痛	用于咯血，吐血，衄血，便血，胸腹刺痛，跌打肿痛，外伤出血，痈肿等。常单味研末冲服或外敷止血 药理：有止血、抗心律失常、抗炎、镇痛、镇静和降血脂、降血糖作用	3~9g；研粉吞服，1~3g/次。外用适量
白及	收敛止血	用于肺胃疾患，如肺结核、支气管扩张及溃疡病等引起之咯血，吐血，便血，衄血等	6~15g
	消肿生肌	用于外伤出血，痈肿，溃疡，烫伤，皮肤皲裂等 药理：有止血、抗菌等作用	
藕节	收敛止血，化瘀	用于各种出血，如吐血，咯血，衄血，便血，尿血等 药理：有能缩短出血时间的作用	9~15g
血余炭	收敛止血，化瘀利尿	用于各种出血，如吐血，衄血，尿血，便血等 药理：有止血、抗菌等作用	5~10g
小蓟	凉血止血，散瘀解毒，消痈	用于血热妄行之吐血，衄血，尿血，便血等，以及用于外伤出血 药理：有止血、抗炎、抑菌调节血压等作用	5~12g
地榆炭	凉血止血，解毒敛疮	用于胃肠出血，痔疮出血，血痢等 可外治烧、烫伤、疖肿 药理：有止血、抗菌，对烧烫伤有收敛作用	9~15g
槐花	凉血止血，清肝泻火	用于吐血、衄血，便血，痔疮出血，风热目赤等 药理：有抗炎、降血脂、解痉、抗溃疡等作用	5~10g
茜草	凉血祛瘀，止血通经	用于血热妄行之吐血、衄血，尿血等及痛经，经闭，跌打损伤 药理：有止血、抗菌、祛痰、升高白细胞等作用	6~10g
侧柏叶	凉血止血，化痰止咳	用于血热妄行之衄血，吐血，便血及咳嗽痰中带血等 药理：有止咳、祛痰、抗菌、止血、镇静等作用	6~12g
海螵蛸（乌贼骨）	收敛止血	用于各种出血，如吐血，衄血，便血等	5~10g
	制酸止痛	用于胃酸过多，溃疡病等	
	收湿敛疮	粉剂并可外治擦伤出血，下肢溃疡久不愈合等 药理：有制酸、保护胃黏膜、抗放射、接骨及抗肿瘤等作用	

2. 活血化瘀药

药名	功用	儿科临床应用及药理	药典用量
川芎	活血行气，祛风止痛	用于血瘀气滞引起之肿胀疼痛，如：头痛，胸胁痛，经闭腹痛，风湿痛，跌打损伤等 药理：有抗血小板凝聚、抗血栓形成、保护心肌、解痉、镇静、抑菌等作用	3~10g
红花	活血通经，散瘀止痛	用于血瘀引起的腹部肿块，如肝、脾大及瘀血作痛，痈肿，跌打损伤，经闭，痛经等 药理：有抗炎、兴奋子宫、镇痛、降血脂、改善心肌和脑微血管循环等作用	3~10g
乳香	活血定痛，消肿生肌	用于气血凝滞，血瘀肿痛，心腹疼痛，筋骨痛、痈疮肿毒，跌打损伤，痛经等 药理：有抗炎活性及对肿瘤细胞有抗增殖、分化诱导和细胞凋亡作用	3~5g
没药	散瘀定痛，消肿生肌	用于血瘀引起之关节疮疖肿痛，跌打损伤，金疮，筋骨心腹诸痛，癥瘕，经闭，痔漏，目障等 药理：有对皮肤真菌抑制等作用	3~5g
延胡索(元胡)	活血，行气，止痛	用于气血瘀滞之胸、胁、脘、腹疼痛，包括冠心病心绞痛，跌打损伤，瘀血作痛，痛经等 药理：有镇痛、镇静、保护胃溃疡、扩张外周血管、降血压、降血脂等作用	3~10g
丹参	活血祛瘀，通经止痛，清心除烦，凉血消痈	用于血热瘀滞之腹内肿块，如肝脾肿大等及瘀血疼痛，经闭，痛经，心绞痛，痈肿疮毒，心烦失眠等 药理：有扩张冠状动脉血管、降血压、抑制溶血、降低血黏稠度、抗炎、抗菌、镇静等作用	10~15g
桃仁	活血祛瘀，润肠通便，止咳平喘	用于血瘀引起的腹部肿块，如肝脾肿大，或痈肿，跌打损伤，经闭，痛经等，用于阴虚津亏引起的肠燥便秘 药理：有抑制血小板聚集，改善微循环、镇咳、通便、利尿、抗菌、驱虫、抗炎、调节免疫等作用	5~10g
姜黄	破血行气，通经止痛	用于气滞血瘀之胸胁刺痛，胃脘痛，经闭，腹部肿块，跌打损伤，痈肿等 药理：有利胆、抗菌、抗炎、降血压及促进子宫收缩及抗生育作用	3~10g
郁金	活血止痛，行气解郁 清心凉血，利胆退黄	用于气滞血瘀之胸、胁、腹胀痛，痛经等 用于血热之吐血，衄血，尿血或黄疸等 药理：有抗皮肤真菌、抗炎、促进胆汁分泌等作用	3~10g
赤芍	清热凉血，散瘀止痛	用于胸胁疼痛，腹痛，痛经，经闭，热入营血，吐血，衄血，便血，目赤，痈肿，腹部肿块如肝脾大及跌打损伤等 药理：有延长血栓形成，扩张冠状动脉血管、抗病原微生物、抗炎和调节免疫功能、解痉、镇静等作用	6~12g
丝瓜络	祛风，通络，活血，下乳	用于痹痛拘挛，胸胁胀痛，乳汁不通，乳痈肿痛等，以及用于痘疹，胎毒，疖肿，肺热痰咳及痔漏等 药理：有镇痛、抗炎等作用	5~12g
益母草	活血调经，利尿消肿，清热解毒	用于月经不调，经闭，痛经及各种水肿等 药理：有兴奋子宫、抑菌、促进动脉血流、抗血小板聚集、抗血栓形成及利尿作用	9~30g

（七）消导法与消导药

消导法是消食导滞，消胀化郁的一种治疗方法。其药性多偏甘温，故可调胃温中，消胀化郁，促进饮食，临床多配合理气药，收效较速。

消导药

药名	功用	儿科临床应用与药理	药典用量
山楂	消食健胃	用于肉食积滞、停乳引起的食欲缺乏，脘腹胀满等	9~12g
	行气散瘀，化浊降脂	用于气滞血瘀之腹痛，腹部肿块，痛经及高脂血症等	
焦山楂	消食导滞	用于肉食积滞，泻痢不爽	
		药理：有增加胃中酶类分泌，促进消化使血管扩张、降血压、降胆固醇、抑菌、收缩子宫等作用	
神曲	消食化积	用于面食停滞引起的食欲缺乏、小儿腹大坚积，呕吐，消化不良	6~12g
焦神曲	健脾和胃	用于脾胃不和，嗳气，胸痞腹胀等	
		药理：有胃肠推进功能等作用	
谷芽	消食和中，健脾开胃	用于脾胃不和，食欲缺乏，宿食不化，腹胀，消化不良等	9~15g
炒谷芽		炒谷芽偏于消食，用于不饥食少	
		药理：有促进新陈代谢和减少胃肠道负担等作用	
稻芽	消食和中，健脾开胃	用于食积不消，腹胀口臭，脾胃虚弱，不饥食少	9~15g
炒稻芽		炒稻芽偏于消食。用于不饥食少	
		药理：有对自由基的清除作用	
麦芽	行气消食，健脾开胃，回乳消胀	生麦芽健脾和胃，疏肝行气。用于脾虚食少，乳汁郁积，炒麦芽行气消食回乳。用于食积不消，妇女断乳	10~15g
焦麦芽		焦麦芽消食化滞。用于食积不消，脘腹胀痛	
		药理：有促进消化，降血糖等作用	
鸡内金	健胃消食，涩精止遗	用于小儿停食、停乳引起的食欲缺乏，腹胀，疳积，呕吐，泻痢，遗尿等	3~10g
	通淋化石	用于泌尿系结石	
		药理：有增加胃液分泌量、酸度及消化力和增强胃运动及胃排空的作用	

（八）利水渗湿法与利水渗湿药

利水渗湿法是用以利尿除湿的一种治疗方法。此类药物性多偏甘寒、甘淡及辛苦，有健脾和胃，分利水湿的作用（如：水湿、痰饮、胀满、外邪引起的水肿和小便不利等证候），通过利水渗湿的治疗方法，使水湿排出体外。“湿”的含义包括两个方面：第一，指有形的水，在体内潴留（如痰饮、水肿、腹水等）；第二，指湿与热相结合的“湿热证”（如泌尿系感染、结石、黄疸、痢疾、乙脑等）。所谓利尿渗湿，即使小便通利，尿量增加，使湿和热（对身体有害的物质）从小便排出，以达治疗之目的。

利水渗湿药

药名	功用	儿科临床应用与药理	药典用量
茯苓	利水渗湿	用于小便不利，痰饮，或水肿	10~15g
	健脾	用于脾虚泄泻	
	宁心	用于心悸，眩晕，失眠等	
		药理：有利尿、镇静、调节免疫功能、抗溃疡、保肝等作用	
猪苓	利水渗湿	用于小便不利，水肿（如肾炎水肿等），腹泻，尿路感染等	6~12g
		药理：有利尿、调节免疫、抗菌、抗肿瘤等作用	

续表

药名	功用	儿科临床应用与药理	药典用量
泽泻	利水渗湿，泄热，化浊降脂	用于小便不利，水肿（如肾炎水肿等），尿路感染，痰饮，腹泻等 药理：有利尿、降血糖、降血脂、降血压、抗脂肪肝等作用	6~10g
薏苡仁	利水渗湿 健脾止泻 除痹，排脓，解毒散结	用于小便不利，水肿（如脚气病），湿盛之肌肉酸重，关节疼痛等 用于脾虚腹泻 用于肺脓肿，阑尾炎及阑尾脓肿等 药理：有镇静、降温与解热镇痛、抗癌等作用	9~30g
赤小豆	利水消肿 解毒排脓	用于急性肾炎或过敏性及脚气病等之水肿，湿热泻痢，黄疸等 用于热毒疮疖等 药理：有降脂减肥、抗Ⅰ型变态反应等作用	9~30g
茵陈	清利湿热，利胆退黄	用于湿热黄疸，肝炎，尿少色黄 药理：有利胆、保肝、降血脂、降血压、抗菌等作用	6~15g
车前子	清热利尿通淋 渗湿止泻 明目，祛痰	用于湿热泄泻，尿路感染等 用于小便不利，水肿等 用于咳嗽痰多，目赤涩痛等 药理：有利尿、缓泻、祛痰镇咳作用	9~15g
木通	利尿通淋，清心除烦，通经下乳	用于小便赤涩，尿路感染，水肿，小儿心热，口糜舌疮，咽痛，经闭等 药理：有利尿、抗菌、强心、兴奋平滑肌等作用	3~6g
防己	祛风止痛 利水消肿	用于风湿性肌肉关节痛，并可泻血分湿热，用于痈肿疮毒，湿疹、下肢溃疡等 用于水肿，小便不利，如急慢性肾炎或尿路感染，高血压等 药理：有降压、强心、消炎、抗过敏、解热镇痛、镇静调节肌肉等作用	5~10g
金钱草	利湿退黄，解毒消肿 利尿通淋	用于湿热黄疸，水肿等，并可用于小儿疳积、痈肿、疮癣、湿疹等 用于肝胆结石，尿路结石及合并感染等 药理：有利胆排石、利尿排石、抗菌抗炎等作用	15~60g
滑石	利尿通淋，清热解暑，外用祛湿敛疮	用于暑热烦渴，尿少涩痛，水泻，尿路感染或结石等 药理：外用保护皮肤，内服保护胃肠黏膜、镇吐、止泻，还能阻止毒物在胃肠道中吸收，抗菌作用	10~20g
海金沙	清利湿热 通淋止痛	用于尿少涩痛，尿路结石或感染等 用于肝炎，肾炎水肿，咽喉肿痛，肠炎，痢疾，皮肤湿疹，带状疱疹等 药理：有抑菌、利胆、排石等作用	6~15g
地肤子	清热利湿，祛风止痒	用于皮肤瘙痒，荨麻疹，湿疹，小便不利，尿路感染等 药理：有抑制皮肤真菌作用	9~15g
冬瓜皮	利尿消肿	用于水肿，尿少等 药理：有利尿作用	9~30g
萹蓄	利尿通淋，杀虫，止痒	用于尿路感染，黄疸，疳积，湿疹，女阴溃疡，蛲虫症会阴部痒，蛔虫症等 药理：有利尿、降压、抗菌、止血、利胆等作用	9~15g
瞿麦	利尿通淋，活血通经	用于尿路感染，结石，痈肿，经闭等 药理：有利尿、兴奋平滑肌、杀血吸虫作用	9~15g

（九）泻下法与泻下药

泻下法是利用有泻下或润下作用的药物，以通导大便，消除积滞，泻热逐水的一种治疗方法。泻下药分为两类：一是润下药，一是攻下药。润下药多富含油脂，具有润燥滑肠缓下作用，使大便易于排出，药力缓和，多用于小儿或病后体弱者；攻下药性多苦寒，药力较猛，除较大儿童大便秘结、里实证较重者可暂使用外，对小婴儿一般应慎用或不用。

1. 润下药

药名	功用	儿科临床应用与药理	药典用量
火麻仁	润肠通便	用于病后体虚津亏之便秘或习惯性便秘 药理：有缓泻、降血压等作用	10~15g
郁李仁	润肠通便，下气利水	用于气虚津亏之大便秘结，水肿，尿少等症 药理：有促进小肠蠕动及降压作用	6~10g

2. 攻下药

药名	功用	儿科临床应用与药理	药典用量
大黄	泻下攻积，清热泻火，凉血解毒，逐瘀通经 利湿退黄	用于实热便秘，积滞腹痛，急性阑尾炎，不完全肠梗阻，痈疖疔疮，化脓性皮肤病，血瘀经闭，牙龈肿痛，口舌生疮，吐血，衄血，跌打损伤，烧、烫伤，急性尿路感染，痢疾初起、里急后重 用于湿热黄疸，水肿，如急性黄疸型肝炎或合并急性腹水 药理：有缓下，收敛止泻、利胆，保护胃黏膜、抗病原微生物、抗肿瘤、降压及止血作用	3~15g
番泻叶	泻热行滞，通便，利水	用于热结便秘，食积等。常单用泡水当茶饮 药理：有泻下、抗菌、止血及肌肉松弛作用	2~6g

（十）收涩法与收涩药

收涩法是利用药物以敛汗固表、收涩精气、涩肠止泻的一种治疗方法。此类药物性味多偏酸涩或兼甘寒，临床多用于治疗多汗、多泻、多尿、脱肛或气虚作喘等。但对兼有表证或里实热证者均不宜用。

收涩药

药名	功用	儿科临床应用与药理	药典用量
五味子	收敛固涩，补肾宁心 益气生津，止汗 止泻，缩尿	用于肺、肾气虚之咳嗽喘息、神经衰弱，劳伤羸瘦等 用于阴虚津亏，盗汗，自汗，口渴等 用于小儿久泻或尿频、遗尿等 药理：有兴奋中枢神经，保肝、收缩子宫、扩张血管及抗菌作用	2~6g
覆盆子	益肾，固精，缩尿	用于肾虚尿频或遗尿等 药理：有雌激素样作用及抗菌作用	6~12g
莲子	补脾止泻，益肾涩精，养心安神	用于脾虚久泻、夜寐多梦等 药理：有降压、抗心律失常、抗心肌缺血、抑制心肌收缩力等作用	6~15g
芡实	补脾止泻 益肾固精，缩尿	用于脾虚久泻 用于遗尿，尿频，尿失禁 药理：有抗氧化，延缓衰老，抗疲劳，抗心肌缺血，抗癌等作用	9~15g

续表

药名	功用	儿科临床应用与药理	药典用量
桑螵蛸	固精缩尿，补肾助阳	用于肾虚尿频，遗尿等 药理：有抗利尿和敛汗作用	5~10g
五倍子	止血，收湿敛疮 敛肺降火，敛汗，涩肠止泻	研末外敷，止外伤出血及疮疡肿毒，口腔溃疡等，或煎汤洗患处 用于体虚多汗、肺虚久咳，久泻久痢 药理：有收敛及抗菌作用	3~6g
诃子	涩肠止泻 平喘，敛肺止咳，降火利咽	用于久泻，久痢，便血或脱肛，可用于小儿虚寒泄泻 用于虚喘久咳或慢性喉炎音哑等 药理：有止泻及抗菌作用	3~10g
肉豆蔻	温中行气，涩肠止泻	用于腹痛，久泻，以及用于脾胃虚寒之食欲缺乏，胃脘胀痛，呕吐，宿食不消等 药理：有麻醉等作用	3~10g
乌梅	涩肠止泻 敛肺止咳 安蛔驱虫 生津止渴	用于久泻久痢等 用于肺虚久咳，如慢性支气管炎等 用于蛔虫病、腹痛或胆道蛔虫病等 用于热病后期津亏口干，烦渴或糖尿病等 药理：有驱蛔虫、抗菌、抑制肠平滑肌，并能增强机体的免疫功能	6~12g
石榴皮	涩肠止泻，止血 驱虫	用于久泻，久痢，便血或脱肛 用于蛔虫病或绦虫病，并可用于疥、癣 药理：有抗病毒，抗菌，抗肿瘤，抗心脑血管疾病，免疫调节和对胃肠保护作用等	3~9g
赤石脂	涩肠止泻 止血 生肌敛疮	用于久泻，久痢，小儿疳泻，脱肛等 用于胃肠出血，便血 外治疮疡久溃不敛，湿疮脓水浸淫 药理：有收敛保护吸附及止血等作用	9~12g
伏龙肝	固肠，止血 温中和胃	用于脾虚久泻，脾不统血之吐血，衄血，便血，尿血等 用于脾胃寒湿之呕吐 药理：有止吐、止血等作用	6~15g

（十一）安神镇痉法与安神镇痉药

安神镇痉法是用以宁心安神，镇痉息风的一种治疗方法。此类药物多属于金石和介壳类物质镇痉息风性味多甘咸寒，按其功用可分为安神宁心药。药两类。

1. 安神宁心药

药名	功用	儿科临床应用与药理	药典用量
酸枣仁	养心补肝，宁心安神 敛汗，生津	用于失眠多梦，易惊，心烦，健忘，神经衰弱等 用于体虚自汗，盗汗 药理：镇静、催眠、抗惊、镇痛及降体温、降压、抗心律失常等作用	10~15g
柏子仁	养心安神 润肠通便 止汗	用于神经衰弱，心悸，失眠等 用于体虚之大便秘结 用于阴虚盗汗 药理：有镇静、改善学习、记忆等作用	3~10g

续表

药名	功用	儿科临床应用与药理	药典用量
远志	安神益智，交通心肾 祛痰通窍 消肿	用于心肾不交，体虚所致之心悸，易惊，失眠，多梦，健忘等 用于咳痰不爽，痰阻心窍，神昏惊痫等 用于疮疡肿毒，乳房肿痛 药理：有祛痰、镇静、抗惊厥、降压、抗菌、增强子宫收缩等作用	3~10g

2. 镇痉息风药

药名	功用	儿科临床应用与药理	药典用量
珍珠母	平肝潜阳，安神定惊，止血 明目退翳	用于头目眩晕，耳鸣，心悸，失眠，烦躁不安，惊风，吐血，衄血等 用于目赤翳障，视物昏花 药理：有明目、保肝、抗溃疡病及抑制中枢神经系统的作用	10~25g
赭石	平肝潜阳，重镇降逆 平喘，凉血，止血	用于肝阳上亢，呃逆，呕吐，头目眩晕，耳鸣，高血压性头痛等 用于喘、咳，肾虚气短等，用于吐血、血崩等 药理：有增强肠蠕动、收敛、保护黏膜等作用	9~30g
钩藤	清热平肝，息风定惊	用于小儿高热惊风，风热头痛，头晕目眩，高血压等 药理：有镇静和抗惊厥、降压、调节平滑肌等作用	3~12g
羚羊角(粉)	平肝息风，清肝明目，散血解毒	用于高热，神昏谵语，抽风，小儿惊痫，头痛，眩晕，目赤翳膜等 药理：有镇静与抗惊厥、解热、降压等作用	1~3g，宜另煎2小时以上
全蝎	息风镇痉，祛风通络，止痛，攻毒，散结	用于小儿惊风，面神经麻痹，破伤风，偏瘫等 药理：有抗癫痫、抗惊厥、抗肿瘤等作用	3~6g
僵蚕	息风止痉 祛风止痛 化痰散结	用于高热抽风，惊痫，面神经麻痹，皮肤瘙痒等 用于风热头痛，目赤咽痛 用于扁桃体炎，淋巴结炎等 药理：有抗惊厥及催眠作用	5~10g
蜈蚣	息风镇痉，祛风通络 止痛，攻毒散结	用于小儿惊风，面神经麻痹，破伤风，溃疡、瘘管久不收口等 用于偏正头痛，疮疡，瘰疬，蛇虫咬伤 药理：有抗肿瘤、止痛、抗菌、镇痛及提高免疫功能作用	3~5g
地龙	清热定惊 通络，平喘	用于高热惊风 用于小儿麻痹后遗症肢体瘫痪，半身不遂，关节红肿疼痛，小便不利，支气管哮喘，高血压等 药理：有镇静、抗惊厥、抗凝血、解热、抗心律失常、降压等作用	5~10g
蒺藜	平肝解郁，活血祛风，明目，止痒	用于头痛，头晕目眩，身痒，眼炎，目赤肿翳，痈疽，瘰疬等 药理：有抗衰老、抑制肠运动、抑菌等作用	6~10g
石决明	平肝潜阳，清肝明目	用于肝阳上亢，如高血压病等之头晕目眩，头痛，惊搐，角膜炎，视神经炎，视神经萎缩，青光眼等，用于肝肾阴虚之骨蒸劳热等 药理：有抑菌及抗凝作用	6~20g
牡蛎	平肝潜阳，清肝明目 固涩 软坚 制酸	用于阴虚阳亢之眩晕，失眠多梦，心悸，自汗，盗汗等 用于久泻滑肠 用于甲状腺肿大、淋巴结炎等 用于胃酸过多 药理：有局部麻醉、防治胃溃疡、抗菌、抗病毒、降血糖等作用	6~20g

（十二）驱虫法与驱虫药

驱虫法是用杀虫或驱虫的药物，以驱除胃肠道寄生虫的一种治疗方法。驱虫药的使用，须根据虫的种类而选用药物。此类药物性味多偏苦寒或辛温或甘酸涩。根据前人的记载有："虫闻酸则定、见辛则伏、遇苦则下，以甘诱之、以寒制之、以温杀之、以涩收之"之说，这说明性味与效果有密切关系。但驱虫药具有一定毒性，用时应注意，不宜久服。

驱虫药

药名	功用	儿科临床应用与药理	药典用量
使君子	杀虫消积	用于肠蛔虫症及小儿疳积等 药理：有驱虫（蛔虫、蛲虫），抗真菌等作用	小儿每岁1~1.5粒，总量不超过20粒
苦楝皮	杀虫 疗癣	用于蛔虫病、钩虫症或阴道滴虫症等 外治疮癣瘙痒 药理：有驱虫、抗真菌、兴奋肠张力和收缩力	3~6g
槟榔	杀虫 消积 利水，行气 截疟	用于驱绦虫、蛔虫、姜片虫、蛲虫、钩虫、鞭虫及包虫等，常配南瓜子或雷丸粉驱绦虫，配使君子驱蛔虫、蛲虫、钩虫等 用于食积腹胀等 用于腹水、水肿等 用于痢疾 药理：有驱虫、兴奋胆碱受体、增强肠蠕动唾液分泌	3~10g；驱绦虫、姜片虫30~60g
雷丸（粉）	杀虫消积	用于绦虫病，钩虫病，蛔虫病，脑囊虫病及丝虫病，小儿疳积等。治绦虫病常配槟榔，如雷槟丸 药理：有驱虫、抗阴道滴虫、抗癌等作用	15~21g，不宜入煎剂，一般研粉服，5~7g/次
鹤虱	杀虫消积	用于蛔虫病，蛲虫病，绦虫病，钩虫病，虫积腹痛，慢性痢疾，小儿疳积等 药理：有驱虫、扩张冠状动脉血管等作用	3~9g
榧子	杀虫消积 润肺止咳，润燥通便	用于钩虫、蛲虫、蛔虫及绦虫病，虫积腹痛，小儿疳积，痔疮便秘等。驱虫常配槟榔、雷丸粉等 用于肺燥咳嗽，大便秘结 药理：有抑制杀死钩虫、收缩子宫等作用	9~15g
南瓜子	驱虫	用于绦虫、蛔虫、蛲虫及血吸虫病等。多单味空腹嚼服，生食或微炒。驱绦虫多配槟榔煎剂；驱蛲虫、蛔虫多配泻药 药理：有驱除寄生虫、降低LDL胆固醇、抗炎、缓解高血压、减少膀胱和尿道张力作用等	9~15g，驱绦虫30~60g

（十三）补益法与补益药

补益法是用以补养气血增强机体的抗病能力，以达扶正祛邪的一种治疗方法。临床分为补气药、养血药、滋阴药、助阳药四类。补益药的性味，因其功用不同而有区别，补气药与助阳药多是辛热甘温之品；养血药与滋阴药则多偏甘平或咸寒。

1. 补气药

药名	功用	儿科临床应用及药理	药典用量
党参	健脾益肺，养血生津	用于气虚血亏，中气不足，气短心悸，体倦乏力，脾胃虚弱，食少便溏，自汗，久泻，脱肛等 药理：有治疗和保护胃黏膜损伤及溃疡，升血糖、升血压	9~30g

续表

药名	功用	儿科临床应用及药理	药典用量
人参	大补元气,复脉固脱,补脾益肺,生津养血,安神益智	用于虚脱,心衰,气短喘促或久咳,自汗肢冷,心悸怔忡,食少吐泻,津亏口渴,尿频,小儿慢惊,久病体虚,神经衰弱,一切气血津液不足之症 药理:有调节神经系统增强原有记忆能力,有镇静与安定作用,小剂量有兴奋、加快心率、升血压、调节内分泌、抗癌、抗衰老、抗疲劳、保肝、增强免疫功能等作用	3~9g,另煎兑服;也可研粉吞服,2g/次,2次/d
黄芪	补气升阳,固表止汗	用于久病气虚,自汗,盗汗,气短心悸,虚脱,久泻脱肛等	9~30g
	利水消肿,生津养血,行滞通痹	用于体虚水肿,如慢性肾炎等	
	托毒排脓,敛疮生肌	用于痈疽难溃,疮口久不愈合 药理:有增强机体免疫、抗病毒、抗衰老、抗应激、镇静、镇痛、调节心律、保护肝肾、促进细胞代谢、抗炎抑菌等作用	
白术	健脾益气,燥湿利水,止汗	用于脾虚食少,腹胀,腹泻,水肿,痰饮,湿痹,黄疸,小便不利,眩晕,自汗等	6~12g
	安胎	用于胎动不安 药理:有强化体力,增强免疫机能、降血糖、抗肿瘤、抗溃疡	
山药	补脾养胃,生津益肺,补肾涩精	用于脾虚久泻,久痢,食少,肺虚咳嗽,小便频数等 药理:有调节肠管运动,降血糖、抗衰老作用	15~30g
黄精	补气养阴,健脾,润肺,益肾	用于气虚津亏,体弱乏力,心悸气短,肺燥干咳等 药理:有调节免疫功能、抗衰老、降血糖、抗病原微生物等作用	9~15g
大枣	补中益气,养血安神	用于脾虚食少,久泻,气血津液不足,营卫不和,体倦乏力,心悸怔忡,过敏性紫癜等 药理:有增强肌力、保肝、升高白细胞、抗过敏等作用	6~15g
甘草	补脾益气	炙用于补中,如:脾胃虚弱,食少便溏,脘腹虚痛,中气不足,咳嗽气喘,心悸等	2~10g
	清热解毒,祛痰止咳,缓急止痛,调和诸药	生用于清热,如:咽喉肿痛,消化性溃疡,痈疽疮疡,缓和药物烈性,解某些药物及食物中毒用于解毒常单用或配其他解毒药 药理:有皮质激素样作用,抗病毒、调节免疫、抗炎、祛痰、镇咳、降血脂、保肝、抗惊厥、解毒等作用	

2. 养血药

药名	功用	儿科临床应用及药理	药典用量
熟地黄	补血滋阴,益精填髓	用于肝肾阴虚之贫血,自汗,盗汗,潮热,目昏耳鸣,腰膝酸软,消渴等;用于头发早白 药理:有增强免疫力,止血、降血糖等作用	9~15g
当归	补血活血,调经止痛,润肠通便	用于贫血,月经不调,经闭,痛经,血虚肠燥便秘,跌打损伤,痈疽疮疡等 药理:有调节心律、升压、调节子宫、抗菌、抑制血小板聚集、提高免疫功能、保肝、镇静等作用	6~12g

续表

药名	功用	儿科临床应用及药理	药典用量
阿胶	补血滋阴,润燥,止血	用于贫血,心悸及血虚之各种出血等,以及用于久病阴虚燥咳、痰中带血等 药理:增强机体免疫功能,增加造血速度、升压、有抗疲劳、耐缺氧、促进凝血的作用	3~9g,烊化兑服
制何首乌	补肝肾,益精血,乌须发,强筋骨,化浊降脂	用于肝肾阴虚血少,头晕耳鸣,失眠,心悸,头发早白,腰膝酸软,肢体麻木,高脂血症等 药理:有抗衰老、降血脂及抗动脉粥样硬化,保肝、抗心肌缺血、抗菌、泻下等作用	6~12g
首乌藤	养血安神,祛风通络	用于血虚之失眠多梦、身痛等 药理:有调节神经系统、抗氧化、调节免疫、抗炎抑菌等作用	9~15g
龙眼肉	补益心脾,养血安神	用于气血不足之心悸,失眠,惊悸,健忘,虚劳羸弱,贫血,月经过多等 药理:有促生长发育,镇静抑菌、降脂护心、抗衰老、抗癌等作用	9~15g
枸杞子	滋补肝肾,益精明目	用于肝肾阴虚之贫血,目视不清,眩晕,耳鸣,腰膝酸软等 药理:有增强非特异免疫,降血糖、造血、保肝作用	6~12g
白芍	养血调经,敛阴止汗,柔肝止痛,平抑肝阳	用于头痛眩晕,胸胁疼痛,胃肠痉挛性疼痛,泻痢腹痛,手足拘挛疼痛,痛经,自汗,盗汗,阴虚发热等 药理:有扩血管、解痉、镇静、镇痛、解热、保肝、预防消化道溃疡、抑菌等作用	6~15g
鸡血藤	活血补血,调经止痛,舒筋活络	用于贫血,肢体麻木,腰膝酸痛,瘫痪,月经不调等 药理:有降血脂、抗炎、双相调节免疫、兴奋子宫及抗早孕等作用	9~15g
紫河车	温肾补精,益气养血	用于气血不足,体质虚弱,羸瘦,劳热骨蒸,久病体虚,虚喘咯血,盗汗等 药理:有激素作用,抗感染,增强机体抵抗力等作用	1.5~3g

3. 滋阴药

药名	功用	儿科临床应用及药理	药典用量
石斛	益胃生津,滋阴清热	用于热病伤津,口干烦渴,肺胃阴伤,目暗,病后虚热等 药理:有消食、解热、抗病毒、升血糖、降压等作用	6~12g
玉竹	养阴润燥,生津止渴	用于热性病后阴伤,口燥咽干,虚热、干咳、少痰,心烦,心悸等 药理:有增强免疫功能,调节血糖、平滑肌、血压等作用	6~12g
女贞子	滋补肝肾,明目乌发	用于肝肾阴虚之头晕目眩,耳鸣,头发早白,腰膝酸软 药理:有升高白细胞、抑菌、强心利尿等作用	6~12g
墨旱莲	补肾益阴,凉血止血	用于阴虚潮热,头发早白,脱发,眩晕,耳鸣,腰酸,出血,如牙龈出血,吐血,咯血,衄血,尿血,血痢,外伤出血等 药理:有止血、保护肝脏、抑菌及镇静、镇痛等作用	6~12g

续表

药名	功用	儿科临床应用及药理	药典用量
龟甲	滋阴潜阳，益肾强骨，养血补心，固经止崩	用于阴虚潮热，盗汗，热病后期阴伤抽搐，吐、衄血，久咳，久痢，痔漏等，用于小儿囟门不合，腰膝酸软等 药理：有增强免疫功能，收缩子宫及抑制结核分枝杆菌等作用	9~24g
鳖甲	滋阴潜阳，退热除蒸，软坚散结	用于阴虚潮热盗汗，阴虚风动，小儿惊痫，腹部肿块，如瘀血性肝脾肿大等 药理：有能抑制结缔组织增生，有增加血浆蛋白、缓解肝病引起的贫血等作用	9~24g
山萸肉	补益肝肾，收涩固脱	用于肝肾阴虚尿频，自汗，盗汗，耳鸣，眩晕，腰膝酸软，五更泻，月经过多等 药理：有升压、抗凝血、降血脂、抗菌等作用	6~12g

4. 助阳药

药名	功用	儿科临床应用及药理	药典用量
附子	回阳救逆，补火助阳，散寒止痛	用于心肾阳虚，亡阳虚脱，四肢厥冷，汗出脉微等 用于脾肾阳虚之虚寒泄泻，脘腹冷痛等 用于阳虚水肿，如心力衰竭，慢性肾炎水肿、寒湿痹痛等 药理：有强心、升压、收缩回肠肌、抗炎、抗寒冷等作用	3~15g，先煎，久煎
干姜	温中散寒，回阳通脉，温肺化饮	用于肢冷脉微，脘腹胀满冷痛，脾胃虚寒，呕吐，腹泻，腹痛，痰饮喘咳，风寒湿痹，阳虚吐血，衄血，便血等 炮姜化瘀止血，用于虚寒吐血、便血等 药理：有抗炎、镇静、催眠、强心等作用	3~10g
肉桂	补火助阳，引火归元 散寒止痛，温通经脉	用于肢冷脉微，脘腹、腰膝冷痛，虚喘，痛经，经闭，低血压等 用于脾胃虚寒之腹泻，脾肾阳虚之水肿等 药理：有促进唾液、胃液分泌、抑制胃溃疡、降压、镇痛、升白细胞及抗放射、抗菌等作用	1~5g
补骨脂	温肾助阳，纳气平喘 温脾止泻 外用消风祛斑	用于肾虚腰膝冷痛，尿频，遗尿等 用于脾肾虚寒之五更泻 药理：有扩张冠状动脉血管、强心、升高白细胞、抗菌、抗肿瘤、抗老延寿等作用	6~10g
益智	暖肾固精，缩尿 温脾止泻 摄唾	用于肾阳虚之尿频，遗尿，尿后余沥等 用于脾虚腹痛、虚寒泄泻等 用于唾液过多 药理：有抑制回肠收缩、抗癌等作用	3~10g
菟丝子	补益肝肾，固精缩尿，安胎，明目，止泻； 外用消风祛斑	用于肝肾不足之目昏，耳鸣，腰膝酸软，尿频余沥，泄泻等 药理：有增强体液免疫及吞噬细胞功能，抗衰老、兴奋离体子宫等作用	6~12g

续表

药名	功用	儿科临床应用及药理	药典用量
丁香	温中降逆,补肾助阳	用于脾胃虚寒之呃逆、呕吐等;用于脾肾虚寒泄泻,心腹冷痛等 药理:有抗菌、驱虫健胃、止牙痛等作用	1~3g,内服或研末外敷
巴戟天	补肾阳,强筋骨,祛风湿	用于肾阳虚之腰膝无力,关节酸痛,少腹冷痛,风寒湿痹,小便失禁,夜尿多等 药理:有促进肾上腺皮质激素样作用	3~10g

(十四)儿科常用中成药

1. 解表剂

药名	主要组成	功能主治	用法用量
银翘解毒片	银花、连翘、牛蒡子、桔梗、竹叶、板蓝根等	疏风解表,清热解毒。用于风热感冒,症见发热头痛,咳嗽口干,咽喉疼痛	3岁以下,2片/次;3~7岁,3片/次;8~14岁,4片/次。2~3次/d
小儿感冒颗粒	广藿香、菊花、连翘、大青叶、板蓝根等	疏风解表,清热解毒。用于小儿风热感冒,症见发热重、头胀痛、咳嗽痰黏、咽喉肿痛;流行性感冒见上述证候者	1岁以内,6g/次;1~3岁,6~12g/次;4~7岁,12~18g/次;8~12岁,24g/次。2次/d
感冒清热颗粒	荆芥穗、薄荷、防风、柴胡、紫苏叶等	疏风散寒、解表清热。用于风寒感冒,头痛发热,恶寒身痛、鼻流清涕、咳嗽咽干	1袋/次,2次/d
藿香正气胶囊(水)	藿香、苏叶、白芷、苍术、陈皮、厚朴等	解表化湿,理气和中。用于外感风寒,内伤湿滞或夏伤暑湿所致的感冒,症见头痛昏重、胸膈痞闷、呕吐泄泻等症	2~4粒(水5~10ml)/次,2次/d
正柴胡饮颗粒	柴胡、陈皮、防风、甘草、赤芍、生姜	发散风寒,解热止痛。用于外感风寒所致的发热恶寒、无汗、头痛、鼻塞、喷嚏、咽痒咳嗽、四肢酸痛;流行性感冒初起、轻度上呼吸道感染见上述证候者	10g/次,3次/d,小儿酌减或遵医嘱
芎菊上清丸	川芎、菊花、黄芩、栀子、炒蔓荆子等	清热解表,散风止痛。用于外感风邪引起的恶风身热、偏正头痛、鼻流清涕、牙痛、喉痛	6g/次,2次/d
小儿宝泰康颗粒	连翘、地黄、柴胡、玄参、桑叶、浙贝母、蒲公英等	解表清热,止咳化痰。用于小儿风热外感,症见发热、流涕、咳嗽等症	1岁以内,2.6g/次;1~3岁,4g/次;3~12岁8g/次。3次/d

2. 清热解毒剂

药名	主要组成	功能主治	用法用量
清热解毒口服液	金银花、连翘、黄芩、麦冬、生地、生石膏、地丁等	清热解毒。用于热毒壅盛所致的发热面赤,烦躁口渴等症,及流行性感冒、上呼吸道感染见上述证候者	1岁以内,3~5ml/次;1~2岁,6~8ml/次;3~6岁,8~10ml/次;7~10岁,15ml/次。3次/d

续表

药名	主要组成	功能主治	用法用量
牛黄解毒片	人工牛黄、雄黄、冰片、石膏、黄芩、大黄、桔梗、甘草	清热解毒。用于火热内盛,咽喉、牙龈肿痛,口舌生疮,目赤肿痛	3片/次,2次/d
六神丸	麝香、牛黄、冰片、蟾酥等	清热解毒,消肿利咽,化腐止痛。用于治疗咽喉肿痛、小儿热疖等症	1岁,1粒/次;2岁,2粒/次;3岁,3~4粒/次;4~8岁,5~6粒/次;9~10岁,8~9粒/次;成人10粒/次。3次/d
连翘败毒丸	连翘、银花、地丁、赤芍、大黄、白芷等	清热解毒,消肿止痛。用于热毒蕴结肌肤所致的疮疡,症见局部红肿热痛	1袋/次,2次/d
复方双花口服液	银花、连翘、板蓝根等	清热解毒,利咽消肿。用于风热外感,风热乳蛾,症见发热,微恶风,头痛等症	3岁以下,10ml/次,3次/d;3~7岁,10ml/次,4次/d;7岁以上,20ml/次,3次/d;成人20ml/次,4次/d
双黄连口服液	银花、黄芩、连翘	疏风解表,清热解毒。用于外感风热所致的感冒,症见发热、咳嗽、咽痛	20ml/次,3次/d,小儿酌减或遵医嘱
银黄口服液	金银花、黄芩	清热疏风,利咽解毒。用于外感风热、肺胃热盛所致的咽干、咽痛、喉核肿大、口渴、发热等症	10~20ml/次,3次/d,小儿酌减
片仔癀	麝香、牛黄、蛇胆、三七等	清热解毒,凉血化瘀、消肿止痛。用于热毒血瘀所致急慢性病毒性肝炎,痈疽疔疮,跌打损伤及各种炎症	8岁以内,0.15~0.3g/次;8岁以上,0.6g/次。2~3次/d。外用冷开水调敷患处
柴胡口服液	柴胡	解表退热。用于外感发热,症见身热面赤、头痛身楚、口干而渴	10~20ml/次,3次/d,小儿酌减
小儿热速清口服液	金银花、黄芩、板蓝根、水牛角、大黄等	清热解毒,泻火利咽。用于小儿外感风热所致感冒,症见高热头痛,鼻塞流涕等症	1岁以内,2.5~5ml/次;1~3岁,5~10ml/次;3~7岁,10~15ml/次;7~12岁,15~20ml/次。3~4次/d
复方大青叶合剂	大青叶、山银花、羌活、拳参、大黄	疏风清热,解毒消肿,凉血利胆。用于外感风热或瘟毒所致的发热头痛等症;流行性感冒、腮腺炎、急性病毒性肝炎见上述证候者	10~20ml/次,3次/d
黄栀花口服液	黄芩、金银花、栀子、大黄	清肺泻热。用于小儿外感热证,症见发热,头痛、心烦、口渴,大便干结,小便短赤等急性上呼吸道感染见有上述证候者	2~3岁,5ml/次;4~6岁,10ml/次;7~10岁,15ml/次;11岁以上,20ml/次。3次/d
小儿化毒散	人工牛黄、珍珠、雄黄、大黄、黄连、天花粉、川贝母等	清热解毒,活血消肿。用于热毒内蕴,毒邪未尽所致的口疮肿痛、疮疡溃烂、烦躁口渴、大便秘结	口服,0.6g/次,1~2次/d,3岁以内小儿酌减。外用,敷于患处
蓝芩口服液	板蓝根、黄芩、栀子、黄柏、胖大海	清热解毒,利咽消肿。用于肺胃实热证所致的咽痛、咽干、咽部灼热、急性咽炎见上述证候者	20ml/次,3次/d

续表

药名	主要组成	功能主治	用法用量
蒲地蓝消炎口服液	蒲公英、板蓝根、苦地丁、黄芩	清热解毒,抗炎消肿。用于外感风热证,症见咽痛咽干、咳嗽痰黄等症;疖肿、腮腺炎、咽炎、扁桃体炎等上呼吸道感染,见上述症状者	10ml/次,3次/d,小儿酌减
金莲清热泡腾片	金莲花、大青叶、石膏知母、地黄、玄参、苦杏仁	清热解毒,利咽生津,止咳祛痰。用于外感热证,症见高热、口渴、咽干、咽痛、咳嗽、痰稠,亦适用于流行性感冒、上呼吸道感染见有上述症候者	小儿1岁以下,1片/次,3次/d,高烧时4次/d;1~15岁,1~2片/次,4次/d,高烧时每4小时1次;成人,2片/次,4次/d,高烧时每4小时服1次或遵医嘱

3. 化痰止咳平喘剂

药名	主要组成	功能主治	用法用量
小儿葫芦散	橘红、茯苓、朱砂、鸡内金(炒)、天竺黄等	化痰消食、镇惊祛风。用于痰喘咳嗽、脘腹胀满、胸膈不利、吐乳不食、小儿惊风	1岁以内,0.15g/次;1~3岁,0.3g/次;4~6岁,0.6g/次。1~2次/d
蛇胆陈皮散	蛇胆汁、陈皮	理气化痰,祛风和胃。用于痰浊阻肺,胃失和降,咳嗽,呕逆	0.3~0.6g/次,2~3次/d
蛇胆川贝散	蛇胆汁、川贝母	清肺,止咳,除痰。用于肺热咳嗽,痰多	0.3~0.6g/次,2~3次/d
橘红丸	橘红、瓜蒌皮、陈皮、石膏、浙贝母等	清肺,化痰,止咳。用于痰热咳嗽,痰多,色黄黏稠等症	2丸/次,2次/d
通宣理肺丸	苏叶、麻黄、黄芩、枳壳、陈皮、桔梗、半夏等	解表散寒,宣肺止嗽。用于风寒束表、肺气不宣所致的感冒咳嗽,症见发热、恶寒等症	2丸/次,2~3次/d
杏苏止咳糖浆	杏仁、苏叶、前胡、陈皮、桔梗等	宣肺散寒,止咳祛痰。用于风寒感冒咳嗽,气逆	5~10ml/次,3次/d
小儿百部止咳糖浆	百部、黄芩、陈皮、桔梗、桑皮、枳壳、杏仁等	清肺,化痰、止咳。用于小儿痰热蕴肺所致的咳嗽、痰多及百日咳等症	2岁以内,5ml/次;2岁以上,10ml/次。3次/d
川贝枇杷糖浆	川贝母、枇杷叶、桔梗等	清热宣肺,止咳化痰。用于风热犯肺、痰热内阻所致的咳嗽痰黄等症	5~10ml/次,3次/d
鹭鸶咯丸	麻黄、杏仁、石膏、苏子、蛤壳、青黛、白芥子等	宣肺、化痰、止咳。用于痰浊阻肺所致的顿咳、咳嗽,症见咳嗽阵作,痰鸣气促等症	1丸/次,2次/d
小青龙颗粒(合剂)	麻黄、桂枝、白芍、干姜、细辛、半夏、五味子、炙甘草	解表化饮,止咳平喘。用于风寒水饮,恶寒发热、无汗,喘咳痰稀	6g/次,糖浆10~20ml,2~3次/d
急支糖浆	金荞麦、四季青、鱼腥草、前胡等	清热化痰,宣肺止咳。用于外感风热所致的咳嗽,症见发热、咳嗽咽痛等;急、慢性支气管炎急性发作见上述证候者	20~30ml/次,3~4次/d;儿童酌减或遵医嘱

续表

药名	主要组成	功能主治	用法用量
儿童咳液	百部、枇杷叶、前胡、桔梗、杏仁等	清热化痰，宣降肺气，止咳平喘。用于痰热交阻之咳嗽气喘、吐痰黄稠或咳痰不爽，咽干喉痛	1~3 岁，5ml/次；4 岁以上，10ml/次。4 次/d
小儿肺咳颗粒	人参、茯苓、白术、陈皮、鸡内金、大黄（酒炙）等	健脾益肺，止咳平喘。用于肺脾不足，痰湿内壅所致咳嗽或痰多稠黄，咳吐不爽，气短，喘促，动辄汗出，食少纳呆，周身乏力，舌红苔厚；小儿支气管炎见以上证候者	1 岁以下，2g/次；1~4 岁，3g/次；5~8 岁，6g/次。3 次/d
肺力咳合剂	黄芩、前胡、百部、红花龙胆、梧桐根、白花蛇舌草、红管药	清热解毒，止咳祛痰。用于痰热犯肺所引起的咳嗽痰黄，支气管哮喘，气管炎见上述证候者	7 岁以内，10ml/次；7~14 岁，15ml/次；成人，20ml/次。3 次/d 或遵医嘱
小儿咳喘灵泡腾片	麻黄、金银花、苦杏仁、板蓝根等	宣肺清热、止咳祛痰、平喘 用于小儿外感风热所致的感冒、咳喘，症见发热、恶风、咳嗽等症	1~3 岁，1 片/次，用温开水 30 毫升泡腾溶解后口服；>3~5 岁，1.5 片/次，用温开水 60 毫升泡腾溶解后口服；>5~7 岁，2 片/次，用温开水 100 毫升泡腾溶解后口服。3 次/d
桔贝合剂	桔梗、浙贝母、苦杏仁麦冬、黄芩等	润肺止咳。用于肺热咳嗽，痰稠色黄，咳痰不爽	10~15ml/次，3 次/d
桂龙咳喘宁胶囊	桂枝、龙骨、半夏、黄连等	止咳化痰、降气平喘。用于外感风寒、痰湿阻肺引起的咳嗽、气喘、痰涎壅盛；急、慢性支气管炎见上述证候者	5 粒/次，3 次/d
儿童清肺口服液	麻黄、苏叶、杏仁、葶苈子、白前、生石膏等	清肺解表，化痰止咳。用于小儿风寒外束、肺经痰热所致的面赤身热，咳嗽气促等症	6 岁以下，10ml/次；7~10 岁，15ml/次；11~14 岁，20ml/次。3 次/d
小儿肺热咳喘口服液	麻黄、苦杏仁、石膏、甘草、金银花、连翘等	清热解毒，宣肺止咳，化痰平喘。用于风热犯肺所致发热、汗出、咳嗽等症	1~3 岁，10ml/次，3 次/d；4~7 岁，10ml/次，4 次/d；8~12 岁，20ml/次，3 次/d 或遵医嘱
小儿消积止咳口服液	山楂（炒）、槟榔、枳实、枇杷叶（蜜炙）、瓜蒌等	清热肃肺，消积止咳。用于小儿饮食积滞，痰热蕴肺所致的咳嗽，以夜重，喉间痰鸣，腹胀，口臭等	1 岁以内，5ml/次；1~2 岁，10ml/次；3~4 岁，15ml/次；5 岁以上，20ml/次。3 次/d，5 日为一疗程
羚羊清肺散	羚羊角、水牛角、生石膏等	清热泻火，凉血解毒，化痰息风。用于温热病，高热神昏，烦躁口渴，惊厥抽搐及小儿肺热咳嗽	1g/次，2 次/d，1 岁以下儿童酌减
猴枣散	茯神、薄荷、钩藤、双花、防风、神曲、麦芽琥珀、猴枣等	祛风清热、安神定惊、化痰顺气、开胃消积。用于小儿风热引起的发热，咳嗽痰鸣，不思饮食，烦躁易惊，舌质红，苔黄，脉浮等数症	治疗百日内婴儿，每瓶分 3 次服；百日以上，1 岁以下，每瓶分 2 次服；1~4 岁，每次服 1 瓶；5 岁以上者，每次服 1.5 瓶至 2 瓶；2~3 次/d

4. 调理脾胃剂

药名	主要组成	功能主治	用法用量
小儿香橘丸	苍术、白术、茯苓、扁豆、陈皮、厚朴等	健脾和胃,消食止泻。用于脾虚食滞所致呕吐便泻、脾胃不和等症	1 丸/次,3 次/d 1 岁以内酌减
肥儿丸	煨肉豆蔻、木香、六神曲(炒)、炒麦芽、胡黄连等	健胃消积,驱虫。用于小儿消化不良,虫积腹痛,面黄肌瘦,食少腹胀泄泻	1~2 丸/次,1~2 次/d;3 岁以内酌减
香砂枳术丸	木香、麸炒枳实、砂仁、白术(麸炒)	健脾开胃,行气消痞。用于脾虚气滞,脘腹痞闷,食欲缺乏,大便溏软	10g/次,2 次/d
健儿消食口服液	黄芪、炒白术、陈皮、麦冬、黄芩、炒山楂、炒莱菔子	健脾益胃,理气消食。用于小儿饮食不节损伤脾胃引起的纳呆食少,脘胀腹满,手足心热,自汗乏力,大便不调,以至厌食、恶食	3 岁以内,5~10ml/次;3 岁以上,10~20ml/次。2 次/d
醒脾养儿颗粒	一点红、毛大丁草、山栀茶、蜘蛛香	醒脾开胃,养血安神,固肠止泻。用于脾气虚所致的儿童厌食,腹泻便溏,烦躁盗汗,遗尿夜啼	1 岁以内,1 袋/次,2 次/d;1~2 岁,2 袋/次,2 次/d;3~6 岁,2 袋/次,3 次/d;7~14 岁,3~4 袋/次,2 次/d
小儿康颗粒	太子参、山楂、葫芦茶、槟榔、麦芽、榧子、白芍、白术、茯苓、乌梅、蝉蜕	健脾开胃,消食导滞,驱虫止痛,安神定惊。用于食滞虫痢,烦躁不安,精神不安,精神疲倦,脘腹胀满,面色萎黄	1 岁以下,0.5 袋/次;1~4 岁,1 袋/次;4 岁以上,2 袋/次。3 次/d
启脾口服液	人参、麸炒白术、茯苓、甘草、陈皮等	健脾和胃。用于脾胃虚弱,消化不良,腹胀便溏	10ml/次,2~3 次/d,3 岁以内儿童酌减
小儿七星茶口服液	薏苡仁、稻芽、山楂、淡竹叶、钩藤、蝉蜕、甘草	定惊消滞。用于小儿消化不良,不思饮食,二便不畅,夜寐不安	10~20ml/次,2 次/d,婴儿酌减
枫蓼肠胃康口服液	牛耳枫、辣蓼	清热除湿化滞。用于急性胃肠炎,属伤食泄泻型及湿热泄泻型者,证见腹痛腹泻、泄泻臭秽、恶心呕腐或有发热恶寒苔黄脉数等,亦可用于食滞胃痛而证见胃脘痛、拒按、恶食欲吐、嗳腐吞酸、舌苔厚腻或黄腻脉滑数者	10ml/次,3 次/d
胃康胶囊	白及、海螵蛸、香附、黄芪、白芍、三七、鸡内金、鸡蛋壳(炒焦)、乳香、没药、百草霜	行气健胃,化瘀止血,制酸止痛 用于气滞血瘀所致的胃脘疼痛、痛处固定、吞酸嘈杂,或见吐血、黑便;胃及十二指肠溃疡、慢性胃炎、上消化道出血见上述症候者	2~4 粒/次,3 次/d
参术儿康糖浆	太子参、麸炒白术、茯苓、制何首乌、六神曲(炒)、当归、炒山楂等	健脾和胃,益气养血。用于脾胃虚弱所致的小儿疳积,食欲缺乏,睡眠不安,多汗及营养不良性贫血	2 岁以下,10~15ml/次;3~4 岁,20ml/次;5~6 岁,30ml/次。3 次/d
槐杞黄颗粒	槐耳清膏、枸杞子、黄精	益气养阴。用于气阴两虚引起的儿童体质虚弱,反复感冒或老年人病后体虚,头晕,头昏,神疲乏力,口干气短,心慌,易出汗,食欲缺乏,大便秘结	1~3 岁,0.5 袋/次,2 次/d;3~12 岁,1 袋/次,2 次/d;成人 1~2 袋/次,2 次/d

续表

药名	主要组成	功能主治	用法用量
一捻金胶囊	大黄、牵牛子(炒)、槟榔、人参、朱砂	消食导滞,祛痰,通便。用于小儿停食停乳,腹胀便秘,痰盛喘咳	口服,或倾出内容物,温水冲服。1岁以内,1粒/次;1~2岁,2粒/次;4~5岁,3粒/次。1~2次/d。5岁以上请遵医嘱
健儿清解液	金银花、菊花、连翘、山楂、苦杏仁、陈皮	清热解毒,消滞和胃。用于咳嗽咽痛,食欲缺乏,脘腹胀满	婴儿4ml/次,5岁以内8ml/次,6岁以上酌加,不超过10~15ml/次,3次/d
小儿化食丸	六神曲(炒焦)、焦山楂、焦麦芽、焦槟榔、醋莪术、三棱(制)、牵牛子(炒焦)、大黄	消食化滞,泻火通便。用于食滞化热所致的积滞,症见厌食、烦躁、恶心呕吐、口渴、脘腹胀满、大便干燥	1岁以内,1丸/次,1岁以上,2丸/次,2次/d
四磨汤口服液	木香、枳壳、槟榔、乌药	顺气降逆,消积止痛。用于婴幼儿乳食内滞证,症见腹胀、腹痛、啼哭不安、厌食纳差、腹泻或便秘;中老年气滞、食积证,症见脘腹胀满、腹痛、便秘;以及腹部手术后促进肠胃功能的恢复	成人20ml/次,3次/d,疗程1周;新生儿3~5ml/次,3次/d,疗程2天;幼儿10ml/次,3次/d,疗程3~5天
葛根芩连微丸	葛根、黄芩、黄连、甘草	解肌,清热,止泻。辛凉解表,利湿解毒。用于泄泻腹痛,便黄而黏,肛门灼热;也可用于风热感冒所致的发热恶风,头痛、身痛等症	治疗泄泻:口服,小儿1g/次,不超过成人剂量3g/次。3次/d 治疗风热感冒:口服,小儿3~7岁,1g/次;7~14岁,2g/次,不超过成人剂量3g/次,3次/d
香砂六君子丸	木香、砂仁、党参、白术(炒)、茯苓、甘草(蜜炙)、陈皮、半夏(制)、生姜、大枣	益气健脾,和胃。用于脾虚气滞,消化不良,嗳气食少,脘腹胀满,大便溏泄	(水丸)6~9g/次,2~3次/d
香砂养胃丸	木香、砂仁、白术、陈皮、茯苓、半夏(制)、醋香附、枳实(炒)等	温中和胃。用于胃阳不足、湿阻气滞所致的胃痛、痞满,症见胃痛隐隐、脘闷不舒等症	9g/次,2次/d
气滞胃痛颗粒	柴胡、醋延胡索、枳壳、醋香附、白芍、炙甘草	舒肝理气,和胃止痛。用于肝郁气滞,胸痞胀满、胃脘疼痛	5g/次,3次/d

5. 补益剂

药名	主要组成	功能主治	用法用量
补中益气丸	黄芪、党参、升麻、柴胡、当归、白术等	补中益气,升阳举陷。用于脾胃虚弱、中气下陷所致的体倦乏力,食少腹胀等症	1丸/次,2~3次/d
人参健脾丸	人参、白术、茯苓、山药、陈皮、当归等	健脾益气,和胃止泻。用于脾胃虚弱所致的饮食不化、恶心呕吐等症	2丸/次,2次/d
玉屏风颗粒(口服液)	黄芪、白术(炒)、防风	益气,固表,止汗。用于表虚不固,自汗恶风,面色㿠白,或体虚易感风邪者	1袋(口服液10ml)/次,3次/d
生脉饮口服液	红参、麦冬、五味子	益气复脉,养阴生津。用于气阴两亏,心悸气短、自汗	10ml/次,3次/d

续表

药名	主要组成	功能主治	用法用量
龙牡壮骨冲剂	党参、黄芪、山麦冬、醋龟甲、炒白术、山药、醋南五味子、龙骨、煅牡蛎等	强筋壮骨,和胃健脾。用于治疗和预防小儿佝偻病、软骨病;对小儿多汗、夜惊、食欲缺乏、消化不良、发育迟缓也有治疗作用	2岁以下,1袋/次;2~7岁,1.5袋/次;7岁以上,2袋/次。3次/d
健脾生血片	党参、茯苓、炒白术、甘草、黄芪、山药、炒鸡内金、醋龟甲、山麦冬、醋南五味子、龙骨、煅牡蛎、大枣、硫酸亚铁	健脾和胃,养血安神。用于脾胃虚弱及心脾两虚所致的血虚证,症见面色萎黄或㿠白、食少纳呆、脘腹胀闷、大便不调等症及缺铁性贫血见上述证候者	1岁以内,0.5片/次;1~3岁,1片/次;3~5岁,1.5片/次;5~12岁,2片/次;成人3片/次,3次/d或遵医嘱,4周为一疗程
芪冬颐心口服液	黄芪、麦冬、人参、茯苓、地黄、龟甲(烫)、煅紫石英、桂枝、淫羊藿、金银花、丹参、郁金、枳壳(炒)	益气养心,安神止悸。用于气阴两虚所致心悸、胸闷、胸痛、气短乏力、失眠多梦、心烦、自汗、盗汗;病毒性心肌炎、冠心病心绞痛见上述证候者	20ml/次,3次/d,饭后服用,或遵医嘱。28天为一疗程
静灵口服液	熟地黄、山药、茯苓牡丹皮、泽泻、远志、龙骨、女贞子、黄柏、知母(盐)、五味子、石菖蒲	滋阴潜阳、宁神益智。用于儿童多动症,见有注意力涣散,多动多语,冲动任性,学习困难,舌质红,脉细数等肾阴不足,肝阳偏旺者	3~5岁,5ml/次,2次/d;6~14岁,10ml/次,2次/d;14岁以上,10ml/次,3次/d
六味地黄丸	熟地黄、酒萸肉、牡丹皮、山药、茯苓、泽泻	滋阴补肾。用于肾阴亏损,头晕耳鸣,腰膝酸软,骨蒸潮热,盗汗遗精	(大蜜丸)1丸/次,2次/d
知柏地黄丸	知母、黄柏、熟地黄、山茱萸(制)、牡丹皮、山药、茯苓、泽泻	滋阴降火。用于阴虚火旺,潮热盗汗,口干咽痛,耳鸣遗精,小便短赤	(大蜜丸)1丸/次,2次/d
五子衍宗口服液	枸杞子、菟丝子(炒)、覆盆子、五味子(醋蒸)、车前子(盐炒)	补肾益精。用于腰酸腿软,遗精早泄,阳痿不育	0.5~1支/次,2次/d
金匮肾气丸	地黄、山药、酒萸肉茯苓、牡丹皮、泽泻、桂枝、附子(炙)、牛膝(去头)等	温补肾阳,化气行水。用于肾虚水肿,腰膝酸软,小便不利,畏寒肢冷	(大蜜丸)1丸/次,2次/d
缩泉丸	山药、益智仁(盐炒)乌药	补肾缩尿。用于肾虚所致的小便频数、夜间遗尿	3~6g/次,3次/d
麻仁润肠丸	火麻仁、炒苦杏仁、大黄、木香、陈皮、白芍	润肠通便。用于肠胃积热,胸腹胀满,大便秘结	(大蜜丸)1~2丸/次,2次/d

6. 理血止血剂

药名	主要组成	功能主治	用法用量
荷叶丸	荷叶、藕节、大蓟炭、小蓟炭、知母、黄芩炭等	凉血止血。用于血热所致的咯血、衄血、尿血、便血、崩漏	(大蜜丸)1丸/次,2~3次/d
云南白药胶囊	国家保密方,本品含草乌(制),其余成分(略)	化瘀止血,活血止痛,解毒消肿。用于跌打损伤,瘀血肿痛,吐血、咯血、便血、痔血、崩漏下血,手术出血,疮疡肿毒及软组织挫伤,闭合性骨折,支气管扩张及肺结核咯血,溃疡病出血,以及皮肤感染性疾病	刀、枪、跌打诸伤,无论轻重,出血者用温开水送服;瘀血肿痛与未流血者用酒送服;妇科各症,用酒送服,但月经过多、红崩,用温水送服。毒疮初起,服1粒,另取药粉,用酒调匀,敷患处,如已化脓,只需内服。其他内出血各症均可内服。1~2粒/次,4次/d(2~5岁,按1/4剂量服用;6~12岁按1/2剂量服用)。凡遇较重的跌打损伤可先服保险子1粒,轻伤及其他病症不服

续表

药名	主要组成	功能主治	用法用量
复方丹参片	丹参、三七、冰片	活血化瘀，理气止痛。用于气滞血瘀所致的胸痹，症见胸闷、心前区刺痛；冠心病心绞痛见上述证候者	3 片/次，3 次/d
鳖甲煎丸	鳖甲胶、阿胶、蜂房(炒)、鼠妇虫、土鳖虫(炒)、蜣螂、硝石(精制)、柴胡等	活血化瘀、软坚散结。用于胁下癥块	3g/次，2~3 次/d
益母草膏	益母草	活血调经。用于血瘀所致的月经不调、产后恶露不绝，症见月经量少、淋漓不净等症	10g/次，1~2 次/d
八珍益母丸(胶囊)	益母草、党参、炒白术、茯苓、甘草、当归等	益气养血，活血调经。用于气血两虚兼有血瘀所致的月经不调，症见月经周期错后、行经量少等症	1 丸/次(胶囊 3 粒/次)，2~3 次/d
益气维血颗粒	猪血提取物、黄芪、大枣	补血益气。用于气血两虚所致的面色萎黄或苍白，眩晕，神疲乏力，少气懒言，自汗，唇舌色淡，脉细弱等	3 岁以下，0.5 袋/次；3 岁以上，1 袋/次，2 次/d；成人 1 袋/次，3 次/d

7. 开窍熄风剂

药名	主要组成	功能主治	用法用量
安宫牛黄丸(散)	牛黄、水牛角浓缩粉麝香、珍珠、朱砂、雄黄、黄连、黄芩、栀子、郁金、冰片	清热解毒，镇惊开窍。用于热病，邪入心包，高热惊厥，神昏谵语；卒中昏迷及脑炎、脑膜炎、中毒性脑病、脑出血、败血症将上述证候者	小儿 3 岁以内，1/4 丸/次；4~6 岁，1/2 丸/次，不超过成人剂量 1 丸/次(散剂 1.6g)，1 次/d，或遵医嘱
局方至宝散	水牛角浓缩粉、牛黄、玳瑁、人工麝香、朱砂、雄黄、琥珀、安息香、冰片	清热解毒，开窍镇惊。用于热病属热入心包、热盛动风证，症见高热惊厥、烦躁不安、神昏谵语及小儿急热惊风	3 岁以内，0.5g/次，4~6 岁，1g/次，或遵医嘱，1 次/d
琥珀抱龙丸	山药(炒)、朱砂、甘草、琥珀、天竺黄、檀香、枳壳(炒)、茯苓、胆南星、枳实(炒)、红参	清热化痰，镇静安神。用于饮食内伤所致的痰食型急惊风，症见发热抽搐、烦躁不安、痰喘气急、惊痫不安	1 丸/次，2 次/d；婴儿一次 1/3 丸，化服
苏合香丸	苏合香、安息香、冰片、水牛角浓缩粉、人工麝香、檀香、沉香等	芳香开窍，行气止痛。用于痰迷心窍所致的痰厥昏迷、卒中偏瘫、肢体不利，以及中暑、心胃气痛	1 丸/次，1~2 次/d
羚羊角胶囊(口服液)	羚羊角粉	平肝息风，清肝明目，散血解毒。用于肝风内动，肝火上扰，血热毒盛所致的高热惊痫，神昏痉厥，子痫抽搐，癫痫发狂，头痛眩晕，目赤，翳障，温毒发斑	2~4 粒/次，1 次/d
五粒回春丸	西河柳、金银花、连翘、牛蒡子(炒)、蝉蜕、薄荷、桑叶、防风、麻黄、羌活、僵蚕(麸炒)	宣肺透表，清热解毒。用于小儿瘟毒引起的头痛高烧，流涕多泪，咳嗽气促，烦躁口渴，麻疹初期，疹出不透	芦根、薄荷煎汤或温开水空腹送服。5 丸/次，2 次/d
紫雪散	石膏、北寒水石、滑石、磁石、玄参、木香、沉香、升麻、甘草、丁香、芒硝(制)等	清热开窍，止痉安神。用于热入心包、热动肝风证，症见高热烦躁、神昏谵语、惊风抽搐、斑疹吐衄、尿赤便秘	周岁小儿 0.3g/次，5 岁以内小儿每增 1 岁递增 0.3g，1 次/d；5 岁以上小儿酌情服用
牛黄清心丸	人工牛黄、当归、川芎、甘草、山药、黄芩、苦杏仁(炒)、大豆黄卷、大枣(去核)、羚羊角、人参、茯苓、白芍等	清心化痰，镇惊祛风。用于风痰阻窍所致头晕目眩、痰涎壅盛、神志混乱、言语不清及惊风抽搐、癫痫	1 丸/次，1 次/d

（张艳菊　柳静）

参考文献

[1] 国家药典委员会. 中华人民共和国药典(2020 年版一部). 北京:中国医药科技出版社,2020.

[2] 北京市卫生局,北京市中医管理局. 北京市中药饮片调剂规程. 2011.

[3] 张伯礼. 中成药临床合理使用. 北京:中医古籍出版社,2011.

[4] 北京市卫生局. 北京地区医疗机构处方集(中药分册). 北京:第二军医大学出版社,2011.

附录 6 其他少见综合征

一、马方综合征

马方综合征(Marfan syndrome)是一种主要累及眼、骨及心血管系统的,由中胚层缺陷导致的结缔组织疾病。该病呈常染色体显性遗传,*FBN1* 基因突变是主要遗传基础,具有高度临床异质性。该病的发病率约为 1:(5 000~10 000),中国的患病率尚不明确。目前 3/4 的患儿可以找到家族史,1/4 患儿可能为新发突变[1]。

【病因与发病机制】 *FBN1* 基因位于 15q21.11,负责编码微纤维蛋白-1,组成的微纤维在弹力和非弹力组织中都非常重要,是眼晶状体韧带、骨关节韧带及关节囊、软骨、骨膜、血管及其瓣膜、筋膜、气管等一系列组织、器官、结缔组织的组成成分。不同的 *FBN1* 变异位点除影响蛋白质的残留水平外,也可能造成临床表型的显著不同,如前 15 个外显子的致病性变异多引起晶状体脱位,24~27 外显子区域的致病性变异常伴有脊柱侧凸畸形,重度脊柱侧弯多发生于 25 外显子,59~65 外显子区域致病性变异多无主动脉显著受累等。

【临床表现】 *FBN1* 致病变异可以引起不同的临床表型,临床表现也轻重不一,可以没有显著的临床表现,也可以累及不同的器官系统,甚至可以从新生儿期开始就出现严重而进展迅速的多器官系统受累。

1. 眼部 近视是最常见的眼部临床表现,而晶状体异位是最具特征性的线索,晶体状脱位或半脱位发生率可达 80%,视网膜脱离、青光眼和早发白内障的风险在马方综合征患儿中也显著增高。

2. 骨骼系统 以骨的过度增长和关节松弛为特点。患儿往往身材修长,而且四肢相对躯干不成比例,使其臂展大于身高。手指脚趾修长,常被称为"蜘蛛指/趾"。面部特征呈长头、高颧骨、小下颌、大耳朵,甚至部分影响发音。肋骨的过度生长使胸骨内陷或外凸形成漏斗胸或鸡胸。脊柱侧凸可以很轻微也可以很严重并呈进展性,其发生率可以达到 60%。韧带、肌腱及关节囊伸长、松弛,使关节过度伸展。

3. 心血管系统 心血管受累患儿可以达到 80%,是该病致死最主要的原因。心血管表现包括主动脉窦部显著扩张,主动脉中层囊样坏死引起的主动脉窦瘤、夹层动脉瘤及破裂。二尖瓣脱垂伴或不伴反流,三尖瓣脱垂和近端肺动脉扩张。还可以合并先天性心脏病,如房间隔缺损、室间隔缺损、法洛四联症等,以及传导阻滞、预激综合征、心房颤动、心房扑动等心律失常。

4. 其他 患儿常常可见胸、腹、臂皮肤皱纹,皮下脂肪少,肌肉不发达,并由于肌张力低,呈无力体形。

【辅助检查】

1. 器官受累方面的检查

(1) 超声心动图:是马方综合征动态评估最重要的手段。可以动态监测主动脉根部内径、动脉瘤、二尖瓣脱垂、主动脉瓣关闭不全、心脏收缩舒张功能等。

(2) CTA 及 MRA:可以有效评估主动脉全程,诊断主动脉瘤和确定动脉瘤样扩张的程度。应自青年期开始间断应用 CT 和 MRA 扫描检查整个主动脉状态。

(3) CMR:可以更好地评估瓣膜功能。

(4) X 线:评估患儿掌骨指数,早期发现脊柱问题,动态评估脊柱畸形程度。

(5) 眼科检查:每年定期眼科检查,需要散瞳通过裂隙灯评估是否存在晶体半脱位,还需要行视力检查、眼底检查、眼压测量等。

2. 基因检测 目前,针对马方综合征患儿 *FBN1* 单基因检测可以明确突变的患儿占 91%~93%,发现基因缺失或重复者占 5%。因此,可以考虑首先行 *FBN1* 的单基因检测,如未能找到致病基因,可行多基因分析。

【诊断】 马方综合征是基于家族史和多器官系统特征性表现的临床诊断。心血管、眼、骨骼及家族史四个方面是各诊断标准的基础,晶状体异位和主动脉瘤在诊断中有特征性意义。*FBN1* 基因突变是马方综合征的遗传基础,基因检测阳性也被纳入了诊断标准,但需要强调的是分子诊断未发现突变不能否认临床诊断。

系统评分标准：

(1) 屈拇征和腕征阳性=3(屈拇征或腕征阳性=1)。

(2) 鸡胸=2(漏斗胸/胸廓不对称=1)。

(3) 后足畸形=2(扁平足=1)。

(4) 气胸。

(5) 硬脊膜膨出=2。

(6) 髋臼前凸/髋关节内陷=2。

(7) 躯干/下肢长度的比值减少并臂展/身高的比值增大=1。

(8) 脊柱侧弯或脊柱后凸畸形=1。

(9) 肘关节外展减少=1。

(10) 面部特征(5个中至少3个)=1(长头、眼球内陷、眼睑下斜、颧骨发育不全、缩颌)。

(11) 皮肤萎缩(牵拉痕)=1。

(12) 中度近视=1。

(13) 二尖瓣脱垂=1。

1. 马方综合征的诊断

(1) 有阳性家族史的患儿，当临床表现中出现主动脉根径 *Z* 值≥2、晶状体异位二者之一时即考虑诊断马方综合征。

(2) 有阳性家族史的患儿，当系统评分≥7分或主动脉扩张(20岁以后 *Z* 值≥2,20岁前 *Z* 值≥3)，在充分鉴别了 Shprintzen-Goldberg 综合征、Loeys-Dietz 综合征或 Ehlers-Danlos 综合征等相关疾病并尽可能行基因检测后考虑马方综合征诊断。

(3) 无阳性家族史的患儿，主动脉根部内径扩张(*Z* 值≥2)并携带有意义的 *FBN1* 变异者可以诊断。

(4) 无阳性家族史的患儿，有晶状体异位并携带导致主动脉疾病的 *FBN1* 致病变异者可以诊断。

(5) 无阳性家族史的患儿，有晶状体异位或系统评分≥7时，在充分鉴别了 SGS, LDS 或 vEDS 等相关疾病并尽可能行基因检测后考虑马方综合征诊断。

2. 儿童期与马方综合征相关的其他诊断　①未发现 *FBN1* 致病变异者，当系统评分≤7分，和/或主动脉根部内径扩张处于边界(*Z* 值<3)暂时诊断为非特异性结缔组织疾病。②主动脉根部内径扩张处于边界(*Z* 值<3)，*FBN1* 的变异未能证实与马方综合征有关的散发病例可诊断为潜在马方综合征。

【鉴别诊断】　马方综合征需要与其他基因突变导致的与马方综合征临床表型相似的疾病相鉴别，如 Loeys-Dietz 综合征(LDS)、家族性胸主动脉瘤和主动脉夹层、Stickler 综合征、脆性 X 综合征、先天性挛缩性细长指/趾症、埃勒斯-当洛综合征(Ehlers-Danlos syndrome, EDS)、Shprintzen-Goldberg 综合征(SGS)、同型半胱氨酸尿症、常染色体隐性遗传孤立晶状体异位。值得关注的是，当基因检测发现 *FBN1* 基因存在致病性变异时还需要鉴别皮肤僵硬综合征、Weill-Marchesani 综合征、Geleophysic 发育不良2型、Acromicric 发育不良及马方脂肪营养不良综合征等。这些疾病在临床上可表现为皮肤僵硬、身材矮小、肢端短小以及晶状体异位等。

【治疗】　目前尚无特效治疗，主要是对症治疗及生活管理，该病的管理需要包括遗传学家以及心血管、眼科、骨科，甚至高危产科等多学科专家组成团队进行综合终身管理。

1. 生活管理　需要避免可能带来风险的生活方式、药物和其他治疗。避免需要身体接触的体育运动，避免竞技性体育运动及等长运动。避免可能导致关节损伤或疼痛的运动。避免有心血管刺激作用的药物，包括血管收缩剂及咖啡因。当患儿需要正压通气时发生气胸的风险可能较高。

2. 心血管方面　可应用倍他乐克等药物改善主动脉壁承受的血流压力预防亚急性细菌性心内膜炎。心律失常、心功能不全等并发症积极预防及治疗。

3. 眼科管理　根据眼科检查结果校正屈光不正和视力异常，预防弱视。如出现晶体脱落及时手术治疗。

4. 骨科管理　早期保守治疗，应用支具外固定矫形，对侧凸>40°或进展迅速(每年增加>10°)的患儿考虑矫形手术。

5. 孕期管理　女性患者在孕期和产后都应按高危人群管理。计划怀孕或开始怀孕的妇女，可以继续服用β受体阻滞剂，但应停用 ACEI 和 ARB 类药物。每2~3个月行心脏超声评估一次并持续至产后早期。

【预后】　没有正确的诊断和治疗，马方综合征患儿可能面临主动脉瘤破裂等严重疾病威胁生命，经过及时的诊断及多学科联合的正确管理，大多数马方综合征患儿的寿命可以得到显著改善，甚至与正常人相似。

二、屈曲指-关节炎-髋内翻-心包炎综合征

屈曲指-关节炎-髋内翻-心包炎综合征(camptodactyly-arthropathy-coxa vara-pericarditis syndrome, CACP 综合征)于1965年由 Jacobs 首次报道命名。本病以早期发病的屈曲指、关节炎、髋关节病变以及心包炎为主要表现，为常染色体隐性遗传疾病。目前全世界累计100余例，国内仅个案报道[2]。

【病因与发病机制】 CACP综合征是一种罕见的常染色体隐性遗传疾病,该疾病是由于编码蛋白多糖4(PRG4)的基因突变引起的,该基因定位于染色体1q25-31,属于巨噬细胞生长刺激因子(MSF)家族。*PRG4*基因编码的分泌性糖蛋白主要分布在关节滑膜和软骨表面、心包膜和胸膜。该基因突变后可引起滑膜细胞增生:①干扰血管、淋巴管与关节腔之间营养及代谢物的交换;②产生降解酶,损害关节软骨;③直接侵犯关节软骨表面,导致关节病变。同样亦可引起心包和胸膜非炎症反应及心包膜增厚、钙化,导致心包积液、缩窄性心包炎及胸腔积液。

【临床表现】 关节症状是该疾病最常见及最早出现的症状,最常见受累关节依次为腕关节、肘关节、膝关节、髋关节和踝关节。文献中报道几乎所有患儿均有屈曲指表现,大多在1岁前出现,4岁以前出现多关节肿胀,在10岁后部分患儿出现关节挛缩,严重的髋关节和脊椎的病变多在20岁左右出现。Saliha Yilmaz等人纳入的35例CACP患者的病例报道是目前纳入该疾病患者例数最多的研究,该研究显示所有患者均存在屈曲指、髋内翻、股骨头扁平,63%的患者存在股骨颈缩短,74%的患者有骨质疏松,89%患者出现腰椎前凸,分别有9%患者合并有心包炎和胸膜炎。

【实验室检查】 炎性指标正常,免疫学检测包括自身抗体、类风湿因子、CCP均阴性。关节影像学检查可发现多种表现,包括骨质疏松,股骨颈短,股骨头扁平、增大,轻-中度髋内翻,关节囊性变。

【诊断与鉴别诊断】 根据典型的屈曲指、关节心包炎等临床表现,关节影像学表现为股骨颈短,股骨头扁平增大,髋关节囊性病变且不伴有炎性指标升高,再加上*PRG4*基因的突变,疾病不难诊断。

鉴别诊断方面应注意与幼年特发性关节炎、反应性关节炎、感染性关节炎等进行鉴别。该病最初极易被误诊为幼年特发性关节炎,很重要的鉴别点是CACP综合征患儿没有全身炎症表现、炎症指标升高。

【治疗与预后】 已有的文献报道提示该疾病尚缺乏有效的药物治疗方案,虽尝试给予该病患儿激素、甲氨蝶呤及肿瘤坏死因子拮抗剂治疗,但长期随访观察患儿症状缓解不明显。关节病变及心包炎较重的患儿有行关节滑膜切除术及心包穿刺引流和心包剥离手术的报道。

三、晚发型脊柱骨骺发育不良

晚发型脊柱骨骺发育不良(spondyloepiphyseal dysplasia tarda,SEDT),也称为X连锁迟发型脊柱骨骺发育不良,X连锁隐性遗传,男性发病为主,是一种累及脊柱椎体和身体承重大关节的骨软骨发育不良性疾病。1939年由Jacoben首次报道,1957年由Maroteaux正式命名,并详细描述了典型的临床及放射线改变。SEDT临床罕见,目前尚缺乏对其发病率的准确文献报道,Wynne Davies等的研究曾提出英国人口SEDT的发病率约为1.7/100万[3]。

【病因与发病机制】 晚发型脊柱骨骺发育不良,为X连锁隐性遗传,男性发病为主。女性作为致病基因的携带者,一般表型正常,但也有个案报道,可能因患儿X染色体正常等位基因的失活所致。

目前认为,晚发型脊柱骨骺发育不良是由*TRAPPC2*基因突变(曾用名*SEDL*基因)突变所致。该基因定位于X染色体短臂(Xp22.2),全长20kb,共6个外显子,*TRAPPC2*基因是一个高度保守的基因,与酵母、线虫、果蝇等不同种属的生物具有很高的同源性,并在各种组织中广泛表达。其编码含140个氨基酸的蛋白质Sedlin蛋白。Sedlin蛋白为转运蛋白复合体(transport protein particle,TRAPP)亚单位,参与在内质网至高尔基体间囊泡运输的定位和融合。Sedlin蛋白功能缺失将导致细胞内质网和高尔基体指间的蛋白运输出现障碍,尤其是软骨细胞的蛋白运输出现障碍,Ⅱ型胶原蛋白等无法分泌形成正常的细胞外基质结构,导致骨软骨发育不良。

【病理改变】 SEDT的主要病理改变为软骨内骨生成异常和关节软骨退行性病变。

【临床表现】 晚发型脊柱骨骺发育不良通常为儿童期起病,该病发病年龄较晚,3~10岁出现生长迟缓,10~14岁之间最明显。短躯干型身材矮小及关节退行性变为其主要特征。

1. 短躯干型身材矮小 SEDT可表现为身材矮小,生长发育迟缓,且表为短躯干型身材矮小,即躯干与四肢长短比例不正常。表现躯干短而四肢长,指间距大于身高,上部量/下部量小于1。患儿可有颈短、胸骨突出等特征性外貌,部分患儿可有桶状胸、脊柱侧弯等表现。

2. 关节表现 患儿表现为长骨骨端骨膨大,绝大多数患儿无关节疼痛、肿胀等表现,但病史长者可因骨关节炎出现疼痛。SEDT患儿临床表现轻重不一,轻者仅有矮小及关节退行性变,重者可有关节炎表现包括骶髂关节炎等。

【实验室检查】 炎性指标是正常的,钙磷代谢是正常的,免疫学检测包括自身抗体、类风湿因子、CCP均阴性。

1. **影像学检查** ①X线特征性表现为脊柱椎体普遍变扁，椎体中后部上下缘呈"驼峰状"突起，使得椎体呈奶瓶样改变，椎间隙变窄，脊柱可有前突或侧弯。②大关节可出现退行性病变，通常X线检查可发现骨质疏松，长骨干骺端增粗，可有关节间隙变窄。髋关节常有半脱位、股骨颈短促，颈干角短粗，呈髋内翻畸形。③部分患儿可存在骶髂关节炎。

2. **基因检测** *TRAPPC2*基因突变，目前已发现的基因突变位点达40余种，以缺失突变最为常见。

【诊断与鉴别诊断】 该病诊断主要依据为男孩，母系亲属中有类似病人（散发病例可无家族史），发病较晚，主要表现为生长迟缓，躯干型身材矮小以及X线特征性表现为椎体不规则变扁，前部上下缘凹陷，中后部驼峰状突起，椎间隙明显狭窄，以及大关节骨关节炎等改变，基因检测有助于该病的诊断。

该病需与黏多糖贮积症Ⅳ型、幼年特发性关节炎、晚发型脊椎骨髓发育不良并进行性关节病相鉴别。

【治疗与预后】 晚发型脊柱骨骺发育不良目前尚缺乏有效的治疗手段。多数患儿无特殊治疗方法。如出现关节退行性病变导致局部关节疼痛时可给予双氯芬酸等抗炎药物对症治疗。

本病预后较差，主要是由于关节呈退行性病变，随之时间的推迟，多不能行走，需骨科行关节成形术。本病重在预防，遗传咨询及产前筛查是预防本病的关键。

四、特发性骨溶解

特发性骨溶解（Idiopathic osteolysis）[4]，或称消失性骨病（vanishing bone disease）是一组以骨破坏、骨重吸收为特征的罕见的疾病，可导致骨关节畸形以及功能损害。该病最早由Shurtleff在1964年描述，后Hardegger等人曾对特发性骨溶解做出分型，包括：1型，显性遗传的多中心骨溶解；2型，隐性遗传的多中心骨溶解；3型，非遗传性多中心骨溶解伴肾病；4型，Gorham-Stout综合征；5型，Winchester综合征。因不同分型的骨溶解致病机制、临床表现有所差异，简要介绍如下。

（一）多中心跗骨腕骨溶解综合征

多中心跗骨腕骨溶解综合征（multicentric carpotarsal osteolysis syndrome，MCTO）是一组在儿童期发病，临床以进行性骨破坏伴随后出现的腕骨、掌骨、跗骨及其他部分大关节（如肘关节、膝关节）消失为特征，部分患儿常伴有肾小球疾病，可缓慢进展至终末期肾脏病。在起病早期常容易被误诊。目前关于MCTO的病例多为散发报道或小样本临床研究。

【病因与发病机制】 Zankl等人于2012年首次确定MCTO的致病基因为*MAFB*。*MAFB*编码的v-maf肌腱膜纤维肉瘤癌基因同源物B（v-mafmusculoaponeurotic fibrosarcoma oncogene ortholog B，MafB），是一种亮氨酸拉链转录因子。

MafB负调节核因子-κB配体（RANKL）受体活化因子诱导的破骨细胞分化，对于抑制破骨细胞形成至关重要，因此MafB表达减少，或RANKL刺激增加可以导致破骨细胞过度生成并导致骨质过度吸收。此外，MafB同样在肾小球上皮细胞广泛表达，介导足突细胞的分化并影响肾小管存活，因此MAFB功能异常可导致肾发育不全以及肾小管上皮细胞死亡。

【临床表现】 MCTO以侵袭性骨溶解（尤其是腕骨、跗骨）、肾病以及颅面畸形为主要特征。大部分MCTO患儿在儿童早期发病，部分在生后2个月~3岁时出现关节炎样的临床表现，常以腕关节、踝关节的急性关节炎为首发表现，也可累及其他骨关节，如尺骨、桡骨远端、肘关节、膝关节、颞下颌关节、肩关节等。随疾病进展，可出现腕骨、跗骨进行性损害以及颅面骨骼的畸形，包括面容呈现三角形、面颊饱满、小下颌畸形及眼球突出的特征性面容。

肾脏受累是MCTO的重要临床表现，见于一半以上的患儿，但受累程度以及严重性存在个体差异。肾脏受累可表现为波动性蛋白尿、高血压、进行性肾功能损害。蛋白尿常是肾脏受累的首发表现，终末期肾衰竭是最严重并发症。肾小球及肾间质病理改变非特异，肾脏病理活检可呈局灶节段性肾小球硬化症。少数患儿报道合并角膜混浊。

【辅助检查】 MCTO患儿的实验室检查常缺乏特征性的炎症指标，如血沉、C反应蛋白水平常为正常。自身抗体（如类风湿因子、抗环瓜氨酸肽抗体、抗角蛋白抗体）等均阴性。炎性指标及免疫学筛查阴性有助于除外其他风湿性疾病。

X线片可发现受累患儿在儿童期即可出现动态加重的骨吸收、骨侵蚀改变，以手、足出现多个溶骨区域为主。

【诊断与鉴别诊断】 MCTO是罕见的骨关节疾病，缺乏特异性诊断标准。临床诊断需结合关节受累，放射学特征性的骨溶解动态变化以及基因证实存在*MAFB*变异，部分患儿可具有典型家族史。对于疑诊患儿尽早进行致病基因*MAFB*的检测，有助于诊断。在确诊患儿中需注意评估有无肾脏受累。

对于常规治疗关节炎效果不好，且影像学仍有持续进展并出现特征性改变的患儿应警惕该病的可能。

【治疗】 目前尚无特异性治疗药物。非甾体类抗炎药在疾病早期可缓解炎症反应，但对于持久的疼痛并无明确的效果。肿瘤坏死因子拮抗剂可能改善部分同时合并关节滑膜炎症的患儿。二膦酸盐可延缓骨中羟基膦灰石晶体的形成和溶解，有助于促进骨密度增加；二代二膦酸盐（如阿仑膦酸钠、帕米膦酸二钠）通过有效抑制骨吸收的焦磷酸盐类似物，可选择性阻挡破骨细胞的骨溶解，并有效抑制破骨细胞发育成熟从而减少骨骼并发症（如骨折等）。免疫抑制剂（如环孢素）对合并肾脏受累的患儿可能有助于改善蛋白尿，但对骨溶解无明显改善。对于患儿的长期慢性管理需要多学科合作（包括风湿科、整形外科、放射科、肾病科以及遗传学科等）。

【预后】 MCTO 是罕见的遗传性骨疾病，由于目前仍缺少有效的特异性治疗药物，长远期仍可进展至关节畸形、关节挛缩。

（二）Gorham-Stout 病

Gorham-Stout 病（GSD），也称为“消失/幻影骨病”或“Gorham 病”，是一种非常罕见的骨骼疾病，其特征是自发性且进行性出现大块溶骨性病变，病变影响单个骨骼或同时累及多个骨骼，包括上肢、下肢的骨骼、颅骨、脊柱和骨盆。临床表现为骨骼的疼痛、功能障碍以及肿胀，起病年龄可从生后 1 个月至 75 岁。X 线片早期可出现类似片状骨质疏松症的改变，随疾病进展出现上肢及下肢长骨大量骨质流失，并伴随出现骨骼畸形；最终骨骼几乎完全吸收。实验室检查缺乏特异性，可能存在碱性磷酸酶轻度升高。组织病理检查提示局部大块骨质溶解以及非恶性的小血管增殖，具有诊断意义。本病为自限性疾病，目前尚无明确的诊断及治疗方法，临床极易误诊。

五、歌舞伎综合征

【概述】 歌舞伎综合征（Kabuki syndrome，KS）[5]，又称歌舞伎面谱综合征，1981 年由 Niikawa 等和 Kuroki 等两组日本研究人员首先报道，是一组以特殊面容、骨骼发育异常、皮肤纹理异常、智力低下为主要表现的综合征，多伴有内分泌、免疫系统异常，因外貌特征与日本歌舞伎演员的装扮相似被命名为歌舞伎综合征。在日本新生儿中患病率约为 1/32 000，在澳大利亚、新西兰的发病率约为 1/86 000，我国目前多为个案报道，无发病率统计。

【发病机制】 *KMT2D* 基因和 *KDM6A* 基因突变分别导致 KS 综合征 1 型及 2 型，其中以 1 型较为多见。约 55%~90% KS 患儿为 *KMT2D* 基因突变导致，该基因位于常染色体 12q13，常见突变包括移码突变、无义、错义、剪接位点突变及缺失。约 1%~6% KS 患儿为 *KDM6A* 突变导致，该基因位于性染色体 Xp11.3。目前报道 *KDM6A* 突变多为剪接位点突变和错义突变，缺失突变也有部分报道。

【临床表现】 KS 以特殊面容、骨骼发育异常、皮肤纹理异常、智力低下为主要表现，同时伴有多系统发育异常。常见的临床表现如下：

1. 生长发育 KS 患儿在出生时身长、体重多正常，但在婴儿期由于存在喂养困难，可以出现婴儿期生长迟缓，并且随年龄增长而愈加显著。

2. 耳和听力 KS 患儿最常见的耳和听力异常，包括耳郭畸形、中耳炎和听力障碍。约 95% 的 KS 患儿前庭功能正常。

3. 眼 约 38%~61% 的 KS 患儿存在眼部异常，最常见的表现为上睑下垂、斜视和蓝巩膜，较少见的有屈光不正、先天性角膜葡萄肿等。

4. 心脏 KS 患儿常合并先天性心脏病，最常见的是房间隔缺损、室间隔缺损和主动脉缩窄。

5. 消化道 胃肠道畸形相对少见，有报道 KS 患儿存在肛门闭锁、肛门前置等，先天性膈疝及新生儿胆汁淤积、炎症性肠病也有报道。

6. 泌尿生殖系统 约 25%~40% 的 KS 患儿存在泌尿道异常，包括肾盂积水、肾脏位置异常，以及重复肾脏等。生殖器异常包括隐睾、小阴茎和尿道下裂，女性 KS 患儿可出现阴唇发育不良。

7. 内分泌 约 40% *KMT2D* 突变的 KS 患儿出现乳房早发育，其他较为少见的 KS 合并内分泌系统异常包括甲状腺功能减退、高胰岛素性低血糖、尿崩症、原发性卵巢功能障碍及生长激素缺乏等。

8. 骨骼 约 80% 的 KS 病例存在肌肉骨骼异常，常见的有第 4、5 掌骨短而导致的第 5 指短且向内弯曲、短指畸形、肋骨异常，脊柱侧弯/后凸与脊椎畸形（半椎体、椎体矢状裂、蝴蝶椎）相关，颌面部骨发育畸形等。

9. 皮肤和结缔组织 持续存在的胎儿指尖垫是 KS 常见和特有的体征。另一个常见的体征是皮纹异常，包括第 4、5 指单一横纹、断掌、指纹三角的 c 或 d 缺失及小鱼际区箕形纹增多等。较多 KS 患儿出现关节过度活动，表现为关节脱位，常见髋关节、肩关节脱位。

10. 免疫系统　KS 患儿存在自身免疫功能紊乱。患儿存在血清 IgA、IgG 减低，因此 KS 患儿发生中耳炎及上呼吸道感染较正常人明显增加。少数患儿合并低丙种球蛋白血症，这可以导致严重的免疫缺陷。*KMT2D* 突变会干扰终末 B 细胞的分化，因此 KS 患儿发生自身免疫性疾病如溶血性贫血、特发性血小板减少性紫癜等风险增加。

11. 神经系统　常见的有肌张力减低、轻-中度智力减低，部分 KS 患儿可合并癫痫，多为局灶性癫痫发作，药物反应良好。其他神经系统异常还包括脑萎缩、脑室扩张和小头畸形等。

12. 肿瘤　*KMT2D* 作为抑癌基因其突变可能导致肿瘤发生风险增加。目前被报道的 KS 患儿出现肿瘤包括脊髓室管膜瘤、成纤维细胞瘤、神经母细胞瘤、肝母细胞瘤、低级别纤维黏液样肉瘤、急性淋巴细胞白血病、EB 病毒阳性的伯基特淋巴瘤、EBV 阴性的伯基特淋巴瘤等。

KS 临床表型与基因型存在一定相关性，部分特征如弓形眉、蓝巩膜、耳大且发育不良、上唇薄下唇厚、身材矮小、关节松弛、智力障碍等更常见于 *KMT2D* 突变所致 KS1 型患儿，*KDM6A* 突变的 KS 2 型患儿发生低血糖的风险更高。

【诊断】　在分子诊断技术应用前，KS 的诊断主要依据特征性的临床表现。当患儿具有特殊面容、骨骼发育异常、皮肤纹理异常、智力低下、出生后生长迟缓表现时可以初步考虑诊断 KS。2013 年 Makrythanasis 等人提出了 *KMT2D* 基因突变相关 KS 评分系统（见附表 6-1），该系统依据患儿的临床症状及体征进行评分，分值≥6 分需考虑诊断 KS 1 型。2018 年由来自加拿大、欧盟、日本、英国、美国的 KS 临床和分子遗传学家共同起草制定了 KS 诊断共识，该共识综合分子遗传学及临床表型对 KS 的诊断制定了新的标准，具体如下。

附表 6-1　*KMT2D* 基因变异所致 KS 表型评分

临床表型	得分	评分细节
面部特征	0~5 分（具有 0~3 个特征 = 1 分；4~6 个特征 = 2 分；7~9 个 = 3 分，10~12 个 = 4 分；13~15 个 = 5 分）	弓形眉伴眉外侧 1/3 稀疏，蓝巩膜，下眼睑外翻，长睑裂，上睑下垂，斜视，大且发育不良的耳朵，鼻尖扁平，牙列异常，少牙畸形，高腭弓或腭裂，小颌畸形，薄上唇厚下唇，唇结节
肢体/端特征	0~1 分（具有 0~1 个特征 = 0 分，2~4 个特征 = 1 分）	短指/趾或指/趾屈曲，髋关节脱位，关节松弛，持续存在的胎儿指尖垫
小头畸形	1 分	
身材矮小	1 分	
心脏异常	1 分	
总计	0~12 分	

1. 确定诊断　婴儿期肌张力减低、发育迟缓和/或智力低下，并且具有以下主要诊断指标中一项或两项者可以确定 KS 诊断。主要诊断指标包括：①*KMT2D* 或 *KDM6A* 基因致病性突变或可疑致病性突变，对于致病性突变及可疑致病性突变定义需依照 2015 年美国医学遗传学与基因组学学会（ACMG）遗传变异分类标准与指南。②在生命周期中的某个阶段出现 KS 典型体征：睑裂延长（睑裂长度大于等于同年龄人群 2 个标准差）伴下眼睑外 1/3 外翻和以下特征中的 2 项：弓形眉和粗眉伴眉外侧 1/3 稀疏，鼻小柱短、鼻尖扁平，突出的大耳或杯状耳，持续存在的胎儿指尖垫。

2. 高度疑似诊断　婴儿期肌张力减低、发育迟缓和/或智力低下病史，长睑裂、下眼睑外侧 1/3 外翻的面部特征，如果同时伴有下表中支持性临床表现中的 3 项及以上即应高度怀疑 KS 诊断（见附表 6-2）。如果存在其他典型畸形或应用 Makrythanasis 等人的评分系统分值≥6 分，诊断的可能性会加大。

3. 疑似诊断　具有发育迟缓和/或智力低下病史，具有支持性标准中的两项，且在某一年龄段出现以下典型体征（弓形眉和粗眉伴眉外侧 1/3 稀疏，鼻小柱短、鼻尖扁平，突出的大耳或杯状耳，持续存在的胎儿指尖垫）中的一项即为疑似 KS 诊断。

对于疑似及高度疑似 KS 诊断的患儿，建议进行分子遗传学检测以进一步明确诊断。

【治疗】　本病治疗以对症治疗和预防继发性并发症为主，如特殊教育、康复训练、抗癫痫药物治疗等，定期监测身高、体重、头围、听力及视力等。

总之，遗传学的发展可能会改善临床治疗水平，明

附表 6-2 支持性临床证据

系统	临床表现	备注
体质性	身材矮小	身长或身高小于同年龄同性别儿童-2*SD*,尤其是1岁内的婴儿
颅面部	小头畸形	头围小于同年龄同性别儿童-2*SD*
	腭裂	
	唇裂	
	少牙畸形和/或切牙发育异常	包括上侧切牙缺失、下切牙缺失、第二前磨牙缺失、异位六龄齿和/或上切牙平头螺丝样外观
	进行性感觉神经听力损伤	
心血管系统	先天性心脏病,不包括动脉导管未闭	约70%的*KMT2D*基因杂合突变的患儿存在先天性心脏病,常见的是左心室流出道梗阻及二尖瓣异常
消化系统	喂养困难	吸吮及吞咽协调能力差,通常需要持续一定时间的鼻饲或胃造瘘术管饲
泌尿生殖系统	异位肾	
	男性尿道下裂	
肌肉骨骼	短指畸形	
	非创伤性关节脱位,包括先天性髋关节脱位	
内分泌系统	婴儿期高胰岛素血症性低血糖	
	低丙种球蛋白血症或低血清IgA	
免疫系统	特发性血小板减少性紫癜	

显改善预后。提高临床医生对本病的认识,早期诊断,及早干预和治疗,并进行家庭遗传学咨询是非常重要的。

六、Noonan 综合征

【概述】 Noonan综合征是一种先天遗传性疾病,为常染色体显性遗传病,呈完全外显率,但表现度不一。活产新生儿中发病率为1:(1 000~2 500),男女均可发病,可散发,也可有家族史。临床特征性主要表现包括特殊面容、身材矮小、胸部畸形和先天性心脏病等[6]。

【发病机制】 NS发病与丝裂原活化蛋白激酶信号转导通路(RAS-mitogen-activated protein kinase, RAS-MAPK)的信号上调相关。该通路存在于大多数细胞内,将生长因子、激素等细胞外信号转导至细胞内,促进细胞的增殖、分化、代谢等。

目前已发现有13个基因与NS有关,且能解释70%~80%出生后诊断的NS。50%由*PTPN11*基因突变引起,*SOS1*突变约占13%,*RAF1*和*RIT1*约占5%,*KRAS*突变低于5%。其他基因(*NRAS*,*BRAF*,*MAP2K1*,*RRAS*,*RASA2*,*A2ML1*,*SOS2*,*LZTR1*)突变报道低于1%。

【临床表现】 NS患儿临床表型复杂,可累及多系统,临床诊断后需进行智力、视力、听力、生长发育及心脏等多系统的评估。

1. 特殊外貌 NS患儿的面容特征(毛发纤细、头发卷曲、高前额、眼距宽、内眦赘皮、上睑下垂、鼻梁低平、短鼻、耳位低、耳轮后旋、后发际线低、小下颌、皮肤松弛、颈蹼、高腭弓、龋齿、胸廓畸形、肘外翻等)在婴儿期和儿童早中期最为突出,随年龄增加,表现会越来越轻,越来越不典型,因此完整了解NS患儿在不同年龄段的外貌特征对临床识别可疑病例非常重要(附数字资源6-1)。

附数字资源 6-1 Noonan 综合征患儿

2. 脊柱和四肢 NS患儿脊柱侧弯的报道占10%~15%,其他较少见的脊柱异常包括驼背、脊柱裂、椎骨/肋骨异常、膝外翻等。出现马蹄内翻足占10%~15%,其他如关节挛缩约占4%,尺桡骨结合变形约占2%,颈椎融合约占2%,关节过伸较常见。

3. 心血管系统 NS在合并先天性心脏病的综合征中为第二常见疾病,仅次于21三体综合征。超过80%的NS患儿伴有心血管系统异常。PVS是最常见的表现,其中25%~35%伴有瓣膜发育异常。孤立或伴发房间隔缺损也较常见,还可以呈现较宽的临床谱带。约50%的NS患儿表现异常的心电图改变,如电轴左偏,左心前导联R/S比值异常,伴病理性Q波。

对NS患儿心血管系统的终身随访十分必要,左房室系统梗阻性病变可在成人期才出现,肺动脉瓣手术后的患儿可出现肺动脉瓣闭锁不全和右心室功能不全。心律失常的报道较少。

4. 体格生长　50%~70%的NS患儿伴有身材矮小,但也有身高正常的。NS患儿出生体格大多是正常的,出生后逐渐出现衰减性生长,可降至第3百分位以下。骨龄平均落后2年。欧洲NS女性患儿的成年身高平均为153.0cm,男性平均为162.5cm。其中*PTPN11*突变的NS患儿身材矮小发生率显著高于无此突变的患儿,而*SOS1*突变的患儿身材矮小发生率较低。

5. 其他内分泌和自身免疫性疾病　NS患儿的青春发育常常延迟,男童发育年龄为13.5~14.5岁,女童为13.0~14.0岁。伴青春期身高突增的减损,青春期的进程多较快,常在2年以内。NS患儿常见甲状腺自身抗体阳性,但甲状腺功能减退的发病率较正常人群无显著增高。有伴自身免疫性疾病,如系统性红斑狼疮、乳糜泻等,但发病率尚不清楚。

6. 泌尿生殖系统　NS患儿肾脏异常的发生率为10%~11%,如孤立肾,肾盂扩张,重复肾等。男童隐睾的发生率可达80%,常需接受睾丸固定术。近年的研究提示,对男性NS患儿性腺功能障碍影响更大的并非隐睾,可能是sertoli细胞功能障碍。女性生育在NS患儿报道较少。

7. 血液系统和肿瘤　NS患儿异常出血的发生率为30%~65%,症状多数较轻,如皮肤瘀斑、鼻出血、月经过多,但患儿如需手术则注意出血的风险。约50%患儿可伴有脾大,也可同时伴肝大。部分患儿的肝脾大可由骨髓增殖性疾病(myelopro-liferative disorder,MPD)所致,MPD表现为白细胞增多伴单核细胞增多、血小板减少和肝脾大。NS婴儿有MPD的报道,预后大多较好,大多在出生后数月内较稳定,不需特殊治疗,1岁左右好转,但也有进展为白血病的报道。有文献报道称*PTPN11*、*SOS1*、*NF1*基因突变可引起青少年单核细胞白血病或其他恶性血液系统肿瘤,神经母细胞瘤、横纹肌肉瘤等实体瘤,结肠癌等。

8. 神经行为和认知功能　NS患儿可有语言、运动发育迟缓,还可有学习、视力和听力障碍,肌力低下,反复抽搐,周围性神经病等。大多数NS患儿智力在正常范围,智商(IQ)较无患病的家庭成员平均低10分左右,与正常人群相比低1个标准差。

9. 口腔及胃肠道　可有牙齿咬合不正(50%~67%),发音困难(72%)。大部分NS婴儿有喂养困难(约75%)。对喂养困难的NS患儿的研究发现,患儿胃肠运动发育落后,胃食管反流常见,还有少量肠旋转不良的报道。

【诊断与鉴别诊断】

1. 诊断　尽管近年基因诊断水平快速发展,但目前对NS的诊断大多数仍然依靠临床,最常用的诊断标准是荷兰学者Vander Burgt等于1994年提出的诊断标准:如患儿面容特征典型,则只需达到2~6其中1条主要条件或2~6其中2条次要条件。如患儿面容特征仅提示NS(次要条件1),则需达到2~6其中2条主要条件或2~6其中3条次要条件。

主要条件:①典型的面容特征;②PVS,HCM和/或NS典型的心电图改变;③身高低于同性别同年龄的第3百分位;④鸡胸或漏斗胸;⑤一级亲属确诊NS;⑥以下各条同时存在:智力落后、隐睾和淋巴管发育不良。

次要条件:①面部特征提示NS;②其他心脏缺陷;③身高<同性别同年龄的第10百分位;④胸廓宽;⑤一级亲属拟诊NS;⑥存在以下各条其中之一:智力落后、隐睾和淋巴管发育不良。

目前已确定的13种NS致病基因仅能解释70%~80%出生后诊断的NS患儿,其可能的原因包括NS的临床诊断标准不统一;在不同年龄段患儿的临床表现不一;家族性和散发性病例的致病基因差别较大,如*PTPN11*突变在家族性病例的阳性率几乎达到散发病例的2倍。基因检测阳性结果可以帮助确诊,但阴性结果不能排除诊断。

2. 鉴别诊断

(1) Harskog综合征:相似点有面容和骨骼改变,如眼距增宽、睑裂下斜、身材矮小等,但本病无心血管异常,是由*FGD1*基因突变所致的X连锁隐性遗传病。

(2) Costello综合征:相似之处包括卷发、上睑下垂、睑裂下斜、PVS、HCM和鸡胸等,但本病还可见皮肤松弛,随年龄加深的皮肤色素,面部和肛周的乳头状瘤,脱发,房性心动过速,中度以上的智力落后等,本病由*HRAS*基因突变所致。

(3) CFC综合征:二者有相似的面容、身材矮小、PVS、HCM和房间隔缺损等,但本病喂养困难严重,伴有毛囊角化过度、头发稀疏、卷曲,眉毛稀疏,鱼鳞癣,痕性红斑,本病由*MEK1*或*MEK2*基因突变所致。

(4) Turner综合征:早期NS曾被称为男性表型的Turner综合征,二者外貌特征有许多相似之处,但NS患儿染色体正常,可资鉴别。鉴于NS与上述疾病临床上鉴别有一定难度,建议用第二代测序的方法检测相关的基因,提高检出率。

【治疗】 NS的治疗仍以对症为主。心血管异常的治疗与一般人群相同,可根据疾病的类型及程度,选择定期随访、介入治疗或外科手术。

2007年美国FDA推荐伴有身材矮小的NS患儿可给予重组人生长激素(rhGH)治疗。rhGH疗效与治疗时间及基因型有关,接受rhGH治疗越早,效果越好,携带*PTPN11*突变者治疗效果差于无此突变患儿,可能与突变导致的GH抵抗相关。rhGH治疗一般不会对心脏结构、功能产生影响或引起糖代谢异常,但部分研究发现*RAF1*基因CR2功能域突变携带者出现左心室肥厚。目前,rhGH用于治疗NS的争议较大,大量的文献报道短期的rhGH治疗,不会引起不良事件,但仍有文献报道*PTPN11*、*SOS1*、*NF1*基因突变可引起青少年单核细胞白血病或其他恶性血液系统肿瘤,神经母细胞瘤、横纹肌肉瘤等实体瘤,结肠癌等。故建议rhGH治疗前先行基因检查。

七、Silver-Russell综合征

【概述】 Silver-Russell综合征(SRS),又称Russell-Silver综合征,是一类罕见的表观遗传异常相关性疾病。1953年Silver和Russell等人首次对疾病进行了报道,主要的临床表现是宫内生长受限,小于胎龄儿(SGA),出生后生长发育迟缓,喂养困难,身体不对称,以及特殊的面部表现(如倒三角脸、前额突出等),以及其他非特异性症状,如性腺异常(尿道下裂、隐睾等)、先天性心脏疾病(如室间隔缺损等)、脊柱畸形(如脊柱侧弯、驼背等)、生长激素缺乏,及唇腭裂和智力障碍等。我国目前并未明确该病的发病率[7]。

【发病机制】 SRS的发生主要与印记基因的异常有关。临床诊断SRS的患儿中约60%可检测出阳性分子学异常,主要的两种病因是:11p15区甲基化异常(30%~60%)和UPD(7)mat(5%~10%),此外还可能与其他染色体/基因的异常相关,如*IGF2*基因异常。

1. 染色体11p15印记区异常 11p15区的印记基因对胎儿及出生后的生长发育调控至关重要。

2. 7号染色体母源单亲二倍体(UPD(7)mat) 主要发生7p12-p14区域,该区域包含了影响胚胎发育的基因如*GRB10*、*IGFBP1*和*IGFBP3*。

3. *IGF2*基因异常 IGF2是胚胎期和胎儿期调控生长发育的主要蛋白,出生后该蛋白的血清水平基本保持稳定。

【临床表现】 SRS的临床特征异质性较大,但大多数患儿出生时身长/体重低于同胎龄正常新生儿的第三百分位,而通常患儿的母亲足月妊娠且并无明显的孕期异常。

1. 宫内生长受限及出生后生长发育迟缓 是SRS的主要临床特征之一,即使患儿足月产且未见生产并发症,患儿依然表现为出生时身高和体重低于第三百分位,同时生后无明显生长追赶,尤其是11p15区的甲基化异常,因此,即使SRS患儿的生长速率与正常无异,其身高与同龄人相比仍低于正常平均身高的3个标准差,且与生长激素(GH)的缺乏无关,但患儿可见GH脉冲异常。

2. 特征性的头面部表现 患儿出生后前额突出明显,且出生时虽身高体重低于正常,但头围相对正常,同时出现小颌畸形,此时患儿可表现出典型的“倒三角脸”。此外患儿前囟闭合较晚,嘴巴宽大伴口角向下,可有耳位异常等其他表现。但典型的面部表现会随着年龄的增加而越来越不典型,导致大年龄患儿诊断相较困难。

3. 躯体不对称 除了典型的四肢的不对称外,还可见躯干和头部器官(眼、耳等)的不对称。

4. 喂养困难 亦属于典型的临床表现。患儿缺乏饥饿感及对哺乳的兴趣,表现为食欲差、易激惹、进食缓慢、吞咽功能障碍等,临床症状可表现为胃食管反流、食管炎及厌食症等。

5. 指/趾畸形 第五小指的弯曲,末梢指间关节的弯曲及第三脚趾并指等,常对称发生。

6. 性腺功能障碍 男性患儿中较常见,主要表现为外生殖器异常,如隐睾和尿道下裂,但性腺功能的异常并不常见;SRS女性患儿中并不常见性腺的异常,偶有发现女性外生殖器的异常,如子宫和上阴道的发育不全。

7. 血清IGF2水平 不同基因型SRS大多数患儿血清IGF2水平是不同的,11p15 LOM患儿的血清*IGF2*基因通常在正常水平范围内变动,但由于11p15 LOM区域调控IGF2的表达,考虑在组织中表达可能是降低的,因此11p15 LOM SRS患儿的血清IGF2水平不能正确反映*IGF2*基因的表达水平;而在年龄相匹配的UPD(7)mat和*IGF2*基因突变患儿调查显示血清IGF2水平都是降低的,同时UPD(7)mat患儿伴随IGF1和IGFBP-3表达水平降低的更明显。

8. 成年期临床症状 儿童期糖尿病的发生罕有报道,但是成年后随访过程中可见该病的发生,较常见的

是 2 型糖尿病；另外，随着年龄的增加，骨质疏松、高脂血症、脂肪肝、高尿酸血症、胃食管反流等也可见于成年 SRS 患儿。

【诊断标准】　SRS 的临床表现变异度较大，2017 年 SRS 的国际共识提出了诊断标准，采用了 2015 年发表的 Netchine-Harbison 评分系统（NH-CSS）。NH-CSS 诊断标准：①SGA，出生体重/出生身长≤$-2SD$；②出生后生长受限（身高≤$-2SD$）；③出生时相对巨颅畸形；④身体不对称；⑤婴幼儿期喂养困难/BMI≤$-2SD$；⑥≤3 岁出现前额突出。诊断：≥4/5 项标准。

评分系统中各项评分标准的定义为，①宫内发育受限：出生时身高或体重小于等于同孕龄新生儿身高/体重的 2 个标准差；②出生后生长发育迟缓：2 岁时身高小于等于正常身高的 2 个标准差；③出生时相对巨颅畸形：出生时头围的标准差-出生时身高和或体重标准差≥$1.5SD$；④前额突出：婴儿期侧面观时前额突出于面部平面；⑤身体不对称：腿长差异大于等于 0.5cm 或手臂不对称或腿长差异小于 0.5cm 时至少合并其他两部位的不对称，并且其中一个是面部的不对称；⑥喂养困难或低 BMI：使用饲管喂养或赛庚啶刺激食欲及 2 岁时 BMI≤正常 BMI 的 2 个标准差。

【治疗】　SRS 的治疗主要采用对症治疗，可依据年龄段的不同有其对应的侧重点，如婴幼儿期的患儿着重于解决喂养困难，避免低血糖、钙及营养不良的发生；对于儿童及青少年时期的患儿来说，重点关注身高问题，通过调整营养及使用生长激素来改善身高，而对于达到终身高的成年患儿来说，只需基本的出院护理，但应重点关注其心理社会问题。

由于 SRS 患儿可以在婴幼儿或青少年时期进行诊断，进而给予干预，但经长期随访后发现患儿发生 2 型糖尿病、骨质疏松、性激素的缺乏及高脂血症的概率升高，因此在长期的随访过程中需要重点关注这些疾病。

八、低磷性佝偻病

【概述】　低磷性佝偻病（hypophosphatemic rickets）是一组以肾脏排磷增多、血磷降低为主要特征的代谢性骨病，主要表现为骨骼畸形、身材矮小、牙齿异常及骨痛等。分为以下几种疾病：X 连锁显性遗传性低血磷性佝偻病（XLH）、常染色体显性遗传性低磷性佝偻病（ADHR）、常染色体隐性遗传性低磷性佝偻病（ARHR，分为三型）、伴高钙尿症的遗传性低磷性佝偻病（HHRH）、肿瘤相关性低磷性佝偻病（TIO）。其中 XLH 是低磷性佝偻病最常见的类型，约占 80%，其发病率为（1.7~4.8）/100 000，现介绍如下[8]。

【发病机制】　XLH 属于 X 染色体显性遗传性疾病，其致病基因为 *PHEX*。该基因功能缺陷导致骨细胞及成骨细胞分泌的成纤维细胞生长因子 23（Fibroblast growth factor-23，FGF23）在体内的堆积。FGF23 是体内重要的磷调节因子，其抑制肾脏近端小管上皮细胞钠-磷共转运体蛋白（Napi-2a 和 Napi-2c）的表达，减少对磷的重吸收，导致磷丢失增多。此外，其抑制 1α 羟化酶同时促进 24 羟化酶作用，导致 1,25-二羟维生素 D（1,25-dihydroxyvitamin D_3，1,25（OH）$_2D_3$）的合成减少，使肠道吸收磷水平下降，进而引起骨骼矿化障碍。

【临床表现】　儿童 XLH 主要表现为步态异常、下肢畸形、生长缓慢和牙齿异常。6 个月龄时骨骼畸形明显，1 岁后会出现行走缓慢、步态蹒跚、进行性下肢畸形、生长速度减慢。骨骼畸形优先发生于生长速度快的部位，尤其是股骨远端、胫骨远端和桡骨远端，表现为膝内翻或膝外翻、胫骨扭转、胫骨股骨弯曲等，还会影响肋软骨连接处，导致肋串珠和郝氏沟体征。XLH 患儿由于四肢骨生长受限，而躯干生长相对正常故而表现为非匀称性矮小。牙齿异常可表现为牙脓肿、牙釉质发育不全、牙髓腔扩大等。

【辅助检查】

1. 生化　血磷降低，血清钙浓度正常低限，碱性磷酸酶（alkaline phosphatase）升高，FGF23 水平升高，甲状旁腺激素（PTH）水平在正常范围的上限，甚至稍升高，1,25（OH）$_2D_3$ 水平较低或正常，肾小管磷重吸收率（TmP/GFR）下降。

2. 影像学表现　多见于胫骨、股骨远端、桡尺关节，X 线片表现为骨密度减低，骨干皮质增厚，密度不均匀，干骺端皮质则较薄；干骺端宽大，中央部凹陷呈“杯口征”，干骺端骨小梁稀疏、紊乱，呈毛刷状高密度，骨化中心出现延迟；肋骨前端与肋软骨交界处膨大如串珠状；髋臼内翻致骨盆呈三叶状；椎体上下缘呈双凹变形。

【诊断与鉴别诊断】

1. 诊断　无 XLH 家族史的儿童通常在出现佝偻病体征和症状时就诊。评估佝偻病时，如果发现血清磷水平低、PTH 正常或轻度升高，应考虑 XLH，建议进一步行 *PHEX* 基因检测明确诊断。

2. 鉴别诊断　见附图 6-1。

【治疗】

1. 常规治疗　口服磷酸盐和骨化三醇是 XLH 的常规治疗，其目的是纠正或尽量减轻佝偻病/骨软化症。

（1）磷酸盐：元素磷初始剂量为 20~60mg/（kg·

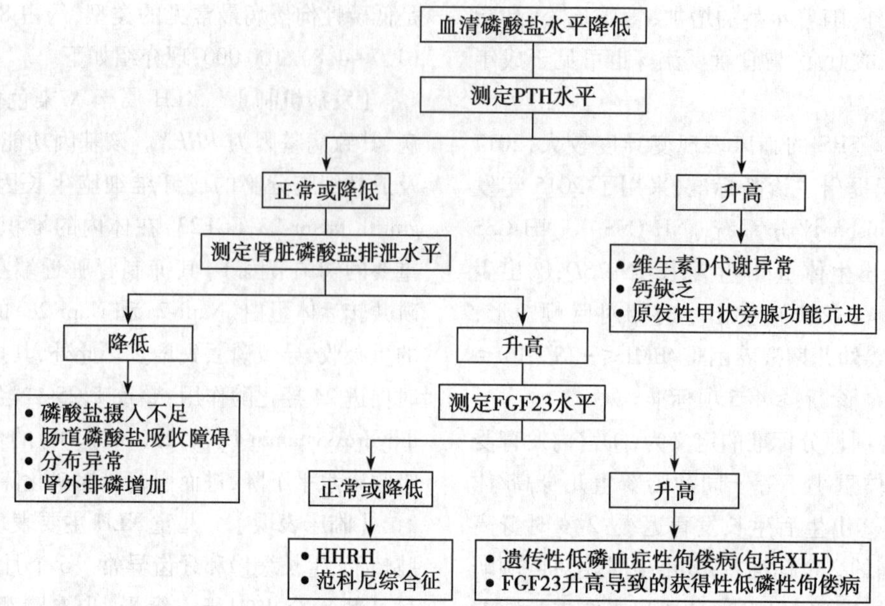

附图 6-1 低磷性佝偻病的鉴别诊断

d)[0.7~2.0mmol/(kg·d)],4~6 次/d,ALP 降至正常后频率可减至 3~4 次/d。用药剂量根据佝偻病、生长发育改善情况及 ALP、PTH 水平进行调整,目标应是给予正常生长所需的最小剂量磷酸盐。治疗依从性好的情况下,若生长缓慢和 ALP 持续高于正常水平表明磷酸盐剂量不足,应增加剂量,但应避免超过 80mg/(kg·d),以防止发生不良反应。如果出现胃肠道不适和甲旁亢,应减少剂量和/或增加频率。

(2) 活性维生素 D:骨化三醇的初始剂量为 20~30ng/(kg·d),阿法骨化醇为 30~50ng/(kg·d)。活性维生素 D 可以预防继发性甲状旁腺功能亢进,增加肠道对磷酸盐的吸收。但大剂量活性维生素 D 与高钙尿症和肾钙质沉积的风险增加有关,其剂量应根据 ALP 和 PTH 水平以及尿钙排泄量进行调整。

(3) 不良反应:肾脏钙质沉着症是常规治疗的常见并发症,其严重程度与磷酸盐平均剂量有关,但与骨化三醇剂量及治疗持续时间无关。有文献报道其病因是高钙血症和高钙尿症,因此,建议定期监测血钙及尿钙水平,若升高,应减少活性维生素 D 剂量。

另一个常见并发症是继发性甲状旁腺功能亢进,原因有两方面:一是每次服药后血浆磷酸盐浓度会升高,导致钙离子浓度短暂下降;二是机体维持循环中活性维生素 D 水平的功能本身有缺陷,而活性维生素 D 正常情况下会抑制 PTH 的分泌。应通过减少磷酸盐剂量,增加活性维生素 D 剂量,使 PTH 水平保持在正常范围内。

2. Burosumab 治疗 2018 年,美国食品药品管理局(FDA)和欧洲药品管理局批准了人源化抗 FGF23 单克隆抗体 burosumab 用于 1 岁以上儿童及成人 XLH 患儿。治疗的起始剂量为 0.4mg/kg,皮下注射,每 2 周 1 次,然后按需增加剂量,使血清磷酸盐达到正常水平(最大量为 2mg/kg 或 90mg)。此单抗不能与口服磷酸盐和活性维生素 D 联用,也不能用于重度肾功能障碍者。Burosumab 非常昂贵,成本效益和长期疗效有待进一步研究,目前不作为常规治疗手段。

3. 生长激素治疗 生长激素可以改善 XLH 患儿的短期生长,但有可能无法纠正身体比例不协调,甚至加重,目前不推荐生长激素治疗。

【预防】 该病目前尚无有效的预防措施,建议生育时进行产前诊断。对于家族性病例,应筛查患儿的弟弟、妹妹,尽早诊断及治疗。

九、CHARGE 综合征

【概述】 CHARGE 综合征(CHARGE syndrome, CS)是一种罕见的常染色体显性遗传疾病。疾病首次于 1979 年因报道后鼻孔闭锁以及伴有缺损性小眼症、心脏疾病、内耳畸形伴听力障碍、以及智力发育迟缓的患者而发现。1981 年 Pagon 等人用发现的特殊临床表现的首字母缩略词组成的“CHARGE”来描述这种多发畸形疾病的特征。疾病的主要表现包括,眼缺陷(coloboma)、心脏疾病(heart disease)、后鼻道闭锁(atresia of the choanae)、生长发育迟缓(retarded growth and development)、性腺发育不全(genital hypoplasia)及耳部畸形(ear anomalies)。国外的疾病的发生率波动在1/(8 500~17 000)范围内,我国无发病率的统计[9]。

【发病机制】 CS明确的致病原因和机制还尚不清楚,但2004年Vissers等人分析17例CS患者的遗传学结果时发现10例患者存在*CHD7*基因的变异(58%),确定了*CHD7*基因变异为CS的主要致病原因。

*CHD7*基因位于染色体8q12上,全长195kbp,编码区共37个外显子。CHD7蛋白主要通过依赖ATP的水解作用来发挥染色质重组作用,调节核小体的转位,调控DNA的转录,调控胚胎的发育及细胞周期。

【临床表现】 临床表现大多数呈散发性,少数呈家族遗传性,临床表现为:

1. 主要表现

(1)眼部缺陷(coloboma):见于80%~90%的患者,病情轻重不一。可表现为虹膜、脉络膜、视网膜的缺损,以及小眼畸形或无眼症。

(2)后鼻孔闭锁或唇/腭裂:后鼻道闭锁罕见(1/5 000~1/8 000),但是较特异。由鼻腔和鼻咽部通道的狭窄或堵塞造成的,可单侧或双侧闭锁,分为膜性或骨性病变,双侧闭锁时通常出现呼吸困难、发绀等现象,单侧闭锁则通常是在鼻部和颞部CT时检测到;唇/腭裂约有20%~36%,为双侧,单侧,或者复杂性;但大多为唇裂,少部分唇腭裂,罕见单纯腭裂。

(3)耳部疾病:累及70%~100%患者,包括外耳、中耳、内耳畸形及听力障碍(传导性耳聋和感觉神经性耳聋)。

2. 次要表现

(1)脑神经受损(包括感音性耳聋):神经系统的损伤属于常见,通常出现1个以上的脑神经受损:嗅神经(Ⅰ),面神经(Ⅶ),听神经(Ⅷ),舌咽神经(Ⅸ)及迷走神经(Ⅹ)。因此临床上会表现出嗅觉丧失,单侧或双侧面神经麻痹,听力丧失,前庭功能障碍,颚咽功能不协调,甚至引起进食困难,视力、发声和吞咽障碍等。

(2)吞咽/喂养困难及食管畸形:比较常见。主要表现为进食时呛咳,窒息,鼻腔反流,胃食管反流等。临床上吞咽或进食困难多为如下原因:面部骨骼发育不全、咽喉部异常、胃食管畸形、中枢神经系统发育不良及精神和环境影响。后鼻孔闭锁、唇腭裂、脑神经异常(第Ⅸ或Ⅹ对脑神经)、食管狭窄或闭锁、气管食管瘘、喉软骨发育不全等(15%~20%)。

(3)心脏畸形:常见(75%~80%),且通常病变类型比较复杂。常见的类型主要有圆锥动脉干的畸形(法洛四联症、主动脉弓的中断、室间隔膜部缺损、右心室双重流出道以及永存动脉干),主动脉畸形(血管环、锁骨下动脉畸形),以及房室管缺损。其余常见的畸形包括房间隔缺损、室间隔缺损及动脉导管未闭。

(4)脑部结构的异常:嗅脑缺乏、胼胝体发育不全、后颅窝的畸形、巨脑室、小脑蚓部及脑垂体发育不全等。

(5)发育延迟或自闭症:主要表现在运动发育和智力障碍(ID),如抬头、独坐、发音、说话、学习和牙齿的萌出和走路较正常同龄儿迟缓,也有步态不稳和智障。自闭症主要涉及儿童社会互动、交流及重复性行为方面等。

(6)下丘脑-垂体功能不全:主要表现为性激素的缺乏,且男性更为敏感(50%~60%),在儿童时期就可以出现外生殖器的异常:小阴茎、隐睾、阴茎下弯、双阴囊及尿道下裂。女性相对较少,并且症状通常不明显,可表现为子宫、宫颈、阴道的闭锁,大、小阴唇及阴蒂的发育不良,同时男女性都会出现青春期发育的延迟甚至缺乏,如低促性腺激素性性腺功能减退症(HH)的发生。生长激素缺乏约为9%,其他激素的缺乏包括促甲状腺激素(TSH)/促肾上腺皮质激素(ACTH)和垂体前叶的发育不全或垂体后叶的异位。

(7)肾脏、骨骼或肢体的发育不良:肾脏的异常发生率约在25%~40%之间,主要表现为孤立肾、重复肾、肾盂积水及肾脏发育不全等;指端的异常发生率在1/3以上,患儿常见的表现是指甲的发育不良、先天性指/趾侧弯(常见第五手指和第二脚趾)、多指、指多短、缺指、足畸形、胫骨发育不良及关节过伸等,还可见髋关节脱臼、肋骨缺失、脊椎侧凸等表现。罕见有报道枕骨基底部发育不良,常会伴随头盖骨基底部内陷,或脊髓空洞症。

(8)其他临床表现:免疫系统的缺陷,患儿会出现反复性肺炎、过敏症、肾盂肾炎、肠胃炎等;行为异常,包括强迫症、自虐倾向、易激惹、注意缺陷多动障碍及痉挛症;特殊的面部表现:方形脸、宽鼻根、面部不对称、宽颈、斜肩等;此外还会出现肌张力的减退、便秘、贫血等症状。还报道过新生儿高胰岛素低血糖血症。

【诊断标准】 目前CS还未有明确的诊断共识或指南,既往发表过多版CS诊断标准,目前最常用的是2005版和2016版(见附表6-3)。

并非所有的CS患儿临床表型均特异,因此临床上需要与不典型特征如智力障碍、青春期延迟的Rubinstein-Taybi综合征,听力障碍、喂养困难、骨骼异常的22号染色体缺失综合征,虹膜的缺损、肛门的闭锁及肛瘘、特殊的耳部表现及频繁发作心脏和肾脏异常的猫眼综合征,以及外生殖器异常、青春期延迟甚至缺乏的低促性腺激素性性腺功能减退症(HH)相鉴别,而分子遗传学检测可以进一步明确诊断。

附表 6-3 CHARGE 综合征的临床诊断标准

1998 Blake	2005 Verlose	2016 Hale
主要表现	**主要表现**	**主要表现**
眼部缺陷	眼部缺陷	眼部缺陷
后鼻道闭锁	后鼻道闭锁	后鼻道闭锁或唇/腭裂
典型的耳部畸形(内耳,中耳或外耳)	半规管发育不全	外耳/中耳/内耳的缺陷(包括半规管的异常)
脑神经功能障碍		致病性 CHD7 突变
次要表现	**次要表现**	**次要表现**
性腺发育不全	脑神经功能缺陷	脑神经功能障碍(包括听力损伤)
发育迟缓	内耳或中耳的缺陷	吞咽困难/喂养困难
心血管畸形	智力迟缓	大脑结构异常
生长缺陷	下丘脑-垂体功能缺陷	发育迟缓/自闭症/智力迟缓
唇腭裂/气管食管瘘/特异性的面部表现	纵隔气管的缺陷	下丘脑-垂体功能不全(性激素/生长激素缺乏)和性腺异常
		心脏或食管的畸形
		肾脏的异常,骨骼或指端的畸形
诊断标准	**诊断标准**	**诊断标准**
1. 4 个主要表现 2. 3 个主要表现+3 个次要表现	1. 典型的 CHARGE 综合征:3 个主要表现或 2 个主要表现+2 个次要表现 2. 不典型 CHARGE 综合征:2 个主要表现或 1 个主要表现+3 个次要表现 3. 部分 CHARGE 综合征:2 个主要表现+1 个次要表现	2 个主要表现+任意次要表现

【**治疗**】 CS 为先天性疾病,目前尚无有效的病因治疗,主要采取对症治疗。

1. 听力障碍者可通过助听器或人工耳蜗移植术改善患者的听力及语言功能。

2. 对于喂养困难的患儿,超过 90% 的婴儿需要进行管饲,甚至长期的胃肠造瘘术。

3. 唇腭裂的患儿除非合并复杂的心脏疾病外,均可及时手术进行修补,可以预防喂养困难及正常的说话。

4. 其他治疗包括先天性心脏病者根据心脏病的类型进行修补;视网膜脱落修补术;呼吸困难者进行气管造口术;脊柱、指端的修正术;药物治疗胃食管反流症,感染;生长激素治疗生长迟缓,性腺激素治疗性腺激素缺乏问题等。此外,对于过敏患儿可以给予低敏食物,还可以使用矫正器、吊带、听觉扩音器或拐杖等辅助治疗。

十、Mc-cune Albright 综合征

【**概述**】 Mc-cune Albright 综合征是一种以内分泌功能紊乱,如非促性腺素释放激素(GnRH)依赖型性早熟、高催乳素血症、生长激素分泌过多、甲状腺功能亢进症、库欣综合征、甲状旁腺功能亢进症等、多发性骨纤维结构不良(fibrousdysplasia of bone,FDB)及皮肤咖啡牛奶斑为典型特征的特殊疾病。其中性早熟是 MAS 内分泌功能紊乱在儿科的最常见表现,且典型病例主要表现为非 GnRH 依赖型性早熟、皮肤咖啡牛奶斑和骨纤维结构不良(即三联症)。经典型三联症者约占 24%,二联症者约占 33%,三联症中的一种体征约占 40%。MAS 是一种罕见的先天性疾病,估计患病率为 1/1 000 000~1/100 000,以女性居多[10]。

【**发病机制**】 MAS 目前病因不明,可能与基因突变有关。近年来研究认为 MAS 属罕见的 G 蛋白病,是在胚胎早期单个细胞编码的 *GNAS* 基因编码的鸟嘌呤

核苷酸结合蛋白(G 蛋白)α亚基(GsQ)区域发生突变,导致 G 蛋白的结构和功能异常。随着胚胎的发育,突变的细胞所形成的克隆可分布于机体不同组织,从而出现不同临床表现。*GNAS1* 基因第 8 外显子的第 201 位密码子是最为常见的错义突变热点,即精氨酸被组氨酸或半胱氨酸取代(R201H 和 R201C)。该突变使腺苷酸环化酶活化功能改变,导致 cAMP 堆积,致使 cAMP 依赖性受体促肾上腺皮质激素、促甲状腺激素、卵泡生成激素(FSH)、黄体生成素(LH)等被激活,表现为相应靶器官的功能亢进。然而,并非所有患儿均监测到病变组织 *GNAS1* 基因突变。

【临床表现】

1. PED　多因局部疼痛、畸形或出现病理性骨折等症状而就诊,骨骼异常一般出现在 3~10 岁。任何骨骼都可以受累,骨骼畸形、局部固定性疼痛,压迫邻近组织出现相应症状。骨的影像学检查对诊断和鉴别诊断意义重大。骨的影像学检查 X 线片上呈典型"毛玻璃样变",最常见于颅面骨及股骨近端,多见于儿童和年轻人,随着病程进展,年龄增大继而形成囊性变,在颅面骨出现骨硬化改变。而股骨上段表现为弯曲畸形外观呈典型牧羊人手杖,被公认为 PFD 最具特色的 X 线表现。其原因是病灶区骨化不全,骨质软,负重后容易变形所致。

2. 咖啡牛奶斑　MAS 患儿皮肤病变是由于 G 蛋白激活,cAMP 分泌增多,使黑色素分泌增多导致。部分患儿出生时已存在或于出生后不久出现,可分布于身体的任何部位,如颈背部、躯干、上下肢及臀部,大小不等、形态不规则、不高出皮面,颜色为深褐色,类似于咖啡与牛奶混合后的颜色,故得名咖啡牛奶斑。

3. 内分泌异常

(1) 性早熟:为最常见的症状,60%的 MAS 患儿有此症状。患儿有性激素活动,而无促性腺素活动,为外周性性早熟。长期的高性激素状态可导致第二性征早发育、不规则阴道出血、生长加速,骨龄较实际年龄提前,但血促黄体生成素水平低下,一般无排卵。

(2) 甲状腺功能亢进:38%的 MAS 患儿可同时合并甲状腺功能亢进,常表现为三碘甲状腺素升高、促甲状腺素降低,而甲状腺素可正常(由于 *gsp* 突变导致甲状腺素向三碘甲状腺素的转换增加)。

(3) 生长激素分泌过多:MAS 患儿常出现生长激素分泌增多,导致生长加速,部分患儿可有肢端肥大症的表现。MAS 相关的生长激素分泌过多几乎均同时伴有催乳素分泌增多,因此血清催乳素水平有助于验证或排除生长激素过多。

(4) Cushing 综合征:7.1%的 MAS 患儿可合并有 Cushing 综合征,新生儿期即可出现相应的临床症状。部分患儿出生前已有皮质醇增多,故对低体质量儿、生长发育缓慢者、满月脸患儿需警惕。需长期监测肾上腺皮质功能及肾上腺形态变化。

(5) 低磷血症:4.0%~38.5%的 MAS 患儿合并低磷血症,表现为低血磷性佝偻病。文献报道多为骨型骨纤维异常增殖症常合并低磷血症。

【诊断与鉴别诊断】　到目前为止,临床三大表现仍然是 MAS 诊断的主要依据。对不典型病例(指 3 种临床表现只有 2 种,甚至 1 种),检测 20 号染色体长臂区,编码 G 蛋白 α 亚基基因突变可有助诊断。MAS 的基因检测易得阴性结果,而阴性结果亦不能排除突变受累组织的存在。

MAS 要与如下疾病鉴别:

1. 性早熟　女孩性早熟多数为中枢性性早熟,性早熟性发育顺序为先有乳房发育后有月经来潮,GnRH 激发试验有助于诊断。要注意的是外周性性早熟,少数病例在一定条件下可转化为中枢性性早熟,除了通过临床表现帮助鉴别外,更有必要作垂体兴奋实验予以鉴别。

2. 皮肤咖啡牛奶斑　咖啡牛奶斑也可见于神经纤维瘤病及 Jaffe-Campanacci 综合征等,要注意鉴别诊断。MAS 色素斑边缘锐利,呈锯齿状、大片状,不对称性分布。而神经纤维瘤病的皮损,表面光滑,边缘不锐,可分布于身体一侧或双侧,同时骨病损多在胫骨、腓骨,通常形成假关节。颅骨几乎不受累,这些特点有利于临床鉴别诊断。Jaffe-Campanacci 综合征也是一种咖啡牛奶斑样皮损加骨病损的综合征,本征除皮损分布无规律性,骨病损特点是长骨多发性非骨化性纤维瘤,而不是 PFD,对诊断困难病例骨病理活检可完全鉴别。

3. PFD　MAS 引起的骨骼 FD 病变的确诊除了上述临床表现外,骨的影像学检查对诊断和鉴别诊断意义重大,但最终需要依据骨病理活检。

【治疗】　MAS 的治疗目前仍限于对症治疗,尚无有效的根治方法。对于性早熟近来发现他莫昔芬治疗效果好,能与雌二醇竞争结合雌激素受体,使雌激素水平下降,从而减少阴道出血,显著改善个体发育和骨骼成熟度,阴道出血较前改善,但长期疗效及药物不良反应尚待更进一步的长期观察随访研究。若他莫昔芬治疗效果不佳,可考虑改为第三代芳香化酶抑制剂如来曲唑、阿拉曲唑等。治疗过程中因长期的高性激素状态可诱发转变为真性性早熟,可按其治疗原则使用促性腺激素释放激素类似物(GnRHa)治疗。对于其他的内分泌功能亢进的表现可选用相应的药物对症治疗。MAS 的多发性骨纤维结构不良可用二膦酸盐化合物帕米膦酸钠治疗，可抑制骨的再吸收，提高骨密度，缓解患儿的骨痛症状，减少骨折的发生，但对已形成的骨骼畸形无明显作用。对于咖啡牛奶斑，若无不适，可暂不予以处理。

【预防】 对于已经生育 MAS 患儿并且检测出基因突变的家庭来说，生第二胎前建议做产前咨询。

总之，McCune-Albright 综合征，以一系列临床综合征的表现而命名，并非单一病种，十分罕见，病情十分复杂，涉及内分泌科、妇产科、小儿内外科、骨科、神经外科、耳鼻咽喉外科等多专业，只有共同定期、动态随访，才能发现各种问题并得到正确及时的处理。

十一、软骨发育不全

【概述】 软骨发育不全是由 *FGFR3* 基因突变导致下游的 MAPK 信号通路持续激活所致，临床主要表现为不成比例的身材矮小、特殊面容、叉状手以及神经、呼吸系统相关并发症等。据报道，美国每年 ACH 的发病率约为 1∶(10 000~30 000)，推测目前全球患者总数约 250 000 余例，但我国患者的发病率、生存率及累积死亡率尚未统计[11]。

【病因与发病机制】 该病属于外显率为 100% 的常染色体显性遗传疾病，目前报道的唯一致病基因是 *FGFR3* 基因，该基因不同位点的突变可致包括软骨发育不全、软骨发育不良、SADDAN、致死性骨发育不良等在内的一系列疾病。97%以上的 ACH 患儿均可检测到 *FGFR3* 基因的 G380A 突变（绝大多数为 c. 1138G>A，少数为 c. 1138G>C）。

FGFR3 蛋白是一种主要表达于软骨细胞表面的成纤维细胞生长因子受体。当 *FGFR3* 基因突变时，*FGFR3* 及其下游信号持续激活导致软骨细胞的增殖分化过程持续受抑，造成患儿的肢短型身材矮小等表现。

【临床表现】

1. 不成比例的身材矮小 四肢近端短小多见，上肢为著，躯干与四肢不成比例，不同患儿严重程度不一。新生儿期即出现，后随年龄增长愈加明显。男性 ACH 成年终身高数据约 130cm，女性约 124cm。

2. 发育迟缓 婴儿期多见轻中度肌张力低下和抬头困难，随后出现独走困难等大运动发育迟滞。少数患儿精细运动发育受到影响。大多数认知功能正常。

3. 特殊面容 面中部变扁、鼻梁扁平、鼻棘缩短、鼻前倾、下颌骨相对突出。患儿出生时头围较大，存在不同程度的额顶部突出，婴儿期前囟较大，多延迟至 5~6 岁闭合。

4. 神经 ACH 患儿的枕骨大孔狭窄引起颅颈交界处的脊髓受压，导致脊髓病、脑室扩大、脑积水等并发症的出现，甚至猝死。脑积水表现为易激惹、前囟膨隆、头痛、呕吐、视乳头水肿、高血压。椎管狭窄多见于年长儿及成年患者，表现为四肢疼痛麻木、间歇性跛行、膀胱和直肠疾病。

5. 呼吸 上气道梗阻多表现为阻塞性睡眠呼吸暂停。部分婴儿期患儿可见限制性肺病，多表现为生理性周期性呼吸或轻微的呼吸阻塞事件，严重者可发生慢性低氧血症、持续性呼吸急促、生长发育迟滞，甚至呼吸衰竭。

6. 耳和听力 持续性或复发性中耳炎多见，可导致传导性耳聋等听力损失，严重时还会影响语言发育。

7. 肌肉骨骼 多数表现为指短、叉状手、胸腰部脊柱后凸、膝内翻畸形。其他异常表现包括关节松弛、盘状半月板、关节炎等。患儿皮肤软且松弛，可形成皮纹和皮下组织堆积。

8. 内分泌 可表现为肥胖、黑棘皮病等。

【辅助检查】 针对临床表现疑似本病的患儿，需进行 X 线检查。本病的特征性影像学表现包括：管状骨粗短，长骨干骺端宽而不规则，股骨远端骨骺呈特征性倒 V 形；腓骨长度/胫骨长度>1.1；腰椎椎间距逐渐缩小（椎间距比值 $L_4/L_1<1.0$），腰椎后凸；坐骨切迹窄缩，髂骨翼发育不全呈矩形或圆形，髋臼顶平坦，小骨盆腔形似香槟酒杯；颅底缩短，面颅骨发育不良；叉状手（附数字资源 6-2）。

附数字资源 6-2 软骨发育不全影像学表现

对于临床及影像学表现均不典型的患儿，可进行分子遗传学检测明确诊断。建议先采用 *FGFR3* 基因的两种常见致病变异（c. 1138G>A 和 c. 1138G>C）的针对性分析，若结果均为阴性，可进一步检测该基因的其他致病变异，或者根据临床经验选择其他检测基因及检测方法以鉴别。

【诊断与鉴别诊断】

1. 诊断 根据上述临床表现及 X 线检查可做出诊断，若临床及影像学表现不典型，可进行分子遗传学检测明确为 *FGFR3* 基因的杂合性致病变异即可确诊。

2. 鉴别诊断 见附表 6-4。

附表 6-4　软骨发育不全的分型与鉴别要点

	遗传类型	致病基因及常见突变位点	重叠于 ACH 的表型	区别于 ACH 的表型	X 片特点
软骨发育不良	常染色体显性遗传	*FGFR3* c. 1620C>A c. 1620C>G	肢短型身材矮小 指短 头围较大 腰椎后凸 伸肘受限	表型与 ACH 相似但程度较轻 颞叶发育不全 惊厥 认知异常	长骨短缩，干骺端增宽 腰椎以下椎弓根间距缩小 指短 股骨颈短粗 髂骨翼变短呈方形
致死性骨发育不全	常染色体显性遗传	*FGFR3* p. Arg248Cys p. Ser249Cys p. Gly370Cys p. Ser371Cys p. Tyr373Cys p. Lys650Glu	身材矮小 头围较大 特殊面容 腹部前凸 肌张力低下	表型与 ACH 相似但程度更重 颅缝早闭严重	严重短肢畸形 长骨弯曲变形，电话听筒状股骨（1 型 TD 多见） 胸腔窄小，肋骨水平且短缩 椎体变扁呈 H 形 大头畸形 三叶草状颅骨（2 型 TD 可见）
SADDAN	常染色体显性遗传	*FGFR3* p. Lys650Met	身材矮小 头围较大 面中部发育不良 呼吸问题	骨骼发育异常表现与 ACH 相似但程度更重 黑棘皮病更多见 神经系统损害更严重	颅骨大且前额突出 面中部骨骼发育不良 胸腔窄小，肋骨短缩 椎体扁平 腰椎以下椎弓根间距缩小 髂骨翼短缩，坐骨切迹窄 长骨显著缩短弯曲 胫腓骨反向弯曲（少见）
Crouzonodermoskeletal 综合征（伴有黑棘皮病的 Crouzon 综合征）	常染色体显性遗传	*FGFR3* p. Ala391Glu	骨骼表现与 ACH 相似 面中部发育不良	黑棘皮病 其他皮肤异常表现（黑素细胞痣、术后瘢痕色素减退） 颅缝早闭 Crouzon 样面容 胆管闭锁/狭窄 口腔发育异常（腭裂、悬雍垂裂、牙骨质瘤）	多发颅缝早闭 上颌骨发育不良 腰椎以下椎弓根间距缩小 椎体扁平 坐骨切迹狭窄 掌骨指骨短而宽
软骨-毛发发育不良	常染色体显性遗传	*RMRP* g. 70A>G	肢短型身材矮小 指/趾短 下肢弯曲 关节松弛 伸肘受限	毛发金色且稀疏细腻 淋巴系统发育异常 巨幼红细胞贫血 淋巴瘤、白血病 皮肤、眼、肝脏肿瘤 先天性巨结肠 肠吸收不良 皮肤、内脏肉芽肿	管状骨短粗 掌指骨短缩呈子弹状，伴圆锥形骨骺 管状骨干骺端发育不良，以膝关节处为著 远端干骺端增宽或呈扇形伴囊性结构 股骨头骨骺正常或轻度改变 椎体正常或呈双凸形 腰椎前凸 腰椎以下椎弓根间距可缩小

续表

	遗传类型	致病基因及常见突变位点	重叠于 ACH 的表型	区别于 ACH 的表型	X 片特点
假性软骨发育不全	常染色体显性遗传	*COMP* D469del	肢短型身材矮小 指短 关节松弛 肘、髋伸展受限 下肢畸形	出生时身长、面容正常，生后生长速度慢 鸭子步态 轻度肌病 脊柱侧凸 早期发生骨关节炎 慢性疼痛	长骨显著缩短，近端为著 干骺端宽而不规则 骨骺小、不规则且脆弱，以股骨头及肱骨骨骺为著 股骨颈内侧鸟嘴征 方形髂骨翼，坐骨切迹狭窄 髋臼顶平坦 椎体扁平、前缘不规则，呈椭圆形齿状排列 椎间隙增宽，椎弓根间距正常

【治疗】

1. **生长激素治疗** 目前我国尚无指南明确推荐应用生长激素，但临床上有尝试使用的案例。其疗效具有明显的个体差异。

2. **靶向药物** 靶向药物正在研发，能通过不同途径直接或间接阻断 FGFR3 介导的信号通路，抑制其下游信号的持续激活，包括可溶性 FGFR3 诱饵受体（sFGFR3）、FGFR3 特异性单克隆抗体、酪氨酸激酶抑制剂（TKI）、CNP 类似物、美克洛嗪（meclozine）、PTH（1-34）、他汀类药物（statin）等。

3. **肢体的骨延长手术** 临床上可应用肢体的骨延长手术来改善 ACH 患儿的身高及身材比例，但该治疗方法耗时长，出现严重并发症的风险高，包括腓总神经麻痹、膝关节和踝关节外翻畸形、骨折、踝关节挛缩、骨骼延迟愈合等。

4. **对症治疗** 对于出现不同并发症的患儿，应遵循个体化对症治疗方案，及时进行语言及智力评估并积极干预。

【预防】 该病为常染色体显性遗传，外显率为100%，80%为新发致病变异，多与父亲年龄大于 35 岁有关，20%由家族遗传所致，但也有由于父母生殖细胞嵌合而导致再次生育相同疾病的患儿。因此，对于已生育 ACH 患儿的父母再生育时建议进行产前基因诊断，而 ACH 患者本人，理论上其将 *FGFR3* 致病变异遗传给下一代的风险为 50%。

十二、胱氨酸贮积症

【概述】 胱氨酸贮积症（cystinosis）是一种罕见的常染色体隐性遗传的全身系统性疾病，最早于 1903 年由 Emil Abderhalden 报道，George Lignac 和 Guido Fanconi 也对该病的认知做出了重大贡献，在某些文献中也被称为 Lignac-Fanconi 综合征。胱氨酸贮积症导致溶酶体贮积障碍，使得胱氨酸在细胞的溶酶体中蓄积。胱氨酸结晶作为其病理标志物，累积于全身细胞和组织中。根据影响 *CTNS* 基因突变的严重程度及发病年龄，胱氨酸贮积症可分为三种类型：婴儿肾病型，青少年肾病型及非肾性眼病型[12]。

胱氨酸贮积症的发病率仅有对少数人群的报道。中国仍缺乏相关数据。

【发病机制】 胱氨酸贮积症是由于编码胱氨酸酶的 *CTNS* 基因（17p13.2）突变导致，最常见的突变为 57kb 碱基缺失。目前，我国关于该病的报道较少，仅有几篇个案报道。首都医科大学附属北京儿童医院报道了 5 个家系 6 个患儿的临床表现及基因变异情况未发现大片段缺失，但发现了 3 个新的点突变，分别为 c.477C>G p.S159R，c.274 C>T p.Q92X 和 c.680A>T p.E227V。*CTNS* 基因编码的胱氨酸酶是一类溶酶体胱氨酸-质子共同转运体。当该基因发生突变后导致胱氨酸酶编码缺陷，缺乏该酶的溶酶体无法将胱氨酸正常转运出去，从而导致胱氨酸在溶酶体中累积。由于溶酶体内环境 pH 值较低，胱氨酸则会逐渐形成晶体。胱氨酸晶体在不同的脏器中沉积则导致相应脏器临床表现。

【临床表现】

1. **肾脏症状** 婴儿肾病型是最常见（占 95%）、最严重的类型。表现形式包括肾性范科尼综合征（renal Fanconi syndrome）以及因肾小球功能进行性受损导致的终末期肾功能衰竭。最初可表现为无症状性氨基酸尿,病情进一步发展,尿中可发现氨基酸、钠、钾、肉碱、钙、磷酸盐、低分子量及中等分子量蛋白质排出增多,因此,婴儿会出现多尿、多饮、脱水、电解质失衡、呕吐、便秘和发育不良等,有时会伴有抗维生素 D 性佝偻病、低磷血症、低钙血症表现以及类似巴特综合征表现的代谢性碱中毒。通常患儿的血清肌酐水平在 5 岁前可维持在正常范围内。但若不给予治疗或开始治疗时间较晚,在 10 岁时患儿就会发展为终末期肾病(end stage renal disease,ESRD)。

青少年肾病型临床表现可不典型,从单一的无症状蛋白尿,到轻度肾性范科尼综合征,再到明显的肾脏症状,进展较慢,且通常不出现明显的生长迟缓。一般来说,疾病进展至 ESRD 和肾外并发症都比较缓慢。

非肾病眼型胱氨酸贮积症,由于角膜积聚胱氨酸晶体而导致眼睛畏光表现,患儿通常肾脏和其他器官无症状。但有眼型和迟发型胱氨酸贮积症症状并存的情况,因此对于眼型胱氨酸贮积症患儿仍需要定期监测肾脏功能。

2. 肾外症状 胱氨酸贮积症是一种系统性疾病,全身大部分组织和器官都会受累。几乎所有未尽早给予胱氨酸特异治疗的患儿,30 岁前都会出现视网膜,肺、内分泌和神经肌肉相关的并发症。

(1) 眼睛:胱氨酸在角膜上累积伴晶体形成而导致的临床表现,是所有胱氨酸贮积症患者的肾外首发症状。患者往往在儿童中期到青少年早期就会出现畏光和眼睑痉挛。眼科医生通过裂隙灯检查才能观察到角膜晶体(附数字资源 6-3)。

附数字资源 6-3 裂隙灯下可见角膜胱氨酸晶体沉积

(2) 内分泌腺体:胱氨酸在甲状腺滤泡细胞中逐渐累积、结晶,导致亚临床甲状腺功能减退。约 1/3 的患儿在 15 岁时会出现肝肿大和/或脾肿大,但肝功能常不受影响。男性胱氨酸贮积症患儿中,可发生原发性性腺功能减退。在女性患儿中,虽然会有个别患儿会出现青春期延迟,但青春期发育通常正常。其与男性相比,女性患者通常具有生育能力。

(3) 神经肌肉系统:在胱氨酸贮积症患儿中,中枢神经系统受影响较为明显,且逐渐年轻化。神经系统症状包括肌张力减低、震颤、语言延迟、精细运动障碍、特发性颅高压、认知功能障碍、行为问题和脑病。约有 24%的肾移植胱氨酸贮积症患儿会出现进行性远端肌肉萎缩和肌无力半数以上的肌病患儿存在吞咽功能障碍,其严重程度与未行巯乙胺治疗的年限呈正相关。

(4) 其他:胱氨酸贮积症患儿也会出现与皮肤、毛发、唾液腺有关的症状,如先天性色素减退、皮肤过早老化、汗液、流涎受损、由皮下胱氨酸浸润导致的进行性面部粗糙等。患儿也可出现典型金发白皮肤的改变。

【实验室检查】

1. 尿液检查 尿中可发现氨基酸、钠、钾、肉碱、钙、磷酸盐、低分子量及中等分子量蛋白质排出增多。

2. 血液检查 可有血磷、血钙降低,血气分析为代谢性酸中毒表现。

3. X 线检查 可见长骨佝偻病样表现。

【诊断与鉴别诊断】

1. 诊断 现在诊断胱氨酸贮积症的主流方法有三种。即:①检测白细胞中胱氨酸水平是否升高是金标准,因为该指标对胱氨酸贮积症极其敏感和精确。②直接对 *CTNS* 基因(10/12 个外显子具有编码能力)进行分子检测,95%可以发现导致该病的突变。③通过裂隙灯检测角膜胱氨酸晶体。临床怀疑加以上三者之一即可确诊。

2. 鉴别诊断 虽然胱氨酸贮积症是儿童遗传性肾性范科尼综合征常见的明确病因,但仍需与以下疾病鉴别:代谢性疾病(酪氨酸血症、半乳糖血症、糖原贮积症)、肝豆核状变性、Dent 病和 Lowe 综合征等(附表 6-5)。部分胱氨酸贮积症患者表现不典型,最初可能会被诊断为巴特综合征或肾源性尿崩症。胱氨酸贮积症也是某些儿童期肾功能衰竭的原因,因此,对于年轻患者不明诱因的肾功能衰竭也应该考虑到该病因。

附表 6-5 鉴别诊断的疾病

疾病	遗传方式	基因	其他临床特点
酪氨酸血症Ⅰ型	AR	*FAH*	肝脾大,精神发育迟缓
Dent’s 病	XR	*CLCN5*	蛋白尿,尿钙过多,肾结石,肾钙质沉着症

续表

疾病	遗传方式	基因	其他临床特点
半乳糖血症	AR	*GALT*	嗜睡、黄疸、出血障碍,白内障,智力障碍
遗传性果糖不耐受	AR	*ALDOB*	癫痫发作、喂养困难,嗜睡,肝脏疾病
肝豆核状变性	AR	*ATP7B*	肝脏疾病,神经精神表现,角膜可见 K-F 环
Lowe 综合征	XR	*OCRL*	先天性白内障,青光眼、张力减退,癫痫,行为问题
Leigh 综合征	AR	*COX10*	脑病,肌病,呼吸衰竭,认知退化
伴高钙尿遗传性低磷血症性佝偻病	AR	*SLC34A3*	高钙尿,骨软化,肾结石,肾钙质沉着症
维生素 D 依赖性佝偻病Ⅰ型	AR	*CYP27B1*	张力减退,肌肉无力,癫痫发作

【治疗】 对范科尼综合征表现及肾外并发症的对症治疗,联合针对胱氨酸的特异治疗。早期诊断对于控制病情至关重要,因为尽早开始针对治疗能保障患儿有更好的生长发育过程,并且能够延缓 ESRD 及其他肾外并发症的发生(附表 6-6)。

1. 对症治疗 胱氨酸贮积症的对症支持治疗旨在:

附表 6-6 药物治疗指南

	药物	用量	频率	备注
1. 对症治疗				
1) 肾脏范科尼综合征				
多尿		自由饮水		特别注意对于发热、脱水、腹泻患儿补充充足水分,避免长时间接触阳光
肾脏盐的丢失	柠檬酸钾钠	2~10mmol K/(kg·d)口服	q. i. d.	两餐之间服用
	碳酸氢钠	2~15mmol/(kg·d)口服	q. i. d.	
钾丢失	柠檬酸钾	2~10mmol K/(kg·d)口服	q. i. d.	目标血钾>3mmol/L
	磷酸钾	0.6~2mmol 磷酸盐/(kg·d)口服	q. i. d.	下一个剂量调整前需监测低谷水平
碱丢失	含钠和钾盐的柠檬酸盐或碳酸氢盐	5~15mmol/(kg·d)口服	q. i. d.	达到正常碳酸氢盐水平(21~24mmol/L)
磷酸盐丢失	含钾或钠的磷酸盐	30~60mg 基本磷酸盐/d 口服	q. i. d.	达到与年龄一致的正常磷酸盐水平高剂量磷酸盐会造成或加重肾脏钙质沉着 下一个剂量调整前需要监测低谷水平
电解质丢失和多尿难以控制	吲哚美辛	0.5~3mg/(kg·d)口服	t. i. d.	监测肾功能 脱水时停药 同时使用 ACE-I 是禁忌
蛋白尿	ACEI:依那普利	0.10~0.25mg/(kg·d)口服	q. d.	监测肾功能及血钾 避免夜间低血压 同时使用吲哚美辛是禁忌
佝偻病	骨化二醇	10~25μg 口服	q. d.	监测血清钙避免高钙
	α-骨化醇或骨化三醇	0.04~0.08μg/kg		
肉碱缺乏	左旋肉碱	20~30mg/(kg·d)口服	t. i. d.	

续表

	药物	用量	频率	备注
铜缺乏	铜补充			1~10mg/d,根据年龄与血清铜水平,叶绿素片用来减轻口臭,每片含有 4mg 元素铜
2）营养支持				
营养不良	高热卡摄入	130% RDI		对于婴幼儿可给予鼻饲
3）激素替代				
生长激素	重组人生长激素			只有在充分控制电解质平衡和治疗佝偻病以及正常 eGFR 的情况下且最佳喂养时期内才考虑早期开始使用 可能需要高剂量磷酸盐
甲状腺功能减退	左甲状腺素片	<12 岁:5μg/kg >12 岁:2~3mg/kg 成人:1.7mg/kg	q. d.	起始从 1/4 推荐剂量,4 周内逐渐加至足量
血糖不耐受	胰岛素	根据需要		血糖监测,定期评估糖化血红蛋白
2. 半胱胺治疗				
系统治疗	半胱胺酒石酸氢盐快速释放剂	<12 岁:1.3~1.95g/(m²·d) >12 岁:2g/d	q. i. d.	从低剂量(1/6)开始,超过 6~8 周逐渐增加至足量,不超过最大剂量 1.95g/(m²·d),建议定期评估白细胞胱氨酸水平(LCL)(儿童 3~4 次/年,成人:1~2 次/年)。以 LCL <0.6nmol 胱氨酸/毫克蛋白质为目标
	半胱胺酒石酸氢盐缓释剂	半胱胺酒石酸氢盐快速释放剂的 80%开始	b. i. d.	如果出现副作用: 胃肠道疾病:添加质子泵抑制剂 皮肤损害(皮纹,血管内皮瘤):剂量减至 25%~50%
角膜胱氨酸沉积	半胱胺盐酸盐 0.44%~0.55%眼部局部溶液(滴眼液)(Cystaran 0,44%)		6~12 次/d	建议每年眼科随诊,包括裂隙灯及 OCT 检查
	半胱胺眼凝胶(Cystadrops)		q. i. d.	角膜糜烂时注意眼部灼伤症状

①维持体液和补充电解质,维持酸碱平衡;②提供营养支持;③预防佝偻病;④补充必要的激素。

2. 胱氨酸特异治疗—清除治疗　氨基硫醇巯乙胺是目前唯一针对胱氨酸贮积症的靶向治疗。其旨在消耗所有体细胞和组织中溶酶体内的胱氨酸。最常用的巯乙胺(cysteamine)是速释巯乙胺酒石酸氢盐。1 岁以内就接受半胱氨治疗的患儿,能达到其最佳疗效。然而,口服巯乙胺对角膜胱氨酸累积则疗效不佳,故局部使用巯乙胺滴眼液可溶解角膜胱氨酸晶体。建议巯乙胺滴眼液应当经常使用(>每天 10 次),但由于滴眼液呈酸性,滴到眼里会产生烧灼感,让患儿不适,从而影响依从性。最近有一种眼凝胶(Cystadrops®),每日滴 4 次,眼部症状能在数周内改善,角膜能在数月内变得清晰。

新型的巯乙胺-比他酸盐缓释肠溶剂已于 2013 年被美国食品药品管理局和欧洲药物管理局批准用于胱氨酸贮积症的临床治疗。患者每日只需服药 2 次。由于该用药方案更简单,患者依从性有望得到提高。

3. 造血干细胞移植治疗 虽然巯乙胺可以缓解症状并延缓疾病进展，但它并不能治愈该病，且其副作用多，依从性低，造血干细胞疗法（hematopoietic stem cells，HSC）有望成为一种新疗法。

【预防】 该病的遗传方式为常染色体隐性遗传，患儿父母通常无症状，为致病变异肯定携带者，患儿父母再次生育该疾病患儿风险为25%，故父母再生育务必行产前诊断。

若确诊该病目前尚无有效的预防措施，早诊断，早治疗可延长患儿肾衰竭进展，提高生活质量。若生育过该疾病患儿家长，建议再次生育时进行产前诊断。

十三、3M 综合征

【概述】 3M 综合征是一种罕见的常染色体隐性遗传疾病，于1975年被三位遗传学家 Miller、MuKusick、Malvaux 首次发现并报道，因此得以命名。其主要临床表现为严重宫内和出生后生长迟缓，特殊的面部表现和骨骼畸形。患儿出生后主要表现为身材矮小，面部畸形包括三角脸、前额突出、鼻梁扁平、鼻孔向上、嘴唇丰满、下颌宽等，骨骼异常包括管状骨细长和脊椎骨椎体较高等，一般不伴有智力异常和其他脏器的损害。3M 综合征比较少见，具体患病率尚不清楚。我国对该病的发病率、生存率及累积死亡率还未明确[13]。

【发病机制】 3M 综合征的遗传方式是常染色体隐性遗传，具有遗传异质性，目前已报道的致病基因分别为定位在常染色体6p21.1上的*CUL7*（cullin-7）基因、常染色体2q35-36.1上的*OBSL1*（ob-scurin-like 1）基因和19q13.2-q13.32上的*CCDC8*（coiled-coil domain-containing protein8）基因。其中*CUL7*是主要致病基因，约70%的3M 综合征患者是由该基因突变引起，而25%由*OBSL1*基因突变引起，而*CCDC8*突变仅占5%左右。

【临床表现】 3M 综合征主要涉及的是生长发育障碍和骨骼方面的异常，面部畸形也是疾病被认知的重要表型，但大多数患儿很少涉及其他重要脏器受累，其主要的临床表现为（附数字资源6-4）：

附数字资源6-4　3M 综合征的临床表现

1. 生长发育 患儿多表现为严重宫内和出生后生长迟缓，出生身长大多为40～42cm，头围大，生后无追赶性生长，未经治疗的终身高低于正常均值 -5*SD*～-6*SD*。

2. 面部异常 多数患儿有面部异常，包括三角脸，前额突出，上颌骨发育不全，高颧弓，眉毛浓密，鼻头厚，人中，突唇，尖下巴，舌体中间裂缝，牙齿萌出延迟及牙釉质钙化不全。

3. 骨骼畸形 一些患儿表现为长骨干骺端压缩变形，高位椎体缩短，胸椎椎体前楔入，胸椎后侧凸，隐形脊柱裂，小骨盆，小髂翼，伴有纤细水平肋的宽胸骨，骨龄稍微延迟，另有一些患儿表现为颈部短宽，斜方肌突出，胸骨畸形，方肩，翼状肩胛骨，脊柱前凸，小指短，脚踝突出，关节松动。冠状缝扁平化，眼距缩短，肘关节发育不全，尺骨短，第二掌骨假骨骺，小指弯曲，髋关节脱位。

4. 性腺功能 多数女性患儿性腺功能正常，可有正常第二性征发育，男性睾丸体积小及精液异常，可存在性腺功能紊乱及生育功能低下或是不孕，少数男性可有尿道下裂。

5. 其他 这类患儿智力水平及认知功能正常，但对中国6例3M 综合征研究显示部分患儿存在运动发育落后。

【实验室检查】

1. 生长发育评估 注意观察患儿的生长发育曲线，必要时可进行生长激素激发试验，判断患儿是否存在生长激素缺乏症（GHD），以及检测 IGF1、IGFBP3 等水平有无异常。

2. 生殖系统的评估 注意男性是否存在隐睾、小阴茎等，评估男性患儿性腺功能，如 LH、FSH 和睾酮的水平是否处于正常水平。

3. 骨科和相关影像学检查 骨骼畸形是3M 综合征的重要表型，注意髋关节脱位、关节活动度、脊柱和肢体的畸形等。

4. 基因检测和遗传咨询 基于上述临床表型且高度怀疑本病的患儿，建议采用多基因组测定；但如果患儿表型并非典型且考虑其他综合征时，最好的方法是进行全外显子测序以明确致病性基因。

【诊断与鉴别诊断】

1. 诊断 若有以下临床表现和影像学改变时，应首先考虑3-M 综合征的诊断：①低出生体重；②严重的生长迟缓；③典型的面部表现：三角脸、前额突出、中面部发育不良、粗眉毛、嘴唇丰满等；④骨骼畸形和影像改变；⑤大多数智力正常；⑥3种基因的致病性变异（*CUL7*、*OBSL1*、*CCDC8*）。

2. 鉴别诊断　3M综合征因其临床特点无特异性，易与某些引起矮小的综合征相混淆。各类易与3M综合征不易区分的其他疾病鉴别见附表6-7。

【**治疗**】

1. 对症治疗　目前3M综合征主要对症治疗，如对于一些严重矮小的患儿考虑可行外科骨延长，严重的关节松弛应该立即行外科矫正评估及采取措施防止发展为关节炎，男性患儿需行内分泌检查评估青春期性腺功能等，及早诊断和治疗对于疾病的预后和生活质量至关重要。

附表6-7　3M综合征与其他疾病鉴别要点

疾病	相同点	不同点
生长激素缺乏症	生长发育迟缓	面容幼稚，无面部发育异常及骨骼畸形等表现，生长激素水平和IGF1低下；目前发现一些相关基因改变如*GHRHR*，*GHRH*，*GH-1*，*POU1F1*等
Silver-Russell综合征	出生前后生长发育迟缓	表型上：身体不对称，且很少涉及3M的骨骼异常；遗传学：约30%～60%患者出现11p15区甲基化异常，约7%～10%患者出现7号染色体母源单亲二倍体（UPD（7）mat），另有不足1%患者在染色体17q25处有重组现象，这是疾病鉴别诊断的重要方法
Dubowiz综合征	出生前后生长发育迟缓	有小头、智力低下、行为异常、皮肤湿疹样皮损和脱屑等特殊临床表现，且面部表现与3M综合征不同；文献报道包括*NSUN2*、LIG4、*BRCA1*等多个基因的变异可能与疾病的发生相关

2. 生长激素治疗　主要问题是成年终身高。大多数矮小患儿可行生长激素（GH）治疗，而对于3M综合征使用GH治疗存在争论。

【**预防**】　该病的遗传方式为常染色体隐性遗传，近亲结婚家庭中该病的患病率高，对于已生育3M综合征患儿的父母再生育时建议进行产前基因诊断。对于先证者的父母，通常是单一基因的杂合变异，通常无临床表型，也有报道可见骨骼方面的异常；先证者的同胞理论上女性和男性同样受累，约25%的可能患病，50%的概率携带致病基因，25%的非携带正常人；先证者的后代通常是致病基因的携带者（杂合子）。一般情况下，女性患者通常不影响生育，但是男性患者可能会导致不育。疾病属于分子遗传性疾病，目前尚无有效的预防措施，若生育过该疾病患儿家长，建议再次生育时进行遗传咨询和产前诊断。

十四、Cornelia de Lange 综合征

【**概述**】　Cornelia de Lange综合征（CDLS）是一种多系统疾病，具有身体、认知和行为异常，以荷兰儿科医生Cornelia de Lange命名，他于1933年首次描述了两个发育障碍的婴儿。经典的（或典型的）CDLS具有独特的颅面外观和生长模式，以及肢体畸形。然而，这种疾病的表现可以有很大的不同，从轻度到重度，并且有不同程度的面部和肢体受累，影响多个器官，导致各种临床表现。该病的典型特征包括产前（母孕中期）的生长受限、颅面异常、肢体缺陷、多毛症、智力下降。其他特征包括胃食管反流（GERD）、泌尿生殖系统畸形和心脏缺陷[14]。

【**发病机制**】　目前报道共有7个基因与CDLS相关，包括*NIPBL*、*SMC1A*、*SMC3*、*BRD4*、*HDAC8*、*RAD21*、*ANKRD11*。五个主要基因（*NIPBL*，*SMC1A*，*SMC3*，*RAD21*和*HDAC8*）占70%。这五个基因中，5号染色体上的NIP-B样蛋白（NIPBL）约占60%，其余4个基因各占10%。其他30%的CDLS患者被认为是特发性的。*NIPBL*、*SMC3*和*RAD21*基因突变呈常染色体显性遗传模式，而*SMC1A*和*HDAC8*的突变呈X染色体显性遗传模式相关。但临床中大部分病例都是散发性的（新的杂合突变）。大约不到1%与NIPBL相关的CDLS患儿有一个受累的父母。不同的基因变异与该综合征的不同临床表型有关。其中多达20%的患儿具有典型的CDLS特征。

导致该病的基因都因为影响黏连蛋白通路功能而致病。黏连蛋白及其调节因子的蛋白质复合物是有丝分裂所必需的，因为它是姐妹染色单体分离所必需的。此外，该复合物也参与了其他生物过程，包括维持基因组稳定性、调节基因表达、染色质结构和基因组组织。

【**临床表现**】　在子宫内，CDLS患儿可能存在宫内生长受限。主要特征包括：

1. 头面部　儿童一个明显的特征是连眉，通常为

两条浓密的拱形眉毛,在额头中间相连。其次,短而上翘的鼻子,口唇薄呈朱红色及长且凸出的人中,后鼻孔闭锁,腭裂,齿间距宽,小下颌。其他特征包括:长睫毛,耳位低,外耳道(EAC)畸形,外耳道闭锁,短头畸形(颅骨较短),小头畸形(颅骨较小)。由于儿童多毛,故同时出现低额和颈部发际线低。可有短颈。继发性牙齿萌出延迟、牙齿小或缺失、位置错位、牙龄畸形、上颌面龋齿(由于胃食管反流病)、牙周病和磨牙症。

2. 整体发育延迟 包括生长和发育均落后,典型的CdLS患者通常有产前、产后生长发育迟滞及矮小症。

3. 神经及精神心理发育异常 神经发育异常表现为智力低下,以语言影响为著,30%~40%的患儿语迟,20%~25%的患儿交流能力受限,只有3%~4%的患儿语言能力发育接近正常。多患有癫痫,伴有自主神经功能障碍和睡眠相关问题(如夜间呼吸暂停和失眠)。精神心理发育异常主要表现为典型的行为异常,包括注意力缺陷多动障碍(ADHD)、抑郁障碍、焦虑障碍和强迫症(OCD),部分患儿还表现出自残行为。

4. 骨骼及肌肉系统异常 上肢骨骼异常几乎可以出现在所有CDLS患儿中,主要表现为:双手短小、第1掌骨短、小指内弯畸形、通贯掌、短前臂、桡骨头脱位、桡骨发育不全、桡尺滑膜病、尺桡骨融合及屈肘畸形。下肢肢端异常较少,典型表现包括:双足小,2、3脚趾部分并趾。此外,CDLS患儿也可表现为髋部脱位或发育不良、脊柱侧凸(39%)、颈部畸形、胸骨短和漏斗胸等。

5. 听力及眼部异常 CDLS患儿常出现听力下降,包括感觉神经性和传导性耳聋。患儿常有耳道狭窄,容易并发中耳炎。约50%的人出现视力障碍,其眼部异常包括:功能性泪道、上睑下垂、斜视、眼球震颤、近视、散光、弱视、白内障、青光眼、视盘周围色素沉着、小角膜、视网膜脱落和眼睑炎。

6. 胃肠道异常 85%的CDLS患儿存在胃食管反流病(GERD),易患Barrett食管。喂养困难十分常见,通常由腭裂、小下颌、口腔区域肌肉张力下降或者GERD引起。幽门梗阻是CDLS患儿在新生儿期出现持续性呕吐的最常见致病原因。其他胃肠道表现包括恶心、呕吐、腹泻、便秘、喂养困难或食欲差。其他胃肠道异常还包括肠旋转不良和先天性膈疝。

7. 心脏异常 25%~30%的CdLS患儿合并有先天性心脏病,包括:室间隔缺损、房间隔缺损、肺动脉狭窄。还有心脏杂音、主动脉缩窄等。

8. 泌尿生殖系统异常 表现为生殖器发育不全、隐睾、尿道下裂、膀胱输尿管反流、肾囊肿或肾发育不全。

9. 其他系统异常 皮肤可出现多毛或角质层(紫色皮肤变色)。少数可有喉异常。血小板减少症通常是非进展性和无症状,不需要特定检测。

【诊断与鉴别诊断】

1. 诊断

(1) 临床诊断:2018年,第一份关于诊断和管理CDLS的国际共识声明引入了诊断该综合征的标准,提出了根据评分系统来研究综合征的严重程度。

1) 主要特征(每条各2分):①连眉和/或浓密的眉毛;②短鼻,塌鼻梁和/或鼻尖上翘;③长和/或平的人中;④上唇薄且为朱红色和/或嘴角下弯;⑤手少指或无指;⑥先天性膈疝。

2) 次要特征(每条各1分):①整体发育迟缓和/或智力低下;②宫内发育迟缓(<2*SD*);③产后发育迟缓(<2*SD*);④小头畸形(产前和/或产后);⑤小手和/或脚;⑥第五指短;⑦多毛症。

3) 临床评分:①≥11分,其中至少3条为主要表现:经典CDLS;②9或10分,其中至少2条为主要表现:非经典CDLS;③6~8分,其中至少1条是主要表现:分子检测依据;④<4分:分子检测依据不足。

(2) 基因诊断:虽然CDLS是一种临床诊断,但对病史和体格检查有可疑发现的患儿建议行基因检测以确诊。

2. 鉴别诊断 CDLS患儿的临床表现可能有很大差异,该综合征可能与其他遗传性疾病非常相似。因此,建议通过基因检测明确诊断,排除其他遗传性疾病,特别是非经典CDLS表型。

(1) 3q部分重复:此病的个体通常出生体重正常,眉毛浓,眼距过宽,眼裂上斜,内眦赘皮,阔鼻,嘴唇正常。

(2) 染色体2q31缺失:包括*HOXD*基因簇的区域缺失会导致与CDLS相似的四肢缺陷和生殖泌尿以及发育的异常。2q31缺失的个体并没有CDLS的典型脸部特征。

(3) Fryns综合征:是一种罕见的致命性的常染色体隐性遗传性疾病。Fryns综合征患儿常表现为出生体重正常、短上唇、颊横裂、产前羊水过多且多于产期死亡。

(4) Coffin-Siris综合征(CSS):是一种罕见的以生

长发育迟缓、智力障碍、颜面粗糙、喂养困难和第 5 指/趾甲缺失及第 5 指/趾骨远端缺失为特征的先天性畸形。目前发现其与编码 BAF 复合体(也称 SWI/SNF 复合体)的 5 个基因相关,分别为 *SMARCB1*、*SMARCE1*、*SMARCA4*、*ARID1A* 及 *ARID1B*。

(5) KBG 综合征:为 *ANKRD11* 基因突变引起的一种罕见的先天性畸形,与 CDLS 临床特点的不同之处在于前者具有巨牙的典型表现,且一般出生体重正常,出生身长低于第 3 百分位。KBG 综合征患儿的认知功能障碍相比典型的 CDLS 更轻。

【治疗】　CDLS 是一个多系统异常的疾病,故一个跨专业的团队治疗是必要的。包括初级保健、耳鼻喉科、胃肠病学(如治疗 GERD)、神经科、眼科、心脏科、泌尿外科、内分泌科、肾脏科、皮肤科、口腔科。

1. 神经科　抗癫痫药物(AEDs)运用是管理癫痫发作的 CDLS 患儿。

2. 精神病学/心理学　药物可以帮助治疗自我伤害或攻击性行为。其他治疗方式包括个体心理治疗或应用行为分析(ABA)。

3. 手术　手术治疗用于对于喂养困难,胃肠道并发症,肠旋转不良、膀胱输尿管反流,隐睾或骨骼异常。

4. 康复　患有 CDLS 的儿童需要物理治疗(PT)、言语治疗(ST)、职业治疗(OT)和特殊教育计划。对于所有患有神经发育障碍的儿童,强烈建议进行听力和视力筛查。可能需要咨询营养学家来解决喂养困难。

5. 监测　对受 CDLS 影响的个体的管理包括每年的胃肠评估,并对生长和精神运动发育的监测。此外,建议包括例行的眼睛和听力评估以及心脏和肾脏功能的监测。

【预防】　该病目前尚无有效预防方式,对于经典型患儿可通过产前超声进行识别。其他报道的发现包括颈部厚度增加(51%)、膈疝(28%)和心脏畸形(15%),对于发现这些异常,需与胎儿父母充分告知可能情况后由父母决定。对于已生育患儿的家长再次生育时建议产前基因诊断。

十五、心面皮肤综合征

【概述】　心面皮肤综合征(cadio-facio-cutaneous syndrome,CFC)由于基因 *BRAF*、*MEK1* 或 *MEK2* 及 *KRAS* 突变导致 Ras/MAPK 途径失调过度激活所致,与 Noonan 综合征以及 Costello 综合征等共同归属于 RASopathies 病,在 1986 年由 Reynolds 等首次报道。本综合征的临床主要特征性表现为生后喂养困难,肌张力低下,颅面部畸形,先天性心脏病,皮肤异常,生长发育迟缓及智力水平低下。尚无大型流行病学调查研究估计总体发病率、生存率及累积死亡率[15]。

【病因与发病机制】　心-面-皮肤综合征为常染色体显性遗传疾病,约 75% 患者为 *BRAF* 基因突变,该基因编码表达一种为丝氨酸/苏氨酸的蛋白激酶(原癌因子),作为 Ras/MAPK 的下游效应因子之一。

目前已知与 CFC 相关的四个致病基因均在 Ras/MAPK 级联信号转导途径中起重要作用。该途径参与了细胞增殖、分化、运动、衰老及凋亡。活化的 Ras 信号使得 Raf 在细胞膜募集活化,活化的 Raf 将 MEK1 与 MEK2 磷酸化,引起最终效应产物 ERK1 与 ERK2 磷酸化,从而维持细胞周期顺利进行。

【临床表现】

1. 胎儿期改变　羊水过多极为常见,产前超声提示 NT(颈项透明区)增厚,偶见膀胱囊肿,近半数患儿有早产史,但绝大多数属于适于胎龄儿。

2. 颅面部畸形　头发卷曲稀疏易断,大头畸形,额头高,眉毛稀疏甚至缺如可伴有眉部瘢痕性红斑,双颞径缩窄,颜面下半部分较宽且下颌短小,面部皮肤较粗糙,少数患儿表皮角化过度,这些表型在 CFC 中发生率明显高于其他 RASopathies 病。其余特征性面容包括有上睑下垂,眼距过宽,内眦赘皮,眼角下垂;鼻梁宽而低平,鼻孔前倾;嘴巴大,人中沟深且上唇唇尖似弓箭状;腭弓高而窄,悬雍垂短宽,偶可见中裂悬雍垂;耳位低。需注意上述特征随患儿年龄增加而越加不典型。

3. 眼　常见的临床表现为弱视,斜视,屈光不正,眼球震颤以及视神经发育不全。视神经萎缩可能与 Chiari 畸形Ⅰ型以及脑积水有关。

4. 耳鼻喉　耳道狭窄,耵聍栓塞及听力受损较为常见,少数患儿可出现先天性喉软化症。

5. 心血管　3/4 患儿合并不同类型的心血管疾病,最常见的为肺动脉狭窄;肥厚型心肌病次之;房间隔缺损、室间隔缺损、主动脉缩窄等较少见。心律失常较其他 RASopathies 病常见,多为多灶性房性心动过速。

6. 皮肤异常　皮肤异常时 CFC 的主要特征所在,对于临床诊断 CFC 以及鉴别诊断其他 RASopathies 病极为重要。几乎所有个体均会出现皮肤异常,如毛发稀疏卷曲易断,眉毛稀疏缺如伴眉部瘢痕性红斑。黑素性细胞较其他 RASopathies 病更常见于 CFC 患儿中。1/4 患儿合并有血管;多数患儿畏热,可因毛周角化而体味较重;皮肤干燥、湿疹、黑棘皮或乳头状瘤等较为少见;偶可见下肢淋巴水肿,此时需注意护理预防皮肤感染。

7. 神经系统 几乎所有患儿均可出现程度不一的神经系统症状,最常见的是肌张力减退,触觉敏感度下降。9%~85%的患儿 MRI 可提示脑室增大,脑积水,皮质萎缩或髓鞘化不良。而周围神经病变、蛛网膜囊肿、Chiari 畸形Ⅰ型、灰质异位症、胼胝体异常、小脑钙化以及周围脑室白质脑病罕见。40%~50%的患儿会有不同类型的癫痫发作,最常见的发作类型为婴儿痉挛症。

8. 认知与行为改变 几乎所有患儿均存在不同程度的智力低下,精细和粗大运动发育迟缓,言语表达障碍,有研究发现指出,约在 2 岁时,患儿才会准确说出第一个单词。此外,MEK 突变的 CFC 患儿的智力障碍较 BRAF 突变的患儿的程度更重。从行为上看,多数患儿家庭在随访中指出患儿存在情绪不稳定,注意力不集中,偏执行为等情况。自闭症少有报道。

9. 胃肠道 患儿普遍存在喂养或吞咽困难,胎粪排出延迟,生长发育迟缓及便秘。

10. 内分泌 生长发育迟滞,身材矮小是所有 RASopathies 病共同特征。此外,存在合并自身免疫性甲状腺炎的风险,但发生率极低。

11. 骨骼肌肉 尽管 RASopathies 病中均可见骨骼肌肉异常,但这在 CFC 患儿中尤其突出。肌张力低下,肌量减少较为常见;1/3 患儿可合并脊柱侧弯;其他少见表现包括关节挛缩,髋关节发育不良,骨质疏松及扁平足等。

12. 泌尿系统 约 1/3 患儿合并泌尿系统异常,如肾囊肿,肾实质钙化,肾结石,肾积水以及膀胱输尿管反流等;2/3 的男性患儿中可见隐睾。

13. 血液系统 血液系统异常罕见,血液系统恶性肿瘤更是极为罕见。

14. 实体瘤 尽管 RAS/MAPK 途径激活与恶性肿瘤风险增加有关,但尚无循证学依据证实 CFC 患儿罹患癌症的风险增加。

【实验室检查】

基因检测 首选二代测序,在临床诊断为 CFC 的患儿中至少能检测出 70%~90%的个体突变;如果仍未检出,可考虑其他 RASopathies 病的基因检测或采用染色体微阵列分析是否存在缺失或重复;但建议对多基因 Panel 和桑格单基因检测均阴性的患儿,直接考虑进行全外显子组测序更有意义。

【诊断与鉴别诊断】

1. 诊断 由于本病罕见,尚未建立诊断标准。如果发现先证者表型与上述表型有所重叠,且高度怀疑 CFC 的诊断,应进行分子遗传学检测明确有无 BRAF、MEK1、MEK2 或 KRAS 杂合致病性突变。

2. 鉴别诊断(附表 6-8)

附表 6-8 鉴别诊断

疾病	遗传方式	致病基因	区别 CFC 的表型
Costello 综合征	常染色体 显性遗传	*HRAS*	颜面部或肛周的乳头状瘤 多灶性房性心动过速 腕、尺骨尺侧偏斜 皮肤松弛
Noonan 综合征	常染色体 显性遗传	*NRAS PTPN11 RAF1* *RIT1* *SOS1* *KRAS*	非显著粗糙面容 眉毛稀疏或缺如伴眉部瘢痕性红斑较少见 生后喂养困难少见 皮肤病变少见 神经系统异常少见 重度智力水平低下少见
Leopard 综合征	常染色体 显性遗传	*PTPN11* *BAF1* *BRAF*	多发性雀斑样痣 感觉神经性耳聋 进行性心肌病 心脏传导功能异常 重度智力水平低下少见

续表

疾病	遗传方式	致病基因	区别 CFC 的表型
Baraitser-Winter 综合征	常染色体显性遗传	*ACTB* *ACTG1*	非显著面容粗糙 虹膜缺损 平脑症 巨脑回 主动脉瓣异常

【治疗】 同其他 RASopathies 病类似,并无特异性治疗,个体化对症治疗尤为重要。合并肺动脉狭窄者可根据心内科/外科医生建议决定是否实施介入或外科手术;肥厚型心肌病由于是进行性加重疾病,需定期随诊,必要时口服 β 受体阻滞剂或外科手术治疗。皮肤异常应积极皮肤科随诊,尤其注意合并黑素细胞痣患儿注意恶变可能(尽管尚无恶变报道);淋巴水肿病灶处易感染,注意卫生,积极抗感染治疗;角化过度者如果严重影响到手足日常功能,应及时外科手术。对于癫痫发作的患儿,及时诊断及治疗对于避免永久性神经后遗症至关重要,但需注意多种抗癫痫药联合使用的相关副作用的风险会明显升高,亦会对患儿的神经生长发育产生影响。对于无法进食导致生长发育重度延迟可采用鼻饲或胃造口管(见于 40%~50% 的 CFC 患者),可尝试使用质子泵抑制剂治疗胃食管反流,必要时可实施如胃底折叠术等手术。脊柱相关手术术前必须完善脊椎 MRI,成年后注意补钙,并监测骨密度预防骨质流失。注意气道管理,尤其是新生儿预防喉软化导致的窒息性死亡,必要时行气管切开急救处理。对于合并隐睾症患儿,在人绒毛膜促性腺激素治疗无效情况下,可以手术使睾丸降至阴囊内。因为目前尚无系统研究可证实 CFC 患儿应用 GH 替代治疗的益处,建议临床医生在完全评估患儿情况后慎重使用 GH 替代治疗。

【预防】 由于本病为常染色体显性遗传性疾病,因此受累个体的后代有 50% 患病风险。虽多数患病个体为新发突变,父母再生育相同疾病患儿风险较小,但仍不排除父母存在生殖细胞突变可能,故父母再生育时仍建议产前诊断。

十六、米勒管永存综合征

【概述】 米勒管永存综合征(persistent Müllerian duct syndrome,PMDS)是指染色体核型为 46,XY,表型正常的男性,体内保存有米勒管结构(子宫、输卵管、阴道上部)的一种较为罕见的男性假两性畸形。1939 年 Nilson 首次描述 PMDS[16]。

【发病机制】 PMDS 的家族遗传方式有 X 连锁遗传、常染色体显性遗传、常染色体隐性遗传。该综合征的病因为 AMH 缺乏或其受体 AMHR-Ⅱ 功能缺陷。*AMH* 基因位于 19p13,长度 2.75kbp,该基因的突变发生在约 45% 的患儿中,突变的位置可以在外显子 4 以外的整个基因中出现,但最常见的突变位置为外显子 1、3′端及 5′端;*AMHR-Ⅱ* 受体基因位于 12q13,长度 8.7kbp,该基因的突变发生在约 40% 的患儿中,有 26 个 *AMHR-Ⅱ* 基因的突变已确定,约 16% 的患儿病因不明。

【临床表现】 PMDS 临床罕见,早期缺乏典型临床表现,患儿多因腹股沟疝、双侧隐睾、少精及不育甚至生殖系统肿瘤而就诊。根据睾丸和子宫的位置将 PMDS 分为三个亚型,即 60%~70% 患儿双侧睾丸分别位于卵巢正常位置,双侧阴囊空虚,且腹腔内有米勒管结构;20%~30% 患儿一侧睾丸及相连的米勒管结构位于该侧疝囊或阴囊内,这型通常称为子宫腹股沟疝;10% 患儿双侧睾丸及输卵管、子宫均位于一侧阴囊内,即睾丸横过异位。

【实验室检查】 早期诊断 PMDS 需要丰富的临床经验,激素检测及睾丸活检并通过基因突变分析证实。临床上需要通过检测染色体核型来明确染色体性别,同时需要进行人绒毛膜促性腺激素激发试验判断是否存在有功能的睾丸组织。睾丸横过异位的患儿在术前若有单侧腹股沟疝伴对侧未触及睾丸的情况需要高度怀疑此疾病。对于疑诊患儿可以通过超声检查、CT、MRI 及腹腔镜辅助诊断。青春期前出现双侧隐睾的患儿,可以通过检测血清 AMH 辅助诊断。

同时 PMDS 患儿性腺有一定的恶变率,可对患儿进行 HCG 和 α-胎儿蛋白检测。

【诊断与鉴别诊断】

诊断:对于出现上述临床表型且高度怀疑本病,建议行染色体核型、*AMH* 基因和 *AMHR-Ⅱ* 受体基因检测,同时进行超声检查,若证实为46,XY染色体核型,超声提示有残存米勒管结构(也可进一步完善病理检查证实为米勒管结构),同时合并AMH和/或AMHR-Ⅱ受体基因突变即可确诊。

鉴别诊断:主要的鉴别诊断为混合型性腺发育不良,在此类病例中,除了有残存的米勒管结构外,还有表现模糊的外生殖器,常见的是一侧性腺呈条索合并米勒管结构,另一侧存在睾丸、输精管和附睾。该病的染色体核型通常表现为45,XO/46,XY嵌合型。

【治疗】 本病患儿均应按照男性抚养。PMDS的治疗重点为对残留米勒管结构和异位睾丸的处理,治疗的目的为保留生育能力,预防或早期识别米勒管及异位睾丸发生恶变。隐睾的恶变风险与下降不良程度成正比,睾丸位置越高,恶变概率就越大,腹腔型睾丸的恶变率为腹股沟型隐睾的4倍,萎缩的或位于腹腔内的睾丸是正常睾丸恶变的200倍,但异位睾丸恶性肿瘤两侧之间的恶变率并无差异。行隐睾下降固定术的患者大多在6~18岁发现睾丸恶变,但睾丸恶变的发生时间与手术早晚,及患者年龄并无相关性。隐睾下降固定术时机选择在2岁之内。

调查青春期前手术的腹腔内隐睾患儿,其术后生育能力较高,如果输精管经松解后长度足够,建议保留下降固定,术后应密切随访观察,若精索过短或离断精索血管后仍不能降至可触及位置,可先将睾丸放置腹股沟皮下,结合内分泌科促性腺激素的治疗,让患儿睾丸自然下降至阴囊;若睾丸仍不能下降至阴囊,由于患儿青春期发育需要激素的存在,外科仍不考虑切除睾丸,虽然睾丸有恶变的可能,但睾丸位于皮下易于观察,可以早期发现肿瘤的存在,早期进行根治手术,防止肿瘤扩散等其他并发症的发生;对于青春期后发现的腹腔内隐睾患者,其术后生育能力仅为14%左右,且其发生恶变概率高于青春期前患者,可以考虑根治性睾丸切除;对于横过异位在腹股沟疝囊内的睾丸,其位置较低且恶变概率小,则直接行睾丸松解下降固定术;如行双侧睾丸切除,后续终身的雄激素替代治疗将不可避免;对于睾丸已发生恶变的,应予以切除并加以辅助放疗、化疗。

【预防】 该病遗传方式不确定,可以为X连锁遗传、常染色体显性遗传、常染色体隐性遗传,患儿父母可均无症状,因此对于已生育该综合征患儿的父母再生育时建议进行产前基因诊断。同时我们需要对这些有基因异常的综合征患者进行遗传咨询及长期随访。

十七、Angelman综合征

Angelman综合征(AS)是英国医生Harry Angelman于1965年首次报道的,因而以他的“姓”命名为Angelman syndrome或Angelman’s syndrome,不能误译为“天使综合征”。这是一种由于母源性染色体15q11-q13区印记的*UBE3A*(泛素-蛋白连接酶E3A)基因功能丧失而导致的所导致的儿童神经发育疾病,主要特征性临床表现为发作性大笑及明显快乐的举止、严重智力及言语发育障碍(7.8%完全没有语言,88.3%仅能咿呀发声,3.2%能发出单音节“妈”或“爸”)、小头、共济失调性运动障碍、癫痫伴特征性脑电图异常、睡眠障碍及多动等[17]。

【病因】 其病因是由于各种遗传缺陷导致母源性*UBE3A*等位基因功能丧失所致。包括四种遗传缺陷:母源染色体15q11.2-q13片段缺失,约占病例80%;母源性*UBE3A*等位基因突变,约占病例5%~10%;15号父源性单亲二倍体(uniparental disomies,UPD),约占病例1%~2%,15号染色体包含*UBE3A*基因的染色体片段或者整个染色体的父源性UPD导致*UBE3A*基因的母源性等位基因表达缺失;母源性15号染色体的印记缺陷,约占病例1%~2%,是此区域的*SNRPN*基因启动子区/外显子1区的甲基化缺乏导致*SNHG14*表达,而抑制母源性*UBE3A*等位基因表达。

目前仍有大约11%临床考虑AS,但是未检出上述任何一种遗传缺陷。可能是临床诊断不确切,或者突变位于*UBE3A*基因的调控区而无法检出,或者还存在其他未明的致病机制。

【临床表现】 AS的临床特征按照发生的常见性分为3类:

1. 典型表现(100%患儿均出现) ①发育迟缓,功能障碍严重。②运动或平衡障碍,常见共济失调步态,和/或肢体震颤。运动障碍可以较轻,不表现为明显的共济失调,但其步态表现为前倾、不稳定、笨拙或动作快速、生硬。③特征性行为:大笑/微笑的任何组合;明显快乐的举止;易激动的性格,通常双手上举挥舞;过度运动性行为。④言语障碍,无或很少使用单词;接受性和非语言性交流能力高于言语交流能力。

2. 常见表现(80%患儿出现) ①头围增长缓慢,通常在2岁出现小头畸形(≤正常头围的2个标准差)。小头畸形在15q11.2-q13缺失者中更为明显。②癫痫发作通常起病于3岁前,癫痫发作的严重程度通常会随着年龄的增长而降低,但是会持续到整个成年期。

③EEG：特征性的高波幅慢波及痫样放电模式可以发生在生后 2 年内，并且可以先于临床特征，而且常与临床发作无关。

3. 较少见表现（20%~80%的患儿出现） 枕部扁平；枕沟；吐舌；舌运动、吸吮和吞咽障碍；婴儿期喂养困难和轴性肌张力低；下颌前突；大嘴，牙间隙宽；经常流延；过多的咀嚼和口部动作；斜视；相对于家族成员的皮肤色素浅、头发和虹膜色浅（仅见于缺失型）；下肢深反射活跃；上肢曲肘上举，特别在行走时；宽基底步态伴踝关节外旋外翻；热敏感性增加；醒觉周期异常，睡眠少；对水或皱褶的物品（例如某些纸张和塑料）着迷；与食物有关的异常行为；肥胖（年长儿）；脊柱侧弯；便秘。

【诊断】 Angelman 综合征的临床基于：运动里程碑发育迟缓，继而全面性发育迟缓，尤其是严重语言发育障碍；异常的运动/动作，包括轻微的震颤，肢体肌阵挛，上举性挥舞双手和宽基底及僵硬的步态；特征性的面部外观（但并非见于所有患儿），包括小头、牙缝宽等；开心的性格及频繁大声笑；癫痫及脑电图异常（特征性表现）的病史。

如果临床考虑 Angelman 综合征，根据此症的 4 种不同的遗传缺陷的发生概率大小顺序，首先进行母源性 15q11-13 缺失检测，如果阴性，再进行其他 3 种可能的致病缺陷（UPD、印迹区域表观遗传变异及 *UBE3A* 基因突变）的检测，以明确诊断。经过以上遗传学检测分析，目前仍有大约 11%的临床诊断 AS 患儿不能检出 AS 相关的致病性变异。

【鉴别诊断】

1. Mowat-Wilson 综合征 临床表现发育及生长迟缓，智力障碍，快乐行为，癫痫，小头，异常面容（下颌突出狭窄，伴耳垂上翘及中央凹陷的杯状耳，隆起，深而宽的眼睛，张嘴，鼻梁宽和人中短），便秘合并巨结肠，生殖器发育异常，先心病和胼胝体缺如等。由定位于染色体 2q22.3 的 *ZEB2* 功能丧失性点突变或完全缺失引起的常染色体显性遗传病。

2. Pitt-Hopkins 综合征（PTHS） 临床表现发育迟缓（尤其语言），小头，癫痫，共济失调和快乐行为的特点需要与 AS 鉴别。其他表现有特殊面容，大嘴，斜视，刻板动作，发作性呼吸暂停和过度换气等。PTHS 主要是由定位于染色体 18q21.2 位点的 *TCF4* 突变或缺失引起的常染色体显性遗传病，多数为新生性突变。

3. Rett 综合征 女性婴幼儿，严重智力障碍，语言缺失，小头，癫痫，无快乐行为，有神经发育的倒退过程，手刻板动作和失用。从未就诊的年龄较大的 Rett 患儿表现与 AS 相似，需要详细问病史。X 连锁显性遗传，致病基因为定位于染色体 Xq28 的 *MECP2*。

【治疗】 目前没有针对性的病因学治疗，临床上主要是以对症治疗为主的疾病综合管理，提高患儿的生活质量。包括抗癫痫治疗、生长发育障碍和睡眠、喂养障碍的综合治疗。

【预后】 Angelman 综合征不是神经退行性疾病，因此良好的医疗和康复支持可以显著改善 AS 患儿的生活。AS 的相关症状严重程度个体差异很大。症状较轻的患儿有可能学会简单语言及更好的自理能力；较重的患儿，可以获得行走能力和使用简单的手势语言交流。早期和持续进行康复训练，包括体能运动训练（physical therapy，PT）、技能训练（occupational therapy，OT）（与精细运动控制技能的发展有关）和交流（发音）训练可以显着改善受 AS 患者预后，尤其在认知和交流领域。

（杜军保 李彩凤 陈晓波 巩纯秀 姜玉武）

参考文献

［1］ KOO HK，LAWRENCE KA，MUSINI VM. Beta-blockers for preventing aortic dissection in Marfan syndrome. Cochrane Database Syst Rev，2017，11（7）：CD011103.

［2］ MADHUSUDAN S，GUPTA A，PRAKASH M，et al. Camptodactyly-arthropathy-coxa vara-pericarditis （CACP） syndrome：a mimicker of juvenile idiopathic arthritis. Scand J Rheumatol，2016，45（1）：77-78.

［3］ TILLER GE，HANNIG VL. X-Linked Spondyloepiphyseal Dysplasia Tarda. GeneReviews®. Seattle （WA）：University of Washington，2001.

［4］ UPADIA J，GOMES A，WEISER P，et al. A Familial Case of Multicentric Carpotarsal Osteolysis Syndrome and Treatment Outcome. J Pediatr Genet，2018，7（4）：174-179.

［5］ ADAM MP，BANKA S，BJORNSSON HT，et al. Kabuki syndrome：international consensus diagnostic criteria. J Med Genet，2019，56：89-95.

［6］ NOONAN JA，KAPPELGAARD AM. The efficacy and safety of growth hormone therapy in children with Noonan syndmme：a review of the evidence. Horm Res Paediatr，2015，83（3）：157-166.

［7］ WAKELING EL，BRIOUDE F，LOKULO-SODIPE O，et al. Diagnosis and management of Silver-Russell syndrome：first international consensus statement. Nat Rev Endocrinol，2017，13（2）：105-124.

［8］ BA WARADY，JN ILES，G ARICETA，et al. A randomized，double-blind，placebo-controlled study to assess the efficacy and safety of cinacalcet in pediatric patients with chronic kidney disease and secondary hyperparathyroidism receiving dialysis. Pediatr Nephrol, 2019, 34: 475-486.

[9] LALANI SR, HEFNER MA, BELMONT JW, et al. CHARGE syndrome. In: Pagon RA, Adam MP, Ardinger HH, et al (eds). Gene Reviews. Seattle (WA): University of Washington, 2006.

[10] CHAKRABORTYD, MITTALBR, KASHYAPR, et al. Radioiodine treatment in McCune-Albright syndrome with hyperthyroidism. Indian J Endocrinol Metab, 2012, 16(4): 654-656.

[11] KUBOTA T, ADACHI M, KITAOKA T, et al. Clinical Practice Guidelines for chondroplasia. Clinical Pediatric Endocrinology, 2020, 29(1): 25-42.

[12] LI X Q, WU D, LIANG X J, et al. The diagnosis of cystinosis in patients reveals new CTNS gene mutations in the Chinese population. J Pediatr Endocrinol Metab, 2019, 32(4): 375-382.

[13] HU X, LI H, GUI B, et al. Prenatal and early diagnosis of Chinese 3-M syndrome patients with novel pathogenic variants. Clinica chimica acta; international journal of clinical chemistry, 2017, 474: 159-164.

[14] KLINE AD, MOSS JF, SELICORNI A, et al. Diagnosis and management of Cornelia de Lange syndrome: first international consensus statement. Nat. Rev. Genet, 2018, 19(10): 649-666.

[15] PIERPONT ME, MAGOULAS PL, ADI S, et al. Cardio-facio-cutaneous syndrome: clinical features, diagnosis, and management guidelines. Pediatrics, 2014, 134: e1149-1162.

[16] MODI J, MODI D, BACHANI L. Acute urinary retention caused by seminoma in a case of persistent Mullerian duct syndrome. Indian J Pathol Microbiol, 2015, 58(1): 83-85.

[17] 沈金梅，周渊峰，杜晓南，等. 儿童 Angelman 综合征 103 例临床分析. 中华实用儿科临床杂志，2019，24（12）：911-913.

中英文名词对照索引

A

B

C

D

E

F

G

H

J

K

L

M

N

P

Q

R

S

T

W

X

Y

Z

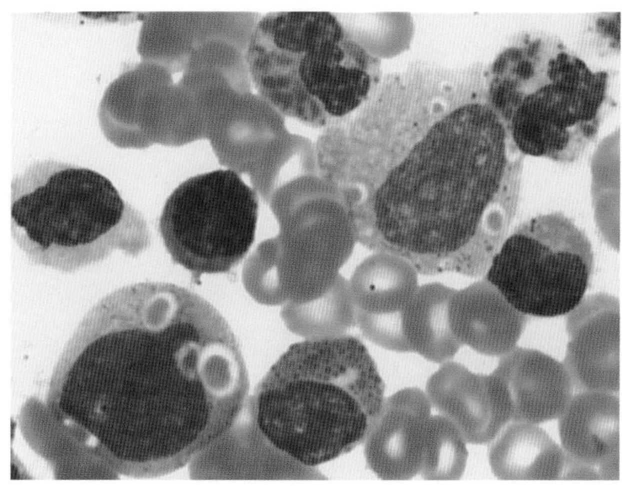

图 29-20　粒细胞内巨大包涵体

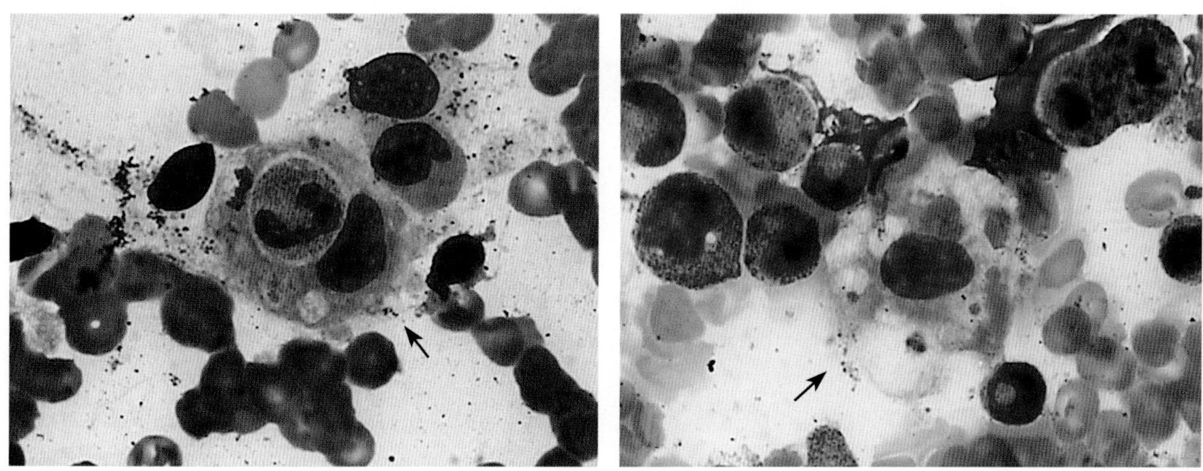

图 29-23　HLH 患儿骨髓涂片中的噬血现象

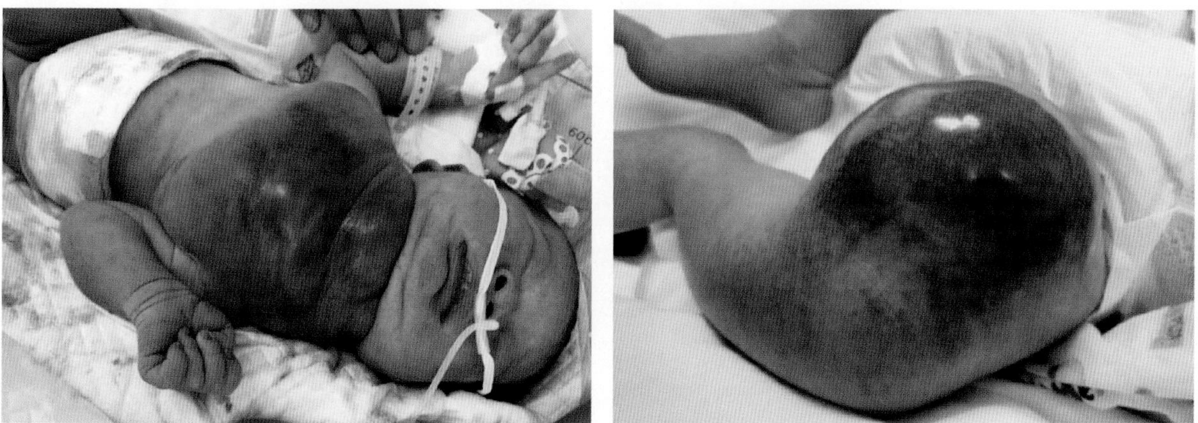

图 29-25　Kasabach-Merritt 综合征

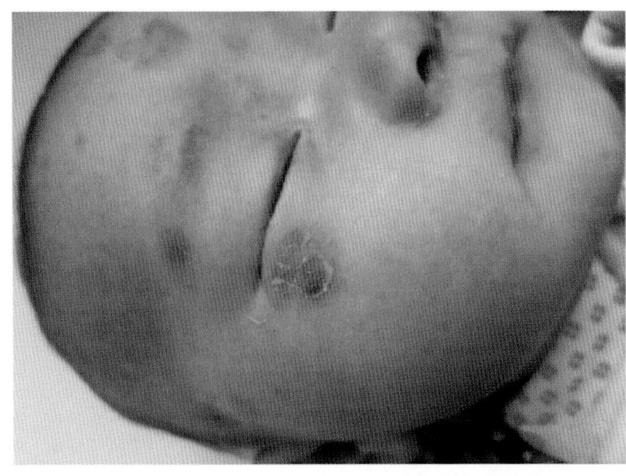
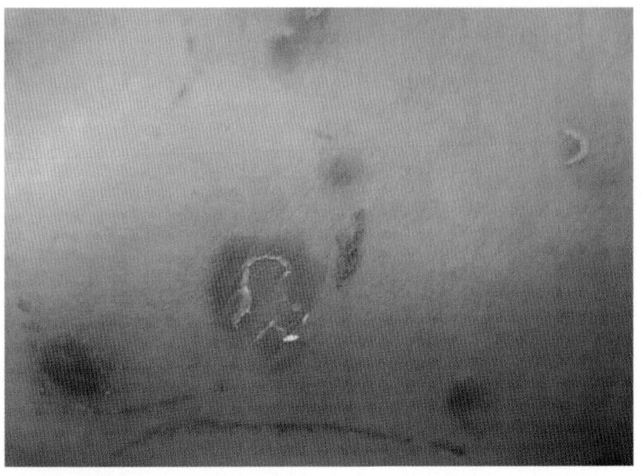

图 29-26　新生儿红斑狼疮

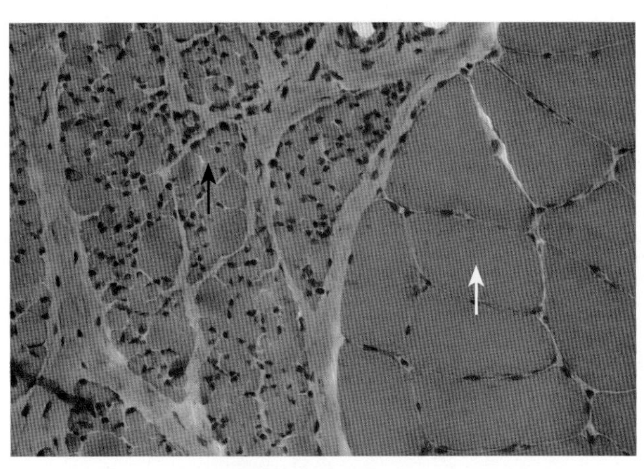

图 30-21　脊髓性肌萎缩患儿肌肉活组织检查

HE 染色光镜观察(400×),肌肉细胞呈典型的群组化特征,可见异常肥大的肌肉细胞(白箭头)和萎缩的肌肉细胞(黑箭头)。肌肉细胞间的结缔组织增多。

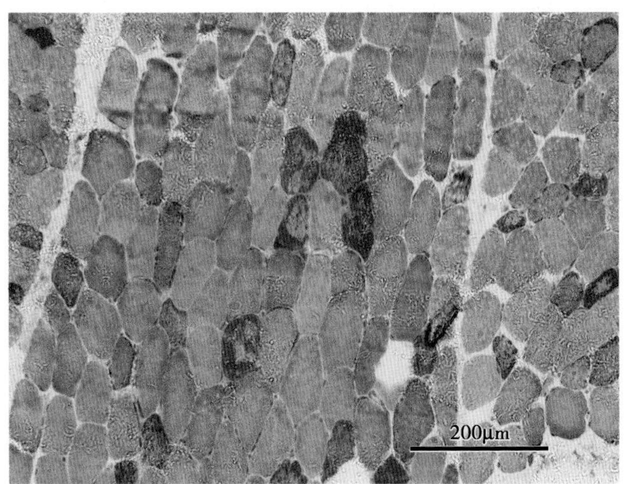

图 33-3　MELAS 患儿肌肉中的 RRF

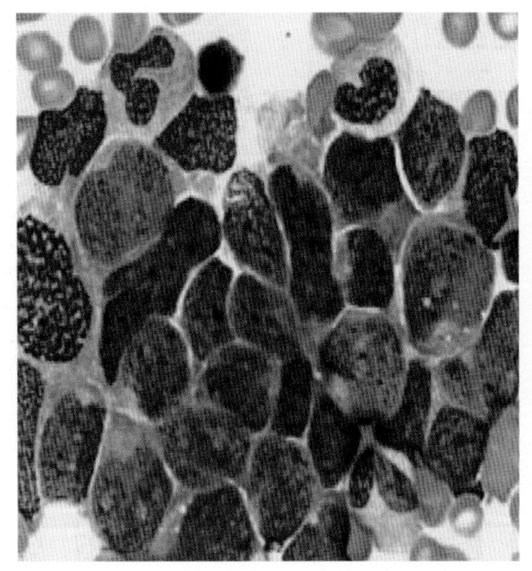
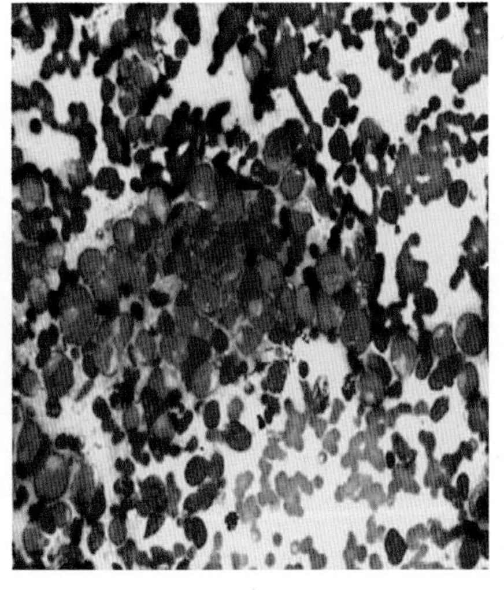

图 36-2　神经母细胞瘤骨髓侵犯，骨髓常规涂片可见菊花团样肿瘤细胞

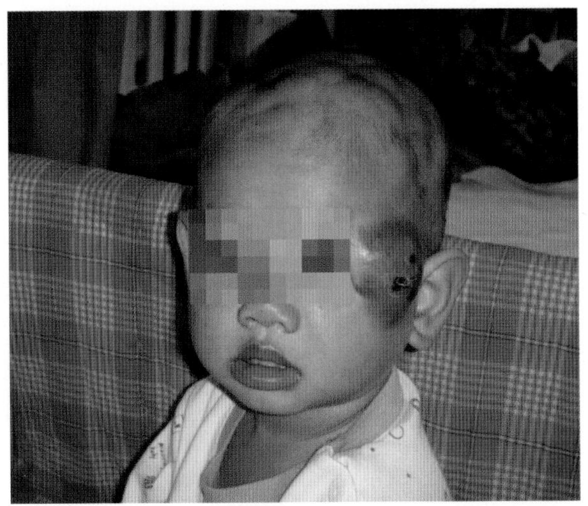

图 36-9 B-LBL 的皮肤软组织侵犯，易发生于头面部

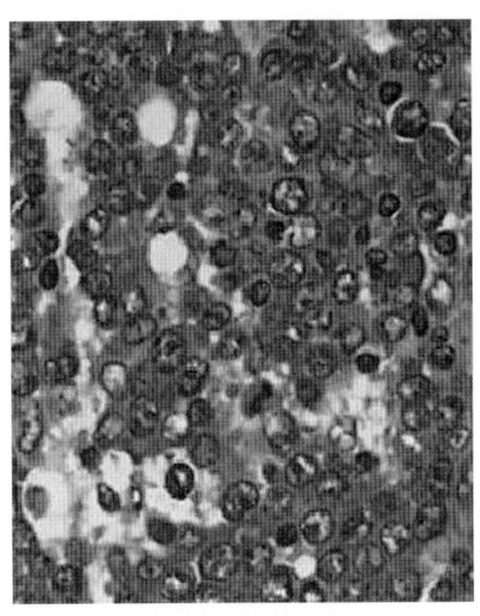

图 36-10 Burkitt 淋巴瘤病理“星空现象”

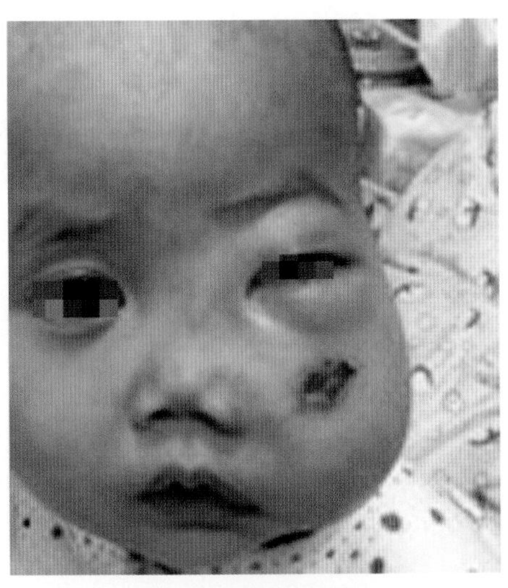

图 36-11 Burkitt 淋巴瘤的临床表现

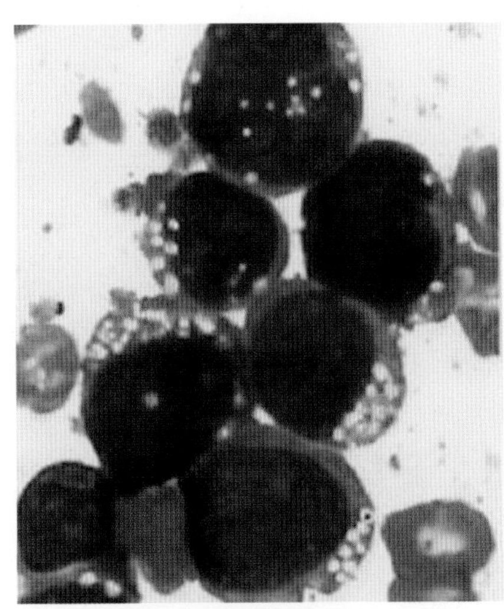

图 36-12 Burkitt 淋巴瘤骨髓移植的多空泡 L3 型白血病表现

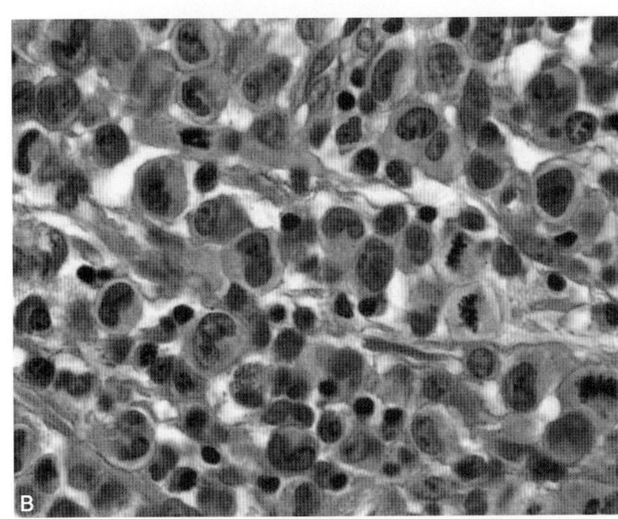

图 36-14 ALCL 的 hallmark 细胞

引自：Arch Pathol Lab Med,2011,135(1):21。

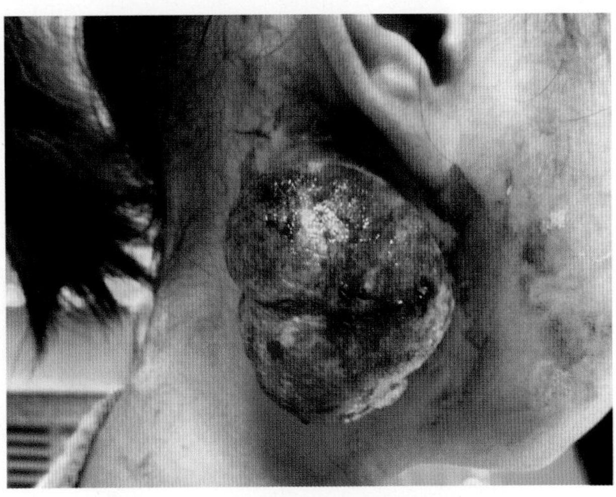

图 36-16 间变大细胞淋巴瘤的皮肤肿物

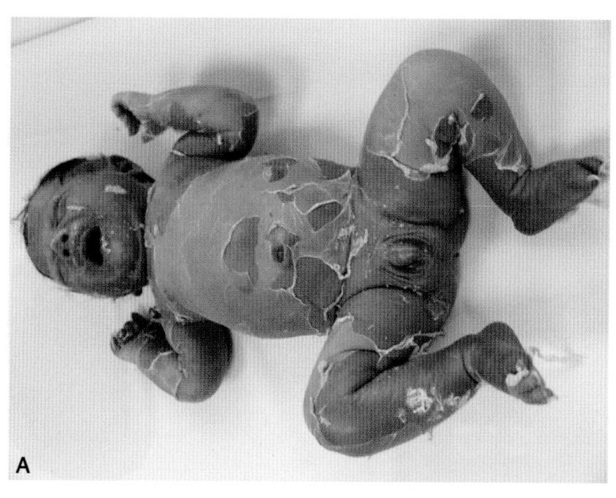

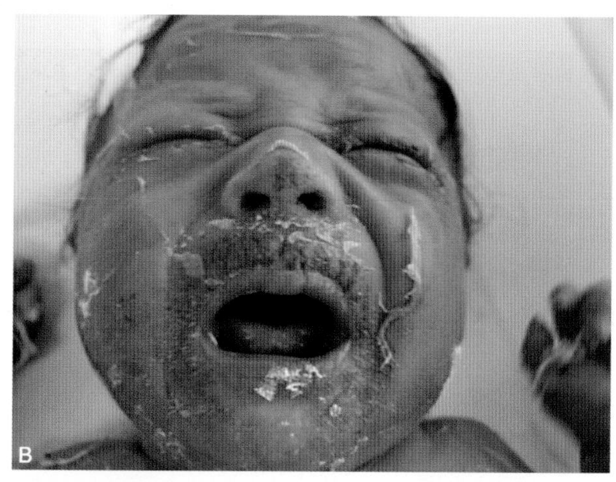

图 37-1 葡萄球菌性烫伤样皮肤综合征
A. SSSS 临床表现；B. 口周放射状皲裂。

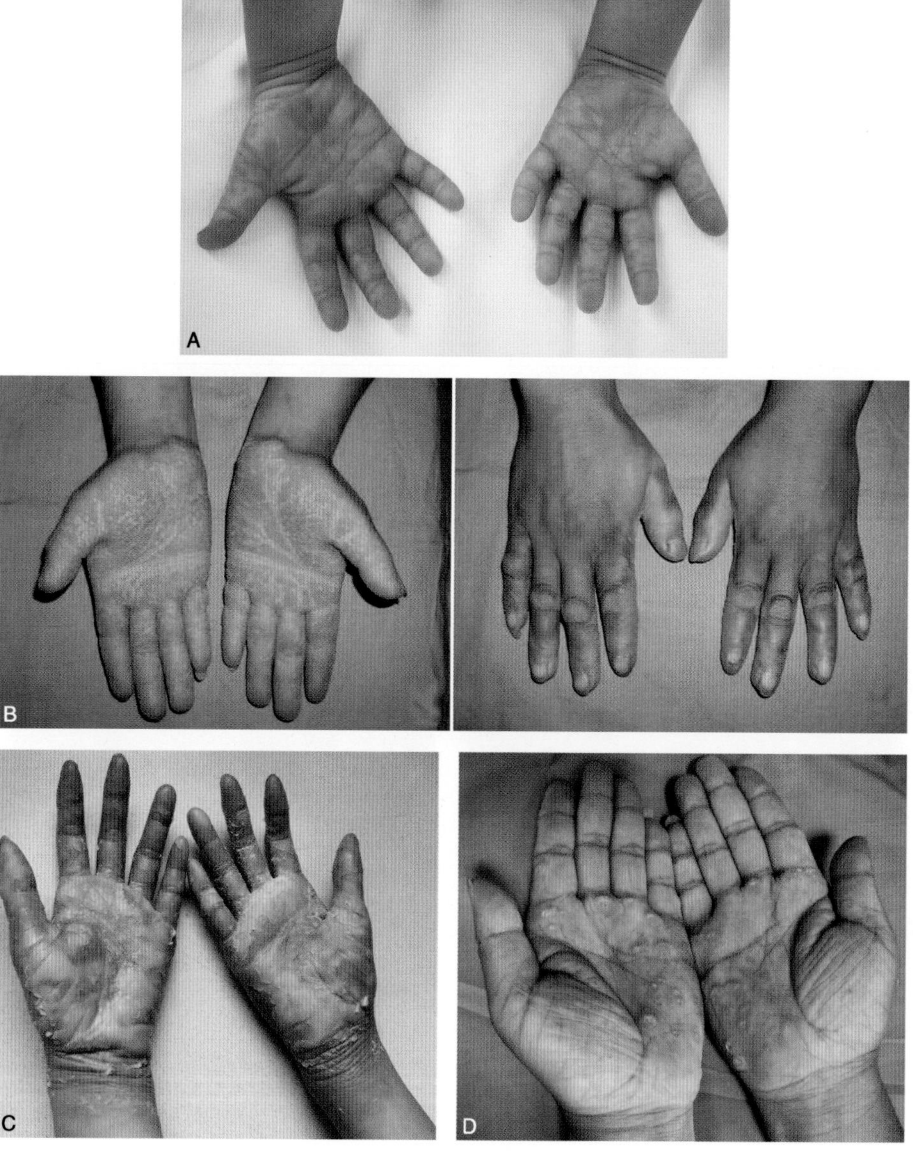

图 37-2 弥漫型掌跖角化病
A. 长岛型 PPK；B. 表皮松解型 PPK；C. meleda 型 PPK；D. 点状局限型 PPK。

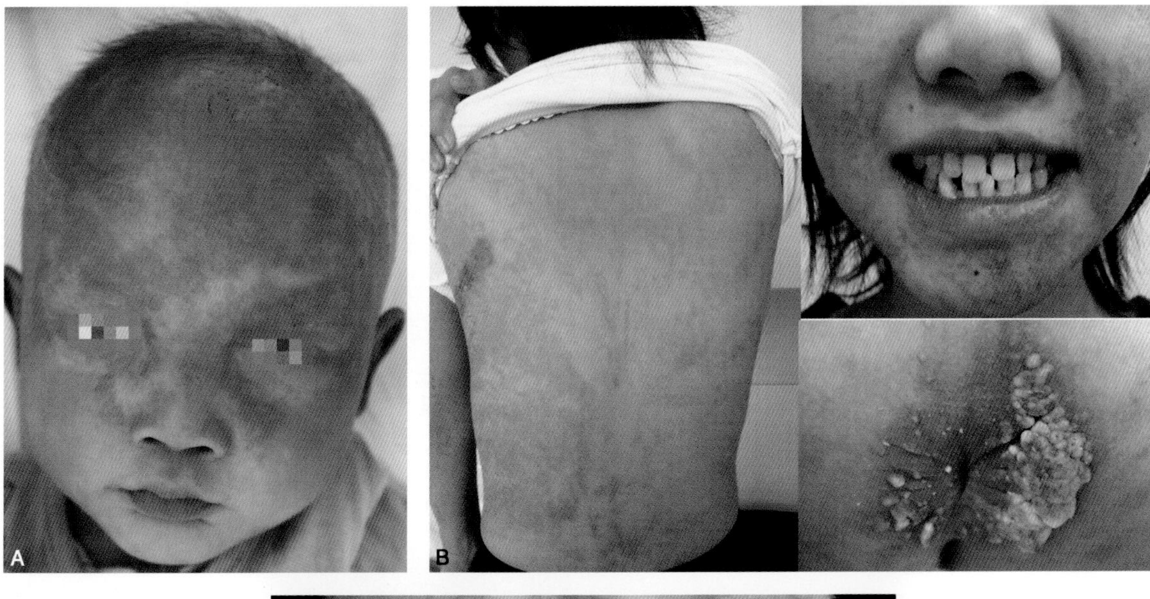

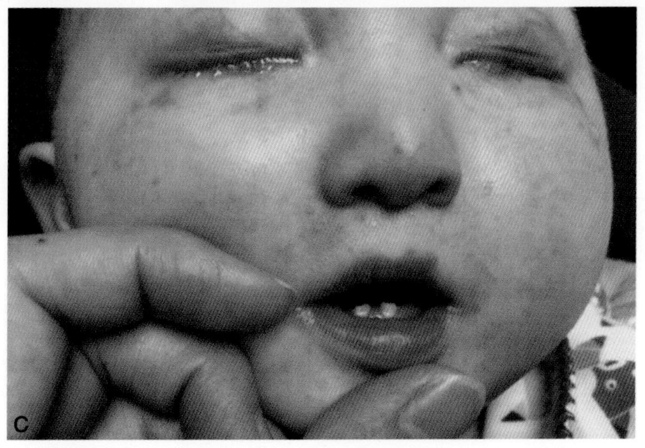

图 37-3　外胚层发育不良

A. 少汗型外胚层发育不良；B. 局灶性真皮发育不良；C. AEC 综合征。

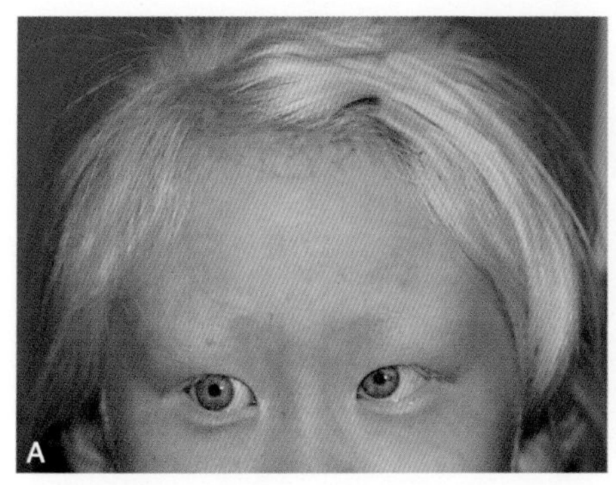

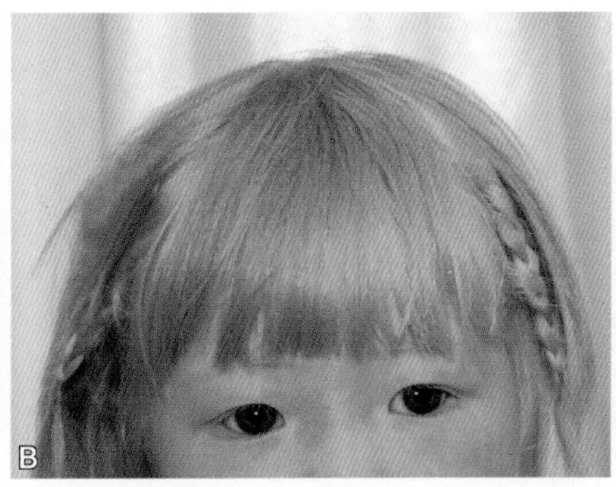

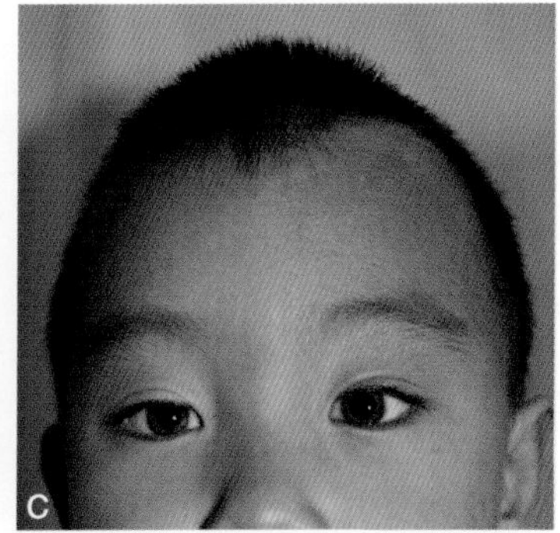

图 37-4　白化病

A. OCA-1 亚型患儿临床表型：患儿表现为白色的皮肤与毛发，虹膜粉红色，半透明；B. OCA-2 亚型患儿临床表型：患儿表现为白色的皮肤，金黄色的毛发，虹膜淡蓝色，半透明；C. OA-1 亚型患者临床表型：患儿仅有眼部症状：虹膜棕黄色，半透明，皮肤、毛发颜色正常。

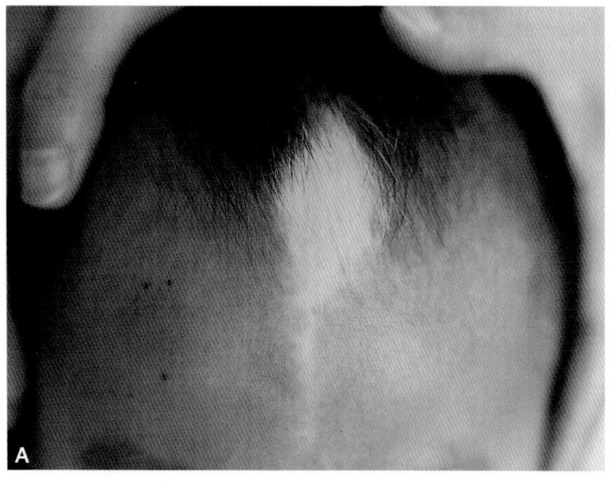

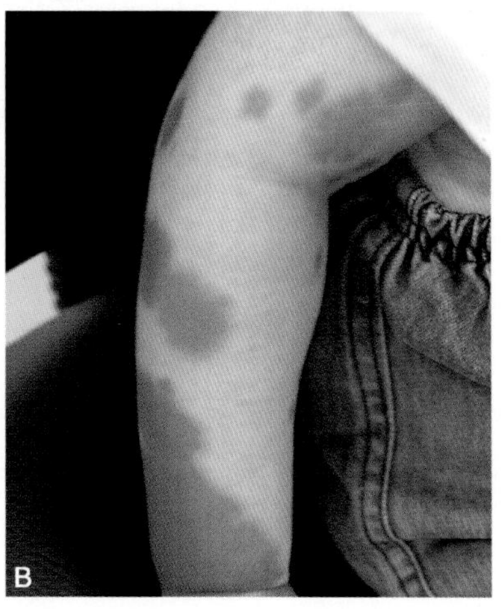

图 37-5 斑驳病

A. 白色额发；B. 白斑区可见岛屿状的色素沉着。

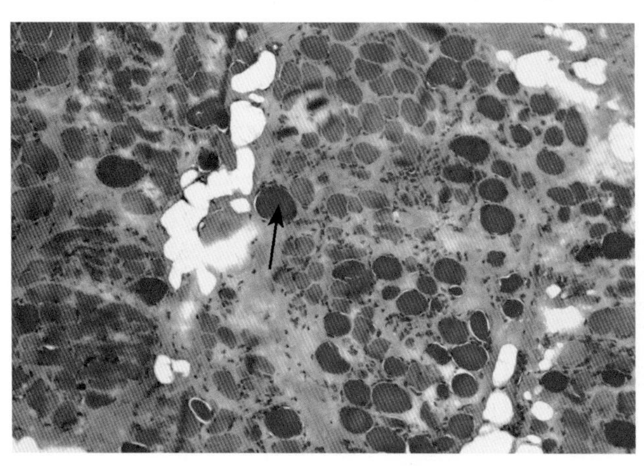

图 39-3 肌营养不良病理改变

注：光镜观察，萎缩和再生的肌纤维混杂存在，肌肉细胞大小不等，大部分肌肉细胞失去原有的多边形细胞形态，呈圆形改变，可见浓缩深染的 opaque cell 细胞（黑色箭头），肌细胞间结缔组织明显增多，萎缩变性的肌细胞周围炎症细胞明显增多。

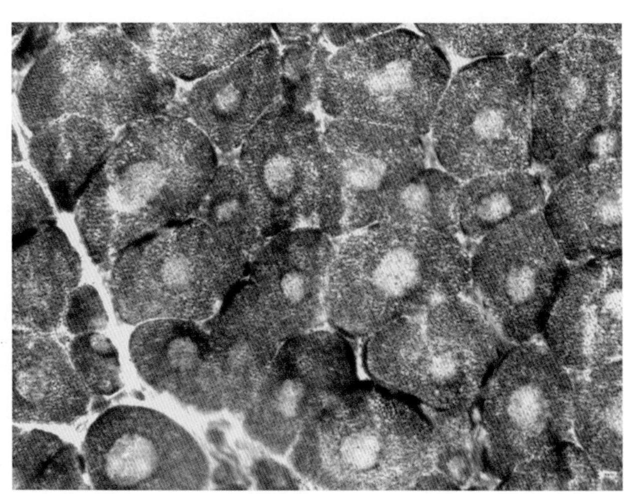

图 39-6 中央轴空病

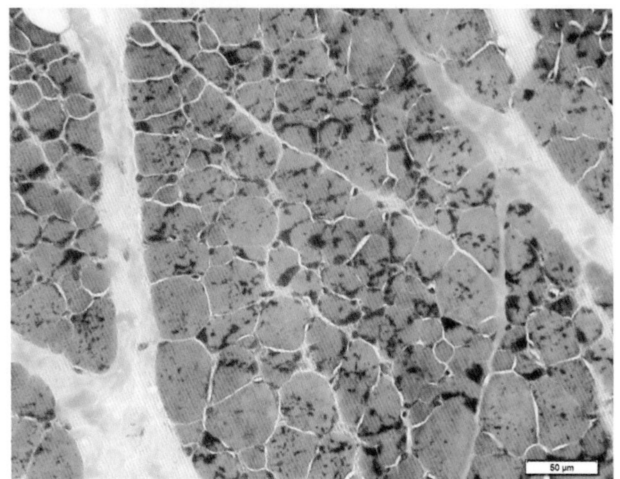

图 39-7 杆状体肌病

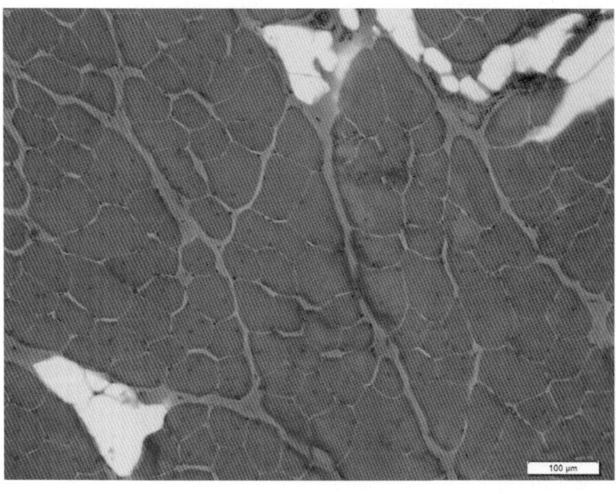

图 39-8 中央核肌病

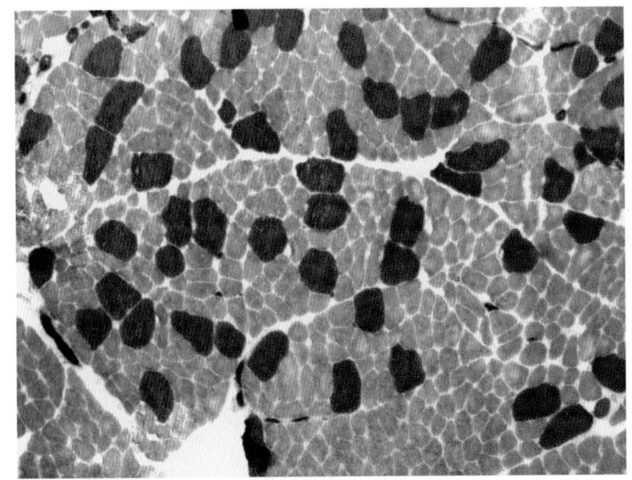

图 39-9 先天性肌纤维类型不均

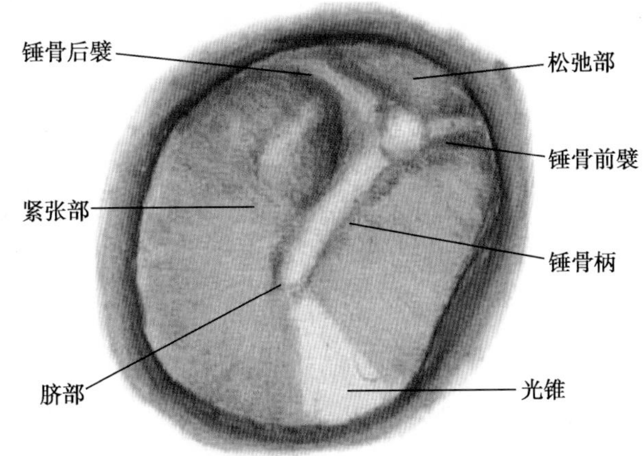

图 40-1 鼓膜

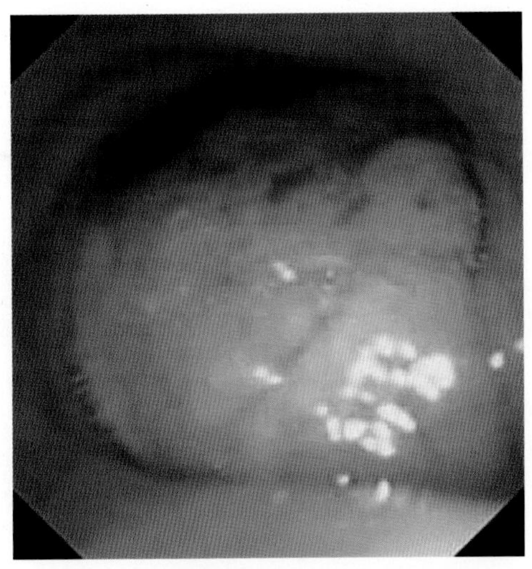

图 40-3 鼻咽喉镜下腺样体阻塞后鼻孔

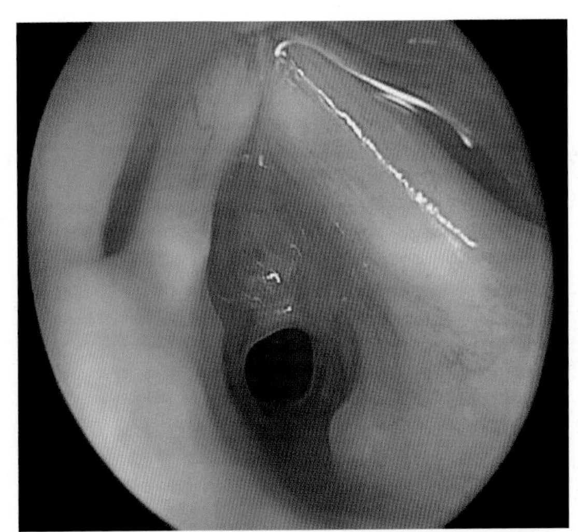

图 40-6 声门下狭窄内镜下表现

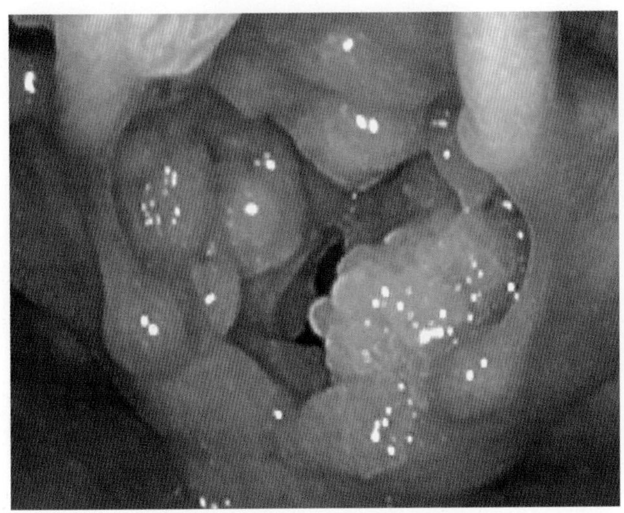

图 40-8 喉镜下声门区乳头状瘤

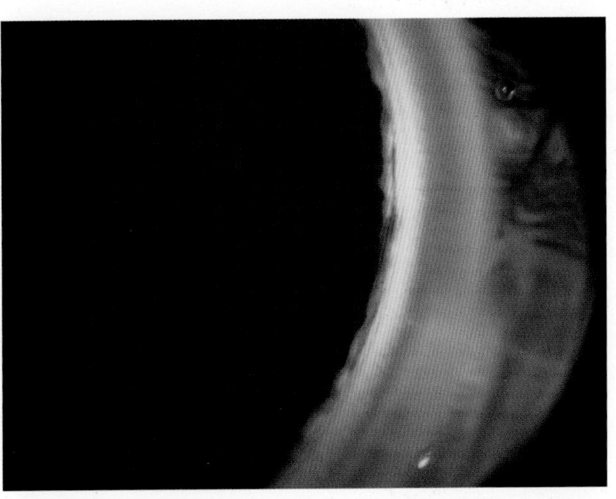

图 41-1 RetCam 下，PCG，微导管引导下小梁切开术后切开的房角

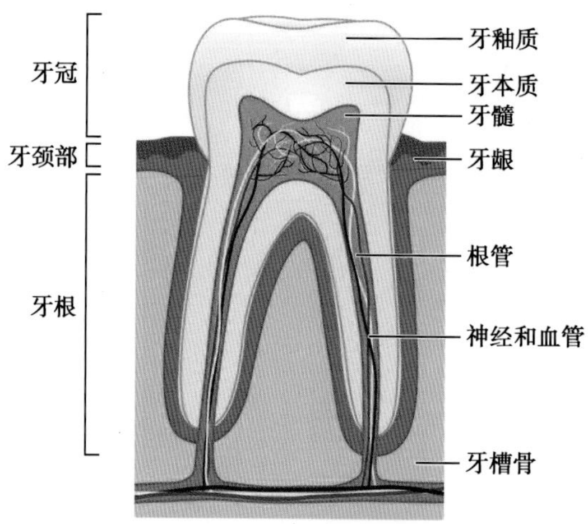

图 42-1　牙齿结构示意图

06栏

图书在版编目（CIP）数据

诸福棠实用儿科学：全两册/王天有，申昆玲，沈颖主编. —9 版. —北京：人民卫生出版社，2022. 4（2024.10重印）

ISBN 978-7-117-32904-0

Ⅰ.①诸… Ⅱ.①王… ②申… ③沈… Ⅲ.①儿科学 Ⅳ.①R72

中国版本图书馆 CIP 数据核字(2022)第 036420 号

诸福棠实用儿科学

Zhufutang Shiyong Erkexue

第 9 版

（上、下册）

主　　编：王天有　申昆玲　沈　颖
出版发行：人民卫生出版社（中继线 010-59780011）
地　　址：北京市朝阳区潘家园南里 19 号
邮　　编：100021
E - mail：pmph @ pmph. com
购书热线：010-59787592　010-59787584　010-65264830
印　　刷：三河市宏达印刷有限公司
经　　销：新华书店
开　　本：889×1194　1/16　**总印张**：206　**总插页**：53
总 字 数：6671 千字
版　　次：1943 年第 1 版　2022 年 4 月第 9 版
印　　次：2024 年 10 月第 4 次印刷
标准书号：ISBN 978-7-117-32904-0
定价（上、下册）：558. 00 元